III

IV

V

D. Adam · H. W. Doerr · H. Link · H. Lode (Hrsg.)

Die Infektiologie

Springer

Berlin
Heidelberg
New York
Hongkong
London
Mailand
Paris
Tokio

D. Adam · H. W. Doerr
H. Link · H. Lode (Hrsg.)

Die Infektiologie

Mit einem Geleitwort von W. Siegenthaler

Mit 492 Abbildungen in 596 Einzeldarstellungen
davon 390 in Farbe und 444 Tabellen

Springer

Prof. Dr. Dr. Dr. hc mult. D. Adam
Dr. von Haunersches Kinderspital
der Ludwig-Maximilians-Universität
Lindwurmstr. 4
80337 München

Prof. Dr. H. W. Doerr
Johann-Wolfgang-Goethe-Universität Frankfurt/M.
Institut für Medizinische Virologie des Klinikums
Paul-Ehrlich-Str. 40
60596 Frankfurt

Prof. Dr. H. Link
Westpfalz-Klinikum
Medizinische Klinik I
Hellmut Hartert Str. 1
67653 Kaiserslautern

Prof. Dr. H. Lode
Zentralklinik Emil von Behring
Pneumologische Abteilung I
Zum Heckeshorn 33
14109 Berlin

ISBN 3-540-00075-5 Springer-Verlag Berlin Heidelberg New York

Bibliografische Information Der Deutschen Bibliothek
Die Deutsche Bibliothek verzeichnet diese Publikation in der Deutschen
Nationalbibliografie; detaillierte bibliografische Daten sind im Internet
über ⟨http://dnb.ddb.de⟩ abrufbar.

Springer-Verlag ist ein Unternehmen von Springer Science+Business Media springer.de

http://www.springer.de/medizin

Printed in Italy

Lektoratsplanung: H. Küster, Heidelberg
Desk Editing: S. Kröning, Heidelberg
Copy Editing: M. Mallwitz, Mühlhausen/Tairnbach und C. Weiland, Karlstein
Umschlaggestaltung: deblik Berlin
Layout: deblik Berlin
Zeichnungen: P. Lübke, Wachenheim
Repro: AM-productions, Wiesloch
Satz: Fotosatz-Service Köhler GmbH, Würzburg
Druck- und Bindearbeiten: printer – Trento, Italy

Gedruckt auf säurefreiem Papier SPIN 10633368 26/3160Sy – 5 4 3 2 1 0

Geleitwort

Entgegen den Erwartungen, Infektionskrankheiten als eine der großen Geißeln der Menschheit endgültig besiegt zu haben, besteht international Einvernehmen darüber, dass Infektionskrankheiten auch künftig eine der gefährlichsten Bedrohungen für die Menschheit bleiben werden.

Infektionskrankheiten haben weltweit hinsichtlich Morbidität und Mortalität die weitaus größte epidemiologische Bedeutung. Auch in den entwickelten westlichen Industrieländern haben sie neben den Herz-Kreislauf-Erkrankungen, den bösartigen und chronisch-degenerativen Erkrankungen ihren Stellenwert nicht verloren. Sie stellen eine der größten ökonomischen Lasten sowohl bei der Krankenversicherung als auch für die Volkswirtschaft dar und sind durch eine nicht zu prognostizierende Dynamik gekennzeichnet.

Aufgrund vielfältiger Umweltfaktoren, sozioökonomischer Bedingungen, technischer Entwicklungen, der Zunahme des globalen Reiseverkehrs und der internationalen Verflechtungen, der Zunahme von infektionsgefährdeten Bevölkerungsgruppen in städtischen Ballungszentren sowie insbesondere aufgrund der Wandlungs- und Anpassungsfähigkeit von Mikroorganismen nimmt das Risikopotenzial trotz der in den vergangenen Jahrzehnten erzielten beeindruckenden Erfolge bei der Bekämpfung der Krankheitserreger wieder zu. So ist es z. B. im Zeitraum von 1980 bis 2000 in den USA zu einem Anstieg des Anteils von Infektionskrankheiten an der Gesamtmortalität um über 20% gekommen; Infektionskrankheiten sind vom Rang 5 der Liste der wichtigsten Todesursachen auf Rang 3 vorgerückt.

In den letzten 3 Jahrzehnten sind zahlreiche neue Infektionskrankheiten aufgetreten; unter alten – unter Kontrolle geglaubten – Infektionskrankheiten ist der Rückgang der durch sie verursachten Erkrankungen zum Stillstand gekommen. Es kann nicht ausgeschlossen werden, dass immer neue virulente Varianten von bekannten oder bislang unbekannten Krankheitserregern – ähnlich wie HIV – auftreten können und eine Bedrohung darstellen.

Trotz des erfolgreichen Einsatzes von Impfstoffen bestehen in der Bevölkerung, insbesondere bei Erwachsenen, weiterhin z. T. erhebliche Impflücken. Zusätzlich ist deutlich geworden, dass auch durch Impfungen nicht alle Infektionen mit seuchenhygienischer Bedeutung, wie z. B. HIV oder Hepatitis C, bekämpft werden können.

Die Zunahme der Antibiotikaresistenzen bei Bakterien, Viren und Pilzen ist in manchen Fällen bereits so gravierend, dass möglicherweise gegen bestimmte Krankheitserreger demnächst keine Antibiotika mehr zur Verfügung stehen und sich damit die postantibiotische Ära ankündigt.

Die Erkenntnisse der letzen Jahre haben zudem gezeigt, dass Krankheitserreger (z. B. HBV, HCV, Helicobacter pylori) Ursache oder Kofaktoren für Krebserkrankungen und möglicherweise auch chronisch-degenerative Erkrankungen sein können, wobei die epidemiologische Bedeutung der Mikroorganismen als Ursache sicherlich die von chemischen Schadstoffen – mit Ausnahme des Zigarettenrauchens – weit übertrifft.

Infolge der Fehleinschätzung bzw. Unterschätzung des epidemiologischen Stellenwertes und der Dynamik von Infektionskrankheiten – infolge von Selbstzufriedenheit, Gleichgültigkeit und z. T. auch Ignoranz – sind gefährliche Defizite bei der Verhütung, Erkennung, Kontrolle und Bekämpfung dieser Krankheiten eingetreten bzw. hingenommen worden. Auch der unzureichende Stellenwert der universitären Ausbildung, der Lehre und Forschung auf dem Gebiet der Infektionskrankheiten in Deutschland, hat zu dieser Entwicklung beigetragen.

Bereits jetzt fehlen in den Ministerien behördenerfahrene Mediziner, Ärzte für Hygiene und Umweltmediziner, Infektiologen, Ärzte für Mikrobiologie und Infektionsepidemiologie sowie Ärzte für das öffentliche Gesundheitswesen. Diese werden dringend benötigt, um die Leitlinien und Prioritäten für die politischen Entscheidungen deutlich werden zu lassen und auf deren richtige Umsetzung hinzuarbeiten.

Im internationalen Vergleich hat Deutschland auf dem Gebiet der Infektiologie mit Ausnahme einer kleinen Anzahl von infektiologisch geschulten Experten leider den wissenschaftlichen Anschluss an andere europäische Staaten und an die USA verpasst, was nicht zuletzt mit der weitgehend fehlenden Vertretung der Infektiologie an Universitäten und großen Krankenhäusern zusammenhängt. Dies ist umso bedauerlicher, als Deutschland über Jahrzehnte auf diesem Gebiet eine führende Stellung innehatte.

Das hiermit neu herausgegebene, von ausgewiesenen deutschen Experten verfasste Lehrbuch zur Infektiologie soll mit dazu beitragen, die geschilderten Defizite aufzuarbeiten, wichtige Fortbildungsanreize zu geben und junge Medizinstudenten zu stimulieren, sich mit diesem hoch interessanten und wichtigen Gebiet der Medizin auseinander zu setzen.

Der rasche Fortschritt auf dem Gebiet der Infektiologie ist in einem Lehrbuch allerdings fast niemals *aktuell* zu erfassen, weshalb in dem vorliegenden Buch dankenswerterweise nach jedem Kapitel mehrere Internetadressen zu neuesten Informationen für den geneigten Leser zusammengestellt sind.

Dieses umfangreiche Werk spiegelt das breite Spektrum der Infektionskrankheiten in der modernen Medizin wider und sollte ein hilfreicher Begleiter für alle an der Infektiologie interessierten Ärzte sein.

Zürich, im Oktober 2003 — Prof. Dr. med. Dr. h.c. Walter Siegenthaler

Vorwort

Infektionen sind nach wie vor die häufigste Ursache für die Krankheiten und den nicht altersbedingten Tod des Menschen. Als Teil der natürlichen Evolution des Lebensraumes unterliegen Infektion und Infektionskrankheit einem ständigen Wandel. »Emerging« oder »reemerging infectious diseases« bleiben daher eine ständige Herausforderung und das Hauptproblem der Weltgesundheitsorganisation (WHO).

Das Auftreten und die rasche Ausbreitung von Aids als neue, v. a. durch Geschlechtsverkehr übertragene Krankheit – 500 Jahre nach dem Seuchenzug der Syphilis – hat auch in den Wohlstandsländern der Welt das bereits verdrängte Bewusstsein über die alten »Geißeln der Menschheit« wachgerufen, die sich im Gefolge dieses »slow virus disease« wieder ausbreiten (z. B. Tuberkulose, Pilz- und Parasiteninfektionen). Entgegen einem naiven Glauben an die Allmacht der modernen Medizin hat man erkannt, dass jede Zeit ihre infektiologischen Probleme haben wird und darauf vorbereitet sein muss, sie zu meistern. BSE ist das Musterbeispiel einer durch industrielle Fehlentwicklung verursachten Zoonose, die über die Nahrungskette den Menschen bedroht. Noch aktueller werden die Gefahren des Bioterrorismus diskutiert.

Trotzdem nimmt die Infektiologie auf dem europäischen Kontinent im Medizinstudium und in der ärztlichen Weiterbildung nur einen bescheidenen Platz ein, sodass selbst Ärzteschaft und Öffentliches Gesundheitswesen manche infektiologischen Gefahren falsch einschätzen und daher nicht angemessen bekämpfen können. Infolgedessen kommt es in der Öffentlichkeit teils zu übertriebenen, teils zu unzureichenden Reaktionen, die das Gesundheitssystem mit hohen Kosten belasten können.

Der Mangel an Präsenzwissen hat seinen tieferen Grund in der Spezialisierung des medizinischen Wissens. Schon bald nach der Begründung der wissenschaftlichen Mikrobiologie durch Louis Pasteur und der medizinisch-mikrobiologischen Diagnostik durch Robert Koch in der zweiten Hälfte des 19. Jahrhunderts kam es zu dem Schisma zwischen dem Arzt am Krankenbett und dem Spezialisten im Labor. Heute verfügen wir über viele gute Publikationen, die sich entweder an den Kliniker (»klinische Infektiologie«) oder den Wissenschaftler (»medizinische Mikrobiologie/Virologie/Immunologie«) wenden. Diese Entwicklung nahm zwangsläufig ihren immer schnelleren Lauf durch bahnbrechende Entdeckungen und Entwicklungen in der Grundlagenforschung, speziell der Molekularbiologie, aber auch in der apparativ zunehmend aufwendiger ausgestatteten Krankenversorgung, deren Ergebnisse und Potenzial weder der Wissenschaftler noch der Arzt überblicken, sinnvoll zusammenführen und auswerten kann.

Die Herausgeber und der Verlag haben sich der Aufgabe gestellt, hier Abhilfe zu schaffen und in einem »Standardwerk« zusammenzutragen, was für eine gute (und bezahlbare) infektiologische Krankenversorgung zusammenwirken sollte. Dementsprechend liegt der eine Schwerpunkt auf der klinischen Fragestellung: Diagnose und Behandlung der Infektionskrankheit. Als Gegenstück werden in gesonderten Beiträgen die Infektionserreger abgehandelt, um über die wissenschaftlichen Möglichkeiten der Infektionsbekämpfung zu informieren. Das Buch kann und soll ohne weiteres sinnvoll in seinen Einzelteilen gelesen werden, die durchweg von namhaften Autoren verfasst worden sind.

Den Mitarbeitern des Springer-Verlags – v. a. dem Lektor Hinrich Küster – danken die Herausgeber dafür, dass sie das Wagnis eines deutschsprachigen »Kompendiums« mit viel Geduld und Engagement in allen Phasen unterstützt und bis zur Fertigstellung mitgetragen haben.

Oktober 2003 Die Herausgeber

Sektionsverzeichnis

Inhaltsverzeichnis

IV Spezieller Teil

V Anhang

Autorenverzeichnis

Abel, R., Dr.
Orthopädische Universitätsklinik, Schlierbacher Landstrasse 200a, 69118 Heidelberg-Schlierbach

Abele-Horn, Marianne, Dr. Dr.
Institut für Hygiene und Mikrobiologie der Universität Würzburg, Josef-Schneider-Str. 2, Bau 17, 97080 Würzburg

Ackermann, F., Dr.
Klinik für Innere Medizin, Städt. Klinikum St. Georg, Delitzscher Str. 141, 04129 Leipzig

Ackermann-Simon, J., Dr.
Fachklinik Hornheide für Turmoren und Wiederherstellung an Gesicht und Haut an der Westfälischen Wilhelms-Universität zu Münster, Dorbaumstr. 300, 48157 Münster

Adam, D., Prof. Dr. Dr. Dr. hc. mult.
Gabriel-Max-Str. 43, 81545 München

Allewelt, M., Dr.
Zentralklinik Emil von Behring, Zum Heckeshorn 33, 14109 Berlin

Authenrieth, I.B., Prof. Dr.
Institut für med. Mikrobiologie und Hygiene der Universität, Max-von-Pettenkofer-Institut, Pettenkoferstr. 9a, 80336 München

Backmund, M., Dr.
IV. Med. Abteilung, Städt. Klinikum Schwabing, Kölner Platz 1, 80804 München

Bär, W., Priv.-Doz. Dr. Dipl.-Biol.
Institut für Mikrobiologie und Krankenhaushygiene, Carl-Thiem-Klinikum Cottbus, Thiemstr. 111, 03048 Cottbus

Bailly, E., Dr.
Universitätsklinikum Bonn, Institut für Hygiene und Öffentliche Gesundheit, Sigmund-Freud-Straße 25, 53105 Bonn

Ballmann, M., Dr.
Kinderklinik, Medizinische Hochschule Hannover, Carl-Neuberg-Str. 1, 30623 Hannover

Bauernfeind, A., Prof. Dr.
Institut für Med. Mikrobiologie und Hygiene, Max-von-Pettenkofer-Institut, Pettenkoferstr. 9a, 80336 München

Berger, Annemarie, Dr.
Institut für Medizinische Virologie, Zentrum der Hygiene im Klinikum der Joh.-Wolfg.-Goethe-Universität, Paul-Ehrlich-Str. 40, 60596 Frankfurt

Beuche, W., Prof. Dr.
Neurologische Klinik, Städt. Klinikum St. Georg, Delitzscher Str. 141, 04129 Leipzig

Bhakdi, S., Prof. Dr.
Institut für Med. Mikrobiologie, Johannes-Gutenberg-Universität, Hochhaus am Augustusplatz, 55101 Mainz

Bialasiewicz, A.A., Prof. Dr.
Universitäts-Augenklinik Eppendorf, Martinistr. 52, 20251 Hamburg

Blenk, H., Dr.
Labor-EuromedClinic, Europa-Allee 1, 90763 Fürth

Braun, J., Dr.
Rheumatologie/Medizinische Klinik und Poliklinik, Klinikum Benjamin Franklin, FU Berlin, Hindenburgdamm 30, 12200 Berlin

Braun, R.W., Prof. Dr.
Labor Enders + Partner, Hirschlandstr. 97, 73730 Esslingen

Bugert, J.J., Prof. Dr.
Abt. für Virologie, Universität Heidelberg, Hygiene-Institut, Im Neuenheimer Feld 324, 69120 Heidelberg

Caspari, G., Priv.-Doz. Dr.
Institut für Transfusionsmedizin Brandenburg – W & T GmbH Hochstr. 29, 14770 Brandenburg a. d. Havel

Christ, W., Prof. Dr.
Westendallee 112, 14052 Berlin

Cinatl, J., Prof. Dr.
Institut für Medizinische Virologie, Klinikum der Johann Wolfgang Goethe-Universität, Paul-Ehrlich-Str. 40, 60596 Frankfurt/Main

Cremer, H., Prof. Dr.
Dittmarstr. 54, 74074 Heilbronn

Darai, G., Prof. Dr.
Institut für Medizinische Virologie, Universität Heidelberg, Im Neuenheimer Feld 324, 69120 Heidelberg

Daschner, F.D., Prof. Dr.
Institut für Umweltmedizin und Krankenhaushygiene, Universitätsklinikum, Hugstetter Str. 55, 79106 Freiburg

de Villiers, Ethel-Michelle, Priv.-Doz. Dr.
Abt. Tumorvirus-Charakterisierung, Referenzzentrum für humanpathogene Papillonmaviren, Im Neuenheimer Feld 242, 69120 Heidelberg

Doerr, H.W., Prof. Dr.
Institut für Medizinische Virologie, Zentrum der Hygiene im Klinikum der Joh.-Wolfg.-Goethe-Universität, Paul-Ehrlich-Str. 40, 60596 Frankfurt

Dörries, Kristina, Prof. Dr.
Institut für Virologie der Universität Würzburg, Versbacherstr. 7, 79078 Würzburg

Eckmann, C., Dr.
Klinik für Chirurgie, Med. Universitätsklinik Lübeck, Ratzeburger Allee 160, 23538 Lübeck

Ehlers, S., Prof. Dr.
Abt. Molekulare Infektiologie, Forschungszentrum Borstel, Parkallee 22, 23845 Borstel

Eichenlaub, D., Prof. Dr.
IV. Med. Abteilung, Städt. Klinikum Schwabing, Kölner Platz 1, 80804 München

Elies, W., Prof. Dr.
Hals-Nasen-Ohren-Klinik, Städt. Kliniken Bielefeld-Mitte, Teutoburgerstr. 50, 33604 Bielefeld

Engelhart, S., Dr.
Universitätsklinikum Bonn, Institut für Hygiene und Öffentliche Gesundheit, Sigmund-Freud-Straße 25, 53105 Bonn

Ewig, S., Priv.-Doz. Dr.
Klinik für Pneumonologie und Respiratorische Allergologie, Augusta-Krankenanstalt, Bergstr. 26, 44791 Bochum

Exner, M., Prof. Dr.
Hygiene-Institut, Universität Bonn, Sigmund-Freud-Str. 25, 53105 Bonn

Feldmann, H., Dr.
Federal Laboratories, Health Canada, 1015 Arlington Street, Manitoba R3E 3R2

Forster, J., Prof. Dr.
Kinderabteilung, St.-Josefs-Krankenhaus, Hermann-Herder-Str. 1, 79104 Freiburg

Gärtner,B. C., Dr.
Abt. Virologie, Haus 47, Universitätsklinikum des Saarlandes, Kirrberger Str., 66424 Homburg

Gastmeier, Petra, Prof. Dr.
Institut für med. Mikrobiologie und Krankenhaushygiene, Med. Hochschule Hannover, Carl-Neuberg-Str. 1, 30625 Hannover

Geiss, H.K., Prof. Dr.
Hygiene-Institut, Universität Heidelberg, Im Neuenheimer Feld 324, 69120 Heidelberg

Gerlich, W., Prof. Dr.
Institut für Medizinische Virologie, Justus-Liebig-Universität Giessen, Frankfurter Str. 107, 35392 Giessen

Goebel, F.-D., Prof. Dr.
Medizinische Poliklinik, Universität München, Pettenkoferstr. 8a, 80336 München

Gross, G., Prof. Dr.
Dermatologische Klinik und Poliklinik der Universität Rostock, Augustenstr. 80, 18055 Rostock

Grünewald, T, Dr.
Klinik für Innere Medizin II, Städt. Klinikum St. Georg, Delitzscher Str. 141, 04129 Leipzig

Gürtler, L., Prof. Dr.
Friedrich-Loeffler-Institut für Medizinische Mikrobiologie, Ernst-Moritz-Arndt-Universität, Martin-Luther-Str. 6, 17487 Greifswald

Hacker, J., Prof. Dr.
Universität Würzburg, Sanderring 2, 97070 Würzburg

Hadam, M., Dr.
Abt. Gastroenterologie und Hepatologie, Med. Hochschule Hannover, Carl-Neuberg-Str. 1, 30625 Hannover

Hadlich, S.-F., Dr.
Klinik für Dermatologie und Venerologie, Vivantis Klinikum Neukölln, Rudower Str. 48, 12351 Berlin

Hagedorn, H.-J., Prof. Dr.
Medizinal-Untersuchungstelle Herford, Postfach 2127, 32011 Herford

Hager, K., Prof. Dr.
Klinik für Medizinische Rehabilitation und Geriatrie, Henriettenstiftung-Krankenhaus, Schwemannstr. 19, 30559 Hannover (Kirchrode)

Handrick, W., Prof. Dr.
Am Kleisterpark 1, 15230 Frankfurt/Oder

Hauber, J., Prof. Dr.
Heinrich-Pette-Institut für experimentelle Virologie und Immunologie, Martinistr. 52, 20251 Hamburg

Heckler, R., Dr.
Staatl. Medizinal-Untersuchungsamt, Roesebeckstr. 4, 30449 Hannover

Heesemann, J., Prof. Dr. Dr.
Abt. Mikrobiologie, Max-von-Pettenkofer-Institut der Universität, Pettenkoferstr. 9a, 80366 München

Heine, K., Dr.
Abt. Immunochemie und biochemische Mikrobiologie, Forschungszentrum Borstel, Parkallee 22, 23845 Borstel

Heininger, U., Prof. Dr.
Infektiologie und Vakzinologie, Universitätskinderspital, Römergasse 8, 4005 Basel/Schweiz

Heller, R., Dr.
Institut für Med. Parasitologie, Universität Bonn, Sigmund-Freud-Str. 25, 53105 Bonn

Hof, H., Prof. Dr. Königswinter Mo22. + Di 23.3.10
Institut für Medizinische Mikrobiologie und Hygiene, Universität Heidelberg, Theodor-Kutzer-Ufer, 68167 Mannheim
Listerien – Papst

Hofmann, D. Prof. Dr.
Zentrum für Kinderheilkunde, Allgemeine Pädiatrie, Klinikum der Joh.-Wolfg.-Goethe-Universität, Theodor-Stern-Kai 7, 60596 Frankfurt am Main

Höffken, G., Prof. Dr.
Medizinische Klinik und Poliklink I, Bereich Pneumologie, Technische Universität Dresden, Mommsenstr. 13, 01069 Dresden

Hölscher, C,. Dr.
Forschungszentrum Borstel, Abteilung Molekulare Infektiologie, Parkallee 22, 23845 Borstel

Holzheimer, R.G., Prof. Priv.-Doz. Dr.
Zentrum für Chirurgie I, Klinikum Kröllwitz, Martin-Luther-Universität Halle/Wittenberg, Ernst-Grube-Str. 40, 6097 Halle

Holzmann, H., Prof. Dr.
Institut für Virologie, Kinderspitalgasse 15, A-1095 Wien

Horstkotte, D., Prof. Dr.
Universitätsklinik der Ruhr-Universität Bochum, Kardiologische Klinik, Herz- und Diabeteszentrum NRW, Georgstr. 11, 32545 Bad Oeynhausen

Jäckel, E., Dr.
Abt. Gastroenterologie und Hepatologie, Med. Hochschule Hannover, Carl-Neuberg-Str. 1, 30625 Hannover

Janitschke, K., Prof. Dr.
Dorfstr. 48, 16775 Zabelsdorf

Jansen, T., Dr.
Klinik für Dermatologie und Allergologie, Ruhr-Universität Bochum, Gudrunstr. 56, 44791 Bochum

Jelinek, T., Priv.-Doz. Dr.
Abt. Infektions- und Tropenmedizin der Universität München, Leopoldstr. 5, 80802 München

Jilg, W., Prof. Dr.
Institut für Med. Mikrobiologie und Hygiene, Universität Regensburg, Franz-Josef-Strauß Allee 11, 93053 Regensburg

Kastenbauer, S., Dr.
Neurologische Klinik und Poliklinik, Klinikum Großhadern der Universität, Marchioninistr. 15, 81377 München

Kemmler, H., Dr.
Interkantonale Kontrollstelle für Heilmittel (IKS), Erlachstr. 8, 3000 Bern 9/Schweiz

Kienast, J., Prof. Dr.
Med. Klinik und Poliklinik der Westfälischen Wilhelms-Universität, Abt. Innere Medizin A (Hämatologie/Onkologie), Albert-Schweitzer-Str. 33, 48129 Münster

Knobloch, J., Prof. Dr.
Institut für Tropenmedizin, Universität Tübingen, Keplerstr. 15, 72074 Tübingen

Kohl, P.K., Prof. Dr.
Klinik für Dermatologie und Venerologie, Vivantis Klinikum Neukölln, Rudower Str. 48, 12351 Berlin

Kramer, M., Priv.-Doz. Dr.
Robert-Koch-Institut, Zentrum für Infektionsepidemiologie, Seestr. 10, 13353 Berlin

Krausse, Rea, Priv.-Doz. Dr.
Insitut für Mikrobiologie und Virologie, Medizinal-Untersuchungsamt, Brunswiker Str. 4, 24105 Kiel

Krech, T., Prof. Dr.
Institut für Medizinische Laboratoriumsdiagnostik, Konstanzer Str. 31a, 8280 Kreuzlingen, Schweiz

Kühl, U., Dr.
FU Berlin, Benjamin-Franklin-Klinikum, Abt. für Kardiologie und Pulmonologie, 12200 Berlin

Kujath, P., Prof. Dr.
Klinik für Chirurgie, Med. Universitätsklinik Lübeck, Ratzeburger Allee 160, 23538 Lübeck

Kuse, E.-R., Prof. Dr.
Viszeral- und Transplantations-chirurgie, Station 12 b, OE 6223, Med. Hochschule Hannover, Carl-Neuberg-Str. 1, 30625 Hannover

Lehn, N., Prof. Dr.
Institut für Medizinische Mikrobiologie und Hygiene, Universität Regensburg, Franz-Josef-Strauß Allee 11, 93053 Regensburg

Lemmen, S.W., Priv.-Doz. Dr.
Zentralbereich für Krankenhaus-hygiene, Universität Aachen, Pauwelstr. 30, 52074 Aachen

Liebert, U.G., Prof. Dr.
Institut für Virologie, Universität Leipzig, Johannisallee 30, 4103 Leipzig

Link, H., Prof. Dr.
Medizinische Klinik I, Westpfalz-Klinikum, Hellmut-Hartert-Str. 1, 67653 Kaiserslautern

Lode, H., Prof. Dr.
Zentralklinik Emil von Behring, Zum Heckeshorn 33, 14109 Berlin

Löscher, T., Prof. Dr.
Abt. Infektions- und Tropenmedizin, Klinikum Innenstadt der Universität, Leopoldstr. 5, 80802 München

Luckhaupt, H., Dr.
St. Johannes-Hospital, Johannesstr. 9-17, 44137 Dortmund

Lütticken, R., Prof. Dr.
Instiut für Med. Mikrobiologie, RWTH Aachen, Pauwelstr. 30, 52074 Aachen

Magdorf, K., Dr.
Kinderabteilung, Krankenhaus Zehlendorf, Zum Heckeshorn 30, 14109 Berlin

Manns, M.P., Prof. Dr.
Abt. Gastroenterologie und Hepatologie, Medizinische Hochschule Hannover, Carl-Neuberg-Str. 1, 30625 Hannover

Mauch, H., Prof. Dr.
Institut für Mikrobiologie und Immunologie, Städt. Klinik für Lungenkranke, Zum Heckeshorn 33, 14109 Berlin

May, J., Priv.-Doz. Dr.
Bernhard-Nocht-Institut für Tropen-medizin, Bernhard-Nocht-Str. 74, 20359 Hamburg

Mertens, R., Priv.-Doz. Dr.
Zentralbereich für Krankenhaus-hygiene, Universität Aachen, Pauwelstr. 30, 52074 Aachen

Meyer, C.G., Priv.-Doz. Dr.
Bernhard-Nocht-Institut für Tropen-medizin, Bernhard-Nocht-Str. 74, 20359 Hamburg

Mlangeni, D., Dr.
Institut für Umweltmedizin und Krankenhaushygiene, Universitäts-klinikum, Hugstetter Str. 55, 79106 Freiburg

Modrow, Susanne, Prof. Dr.
Institut für klinische Mikrobiologie und Hygiene, Universität Regensburg, Franz-Josef-Stauss-Allee 11, 93053 Regensburg

Mueller-Lantzsch, N., Prof. Dr.
Abt. Virologie, Haus 47, Universitätsklinikum des Saarlandes, Kirrberger Str., 66424 Homburg

Naber, K.G., Prof. Dr.
Urologische Klinik, St.-Elisabeth-Krankenhaus GmbH, St.-Elisabeth-Str. 23, 94315 Straubing

Niebel, J., Priv.-Doz. Dr.
Deutsche Klinik für Diagnostik,
Aukammallee 33, 65191 Wiesbaden

Nolde, J., Dr.
Chirurgische Klinik, Universitätsklinik
Lübeck, Ratzeburger Allee 160,
23538 Lübeck

Nothdurft, H. D., Priv.-Doz. Dr.
Abt. Infektions- und Tropenmedizin,
Klinikum Innenstadt der Universität,
Leopoldstr. 5, 80802 München

Ostermann, H., Prof. Dr.
Medizinische Klinik und Poliklinik,
Klinikum Großhadern der Universität,
Marchioninistr. 15, 81377 München

Petersen, E. E., Prof. Dr.
Universitäts-Frauenklinik,
Universität Freiburg, Hugstetter Str. 55,
79106 Freiburg i. Br.

Pfister, H.-W., Prof. Dr.
Neurologische Klinik und Poliklinik,
Klinikum Großhadern der Universität,
Marchioninistr. 15, 81377 München

Pfister, H.-W., Prof. Dr.
Institut für Virologie der Universität,
Fürst-Pückler-Str. 56, 50935 Köln

Piper, C., Dr.
Kardiologische Klinik, Herz- und
Diabeteszentrum NRW,
Universitätsklinik der Ruhr-Universität
Bochum, Georgstr. 11,
32545 Bad Oeynhausen

Pleischl, S.
Universitätsklinikum Bonn,
Institut für Hygiene und Öffentliche
Gesundheit, Sigmund-Freud-Straße 25,
53105 Bonn

Plewig, G., Prof. Dr.
Klinik und Poliklinik für Dermatologie
und Allergologie der Universität,
Frauenlobstr. 9–11, 80337 München

Popow-Kraupp, Therese, Prof. Dr.
Institut für Virologie, Universität Wien,
Kinderspitalgasse 15,
1090 Wien/Österreich

Preiser, W., Dr.
Institut für Med. Virologie,
Zentrum der Hygiene im Klinikum der
Joh.-Wolfg.-Goethe-Universität,
Paul-Ehrlich-Str. 40,
60596 Frankfurt am Main

Pring-Åkerblom, P., Dr.
Institut für Virologie und Seuchen-
hygiene, Medizinische Hochschule
Hannover, Carl-Neuberg-Str.1,
30625 Hannover

Pustowoit, Barbara, Prof. Dr.
Insitut für Med. Mikrobiologie,
Universität Leipzig, Liebigstr. 24,
04103 Leipzig

Rabenau, H. F., Prof. Dr.
Institut für Med. Virologie,
Zentrum der Hygiene im Klinikum der
Joh.-Wolfg.-Goethe-Universität,
Paul-Ehrlich Str. 40,
60596 Frankfurt am Main

Rambusch, E.G., Dr.
Kreiskrankenhaus Siegen,
Kohlbettstr. 15, 57072 Siegen

Reinert, R. R., Priv.-Doz. Dr.
Instiut für Med. Mikrobiologie,
RWTH Aachen, Pauwelstr. 30,
52074 Aachen

Reinhardt, D., Prof. Dr.
Kinderklinik der Universität
im Dr. v. Haunerschen Kinderspital,
Lindwurmstr. 4, 80337 München

Riecke K., Dr.
Institut für Klinische Pharmakologie
und Toxikologie der FU,
Garystraße 5, 14195 Berlin

Riffelmann, M., Dr.
Institut für Hygiene und
Laboratoriumsmedizin,
Klinikum Krefeld, Lutherplatz 40,
47805 Krefeld

Rodloff, A., Prof. Dr.
Institut für Med. Mikrobiologie und
Infektiologie/Epidemiologie,
Universität Leipzig, Liebigstr. 24,
04103 Leipzig

Roggendorf, M., Prof. Dr.
Institut für Virologie, Universitätsklinik
Essen, Hufelandstr. 55, 45122 Essen

Roß, R. S., Dr.
Institut für Virologie, Universitätsklinik
Essen, Hufelandstr. 55, 45122 Essen

Roth, A., Dr.
Institut für Mikrobiologie und
Immunologie, Zentralklinik Emil von
Behring, Zum Heckeshorn 33,
14109 Berlin

Rothenberger, K.-H., Dr.
Urologische Klinik, Roberg-Koch-Str. 1,
84034 Landshut

Ruf, B. R., Prof. Dr.
Klinik für Innere Medizin II,
Städt. Klinikum St. Georg,
Delitzscher Str. 141, 4129 Leipzig

Ruhnke, M., Prof. Dr.
Med. Klinik, Charité, Campus Mitte
Onkologie, Humboldt-Universität,
Schumannstr. 20/21, 10117 Berlin

Schaal, K.P., Prof. Dr.
Zentrum für Hygiene und
Med. Mikrobiologie, Universität Bonn,
Sigmund-Freud-Str. 25, 53127 Bonn

Schäfer, V., Dr.
Institut für Mikrobiologie,
Theodor-Stern-Kai 7,
60596 Frankfurt am Main

Schedel, I. R. W., Prof. Dr.
Abt. Klinische Immunologie,
Medizinische Hochschule Hannover,
Carl-Neuberg-Str. 1, 30625 Hannover

Schiel, X., Dr.
Medizinische Klinik und Poliklinik III –
Klinikum Großhadern der Universität,
Marchionistr. 15, 81337 München

Schielke, E., Dr.
Neurologische Klinik, Charité,
Campus Mitte, Humboldt-Universität,
Schumannstr. 20/21, 10117 Berlin

Schmidt, H., Priv.-Doz. Dr.
Institut für Hygiene und Mikrobiologie,
Universität Würzburg,
Josef-Schneider-Str. 2, 79080 Würzburg

Schmitz, H., Prof. Dr.
Berhard-Nocht-Institut, Abt. Virologie,
Berhard-Nocht-Str. 74, 20359 Hamburg

Schneider, T., Priv.-Doz. Dr. Dr.
Univ.-Klinikum Benjamin-Franklin, Med. Klinik I, Gastroenterologie und Infektiologie, Hindenburgdamm 30, 12200 Berlin

Schneider-Schaulies, S., Prof. Dr.
Institut für Virologie und Immunbiologie, Universität Würzburg, Versbacher Str. 7, 97078 Würzburg

Schöffel, U., Prof. Dr.
Chirurgische Universitätsklinik, Allgemeine Chirurgie und Poliklinik, Hugstetter Str. 55, 79106 Freiburg

Scholz, H., Doz. Dr.
Institut für Infektiologie, Mikrobiologie und Hygiene, Charité, Campus Buch, Wiltbergstr. 50, 13122 Berlin

Schreier, E., Prof. Dr.
Robert-Koch-Institut, Nordufer 20, 13353 Berlin

Schwandner, O., Dr.
Klinik für Chirurgie, Med. Universitätsklinik Lübeck, Ratzeburger Allee 160, 23538 Lübeck

Seewald, Margret, Dr.
Med QM, Drondtheimer Str. 7-9, 13359 Berlin

Seitz, H.M., Prof. Dr.
Institut für Med. Parasitologie, Universität Bonn, Sigmund-Freud-Str. 25, 53105 Bonn

Sieper, J., Prof. Dr.
Klinikum Benjamin Franklin, FU Berlin, Hindenburgdamm 30, 12203 Berlin

Sitzmann, F. C., Prof. Dr.
Kinderklinik, Universitätskliniken des Saarlandes, Kirrberger Str., 66424 Homburg

Slenczka, W., Prof. Dr.
Institut für Virologie der Universität, Robert-Koch-Str. 12, 35037 Marburg

Sonntag, H.-G., Prof. Dr.
Hygiene-Institut, Universität Heidelberg, Im Neuenheimer Feld 324, 69120 Heidelberg

Stahlmann, R., Prof. Dr.
Institut für Klin. Pharmakologie und Toxikologie, FU Berlin, Klinikum Benjamin Franklin, Garystr. 5, 14195 Berlin

Stein, Friederike, Dr.
Institut für Virologie, Winzerlaer Str. 10, 7745 Jena

Stelzner, A., Prof. Dr.
Institut für Virologie der Friedrich-Schiller-Universität, Winzerlaer Str. 10, 7745 Jena

Stetzelberg, Helga, Dr.
Institut für Mikrobiologie und Immunologie, Städt. Klinik für Lungenkranke, Zum Heckeshorn 33, 14109 Berlin

Stoll, M., Prof. Dr.
Medizinische Hochschule Hannover, Abteilung Klinische Immunologie, Carl-Neuberg-Str. 1, 30623 Hannover

Straube, E., Prof. Dr.
Institut für Med. Mikrobiologie, Friedrich-Schiller-Universität, Semmelweiss-Str. 4, 07743 Jena

Streckert, H.-J., Prof. Dr.
Alte Straße 41b, 58452 Witten

Stürmer, M., Dr.
Institut für Medizinische Virologie, Zentrum der Hygiene im Klinikum der Joh.-Wolfg.-Goethe-Universität, Paul-Ehrlich-Str. 40, 60596 Frankfurt

Suerbaum, S., Prof. Dr.
Institut für Medizinische Mikrobiologie und Krankenhaushygiene, Medizinische Hochschule Hannover, Carl-Neuberg-Str. 1, 30625 Hannover

Szucs, T. D., Prof. Dr.
Abt. medizinische Ökonomie, Universitätsspital, Postfach, 8091 Zürich, Schweiz

ter Meulen, V., Prof. Dr.
Institut für Virologie und Immunbiologie, Universität Würzburg, Versbacher Str. 7, 97078 Würzburg

Theuretzbacher, Ursula, Dr.
Eckpergasse 13, A-1180 Wien

Ullmann, U., Prof. Dr.
Abt. für Medizinische Mikrobiologie, Universität Kiel, Brunswiker Str. 4, 24105 Kiel

Vahlensieck, W., Dr.
Urol. Abt. Klinik Wildetal, Mühlenstr. 8, 34537 Bad Wildungen

von der Hardt, H., Prof. Dr.
Kinderklinik, Medizinische Hochschule Hannover, Carl-Neuberg-Str. 1, 30623 Hannover

Vogel, F., Prof. Dr.
Medizinische Klinik III, Kreiskrankenhaus Hofheim, Lindenstr. 10, 65719 Hofheim/Taunus

Vogel, J-U., Dr.
Institut für Medizinische Virologie, Klinikum der Johann Wolfgang Goethe-Universität, Paul-Ehrlich-Str. 40, 60596 Frankfurt/Main

Wacha, H., Prof. Dr.
Chirurgische Klinik, Hospital zum Heiligen Geist, Lange Str. 4–6, 60311 Frankfurt am Main

Wagenlehner, F.M.E., Dr.
Urologische Klinik, St.-Elisabeth-Krankenhaus GmbH, St.-Elisabeth-Str. 23, 94315 Straubing

Weber, J.R., Prof. Dr.
Universitätsklinikum Charite, Schumannstr. 20/21, 10098 Berlin

Wedemeyer, H., Dr.
Abt. Gastroenterologie und Hepatologie, Med. Hochschule Hannover, Carl-Neuberg-Str. 1, 30625 Hannover

Weidner, W., Prof. Dr.
Urologische Universitätsklinik, Klinikstr. 29, 35385 Gießen

Weiß, M., Priv.-Doz. Dr.
Pädiatrische Klinik, Kinderkrankenhaus Riehl, Kliniken der Stadt Köln, Amsterdamer Str. 59, 51058 Köln

Wetzel, K., Dr.
Neurologische Klinik, Charité, Campus Mitte, Humboldt-Universität, Schumannstr. 20/21, 10117 Berlin

Wiemer, M., Dr.
Kardiologische Klinik, Herz- und Diabeteszentrum NRW, Universitätsklinik der Ruhr-Universität Bochum, Georgstr. 11, 32545 Bad Oeynhausen

Wilske, Bettina, Priv.-Doz. Dr.
Max von Pettenkofer Institut für Hygiene und med. Mikrobiologie der Universität, Pettenkoferstr. 8a, 80336 München

Winkler, F., Dr.
Klinikum Großhadern der Universität, Neurologische Klinik u. Poliklinik, Marchioninistr. 15, 81377 München

Wirsing von König, C. H., Priv.-Doz. Dr.
Instiut für Hygiene und Labormedizin, Städt. Krankenanstalten, Lutherplatz 40, 47805 Krefeld

Witte, W., Prof. Dr.
Robert-Koch-Institut, Bereich Werningerode, Burgstrasse 37, 38855 Wernigerode

Wutzler, P., Prof. Dr.
Institut für antivirale Chemotherapie, Universität Jena, Nordhäuser Str. 78, 99089 Erfurt

Mi 2.11.05 Maua
Influenza

Zabel, L.T., Dr.
Institut für Medizinische Mikrobiologie der Universität, Silcherstr. 7, 72076 Tübingen

Zeitz, M., Prof. Dr.
Universitätsklinikum Benjamin Franklin, Medizinische Klinik I, Gastroenterologie/Infektiologie/Rheumatologie, Hindenburgdamm 30, 12200 Berlin

Abkürzungsverzeichnis

AAV	adenoassoziierte Viren
ACA	Acrodermatitis chronica atrophicans
ACT	Adenylcyclasetoxin
ACV	Aciclovir
ADEM	akute disseminierte Enzephalomyelitis
Aids/AIDS	erworbenes Immunschwächesyndrom (»acquired immunodeficiency syndrome«)
AIH	Autoimmunhepatitis
AK	Antikörper
ALI	»acute lung injury«
AMA	antimitochondriale Antikörper
AMAN	akute motorisch-axonale Neuropathie
ANV	akutes Nierenversagen
aP	azelluläre Vakzine für Pertussis
API	analytischer Profilindex
ARDS	»adult respiratory distress syndrome«
ARN	akutes retinales Nekrosesyndrom
AS	Aminosäure
AUC	Fläche unter der Serumkonzentrationskurve (einer vorgegebenen Dosierung)
AUIC	Quotient AUC/MIC bzw. MHK
AZT	Azidothymidin
BAL	bronchoalveoläre Lavage
PBP	Penicillinbindeprotein
BCG	Bacille Calmette-Guérin
BFU-E	»erythrocyte burst forming unit«
BKV	BK-Virus
BLI	β-Laktamaseinhibitor
BMI	»body mass index«
BOOP	Bronchiolitis obliterans mit organisierender Pneumonie
BRM	»biological response modifiers«, Immunmodulatoren
BSE	bovine spongioforme Enzephalopathie (»bovine spongioform encephalopathy«)
BSL	»biosafety level«
cAMP	zyklisches 3,5-Adenosinmonophosphat
CAPD	kontinuierliche ambulante Peritonealdialyse
CCC	cholangiozelluläres Karzinom
cccDNA	»covalently closed circular DNA«
CCF-Agar	Cycloserin-Cefoxitim-Fructose-Agar
cCT	kraniales Computertomogramm
CDC	Centers for Disease Control and Prevention
CF	Clumping-Faktor bzw. zystische Fibrose, je nach Zusammenhang
CFA	Kolonisationsfaktorantigen
CFTR-Protein	»cystic fibrosis transmembrane regulator protein«
CFU	»colony forming unit«
CFU-E	»erythrocyte colony forming unit«
ChE	Cholinesterase
CJD/CJK	Creutzfeldt-Jakob-Krankheit
C_{max}	Serumspitzenkonzentrationen
cMRT	kraniales Magnetresonanztomogramm
CMV	Zytomegalievirus
CNF	zytotoxisch-nekrotisierender Faktor
COPD	chronisch-obstruktive Lungenerkrankung
CPE	zytopathischer (= zytopathogener) Effekt
CPP	zerebraler Perfusionsdruck
CRP	C-reaktives Protein
CRS	kongenitales Rötelnsyndrom
CS	Cycloserin
CSD	Katzenkratzkrankheit (»cat scratch disease«)
CSF	»colony-stimulating factors«, koloniestimulierende Faktoren
CT	Computertomographie
CZF-Virus	Coloradozeckenfiebervirus
D	30–50 IE Diphtherietoxoid
d	4 IE Diphterietoxoid
DAEC	diffus adhärente E. coli
DAF	Decay-accelerating-Faktor
DDT	Dichlorodiphenyltrichloroethan
DGI	Disseminierte Gonokokkeninfektion
DHF	hämorrhagisches Dengue-Fieber
DIC	disseminierte intravasale Gerinnung (»dissiminated intravasal coagulation«)
DOT	direkt observierte Therapie
dsDNA	Doppelstrang-DNA
DTG	Deutsche Gesellschaft für Tropenmedizin und Internationale Gesundheit
DTH	»delayed-type hypersensitivity«
DZK	Deutsches Zentralkomitee zur Bekämpfung der Tuberkulose
EAF	EPEC-Adhärenzfaktor
EaggEC	enteroaggregative E. coli
EB	»elementary body«
EBNA-Antikörper	latentes Antigen von EBV
EBV	Epstein-Barr-Virus
Echo-Viren	»enteric cytopathogenic human orphan (viruses)«
EF	»edema factor«
EHEC	enterohämorrhagische E. coli
EIEC	enteroinvasive E. coli
EIET	enteroinvasives Enterotoxin
ELISA	»enzyme-linked immunosorbent assay«
EMB	Ethambutol
ENL	Erythema nodosum leprosum
EPEC	enteropathogene E. coli
ESBL	»extended spectrum β-lactamases«
ETEC	enterotoxische E. coli
ETR	»end of treatment response«
EVR	»early viral response«
FHA	filamentöses Hämagglutinin
FSME	Frühsommermeningoenzephalitis
FTA-ABS-Test	Fluoreszenz-Treponemen-Antikörper-Absorptionstest
FUU/FUO	Fieber unbekannter Ursache/«fever of unknown origin«
GALT	»gut-associated lymphoid tissue«
GAS	Gruppe-A-Streptokokken
Gb_3	Globotriaosylceramid
GBS	Guillain-Barré-Syndrom
GCV	Ganciclovir

GT	Gereinigtes Tuberkulin
GVHD	Graft-vs.-host-Reaktion
HAART	hochwirksame antiretrovirale Kombinationstherapie
HACEK-Gruppe	Haemophilus spp., Actinobacillus actinomycetemcomitans, Eikenella corrodens und Kingella spp.
HAdV	humane Adenoviren
HAV	Hepatitis-A-Virus
HBIG	Hepatitis-B-Immunglobulin
HBs	Hepatitis-B-Oberflächenantigen
HBV	Hepatitis-B-Virus
HCC	hepatozelluläres Karzinom
HCV	Hepatitis-C-Virus
HDV	Hepatitis-D-Virus
HEV	Hepatitis-E-Virus
HF	hämorrhagisches Fieber
HHE	hypoton-hyporesponsive Episode
HHT	Hämagglutinationshemmtest
HHV-6	Humanes Herpesvirus 6
HIB	Haemophilus influenzae Typ b
HICPAC	Hospital Infection Control Advisory Committee
HIV	humanes Immundefizienzvirus (»human immunodificiency virus«)
HLH	hämophagozytäre Lymphohistiozytose
HLT	hitzelabiles Toxin
HME	»heat and moisture exchanger«
HPLC	»high-performance liquid chromatography«
HPMPC	Nukleotidanalogon Cidofovir
HPS	Hantaviruslungensyndrom
HPV	humanes Papillomavirus
HSE	Herpes-simplex-Typ-1-Enzephalitis
HSF	histaminsensibilisierender Faktor
HSV	Herpes-simplex-Virus
HTLV	»human T-cell-leucaemia-virus«
HUS	hämolytisch-urämisches Syndrom
HWI	Harnwegsinfektion
HWZ	Halbwertszeit
IAP	inselzellaktivierendes Protein
ICAM	»intercellular adhesion molecule«
ICP	intrakranieller Druck
ID 50	50%ige Infektionsrate
IEA, EA, LA	IE-, E- und L-Antigen
IFN	Interferon
IfSG	Infektionsschutzgesetz
IFT	Immunfluoreszenztest
IL	Interleukin
INH	Isonicotinsäurehydrazid, Isoniazid
IPV nach Salk	Impfung mit inaktivierten Poliomyelitisviren
ITR	»inverted terminal repeats«
KbE	koloniebildende Einheit
kbp	Kilobasenpaar
KCE	Keratocunjunctivitis epidemica
KDO	Ketodesoxyoktansäure
KISS	Krankenhaus-Infektions-Surveillance-System
KNS	koagulasenegative Staphylokokken
KPS	koagulasepositive Staphylokokken
KS	Kaposi-Sarkom
LBP	Lipopolysaccharidbindeprotein
LCM	Virus der lymphozytären Choriomeningitis
LCR	»long control region«
LF	»lethal factor«
LFA	»leucocyte function associated molecule«
LGV	Lymphogranuloma venereum
LPF	lymphozytoseproduzierender Faktor
LPS	Lipopolysaccharide
LPV	lymphotropes Affenvirus
LT	hitzelabiles Toxin
MALT	mukosaassoziierter »lymphoid tract«
MAT	Mikroagglutinationstest
MBK	minimale bakterizide Konzentration
MCV	Molluscum-contagiosum-Virus
MDR	»multi drug resistance«
MDRSP	multiresistente Pneumokokken
MEP	Mukoexopolysaccharid
MHK/MIC	minimale Hemmkonzentration (»minimal inhibition concentration«)
MIF	Mikroimmunfluoreszenztest
MMR	Masern-, Mumps-, Rötelnimpfung
MOD	Multiorganinsuffizienz oder -dysfunktion
MODS	Multiorgandysfunktionssyndrom
MOMP	»major outer membrane protein«
MOTT	»mycobacteria others than tuberculosis bacilli«
MOV	Multiorganversagen
MRT	Magnetresonanztomographie
MS	multiple Sklerose
MV	Masernvirus
MVA	modifizierter Vacciniavirusstamm Ankara
NAD	Nicotinamid-Adenin-Dinukleotid-Phosphat
NAG	nicht agglutinierbare Vibrionen
NASBA	»nucleic acid sequence-based amplification«
NASH	nichtalkoholische Steatohepatitis
NAT	Nukleinsäureamplifikationstechnik
NCAM	»neuronal cell adhesion molecule«
NE	»non enterics«
NGU	nicht gonorrhoische oder unspezifische Urethritis
NHL	Non-Hodgkin-Lymphom
NI	nosokomiale Infektionen
NNRTI	nichtnukleosidischer Reverse-Transkriptase-Hemmer
NRTI	Reverse-Transkriptase-Hemmer
NSAR	nichtsteroidale Antirheumatika
NSP4	nichtstrukturelles Glykoprotein
NSTI	»necrotizing soft tissue infection«
NT	Virusneutalisationstest
OI	opportunistische Infektion
OIE	»Office of Epizootics«
OMP	äußeres Membranprotein (»outer membrane protein«)
ONPG	o-Nitrophenyl-β-D-galactopyranosid
OPSI-Syndrom	»overwhelming post splenectomy infection syndrome«
OPV	orale Impfung nach Sabin gegen Poliomyelitis
ORF	»open reading frame«
P	Ganzkeimvakzine für Pertussis
PAE	postantibiotischer Effekt
PAS	Periodic-acid-Schiff-Färbung

PBC	primär biliäre Zirrhose
PcP	Pneumocystis-carinii-Pneumonie
PCR	Polymerasekettenreaktion (»polymerase chain reaction«)
PEE	Punctata-epitheliale-Erosio
PEG	Paul-Ehrlich-Gesellschaft für Chemotherapie e.V.
PEK	Punctata-epitheliale-Keratitis
PEP	Postexpositionsprophylaxe
PET	Positronen-Emissions-Tomographie
PFA	Pyrophosphatanalogon Foscarnet
PGU	postgonorrhoische Urethritis/Zervizitis
PHMB	Polyhexamethylenbiguanid
PI	Proteaseinhibitor
PLC	Cl.-perfringens-Phospholipase C
PML	progressive multifokale Leukenzephalopathie
PMMA-Kontaktlinsen	Polymethylenmethacrylat-Kontaktlinsen
POHS	»presumed ocular histoplasmosis syndrome«
PPD	»puriefied protein derivates«
PRCA	»pure red cell aplasia«
Prion	»proteinaceous infectious organism«
PRP	Kapselpolysaccharid von Hib
PSC	primär sklerosierende Cholangitis
PSI	Punctata-subepitheliale-Infiltrate
PSWC	»periodic sharp and slow wave complexes«
PT	Pertussistoxoid
PTA	Partikelagglutionationstest
PTLD	Posttransplantationslymphoproliferation
PZA	Pyrazinamid
QALYs	»quality adjusted life years«
QBRAH	»Q-b replicase-amplified hybridization«
RB	Retikularkörperchen (»reticulate bodies«)
RFLP	Restriktionsfragmentlängenpolymorphismus
RHS	retikulohistiozytäres System
RHV	Rhinoviren
RKI	Robert Koch-Institut
RMP	Rifampicin
RMSF	»Rocky Mountain spotted fever«
RND	»resistance nodulation cell division«
RS-Viren	Respiratory-syncytial-Viren
RT	reverse Transkriptase
RTF	Resistenz-Transfer-Faktor
RTI	Reverse-Transkriptase-Inhibitoren
SARS	schweres akutes Respirationssyndrom (»severe acute respiratory syndrome«)
SC	sekretorische Komponente, Teil des Poly-Ig-Rezeptors
SCV	»small colony variants«
SDD	selektive Darmdekontamination

SIDS	»sudden infant death syndrome«
SIRS	»systemic inflammatory response syndrome«
SLE	systemischer Lupus erythematodes
SLT	Shigella-like-Toxin
SM	Streptomycin
SRSV	»small round structured virus«
SSE	subakute spongiforme Enzephalopathien
SSPE	subakute sklerosierende Panenzephalitis (Masernkomplikation)
ST	hitzestabiles Toxin
STD-Erreger	sexuell übertragbare Erreger
STIKO	Ständige Impfkommission am Robert Koch-Institut
Stx1–2	Shigatoxin 1–2
SV40	Simian-Virus 40
SVR	»sustained viral response«
SZT	Stammzelltransplantation
TAP	»transporter of antigenic peptides«
TCGS	Thiosulfat-Citrat-Galle-Sukrose-Agar (zur Anzüchtung von Choleravibrionen)
TCT	Tracheazytotoxin
Td	4 IE Diphterietoxoid und Tetanustoxoid
TE	Tuberkulineinheit
TLR	»toll-like receptor«
TLTF	»T-lymphocyte triggering factor«
TMA	»transcription mediated amplification«
TNF-α	Tumornekrosefaktor α
TPHA-Test	Treponema-pallidum-Hämagglutinationstest
TSE	transmissible (übertragbare) spongiforme Enzephalopathien
TSST	Toxic-shock-syndrome-Toxin
TTP	thrombozytopenische Purpura
TTV	TT-Virus
Tx	Transplantation
TZ	Terizidon
UBT	Ureaseatemtest
UPEC	uropathogene E. coli
UVV	Unfallverhütungsvorschrift
VAHS	virusassoziiertes hämophagozytäres Syndrom
VAPP	vakzineassoziierte paralytische Poliomyelitis
vCJK	Variante der Creutzfeldt-Jakob-Krankheit
Vi	Kapselpolysaccharid von Salmonella typhi
VISA	S.-aureus-Stämme mit verminderter Sensibilität gegen Vancomycin (»Vancomycin intermediate S. aureus«)
VMP	»variable major protein«
VP	virales Protein
VRE	vancomycinresistente Enterokokken
VSG	»variable surface glycoproteins«
VZV	Varizella-zoster-Virus

Teil I
Diagnostik und Management von Infektionskrankheiten

Zu Teil I

Der Mensch ist nicht nur von Mikroorganismen wie Viren, Bakterien, Pilzen, Parasiten u. a. umgeben, sondern sein gesamter Gastrointestinaltrakt, der Bereich der Atemwege sowie die Haut sind von angepassten und ihm teilweise nützlichen Bakterien besiedelt. Bei normal funktionierender körpereigener Abwehr stehen Makroorganismus und Mikroorganismus in einem mehr oder weniger stabilen Gleichgewicht, d. h. die mikrobiellen Pathogenitätsfaktoren und Virulenzmechanismen einerseits und die Infektabwehr des Makroorganismus andererseits halten sich die Waage.

Das Immunsystem komplexer Lebewesen hat sich in ständiger Auseinandersetzung mit einer Mikroorganismen enthaltenden Umgebung im Laufe der Phylogenese soweit entwickelt, dass der Makroorganismus dabei gelernt hat, zwischen »Selbst« und »Nichtselbst« zu unterscheiden, d. h. er kam damit in die Lage, die Umweltflora von Schaden verursachenden Krankheitserregern zu trennen. Ist das Immunsystem geschwächt, können auch sogenannte apathogene Bakterien zu Krankheitserregern werden. Darüber hinaus sind Mikroorganismen je nach Virulenz und Pathogenität aber auch Krankheitserreger per se, d. h. sie können je nach aufgenommener Menge und Immunlage des betroffenen Patienten eine mehr oder weniger schwere Infektionskrankheit hervorrufen.

Zur Diagnostik von Infektionskrankheiten hat die moderne Medizin eine hochdifferenzierte mikrobiologische Technik entwickelt, die dem behandelnden Arzt bei der Diagnosestellung unerlässliche Dienste leistet. Die Möglichkeit, Mikroorganismen aus menschlichem Untersuchungsmaterial zu isolieren und deren Empfindlichkeit gegenüber Antiinfektiva zu ermitteln, ist ebenfalls eine wichtige Hilfestellung, die eine erfolgreiche Behandlung in vielen Fällen erst möglich macht. Die Möglichkeit, mikrobiell bedingte Infektionen des Menschen mit Antiinfektiva gezielt zu behandeln, ist einer der großen Fortschritte in der Medizin des vergangenen Jahrhunderts. Antibiotika, Virustatika, Antimykotika und Antiparasitika sind feste Bestandteile des ärztlichen Rüstzeugs zur Therapie mikrobieller Infektionen.

Schon bald nach Entwicklung der ersten Antiinfektiva stellte sich jedoch heraus, dass Mikroorganismen generell in der Lage sind, gegen diese Substanzen Resistenzen zu entwickeln. Die Resistenzentwicklung ist heutzutage ein bedrohliches Problem geworden und macht die Auswahl des geeigneten Antibiotikums immer schwieriger. Einerseits stehen zahlreiche hochwirksame, gut verträgliche Medikamente zur Verfügung, andererseits ist weltweit ein deutlicher Trend zur Resistenzentwicklung zu beobachten. Im Vordergrund stehen hierbei nicht nur Erreger nosokomialer Infektionen, sondern auch Mikroorganismen, die üblicherweise sogenannte Alltagsinfektionen wie bakterielle Erkrankungen der Atemwege, der Harnwege, der Haut etc. hervorrufen. Pneumokokken, Haemophilus influenzae, d. h. grampositive und gramnegative Mikroorganismen, werden gegenüber langjährig wirksamen Substanzen, wie beispielsweise Penicillinen oder anderen β-Laktam-Antibiotika, zunehmend resistent. Und auch gegen neu auf dem Markt befindliche Makrolide und Chinolone traten bereits kurz nach ihrer Einführung die ersten Resistenzen auf.

Bei der Anwendung von Antiinfektiva ist daher strikt auf die Empfindlichkeit des die Infektion verursachenden Erregers zu achten; dieser ist nach Möglichkeit aus klinischem Material zu isolieren und sein Resistenzverhalten im Labor zu ermitteln. In vielen Fällen ist dies jedoch nicht bzw. nur eingeschränkt möglich, sodass die jeweilige Therapieentscheidung zunächst nach dem klinischen Bild getroffen werden muss. Adäquate Dosierung und ausreichend lange Therapiedauer, die in klinischen Studien belegt sein sollten, sind die Grundvoraussetzung für eine erfolgreiche Behandlung mikrobiell bedingter Infektionen.

Prof. Dr. Dr. Dr. h.c. mult. D. Adam (München)

Mikrobielle Pathogenitätsfaktoren und Virulenzmechanismen

S. Bhakdi

1.1 Einleitung

Mikrobielle Faktoren, welche eine Infektion ermöglichen und zur Auslösung von Krankheitssymptomen beitragen, werden als Pathogenitäts- bzw. Virulenzfaktoren bezeichnet. In diesem Kapitel werden wichtige Wirkprinzipien von bakteriellen Virulenzfaktoren erläutert, wobei eine Gliederung strategiebezogen in 4 Themenbereiche vorgenommen wird:

- Adhäsine, die für die erste Anhaftung von Bakterien an Wirtszellen verantwortlich sind;
- Schutzstrategien, welche von dem Erreger genutzt werden, um Abwehrmechanismen des Wirtes zu entgehen;
- Angriffsstrategien, mit denen eine Schädigung des Wirtes verursacht wird;
- Mechanismen, die eine intrazelluläre Persistenz von Bakterien ermöglichen.

1.2 Adhäsine

Bakterien können an Zellen, an Matrixsubstanzen (Bindegewebe) und an Kunststoffe binden. Gut charakterisierte mikrobielle Adhäsionsmoleküle sind Pili (Fimbriae) von gramnegativen Bakterien und analoge Adhäsionsmoleküle grampositiver Erreger.

- Pili (Fimbriae).

Diese Bindemoleküle sind bei gramnegativen Bakterien eingehend charakterisiert worden. Ein Pilus ist ein in der äußeren Zellmembran verankertes, fadenförmiges Polymer, bestehend aus zusammengesetzten Proteinsubeinheiten (Pilin). Am Ende eines Pilus befindet sich die Bindedomäne für Zellrezeptoren. Enteropathogene gramnegative Bakterien binden an Rezeptoren auf Enterozyten, uropathogene E. coli an Rezeptoren des Uroepithels, und Neisseria gonorrhoe an einen Rezeptor auf Zylinderepithelzellen. Die Rezeptoren sind oft Glykoproteine bzw. Glykokonjugate; bei uropathogenen E. coli-Stämmen lassen sich – je nach Hemmbarkeit der Interaktion – mannosesensitive und mannoseresistente Rezeptoren unterscheiden.

- Pilusäquivalente Adhäsionsmoleküle.

Diese sind bei grampositiven Bakterien, insbesondere bei Staphylokokken, gefunden worden. Im Gegensatz zu Pili stellen sie einkettige, langgestreckte Proteinmonomere dar, welche von der Mureinschicht abgehen und aus der Zellwand hervorragen. Solche Adhäsine sind für die Bindung von S. epidermidis an Plastikmaterialien verantwortlich. Andere Adhäsine interagieren mit extrazellulären Molekülen wie Fibronectin und Vitronectin. Vermutlich führt die entsprechende Interaktion zur Anhaftung der Bakterien ans Bindegewebe und an Zellen, die Fibronectin oder fibronectinverwandte Molekülen an ihrer Oberfläche tragen.

Die Adhärenz von Bakterien kann für den Wirt durchaus vorteilhaft sein: Adhärenz von Kommensalen (apathogene Besiedler) an das Schleimhautepithel erhält die physiologische Mund- und Rachenflora aufrecht. Pathogene Erreger nutzen die Adhärenz jedoch aus, um pathologische Prozesse einzuleiten. Toxine können eine unmittelbare Schädigung der an-

Tabelle 1-1. Schutzstrategien

Strategie	Beispiel/Produzent
Verstecken	
1. Kapselbildung	S. pneumoniae, N. meningitidis, H. influenzae
2. Nischenbildung	
a) Biofilm/Schleimkapsel	S. epidermidis, Ps. aeruginosa
b) Sequestration	S. aureus-Koagulase
Tarnung	
1. Aktiv (»molecular mimicry«)	Kapsel B von N. meningitidis
2. Passiv	
a) Fibrinogen	Clumping factor von S. aureus
b) Immunglobuline	Protein A von S. aureus
c) Fibronectin	M-Protein von S. pyogenes
Immunevasion	
1. Hemmung/Inaktivierung	
a) Ig-Proteasen	Pathogene Neisserien
b) C5a-Peptidase	S. pyogenes
c) Faktor-H-Bindung	M-Protein von S. pyogenes
2. Resistenz gegen Immuneffektoren	
a) Serumresistenz	Grampositive Bakterien; gramnegative Bakterien mit langen O-Polysaccharid-Seitenketten
b) Lysozymresistenz	Staphylokokken-Peptidoglykan
3. Immunologische Täuschung und Flucht	
a) Antigenvariationen	Borrelia-recurrentis-Lipoprotein
b) Freisetzung von Zellwandbestandteilen	Lipopolysaccharid aus gramnegativen Bakterien, Teichonsäure aus grampositiven Bakterien

liegenden Zelle hervorrufen, manchmal stellt die Adhärenz aber auch die Ausgangslage für eine Invasion des Wirts durch das Pathogen dar.

1.3 Schutzstrategien

Die meisten pathogenen Bakterien werden durch professionelle Phagozyten effizient abgetötet. Nach einer erfolgreichen Invasion in den Wirtsorganismus sind sie daher darauf angewiesen, der Phagozytose zu entgehen. Verstecken und Tarnung sind zwei verbreitete Strategien. Schutzstrategien sind in ◘ Tabelle 1-1 aufgelistet. Außerdem verfügen einige Erreger über Mechanismen, welche gegen die opsonisierenden Effekte von Antikörpern und Komplement gerichtet sind.

1.3.1 Verstecken

Der klassische Mechanismus besteht in der Produktion einer Polysaccharidkapsel. Alternativ können sich Bakterien in einer Nische im Wirtsorganismus verstecken. Bekapselte Bakterien haben eine Neigung zur Invasion und Dissemination, während Pathogene, die eine Überlebensnische aufsuchen, eher die Tendenz zur Sequestration und somit zur Erzeugung von Lokalinfektionen aufweisen.

1.3.1.1 Verstecken in einer Kapsel

Kapseln stellen durchlässige, dreidimensionale Polysaccharidgerüste dar, welche eine freie Diffusion von Molekülen bis zur bakteriellen Oberfläche erlauben. Sie dienen den Mikroorganismen als Schutzschild gegen professionelle Phagozyten, da diese keine Rezeptoren für Kapselpolysaccharide besitzen. Im Gegensatz zu einigen bakteriellen Zellwandkomponenten besitzen Kapseln keine intrinsische komplementaktivierende Eigenschaft. Auch wenn Komplementkomponenten durch die Kapsel diffundieren und auf der Bakterienwand deponiert werden, können sie ihre Funktion als Opsonine nicht ausüben, da die Kapseln den Zugang zu den Rezeptoren verhindern.

Da die meisten bekapselten Erreger gleichzeitig gegen den Angriff durch Komplement resistent sind (s. unten; Serumresistenz), können sie im Blut und Gewebe lange persistieren. Diese ungünstige Situation kann durch Antikörper gegen Kapselpolysaccharide behoben werden. Dann kommt es zu einer Komplementaktivierung an der Oberfläche der Bakterien, wodurch eine effiziente phagozytäre Eliminierung ermöglicht wird (◘ Abb. 1-1).

Kapseltragende Bakterien besitzen oft die Fähigkeit, die Blut-Hirn-Schranke zu überwinden. Die Gründe hierfür sind wenig bekannt, doch könnte ein entscheidender Faktor ihre längere Verweildauer im Blut sein. Es ist kein Zufall, dass die wichtigsten Erreger der bakteriellen Meningitis Kapseln besitzen. Hierzu gehören Neisseria meningitidis, Streptococcus pneumoniae, Haemophilus influenzae B und Escherichia coli K1. Die Schutzwirkung von spezifischen Antikörpern unterstreicht die herausragende Bedeutung der Kapsel für die Entstehung dieser Infektion. Seit der Einführung der HiB-Vakzine ist die Zahl der invasiven H.-influenzae-Infektionen stark zurückgegangen. Die multivalente S.-pneumoniae-Kapselvakzine gewährt ebenfalls einen Schutz gegen die Pneumokokkenmeningitis und Sepsis.

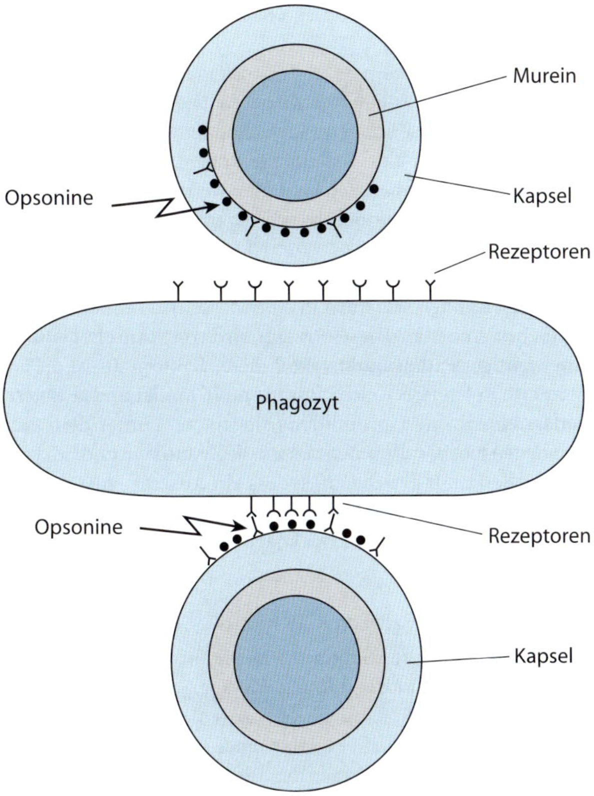

◘ Abb. 1-1. Die Kapsel schützt vor Phagozytose. Phagozytenrezeptoren können Opsonine in der Tiefe nicht erreichen; erst durch die Bindung von Antikörpern an Kapselpolysaccharide mit nachfolgender Komplementaktivierung kommt es zur Phagozytose der Bakterien

Die essenzielle Rolle von Antikörpern gegen Kapselantigene wird durch das E.-coli-K1-/N.-meningitidis-B-Paradigma unterstrichen. Die Kapselpolysaccharide dieser Organismen weisen eine gemeinsame Struktur mit Mammaliaglykokonjugaten auf und sind daher nicht immunogen. Infolgedessen sind bisherige Versuche einer Vakzinentwicklung gescheitert.

1.3.1.2 Verstecken in einer Nische

Einige pathogene Bakterien haben Mechanismen entwickelt, um sich in geschützten Nischen des Wirtsorganismus zu verstecken. Zwei Prinzipien werden hier besprochen.

Das Verstecken in Biofilmen: Bildung von Schleimkapseln

Klassische Beispiele hierfür sind Kunststoffinfektionen durch Staphylococcus epidermidis und chronische Bronchopneumonien, welche durch Pseudomonas aeruginosa verursacht werden. In beiden Fällen bilden die Bakterien große Mengen von extrazellulären Polysacchariden, die als Schleimkapsel bezeichnet werden. S. epidermidis adhäriert zunächst mittels eines Adhäsinproteins an Kunststoffoberflächen. Danach kommt es zur Bildung der Schleimkapsel, die die Mikrokolonien umgibt und die Bakterien vor Abwehrmechanismen des Wirts schützt.

Analog hierzu kann Ps. aeruginosa massive Mengen einer Schleimkapsel aus Alginat produzieren. Dieser Vorgang spielt bei der Pathogenese schwerer Bronchopneumonien bei Mukoviszidosepatienten eine bedeutende Rolle. Die in der Alginatschleimmasse eingebetteten Bakterien werden von immunologischen Effektorkomponenten schwer erreicht.

Sequestration

Bakterien können sich auch in eine Masse von sequestriertem Zelldebris einbetten. Dieses Prinzip wird von S. aureus genutzt. Ein wichtiger Pathogenitätsfaktor dieses Bakteriums ist die sezernierte Koagulase, welche Prothrombin bindet und aktiviert, sodass eine lokale Fibrinbildung stattfindet. Hinter dem entstandenen Fibrinwall greifen bakterielle Zytotoxine und Enzyme Wirtszellen und -gewebe an, sodass ein Abszess entsteht. Die Vorstellung, dass Koagulase für die Abszessbildung wichtig ist, wurde durch Tierversuche mit koagulasedefizienten Mutanten belegt.

Postscriptum: »Small Colony Variants« (SCV)

Eine möglicherweise wichtige Strategie für die Persistenz im Wirtsorganismus ist die Bildung von sog. »small colony variants« (SCV). Untersuchungen an S. aureus und Ps. aeruginosa haben die Existenz solcher auxotropher Mutanten aufgedeckt, deren Anzahl mit der Dauer der Infektion sowie im Verlauf einer Antibiotikatherapie zuzunehmen scheint. SCV weisen eine hohe Resistenz gegen Antibiotika auf und können auch intrazellulär persistieren. Die Fähigkeit, SCV auszubilden, könnte sich zukünftig als neuartiger Pathogenitätsmechanismus erweisen.

1.3.2 Tarnung

Aktive Tarnung beinhaltet, dass ein Bakterium selbst Oberflächenmoleküle besitzt, welche mit Wirtszellstrukturen verwandt sind. Unter passiver Tarnung wird die Beschichtung von Bakterien mit Wirtsmolekülen bezeichnet.

1.3.2.1 Aktive Tarnung: »Molecular Mimicry«

Das Kapselpolysaccharid von N. meningitidis B stellt ein klassisches Beispiel dar: Das Polysaccharid besteht aus β1,4-Neuraminsäurepolymeren, welche auch bei NCAM (»neuronal cell adhesion molecule«) vorkommen.

1.3.2.2 Passive Tarnung: Beschichtung mit Molekülen des Wirtsorganismus

Fibrinogen

Der Clumping-Faktor (CF) von S. aureus ist das klassische Beispiel eines fibrinogenbindenden bakteriellen Oberflächenproteins. CF wird von den meisten Stämmen von S. aureus, hingegen nicht von koagulasenegativen Staphylokokken produziert. Mit Fibrinogen beschichtete Bakterien werden von Phagozyten schlechter erkannt. Die Vermutung, dass CF einen wesentlichen Pathogenitätsfaktor von S. aureus darstellt, konnte durch Versuche mit CF-negativen Mutanten belegt werden.

Auch das M-Protein von S. pyogenes besitzt die Fähigkeit, Fibrinogen zu binden. Es wird vermutet, dass diese Eigenschaft zur antiphagozytären Wirkung des M-Proteins beiträgt.

Immunglobuline

Das Protein A von S. aureus bindet die Fc-Domäne von IgG, und die »verkehrt« orientierten Antikörper können ihre Funktion als Opsonine nicht erfüllen (Abb. 1-2). Dies begründet vermutlich die antiphagozytäre Wirkung von Protein A.

Fibronectin und verwandte Proteine

Fibronectin, Vitronectin und verwandte Proteine spielen wichtige Rollen als Vermittler von Zell-Zell- und Zell-Matrix-

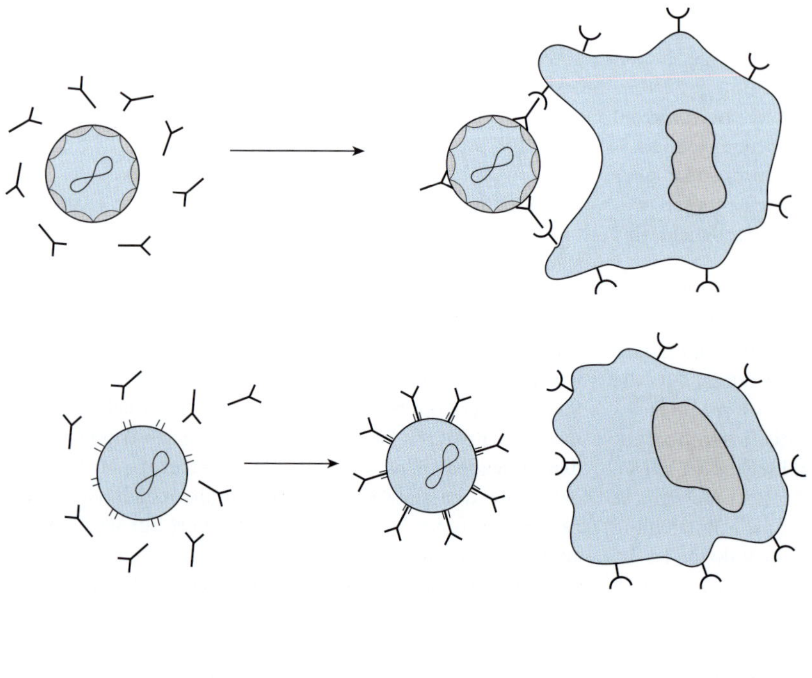

Abb. 1-2. Antiphagozytäre Wirkung von Protein A. In Abwesenheit von Protein A *(obere Hälfte)* binden Antikörper und üben ihre opsonisierende Wirkung aus. Durch Bindung der Fc-Domäne an Protein A *(untere Hälfte)* geht die opsonisierende Eigenschaft von IgG verloren

Interaktionen. Viele Bakterien besitzen Bindemoleküle für diese Proteine, und es wird vielfach spekuliert, dass die Interaktionen für Adhäsion und Tarnung der Bakterien von Wichtigkeit sind. Stringente Nachweise für eine solche pathogenetische Bedeutung sind jedoch noch nicht erbracht worden.

Postscriptum: Polysulfatierte Glykosaminoglykane

Ein in jüngster Zeit entdeckter und potenziell wichtiger Tarnungsmechanismus besteht in der Bindung von polysulfatierten Glykosaminoglykanen. Die verantwortlichen mikrobiellen Strukturen sind noch nicht identifiziert worden, doch scheinen sie weit verbreitet zu sein. So besitzen solch unterschiedliche Keime wie S. aureus, S. pyogenes, pathogene Neisserien und Helicobacter pylori die Fähigkeit, Glykosaminoglykane zu binden. Über eine Tarnung hinaus könnten diese Moleküle eindringende Mikroorganismen durch einen weiteren Mechanismus schützen: Glykosaminoglykane besitzen nämlich die Eigenschaft, verschiedene Chemokine und Zytokine zu binden. Die Absorption der Zytokine käme einer lokalen Elimination gleich, wodurch die Bildung von Überlebensnischen für die Mikroorganismen gefördert würde.

1.3.3 Immunevasion

Viele pathogene Bakterien begnügen sich nicht mit Versteckstrategien, sondern haben Mechanismen entwickelt, um humoralen Abwehrkomponenten des Wirtes aktiv entgegenzuwirken. Immunevasionsstrategien können in drei Kategorien gruppiert werden:

1. Hemmung oder Inaktivierung von Immuneffektoren;
2. Resistenz gegen Immuneffektoren;
3. Immunologische Täuschung und Fluchtmechanismen.

1.3.3.1 Hemmung und Inaktivierung von humoralen Immuneffektoren

Ig-Proteasen

IgA-Proteasen werden von pathogenen Neisserien und Haemophilus influenzae gebildet. Es wird vermutet, dass die Zerstörung von IgA wichtig ist, um die Bindeepitope freizulegen und die bakterielle Adhärenz zu ermöglichen.

C5a-Peptidase

Die C5a-Peptidase von S. pyogenes A spaltet und inaktiviert C5a. Möglicherweise trägt die Zerstörung dieses wichtigen chemotaktischen Peptids zur Virulenz der Bakterien bei.

Bindung von Faktor H

Das am besten untersuchte Beispiel ist das M-Protein von S. pyogenes A. Faktor H beschleunigt die C3b-Inaktivierung. Durch die Bindung von Faktor H an das M-Protein erlangen die Bakterien somit die Fähigkeit, C3b rasch zu inaktivieren, wodurch dessen opsonisierende Wirkung zerstört wird (Abb. 1-3).

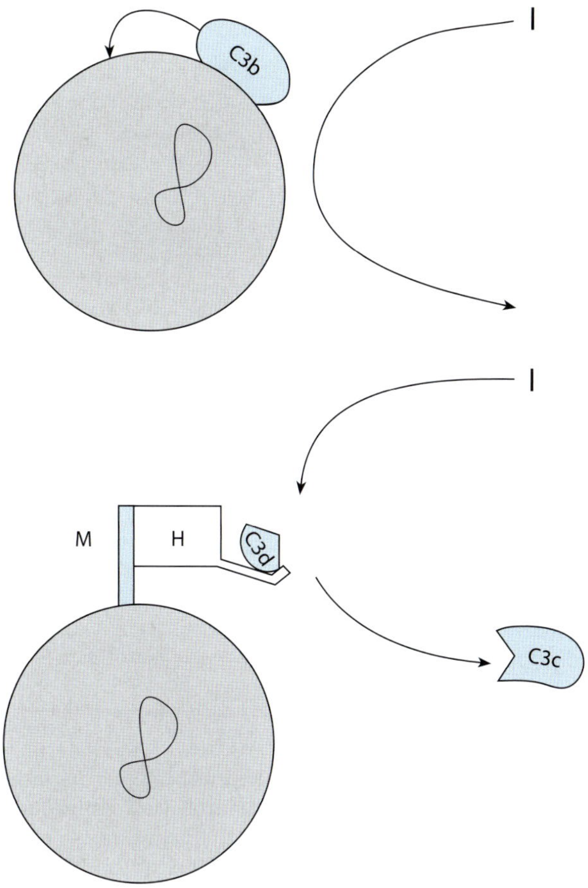

Abb. 1-3. Bindung von Faktor H an M-Protein beschleunigt die Zerstörung von C3b. In Abwesenheit von Faktor H *(oben)* kann C3b als Opsonin wirken. In Anwesenheit von Faktor H kommt es zu einer raschen Spaltung der Komplementkomponente durch I *(unten)*

1.3.3.2 Resistenz gegen humorale Effektormechanismen

Resistenz gegen Abtötung durch Komplement (Serumresistenz)

Das zytotoxische Effektormolekül des Komplementsystems ist der C5b-9-Komplex, welcher transmembranale Poren in Lipiddoppelschichten produziert. Ein wichtiges Abwehrprinzip bei Bakterien besteht darin, die Komplementaktivierung räumlich entfernt von der Zielmembran stattfinden zu lassen. Dies ist der Fall bei allen grampositiven Erregern, denn die Aktivierung findet an und in der Mureinschicht statt, während die Zielmembran in der Tiefe versteckt liegt. Bei gramnegativen Bakterien wird die äußere Membran von C5b-9 angegriffen. Durch die Ausbildung langer O-Polysaccharidseitenketten können gramnegative Bakterien die Entfernung zwischen dem Ort der Komplementaktivierung und der Zielmembran vergrößern, sodass auch sie Serumresistenz erlangen (Abb. 1-4).

Die biologische Relevanz der Serumresistenz ist gesichert. Die Mehrzahl der gramnegativen Darmbakterien sind serumempfindlich. Bei ihrem Übertritt in die Blutbahn, z. B. bei einer Appendizitis oder Divertikulitis, werden solche Bakterien rasch

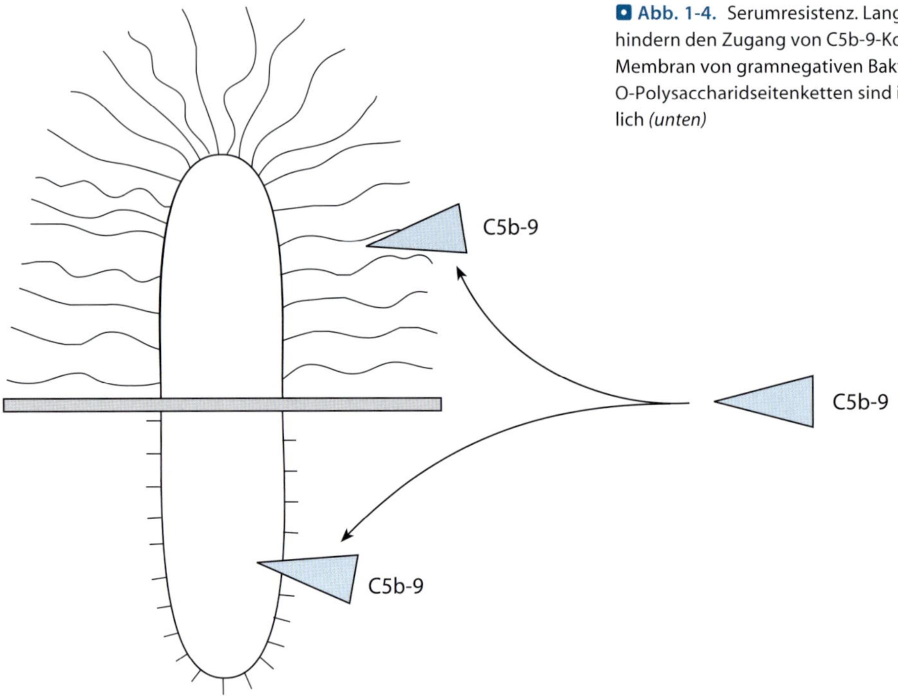

Abb. 1-4. Serumresistenz. Lange O-Poysacharidseitenketten verhindern den Zugang von C5b-9-Komplementkomplexen an die äußere Membran von gramnegativen Bakterien *(oben)*. Bakterien mit kurzen O-Polysaccharidseitenketten sind in der Regel komplementempfindlich *(unten)*

abgetötet. Die Patienten haben infolgedessen hohes Fieber, aber Blutkulturen können steril sein oder enthalten nur wenige übrig gebliebene, serumresistente Erreger. Kommt es zu einer hämatogenen Dissemination, so werden ausschließlich serumresistente Isolate aus den befallenen Organen wiedergewonnen. Die dicke Peptidoglykanschicht von grampositiven, sowie lange O-Polysaccharidseitenketten von gramnegativen Bakterien können somit als Pathogenitätsfaktoren angesehen werden.

Resistenz gegen Lysozym

Lysozym ist in Blut und Körperflüssigkeiten ubiquitär vorhanden. Das Enzym spaltet das Peptidoglykan vieler grampositiver Bakterien, doch bildet das Murein von Staphylokokken aufgrund einer hohen Peptidvernetzung hierbei eine Ausnahme. Die natürliche Resistenz von Staphylokokken gegen Lysozym ist möglicherweise ein Grund für die hohe Bedeutung dieser Bakterien als Infektionserreger.

Gramnegative Bakterien sind in der Regel gegen Lysozym resistent, weil ihre äußere Membran den Zutritt des Enzyms zum Substrat nicht zulassen. Die Bildung von C5b-9-Poren in der äußeren Membran zerstört diesen Schutzmechanismus, sodass Lysozym mit Komplement gegen gramnegative Erreger synergistisch wirken kann. Resistenz gegen Komplement bedeutet somit gleichzeitig den Schutz gegen Lysozym.

1.3.3.3 Immunologische Täuschung und Fluchtmechanismen

Antigenvariationen

Das klassische Paradigma ist die Variation von Oberflächenantigenen, wie sie bei Borrelia recurrentis anzutreffen ist. Die Serotypspezifität dieser Bakterien wird durch ein variables Lipoprotein bedingt. Varianten entstehen spontan und persistieren im Wirt, bis spezifische Antikörper produziert werden. Die darauf folgende Eliminierung der meisten Bakterien führt zum Fieberabfall. Dieser ist jedoch nicht von Dauer, denn es entstehen spontane Fluchtvarianten, die sich erneut vermehren können (Abb. 1-5).

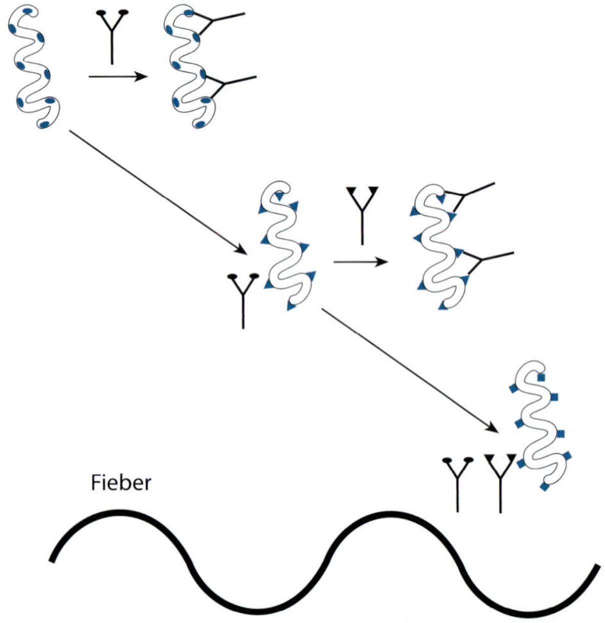

Abb. 1-5. Antigenvariation als Evasionsmechanismus. B. recurrentis kann ein Oberflächenlipoprotein variieren, sodass spezifische Antikörper nicht mehr binden können. Das Auftreten eines Variants führt zu einem neuen Fieberschub

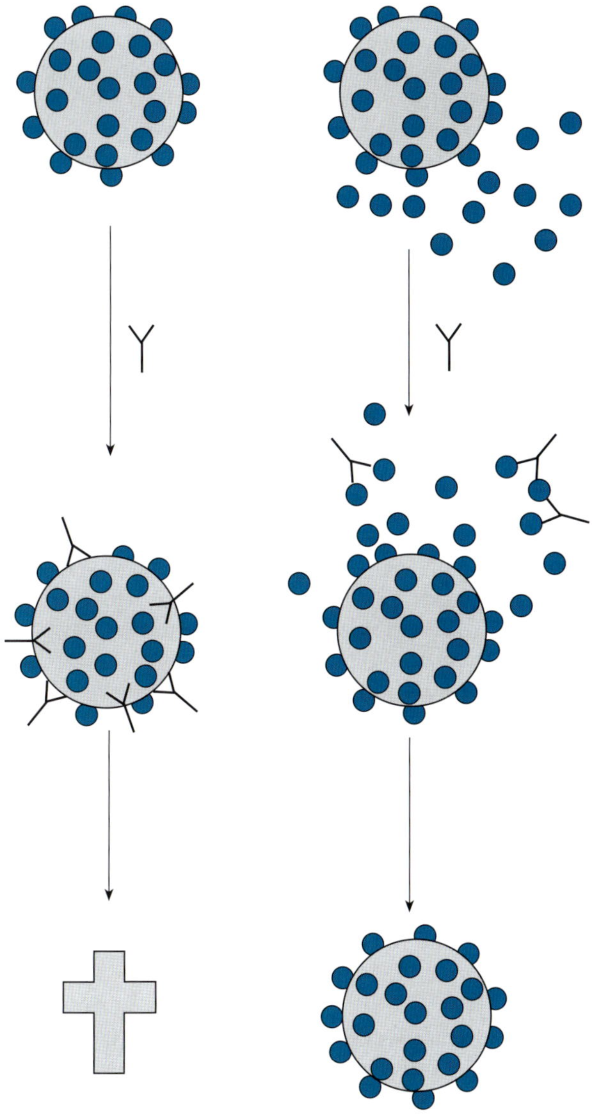

Abb. 1-6. Abgabe von Zellwandkomponenten als immunologisches Ablenkungsmanöver. Bindung von Antikörpern an die Bakterienoberfläche führt zur Elimination der Erreger *(links)*. Werden Zellwandkomponenten abgegeben, so können Antikörper abgefangen werden, wodurch ein Überleben der Bakterien gefördert wird *(rechts)*

Freisetzung von Zellwandkomponenten

Sowohl gramnegative wie auch grampositive Bakterien können Zellwandbestandteile in den Überstand abgeben. Wohlbekannt ist die Freisetzung von Lipopolysaccharid (Endotoxin) aus gramnegativen und von Teichonsäuren und Peptidoglykan aus grampositiven Erregern. Zusätzlich zu ihren Wirkungen als Toxine können diese Substanzen auch Antikörper abfangen und Bakterien somit vor der Opsonisierung schützen (Abb. 1-6).

1.4 Angriffsstrategien

Übersicht über die Angriffsstrategien

- Toxine
  - Endotoxin
  - Exotoxine
    - Intrazellulär wirkende Toxine
    - Membranwirksame Toxine
    - Superantigene
- Toxische Injektion
- Enzyme (Proteasen)

»Angriff ist die beste Verteidigung«, und praktisch alle pathogenen Bakterien verfügen über Mechanismen, um Wirtszellen und Wirtsgewebe direkt zu schädigen. Im Folgenden werden Angriffsfaktoren von Mikroorganismen in oben aufgeführten 3 Abschnitten abgehandelt.

Diese Einteilung folgt keinen strengen Kriterien. Viele Toxine sind Enzyme, und ihre Bezeichnung als Toxin beruht auf einer willkürlichen Definition, nämlich, dass sie Zellen direkt angreifen. Andererseits muss konzediert werden, dass nach einer solchen Definition Endotoxin und Superantigene keine echten Toxine darstellen würden, weil sie Zellen nicht unmittelbar schädigen. Toxische Injektion beinhaltet den direkten Transfer von Makromolekülen aus adhärenten Bakterien in Zellen des Wirts. Hier besteht wiederum eine deutliche Überlappung zu den Toxinen, denn viele der injizierten Moleküle entfalten eine toxische Wirkung innerhalb der Zielzelle.

1.4.1 Mikrobielle Toxine

Nach Anhaftung und lokaler Vermehrung lösen pathogene Bakterien die für sie oft charakteristischen Krankheitsbilder v. a. durch die Bildung von Toxinen aus. Der Begriff Toxin umfasst alle mikrobiellen Produkte und Bestandteile, die eine Zell- oder Organschädigung im Wirtsorganismus verursachen. Dies kann Folge eines unmittelbaren Toxinangriffs auf Zellen sein, sie kann sich jedoch auch von einer zellulären Dysfunktion ableiten. Im ersten Fall bewirkt ein Toxin eine biochemische oder physikalische Veränderung von zellulären Komponenten. Im zweiten Fall kommt es nicht zu einer direkten Schädigung, sondern meistens über eine Überstimulierung von Zellen des Immunsystems zur schädlichen Überproduktion von Zytokinen. Die meisten pathogenen Bakterien produzieren beide Arten von Toxinen, wobei sich diese in ihrer Wirkung gegenseitig verstärken können.

Bei den meisten, auch schwer verlaufenden Infektionskrankheiten ist die absolute Anzahl von pathogenen Mikroorganismen eher klein. Die Sepsis wird definiert als eine kontinuierliche oder periodische Einschwemmung von Bakterien oder deren toxischen Produkte in die Blutbahn. Oft lassen sich gar keine lebenden Mikroorganismen im Blut von Sepsispatienten nachweisen, und bei positiver Blutkultur übertrifft die Zahl der Sepsiserreger nur ganz selten 10^5 Keime pro Milliliter. Dies entspräche der Verteilung etwa einer einzigen Bakterienkolonie im gesamten Blutvolumen. Auch unter der Annahme, dass ein Vielfaches dieser Bakterienzahl im Gewebe sequestriert bleibt bzw. von Phagozyten aufgenommen wird, kann von einer regelrechten Überschwemmung des Organismus durch invadierende Bakterien nicht die Rede sein. Hier wird die herausragende Bedeutung der wichtigsten bakteriellen Toxine offensichtlich, denn ihre hohe spezifische Aktivität erklärt die Diskrepanz zwischen der niedrigen Anzahl von Erregern und Schweregrad der ausgelösten Störungen.

Mikrobielle Toxine gehören zu den potentesten Wirkstoffen in der Biologie. Die bloße Adhärenz einer einzigen E. coli an einen humanen Makrophagen provoziert eklatante, endotoxinbedingte Effekte. Kommt eine Zytotoxinbildung hinzu, kann der Tod des Makrophagen folgen. Die Aufnahme eines einzigen Diphtherietoxinmoleküls genügt, um die gesamte Proteinsynthese in einer Zelle binnen Stunden zum Sistieren zu bringen. Die Aufnahme weniger Tetanustoxinmoleküle führt zu lang anhaltenden Störungen der Neurotransmitterfreisetzung im Zentralnervensystem.

1.4.1.1 Klassifizierung von bakteriellen Toxinen

Endotoxine sind grundsätzlich von Exotoxinen zu unterscheiden. Endotoxine sind Lipopolysaccharide (LPS) der gramnegativen Bakterienwand. Die Lipid-A-Komponente des LPS stellt den toxischen Anteil des Moleküls dar. Endotoxine sind nicht direkt zytotoxisch, sie wirken in der Hauptsache über eine Deregulierung der Funktion der Wirtszellen, insbesondere von Zellen des Immunsystems. Grampositive Bakterien besitzen kein Endotoxin; vielfach wird jedoch vermutet, dass sie Endotoxinäquivalente in ihrer Wand beherbergen. Kandidaten hierfür sind die Lipoteichonsäure und das Peptidoglykan, denn in höheren Konzentrationen lösen auch diese Zellwandbestandteile ähnliche Prozesse aus wie das Endotoxin.

Entgegen der früheren Annahme wirken Endotoxin und Endotoxinäquivalente nicht nur, wenn sie aus sterbenden Bakterien freigesetzt werden: Eine Abgabe von LPS und anderen Zellwandbestandteilen findet auch bei lebenden Bakterien laufend statt.

Exotoxine sind Proteine. Die meisten werden von Bakterien sezerniert, einige verbleiben allerdings in den Zellen und werden erst nach deren Tod freigesetzt (z. B. Pneumolysin). Wieder andere scheinen an der Bakterienoberfläche lokalisiert zu sein (Kontaktzytolysin von Shigellen). Nach ihren Wirkmechanismen lassen sich Exotoxine in drei große Kategorien unterscheiden.

1. Intrazellulär wirksame Toxine

Alle Toxine in dieser Gruppe, deren Wirkmechanismus aufgeklärt werden konnte, sind als Enzyme identifiziert worden.

2. Membranschädigende Toxine

Diese greifen die Plasmamembran von Wirtszellen an. Die meisten bewirken eine physikalische Destabilisierung der Lipiddoppelschicht (porenbildende Toxine), wenige andere sind Enzyme mit Phospholipaseaktivität.

3. Superantigene

Diese führen über die Vernetzung von T-Lymphozyten mit antigenpräsentierenden Zellen zur Überstimulierung des Immunsystems. Die Überproduktion von Zytokinen führt zu mannigfaltigen funktionellen Störungen im Wirtsorganismus, ähnlich wie bei Endotoxinen. Superantigene werden fast ausschließlich von grampositiven Bakterien gebildet.

1.4.1.2 Endotoxin (Lipopolysaccharid, LPS)

Struktur

LPS besteht aus Lipid A, Core-Polysaccharid und einer O-Polysaccharidseitenkette. Das Lipid A ist ein mit 6 Fettsäuren acyliertes Disaccharid, es verankert LPS in der äußeren Schicht der äußeren Membran von gramnegativen Bakterien und stellt den toxischen Anteil des Moleküls dar (Abb. 1-7).

Das Core-Polysaccharid verfügt über keine bekannten biologischen Wirkungen. Es kann allerdings die Bildung von neutralisierenden Antikörpern induzieren. Die O-Polysaccharidseitenkette besteht aus repetierenden Oligosaccharidsequenzen. Wenn auch die Seitenketten selbst keine funktionelle Aktivität haben, stellen die langen Ketten einen passiven Schutz gegen immunologische Effektoren, insbesondere gegen das Komplementsystem dar (s. oben; Serumresistenz).

Wirkung

LPS wird aus lebenden Zellen in geringen Mengen spontan freigesetzt. Größere Mengen entstammen wohl toten Bakterien, wobei die Abtötung sowohl über immunologische Effektoren (Komplement und Phagozyten) als auch durch Antibiotika erfolgen kann. Eine plötzliche Freisetzung von toxischen Zellwandbestandteilen mit Verschlimmerung des klinischen Zustands unter Antibiotikatherapie muss hauptsächlich in Betracht gezogen werden, wenn eine massive Vermehrung von Bakterien vorliegt, z. B. bei der Meningokokkenmeningitis. Durch die Gabe von Kortison können solche Reaktionen unterdrückt werden; dies wird bei der Therapie der Meningokokkenmeningitis im Kindesalter praktiziert. Bei den meisten Infektionen liegt eine ähnlich massive Keimver-

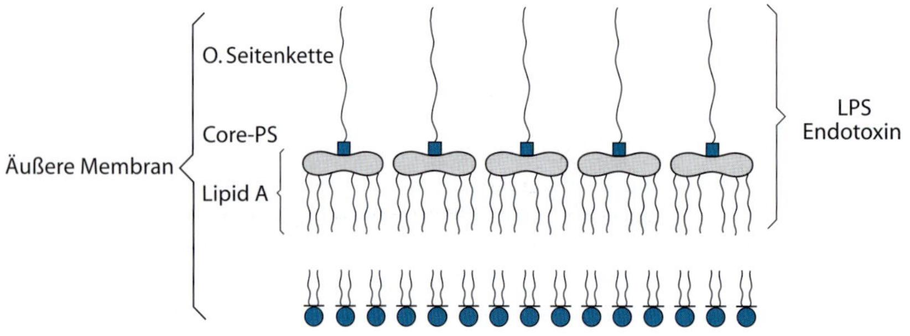

Abb. 1-7. Lipopolysaccharid (Endotoxin). Das Lipopolysaccharid befindet sich in der äußeren Schicht der äußeren Membran von gramnegativen Bakterien. Lipid A stellt die toxische Komponente des Moleküls dar

mehrung allerdings nicht vor, und die gleichzeitige Verabreichung von Kortikosteroiden mit Antibiotika ist daher selten indiziert.

Nach den heutigen Vorstellungen übt Lipid A zunächst eine recht spezifische Wirkung auf Zellen aus, die den LPS-Rezeptor tragen. In der Folge kann es aber über einen sog. »Transsignalling-Mechanismus« zur Ausbreitung der LPS-Wirkung auf nicht rezeptortragende Zellen kommen.

Wirkung auf LPS-rezeptortragende Zellen

Diese sind in der Hauptsache Zellen des Monozyten-Makrophagen-Systems. Zunächst bindet LPS an das sog. Lipopolysaccharidbindeprotein (LBP) im Plasma. Aus den LPS-LBP-Komplexen wird das LPS dann auf einen Rezeptor auf Monozyten/Makrophagen übertragen. Als Hauptrezeptor wurde das CD14-Molekül identifiziert.

- LBP/LPS + CD14 → LPS/CD14 → Zellstimulation

Lange Zeit war unklar, wie die Bindung von LPS an CD14 zu einer Stimulation der Makrophagen führen sollte, denn CD14 selbst ist ein Membranprotein mit Lipidanker ohne Signaltransduktionskomponente. Kürzlich wurde entdeckt, dass CD14 mit signaltransduzierenden Molekülen aus der Familie der sog. »toll-like receptors« (TLR) interagiert. Als Reaktionspartner für LPS wurde der TLR4 identifiziert (▣ Abb. 1-8).

Die Signaltransduktion über TLR4 führt zu einer raschen Aktivierung verschiedener Transkriptionsfaktoren wie des NFB. Binnen Stunden werden mannigfaltige zelluläre Prozesse dadurch aktiviert. Am bekanntesten ist die Synthese und Freisetzung von Zytokinen, wobei die proinflammatorischen Zytokine IL-1, IL-6, IL-8, IL-12 und TNF-α zzt. im Mittelpunkt des Interesses stehen. Diese sind multifunktionelle Moleküle, die u. a. Endothelzellen, Lymphozyten und Granulozyten aktivieren. Sie erzeugen Fieber (endogene Pyrogene), mobilisieren neutrophile Granulozyten aus dem Knochenmark (Leukozytose bei bakteriellen Infektionen) und induzieren die Bildung von Akute-Phasen-Proteinen (z. B. C-reaktives Protein) in der Leber.

Durch die verstärkte Adhärenz von zirkulierenden Blutzellen an das Endothelium der kleinen Gefäße und durch die Freisetzung von biologischen Mediatoren und Effektormolekülen aus den adhärenten Zellen können lokale Gewebsschädigungen und eine Störung der Mikrozirkulation auftreten. Dies bildet eine wichtige Grundlage für die Entstehung des gefürchteten Endotoxinschocks mit Multiorganversagen, wobei es über die initiale Mikrozirkulationsstörung hinaus zu einer Bildung von Mikrothromben kommt, zum Verbrauch von Gerinnungsfaktoren und somit zur Verbrauchskoagulopathie.

Hinzu kommt eine massive Aktivierung und Freisetzung weiterer Mediatoren aus dem Komplementsystem. Dabei muss angemerkt werden, dass die im Laufe einer Sepsis stattfindende Komplementaktivierung kaum durch LPS selbst ausgelöst werden kann, denn die tatsächlich vorhandene Anzahl von Keimen würde hierfür nicht ausreichen. Es scheint, dass das C-reaktive Protein für die Komplementaktivierung maßgeblich verantwortlich ist, wobei das Bindesubstrat für diesen Komplementaktivator noch unbekannt ist.

Wirkung von LPS auf nicht rezeptortragende Zellen (»Transsignalling«)

Die Stimulation von CD14-tragenden Zellen führt zur Aktivierung einer endogenen membranständigen Protease, die CD14 abspaltet. Das freigesetzte CD14 (sCD14) kann nun an solche Zellen binden, die einen Rezeptor für das sCD14 tragen (z. B. Endothelzellen). Dadurch werden letztere in die Lage versetzt, auf LPS zu reagieren (▣ Abb. 1-9). Bei Endothelzellen kommt es beispielsweise zu einer Hinaufregulation von Adhäsionsmolekülen, wodurch die Gefäßwände »klebriger« werden. Solche »Transsignalling-Phänomene« sind für mehrere andere systemisch wirksame Mediatoren beschrieben, so z. B. für das IL-6/IL-6-Rezeptorsystem.

Es sollte hervorgehoben werden, dass die Reaktionen des Wirtsorganismus auf Endotoxin primär nützlich sind, da durch die Entzündungsvorgänge die Infektionsherde eingegrenzt und

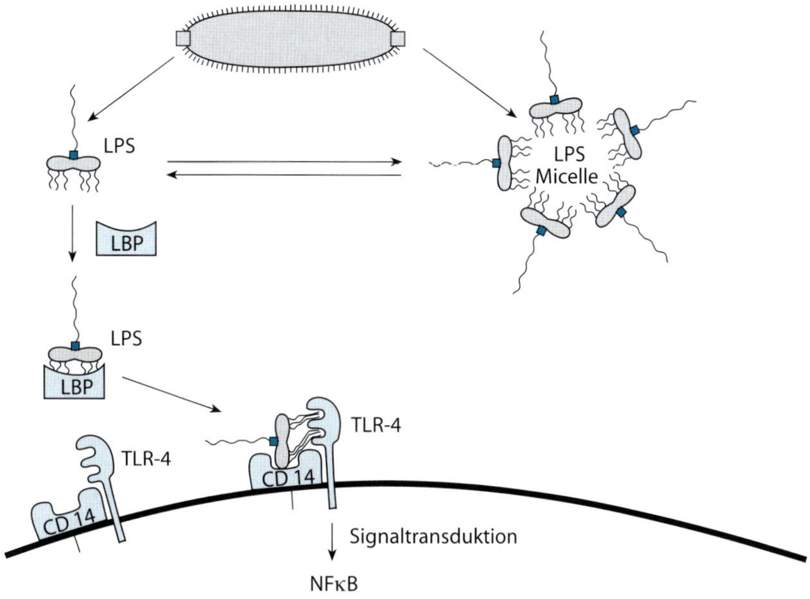

▣ **Abb. 1-8.** Ein Modell für die Stimulierung von Makrophagen durch LPS. Freigesetzte LPS-Moleküle befinden sich im Gleichgewicht zwischen Monomer und Micelle-Form. Das monomere Molekül bindet an Lipopolysaccharidbindeprotein *(LBP)* und wird an das CD14-Molekül weitergegeben. Über eine gleichzeitige Interaktion mit »toll-like receptor« 4 *(TLR-4)* kommt es zu einer Signaltransduktion und Aktivierung von NFkB, mit nachfolgender Produktion von Zytokinen

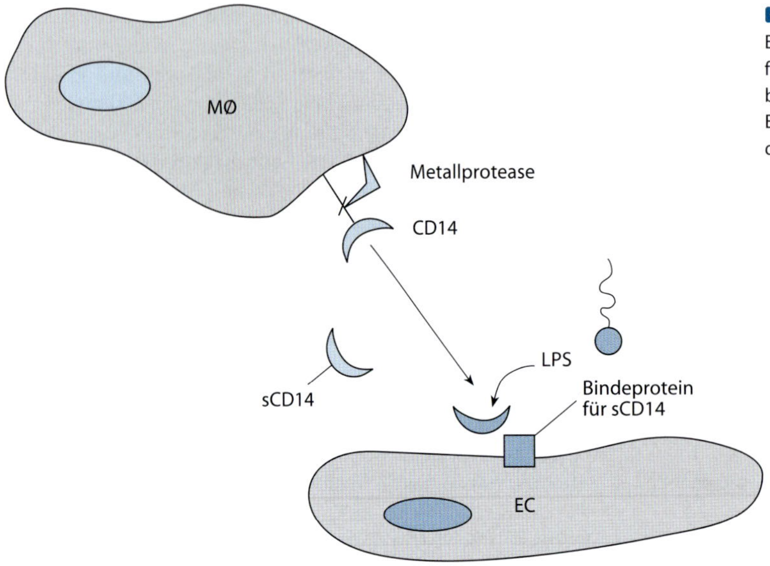

Abb. 1-9. Prinzip des Transsignalling-Phänomens. Eine zellgebundene Metalloprotease spaltet Oberflächemoleküle wie CD14 ab. Lösliches CD14 *(sCD14)* bindet an einen Rezeptor, der beispielsweise auf Endothelzellen *(EC)* exprimiert ist. Nachfolgend kann die Endothelzelle durch LPS stimuliert werden

die Abwehr gesteigert werden kann. Erst bei überschießenden Reaktionen kommt es zur Entwicklung von schädlichen, systemisch-entzündlichen Reaktionen (»systemic inflammatory reactions«, SIRS) und zum Sepsissyndrom mit Multiorganversagen.

Strukturelle und funktionelle Heterogenität von Endotoxin

Die strukturelle Heterogenität von Endotoxin wird allgemein wenig beachtet, doch ist sie potenziell von hoher Bedeutung, weil damit auch eklatante Unterschiede in der endotoxischen Aktivität verbunden sind. Die Kettenlänge und Anzahl der Fettsäuren sowie der Grad der Phosphorylierung des Lipids A stellen entscheidende Parameter dar, welche die molekulare Konformation und somit die biologische Aktivität von Endotoxin beeinflussen. Die spezifischen Aktivitäten der Lipopolysaccharide aus Bacteroides, Legionella und Chlamydia rangieren Größenordnungen unter der Aktivität von Endotoxinen aus Enterobacteriacae oder Neisserien, gemessen an ihren zytokininduzierenden Eigenschaften. Dabei weisen alle Lipopolysaccharide ähnliche Aktivität im sog. Limulus-Test auf, welcher üblicherweise zur Quantifizierung von Endotoxin in Körperflüssigkeiten eingesetzt wird. Es ist also nicht möglich, aus den Ergebnissen eines Limulus-Tests auf die tatsächliche biologische Aktivität zu schließen. Diese Tatsache erschwert die Interpretation der meisten Studien, die zum Ziel haben, eine Korrelation zwischen Endotoxinspiegel und klinischem Verlauf zu etablieren.

Endotoxine als therapeutisches Zielmolekül

Endotoxininduzierte Produktion von Zytokinen ist wahrscheinlich primär von Nutzen für den Wirt; tatsächlich wurde gefunden, dass eine Hemmung von TNF-α den Verlauf einer Infektion im Tiermodell sogar verschlimmern kann. Wenn auch das Multiorganversagen im Rahmen des Endotoxinschocks die pathologische Folge einer Zytokinüberproduktion darstellt, können Anti-Zytokintherapiestrategien nur geringe Erfolgschancen eingeräumt werden. Zum einen ist das Zytokinnetzwerk so kompliziert, dass das Ausschalten einer einzigen Komponente kaum die gewünschte Wirkung erzielen wird, zum anderen gibt es ungenügende Steuerungsmechanismen, um die »richtigen« Zytokinspiegel einzustellen. Zukünftige therapeutische Strategien dürften sich daher auf die Neutralisation von Endotoxin konzentrieren. Gegenwärtig gibt es hierfür bereits einige interessante Ansätze.

Neutralisation durch Antikörper

Zwar stellt das Lipid A das eigentliche Endotoxin dar und ist in isolierter Form auch immunogen, leider ist diese Komponente jedoch weder in intakten Bakterien noch in freigesetzten LPS-Molekülen für Antikörper zugänglich, sodass bisherige Therapieversuche mit solchen Antikörpern gescheitert sind.

Das Core-Polysaccharid mit seiner hochkonservierten Struktur ist ein besserer Vakzinkandidat, weil diese Komponente für Antikörper zugänglich ist. Antikörper gegen das Core-Polysaccharid von E. coli reagieren kreuz mit einigen anderen Enterobacteriaceae und neutralisieren die endotoxische Aktivität. In verschiedenen Sepsismodellen konnte ein therapeutischer Nutzen dieser Antikörper gezeigt werden.

Im Gegensatz hierzu haben Antikörper gegen das O-Antigen keine neutralisierende Wirkung, und O-Antigene kommen als Vakzinkandidaten nicht in Frage.

Neutralisation durch andere Agenzien

Einige kationische Moleküle binden und inaktivieren LPS. Das sog. BPI ist ein Kandidat, der zzt. in klinischen Studien bei der Meningokokkensepsis geprüft wird. Eine weitere Möglichkeit besteht in der Verabreichung von Polymyxin B, welches an makromolekularen Trägermolekülen (z. B. Dextran) gekoppelt wird, trägergebundenes Polymyxin B bindet und Endotoxin neutralisiert. Dextrangebundenes Polymyxin B weist eine lange Halbwertszeit auf, ist gut verträglich und stellt somit ein potenziell interessantes Therapeutikum zur Sepsisbehandlung dar.

Endotoxinantagonisten

Durch eine Veränderung der Fettsäuren gelingt es, inaktive LPS-Derivate herzustellen, welche noch in der Lage sind, LPS-Rezeptoren zu besetzen und zu blockieren. Solche LPS-Anta-

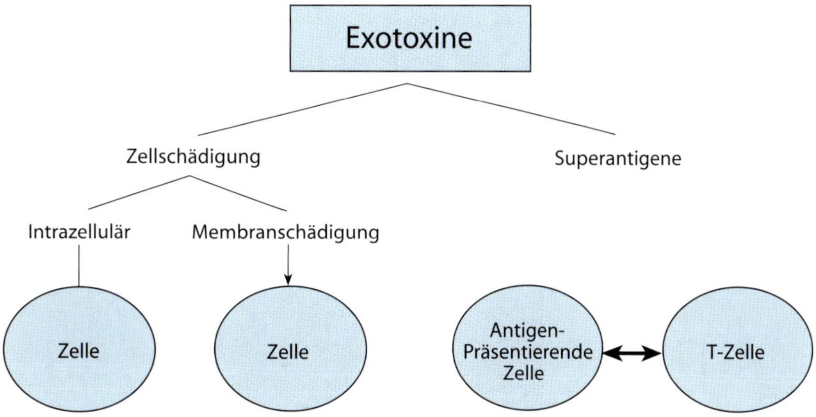

Abb. 1-10. Wirkprinzipien von Exotoxinen. Diese mikrobiellen Pathogenitätsfaktoren wirken entweder durch eine direkte Zellschädigung oder durch ihre immunstimulierenden Eigenschaften als Superantigene

gonisten könnten möglicherweise auch zur Therapie der Sepsis eingesetzt werden.

1.4.1.3 Exotoxine

Antigeneigenschaften – Toxoide

Abgesehen von einigen Ausnahmen sind alle Exotoxine immunogen. Von großer Bedeutung ist die Immunisierung mit inaktivierten Exotoxinen: Durch chemische Modifikation verlieren solche Exotoxine ihre Giftigkeit, während sie ihre Antigenität beibehalten. Solche Toxoide können zur aktiven Schutzimpfung verwendet werden. Leider ist im Zuge der Antibiotikaeuphorie das Interesse an der Entwicklung neuer Vakzinen untergegangen, obwohl in den letzten 2 Jahrzehnten molekulare Erkenntnisse gewonnen wurden, die die Vakzinherstellung vorantreiben könnten.

Lokale und systemische Wirkung

Im Hinblick auf die Beziehung zwischen dem Ort der Giftbildung bzw. der Eintrittspforte und dem betroffenen Organ unterscheidet man lokal wirksame und systemisch wirksame Toxine. Lokal wirksame Exotoxine sind beispielsweise die Enterotoxine von E. coli und V. cholerae. Systemisch wirken z. B. das Diphtherietoxin und die Superantigene. Die Exotoxine der Gasbranderreger (Phospholipase C) wirken sowohl lokal als auch systemisch.

Exotoxine können in 3 große Kategorien eingeteilt werden:

1. intrazellulär wirkende Toxine;
2. membranschädigende Exotoxine;
3. Superantigene (Abb. 1-10).

Intrazellulär wirkende Toxine

Aufnahmemechanismus

Alle Toxine mit bekannter Wirkweise in dieser Gruppe sind Enzyme. Die meisten binden zuerst an zelluläre Rezeptoren und werden endozytiert. Manchmal kommt es zur Freisetzung der wirksamen Komponente aus den späten Endosomen (Beispiel: Diphtherietoxin), alternativ stellt sich ein retrograder Transport des Toxins zum Golgi-Apparat und in das endoplasmatische Retikulum ein (Beispiel: Shiga-Toxin). Die Toxine müssen aus den entsprechenden Kompartimenten ins Zytosol transloziert werden. Die zugrunde liegenden Mechanismen für diese verschiedenen Translokationswege sind größtenteils unbekannt.

Für solche Toxine, die aus Endosomen freigesetzt werden, besteht folgendes Modell. Diese Toxine bestehen stets aus zwei Proteinkomponenten, A und B (sog. AB-Toxine). Die B-Komponente *b*indet an Rezeptoren und ist für die Translokation der *a*ktiven A-Komponente durch die endosomale Membran verantwortlich. Dieser Vorgang wird durch den pH-Abfall in den späten Endosomen aktiviert. Der Mechanismus der Translokation ist nicht bekannt, doch wird vermutet, dass sich die B-Komponente bei niedrigem pH-Wert (5,5–6,0) in die endosomale Membran einstülpt und einen Schlitz bildet, durch den die A-Komponente diffundiert (Abb. 1-11).

Wirkprinzpien

Gegenwärtig können 3 Hauptprinzipien differenziert werden:

Übersicht über die Angriffsstrategien

a) Wirkung als Protease	Neurotoxin von Cl. tetanii und Cl. botulinum
b) Wirkung als Ribonuklease	Shiga-Toxin
c) Kovalente Modifikation von zytoplasmatischen Proteinen	
1. ADP-Ribosyltransferasen	
Hemmung der Proteinsynthese	Diphtherietoxin, Exotoxin A
Deregulation der Adenylatzyklase	Choleratoxin, LT von E. coli
Zerstörung des Zytoskeletts	C2-Toxin, C3-Toxin von Cl. botulinum
2. Monoglykosyltransferasen	
Inaktivierung von monomeren G-Proteinen	»Große« clostridiale Toxine, z. B. Cl.-difficile-Zytotoxine

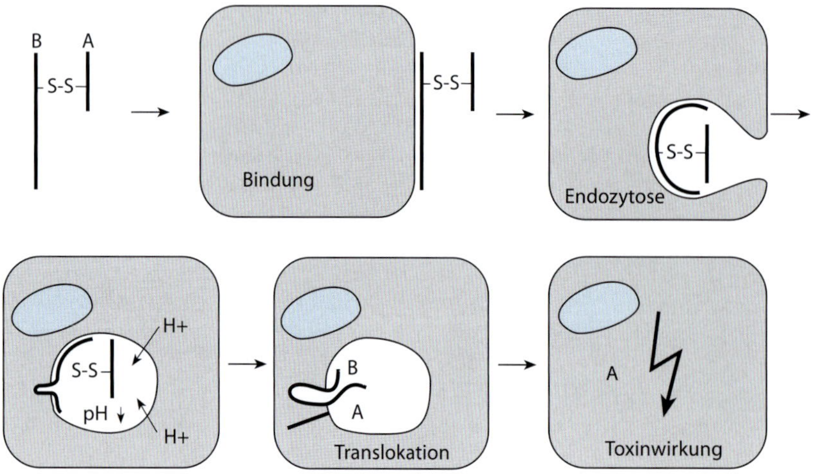

Abb. 1-11. Prinzip der Aufnahme eines AB-Toxins (Diphtherietoxin) in die Zelle. Nach Bindung über die B-Domäne kommt es zur Endozytose und zur pH-abhängigen Translokation der katalytischen Domäne ins Zellzytosol

Wirkung als Protease

Dieser Mechanismus liegt der Wirkung der klassischen Neurotoxine (Tetanustoxin, Botulinumtoxin) zugrunde. In den Zielzellen kommt es zur Spaltung von Andockkomponenten des Sekretionsapparats, welcher für die Neurotransmitterfreisetzung essenziell ist. Die Neurotoxine weisen unterschiedliche Spezifität für die verschiedenen Zellandockkomponenten auf, als gemeinsame Konsequenz resultiert jedoch die Unfähigkeit der Zelle, Neurotransmitter freizugeben (Abb. 1-12).

Tetanustoxin gelangt vom Ort der Produktion über die Blutbahn an die peripheren Muskelendplatten. Das Toxin wird in die Nervenzellen aufgenommen und retrograd axonal zum Rückenmark transportiert. Dort hemmt es die Transmitterfreisetzung aus den inhibierenden Neuronen. Die dadurch verursachte »Enthemmung« der Motorneuronen führt zur Tetanie.

Botulinustoxin gelangt ebenfalls hämatogen an die motorischen Endplatten. Im Gegensatz zu Tetanustoxin findet kein retrograder axonaler Transport statt; das Toxin hemmt lokal die Freisetzung des Acetylcholins, und es kommt zur generalisierten schlaffen Lähmung.

Die ungewöhnliche Wirksamkeit beider Toxine, die in biochemisch kaum nachweisbarer Menge bereits ihre Wirkung zeigen, ist eins ihrer hervorstechenden Merkmale. Aufgrund ihrer Enzymaktivitäten sind sie imstande, über lange Zeit die Transmitterfreisetzung zu hemmen, sodass die neuronalen Störungen über Tage und Wochen anhalten. Neutralisierende Antikörper können ihre Schutzwirkung nur ausüben, solange sich die Neurotoxine außerhalb der Neuronen befinden. Eine rechtzeitige Immunprophylaxe gegen Tetanus ist daher zwingend geboten, und ein therapeutischer Nutzen von Immunglobulingaben bei klinisch manifestem Botulismus kann nicht erwartet werden.

Auch das Haupttoxin von Bacillus anthracis, der gefürchtete »lethal factor« (LF), entfaltet als intrazelluläre Protease seine tödliche Wirkung. Dabei kommt es über die Spaltung von zellulären Regulatorproteinen zur Auslösung des programmierten Zelltods.

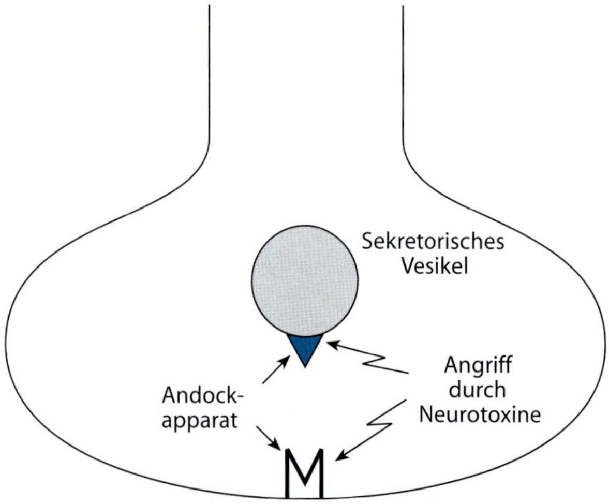

Abb. 1-12. Prinzip der Wirkung von Neurotoxinen. Diese Toxine sind Metalloproteinasen mit Spezifitäten für Andockproteine der neuronalen Sekretionsapparate. Die Sekretion von Neurotransmittern wird auf diese Weise unterbunden

Wirkung als Ribonuklease

Das Zytotoxin von Shigella dysenteriae (Shiga-Toxin) ist der Prototyp einer Familie von Toxinen, welche miteinander strukturell und funktionell verwandt sind und von Shigellen und E. coli gebildet werden. Die von enterohaemorrhagischen E.-coli-Stämmen (EHEC) gebildeten Toxine werden auch »Shiga-like« Toxine (SLT) bzw. Verotoxine genannt. Alle Toxine besitzen einen pentameren Bindeanteil und eine katalytische A-Subeinheit. Die Toxine werden über rezeptormediierte Endozytose aufgenommen und gelangen in das Trans-Golgi-Kompartiment. Von dort wird die katalytische A-Subeinheit in das Zytosol transloziert, wo es die enzymatische Inaktivierung der 28S-RNA innerhalb der 60S-ribosomalen Subeinheit inaktiviert. Dies bedingt ein Sistieren der Proteinsynthese und den Tod der Zelle.

Wirkung durch kovalente Modifikation von intrazellulären Wirtsproteinen

Hier kommt es nicht zum Abbau, sondern in der Regel zum Anbringen von Störmolekülen an zytosolische Proteine, wodurch letztere in ihrer Funktion beeinträchtigt werden. Zwei Gruppen von Störmolekülen sind identifiziert worden:

1. die aus zellulärem NAD stammende ADP-Ribose;
2. Monosaccharide.

ADP-Ribosyltransferasen. Im ersten Schritt spaltet ein Toxin das NAD in ADP-Ribose und Nicotinamid:

- NAD → ADP-Ribose + Nicotinamid.

Im zweiten Schritt wird die ADP-Ribose auf das – für jedes Toxin spezifische – Zielsubstrat kovalent gebunden.

- Zielprotein + ADP-Ribose → ADP-ribosyliertes Protein.

Die Toxine sind somit ADP-Ribosyltransferasen. Die funktionelle Auswirkung der ADP-Ribosylierung hängt vom betroffenen Zielprotein ab. Einige klassische Folgen werden nun besprochen.

Hemmung der Proteinsynthese. Prototypen von ADP-ribosylierenden Toxinen, welche die Proteinsynthese hemmen, sind das Diphtherietoxin und das strukturverwandte Exotoxin A von Ps. aeruginosa. Beide Toxine bilden den ADP-ribosylierenden Elongationsfaktor 2, wodurch die Proteinsynthese der Wirtszellen zum Sistieren kommt. Die Aufnahme von wenigen Toxinmolekülen reicht aus, um eine Zelle abzutöten. Dies bedingt die hohe Virulenz von Corynebacterium diphtheriae und erklärt auch die besondere Bedeutung von Ps. aeruginosa als Erreger von schwer verlaufenden Infektionskrankheiten.

Die Freisetzung des Diphtherietoxins geschieht lokal am Ort der Infektion, in der Regel im Rachenraum oder in einer infizierten Hautwunde. Nach Übertritt des Toxins in die Blutbahn kann es jedoch in entfernt gelegenen Geweben zu toxischen Schädigungen kommen: So kann im Rahmen der Diphtherieinfektion ein Untergang von Herzmuskelgewebe folgen.

Deregulation der Adenylatzyklase. Zwei verschiedene Wege können zu einer Hyperaktivität der zellulären Adenylatzyklase führen. Ein Mechanismus besteht in der dauerhaften Aktivierung eines stimulatorischen G-Proteins. Der andere Weg führt über die Hemmung von inhibitorischen G-Proteinen. Die erste Strategie wird von Darmpathogenen genutzt und bedingt eine Überaktivierung der Adenylatzyklase in Darmepithelien. Die zweite Strategie liegt der Wirkung des Pertussistoxins im Respirationstrakt zugrunde. Merkwürdigerweise sind die Konsequenzen völlig unterschiedlich: Erhöhte Adenylatzyklaseaktivität in Darmepithelzellen verursacht Diarrhöen, während das Pertussistoxin an der Pathogenese von Keuchhusten beteiligt ist.

Das Choleratoxin und das strukturverwandte hitzelabile Toxin von E. coli stellen die klassischen Prototypen von ADP-Ribosyltransferasen dar, die wässrige Durchfälle erzeugen. Nach Adhärenz und Vermehrung der Erreger auf den Darmepithelien binden die sezernierten Enterotoxine an Ganglioside, um anschließend ins Zytosol zu gelangen. Da die Bakterien selbst nicht invasiv sind, gibt es dabei keine entzündliche Reaktion. Die katalytischen Domänen der Enterotoxine ADP-ribosylieren die α-Subeinheit von heterotrimeren, stimulatorischen G-Proteinen, welche für die Aktivierung der Adenylatzyklase verantwortlich sind. Durch das Anbringen von ADP-Ribose wird die GTPase-Aktivität der α-Subeinheit ausgeschaltet; diese kann daher nicht in die inaktive Form zurückgeführt werden, und es kommt zu einer Daueraktivierung der Adenylatzyklase (Abb. 1-13). Die darauf folgende massive Erhöhung von cAMP in den Zellen blockiert die Resorption von Chloridionen, sodass es zu einem massiven Einstrom von Salz und Wasser ins Darmlumen kommt.

Da die Enterotoxine von zelladhärenten Bakterien gebildet werden, sind sie für neutralisierende Antikörper schlecht zugänglich. Dies erklärt die Tatsache, dass die Impfung gegen Cholera trotz bestehender Immunogenität des Choleratoxoids

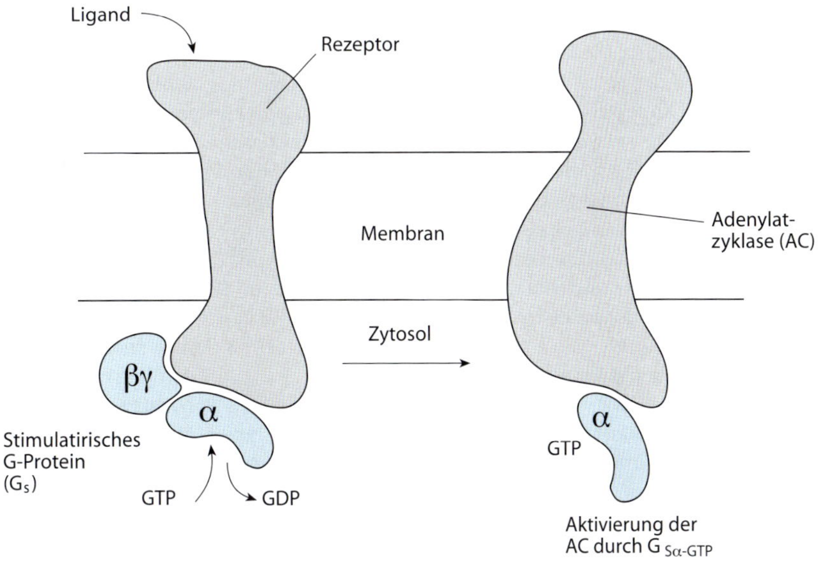

Abb. 1-13. Funktionsprinzip heterotrimerer G-Proteine. Die Aktivierung der α-Subeinheiten geschieht nach Bindung eines Liganden an einen Rezeptor. Es kommt zum GDP-GTP-Austausch und zur Abdissoziation von α-GDP, das in der Folge an Substratenzyme wie die Adenylatzyklase bindet und eine Enzymaktivierung bewirkt. Die α-Subeinheit hat intrinsische GTPase-Aktivität, sodass es nachfolgend zu einer spontanen Abdissoziation und somit zur Deaktivierung des Enzyms kommt. Wird die GTPase-Aktivität blockiert, z. B. durch ADP-Ribosylierung durch Choleratoxin, kann G-α von der Adenylatzyklase nicht abdissoziieren: Das Enzym wird dauerhaft aktiviert

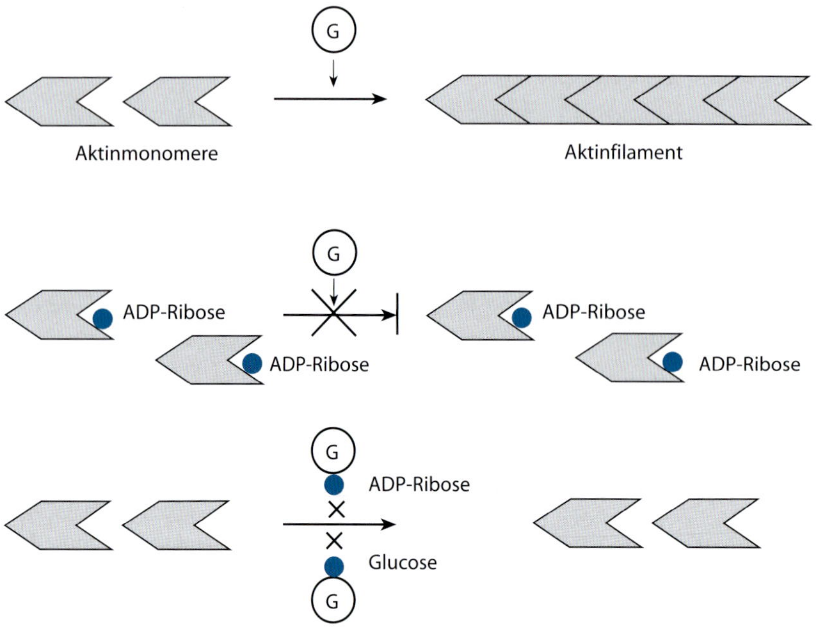

Abb. 1-14. Verschiedene Wege führen zur Zerstörung des Aktinzytoskeletts. Unter normalen Umständen polymerisieren Aktinmonomere unter der Steuerung von kleinen G-Proteinen zu Aktinfilamenten *(oben)*. Anbringen von ADP-Ribose an Aktinmonomere blockiert ihre Fähigkeit zur Polymerisation *(Mitte)*. Auch die Inaktivierung der beteiligten G-Proteine durch ADP-Ribosylierung oder durch Glukosylierung unterbindet die Bildung von Aktinfilamenten *(unten)*

wenig effizient ist. Ähnliche Probleme werden sich bei der Entwicklung von Vakzinen gegen enterotoxische E. coli ergeben.

Die katalytische Domäne des Pertussistoxins ADP-ribosyliert die α-Subeinheit eines inhibitorischen G-Proteins. Auch dadurch kommt es zu einer Hyperaktivität der Adenylatzyklase in Epithelzellen des Respirationstrakts. Die konzertierte Aktion des Pertussistoxins im Verbund mit anderen Toxinen von B. pertussis führt zur klinischen Manifestation des Keuchhustens.

Postscriptum: Mikrobielle Adenylatzyklasen. Die Aktivität der Adenylatzyklase muss stringent reguliert werden, um eine normale Zellfunktion zu gewährleisten. Der direkteste Weg, eine Störung zu bewirken, ist das Einschmuggeln von fremden Enzymen in die Zellen. Diese Strategie wird von einigen Erregern genutzt. Das Adenylatzyklasetoxin von B. pertussis ist ein bifunktionelles Molekül: Eine Hälfte besteht aus einem porenbildenden Toxin, während die andere Hälfte Adenylatzyklaseaktivität besitzt. Nach Bildung der transmembranalen Pore durch die erste Komponente wird die mikrobielle Adenylatzyklase ins Zytosol der Zielzelle importiert.

Bacillus anthracis, Erreger des gefürchteten Milzbrands, produziert auch eine Adenylatzyklase, den sog. »edema factor« (EF). Die Aufnahme von EF in die Zelle bedingt einen Flüssigkeitsverlust; es resultiert ein massives Gewebeödem, welches für den Hautanthrax charakteristisch ist.

Zerstörung des Aktinzytoskeletts. ADP-Ribosyltransferase kann direkt oder indirekt einen Zusammenbruch des Aktinzytoskeletts bedingen, wodurch eine Abrundung der Zellen und ein Verlust der Zelladhärenz erfolgt. Eine direkte Zerstörung des Zytoskeletts kommt durch die ADP-Ribosylierung des Aktins zustande. Das C2-Toxin von Clostridium botulinum wirkt auf diese Weise. Die ribosylierten Aktinmonomere sind nicht imstande, Aktinpolymere zu bilden.

Eine indirekte Zerstörung des Zytoskeletts kann durch die ADP-Ribosylierung von monomeren G-Proteinen bewirkt werden, da letztere für die Polymerisation von Aktin essenziell sind. Das C3-Toxin von Cl. botulinum ADP-ribosyliert rho-A; analog der Wirkung des C2-Toxins dieses Bakteriums kommt es ebenfalls zur Abrundung der Zellen und zum Verlust der Zelladhärenz (Abb. 1-14).

Monoglykosyltransferasen. Prototyp dieser Toxinfamilie ist das Zytotoxin von Clostridium difficile, die Hauptursache der antibiotikaassoziierten Enterokolitis. Diese und andere Vertreter der sog. großen clostridialen Toxine besteht aus einer einzigen Polypeptidkette mit einem Molekulargewicht von >300.000, welche eine Bindungsdomäne, eine Translokationsdomäne und eine katalytische Domäne beherbergt. Wie die Toxine ins Zytosol gelangen, ist nicht geklärt. Im Zytosol der Wirtszelle koppelt das Toxin ein Glukosemolekül an das kleine G-Protein rho-A, wodurch es – analog der ADP-Ribosylierung durch das C3-Toxin von Cl. botulinum – zum Funktionsverlust dieses wichtigen Regulatorproteins kommt (Abb. 1-14).

Membranwirksame Exotoxine

Enzyme

Hierunter sind v. a. die Phospholipasen zu nennen. Je nach Position der Spaltung der Phospholipidmoleküle unterscheidet man Phospholipase A_2, C und D. Von großer medizinischer Bedeutung ist die Phospholipase C von Cl. perfringens (Cl.-perfringens-α-Toxin), welche über lecithin- und sphingomyelinspaltende Aktivität verfügt. Diese Phospholipase ist besonders toxisch, und ihre Gabe wirkt im Tierversuch letal. Dies steht im Gegensatz zu den meisten anderen bakteriellen Phospholipasen, deren Rollen als Virulenzfaktoren unklar sind. Cl.-perfringens-Phospholipase C (PLC) dagegen stellt mit Sicherheit einen wichtigen Pathogenitätsfaktor dar. Das Enzym ist maßgeblich verantwortlich für den massiven Zelluntergang, der das klinische Bild des Gasbrands prägt.

Ein wichtiges und bislang wenig beachtetes Thema betrifft in diesem Zusammenhang die Rolle von Lipidmediatoren, die

■ Abb. 1-15. Duale Wirkung von Phospholipase C und Sphingomyelinase. Beide Enzyme führen über die Abspaltung von Phosphocholin zu einer Destabilisierung der Membran. Außerdem entstehen durch deren Einwirkung die wichtigen Lipidmediatoren Diacylglycerol und Ceramid

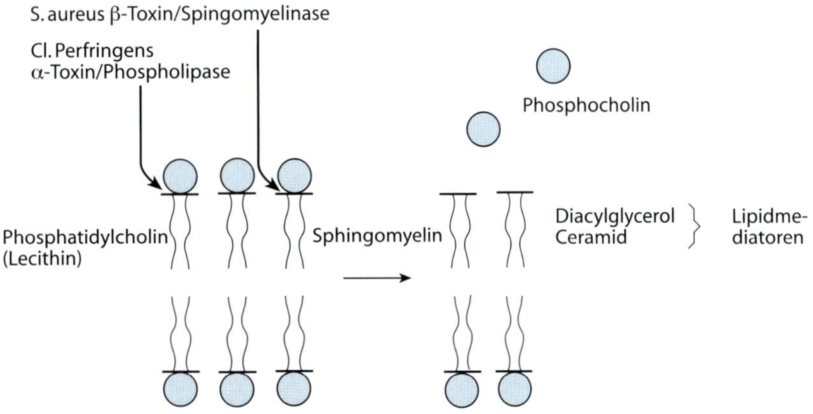

durch die Einwirkung von bakteriellen Phospholipasen entstehen. Diacylgylcerol ist ein klassisches Beispiel. Dieses Molekül entsteht durch die Wirkung von PLC auf Lecithin und spielt eine zentrale Rolle bei der Regulation zahlreicher zellulärer Enzyme, u. a. der Proteinkinase C. Somit kommt es nach Einwirkung von Phospholipase C nicht nur zu einer Destabilisierung der Membran, sondern auch zu einer Aktivierung der Proteinkinase C mit weitreichenden pathologischen Konsequenzen (■ Abb. 1-15).

Sphingomyelinasen kommen in Säugerzellen vor und üben über die Generation von Ceramid wichtige Regulatorfunktionen aus. Sphingomyelin ist in der Plasmamembran für extrazelluläre Enzyme frei zugänglich und wird effizient von mikrobiellen Sphingomyelinasen gespalten. Das β-Toxin von S. aureus besitzt eine solche enzymatische Aktivität. Spaltung von Sphingomyelin führt – analog der Wirkung von PLC – zur Freisetzung von Phosphocholin und des wichtigen Mediators Ceramid (■ Abb. 1-15) Die pathogenetische Bedeutung von mikrobiellen Sphingomyelinasen verdient zukünftig mehr Beachtung, nachdem die hohe Relevanz des Ceramids als »second messenger« für zahlreiche zelluläre Prozesse bekannt geworden ist.

Porenbildende Toxine

Eine Reihe anderer Toxine schädigt die Zellmembran, ohne dass eine enzymatische Wirkung auf Membranbestandteile stattfindet. Diese Toxine gehen eine sehr enge Interaktion mit der Membran ein und führen zu einer physikalischen Störung der Membranstruktur. Sie bestehen in der Regel aus einer einzigen Polypeptidkette. Ihre Molekulargewichte liegen im Bereich von 30.000–100.000. Klassische Vertreter dieser Gruppe sind das α-Toxin von S. aureus, das von Streptokokken gebildete Streptolysin O und das Hämolysin von E. coli.

Diese 3 Toxine stellen Prototypen für eine Kategorie von solchen Zytolysinen dar, welche die Zellmembran durch Bildung von transmembranösen Poren schädigen. Im Fall von α-Toxin und Streptolysin O können bei der Porenbildung zwei Schritte unterschieden werden: Zunächst binden sich Toxinmonomere an die Zielzellmembran. Danach erfolgt die Bildung makromolekularer Toxinpolymere, die oft eine Ringstruktur mit einem zentral gelegenen Kanal aufweisen (■ Abb. 1-16).

Durch die Penetration dieser Strukturen in die Lipiddoppelschicht entstehen transmembranöse Poren, die eine freie Passage von Molekülen erlauben. Durch den Zusammenbruch des Membranpotentials und Verlust des inneren Ionenmilieus verliert die Zelle ihre Lebensfähigkeit. Bei Erythrozyten kommt es aufgrund des hohen intrazellulären onkotischen Drucks zu einer raschen Aufnahme von Wasser mit nachfolgender Schwellung und Platzen der Zelle. Das Streptolysin O ist der klassische Vertreter einer großen Gruppe von Zytolysinen, die primär an Cholesterinmoleküle binden und alle über den gleichen Mechanismus wirken. Zu dieser Gruppe gehören u. a. das Pneumolysin, das Listeriolysin und das Perfringolysin.

Die meisten Zytolysine greifen nur bestimmte Zellarten effizient an. So stellen Thrombozyten, Monozyten und Endothelzellen bevorzugte Angriffsziele für S.-aureus–Toxin dar, während das Hämolysin von E. coli bevorzugt Monozyten, polymorphkernige Neutrophile, Endothelzellen und Nierentubulusepithelzellen schädigt.

Die Membranschädigung durch einen Porenbildner führt zu sekundären zellulären Reaktionen, die u. a. durch den Influx von Kalziumionen ausgelöst werden. Toxingeschädigte Plättchen wirken beispielsweise gerinnungsfördernd, Monozyten werden zu einer erhöhten Abgabe von Zytokinen (IL-1) stimuliert. Durch Kalziumeinstrom wird die kalziumabhängige Phospholipase A_2 aktiviert, es kommt in verschiedensten Zielzellen zur Freisetzung von Arachidonsäure und deren Metaboliten. Die entstehenden Lipidmediatoren können ihrerseits mannigfaltige lokale und systemische Reaktionen auslösen. Die leukozide Wirkung von E.-coli-Hämolysin bedingt, dass die lokale Phagozytoseabwehrleistung des Wirtsorganismus empfindlich beeinträchtigt wird. Durch solche Beeinflussung von Zellfunktionen können Zytolysine schwerwiegende lokale und auch systemische Organdysfunktionen verursachen.

Superantigene

Superantigene werden vorwiegend von grampositiven Bakterien, insbesondere S. aureus und β-hämolysierenden Streptokokken der Gruppe A gebildet. Sie gelangen aus infizierten Wunden über die Blutbahn in die Organe des retikuloendothelialen Systems. Alternativ können sie wahrscheinlich nach oraler Aufnahme an Zellen des schleimhautassoziierten Immunsystems gelangen. Beispiele für Superantigene sind die Enterotoxine und das »Toxic-shock-syndrome-Toxin« (TSST) von S. aureus und die erythrogenen Toxine A und C von β-hämolysierenden Streptokokken der Gruppe A (ETA und ETC).

Superantigene besitzen 2 Bindungsdomänen: eine für die Vβ-Subeinheit des T-Zellrezeptors und eine für die konstante Region von MHC-Molekülen. Somit sind sie in der Lage, anti-

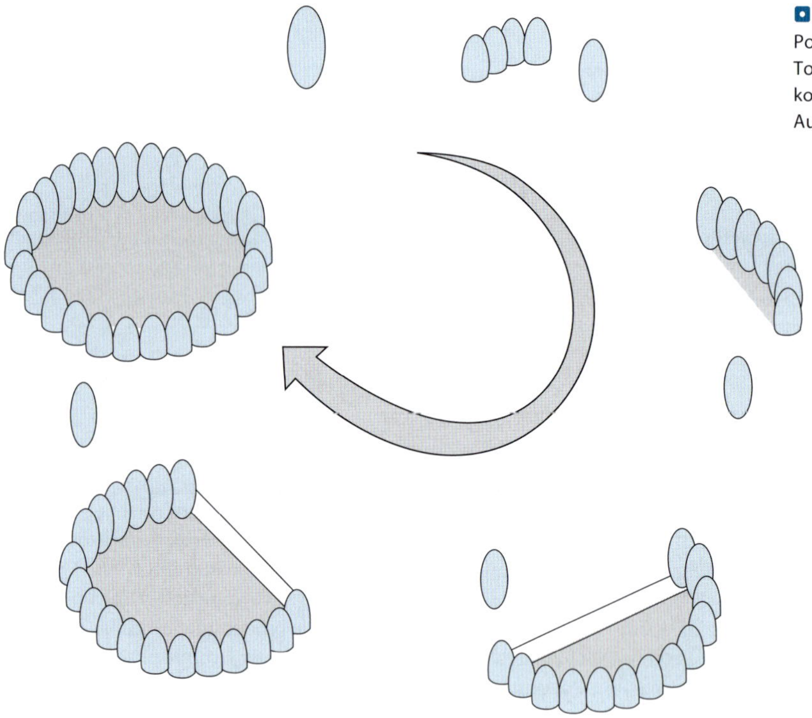

Abb. 1-16. Bildung von transmembranalen Poren durch Streptolysin O. Nach Bindung von Toxinmonomeren an Membrancholesterin kommt es durch sukzessive Oligomerisierung zur Ausbildung von Poren in der Membran

genpräsentierende Zellen mit CD4-Zellen antigenunabhängig zu vernetzen. Hieraus resultiert eine polyklonale T-Zellaktivierung, welche einhergeht mit klonaler Proliferation und massiver Zytokinproduktion (Abb. 1-17). In Abhängigkeit der Vβ-Spezifität eines Superantigens findet eine polyklonale Expansion bei 2–5% der peripheren T-Zellen statt. Nach einigen Tagen folgt die Apoptose dieser Zellen mit begleitender spezifischer Immunparalyse. Durch die Zytokinüberproduktion kommt es zu einer Deregulierung des Zytokinnetzwerks und zu Störungen der Mikrozirkulation analog der Situation beim Endotoxinschock.

Die Entdeckung der Superantigene erfolgte im Rahmen der Aufklärung der Pathogenese des »toxic shock syndrome«. In der Folgezeit wurde festgestellt, dass ca. 50% der klinischen S. aureus-Isolate ein Superantigen bilden und dass die dadurch bedingte Zytokinüberproduktion zur Pathogenese von schweren S.-aureus-Infektionen beiträgt. Analog hierzu sind die Superantigene von S. pyogenes maßgeblich verantwortlich für die klinischen Symptome des Scharlachs. Es ist wohlbekannt, dass Antikörper gegen ein Scharlachtoxin typenspezifisch gegen eine erneute Erkrankung schützt.

Die Fähigkeit von Antikörpern, die Wirkung von Superantigenen zu neutralisieren, ist wahrscheinlich klinisch bedeutsam. Bislang ist wenig bekannt über die Serumspiegel von spezifischen Antikörpern bei kranken und gesunden Menschen; der Schweregrad einer S.-aureus-Infektion könnte durchaus

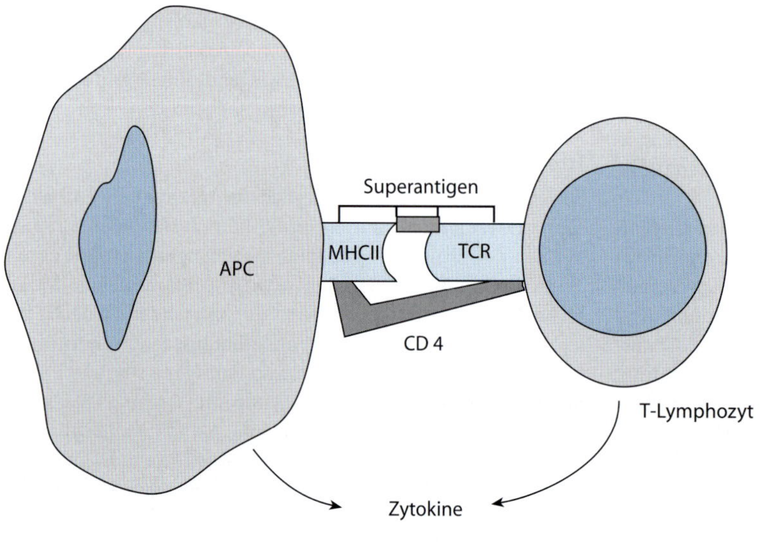

Abb. 1-17. Wirkprinzip von Superantigenen. Normalerweise wird eine CD4-Zelle stimuliert, wenn deren T-Zellrezeptor *(TCR)* ein MHC-II-gebundenes Peptidantigen erkennt. Superantigene vernetzen unspezifisch MHC II-Moleküle auf antigenpräsentierenden Zellen *(APC)* mit TCR-Molekülen, sodass es zu einer polyklonalen Stimulation der Lymphozyten kommt

von der An- oder Abwesenheit solcher Antikörper beeinflusst werden. Die Bestimmung von Antikörpern gegen Superantigene in kommerziellen Immunglobulinpräparaten könnte von Interesse sein, da eine therapeutische Verabreichung solcher Präparate bei bestimmten Krankheitsverläufen u. U. zu erwägen wäre. Auch die Möglichkeit, Superantigentoxoide als Vakzinkandidaten zu entwickeln, verdient Aufmerksamkeit.

Während die systemischen, zytokininduzierten Effekte der Superantigene gut charakterisiert sind, ist das Verständnis für ihre Wirkung im Magen-Darm-Trakt sehr lückenhaft. Die Enterotoxine von S. aureus sind bekanntlich für Lebensmittelvergiftungen verantwortlich, die sich als Brechdurchfälle manifestieren. Es wäre naheliegend, einen immunstimulatorischen Effekt der Superantigene auf Zellen des mukosaassoziierten »lymphoid tract« (MALT) hierfür verantwortlich zu machen, jedoch mangelt es noch an klaren Beweisen für einen solchen pathogenetischen Zusammenhang.

Postscriptum: Stimulatorische bakterielle DNA-Sequenzen

In jüngster Zeit besteht großes Interesse an einem bemerkenswerten Phänomen: Spezifische bakterielle DNA-Sequenzen, welche GcP-Motife enthalten, besitzen Pseudo-Superantigen-Aktivität. Solche stimulatorischen DNA-Sequenzen induzieren die Produktion von Zytokinen in isolierten Mausmakrophagen, und die Injektion von »Superantigen-DNA« erzeugt das Bild eines septischen Schocks in Nagetieren. Anscheinend ist ein TLR-Rezeptor (TLR-9) für die Erkennung solcher stimulatorischen DNA-Sequenzen verantwortlich. Die mögliche Rolle von stimulatorischer DNA in der Pathogenese von Infektionskrankheiten beim Menschen ist zzt. Gegenstand intensiver Erforschung. Bislang konnte eine ähnlich starke Stimulation von humanen Zellen allerdings nicht beobachtet werden.

1.4.1.4 Synergismus zwischen verschiedenen bakteriellen Toxinen

Synergismen zwischen verschiedenen bakteriellen Toxinen spielen bei der Pathogenese von Infektionskrankheiten wahrscheinlich eine große Rolle. Wird beispielsweise die Lunge mit einer kleinen Dosis von Endotoxin perfundiert (»priming«), reagiert das Organ hyperempfindlich auf Zytotoxine. Analog hierzu bewirkt die Verabreichung einer kleinen Menge von Superantigenen die Sensibilisierung von Zellen auf die Wirkung von Endotoxin. Das Schocksyndrom entwickelt sich somit als Gesamtergebnis eines Zusammenspiels zwischen mehreren schädigenden Komponenten. Kommt es beispielsweise bei einem Patienten mit einer schweren Staphylokokken- oder Streptokokkeninfektion zur Translokation von Endotoxin aus dem Darm, so kann sich der klinische Zustand des Patienten akut verschlechtern.

1.4.2 Toxische Injektion

Dieser Begriff wird hier verwendet, um die unmittelbare Einführung von bakteriellen Proteinen in Wirtszellen zu beschreiben. Verantwortlich für diesen Vorgang ist eine einzigartige, kontaktabhängige Exportmaschinerie, welche in der Zellwand bestimmter gramnegativer Bakterien vorhanden ist und als »Typ-III-Sekretionssystem« bezeichnet wird. Molekulare Einzelheiten über den Aufbau der Sekretionsmaschinerie liegen noch nicht vor; diskutiert wird die Möglichkeit, dass eine Proteinpore gebildet wird, welche die Plasmamembran der Wirtszelle penetriert und somit die Injektion von mikrobiellen Proteinen ermöglicht. Die injizierten Proteine wirken oft als Toxine, welche die Zielzelle auf mannigfaltige Weise schädigen können (Abb. 1-18). Einige Beispiele werden nachfolgend aufgeführt.

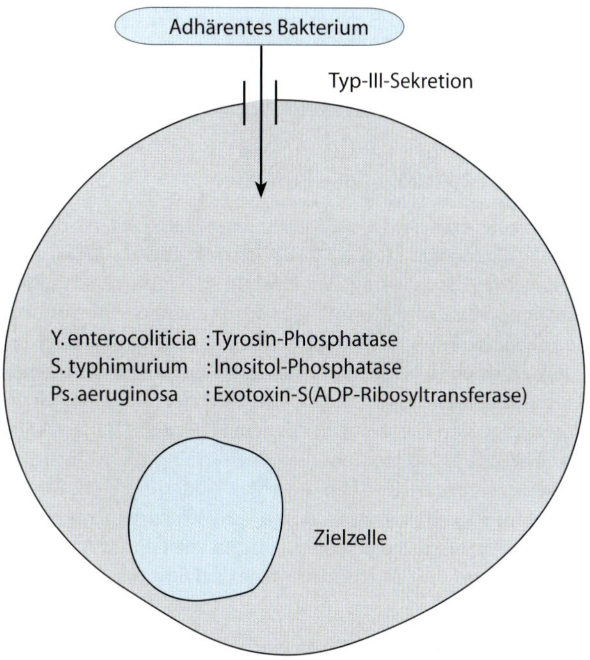

Abb. 1-18. Prinzip der toxischen Injektion (Typ-III-Sekretion). Ein adhärentes Bakterium bildet eine Translokationspore aus, durch die verschiedene toxische Produkte ins Zellzytosol injiziert werden

1. Phosphatasen: Sowohl Yersinia enterocolitica als auch Salmonella typhimurium können Tyrosin-Phosphatasen injizieren, was letztendlich eine Desorganisation des Aktinzytoskeletts bewirkt. Enteritische Salmonellen können auch Inositolphosphatasen injizieren, welche zu Störungen der Ionenhomeostasen in den Zellen führen. Zusammen mit der zytoskelettalen Dysfunktion könnte dies zu Diarrhöen führen. Das Zusammenwirken dieser Phosphatasen könnte zur Pathogenese von Diarrhöen beitragen.
2. Exotoxin S von Pseudomonas aeruginosa besitzt ADP-Ribosyltransferaseaktivität. Das Toxin bewirkt die Depolarisation von Aktin und ist auch zytotoxisch.
3. Enteropathogene E. coli injizieren ein Protein »Tir«, welches eine einzigartige Eigenschaft besitzt. Das Protein wird im Zytosol modifiziert und inseriert nachfolgend in die Plasmazellmembran der Wirtszelle, um als Rezeptor für die Bakterien zu fungieren. Auf diese Weise versorgen sich diese Pathogene mit ihren eigenen Rezeptoren.

1.4.3 Enzyme

Bakterielle Proteasen können wichtige Rollen bei der Schädigung von Geweben spielen. Dabei ist es nützlich, zwei grundsätzliche Situationen zu unterscheiden. Zum einen kann eine Protease an der bakteriellen Oberfläche gebunden sein; dies kann dazu führen, dass sich das Bakterium effizienter im Gewebe ausbreitet. Auf der anderen Seite können Proteasen ins Gewebe diffundieren und damit räumlich entfernte Wirkungen hervorrufen.

1.4.3.1 Zellgebundene Proteasen

Bemerkenswert ist die Tatsache, dass Mikroben zu diesem Zweck häufig eine Protease des Wirts rekrutieren. Klassisches Beispiel ist die Nutzung des Plasmin-Plasminogen-Systems. Normalerweise wird Plasminogen durch endogene Aktivatoren in die aktive Protease (Plasmin) überführt. S. pyogenes A hat Mechanismen entwickelt, um das aktive Enzym an der eigenen Oberfläche entstehen zu lassen. Von zentraler Bedeutung ist die Interaktion von Plasminogen mit dem M-Protein. Danach kann das Bakterium Streptokinsae sezernieren und die Aktivierung des Plasminogens bewirken, oder das Bakterium stößt im Gewebe auf Plasminogenaktivatoren des Wirtsorganismus, wodurch ebenfalls zellgebundenes Plasmin entsteht (▣ Abb. 1-19). Dadurch wird die Gewebsinvasion des Bakteriums gefördert.

1.4.3.2 Sezernierte Proteasen

Die meisten bakteriellen Erreger sezernieren eine oder mehrere Proteasen, deren Rollen als Virulenzfaktoren nicht eindeutig nachgewiesen sind. Dennoch sollen an dieser Stelle einige Wirkungen dargelegt werden, da diese aller Wahrscheinlichkeit nach zur Infektionspathogenese beitragen.

Gewebezerstörung

Beispiele bilden die Proteasen von Ps. aeruginosa (Elastase), von Cl. perfringens und von Porphyromonas gingivalis. Diese Proteasen zerstören Matrixmoleküle des Bindegewebes und fördern somit die lokale Ausbreitung der Bakterien.

Mediatorgeneration

Viele bakterielle Proteinasen können Kaskadereaktionen auslösen, die zur Generation von Kininen führen. Bradikinin ist schmerzauslösend, bedingt eine Vasodilatation und erhöht die Gefäßpermeabilität.

Gerinnungsstörungen

Bakterielle Proteasen können den Hagemann-Faktor aktivieren und somit direkt gerinnungsfördernd wirken. Auch die Zerstörung von Antithrombin III wirkt prokoagulatorisch. Entstandene Thromben können nachfolgend durch bakteriengebundenes Plasmin wieder aufgelöst werden, wodurch eine lokale Infiltration der Mikroorganismen im zerstörten Gewebe gefördert wird.

Komplementaktivierung

Eine proteolytische Spaltung des Hagemann-Faktors fördert die Komplementaktivierung. Außerdem können einige mikrobielle Proteinasen den C1-Inaktivator zerstören, was ebenfalls eine Deregulierung des Komplementsytems zur Folge hat.

»Shedding-« und »Transsignalling-Effekt«

Mikrobielle Proteinasen sind in der Lage, wichtige Rezeptormoleküle (z. B.: IL-6-Rezeptor, CD14) abzuspalten im Sinne eines »shedding«. Somit werden unphysiologische »transsignalling« Effekte ausgelöst (▣ s. Abb. 1-9), welche u. a. die pathogenetische Wirkung des Endotoxins verstärken könnten.

1.5 Intrazelluläre Überlebensstrategien

1.5.1 Obligat intrazelluläre Bakterien

Nur wenige Bakterienarten sind obligat intrazelluläre Pathogene, d. h. sie sind außerhalb der Wirtszelle nicht vermehrungsfähig. Hierzu gehören Chlamydien und Rickettsien, die wohl beide auf eine Versorgung mit ATP aus der Wirtszelle angewiesen sind (Energieparasiten). Ziele der Chlamydieninfektion sind Epithelien des Respirationstrakts, des Urogenitaltrakts und der Augenbindehaut. Rickettsien infizieren hingegen Endothelzellen. Beide Erreger verfügen

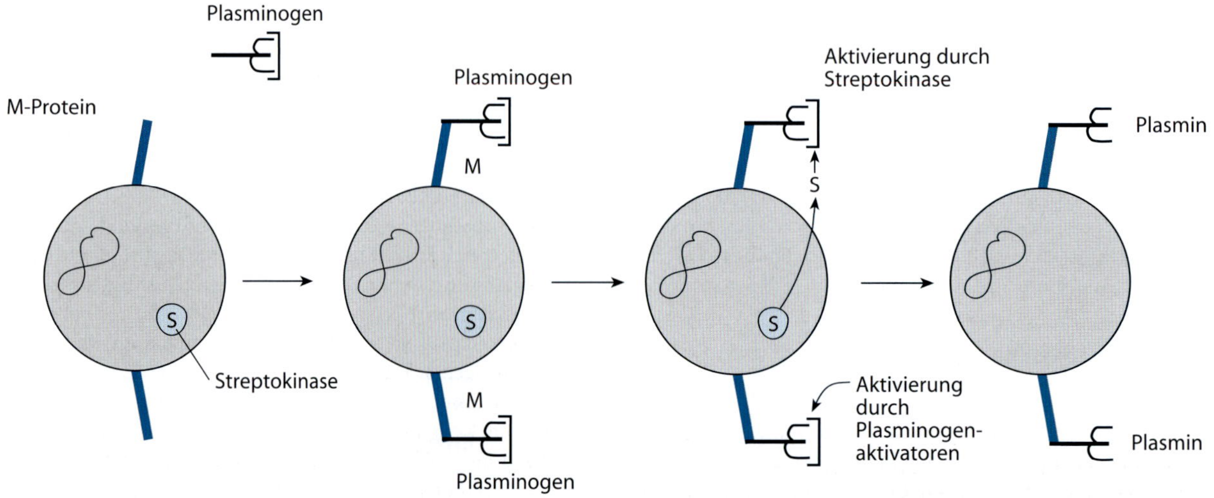

▣ Abb. 1-19. Mechanismus der Rekrutierung von Plasminaktivität an die Oberfläche von Streptokokken. Das M-Protein von S. pyogenes bindet Plasminogen. Nachfolgend kann das Plasminogen entweder durch eine sezernierte Streptokokkenprotease (Streptokinase) oder durch Plasminogenaktivatoren des Wirts gespalten werden. Es kommt zur Expression von Plasminaktivität auf der Bakterienoberfläche über ungeklärte Mechanismen, die eine Fusion von Endosomen und Lysosomen verhindern. Auf diese Weise schützen sie sich vor schädigenden lysosomalen Enzymen. Sowohl Chlamydien als auch Rickettsien verfügen wahrscheinlich über ein Translokasesystem, mit dem ATP aus dem Zellzytosol gegen ADP ausgetauscht wird. Im weiteren Sinne könnte diese Translokase als Virulenzfaktor der Bakterien angesehen werden.

1.5.2 Fakultativ intrazelluläre Pathogene

Klassische Beispiele sind Mykobakterien und Listerien. In beiden Fällen stellen Makrophagen die primären Zielzellen dar; bei Listerien können darauffolgend auch nicht phagozytäre Zellen befallen werden. Im Folgenden werden beispielhaft einige Mechanismen besprochen, welche zum intrazellulären Überleben dieser Bakterien beitragen (◻ Abb. 1-20).

- Verhinderung der Endosom-Lysosom-Fusion:
Auch Mykobakterien nutzen diese Strategie und steuern dadurch dem mikrobiziden Mechanismus von professionellen Phagozyten entgegen. Die Mechanismen, die der Fusionshemmung zugrunde liegen, sind im Detail nicht aufgeklärt, doch scheint ein allgemeines Prinzip darin zu bestehen, dass die für richtiges »vesicle trafficking« verantwortlichen Moleküle (Adressine) funktionell gestört werden.

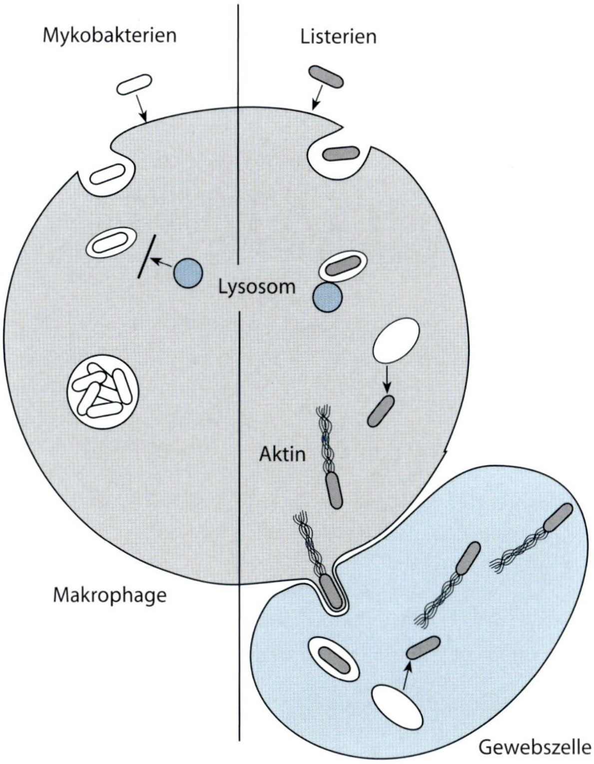

◻ **Abb. 1-20.** Intrazelluläre Infektion durch Mykobakterien und Listerien. Nach Infektion von Makrophagen kann es zu einer Blockade der Endosom-Lysosom-Fusion kommen (Mykobakterien), oder die Bakterien können aus den Endosomen geraten und sich im Zytosol vermehren (Listerien). Listerien besitzen zudem die Fähigkeit, sich von Zelle zu Zelle auszubreiten

- Verhinderung der Ansäuerung der Endolysosomen:
Kommt es doch zu einer Fusion von Lysosomen mit erregerhaltigen Endosomen, so kann die Ansäuerung der Endolysosomen verhindert werden. Dies geschieht über eine Hemmung der lysosomalen Protonenpumpe, über Vorgänge, die im einzelnen nicht aufgeklärt sind.
- Schutz gegen mikrobizide Angriffsmechanismen:
Zellwände von Mykobakterien enthalten Wachse und andere hydrophobe Lipidbestandteile, welche den Angriff durch mikrobizide Substanzen und gegen reaktive Sauerstoffmetaboliten abwehren.
- Endosomenflucht
Listerien können sich mit Hilfe des porenbildenden Listeriolysin O aus dem Endosom befreien. Nach Durchlöcherung der endosomalen Membran gelangen sie ins Zytosol.
- Zelle-Zelle-Ausbreitung
Listerien verfügen über einen Mechanismus, Aktinfilamente an ihrer Oberfläche ausbilden zu lassen. Diese Filamente schieben die Bakterien durch das Zytosol bis an die Plasmamembran heran. Nachfolgend kommt es über eine nicht näher verstandene Einwirkung von bakteriellen Phospholipasen zum Übertritt der Bakterien in die unmittelbar angrenzende Zelle. Auf diese Weise können sich Listerien von Zelle zu Zelle ausbreiten, ohne sich dem Immunsystem zu stellen. Die Eigenschaft der »Kontaktausbreitung« begründet auch die Fähigkeit von Listerien, die Plazentaschranke zu überwinden und kongenitale Infektionen zu verursachen.

Unter bestimmte Umständen, beispielsweise bei massiver lokaler Vermehrung und Untergang von Wirtszellen, geraten Mykobakterien und Listerien aus den Zellen und können sich extrazellulär vermehren.

1.6 Schlussbemerkungen

Die Mehrzahl von Pathogenen verwenden gleichzeitig mehrere Strategien, um im Wirtsorganismus zu überleben. Beispielhaft werden im folgenden einige klassische Mechanismen zusammengefasst, welche eine Gewebeinvasion durch S. aureus fördern (◻ Abb. 1-21). Die Bindung von Fibrinogen an »clumping factor« bewirkt eine Tarnung der Bakterien. Diese wird verstärkt durch die Interaktion der Fc-Domäne von IgG mit Protein A; folglich können die Bakterien von Phagozyten schlechter erkannt werden. Sezernierte Zytotoxine und Proteasen greifen Zellen und Gewebe an, wodurch eine Überlebensnische für die Bakterien geschaffen wird. Zellwandkomponenten aktivieren Komplement und Phagozyten, doch führen die Entzündungsreaktionen nicht zur bakteriellen Elimination, da die Abwehrzellen von Zytolysinen und Leukozidinen zerstört werden.

Die Situation verschlimmert sich, wenn Superantigene auf die Szene treten. Dann kommt es zur »Entgleisung« von Immunreaktionen und zur unphysiologischen Zytokinproduktion. Die Koagulase der Staphylokokken bewirkt die Entstehung eines Fibrinwalls, der das infizierte Gewebe demarkiert. Durch den Tod von Gewebszellen und Phagozyten und durch den Abbau von Bindegewebe kommt es zur Bildung von Abszessen, welche für S.-aureus-Infektionen so kennzeichnend sind.

Tabelle 1-2. Klassische Pathogenitätsfaktoren wichtiger extrazellulärer Pathogene

a) Grampositive Erreger

	Schutzfaktoren			Angriffsfaktoren			
	Versteck	**Tarnung**	**Evasion**	**Toxine**			**Enzyme**
				Intrazellulär	**Membran-wirksam**	**Super-antigene**	
S. epidermidis	Schleimkapsel						
S. aureus	Koagulase	»Clumping factor« Protein A			α-Toxin Leukozidin Sphingomyelinase (β-Toxin)	Enterotoxine TSST	Proteasen
S. pyogenes A		M-Protein	M-Protein		Streptolysin O	Erythrogene Toxine	Streptokinase, Plasmin-bindung
S. pneumoniae	Kapsel				Pneumolysin		
C. diphtheriae				Diphtherietoxin			
B. anthracis				Anthraxtoxin			
Cl. tetani				Tetanustoxin			
Cl. botulinum				Botulinumtoxin			
Cl. perfringens					α-Toxin (Phospholipase C) Perfringolysin		Proteasen
Cl. difficile				Cl.-difficile-Zytotoxine			

b) Gramnegative Erreger

	Schutzfaktoren	Angriffsfaktoren		
		Toxine		**Toxische Injektion**
		Intrazellulär	**Membranwirksam**	
N. meningitidis	Kapsel			
H. influenzae	Kapsel			
B. pertussis		Pertussistoxin; Adenylatzyklase		
Ps. aeruginosa	Schleimkapsel (Alginat)	Exotoxin A	Pseudomonaszytotoxin	Exotoxin S
E. coli	Kapsel		E.-coli-Hämolysin	
ETEC		Labiles Toxin (LT)		
EHEC		»Shiga-like« Toxin		
S. typhimurium				Phosphatasen
S. typhi				Phosphatasen, Phosphorylasen
Y. enterocolitica				Phosphatasen
V. cholerae		Choleratoxin		

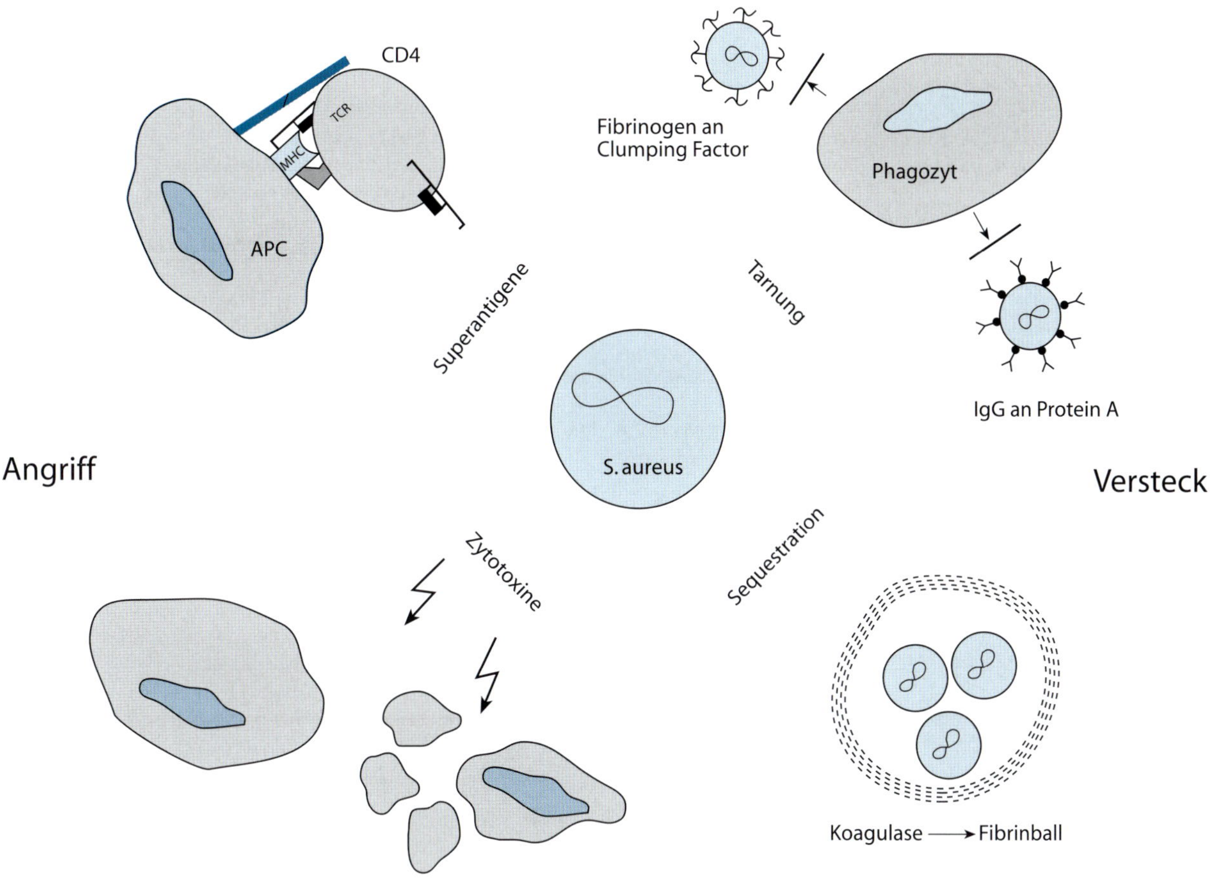

Abb. 1-21. Mechanismen der Gewebeinvasion durch S. aureus. Dieses Bakterium benutzt vielfältige Versteck- und Angriffsstrategien, um sich Lebensnischen im Wirtsorganismus zu verschaffen

Anhang: Virulenzfaktoren extrazellulärer Pathogene (Auswahl)

In der Tabelle 1-2 sind die klassischen Pathogenitätsfaktoren wichtiger extrazellulärer Pathogene zusammengestellt. Allgemein vorkommende Faktoren wie Adhäsionsmoleküle und Endotoxin sind nicht aufgelistet.

Danksagung

Der Autor bedankt sich für die Mitwirkung bei der Erstellung der Abbildungen bei Frau cand. med. Katharina Strach und Herrn Klaus Adler.

Literatur zu Kap. 1 (Auswahl)

1. De Velasco A, Verheul AF, Verhoef J, Snippe H (1995) Streptococcus pneumoniae: virulence factors, pathogenesis, and vaccines. Mirobiol Rev 59: 591–603
2. Adams G., Deaver KA, Cochi SL et al. (1993) Decline of childhood Haemophilus influenzae type b (Hib) disease in the Hib vaccine era. JAMA 269: 221–226
3. Costerston JW, Lewandowski Z, Caldwell DE et al. (1995) Microbial films. Annu Rev Microbiol 49: 711–745
4. Proctor RA, Peters G (1998) Small colony variants in staphylococcal infections; diagnostic and therapeutic implications. Clin Infect Dis 27: 419–422
5. Zipfel PF, Hellwage J, Friese MA, Hegasy G, Jokiranta ST, Meri S (1999) Factor H and Disease: a complement regulator affects vital body functions. Mol Immunol 36: 241–248
6. Rautemaa R, Meri S (1999) Complement-resistance mechanism of bacteria. Microbes Infect 1: 785–794
7. Haake DA (2000) Spirochaetal lipoproteins and pathogenesis. Microbiology 146: 149–1504
8. Rietschel ET, Kirikae T, Schade FU et al. (1994) Bacterial endotoxin: molecular relationships of structure to activity and function. FASEB J 8: 217–225
9. Janeway CA Jr, Medzhitov R (1999) Innate immunity: Lipoproteins take their toll on the host. Curr Biol 9: R879–R882
10. Beutler B (2000) Endotoxin, toll-like receptor 4, and the afferent limb of innate immunity. Curr Opin Microbiol 3: 23–28
11. Olsnes S, Wesche J, Falnes P (2000) Uptake of priteon toxins acting inside cells. In: Aktories K, Just I (eds) Bacterial protein toxins. Springer, Berlin Heidelberg New York Tokyo, pp 1–19 (Handbook of experimental pharmacology)
12. Schiavo G, Rosetto O, Tonello F, Montecucco C (1995) Intracellular targets and metalloprotease activity of tetanus and botulism neurotoxin. Curr Top Microbiol Immunol 195: 257–274
13. Masignani V, Pizza M, Rappuoli R (2000) Common features of ADP-ribosyltransferases. In: Aktories K, Just I (eds) Bacterial protein toxins. Springer, Berlin Heidelberg New York Tokyo, pp 21–44 (Handbook of experimental pharmacology)

14. Just I, Hofmann F, Aktories K (2000) Molecular mechanisms of action of the large clostridial cytotoxins. In: Aktories K, Just I (eds) Bacterial protein toxins. Springer, Berlin Heidelberg New York Tokyo, pp 307–331 (Handbook of experimental pharmacology)
15. Sears CL, Kaper JB (1996) Enteric bacterial toxins: Mechanisms of action and linkage to intestinal secretion. Microbiol Rev 60: 167–215
16. Patton WA, Vitale N, Moss J, Vaughn M (2000) Mechanism of cholera toxin action: ADP-ribosylation and effectors in intracellular vesicular trafficking events. In: Aktories K, Just I (eds) Bacterial protein toxins. Springer, Berlin Heidelberg New York Tokyo, pp 133–165 (Handbook of experimental pharmacology)
17. Bouquet P, Munro P, Fiorentini C, Just I (1998) Toxins from anaerobic bacteria: Specificity and molecular mechanisms of action. Curr Opin Microbiol 1: 66–74
18. O'Brien AD, Tesh VL, Donohue-Rolfe A et al. (1992) Shiga toxin: Biochemistry, genetics, mode of action, and role in pathogenesis. Curr Top Microbiol Immunol 180: 65–94
19. Titball RW (1998) Bacterial phospholipases. Soc Appl Bacteriol Symp Ser 27: 127S–137S
20. Bhakdi S, Bayley H, Valeva A, Walev, I, Walker B, Kehoe M, Palmer M (1996) Staphylococcal alpha-toxin, Streptolysin-O and Escherichia coli hemolysin: prototypes of pore-forming bacterial cytolysins. Arch Microbial 73–79
21. Marrack P, Kappler J (1990) The staphylococcal enterotoxins and their relatives. Science 248: 705
22. Rago JV, Schlievert PM (1998) Mechanisms of pathogenesis of staphylococcal and streptococcal superantigens. Curr Top Microbiol Immunol 225: 81–97
23. Krieg AM, Hartmann G, Yi AK (2000) Mechanism of action of CPG-DNA. Curr Top Microbiol Immunol 247: 1–22
24. Lee VT, Schneewind O (1999) Type III secretion machines and the pathogenesis of enteric infections caused by Yersinia and Salmonella spp. Immunol Rev 168: 241–255
25. Galan JE, Collmer A (1999) Type III secretion machines: bacterial devices for protein delivery into host cells. Science 284: 1322–1328
26. Lottenberg, R, Minning-Wenz D, Boyel MDP (1994) Capturing host plasmin(ogen): a common mechanism for invasive pathogens? Trends Microbiol 2: 20–24
27. Maeda H, Yamamoto T (1996) Pathogenic mechanisms induced by microbial proteases in microbial infections. Biol Chem 377: 217–226

Immunologie der Infektabwehr

S. Ehlers, C. Hölscher

Findiger Virologe

Robert-Koch-Preis an Max D. Cooper

FAZ 2.6.10

Mit dem Robert-Koch-Preis für wichtige Entdeckungen im Kampf gegen Infektionskrankheiten wird dieses Jahr der amerikanische Immunologe und Virologe Max Dale Cooper ausgezeichnet. Cooper, der an der Emory University School of Medicine in Atlanta forscht, erhält die mit 100 000 Euro dotierte Auszeichnung für seine „fundamentalen Beiträge" zur Rolle von Lymphozyten-Populationen in der Immunabwehr, teilte die Robert-Koch-Stiftung in Berlin mit. Die Robert-Koch-Medaille geht an Fotis C. Kafatos vom Imperial College in London. Kafatos hat mit seinen Erkenntnissen zu einem besseren Verständnis des Malariaparasiten Plasmodium und seiner Übertragung durch die Anophelesmücke beigetragen. mli

2.1 Einleitung

Das Immunsystem komplexer Lebewesen hat sich in ständiger Auseinandersetzung mit deren erregerhaltiger Umgebung entwickelt. Die Fähigkeit, zwischen »Selbst« und »Nichtselbst« zu unterscheiden, bedeutete daher im Wesentlichen, eine »mit dem Überleben dauerhaft verträgliche Umweltflora« von »Schaden verursachenden Krankheitserregern« zu trennen. Die verschiedenen Virulenzmechanismen der unterschiedlichen Mikroorganismen haben dazu beigetragen, dass sich hierbei eine koordinierte, mehrschichtige Infektabwehrstrategie entwickelt hat, deren Effektormechanismen gut aufeinander abgestimmt sind.

Als Konsequenz dieser Evolution müssen sich pathogene Mikroorganismen zunächst mit den konstitutiven Abwehrleistungen des Menschen auseinandersetzen, wie z. B. den Defensinen der Haut, dem Komplementsystem oder den phagozytotisch aktiven Granulozyten und Makrophagen. Wird diese frühe Verteidigungslinie von einem Erreger überwunden, treten induzierbare, erregerspezifische Abwehrmechanismen in Erscheinung, die an die klonale Expansion und Differenzierung von T- und B-Lymphozyten gebunden sind. Hierbei stimulieren TH2-Zellen die B-Zellen zur Produktion von hochspezifischen Antikörpern, die extrazelluläre Infektionserreger oder deren toxische Produkte neutralisieren können (»humorale Immunantwort«).

TH1-Zellen hingegen aktivieren mittels Botenstoffen wie Interferon-γ (IFN-γ) Makrophagen dazu, intrazellulär vitale Erreger abzutöten. Zytotoxische T-Zellen erkennen darüber hinaus virusinfizierte Wirtszellen und zerstören diese (»zelluläre Immunantwort«).

Klassischerweise teilt man das Immunsystem in ein angeborenes, unspezifisches (»innate immunity«) und ein erworbenes, spezifisches (»adaptive immunity«) ein. Die Spezifität bezieht sich bei dieser Klassifizierung auf die Rezeptorstrukturen auf T-Zellen (T-Zellrezeptor, TZR) und B-Zellen (Immunglobuline, Ig), die durch die Kombination hochvariabler schwerer und leichter Ketten jede erdenkliche antigene Struktur erkennen können. B-Zellen erkennen freies Antigen (z. B. ein Fremdeiweiß), während T-Zellen Fremdantigen nur in Verbindung mit körpereigenen Referenzstrukturen »sehen« können, die im Haupthistokompatibilitätskomplex (engl. MHC) kodiert sind. Die Produkte von B-Zellen, sezernierte Antikörper, binden hochspezifisch an Erreger und aktivieren auf diese Weise unspezifische Mechanismen der Infektabwehr (z. B. Komplement oder die Phagozytose); spezifische T-Zellen hingegen befähigen über sezernierte Botenstoffe die Zellen des unspezifischen Immunsystems, wie Makrophagen und NK-Zellen, zu erhöhter Erregerabtötung.

Es hat sich jedoch gezeigt, dass auch das angeborene Immunsystem über ein relativ differenziertes Erkennungsrepertoire verfügt, das zwischen verschiedenen Erregerklassen durchaus zu unterscheiden vermag und darüber hinaus entscheidend an der Bahnung der spezifischen Immunantwort und der Differenzierung der Effektormechanismen beteiligt ist.

Da viele der potenten Abwehrmechanismen gegen Krankheitserreger auch für den Wirt selbst schädlich sein können, müssen sie besonders effektiv kontrolliert werden. Infektionsimmunologie ist daher mehr denn je die Lehre von den Regulationsmechanismen der Abwehrleistung gegen Krankheitserreger.

2.2 Angeborene Mechanismen der Infektabwehr (»innate immunity«)

2.2.1 Physikalische und chemische Barrieren

Haut und Schleimhäute des Menschen sind von einer komplexen Flora besiedelt; hingegen sind alle Gewebe, die nur wenige Mikrometer von der Oberfläche entfernt sind, vollständig frei von Mikroorganismen. Um diese Asepsis aufrechtzuerhalten, müssen Oberflächen (wie Haut, Konjunktiven, Respirationstrakt, Magen-Darm-Trakt, Urogenitaltrakt) konstitutiv über Schutzmechanismen verfügen, die das Eindringen von Erregern verhindern. Hierzu gehören u. a. das Lysozym der Tränenflüssigkeit, die fettsäurehaltigen Absonderungen der Hautanhangsdrüsen, der Surfactant der Lungenalveoli, der niedrige pH-Wert des Magens, die Gallensäuren und z. T. die kommen-

Tabelle 2-1. Humane Defensine: Produktionsorte und Beispiele ihrer antimikrobiellen Wirkspektren

	Gewebeverteilung	Antimikrobielles Spektrum
α-Defensine		
HNP-1, 2, 3, 4 (»human neutrophil peptide«)	Neutrophile Granulozyten	Grampositive/gramnegative Bakterien, Pilze, Mykobakterien
HD-5, HD-6	Dünndarmkrypten (Paneth-Zellen); Vagina, Ektozervix	u.a. E. coli, L. monocytogenes, S. typhimurium, C. albicans
β-Defensine		
HBD-1	Niere (Henle-Schleife); Pankreas	E. coli
HBD-2	Haut (Keratinozyten); Lunge (Tracheal-, Bronchialepithel)	u.a. E. coli, P. aeruginosa, C. albicans
HBD-3	Haut, Lunge	u. a. E. coli, P. aeruginosa, C. albicans, S. aureus, E. faecium

sale Flora selbst, die eine Besiedlung durch Krankheitserreger erschwert. Darüber hinaus besteht natürlich auch eine physikalische Barriere, die z. B. durch das Abschilfern alter Haut, die Zilientätigkeit, die Peristaltik des Magen-Darm-Trakts oder die Sekretion von Flüssigkeiten (Tränen, Speichel, Schweiß, Mukus der Darmschleimhaut) aufrecht erhalten wird.

Jede Einschränkung dieser natürlichen ersten Barrieren kann dazu führen, dass Erreger in die Zellen selbst und in tiefer gelegene Gewebeschichten eindringen können. Auch auf dieser Ebene (Darm- und Bronchialepithelzellen, Epidermis) existieren jedoch bereits Effektormechanismen, die z. T. recht spezifisch und v. a. induzierbar sind. So sind beispielsweise die strukturbedingt als α- bzw. β-Defensine bezeichneten antimikrobiellen Peptide dazu in der Lage, bestimmte Klassen von Erregern (z. B. Pilze, grampositive Organismen usw.) spezifisch zu inaktivieren (◘ Tabelle 2-1).

2.2.2 Akute Entzündungsreaktion

Der Eintritt eines Mikroorganismus in sterile Gewebe löst in der Regel eine Entzündungsreaktion aus. Diese beinhaltet ein koordiniertes Zusammenspiel humoraler und zellulärer Komponenten, die die Rekrutierung und Aktivierung weiterer Effektorzellen und -mediatoren zum Ziel hat. Die Reaktion wird ausgelöst durch Bestandteile der Erreger selbst (z. B. formyliertes Methionin-Leucin-Phenylalanin, ein weitverbreitetes bakterielles Peptid, das in pikomolaren Konzentrationen chemotaktisch wirkt), durch die Interaktion von Erregerbestandteilen mit wirtseigenen Molekülen (z. B. Komplement) sowie durch induzierbare Mediatoren des Wirtes (z. B. Histamin, Interleukine und Chemokine). Die Entzündungsreaktion wird durch Produkte aus angelockten Zellen (wie Granulozyten und Ma-

◘ Tabelle 2-2. CD Marker (»cluster of differentiation«) hämatopoetischer Zellen: Verteilung und Funktion. *T* T-Zelle, *TH* T-Helferzelle, *TC* zytotoxische T-Zelle, *B* B-Zelle, *NK* NK-Zelle, *M* Monozyt/Makrophage, *N* neutrophiler Granulozyt, *Eos* eosinophiler Granulozyt, *DZ* dendritische Zelle, *Endo* Endothelzelle; [a]aktiviert

Name	Synonym	Expression	Funktionen
CD1		DZ	Präsentation von Glykolipiden
CD3		T	Gehört zum T-Zell-Rezeptor-Signalkomplex
CD4		TH	Korezeptor für MHC-II-Moleküle
CD5		T, B	Kostimulator
CD8		TC	Korezeptor für MHC-I-Moleküle
CD11a	LFA-1	T, B, NK, M, N	Bindet an CD54 (ICAM-1)
CD11b	CR3	NK, M	Bindet an CD54 und Komplement (C3b)
CD14		M, N	Mustererkennungsrezeptor, z.B. LPS
CD16	Fcγ-RIII	M, N	Bindet IgG, vermittelt Phagozytose und ADCC
CD18	β_2-Integrin	T, B, NK, M, N	Assoziiert mit CD11a, b
CD23	Fcε-RII	B, M, Eos	Rezeptor für IgE
CD25	IL-2R	T[a], B[a]	Niedrigaffiner Rezeptor für IL-2
CD28		T, B[a]	Kostimulator, bindet CD80 und CD86
CD30		T[a], B[a]	Kostimulator, bindet CD153
CD31	PECAM-1	T[a], B[a], NK[a]	Adhäsionsmolekül
CD32	Fcγ-RII	B, M, N	Bindet IgG
CD34		Endo	Bindet CD62L
CD35	CR1	B, M, N	Bindet C3b und C4b, vermittelt Phagozytose
CD40		B, M	Kostimulator, bindet CD154
CD45	LCA	T, B, NK, M, N, DZ	Korezeptor; Tyrosinphosphatase
RA, RB, RO		T	Isoformen von CD45, differentiell auf naiven (RA) bzw. Gedächtniszellen (R0)
CD54	ICAM-1	T, B, NK, M, N, DZ	Bindet CD11a/CD18 und CD11b/CD18
CD55	DAF	T, B, NK, M, G, DZ	Bindet C3b, verhindert Anlagerung der C3-Konvertase
CD56	NCAM	NK	Adhäsionsmolekül
CD62E	E-Selectin	Endo	Adhäsionsmolekül, bindet Sialyl-Lewis
CD62L	L-Selectin	T, B, NK, M	Adhäsionsmolekül, bindet CD34
CD62P	P-Selectin	P, End	Adhäsionsmolekül, bindet Sialyl-Lewis
CD64	Fcγ-RI	M	Bindet IgG
CD80	B7–1	B,M, DZ	Kostimulator, bindet CD28 und CD152
CD86	B7–2	B[a], M, DZ	Kostimulator, bindet CD28 und CD152
CD88	C5αR	M, N	Bindet C5a
CD95	Fas	T, B, NK, M	Induktion von Apoptose
CD152	CTLA-4	T[a]	Kostimulator, bindet CD80 und CD86
CD153	CD30L	T[a], B, M[a], G	Kostimulator, bindet CD30
CD154	CD40L	T[a]	Kostimulator, bindet CD40

Das CD-System beruht auf einer internationalen Übereinkunft, charakteristische Oberflächenmoleküle auf Zellen, die mit definierten monoklonalen Antikörpern erkannt werden, zu Identifikationszwecken bestimmten Nummern zuzuordnen. Die Tabelle erhält nur eine Auswahl der im Text erwähnten sowie einiger klinisch besonders relevanter CD-Marker.

krophagen) weiter unterhalten und äußert sich in Rötung, Schwellung, Überhitzung und Schmerz.

Gefäßendothel wird im Rahmen der akuten Entzündung »klebrig«. Auf der Oberfläche der Endothelzelle erscheint nach Stimulation durch aus Granulozyten freigesetztes Leukotrien B4, durch das Komplementspaltprodukt C5a oder durch aus Mastzellen freigesetztes Histamin das sog. P-Selektin (CD62P; zur CD-Nomenklatur s. Tabelle 2-2), das in Weibel-Palade-Körperchen bereits präformiert vorliegt.

Außerdem wird E-Selectin (CD62E) wenige Stunden nach Stimulation durch Zytokine wie Tumornekrosefaktor (TNF) und Interleukin-1 (IL-1) auf Endothelzellen exprimiert. Diese Selektine erkennen Kohlenhydratreste, die auf bestimmten Leukozytenglykoproteinen vorhanden sind (sog. Sialyl-Lewis-Einheit). Die Interaktion zwischen den Selektinen einerseits und den Glykoproteinen andererseits führt nun zu einer reversiblen Adhärenz der Leukozyten an der Endothelzelle und damit der Gefäßwand. In einem nächsten Schritt interagieren Leukozytenintegrine wie CD11/CD18 mit Molekülen des Endothels wie CD54, dessen Expression unter dem Einfluss von TNF noch gesteigert wird.

Hiermit werden die Leukozyten befähigt, trotz des Blutflusses fest zu adhärieren. Für die eigentliche Extravasation sind weitere Adhäsionsmoleküle wie CD31 notwendig, damit sich Leukozyten zwischen die Endothelzellen vorschieben können. Die Basalmembran wird durch proteolytische Enzyme der Granulozyten und Makrophagen (z. B. durch Metalloproteinasen) aufgelöst, und die weitere Bewegung wird durch Gradienten chemotaktischer Substanzen (z. B. C5a) gesteuert, die vom Infektionsherd her freigesetzt werden.

2.2.3 Humoral vermittelte natürliche Resistenz

Ein entscheidender Schritt in der Frühphase der akuten Entzündung ist die Aktivierung von Komplement durch bakterielle Produkte. Diese erfolgt durch proteolytische Spaltung vorgebildeter Substrate, die ihrerseits weitere Komponenten kaskadenartig aktivieren. Die Aktivierung des Komplementsystems kommt zustande, wenn

1. eine Antigen-Antikörper-Reaktion erfolgt (z. B. durch Bindung von IgM oder IgG an Bakterien, sog. »klassischer Weg«),
2. das mannosebindende Protein an mannosehaltige Erregerstrukturen bindet,
3. eine Komponente des Komplements direkt an Bakterien bindet (sog. »alternativer Weg«).

Der zentrale Schritt ist immer die Spaltung von C3 in C3a und C3b durch die C3-Konvertase.

Die Aktivierung von Komplement führt zu vielgestaltigen Folgereaktionen: Die Rekrutierung von Leukozyten wird durch die chemotaktisch wirksamen Spaltprodukte C5a und C3a bewerkstelligt, die Phagozytose wird durch die Opsonine C3b und C4b erleichtert, die Elimination von Immunkomplexen wird durch die Bindung von aktiviertem C3b und C4b an den Komplementrezeptor 1 (CD35) auf Erythrozyten gefördert. Der »Membranangriffskomplex«, bestehend aus C5b, C6, C7, C8 und C9, führt zur direkten Lyse von Bakterien, Viren und Fremdzellen. Komplementprodukte führen auch zur Sekretion von Zytokinen und können Mastzellen zur Freisetzung von Histamin, Serotonin und Substanz P aktivieren.

Darüber hinaus sind z. B. C3a und C5a direkt an der Kontraktion von glatten Gefäßmuskelzellen und an der erhöhten Gefäßpermeabilität im Rahmen der frühen Entzündungsreaktion beteiligt, welche zur Extravasation von Zellen und Makromolekülen am Entzündungsort führen. Da Komplement also eine Vielzahl von im Rahmen einer Infektion nützlichen, aber für den Wirt auch gefährlichen Reaktionen einleiten kann, wird seine Aktivierung streng kontrolliert. Beispielsweise hemmt DAF, der Decay-accelerating-Faktor (CD55), der sich auf vielen Körperzellen befindet, die Bildung einer aktiven C3-Konvertase.

Auch von Endothelzellen, gewebeständigen Mastzellen, ortsständigen Fresszellen usw. werden chemotaktisch aktive Substanzen produziert, die Entzündungszellen anlocken können, z. B. Interleukin-8. Die Interaktion dieser eingewanderten Granulozyten und Monozyten mit Erregerbestandteilen setzt eine Reihe von entzündungsverstärkenden Mechanismen in Gang. Endotoxin (das Lipopolysaccharid der äußeren Membran gramnegativer Bakterien) z. B. führt nicht nur zur Produktion von Eicosanoiden (Prostaglandine, Leukotriene, Thromboxane), sondern auch zur Aktivierung des Hageman-Faktors, der große Bedeutung bei der Blutgerinnung hat, die wiederum im Rahmen der Entzündungsreaktion eine entscheidende Rolle bei der Veränderung der Mikrozirkulation spielt. Angelockte Granulozyten können ihrerseits z. B. Bradykinin aktivieren, das zu einer dramatischen Permeabilitätssteigerung der Gefäße beiträgt.

2.2.4 Zellvermittelte natürliche Resistenz

Patrouillierende und chemotaktisch angelockte Entzündungszellen sind in der Frühphase einer Infektion v. a. die Granulozyten, später auch die Monozyten. Granulozyten sind extrem bewegliche, kurzlebige phagozytierende Zellen des Knochenmarks. Die Granulozytenproduktion beträgt pro Tag ca. 10^{10} Zellen. Granulozyten befinden sich für ca. 6–7 h in der Blutzirkulation, danach adhärieren sie verstärkt an Gefäßendothelien. Wenn sie durch chemotaktische Substanzen zur Extravasation aktiviert werden, können sie ins Gewebe einwandern und dort bei fortgesetzter Aktivierung weiter überleben; ansonsten sterben sie den programmierten Zelltod.

Makrophagen entstehen aus Monozyten, die nach Verlassen des Knochenmarks weiter differenzieren und z. T. gewebeständig vorkommen (als von Kupffer-Sternzellen der Leber, als Mikroglia des Hirns oder als Alveolarmakrophagen der Lunge).

Neutrophile Granulozyten und Makrophagen sind zur Phagozytose befähigt. Nach Bindung an mit Komplementkomponenten beladenen Bakterien mittels spezifischer Rezeptoren umfließt die Zelle reißverschlussartig den Fremdpartikel, sodass er intrazellulär, aber membranumschlossen bleibt (Abb. 2-1). Diese Phagosomen verschmelzen anschließend mit Granula (in Granulozyten) oder mit Lysosomen (in Makrophagen), die mit aggressiven Enzymen wie Elastasen, DNAsen, Proteasen, Lysozym, kationischen (antibakteriell wirksamen) Proteinen, Lactoferrin, Gelatinasen, Hydrolasen, Kollagenasen usw. angereichert sind, zu Phagolysosomen. In diesen wird ein niedriger pH-Wert (bis 4) eingestellt, der mikrobiostatisch bis mikrobizid wirkt.

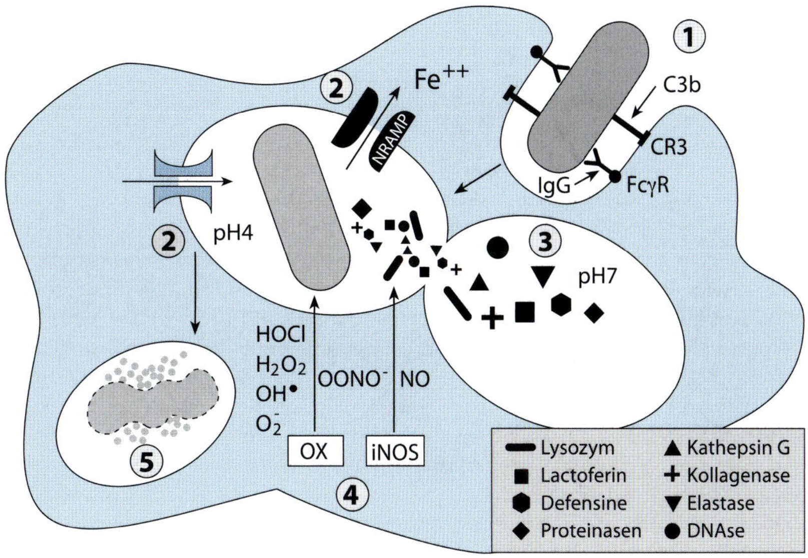

Abb. 2-1. Phagozytose und intrazelluläre Abtötung von Krankheitserregern. (1) Makrophagen nehmen Erreger, wenn sie über Komplementspaltprodukte (C3b) oder Antikörper (Ak) opsonisiert sind, über rezeptorvermittelte Phagozytose auf (Komplementrezeptor 3: CR3; Fc-Rezeptor für IgG: FcγR). (2) Im Phagosom wird über eine ATP-abhängige Protonenpumpe ein saurer pH-Wert hergestellt, darüber hinaus wird durch Kationenpumpen (z. B. NRAMP: »natural resistance associated macrophage protein«) der Eisengehalt reduziert. (3) Lysosomen, die mit vielen Enzymen bestückt sind, fusionieren mit dem Phagosom. (4) Der oxidative Metabolismus (OX) führt unter Beteiligung der NADPH-Oxidase, der Myeolperoxidase, der Superoxiddismutase und der Katalase zur Entstehung von Sauerstoffradikalen, Wasserstoffsuperoxid, Singletsauerstoffanionen und Hypochlorit; die induzierbare Stickoxidsynthase (iNOS) führt zur Bildung von Stickstoffradikalen und Peroxynitrit. (5) Die Summe dieser Effektormechanismen führt zur Abtötung von Mikroorganismen im Phagolysosom

In den Phagosomen der Makrophagen findet sich außerdem NRAMP1 (»natural resistance associated macrophage protein«), das vermutlich die Funktion eines Kationentransports erfüllt und aktiv z. B. Eisen aus dem Phagosom ins Zytoplasma befördert, sodass es für den bakteriellen Stoffwechsel nicht mehr zur Verfügung steht (Abb. 2-1). Da extrazellulär replizierende Erreger (z. B. Staphylococcus aureus oder Streptococcus pneumoniae) klassischerweise durch Granulozyten abgewehrt werden, entsteht hierbei (v. a. bei hoher Bakterienzahl und verzögerter Immunantwort) das histopathologische Bild eines Abszesses.

Makrophagen verfügen über eine Reihe von Oberflächenrezeptoren, die Erregerbestandteile relativ spezifisch »erkennen« können. Hierbei werden z. T. definierte »Muster« (z. B. bestimmte Fettsäure- oder Kohlenhydratanteile bakterieller Zellwände) erkannt. So bindet der Makrophagen-Mannoserezeptor mannose-, fucose- und glucosaminhaltige Oberflächenstrukturen. Ein anderer Akzeptor, CD14, der sowohl membranständig als auch in einer löslichen Form vorliegt, agiert wie ein Schleppermolekül, das bakterielle Bestandteile (wie Lipopolysaccharide der gramnegativen Bakterien oder Lipoarabinomannan der Mykobakterien) an transmembranäre, Signal weiterleitende Moleküle andocken hilft, v. a. an die sog. Toll-like-Rezeptoren (TLR; Abb. 2-2). Hierbei handelt es sich um evolutionsbiologisch hochkonservierte Strukturen mit Spezifität für Zellwandbestandteile von Mikroorganismen. Beispielsweise reagiert TLR-2 spezifisch mit Lipoproteinen verschiedener Erreger (z. B. von Borrelia burgdorferi oder Trypanosoma cruzi), aber auch mit Lipoarabinomannan von Mykobakterien, wohingegen TLR-4 das Lipopolysaccharid gramnegativer Bakterien und TLR-9 bakterielle, unmethylierte DNA erkennt.

Die Interaktion von bakteriellen Bestandteilen mit diesen Rezeptoren führt auch zur Aktivierung von Ionenkanälen (z. B. dem Maxi-K^+-Kanal) und intrazellulär zu Signalketten, die u. a. die Aktivierung von sog. MAP-Kinasen, aber auch des Transkriptionsfaktors NFκB bewirken. Die »Erkennung« bestimmter, mit Mikroorganismen assoziierter Muster führt damit zur Aktivierung von Makrophagen. Dies bedeutet einerseits eine Verstärkung der entzündlichen Reaktion, da aktivierte Makrophagen lösliche Botenstoffe (Zytokine und Chemokine) sezernieren, die weitere Entzündungszellen rekrutieren und aktivieren. Andererseits zieht die Makrophagenaktivierung auch die Mobilisierung von Stoffwechselwegen nach sich, die über toxische Zwischenprodukte Mikroorganismen abzutöten vermögen.

Hierbei führt der aktivierte oxidative Metabolismus zur Produktion von Wasserstoffsuperoxid, freien Hydroxyl- und Singletradikalen, die für Mikroorganismen toxisch sein können. Über die Aktivierung einer induzierbaren Stickoxidsynthase werden darüber hinaus Stickstoffmonoxid sowie andere Stickstoffradikale hergestellt, die einerseits als frei diffusible Gase Signalfunktionen für andere Zellen haben, andererseits intrazellulär direkt toxische Wirkungen für Viren, Bakterien, Parasiten und Pilze entfalten können (s. Abb. 2-1). Die Bedeutung reaktiver Stickstoffintermediate bei der Infektabwehr ist in experimentellen Modellen in der Maus schlüssig bewiesen und wird in analoger Weise für den Menschen vermutet.

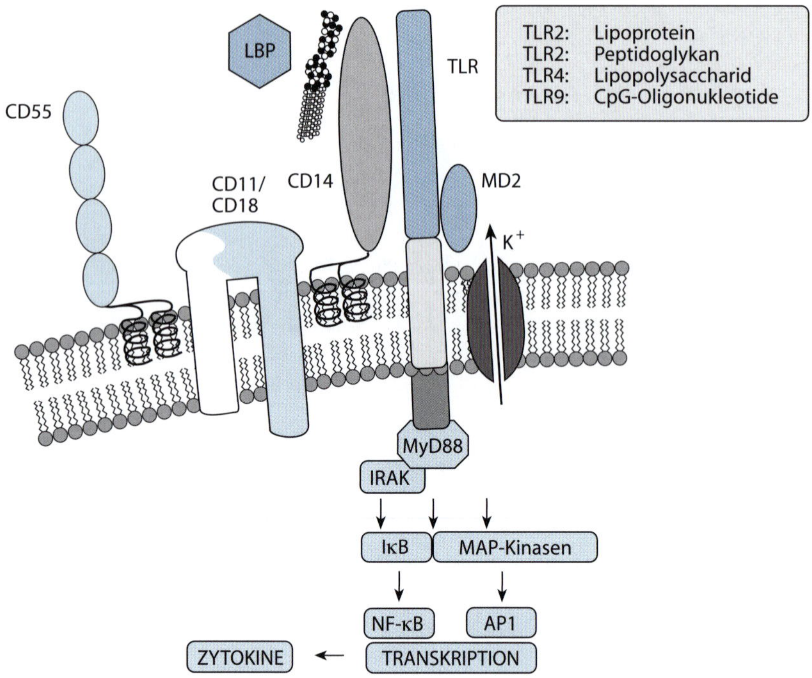

Abb. 2-2. Aktivierung von Makrophagen. Bestandteile von Mikroorganismen (z. B. hier dargestellt Lipopolysaccharid) werden von Schleppermolekülen wie LBP (»LPS-binding« proteine») und löslichem CD14 an zelloberflächenständige Rezeptorstrukturen (CD55, CD11/18, CD14, MD2) herangeführt. Erst die Interaktion mit Toll-like-Rezeptoren führt jedoch zu einer Signalweiterleitung, da diese über ein Adaptermolekül (MyD88) intrazellulär Proteinkinasen (IRAK: «interleukin-1-receptor-associatedkinase«) aktivieren, die ihrerseits kaskadenartig Stresskinasen (»mitogen activated kinases«: MAP-Kinasen) und Transkriptionsfaktoren wie NFkB aktivieren, sodass Entzündungsmediatoren synthetisiert und freigesetzt werden können. Die Spezifität der Signalkaskade wird über die Nutzung Struktur–Muster spezifischer Toll-like-Rezeptoren gewährleistet

2.2.5 Interzelluläre Kommunikation: Zytokine und Chemokine

Eine koordinierte Immunantwort bedingt, dass sich Zellen des Immunsystems untereinander, aber auch mit Zellen der verschiedensten Gewebe, abstimmen können. Dies wird bewerkstelligt durch die Sekretion von Botenstoffen, die an spezifische Rezeptoren binden und ein genau definiertes Spektrum an Folgereaktionen auslösen (Tabelle 2-3). Aktivierte Makrophagen sezernieren beispielsweise TNF, der eine zentrale Rolle im Entzündungsgeschehen spielt. Einerseits aktiviert TNF Endothelzellen, sodass Leukozyten verstärkt adhärieren und aus dem Gefäß auswandern können, und verstärkt die Phagozytose der Granulozyten. Darüber hinaus ist TNF ein Kofaktor, der Makrophagen zur effizienteren Bakteriozidie befähigt.

Wenn TNF im Rahmen einer lokalen Überproduktion oder bei septischer Streuung in die Blutzirkulation gerät, kommt es allerdings zu schweren Allgemeinsymptomen wie Fieber, Blutdruckabfall und multiplem Organversagen (Schock). Strategien zur Neutralisation von TNF stehen daher im Mittelpunkt therapeutischer Überlegungen, überschießende Entzündungsreaktion (z. B. bei der Arthritis) zu mildern.

Ein weiterer wichtiger proinflammatorischer Mediator ist IL-1. IL-1 wird im Frühstadium einer Infektion von Makrophagen gebildet und induziert z. B. das Prostaglandin E_2, das im thermoregulatorischen Zentrum des Gehirns die Fieberreaktion auslöst. Darüber hinaus stimuliert IL-1 T-Zellen im Rahmen der Antigenpräsentation. Interleukin-6, ein weiteres Produkt aktivierter Makrophagen, führt zur Freisetzung von Akute-Phase-Proteinen in der Leber, von denen einige, wie das C-reaktive Protein (CRP) oder das Lipopolysaccharid bindende Protein (LBP), bakterielle Bestandteile inaktivieren können und andere, wie z. B. Transferrin, verstärkt essentielle Nährstoffe (im Falle des Transferrins: Eisen) binden, die dann für den Stoffwechsel der Bakterien fehlen.

Aktivierte Makrophagen sezernieren zudem die Zytokine IL-12 und IL-18, die NK-Zellen und T-Zellen zur IFN-γ-Sekretion befähigen. IFN-γ ist der zentrale makrophagenaktivierende Faktor, der einerseits mikrobiostatisch oder mikrobizid wirkende Effektormechanismen anwirft, andererseits über die Erhöhung der MHC-II-Expression auf Makrophagen und dendritischen Zellen zur verbesserten Antigenpräsentation an T-Zellen maßgeblich beiträgt. Aktivierte Makrophagen produzieren ebenfalls Effektorzytokine wie das antiviral wirksame Interferon-α, das die Transkriptionsmaschinerie von Viren hemmt. Fibroblasten der Gewebe sind dazu in der Lage, Interferon-β, das ebenfalls virostatisch wirkt, direkt zu synthetisieren.

Im Rahmen eines Rückkopplungsmechanismus werden im späteren Infektionsverlauf aber auch entzündungshemmende Zytokine produziert, wie z. B. IL-10 oder TGF-β, die u. a. die IFN-γ-Sekretion bremsen, Makrophagen direkt inaktivieren und die weitere Rekrutierung von Entzündungszellen negativ beeinflussen können.

Tabelle 2-3. Zytokine: Quellen und Funktionen

Name	Produktionsort	Zielzelle	Hauptfunktion
IL-1β	Mono, M, DZ	M, N, B	Proinflammatorisch
IL-2	TH1	T	Proliferation
IL-3	T, Mast, Eos	Alle Vorläufer, Hämatopoese	Proliferation, Differenzierung
IL-4	TH2, NKT, Baso	B, T, Mast, M	Proliferation, Differenzierung; IgE-Sekretion; Hemmung von Makrophagenfunktionen
IL-5	TH2	Eos, Baso	Produktion, Aktivierung, IgA-Sekretion
IL-6	M, Endo, Fibro, TH2	B, T	Differenzierung, Aktivierung, Hämatopoese, Akute-Phase-Reaktion (Leber)
IL-7	Stroma (Thymus, KM)	B, Thy, T	Proliferation
IL-8	Endo, Mono, T, B	N, M, T, NK, Baso, Mast, Endo	Chemotaxis, akute Entzündung
IL-9	TH2	Mast, Lymphomzellen	Proliferation
IL-10	TH2, M	T, M	Hemmung TH1-Differenzierung; antiinflammatorisch
IL-11	Stroma (KM)	Megakaryozyten	Thrombozytenreifung
IL-12	M, DZ	T, NK	TH1-Differenzierung, proinflammatorisch
IL-13	TH2, NK, Mast	T, B, M	TH2-Differenzierung, IgE-Sekretion, Hemmung von Makrophagenfunktionen
IL-14	Lymphomzellen	B	Proliferation
IL-15	M, Endo, Fibro	NK, T, Mast	Differenzierung, Aktivierung, Hemmung von Apoptose
IL-16	T	$CD4^+$ T	Chemotaxis
IL-17	$CD4^+$ T	Stroma (KM)	Proliferation hämatopoetischer Vorläuferzellen
IL-18	M, DZ	T, NK	TH1-Differenzierung, proinflammatorisch
IL-19	Mono	?	Akute-Phase-Reaktion?
IL-20	?	Keratino	Regulation epidermaler Funktionen, Wundheilung
IL-21	T	Hepato	Akute-Phase-Reaktion
IL-22	T	T	Hemmung TH2-Differenzierung
IL-23	M, DZ	T, NK	Aktivierung IFN-γ-Sekretion
IL-24	TH2	?	Zelldifferenzierung, Antitumorwirkung, Wundheilung
TNF (»tumor necrosis factor«)	M, TH1	M, Endo	Aktivierung, proinflammatorisch
LT-α und -β (»lymphotoxin«)	TH1, B, NK	M	Aktivierung, proinflammatorisch, Lymphorganogenese
LIGHT	T, Mono	M	? – Lymphorganogenese
IFN-α	M, T, B	Viele Gewebe;T	Virostase, Kostimulation
IFN-β	Fibro	Viele Gewebe	Virostase
IFN-γ	TH1, NK	M, DZ, T, B	Aktivierung
MIF (»migration inhibitory factor«)	M, T	M	Proinflammatorisch, Glukokortikoidgegenregulation
TGF-β (»transforming growth factor β«)	Nahezu alle Zellen	Viele Gewebe	Multifunktionell, Hemmung von B-Zellen, NK-Zellen, Makrophagen
CSF-1 (»colony stimulating factor«)	Mono, T	Makrophagenvorläuferzellen	Proliferation, Differenzierung zu Makrophagen
GMCSF (»granulocyte macrophage colony stimulating factor«)	T, M, Fibro	Hämatopoetische Vorläufer	Proliferation, Differenzierung zu Granulozyten, Makrophagen, dendritischen Zellen
GCSF (»granulocyte colony stimulating factor«)	M, Endo	Granulozytenvorläuferzellen	Proliferation und Ausreifung neutrophiler Granulozyten
SCF (»stem cell factor«)	Stroma (KM) Endo, Fibro	Hämatopoetische Vorläufer	Proliferation, Differenzierung (als Kostimulus)

T T-Zelle, *TH* T-Helfer Zelle, *TC* zytotoxische T-Zelle, *T mem* Gedächtnis-T-Zelle, *T naive* antigenunerfahrene T-Zelle, *B* B-Zelle, *NK* NK-Zelle, *NKT* NKT-Zelle, *Mono* Monozyt, *M* Makrophage, *DZ* dendritische Zelle, *N* neutrophiler Granulozyt, *Eos* eosinophiler Granulozyt, *Baso* basophiler Granulozyt, *Mast* Mastzelle, *Myelo* Vorläuferzellen der Myelopoese, *Endo* Endothelzelle, *Fibro* Fibroblast, *Keratino* Keratinozyt, *Thy* Thymozyt, *Melano* Melanozyt, *Epi* Epithelzelle, *KM* Knochenmark, *LK* Lymphknoten, *?* noch nicht genau definiert.

Zur differenzierten Anlockung von Entzündungszellen werden am Infektionsherd Chemokine sezerniert. Hierbei handelt es sich um chemotaktisch wirksame, strukturell verwandte Substanzen, die die Rekrutierung von Zellpopulationen, die korrespondierende Chemokinrezeptoren tragen, entlang eines Konzentrationsgradienten bewerkstelligen. Auf diese Weise sind z. B. eine erhöhte Anlockung von T-Gedächtniszellen über das Chemokin RANTES oder ein vermehrter Zustrom von Monozyten über das Chemokin MCP-1 regulierbar.

Einige Chemokine (z. B. die Liganden des Chemokinrezeptors 5) sind außerdem, in ähnlicher Weise wie einige Zytokine (z. B. die Lymphotoxine aus T- und B-Zellen), entscheidend an der Organogenese lymphatischer Gewebe (Lymphknoten, Milzstruktur) beteiligt. Darüber hinaus regulieren einige konstitutiv exprimierte Chemokine (z. B. CXCL-12 und CCL-21) die basale Zirkulation naiver Lymphozyten durch lymphatische Organe, wo sie erstmals mit Antigen in Kontakt kommen können. Von großer Bedeutung ist auch die angiogenetische (CXCL-1) bzw. angiostatische (IP-10) Wirkung einiger Chemokine, die v. a. bei der Abwehr von Tumoren bzw. bei chronischen Entzündungsreaktionen zum Tragen kommen (Tabelle 2-4).

Als Folge des chronischen Entzündungsreizes, den Infektionen mit intrazellulär persistierenden Erregern wie z. B. Brucella abortus oder Mycobacterium tuberculosis darstellen, ist deren histopathologische Erscheinungsform durch eine vorwiegend mononukleäre, strukturierte Entzündungsreaktion gekennzeichnet, die sog. Granulombildung. Hierbei ermöglicht die Struktur des Granuloms mit seinen zentral liegenden Makrophagen, die von einem Lymphozytensaum umgeben sind, einerseits eine effiziente Abgrenzung des Infektionsherdes, andererseits eine enge Kooperation zwischen Makrophagen und T-Zellen.

2.2.6 NK-Zellen

Natürliche Killerzellen (NK-Zellen) sind zytotoxische mononukleäre Zellen, die keinen antigenspezifischen Rezeptor wie T- und B-Zellen tragen. NK-Zellen erkennen vielmehr die Abwesenheit bestimmter zellständiger Strukturen (z. B. von MHC-I) und sind dann in der Lage, z. B. MHC-I-negative Tumorzellen über die Exozytose von Granula zu lysieren. Diese Granula enthalten Perforin, das in die Zielzelle Poren einbaut, durch die Granzyme (Esterasen) und NK-Lysin eingeschleust werden, die zum Zelltod führen. Im Infektionsgeschehen können NK-Zellen über die Lyse infizierter Zellen, evtl. auch über die direkte Zerstörung von Protozoen, zur Abwehr beitragen. Besonders bedeutsam sind NK-Zellen jedoch, weil sie unter Vermittlung von durch Makrophagen freigesetztes IL-12 und IL-18 frühzeitig IFN-γ und TNF sezernieren können und damit einen entscheidenden Beitrag zur T-zellunabhängigen Makrophagenaktivierung und zur Bahnung einer TH1-Antwort leisten.

2.2.7 Antigenprozessierung und Antigenpräsentation

Wenn Mikroorganismen der ersten Verteidigungslinie, d. h. dem Ansturm von Granulozyten, Makrophagen und NK-Zellen, widerstehen können, werden T-Zellen alarmiert. Hierzu bedarf es der Aufarbeitung der Infektionserreger in eine Form, in der sie von den spezifischen Rezeptorstrukturen auf T-Zellen erkannt werden können. $CD4^+$-Helfer-T-Zellen erkennen Fremdantigen (also auch bakterielle Bestandteile) nur in Verbindung mit MHC-II-Molekülen, während $CD8^+$-Helfer-T-Zel-

Tabelle 2-4. Chemokine und Chemokinrezeptoren: Quellen und Funktionen

Name (alte Nomenklatur)	Produktionsort	Rezeptor	Rezeptorverteilung	Bedeutung (außer Chemotaxis)
CXCL 1 (Groα/MGSA-α)	Melano, Keratino, M	CXCR2>CXCR1	N, M, T, NK, Mast, Endo	Wundheilung, Angiogenese
CXCL 2 (Groβ/MGSA-β)				
CXCL 3 (Gro γ)				
CXCL 4 (PF-4)	P	? (Proteo-glykan)	Viele Zellen	Hemmung der Angiogenese
CXCL 5 (ENA-78)	Epi	CXCR 2	N, M, T, NK, Mast, Endo	Akute und chronische Entzündung, Angiogenese
CXCL 6 (GCP-2)	Osteosarkomzellen	CXCR 1, CXCR 2	N	Aktivierung von Neutrophilen
CXCL 7 (NAP-2)	P	CXCR 2	N, M, T, NK, Mast, Endo	Degranulation und Aktivierung von Neutrophilen
CXCL 8 (IL-8)	N, Endo, M, T	CXCR 1, CXCR 2	N, M, T, NK, Baso, Mast, Endo	Akute Entzündung
CXCL 9 (MIG)	M, Endo, IFN-γ-induzierbar	CXCR 3	T, NK	TH1-Antwort; Hemmung der Angiogenese
CXCL 10 (IP-10)	viele Zellen; IFN-γ-induzierbar	CXCR 3	T, NK Angiogenese	TH1-Antwort; Hemmung der
CXCL 11 (I-TAC)	Epi, M, IFN-γ-induzierbar	CXCR 3	T, NK	TH1-Antwort
CXCL 12 (SDF-1)	Stroma (KM, LK)	CXCR 4	Myelo, T, B, Epi, Endo, DC	Rezirkulation naiver Lymphozyten durch LK

Tabelle 2-4 (Fortsetzung)

Name (alte Nomenklatur)	Produktionsort	Rezeptor	Rezeptorverteilung	Bedeutung (außer Chemotaxis)
CXCL 13 (BLC/BCA-1)	Lymphfollikel	CXCR 5	B, T	Struktur sekundärer Lymph.-organe
XCL 1 (Lymphotactin)	CD8⁺T, NKT, NK, TH1	XCR 1	T, B, NK	
XCL 2 (SCM-1β)	CD8⁺T, NK	XCR 1	T, NK	
CX3CL 1 (Fractalkine)	Endo, Mono, DZ	CX3CR1	NK, Mono, T	Adhäsion
CCL 1 (I-309)	T, Mono	CCR 8	M, TH2	TH2-Antwort
CCL 2 (MCP-1)	Fibro, Endo, Epi, M, N, Eos	CCR 2 zung	M, T, B, NK, Baso	TH2-Antwort, Histaminfreisetzung
CCL 3 (MIP-1α)	Mono, M, DZ, T, B, NK, N, Eos, Baso, Mast	CCR 1, CCR 4, CCR 5	N, M, T, NK, B TH mem T, M	TH1-Antwort, Lymphozyten-adhäsion
CCL 4 (MIP-1β)	Mono, M, DZ, T, B, NK, N, Mast	CCR5, CCR8	M, T, NK	TH1>TH2, NK-Zell-Aktivierung
CCL 5 (RANTES)	M, Epi, Endo, P, Eos	CCR 1, CCR 3, CCR 5	T mem, N, Eos, Baso, Mono, M, DZ	
CCL 6 (Mu C10)	M, IL-4-induzierbar	CCR1	T, N, M, Mono	KM-suppressiv
CCL 7 (MCP-3)	Fibro, Endo, Mono, M, P	CCR 1, CCR 2, CCR 3	T, Eos, Mono, M, DZ	
CCL 8 (MCP-2)	Fibro, N, Astrozyten	CCR 3	Eos, Baso, T	
CCL9/10 (MIP-1γ)	Mono, M	CCR1	T, Mono, M	KM-suppressiv
CCL 11 (Eotaxin)	Epi, Endo	CCR 3	Eos, Baso	Asthma
CCL 12 (MCP-5)	Mono, T, B, Eos	CCR 2	M, T, B, NK, Baso	
CCL 13 (MCP-4)	Mono, T, Eos, DZ	CCR 2, CCR 3	M, T, B, NK, Baso, Eos	
CCL 14 (HCC-1/3)	Viele Gewebe, konstitutiv	CCR 1	T, Mono, M, N	Regulatorisch? KM-stimulierend
CCL 15 (Leukotactin)	T, B, NK, Mono, M, DZ IFN-γ-induzierbar	CCR 1, CCR 3	N, M, Mono, T, Baso, Eos	
CCL 16 (HCC-4)	M, Leber IL-10-induzierbar	CCR 1	N, M, Mono, T	KM-suppressiv
CCL 17 (TARC)	DZ, Mono	CCR 4	T, TH2 mem, P	T-Zellreifung im Thymus; TH2-Antwort
CCL 18 (DC-CK1)	DZ, M	CCR 7	T naive, Eos	
CCL 19 (ELC	DZ	CCR 7	T naive, B, DZ	Lymphozyten-Homing in LK
CCL 20 (LARC)	Lymphgewebe, Leber, Endo, Mono, DZ	CCR 6	DZ, T mem	KM-suppressiv
CCL 21 (SLC)	Lymphgewebe, konstitutiv	CCR 7	T naive, B, DZ	Lymphozyten-Homing in LK
CCL 22 (MDC)	DC	CCR 4	DC, NK	
CCL 23 (MPIF-1)	Mono, Pankreas, Muskel	CCR 1	N, M, T	KM-suppressiv
CCL 24 (Eotaxin-2)	Mono, M, Lunge	CCR 3	Eos, Baso, TH2	TH2-Antwort, KM-suppressiv
CCL 25 (TECK)	Stroma (Thymus), Dünndarm	CCR 9	M, Thy, DZ	T-Zellentwicklung im Thymus
CCL 26 (Eotaxin-3)	Herz, Ovar	CCR 3	Eos	
CCL 27 (CTACK)	Keratino	CCR 10	T	

T T-Zelle, *TH* T-Helfer Zelle, *TC* zytotoxische T-Zelle, *T mem* Gedächtnis-T-Zelle, *T naive* antigenunerfahrene T-Zelle, *B* B-Zelle, *NK* NK-Zelle, *NKT* NKT-Zelle, *Mono* Monozyt, *M* Makrophage, *DZ* dendritische Zelle, *N* neutrophiler Granulozyt, *Eos* eosinophiler Granulozyt, *Baso* basophiler Granulozyt, *Mast* Mastzelle, *Myelo* Vorläuferzellen der Myelopoese, *Endo* Endothelzelle, *Fibro* Fibroblast, *Keratino* Keratinozyt, *Thy* Thymozyt, *p* Thrombozyt, *Melano* Melanozyt, *Epi* Epithelzelle, *KM* Knochenmark, *LK* Lymphknoten, *?* noch nicht genau definiert.

len zytotoxisches T-Zellenantigen v. a. in Verbindung mit MHC-I-Strukturen erkennen.

Bei den MHC-Molekülen handelt es sich um polymorphe, genetisch sehr variable Strukturen, die ursprünglich als Transplantationsantigene identifiziert wurden, aber ihre eigentliche Bestimmung als körpereigene Referenzstrukturen im Rahmen der Oberflächenpräsentation von Eigen- und Fremdantigenen haben. MHC-I-Moleküle kommen auf allen Zellen vor, MHC-II-Moleküle v. a. auf Makrophagen, dendritischen Zellen sowie aktivierten T-Zellen und B-Zellen. Je nach Lokalisation des Infektionserregers hat sich eine Prozessierungsform für Fremdantigene herausgebildet, die die differenzierten Effektormechanismen der verschiedenen T-Zellsubpopulationen optimal nutzt.

Zytosolische Antigene, wie Viren und sezernierte Produkte von Bakterien, werden nämlich in Proteasomen in 9–13 Aminosäuren lange Peptide zerstückelt, die von einem Transportprotein (»transporter of antigenic peptides«, TAP) in das endoplasmatische Retikulum verbracht werden, wo sie auf MHC-I-Strukturen geladen werden. Auf der Zelloberfläche werden auf diese Weise Peptide von z. B. intrazellulär replizierenden Viren präsentiert, die jetzt von zytotoxischen T-Zellen erkannt werden, was die Lyse infizierter Zellen zur Folge haben kann.

Hingegen werden exogene Antigene, z. B. phagozytierte, tote Bakterien, aber auch in Phagosomen replizierende Mykobakterien, durch lysosomale Verschmelzung angedaut. Kleine Vesikel, in denen sich im endoplasmatischen Retikulum hergestellte MHC-II-Moleküle befinden, docken an Phagolysosomen an und nehmen dort entstehende Peptidfragmente auf, sodass sich bakterielle Peptide auf der Oberfläche von infizierten Zellen in MHC-II-Strukturen finden lassen, die nun von T-Helferzellen erkannt werden können. In ähnlicher Weise fusionieren Kompartimente, die die invariante CD1-Struktur beinhalten, mit solchen, die über den Mannoserezeptor gebundene mikrobielle Glykolipide transportieren. Mit Glykolipiden beladene CD1 werden also unabhängig von einer Prozessierung im Proteasom bzw. Phagolysosom an der Zelloberfläche präsentiert, wo sie zur Aktivierung bestimmter T-Zellsubpopulationen führen.

Zur effizienten Antigenpräsentation sind nur wenige Zellen befähigt. Hierzu gehören die Makrophagen und insbesondere die dendritischen Zellen, eine spezialisierte Form von Monozyten, die besonders große Mengen an MHC-II- und CD1-Molekülen tragen und über ein breites Repertoire kostimulatorischer Faktoren verfügen. Hierbei bestimmt das von antigenpräsentierenden Zellen geschaffene Mikromilieu (Zytokine, kostimulatorische Oberflächenmoleküle) entscheidend, in welcher Weise sich antigenspezifische T-Zellen differenzieren (vgl. ◘ Abb. 2-3).

2.3 Erworbene Mechanismen der Infektabwehr (»Adaptive Immunity«)

Die komplexe Struktur und Lebensform verschiedenster Erreger erfordert nicht nur differenzierte Strategien bei der Antigenprozessierung und -präsentation, sondern auch bei deren Elimination. So ist es bei manchen Pathogenen sinnvoll, ihre toxischen Produkte durch spezifische Antikörper zu neutralisieren bzw. die Erreger selbst durch Antikörper zu opsonisieren, damit professionelle Fresszellen sie abräumen können. Bei intrazellulär lebensfähigen Erregern sind diese Prinzipien hingegen wenig hilfreich. Vielmehr müssen hier zunächst die Erreger, z. B. durch Zytolyse, aus ihren zur Abtötung nicht befähigten Wirtszellen freigesetzt werden, sodass in spezifischer Weise aktivierte Phagozyten sie anschließend eliminieren können.

Für eine regelrechte Ausprägung neutralisierender und opsonisierender Antikörper werden v. a. die Zytokine IL-4, IL-5, IL-6 und IL-13 benötigt (»TH2-Antwort«). Für die Aktivierung von Makrophagen müssen v. a. TNF und IFN-γ von T-Zellen bereit gestellt werden (»TH1-Antwort«). Viele Immunreaktionen umfassen sowohl die antikörpervermittelte als auch die zellvermittelte Abwehr. In »idealisierten« experimentellen Systemen ließen sich diese beiden Arme der Immunantwort jedoch grundsätzlich voneinander getrennt darstellen. In der Folge wird daher zunächst dieses Konzept einer kreuzregulierten TH1-TH2-Dichotomie erläutert, bevor an Beispielen typischer Verläufe von Infektionskrankheiten die relative Wertigkeit einzelner Abwehrstrategien für Immunität und Pathologie verdeutlicht werden soll (◘ Abb. 2-4).

2.3.1 $CD4^+$-TH1-Zellen

Für die Induktion der TH1-Zelldifferenzierung ist das kostimulatorische Molekül CD80 auf antigenpräsentierenden Zellen von großer Bedeutung. Wenn CD80 mit membranständigem CD28 (bzw. einer homologen Struktur, CD152) auf naiven T-Zellen interagiert, differenzieren diese bevorzugt zu TH1-Zellen. Die klonale Expansion wird hierbei durch das autokrin wirkende IL-2 als maßgeblichem T-Zellwachstumsfaktor gesteuert.

Der entscheidende lösliche Faktor für eine TH1-Zelldifferenzierung ist IL-12, wobei die Sekretion von IL-12 durch antigenpräsentierende Zellen ihrerseits deutlich verstärkt wird, wenn zusätzlich das kostimulatorische Molekül CD40 mit seinem Liganden CD40L auf T-Zellen interagiert. IL-12 wird v. a. von Makrophagen und dendritischen Zellen gebildet und bewirkt hauptsächlich die vermehrte IFN-γ-Produktion von NK- und T-Zellen. Die Entwicklung einer TH1-Antwort erfordert jedoch neben der Anwesenheit von IL-12 auch, dass gleichzeitig die endogene Sekretion von IL-4, IL-10 und IL-13 ausreichend unterdrückt wird. Somit reguliert v. a. die relative Menge an IL-4, IL-10 und IL-13 aus T-Zellen bzw. von IL-12 aus antigenpräsentierenden Zellen die TH1-Differenzierung.

Neben IL-12 können weitere Zytokine wie IL-18 und IL-23, welche ebenfalls von antigenpräsentierenden Zellen gebildet werden, die IFN-γ-induzierende Wirkung von IL-12 unterstützen. Darüber hinaus beeinflusst IFN-γ selbst die TH1-Differenzierung nachhaltig, da es die Produktion von IL-4 vermindert.

Regulierend auf die TH1-Entwicklung wirken die Zytokine IL-4, IL-10 und IL-13.

So verhindert IL-4 die Differenzierung einer TH1-Immunantwort in der Induktionsphase, hat aber wenig Einfluss auf die Funktion schon entwickelter TH1-Zellen. Es hemmt nicht nur die IFN-γ-abhängige Stimulierung der IL-12-Produktion durch Makrophagen, sondern unterdrückt auch weitere zentrale

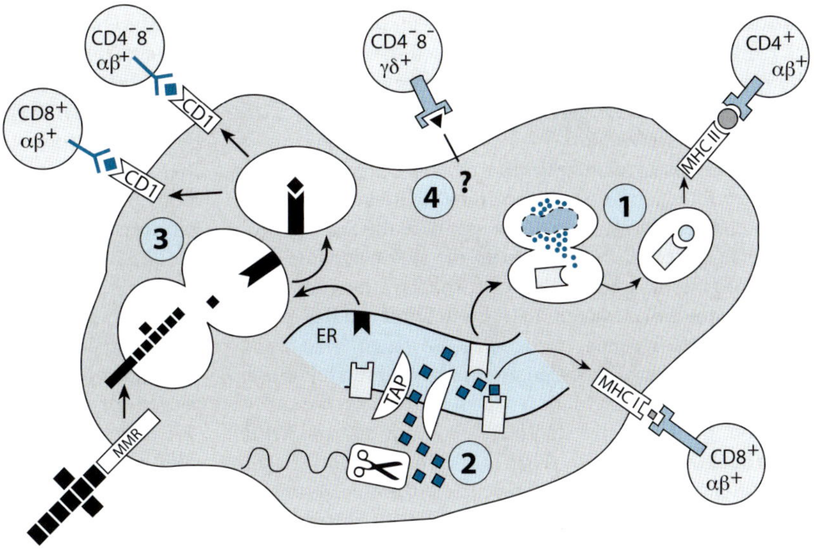

Abb. 2-3. Antigenprozessierung und Antigenpräsentation. Endosomen, die MHC-II-Strukturen befördern, verschmelzen mit Phagolysosomen, die vorverdautes exogenes Antigen beinhalten, sodass ein MHC-II-Antigen-Komplex entstehen kann (*1*), der an der Zelloberfläche von $CD4^+$-$\alpha\beta$-T-Zellen erkannt wird. (*2*) Aus dem Zytosol stammende Proteine, die durch Proteasomen *(Schere)* in Peptide zerlegt werden, gelangen über einen Transportmechanismus (TAP: »transporter of antigenic peptides«) ins endoplasmatische Retikulum (ER), wo sie in MHC-I-Strukturen geladen werden. An der Zelloberfläche werden MHC-I-Antigen-Komplexe von $CD8^+\alpha\beta$-T-Zellen erkannt. (*3*) Glykolipide gelangen u. a. über die Vermittlung des Makrophagen-Mannoserezeptors (MMR) in CD1-haltige Kompartimente, bevor sie an der Zelloberfläche von einer Subpopulation von $CD8^+$ und CD4-CD8-$\alpha\beta$-T-Zellen erkannt werden können. (*4*) Der Mechanismus der Antigenpräsentation an $\gamma\delta^+$-T-Zellen ist nicht genau definiert

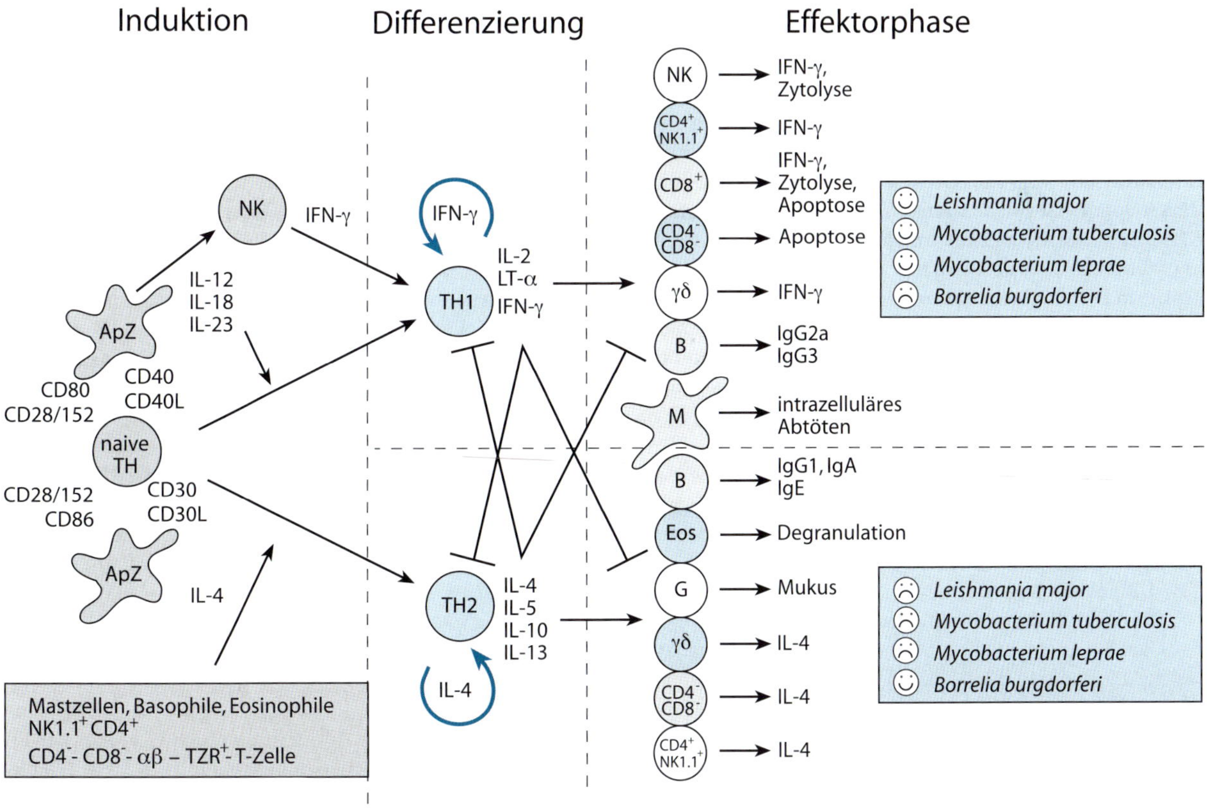

Abb. 2-4. Induktion und Regulation der TH1/TH2-polarisierten Effektorantwort. Schematische Darstellung der Zellen und Mediatoren, die in die Kreuzregulation und Differenzierung einer »idealisierten« TH1- bzw. TH2-Immunreaktion eingreifen. *ApZ* antigenpräsentierende Zelle, *TH* T-Helfer Zelle, *NK* NK-Zelle, *γδ* γδ-TZR^+-T-Zelle, *B* B-Zelle, *M* Makrophage, *Eos* Eosinophiler, *G* Gobletzelle; ☺ protektiv, ☹ nicht protektiv, → fördert, ⊣ hemmt

Effektorfunktionen von Makrophagen, wie die Sekretion von TNF und die Stickoxidsynthese. Dem hemmenden Effekt auf die Bahnung und Ausprägung einer TH1-Antwort wirkt IL-12 u. a. dadurch entgegen, dass es die Ansprechbarkeit von T-Zellen für IL-4 abschwächt.

IL-10 ist ein Zytokin, welches von TH2-Zellen und Makrophagen produziert wird. Es hemmt die Effektorfunktionen schon etablierter TH1-Zellen, insbesondere die Sekretion von IFN-γ. IL-10 vermindert außerdem die IFN-γ-abhängige Stimulierung der IL-12-, TNF- und Stickoxidsynthese in Makrophagen sowie die IL-12-vermittelte Produktion von IFN-γ durch NK- und $CD8^+$-T-Zellen.

IL-13 wird von TH2-Zellen produziert und moduliert zahlreiche Funktionen von Makrophagen. Es verstärkt die Expression von IgE-Rezeptoren und MHC-II-Molekülen und hemmt die Produktion von IFN-α, TNF, IL-1, IL-6, IL-12 und Stickoxiden. Da IFN-α und IL-12 wichtig für die Differenzierung von TH1-Zellen sind, stellt IL-13 ebenfalls eine wichtige Komponente der indirekten Kreuzregulierung von TH1-Zellen dar.

Die wesentliche Effektorfunktion von $CD4^+$-TH1-Zellen besteht in der Produktion von IFN-γ. Dieses Zytokin führt einerseits zur Aktivierung von Makrophagen und damit zu einer effektiven Eliminierung intrazellulärer Infektionserreger. Darüber hinaus ist IFN-γ an der Rekrutierung weiterer Zellen zum Infektionsherd beteiligt, an dem es in der Folge u. a. zytotoxische Effektorzellen aktiviert. Zudem unterstützt IFN-γ über die Induktion von opsonisierenden und Komplement bindenden IgG2- und IgG3-Antikörpern die antikörperabhängige Zytotoxizität und Phagozytoseleistung von Makrophagen.

2.3.2 $CD4^+$-TH2-Zellen

Für die Induktion der TH2-Zell-Differenzierung ist das kostimulatorische Molekül CD86 auf antigenpräsentierenden Zellen von großer Bedeutung. Wenn naive T-Zellen mittels CD28/CD152 im Rahmen der Antigenpräsentation an CD86 binden, differenzieren sie bevorzugt zu TH2-Zellen. Antigenpräsentierende Zellen bahnen also die Differenzierung spezifischer T-Zellen in fundamentaler Weise, weil sie CD80 und CD86 differenziell an ihrer Oberfläche exprimieren können und diese Moleküle dann aufgrund ihrer Bindung an verschiedene Regionen von CD28/CD152 auf T-Zellen unterschiedliche Signale vermitteln.

Ein weiteres kostimulatorisches Signal für die Entwicklung von TH2-Zellen ist die Bindung von CD30 an seinen Liganden CD30L auf antigenpräsentierenden Zellen. Unterbindet man die Interaktion von CD30 mit CD30L, tritt sogar bevorzugt eine TH1-Differenzierung ein.

Bei einem Erstkontakt mit Antigen entwickeln sich naive T-Zellen in Anwesenheit von IL-4 zu einer Zellpopulation, welche die Zytokine IL-4, IL-5 und IL-10 (Typ-2-Zytokine) produziert. Bei der klonalen Expansion ist ebenso wie bei TH1-Zellen IL-2 als autokriner Wachstumsfaktor bedeutsam. Die TH2-Differenzierung wird dadurch verstärkt, dass gleichzeitig die Entwicklung von IFN-γ- und IL-2-produzierenden TH1-Zellen gehemmt wird. In eher indirekter Weise tragen daher noch weitere Faktoren zu einer TH2-Differenzierung bei. So hemmen beispielsweise IL-10 und IL-13 die IL-12-Sekretion von Makrophagen bzw. die IFN-γ-Sekretion von TH1-Zellen.

Die Quelle des für die TH2-Entwicklung essenziell bedeutsamen, frühen IL-4 ist nicht völlig geklärt. Einige Subpopulationen von $Fc\varepsilon R1^+$-Zellen können jedoch IL-4 produzieren. Bestandteile oder Produkte von parasitären Würmern induzieren hierbei die Produktion von IL-4 in Mastzellen, basophilen und eosinophilen Granulozyten sogar bei Abwesenheit von spezifischem IgE, vermutlich durch Kreuzvernetzung des FcεR1 über eine lektinartige Struktur.

Darüber hinaus sind einige »unkonventionelle« regulatorische T-Zellen zur frühen IL-4-Sekretion befähigt. Diese zunächst in der Maus charakterisierten sog. NKT-Zellen unterscheiden sich von klassischen $CD4^+$-T-Zellen darin, dass sie den NK-zelltypischen Oberflächenmarker NK1.1 tragen. Im Gegensatz zu $CD4^+$-αβ-T-Zellen weisen diese $CD4^+$-$NK1.1^+$-αβ-T-Zellen einen T-Zellrezeptor mit einer sehr geringen Variabilität auf (ein Vα-und wenige Vβ-Elemente). Diese Zellen erkennen Antigenpeptide nicht wie klassische $CD4^+$-T-Zellen über die Präsentation durch MHC–II-Strukturen, sondern in Verbindung mit CD1-Molekülen.

Die Regulation einer TH2-Differenzierung erfolgt hauptsächlich durch IFN-γ aus NK- und TH1-Zellen, das direkt die Proliferation von TH2-Zellen behindert. IFN-γ verhindert zwar nicht die Zytokinproduktion von reifen TH2-Zellen, moduliert allerdings sehr viele Effekte von Typ-2-Zytokinen. So kann IFN-γ z. B. die IL-4-vermittelte B-Zelldifferenzierung unterdrücken.

Auch IL-12 kann direkt inhibitorisch auf TH2-Zellen wirken. Es reguliert aber v. a. auch indirekt über seine stimulierende Wirkung auf die IFN-γ-Produktion von NK- und T-Zellen eine TH2-Entwicklung. Ebenso moduliert IL-12 die Funktionen von Typ-2-Zytokinen und verhindert z. B. die IgE-Sekretion von B-Zellen. IFN-α hat ebenfalls eine negativ regulatorische Wirkung auf die Entwicklung von TH2-Zellen. Dieses Zytokin hemmt die Produktion von IL-4 v. a. indirekt, da es die Sekretion von IL-12 fördert.

Die Effektorfunktionen von $CD4^+$-TH2-Zellen bestehen v. a. darin, über die Bereitstellung von IL-4, IL-5, IL-6 und IL-13 die humorale Immunantwort durch die Induktion eines Antikörperisotypenwechsels zu IgE, IgA, und IgG1 zu unterstützen. TH2-Zellen befördern auch, v. a. durch Sekretion von IL-5, die Differenzierung und Aktivierung von Mastzellen und eosinophilen Granulozyten, die im Rahmen der mukosalen Infektabwehr durch Ausschleusung ihrer toxischen Granula entscheidend an der Abtötung von Helminthen beteiligt sind. Zytokine, die von $CD4^+$-TH2-Zellen gebildet werden, wirken hierbei auch auf Nicht-Immunzellen (vgl. ◘ Abb. 2-4). IL-13 z. B. aktiviert die Sekretion von Mukus durch schleimbildende Gobletzellen der Darmepithelien, was die Wurmausscheidung erleichtert.

2.3.3 $CD8^+$-T-Lymphozyten

Die Funktionen von $CD8^+$-T-Zellen werden v. a. über das Erkennen von Peptidantigenen in Verbindung mit MHC-I-Molekülen induziert. Einige $CD8^+$-T-Zellen können aber auch Lipidantigene, gekoppelt an CD1-Moleküle antigenpräsentierender Zellen, erkennen. $CD8^+$-T-Zellen benötigen zu ihrer klonalen Vermehrung IL-2, das von naiven und TH1-Zellen bereitgestellt wird. Während einer Immunantwort sind $CD8^+$-

T-Zellen bedeutsam, weil sie sowohl Zytokine produzieren als auch infizierte Zellen gezielt lysieren können.

Aktivierte $CD8^+$-T-Zellen sezernieren wie klassische $CD4^+$-TH-Zellen einerseits IFN-γ und TNF, andererseits (insbesondere unter Stimulation mit IL-4) Typ-2-Zytokine, womit sie zur Differenzierung und Aufrechterhaltung einer TH1- bzw. TH2-Immunantwort beitragen. Analog zu $CD4^+$-TH1- und TH2-Zellen werden aufgrund ihres Zytokinsekretionsmusters daher $CD8^+$-TC1- und TC2-Zellen unterschieden.

Die zytolytischen Effektorfunktionen von $CD8^+$-T-Lymphozyten sind essenziell für die Abwehr von intrazellulären Erregern. $CD8^+$-T-Zellen wirken über zwei Mechanismen zytolytisch auf ihre Zielzellen. Der bedeutendste ist die Produktion des Proteins Perforin, welches Poren in der Zielzelle bildet und so über die gestörte Membranfunktion die Nekrose der Zielzelle einleitet. Über die Poren werden aber auch präformierte Granzyme (Esterasen) aus Speichergranula von $CD8^+$-T-Zellen eingeschleust, die u. a. eine Apoptose einleiten.

Bei diesem »programmierten Zelltod« handelt es sich um die kaskadenartige Aktivierung von strukturverändernden Enzymen (Caspasen), die letztlich auch die Degradation von DNA zur Folge haben. Die Granula von CD1-restringierten $CD8^+$-T-Zellen beinhalten darüber hinaus Granulysin, das auch intrazelluläre Erreger, wie z. B. M. tuberculosis, zerstören kann. Ein zweiter Mechanismus, mit dem $CD8^+$-Zellen Zielzellen abtöten können, besteht in der Interaktion von CD95 auf der Zielzelle und seinem Liganden auf $CD8^+$-T-Zellen, wodurch ebenfalls eine Apoptose induziert wird.

Im Rahmen der Infektabwehr spielt der perforinabhängige Mechanismus eine hervorragende Rolle. Nach der Infektion mit zytopathischen Viren müssen infizierte Zellen relativ früh erkannt und lysiert werden, sodass die sog. »immediate early« und »early« Proteine von Viren entscheidende Zielantigene für $CD8^+$-T-Zellen darstellen. Bei nichtzytopathischen Viren, welche in infizierten Zellen persistieren und kontinuierlich infektiöse Virionen entlassen, kann auch eine später auftretende Zytotoxizität spezifischer $CD8^+$-T-Zellen noch schützend sein. Auch plasmodien- oder listerieninfizierte Leberzellen und »ausgebrannte« mykobakterienbeladene Makrophagen werden über den perforinabhängigen Mechanismus zerstört.

Einige »unkonventionelle« αβ-T-Zellen, die für die Marker CD4 und CD8 negativ sind, erkennen Antigen ebenfalls in Verbindung mit CD1. Während CD1-restringierte $CD8^+$-T-Zellen jedoch perforinabhängig durch die Wirkung von Granulysin infizierte Zellen und Bakterien eliminieren, töten $CD4^-$-$CD8^-$-T-Zellen über einen CD95-vermittelten Weg zwar infizierte Makrophagen, aber nicht die Bakterien. Die Bedeutung dieser Zellen für die Infektabwehr ist daher bisher unklar.

2.3.4 γδ-T-Zellen

Bei weniger als 10% der T-Zellen besteht der Antigenrezeptor aus einer γ- und einer δ-Kette. Obwohl der γδ-TZR durch das Rearrangement nur weniger V-Genprodukte entsteht, haben γδ-T-Zellen ein ebenso großes Antigenerkennungsrepertoire wie αβ-T-Zellen. γδ-T-Zellen sind v. a. in den Epithelien von Haut und Schleimhaut zu finden und stellen eine erste zelluläre Verteidigungslinie gegen die Außenwelt dar. Einige wenige Studien weisen darauf hin, dass γδ-T-Zellen, wie αβ-T-Zellen, MHC-restringiert Peptidantigene erkennen können, obwohl sie keine Korezeptoren für MHC, wie CD4 oder CD8, haben. Überwiegend werden γδ-T-Zellen jedoch unabhängig von MHC-Molekülen durch strukturell andere Antigenklassen aktiviert. Diese Antigene sind von niedrigem Molekulargewicht und bestehen aus endständig phosphorylierten Fettsäuren, Kohlenhydraten oder Nukleotiden. Zum ersten Mal wurde ein entsprechendes Antigen, Isopentenylpyrophosphat, aus M. tuberculosis beschrieben. Ähnliche Liganden wurden auch in Plasmodium falciparum gefunden.

Prinzipiell haben γδ-T-Zellen die gleichen Effektorfunktionen wie αβ-T-Zellen. Sie sezernieren eine Reihe von Zytokinen und sind zytotoxisch. Insgesamt scheinen γδ-T-Zellen eine wichtige Rolle bei der Regulation der Abwehr intrazellulärer Erreger, wie M. tuberculosis, L. monocytogenes oder Plasmodien, zu spielen. Sie sind in der Lage, die Funktion von αβ T-Zellen zu modulieren, und verhindern daher u. a. eine überschießende Entzündungsreaktion.

2.3.5 B-Lymphozyten

Neben der Antikörperproduktion haben B-Zellen weitere wichtige Funktionen während einer Immunantwort. Da sie MHC-II-Moleküle an ihrer Oberfläche tragen, sind sie wie dendritische Zellen oder Makrophagen in der Lage, prozessiertes Peptidantigen an $CD4^+$-Zellen zu präsentieren. Über eine Kreuzvernetzung der zellständigen Immunglobuline kann die Produktion von Antikörpern jedoch auch ohne die Hilfe von T-Zellen erfolgen. B-Lymphozyten können zudem Zytokine wie IL-1 und IL-6 bilden und damit den Verlauf der Immunabwehr beeinflussen.

Während der frühen Phase einer Infektion werden hauptsächlich spezifische IgM-Antikörper im Serum gefunden. Die pentamere Struktur der IgM-Antikörperklasse ermöglicht die Ausbildung von 10 Antigenbindungstellen und somit eine hohe Affinität zu repetitiven Antigenmustern. Spezifisches IgM aktiviert das Komplementsystem in hohem Maße. Der Nachweis von spezifischen IgM-Antikörpern bei Neugeborenen ist ein bedeutender Hinweis auf eine konnatale Infektion, da diese Antikörperklasse nicht plazentagängig ist.

Im weiteren Verlauf einer Infektion kommt es in konventionellen B-Zellen unter dem Einfluss von IFN-γ zu einer Isotypenumschaltung auf IgG2a und IgG3, unter dem Einfluss von Typ-2-Zytokinen auf IgG1, IgA, und IgE. Somatische Mutationen in der variablen Region führen im Verlauf einer Infektion zu einer Affinitätsreifung der Antikörper, sodass zunehmend besser an das spezifische Antigen bindende Antikörper produziert werden.

Die verschiedenen Unterklassen von IgG-Antikörpern unterscheiden sich aufgrund ihrer Fähigkeit, Komplement zu aktivieren und an Fc-Rezeptoren von Makrophagen und Granulozyten zu binden. Dabei sind IgG1 und IgG3 effektive Aktivatoren von Komplement und binden mit hoher Affinität an Fcγ-Rezeptoren vom Typ I (CD64) auf Makrophagen. Hingegen aktiviert IgG2 Komplement sehr schlecht und bindet nicht an CD64. IgG4 bindet zwar an CD64, aktiviert aber kein Komplement.

Da IgG-Antikörper plazentagängig sind, tragen sie wesentlich zu einem Immunschutz von Neugeborenen während der ersten Lebensmonate bei. Während die typischerweise gegen Proteinantigene gerichteten IgG1- und IgG3-Unterklassen sofort nach der Geburt gebildet werden können, setzt die Produktion von IgG2- und IgG4-Antikörpern, die bevorzugt für Kohlenhydratantigene spezifisch sind, erst mit dem 2. Lebensjahr ein. Infektionen mit Kapsel tragenden Bakterien wie Streptococcus pneumoniae, Haemophilus influenzae oder Neisseria meningitidis sind aus diesem Grund für Kleinkinder besonders gefährlich.

Die Antikörperklasse IgA stellt zwar nur 15% des gesamten Immunoglobulinanteils im Serum dar, ist aber im Gesamtorganismus das quantitativ bedeutsamste Immunoglobulin, da es auch in vielen anderen Körperflüssigkeiten zu finden ist. Durch seine Präsenz in Schleimhäuten in sowohl zellständiger als auch in sekretorischer Form bildet IgA v. a. eine lokale Barriere gegen Infektionen, indem es besonders die Adhärenz von Erregern an die Mukosa verhindert. Es gibt zwei Unterklassen dieses Antikörpers. IgA1 wird v. a. gegen Proteine gebildet, während IgA2 v. a. eine Spezifität für Polysaccharide und Kapsel tragende Bakterien hat. IgA kann Komplement über den klassischen Weg aktivieren. Da IgA auch in der Muttermilch angereichert ist, dient es als passiver Immunschutz des Säuglings.

Als Effektoren der humoralen Immunabwehr wirken Antikörper einerseits direkt neutralisierend, indem sie die Funktion z. B. eines Toxins oder einer mikrobiellen Rezeptorstruktur blockieren. Andererseits verstärken sie die Elimination von Erregern dadurch, dass Neutrophile und Makrophagen über den konstanten Fc-Teil des Antikörpers einen Antikörper-Antigen-Komplex erkennen und phagozytieren können. Dieser Mechanismus kommt insbesondere bei Bakterien mit Kapselpolysacchariden zum Tragen, da diese resistent gegen eine direkte Aufnahme durch Phagozyten sind. Auch zytotoxische Effektorzellen, wie NK-Zellen, können über die Bindung von IgG an den Fcγ-Rezeptor III (CD16) aktiviert werden. Diese antikörperabhängige zelluläre Zytotoxizität (ADCC) wird besonders von spezifischen IgG1- und IgG3-Antikörpern aktiviert und führt zur Zerstörung von mit Antikörpern opsonierten Zellen.

Bei großen extrazellulären parasitären Würmern des Gewebes oder des Darms spielt ein ähnlicher zytotoxischer Mechanismus eine Rolle. Mastzellen, Basophile und Eosinophile können über die Bindung von spezifischem IgE an den hochaffinen Fcε-Rezeptor aktiviert werden. Die Freisetzung von Mediatoren aus Granula trägt hierbei einerseits zur Schädigung der Parasiten und zur Wurmexpulsion, andererseits auch zur lokalen Entzündungsreaktion (z. B. bei Asthma) bei. Darüber hinaus führt die Bindung von Antikörpern an Mikroorganismen zur Aktivierung des Komplementsystems, was zur Lyse des Erregers über den Membranangriffskomplex führen kann. Auffällig ist, dass viele Bakterien und Parasiten Resistenzmechanismen gegen die Komplementbindung entwickelt haben. Mykobakterien nutzen die Komplementaktivierung sogar, um Makrophagen leichter zu infizieren.

Eine kleine Population von B-Zellen, welche das Oberflächenmolekül CD5 exprimiert, unterscheidet sich von anderen B-Zellen durch ein anderes Antigenrezeptorrepertoire. $CD5^+$-B-Zellen produzieren außerdem über längere Zeiträume IgM-Antikörper, die sich hauptsächlich gegen bakterielle Polysaccharide oder Phosphocholin richten. Bedeutungsvoll ist diese Population von B-Zellen v. a. wegen ihrer Fähigkeit, nach Kontakt mit Antigen IL-10 zu produzieren. Deswegen kann eine Aktvierung dieser Zellen eine zellvermittelte Immunanwort verhindern und damit indirekt die humorale Immmunabwehr fördern.

2.3.6 Das immunologische Gedächtnis

Eine wichtige Eigenschaft des adaptiven Immunsystems ist das sog. immunologische Gedächtnis, die Fähigkeit, schneller und effektiver auf eine Reinfektion mit demselben Erreger zu reagieren. Das immunologische Gedächtnis lässt sich am einfachsten an der gegenläufigen Ausprägung der Krankheitssymptome und der spezifischen Immunitätsparameter bei Erst- und Zweitinfektion verdeutlichen (■ Abb. 2-5).

Bei der Erstinfektion führt der Erreger, z. B. ein Masernvirus, je nach seinem pathogenen Potential, zu Krankheitssymptomen, die sich erst im Rahmen der langsam einsetzenden Immunantwort (neutralisierende Antikörper) abschwächen. Bei Zweitinfektion liegen noch neutralisierende Antikörper aus der Erstinfektion vor, außerdem erfolgt die Produktion nunmehr affinitätsgereifter Antikörper eines Komplement aktivierenden Isotyps schneller, sodass praktisch keine Krankheitssymptome mehr auftreten.

Jedoch haben nicht nur B-Lymphozyten ein immunologisches Gedächtnis. Gerade T-Lymphozyten prägen wesentlich die Art und Effizienz der sekundären Immunantwort.

- Eine zelluläre Voraussetzung für diesen Effekt ist zunächst die massive klonale Expansion antigenspezifischer T-Lymphozyten im Rahmen der Erstinfektion, was v. a. unter dem Einfluss des T-Zellwachstumsfaktors IL-2 geschieht.
- Die zweite Voraussetzung für die Effizienz des immunologischen Gedächtnisses ist die Differenzierung der Effektorfunktionen (erregerabhängig je nach Zytokinmikromilieu TH1/TC1- oder TH2/TC2-dominant), sodass Erreger möglichst effektiv eliminiert werden können.
- Drittens tragen T-Gedächtniszellen eine Reihe von kostimulatorisch wirksamen Oberflächenmolekülen, sodass ihre Aktivierung bei Zweitkontakt mit Antigen erleichtert wird.
- Viertens haben T-Gedächtniszellen ein verändertes Rezirkulationsverhalten im Gefäßbett, sodass sie schneller und gerichteter frühe Infektionsherde aufsuchen können.

Das immunologische Gedächtnis stellt die Grundlage der Impfung dar. Die Verabreichung virulenzgeminderter Impfstämme führt hierbei zu einer nahezu symptomlosen Impfkrankheit, die die gleichen Effektormechanismen bahnt, wie dies die echte Erstinfektion tun würde. Da es sich nur um einen abgeschwächten Stimulus handelt, müssen Impfungen jedoch in regelmäßigen Abständen wiederholt werden, um das Gedächtnis aufzufrischen.

Moderne Impfstrategien sind bemüht, das Restrisiko, das von zwar abgeschwächten, jedoch immer noch lebenden Impfstämmen (z. B. im Falle einer schweren Immundefizienz) ausgeht, zu eliminieren. Totimpfstoffe, sei es in Form abgetöteter Erreger oder in Form von immunogenen Erregeruntereinheiten (Proteinen, Polysacchariden, DNA), benötigen jedoch zur Bahnung des gewünschten Effekts eine Kostimulation, die in Form von Adjuvanzien, die die Zytokinproduktion bzw. die Expression kostimulatorischer Moleküle anregen sollen, gleichzeitig verabreicht wird. Da ein Großteil der T-Zellen MHC-rest-

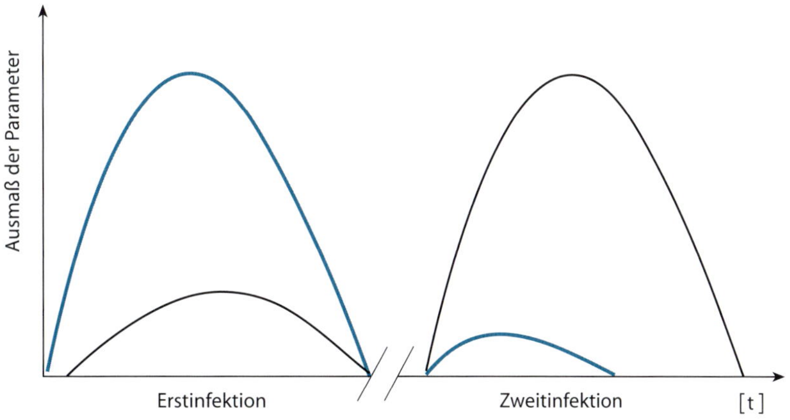

Abb. 2-5. Das immunologische Gedächtnis. Schematische Darstellung der gegenläufigen Ausprägung von Krankheitssymptomen (*rote Linie*) und immunologischen Parametern (T-Zellproliferation, Effektor-Zytokin-Sekretion, IgG-Affinität und Sekretion; *blaue Linie*) im *Rahmen* eine Erst- und Zweitinfektion mit demselben Erreger

ringiert aktiviert werden, der MHC aber extrem polymorph in der Bevölkerung verteilt ist, konzentriert sich die moderne Impfforschung auch auf MHC-unabhängige Wege der Antigenpräsentation (z. B. CD1-vermittelte Nichtproteinantigene).

2.4 Physiologie und Pathophysiologie der Immunantwort

Der Verlauf einer Infektion ist ein dynamischer Prozess, während dessen die Ausbildung einer TH1- oder TH2-Immunantwort einerseits von den genetischen Eigenschaften des Wirtes, andererseits von den jeweiligen Pathomechanismen des Infektionserregers abhängt. Bei manchen, v. a. intrazellulär vitalen Erregern vermittelt eher eine TH1-Antwort Schutz, bei anderen, vorwiegend extrazellulären Erregern ist eine TH2-Immunantwort protektiv. Jedoch können die protektiven Eigenschaften einer TH1-dominierten Infektabwehr oftmals dadurch überschattet werden, dass im Rahmen einer überschießenden TH1-vermittelten Entzündungsreaktion erhebliche Gewebeschäden auftreten.

Umgekehrt kommt es bei chronisch mangelhafter TH1-Stimulierung des Immunsystems, die möglicherweise bei übertriebener Hygiene in Industrieländern auftritt, zu einer generellen TH2-Bereitschaft, sodass auch »harmlose« Umweltantigene als Allergene eine TH2-Reaktion mit IgE-Produktion und Mastzellaktivierung bewirken.

2.4.1 Das TH1/TH2-Dogma in der experimentellen Leishmania-major-Infektion

Das Konzept der TH1/TH2-Dichotomie wurde ursprünglich anhand von experimentellen Infektionen mit dem obligat intrazellulären Parasiten Leishmania major entwickelt, da sich hier in krasser Weise die Überlegenheit einer TH1-Antwort zeigen ließ. In diesem Modell fiel auf, dass suszeptible Mäusestämme, die mit L. major infiziert wurden, eine starke IL-4-Expression in ihren abführenden Lymphknoten hatten, während resistente, infizierte Mäusestämme viel IFN-γ und kein IL-4 produzierten. Der Zusammenhang zwischen IL-4 und Empfänglichkeit bzw. zwischen IFN-γ und Resistenz wurde in der Folge durch eine Vielzahl von Versuchen bestätigt. Unter anderem ließ sich zeigen, dass ursprünglich suszeptible Mäusestämme, deren IL-4 neutralisiert bzw. deren Fähigkeit zur IFN-γ-Produktion erhöht wurde, einen sehr blanden Infektionsverlauf aufwiesen.

Von großer Bedeutung für die Abwehr des intrazellulären Parasiten sind natürlich die Effektorfunktionen, die letztendlich durch IFN-γ-produzierende TH1-Zellen ausgelöst werden. Die Bildung von Stickstoffoxid durch die induzierbare Stickstoffmonoxidsynthase wird von IFN-γ vermittelt und ist essenziell für eine effiziente Eliminierung von L. major in den Makrophagen der Maus. Da die Stickstoffmonoxidsynthese von IL-4 und IL-13 supprimiert werden kann, ist auch verständlich, dass die Ausbildung einer TH2-Immunantwort die Effektorfunktionen von Makrophagen hemmt.

In humanen Infektionen mit Leishmanien gibt es ebenfalls Hinweise auf eine Korrelation zwischen der Art der TH-Zelldifferenzierung und des Krankheitsverlaufs. Blutzellen von Patienten, welche unter einer viszeralen Leishmaniose leiden, produzieren nach der Stimulierung mit Antigen viel IL-4, aber wenig IFN-γ. Während einer frischen Infektion kann daher in gewissem Rahmen anhand der Fähigkeit von Patienten, IFN-γ zu produzieren, die Schwere des Krankheitsverlaufs prognostiziert werden.

2.4.2 Intrazelluläre Erreger: mykobakterielle Infektionen

Intrazellulär überlebensfähige Erreger (z. B. Listeria monocytogenes, Salmonella typhi, Mycobacterium tuberculosis) sind vor einem Antikörperangriff einer TH2-dominierten Immunantwort geschützt. Deswegen sind Effektor-T-Zellen der TH1/TC1-Immunantwort notwendig, um antimikrobielle Mechanismen in Makrophagen zu aktivieren oder infizierte Zellen zu lysieren.

Im Falle der M.-tuberculosis-Infektion sind mehrere T-Zellsubpopulationen an der Ausbildung einer effektiven Abwehr beteiligt, jedoch ist die Aktivierung von Makrophageneffektorfunktionen durch IFN-γ und TNF von zentraler Bedeutung für die Elimination der Erreger. Im Verlauf einer Tuberkulose lassen sich neben TNF und IFN-γ aber auch IL-4, IL-5 und IL-10 in der Bronchiallavage von Patienten nachweisen. Je protrahierter der Verlauf und je schwerer das Krankheitsbild, desto mehr fällt die Produktion von IFN-γ ab; hingegen finden sich z. B. erhöhte IgE-Spiegel im Serum. So lange also eine TH1-Immunantwort dominiert, kann das Bakterienwachstum begrenzt werden.

Eine genetische Prädisposition des Wirtes scheint für die verminderte Induktion einer protektiven TH1-Immunantwort verantwortlich zu sein. In bestimmten Bevölkerungsgruppen sind beispielsweise die MHC-Strukturen HLA-DR2 und HLA-DQ1 mit der Lungentuberkulose stark assoziiert. Darüber hinaus führen genetische Defekte der IL-12-Sekretion bzw. im IL-12- oder IFN-γ-Rezeptorsystem zu schweren, disseminierten Verlaufsformen vorwiegend atypischer Mykobakteriosen (z. B. mit M. avium).

Die chronische Entzündungsreaktion im Rahmen einer TH1-dominierten Immunantwort ist charakteristischerweise die Granulombildung. Hierbei gewährleistet zwar einerseits der enge Kontakt zwischen mykobakterienbeladenen Makrophagen und aktivierenden T-Zellen eine effektive Eindämmung der Bakterienvermehrung. Andererseits verdrängen Granulome jedoch intakte Gewebe und führen so zu Funktionseinschränkungen beispielsweise der Lunge. Darüber hinaus ist es gerade eine überschießende, mangelhaft regulierte, chronische TH1-Stimulation, die zur Nekrotisierung von Granulomen mit nachfolgendem Einbruch ins Bronchialsystem und zu entzündlichen Begleitsymptomen, wie z. B. Pleuritiden und Pleuraergüssen, führt.

Die von Mycobacterium leprae verursachte Krankheit weist einen stark polarisierten Verlauf auf. Die tuberkuloide Lepra ist durch eine starke, lokale zellvermittelte Abwehrreaktion gekennzeichnet, sodass nur wenige Bakterien in den betroffenen Hautläsionen anzutreffen sind. Im Gegensatz dazu ist bei der lepromatösen Lepra eine hohe Bakterienbelastung ohne entzündliche Demarkation und ein progredientes, disseminiertes Krankheitsbild vorherrschend. $CD4^+$-TH-Lymphozyten von Spendern, welche die tuberkuloide Form der Krankheit entwickelt haben, reagieren auf eine Stimulierung mit Mykobakterienantigenen mit einer starken Produktion von IFN-γ. $CD4^+$-TH-Zellen von Patienten, die an der lepromatösen Form leiden, sezernieren dagegen an Stelle von IFN-γ bevorzugt die Typ-2-Zytokine IL-4, IL-5 und IL-10. Da in den Läsionen von tuberkuloiden Patienten erheblich größere Mengen an IL-12 und IL-18 gefunden werden, ist es verständlich, dass hierbei eine optimale TH1-Zelldifferenzierung zu einer effektiven IFN-γ-vermittelten Makrophagenaktivierung und damit zur Eliminierung von M. leprae führt. In Patienten dagegen, welche mit einer Produktion von IL-4 auf die Infektion mit M. leprae reagieren, wird die schutzvermittelnde TH1-Immunantwort nicht eingeleitet.

Eine systemische Therapie von lepromatösen Leprapatienten mit IFN-γ kann zu einer deutlichen Reduktion der Mykobakterienzahl in den Läsionen führen. Allerdings kommt es im Rahmen dieser Heilung, die gelegentlich auch spontan auftreten kann, zur sog. »reversal reaction«. Hierbei trifft eine vorwiegend IFN-γ/TNF-induzierte Makrophagen- und NK-Zellaktivierung auf eine hohe Keimlast, sodass die Entzündungsreaktion nicht nur antibakteriell wirksam, sondern auch gewebezerstörend ist. Dies liegt u. a. daran, dass M. leprae auch in den Schwann-Zellen der Nervenscheiden lebt, die im Rahmen der induzierten TH1-Antwort nun verstärkt lysiert werden. So ist es also die fehlregulierte, überschießende TH1-Reaktion, die bei vorhandener hoher Erregerlast erst die Immunpathologie (Schmerzen und Nervenschädigungen) verursacht.

2.4.3 Extrazelluläre Erreger: Borrelia burgdorferi

Bei Infektionen mit extrazellulären Erregern sind opsonierende und Komplement bindende Antikörper der TH2-Immunantwort für einen Schutz gegen extrazelluläre Bakterien von herausragender Bedeutung. Dies trifft auch für den Erreger des Erythema migrans, Borrelia burgdorferi, zu.

Bei der von demselben Erreger verursachten Lyme-Arthritis handelt es sich um ein späteres Stadium der Infektion. $CD4^+$-αβ-TCR^+-, $CD8^+$-αβ-TCR^+- und γδ-TCR^+-Zellen, die aus der Gelenkflüssigkeit von Lyme-Patienten gewonnen werden, weisen ein typisches IFN-γ-dominiertes Zytokinprofil auf, sodass diese TH1-Antwort direkt mit der Pathogenese der Erkrankung in Verbindung gebracht wird. Im experimentellen Mausmodell korreliert die Produktion von IL-4 mit der Ausbildung einer Resistenz gegenüber der borrelieninduzierten Arthritis, und durch die Gabe von IL-4 ließ sich tatsächlich die TH1-Immunantwort reduzieren und die Krankheit heilen. Die Lyme-Arthritis ist daher ein Beispiel für eine fehlregulierte TH2-Antwort, bei der eine TH1-dominierte Entzündungsreaktion nicht schützt, sondern schadet.

Fazit für die Praxis

Infektionsimmunologisches Wissen ist wichtig auch für praktizierende Ärzte, da die Kenntnis der für die Infektabwehr relevanten Zellen und Mediatoren Grundlage für ein tieferes Verständnis der Pathogenese vieler Infektionskrankheiten ist. Für die individuelle, patientenorientierte Diagnostik, Therapie und Prävention gewinnen folgende Aspekte zunehmend an Bedeutung:

- Genetische Defekte der Kommunikation zwischen Immunzellen können die Empfänglichkeit für bestimmte Infektionskrankheiten erklären (z. B. IFNgR-Defizienz: atypische Mykobakteriosen).
- Adjuvante Therapiekonzepte beinhalten den Einsatz von Zytokinen zur Stimulation oder Suppression der Immunantwort (z. B. Proteasehemmer plus Niedrigdosis-IL-2 bei der HIV-Infektion).
- Moderne Impfstrategien basieren auf der gezielten Bahnung von TH1- bzw. TH2-Reaktionsmustern durch entsprechende Zytokine (z. B. IL-12).

Weiterführende Literatur zu Kap. 2

Flynn JL, Chan (2001) Immunology of tuberculosis. Annu Rev Immunol 19: 93–129

Ganten D, Ruckpaul K (1999) Handbuch der Molekularen Medizin, Bd 4: Immunsystem und Infektiologie. Springer, Berlin Heidelberg New York Tokio

Griffiths GM, Tschopp J (1995) Pathways for cytolysis. In: Current topics in microbiology vol 198. Springer, Berlin Heidelberg New York Tokyo

Hacker, J, Heesemann H (2000) Molekulare Infektionsbiologie: Interaktionen zwischen Mikroorganismen und Zellen. Spektrum Akademischer Verlag, Heidelberg

Janeway CA, Travers P, Walport M, Capra JD (1999) Immunobiology. The immune system in health and disease, 4th edn. Garland, New York

Kaisho T, Akira S (2000) Critical roles of Toll-like receptors in host defense. Crit Rev Immunol 20: 393–405

Medzhitov R, Janeway CA Jr (1997) Innate immunity: impact on the adaptive immune response. Curr Opin Immunol 9: 4–9

O'Garra A, Arai N (2000) The molecular basis of T helper 1 and T helper 2 cell differentiation. Trends Cell Biol 10: 542–550

Oppenheim JJ, Feldmann M (2001) Cytokine reference, vol 1 and 2. Academic Press, San Diego

Roitt I., Brostoff J, Male D(1997) Immunology,5th edn. Mosby, London

Romagnani S (1997) The TH1/TH2 paradigm in disease. Springer, Berlin Heidelberg New York Tokyo

Rosse D, Zlotnik A (2000) The biology of chemokines and their receptors. Annu Rev Immunol 18: 217–242

Russell SW, Gordon S (1992) Macrophage biology and activation. In: Current topics in microbiology, vol 181. Springer, Berlin Heidelberg New York Tokyo

Schaechter M, Medoff G, Eisenstein BI (1993) Mechanisms of microbial disease2nd edn. Williams & Wilkins, Baltimore

Schroder JM (1999) Epithelial peptide antibiotics. Biochem Pharmacol 57: 121–134

Sigal LH (1997) Lyme disease: a review of aspects of its immunology and immunopathogenesis. Annu Rev Immunol 15: 63–92

Solbach W, Laskay T (2000) The host response to Leishmania infection. Adv Immunol 74: 275–317

Springer TA (1995) Traffic signals on endothelium for lymphocyte recirculation and leukocyte emigration. Annu Rev Physiol 57: 827–872

Vogt, PK, Mahan MJ (1997) Bacterial infection: Close encounters at the host pathogen interface. In: Current topics in microbiology and immunology, vol. 225. Springer, Berlin Heidelberg New York Tokyo

Walport MJ (2001) Advances in Immunology: Complement. N Engl J Med 344: 1058–1066

Epidemiologie der Infektionen

P. Gastmeier, M. Kramer

3.1 Allgemeine Prinzipien und Begriffe

3.1.1 Klassifikation der Infektionskrankheiten

Die Infektionsepidemiologie untersucht, wie Infektionskrankheiten in der Bevölkerung verteilt sind, und analysiert auf Bevölkerungsebene die Faktoren, die diese Verteilung bestimmen. Warum tritt eine bestimmte Infektion bei manchen Menschen auf, nicht aber bei anderen [1]? Das heißt: Untersuchungen zur Epidemiologie der Infektionskrankheiten befassen sich mit den Faktoren, die zur Infektion mit einem Erreger führen, die die Übertragung der Erreger beeinflussen und die mit der Entwicklung von Infektionskrankheiten bei infizierten Personen assoziiert sind.

Damit hat die Epidemiologie bei der Klassifikation der Infektionen einen völlig anderen Fokus als die Infektiologie oder Mikrobiologie. Während die Kliniker die Infektionen v. a. nach den wichtigsten klinischen Manifestationen einordnen (z. B. respiratorische Erkrankungen, Durchfallerkrankungen) und die Mikrobiologen entsprechend der Eigenschaften der hervorrufenden Mikroorganismen kategorisieren (z. B. bakterielle, virale Erkrankungen), klassifizieren die Epidemiologen nach zwei wichtigen epidemiologischen Eigenschaften:
- dem Reservoir der Erreger und
- der Art der Übertragung. (Tabelle 3-1 und 3-2).

Wenn man das Reservoir eines Erregers und den Übertragungsweg kennt, kann man eine Strategie zur Vermeidung der Übertragung entwickeln, auch dann, wenn die mikrobiologischen Eigenschaften eines Erregers noch nicht bekannt sind.

Tabelle 3-1. Klassifikation der Infektionserreger nach dem Reservoir. (Nach [3])

Reservoir	Einige typische Erreger
Mensch	Treponema pallidum, Hepatitis-B- und -C-Virus, Salmonella typhi
Tiere (Zoonosen)	Rabies, Yersinia pestis, Brucella spp.
Boden	Clostridium tetani, Clostridium botulini
Wasser	Legionella spp., Mycobacterium marinum

Tabelle 3-2. Klassifikation der Infektionskrankheiten nach Übertragungsart. (Nach [3])

Übertragung	Einige typische Infektionen
Durch Kontakt	Die meisten bakteriellen nosokomialen Infektionen
Durch Ingestion kontaminierter Lebensmittel bzw. Wasser	Salmonellosen, Cholera
Über die Luft	Masern, Varizellen
Durch Vektoren	Malaria, Gelbfieber
Perinatal (im Uterus oder während der Entbindung)	Hepatitis B, B-Streptokokkensepsis

3.1.2 Charakteristika der Infektionskrankheiten

Unter Infektion versteht man das Eindringen und die Vermehrung von Infektionserregern in einem Körper. Das heißt: Infektion ist nicht synonym mit Infektionserkrankung, denn es kann eine apparente oder eine inapparente Infektion resultieren [2]. Dementsprechend werden die folgenden Begriffe unterschieden (Abb. 3-1).

Infektiosität

Die Infektiosität (Fähigkeit eines Erregers, bei einem empfänglichen Wirt eine *Infektion* hervorzurufen) hängt mit der minimalen Anzahl von Erregern zusammen, die notwendig sind, um zu einer Infektion zu führen. Damit wird sie bedingt durch die Fähigkeit eines Erregers, in den Wirtskörper einzudringen, zu überleben und sich zu vermehren. Bei Infektionen, die von Person zu Person übertragen werden, ist der Anteil der empfänglichen Individuen, die nach Exposition eine Infektion entwickeln, ein Maß für die Infektiosität des Erregers.

Pathogenität

Pathogenität ist die Fähigkeit des Erregers, eine *Infektionserkrankung* hervorzurufen; z. B. haben Rabies, Masern und Rhinoviren eine hohe Pathogenität, Polioviren eine geringe. Die Pathogenität wird aber auch durch die Eigenschaften des Wirtes bedingt. Wenn der Anteil der Personen mit asymptomatischen oder klinisch inapparenten Infektionen hoch ist, liegt eine geringe Pathogenität vor. Zum Beispiel sind ein nasopharyngealer S.-aureus-Trägerstatus oder die Ausscheidung von Poliovirus ohne Krankheitssymptome nicht selten. Im Fall von Epidemien kann die Identifikation solcher Carrier eine wichtige Rolle spielen.

Virulenz

Die Virulenz (Schwere der Erkrankung nach Auftreten der Infektion) kann am besten durch den Anteil der klinischen Fälle, die eine schwere Erkrankung entwickeln, beschrieben werden. Damit sind auch hier nicht nur die Erreger-, sondern auch die Wirtseigenschaften relevant für den Virulenzgrad.

Es ist möglich, die verschiedenen Infektionserreger nach ihrer relativen Infektiosität, Pathogenität und Virulenz zu klassifizieren (Beispiele: Tabelle 3-3). Dabei gibt es nur wenige Er-

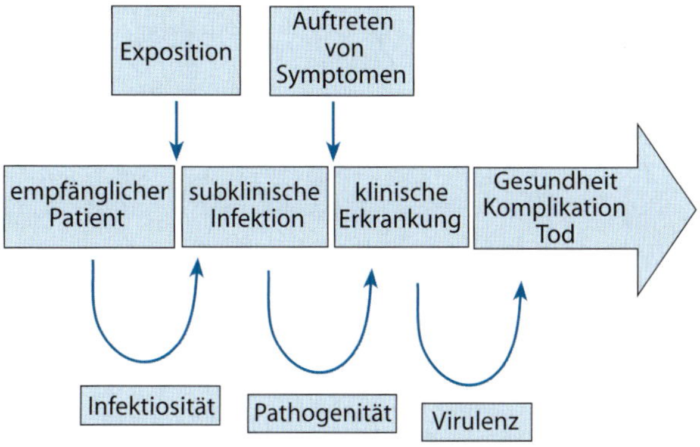

Abb. 3-1. Verlauf einer Infektionskrankheit

Tabelle 3-3. Beispiele für Infektionen mit hoher, mittlerer und niedriger Infektiosität, Pathogenität und Virulenz. (Mod. nach [3])

Stärke des Merkmals	Infektiosität	Pathogenität	Virulenz
Hoch	Pocken Masern Varizellen	Pocken Rabies Masern Varizellen	Rabies Pocken Tuberkulose Lepra
Mittel	Röteln	Röteln	Poliomyelitis Masern
Niedrig	Tuberkulose Lepra	Poliomyelitis Tuberkulose Lepra	Varizellen Röteln

krankungen, die in allen drei Kategorien hoch eingestuft werden (z. B.: Pocken, Lungenmilzbrand, Ebola-Virus) [3]. Die Übersicht zeigt in Kurzform die oben genannten Charakteristika der Infektionskrankheiten.

Inkubationszeit

Jede Infektionskrankheit hat eine typische Inkubationszeit (Zeit zwischen der Exposition gegenüber einem infektiösen Agens und dem Auftreten von Symptomen oder Zeichen der Infektion), die notwendig ist, bis die Erregerzahl durch Vermehrung einen Schwellenwert erreicht hat, der notwendig ist, um Symptome auszulösen (Beispiele: Tabelle 3-4).

Die Variationsbreite der Inkubationszeiten hat unterschiedliche Ursachen, z. B. hängt sie von der aufgenommenen Erregerdosis ab, von der Art der Inokulation und der Replikationsrate sowie dem Replikationsort der Erreger. Selbst wenn verschiedene Personen gleichzeitig gegenüber einer ähnlichen Erregerdosis eines bestimmten Stammes exponiert sind, resultieren unterschiedliche Inkubationszeiten bei den Patienten, die sich entsprechend einer Normalverteilung beschreiben lassen.

Charakteristika der Infektionskrankheiten im Überblick

- Infektiosität: Anzahl der Infizierten unter den empfänglichen Exponierten
- Pathogenität: Anzahl der Erkrankten unter den Infizierten
- Virulenz: Schwere Fälle/Todesfälle unter allen Erkrankten
- Inkubationszeit: Zeit zwischen der Exposition gegenüber einem infektiösen Agens und dem Auftreten von Symptomen oder Zeichen der Infektion

3.1.3 Häufigkeit der Infektionskrankheiten

Daten zur Häufigkeit von Infektionskrankheiten sind notwendig, um Risikofaktoren zu untersuchen und um die Konsequenzen der Infektionen auf dem Bevölkerungsniveau zu charakterisieren.

Tabelle 3-4. Beispiele für unter schiedliche Inkubationszeiten bei verschiedenen Infektionskrankheiten

Durchschnittliche Inkubationszeit	Beispiele
Stunden (<24)	S.-aureus- oder Cl.-perfringens-bedingte Lebensmittelvergiftung, Pontiac-Fieber
Tage (<7)	Bakterielle Pneumonien, Anthrax, Gonorrhö
Wochen (<4)	M.-pneumoniae-Pneumonie, Syphilis
Monate (<12)	Hepatitis B, Rabies
Jahre	Aids, Lepra

Prävalenz

Prävalenzdaten werden im Rahmen von Querschnittuntersuchungen ermittelt. Zu einem bestimmten Zeitpunkt (Punktprävalenz) oder für eine bestimmte Zeitperiode (Periodenprävalenz) wird ermittelt, wie viele Personen einer bestimmten Population eine bestimmte Infektionskrankheit haben. Dabei ist ohne Bedeutung, wann sie aufgetreten ist.

Für die Berechnung der Prävalenzrate wird die Anzahl dieser Personen auf die Anzahl der zum selben Zeitpunkt bzw. in derselben Periode exponierten Personen (»Grundgesamtheit«) bezogen.

Inzidenz

Inzidenzdaten werden durch prospektive oder retrospektive Beobachtung einer Kohorte von exponierten Personen bestimmt. Entscheidend ist die Erfassung von neu erkrankten Personen während der Beobachtungsperiode.

Für die Berechnung der Inzidenzrate wird die Anzahl der neu erkrankten Personen auf die Anzahl aller beobachteten Personen im Beobachtungszeitraum bezogen.

Verhältnis Prävalenz/Inzidenz

Prävalenz und Inzidenzraten einer Infektionskrankheit stehen zueinander im Verhältnis entsprechend der Dauer der Erkrankung.

Tabelle 3-5. Faktoren, die zu einem Anstieg bzw. zu einer Reduktion der Prävalenzrate in einem Gebiet führen. (Mod. nach [14])

Anstieg der Prävalenzrate durch	Reduktion der Prävalenzrate durch
Anstieg der Inzidenzrate	Reduktion der Inzidenzrate
Verbesserte Diagnostik bzw. Erfassung	Kürzere Infektionsdauer/verbesserte Therapie
Verlängerung der Überlebensrate ohne Heilung der Infektionskrankheit	Hohe Letalität
Einwanderung von Fallpatienten/Auswanderung von Gesunden	Einwanderung von Gesunden/Auswanderung von Fallpatienten

Wenn die Infektionserkrankung nur kurze Zeit andauert, ist die Prävalenzrate annäherungsweise gleichzusetzen mit der Inzidenzrate. Wenn dagegen die Dauer der Erkrankung lang ist, schließt die Prävalenzrate sowohl die neuen als auch frühere Erkrankungsfälle ein und ist höher als die Inzidenzrate. Dementsprechend kann z. B. eine Infektionserkrankung eine sinkende Inzidenzrate haben (durch Prävention von Infektionsübertragungen), aber eine zunehmende Prävalenzrate (durch Anstieg der Gesamtzahl Erkrankter wegen verbesserter Therapie und damit geringerer Letalität; Beispiel: Aids). Wenn Infektionserkrankungen einen sehr kurzen Verlauf haben, aber die Patienten empfänglich für Reinfektionen bleiben, kann die jährliche Inzidenz auch höher als die Punktprävalenz sein. Das ist z. B. bei Harnweginfektionen oder infektiösen Diarrhöen in bestimmten Personengruppen der Fall.

Deshalb ist es bei vielen Infektionen sinnvoll, jährliche Inzidenzdaten anzugeben, bei einigen Infektionen, z. B. Malaria in Endemiegebieten, führen Prävalenzdaten zu sinnvolleren Aussagen. Tabelle 3-5 zeigt Faktoren, die zu einem Anstieg bzw. zu einer Reduktion der Prävalenz einer Infektionserkrankung beitragen können.

Unabhängig von der Fragestellung bzw. vom Studiendesign ist die präzise Falldefinition von großer Bedeutung, um zu jeder Zeit und an jedem Ort wirklich dasselbe zu erfassen und die Daten vergleichen zu können. Dabei soll die Falldefinition teilweise sehr spezifisch sein, um z. B. nicht unnötigerweise Patienten zu beunruhigen. Für andere Zwecke muss die Falldefinition eher unspezifisch sein, um möglichst keinen Infektionsfall zu übersehen, also eine hohe Sensitivität zu garantieren.

Epidemie

Von einer Epidemie spricht man, wenn in einer bestimmten Region oder Gruppe eine für diesen Ort und Zeitraum unerwartet hohe Anzahl von spezifischen Infektionen auftritt. Dabei variiert die Anzahl der Infektionen, die auf eine Epidemie hinweisen, nach dem Erreger, der exponierten Bevölkerungsgruppe, den vorausgehenden Infektionsraten sowie dem Ort und Zeitraum.

Endemie

Eine endemische Situation liegt vor, wenn eine Infektionsart in einer Region oder Gruppe gewöhnlich auf einem bestimmten Niveau regelmäßig auftritt.

3.2 Studiendesign

Epidemiologische Untersuchungen können einen rein beobachtenden (deskriptiven) Charakter haben, indem das Auftreten der Infektionen unter normalen Lebensumständen erfasst und beschrieben wird, ohne dass Interventionen vorgenommen werden (z. B. Erfassen und Vergleichen der Meldedaten für bestimmte Infektionskrankheiten nach dem Infektionsschutzgesetz). Bei den deskriptiven Untersuchungen wird nur das Auftreten und die existierende Verteilung der Infektionsfälle beschrieben (z. B. nach Alter, Geschlecht, Infektionsdatum, Ort des Auftretens). Dabei können keine Rückschlüsse auf die zugrundeliegenden Risikofaktoren gezogen, sondern lediglich Hypothesen gebildet werden.

Dagegen versuchen analytische epidemiologische Studien die Risikofaktoren für das Auftreten der Infektionen zu bestimmen (Tabelle 3-6), und können somit dazu beitragen, Hypothesen zu überprüfen. Sie können aber auch einen experimentellen Charakter annehmen. Klassisches Beispiel ist die randomisierte klinische Studie, in der der Effekt einer bestimmten Therapie- oder Präventionsmaßnahme untersucht wird.

3.2.1 Fallberichte und Fallserien

Fallberichte und Fallserien beschreiben Symptome, Verlauf und epidemiologische Daten von einzelnen Patienten, die eine

Tabelle 3-6. Klassifikation von epidemiologischen Untersuchungen. (Mod. nach [4])

	Beobachtend	Experimentell
Deskriptiv	Fallberichte, Fallserien Ökologische Studien Querschnittstudien (Prävalenz)	
Analytisch	Fallkontrollstudien Kohortenstudien (Inzidenz)	Klinische Studien

bestimmte Infektion erworben haben. Sie sind die Domäne der Kliniker und der gewöhnliche Weg der Kommunikation von interessanten Infektionsbeispielen. Sie haben nicht selten zur Erkennung von neuen Infektionserregern geführt (Beispiel HIV).

3.2.2 Ökologische Studien

Sie erfassen die Häufigkeit der Expositionen und Infektionen auf dem Bevölkerungsniveau bzw. großen Gruppen statt auf einem individuellen Niveau und vergleichen Infektionsraten in verschiedenen Gruppen und zu verschiedenen Zeiten. Basis sind häufig die Meldedaten an Gesundheitsämter und von anderen Registern. Die Untersuchung der Assoziation zwischen Risikofaktoren und dem Auftreten der Infektionen steht bei diesen Untersuchungen nicht im Mittelpunkt. Sie sind u. a. sehr wichtig, um den Effekt von Interventionsprogrammen auf Bevölkerungsniveau zu beurteilen (z. B. von Immunisierungsprogrammen) oder Hypothesen zu generieren.

3.2.3 Querschnittstudien

Querschnittstudien liefern ein »Schnappschussbild« der Population oder einer Studiengruppe zu einem bestimmten Zeitpunkt oder in einer bestimmten Zeitperiode (▫ Abb. 3-2). Sie können durchgeführt werden, um die Prävalenz einer Infektionserkrankung zu ermitteln, häufiger werden sie in der Infektiologie allerdings angewendet, um die Häufigkeit des Vorliegens bestimmter serologischer Marker zu erfassen und damit einen Überblick über das Auftreten klinischer und asymptomatischer Infektionen zu erlangen (z. B. Prävalenz der HCV-Infektion). Bei wiederholter Durchführung von Querschnittstudien sind sie auch gut geeignet, um Trends zu ermitteln.

Die Güte von Risikofaktorenanalysen auf der Basis von Querschnittstudien ist allerdings davon abhängig, wie gut zurückliegende Risikofaktoren noch zu erheben sind, d. h. in Abhängigkeit vom Erinnerungsvermögen des Patienten oder der Qualität der Dokumentation. Bei gleichzeitigem Vorliegen der Infektion und des Risikofaktors kann es schwierig sein, die richtigen Schlussfolgerungen zu ziehen (z. B. kann ein Patient mit Sepsis einen zentralen Venenkatheter haben, der ursächlich für die Infektion ist *oder* als therapeutische Konsequenz).

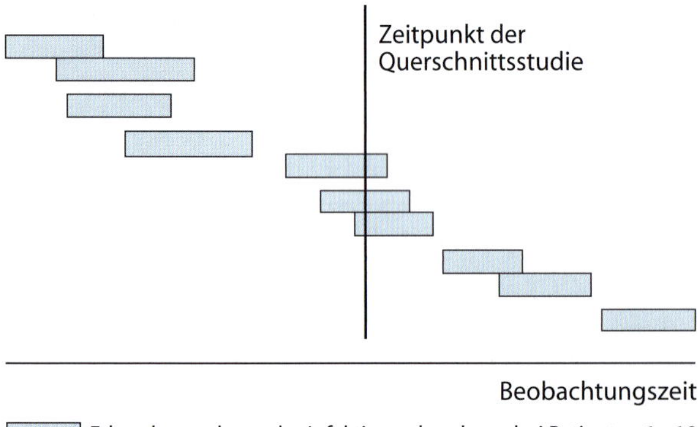

▫ **Abb. 3-2.** Design einer Querschnittsstudie. Insgesamt 10 Personen entwickeln während des Beobachtungszeitraums eine Infektionskrankheit mit unterschiedlicher Erkrankungsdauer. Bei nur 3 Patienten liegt die Infektionserkrankung am Tag der Querschnittstudie vor (sie ist prävalent). 4 Patienten haben sie bereits überstanden, bei weiteren 3 Patienten wird sie erst noch auftreten. Je länger die Infektionserkrankung dauert, desto größer ist die Wahrscheinlichkeit, dass sie am Tag der Querschnittstudie vorliegt

3.2.4 Kohortenstudien

In Kohortenstudien wird die Entwicklung einer Infektion oder Infektionskrankheit in Gruppen beobachtet, die entweder gegenüber einem bestimmten Risikofaktor exponiert sind oder nicht. Sie sind in der Regel prospektiv angelegt (▫ Abb. 3-3), aber auch retrospektive Analysen sind möglich, wenn die Expositionen gut dokumentiert sind (wie z. B. in der Arbeitsmedizin oder bei Krankenhauspatienten). Kohortenstudien bieten die Möglichkeit, die Infektionsraten in beiden Gruppen direkt zu bestimmen, um das relative Risiko zu ermitteln (▫ Abb. 3-4).

Das relative Risiko (RR) ist das Verhältnis der Infektionsraten in der exponierten und der nicht exponierten Personengruppe. Ein RR >1 bedeutet, dass die Exposition gegenüber einem Risikofaktor mit einem erhöhten Erkrankungsrisiko assoziiert ist, analog weist ein RR<1 auf ein vermindertes Risiko hin. Wenn eine statistische Assoziation vorliegt – egal, ob im positiven (als Risikofaktor) oder negativen Sinne (als protektiver Faktor) –, kann eine wahre ursächliche Assoziation vorliegen, eine Störvariable (Confounder) die Erklärung darstellen, oder die Assoziation ist zufällig.

In der Regel werden im Rahmen epidemiologischer Untersuchungen bestimmter Infektionserkrankungen mehrere Risikofaktoren erfasst und ausgewertet. Wenn mehr als ein Faktor in der statistischen Auswertung mit der Entwicklung der Infektionskrankheit assoziiert ist, kann das Verhältnis zwischen individuellen Faktoren in einer multivariaten Regressionsanalyse untersucht werden. Dieses Verfahren gestattet es dem Untersucher, herauszufinden, ob einer der Risikofaktoren unabhängig von anderen Faktoren (Störvariablen, Confoundern)

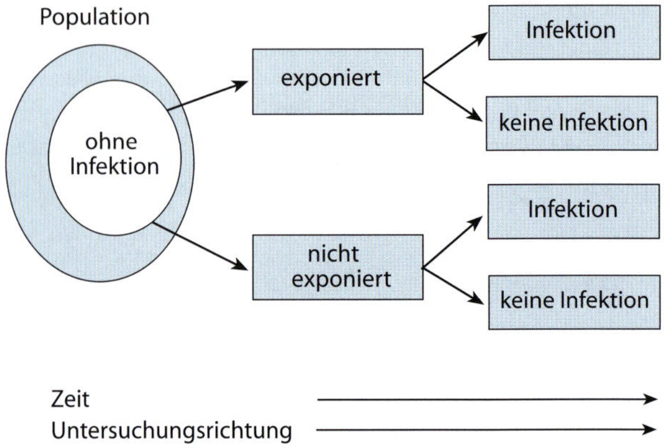

▫ **Abb. 3-3.** Design einer Kohortenstudie. Eine nicht infizierte Gruppe von gegenüber einem bestimmten Risikofaktor exponierten und nicht exponierten Personen wird prospektiv dahingehend verfolgt, ob die Infektionskrankheit auftritt

	Infektionserkrankung	Keine Infektionserkrankung
Exponiert	a	b
Nicht exponiert	c	d

$$\text{Relatives Risiko} = \frac{a/a+b}{c\,(c+d)} \qquad \text{Odds Ratio} = \frac{ad}{bc}$$

Das relative Risiko (RR) ist das Verhältnis der Infektionsraten in der exponierten und der nicht exponierten Personengruppe. Das Odds Ratio (OR) liefert eine valide Schätzung für das relative Risiko, wenn die Erkrankungsfälle neu diagnostiziert sind und prävalente Fälle nicht in die Kontrollgruppe aufgenommen werden und wenn die Selektion der Fälle und Kontrollen nicht mit der Exposition in Zusammenhang steht.

Abb. 3-4. 4-Felder-Tafel zur Berechnung des relativen Risikos und der Odds-Ratio (Quotenverhältnis)

mit der Entwicklung der Infektionserkrankung zusammenhängt. Auf jeden Fall ist auch die biologische Plausibilität zu hinterfragen, um zwischen ursächlichen Faktoren, nicht unabhängigen Einflussfaktoren und dem Zufall zu unterscheiden [4].

3.2.5 Fallkontrollstudien

In Fallkontrollstudien werden Patienten mit Infektionserkrankung mit Kontrollpersonen (solche, die die Infektionserkrankung nicht haben) im Hinblick auf das Vorliegen von Risikofaktoren verglichen (Abb. 3-5). Fallkontrollstudien sind retrospektiv, weil das Ergebnis, das Vorliegen einer Infektionserkrankung, bei Studienbeginn feststeht. Sie sind der häufigste epidemiologische Studientyp, weil sie relativ unaufwendig durchzuführen sind und eine gute Aussagekraft haben. Insbesondere im Falle seltener Infektionskrankheiten sind Fallkontrollstudien in diesem Sinne sehr interessant sowie zur Aufklärung von Ausbrüchen.

Voraussetzung ist, dass die Fälle klar definiert werden, dass geeignete Kontrollen ausgewählt werden und dass die retrospektive Erfassung der Risikofaktoren in beiden Gruppen mit vergleichbarer Güte erfolgt. Die Kontrollpersonen

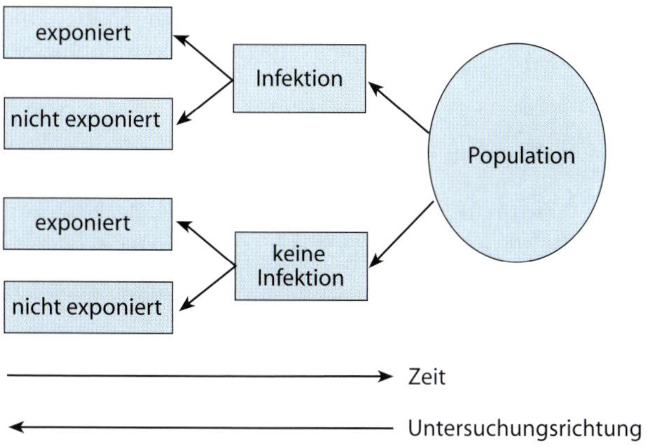

Abb. 3-5. Design einer Fallkontrollstudie. Bei Patienten mit und ohne Infektionserkrankung einer Gruppe wird retrospektiv analysiert, ob sie gegenüber einem bestimmten Risikofaktor exponiert war

sollten den Fallpatienten im Hinblick auf die Variablen, die nicht untersucht werden, möglichst ähnlich sein. Zum Beispiel können die Kontrollpersonen den Fallpatienten im Hinblick auf solche Faktoren wie Alter, Geschlecht, Grundkrankheiten »gematcht« werden. Dabei ist zu beachten, dass der Einfluss der gematchten Faktoren auf das Krankheitsgeschehen aus methodischen Gründen nicht mehr untersucht werden kann. Deshalb sollte die Entscheidung für oder gegen ein Matching stets sorgfältig abgewogen und möglichst restriktiv gehandhabt werden.

Zur Bestimmung der Assoziation zwischen Risikofaktor und Infektionserkrankung wird in Fallkontrollstudien die Odds-Ratio (OR, das Quotenverhältnis) bestimmt (Abb. 3-4). Es liefert eine valide Schätzung für das relative Risiko, wenn die Erkrankungsfälle neu diagnostiziert sind, prävalente Fälle nicht in die Kontrollgruppe aufgenommen werden und wenn die Selektion der Fälle und Kontrollen nicht mit der Exposition in Zusammenhang steht [4].

Teilweise ist es schwierig, die Risikofaktoren retrospektiv mit ausreichender Güte zu erheben. Das Erinnerungsvermögen des Patienten kann lückenhaft sein, oder die Dokumentation der Risikofaktoren in Patientenakten ist unzureichend.

3.2.6 Klinische Interventionsstudien

Der klassische Typ der klinischen Interventionsstudie ist die randomisierte kontrollierte klinische Studie, um den Effekt von Therapie- oder Präventionsmaßnahmen zu untersuchen. Sie findet prospektiv geplant statt. Das setzt voraus, dass für die Personen in der Studiengruppe ein vertretbares Risiko möglicher Nebenwirkungen gegeben ist und für die Patienten der Kontrollgruppe kein unverhältnismäßiges Risiko durch Vorenthalten der zu testenden Maßnahme vorliegt.

Die in die Studie einzuschließenden Personen müssen zufällig (randomisiert) der einen oder anderen Gruppe zugeordnet werden, und es soll weder den Studienteilnehmern noch den Behandlern bekannt sein, wer in welcher Gruppe ist (doppelte Verblindung). Vor der Untersuchung soll eine Stichprobenumfangsberechnung durchgeführt werden, und die Weiterverfolgung (Follow-up) der Patienten soll möglichst vollständig sein.

3.2.7 Zusammenfassende Studien

Wenn zu einer bestimmten Fragestellung einige exakte klinische Studien vorliegen, aber die einzelnen Studien keine signifikanten oder unterschiedliche Ergebnisse erbracht haben, kann man die Ergebnisse der Einzelstudien kombinieren. Man spricht dann von einer Metaanalyse.

Dabei werden die Daten der einzelnen Studien gepoolt, und durch den resultierenden größeren Stichprobenumfang resultiert ein kleineres Konfidenzintervall für das relative Risiko, das unter günstigen Umständen dann evtl. das Signifikanzniveau erreicht. Entscheidend für die Qualität von Metaanalysen ist, dass eine umfassende Literatursuche nach klar definierten Einschlusskriterien durchgeführt wird (Abb. 3-6).

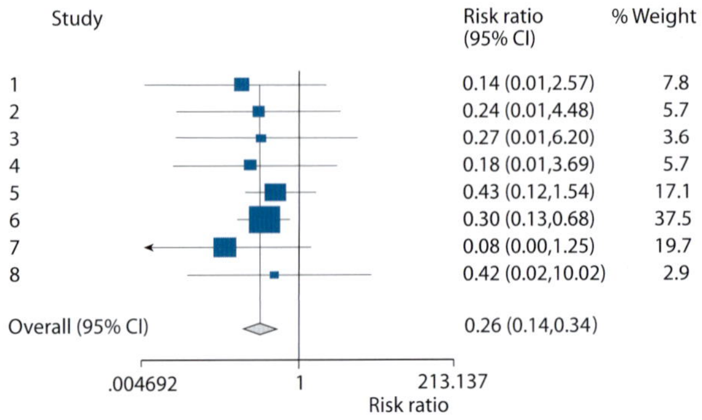

Abb. 3-6. Beispiel für eine Metaanalyse. Im Beispiel der dargestellten Metaanalyse werden die Daten von 8 Einzelstudien gepoolt, und es wird das resultierende relative Risiko einschließlich Konfidenzintervall bestimmt. Nur eine der Einzelstudien (*Nr. 6*) zeigt für sich einen signifikanten Vorteil, das gesamte Konfidenzintervall (markiert durch die *Länge des Striches*) liegt unter *1* (*vertikale Linie*). Alle anderen Studien konnten keinen signifikanten Vorteil zeigen (die Konfidenzintervalle *kreuzen* die *Linie für den Wert 1*). Studie 6 hat einen sehr großen Anteil an der Gesamtmenge der erhobenen Daten hat (symbolisiert durch die *Größe des Vierecks*; 37,5%). Insgesamt resultiert ein Wert für das relative Risiko, der signifikant unter 1 liegt (gesamtes Konfidenzintervall <1)

3.2.8 Potenzielle Fehler in epidemiologischen Studien

Ziel vieler epidemiologischer Untersuchungen ist die akkurate Beschreibung des Auftretens der Infektionen. Allerdings ist das nicht immer einfach, und es existieren verschiedene Fehlerquellen (Tabelle 3-7).

Zufallsfehler

Sie können nie komplett vermieden werden, da immer nur eine Stichprobe einer Population untersucht wird und individuelle Variationen auftreten. Der beste Weg zur Vermeidung des Zufallsfehlers ist die Vergrößerung des Stichprobenumfangs. Die wünschenswerte Stichprobengröße kann durch Formeln bestimmt werden. Wichtig sind dazu folgende Variablen:

- das erforderliche statistische Signifikanzniveau (α-Fehler),
- die akzeptable Chance, einen realen Effekt zu übersehen (β-Fehler),
- die Größe des zu erwartenden Effekts,
- die Häufigkeit der Infektion in einer Population,
- das relative Größenverhältnis der Gruppen, die verglichen werden, (z. B. 3 Kontrollen auf 1 Fall bei Fallkontrollstudien).

In der Regel wird der Stichprobenumfang oft durch die logistischen und finanziellen Möglichkeiten bestimmt, und es muss ein Kompromiss zwischen dem wünschenswerten Stichprobenumfang und den Kosten der Untersuchung gefunden werden. Wenn allerdings der verfügbare Stichprobenumfang zu gering ist, dann sollte von der Durchführung einer Studie mit geringer Aussagekraft abgesehen werden.

Systematische Fehler (Bias)

Sie treten auf, wenn eine Tendenz existiert, Ergebnisse zu erzeugen, die in systematischer Weise von den wahren Werten abweichen. Die wesentlichen Bias-Faktoren sind der Selektionsbias und der Klassifikationsbias. Einer der wichtigsten Klassifikationsfehler ist der Erinnerungsfehler (Recall-Bias). Er kann vorliegen, wenn Fall- und Kontrollpatienten sich aufgrund ihrer Betroffenheit in unterschiedlichem Maße an mögliche Expositionen erinnern.

Dagegen ist »confounding« kein Bias, da es nicht wegen eines systematischen Fehlers im Studiendesign zustande kommt. Es entsteht aufgrund nicht zufälliger Verteilung von Risikofaktoren.

Wenn die Assoziation zwischen einer Exposition und dem Auftreten der Infektion untersucht wird, können Störvariablen (Confounder) vorliegen, die sowohl mit der Infektion als auch mit der Exposition assoziiert sind. So sind z. B. Alter und soziale Verhältnisse häufige Confounder in epidemiologischen Untersuchungen.

Validität

Man unterscheidet die interne und die externe Validität einer Studie. Die interne Validität ist gegeben, wenn die Ergebnisse der Beobachtung für die untersuchte Gruppe korrekt sind. Unter der externen Validität versteht man die Generalisierbarkeit der Studienergebnisse, d. h. die Übertragbarkeit der Ergebnisse der Studie auf andere nicht untersuchte Gruppen. Bei der Planung einer Studie sollte die interne Validität nicht zugunsten der externen Validität kompromittiert werden.

Die Vor- und Nachteile der verschiedenen Studien und ihre möglichen Fehlerquellen bedingen die Anwendung der

Tabelle 3-7. Vor- und Nachteile verschiedener beobachtender Untersuchungsmethoden (*n. a.* nicht anwendbar). (Nach [14])

	Ökologische Studien	Querschnitt-studien	Kohorten-studien	Fallkontroll-studien
Wahrscheinlichkeit				
eines Selektionsbias	n. a.	++	+	+++
eines Erinnerungsbias	n. a.	+++	+	+++
eines Bias durch fehlende Nachverfolgung	n. a.	n. a.	+++	+
von Confounding		++	+	++
Zeitaufwand/Kosten	+	++	+++	++

Tabelle 3-8. Anwendung verschiedener beobachtender Untersuchungsmethoden in der Infektionsepidemiologie

	Ökologische Studien	Querschnitt-studien	Kohorten-studien	Fallkontroll-studien
Surveillance	+++	±	+++	-
Ausbruchuntersuchungen			++	+++
Untersuchung der Konsequenzen von Infektionen (Letalität/Kosten)			+++	++

einzelnen Studiendesigns in der Infektionsepidemiologie (Tabelle 3-8).

3.3 Surveillance

Surveillance von Infektionskrankheiten ist die kontinuierliche systematische Erfassung von Infektionen in einer bestimmten Population.

Die Centers for Diseases Control and Prevention (CDC) haben Surveillance 1968 ausführlich wie folgt definiert [5]:

> Epidemiologische Surveillance ist die kontinuierliche systematische Erfassung, Analyse und Interpretation von Gesundheitsdaten, die für das Planen, die Einführung und Evaluation von Maßnahmen des öffentlichen Gesundheitsdienstes notwendig sind, verbunden mit der zeitnahen Verbreitung der Daten an diejenigen, die sie kennen und verwenden sollten. Entscheidend ist die Anwendung der Daten für die Prävention und Kontrolle von Infektionen.
> Damit unterscheidet sich Surveillance von gelegentlichen Untersuchungen und geplanten Forschungsprogrammen.

An Surveillancesysteme sind verschiedene Anforderungen zu stellen [6]:
- Einfachheit:
(in Bezug auf Struktur des Systems und Anwendung).
- Repräsentativität:
(wichtig v. a. in Hinblick auf Kontrollanstrengungen).
- Sensitivität:
(in welchem Maße erkennt das System alle bzw. die meisten Fälle?).
- Positiver prädiktiver Wert:
(in welchem Maße sind die berichteten Fälle wirklich Fälle?).
- Rechtzeitigkeit:
(Geschwindigkeit des Dateneingangs, der Evaluation, Analyse und des Feedbacks).
- Akzeptanz:
(Bereitschaft zur Teilnahme).
- Flexibilität:
(Reaktion auf neue Entwicklungen).

Einige Surveillancesysteme beruhen auf passiv berichteten Daten, d. h. die Kliniker liefern die Daten regelmäßig an das Surveillancesystem. Andere Systeme wenden eine aktive Surveillance an, das bedeutet, dass speziell an der Surveillance interessiertes Personal für die Infektionserfassung zuständig ist.

Das umfangreichste Surveillancesystem in Deutschland ist sicher die Erfassung der nach dem Infektionsschutzgesetz (IfSG) meldepflichtigen Infektionskrankheiten am Robert-Koch-Institut (RKI), darüber hinaus gibt es weitere nationale und internationale Surveillance-Systeme.

3.3.1 Surveillance nach dem Infektionsschutzgesetz (IfSG)

Die Surveillance nach dem Infektionsschutzgesetz hat v. a. das Ziel, ein zeitnahes Abbild des aktuellen Infektionsgeschehens zu gewinnen, um Maßnahmen zur Infektionskontrolle und -prävention möglichst effektiv und rechtzeitig einzuleiten. Nach dem IfSG existieren 6 verschiedene Surveillancebausteine [7].

Krankheiten (§ 6)

Behandelnde Ärzte und andere meldepflichtige Personen haben einen Verdachtsfall bzw. einen klinisch und/oder laborwissenschaftlich sicher diagnostizierten Fall namentlich an das zuständige Gesundheitsamt zu melden. Das Gesundheitsamt hat den Fall einschließlich fallbezogener Informationen zeitgerecht und anonymisiert an die zuständige Landesbehörde zu übermitteln. Innerhalb einer Woche sind die Daten zusammengefasst an das RKI weiterzugeben.

Erregernachweise (§ 7 Abs. 1)

Hier handelt es sich um die namentliche Berichtspflicht des nachweisführenden Labors an das zuständige Gesundheitsamt. Einerseits sind Nachweise von Erregern zu bereits unter § 6 zu meldenden Krankheiten zu berichten, darüber hinaus aber auch Erregernachweise für eine große Anzahl weiterer Infektionen.

Erregernachweise (§ 7 Abs. 3)

Hier handelt es sich um die direkte nichtnamentliche Meldung eines Erregers vom diagnostizierenden Labor innerhalb von 2 Wochen an das RKI. Um Doppelmeldungen identifizieren zu können, wird eine die Anonymität wahrende fallbezogene Verschlüsselung vorgenommen.

Sentinelerhebungen

Während es sich bei den ersten 3 Bausteinen um passive Erhebungssysteme handelt, werden im Rahmen von Sentinelerhebungen aktiv durch freiwillige Teilnehmer Daten über eine Auswahl von Krankheiten/Erregernachweisen erhoben und an das RKI mitgeteilt. Man kann davon ausgehen, dass bei diesen Erhebungen ein »underreporting« seltener ist.

Impfstatus von Schulanfängern

Nach § 34 Abs. 11 ist im Rahmen von Schuleingangsuntersuchungen der Impfstatus der Kinder zu erfassen, um durch Verwertung dieser Daten zur Verbesserung des Impfschutzes beizutragen.

EU-Entwicklung zur Schaffung eines Informationsnetzes

Die Vernetzung der Daten auf europäischer Ebene wird immer wichtiger, um international relevante Infektionsprobleme zu lösen. Beispielsweise gibt es ein europäisches Netzwerk zur Surveillance der Legionellose, um gemeinsame Infektionsquellen für Patienten in verschiedenen europäischen Ländern zu erkennen, sowie europäische Netzwerke zur Aufklärung von lebensmittelbedingten Ausbrüchen.

Insgesamt erhält das RKI aus 440 Gesundheitsämtern wöchentlich ca. 6000 neue Datensätze, damit handelt es sich hier um eines der größten Überwachungssysteme meldepflichtiger Erkrankungen [8]. Damit in allen Gesundheitsämtern einheitlich über die Übermittlung eingegangener Meldungen an die zuständige Landesbehörde entschieden wird, wurden Falldefinitionen erarbeitet und publiziert [9]. Sie bestehen in der Regel aus einem klinischen und einem labordiagnostischen Teil.

Es wird gewährleistet, dass Meldungen bereits 2 Wochen nach Eingang im Gesundheitsamt im *Epidemiologischen Bulletin* veröffentlicht werden. Eine Zusammenfassung der jährlichen Meldedaten erscheint jeweils in der ersten Hälfte des Folgejahres [10, 11].

3.3.2 Krankenhaus-Infektions-Surveillance-System (KISS)

Im Vergleich zur Surveillance des RKI auf der Basis des IfSG hat das Krankenhaus-Infektions-Surveillance-System (KISS) eine andere Zielstellung. Hier geht es nicht um die zentrale Erfassung aller nosokomialen Infektionsereignisse. Vielmehr geht es darum, den Krankenhäusern Unterstützung bei der eigenen Surveillance im Sinne des internen Qualitätsmanagements zu geben. Deshalb werden die Krankenhäuser nach § 34 des IfSG verpflichtet, in wenigstens einem Risikobereich eine Surveillance wichtiger nosokomialer Infektionen einzuführen, ohne die Daten weiterzumelden [12].

Durch regelmäßige Erfassung und Analyse ihrer Daten sollen sie motiviert werden, ihre infektionsprophylaktischen Anstrengungen kontinuierlich auf einem hohen Niveau zu halten. Selbstverständlich brauchen sie dazu geeignete Referenzdaten. Deshalb gibt das KISS einheitliche Methoden und Definitionen für die Erfassung von nosokomialen Infektionen in Risikobereichen vor, erfasst Daten zu ausgewählten nosokomialen Infektionen mit Hilfe von ca. 200 freiwillig teilnehmenden Krankenhäusern und berechnet auf dieser Basis Referenzdaten zur Orientierung für die übrigen ca. 2000 Krankenhäuser in Deutschland (Beispieldaten: Tabelle 3-9).

3.4 Ausbruchuntersuchungen

3.4.1 Allgemein

! Ein Ausbruch (oder eine Epidemie) liegt vor, wenn deutlich mehr Infektionsfälle auftreten, als in einer bestimmten Region zu erwarten wären.

Nach § 6 IfSG sind zwei oder mehr gleichartige Erkrankungen, bei denen ein epidemischer Zusammenhang wahrscheinlich ist oder vermutet wird, meldepflichtig, wenn dies auf eine schwerwiegende Gefahr für die Allgemeinheit hinweist und Krankheitserreger als Ursache in Betracht kommen, die nicht nach § 7 genannt sind. Auch das gehäufte Auftreten nosokomialer Infektionen, bei denen ein epidemischer Zusammenhang wahrscheinlich ist oder vermutet wird, ist nichtnamentlich als Ausbruch zu melden.

Ausbruchuntersuchungen stellen eine Besonderheit unter den epidemiologischen Untersuchungen dar, da sie wegen des möglichen Auftretens weiterer Fälle und der Notwendigkeit zur schnellen Intervention sowie der Aufmerksamkeit der Medien meistens unter einem hohen Druck durchgeführt werden müssen. Deshalb ist es häufig nötig, Spezialisten hinzuzuziehen, um schnell die Ursachen zu erkennen und geeignete Präventionsmaßnahmen einzuleiten.

Darüber hinaus haben Ausbruchuntersuchungen auch das Ziel, neue Erreger oder Übertragungswege zu erkennen. Sie tra-

Tabelle 3-9. Verteilung der beatmungsassoziierten Pneumonieraten nach der Art der Intensivstation als Beispiel für Daten des Krankenhaus-Infektions-Surveillance-Systems (KISS)

Art der Intensivstation	Anzahl der Intensivstationen	Beatmungsassoziierte Pneumonierate (pro 1000 Beatmungstage)			
		Mittelwert	Median	75. Perzentil	90. Perzentil
Medizinisch	45	8,8	6,9	13,3	17,8
Chirurgisch	56	11,0	9,7	15,1	22,5
Neurochirurgisch	9	11,3	8,4	12,8	19,0
Pädiatrisch	5	2,7	1,0	3,4	6,3
Interdisziplinär (Krankenhäuser <600 Betten)	49	9,8	6,8	12,7	24,8
Interdisziplinär (Krankenhäuser >600 Betten)	18	7,7	6,9	11,1	13,0

gen damit zur Erweiterung des wissenschaftlichen Kenntnisstandes bei, und die Ergebnisse von Ausbruchuntersuchungen sollten deshalb möglichst auch öffentlich bekannt gemacht werden.

Die Untersuchung von Ausbrüchen kann man in 2 Phasen einteilen, die deskriptive und die analytische Untersuchungsphase. Während der deskriptiven Phase wird das Ereignis nach den Kriterien Ort, Zeit und Personen beschrieben, und es werden Vorstellungen über die Art einer möglichen gemeinsamen Ursache entwickelt. Gleichzeitig müssen erste Maßnahmen zur Vermeidung des Auftretens weiterer Erkrankungsfälle eingeleitet werden. In der analytischen Phase wird eine Hypothese zur Ursache des Ausbruchs aufgestellt, und es wird versucht, durch analytische epidemiologische Studien in Verbindung mit mikrobiologischen Untersuchungen die Infektionsquelle zu identifizieren und auf dieser Basis gezielte Kontroll- und Präventionsmaßnahmen festzulegen, deren Effizienz durch weitergehende Surveillance überprüft wird [13].

3.4.2 Deskriptive Phase

- Ausbruch bestätigen:
Die Klassifizierung einer Häufung von Infektionsfällen als Ausbruch erfolgt im Vergleich zur endemischen Infektionsrate. Dementsprechend muss die endemische Infektionsrate, sofern sie aufgrund von Surveillance nicht bekannt ist, für einen bestimmten zurückliegenden Zeitraum ermittelt werden. Unter Umständen kann auch auf publizierte Daten zurückgegriffen werden.
Ausbrüche sind von Pseudoausbrüchen abzugrenzen. Dabei handelt es sich um Artefakte der Surveillance, z. B. aufgrund veränderter diagnostischer Methoden oder eine Laborkontamination.
- Vorbereitung der Untersuchung:
Dazu gehört die Bildung eines kompetenten Untersuchungsteams und die Durchführung einer Ortsbesichtigung (z. B. der Küche oder des Lebensmittelbetriebes bei lebensmittelbedingten Infektionen, der Untersuchungs- oder Eingriffsräume bei nosokomialen Infektionen). Dabei können häufig schon mögliche Risikofaktoren erkannt und Hinweise für die Prävention gegeben werden. Zügige Laborabsprachen sind wichtig, um notwendige weitere Untersuchungen zu koordinieren. Auch die Information der Öffentlichkeit muss bedacht werden.
- Diagnose sichern:
Klinische Proben und Materialien, die mit dem Ausbruch in Zusammenhang stehen können, sind zu asservieren und mit geeigneten Methoden und Verfahren weiterzuverarbeiten, um den Erreger zu ermitteln. Wann immer möglich sollten Typisierungsuntersuchungen durchgeführt werden, um den klonalen Zusammenhang zwischen verschiedenen Isolaten zu zeigen.
- Fälle ermitteln:
Es sollten durch Befragung bzw. Studien von Krankenakten Informationen über die betroffenen Patienten eingeholt und systematisch zusammengestellt werden (»Line-list«). Eine geeignete Falldefinition ist festzulegen, und es ist nach möglichen weiteren Fällen zu suchen.
- Daten ordnen (Zeit, Ort, Person):
Eine Epidemiekurve soll erstellt werden. Sie kann Informationen über die Art der Übertragung vermitteln. Beispielsweise deutet ein abrupter Anstieg der Erkrankungszahl auf eine Punktquelle als Infektionsursache hin (z. B. Ausbruch durch ein kontaminiertes Lebensmittel oder Trinkwasser). Ein langsames Ansteigen der Erkrankungszahlen spricht für Übertragungen von Mensch zu Mensch. Es kann aber auch zweigipfelige Verläufe geben, wenn z. B. eine lebensmittelbedingte Infektion vorliegt, die Erreger im weiteren Verlauf aber auch von Mensch zu Mensch weiterverbreitet werden (▫ Abb. 3-7).

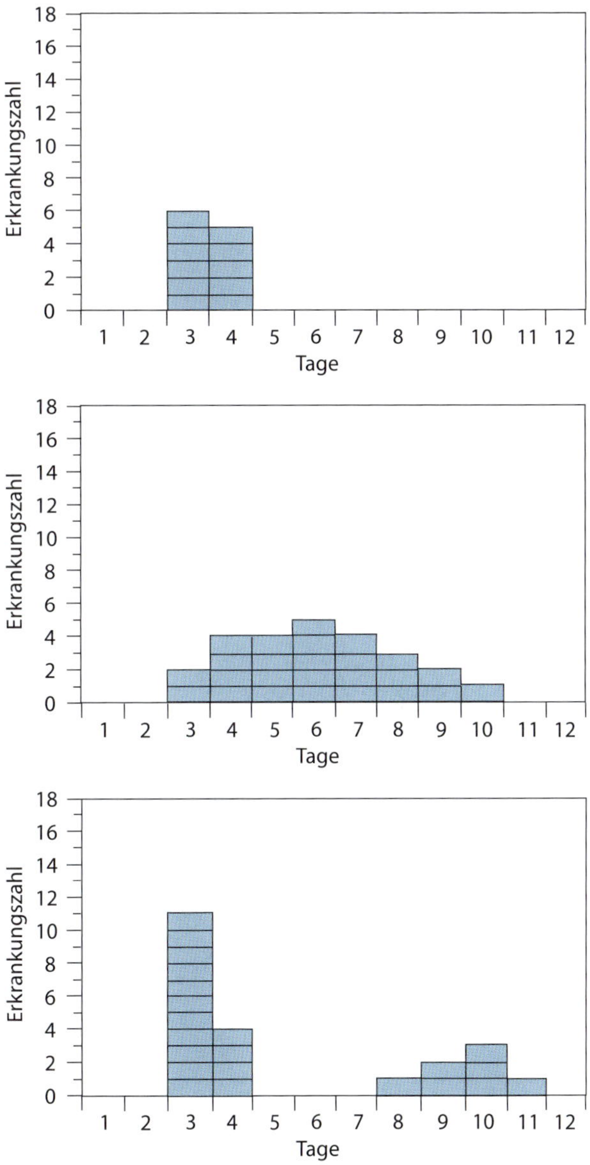

▫ **Abb. 3-7.** Beispiele für Epidemiekurven für eine Krankheit mit kurzer Inkubationszeit. Ein abrupter Anstieg der Erkrankungszahl und ebenso schnelle Reduktion deutet auf eine Punktquelle als Infektionsursache hin (z. B. Ausbruch durch ein kontaminiertes Lebensmittel oder Trinkwasser, *oben*). Ein langsames Ansteigen der Erkrankungszahlen spricht für Übertragung von Mensch zu Mensch (*Mitte*). Es kann aber auch zweigipfelige Verläufe geben, wenn z. B. eine lebensmittelbedingte Infektion vorliegt, die Erreger im weiteren Verlauf aber auch von Mensch zu Mensch weiterverbreitet werden (*unten*)

- Sofortige Kontrollmaßnahmen:

Sie richten sich selbstverständlich nach den vorliegenden Symptomen und den Informationen über den wahrscheinlichen Erreger. Unter Umständen muss die Schließung einer Küche, eines Lebensmittelbetriebes oder einer Station im Krankenhaus vorgenommen werden.

3.4.3 Analytische Phase

- Hypothese zur Ursache des Ausbruchs formulieren:

Um Zusammenhänge zwischen Risikofaktoren und den Infektionen herstellen zu können, ist eine analytische Phase der Ausbruchuntersuchung notwendig. Sie sollte v. a. immer dann durchgeführt werden, wenn der Ausbruch durch die bisherigen Maßnahmen nicht gestoppt werden konnte, er mit ungewöhnlicher bzw. mit einer besonderes hohen Mortalität oder Letalität verbunden ist oder das Geschehen eine hohe allgemeine Bedeutung hat. In der Regel sind dazu Spezialisten hinzuzuziehen, die das bis dahin vorliegende Material sichten und eine Hypothese formulieren.

- Analytische Studie durchführen:

Für die Hypothesentestung stehen zwei Untersuchungsmethoden zur Verfügung, die Kohortenstudie und die Fallkontrollstudie (▪ Abschn. 3.2.4 und 3.2.5). Welches Design gewählt wird, hängt von der jeweiligen Situation ab. In beiden Fällen müssen zu den Fallpatienten und Kontrollpatienten bzw. den Patienten der gesamten Kohorte mit Hilfe eines geeigneten Fragebogens alle relevanten Risikofaktoren erhoben werden. Durch die Anwendung statistischer Methoden wird dann untersucht, ob bestimmte Risikofaktoren signifikant häufiger mit dem Auftreten von Fällen assoziiert sind.

Fazit für die Praxis

- Mit Hilfe epidemiologischer Untersuchungen wird die Häufigkeit von Infektionsereignissen über die Zeit und in verschiedenen Regionen beschrieben, und es werden Risikofaktoren für das Auftreten von Infektionen untersucht.
- Surveillance-Daten und Ergebnisse von Ausbruchuntersuchungen leisten einen wichtigen Beitrag zur Infektionskontrolle und Prävention. Damit gehört die Sicherheit im Umgang mit epidemiologischen Begriffen und epidemiologischen Untersuchungsmethoden zu den unbedingten Voraussetzungen der Arbeit auf infektiologischem Gebiet.

Literatur zu Kap. 3

1. Gordis L (1996) Epidemiology. Saunders, Philadelphia
2. Chin J (2000) Control of communicable diseases manual. Am Public Health Assoc. Washington, pp 567–579
3. Nelson K (2001) Epidemiology of infectious disease: General principles. In: Nelson K, Masters Williams C, Graham N (eds) Infectious disease epidemiology, theory and practice. Aspen, Gaithersburg, pp 17–50
4. Osterholm M, Hedberg C, Moore K (2000) Epidemiologic principles. In: Mandell G, Bennett J, Dolin R (eds) Principles and practice of infectious diseases. Churchill Livingstone, Philadelphia. 156–167
5. Centers for Disease Control (CDC) (1986) Comprehensive plan for epidemiologic surveillance. CDC, Atlanta
6. Nelson K (2001) Surveillance. In: Nelson K, Masters Williams C, Graham N (eds) Infectious disease epidemiology. Aspen, Gaithersburg, pp 97–118
7. Anonym (2002) Surveillance übertragbarer Krankheiten in der Perspektive des Infektionsschutzgesetzes. Bundesgesundheitsbl Gesundheitsforsch Gesundheitsschutz 43: 836–838
8. Anonym (2001) Statistik meldepflichtiger Infektionskrankheiten. Epidemiol Bull (05.05.1001, Nr. 18)
9. Anonym (2000) Falldefinitionen des Robert-Koch-Institutes zur Übermittlung von Erkrankungs- oder Todesfällen und Nachweisen von Krankheitseregern. Bundesgesundheitsbl Gesundheitsforsch Gesundheitsschutz 43: 845–869
10. Robert-Koch-Institut (2002) Meldepflichtige Infektionskrankheiten: Jahresstatistik 2001. Epidemiol Bull (26.04.2002, Nr. 17: 140–143)
11. Robert-Koch-Institut (2002) Infektionsepidemiologisches Jahrbuch meldepflichtiger Krankheiten für 2001
12. Anonym (2000) Surveillance nosokomialer Infektionen sowie die Erfassung von Erregern mit speziellen Resistenzen und Multiresistenzen. Bundesgesundheitsbl 43: 887–890
13. Ammon A, Gastmeier P, Weist K, Kramer M, Petersen L (2001) In: Robert-Koch-Institut (Hrsg) Empfehlungen für die Untersuchung von Ausbrüchen nosokomialer Infektionen. RKI-Heft 21
14. Beaglehole R, Bonita R, Kjellström T (1993) Basic epidemiology. WHO, Geneva

Klinisch-mikrobiologische Labordiagnostik

H. Mauch, H. Stetzelberg, A. Roth

Was muss der behandelnde Arzt über die mikrobiologische Diagnostik wissen, um die wichtigsten Fehler zu vermeiden? Die Aufgabe dieses Kapitels besteht darin, diese Frage zu beantworten und die klinisch-mikrobiologische Labordiagnostik für möglichst alle in Frage kommenden Infektionserreger und Infektionskrankheiten in einer Zusammenschau und an Hand ausgewählter Beispiele klinisch orientiert zu beschreiben.

Die Praxis zeigt immer wieder, dass vermeidbare, z. T. gravierende Fehler gemacht werden – bei der Probengewinnung am Patienten, beim Transport und der Anlage der Proben (Präanalytik), ebenso bei der Durchführung und Bewertung der Mikroskopie und der Kultur, bei den Indikationsstellungen der neuen molekularbiologischen Methoden (Analytik), weiterhin bei der Befundung und Interpretation der Ergebnisse (Postanalytik). Werden die hier beschriebenen minimalen Qualitätskriterien nicht eingehalten, fehlen die Voraussetzungen, um Infektionskrankheiten zu erkennen. Die Anforderungen des Infektionsschutzgesetztes können dann weder vom behandelnden Arzt (§ 6) noch vom Laborarzt (§ 7) zufriedenstellend erfüllt werden.

Die Frage, ob angesichts der praktizierten kalkulierten bzw. »Blindtherapie« überhaupt eine mikrobiologische Diagnostik nötig ist, ist mit dem Infektionsschutzgesetz positiv beantwortet, weiterhin durch die neuen mikrobiologisch-infektiologischen Qualitätsstandards (MIQ) mehrerer mikrobiologischer und klinischer Gesellschaften, durch die Empfehlungen der Infectious Diseases Society of America (IDSA), durch die Empfehlung der Canadian Infectious Diseases Society [3, 32] sowie zahlreicher anderer internationaler Gesellschaften: *Bei allen akut oder schwer erkrankten Patienten mit Verdacht auf eine Infektionskrankheit ist eine mikrobiologische Diagnostik obligat, die Erkennung des spezifischen verursachenden Infektionserregers hat Vorrang gegenüber der empirischen Therapie.*

Die Präanalytik, insbesondere die richtige Probengewinnung und der adäquate Transport der Patientenprobe, werden in der Praxis stark vernachlässigt (Beispiele: Sputum, formaldehydfixierte Biopsien). Dies fällt häufig weder in den Verantwortungsbereich des behandelnden noch in den des mikrobiologisch tätigen Arztes. Die Präanalytik ist jedoch von ausschlaggebender Bedeutung für die Qualität und den Erfolg der mikrobiologischen und damit infektiologischen Diagnostik. Zahlreiche praktische Ratschläge z. B. auch zur Gewinnung von Urin werden beschrieben.

Eine Analytik, die nicht schnelle Ergebnisse liefert, wird von dem behandelnden Arzt nachrangig beachtet. Nur ein Ergebnis, das in kürzester Zeit vorliegt, wird bei der Therapieentscheidung berücksichtigt. Deshalb ist nach wie vor die Mikroskopie von erheblicher Bedeutung. Sie erfordert viel Übung und Erfahrung. Wo liegen die Grenzen der modernen Verfahren, wie z. B. der molekularbiologischen Diagnostik, in erster Linie der Nukleinsäureamplifikationstechniken (NAT), z. B. der PCR, LCR. Könnten sie die mehr oder weniger zeitaufwendige Kultur ablösen?

Die tägliche Praxis in der Routinediagnostik lehrt, dass doch eine nicht unerhebliche Zahl an Anforderungen *nicht indiziert* ist oder *»unsinnige« Methoden* angeboten bzw. angewendet werden. Einige von diesen haben wir in ◘ *Tabelle 4-4* zusammengefasst.

Für die Bewertung der klinisch-mikrobiologischen Labordiagnostik ist die Postanalytik entscheidend, die ausführlich in den publizierten mikrobiologisch-infektiologischen Qualitätsstandards (MIQ) über Infektionen der Harnwege, des Darms, des ZNS, der unteren und der oberen Atemwege, der Genitalorgane, durch Tuberkuloseerreger, Pilze, Borrelien, über Sepsis und Endokarditis, Parasitosen u. a. von mehreren mikrobiologischen und klinischen Gesellschaften im Konsens beschrieben werden [34].

Ohne eine abschließende ärztlich-infektiologische und ärztlich-mikrobiologische Gesamtbeurteilung, d. h. eine patientenbezogene zusammenfassende Gewichtung der mikrobiologischen Untersuchungsergebnisse, der laborchemischen und bildgebenden Parameter in Zusammenhang mit den klinischen Symptomen und Untersuchungsbefunden, ist keine ausreichende klinisch-mikrobiologische Diagnostik möglich.

4.1 Präanalytik – Patientenproben, Gewinnung, Transport

4.1.1 Allgemeine Regeln

! Die Gewinnung einer geeigneten Patientenprobe zum Nachweis eines bestimmten Infektionserregers und deren rascher Transport in das Labor ist von entscheidender Bedeutung für eine erfolgreiche mikrobiologische Diagnostik [39].

Unkenntnis über die Voraussetzungen der angeforderten Untersuchungen ist häufig Ursache der geringen Ausbeute verwertbarer Ergebnisse. Der Erfolg der mikrobiologischen Diagnostik hängt wesentlich von mehreren präanalytischen Faktoren ab, auf die der klinisch tätige Arzt gezielt Einfluss nehmen muss:

- Die Probengewinnung ist essenziell für die klinisch-mikrobiologische Diagnostik, sie muss bei allen schweren Infektionskrankheiten und vor Beginn einer Chemotherapie (Antibiotika, Antimykotika, Virostatika) durchgeführt werden, um die kulturelle Ausbeute nicht zu beeinträchtigen [7]. Die Gewinnung der richtigen Proben fällt in den Aufgabenbereich von Arzt und Pflegepersonal, die die entsprechenden Anleitungen (s. MIQs) bereithalten und demjenigen, der die Abnahme durchführt, zur Verfügung stellen müssen.

Dies gilt vorrangig für die Proben, die wegen Besonderheiten bei der Entnahme und möglichen empfindlichen Infektionserregern einer speziellen Handhabung unterliegen, wie z. B. Gewinnung und Transport von Biopsien, Patientenproben zur Anaerobierdiagnostik, zur Kultur auf Gonokokken, Viren oder Chlamydien usw. [20, 30].

- Art und Menge des Probenmaterials:

Hierauf wird meist zu wenig geachtet. Eine besonders wichtige Untersuchung, deren Sensitivität von der Menge der Patientenprobe abhängt, ist die Blutkultur. Mit der ausreichenden Menge Blut (ca. 10 ml je Flasche) kann die Nachweismöglichkeit von Mikroorganismen deutlich erhöht werden.

Für Basisuntersuchungen aus Stuhlproben sollte bei Diarrhö möglichst flüssiger Stuhl eingesandt werden, für Liquoruntersuchungen mindestens 5 ml Liquor. Sekrete, Eiter und Punktate sollten immer aspiriert werden, wobei ein Volumen von 2 ml möglichst nicht unterschritten werden sollte. Sputum, Mindestmenge ebenfalls 2 ml, sollte eitrig sein [39] (Weiteres s. Abschn. 4.1.2, Ausnahmen s. [35]).

Von der richtigen Abnahme müssen sich der behandelnde Arzt und die leitende Pflegekraft der Station stichprobenartig überzeugen.

- Kontamination:

Während der Probengewinnung sollte eine Kontamination mit der Standortflora so weit wie möglich vermieden werden, deshalb sind die Anleitungen zur Gewinnung z. B. von Sputum oder Blutkulturen streng zu beachten (s. [35]).

- Klinische Daten:

Der Probenbegleitschein soll neben Daten für die Patientenidentifizierung und der gewünschten Untersuchung *ausreichende klinische Informationen* enthalten (Verdachtsdiagnose/Krankheitsbild, Grunderkrankung, vorhergehende antimikrobielle Therapie, anamnestische Hinweise wie Zeitpunkt des Entstehens, Reise, Tierkontakt u. a. [39]). Diese haben einen ganz entscheidenden Einfluss darauf, welche Art der Mikroskopie durchgeführt wird, welche Nährmedien bzw. Spezialmedien beimpft werden und ob die Kultur für die Identifizierung und Empfindlichkeitsprüfung weiterverarbeitet wird.

Deshalb sind auch die folgenden Angaben wichtig: Art des Materials, Entnahmestelle, Entnahmezeitpunkt (Datum, Uhrzeit) und ggf. vorhergehende mikrobiologische Befunde.

- Probentransport, Lagerung:

Verzögerungen beim Transport und der Lagerung führen zu nicht zu verantwortenden Verzögerungen der Befundmitteilung und der Diagnostik. Sie haben damit eine Verlängerung der Liegezeiten zur Folge, was wiederum höhere Kosten verursacht.

Falsch-positive oder falsch-negative Befunde können lebensgefährdende Konsequenzen haben [42]!

Entscheidend für die mikrobiologische Diagnostik selbst ist die Tatsache, dass optimale Untersuchungsergebnisse nur bei kurzen Transport- und Lagerungszeiten zwischen Probengewinnung und Durchführung der mikrobiologischen Untersuchungen möglich sind. Dazu müssen, entsprechend mehrerer internationaler Empfehlungen und Studien, praktisch alle *Patientenproben unmittelbar nach Entnahme, möglichst innerhalb von 2 h,* im Labor eintreffen und dort sofort verarbeitet werden [20, 30, 35, 38, 39, 42, 43].

Zahlreiche Infektionserreger sterben bei zu langem Transport ab – umgekehrt überwuchern Bakterien der Normalflora den ursächlichen Infektionserreger und täuschen die Infektionsursache vor. Bereits nach 2–4 h sind bis zu 1/3 der empfindlichen Erreger kulturell nicht mehr nachweisbar (■ s. Tabelle 4-1). Dies bedeutet, dass bei Überschreitung der Lagerungszeit Infektionen übersehen oder fehldiagnostiziert werden und zu falschen Therapieentscheidungen des Arztes führen können.

Werden Bakterien der Normalflora fälschlicherweise als Infektionserreger bestimmt, ist der Befund nicht nur falsch, sondern er ist wegen der aufwendigen Testungen im Labor teuer und verursacht durch die sich möglicherweise anschließende Fehltherapie hohe Kosten. Der Arzt am Krankenbett kann diese Fehlbefunde ohne die entsprechenden Hinweise, z. B. auf eine zu lange Transportdauer, in der Regel nicht erkennen.

Nur ausnahmsweise und in besonders begründeten Fällen können Proben bei 4°C einige Stunden länger als oben angegeben gelagert werden (dies ist in den einzelnen Abschnitten besonders erwähnt).

- *Vor-Ort-Diagnostik:*

Die Zentralisierung und Verlagerung der mikrobiologischen Diagnostik in vom Patient und der Klinik weit entfernt gelegene Laboratorien (»outsourcing«) gefährdet die Erkennung und Bekämpfung von Infektionskrankheiten, wie ein Übersichtsartikel im Auftrag mehrerer renommierter amerikanischer infektiologischer Gesellschaften aufzeigt [42]. Durch zu lange Transport- und Lagerungszeiten hervorgerufene falsch-positive und falsch-negative Befunde können ebenso gefährdende Auswirkungen haben [42].

Der Kliniker fordert eine rasche Diagnostik, um im Bedarfsfall eine gezielte antimikrobielle Therapie einsetzen zu können. *Das ist nur durch eine Vor-Ort-Diagnostik möglichst im Krankenhaus selbst oder in einem Labor in unmittelbarer Nähe der Patientenuntersuchung gewährleistet* (Empfehlung »MIQ – Tiefe Atemwege«, Empfehlung der Deutschen Gesellschaft für

Tabelle 4-1. Transportdauer und mikrobiologisches Wachstum (*RT* Raumtemperatur; *n. u.* nicht untersucht)

Transportzeit	Transport-temperatur	Verlust der pathogenen Keime in %				Sonstiges
		Streptococcus pneumoniae	Haemophilus influenzae	S. aureus	E. coli	
2–5 h [26]	RT	46	n. u.	50	0	Neisserien: Wachstum + 33%
24–48 h [37]	RT	25	40	n. u.	n. u.	n. u.
24 h [47]	RT	51	65	9	>400% Wachstum	n. u.
24 h [47]	4°C	39	42	47	31	n. u.
48 h [47]	RT	95	74	29	Hohe Keimzahl, nicht auswertbar	n. u.
48 h [47]	4°C	56	53	49	43	n. u.

Pneumologie [13], Empfehlungen der Infectious Diseases Society of America, der Paediatric Infectious Diseases Society, des College of American Pathologists).

Für Nukleinsäureamplifikationstechniken (NAT) müssen Proben gesondert abgenommen und möglichst rasch in das Labor transportiert werden, da Enzyme aus Granulozyten und Geweben Nukleinsäuren zerstören können.

4.1.2 Probenbehandlung bei verschiedenen Organinfektionen und Infektionserregern (Präanalytik)

4.1.2.1 Atemwegsinfektionen

Vielen Verfahren zur Probengewinnung haftet als Nachteil die mögliche Kontamination des Untersuchungsmaterials durch Mund- oder Rachenflora an. Dies gilt besonders für Sputum, hier ist entscheidend, wie die Probe gewonnen wird. Sputum muss aus der Tiefe abgehustet werden – *das Material soll makroskopisch möglichst eitrig sein* (Ausnahmen: Tuberkulose, Legionellose, Mukoviszidose, Immundefekte; s. [35]). Arzt und Pflegepersonal müssen dem Patienten die richtige Gewinnung von Sputum genau erklären (Anleitung zur Gewinnung von Sputum s. [35]).

Günstig ist es, wenn es gelingt, Material direkt aus dem infektiösen Herd oder dessen Nähe zu gewinnen, weshalb insbesondere bei schweren Infektionen bronchoskopische Techniken vorzuziehen sind, möglichst durch eine gezielte Bronchoskopie oder eine (Mini-)BAL (Mini-BAL: 10–20 ml, BAL 30–100 ml).

Die Anlage zur Kultur sollte unmittelbar nach Abnahme, möglichst innerhalb von 2 h und sofort nach Eintreffen im Labor erfolgen. Streptococcus pneumoniae und Haemophili sind gegenüber Lagerung und Kühlung sehr empfindlich, sie sterben innerhalb kurzer Zeit ab (Tabelle 4-1). Kolonisationskeime der Mundflora hingegen, z. B. gramnegative Stäbchen oder vergrünende Streptokokken, überwuchern andere Bakterien innerhalb von Stunden, sodass sich der ätiologisch relevante Keim dann häufig nicht mehr nachweisen lässt.

Ausführlicher s. [35, 36, 43].

Gewinnung und Transport bei besonderen Infektionserregern

Legionellen

Die Anlage von primär sterilen oder nur wenig kontaminierten Patientenproben, wie z. B. einer bronchoalveolären Lavageflüssigkeit, ist wegen einer höheren Sensitivität geeigneter als von Proben aus Bereichen mit Standortflora. Daher sollten z. B. Sputum oder Trachealsekret auf antibiotikahaltigen Selektivnährmedien ausgeimpft werden. Die Behandlung von Proben mit Hitze oder Säure vor einer kulturellen Anlage ist ebenfalls beschrieben worden [57].

Chlamydien

Der Erregernachweis, der nur in wenigen Speziallaboratorien durchgeführt wird, ist sehr aufwändig und besitzt eine geringe Sensitivität [54], weshalb die Einsendung zur kulturellen Untersuchung nur in speziellen Ausnahmefällen indiziert ist.

Anaerobier

Anaerobe Kulturen sollten nur angelegt werden, wenn die Proben durch Punktion oder intraoperativ gewonnen werden können (Pleurapunktate, Biopsiematerial). Andere invasive Methoden (Bürstenabstrich, bronchoalveoläre Lavage) sind zur Anaerobierdiagnostik nur bedingt geeignet, da Kontaminationen durch Mundflora (Anaerobier bis zu 10^9/ml) häufig nicht zu vermeiden sind. Punktate können in sterilen, luftblasenfreien Spritzen oder Röhrchen mit Transportmedium (z. B. Port-A-Cul) transportiert werden.

Pneumocystis carinii

Das Untersuchungsgut muss Alveolarmaterial enthalten. Die am besten geeigneten Materialien sind Bronchoalveolarflüssigkeiten und transtracheale Biopsate. Die Eignung induzierter Sputumproben, die durch Inhalieren mit 5- bis 8%-iger Salzlösung gewonnen werden, ist vom Training der beteiligten Fachkräfte abhängig. Sputum ist zum Nachweis von Pneumocystis carinii nicht geeignet.

Nocardien

Sputum oder bevorzugt bronchoskopisch gewonnenes Material. Um Überwucherung durch die Begleitflora zu verhindern, ist ein rascher Transport, möglichst unter Kühlung bei 4°C, notwendig.

Aktinomyzeten

Abszess- oder Empyemeiter, durch transthorakale Lungenpunktion oder perkutane Nadelbiopsie sowie endoskopisch gewonnene Bronchialsekretproben sind möglichst nativ, ggf. in reduzierendem Transportmedium (z. B. Port-A-Cul), innerhalb kürzester Zeit zum mikrobiologischen Labor zu befördern.

Tuberkulose

Bei Sputum (2–10 ml) und Urin (30–50 ml) müssen 3 Einsendungen erfolgen (kein 24-h-Sammelsputum oder -urin). Ergibt die Sputumprobe mikroskopisch keinen Hinweis, dann ist bei weiter bestehendem Verdacht auf eine Tuberkulose eine bronchoskopische Untersuchung angeraten. Die Transportdauer soll von der Entnahme beim Patienten bis zur Verarbeitung im Labor 24 h nicht überschreiten [29].

Corynebacterium diphtheriae

Nasopharyngeal- und Rachenabstriche zum kulturellen Nachweis von C. diphtheriae sind gleichermaßen geeignet. Falls Pseudomembranen zu sehen sind, werden diese ggf. unter laryngoskopischer Kontrolle abgestrichen oder mit einer Zange abgezupft. Bei Verdacht auf eine kutane Infektion mit C. diphtheriae werden neben Haut- auch Nasopharyngeal- und Rachenabstriche gewonnen, um eine simultane pharyngeale Besiedelung nachzuweisen. Der Transport der Abstriche und ggf. weiterer Materialien erfolgt in einem Transportmedium bei Raumtemperatur [43].

Viren

! Obwohl die verschiedenen Viren nicht die gleiche Stabilität aufweisen, muss sich die Transporttemperatur und Transportdauer am empfindlichsten Erreger (z. B. RSV bei Atemwegsinfektionen) und am anfälligsten Nachweisverfahren (Virusanzucht) orientieren.

Dies bedeutet grundsätzlich einen raschen (am besten innerhalb 1 h) und gekühlten Transport (4°C) und eine sofortige Verarbeitung (keine Lagerung) des klinischen Materials.

4.1.2.2 ZNS-Infektionen

Nähres s. auch [28].

Liquor

Der Liquor cerebrospinalis ist das wichtigste Material für die Diagnose einer Infektion des zentralen Nervensystems. Für die verschiedenen mikrobiologischen (mikroskopisch, kulturell), infektionsserologischen (Antigen- bzw. Antikörpernachweise) und molekularbiologischen Nachweise werden verschiedene Methoden eingesetzt, die ein Aufteilen des Liquors auf mehrere Portionen notwendig machen. Mehrere Portionen zu mindestens je 1 ml bzw. 5 ml (s. unten) sollten in sterilen Probenröhrchen aufgefangen werden.

Insbesondere für die Untersuchung auf meist nur in geringer Zahl vorhandene Mykobakterien, Pilze und Parasiten sowie für die molekularbiologische Untersuchung, sind größere Volumina erforderlich (etwa 5 ml). Für eine Virusisolierung sollte mindestens 2 ml eines blutfreien und unverdünnten Liquors zur Verfügung stehen *(Faustregel: je Virusart 1 ml)*. Bei Einsendung geringerer Volumina muss in vielen Fällen mit unzureichenden diagnostischen Aussagen gerechnet werden, weshalb in Abhängigkeit von der Dringlichkeit einer Abklärung eine sofortige Nachpunktion erfolgen sollte.

Für eine virologische Untersuchung des Liquors ist zu beachten: Infektiöse Viruspartikel sind bei einer akuten Infektion bereits wenige Tage nach Infektionsbeginn nicht mehr nachweisbar, eine Abnahme der Liquorprobe für einen Virusnachweis muss deshalb so früh wie möglich nach Auftreten von Symptomen angestrebt werden.

Der Transport der Proben zum Labor muss sofort bei Zimmertemperatur und lichtgeschützt erfolgen. Probenröhrchen für virologische Untersuchungen sollten bis zur Analyse kühl gelagert werden. In Ausnahmefällen, wenn die Probe nicht innerhalb von 4 h verarbeitet werden kann, sollte zusätzlich zum Nativliquor eine Liquorportion in eine Blutkulturflasche oder Liquorkulturflasche eingebracht werden. Dieses Vorgehen beinhaltet jedoch stark eingeschränkte Untersuchungsmöglichkeiten.

Steht für die Untersuchungen nur ein Probenröhrchen zur Verfügung, sollte dieses als erstes der mikrobiologischen Untersuchung zugeleitet werden. Erst danach sollten zytologische und klinisch-chemische Untersuchungen aus Überständen, die während der Bearbeitung im mikrobiologischen Labor gewonnen wurden, durchgeführt werden. Die liquorzytologische Untersuchung ist nur bei frisch entnommenem Liquor möglich.

Blut/Serum

Bei jedem Verdacht auf ZNS-Infektion muss parallel zur Liquorentnahme Vollblut entnommen werden, um infektionsserologische Untersuchungen, auch im Verlauf, durchführen zu können. Eine diagnostisch verwertbare infektionsserologische Untersuchung stützt sich grundsätzlich auf die gleichzeitige Antikörperbestimmung im Serum und Liquor, insbesondere, um die Frage der intrathekalen Synthese von spezifischen Antikörpern bzw. Immunglobulinklassen zu beantworten [17, 56].

Biopsate

ZNS-Biopsien sind in der Regel nur geeignet zum Nachweis bestimmter Parasiten, wie Entamoeba histolytica, Toxoplasma gondii, Naegleria spp. oder Acanthamoeba spp., seltener zum kulturellen Nachweis von Bakterien und Fadenpilzen. Das Biopsiematerial muss nativ in 0,5–1 ml steriler Kochsalzlösung eingesandt werden.

Abstriche

Abstriche sind für die Diagnostik von Hirnabszessen nur bedingt geeignet. Kann nur wenig eitriges Material mit einem Abstrichtupfer entnommen werden, ist dieser unter anaeroben Transportbedingungen einzusenden.

4.1.2.3 Wundinfektionen

! Eiter und Sekrete, z. B. aus Punktaten sowie Gewebeproben, sind grundsätzlich besser geeignet als Abstrichtupfer.

Ausführlicher s. auch [30].

Probengewinnung aus geschlossenen Infektionsprozessen

Ist der Prozess lokalisierbar und von außen erreichbar, werden diese Untersuchungsproben durch perkutane Punktion und Sekretaspiration gewonnen (möglichst >2 ml). Dabei sind alle Regeln der Asepsis einzuhalten, um eine Kontamination des Materials bei der Gewinnung oder eine Superinfektion zu vermeiden. Wegen der dichten mikrobiellen Besiedelung der Schleimhäute und deren großer Empfindlichkeit gegenüber Desinfektionsmitteln muss bevorzugt über die äußere Hautbedeckung punktiert werden. Eine transmuköse Punktion führt mit großer Wahrscheinlichkeit zu einer massiven mikrobiellen Kontamination des Materials.

Sollen Abszesse eröffnet werden, muss vor dem operativen Eingriff Material für die mikrobiologische Untersuchung durch Punktion gewonnen werden. Ist dies nicht möglich, sind bei der Inzision sterile Transportgefäße bereitzuhalten, um Abszessinhalt in ausreichender Menge mit einem chirurgischen Löffel oder einer Spritze aufzunehmen und in das Transportgefäß zu überführen. Zusätzlich zum Abszessinhalt soll möglichst ein Gewebestückchen aus dem Granulationsgewebe der Abzeßwand in einem getrennten Transportgefäß und ohne fixierende Zusätze in das mikrobiologische Labor gesandt werden. Tupferabstriche sollten für die mikrobiologische Untersuchung nicht verwendet werden.

Ist nur wenig Exsudat vorhanden, wie etwa bei Hautpusteln oder -bläschen, sollte dieses nach Oberflächendesinfektion in eine möglichst kleine Spritze (Tuberkulinspritze) aufgezogen und nach Entfernen der Kanüle und Verschluss der Spritze sofort zum Labor transportiert werden.

Probengewinnung aus offenen Wunden

Tupferabstriche sind zu vermeiden. Die mikrobiologische Untersuchung von Proben, die aus den oberflächlichen Bereichen offener Wunden, einer Fistelöffnung oder einer trockenen Läsion mit Tupferabstrichen gewonnen werden, zeigt häufig nicht interpretierbare Ergebnisse. Dieses Material enthält vielfach Kolonisationskeime der Oberfläche und erfasst insbesondere nicht die Infektionserreger in der Tiefe der Wunde. Die Ursache der Wundinfektion ist dann nicht sicher zu diagnostizieren.

Vorgehen

Oberflächliches Sekret, fibrinöse oder nekrotische Beläge sollten vor Probengewinnung entfernt werden, damit dann vom Wundgrund und aus den Randbezirken der Läsion Material gewonnen werden kann. An diesen Stellen sind vitale Mikroorganismen zu erwarten. Dazu werden mit einem scharfen Löffel Gewebebröckel aus dieser Region abgekratzt. Ein Tupferabstrich ist nur dann vertretbar, wenn nach der beschriebenen Vorbehandlung der Wunde noch genügend Exsudat zurückgeblieben ist. Bei Haut- und Schleimhautulzerationen oder bei trockenen Wunden ist Exzisionsmaterial am besten geeignet.

Bei der Materialentnahme aus Fistelgängen wird zuerst die Fistelöffnung gereinigt und mit einem rückstandlos verdunstenden Desinfektionmittel (z. B. 80%-igem Ethylalkohol) desinfiziert. Ist der Fistelgang weit genug, sollte ein dünner, steriler Katheter so weit wie möglich eingeführt und aus der Tiefe Exsudat angesaugt werden. Gelingt es damit nicht, eine brauchbare Probe zu gewinnen, sollte Gewebe aus tiefergelegenen Anteilen der Wand des Fistelganges mit einer Kürette abgeschabt werden.

In chronischen Entzündungsprozessen ist die Erregerkonzentration häufig geringer, sodass hier besonders auf ein ausreichend großes Probenvolumen zu achten ist. Katheter oder Drainageröhrchen sind nach sorgfältiger Desinfektion der Haut an der Durchtrittstelle zu ziehen. Sofort anschließend wird mit sterilem Besteck die Spitze abgeschnitten und in einem sterilen Transportgefäß ohne Transportmedium zur mikrobiologischen Untersuchung weitergeleitet [50].

Probentransport

Die Untersuchungsproben sollten innerhalb von 2 h verarbeitet werden. Ist dies in Ausnahmefällen nicht möglich, muss ein Transportmedium mit Redoxindikator verwendet werden. Aber auch bei Transportmedien sind längere Transportwege zu vermeiden, weil empfindliche Anaerobier in einigen Transportmedien bereits nach 6 h Lagerung nicht mehr nachweisbar sind [22].

Sekrete, Drain- und Katheterspitzen, Kanülen, Spülflüssigkeiten, Gewebebröckel werden in sterilen, dichtschließenden Gefäßen transportiert. Diese Proben müssen sofort verarbeitet werden. Soll eine Virusisolierung durchgeführt werden, sind Kühlung und schneller Transport mit Transportflüssigkeit notwendig.

4.1.2.4 Harnwegsinfektionen

Ausführlicher s. auch [14].

Gewinnung und Transport

Für mikrobiologische Untersuchungen ist der erste Morgenurin am besten geeignet. Im Idealfall sollten zwischen Gewinnung der Urinprobe und letzter Miktion mindestens 3 h liegen. Da die Kontaminationsmöglichkeiten durch Urethral- und Umgebungsflora sehr hoch sind, sollte auf eine sachgemäße Entnahmetechnik, entsprechende Reinigungsmaßnahmen und wegen der Überwucherungsgefahr durch diese Kontaminationskeime auf einen raschen Transport (<2 h) geachtet werden. In begründeten Ausnahmefällen kann eine längere Lagerung bei 4°C erfolgen.

Objektträgertauchkultur

Die Anlage von Objektträgertauchkulturen (»Urikult«) ist eine sinnvolle Alternative, wenn ein schneller Transport nicht eingehalten werden kann. Außerdem müssen diese Kulturen nicht kühl gelagert oder transportiert werden. Ein zügiger Transport in das Labor ist jedoch trotzdem anzustreben, um eine unbeaufsichtigte, zu lange Lagerung und Austrocknung zu vermeiden. Es ist darauf zu achten, dass sich keine Restflüssigkeit in dem Probengefäß befindet, denn diese kann durch wiederholte Benetzung der Nährmedienoberfläche zu falsch-hohen Keimzahlen führen.

Es ist zu beachten, dass bei diesen Kultursystemen die Keimzahlen nur geschätzt werden können und anspruchsvolle Keime auf den Objektträgerkulturen nicht wachsen (z. B. β-hämolysierende Streptokokken).

Aufgrund der beschriebenen Nachteile und organisatorischer Mängel (keine Vorschriften, wechselndes Stationspersonal, keine festgelegte und kontinuierliche Zuständigkeit von

Nichtlaborpersonal) führt die Verwendung von Objektträgerkulturen häufig zu einer deutlichen Verminderung der Qualität der Urindiagnostik.

Mittelstrahlurin

Die Gewinnung von Mittelstrahlurin gilt als Methode der Wahl, da es zu keiner Beeinträchtigung des Patienten kommt (ausführliche Beschreibung s. [14]).

Durchführung

1. Nachdem der Harnstrahl für ca. 3 s in Gang gekommen ist, wird die »2. Portion«, etwa 10–20 ml Urin, in einem möglichst sterilen, ausreichend großen Behälter aufgefangen. Dabei möglichst Verunreinigung durch den Becherrand, die Hände oder Kleidung vermeiden.
2. Urin sorgfältig in ein Transportröhrchen umfüllen (5–10 ml).
3. Transportröhrchen verschließen, beschriften und bis zur Weiterleitung ins Labor kühl lagern (für möglichst raschen Transport ins Labor sorgen).
4. Bei bettlägerigen und alten Patienten muss die Reinigung und Urinentnahme von geschultem Personal durchgeführt werden.

Katheterurin

Eine Katheterisierung zur Uringewinnung sollte nur dann vorgenommen werden, wenn eine einwandfreie Gewinnung von Mittelstrahlurin nicht möglich ist und eine Blasenpunktion nicht in Betracht gezogen wird. Mit dieser Untersuchung ist immer das Risiko einer Keimeinschleppung und Infektion verbunden.

Durchführung

Nach ausreichender Blasenfüllung reinigt eine geschulte Person das Orificium urethrae und Umgebung sorgfältig mit Desinfektionslösung. Grundsätzlich sind Einwegkatheter zu verwenden. Die Katheter sind unter aseptischen Bedingungen zu legen [s. Richtlinie Krankenhaushygiene und Infektionsprävention, »Anforderungen der Krankenhaushygiene bei der Katheterisierung der Harnblase«, Bundesgeshbl. 28 (1985), S. 187–188]. Nach Einführung des Katheters wird die erste Urinprobe analog der des Mittelstrahlurins verworfen und die zweite Probe steril aufgefangen.

Dauerkatheter

Träger von Dauerkathetern scheiden häufig hochresistente Keime aus. Um die gefährdende Ausbreitung dieser Keime zu vermeiden, müssen die Uringewinnung, die Entleerung und der Wechsel des Urinbeutels von hygienisch geschultem Personal vorgenommen werden.

Die Uringewinnung erfolgt durch Punktion des Katheters nach sorgfältiger Desinfektion der bei den meisten handelsüblichen Ableitungssystemen bereits für die Punktion vorgesehenen Einstichstelle.

! *Achtung:* **Hohe Gefahr der Weiterverbreitung resistenter Keime auf andere Patienten über die Hände. Deshalb grundsätzlich Händedesinfektion vor und nach der Uringewinnung.**

Blasenpunktionsurin

Als Indikationen gelten:
- Schwierigkeiten hinsichtlich einwandfreier Uringewinnung durch andere Methoden und
- fragliche bakteriologische Ergebnisse.

Durch suprapubische Aspiration von Blasenurin ist eine Kontamination der Probe nahezu ausgeschlossen. Voraussetzung ist eine gut gefüllte Harnblase. Nach sorgfältiger Desinfektion der Haut wird die Harnblase 1–2 Querfinger oberhalb der Symphyse punktiert. Nähere Ausführungen zu Hygienemaßnahmen bei Punktionen enthält die Richtlinie Krankenhaushygiene und Infektionsprävention »Anforderungen der Krankenhaushygiene bei Injektionen und Punktionen» [Bundesgesundheitsblatt 28 (1985), S. 186–187]).

Einmalplastikklebebeutel bei Säuglingen

Dieses Verfahren ist nur als orientierende Untersuchung nach gründlicher Reinigung des Perineums praktikabel und nur zum Ausschluss einer Infektion aussagekräftig. Positive Ergebnisse müssen durch Kontrolluntersuchungen gesichert werden. Dabei sollte anderen Entnahmeverfahren der Vorzug gegeben werden, z. B. der Blasenpunktion.

4.1.2.5 Darminfektionen

Gewinnung

Stuhlproben sind in erster Linie für die Diagnose der bakteriellen Darminfektionen geeignet. 1 ml möglichst flüssiger Stuhl (1 Teelöffel) bzw. eine haselnußgroße Menge ist für Basisuntersuchungen ausreichend. *Blutige, schleimige oder eitrige Anteile sollten bevorzugt entnommen werden.* Sind zusätzlich parasitologische, quantitativ-mikrobiologische oder molekularbiologische Untersuchungen vorgesehen, sollte das Stuhlgefäß zur Hälfte gefüllt sein.

Rektalabstriche sind wegen der eingeschränkten Untersuchungsmöglichkeiten nur bedingt geeignet und sollten nur eingesandt werden, wenn Stuhl nicht gewonnen werden kann. Bei Verdacht auf Typhus und Paratyphus sind Blutkulturen notwendig und v. a. in der ersten Krankheitswoche aussichtsreich.

Transport

Im Einzelfall ist nicht von vornherein abschätzbar, welche Enteritiserreger ursächlich einer Diarrhö zugrunde liegen. Alle empfindlichen Keime können vorkommen, sodass sich die Lagerungs- und Transportzeiten nach diesen ausrichten müssen. Empfindliche Erreger sind z. B. Shigellen, Cholerabakterien und Campylobacter, die bei längeren Transportwegen absterben oder von E. coli überwuchert und dann nicht mehr nachgewiesen werden können [42]. Deshalb sollten Proben für die kulturelle Diagnostik möglichst innerhalb von 2–4 h nach Probengewinnung angelegt werden.

Ist in Ausnahmefällen ein längerer Transport nicht zu umgehen, müssen Transportmedien eingesetzt werden; geeignet sind für Stuhlproben: Enterobacteriaceae-Transport- und Anreicherungsbouillon nach Hanja; in handelsüblichen Cary-Blair-Medien kann mit einem Abstrichtupfer Stuhl im Medium versenkt werden. Für Rektalabstriche: Cary-Blair-Medium oder Stuart-Medium.

Bei Choleraverdacht ist das Laboratorium sofort telefonisch zu verständigen und die Probe auf schnellstem Wege zu übermitteln.

Ausführlich s. [27].

4.1.2.6 Genitalinfektionen

Eine wesentliche Qualitätsvoraussetzung für die Isolierung sexuell übertragbarer Erreger ist die Verwendung geeigneter Transportmedien und die Beachtung der begrenzten Transportzeiten für diese Erreger. Viele Transportmedien sind z. B. zum Nachweis von Neisseria gonorrhoeae oder Gardnerella vaginalis nicht geeignet, da sich diese beiden Keime bereits nach wenigen Stunden nicht mehr oder in nur noch geringer Keimzahl wiedergewinnen lassen [22]. Da im Einzelfall nicht sicher beurteilbar ist, in welchem Ausmaß längere Transportzeiten die empfindlichen Erreger schädigen, ist angesichts des klinischen Leidensdrucks der Patienten eine rasche Verarbeitung der Proben innerhalb von 2 h notwendig, auf jeden Fall noch am Tag der Probenentnahme.

Ausführlich s. [20].

Neisseria gonorrhoeae

Die Vermehrungsfähigkeit von Neisseria gonorrhoeae nimmt bei Kühlschranktemperaturen rasch ab. Ferner autolysieren die Bakterien recht schnell. Deshalb wird der Abstrichtupfer entweder sofort nach der Probenentnahme in ein geeignetes, zuvor auf Raumtemperatur gebrachtes Transportmedium gegeben und dann innerhalb von maximal 12 h im Labor verarbeitet, oder es wird direkt am Patienten auf ein besonderes Kulturmedium verimpft (weitere Ausführungen zu Transportbedingungen für andere Infektionserreger des Genitaltrakts s. MIQ 11 [20].

Probengewinnung und Transport bei Sepsis s. MIQ 3 [51], bei Parasitosen s. MIQ 4 [25], bei Pilzinfektionen s. MIQ 14 [15].

4.2 Mikroskopie: zytologische und bakterioskopische Untersuchung

4.2.1 Allgemeine Bedeutung der Mikroskopie

! Die Mikroskopie ist als nicht kulturabhängige Methode von fundamentaler Bedeutung in der Diagnostik von Infektionskrankheiten [9].

Sie liefert als preisgünstigste Schnellmethode wertvolle Hinweise auf die Ätiologie einer Infektion in der Routinediagnostik (z. B. bei Materialien aus dem oberen oder unteren Respirationstrakt, bei Nachweis säurefester Stäbchen), in der Akutdiagnostik (z. B. Nachweis plumper grampositiver Stäbchen bei Gasödemverdacht), bei Therapieverlaufskontrollen (z. B. Sputumkonversion bei der Tuberkulose), oder sogar für die definitive Diagnose (z. B. Pneumocystis carinii). Bei einigen Krankheiten stellt sie die einzige diagnostische Methode dar, weil entweder aufwendigere Verfahren nicht sinnvoll und somit nicht indiziert sind (z. B. die Kultur bei bakterieller Vaginose), oder weil keine weiteren Verfahren zur Verfügung stehen (z. B. Parasiten oder Calymmatobacterium granulomatis; [8]).

Das Ergebnis mikroskopischer Verfahren ist richtungsweisend für den Einsatz spezifischer kultureller oder weiterer diagnostischer Verfahren. Sind in einer Sputumprobe eines nicht immunsupprimierten Patienten zahlreiche Plattenepithelzellen und wenige Granulozyten vorhanden, handelt es sich um Saliva; auf eine genaue Identifizierung potenziell pathogener Keime bis zur Speziesebene und Resistenztestung aus diagnostischen Gründen kann dann verzichtet werden. Bei Nachweis säurefester Stäbchen müssen molekularbiologische Untersuchungsmethoden folgen, damit entsprechend § 7 des Infektionsschutzgesetzes gemeldet werden kann, ob eine gesicherte Tuberkulose vorliegt oder nicht.

Aufgrund der Vielfalt und der Komplexität an mikroskopischen Verfahren sowie der verschiedenen Indikationsstellungen für Spezialfärbungen (Tuberkulose, Legionellose, Pneumocystis, Syphilis usw., s. unten) *muss der behandelnde Arzt eine differenzierte Indikationsstellung der gewünschten oder erforderlichen mikrobiologischen Diagnostik formulieren.* Insofern trägt der klinische Infektiologe immer die für eine optimale Diagnostik unabdingbare Verantwortung, dem Labor die nötigen klinischen Angaben und Prioritäten in der Differenzialdiagnose mitzuteilen. Dies gilt insbesondere für Fälle, bei denen sowohl Besonderheit bei Gewinnung und Transport des Materials [s. unten: Beispiel 1] als auch Labormethoden außerhalb des Routineprogramms zu berücksichtigen sind, z.B. bei schwer anzüchtbaren Mikroorganismen.

Im folgenden sind 2 Beispiele genannt, die diesen Sachverhalt verdeutlichen.

1. Die klassische Methode eines Erregernachweises bei Syphilis mittels Dunkelfeldmikroskopie aus dem Reizsekret von Haut- oder Schleimhautläsionen muss direkt nach der Probenentnahme erfolgen. Ein Probenversand ist nicht möglich. Die Durchführung erfordert eine hinreichende Erfahrung des Untersuchers. Deshalb wird alternativ der Erregernachweis unter Anwendung monoklonaler FITC-markierter Antikörper mit der direkten Immunfluoreszenz empfohlen. Für diese Untersuchung müssen wiederum luftgetrocknete Objektträgerausstriche angefertigt und an ein Speziallaboratorium weitergeleitet werden.
2. Nur bei Anforderung mit dem Hinweis eines Verdachts auf eine Aktinomykose oder Nocardiose werden Drusen oder körnige Elemente im Material gesucht und gezielt lichtmikroskopisch untersucht sowie eine aerobe und anaerobe Kultur mit verlängerten Bebrütungszeiten veranlasst (weitere Beispiele s. unten, Tuberkulose, Legionellose, Pneumocystis, Viren, Pilze).

4.2.2 Färbemethoden

Schon bei den einfachen Färbemethoden und der Mikroskopie bestehen in Routinelaboratorien Informationslücken, sodass im Folgenden ausführlich auf Einzelheiten der Auswertung und Bewertung eingegangen wird. Die wichtigsten mikroskopischen Direktnachweisverfahren sind die Färbungen nach Gram, Ziehl-Neelsen, Giemsa und Immunfluoreszenzfärbeverfahren mit polyklonalen oder monoklonalen Antikörpern. Für spezielle Fragestellungen sind weitere geeignete Färbungen indiziert, wie die Dunkelfeldmikroskopie bei Treponematosen, die Warthin-Starry-Färbung bei Bartonellosen [55] sowie Nativpräparationen, evtl. mit Laugenaufhellung (Pilzinfektionen) und parasitologische Verfahren [1, 25, 30].

4.2.3 Allgemeine Bedeutung der Zytologie

Neben einem differenzierenden Färbeverfahren, in der Regel nach Gram (s. oben) zur Differenzierung von Bakterien (»grampositiv«, »gramnegativ«) müssen zytologische Färbemethoden, z. B. die Methylenblaufärbung, eingesetzt werden, um Aufschluss über die Qualität des Untersuchungsmaterials und die Art der zellulären Reaktion zu erhalten.

Die Präsenz von Wirtszellen, getrennt nach Lymphozyten, *Granulozyten, Plattenepithelzellen* u. a., und deren quantitative Verteilung muss dokumentiert werden. Die Anwesenheit von >3 Granulozyten pro Blickfeld und/oder das Überwiegen oder die alleinige Präsenz von Bakterien mit einer bestimmten Morphologie bei 100fach vergrößerndem Objektiv sprechen bei Untersuchung von invasiv entnommenen Materialien der oberen Atemwege für eine bakterielle Infektion [43].

Eine große Bedeutung hat die Zytologie auch bei der Diagnostik der unteren Atemwege (s. Abschn. 4.2.8 und Tabelle 4-2). Eine gemischte oder fehlende bakterielle Flora und die Anwesenheit von Lymphozyten als einzige Wirtszellen sprechen für einen viralen Infekt.

4.2.4 Allgemeine Bedeutung der Gramfärbung

Bei der Gramfärbung sind nicht nur das Gramverhalten und die Morphologie, sondern auch die Menge der Mikroorganismen pro 5 Gesichtsfelder zu ermitteln (+= wenig; ++= mäßig viel; +++= reichlich). *Wichtig ist, das ganze Präparat zu durchmustern und Bakterien in Bereichen auszuzählen,* in denen auch viele Granulozyten zu sehen sind. Insbesondere monomorphe Bakterien sollten im Bestreben, eine schnellere Diagnostik bzw. Verdachtsdiagnose zu liefern, sofort mitgeteilt werden (Proben aus den tiefen Atemwegen; Liquor; [33]).

Dies gilt für *Mikroorganismen mit typischer, möglichst einheitlicher Morphologie,* wie

1. grampositive, lanzettförmige Diplokokken (= Verdacht auf Streptococcus pneumoniae, Verwechslungsgefahr mit Streptokokken der Mundflora, Enterokokken) oder
2. kleine pleomorphe gramnegative Stäbchen (= Verdacht auf Haemophilus influenzae),
3. gramnegative Diplokokken (= Verdacht auf Moraxella catarrhalis, Neisseria menigitidis) oder
4. große gramnegative Stäbchen mit ähnlicher Morphologie (= Verdacht auf Enterobakteriazeen oder Pseudomonaden).

Verschiedene grampositiv und gramnegativ gefärbte Kokken oder Stäbchen sollten als »mikroskopisch Mischflora« befundet werden, insbesondere bei Proben, die eine hohe Konzentration physiologischer Standortflora aufweisen (z. B. Sputum, Stuhl, Hautabstriche). Diese mikroskopische Schnelldiagnostik erfordert viel Erfahrung. Das Ergebnis sollte nur mitgeteilt werden, wenn ein ärztlich tätiger Mikrobiologe den mikroskopischen Befund kontrolliert hat (stets unter Vorbehalt und mit Hinweis auf das endgültige Ergebnis durch die Kultur).

Die Gramfärbung ist gut geeignet zur Darstellung der »Myzelien« von Bakterien aus der Ordnung der Actinomycetales (Aktinomyzeten, Nocardien) sowie zur Unterscheidung von Bakterien und Sprosspilzen.

Pilze

Die Gramfärbung ist zum Nachweis von Pilzen weniger geeignet, dies trifft insbesondere für den sicheren Nachweis von Schimmelpilzhyphen zu (weiteres s. Abschn. 4.2.6). Sie ist ebenfalls ungeeignet für die Erkennung von Kryptokokken, hier sind Tuschepräparate indiziert (besser: Antigennachweise).

Besondere Probenmaterialien

Besonders wertvoll ist die mikroskopische Untersuchung mittels Gramfärbung bei Materialien, die normalerweise nicht oder wenig besiedelt sind, weil Infektionserreger aus bakteriell stark kolonisierten Bereichen mikroskopisch nur dann von der physiologischen Standortflora zu unterscheiden sind, wenn die oben beschriebenen monomorphen Bakterien in hoher Konzentration vorkommen. Im Folgendem sind Beispiele genannt, bei denen eine mikroskopische Untersuchung trotz der Präsenz einer physiologischen Standortflora richtungsweisend sein kann und die Diagnostik verkürzt oder absichert [43].

Otitis externa und chronische Otitis media

Der mikroskopische Nachweis von gramnegativen Stäbchen deutet auf eine Infektion mit Pseudomonas aeruginosa hin, da gramnegative Stäbchen physiologischerweise nur in geringer Menge in der Gehörgangsflora vorkommen.

Diphtherie

Bei klinisch begründetem Verdacht und bei Gewinnung des Materials aus dem Bereich unterhalb pseudomembranöser Läsionen werden 2 angefertigte Objektträgerpräparate nach Gram bzw. Neisser gefärbt. Unter Berücksichtigung der Einschränkung, dass eine kulturelle Bestätigung und ein Toxinnachweis folgen muss, reicht der Nachweis von coryneformen Bakterien im Grampräparat (Palisadenlagerung oder Anordnung in »chinesischen Schriftzeichen«) und von intrazellulären metachromatischen Granula in stäbchenförmigen Bakterien mittels der Neisser-Färbung für die Diagnose »Verdacht auf C. diphtheriae im mikroskopischen Präparat« zunächst aus.

Weitere Beispiele s. Abschn. 4.2.8 (»Mikroskopie bei Infektionen der tiefen Atemwege«) sowie [35].

4.2.5 Allgemeine Bedeutung der Fluoreszenzmikroskopie

Ähnlich wie bei der direkten Anwendung von Fluorochromen zur Färbung, z. B. Auramin bei Mykobakterien, Acridin Orange für Bakterien in Liquor oder Blutkulturen, Calcofluor bei Pilzen in der BAL, steigert die Immunfluoreszenzmikroskopie die Sensitivität der Mikroskopie. Trotzdem gibt es nur wenige Anwendungen der Immunfluoreszenzmikroskopie, z. B. der Direktnachweis von Parasiten (z. B. Pneumocystis carinii, Cryptosporidium parvum oder Giardia lamblia) und von einer Vielzahl von Viren.

Neben dem Nachweis von Treponema pallidum hat die Immunfluoreszenz für den direkten Schnellnachweis von schwer anzüchtbaren Bakterien (Bordetella pertussis, Legionella pneumophila und Chlamydia trachomatis) wegen mangelnder Sensitivität und Spezifität und Verfügbarkeit besserer Alternativen (Antigennachweis oder NAT) an Bedeutung verloren oder keine Bedeutung (Chlamydia pneumoniae).

4.2.6 Pilze – geeignete Färbungen

Pilze lassen sich »direkt mikroskopisch« gut nachweisen, z. B.
- im Nativpräparat (Phasenkontrasteinstellung),
- im Methylenblaupäparat,
- in der Uvitex-Färbung (Fluoreszenzmikroskop) oder
- in Spezialfärbungen wie die Grocott-Färbung.

Indikationen

! Bei Verdacht auf eine Mykose sollte das Untersuchungsgut immer, falls genügend vorhanden, direkt mikroskopisch untersucht werden, bevor eine Kultur angelegt wird. Dies gilt ebenso für Gewebe, Aspirate, Proben aus dem Respirationstrakt, Proben von Transplantationspatienten oder mit bestehender Neutropenie sowie von Neugeborenen (hier jede Probe außer Stuhl).

Dies erlaubt eine frühe Information über eine mögliche Pilzinfektion, die bei immunsupprimierten Patienten lebensrettend sein kann. Ebenfalls sind orientierende morphologische Differenzierungen von Pilzelementen im mikroskopischen Nativpräparat von dermatologischem Untersuchungsmaterial von Bedeutung. Bei Gewebe und Bioptaten ist der histopathologischen Aufarbeitung mit anschließender Pilzfärbung der Vorzug zu geben (Weiteres s. [15, 16]).

4.2.7 Mikroskopie bei Organinfektionen

Die Methoden und die Wertigkeit der Mikroskopie bei Infektionen der Haut und subkutanen Weichteile, des ZNS sowie bei der Tuberkulose, den Mykosen und parasitären Infektionen sind den einzelnen organ- oder krankheitsbildbezogenen Kapiteln dieses Buchs zu entnehmen und bei den mikrobiologisch-infektiologischen Qualitätsstandards aufgeführt [15, 25, 28, 29, 30]. Bei Infektionen der Harnwege (Harnsediment) oder des Darms (Leukozyten, Parasiten) spielen mikroskopische Methoden nur für bestimmte Indikationen eine Rolle. Bei Infektionen der Atemwege und des Genitaltraktes hingegen haben mikroskopische Verfahren eine große diagnostische Bedeutung, sodass diese im Folgendem näher besprochen werden (s. Abschn. 4.2.8 und 4.2.9).

4.2.8 Mikroskopie bei Infektionen der tiefen Atemwege

Patientenproben des Respirationstrakts, die zur Diagnostik von Infektionen der tiefen Atemwege bestimmt sind, müssen routinemäßig mikroskopisch untersucht werden [33].

Zum einen wird, wie oben besprochen, eine zytologische Begutachtung vorgenommen, die hauptsächlich der Prüfung der Probenqualität dient. Zum anderen wird das Präparat lichtmikroskopisch auf Mikroorganismen untersucht (Beachtung der monomorphen Bakterien, ausführliche Beschreibung s. Abschn. 4.2.4). Besonders bei Sputen ermöglicht die (semi)quantitative Beurteilung der Zellen Rückschlüsse auf das Ausmaß der Speichelbeimengung bzw. Kontamination durch Mundflorakeime und somit auf die Untersuchungswürdigkeit der Probe. Granulozyten weisen auf eine eitrige, bakterielle Infektion hin. Für die Bewertung des zytologischen Befundes empfehlen sich die Kriterien nach Bartlett et al. (Tabelle 4-2).

Die Mikroorganismen, die aus Sputen der Gruppen 1 und 2 isoliert werden, sind als medizinisch nicht relevant zu werten. Eine weitere Verarbeitung der Probe, insbesondere eine Identifizierung und Empfindlichkeitsprüfung ist nicht indiziert. Lediglich Proben, bei denen weniger als 25 Plattenepithelzellen/Gesichtsfeld gefunden werden und die Granulozyten enthalten (Gruppen 4, 5 und 6), werden einer weitergehenden mikrobiologischen Untersuchung für die Diagnose einer Atemwegsinfektion unterzogen. Diese Kriterien können bei Patienten mit Immunsuppression (Fehlen einer entzündlichen Reaktion), mit zystischer Fibrose oder bei Patienten mit Verdacht auf Legionellose, Tuberkulose, Schimmelpilz- und außereuropäische Mykosen nicht angewendet werden.

Die BAL eignet sich für die Durchführung von Spezialfärbungen und eine differenzialzytologische Untersuchung, sodass sie wertvolle Hinweise zur Diagnostik bakterieller und viraler Infektionen, Pneumocystis carinii sowie invasiver Pilzinfektionen liefert. Sie erlaubt aber auch eine Abgrenzung gegenüber einigen nicht infektiösen Erkrankungen wie Sarkoidose, exogen allergischen Alveolitis und Asthma bronchiale. Granulozyten >20% sind als Hinweis auf eine Entzündung bzw. eine Infektion zu werten.

Eine Lymphozytenvermehrung (>10%) kann auf eine Infektion durch Viren, Pilze oder Protozoen hinweisen. Einige Autoren konnten anhand der zytologischen Präparate von BAL-Flüssigkeit und Proben der Bronchialbürste von Patienten mit nosokomialer Pneumonie zeigen, dass der Anteil an Zellen mit intrazellulären Bakterien gut mit dem Vorhandensein einer Infektion und der Menge an Bakterien korreliert, die anschlie-

Tabelle 4-2. Klassifizierung der zytologischen Untersuchung zur Bewertung von Sputumproben. (Mod. nach Bartlett et al. 1987 [4])

Gruppen-Nr.	Anzahl/Gesichtsfeld[a]		Wertung des Materials
	Granulozyten	Plattenepithelzellen	
6	<25	<25	Bedingt geeignet
5	>25	<10	Am besten geeignet
4	>25	10–25	Geeignet
3	>25	>25	Bedingt geeignet
2	10–25	>25	Nicht geeignet
1	<10	>25	Nicht geeignet

[a] Vergrößerung 1:100, mindestens 5 Gesichtsfelder beurteilen.

ßend gezüchtet werden konnten [10]. Diese Methode ist jedoch noch nicht ausreichend validiert; bei antimikrobiell vorbehandelten Patienten sinkt die Sensitivität von etwa 60% auf 20–25%.

BAL ist nicht selten mit mikrobieller Flora des Mund-Nasen-Rachen-Bereichs kontaminiert. Deshalb muss eine *semiquantitative Verarbeitung* durchgeführt werden, insbesondere auch, um die Schwellenkonzentrationen zu beurteilen. Bei der mikroskopischen Untersuchung der BAL-Flüssigkeit spricht ein Plattenepithelzellanteil von mehr als 1% an der Gesamtheit der nachweisbaren Zellen für eine erhebliche Kontamination der Probe. Zur Herstellung zytologischer Präparate aus BAL-Flüssigkeit sollte eine Zytozentrifuge verwendet werden und die Präparate nach Giemsa und Pappenheim gefärbt werden.

4.2.9 Mikroskopie bei Genitalinfektionen

Bei vielen Infektionen des weiblichen und männlichen Genitaltraktes hat die Diagnostik mittels Mikroskopie eine herausragende Bedeutung [41]. Hierbei werden Materialien aus unterschiedlichen Lokalisationen in der Regel als Abstriche gewonnen und direkt auf Objektträger ausgestrichen. Weiteres s. MIQ (Halle et al. 2000 [20]).

4.3 Kultur

Die Kultur ist bei der Mehrheit der Infektionskrankheiten, die durch Bakterien, Pilze oder Viren verursacht werden, *der »golden standard« der klinisch-mikrobiologischen Labordiagnostik.* Sie ist in der Regel sensitiver als die neuen molekularbiologischen Amplifikationstechniken. Die Koloniemorphologie bzw. Zellveränderungen sind direkt mit »dem Auge« einem bestimmten Infektionserreger zuzuordnen (keine »black box« wie bei anderen automatisierten Methoden), eine Quantifizierung ist leicht möglich. Infektionserregervarianten sind im Gegensatz zu anderen Methoden erfassbar, eine umfassende Resistenztestung und die Entdeckung neuer resistenter Erreger gelingt nur mit Hilfe der Kultur.

Welche und wie viele Kulturmedien eingesetzt und wie die Kulturen abgelesen werden, um einen der vielzähligen in Frage kommenden Infektionserreger zu erkennen, ist in einzelnen Lehrbüchern, den mikrobiologisch-infektiologischen Qualitätsstandards (MIQ) der Deutschen Gesellschaft für Hygiene und Mikrobiologie sowie in den DIN-Normen beschrieben [11, 34] und erfordert viel Erfahrung, insbesondere aber umfassende ärztliche Kenntnis, *um falsch-positive Befunde (Kolonisation, Kontamination) von echten Infektionen zu unterscheiden.*

Grundsätzlich kann jeder der z. B. auf den Schleimhäuten wachsenden und mittels kultureller Techniken isolierbaren zahlreichen Mikroorganismen, von denen es tausende verschiedene Spezies und Subspezies gibt, unter bestimmten Bedingungen pathogen werden. Es ist aber praktisch unmöglich und diagnostisch ohne Bedeutung, alle diese verschiedenen Mikrorganismen, auch potenziell pathogene Mikroorganismen, zu differenzieren. Die Abgrenzung zwischen Keimen der Normalflora und diesen sogar recht häufig auftretenden potenziell pathogenen, insbesondere aerob und anaerob schnell wachsenden Keimen, die auch als Kolonisationskeime auftreten, ist deshalb schwierig, insbesondere wenn sie in geringen Konzentrationen vorhanden sind.

Dies macht den Einsatz z. T. aufwendiger Verfahren notwendig, mit deren Hilfe man versucht, Kontaminationen zu vermeiden und den Infektionsherd direkt zu treffen, z. B. mittels Punktionen, bronchoskopischer Techniken, wie der bronchoalveolären Lavage (BAL) oder der »geschützten Bürste«. Erfahrungsgemäß gelingt dies häufig nur zum Teil – Kontaminationen von Oberflächennormalflorakeimen werden häufig mitgeschleppt, wenn auch in geringen Konzentrationen.

Deshalb werden im mikrobiologischen Labor Kriterien und unterstützende Techniken angewandt, um die oropharyngeale Kontaminationen besser zu erkennen, z. B. die begleitende zytologisch-mikroskopische Untersuchung auf Plattenepithelzellen als Kontaminationszeichen und Granulozyten als Hinweis auf eine Entzündung bzw. Infektion oder die Quantifizierung der Mikroorganismen in der Kultur.

Diesem Ziel dient auch der Versuch, bestimmte Mikroorganismen bezogen auf bestimmte Organe als Normalflorakeime zu definieren, z. B. S. epidermidis, »vergrünende« Streptokokken auf der Schleimhaut, und diese von mehr oder weniger potenziell pathogenen Keimen z. B. S. aureus (ein im Sputum meistens »potenziell pathogener« Kolonisationskeim und seltener infektionsverursachender Keim) oder Pseudomonaden oder Streptococcus pneumoniae bei der Ablesung der Kulturplatten abzugrenzen.

Nicht jeder isolierte Mikroorganismus bzw. nicht jeder potenziell pathogene Keim ist der ursächliche Infektionserreger (Kolonisation). *Wenn jedoch in der Kultur potenziell pathogene Keime in hohen Konzentrationen gefunden werden, d. h. in Konzentrationen, die die diagnostischen Schwellenkonzentrationen (s. unten) deutlich überschreiten, stellt sich bereits am mikrobiologischen Arbeitsplatz auch ohne klinische Angaben der dringende Verdacht, dass dieser Keim für eine Infektion verantwortlich sein könnte* (Vorbefund durch telefonische Mitteilung). Erhärtet wird der Verdacht, wenn die mikroskopisch-zytologischen Kriterien erfüllt sind, und bestätigt wird der Verdacht, wenn der isolierte Keim aus dem Infektionsherd stammt und eine Infektion vorliegt.

Allgemein gilt: *Die Aussagekraft der mikrobiologischen Diagnostik, z. B. der positive prädiktive Vorhersagewert korreliert mit der Prävalenz bzw. dem zunehmenden Verdacht* einer spezifischen durch einen bestimmten Infektionserreger ausgelösten Infektion (Häufigkeit einer Infektion im Patientenkollektiv) – mit anderen Worten: Der isolierte Mikroorganismus ist als tatsächlicher pathogener Keim bzw. als spezifischer Infektionserreger umso wahrscheinlicher für die Infektion verantwortlich,

1. je gezielter die klinische Indikation,
2. je eindeutiger bestimmte zytologische (Plattenepitelzellen, Granulozyten, Makrophagen),
3. bakterioskopische (monomorphe Bakterien >20/GF 1000fach) und
4. kulturelle Befunde (isolierter, potenzieller Infektionserreger, hohe Erregerkonzentration) zutreffen.

4a. Bei der Kultur sind die Schwellenkonzentrationen ein weiteres wichtiges zusätzliches Hilfsmittel für die diagnostische Entscheidung:

Sputum, Bronchialsekret, Trachealsekret: 10^5–10^6Keime/ml oder 3. Impfstrich bei einem Dreiösenausstrich,
BAL, Mini-BAL: 10^4–10^5 Keime/ml,
geschützte Bürste: 10^3 Keime/ml.
Die diagnostischen Schwellenkonzentrationen stellen lediglich Anhaltszahlen dar.
4b. Eine noch höhere diagnostische Signifikanz besitzen sie, wenn der potenzielle Keim in höheren Konzentrationen vorkommt als typische Mundflorakeime, z. B. »vergrünende« Streptokokken.
4c. Reinkulturen potenziell pathogener Keime unterhalb der Schwellenkonzentrationen sind ebenfalls zu beachten (wenn die entsprechenden klinischen und zytologischen Infektionskriterien zutreffen).

Bei vorhergehender antibakterieller Therapie sind somit potenziell pathogene Keime – nicht Mundflorakeime (Differenzierung s. MIQ-7-Infektionen der tiefen Atemwege, Tabelle 4-1) – in die Bewertung mit einzubeziehen, auch wenn sie die diagnostischen Schwellenkonzentrationen unterschreiten, letztere sind dann aber bei der Gesamtbeurteilung von geringerer Wertigkeit (s. oben: Punkte 1–4).

Bei einer fortgeschrittenen nosokomialen oder Beatmungspneumonie sind alle isolierten potenziell pathogenen Keime in allen Konzentrationen mitzuteilen. Enterokokken oder Candidapilze sind wahrscheinlich nur in hohen Konzentrationen als Warnhinweis für eine mögliche generalisierte Infektion von Bedeutung (z. B. antibiotikaresistentes Fieber).

Diagnostische Probleme bereiten ebenfalls die schwer anzüchtbaren oder nur selten isolierten Keime, von denen im Folgenden einige ausgewählte Beispiele beschrieben werden. *Eine mikrobiologische Diagnostik soll bei diesen Erregern nur nach gezielter Anforderung durch den behandelnden Arzt oder nach Beratung durch den Arzt für Mikrobiologie erfolgen und kann nur in Speziallaboratorien durchgeführt werden.*

Legionellen

Die Kultur von Legionellen dauert länger als bei aerob schnell wachsenden Bakterien, z. B. Enterobakteriazeen. Erst nach 2–5 Tagen sind die typischen Kolonieformen zu erkennen. Die Identifizierung angezüchteter Isolate erfolgt mit der direkten Immunfluoreszenz oder der Bakterienagglutination mit spezifischen Antiseren. Der Nachweis von Legionellen mittels Kultur gelingt nur in 30–80% der Legionellosen, ist im positiven Fall aber stets als pathologisch zu bewerten (Sensitivität 30–80%, Spezifität 100%).

Der Antigennachweis im Urin ist die Methode der Wahl, aber weil dieser noch nicht umfassend genug evaluiert worden ist und falsch-positive, insbesondere aber falsch-negative Befunde vorkommen, ist im Verdachtsfall stets eine Kultur anzulegen. Obligat ist ebenfalls die serologische Untersuchung auf Antikörperbildung – trotz verspäteter Antikörperantwort (keine Frühdiagnostik).

Chlamydien, Mykoplasmen

Die Anzucht von Chlamydien und Mykoplasmen aus respiratorischen Materialien auf Zellkulturen ist aufwendig, langwierig, wenig sensitiv und für den Routinebetrieb nicht geeignet. Für die Diagnostik von Chlamydia trachomatis sind die inzwischen gut standardisierten Nukleinsäureamplifikationsmethoden vorzuziehen. Bei Chlamydia pneumonieae und Chlamydia psittaci ist die diagnostische Situation äußerst unbefriedigend (s. indirekte serologische Nachweismethoden; [36]).

Die sichere Diagnose einer Mykoplasmeninfektion ist ebenfalls nicht einfach. Hier müssen bei der Gesamtbeurteilung anamnestische Daten wie *Krankheitsverlauf, Röntgenbefund, Alter und insbesondere die Serologie* (erhöhter Mykoplasmenantikörpertiter) hinzugezogen werden (PCR s. Abschn. 4.4).

Virusisolierung bzw. Nachweis von viralen Antigenen nach Kurzzeitkultur in Proben des Respirationstraktes

Für den Nachweis von respiratorischen Viren und deren Bestandteilen im Respirationstrakt ist als klinisches Untersuchungsmaterial *Nasen-Rachen-Sekret* (NRS) am besten geeignet (mit Absaugset entnommen), gefolgt von der Bronchiallavage (BAL) und Gewebeproben bei schwereren Verläufen. Der Transport erfolgt mit Virustransportmedium (VTM: 0,5% BSA und Antibiotika in Tryptose-Phosphat-Medium).

Weitere mögliche Untersuchungsproben, wie die nasale Lavage, Nasen-Rachen-Abstriche und Gewebeproben wie auch Sputum und Rachenspülungen sind für die einzelnen viralen Erreger von unterschiedlicher Bedeutung, i. allg. jedoch weniger geeignet. Obwohl unterschiedliche Ausscheidungszeiten bestehen, liegen die optimalen Abnahmezeiten der Proben für diese Erreger in den ersten Krankheitstagen. Bei Reinfektionen ist die Ausscheidungsdauer und auch die Virusmenge deutlich eingeschränkt.

Die Auswertung nach Kurzzeitkultur (»Shell-vial-Technik«) beschleunigt die Diagnostik und führt erst in Verbindung mit der Isolierung zu einer maximalen Ausbeute [52]. Der Antigennachweis kann hierbei bereits nach 16–48 h Inkubation mit dem Immunfluoreszenztest (IFT), zunächst unter Verwendung von einem Screening-Kit mit monoklonalen Antikörpern, gegen respiratorische Viren erfolgen. Weiteres zur Wertigkeit direkter und indirekter serologischer Nachweismethoden s. [36].

Weitere ausgewählte Infektionserreger

Tuberkulose/Mykobakteriose

Bei jeder Untersuchung zum Nachweis von Mykobakterien muss eine Kultur angelegt werden. Nach Vorbehandlung der Proben sind, um eine maximale Ausbeute zu erhalten, drei verschiedene Kulturmedien zu beimpfen (ein flüssiges und zwei feste Kulturmedien) und bis zum Nachweis von Mykobakterienwachstum bis zu 8 Wochen bei 37°C zu inkubieren. Bei Hautproben ist zu beachten, dass sie zusätzlich bei 30°C bebrütet werden müssen. Hierauf sollte der einsendende Arzt das Labor zusätzlich aufmerksam machen.

Nach wie vor ist die Kultur der »golden standard« bei der Mykobakteriendiagnostik, ungeachtet der Fortschritte beim Einsatz molekularbiologischer Direktmethoden. Wachsen z. B. Tuberkulosebakterien in der Kultur, dann beweist dies das Vorliegen einer Tuberkulose, sofern

1. eine Probenverwechslung oder
2. eine Kontamination im Labor ausgeschlossen ist (s. unten), und
3. das klinische Bild für eine Tuberkulose spricht (das ist die Hauptvoraussetzung).

Die Nachweisgrenze der Kultur liegt zwischen 10 und 100 Bakterien pro ml. In Abhängigkeit von der initialen Keimdichte des Materials wird die Kultur auf Festmedien im Durchschnitt nach 2–3 Wochen positiv, methodisch bedingt gelingt der Nachweis in Flüssigmedien gegenüber festen Kulturmedien in der Hälfte der Zeit. Ein endgültiger negativer Befund soll erst nach 8 Wochen mitgeteilt werden. Einige Mykobakterien, z. B. Mycobacterium genavense, benötigen bis zu ihrer Detektion erheblich länger, weshalb in speziellen Fällen, z. B. bei positiver Mikroskopie oder Histologie, die Kultur bis zu 12 Wochen bebrütet werden soll.

Die weitere Identifizierung von Mykobakterien ist Speziallaboratorien vorbehalten (Mindestanforderungen nach DIN 58943 Teil 9).

Bei einem einzelnen positiven Tuberkulosekulturbefund mit wenigen Kolonien oder stark verzögertem Wachstum (>4 Wochen) muss eine Kontamination ausgeschlossen werden (Fingerprintmethode im Speziallaboratorium).

Von verdächtigen Kulturen erfolgt eine Färbung auf Säurefestigkeit. Bei Nachweis von säurefesten Stäbchen sollte ein Ergebnis jedoch erst dann mitgeteilt werden, wenn eindeutig feststeht, ob es sich um Tuberkulosebakterien (M. tuberculosis complex) oder um »atypische« Mykobakterien handelt. Dieses richtungsweisende Ergebnis der Differenzierung muss dem einsendenden Arzt umgehend mitgeteilt werden.

Die eindeutige Differenzierung von Tuberkulosebakterien ist deshalb wichtig, weil insbesondere in den Flüssigkulturen relativ häufig »atypische« Mykobakterien wachsen, ohne dass eine Mykobakteriose besteht (»Kolonisation«, »Kontamination«). Die pauschale und ungenaue Mitteilung »säurefeste Stäbchen positiv« oder »Bactec positiv« oder »Mykobakterien positiv« ist abzulehnen, weil dies dann von vielen behandelnden Ärzten mit »Verdacht auf Tuberkulose« verwechselt wird und zu erheblich schädigenden Konsequenzen führen kann: Einweisung in eine Klinik, unnötige Tuberkulosetherapie, Umgebungsuntersuchungen, negative psychosoziale Auswirkungen.

Wird ein derartiger pauschaler Befund von einem weniger erfahrenen Labor erhoben, sollte der behandelnde Arzt vom Labor die oben genannte Richtungsdiagnose fordern, was mittels der routinemäßig eingeführten DNA-Hybridisierungstechnik möglich ist.

Eine »atypische« bzw. nicht tuberkulöse Mykobakteriose liegt erst dann vor, wenn

- die Mykobakterien mindestens 3-mal aus z. B. Sputum isoliert wurden und
- die entsprechenden röntgenologischen sowie
- klinischen Veränderungen
- mit Progressionszeichen in den Wochen zuvor beobachtet wurden.

Ausführliche Beschreibung der Diagnostik s. [29, 36].

Bordetella pertussis

Die kulturelle Untersuchung führt insbesondere dann zum Erfolg (Speziallaboratorien), wenn die Probe bei erst 1–2 Wochen symptomatischen und bisher unbehandelten Patienten abgenommen wird [38]. Das am besten geeignete Untersuchungsmaterial wird durch eine Nasopharyngealabsaugung gewonnen. In zweiter Linie kommt ein Nasopharyngealabstrich in Frage. Dieser wird mit einem Dacron-Tupfer am flexiblen Führungsdraht abgenommen. Ca-Alginat-Tupfer sollten generell nicht mehr verwendet werden. Transorale Rachenabstriche führen im Vergleich zu den genannten Techniken zu einer deutlich erniedrigten Nachweisrate.

Da Bordetellen gegen Austrocknung extrem empfindlich sind, sollten die vorgewärmten Kulturmedien im Idealfall direkt am Patienten beimpft werden. In vielen Fällen werden die Abstriche jedoch erst im Labor auf die Kulturmedien aufgebracht. Um hierbei das bestmögliche Ergebnis zu erzielen, muss der Transport in einem Spezialtransportmedium erfolgen [35]. Während des Transportes wird das Material bei Raumtemperatur gehalten.

Parodontalpathogene Bakterien

Die Wertigkeit eines quantitativen kulturellen Nachweises parodontopathogener Bakterien aus der Sulcusflüssigkeit oder aus im Rahmen von parodontalchirurgischen Maßnahmen gewonnenen Bioptaten ist begrenzt. Die Mehrzahl der parodontopathogenen Erreger sind strikte Anaerobier mit besonderen Nährstoffbedürfnissen: Die Kultur und Differenzierung der Bakterien ist langwierig und kann damit nicht zeitnah zur Therapie erfolgen (Weiteres zur mikrobiologischen Diagnostik s. [43]).

Salmonellen

Enteritissalmonellen werden durch Direktkultur oder nach Anreicherung aus dem Stuhl nachgewiesen; die Blutkultur ist nur bei Verdacht auf eine septische Streuung sinnvoll. Dagegen müssen bei Verdacht auf Typhus und Paratyphus (fieberhafte Allgemeinerkrankung und Reiseanamnese) Blutkulturen angelegt werden. Die Salmonellen können u. U. bereits in der 1. Krankheitswoche aus dem Blut angezüchtet werden. Die Stuhlkultur wird u. U. erst ab der 2. Krankheitswoche positiv. Typhus- und Paratyphusinfektionen können z. T. indirekt auch ab der 2. Krankheitswoche durch Antikörpernachweis im Patientenserum nachgewiesen werden (Weiteres zur mikrobiologischen Diagnostik s. [27].

Clostridium difficile

Die Bestimmung der von Clostridium difficile gebildeten Exotoxine A und B unterscheidet zwischen der Besiedelung mit atoxischen und toxischen Stämmen. Da diese Toxine die zentralen Virulenzfaktoren sind, wird vielfach allein ihr Nachweis geführt. Hierzu muss der Stuhl innerhalb kürzester Zeit, bevorzugt innerhalb von 2 h, ins Labor transportiert werden. Die zusätzliche Isolierung des Erregers, insbesondere mit zusätzlichem Toxinnachweis aus der Subkultur, erhöht jedoch die Sensitivität der Diagnostik, insbesondere bei falschnegativem, direktem Toxinnachweis (transportbedingter Toxinabbau im Stuhl) und erlaubt zudem epidemiologische Schlussfolgerungen (Weiteres zur mikrobiologischen Diagnostik s. [27].

Borreliose

Der kulturelle Erregernachweis (Speziallabor) ist zeitaufwändig (Generationszeit von B. burgdorferi 7–20 h). Sie spielt in der Routinediagnostik der Lyme-Borreliose keine Rolle und ist ganz speziellen Indikationen vorbehalten. Weiteres zur Borreliosediagnsotik, insbesondere ELISA, Immunoblot, PCR s. [56].

4.4 Molekularbiologische Diagnostik

Molekulargenetische Methoden haben durch die Fortschritte in der Biotechnologie eine herausragende Bedeutung in der mikrobiologisch-infektiologischen Diagnostik erlangt [53]. Durch die Amplifikation der genetischen Erbinformation von Mikroorganismen und eine anschließende Analyse der Nukleinsäurensequenz über eine sehr große Vielfalt an Methoden besteht nun ein völlig neues Potenzial, nahezu jegliche erwünschte Information über einen Erreger, von der Identifizierung oder der Stammtypisierung bis hin zum Nachweis von Pathogenitäts- oder Resistenzmerkmalen zu erhalten [44]. Beispiele sind die Resistenzbestimmung bei HIV oder die Identifizierung von Bakterien mittels Sequenzierung des 16S RNA-Gens. Diese tragen erheblich zur Verbesserung der Diagnostik von schwer anzüchtbaren oder schwierig zu identifizierenden Infektionserregern bei.

Eine rasche und präzise molekulare Identifizierung kann, auch wenn sie zunächst nur bis zur Gattungsebene erfolgt (z. B. Nocardia oder Mycobacterium), wichtige klinische Entscheidungen beeinflussen und ergänzt die konventionellen mikrobiologischen Methoden, insbesondere dort, wo die Infektionserreger nur langsam oder überhaupt nicht auf Kulturmedien anwachsen, z. B. *würde das molekulargenetische Ergebnis Capnocytophaga canimorsus (Sequenzierung) bei gramnegativen pleomorphen Stäbchen in der Blutkultur bei Sepsis oder Meningitis eine gezielte Therapie mit β-Laktamantibiotika ohne Kombination mit Gentamicin herbeiführen, weil diese Spezies (Gattung) immer resistent gegen Gentamicin ist, aber praktisch nie gegen β-Laktamantibiotika.*

Insgesamt befinden sich die molekulargenetischen Methoden jedoch größtenteils noch in einer Evaluationsphase. Von klinischem Interesse sind v. a. Nukleinsäureamplifikationstechniken (NAT), mit denen versucht wird, schwer anzüchtbare Erreger direkt in Patientenmaterial nachzuweisen. Eine zunehmende Bedeutung erlangt die Methode auch in der Erkennung von Toxingenen in Bakterien aus Kulturen, z. B. beim Nachweis vom Shigalike-Toxin bei EHEC [27, 31]. Der Direktnachweis aus Stuhl ist wegen zahlreicher Störeinflüsse zzt. nicht sensitiv genug [46].

Die Vielzahl möglicher Methoden, z. B. die Polymerasekettenreaktion (PCR), die Ligasekettenreaktion oder andere signalamplifizierende Ansätze werden hier nicht näher besprochen. Vielmehr ist es von Bedeutung, die limitierenden Faktoren und Probleme der NAT in der klinischen Routine zu kennen und kritisch bei der Indikationsstellung und anschließenden Bewertung der Befunde einzubeziehen [48].

4.4.1 Nukleinsäureamplifikationstechniken (NAT/PCR)

Nukleinsäureamplifikationstechniken (NAT) sind äußerst kontaminationsanfällig (falsch-positive Befunde), zudem können Störeinflüsse die Amplifikation verhindern (falsch-negative Befunde; [12, 40]). Deshalb ist eine aufwändige *Qualitätskontrolle dieser Methoden eine Grundvoraussetzung für ihre Anwendung.* Hierüber sollte sich der einsendende Arzt informieren, weil von Labor zu Labor sehr unterschiedliche Qualitätsstandards vorliegen. Diese beinhalten die Beachtung spezieller Regeln bei den Arbeitsabläufen, *die Schaffung von gesonderten Laborstrukturen (mindestens 3 getrennte Räume) und die Anwendung spezifischer Funktions-, Positiv- und Negativkontrollen* [48].

Wichtig für den behandelnden Arzt ist es, zu wissen, dass positive PCR-Resultate an einem 2. Anteil der Probe und möglichst durch Wiederholungen an einer 2. Probe zu bestätigen sind, was die Spezifität bei geringem Sensitivitätsverlust deutlich erhöht und wodurch falsch-positive Befunde nahezu ausgeschlossen werden [48].

Mit Ausnahme von wenigen Erregern (HIV, Chlamydia trachomatis und Mycobacterium tuberculosis) beruhen NAT zzt. maßgeblich auf der Methode der PCR. Sie ist eine direkte und keine indirekte Methode:

! Die PCR kann nur positiv ausfallen, wenn DNA des nachzuweisenden Infektionserregers in der eingesandten Patientenprobe selbst vorhanden ist. Zu beachten ist, dass diese moderne Technik nicht zwischen lebenden und toten Infektionserregern unterscheiden kann, insofern ist sie der Kultur unterlegen (Therapieerfolg).

Für die Vielzahl der möglichen Anwendungen sind die benutzten PCR-Methoden bislang nicht in kommerzieller Form als Kits mit zugehörigen Reagenzien und detailliert ausgearbeiteten Protokollen erhältlich. Auch auf der Ebene der Forschungslabors sind die Methoden der Nukleinsäureaufarbeitung und die Amplifikationstechniken nicht laborübergreifend standardisiert. Ferner unterliegen sie, abgesehen von wenigen Ausnahmen wie z. B. Untersuchungen auf HIV, CMV und Mycobacterium tuberculosis, keiner externen Qualitätskontrolle. Daher muss diese Art der Diagnostik bis zur Einführung kommerzieller Systeme und dem Vorliegen klinischer Evaluationen Spezial- oder Forschungslaboratorien vorbehalten bleiben (Missbrauch und Einschränkungen s. Abschn. 4.4.2 unter »Stufen 2 und 3: Erweiterte und wünschenswerte Indikationen«).

In Abhängigkeit von den gesuchten Infektionserregern besitzen anerkannte *konventionelle direkte und indirekte Nachweisverfahren wie Mikroskopie, Kultur oder Antikörpernachweis Vorrang.* Diese müssen dort, wo die NAT durchgeführt wird, als Routinemethoden etabliert sein, um eine ausreichende und zusammenfassende Beurteilung zu ermöglichen [48].

Die klinische Fragestellung und die Verdachtsdiagnose ergeben die Indikationsstellung für eine spezielle NAT. Je gezielter die Verdachtsdiagnose gestellt wird (Indikationsstellung), umso höher ist die Prävalenz der Erkrankung im Patientengut und somit auch der positive prädiktive Wert der diagnostischen Methode. Aus diesen klinischen-methodischen Voraussetzungen ergibt sich, dass das Ergebnis einer NAT eine umso größere Aussagekraft erlangt, je strenger die Indikation definiert ist. NAT sind nur dann einzusetzen, wenn sich entscheidende, d. h. prognostische oder therapeutische Konsequenzen aus der Diagnostik ergeben (Nutzen für den Patienten). NAT sollten ergänzend zu bisherigen etablierten Routinemethoden im Rahmen einer Stufendiagnostik oder bei Fehlen diagnostischer Alternativen durchgeführt werden. Bei der Abschlussbefundung müssen die klinischen Daten und die Ergebnisse der konventionellen Techniken (Mikroskopie, Kultur, Resistenztestung) miteinbezogen werden.

4.4.2 Indikationsstufen und klinische Indikationen

Der klinisch-diagnostische Einsatz von NAT sollte nur dann erfolgen, wenn
1. die geforderte interne und externe Qualitätssicherung möglich ist,
2. die Methode standardisiert wurde (»intralaboratory« und »interlaboratory validation«),
3. eine klinische Evaluation vorliegt,
4. die Wertigkeit konventioneller Verfahren definiert sind und
5. ein klinisch begründeter, auf den einzelnen Infektionserreger bezogener Krankheitsverdacht besteht [48].

Für die Beurteilung der klinischen Wertigkeit von NAT in der Infektionsdiagnostik kann es hilfreich sein, die verfügbaren NAT anhand von *3 Indikationsstufen zu differenzieren: in gesicherte, erweiterte und wünschenswerte Indikationen.*

Stufe 1: Gesicherte Indikationen

Für die Einordnung in die 1. Stufe der gesicherten Indikationen müssen die oben genannte Kriterien 1–5 erfüllt und insbesondere die klinischen Indikationen definiert sein. Dies ist zzt. nur bei wenigen Erregern der Fall: für den Nachweis von Mycobacterium tuberculosis, HIV, HBV, HCV, Chlamydia trachomatis und Neisseria gonorrhoeae [5, 20, 21, 49].

Mykobakterien

Mykobakterien sind mit herkömmlichen Methoden der konventionellen Bakteriologie schwierig zu diagnostizieren. Grund dafür sind zum einem das langsame Wachstum pathogener Arten und zum anderem die große Speziesvielfalt der als Opportunisten oder als Kulturkontaminanten nachweisbaren Vertreter dieser Gattung. Deswegen haben molekulargenetische Methoden, insbesondere die Genamplifikation, Hybridisierung und Sequenzierung einen besonderen Stellenwert im mikrobiologischen Labor erworben.

Die Wertigkeit von NAT für den Direktnachweis von Mycobacterium tuberculosis ist in den vergangenen Jahren umfangreich evaluiert worden und lässt sich wie folgt zusammenfassen:

- NAT weisen eine höhere Sensitivität als die Mikroskopie auf, sind aber mit den verfügbaren Methoden noch weniger sensitiv als die Kultur.
- NAT sind nicht geeignet, Verlaufskontrollen durchzuführen (Bedeutung der preiswerten und schnellen Mikroskopie) oder für die Fragestellung nach einem Rezidiv, weil Nukleinsäuren von toten Bakterien bis zu 1 Jahr nach Therapiebeginn nachweisbar sind.
- Die primäre Indikation für die NAT durch den behandelnden Arzt sollte *nur bei klinisch begründetem Tuberkuloseverdacht und nach der Durchführung einer Mikroskopie* (Indikationen s. unten) gestellt werden. Bei guter Spezifität der Methode wirkt sich eine Erniedrigung der Prävalenz (z. B. Screening bei geringem Tuberkuloseverdacht) im untersuchten Patientengut ungünstig auf den positiven prädiktiven Wert aus. Aus diesen statistischen Gründen ergibt sich, dass ein Screening aller Patientenproben mittels NAT – oder eine NAT-Ausschlussdiagnostik bei Lungenerkrankungen ähnlicher Symptomatik – nicht sinnvoll ist. Allerdings ist eine weitgehende Ausschlussdiagnostik einer hochinfektiösen, offenen, ausgedehnten Lungentuberkulose möglich.

Der Nachweis von Genveränderungen bei der Resistenzentwicklung von Tuberkulosebakterien befindet sich noch in der Entwicklungsphase [45].

Indikationen für den Nachweis von Mykobakterien mittels Nukleinsäurenachweisverfahren

Als weitgehend gesicherte Indikationen gelten (Routinelabor): Untersuchung von Sekreten aus dem Respirationstrakt bei
- positiver Mikroskopie und mikroskopisch zweifelhaften Proben (hohe negative und positive prädiktive Werte der NAT),
- mikroskopisch negativen Proben mit weiterhin klinisch begründetem Verdacht auf eine Tuberkulose,
- Untersuchung von Liquor (nichtpurulente Meningitis).

Erweiterte Indikationen beinhalten Methoden für extrapulmonale Proben und den Nachweis atypischer Mykobakterien, diese sind jedoch nicht ausreichend standardisiert (▫ s. Tabelle 4-3, nur hochspezialisierte Laboratorien).

Um dem Sinn des Infektionsschutzgesetzes mit größerer Sicherheit zu entsprechen (Mitteilung nur von Verdachtsfällen und nicht falsch-positiver Proben), muss jede mikroskopisch positive Patientenprobe (nicht Kultur) durch eine NAT (z. B. PCR) bestätigt werden, damit die je nach Übung und Erfahrung zu erwartenden falsch-positiven mikroskopischen Befunde nicht zu unnötigen und den Patienten belastenden und u. U. schädigenden Konsequenzen führen.

HIV, HBV

In der Diagnostik des humanen Immundefizienzvirus (HIV) leisten NAT bei der Abklärung von Mutter-Kind-Übertragungen und serologisch unklaren Fällen einen wesentlichen diagnostischen Beitrag. Zudem werden sie für das Therapiemonitoring (Viruslast) eingesetzt.

In der Hepatitisdiagnostik bestehen Indikationen für die PCR
- bei Abklärung histologisch gesicherter Hepatitis mit negativen oder unklaren virologisch-serologischen Parametern und
- bei Verlaufskontrollen vor, während und nach einer Therapie (Viruslast).

Chlamydia trachomatis

Die Diagnostik von Chlamydieninfektionen des Genitaltraktes mittels Genamplifikation ist klinisch umfangreich evaluiert worden (Sensitivität gegenüber der Zellkultur 95–100%, Spezifität bis zu 98–100%). Hier ist Urin das Untersuchungsmaterial der Wahl.

Zur Zeit ist noch nicht eindeutig geklärt, wie lange die NAT nach einer Therapie positiv bleibt. Wichtig ist es, diese Methode gezielt einzusetzen, z. B. als Urethritisdiagnostik bei negativer Kultur auf aerob und anaerob schnell wachsende Bakterien (ausgenommen sind Mykoplasmen) und weiter bestehendem klinischem Verdacht einer Infektion, weil die Prävalenz der Erkrankung beim Screening niedrig wäre und die Methode dadurch mit einer hohen Anzahl falsch-positiver Resultate belastet würde.

Tabelle 4-3. Auswahl noch nicht gesicherter (erweiterter) und wenig sinnvoller (»wünschenswerter«) Indikationen für NAT in der Diagnostik von Infektionserregern

Erreger	Mögliche Indikationen	Material	Wenig sinnvolle Indikation
Infektionen der oberen und tiefen Atemwege			
Mycobacterium tuberculosis	Extrapulmonale Tuberkulose (gesicherte und erweiterte Indikationen s. Text).	Liquor, Punktate, Gewebe, Urin	Analyse von Abstrichen, Blut oder Stuhl. Screening mit Sputum, Ausschlussdiagnostik, z. B. bei wiederholten negativen Kulturen ohne Klinik. Therapieverlaufskontrollen.
Atypische Mykobakterien	Schwere chronische Lungenerkrankungen, Infektionen Immunsupprimierter. Nur zusammen mit Kultur interpretierbar (Spezies, Quantität). Kultur ist sensitiver.	BAL, Bronchialsekret, Gewebe, Wundmaterial	Sputum, sonst s. M. tuberculosis (Ausnahmen sind möglich)
Legionella pneumophila	Schwere Pneumonien. Antigennachweis im Urin hat Vorrang.	BAL, Bronchialsekret	Screening bei Pneumonien (Ausschlussdiagnostik), Untersuchung von Blut
Chlamydia pneumoniae	Atypische Pneumonie, Pharyngitis oder Bronchitis. NAT sind wenig evaluiert (s. Text).	BAL, Nasopharyngeal- oder Rachenabstrich	Siehe Legionella
Mycoplasma pneumoniae	Atypische Pneumonie. Serologie hat Priorität. NAT sind klinisch evaluiert, aber nicht standardisiert.	BAL, Bronchialsekret, Nasopharyngeal-, Rachenabstrich	Siehe Legionella
Toxoplasma gondii	Pneumonie bei Aids oder Transplantationspatienten. Blut nur bei Hinweis auf Dissemination (therapierefraktäre Sepsis). Serologie hat Priorität.	BAL, Liquor, EDTA-Blut, Gewebe	Diagnostik fetaler Infektionen. Analyse von Blut bei Enzephalitis ohne Hinweis auf Generalisation oder bei Immunkompetenten (Lymphadenitis). Nach Therapiebeginn.
Pneumocystis carinii	Extrapulmonale Pneumozystose, bei unklaren Mikroskopiebefunden.	BAL, Sputum, Gewebe, Punktate	Akutdiagnostik mit Sputum oder BAL, hier ist die Mikroskopie schneller (überlegen). Analyse von Blut ist möglich, aber wenig sensitiv. Therapiekontrollen.
Bordetella pertussis	Keuchhusten, wenn differenzialdiagnostische oder therapeutische Schwierigkeiten auftreten. PCR ist sensitiver als die Kultur.	Rachenabstriche (Tupfer ohne Medium), Sekret aus dem Nasopharynx	NAT-Diagnostik bei klinisch milden Verläufen. Pneumonie (Multiplex-RT-PCR), Nachweis und Differenzierung von Subtypen (rasche Beurteilung in der Epidemiologie).
Adeno-, Entero-Influenza-, Parainfluenza-, ECHO- und RS-Viren	Pneumonie (Multiplex-RT-PCR), Nachweis und Differenzierung von Subtypen (rasche Beurteilung in der Epidemiologie).	BAL, Bronchialsekret, Rachenabstrich	Virus-NAT bei ambulant erworbenen nicht schweren Pneumonien. Monospezifische NAT.
Zytomegalievirus	Pneumonie nach Knochenmarktransplantation. Schleimhautulzera bei Aids-Patienten.	BAL, Bronchialsekret, Gewebeproben	Virämie (s. Infektionen des ZNS).
Infektionen der Haut und subkutanen Weichteile			
Herpes-simplex-Virus Typ 1/2	Herpes neonatorum	Liquor, Rachenabstrich, Serum	Analyse mittels NAT, obwohl der Verdacht aufgrund typischer Effloreszenzen (Klinik) ausgeschlossen oder bestätigt werden kann.
Bartonella sp.	Erscheinungsbilder einer Bartonellose. Serologie hat Vorrang.	Gewebeproben	Untersuchung von Blut.

Tabelle 4-3 (Fortsetzung)

Erreger	Mögliche Indikationen	Material	Wenig sinnvolle Indikation
Toxoplasma gondii	Lymphadenitis	Gewebe	Siehe Infektionen der oberen und tiefen Atemwege.
Staphylokokken, Streptokokken	Toxische Hauterscheinungen	Kulturisolat	Toxinnachweis im Blut (wenig sensitiv).
Infektionen des Darms			
Escherichia coli	Enteritis. Nachweis von Toxin- und Pathogenitätsgenen aus Kulturen erlaubt die sichere Zuordnung von E. coli zu Pathogruppen (EHEC, EPEC, ETEC, EIEC, EAggEC).	Kultur aus Stuhl	Direktnachweis aus Stuhl ist wegen zahlreicher Störeinflüsse zzt. nicht sensitiv genug.
Infektionen des Genitaltrakts und der Harnwege			
Chlamydia trachomatis	Gesicherte Indikationen s. Text	Abstriche (Endometrium, Zervix und Urethra), Urin, Sperma	Verdacht auf sexuellen Missbrauch von Kindern, hier ist die Kultur zwingend. Screening z. B. in der Mutterschaftsvorsorge. Nicht alle Outcome-Studien konnten bisher eine Kosteneinsparung durch NAT-Screening in Populationen mit niedriger Prävalenz bestätigen.
Neisseria gonorrhoeae	Gesicherte Indikationen s. Text	Abstriche verschiedener Orte	Siehe Chlamydia. Die NAT sind spezifisch und sehr sensitiv, zzt. allerdings noch zu kostenintensiv.
Infektionen des ZNS			
Herpes-simplex-Virus Typ 1/2	Meningitis, Enzephalitis, Retinitis	Liquor, Kammerwasser	Andere Materialien als Liquor, bei denen die Virusanzucht oder der Antigennachweis indiziert sind.
Zytomegalievirus	Enzephalitis und Retinitis bei Aids-Patienten	Liquor, Kammerwasser	Die Untersuchung von Blut (Virämie) wird kontrovers diskutiert, weil der Antigennachweis mit ausreichender Sensitivität spezifischer und kostengünstiger ist.
Varizella-zoster-Virus	Meningitis, Enzephalitis, Retinitis	Liquor, Kammerwasser	Untersuchung von Hauteffloreszenzen.
Borrelia sp.	Arthritis	Synoviabiopsie, Punktate	NAT bei Neuroborreliose (10–30% positiv). NAT mit Urin oder Blut.
Infektionen bei Sepsis			
Toxoplasma gondii	Siehe Infektionen der oberen und tiefen Atemwege.		
Zytomegalievirus	Siehe Infektionen des ZNS.		

Stufen 2 und 3: Erweiterte und wünschenswerte Indikationen

Die 2. und 3. Stufe bilden die erweiterten und wünschenswerten Indikationen, die in Tabelle 4-3 als noch nicht gesicherte (= erweiterte) und wenig sinnvolle (= »wünschenswerte«) Indikationen für das Routinelabor beschrieben sind.

Hier sind nicht alle oder nur wenige der oben genannten qualitativen Kriterien 1–5 bzw. Voraussetzungen erfüllt. In der Regel besteht jedoch entweder eine sehr hohe Dringlichkeit bezüglich der klinischen Indikation, z. B. bei akut lebensbedrohlichen Erkrankungen wie einer Enzephalitis (Nachweis von HSV im Liquor), oder verfügbare Alternativen liegen nicht vor bzw. sind unzureichend. Im letzteren Fall ist die Genamplifikation für den Nachweis nicht kultivierbarer Bakterien (z. B. Tropheryma whippelii) oder schlecht kultivierbarer Erreger (z. B. Borrelia burgdorferi) hilfreich [6]. Allerdings ist immer daran zu denken, dass die positiven und negativen prädiktiven Werte dieser Assays unbekannt sind und sogar falsche Ergebnisse liefern können (kein Nutzen, sondern Schaden für den Patienten, s. oben):

Wenn irgendeine NAT gegen irgendeinen Infektionserreger ohne ausreichende methodische und klinische Validierung auf dringenden und zum großen Teil berechtigten »Wunsch« von Ärzten angeboten wird, ist dem Missbrauch mit dieser neuen Technologie Tür und Tor geöffnet. Deshalb sollte der Kliniker bzw. behandelnde Arzt nachfragen, ob validierte Testkits von Firmen verwendet werden (s. oben: Abschn. »Stufe 1: Gesicherte Indikationen«). Wenn dies nicht der Fall ist, sollte er sich die entsprechenden Zertifikate, insbesondere aber Publikationen aus dem Labor zusenden lassen, die einen Hinweis darüber geben, ob diese Methode für den speziellen Infektionserreger in diesem Labor ausreichend getestet worden ist. Nur dann kann er soweit wie möglich Schaden vom Patienten durch positive und falsch-negative Ergebnisse bei dieser 2. und 3. Indikationsstufe abwenden.

Eine Auswahl der (noch) nicht gesicherten NAT-Indikationen, die nur nach gezielter Fragestellung und in *spezialisierten Instituten durchführbar* sind, ist in der ▫ Tabelle 4-3 zusammengefasst.

Mycoplasma pneumoniae und andere Pneumonieerreger

Im Gegensatz zur Tuberkulose ist die Evaluation von NAT bei atypischen Pneumonieerregern noch nicht abgeschlossen (▫ Tabelle 4-3; [23]). Unter den Bakterien ist der Nachweis von Mycoplasma pneumoniae mittels PCR am besten untersucht und vielversprechend (Speziallaboratorien; [24]). Weitere Untersuchungen müssen die gute Korrelation zur Serologie und eine ausreichend hohe Spezifität noch belegen. Offen ist, wie früh und wie lange DNA im Krankheitsverlauf nachweisbar ist und ob es klinisch irrelevante Träger gibt (Rachen).

Legionella pneumophila

Die Anwendung von NAT in der Legionelladiagnostik (▫ s. Tabelle 4-3), speziell bei Atemwegsinfektionen, ist kaum untersucht und wird wegen einer inzwischen verbesserten, wenn auch noch nicht ganz optimalen, konventionellen Diagnostik (Kultur und Antigennachweis im Urin) zzt. nicht empfohlen. Die bisherigen Ergebnisse der Genamplifikation von Chlamydia pneumoniae korrelieren schlecht mit der Serologie. Es fehlt ein Großteil der Voraussetzungen für den Routineeinsatz der NAT (»wünschenswerte« Indikation; ▫ s. Tabelle 4-3 [35]). Zudem sind noch viele Fragen der konventionellen Diagnostik ungeklärt.

Zur Zeit werden PCR-Protokolle zum Nachweis verschiedener Pneumonieviren erarbeitet, aber inwieweit diese verwertbare klinische Resultate mit Konsequenzen für Therapiekonzepte liefern werden, ist nicht entschieden. Ein Gewinn (Zeit, Sensitivität) gegenüber etablierten Schnellverfahren (Antigennachweis bei Influenzavirus, Adenovirus, RSV) konnte noch nicht gezeigt werden.

Toxoplasma gondii

Bei der Toxoplasma-gondii-Infektion immunsupprimierter Patienten mit Verdacht auf Generalisation (oft mit Pneumonie) ist eine PCR-Diagnostik (Blut, BAL) sinnvoll (Speziallaboratorien). Diese Erkrankung hat eine hohe Letalität, ist schwer zu diagnostizieren und bedarf einer spezifischen Antibiotikatherapie (weitere Infektionserreger ▫ s. Tabelle 4-3).

4.5 Nicht indizierte oder wenig sinnvolle Methoden

Mit der Verbesserung der Methoden in der mikrobiologischen Diagnostik, nicht nur bedingt durch die Molekularbiologie, ist auch eine Zunahme der Kosten verbunden [52]. Es wird in Zukunft zwingend nötig sein, gezielte Indikationsstellungen in der komplexen, z. T. komplizierten Diagnostik von Infektionskrankheiten zu finden. Die Diagnostik muss einer kontrollierten und definierten Qualität unterliegen, kostensparend und auch sinnvoll sein. Die Prinzipien dieses Ziels werden zunehmend auf *»evidence based medicine«* beruhen müssen [2, 18], mit dem Ziel, Schaden von den Patienten abzuwenden.

In der Tabelle 4-4 wird auf dieses bedeutende Thema eingegangen. Die wichtigsten Methoden oder Indikationen, die als nicht sinnvoll betrachtet werden, sind hier gelistet (▫ s. auch Tabelle 4-3). Diese Tabelle stellt eine Zusammenfassung der in den MIQ (Qualitätsstandards in der mikrobiologisch-infektiologischen Diagnostik) ausführlich dargestellten Inhalte dar [34].

Fazit für die Praxis

- Ziel und Inhalt:

Was muß der behandelnde Arzt wissen? Die Klinisch-mikrobiologische Labordiagnostik wird bei folgenden Infektionskrankheiten organspezifisch dargestellt: Infektionen von Atemwegen, oberflächlichen und tiefen Wunden, Harnwegen, des Darmes, des ZNS und Genitalinfektionen. Grundlage bilden die neuen mikrobiologisch-infektiologischen Qualitätsstandards (MiQ) mehrerer mikrobiologischer und klinischer Gesellschaften. [Unterscheidung falsch-positiver Befunde (Kolonisation, Kontamination) von Infektionen z. B. bei Sekreten der oberen Atemwege durch semiquantitative Bewertung von Granulozyten, Plattenepithelzellen, mikroskopisch – Bakterien, Kulturbakterien, Mundflorakeime.]

- Hauptindikation:
  - Bei allen akut oder schwer erkrankten Patienten mit Verdacht auf eine Infektionskrankheit ist eine mikrobiologische Diagnostik obligat.
  - Probengewinnung/Probentransport: Zweistundenregel. Mikrobiologische Vor-Ort-Diagnostik, möglichst im Krankenhaus selbst. Händedesinfektion vor und nach der Probengewinnung (Vermeidung der Übertragung resistenter Bakterien).
  - Patientenproben: Keine Abstriche, sondern Biopsate und Punktate. Makroskopisch möglichst eitriges Sekret (z. B. Sputum). Probenmengen in der Regel nicht unter 2 ml bei Liquor, Sputum, Stuhl, Punktaten; BAL >30 ml; Urin auf Tb: 30 ml; Liquor auf Tb: 5 ml. Bei Verdacht auf seltene Problemkeime: telefonische Rücksprache mit dem mikrobiologischen Labor, z. B. Viren, Chlamydien, Gonokokken, Shigellen, Protozoen, Pneumozystis, atypische Mykobakteriosen, Syphilis, Legionellen.
- Mikroskopie, Kultur, Resistenz bzw. Sensitivitätstestung sind für die klinisch-mikrobiologische Labordiagnostik unverzichtbare Methoden. Die NAT/PCR ist lediglich eine ergänzende Methode.

- (PCR) bzw. Nukleinsäureamplifikationstechnik (NAT): Gesicherte klinische Indikationen gibt es nur bei Tb, Chlamydia trachomatis, Hepatitis B, HIV, Hepatitis C. Kein Screening durch NAT/PCR, sondern nur bei klinisch begründeten Verdachtsfällen. Eine positive PCR muss durch eine Wiederholung bestätigt werden (Ausschluss einer Laborkontamination). Konventionelle Nachweisverfahren wie Mikroskopie, Kultur und serologische Verfahren müssen dort, wo die NAT durchgeführt wird, als Routinemethode etabliert sein (Kontrolle falsch-positiver und falsch-negativer Befunde, zusammenfassende Beurteilung). Zahlreiche in der Routinediagnostik noch nicht gesicherte sog. »erweiterte« Indikationen (in Spezialinstituten durchzuführen) und wünschenswerte bzw. wenig sinnvolle Indikationen für die NAT sind gelistet.
- Unsinnige Methoden zeigt ◘ Tabelle 4-4.

◘ Tabelle 4-4. Unsinnige oder zweifelhafte Methoden und Indikationen in der klinisch-mikrobiologischen Labordiagnostik. Für alle Infektionen gilt: Bei der Untersuchung von Patientenmaterialien (außer Serum) darf eine 4-stündige Transportzeit bei Raumtemperatur nicht überschritten werden, die Vor-Ort-Diagnostik ist obligat (Prä- und Postanalytik, Interpretation der Befunde)

Nicht sinnvolle diagnostische Maßnahmen	Bemerkungen
Infektionen der oberen Atemwege	
Analyse von nasalen oder nasopharyngealen Abstichen bei Sinusitiden oder Otitis media und Zungenabstrichen sowie Anaerobierdiagnostik	Ergebnisse von Abstrichen korrelieren nicht zu invasiv entnommenem Material. Es liegen keine Grenzwerte vor, Anaerobier gehören zur physiologischen Standortflora
Infektionen der tiefen Atemwege	
Resistenztestung von Erregern aus Saliva Mikrobiologische Untersuchung ohne Klinik (z. B. nur Husten oder Müdigkeit) oder ohne Beachtung der Kriterien einer Stufendiagnostik sowie Anaerobierdiagnostik in Sputum und Bronchialsekret	Ambulante Sputumuntersuchungen von Patienten mit akuter Bronchitis oder bei ambulant erworbenen akuten Infektionen ohne eitrigen Auswurf sind nicht oder nur bei begründeten Ausnahmen indiziert (z. B. Immundefekte, Legionelleninfektion, Tuberkulose)
Resistenztestung von Normalflorakeimen, Screening nach pathogenen Keimen ohne Indikation (z. B. Kulturmedium für Kryptokokken)	Enterokokken und Hefen sind nur bei immunsupprimierten oder intensivpflichtigen Patienten mit erhöhten Erregerkonzentrationen bzw. Reinkulturen zu beachten
Infektionen der Haut und der subkutanen Weichteile	
Untersuchung von Abstrichen von makroskopisch nichtinfizierten Bereichen, z. B. oberflächlichen Wunden oder Tierbissen, von Haut und Haaren auf Dermatophyten, bei Verdacht auf Erysipel, zum Nachweis von Mykobakterien oder Parasiten und die Gewinnung von Oberflächenmaterial bei tiefen Wundinfektionen	Fachgerechte Entnahme (z. B. Gewebeproben bei Verdacht auf Mykobakterieninfektionen oder Erysipel) und schneller Transport sind unerlässlich. Grundsätzlich sind Untersuchungen von Eiter, Punktaten oder Gewebeproben (bei Dermatophyten Hautgeschabsel) sinnvoller als Abstriche. Abstriche ohne Transportmedium sind ungeeignet.
Resistenztests bei polymikrobiellen Infektionen Mikrobiologische Untersuchungen oder Virus-NAT bei Hauterscheinungen, die klinisch diagnostiziert werden können	Dies gilt v. a. für oberflächliche Abstriche
Infektionen des Darmes	
Dysbiose- oder Dysbakterieuntersuchungen	Es handelt sich hierbei um ungezielte, unnötige Untersuchungen auf verschiedene Mikroorganismen
Kultur auf andere Anaerobier als Clostridien und Pilze bei Immungesunden	Müdigkeit oder andere unspezifische Symptome (z. B. Blähungen) sind kein Grund für Pilzuntersuchungen des Darmes
Routineuntersuchung auf Parasiten, Staphylococcus aureus, Clostridien in geformten festen Stühlen oder bei nicht nosokomial erworbenen Diarrhöen sowie die Empfindlichkeitsprüfung enteropathogener Bakterien ohne klinische Indikationen	Eine Empfindlichkeitstestung von Erregern des Darms ist nur bei einigen Keimen (Typhus-Salmonellen, Shigellen und Vibrio) indiziert. Bei Patienten mit schweren Erkrankungen kann dieses Erregerspektrum erweitert werden.
Yersinien-KBR sowie der Salmonellen-Widal für die Akutdiagnostik	Yersinien: EIA, Widal oder Immunoblot sind der KBR überlegen
Infektionen des Genitaltrakts	
Identifzierung und Resistenzbestimmung von Keimen der vaginalen und urethralen Standortflora	Ausnahme: rezidivierende Harnwegsinfektion oder Prostatoadnexitis

Tabelle 4-4 (Fortsetzung)

Nicht sinnvolle diagnostische Maßnahmen	Bemerkungen
Kultur bei bakterieller Vaginose	Hier ist die Mikroskopie Methode der Wahl (s. Abschn. 4.2)
Nachweis von Neisseria gonorrhoeae mittels kostenintensiver NAT oder wenig spezifischen EIA	Der Nachweis mittels Kultur, Mikroskopie und Gensonden ist kostengünstiger
Nachweis von Chlamydien in Vaginalsekret oder in Sperma mittels konventioneller Methoden	Geeignet sind Zervikal- oder Urethralsekrete, für die Untersuchung von Sperma sollten NAT eingesetzt werden
Kultur auf Trichomonaden oder von Mykoplasmen bzw. Ureaplasmen aus Vaginalsekret	Für die Routinediagnostik zu kostenintensiv
Listerienserologie	Listerien können serologisch nicht diagnostiziert werden
Chlamydienserologie bei Zervizitis und Salpingitis	Der direkte Erregernachweis sollte angestrebt werden
Infektionen der Harnwege	
Kultur bei älteren asymptomatischen Patienten mit oder ohne Bakteriurie (Pyurie)	Die Therapieentscheidung hängt von Klinik und Funktion der Harnwege ab, eine Therapie nur aufgrund einer Bakteriurie ist nicht sinnvoll und führt zu Resistenzentwicklungen
Infektionen des ZNS	
Mykobakterienkultur bei Gewinnung von weniger als 5 ml Liquor und untypischer Liquorchemie oder Zytologie	Bei dieser Konstellation ist kaum ein positives Ergebnis zu erwarten
Antigennachweis ohne Gramfärbung	Antigentests weisen Spezifitätsprobleme auf (und sind teuer)
Infektionen bei Sepsis	
Gewinnung von Blut unter Behandlung, verzögert nach Auftreten von Fieber, durch nur eine Punktion oder eines zu geringen Volumens (<5–10 ml)	Auf eine fachgerechte Probengewinnung ist zu achten, die Punktion von 2 Venen (2 getrennte Blutkulturen) steigert die Spezifität (Kontaminationsproblem)
Anlegen von mehr als 3 Kulturen in 24 h	Die Sensitivität wird dadurch nicht signifikant erhöht
Tierversuch bei generalisierter Toxoplasmose	Zellkultur oder NAT sind geeigneter
Infektionen durch Borrelien	
NAT aus Blut, Urin oder Kultur in der Routinediagnostik	NAT sind nur in Speziallaboratorien und aus Gewebeproben, Gelenkpunktaten (evtl. aus Liquor) durchzuführen
Zum IgG- und IgM-Nachweis zusätzlicher IgA-Nachweis, die KBR, der Immunoblot bei negativem Suchtest, Antikörpernachweise für Therapiekontrollen und Therapieempfehlungen aufgrund eines IgM-Nachweises ohne Klinik	Grundsätzlich sollte eine Diagnostik in Stufen erfolgen: Suchtest zuerst, bei positivem oder zweifelhaften Befunden folgt ein Bestätigungstest
Infektionen durch Mykobakterien	
Serodiagnostik, Tierversuch und Anwendung der NAT als Ausschlussdiagnostikum oder für Therapieverlaufskontrollen (s. auch Tabelle 4-3)	Verfügbare Methoden zum Antikörpernachweis sind nicht ausreichend sensitiv oder spezifisch. Indikationen der NAT s. Abschn. 4.4
Routinemäßige Identifizierung und Resistenztestung atypischer Mykobakterien	Kriterien für eine atypische Mykobakteriose müssen erfüllt sein. Die Empfindlichkeitsprüfung ist nicht standardisiert.
Infektionen durch Treponema pallidum (Syphilis)	
Gleichzeitige Analyse mit FTA-ABS-Tests und VDRL-Tests oder mit je einem IgG- und IgM-spezifischen EIA in der Ausschlussdiagnostik sowie Titerbestimmungen des FTA-ABS-Tests und Anwendung der Cardiolipin-KBR mit dem VDRL-T	Als Suchtest sollte nur ein einzelner Test (TPHA-/TP-PA-Test oder Apolyvalenter EIA) eingesetzt werden

Literatur zu Kap. 4

1. Ash LR, Orithel TC (1985) Atlas of human parasitology. American Society of Clinical Pathologist Press, Chicago
2. Barenfanger J (2000) Quality in, quality out: rejection criteria and guidelines for commonly (mis)used tests. Clin Microbiol Newslett 22: 65–72
3. Bartlett JG, Dowell SF, Mandell LA et al. (2000) Practice guidelines for the management of community-acquired pneumonia in adults. Clin Infect Dis 31: 347–348
4. Bartlett JG, Ryan KJ, Smith TF, Wilson WR (1987) Laboratory diagnosis of lower respiratory tract infections. 7A: Cumitech, A.S.M. Press, Washington D.C.
5. Black CM (1997) Current methods in laboratory diagnosis of Chlamydia trachomatis infections. Clin Microbiol Rev 10: 16–184
6. Brettschneider S, Bruckbauer H, Klugbauer N, Hofmann H (1998). Diagnostic value of PCR for detection of Borrelia burgdorferi in skin biopsy and urine samples from patients with skin borreliosis. J Clin Microbiol 36: 2658–2665
7. Burkhardt F, Schaal KP (1992) Gewinnung und Verarbeitung von Untersuchungsmaterial – Bewertung von Befunden. In: Burkhardt F (Hrsg) Mikrobiologische Diagnostik. Thieme, Stuttgart, S 15–49
8. Burkhardt F (1992) Bakteriologischer Teil: Calymmatobacterium granulomatis. In: Burkhardt F (Hrsg) Mikrobiologische Diagnostik. Thieme, Stuttgart, S 176
9. Chapin K (1995) Clinical microscopy. In: Murray PR, Baron EJ, Pfaller MA, Tenover FC, Yolken RH (eds) Manual of clinical microbiology, 6th edn. A.S.M. Press, Washington D.C., pp 33–51
10. Chastre J, Bornet-Lesco J Y, Calvat M et al. (1995) Evaluation of bronchoscopic techniques for the diagnosis of nosocomial pneumonia. Am J Respir Crit Care Med 152: 231–240
11. DIN-Taschenbuch 222 (2000) Medizinische Mikrobiologie und Immunologie, Diagnostische Verfahren. Beuth, Berlin Wien Zürich
12. Doucet-Populaire F, Lalande V, Carpentier E et al. (1996) A blind study of polymerase chain reaction for detection of Mycobacterium tuberculosis DNA. Tub Lung Dis 77: 358–362
13. Ewig S, Dalhoff K, Lorenz J et al. (1999). Deutsche Gesellschaft für Pneumologie: Empfehlungen zur Diagnostik der nosokomialen Pneumonie. Pneumologie 53: 499–510
14. Gatermann S, Podschun R, Schmidt H et al. (1997) MIQ 2. Harnwegsinfektionen. In: Mauch H, Lütticken R, Gatermann S (Hrsg) Qualitätsstandards in der mikrobiologisch-infektiologischen Diagnostik. G. Fischer, Jena
15. Haase G, Borg von Zepelin M, Bernhard H et al. (2001) MIQ 14. Pilzinfektionen Teil I. Präanalytik, Analytik. In: Mauch H, Lütticken R, Gatermann S (Hrsg) Qualitätsstandards in der mikrobiologisch-infektiologischen Diagnostik. G. Fischer, Jena
16. Haase G, Borg von Zepelin M, Bernhard H et al. (2001) MIQ 15. Pilzinfektionen Teil II. Spezielle Pilzdiagnostik. In: Mauch H, Lütticken R, Gatermann S (Hrsg) Qualitätsstandards in der mikrobiologisch-infektiologischen Diagnostik. G. Fischer, Jena
17. Hagedorn H-J (2001) MIQ 16. Syphilis. In: Mauch H, Lütticken R, Gatermann S (Hrsg) Qualitätsstandards in der mikrobiologisch-infektiologischen Diagnostik. G. Fischer, Jena
18. Hall G S (2000). Non-viral molecular tools and their application in clinical microbiology: when and how are they best used? Clin Microbiol Newslett 22: 77–80
19. Halle E, Bollmann R, Blenk H et al. (2000) MIQ 10. Genitalinfektionen Teil I. Infektionen des weiblichen und des männlichen Genitaltrakts. In: Mauch H, Lütticken R, Gatermann S (Hrsg) Qualitätsstandards in der mikrobiologisch-infektiologischen Diagnostik. G. Fischer, Jena
20. Halle E, Bollmann R, Blenk H et al. (2000) MIQ 11. Genitalinfektionen Teil II. Infektionserreger. In: Mauch H, Lütticken R, Gatermann S (Hrsg) Qualitätsstandards in der mikrobiologisch-infektiologischen Diagnostik. G. Fischer, Jena
21. Haller O, Mertens T (1999) Diagnostik und Therapie von Virusinfektionen. In: Leitlinien der Gesellschaft für Virologie. Urban & Fischer, München
22. Hindiyeh M, Acevedo V, Carroll K C (2001). Comparison of three transport systems (Starplex StarSwab II, the New Copan Vi-Pak Amies Agar Gel Collection and Transport Swab, and BBL Port-A-Cul) for maintenance of anaerobic and fastidious aerob organism. J Clin Microbiol 39: 377–380
23. Ieven M, Goossens H (1997) Relevance of nucleic acid amplification techniques for diagnosis of respiratory tract infections in the clinical laboratory. Clin. Microbiol Rev. 10: 242–256
24. Ieven M, Ursi D, van Bever H et al. (1996) Detection of Mycoplasma pneumoniae by two polymerase chain reactions and role of M. pneumoniae in acute respiratory tract infections in pediatric patients. Infect. Dis. 173: 1445–52
25. Janitschke K, Kimmig P, Seitz HM et al. (1998) MIQ 4. Parasitosen. In: Mauch H, Lütticken R, Gatermann S (Hrsg) Qualitätsstandards in der mikrobiologisch-infektiologischen Diagnostik. G. Fischer, Jena
26. Jefferson HM, Dalton HP, Sacobar MR, Allison MJ (1975) Transportation delay and the microbiological quality of clinical specimens. Am J Clin Pathol 64; 689–694
27. Kist M, Bockemühl J, Aleksic S et al. (2000) MIQ 9. Infektionen des Darmes. In: Mauch H, Lütticken R, Gatermann S (Hrsg) Qualitätsstandards in der mikrobiologisch-infektiologischen Diagnostik. G. Fischer, Jena
28. Kniehl E, Dörries R, Geiss HK et al. (2001) MIQ 17. Infektionen des Zentralnervensystems. In: Mauch H, Lütticken R, Gatermann S (Hrsg) Qualitätsstandards in der mikrobiologisch-infektiologischen Diagnostik. G. Fischer, Jena
29. Küchler R, Pfyffer GE, Rüsch-Gerdes S, Beer J, Mauch H (1998) MIQ 5. Tuberkulose, Mykobakteriose. In: Mauch H, Lütticken R, Gatermann S (Hrsg) Qualitätsstandards in der mikrobiologisch-infektiologischen Diagnostik. G. Fischer, Jena
30. Kühnen E, Fischer R, Hartinger D et al. (1999) MIQ 6. Infektionen der Haut und der subkutanen Weichteile. In: Mauch H, Lütticken R, Gatermann S (Hrsg) Qualitätsstandards in der mikrobiologisch-infektiologischen Diagnostik. G. Fischer, Jena
31. Lang AL, Tsai YL, Mayer CL, Patton KC, Palmer CJ (1994) Multiplex PCR for detection of the heat-labile toxin gene and shiga-like toxin I and II genes in Escherichia coli isolated from natural waters. Appl Environ Microbiol 60: 3145–3149
32. Mandell LA, Marrie TJ, Grossman RF, Chow AW, Hyland RH (2000) Canadian guidelines for the management of community-acquired pneumonia. An evidence-based update by the Canadian Infectious Diseases Society and the Canadian Thoracic Society. Clin Infect Dis 31: 383–421
33. Mauch H (2000) Mikrobiologische Methodik in der Diagnose der nosokomialen Pneumonie. In: Waßermann K (Hrsg) Interventionelle und diagnostische Bronchologie. Dustri-Verlag Feistle, München-Deisenhofen, 261–269
34. Mauch H, Lütticken R, Gatermann S (Hrsg) (1997–2001) MIQ 1–16. Qualitätsstandards in der mikrobiologisch-infektiologischen Diagnostik. G. Fischer, Jena
35. Mauch H, Wagner J, Marklein G et al. (1999) MIQ 7. Infektionen der tiefen Atemwege. Teil I. In: Mauch H, Lütticken R, Gatermann S (Hrsg) Qualitätsstandards in der mikrobiologisch-infektiologischen Diagnostik. G. Fischer, Jena
36. Mauch H, Wagner J, Marklein G et al. (1999) MIQ 8. Infektionen der tiefen Atemwege. Teil II. In: Mauch H, Lütticken R, Gatermann S (Hrsg) Qualitätsstandards in der mikrobiologisch-infektiologischen Diagnostik. G. Fischer, Jena
37. May JR, Delves DM (1964) The survival of H. influenzae and pneumococci in specimen of sputum sent to the laboratory by post. J Clin Pathol 17: 254–257
38. Miller J M (1999) Specimen management policies and rationale. In: Miller JM (eds) Specimen management in clinical microbiology, 2nd edn. A.S.M. Press, Washington D.C., pp 38–39

39. Miller JM, Holmes HT (1999) Specimen collection, transport, and storage. In: Murray PR, Baron EJ, Pfaller MA, Tenover FC, Yolken RH (eds) Manual of clinical microbiology, 7th edn. A.S.M. Press, Washington D.C., pp 33–63
40. Noordhoek GT, van Embden JDA, Kolk AHJ (1996) Reliability of nucleic acid amplification for detection of mycobacterium tuberculosis: an international collaborative study among 30 laboratories. J Clin Microbiol 34: 2522–2525
41. Nugent RP, Krohn MA, Hillier SL (1991). Reliability of diagnosing bacterial vaginosis is improved by a standardized method of Gram stain Interpretation. J Clin Microbiol 29: 297–301
42. Peterson LR, Hamilton JD, Baron EJ et al. (2001) Role of clinical microbiology laboratories in the management and control of infectious diseases and the delivery of health care. Clin Infect Dis 32: 605–611
43. Podbielski A, Rozdzinski E, Hampl W et al. (2000) MIQ 13. Infektionen des Mundes und der oberen Atemwege. In: Mauch H, Lütticken R, Gatermann S (Hrsg) Qualitätsstandards in der mikrobiologisch-infektiologischen Diagnostik. G. Fischer, Jena
44. Podzorski RP, Persing FC (1995). Molecular detection and identification of microorganisms. In: Murray PR, Baron EJ, Pfaller MA, Tenover FC, Yolken RH (eds) Manual of clinical microbiology, 6th edn. A.S.M. Press, Washington D.C., pp 158–165
45. Riska PF, Jacobs WR, Alland D (2000) Molecular determinants of drug resistance in tuberculosis. Int J Tuberc Lung Dis 4 (2 Suppl 1): 4–10
46. Robert Koch-Institut (1997) Empfehlungen zur Verbesserung der diagnostischen Erfassung und zum standardisierten Vorgehen bei der mikrobiologischen Diagnostik von EHEC-Infektionen beim Menschen. Epidemiol Bull 39/97: 270–271
47. Ross PW, Lough H (1978) Survival of upper respiratory tract bacteria on cotton wool swabs. J Clin Pathol 31: 430–433
48. Roth A, Mauch H, Göbel UB (1997) MIQ 1. Nukleinsäureamplifikationstechniken. Empfehlungen zur Durchführung im mikrobiologisch-diagnostischen Routinelabor und Maßnahmen zur internen Qualitätssicherung. In: Mauch H, Lütticken R, Gatermann S (Hrsg) Qualitätsstandards in der mikrobiologisch-infektiologischen Diagnostik. G. Fischer, Jena
49. Roth A, Schaberg T, Mauch H (1997) Molecular diagnosis of tuberculosis: current clinical validity and future perspectives. Eur Respir J 10: 1877–1891
50. Schaal K P (1989) Die mikrobiologische Untersuchung von Eiter und anderen entzündlichen Exsudaten. DGHM-Verfahrensrichtlinien. G. Fischer, Jena
51. Seifert H, Shah P, Ullmann U et al. (1997) MIQ 3. Sepsis – Blutkulturdiagnostik. In: Mauch H, Lütticken R, Gatermann S (Hrsg) Qualitätsstandards in der mikrobiologisch-infektiologischen Diagnostik. G. Fischer, Jena
52. Stratton CW (2000). Utilization of blood cultures in the 21st Century. Antimicrob Infect Dis Newslett 18: 9–13
53. Tang YW, Procop GW, Persing DH (1997) Molecular diagnostics of infectious diseases. Clin Chem 43: 2021–2038
54. Verkooyen RP, Willemse D, Hiep-van Casteren SC et al. (1998): Evaluation of PCR, culture and serology for diagnosis of Chlamydia pneumoniae respiratory infections. J Clin Microbiol 36: 2301–22307
55. Warthin AS, Starry AL (1920) A more rapid and improved method of demonstrating spirochaetes in tissues. Am J Syphilis 4: 97–101
56. Wilske B, Zöller L, Brade V et al. (2000) MIQ 12. Lyme-Borreliose. In: Mauch H, Lütticken R, Gatermann S (Hrsg) Qualitätsstandards in der mikrobiologisch-infektiologischen Diagnostik. G. Fischer, Jena
57. Winn W C Jr (1999) Legionella. In: Murray PR, Baron EJ, Pfaller MA, Tenover FC, Yolken RH (eds) Manual of clinical microbiology, 7th edn. A.S.M. Press, Washington D.C., pp 572–585

Antiinfektive Therapie

D. Adam, W. Christ, D. Hofmann, H. Kemmler, J. Knobloch, N. Lehn, S.W. Lemmen, H. Lode, R. Mertens, K. Naber, W. Preiser, K. Riecke, M. Ruhnke, R. Stahlmann, W. Vahlensieck, M. Weiß

5.1 Prinzipien der antiinfektiven Therapie

H. Lode

5.1.1 Definition und Klassifikation

Die antimikrobielle Chemotherapie ist definiert als eine selektiv auf den Erreger wirkende Zerstörung oder Wachstumshemmung unter weitgehender Schonung der körpereigenen Zelle. Eine Trennung in die synthetisch gewonnenen Chemotherapeutika und die von Pilzen oder Bakterien gebildeten Antibiotika ist heute nicht mehr strikt aufrecht zu erhalten, da zahlreiche Antibiotika voll- oder halbsynthetisch hergestellt werden. Die Einteilung erfolgt nach der chemischen Struktur in Substanzgruppen mit meist ähnlichem Verhalten hinsichtlich Wirkungsmechanismus, Wirkungsspektrum, Erregerpersistenz und Toxizität.

5.1.2 Wirkungsweise

Der Wirkungsmechanismus der meisten antibakteriellen Substanzen ist heute bekannt. In der Tabelle 5-1 werden verschiedene Substanzgruppen nach ihren wesentlichen Angriffspunkten in der bakteriellen Zelle unterschieden. Innerhalb einer Gruppe von Wirkstoffen mit ähnlichem oder identischem Wirkungsmechanismus besteht häufig Kreuzresistenz. Allerdings hemmen β-Laktamantibiotika und Glykopeptidantibiotika beide die Zellwandsynthese der Erreger, doch sind die biochemischen Mechanismen dieser Wirkung verschieden; es besteht demnach keine Kreuzresistenz. Bei manchen Wirkstoffgruppen, z. B. bei den Fluorchinolonen, können neben den angegebenen Angriffspunkten weitere Wirkungsmechanismen effektiv werden.

Tabelle 5-1. Wirkungsmechanismen antimikrobieller Substanzen

Zielgruppen	Antimikrobielle Substanzen
Zellwandpeptidoglykane	
Synthese der UDP-N-Acetylglukosamine und UDP-N-Acetylmuraminsäure	D-Cycloserin, Fosfomycin
Transfer durch Zellmembran und Polymerisation	Bacitracin
Transpeptidierung	Vancomycin, Teicoplanin, Penicilline, Cephalosporine, Monobactame, Carbapeneme und andere Belalaktamantibiotika
Proteinsynthese	
30S Ribosom	Chloramphenicol, Clindamycin, Erythromycin und verwandte Makrolide; Streptogramine A und B
50S Ribosom	Aminoglykoside, Aminocyclitole, Tetrazykline, Fusidinsäure
t-RNA hemmend	Mupirocin
Äußere Zellmembran	Colistin, Polymyxin B, kationische Peptide
Nukleinsäuremetabolismus	
RNA-Polymerase	Rifampin, Rifabutin
DNA-Gyrase	Nalidixinsäure, Fluorchinolone, Novobiocin
DNA-Replikation	Metronidazol
Biosynthese der Folsäure	
Dihydropteroatsynthase	Sulfonamide
Dihydrofolatreduktion	Trimethoprim

Bakterizidie und Bakteriostase

Die antibakterielle Aktivität läßt sich in vitro als minimale Hemmkonzentration (MHK) bestimmen. Dies ist die Konzentration im Reagenzglas oder auf der Petri-Schale, die mit einem bestimmten Antibiotikum eine Wachstumshemmung des kultivierten Keims erreicht (Bakteriostase). Der minimale bakterizide Hemmwert (MBK) definiert die Konzentration, bei der eine Keimabtötung (Bakterizidie) nachweisbar ist.

Ob im Organismus eine bakterizide oder bakteriostatische Wirkung erreicht wird, hängt nicht nur vom Wirkungsmechanismus, sondern auch von der Konzentration am Wirkungsort (Gewebespiegel), der Einwirkungsdauer sowie von der Wachstumsphase der Erreger ab. Bakterizid unter therapeutischen Bedingungen wirken

- β-Laktamantibiotika (nur auf proliferierende Keime),
- Aminoglykoside (Glykopeptide, Fluorchinolone und Polymyxine).

Tetrazykline, Chloramphenicol, Makrolide, Linkomycine und Sulfonamide wirken primär und überwiegend bakteriostatisch.

Bei bedrohlichen Infektionen (z. B. Sepsis, Meningitis, Endokarditis), fehlender oder gestörter köpereigener Abwehr sowie hohen Keimzahlen sind bakterizid wirksame Substanzen therapeutisch vorzuziehen. (Näheres s. Abschn. 5.2.2, S. 84–86).

5.1.3 Resistenz

5.1.3.1 Definitionen

Eine Resistenz liegt vor, wenn sich Bakterien bei einer erreichbaren therapeutischen Konzentration am Infektionsherd noch vermehren. Diese beruht entweder auf Unempfindlichkeit gegenüber dem Wirkungsmechanismus einer antibakteriellen Substanz oder ihrer Inaktivierung durch bakterielle Enzyme (z. B. β-Laktamasen).

Vier Hauptmechanismen sind heute bei bakteriellen Erregern bekannt:

1. Eine Veränderung des Zielmoleküls in der Bakterienzelle (z. B. modifizierte 30-S- oder 50-S-Ribosome, modifizierte Penicillinbindeproteine, veränderte DNA-Gyrase usw.).
2. Die bakterielle Produktion von Enzymen, was zur Inaktivierung des Antibiotikums führt (z. B. Azetyltransferasen, β-Laktamasen).

3. Verminderte Akkumulation der Antibiotika in der Bakterienzelle durch verminderte Permeation in die Zelle oder erhöhten Efflux aus der Zelle (z. B. Fluorchinolonefflux, Tetrazyklinefflux, OprD-Kanalverlust bei Carbapenemen).
4. Verlust des Aktivierungsmechanismus für bestimmte Substanzen (z. B. Nitroreduktase bei Metronidazol, KatG-Katalase-Peroxidase bei Isoniazid).

5.1.3.2 Formen der Resistenz

Primäre Resistenz

Kein Antibiotikum oder Chemotherapeutikum ist gegen alle Erreger wirksam. Bei bestimmten Bakterienarten besteht eine *natürliche Resistenz* aufgrund einer genetisch determinierten Unempfindlichkeit. Bei der *primären Resistenz* ist ein Teil der Stämme einer Bakterienart aufgrund natürlicher Spontanmutation (chromosomale Resistenz) unempfindlich.

Sekundäre Resistenz

Sekundäre Resistenz ensteht durch Selektion und Mutation unter Chemotherapie, mit rascher Entwicklung (Einschrittresistenz), z. B. bei Streptomycin, Rifampicin und Fusidinsäure, oder langsamerer Mehrschrittresistenz.

Übertragbare Resistenz

Von besonderer epidemiologischer Bedeutung (Hospitalismus) ist die »extrachromosomale« übertragbare Resistenz v. a. durch Plasmide und Transposons, die häufig Mehrfachresistenzen übertragen (besonders zwischen Enterobakterien und anderen gramnegativen Stäbchen). (Näheres s. Abschn. 5.2.2, S. 87–94).

5.1.3.3 Strategien zur Verzögerung von Resistenzentwicklungen

Angesichts der zunehmenden Bedeutung der Resistenzentwicklung mancher Erreger, auch gegenüber neuentwickelten Antibiotika, sollten im Umgang mit antibakteriellen Wirkstoffen einige Regeln und Prinizpien beachtet werden, die dazu beitragen können, die Entwicklung resistenter Bakterienstämme zu verzögern.

- Antibakterielle Wirkstoffe sollten nur bei klarer eindeutiger Indikation und nach Möglichkeit gezielt – also auf der Grundlage adäquater mikrobiologischer Diagnostik – eingesetzt werden.
- Besonders kritisch sollte der prophylaktische Einsatz von Antibiotika abgewogen werden.
- Auch durch Befolgung der Richtlinien zur Dosierung und Dauer der Antibiotikagabe lässt sich das Risiko einer Resistenzentwicklung verringern.
- Mittels Kenntnis der lokalen Resistenzsituation der jeweiligen Abteilung und einem daraus abgeleiteten individuell abgestimmten und ausgewogenem Einsatz von verschiedenen antimikrobiellen Wirkstoffgruppen lässt sich ebenfalls einer raschen Entwicklung von resistenten Hospitalismuskeimen vorbeugen.
- Einhaltung adäquater Hygienemaßnahmen (z. B. Händewaschen auf der Intensivstation, Isolierungen von Patienten mit polyresistenten Keimen) kann ebenfalls die Ausbreitung von multiresistenten Keimen limitieren.

5.1.4 Pharmakokinetik

Eine wichtige Voraussetzung für den Erfolg einer antibakteriellen Chemotherapie besteht darin, eine möglichst hohe und wirksame Antibiotikakonzentration am Ort der Infektion zu erreichen. Dazu sind zu berücksichtigen:

- Applikationsformen,
- Resorption (z. B. bei oraler Gabe),
- Verteilung im Organismus,
- Metabolismus
- Elimination.

Auch Alter, Grunderkrankung und Organfunktionen (Niere, Leber, Immunfunktionen u. a.) des Patienten haben eine beträchtliche Bedeutung. Schwer erreichbare Lokalisationen (Osteomyelitis, Meningitis, Endokarditis u. a.) erfordern hohe Blutspiegel bzw. Substanzen mit günstigen Diffusionseigenschaften in die entsprechenden Organe.

Konzentrationsmessungen in Körperflüssigkeiten (Lymphe, Liquor, Speichel, Alveolaroberflächenflüssigkeit etc.) geben Hinweise auf das Diffusionsvermögen eines Antibiotikums. Allerdings können bedeutende Unterschiede bei gesunden und kranken Menschen bestehen. Bei Meningitis ist z. B. die Liquorgängigkeit bei β-Laktamantibiotika erhöht. Bei Abflussbehinderung (z. B. Verschlussikterus) kann andererseits die Antibiotikakonzentration im Vergleich zum gesunden Zustand deutlich herabgesetzt sein. Zumeist entspricht die Konzentration in gut durchbluteten Organen der extrazellulären Flüssigkeitskonzentration, die nach Berücksichtigung der Proteinbindung weitgehend derselben Konzentration entspricht.

Bei einigen Infektionen sind nicht nur die im Gewebe erreichbaren Konzentrationen von Interesse, sondern auch die *intrazellulären Konzentrationen*, da die Erreger in den Zellen des Wirtsorganismus persistieren können.

Die Elimination der meisten Antibiotika erfolgt renal; die Gefahr additiver Nephrotoxizität bei Kombinationen und die Dosisanpassung bei eingeschränkter Nierenfunktion sind zu beachten. Einige Antibiotika (Rifampicin, Ceftriaxon u. a.) werden vorwiegend über Galle und Stuhl ausgeschieden.

5.1.4.1 Pharmakodynamische Prinzipien

Interaktion und Einwirkung des Antibiotikums auf den individuellen Erreger beschreiben die Pharmakodynamik einer Substanz und stehen in belegbarem Zusammenhang zum klinischen Erfolg einer Therapie und auch einer möglichen Resistenzentwicklung. Die wesentlichen Parameter der Pharmakodynamik sind:

- die Serumspitzenkonzentrationen (C_{max}),
- die Fläche unter der Serumkonzentrationskurve einer vorgegebenen Dosierung (AUC) sowie
- die minimale Hemmkonzentraiton (MHK) der jeweiligen Infektionserreger.

Ein weiterer bedeutsamer Faktor ist darüber hinaus auch der sog. postantibiotische Effekt (PAE), der definiert ist als der Zeitraum, der auch nach nicht mehr nachweisbarer antibiotischer Serumkonzentration immer noch eine Hemmung des bakteriellen Wachstums verursacht.

In experimentellen und klinischen Studien konnte gezeigt werden, dass β-Laktamantibiotika pharmakodynamisch eine vorwiegend zeitabhängige Wirkung auf die Bakterien ausüben; hieraus folgt, dass sich die antibiotische Konzentration von β-Laktamantibiotika möglichst 40–50% der Zeit eines Dosierungsintervalls oberhalb der jeweiligen MHK-Werte bewegen sollte und sich ein therapeutischer Erfolg durch eine günstige Ratio von AUC/MHK von über 100 erwarten lässt.

Aminoglykosidantibiotika und Fluorchinolone verfügen auf der anderen Seite über einen konzentrationsabhängigen Wirkmechanismus, der am besten durch die Ratio C_{max}/MHK beschrieben werden kann; dieser Quotient sollte möglichst über 10 liegen. Eine Ratio von C_{max} zu MHK von über 10 hat sich darüber hinaus bei allen Antibiotikagruppen auch als günstig hinsichtlich einer Resistenzentwicklung erwiesen.

5.1.5 Behandlungsprinzipien

5.1.5.1 Diagnostische Voraussetzungen

Erregernachweis und Antibiogramm

Es sollte stets eine gezielte antibakterielle Chemotherapie angestrebt werden. Diese beruht auf Erregernachweis und Antibiogramm. Gerade bei bedrohlichen Infektionen (z. B. Sepsis, Endokarditis) muss unbedingt versucht werden, durch wiederholte Blutkulturen oder Gewinnung anderer respräsentativer Medien eine gezielte Therapie zu ermöglichen.

Kurz vor Krankenhauseinweisung bzw. ohne Abnahme entsprechender Materialien darf eine antibakterielle Chemotherapie nicht begonnen werden.

Neben der einwandfreien Gewinnung des Untersuchungsmaterials (sterile Bedingungen) spielt der Transport (Transportmedium für Abstriche, anaerobe Behälter usw.) und die weitere Verarbeitung eine wichtige Rolle, die auch häufig einer zeitlimitierenden Begrenzung unterliegt. (Näheres s. Abschn. 4.1, S. 54–74).

5.1.5.2 Antibiotikaauswahl

Empirische Antibiotikatherapie

Für bestimmte typische Krankheitsbilder (z. B. Scharlach, Erysipel, Lues) kann aufgrund empirischer Erfahrung »ein Antibiotikum der Wahl« auch ohne Antibiogramm ausgewählt werden.

Kalkulierte Antibiotikatherapie

Bei Infektionen mit verschiedenen in Betracht kommenden Erregern (z. B. Harnwegsinfektionen, Pneumonien u. a.) sollte initial eine Therapie gewählt werden, die alle oder die meisten in Betracht zu ziehenden Erreger erfasst (sog. »kalkulierte Chemotherapie«). Schwere lebensbedrohliche Erkrankungen mit unklarem Erregerspektrum erfordern insbesondere bei Abwehrstörungen des Patienten eine Initialtherapie mit Antibiotikakombinationen, z. B. Cephalosporin oder Breitspektrumpenicillin mit einem Aminoglykosid.

Gezielte Antibiotikatherapie

Bei eindeutigem Erregernachweis und Antibiogramm sollte das wirksamste Antibiotikum mit dem schmalsten Spektrum und den geringsten Nebenwirkungen ausgewählt werden (◘ Tabelle 5-2).

5.1.5.3 Applikationsformen

Die Applikationsform hängt von der Art der Substanz, dem Krankheitsbild und dem Zustand des Patienten ab. Bei schweren Erkrankungen, ungünstig zu erreichenden Lokalisationen der Infektionen (z. B. Osteomyelitis, Endokarditis) oder wenig empfindlichen Erregern ist eine parenterale i.v.-Gabe vorzuziehen. Kurzinfusionen ergeben rasch hohe Serumspiegel und sind meist besser verträglich als Bolusinjektionen. Dauertropfinfusionen können auf der Basis moderner pharmakodynamischer Ergebnisse bei β-Laktamantibiotika in Zukunft mehr Bedeutung erhalten. Die intramuskuläre Applikation ist zur Erreichung eines Depoteffekts und gelegentlich bei fraglicher Compliance des Patienten angezeigt. Eine orale Gabe ist nur sinnvoll, wenn eine Resorption gewährleistet ist und ausreichende therapeutische Spiegel zur Behandlung der jeweiligen Infektionen erreichbar sind.

Schwerkranke Patienten mit Symptomen wie Erbrechen, Schluckstörungen und Ileus werden nicht oral behandelt. Allerdings sollte aus Kostengründen und zur Vereinfachung der Behandlung nach positivem Ansprechen auf die parenterale Therapie eine Umstellung auf eine orale Gabe im Sinne einer Sequentialtherapie angestrebt werden.

5.1.5.4 Dosierung

Therapeutische Breite

Die Dosierung richtet sich nach der Empfindlichkeit der Erreger, den pharmakokinetischen sowie pharmakodynamischen Parametern und der Verträglichkeit des Chemotherapeutikums. Die maximale Tagesdosis sollte nur bei lebensbedrohlichen Infektionen mit sonst ungenügend empfindlichen Erregern überschritten werden. Bei schwach sensiblen Keimen ist eine sinnvolle Kombination meist besser als eine erhöhte Dosierung. Vor allem Penicillin und andere β-Laktamantibiotika haben eine große therapeutische Breite, während die Überschreitung von Tageshöchstdosen bei anderen Substanzen fast regelmäßig zu Nebenwirkungen führt.

Dosisintervall

Das Dosisintervall hängt von Applikationsform, Resorptionsgeschwindigkeit, biologischer Halbwertszeit sowie pharmakodynamischen Parametern ab. Bei Niereninsuffizienz ist zumeist eine Anpassung von Dosis- bzw. Dosisintervall erforderlich. Entsprechende Dosierungstabellen für unterschiedliche Grade der Niereninsuffizienz sind im Internet abrufbar (z. B. www.zct-berlin.de). Bei manchen Antibiotika mit begrenzter therapeutischer Breite (z. B. Aminoglykosiden) empfiehlt sich eine Blutspiegelbestimmung.

Therapiedauer

Die Behandlungsdauer sollte üblicherweise mindestens 2–5 Tage über die Rückbildung der klinischen Symptomatik hinausgehen. Bei Infektionen mit chronischem Verlauf (Tuberkulose, Lepra, bekannter Rezidivneigung, Endokarditis, Brucellosen, Typhus) und bei Patienten mit Abwehrschwäche ist jedoch z. T. eine wesentlich längere Therapiedauer erforderlich, ggf. mit anschließender Rezidivprophylaxe (rheumatisches Fieber, Endokarditis).

Tabelle 5-2. Antibakterielle Chemotherapie. Hinweise zur Auswahl der geeignetsten Substanzen

	Penicillin G	Ampicillin, Amoxicillin	Azlocillin	Mezlocillin	Piperacillin	Dicloxacillin, Flucloxacillin	Cefazolin	Cefuroxim, Cefotiam	Cefoxitin	Cefotaxim, Ceftriaxon	Cefaclor	Imipenem, Meropenem	Gentamicin, Tobramycin	Amikacin	Ofloxacin, Ciprofloxacin	Doxycyclin	Co-trimoxazol	Makrolide	Clindamycin	Vancomycin, Teicoplanin
Bacteroides fragilis	–	–	○	+	○	–	–	–	○	–	–	●	–	–	–	+	+	+	●	–
B. melaninogenicus	●	+	+	+	+	–	–	+	○	+	–	●	–	–	–	○	+	+	●	–
Chlamydia trachomatis	–	–	–	–	–	–	–	–	–	–	–	–	–	–	+	●	○	●	–	–
Clostridien	●	+	+	+	+	+	+	+	+	+	+	○	–	–	+	○	–	○	+	○
Escherichia coli	–	○	+	●	●	–	○	●	●	●	○	●	○	○	●	+	●	–	–	–
Enterobacter cloacae	–	–	–	–	–	–	–	–	–	–	–	●	○	●	●	+	+	–	–	–
Enterokokken	+	●	○	●	○	–	–	–	–	–	–	○	–	–	–	○	+	○	–	○
Gonokokken	○	+	+	+	+	+	+	●	●	●	+	●	+	+	●	+	○	+	–	–
Haemophilus influenzae	–	○	○	○	○	–	+	○	+	●	○	○	+	+	●	●	○	+	–	–
Klebsiella pneumoniae	–	–	–	+	○	–	+	○	●	●	+	●	●	●	●	○	●	–	–	–
Legionella pneumophila	–	–	–	–	–	–	–	–	–	+	–	+	–	–	○	+	–	●	–	–
Listerien	+	●	+	○	○	–	–	–	–	–	–	○	+	+	○	+	+	+	+	+
Meningokokken	●	+	+	+	+	+	+	○	+	○	+	○	+	+	○	+	+	+	–	–
Mycoplasma pneumoniae	–	–	–	–	–	–	–	–	–	–	–	–	–	–	+	●	–	○	–	–
Pneumokokken	●	+	+	+	+	+	+	○	+	+	○	○	–	–	+	+	+	○	○	○
Proteus mirabilis	–	●	●	●	●	–	○	○	●	●	+	●	●	●	●	+	●	–	–	–
P. vulgaris	–	–	○	●	●	–	+	○	●	●	–	●	●	●	●	+	●	–	–	–
Pseudomonas aeruginosa	–	–	●	○	●	–	–	–	–	+	–	○	●	●	●	–	–	–	–	–
Salmonella typhimurium	–	○	+	+	+	–	+	+	+	○	+	○	–	–	●	+	●	–	–	–
Serratia marcescens	–	–	–	+	+	–	–	–	+	●	–	●	○	●	○	–	+	–	–	–
Shigella	–	●	+	+	+	–	+	+	+	○	+	○	–	–	●	○	●	–	–	–
Staphylococcus aureus	○	+	+	+	+	●	●	●	○	+	+	○	+	+	○	+	+	○	●	●
S. epidermidis	–	–	–	–	–	○	○	○	+	+	+	○	+	+	○	–	–	+	●	●
Streptokokken	●	+	+	+	+	+	+	○	+	+	+	○	+	+	+	+	+	○	○	+
Treponema pallidum	●	+	+	+	+	+	○	○	+	+	–	+	–	–	–	○	–	+	–	–

● Sehr gute Wirksamkeit, Mittel der Wahl.
○ Gute Wirksamkeit, gewisse Nachteile, Reservemittel.
\+ Variable Wirksamkeit; nur in Sonderfällen anwenden.
– Unwirksam.

5.1.6 Kombinationen

Bekannte Erreger sind meist mit einer Monotherapie zu behandeln. Kombinationen von Antibiotika verfolgen prinzipiell 2 Ziele: Zum einen soll eine synergistische Wirkung erreicht werden, wie z. B. bei der Endokarditis, oder es soll eine Erweiterung des Spektrums bei Mischinfektionen gewährleistet werden.

Zur Komination eignen sich Substanzen mit unterschiedlichen molekularbiologischen Angriffspunkten. Relativ häufig werden die Kombinationen aus einem β-Laktamantibiotikum und einem Aminoglykosid angewendet. Bakterizide und bakteriostatisch wirksame Chemotherapeutika sollten wegen der Gefahr antagonistischer Wirkung nur in Ausnahmefällen miteinander kombiniert werden. Fixe Kombinationspräparate sind mit wenigen Ausnahmen (z. B. Cotrimoxazol) abzulehnen.

5.1.7 Nebenwirkungen

Die wesentlichen Unverträglichkeitsreaktionen einzelner Antibiotikagruppen sind in der ◘ Tabelle 5-3 dargestellt.

Bei den β-Laktamantibiotika stehen Allergien, v. a. gegenüber Penicillin, im Vordergrund (bis zum anaphylaktischen Schock). Kreuzallergie mit Cephalosporinen ist selten (Anwendung nach vorheriger Testung und unter Überwachung gerechtfertigt).

Substanzen mit Hämato-, Neuro-, Nephro- oder Hepatotoxizität sollten bei entsprechenden Vorschädigungen möglichst vermieden werden. Gastrointestinale Nebenwirkungen sind besonders bei Breitbandantibiotika und oraler Anwendung häufig. Durch Überwuchern toxinogener Erreger (Clostritium difficile, Staphylococcus aureus) kann es zu bedrohlichen Enterokolitiden kommen.

Weiterführende Literatur zu Kap. 5.1

1. Barza M (1998) Pharmacologic principles. In: Gorbach SL, Bartlett JG, Blacklow NR (ed) Infectious diseases. W.B. Saunders, Philadelphia, pp 165–172
2. Craig WA (1995) Interrelationship between pharmacokinetics and pharmacodynamics in determining dosage regimens for broad-spectrum cephalosporins. Diagn Microb Infect Dis 22: 89–96
3. Jacoby GA (1999) Mechamisms of antimicrobial action and resistance. In: Root RK (ed) Clin Infect Diseases. Oxford University Press, Oxford, pp 209–216
4. Preston SL, Drusano GL (1999) Pharmacology of antimicrobials. In: Root RK (ed) Clin Infect Diseases. Oxford University Press, Oxford, pp 217–223
5. Sanford JP, Root RK (1999) Selection of antimicrobials for treatment. In: Root RK (ed) Clin Infect Diseases. Oxford University Press, Oxford, pp 233–239
6. Stahlmann R, Lode H (1999) Antibakterielle Chemotherapie. In: Paumgartner G (Hrsg) Therapie innerer Krankheiten, 9. Aufl. Springer, Berlin Heidelberg New York Tokio, S 1389–1408

5.2 Mechanismen der Resistenzentwicklung gegen Antibiotika

N. Lehn

5.2.1 Epidemiologie

Bereits vor der Einführung von Penicillin in die klinische Therapie stellte sich heraus, dass diese Substanz nur gegen bestimmte Bakterien wirkt und es auch antibiotikaresistente Bakterien gibt [1]. In den USA sind inzwischen über 90% der Isolate von Staphylococcus aureus, einem der häufigsten Krankheitserreger des Menschen, resistent gegen Penicillin [2].

◘ Tabelle 5-3. Nebenwirkungen antibakterieller Chemotherapeutika

Antibiotika Chemotherapeutika	Allergie	Hämato-toxizität	Gerinnungs-störungen	Neuro-toxizität	Nephro-toxizität	Hepato-toxizität	Magen-Darm-Störungen
Penicilline	++	(+)	(+)	+	(+)	–	+
Cephalosporine	+	–	+	–	+	–	(+)
Tetrazykline	(+)	–	–	–	(+)	+	++
Chloramphenicol	(+)	+	(+)	(+)	–	–	+
Aminoglykoside	(+)	–	(+)	++	++	–	(+)
Makrolide	(+)	–	(+)	–	–	+	(+)
Lincomycine	(+)	–	–	–	–	(+)	++
Polymyxine	+	–	–	++	+	–	(+)
Rifamycine	+	+	(+)	+	(+)	++	–
Glykopeptide	+	(+)	–	+	+	–	–
Nitroimidazole	–	(+)	–	+	–	–	+
Chinolone	(+)	–	–	+	–	–	+
Sulfonamide	++	+	(+)	(+)	+	+	+

++: Relativ häufig; +: gelegentlich; (+): selten.

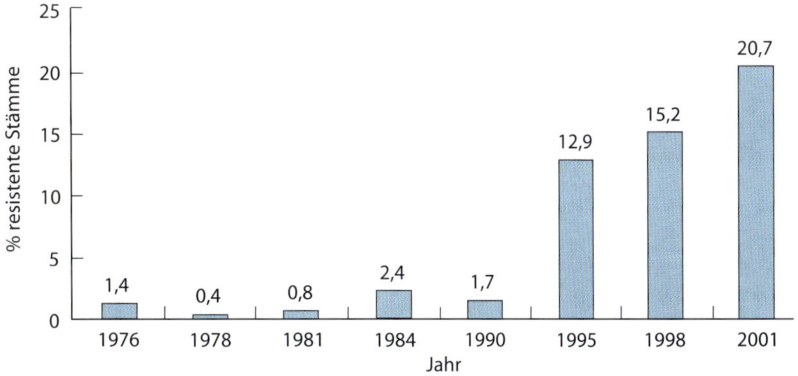

Abb. 5-1. Resistenzstudie der Paul-Ehrlich-Gesellschaft für Chemotherapie e. V. (PEG) 2001: Zeitliche Entwicklung der Resistenz bei S. aureus gegen Methicillin/Oxacillin (MRSA/ORSA)

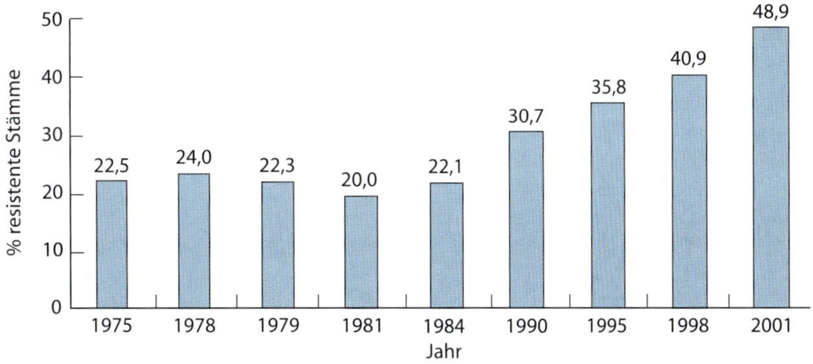

Abb. 5-2. Resistenzstudie der Paul-Ehrlich-Gesellschaft für Chemotherapie e. V. (PEG) 2001: Zeitliche Entwicklung der Resistenz bei E. coli gegen Ampicillin

In den letzten 10 Jahren haben in den USA vancomycinresistente Enterokokken und penicillinresistente Pneumokokken ebenfalls stark zugenommen. Seit 1975 untersucht die Arbeitsgemeinschaft »Resistenz« der Paul-Ehrlich-Gesellschaft für Chemotherapie die überregionale Resistenzlage in Mitteleuropa, zuletzt 1998 unter Beteiligung von 29 Labors aus Deutschland, Österreich und der Schweiz [3].

Zwischen 1975 und 1984 war bei fast allen untersuchten Bakteriengruppen eine nahezu unveränderte Resistenzlage zu beobachten. Nach 1984 fand sich jedoch bei den meisten Keimarten eine Zunahme der Resistenz. So stieg der Anteil von Staphylococcus-aureus-Stämmen mit Resistenz gegen Erythromycin von weniger als 10% auf fast 20% an. Während die Resistenzsituation in Mitteleuropa bei den Staphylokokken gegenüber Teicoplanin und Vancomycin weiterhin günstig ist, stieg die Oxacillinresistenz bei Staphylokokken (MRSA) zwischen 1990 und 1995 dramatisch von 1,7% auf 12,9%. Im Jahr 2001 lag die Resistenz bei 20,7% (Abb. 5-1); bei koagulasenegativen Staphylokokken war der Anstieg von 15,8% auf 55,8% noch deutlicher.

Bei E. coli nahm die Ampicillinresistenz von ca. 20% im Jahr 1984 auf fast 50% im Jahr 2001 zu, nachdem die Resistenzlage zuvor ein Jahrzehnt lang unverändert geblieben war (Abb. 5-2). Die Resistenz gegen Cotrimoxazol variierte bis Mitte der 1980er Jahre zwischen 10 und 15% und stieg anschließend auf über 25% an.

Bei den Fluorchinolonen (Ciprofloxacin) zeigte sich eine Resistenzzunahme besonders zwischen 1990 und 1995, während danach zumeist nur geringe Änderungen der Resistenzsituation zu beobachten waren. Im Jahr 1998 betrug der Anteil resistenter Isolate bei E. coli 7,7%, bei P. aeruginosa 10,5% und Enterococus faecalis 24%. Bei S. aureus war die Resistenz 1998 bei 14,7%, 2001 bei 22,7% (Abb. 5-3). Besonders häufig waren koagulasenegative Staphylokokken und Enterococcus-faecium-Isolate gegen Fluorchinolone resistent (43,2% bzw. 73,1%).

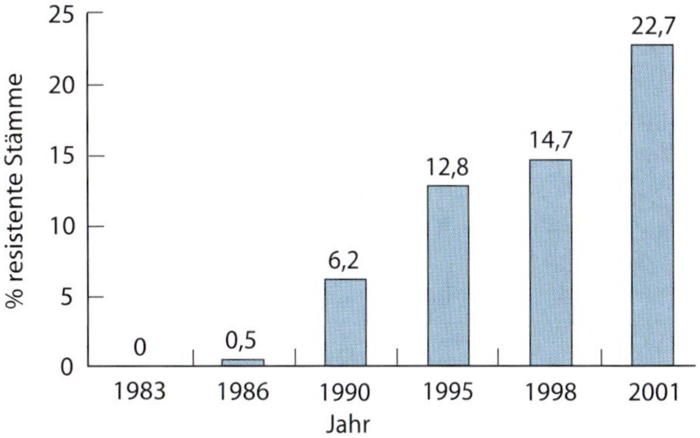

Abb. 5-3. Resistenzstudie der Paul-Ehrlich-Gesellschaft für Chemotherapie e. V. (PEG) 2001: Zeitliche Entwicklung der Resistenz bei S. aureus gegen Ciprofloxacin

Wie beim Menschen werden auch bei Tieren die therapeutischen Optionen immer schlechter. Die Datenlage in der Veterinärmedizin ist allerdings in Deutschland im Gegensatz zu Dänemark sehr schlecht.

Multiresistente Erreger führen zu erhöhter Morbidität, verlängerten Krankenhausaufenthalten und höheren Kosten [4]. Wahrscheinlich ist wegen der eingeschränkten Behandlungsmöglichkeiten auch die Mortalität bei nosokomialen Infektionen mit multiresistenten Erregern höher, für gesicherte Erkenntnisse ist die Datenlage noch nicht ausreichend. Antibiotikaresistenz ist jedoch von erheblicher Bedeutung für das

Behandlungsergebnis bei Patienten auf einer Intensivstation; auch die Gesamtkosten werden erheblich beeinflusst [5].

5.2.2 Mechanismen der Antibiotikawirkung und Resistenz

Um zu verstehen, wie Bakterien resistent gegen Antibiotika werden können, ist es zunächst wichtig zu wissen, wie Antibiotika gegen Bakterien wirken.

Antibiotikawirkung

Antibiotika müssen in die Bakterienzelle eindringen oder aufgenommen werden, um ihre Wirkung entfalten zu können. Eine Hemmung des Bakterienwachstums wird als *Bakteriostase* bezeichnet (z. B. Tetracycline, Chloramphenicol, Makrolide). Klinisch wirkt eine bakteriostatische Substanz auch ohne ausgesprochen bakterienabtötende Wirkung: Bei intaktem Immunsystem kann der Organismus Bakterien, die sich nicht mehr vermehren können, rasch beseitigen.

Zur Vorhersage des Behandlungserfolgs wird im Labor eine Resistenztestung durchgeführt: Durch die minimale Hemmkonzentration (MHK) wird diejenige Substanzmenge (in mg/l oder µg/ml) bestimmt, ab der ein bestimmtes Bakterium an der Vermehrung gehindert wird.

Die Abtötung von Bakterien wird als *Bakterizidie* bezeichnet. Zum Beispiel wirken β-Laktame gegen sich vermehrende Keime bakterizid. Substanzen wie Aminoglykoside wirken auch gegen ruhende Keime: Niedrige Konzentrationen wirken bakteriostatisch, hohe bakterizid. Die bakterizide Wirkung wird mit der minimalen bakteriziden Konzentration (MBK) bestimmt und ist willkürlich als Abtötung von ≥99,9% der eingesetzten Bakterien innerhalb von 24 h definiert (NCCLS Document M26-T Vol. 12 No. 19, 1992).

Die graphische Darstellung der überlebenden Bakterien in Abhängigkeit von der Zeit wird als Abtötungskurve (»killing-curve«) bezeichnet. Klinisch am ehesten relevant scheint eine Abtötung von ≥99% der Bakterien nach 4 h zu sein.

Ein guter Zusammenhang zwischen rascher Bakterizidie und Überleben des Patienten sowie geringen Folgeschäden konnte bei der Pneumokokkenmeningitis gezeigt werden. Durch Zugabe von Serum des entsprechenden Patienten kann versucht werden, die Vorhersage eines Behandlungserfolgs zu verbessern (Serumbakterizidie).

Die abtötende Wirkung von Fluorchinolonen nimmt mit steigender Konzentration bis zu einem Maximum zu (konzentrationsabhängige Bakterizidie). In Tiermodellen, aber auch anhand einer großen Zahl klinischer Studien wurde gezeigt, dass für β-Laktame eine kontinuierliche Dosierung am günstigsten ist (zeitabhängige Bakterizidie). Bei Aminoglykosiden hat sich weitgehend eine Einmaldosierung durchgesetzt, die wesentlich auf dem postantibiotischen Effekt beruht (d. h. das Antibiotikum wirkt auch dann noch, wenn es im Serum nicht mehr nachweisbar ist).

Wenn zwei Antibiotika zusammen stärker wirken als die jeweiligen Einzelsubstanzen, wird dies als *Synergie* bezeichnet: Penicilline erleichtern wahrscheinlich den Aminoglykosiden das Eindringen in das Bakterium. Bei der Enterokokkenendokarditis konnte dieser Effekt auch klinisch gezeigt werden. Der gegensätzliche Effekt wird als *Antagonismus* bezeichnet und tritt beispielsweise bei der Kombination von Penicillin und Tetracyclin bei der Pneumokokkenmeningitis auf. Antagonismus kann seine Ursache auch in physikalischer Inkompatibilität oder gegenseitiger Inaktivierung bei gemeinsamer Infusion haben. Wenn die Kombinationswirkung der Wirkung bei Einzeltestung entspricht, wird dies als additive oder indifferente Wirkung bezeichnet.

Der Wirkungsmechanismus von Antibiotika kann bei unterschiedlichen Keimarten verschieden sein, ist jedoch meist innerhalb einer Antibiotikagruppe identisch. Antibiotika können mehrere Wirkmechanismen haben (Abb. 5-4).

Wirkung an der DNA

Die Zielstruktur der *Chinolone* sind die bakteriellen Topoisomerasen II und IV. Diese Enzyme fügen negative Supercoils in die DNA ein und regulieren damit den Spiralisierungsgrad bzw. bewerkstelligen die Dekatenierung von Plasmiden und Tochterchromosomen. Deshalb sind sie essenziell für das Bakterium. Die Chinolone bilden in einer kooperativen Bindung von 4 Molekülen einen ternären Komplex mit der Topoisomerase und der DNA. Vermutlich werden beim Versuch des Bakteriums, diese Blockade zu beseitigen, DNA-Doppelstrangbrüche induziert, die nicht zu reparieren sind. Bei gramnegativen Bakterien ist die Topoisomerase II der

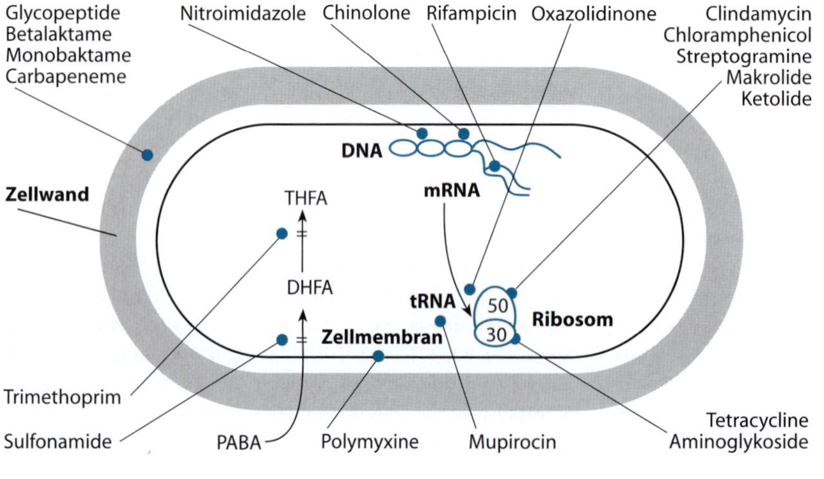

Abb. 5-4. Wirkmechanismen von Antibiotika

primäre Angriffspunkt, bei grampositiven die Topoisomerase IV.

Rifampicin und Rifabutin als wichtigste Vertreter der *Rifamycine* binden nicht kompetitiv an die β-Untereinheit der bakteriellen DNA-abhängigen RNA-Polymerase und hemmen dadurch den Initiationsprozess. Die Wirkung auf proliferierende Keime ist ausgeprägt bakterizid. RNA-Polymerasen katalysieren die Initiation und Elongation von RNA-Molekülen, die DNA als Template benutzen. Rifampicin hat keinen Effekt auf die nukleäre oder mitochondriale DNA-abhängige RNA-Polymerase von Säugetierzellen.

Metronidazol als wichtigster Vertreter der Nitroimidazole hat ein niederes Molekulargewicht und diffundiert leicht sowohl in aerobe als auch anaerobe Mikroorganismen. Um antibakteriell zu wirken, muss es jedoch in der Zelle reduziert werden, bei obligaten Anaerobiern über die Ferrodoxin-Oxido-Reduktase. Dadurch wird ein Gradient für die weitere Aufnahme von Metronidazol geschaffen, wodurch kurzlebige Zwischenprodukte und toxische freie Radikale entstehen. Es folgen DNA-Strangabbrüche und Helixdestabilisierungen, die zum Zelltod führen. Die Endprodukte wie Acetamid sind inaktiv.

Antibiotika, die mit der Biosynthese von Tetrahydrofolsäure (THFA) interferieren, sind indirekte Inhibitoren der Nukleotidbiosynthese, weil THFA als Kohlenstoffdonor bei verschiedenen Stufen der Purin- und Pyrimidinsynthese benötigt wird. *Sulfonamide* (Sulfamethoxazol, Sulfadiazin) konkurrieren mit Paraaminobenzoesäure (PABA) bei der Bildung von Dihydropteroinsäure, es entstehen unwirksame folatähnliche Analoga. Pyrimethamine (Trimethoprim) hemmen kompetitiv die bakterielle Dihydrofolat-Reduktase (DHFR), welche die Bildung von Tetrahydrofolsäure aus Dihydrofolsäure katalysiert. Trimethoprim ist gegen die DHFR in Säugerzellen um den Faktor 80.000 weniger wirksam.

Proteinsyntheseinhibitoren

Für proteinsyntheseinhibierende Antibiotika ist meist die ribosomale RNA primäres Target.

Mupirocin besteht aus einer kurzen Fettsäurenseitenkette, die an ein größeres Molekül, die Pseudomoninsäure, gebunden ist. Das Schwanzende ist der Aminosäure Isoleucin ähnlich und inhibiert kompetitiv die Isoleucyl-tRNA-Synthetase, indem es die Bildung des Aminoacyladenylat-Enzym-Komplexes verhindert. Dadurch wird kein Isoleucin in wachsende Polypeptidketten eingebaut und somit die Proteinsynthese gestoppt. Systemisch wird Mupirocin zu inaktiven Metaboliten abgebaut.

Streptomycin bindet irreversibel an eine einzige Stelle an der 30S-ribosomalen Untereinheit und verursacht dadurch eine lokale Strukturveränderung. Der Bindungsort liegt nahe der Verbindungsstelle mit der 50S-Untereinheit im intakten 70S-Ribosom. Eine Bindung an freie 30S-Untereinheiten blockiert die Initiation der Proteinsynthese. Im Gegensatz zu Streptomycin binden Gentamicin, Tobramycin und Amikacin an mehrere Stellen an der 30S-, aber auch an der 50S-Untereinheit. Die Streptomycinbindungsstelle wird jedoch nicht benutzt, und die Translokation wird durch die Behinderung der Bindung von EF-G (Elongationsfaktor G, der GTP hydrolisiert und die Translokation vorantreibt) an das Ribosom verhindert [6].

Chloramphenicol bindet an 70S-Ribosomen und inhibiert die Peptidyltransferasereaktion. Wahrscheinlich bindet Chloramphenicol direkt an die 23S-rRNA und stört die Tertiärstruktur oder verhindert das richtige Anlagern der Peptidyl- und Aminoacylsubstrate an der Peptidyl-Transferase-katalytischen Stelle.

Lincosamide wie *Clindamycin* hemmen die Peptidyltransferasefunktion der 50S-ribosomalen Untereinheit, wahrscheinlich über direkte Bindung an die 23S-rRNA. Damit ist der Wirkmechanismus ganz ähnlich wie bei Chloramphenicol.

Makrolide binden selektiv in der Peptidyl-tRNA-Binderegion der 50S-Untereinheit des 70S-bakteriellen Ribosoms an die 23S-rRNA, aber nicht an die 80S-Ribosomen von Säugern. Die dadurch verursachte Dissoziation der Peptidyl-tRNA von den Ribosomen hemmt die Proteinsynthese.

Quinupristin/Dalfopristin (Synercid) gehören zu den Gruppen A und B von Streptograminen. Zusammen mit den Makroliden und Lincosaminen werden sie auch als MLS-Gruppe bezeichnet. Gruppe-A-Streptogramine verhindern durch Verzerrung der Bindungsstelle die Bindung von Aminoacyl-tRNA und die Peptidyl-Transferase-Reaktion. Die Gruppe B verhindert wahrscheinlich die Translokation der wachsenden Polypeptidkette. In Gegenwart von Substanzen der Gruppe B ist die Affinität von Gruppe-A-Substanzen für das Ribosom wesentlich höher.

Aus der Gruppe der Ketolide ist *Telithromycin*, das chemisch aus Erythromycin synthetisiert wird, in Gebrauch. Wie die MLS-Gruppe bindet die Substanz in der 50S-Untereinheit der Ribosomen an die 23S-RNA. Ort der Bindung sind die Adenosinmoleküle der Nukleotide an Position 2058 und 2059 in der Peptidyltransferaseregion von Domäne V sowie das Adenosinmolekül von Nukleotid 752 im Hairpin 35 von Domäne II. Dabei ist im Vergleich zu Makroliden die Wechselwirkung von Telithromycin mit der Domäne II deutlich stärker. Damit kann Telithromycin auch bei Erythromicinresistenz weiterhin aktiv sein.

Tetracycline verhindern die Proteinsynthese sowohl bei 70- als auch 80S-Ribosomen, die 70S-Ribosomen sind jedoch empfindlicher, und die Konzentration in Bakterien ist höher als in Säugerzellen. Tetracycline inhibieren die Bindung von Aminoacyl-tRNA an den ribosomalen Akzeptor durch Zerstörung der Codon-Anticodon-Interaktion zwischen tRNA und mRNA. Dazu binden Tetracycline an die 30S-Untereinheit auf der 16S-rRNA. Außerdem scheinen sie mit dem Protein S7 zu interagieren [7].

Linezolid ist das erste synthetische Antibiotikum aus der neuen Gruppe der Oxazolidinone, der Wirkmechanismus unterscheidet sich von anderen Antibiotikagruppen. Linezolid bindet an die bakterielle 23S-rRNA der 50S-Untereinheit der Ribosomen und verhindert die Bildung eines funktionellen 70S-Initiation-Komplexes, der einen essenziellen Bestandteil der bakteriellen Translation darstellt. Dadurch wirkt es bakteriostatisch auf Enterokokken und Staphylokokken, bei den meisten Streptokokken wirkt es bakterizid.

Inhibition der Peptidoglycansynthese

Nahezu alle Bakterien besitzen im Gegensatz zu Säugetierzellen Peptidoglycane in der Zellwand. Peptidoglycan wird in 3 wichtigen Stufen hergestellt: Vorläufer werden im Zytoplasma synthetisiert, mit einem Lipidtransporter zur zytoplasmatischen Membran gebracht, und schließlich werden Glykaneinheiten in die Zellwand eingebaut.

Fosfomycin inhibiert die Peptidoglycansynthese durch kovalente Bindung an einen Cysteinylrest in dem Enzym Phosphoenolpyruvat.

Bacitracin bildet Komplexe mit dem Lipidcarriermolekül und verhindert dadurch die enzymatische Dephosphorylierung: Das Carriermolekül ist für einen weiteren Transport nicht bereit.

Die großen, komplexen Glykopeptidantibiotika *Vancomycin* und *Teicoplanin* gehen eine Wasserstoffbrückenbindung mit dem Acyl-D-Alanyl-D-Alanin von Peptidoglycanvorstufen, den wesentlichen Strukturpolymeren der bakteriellen Zellwand, ein. Dieser Komplex hindert das Substrat an einer Interaktion mit dem aktiven Zentrum des Enzyms Transglykosylase. Zusätzlich können Glykopeptide die Permeabilität der zytoplasmatischen Membranen von Protoplasten verändern und die RNA-Synthese beeinträchtigen. Auf sich vermehrende Bakterien, außer Enterokokken und tolerante Staphylokokken, wirken Glykopeptide mit einem geringen postantibiotischen Effekt (2 h) bakterizid. Wahrscheinlich kann das Peptidoglycan bei gramnegativen Bakterien innerhalb der äußeren Zellmembran von den Glykopeptidmolekülen nicht erreicht werden.

β-Laktame (Penicilline, Cephalosporine, Carbapeneme, Monobactame, β-Laktamasehemmer) hemmen die letzte Stufe der Peptidoglycansynthese. Sie binden an Penicillinbindeproteine (PBP), die als Enzyme (Transpeptidasen, Carboxypeptidasen und Endopeptidasen) eine wichtige Rolle in der Bildung und Aufrechterhaltung der Zellwandstruktur des Bakteriums spielen. Die Affinität verschiedener Penicilline zu bestimmten PBP kann sehr unterschiedlich sein. Bei Enterokokken-PBP ist die Affinität für Penicillin G und Ampicillin hoch, für die Antistaphylokokkenpenicilline jedoch sehr niedrig; dies erklärt die Resistenz von Enterokokken gegen Oxacillin. Der Prozess der Quervernetzung von langen Polysaccharidketten aus N-acetylglucosamin und N-acetylmuraminsäure durch kürzere Peptidketten wird durch Penicilline verhindert, indem sie als Strukturanaloga von Acyl-D-Alanyl-D-Alanin (dem Substrat der Enzyme) wirken und die Transpeptidasen acylieren. Dadurch wird die Peptidoglycanstruktur und damit die Zellwand geschwächt [8].

Andere Mechanismen des bakteriellen Zelltodes sind ebenfalls möglich. Bindung an PBP 1A, 1B, 2 und 3 ergibt einen bakteriziden Effekt [9]; Bindung an PBP 4, 5 und 6 ist jedoch nicht letal. Außerdem unterscheiden sich PBP grampositiver und gramnegativer Bakterien. Verschiedene PBP können durch ein Penicillin gleichzeitig inaktiviert werden.

Die Hemmung bestimmter PBP kann zu bakterieller Autolyse führen, die durch Inaktivierung endogener Inhibitoren von Autolysinen oder Mureinhydrolasen ausgelöst wird. Diese Enzyme sind v. a. bei der Zellteilung [10] notwendig, um Platz für die Expansion der Zellwand zu schaffen. Bestimmte »tolerante« Staphylokokken oder Streptokokken haben einen Autolysindefekt, sie werden durch Penicilline nur inhibiert, aber nicht abgetötet [11].

Die Wirkungsunterschiede sind bedingt durch unterschiedliche Penetrationsfähigkeit, Affinität zu den Bindeproteinen der Bakterien und β-Laktamasefestigkeit. Alle β-Laktame wirken auf sich vermehrende Bakterien bakterizid, und zwar weitgehend konzentrationsunabhängig [12]. Da die Zeit über der MHK die wichtigste Determinante der Wirkung von β-Laktamen ist, stellt dies ein gutes Argument für eine möglichst kontinuierliche Verabreichung dar. Der sog. »Eagle-Effekt«, eine verminderte Wirksamkeit bei höheren Konzentrationen, scheint klinisch nur von untergeordneter Bedeutung zu sein.

Bei anderen Antibiotika wie z. B. Aminoglykosiden oder Fluorchinolonen ist der Spitzenspiegel entscheidend.

Inhibition der Membranintegrität

Die *Polymyxine* sind eine Gruppe von zyklischen, polykationischen Peptiden mit einer Fettsäurenkette. Ihre bakterizide Aktivität resultiert aus ihrer Interaktion mit der bakteriellen zytoplasmatischen Membran. Besonders empfindlich sind Membranen mit dem Phospholipid Phosphatidyläthanolamin, die ganz überwiegend in grampositiven Bakterien vorkommen. Säugetiermembranen sind etwas weniger sensitiv, wahrscheinlich aufgrund ihres Cholesteringehaltes.

Resistenzmechanismen

Wegen ihrer Besonderheiten wird hier auf die Resistenzentwicklung von Mycobakterien [13], Protozoen [14], Pilze [15] und Helminthen [16] nicht näher eingegangen. Es sind jeweils aktuelle, ausführliche Übersichtsarbeiten angegeben.

Grundlagen

Genetik

Resistenz ist immer genetisch festgelegt, muss aber nicht zu jedem Zeitpunkt exprimiert werden. Eine ausführliche Übersicht zum molekularen Nachweis von antimikrobieller Resistenz beinhaltet die Arbeit von Fluit et al. [17]. Resistenz kann reprimiert oder induzierbar sein, was für ein Bakterium sehr ökonomisch ist, da Resistenzfaktoren nicht unnötig, sondern nur nach Kontakt mit einem entsprechenden Antibiotikum gebildet werden. Gene, die eine Resistenz kodieren, sind z. B. das *mecA* Gen bei Staphylokokken (MRSA) oder *vanA* bei Enterokokken, das die hochgradige Vancomycinresistenz bei Enterokokken vermittelt. Mutationen im *gyrA*-Gen vermitteln bei gramnegativen Erregern Resistenz gegen Fluorchinolone.

Resistenz gegen Chinolone, Rifampicin oder Methicillin bei S. aureus ist in der Regel auf *chromosomaler DNA* kodiert. Damit ist die Information meist nur einmal vorhanden und wird bei jeder Zellteilung an die Tochterzellen weitergegeben.

Im Gegensatz dazu ist bei *Plasmiden* (sog. »Nebenchromosomen« mit ebenfalls ringförmiger DNA mit <100 Genen) die Vermehrung unabhängig vom Teilungsrhythmus des Keims. Resistenzplasmide werden auch R-Faktoren genannt. Werden Plasmide für das Überleben eines Bakteriums nicht gebraucht, können sie auch verloren gehen, das Bakterium vermeidet damit unnötigen biochemischen Stress. Auf der anderen Seite ist auch eine Weitergabe von Plasmiden an andere Bakterien (»übertragbare Resistenz«) derselben oder gewisser anderer Spezies möglich (»Donor« – »Rezipient«).

Der Austausch von Plasmiden ist für Bakterien eine Art »Gentherapie«. Konjugierende Plasmide (50–100 Gene, häufig bei gramnegativen Bakterien) verfügen über einen Genkomplex zur Steuerung der *Konjugation* [der Resistenz-Transfer-Faktor (RTF) führt zur Ausbildung eines »Sexualpilus«].

Nichtkonjugierende Plasmide (2–20 Gene) tragen eine geringere Zahl von Resistenzen. Zur Übertragung müssen diese Plasmide ein Bakterium bewohnen, in dem ebenfalls ein konjugierendes Plasmid vorkommt. Bei der *Transduktion* werden Gene durch bakterielle Viren übertragen. Sie spielen bei der natürlichen Übertragung von Resistenz unter Stämmen von S. aureus und Streptococcus pyogenes eine wichtige Rolle. Allerdings müssen Donor und Rezipient gemeinsame, an der Oberfläche lokalisierte Bakteriophagenrezeptoren besitzen. Dadurch ist diese Art der Resistenzübertragung i. Allg. auf eng verwandte Bakterienspezies beschränkt.

Transposons sind große mobile DNA-Elemente, die sich selbst von einem DNA-Molekül auf ein anderes übertragen können. Anders als Plasmide können sie sich nicht unabhängig vermehren, sondern müssen dies innerhalb eines Plasmids oder chromosomaler DNA tun. An den Enden besitzen Transposons kurze Regionen, die in jedem Transposon fast identisch sind, sog. Repeats. Transposasen erkennen diese terminalen Repeats und können so die Transposons in der DNA des Rezipienten einfügen. Diese Transposition benötigt nicht den normalen Mechanismus zur Rekombination homologer DNA-Moleküle, d. h. er ist *recA*-unabhängig.

Da Transposons eben keine ausgeprägte DNA-Homologie als Voraussetzung zur Insertion haben, können Bakterien eine Vielzahl unterschiedlicher Resistenzgene aufnehmen. Damit sind Transposons ein wesentlicher Faktor für die Entstehung multiresistenter Bakterien.

Resistenzentwicklung

Da viele Antibiotika von Mikroorganismen gebildet werden, mussten sich zum einen die Produzenten selbst schützen, zum anderen hatten im Lauf der Entwicklung Bakterien sehr viel Zeit, Mechanismen der Resistenz auszubilden (s. Abb. 5-5).

Natürliche (»intrinsic«) *Resistenz* bedeutet konstitutive Unempfindlichkeit gegen ein Antibiotikum. Sie ist stets speziesbezogen, bei allen Keimen einer Spezies vorhanden und üblicherweise chromosomal kodiert. Sie ist die Basis des Wirkspektrums: Fehlt einem Keim z. B. die Zielstruktur für ein Antibiotikum genetisch, kann er auch nicht gegen das entsprechende Antibiotikum empfindlich sein. So haben z. B. Mykoplasmen kein Murein und sind deshalb gegen β-Laktame unempfindlich. Besteht eine natürliche Resistenz, kann sie bei einer Antibiotikatherapie eine Keimselektion ermöglichen: Durch die »Enterokokkenlücke« von Cephalosporinen können Enterokokken unter der Therapie zum vorherrschenden Keim werden.

Von *erworbener Resistenz* wird gesprochen, wenn ein natürlicherweise (»Wildtyp«) sensibles Bakterium resistent gegen ein Antibiotikum geworden ist. Erworbene Resistenz beruht auf Mutationen in chromosomaler DNA oder der Aufnahme bzw. Veränderung von Plasmiden oder Transposons.

- Klinisch wird von primärer Resistenz gesprochen, wenn ein Bakterium schon vor Beginn einer Therapie resistent ist.
- Sekundäre Resistenz bedeutet, ein Bakterium ist erst nach einer Therapie resistent, was allgemein als Resistenzentwicklung bezeichnet wird.

Um *Resistenzentwicklung im engeren Sinne* handelt es sich, wenn eine mit epidemiologischen Methoden, wie z. B. Pulsfeldgelelektrophorese (PFGE), nicht unterscheidbare Bakterienpopulation resistent wird. Dies tritt v. a. bei Bakterien auf, die gegenüber bestimmten Substanzen rasch eine Resistenz entwickeln können, z. B. durch eine einzige Punktmutation (*Einschrittresistenz*, sog. Streptomycintyp). Klinisch relevant ist diese Resistenzentwicklung z. B. bei der (Reserve)behandlung einer Helicobacter-pylori-Infektion mit Rifampicin. Aber auch beim Einsatz von Clarithromycin und Metronidazol ist nach Therapieversagen meist eine Resistenzentwicklung nachweisbar; dabei wird diskutiert, dass im Bakterium zusätzlich ein mutagener Effekt von Metronidazol auftritt [18].

Im Gegensatz zu gramnegativen Bakterien können grampositive Erreger wie z. B. Staphylococcus epidermidis relativ rasch durch eine oder wenige Mutationen eine Resistenz gegen fluorierte Chinolone wie Ciprofloxacin erwerben. Bei gramnegativen Erregern wie z. B. Escherichia coli sind jedoch viele Mutationen zur Ausbildung einer klinisch relevanten Resistenz erforderlich. Es sind deshalb wahrscheinlich viele aufeinanderfolgende Therapiezyklen mit derselben Substanzgruppe zur stufenweisen Erhöhung der MHK erforderlich (*Vielschrittresistenz*, sog. Penicillintyp).

Neben einer Resistenzentwicklung durch eine Mutation ist auch ein Resistenztransfer möglich, allerdings während einer Therapie wahrscheinlich eher selten, da ein Bakterium erst nach erfolgreicher Übertragung des Resistenzfaktors eine Antibiotikatherapie überleben kann.

Im klinischen Alltag kommt es wahrscheinlich wesentlich häufiger zu einer *Resistenzselektion* als zu einer Resistenzentwicklung im engeren Sinne: Durch die Antibiotikatherapie bekommen bereits resistente Bakterien einen erheblichen Wachstumsvorteil, da die antibiotikaempfindliche Bakterienkonkurrenz verschwindet. Die resistenten Bakterien können bis dahin unerkannt im Körper gelebt haben, ohne Krankheitserschei-

Abb. 5-5. Entwicklung und Selektion von Resistenz gegen Antibiotika

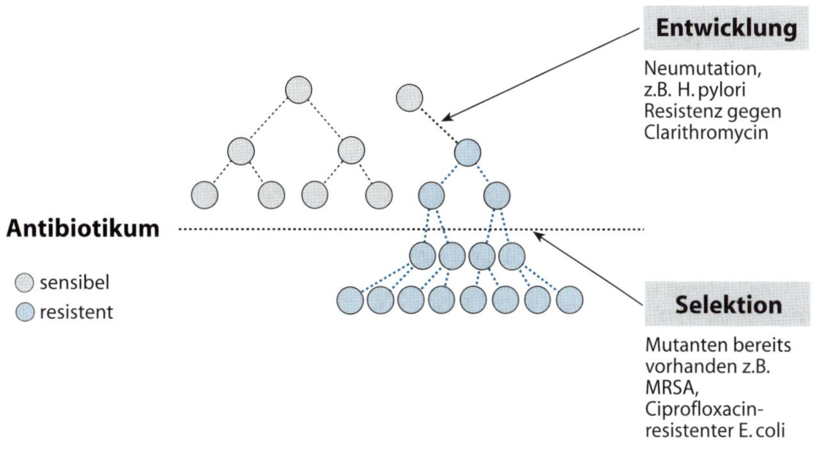

nungen hervorgerufen zu haben (»Kolonisation«). Es kann sich aber auch um Krankenhausstämme wie z. B. Acinetobacter oder Stenotrophomonas handeln.

Ein großes Problem in Krankenhäusern sind methicillinresistente (und leider auch häufig multiresistente) Staphylococcus aureus (MRSA), die v. a. durch Personal von Mensch zu Mensch übertragen werden. Aufgrund ihrer Vorliebe für Salz besiedeln MRSA sehr gut den Nasen-Rachen-Raum und die Haut. Gegen die mit 10^4 bis 10^8 koloniebildenden Einheiten (KBE) je cm^2 vorherrschende Normalflora kann sich MRSA jedoch fast ausschließlich während einer Antibiotikatherapie durchsetzen, da v. a. auf der Haut und im Gastrointestinaltrakt eine Kolonisationsresistenz der Normalflora eine weitere Besiedelung verhindert. Krankenhauspersonal überträgt zwar mit den Händen MRSA von einem Patienten auf den anderen, diese werden jedoch nur von MRSA besiedelt, wenn die (nicht resistente) Normalflora durch eine Antibiotikatherapie reduziert ist.

Je nach Bakterienspezies und Resistenzmechanismus teilt sich die Resistenzentwicklung in unterschiedliche Ausbreitungstypen ein [19]: Individuelle (innerhalb eines Patienten), regionale (v. a. Hospitalismus) und globale (z. B. penicillinresistente Gonokokken oder Pneumokokken) Resistenzentwicklung. Das Eindämmen der Resistenzen erfordert je nach Ausbreitungstyp und wahrscheinlich auch innerhalb der einzelnen Typen völlig unterschiedliche Maßnahmen.

Veränderung der Permeabilität, Aufnahme und Efflux

Wie bei den Mechanismen der Antibiotikawirkung dargestellt, müssen Antibiotika in die Bakterienzelle eindringen oder aufgenommen werden, um zu wirken. Bakterien können den Zustrom eines Antibiotikums in die Zelle vermindern oder aber durch aktive Pumpen die Substanzen aus dem Zellinneren nach außen transportieren (Efflux) und damit die Wirkstoffkonzentration im Bakterieninneren so niedrig halten, dass kein Effekt eintritt [20].

Intrinsische Resistenz wie z. B. von gramnegativen Erregern gegen MLS_B-Antibiotika beruht wahrscheinlich überwiegend auf der geringen Durchlässigkeit der äußeren Membran für diese hydrophilen Substanzen. Die geringgradige Resistenz von S. aureus gegen Vancomycin (VISA/GISA, »vancomycin/glycopeptide intermediate susceptible S. aureus«) beruht auf einer ungewöhnlich dicken Peptidoglycanschicht der Erreger, die eine Wirkung der Glykopeptide verhindert. Ein molekulares Korrelat dafür ist noch nicht ausreichend definiert [21–23].

Häufig entziehen sich Bakterien auch der Wirkung von Antibiotika durch die Produktion von Biofilmen, insbesondere bei Fremdimplantaten wie zentralvenösen Kathetern oder Prothesen.

Veränderung von Porinen (z. B. Herabregulierung von OmpF bei E. coli) kann zur Verringerung der Wirksamkeit von Fluorchinolonen, aber auch verschiedener β-Laktamantibiotika bei gramnegativen Bakterien führen. Möglicherweise hängen auch Mutationen der Topoisomerase II mit veränderter Expression von Porinen zusammen. Fosfomycin wird auf demselben Weg wie Hexose-6-Phosphat in die Bakterienzelle aufgenommen; chromosomale Mutationen in diesem Aufnahmesystem führen ebenfalls zu einer Resistenz gegen Fosfomycin.

Als ein Mechanismus der Antibiotikaresistenz wurde *Efflux* als erstes bei Tetracyclinen im Jahr 1980 beschrieben [7, 24, 25]. In der Zwischenzeit wurde dieser Resistenzmechanismus bei vielen unterschiedlichen Bakterien gegen eine Vielzahl unterschiedlicher Substanzen nachgewiesen, zahlreiche Effluxdeterminanten wurden kloniert und sequenziert [26]. Durch Pumpmechanismen können auch Makrolide, Chinolone [27], Chloramphenicol und Streptogramin aus Bakterien heraustransportiert werden. Das Effluxgen mef vermittelt Resistenz gegen Makrolide, msr zusätzlich gegen Streptogramine (MS-Phänotyp). Vor allem auf der Basis von Aminosäurehomologien wurden bakterielle Antibiotikaeffluxtransporter in Superfamilien eingeteilt [28]:

- ABC- (»ATP-binding-cassette«) Familie (auch als »traffic ATPasen« bezeichnet) nutzen die freie Energie der ATP-Hydrolyse, um Substanzen aus der Zelle zu pumpen (z. B. LmrA bei Lactococcus lactis).

Sekundäre Multidrugtransporter schleusen im Gegensatz dazu als Transmembranproteine (TMS, »transmembrane segments«) Substanzen im Austausch mit Protonen oder Natriumionen aus.

- MFS-Familie (»major facilitator superfamily«) setzen sich aus unterschiedlichen Transmembranproteinen zusammen, die von Bakterien bis zu höheren Eukaryonten vorkommen und neben Antibiotika auch z. B. Zucker transportieren (z. B. NorA bei S. aureus).
- RND- (»resistance-nodulation-division«) Familie (z. B. AcrB), nur bei gramnegativen Bakterien, arbeiten meist mit einem periplasmatischen Membranfusionsprotein MFP (z. B. AcrA) und dem äußeren Membranprotein OM oder OEP (z. B. OpcM oder OprJ) zusammen. Bei P. aeruginosa spielen neben der niedrigen Permeabilität der äußeren Membran mindestens 4 RND-Effluxsysteme wie z. B. MexAB-OprM eine Rolle. Die Transkription des *acrAB*-Operons in E. coli wird durch den Repressor AcrR reguliert, die Expression von MexAB-OprM in P. aeruginosa durch MexR.
- SMR- (»small multidrug resistance«) Familie (z. B. Smr bei S. aureus).
- MATE- (»multidrug and toxic compound extrusion«) Familie (vermitteln z. B. NorM- und YdhE-Resistenz gegen Farbstoffe, hydrophile Substanzen u. a.).

Regulatorische Gene dieser Effluxkomponenten sind beispielsweise *acrR*, *marA*, *soxS* oder *marR*. Substrate sind neben ganz unterschiedlichen Antibiotika auch Farbstoffe, Detergenzien oder Desinfektionsmittel. Es kann auch zur Kombination einer verminderten Aufnahme mit vermehrter Ausschleusung kommen (Abb. 5-6).

Insgesamt hat die Veränderung der Permeabilität eher geringere Auswirkungen auf die Antibiotikaempfindlichkeit als andere Mechanismen. Problematisch ist jedoch die geringe Spezifität, d. h. die Resistenz gegen mehrere Antibiotikagruppen oder auch andere Substanzen wie z. B. Desinfektionsmittel oder andere Medikamente.

Reduktion der physiologischen Bedeutung des Angriffspunkts

Auch bei weitgehender Zerstörung der Zellwand (Protoblasten) muss es nicht zu einer Lyse des Bakteriums kommen. Diese osmotisch fragilen Formen können in einem Medium mit hohem osmotischem Druck wie z. B. im Nierenbecken über-

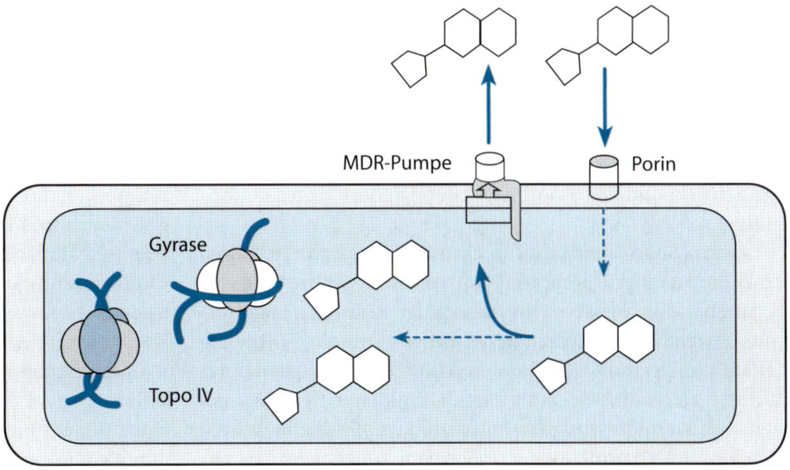

Abb. 5-6. Wechselwirkungen von Fluorchinolonen mit Bestandteilen gramnegativer Zellen: Aufnahme über Porine und Ausschleusung über eine MDR-Pumpe (»multi-drug-resistance«)

leben und sich postantibiotisch wieder vermehren. Klinisch spielt dieser Mechanismus wahrscheinlich nur sehr selten eine Rolle.

Veränderung der Zielstrukturen

Die Zielstrukturen der Bakterien können sich durch Mutationen, durch Erwerb genetischen Materials oder durch enzymatische Modifikation verändern und damit zu verminderter Wirksamkeit von Antibiotika führen. Wichtig für das Bakterium ist dabei, die Funktion weiterhin aufrechtzuerhalten oder zu ersetzen.

Mutationen

Resistenz gegen Rifamycine (Rifampicin, Rifabutin) entsteht meist aufgrund einer Veränderung der β-Untereinheit der RNA-Polymerase durch einen einzigen Basenaustausch in rpoB. Da Rifamycine nicht direkt an der enzymatisch aktiven Stelle binden, sondern (nicht kompetitiv) knapp daneben, wird durch diese Mutation die Funktion der RNA-Polymerase nicht beeinträchtigt. Die Mutationsrate bei S. aureus beträgt beispielsweise 10^7, die Resistenz entwickelt sich damit rasch und in einem Schritt. Aus diesem Grund dürfen Rifamycine (auch z. B. zur Reservetherapie von H. pylori) ausschließlich in Kombination verabreicht werden [30–32].

Durch Änderung von spezifischen Nukleotiden in der 23S-rRNA innerhalb der großen Ribosomeneinheit kann bakterielle Resistenz gegen Makrolide vermittelt werden [33]. Allgemein entwickelt sich Resistenz durch Mutationen an A2058 oder benachbarten Nukleotiden ausschließlich bei Erregern, die nur 1 oder 2 Operons besitzen (z. B. H. pylori, Mycobacterium spp.). Bei Bakterien mit mehreren Operons wie Enterokokken, Streptokokken oder Staphylokokken wird Resistenz eher durch Erm-Methylation von A2058 oder Efflux vermittelt. Insgesamt selten scheint die Inaktivierung der Substanzen oder die Mutation der ribosomalen Proteine L4 und L22 zu sein. Im Gegenzug war bislang bei H. pylori die Suche nach *erm*-Genen oder einem Makrolideffluxsystem erfolglos [34].

Da auch Linezolid an die 23S-rRNA binden muss, um wirken zu können, sind Punktmutationen in diesem Bindebereich für resistente Bakterien verantwortlich. Bei klinischen Studien und ersten sonstigen Anwendungen sind resistente E. faecium aufgetreten [35–38].

Da Streptomycin im Gegensatz zu den anderen Aminoglykosiden nur an eine einzige Stelle an der 30S-ribosomalen Untereinheit bindet, genügt auch hier eine einzige Mutation (*rpsL*) für einen starken Wirkungsverlust. Allerdings hat diese Mutation auch negative Folgen für das Bakterium selbst.

Punktmutationen in räumlicher Nähe zum aktiven Zentrum der Topoisomerasen (»quinolone-resistance determining region«, QRDR; Prototyp: Ser83Leu in GyrA von E. coli) verschlechtern die Bindungsfähigkeit der Chinolone und führen zu einer schrittweisen Erhöhung der MHK, abhängig von Art, Lokalisation und Anzahl der Aminosäurenaustausche innerhalb der QRDR der Topoisomerasen II und IV. Bei gramnegativen Erregern sind Mutationen der Topoisomerase II (Gyrase) besonders schwerwiegend, bei grampositiven meistens die der Topoisomerase IV.

Besonders leicht entwickelt sich Resistenz gegen nichtfluorierte Chinolone wie Nalidixinsäure, gegen neuere Substanzen sind bei gramnegativen Erregern mehrere Schritte erforderlich, und auch Permeabilitätsänderungen unterstützen die Resistenzentwicklung. Die Nachteile, die für den Stoffwechsel des Bakteriums durch diese Mutationen entstehen, werden wahrscheinlich durch weitere Mutationen kompensiert. Bei grampositiven Erregern reicht bei Substanzen wie Ciprofloxacin bereits eine Mutation zur klinisch manifesten Resistenz aus [39].

Erwerb genetischen Materials

Penicilline müssen an Penicillinbindeproteine binden, um wirken zu können. Durch Aufnahme des *mecA*-Gens in die chromosomale DNA wurden S. aureus (MRSA), aber auch koagulasenegative Staphylokokken in die Lage versetzt, zusätzlich zum PBP2 das Protein PBP2a zu bilden. Bei Blockade des PBP2 übernimmt PBP2a, zu dem die Staphylokokkenpenicilline nur eine extrem geringe Affinität haben, die enzymatische Aktivität. Die Expression von *mecA* kann auch induzierbar oder heterogen sein, wenn nur wenige Bakterien einer Population das Gen exprimieren [40]. Insgesamt handelt es sich bei MRSA um die massive Ausbreitung relativ weniger Klone und nicht um eine fortlaufend neue Resistenzentwicklung im engeren Sinne.

Bei penicillinresistenten Pneumokokken wurden bisher nie β-Laktamasen festgestellt. Ursache der Resistenz sind veränderte PBP. Das wichtigste Target für Penicillin ist PBP2, für Cefotaxim PBP2x. Bei resistenten Erregern finden sich häufig

»Mosaike« aus Pneumokokken-DNA und DNA von anderen Streptokokken. Bei ausreichend hoher Penicillindosierung und bei Infektionen, die nicht die Meningen betreffen, sind Infektionen mit diesen Pneumokokken noch mit Penicillin zu behandeln. In Mittelmeerländern, Südafrika, aber auch den USA ist die Penicillinresistenz sehr hoch, in Deutschland, Österreich, der Schweiz und den skandinavischen Ländern dagegen noch gering.

Gegen Sulfonamide gibt es chromosomal kodierte Resistenz, die zu einer Überproduktion von PABA führt (z. B. bei S. aureus). Ein weiterer chromosomaler Resistenzmechanismus besteht in einer veränderten Dihydropteroat-Synthetase (DHPS), zu der Sulfonamide eine geringere Affinität als das natürliche Enzym haben. Bei plasmidvermittelter Resistenz gegen Sulfonamide wird der antibiotikaempfindliche Schritt durch eine Verdopplung der Zielenzyme umgangen: Das zusätzliche plasmidkodierte Enzym nutzt zwar weiterhin das natürliche Substrat, Sulfonamide binden jedoch etwa um den Faktor 10.000 weniger effizient daran.

Gegen Pyrimethamine (Trimethoprim) sind sowohl chromosomal-, plasmid- als auch transposonkodierte Resistenzmechanismen beschrieben. Überproduktion von Dihydrofolat-Reduktase (DHFR) wird durch unterschiedliche Mutationen im chromosomalen DHFR-Gen verursacht. Mehr als 10 unterschiedliche DHFR mit veränderten Bindungsstellen (bei Staphylokokken kodiert in dem Gen *dfrA*) und der daraus resultierenden Resistenz gegen Trimethoprim wurden identifiziert.

Enzymatische Modifikation

Die posttranskriptionelle Methylierung der 23S-rRNA an der N-6-Position von Adenosin 2058 (A2058) als wichtigster Resistenzmechanismus verhindert die Bindung von Erythromycin und anderen MLS_B-Antibiotika. Gene, die diese Methylasen kodieren, werden als *erm* (»erythromycin ribosome methylation«) bezeichnet [41]. Streptogramin-A-Antibiotika sind davon nicht betroffen.

Bei grampositiven Bakterien, die natürlicherweise resistent gegen Glykopeptidantibiotika sind (Leuconostoc, Pediococcus, Lactobacillus), bestehen die Peptidoglycanseitenketten aus einer D-Alanyl-D-Laktat-Kette mit wesentlich geringerer Affinität (>1.000) zu Glykopeptiden. Der *vanA*-Gencluster ist für die Produktion von VanA, einer D-Ala-D-Ala-Ligase verantwortlich, welche die Peptidoglycanseitenketten in D-Alanyl-D-Laktat umbauen kann.

Weitere Proteine wie VanH und VanX sind für die Resistenz notwendig. VanB ist für geringgradige Vancomycinresistenz bei erhaltener Sensibilität gegen Teicoplanin verantwortlich. VanC und VanE führen zum Aufbau von D-Alanyl-D-Serin-Seitenketten. Diese Resistenzmechanismen wurden bis zum Jahr 2002 ausschließlich bei Enterokokken (VRE, vancomycinresistente Enterokokken) gefunden. Die prinzipielle Übertragbarkeit des VanA-Systems auf S. aureus mit daraus resultierender hochgradiger Glykopeptidresistenz konnte bereits 1992 gezeigt werden [42] (Übersicht zur Vancomycinresistenz bei S. aureus in [43]). Die ersten klinischen, gegen Vancomycin hochresistenten Isolate wurden 2002 von Patienten isoliert [44, 45].

Inaktivierung von Antibiotika

Die wahrscheinlich häufigste und vom klinischen Standpunkt wichtigste Ursache von Antibiotikaresistenz ist die Produktion von Enzymen, die Antibiotika inaktivieren können. Es gibt jedoch auch Substanzen wie z. B. fluorierte Chinolone, für die es praktisch keinen mikrobiellen Abbauweg gibt. Diese Substanzen werden direkt oder als Metaboliten mit Exkrementen ausgeschieden und können auch über Kläranlagen in den Boden oder in Oberflächenwasser gelangen. So konnte beispielsweise Clofibrinsäure, ein Metabolit des Lipidsenkers Clofibrat, im Rohwasser eines Wasserwerks mit hohem Uferfiltratanteil in Konzentrationen von 0,17–0,27 µg/l nachgewiesen werden [46].

Für Pflanzenschutzmittel ist der Übergang in Trinkwasser bekannt. Nicht abgebaute Antibiotika können mit Gülle zur Düngung auf landwirtschaftliche Flächen gelangen [47]. Dadurch kommt es möglicherweise zu einer unkontrollierten Verbreitung von aktiven antimikrobiellen Substanzen in der Umwelt mit bisher noch nicht abschätzbarem Risiko (vgl. Kap. 5.3.3 »Ursachen«).

β-Laktamasen (im *bla*-Gen kodiert) können β-Laktamantibiotika durch Spaltung des β-Laktamrings inaktivieren. Inzwischen sind über 80 Enzyme identifiziert; die Zahl nimmt durch Gentransfer und Rekombination mit dem Einsatz neuer Substanzen weiter zu. Neben Penicillinen werden auch Cephalosporine und andere β-Laktamantibiotika von β-Laktamasen inaktiviert. Permeabilitätsänderungen und veränderte PBP spielen eine wesentlich geringere Rolle. Sowohl grampositive als auch gramnegative Bakterien produzieren chromosomal- und plasmidkodierte β-Laktamasen. Bei grampositiven Erregern werden β-Laktamasen extrazellulär sezerniert, bei gramnegativen sind sie im periplasmatischen Raum lokalisiert.

Zur Klassifikation von β-Laktamasen wurden verschiedene Systeme publiziert, die durchaus zu Verwirrung führen können [48]. Die Klassifikation von Bush et al. mit den Klassen A–D basiert auf der Nukleotidsequenz [49]. Die Klassen A, C und D enthalten ein Serin am aktiven Wirkbereich, Klasse-B-Enzyme enthalten 4 Zinkatome an dieser Stelle. Klasse-A-Enzyme, zu denen auch Extended-Spectrum-β-Laktamasen (ESBL) gehören, sind sehr aktiv gegen Penicillin.

ESBL, die besonders häufig plasmidkodiert bei E. coli und Klebsiellen zu finden sind, hydrolysieren Cephalosporine mit breitem Substratprofil, sind jedoch bei In-vitro-Tests nicht immer gegen alle Cephalosporine resistent. Der Nachweis von ESBL ist jedoch klinisch von großer Bedeutung [50]. Fluorchinolone und Carbapeneme sind bei Empfindlichkeit der Erreger Mittel der Wahl, auch β-Laktamaseinhibitoren können effektiv sein [51].

bla_{IMP}-kodierte Metallo-β-Laktamasen hydrolysieren nicht nur Cephalosporine, sondern auch Carbapeneme [52]. Sie wurden bisher überwiegend bei Pseudomonaden und Serratia nachgewiesen.

Im Gegensatz zu Targetmodifikationen ist der Abbau durch *Esterasen* bei MLS-Antibiotika auf einzelne Substanzen beschränkt. Plasmidkodierte Esterasen (*ereA, ereB*) hydrolysieren Erythromycin in E. coli und nicht homologe Enzyme in Streptokokken und Staphylokokken. Phosphotransferasen können ebenfalls Makrolide inaktivieren. Clindamycin, das zu den Lincosamiden gehört, kann durch Nukleotidyltransferasen inaktiviert werden, die in Plasmiden (*lin*) kodiert sind. Streptogramine können durch S. aureus mit einer Acetyltransferase (Streptogramin A, *vat, sat*) und einer Hydrolase (Streptogramin B, *vgb*) inaktiviert werden.

Bei Aminoglykosiden ist die Inaktivierung durch modifizierende Enzyme, die auf Plasmiden oder Transposons kodiert sind, am weitesten verbreitet. Durch chemische Substitution am Antibiotikum können Aminoglykoside durch *Acetyltransferasen* (AAC), *Adenyl(yl)transferasen* (AAD, oder *Nukleotidyltransferase;n* ANT) und *Phosphotransferasen* (APH) nicht mehr an Ribosomen binden. Die Inaktivierungsraten sind im Vergleich zu β-Laktamasen eher gering.

Die Enzyme werden auf der Basis ihres Ansatzpunktes weiter in Untergruppen eingeteilt; über 50 Enzyme sind bereits beschrieben, deren Nachweis wahrscheinlich am besten mit DNA-Arrays möglich sein wird [6].

Resistenz gegen Chloramphenicol wird häufig durch auf Plasmiden oder Transposons kodierte *Acetyltransferasen* (CAT) verursacht; CAT-Kassetten werden häufig zur Selektion bei molekularbiologischen Experimenten eingesetzt. Ein verstärkter Efflux durch CmlA (*cmlA* in Tn1696) scheint eher selten Resistenz gegen Chloramphenicol zu vermitteln. Auch Rifampicin kann durch eine Adenyltransferase inaktiviert werden.

5.2.3 Ursachen

Ursachen für zunehmende Antibiotikaresistenzen

- Häufigere Anwendung von Antibiotika (höherer Selektionsdruck)
- Nicht sachgemäße Anwendung von Antibiotika (unnötig verabreicht, zu lange, zu niedrig dosiert)
- Lange Halbwertszeit von Antibiotika
- Antibakterielle Substanzen im Haushalt
- Mehr Patienten mit schwereren oder chronischen Erkrankungen, Immunsuppression
- Globalisierung, besondere Probleme in sog. Entwicklungsländern
- »Leistungsförderer« und andere problematische Verwendung von Antibiotika in der Veterinärmedizin

Die wichtigste Ursache für die Entwicklung einer Resistenz liegt in der Anwendung des entsprechenden Antibiotikums (z. B. Clarithromycin), eines verwandten Antibiotikums (z. B. Erythromycin) oder eines chemisch nicht verwandten Antibiotikums mit demselben Resistenzmechanismus (z. B. Streptogramin B).

Breit wirksame Resistenzmechanismen wie verminderte Permeabilität oder verstärkter Efflux können auch durch nicht antibiotisch wirksame Substanzen wie z. B. antibakterielle Substanzen oder Pharmaka wie Salicylate induziert werden. *Triclosan* ist beispielweise ein Antiseptikum, das auch in Europa zunehmend Produkten wie Seife, Lotionen, Zahnpasta und zahlreichen Haushaltsgegenständen völlig unsinnigerweise zugesetzt wird, um sie als »antibakteriell« zu verkaufen. Ein Nutzen dieser Zusätze ist in keiner Weise gezeigt.

! Eine Reduktion auch von apathogenen Keimen widerspricht beispielsweise der durch gute epidemiologische Daten gesicherten Erkenntnis, dass ein bakterienreiches Umfeld v. a. während der Kindheit ausgesprochen allergieverhütende Eigenschaften hat [53, 54].

Chuanchuen et al. [55] konnten zeigen, dass Pseudomonas aeruginosa seine MHK gegen unterschiedliche Antibiotika durch den Einfluss von Triclosan bis zum Faktor 500, gegen Ciprofloxacin um den Faktor 94 erhöhen kann. Diese Bakterien überexprimierten das MexCD-OprJ Efflux-System durch Mutationen im regulatorischen Gen *nfxB*. Wenn man bedenkt, dass etwa 50% der nosokomialen Infektionen durch endogene Flora des Patienten selbst verursacht werden, sind klinische Konsequenzen aus häuslicher Resistenzselektion durch falsch verstandene Hygienebestrebungen durchaus denkbar.

Im Labor lässt sich Resistenz bei Bakterien am einfachsten induzieren, wenn sie mit Antibiotikakonzentrationen unterhalb der minimalen Hemmkonzentration behandelt werden (*subinhibitorische Dosen*). Allerdings endet diese Induktion, wenn so geringe Dosen verwendet werden, dass sie resistenteren Bakterien keinen Vorteil mehr bieten. Übertragen auf die klinische Situation gibt es je nach Pharmakokinetik eines Antibiotikums eine bestimmte »vulnerable Phase« (▪ Abb. 5-7).

Besonders lang ist die Phase der Resistenzinduktion bei Antibiotika mit langer Halbwertszeit wie z. B. Azithromycin. Andererseits ist eine *lange Halbwertszeit* bei Antibiotika mit geringem postantibiotischem Effekt wichtig für eine gute Compliance. Problematisch im Sinne einer Resistenzentwicklung ist auch die Verabreichung von geringen Dosen, was meist aus Kostengründen geschieht.

Nicht zuletzt bei der Entwicklung von Antibiotika wird versucht, Substanzen mit einem möglichst geringen Potenzial zur Resistenzentwicklung zu selektieren. Zum einen gibt es Antibiotika, gegen die fast alle Bakterienspezies sehr rasch resistent werden können, wie z. B. Rifampicin; diese Substanz ist jedoch wegen ihrer pharmakokinetischen und bakteriziden Eigenschaften sehr wertvoll. Zum anderen gibt es Antibiotika, die schon sehr lange im Einsatz sind, und trotzdem entwickeln die Bakterien keine Resistenz (z. B. S. pyogenes gegenüber Penicillin). Es ist allerdings keineswegs ausgeschlossen, dass sich in Zukunft auch bei A-Streptokokken eine Resistenz entwickeln wird.

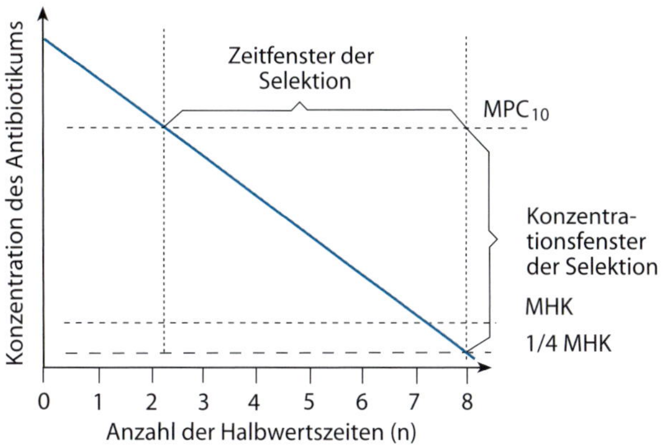

▪ **Abb. 5-7.** Zeit- und Konzentrationsfenster der Selektion resistenter Bakterien

Eine Maßzahl, mit der versucht wird, die Wahrscheinlichkeit der Entstehung von Mutanten zu bestimmen, ist die *MPC_{10}* (»mutant preventive concentration«). Sie gibt die Konzentration eines Antibiotikums an, die notwenig ist, unter 10^{10} Bakterien keine resistenten Mutanten entstehen zu lassen [56].

Die mehr oder weniger geringe Mutationswahrscheinlichkeit ist jedoch nur einer der Gründe dafür, dass sich nicht nach kürzester Zeit eine allgegenwärtige, multiple Resistenz entwickelt hat. Ein Bakterium mit einer Mutation kann seinen Resistenzvorteil nur dann nutzen, wenn der Erreger durch eine Antibiotikagabe auch selektiert wird.

Die gewonnenen Resistenzfaktoren bedeuten zum einen häufig den Verlust anderer, für Überleben oder Vermehrung des Bakteriums günstiger Eigenschaften, zum anderen bedeuten diese Faktoren auch *zusätzliche Stoffwechselleistungen.* Ohne Selektionsdruck kommt es daher oft zu einer Ausdünnung der Resistenzen. Es gibt jedoch sehr häufig eine gewisse Zahl von Bakterien, die in irgendeiner ökologischen Nische überleben und Ausgangspunkt für eine erneute Resistenzentwicklung sein können (»bacteria never forget«) [57].

In Großbritannien ist der Verbrauch an Cotrimoxazol zugunsten von alleiniger Verabreichung von Trimethoprim dramatisch nahezu auf Null zurückgegangen, die Resistenzrate von E. coli blieb jedoch zwischen 1991 und 1999 unverändert hoch [58]. Da sich die Resistenz ähnlich wie bei Streptomycin und Chloramphenicol über Jahrzehnte etablieren und in einer Vielzahl von genetischen Elementen verbreiten konnte, haben sich möglicherweise ausreichend kompensatorische Mutationen gebildet, die den Bakterien Resistenzfaktoren auch ohne Selektionsdruck erlauben [59].

Außerdem wurden 1998 in Großbritannien 80 to Sulfonamide im veterinärmedizinischen Bereich verordnet. Dies ist mindestens soviel wie 4 Mio. Verschreibungen von Cotrimoxazol im humanmedizinischen Bereich 1989. Auch könnten die Resistenzgene gegen Sulfonamide (*sul I, sul II*) mit anderen Resistenzdeterminanten gekoppelt sein; die Persistenz dieser Faktoren in der Studie von Enne et al. [58] spricht für ein Weiterbestehen des Selektionsdrucks.

Unter den Problemen, die Resistenzentwicklung fördern, steht sicherlich an 1. Stelle der *Selektionsdruck durch Antibiotika.* Dafür gibt es eine Vielzahl meist epidemiologischer Belege. In Polen waren Fluorchinolone nicht zugelassen, wahrscheinlich fehlte auch deswegen bei MRSA aus Polen die Resistenz gegen Chinolone [60]. Aber auch in Deutschland ist dieser Effekt zu beobachten: Bei hospitalisierten Kindern werden Chinolone ebenfalls so gut wie nicht angewendet, die Resistenz von E. coli gegen Fluorchinolone liegt um mehr als den Faktor 10 niedriger als bei Erwachsenen. Nach der Therapie von Akne mit Makroliden nimmt die Rate an resistenten Staphylokokken bei den Patienten deutlich zu [61].

Ein wichtiger Hinweis auf den kausalen Zusammenhang zwischen Antibiotikagabe und Resistenz ist der Rückgang der Resistenzrate bei verminderter Gabe der entsprechenden Substanzen: Mit zunehmender Verschreibung von Erythromycin bei Tonsillitis nahm in Finnland die Erythromycinresistenz gegen A-Streptokokken im Jahr 1990 auf 13% zu; durch Interventionen konnte der Verbrauch gesenkt werden. Die Resistenz stieg nicht weiter an, sondern sank in den folgenden Jahren wieder [62].

Einen entsprechenden gut dokumentierten Verlauf gibt es aus der Tiermedizin. Zu Beginn des Verbots der Verfütterung des Glykopeptids Avoparcin in Dänemark im Jahr 1996 lag die Vancomycinresistenz bei aus Geflügel isoliertem E. faecium bei über 80%. Diese Resistenzrate sank innerhalb von 2 Jahren auf unter 10%; bei Schweinen war der Effekt mit etwa 50% Reduktion weniger deutlich (▪ Abb. 5-8; [63]).

Trouillet et al. untersuchten 135 Beatmungspneumonie-Episoden. Neben der Länge der Beatmung war die Antibiotikagabe insbesondere von Breitspektrumantibiotika der wichtigste Risikofaktor für die Entstehung einer Beatmungspneumonie mit resistenten Erregern [64].

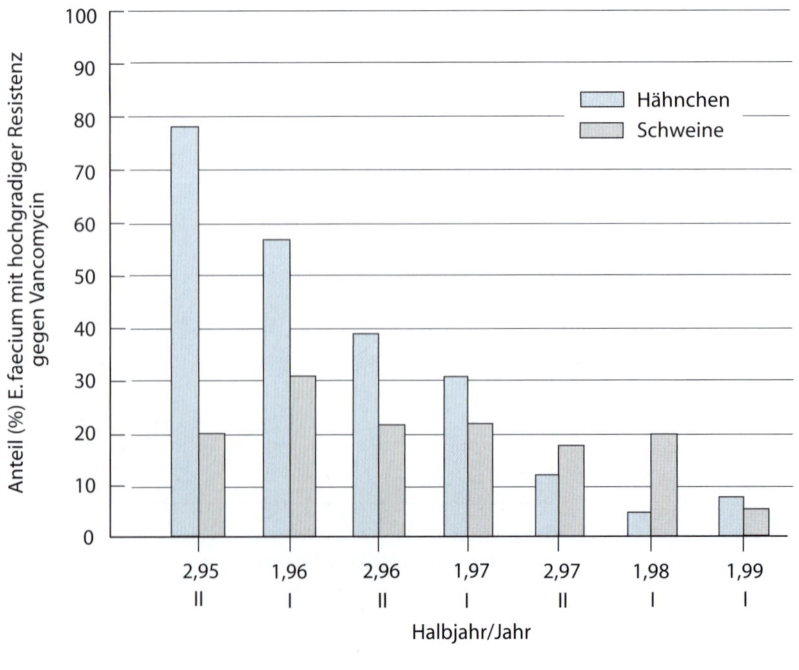

▪ **Abb. 5-8.** Vancomycinresistenz bei aus Geflügel und Schweinen isoliertem E. faecium seit Beginn des Verbots der Verfütterung des Glykopeptids Avoparcin in Dänemark im Jahr 1996

Ein weiteres wichtiges Problem ist *nicht sachgemäßer Antibiotikagebrauch*, verursacht z. B. durch übertriebene Vorsicht, Unwissenheit oder Forderung des Patienten. In Kanada wurde gezeigt, dass etwa 50% aller Antibiotikaverordnungen (26 Mio./Jahr) medizinisch nicht gerechtfertigt waren [65]. Sehr problematisch ist in vielen Ländern, wie z. B. Spanien, eine effektiv völlig unkontrollierte Antibiotikaabgabe durch eine fehlende Verschreibungspflicht.

Die Situation hat sich in den letzten Jahrzehnten insbesondere in den Krankenhäusern dramatisch gewandelt: Immer schwerer und chronisch kranke Menschen werden auf Intensivstationen behandelt. Die Zahl der *immunsupprimierten Patienten* nicht nur im engeren Sinne (z. B. Patienten mit Transplantaten oder Aids), sondern auch im weiteren Sinne (z. B. Patienten mit Polytrauma), nimmt weiter zu. Eine zunehmende Zahl von Kathetern durchbricht v. a. bei Patienten auf Intensivstationen die natürlichen Barrieren. Die Arbeitsbelastung des Personals ist ebenfalls weiter angestiegen (»understaffing«); bei höherer Arbeitsbelastung durch höhere Patientenzahlen (»overcrowding«) sinkt die Akzeptanz der Infektionsprophylaxe [66].

Die zunehmende Zahl von Reisen auch in ferne Länder trägt in einem nicht hinreichend bekannten Maß zur *Globalisierung* des bakteriellen Ökosystems bei. Etwa 4 Mrd. Menschen (80% der Weltbevölkerung) leben in sog. Entwicklungsländern. Etwa 1 Mrd. Menschen hat bisher keinerlei Nutzen von den bemerkenswerten medizinischen Fortschritten des letzten Jahrhunderts gehabt. Diese Menschen leiden und sterben um ein Vielfaches häufiger an Infektionskrankheiten als die »Reichen« [67].

In den sog. Entwicklungsländern werden aus finanziellen Gründen weniger Antibiotika als in den anderen Ländern verbraucht (Gesamtausgaben 1990 für Gesundheit im Jahr <10 US-$ gegenüber >2600 US-$ in den USA). Aber 35% des Gesundheitsbudgets wird in den armen Ländern für Antibiotika ausgegeben, in den reichen nur 11%. Der große Anteil der armen Bevölkerung wird sehr häufig von schlecht ausgebildetem Personal betreut und erhält Antibiotika nicht allein entsprechend der Indikation, sondern mehr nach Verfügbarkeit [68, 69]. Der ganz überwiegende Teil der Antibiotikatherapie wird frei in Apotheken ohne weitere Untersuchungen verkauft, die Qualität der Antibiotika ist häufig mangelhaft. Eine große Zahl der Fälle wird mit Selbstmedikation behandelt [70].

In Südostasien sind bis zu 70% der Gonokokken gegen Penicillin resistent [71]. Seit 1989 wird v. a. in Südostasien, Indien und Afrika zunehmend über Typhusausbrüche mit multiresistenten Salmonella-Typhi (Chloramphenicol, Ampicillin und Trimethoprim) berichtet, bei denen nur noch Ciprofloxacin als Mittel der Wahl bleibt [72]. Multiresistente Salmonella-typhi sind jedoch in Thailand, Laos und Vietnam nur noch zu 50% gegen Ciprofloxacin empfindlich [73].

Penicillinresistente Pneumokokken haben sich beispiellos interkontinental verbreitet [74]. Sogar ein plasmidkodierter multiresistenter Stamm von Yersinia pestis wurde isoliert [75]. Wesentlich größer als das Problem für Reisende ist die damit verbundene weitere Kostensteigerung einer antibiotischen Behandlung für die Bevölkerung vor Ort.

Auch im *veterinärmedizinischen Bereich* haben die Resistenzraten in den letzten Jahren deutlich zugenommen. Außerdem wird der Antibiotikagebrauch bei Tieren auch für den Anstieg der Resistenzen im humanmedizinischen Bereich verantwortlich gemacht. Probleme des Antibiotikagebrauchs im Rahmen der gesetzlichen Möglichkeiten ergeben sich weniger mit Antibiotikarückständen in Nahrungsmitteln, sondern mehr mit der Ausbreitung von resistenten Erregern tierischen Ursprungs, v. a. Salmonellen, Enterokokken, E. coli und Campylobacter über Fleisch [76], unpasteurisierte Milch, Salat oder Gemüse. Neben der unmittelbaren Verursachung von infektiösen Erkrankungen ist auch die Übertragung von Resistenzen an im Darm des Menschen residente Bakterien möglich, die dann wiederum als Erreger nosokomialer Infektionen Bedeutung erlangen können.

Die Anwendungsbereiche von Antibiotika bei Nutztieren unterscheiden sich teilweise erheblich von denen beim Menschen. Neben der individuellen Therapie (z. B. Euterentzündung) sind verschiedene Formen der Prophylaxe in Gebrauch:

- Aufstallungsprophylaxe,
- nutritive Nutzung als »Leistungsförderer«.

Die Notwendigkeit dieser prophylaktischen Antibiotikagaben wird teilweise sehr kontrovers diskutiert. An 1. Stelle sollten verbesserte Hygienemaßnahmen stehen, denn wie in der Humanmedizin darf nicht versucht werden, mangelhafte Hygiene durch Antibiotikagaben auszugleichen. Ein besonderes Problem mit Infektionen entsteht in der Tierzucht, wenn Jungtiere aus unterschiedlichen Ställen zusammen in einen Stall gebracht werden (»Aufstallung«). Bei dieser Zusammenlegung kommt es bei Ferkeln nahezu unweigerlich zu Durchfallerkrankungen z. B. mit E. coli (persönliche Mitteilung von Dr. Papsthard, Bockhorn). Beim ersten Auftreten von Durchfällen werden alle Tiere des Stalls mit einem entsprechenden, dem Futter zugesetzten Antibiotikum behandelt. Ähnliche Probleme v. a. mit Pneumonien gibt es auch bei der Zusammenlegung von Milchkälbern in Betriebe zur Umstellung auf pflanzliches Futter.

Besonders problematisch sind diese prophylaktischen Gaben v. a., wenn fragwürdige, evtl. antagonistische Wirkstoffkombinationen in »Antibiotikacocktails« verabreicht werden. Aus Kostengründen werden gelegentlich zu niedrige Dosierungen in Fütterungsarzneimitteln eingesetzt. Bei großen Einsatzmengen sind inhomogene Vermischungen möglich, auch die verringerte Futteraufnahme von (v. a. kranken) Einzeltieren spielt eine Rolle. Eine noch nicht abschließend untersuchte ökologische Gefährdung könnten Antibiotikarückstände in Jauche und Mist über Düngung und Kanalisation darstellen.

Durch Verfütterung von antimikrobiellen Substanzen wird im Darm von Masttieren weniger Futter mikrobiell abgebaut, dadurch nehmen die Tiere schneller an Gewicht zu. Diese Antibiotika werden als »Leistungsförderer« umschrieben. Nach Schätzungen wird für die USA davon ausgegangen, dass etwa die Hälfte aller Antibiotika in der Landwirtschaft eingesetzt wird, davon allerdings nur 20% für therapeutische Zwecke (◘ Abb. 5-9; [77]).

In ◘ Abb. 5-9 ist der Verbrauch des Glykopeptids Avoparcin in Dänemark dem Vancomycinverbrauch in den USA und 5 europäischen Ländern gegenübergestellt. Bis Mitte der 1990er Jahre wurde allein in dem kleinen Land Dänemark etwa doppelt so viel Avoparcin wie in den gesamten USA Vancomycin verbraucht, der Vancomycinverbrauch in Europa betrug jeweils nur weniger als 25% von demjenigen der USA (bei steigender Tendenz).

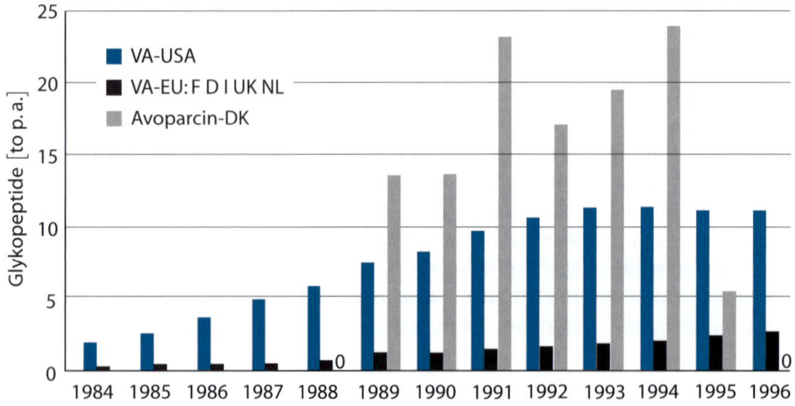

Abb. 5-9. Vergleich des Verbrauchs von Glykopeptiden bei Mensch und Tier in den USA und Europa. (Nach [78])

Die Resistenzentwicklung bei Enterokokken nach Beendigung des Avoparcineinsatzes wurde bereits oben geschildert. Schon in der Vergangenheit wurde darauf geachtet, keine zur Therapie wichtigen Substanzen zur »Leistungsförderung« einzusetzen. Allerdings war bereits seit Jahrzehnten bekannt, dass der Einsatz von Antibiotika aus derselben Wirkstoffgruppe, wie es z. B. bei Vancomycin und Avoparcin der Fall ist, zu Kreuzresistenzen führt. Weniger bekannt waren die Probleme der »multi drug resistance« mit Resistenzinduktionen gegen nicht verwandte Substanzen (oben bei Triclosan näher ausgeführt).

5.2.4 Konsequenzen

Bei der EU-Konferenz zur »Bedrohung durch Mikroorganismen« 1998 in Kopenhagen [79] wurde festgehalten, dass Antibiotikaresistenzen ein ernstes Problem für Europa und die Welt darstellen. Die Frage ist, ob die deutliche Zunahme der Antibiotikaresistenzen umgekehrt oder zumindest abgebremst werden kann. Neben der Verminderung des Selektionsdrucks (vgl. Kap. 5.2.3 »Ursachen«) muss verhindert werden, dass sich resistente Erreger weiter ausbreiten.

Konsequenzen gegen zunehmende Antibiotikaresistenzen

- Rationaler Einsatz von Antibiotika bei Mensch und Tier
- Empfehlungen und Richtlinien: richtige Prophylaxe, adäquate Therapiedauer
- Kombinationen, wenn nötig
- Neue Substanzen, Inhibitoren, alternative Therapieansätze
- Impfungen
- Hygiene/Infektionsprophylaxe
- Überwachung der Resistenz und des Antibiotikaverbrauchs

Wegen ihres überragenden Nutzens sind nicht nur bei Patienten, sondern auch bei Ärzten teilweise übertriebene Vorstellungen über die Möglichkeiten von Antibiotika verbreitet. Je geringer die Erfahrung eines Arztes, desto größer die Gefahr, auch aus juristischen Gründen dem Patienten ein oder mehrere Antibiotika zu verabreichen. Nicht selten drängen auch Patienten oder Eltern von Patienten darauf, ein Antibiotikum verschrieben zu bekommen.

Antibiotika können in vielen Fällen problemlos vermieden werden, so z. B. in den meisten Fällen von Otitis media mit Erguss bei Kindern. In den Niederlanden wird bei Otitis media selten mit Antibiotika behandelt, in den USA dagegen meist 10 Tage lang [80]. Weitgehend durchgesetzt hat sich eine Kurztherapie bei leichten Infektionen wie z. B. bei der unkomplizierten Harnwegsinfektion [81]. Keine Indikation für Antibiotika liegt vor bei Nichtstreptokokkenpharyngitis, in den meisten Fällen von akuter Rhinitis oder wässriger Diarrhö [82].

Nicht nur auf Allgemein-, sondern auch auf Intensivstationen können beträchtliche Mengen an Antibiotika ohne Verschlechterung der Versorgung der Patienten eingespart werden. Lemmen et al. konnten durch intensive infektiologische Beratung auf einer neurologischen Intensivstation den Antibiotikaverbrauch um 38% senken, ohne Mortalität oder Liegedauer zu beeinflussen. Ohne Änderung der Empfehlungen zur Infektionskontrolle wurde die Rate an resistenten Bakterien (v. a. Stenotrophomonas, Enterobacter, Pseudomonas und Candida) signifikant reduziert [83].

Neben individueller infektiologischer Beratung, die in Deutschland immer noch zu wenig erhältlich ist, können *Empfehlungen und Richtlinien* sehr hilfreich sein, ohne die therapeutischen Optionen zu sehr einzuschränken.

Empfehlungen zum Umgang mit Antibiotika

- Eine sorgfältige Indikationsstellung, ob eine Antibiotikabehandlung überhaupt notwendig ist.
- Die Behandlung muss gegen den oder die Erreger zumindest kalkuliert wirksam sein. Wichtig ist die Möglichkeit zu einer In-vitro-Testung in guter Qualität mit Beratung vor Ort anstatt einer »Postwurfmikrobiologie« über große Entfernungen.
- So wenig Nebenwirkungen wie möglich auch mit Blick auf Interaktionen, die besonders gut von Apothekern beurteilt werden können.
- Möglichst geringe Resistenzentwicklung aufgrund der Therapie durch Wahl der richtigen Substanz oder auch durch Kombinationen.
- Adäquate Therapiedauer mit angepasster Dosis.

Besonderes Augenmerk sollte auf die richtige Antibiotikaprophylaxe gelegt werden. Immer noch weit verbreitet sind anstatt der Einmalgabe kurz vor einer Operation mehrfache Gaben über mehrere Tage [84].

Empfehlungen und Richtlinien müssen aber in jedem Fall auch dynamisch und darauf bedacht sein, nicht weiteren Selektionsdruck aufzubauen. Kollef et al. konnten bei herzchirurgischen Patienten zeigen, dass der programmierte Wechsel einer kalkulierten Initialtherapie bei Verdacht auf eine Infektion mit gramnegativen Bakterien die Inzidenz der beatmungsassoziierten Pneumonie v. a. mit hochresistenten Bakterien signifikant reduzieren konnte [85].

Im *veterinärmedizinischen Ber*eich gibt es weitreichende Empfehlungen z. B. der WHO oder des Bundesinstituts für Veterinärmedizin und gesundheitlichen Verbraucherschutz (BgVV) zum rationalen Einsatz von Antibiotika [86]. Unter anderem sollen antimikrobiell wirksame Substanzen nur durch Tierärzte verschrieben werden. Der Einsatz von antimikrobiell wirksamen Wachstumsförderern soll generell beendet werden (in der EU geplant). Auch sollte kein unnötiger Einsatz zur Prophylaxe, eine Erfassung der verabreichten Mittel und Resistenzsituation mit gezielter Information zurück an die Tierärzte, eine ausreichende Diagnostik sowie verstärkte Aufklärung der Tierhalter über Risiken der Antibiotika und die Leistungsfähigkeit von Immunisierungen angestrebt werden.

Die mit den Haltungsbedingungen verbundenen Hygieneprobleme lassen sich nicht kurzfristig lösen, die Legehennenverordnung hat jedoch gezeigt, dass mit entsprechendem politischem Willen langfristig durchaus Veränderungen bei den Haltungsbedingungen, einschließlich der Höchstzahlen (6000 Legehennen je Betrieb) von zu haltenden Tieren, erreicht werden können.

Im *humanmedizinischem Bereich* haben sich aktive *Impfungen,* auch gegen mehrere bakterielle Infektionen, als sehr erfolgreich erwiesen. Mit den erst zu Beginn der 1990er-Jahre eingeführten Hämophilus-influenzae-b- (Hib-) Konjugatimpfstoffen wurden bereits beachtliche Erfolge erzielt, eine hohe Durchimpfungsrate macht den Einsatz von Antibiotika gegen invasive Hib-Erkrankungen überflüssig.

Von der STIKO wird die Impfung aller Personen über 60 Jahre gegen Pneumokokken empfohlen. Problematisch ist dabei die im Impfstoff enthaltene begrenzte Zahl von Serogruppen. Außerdem können die Gene, die für die Kapsel kodieren, bei Pneumokokken zwischen Stämmen durch Transformation ausgetauscht werden [87]. Es wäre möglich, dass es durch den breiten Einsatz von Impfungen zu entsprechenden Verschiebungen der Serotypen kommt, jedoch liegen noch keine Daten dazu vor.

Die Wirksamkeit der 23-valenten Pneumokokkenpolysaccharidimpfstoffe gegen nicht bakteriämische Pneumonien aller Altersgruppen und die akute Otitis media bei Kindern konnte in klinischen Studien nie eindeutig belegt werden [88]. Über eine Impfung gegen Staphylokokken wurden kürzlich erfolgversprechende klinische Daten vorgestellt [89]. Wie weiter oben (zur Globalisierung s. Kap. 5.2.3 »Ursachen«) beschrieben nehmen Antibiotikaresistenzen v. a. bei S. typhi besorgniserregend zu. Dadurch wird die Impfung gegen Typhus eine sehr wichtige Alternative zu einer Therapie nicht nur für Reisende.

Zur Behandlung von Infektionen mit passiv zugeführten Antikörpern gibt es zahlreiche erfolgversprechende Ansätze. Diese Alternative ist wichtig, da z. B. bei Infektionen mit enterohämorrhagischen E. coli bei Kindern Antibiotika mehr Schaden als Nutzen anrichten: Das Risiko für die Entwicklung eines hämolytisch-urämischen Syndroms war in einer kontrollierten Studie um den Faktor 17 höher als in einer Vergleichsgruppe [90]. Mit Verabreichung von Kolostrum konnten dagegen sehr gute Erfolge erzielt werden [90]. Lediglich wegen theoretischer BSE-Bedenken werden zzt. keine weiteren Untersuchungen durchgeführt.

Mit passiven Antikörpern aus Hühnereiern gibt es hervorragende Ergebnisse im veterinärmedizinischen Bereich. So können z. B. Durchfälle bei Kälbern sehr gut mit Eipulverpräparaten aus Eiern von zuvor immunisierten Hühnern behandelt werden [92].

Insbesondere in Krankenhäusern können Maßnahmen zur *Infektionsprophylaxe (Hygiene)* eine Vielzahl von nosokomialen Infektionen mit teilweise hochgradig resistenten Erregern verhindern. Beim Auftreten von MRSA hat sich die Isolation der kolonisierten oder infizierten Patienten sowie eine Verbesserung der allgemeinen Hygiene sehr bewährt. Eine Sanierung des Trägertums mit Mupirocin-Nasensalbe und Waschungen mit Antiseptika ist nicht in vielen Fällen gut belegt [93–95]. Bei Verlegung von Patienten ist die Mitteilung über den Nachweis von resistenten Erregern sehr wichtig. Problematisch ist, dass Patienten mit resistenten Bakterien wegen des erhöhten Aufwands für die Isolationsmaßnahmen [96] schlechter als andere Patienten behandelt werden.

Pharmazeutische Unternehmen sollten ermuntert werden, *neue Antibiotik*a entsprechend den Resistenzmechanismen zu entwickeln. Das Gegenteil ist jedoch der Fall: Mehrere große Unternehmen haben sich aus der Antibiotikaentwicklung zurückgezogen. Sehr gut wirksame Substanzen wie z. B. Clinafloxacin werden nicht vermarktet, weil sich die Zulassung für die Firma nicht rechnet und weil durch erhebliche Nebenwirkungen auch ein Imageverlust zu befürchten ist.

Folgepräparate sind nahezu immer teurer als bisher erhältliche Substanzen, dagegen jedoch nicht immer antimikrobiell besser wirksam oder gleich verträglich. Außerdem werden neue Antibiotika das Resistenzproblem in absehbarer Zukunft nicht lösen. Seit vielen Jahren wurde mit den Oxazolidinonen erstmals wieder eine völlig neue Substanzgruppe von Antibiotika in die Therapie eingeführt. Allerdings sind auch gegen Linezolid schon erste resistente Bakterien nachgewiesen worden.

Substanzen, die als Reaktion auf bekannte Resistenzmechanismen entwickelt wurden, sind die Staphylokokkenpenicilline wie Oxacillin und die β-Laktamaseinhibitoren. Mit Oxacillin wurde auf Kosten etwa 10facher, damit aber immer noch guter Wirksamkeit im Vergleich zu Penicillin ein Molekül mit Resistenz gegen β-Laktamase entwickelt. β-Laktamaseinhibitoren sind den β-Laktamantibiotika sehr ähnlich, haben aber wenig oder keine eigene Aktivität. Die Affinität zu den β-Laktamasen ist sehr hoch, die Hydrolyserate (Vmax) jedoch sehr gering. Dadurch sind die Enzyme kompetitiv gehemmt, es handelt sich um sog. »Suicidinhibitoren«. Zur Zeit gebräuchliche *β-Laktamaseinhibitoren* sind Clavulansäure (nur mit Amoxicillin als Augmentan), Sulbactam (Combactam) – fest kombiniert mit Ampicillin (Unacid) und frei kombinierbar mit Cefotaxim, Mezlocillin, Piperacillin, sinnvoll auch mit Penicillin G, sowie Tazobactam in fester Kombination mit Piperacillin (Tazobac).

Vorarbeiten zur Entwicklung von Effluxpumpeninhibitoren sind bereits fortgeschritten. Wichtig wird dabei sein, nicht die menschlichen, für die Detoxifikation wichtigen Pumpen zu hemmen. Große Anstrengungen werden unternommen, um Vancomycin so zu verändern, dass es wieder besser an D-Ala-D-Lac-Reste von Peptidoglycan bindet. Außerdem werden Inhibitoren des Synthesewegs von D-Ala-D-Lac gesucht.

Ein sehr interessanter Ansatzpunkt ist, durch Abschneiden von D-Ala-D-Lac mit Hilfe kleiner Moleküle wie SProC5 ursprünglich gegen Vancomycin resistente Bakterien wieder zu sensibilisieren [97].

Durch moderne molekularbiologische Methoden lassen sich für Bakterien essenzielle Stoffwechselwege identifizieren. Die Blockierung dieser Wege wird u. a. mit speziell synthetisierten Substanzen versucht, die im großen Maßstab hergestellt werden.

Alternative Therapieansätze wie Probiotika oder Immunstimulanzien sind in bestimmten Fällen ebenfalls denkbare Alternativen zu Antibiotika, erfolgversprechende Ansätze gibt es z. B. im veterinärmedizinischen Bereich mit Lactulose [98].

Es ist unbedingt notwendig, nicht nur im kleinen Feld des ambulanten Bereichs oder des Krankenhauses, sondern auch überregional regelmäßig die *Resistenzsituation* zu überwachen. Die Resistenzzahlen müssen mit *Verbrauchszahlen* antimikrobieller Substanzen gekoppelt werden, so wie es in dem Projekt SARI des NRZ für Krankenhaushygiene erprobt wird.

Literatur zu Kap. 5.2

Allgemeine Literatur zur Resistenzentwicklung

Russel AD, Chopra I (1996) Understanding antibacterial action and resistance, 2nd edn. Ellis Horwood, London

Yu VL et al. (1999) Antimicrobial therapy and vacines. Williams & Wilkins, Baltimore

Zitierte Übersichts- und Forschungsartikel

1. Abraham EP, Chain E (1940) An encyme from bacteria able to destroy penicillin. Nature 146: 837
2. Panlilio AL (1991) MRSA Staphylococcus aureus in U.S. hospitals, 1975–1991. Infect Control Hosp Epidemiol 13: 582–586
3. Kresken M, Hafner D (1999) Drug resistance among clinical isolates of frequently encountered bacterial species in central Europe during 1975–1995) Study Group Bacterial Resistance of the Paul-Ehrlich-Society for Chemotherapy. Infection 27 (Suppl 2): S2-S8
4. Schweitzer, Walther T, Uraske J, Osswald PM (1997) Infektionsmanagement in der Operativen Intensivmedizin – Bekämpfung und Prävention von MRSA-Epidemien durch routinemäßiges mikrobiologisches Monitoring und Einsatz von Mupirocin-Nasensalbe. Intensivmedizin 34: 778–789
5. Kollef MH, Fraser VJ (2001) Antibiotic resistance in the intensive care unit. Ann Intern Med 134: 298–314
6. Mingeot-Leclercq MP, Glupczynski Y, Tulkens PM (1999) Aminoglycosides: activity and resistance. Antimicrob Agents Chemother 43: 727–737
7. Chopra I, Roberts M (2001) Tetracycline antibiotics: mode of action, applications, molecular biology, and epidemiology of bacterial resistance. Microbiol Mol Biol Rev 65: 232–260
8. Tomasz A (1986) Penicillin-binding proteins and the antibacterial effectiveness of beta-lactam antibiotics. Rev Infect Dis 8 Suppl 3: S260-S278
9. Spratt BG (1980) Biochemical and genetical approaches to the mechanism of action of penicillin. Philos Trans R Soc London Ser B Biol Sci 289: 273–283
10. Maidhof H, Johannsen L, Labischinski H, Giesbrecht P (1989) Onset of penicillin-induced bacteriolysis in staphylococci is cell cycle dependent. J Bacteriol 171 : 2252–2257
11. Tomasz A, Albino A, Zanati E (1970) Multiple antibiotic resistance in a bacterium with suppressed autolytic system. Nature 227: 138–140
12. Shah PM, Troche G, Stille W (1979) Effect of concentration on bactericidal activity of cefotaxime. J Antimicrob Chemother 5: 419–422
13. Gillespie SH (2002) Evolution of Drug Resistance in Mycobacterium tuberculosis: clinical and molecular perspective. Antimicrob Agents Chemother 46: 267–274
14. Upcroft PJ, Upcroft A (2001) Drug targets and mechanisms of resistance in the anaerobic protozoa. Clin Microbiol Rev 14: 150–164
15. Ghannoum MA, Rice LB (1999) Antifungal agents: mode of action, mechanisms of resistance, and correlation of these mechanisms with bacterial resistance. Clin Microbiol Rev 12: 501–517
16. Geerts S, Gryseels B (2000) Drug resistance in human helminths: current situation and lessons from livestock. Clin Microbiol Rev 13: 207–222
17. Fluit AC, Visser MR, Schmitz FJ (2001) Molecular detection of antimicrobial resistance. Clin Microbiol Rev 14: 836–871, table
18. Jenks PJ, Labigne A, Ferrero RL (1999) Exposure to metronidazole in vivo readily induces resistance in Helicobacter pylori and reduces the efficacy of eradication therapy in mice. Antimicrob Agents Chemother 43: 777–781
19. Wiedemann B (2000) Mechanismen und Epidemiologie der Antibiotikaresistenz. Internist (Berl) 41: 1205–1211
20. Nikaido H (1994) Prevention of drug access to bacterial targets: permeability barriers and active efflux. Science 264: 382–388
21. Sieradzki K, Roberts RB, Haber SW, Tomasz A (1999) The development of vancomycin resistance in a patient with methicillin-resistant Staphylococcus aureus infection. N Engl J Med 340: 517–523
22. Waldvogel FA (1999) New resistance in Staphylococcus aureus. N Engl J Med 340: 556–557
23. Geisel R, Schmitz FJ, Fluit AC, Labischinski H (2001) Emergence, mechanism, and clinical implications of reduced glycopeptide susceptibility in Staphylococcus aureus. Eur J Clin Microbiol Infect Dis 20: 685–697
24. Ball PR, Shales SW, Chopra I (1980) Plasmid-mediated tetracycline resistance in Escherichia coli involves increased efflux of the antibiotic. Biochem Biophys Res Commun 93: 74–81
25. McMurry L, Petrucci RE Jr, Levy SB (1980) Active efflux of tetracycline encoded by four genetically different tetracycline resistance determinants in Escherichia coli. Proc Natl Acad Sci USA 77: 3974–3977
26. Paulsen IT, Brown MH, Skurray RH (1996) Proton-dependent multidrug efflux systems. Microbiol Rev 60: 575–608
27. Poole K (2000) Efflux-mediated resistance to fluoroquinolones in gram-positive bacteria and the mycobacteria. Antimicrob Agents Chemother 44: 2595–2599
28. Putman M, van Veen HW, Konings WN (2000) Molecular properties of bacterial multidrug transporters. Microbiol Mol Biol Rev 64: 672–693
29. Van Bambeke F, Balzi E, Tulkens PM (2000) Antibiotic efflux pumps. Biochem Pharmacol 60: 457–470
30. Heep M, Odenbreit S, Beck D et al. (2000) Mutations at four distinct regions of the rpoB gene can reduce the susceptibility of Helicobacter pylori to rifamycins. Antimicrob Agents Chemother 44: 1713–1715
31. Heep M, Rieger U, Beck D, Lehn N (2000) Mutations in the beginning of the rpoB gene can induce resistance to rifamycins in both Helicobacter pylori and Mycobacterium tuberculosis. Antimicrob Agents Chemother 44: 1075–1077
32. Heep M, Beck D, Bayerdörffer E, Lehn N (1999) Rifampin and rifabutin resistance mechanism in Helicobacter pylori. Antimicrob Agents Chemother 43: 1497–1499

33. Vester B, Douthwaite S (2001) Macrolide resistance conferred by base substitutions in 23S rRNA. Antimicrob Agents Chemother 45: 1–12
34. Hulten K, Gibreel A, Skold O, Engstrand L (1997) Macrolide resistance in Helicobacter pylori: mechanism and stability in strains from clarithromycin-treated patients. Antimicrob Agents Chemother 41: 2550–2553
35. Johnson AP, Tysall L, Stockdale MW et al (2002) Emerging linezolid-resistant enterococcus faecalis and enterococcus faecium isolated from two austrian patients in the same intensive care unit. Eur J Clin Microbiol Infect Dis 21: 751–754
36. Pai MP, Rodvold KA, Schreckenberger PC et al (2002) risk factors associated with the development of infection with linezolid- and vancomycin-resistant enterococcus faecium. Clin Infect Dis 35: 1269–1272
37. Auckland C, Teare L, Cooke F et al (2002) Linezolid-resistant enterococci: report of the first isolates in the United Kingdom. J Antimicrob Chemother 50: 743–746
38. Gonzales RD, Schreckenberger PC, Graham MB et al (2001) Infections due to vancomycin-resistant Enterococcus faecium resistant to linezolid. Lancet 357: 1179
39. Wiedemann B, Heisig P (1994) Mechanisms of quinolone resistance. Infection 22 Suppl 2: S73-S79
40. Berger-Bachi B (1994) Expression of resistance to methicillin. Trends Microbiol 2: 389–393
41. Roberts MC, Sutcliffe J, Courvalin P et al. (1999) Nomenclature for macrolide and macrolide-lincosamide-streptogramin B resistance determinants. Antimicrob Agents Chemother 43: 2823–2830
42. Noble WC, Virani Z, Cree RG (1992) Co-transfer of vancomycin and other resistance genes from Enterococcus faecalis NCTC 12201 to Staphylococcus aureus. FEMS Microbiol Lett 72: 195–198
43. Srinivasan A, Dick JD, Perl TM (2002) Vancomycin resistance in staphylococci. Clin Microbiol Rev 15: 430–438
44. CDC (2002) Staphylococcus aureus resistant to vancomycin – United States, 2002) MMWR Morb Mortal Wkly Rep 51: 565–567
45. CDC (2002) Vancomycin-resistant Staphylococcus aureus – Pennsylvania, 2002) MMWR Morb Mortal Wkly Rep 51: 902
46. Stan HJ, Heberer T, Linkerhäger M (1994) Vorkommen von Clofibrinsäure im aquatischen System – Führt die therapeutische Anwendung zu einer Belastung von Oberflächen-, Grund- und Trinkwasser? Vom Wasser 83: 57–68
47. Feuerpfeil I, López-Pila J, Schmidt R et al. (1999) Antibiotikaresistente Bakterien und Antibiotika in der Umwelt. Bundesgesundheitsblatt – Gesundheitsforschung – Gesundheitsschutz 42: 37–50
48. Livermore DM (1995) Beta-lactamases in laboratory and clinical resistance. Clin Microbiol Rev 8: 557–584
49. Bush K, Jacoby GA, Medeiros AA (1995) A functional classification scheme for beta-lactamases and its correlation with molecular structure. Antimicrob Agents Chemother 39: 1211–1233
50. Paterson DL, Ko WC, von Gottberg A et al (2001) Outcome of cephalosporin treatment for serious infections due to apparently susceptible organisms producing extended-spectrum beta-lactamases: implications for the clinical microbiology laboratory. J Clin Microbiol 39: 2206–2212
51. Gold HS, Moellering RC Jr (1996) Antimicrobial-drug resistance. N Engl J Med 335: 1445–1453
52. Arakawa Y, Murakami M, Suzuki K et al (1995) A novel integron-like element carrying the metallo-beta-lactamase gene blaIMP. Antimicrob Agents Chemother 39: 1612–1615
53. Martinez FD, Holt PG (1999) Role of microbial burden in aetiology of allergy and asthma. Lancet 354 Suppl 2: SII12-SII15
54. Riedler J, Braun-Fahrlander C, Eder W et al (2001) Exposure to farming in early life and development of asthma and allergy: a cross-sectional survey. Lancet 358: 1129–1133
55. Chuanchuen R, Beinlich K, Hoang TT et al (2001) Cross-resistance between triclosan and antibiotics in Pseudomonas aeruginosa is mediated by multidrug efflux pumps: exposure of a susceptible mutant strain to triclosan selects nfxB mutants overexpressing MexCD-OprJ. Antimicrob Agents Chemother 45: 428–432
56. Drlica K (2001) A strategy for fighting antibiotic resistance. ASM News 67: 27–33
57. Witte W, Klare I (1999) Antibiotikaresistenz bei bakteriellen Infektionserregern. Bundesgesundheitsblatt – Gesundheitsforschung – Gesundheitsschutz 42: 8–16
58. Enne VI, Livermore DM, Stephens P, Hall LM (2001) Persistence of sulphonamide resistance in Escherichia coli in the UK despite national prescribing restriction. Lancet 357: 1325–1328
59. Schrag SJ, Perrot V, Levin BR (1997) Adaptation to the fitness costs of antibiotic resistance in Escherichia coli. Proc R Soc London Ser B Biol Sci 264: 1287–1291
60. Trzcinski K, Hryniewicz W, Claus H, Witte W (1994) Characterization of two different clusters of clonally related methicillin-resistant Staphylococcus aureus strains by conventional and molecular typing. J Hosp Infect 28: 113–126
61. Miller YW, Eady EA, Lacey RW et al. (1996) Sequential antibiotic therapy for acne promotes the carriage of resistant staphylococci on the skin of contacts. J Antimicrob Chemother 38: 829–837
62. Seppala H, Klaukka T, Vuopio-Varkila J et al. (1997) The effect of changes in the consumption of macrolide antibiotics on erythromycin resistance in group A streptococci in Finland. Finnish Study Group for Antimicrobial Resistance. N Engl J Med 337: 441–446
63. Bager F, Aarestrup FM, Madsen M, Wegener HC (1999) Glycopeptide resistance in Enterococcus faecium from broilers and pigs following discontinued use of avoparcin. Microb Drug Resist 5: 53–56
64. Trouillet JL, Chastre J, Vuagnat A et al (1998) Ventilator-associated pneumonia caused by potentially drug-resistant bacteria. Am J Respir Crit Care Med 157: 531–539
65. Williams RJ, Heymann DL (1998) Containment of antibiotic resistance. Science 279: 1153–1154
66. Haley RW, Bregman DA (1982) The role of understaffing and overcrowding in recurrent outbreaks of staphylococcal infection in a neonatal special-care unit. J Infect Dis 145: 875–885
67. Gwatkin DR, Guillot M, Heuveline P (1999) The burden of disease among the global poor. Lancet 354: 586–589
68. Okeke IN, Lamikanra A, Edelman R (1999) Socioeconomic and behavioral factors leading to acquired bacterial resistance to antibiotics in developing countries. Emerg Infect Dis 5: 18–27
69. Hart C, Kariuki AS (1998) Antimicrobial resistance in developing countries. Brit med J 317: 647–650
70. Isturiz RE, Carbon C (2000) Antibiotic use in developing countries. Infect Control Hosp Epidemiol 21: 394–397
71. WHO (1998) Resistance in gonococci isolated in the WHO Western Pacific Region to various antimicrobials used in the treatment of gonorrhoea, 1997. WHO Western Pacific Gonococcal Antimicrobial Surveillance Programme-WHO WPR GASP. Commun Dis Intell 22: 288–291
72. Rowe B, Ward LR, Threlfall EJ (1997) Multidrug-resistant Salmonella typhi: a worldwide epidemic. Clin Infect Dis 24 (Suppl 1): S106–S109
73. Parry C, Wain J, Chinh NT et al. (1998) Quinolone-resistant Salmonella typhi in Vietnam. Lancet 351: 1289
74. Pradier C, Dunais B, Carsenti-Etesse H, Dellamonica P (1997) Pneumococcal resistance patterns in Europe. Eur J Clin Microbiol Infect Dis 16: 644–647
75. Galimand M, Guiyoule A, Gerbaud G et al (1997) Multidrug resistance in Yersinia pestis mediated by a transferable plasmid. N Engl J Med 337: 677–680
76. Gambarotto K, Ploy MC, Dupron F et al. (2001) Occurrence of vancomycin-resistant enterococci in pork and poultry products from a cattle-rearing area of France. J Clin Microbiol 39: 2354–2355
77. Wise R, Hart T, Cars O et al. (1998) Antimicrobial resistance. Is a major threat to public health. Brit med J 317: 609–610

78. Wegener HC (1998) Historical yearly usage of glycopeptides for animals and humans: the American-European paradox revisited. Antimicrob Agents Chemother 42: 3049
79. Bundesgesundheitsblatt (1999) Konferenz der Europäischen Union zur »Bedrohung durch Mikroorganismen« (Kopenhagen, 9.–10. Sept. 1998). Bundesgesundheitsblatt – Gesundheitsforschung – Gesundheitsschutz 42: 35–36
80. Froom J, Culpepper L, Jacobs M et al (1997) Antimicrobials for acute otitis media? A review from the International Primary Care Network. Brit med J 315: 98–102
81. Norrby SR (1990) Short-term treatment of uncomplicated lower urinary tract infections in women. Rev Infect Dis 12: 458–467
82. Watson RL, Dowell SF, Jayaraman M et al (1999) Antimicrobial use for pediatric upper respiratory infections: reported practice, actual practice, parent beliefs. Pediatrics 104: 1251–1257
83. Lemmen SW, Hafner H, Kotterik S et al. (2000) Influence of an infectious disease service on antibiotic prescription behavior and selection of multiresistant pathogens. Infection 28: 384–387
84. Classen DC, Evans RS, Pestotnik SL et al. (1992) The timing of prophylactic administration of antibiotics and the risk of surgical-wound infection. N Engl J Med 326: 281–286
85. Kollef MH, Vlasnik J, Sharpless L et al. (1997) Scheduled change of antibiotic classes: a strategy to decrease the incidence of ventilator-associated pneumonia. Am J Respir Crit Care Med 156: 1040–1048
86. Helmuth R (1999) Leitthema Antibiotikaresistenz: Einsatz antimikrobiell wirksamer Substanzen in der Veterinärmedizin. Bundesgesundheitsblatt – Gesundheitsforschung – Gesundheitsschutz 42: 26–34
87. Schrag SJ, Beall B, Dowell SF (2000) Limiting the spread of resistant pneumococci: biological and epidemiologic evidence for the effectiveness of alternative interventions. Clin Microbiol Rev 13: 588–601
88. CDC (1997) Prevention of pneumococcal disease: recommendations of the Advisory Committee on Immunization Practices (ACIP). Morb Mortal Wkly Recomm Rep 46: 1–24
89. Shinefield H, Black S, Fattom A et al (2002) Use of a Staphylococcus aureus conjugate vaccine in patients receiving hemodialysis. N Engl J Med 346: 491–496
90. Wong CS, Jelacic S, Habeeb RL et al. (2000) The risk of the hemolytic-uremic syndrome after antibiotic treatment of Escherichia coli O157: H7 infections. N Engl J Med 342: 1930–1936
91. Huppertz HI, Rutkowski S, Busch DH et al. (1999) Bovine colostrum ameliorates diarrhea in infection with diarrheagenic Escherichia coli, shiga toxin-producing E. coli, and E. coli expressing intimin and hemolysin. J Pediatr Gastroenterol Nutr 29: 452–456
92. Erhard MH, Gobel E, Lewan B et al. (1997) Systemic availability of bovine immunoglobulin G and chicken immunoglobulin Y after feeding colostrum and whole egg powder to newborn calves. Arch Tierernähr 50: 369–380
93. Robert Koch-Institut – RKI (2001) www.rki.de
94. Fitzner J, Kappstein I, Dziekan G, Gastmeier P, et al. (2000) Hygiene methods for patients with methicillin-resistant Staphylococcus aureus (MRSA). Dtsch Med Wochenschr 125: 368–371
95. Struelens MJ, Ronveaux O, Jans B, Mertens R (1996) Methicillin-resistant Staphylococcus aureus epidemiology and control in Belgian hospitals, 1991 to 1995. Groupement pour le Dépistage, l'Etude et la Prévention des Infections Hospitalières. Infect Control Hosp Epidemiol 17: 503–508
96. Farrington M, Trundle C, Redpath C, Anderson L (2000) Effects on nursing workload of different methicillin-resistant Staphylococcus aureus (MRSA) control strategies. J Hosp Infect 46: 118–122
97. Chiosis G, Boneca IG (2001) Selective cleavage of D-Ala-D-Lac by small molecules: re-sensitizing resistant bacteria to vancomycin. Science 293: 1484–1487
98. Schumann C (2002) Medical, nutritional and technological properties of lactulose. An update. Eur J Nutr 41: I17–I25

5.3 Pharmakologie der Antiinfektiva

R. Stahlmann, K. Riecke

Informationen über die pharmakodynamischen und pharmakokinetischen Eigenschaften eines Medikaments stellen die Basis für jede Arzneimitteltherapie dar – dies gilt auch für die Behandlung mit Antiinfektiva. Schon zu Beginn der modernen antimikrobiellen Chemotherapie, als Gerhard Domagk im Jahr 1932 die heilende Wirkung des Prontosils bei streptokokkeninfizierten Mäusen beobachtete, wurde die mögliche Diskrepanz zwischen In-vitro- und In-vivo-Ergebnissen deutlich: Prontosil ist in vitro antibakteriell nicht wirksam – erst das Sulfonamid, welches durch metabolische Aktivität in vivo entsteht, wirkt antibakteriell. Auch heute gilt, dass die aktivierenden und inaktivierenden Faktoren, die die Wirkung antimikrobieller Wirkstoffe in vivo beeinflussen, berücksichtigt werden müssen, wenn die therapeutischen Möglichkeiten eines Wirkstoffs abgeschätzt werden sollen.

Offen bleibt, wie differenziert pharmakokinetische und pharmakodynamische Informationen sein müssen und wieweit sich durch exaktere pharmakologische Informationen das Therapieergebnis verbessern lässt. Tradionell werden z. B. die minimalen Hemmkonzentrationen (MHK) jenen Konzentrationen gegenübergestellt, die in vivo unter therapeutischen Bedingungen erreicht werden. Aus pragmatischen Gründen wird dabei oft die Konzentration der Antibiotika im Blut bzw. Blutplasma gewählt.

Entscheidend für eine erfolgreiche antiinfektive Therapie ist jedoch die Konzentration am Infektionsort, wobei zahlreiche lokale Faktoren eine Rolle spielen können, durch welche die antimikrobielle Aktivität eines Wirkstoffs erhöht oder reduziert wird (Immunabwehr, pH-Wert, Kationen, Proteine und andere). Bedenkt man diese zahlreichen Einflüsse, die in ihrer Komplexizität nur andeutungsweise verstanden werden, so muss es eher erstaunen, dass die simple Gegenüberstellung von MHK-Werten und Plasmakonzentrationen oftmals die richtigen Hinweise auf therapeutische Wirksamkeit geben.

Es ist verständlich, dass Wissenschaftler aus den Bereichen Infektiologie, Mikrobiologie und Pharmakologie seit Jahrzehnten versucht haben, die Interaktionen zwischen einer antibakteriell wirksamen Substanz und den Erregern am Infektionsort besser zu verstehen und damit die pharmakologischen Grundlagen der Therapie zu optimieren. Die folgenden Forschungsansätze haben dabei im Mittelpunkt gestanden:

Verbesserung der mikrobiologischen Testung, um zu valideren Aussagen über die zu erwartende Wirksamkeit einer Therapie zu kommen,

- Einsatz von Tiermodellen, um die Wissenslücke zwischen den Resultaten der In-vitro-Untersuchungen und den klinischen Untersuchungsansätzen zu füllen,
- Bestimmung der antimikrobiell wirksamen Konzentrationen im Gewebe bzw. in jenen Subkompartimenten, die für den Therapieerfolg relevant sind und
- Berücksichtigung modifizierender Faktoren von seiten der Erreger oder des menschlichen Organismus (Inaktivierung des Wirkstoffs durch enzymatische Einflüsse, Bindung an Proteine etc.).

Diese Bemühungen haben bisher v. a. gezeigt, dass es keine einfache, generell gültige Regel für eine Voraussage der Wirkungen am Infektionsort gibt. Die genauen Zusammenhänge sind sicherlich abhängig von der Art und Wirkungsweise des Antiinfektivums und vom Erreger.

Die zuverlässigsten Daten über die Wirksamkeit einer antiinfektiven Therapie liefert immer noch der klinische Versuch. Allerdings besitzen auch klinische Studien die bekannten Nachteile, und daher ist es sinnvoll, die dort gesammelten Erfahrungen durch pharmakologische Basisdaten zu ergänzen. In dieser Übersicht sollen zunächst einige klassische, klinisch relevante pharmakokinetische Aspekte diskutiert werden, bevor ein Abriss der neueren, integrierten pharmakodynamisch-pharmakokinetischen Überlegungen am Beispiel der β-Laktamantibiotika, der Aminoglykoside und der Fluorchinolone erfolgt.

Pharmakokinetik von Antiinfektiva

Üblicherweise wird die Pharmakokinetik in die Vorgänge der Absorption, Verteilung und Elimination unterteilt; bei der Elimination lassen sich Metabolismus und Exkretion unterscheiden. Unter den Aspekten der praktischen Anwendung spielen v. a. die diversen Möglichkeiten der pharmakokinetisch bedingten Arzneimittelinteraktionen eine Rolle.

Absorption

Neben der intravenösen Verabreichung von antimikrobiell wirksamen Arzneistoffen, die vorwiegend bei der stationären Behandlung schwerer Infektionen zur Anwendung kommt, spielt die orale Gabe von Antibiotika die größte Rolle. Im Vergleich dazu sind die intramuskuläre Injektion oder andere Applikationsarten speziellen Situationen vorbehalten.

Die Absorption aus dem Magen-Darm-Trakt kann durch verschiedene Umstände beeinträchtigt werden. Benzylpenicillin z. B. eignet sich aufgrund der Instabilität im sauren Milieu nicht zur oralen Verabreichung. Hier werden säurefeste Penicilline, wie Penicillin V, bevorzugt. Andere Arzneistoffe, wie die Azole Ketoconazol oder Itraconazol, werden dagegen im Sauren besser resorbiert. Gleichzeitig verabreichte Medikamente, wie mineralische Antazida oder H_2-Antagonisten, die den pH-Wert im Magen anheben, führen daher zu einer verringerten Absorption dieser Antimykotika.

Mineralische Antazida dürfen auch nicht zusammen mit Tetrazyklinen oder Chinolonen verabreicht werden, da beide mit mehrwertigen Kationen Chelatkomplexe bilden können. So kann z. B. die Bioverfügbarkeit von Ciprofloxacin bei gleichzeitiger Einnahme mit dem mineralischen Antazidum Maalox um mehr als 90% reduziert werden. Unter diesen Bedingungen muss mit einem Versagen der antimikrobiellen Therapie gerechnet werden. Dieser Interaktion kommt im ärztlichen Alltag besondere Bedeutung zu, weil mineralische Antazida weit verbreitet sind und der Patient den Arzt über eine gleichzeitige Einnahme in vielen Fällen nicht informieren wird. Ein aktives Nachfragen von seiten des Verordners oder des Apothekers ist daher erforderlich.

Verteilung, Proteinbindung und modifizierende Faktoren am Infektionsort

Die Bindung an Serumproteine kann die Wirkung eines Antibiotikums über verschiedene Mechanismen beeinflussen. Im Serum ist Albumin das Eiweiß, an das die meisten Substanzen binden. Die Bindung erfolgt durch ionische, hydrophobe oder andere Kräfte. Die genaue Bedeutung des Phänomens ist jedoch zum Teil immer noch unklar, obwohl feststeht, dass in vitro – und wahrscheinlich auch in vivo – nur der ungebundene Teil der Substanz zur Wirkung kommt und auch die Gewebegängigkeit der Substanzen durch die Proteinbindung beeinflusst wird.

Das Ausmaß der Proteinbindung ist bei den einzelnen Gruppen von antibakteriell wirksamen Substanzen unterschiedlich. Während die Bindung bei den meisten Fluorchinolonen und auch bei den Aminoglykosiden generell niedrig ist, gibt es innerhalb der β-Laktamantibiotika sehr große Unterschiede. So weisen z. B. die Isoxazolylpenicilline eine relativ hohe Proteinbindungsrate von ca. 95% auf. Bei Bindungsraten von >80% muss aber damit gerechnet werden, dass die Gewebepenetration von Antibiotika reduziert sein kann (Wise 1986).

Daten über die Konzentrationen von Antiinfektiva im Organismus beziehen sich meist auf die Konzentrationen im Blut oder Blutplasma. Von größerer Bedeutung für die antibakterielle Wirksamkeit ist natürlich die Konzentration am Ort der Infektion. Es wird i. allg. angenommen, dass die Konzentrationen eines Antibiotikums am Ort der Infektion höher sein sollten als die minimale Hemmkonzentration des Erregers, um eine zuverlässige antimikrobielle Therapie zu gewährleisten. Dennoch kann, selbst wenn diese Voraussetzung gegeben ist, ein Therapieversagen vorkommen. Andererseits zeigt die klinische Erfahrung, dass, auch wenn die Hemmkonzentrationen nicht erreicht werden, die Infektion geheilt werden kann. Denn subinhibitorische Konzentrationen können beim Erreger Veränderungen bewirken, die es den körpereigenen Abwehrsystemen gestatten, den Mikroorganismus zu eliminieren.

Unter Gewebekonzentrationen wird häufig die Konzentration eines Antibiotikums im homogenisierten Gewebe verstanden. Solche Daten sind mit großer Zurückhaltung zu interpretieren, denn ein homogenisiertes Gewebe hat mit einem funktionsfähigen Gewebe nur wenig gemeinsam. Durch die Homogenisierung werden Enzyme freigesetzt, die zu einer Inaktivierung der Antibiotika führen können; darüber hinaus erfolgt eine Bindung an Protein, wodurch die Aktivität reduziert wird.

Daher hat es sich heute auch durchgesetzt, z. B. die therapeutisch wichtigen Konzentrationen im Lungengewebe differenzierter anzugeben. In der Regel werden die Konzentrationen getrennt für die Mukosa, den Flüssigkeitssaum (»epithelial lining fluid«) und die Alveolarmakrophagen angegeben. Die Angabe der intrazellulären Konzentrationen ist erforderlich, da diese eine wesentliche Voraussetzung für den therapeutischen Erfolg bei Infektionen durch intrazellulär gelagerte Erreger darstellen. Beispiele hierfür sind Infektionen durch Staphylokokken, Legionellen und Chlamydien.

Wichtige Hinweise auf das Ausmaß der Gewebepenetration erhält man durch die Bestimmung des scheinbaren Verteilungsvolumens. Bei diesem pharmakokinetischen Parameter bestehen große Unterschiede sowohl zwischen verschiedenen Antibiotikagruppen; zum Teil existieren auch erhebliche Unterschiede zwischen nahe verwandten Substanzen aus einer Gruppe, wie z. B. bei den Makroliden. Für Azithromycin wurde ein Verteilungsvolumen von 1500 l berechnet, während Werte von 100–150 l für Clarithromycin und noch niedrigere Werte für Roxithromycin angegeben werden. Durch die extreme Anrei-

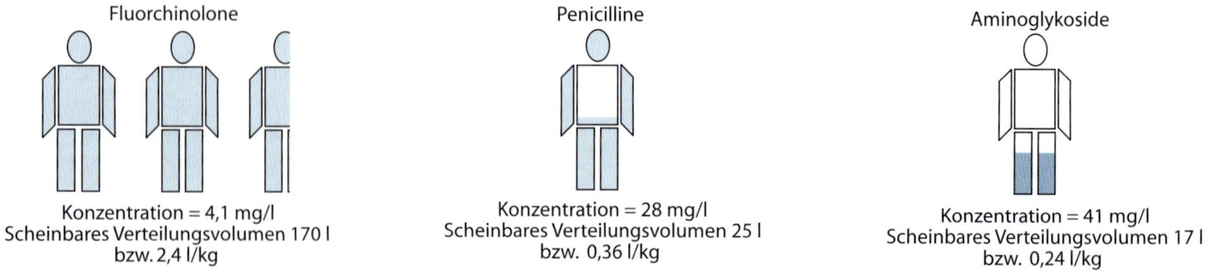

Abb. 5-10. Schematische Darstellung zur Erläuterung verschiedener Verteilungsvolumina von Antibiotika am Beispiel einer Substanz, die einem Patienten mit 70 kg Körpergewicht, entsprechend 70 l, in einer Dosierung von 700 mg verabreicht wird. In diesem Beispiel wären die Plasmakonzentrationen eines Aminoglykosids am höchsten aufgrund des geringen Verteilungsvolumens. Auf der anderen Seite sind die Konzentrationen der Fluorchinolone deutlich niedriger, da sie sich scheinbar in einem Volumen verteilen, das dem Mehrfachen des Körpergewichts entspricht. Dies deutet auf die gute Gewebegängigkeit der Fluorchinolone hin. β-Laktamantibiotika, wie z. B. Penicilline, verteilen sich – ähnlich wie die Aminoglykoside – nur im Extrazellulärraum

cherung von Azithromycin im Gewebe und die lange Verweildauer der Substanz in Phagozyten kann mit dieser Substanz eine Kurzzeittherapie erfolgen.

Generell gilt, dass alle β-Laktamantibiotika und Aminoglykoside eine relativ geringe Gewebegängigkeit aufweisen und ein niedriges Verteilungsvolumen vorliegt (ca. 20 l). Neben den Makroliden weisen v. a. die Fluorchinolone, die Glykopeptide, Clindamycin und Rifampicin eine gute Gewebepenetration auf. In Abb. 5-10 wird beispielhaft das unterschiedliche Verteilungsverhalten von Penicillinen, Aminoglykosiden und Fluorchinolonen dargestellt.

Elimination (Metabolismus, Exkretion)

Viele Antibiotika werden unverändert renal eliminiert. Dazu gehören z. B. die Aminoglykoside und zahlreiche β-Laktamantibiotika. In der Niere kann neben der glomerulären Filtration auch die tubuläre Sekretion eine Rolle spielen, wenn die Arzneistoffe schwach sauren Charakter haben. Bei eingeschränkter oder aufgehobener Nierenfunktion muss die Dosierung zahlreicher Antibiotika und Chemotherapeutika den Gegebenheiten angepasst werden. Falls keine ausreichende Reduktion der Dosis und/oder Verlängerung des Dosierungsintervalls erfolgt, muss mit unbeabsichtigt hohen Plasmakonzentrationen gerechnet werden, die in vielen Fällen zu unerwünschten Wirkungen führen können. Orientierende Hinweise für die Dosierung von Antiinfektiva in Abhängigkeit von der Nierenfunktion gibt Tabelle 5-4. Detailliertere Informationen können aus den »Fachinformationen« der Hersteller entnommen werden oder sind im Internet unter http://www. zct-berlin.de erhältlich.

Das Ausmaß der Niereninsuffizienz lässt sich am besten durch die Abnahme der Kreatininclearance beschreiben. Verschiedene Möglichkeiten stehen zur Verfügung, um aus den Werten der Kreatininkonzentration im Plasma die Kreatininclearance abzuschätzen. Es sind z. B. spezielle Nomogramme für diesen Zweck entwickelt worden, aus denen sich unter Kenntnis des Körpergewichts, des Lebensalters und des Geschlechts des Patienten die Clearance abschätzen lässt, oder es kann die sog. Cockcroft-Formel angewandt werden:

$$\text{Kreatininclearance} = \frac{[140 - \text{Lebensalter (Jahre)}]*\text{Körpergewicht (kg)}\}}{72*\text{Serumkreatinin (mg/dl)}}$$

Eine im klinischen Alltag ausreichende Abschätzung der Kreatininclearance zeigt Tabelle 5-5.

Substanzen mit höherer Lipophilie werden in der Regel in der Leber metabolisiert. Beim Metabolismus lassen sich Phase-I- und Phase-II-Reaktionen unterscheiden. Zu den wichtigsten Phase-I-Reaktionen gehören Dealkylierung, Hydroxylierung, Desaminierung u. a.. Kopplungsreaktionen, wie z. B. die Glukuronidierung, sind typische Phase-II-Reaktionen. Die wichtigsten Enzyme für die Phase I sind die Cytochrom-P450-abhängigen Monooxygenasen (CYP), die sich in der Leber, aber auch in anderen Geweben nachweisen lassen.

Beim Menschen sind heute mehr als 30 verschiedene Cytochrome bekannt, die sich in 20 »Familien« einteilen lassen. Das Enzym CYP3A4 beispielsweise gehört zu Familie 3 und Unterfamilie A, und die Aminosäuresequenz wird auf dem Gen 4 kodiert. Neben diesem für den Arzneimittelmetabolismus so wichtigen Enzym spielen auch CYP2D6, CYP2C, CYP1A2 und CYP2E1 eine Rolle (Rendic u. DiCarlo 1997).

Der Metabolismus kann aus verschiedenen Gründen einer erheblichen individuellen Variabilität unterliegen. Dies hat zum einen genetische Ursachen – ein Phänomen, das als »Polymorphismus« bekannt ist. Darüber hinaus können Monooxygenasen auch durch zahlreiche Fremdstoffe entweder induziert oder gehemmt werden. Zu den bekanntesten Antibiotika mit induzierender Wirkung gehört Rifampicin, das durch eine Induktion von CYP3A4 und anderen Monooxygenasen zahlreiche Arzneimittelinteraktionen verursacht.

Innerhalb einer Gruppe von Antiinfektiva können erhebliche Unterschiede hinsichtlich der induzierenden oder hemmenden Wirkung auf hepatische Monooxygenasen bestehen. Unter praktischen Gesichtspunkten bedeutet auch die Inhibition ein Risiko für Arzneimittelinteraktionen. So hemmen z. B. einige Fluorchinolone die Monooxygenase CYP1A2 und damit den Theophyllinmetabolismus, was zu unerwünschten Wirkungen infolge erhöhter Theophyllinspiegel führen kann. Dies trifft für Pefloxacin, Enoxacin und in geringerem Maße auch für Ciprofloxacin zu. Die neueren Fluorchinolone wie Levofloxacin, Moxifloxacin oder Gatifloxacin weisen ein derartiges Interaktionspotenzial nicht auf.

Auch innerhalb der Makrolide bestehen praktisch wichtige Unterschiede hinsichtlich der Hemmwirkungen auf Monooxygenasen. Erythromycin und Clarithromycin sind potente Inhibitoren des Systems (z. B. CYP3A4), während bei Roxithro-

Tabelle 5-4. Dosisanpassung wichtiger Antiinfektiva bei eingeschränkter Nierenfunktion. (Detaillierte Informationen im Internet unter http://www. zct-berlin.de)

Gruppe	Dosierung bei ausgeprägter Niereninsuffizienz (<20 ml/min)[a]		
Antibiotikum	Dosisreduktion nicht erforderlich	Dosisreduktion erforderlich	Erhebliche Dosisreduktion notwendig
Penicilline			
Amoxicillin		+	
Ampicillin/Sulbactam			+
Flucloxacillin	+		
Penicillin G		+	
Penicillin V	+		
Piperacillin		+	
Ticarcillin Clavulansäure			+
Cephalosporine, Carbapeneme, Monobactame			
Aztreonam			+
Cefazolin		+	
Cefepim			+
Cefotaxim			+
Ceftriaxon	+		
Cefuroxim			+
Imipenem/Cilastatin			+
Loracarbef			+
Meropenem			+
Aminoglykoside[b]	+		
Makrolide			
Azithromycin	+		
Clarithromycin		+	
Erythromycin	+		
Roxithromycin	+		
Fluorchinolone			
Ciprofloxacin		+	
Ofloxacin			+
Levofloxacin			+
Moxifloxacin	+		
Norfloxacin		+	
Sonstige Antibiotika			
Choramphenicol	+		
Clindamycin	+		
Doxycyclin	+		
Teicoplanin			+
Vancomycin			+

[a] Reduktion der Tagesdosis durch Verlängerung des Dosierungsintervalls und/oder niedrigere Einzeldosen.

[b] Bei einer Kreatininclearance von <10 ml/min muss sich die Dosierung der Aminoglykoside an den Serumkonzentrationen orientieren.

Tabelle 5-5. Im klinischen Alltag ausreichende Abschätzung der Kreatininclearance

Kreatininkonzentration im Serum [mg/dl]	Kreatininclearance [ml/min]
<2	>40
2–4	20–40
4–8	10–20

mycin diese Wirkung geringer ausgeprägt ist. Es resultiert ein Interaktionspotenzial mit einer großen Zahl anderer Arzneistoffe, die hepatisch über diesen metabolischen Weg abgebaut werden (Benzodiazepine, Antiepileptika, Mutterkornalkaloide u. a.). Interessanterweise ist bei Gabe des nahe verwandten Azalids Azithromycin bisher keine Inhibition von Cytochromen bekannt geworden, daher bestehen bei der Therapie mit Azithromycin keine entsprechenden Interaktionsrisiken.

Die antiretroviral wirksamen Proteaseinhibitoren werden überwiegend durch die Monooxygenase CYP3A4 abgebaut, jedoch sind auch CYP2D6 und CYP1A2 beteiligt. Durch das ausgeprägte Interaktionspotenzial der Proteaseinhibitoren und der nichtnukleosidischen Hemmstoffe der reversen Transkriptase wird die antiretrovirale Kombinationstherapie in erheblichem Maß erschwert. Neben der Beeinflussung des Metabolismus von anderen Arzneistoffen muss v. a. auch die Interaktion der antiretroviral wirksamen Substanzen untereinander beachtet werden. Die Effekte sind aufgrund der Komplexizität der Wirkungen im Einzelfall nicht vorhersagbar und können nur im Rahmen von gezielten Studien ermittelt werden.

Wenn hinsichtlich der Interaktionen genaue quantitative Angaben gemacht werden, sollte dies nicht darüber hinwegtäuschen, dass diese Wechselwirkungen einer erheblichen interindividuellen Variabilität unterliegen. So können klinisch relevante Interaktionen in Einzelfällen auch bei Medikamenten beobachtet werden, die in Studien nicht zu statistisch signifikanten Interaktionen führten.

Die cytochromvermittelten Arzneimittelinteraktionen spielen nicht nur bei antibakteriell und antiviral wirksamen Substanzen eine Rolle, sondern sie müssen auch bei der Therapie mit Azol-Antimykotika beachtet werden. Dabei ist das Interaktionspotenzial bei den Triazolen, wie Fluconazol und Itraconazol, zwar geringer als bei den Imidazolderivaten (z. B. Ketoconazol), doch führt die Enzymhemmung auch bei Behandlung mit Triazolen durchaus zu klinisch relevanten Interaktionen.

Pharmakokinetisch-pharmakodynamische Betrachtungen

Neben den pharmakokinetischen Fragestellungen und Untersuchungen zur Fage der modifizierenden Faktoren am Infektionsort haben in den vergangenen Jahren v. a. die Aspekte des zeitlichen Verlaufs der antimikrobiellen Wirkung und der Konzentrationen am Infektionsort auf die antibakterielle Wirkung von Antibiotika – im Sinne einer integrierten pharmakodynamisch-pharmakokinetischen Bewertung – Interesse gefunden (Stahlmann u. Lode 1998). Die Abb. 5-11 und 5-12 geben die Zusammenhänge schematisch wieder.

So sind z. B. die Absterberaten der Erreger über die Zeit in erheblichem Maß von der Art des Antibiotikums abhängig, und

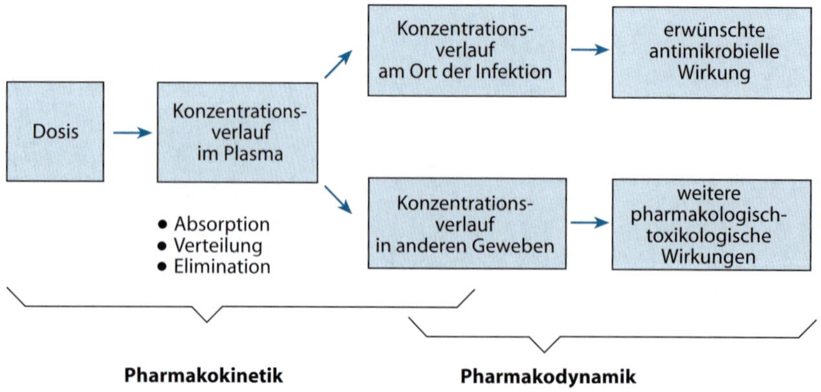

Abb. 5-11. Überblick über die Zusammenhänge zwischen Dosis, Konzentration und Wirkungen von Antiinfektiva. (Mod. nach Craig 1998)

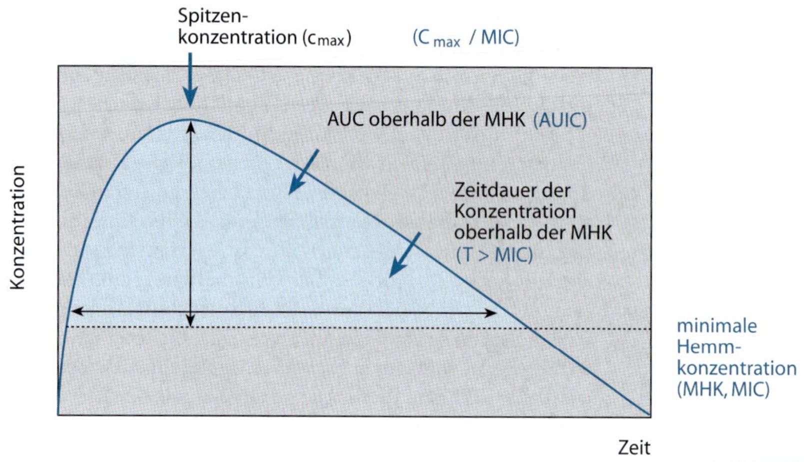

Abb. 5-12. Zusammenhänge zwischen pharmakokinetischen und pharmakodynamischen Parametern. Es lassen sich verschiedene Beziehungen zwischen pharmakokinetischen Parametern und der minimalen Hemmkonzentration (MHK, engl.: MIC = »minimal inhibition concentration«) der Erreger aufstellen, z. B. der Quotient aus der Spitzenkonzentration und der MHK, dem AUC-Wert und der MHK oder der Zeitdauer, während der der Plasmaspiegel oberhalb der MHK liegt

auch nach Entfernung des Antibiotikums aus dem umgebenden Milieu kann eine inhibierende Wirkung beobachtet werden (»postantibiotischer Effekt«), die erheblich von der Art des Antibiotikums und dem individuellen Erreger abhängig ist. Ähnliches gilt für die Fragen nach der Konzentrations- und Zeitabhängigkeit einer bakteriziden Wirkung. Typische Beispiele für je einen dieser Typen sind die β-Laktamantibiotika und die Aminoglykoside.

Bakterizide Wirkung der β-Laktamantibiotika: geringe Konzentrationsabhängkeit

Die antibakterielle Wirkung der β-Laktamantibiotika ist durch eine steile Konzentrations-Wirkungs-Kurve charakterisiert: Eine geringe Erhöhung der Konzentration bewirkt eine deutliche Steigerung der antibakteriellen Wirkung in vitro. Der Bereich der Konzentrationen zwischen der minimal wirksamen und maximal wirksamen Konzentration ist relativ gering, und eine Erhöhung der Konzentrationen über die Schwelle der maximalen Wirkung verbessert die antibakterielle Aktivität nicht mehr im Sinne einer rascheren Abtötung der Erreger. Im Gegenteil, bereits zu Beginn der Antibiotikaära wurde beobachtet, dass extrem hohe Penicillinkonzentrationen zu einer Reduktion der antibakteriellen Wirkung führen können, die aber wohl unter üblichen klinischen Bedingungen nicht relevant ist. Dieses Phänomen ist als sog. »Eagle-Effekt« bekannt geworden (Eagle u. Musselman 1948).

Interessante Ergebnisse wurden in Tierexperimenten ermittelt: Demnach ist die antibakterielle Wirkung der β-Laktamantibiotika in vivo in hohem Maß davon abhängig, für welche Zeitdauer die Spiegel oberhalb der minimalen Hemmkonzentration des Erregers liegen. Im direkten Vergleich war das Therapieergebnis bei Dauerinfusion eines β-Laktamantibiotikums günstiger als bei mehrmals täglicher Verabreichung einzelner Injektionen. Diese Resultate wurden mit verschiedenen Infektionsmodellen erzielt, in denen die Wirkung auf P. aeruginosa oder Enterobacteriaceae untersucht wurde. Auch in mehreren klinischen Studien, z. B. bei neutropenischen Patienten, erwies sich die Dauerinfusion von β-Laktamantibiotika als gut wirksam.

Nach wie vor fehlen Daten aus fundierten klinischen Studien mit einer genügend großen Zahl von Patienten. Die bisherigen, begrenzten Erfahrungen deuten an, dass insbesondere zur Therapie von Infektionen durch gramnegative Bakterien die kontinuierliche Dauerinfusion von β-Laktamantibiotika die optimale Dosierungsstrategie darstellen könnte. Um rasch eine bakterizide Wirkung zu erzielen, ist wahrscheinlich eine hohe Initialdosis günstig. Als Richtgröße ist empfohlen worden, den Anteil des freien, nicht proteingebundenen Antibiotikums am Ort der Infektion etwa 4fach oberhalb der Hemmkonzentration des Erregers zu halten (Craig u. Ebert 1992; Drusano 1995; Craig 1998).

Die Vor- und Nachteile dieses Konzeptes bedürfen aber einer kritischen Evaluation in entsprechenden klinischen Studien. Da aufgrund des geringen toxischen Potenzials der β-Laktamantibiotika nicht mit einer besseren Verträglichkeit zu rechnen ist, bleibt auf der Seite der Vorteile v. a. der ökonomische

Aspekt. Es ist zweifelhaft, ob dieser eher geringe Vorteil die Nachteile, die mit einem neuartigen Dosierungskonzept verbunden sind, rechtfertigen.

Bakterizide Wirkung der Aminoglykoside: ausgeprägte Konzentrationsabhängkeit

Im Gegensatz zu der nur geringen Konzentrationsabhängigkeit der β-Laktambakterizide ist die bakterizide Wirkung der Aminoglykoside in hohem Maß konzentrationsabhängig. Hohe Spitzenkonzentrationen bzw. der Quotient aus Spitzenkonzentration und Hemmkonzentration sind entscheidend für eine optimale antibakterielle Aktivität in vivo. Ein konzentrationsabhängiger »postantibiotischer Effekt« wird bei Aminoglykosiden beobachtet: In vitro kommt es nach Exposition gegenüber einem Aminoglykosid zu einer Hemmung des Erregers für etwa 3–6 h – auch wenn der Wirkstoff aus dem umgebenden Milieu entfernt wurde.

Falls eine Bakterienzelle die erste Exposition gegenüber einem Aminoglykosid überlebt, wird sie in ihrer Funktion für einige Zeit deutlich beeinträchtigt. Bei einer rasch folgenden zweiten Exposition ist die Wirksamkeit des Antibiotikums geringer. Dieses Phänomen wird »transitorische Resistenz« oder »first-exposure-effect« genannt. Aus diesen Erkenntnissen folgt, dass eine einmalige hohe Dosis wirksamer sein kann als mehrere rasch aufeinanderfolgende Gaben. Tierexperimentell konnte diese Überlegung bestätigt werden: Wenn eine bestimmte Dosis einmal täglich gegeben wurde, war sie bei infizierten Tieren gleich wirksam oder wirksamer, als wenn die gleiche Dosis auf mehrere Einzelgaben verteilt wurde.

Diese Erkenntisse stellen eine von zwei wichtigen Voraussetzungen für das Konzept der »Einmal-täglich-Dosierung« dar, das sich heute bei einer Aminoglykosidtherapie weitgehend durchgesetzt hat und das in Kap. 5.3.5 (»Aminoglykoside«) weiter erläutert wird. Der zweite wichtige Aspekt betrifft die Toxizität, die eher durch die Zeitdauer der Einwirkung bzw. die Talspiegel als durch die Spitzenspiegel bestimmt wird (s. Kap. 5.3.5 »Aminoglykoside«).

Fluorchinolone

Trotz unterschiedlicher Mechanismen zeigen die antibakteriellen Wirkungen der Aminoglykoside und die der Fluorchinolone einige Gemeinsamkeiten: Die Bakterizidie erfolgt rasch und weist eine ausgeprägte Konzentrationsabhängigkeit auf. Bereits Ende der 1980er-Jahre konnte in vitro gezeigt werden, dass bei einem Verhältnis von mindestens 10:1 der Fluorchinolonkonzentration zur minimalen Hemmkonzentration eines Erregers der bakterizide Effekt optimal ist. Bei einem geringeren Quotienten kam es nicht zu einer totalen Eradikation, weil offenbar resistente Mutanten nicht gehemmt und damit selektiert wurden. Diese Ergebnisse stimmen gut mit den Erkenntnissen überein, nach denen die Empfindlichkeit eines Erregers durch Mutationen etwa um den Faktor 4–8 reduziert wird. Nur wenn die wirksamen Konzentrationen in vivo die Hemmkonzentrationen um mindestens den Faktor 10 übersteigen, ist auch die Beseitigung dieser resistenten Mutanten gewährleistet (Blaser et al. 1987).

Bei neutropenischen Ratten mit Pseudomonassepsis konnte gezeigt werden, dass die Einmal-täglich-Gabe von 80 mg Lomefloxacin/kgKG signifikant wirksamer war als die 2-malige Gabe von 40 mg/kgKG oder die 4-malige Gabe von 20 mg/kgKG. Bei der Behandlung mit einer hohen Einzeldosis lag die Spitzenkonzentration im Plasma etwa 20fach über der Hemmkonzentration des Erregers. Bei Gabe der niedrigeren Dosierungen lagen die maximalen Konzentrationen weniger als 10fach oberhalb der Hemmkonzentrationen, damit bestand ein größeres Risiko für die Selektion resistenter Mutanten (Drusano et al. 1993).

Untersucht man die Korrelationen zwischen der Überlebensrate der Tiere in diesem Sepsismodell und verschiedenen pharmakodynamisch-pharmakokinetischen Variablen, so zeigt sich eine gute Korrelation mit allen untersuchten Quotienten, die sich aus der minimalen Hemmkonzentration (MHK) und der Spitzenkonzentration (c_{max}/MHK), dem AUC-Wert (AUC/MHK) oder der Zeitdauer, während der die Chinolonkonzentration oberhalb der Hemmkonzentration lag (Zeit oberhalb MHK), bilden lassen. Das Ergebnis zeigt, dass die einzelnen pharmakokinetischen Variablen eng miteinander zusammenhängen und einzelne Assoziationen nicht überinterpretiert werden dürfen (Drusano et al. 1993).

Die bisher vorliegenden klinischen Studien, in denen diese Zusammenhänge näher untersucht wurden, sind nicht ausreichend, um zu eindeutigen Aussagen zu kommen. Die Daten aus der Arbeitsgruppe von Schentag sind oft zitiert und diskutiert worden, doch ist eine generelle Gültigkeit der publizierten Befunde zweifelhaft. Demnach ist ein AUIC-Wert (Quotient AUC/MIC bzw. MHK) von mehr als 125 anzustreben, um zu optimalen klinischen Ergebnisseen zu gelangen. In der zugrundeliegenden Arbeit über die klinische Wirksamkeit von Ciprofloxacin bei schwerkranken Patienten erwies sich ein Wert von <125 für diesen Quotienten als ungünstig. Nur etwa 40% der Patienten wurden »geheilt«, während eine Erfolgsrate von etwa 80% bestand, wenn der Wert doppelt so hoch war (Forrest et al. 1993a, b).

Einschränkend muss jedoch festgestellt werden, dass in dieser Studie die Daten von insgesamt nur 64 Patienten ausgewertet wurden. Angesichts der zuvor erwähnten engen Zusammenhänge von Spitzenkonzentration, der AUC und des Zeitintervalls oberhalb der MHK lässt sich aus diesen Daten nicht eindeutig ableiten, welcher Parameter wirklich der entscheidende ist. Wichtig ist v. a., dass das Dosisintervall in dieser Studie immer gleich war. Unter dieser Voraussetzung lässt sich nicht unterscheiden, welche pharmakokinetische Variable die entscheidende ist, denn in Abhängigkeit von der Dosierung ändern sich alle gleichzeitig.

Bisher liegen – im Gegensatz zu den Untersuchungen mit Aminoglykosiden – keine Studien mit Chinolonen vor, in denen verschiedene Dosierungsregimes vergleichend untersucht wurden. Ein wichtiger Aspekt, der bei den Aminoglykosiden zum Konzept der »Einmal-täglich-Dosierung« geführt hat, besteht in den Besonderheiten der aminoglykosidinduzierten toxischen Wirkungen, die nicht wesentlich vom Spitzenspiegel abhängig sind. Ähnliche Zusammenhänge sind bei den Chinolonen nicht bekannt. Angesichts des neurotoxischen Potenzials der Fluorchinolone scheint eine Einmalgabe sehr hoher Dosierungen aber eher mit dem Auftreten von unerwünschten Wirkungen assoziiert zu sein, so dass offenbar bei den meisten Chinolonen kein wesentlicher Dosierungsspielraum für höhere Einzeldosen besteht.

Fazit für die Praxis

Zur Abschätzung der therapeutischen Möglichkeiten einer antimikrobiell wirksamen Substanz reichen einfache In-vitro-Daten, wie z. B. die minimalen Hemmkonzentrationen, nicht aus. Unter In-vivo-Bedingungen kommen zahlreiche aktivierende und inaktivierende Einflüsse zum Tragen, die in ihrer Komplexizität heute aber erst andeutungsweise verstanden werden. Neben den modifizierenden Faktoren am Infektionsort haben v. a. die Aspekte des zeitlichen Verlaufs der antimikrobiellen Wirkung von Antibiotika ein besonderes wissenschaftliches Interesse gefunden.
Typische Beispiele für unterschiedliche Typen einer bakteriziden Wirkung sind die β-Laktamantibiotika (Zeitabhängigkeit) und Aminoglykoside (Konzentrationsabhängigkeit). Um die Risiken einer Therapie mit Antiinfektiva zu minimieren, müssen die Einflüsse veränderter Organfunktionen (Niere, Leber) und mögliche Arzneimittelinteraktionen berücksichtigt werden.

Literatur zu Kap. 5.3

Blaser J, Stone BB, Groner MC, Zinner SH (1987) Comparative study with enoxacin and netilmicin in a pharmacodynamic model to determine importance of ratio of antibiotic peak concentration to MIC for bacterial activity and emergency of resistance. Antimicrob Agents Chemother 31: 1054–1070

Cockcroft DW, Gault MH (1976) Prediction of creatinine clearance from serum creatinine. Nephron 16: 31–41

Craig WA, Ebert SC (1992) Continuous infusion of β-lactam antibiotics. Antimicrob Agents Chemother 36: 2577–2583

Craig, WA (1998) Pharmacokinetic/pharmacodynamic parameters: rationale for antibacterial dosing of mice and man. Clin Inf Dis 26: 1–12

Drusano GL, Johnson DE, Rosen M, Standiford HC (1993) Pharmacodynamics of a fluoroquinolone antimicrobial agent in a neutropenic rat model of Pseudomonas sepsis. Antimicrob Agents Chemother 37: 483–490

Drusano GL (1995) Pharmacology of anti-infective agents. In: Mandell GL, Bennett JE, Dolin R (eds) Mandell, Douglas and Bennett's principles and practice of infectious diseases, 4th edn. Churchill Livingstone, New York Edinburgh London, pp 225–233

Eagle H, Musselman AD (1948) The rate of bactericidal action of penicillin in vitro as a function of its concentration and its paradoxically reduced activity at high concentrations against certain organisms. J Exp Med 88: 99–131

Forrest A, Ballow, CH, Nix DE, Birmingham MA, Schentag JJ (1993a) Development of a population pharmacokinetic model and optimal sampling strategies for intravenous ciprofloxacin. Antimicrob Agents Chemother 37: 1065–1072

Forrest A, Nix DE, Ballow, CH, Goss, TF, Birmingham MA, Schentag JJ (1993b) Pharmacodynamics of intravenous ciprofloxacin in seriously ill patients. Antimicrob Agents Chemother 37: 1073–1081

Rendic S, Di Carlo FJ (1997) Human cytochrome P450 enzymes: a status report summarizing their reactions, substrates, inducers, and inhibitors. Drug Metab Rev 29: 413–580

Stahlmann R, Lode H (1998) Concentration-effect relationship of the fluoroquinolones. In: Kuhlmann J, Dalhoff A, Zeiler HJ (eds) Handbook of experimental pharmacology, vol 127. Quinolone antibacterials. Springer, Berlin Heidelberg New York Tokyo, pp 407–420

Wise R (1986) The clinical relevance of protein binding and tissue concentrations in antimicrobial therapy. Clin Pharmacokinet 11: 470–482

5.3.1 Penicilline

D. Adam

5.3.1.1 Historisches

Im Jahr 1928 entdeckte Alexander Fleming in einer Staphylokokkenkultur, auf der ein Pilz angewachsen war, dass sich um denselben herum ein Hemmhof ausgebildet hatte, d. h. die Staphylokokken waren im näheren Umgebungsbereich des Pilzes auf der Platte nicht angewachsen bzw. in ihrer Vermehrung gehemmt worden. Bei diesem i. allg. als Verunreinigung auf einer bakteriellen Kulturplatte beobachteten Pilzwachstum handelte es sich um Penicillium notatum, welches ein antimikrobiell wirksames Agens produzierte, das er »Penicillin« nannte.

Die Herstellung genügender Mengen von Penicillin in gereinigter Form gelang Ende der 1930er Jahre, sodass erst danach mit klinischen Studien begonnen werden konnte. Seitdem wurden zahlreiche Penicillinderivate entdeckt bzw. entwickelt, von denen die derzeit aktuellen Verbindungen in der ◻ Tabelle 5-6 dargestellt sind. Diese Entwicklung wurde im Wesentlichen möglich durch die synthetische Herstellung des Penicillingrundkörpers, der 6-Amino-Penicillansäure Mitte der 1950er Jahre.

5.3.1.2 Chemie

Die Grundstruktur aller Penicilline besteht aus einem Thiazolidin- mit einem verbundenen β-Laktamring und einer Seitenkette (◻ Abb. 5-13). Durch Veränderung dieser Seitenkette gelang es, antibakterielle Wirkungsspektren, Stabilität gegenüber β-Laktamasen und pharmakologische Eigenschaften der entstandenen Verbindungen zu verändern.

5.3.1.3 Wirkungsweise

Penicilline wirken bakterizid und hemmen die Synthese der Mukopeptide in der Zellwand sich vermehrender Mikroorganismen. Zahlreiche Bakterien sind in der Lage, durch Bildung von Enzymen, nämlich sog. β-Laktamasen (Penicillinasen), Penicilline abzubauen, d. h. das Molekül zu hydrolisieren und dadurch gegen bestimmte Penicilline resistent zu sein. So sind 80% der Staphylokokkenstämme penicillinresistent. β-Laktamase kann jedoch auch in Anwesenheit kleiner Penicillinkonzentrationen induziert werden.

Eine weitere Form der Resistenz gegenüber β-Laktamantibiotika entsteht durch Veränderungen an den Targets für diese Substanzen. Dieser Mechanismus, »intrinsic resistance«, wurde z. B. bei der Therapie von P.-aeruginosa-Infektionen festgestellt und ist wahrscheinlich auch verantwortlich für die Oxacillin-(= Methicillin-)resistenz der Staphylokokken.

Das Phänomen der Toleranz beruht wohl auf einer Veränderung im Zellwandaufbau, wodurch Penicillin unzureichend in die Keime penetriert. Tolerante Bakterien besitzen zwar eine MHK im sensiblen Bereich, ihre MBK liegt jedoch unverhältnismäßig hoch. Das normale MBK-MHK-Verhältnis von 2:4 ist dann um ein Vielfaches gesteigert.

Die Resistenzsituation von Penicillin G ist örtlich verschieden. So schwankt die Häufigkeit der primären Resistenz bei Staphylokokken zwischen 30 und 90%, bei Pneumokokken und

Tabelle 5-6. Verschiedene Penicilline, β-Laktamaseinhibitoren und andere β-Laktamantibiotika

Freiname	Applikationsart	Handelsname (Auswahl)
Schmalspektrumpenicilline		
Penicillin G	Parenteral (i.v., i.m.)	Penicillin G (Hoechst), Penicillin »Göttingen«, Penicillin »Grünenthal«
Penicillin V oral		Antibiocin, Arcasin, Beromycin, Durapenicillin, Isocillin, Ispen-oral, Megacillin, Ospen, Penicillin V ratiopharm, Pencompren, Penicillat, Penicillin-Heyl oral, Penicillin V Stada, P-Mega-Tablinen
Propicillin	Oral	Baycillin, Oricillin
Penicillinasefeste Penicilline (Isoxazolylpenicilline, sog. Staphylokokkenpenicilline)		
Oxacillin	Oral, parenteral	Stapenor
Dicloxacillin	Oral, parenteral	Dichlor-Stapenor
Flucloxacillin	Oral, parenteral	Staphylex
Penicilline mit erweitertem Wirkungsspektrum (Aminopenicilline, Aminopenicillin-Ester)		
Ampicillin	Oral, parenteral	Amblosin, Ampicillat, Ampicillin-Stada, Ampicillin-TAD, Ampicillin-Wolff, Ampicillin 1 g ratiopharm, Ampi-Tablinen, Duraampicillin, Binotal, Penbristol
Amoxicillin	Oral, parenteral	Amoxi-Tablinen, Amoxillin-ratiopharm, Amoxillin-Stada, Amoxillat, Amoxi-Wolff, Amoxy-Diolan, Amoxypen, Clamoxyl, Cuxacillin, dura-AX, Sigamopen, Silamox, Zamocillin
Breitspektrumpenicilline		
– Carboxypenicilline (»Carbenicillintyp«)		
Carbenicillin	Parenteral	In Deutschland nicht mehr im Handel
Ticarcillin	Parenteral	Aerugipen
– Acylaminopenicilline		
Mezlocillin	Parenteral	Baypen
Piperacillin	Parenteral	Pipril
β-Laktamaseinhibitoren		
Clavulansäure	Parenteral, oral	Augmentan (mit Amoxicillin), Betabactyl (mit Ticarcillin)
Sulbactam	Parenteral	Unacid (mit Ampicillin)
Tazobactam	Parenteral	Tazobac (mit Piperacillin)

Gonokokken ist sie in Deutschland noch gering, aber im Zunehmen begriffen. Penicillinresistente Pneumokokkenstämme, bisher in hohem Maße beispielsweise in Spanien, Frankreich, Ungarn und anderen Ländern beobachtet, sind auch oft gegenüber Tetracyclinen, Chloramphenicol, Erythromycin und Clindamycin, z. T. auch gegen Rifampicin resistent.

Resistenzentwicklungen während der Therapie sind allerdings selten und erfolgen langsam.

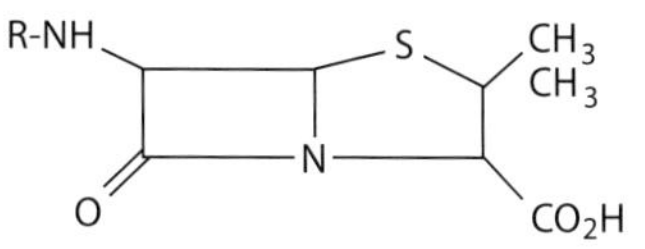

Abb. 5-13. 6-Aminopenicillansäure, Grundgerüst der Penicilline

5.3.1.4 Penicillin G

Antibakterielles Wirkungsspekturm

Grampositive Kokken (mit Ausnahme der penicillinasebildenden Stämme von S. aureus und der Enterokokken), grampositive Stäbchenbakterien, gramnegative Kokken, Aktinomyceten und Spirochäten (Treponemen, Borrelien und Leptospiren) werden erfasst (Tabelle 5-7).

Klinische Pharmakologie

Penicillin G ist nicht magensäurestabil und daher nicht oral applizierbar. Nach i.m.-Gabe werden maximale Blutspiegel binnen 30 min erreicht. Die Verteilung nach i.m.- oder i.v.-Gabe erfolgt im gesamten Organismus, wobei z. B. in Leber, Galle und Niere Gewebespiegel erreicht werden, die den Serumwerten entsprechen oder darüber liegen können.

Die Diffusion von Penicillin G in den Liquor ist gering und liegt bei nichtentzündeten Meningen bei 1–2% der Serumwer-

Tabelle 5-7. Minimale Hemmkonzentrationen (µg/ml-Bereich) verschiedener Schmalspektrumpenicilline

Erreger	Penicillin G	Penicillin V	Oxacillin	Dicloxacillin
S. aureus				
– Penicillinasenegativ	0,006–0,4	0,006–0,08	0,1–3,1	0,05–0,3
– Peniciilinasepositiv	12,4–>200	6,3–>100	0,2–6,3	0,05–0,8
S. epidermidis				
– Penicillinasenegativ[a]	0,02–0,04	0,02–0,04	0,2	0,2
– Penicillinasepositiv[a]	>100	>100	0,4	0,4
A-Streptokokken	0,0008–0,2	0,0015–3,2	0,04–0,1	0,006–0,2
B-Streptokokken	0,005–00,4	0,0015–3,2	0,04–0,1	0,006–0,2
S. viridans	0,01–0,1	0,01–0,1	0,1–3,1	0,01–1,6
S. faecalis	1,6–2,5	6,0	>100	>100
S. pneumoniae	0,0015–0,5	0,0015–0,5	0,04–0,2	0,01–0,2
N. gonorrhoeae	0,005–0,4	0,001–3,2	8–12	8–12
N. meningitidis	0,02–02	0,08–3,2	4,0–8,0	4,0–8,0
H. influenzae	0,05–6,3	0,2–16	25–50	25–50
E. coli	12,5–>400	50–>400	>100	>100
L. monocytogenes	0,2	–	1,25	–

[a] Zahlreiche Stämme sind resistent gegen alle Penicilline.

te. Bei Meningitis sind die Liquorspiegel erhöht und erreichen Werte bis zu 20% der Plasmakonzentration in den ersten Tagen der Meningitis. Mit der Rückbildung der Entzündung nimmt die Diffusion in den Liquor wieder ab.

Penicillin G wird hauptsächlich über die Niere weitgehend unverändert ausgeschieden. Nur eine geringe Menge wird in der Leber zu Penicilloinsäure metabolisiert und ein geringer Teil der aktiven Substanz in die Galle sezerniert. Obwohl Penicillin G nur mäßig die Plazenta passiert, werden im fetalen Kreislauf und im Fruchtwasser therapeutisch wirksame Spiegel erreicht.

Depotpenicilline

Wegen der raschen Elimination von Plenicillin G wurden »Depotpenicilline« entwickelt. Dies wurde möglich durch eine Salzbildung mit organischen Basen. Diese Salze sind schwer wasserlöslich und werden nach i.m.-Gabe langsam resorbiert.

Hierzu gehören Procain-Penicillin G und Benzathinpenicillin. Benzathinpenicillin führt zu niedrigeren, aber länger anhaltenden Serumspiegeln als Procain-Penicillin oder wässriges Penicillin G. So sind z. B. noch 3–4 Wochen nach einer i.m.-Gabe nachweisbare Plenicillinkonzentrationen vorhanden. Die gleichzeitige Verabreichung von Procain-Penicillin (300.000 IE) und Benzathinpenicillin (900.000 IE) führt bei Kindern zu höheren Serumkonzentrationen über 24 h als Benzathinpenicillin allein, die Spiegel nach 5–30 Tagen sind aber ähnlich.

Die Injektion der Depotpenicilline kann schmerzhaft sein.

Clemizol-Penicillin G ist ein anderes Depotpräparat. Es kann als Antihistaminikum zur Sedierung beitragen.

5.3.1.5 Oralpenicilline

»Oralpenicilline« haben ein dem Penicillin G vergleichbares Wirkungsspektrum.

- Phenoxymethylpenicillin (Penicillin V) ist säurestabil und wird enteral gut (etwa zu 60%) resorbiert. Die gleichzeitige Gabe von Nahrung reduziert die Serumspitze um etwa 1/3, aber nicht die resorbierte Gesamtmenge. Um möglichst hohe Wirkspiegel zu erreichen, sollte Penicillin V 1 h vor der Mahlzeit verabreicht werden.
- Propicillin ist ein Phenoxypropylpenicillin mit einer besseren Säurestabilität als Penicillin V. Gegen Penicillinasen ist es stabiler als Penicillin G und V. Trotz einer geringeren Wirkungsintensität werden aufgrund der guten Resorption (im Vergleich zu Penicillin V) recht hohe Serumwerte erreicht, sodass im Endeffekt bei gleicher Dosis eine vergleichbare Wirksamkeit resultiert. Die maximalen Blutspiegel werden nach etwa 60 min erreicht.

5.3.1.6 Penicillinasestabile Penicilline

Wirkungsweise und Substanzen

Ein Mangel der oralen und parenteralen Penicilline ist ihre Instabilität gegenüber Penicillinasen. Etwa in der Mitte der 1960er Jahre gelang die Entwicklung der sog. Isoxazolylpenicilline, die für Penicillinasen kaum noch angreifbar sind. Hierzu gehören Methicillin (in der angelsächsischen Literatur häufig als Vertreter der ganzen Gruppe genannt) und die Oxacilline (Oxa-, Dicloxa-, Flucloxacillin). Ihr Vorteil liegt in ihrer guten Wirksamkeit gegen penicillinasebildende Staphylokokken.

Wirkungsspektrum

Der Effekt auf S. epidermidis, Penicillin-G-empfindliche Staphylokokken, Streptokokken, Pneumokokken und andere grampositive Keime ist bei Methicillin nur 1/50 und bei den Isoxazolylpenicillinen nur 1/10 so stark wie bei Penicillin G. Sie sind daher für die Therapie von Infektionen durch diese Erreger nicht geeignet (s. Tabelle 5-7).

Auch gegen diese Penicilline können Staphylokokken Resistenzen entwickeln (bei im Krankenhaus isolierten Stämmen liegt der Anteil der sog. MRSA bei etwa 5–30%). Zwischen den einzelnen Isoxazolylpenicillinen besteht Parallelresistenz, die sich auch auf Cephalosporine erstrecken kann.

Tabelle 5-8. Pharmakokinetische Daten der Isoxazolpenicilline

Substanz	Applikationsart	Dosis	Resorption	Serum-Spitzenwert [µg/ml]	Zeit [h]	Eiweißbindung (%)	Verteilungsvolumen	Clearance	$t^1/_2$ normale Nierenfunktion [h]	$t^1/_2$ Anurie [h]	Patient
Methicillin[a]	i.m.	25 mg/kg KG	–	25–28	0,5–1,0	–	0,37–0,5 l/kg KG	27–128 ml/min 1,73 m^{-2}	0,8–3,3	–	Früh- und Reifgeborene 1.–30. Lebenstag
Oxacillin	p.o. i.m.	500 mg 20 mg/kg KG	30	5–6 47–54	0,5–1,0 1,0	91	0,19 l/kg KG		0,4–0,7 1,2–1,6	0,5–1,0	Erwachsene Frühgeborene
Cloxacillin	p.o.	500 mg	50	7–14	0,5–1,0	93	6,55 l	155 ml/min	0,6	9,8	Erwachsene
Dicloxacillin	p.o.	500 mg	50	15–18	0,5–1,0	97	5,99 l	110 ml/min	0,8	1–1,5	Erwachsene

[a] Methicillin ist in Deutschland nicht im Handel, gilt aber in den USA als Vergleichsstandard.

Klinische Pharmakologie

Tabelle 5-8 enthält Angaben zur Pharmakokinetik dieser Substanzen. Bei Nüchterngabe, d. h. etwa 1 h vor und 2–4 h nach der Mahlzeit, erfolgt eine bessere Resorption als bei gefülltem Magen. Maximale Blutspiegel werden nach 0,5–1 h erreicht. Für eine parenterale Therapie sind Flucloxacillin sowie Oxacillin besser geeignet.

Die Isoxazolylpenicilline haben eine hohe Eiweißbindung (90–97%). Sie penetrieren nicht ausreichend genug in den Liquor cerebrospinalis, um z. B. damit eine Staphylokokkenmeningitis zu behandeln. Sie penetrieren dagegen in die Synovial- und Pleuraflüssigkeit recht gut.

5.3.1.7 Penicilline mit erweitertem Wirkungsspektrum

Zu den Aminopenicillinen gehören Ampicillin, die Ampicillinester und Amoxicillin. Sie haben ein erweitertes Wirkungsspektrum (auch bei gramnegativen Keimen) und sind parenteral und oral anwendbar. Nachteilig ist die mangelnde β-Laktamasenstabilität, eine Eigenschaft, die jedoch für alle weiteren Penicilline mit erweitertem Spektrum bzw. auch für die Breitspektrumpenicilline gilt.

Ampicillin

Wirkungsspektrum

Ampicillin (α-Aminobenzylpenicillin) erfasst in unterschiedlichem Maße auch gramnegative Keime (Tabelle 5-9). H. influenzae besitzt eine hohe Empfindlichkeit gegenüber dieser Substanz. Die Resistenzrate dieses Erregers beträgt zzt. in Deutschland 3–5%, die von P. mirabilis 60–85%, und die von P. vulgaris 30–35%. Salmonella typhi spricht meist gut auf Ampicillin an, während andere Salmonellen- und Shigellenarten unterschiedlich empfindlich sind. E. coli sind meist resistent.

Primär resistent sind neben den penicillinasebildenden Keimen (z. B. Staphylokokken und manche Stämme von E. coli) Enterobacter, Klebsiella, verschiedene Proteusarten und P. aeruginosa. Gegen einige grampositive Keime liegt die Wirkung von Ampicillin deutlich unter derjenigen von Penicillin G. (z. B. Strepto- und Pneumokokken), gegen andere grampositive Keime, insbesondere gegen Enterokokken, ist es z. T. nicht nur wesentlich wirksamer als die übrigen Penicilline, sondern auch als Chloramphenicol und Tetracycline. Ampicillin hat eine größere Aktivität gegen Listerien als Penicillin G.

Klinische Pharmakologie

Obwohl säurestabil, ist die enterale Resorption von Ampicillin unvollständig und schwankt zwischen 30 und 50%. Durch gleichzeitige Nahrungsaufnahme wird sie beeinträchtigt. Die i.m.-Gabe führt binnen 60 min zu etwa doppelt so hohen Serumwerten wie nach oraler Gabe (s. auch Tabelle 5-10). Ampicillin zeigt eine gute Gewebediffusion, jedoch eine relativ geringe Liquorgängigkeit (ähnlich wie Penicillin G). Bei Meningitis ist die Liquordiffusion besser. Spitzenwerte im Liquor werden etwa 3–7 h nach der i.v.-Gabe erreicht. Ampicillin verteilt sich auch im Exsudat bei akuter Otitis media in ausreichenden Konzentrationen.

Die Urinausscheidung liegt nach 24 h bei 20–30% der oralen und ca. 60% der i.v.-Dosis. Darüber hinaus erfolgt die Ausscheidung auch mit Galle und Stuhl. Ampicillin verteilt sich relativ gleichmäßig im Körper. Es passiert die Plazenta und kann im fetalen Serum und in der Amnionflüssigkeit nachgewiesen werden.

Amoxicillin

Amoxicillin ist das Hydroxyderivat des Ampicillins und mit dessen Wirkungsspektrum identisch. Es kann oral und parenteral verabreicht werden. Im Gegensatz zu Ampicillin wird es enteral fast vollständig resorbiert. Eine Beeinträchtigung durch Nahrung erfolgt nicht. Parenteral angewandt, besitzt es gegenüber Ampicillin keinen Vorteil (Tabelle 5-9).

Ampicillinester

Zur Verbesserung der enteralen Resorption des Ampicillins wurden die Ampicillinester Pivampicillin und Bacampicillin (Etoxycarbonyloxy-Ethylester) synthetisiert. Die Ester werden im Körper rasch zu Ampicillin hydrolisiert. Sie sind etwas besser fettlöslich als Ampicillin und werden dadurch enteral leichter resorbiert. Die Serumspitzenwerte nach Gabe der Ester liegen etwa 2-mal so hoch wie diejenigen nach Applikation der

Tabelle 5-9. Minimale Hemmkonzentrationen (µg/ml-Bereich) verschiedener Penicilline mit erweiterter bzw. Breitspektrumaktivität

Erreger	Ampicillin/ Amoxicillin	Amoxicillin-Clavulansäure	Ticarcillin	Mezlocillin	Piperacillin
S. aureus					
– Penicillinasenegativ	0,05–0,8	0,06–8,0	1,2	0,8	0,8
– Penicillinasepositiv	3,1–>100	0,06–8,0	resistent	resistent	resistent
S. pyogenes	0,01–0,04	0,01–0,04	0,5–4,0	0,03–0,10	0,03–0,10
B-Streptokokken	0,02–0,2		2–4	0,025–0,10	0,025–0,10
S. viridans	0,04–1,6		0,2	1,2	1,2
S. faecalis	0.12–12,5	0,5–8,0	64	1,0–2,0	2.0–8.0
S. pneumoniae	0,01–0,10	0,12–0,25	0,06–0,25	0,06–0,12	0,02–0,12
N. gonorrhoeae	0,02–32	0,1	0.03–3,2	0,01–2,0	0,01–2,0
N. meningitidis	0,01–0,10	0,06–0,12	0,1	0,05	0,05
H. influenzae					
– β-Laktamasenegativ	0,01–5,0	0,06–2,0	0,5–8,0	0.25–2,0	0,25–2,0
– β-Laktamase positiv	Resistent	0,5–2,0	Resistent	Resistent	Resistent
E. coli	1,0–>64	1,0–>64	2–>128	0,5–>128	0,5–128
L. monocytogenes	0,08–0,64	–	2,5	1,25	1,25
K. pneumoniae	1,25–>100	4,0–16,0	64–>128	4–>128	2–>128
P. mirabilis	0,5–4,0	0,5–16	0.5–16	0,5–16	0,5–16
Enterobacter cloacae	Resistent	2–>64	2–>128	2–>128	1–>128
Pseudomonas sp.	Resistent	Resistent	2–>128	2–>128	1–>128
Salmonella	4–>128	4,0	4–128	4–128	4–128
Shigella	0,5–>250	4,0			

Muttersubstanz. Die Indikationsbereiche von Pivampicillin und Bacampicillin sind mit denen des Ampicillins identisch.

Breitspektrumpenicilline

Hierzu gehören die Carboxypenicilline (Ticarcillin) und Acylaminopenicilline (Acylureidopeincilline: Mezlocillin, Piperacillin; Tabelle 5-9).

Carboxypenicilline

Carbenicillin ist als ältester Vertreter der Gruppe in der Bundesrepublik Deutschland nicht mehr im Handel.

Antibakterielles Wirkungsspektrum

Es ist demjenigen des Ampicillins ähnlich (s. Tabelle 5-9). Die Carboxypenicilline haben eine geringere Aktivität gegenüber grampositiven Keimen als Penicillin G oder Ampicillin und werden ebenfalls durch β-Laktamasen inaktiviert. Gramnegative Mikroorganismen, z. B. E. coli, P. mirabilis, P. vulgaris, einige Enterobacteriaceae sowie Salmonellen, Shigellen und einige Serratien sind empfindlich, Klebsiellen dagegen resistent. Ampicillin ist aktiver gegen H. influenzae und L. monocytogenes als die Carboxypenicilline. Einige Stämme von B. fragilis sind resistent gegenüber Ticarcillin, dagegen sind grampositive anaerobe Erreger meist empfindlich.

Klinische Pharmakologie

Carbenicillin und Ticarcillin sind nicht säurestabil und können daher nicht oral verabreicht werden. Enteral erfolgt keine Resorption.Carboxypenicilline penetrieren unzureichend in den Liquor cerebrospinalis. Sie haben bei eingeschränkter Nierenfunktion eine verlängerte Eliminationshalbwertszeiten (13–16 h).

Acylaminopenicilline (Acylureidopenicilline)

- Mezlocillin und Piperacillin sind vom Ampicillin abgeleitete Derivate (zur Pharmakokinetik s. Tabelle 5-10). Ein wesentlicher Vorteil gegenüber Amino- und Carboxypenicillinen liegt in der deutlich stärkeren Wirkung bei gramnegativen Bakterien (Tabelle 5-9). Jedoch sind auch die Acylamino-Penicilline nicht β-laktamasenstabil. Sie sind aktiv gegen grampositive und gramnegative Keime und erreichen auch P. aeruginosa. 40–60% der Klebsiellen sind resistent. Die Ureidopenicilline haben auch Wirksamkeit gegen einen größeren Anteil von Enterobacteriaceae, P. mirabilis, indolpositive Proteusstämme, Serratia und Citrobacter diversus.
Zahlreiche andere jedoch sind resistent. Die Ureidopenicilline haben eine gute Aktivität gegenüber grampositiven Erregern, die keine β-Laktamase produzieren. Penicillin G ist hier aber wesentlich aktiver. Ureidopenicilline sind ebenso aktiv wie Penicillin G gegenüber Pneumokokken und Streptokokken der Gruppe D. Auch B. fragilis ist meist empfindlich.
- Mezlocillin hat ein erweitertes Ampicillinspektrum und eignet sich zur Behandlung von Infektionen durch indolpositive Proteusstämme (P. vulgaris u. a.), Enterokokken, Providencia-, Serratia-, Klebsiella-, Enterobacterkeime. Gegen P. aeruginosa ist es schwächer wirksam als Ticarcillin oder Piperacillin. Im Vergleich zu Azlocillin (nicht mehr im Handel) ist Mezlocillin bei Enterobacteriazeen meist 2- bis 3fach stärker wirksam.

Tabelle 5-10. Pharmakokinetische Daten von Penicillinen (*FG* Frühgeborene, *NG* Neugeborene, *LT* Lebenstag, *LW* Lebenswoche)

Substanz	Dosis [mg/kg KG]	Serumspiegel [μg/ml]	Verteilungsvolumen [l/kgKG]	Halbwertszeit [h]	Liquordiffusion	Eiweißbindung [%]	Urinausscheidung [%]
Penicillin G	50.000 IE	33,8	0,35–0,4	<6 LT 3,2 h	1–2% (nicht entzündet)	50–60	85–95
	25.000 IE	22		>2 LW 1,4 h	20% (entzündet)		
Ampicillin oral	50–100 FG	35–293	0,4–0,52	FG 4,7–6,2	11–65%	20	20–30 oral
	50 NG	58		1. LW 3,1–4,7; 2. LW 1,7–2,8; später 1			
Amoxycillin	–		0,4	Wie Ampicillin		17	60–80
	75	FG <7LT 1 90	0,63–0,7	4,5–6	Unzureichend	85	
		NG <7LT 1 60>7LT 125		2–3			
Mezlocillin	50–100 100–300	FG+NG	0,26	1,8–4,5	Mäßig	30	55–60
Piperacillin			0,31	6,5	5–10	20	60–70

Resistent sind alle penicillinasebildenden Staphylokokken und ampicillinresistenten H.-influenzae-Stämme. Mezlocillin hat nur geringe Aktivität gegenüber sporenlosen Anaerobiern (Bacteroidesarten einschließlich B. fragilis u. a.). Mezlocillin ist nicht säurestabil und kann nur parenteral appliziert werden. Es wird in aktiver Form über die Galle eliminiert. Bei intakter Leberfunktion werden Werte bis zu 25% erreicht.

- Piperacillin hat eine im Vergleich zu Carbenicillin 10fach höhere Wirkung gegenüber P. aeruginosa und umfasst z. T. das Spektrum von Azlocillin und Mezlocillin. Es ist das wirksamste Breitspektrumpenicillin (v. a. im gramnegativen Bereich), gepaart mit einer ausgeprägten Anti-Pseudomonas-Aktivität. Bei Enterobakterien besitzt Piperacillin eine 2- bis 4fach stärkere Wirkung als Mezlocillin. Bei H. influenzae und B. fragilis bestehen kaum Unterschiede, wobei Mezlocillin bei den Enterokokken überwiegt.

5.3.1.8 Penicillinkombinationen

Es gibt zwei Möglichkeiten, β-laktamaseempfindliche Penicilline gegenüber der Enzymwirkung der Erreger zu schützen:

- die chemische Modifikation und
- die Kombination mit einem spezifischen β-Laktamaseinhibitor.

Penicillinkombinationen mit β-Laktamaseinhibitoren

- Clavulansäure (s. Tabelle 5-6) ist ein β-Laktam (mit einer nur geringen antibakteriellen Eigenaktivität), das in der Lage ist, β-Laktamasen zu hemmen. Durch Kombination, z. B. mit Aminopenicillinen, gelingt es, deren Spektrum auch auf Keime zu erweitern, die durch β-Laktamasebildung resistent sind. In Gegenwart von Clavulansäure sind β-Laktamasebildende Stämme von S. aureus, H. influenzae, Gonokokken, E. coli, K. pneumoniae, P. mirabilis, P. vulgaris und B. fragilis meist ebenso empfindlich wie amoxicillinempfindliche Stämme. Clavulansäure schützt dagegen nicht vor einer Inaktivierung durch β-Laktamasen von P. aeruginosa, Serratia marcescens, Enterobacterarten, Morganella morganii und P. rettgeri.

In der Kombination mit Clavulansäure erreicht Ticarcillin eine gute Wirksamkeit gegenüber penicillinasebildenden S.-aureus-Stämmen.

Pharmakokinetisch verhält sich Clavulansäure wie Amoxicillin bzw. Ticarcillin. Die Plasma-Eiweiß-Bindung liegt bei 20%, die Plasma-HWZ bei ca. 75 min. Die Ausscheidung mit dem Harn beträgt 35–40% der Dosis nach oraler Gabe.

- Sulbactam (s. Tabelle 5-6) verfügt über eine ähnliche chemische Struktur wie Clavulansäure, ist aber in der Hemmung der β-Laktamasen der Clavulansäure unterlegen. Es wird enteral nicht resorbiert, muss also parenteral verabreicht werden.
- Vergleichbar wirkt Tazobactam (s. Tabelle 5-6). Es hemmt die meisten plasmidübertragbaren β-Laktamasen und viele chromosomal kodierte Cephalosporinasen der Gruppen II–IV. In der Kombination mit Piperacillin werden auch β-Laktamase produzierende piperacillinresistente Stämme von S. aureus, H. influenzae, E. coli und B. fragilis, außerdem β-Laktamase produzierende P.-aeruginosa-Stämme erfasst.

Penicillinkombinationen mit Isoxazolylpenicillinen

Diese Kombinationen enthalten ein nicht penicillinasefestes Penicillin (z. B. Ampicillin, Mezlocillin) in fixer Kombination mit einem Isoxazolylpenicillin (Oxacillin), meist im Verhältnis 2:1. Dadurch soll die Penicillinaseinstabilität der Breitspektrumpenicilline ausgeglichen werden. Dies hat jedoch nur Bedeutung, wenn eine Staphylokokkeninfektion nicht sicher ausgeschlossen werden kann bzw. klinisch vermutet wird. Die »blinde« Gabe fixer Kombinationen der genannten Art ist wegen der Gefahr der Resistenzentwicklung durch Selektionsdruck abzulehnen. Meist ist es besser, die beiden Penicilline in frei gewählter Dosierung miteinander zu kombinieren.

5.3.1.9 Therapeutische Anwendung und Dosierung der Penicilline

Die Dosierungen der verschiedenen Penicilline sowie die Handelsnamen der einzelnen Vertreter sind in den ◘ Tabellen 5-6 und 5-11 zusammengestellt. Die Indikationen für Penicillin G zeigt die folgende Übersicht.

Indikationen von Penicillin G

- Pneumokokkeninfektionen (Pneumonie, Meningitis, Sepsis)
- Streptokokkeninfektionen (Endokarditis, Sepsis) – ausgenommen Enterokokken
- Meningokokkeninfektionen (Meningitis, Sepsis)
- Staphylokokkeninfektionen – ausgenommen penicillinasebildende und penicillintolerante Staphylokokken
- Lues, Gonorrhoe, Tetanus, Gasbrand, Aktinomykose, Diphtherie, Borreliose (»Lyme disease«)

Penicillin G ist Mittel der Wahl bei Infektionen durch Streptokokken, Pneumokokken, Meningokokken und Penicillin-G-empfindliche Staphylokokken. Weitere Indikationen sind Lues, Tetanus, Gasbrand und Erythema chronicum migrans (»Lyme disease«). Auch bei Sepsis und Meningitis durch Streptokokken der Gruppe B ist es Mittel der Wahl. Wegen eines in vitro und im Tierversuch nachgewiesenen Synergismus ist bei B-Streptokokkeninfektionen eine Kombination mit einem Aminoglycosid sinnvoll. Penicillin G ist nicht wirksam bei B. fragilis.

Höhere Dosen können als Einzelinjektion (langsam über ca. 5 min), als Kurzinfusion (über 0,5–1 h) oder im Dauertropf appliziert werden. Häufige Gaben, etwa alle 4–6 h, sind notwendig. Die Dosierung richtet sich im Einzelfall nach Empfindlichkeit des Erregers, Infektionsort und Schwere des Krankheitsbildes. Bei Säuglingen, Früh- und Neugeborenen (**cave:** Niereninsuffizienz) liegen die Tagesdosen zwischen 200.000 und 300.000 IE/kgKG, bei Meningitis sind Dosen von 0,5–1 Mio. IE/kgKG/Tag möglich (**cave:** Krämpfe!) (◘ Tabelle 5-11). Indikationen für Oralpenicilline sind z. B. A-Streptokokkeninfektionen (z. B. Erysipel, Tonsillitis).

Die Anwendung der Isoxazolylpenicilline (Oxacillin, Dicloxacillin, Flucloxacillin) beschränkt sich auf Infektionen durch penicillinasebildende Staphylokokken (z. B. Sepsis, Endokarditis, Osteomyelitis, Meningits). Da die Eiweißbindung sehr hoch und die Gewebepenetration relativ mäßig ist, müssen verhältnismäßig hohe Dosen verabreicht werden (◘ s. Tabelle 5-11).

Aminopenicilline sind gut verträglich. Sie können z. B. bei Infektionen durch empfindliche gramnegative Erreger (z. B. bei Pneumonie, Meningitis, Sepsis oder Harnwegsinfektion) eingesetzt werden. Wegen der Zunahme der Resistenzen v. a. bei gramnegativen Keimen sind jedoch vor dem Einsatz des Ampicillins bei schweren bakteriellen Infektionen (Pneumonie, Meningitis, Sepsis) Erregernachweis und Resistenzbestimmung unerlässlich.

Ampicillin und seine Derivate (Amoxicillin, Ampicillinester) sind nach wie vor Mittel der Wahl bei Infektionen durch Enterokokken, bei H.-influenzae-Meningitis (Resistenztestung!), bei Urosepsis durch E. coli oder Proteus (Resistenztestung!). Eine wichtige Indikation ist auch die Therapie der Listeriose.

Die Bedeutung der Carboxypenicilline ist im Vergleich zu Acylaminopenicillinen stark zurückgegangen. Die Anwendung von Ticarcillin beschränkt sich auf die gezielte Behandlung von Pseudomonasinfektionen.

Die therapeutische Anwendung der Acylaminopenicilline (Mezlocillin, Piperacillin) hat gegenüber den Aminopenicillinen den Vorteil eines im gramnegativen Bereich erweiterten Wirkungsspektrums. Mit diesen Substanzen können vorzugsweise nosokomiale Infektionen (Sepsis, Meningitis, Pneumonie usw.) in Kombination mit Aminoglycosiden behandelt werden. Weitere Indikationen sind Harnwegs- und Pseudomonasinfektionen. Bei letzteren ist die gleichzeitige Gabe eines Aminoglycosids obligatorisch (Synergismus!).

5.3.1.10 Nebenwirkungen und Kontraindikationen

Allergische Reaktionen

Sie sind die häufigsten Nebenwirkungen der Penicilline. Die Penicillinallergie kann sich klinisch unterschiedlich manifestieren, von allergischen Hautreaktionen bis zum anaphylaktischen Schock. Serumkrankheit, Coombs-positive hämolytische Anämie, Urtikaria, Asthma und makulopapulöse Exantheme sind andere Erscheinungsformen. Ampicillin zeigt beim Neugeborenen selten einen Hautrash.

Hämatologische Reaktionen

Die beim Menschen v. a. bei hohen Dosen von Penicillin auftretende Neutropenie ist dosisabhängig, wie an In-vitro-Kulturen von weißen Stammzellen nachgewiesen wurde. Eventuell lässt sich daraus ein gemeinsamer Mechanismus für andere Nebenwirkungen, wie akute interstitielle Nephritis, Hepatitis, Eosinophilie, Exanthem und Fieber sowie andere Spätreaktionen ableiten. Verantwortlich hierfür erscheinen v. a. Penicillinabbauprodukte zu sein, die in Infusionslösungen bei Raumtemperatur entstehen. Die neutropenische Reaktion tritt meist erst 7 Tage nach Therapiebeginn auf und ist nach dem Absetzen reversibel.

Selten sind Thrombozytopenie und Thrombozytendysfunktionen durch Penicilline. Hierfür wird ein immunologischer Mechanismus angenommen. Penicilline haben die Eigenschaft, sich an Thrombozytenoberflächenrezeptoren zu binden, wodurch die Fähigkeit von Aktivatoren, wie z. B. ADP, Epinephrin und Arachidonsäure, sich an Thrombozyten zu binden, vermindert wird. Dies wiederum führt zu einer Verlängerung der Blutungszeit, jedoch nicht der Prothrombinzeit oder der partiellen Thromboplastinzeit. Diese Nebenwirkungen sind relativ häufig bei Ticarcillin, selten bei Mezlocillin und Piperacillin.

Penicilline können außerdem eine hämolytische Anämie aufgrund von IgG-Antikörpern, die gegen einen Penicillin-Erythrozyten-Zellkomplex gerichtet sind, auslösen. Bei 0,1–0,5% der Behandelten kommt es zu einem positiven Coombs-Test, jedoch nicht immer zu Hämolyse oder Anämie.

Neurotoxische Reaktionen

Sie können bei lokalen Instillationen (intralumbal, intraventrikulär) und bei rascher, hochdosierter i.v.-Gabe von Penicillin G auftreten. Sie äußern sich durch generalisierte Krämpfe und

Tabelle 5-11. Dosierung von Penicillinen bei Erwachsenen, Jugendlichen und Kindern

Substanz	Applikationsart	Patienten	Dosis in 24 h	ED	Maximale Tagesdosis
Parenterale Penicilline mit engem Spektrum (Benzylpenicilline)					
Penicillin G	i.v.	Erwachsene, Jugendliche			
		– mittlere Dosis	8–12 Mio IE	3–4	
		– hohe Dosis	18–24 Mio IE	3–4	24 Mio IE
	i.v.	Kinder 1–12 Jahre	0,15–0,5 Mio IE/kg KG	4–6	
	i.v.	Säuglinge 3–2 Monate	0,2–0,5 Mio IE/kg KG	4–6	
Orale Penicilline mit engem Spektrum (Phenoxypenicilline)					
Penicillin V	p.o.	Erwachsene, Jugendliche	3–4 Mio IE	3–4	6 Mio IE
	p.o.	Kinder 1–12 Jahre	0,05–0,1 Mio IE/kg KG	4–6	
	p.o.	Säuglinge 3–12 Monate	0,05–0,1 Mio IE/kg KG	2–3	
Propicillin	p.o.	Erwachsene, Jugendliche	1,5 Mio IE		3
	p.o.	Kinder 1–12 Jahre	0,05–0,08 Mio IE/kg KG	2–3	
		Säuglinge 3–12 Monate	0,05–0,1 Mio IE/kg KG	2–3	
Aminopenicilline (Ampicillin, Ampicillin-Analoga, Pro-Ampicilline)					
Ampicillin	i.v., i.m.	Erwachsene, Jugendliche	4–12 g	4–6	12 g
	i.v.	Kinder 1–12 Jahre	80–300 mg/kg KG	3	
	i.v.	Säuglinge 3–12 Monate	100–300 mg/kg KG	3	
Amoxicillin	p.o.	Erwachsene, Jugendliche	1,5–6 g		3–6 g
	p.o.	Kinder 1–12 Jahre	50–100 mg/kg KG	3	
	p.o.	Säuglinge 3–12 Monate	50–100 mg/kg KG	2	
Bacampicillin	p.o.	Erwachsene, Jugendliche	1,6–2,4 g	2–3	
	p.o.	Kinder 1–12 Jahre	30–60 mg/kg KG	2–3	
	p.o.	Säuglinge 3–12 Monate	40–80 mg/kg KG	2–3	
Penicillinasefeste Penicilline					
Oxacillin	i.v.	Erwachsene, Jugendliche	0,8–12 g	2–6	12 g
	p.o.	Erwachsene, Jugendliche	2–4 g	4	
	i.v.	Kinder 1–12 Jahre	80–150 mg/kg KG	3	
	i.v.	Säuglinge 3–12 Monate	100–200 mg/kg KG	3	
Dicloxacillin	p.o., i.v.	Erwachsene, Jugendliche	2–8 g	4	8 g
	p.o.	Kinder 1–12 Jahre	50–100 mg/kg KG	4	
	i.v.	Kinder 1–12 Jahre	100–200 mg/kg KG	4	
	p.o.	Säuglinge 3–12 Monate	40–100 mg/kg KG	3	
Flucloxacillin	p.o.	Erwachsene, Jugendliche	3–4 g	3	8 g
	p.o.	Kinder 1–12 Jahre	20–60 mg/kg KG	3–4	
	p.o.	Säuglinge 3–12 Monate	40–100 mg/kg KG	3–4	
	i.v., i.m.	Erwachsene, Jugendliche	3–8 g	3–4	8 g
	i.v.	Kinder 1–12 Jahre	30–100 mg/kg KG	3–4	
	i.v.	Säuglinge 3–12 Monate	40–100 mg/kg KG	3–4	
Acylaminopenicilline (Acylureido-Penicilline)					
Mezlocillin	i.v.	Erwachsene, Jugendliche	8–12 g	4	12 g
	i.v.	Kinder 1–12 Jahre	200 mg/kg KG	3	
	i.v.	Säuglinge 3–12 Monate	150 mg/kg KG	3	
Aminobenzyl-Penicilline					
Piperacillin	i.v.	Erwachsene, Jugendliche	8–12 g	4	12 g
	i.v.	Kinder 1–12 Jahre	200 mg/kg KG	3–4	
	i.v.	Säuglinge 3–12 Monate	150 mg/kg KG	3–4	

Tabelle 5-11 (Fortsetzung)

Substanz	Applikationsart	Patienten	Dosis in 24 h	ED	Maximale Tagesdosis
Kombination mit β-Laktamase-Inhibitoren					
Amoxicillin/Clavulansäure	i.v.	Erwachsene, Jugendliche	3–8 g	3–4	
	i.v.	Kinder 1–12 Jahre	60–100 mg/kg KG	3	
	i.v.	Säuglinge 3–12 Monate	60–100 mg/kg KG	3	
	p.o.	Erwachsene, Jugendliche	1,875–3,75 g	3	
	p.o.	Kinder 1–12 Jahre	75 mg/kg KG	2–3	
	p.o.	Säuglinge 3–12 Monate	75 mg/kg KG	2–3	
Ampicillin/Sulbactam	i.v.	Erwachsene, Jugendliche	2,25–12 g	3	
	i.v.	Kinder 1–12 Jahre	150 mg/kg KG	3	
	i.v.	Säuglinge 3–12 Monate	100–150 mg/kg KG	3	
Sultamicillin	p.o.	Erwachsene, Jugendliche	0,75–1,5 g	2	
	p.o.	Kinder 1–12 Jahre	50 mg/kg KG	2	
	p.o.	Säuglinge 3–12 Monate	50 mg/kg KG	2	
Piperacillin/Tazobactam	i.v.	Erwachsene, Jugendliche	9–13,5 g	2–4	18 g
	i.v.	Kinder 1–12 Jahre	150 mg/kg KG,		
		Säuglinge 3–12 Monate	nicht zugelassen		
Sulbactam (Mono)	i.v.	Erwachsene, Jugendliche	1–4 g	2–4	
	i.v.	Kinder 1–12 Jahre	50–80 mg/kg KG,	2–4	
		Säuglinge 3–12 Monate	nicht zugelassen		

sind nach Absetzen des Antibiotikums reversibel. Diese Reaktionen sind dosisabhängig und können z. B. bei Krampfbereitschaft (Meningitis!) ausgelöst werden.

Herxheimer-Reaktionen (mit Fieber, allgemeinem Krankheitsgefühl, Blutdruckabfall) werden insbesondere bei Lues-Behandlung, aber auch bei Meningitis mit penicillinempfindlichen Erregern beobachtet und sind Ausdruck eines raschen Zellzerfalls und Freiwerdens von Bakterientoxinen.

Gastrointestinale Reaktionen

Orale Penicilline können Glossitis, Stomatitis, Bauchschmerzen, Schwindelgefühl, Erbrechen und Diarrhö hervorrufen. Die antibiotikaassoziierte pseudomembranöse Colitis (AAC) durch C. difficile ist nach Penicillin selten. Die meisten Fälle wurden nach Ampicillin beschrieben.

Hepatotoxizität

Eine reversible Erhöhung der Leberenzyme kann während der Therapie mit verschiedenen Penicillinen auftreten, z. B. mit Carbenicillin, Oxacillin u. a. Diese Erscheinung ist jedoch meist nach dem Absetzen reversibel.

Nephrotoxische Reaktionen

Diese sind bei Penicillinen selten. Hämorrhagische Zystitiden wurden nach Penicillin G, Carbenicillin, Ticarcillin und Piperacillin beschrieben.

Elektrolytverschiebungen

Einige Penicilline können v. a. bei hohen Dosen ihrer Kaliumsalze eine Hyperkaliämie mit neurologischer und kardiovaskulärer Symptomatik auslösen; dies kann durch Verwendung der

Tabelle 5-12. Übersicht zu unerwünschten Wirkungen der Penicilline

Reaktion	Beteiligte Mechanismen bzw. Komponenten	Klinisches Bild
Anaphylaktische Sofortreaktion	IgE-Antikörper	Anaphylaxie, Larynxödem, Schock, Urtikaria
Hämatologische Reaktion	IgG-, IgM-Antikörper	Hämolytische Anämie, Leukozytopenie, Thrombozytopenie interstitielle Nephritis
Renale Reaktion	IgG-, IgM-Antikörper	
Immunkomplexreaktion	Lösliche Immunkomplexe	Serumkrankheit
Verzögerte Reaktion	Sensibilisierte T-Lymphozyten	Kontaktdermatitis
Neurologische Reaktion		Erhöhte Krampfneigung, neuromuskuläre Irritabilität
Gastrointestinale Reaktion	Störung der Darmflora, starke Vermehrung von Clostridium difficile	Übelkeit, Erbrechen, Diarrhö, postantibiotische Enterokolitis

Natriumsalze oder einer Mischung von Natrium- und Kaliumsalz vermieden werden. Carbenicillin und Ticarcillin enthalten 4,7 bzw. 6 mEq Natrium pro g Substanz, Ureidopenicilline weniger (etwa 2 mEq/g). Natriumhaltige Penicilline können eine Hypokaliämie hervorrufen, wobei sie als nicht resorbierbare Anionen im distalen Tubulus der Niere die Kaliumausscheidung im Urin beschleunigen.

Die ◘ Tabelle 5-12 enthält eine Übersicht über die häufigsten unerwünschten Wirkungen der Penicilline.

Interaktion mit anderen Medikamenten

In der Übersicht sind Interaktionen der Penicilline mit anderen Medikamenten zusammengestellt, die mehr oder weniger für alle Penicilline gelten.

Übersicht über Interaktionen der Penicilline mit anderen Substanzen

- Verminderung der renalen Ausscheidung der Penicilline durch verringerte tubuläre Sekretion: Probenecid, Salicylate, Indometacin, Sulfinpyrazon, Phenylbutazon. Dadurch Risiko von ZNS-Reaktionen bei hoher Dosierung erhöht.
- Verminderung der Methotrexatelimination durch Penicilline, erhöhte Toxizität, Dosisreduktion von Methotrexat notwendig.
- Verminderung der thrombozytären Koagulation unter hochdosierter Therapie, dadurch Wirkung von Antikoagulanzien wie Cumarinderivate, Heparin, Acetylsalicylsäure verstärkt. Gerinnungsparameter überwachen.
- Steigerung der Digoxintoxizität, Digoxinelimination wegen geschädigter Darmflora vermindert.
- Steigerung der renalen Elimination der Penicilline durch Diuretika.
- Beschleunigung der Elimination von Digitalisglykosiden (außer Digoxin, s. oben) v. a. durch Breitspektrumpenicilline wegen Störung der Darmflora.
- Erhöhung der Krampfneigung bei gleichzeitiger Verabreichung von Ganciclovir

5.3.2 Cephalosporine

D. Adam

5.3.2.1 Parenterale Cephalosporine

Historie, Wirkungsweise und -spektrum

Eine wichtige Gruppe innerhalb der β-Laktamantibiotika sind die Cephalosporine (◘ Tabelle 5-13 und 5-14). Das gemeinsame Grundgerüst der Cephalosporine ist die 7-Aminocephalosporansäure, die durch unterschiedliche chemische Strukturen ergänzt wird. Das erste halbsynthetische Cephalosporin war das Cefalotin (1964), gefolgt von Cefaloridin, Cefaloglyzin (erstes orales Chephalosporin), Cefalexin (oral), Cefazolin, Cefapirin und Cefradin (oral und parenteral anwendbar), Cefamandol, Cefoxitin und Cefadroxil (oral). Weitere Vertreter folgten.

◘ Tabelle 5-13. Parenterale Cephalosporine

Freiname	Handelsname (Auswahl)
Cefalotin-Cefazolin-Gruppe	
Cefalotin	Cephalotin-Lilly, Cepovenin
Cefazolin	Elzogram, Gramaxin
Cefuroximgruppe	
Cefuroxim	Zinacef
Cefamandol	Mandokef
Cefotiam	Spizef
Cefoxitingruppe (7-Methoxy-Cephalosporine)	
Cefoxitin	Mefoxitin
Cefotetan	Ceftenon[a]
Cefotaximgruppe	
Cefotaxim	Claforan
Ceftizoxim	Ceftix
Cefmenoxim	Tacef
Cefoperazon	Cefobis
Ceftriaxon	Rocephin
Cefodizim	Opticef
Ceftazidimgruppe	
Ceftazidim	Fortum
Cefepim	Maxipime
Cefpirom	Cefrom[a]
Cefsulodingruppe	
Cefsulodin	Pseudocef

[a] In Deutschland nicht im Handel.

Historisch gesehen lassen sich die Cephalosporine entsprechend dem Zeitpunkt ihrer Einführung in sog. »Generationen« einteilen. Im Laufe der Zeit wurden zahlreiche Anstrengungen unternommen, durch chemische Modifikation Cephalosporine mit höherer β-Laktamasenstabilität zu entwickeln. Cephalosporine der »2. Generation« besitzen im Vergleich zur »1. Generation« ein erweitertes Wirkungsspektrum gegenüber gramnegativen Keimen.

Cephalosporine der »3. Generation« (Cefotaxim, Ceftizoxim, Cefmenoxim, Ceftriaxon) sind Substanzen mit noch stärkerer Aktivität und weiter reduzierter Empfindlichkeit gegenüber β-Laktamasen. Diese sind deutlich aktiver gegen gramnegative Enterobakterien einschließlich β-Laktamase produzierender Stämme sowie gegen P. aeruginosa (z. B. Ceftazidim). Diese erweiterte Wirksamkeit bei gramnegativen Keimen ist meist mit verringerter Wirksamkeit gegenüber grampositiven Erregern vergesellschaftet, wobei die Cephalosporine der 3. Generation meist weniger aktiv gegen grampositive Keime sind als beispielsweise Cefalotin oder Cefuroxim. Cefepim und Cepirom werden von einigen Autoren wegen der Breite ihres Spektrums (S. aureus und P. aeruginosa) einer »4. Generation« zugeordnet.

Wie die Penicilline, so sind auch die Cephalosporine i. allg. bakterizid wirksam und hemmen die Zellwandsynthese der Bakterien. Sie besitzen ein breites antibakterielles Wirkungs-

Tabelle 5-14. Pharmakokinetische Parameter parenteraler Cephalosporine

Antibiotikum	Halbwertszeit (min)	Plasmaeiweißbindung (%)	Harnausscheidung in wirksamer Form (% der Dosis)	Gallenexkretion (%)
Cefalotin	30	70	70	2
Cefazolin	94–105	84	92	5
Cefamandol	34	67	90	5
Cefuroxim	70	20–30	90	2
Cefotiam	45	40	70	<2
Cefoxitin	45	50–60	90	2
Cefotetan	200–240	90	70	10
Cefotaxim	60–70	40	50–80	2
Ceftizoxim	70	30	80	<5
Cefmenoxim	70	60	80	<5
Ceftriaxon	385–480	90	40–60	40
Cefoperazon	120	90	30	70
Cefodizim	140	80	70–80	<5
Ceftazidim	110	10	80–90	<5
Cefpirom	120		75	
Cefepim	120	20	85	<5
Cefsulodin	90	30	90	<2

spektrum mit erheblichen individuellen Unterschieden und sind i. allg. resistent gegen β-Laktamasen (Penicillinasen), die den β-Laktamring der Penicilline angreifen. Cefalotin, Cefamandol und Cefotiam, Cefradin und Cefalexin sind gut gegen Staphylokokken wirksam. Das antibakterielle Spektrum der Cephalosporine der 1. Generation (Cefalotin, Cefazolin sowie das oral applizierbare Cefaloglyzin, Cefalexin und Cefadroxil) ist sehr ähnlich, wobei in vitro geringe Unterschiede ohne klinische Relevanz vorhanden sind.

Aufgrund der Penicillinasefestigkeit sind sie wirksam gegen S. aureus, S. epidermidis, S. pneumoniae, S. pyogenes und S. viridans, aber unwirksam gegen Enterokokken (S. faecalis, S. faecium). Zahlreiche gramnegative Keime sind ebenfalls empfindlich, z. B. Neisseriaspezies, H. influenzae, E. coli, Salmonellaspezies, Klebsiellaspezies, P. mirabilis. P. aeruginosa ist i. Allg. resistent, außer gegenüber einigen Cephalosporinen der 3. bzw. 4. Generation (Cefsulodin, Ceftazidim, Cefepim).

Resistenz

Eine Resistenzentwicklung durch Mutation ist selten. Die Hydrolyse des β-Laktamings durch β-Laktamasen ist der wesentliche Resistenzmechanismus. An Plasmide gebunden sind etwa 20 derzeit bekannte β-Laktamasen. Dagegen verfügen die meisten Stämme von Enterobacter, Serratia und P. aeruginosa über induzierbare β-Laktamasen (Cephalosporinasen). Die dann isolierten Keime sind häufig auch gegenüber anderen β-Laktamantibiotika resistent. Generell gilt, dass β-Laktamantibiotika mit Hydrolyseresistenz die besten Induktoren für β-Laktamasen sind. So ist z. B. Cefoxitin ein potenter Induktor und antagonisiert dadurch die In-vitro-Aktivität verschiedener β-Laktamantibiotika.

Einteilung

Bei der zunehmenden Zahl neuer Cephalosprorine in den letzten Jahrzehnten und differenzierten Indikationen nach Erreger, Krankheitsbild und Alter des Patienten erscheint der Generationenbegriff nicht mehr zeitgemäß. Die eher historisch begründete Einteilung der Cephalosporine in Generationen ist nicht ganz logisch, hat sich aber im Laufe der Zeit eingebürgert. Wir benutzen hier eine andere Einteilung (Tabelle 5-13) nach Zugehörigkeit zu chemischen Untergruppen und damit zu besser abgrenzbaren antibakteriellen Wirkungsbereichen. Die pharmakokinetischen Eigenschaften der parenteralen Cephalosporine sind in Tabelle 5-14, diejenigen der oralen in Tabelle 5-15 zusammengefasst.

Cefalotin-Cefazolin-Gruppe

Cefalotin ist neben **Cefaloridin** (beide nicht mehr im Handel) der älteste Vertreter der Gruppe. Die MHK-Werte von Cefazolin sind gegenüber E. coli und z. T. auch Klebsiellen meist 2- bis

Tabelle 5-15. Orale Cephalosporine

Freiname	Handelsname (Auswahl)
Cefalexin	Oracef, Ceporexin, Cefalexin-ratiopharm, Cephalex
Cefadroxil	Bidocef, Grüncef, Cedrox
Cefaclor	Panoral, CEC, Cefaclor-ratiopharm, Cefallone, Cef-diolan, Infectocef, Kefspor
Cefuroximaxetil	Elobact, Zinnat
Cefpodoximproxetil	Orelox, Podomexef
Cefetametpivoxil	Globocef
Cefixim	Cephoral, Suprax
Ceftibuten	Keimax
Cefprozil	Cefzil[a]
Loracarbef	Lorafem

[a] In Deutschland nicht im Handel.

4-mal niedriger als bei Cefalotin, gegen grampositive Keime ist es 2- bis 4fach aktiver als Cefalotin und hat damit eine sehr gute Staphylokokkenaktivität.

Die Penetrationsfähigkeit in den Liquor ist so gering, dass eine Anwendung bei Meningitis nicht empfohlen wird. Cefazolin wird unverändert (zu 100%) durch die Nieren glomerulär filtriert und tubulär sezerniert.

Cefuroximgruppe

Cefuroxim besitzt eine gute In-vitro-Aktivität gegenüber Staphylokokken einschließlich β-Laktamase bildender Stämme sowie gegen nicht den Enterokokken zugehörende Streptokokken. Das Wirkungsspekturm umfasst (vergleichbar Cefamandol und Cefoxitin) E. coli, Klebsiella, S. pneumoniae, P. mirabilis und Providencia. Von Enterobacter, Serratia, indolpositiven Proteusstämmen und B. fragilis wird nur ein Teil der Stämme erfasst. Sowohl β-Laktamase bildende als auch nichtbildende Stämme von H. influenzae sind empfindlich gegen Cefuroxim, wobei die meisten Stämme bei 1 µg/ml oder darunter gehemmt werden. Insgesamt ist Cefuroxim dem Ampicillin bei β-Laktamase produzierenden Stämmen überlegen. Resistent sind P. aeruginosa, Enterokokken, Mycoplasmen und Chlamydien.

Cefuroxim penetriert gut in Galle, Sputum, Pleuraflüssigkeit, Synovialflüssigkeit, Knochen, Perikardflüssigkeit und Mittelohr. Bei Meningitis ist die Penetration in den Liquor erhöht. Bei Kindern im Alter zwischen 1 Monat und 14 Jahren mit Meningitis liegen die Liquorspiegel zwischen 1,1 und 17,1 µg/ml nach i.v.-Gabe von 50 mg/kgKG alle 6 h. Die Liquorkonzentrationen betragen 14–18% der Serumwerte. Einige Autoren haben über Werte zwischen 3,2 und 36,9% berichtet.

Cefuroxim wird nicht metabolisiert und im Urin zu 90% durch glomeruläre Filtration und tubuläre Sekretion ausgeschieden.

Cefamandol ist aktiver als Cefalotin gegen E. coli, Enterobacter (speziell E. cloacae), P. mirabilis und indolpositive Proteusstämme. Zusätzlich werden noch 90% der H.-influenzae-Stämme bei einer MHK_{90} von 0,6 µg/ml gehemmt. Die meisten grampositiven Keime sind cefamandolempfindlich, wenngleich die MHK-Werte etwas höher liegen als bei Cefalotin. Pseudomonas, Serratia und Acinetobacter sind resistent.

Cefamandol penetriert gut in Gewebe und Körperflüssigkeiten einschließlich Synovialflüssigkeit, Galle und Gallenblase sowie Perikardflüssigkeit trotz einer Proteinbindung von ca. 70%. Bei nicht entzündeten Meningen penetriert es nicht gut in den Liquor. Nach 33–37 mg/kgKG lagen die Liquorspiegel bei Kindern nicht über 0,8 µg/ml, d. h. unter 4% der Serumkonzentrationen. Da die Konzentrationen auch bei Meningitis nicht ausreichen, kann Cefamandol nicht zur Therapie der Meningitis empfohlen werden.

Cefotiam hat eine ausreichende β-Laktamasenstabilität, die mit derjenigen von Cefamandol vergleichbar ist. Gegenüber Cefazolin zeigt es eine breitere Aktivität bei gramnegativen Keimen, die mehr als das 10fache betragen kann. Hervorzuheben ist die gute Wirksamkeit gegenüber H. influenzae, auch gegen β-Laktamasebildner. Cefotiam besitzt keine höhere Aktivität gegenüber Staphylokokken als Cefazolin. Eine Wirkung gegenüber P. aeruginosa besteht nicht. Die Gewebegängigkeit ist gut, die Liquorpenetration nicht ausreichend. Es wird zu etwa 20% metabolisiert.

Cefoxitingruppe (7-Methoxy-Cephalosporine)

Cefoxitin und Cefotetan besitzen eine hohe β-Laktamasenstabilität. Da auch Resistenz gegenüber der von B. fragilis gebildeten β-Laktamase besteht, ist Wirksamkeit gegen Anaerobier vorhanden.

Cefoxitin ist absolut β-laktamasenstabil. Das Wirkungsspektrum erstreckt sich außer auf indolpositive Proteusarten v. a. auf gramnegative Anaerobier, insbesondere B. fragilis (auch β-Laktamase bildende Stämme). Cefoxitin ist weniger wirksam als Cefamandol gegen grampositive Keime und auch gegen einige gramnegative Keime wie z. B. Klebisella und Enterobacter. Es ist jedoch aktiver gegen Serratien und indolpositive Proteusarten. Resistent sind P. aeruginosa, Enterokokken, ein Teil der Enterobacterarten, Mykoplasmen und Chlamydien.

Cefoxitin erreicht hohe Konzentrationen in Gallenblase, Galle, Lungengewebe, Peritonealflüssigkeit, Synovialflüssigkeit und Knochen. Es passiert die Plazenta. Da die Liquorspiegel gering sind, kann es nicht zur Meningitistherapie empfohlen werden.

Cefotetan ist das gegenüber gramnegativen Erregern am stärksten wirksame Cephamycin im Vergleich zu Cefoxitin. Seine Aktivität gegenüber Staphylokokken und Streptokokken ist aber reduziert. Die Wirksamkeit gegenüber B. fragilis und anderen Anaerobiern entspricht etwa derjenigen von Cefoxitin. Etwa 25% der S.-aureus-Stämme sind resistent, bei Enterobacter cloacae, Serratia marcescens und Citrobacter freundii je 35%. Immer resistent sind P. aeruginosa und Enterokokken.

Cefotaximgruppe

Hierzu gehören Cefotaxim, Ceftizoxim, Cefmenoxim, Cefoperazon, Ceftriaxon, und Cefodizim. Die gesamte Gruppe zeigt neben hoher β-Laktamasenstabilität ein deutlich erweitertes Wirkungsspektrum. Andererseits ist die Wirksamkeit gegenüber Staphylokokken deutlich geringer als bei den Cephalosporinen der 1. und 2. Generation. Es besteht jedoch eine mehr oder weniger ausgeprägte Pseudomonaswirksamkeit.

Cefotaxim besitzt eine sehr gute Wirksamkeit gegenüber klinisch wichtigen gramnegativen und auch grampositiven Erregern. Es hemmt 90% der S.-aureus-Isolate bei einer Konzentration von 2 µg/ml. S. epidermidis ist weniger empfindlich. Cefotaxim erfasst aber auch cefalotinresistente Stämme von E. coli, Klebsiella und P. mirabilis. Außer indolpositiven Proteusarten werden auch Serratia, Enterobacter sowie β-Laktamasenegative B. fragilis erfasst. 10–20% der Pseudomonasstämme sind empfindlich. Resistent sind Enterokokken, C. difficile, Legionella pneumophila, Mycoplasmen und Chlamydien.

Obwohl die Liquorpenetration bei nicht entzündeten Meningen gering ist, ist Cefotaxim bei Meningitis ein Mittel der ersten Wahl. Insgesamt gesehen sind die Liquorkonzentrationen bei Meningitis höher als bei Cephalosporinen der 1. und 2. Generation. Nach 50 mg/kgKG i.v. alle 6 h liegen die Liquorwerte etwa bei 5–10% der Serumwerte unmittelbar nach Gabe und bei etwa 20–30% 1–3 h später.

Ceftizoxim besitzt alle Eigenschaften des Cefotaxims, es ist dessen Desacetyloxymethylderivat. Sein Vorteil ist, dass es nicht metabolisiert wird. Die Pharmakokinetik stimmt weitgehend mit derjenigen des Cefotaxims überein.

Cefmenoxim entspricht in seiner Wirkung ebenfalls dem Cefotaxim. Ca. 30–50% der P.-aeruginosa-Stämme und 100% von Serratia marcescens und Providencia stuartii werden erreicht. Die Wirksamkeit gegenüber Staphylokokken entspricht etwa derjenigen von Cefotaxim. Es ist stabil gegenüber einer großen Anzahl von β-Laktamasen. Seine Aktivität gegenüber Anaerobiern entspricht weitgehend derjenigen des Cefotaxims.

Cefoperazon hat ein dem Cefotaxim vergleichbares Wirkungsspektrum, ohne jedoch dessen Wirkungsintensität zu erreichen. Letztere entspricht eher etwa derjenigen des Cefamandols. Bei P. aeruginosa ist es dem Cefotaxim überlegen. Die β-Laktamasenstabilität von Cefoperazon ist v. a. bei Enterobakterien (z. B. E. coli) deutlich schwächer.

Da die Liquorkonzentrationen meist niedrig sind, ist Cefoperazon nicht zur Meningitistherapie geeignet. Der Haupteliminationsweg ist die Galle. Deswegen verändern sich seine pharmakokinetischen Parameter bei schwerer Niereninsuffizienz nicht, sofern die Leberfunktion normal ist.

Ceftriaxon hat praktisch das Wirkungsspektrum des Cefotaxims. Seine Proteinbindung ist konzentrationsabhängig. Dies hat zur Folge, dass bei höheren Konzentrationen ein größerer Anteil der Substanz frei im Plasma für die antimikrobielle Wirkung verfügbar ist. Die Proteinbindung des Ceftriaxons zeigt außerdem eine Altersabhängigkeit (Neugeborene 72%, Kleinkinder und Kinder <2 Jahren ca. 84%, Erwachsene 90%). Die Gewebediffusion ist trotz der relativ hohen Proteinbindung gut. Ausreichende Konzentrationen finden sich in Peritonealflüssigkeit, Hautblasenflüssigkeit, Aszites, Knochen, Galle, Gallenblase und Gelenkflüssigkeit.

Etwa 5–6 h nach der i.v.-Gabe von 50–100 mg/kgKG bestehen im Liquor bei Meningitis mittlere Spitzenkonzentrationen von 5–18 μg/ml. Die Werte liegen i. allg. zwischen 5 und 10% der Plasmaspiegel. Wegen der relativ langen terminalen HWZ-Phase bleiben Ceftriaxonkonzentrationen um ein Vielfaches über den MHK-Werten für 12–24 h im ZNS erhalten. Ceftriaxon wird sowohl biliär (höher als Cefotaxim) als auch renal eliminiert.

Cefodizim hat ein breites antibakterielles Wirkungsspektrum und starke In-vitro-Aktivität ähnlich dem Cefotaxim, wirkt jedoch schwächer gegen Staphylokokken, Bacteroidesarten und Serratia mascescens.

Nach 2 g i.v. liegen die Serumspiegel bei 150 μg/ml nach 1 h und bei ca. 20 μg/ml nach 8 h. Die Urinrecovery beträgt 70–80%. Es ist geeignet zur Therapie von Harnwegsinfektionen und unteren Atemwegsinfektionen durch empfindliche Erreger bei einer möglichen (in vitro nachgewiesenen) synergistischen Mitwirkung zellulärer Elemente des menschlichen Immunsystems.

Ceftazidimgruppe

Hierzu gehören Ceftazidim, Cefepim und Cefpirom.

Ceftazidim ist gegenüber P. aeruginosa einschließlich Stämmen mit β-Laktamase-, Ureido-penicillin- und Aminoglycosidresistenz das derzeit wirksamste Cephalosporin (MHK_{90} zwischen 0,5 und 32 μg/ml). Es ist in vitro auch wirksam gegen P. cepacia, wenngleich die meisten anderen Pseudomonasspezies resistent sind. Ceftazidim ist daneben die wirksamste Substanz gegen Acinetobacter, die i. allg. gegen die anderen Cephalosporine der 3. Generation resistent sind. Bei grampositiven Keimen ist die Wirkung verglichen zu Cefotaxim geringer. Unwirksam ist es lediglich gegenüber Enterokokken und auch weitgehend gegenüber S. aureus und S. epidermidis. Die Penetration in verschiedene Gewebe (Knochen, Galle) sowie in die Peritonealflüssigkeit ist gut. Die Liquorspiegel sind niedrig. Sie liegen meist unter 1 μg/ml bei Erwachsenen mit normalen Meningen. Bei Meningitis können sie Werte zwischen 25 und 45% der Serumkonzentrationen bei Kindern und Erwachsenen erreichen. Ceftazidim wird nicht metabolisiert und zu 80–90% durch glomeruläre Filtration mit dem Urin ausgeschieden.

Cefepim ist ein parenterales Aminothiazol-Cephalosporin und mit Ceftazidim und Cefpirom strukturell verwandt. Es besitzt wie Cefpirom Zwitterioncharakter mit einer Pseudomonasaktivität ähnlich dem Ceftazidim. Die Aktivität gegenüber Sraphylokokken ist geringfügig besser als diejenige von Cefotaxim. Es besteht keine Aktivität gegen methicillinresistente Staphylokokken. Resistent sind außerdem E. faecalis und E. faecium sowie Listerien, Clostridium difficile und Bacteroides fragilis. In vitro ist Cefepim stärker wirksam als Cepirom gegen Proteus vulgaris, Stenotrophomonas maltophilia und Clostridien. Es besteht eine weitgehende Kreuzresistenz mit Ceftazidim, Cefpirom und anderen Breitspektrumcephalosporinen.

Ceftazidimresistente Pseudomonasstämme können gegen Cefepim empfindlich sein. Bei i.v-Infusion von 1 g werden maximale Serumspiegel von 40 mg/l mit einer Halbwertszeit von 2 h erreicht. Die Plasmaeiweißbindung ist bei 20%, die Urinrecoveryrate liegt bei 85%. Cefepim ist vorwiegend bei Infektionen, bei denen auch Pseudomonas eine Rolle spielen kann, indiziert. Bei nachgewiesener Pseudomonasinfektion ist eine Kombination mit einem Aminoglykosid (z. B. Tobramycin, Gentamicin) zu empfehlen.

Cefpirom ist mit Cetazidim und Cefepim strukturell verwandt und besitzt ein Wirkungsspektrum ähnlich demjenigen des Cefotaxims. Es hat jedoch im Vergleich zu Cefotaxim eine etwas stärkere Aktivität gegen P. aeruginosa, Enterobacter cloacae, Acinetobacter und Citrobacterarten sowie gegen Staphylokokken. Resistent sind methicillinresistente Staphylokokken, ein Teil der Enterokokken, Listerien, Stenotrophomas maltophilia und Bacteroides fragilis. Cefpirom wirkt allerdings gegenüber P. aeruginosa schwächer als Ceftazidim.

Nach i.v.-Injektion von 1 g werden Serumspiegel von 33 mg/l (nach ca. 1 h) und 1 mg/l (nach etwa 12 h) erreicht. Das Präparat ist in Deutschland derzeit nicht zugelassen, sondern nur in der Schweiz und Österreich. Dort sind die Indikationen untere Atemwegs- und Harnwegsinfektionen und Infektionen der Haut und Weichteile durch empfindliche Erreger.

Cefsulodingruppe

Cefsulodin ist ein Schmalspektrumcephalosporin mit ausschließlicher Aktivität gegen P. aeruginosa und fast fehlender Wirkung gegen Enterobakterien und andere gramnegative Keime. Allerdings ist eine rasche Selektion cefsulodinresistenter Mutanten beschrieben worden. Es wirkt schwach auch gegen Staphylokokken, A-Streptokokken, Pneumokokken und Neisserien. Seine Anwendung kommt jedoch nur bei nachgewiesenen Pseudomonasinfektionen in Frage. Die Gewebegängigkeit ist gut. Es wird nicht metabolisiert. Die Überwachung der Nierenfunktion, insbesondere bei Kombination mit Aminoglykosiden, ist zu empfehlen.

5.3.2.2 Oralcephalosporine

Cefalexin war das erste brauchbare Oralcephalosporin. Sein Wirkungsspektrum in vitro entspricht weitgehend demjenigen des Cefalotins. Es ist aktiv gegen S. aureus (MHK_{90}: 6–8 μg/ml),

Streptokokken (Ausnahme: Enterokokken), E. coli, P. mirabilis und Klebsiellaspezies. Die Unterschiede zwischen Cefalexin und Cefadroxil sind gering.

Cefadroxil ist in seinem Wirkungsspektrum dem Cefalexin ähnlich und entspricht diesem im Anwendungs- und Wirkungsbereich weitgehend. Auch die pharmakokinetischen Eigenschaften sind sehr ähnlich. Cefadroxil besitzt jedoch eine längere Eliminations-HWZ, sodass es nur 2-mal tgl. verabreicht werden muss. Die Penetration in infiziertes Gewebe ist sehr gut. In Pleuraexsudat und Lungengewebe werden Konzentrationen von 7,4–11,4 µg/g nach einer Dosis von 1 g erreicht.

Cefaclor besitzt ein über das der bisher genannten oralen Cephalosporine hinausgehendes Wirkungsspekturm und wird daher auch der »2. Generation« der Oralcephalosporine zugerechnet. Es wirkt gegen H. influenzae auch bei Ampicillinresistenz und ist auch aktiver gegenüber E. coli, P. mirabilis und K. pneumoniae. Indolpositive Proteusarten, Enterobacter, Pseudomonas und Serratia sind resistent.

Obwohl die Rate der enteralen Resorption ähnlich wie bei Cefalexin ist, liegen die Serumspitzenwerte bei Cefaclor wegen einer pH-abhängigen Instabilität ca. 50% niedriger. Wegen der Inaktivierung der Substanz im Serum ist bei der Gabe von Cefaclor auf ausreichend hohe Dosierung zu achten, die etwa der von Cefalexin entsprechen sollte.

Bei **Cefuroximaxetil** handelt es sich um den 1-Azetoxyethylester des Cefuroxims. Nach oraler Gabe wird die sog. »prodrug«resorbiert und im Darm durch unspezifische Esterasen zu Cefuroxim gespalten und resorbiert (▫ s. Tabelle 5-16). Das Wirkungsspektrum entspricht zwar demjenigen von Cefuroxim; infolge der niedrigen Dosierung und einer Resorptionsquote von ca. 50% ist es mit den anderen Oralcephalosporinen vergleichbar.

Cefpodoximproxetil ist ein weiterer gut resorbierbarer Ester eines Cephalosporins ähnlich dem Cefuroximaxetil. Auch in diesem Fall wird die Wirksubstanz Cefpodoxim nach der oralen Resorption freigesetzt. Cefpodoximproxetil hat ein breites antibakterielles Wirkspektrum, sowohl im grampositiven als auch im gramnegativen Bereich, und es zeichnet sich durch eine besonders hohe β-Laktamasestabilität aus. Die Aktivität gegenüber S. aureus ist etwas schwächer als diejenige von Cephalexin oder Cefuroximaxetil.

Cefetametpivoxil ist der Pivaloyloxymethylester des Cefetamet. Durch Einfügung der Aminothiazolyl-Methoxyimino-Seitenkette wird eine höhere Aktivität gegenüber gramnegativen Mikroorganismen erreicht. Auch die β-Laktamasestabilität ist verstärkt. Die Anwendungsgebiete entsprechen weitgehend den übrigen hier genannten Cephalosporinestern. Das Präparat ist allerdings für eine Anwendung im Säuglingsalter nicht empfohlen.

Cefixim verfügt über ein den Cephalosporinen der 3. Generation vergleichbares Spektrum. Es ist zwar weniger aktiv als Cefalexin oder Cefaclor gegenüber S. aureus und S. epidermidis, zeigt jedoch eine ähnliche Wirksamkeit gegenüber Streptokokken und ist wesentlich wirksamer gegen E. coli, K. pneumoniae, P. mirabilis, P. vulgaris, Providenciaspezies, Salmonellen, Shigellen, H. influenzae und N. gonorrhoeae. Die MHK_{90}-Werte für die meisten dieser gramnegativen Keime liegen unter 0,5 µg/ml. Ausnahmen sind E. coli (MHK_{90} bei 2,5 µg/ml) und Providenciaspezies (MHK_{90} bei 0,5–1 µg/ml). Nicht wirksam ist Cefixim gegen P. aeruginosa und andere Pseudomonasspezies sowie gegen Acinetobacter und B. fragilis.

Ceftibuten ist ein orales Carboxymethyl-Cephalosporin mit breitem antimikrobiellem Wirkungsspektrum. Es ist gegenüber plasmid- und chromosomalermittelten β-Laktamasen sehr stabil. Eine Bioverfügbarkeit von 75–90%, eine Halbwertszeit von 2,5 h und die hohen Serumspiegel von 14–17 µg/ml nach Gabe von 400 mg Ceftibuten lassen eine Dosierung als Einmalgabe zu.

Cefprozil hat ein dem Cephalexin recht ähnliches antibakterielles Wirkungsspektrum mit zusätzlicher Wirkung gegen Haemophilus influenzae. Die Bioverfügbarkeit liegt bei ca. 90%.

Loracarbef ist ein orales Carbacephemantibiotikum mit einem antibakteriellen Wirkspektrum, welches weitgehend demjenigen des Cefaclors entspricht. Das Molekül ist insgesamt jedoch stabiler. Die Verträglichkeit ist gut. Für Kinder liegen geeignete Zubereitungsformen vor. Es eignet sich wie alle anderen Cephalosporine zur Therapie bakterieller Infektionen der Atemwege.

5.3.2.3 Therapeutische Anwendung und Dosierung der Cephalosporine

Ein Vorteil v. a. der Vertreter der Cefotaximgruppe gegenüber den Penicillinen liegt darin, dass sie ein breites Wirkungsspektrum besitzen und v. a. gegen nosokomiale Erreger hochaktiv

▫ Tabelle 5-16. Pharmakokinetische Parameter der Oralcephalosporine

Antibiotikum	Einzeldosis [g]	Mittlere Serumspitzenspiegel [mg/l]	Halbwertszeit [h]	Serumeiweißbindung [%]	Harnausscheidung in wirksamer Form (% der Dosis)
Cefalexin	1,0	24,7	1,0	12	90
Cefadroxil	1,0	28,0	1,5	20	85
Cefaclor	1,0	27,0	1,0	50	60
Cefuroximaxetil	0,25	4,2	1,2	20	35
Cefpodoximproxetil	0,2	2,4	2,3	40	35
Cefetametpivoxil	0,5	4,5	3,0	20	50
Cefixim	0,2	2,7	2,5	63	20
Ceftibuten	0,4	17,0	2,5	63	65
Cefprozil	0,5	10,0	1,3	35	65
Loracarbef	0,4	14,0	1,0	25	90

sind. Dies gilt ganz besonders für Klebsiellen. Bei Enterobakterien sind diese Cephalosporine in der Regel voll wirksam.

Staphylokokken werden meist durch die Vertreter der Cefuroximgruppe besser erfasst, obwohl auch das Wirkungsspektrum der Mittel der Cefotaximgruppe (Cefotaxim, Ceftizoxim, Cefmenoxim, Ceftriaxon) Staphylokokken mit abdeckt. Bei schweren Staphylokokkeninfektionen, z. B. Sepsis mit metastatischen Abszessabsiedelungen, sind sie jedoch nicht ausreichend wirksam.

Eine Wirkungslücke der Cephalosporine besteht mit Ausnahme von Ceftazidim und Cefsulodin bei P. aeruginosa und Enterokokken. Bei der Sepsis eignen sie sich zur kalkulierten Initialtherapie. Meist wird man aber zur Schließung solcher Wirkungslücken immer mit einer Kombination, z. B. mit einem Aminoglykosid (Gentamicin, Tobramycin, Netilmicin, Amikacin) und/oder einem Penicillin (z. B. Ampicillin, Piperacillin), behandeln. Durch letztere werden insbesondere die Enterokokken erreicht. Die Kombination eines β-Laktamantibiotikums mit einem Aminoglycosid bedeutet eine Erweiterung des Wirkungsspektrums und eine Verstärkung der Bakterizidie durch einen synergistischen Effekt.

Insbesondere Cefotaxim hat sich als sehr wirksame Standardtherapie bei der Behandlung schwerer Infektionen durch gramnegative Erreger erwiesen. Bei P.-aeruginosa-Infektionen sollte auf Ceftazidim übergegangen werden. Ceftriaxon unterscheidet sich von den anderen Vertretern der 3. Generation durch seine lange HWZ. Bakterizide Konzentrationen bestehen im Blut ausreichend lange, sodass schwere bakterielle Infektionen erfolgreich mit einer einmal tägliche Gabe behandelt werden können.

Bei der Behandlung der Meningitis ist Ceftriaxon mindestens so wirksam wie die Kombination Ampicillin + Chloramphenicol. Vor kurzem hat die Paul-Ehrlich-Gesellschaft für Chemotherapie eine Empfehlung zur Meningitisbehandlung mit Cefotaxim oder Ceftriaxon herausgegeben. Obwohl diese Antibiotika keine hervorragende Liquordiffusion aufweisen, sind die MHK-Werte der häufigsten Meningitiserreger (H. influenzae, Meningokokken, Pneumokokken) so niedrig, dass die im Liquor erreichten Konzentrationen voll ausreichen, um die Keime abzutöten. Diese Cephalosporine sind auch geeignet zur Behandlung der Meningitis des Früh- und Neugeborenen, wobei in diesen Fällen fast immer mit einem Aminoglycosid (z. B. Tobramycin) und wegen der Streptokokken der Gruppe B bzw. Listerien zusätzlich mit Ampicillin kombiniert werden sollte.

Bei der Meningitistherapie im Kindesalter werden für Ceftriaxon 50 mg/kgKG KG alle 12 h mit einer »loading dose« von 75 mg/kgKG empfohlen. Bei Cefotaxim sollten 150–200 mg/kgKG/Tag in 3 ED gegeben werden (s. Tabelle 5-17, 5-18).

5.3.2.4 Nebenwirkungen und Kontraindikationen

Cephalosporine gehören wie Penicilline und alle anderen β-Laktamantibiotika zu den gut verträglichen Antibiotika.

Hypersensibilisierungsreaktionen

Allergische Reaktionen werden bei 1–2% der Patienten gesehen. In etwa 5–10% der Fälle kommt es bei Penicillinallergie zu Kreuzreaktionen.

Nephrotoxizität

Im Wesentlichen beschränkt sich die Nephrotoxizität auf die Substanzen der 1. Generation (besonders auf Cefaloridin, das nicht mehr eingesetzt wird). Die potenzielle Nephrotoxizität ist bei den Cephalosporinen der 2. und 3. Generation nur noch gering ausgeprägt.

Bei Cefsulodin ist eine mögliche Nephrotoxizität besonders zu beachten. Bei der Kombination mit Aminoglycosiden ist die Nierenfunktion zu überwachen.

Koagulopathien

Bei einigen parenteralen Cephalosporinen, die den Thiatetrazolring in der Seitenkette tragen (Cefamandol, Cefmenoxim, Cefotiam, Cefoperazon), kann es v. a. bei parenteraler Ernährung mit Vitamin-K-Mangel zu erhöhter Blutungsneigung kommen. Diese Blutungen sind nach Absetzen und/oder Vitamin-K-Gabe (1 mg/kgKG/Woche i.m.) reversibel. Der Quick-Wert sollte bei Anwendung dieser Cephalosporine stets kontrolliert werden. Bei Cefotaxim, Ceftriaxon, Ceftizoxim und Ceftazidim sind solche Blutungen bisher nicht aufgetreten. Wie bei allen β-Laktamantibiotika kann es auch bei Cephalosporinen (jedoch seltener als bei Penicillinen) zu Störungen der Thrombozytenaktivität und damit zu thrombozytären Blutungen kommen. Auch bei Cefazolin und Cefazedon sind gelegentliche Blutungsnebenwirkungen beschrieben worden.

Weitere Nebenwirkungen

Als weitere Nebenwirkungen können Schmerz bei i.m.-Gabe sowie Thrombophlebitis bei Dauerinfusionen auftreten. Selten können reversible Granulozytopenie, Leukozytopenie oder Neutropenie, begleitet von Eosinophilie, auftreten. Bei langfristiger Gabe sind Blutbildkontrollen empfehlenswert. Gelegentlich sind bei allen Cephalosporinen transitorische Erhöhungen der Transaminasen (SGOT, SGPT) und der alkalischen Phosphatase beobachtet worden. Bei der Bestimmung des Serumcreatinins mit der Jaffé-Methode können falsch-hohe Werte gemessen werden.

Neurotoxische Nebenwirkungen wurden beschrieben, kommen jedoch bei Cephalosporinen selten vor und sind auf Patienten mit eingeschränkter Nierenfunktion und zu hoher Cephalosporindosis beschränkt. Die Symptome bestehen in Krämpfen. Diarrhöen traten bei Patienten mit Ceftriaxon bzw. Cefoperazon häufiger auf als bei anderen Cephalosporinen. Ceftriaxon kann in der Gallenblase als Gallegrieß ausfallen und evtl. Gallekoliken verursachen. In seltenen Fällen sind auch bei Cephalosporinen antibiotikaassoziierte Kolitiden aufgetreten. Beim Neugeborenen kommt es allerdings regelmäßig zu Veränderungen der Darmflora. Enterobacteriaceae und Anaerobier werden reduziert. Pseudomonas, S. epidermidis und Enterokokken persistieren.

■ Tabelle 5-17. Dosierungen der parenteralen Cephalosporine

Antibiotikum	Applikation	Patientengruppe	Dosis in 24 h	ED [g]	Maximale Tagesdosis [g]
Cefalotin-Cefazolin-Gruppe					
Cefalotin	i.v., i.m.	Jugendliche, Erwachsene	1–6 g	2–3	6
	i.v.	Kinder 1–12 Jahre	50–100 mg/kgKG	3–4	
	i.v.	Säuglinge 3–12 Monate	50–100 mg/kgKG	3–4	
Cefazolin	i.v., i.m.	Jugendliche, Erwachsene	1–6 g	2–4	6
	i.v.	Kinder 1–12 Jahre	50–100 mg/kgKG	3–4	
Cefuroxim-Gruppe					
Cefuroxim	i.v., i.m.	Jugendliche, Erwachsene	2,25–4,5 g	3	6
	i.v.	Kinder 1–12 Jahre	75–150 mg/kgKG	3	
	i.v.	Säuglinge 3–12 Monate	75–150 mg/kgKG	3	
Cefamandol	i.v., i.m.	Jugendliche, Erwachsene	2–6 g	2–4	12
	i.v.	Kinder 1–12 Jahre	75–100 mg/kgKG	3	
	i.v.	Säuglinge 3–12 Monate	75–100 mg/kgKG	3	
Cefotiam	i.v., i.m.	Jugendliche, Erwachsene	3–6 g	3	6
	i.v.	Kinder 1–12 Jahre	75–200 mg/kgKG	3	
	i.v.	Säuglinge 3–12 Monate	75–200 mg/kgKG	2–3	
Cefoxitingruppe					
Cefoxitin	i.v.	Jugendliche, Erwachsene	6–8 g	3–4	8
	i.v.	Kinder 1–12 Jahre	120–160 mg/kgKG	3–4	
Cefotetan	i.v.	In Deutschland nicht im Handel			
Cefotaximgruppe					
Cefotaxim	i.v., i.m.	Jugendliche, Erwachsene	3–9 g	2–3	9
	i.v.	Kinder 1–12 Jahre	50–200 mg/kgKG	2–3	
	i.v.	Säuglinge 3–12 Monate	50–200 mg/kgKG	2–3	
Ceftizoxim	i.v., i.m.	Jugendliche, Erwachsene	3–6 g	3	
	i.v.	Kinder 1 –12 Jahre	50–100 mg/kgKG	3	
	i.v.	Säuglinge 3–12 Monate	50–75 mg/kgKG	3	
Cefmenoxim	i.v., i.m.	Jugendliche, Erwachsene	2–4 g	2	8
	i.v.	Kinder 1–12 Jahre	40–80 (–150) mg/kgKG	2–4	
	i.v.	Säuglinge 3–12 Monate	50–150 mg/kgKG	3	
Cefoperazon	i.v.	Jugendliche, Erwachsene	2–4 g	2	4
	i.v.	Kinder 1–12 Jahre	50–100 mg/kgKG	2	
Ceftriaxon	i.v., i.m.	Jugendliche, Erwachsene	1–2 (–4) g	1	
	i.v.	Kinder 1–12 Jahre	50–80 (–100) mg/kgKG	1	
	i.v.	Säuglinge 3–12 Monate	50–80 mg/kgKG	1	
Cefodizim	i.v.	Jugendliche, Erwachsene	2–4 g	2	6
Ceftazidimgruppe					
Ceftazidim	i.v., i.m.	Jugendliche, Erwachsene	2–6 g	2–3	
	i.v.	Kinder 1–12 Jahre	50–200 mg/kgKG	3	
	i.v.	Säuglinge 3–12 Monate	50–200 mg/kgKG	3	
Cefepim	i.v.	Jugendliche, Erwachsene	2–6 g	2	6
	i.v.	Kinder 1–12 Jahre	Nicht zugelassen		
Cefpirom	i.v.	In Deutschland nicht zugelassen			
Cefsulodingruppe					
Cefsulodin	i.v.	Jugendliche, Erwachsene	2–3 (–6) g	2–3	6
	i.v.	Kinder 1–12 Jahre	50–160 mg/kgKG	2–3	

Tabelle 5-18. Dosierungen der Oralcephalosporine

Antibiotikum	Applikation	Patientengruppe	Dosis in 24 h	ED [g]	Maximale Tagesdosis [g]
Cephalexin	p.o.	Jugendliche, Erwachsene	4 g	4	
	p.o.	Kinder 1–12 Jahre	60–100 mg/kgKG	3	
	p.o.	Säuglinge 3–12 Monate	75–100 mg/kgKG	3	
Cefadroxil	p.o.	Jugendliche, Erwachsene	2–4 g	2	
	p.o.	Kinder 1–12 Jahre	50–100 mg/kgKG	2	
	p.o.	Säuglinge 3–12 Monate	50–100 mg/kgKG	2	
Cefaclor	p.o.	Jugendliche, Erwachsene	1,5–4 g	3	
	p.o.	Kinder 1–12 Jahre	30–50(–100) mg/kgKG	3	
	p.o.	Säuglinge 3–12 Monate	30–50(–100) mg/kgKG	3	
Cefuroximaxetil	p.o.	Jugendliche, Erwachsene	0,5–1 g	2	1
	p.o.	Kinder 1–12 Jahre	20–30 mg/kgKG	2	
	p.o.	Säuglinge 3–12 Monate	20–30 mg/kgKG	2	
Cefpodoxim protexil	p.o.	Jugendliche, Erwachsene	0,2–0,4 g	2	
	p.o.	Kinder 1–12 Jahre	5–12 mg/kgKG	2	
	p.o.	Säuglinge 3–12 Monate	5–12 mg/kgKG	2	
Cefetamet-pivoxil	p.o.	Jugendliche, Erwachsene	1–2 g		
	p.o.	Kinder 1–12 Jahre	20 mg/kgKG	2	
	p.o.	Säuglinge 3–12 Monate	Keine Angaben		
Cefixim	p.o.	Jugendliche, Erwachsene	0,2–0,4 g	1–2	
	p.o.	Kinder 1–12 Jahre	8 mg/kgKG	1–2	
	p.o.	Säuglinge 3–12 Monate	8 mg/kgKG	1–2	
Ceftibuten	p.o.	Jugendliche, Erwachsene	9 mg/kgKG	1	
	p.o.	Kinder 1–12 Jahre	9 mg/kgKG	1	
	p.o.	Säuglinge 3–12 Monate	9 mg/kgKG	1	
Loracarbef	p.o.	Jugendliche, Erwachsene	0,4–0,8 g	2	
	p.o.	Kinder 1–12 Jahre	15–30 mg/kgKG	2	
	p.o.	Säuglinge 6–12 Monate	15–30 mg/kgKG	2	

Fazit für die Praxis

- Cephalosporine sind eine bedeutsame parenteral und oral anwendbare Gruppe von β-Laktamantibiotoka mit erweitertem bzw. breitem antibakteriellem Wirkungsspektrum sowohl im grampositiven als auch im gramnegativen Bereich.
- Ihre Verträglichkeit ist i. Allg. gut.
- Bei einigen Vertretern ist bei eingeschränkter Nierenfunktion eine Dosisanpassung erforderlich.
- Klinische Indikationen sind bakterielle Infektionen aller Art insbesondere der Harn- und Atemwege sowie bei Sepsis, Meningitis, Osteomyelitis etc.

5.3.3 Andere β-Laktamantibiotika

D. Adam

Einige weitere β-Laktamantibiotika, die sich in ihrer chemischen Struktur von Penicillinen und Cephalosporinen unterscheiden, werden nicht von Pilzen, sondern von Bakterien produziert. Die chemischen Veränderungen im Molekül betreffen sowohl die zyklische Grundstruktur (z. B. Monobaktame) als auch die Form der Seitenkette.

Monobaktame

Monobaktame besitzen nur noch eine monozyklische Grundstruktur, die lediglich aus dem β-Laktamring besteht. Der bislang einzige klinisch eingesetzte Vertreter ist Aztreonam.

Aztreonam hat eine dem Cefotaxim ähnliche Seitenkette. Seine antibakterielle Wirkung ist auf gramnegative Keime beschränkt (Enterobakterien, H. influenzae, z. T. auch P. aeruginosa). Grampositive Erreger und Anaerobier werden nicht erfasst. Es besteht eine breite Stabilität gegenüber β-Laktamasen gramnegativer Keime.

Aztreonam verhält sich pharmakokinetisch wie andere β-Laktamantibiotika. Es wird enteral nicht resorbiert und überwiegend renal ausgeschieden. Die Harnausscheidung nach einzelnen i.v.-Gaben beträgt 58% der Dosis. Die Eliminations-HWZ liegt bei 1,2–2 h (je nach Alter des Patienten).

Wegen der selektiven Wirkung gegen gramnegative Stäbchen ist die Möglichkeit des klinischen Einsatzes begrenzt. Hauptindikationen sind Infektionen durch sensible Enterobakterien und Pseudomonas. Nebenwirkungen sind äußerst selten. Es gibt keine Parallelreaktion zu anderen β-Laktamantibiotika, d. h. die Gabe von Aztreonam ist auch bei Penicillin- bzw. Cephalosporinunverträglichkeit möglich. (Dosierungen s. Tabelle 5-19).

Carbapenerne

Hierzu gehören Imipenem, Meropenem und Ertapenem.

▪ Tabelle 5-19. Dosierung der anderen β-Laktamantibiotika

Antibiotikum	Applikation	Patientengruppe	Dosis in 24 h	ED [g]	Maximale Tagesdosis [g]
Aztreonam	i.v., i.m.	Jugendliche, Erwachsene	3–6 g	3–4	6
	i.v.	Kinder 1–12 Jahre	50–80 mg/kgKG	3	
	i.v.	Säuglinge 3–12 Monate	50–100 mg/kgKG	3	
Imipenem	i.v.	Jugendliche, Erwachsene	3–4 g	3–4	4
	i.v.	Kinder 1–12 Jahre	60 mg/kgKG	4	
	i.v.	Säuglinge 3–12 Monate	50 mg/kgKG	3–4	
Meropenem	i.v.	Jugendliche, Erwachsene	1,5–3 g	3	
	i.v.	– Sepsis	3 g	3	
	i.v.	– Meningitis	6 g	3	
	i.v.	Kinder 3–12 Monate	60 mg/kgKG	3	
	i.v.	– Meningitis	60–80 mg/kgKG	3	
Ertapenem	i.v.	Erwachsene	1 g	1	2

Imipenem aus der Gruppe der Carbapeneme, einer Weiterentwicklung der β-Laktamgruppe, gehört zu den Thienamycinen. Seine Besonderheit liegt in dem außerordentlich breiten Wirkungsspektrum, das die Spektren aller bisherigen Antibiotika, einschließlich der β-Laktame, übertrifft. Es ist wirksam gegen Staphylokokken, Enterokokken, P. aeruginosa sowie B. fragilis und ausgeprägt β-Laktamase-stabil. Imipenem wirkt daher gegen gramnegative aerobe und anaerobe Mikroorganismen. In letzter Zeit wurde auch über eine β-Laktamaseinduktion durch Imipenem berichtet, deren klinische Relevanz noch nicht gesichert ist.

Nachteilig ist, dass es durch Dipeptidasen in der Niere abgebaut wird. Daher kann es nur in Kombination mit Cilastatin, einem Dipeptidaseninhibitor, appliziert werden. Es reduziert die Hydrolyse von Imipenem in den Nieren und erhöht dadurch die Imipenemkonzentration in Plasma und Gewebe. Cilastatin vermindert auch die Nephrotoxizität des Imipenems bei höherer Dosierung. Imipenem und Cilastatin sind im Handelspräparat im Verhältnis 1:1 enthalten.

Nach i.v.-Gabe von 250 mg bzw. 500 mg werden maximale Plasmaspiegel von 25 µg/ml bzw. 60 µg/ml erreicht. Die Plasma-HWZ beträgt 60 min, die Proteinbindung 25%, die Urinausscheidung 15–20% der Dosis.

Imipenem-Cilastatin kann bei Versagen der Therapie mit anderen Antibiotika eingesetzt werden. Es ist zzt. zur Anwendung bei Neugeborenen sowie Säuglingen noch nicht zugelassen, kann aber bei Schulkindern eingesetzt werden (Dosierung ▪ s. Tabelle 5-19).

Nebenwirkungen sind selten. In 5–10% der Fälle treten leichtere gastrointestinale Reaktionen (Übelkeit, Durchfall, Erbrechen) auf. Gelegentlich finden sich auch lokale (Thrombophlebitis), allergische (Exanthem) und hämatologische Reaktionen (Eosinophilie). Selten werden auch ZNS-Nebenwirkungen (Krämpfe, Myoklonus, Verwirrtheitszustände etc.) beobachtet. Da diese Nebenwirkung wahrscheinlich von einer hohen Serumkonzentration abhängig ist, sollte Imipenem in 4 ED (jeweils als Kurzinfusion über 30 min) appliziert werden, um hohe Spitzenspiegel zu vermeiden.

Meropenem ist ein Carbapenem mit einer Methylgruppe an C1, wodurch eine bessere Resistenz gegen die menschliche renale Dehydropeptidase 1 bewirkt wird und daher eine Kombination mit dem Dehydrogenasenstabilisator Cilastatin (wie bei Imipenem erforderlich) entfallen kann. Das Antibiotikum hemmt ähnlich wie Imipenem fast alle grampositiven und -negativen Bakterien außer methicillinresistenten Staphylokokken, Enterococcus faecium Stenotrophomonas maltophilia. Auch Penicillin-G-resistente Penumokokken sind in vitro gegen Meropenem empfindlich. Immer resitent sind allerdings Mykoplasmen, Chlamydien, Legionellen und die meisten Mykobakterienarten sowie Corynebacterium jeikeium.

Im Vergleich zu Imipenem hat Meropenem bei aeroben gramnegativen Bakterien (auch bei P. aeruginosa) eine stärkere Wirksamkeit, bei aeroben grampositven Balkterien allerdings eine etwas schwächere. Gegen sporenlose Anaerobier (z. B. Bacteroides fragilis) und die meisten Clostridienarten (z. B. Clostridium perfringens) ist die Aktivität von Imipenem und Meropenem gleich. Eine Kombination von Meropenem mit einem Aminoglykosid kann gegen P. aeruginosa synergistisch wirken, ebenfalls eine Kombination mit Vancomycin oder Teicoplanin gegenüber Staphylokokken. Auch gegenüber Anaerobiern kann durch Kombination mit Metronidazol ein Synergismus erreicht werden.

Meropenem ist stabil gegen fast alle bakteriellen β-Laktamasen. Ein kleiner Teil der Pseudomonas-aeruginosa- und Burgholderia-cepacia-Stämme ist resistent. Auch Enterococcus faecalis ist teilweise resistent.

Nach i.v.-Infusion von 0,5 und 1 g werden mittlere Serumspiegel von 23 bzw. 49 mg/l erreicht. Die Halbwertszeit liegt bei 60 min, die Plasmaeiweißbindung beträgt 2%. Die Gewebegängigkeit der Substanz gilt als gut. Die mittleren Liquorspiegel bei Kindern mit Meninigitis liegen 2–3 h nach i.v.-Gabe von 40 mg/kgKG bei 2,8±2,3 mg/l. Die Urinrecoveryrate liegt bei 70%.

Das Antibiotikum ist i. Allg. gut verträglich. Gelegentlich kann es zu leichten gastrointestinalen Störungen kommen.

Der Indikationsbereich ist ähnlich demjenigen des Imipenems, d. h. insbesondere Mischinfektionen und schwere Infektionen, besonders bei gleichzeitiger Abwehrschwäche, Sepsis, intraabdominellen und gynäkologischen Infektionen, Knochen- und Gelenkinfektionen, auch bei Therapieversagen mit anderen Breitspektrumantibiotika bzw. bei Allergie gegenüber Penicillinen und Cephalosporinen. Bei schweren Pseudomonasinfektionen sollte Meropenem immer mit einem Aminoglykosid kombiniert werden. Auch eine Anwendung bei Me-

Tabelle 5-20. Parenterale Monobaktame und Carbapeneme

Freiname	Handelsname
Aztreonam	Azactam
Imipenem	Zienam
Meropenem	Meronem
Ertapenem	Invanz

ninigitis durch sonst resistente Keime ist möglich, evtl. ebenfalls in Kombination.

Bei Kindern ist die Krampfbereitschaft deutlich geringer als bei Imipenem.

Ertapenem ist eine Weiterentwicklung in der Gruppe der Carbapeneme. Es wirkt gegen ein breites Spektrum grampositiver und gramnegativer aerober und anaerober Bakterien einschließlich S. aureus und Bacteroides fragilis. Es besitzt auch gute Aktivität gegen resistente grampositive Mikroorganismen wie z. B. penicillinresistente Pneumokokken. Es ist β-laktamase- und und dihydropeptidasestabil. Im Gegensatz zu Imipenem und Meropenem ist es nicht wirksam gegen P. aeruginosa. Dosierung: 1 × 1 g/Tag als Infusion. Für Kinder ist Ertapenem nicht zugelassen.

Das Verträglichkeits- und Nebenwirkungsprofil entspricht demjenigen der anderen Carpapeneme.

Fazit für die Praxis

- Aztreonam ist ein auf gramnegative Keime beschränktes β-Laktamantibiotikum mit hoher β-Laktamasestabilität und guter Verträglichkeit ohne Parallelallergie zu Penicillinen und Cephalosporinen.
- Impenem, Meropenem und Ertapenem sind sog. Carbapeneme, sie gehören ebenfalls zur Gruppe der β-Laktamantibiotika und besitzen ein sehr breites antibakterielles Wirkungsspektrum gegenüber grampositiven sowie gramnegativen Erregern und Anaerobiern.

5.3.4 Fusidinsäure

R. Stahlmann, K. Riecke

5.3.4.1 Historisches, Wirkungsmechanismus, Wirkungsspektrum

Fusidinsäure wurde in den 1960er Jahren aus Fusidium coccineum isoliert. Das Antibiotikum besitzt eine Steroidstruktur, weist aber aufgrund der speziellen Ringverknüpfung keine endokrine Wirkung auf. Es handelt sich um eine recht lipophile Substanz. Therapeutisch verwendet wird das gut wasserlösliche Natriumsalz. Fusidinsäure wirkt vorwiegend bakteriostatisch gegen grampositive Bakterien durch Hemmung der bakteriellen Proteinbiosynthese. Bedeutsam ist v. a. die gute Aktivität gegen Staphylokokken (S. aureus, S. epidermidis), einschließlich der penicillinaseproduzierenden und der oxacillin-(methicillin-)resistenten Stämme. Die MHK-Werte liegen meist in einem Bereich zwischen 0,03 und 0,8 mg/l. Primär resistente Staphylokokkenstämme sind selten, mehrere Resistenzmechanismen sind jedoch bekannt (Mandell 2000).

5.3.4.2 Pharmakokinetische Eigenschaften

Nach einmaliger, langsamer intravenöser Infusion betragen die Spitzenspiegel etwa 30 mg/l, nach wiederholter Infusion von 3 mal täglich 500 mg liegen die Konzentrationen im Plasma mit etwa 100 mg/l deutlich höher; die Plasmaeiweißbindung ist mit 95–97% recht hoch. Nach oraler Gabe wird Fusidinsäure zu etwa 90% aus dem Magen-Darm-Trakt resorbiert. Nach einer Dosis von 500 mg liegen die Spitzenkonzentrationen im Plasma bei 25 mg/l, bei mehrfacher Gabe werden Konzentrationen von etwa 80 mg/l gemessen. Die Substanz penetriert gut in Knochengewebe und ins Augenkammerwasser, die Liquorgängigkeit ist jedoch gering. Fusidinsäure wird in der Leber metabolisiert und mit einer Halbwertzeit von 9–11 h eliminiert. Daher wird bei 3-mal täglicher Gabe eine deutliche Kumulation beobachtet. Eine 2-mal tägliche Verabreichung scheint bei besserer Verträglichkeit ebenso wirksam zu sein wie die 3-mal tägliche Infusion.

In der Galle finden sich hohe Konzentrationen, die renale Ausscheidung ist dagegen nur sehr gering. Fusidinsäure ist nicht oder kaum dialysierbar.

5.3.4.3 Therapeutische Anwendung und Dosierung

Das Antibiotikum ist bei Staphylokokkeninfektionen indiziert, wenn die Therapie mit anderen Antibiotika nicht zum Erfolg geführt hat, oder bei Patienten mit Penicillinallergie. In schweren Fällen kann die Kombination mit anderen staphylokokkenwirksamen Mitteln erwogen werden. Erwachsene erhalten täglich per Infusion über 2–4 h 1,5–2,0 g Fusidinsäure aufgeteilt in 2–3 Einzelgaben. Oral kann Fusidinsäure in einer Dosierung von 3-mal täglich 500 mg verabreicht werden.

5.3.4.4 Unerwünschte Wirkungen, Kontraindikationen und Risiken

Bei oraler oder intravenöser Gabe kann es zu gastrointestinalen Reaktionen wie Magenschmerzen, Übelkeit, Erbrechen, Obstipation oder Diarrhö kommen. Die Beschwerden sind bei Verabreichung der Filmtabletten zusammen mit einer Mahlzeit seltener. Bei intravenöser Gabe wurden gelegentlich Venenspasmen oder eine Thrombophlebitis beobachtet. Sehr selten kann es zu Granulozytopenie, Thrombozytopenie oder zu Hautreaktionen kommen. Unter der Behandlung mit Fusidinsäure kann es zum Anstieg des Bilirubins kommen (Ikterus); diese Wirkung kommt wahrscheinlich durch eine Kompetition zwischen dem Bilirubin und der Fusidinsäure bei der Gallenausscheidung zustande. In einzelnen Fallberichten ist über reversible hepatotoxische Reaktionen berichtet worden. (Handelsname: Fucidine).

Literatur zu Kap. 5.3.4

Mandell LA (2000) Fusidic acid. In: Mandell GL, Bennett JE, Dolin R (eds) Mandell, Douglas, and Bennett's principles and practice of infectious diseases. 5th edn, vol 1. Churchill Livingstone, Philadelphia, pp 306–307

Turnidge J (1999) Fusidic acid pharmacology, pharmacokinetics and pharmacodynamics. Int J Antimicrob Agents 12: S23–S34

5.3.5 Aminoglykoside

R. Stahlmann, K. Riecke

5.3.5.1 Historisches, Wirkungsmechanismus, Wirkungsspektrum

Als erstes Aminoglykosidantibiotikum wurde Streptomycin im Jahr 1944 beschrieben. Inzwischen sind weitere Antibiotika dieser Wirkstoffgruppe aus Streptomyces- oder Micromonosporaarten isoliert worden.

Hinweis zur Schreibweise

mycin	Substanz stammt aus Streptomycesarten
micin	Substanz stammt aus Micromonosporaarten

Zu den heute bevorzugt angewandten Aminoglykosiden gehören v. a. Gentamicin, Tobramycin, Netilmicin und Amikacin. Gentamicin ist ein Gemisch aus mehreren Substanzen (C_1, C_{1a}, C_2), die sich in ihrer Toxizität unterscheiden. Aminoglykoside sind gut wasserlöslich und zeigen in wässrigen Lösungen eine basische Reaktion. Zur Therapie werden Salze der Aminoglykoside (z. B. Sulfate) eingesetzt.

Aminoglykoside hemmen die bakterielle Proteinbiosynthese. Sie binden an die 30S-Untereinheit der Ribosomen und hemmen die Bindung der Aminoacyl-tRNA.

Ein konzentrationsabhängiger »postantibiotischer Effekt« ist bei Aminoglykosiden seit langem bekannt: In vitro kommt es nach Exposition gegenüber einem Aminoglykosid zu einer Hemmung der Bakterienzelle für etwa 3–6 h – auch wenn der Wirkstoff aus dem umgebenden Milieu entfernt wurde. Falls eine Bakterienzelle die erste Exposition gegenüber einem Aminoglykosid überlebt, wird sie in ihrer Funktion für einige Zeit deutlich beeinträchtigt; bei einer rasch folgenden zweiten Exposition ist die Wirksamkeit des Antibiotikums geringer, da die Substanz nur durch aktive Transportmechanismen ins Zytoplasma – an den Ort der Proteinbiosynthese – gelangen kann. Dieses Phänomen wird »transitorische Resistenz« oder »first-exposure-effect« genannt.

Aus diesen Erkenntnissen folgt, dass eine einmalige hohe Dosis wirksamer sein kann als mehrere rasch aufeinanderfolgende Gaben. Tierexperimentell konnte diese Überlegung bestätigt werden: Wenn eine bestimmte Dosis einmal täglich gegeben wurde, war sie bei infizierten Tieren gleich wirksam oder wirksamer, als wenn die gleiche Dosis auf mehrere Einzelgaben verteilt wurde.

Aminoglykoside wirken besonders gut gegen gramnegative Enterobakterien und z. T. auch gegen Pseudomonas aeruginosa. Die Wirkung gegen Streptokokken, Hämophilus und Anaerobier ist schlecht. In Kombination mit β-Laktamantibiotika besteht eine synergistische Wirkung.

In den vergangenen Jahren sind zunehmend häufig gentamicin- und tobramycinresistente Stämme von Klebsiella, Enterobacter, Serratia, Proteus und Pseudomonas isoliert worden. Von der Arbeitsgemeinschaft »Resistenz« der Paul-Ehrlich-Gesellschaft für Chemotherapie wurde die Resistenzlage gegenüber Aminoglykosiden bei wichtigen Bakteriengruppen zwischen 1975 und 1990 untersucht (z. B. Enterobacteriaceae, P. aeruginosa). Demnach war die Resistenzlage bei den Aminoglykosiden in Mitteleuropa insgesamt günstig (Kresken et al. 1996).

Es sind mehrere Mechanismen bekannt, wodurch Erreger Resistenz gegenüber Aminoglykosiden erlangen können. Am wichtigsten ist die Bildung von plasmidkodierten Enzymen, die die Antibiotika durch Acetylierung, Adenylierung oder Phosphorylierung inaktivieren. Andere Resistenzmechanismen wurden ebenfalls beschrieben: Durch Veränderung der Zellwand bzw. Zellmembran kann die Aufnahme des Antibiotikums in die Bakterienzelle reduziert sein, oder die Bindungsstelle an der ribosomalen 30S-Untereinheit ist so verändert, dass das Antibiotikum sich hier nicht anlagern kann (nur bei Streptomycin).

Von allen verwendeten Substanzen ist Amikacin am besten gegen bakterielle, inaktivierende Enzyme geschützt. Es wird z. B. eingesetzt bei schwerwiegenden Infektionen durch gramnegative Bakterien, die gegen Gentamicin resistent sind. Amikacinresistente Stämme gibt es bei Acinetobacter, Providencia und Pseudomonasstämme, die nicht zu P. aeruginosa gehören (Tabelle 5-21).

Tabelle 5-21. Auswahl von Aminoglykosiden nach mikrobiologischer Wirksamkeit (*A* Amikacin; *G* Gentamicin; *N* Netilmicin; *T* Tobramycin; *S* Streptomycin). (Mod. nach Gilbert 2000)

Erreger	Aminoglykosid	Kombinationspartner
Gramnegative Erreger		
Klebsiella spp.	A, G, N, T	β-Laktam[a]
Enterobacter aerogenes	A, G, N, T	β-Laktam[a]
Serratia marcescens	G	β-Laktam[a]
Pseudomonas aeruginosa	T	β-Laktam[a]
Francisella tularensis	S, G	Monotherapie
Brucella abortus	G, S	Doxycyclin
Yersinia pestis	S, G	Monotherapie
Grampositive Erreger		
Viridans Streptokokken	G	Penicillin G
Enterococcus faecalis	G	Penicillin G
Staphylococcus aureus	G	Pen-stabiles P[b]
Staphylococcus epidermidis	G	Vancomycin ± Rifampicin
Mycobacterium tuberculosis	S, A	Mehrere AT[c]
M. avium intracellulare	A	Mehrere AT[c]

[a] Penicillin mit Pseudomonasaktivität (z. B. Piperacillin) oder ein β-laktamasefestes Cephalosporin (z. B. Ceftazidim).
[b] Penicillinasefestes Penicillin mit Staphylokokkenaktivität (z. B. Cloxacillin, Flucloxacillin).
[c] Kombination mit anderen Antituberkulotika.

5.3.5.2 Pharmakokinetische Eigenschaften, Dosierung

Aminoglykoside sind hydrophile Arzneimittel, die nach oraler Gabe nicht resorbiert werden und deshalb intravenös oder

Tabelle 5-22. Einmal-täglich-Dosierung der Aminoglykoside bei normaler und eingeschränkter Nierenfunktion [Hinweis: Insbesondere bei Patienten mit fortgeschrittener Niereninsuffizienz muss sich die Dosierung an den jeweiligen Serumkonzentrationen orientieren (Talspiegel!)]

Substanz	Handelsname	Einzeldosis[a] [mg/kgKG]	Dosis bei Niereninsuffizienz [mg/kgKG] Kreatininclearance [ml/min][b]		
			60–80	40–60	30–40
Amikacin	Biklin	15	12	7,5	4
Gentamicin	Refobacin	5	4	3,5	2,5
Netilmicin	Certomycin	7,5	5	4	2
Tobramycin	Gernebcin	6	4	3,5	2,5

[a] Bei normaler Kreatininclearance von >80 ml/min.

[b] Bei einer Kreatininclearance von <30 ml/min wird das Dosierungsintervall auf 48 h verlängert.

intramuskulär gegeben werden müssen. Sie werden mit Halbwertszeiten von etwa 1,5–2 h renal eliminiert. Nach Gabe von 3-mal täglich 1,5 mg/kgKG Gentamicin oder Tobramycin i.v. oder i.m. liegen die Spitzenkonzentrationen im Plasma bei 5–8 mg/l und die minimalen Konzentrationen (Talspiegel) bei 1–2 mg/l.

Der kurzen Halbwertszeit entsprechend sind Aminoglykoside traditionell 3-mal täglich gegeben worden. Experimentelle und klinische Untersuchungen haben jedoch gezeigt, dass die gesamte Tagesdosis der Aminoglykoside auf einmal gegeben werden kann (»Einmal-täglich-Dosierung«). Da die Erreger nachhaltig im Wachstum gehemmt werden (»postantibiotischer Effekt«) und die Toxizität weniger mit den Spitzenspiegeln als vielmehr mit den Talspiegeln korreliert, waren sowohl die therapeutische Wirksamkeit als auch die Verträglichkeit bei der »Einmal-täglich-Dosierung« tendenziell günstiger (Gilbert 2000; Prins et al. 1996).

Durch ein Drug Monitoring kann die Therapie mit Aminoglykosiden optimiert, überwacht und das Risiko unerwünschter Wirkungen reduziert werden. Dies gilt insbesondere für die »Einmal-täglich-Dosierung«. Es gibt Hinweise, dass für die Talspiegel Werte unter 2,0 mg/l eingehalten werden sollten (Gilbert 2000; Prins et al. 1996).

Bei eingeschränkter Nierenfunktion werden Aminoglykoside verzögert ausgeschieden, wodurch das Risiko für toxische Wirkungen steigt. Daher muss die Dosierung beim Vorliegen einer Nierenfunktionsstörung reduziert werden. Primär sollte das Dosierungsintervall verlängert werden, bei einem Intervall von 24 h werden auch die Dosen reduziert (Tabelle 5-22 und 5-23).

Bei Neugeborenen empfiehlt sich aufgrund der physiologisch bedingten Verlängerung der Eliminationshalbwertszeit von Aminoglykosiden die »Einmal-täglich-Dosierung«. Bei Frühgeborenen ist das Dosierungsintervall entsprechend dem Gestationsalter zu verlängern.

5.3.5.3 Therapeutische Anwendung

Aminoglykoside werden oft zur Therapie einer Infektion durch gramnegative Erreger angewandt, meist in Kombination mit einem β-Laktamantibiotikum. Die häufigsten Erreger, die eine Aminoglykosidtherapie erfordern, sind Pseudomonas aeruginosa, Enterobacter, Klebsiella, Serratia und andere Bakterien, die gegen weniger toxische Antibiotika oft resistent sind. Zu den Krankheitsbildern, die am häufigsten mit Aminoglykosiden behandelt werden, zählen Harnwegsinfektionen, Bakteriämien, infizierte Verbrennungswunden, Osteomyelitis, Pneumonien, Peritonitis und Otitis.

Grundsätzlich gilt, dass Aminoglykoside ganz überwiegend in Kombination mit einem β-Laktamantibiotikum angewandt werden. Es muss jedoch beachtet werden, dass eine chemische Inkompatibilität zwischen Substanzen aus diesen beiden Wirkstoffgruppen besteht; ein Aminoglykosid- und ein β-Laktamantibiotikum dürfen daher nicht in einer Infusionsflasche gemischt werden. Ähnliche Inkompatibilitäten bestehen mit Heparin und Amphotericin B. (Dosierung s. Tabelle 5-23).

Streptomycin wird heute fast ausschließlich zusammen mit anderen Antituberkulotika zur Therapie der Tuberkulose angewandt. Als Standarddosis für Erwachsene mit normaler Nie-

Tabelle 5-23. Dosierung der Aminoglykoside bei mehrfach täglicher Gabe. (Mod. nach Amsden 2000)

Substanz	Einzeldosis [mg/kgKG]	Dosisintervall [h] bei Niereninsuffizienz Kreatininclearance [ml/min]			
		>80	80–50	50–10	<10
Amikacin	5,0–7,5	8	8–12	12–48	Spiegel[a]
Gentamicin	1,0–1,7	8	8–12	12–48	Spiegel[a]
Netilmicin	2,0–2,2	8	8–12	12–48	Spiegel[a]
Tobramycin	1,0–1,7	8	8–12	12–48	Spiegel[a]

[a] Bei einer Kreatininclearance von <10 ml/min muss sich die Dosierung an den jeweiligen Serumkonzentrationen orientieren (Talspiegel!).

renfunktion wird die einmal tägliche intramuskuläre Injektion von 1,0 g empfohlen. Bei Niereninsuffizienz muss das Dosisintervall verlängert werden (z. B. auf 48 h bei einer Kreatininclearance von 40–60 ml/min). Bei älteren Patienten ist eine Dosisbegrenzung auf täglich 0,5 g sinnvoll; die Gesamtdosis sollte 60 g nicht überschreiten.

5.3.5.4 Unerwünschte Wirkungen, Kontraindikationen und Risiken

Die therapeutische Breite der Aminoglykoside ist gering: Alle Substanzen dieser Gruppe sind potenziell nephrotoxisch und ototoxisch. Außerdem können sie die neuromuskuläre Übertragung stören und sind deshalb bei Myasthenia gravis kontraindiziert. Netilmicin soll etwas geringer toxisch sein als andere Aminoglykoside, doch zeigt die klinische Erfahrung, dass andere Faktoren als die Wahl eines spezifischen Aminoglykosids die Inzidenz von toxischen Reaktionen stärker beeinflussen (Dosierung, Behandlungsdauer, vorangegangene Therapie mit Aminoglykosiden etc.).

Um Schädigungen des VIII. Hirnnervs (Ototoxizität) und der Niere zu vermeiden, wird häufig empfohlen, die Blutspiegel der Arzneimittel zu bestimmen. Die Konzentrationen sollen dabei aus toxikologischen Gründen bestimmte Werte nicht überschreiten (s. oben). Aminoglykoside reichern sich im Innenohr und in der Nierenrinde während der Behandlung allmählich an (»tiefes Kompartiment«) und werden nur sehr langsam aus diesen Geweben wieder freigesetzt. Deshalb nimmt das Risiko für toxische Schäden deutlich zu, wenn die Therapie länger als 8 Tage dauert oder wenn der Patient in einem Zeitraum von 6 Wochen vor Beginn der Therapie schon einmal mit einem Aminoglykosid behandelt wurde (Stahlmann u. Lode 1986).

Indikationen für Aminoglykoside

- Mittel der Wahl
  (Aminoglykoside sind bei diesen Infektionen unverzichtbare Arzneimittel)
  - Endokarditis
  - schwere Pseudomonasinfektionen (z. B. bei Patienten mit Mukoviszidose)
- Mittel der Wahl, aber es gibt gleichwertige Alternativen
  (die Anwendung von Aminoglykosiden ist bei diesen Infektionen sinnvoll)
  - komplizierte Harnwegsinfektionen, Urosepsis
  - Infektionen bei immunsupprimierten Patienten
  - Initialtherapie der Sepsis
  - Behandlung schwerer Infektionen durch Enterokokken
  - Listerien, Staphylokokken und Enterobakterien (in Kombination mit β-Laktamantibiotika)
  - Mykobakteriosen
- Die Anwendung ist möglich bei
  - Harnwegsinfektionen
  - Gonorrhö
  - gynäkologischen Infektionen (Adnexitis; z. B. in Kombination mit Clindamycin)

Literatur zu Kap. 5.3.5

Amsden GW (2000) Tables of antimicrobial agent pharmacology. In: Mandell GL, Bennett JE, Dolin R (eds) Mandell, Douglas, and Bennett's principles and practice of infectious diseases. 5th edn, vol 1. Churchill Livingstone, Philadelphia, pp 572–573

Gilbert DN (2000) Aminoglycosides. In: Mandell GL, Bennett JE, Dolin R (eds) Mandell, Douglas, and Bennett's principles and practice of infectious diseases. 5th edn, vol 1. Churchill Livingstone, Philadelphia, pp 307–336

Kresken M, Zühlsdorf M, Machka K, Hafner D (1996) Zeitliche Entwicklung und aktuelle Resistenzlage bei wichtigen Bakteriengruppen gegenüber Aminoglykosiden. Chemother J 5: 54–63

Prins JM, Weverling GJ, deBlok K, van Ketel RJ, Speelman P (1996) Validation and nephrotoxicity of a simplified once-daily aminoglycoside dosing schedule and guidelines for monitoring therapy. Antimicrob Agents Chemother 40: 2494–2499

Stahlmann R, Lode H (1986) Welche Faktoren erhöhen die Nephrotoxizität von Aminoglykosid – Antibiotika? Dtsch Med Wochenschr 111: 1409–1414

5.3.6 Tetrazykline und Chloramphenicol

R. Stahlmann, K. Riecke

5.3.6.1 Chloramphenicol

Historisches, Wirkungsmechanismus, Wirkungsspektrum

Das klassische Antibiotikum wurde bereits Ende der 1940er-Jahre aus Streptomyces venezuelae isoliert. Chloramphenicol hemmt die bakterielle Proteinbiosynthese. Es wirkt gegen grampositive und gramnegative Bakterien und erfasst auch Mykoplasmen, Rickettsien, Spirochäten und Chlamydien. Schon bald nach der Einführung wurde der Gebrauch von Chloramphenicol mit Fällen von aplastischer Anämie in Verbindung gebracht. Wegen der Hämatotoxizität und aufgrund hoher Resistenzraten bei vielen klinisch relevanten Erregern (z. B. E. coli, Salmonellen, Shigellen) hat das Antibiotikum heute nur noch Bedeutung als Reservepräparat (Standiford 2000).

Pharmakokinetische Eigenschaften

Therapeutisch verwendet werden verschiedene Ester des Choramphenicols: Palmitat zur oralen Therapie und das gut wasserlösliche Succinat zur parenteralen Gabe. Im Organismus wird der Wirkstoff durch Esterasen rasch hydrolytisch gespalten. Chloramphenicol wird nach oraler Gabe fast vollständig resorbiert. Es weist eine gute Gewebegängigkeit auf; die Konzentrationen in Liquor, Pleura-, Peritoneal- und Synovialflüssigkeit entsprechen etwa 50% der Serumkonzentrationen. Auch im Kammerwasser und Glaskörper des Auges werden antibakteriell wirksame Konzentrationen erreicht. Das scheinbare Verteilungsvolumen ist mit 0,9 l/kgKG berechnet worden, die Plasmaeiweißbindung liegt bei 40–50%.

Chloramphenicol wird in der Leber überwiegend glucuronidiert und in Form dieses Metaboliten über die Niere zu etwa 90% ausgeschieden, ein geringer Teil (ca. 5–10%) wird auch in unveränderter Form renal eliminiert. Die Eliminationshalbwertszeit beträgt etwa 3–4 h. Bei Niereninsuffizienz ist die Elimination von Chloramphenicol unverändert, es kumulieren jedoch die entsprechenden Glucuronide. Dagegen nimmt die Eliminationshalbwertszeit bei Leberinsuffizienz auf etwa 5 h zu.

Tabelle 5-24. Dosierung von Chloramphenicol

Lebensalter	Tagesdosis [mg/kgKG]	Dosierungsintervall [h]
Früh- und Neugeborene		
– 1. und 2. Woche	25	(12)–24
– 3. und 4. Woche	50	12
Säuglinge (>4 Wochen)	50–100	6
Kleinkinder (2.–6. Jahr)	50–100	6–(8)
Schulkinder (7.–12. Jahr)	50–80	(6)–8
Jugendliche >12 Jahre und Erwachsene	40(–80)	(6)–8

Bei Neugeborenen müssen aufgrund der langsameren Elimination relativ niedrige Dosierungen verwendet werden (Tabelle 5-24); die Plasmaspiegel müssen in diesen Fällen überwacht werden.

Therapeutische Anwendung und Dosierung

Chloramphenicol ist heute nie Mittel der ersten Wahl, stellt aber ein wichtiges Reservemedikament z. B. bei folgenden Indikationen dar:

- Typhus und invasive Salmonellosen, wenn die Erreger gegen andere Antiinfektiva resistent sind,
- Meningitis durch Pneumokokken, Meningokokken und H. influenzae bei Patienten mit Penicillinallergie,
- intraokuläre Infektionen,
- Rickettsiosen bei Kindern unter 8 Jahren;
- Anfangsbehandlung von Gehirnabszessen und Melioidose.

Unerwünschte Wirkungen, Kontraindikationen und Risiken

Während der Therapie mit Chloramphenicol kann es zu gastrointestinalen Störungen kommen. Weitaus schwerwiegender sind jedoch die hämatotoxischen Wirkungen. Zwei Formen der Myelotoxizität können unterschieden werden:

1. eine dosisabhängige, reversible Hemmung der Erythropoese und
2. eine meist irreversible, nicht streng dosisabhängige, oft nicht vorhersehbare Aplasie des Knochenmarks.

Typische Anzeichen für die reversible Form der Hämatotoxizität sind ein Absinken des Hämoglobins und der Retikulozytenzahl. Die irreversible Form der Knochenmarkaplasie führt zur aplastischen Anämie, Granulozytopenie und Thrombozytopenie (isoliert oder in Kombination, »Panzytopenie«).

Neugeborene und Frühgeborene können bei Überdosierung (vgl. Tabelle 5-24) infolge der Unreife von Leber und Niere mit Erbrechen, Meteorismus, Atemstörungen, Hypothermie, grauer Verfärbung der Haut und Kreislaufkollaps reagieren (sog. »Grey-Syndrom«).

Vorsichtsmaßnahmen

Vor Beginn der Therapie sind Blutbild und Leberfunktion zu überprüfen. Zur frühzeitigen Erkennung von Knochenmarkschäden sind während der Behandlung jeden 2. Tag eine Blutbildkontrolle und die Bestimmung der Retikulozytenzahl notwendig. Eine gleichzeitige Gabe von potenziell hämatotoxischen Substanzen ist zu vermeiden. Chloramphenicol soll nicht länger als maximal 2 Wochen gegeben werden. (Handelsname: Paraxin).

Literatur zu Kap. 5.3.6.1

Standiford HC (2000) Tetracyclines and chloramphenicol. In: Mandell GL, Bennett JE, Dolin R (eds) Mandell, Douglas, and Bennett's principles and practice of infectious diseases. 5th edn, vol 1. Churchill Livingstone, Philadelphia, pp 336–348

5.3.6.2 Tetracycline (Doxycyclin)

Historisches, Wirkungsmechanismus, Wirkungsspektrum

Tetracycline wirken bakteriostatisch durch Hemmung der bakteriellen Proteinbiosynthese. Die klassischen Tetracycline, wie Chlortetracyclin oder Tetracyclin, besitzen heute keine therapeutische Bedeutung mehr. Da Doxycyclin günstigere Eigenschaften besitzt, wird es heute ganz überwiegend verordnet. Die Verwendung von Minocyclin wird durch unerwünschte ZNS-Wirkungen eingeschränkt, die sich v. a. bei Frauen in vestibulärem Schwindel, Ataxie, Übelkeit und Erbrechen äußern.

In der Entwicklung befinden sich bestimmte Tetracyclinderivate, die sog. Glycylcycline, an denen v. a. wegen ihrer Aktivität gegen resistente Erreger (resistente Staphylokokken, Pneumokokken und Enterokokken) Interesse besteht.

Tetracycline wirken gegen ein breites Spektrum grampositiver und gramnegativer Kokken und Stäbchen. Sie sind z. B. gegen Staphylokokken, Streptokokken, Pneumokokken und Aktinomyzeten sowie gegen intrazelluläre Erreger wie Chlamydien, Rickettsien, Legionellen und Mykoplasmen wirksam. Doxycyclin wirkt auch gegen Plasmodium falciparum. Zu beachten ist, dass bei vielen klinisch wichtigen Erregern so hohe Resistenzquoten bestehen, dass eine Therapie mit Tetracyclinen heute nicht mehr in Frage kommt (Kucers et al. 1997).

Pharmakokinetische Eigenschaften

Doxycyclin wird nahezu vollständig (>90%) aus dem Magen-Darm-Trakt aufgenommen; maximale Plasmakonzentrationen werden nach etwa 2 h erreicht. Bei üblicher Dosierung (initial 200 mg, dann 100 mg alle 24 h) schwanken die mittleren Konzentrationen im Serum zwischen 1 und 3 mg/l. Ähnliche Konzentrationen werden nach intravenöser Infusion erzielt.

Die Proteinbindung beträgt etwa 90%, das scheinbare Verteilungsvolumen wurde mit etwa 0,75 l/kgKG berechnet. Doxycyclin wird nur in geringem Maße metabolisiert (<10%); die Ausscheidung mit den Faeces beträgt 20–50% und erfolgt teils biliär, teils durch intestinale Sekretion. Die Eliminationshalbwertszeit von Doxycyclin beträgt etwa 16±6 h. Doxycyclin kann bei Niereninsuffizienz ohne Dosisreduktion gegeben werden.

Therapeutische Anwendung und Dosierung

Doxycyclin gilt als Mittel der ersten Wahl bei der chlamydienverursachten Pneumonie und Ornithose sowie bei nicht gonorrhoischer Urethritis durch C. trachomatis und Ureaplasma urealyticum. Weitere Indikationen sind Brucellose, Chancroid, Trachom, Lymphogranuloma inguinale, Cholera, Erysipeloid, Yersinieninfektionen, Borreliose (Rückfallfieber), Lyme-Krankheit, Q-Fieber durch Coxiella burnetii sowie Mykoplasmenpneumonie, Melioidose, Pasteurellose, Rickettsiose, Tularämie und chloroquinresistente Malaria (z. T. in Kombiantion mit anderen Antibiotika).

Wenn Doxycyclin zur Therapie von bakteriellen Infektionen der Atemwege angewandt werden soll, z. B. bei der akuten Exazerbation einer chronischen Bronchitis oder bei Sinusitis, ist die hohe Resistenzquote bei Pneumokokken zu beachten (ca. 10–30%). Ohne Empfindlichkeitstestung der verursachenden Erreger ist von der Doxycyclintherapie bei diesen Indikationen abzusehen.

Unerwünschte Wirkungen, Kontraindikationen und Risiken

Während der Therapie mit Doxycyclin kann es zu gastrointestinalen Störungen kommen, die entweder durch direkte Schleimhautreizung oder eine Beeinträchtigung der Darmflora bedingt sind. Doxycyclin bildet Chelatkomplexe und lagert sich in kalziumreichen Geweben ab; es kann zur Hemmung des Knochenwachstums und zur Störung der Zahnbildung (Schmelzhypoplasien, Gelbfärbung) kommen.

Wie alle Tetracycline ist auch Doxycyclin bei Kindern sowie während der Schwangerschaft und Stillzeit kontraindiziert! Allergien (z. B. Exantheme) treten selten auf. Bei Sonnenlichtexposition wurden phototoxische Reaktionen (Erythem, Blasenbildung, gelegentlich auch Nagelverfärbung und Nagelablösung) beobachtet (**cave:** Solarien!).

Während der Therapie kann es durch Selektion zu einer Candidabesiedelung der Haut oder Schleimhäute kommen, die sich klinisch als Pruritus ani, Vulvovaginitis, Glossitis oder Stomatitis äußern kann. Vereinzelt sind folgende unerwünschte Wirkungen beschrieben worden: reversible Blutbildveränderungen, schwarze Haarzunge, Geruchs- oder Geschmacksveränderungen, Schluckbeschwerden, Heiserkeit, vorübergehende Myopie.

Bei parenteraler Gabe können Venenreizungen auftreten. Bei zu rascher Injektion kann es aufgrund des Magnesiumgehalts der parenteralen Zubereitung zu Herzrhythmusstörungen kommen; wegen des Magnesiumgehalts ist die intravenöse Gabe bei Myasthenia gravis kontraindiziert. (Handelsname Doxycyclin: Vibramycin; Minocyclin: Klinomycin).

Literatur zu Kap. 5.3.6.2

Kucers A, Crowe SM, Grayson ML, Hoy JF (eds) (1997) Tetracyclines. In: The use of antibiotics, 5th edn. Butterworth-Heinemann, Oxford, pp 719–762

5.3.7 Rifamycine/Ansamycine

H. Lode

Zur Gruppe der Ansamycine bzw. Rifamycinderivate gehören Rifampicin, Rifabutin und Rifapentin.

5.3.7.1 Historisches, Wirkungsweise und Wirkungsspektrum

Die Suche nach neuen antibakteriell und insbesondere antituberkulotisch wirksamen Substanzen erbrachte 1957 die Isolierung von Streptomyces mediterranei, dessen Fermentationsprodukte als Rifamycine bezeichnet wurden und gegen grampositive Kokken sowie Tuberkelbakterien wirksam sind. Rifamycine zählen zu der Gruppe der Ansamycinantibiotika, die chemisch durch einen aromatischen Kern mit aliphatischer Brücke charakterisiert sind und keine Verwandtschaft zu anderen Antibiotika aufweisen. Chemische Strukturveränderungen führten zur halbsynthetischen Darstellung des Rifampicins, einem Formyl-Rifampicin-Derivat mit besonders günstigen antibakteriellen und pharmakokinetischen Eigenschaften. Als weiteres Rifampicinderivat mit hervorragenden antibakteriellen und pharmakokinetischen Parametern hat Rifabutin klinische Bedeutung v. a. bei der Behandlung nicht tuberkulöser Mykobakteriosen erlangt. Ein weiteres Derivat, Rifapentin, weist eine höhere Aktivität als Rifampicin auf, wirkt aber nicht gegen resistente Mykobakterien. Der Unterschied zum Rifampicin besteht v. a. in einer längeren Halbwertszeit.

Rifampicin (RMP) hemmt die bakterielle Ribonukleinsäure- (RNA-)Synthese. Durch Komplexbildung wird die DNA-abhängige RNA-Polymerase inaktiviert. Dadurch wird der Schritt der Transkription in der Proteinbiosynthese bei Bakterien, nicht aber bei Säugetieren, gehemmt. Bei rifampicinresistenten Erregern unterbleibt die Komplexbildung zwischen RMP- und RNA-Polymerase, doch sind auch andere Resistenzmechanismen bekannt. Dieser Wirkungsmechanismus induziert eine ausgeprägte bakterizide Wirkung auf proliferierende Keime.

Rifampicin ist hoch aktiv gegen M. tuberculosis und M. bovis sowie gegen einige nicht tuberkulöse Mykobakterien besonders der Gruppe I nach Runyon (M. kansasii) und gegen M. leprae. M.-tuberculosis-Stämme werden bereits bei niedrigen Konzentrationen zwischen 0,05 und 0,5 mg/l gehemmt. Weiterhin besitzt die Substanz eine gute Wirksamkeit gegen grampositive Kokken sowie gegen einige gramnegative Erreger.

Rifabutin wirkt gegen M. avium-intrazellulare in vitro und in vivo erheblich stärker als Rifampicin. Seine Aktivität auch gegen rifampicinresistente Stämme beruht auf dem zweiten zusätzlichen Wirkungsmechanismus, nämlich der Hemmung der bakteriellen DNS-Synthese. Gegen Rifabutin sind nur 20% der M.-avium-Stämme resistent, gegen Rifampicin 94%.

Rifabutin wirkt darüber hinaus auch in etwa 50% gegen rifampicinresistente Stämme von M. tuberculosis. Die Resistenzentwicklung bei den Rifamycinen erfolgt nach dem One-step-Typ. Die Spontanmutationsrate liegt für RMP-Resistenz mit etwa 10^{-8} bis 10^{-10} außerordentlich niedrig, ebenso auch der Anteil resistenter Mutanten in einer nicht selektierten Tuberkulosebakterienpopulation. Eine initiale Resistenz gegen RMP findet sich nur bei durchschnittlich 0,2% der Tuberkuloseerkrankten. Zu anderen Antituberkulotika weist RMP keine Parallelresistenz auf.

5.3.7.2 Pharmakokinetik

Nach oraler Gabe wird Rifampicin rasch resorbiert und erreicht nach 2–3 h maximale Serumkonzentrationen, die nach oraler Gabe von 10 mg/kgKG bei 10 mg/l liegen. Geschwindigkeit und Ausmaß der Resorption werden durch die Nahrungsaufnahme beeinflusst. Während in nüchternem Zustand bis 1 h nach Einnahme eine vollständige Resorption erfolgt, ist diese bei gefülltem Magen verzögert und kann bis zu 50% reduziert sein. Die Halbwertszeit ist dosisabhängig und liegt nach Einmalgabe von 0,6 g bei 3 h (Tabelle 5-25). Nach kontinuierlicher Gabe über mehr als einen Monate sinkt die Halbwertszeit auf durch-

Tabelle 5-25. Pharmakokinetik von Rifampicin

Parameter	
Resorption	Nüchtern rasch und vollständig
Halbwertszeit	3,0 h nach Einmalgabe, 1,8 h bei kontinuierlicher Gabe
Metabolismus	80–95% (Leber)
Ausscheidung	60–95% biliär (Metabolit), 5–20% renal (überwiegend Muttersubstanz)
Dosisanpassung bei Niereninsuffizienz	Nicht erforderlich
Proteinbindung	75–80%
Gewebediffusion	Gut
Liquorgängigkeit	Gering

schnittliche 1,8 h. Rifampicin weist als sehr lipophiles Antibiotikum eine gute und rasche Diffusion in die meisten Gewebe- und Körperflüssigkeiten auf. Hohe Konzentrationen finden sich auch im Lungengewebe. Die Proteinbindung beträgt 75–80%.

Die Ausscheidung von Rifampicin erfolgt vorwiegend über die Galle, wobei durchschnittlich 2/3 der verabreichten Dosis nach biliärer Elimination mit den Fäzes ausgeschieden werden. Etwa 50% davon werden hepatisch desazetyliert. Desacetyl-Rifampicin, der Hauptmetabolit, ist gegen Tuberkulosebakterien wirksam. Der Metabolismus wird bei Mehrfachapplikationen durch Enzyminduktion gesteigert. Bis 20% der Gesamtdosis werden renal ausgeschieden.

Im Kontrast zu Rifampicin hat Rifapentin eine Halbwertszeit von 13 mit sehr hoher Plasmaeiweißbindung von 98% und damit die Möglichkeit zu längeren Dosierungsintervallen (alle 3–7 Tage).

5.3.7.3 Interaktionen

Rifampicin induziert in erheblichem Umfang die Cytochrom P-abhängigen 450 Monooxygenasen. Dadurch kann der Abbau zahlreicher anderer Medikamente beschleunigt sein. Interaktionen mit anderen Arzneistoffen zeigt die folgende Übersicht.

Rifampicininteraktionen

- Hormonhaltige Arzneimittel und Antidiabetika
  - Orale Kontrazeptiva
  - Glukokortikoide
  - Orale Antidiabetika
- Antiinfektiva
  - Chloramphenicol
  - Clarithromycin
  - Dapson
  - Delavirdin
  - Doxycyclin
  - Fluconazol, Itraconazol, Ketoconazol
  - Pefloxacin
  - Proteaseinhibitoren (z. B. Indinavir, Saquinavir, Nelfinavir)
  - Zidovudin
- Immunsuppressiva
  - Ciclosporin, Tacrolimus
- Herz-Kreislauf-Präparate
  - Digitoxin, Digoxin
  - Chinidin
  - Disopyramid, Tocainid
  - Verapamil
  - β-Blocker
  - Diltiazem, Nifedipin
- ZNS-wirksame Arzneimittel
  - Haloperidol
  - Methadon
  - Phenytoin
  - Diazepam, Midazolam, Triazolam
  - Nortryptilin
- Sonstige
  - Theophyllin
  - Orale Antikoagulanzien

Die Zahl der dokumentierten Arzneistoffe, deren Pharmakokinetik bei gleichzeitiger Gabe von Rifampicin verändert wird, liegt über 100. Nicht selten sind diese Interaktionen so stark ausgeprägt, daß sie als klinisch relevant anzusehen sind. So ist eine sichere Empfängnisverhütung mit oralen Kontrazeptiva nicht mehr gewährleistet, und mit ungewollten Schwangerschaften muss gerechnet werden.

5.3.7.4 Therapeutische Anwendung

Rifampicin eignet sich zur Chemotherapie der Tuberkulose sowie teilweise auch anderer nicht tuberkulöser (atypischer) Mykobakteriosen, zur Behandlung der Lepra und zur prophylaktischen Behandlung von Meningokokkenträgern und zur Umgebungsprophylaxe bei Meningokokkenmeningitis. Wegen schneller Resistenzentwicklung ist der Einsatz bei anderen bakteriellen Infektionen zumindest als Monotherapeutikum nicht zu empfehlen. Bei schweren Staphylokokkeninfektionen und Penicillinallergien bzw. Methicillin- oder Oxacillinresistenzen ist Rifampicin ein wirksamer und geeigneter Kombinationspartner zu Glykopeptiden.

Während die übliche Dosierung bei der antituberkulotischen Therapie 10 mg/kgKG täglich in Einmalapplikation beträgt, wird bei nicht tuberkulösen systemischen Infektionen eine 2-mal tägliche Gabe von 6–8 mg/kgKG empfohlen.

5.3.7.5 Unerwünschte Wirkungen, Kontraindikationen und Risiken

Unter einer Rifampicintherapie kommt es in etwa 5–20% der Behandlungen zu einem Transaminasenanstieg. Dieses gilt insbesondere in Kombination mit weiteren Antituberkulotika wie Isoniazid und/oder Pyrazinamid. Allerdings kommt es häufig trotz Fortsetzung der Behandlung wieder zur Normalisierung der Werte. Bei Zunahme der Transaminasen über 100 U/l, Bilirubinanstieg oder entsprechender klinischer Symptomatik ist ein sofortiges Absetzen des Rifampicins notwendig. Nach längerer Pause wird die erneute, einschleichende Gabe von Rifampicin von den meisten Patienten vertragen.

Wegen der hepatotoxischen Nebenwirkungen sind unter jeder Gabe von Rifampicin regelmäßige Bilirubin- und Leberenzymkontrollen notwendig. Selten sind gastrointestinale Störungen, Zyklusstörungen, Hautsymptome und vorübergehende Neutropenie oder Thrombozytopenie. Ein grippeähnliches Syndrom ist wahrscheinlich immunologisch bedingt und kommt besonders bei intermittierender Therapie vor. Diese Symptomatik kann außerdem bei unregelmäßiger Einnahme und bei Wiederbeginn einer unterbrochenen Behandlung beobachtet werden.

Kontraindikationen

Kontraindikationen für Rifampicin sind eine akute Hepatitis, schwere Lebervorerkrankungen, Verschlussikterus sowie eine Schwangerschaft im 1. Trimenon. Ein vermehrtes Risiko für Unverträglichkeitsreaktionen besteht auch in der Kombination mit potenziell weiteren hepatotoxischen Pharmaka, bei Alkoholismus und früherer Unverträglichkeit von Rifampicin. (Handelsname Rifampicin: Eremfat, Rifa; Rifabutin: Alfacid, Mycobutin).

5.3.8 Metronidazol (Nitroimidazole)

R. Stahlmann, K. Riecke

5.3.8.1 Historisches, Wirkungsmechanismus, Wirkungsspektrum

Metronidazol wurde in den 1950er-Jahren zur Behandlung von Infektionen durch Trichomonas vaginalis entwickelt. Das antimikrobielle Spektrum schließt aber auch eine Vielzahl anderer Protozoen mit ein (z. B. Entamoeba histolytica, Giardia lamblia), und es wirkt darüber hinaus rasch bakterizid gegen obligat anaerobe gramnegative Bakterien, wie z. B. Bacteroides fragilis. Auch die grampositiven Anaerobier, wie Peptostreptokokken und Clostridien, gehören zum Spektrum, jedoch muss in diesem Bereich mit resistenten Stämmen gerechnet werden.

Therapeutische Bedeutung hat auch die Aktivität der Substanz gegen Gardnerella vaginalis und gegen Helicobacter pylori (Finegold 2000; Freeman et al. 1997).

Voraussetzung für die antimikrobielle Wirkung der Nitroimidazole ist die Reduktion der Nitrogruppe. Die erforderlichen Elektronen können aus verschiedenen Quellen des Stoffwechsels der Erreger stammen. Die bei diesen Vorgängen entstehenden reaktiven Intermediärprodukte führen zu einer Schädigung der DNA und wahrscheinlich anderer Makromoleküle (Proteine, Membranen etc.), woraus schließlich die antimikrobielle Aktivität resultiert.

Das nahe verwandte Tinidazol weist eine ähnliche antibakterielle Wirkung wie Metronidazol auf; Nimorazol wirkt schwächer und findet nur bei der Therapie der Trichomoniasis Verwendung.

5.3.8.2 Pharmakokinetische Eigenschaften

Nach einer Kurzinfusion von 500 mg liegen die Serumspiegel bei etwa 13–15 mg/l, die Proteinbindung ist niedrig (ca. 15%). Metronidazol weist ein hohes Verteilungsvolumen auf, das mit etwa 0,5–1,1 l/kgKG berechnet wurde. Aufgrund der guten Diffusionseigenschaften werden therapeutisch wirksame Konzentrationen im Gewebe und in Körperflüssigkeiten erreicht.

Es sind mehrere Metaboliten von Metronidazol bekannt, die durch Abbau in der Leber entstehen und anschließend ganz überwiegend renal eliminiert werden. Auch unverändertes Metronidazol wird renal eliminiert. Die Eliminationshalbwertszeit liegt bei 7–8 h. Der Hydroxymetabolit von Metronidazol weist eine antimikrobielle Aktivität auf, während die anderen Abbauprodukte nicht wirksam sind. Bei renaler Insuffizienz ist die Elimination unverändert, und eine Dosisanpassung ist i. allg. nicht erforderlich. Andererseits kann bei Patienten mit ausgeprägter hepatischer Insuffizienz die Halbwertszeit bis auf 30 h verlängert sein, und die Dosis sollte in diesen Fällen mindestens halbiert werden (Lamp et al. 1999).

Nach oraler Gabe wird Metronidazol rasch und annähernd vollständig resorbiert, während die Bioverfügbarkeit nach intravaginaler Anwendung mit etwa 20% deutlich geringer ist.

Tinidazol (HWZ: 13 h) und Nimorazol (HWZ: 10 h) stehen zur oralen Therapie zur Verfügung.

5.3.8.3 Therapeutische Anwendung und Dosierung

Metronidazol ist indiziert bei typischen Anaerobierinfektionen, wie z. B. bei Abszessen, bei einer Peritonitis sowie bei Endometritis und anderen gynäkologischen Infektionen (Tabelle 5-26). Da es sich in der Regel um Mischinfektionen handelt, ist eine Kombination mit Antibiotika erforderlich, die gegen aerobe Bakterien wirksam sind (z. B. ein Aminoglykosid oder Cephalosporin). Bei einer Aspirationspneumonie kommt ein breites Spektrum bakterieller Erreger in Frage, und daher werden bei dieser Indikation i. Allg. andere Wirkstoffe eingesetzt (z. B. Clindamycin oder ein Penicillin zusammen mit einem β-Laktamaseinhibitor).

Weitere Indikationen sind Trichomoniasis und Vaginitis durch Gardnerella vaginalis (Partnerbehandlung erforderlich). Da diese Infektionen während der Schwangerschaft zumindest bei bestimmten Risikopatientinnen mit einem erhöhten Risiko für Frühgeburten assoziiert sind, wird zunehmend auch bei Schwangeren die orale Therapie mit Metronidazol empfohlen (Donders 2000).

Tabelle 5-26. Dosierung von Metronidazol

Indikation	Einzeldosis	Einnahmehäufigkeit
Anaerobierinfektionen	Initial 15 mg/kgKG i.v. dann 7,5 mg/kgKG oder: 1,0 g p.o.	 4-mal tgl. 2-mal tgl.
Bakterielle Vaginosis	0,5 g p.o.	2-mal tgl. (7 Tage)
Trichomonas vaginitis	0,5 g p.o.	2-mal tgl. (7 Tage)
	oder: 1,5–2,0 g p.o.	Einmaldosis
Amöbiasis	0,75 g p.o. oder i.v.	3-mal tgl. (10 Tage)
Giardiasis	0,25 g p.o.	3-mal tgl. (5–7 Tage)

Amöbenruhr und Darminfektionen durch Giardia lamblia sind weitere Indikationen für Metronidazol. Zusammen mit anderen Medikamenten kann die Substanz zur Eradikation von Helicobacter pylori eingesetzt werden. Die regional sehr unterschiedliche Resistenzlage muss aber v. a. bei dieser Indikation beachtet werden. Metronidazol kann zur Behandlung der pseudomembranösen Kolitis eingesetzt werden, dabei stellt es eine etwa gleich gut wirksame und kostengünstigere Alternative zu Vancomycin dar.

Tinidazol kann alternativ zur oralen Therapie von Anaerobierinfektionen oder Trichomoniasis angewandt werden; Nimorazol wird nur bei Trichomoniasis eingesetzt.

5.3.8.4 Unerwünschte Wirkungen, Kontraindikationen und Risiken

Während der Behandlung mit Metronidazol können gastrointestinale Störungen wie Bauchschmerzen, Übelkeit und Erbrechen auftreten. In seltenen Fällen ist eine Pankreatitis im Zusammenhang mit der Gabe von Metronidazol beobachtet worden. Einige Patienten klagen über einen unangenehmen Metallgeschmack. Ferner kann es zu Reaktionen des peripheren und zentralen Nervensystems (z. B. Benommenheit, Ataxie, Schwindel, Krampfanfälle, Parästhesien) kommen. Auch Urtikaria, Exantheme, Juckreiz, Dysurie und eine reversible Neutropenie wurden als unerwünschte Wirkungen von Metronidazol berichtet. Bei gleichzeitigem Alkoholgenuss kann es durch Hemmung des Alkoholmetabolismus zum sog. »Antabussyndrom« kommen.

Metronidazol besitzt ein mutagenes Potenzial; im Tierexperiment traten nach langfristiger Verabreichung karzinogene Wirkungen auf. Beobachtungen beim Menschen gaben bisher keinen Anhalt für ein entsprechendes Risiko. Es wird aber empfohlen, die Behandlungsdauer auf maximal 10 Tage zu begrenzen. Das Arzneimittel sollte außerdem aus Vorsichtsgründen möglichst nicht während der Schwangerschaft gegeben werden. Die bisherigen Erfahrungen deuten allerdings nicht auf ein erhöhtes Risiko kindlicher Fehlbildungen hin.

Tabelle 5-27. Nitroimidazole

Freiname	Handelsname
Metronidazol	Arilin, Clont, Flagyl, Metronid u.v.a.
Tinidazol	Simplotan
Nimorazol	Esclama

Literatur zu Kap. 5.3.8

Donders GG (2000) Treatment of sexually transmitted bacterial diseases in pregnant women. Drugs 59: 477–485

Finegold SM (2000) Metronidazole. In: Mandell GL, Bennett JE, Dolin R (eds) Mandell, Douglas, and Bennett's principles and practice of infectious diseases, 5th edn, vol 1. Churchill Livingstone, Philadelphia, pp 361–366

Freeman CD, Klutman NE, Lamp KC (1997) Metronidazole. A therapeutic review and update. Drugs 54/5: 679–708

Lamp KC, Freeman, CD, Klutman, NE, Lacy MK (1999) Pharmacokinetics and pharmacodynamics of the nitroimidazole antimicrobials. Clin Pharmacokinet 36: 353–373

5.3.9 Makrolide, Azalide, Ketolide[1]

D. Hofmann

Historie/chemische Struktur

Die Makrolide haben ihren Namen von ihrer chemischen Struktur. Sie bestehen aus einem makrozyklischen Laktonring und kommen teils natürlich vor oder sind halbsynthetisch hergestellt. Das von Streptomyces erythreus aus einer Bodenprobe auf den Philippinen entwickelte Erythromycin wurde bereits 1952 in die Therapie eingeführt. Aufgrund seiner guten Wirksamkeit in der Praxis wurde es durch zahlreiche natürliche und halbsynthetische Wirksubstanzen ergänzt, die sich durch den Laktonring mit 12–17 Gliedern unterscheiden.

Die älteren Makrolide Josamycin und Spiramycin werden heute nur noch selten eingesetzt. Erythromycin hat dagegen als Erythromycinbase als Ethylsuccinat, als Stearat und Estolat, auch als Laktobionat und schließlich als Stinoprat weiterhin einen erheblichen Marktanteil. Die Beobachtung selten auftretender hepatotoxischer Reaktionen, die seinerzeit v. a. auf Erythromycinestolat zurückgeführt wurden, führte zu einer vorübergehenden Restriktion der Anwendung von Erythromycin. Spätestens seit Helwig gezeigt hat, dass sich Penicillin V, Erythromycinestolat und Erythromycinethylsuccinat in diesem Punkt nicht unterscheiden, ist diese Diskussion beendet.

Neben Erythromycin sind es v. a. die halbsynthetischen Makrolide Azithromycin, Clarithromycin und Roxithromycin, die derzeit eine verstärkte Anwendung erfahren. Derzeit in Deutschland nicht im Handel sind Midekamycin, Oleandomycin, Rokitamycin, Rosaramycin, Flurimycin, Fludithromycin und Dirithromycin, da sie sich nicht prinzipiell durch verbesserte Eigenschaften auszeichnen.

Gemeinsames Merkmal der Makrolide ist der 12- bis 17-gliedrige Laktonring. Nach einer Einteilung von Bryskier kann eine chemische Klassifizierung erfolgen (s. Abb. 5-14). Die Struktur von Erythromycin A enthält den 14-gliedrigen Laktonring, der mit Hydroxyl- und Ketogruppen substituiert ist. Die Struktur wird ergänzt durch Zucker, wobei es sich oft um 6-Desoxy-Hexosen (Cladinose) handelt. In der Gruppe der Makrolide mit 14-gliedrigem Laktonring ist zunächst das Erythromycin zu nennen, dessen Struktur 1957 aufgeklärt werden konnte.

Es werden die Erythromycine A–F unterschieden, wobei B–D Zwischenprodukte bei der Biosynthese von Erythromycin A sind und Erythromycin F der Vorläufer von E zu sein scheint. Die Unterformen sind durch Hydroxylgruppen unterschieden. Erythromycin A ist als Antibiotikum die effektivste Substanz. Die Ester und Salze des Erythromycins werden durch Hydrolyse in Erythromycinbase übergeführt, die die eigentlich antimikrobiell wirksame Substanz darstellt.

Sie ist nicht säurestabil und wird im Magen schnell inaktiviert. Aus diesem Grund ist die Anwendung von magensaftresistenten Tabletten (Filmtabletten) oder Säften erforderlich. Dies gilt ähnlich für die Ester und Salze der Erythromycinbase. Lediglich Estolat ist magensaftresistenter. Für eine i.v.-Gabe stehen Glucoheptonat und das Laktobionat zur Verfügung.

[1] Erstmals veröffentlicht 2001 im Futuramed-Verlag, München: »Antibiotikatherapie im Kindesalter« (Hrsg.: D. Adam).

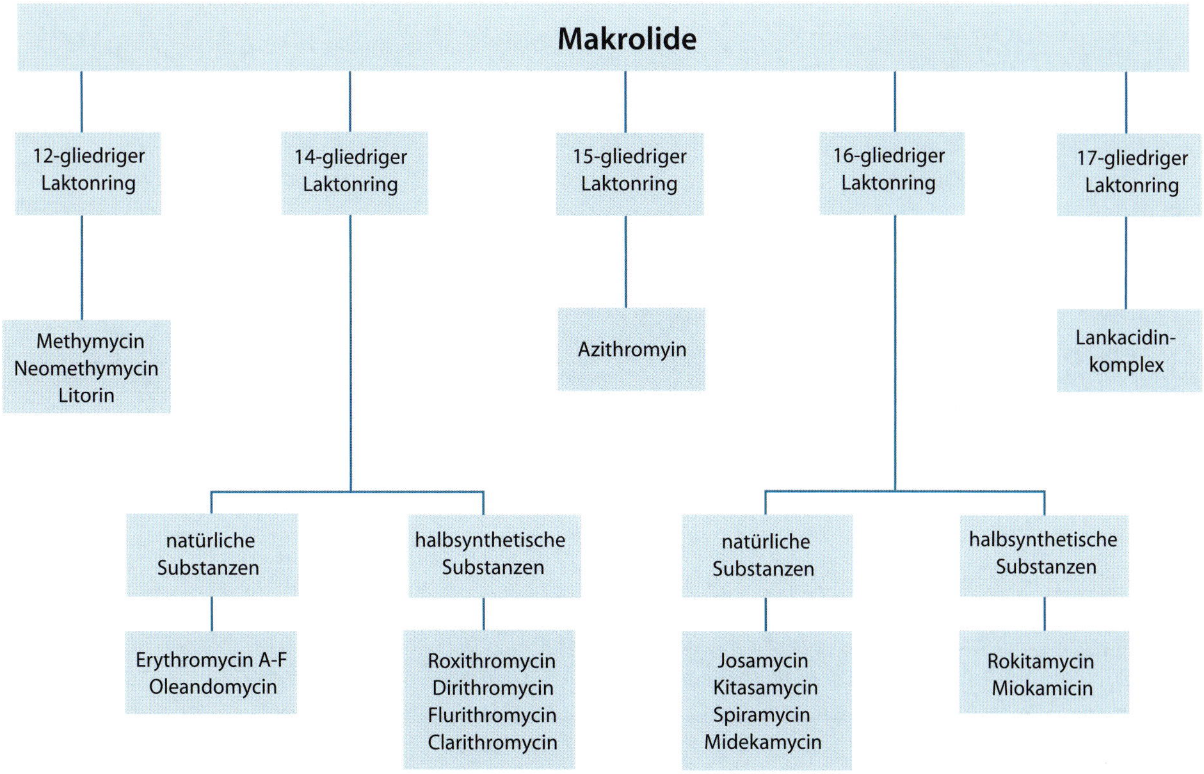

Abb. 5-14. Makrolideinteilung. (Nach Bryskier et al. 1993)

Zur Verbesserung der Säurestabilität erfolgten bei den halbsynthetischen Makroliden gezielte chemische Veränderungen. Bei Dirithromycin wurde die 9-Ketogruppe des Rings durch eine Aminogruppe ersetzt, was jedoch nicht zu einer Verbesserung der antimikrobiellen Wirksamkeit führte. Erfolgreicher war der Versuch, an dieser Stelle eine Ether-Oxim-Kette einzubauen. Das so entstandene Roxithromycin erwies sich als erheblich stabiler im sauren Bereich und hatte auch eine geringfügig verbesserte antimikrobielle Aktivität.

Bei der Entwicklung von Clarithromycin wurde an der Position 6 des Laktonrings eine Methylierung vorgenommen, welche für eine deutliche Stabilisierung im sauren Bereich sorgte und zu einer teilweise vergleichbaren bzw. zum anderen Teil verbesserten antimikrobiellen Aktivität im Vergleich zu Erythromycin führte. Für die Makrolide mit 15-kettigem Laktonring wurde der Name Azalide vorgeschlagen. Bei dem derzeit einzigen Vertreter dieser Gruppe, dem Azithromycin, wurde in der Position 9 des Laktonrings ein Stickstoffatom eingefügt, wodurch eine Verbesserung der antimikrobiellen Aktivität erreicht werden konnte. Die Stabilität im sauren pH-Bereich wurde ebenso deutlich verbessert. Eine wichtige Besonderheit, die dieser Struktur innewohnt, ist eine deutliche Verlängerung der Halbwertszeit.

Von praktischer Bedeutung sind noch die Makrolide mit einem 16-gliedrigen Laktonring. Die aus Streptomyces narbonensis etwickelte Substanz Josamycin ist dem Erythromycin unterlegen. Aus Streptomyces ambofaciens wurde bereits 1952 das Spiramycin entwickelt, wobei aufgrund verschiedener Zuckersubstitutionen Spiramycin I–IV unterschieden werden können. Bei diesen Substanzen besteht keine sichere Überlegenheit zum Erythromycin.

Wirkungsmechanismus

Makrolide haben eine reversible Bindung an die 50-S-Ribosomen der Bakterien, wodurch sie deren Proteinsynthese hemmen. Nach Untersuchungen von Mazzei wird hierdurch die Abgabe von Peptidyl-Ribonukleinsäure behindert und das Längenwachstum blockiert. Dieser eigentlich bakteriostatische Effekt wirkt sich bei ausreichender Dosierung und schnell wachsenden Erregern bakterizid aus. Einige Daten sprechen dafür, dass es unterschiedliche Rezptoren für verschiedene Isomere des Erythromycins oder für unterschiedlich langgliedrige Makrolide gibt. Von großer Bedeutung ist die Fähigkeit der Makrolide, die Zellmembran der Wirtszellen zu durchdringen und sich im Intrazellulärraum anzureichern. Die Relation der Konzentration (intra-/extrazellulär) übersteigt das 10fache.

Auch für die Makrolide gibt es einen sog. postantibiotischen Effekt. Hierunter wird eine fortbestehende Suppression des Keimwachstums nach Einwirken des Antibiotikums verstanden. Für die Makrolide ist der Mechanismus dieser Wirkung unbekannt. Aufgrund der linearen Wirkungskurve von Erythromycin und Roxithromycin wird auf eine protrahierte Interaktion am Rezeptor geschlossen. Bei Streptococcus pyogenes oder Streptococcus pneumoniae liegt die Suppressionszeit bei ca. 6 h nach Gabe von Erythromycin.

Antibakterielle Aktivität

Die antibakterielle Aktivität ist besonders gut gegen Streptococcus pyogenes und Streptococcus pneumoniae sowie andere Streptokokken (Tabelle 5-28). Auch Corynebacterium diphtheriae, Bordetella pertussis und Mycoplasma pneumoniae sowie Chlamydia pneumoniae werden sehr gut erreicht. Von den seltenen Erregern besteht eine gute Empfindlichkeit auch bei

Tabelle 5-28. Bereich der minimalen Hemmkonzentration (MHK) einiger Makrolidantibiotika gegenüber praxisrelevanten Keimen. (Nach Lode et al. 1998)

	Makrolide									
	Erythromycin		Azithromycin		Clarithromycin		Roxithromycin		Josamycin	
	Bereich [mg/l]	MHK_{90}	Bereich [mg/l]	MHK_{90}	Bereich [mg/l]	MHK_{90}	Bereich [mg/l]	MHK_{90}	Bereich [mg/l]	MHK_{90}
S. pyogenes	0,03 → 64	0,06	0,03 → 64	0,12	0,015 → 64	0,06	0,03 → 64	0,06	0,06 → 64	0,25
S. viridans	0,15 → 64	0,12	0,015 → 64	0,12	0,004 → 64	0,03	0,004 → 64	0,03	0,06 → 64	0,25
S. pneumoniae	0,03 → 64	0,03	0,03 → 64	0,12	0,004 → 64	0,03	0,03 → 64	0,03	0,03 → 64	0,12
S. aureus	0,13–4	1	0,25–8	4	0,13–4	1	0,13–16	4	0,25–8	2
S. aureus (koagulase-negativ)	0,06–0,5	0,27	0,06–1	0,29	0,06–0,5	0,19	0,12–4	0,57	0,52–2	1
S. diphtheriae	0,008 → 64	0,05	0,008 → 64	0,5	0,008 → 64	0,5	0,03 → 64	0,5	0,06 → 64	0,5
H. influenzae	0,5–8	4	0,12–0,5	0,5	2–8	8	2–16	8	4–64	64
M. catarrhalis	0,06–0,25	0,25	0,015–0,06	0,06	0,03–0,25	0,25	0,12–1	1	0,25–1	1
B. pertussis	<0,008–0,6	0,06	<0,008–0,6	0,06	<0,008–0,6	0,06	<0,008–0,6	0,06	<0,008–0,6	0,06
Borrelia	0,03–0,12	0,06	0,015–0,03	0,015	0,015–0,06	0,015	0,15–0,12	0,03	–	–
Helicobacter	0,13–4	2	0,03–0,5	0,25	0,016–4	4	0,06–8	8	0,5–8	8
Legionella spp.	0,3–2	0,5	0,12–2	2	0,12–0,25	0,25	0,12–0,5	0,5	0,5–1	1

Ureoplasma urealyticum, den Legionella-Arten, Bacillus anthracis, Actinomyces israeli und Listeria monocytogenes. Mäßig empfindlich reagieren Campylobacter jejuni und Helicobacter pylori, Treponema pallidum, Rikettsien sowie einige Anaerobier.

Für die Therapie ist wichtig, dass einige Erreger wie Staphylokokken und Haemophilus influenzae mit verschiedengliedrigen Makroliden unterschiedlich gut erreicht werden können. Ähnliches gilt für Neisserien (sowohl gonorrhoeae als auch meningitidis) und Enterokokken. Prinzipiell resistent (primäre Resistenz) sind Brucellen, Chlamydia psittaci, Bacteroides fragilis und Enterobakteriazeen. Gegenüber Streptococcus pyogenes und Streptococcus pneumoniae ist eine primäre Resistenz möglich, jedoch in Deutschland selten. Diese tritt bei Staphylococcus aureus jedoch in einem Bereich um 10% auf. Bei Enterococcus faecalis ist sie deutlich häufiger (30%).

Wichtig ist das Verhalten der Makrolide untereinander. Gegen Erythromycin unempfindliche Streptokokken und Staphylokokken sind in der Regel auch resistent gegenüber anderen Makroliden, wobei die Resistenz gegen Staphylokokken sich sehr schnell entwickeln kann.

Bei Vergleich der Wirksamkeit der einzelnen Makrolide untereinander lassen sich wichtige Unterschiede einzelne Erreger betreffend feststellen. Während es bei Streptokokken keine wesentlichen Unterschiede zwischen den einzelnen Substanzen gibt, zeigt Clarithromycin, dass aufgrund einer im Verlgeich zu Erythromycin verbesserten Resorbierbarkeit und Säurestabilität niedriger dosiert werden kann, bei Legionella, Chlamydia pneumoniae und Mycobacterium avium intracellulare (MAC) eine stärkere Wirksamkeit. Gegen Erythromycin resistente Staphylokokken sind auch gegenüber Clarithromycin unempfindlich.

Resistenzentwicklung

Viele gramnegative Bakterien (Enterobacteriaceae, Pseudomonas spp., Acinetobacter spp.) sind durch eine primäre Resistenz gegenüber Makroliden unempfindlich. Der Grund hierfür liegt in einer Undurchlässigkeit der Zellmembran für hydrophile antibiotisch wirksame Substanzen. Andere Keime können eine Resistenz erwerben (sekundäre Resistenz). Dies kann prinzipiell durch Enzyme geschehen, die die Struktur der Makrolide verändern oder die sie aus dem Bakterium ausschleusen. Am häufigsten erfolgt jedoch eine Veränderung des ribosomalen Rezeptors. Hierbei werden 2 Mechanismen diskutiert. Bei Bacillus subtilis, E. coli und v. a. bei A-Streptokokken besteht die Möglichkeit, in einer One-step-Mutation der Chromosomen den Proteincharakter der 50-S-Ribosomen zu ändern. Danach sind Makrolide hier nicht mehr in der Lage, die Proteinsynthese zu inhibieren. Als 2. Möglichkeit kommt in Betracht, dass eine plasmidinduzierte Makrolidresistenz entsteht, wenn Adeninreste an der 23-S-Ribonukleinsäure der 50-S-Ribosomen methyliert werden. Der Rezeptor wird hierdurch so verändert, dass sowohl gegen Makrolide als auch gegen Lincosamide und Streptogramin B eine Resistenz entsteht. Die beschriebene Methylierung des Adenins an der 23-S-Ribonukleinsäure kann durch verschiedene Methylasen erfolgen, so werden mindestens 8 verschiedene erm-Gene dargestellt (Erythromycin-Resistenz-Methylase-Gene: Lode et al. 1998).

Von geringer Bedeutung für die Resistenzentwicklung ist die Bildung von Esterasen oder Phosphotransferasen, die die 14-gliedrigen Laktonringe modifizieren können.

Ein gesteigerter Efflux spielt z. B. bei Staphylococcus epidermidis eine Rolle, wo die intrazelluläre Konzentration des Antibiotikums so absinkt, dass keine wirksame Proteinsynthesehemmung mehr möglich ist. Dieses erp-Gen (Erythromycin-Resistenz-Permeabilitäts-Gen) ist auf ein Plasmid kodiert.

Azithromycin besitzt eine deutliche Erweiterung des Wirkspektrums im Vergleich zu Erythromycin, wobei auch E. coli, Yersinien, Shigellen und Salmonellen erreicht werden können. Besonders relevant ist die Verbesserung des Wirkspektrums gegenüber Haemophilus influenzae (Faktor 4–8) und Moraxella catarrhalis (Faktor 4) bei der Behandlung von Atemwegsinfektionen. Unempfindlich sind oxacillinresistente Staphylokokken und Enterococcus faecalis. Roxithromycin zeigt keine prinzipiellen Unterschiede zu Erythromycin.

Klinische Pharmakologie/Pharmakokinetik und -dynamik

Resorption und Serumkonzentration

Die einzelnen Makrolide unterscheiden sich deutlich durch ihre pharmakokinetischen Eigenschaften (◻ Tabelle 5-29). Hierbei bestehen auch in der Erythromycingruppe wichtige Unterschiede z. B. zugunsten von Estolat und Stinoprat. Bei oraler Gabe wird Erythromycinbase, in unterschiedlichem Maße auch ihre Ester und Salze, im Magen und Duodenum durch Magensäure inaktiviert. Somit hängt die Resorptionsquote wesentlich von der jeweils verwendeten Galenik ab. Bei fast allen Erythromycinderivaten lassen sich Serumspiegel nach oraler Einzelapplikation von 500 mg und nüchternem Ausgangszustand von 2 mg/l innerhalb von 2 – 4 h erreichen. Die Halbwertszeit liegt bei 1,6 – 3 h. Somit ist die Applikation 3-mal täglich durchzuführen. Erythromycin-Estolat ist säurestabil. Seine Aufname erfolgt als Propionylester, der erst in der Blutbahn zur Erythromycinbase, also zum aktiven Bestandteil hydrolisiert wird. Allerdings entfallen nur 20 – 30% des resorbierten Antibiotikums auf die Base, der Rest ist unverändert ein Ester.

Beim Erythromycinstinoprat besteht eine Veresterung mit Propionsäure und eine Salzbindung mit N-Acetylcystein. Hierdurch wird die Säurestabilität verbessert, wobei das N-Acetylcystein möglicherweise die Resorption verbessert. Ein simultaner sekretolytischer Effekt des Acetylcysteins ist jedoch nicht belegt. Vergleichende Untersuchungen haben ergeben, dass bei Erythromycinstinoprat sowohl die maximalen Serumspiegel als auch die AUC höher liegen als bei den übrigen Erythromycinderivaten. Dies gilt für Erythromycinsuccinat etwa mit einem Faktor von 4,5. So konnte z. B. gezeigt werden, dass die Plasmakonzentrationen von Erythromycinbase aus Erythromycinstinoprat über fast 9 h oberhalb der MHK von Streptococcus pneumoniae lagen im Vergleich zu 5,7 h nach der Gabe von Erythromycinsuccinat.

Die Resporption von Roxithromycin ist deutlich besser. Nach oraler Gabe von 300 mg findet sich nach 1,6 h eine maximale Plasmakonzentration (C_{max}) von bis zu 9,1 µg/l. Es wird hier eine Bioverfügbarkeit von 50–60% erreicht. Bei gleichzeitiger Nahrungsaufnahme wird allerdings, wie bei Erythromycin, die Bioverfügbarkeit etwa auf die Hälfte vermindert. Ein »steady state« der Konzentration wird bei 3-mal 150 mg/Tag erst am 4. Tag erreicht.

Clarithromycin wird nach oraler Gabe etwa zu 50% resorbiert, seine Bioverfügbarkeit liegt bei 55%. Nach 2 h werden die maximalen Serumkonzentrationen erreicht, nach 200 mg oral etwa 0,6 mg/l. Die Halbwertszeit ($t_{1/2}$) liegt nach 200 mg etwa bei 2,5 h, sie ist nicht linear und liegt bei 1.200 mg bei 11 h. Die Einnahme mit der Nahrung hat keinen nennenswerten Effekt.

◻ Tabelle 5-29. Pharmakokinetische Daten der Makrolidanbiotika. (Nach Lode et al. 1998)

Substanz		C_{max}	AUC	$t_{1/2}$
Erythromycinbase	(0,25 g)	1,29	4,05	1,6
Erythromycinethylsuccinat	(0,25 g)	1,19	4,5	1,7
Erythromycinstearat	(0,25 g)	0,88	3	1,6
Roxithromycin	(0,3 g)	9,1	113,6	10,5
Clarithromycin	(0,2 g)	0,6	3,01	2,59
Azithromycin	(0,5 g)	0,54	4,5	29,9 (40)

Im Vergleich zu Erythromycin hat Azithromycin eine deutlich verbesserte Magensäurestabilität. Seine Bioverfügbarkeit liegt bei knapp 40%. Die Einnahme von Saft und Tabletten zeigt keine Resorptionsveränderungen im Zusammehang mit der Nahrungsaufnahme. Azithromycin dringt in hohem Maße in Granulozyten und Makrophagen ein und wird hier durch eine sog. Basenfalle gehalten. Es ergibt sich somit eine deutlich längere Halbwertszeit mit bis zu 40 h Dauer. Die Substanz erreicht deutlich erhöhte Gewebespiegel.

Proteinbindung und Verteilung

Die Proteinbindung der Makrolide ist konzentrationsabhängig. Sie ist innerhalb der therapeutisch erzielbaren Konzentrationen gesättigt, bei steigender Dosis sind die Makrolide frei verfügbar. Roxithromycin ist bei 4 mg/l, 8 mg/l und 12 mg/l zu 96,86 und zu 73% an Protein gebunden, Azithromycin bei 0,05 mg/l zu 50%, bei 1 mg/l jedoch nur zu 7%.

Es ist für die Behandlung von größter Bedeutung, dass sich alle Makrolidantibiotika durch eine gute Gewebegängigkeit auszeichnen. Dabei kommt es zu hohen Konzentrationen im Mittelohr, Bronchial- und Synovialsekret sowie im Pleurasekret. In den meisten Körpergeweben werden Konzentrationen oberhalb des Serumspiegels erreicht, allerdings mit der wichtigen Ausnahme von Gehirn und Liquor. Hier ist die Gewebepenetration deutlich schlechter. Azithromycin und Clarithromycin erreichen die höchsten Gewebespiegel. Bei Erythromycin, das den halbsynthetischen Makroliden in diesem Punkt unterlegen ist, ist das Propionat durch höhere Gewebespiegel als das Stearat und die Erythromycinbase ausgezeichnet.

Die Gewebekonzentrationen der Makrolide liegen bei einmaliger Gabe in der Regel bis 12 h, bei Azithromycin bis 72 h oberhalb der MHK_{90}-Werte der meisten relevanten Erreger. Es erfolgt eine Anreicherung intrazellulär (Faktor 2–200) v. a. bei Azithromycin (Faktor 100–1150) im Vergleich zum Serumspiegel. Makrolide passieren die Plazentaschranke, bei Feten werden Serumspiegel von ca. 20% der Mutter erreicht. In der Muttermilch liegt die Konzentration bei ca. 50% der mütterlichen Serumkonzentrationen.

Metabolisierung und Elimination

Erythromycin wird zu 50% in der Leber metabolisiert, ebenso wie Josamycin und Spiramycin. Die Elimination erfolgt zu 80–90% über die Galle, wobei die Metaboliten nur noch einen marginalen antibakteriellen Effekt haben. Maximal 10% der oralen Dosis werden über die Nieren ausgeschieden. Die Eliminationshalbwertszeit von Erythromycin liegt bei knapp 2 h. Roxithromycin wird ähnlich verstoffwechselt, die Eliminationshalbwertszeit liegt jedoch bei 11 h. Clarithromycin wird weitestgehend metabolisiert, wobei ein Metabolit z. T. synergistisch zur Ausgangssubstanz wirkt. Die Elimination erfolgt zu 2/3 über die Galle und die Fäzes, 1/3 über die Nieren, z. T. als unveränderte Substanz. Die Eliminationshalbwertszeit liegt bei 3,5 h. Azithromycin wird nur gering metabolisiert. Das Antibiotikum wird zu 2/3 über Galle und Fäzes und zu 1/3 über die Nieren ausgeschieden. Hierbei sind über 50% unverändert in der Galle nachweisbar, 12% unverändert im Urin. Die Eliminationshalbwertszeit liegt bei 40 h.

Toxizität und Nebenwirkungen

Makrolidantibiotika dürfen bei anamnestisch bekannter Überempfindlichkeit nicht angewandt werden. Diese ist jedoch im Kindesalter besonders selten. Erythromycin kann in der Schwangerschaft und Stillzeit angewandt werden, bei anderen Makroliden fehlen hier jedoch noch Daten. Bei Niereninsuffizienz und schweren Leberfunktionsstörungen sind vorsichtige Dosisanpassungen erforderlich. Auch hier scheint Erythromycin weniger kritisch als andere Makrolide.

Die wichtigsten Nebenwirkungen treten im Bereich des Gastrointestinaltraktes auf, wobei Übelkeit ganz im Vordergrund steht. Seltener sind Bauchschmerzen, Diarrhö und Erbrechen zu nennen. Azithromycin und Clarithromycin werden besser vertragen. Die Nebenwirkungen sind in der Regel leicht und machen ein Abbrechen der Therapie nur selten erforderlich. Selten kommt es zu Kopfschmerzen und zu einer Beeinträchtigung des Geschmackes. Ein zentrales Problem der Antibiotikatherapie im Kindesalter ist die Ausbildung eines uncharakteristischen, meist aber morbiliformen Examthems. Dies wird in der Regel als morbilli-infektiös/toxisch gedeutet. Eine allergische Genese ist bei den Makrolidantibiotika im Gegensatz zu den β-Laktamantibiotika selten. Eine kurzfristige, antipruriginöse Therapie mit einem Antihistaminikum über wenige Tage ist in der Regel ausreichend. Dies gilt auch für Azithromycin. Trotz seiner verlängerten Halbwertszeit werden kaum andere Nebenreaktionen beobachtet.

Bekannt ist bei der Makrolidantibiotikatherapie, dass es bei hoher Dosis zu einem Anstieg der Bilirubinkonzentrationen im Serum als Folge einer Cholostase kommen kann. Die alkalische Phosphatase ist entsprechend ebenso erhöht. Erythromycin zeigte insbesondere in der Schwangerschaft bei etwa 10% der Patientinnen eine Cholostase, die nach Absetzen stets reversibel war.

Sehr seltene Nebenwirkungen sind Neutropenie und Eosinophilie sowie eine hämolytische Anämie. Bei intravenöser Anwendung von Erythromycinglucoheptonat oder lactobionat kommen Venenreizungen vor, die durch eine Verlangsamung der Infusionsgeschwindigkeit vermieden werden können. Gastrointestinale Beschwerden treten allerdings auch bei dieser Anwendungsform auf.

Interaktionen mit anderen Substanzen

Die meisten Makrolide verändern die metabolische Clearance von Digitalis, Carbamazepin, Phenytoin, Valproinsäure und Theophyllin durch eine Komplexbildung mit dem Cytochrom-P-450-System in der Leber. Von direkter Bedeutung ist dies für die Xanthinderivate und für Carbamazepin.

Bei Theophyllintherapie kann es bei gleichzeitiger Gabe von Erythromycin zu erheblichen Serumspiegelerhöhungen kommen und somit zu deutlichen Nebenwirkungen, sodass bei der Anwendung dieser Kombination ein Monitoring des Serumspiegels erforderlich wird. Spiegel um 15 mg/l sollten nicht überschritten werden.

Auch die Kombination mit Antihistaminika wie Terfenadin, Astemizol oder auch mit Cisaprid können zu einer QT-Zeitverlängerung und somit zu einer kardialen Problematik führen. Diese Effekte sind bei Erythromycin deutlich stärker ausgeprägt als bei Roxithromycin und Clarithromycin. Azithromycin hat diese Nebenwirkungen deutlich geringer bzw. nicht. Bei dieser Substanz ist allerdings die Gabe von Antazida, die Aluminium- oder Magnsiumsalze enthalten, zu vermeiden, da die Resorption hierdurch verschlechtert werden kann.

Therapeutische Indikationen

Die Makrolidantibiotika haben einen hohen Stellenwert bei der Behandlung von Infektionen sowohl des oberen als auch des unteren Respirationstraktes. Auch zur Therapie von Haut- und Weichteilinfektionen sind sie geeignet. Darüber hinaus ergeben sich weitere Indikationen wie einige urologische und gynäkologische Infektionen. In den letzten Jahren sind einige besondere Indikationen wie Borreliose, Helicobacter-pylori-Infektion und Mycobacterium-avium- (MAC)- und Toxoplasma-gondii-Infektionen hinzugekommen.

Anwendung und Dosierung

Erythromycin

Erythromycin hat sich als eine wirksame Alternative zu den β-Laktamantibiotika bewährt und eignet sich zum Einsatz gegen Streptokokken (Gruppen A, B, C und G) und kann auch in einer 5-tägigen Kurzzeittherapie verwendet werden. Für Kinder besonders gut geeignet erweist sich in der Behandlung das Erythromycin Estolat sowie das Erythromycin Stinoprat, mit welchen besonders hohe und langanhaltende Serumspiegel erzielt werden können.

Weniger geeignet ist Erythromycin für eine Behandlung von Haemophilus influenzae, der in seiner unbekapselten Form ein durchaus häufiger Atemwegsinfektionserreger ist. Dies gilt insbesondere für die Behandlung der Otitis media. Eine etablierte Therapie mit Erythromycin stellt die Therapie von Bordetella pertussis dar, wo zuverlässige Eradikationen der Erreger aus dem Nasen-Rachen-Raum erreicht werden können. Ebenso etabliert ist die Behandlung von Corynebacerium diphtheriae.

Bei der Therapie von Infektionen der tieferen Atemwege sind die halbsynthetischen Makrolidantibiotika aufgrund ihrer besseren Pharmakokinetik vorzuziehen. Diese scheinen insbesondere gegenüber Mycoplasma pneumoniae, weniger gegenüber Chlamydia-pneumoniae-Infektionen, geeigneter. Ein weiteres Einsatzgebiet ist die Borreliose, wo insbesondere im Stadium des Erythema migrans durchaus eine Therapie mit Erythromycin durchgeführt werden kann. Es empfiehlt sich, diese Behandlung über 3 Wochen anzusetzen.

Die pädiatrisch relevante Dosierung von Erythromycin liegt in der Regel zwischen 30 und 50 mg/kg/KG täglich. Jugendliche und Erwachsene erhalten in der Regel 1,5 g tgl. Für die intravenöse Therapie werden die gleichen Dosierungen verwandt.

■ Tabelle 5-30. Handelspräparate (in Auswahl)

Makrolid	Darreichungsform	Handelsname	24-h-Dosis		ED
			Erwachsene und Jugendliche	Kinder	
Azithromycin	Trockensaft (40 mg/ml), Kapseln (250 mg), Filmtablette (250 mg)	Zithromax	500 mg	10 mg/kg/KG	1
Clarithromycin	Filmtablette (250 mg), Saftgranulat (25 mg/ml)	Cyllind		10 mg/kg/KG (Säugling)	2
	Filmtablette (250 mg)	Klacid	0,5–1,0 g	15 mg/kg/KG (Kleinkind)	
Erythromycinbase	Kapseln (250 mg)	Eryhexal, Monomycin	1 g	40–60 mg/kg/KG	2–3
Erythromycin-ethylsuccinat	Trockensaft (40 mg/ml), Trockensaft (80 mg/ml) Saftgranulat (50 mg/ml), Saftgranulat (100 mg/ml),	Erythromycin-ratio-pharm (forte) TS		40–60 mg/kg/KG (1–12 Jahre)	2–3
	Saftgranulat (200 mg/ml) Trockensaft (40 mg/ml), Trockensaft (80 mg/ml), Tropfen (40 mg/ml),	Erythromycin-ratio-pharm DB			
	Suppositorien (250 mg)	Paediatrocin (forte)			
	Filmtablette (500 mg)	Erythrocin 500 Neo	0,5–2,0 g		
Erythromycinstearat	Filmtablette (500 mg)	ErythromycinStada			
	Filmtablette (250 mg), Filmtablette (500 mg)		2 g		3
Erythromycinestolat	Saft (20 mg/ml), Saft (40 mg/ml), Saft (80 mg/ml), Saft (120 mg/ml), Pulver (200 mg/ml)	Infectomycin	1,25–3 g	30–40 (50) mg/kg/KG	2–3
	Trockensaft (25 mg/ml)	Sanasepton			
Erythromycionstinoprat	Saft (50 mg/ml), Saftgranulat (50 mg/ml), Tabletten (250 mg), Tabletten (500 mg)	Infectomycin, Muco-Saft, Erysec-Saft, Erysec	1–2 g	20–40 mg/kg/KG (1–12 Jahre)	2–3
Erythromycinlaktobionat	Flaschen (i.v.) (0,5 g), Flaschen (i.v.) (1,0 g)	Erycinum, Erythrocin	1,025–3,0 g	20–50 mg/kg/KG (1–12 Jahre)	4–6
Josamycin	Suspension (100 mg), Suspension (300 mg), Filmtablette (300 mg)	Wilprafen	1–2 g	20–60 mg/kg/KG	2–3
Roxithromycin	Filmtablette (150 mg)	Roxigrün			
	Filmtablette (300 mg), Kindertablette (50 mg)	Rulid	0,3–0,6 g	5–7 mg/kg/KG	1–2

Roxithromycin

Auch Roxithromycin kann unter den gleichen Indikationen wie Erythromycin zum Einsatz kommen. In Studien konnte gezeigt werden, dass bei Atemwegsinfektionen eine klinische Heilung in 90% der Fälle zu erreichen war. Auch in der Pneumoniebehandlung kann Roxithromycin angewandt werden.

Ein nicht unwichtiger Vorteil von Roxithromycin im Vergleich zu Erythromycin liegt in der Beobachtung, dass die Substanz deutlich schwächer bzw. nur in Ausnahmefällen die Pharmakokinetik von Theophyllin oder Carbamazepin beeinflusst. Darüber hinaus kommt es unter Roxithromycin zu erhöhten intrazellulären Konzentrationen, was bei entsprechenden Infektionen hilfreich ist. Roxithromycin wird in der Pädiatrie in einer maximalen täglichen Dosierung von 4–8 mg/kg/KG angewandt. Erwachsene erhalten 0,3(–0,6) g tgl. in 1–2 Einzeldosen.

Clarithromycin

Clarithromycin ist ein Makrolid, dessen Wirksamkeit bei Erwachsenen und Kindern ausgiebig untersucht worden ist. Es konnte gezeigt werden, dass Clarithromycin bei der Angina tonsillaris und der Otitis media im Kindesalter sowie bei Pneumonien mit atypischen und typischen Erregern bei Erwachsenen gute Ergebnisse erreicht. Auch Clarithromycin kann 2-mal am Tag in einer Dosis von 7,5 mg/kg/KG angewandt werden. Erwachsene und Jugendliche erhalten 1 g tgl. Eine besondere Indikation hat Clarithromycin bei der Eradikation von Helicobacter pylori, wo es zusammen mit Ampicillin und einem Protonenpumpenhemmer gegeben wird.

Azithromycin

Azithromycin ist auch für die Kinderheilkunde ein interessantes Makrolidantibiotikum. Bei einer Anwendung über 3 Tage von 10 mg/kg/KG ergibt sich wegen der langen Halbwertszeit praktisch eine Therapiephase z. B. in den oberen Atemwegen von 10 Tagen Dauer. Die Substanz dringt in Makrophagen und Granulozyten ein und wird hieraus nur verzögert freigesetzt. Bei schweren Pneumonien wurde früher die Dosis über 5 Tage gestreckt, indem am 1. Tag 10 mg/kgKG und an jedem weiteren Tag 5 mg/kgKG zum Einsatz kamen. Neuere Studien haben jedoch gezeigt, dass dies nicht erforderlich ist.

Azithromycin ist geeignet zur Behandlung der Tonsillopharyngitis, der Otitis media und der tieferen Atemwegsinfektionen. Es hat eine besondere Wirksamkeit gegenüber Haemophilus influenzae. Eine relativ begrenzte Wirksamkeit besitzt Azithromycin gegenüber Staphylococcus aureus, einem Erreger, der bei diesen Infektionen im Kindesalter allerdings eine untergeordnete Rolle spielt, bei Erwachsenen jedoch häufiger vorkommen kann. Jugendliche und Erwachsene erhalten eine tägliche Dosis von 0,5 g ebenfalls für 3 Tage Therapiedauer.

Josamycin

Josamycin ist ein älteres Makrolidantibiotikum, das in einer Dosis von 50–100 mg/kg/KG zur Anwendung kommt. Aufgrund der ausgesprochenen Überlappung mit Theophyllin und Carbamazepin gilt es heute als weniger geeignet.

Ketolide

Eine Neuentwicklung aus der Makrolidreihe, die möglicherweise Bedeutung erlangen wird, sind die Ketolide. Hier wird die Hexose Cladinose durch eine Ketobindung ersetzt. Bei dem Produkt Telithromycin der Firma Aventis ist eine Pyridinium- und Imidazolgruppe durch eine Arylkette mit dem C_{11}–C_{12}-Carbonat des Laktonrings verbunden. Hierdurch wird Säurefestigkeit erreicht.

Das Spektrum dieser Substanz erfasst zunächst die gleichen Erreger wie Erythromycin. Darüber hinaus besteht aber eine besondere Wirksamkeit bei gegen Erythromycin resistenten grampositiven Bakterien, und zwar unabhängig davon, ob es sich um eine induzierte (sekundäre) oder primäre Resistenz handelt. Dies ist besonders bei erythromycinresistenten Streptococcus-pyogenes-Stämmen interessant.

Auch methicillinresistente Staphylokokken (MRSA) können als empfindlich eingestuft werden. Gegenüber den üblichen Stämmen von Haemophilus influenzae, Moraxella catarrhalis und Bordetella pertussis ist die Wirksubstanz um einen Faktor 2–4 stärker als bei Erythromycin. Gegen Mycoplasma pneumoniae, Chlamydia pneumoniae und Legionella spp. ist Telitromycin ebensogut wirksam wie Erythromycin. Primär resistent sind Enterobakteriazeen und gramnegative Anaerobier.

Kinder ab 12 Jahren erhalten eine Dosierung von 20–30 mg/kgKG, Jugendliche und Erwachsene erhalten 0,8 g einmal tgl. (Handelsname Telithromycin: Ketek).

Kontraindikationen der Makrolide und Ketolide

Kontra- bzw. falsche Indikationen sind die Behandlung septischer Allgemeininfektionen und der Osteomyelitis, bei denen β-Laktamantibiotika oder Aminoglykoside rascher und sicherer wirken.

Bei Lebererkrankungen sollten Erythromycinderivate mit Vorsicht bzw. gar nicht eingesetzt werden. Makrolide dürfen wegen der bereits erwähnten Interaktionen nicht gleichzeitig mit Terfenadin oder Astemizol gegeben werden. Auch bei Patienten, die Antiarrhythmika erhalten, ist bei der Anwendung von Makroliden Vorsicht geboten.

Zugelassene Präparate

Die zugelassenen Präparate zeigt ■ Tabelle 5-30.

Literatur zu Kap. 5.3.9

Adam D (2003) Streptokokken (Gruppe A)-Infektionen. Handbuch DGPI, 4. Aufl. Futuramed Verlag, München, S 648–654

Adam D, Scholz H (1995) Therapie der A-Streptokokken-Tonsillopharyngitis mit Erythromycin-Estolat (5 Tage) versus Penicillin V (10 Tage). Kinderarzt 26: 1163–1168

Boyer KM (1998) Nonbacterial pneumonia. In: Feigin RB, Cherry JD(eds) Textbook of pediatric infectious diseases, 4th edn. Saunders, Philadelphia, pp 260–273

Bright GM, Nagel AA, Bordnre J et al. (1988) Synthesis, in vitro and in vivo activity of novel 9-deoxo-9a-aza-9a-homoerythromycin. A derivate, a new class of macrolide antibiotics, the azalides. J Antibiot 41: 1029–1047

Bryskier AJ, Butzler JP, Neu HC et al. (1993) Macrolides. Chemistry, pharmacology and clinical uses. Arnette Blackwell, Paris

Casiano RR (1991) Azithromycin and amoxicillin in the treatment of acute maxillary sinusitis. Am J Med 91 (Suppl 3A): 275–305

Cross JT, Jacobs RF (1998) Other mycobacteria. In: Feigin RB, Cherry JD: Textbook of pediatric infectious diseases, 4th edn. Saunders, Philadelphia, pp 1239–1249

Dabernat H, Delmas C, Segny M et al. (1991) The activity of clarithromycin and its 14-hydroxy metabolite against H. influenzae, determined by in vitro and serum bacterial test. J Antimicrob Chemother 27 (Suppl A): 19–30

Dowell SF, Marcy SM, Philipps WR et al. (1998) Otitis media – principles of joudicious use of antimicrobial agents. Pediatrics 101 (Suppl 2): 165–170

Dowell SF, Marcy SM, Philipps WR et al. (1985) In vivo sensitivity test in otitis media efficacy of antibiotics. Pediatrics 85: 8–18

Drusano GL (1995) Pharmakodynamische Prinzipien bei Antiinfektion und Anwendung für die Bestimmung der Pharmakodynamik von Erythromycinstinoprat im Vergleich zu Erythromycinethylsuccinat. Erysec Symposium; 1995, Sept 30

Ebert S, Rekardstorrit S, Craig WA (1991) Pharmacodynamic comparison of clarithromycin vs erythromycin. In Programm and Abstracts of the 31st Intersc. Conf. Antimicrob. Agents Chemother. Am Ac Microbiol, Washington DC, Abstr 509

Fraschini F, Scaglione F, Pintucci G et al. (1991) The diffusion of clarithromycin and roxithromycin into nasal mucosa, tonsil und lung in humans. J Antimicrob Chemother 27 (Suppl. A): 61–65

Fujii R, Nishimura T (1988) Pharmakokinetics and clinical evaluation of clarithromycin. 28th Intersci Conf Antimicrob Agents Chemother, Los Angeles 1988, Abstr. 648

Haight TH, Finland M (1992) Observations on mode of action of erythromycin. Proc Soc Exp Biol Med 81: 181–193

Harris JS, Kolokathis A, Campbell M et al. (1998) Safety and efficacy of azithromycin in the treatment of community-acquired pneumonia in children. Pediatr Infect Dis J 17: 865–871

Havlir DV, Cube MP, Sattler FR et al. (1996) Prophylaxis against disseminated MAC with azithromycin, daily rifabutin, or both. N Engl J Med 335: 392–398

Helwig H (1990) Cholostatische Nebenwirkungen unter Erythromycin. Kinderarzt 21: 1292–1295

Hofmann D, Schäfer V, Springklee M (1996) Behandlung von Kindern mit bakteriellen Infektionen der unteren Atemwege. Münchner Med Wochenschr 138: 358–363

Hoppe JE, Hahn H, Niethammer D (1995) Umfrage bei niedergelassenen Kinderärzten zur Antibiotikabehandlung bakterieller Infektionen im Kindesalter, I.Angina tonsillaris, Otitis media. Kinderarzt 26: 639–643

Kafetzis DA (1987) Efficacy and safety of roxithromycin in treating pediatric patients. J Antimicrob Chemother 20 (Supl B): 171–177

Khenzi B, Segessmann C, Gerber AU (1987) Postantibiotic effect of roxithromycin, erythromycin and clindamycin against selected grampositive bacteria and Haemophilus influenzae. J Antimicrob Chemother 20 (Suppl B): 39–46

Klein JO, Bluestone CD (1998) Otitis media. In: Feigin RB, Cherry JD (eds) Textbook of pediatric infectious diseases, 4th edn. Saunders, Philadelphia, pp 195–212

Labro MT, Bryskier A, Babin-Chevage C et al. (1988) Interaction de la roxithromycine avec le polynucléaire neutrophile humain in vitro et in vivo. Pathol Biol 36: 711–714

Lambert H (1979) Antimicrobial drugs in the treatment and prevention of pertussis. J Antimicrob Cheomther 5: 329–336

Lode H, Stahlmann R, Wiedemann B (1998) Makrolide. Moderne Antibiotika für Klinik und Praxis. Zett-Verlag, Steinen, S 108; 125–126; 127–128

Malfertheimer P, Beyerdörffer E; Labenz J et al. (1997) Therapie bei peptischen Ulcera. Dtsch Ärztebl 94: C-621–C-627

Maruyama S, Yoshioka H, Fuijita K (1979) Sensitivity of group A-Streptococci to antibiotics. Am J Dis Child 133: 1143–1145

Mazzei T, Mini E, Novell A et al. (1993) Chemistry and mode of action of macrolides. J Antimicrob Chemother 21 (Suppl): 1–9

Mc Cracken GH (1986) Current status of antibiotic treatment for mycoplasma pneumoniae infections. Pediatr Infect Dis J 5: 167–171

O'Brien KL, Dowell SF, Schwautz B et al. (1998) Cough/illness/bronchitis – principles of judicious use of antimicrobial agents. Pediatrics 101 (Suppl.2): 178–181

Pichichero ME (1992) Otitis media, Ped. Asthma. Allerg Immunol 6: 167–174

Pichichero ME, Cohen R (1997) Shortened course of antibiotic therapy for acute otitis media, sinusitis and tonsillopharyngitis. Pediatr Infect Dis J 16: 680–695

Pierce M, Crampton S, Henry D et al. (1996) A randomized trial of clarithromycin as prophylaxis against disseminated Mycobacterium avium complex infection. N Engl J Med 335: 384–391

Pocidado JJ, Vachon F, Coulaud JP et al. (1988) Macrolides et synergistes. Arnette, Paris

Principi N (1995) Multicenter comparative study of the efficacy and safety of azithromycin compared with amoxicillin/clavulanic acid in treatment of pediatric patients with otitis media. Eur J Clin Microbiol Infect Dis 14: 669–676

Prokexch RC, Hand WL (1982) Antibiotic entry into human polymorphonuclear leucocytes. Antimicob Agents Chemother 21: 373–380

Pukander J (1995) Penetration of azithromycin into middle ear effusion in acute and secretory otitis media in children. 19th ICC, Montreal; Abstr 3079

Ramet J (1995) Comparative safety and efficacy of clarithromycin and azithromycin suspensions in the short course treatment of children with acute otitis media. Clin Drug Invest, pp 961–966

Rosenfeld RM, Vertress JE, Carv J (1994) Clinical efficacy of antimicrobial drugs for acute otitis media: metaanalysis of 5.400 children from thirty-three randomized trials. J Pediatr 124: 355–367

Rosenstiel NA von, Adam D, Elies W et al. (1998) Makrolidantibiotika. Ist eine Neubewertung notwendig? Arzneimitteltherapie 16: 305–313

Seelis R, DohmenW (1996) Complete ulcer healing without maintenance acid supression after successful 6-day-eradication of Helicobacter pylori-infection. Basic mechanisms to clinical cure. Ottawa

Simon C, Stille W (2000) Antibiotikatherapie in der Klinik und Praxis, 10. Aufl. Schattauer, Stuttgart, S 117–198

Sörgel F, Kinzig-Schipper M, Lauscher R (1996) Erythromycinstinoprat. Dtsch Apotheker Z 136: 3107–3113

Stechenberg BW (1998) Borrelia (Lyme disease). In: Feigin RB, Cherry JD (eds) Textbook of pediatric infectious diseases, 4th edn. Saunders, Philadelphia, pp 1522–1515

5.3.9.1 Lincosamide[2]

R. Mertens, S.W. Lemmen

Historie/chemische Struktur

Lincomycin wurde 1962 aus Streptomyces lincolnensis, einer Aktinomyzetenart, erstmalig isoliert. 1966 wurde daraus Clindamycin synthetisiert, das gegenüber der Ausgangssubstanz eine deutliche Verbesserung der gastrointestinalen Resorption und antibakteriellen Wirksamkeit aufwies. Lincomycin ist daher für den klinischen Gebrauch heute weitgehend bedeutungslos geworden.

Lincomycin besteht aus einer Säureamidverbindung zwischen einer Aminosäure (Prolin, 5-Ring) und einem Aminozucker (6-Ring). Durch die Subsitution einer Hydroxylgruppe durch ein Chloratom wird Clindamycin gewonnen. Beide Lincosamide sind schwache, sehr gut wasserlösliche Basen.

Wirkungsmechanismus

Clindamycin blockiert die Proteinsynthese der Bakterien durch Bindung an die 50-S-Untereinheit der Ribosomen. Es handelt sich dabei meistens um eine bakteriostatische Wirkung. Je nach Keimzahl, Bakterienart und Serumkonzentration wirkt es aber auch bakterizid.

Aufgrund der gemeinsamen ribosomalen Bindungsstellen von Clindamycin, Makroliden und Chloramphenicol kommt es in vitro zu einer gegenseitigen Wirkungsbeeinträchtigung.

Antibakterielle Aktivität

Clindamycin wirkt gegen Staphylokokken, Streptokokken der Gruppe A und Pneumokokken bakterizid. Die Wirkung gegen grampositive und gramnegative Anaerobier und einige Protozoen (Toxoplasma gondii, Plasmodium spp., Pneumocystis carinii) ist bakteriostatisch. Es besteht eine Wirklücke gegen Enterokokken und aerobe gramnegative Stäbchenbakterien.

Im einzelnen besteht eine gute Wirksamkeit (MHK ≤1 mg/l) gegen folgende Bakterienarten: Staphlococcus aureus (ca. 8% Resistenz; in der Regel keine Wirksamkeit gegen methicillinresistente Stämme), Streptococcus pyogenes, Streptococcus agalactiae, Streptococcus pneumoniae (ca. 3% Resistenz – R.-R. Reinert und R. Lüttiken, Nationales Referenzzentrum für Streptokokken –, Wirksamkeit gegen penicillinresistente Stämme unsicher) und andere vergrünende Streptokokken, Corynebacterium diphtheriae, Clostridium perfringens (bis zu 20% Resistenz), Clostridium tetani, Bacteroides fragilis (bis zu 20% Resistenz; höhere Resistenzraten gegen Bacteroides thetaio-

[2] Erstmals veröffentlicht 2001 im Futuramed-Verlag, München: »Antibiotikatherapie im Kindesalter« (Hrsg.: D. Adam).

taomicron und andere Bacteroidesarten), Fusobacterium spp. (außer Fusobacterium varium), Prevotella melaninogenica, Peptostreptococcus und Peptococcus spp. (ca. 10–20% Resistenz), Actinomyces spp., Gardnerella vaginalis und Chlamydia trachomatis.

Resistenzentwicklung

Folgende Mechanismen spielen für die Resistenzentwicklung gegen Clindamycin eine klinisch bedeutsame Rolle:
a) Veränderung eines einzelnen Proteins in der 50-S-Ribosomenuntereinheit (meist durch Spontanmutation des Bakterienchromosoms),
b) Methylierung der 23-S-ribosomalen RNA der 50-S-Untereinheit (häufig durch Plasmide übertragene kombinierte Makrolid-, Clindamycin- und Streptograminresistenz). Der Resistenztyp kann entweder primär bestehen oder sich unter Clindamycintherapie entwicklen (induzierte Resistenz, z. B. bei Staphylokokkeninfektionen); insbesondere dann, wenn zu Beginn bereits eine Erythromycinresistenz nachgewiesen wurde (dissoziierte Kreuzresistenz).

Sowohl a) als auch b) führen zu einer verminderten Bindungsaktivität von Clindamycin an die 50-S-Ribosomenuntereinheit und verhindern damit die antibaktreielle Wirkung.
c) Die enzymatische Inaktivierung (Adenylierung) von Clindamycin spielt eine untergeordnete Rolle.

Enterobakterien, Pseudomonas- und Acinetobacterstämme sind wegen der schlechen Zellwandurchlässigkeit gegenüber Clindamycin primär resistent.

Klinische Pharmakologie/Pharmakokinetik und -dynamik

Clindamycin wird nach oraler Gabe weitgehend unabhängig von der Nahrungsaufnahme rasch und zu ca. 80% aus dem Darm resorbiert, der Serumspitzenspiegel wird nach ca. 45 min nach oraler Einnahme und bei Kindern ca. 60 min nach i.m.-Injektion erreicht (bei Erwachsenen 3 h nach i.m.-Injektion). Der überwiegende Anteil wird an Plasmaproteine gebunden. Die Plasmahalbwertszeit beträgt bei Kindern ca. 2 h. In den Kapillaren der Zahnfächer werden sehr hohe Wirkspiegel erreicht, ebenso in Pleura-, Synovial- und Peritonealflüssigkeit. Clindamycin erreicht in Knochen- und Weichteilgewebe ausreichend hohe Wirkspiegel (Knochengewebespiegel ca. 1/3 des Serumspiegels) und reichert sich in Granulozyten, Alveolarmakrophagen und Abszessen an. Das Antibiotikum passiert die Plazentaschranke und gelangt in die Muttermilch. Die Liquorgängigkeit ist auch bei Vorliegen einer Meningitis unzureichend.

Durch Hämo- oder Peritonealdialyse wird Clindamycin nicht entfernt.

Die Elimination erfolgt nach hepatischer Glukuronidierung überwiegend biliär. Bei eingeschränkter Leberfunktion muss daher eine Dosisanpassung erfolgen (Verlängerung der Plasmahalbwertszeit auf 8–12 h). Die Wirkspiegel von Clindamycin und seinen aktiven Metaboliten in der Gallenflüssigkeit sind hoch, allerdings nicht bei Gallenwegsobstruktion. Eine Dosisreduktion bei schwerer Niereninsuffizienz wird teilweise empfohlen. Bei Vorliegen einer Leber- und Niereninsuffizienz sollten eine Dosisreduktion und regelmäßige Kontrollen des Clindamycinserumspiegels erfolgen.

Auch im Darm liegen das Antibiotikum und seine aktiven Metaboliten – bedingt durch die biliäre Elimination – in hoher Konzentration vor und führen dort zu einer Teileradikation der physiologischen Darmflora (s. unten: »Toxizität und Nebenwirkungen«).

Toxizität und Nebenwirkungen

Wesentliche schwerwiegende Nebenwirkung unter Clindamycintherapie ist die pseudomembranöse Kolitis (etwa 2 Fälle auf 1000 Anwendungen), die mit schweren Tenesmen und blutigen Durchfällen einhergehen und in Einzelfällen lebensbedrohlich verlaufen kann. Sie wird am häufisten durch Clostridium difficile verursacht, ein Bakterium, das die Darmflora unter dem Selektionsdruck verschiedener Antibiotika überwuchern kann. Da wegen der biliären Ausscheidung von Clindamycin eine Anreicherung im Stuhl noch Tage nach der letzten Antibiotikagabe nachweisbar ist, muss mit dieser Nebenwirkung bis ca. 14 Tage nach Therapieende gerechnet werden. Bei Kindern unter 12 Monaten ist die pseudomembranöse Kolitis selten.

Bei bis zu 30% der Patienten treten harmlose Durchfälle auf. In ca. 10% sind allergische Exantheme beschrieben; andere Überempfindlichkeitsreaktionen einschließlich des anaphylaktischen Schocks sind sehr selten.

Weitere seltene, aber schwerwiegende Nebenwirkungen sind Blutbildveränderungen (in Einzelfällen bis zur Agranulozytose), Erhöhung der Transaminasen (meist Laborartefakt; in Einzelfällen akute Leberschädigung) sowie neuromuskuläre Blockaden (insbesondere bei vorbestehenden neuromuskulären Erkrankungen wie Myasthenia gravis).

Da unter i.v.-Bolusgabe von Lincomycin Fälle von Blutdruckabfall und Herzstillstand beschrieben wurden, muss auch Clindamycin über eine Kurzinfusion verabreicht werden. Während der Infusion kann ein metallischer Geschmack auftreten. Lokale Reizerscheinungen sind selten. Unter einer Dauertherapie mit Clindamycin (z. B. bei Osteomyelitis) sollten Blutbild, Leber- und Nierenwerte regelmäßig kontrolliert werden.

Interaktionen mit anderen Substanzen

Clindamycin kann aufgrund seiner neuromuskulär blockierenden Eigenschaften die Wirkung von Muskelrelaxanzien verstärken, was im perioperativen Zusammenhang zu lebensbedrohlichen Zwischenfällen führen kann. Bei oraler Aufnahme können Cyclamat (Süßstoff) und Aluminiumsilikat (Antazidum) die Resorption von Clindamycin beeinträchtigen.

Die Substanz darf aufgrund physikalischer Unverträglichkeit nicht gemeinsam mit folgenden Medikamenten intravenös verabreicht werden: Ampicillin, Theophyllin, Barbiturate, Kalziumglukonat, Magnesiumsulfat und Phenytoin-Natrium. Wegen der in vitro nachgewiesenen antagonistischen Wirkung sollte Clindamycin nicht mit Makrolidantibiotika oder Chloramphenicol kombiniert werden (s. oben).

Therapeutische Indikationen

Indikationen für Clindamycin stellen überwiegend Mischinfektionen mit Staphylokokken und Anaerobiern dar. Vor allem bei Vorliegen einer Penicillin- oder Cephalosporinallergie ist Clindamycin für die oben erwähnten Erreger eine gute Alternative. Indikationen für die Therapie mit Clindamycin sind beispielsweise Osteomyelitiden, Aspirationspneumonien und Lungenabszesse sowie eitrige Prozesse im Mund-Rachen-Raum (insbesondere Zahnabszesse). Bei abdominellen Infektionen kann Clindamycin als Kombinationspartner eines β-Laktamantibiotikums zur Erweiterung des antimikrobiellen Spektrums um Anaerobier eingesetzt werden.

Wegen der zunehmenden Resistenzentwicklung von Staphylokokken und verschiedenen Anaerobiern gegen Clindamycin ist der Versuch der Keimisolation mit Erstellen eines Antibiogramms sinnvoll. Bei Nachweis von oxacillinresistenten Staphylokokken – Staphylococcus aureus oder koagulasenegative Staphylokokken – sollte routinemäßig ein Glykopeptid ausgewählt werden.

Darüber hinaus sollten Staphylokokkeninfektionen bei Erythromycinresistenz nicht mit Clindamycin behandelt werden, da sich während der Therapie eine Kreuzresistenz entwickeln kann. In der Osteomyelitistheapie hat Clindamycin als Alternative bei β-Laktamallergie aufgrund seiner guten Knochengängigkeit und der bakteriziden Wirkung auf die meisten Staphylococcus-aureus-Stämme einen festen Platz. Dies gilt auch für die orale Langzeittherapie bei chronischer Osteomyelitis. Bei Lungenabszessen und Aspirationspneumonien, bei denen aufgrund schlechter Mundhygiene v. a. Anaerobier aus dem Mund-Rachen-Raum als pathogene Erreger vermutet werden, sowie bei Pleuraempyemen wird Clindamycin an Stelle von Penicillin G von manchen Autoren als Mittel der 1. Wahl empfohlen, um penicillinresistente Anaerobier zu erfassen. Bei eitrigen Zahnprozessen sind häufig Anaerobier beteiligt, die mit β-Laktamasen instabile Penicilline hydrolysieren. Clindamycin ist hier daher Mittel der 1. Wahl. Eine weitere Indikation ist die posttraumatische Endophthalmitis durch Bacillus cereus.

Clindamycin wird bei Penicillinallergie zur Endokarditisprophylaxe im Rahmen von zahn- und HNO-ärztlichen Eingriffen empfohlen, nicht jedoch zur Endokarditistherapie. Bei der Eradikation von Streptococcus pyogenes bei chronischen oropharyngealen Trägern zeigte Clindamycin eine bessere Wirksamkeit als andere Antibiotika.

In der Therapie der nekrotisierenden Fasziitis durch Streptococcus pyogenes bzw. des Streptokokken-toxic-shock-Syndroms stellt Clindamycin in Kombination mit Penicillin wegen seiner hemmenden Wirkung auf die Toxinproduktion die Therapie der Wahl dar. Darüber hinaus stellt es bei Clostridium-perfringens-Infektionen eine Alternative zu Penicillin G dar, wobei die Kombination beider Antibiotika einer Monotherapie möglicherweise überlegen ist.

Clindamycin wird in Kombination mit anderen Wirkstoffen zur Therapie der Toxoplasma-Enzephalitis und -chorioretinitis, der Pneumocystis-carinii-Pneumonie und der Babesiose eingesetzt. Bei Infektionen, bei denen das antimikrobielle Spektrum um gramnegative Stäbchenbakterien erweitert werden muss, stellt ein β-Laktamantibiotikum den optimalen Kombinationspartner dar. Die Hauptindikation für die topische Anwendung von Clindamycin ist die Aknetherapie.

Anwendung und Dosierung

Tagesdosis Clindamycin

- Jugendliche, Erwachsene
  - bei leichten Infektionen:
    600–1200 mg p.o./i.v. bzw. 15–25 mg/kgKG p.o./i.v.
  - bei schweren Infektionen:
    1200–2700 mg i.v. bzw. 25–40 mg/kgKG i.v.
- Kinder 1–12 Jahre
  - bei leichten Infektionen:
    15–25 mg/kgKG p.o./i.v. in 3 ED
  - bei schweren Infektionen:
    25–40 mg/kgKG i.v. in 3 ED
- Säuglinge 1–12 Monate
  - bei leichten Infektionen:
    15–25 mg/kgKG p.o./i.v. in 3 ED
  - bei schweren Infektionen:
    25–40 mg/kgKG i.v. in 3 ED

Kontraindikationen

Bei bekannter Lincosamidallergie ist eine Anwendung kontraindiziert (Kreuzallergie zwischen Clindamycin und Lincomycin), ebenso bei Allergie gegen Benzylalkohol oder Lokalanästhetika vom Lidocaintyp. Bei Neu- und Frühgeborenen ist Clindamycin aufgrund begrenzt vorliegender pharmakokinetischer Daten und weitgehend fehlender klinischer Indikationen in Deutschland nicht gebräuchlich. Zusätzlich sollte die Anwendung in dieser Altersgruppe aufgrund des hohen Benzylalkoholgehalts der Injektionslösungen vermieden werden (seltenes Auftreten von Atemstörungen und Angioödembildung).

In der Schwangerschaft sollte Clindamycin aufgrund ungenügender Studiendaten nur nach strengster Indikationsstellung eingesetzt werden. In der Stillzeit ist es wegen der hohen Übertrittsrate in die Muttermilch kontraindiziert. Bei Vorliegen einer Myasthenia gravis sollte Clindamycin wegen seiner potenziell neuromuskulär blockierenden Wirkung mit Vorsicht eingesetzt werden.

Zugelassene Präparate

Clindamycin ist für die orale Anwendung als Clindamycinhydrochlorid (relativ große Kapseln) und Clindamycin-2-palmitat (wasserlösliches Granulat mit Kirscharoma, vorwiegend für die pädiatrische Anwendung) bzw. als Clindamycin-2-dihydrogenphosphat für die parenterale Anwendung (i.m./i.v.-Injektion) erhältlich. Clindamycin-2-dihydrogenphosphat ist außerdem zur Aknebehandlung in Form von Lösung und Gel verfügbar.

Clindamycin steht in Deutschland unter den folgenden Handelsnamen zur Verfügung (Stand 6/1999):

- Lokaltherapie:
  - Basocin Akne-Lösung und Akne-Gel,
- orale Therapie:
  - Sobelin Granulat und Kapseln zu 75, 150 und 300 mg,
  - Aclinda Kapseln zu 150 und 300 mg,
- parenterale Therapie:
  - Sobelin Solubile als Injektionslösung zu 300, 600 und 900 mg,
  - AB-Clindamycin als Injektionslösung zu 300 und 600 mg,
  - Clindamycin-ratiopharm als Injektionslösung zu 300 und 600 mg,
  - Clindamycin Azupharma als Injektionslösung zu 300 mg.

Literatur zu Kap. 5.3.9.1

American Academy of Pediatrics (1997) Antimicrobials and related therapy. In: Peter G (ed) Red Book: Report of the Committee on Infectious Diseases, 24th edn. American Academy of Pediatrics, Elk Grove Village, IL, pp 607–612

Deutsche Gesellschaft für pädiatrische Infektiologie (1997) Handbuch der DGPI (Deutsche Gesellschaft für pädiatrische Infektiologie), 2. Aufl. Futuramed Verlag, München, S. 142

Kasten MJ (1999) Clindamycin, metronidazole and chloramphenicol. Mayo Clin Proc 74, 825–833

Oldach DW, Calia FM (1998) Clindamycin. In: Gorbach SL, Bartlett JG, Blacklow NR (eds) Infectious diseases, 2. Aufl. W.B. Saunders, Philadelphia, pp 232–242

Reese RE, Betts RF (1996) Antbiotic use. In: Reese RE, Betts RF (eds) A practical approach to infectious diseases, 4, Aufl. Little, Brown & Company, Boston New York Toronto London, pp 1262–1268

Rosin H, Henschler D (1996) Antibiotika und Chemotherapeutika. Antiinfektiöse Therapie. In: Forth W, Henschler D, Rummel W, Starke K (Hrsg) Pharmakologie und Toxikologie, 7. Aufl. Spektrum, Heidelberg Berlin Oxford, S 729–731

Scholz H, Mertgen CP (1990) Die Bedeutung der Lincosamid-Antibiotika in der Kinderheilkunde. Z Ärztl Forbild (Jena) 84: 1139–1143

Steigbigel NH (2000) Macrolides and clindamycin. In: Mandell GL, Bennett JE, Dolin R (eds) Principles and practice of infectious diseases, 5. edn. Churchill Livingstone, New York, pp 366–382

5.3.10 Fosfomycin[3]

D. Adam

Historie/chemische Struktur

Fosfomycin wurde 1969 von Hendlin et al. in den USA aus Streptomyces fradiae isoliert. Nach präklinischen Studien 1973–1977 v. a. in Spanien erfolgte Anfang der 1980er-Jahre die Martkeinführung z. B. in Deutschland, Frankreich und Japan. Fosfomycin ist ein Epoxypropyl-Phosphorsäure-Ester. In seiner chemischen Struktur unterscheidet es sich grundsätzlich von allen bisher bekannten Antibiotika.

Wirkungsmechanismus und antibakterielle Aktivität

Fosfomycin bewirkt eine Hemmung der 1. Phase der Zellwandbiosynthese u. a. durch die Blockierung der Peptidoglykansynthese im Zytoplasma. Es gelangt durch aktiven Transport in das Bakterium und wirkt bakterizid.

Ein breites Spektrum grampostiver wie gramnegativer Erreger wird erfasst. Eine gute Wirksamkeit ist bei S. aureus (oft auch MRSA), Neisserien, H. influenzae, Salmonellen, Shigellen, E. coli, Proteus mirabilis und vulgaris belegt. Häufig empfindlich sind auch A-Streptokokken, Enterococcus faecalis, Pneumokokken, koagulasenegative Staphylokokken, Serratia, Pseudomonas und Anaerobier (außer Bacteroidesarten). Es besteht ein synergistischer Effekt bei Kombination mit anderen bakteriziden Antibiotika.

Sekundäre *Resistenzentwicklung* entsteht durch Störung des Transportmechanismus in die Bakterienzellwand. Sie ist chromosomal kodiert. Mit anderen Antibiotika besteht keine Kreuzresistenz. Abhängig von den Testbedingungen (Glukose-6-Phosphatzusatz zum Nährboden, Inokulum), korrelieren die Ergebnisse der Resistenzprüfung in vitro nicht immer befriedigend mit der Wirksamkeit in vivo (Tabelle 5-31).

Tabelle 5-31. Bewertung von Resistenztestungen

	Sensibel	Intermediär	Restistent
MHK [mg/l]	≤16	16≤64	>64

Klinische Pharmakologie/Pharmakokinetik und -dynamik

Dank eines geringen Molekulargewichts ist eine gute bis sehr gute Gewebegängigkeit auch in tiefe Kompartimente gewährleistet. Serumspitzenspiegel (Einstundenwert) nach 3 g i.v.: >100 mg/l. Gute Diffusion erfolgt in Lunge, Gallenblase, Liquor, Haut und Knochen. Da bei einer oralen Verabfolgung nur etwa 30–40% des Wirkstoffs resorbiert werden, ist die parenterale Applikation zu bevorzugen. Fosfomycin gelangt in den fetalen Kreislauf und zu einem kleinen Prozentsatz in die Muttermilch. Es besteht keine Bindung an Plasmaeiweiß. Die renale Elimination erfolgt zu 90% durch glomeruläre Filtration der nicht metabolisierten Substanz. Fosfomycin ist gut dialysierbar (Tabelle 5-32). Die Halbwertszeit beträgt 2 h.

Interaktionen mit anderen Substanzen sind bisher nicht bekannt.

Toxizität und Nebenwirkungen

Im Tierversuch ergaben sich keine Hinweise auf Embryotoxizität, Teratogenität oder mutagene Wirkung. Überdosierungssymptome sind bisher nicht bekannt. Die häufigsten Nebenwirkungen sind Übelkeit, Erbrechen, Appetitlosigkeit und Durchfall. Selten sind Exantheme, Dyspnoe, Kopfschmerzen, Geschmacksveränderungen, Phlebitis am Applikationsort, Erhöhung der Transaminasen und der alkalischen Phosphatase. Sehr selten anaphylaktischer Schock. Die erhöhte Natriumzufuhr ist zu beachten und zu kontrollieren. Mit 1 g Fosfomycin werden 14,5 mmol Natrium zugeführt. Das kann eine vermehrte Kaliumausscheidung bedingen, die eine Kaliumsubstitution erforderlich machen kann insbesondere bei Kindern.

Therapeutische Indikationen und Kontraindikationen

(Schwere) bakterielle Infektionen durch fosfomycinempfindliche Erreger, möglichst in Kombination mit einem β-Laktamantibiotikum. Diese Kombination bewirkt einen synergisti-

Tabelle 5-32. Fosfomycin bei ZNS-Infektionen (200–300 mg/kgKG/Tag, maximal 16 g/Tag)

ZNS-Infektion	Liqorkonzentration von Fosfomycin
Meningitis (postoperativ, posttraumatisch)	45 mg/l
Ventilinfektionen	18 mg/l
Shuntinfektionen	28 mg/l
Abszesse (intrakraniell/spinal)	170 mg/l (Pus)
Ausreichende Liquorspiegel auch bei intakter Blut-Liquor-Schranke	

[3] Erstmals veröffentlicht 2001 im Futuramed-Verlag, München: »Antibiotikatherapie im Kindesalter« (Hrsg.: D. Adam).

schen Effekt und verzögert wahrscheinlich eine sekundäre Resistenzentwicklung. Primärer Einsatz ist bei nosokomialen ZNS-Infektionen und Hirnabszessen zu erwägen. Möglicher primärer oder alternativer Einsatz bei Knochen- und anderen Infektionen [z. B. akute/chronische Osteomyelitis, Gelenkinfektionen bei Endoprothese, Spondylodiszitis, Pseudomonasinfektion bei zystischer Fibrose (guter Effekt mit Meropenem), bakterielle Infektionen bei β-Laktamallergie, Haut- und Weichteil-, Lungen-, Gallenwegsinfektionen, Infektionen bei Verbrennungen, komplizierte HNO-Infektionen, Katheter-, Augeninfektionen, Mediastinitis, Sepsis, Endokarditis].

Wegen seiner geringen Toxizität ist Fosfomycin für alle Altersstufen geeignet und zugelassen. Es ergeben sich keine Unterschiede für die Indikationen im Kindes- und Erwachsenenalter. In der Schwangerschaft und in der Stillzeit darf Fosfomycin nur bei vitaler Indikation eingesetzt werden.

Anwendung, Dosierung und zugelassene Präparate

Früh- und Neugeborene (bis 4 Wochen): 100 mg/kgKG pro Tag in 2 Einzeldosen. Säuglinge: 200–250 mg/kgKG pro Tag in (2–) 3 Einzeldosen. Kinder (1–12 Jahre bis 40 kgKG): 100–200 (–300) mg/kgKG pro Tag in (2–)3 Einzeldosen. Jugendliche und Erwachsene: 2- bis 3-mal 3–5 g/Tag (maximal 20 g/Tag). Patienten mit zystischer Fibrose: 300 mg/kgKG/Tag (maximal 20 g/Tag).

InfectoFos pro infusione: Infusionsflaschen mit 2, 3 und 5 g Fosfomycin-Dinatrium (Trockensubstanz). Nach Auflösen in Wasser für Injektionszwecke oder in 5% Glukoselösung i.v.-Kurzinfusion (30 min).

Fosfomycin-Trometamol = Monuril 3000 Granulat: Oral zu verabreichendes Fosfomycinsalz, das nur zur Einmaltherapie unkomplizierter Harnwegsinfektionen (Zystitis) bei Mädchen >12 Jahre und Frauen in einer Dosis von 3 g Fosfomycin (entspricht 5,6 g Fosfomycin-Trometamol) zugelassen ist. Kontraindikationen: Schwangerschaft, Niereninsuffizienz. Nebenwirkungen: gastrointestinale Beschwerden möglich.

Literatur zu Kap. 5.3.10

Allenberger F, Klare I (1999) In vitro activity of fosfomycin against vancomycin-resistant enterococci. J Antimicrob Chemother 43: 211–217

Berner R, Heinen F, Pelz K et al. (1997) Ventricular shunt infection due to Bacillus cereus. Neuropediatrics 28: 333–334

Kühnen E, Pfeifer G, Frenkel C (1987) Penetration of fosfomycin into cerebrospinal fluid across non inflamed and inflamed meninges. Infection 15: 422–424

5.3.11 Streptogramine

D. Adam

5.3.11.1 Historisches, chemische Struktur

Streptogramine gehören zur Gruppe der zyklischen Peptidantibiotika. Die Streptogramine der Gruppe A sind mehrfach ungesättigte Makrolaktone, diejenigen der Gruppe B zyklische Hexadepsipeptide, welche beide verschiedene Pristinamycine enthalten. Als erstes natürlich vorkommendes Pristinamycin, das aus einer Streptokokkenart isoliert wurde, wurde das Antibiotikum Pyostacine als orales Staphylokkokenantibiotikum vor 25 Jahren in Frankreich in den Handel eingeführt. Es besteht aus 2 Hauptkomponenten, nämlich dem Pristinamycin IA und IB. Beide Substanzen zusammen haben einen synergistischen Wirkungseffekt.

Streptogramine hemmen, wie die Makrolide und Lincosamide, die bakterielle Proteinsynthese. Sie werden daher auch in die sog. MLS-Gruppe (Makrolid-Lincosamid-Streptogramin-Gruppe) eingeordnet.

Die in jüngerer Zeit entwickelten Derivate Quinupristin und Dalfopristin sind in dem Kombinationspräparat Synercid enthalten und wirken gegen empfindliche Keime synergistisch.

Wirkungsmechanismus

Streptogramine hemmen die bakterielle Proteinsynthese. Die Kombination Quinupristin und Dalfopristin zeichnet sich durch eine unterschiedlich schnelle Bakterizidie aus und verhindert in der Regel eine sekundäre Resistenzentwicklung der Bakterien.

Antibakterielle Aktivität

Das Wirkungsspektrum umfasst fast alle grampositiven Kokken einschließlich methicillinresistenter Staphylokokken, vancomycinresistenter Enterokokken (Enterocuccus faecium) und Penicillin-G-resistente Pneumokokken. Die In-vitro-Wirksamkeit gegen Enterococcus faecalis ist deutlich schwächer als diejenige gegen Enterococcus faecium. Weiterhin ist das Kombinationspräparat wirksam gegen Moraxella catarrhalis, Mycoplasma pneumoniae, Legionellen und Chlamydien sowie gegen Anaerobier wie Prevotella, Fusobakterien, Peptostreptokokken und die meisten Clostridien. Bakteroides fragilis ist resistent. Die Kombination von Quinupristin/Dalfopristin mit Vancomycin wirkt gegen Staphylokokken synergistisch.

Resistenzentwicklung

Der größte Teil der Haemophilus-inflaenzae- und Enterococcus-faecalis-Stämme ist resistent. Primär resistente Staphylokokken- und Pneumokokkenstämme sind selten. Zwischen den Streptograminen und Antibiotika anderer Klassen wie z. B. den Makroliden oder Ketoliden besteht keine Kreuzresistenz. Eine Resistenzentwickung während der Therapie ist bei Enterococcus-faecium-Infektionen möglich. Die In-vitro-Resistenztestung ist schwierig.

5.3.11.2 Klinische Pharmakologie/Pharmakokinetik und -dynamik

Die Serumhalbwertszeit von Quinupristin beträgt 0,9–1 h, von Dalfopristin 0,5 h. Nach i.v.-Infusion von 5 mg/kgKG, 10 mg/kgKG und 15 mg/kgKG (über 1 h) liegen die mittleren Quinupristinserumspiegel bei Infusionsende bei 1,2 bzw. 2,3 bzw. 3,5 mg/l, die mittleren Dalfopristinserumspiegel bei 4,5 bzw. 6,3 bzw. 8,1 mg/l.

Die Plasmaeiweißbindung von Quinupristin beträgt 82%, diejenige von Dalfopristin 48%. Die Urinrecovery liegt bei beiden Derivaten unter 5%. Es erfolgt überwiegend extrarenale, d. h. hepatische Elimination, was bedeutet, dass bei stärkerer Leberfunktionsstörung die Serumspiegel erhöht und die Halbwertszeit verlängert sein können. Hier ist eine Dosisreduzierung erforderlich. Bei Niereninsuffizienz ist die Gabe der Normaldosis möglich.

Die beiden Substanzen sind nicht liquorgängig. Es erfolgt gute Penetration in Makrophagen und entzündete Herzklappen. Quinupristin und Dalfopristin werden in der Leber teilweise metabolisiert, und zwar Quinupristin zu konjugiertem Quinupristin-Glutathion und Quinupristin-Cystein, Dalfopristin zu Pristinamycin IIA.

5.3.11.3 Toxizität und Nebenwirkungen

In Abhängigkeit von der Substanzkonzentration können Venenwandreizungen auftreten. Diese sind jedoch bei zentralen Venenkathetern selten. Es empfiehlt sich wegen dieser Nebenwirkung, eine Verdünnung der Einzeldosis mit wenigstens 250 ml 5%iger Glukoselösung vorzunehmen. Weitere Nebenwirkungen sind Juckreiz, Brennen, Erythem im Gesicht, im Nacken und am Oberkörper sowie Übelkeit und Erbrechen. Seltener sind reversible Arthralgien und Myalgien. Häufig steigen direktes Bilirubin, Transaminasen und alkalische Phosphatase im Blut vorübergehend an.

Da Quinupristin und Dalfopristin in der Leber durch das Isoenzym CYP 3A4 teilweise metabolisiert werden, sind Wechselwirkungen mit diversen anderen Arzneimitteln wie z. B. Calciumantagonisten, Terfenadin, Astemizol, Cisaprid, Zyclophosphamid, antiretroviralen Virustatika sowie einigen Benzodiazepinen und Cholesterinsynthesehemmern möglich.

5.3.11.4 Therapeutische Anwendung und Dosierung

Indikationen

Synercid wird hauptsächlich bei nachgewiesenen Infektionen durch multiresistente Staphylokokken, Enterokokken und Pneumokokken z. B. bei Sepsis, Endokarditis, Peritonits eingesetzt. Bei Staphylokokken- und E.-faecium-Infektionen ist eine Kombination mit Vancomycin bzw. Gentamicin zu empfehlen. Bei dieser Substanz handelt es sich daher um eine Alternative bei schweren Infektionen durch vancomycinresistente E. faecium. Zwischenzeitlich hat sich auch eine recht gute klinische Wirksamkeit bei MRSA-Infektionen ergeben.

Anwendung/Dosierung

Die Substanzkombination Dalfopristin/Quinupristin (Synercid) wird als i.v.-Infusion über 60 min 3-mal tgl. in einer Dosierung von 5 mg/kgKG oder auch 2-mal tgl. in einer Dosierung von 7,5 mg/kgKG in entsprechender Verdünnung in 250 ml Kochsalzlösung verabreicht.

Zugelassenes Präparat: Synercid: Ampullen zu 500 mg i.v. Durchstechflasche.

Kontraindikationen

Eine Kontraidikation ist die Schwangerschaft sowie schwere Leberinsuffizienz. Die gleichzeitige Gabe von Medikamenten, welche die QT-Zeit im EKG verlängern, ist ebenfalls kontraindiziert.

> **Fazit für die Praxis**
>
> Die Kombination Dalfopristin/Quinupristin (Synercid) wird hauptsächlich bei nachgewiesenen Infektionen durch multiresistente Staphylokokken (einschl. MRSA), Enterokokken und Pneumokokken z. B. bei Sepsis, Endokarditis, Peritonitis etc. eingesetzt.

Literatur zu Kap. 5.3.11

Alcaide F, Carratala J, Linares J (1996) In vitro activities of eight macrolide antibioties and RP59500 (Quinupristin-Dalfopristin) against viridans group streptococci isolated from blood of neutropenic cancer patients. Antimicrob Ag Chemother 40: 2117–2120

Barakett V, Lesage DM; Delisle F (1997) Killing kinetics of RP 59500 and pristinamycin against penicillin-resistant pneumococci. Pathol Biol 45: 438–440

Bergeron M, Montay G (1997) The pharmacokinetics of quinupristin/dalfopristin in laboratory animals and in humans. J Antimcrob Chemother 39 (Suppl A): 129–138

Bernard E, Bensoussan M, Bensoussan F, et al. (1994) Pharmacokinetics and suction blister fluid penetration of a semi-synthetic injectable streptogramin RP 59500 (RP 57669/RP 54476). Eur J Clin Microbiol Infect Dis 13: 768–771

Bonilla HF, Perri MB, Kauffman CA (1996) Comparative in vitro activity of quinupristin/dalfopristin against multidrug resistant Enterococcus faecium. Diagn Micobiol Infect Dis 25: 127–130

Bryson HM, Spencer CM (1996) Quinupristin-Dalfopristin. Drugs 52: 406–415

Chow JW, Davidson A, Sanford II E (1997) Superinfection with Enterococcus faecalis during quinupristin/dalfopristin therapy. Clin Infect Dis 24: 91–92

Etienne SD, Montay G, Le Liboux A et al. (1992) A phase I, double-blind, placebo-controlled study of the tolerance and pharmacokinetic behaviour of RP 59500. J Antimicob Chemother 30 (Suppl A): 123–131

Evans PA, Norden CW, Rhoads S et al. (1997) In vitro susceptibilities of clinical isolates of vancomycin-resistant enterococci. Antimicob Ag Chemother 41: 1406

Garcia R, Raad I (1996) In vitro study of the potential role of quinupristin/dalfopristin in the treatment of catheter-related staphylococcal infections. Eur J Clin Microbiol Infect Dis 15: 933–936

Herrera-Insua I, Jacques-Palaz K, Murray BE (1996) Intracellular activities of RP 59500 (quinupristin/dalfopristin) and sparfloxacin against Enterococcus faecium. Antimicrob Ag Chemother 40: 886–890

Lynn WA, Clutterbuck E, Want S et al. (1994) Treatment of CAPD peritonitis due to glycopeptide-resistant Enterococcus faecium with quinupristin/dalfopristin. Lancet 344: 1025–1026

Sahgal VS, Urban C, Mariano N et al. (1995) Quinupristin/dalfopristin (RP 59500) therapy for vancomycin-resistant Enterococcus faecium aortic graft infection: case report. Micob Drug Res 1: 245–247

Shonekan D, Handwerger S, Mildvan D (1997) Comparative in-vitro activities of RP 59500 (quinupristin/dalfopristin), CL 329, 998, CL 331, 002, trovafloxacin, clinafloxacin, teicoplanin and vancomycin against grampositive bacteria. J Antimicob Chemother 39: 405–409

Simon C, Stille W (1999) Antibiotika-Therapie in Klinik und Praxis, 10. Aufl. Schattauer, Stuttgart New York, S 213–215

Torralba MD, Frey SE, Lagging LM (1995) Treatment of methicillin-resistant Staphylococcus aureus infection with quinupristin/dalfopristin. Clin Infect Dis 21: 460–461

5.3.12 Vancomycin und Teicoplanin

H. Lode

5.3.12.1 Historisches, Wirkungsmechanismus, Wirkungsspektrum

Vancomycin, ein Schmalspektrumglykopeptidantibiotikum, wurde schon 1956 entdeckt. Es stammt von Streptomyces orientalis, welcher in einer Abwasserschlammkultur in Borneo isoliert worden war. Klinisch wurde Vancomycin 1958 eingeführt,

2 Jahre vor Methicillin, und es wurde umfangreich zur Behandlung von Infektionen durch penicillinresistente grampositive Erreger, insbesondere Staphylococcus aureus, eingesetzt.

Die Bedeutung dieser Substanz war nach der Einführung von Antistaphylokokkenpenicillinen und wirksamen Cephalosporinen bis 1980 deutlich zurückgegangen. In den letzten 15 Jahren hat allerdings Vancomycin wiederum eine Renaissance erfahren, da seit 1980 die Zahl der oxacillinresistenten Stämme von S. aureus beträchtlich zugenommen hat. In den letzten Jahren ist darüber hinaus der Produktionsprozess für Vancomycin wesentlich verfeinert worden und hat zu deutlich reineren Produkten geführt, sodass die früher häufiger beobachteten Nebenwirkungen wie Ototoxizität, Nephrotoxizität und auch das sog. »Red-man-Syndrom« (bedingt durch Histaminausschüttung) deutlich seltener beobachtet werden.

Vancomycin verfügt über eine bakterizide Aktivität, indem die Substanz die bakterielle Zellwandsynthese von sich vermehrenden Erregern behindert. In der zweiten Phase der Zellwandsynthese verhindert Vancomycin die Polymerisation von UDP-N-Acetylmuramyl-Pentapeptid und N-Acetylglukosamin zu Peptidoglykan. Da Penicilline und Cephalosporine eine andere Wirkungsweise auf die Bakterienzellwand aufweisen, bestehen keine Kreuzresistenzen zwischen Vancomycin und β-Laktamantibiotika. Die große Molekülstruktur des Vancomycins verhindert die Diffusion durch die äußere Zellmembran von gramnegativen Erregern, sodass die Vancomycinaktivität ausschließlich gegenüber grampositiven Bakterien zur Wirkung kommt.

Die Strukturformel von Vancomycin zeigt Abb. 5-15.

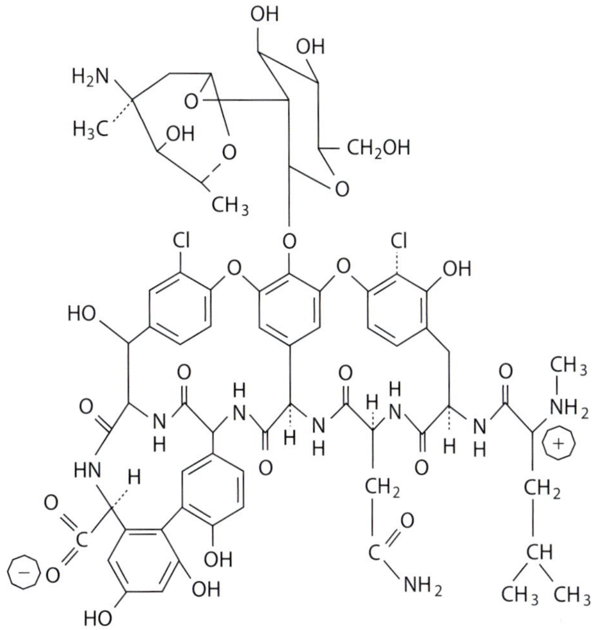

Abb. 5-15. Strukturformel von Vancomycin

Das antimikrobielle Spektrum von Vancomycin umfasst die meisten grampositiven Kokken und Bakterien. Praktisch alle S.-aureus-Stämme einschließlich der methicillin-/oxacillinresistenten weisen eine Vancomycinempfindlichkeit in relativ niedrigen Konzentrationen bis maximal 5 mg/l auf. Auch die Mehrzahl der Nicht-Staphylococcus-aureus-Spezies, wie S. epidermidis, S. saprophyticus, S. haemolyticus, S. hominis und S. warneri sowie auch die nicht spezifizierten koagulasenegativen Staphylokokkentypen sind empfindlich gegenüber Vancomycin.

Auch Pneumokokken einschließlich penicillinresistenter Isolate sind sensibel gegenüber Vancomycin. Vancomycin verhält sich weiterhin bakterizid gegenüber allen Stämmen von Streptococcus pyogenes, Gruppe-C- und Gruppe-G-Streptokokken, Viridanstreptokokken und Streptococcus bovis. Gegenüber Enterokokken ist Vancomycin üblicherweise nicht bakterizid wirksam trotz niedrigerer minimaler Hemmkonzentrationen; die minimalen bakteriziden Konzentrationen (MBK) sind üblicherweise mehr als 32-mal höher als die MHK-Werte.

Die Mehrzahl von Listeria-monozytogenes-Stämmen wurde durch klinisch erreichbare Vancomycinspiegel gehemmt, allerdings sind auch die bakteriziden Konzentrationen deutlich höher als die bakteriostatischen Hemmkonzentrationen. Auch die nicht diphtherischen Corynebakterienspezies, einige anaerobe Erreger wie Clostridium perfringens und insbesondere Clostridium difficile sind empfindlich auf Vancomycin.

5.3.12.2 Resistenz

Während der ersten 30 Jahre seines klinischen Einsatzes war Vancomycin hochaktiv gegen praktisch alle grampositiven Erreger. In den letzten Jahren ist es allerdings zu einem dramatischen Anstieg von vancomycinresistenten Enterokokken (VRE) gekommen. Insbesondere in den USA werden Resistenzquoten von Enterokokken in einzelnen Krankenhäusern bis zu über 60% beobachtet. Die Mehrzahl dieser sog. VRE-Isolate verfügen über den sog. VanA-Phänotyp. Dieser ist charakterisiert durch eine hohe Resistenzkonzentration gegenüber Vancomycin (MHK 64 mg/l und höher) und auch gegenüber Teicoplanin (MHK 16–128 mg/l).

Der VanA-Phänotyp ist ein Komplex aus 9 Genen, welcher das übliche Zielorgan des Vancomycins in der Zellwand, die terminale D-Alanyl-D-Alaninkette des Muramylpentapeptids, verändert zu D-Alanyl-D-Laktat. Darüber hinaus gibt es noch einen VanB-Phänotyp mit MHK-Werten für Vancomycin von 16–1024 mg/l bei erhaltener Teicoplaninempfindlichkeit (MHK 2 mg/l oder niedriger). Dieser Resistenztyp tritt sowohl in E. faecium wie auch E. faecalis auf. Der dritte VanC-Phänotyp wurde bei E. gallinarum nachgewiesen und bedeutet ein relativ niedriges Resistenzniveau für Vancomycin mit MHK-Werten von 4–16 mg/l bei erhaltener Teicoplaninempfindlichkeit.

Seit 1997 sind in Japan und in den USA zum ersten Mal auch bei Patienten S.-aureus-Stämme nachgewiesen worden, die eine intermediäre Resistenz (verminderte Sensibilität) gegen Vancomycin aufweisen. Diese Stämme werden als VISA bezeichnet (Vancomycin intermediate S. aureus). Auch koagulasenegative Stämme, wie S. epidermidis und S. haemolyticus entwickeln vermehrt Resistenzen gegenüber Vancomycin, insbesondere nach wiederholtem Kontakt im Rahmen von Vancomycinbehandlungen.

5.3.12.3 Pharmakokinetische Eigenschaften

Vancomycin wird üblicherweise nicht vom Gastrointestinaltrakt resorbiert, kann allerdings bei schwerer pseudomembranöser Kolitis und deutlicher Niereninsuffizienz gelegentlich in geringem Umfang auch durch die Darmmukosa diffundieren. Da die intramuskuläre Injektion erhebliche Schmerzen und Gewebsnekrosen verursacht, wird heute nur noch die intravenöse Applikation empfohlen. Zur besseren Verträglichkeit sollte die übliche Dosierung von 1000 mg aufgelöst in 100–250 ml Glukose oder Kochsalzlösung über 60 min infundiert werden.

Das pharmakokinetische Verhalten des Vancomycins entspricht einem Dreikompartmentmodell mit schneller kurzer Verteilung, gefolgt von einer intermediären Halbwertszeit von 30–90 min und einer terminalen Eliminationshalbwertszeit von 3–13 h, im Mittel 6 h, bei Patienten mit normaler Nierenfunktion. Die Serumspiegel der Substanz 2 h nach Abschluss der 60-minütigen Infusion von 1 g liegen bei im Mittel 25 mg/l.

Vancomycin diffundiert gut bis ausreichend in Aszitesflüssigkeit, in Perikardergüsse und auch Synovialexsudate, weniger gut in die Pleura. In den zerebrospinalen Liquor diffundiert die Substanz insbesondere bei bestehender Meningitis ausreichend (Konzentrationen zwischen 1 und 37% der Serumspiegel). Bei höheren MHK-Werten der nachgewiesenen Erreger müssen intrathekale oder intraventrikuläre Applikationen diskutiert werden. Die Vancomycinpenetration in das Knochengewebe variiert erheblich und ist häufig nicht ausreichend, selbst bei Patienten mit Osteomyelitis werden nur Konzentrationen von 21% des Serumspiegels erreicht.

Vancomycin wird praktisch ausschließlich über die Nieren eliminiert, vorwiegend bei glomerulärer Filtration. Es besteht eine lineare Korrelation zwischen der Vancomycinclearance und der Kreatininclearance; die Bindung an Serumproteine des Vancomycins beträgt 55%.

Die übliche Dosierung bei Patienten mit normaler Nierenfunktion beträgt 30 mg/kgKG täglich, was im Mittel 2 g täglich umfasst. Üblicherweise wird diese Dosierung im Abstand von 12 h verabreicht. Die Talspiegel des Vancomycins sollten sich bei diesen Messungen zwischen 5 und 10 mg/l bei 12-stündigen Dosierungsintervallen bewegen. Spitzenkonzentrationen 1–2 h nach Beendigung der intravenösen Infusion sollten insbesondere bei mäßig empfindlichen Keimen zwischen mindestens 25 und 40 mg/l liegen.

Vancomycinserumkonzentrationskontrollen werden insbesondere bei Intensivpatienten, bei Patienten mit eingeschränkter Nierenfunktion, bei gleichzeitiger Gabe von anderen potenziell nephrotoxischen Substanzen, wie z. B. Aminoglykosidantibiotika, und auch bei länger dauernder Behandlung empfohlen.

Vancomycin hat sich in der Behandlung von grampositiven Infektionen bei Hämodialysepatienten bewährt. Üblicherweise wird hierbei 1 g pro Woche als ausreichende Dosis empfohlen. Patienten mit einer kontinuierlichen ambulanten Peritonealdialyse und einer nicht seltenen Peritonitis durch grampositive Erreger werden zumeist mit einer intraperitonealen, entweder intermittierenden (30 mg/kgKG wöchentlich) oder kontinuierlichen Dosierung (15 mg/kgKG zu Beginn, gefolgt von 30 mg/l Dialysat) behandelt.

5.3.12.4 Therapeutische Anwendung

Vancomycin wird bei β-Laktamunverträglichkeit bei Patienten mit schweren Infektionen durch S. aureus, koagulasenegative Staphylokokken, Streptokokken oder auch nicht diphtherischen Corynebakterien eingesetzt. Betroffen von derartigen Infektionen sind Sepsis, Endokarditis, Haut- und Weichteilinfektionen, Pneumonien und auch septische Arthritis. Zu beachten ist dabei, dass häufig die alleinige Gabe von Vancomycin, z. B. bei der Endokarditis oder auch bei der Osteomyelitis, wegen der häufig nicht ausreichenden Konzentrationen am Infektionsort eine Kombinationstherapie, z. B. mit Rifampicin, erforderlich macht.

Auch sog. »Plastikinfektionen« – Infektionen am Ausgang von Gefäßkathetern, prothetischen Herzklappen, Gefäßprothesen, zerebralen Shuntsystemen sowie Gelenkprothesen –, wobei als Erreger häufig koagulasenegative Staphylokokken nachzuweisen sind, sind eine dominierende Indikation für Vancomycin. Allerdings muß bei derartigen Infektionen häufig der prothetische Fremdkörperersatz entfernt werden. Auch bei der zunehmenden Bedeutung von penicillinresistenten Pneumokokken mit daraus resultierenden Infektionen wie Pneumonien oder Meningitis ist Vancomycin häufig Mittel der ersten Wahl.

Bei der bakteriellen Peritonitis von Patienten unter einer CAPD sind häufig S.-aureus- und auch Nicht-S.-aureus-Staphylokokken beteiligt, und Vancomycin ist hier hoch aktiv. Ein oraler therapeutischer Einsatz von Vancomycin in einer Dosis von 4-mal 125 mg täglich wird bei der antibiotikaassoziierten pseudomembranösen Kolitis empfohlen.

Insgesamt sollte allerdings der Einsatz von Vancomycin heute möglichst nur noch gezielt bei entsprechend resistenten Keimen und auch möglichst zeitlich begrenzt erfolgen. Hintergrund dieser Empfehlung zum begrenzten Einsatz ist die Tatsache, dass der sehr umfangreiche Gebrauch des Vancomycins, z. B. in den USA, in den letzten 15 Jahren das Resistenzproblem bei vielen grampositiven Erregern, insbesondere den Staphylokokken, ganz erheblich verstärkt hat und zur Entwicklung von glykopeptidresistenten Enterokokken und Staphylokokken geführt hat.

Da nur wenig Alternativen in der Therapie von hochresistenten grampositiven Infektionserregern zzt. verfügbar sind, sollte Vancomycin möglichst nur gezielt eingesetzt werden. Bei der Behandlung der pseudomembranösen Kolitis wird daher als primäre Therapie Metronidazol empfohlen.

5.3.12.5 Verträglichkeit

Eine der führenden Unverträglichkeitsreaktionen des Vancomycins ist das sog. »Red-man-Syndrom«. Dabei handelt es sich um eine Histaminfreisetzung im Sinne einer nichtimmunologischen Reaktion auf der Basis einer häufig zu schnellen intravenösen Vancomycininfusion. Es kommt zu Juckreiz und zu einem erythematösen Exanthem im Bereich des Kopfs, des Gesichts, des Nackens und des gesamten Oberkörpers, häufig verbunden mit Hypotension. Bei Beendigung der Infusion verschwindet diese Reaktion innerhalb von Minuten. Verhindert werden kann diese Reaktion durch eine längerdauernde Infusion, z. B. 1000 mg über 2 h, und auch durch eine Vorbehandlung mit Antihistaminpräparaten.

Allergische Reaktionen vorwiegend als makulopapuläre Exantheme, seltener in urtikarieller Form, sind in einer Frequenz von 1–8% beobachtet worden. Ototoxische Reaktionen sind unter einer alleinigen Therapie mit Vancomycin sehr selten; zumeist treten sie nur bei Kombinationsbehandlungen, z. B. mit Aminoglykosidantibiotika, auf.

Nephrotoxische Unverträglichkeitsreaktionen unter einer alleinigen Vancomycintherapie sind gelegentlich berichtet worden und treten insbesondere bei älteren Patienten, bei gleichzeitiger Gabe von Aminoglykosidantibiotika, bei sehr langer Behandlung, bei deutlich erhöhten Vancomycinserumkonzentrationen, bei schwerer Sepsis und bei akuter kardialer Insuffizienz auf. Üblicherweise wird bei alleiniger Vancomycintherapie eine nephrotoxische Reaktion bei maximal 5–7% der Patienten registriert, dieser Prozentsatz steigt bei gleichzeitiger Gabe mit Aminoglykosiden auf bis zu 35% an.

5.3.12.6 Teicoplanin

Teicoplanin ist ein neueres Glykopeptidantibiotikum, welches aus Actinoplanes teichomyceticus entwickelt wurde. Das Molekül dieser Substanz ist noch größer als das des Vancomycins. Teicoplanin verfügt über ein Molekulargewicht von etwa 2000. Die Proteinbindung im Serum ist deutlich höher mit 90% als bei Vancomycin, woraus u. a. auch eine deutlich verlängerte Halbwertszeit von 33–48 h resultiert. Aus dieser langen Halbwertszeit kann die einmal tägliche Gabe des Teicoplanins abgeleitet werden, wobei Dosierungen von 6 mg/kgKG zu Beginn, gefolgt von 3 mg/kgKG täglich üblich sind. Allerdings werden bei Endokarditiden und auch bei schwerer Sepsis deutlich höhere Dosierungen empfohlen, um Spitzenkonzentrationen im Serum von 25–30 mg/l zu gewährleisten.

Das antimikrobielle Spektrum des Teicoplanins ähnelt weitgehend dem des Vancomycins, allerdings ist die Substanz in der Regel etwas aktiver gegenüber Streptokokken und Clostridien. Auch die Verträglichkeit des Teicoplanins wird als etwas günstiger im Vergleich zu Vancomycin eingeordnet, da z. B. das »Red-man-Syndrom« bei Teicoplanininfusion nicht beobachtet werden konnte. In oraler Form ist Teicoplanin auch bei der Kolitis durch C. difficile eingesetzt worden.

Weiterführende Literatur zu Kap. 5.3.12

Levine JF (1987) Vancomycin: A review. Med Clin North Am 71: 1135
Cantú T. G, Yamanaka-Yuen NA, Lietman PS (1994) Serum vancomycin concentrations: Reappraisal of their clinical value. Clin Infect Dis 18:533
Clark NC, Cooksey RC, Hill BC et al. (1993) Characterization of glycopeptide-resistant enterococci from US hospitals. Antimicrob Agents Chemother 37: 2311
Friedland IR, McCracken GH Jr (1994) Management of infections caused by antibiotic-resistant Streptococcus pneumoniae. N Engl J Med 331:377
Quintiliani R Jr, Evers S, Courvalin P (1993) The vanB gene confers various levels of self-transferable resistance to vancomycin in enterococci. J Infect Dis 167: 1220
Hayden MK, Koenig GI, Trenholme GM (1994) Bactericidal activities of antibiotics against vancomycin-resistant Enterococcus faecium blood isolates and synergistic activities of combinations. Antimicrob Agents Chemother 38: 1225
Glew RH, Keroack MA (1998) Vancomycin und Teicoplanin. Infectious diseases, 2nd edn, pp 260–269

5.3.13 Sulfonamide, Trimethoprim

R. Stahlmann, K. Riecke

5.3.13.1 Historisches, Wirkungsmechanismus, Wirkungsspektrum

Die Entwicklung der Sulfonamide durch Gerhard Domagk als antibakterielle Chemotherapeutika in den 1930er-Jahren stellt den Beginn der modernen antiinfektiven Therapie dar. Heute werden sie praktisch nur noch in Kombination mit Diaminopyrimidinen, wie z. B. Trimethoprim, eingesetzt. Diese Kombination ist seit den 1970er-Jahren im Handel. Obwohl es mehrere ähnlich zusammengesetzte Kombinationspräparate gibt, soll hier nur die Kombination aus Sulfamethoxazol (SMX) und Trimethoprim (TMP) im Mischungsverhältnis 5:1 beschrieben werden (= Cotrimoxazol). Ähnliche Kombinationen mit anderen Sulfonamiden (z. B. Sulfadiazin, Sulfamerazin) und/oder anderen Diaminopyrimidinderivaten (z. B. Tetroxoprim) sind im Handel (Tabelle 5-33), lassen aber keinen eindeutigen therapeutischen Vorteil erkennen und haben international auch nicht die entsprechende Bedeutung (Zinner et al. 2000).

Tabelle 5-33. Diaminopyrimidine: Monopräparate und Kombinationen mit Sulfonamiden

Diaminopyrimidin	Sulfonamid	Handelsname
Trimethoprim		Infectotrimet u. a.
Trimethoprim	Sulfamethoxazol	Cotrimoxazol, Bactrim u. a.
Trimethoprim	Sulfamerazin	Berlocombin
Trimethoprim	Sulfadiazin	Triglobe
Tetroxoprim	Sulfadiazin	Sterinor

Sulfonamide besitzen eine strukturelle Analogie mit p-Aminobenzoesäure, welche für die bakterielle Folsäuresynthese erforderlich ist. Durch kompetitiven Antagonismus hemmen sie die Synthese der Folsäure in der Bakterienzelle und wirken schließlich bakteriostatisch durch einen Mangel an Nukleotiden. Trimethoprim wirkt synergistisch mit Sulfonamiden, da es die Dihydrofolsäurereduktase hemmt. Da die bakterielle Reduktase mindestens 50.000-mal empfindlicher reagiert als das entsprechende Enzym aus menschlichen Zellen, lässt sich das bakterielle Enzym weitgehend selektiv inhibieren.

In der Kombination resultiert ein Synergismus, und die Mischung wirkt teilweise bakterizid. Für die Wirkungssteigerung ist bei den meisten Bakterien ein Verhältnis der Kombinationspartner von 1:20 optimal, welches im Organismus am ehesten nach einer Verabreichung der Wirkstoffe im Verhältnis 1:5 entsteht.

Cotrimoxazol wirkt gegen ein breites Spektrum aerober Bakterien, allerdings ist heute ein zunehmend großer Anteil der Erreger von Atemwegs- und Harnwegsinfektionen resistent. Relevante Resistenzquoten bestehen bei Staphylokokken, Enterokokken und Pneumokokken sowie im gramnegativen Bereich des Spektrums z. B. bei Salmonellen, Shigellen, Enterobacter, Klebsiellen u. a. Bei H. influenzae sind resistente Stämme selten. Cotrimoxazol besitzt eine gewisse Aktivität gegen Stenotrophomonas maltophilia, Nocardia asteroides, Isospora belli und Pneumocystis carinii.

5.3.13.2 Pharmakokinetische Eigenschaften

Die pharmakokinetischen Eigenschaften von Trimethoprim und Sulfamethoxazol sind zwar ähnlich, aber ein Verhältnis der freien Wirkstoffe von 1:20 kann in vivo nicht konstant eingehalten werden. Im Blut ist das Verhältnis oftmals größer als 1:20, im Gewebe häufig geringer.

Cotrimoxazol steht zur intravenösen und zur oralen Gabe zur Verfügung. Nach mehrfacher, einstündiger i.v.-Infusion von 0,16 g Trimethoprim und 0,8 g Sulfamethoxazol liegen die Plasmaspiegel von Trimethoprim bei 2 mg/l und die von freiem Sulfamethoxazol bei 30 mg/l (Grose et al. 1979).

Beide Bestandteile des Kombinationspräparates werden nach oraler Gabe vollständig im oberen Magen-Darm-Trakt resorbiert. Die Plasmaproteinbindung liegt bei etwa 65% (SMX) und 40% (TMP), das Verteilungsvolumen von Trimethoprim ist mindestens 6-mal höher als das von Sulfamethoxazol. Beide Substanzen werden in der Leber metabolisiert (SMX: ca. 80%, TMP: ca. 20%). Das wichtigste Abbauprodukt des Sulfonamids ist der N-Acetyl-Metabolit, teilweise wird es auch glucuronidiert. Der überwiegende Anteil einer Trimethoprimdosis wird renal durch tubuläre Sekretion eliminiert. Die Eliminationshalbwertszeiten der beiden Chemotherapeutika liegen in einem ähnlichen Bereich (SMX: 10 h, TMP: 12 h).

Eine Dosisanpassung bei renaler Insuffizienz ist möglich, führt aber immer zu einer Anreicherung von Trimethoprim gegenüber Sulfamethoxazol. Der N-Acetyl-Metabolit des Sulfamethoxazols reichert sich aufgrund der sehr langen Halbwertszeit bei renaler Insuffizienz an. Sulfamethoxazol ist gut dialysierbar, Trimethoprim wird durch Hämodialyse entfernt, nicht jedoch bei Peritonealdialyse. Bei eingeschränkter Nieren- und Leberfunktion darf die Gabe von Cotrimoxazol nur unter ärztlicher Überwachung erfolgen. Solange die Kreatininclearance über 30 ml/min liegt, kann die Standarddosis verabreicht werden, bei einer Clearance von 15–30 ml/min wird die Dosis halbiert. Liegt die Kreatininclearance unter 15 ml/min, darf Cotrimoxazol nicht angewandt werden.

5.3.13.3 Therapeutische Anwendung und Dosierung

Cotrimoxazol kann zur Therapie von akuten und chronischen Harnwegsinfektionen angewandt werden sowie bei der chronisch bakteriellen Prostatitis und bei Prostataabszess. Unter Berücksichtigung der Resistenzlage stellen auch die purulente Bronchitis und Sinusitis mögliche Indikationen dar (Cotrimoxazol ist aber bei Infektionen der Atemwege nicht Mittel der ersten Wahl!). Die Kombination ist bei Typhus und Paratyphus wirksam; auch bei diversen Enteritiden durch Shigellen, Salmonellen und andere Erreger stellt die Gabe von Cotrimoxazol eine mögliche Option dar. Es wird zur Therapie und Prophylaxe der Pneumocystis-carinii-Pneumonie angewandt.

An weiteren Indikationen sind Brucellose und Nocardiose sowie die südamerikanische Blastomykose zu nennen. Einen Überblick über die empfohlenen Dosierungen bei den unterschiedlichen Indikationen gibt ◘ Tabelle 5-34.

◘ **Tabelle 5-34.** Dosierung von Cotrimoxazol (Beispiele; 960 mg Cotrimoxazol entsprechen 800 mg Sulfamethoxazol, 160 mg Trimethoprim)

Indikation	Einzeldosis	Einnahmehäufigkeit
1) Standarddosierung bei Harnwegsinfektionen und anderen Indikationen	960 mg, p.o.	2-mal tgl. (7 Tage)
2) Spezielle Dosierungen bei		
Unkomplizierter Zystitis	1920 mg, p.o.	Einmalig
Pneumocystis-carinii-Pneumonie (PcP)	2400 mg i.v.	3-mal tgl. (21 Tage)
Prophylaxe der PcP	480 mg p.o.	Einmal tgl.

5.3.13.4 Unerwünschte Wirkungen, Kontraindikationen und Risiken

Bei der Behandlung mit Cotrimoxazol können gastrointestinale Symptome wie Appetitlosigkeit, Übelkeit, Erbrechen, Diarrhö, Glossitis oder Geschmacksveränderungen auftreten. Allergische Reaktionen können sich in Form von Exanthemen manifestieren (urtikariell, erythematös, makulös, makulopapulös, morbilliform), oder – in seltenen Fällen – klinisch als Myokarditis, Periarteriitis nodosa oder Schoenlein-Henoch-Syndrom imponieren bzw. andere Organe betreffen. Auch allergische pulmonale Reaktionen sind bekannt geworden. Aufgrund der phototoxischen Eigenschaften der Sulfonamide kann es während der Therapie mit Cotrimoxazol zu Erythemen bei Sonnenlichtexposition kommen.

Diverse Arten von Blutbildveränderungen kommen besonders bei Störungen des Folsäurehaushalts und bei längerer Anwendung vor; relativ häufig sind Leuko- und Thrombozytopenien. Bei gleichzeitiger Gabe von Diuretika (Thiaziden) besteht ein erhöhtes Risiko für eine Thrombozytopenie mit Purpura. Eine Agranulozytose oder Anämien (aplastisch, hämolytisch oder megaloblastär) sind sehr selten. Bei einer Langzeittherapie sind regelmäßige Blutbildkontrollen notwendig. Bei vorbestehender renaler Insuffizienz oder bei Exsikkose kann es zur reversiblen Einschränkung der Nierenfunktion durch Kristallurie kommen. Trimethoprim kann zu einer Hyperkaliämie durch Reduktion der renalen Kaliumausscheidung führen. Diese Wirkung ist v. a. bei hochdosierter Therapie von Bedeutung oder wenn eine gleichzeitige Behandlung mit anderen Arzneimitteln erfolgt, die ebenfalls zur Kaliumretention führen (Perazella 2000).

Im Tierexperiment lassen sich mit Cotrimoxazol Fehlbildungen und Embryoletalität auslösen. Die Einnahme im ersten Trimenon ist deshalb als kontraindiziert anzusehen, obwohl bisher beim Menschen unter therapeutischen Bedingungen keine Anzeichen für ein erhöhtes Fehlbildungsrisiko erkannt worden sind. Auch zum Ende der Schwangerschaft sollten Sulfonamide nicht angewandt werden, da insbesondere bei Frühgeborenen ein erhöhtes Risiko für Hyperbilirubinämie besteht.

Literatur zu Kap. 5.3.13

Grose WE, Bodey GP, Loo TL (1979) Clinical pharmacology of intravenously administered trimethoprim-sulfamethoxazole. Antimicrob Agents Chemother 15: 447–451

Perazella MA (2000) Trimethoprim-induced hyperkalemia: clinical data, mechanism, prevention and management. Drug Safety 22: 227–236

Zinner SH, Mayer KH (2000) Sulfonamides and Trimethoprim. In: Mandell GL, Bennett JE, Dolin R (eds) Mandell, Douglas, and Bennett's principles and practice of infectious diseases, vol 1, 5th edn. Churchill Livingstone, Philadelphia, pp 394–404

5.3.14 Oxazolidinone (Linezolid)

R. Stahlmann, K. Riecke

5.3.14.1 Historisches, Wirkungsmechanismus, Wirkungsspektrum

Die Entdeckung der Oxazolidinone begann 1978, als in einer Patentschrift für DuPont Verbindungen beschrieben wurden, die primär gegen mikrobielle Erkrankungen von Pflanzen vorgesehen waren. Im Jahr 1987 wurden die Oxazolidinone als eine neue Klasse synthetischer Wirkstoffe zur Anwendung in der Humanmedizin vorgestellt. Die antibakterielle Aktivität erstreckt sich v. a. gegen grampositive Erreger.

Die wirksamste Substanz dieser Klasse war DuP721. Aufgrund schwerwiegender Toxizität wurde dieses Derivat bei der Firma DuPont jedoch nicht weiterentwickelt, obwohl es in vitro und auch in Tiermodellen gut wirksam war. Da die Substanz grundsätzlich von Interesse war, versuchte man, weniger toxische Derivate zu synthetisieren. Das erste in der Humanmedizin verwendbare Oxazolidinon ist Linezolid (U-100766), das im April 2000 in den USA zugelassen wurde. Eperezolid ist eine chemisch nahe verwandte Substanz (U-100592). Die Strukturformeln sind in den Abb. 5-16 bis 5-18 gezeigt.

Oxazolidinone entfalten ihre antibakterielle Wirkung durch Hemmung der bakteriellen Proteinsynthese (Diekema u. Jones 2000). Sie binden – ähnlich wie Chloramphenicol – an die 50S-Untereinheit der bakteriellen Ribosomen, verhindern die Bildung eines funktionstüchtigen Initiationskomplexes und interferieren so offenbar mit einem frühen Schritt der Proteinbiosynthese. Im Gegensatz zu Chloramphenicol wirken sie offenbar nicht durch Hemmung der Peptidyltransferase. Einen Überblick über die verschiedenen Angriffspunkte einiger Antibiotikaklassen in die bakterielle Proteinsynthese gibt Tabelle 5-35.

Die therapeutisch relevante Aktivität von Linezolid beschränkt sich auf grampositive Erreger (Tabelle 5-36). Streptokokken, Staphylokokken und Enterokokken werden in der Regel durch Konzentrationen von <4 mg/l erfasst. Die antibakterielle Aktivität war unabhängig davon, ob die geprüften Stämme resistent gegen Penicillin, Oxacillin oder Vancomycin waren. H. influenzae, ein bedeutsamer gramnegativer Erreger von Infektionen der Atemwege, wird erst bei Konzentrationen von 4–16 mg/l gehemmt und muss daher als überwiegend resistent eingestuft werden. Enterobacteriaceae und Pseudomonaden weisen eine natürliche Resistenz auf (MHK>64 mg/l).

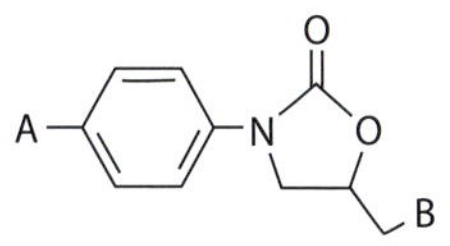

Abb. 5-16. Strukturformel (Grundstruktur) der Oxazolidinone

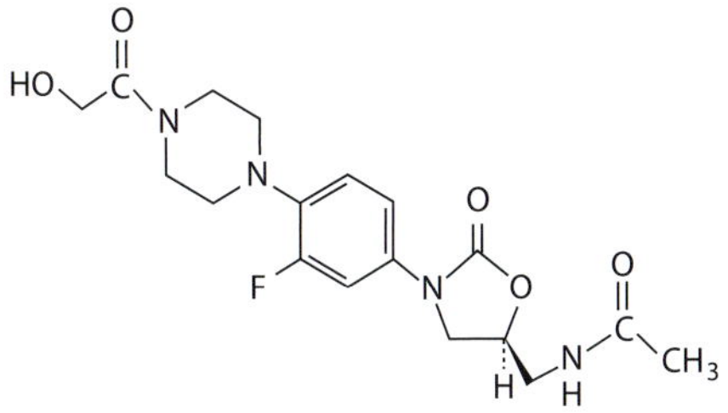

Abb. 5-17. Strukturformel von Eperezolid

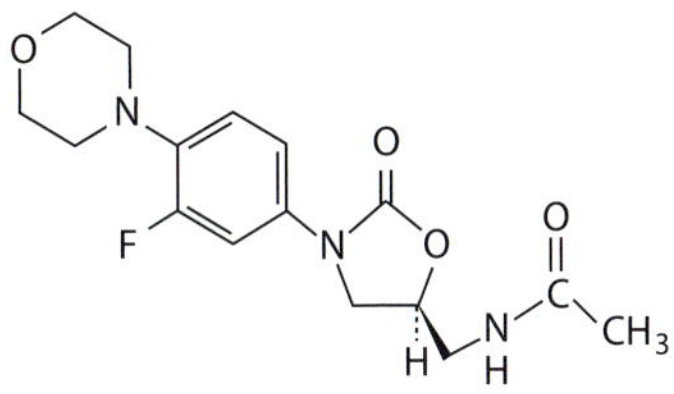

Abb. 5-18. Strukturformel von Linezolid

5.3.14.2 Resistenz

Von größter medizinischer Bedeutung ist die rasche Resistenzentwicklung grampositiver Bakterien gegen zahlreiche Antibiotika. Oftmals sind diese Erreger multiresistent, die Resistenz

Tabelle 5-35. Hemmung der bakteriellen Proteinsynthese durch Antibiotika

Teilschritt	Antibiotikum	Wirkung
Frühes Stadium der Proteinsynthese[a]	Oxazolidinone	Hemmung der Bildung des Initiationskomplexes durch Bindung an die 50S-Untereinheit (ohne Hemmung der Peptidyltransferase)
Initiation	Streptomycin	Bindung an der Kontaktfläche zwischen 30S- und 50S-rRNA
Elongation	Streptogramine	Hemmung der Bindung der Aminoacyl-tRNA an der ribosomalen A-Stelle und der Peptidbindung mit der Peptidyl-tRNA an der P-Stelle
Peptidyltransferase	Erythromycin Chloramphenicol	Blockade der Translokation durch Bindung an die 50S-Untereinheit Hemmung der Aminoacyl-tRNA-Anbindung durch Bindung an die 50S-Untereinheit
Translokation	Fusidinsäure	Hemmung der GTP-Hydrolyse durch Stabilisierung des Elongationsfaktorkomplexes

[a] Genauer Wirkmechanismus bisher nicht bekannt.

Tabelle 5-36. Antibakterielles Spektrum von Linezolid

Erreger	MHK_{90}-Werte [mg/l]
Staphylococcus aureus[a]	1–4
Koagulasenegative Staphylokokken[a]	1–2
Streptokokken (β-hämolysierend)	2–4
S. pneumoniae[b]	1
Enterokokken[c]	1–4
Moraxella catarrhalis	4–8
Haemophilus influenzae	4–16
Legionella spp.	8 bis >16
Neisseria gonorrhoeae	16
Enterobacteriaceae	>64
Pseudomonas spp.	>64
Acinetobacter spp.	>64

[a] Methicillin- (Oxacillin-)empfindliche und -resistente Stämme.
[b] Penicillinempfindliche und -resistente Stämme.
[c] Vancomycinempfindliche und -resistente Stämme.

erstreckt sich also gegen verschiedene Antibiotikaklassen. Es besteht daher ein Bedarf für die Entwicklung von antibakteriellen Wirkstoffen, die über neue Wirkmechanismen verfügen und die von der Multiresistenz ausgeschlossen sind. Die klinischen Erfahrungen mit Oxazolidinonen sind bisher noch sehr begrenzt, sodass die entscheidende Frage nach den Risiken einer Resistenzentwicklung unter therapeutischen Bedingungen nicht beantwortet werden kann. Hinsichtlich der In-vitro-Daten zu dieser Frage liegen bisher nur wenige und widersprüchliche Ergebnisse vor. Bei der Untersuchung von methicillinresistenten S.-aureus- und S.-epidermidis-Stämmen konnte im Bereich der 2- bis 8fachen MHK-Werte die Ausbildung von spontanen Resistenzen beobachtet werden (Mulazimoglu et al. 1996).

Die Ergebnisse waren vergleichbar mit den Frequenzen, die bei anderen antibakteriellen Wirkstoffen beobachtet wurden (z. B. Rifampicin, Vancomycin, Quinupristin-Dalfopristin u. a.). Nach dem jetzigen Erkenntnisstand scheint das Risiko für die Entwicklung von Spontanresistenzen mit den Oxazolidinonen ähnlich wie mit anderen antibakteriellen Wirkstoffen zu sein.

5.3.14.3 Pharmakokinetische Eigenschaften

Hinsichtlich der pharmakokinetischen Eigenschaften ist Linezolid dem Eperezolid überlegen. Nach oraler Gabe wird Linezolid vollständig resorbiert. Etwa 1–2 h nach der Einnahme werden Spitzenkonzentrationen gemessen, die nach mehrfacher Gabe von 400 mg (alle 12 h) zwischen 3 und 11 mg/l (Tal- und Spitzenkonzentrationen) liegen. Während der Therapie mit der höheren Dosis (600 mg) sind die Konzentrationen im Plasma etwa doppelt so hoch (zwischen 6 und 21 mg/l). Die Resorption wird durch gleichzeitige Nahrungsaufnahme nicht relevant beeinflusst. Die Plasmaproteinbindung von Linezolid liegt bei 30%, das Verteilungsvolumen der Substanz wurde mit etwa 0,6–0,7 l/kgKG berechnet.

Linezolid wird überwiegend durch oxidative Öffnung des Morpholinrings zu 2 Hauptmetaboliten abgebaut, die dann neben der unveränderten Substanz im Urin eliminiert werden (ca. 30% unverändert, ca. 50% in Form der Hauptmetaboliten). Die Eliminationshalbwertszeit liegt zwischen 4,5 und 5,5 h. Cytochrom-P450-abhängige Monooxygenasen werden offenbar weder gehemmt noch induziert (Clemett u. Markham 2000).

Über das pharmakokinetische Verhalten von Linezolid bei Kindern liegen bisher nur begrenzte Informationen vor. Bei geriatrischen Patienten wurde keine Veränderung der Kinetik gesehen; auch bei Patienten mit renaler Insuffizienz kommt es nicht zum Anstieg der Arzneimittelkonzentrationen im Blut. Allerdings ist noch unklar, ob sich Risiken durch eine Kumulation der Hauptmetaboliten bei Patienten mit ausgeprägter Niereninsuffizienz ergeben könnten.

5.3.14.4 Therapeutische Anwendung und Dosierung

Linezolid stellt in einer Dosierung von 2-mal täglich 600 mg ein wertvolles Chemotherapeutikum bei Infektionen durch vancomycinresistente E.-faecium-Stämme dar. In der angegebenen Dosierung war die Wirksamkeit besser als nach Gabe von 2-mal täglich 200 mg. Weitere mögliche Anwendungsgebiete sind sowohl die ambulant als auch die im Krankenhaus erworbene Pneumonie durch grampositive Erreger sowie Hautinfektionen durch Staphylokokken oder Streptokokken.

Die Indikation für eine Behandlung mit Oxazolidinon sollte streng gestellt werden, da befürchtet werden muss, dass eine breite Anwendung zu einer raschen Ausbreitung resistenter Stämme führt (US Fachinformation ZYVOX, April 2000).

5.3.14.5 Unerwünschte Wirkungen, Kontraindikationen und Risiken

Während der klinischen Prüfung war die Verträglichkeit von Linezolid insgesamt ähnlich wie die der vergleichend untersuchten Antibiotika. Gastrointestinale Störungen und leichte ZNS-Symptome standen im Vordergrund. Erbrechen trat unter Linezolid bei 3,7% der Patienten auf, in der Vergleichsgruppe dagegen nur bei 2,0% der Behandelten (etwa 2000 Patienten pro Gruppe). Tierexperimentell wurden bei Expositionen, die im Bereich der humantherapeutischen Exposition lagen, reversible hämatologische Veränderungen beobachtet (Reduktion der Erythrozyten-, Leukozyten- und Thrombozytenzahl im peripheren Blut).

Bei längerer Behandlungsdauer (>2 Wochen) wurden mit Linezolid auch beim Menschen Thrombozytopenien gesehen. Bei Patienten mit einer vorbestehenden Thrombozytopenie oder bei Gabe anderer Medikamente, die eine Thrombozytopenie verursachen können, sollten daher während der Behandlung mit Linezolid Blutbildkontrollen durchgeführt werden.

Linezolid kann eine Verfärbung der Zunge verursachen.

Linezolid ist ein Hemmstoff der Monoaminoxidase. Entsprechende Interaktionen mit gleichzeitig gegebenen adrenerg oder serotonerg wirksamen Medikamenten können daher auftreten. Von einer gleichzeitigen Einnahme von »Erkältungsmedikamenten«, die z. B. Pseudoephedrin enthalten können, ist abzusehen, da die Kombination mit Linezolid zum Blutdruckanstieg führt. Die Patienten sollten auch darauf hingewiesen werden, dass während der Behandlung Nahrungsmittel oder Getränke mit hohem Gehalt an Tyramin (z. B. Käse, Rotwein etc.) vermieden werden müssen.

Eine Behandlung mit Linezolid führte bereits bei Dosierungen, die der Exposition des Menschen während der Therapie entsprechen, zu einer reduzierten Fertilität bei männlichen Ratten. Die Behandlung von Ratten während der Trächtigkeit verursachte eine Reduktion des fetalen Gewichts und eine erhöhte postnatale Sterblichkeit. Die Bedeutung dieser Befunde für den Menschen ist unklar, Erfahrungen mit dem neuen Medikament bei schwangeren Frauen liegen nicht vor. (Handelsname Linezolid: Zyvoxid).

Literatur zu Kap. 5.3.14

Clemett D, Markham A (2000) Linezolid. Drugs 59: 815–828

Diekema DJ, Jones, RN (2000) Oxazolidinones. A Review. Drugs 59: 7–16

Mulazimoglu L, Drenning SD, Yu VL (1996) In vitro activities of two novel oxazolidinones (U100592 and U100766), a new fluoroquinolone (trovafloxacin), and dalfopristin-quinupristin against Staphylococcus aureus epidermidis. Antimicrob Agents Chemother 40: 2428–2430

US Fachinformation ZYVOX, Pharmacia Upjohn, April 2000

5.3.15 Chinolone

W. Christ, H. Kemmler

5.3.15.1 Historisches

Nalidixinsäure wurde 1962/1963 für die Therapie von Harnwegsinfektionen eingeführt. Sie stellte im Hinblick auf ihre chemische Struktur ein völlig neues Chemotherapeutikum dar. Bedingt durch eine relativ geringe antibakterielle Aktivität, eine ungünstige Pharmakokinetik sowie durch eine hohe Inzidenz an unerwünschten Wirkungen und schnelle Resistenzentwicklung ist die Nalidixinsäure nur relativ begrenzt eingesetzt worden. Die Nalidixinsäure ist aber ohne Zweifel die Pioniersubstanz einer interessanten Gruppe von Chemotherapeutika. Pipemidsäure war der erste Vertreter mit therapeutisch nutzbarer Pseudomonasaktivität. Norfloxacin, das seit Ende 1983 zugelassen ist, stellte die Leitsubstanz der fluorierten Chinolone dar.

Die Gruppe der Chinolone hat sich mittlerweile zu einer großen Substanzklasse entwickelt, deren Vertreter zwar im Wirkmechanismus ähnlich sind, aber sich doch hinsichtlich antibakterieller Aktivität, Pharmakokinetik und auch Verträglichkeit und Interaktionen unterscheiden. Während die früheren Chinolone therapeutisch fast keine Rolle mehr spielen, haben sich die mit einem Fluoratom substituierten Chinolone (Fluorchinolone) wie z. B. Norfloxacin, Ofloxacin, Ciprofloxacin, Fleroxacin, Sparfloxacin als wertvolle Arzneistoffe mit interessanten mikrobiologischen, pharmakokinetischen und therapeutischen Eigenschaften erwiesen. (von Rosenstiel u. Adam 1994; Andriole 1999). Verschiedene neue Substanzen wie z. B. Grepafloxacin, Trovafloxacin, Levofloxacin, Moxifloxacin und Gatifloxacin sind verfügbar – wenn auch nicht in allen Ländern. Andere Substanzen, wie z. B. Clinafloxacin, Gemifloxacin oder Sitafloxacin sind in der klinischen Prüfung (Strukturformeln ◘ s. Abb. 5-19 bis 5-21).

Die jüngsten Fluorchinolone waren unter dem Aspekt entwickelt worden, dass sie eine oder mehrere der folgenden Eigenschaften/Vorteile besäßen:

- größere Wirkintensität (Potenz),
- bessere Aktivität gegen grampositive Bakterien, besonders gegen Pneumokokken und Staphylokokken,
- Wirksamkeit gegen sog. atypische Organismen wie Mycoplasma pneumoniae und Chlamydien,
- Wirksamkeit gegen Anaerobier,
- geringere Selektion von resistenten Stämmen,
- andere pharmakokinetische Eigenschaften wie z. B. längere Halbwertszeiten oder bessere Penetration ins Zentralnervensystem,
- Fehlen bestimmter klassenspezifischer Nebenwirkungen (z. B. Phototoxizität).

◘ Abb. 5-19. Strukturformeln von Norfloxazin, Clinafloxacin, Sitafloxacin, Pefloxacin, Ciprofloxacin und Levofloxacin/Ofloxacin

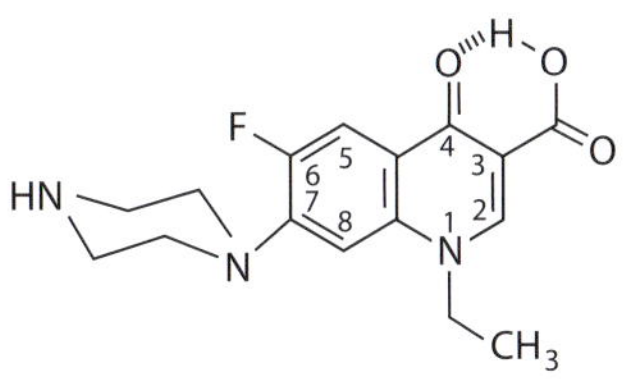

Norfloxacin

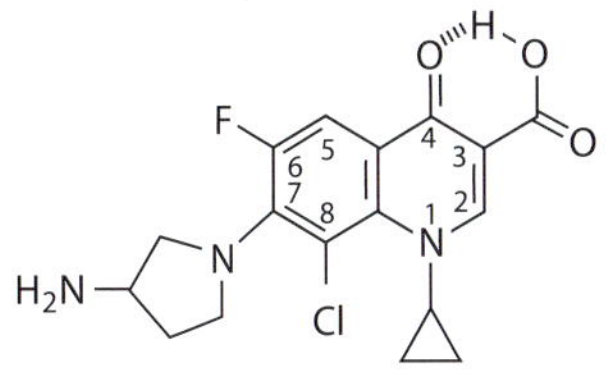

Clinafloxacin

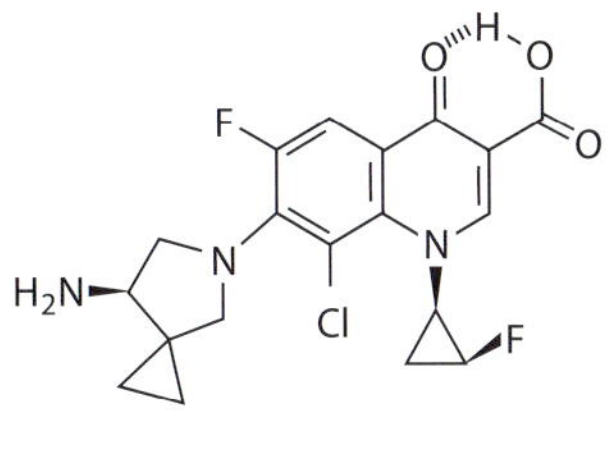

Sitafloxacin

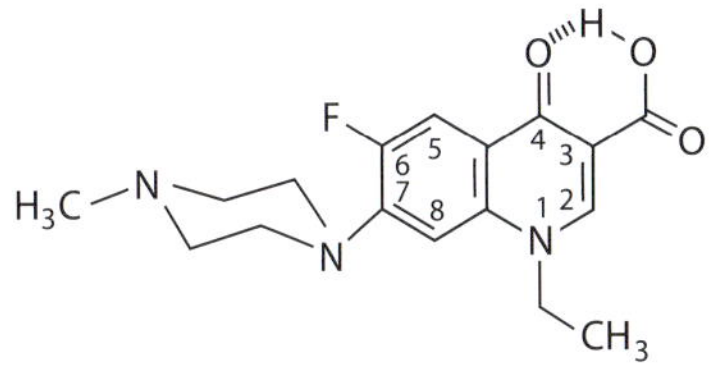

Pefloxacin

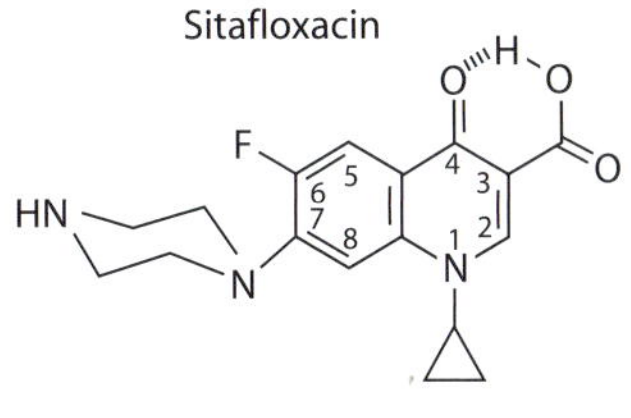

Ciprofloxacin

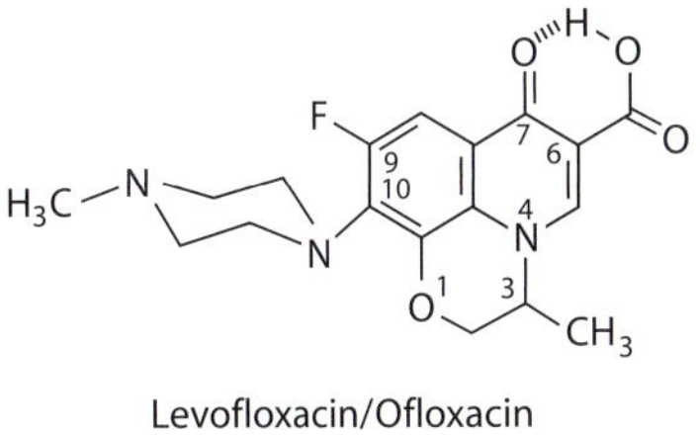

Levofloxacin/Ofloxacin

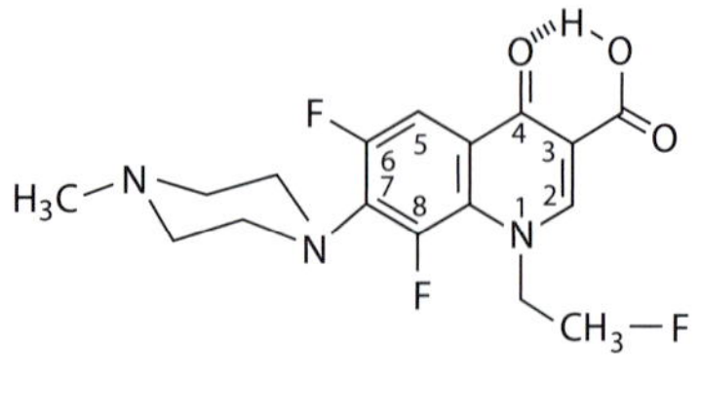

Fleroxacin

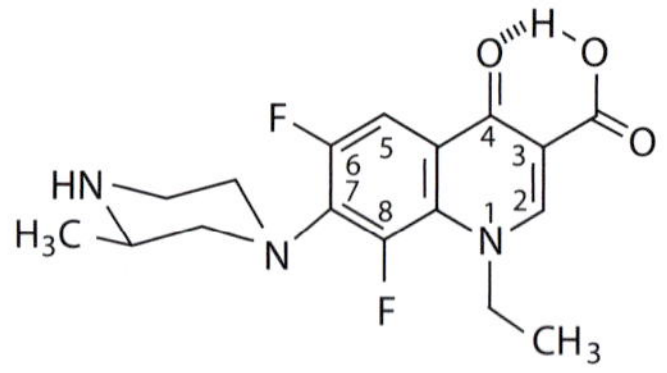

Lomefloxacin

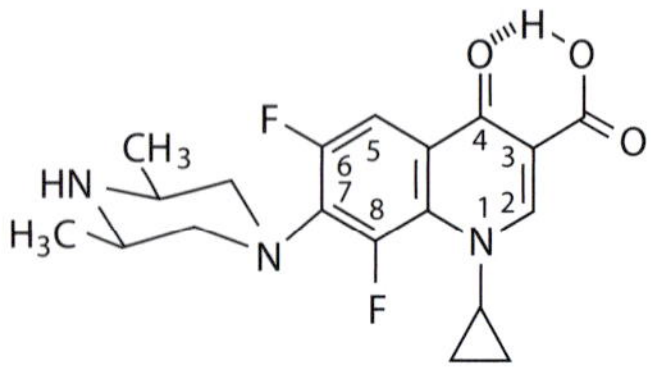

Sparfloxacin

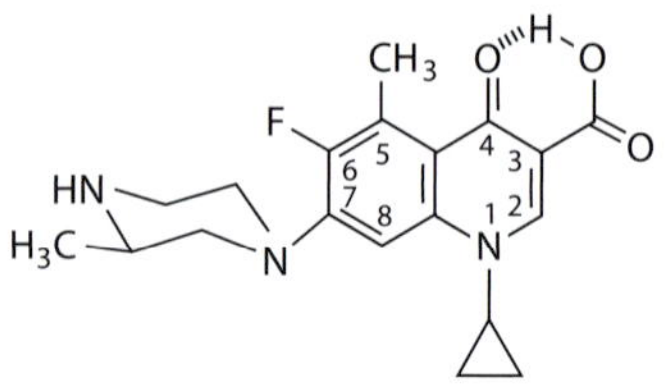

Grepafloxacin

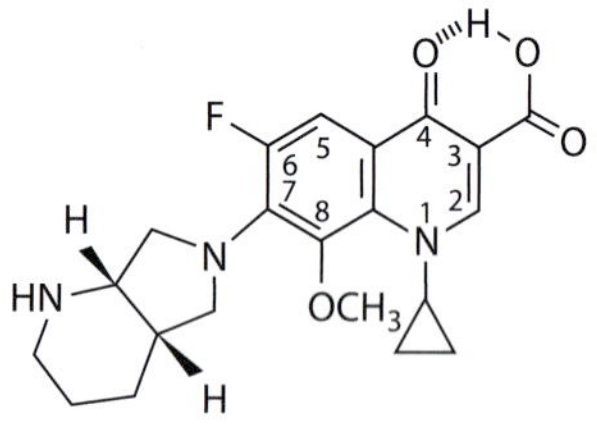

Moxifloxacin

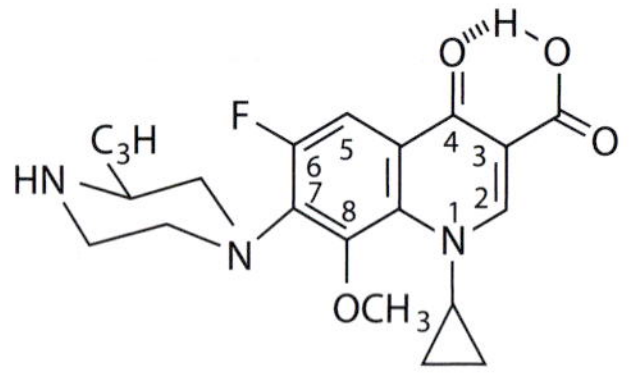

Gatifloxacin

Abb. 5-20. Strukturformeln von Fleroxacin, Lomefloxacin, Sparfloxacin, Grepafloxacin, Moxifloxacin und Gatifloxacin

Leider zeigte sich, dass manche Verbesserungen in einigen dieser Parameter teilweise unerwartete Verschlechterungen in anderen Bereichen mit sich brachten. So wurde für Lomefloxacin eine längere Halbwertszeit, für Sparfloxacin eine verbesserte Aktivität gegen grampositive Bakterien erreicht, aber es wurden, teilweise erst nach Zulassung in manchen Ländern, für die meisten Indikationen unakzeptabel häufige, teils schwere Phototoxizitätsreaktionen beobachtet. Dabei sind im Zusammenhang mit Lomefloxacin und Sparfloxacin völlig neue Aspekte der Phototoxizität, wie z. B. Photomutagenität und Photokarzinogenität, in den Mittelpunkt des Interesses gerückt. Im Zusammenhang mit Sparfloxacin, Grepafloxacin und Moxifloxacin konzentriert sich das Interesse zunehmend auf Wirkungen auf das Herz-Kreislauf-System, wie z. B. Verlängerungen des QT-Intervalls im EKG und Auslösung von schweren Herzrhythmusstörungen (z. B. »torsades de pointes«). Grepafloxacin wurde wegen dieser Eigenschaft in Europa vom Markt genommen, Sparfloxacin hat aus diesem Grund und

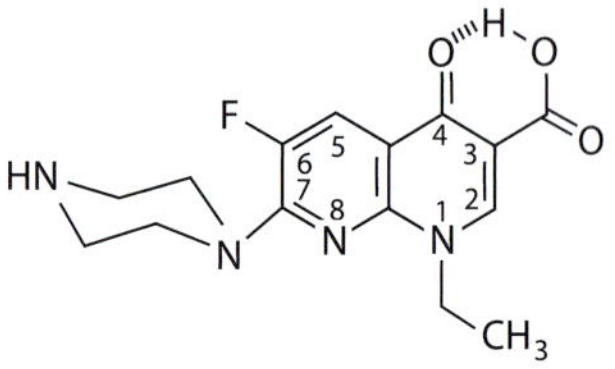

Enoxacin

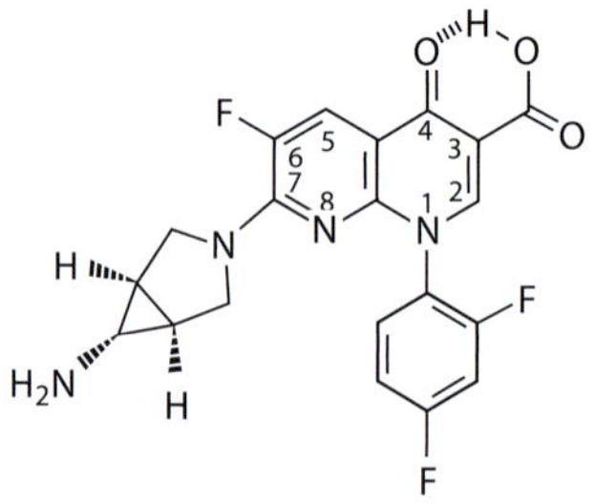

Trovafloxacin

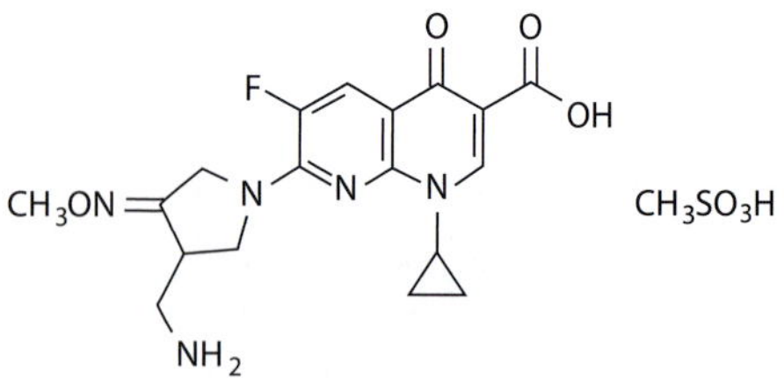

Gemifloxacin

Abb. 5-21. Strukturformeln der Naphthylidinderivate Enoxacin, Trovafloxacin und Gemifloxacin wegen der hohen Phototoxizität sehr stark eingeschränkte Indikationen.

Ein weiterer Aspekt der Nebenwirkungen, der wieder diskutiert wird, ist die mögliche Hepatotoxizität der Fluorchinolone. Wegen schwerwiegender Leberschädigungen durch Trovafloxacin (Inzidenz etwa 7/100.000 Verordnungen) wurde die Zulassung dieses Fluorchinolons 1999 in der EU suspendiert. In den USA blieb es weiter auf dem Markt, jedoch mit stark eingeschränktem Anwendungsbereich.

Es hat sich auch gezeigt, dass eine wesentlich bessere antibakterielle Aktivität der jüngsten Fluorchinolone (z. B. Clinafloxacin und Gemifloxacin) – z. B. im Vergleich zu Ciprofloxacin – durch neue Risiken erkauft wird. Offensichtlich wird nicht nur die Affinität zu Topoisomerasen bzw. zum Genom von Bakterien größer, sondern auch die Affinität zu entsprechenden Enzymen bzw. Enzym-DNA-Komplexen der Säugetierzelle, und v. a. wird der Quotient dieser Affinitäten ungünstiger.

Clinafloxacin erwies sich in diversen In-vitro- und In-vivo-Untersuchungen als genotoxisch, und es ist das erste für antibakterielle Therapie bis zur Phase III entwickelte Fluorchinolon, von dem uns bekannt ist, dass es teratogen ist (bei der Ratte, jedoch nicht beim Kaninchen).

Auch Gemifloxacin erwies sich in In-vivo-Untersuchungen als genotoxisch (klastogen) und als teratogen bei der Ratte (jedoch nicht bei der Maus und beim Kaninchen).

Clinafloxacin ist zudem außerordentlich phototoxisch, senkt den Blutzuckerspiegel, hat QT-Intervall-verlängerndes Potenzial, und es gibt Anzeichen dafür, dass es auch stärker hepatotoxisch als andere Fluorchinolone sein könnte. Für Fluorchinolone mit derartigen toxikologischen Eigenschaften bleibt nur ein sehr stark eingeschränkter Anwendungsbereich übrig. Sie sind trotz hervorragender antimikrobieller Aktivität und fast allumfassendem Wirkungsspektrum kein Ersatz für den bisherigen »golden standard« unter den Fluorchinolonen.

5.3.15.2 Einteilung der Fluorchinolone

Ähnlich wie die Cephalosporine werden die Fluorchinolone heute in Gruppen (Generationen) eingeteilt. Die Zuordnung orientiert sich primär am Wirkspektrum und an den Anwendungsgebieten. Pharmakokinetische Eigenschaften spielen dabei keine Rolle. Die Einteilung, wie sie von einer Expertengruppe der Paul-Ehrlich-Gesellschaft für Chemotherapie vorgeschlagen wurde (Naber u. Adam 1998), diente als Basis für Tabelle 5-37. Eine ähnliche Zuordnung wurde auch von Andriole (1999) vorgenommen.

Wir folgen bei der Einordnung von Levofloxacin, das von der Mehrheit der Experten der Paul-Ehrlich-Gesellschaft ebenfalls der Gruppe III zugeteilt wurde, dem Minderheitenvotum und sehen es wie Ofloxacin eher der Gruppe II zugehörig.

5.3.15.3 Wirkungsmechanismus, Wirkungsspektrum

Chinolone wirken bakterizid. Erste Hinweise, dass diese Wirkstoffe die DNA-Synthese von Bakterien beeinflussen, wurden bereits 1965 gegeben (Goss et al. 1965). Spätere Untersuchungen (Gellert et al. 1977) zeigten, dass das bakterielle Enzym DNA-Gyrase eine Zielstruktur für die Chinolone darstellt. Der Wirkungsmechanismus der Chinolone schließt Interaktionen sowohl mit der DNA-Gyrase als auch mit der Topoisomerase IV, einer verwandten Typ-II- Topoisomerase, ein. Typ-II-Enzyme, die einen Doppelstrangbruch bewirken, haben die Fähigkeit, ein ringförmig geschlossenes DNA-Molekül wie das bakterielle Chromosom aus dem energiearmen, relaxierten Zustand unter Verbrauch von ATP in einen energiereichen, negativ überspiralisierten Zustand zu überführen.

In einer Bakterienspezies unterscheiden sich diese beiden Enzyme oft hinsichtlich ihrer relativen Empfindlichkeit für einzelne Fluorchinolone. Etwas verallgemeinert gesagt stellt in gramnegativen Bakterien die DNA-Gyrase und in grampositiven Bakterien die Topoisomerase IV die empfindlichere Zielstruktur dar. Es gibt jedoch Ausnahmen, für die es bisher keine befriedigende Erklärung gibt. So kann man indirekt aus Resistenzmutationshäufigkeiten schließen, dass bei einer gegebenen Spezies ein Chinolon stärker auf das eine Enzym wirkt, während ein anderes Chinolon hauptsächlich die andere Zielstruktur hat. Gute Hemmstoffe der Gyrase bei einer Spezies sind nicht automatisch gute Hemmstoffe der Topoisomerase IV bei derselben Spezies.

Der genaue Bindungsort der Chinolone ist zwar noch nicht identifiziert, doch liegen viele Hinweise dafür vor, dass die Chi-

Tabelle 5-37. Einteilung der Fluorchinolone in Gruppen

Gruppe	Fluorchinolone	Bemerkungen/Handelsname
I	Orale Fluorchinolone mit im Wesentlichen auf Harnwegsinfektionen eingeschränkter Indikation	
	Norfloxacin	Barazan
	Pefloxacin	–
II	Systemisch anwendbare Fluorchinolone mit breiter Indikation	
	Enoxacin	Enoxor
	Ofloxacin	Tarivid u. a.
	Ciprofloxacin	Ciprobay u. a.
	Fleroxacin	Quinodis
	Lomefloxacin	In Deutschland lediglich als Augentropfen zugelassen
	Levofloxacin	Tavanic
III	Fluorchinolone mit verbesserter Aktivität gegen grampositive und »atypische« Erreger	
	Temafloxacin	Vom Markt genommen
	Sparfloxacin	Stark eingeschränkte Indikation
	Grepafloxacin	Vom Markt genommen
IV	Fluorchinolone mit verbesserter Aktivität gegen grampositive und »atypische« Erreger sowie gegen Anaerobier	
	Trovafloxacin	Zulassung suspendiert
	Moxifloxacin	Avalox
	Gatifloxacin	Bonoq
	Clinafloxacin	Zulassungsantrag zurückgezogen
	Gemifloxacin	Noch in klinischer Prüfung
	Sitafloxacin	Noch in klinischer Prüfung

nolone nur schwach und unspezifisch an reine DNA binden. Eine spezifische Bindung findet nur an dem DNA-Enzymkomplex statt, sodass ein mindestens ternärer Komplex aus DNA, Gyrase (bzw. Topoisomerase IV) und Chinolonen entsteht. Nach neuesten Untersuchungen ist zur Bildung dieses Komplexes auch noch die Beteiligung von Mg^{2+}-Ionen absolut notwendig, so dass man auch von einem quaternären Komplex sprechen kann. Dieser Komplex ist relativ stabil, er verhindert die weiteren Reaktionen der Nukleinsäuren. Die Information der DNA kann nicht mehr abgelesen werden.

Die Vorgänge, die anschließend auf molekularer Ebene ablaufen und zu DNA-Doppelstrangbrüchen führen und damit wahrscheinlich den Zelltod einleiten, müssen erst noch im Detail geklärt werden (Drlica 1999; Maxwell u. Critchlow 1998).

Das Wirkungspektrum der älteren, nichtfluorierten Chinolone ist überwiegend beschränkt auf Enterobacteriaceae. Außerhalb des Wirkungsspektrums liegen praktisch grampositive Kokken, Enterokokken und Pseudomonas. Vor der Zulassung von Norfloxacin war die Pipemidsäure der einzige Vertreter mit therapeutisch nutzbarer Pseudomonasaktivität. Hinsichtlich der antibakteriellen Aktivität ist mit der »Norfloxacingruppe« (mit der Einführung des Fluorsubstituenten in Position 6) ein qualitativer Sprung zu verzeichnen. Am Wirkspektrum und an der Wirkungsintensität des Ciprofloxacins, das immer noch den »golden standard« darstellt, werden alle anderen Fluorchinolone gemessen. Das Ciprofloxacinwirkspektrum ist sehr breit (Wiedemann u. Heisig 1999). Es umfasst viele grampositive Erreger, wie z. B. Staphylokokken und Streptokokken, sowie fast alle klinisch relevanten gramnegativen Aerobier, darunter auch Pseudomonas aeruginosa. Zu den Erregern mit intermediärer Empfindlichkeit zählen u. a. Peptostreptococcus spp., Mycobacterium tuberculosis, Mycoplasma hominis, Ureaplasma urealyticum, Chlamydia spp. Als resistent zu betrachten sind Enterococcus faecium, der größte Teil der oxacillin- (methicillin-)resistenten Staphylococcus-aureus-Stämme, Alcaligenes spp., Flavobacterium meningosepticum und Bacteroides spp.

Die Fluorchinolone, die der Gruppe III zugeordnet werden (■ s. Tabelle 5-37), haben ein dem Ciprofloxacin vergleichbares Spektrum, jedoch gegen gramnegative Erreger leicht verminderte Aktivität. Da sie auf der anderen Seite eine größere Potenz gegenüber grampositiven Errgern, v. a. Pneumokokken, aber auch anderen Streptokokken, Staphylokokken und gegen sog. »atypische Erreger« wie Mycoplasmen und Chlamydien aufweisen, werden sie manchmal als »Atemwegschinolone« bezeichnet.

Wegen erheblicher Nebenwirkungen der bisherigen Gruppe-III-Chinolone wurden jedoch entweder die Anwendungsgebiete extrem eingeschränkt (Sparfloxacin) oder eine Marktrücknahme durchgeführt (Temafloxacin, Grepafloxacin).

Problemkeime bleiben für die Fluorchinolone der II. und auch der III. Gruppe oxacillinresistente Staphylococcus-aureus- und die meisten Enterococcus-faecium-Stämme. Ein anderer Schwachpunkt ist die geringe bzw. fehlende Aktivität gegen klinisch relevante Anaerobier, wie z. B. Bacteroides spp. Diese Lücken werden von einigen der Fluorchinolone, die der IV. Gruppe zugeordnet werden, geschlossen. Dazu zählen Clinafloxacin, Gemifloxacin und Sitafloxacin. Die wesentlich bessere antibakterielle Aktivität (hinsichtlich Potenz und Spektrum) – gegenüber Streptococcus pneumoniae ist z. B. Gemifloxacin ca. 70-mal wirksamer als Ciprofloxacin und 8-mal wirksamer als Trovafloxacin – wird offensichtlich zumindest teilweise durch höhere Toxizität/Risiken erkauft. Auf diesen Punkt wurde oben bereits hingewiesen.

Die neuesten »Omnispektrum-Fluorchinolone« sind oft noch gegen ciprofloxacinresistente Stämme wirksam und dies nicht nur bei grampositiven Bakterien oder Anaerobiern, sondern auch bei gramnegativen Keimen, der bisherigen Domäne von Ciprofloxacin. Unter den ciprofloxacinresistenten Enterobacteriaceae sind mindestens 83% der Citrobacter-, Serratia- und Providenciastämme gegen Clinafloxacin sensibel (Ednie et al. 1999).

5.3.15.4 Resistenz gegen Fluorchinolone

Mit Ausnahme eines einzigen Berichtes gibt es bei Chinolonen bisher keine Hinweise auf plasmidgebundene Resistenz. Eine horizontale Übertragung von Resistenzgenen zwischen Bakterienzellen der gleichen Generation findet z. B. für die NorA-Effluxpumpe statt, die gegenüber vielen Antibiotika eine schwache Resistenz vermittelt. Aber auch auf der Ebene der hochresistenzvermittelnden Gene parC und gyrA ist (bisher nur in vitro nachgewiesen) eine horizontale Übertragung möglich (Janoir et al. 1999). Alle bisher identifizierten Gene, welche für Chinolonresistenzeigenschaften kodieren, sind chromosomal lokalisiert.

Die Entwicklung der Fluorchinolonresistenz ist normalerweise ein schrittweiser Prozess. Es wird vermutet, dass bei chinolonresistenten Mutanten die Bildung der ternären DNA-Gyrase-DNA-Chinolon-Komplexe verhindert wird, da bei diesen Mutanten die DNA-Synthese und das Zellwachstum in Gegenwart von Chinolonen funktioniert. Frühe Untersuchungen lokalisierten eine hochgradige Chinolonresistenz auf den Genen, die die Gyrase kodieren (gyrA und gyrB). Später identifizierten andere Wissenschaftler andere chinolonresistente Mutanten, bei denen die resistenzvermittelnde Information in den Topoisomerase-IV-Genen (parC und parE) kodiert ist.

Zusätzlich können Mutationen auftreten, die durch Verminderung der intrazellulären Akkumulation, z. B. durch verminderte Aufnahme und/oder erhöhten Efflux der Substanzen einen multiplen Antibiotikaresistenz- (MAR-)Phänotyp auslösen (Hüllen et al. 1999). Obwohl die einzelnen Faktoren weitgehend bekannt sind, ist die Entstehung der Fluorchinolonresistenz nicht völlig geklärt, da keine der bekannten Mutationen allein zu einer raschen klinischen Resistenz führt und die Frequenz der Kombination zweier Mutationen in einem einzigen Schritt etwa bei $1:10^{15}$ oder höher liegt. Wichtig ist, dass sich die Resistenz schrittweise entwickelt. Bei einigen Spezies finden relevante Erstschrittmutationen im gyrA-Gen und gelegentlich im gyrB-Gen statt, während bei anderen Spezies eher das parC- und seltener das parE-Gen betroffen ist. Diese Erkenntnis führte zu der Vorstellung, dass bei einigen Spezies die Gyrase das primäre Angriffsziel der Fluorchinolone darstelle, während bei anderen Spezies dies die Topoisomerase IV sei.

Die Vorstellung von 2 Zielstrukturen und einer schrittweisen Entwicklung von Resistenzmutationen hat 2 wichtige Folgerungen:

1. Wenn die Selektionsschritte klein genug sind, können Bakterienpopulationen relativ leicht hochresistent werden.

2. Auf der anderen Seite können Mutanten mit einer Erstschrittmutation benutzt werden, um neue Fluorchinolone zu finden, welche die Frequenz der Resistenzmutationen vermindern (Drlica 1999).

Leider sind zunehmende Resistenzen auch gegen Fluorchinolone zu beobachten. In Deutschland finden sich Resistenzquoten von über 10% gegenüber Ciprofloxacin und Levofloxacin bei Pseudomonas aeruginosa (10,5% und 11,8%), Staphylococcus aureus (14,7% und 8,5%), Staphylococcus epidermidis (47,6% und 33%), Staphylococcus haemolyticus (65,6% und 50%), Enterococcus faecalis (24% gegen Ciprofloxacin resistent), Enterococcus faecium (73,1% gegen Ciprofloxacin resistent) und Enterobacter aerogenes (jeweils 14,5%). Dagegen fanden sich bei den häufig isolierten Enterobacteriaceaespezies Ciprofloxacin- und Levofloxacinresistenzquoten von weniger als 10%: E. coli 7,7% und 6,8%, Proteus mirabilis 3,4% und 2,3%, Enterobacter cloacae 2,5% und 1,7%, Klebsiella pneumoniae 1,1% und 0,7% (Kresken u. Hafner 2000).

In Bezug auf die Fluorchinolone (Ciprofloxacin) zeigte sich gegenüber der 1996 publizierten Studie (Kresken u. Hafner 1996) eine Resistenzzunahme bei Escherichia coli von 5,2% auf 7,7% und bei Staphylococcus aureus von 12,8% auf 14,7%. Ein Rückgang der Fluorchinolonresistenz ergab sich bei Pseudomonas aeruginosa von 11,9% auf 10,5% und bei Enterococcus faecalis von 28,9% auf 24%. In einigen Ländern Südostasiens ist die Resistenzsituation mancher Erreger, z. B. von Neisseria gonorrhoeae oder Salmonella typhi, im Vergleich zu Deutschland als katastrophal zu bezeichnen (Hakanen et al 2001).

Die am häufigsten isolierte chinolonresistente Escherichia-coli-Mutante weist eine Punktmutation im Gyrase-A-Protein auf, die zu einer Substitution der Aminosäure Ser83 (Serin) durch Tryptophan (Trp) führt. Möglicherweise spielt diese Aminosäure eine Rolle bei der Bindung der Chinolone. (Maxwell u. Critchlow 1998).

5.3.15.5 Pharmakokinetik und Pharmakodynamik der Fluorchinolone

Die meisten der heute verfügbaren Fluorchinolone haben eine sehr gute bis exzellente Bioverfügbarkeit (>90%; ◘ Tabelle 5-38). Norfloxacin fällt mit einer Bioverfügbarkeit von ca. 30–40% heraus. Die Resorptionsquote von Ciprofloxacin und Grepafloxacin kann mit 65–85% immer noch als sehr gut bezeichnet werden.

Im Vergleich zu anderen Antiinfektiva liegen die Halbwertszeiten in einem mittleren Bereich (z. B. 3–5–8 h für Norfloxacin, Enoxacin, Ciprofloxacin, Ofloxacin, Levofloxacin, Lomefloxacin, Clinafloxacin, Gatifloxacin und Gemifloxacin). Es gibt jedoch auch Fluorchinolone mit einer langen Halbwertzeit; dazu zählen Fleroxacin, Pefloxacin, Grepafloxacin, Trovafloxacin und Sparfloxacin. Sparfloxacin hat mit 15–21 h die längste Halbwertzeit unter den heutigen Fluorchinolonen.

Die scheinbaren Verteilungsvolumina sind groß (>1,3 l/kgKG). Daraus lässt sich ableiten, dass sich die Fluorchinolone in anderen Verteilungsräumen als im Blut aufhalten. Die Chinolone penetrieren gut in verschiedene Gewebe. Die Passage erfolgt durch passive Diffusion durch die Kapillarwände. Die Gewebekonzentrationen übersteigen in vielen Fällen die Plasmakonzentrationen. Die Konzentrationen im Liquor sind dagegen eher mäßig. Eine Ausnahme macht Pefloxacin. Aufgrund seiner physikalisch-chemischen und bestimmter pharmakokinetischer Eigenschaften (hohe Lipophilie und geringer Dissoziationsgrad bei physiologischen pH-Werten sowie geringe Proteinbindung) erreicht es hohe Konzentrationen im ZNS.

Das Verhältnis der Pefloxacinkonzentrationen Liquor/Plasma beträgt 0,57–0,64 und ist relativ stabil in einem Zeitraum von 6–24 h nach Applikation. Bei Patienten mit Meningitis war das Verhältnis AUC (Liquor) zu AUC (Serum) etwa 0,53 nach der ersten 400-mg-Dosis und 0,66 im »steady state« (Bressolle et al. 1994).

Obwohl niedrige Proteinbindung und hohe Lipophilie bei physiologischen pH-Werten sowie die geringe Molekülgröße der Fluorchinolone wichtige Faktoren für deren Verteilung in verschiedene Körperflüssigkeiten und Gewebe sind, spielen auch andere Faktoren eine Rolle. Dazu zählen die Bindung an äußere und innere Zellmembranen sowie das »ion-trapping« in Körperflüssigkeiten. Fluorchinolone zeigen wie Aminoglykoside ein konzentrationsabhängiges Abtötungsverhalten in vitro. Studien mit Infektionsmodellen (Tier) zeigten, dass die beiden Parameter C_{max}/MIC und AUC (0–24 h)/MIC (=AUIC) die besten Voraussagen für das Abtötungsverhalten in vivo zulassen (Sörgel et al. 1999). Es wurde auch gezeigt, dass ein vorteilhafter Wert dieser Parameter (z. B. AUIC>100) mit einer geringeren Wahrscheinlichkeit der Resistenzentstehung verbunden ist (Thomas et al. 1998).

Sowohl solche Infektionsmodelle als auch Untersuchungen am Menschen mit Ciprofloxacin, Grepafloxacin und Levofloxacin ergaben, dass ein Quotient AUC(0–24 h)/MIC in der Größenordnung über 100 oder ein Quotient C_{max}/MIC >10 mit einer maximalen bakteriologischen und klinischen Wirksamkeit verknüpft ist (Turnidge et al. 1999). Diese Quotienten können daher herangezogen werden, um die Wirksamkeit verschiedener Fluorchinolone gegen unterschiedliche Erreger vorauszusagen und auch, um pharmakodynamische »breakpoints« zu definieren.

5.3.15.6 Indikationen

Die Indikationen sind in ◘ Tabelle Nr. 5-39 genannt. Viele Infektionen können erfolgreich mit einer oralen Chinolontherapie behandelt werden. Dazu zählen bakterielle Infektionen der Nieren und Harnwege, der Haut und Weichteile, der Atemwege sowie der Knochen und Gelenke. Infektionen des Magen-Darm-Traktes, speziell bakterielle Enteritiden, die durch E. coli (auch EHEC), Salmonellen, Shigellen, Campylobacter, Aeromonas, Vibriospezies und Plesiomonas shigelloides verursacht sind, sprechen auf eine orale Therapie mit Fluorchinolonen sehr gut an.

Einige durch Geschlechtsverkehr übertragene Erkrankungen wie z. B. Urethritis oder Infektionen der weiblichen Geschlechtsorgane verursacht durch Neisseria gonorrhoeae oder Chlamydia können mit einer oralen Chinolontherapie geheilt werden.

In jüngster Zeit sind Fluorchinolone mit guter Anaerobieraktivität (Gruppe IV, ◘ s. Tabelle 5-37) auch bei komplizierten intraabdominellen bzw gynäkologischen Infektionen erfolgreich eingesetzt worden. Darüber hinaus konnten während des letzten Jahrzehnts viele Erfahrungen über den Einsatz der Flu-

Tabelle 5-38. Pharmakokinetische Parameter der Fluorchinolone

Orale Dosis (Einmaldosis)	Absolute Bioverfügbarkeit	C_{max} [mg/l]	T_{max} [h]	$t_{1/2}$ [h]	V_d [l/kg KG]	AUC [mg·h/l]	Totale Clearance [ml/min]	Renale Clearance [ml/min]	Exkretion (% der Dosis)		Metabolismus Zahl der Metabolite (aktiv)	Proteinbindung [%]
									Renal	Gastrointestinal		
Ciprofloxacin (500 mg)	65–85%	2,0–2,8	1,2	3–5	3,0	12	400–700	300	40–60	30	3 (3)	20–40
Clinafloxacin (200 mg i.v.)	nur i.v.	1,61		5–6	2	8,82	388	264–287	60–70		Glukuronidierung minimal 1	50–60
Enoxacin (400 mg)	90%	2,4–3,0	1,5	4,5–7	2,5	33	450–600	200–300	45–55	18	1 (1)	32
Fleroxacin (400 mg)	100%	4,2–6,1	1,1	9–13	1,4	70	90–140	50–80	50–65	10	3 (1)	23
Gatifloxacin (400 mg)	ca. 96%	3,8	1–2	7–8	(2–2,8) 1,5–2,0	33		156–173	71–92	5–6	Minimal 2 (<0,1% der Dosis)	20
Gemifloxacin (320 mg)	60–84%	2,0	0,5–2	5–9	3,0	8,4	470	150	20–40	61	Inaktive Metabolite	70
Grepafloxacin (400 mg)	72%	0,93	2	10–13	5–5,5	11,35		37,5	5–14	31,5	Glukuronidierung 6	70
Levofloxacin (500 mg)	ca. 100%	4,5–5,2	1,3–1,6	6,8–7,6	1,28	43,2–47,7	175–198	119	70,6–85	2	Gering 2 (<5% der Dosis)	30–40
Lomefloxacin (400 mg)	90%	3,0	1,3	7,8	2,2	27,4	245	189	76		5	21
Moxifloxacin (400 mg)	91%	3,1	0,5–2,57	12,2–14,6	2–3,55	20,7–33,2	179–246	24–53	ca. 19 + ca. 16,5 Metabolite		Glukuronidierung, Sulfatierung 2	48±2,5
Norfloxacin (400 mg)	Keine i.v.-Form 30–40%	1,5–2,0	1,5	3,5–5,5	1,5	5,7	400	285	30–40	29	6 (3)	14
Ofloxacin (400 mg)	95–100%	3,5–5,6	1,2	5–8	1,5	72	230–290	185–245	70–80	5–10	2 (1)	10–20
Pefloxacin (400 mg)	100%	3,8–6,6	1,2	9–12	1,8	63	120–150	7,5	10	50	3 (1)	20–30
Sparfloxacin (200 mg)	90%	0,7–0,86	3–5	15–21	3,6–(5,5)	18,75±2,93	162–255		10–14 (+28–34 Metabolite)	50–60	Glukuronidierung	42–44
Temafloxacin (400 mg)	90%	3,3	1,5	6,8	1,8	28,4	224	125	52		5	26
Trovafloxacin (200 mg)	ca. 88%	2,1–2,3	1–3	10–11	1,3	30,4	108	10–11	6+13% als Metabolite	43+9% als Metabolite	Glukuronidierung, Acetylierung 5	76

■ Tabelle 5-39. Anwendungsgebiete der Fluorchinolone

Wirkstoff	Niere, Harnwege und Geschlechtsorgane	Atemwege	Haut- und Weichteilinfektionen	Gastrointestinale Infektionen	Sonstige	Dosierungen
Norfloxacin	Komplizierte und unkomplizierte HWI, Prostatitis, Gonorrhoe			Enteritis	Infektionsprophylaxe bei immunsupprimierten Patienten	2-mal 400 mg/Tag
Pefloxacin	Zystitis				Perioperative Prophylaxe bei transurethralen Eingriffen	einmalig 2-mal 400 mg
Enoxacin	Infektionen der Nieren und Harnwege, Prostatitis, Gonorrhoe	Untere und obere Atemwege; HNO-Infektionen (bei Streptokokkeninfektionen, nicht Mittel der 1. Wahl)	Haut- und Weichteilinfektionen			Je nach Schweregrad 2-mal 200 mg/Tag bis 2-mal 400 mg/Tag
Fleroxacin	Komplizierte und unkomplizierte HWI, Gonorrhoe	Bronchitis	Haut- und Weichteilinfektionen	Bakterielle Enteritis, Reisediarrhö, Typhus abdominalis		1-mal 200 mg/Tag bis 1-mal 400 mg/Tag
Ofloxacin	Infektionen der Niere, der Harnwege und der Geschlechtsorgane,	Bronchitis, Pneumonie, HNO-Infektionen (bei Streptokokkeninfektionen nicht Mittel der 1. Wahl)	Haut- und Weichteilinfektionen	Bakterielle Enteritis, Infektionen des Bauchraumes (einschließlich des kleinen Beckens)	Infektionen der Knochen, Infektionsprophylaxe bei neutropenischen Patienten, Septische Infektionen	(2-mal 100 mg/Tag) 2-mal 200 mg/Tag bis 2-mal 400 mg/Tag
Ciprofloxacin	Infektionen der Niere, der Harnwege und der Geschlechtsorgane, Prostatitis, Gonorrhoe	Infektionen der Atemwege, wie z. B. Pneumonien, HNO-Infektionen, Sinusitis (bei Streptokokkeninfektionen nicht Mittel der 1. Wahl)	Haut- und Weichteilinfektionen	Infektionen des Bauchraums (auch der Gallenwege und Peritonitis, Enteritis)	Infektionen der Knochen und Gelenke, Infektionen der Augen, Sepsis, Infektionsprophylaxe bei immunsupprimierten Patienten, Infektionsschübe (P. aeruginosa) bei Patienten mit zystischer Fibrose	(2-mal 125 mg/Tag) 2-mal 250 mg bis 2-mal 500 mg bis 2-mal 750 mg/Tag
Levofloxacin	Komplizierte HWI	Bronchitis, Pneumonie (CAP), Sinusitis	Haut- und Weichteil-Infektionen			1-mal 250 mg/Tag 1-mal 500 mg/Tag bis 2-mal 500 mg/Tag
Sparfloxacin		Pneumonien (CAP), die durch resistente (v.a. penicillinresistente) Pneumokokken verursacht sind				1. Tag 1-mal 400 mg dann 1-mal 200 mg
Lomefloxacin	Unkomplizierte und komplizierte HWI	Bronchitis (verursacht durch Haemophilus influenzae oder Moraxella catarrhalis)			Infektionsprophylaxe bei transurethralen Eingriffen	1-mal 400 mg/Tag
Grepafloxacin	Gonorrhoe, Urethritis und Zervizitis verursacht durch Chlamydien	Pneumonie (CAP), Bronchitis				1-mal 400–600 mg pro Tag

Tabelle 5-39 (Fortsetzung)

Wirkstoff	Niere, Harnwege und Geschlechtsorgane	Atemwege	Haut- und Weichteilinfektionen	Gastrointestinale Infektionen	Sonstige	Dosierungen
Trovafloxacin	Unkomplizierte Gonorrhoe, Salpingitis, Chlamydienzervizitis	Bronchititis, Pneumonien (CAP und nosokomiale Pseunomien – auch schwere), Sinusitis (Vorsicht bei P. aeruginosa)	Komplizierte Haut- und Weichteilinfektionen	Komplizierte intraabdominelle Infektionen und akute Beckenentzündungen		1-mal 200–300 mg pro Tag
Moxifloxacin		Bronchitis, Pneumonie (CAP), Sinusitis	Unkomplizierte Haut- und Weichteilinfektionen			1-mal 400 mg/Tag
Gatifloxacin	Unkomplizierte und komplizierte HWI, Gonorrhoe	Bronchitis, Pneumonie (CAP), Sinusitis	Infektionen der Haut und Weichteile			1-mal 200–400 mg pro Tag
Clinafloxacin beantragte Indikationen		Nosokomiale Pneumonie		Komplizierte intraabdominale Infektionen	Zur empirischen Therapie bei febriler Neutropenie	2-mal 200 mg/Tag
Gemifloxacin (beabsichtigte Indikationen)	Unkomplizierte HWI	Bronchitis, Pneumonie (CAP), Sinusitis				1-mal 320 mg/Tag

orchinolone bei der Behandlung und Prävention von Infektionen bei immunsupprimierten Patienten gesammelt werden.

Anwendung bei Kindern und bei älteren Patienten

Die klinische Erfahrung mit Fluorchinolonen bei Kindern ist sehr begrenzt. Präklinische Befunde über Knorpelschäden von tragenden Gelenken bei juvenilen Tieren waren Anlass für ernste Bedenken, diese Wirkstoffe bei Kindern und Jugendlichen einzusetzen. Obwohl es schwierig ist, Ergebnisse aus Tierversuchen auf den Menschen zu übertragen, sind bis jetzt noch fast alle Chinolone bei Heranwachsenden aus Furcht vor bleibenden und vielleicht schwer beeinträchtigenden Gelenkschäden kontraindiziert.

Trotzdem wurden bei sehr schwer erkrankten Kindern, v. a. Kindern mit zystischer Fibrose, bei denen andere Antibiotika nicht mehr zu helfen schienen oder die üblichen Mittel aus anderen Gründen nicht anwendbar sind, Fluorchinolone in Einzelfällen verwendet. Bis Ende 1994 waren 1795 so behandelter Kinder dokumentiert, wobei sich die Erfahrungen ganz wesentlich auf Ciprofloxacin beschränkten (Burkhardt et al. 1997). Da bei diesen Kindern keine Knorpelschäden erkennbar waren, wurde in jüngster Zeit Ciprofloxacin zur Behandlung von akuten, durch Pseudomonas aeruginosa verursachten Infektionsschüben einer zystischen Fibrose bei Kindern und Jugendlichen im Alter von 5–17 Jahren zugelassen. Die Dosierung bei dieser speziellen Indikation beträgt 2-mal täglich 15 (bis 20 mg/kgKG; Maximaldosis: 1500 mg/Tag) oral oder 3-mal täglich 10 mg/kg KG i.v. (maximal 1200 mg/Tag).

Dabei darf jedoch nicht vergessen werden, dass diese Grunderkrankung für sich schon mit einer erhöhten Inzidenz an Gelenkerkrankungen verbunden ist und dass ein zusätzlicher Beitrag der Ciprofloxacinbehandlung nicht leicht erkennbar gewesen wäre. Daher erscheint derzeit eine Lockerung der Kontraindikation sowohl für andere Chinolone als auch für andere Erkrankungen noch nicht möglich. Sollte sich in größeren Untersuchungen auch bei anderen Erkrankungen bestätigen, dass diese Ergebnisse aus Tierversuchen nicht auf den Menschen übertragbar sind, wären weitere Indikationen auch für Heranwachsende möglich (Jafri u. Mc Cracken 1999).

Für ältere Patienten bestehen keine grundsätzlichen Anwendungsbeschränkungen. Es sind jedoch einige Punkte bei der Anwendung von Fluorchinolonen in dieser Altersgruppe zu bedenken. Bei älteren Personen ist oft die Gesamtclearance – meist in Abhängigkeit von der Nierenfunktion – eines Fluorchinolons vermindert und das scheinbare Verteilungsvolumen kleiner. Dies kann bei unveränderter gastrointestinaler Resorption zu höheren C_{max}- und zu größeren AUC-Werten führen (Nicolle 1999). Da bei einigen Fluorchinolonen bekannt ist, dass die Inzidenz der Nebenwirkungen – v. a. von ZNS-Reaktionen – mit zunehmenden AUC-Werten und auch mit höheren Spitzenkonzentrationen korreliert, ist bei älteren Patienten Vorsicht angebracht (Christ et al. 1998). Beim Fleroxacin z. B. wird für Frauen ab 65 und für Männer ab 75 Jahren eine Dosisanpassung empfohlen.

Ebenso müssen Begleiterkrankungen und gleichzeitige Therapien in die Überlegungen einbezogen werden. Für Patienten mit Vorschädigungen des ZNS (z. B. Krampfanfälle in der Vorgeschichte, verringerte Hirndurchblutung, Schlaganfall) besteht eine relative Kontraindikation für eine Fluorchinolontherapie.

Klinisch relevante Wechselwirkungen sind z. B. mit mineralischen Antazida, Theophyllin und Koffein, Antidiabetika (wie Glibenclamid) oder Diazepam möglich. Begleitmedikationen mit diesen Stoffen spielen bei älteren Patienten eine Rolle, sodass auch sie vor einer Therapie mit Fluorchinolonen in eine Nutzen-Schaden-Abschätzung einbezogen werden müssen.

5.3.15.7 Unerwünschte Wirkungen

Das wesentliche Profil der präklinischen (s. Übersicht unten) und der klinischen unerwünschten Wirkungen (◘ Tabelle 5-40) der Fluorchinolone ist gut bekannt. Trotzdem sind gerade die neueren Fluorchinolone offensichtlich auch immer wieder mit Überraschungen verbunden (Paton u. Reeves 1991; Christ u. Esch 1994; Stahlmann u. Lode 1998).

◘ **Tabelle 5-40.** Unerwünschte Wirkungen der Chinolone (kumulative Inzidenz: 4,4 – 16,5 – 20%)

Organsystem	Inzidenz [%]
Magen-Darm-Trakt	0,8–6,8
Zentrales und peripheres Nervensystem	0,9–4,7
Störungen der neuromuskulären Erregungsübertragung	
Haut/Überempfindlichkeitsreaktionen	0,4–2,1
Phototoxizität/Photoallergie	(<0,1) 0,5–2
Sinnesorgane (u. a. Geschmacksempfinden)	Bis 8
Herz-Kreislauf-System	0,5–2
Niere/Urogenitaltrakt/Leber	0,5–4,5
Blut und Blutbestandteile	0,5–5,3
Stütz- und Bewegungsapparat/ rheumatologisch	0,5–2

Toxikologisches Profil der Fluorchinolone

- Arthropathien
- Achillestendinitis und -ruptur
- Nephropathie
- Leberzellschäden
- ZNS-Effekte
- Augentoxizität
- Beeinträchtigungen der Spermatogenese
- Kardiovaskuläre Effekte
- Mögliche mutagene und karzinogene Effekte
- Phototoxizität (Photokarzinogenität, Photomutagenität)
- Metabolische Arzneimittelwechselwirkungen

Bis zu dem Zeitpunkt, an dem Temafloxacin wegen des Versagens multipler physiologischer Systeme, das durch dieses spezifische Chinolon ausgelöst wurde (»Temafloxacinsyndrom«), weltweit vom Markt genommen wurde, konnte etwas verallgemeinert gesagt werden, dass das Profil der klinischen unerwünschten Wirkungen (◘ Tabelle 5-40) im Prinzip für alle Chinolone gleich sei. Als Besonderheit der Chinolone wurden bis dahin v. a. die Knorpelschädigungen und die vielleicht pathogenetisch damit in Zusammenhang stehenden Entzündungen von Sehnen, v. a. der Achillessehnen angesehen. Dabei wurden wiederholt sogar Risse der Achillessehne beobachtet.

Ende der 1990er Jahre sind jedoch mit Lomefloxacin und Sparfloxacin völlig neue Aspekte der Phototoxizität, wie z. B. Photomutagenität und Photokarzinogenität, in den Mittelpunkt des Interesses gerückt. Vor allem in Hinblick auf diese unerwünschten Wirkungen, aber auch in Bezug auf die Wirkungsintensität und das antimikrobielle Spektrum, konnten für die Fluorchinolone Struktur-Wirkungs-Beziehungen aufgedeckt werden (Domagala 1994). Inzwischen konzentriert sich das Interesse zunehmend auf Wirkungen auf das Herz-Kreislauf-System, wie z. B. Verlängerungen des QT-Intervalls im EKG.

Wegen der besonderen Bedeutung werden, auch nach Bekanntwerden der besonderen Hepatotoxizität von Trovafloxacin (geschätzte Inzidenz von akutem Leberversagen mit Folge Tod oder notwendiger Lebertransplantation 1:100.000 bis 1:200.000), alle in Europa auf dem Markt befindlichen Fluorchinolone einer erneuten, vergleichenden Nutzen-Risiko-Bewertung unter besonderer Beachtung kardialer und hepatischer Risiken durch die Zulassungsbehörden der EU unterzogen.

Im folgenden werden 4 Aspekte erörtert:
- Wirkungen auf das Herz-Kreislauf-System,
- Beeinträchtigungen des Stütz- und Bewegungsapparates,
- Neurotoxizität.
- Phototoxizität.

Wirkungen auf das Herz-Kreislauf-System

Im Tierversuch (Katze, Hund) verursachen die meisten Fluorchinolone nach i.v.-Injektion einen Abfall des systolischen und diastolischen Blutdrucks. Die Stärke und Dauer dieser Effekte sind von der Dosis bzw. den erreichten Maximalserumspiegeln abhängig. Bei einigen der neuen Vertreter, z. B. Levofloxacin, scheinen diese Effekte auf das Herz-Kreislauf-System ausgeprägter zu sein. Deshalb wird bei Gabe einer 500-mg-Einzeldosis die strikte Einhaltung einer Infusionsdauer von mindestens 60 min empfohlen.

Verlängerung des QT-Intervalls durch Fluorchinolone

Im Zusammenhang mit Terfenadin, Cisaprid, vielen anderen Wirkstoffen, aber auch Sparfloxacin und Grepafloxacin hat sich in jüngster Zeit das Interesse auf die arzneimittelinduzierte Verlängerung des QT-Intervalls konzentriert. Es wurde versucht, eine funktionelle Verknüpfung zu schwerwiegenden, lebensbedrohlichen kardiotoxischen Nebenwirkungen herzustellen. Als Prototyp schwerwiegender Herzrhythmusstörungen gelten »torsades de pointes«. Es war bekannt, dass einige Antibiotika, z. B. Erythromycin (v. a. i.v. gegeben) und Clarithromycin eine ausgeprägte QT-Intervallverlängerung bewirken können und mit dem Auftreten von »torsades de pointes« verknüpft sind. Sparfloxacin war der erste Vertreter unter den neuen Fluorchinolonen, bei dem eine QT-Intervallverlängerung beobachtet wurde.

Bei gesunden Probanden betrug die maximale QT-Verlängerung im Mittel 19 ms bei der therapeutischen Dosis von 400/200 mg. In unterschiedlichen Studien der Phase III mit 813

Patienten unter EKG-Kontrolle überstieg bei 10 Patienten (1,3% der gesamten Gruppe) der korrigierte QT-Wert (QTc) unter der Therapie 500 ms. Bei Phase-III-Studien mit Sparfloxacin in den USA wurde bei 21 von 1585 Patienten eine mäßige Verlängerung des QTc-Intervalls beobachtet (im Mittel von 10 ms; Lipsky et al. 1996). Lebensbedrohliche Herzrhythmusstörungen im Zusammenhang mit einer Sparfloxacintherapie wurden fast ausschließlich bei älteren Patienten beobachtet (Verhältnis weiblich zu männlich = 8:1; n=9). In allen Fällen bestand eine proarrhythmogene Begleitmedikation. Alle Patienten wiesen kardiale Risiken auf (Tauchert 1996).

Nicht nur Sparfloxacin, sondern auch andere Fluorchinolone wie Grepafloxacin, Moxifloxacin, Clinafloxacin und Gatifloxacin verursachen eine mäßige Verlängerung des QTc-Intervalls. Für Trovafloxacin liegen widersprüchliche, für Gemifloxacin noch keine zur Beurteilung ausreichenden Daten vor. Obwohl damit schon eine ganze Reihe von Fluorchinolonen mit dieser Eigenschaft bekannt wurden, konnte bisher jedoch noch keine Struktur-Wirkungs-Beziehung identifiziert werden, im Gegensatz zur Photoxizität, wo schon sehr eindeutige Beziehungen bekannt sind.

Bei Probanden betrug die QT-Intervallverlängerung durch Grepafloxacin bei therapeutischer Dosis von 600 mg im Mittel 10,4 ms (QTcF). Bei höheren Dosen zeigt sich eine eindeutige dosisabhängige Zunahme der QT-Zeit.

Unter Moxifloxacin (400 mg) war das Ausmaß der mittleren QTc-Verlängerung gering (4 ms), das gleiche trifft für Gatifloxacin zu. Bei Probanden, die Dosen von 200–800 mg (oral und i.v.) erhielten, betrug die mittlere Verlängerung des QTc-Intervalls 2,9±16,5 ms. Es ist bisher wissenschaftlich umstritten, welche Verlängerung der QT-Dauer als klinisch relevant anzusehen ist, oder ob überhaupt ein Schwellenwert definiert werden kann. In den »points to consider: The assessment of the potential for QT-interval prolongation by non-cardiovascular medicinal products« des CPMP vom 8. Dezember 1997 wird eine Verlängerung von 30–60 ms als relevanter Schwellenbereich genannt.

Offensichtlich spielen auch die Elektrolyte eine große Rolle beim QT-Intervall. Zum Beispiel war in den Phase-III-Studien mit Grepafloxacin die Häufigkeit von signifikanten QTc-Intervallverlängerungen bei Patienten mit Hypokaliämie oder Hypokalzämie 6-mal höher als bei Patienten mit normalen Kalium- oder Kalziumwerten. Außerdem tragen Frauen ein größeres Risiko, dass bei ihnen arzneimittelinduzierte »torsades de pointes« ausgelöst werden (Makkar et al. 1993; Lehmann et al. 1999).

Es ist derzeit nicht geklärt, ob generell alle Patienten in Gefahr sind, durch die Verabreichung eines der in Frage kommenden Fluorchinolone Herzrhythmusstörungen zu entsickeln (wenn ja, dann wäre das Risiko sicher sehr klein), oder ob nur bei Patienten mit bestehenden kardialen Risiken und/oder proarrhythmogener Begleitmedikation und/oder Elektrolytentgleisungen eine solche Therapie den sprichwörtlichen »letzten Tropfen« beisteuert.

Stütz- und Bewegungsapparat

Gelenkknorpelschäden

Wenn Chinolone juvenilen Tieren (Ratten, Kaninchen, Hunde, Mäuse, Meerschweinchen, Frettchen, Marmosets) verabreicht werden, so verursachen alle Chinolone Knorpelläsionen in den stark belasteten Gelenken (Hüfte, Knie, Ellbogen). Besonders empfindlich reagiert der Hund, relativ unempfindlich scheint die Maus zu sein. Bei neueren Fluorchinolonen, wie z. B. Norfloxacin, Ofloxacin und Ciprofloxacin, sind eine Reihe von Knorpelveränderungen spezies-, dosis- und geschlechtsabhängig aufgetreten (Christ u. Lehnert 1990; Takayama et al. 1995; von Keutz u. Christ, 1997; Lipsky u. Baker 1999; Stahlmann u. Lode 1999). Obwohl bekannt ist, dass Nalidixinsäure ausgeprägte Knorpelschäden bei jugendlichen Tieren verursacht, sind bisher keine derartigen Nebenwirkungen beim Menschen nachgewiesen worden. Auch neuere Befunde von Schaad und Mitarbeiter an Kindern, die aufgrund einer zystischen Fibrose mit Ciprofloxacin behandelt worden waren, sind ermutigend (s. auch Kap. 5.3.15.6 Indikationen; Schaad u. Wedgwood 1992; Burkhardt et al. 1997).

Die den Gelenkknorpelschäden zugrunde liegenden biochemischen Mechanismen sind bisher nicht im Detail aufgeklärt. Stahlmann und Mitarbeiter lieferten einen wesentlichen Beitrag zur Aufklärung der Chondrotoxizität (Stahlmann et al. 1996; Vormann et al. 1997). Sie konnten einen Zusammenhang zwischen Knorpelschäden und einem Magnesiummangel in einer vulnerablen Entwicklungsphase der Ratte nachweisen.

Schädigung der Achillessehne

Die Inzidenz von rheumatologischen Nebenwirkungen der Fluorchinolone beträgt etwa 1%. Am häufigsten werden Gelenk- und Muskelschmerzen beobachtet (Christ u. Esch 1994). In den letzten Jahren sind einseitige und beidseitige Entzündungen der Achillessehne unter Fluorchinolontherapie beschrieben worden. Diese Erscheinung kann durch den Riss der Achillessehne wesentlich kompliziert werden.(s. oben, Übersicht).

In publizierten Kasuistiken wurden bisher folgende Fluorchinolone mit einer Entzündung bzw. Riss der Achillessehne in Zusammenhang gebracht: Pefloxacin, Norfloxacin, Ofloxacin, Ciprofloxacin, Enoxacin, Sparfloxacin, Levofloxacin. Diese Fluorchinolone können die betreffenden Nebenwirkungen schon nach kurzer Behandlungsdauer auslösen. Betroffen sind eher Patienten über 50 Jahre. Es gibt bisher keine völlig überzeugende Hypothese, mit der die Pathogenese der Schädigung der Achillessehne erklärt werden könnte (Kashida u. Kato 1997; Shakibaei et al. 2000).

Neurotoxizität

Beim Menschen können sowohl die älteren Chinolone als auch die neuen Fluorchinolone verschiedene ZNS-Reaktionen auslösen, u. a.Schwindel, Erregungszustände, Euphorie, Verwirrtheitszustände, Angstzustände, Depressionen und Halluzinationen, Schlafstörungen, intensive Traumerlebnisse (bis zum Alptraum; s. Übersicht). Sehr selten kann es unter Chinolontherapie zu Krampfanfällen kommen. Gewöhnlich sind prädisponierende Faktoren vorhanden, wie z. B. Vorschädigung des ZNS mit erniedrigter Krampfschwelle, Schädel-Hirn-Verletzungen oder gleichzeitige Therapie mit Theophyllin bzw. Fenbufen.

Neurotoxische Wirkungen der Chinolone

- Kopfschmerzen, Übelkeit, Schwindel
- Alpträume, intensive Träume
- Lethargie, Benommenheit, Somnolenz
- Unruhe, Tremor
- Photophobie
- Nervosität, Angst, Agitation
- Verwirrtheitszustände, Halluzinationen,
- Schlaflosigkeit
- Manische Reaktionen, Depersonalisierung
- Depression
- Krampfanfälle, Pseudotumor cerebri
- Ataxie, Parästhesie, Neuritis, Katatonie

Patienten mit bekannten Anfallsleiden sollten nur nach sorgfältiger Nutzen-Schaden-Abwägung und unter ärztlicher Kontrolle mit Fluorchinolonen behandelt werden.

Die zugrunde liegenden biochemisch-pharmakologischen Mechanismen, die für die ZNS-Effekte der Fluorchinolone verantwortlich sind, sind bis heute nur teilweise geklärt.

Effekte auf die neuromuskuläre Erregungsübertragung

In jüngerer Zeit erschienen Fallberichte, in denen gezeigt wurde, dass unter bestimmten Umständen Ciprofloxacin und Norfloxacin eine Myasthenia gravis verschlimmern oder demaskieren können (Christ u. Esch 1994). Fluorchinolone sollten daher bei Patienten mit einer Myasthenia gravis nur mit Vorsicht angewendet werden.

Phototoxizität

Phototoxische Reaktionen, die während oder wenige Tage nach der Behandlung auftraten, wurden bei allen Fluorchinolonen beobachtet. Meistens entwickeln sich an den lichtexponierten Hautarealen Rötungen, Schwellungen und Bläschen. Eine Photo-Onycholyse mit Blutungen unter den Nägeln kann – ähnlich wie durch Tetracycline – auch durch Pefloxacin und Ofloxacin induziert werden. Unter den neuen Fluorchinolonen haben v. a. Pefloxacin, Lomefloxacin und Sparfloxacin klar nachgewiesene lichtsensibilisierende Eigenschaften im UVA-Bereich.

Bei einer Therapie mit einem der 3 oben genannten Chinolone sollte den Patienten geraten werden, während der gesamten Dauer der Behandlung und für 5 Tage nach Beendigung der Behandlung eine Exposition gegenüber Sonnenlicht, hellem Licht und UV-Strahlung zu vermeiden.

Die phototoxische Reaktion nach Lomefloxacin und Sparfloxacin kann einem schweren Sonnenbrand ähneln mit Verbrennungen 2. Grades, die u. U. eine stationäre Aufnahme erforderlich machen. Wahrscheinlich hängen die Reaktionen von der Konzentration des lichtsensibilisierenden Agens in der Haut und von der Art und Energie der UV-Strahlen ab. Die Konzentrationen der Fluorchinolone können in der Haut ebenso hoch oder sogar wesentlich höher sein als im Blut. Es ist offensichtlich, dass Fluorchinolone, die besonders photoinstabil sind – wozu der Substituent in Position 8 des Moleküls entscheidend beiträgt – ein größeres phototoxisches Potenzial besitzen (Domagala 1994; Klecak et al. 1997).

Mit Lomefloxacin und Sparfloxacin scheint eine neue Qualität der Phototoxizität verknüpft zu sein. Zum einen ist die Häufigkeit des Auftretens phototoxischer Reaktionen wesentlich höher als bei anderen Fluorchinolonen (Inzidenzen bis 1:683), und die Phototoxizität kann bei bewölktem Wetter oder sogar bei Abwesenheit von direkter Sonnenexposition auftreten. Zum anderen sind die Erscheinungen wesentlich schwerwiegender: 15,6% der Fälle haben Verbrennungen 2. Grades, und in 8,2% der Fälle war eine Krankenhauseinweisung erforderlich (Christ et al. 1998).

Photokarzinogenität

In einer großen Studie, bei der haarlose Mäuse 78 Wochen lang verschiedene Chinolone erhielten und zusätzlich periodisch mit UVA-Licht bestrahlt wurden, entwickelten Tiere der Lomefloxacingruppe Plattenepithelkarzinome der Haut (Klecak et al. 1997). Die Bedeutung dieser Befunde für den Menschen ist unklar.

Wechselwirkungen

Eine große Zahl von Medikamenten und Nahrungsmitteln kann zu Wechselwirkungen mit Fluorchinolonen führen. Diese sind in zahlreichen Übersichtsarbeiten beschrieben, daher sollen hier nur die wichtigsten kurz genannt werden: Wichtige Wechselwirkungen betreffen Arznei- und Nahrungsmittel (z. B. Milchprodukte und Fruchtsäfte), die Ca^{2+}, Mg^{2+}, Fe^{2+}, Zn^{2+} und Al^{3+}-Ionen enthalten, sowie Sucralfat, H2-Rezeptorantagonisten, Theophyllin, Koffein, Fenbufen und in geringerem Ausmaß Antikoagulanzien wie Warfarin, Cyclosporin, Cimetidin, Diphenylhydantoin und Diazepam.

5.3.15.8 Überdosierung und Notfallmaßnahmen

Informationen über eine Überdosierung von Fluorchinolonen beim Menschen sind sehr spärlich. Im Jahr 1991 wurde eine Kasuistik veröffentlicht, in der über eine massive Überdosierung mit Ofloxacin berichtet wurde. Einer 26-jährigen Patientin wurden versehentlich 3 g Ofloxacin intravenös infundiert, das ist fast das 10fache der Standarddosis. Es zeigten sich nur mittelschwere ZNS-Reaktionen. Die Patientin klagte über Schläfrigkeit, Übelkeit, wechselnde Temperaturempfindungen, Gesichtsschwellungen, Sprachstörungen sowie über Desorientierung. Die Patientin äußerte, dass sie sich fühle, als ob sie betrunken sei. Alle Beschwerden, mit Ausnahme des Schwindels und der Übelkeit, verschwanden innerhalb einer Stunde nach Absetzen der Infusion (Kohler et al. 1991).

Üblicherweise wird versucht, von präklinischen toxikologischen Studien auf den Menschen zu extrapolieren. Häufige toxische Wirkungen von Fluorchinolonen bei Nagern umfassten eine Verringerung der lokomotorischen Aktivität, Ptosis, Zittern, tonische Krämpfe und Hemmung der Atmung. Bei Hunden und Affen kommt es häufiger zum Erbrechen. Das nephrotoxische Potenzial der Fluorchinolone ist bei Ratten, Affen und Hunden sehr unterschiedlich. Alkalische pH-Werte des Urins, wie sie bei Ratte und Affe vorkommen, begünstigen eine Kristallurie (Christ u. Lehnert 1990). Beim Menschen ist eine Kristallurie nach Fluorchinolongabe nur selten beobachtet worden (z. B. unter Norfloxacin oder Ciprofloxacin).

Im Falle akuter, extensiver Überdosierung wird neben den Routinenotfallmaßnahmen empfohlen, auf ausreichende Hydratation zu achten und die Nierenfunktion zu überprüfen. Zur Verringerung der Resorption nach oraler Einnahme einer Überdosis wird die reichliche Gabe von magnesium- und kalziumhaltigen Antazida empfohlen. Fluorchinolone werden nur in geringem Umfang mittels Hämo- oder Peritonealdialyse aus dem Körper entfernt.

Fazit für die Praxis

Fluorierte Chinolone sind aus der antiinfektiven Therapie nicht mehr wegzudenken. Seit der Zulassung des ersten Fluorchinolons vor bald 20 Jahren ist eine Reihe weiterer Substanzen entwickelt worden, die Verbesserungen der pharmakokinetischen Eigenschaften und des Wirkspektrums mit sich brachten. eine gewissen Differenzierung des Wirkungsspektrums drückt sich in der Einteilung der Fluorchinolone in 4 Gruppen aus.

Viele Infektionen können erfolgreich mit einer oralen Chinolontherapie behandelt werden. Dazu zählen bakterielle Infektionen der Nieren und Harnwege, der Atemwege, der Haut und der Weichteile sowie der Knochen und Gelenke. Infektionen des Magen-Darm-Traktes – speziell bakterielle Enteritiden – sprechen auf eine orale Therapie mit Fluorchinolonen sehr gut an. Einige durch Geschlechtsverkehr übertragene Erkrankungen können mit einer oralen Chinolontherapie geheilt werden.

In jüngster Zeit sind Fluorchinolone mit guter Anaerobieraktivität (Gruppe IV) auch bei komplizierten intraabdominellen bzw. gynäkologischen Infektionen erfolgreich eingesetzt worden. Zur Behandlung von Kindern und Jugendlichen (bei Infektionsschüben einer zystischen Fibrose) ist bisher lediglich Ciprofloxacin zugelassen.

Auch hinsichtlich der unerwünschten Wirkungen stellen die Chinolone keine homogene Gruppe dar. Unerwartete toxische Wirkungen verhinderten oder beschränkten in einigen Fällen den Einsatz neuerer Substanzen. Als »golden standard« kann nach wie vor Ciprofloxacin angesehen werden.

Literatur zu Kap. 5.3.15

Andriole VT (1999) The future of the quinolones. Drugs 58 (Suppl. 2): 1–5

Bressolle F, Goncalves F, Gouby A, Galtier M (1994) Pefloxacin clinical pharmacokinetics. Clin Pharmacokinet 27: 418–446

Burkhardt JE, Walterspiel JN, Schaad UB (1997) Quinolone arthropathy in animals versus children. Clin Infect Dis 25: 1196–1204

Christ W, Esch B (1994) Adverse reactions to fluoroquinolones in adults and children. Infect Dis Clin Pract 3 (Suppl 3): 168–176

Christ W, Kemmler H, Esch B (1998) Verträglichkeit und Anwendungssicherheit von Fluorchinolonen. Spezifische toxikologische Aspekte und Nebenwirkungen. In: Adam D, Naber KG (Hrsg) Therapeutische Vergleichbarkeit von Fluorchinolonen. Fortschritte der antimikrobiellen und antineoplstischen Chemotherapie (FAC) 16–1. Futuramed, München, S 85–100

Christ W, Lehnert T (1990) Toxicity of the quinolones. In: Siporin C, Heifetz CL, Domagala JM (eds.). The new generation of quinolones. Marcel Dekker, New York, pp 165–187

Domagala JM (1994) Structure-activity and structure-side-effect relationships for the quinolone antibacterials. J Antimicrob Chemother 33: 685–706

Drlica K (1999) Refining the fluoroquinolones. ASM News 65: 410–415

Ednie LM, Jacobs MR, Appelbaum PC (1999) Clinafloxacin antibacterial activity. Drugs 58 (Suppl 2): 217–221

Gellert M, Mizuuchi K, O'Dea MH, Itoh T, Tomizawa JI (1977) Nalidixic acid resistance: A second genetic character involved in DNA gyrase activity. Proc Natl Acad Sci USA 74: 4772–4776

Goss WA, Deitz WH, Cook TM (1965) Mechanism of action of nalidixic acid on Escherichia coli II. Inhibition of deoxyribonucleic acid synthesis. J Bacteriol 89: 1068–1074

Hakanen A, Kotilainen P, Huovinen P et al. (2001) Reduced fluoroquinolone susceptibility in Salmonella enterica serotypes in travelers returning from southeast Asia. Emerg Infect Dis 7: 996–1003

Hüllen V, Heisig P, Wiedemann B (1999) Induktion des MAR-Phänotyps als mögliche Ursache für die Entwicklung der Fluorchinolon-Resistenz bei E. coli. Chemother J 8: 79–81

Jafri HS, Mc Cracken jr. GH (1999) Fluoroquinolones in paediatrics. Drugs 58 (Suppl 2): 43–48

Janoir C, Podglajen I, Kitzis MD, Poyart C, Gutmann L (1999) In vitro exchange of fluoroquinolone resistance determinants between Streptococcus pneumoniae and viridans Streptococci and genomic organization of the parE-parC region in S.mitis. J Infect Dis 180: 555–558

Kashida Y, Kato M (1997) Characterization of fluoroquinolone-induced Achilles tendon toxicity in rats: comparison of toxicities of 10 fluoroquinolones and effects of anti-inflammatory compounds. Antimicrob Agents Chemother 41: 2389–2393

Klecak G, Urbach F, Urwyler H (1997) Fluoroquinolones enhance UVA-induced skin tumors. J Photochem Photobiol B Biol 37: 174–181

Kohler RB, Arkins N, Tack KJ (1991) Accidental overdose of intravenous ofloxacin with benign outcome. Antimicrob Agents Chemother 35: 1239–1240

Kresken M, Hafner D (1996) Prävalenz der Antibiotikaresistenz bei klinisch wichtigen Infektionserregern in Mitteleuropa. Chemother J 5: 225–230

Kresken M, Hafner D (2000) Resistenzsituation bei klinisch wichtigen Infektionserregern gegenüber Chemotherapeutika in Mitteleuropa. Chemother J 9: 51–86

Lehmann MH, Hardy S, Archibald D, Mac Neil DJ (1999) JTc prolongation with d,l-Sotalol in women versus men. Am J Cardiol 83: 354–359

Lipsky BA, Baker CA (1999) Fluoroquinolone toxicity profiles: A review focusing on newer agents. Clin Infect Dis 28: 352–364

Lipsky BA, Dorr MB, Magner DJ, Talbot GH (1996) Safety profile of sparfloxacin (SPAR) in North American Phase III clinical trials. 36th ICAAC, September 15–18. 1996. New Orleans, Louisiana, Abstract (L013)

Makkar RR, Fromm BS, Steinman RT, Meissner MD, Lehmann MH (1993) Female gender as a risk factor for torsades de pointes associated with cardiovascular drugs. JAMA 270: 2590–2597

Maxwell A, Critchlow SE (1998) Mode of Action (Chapter 4). In: Kuhlmann J, Dalhoff A, Zeiler H-J (eds) Quinolone antibacterials. Handbook of experimental pharmacology, Vol. 127. Springer, Berlin Heidelberg New York, pp 119–166

Naber KG, Adam D (1998) Einteilung der Fluorchinolone (PEG-Empfehlungen). Chemother J 7: 66–68

Nicolle LE (1999) Quinolones in the aged. Drugs 58 (Suppl 2): 49–51 Shakibaei M, Pfister K, Schwabe R, Vormann J, Stahlmann R (2000) Ultrastructure of Achilles tendons of rats treated with ofloxacin and fed a normal or magnesium-deficient diet. Antimicrob Agents Chemother 44: 261–266

Paton JH, Reeves DS (1991) Clinical features and management of adverse effects of quinolones antibacterials. Drug Safety 6: 8–27

Schaad UB, Wedgwood J (1992) Lack of quinolone-induced arthropathy in children. J Antimicrob Chemother 30: 414–416

Sörgel F, Kinzig-Schippers M, Sauber C, Bulitta J (1999) Pharmakokinetik und Pharmakodynamik von Levofloxacin (Übersicht). Chemother J 8 (Suppl. 18): 19–27

Stahlmann R, Förster C, Vormann J (1996) Phototoxizität, Neurotoxizität und Chondrotoxizität der Chinolone: experimentelle Daten und klinische Erfahrungen. In: Lode H, Stille W (Hrsg.) Sparfloxacin bei der

Behandlung von ambulant erworbenen tiefen Atemwegsinfektionen. Grundlagen und Standortbestimmung. Fortschritte der antimikrobiellen antineoplastischen Chemotherapie (FAC) 14–1. Futuramed, München, S 193–209

Stahlmann R, Lode H (1998) Nebenwirkungen der neueren Fluorchinolone (Übersicht). Arzneimitteltherapie 16: 385–394

Stahlmann R, Lode H (1999) Toxicity of quinolones. Drugs 58 (Suppl. 2): 37–42

Takayama S, Hirohashi M, Kato M, Shimada H (1995) Toxicity of the quinolone antimicrobial agents (review). J Toxicol Environ Health 45: 1–45

Tauchert M (1996) Klinische Relevanz der Auswirkungen von Sparfloxacin auf den Herzrhythmus. In: Lode H, Stille W (Hrsg.). Sparfloxacin bei der Behandlung von ambulant erworbenen tiefen Atemwegsinfektionen – Grundlagen und Standortbestimmung. Fortschritte der antimikrobiellen und antineoplastischen Chemotherapie (FAC) 14–1Futuramed, München, S 187–191

Thomas JK, Forrest A, Bhavnani SM, Hyatt JM, Cheng A, Ballow CH, Schentag JJ (1998) Pharmacodynamic evaluation of factors associated with the development of bacterial resistance in acutely ill patients during therapy. Antimicrob Agents Chemother 42: 521–527

Turnidge J (1999) Pharmacokinetics and pharmacodynamics of fluoroquinolones (Review Article). Drugs 58 (Suppl. 2): 29–36

von Keutz E, Christ W (1997) Toxicology and safety pharmacology of quinolones. In: Kuhlmann J, Dalhoff A, Zeiler HJ, (eds) Quinolone antibacterials. Handbook of experimental pharmacology, vol 127. Springer, Berlin Heidelberg New York, pp 297–337

von Rosenstiel N, Adam D (1994) Quinolone Antibacterials. An update of their pharmacology and therapeutic use. Drugs 47: 872–901

Vormann J, Förster C, Zippel U, Lozo E, Günther T, Merker H-J, Stahlmann R (1997) Effects of magnesium deficiency on magnesium and calcium content in bone and cartilage in developing rats in correlation to chondrotoxicity. Calcif Tissue Int 61: 230–238

Wiedemann B, Heisig P (1999) Bakterielle Resistenz gegenüber Chinolonen (Ciprofloxacin) (Übersicht). Chemother J 8: 99–107

5.3.16 Lokale Infektionsprophylaxe und -therapie am Harntrakt mit antibakteriellen Substanzen (Antibiotika, Hohlraumchemotherapeutika oder Antiseptika)

W. Vahlensieck, K. Naber

Harnröhre und Harnblase können bei Infektionen relativ einfach sondiert und topisch therapiert werden. Nieren und Harnleiter sind nach dem Einbringen von Nierenfistelkathetern oder Harnleiterschienen einer lokalen Therapie zugänglich. Der Gebrauch von lokalen Therapeutika (Spülmedien, keimzahlreduzierende Pharmaka) zur Prävention und Therapie iatrogener Harnwegsinfektionen bei einmaligem, intermittierendem oder andauerndem Katheterismus ist seit mehr als 30 Jahren immer wieder Gegenstand kontroverser Diskussionen ebenso wie beim intermittierenden Selbstkatheterismus (Elliott et al. 1989; Harper 1981; Klebingat et al. 1993).

Keine der bisher eingesetzten Lösungen ist ideal, da entweder das antimikrobielle Spektrum eingeschränkt ist oder die Lösungen gravierende Nebenwirkungen hervorrufen können (Harper 1981). Die Konzentration der Lösungen, das benutzte Volumen sowie Art und Dauer der Anwendung sind bisher oft nicht ausreichend untersucht worden. Bei Beteiligung parenchymatöser Organe wie Nieren oder Prostata an der Infektion ist die alleinige Spülbehandlung wirkunslos. Trotzdem sollte vor dem Hintergrund zunehmender Resistenzentwicklungen gegenüber Antibiotika die lokale Spülbehandlung nicht ganz vergessen werden. (Brühl et al. 1984, 1986; Chisholm 1982; Gopal u. Elliott 1988; Hsu u. Ukleja 1990; Nöske et al. 1981; Pearman et al. 1988; Tan et al. 1990; Wagenknecht 1977).

5.3.16.1 Durchführung

Bei der Instillation wird die Substanz in Harnröhre oder Harnblase eingebracht, ohne dass sie sofort wieder abfließt. Bei der Irrigation erfolgt eine intermittierende Spülung des Harntraktes, wobei zur Zufuhr und Entleerung dasselbe Hohlinstrument verwendet wird. Bei der Perfusion erfolgt eine kontinuierliche Spülung des Harntraktes über einen zuführenden und einen ablaufenden Schenkel.

Für Irrigationen und Perfusionen werden transurethrale oder suprapubische Harnblasenkatheter, Harnleiterkatheter oder Nierenfistelkatheter – bei Bedarf in unterschiedlichen Kombinationen – verwendet (Schmidbauer u. Porpaczy 1983).

5.3.16.2 Indikationen

Generell sind prophylaktische und therapeutische Indikationen zu unterscheiden.

Prophylaxe

Der Zusatz eines Antiseptikums bei der Instillation von Gleitmitteln verringert die Gefahr von Harnwegsinfektionen durch endourologische diagnostische und therapeutische Eingriffe. Bei den in Deutschland handelsüblichen Präparaten ist Chlorhexidin zugesetzt (Chisholm 1982; Hofstetter 1987; Scholtmeijer 1988; Stöhrer u. Sauerwein 2001; Waßmann et al. 1988).

Bei rezidivierenden Harnwegsinfektionen ohne Notwendigkeit des Katheterismus sollte keine lokale Prophylaxe betrieben werden (Elliott et al. 1989).

Bei Patienten mit neurogener Harnblasenfunktionsstörung und Selbstkatheterismus war die Kombination aus intravesikaler Antibiotikaspülung und oralem Nitrofurantoin der alleinigen intravesikalen oder oralen Prophylaxe überlegen (Cunha 1988). Bei Pearman et al. war die Infektionsrate beim Selbstkatheterismus bei intravesikaler Instillation einer Chlorhexidinlösung gegenüber dem Gebrauch des O'Neil-Katheters mit Einführungsspitze signifikant verringert (Pearman et al. 1991).

Blasenspülungen mit physiologischer Kochsalzlösung oder mit desinfizierenden oder antibakteriellen Substanzen zur Prophylaxe von Harnwegsinfektionen bei Patienten mit länger liegendem Dauerkatheter (Perfusionen oder Irrigationen) oder Einmalkatheterismus (Instillationen) haben sich meist als wirkungslos erwiesen. Beim Dauerkatheter liegt dies oft an der Resistenz von Bakterien in Biofilmen gegenüber der lokalen antimikrobiellen Spülungsbehandlung.

Bei kurzer Katheterliegezeit (1–7 Tage), v. a. nach endourolgischen Operationen und vorher sterilem Urin waren Perfusionen und Irrigationen am ehesten erfolgreich. Heute sollte bevorzugt die Perfusion im geschlossenen System eingesetzt werden (Brühl et al. 1984; 1986; Chisholm 1982; Gopal u. Elliott 1988; Klebingat et al. 1993; Liedl 1999; Muncie et al. 1989; Piechota et al. 2000; Ruwaldt 1983; Stickler 1990; Vogel et al. 1983; Warren et al. 1978).

Therapeutsche Anwendung

Antiseptika sollten gegenüber Antibiotika den Vorzug erhalten, um eine Resistenzentwicklung zu vermeiden und weil sie meist mit einem geringeren Allergierisiko behaftet sind. Zu bevorzugen sind sterile Fertiglösungen (Brühl et al. 1984, 1986; Chisholm 1982; Gopal u. Elliott 1988; Hsu u. Ukleja 1990; Nöske et al. 1981; Pearman et al. 1988; Tan et al. 1990; Wagenknecht 1977).

Die lokale Therapie von Urethritiden und Zystitiden wird heute nur noch bei Problempatienten, wie Patienten mit multiresistenten Organismen, Allergien oder einer fibrinös-purulenten Zystitis bzw. Pyozystis z. B. bei Dialysepatienten durchgeführt, bei denen eine systemische Gabe von Antibiotika, Chemotherapeutika oder Antimykotika nicht zum Erfolg führt (Brühl et al. 1986; Klebingat et al. 1993). Dabei soll neben einer Verringerung der Infektsymptome auch eine mechanische Reinigung von Detritus oder Phosphatkristallen, Nekrosolyse, Förderung der Wundheilung und Narbenprophylaxe erreicht werden. Eine erfolgreiche Therapie mit intermittierenden Irrigationen oder kontinuierlichen Perfusionen bei katheterassoziierten Harnwegsinfektionen mit Antibiotika oder Antiseptika wurde von den meisten Autoren verneint (Adesanya et al. 1993; Ball et al. 1987; Stickler 1990). Die experimentellen Daten von Gasser u. Madsen (1993) unterstützen die mangelnde klinische Wirksamkeit lokaler Antiseptika bei manifesten Infektionen, sobald die Bakterien an der Blasenmukosa haften und eine Biofilmbildung beginnt.

Bei Misserfolg der lokalen Spültherapie der Harnblase muss neben einer Resistenzentwicklung der ursächlichen Erreger auch an eine Mitbeteiligung der Nieren, die von der Spülung nicht erfasst werden, gedacht werden (Hsu u. Ukleja 1990).

5.3.16.3 Nebenwirkungen

Sehr viele früher eingesetzte Lösungen zur lokalen Therapie von Harnwegsinfektionen, v. a. Schwermetalle oder starke Säuren, werden heute wegen toxischer Nebenwirkungen, Mutagenität, Wirkungslücken oder resorptionsbedingter systemischer Nebenwirkungen nicht mehr eingesetzt (Gopal u. Elliott 1988; Hubmann u. Matz 1977; Keller 1958; Klebingat et al. 1993; Nöske et al. 1981; Schmidbauer u. Porpaczy 1983; Stickler 1990; Tan et al. 1990). Einige Antiseptika und Antibiotika (z. B. Chlorhexidin, Colistin, Gentianaviolett, Kanamycin, Nitrofurazon und Noxythiolin) können eine Chemozystitis mit Hämaturie auslösen (Chisholm 1982; DeVries u. Freiha 1990; Gopal u. Elliott 1988; Harper 1981; Pearmann et al. 1988). Außerdem kann durch wiederholte Instillationen eine iatrogene Keimeinschleppung erfolgen.

Neben den positiven keimreduzierenden Effekten durch eine lokale Therapie mit antibakteriellen Substanzen müssen auch negative Effekte durch die Zerstörung der Barrierefunktion der Harnblasenmukosa berücksichtigt werden. Da nach Instillation ein Anstieg der ausgeschiedenen Zellen unabhängig vom verwendeten Instillat ausgeprägt und schnell auftritt, sind wahrscheinlich mechanische Kräfte für die gesteigerte Zellausscheidung verantwortlich. Dadurch können Harnblasenspülungen – v. a. mit Antiseptika – ein bereits durch den Katheter geschädigtes Urothel noch anfälliger für Infektionen machen und eventuelle Vorteile einer antimikrobiellen Spültherapie aufheben (Anderman et al. 1986; Elliott et al. 1989; Gopal u. Elliott 1988).

Historische Substanzen zur lokalen Therapie von Harnwegsinfektionen

(Adesanya et al. 1986; Brühl et al. 1984; Chisholm 1982; Elliott et al. 1989; Gopal u. Elliott 1988; Harper 1981; Hsu u. Ukleja 1990; Hubmann u. Matz 1977; Hubmann u. Hugo 1984; Keller 1958; Nöske et al. 1981; Pauer 1954; Robertson u. Norton 1990; Schmidbauer u. Porpaczy 1983; Stickler 1990; Tan et al. 1990; Wagenknecht 1977; Wallnöfer 1970)

- Säuren
  - Benzoesäure
  - Borsäure
  - Karbolsäure
  - Mandelsäure
  - Natriumhypochlorit
  - Salizylsäure
  - Salpetersäure
  - Salzsäure
  - Zitronensäure
- Metallverbindungen
  - Aluminiumchlorat
  - Essigsaures Blei
  - Jod-Jodkaliumlösung
  - Kaliumpermanganat<subitem>-0,5o/oo
  - Kupfervitriol
  - Quecksilberverbindungen
  - Silberverbindungen
  - Zinksulfat
- Andere
  - Benzalkoniumchlorid
  - Benzolsulfonchloramid
  - Chloramin
  - Dichloramid
  - EDTA
  - Ethacridinlactat
  - Formaldehyd
  - Gentianaviolett
  - Hexylresorcin
  - Hydroxybenzol
  - Kälberbluthaemodialysat
  - Kamillentee
  - Kreolin
  - Lysozym
  - Natriumbikarbonat
  - Noxythiolin
  - Oxycyanat
  - Phenoxyethanol
  - Resorcin

▼

- Ringerlösung
- Salvizol
- Taurolin
- Tosylchloramin
- TRIS-Puffer
- Wasserstoffsuperoxid
- Antibiotika
  - Bacitracin
  - Colistin
  - Cotrimoxazol
  - Gentamicin
  - Nitrofurantoin
  - Nitrofurazon
  - Framycetin
  - Kanamycin
  - Natamycin
  - Polymyxin
  - Streptomycin
  - Sulfacarbamid
  - Sulfamethizol
  - Sulfisomidin
  - Sulfisoxazol

Aktuell zur lokalen Prophylaxe und Therapie von Harnwegsinfektionen eingesetzte Substanzen

(Gopal u. Elliott 1988; Klebingat et al. 1993; Pearman et al. 1988; Vahlensieck 1999; Vahlensieck u. Schmitz 1999)

- Verschiedene
  - Chlorhexidin
  - Essigsäure 0,07%
  - Natriumjodid
  - PVP-Jod
  - Silbernitrat
- Antibiotika/Antimykotitika
  - Amphotericin B
  - Miconazol
  - Neomycin
  - Nystatin

5.3.16.4 Therapie

Antibiotika und Chemotherapeutika

Wegen der raschen Entwicklung von Resistenzen und schweren Nebenwirkungen sollten die in der ersten Übersicht aufgeführten Antibiotika und Chemotherapuetika nicht mehr zur lokalen Prophylaxe und Therapie des Harntraktes verwendet werden (Gopal u. Elliott 1988; Klebingat et al. 1993). Einige Autoren lehnen den lokalen Einsatz von Antibiotika oder Chemotherapeutika im Harntrakt komplett ab (Brühl u. Bootz 1999; Klebingat et al. 1993).

Neomycin

Neomycin weist ein breites antimikrobielles Spektrum gegenüber harntraktpathogenen Keimen auf (Schmidbauer u. Porpaczy 1983). Bezüglich der lokalen Irritation schneidet Neomycin gut ab, da sowohl im Tierversuch als auch bei der klinischen Anwendung keine wesentlichen lokalen Irritationen mit Makrohämaturie beobachtet wurden (Harper 1981; Steffens et al. 1990).

Bei Einsatz eines Antibiotikums im Harntrakt sollte dieses in Form einer lange an der Schleimhaut haftenden Emulsion vorliegen, um eine möglichst lange Einwirkungszeit unabhängig von den Miktionen zu erreichen (Steffens et al. 1990). Das sterile Instillat Farco-Uromycin aus 2,2% Neomycinsulfat, 1% Lidocain-HCl, 0,03% Methyl-4-hydroxy-benzoat und 0,015% Propyl-4-hydroxybenzoat, (Farco-Pharma, Köln) ist die Mischung eines Antibiotikums, eines Lokalanästhetikums und zweier Desinfektionsmittel in einer Emulsionsbasis. Dieses Instillat wird lokal am Harntrakt bei akuten und chronischen unspezifischen Infektionen der unteren Harnwege, bei intersitieller Zystitis, zur postinstrumentellen Infektionsprophylaxe und zur Infektionscoupierung bei Dauerkatheter oder intermittierendem Katheterismus angewendet, wenn eine systemische antibiotische Therapie nicht erfolgreich oder möglich ist (Vahlensieck u. Steffens 1975). Als Resultat eigener Untersuchungen sollte Farco-Uromycin nicht im blutendem Harntrakt eingesetzt werden (Vahlensieck 1995).

Hinman u. Belzer konnten 1969 bei 54 Patienten vor Nierentransplantation durch prophylaktische Spülung der Harnblase mit 50 ml einer 1%igen Neomycinsulfatlösung die Harnwegsinfektionsquote direkt nach der Operation bei liegendem Dauerkatheter mit 25% gegenüber den nicht gespülten Patienten mit 67% deutlich verringern. Bei der Kontrolle des Urins nach Katheterentfernung war die Infektionsquote in beiden Gruppen nicht signifikant unterschiedlich (Hinman u. Belzer 1969).

Bei Harnwegsinfektionen mit multiresistenten Problemkeimen und neurogenen Harnblasenfunktionsstörungen führte die intravesikale Instillation von Neomycin und Sulfonamid (56% infektfrei), Polymyxin mit Bacitracin und Neomycin (72% infektfrei) sowie 0,05% Ethacridinlactat (59% infektfrei) zu besseren Heilungsraten als physiologische Kochsalzlösung (47% infektfrei) (Stöhrer 1983).

Pilzinfektionen

Bei auf den ableitenden Harntrakt beschränkten Mykosen (Candidosen, Aspergillosen) ohne klinische Hinweise auf eine Parenchymbeteiligung kann über einen transurethralen Spüldauerkatheter bzw. eine perkutane Nephrostomie eine Spülbehandlung durchgeführt werden (Flechner u. McAninch 1981; Hamory u. Wenzel 1978; Michigan 1976; Sonda u. Amendola 1985; Vahlensieck 1999; Vahlensieck et al. 1993; Wise et al. 1982). Hierzu wird eine Lösung von 50 mg Amphotericin B in 1 l sterilem Wasser oder 5%iger Dextrose (Konzentration 0,05 mg/ml) über 24 h (42 ml/h) instilliert. Es tritt keine signifikante systemische Absorption oder Toxizität auf. Die Lösungsflasche muss mit Aluminiumfolie umwickelt werden, da die Substanz lichtempfindlich ist (Michigan 1976). Die Behandlung kann 4 Tage bis 9 Monate bzw. bis zum Nachweis zweier steriler Pilzkulturen fortgesetzt werden (Michigan 1976; Warshawsky et al. 1975; Wise et al.1982). Die Erfolgsquote dieser lokalen Instillationsbehandlung beträgt 80%–92% (Wise 1998; Wise et al. 1982).

Spülungen mit anderen Antimykotika wie Miconazol oder Nystatin waren nicht so erfolgreich (Wong-Beringer et al. 1992). Bei mykotischer Urethritis können 25 mg Amphotericin B in 7,5 ml destilliertem Wasser plus 0,1 mg/ml Dextrose für 6 Tage lokal instilliert werden (Wise et al. 1982).

Bei Hinweisen auf eine aszendierende oder im Rahmen einer generalisierten Pilzerkrankung entstandene invasive Urogenitalmykose sollten Antimykotika systemisch verabreicht werden (Vahlensieck 1999).

Parasitäre Infektionen

Bei schmerzhaften Ulzerationen der Harnröhre und der Harnblase durch Amöben sind neben der Metronidazoltherapie Spülungen mit 0,25%iger Ethacridinlactatlösung empfohlen worden (Langkopf u. Ockert 1979; Martinez-Garcia et al. 1996; Vahlensieck u. Schmitz 1999). Bei durch orale medikamentöse Therapie nicht zu beendender Chylurie durch Filarien mit persistierenden Koliken, Harnverhaltungen und Gewichtsverlust führen evtl. mehrfach wiederholte Nierenbeckenspülungen mit 10 ml einer 0,5–2%igen Silbernitratlösung in 77% zu Erfolgen. Spülungen mit 15%igem Natriumjodid und operative Eingriffe sind mögliche Alternativen. Allerdings ist die Chylurie selbst meist nicht lebensbedrohlich und heilt in 50% der Fälle auch spontan aus (Kierfeld u. Magnus 1969; Müssner et al. 1997; Tan et al. 1990; Vahlensieck u. Schmitz 1999).

Antiseptika

Allgemeines

Chlorhexidin in Gleitmitteln verringert die Gefahr iatrogener Harnwegsinfektionen durch endourologische diagnostische und therapeutische Eingriffe (Chisholm 1982; Hofstetter 1987; Scholtmeijer 1988, Waßmann et al. 1988).

Der prophylaktische Zusatz von Antiseptika, wie z. B. Polyvidon-Jod oder Chlorhexidin zur Spüllösung bei Perfusionen dient der Verringerung der iatrogenen Infektionsquote, bedingt durch das operative oder katheterinduzierte Trauma nach endourologischen Eingriffen mit kurzer Dauerkatheterliegezeit (Ball et al. 1987; Brühl et al. 1984; Gopal u. Elliott 1988; Stickler 1990). Bei Pyozystitis ist die ein- oder mehrfache Irrigation der Harnblase Therapie der Wahl.

Antimikrobielle Instillationen, Irrigationen oder Perfusionen bei anderen prophylaktischen Indikationen (z. B. bei Einmalkatheterismus oder regelmäßigem Selbstkatheterismus) oder zur Therapie einer bereits bestehenden Harnwegsinfektion sind in der Regel nicht erfolgversprechend.

Chlorhexidin

Das Diguanid Chlorhexidin ist aktiv gegen die Zytoplasmamembran von vielen grampositiven und -negativen Bakterien. Resistenzen wurden gegenüber Proteus mirabilis und Pseudomonas aeruginosa beobachtet (Gopal u. Elliott 1988). Ein Zusatz von 0,05% Chlorhexidin im Gleitmittel reduziert das Harnwegsinfektionsrisiko bei endourologischen Eingriffen und beim Selbstkatheterismus (Hofstetter 1987; Scholtmeijer 1988; Stöhrer u. Sauerwein 2001). Meist wird zur Irrigation der Harnblase eine 0,05%ige Chlorhexidinlösung benutzt (Adesanya et al. 1993; Ball et al. 1987; Stickler 1990). Die Toxizität liegt dabei in einem vertretbaren Rahmen (Michel u. Wilhelm 2001).

Nach transurethralen Eingriffen und bei Dauerkatheter sind die Ergebnisse zur Prophylaxe von Harnwegsinfektionen und Bakteriämien durch intermittierende oder kontinuierliche Irrigation oder Perfusion mit Chlorhexidin widersprüchlich (Adesanya et al. 1993; Ball et al. 1987; Gopal u. Elliott 1988; Stickler 1990). Vorbestehende Infektionen konnten durch Irrigation mit Chlorhexidin nicht oder nur in einem nicht gegenüber physiologischer Kochsalzlösung signifikant unterschiedlichen Prozentsatz beseitigt werden (Adesanya et al. 1993; Ball et al. 1987; Stickler 1990).

Essigsäure

0,07%ige Essigsäurelösung wirkt fibrinolytisch, bakteriostatisch, fungizid und adstringierend. Bei Dauerperfusion lässt sich der pH-Wert auf 5,0 einstellen. Dadurch kann eine Keimzahlreduktion und die Lösung bzw. Verhinderung einer Phosphatinkrustation erreicht werden (Brühl u. Bootz 1999; Klebingat et al. 1993; Harper 1981).

Polyvidon-Jod-Lösung

Im Jodophor Poly(1-vinyl-2-pyrrolidon)-Jod (PVP-Jod) eingebunden ist Jod, das nach Sauerstoff und Chlor zu den wirksamsten antiseptischen Substanzen gehört, besser lokal verträglich als in anderen Jodverbindungen. Alle gängigen Erreger von Harnwegsinfektionen werden bei einer 2,5%igen Verdünnung eines Fertigpräparates (0,25% PVP-Jod) abgetötet (Brühl et al. 1984; Hubmann 1980; Hubmann u. Hugo 1984; Rebentisch 1985).

- Dosierung:

In der klinischen Literatur wurden Verdünnungen von 2–10% (0,22–1,1% PVP-Jodgehalt) der handelsüblichen PVP-Jodlösungen in physiologischer Kochsalzlösung zur therapeutischen oder prophylaktischen Irrigation bzw. Perfusion und von 5–20% (0,55–2,2% PVP-Jod) zur therapeutischen oder prophylaktischen Instillation angegeben (Hubmann u. Hugo 1984).

- Nebenwirkungen:

Eine PVP-Jod-Spülbehandlung des Harntraktes sollte wegen der möglichen Jodüberlastung nur über einen begrenzten Zeitraum und bei Patienten ohne Schilddrüsenfunktionsstörung durchgeführt werden. Bei schilddrüsengesunden Patienten ist während PVP-Dauerspülungen durch den Anstieg des Serumjodwertes auf etwa das 4fache nicht mit einer wesentlichen Veränderung der Drüsenfunktion zu rechnen (Brühl et al. 1984; Hubmann 1980; Hubmann u. Hugo 1984).

Bei eigenen Experimenten hemmte eine unverdünnte PVP-Jod-Lösung mit 10% verfügbarem PVP-Jod und 1% verfügbarem Jod die Fibrinpolymerisation und damit die Blutgerinnung komplett. Bei Untersuchung einer in physiologischer Kochsalzlösung auf 5% verdünnten PVP-Jod-Lösung traten keine relevanten Beeinflussungen der Blutgerinnung mehr auf (Vahlensieck 1995). Klinisch wurden bisher keine Zeichen einer erosiven Zystitis mit Makrohämaturie beobachtet (Brühl et al. 1984; Giannoni et al. 1989; Gopal u. Elliott 1988; Hubmann 1980; Hubmann u. Hugo 1984; Van den Broek et al.1985).

Auf 5% verdünnte handelsübliche PVP-Jod-Lösungen riefen bei Dauerspülungen häufiger Missempfindungen hervor, sodass bei Dauerspülungen eine 2,5%ige oder 2%ige Verdünnung verwendet werden sollte. Bei Anwendung einer 2,5%igen Dauerspülung traten Tenesmen nur noch in 1% der Fälle auf (Brühl et al. 1984; Giannoni et al. 1989; Gopal u. Elliott 1988; Hubmann 1980; Hubmann u. Hugo 1984; Van den Broek et al. 1985).

Der wissenschaftliche Beirat der Bundesärztekammer hielt 1985 eine Spülbehandlung von Wund- und Körperhöhlen mit PVP-Jod nicht für indiziert (Rebentisch 1985). Bei dieser Empfehlung waren keine Urologen involviert. Die urologische Literatur wurde nicht berücksichtigt.

- Prophylaxe:

Van den Broek et al. (1985) verringerten durch die intravesikale Instillation einer verdünnten PVP-Jodlösung (2% PVP-Jodgehalt) jeweils vor Entfernung des ein- oder mehrmals erforderlichen transurethralen Einmalkatheters nach orthopädischer Operation die Bakteriuriequote gegenüber den unbehandelten Kontrollen von 28% auf 4%. Anderman et al. (1986) sahen bei 38 Patientinnen nach vaginalem operativem Eingriff unter PVP-Jodlösung eine Infektionsquote von 32% gegenüber nur 5% unter physiologischer Kochsalzlösung bei Spülung der Harnblase mit PVP-Jod erstmals beim Legen und dann nochmals 24 h später unmittelbar vor Entfernen des Dauerkatheters.
Durch prophylaktische Perfusion mit PVP-Jodlösung nach transurethraler Prostataelektroresektion konnten Hubmann u. Hugo (1984) bei 80% der Patienten postoperativ einen sterilen Harn erreichen (physiologische Kochsalzlösung: 36%). Bei Nöske u. Kraushaar (1981) und Brühl et al. (1984) lag diese Rate sogar bei 100% bei jedoch fehlenden Vergleichsgruppen mit Kochsalzspülungen.

- Therapie:

Die Therapie der postgonorrhoischen Urethritis mit PVP-Jod-Instillationen ist heute obsolet. Während viele Autoren die erfolgreiche Therapie einer manifesten Harnwegsinfektion mit lokaler PVP-Jodapplikation verneinten (Brühl et al. 1984; Hubmann u. Hugo 1984), konnten Merimsky et al. (1981) vor offener Prostatektomie 75% und Nöske u. Kraushaar (1981) vor transurethraler Elektroresektion (TUR) 63% der vorbestehenden signifikanten Bakteriurien durch 2-mal tägliche PVP-Jod-Instillationen sanieren. Nebenwirkungen oder wesentliche Komplikationen durch die Infektionen traten dabei nicht auf.
Die ein- oder mehrmalige Irrigation der Harnblase mit 50 ml einer in physiologischer Kochsalzlösung auf 5% verdünnten PVP-Jodlösung ist die Therapie der Wahl bei Pyozystis.

Fazit für die Praxis

- Indikationen
  - Prophylaxe:
    Chlorhexidinhaltiges Gleitmittel vor endourologischen therapeutischen oder diagnostischen Eingriffen und bei Selbstkatheterismus, bei mittellanger Dauerkatheterliegezeit (1–7 Tage); nicht bei (rezidivierenden) Harnwegsinfektionen ohne Katheterismus, nicht bei lange liegendem Dauerkatheter.
  - Therapie:
    Bei Problempatienten (Dialyse, Multiresistenz, Mykosen, Pyozystis).
- Substanzen (Reservesubstanzen in Klammern)
  Chlorhexidin, Essigsäure 0,07%, (Natriumjodid), PVP-Jod, (Silbernitrat); Amphotericin B (Miconazol, Nystatin); (Neomycin); eher Antiseptika als Antibiotika.

▼

- Durchführung
  - Instillation: Einbringen der Substanz ohne sofortiges Abfließen;
  - Irrigation: intermittierende Spülung;
  - Perfusion: Dauerspülung. Transurethraler oder suprapubischer Harnblasenkatheter, Harnleiterschienen, Nierenfistelkatheter, Zystoskop, Urethroskop, Nephroskop.
- Probleme
  - Wirkungslücken;
  - Nebenwirkungen (allergisch, toxisch – insbesondere bei Resorption: Chemozystitis, Mutagenität, Verringerung der Mukosabarrierefunktion);
  - fehlende Wirkung bei Beteiligung parenchymatöser Organe.

Literatur zu Kap. 5.3.16

Adesanya AA, Osegbe DN, Amaku EO (1993) The use of intermittent chlorhexidine bladder irrigation in the prevention of post-prostatectomy infective complications. Int Urol Nephrol 25: 359–367
Anderman S, Jaschevatzky DE, Ellenbogen A, Grunstein S (1986) Urinary tract infection after bladder irrigation with povidone-iodine in vaginal surgery. Lancet II: 294
Ball AJ, Carr TW, Gillespie WA, Kelly M, Simpson RA, Smith PJB (1987) Bladder irrigation with chlorhexidine for the prevention of urinary infection after transurethral operations: a prospective controlled study. J Urol 138: 491–494
Brühl P, Bootz T (1999) Hygienemaßnahmen in der Urologie. Hofstetter A (Hrsg) Urogenitale Infektionen. Springer, Berlin Heidelberg New York, S 351–369
Brühl P, Schumacher B, Knolle P (1984) PVP-Jod-Harnblasenspülung: Systemische Jodbelastung und Verträglichkeit. Urologe [B] 24: 218–222
Brühl P, Widmann T, Sökeland J, Reybrouck G (1986) Nosocomial urinary tract infections: etiology and prevention. Urol Int 41: 437–443
Chisholm GD (1982) Antimicrobial prophylaxis in urology and transplantation. World J Surg 6: 281–292
Cunha BA (1988) Nitrofurantoin – current concepts. Urology 32: 67–71
DeVries CR, Freiha FS (1990) Hemorrhagic cystitis: a review. J Urol 143: 1–9
Elliott TSJ, Reid L, Gopal Rao G, Rigby RC, Woodhouse K (1989) Bladder irrigation or irritation? Br J Urol 64: 391–394
Flechner SM, McAninch JW (1981) Aspergillosis of the urinary tract: Ascending route of infection and evolving patterns of disease. J Urol 125: 598–601
Gasser TC, Madsen PO (1993) Influence of urological irrigation fluids on urothelial bacterial adherence. Urol Res 21: 401–405
Giannoni R, Legramandi C, Fonte A (1989) Polyvinilpyrrolidone-Iodine (PVP-I) bladder irrigation for prevention of catheter-associated urinary infections in patients treated by TUR. Arch Ital Urol 61: 63–67
Gopal G, Elliott TSJ (1988) Bladder irrigation. Age Ageing (1988) 17: 373–378
Hamory BH, Wenzel RP (1978) Hospital associated candiduria: Predisposing factors and review of the literature. J Urol 120: 444–448
Harper WES (1981) An appraisal of 12 solutions used for bladder irrigation or instillation. Br J Urol 53: 433–438
Hinman F jr, Belzer FO (1969) Urinary tract infection and renal homotransplantation. I. Effect of antibacterial irrigations on defenses of the defunctionalised bladder. J Urol 101: 477–481
Hofstetter A (1987) Antimikrobielle Wirksamkeit von Gleitmitteln. Urologe [B] 27: 359–360

Hsu CCS, Ukleja B (1990) Clearance of candida colonizing the urinary bladder by a two-day Amphotericin B irrigation. Infection 18: 280–282

Hubmann R (1980) Neuere Befunde zur lokalen Anwendung von Polyvidon-Jod in der Blase. In: Porpaczy P (Hrsg) 1970–1980, 10 Jahre Ludwig Boltzmann Institut zur Erforschung der Infektionen und Geschwülste des Harntraktes. Egermann, Wien, S 101–106

Hubmann R, Matz K (1977) Hospitalismusprophylaxe in der Urologie. Urologe [B] 17: 223–230

Hubmann R, Hugo K (1984) Klinische Anwendung von PVP-Jod-Komplex in der Urologie (am Beispiel der TUR-P). In: Hierholzer G, Görtz G (Hrsg) PVP-Jod in der operativen Medizin. Springer, Berlin Heidelberg NewYork Tokio, S 110–119

Keller J (1958) Urologie. Steinkopff, Dresden Leipzig

Kierfeld G, Magnus L (1969) Chylurie infolge Filariasis. Urologe 8: 314–317

Klebingat K-J, Brühl P, Köhler H (1993) Antiseptik in der Urologie. In: Kramer A, Gröschel D, Heeg P, Hingst V, Lippert H, Rotter M, Weuffen W (Hrsg) Klinische Antiseptik. Springer, Berlin Heidelberg New York, S 201–224

Langkopf B, Ockert G (1979) Parasitäre Erkrankungen des Urogenitalsystems. In: Heise GW, Hienzsch E, Mebel M, Krebs W (Hrsg) Allgemeine und spezielle Urologie, Bd 4. Thieme, Leipzig, S 191–243

Liedl B (1999) Katheterassoziierte Harnwegsinfektionen. In: Hofstetter A (Hrsg) Urogenitale Infektionen. Springer, Berlin Heidelberg New York, S 241–263

Martinez-Garcia F, Regadera J, Mayer R, Sanchez S, Nistal M (1996) Protozoan infections in the male genital tract. J Urol 156: 340–349

Michel MC, Wilhelm M (2001) Chlorhexidin als Gleitmittelzusatz. Urologe [B] 41: 589–590

Michigan S (1976) Genitourinary fungal infection. J Urol 116: 390–397

Müssner W, Bösch J, Buhl D, Neuweiler J, Bandhauer K (1997) Filarien: eine Tropenkrankheit als Ursache für das akute Skrotum. Urologe [A] 36: 84–86

Muncie HL, Hoopes JM, Damron DJ, Tenney JH, Warren JW (1989) Once-daily irrigation of long-term urethral catheters with normal saline. Lack of benefit. Arch Intern Med 149: 441–443

Merimsky E, Werbin N, Canetti R (1981) Pre-operative bladder irrigation with povidone-iodine. Br J Urol 53: 330–332

Nöske HD, Kraushaar J, Goetz R (1981) Blasenspülung – Geschichte, Problematik und eigene Erfahrungen. Klinikarzt 10: 752–761

Pauer FJ (1954) Erfahrungen mit Varidase, Streptokinase-Streptodornase in der Behandlung urologischer Erkrankungen. Wien Klin Wochenschr 48: 924–926

Pearman JW, Bailey M, Harper WES (1988) Comparison of the efficacy of »Trisdine« and kanamycin-colistin bladder instillations in reducing bacteriuria during intermittent catheterisation of patients with acute spinal cord trauma. Br J Urol 62: 140–144

Piechota H, Brühl P, Hertle L, Sökeland J (2000) Katheterdrainage der Harnblase heute.Dtsch Ärztebl 97: A-168–174

Rebentisch E (1985) Zur Anwendung von Polyvinylpyrrolidon-Jod-Komplexen (Povidonjod: PVP-Jod). Dtsch Ärztebl 82B: 1434–1436

Robertson MH, Norton MS (1990) Effect of 1% mandelic acid as a bladder irrigation fluid in patients with indwelling catheters. Br J Clin Pract 44: 142–144

Ruwaldt MM (1983) Irrigation of indwelling urinary catheters. Urology 21: 127–129

Schmidbauer CP, Porpaczy P (1983) Lokale Anwendung antibakterieller Substanzen in Blase und Harnröhre. Urologe [A] 22: 67–75

Scholtmeijer RJ (1988) Die antiseptische Wirkung von Instillagel bei der Urethro-Zystoskopie von Kindern. Urologe [B] 28: 169–170

Sonda LP, Amendola MA (1985) Candida pyocalix: Unusual complication of prolonged nephrostomy drainage. J Urol 134: 722–724

Steffens L, Vahlensieck W, Steffens J (1990) Transurethrale Diagnostik und Therapie. Thieme, Stuttgart New York

Stickler DJ (1990) The role of antiseptics in the management of patients undergoing short-term indwelling bladder catheterization. J Hosp Infect 16: 89–108

Stöhrer M (1983) Harnwegsinektionen bei neurogener Blasenentleerungsstörung. In: Stille W, Schilling A (Hrsg) Infektionen des Harntraktes. Zuckschwerdt, München Bern Wien, S 112–125

Stöhrer M, Sauerwein D (2001) Der intermittierende Katheterismus bei neurogener Blasenfunktionsstörung. Urologe [B] 41: 362–368

Tan L-B, Chiang C-P, Huang C-H, Chou Y-H, Wang C-J (1990) Experiences in the treatment of chyluria in taiwan. J Urol 144: 710–713

Vahlensieck W jr (1995) Beeinflussung der Bildung, Festigkeit und Desintegration von Blutgerinnseln durch urologische Spüllösungen und Instillate. Habilitationsschrift Ludwig-Maximilians-Universität München

Vahlensieck W jr (1999) Urogenitalmykosen. In: Hofstetter A (Hrsg) Urogenitale Infektionen. Springer, Berlin Heidelberg New York, S 443–462

Vahlensieck W, Steffens L (1975) Uro-Stilloson zur Behandlung unspezifischer, chronisch-entzündlicher Harnröhren- und Harnblasenaffektionen sowie von Harnröhrenstrikturen. Urologe [B] 15: 190–193

Vahlensieck W jr, Schmitz HJ (1999) Parasitäre Urogenitalinfektionen. In: Hofstetter A (Hrsg) Urogenitale Infektionen. Springer, Berlin Heidelberg New York, S 463–505

Vahlensieck W jr, Ott D, Liedl B, Hofstetter A(1993) Epidemiologie, Diagnostik und Therapie der als Raumforderung imponierenden oberen Harnwegsinfektion. Z Urologie Poster 5: 44

Van den Broek PJ, Daha TJ, Mouton RP (1985) Bladder irrigation with povidone-iodine in prevention of urinary-tract infections associated with intermittent urethral catheterisation. Lancet I: 563–565

Vogel F, von Lilienfeld-Toal H, Exner M, Hamman R (1983) Intravesicale Aminoglykosidinstillation und systemische Antibiotika-Therapie bei Intensivpatienten mit Dauerkatheter. Hyg Med 8: 188–192

Wagenknecht LV (1977) Lokale Instillationstherapie bei Zystitiden. In: Die medikamentöse Beeinflussung oxidativer Zellstoffwechselprozesse und ihre klinische Bedeutung. Schnetztor, Konstanz 50–58

Wallnöfer H (1970) Über die Lokalbehandlung mit Nitrofurantoin. Wiener Med Wochenschr 120: 577–578

Warren JW, Platt R, Thomas RJ, Rosner B, Kass EH (1978) Antibiotic irrigation and catheter-associated urinary-tract infections. New Engl J Med 299: 570–573

Warshawsky AB, Keiller D, Gittes RF (1975) Bilateral renal aspergillosis. J Urol 113: 8–11

Waßmann K, Knipper W, Mayr E, Knoke P (1988) Antimikrobielle Wirksamkeit von Gleitmitteln in der Urologie. Urologe [B] 28: 367–369

Wise GJ (1998) Fungal infections of the urinary tract. In: . Walsh PC, Retik AB, Vaughan ED jr, Wein AJ (eds) Campbell's urology, 7th edn, vol 1. Saunders, Philadelphia, pp 779–806

Wise GJ, Kozinn PJ, Goldberg PE (1982) Amphotericin B as a urologic irrigant in the management of non-invasive candiduria. J Urol 128: 82–84

Wong-Beringer A, Jacobs A, Guglielmo BJ (1992) Treatment of funguria. JAMA 267: 2780–2785

5.3.17 Antimykotische Wirkstoffe

M. Ruhnke

Einen Überblick über die Therapieoptionen bei invasiven Pilzinfektionen zeigt ◘ Tabelle 5-41, die Arzneistoffe mit den Handelsnamen ◘ Tabelle 5-42.

5.3.17.1 Parenterale Antimykotika

Die parenteral applizierbaren Antimykotika lassen sich derzeit in 4 Substanzgruppen aufteilen:

- Polyene,
- Pyrimidinanaloga,
- Azol- bzw. Triazolderivate und
- Echinocandine (◘ Tabelle 5-43).

5.3.17.2 Polyene

Historie, Wirkungsweise und -spektrum

Der erste Arzneistoff, das eine antimykotische Aktivität aufwies, war Griseofulvin, das 1939 isoliert wurde. Griseofulvin gehört zu der Gruppe der Polyketide, diese bewirken über eine Mitosehemmung im Pilzzellkern eine Unterbrechung des Pilzzellstoffwechsels. Es vergingen bis 1958 fast 20 Jahre, bis Griseofulvin als oral verabreichbares Antimykotikum eingeführt wurde. 1949 wurde mit Nystatin das erste Antimykotikum aus der Gruppe der Polyene entdeckt, und schließlich kam 1960 Amphotericin B-Desoxycholat (= AmB-D) auf den Markt, das 1955 von Gold et al. aus der Aktinomyzetenart Streptomyces nodosus in Venezuela isoliert wurde.

Aufgrund der nur sehr langsamen Entwicklung weiterer systemisch wirkender Antimykotika zum einem und des sehr breiten Wirkungsspektrums gegen die meisten humanpathogenen Pilze konnte sich AmB-D rasch zum sog. »golden standard« in der Behandlung von invasiven Pilzinfektionen entwickeln. AmB-D ist so gut wie nicht wasserlöslich, wird oral nur minimal resorbiert und steht für die intravenöse Applikation in Form einer mizellaren Suspension aus 50 mg Amphotericin und 41 mg Natrium-Desoxycholat (als Lösungsvermittler) zur Verfügung.

AmB-D wirkt fungizid, indem es an das Ergosterol der Zytoplasmamembran der Pilzzellen bindet, was zu einer Membrandestabilisierung (Porenbildung) führt. Das Wirkungsspektrum umfasst Aspergillusarten, Blastomyces dermatitidis, Candida-Arten, Coccidioides immitis, Cryptococcus neoformans, Histoplasma capsulatum, Paracoccidioides brasiliensis, Sporothrix schenckii, Schwärzepilze (z. B. Curvularia, Alternaria, Bipolaris u. a.) und einige Zygomyzetenarten.

AmB-D hat neben der breiten Wirksamkeit aber auch eine erhebliche Toxizität (akut infusionsassoziierte Toxizität und Spättoxizität mit tubulärer Azidose der Niere und Elektrolytstörungen). Um die Toxizität zu mindern, wurde AmB-D an Lipid-Carrier gekoppelt. Es sind 3 an Lipid-Carrier gekoppelte Amphotericin B-Verbindungen kommerziell erhältlich. Diese Substanzen werden gemeinhin liposomale AmB-Verbindungen genannt. Es gibt aber nur ein echtes liposomales Amphotericin B (L-AmB, AmBisome/Fa. Gilead), während die anderen beiden Substanzen entweder in Form eines AmB-Lipid-Komplexes (ABLC, Abelcet/Fa. Liposome Company) oder als kolloidale Mischung (ABCD, Amphocil/Fa. Alza-Sequus) zusammengesetzt sind.

Neuerdings ist auch Nystatin mit einem Lipid-Carrier verkapselt für die intravenöse Therapie invasiver Mykosen (refraktäre Aspergillosen oder Candidosen) über ein »Emergency-use-Protokoll« zugänglich (Nyotran, Fa. Aronex, Housten, USA), wurde bislang aber nicht zugelassen. Größere klinische Informationen liegen noch nicht vor.

Amphotericin B und die Lipid-Carrier-Verbindungen werden oral kaum resorbiert und müssen parenteral (i.v.) appliziert werden. Die therapeutische Dosis liegt bei 0,5–1 (–1,5) mg/Tag nach einer Testdosis von ca. 10 mg an Tag 1 für AmB-D. Die Testdosis ist in erster Linie zur Einschätzung der Akuttoxizität der Infusion da und wird vielfach bei lebensbedrohlichen Erkrankungen kaum noch gegeben.

Die Halbwertszeit beträgt 24–48 h, die Eiweißbindung >95%, das Verteilungsvolumen liegt bei 131 l/kg, nach einer Infusion von 0,7 mg/kgKG liegt C_{max} bei bis zu 3 µg/ml und kann in der Regel nicht weiter gesteigert werden. Es erfolgt keine nennenswerte Metabolisierung, die Ausscheidung erfolgt extrarenal (Leber), die nichtmetabolisierte Ausscheidung im Urin liegt bei <1%. Es erfolgt eine starke Anreicherung in Geweben (Leber, Lunge), Liquorgängigkeit besteht nicht.

Die Lipid-Carrier-Verbindungen ABCD und ABLC haben eine vergleichbare Pharmakokinetik wie AmB-D, wobei ähnliche Serum- oder Gewebekonzentration wie bei AmB-D nur mit deutlich höheren Dosierungen erreicht werden. Nur mit L-AmB sind deutlich höhere Serumkonzentrationen (>50 µg/ml nach 5 mg/kgKG) zu bewirken, nicht aber unbedingt auch höhere Gewebekonzentrationen. Steady-state-Konzentrationen können nach 4–5 Tagen erreicht werden.

Typische Nebenwirkungen sind die akute infusionsbezogene Toxizität wie Fieber, Schüttelfrost, Übelkeit, Erbrechen, Hypotension und selten Anaphylaxie und die Spätnebenwirkungen wie Nephrotoxizität durch tubuläre Azidose mit Nierenversagen, Elektrolytstörungen (Hypokaliämie, Hypomagnesiämie) und Transaminansen- bzw. Bilirubinerhöhung.

Weitere wesentliche Unterschiede der Lipidverbindungen im Vergleich zu AmB-D liegen in der geringeren Toxizität (akut infusionsbezogene Toxizität und Nephrotoxizität), wobei hier L-AmB die geringsten Nebenwirkungen aufweist (Nephrotoxizität <20% im Vergleich zu >40% bei AmB-D).

Da die Lipidverbindungen zwar besser verträglich, aber deutlich teurer sind, hat sich ein gewisser Konsens nach Kosten-Nutzen-Abwägung gebildet, diese Substanzen erst bei nachgewiesener Unverträglichkeit von AmB-D einzusetzen oder bei bestehender Niereninsuffizienz (Kreatinin ≥2,0 mg/dl) bzw. gleichzeitiger Komedikation mit nephrotoxischen Substanzen (Aminoglykoside, Cyclosporin A u. a.; Coukell u. Brogden 1998).

Resistenz

Die Wirksamkeit ist nur begrenzt gegen Malassezia furfur, Mucorarten, Trichosporon beigelii und Fusariumarten. Als unwirksam wird die Aktivität gegen Scedosporiumarten (Pseudallescheria boydii) und Candida lusitaniae (Primär- und Sekundärresistenz möglich) angesehen.

Candida-Arten gelten bis auf C. lusitaniae insgesamt als Amphotericin-B-sensibel. Es gibt einzelne Berichte von Am-

Tabelle 5-41. Therapieoptionen bei invasiven Pilzinfektionen. (Mod. nach Terrell 1999)

Indikation	Initialtherapie	Dosierung	Alternative	Dosierung
Aspergillose				
	Voriconazol	6 mg/kgKG (Tag 1), ab Tag 2 4 mg/kgKG (je 2-mal/Tag)	Itraconazol	400–800 mg
	Amphotericin B-D oder	1 mg/kgKG (bis 1,5 mg/kgKG/Tag)	Caspofungin ab Tag 2 50 mg/Tag	70 mg (Tag 1),
	Liposomales Amphotericin	1–5 mg/kg/Tag (L-AmB) 5 mg/kgKG (ABLC) 3–5 mg/kgKG (ABCD)		
Blastomykose				
– Mild/mäßig	Itraconazol	200–400 mg	Ketoconazol Fluconazol	400–800 mg 400–800 mg
– Schwer (ZNS u. a.)	Amphotericin B-D	1 mg/kgKG/Tag i.v.		
Candidose				
– Candidämie oder disseminierte Candidose	Caspofungin[d] oder	70 mg/50 mg/Tag	Liposomales Amphotericin	3–5 mg/kgKG/Tag
	Fluconazol[b] (nicht C. krusei) oder Amphotericin B-D (+/– 5-FC[a])	400 mg bzw. 0,5–0,7 mg/kgKG/Tag i.v.		
Fusariose				
	Liposomales Amphotericin[c] (ABLC/L-AmB) Voriconazol	5 mg/kgKG/Tag 4 mg/kgKG/Tag i.v. oder 400 mg/Tag oral	Amphotericin B-D +/– 5-FC	Wie Aspergillose
Histoplasmose				
– Mild-mittelschwer	Itraconazol	200–400 (– 800) mg	Fluconazol	400–800 mg
– ZNS-Infektion, schwer	Amphotericin B-D	0,7–1 mg/kgKG/Tag i.v.	Liposomales Amphotericin	3–5 mg/kgKG i.v.
– Aids: Initialtherapie	Itraconazol oder Amphotericin B-D	400–800 mg 0,7–1 mg/kgKG/Tag i.v.	Fluconazol	400–800 mg
– Aids: Rezidivprophylaxe	Itraconazol	200–400 mg	Fluconazol	200–400 mg
Kokzidioidomykose				
– ZNS	Fluconazol	400–800 mg	Amphotericin B-D (i.v. + i.th.)	0,5–0,7 mg/kgKG i.v. (+ 0,01–1,5 mg/Tag i.th.)
– Andere Manifestation	Fluconazol oder Itraconazol	400–800 mg		
– Aids: Initialtherapie	Fluconazol	400–800 mg	Ketoconazol	400 mg
– Aids: Rezidivprophylaxe	Fluconazol	200 mg	Itraconazol bzw. Amphotericin B-D Itraconazol bzw. Amphotericin B-D	2-mal 200 mg/Tag (Itra) bzw. 50 mg 1-mal/Woche Wie oben
Kryptokokkose				
– Meningeal (nicht HIV)	Amphotericin B-D ± 5-FC	0,7–1 mg/kgKG i.v. + 100 mg/kgKG/Tag i.v.		
– Andere Organlokalisation	Fluconazol oder wenn schwere Erkrankung: Amphotericin B-D ±5-FC	400 mg Wie oben	Amphotericin B-D oder liposomales Amphotericin[c] +5-FC gefolgt von Itraconazol	3–6 mg/kgKG i.v.

Tabelle 5-41 (Fortsetzung)

Indikation	Initialtherapie	Dosierung	Alternative	Dosierung
Kryptokokkose				
– Aids: Initialtherapie	Amphotericin B-D oder Liposomales Amphotericin[c] +5-FC + Fluconazol	0,5–1 mg/kgKG i.v. oder 3–5 mg/kgKG L-AmB i.v. +75–150 mg/kgKG i.v. + 400 mg	Itraconazol	200–400 mg
– Aids: Rezidivprophylaxe	Fluconazol	200 mg		
Parakokzidioidomykose	Itraconazol oder Amphotericin B-D	200 mg 0,7–1 mg/kgKG/Tag	Ketoconazol	200–400 mg
Penicillium marneffei	Itraconazol	2-mal 200 mg/Tag	Amphotericin B	0,7 mg/kgKG/Tag
Pseudallescheria boydii	Itraconazol + Operation	400–800 mg	Voriconazol[d]	400 mg/Tag oral 4 mg/kgKG/Tag i.v. (je 2-mal/Tag)
		400–800 mg	Miconazol[e]	1,2–3,6 g/Tag i.v.
Sporotrichose				
– Lymphokutan	Itraconazol	100–200 mg	Fluconazol	400 mg
– Disseminiert	Itraconazol oder Amphotericin B-D (schwer)	2-mal 200 mg 1–2 g (gesamt!) i.v.	Fluconazol (hochdosiert)	≥800 mg
Zygomykose	Amphotericin B-D	1–1,5 mg/kgKG/Tagi.v.	Liposomales Amphotericin B	3–5 mg/kgKG i.v.

[a] Stellenwert der Kombinationsbehandlung mit 5-FC umstritten bzw. nicht gut belegt, wird aber bei schweren Erkrankungen von Experten favorisiert.

[b] Fluconazol mit Amphotericin B bei Candidämie nicht neutropenischer Patienten gleichwertig.

[c] Dosierung von AmBisome 4–6 mg/kgKG erforderlich.

[d] Caspofungin ist Amphotericin B bei Candidämie überlegen.

[e] Einzig verbleibende Indikation für Miconazol.

Tabelle 5-42. Handelsnamen der Antimykotika

Arzneistoff	Handelsname	Hersteller
Amphotericin B – Desoxycholat	Amphotericin B	Fa. Bristol-Myers Squibb GmbH
L-AmB = liposomales Amphotericin B	AmBisome	Fa. Gilead Sciences GmbH
ABCD = Amphotericin B Colloidal Dispersion	Amphocil oder Amphotec	Fa. Alza/Sequus Pharmaceuticals Inc.
ABLC = Amphotericin B Lipid Complex	Abelcet	Fa. The Liposome Company Ltd.
Caspofungin	Caspofungin	Fa. MSD Sharp und Dohme GmbH
Fluconazol	Diflucan	Fa. Pfizer GmbH
Itraconazol	Sempera	Fa. Janssen-Cilag GmbH
Voriconazol	Vfend	Fa Pfizer GmbH
Ketoconazol	Nizoral	Fa. Janssen-Cilag GmbH

photericin-B-resistenten Candida-tropicalis. oder Candida-guilliermondii-Infektionen. Diese Infektionen traten in der Regel bei immunsupprimierten Patienten auf, die bereits länger Amphotericin B erhalten hatten.

Grundsätzlich sind die klinischen Ansprechraten bei neutropenischen Patienten mit invasiven Aspergillosen oder Candidosen deutlich schlechter als bei nichtneutropenischen Patienten. Ob dies mit einer Resistenz des Erregers oder mit der geringen Anzahl an zur Phagozytose fähigen neutrophilen Granulozyten zusammenhängt, ist nicht geklärt. Eine In-vitro-Resistenzprüfung kann für Amphotericin B außerhalb von Studien bisher nicht empfohlen werden, da die Befunde nicht aussagekräftig sind und methodenabhängig sehr variieren. Molekulare Resistenzmechanismen wie z. B. bei Flucytosin oder den Azolderivaten sind nicht bekannt.

5.3.17.3 Pyrimidinanaloga

Historie, Wirkungsweise und -spektrum

5-Fluorocytosin (= 5-FC oder Flucytosin) ist ein fluoriertes Analogon von Cytosin und wurde Ende der 1950er Jahre ursprünglich als ein Zytostatikum entwickelt. 5-FC hat allerdings keine antitumorösen Eigenschaften, sondern erst der Metabolit 5-FU (= 5-Fluorouracil). Die antimykotische Wirkung von 5-FC entsteht durch die intrazelluläre Umwandlung in 5-FU in der Pilzzelle. 5-FU wird intrazellulär weiter phosphorylisiert und in die

Tabelle 5-43. Parenterale Antimykotika

Freiname	Handelsname
Polyengruppe	
– Amphotericin B	Amphotericin B Trockensubstanz
– Liposomales Amphotericin B	AmBisome-Trockensubstanz
– Liposomales Nystatin	Nyotran
Pyrimidin-Analoga	
– 5-Fluorocytosin	Ancotil Infusionslösung
Azolderivate	
– Fluconazol	Diflucan
– Itraconazol	Sempera (i.v.-Zulassung nur USA)
– Voriconazol	Vfend
– Posaconazol (Sch56592, nur oral)	Phase-I/II-Studien
– Ravuconazol (BMS-207147) u. a.	
Echinocandine	
– Caspofungin (MK-0991)	Caspofungin
– Micafungin (FK463)	Phase-I/II-Studien
– Anidulafungin (= LY303366) u. a.	Phase-II-Studien

Pilz-RNS eingebaut, was letztlich eine DNS-Synthesehemmung bewirkt. Dies führt schließlich zum Absterben der Pilzzelle. 5-FC allein hat für humane Zellen nur eine sehr geringe Toxizität, wohingegen 5-FU, wenn es als Zytostatikum systemisch gegeben wird, von Pilzzellen nicht aufgenommen wird.

5-FC kann sowohl oral als auch parenteral appliziert werden. In Deutschland ist nur die parenterale Formulierung zugelassen, während z. B. in den USA nur die orale Tablettenform zugelassen ist. Möglicherweise hat sich 5-FC deshalb in den USA nicht so etablieren können, wie es in Europa teilweise der Fall ist.

5-Fluorocytosin hat eine gute In-vitro-Aktivität gegenüber Candida-Arten (alle Arten) und Cryptococcus neoformans. Die minimale Hemmkonzentration (MHK) ist gegenüber Candida albicans (Serotyp A), C. glabrata, C. tropicalis, C. pseudotropicalis und Cryptococcus neoformans mit ≤0,5 µg/ml niedrig und gegenüberüber Candida krusei mit einer MHK um 2 µg/ml zwar höher, liegt aber noch im Wirkspektrum. Eine Aktivität gegenüber C. albicans (Serotyp B), Fadenpilzen (Aspergillusarten) Schwärzepilzen (Cladiosporium bzw. Phialophora spp.) und Sporothrix schenckii ist mit MHK-Werten von ≥4,5 µg/ml vorhanden, aber deutlich geringer.

5-FC wird oral gut resorbiert (>90%) und kann oral oder parenteral appliziert werden. Die Einzeldosis liegt bei 18,5–37,5 mg (4-mal/Tag). Nach Einnahme von 500 mg oral werden C_{max}-Konzentrationen von 8–12 µg/ml nach 1–2 h erreicht. Die Halbwertszeit beträgt 6 h, ist bei Niereninsuffizienz deutlich länger (Spiegelbestimmungen!), die Eiweißbindung <10%, das Verteilungsvolumen liegt bei 0,7 l/l. Die Gewebegängigkeit (z. B. Liquor, Augenwasser) ist sehr gut, die Ausscheidung erfolgt zu 90% unverändert im Urin. Dosisabhängige Nebenwirkungen sind Knochenmarkdepression, Nephrotoxizität, gelegentlich Übelkeit, Erbrechen, Durchfall, Leberfunktionsstörungen.

Resistenz

Entsprechend der NCCLS-Referenzmethode zur Antimykotikaempfindlichkeitstestung von Hefen mit der Mikrobouillonverdünnungsmethode unter Verwendung von RPMI-1640 als Standardmedium (Standard M27-A) gelten Candida-Arten als empfindlich, wenn der MHK-Wert bei ≤4 µg/ml liegt, als mäßig empfindlich (= »intermediate«) bei MHK-Werten von 8–16 µg/ml und als resistent bei MHK-Werten von ≥32 µg/ml (National Committee for Clinical Laboratory Standards 1997). In Deutschland sind v. a. die Agardiffusions-Disk-Tests weit verbreitet, für die ähnliche MHK-Werte gelten.

Prinzipiell muss man die 5-FC-Primärresistenz trennen bei Stämmen, die zuvor keine Exposition gegenüber Flucytosin hatten, von der Sekundärresistenz, die infolge einer chronischen 5-FC-Monotherapie beobachtet wurde. In älteren Arbeiten wurde unterschieden zwischen C. albicans Serotyp A, der in der Regel gegen 5-FC empfindlich ist (Resistenzrate <10%), und C. albicans Serotyp B, bei dem eine Primärresistenz von >50% beobachtet wurde. Im Zeitalter der molekularen Typisierung wird die Unterscheidung in Serotyp A und B kaum noch getroffen, sodass aktuelle Angaben zur Empfindlichkeitstestung von 5-FC in Deutschland nicht vorliegen.

Aufgrund der Erfahrungen mit der raschen Entwicklung einer Sekundärresistenz v. a. in der Behandlung der Kryptokokkose und Candidose unter einer 5-FC-Monotherapie gilt es als allgemein akzeptiert, 5-FC nur noch in der Kombination mit anderen Antimykotika (z. B. Amphotericin B) einzusetzen. Es wurden diverse molekulare Resistenzmechanismen bei Laborstämmen und klinischen Isolaten gefunden. Diese Mechanismen sind im Einzelnen: Fehlen oder Funktionsstörung der Cytosinpermease oder Cytosindesaminase bzw. der Uridinmonophosphat-Pyro-phosphorylase als auch eine verstärkte De-novo-Synthese von Pyrimidinen, welche die Hemmwirkung von 5-FC antagonisieren.

Alle im Labor isolierten Resistenzmechanismen konnten auch bei klinischen Candida-Isolaten entdeckt werden. Am häufigsten wurde die Mutation bzw. Funktionsstörung der Uridinmonophosphat-Pyrophosphorylase beschrieben. Möglicherweise ist die Unterscheidung zwischen Serotyp A und B doch von Bedeutung, weil beim Serotyp B zumeist nur eine einzelne Mutation auf einem Allel gefunden wurde, was bedeutet, dass diese Isolate noch partiell 5-FC-empfindlich sind.

5.3.17.4 Azolderivate

Historie, Wirkungsweise und -spektrum

Bei den Azolderivaten werden die (älteren) Imidazole von (neuerem) Triazolen unterschieden. Das erste Imidazolderivat, das klinische Anwendung fand, war Miconazol (Daktar/Fa. Janssen), das 1967 entwickelt wurde und wegen geringer Resorption (wie auch Clotrimazol) vorwiegend für die Behandlung von Hautmykosen verwendet wurde. In den 1970er-Jahren wurde eine intravenöse Präparation entwickelt, die Verträglichkeit war aber schlecht, sodass letztlich nur noch die Erkrankungen durch Pseudallescheria boydii als Indikationen übrigblieben und 1996 in Deutschland der Vertrieb eingestellt wurde. In der

Schweiz und Österreich ist die i.v.-Formulierung unter dem Namen Daktarin 200 mg noch erhältlich. Es sind ansonsten nur noch topisch anzuwendende Präparate erhältlich.

Das letzte Imidazolderivat, das klinische Bedeutung erlangte, war das 1976 entwickelte Ketoconazol (Nizoral). Mit Ketoconazol war erstmalig ein oral verfügbares Antimykotikum mit breitem Wirkspektrum entwickelt worden, das dann für ca. 10 Jahre das einzige oral (aber nicht intravenös) verfügbare Antimykotikum mit systemischer Wirkung bleiben sollte.

Die Bedeutung von Ketoconazol hat aber seit der Entwicklung der Triazolderivate Itraconazol (1980; Sempera) und Fluconazol (1987; Diflucan) drastisch nachgelassen, da diese Substanzen zum einen ein erweitertes Wirkspektrum und zum anderen eine geringere Toxizität oder auch eine günstigere Pharmakologie (besonders Fluconazol) aufwiesen. Aktuell befinden sich weitere Triazolderivate in der klinischen Forschung (Voriconazol/Fa. Pfizer; Posaconazol/Fa. Schering-Plough, Ravuconazol/Fa. Bristol-Myers Squibb u. a.), die, sobald diese zur Zulassung kommen werden, einen weiteren Durchbruch in der antimykotischen Therapie darstellen werden. Voriconazol (Vfend) wurde als neuestes Triazol im Jahr 2002 zugelassen.

Alle Azolderivate haben einen gemeinsamen Wirkungsmechanismus, indem sie die Synthese der Pilzzellmembran stören und damit die Permeabilität verändern. Die Triazole hemmen die Ergosterolbiosynthese der Pilzzellen, indem diese an das Cytochrom-P450 des Enzyms 14-α-Demethylase binden und dessen Funktion beeinträchtigen. Die 14-α-Demethylase ist ein wesentliches Enzym bei der Umwandlung von Lanosterol in Ergosterol, dem wichtigsten Bestandteil der meisten Pilzzellmembranen.

Ketoconazol, Itraconazol, Fluconazol und Voriconazol unterscheiden sich untereinander in der Pharmakologie (Ketoconazol + Itraconazol sind stark lipophil, Fluconazol ist hydrophil, Voriconazol intermediär hydrophil), Pharmakokinetik (Resorption von Ketoconazol + Itraconazol, nicht aber von Fluconazol sind stark vom Magen-pH-Wert abhängig und damit sehr variabel, die Elimination von Ketoconazol, Itraconazol und Voriconazol erfolgt primär hepatisch, von Fluconazol primär renal) und dem Wirkspektrum. Unter Hinzugabe von Hydroxypropyl-β-Cyclodextrin konnte die Resorption und die erreichbaren Plasmaspiegel von Itraconazol deutlich gesteigert werden. Präklinische Untersuchungen zeigten, dass dieser Effekt v. a. bei Itraconazol ausgeprägt vorhanden war, nur mäßig bei Ketoconazol, aber kaum bei Fluconazol.

Seit 1997 ist neben den Itraconazol-Kapseln auch eine orale Lösung und seit 2000 (nur USA) eine i.v.-Formulierung erhältlich, die Hydroxypropyl-β-Cyclodextrin (hier als Lösungsvermittler) enthält. Auch Voriconazol ist an β-Cyclodextrin (SBECD) gekoppelt in der i.v.-Formulierung.

Das Wirkungsspektrum der Azole umfasst Candida albicans und viele Nicht-Candida-albicans-Arten, wobei einige C.-tropicalis- und C.-glabrata-Stämme in vitro resistent sind und v. a. C. krusei gegen Fluconazol, aber nicht gegen Ketoconazol, Itraconazol oder Voriconazol resistent ist. Ferner sind empfindlich Cryptococcus neoformans, Erreger von endemischen Mykosen (Histoplasma capsulatum, Blastomyces dermatitidis, Coccidioides immitis, Paracoccidioides brasiliensis), Dermatophyten (Trichophyton, Microsporum, Epidermophyton) sowie Pseudallescheria boydii und Erreger des Myzetoms (Madurella mycetomatis).

Zusätzlich werden von Itraconazol und Voriconazol erfasst: Aspergillus fumigatus und A. flavus, Sporothrix schenckii, Erreger der Chromoblastomykose (Fonsecaea spp., Cladosporium spp.) und der Phaeohyphomykose und Penicillium marneffei. Voriconazol wirkt darüber hinaus noch gegen Fusarium spp. und Sadosporium spp.

Keine Wirkung dieser Azole ist beschrieben bei der Mukormykose. Es besteht bei Fluconazol nur eine gewisse Wirkung gegen Trichosporon beigelii. Das Wirkungsspektrum des neuesten Triazolderivats Voriconazol entspricht dem Spektrum von Itraconazol, hat aber zusätzliche Aktivität gegen fluconazolresistente C.-albicans-Isolate und gegen itraconazolresistente A.-fumigatus-Isolate.

Entsprechend der Referenzmethode des »National Committee for Clinical Laboratory Standards« (NCCLS) zur Antimykotikaempfindlichkeitstestung von Hefen mit der Mikrobouillonverdünnungsmethode unter Verwendung von RPMI-1640 als Standardmedium (Standard M27-A) gelten Candida-Arten als Fluconazol-/Itraconazol-empfindlich, wenn der MHK-Wert bei ≤8/≤0,125 µg/ml liegt, als mäßig empfindlich (= »intermediate«) bei MHK-Werten von 1–32/0,25–0,5 µg/ml und als resistent bei MHK-Werten von ≥64/≥1 µg/ml (National Committee for Clinical Laboratory Standards 1997).

Darüber hinaus gibt es in dem Protokoll der NCCLS Vorgaben für die MHK-Grenzbereiche von definierten Kontrollstämmen. Diese Grenzwerte werden derzeit auch für den deutschsprachigen Raum vom Deutschen Institut für Normung (DIN) im Entwurf DIN 58940-84 unter Verwendung von High-resolution-(HR-)Medium erarbeitet.

Grundsätzlich gelten C. krusei, Aspergillus fumigatus gegenüber Fluconazol und Ketoconazol, aber nicht Itraconazol und Voriconazol als primär resistent. Mucor spp. sind gegen alle Azole primär resistent.

Mit dem breiten Einsatz von Fluconazol seit 1990 wurden zunehmend weltweit das Auftreten von in vitro resistenten C.-albicans-Stämmen beobachtet, die klinisch gehäuft mit einem Therapieversagen verbunden waren. Diese C.-albicans-Isolate wurden bislang überwiegend von der Mundschleimhaut bei HIV-positiven Patienten (nur selten bei Nicht-HIV-positiven Patienten) isoliert, die anhaltend oder wiederholt mit Fluconazol (z. B. wegen einer rezidivierenden oralen Candidose) behandelt wurden. In vitro besteht in der Regel eine gewisse Kreuzresistenz zu anderen Azolen wie Itraconazol, die sich in einer erhöhten MHK äußert. Dies bedeutet aber nicht zwangsläufig fehlende therapeutische Effizienz von z. B. Itraconazol, sondern es stellt im Gegenteil Itraconazol (und auch Voriconazol) in Form der Cyclodextrin-Suspension eine wirksame Alternative bei Therapieversagen der oralen Candidose unter Fluconazol dar.

Als Ursachen der Azol-(Fluconazol)-Resistenz von C.-albicans-Isolaten werden grundsätzlich 4 Mechanismen angenommen:
- verminderter Transport des Azols in die Zielzelle (= Pilzzelle),
- eine reduzierte Akkumulation der Wirksubstanz in der Pilzzelle,
- ein verstärkter Efflux des Azols aus der Pilzzelle,
- eine Mutation im Bereich des Zielenzyms der 14α-Demethylase.

Belegt sind ein verstärkter Efflux der Wirksubstanz aus der Pilzzelle durch Aktivierung von ABC-Transportergenen (CDR1) aber auch einer verstärkten Expression von MDR-Genen (MDR1). Ferner sind Mutationen im Bereich der ERG-Gene, die für die Lanosterol-Demethylase kodieren und letztlich zu einem Ergosterol-Verlust der Zellmembran führten, als kausale Mechanismen beschrieben worden (White et al. 1998).

Die molekularen Resistenzmuster bei den individuellen C.-albicans-Isolaten sind allerdings unterschiedlich und wechselnd stark ausgeprägt, sodass keine einfache molekulare Resistenzdiagnostik möglich ist.

Die Pharmakokinetik von Ketoconazol bzw. Itraconazol und Fluconazol ist sehr unterschiedlich. Fluconazol wird oral gut resorbiert (90%) und kann oral oder parenteral appliziert werden. Die Einzeldosis liegt bei 50–1200 mg (1-mal/Tag), wobei keine therapeutischen Dosisfindungsstudien vorliegen. Nach Einnahme von 100 mg oral werden C_{max}-Konzentrationen von 2–3 µg/ml nach 2–4 h erreicht.

Die Halbwertszeit beträgt 22 h, ist bei Anurie deutlich länger (100 h), die Eiweißbindung <15%, das Verteilungsvolumen liegt bei 0,7 l/l. Die Gewebegängigkeit (z. B. Liquor) ist gut, die Ausscheidung erfolgt zu 65–90% unverändert im Urin. Ketoconazol und Itraconazol werden nur mäßig (60–70%) oral resorbiert, was vom Magen-pH-Wert (postprandiale Einnahme) abhängt.

Die Itraconazol-Lösung mit Cyclodextrin wird berechenbarer als die Kapsel resorbiert und sollte der Kapselform bei schneller Dosisaufsättigung vorgezogen werden. Eine parenterale Applikationsform ist aktuell nur in den USA zugelassen und nur über Auslandsapotheken erhältlich. Nach Einnahme von 200 mg Itraconazol (Kapsel) oral werden C_{max}-Konzentrationen von 3–3,5 µg/ml nach 3–4 h (200 mg Ketoconazol 2–4 µg/ml nach 2 h) erreicht.

Mit der Itraconazol-Cyclodextrin-Lösung können Spitzenkonzentrationen nach Nüchterneinnahme schon nach 2 h erreicht werden. Die Halbwertszeit beträgt 20–30 (Itraconazol) bzw. 9 h (Ketoconazol), ist bei Niereninsuffizienz nur mäßig länger (25–36 h/Itraconazol), die Eiweißbindung bei >95%, die Elimination erfolgt zu <5% im Urin bei ausgeprägter hepatischer Metabolisierung (mit u. a. Bildung des aktiven Hydroxy-Itraconazol). Die Liquorgängigkeit ist sehr gering. Ohne Loading-Dosis werden bei Itraconazol erst nach 2–3 Wochen Steady-state-Spiegel erreicht. Eine doppelte Loading-Dosis von Itraconazol für 3–5 Tage ist sinnvoll, bevor auf die Erhaltungsdosis gewechselt wird.

Bekannte Nebenwirkungen sind Übelkeit, Erbrechen, Durchfall, Leberfunktionsstörungen (bei Ketoconazol Lebernekrosen und Unterdrückung der Testosteronsynthese). Neuerdings sind auch kardiotoxische Nebenwirkungen für Itraconazol beschrieben (**cave** bei Herzinsuffizienz). Eine Arzneimittelinteraktion mit ebenfalls durch Cytochrom-P450-metabolisierte Medikamente ist bekannt (u. a. Warfarin, Cyclosporin A, Astemizol, Cisapride, Terfenadin).

5.3.17.5 Echinocandine

Historie, Wirkungsweise und -spektrum

Seit Januar 2001 ist mit dem Echinocandinderivat Caspofungin (früher MK-0991, Fa. MSD) erstmalig ein weiteres Antimykotikum mit einem völlig neuen Wirkungsansatz verfügbar. Caspofungin stellt ein semisynthetisches Derivat eines Fermentationsproduktes von Zalerion arboricola dar. Vorher waren bereits von der Fa. Lilly die Echinocandinderivate Cilofungin und LY303366 in präklinischen Studien und Phase-I/II-Studien untersucht worden, sind aber wegen einerseits Toxizitätsproblemen (Cilofungin), andererseits Einstellung der Forschungsaktivitäten der Firma Lilly in diesem Bereich nicht weiter untersucht worden. Unter dem Namen Anidulafungin (für LY 303366) laufen klinische Phase-II-Studien durch die Fa. Versicoran.

Die antimykotische Wirkung erfolgt über eine Synthesehemmung des β(1,3)-D-Glucan, einem wesentlichen Bestandteil der Zellwand der Pilzzelle. Der Verlust des Zellwandglucans resultiert in einer osmotischen Instabilität der Zellwand und letztlich Lyse der Pilzzelle. β(1,3)-D-Glucan ist ausschließlich Bestandteil von Pilzzellen und findet sich nicht in humanen Zellen. Daraus wird abgeleitet, dass humane Zellen nicht geschädigt werden können.

Das Wirkspektrum von Caspofungin ist sehr breit. In vitro und in Tiermodellen konnten eine Wirksamkeit gegen Candida- und Aspergillusarten sowie Erreger endemischer Mykosen (Histoplasma capsulatum, Coccidioides immitis, Blastomyces dermatidis) im Tiermodell nachgewiesen werden. Ferner besteht eine Aktivität gegen Pneumocystis carinii. Resistent sind Cryptococcus neoformans und Trichosporon beigelii, Rhizopus spp., Fusarium spp. und Sporothrix schenkii.

Caspofungin wird oral kaum resorbiert und muss parenteral appliziert werden. Die therapeutische Dosis liegt bei 50 mg/Tag nach einer Loading-Dosis von 70 mg an Tag 1. Die Halbwertszeit beträgt 9–10 h, die Eiweißbindung >95%, das Verteilungsvolumen liegt bei 9,6 l, nach einer Infusion von 70 mg liegt C_{max} bei 12 µg/ml, es erfolgt eine intensive Metabolisierung (mindestens ein Metabolit) in der Leber, die nichtmetabolisierte Ausscheidung im Urin liegt bei 2%. Bedeutsame Nebenwirkungen durch die Substanz sind bislang nicht bekannt.

Literatur zu Kap. 5.3.17

1. Coukell AJ, Brogden RN (1998) Liposomal Amphotericin B. Drugs 55: 585–612
2. National Committee for Clinical Laboratory Standards (1997) Reference method for broth dilution antifungal susceptibility testing of yeasts. Approved Standard M27-A. National Committee for Clinical Laboratory Standards, Wayne/PA
3. errell CL 1999 Antifungal agents. Part II: The azoles. Mayo Clin Proc 74: 78–100
4. White TC, Marr KA, Bowden RA (1998) Clinical, cellular, and molecular factors that contribute to antifungal drug resistance. Clin Microbiol Rev 11: 382–402

5.3.18 Antivirale Wirkstoffe

W. Preiser

Neben der aktiven, meist vorbeugend eingesetzten Immunisierung mittels Vakzinen und der passiven durch Gabe von Immunglobulinen hat die antivirale Chemotherapie in den vergangenen Jahrzehnten zunehmend an Bedeutung gewonnen. Sicherlich waren die Fortschritte der gegen das humane Immundefizienzvirus (HIV) gerichteten Therapie in den vergangenen Jahren am spektakulärsten und spiegeln sich epidemiologisch in den stark rückläufigen Aids-Neuerkrankungszahlen der Industrieländern wider. Aber auch in der Therapie anderer viraler Infektionen gab es erhebliche Fortschritte. Dies betrifft Erkrankungen durch die verschiedenen Vertreter der Herpesviren, die Therapie der chronischen Virushepatitis, aber auch Infektionen mit Influenzaviren u. a. (Preiser et al. 2000).

Nicht vergessen werden sollte dabei, dass neben den Erfolgen des gezielten »drug design«, d. h. der meist computergestützten Entwicklung neuer Wirkstoffe anhand genau bekannter viraler Strukturen (Doerr et al. 1993), auch vergleichsweise simple pharmakokinetische Modifikationen (etwa zur Steigerung der oralen Bioverfügbarkeit) zu signifikanten Verbesserungen der antiviralen Therapie geführt haben. Weitere Entwicklungen der jüngeren Zeit bestehen im Einsatz mehrerer antiviraler Medikamente als Kombinationstherapie, insbesondere bei HIV, sowie in ihrer zunehmenden (sekundär-)prophylaktischen oder »präemptiven« Verwendung.

5.3.18.1 Grundlegendes

Viren sind nicht zu autonomer Replikation fähig, sondern dazu nur in der Lage durch mehr oder minder große Abhängigkeit von zellulären Funktionen. Ihr obligat intrazellulärer Parasitismus ermöglicht es ihnen, mit einem Minimum an genetischer Information auszukommen, und ist somit eine wichtige Voraussetzung für ihre geringe Größe.

! Die Abheilung einer Viruskrankheit beruht auf der Elimination infizierter Zellen. Ziel jeder therapeutischen Maßnahme muss es sein, diesen Vorgang – der im Normalfall durch das Immunsystem bewirkt wird – zu unterstützen.

Das Hauptproblem bereitet die wichtige Rolle zellulärer Enzyme im Rahmen des viralen Replikationszyklus. Diese bedingen eine enge Assoziation mit lebenswichtigen Funktionen der Wirtszelle und somit die Gefahr, dass eine Hemmung der Virusreplikation durch ein Chemotherapeutikum nur um den Preis einer beträchtlichen Zytotoxizität erzielt wird. Die Problematik der antiviralen Therapie ähnelt der von Tumorkrankheiten: Es ist ausgesprochen schwierig, selektiv Zellen mit (zusätzlich) aktiven viralen oder Onko-Genen anzugreifen, ohne gleichzeitig gesunde Zellen mit zu schädigen.

Historisch betrachtet wurden zunächst Medikamente entwickelt, die generell Zellen mit erhöhtem Nukleinsäureumsatz schädigten. Erst die Medikamente der 2. Generation hemmen gezielt virusspezifische Schritte im viralen Replikationszyklus. Sie sind gegen vom Virus kodierte Genprodukte gerichtet, etwa Enzyme, die selektiv an der Synthese viraler Nukleinsäuren und Prozessierung viraler Proteine beteiligt sind. Das gewährleistet die gewünschte antivirale Wirkung bei andererseits nicht allzu erheblicher Zytotoxizität gegenüber nichtinfizierten Zellen.

Wegen der großen Ähnlichkeit der meisten viralen mit den entsprechenden zellulären Enzymen (Kinasen, Polymerasen, Proteasen etc.) ist die Entwicklung spezifischer Inhibitoren schwierig. Je spezifischer (und nebenwirkungsärmer) ein solches Medikament ist, desto leichter kann es durch eine Mutation im viralen Genom ausgehebelt werden (Resistenzbildung). Die Medikamente der 3. Generation sind Abkömmlinge der vorgenannten mit verbesserter Bioverfügbarkeit, Liquorgängigkeit etc.

Die Entwicklung solcher hochwirksamer antiviraler Stoffe hat die detaillierte Kenntnis der viralen Replikationsmechanismen zur Voraussetzung und wurde daher erst mit den erheblichen Fortschritten in der Molekularbiologie und anderen Bereichen der Virusforschung möglich. Dies erklärt, warum eine größere Zahl gezielt antiviral wirkender Stoffe erst jetzt auf den Markt kommt, d. h. Jahrzehnte nach den antibakteriellen Chemotherapeutika und Antibiotika. Jede der Phasen der Virusreplikation dient heutzutage als praktisch verwendeter Ansatzpunkt antiviraler Therapie, meist allerdings nur bei einem Virus oder einer Virusgruppe (Tabelle 5-44; de Clercq 2001).

Erst jetzt wird als wirklich neuer Ansatz eine 4. Generation von Medikamenten entwickelt, die direkt mit dem viralen Genom interferieren. Schließlich besteht noch die Möglichkeit, ein antivirales Gen in die Zelle einzuschleusen im Sinne einer »intrazellulären Immunisierung«.

Die Behandlung der Virusinfektion mit dem Ziel der Eradikation ist nur in wenigen Fällen therapeutisches Ziel, etwa bei chronischen Infektionen mit dem Hepatitis-B- (HBV) oder dem Hepatitis-C-Virus (HCV). Weder bei der HIV-Infektion – mit Ausnahme der extrem früh nach dem möglichen Infektionszeitpunkt eingesetzten Postexpositionsprophylaxe – noch bei den Herpesviren gelingt es, die lebenslange Viruspersistenz im Organismus zu beenden. Eine antivirale Chemotherapie

Tabelle 5-44. Angriffspunkte für antivirale Chemotherapeutika in der Virusreplikation

Schritte der Virusreplikation	Hemmstoff und Anwendung (Beispiele)
Virusadsorption an die Wirtszelle (»attachment«), Viruspenetration und Freisetzung der viralen Nukleinsäure (»uncoating«)	Pleconaril (Picornaviren); Amantadin (Influenza A); Enfuvirtide (T-20) (HIV)
Nukleinsäurereplikation	Inhibitoren der viralen DNA-Polymerase (Herpesviren) bzw. der reversen Transkriptase (HIV)
Translation der viralen mRNA (Proteinsynthese)	Interferone (Hepatitis B und C); »Antisense-Präparate«, z. B. Fomivirsen (Zytomegalievirus)
Zusammenbau und Reifung (»maturation, cleavage and assembly«) der neu synthetisierten viralen Proteine	Proteaseinhibitoren (PI) (HIV)
Ausschleusung und Freisetzung der neu gebildeten Virionen aus der Wirtszelle	Neuraminidasehemmer (Influenza)

richtet sich somit in erster Linie gegen die virusbedingte Erkrankung, nicht gegen die Infektion als solche.

Im Folgenden werden die Prinzipien der antiviralen Chemotherapie kurz dargestellt, gefolgt von einer nach den Viren geordneten Darstellung des gegenwärtigen Wissensstandes. Praktische Hinweise und gar Dosierungsempfehlungen sollten dem Band Arzneiverordnungen der Arzneimittelkommission der Deutschen Ärzteschaft (2000) entnommen werden.

5.3.18.2 Prinzipien der antiviralen Chemotherapie

Die Mehrzahl der derzeit verfügbaren antiviralen Chemotherapeutika (Tabelle 5-45) sind Inhibitoren (Hemmer) der viralen Nukleinsäuresynthese. Innerhalb dieser 1. und bislang wichtigsten Stoffklasse antiviral wirksamer Substanzen gibt es 2 Gruppen:

Einerseits die Nukleosidanaloga, welche zunächst zu Nukleotiden phosphoryliert werden müssen, um so von viralen Polymerasen (DNA-Polymerasen z. B. der Herpesviren, reverse Transkriptase des HIV) als unphysiologisches Substrat in wachsende Nukleinsäureketten eingebaut zu werden. Es handelt sich somit um kompetitive Hemmstoffe; ihre Selektivität für virusinfizierte Zellen ist umso ausgeprägter, je höher ihre Substratspezifität für virale im Vergleich zu zellulären Polymerasen ist.

Nach dem Einbau in den wachsenden Nukleinsäurestrang kommt es zum Kettenabbruch; zudem werden die herpesviralen DNA-Polymerasen, welche über eine Reparaturfunktion (»proofreading«) verfügen, durch die Nukleosidanaloga fixiert, sodass eine Korrektur unterbleibt.

Ein weiterer für die Spezifität der Nukleosidanaloga entscheidender Faktor ist die Phosphorylierung: Je eher sie durch virale, nicht zelluläre Enzyme (Kinasen) vorgenommen wird (beim Acyclovir z. B. fast ausschließlich), desto stärker reichert sich die eigentliche Wirkform bevorzugt in virusinfizierten Zellen an.

Einige neuere Substanzen – als Nukleotidanaloga bezeichnet – verfügen bereits über eine Phosphatgruppe und umgehen somit die Monophosphorylierung. Damit entfällt ein wesentlicher Selektivitätsfaktor; andererseits lässt sich so der häufigste Resistenzmechanismus umgehen.

Des Weiteren kommen auch nichtkompetitiv wirkende allosterische Polymeraseblocker – das Pyrophosphatanlogon Foscarnet (PFA) bei den Herpesviren und die nichtnukleosidalen Reverse-Transkriptase-Inhibitoren (NNRTI) bei HIV – als Hemmer der viralen Nukleinsäuresynthese zum Einsatz.

Weitere bereits im klinischen Einsaz befindliche Stoffklassen hemmen spezifisch andere Schritte im viralen Replikationszyklus: die Anlagerung an die Zielzelle (z. B. Canyon-Blocker), die Penetration und die anschließende Freisetzung der viralen Nukleinsäure (»uncoating«; z. B. Amantadin), die virale Proteinsynthese (z. B. Interferone als natürlich vorkommende antivirale »Antibiotika«), die Reifung viraler Vorläuferproteine (z. B. Proteaseinhibitoren) oder die Freisetzung neu gebildeter Virionen (z. B. Neuraminidasehemmer).

Ein Problem der antiviralen Therapie ist – analog zur Situation bei den zellulären Infektionserregern – die Resistenzentstehung. Bei entsprechendem Selektionsdruck – in diesem Fall durch eine (meist mittelpotente) antivirale Chemotherapie – kommt es im Sinne von Darwins Evolutionstheorie zur Selektion ursprünglich zufällig auftretender Mutanten, die gegenüber dem Medikament resistent sind. Der Zusammenhang zwischen Potenz der anti(retro)viralen Behandlung und der Wahrscheinlichkeit, mit der es zur Selektion resistenter Virusvarianten kommt, wird in Abb. 5-22 illustriert.

Das hohe Risiko einer Resistenzentstehung macht im Fall des HIV heutzutage eine Kombinationstherapie obligatorisch. Prinzipiell ist es aber bei praktisch allen Chemotherapeutika möglich, durch Propagierung des betreffenden Virus in Zell-

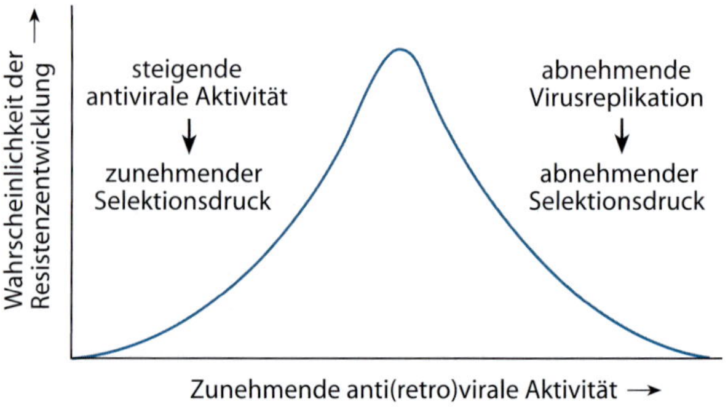

Abb. 5-22. Zusammenhang zwischen Potenz der anti(retro)viralen Medikation und Wahrscheinlichkeit der Resistenzentwicklung. Ganz *links* ist eine Situation ohne antivirale Therapie anzusiedeln, ganz *rechts* die erfolgreiche (Kombinations)therapie mit vollständiger Suppression der viralen Replikationsaktivität und somit auch fehlendem Risiko einer Resistenzentwicklung

■ Tabelle 5-45. In Deutschland derzeit (Sommer 2002) verfügbare antivirale Chemotherapeutika

Wirksubstanz	Handelsname, Hersteller	Anmerkung
α-Herpesviren: Herpes-simplex-Virus Typ 1 und 2 (HSV-1, HSV-2); Varizella-zoster-Virus (VZV) – Systemika		
Acyclovir (ACV)	Zovirax, GlaxoSmithKline u. v. a.	Erstes hochselektives Virustatikum; geringe orale Bioverfügbarkeit; bei vitaler Indikation: i.v.-Gabe!
Valaciclovir (Val-ACV)	Valtrex, GlaxoSmithKline	ACV-Prodrug mit verbesserter oraler Bioverfügbarkeit
Famciclovir (FAM)	Famvir, Novartis Pharma	Orales Prodrug von Penciclovir (PCV)
Brivudin (BVDU)	Zostex, Berlin Chemie	Gute orale Bioverfügbarkeit; nicht gegen HSV-2
α-Herpesviren: Herpes-simplex-Virus Typ 1 und 2 (HSV-1, HSV-2); Varizella-zoster-Virus (VZV) – Topika		
Acyclovir (ACV)	Zovirax Creme, GlaxoSmithKline u. v. a.	Bei schweren Infektionen: systemische Gabe!
Penciclovir	Vectavir Creme, Novartis Pharma	Oral nur als Valinester (s. oben)
Idoxuridin	Virunguent Salbe, Hermal; Zostrum Lösung, Galderma	Frühes Virustatikum, geringe Selektivität
Vidarabin	Vidarabin Thilo Salbe, Alcon	Frühes Virustatikum, geringe Selektivität
Zytomegalievirus (CMV)		
Ganciclovir (DHPG, GCV)	Cymeven, Syntex/Roche	Geringe orale Bioverfügbarkeit, toxischer als ACV
Valganciclovir (Val-GCV)	Valcyt, Patheon/Roche	GCV-Prodrug mit verbesserter oraler Bioverfügbarkeit
Foscarnet (PFA)	Foscavir, Astra Zeneca	Nicht kompetitiver (allosterischer) Hemmer der DNA-Polymerase
Cidofovir (HPMPC, CDV)	Vistide, Pharmacia	Phosphonat: initiale Monophosphorylierung durch virales Enzym entfällt
Fomivirsen	Vitravene, Isis/Ciba Vision	Einziges »Antisense-Medikament«; nur topisch (intravitreal)
Hepatitis-B-Virus (HBV)		
Interferon α-2a	Roferon-A, Roche	Alle Interferone: Starke subjektiv empfundene unerwünschte Arzneimittelwirkungen (UAW)
Interferon α-2b	Intron A, Essex Pharma	
Interferon alfacon-1	Inferax, Yamanouchi	
Lamivudin (3TC)	Zeffix, GlaxoSmithKline	Nukleosidanalogon, gegen HIV als Epivir im Handel
Hepatitis-C-Virus (HCV)		
Interferon α-2a	Roferon-A, Roche	Alle Interferone: Starke subjektiv empfundene UAW; durch Pegylierung verbesserte Pharmakokinetik: gleichmäßigere Wirkstoffspiegel
Interferon α-2b	Intron A, Essex Pharma	
Interferon alfacon-1	Inferax, Yamanouchi	
Peginterferon α-2b, liposomal (PEG)	PegIntron, Essex Pharma	
Peginterferon α-2a, liposomal (PEG)	Pegasys, Roche	
Ribavirin	Rebetol, Essex Pharma	Oral in Kombination mit Interferon α
Respiratorisches Synzytialvirus (RSV)		
Ribavirin	Virazole, ICN	Per inhalationem bei schweren Infektionen; i.v. gegen Lassa- und Hantavirusinfektionen, postexpositionell auch oral
Influenzaviren		
Amantadin	Symmetrel, Merz & Co.	Nur Influenza A
Rimantadin	Flumadin (nicht in Deutschland)	Nur Influenza A
Zanamivir	Relenza, GlaxoSmithKline	Influenza A und B; per inhalationem
Oseltamivir	Tamiflu, Roche/Gilead	Influenza A u. B; per os
Humane Papillomviren (HPV)		
Imiquimod (»immune response modifier«)	Aldara Creme, 3 M Medica	
Podophyllotoxin	Condylox (Wolff), Wartec (Stiefel)	
Interferon β human	Fiblaferon Gel (biosyn)	Natürliches humanes Interferon β
Cidofovir (HPMPC)	Vistide (Pharmacia)	
Chirurgische u. a. Verfahren: Exzision, Kryotherapie, CO_2-Laser-Vaporisation, Elektrokoagulation, Trichloressigsäure		

kultur in Gegenwart steigender Konzentrationen des Hemmstoffes eine Resistenzentwicklung zu provozieren. Ob diese dann auch in vivo auftritt und ob sie klinisch relevant wird, hängt aber von einer Reihe weiterer Faktoren ab.

Dazu zählt neben der Mutationsfreudigkeit des Virus auch die immunologische Kompetenz des Infizierten: Beim Immungesunden sieht man deshalb, selbst bei teilweise jahrelang fortgesetzter Dauertherapie, nur in seltensten Fällen die Entstehung acyclovirresistenter Herpes-simplex-Stämme; bei schwer Immunsupprimierten hingegen spielt ein Versagen der Zytomegalievirus-(CMV-)Therapie aufgrund einer antiviralen Resistenz eine wichtige Rolle.

5.3.18.3 Therapeutische Anwendungen bei einzelnen Viruserkrankungen

Medikamente gegen Erkrankungen durch Herpesviren

α-Herpesviren: Herpes-simplex-Virus Typ 1 und Typ 2 (HSV-1, HSV-2); Varizella-zoster-Virus (VZV)

Die »alten« Antiherpesmittel der 1. Generation wie Idoxuridin und Vidarabin zeichnen sich durch eine geringe antivirale Wirksamkeit bei zugleich hoher Toxizität, d. h. eine geringe Selektivität, aus und werden daher heute allenfalls noch topisch eingesetzt. Sie sind unspezifisch adstringierenden Substanzen (Melissenextrakte u. ä.) praktisch nicht überlegen.

Das erste Medikament mit hochspezifischer antiviraler Wirkung war das Acyclovir (ACV), der Prototyp der Nukleosidanaloga (◘ Abb. 5-23). Es verfügt über einen breiten therapeutischen Index, d. h. es ist in antiviral wirksamen Konzentrationen nur gering toxisch. ACV ist in erster Linie gegen die α-Herpesviren HSV-1 und -2 sowie VZV, in geringerem Maße auch gegen andere Herpesviren wirksam.

Die hohe Selektivität des ACV ist durch mehrere Faktoren bedingt. Nach Aufnahme in die Zelle muss die Substanz zunächst in ein Nukleotid umgewandelt werden, um als solches der DNA-Polymerase als Substrat dienen zu können (Schema ◘ s. Abb. 5-24).

Die Monophosphorylierung erfolgt hierbei durch die vom Virusgenom des HSV und VZV kodierten Thymidinkinasen, während das ACV gegenüber zellulären Kinasen nur eine sehr geringe Affinität besitzt. Zelluläre Enzyme überführen dann das ACV-Monophosphat in das ACV-Triphosphat. Dieses wiederum hat eine vielfach (10- bis 30-mal) stärkere Affinität zur viralen als zur zellulären DNA-Polymerase, sodass selektiv das virale Enzym gehemmt wird.

Neben einer Blockierung der viralen DNA-Polymerase wirkt das ACV auch durch seinen Einbau in den in Synthese befindlichen viralen DNA-Strang, denn durch die Abwesenheit der vollständige Ringstruktur der Desoxyribose (daher der Name A-cyclo-vir) kommt es zum Kettenabbruch (◘ s. Abb. 5-25). Dieser »Fehler« wird auch nicht durch die »Proofreading-Aktivität« der viralen DNA-Polymerase repariert, da das Enzym durch das ACV (wie auch durch verwandte Substanzen) fixiert und somit wirkungslos wird. Ein Hauptnachteil des ACV liegt in seiner geringen oralen Bioverfügbarkeit von etwa 20%. Deswegen muss es bei schweren Herpesvirusinfektionen, wie etwa der Herpes-simplex-Enzephalitis, intravenös verabreicht werden, ansonsten in relativ hohen Dosen mehrfach täglich per os.

Valaciclovir (Val-ACV) ist der Valin-Ester des Acyclovir. Es wird deutlich besser (zu ca. 55%) aus dem Dünndarm resorbiert und anschließend zu Acyclovir hydrolysiert; somit ermöglicht es geringere orale Dosierungen und längere Dosierungsabstände bei ansonsten identischem Wirkspektrum und Aktivierungsmechanismus. Valaciclovir ist zugelassen zur Behandlung von Herpes genitalis und Herpes zoster.

Penciclovir (PCV) entspricht in seinem Aktivitätsspektrum weitgehend dem ACV. Allerdings wird es enteral praktisch nicht resorbiert und kann daher nur topisch angewandt werden. Der 6-Desoxy-Diacetylester des Penciclovir, Famciclovir (FAM), wird aufgrund seiner guten Bioverfügbarkeit von etwa 75% als orales Prodrug eingesetzt.

Analog dem Valaciclovir ist auch Famciclovir zur Behandlung des primären und rezidivierenden genitalen Herpes und von Herpes zoster zugelassen.

Ein weiteres Nukleosidanalogon, Brivudin (BVDU), verfügt über eine gute orale Bioverfügbarkeit und ist gegen HSV-1 und VZV wirksam, wenngleich nur für letzteres zugelassen; eine strenge Kontraindikation besteht hierbei für die gleichzeitige Anwendung von 5-Fluorouracil u. ä. im Rahmen einer Krebstherapie. Beim BVDU erfolgen sogar die ersten beiden Phosphorylierungsschritte durch die virale Thymidinkinase, lediglich der 3. zu einem Analogon durch ein zelluläres Enzym (Naesens u. de Clercq 2001).

Prinzipiell gilt, dass bei vitaler Indikation Acyclovir intravenös gegeben werden sollte und bei oraler Verabreichung trotz ihres höheren Preises Valaciclovir, Famciclovir oder – außer für Infektionen durch HSV-2 – Brivudin der Vorzug gegeben werden sollte. In der klinischen Praxis erleichtern die Präparate mit guter Bioverfügbarkeit die Behandlung, besonders bei längerfristiger Einnahme oder höherer Dosierung. Eine topische antivirale Therapie ist meist nur bei oralen Herpes-simplex-Manifestationen ausreichend, wobei hier auch nicht im engeren Sinne antiviral wirkende Substanzen Linderung bringen können.

Heute gelingt es nicht nur, akute Herpes-simplex-Erkrankungen – sowohl bei Primärinfektion als auch durch Rekurrenz ausgelöst – erfolgreich zu behandeln; eine vorbeugende – sog. suppressive – Behandlung mit der – individuell zu ermittelnden – geringstmöglichen Dosis ACV vermag bei Patienten mit häufig wiederkehrenden Herpes-genitalis-Rezidiven die Lebensqualität bedeutend zu verbessern (Wutzler et al. 1999; Stanberry et al. 1999).

Beim Herpes zoster ist nachgewiesen, dass eine rechtzeitige antivirale Therapie die Inzidenz der gefürchteten postzosterischen Neuralgie signifikant zu senken vermag. Beachtet werden muss, dass die Dosis für die Behandlung von VZV-Infektionen deutlich höher ist als für HSV (Wutzler u. Doerr 1998).

Prinzipiell muss eine gezielte antivirale Therapie frühstmöglich beginnen, um die Erkrankungsschwere und -dauer beeinflussen zu können. Als Alternative zur Suppressionsbehandlung des Herpes genitalis können Patienten, die zu Beginn einer klinischen Episode deutliche Prodromi verspüren oder die individuellen auslösenden Faktoren kennen, auch eine sofortige Frühbehandlung mit Hilfe eines stets greifbaren antiviralen Medikamentes einleiten. In keinem Fall jedoch gelingt natürlich die Elimination des Herpesvirus, denn der lebenslang andauernde Latenzzustand ist einer Chemotherapie nicht zugänglich.

Aufgrund der insgesamt sehr guten Verträglichkeit und geringen Toxizität des Acyclovir besteht kaum jemals ein triftiger

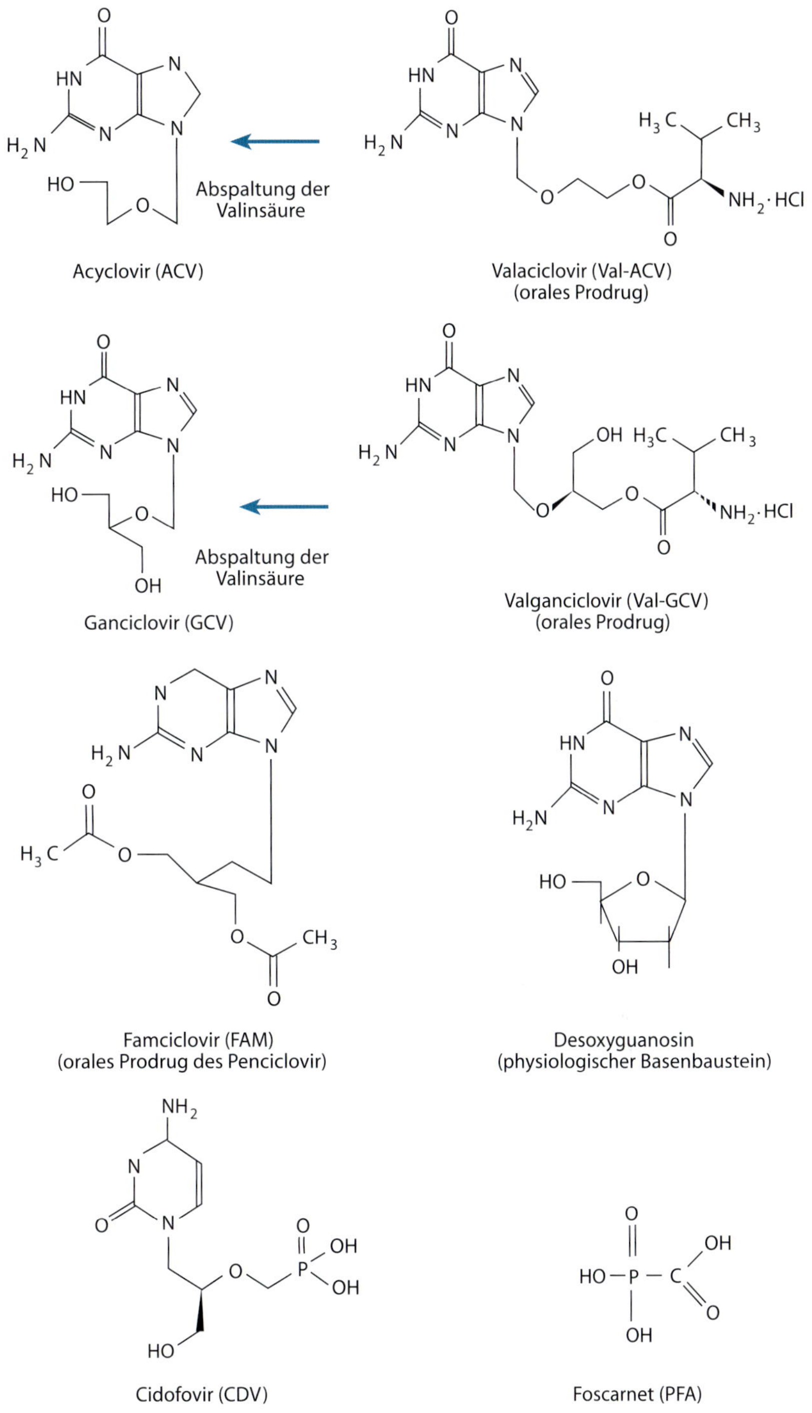

Abb. 5-23. Chemische Strukturformeln der gegen Herpesvirusinfektionen eingesetzten DNA-Polymerasehemmer: Acyclovir und dessen orales Prodrug Valaciclovir, Ganciclovir und sein orales Prodrug Valganciclovir, Famciclovir, zum Vergleich das physiologische Substrat Desoxyguanosin, sowie Cidofovir und Foscarnet. Man beachte die Grundstruktur des Purin-(Guanin-)Doppelrings, jeweils ergänzt durch unterschiedliche Seitengruppen, die beim Cidofovir bereits in der Grundsubstanz vorhandene Phosphatgruppe und den einfachen Aufbau von Foscarnet

Grund, vor einer klinisch indizierten Verwendung zurückzuschrecken. Beim Verdacht auf eine Herpes-simplex-Enzephalitis, einen generalisierten Herpes neonatorum oder ein ähnlich schweres Krankheitsbild muss unverzüglich mit einer intravenösen Verabreichung begonnen werden (d. h. noch bevor die Diagnose durch einen Labortest bestätigt wurde!), da sich die Prognose für den Patienten rapide verschlechtert, je später eine gezielte antivirale Behandlung einsetzt.

Gegen antivirale Medikamente resistente HSV-Infektionen sind glücklicherweise relativ selten und werden fast ausschließlich bei Immunsupprimierten gefunden (z. B. Aids-Patienten mit hartnäckig rezidivierendem und therapieresistentem Herpes genitalis).

Der häufigste Resistenzmechanismus gegenüber den oben behandelten DNA-Polymerasehemmern beruht auf Mutationen der viralen Thymidinkinasen und dadurch bedingt verminderte oder ganz fehlende Phosphorylierung der Medikamente. In diesen Fällen kann eine erfolgreiche Therapie durchgeführt werden mittels Cidofovir (CDV, HPMPC) – welches als Nukleosidphosphonat (vgl. Abb. 5-22) nicht auf die initiale

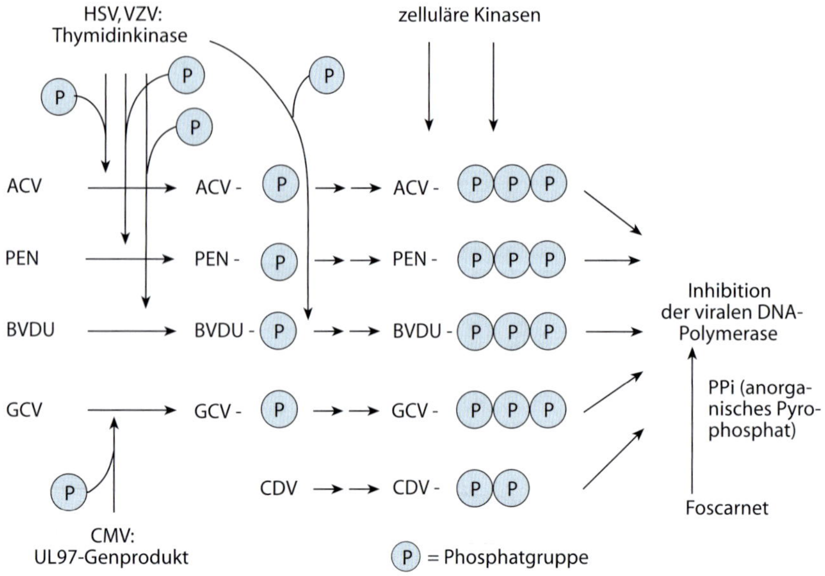

Abb. 5-24. Antivirale Therapie der Herpesviren: Schema der Aktivierung durch intrazelluläre Phosphorylierung. Während ACV (Acyclovir), PCV (Penciclovir, bei oraler Einnahme von Famciclovir) und GCV (Ganciclovir) zunächst von viralen Enzymen monophosphoryliert werden müssen, bei BVDU (Brivudin) sogar die ersten beiden Phosphorylierungsschritte durch die virale Thymidinkinase erfolgen, entfällt dies bei dem bereits monophosphorylierten CDV (Cidofovir) und dem allosterischen DNA-Polymerasehemmer Foscarnet. Mutationen in den für die Kinase kodierenden viralen Genen (z. B. Thymidinkinase des HSV) können zur Resistenz führen. Nukleotid- (Cidofovir) und Pyrophosphatanaloga (Foscarnet) hingegen sind gegenüber Mutationen der viralen Kinase unempfindlich. Wie auch bei den Nukleosidanaloga können hier aber Mutationen der viralen Polymerasen selbst zu Resistenzen führen

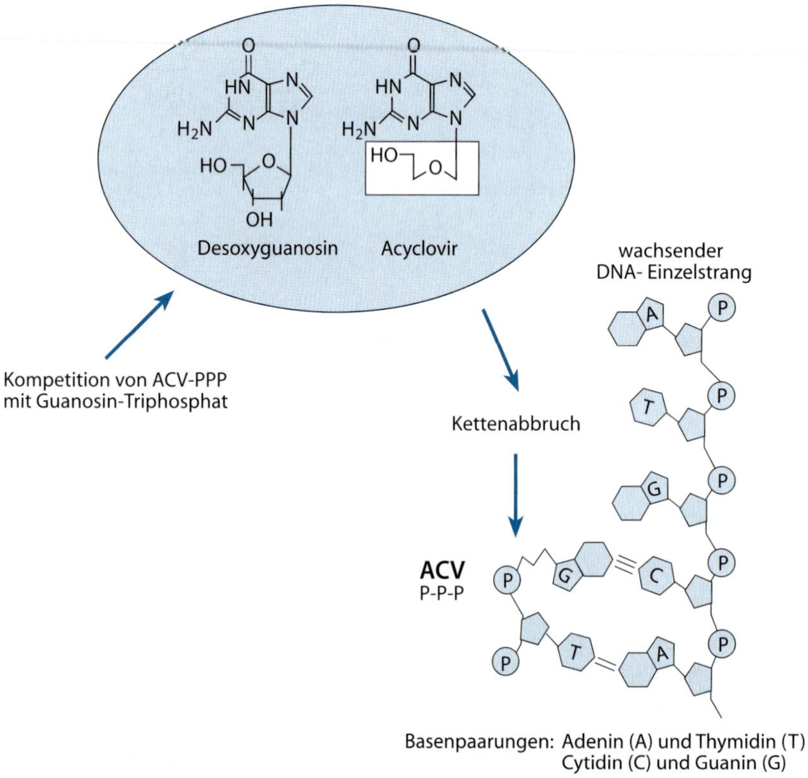

Abb. 5-25. Wirkmechanismus der Nukleosidanaloga am Beispiel des Acyclovir. N. B.: Man beachte die große Ähnlichkeit der Strukturformeln von Acyclovir und Desoxyguanosin – bei ersterem fehlt lediglich der vollständige Ring der Desoxyribose, wovon auch der Name (»A-cyclo-«) abgeleitet ist. Die hohe Selektivität von ACV ist bedingt durch 1. die ausschließliche Monophosphorylierung durch die virale Thymidinkinase und 2. die höhere Empfindlichkeit der viralen als der zellulären Polymerase gegenüber ACV

Phosphorylierung angewiesen ist – oder das Pyrophosphatanalogon Foscarnet (PFA), einen allosterisch durch Interaktion mit der Pyrophosphatbindungsstelle wirkenden, nichtkompetitiven Hemmer der DNA-Polymerase.

Beruht die antivirale Resistenz hingegen auf einer Mutation des für die virale DNA-Polymerase kodierenden Gens, so liegt meist eine Kreuzresistenz gegenüber allen DNA-Polymerasehemmern vor (vgl. dazu auch ◘ Abb. 5-24).

Zytomegalievirus (CMV)

Klinisch signifikante Erkrankungen durch das Zytomegalievirus (CMV) können zwar auch bei Immungesunden, v. a. während der Fetalperiode, auftreten, doch besteht eine Therapieindikation fast ausschließlich bei Patienten mit Aids oder iatrogener Immunsuppression beispielsweise nach Organ- oder Knochenmarktransplantation.

Acyclovir und Penciclovir haben nur eine relativ schwach hemmende Wirkung auf die Replikation des CMV und werden deshalb allenfalls prophylaktisch eingesetzt. Mittel der Wahl ist das Nukleosidanalogon Ganciclovir (GCV, DHPG) (Vogel et al. 1997). Verglichen mit Acyclovir ist es jedoch deutlich toxischer; insbesondere die dadurch ausgelöste Myelotoxizität mit vorwiegend Neutro-, seltener Thrombopenie macht sich gerade bei Knochenmarktransplantierten nachteilig bemerkbar. Ganciclovir hat nur eine geringe orale Bioverfügbarkeit (5–9%).

Analog dem Valaciclovir wurde auch für Ganciclovir ein Valin-Ester, das Valganciclovir, als oral zu verabreichendes Prodrug entwickelt. Jüngste klinische Studien zeigen eine gute Wirksamkeit sogar zur Induktionstherapie bei CMV-Retinitis (Martin et al. 2002).

Auch bei Ganciclovir erfolgt eine intrazelluläre Phosphorylierung zum eigentlich wirksamen, d. h. die DNA-Polymerase hemmenden Triphosphat (d. h. Nukleotid). Der erste Phosphorylierungsschritt wird hierbei durch das UL97-Genprodukt des CMV, eine Phosphotransferase, vermittelt, die Bi- und Triphosphorylierung wiederum durch zellkodierte Enzyme (◘ Abb. 5-23). Auch hier betrifft die Mehrzahl der klinisch beobachteten resistenzvermittelnden Mutationen das UL97-Genprodukt, seltener ist das UL54-Genprodukt, die virale DNA-Polymerase, betroffen (Pillay 1998; Mousavi-Jazi et al. 2001). Resistenzen werden klinisch meist bei Immunkompromittierten gesehen, die langfristig antiviral therapiert werden müssen, ohne dass ihre körpereigene Abwehr imstande ist, der aktiven Infektion Herr zu werden.

Kann Ganciclovir aufgrund seines Nebenwirkungsspektrums nicht eingesetzt werden oder besteht der Verdacht auf eine Resistenz, so bietet Foscarnet als allosterischer DNA-Polymerasehemmer (s. oben) eine Alternative. Auch hierbei bereitet die Toxizität (Nierenfunktionsstörungen, Elektrolytverschiebungen) häufig Probleme.

Eine weitere Alternative zu Ganciclovir stellt Cidofovir dar. Es ist in Deutschland bislang zur Behandlung der CMV-Retinitis bei Aids-Patienten (als Therapie der 2. Wahl) zugelassen. Auch Cidofovir muss intravenös verabreicht werden, und zwar 5 mg/kgKG einmal wöchentlich (sic!; aufgrund der langen intrazellulären Halbwertszeit).

Gleichzeitig mit der Cidofovirinfusion müssen Probenecid per os und ausreichend physiologische Kochsalzlösung intravenös verabreicht werden, um die Gefahr der (dosisabhängigen) Nephrotoxizität zu vermindern. Dazu muss eine engmaschige Kontrolle von Nierenfunktion und Blutbild erfolgen. Die beträchtliche Toxizität ist eines der Hauptprobleme von Cidofovir: Neben der Nierenschädigung kann es zu Neutropenie, Senkung des Augeninnendrucks, Übelkeit, Erbrechen und Fieber führen.

5′-GCGTTTGCTCTTCTTCTTGCG-3′

◘ Abb. 5-26. Basensequenz von Fomivirsen (ISIS 2922) zur intravitrealen Anwendung bei CMV-Retinitis. Das modifizierte Oligonukleotid bindet aufgrund seiner Komplementarität an die mRNA der Major-immediate-early-Region 2 (IE2) des CMV und verhindert so deren Translation

Cidofovir ist ein Nukleosid-Phosphonat-Analogon. Eine Monophosphorylierung durch ein viruskodiertes Enzym und damit ein möglicher Resistenzmechanismus entfallen; die für die Phosphorylierung zum CDV-Diphosphat (CDV-pp), dem funktionellen Analogon zum Nukleosidtriphosphat, erforderlichen zwei Phosphorylierungsschritte erfolgen durch zelluläre Enzyme. Als CDV-pp inhibiert CDV die virale DNA-Polymerase und tritt wiederum in Konkurrenz zu dem natürlichen Substrat, dem Desoxycytosintriphosphat.

Cidofovir hat in vitro wie in vivo ein breites Wirkungsspektrum gegen zahlreiche DNA-Viren, darunter Herpes-, Adeno-, Papilloma-, Polyoma- und Pockenviren (Albrecht 1997; Safrin et al. 1997). Für den eventuellen Fall einer bioterroristischen Freisetzung von Pockenvirus könnte damit auch Nichtgeimpften ein Schutz geboten werden.

Als erster Vertreter der 4. Generation antiviraler Substanzen ist die gegen CMV wirksame Substanz Fomivirsen (ISIS 2922; ◘ Abb. 5-26) zur Anwendung am Patienten zugelassen. Es handelt sich dabei um das weltweit erste klinisch verwendete »Antisense-Präparat«, ein Phosphorothioat-Oligonukleotid, bei dem durch Ersetzung eines Sauerstoffatoms in der Phosphatgruppe durch ein Schwefelatom die Stabilität des Moleküls erhöht wurde.

Die aus 21 Basenbausteinen bestehende Sequenz ist komplementär zu einer Teilsequenz der Boten-RNA-Transkripte der »Major-immediate-early-Region 2« (IE2) des CMV und lagert sich deshalb spezifisch an diese an. Dadurch wird die Translation dieser mRNA gestört, wodurch Proteine, welche die virale Genexpression steuern und daher notwendig sind für die Replikation des Virus (Perry u. Balfour 1999), nicht gebildet werden können (Hartmann et al. 1998).

Aufgrund des grundlegend anderen Wirkmechanismus kommt es nicht zur Kreuzresistenz zwischen den übrigen Anti-CMV-Medikamenten und Fomivirsen. Jedoch gelingt die Selektion fomivirsenesistenter CMV-Stämme in vitro (Mulamba et al. 1998). Fomivirsen ist zugelassen zur intravitrealen Injektion bei anderweitig nicht behandelbaren Fällen von CMV-Retinitis.

Generell gilt, dass bei weiterbestehender Immunsuppression die genannten Substanzen zwar das Fortschreiten der CMV-Infektion verlangsamen, die Erkrankung aber nicht heilen können. Daher muss etwa bei der CMV-Retinitis die sog. Induktionstherapie mit Ganciclovir von einer Erhaltungstherapie (Sekundärprophylaxe) gefolgt werden, wobei Valganciclovir eine große Erleichterung verspricht. Insgesamt hat jedoch die Bedeutung von opportunistischen CMV-Infektionen bei HIV-Infizierten seit der breiten Einführung der hochaktiven antiretroviralen Therapie (HAART) Mitte der 1990er Jahre stark nachgelassen. Bei iatrogen Immunsupprimierten spielen CMV-Infektionen und -Erkrankungen weiterhin eine große Rolle.

Da sich eine einmal manifeste CMV-assoziierte Erkrankung oft nur schlecht oder gar nicht antiviral behandeln lässt – bei der CMV-Pneumonitis nach Knochenmarktransplantation sterben mehr als 50% der Erkrankten trotz antiviraler Therapie –, verlegte man sich recht früh auf eine prophylaktische antivirale Chemotherapie von Risikopatienten. Jedoch stellte sich heraus, dass aufgrund der Nebenwirkungen die Prognose insgesamt dadurch nicht verbessert wurde; zwar traten signifikant weniger CMV-Erkrankungen auf, doch aufgrund der später einsetzenden Immunrekonstitution vermehrt bakterielle und Pilzinfektionen.

Daher verwendet man heutzutage meist ein sog. präemptives Konzept: Hierbei werden Risikopatienten regelmäßig (meist wöchentlich) mittels hochempfindlicher Methoden auf das Vorliegen einer aktiven CMV-Infektion getestet; liegt eine solche vor, wird dann – noch bevor es zu einer klinischen CMV-Erkrankung kommt – antiviral therapiert (◘ Tabelle 5-46). Auf diese Weise kombiniert man den Vorteil einer therapeutischen Gabe (dass nämlich allen nicht betroffenen Patienten die Toxizität der antiviralen Therapie erspart bleibt) mit dem der Prophylaxe (dass es nicht zum Ausbruch einer CMV-Erkrankung kommt).

Gegenwärtig gibt es zahlreiche Bemühungen, Protokolle und Testverfahren für präemptive Absätze weiter zu optimieren (Peggs et al. 2000; Preiser et al. 2001; Berger u. Preiser 2002).

Abschließend sei zur Behandlung der Herpesvirusinfektionen festgehalten, dass etliche der genannten Medikamente auch eine Aktivität gegenüber anderen Vertretern der Familie Herpesviridae – darunter das Epstein-Barr-Virus (EBV) und das humane Herpesvirus-6 (HHV-6) – aufweisen, ohne dafür zugelassen zu sein und ohne dass bislang überzeugende Nachweise ihrer klinischen Wirksamkeit erbracht werden konnten (Naesens u. de Clercq 2001).

◘ Tabelle 5-46. Optionen zum Management von CMV-Infektionen bei Knochenmarktransplantierten

1. Antivirale Behandlung der manifesten CMV-assoziierten Erkrankung
   - \+ Keine »unnötige« (mit Toxizität und hohen Kosten verbundene) antivirale Therapie
   - – Bleibt oft erfolglos
2. Prophylaktische Therapie: alle Risikopatienten (z. B. nach Knochenmarktransplantation)
   - \+ Vermeidet CMV-Erkrankungen
   - – Exponiert Patienten gegenüber dem Chemotherapeutikum, die ohnehin keine CMV-Erkrankung entwickeln würden
3. Suppressive/prä-emptive Therapie: Bei Nachweis einer peripheren (z. B. aus Urin, Abstrich) bzw. systemischen CMV-Infektion (z. B. aus dem Blut mittels pp65-Antigenämietest oder PCR) im Rahmen einer regelmäßigen »surveillance«
   - \+ Verbindet Vorteile von 2. (Vermeidung von CMV-Erkrankungen durch frühzeitige Therapie der Infektion) mit denen von 1. (antivirale Therapie nur für die Patienten mit dem höchsten Erkrankungsrisiko, somit Vermeidung »unnötiger« Medikamentenexposition); jedoch ungelöste Frage des optimalen (zuverlässigen, schnellen und empfindlichen) Testverfahrens zur »surveillance«!

N.B.: 2. und 3. werden eingesetzt, *bevor* es zur Erkrankung kommt

Medikamente gegen Erkrankungen durch Influenzaviren

Prinzipiell ist voranzuschicken, dass das Hauptaugenmerk nach wie vor auf der Prävention von Infektionen mit Influenzaviren, den Erregern der »echten Virusgrippe«, mittels rechtzeitiger aktiver Impfung liegen sollte. Nachteile der Grippeschutzimpfung sind, dass sie jährlich – vorzugsweise im Herbst – wiederholt werden muss und dass die Zusammensetzung der Impfstoffe aufgrund der virologisch-epidemiologischen Datenlage jedes Jahr neu festgesetzt werden muss.

Nach einer Impfung dauert es bis zu 2 Wochen, bis sich bei 70–90% der Geimpften ein vollständiger Schutz aufgebaut hat. Wegen besonderer Gefährdung durch eine Virusgrippe ist in Deutschland die Influenzaimpfung für alle über 60-Jährigen, Personen mit Grundleiden sowie Beschäftigte im medizinischen oder pflegerischen Bereich (im eigenen Interesse und wegen möglicher Ansteckungsgefahr für Risikopatienten) oder in Einrichtungen mit viel Publikumsverkehr offiziell empfohlen; in der Praxis zeigt sich jedoch, dass nur ein Teil dieser Personengruppen von der Impfung Gebrauch macht.

Daher verwendet man seit Jahrzehnten bereits die ausschließlich gegen Influenza-A-Viren wirksamen Mittel Amantadin und Rimantadin (letzteres in Deutschland nicht zugelassen) zur Prophylaxe, beispielsweise bei Influenzaausbrüchen in Pflegeheimen. Bei Gabe innerhalb von 48 h nach Krankheitsbeginn sind diese auch therapeutisch wirksam, allerdings wirken sie nicht gegen Influenza B oder C (Johnston 2002). Bei Amantadin werden die zentralnervösen Nebenwirkungen oft als unangenehm empfunden.

Der Wirkmechanismus dieser Aminverbindungen mit von 10 Kohlenstoffatomen gebildeten Ringstrukturen beruht auf einer Blockierung des M2-Protonenkanals des Influenza-A-Virus; so wird der Einstrom von Protonen verhindert, und der für das »uncoating« des viralen Genoms erforderliche niedrige pH-Wert kommt nicht zustande. Allerdings muss man bereits nach relativ kurzfristiger Therapie mit einer Resistenzentstehung rechnen.

Die Neuraminidaseinhibitoren bilden eine völlig neue, auf der Basis eines gezielten »drug design« entwickelte Substanzgruppe. Mittlerweile sind 2 solche Substanzen zugelassen:
- Zanamivir, welches wegen seiner schlechten oralen Bioverfügbarkeit topisch als Pulver mittels eines speziellen »diskhaler« inhaliert wird (knapp 80% verteilen sich dabei im Oropharynx, der Rest gelangt in die Lunge), und
- Oseltamivir, welches oral eingenommen wird (◘ Abb. 5-27).

Es handelt sich um Analoga der Sial- (oder Sialin-)säure, die selektiv das virale Enzym Neuraminidase hemmen. Dies ist erforderlich für die Freisetzung neugebildeter Influenzavirionen von der infizierten Epithelzelle und damit für die weitere Ausbreitung im Respirationstrakt (Calfee u. Hayden, 1998; Couch 2000).

Wegen der Konserviertheit der Neuraminidasen verschiedener Influenzaviren sind diese Analoga sowohl gegen Influenza-A- als auch -B-Viren wirksam. Von Interesse sind die Neu-

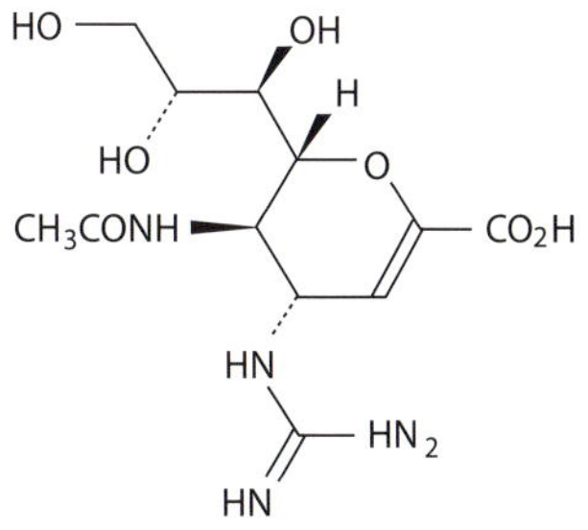

■ Abb. 5-27. Strukturformel des Neuraminidasehemmers Zanamivir

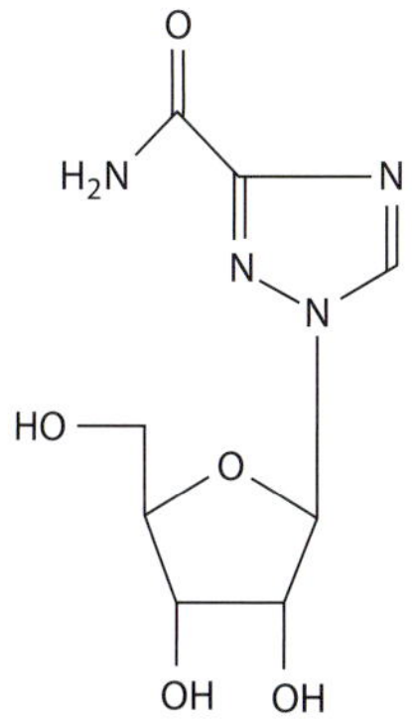

■ Abb. 5-28. Strukturformel von Ribavirin

raminidaseinhibitoren auch wegen ihrer Aktivität gegen für den Menschen neue, potenziell Pandemien auslösende Influenzastämme, für die eine Impfstoffentwicklung möglicherweise zu spät käme (Gubareva et al. 1998a).

Neuraminidaseinhibitoren können klinisch zur Prophylaxe wie auch zur Frühbehandlung – innerhalb von maximal 2 Tagen nach Krankheitsbeginn – etablierter Influenzaerkrankungen eingesetzt werden, wodurch sich Schweregrad und Krankheitsdauer verringern lassen (Schilling et al. 1998). Durch rechtzeitigen Behandlungsbeginn lassen sich die Krankheitsdauer verkürzen und der Schweregrad verringern. Resistente Virusvarianten können durch Neuraminidasehemmer in vitro selektioniert werden (Varghese et al. 1998), sind allerdings anscheinend bei Patienten seltener als durch Amantidin (Gubareva et al. 1998b).

Beide verfügbaren Substanzen sind an sich gut verträglich und beeinträchtigen nicht die Wirksamkeit einer gleichzeitig durchgeführte Influenzavakzinierung, können also während Epidemien zur »Überbrückung« eingesetzt werden (Webster et al. 1999). Allerdings wird die inhalative Applikation gerade von Patienten mit Atemwegserkrankungen oft nicht gut toleriert.

Ein bislang offenes Problem ist die korrekte Indikationsstellung; Schnelltests zum Virusantigennachweis in der Praxis bzw. am Patientenbett werden erprobt, sind jedoch bislang zu unempfindlich und nicht ausreichend spezifisch (Cox u. Subbarao 1999). Auch eine Verwendung aufgrund des klinischen Bildes – das jedoch häufig kaum von viralen Erkältungskrankheiten oder bakteriellen Infekten abzugrenzen ist – und in Kenntnis der epidemiologischen Situation ist denkbar.

Unklar ist bislang auch die Wirksamkeit bei den Hauptrisikogruppen für schwere Influenzaviruserkrankungen (Monto et al. 1999; Hayden et al. 1997; MIST Study Group 1998). Auch besteht die Möglichkeit, dass es in diesen Patientengruppen gehäuft zur Selektion von antiviralen Resistenzen kommen wird.

! Die möglichst vollständige, jährliche Influenzaimpfung von Patienten aus Risikogruppen und von medizinischem Personal darf im Vertrauen auf die mögliche medikamentöse Prophylaxe bzw. Behandelbarkeit keinesfalls unterbleiben!

Ein potenzieller Vorteil der Influenzamittel besteht darin, dass sie dazu beitragen könnten, unnötige Antibiotikaverordnungen zu vermindern und so die Gefahr der weiteren bakteriellen Resistenzentwicklung zu reduzieren.

Therapie von Infektionen mit dem respiratorischen Synzytialvirus (RSV), Hantaviren und Lassaviren

Das synthetische Nukleosidanalogon Ribavirin (■ Abb. 5-28) hat eine relativ breite Wirksamkeit gegen verschiedene Viren. Der genaue Wirkmechanismus ist nicht bekannt; nach Phosphorylierung inhibiert es als Monophosphat die Inosinmonophosphat-Dehydrogenase und führt so zu einer Depletion von Guanosintriphosphat. Als Triphosphat interferiert Ribavirin mit viralen RNA-Polymerasen. Jüngste Untersuchungen zeigen, dass Ribavirin als Mutagen für RNA-Viren wirkt und womöglich durch Steigerung der bei RNA-Viren ohnehin hohen Mutationsrate eine sog. »error catastrophe« induziert (Crotty et al. 2002).

Ribavirin wird als Aerosol eingesetzt zur Behandlung von RSV-Infektionen der unteren Atemwege bei pädiatrischen Risikopatienten sowie oral – ausschließlich in Kombination mit Interferon α-2b (s. unten) – zur Behandlung von Hepatitis-C-Patienten. Außerdem hat es eine Wirksamkeit gegenüber Hanta- und Lassaviren, sodass es in intravenöser Formulierung auf Isoliereinheiten für Patienten mit hämorrhagischem Fieber vorgehalten werden sollte.

Behandlung von Erkrankungen durch Picornaviren

Ein sog. Kapsidinhibitor oder Canyon-Blocker, Pleconaril (VP63843; Viropharma Inc.), weist eine antivirale Aktivität gegenüber Viren aus der Familie Picornaviridae auf. Ähnlich den Neuraminidasehemmern ist auch Pleconaril das Ergebnis jahrelanger eingehender Untersuchungen von Virusfeinstruktur und -funktion.

Es handelt sich um ein kleines Molekül mit guter oraler Bioverfügbarkeit (Kearns et al. 1999), das innerhalb einer auf dem Picornaviruskapsidprotein VP1 gelegenen hydrophoben Tasche bindet und dadurch die Funktion des sog. »canyon« behindert. Dieser ist aber für die Interaktion des Virus mit seinem Rezeptor auf der Oberfläche der Zielzelle sowie für die Freisetzung der viralen Nukleinsäure aus dem umgebenden Kapsid (»uncoating«) erforderlich.

Pleconaril ist aktiv gegen so häufige Vertreter der Picornaviren wie die Rhinoviren (Erkältungserreger) und Enteroviren (Sommergrippe, Hand-Fuß-Mund-Krankheit, M. Bornholm, aseptische Meningitis, Myokarditis u. v. a.) (Schiff u. Sherwood 2000).

Klinische Studien für die erwähnten Indikationsgebiete erbrachten anscheinend bisher keine überzeugenden Vorteile, sodass eine Zulassung bislang weder in den USA noch in Europa erfolgt ist. Eine Verwendung sollte aber bei schweren durch Picornaviren ausgelösten Erkrankungen, wie etwa chronische Meningoenzephalitis bei Immunsupprimierten, Myokarditis, rhinovirusbedingte Pneumonitis, Poliomyelitis und Post-Polio-Syndrom, in Erwägung gezogen werden.

Behandlung von Erkrankungen durch das humane Papillomvirus (HPV)

Neben einer Reihe von chirurgischen u. a. Verfahren wie Exzision, Kryotherapie, CO_2-Laser-Vaporisation, Elektrokoagulation, Verätzung durch Trichloressigsäure oder lokale Zytostase mittels Podophyllotoxin werden zunehmend lokal-chemotherapeutische Ansätze verfolgt. Hierzu ist v. a. Cidofovir topisch mittels intraläsionaler Injektion geeignet. Der sog. »immune response modifier« Imiquimod wirkt ebenso wie Interferon β lokal immunverstärkend, d. h. die Immunantwort wird soweit stimuliert, dass es zu einer Elimination der virusinfizierten Zellen kommt.

Therapie der chronischen Hepatitis B

Nach einer akuten Infektion mit dem Hepatitis-B-Virus (HBV) kommt es mit einer Wahrscheinlichkeit von 5% im Erwachsenenalter bis über 90% beim perinatal infizierten Neugeborenen zu einer chronischen Infektion. Mögliche Langzeitfolgen einer chronisch-aktiven HBV-Infektion sind Leberzirrhose und hepatozelluläres Karzinom.

Für die antivirale Therapie der chronischen, meist histologisch nachgewiesenen Hepatitis B mit positiven Markern einer Virusreplikation (Nachweis von HBe-Antigen oder HBV-DNA) können Interferone oder Nukleosidanaloga eingesetzt werden.

Interferone können als »antivirale Antibiotika« bezeichnet werden, denn sie sind biologisch aktive Substanzen natürlichen Ursprungs. Interferone werden auf bestimmte Stimuli hin von Zellen als Zytokine gebildet. Ihr antiviraler Effekt ist vielschichtig; Interferone induzieren verschiedene Mechanismen, die gegen Virusinfektionen wirken. Zu einer immunmodulierenden Wirkung (erhöhte MHC-Klasse-I- und -II-Molekülexpression auf der Zelloberfläche und dadurch verstärkte Antigenpräsentation, Induktion eines »antiviralen Zustandes« der Zelle) kommt eine direkt antivirale u. a. durch Hemmung der viralen Proteinsynthese und -glykosilierung, etwa durch Inaktivierung von viralen Boten-RNAs durch Aktivierung einer Ribonuklease (für einen ausführlichen Überblick s. Tossing 2001). Klinisch-virologisch wird Interferon α subkutan injiziert gegen Hepatitis-B- und -C-Virusinfektionen eingesetzt.

Interferone sind Proteine mit einem Molekulargewicht um die 20.000 D. Interferon α umfasst über 20 – z. T. glykosilierte – Varianten und besteht aus 150–172 Aminosäuren; es wird in vitro hauptsächlich von Monozyten und Makrophagen synthetisiert und für die therapeutische Verwendung rekombinant (z. B. E. coli) erzeugt.

Eine Modifikationen des natürlich vorkommenden Interferon α stellt das Konsensusinterferon dar; es besteht aus 166 Aminosäuren, wobei an jeder Position die bei den bekannten Subtypen jeweils am häufigsten vorkommende Aminosäure gewählt wurde.

Eine weitere Modifikation dient der Verbesserung der Pharmakokinetik. Durch kovalente Anbindung von Polyethylenglykol (als Pegylierung bezeichnet) wird das aktive Zentrum des Interferon α nicht beinträchtigt, jedoch seine enzymatische Inaktivierung durch Proteolyse verzögert. Dadurch erhöht sich die Plasmahalbwertszeit um etwa das 10fache verglichen mit der nichtpegylierten Substanz. Somit ermöglicht diese rein pharmakokinetische Modifikation eine seltenere Verabreichung (1-mal wöchentlich anstatt alle 2–3 Tage) und erreicht durch einen längerfristig konstanten Wirkspiegel eine höhere therapeutische Ansprechrate.

Neben seiner gewünschten antiviralen Aktivität weist Interferon α eine Reihe unerwünschter Wirkungen auf. Typisch ist eine grippeartige Symptomatik mit Fieber, Kephalgie, Glieder- und Gelenkschmerzen. Schwerer wiegen psychische Nebenwirkungen, Knochenmarkdepression, Autoimmunerkrankungen und Dekompensation einer vorbestehenden Leberzirrhose; entsprechende Kontraindikationen sind zu beachten, und ggf. muss eine Therapie abgebrochen werden. Zu Einzelheiten der Interferontherapie, Dosierung etc. s. Trautwein u. Manns (2001).

Die Erfolgsaussichten einer – teuren, nebenwirkungsreichen und langdauernden (6 Monate) – Behandlung einer chronischen Hepatitis B mit Interferon α sind insgesamt noch unbefriedigend. Ein Therapieerfolg wird durch eine Normalisierung der Transaminasen, eine Serokonversion von HBe zu Anti-HBe und eine unter die Nachweisgrenze abfallende HBV-DNA im Blut festgestellt durch regelmäßige Testung. Ein besseres Ansprechen ist zu erwarten bei weiblichen Patienten mit relativ kurz bestehender Infektion, eher niedrigem HBV-DNA-Plasmaspiegel, hohen Transaminasenwerten.

Alternativ wurde unlängst das ursprünglich gegen HIV entwickelte Nukleosidanalogon Lamivudin (3TC; gegen Hepatitis B als Zeffix im Handel) zugelassen. Analog seiner antiretroviralen Wirkung interferiert es auch beim Hepatitis-B-Virus mit der Reverse-Transkriptase-Aktivität der viralen DNA-Polymerase (Summers u. Mason 1982).

Trotz vielversprechender Ergebnisse stellt die schnelle Resistenzentwicklung (meist wie beim HIV durch eine Mutation des sog. »YMDD«-Motivs (Aminosäuresequenz YMDD = Tyr-Met-Asp-Asp) der aktiven Region der viralen Polymerase bedingt) ein Problem dar; sie führt zu einem verminderten Ansprechen auf Lamivudin und betrifft bis zu 1/5 der Patienten innerhalb des ersten Behandlungsjahres (Mutimer 2001).

Eine Reihe weiterer Polymerasehemmer, darunter Penciclovir und Adefovir-Dipivoxil (bis-POM PMEA; de Clercq 1999; Gilson et al. 1999), hat ebenfalls eine Anti-HBV-Aktivität und befindet sich in klinischer Erprobung (Zoulim u. Trepo 1999). Neben der Behandlung chronisch Infizierter mit dem Ziel der Ausheilung wird ein wichtiges potenzielles Einsatzgebiet die peri- und postoperative Therapie von HBV-infizierten Lebertransplantatempfängern sein, zusätzlich zu hohen Dosen HBV-Hyperimmunglobulin, um eine Re-Infektion des Transplantates zu verhindern. Große Probleme könne aber auch hier die rasche und häufige Resistenzentwicklung bereiten (Alberti et al. 2002; Zoulim 2001). Möglicherweise liegt auch beim HBV die Zukunft in der Kombinationstherapie.

Therapie der chronischen Hepatitis C

Nach einer Infektion mit dem Hepatitis-C-Virus (HCV) ist die Entwicklung einer chronischen Infektion der Normalfall (in ca. 70% der Fälle). Wie bei der chronischen Hepatitis B kann es als Langzeitfolge zu Leberzirrhose und Leberzellkarzinom kommen. Auch beim HCV kann eine antivirale Behandlung mit

Interferon α-2a oder -α-2b erfolgen. Allerdings sind die Erfolgschancen einer Interferonmonotherapie der chronischen Hepatitis C mit im Schnitt unter 20% ausgesprochen dürftig (Taylor et al. 1999).

In dem für das Nichtstrukturprotein 5 (NS5A) kodierenden Abschnitt des HCV-Genoms wurde ein als »interferon sensitivity determining region« (ISDR) bezeichneter Bereich identifiziert; eine Bedeutung von Sequenzvarianten in diesem Genabschnitt für die Sensitivität gegenüber Interferon konnte allerdings nicht durchweg bestätigt werden.

Eine Kombinationstherapie mit Interferon und dem – für sich allein genommen gegen HCV wirkungslosen – Ribavirin (s. auch oben) verbessert die Aussicht auf eine dauerhafte Beendigung der Virusreplikation auf knapp 50% (Brillanti et al. 1994). Sie hat daher in die aktuellen Konsensusempfehlungen Eingang gefunden (EASL 1999; zusammengefasst in Manns 1999). Zusätzlich zu den interferonassoziierten Nebenwirkungen kommt es unter Ribavirin häufig zu einer Hämolyse mit Hämatokritabfall, was eine engmaschige Kontrolle erfordert, sowie zu Müdigkeit, Appetitlosigkeit etc.

Neben dem Idealfall der Viruselimination bleibt bei einem erheblichen Teil der Behandelten ein Therapieerfolg – gemessen an der »HCV-Viruslast« im Plasma – ganz aus (»non-responder«). Bei einem Teil kommt es zwar zu einem vorübergehenden Verschwinden der Virämie, dann aber zu einem Wiederanstieg (»relapse«).

Günstige prognostische Faktoren sind
- niedrige »Ausgangsviruslast«,
- kurzer Krankheitsverlauf,
- niedrige Transaminasenwerte,
- histologisch geringgradige Entzündung des Leberparenchyms mit geringem Umbau sowie
- Vorliegen eines anderen als des HCV-Genotyps 1 (dieser ist hierzulande allerdings am häufigsten).

Bei Vorliegen gewisser prognostisch ungünstiger Kriterien sollte von vornherein über 12 statt über 6 Monate behandelt werden (Trautwein u. Manns 2001). Die nicht seltene Koinfektion mit HCV und HIV bedeutet eine besondere therapeutische Herausforderung.

Nachdem sich bereits die Verwendung von pegyliertem Interferon (s. oben) als vorteilhaft herausgestellt hatte gegenüber nichtpegyliertem, lassen jüngste Veröffentlichungen dasselbe für eine Kombination von pegyliertem Interferon plus Ribavirin hoffen. Eine weitere aktuelle Neuerung ist die Tatsache, dass sich bei frühzeitiger Therapie einer frischen HCV-Primärinfektion die Chronifizierungsrate verringern lässt (Jaeckel et al. 2001). Dieser Befund eröffnet neue Perspektiven, verlangt aber auch nach entsprechenden Revisionen derzeitiger Managementstrategien beispielsweise nach Nadelstichverletzungen.

Inwieweit sich Hinweise bestätigen lassen, dass die ebenfalls für sich allein genommen nicht gegen HCV aktiven Grippemittel Amantadin und Rimantadin (Jubin et al. 2000) als Teil einer Mehrfachkombination gegen HCV wirksam sind, ist noch ungeklärt (Younossi u. Perrillo 1999).

Therapie der Infektion mit dem humanen Immundefizienzvirus (HIV)

Bedeutete eine HIV-Infektion noch Mitte der 1990er Jahre eine mittlere Überlebensdauer von etwa 10–12 Jahren zwischen Infektionszeitpunkt und Tod, so hat sich das Bild seitdem durch Einführung der hochaktiven antiretroviralen Therapie (HAART) zumindest in den reichen Ländern grundlegend geändert. Dies ist ablesbar in den stark zurückgegangenen Zahlen der Aids-Neuerkrankungen und Todesfälle aufgrund Aids bei zugleich ansteigenden HIV-Prävalenzraten (da Neuinfizierte hinzukommen, aber zugleich weniger Patienten an Aids sterben). Leider beschränkt sich diese positive Entwicklung bislang so gut wie ausschließlich auf die Industrieländer, und die breite Verfügbarmachung der antiretroviralen Therapie ist ein aktuelles und brennendes Problem.

Durch den Einsatz von Zidovudin als Hemmer der reversen Transkriptase im Jahr 1987 (Fischl et al. 1987) konnte die Viruslast nur über einen sehr kurzen Zeitraum unterdrückt werden. Das Vorhandensein von resistenten Virusvarianten wurde bei Therapieversagern unter Monotherapie mit Zidovudin beobachtet, kurze Zeit später konnten spezifische Mutationen im Reverse-Transkriptase-Gen mit diesem Therapieversagen korreliert werden (Larder et al. 1989).

Der Durchbruch in der HIV-Therapie erfolgte mit der Einführung der Proteasehemmer im Jahr 1996. Die Dreifachkombination aus Hemmern der reversen Transkriptase und der Protease war den bisherigen Therapieoptionen deutlich überlegen und wird als HAART (= hochaktive antiretrovirale Therapie) bezeichnet (Brockmeyer et al. 2001).

! Prinzipiell handelt es sich bei der HIV-Therapie heutzutage stets obligat um eine Kombinationstherapie aus mindestens 3 verschiedenen antiretroviralen Substanzen.

Der Grund hierfür liegt in der extrem hohen Wahrscheinlichkeit einer Resistenzentwicklung unter Einfach- oder Doppeltherapie.

Pathogenetisch ist das Voranschreiten der HIV-assoziierten Erkrankung durch einen zunehmenden Immundefekt gekennzeichnet, der sich in einer fortschreitenden Abnahme der CD4-positiven Lymphozyten im Blut (CD4-Zellzahl) ausdrückt. Die CD4-Zellzahl verhält sich im Prinzip gegenläufig zur HIV-RNA-Konzentration im Plasma, der sog. Viruslast. Nicht nur korreliert die Höhe der Viruslast mit der individuellen Prognose (Mellors et al. 1996), sondern im Umkehrschluss geht eine Senkung der Viruslast mit einer verbesserten Prognose einher. Dementsprechend wird der Therapieerfolg durch regelmäßige Verlaufsuntersuchungen sowohl der CD4-Zellzahl (Immunrekonstitution?) als auch der Viruslast (optimale Suppression der Virusreplikation?) überwacht.

Bis dato sind 16 Wirkstoffe aus 3 Gruppen zur HIV-Therapie zugelassen; beim ersten Vertreter einer weiteren Grupe steht die Zulassung in Kürze bevor (Tabelle 5-47). Es handelt sich dabei zum einen um Hemmstoffe des spezifisch retroviralen Enzyms reverse Transkriptase (Reverse-Transkriptase-Inhibitoren = RTI), zum anderen um Hemmer der viralen Protease (Proteinase) (PI). Zu diesen beiden spezifischen Angriffspunkten während des HIV-Replikationszyklus kommt mit dem Fusionsinhibitor T-20 in Kürze ein weiterer hinzu.

Innerhalb der RTI wiederum unterscheidet man kompetitiv wirkende Nukleosid- und neuerdings Nukleotidanaloga (NRTI bzw. NtRTI) von allosterisch hemmenden nichtnukleosidischen RTI (NNRTI). Die Nukleosidanaloga – am bekanntesten und längsten verfügbar ist Zidovudin (AZT, ZDV) – werden zunächst durch zelluläre Enzyme zu Triphosphat phos-

Tabelle 5-47. In Deutschland derzeit (Sommer 2002) verfügbare antiretrovirale (gegen HIV verwendete) Chemotherapeutika

I. Reverse-Transkriptase-Inhibitoren (RTI)	
1. Kompetitive Hemmstoffe der reversen Transkriptase	
1a) Nukleosidale Reverse-Transkriptase-Inhibitoren (NRTI)	
Zidovudine (ZDV, AZT)	Retrovir (GlaxoSmithKline)
Didanosine (ddI)	Videx (Bristol-Myers Squibb)
Zalcitabine (ddC)	HIVID (Roche)
Stavudine (d4T)	Zerit (Bristol-Myers Squibb)
Lamivudine (3TC)	Epivir (GlaxoSmithKline)
Abacavir (ABC)	Ziagen (GlaxoSmithKline)
Fixe Kombinationen:	
AZT + 3TC	Combivir (GlaxoSmithKline)
AZT + 3TC + ABC	Trizivir (GlaxoSmithKline)
1b) Nukleotidale Reverse-Transkriptase-Inhibitoren (NtRTI)	
Tenofovir Disoproxil Fumarat (TDF)	Viread (Gilead)
2. Nichtkompetitive Hemmstoffe der reversen Transkriptase: nichtnukleosidale Reverse-Transkriptase-Inhibitoren (NNRTI)	
Nevirapine (NVP)	Viramune (Boehringer Ingelheim)
Delavirdine (DLV)	Rescriptor (Pharmacia Upjohn/Pfister)
Efavirenz (EFV)	Sustiva (DuPont/Bristol-Myers Squibb)
II. Proteaseinhibitoren (PI)	
Saquinavir (SQV)	Invirase, Fortovase (Roche)
Ritonavir (RTV)	Norvir (Abbott)
Indinavir (IDV)	Crixivan (MSD)
Nelfinavir (NFV)	Viracept (Roche/Agouron/Pfister)
Amprenavir (APV)	Agenerase (GlaxoSmithKline)
Lopinavir (+ low-dose Ritonavir) (LPV)	Kaletra (Abbott)
III. Fusionsinhibitor	
Enfuvirtide (T-20)	Fuzeon (Roche; Zulassung steht bevor)

phoryliert und dann von der viralen reversen Transkriptase (RT) als unphysiologisches Substrat verwendet. Sie sind fast durchweg sowohl gegen HIV-1 als auch gegen HIV-2 wirksam.

Bei den Nukleotidanaloga (z. B. Tenofovir disoproxil) wiederum entfällt der 1. Phosphorylierungsschritt. Während die NRTI und NtRTI kompetitiv am katalytischen Zentrum der RT ansetzen, greifen die NNRTI allosterisch an der RT an (Abb. 5-29). Sie wirken in unveränderter Form, ohne vorherige Aktivierung im Organismus, allerdings nur gegen das HIV-1, nicht gegen HIV-2.

Die Gruppe der PI verhindert die zur Bildung von infektiösen Viruspartikeln erforderliche Prozessierung (»cleavage«) von Vorläuferstrukturproteinen des HIV durch die virale Protease und somit die »Reifung« der neugebildeten Viruspartikel. Das Wirkprinzip beruht auf Peptidomimetik; anstelle der Virusproteine bindet das Medikament an das virale Enzym und blockiert die Bindungsstelle.

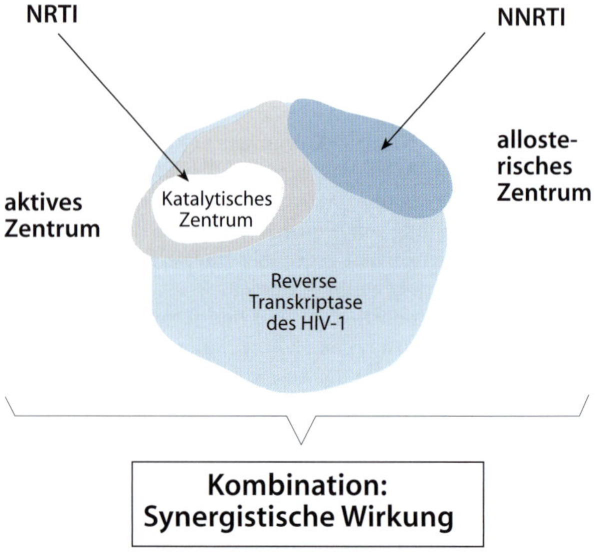

Abb. 5-29. Synergistisches Wirkprinzip von NRTI und NNRTI

Die Strukturformeln der verfügbaren HIV-Medikamente sind in Abb. 5-30 bis 5-32 dargestellt. Die Vertreter der genannten Wirkstoffgruppen werden allesamt oral eingenommen; nur von AZT gibt es auch eine intravenöse Formulierung.

Demnächst wird mit dem viralen Fusionsinhibitor (»entry inhibitor«) T-20 eine völig neue Wirkstoffklasse mit neuartigem Angriffspunkt in die Klinik eingeführt. Es handelt sich um ein Peptid aus 36 Aminosäuren (AS), deren Abfolge den AS 643–678 des viralen Glykoproteinvorläufers gp160 entspricht (bzw. AS 127–162 des viralen Glykoproteins gp41; Abb. 5-33). Durch Interaktion mit der homologen Region auf dem gp41 verhindert es die Fusion der Virushülle mit der Zellmembran und somit die Infektion der Zelle. Als Peptid muss T-20 2-mal täglich subkutan als Komponente einer Kombinationsbehandlung injiziert werden.

Eine HAART besteht aus mindestens 3 Wirkstoffen:

- 2 NRTI plus 1 PI

oder

- 2 NRTI plus 1 NNRTI

oder

- 2 NRTI plus ein 3. NRTI.

Problematisch sind in der Praxis die oft ausgeprägten Nebenwirkungen der Substanzen, die teilweise klassentypisch, teilweise substanzspezifisch sind. Zudem sind gewisse Kombinationspartner ungeeignet, und es gibt vielfältige Interaktionen untereinander wie auch mit weiteren, bei HIV-Patienten oft eingesetzten Medikamenten. Daher ist eine sorgfältige Auswahl auf der Grundlage der individuellen Krankengeschichte und unter Berücksichtigung aller relevanten Begleitumstände wesentlich, ebenso wie eine engmaschige Kontrolle diverser biochemischer und hämatologischer Werte, zusätzlich zum bereits angesprochenen Therapiemonitoring im engeren Sinne (CD4-Zellzahl und Viruslast; DAIG und ÖAG 1999). Neuere Arbeiten zeigen, dass eine zusätzliche Bestimmung der Medikamentenspiegel sinnvoll sein kann.

Ein besonderes Problem der antiretroviralen Behandlung ist das Therapieversagen. Dies darf nicht mit der Entwicklung

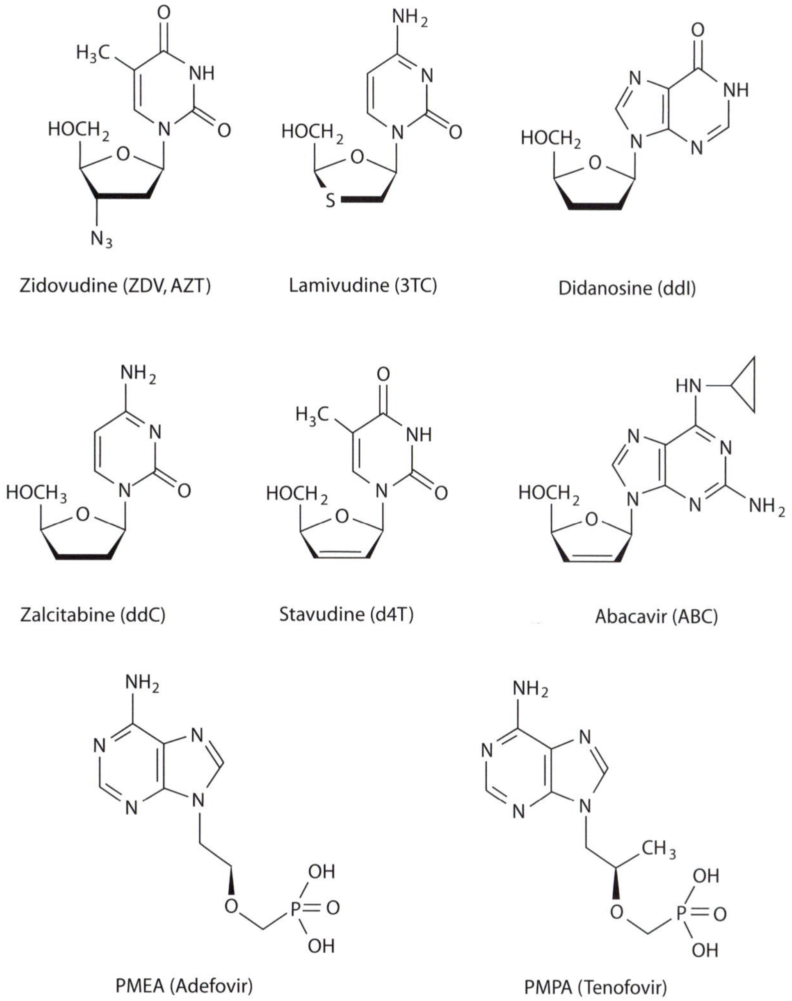

Abb. 5-30. Strukturformeln von NRTI und NtRTI

einer Resistenz gleichgesetzt werden; Patientenfaktoren wie mangelnde Compliance – oft aufgrund der als unangenehm empfundenen Nebenwirkungen –, schlechte enterale Resorption z. B. bei Diarrhö, beschleunigter Abbau etwa bei Enzyminduktion durch gleichzeitig verabreichte Medikamente und schließlich zelluläre Mechanismen wie verminderte Phosphorylierung oder verstärkte Wiederausschleusung spielen eine gewichtige Rolle.

Ihrerseits jedoch begünstigen die dadurch bedingten unzureichenden Wirkstoffspiegel die Entstehung einer antiretroviralen Resistenz. Diese kommt zustande, da sich die Viren wie alle Lebewesen durch (zufällige) Genmutation und anschließende Selektion vorteilhafter Mutationen evolutiv entwickeln. Die Fehlerrate der RNA-Polymerasen beträgt aufgrund des fehlenden »proofreading« etwa 1 Punktmutation pro 1000 Nukleotide. Davon betroffen sind natürlich auch die Gene der virusspezifischen Enzyme wie die RT und Protease, die als »Targets« für Virostatika dienen. Man kennt eine Fülle von Mutationen auf beiden Abschnitten des pol-Gens des HIV, die mit einer verminderten Empfindlichkeit gegenüber einzelnen oder mehreren antiretroviralen Medikamenten verbunden sind.

Die häufige Kreuzresistenz – diese betrifft andere Medikamente aus derselben Substanzklasse – wirft oft erhebliche Probleme auf. Aufgrund der hohen Replikationsaktivität des HIV

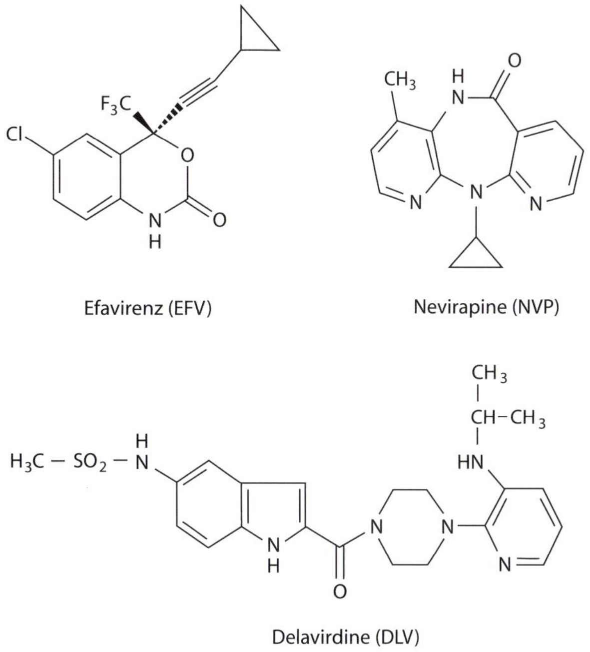

Abb. 5-31. Strukturformeln von NNRTI

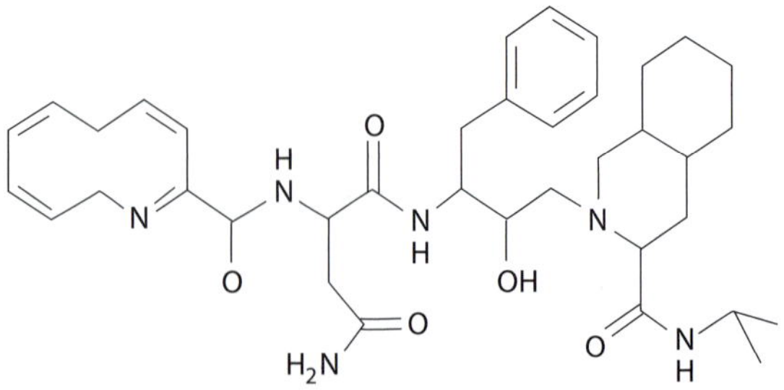

Saquinavir (SQV)

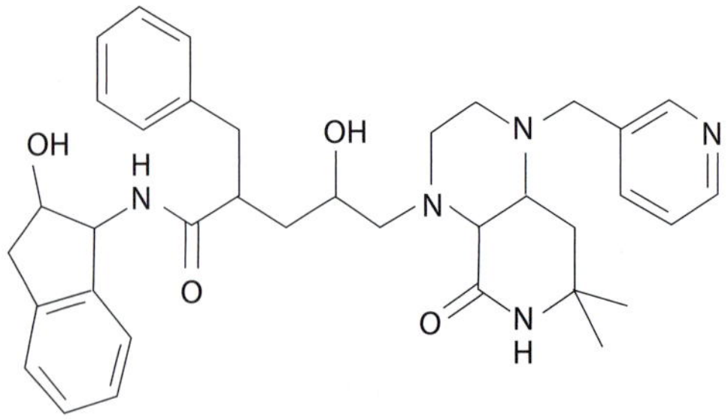

Indinavir (IDV)

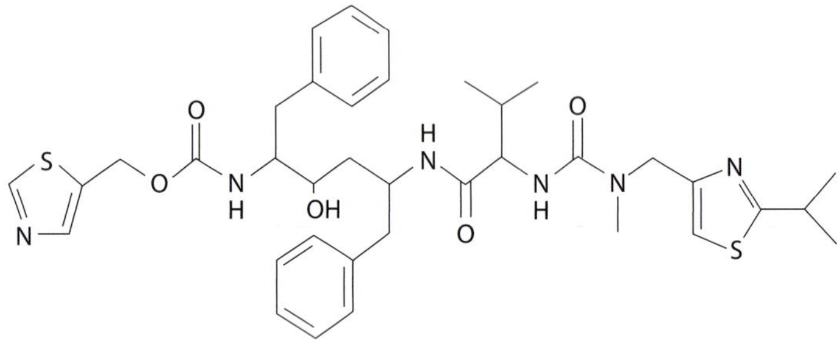

Ritonavir (RTV)

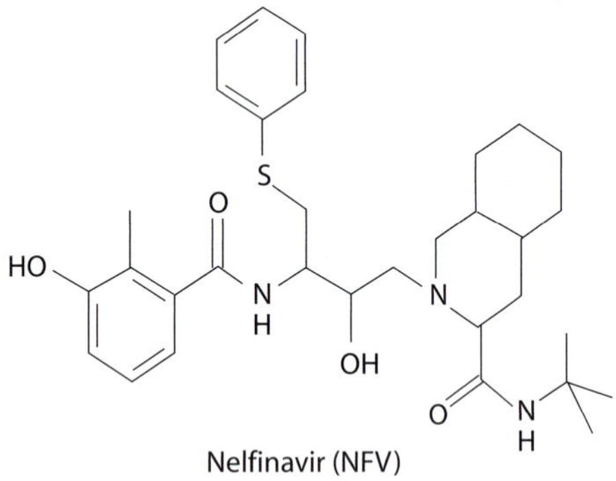

Nelfinavir (NFV)

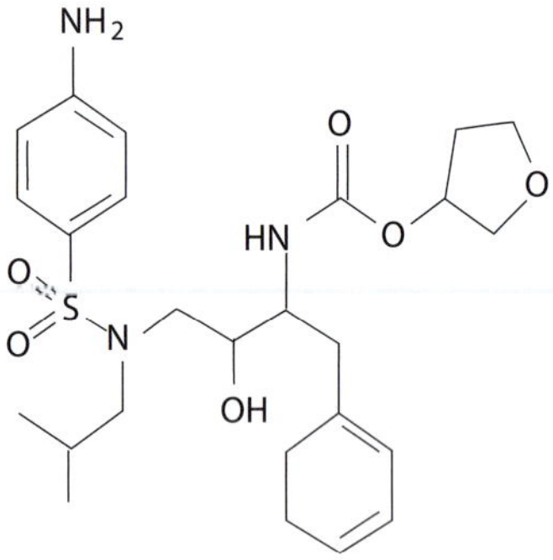

Amprenavir (APV)

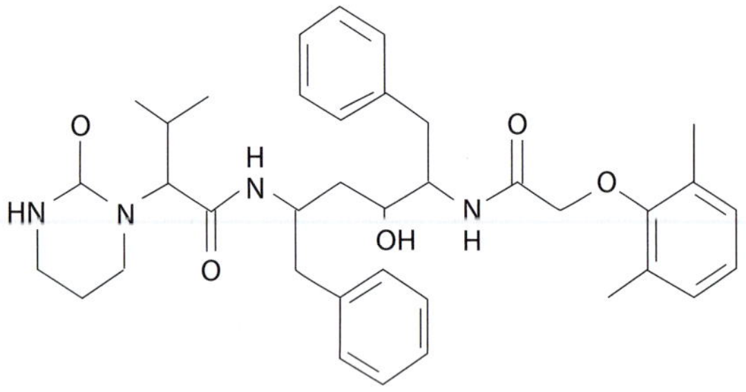

Lopinavir (LPV)

zum Vergleich: natürliches "Target" der HIV-1-Protease

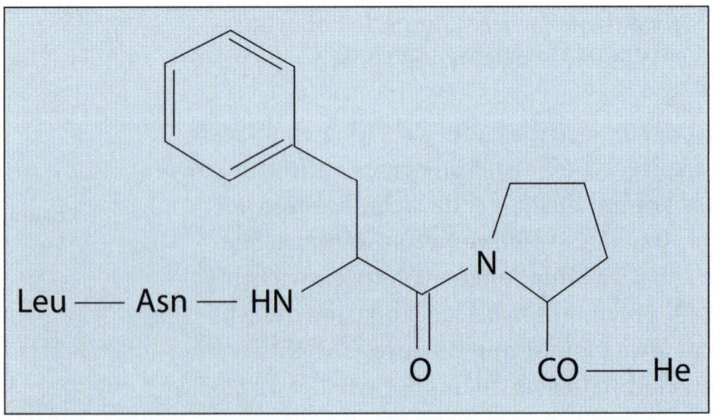

Abb. 5-32. Strukturformeln von PI

Ac-YTSLIHSLIEESQNQQEKNEQELLELDKWASLWNWF-NH2

Abb. 5-33. Strukturformel des »entry inhibitors« T-20. Es handelt sich um ein Peptid aus 36 Aminosäuren (im Einbuchstabencode)

mit seinen ca. 10.000 Basen entstehen jeden Tag schätzungsweise bei jedem Infizierten zwischen 1 und 10 Viren jeglichen möglichen Mutationsmusters. Nur eine verschwindend geringe Minderheit davon ist replikationstüchtig und zugleich unter einer suboptimalen Therapie dem »Wildvirus« überlegen und kann sich so durchsetzen (Pillay u. Zambon 1998; Stürmer 2001).

Wie Abb. 5-22 illustriert, entfällt in Abwesenheit einer Therapie dieser Mutationsdruck – allerdings ist inzwischen die Akquisition eines resistenten Virusstammes (von einem Vorbehandelten stammend) nichts Ungewöhnliches mehr –, und bei vollständiger Suppression der Virusreplikation kann es naturgemäß nicht zu »Fehlern« kommen.

Das Ziel der HAART ist daher in jedem Fall die vollständige Unterdrückung der aktiven Virusneubildung, gemessen als Virusbeladung, welche unterhalb der Nachweisgrenze hochempfindlicher Tests liegen sollte (Berger u. Preiser 2002). Der optimale Zeitpunkt des Beginns einer HAART ist umstritten; auf der einen Seite steht die Idee, durch frühzeitigen Beginn die Entwicklung einer Immunsuppression erst gar nicht zuzulassen, auf der anderen Seite die Angst, den Patienten unnötig lange Nebenwirkungen und der Gefahr einer Resistenzentwicklung auszusetzen. Nichtsdestotrotz gibt es eine Reihe von allgemein anerkannten Kriterien (Lange et al. 2002).

Ein wichtiger Aspekt beim HIV ist die Möglichkeit einer wirksamen Postexpositionsprophylaxe (PEP). Nach Exposition kann durch möglichst umgehende Einnahme antiretroviraler Substanzen das Risiko einer Infektion stark gesenkt werden. Eine HIV-PEP ist im beruflichen Bereich (Nadelstichverletzungen im Krankenhaus) und zur Verhinderung der Mutter-Kind-Übertragung bereits etabliert und wird erfolgreich praktiziert. Während nach beruflicher Exposition immer auch an eine Resistenz gedacht werden muss und die – möglichst individualisierte – Kombinationstherapie die Regel ist, können bei beschränkten Mitteln, wie sie in Entwicklungsländern die Regel sind, Kurzzeittherapien von AZT oder sogar die Einmalgabe von Nevirapin eine deutliche Senkung des perinatalen Infektionsrisikos bewirken (Newell 2001; Robert Koch-Institut 2002).

Trotz aller Erfolge kommt es immer wieder vor, dass bei einem HIV-Infizierten alle derzeitigen Behandlungsoptionen ausgeschöpft sind, aufgrund des Resistenzprofils, teilweise in Kombination mit Kontraindikationen gegenüber theoretisch verbleibenden Medikamenten. Deswegen setzt man große Hoffnungen darauf, dass auch in Zukunft neue antiretrovirale Substanzen und v. a. Substanzklassen die Markteinführung erreichen. Unter den Kandidaten sind Adsorptions- (gp120)-Inhibitoren, Korezeptorantagonisten, Fusions- (gp41-)Inhibitoren (wie das in Kürze eingeführte T-20), Antisense-Oligonukleotide, Integraseinhibitoren, Transkriptions- (Transaktivations-)-Inhibitoren und die Gentherapie (Abb. 5-34).

5.3.18.4 Zusammenfassung und Ausblick

Die Forschung im Bereich der antiviralen Chemotherapie hat in den letzten Jahren einen enormen Aufschwung genommen. Dies ist sicherlich zu einem nicht geringen Teil der HIV-Pandemie zuzuschreiben. Diese hat außer der Entwicklung neuer antiretroviraler Hemmstoffe auch diejenige von Substanzen gegen die im Zusammenhang mit Immundefekten auftretenden opportunistischen Virusinfektionen wie etwa mit dem CMV angeregt.

Quasi als Nebenprodukt der antiretroviralen Therapieforschung sind außerdem dringend benötigte neue Substanzen wie Lamivudin und Adefovir-Dipivoxil verfügbar geworden.

Zugleich kommt es trotz der immer gezielteren Wirkstoffforschung immer wieder zu Rückschlägen: Eine Phase-2-Studie des zunächst gegen chronische HBV-Infektionen vielversprechenden Nukleosidanalogons Fialuridin musste wegen erheblicher Toxizität notfallmäßig abgebrochen werden (McKenzie et al. 1995).

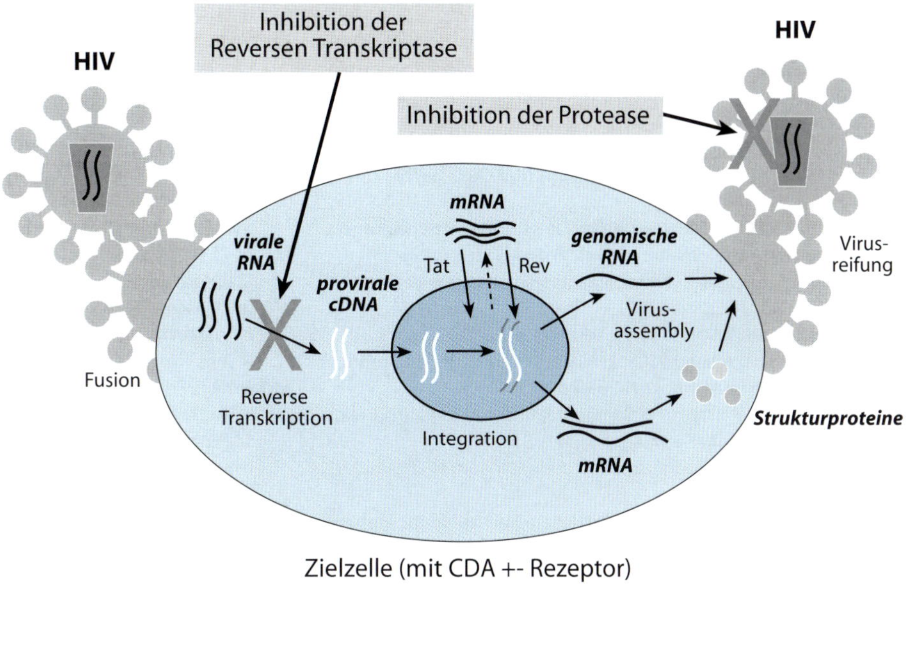

Abb. 5-34. Replikationszyklus von HIV-1 mit möglichen Angriffspunkten einer antiretroviralen Chemotherapie

Das gezielte »drug design«, d. h. die Entwicklung neuer Wirkstoffe anhand genau bekannter viraler Strukturen, ermöglicht die Entwicklung neuer Substanzen (z. B. Proteasehemmer gegen HIV, Neuraminidaseinhibitoren gegen Influenzaviren). Neue therapeutische Angriffsziele werden neue Möglichkeiten eröffnen, und bei bereits verwendeten Zielen ist mit Neuentwicklungen zu rechnen, z. B. die Nukleosid-Phosphonat-Analoge Adefovir (PMEA) und Tenofovir (PMPA).

Nicht weniger wichtig sind pharmakologische Optimierungen bereits bekannter Substanzen: erhöhte Bioverfügbarkeit durch Gabe von Prodrugs (Valganciclovir – Zytomegalievirus); optimierte Pharmakokinetik und somit verbesserte Ansprechrate von Interferon durch Kopplung an Polyethylenglykolketten (pegyliertes IFN – Hepatitis C); »Proteaseinhibitor-Boosterung« durch Hemmung des Cytochrom-P450-Metabolismus (Kaletra: Kombination aus Lopinavir mit Low-dose-Ritonavir-HIV).

Es ist zu hoffen, dass in absehbarer Zeit gegen eine Reihe der bislang kausal nicht behandelbaren Viruserkrankungen sinnvolle, d. h. relativ gut verträgliche, nebenwirkungsarme und erschwingliche Präparate zur Verfügung stehen.

Ein erhebliches Problem wird sicherlich die Resistenzentwicklung bleiben. Außerdem werden sich die Anforderungen an die virologische Labordiagnostik weiter erhöhen; eine spezifische Therapie akuter Virusinfektionen setzt eine schnelle und zuverlässige Diagnosestellung voraus, und andererseits werden Tests zur Überwachung des Therapieerfolges (»monitoring«) und zur Feststellung möglicherweise entstehender antiviraler Resistenzen (durch Phäno- und Genotypisierung) noch wichtiger werden (Linde 2001; Pillay et al. 2002).

Literatur zu Kap. 5.3.18

Alberti A, Brunetto MR, Colombo M, Craxi A (2002) Recent progress and new trends in the treatment of hepatitis B. J Med Virol 67:458–462

Albrecht H (1997) Cidofovir. Arzneimitteltherapie 9: 267–274

Arzneimittelkommission der Deutschen Ärzteschaft (Hrsg) (2000): Arzneiverordnungen. Kap 4: Virusinfektionen. 19. Aufl. Deutscher Ärzte-Verlag, Köln

Berger A, Preiser W (2002) Viral genome quantification as a tool for improving patient management: the example of HIV, HBV, HCV and CMV. J Antimicrob Chemother 2002; 49(5): 713–721

Brillanti S, Garson J, Foli M, Whitby K, Deaville R, Masci C, Miglioli M, Barbara L (1994) A pilot study of combination therapy with ribavirin plus interferon alfa for interferon alfa-resistant chronic hepatitis C. Gastroenterology 107 (3): 812–817

Brockmeyer NH, Salzberger B, Doerr HW, Marcus U, Brodt HR (2001) Antiretrovirale Therapie der HIV-Infektion. Dt Ärztebl 98: A175–181 [Heft 4]

Calfee DP, Hayden FG (1998) New approaches to influenza chemotherapy: neuraminidase inhibitors. Drugs 56: 537–553

Couch RB (2000) Prevention and treatment of influenza (review). N Engl J Med 14;343 (24): 1778–1787

Cox NJ, Subbarao K (1999) Influenza. Lancet 354: 1277–1282

Crotty S, Cameron C,Andino R (2002) Ribavirin's antiviral mechanism of action: lethal mutagenesis? J Mol Med 80(2) 86–95

De Clercq E (1999) Perspectives for the treatment of hepatitis B virus infections. Int J Antimicrob Agents 12(2): 81–95

De Clercq E (2001) Antiviral drugs: current state of the art. J Clin Virol 22(1) 73–89

Doerr HW, Mertens T (2000) Virusinfektionen. In: Arzneimittelkommission der Deutschen Ärzteschaft (Hrsg) (2000) Arzneiverordnungen, Kap 4, 19. Aufl. Deutscher Ärzte-Verlag, Köln

Doerr HW, Preiser W, Weber B (1993) Neue Entwicklungen in der antiviralen Chemotherapie. Immun Infekt 21 (6) 171–176

European Association for the Study of the Liver (EASL) (1999) (ed) EASL International Consensus Conference on Hepatitis C. Paris: Consensus statement. J Hepatol 30 (5): 956–961

Fischl M, Richman D, Grieco M et al. (1987) The efficacy of azidothymidine (AZT) in the treatment of patients with Aids and Aids-related complex: A double-blind, placebo-controlled trial. N Engl J Med 317: 185–191

Gilson RJ, Chopra KB, Newell AM, Murray-Lyon IM, Nelson MR, Rice SJ, Tedder RS, Toole J, Jaffe HS, Weller IV (1999) A placebo-controlled phase I/II study of adefovir dipivoxil in patients with chronic hepatitis B virus infection. J Viral Hepat 6 (5): 387–395

Gubareva LV, Matrosovich MN, Brenner MK et al. (1998b) Evidence for zanamivir resistance in an immunocompromised child infected with influenza B virus. J Infect Dis 178 (5) 1257–1262

Gubareva LV, McCullers JA, Bethell RC et al. (1998a) Characterization of influenza A/HongKong/156/97 (H5N1) virus in a mouse model and protective effect of zanamivir on H5N1 infection in mice. J Infect Dis 178 (6): 1592–1596

Hartmann G, Bidlingmaier M, Tschöp K et al. (1998) Antisense-Oligonukleotide – Nukleinsäuren zur gezielten Synthesehemmung krankheitsfördernder Proteine. Dtsch Ärztebl 95: A-1524–1530 [Heft 24]

Hayden FG, Atmar RL, Schilling M et al. (1999) Use of the selective oral neuraminidase inhibitor oseltamivir to prevent influenza. N Engl J Med 341: 1336–1343

Jaeckel E, Cornberg M, Wedemeyer H, Santantonio T, Mayer J, Zankel M, Pastore G, Dietrich M, Trautwein C, Manns MP (2001) Treatment of acute hepatitis C with interferon alfa-2b. N Engl J Med. 345 (20): 1452–1457

Johnston SL (2002) Anti-influenza therapies (mini review). Virus Res 82 (2002) 147–152

Jubin R, Murray MG, Howe AY, Butkiewicz N, Hong Z, Lau JY (2000) Amantadine and rimantadine have no direct inhibitory effects against hepatitis C viral protease, helicase, ATPase, polymerase, and internal ribosomal entry site-mediated translation. J Infect Dis 181 (1): 331–334

Kearns GL, Abdel-Rahman SM, James LP, Blowey DL, Marshall JD, Wells TG, Jacobs RF (1999) Pediatric Pharmacology Research Unit Network: Single-dose pharmacokinetics of a pleconaril (VP63843) oral solution in children and adolescents. Antimicrob Agents Chemother 43 (3): 634–638

Lange CG, Stelbrink H-J, van Lunzen J (2002) Indikationen zur Therapie der HIV-Infektion. Dtsch Arztebl 99:A 570 –576 [Heft 9]

Larder BA, Kemp SD (1989b) Multiple Mutations in HIV-1 Reverse Transcriptase Confer High-Level Resistance to Zidovudine (AZT). Science 246: 1155–1158

Linde A (2001) The importance of specific virus diagnosis and monitoring for antiviral treatment (review). Antiviral Res 51 (2): 81–94

Maag D, Castro C, Hong Z, Cameron CE (2001) Hepatitis C virus RNA-dependent RNA polymerase (NS5B) as a mediator of the antiviral activity of ribavirin. J Biol Chem 276 (49): 46094–46098

Manns M (1999) Europäischer Konsens zu Hepatitis C: Epidemiologie, Diagnose und Therapie. Dtsch Ärztebl 96: A-3252 [Heft 50]

Martin DF, Sierra-Madero J, Walmsley S et al. (2002) A controlled trial of valganciclovir as induction therapy for cytomegalovirus retinitis. N Engl J Med 346: 1119–1126

McKenzie R, Fried MW, Sallie R, Conjeevaram H, Di Bisceglie AM, Park Y, Savarese B, Kleiner D, Tsokos M, Luciano C, Pruett T, Stotka JL, Straus SE, Hoofnagle JH (1995) Hepatic failure and lactic acidosis due to fialuridine (FIAU), an investigational nucleoside analogue for chronic hepatitis B. N Engl J Med 333 (17): 1099–1105

Mellors JW, Rinaldo CR Jr, Gupta P, White RM, Todd JA, Kingsley LA (1996) Prognosis in HIV-1 infection predicted by the quantity of virus in plasma. Science 272:1167–1170

Monto AS, Fleming DM, Henry D et al. (1999) Efficacy and safety of the neuraminidase inhibitor zanamivir in the treatment of influenza A and B virus infections. J Infect Dis 180 (2) 254–261

Mousavi-Jazi M, Schloss L, Drew WL et al. (2001) Variations in the cytomegalovirus DNA polymerase and phosphotransferase genes in relation to foscarnet and ganciclovir sensitivity. J Clin Virol. 23(1–2) 1–15

Mulamba GB, Hu A, Azad RF et al. (1998) Human cytomegalovirus mutant with sequence-dependent resistance to the phosphorothioate oligonucleotide fomivirsen (ISIS 2922). Antimicrob Agents Chemother 42 (4) 971–973

Mutimer D (2001) Hepatitis B virus infection: resistance to antiviral agents. J Clin Virol 21: 239–242

Naesens L, De Clercq E (2001) Recent developments in herpesvirus therapy (review). Herpes 8 (1) 12–16

Newell ML (2001) Prevention of mother-to-child transmission of HIV: challenges for the current decade. Bull World Health Organ. 79 (12): 1138–1144

Peggs KS, Preiser W, Kottaridis PD et al. (2000) Extended routine polymerase chain reaction surveillance and pre-emptive antiviral therapy for cytomegalovirus after allogeneic transplantation. Br J Haematol 2000 Dec 111 (3): 782–790

Perry CM, Balfour JA (1999) Fomivirsen. Drugs 57 (3): 375–380

Pillay D (1998) Emergence and control of resistance to antiviral drugs in herpes viruses, hepatitis B virus, and HIV. Commun Dis Public Health 1: 5–13

Pillay D, Emery VC, Mutimer D, Ogilvie MM, Carman W, Mutton K, Wreghitt T, Westmoreland D, Breuer J, Zuckerman M on behalf of the Public Health Laboratory Service (PHLS) Advisory Committee on Virology (2002) Guidelines for laboratory monitoring of treatment of persistent virus infections. J Clin Virol 25: 73–92

Pillay D, Zambon M (1998) Antiviral drug resistance. BMJ 317: 660–662

Preiser W, Berger A, Doerr HW (2000) Neue Ansätze in der Therapie viraler Erkrankungen. Dtsch Ärzteblatt 97: A 3433–3439 [Heft 50]

Preiser W, Bräuninger S, Schwerdtfeger R et al. (2001) Evaluation of diagnostic methods for the detection of cytomegalovirus in recipients of allogeneic stem cell transplants. J Clin Virol 20, 1–2: 59–70

Safrin S, Cherrington J, Jaffe HS (1997) Clinical uses of cidofovir. Rev Med Virol 7: 145–156

Schiff GM, Sherwood JR (2000) Clinical activity of pleconaril in an experimentally induced coxsackievirus A21 respiratory infection. J Infect Dis 181:20–26

Schilling M, Povinelli L, Krause P (1998) Efficacy of zanamivir for chemoprophylaxis of nursing home influenza outbreaks. Vaccine 16: 1771–1774

Stanberry L, Cunningham A, Mertz G et al. (1999) New developments in the epidemiology, natural history and management of genital herpes (review). Antiviral Res 42(1) 1–14

Stürmer M (2001) Korrelaton von Genotyp und phänotypischer Resistenz gegen Reverse Transkriptase-Inhibitoren bei HIV-1. In: Cinatl J Jr, Doerr HW, Gröschel B (Hrsg) Wege zur Aufklärung der Therapieresistenz bei Erkrankungen durch HIV-Infektion: Virale und zelluläre Faktoren. Pabst Science Publishers, Lengerich, S 81–160

Summers J, Mason WS (1982) Replication of the genome of a hepatitis B-like virus by reverse transcription of an RNA intermediate. Cell 29 (2): 403–415

Taylor DR, Shi ST, Romano PR, Barber GN, Lai MMC (1999) Inhibition of the interferon-inducible protein kinase PKR by HCV E2 Protein. Science 285 (5424): 107–110

The MIST (Management of Influenza in the Southern Hemisphere Trialists) study group (1998) (ed) Randomised trial of efficacy and safety of inhaled zanamivir in treatment of influenza A and B virus infections. Lancet 352: 1877–1881

Tossing G (2001) New developments in interferon therapy. Eur J Med Res 6(2) 47–65

Trautwein C, Manns MP (2001) Antivirale Therapie der chronischen Virushepatitis. Internist 42: 913–923

Varghese JN, Smith PW, Sollis SL et al. (1998) Drug design against a shifting target: a structural basis for resistance to inhibitors in a variant of influenza virus neuraminidase. Structure 6 (6) 735–746

Vogel JU, Scholz M, Cinatl J Jr (1997) Treatment of cytomegalovirus diseases. Intervirology 40 (5–6) 357–367

Weber, Stürmer M, Preiser W (2002) Grundlagen der Therapie. In: Doerr HW, Gerlich HW (Hrsg) Medizinische Virologie: Grundlagen, Diagnostik und Therapie virologischer Krankheitsbilder (Lehrbuch), 1. Aufl, Kap. 7. Thieme, Stuttgart New York, S 100 – 115

Webster A, Boyce M, Edmundson S, Miller I (1999) Coadministration of orally inhaled zanamivir with inactivated trivalent influenza vaccine does not adversely affect the production of antihaemagglutinin antibodies in the serum of healthy volunteers. Clin Pharmacokinet 36, Suppl 1: 51–58

Wutzler P, Doerr HW (1998) Antivirale Therapie des Zoster. Dtsch Ärzteblatt 95: A-95–97 [Heft 3]

Wutzler P, Petersen EE, Doerr HW et al. (1999) Der Herpes genitalis. Dtsch Ärzteblatt 96: A-2358–2364 [Heft 38]

Younossi ZM, Perrillo RP (1999) The roles of amantadine, rimantadine, ursodeoxycholic acid, and NSAIDs, alone or in combination with alpha interferons, in the treatment of chronic hepatitis C. Semin Liver Dis 19 Suppl 1: 95–102

Zoulim F (2001) Detection of hepatitis B virus resistance to antivirals. J Clin Virol 21: 3–253

Zoulim F, Trepo C (1999) New antiviral agents for the therapy of chronic hepatitis B virus infection. Intervirology 42 (2–3): 125–144

5.3.19 Immunmodulatoren/Zytokine

M. Weiß

Als Immunmodulatoren, im englischen Schrifttum als »biological response modifiers« (BRM) bezeichnet, werden alle körpereigenen Mediatoren zusammengefasst, die bei spezifischen oder unspezifischen Aktivierungen des Immunsystems freigesetzt werden und in der Regulation immunologischer und infektiologischer Abwehrvorgänge beteiligt sind. Der Begriff der Immunmodulatoren umfasst die meisten Zytokine, deren pleiotrope Wirkungen jedoch vielfach nicht nur auf die in diesem Abschnitt betonten immunologischen und antiinfektiven Wirkungen beschränkt sind. Aus diesem Grund soll im Folgenden die übergeordnete Bezeichnung Zytokine verwendet werden, mit der die vielfältigen Wirkungen dieser Mediatoren besser erfasst werden.

Nach einer Definition von Zytokinen, Interleukinen und hämatopoetischen Wachstumsfaktoren werden einige ausgewählte Anwendungen von Zytokinen und Immunmodulatoren in der Infektiologie und Immunologie vorgestellt. An die Beschreibung der diagnostischen Nutzung von Zytokinen für die Früherkennung von Infektionen schließen Abschnitte zum therapeutischen Einsatz von Zytokinen wie G-CSF bei neutropenischen Patienten und, unter antiinfektiven Gesichtspunkten, bei nicht neutropenischen Patienten an.

5.3.19.1 Definitionen

Zytokine sind physiologisch vorkommende oder in bestimmten Situationen, z. B. bei Infektionen, nach Stimulation freigesetzte Mediatoren. Sie vermitteln die Interaktionen zwischen ver-

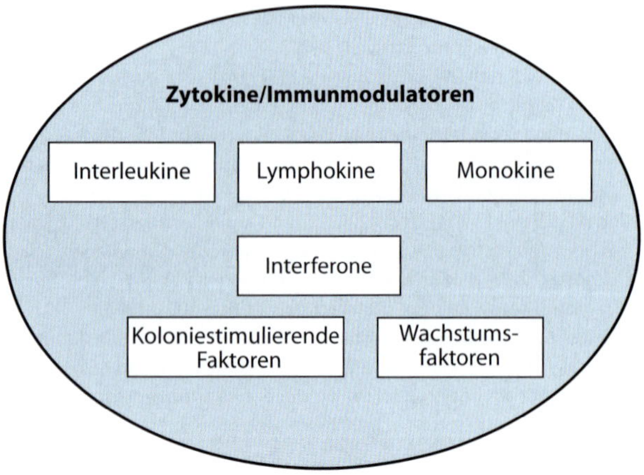

Abb. 5-35. Zytokine und Immunmodulatoren als Oberbegriff für verschiedene Gruppen biologischer Mediatoren

schiedenen Zelltypen, kontrollieren das umgebende Milieu und leiten systemische Reaktionen, u. a. bei der Regulation von Entzündungsvorgängen, ein. Es handelt sich bei diesen zur Zellkommunikation dienenden Peptidfaktoren meistens um glykosylierte Proteine mit einem Molekulargewicht von 15–40 kD, die von den produzierenden Zellen sezerniert werden (Ibelgaufts 1995). Zytokine binden nach ihrer Freisetzung als Signalproteine auf den jeweiligen Zielzellen an hochspezifischen Membranrezeptoren, die untereinander Strukturähnlichkeiten aufweisen und zum großen Teil zu einer Zytokin-Rezeptor-Superfamilie gehören.

Der Oberbegriff der Zytokine (engl. »cytokine«) wurde erstmals 1974 von Cohen erwähnt. Er umfasst die bereits vor mehreren Jahrzehnten wegen ihrer antiviralen Eigenschaften entdeckten Interferone, die nach der molekularbiologischen Charakterisierung seit Ende der 1970er-Jahre klassifizierten Interleukine, die hämatopoetisch wirksamen koloniestimulierenden Faktoren (»colony-stimulating factors«) und andere regulatorische Peptidfaktoren wie Wachstumsfaktoren für nicht hämatopoetische Zellen, zu denen z. B. die bei der Angiogenese wirksamen Botenstoffe gehören (Thomson 1998).

Während mit dem Begriff der Interleukine allgemein die aus Leukozyten stammenden Zytokine bezeichnet werden, wurden früher die von Monozyten freigesetzten Zytokine nach dem Ort ihrer Produktion als Monokine, die aus Lymphozyten stammenden Faktoren als Lymphokine benannt (Abb. 5-35).

Interleukine

Seit dem zweiten internationalen Lymphokin-Workshop im Jahr 1979 werden mit dem Begriff der Interleukine nach numerischer Einteilung die Proteine definiert, die als Kommunikationssignale zwischen verschiedenen Leukozytenpopulationen fungieren (Aarden et al. 1979). Die ersten zu klassifizierenden Zytokine waren das endogene Pyrogen Interleukin-1 (abgekürzt IL-1) und der T-Zellwachstumsfaktor Interleukin-2 (IL-2), die vorher verschiedene andere, meist von einzelnen Funktionen abgeleitete Namen und Abkürzungen trugen.

Inzwischen ist die vereinheitlichte Liste der Interleukine von IL-1 bis auf IL-18 angewachsen, und die Identifikation weiterer Mediatoren als neue Interleukine mit fortlaufender Nummerierung bleibt zu erwarten. Eine Übersicht der Interleukineinteilung mit den wichtigsten, funktionell bezogenen Bezeichnungen ist nachfolgend zusammengestellt (Ibelgaufts 1995; Volk et al. 1998).

Synonyma humaner Interleukine

- IL-1 endogenes Pyrogen
- IL-2 T-Zellwachstumsfaktor
- IL-3 Multi-CSF
- IL-4 B-zellstimulierender Faktor
- IL-5 Eosinophilendifferenzierungsfaktor
- IL-6 B-zellstimulierender Faktor, hepatozytenstimulierender Faktor
- IL-7 Prä-B-Zellwachstumsfaktor
- IL-8 neutrophilenaktivierendes Protein
- IL-9 Mastzellfaktor
- IL-10 Zytokinsynthese inhibierender Faktor
- IL-11 Fettzellen inhibierender Faktor
- IL-12 NK-Zellen stimulierender Faktor
- IL-13 p600
- IL-14 hochmelukarer B-Zellwachstumsfaktor
- IL-15 –
- IL-16 lymphozytenchemotaktischer Faktor
- IL-17 –
- IL-18 γ-IFN-induzierender Faktor

Hämatopoetische Wachstumsfaktoren

Die hämatopoetisch wirksamen Wachstumsfaktoren wurden ab 1960 von Metcalf und Sachs durch das Wachstum von Knochenmarkkolonien in semisoliden Zellkulturen entdeckt (Metcalf 1988). Aufgrund des typischen Wachstums von Zellkolonien, die aus Monozyten/Makrophagen, Granulozyten oder roten Blutzellen bestanden, wurde die Bezeichnung »colony-stimulating factors« (CSF) oder »koloniestimulierende Faktoren« für diese bei der Blutbildung wirkenden Zytokine gewählt.

Ihrer Hauptwirkung entsprechend erhielten die koloniestimulierenden Faktoren eine Abkürzung mit vorangesetzten Buchstaben der gebildeten Blutzellen (Sieff u. Nathan 1993). So fördert G-CSF die Bildung und funktionelle Aktivierung von vorwiegend neutrophilen Granulozyten, M-CSF bewirkt die Produktion von Monozyten und Makrophagen. Koloniestimulierende Faktoren mit breiterer, nicht linienspezifischer Wirkung stellen GM-CSF und das IL-3 (multi-CSF) dar. GM-CSF führt zur Bildung von Granulozyten und Makrophagen, IL-3 stimuliert im Knochenmark die Blutneubildung und Differenzierung in verschiedenen Zellreihen. Erythropoetin ist ein spezifischer Wachstumsfaktor für die Bildung roter Blutzellen. Der Stammzellfaktor (SCF) hat allein keine stimulierende Wirkung auf die Progenitorzellen des Knochenmarks, zeigt aber im Zusammenhang mit anderen CSF eine synergistische Wirkung bei der Blutbildung. Erst 1994 wurde der für die Blutplättchenbildung hauptverantwortliche Wachstumsfaktor Thrombopoetin kloniert (Metcalf 1994).

Für die in der Hämatopoese wirksamen Zytokine bietet sich der Sammelbegriff der hämatopoetischen Wachstumsfaktoren (HWF) an (Weiss u. Belohradsky 1992). Die genannten Wachstumsfaktoren stehen als rekombinante Proteine zur In-vitro-

■ Tabelle 5-48. Einteilung der humanen hämatopoetischen Wachstumsfaktoren (*CSF* koloniestimulierender Faktor)

Faktor (Abkürzung)	Synonym	Genlokalisation	Molekulargewicht	Biologische Wirkung	
				Vorläuferzellen	Reife Zellen
Interleukin-3 (IL-3)	multi-CSF	5q23-31	15 kDa (133 AS)	Alle Progenitoren	Eosinophile, Basophile
Granulozyten-Makrophagen-CSF (GM-CSF)	CSFα	5q21-32	14 kDa (127 AS)	Alle Progenitoren	Neutrophile, Monozyten, Eosinophile
Granulozyten-CSF (G-CSF)	CSFβ	17q21-22	19 kDa (174 AS)	Granulozytenvorläufer	Neutrophile
Makrophagen-CSF (M-CSF)	CSF-1	5q33.1	26 kDa (223 AS) 16 kDa (145 AS)	Monozytenvorläufer	Monozyten
Erythropoetin (Epo)		7q11-22	18 kDa (165 AS)	Erythrozytenvorläufer	Erythroblasten
Thrombopoetin (TPO)	mpl-Ligand	3q27-28	36 kDa (332 AS)	Megakaryozytenvorläufer	Megakaryozyten
Stammzellfaktor (SCF)	Steel Faktor (SLF), Kit-Ligand, Mastzell-Wachstumsfaktor	12q22-24	28 kDa (248 AS)	Synergismus mit anderen Zytokinen	

Testung der Hämatopoese und zur In-vivo-Anwendung zum einen Teil in klinischen Studien, zum anderen Teil bereits mit klinischen Indikationen zur Verfügung.

Eine Übersicht der humanen hämatopoetischen Wachstumsfaktoren mit Synonymen und weiteren Angaben zu Genlokalisation, Molekulargewicht und Hauptwirkungen auf die verschiedenen Vorläuferzellen und reifen Zellen des Knochenmarks zeigt ■ Tabelle 5-48.

5.3.19.2 Biologische Wirkungen von Zytokinen

Zytokine können sowohl aktivierende als auch inhibitorische Wirkungen haben. Die Aktivitäten der Zytokine hängen von vielen lokalen Faktoren ab. Wichtig ist das Ausmaß der Freisetzung und die erreichte Konzentration von Zytokinen an den Rezeptoren der Zielzellen zur Auslösung eines spezifischen, zellaktivierenden Effektes. Zytokine wirken einzeln oder in Kombination mit anderen Zytokinen, wobei das Zusammenwirken mehrerer Faktoren zu einer Wirkungsverstärkung (Synergismus) führen kann, in anderen Fällen aber auch eine Hemmung (Antagonismus) auftritt. Für die aktivierenden oder bremsenden Wirkungen einzelner Zytokine ist neben dem Ort ihrer Sekretion das zeitlich gestaffelte Auftreten der Faktoren in komplexen biologischen Reaktionen, z. B. bei Entzündungen, von besonderer Bedeutung (Ibelgaufts 1995; Volk et al. 1998).

Zytokine spielen eine große Rolle bei der Immunantwort des Körpers und in der Regulation von Entzündungen, z. B. bei bakteriellen, viralen, parasitären oder mykotischen Infektionen, ebenso aber bei nicht infektiösen, traumatisch bedingten inflammatorischen Reaktionen. Bei der Blutbildung haben die als CSF oder HWF bezeichneten Zytokine eine zentrale Bedeutung für die Vermehrung und Entwicklung der Knochenmarkvorläuferzellen zu reifen Blutzellen. Deshalb steigen z. B. im Rahmen einer bakteriellen Infektion nach Stimulation von granulozytenspezifischen Wachstumsfaktoren die Leukozytenzahlen im peripheren Blut in Kürze an. Es ist zu betonen, dass HWF nicht nur die Proliferation, sondern auch die Differenzierung der hämatopoetischen Zielzellen anregen und damit auch eine funktionelle Aktivierung bewirken (Sieff u. Nathan, 1993).

5.3.19.3 Anwendung von Zytokinen

Durch den biotechnologischen Fortschritt der letzten Jahrzehnte wurden die heute bekannten Zytokine als Proteine isoliert und/oder die entsprechenden Gene kloniert sowie die DNA-Sequenzen dieser Gene in verschiedenen Tierspezies und beim Menschen ermittelt. Nach der Aufklärung der Genstrukturen können die Zytokine als rekombinante Proteine hergestellt werden und stehen so für die grundlagenorientierte biologische Forschung, für die medizinische Diagnostik und für bereits erprobte oder zukünftige therapeutische Anwendungen zur Verfügung.

Diagnostik von Infektionen

Proinflammatorische Zytokine

Zur erfolgreichen Sepsisbehandlung soll die Diagnose früh gestellt werden. Neben klinischen Befunden beruht die Diagnostik v. a. auf Blutbildveränderungen und dem Anstieg von Akute-Phase-Proteinen wie dem C-reaktiven Protein (CRP). Beweisend, aber nicht obligat für eine bakterielle Infektion ist der mikrobiologische Nachweis mit positiver Blutkultur, der erst nach 24 h erfolgt. Bei Sepsisverdacht können als zusätzliche Marker proinflammatorische Zytokinspiegel in Plasma- oder Serumproben vor oder bei der Entscheidung zur Antibiotikatherapie bestimmt werden.

Bei bakteriellen Infektionen wird nach der Freisetzung von bakteriellen Zellwandbestandteilen lokal die Zytokinproduktion initiiert (Thomson 1998). Endotoxine (Lipopolysaccharide) gramnegativer Bakterien oder Peptidoglykane grampositiver Bakterien führen zur Bildung der proinflammatorischen Zytokine Tumornekrosefaktor α (TNF-α), Interleukin-1β (IL-1β) und IL-6 (s. Übersicht).

Eigenschaften proinflammatorischer Zytokine

- TNF-α (Synonyma: Kachektin, Zytotoxin)
  - Produktionsort:
    Monozyten/Makrophagen, T-Zellen, NK-Zellen, Neutrophile, Astrozyten, Muskelzellen, Fibroblasten
  - Struktur:
    nicht glykosyliert, 17 kD, 157 Aminosäuren, biologisch aktives Trimer, membrangebundenes Dimer
  - Funktionen:
    proinflammatorisches Zytokin, Akute-Phase-Reaktion (mit IL-1 und IL-6), Fieber, Zerstörung von Tumorzellen
- Interleukin-6 (Synonyma: B-Zellstimulationsfaktor, B-Zelldifferenzierungsfaktor)
  - Produktionsort:
    Monozyten/Makrophagen, Fibroblasten, Endothelzellen, T- und B-Lymphozyten, Keratinozyten
  - Struktur:
    Glykoprotein, 21,5–28 kD, 184 Aminosäuren
  - Funktionen:
    Akute-Phase-Reaktion, IL-1- und ACTH-Synthese, B-Zelldifferenzierung, T-Zellaktivierung, Wachstumsfaktor für Melanome
- Interleukin-8 (Synonym: neutrophilenaktivierendes Peptid, NAP)
  - Produktionsort:
    Monozyten/Makrophagen, Fibroblasten, Endothelzellen, Hepatozyten, Melanozyten, Tumorzellen
  - Struktur:
    nicht glykosyliert, 8 kD, 72 Aminosäuren, Homologie mit Chemokinfamilie (MIP-1, MCP-1, RANTES, Gro, PF)
  - Funktionen:
    Chemotaxis, Aktivierung von Neutrophilen, proinflammatorisches Zytokin

Der in wenigen Stunden eintretende, kaskadenförmige Anstieg von Zytokinen bewirkt eine inflammatorische Reaktion des Organismus, bei der als systemische Auswirkungen Fieber, eine vermehrte Produktion neutrophiler Granulozyten und die Bildung von Aktute-Phase-Proteinen in der Leber angeregt werden (Ibelgaufts 1995). TNF-α vermittelt seine fieberinduzierenden Wirkungen über IL-1β, das ursprünglich als »endogenes Pyrogen« beschrieben wurde (Callard u. Gearing 1994; Dinarello 1996). Nach der Freisetzung von TNF-α folgen in kurzem zeitlichem Abstand die proinflammatorischen Zytokine IL-1β und IL-6 in der Zirkulation.

In Kenntnis der pathophysiologischen Abfolge der Zytokinproduktion können die genannten proinflammatorischen Zytokine als diagnostische Marker ausgewählt werden. Bei der Laboruntersuchung von Zytokinen muss die unterschiedliche Stabilität der einzelnen Mediatoren in Blutproben berücksichtigt werden. Während sich TNF-α wegen seiner relativ geringen Stabilität nicht für die Routinemessung in der Klinik eignet und nur IL-1β in relativ geringen Konzentrationen in EDTA-Plasma nachweisbar ist, kann das anschließend gebildete IL-6 bei vielen infektiösen, aber auch bei nicht infektiösen Entzündungsvorgängen mit signifikant erhöhten Spiegeln in Blutproben entdeckt werden.

Als Beispiel einer hohen lokalen und systemischen IL-6-Bestimmung bei einer akuten bakteriellen Infektion wird in Abb. 5-36 der Serumspiegelverlauf bei einem 3-jährigen Jungen gezeigt, der hochakut an einer intensivmedizinisch zu behandelnden Meningokokkenmeningitis erkrankte. Die IL-6-Konzentrationen wurden mit einem Sandwich-ELISA (IL-6-Enzymimmunoassay, Fa. Immunotech, Hamburg) in einem Probenvolumen von je 100 μl Serum bzw. Liquor gemessen. Interessanterweise lag der IL-6-Spiegel im Liquor noch um mehr als den Faktor 100 höher als der im Serum bei Krankheitsmanifestation messbare, ebenfalls signifikant erhöhte IL-6-Wert von über 600 pg/ml.

Unter adäquater, hochdosierter antibiotischer Therapie mit einem Cephalosporin der 3. Generation besserte sich der Allgemeinzustand des anfangs stuporösen Jungen rasch. Der erfreuliche Ablauf der Entzündungsmediatoren spiegelte sich durch einen Abfall des IL-6-Wertes auf 60 pg/ml innerhalb von 24 h und eine völlige Normalisierung in wenigen Tagen wider. Festzuhalten bleibt, dass die IL-6-Bestimmung bei dieser Meningokokkenmeningitis auch im peripheren Blut mit hoher Sensitivität die akute, kulturell bestätigte Infektion und deren klinischen Verlauf anzeigte, obwohl der Fokus der Infektion in den Meningen lag und die im Serum gemessenen

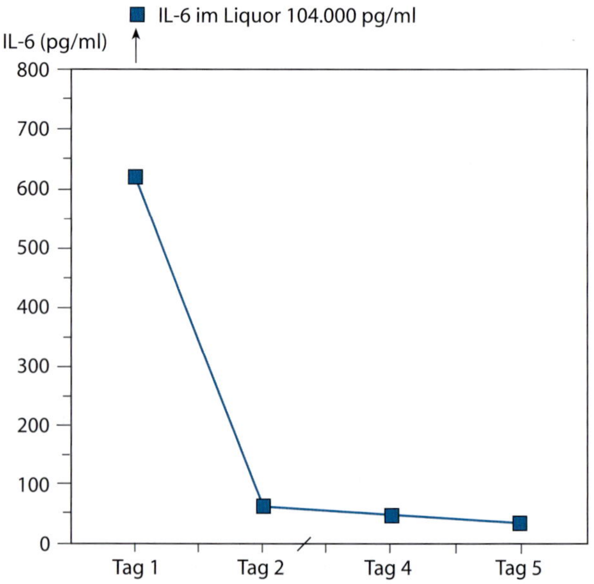

Abb. 5-36. Serumspiegel von IL-6 bei einem Kleinkind mit Meningokokkenmeningitis unter erfolgreicher antibiotischer Therapie mit Cefotaxim. Schneller Abfall der IL-6-Werte parallel zur klinischen Besserung in wenigen Tagen. Zu beachten ist der am Tag 1 im Vergleich zu den Serumwerten wesentlich höhere Liquor-IL-6-Spiegel $>10^5$ pg/ml als Zeichen der überwiegenden lokalen Produktion am Ort der Meningitis

Werte offenbar nur die aus den Liquorräumen übertretende und in die periphere Zirkulation ausgeschwemmte IL-6-Menge erfassen.

Im Rahmen von Entzündungen ist das hier dargestellte IL-6 Hauptmediator der Akute-Phase-Reaktion in der Leber und direkt für die Transkription des CRP in Hepatozyten verantwortlich (Ibelgaufts 1995). Bei der Auswahl von Zytokinen für die Laboruntersuchung muss in jedem Fall die unterschiedliche Stabilität der einzelnen Mediatoren in Blutproben berücksichtigt werden. Nach einer Vielzahl von internistischen, intensivmedizinischen, pädiatrischen und neonatologischen Studien können erhöhte Zytokinspiegel in der Zirkulation bei Patienten aller Altersgruppen zur Früherkennung bakterieller Infektionen genutzt werden (Messer et al. 1996; Küster u. Weiss et al. 1998).

Anstiege der proinflammatorischen Mediatoren in Plasma- oder Serumproben sind jedoch wie andere Laborindizes nicht infektionsspezifisch, sondern treten auch bei einem Trauma oder bei Verbrennungen auf. Für die klinische Anwendung interessant erscheint vorrangig die Bestimmung von Zytokinen wie IL-6 oder des mehr neutrophilenspezifischen IL-8 (s. oben, Übersicht). Dies gilt v. a. bei durch Infektionen hochgefährdeten Patienten, z. B. auf Intensivstationen prä- und postoperativ oder bei onkologischen Patienten mit chemotherapeutisch induzierter Neutropenie.

In der Pädiatrie werden IL-6 und IL-8, die sich nach Studienresultaten zum Einsatz in der Routinediagnostik als messtechnisch stabil erwiesen haben, ebenfalls mit großem Nutzen bei Kindern mit hohem Infektionsrisiko eingesetzt (z. B. Früh- und Neugeborene, Patienten mit angeborener oder erworbener Neutropenie, immunsupprimierte Patienten).

CRP als Akute-Phase-Protein bei Entzündungen

Das C-reaktive Protein (CRP) ist ein Akute-Phase-Protein, das seit langem klinisch für die Entzündungsdiagnostik genutzt wird und sich in der physiologischen Produktionskette bei einer Entzündungsreaktion an die im letzten Abschnitt beschriebenen Zytokine anschließt. Es handelt es sich um ein an der Opsonisation und Phagozytose von Bakterien beteiligtes körpereigenes, in der Leber synthetisiertes Protein aus 5 identischen Polypeptiduntereinheiten, das seinen Namen von der Reaktionsfähigkeit mit der Kapselkomponente C von Pneumokokken erhielt (Höffler u. Shah 1996).

Günstig für die Verlaufsbewertung von CRP-Spiegeln und in der klinischen Praxis bewährt ist die relativ kurze Halbwertszeit von 24 h. Dennoch hat CRP in der Akutdiagnostik von Infektionen Limitationen durch den bei der physiologischen Reaktion vergehenden Zeitraum von der Invasion pathogener Bakterien bis zur Produktion und Sekretion des CRP, der z. B. im Neugeborenenalter von 24 auf 48 h verlängert ist (Mathers u. Pohlandt 1987). Aus diesem Grund stellte die Auffindung und Etablierung neuer, schneller reagierender Entzündungsmediatoren seit Jahrzehnten eine wichtige Aufgabe der klinisch-infektiologischen Forschung dar.

Da die CRP-Produktion unmittelbar von der Stimulation der Hepatozyten durch IL-6 abhängt, bot sich, wie im vorigen Abschnitt ausgeführt, besonders das proinflammatorische Zytokin IL-6 wegen seiner vorgeschalteten Funktion zur Früherkennung von Infektionen unter klinischen Bedingungen an (Küster u. Weiss et al. 1996).

Tabelle 5-49. Zugelassene granulopoetisch wirksame Wachstumsfaktoren (*rhu* rekombinant human; *E. coli* Expression in Escherichia coli; *CHO* Expression in »Chinese hamster ovary cells«; entspricht unterschiedlicher gentechnologischer Produktion)

Faktor	Generikum	Handelsname
G-CSF	Filgrastim = rhu G-CSF (E. coli)	Neupogen 30/48
	Lenograstim = rhu G-CSF (CHO)	Granocyte 13/34
GM-CSF	Molgramostim = rhu GM-CSF (E. coli)	Leucomax 150/300/400

Therapeutischer Einsatz von Zytokinen

Hämatopoetische Wachstumsfaktoren werden bei einigen etablierten Indikationen zur Anregung spezifischer Zellreihen in der Blutbildung genutzt. So wird Erythropoetin beispielsweise bei Patienten mit chronischer Niereninsuffizienz und renal bedingter Anämie eingesetzt. Auch bei unzureichender Blutproduktion im Frühgeborenenalter wird Erythropoetin zur Stimulation der Bildung der roten Blutkörperchen und Steigerung des Hämoglobinwertes erfolgreich verwendet, wodurch die Zahl notwendiger Bluttransfusionen bei Frühgeborenen auf neonatologischen Intensivstationen deutlich zurückgeht.

Bei Patienten mit einer erworbenen Neutropenie nach Chemotherapie oder nach Knochenmarktransplantation können die zu einem Anstieg der neutrophilen Granulozyten führenden koloniestimulierenden Faktoren angewendet werden. Nach zahlreichen, vorwiegend onkologischen Studien seit 1985 über den Einsatz von granulopoetisch aktiven Faktoren bei neutropenischen Patienten wurde G-CSF mit den Faktorpräparaten Filgrastim (Neupogen) oder Lenograstim (Granocyte) und GM-CSF als Molgramostim mit dem Handelsnamen Leucomax zugelassen (Tabelle 5-49).

In der Pädiatrie liegen langjährige Erfahrungen über die erfolgreiche Anwendung von G-CSF bei Patienten mit schwerer angeborener Neutropenie vor (SCN, Kostmann-Syndrom; s. Übersicht).

Stand der Behandlungsindikationen für G-CSF

- Bekannte Indikationen:
  - Patienten mit kongenitaler Neutropenie
  - Patienten mit erworbener Neutropenie (Chemotherapie, HIV-Infektion)
- In klinischen Prüfungen:
  - Gabe bei nicht neutropenischen Patienten zur Verbesserung der Infektionsabwehr: Prophylaxe und Therapie

Hauptnebenwirkungen bei der Anwendung von G-CSF und GM-CSF sind Fieberanstiege, Knochenschmerzen und lokale Hautrötungen oder Schmerzen bei subkutaner Applikation. Bei relativ guter Verträglichkeit dieser koloniestimulierenden Faktoren sind Langzeitstudien zur Erfassung chronischer Folgewirkungen v. a. bei der Dauertherapie mit G-CSF oder GM-CSF notwendig (Welte u. Dale 1996).

Zytokine und Immunmodulatoren zur Therapie von Infektionskrankheiten

Zytokinneutralisation bei Sepsis

Bei schweren bakteriellen Infektionskrankheiten wie Sepsis oder Meningitis stellt der rasche Beginn der Antibiotikagabe die wichtigste Therapiemaßnahme dar. Neue, antiinflammatorische Therapieansätze richten sich bei bakteriellen Infektionen als Ergänzung der Antibiotikatherapie gegen die Entzündungskaskade, um deletäre Auswirkungen der Sepsis bis zum Schock oder vaskuläre und neurologische Komplikationen der Meningitis zu vermeiden (Wheeler u. Bernard 1999).

Nachdem Studien mit Endotoxinantikörpern bei Sepsispatienten zu keiner Verbesserung der Prognose führten, wurden große Hoffnungen in den Einsatz monoklonaler TNF-Antikörper oder löslicher TNF-Rezeptoren (sTNFR-Fc-Fusionsprotein) gesetzt (Heaney u. Golde 1996). Erste klinische Studien zur TNF-α-Blockade zeigten bei Erwachsenen mit Sepsis leider keine Senkung der Letalität. Bei über 13.000 Patienten mit Sepsis wurden in kontrollierten Studien mit TNF-Antikörpern, löslichen TNF-Rezeptoren oder IL-1-Rezeptorantagonist nach einer Metaanalyse keine signifikanten Unterschiede in den 28-Tage-Überlebensraten erzielt (C.A. Dinarello, Berlin 1999).

Offensichtlich erschweren die multifaktorielle Genese der Sepsis bei polymorbiden Patienten sowie die zu Behandlungsbeginn unterschiedlichen Infektionsstadien monokausale Behandlungsansätze, die sich nur gegen eine Komponente der Entzündungskaskade richten. Neue, weiterzuentwickelnde Behandlungsstrategien erfordern einen zeitlich gezielten Eingriff in die komplex ablaufende systemische Entzündungsreaktion, möglicherweise unter Kombination verschiedener anti-Zytokine oder Immunmodulatoren (◘ s. Abb. 5-37).

Im Gegensatz zu den enttäuschenden Ergebnissen mit einer Zytokinblockade bei Sepsis waren monoklonale TNF-Antikörper und lösliche TNF-Rezeptoren bei chronisch-entzündlichen Erkrankungen effektiv. So wurden mehrere erfolgreiche Studien mit gezielter Blockade des bei rheumatoider Arthritis destruktiv wirkenden TNF-α bei Patienten im Erwachsenen- und Kindesalter durchgeführt. Sowohl mit dem neutralisierenden sTNFR-Fusionsmolekül (Etanercept; Lovell et al. 2000) als auch mit dem monoklonalen TNF-α-Antikörper (Infliximab; Maini et al. 1999) konnten die Beschwerden bei Patienten mit massiver Gelenksymptomatik erheblich reduziert werden. Auch bei chronisch-entzündlichen Darmerkrankungen verspricht die TNF-α-Blockade einen therapeutischen Nutzen, nachdem mit dem monoklonalen Antikörper Infliximab die Heilung von ausgedehnten Fisteln bei Patienten mit M. Crohn positiv beeinflusst wurde (Present et al. 1999).

Als zukünftige Behandlungstrategien werden bei der Behandlung der bakteriellen Meningitis der Einsatz des inhibitorischen Zytokins IL-10 (s. Übersichten) oder die Blockade der über Zytokine aktivierten Stickstoffmonoxidproduktion durch verschiedene Mechanismen untersucht.

Eigenschaften des antiinflammatorischen Zytokins Interleukin-10

- IL-10 = Zytokinsynthese inhibierender Faktor (CSIF)
- Produktion in T- und B-Lymphozyten, Monozyten/Makrophagen
- Glykoprotein, 35–40 kD, 160 Aminosäuren
- Funktionen:
  - antiinflammatorisches Zytokin
  - Hemmung der Zytokinproduktion in Monozyten/Makrophagen und T-Zellsubpopulationen
  - Hemmung der Expression von MHC-II-Molekülen
  - Stimulation des Wachstums von Mastzellen

Antiinfektive Wirkungen von IL-10 bei experimenteller bakterieller Meningitis

- Interleukin-10 hemmt die Produktion von Zytokinen (z. B. TNF-α, IL-1β, IL-6)
- Interleukin-10 hemmt die Freisetzung von reaktiven Sauerstoffspezies, reaktiven Stickstoffintermediaten und Matrixmetalloproteinasen
- Interleukin-10 hemmt die Leukozyten-Endothelzell-Interaktion und die Leukozytenmigration

Eine aktuelle, nicht vollständige Auswahl von strukturell und funktionell unterschiedlichen Immunmodulatoren, die gegenwärtig in Studien zur additiven Therapie bei Sepsis untersucht werden, zeigt ◘ Tabelle 5-50 (s. auch Wheeler u. Bernard 1999).

G-CSF bei nicht neutropenischen Patienten

Hämatopoetische Wachstumsfaktoren, v. a. G-CSF, werden inzwischen in Studien auch bei nicht neutropenischen Patienten zur Stimulation der Granulopoese bei bakteriellen Infektionen eingesetzt (Pneumonien, Intensivpatienten). Für eine antiinfektive Therapie mit Steigerung der antimikrobiellen Wirkung sind die für die Produktion der neutrophilen Reihe verantwortlichen Faktoren G-CSF und GM-CSF von vorrangigem Interesse. G-CSF und GM-CSF bewirken nach subkutaner oder intravenöser Applikation nicht nur eine gesteigerte Prolifera-

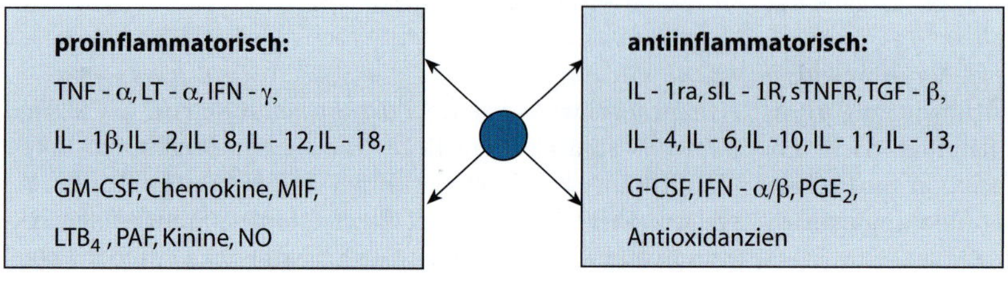

◘ Abb. 5-37. Balance zwischen pro- und antiinflammatorischen Immunmodulatoren – Grundlage für zukünftig zu etablierende antiinfektive Behandlungsstrategien

Tabelle 5-50. Auswahl von Immunmodulatoren zur additiven Therapie bei Sepsis (laufende Studien)

Substanz	Wirkmechanismus
Antiendotoxin-Antikörper	Endotoxinneutralisierung
Anti-TNF-Antikörper	Blockade von TNF-Wirkungen
Lösliche TNF-Rezeptoren	Blockade von TNF-Wirkungen
IL-1-Rezeptorantagonist	Hemmung der IL-1-Wirkung auf Rezeptoren
IL-1-Antikörper	Verhinderung der IL-1-Rezeptor-Interaktion
BPI (»bactericidal permeability increasing protein«)	Abtötung von Bakterien und Endotoxinneutralisierung
Kortikosteroide	Beheben der Nebennierenrindendysfunktion
Interleukin-10	Antiflammatorisches Zytokin
Interferon-γ	Aktiviert Neutrophile und Makrophagen
G-CSF, GM-CSF	Aktivieren Neutrophile
PAF-Acetylhydrolase	Hydrolisiert PAF (plättchenaktivierenden Faktor)
NO-Antagonisten	Wiederherstellung der Vasoregulation

tion und raschere Ausreifung, sondern ebenso eine funktionelle Aktivierung der Neutrophilen. G-CSF ist ein linienspezifischer, auf die Neutrophilen wirkender Faktor, der weniger Toxizität als GM-CSF zeigt. Bei GM-CSF kommt es dagegen durch die zusätzliche Makrophagenaktivierung zu einer eher unerwünschten, verstärkten Freisetzung proinflammatorischer Zytokine.

Rationale für G-CSF zur Behandlung schwerer Infektionen bei nicht neutropenischen Patienten (nach Studien von Gross-Weege et al. und Hartung et al.)

- Anstieg der Granulozytenzahlen (10fach), raschere Ausreifung
- Verbesserung der Granulozytenfunktionen:
- Wanderung zum Entzündungsort (Chemotaxis)
- Anstieg der FMLP-induzierten Neutrophilen-Chemilumineszenz
- Phagozytose
- Sauerstoffradikalbildung (oxidativer Burst)
- Bakterizidie
- Immunmodulatorischer Effekt:
- Freisetzung von IL-1-Rezeptorantagonist und löslichen TNF-Rezeptoren, Abfall von IL-8
- Gute Verträglichkeit von G-CSF

Als Rationale des therapeutischen Einsatzes von G-CSF zur Milderung und Verkürzung schwerer Infektionen oder ihrer Komplikationen sollen die in der Übersicht zusammengefassten neutrophilenaktivierenden und antiinflammatorischen Eigenschaften additiv neben der in jedem Fall notwendigen Antibiotikagabe genutzt werden. Erste Behandlungsresultate mit Antibiotika plus G-CSF bei über 750 nicht neutropenischen erwachsenen Patienten mit ambulant erworbener Pneumonie zeigten zwar keine Senkung der Letalität im Vergleich von Verum- und Placebogruppe, jedoch wurde eine schnellere radiologische Besserung beobachtet, und die Organkomplikationen (Empyembildung, Lungenversagen, septischer Schock) waren in der Behandlungsgruppe signifikant reduziert (Nelson et al. 1998).

Nach bisher vorliegenden klinischen Studien kann G-CSF einen positiven Effekt als Zusatztherapie bei nicht neutropenischen Patienten mit schweren bakteriellen oder opportunistischen Pilzinfektionen haben. Bei nicht neutropenischen chirurgischen Intensivpatienten wurde G-CSF von W. Gross-Weege und Mitarbeitern als Sepsisprophylaxe zur quantitativen und qualitativen Neutrophilenaktivierung eingesetzt (s. oben, Übersicht).

Bei positivem Wirkungsnachweis müssen vor einer Ausweitung der Indikationen von G-CSF auf nicht neutropenische Patienten die Kosten der häufigen Anwendung und die möglichen Nebenwirkungen bei langfristiger G-CSF-Therapie berücksichtigt werden. So wurde bei pädiatrischen Patienten mit schwerer kongenitaler Neutropenie (SCN) unter der kontrollierten Langzeittherapie mit G-CSF die Entstehung von G-CSF-Rezeptormutationen beobachtet sowie die Ausbildung einer Monosomie 7, in einzelnen Fällen bis zur Entwicklung eines myelodysplastischen Syndroms oder einer Leukämie (Welte u. Dale 1996). Deshalb ist bei Patienten mit dieser hämatologischen Grunderkrankung und offenbar erhöhtem Behandlungsrisiko unter G-CSF-Therapie eine jährliche Knochenmarkpunktion zum Ausschluss pathologischer Veränderungen mit hämatologischen, zytogenetischen und molekulargenetischen Untersuchungen indiziert.

Interferone und Interleukin-2

Interferone haben als immunmodulierende Substanzen eine große therapeutische Bedeutung bei viralen Hepatitiden gewonnen. Die Behandlung mit α-Interferon stellt die Grundlage der antiviralen Therapieregimes bei erwachsenen und pädiatrischen Patienten mit chronisch aktiver Hepatitis B oder Hepatitis C dar, auch wenn die Viruselimination mit einer Dauertherapie über mindestens 6 Monate nur bei 50% (Hepatitis B) bzw. bei 20% (Hepatitis C) der betroffenen und von Spätkomplikationen der Hepatitis bedrohten Patienten gelingt.

Nicht geklärt ist bisher der therapeutische Nutzen von β-Interferon bei akuten Enzephalitiden, z. B. durch Herpes-simplex-Virus Typ 1 (HSV-1). Besonders bei typischen HSV-Enzephalitiden mit temporal gesicherten zerebralen Läsionen ergab sich in einer retrospektiven Analyse von Wintergerst u. Belohradsky bei Kindern ein Nutzen der früh eingesetzten Medikamentenkombination von Acyclovir und β-Interferon, jedoch konnte eine danach initiierte prospektive Studie nicht bis zu einem signifikanten Ergebnis fortgeführt werden.

Interleukine wie der T-zellspezifische Wachstumsfaktor IL-2 werden in Einzelfällen bei T-Zelldefekten therapeutisch eingesetzt. In Abwägung mit der möglichen immunologisch aktivierenden Wirkung z. B. bei HIV-Patienten, in der Transplantationsmedizin oder bei angeborenen Immundefekten wie dem Wiskott-Aldrich-Syndrom müssen jedoch die erheblichen Nebenwirkungen des systemisch applizierten IL-2 (u. a. Fieber oder Schüttelfrost) bei jeder Indikationsstellung beachtet werden.

Literatur zu Kap. 5.3.19

Aarden LA, Brunner TK, Cerottini JC et al. (1979) Revised nomenclature for antigen-nonspecific T cell proliferation and helper factors. J Immunol 123: 2928–2929

Callard RE, Gearing AJH (1994) TNFα. The molecule and the TNF receptors. In: The cytokine facts book. Academic Press, Harcourt & Brace, London, pp 241–246

Dinarello CA (1996) Biologic basis for interleukin-1 in disease. Blood 87: 2095–2147

Heaney ML, Golde DW (1996) Soluble cytokine receptors. Blood 87: 847–857

Höffler D, Shah PM (1996) C-reaktives Protein – die diagnostische Reichweite. Thieme, Stuttgart New York

Ibelgaufts H (1995) Dictionary of cytokines. VCH, Weinheim

Küster H, Weiss M, Willeitner AE et al. (1998) Interleukin-1 receptor antagonist and interleukin-6 for early diagnosis of neonatal sepsis 2 days before clinical manifestation. Lancet 325: 1271–1277

Lovell DJ et al. (2000) Etanercept in children with polyarticular juvenile rhematoid arthritis. N Engl J Med 342: 763–769

Maini R et al. (1999) Infliximab (chimeric anti-tumor necrosis factor α monoclonal antibody) versus placebo in rheumatoid arthritis patients receiving concomitant methotrexate: a randomized phase III trial. Lancet 354: 1932–1939

Mathers NJ, Pohlandt F (1987) Diagnostic audit of C-reactive protein in neonatal infection. Eur J Pediatr 146: 147–151

Messer J, Eyer D, Donato L, Gallati H, Matis J, Simeoni U (1996) Evaluation of interleukin-6 and soluble receptors of tumor necrosis factor for early diagnosis of neonatal infection. J Pediatr 129: 574–580

Metcalf D (1988) The molecular control of blood cells. Harvard University Press, Cambridge (USA)

Metcalf D (1994) Thrombopoetin – at last. Nature (London) 369: 519–520

Nelson S et al. and the CAP Study Group (1998) A randomized controlled trial of filgrastim as an adjunct to antibiotics for treatment of hospitalized patients with community-acquired pneumonia. J Infect Dis 178: 1075–1080

Present DH, Rutgeerts P, Targan S et al. (1999) Infliximab for the treatment of fistulas in patients with Crohn's disease. N Engl J Med 340: 1398–1405

Sieff CA, Nathan DG (1993) The anatomy and physiology of hematopoiesis. In: Nathan DG, Oski FA (eds) Hematology of Infancy and Childhood, 4th edn. Saunders, Philadelphia, pp 156–215

Thomson A (ed) (1998) The cytokine handbook, 3rd edn. Academic Press, London New York

Volk HD, Keyßer G, Burmester GR (1998) Zytokine und Zytokin-Rezeptoren. In: Thomas L (Hrsg) Labor und Diagnose, 5. Aufl. TH Books, Frankfurt am Main

Weiss M, Belohradsky BH (1992) Granulocyte-macrophage colony-stimulating factor (GM-CSF): a variety of possible applications in clinical medicine. Infection 20: S81–S83

Welte K, Dale D (1996) Pathophysiology and treatment of severe chronic neutropenia. Ann Hematol 72: 158–165

Wheeler AP, Bernard GR (1999) New aspects in the treatment of sepsis. N Engl J Med 340: 207–213

5.3.20 Antiparasitika

J. Knobloch

Parasitäre Infektionen tragen wesentlich zur globalen Morbidität und Mortalität bei. Obwohl es gegen die meisten dieser Infektionen wirksame Medikamente gibt, stehen sie doch in den Hochendemiegebieten für die wesentlich betroffene Population häufig nicht zur Verfügung. Durch verbreitete Arzneimittelfälschungen und temperaturbedingte Wirkungsbeeinträchtigungen wird die Effektivität der antiparasitären Therapie insbesondere in den Entwicklungsländern weiter minimiert. Unter den hier abgehandelten Medikamenten sind dabei besonders Chloroquin, Tetracyclin und Co-trimoxazol wegen ihrer Temperaturempfindlichkeit zu berücksichtigen (Ballereau et al. 1997; Arya 1999).

Bei der Nachuntersuchung und -behandlung von Parasitosen, die in Entwicklungsländern diagnostiziert und anbehandelt wurden, muss berücksichtigt werden, dass die zugrunde liegende Diagnose häufig nicht gut abgesichert ist und dass nicht selten Arzneimittel verwendet werden, die nicht nach optimalen Standards (GMP) hergestellt wurden oder sogar unwirksame Fälschungen sind.

Bei der prophylaktischen oder therapeutischen Medikation in entwickelten Ländern sollen immer möglichst hier zugelassene oder zumindest nach GMP (»good manufacturing practice«) hergestellte Medikamente verordnet werden. Geeignete Hersteller können in entsprechenden Internet-Datenbanken gefunden werden (s. auch Gelbe Liste im Literaturverzeichnis).

Ein beträchtlicher Anteil der Antiparasitika ist allerdings auch hierzulande nicht für die jeweilige Indikation (◘ vgl. Tabelle 5-51: »keine spezielle Zulassung«) oder überhaupt nicht (◘ vgl. Tabelle 5-51: »in Deutschland nicht zugelassen«) zugelassen. Das liegt im Wesentlichen an dem geringen Umsatz, der die Hersteller nicht ermutigt, entsprechende kostenintensive Zulassungsverfahren zu beantragen. Der behandelnde Arzt muss bei Anwendung solcher Präparate den Patienten entsprechend erweitert aufklären, wobei er insbesondere auf die eingeschränkte Haftung des Herstellers aufmerksam machen soll.

Im Einzelnen wird empfohlen, besonders akribisch unter Berücksichtigung aller spezifischen Nebenwirkungen aufzuklären, weil die nachgewiesene mangelnde ärztliche Sorgfaltspflicht zivil- und strafrechtlich justiziabel ist, auch wenn Arzneimittelschäden bei nicht zugelassenen Medikamenten auftreten. Im Allgemeinen wird empfohlen, sich die vollständige Aufklärung unter Dokumentation besonderer Fragen, die im Aufklärungsgespräch auf Veranlassung des Patienten erörtert wurden, durch Unterschrift bestätigen zu lassen.

Eine Reihe von für die antibakterielle Therapie entwickelten Antibiotika haben antiparasitäre Wirkungen, wie Tetracyclin, Doxycyclin, Clindamycin, Azithromycin oder Co-trimoxazol. Auch hier ist zu beachten, dass meistens keine Zulassung für die antiparasitäre Therapie besteht, selbst wenn es sich um eine z. B. in Leitlinien abgesicherte Standardtherapie handelt.

Die antiparasitäre Wirkung der genannten Arzneimittel ist in fast allen Fällen wissenschaftlich gut belegt, wenn auch nicht immer mittels Studien in entwickelten Ländern. Parasitosen können aber bei zeitlich und kausal kunstgerechter Diagnose in fast allen Fällen kurativ behandelt werden. Arzneimittelresis-

■ Tabelle 5-51. Übliche antiparasitäre Chemotherapie

Parasitose (Parasit)	Parasit	Medikament der 1. Wahl	Alternative Medikation
Amöbenmeningo-enzephalitis	Naegleria fowleri u. a.	Amphotericin B	
Amöbiasis	Entamoeba histolytica	Metronidazol (bei Invasion) Diloxanid (Darmlumenbefall)	Tinidazol (bei Invasion) Paromomycin (Darmlumenbefall) Iodoquinol (Darmlumenbefall, in Deutschland nicht zugelassen) Nitazoxanid (in Deutschland nicht zugelassen) Nimorazol (für Kinder zugelassen)
Angiostrongyliasis	Angiostrongylus costaricensis	Tiabendazol (in Deutschland nicht zugelassen)	Mebendazol (keine spezielle Zulassung)
Ankylostomiasis	Ancylostoma duodenale, Necator americanus	Mebendazol	Pyrantel, Albendazol (keine spezielle Zulassung), Nitazoxanid (in Deutschland nicht zugelassen)
Ascariasis	Ascaris lumbricoides	Mebendazol	Pyrantel Albendazol (keine spezielle Zulassung) Nitazoxanid (in Deutschland nicht zugelassen)
Babesiose	Babesia divergens u. a.	Atovaquon + Azithromycin (keine spezielle Zulassung)	Clindamycin + Chinin (keine spezielle Zulassung)
Balantidiasis	Balantidium coli	Tetracyclin (keine spezielle Zulassung)	Metronidazol (keine spezielle Zulassung) Iodoquinol (in Deutschland nicht zugelassen) Nitazoxanid (in Deutschland nicht zugelassen)
Blastocystiasis	Blastocystis hominis	Paromomycin (keine spezielle Zulassung)	Nitazoxanid (in Deutschland nicht zugelassen)
Capillariasis	Capillaria philippinensis	Mebendazol (keine spezielle Zulassung)	Albendazol (keine spezielle Zulassung), Tiabendazol (in Deutschland nicht zugelassen)
Chagas-Krankheit	Trypanosoma cruzi	Benznidazol (in Deutschland nicht zugelassen)	Nifurtimox (frühe Stadien, in Deutschland nicht zugelassen)
Clonorchiasis	Clonorchis sinensis	Praziquantel	
Cyclosporiasis	Cyclospora cayetanensis	Co-trimoxazol (keine spezielle Zulassung)	
Darmegelbefall	Fasciolopsis buski, Heterophyes heterophyes, Metagonimus yokogawai	Praziquantel	
Dicrocoeliasis	Dicrocoelium dendriticum	Praziquantel (keine spezielle Zulassung)	Nitazoxanid (in Deutschland nicht zugelassen)
Dientamöbiasis	Dientamoeba fragilis	Paromomycin	
Diphyllobothriasis	Diphyllobothrium latum u. a.	Praziquantel	Niclosamid
Dracunculiasis	Dracunculus medinensis	Metronidazol (keine spezielle Zulassung)	Tiabendazol (in Deutschland nicht zugelassen)
Echinokokkose	Echinococcus granulosus u. a.	Albendazol	Mebendazol
Fascioliasis	Fasciola hepatica u. a.	Triclabendazol (in Deutschland nicht zugelassen)	Nitazoxanid (in Deutschland nicht zugelassen)
Giardiasis	Giardia lamblia	Tinidazol	Metronidazol Nimorazol (für Kinder zugelassen) Albendazol (keine spezielle Zulassung) Nitazoxanid (in Deutschland nicht zugelassen)
Gnathostomiasis	Gnathostoma spinigerum	Albendazol	
Hymenolepiasis	Hymenolepis nana u. a.	Praziquantel	Niclosamid Nitazoxanid (in Deutschland nicht zugelassen)
Isosporiasis	Isospora belli	Co-trimoxazol (keine spezielle Zulassung)	Pyrimethamin (keine spezielle Zulassung) Nitazoxanid (in Deutschland nicht zugelassen)
Kryptosporidiose	Cryptosporidium parvum	Nitazoxanid (In Deutschland nicht zugelassen)	Paromomycin (keine spezielle Zulassung)

Tabelle 5-51 (Fortsetzung)

Parasitose (Parasit)	Parasit	Medikament der 1. Wahl	Alternative Medikation
Larva migrans cutanea	Ancylostoma braziliense u. a.	Tiabendazol (topisch, in Deutschland nicht zugelassen) Ivermectin (in Deutschland nicht zugelassen)	Albendazol (keine spezielle Zulassung)
Larva migrans visceralis	Toxocara canis u. a.	Albendazol (keine spezielle Zulassung)	
Leishmaniasis	Leishmania tropica u. a.	Amphotericin B (vorzugsweise liposomal) Meglumin-Antimonat (auch lokal, in Deutschland nicht zugelassen)	Natrium-Stibogluconat (auch lokal, in Deutschland nicht zugelassen) Pentamidin Ketoconazol (keine spezielle Zulassung) Paromomycin (lokal in Harnstoff und systemisch, keine spezielle Zulassung) Allopurinol (additiv, keine spezielle Zulassung) Miltefosin (in Deutschland zur systemischen Anwendung nicht zugelassen)
Lymphatische Filariasis	Wuchereria bancrofti, Brugia malayi, Brugia timori	Diethylcarbamazin (in Deutschland nicht zugelassen)	Ivermectin (in Deutschland nicht zugelassen), Albendazol (keine spezielle Zulassung)
Malaria	Plasmodium falciparum u. a.	Chloroquin (Prophylaxe und Therapie, unkomplizierte Malaria aus Gebieten ohne Chloroquinresistenz)	Atovaquon-Proguanil (Prophylaxe und Therapie, unkomplizierte Malaria)
		Proguanil (additive Prophylaxe und Therapie)	Doxycyclin (Prophylaxe und additive Therapie, komplizierte Malaria tropica, keine spezielle Zulassung)
		Chinin (Therapie, komplizierte Malaria tropica)	Clindamycin (additive Therapie, komplizierte Malaria tropica, keine spezielle Zulassung)
		Mefloquin (Prophylaxe und Therapie, unkomplizierte Malaria)	Artemether-Lumefantrin (Therapie, unkomplizierte Malaria), Halofantrin (Therapie, unkomplizierte Malaria)
		Primaquin (additive Therapie der Malaria tertiana zur Rückfallprophylaxe, in Deutschland nicht zugelassen)	Sulfadoxin-Pyrimethamin (Therapie, unkomplizierte Malaria, in Deutschland nicht zugelassen)
Mansonellose	Mansonella perstans	Ivermectin (in Deutschland nicht zugelassen)	Albendazol (keine spezielle Zulassung) Diethylcarbamazin (in Deutschland nicht zugelassen)
Mikrosporidiose	Enzephalitozoon intestinalis u. a.	Nitazoxanid (in Deutschland nicht zugelassen)	Albendazol (keine spezielle Zulassung)
Loiasis	Loa loa	Diethylcarbamazin (in Deutschland nicht zugelassen)	Ivermectin (in Deutschland nicht zugelassen) Albendazol (keine spezielle Zulassung)
Onchocerciasis	Onchocerca volvulus	Ivermectin (in Deutschland nicht zugelassen)	Suramin (in Deutschland nicht zugelassen)
Oxyuriasis	Enterobius vermicularis	Mebendazol	Pyrantel Pyrvinium Albendazol (keine spezielle Zulassung) Nitazoxanid (in Deutschland nicht zugelassen)
Opisthorchiasis	Opisthorchis viverrini u. a.	Praziquantel	Triclabendazol (in Deutschland nicht zugelassen)
Paragonimiasis	Paragonimus utero-bilateralis u. a.	Praziquantel	
Scabies	Sarcoptes scabiei	Lindan (topisch) Ivermectin (in Deutschland nicht zugelassen)	Benzylbenzoat (topisch)
Schistosomiasis	Schistosoma mansoni u. a.	Praziquantel	Oxamniquin (bei Schistosomiasis mansoni, in Deutschland nicht zugelassen) Metrifonat (bei Schistosomiasis haematobia, in Deutschland nicht zugelassen)

Tabelle 5-51 (Fortsetzung)

Parasitose (Parasit)	Parasit	Medikament der 1. Wahl	Alternative Medikation
Schlafkrankheit	Trypanosoma brucei gambiense u. a.	Difluormethylornithin (DFMO, frühe Stadien der Trypanosoma-brucei gambiense-Infektion, in Deutschland nicht zugelassen) Melarsoprol (bei ZNS-Befall, in Deutschland nicht zugelassen) Suramin (frühe Stadien der *Trypanosoma brucei rhodesiense*-Infektion, in Deutschland nicht zugelassen)	Pentamidin
Strongyloidiasis	Strongyloides stercoralis	Albendazol	Ivermectin (in Deutschland nicht zugelassen) Tiabendazol (in Deutschland nicht zugelassen) Nitazoxanid (in Deutschland nicht zugelassen)
Taeniasis	Taenia saginata u. a.	Praziquantel	Niclosamid Nitazoxanid (in Deutschland nicht zugelassen)
Toxoplasmose	Toxoplasma gondii	Pyrimethamin + Sulfadiazin	Spiramycin (bei Schwangeren) Clindamycin (bei okulärer Toxoplasmose)
Trichinose	Trichinella spiralis	Albendazol	Mebendazol
Trichomoniasis	Trichomonas vaginalis	Metronidazol	Tinidazol Nimorazol (für Kinder zugelassen) Nitazoxanid (in Deutschland nicht zugelassen)
Trichostrongyliasis	Trichostrongylus orientalis u. a.	Pyrantel	Mebendazol (keine spezielle Zulassung) Albendazol (keine spezielle Zulassung)
Trichuriasis	Trichuris trichiura	Mebendazol	Pyrantel Albendazol (keine spezielle Zulassung) Nitazoxanid (in Deutschland nicht zugelassen)
Zystizerkose	Cysticercus cellulosae	Albendazol (keine spezielle Zulassung)	Praziquantel

tenzen sind bei parasitären Infektionen wesentlich weniger häufig als bei bakteriellen Infektionen und spielen nur bei den verbreiteten und häufig ungezielt behandelten Parasitosen eine epidemiologisch wichtige Rolle, wie z. B. bei der Malaria.

Nachfolgend werden in alphabetischer Reihenfolge die 50 international gebräuchlichsten Antiparasitika abgehandelt, deren Effektivität für die genannten Indikationen als weitgehend gesichert gelten kann.

Albendazol

Das Medikament ist vermizid und verursacht Läsionen des Teguments und der intestinalen Zellen der Würmer, indem es an colchicinsensitive Tubulinrezeptoren bindet und so die Tubulinpolymerisation und die Bildung von Mikrotubuli verhindert, wodurch die Glukoseaufnahme der larvalen und adulten Parasiten behindert wird. Die Glykogenspeicher werden entleert. Das endoplasmatische Retikulum und die Mitochondrien der Keimschicht werden geschädigt. Durch massive Reduktion des Energiehaushaltes (ATP) wird der Parasit immobilisiert und stirbt schließlich ab. Albendazol hemmt auch die wurmspezifische Fumaratreduktase bei Mangel an NADH, das ein wesentliches Koenzym für zahlreiche zelluläre Oxidations-Reduktions-Reaktionen ist.

Albendazol kann mit gutem Erfolg bei fast allen intestinalen und systemischen Infektionen mit Rundwürmern (Nematoden) eingesetzt werden. Zudem ist es auch Medikament der Wahl bei einigen Infektionen mit Larven von Bandwürmern (Zestoden), nämlich mit Finnen der Hunde- und Fuchsbandwürmer, welche die Echinokokkose bewirken, und mit den Larven (Cysticercus cellulosae) des Schweinebandwurms (Taenia solium), welche die Zystizerkose verursachen. Zudem kann es als alternative Therapie bei der Giardiasis versucht werden. Hier ist die klinische Studienlage allerdings noch widersprüchlich.

Experimentelle Befunde sprechen zudem für eine Wirksamkeit bei der Mikrosporidiose, hervorgerufen durch Encephalitozoon spp., insbesondere in der Kombination mit Verapamil und Cyclosporin A, die hier chemosensibilisierend wirken (Leitch et al. 2001).

Allopurinol

Das Medikament wird im Wesentlichen verwendet zur Prophylaxe und Therapie der symptomatischen Hyperurikämie (Gicht).

Allopurinol und sein Metabolit Oxipurinol (Alloxanthin) vermindern die Produktion von Harnsäure durch Hemmung der Xanthin-Oxidase, demjenigen Enzym, das Hypoxanthin in Xanthin und Xanthin in Harnsäure umwandelt. Zudem begünstigt Allopurinol die Verwendung von Hypoxanthin und Xanthin zur Nucleotid- und Nukleinsäuresynthese über die

Hypoxanthin-Guanin-Phosphoribosyltransferase (HGPRTase). Die erhöhte Nukleotidkonzentration führt zur reaktiven Hemmung der Purinsynthese. Allopurinol verstärkt zudem die mikrosomale Leberenzymaktivität.

In der antiparasitären Chemotherapie wird Allopurinol gelegentlich zur additiven Leishmaniasistherapie eingesetzt.

Amphotericin B

Das Medikament wird überwiegend zur Therapie systemischer Mykosen eingesetzt. Hier bindet es primär an Ergosterol von Zellmembranen, die geschädigt werden und so die Zelle auslaufen lassen.

Bei der Therapie parasitärer Infektionen wird Amphotericin B vorzugsweise als liposomaler Komplex eingesetzt, wodurch die Penetration von Zellwänden erleichtert wird. Hier ist es geeignet zur systemischen Behandlung der Amöbenenzephalitis durch Naeglerien und der Leishmaniasis.

Artemether-Lumefantrin

Artemether ist neben Arteether und Artesunat einer der wesentlichen Wirkstoffe des ältesten bekannten Malariamedikaments, das in China seit über 2000 Jahren als Qinghaosu aus Beifuß (Artemisia annua) extrahiert wird. Bekannte Wirkungen sind die Schädigung parasitärer DNA und ungezielte zelluläre Läsionen durch Produktion von Sauerstoffradikalen in Gegenwart des Parasitenstoffwechsels.

Lumefantrin (früher: Benflumetol) ähnelt in seiner Wirkung Mefloquin und Halofantrin, indem es die Polymerisierung von toxischen Hämoglobinabbauprodukten inhibiert, einen toxischen Komplex mit Ferriprotoporphyrin IX bildet und so den Parasiten vergiftet.

Als fixe Kombination wird Artemether-Lumefantrin zur Therapie der unkomplizierten Malaria verwendet und kann auch Reisenden zur Notfallselbstbehandlung (»stand-by«) mitgegeben werden.

Resistenzen von Plasmodien gegen Artemether-Lumefantrin sind noch selten. Ursachen der Resistenzen sind chromosomale Mutationen der Parasiten (insbesondere Plasmodium falciparum) assoziiert mit starkem Arzneimitteldruck bei niedriger Immunitätsrate in der Bevölkerung (vorwiegend in Südostasien und Südamerika) oder mit häufigen genetischen Rekombinationen in Gegenden mit hoher Übertragungsrate (vorwiegend in Afrika; Le Bras u. Durand 2001).

Atovaquon

Atovaquon hemmt den Elektronentransport in parasitären Mitochondrien am Cytochrom-bc1-Komplex. Wahrscheinlich wird so die Synthese von Nukleinsäuren und ATP inhibiert und mittelbar auch die Membransynthese sowie intrazelluläre Transportfunktionen.

Das Medikament ist als Monosubstanz erprobt in der Therapie der Pneumocystis-carinii-Infektion und der Toxoplasmose. In Kombination mit Azithromycin ist es Medikament der Wahl zur Therapie der humanen Babesiose, in fixer Kombination mit Proguanil wird es zur Therapie und Prophylaxe der Malaria eingesetzt.

Atovaquon-Proguanil

Atovaquon hemmt den Elektronentransport in parasitären Mitochondrien am Cytochrom-bc1-Komplex. Wahrscheinlich wird so die Synthese von Nukleinsäuren und ATP inhibiert und mittelbar auch die Membransynthese sowie intrazelluläre Transportfunktionen.

Proguanil hemmt wie Pyrimethamin und Trimethoprim den parasitären Stoffwechsel wesentlich durch Dihydrofolat-Reduktase-Inhibition mit Hilfe seines aktiven Metaboliten Cycloguanil. Die Folsäureverarmung führt zur Synthesehemmung parasitärer Nukleinsäuren und Proteine.

Als fixe Kombination wirkt Atovaquon-Proguanil synergistisch v. a. gegen Plasmodien. Es gilt als Standardmedikament zur Therapie und Prophylaxe der unkomplizierten Malaria für Gebiete mit Resistenzen gegen Chloroquin und Mefloquin.

Resistenzen von Plasmodien gegen Atovaquon-Proguanil sind noch selten. Ursachen der Resistenzen sind chromosomale Mutationen der Parasiten (insbesondere Plasmodium falciparum) assoziiert mit starkem Arzneimitteldruck bei niedriger Immunitätsrate in der Bevölkerung (vorwiegend in Südostasien und Südamerika) oder mit häufigen genetischen Rekombinationen in Gegenden mit hoher Übertragungsrate (vorwiegend in Afrika; Le Bras u. Durand 2001).

Azithromycin

Das Medikament gehört wie Spiramycin zu den Makrolidantibiotika. Es bindet an die ribosomale 50S-Untereinheit des 70S-Ribosoms, wodurch die RNA-abhängige Proteinsynthese gehemmt wird. Obwohl Azithromycin gegen verschiedene Protozoen wirksam ist, hat es bisher nur in der Therapie der Babesiose in Kombination mit Atovaquon einen festen Platz eingenommen.

Benznidazol

Das Medikament wirkt trypanozid durch Synthesehemmung von Proteinen und RNA in Trypanosoma cruzi. Es wird zur Therapie von frühen Stadien der Chagas-Krankheit verwendet. Auch bei der chronischen Chagas-Krankheit wird die Indikation zur Benznidazoltherapie eingeräumt, obwohl hier symptomatische Maßnahmen im Vordergrund stehen (Rassi et al. 2000).

Benzylbenzoat

Das Medikament wirkt in seiner topischen Zubereitung toxisch auf Ektoparasiten. Die Krätzemilbe wird in vitro innerhalb von 5 min abgetötet, wahrscheinlich durch Nervenläsionen. Benzylbenzoat ist daher zur topischen Therapie der Scabies geeignet.

Chinin

Das Medikament ist die Mutterverbindung der 4-Aminochinoline und wird als Baumrindenextrakt schon seit Jahrhunderten in der Malariatherapie eingesetzt. Es schädigt den Parasiten durch Einbau in die DNA und durch Bildung eines toxischen Komplexes mit Ferriprotoporphyrin IX. Chinin wirkt schizontizid auf Plasmodienblutstadien und auch gametozid gegen Plasmodium vivax und Plasmodium malariae.

Es verlängert die Refraktionszeit von Skelettmuskeln durch direkte Wirkungen und die Kalziumverteilung in der Muskelfaser. Chinin vermindert die Erregbarkeit der motorischen Endplatte gegenüber Nervenstimulationen und Acetylcholin. Von praktischer Bedeutung ist die Wirkung auf das kardiale

Reizleitungssystem: Die Verlängerung der QT-Zeit im EKG ist ein Indikator für eine drohende Überdosierung.

Chinin gilt weiterhin als Standardmedikament in der Therapie der komplizierten Malaria tropica. In Kombination mit Clindamycin ist es zudem zur Behandlung der humanen Babesiose geeignet.

Resistenzen von Plasmodien gegen Chinin sind weiterhin selten. Ursachen der Resistenzen sind chromosomale Mutationen der Parasiten (insbesondere Plasmodium falciparum) assoziiert mit starkem Arzneimitteldruck bei niedriger Immunitätsrate in der Bevölkerung (vorwiegend in Südostasien und Südamerika) oder mit häufigen genetischen Rekombinationen in Gegenden mit hoher Übertragungsrate (vorwiegend in Afrika; Le Bras u. Durand 2001).

Chloroquin

Das Medikament ist ein 4-Aminochinolin. Es schädigt Parasiten durch Einbau in die DNA und durch Bildung eines toxischen Komplexes mit Ferriprotoporphyrin IX. Chloroquin wirkt v. a. gegen erythrozytäre Plasmodienstadien. Es hat zudem immunsuppressive Wirkungen, indem es z. B. die Bildung von Rheumafaktoren hemmt. Chloroquin wird in Leukozyten angereichert, wo es lysosomale Membranen stabilisiert und die Aktivität verschiedener Enzyme hemmt wie Kollagenasen und Proteasen, die sich an rheumatischen Gelenkläsionen beteiligen. Das Medikament wird daher in der Rheumatherapie eingesetzt.

Antiparasitär ist es geeignet zur additiven Therapie der invasiven Amöbiasis, gegenwärtig allerdings ohne wesentliche praktische Bedeutung. Es gilt weiterhin als Standardmedikament zur Therapie der Malaria quartana und wegen zunehmender Resistenzbildung mit nachlassender Bedeutung auch der Malaria tertiana. Chloroquinsensitive Plasmodium-falciparum-Isolate sind sehr selten geworden. Ursachen der Resistenzen sind chromosomale Mutationen der Parasiten assoziiert mit starkem Arzneimitteldruck bei niedriger Immunitätsrate in der Bevölkerung (vorwiegend in Südostasien und Südamerika) oder mit häufigen genetischen Rekombinationen in Gegenden mit hoher Übertragungsrate (vorwiegend in Afrika; Le Bras u. Durand 2001).

Clindamycin

Das Medikament ist im Wesentlichen in die antibakterielle Therapie eingeführt. Es ist auch gegen Pneumocystis carinii wirksam. Wie andere Lincomycine hemmt Clindamycin die Proteinsynthese durch ribosomale Bindung.

In der antiparasitären Therapie hat Clindamycin seinen Platz bei der okulären Toxoplasmose sowie bei der additiven Behandlung der Babesiose und der komplizierten Malaria tropica in Kombination mit Chinin. Hier ersetzt es Doxycyclin bei Schwangeren und Kindern unter 8 Jahren.

Co-trimoxazol

Das Medikament besteht aus einer synergistisch wirkenden fixen Kombination aus Trimethoprim und Sulfamethoxazol. Ähnlich dem Pyrimethamin und Proguanil hemmt Trimethoprim den Erregerstoffwechsel wesentlich durch Dihydrofolat-Reduktaseinhibition. Die Folsäureverarmung führt zur Synthesehemmung parasitärer Nukleinsäuren und Proteine. Das simultan applizierte Sulfamethoxazol inhibiert wie auch andere Sulfonamide synergistisch die Tetrahydrofolatproduktion in 2 aufeinander folgenden Schritten der Biosynthese.

Co-trimoxazol ist im Wesentlichen in die antibakterielle Therapie eingeführt. Es wirkt aber auch gegen Plasmodien, Isospora und Cyclospora spp. Während es in der Malariatherapie kaum noch eingesetzt wird, hat es weiterhin seinen festen Platz in der Therapie der Isosporiasis und der Cyclosporiasis.

Diethylcarbamazin

Das Medikament DEC wirkt mikro- und z. T. auch makrofilarizid. Es reduziert die Anzahl der intrauterinen Onchocercavolvulus-Mikrofilarien durch Embryogenesehemmung. Die adulten Würmer werden allerdings meistens nicht abgetötet.

DEC ist weiterhin ein Standardmedikament in der Therapie der verschiedenen Filariosen wie der lymphatischen Filariasis, der Loiasis und der Mansonellose. Es ist allerdings auch international kaum noch zu beschaffen, sodass vielfach die DEC-Therapie durch die antiparasitäre Behandlung mit Ivermectin und/oder Albendazol ersetzt wird.

DEC wird auch diagnostisch eingesetzt, um durch Nachweis allergischer Hautreaktionen nach DEC-Einnahme (Mazzotti-Reaktion) oder durch Nachweis einer typischen Eosinophilenkinetik im peripheren Blut eine latente Filariasis aufzudecken.

Difluormethylornithin (DFMO, Eflornithin)

Eflornithin ist ein enzymaktivierter, irreversibler Inhibitor der Ornithin-Decarboxylase (ODC), dem Schlüsselenzym in der Konversion von Ornithin in Polyamine (Putreszine, Spermidine und Spermine), die eine wesentliche Rolle im Wachstum, der Differenzierung und Replikation von Zellen spielen, indem sie sich an der Synthese von Nukleinsäuren und Proteinen von Protozoen und auch in Humangewebe beteiligen.

Die ODC-Hemmung verursacht eine komplette intrazelluläre Elimination der Putreszine und eine 60- bis 75%ige Reduktion von Spermidinen, wodurch im Blut zirkulierende Trypanosomen langsam, aber sichtbar geschädigt werden. DMFO ist wohl eher trypanostatisch als trypanozid, zudem offenbar ein intaktes Immunsystem zur kompletten Parasitenelíminierung notwendig ist.

DFMO ist das Medikament der Wahl zur Therapie früher Stadien der westafrikanischen Schlafkrankheit. Es ist allerdings auch international nicht immer verfügbar.

Diloxanid

Das Medikament ist luminal amöbizid, d. h. es zerstört Darmlumenformen von Entamoeba histolytica. Der Wirkungsmechanismus ist unbekannt. Diloxanid wird eingesetzt zur Behandlung der asymptomatischen intestinalen Amöbiasis und zur Simultan- oder Nachbehandlung der symptomatischen Amöbiasis.

Doxycyclin

Das Medikament wirkt durch Hemmung der Erregerproteinbiosynthese durch Bindungshemmung der Aminoacyl-tRNA (Transfer-RNA) an den mRNA- (Messenger-RNA-)Ribosomen-Komplex. Eine reversible Bindung entsteht primär an der ribosomalen 30S-Untereinheit der Erreger. Zudem werden toxische Stickstoffmonoxidradikale in Gegenwart des Erregerstoffwechsels gebildet. Doxcyclin wirkt auch diuretisch durch

Hemmung der ADH-induzierten Wasserreabsorption in der Niere.

Doxycyclin ist v. a. in die antibakterielle Therapie eingeführt, hat aber auch antiparasitäre Wirkungen, insbesondere gegen Plasmodien. Es wird erfolgreich zur Malariaprophylaxe in Resistenzgebieten sowie zur additiven Therapie der komplizierten Malaria tropica eingesetzt. Die prophylaktische Anwendung wird wesentlich durch eine unerwünschte Photodermatitis im Prozentbereich limitiert.

Halofantrin

Das Medikament ist wirksam gegen die asexuellen erythrozytären Formen von Plasmodien. Halofantrin hat keine gametozytozidale Aktivität. Möglicherweise ähnelt der Wirkungsmechanismus dem von Chinin, Chloroquin, Lumefantrin und Mefloquin: Halofantrin bildet einen toxischen Komplex mit dem Häm (Ferriprotoporphyrin IX), wodurch die parasitäre Zellmembran geschädigt wird. Lyse und Absterben des Parasiten sind die Folge. Andere experimentelle Befunde stützen diese Theorie allerdings nicht, sondern lassen eine Schädigung von Mitochondrien und der parasitophoren Vakuole durch das Medikament vermuten.

Vermutlich durch den erregungsleitungsverzögernden Effekt (QT-Zeitverlängerung im EKG) des Medikaments ist es zu einigen halofantrinassoziierten Todesfällen gekommen. Obwohl noch für die Therapie der unkomplizierten Malaria zugelassen, wird es in Deutschland kaum noch eingesetzt, zumal die Resorption auch äußerst inkonstant ist.

Resistenzen von Plasmodien gegen Halofantrin sind aus allen malariaendemischen Gebieten bekannt. Ursachen der Resistenzen sind chromosomale Mutationen der Parasiten (insbesondere Plasmodium falciparum) assoziiert mit starkem Arzneimitteldruck bei niedriger Immunitätsrate in der Bevölkerung (vorwiegend in Südostasien und Südamerika) oder mit häufigen genetischen Rekombinationen in Gegenden mit hoher Übertragungsrate (vorwiegend in Afrika; Le Bras u. Durand 2001).

Iodoquinol

Es handelt sich um ein halogeniertes 8-Hydroxychinolin, das sich nach oraler Applikation im Darmlumen anreichert, weil es kaum resorbiert wird. Es ist daher wie Paromomycin und Diloxanid geeignet zur Eradikation der Darmlumenformen von Entamoeba histolytica. Der Wirkungsmechanismus ist allerdings nicht bekannt.

Weiterhin ist Iodoquinol eingeführt als Alternativpräparat in der Therapie der seltenen Balantidiasis.

Ivermectin

Das Medikament wirkt mikrofilarizid, wahrscheinlich als Antagonist des Neurotransmitters γ-Aminobuttersäure (GABA), wodurch die GABA-vermittelte neurosynaptische Übertragung im ZNS unterbrochen wird: Der Parasit wird paralysiert und stirbt ab. Ivermectin hemmt zudem die intrauterine Entwicklung von Onchocerca-volvulus-Mikrofilarien und deren Abgabe aus dem Uterus gravider weiblicher Würmer. Die Wirkung auf Mikrofilarien ist weniger schnell, aber anhaltender als die von DEC. Die Mikrofilarienkonzentration vermindert sich in der Haut jedoch schnell, während der okuläre Befall weniger rasch abnimmt. Sowohl bei Nematoden wie auch bei Arthropoden inhibiert Ivermectin die Chloridionenkanälchen.

Ivermectin wird allein oder in Kombination mit DEC und/oder Albendazol zur Therapie der verschiedenen Filariasisformen eingesetzt. Weiterhin ist es wirksam bei der Larva migrans cutanea und der Strongyloidiasis, im Rattenmodell auch gegen Kryptosporidiose (Zinada 2000).

Obwohl für diese Indikation nicht zugelassen, ist Ivermectin mittlerweile ein Standardmedikament in der additiven Scabiestherapie geworden (Cestari et al. 2000).

Ketoconazol

Das Medikament gehört zur Familie der Azole und wird überwiegend als Antimykotikum eingesetzt. Ketoconazol beeinflusst die Cytochrom-P450-Aktivität, das für die Demethylierung von 14α-Methylsterolen in Ergosterol benötigt wird. Die verminderte Produktion von Ergosterol führt zur Funktionsbeeinträchtigung und vermehrten Durchlässigkeit von Zellmembranen empfindlicher Erreger.

In der antiparasitären Therapie wird Ketoconazol gelegentlich zur Leishmaniasistherapie, insbesondere zur Behandlung von Leishmania-mexicana-Infektionen, verwendet.

Mebendazol

Das Medikament ist vermizid, indem es die parasitären zytoplasmatischen Mikrotubuli schädigt und selektiv und irreversibel die Glukoseaufnahme in suszeptiblen adulten Darmwürmern und deren Larven blockiert. Schließlich werden die Glykogenspeicher des Wurms entleert, wodurch weniger ATP bereit gestellt wird, das für das Überleben und die Reproduktion des Wurmes essenziell ist. Die Blutzuckerkonzentration des Wirtes scheint nicht beeinträchtigt zu werden.

Mebendazol ist das Medikament der Wahl zur Therapie der meisten intestinalen Nematodeninfektionen. Wegen der verminderten Resorbierbarkeit ist das Medikament bei der Therapie der Echinokokkose und bei der Therapie extraintestinaler Nematodeninfektionen zunehmend von Albendazol verdrängt worden.

Mefloquin

Das Medikament ist als 4-Methanol-Chinolin ein entfernter Abkömmling des Chinins und des Chloroquins wie auch Halofantrin oder Lumefantrin. Entsprechend können ähnliche Wirkungsmechanismen erwartet werden wie durch eine toxische Komplexbildung mit Ferriprotoporphyrin IX, wodurch der Parasit lysiert wird.

Mefloquin ist ein Standardmedikament in der Therapie der unkomplizierten Malaria, ebenso in der Malariaprophylaxe für die meisten Plasmodium-falciparum-endemischen Gebiete. Durch die gelegentlichen neuropsychiatrischen Nebenwirkungen ergeben sich Anwendungsbeschränkungen für verantwortungsvolle Tätigkeiten, die koordinative Fähigkeiten erfordern.

Gelegentliche Resistenzen von Plasmodien gegen Mefloquin sind aus allen malariaendemischen Gebieten bekannt. Ursachen der Resistenzen sind chromosomale Mutationen der Parasiten (insbesondere Plasmodium falciparum) assoziiert mit starkem Arzneimitteldruck bei niedriger Immunitätsrate in der Bevölkerung (vorwiegend in Südostasien und Südamerika) oder mit häufigen genetischen Rekombinationen in Gegenden mit hoher Übertragungsrate (vorwiegend in Afrika; Le Bras u.

Durand 2001). Wegen des Fehlens von Kreuzresistenzen ist hier Atovaquon-Proguanil eine geeignete Alternative.

Meglumin-Antimonat

Bei dem Medikament handelt es sich um eine 5-wertige Antimonverbindung wie Natrium-Stibogluconat. Es wirkt leishmanizid, möglicherweise durch Hemmung der oxidativen Aktivität im Bereich des glykolytischen und des Fettsäurestoffwechsels des Parasiten, wodurch die Synthese von ATP als dem wesentlichen Energiespender beeinträchtigt wird. Die Wirkung auf die intrazellulär gelegenen amastigoten Leishmanien wird möglicherweise durch Konversion des Medikaments in einen 3-wertigen Inhibitor der glykolytischen Parasitenenzyme ermöglicht.

Meglumin-Antimonat ist zur systemischen und topischen Therapie verschiedener Leishmaniosen geeignet. Wegen lebensbedrohlicher Nebenwirkungen mit einer Letalität im Prozentbereich wird in entwickelten Ländern die systemische Therapie zugunsten z. B. von liposomalem Amphotericin B zunehmend verlassen.

Melarsoprol

Bei dem Medikament handelt es sich um eine 3-wertige Arsenverbindung. Melarsoprol wirkt trypanozid, wohl durch Beeinträchtigung des parasitären Energiehaushaltes über eine hohe Affinität zu Sulfhydrylgruppen, die sich als aktive Bestandteile vieler Enzyme, besonders von Kinasen, an der Erhaltung von Sekundär- und Tertiärstrukturen von Proteinen beteiligen. In Trypanosomen inaktiviert Melarsoprol die Pyruvatkinase im Zytoplasma, wodurch die ATP-Synthese gehemmt wird. Die Energiequelle versiegt, und der Parasit stirbt ab.

Die Selektivität des Medikamentes liegt vermutlich in der parasitenenzymspezifischen Bindung, der Anreicherung im Parasiten und die vollständige Abhängigkeit des Parasiten von der Glykolyse für die Bereitstellung von Energie durch ATP.

Melarsoprol wird zur Therapie des zentralnervösen Stadiums der Schlafkrankheit eingesetzt.

Metrifonat

Das Medikament wird als Alternativmedikament bei der Schistosomiasis haematobia eingesetzt. Die vermizide Wirkung basiert vermutlich auf den Cholinesterase hemmenden Eigenschaften der Substanz, was aber für die Anwendung am Menschen ohne wesentliche Bedeutung hinsichtlich unerwünschter Wirkungen ist.

Metronidazol

Das Medikament wirkt gegen die meisten obligaten anaeroben Bakterien und Protozoen, indem seine Nitrogruppe durch Nitroreduktase chemisch reduziert wird. Reduziertes Metronidazol ist zytotoxisch und schädigt die helikale DNA-Struktur sowie auch die DNA-Stränge, wodurch die Nukleinsynthese gehemmt und der Zelltod verursacht wird.

In der antiparasitären Therapie wird Metronidzol erfolgreich bei der invasiven Amöbiasis, der Trichomoniasis, der Giardiasis, der Balantidiasis und der Dracunculiasis eingesetzt.

Miltefosin

Das Medikament ist ein potenter Inhibitor der Sterol- und Phospholipidbiosynthese in Parasiten mit Kinetoplasten wie Trypanosomen und Leishmanien. Bisher wurde Miltefosin klinisch erfolgreich zur Therapie der Kala-Azar in Indien eingesetzt.

Natrium-Stibogluconat

Bei dem Medikament handelt es sich um eine 5-wertige Antimonverbindung wie Meglumin-Antimonat. Es wirkt leishmanizid, möglicherweise durch Hemmung der oxidativen Aktivität im Bereich des glykolytischen und des Fettsäurestoffwechsels des Parasiten, wodurch die Synthese von ATP als dem wesentlichen Energiespender beeinträchtigt wird. Die Wirkung auf die intrazellulär gelegenen amastigoten Leishmanien wird möglicherweise durch Konversion des Medikaments in einen 3-wertigen Inhibitor der glykolytischen Parasitenenzyme ermöglicht.

Na-Stibogluconat ist zur systemischen und topischen Therapie verschiedener Leishmaniosen geeignet. Wegen lebensbedrohlicher Nebenwirkungen mit einer Letalität im Prozentbereich wird in entwickelten Ländern die systemische Therapie zugunsten z. B. von liposomalem Amphotericin B zunehmend verlassen.

Niclosamid

Das Medikament ist nur wirksam gegen intestinale Zestoden. Es hemmt die oxidative Phosphorylierung in den Mitochondrien der Bandwürmer, vermutlich auch den anaeroben Metabolismus, von dem viele Zestoden abhängig sind. Scolex und proximale Proglottiden werden rasch abgetötet.

Im Einzelnen ist Niclosamid zur Therapie der Taeniasis, der Diphyllobothriasis und der Hymenolepiasis geeignet.

Nifurtimox

Das Medikament wirkt trypanozid. Wie bei anderen Nitrofuranen basiert die Wirkung möglicherweise auf der Fähigkeit, anionische Stickstoffradikale zu bilden, die parasitäre DNA zerstören können. Eine andere Hypothese berücksichtigt die Bildung von toxischen Peroxid- und Wasserstoffperoxidanionen und die Hemmung der Trypanothionreduktase, einem parasitenspezifischen antioxidativen Abwehrenzym. Zudem wird möglicherweise auch eine ascorbatgebundene Peroxidase gehemmt. Die Anreicherung von Wasserstoffperoxidase verursacht schließlich den Tod des Parasiten.

Nifurtimox ist geeignet zur Therapie früher Stadien der Chagas-Krankheit.

Nimorazol

Das Medikament ist wie Metronidazol und Tinidazol eine 5-Nitroimidazol-Verbindung. Es wirkt ebenso gegen die meisten obligaten anaeroben Bakterien und Protozoen, indem es intrazellulär chemisch reduziert wird. Reduziertes Nimorazol ist zytotoxisch und schädigt die helikale DNA-Struktur sowie auch die DNA-Stränge, wodurch die Nukleinsynthese gehemmt und der Zelltod verursacht wird.

In der antiparasitären Therapie wird Nimorazol erfolgreich bei der invasiven Amöbiasis, der Trichomoniasis und der Giardiasis eingesetzt. Für die Anwendung in Deutschland ist die Zulassung für Kinder von Interesse.

Nitazoxanid

Es handelt sich um ein 5-Nitrothiazol-Benzamid, das seit 1980 in verschiedenen Ländern zur Anwendung in der Veterinärmedizin zugelassen ist. Der Vorteil gegenüber 5-Nitroimidazolen wie Metronidazol, Tinidazol oder Nimorazol ist die fehlende Mutagenität, zumindest in vitro. Die Hauptwirkung ist aber wohl ähnlich: Die Nitrogruppe wird durch Nitroreduktase chemisch reduziert. Reduziertes Nitazoxanid ist zytotoxisch und schädigt die helikale DNA-Struktur sowie auch die DNA-Stränge, wodurch die Nukleinsynthese gehemmt und der Zelltod verursacht wird.

Nitazoxanid ist wirksam gegen verschiedenartige parasitäre Infektionen wie Amöbiasis, Ankylostomiasis, Ascariasis, Dicrocoeliasis, Giardiasis, Hymenolepiasis, Isosporiasis, Kryptosporidiose, Mikrosporidiose, Oxyuriasis, Trichomoniasis, Balantidiasis, Blastocystiasis, Strongyloidiasis, Taeniasis, Fascioliasis und Trichuriasis. Die Wirkung muss aber im Einzelnen noch durch klinische Studien abgesichert werden.

Oxamniquin

Das Medikament wirkt schistosomizidal gegen Adulte und Larven. Unter der Behandlung werden die Würmer von den Mesenterialvenen in die Leber gedrängt, wo sie zerstört werden. Männliche Schistosomen sind empfindlicher für die Therapie als weibliche, was für den Krankheitsverlauf allerdings unwesentlich ist, da die Weibchen aufhören, Eier zu legen.

Oxamniquin wird als Alternativtherapie zu Praziquantel bei der Schistosomiasis mansoni eingesetzt.

Paromomycin

Es handelt sich um ein Aminocyclitol-Aminoglycosid-Antibiotikum. Obwohl mit Neomycin verwandt, wirkt Paromomycin anders als das genannte Antibiotikum wohl wesentlich auf parasitäre Mitochondrien, insbesondere auf den Energiehaushalt über die Atmungskette.

Das Medikament ist in Deutschland nur in der schwer resorbierbaren Aufbereitung zur Eradikation von Darmlumenparasiten oder, z. B. in Harnstoff, zur topischen Anwendung erhältlich. In den endemischen Gebieten ist Paromomycin (Aminosidin) auch zur systemischen Behandlung der viszeralen Leishmaniasis (Kala-Azar) eingesetzt worden.

Pentamidin

Das Medikament ist antimykotisch und antiprotozoal wirksam. Der Mechanismus beruht möglicherweise auf der Hemmung der RNA-, DNA- und Proteinsynthese sowie des Folatstoffwechsels.

In der antiparasitären Therapie wird Pentamidin als Alternativpräparat zur Behandlung der Schlafkrankheit und der invasiven Leishmaniasis eingesetzt.

Praziquantel

Das Medikament wirkt vermizid, möglicherweise synergistisch mit der humoralen Immunantwort. Praziquantel wird rasch von Helminthen aufgenommen und schädigt dabei Zellmembranen, wodurch intrazelluläres Kalzium verloren geht. Muskeln und Tegument werden sichtbar lädiert, und der Wurm stirbt schließlich ab.

Praziquantel ist Standardmedikament der 1. Wahl für viele humane Trematoden- und Zestodeninfektionen: Schistosomiasis, Paragonimiasis, Dicrocoeliasis, Clonorchiasis, Opisthorchiasis, Darmegelinfektionen, Taeniasis, Diphyllobothriasis und Hymenolepiasis. Zudem dient es als Alternativpräparat bei der Zystizerkose.

Primaquin

Es handelt sich um ein 8-Aminochinolin wie das neuerlich in der Malariaprophylaxe erprobte Tafenoquin. Die antiparasitäre Wirkung beruht möglicherweise auf der Fähigkeit, an DNA zu binden und diese zu schädigen. Primaquin ist gut wirksam gegen exoerythrozytäre Stadien von Plasmodium vivax und Plasmodium ovale, gegen die primären exoerythrozytären Stadien von Plasmodium falciparum und gegen Gametozyten. Obwohl aus den oben genannten Gründen auch zur Malariabekämpfung in den endemischen Gebieten geeignet, hat es sich bisher nicht zur Massen- oder Individualprophylaxe durchsetzen können.

Primaquin ist das einzige verfügbare Medikament, das Hypnozoiten von Malaria-tertiana-Erregern eliminiert. Es wird daher gegenwärtig überwiegend zur Rückfallprophylaxe nach Malaria-tertiana-Therapie eingesetzt. Vor der Anwendung soll ein Glukose-6-Phosphat-Dehydrogenasemangel ausgeschlossen werden, damit keine schwere arzneimittelinduzierte Hämolyse riskiert wird.

Primaquinresistenzen von Plasmodien kommen vor, sind aber noch nicht sehr verbreitet.

Proguanil

Es handelt sich um ein synthetisches Biguanidderivat von Pyrimidin. Proguanil hemmt wie Pyrimethamin und Trimethoprim den parasitären Stoffwechsel wesentlich durch Dihydrofolatreduktaseinhibition, zählt also zu den Folsäureantagonisten. Die Folsäureverarmung führt zur Synthesehemmung parasitärer Nukleinsäuren und Proteine. Das Medikament wirkt mit seinem aktiven Metaboliten Cycloguanil, der mit Hilfe von CYP2C19 durch Oxidation von Proguanil entsteht (Brøsen 1998), im Wesentlichen schizontizid gegen Plasmodien.

Proguanil wird am häufigsten zur Malariaprophylaxe eingesetzt, meistens simultan mit Chloroquin. In der fixen Kombination mit Atovaquon ist es geeignet sowohl zur Therapie als auch zur Prophylaxe der Malaria.

Resistenzen von Plasmodien gegen Proguanil als Monosubstanz sind weit verbreitet. Ursachen der Resistenzen sind chromosomale Mutationen der Parasiten (insbesondere Plasmodium falciparum) assoziiert mit starkem Arzneimitteldruck bei niedriger Immunitätsrate in der Bevölkerung (vorwiegend in Südostasien und Südamerika) oder mit häufigen genetischen Rekombinationen in Gegenden mit hoher Übertragungsrate (vorwiegend in Afrika; Le Bras u. Durand 2001).

Pyrantel

Das Medikament wirkt auf Würmer als depolarisierender, neuromuskulär blockierender Wirkstoff, der plötzliche Kontraktionen hervorruft, gefolgt von Paralyse. Die Substanz hat Cholinesterase hemmende und Ganglien stimulierende Wirkungen. Die Würmer werden ausgeschieden, weil sie sich nicht mehr im Darm halten können.

Pyrantel ist verwendbar zur Therapie der Ankylostomiasis, Ascariasis, Trichostrongyliasis, Trichuriasis, Oxyuriasis und Trichinose.

Pyrimethamin

Pyrimethamin ist ein strukturelles Analogon der Para-Aminobenzoesäure (PABA), die in suszeptiblen Bakterien die Dihydropteroat-Synthetase des Erregers hemmt, die verantwortlich für die PABA-Inkorporation der Dihydrofolsäure ist. Dadurch wird die Synthese der Dihydrofolsäure blockiert und die Konzentration der metabolisch aktiven Tetrahydrofolsäure vermindert, die ein Kofaktor für die Purin-, Thymidin- und DNA-Synthese ist. Das Medikament zählt damit wie Trimethoprim und Proguanil zu den sog. Folsäureantagonisten.

In Protozoen bindet Pyrimethamin an die Dihydrofolatreduktase und hemmt sie reversibel, indem die Konversion von Dihydrofolsäure in seine aktive Form, Tetrahydrofolsäure, verhindert wird. Die Protozoen-Dihydrofolatreduktase hat eine vielfach höhere Affinität zu Pyrimethamin als zum Wirtszellanalogon des Enzyms.

Pyrimethamin ist aktiv gegen asexuelle erythrozytäre Formen, weniger gegen Gewebeformen von Plasmodien. Es hemmt zudem die Sporogonie in der Überträgermücke.

In der antiparasitären Chemotherapie wird Pyrimethamin in Kombination mit Sulfadiazin zur Toxoplasmosebehandlung eingesetzt. Die in Frankreich übliche Therapie mit Pyrimethamin auch in der Schwangerschaft (Bessieres et al. 2001) ist in Deutschland unüblich, obwohl auch hier bei nachgewiesener Erstinfektion zugelassen.

Pyrimethamin dient zudem als Alternativpräparat der Isosporiasisbehandlung. Als fixe Kombination mit Sulfadoxin wird es zur Therapie der unkomplizierten Malaria verwendet.

Resistenzen von Plasmodien gegen Pyrimethamin, auch in der Kombination mit Sulfadoxin, sind weit verbreitet. Ursachen der Resistenzen sind chromosomale Mutationen der Parasiten (insbesondere Plasmodium falciparum) assoziiert mit starkem Arzneimitteldruck bei niedriger Immunitätsrate in der Bevölkerung (vorwiegend in Südostasien und Südamerika) oder mit häufigen genetischen Rekombinationen in Gegenden mit hoher Übertragungsrate (vorwiegend in Afrika; Le Bras u. Durand 2001).

Pyrvinium

Die Wirkung des Medikaments ist kaum bekannt. Es scheint aber die Verwertung von Kohlehydraten durch den Parasiten zu beeinträchtigen. Pyrvinium wird als Alternativpräparat zu Therapie der Oxyuriasis verwendet.

Spiramycin

Das Medikament ist als Makrolidantibiotikum in die Therapie bakterieller Infektionen eingeführt. Hier bindet es reversibel an die 50S-Untereinheit der Ribosomen, wodurch Transpeptidations- oder Translokationsreaktionen blockiert werden mit hemmender Wirkung auf die Proteinsynthese und damit auf das Zellwachstum. Anders als das verwandte Erythromycin verursacht Spiramycin keine Motilitätsanregung im Gastrointestinaltrakt.

Antiparasitär wird Spiramycin zur Therapie der Toxoplasmose in der Schwangerschaft eingesetzt. Ob die Wirkungsweise hier der antibakteriellen ähnelt, ist nicht bekannt.

Sulfadiazin

Wie andere Sulfonamide ist Sulfadiazin strukturell analog der Paraaminobenzoesäure (PABA) und hemmt kompetitiv das Enzym Dihydropteroat-Synthetase, das die Aufnahme von PABA in Dihydrofolsäure, der Folsäurevorstufe, ermöglicht. Die Dihydrofolsäuresynthese wird blockiert, und dadurch entsteht weniger metabolisch aktive Tetrahydrofolsäure, die für die Synthese von Purinen, Thymidin und DNA benötigt wird.

In der antiparasitären Chemotherapie dient Sulfadiazin und verwandte Sulfonamide in Kombination mit Pyrimethamin zur Behandlung der Toxoplasmose (Bessieres et al. 2001).

Sulfadoxin- Pyrimethamin

Ähnlich wie Co-trimoxazol besteht das Medikament aus einer synergistisch wirkenden festen Kombination eines Folsäureantagonisten wie Trimethoprim und Proguanil mit einem Sulfonamid. So hemmt auch Pyrimethamin den Erregerstoffwechsel wesentlich durch Dihydrofolatreduktaseinhibition. Die Folsäureverarmung führt zur Synthesehemmung parasitärer Nukleinsäuren und Proteine.

Pyrimethamin ist ein strukturelles Analogon der Paraaminobenzoesäure (PABA), welche in suszeptiblen Bakterien die Dihydropteroatsynthetase des Erregers hemmt, die verantwortlich für die PABA-Inkorporation der Dihydrofolsäure ist. Dadurch wird die Synthese der Dihydrofolsäure blockiert und die Konzentration der metabolisch aktiven Tetrahydrofolsäure vermindert, die ein Kofaktor für die Purin-, Thymidin- und DNA-Synthese ist.

In Protozoen bindet Pyrimethamin an die Dihydrofolatreduktase und hemmt sie reversibel, indem die Konversion von Dihydrofolsäure in seine aktive Form, Tetrahydrofolsäure, verhindert wird. Die Protozoen-Dihydrofolatreduktase hat eine vielfach höhere Affinität zu Pyrimethamin als zum Wirtszellanalogon des Enzyms.

Pyrimethamin ist aktiv gegen asexuelle erythrozytäre Formen, weniger gegen Gewebeformen von Plasmodien. Es hemmt zudem die Sporogonie in der Überträgermücke.

Das simultan applizierte Sulfadoxin inhibiert wie auch andere Sulfonamide synergistisch die Tetrahydrofolatproduktion in 2 aufeinander folgenden Schritten der Biosynthese. Es hemmt bei Apicomplexa zudem die Dihydropteroatsynthetase.

Sulfadoxin-Pyrimethamin wird als fixe Kombination zur Therapie der unkomplizierten Malaria eingesetzt, wegen der vergleichsweise niedrigen Behandlungskosten vorzugsweise in den Entwicklungsländern. In entwickelten Ländern wird das Medikament wegen der verbreiteten Plasmodienresistenz und in Einzelfällen letaler Nebenwirkungen (Lyell-Syndrom, Stevens-Johnson-Syndrom) kaum noch eingesetzt.

Resistenzen von Plasmodien gegen Sulfadoxin-Pyrimethamin sind weit verbreitet. Ursachen der Resistenzen sind chromosomale Mutationen der Parasiten (insbesondere Plasmodium falciparum) assoziiert mit starkem Arzneimitteldruck bei niedriger Immunitätsrate in der Bevölkerung (vorwiegend in Südostasien und Südamerika) oder mit häufigen genetischen Rekombinationen in Gegenden mit hoher Übertragungsrate (vorwiegend in Afrika; Le Bras u. Durand 2001).

Suramin

Das Medikament wirkt wahrscheinlich als Inhibitor von Enzymen, die sich an der Oxidation von reduziertem NADH beteiligen, das als Koenzym in vielen verschiedenen Reaktionen des Parasitenstoffwechsels wirksam ist.

Suramin wirkt trypanozid sowie makro- und z. T. auch mikrofilarizid. Es wird zur Therapie früher Stadien der ostafrikanischen Schlafkrankheit verwendet. Wegen der Verfügbarkeit weniger toxischer Medikamente wird es in der Onchocerciasistherapie kaum noch eingesetzt.

Tetracyclin

Das Medikament ist vorwiegend in die antibakterielle Therapie eingeführt. Es hemmt die Proteinsynthese durch Blockierung der Aminoacyl-tRNA- (transfer RNA-)Bindung an den mRNA- (Messenger-RNA-)Ribosomen-Komplex. Die reversible Bindung findet primär an der ribosomalen 30S-Untereinheit statt. Tetracyclin wirkt zudem diuretisch durch Hemmung der ADH-induzierten Wasserreabsorption in der Niere.

Antiparasitär wird Tetracyclin in der Therapie der Balantidiasis angewandt. Zudem kann es auch als Doxycyclinersatz bei der Malariatherapie eingesetzt werden.

Tiabendazol

Das Medikament wirkt vermizid, vermutlich über die Hemmung helminthenspezifischer Fumaratreduktase. Obwohl Tiabendazol larvizide Wirkungen hat, ist es unwirksam gegen enzystierte Trichinellalarven.

Tiabendazol wird zur Therapie der Angiostrongyliasis, Capillariasis, Dracunculiasis und der Strongyloidiasis verwendet. In Deutschland wird es überwiegend topisch zur Lokalbehandlung der Larva migrans cutanea eingesetzt.

Tinidazol

Das Medikament gehört zusammen mit Metronidazol und Nimorazol zu den 5-Nitroimidazolen. Es wirkt gegen die meisten obligaten anaeroben Bakterien und Protozoen, indem seine Nitrogruppe durch Nitroreduktase chemisch reduziert wird. Reduziertes Tinidazol ist zytotoxisch und schädigt die helikale DNA-Struktur sowie auch die DNA-Stränge, wodurch die Nukleinsynthese gehemmt und der Zelltod verursacht wird.

In der antiparasitären Therapie wird Tinidazol erfolgreich bei der Amöbiasis, Giardiasis und Trichomoniasis eingesetzt. Insbesondere bei der Giardiasis gilt es als Medikament der Wahl.

Triclabendazol

Das Medikament wird schon seit 1983 veterinärmedizinisch zur Therapie der Nutztierfascioliasis verwendet. In der Humanmedizin dient es als Medikament der Wahl zur Therapie der Fascioliasis. Hier wirkt es auf Adulte und Larven. Es ist zudem gut wirksam gegen die Paragonimiasis des Menschen.

Triclabendazol wird vom Wurm transtegumental aufgenommen, woraufhin der Parasit immobilisiert und schließlich abgetötet wird, vermutlich aufgrund von mikrotubulären Läsionen. Zudem wird das tegumentale Membranpotenzial beeinflusst, wodurch die Sekretion proteolytischer Enzyme gehemmt wird, die offenbar essenziell für das Überleben des Parasiten nötig sind.

Ausblick

Bereitstellung und Neuentwicklung von Antiparasitika werden weiterhin aus medizinischer Sicht zu fordern und zu fördern sein, da im Gegensatz zu bakteriellen und viralen Infektionen mittelfristig keine ähnlich effektiven Impfstoffe gegen parasitäre Infektionen des Menschen zur Verfügung stehen werden (Liu et al. 1996).

Neuentwicklungen von Antiparasitika werden insbesondere durch den Bedarf in der Reisemedizin und in der Wehrmedizin (Schutz der Soldaten im Auslandseinsatz) stimuliert. Gegenwärtig werden insbesondere solche Arzneimittel erprobt, die schon vor Jahren oder Jahrzehnten synthetisiert wurden oder auch bereits für andere Anwendungen zugelassen sind. Der Studienaufbau wird hier ganz wesentlich durch die Hersteller und Großanwender beeinflusst und ist nicht immer an den Bedürfnissen der allgemeinen Krankenversorgung orientiert.

Gelegentlich werden auch Medikamente, die bereits bis zur Marktreife studiert wurden, aus kaufmännischen Gesichtspunkten kurzfristig wieder eingestampft wie im Fall von Arteflen, das entsprechend dem Wirkstoff der chinesischen Pflanze Yingzhaosu als Malariamedikament synthetisiert worden war (Hofheinz et al. 1994).

Vor diesem Hintergrund werden möglicherweise zukünftig solche Prozeduren zunehmend bedeutend, bei denen Medikamente primär durch Forschungseinrichtungen untersucht und schließlich auch vermarktet werden, wie das gegenwärtig mit dem Malariamedikament Fosmidomycin versucht wird. Für die zielgerichtete Arzneimittelentwicklung interessante Befunde gäbe es allemal wie parasitenspezifische Enzyme, den mitochondrialen Elektronentransport oder auch parasitäre Ionenkanälchen (Wang 1997).

Eine weitere erfolgreiche Strategie in der Arzneimittelentwicklung betrifft die Analyse und Synthese von naturheilkundlichen Präparaten tropischer Entwicklungsländer, wie das ja z. B. bei Chinin und den Wirkstoffen von Qinghaosu (Artemether, Arteether, Artesunat) erfolgreich umgesetzt wurde. Ergänzt werden solche Maßnahmen durch aktive Suche nach Wirksubstanzen in den Pflanzen des tropischen Regenwaldes (Capson et al. 1996), wobei man sich auf Malariamedikamente konzentriert, während Wirkstoffe gegen andere parasitäre Infektionen eher vernachlässigt werden (Kirby 1996; Whitfield 1996). Es gibt aber durchaus Argumente für einen interdisziplinären Ansatz, zumal identische Pflanzenextrakte unterschiedliche klinische Anwendungen in Aussicht stellen (Dassonneville et al. 2000).

Insgesamt geht aber die Tendenz eher dahin, die Vielfalt der antiparasitären Medikation aus ökonomischen Gründen weiter einzuschränken (White 2000). Insbesondere wurde die Arzneimittelforschung, die den Entwicklungsländern zugute kommen könnte, weitgehend eingestellt (Veeken u. Pécoul 2000). Andererseits konnte gezeigt werden, dass unter entsprechendem politischem Druck Herstellerfirmen überzeugt werden können, zumindest ihre bereits marktfähigen Arzneimittel zu Sonderkonditionen an Entwicklungsländer abzugeben.

Fazit für die Praxis

Fast alle parasitären Infektionen können mit den gegenwärtig verfügbaren Medikamenten kurativ behandelt werden. Häufig ist eine erweiterte Aufklärung des Patienten erforderlich, wenn die Medikamente für die spezielle Indikation nicht zugelassen sind. Im Einzelfall ist das Konsil durch eine in der antiparasitären Therapie erfahrene Einrichtung empfehlenswert.

Literatur zu Kap. 5.3.20

Arya SC (1999) Global warming and the performance of drugs used to treat parasitic and other diseases. Ann Trop Med Parasitol 93: 207–208

Ballereau F et al. (1997) Stability of essential drugs in the field: results of a study conducted over a two-year period in Burkina Faso. Am J Trop Med Hyg 57: 31–36

Bessieres MH et al. (2001) Neonatal screening for congenital toxoplasmosis in a cohort of 165 women infected during pregnancy and influence of in utero treatment on the results of neonatal tests. Eur J Obstet Gynecol Reprod Biol 94: 37–45

Brøsen K (1998) Differences in interactions of SSRIs. Intern Clin Psychopharmacol 13 (Suppl 5): S45-S47

Capson TL et al. (1996) A new paradigm for drug discovery in tropical rainforests. Nat Biotechnol 14: 1200–1201

Cestari SC et al. (2000) Oral treatment of crusted scabies with ivermectin: report of two cases. Pediatr Dermatol 17: 410–414

Dasonneville L et al. (2000) Cytotoxicity and cell cycle effects on the plant alkaloids cryptolepine and neocryptolepine: relation to drug-induced apoptosis. Eur J Pharmacol 409: 9–18

Gelbe Liste: http://www.gelbe-liste.de/index.htm

Hofheinz W et al. (1994) Ro42-1611: (arteflene), a new effective antimalarial: chemical structure and biological activity. Trop Med Parasitol 45: 261–265

Kirby GC (1996) Medicinal plants and the control of parasites. Trans Roy Soc Trop Med Hyg 90: 605–609

Le Bras J, Durand R (2001) Aspects moleculaires de la résistance aux antifolates et à la chloroquine chez P. falciparum. Ann Pharm Fr 59: 85–92

Leitch GJ et al. (2001) Role of P-glycoprotein in the course and treatment of Encephalitozoon microsporidiosis. Antimicrob Agents Chemother 45: 73–78

Liu LX et al. (1996) Antiparasitc drugs. N Engl J Med 334: 1178–1184

Rassi A et al. (2000) Chagas' heart disease. Clin Cardiol 23: 883–889

Veeken H, Pécoul B (2000) Drugs for neglected diseases: a bitter pill. Trop Med Intern Health 5: 309–311

Wang CC (1997) Validating targets for antiparasite chemotherapy. Parasitol 114: S31-S44

White AC (2000) The disappearing arsenal of antiparasitic drugs. N Engl J Med 343: 1273–1274

Whitfield PJ (1996) Medicinal plants and the control of parasites. Novel anthelmintic compounds and molluscicides from medical plants. Trans R Soc Trop Med Hyg 90: 596–600

Zinanda NY (2000) The effect of ivermectin on Cryptosporidium parvum in experimentally infected rat. J Egypt Soc Parasitol 30: 747–752

Teil II
Wichtige klinische Symptome

Zu Teil II

Fieber ist eine der häufigsten Beschwerden, deretwegen Patienten ihren Arzt aufsuchen. Außer als klassisches Symptom von Infektionen tritt Fieber bei vielen anderen Erkrankungen als Begleiterscheinung auf. Die Abklärung unklaren Fiebers erfordert daher eine intensive Diagnostik. In Erweiterung der üblichen internistischen Anamnese sollte besonders nach Reisebesonderheiten und Umgebungserkrankungen, nach beruflicher Exposition, Tierkontakten und gynäkologischen Besonderheiten gefragt werden. Darüber hinaus ist der Fiebercharakter zu beurteilen. Man unterscheidet kontinuierliche, intermittierende und remittierende Temperaturverläufe.

Daneben ist es wichtig, weitere Symptome, z. B. von Seiten des Herzens und des Kreislaufs, wie paralleler Anstieg von Temperatur und Herzfrequenz oder auffällige Bradykardie bei deutlich erhöhten Temperaturen, zu erfassen. Auf Hinweise für Volumenmangel muss geachtet werden. Veränderungen der Haut in Form charakteristischer Exantheme bei pädiatrischen Infektionserkrankungen oder auch bullöser Hautveränderungen mit einer breit gefächerten Differenzialdiagnose müssen erfasst werden.

Vergrößerung von Leber und Milz bei generalisierten septischen Erkrankungen oder bei Tropenerkrankungen sollten ebenso wie die Vergrößerung von Lymphknoten an typischen Prädilektionsstellen sorgfältig bestimmt werden. Intestinale Symptome wie Erbrechen oder auch besonders aufschlussreiche Diarrhöen können wichtige diagnostische Hinweise geben. Respiratorische Symptome mit Husten, produktivem oder unproduktivem Auswurf und vermehrter Luftnot – vor allem bei älteren Patienten – deuten auf eine Beteiligung des Respirationstrakts hin und müssen bei sonst gesunden Patienten Ernst genommen werden. Kopfschmerzen verbunden mit Brechreiz und Nackensteifigkeit sind Zeichen einer meningealen Reizung. Insbesondere bei Kindern darf nie die Inspektion der Mundhöhle fehlen, um Enantheme des weichen Gaumens zu beurteilen und um eine Tonsillitis zu bestätigen oder auszuschließen.

Bei Verdacht auf Infektionen sind viele Symptome häufig nur wenig ausgeprägt und typisch; die analytische und differenzialdiagnostische Einordnung dieser Symptome mit der Festlegung des Infektionsausgangs am Abschluss der Anamnese und der körperlichen Untersuchung ist eine kontinuierliche Herausforderung für den gut ausgebildeten Arzt.

Prof. Dr. H. Lode (Berlin)

Fieber

H. Lode, H. Link

Das Symptom Fieber ist einer der häufigsten Gründe, weshalb Patienten ihren Arzt aufsuchen. Viele Ursachen kommen für die Entstehung von Fieber in Betracht; daher sollte das Symptom Fieber zunächst einmal den Arzt herausfordern, eine intensive diagnostische Klärung vorzunehmen. Fieber ist ein Symptom und keine Diagnose.

6.1 Definition

Normalerweise wird die Körpertemperatur durch die Thermoregulation von hypothalamischen Systemen konstant gehalten, die ein Gleichgewicht steuern zwischen Wärmeproduktion und Wärmeverlust. Die Produktion der Körperwärme wird durch den Metabolismus und Stoffwechsel der zugeführten Nahrungsbestandteile sowie durch die körperliche Aktivität, insbesondere durch Muskelarbeit, hervorgerufen. Ein Verlust an Körperwärme erfolgt vorwiegend durch den peripheren Blutdurchfluss in der Haut, durch Schwitzen und mittels Perspiration über den Respirationstrakt.

Als normale Körpertemperaturen wurden in ausgedehnten Untersuchungen festgestellt: 36,8°C±0,4°C, wobei Frauen einen etwas höheren Mittelwert von 36,9°C im Vergleich zu Männern mit 36,7°C aufweisen. Für 99% der Bevölkerung bewegen sich normale Körpertemperaturen zwischen 36,0°C und 37,7°C, die Temperaturen folgen dabei einem zirkadianen Rhythmus. Die niedrigsten Temperaturen werden routinemäßig in den frühen Morgenstunden und die Spitzentemperaturen am Nachmittag zwischen 4 und 6 Uhr gemessen.

Als Körperkerntemperatur wird die Temperatur des Aortenblutes bewertet. Die oral gemessene Temperatur liegt um 0,4°C niedriger als die Kerntemperatur, die axilläre um 1°C, die rektale Temperatur hingegen um 0,5°C höher. Es wird empfohlen, konstant eine orale Fiebermessung bei den Patienten durchzusetzen.

Eine Erhöhung der Körpertemperatur bei oraler Messung von 37,2°C am Morgen und 37,8°C am Abend gilt heute als Fieber. Die Temperaturerhöhung wird induziert durch eine Hochregelung der hypothalamischen Temperaturkontrolle als Antwort auf pyrogene Reize. Derartige exogene Pyrogene sind Viren, Bakterien, Pilze, mikrobielle Produkte, Endotoxine, Exotoxine, Antigen-Antikörper-Komplexe, Komplementkomponenten, Produkte von Gewebsnekrosen u. a. (s. Übersicht).

Pyrogene und »Antipyrogene« in der Pathogenese von Fieber

Exogene Pyrogene
- Mikroben
- Mikrobielle Produkte
  - Lipopolysacharide (Endotoxine)
  - Pyrogene Exotoxine
- Wirtsprodukte
  - Antigen-Antikörper-Komplex
  - Komplementbestandteile
  - Inflammatorische Gallensäure
  - Metabolite androgener Steroide
  - Faktoren aus Gewebsnekrosen

Endogene Pyrogene
- Interleukin 1
- Tumornekrosefaktor-α
- Interferone
- Interleukin 6
- Prostaglandine

Endogene »Antipyrogene«
- Arginin/Vasopressin
- Melanozytenstimmulierende Hormone
- Zytokininhibitoren
  - IL-1-Rezeptorantagonist
  - Lösliche TNF-Rezeptoren

Exogene Pyrogene werden von phagozytierenden Zellen aufgenommen; vorwiegend handelt es sich dabei um polymorphkernige Granulozyten, jedoch auch um Monozyten, Eosinophile, Kupffer-Sternzellen sowie Milz- und Alveolarmakrophagen. Die durch exogene Pyrogene stimulierten phagozytierenden Zellen produzieren eine Vielzahl von endogenen Pyrogenen, die in ihrer Gesamtheit zu einer Akute-Phase-Reaktion führen (Abb. 6-1). Derartige endogene Pyrogene sind vorwiegend Interleukin 1, aber auch TNF-α, Interferone, Interleukin 6 und diverse Prostaglandine.

Aus tierexperimentellen Stimulationsversuchen mit LPS (Endotoxin) ist bekannt, dass diese Zytokine in einer zeitlichen Reihenfolge von den phagozytierenden Zellen gebildet werden: Zuerst TNF (innerhalb von Minuten), gefolgt von IL-1β (innerhalb von 30 min), dann folgt IFN-γ (nach etwa 1 h). Dabei ist von Bedeutung, dass TNF endotheliale und andere Zellen stimulieren kann, IL-1 zu produzieren, IL-1 und TNF wiederum stimulieren Lymphozyten zur Produktion und Freisetzung von IFN-γ. Diese pyrogenen Zytokine agieren über einen gemeinsamen Mechanismus, indem sie im Hypothalamus sensible Zellen zur Prostaglandin-E2- (PGE2-)Produktion reizen.

Die Ausschüttung der Prostaglandine ergibt letztlich die Veränderung und Regulierung des hypothalamischen Temperaturreglers. Die Folge hiervon ist die Erhöhung der zentralen Körpertemperatur vorwiegend durch Minderdurchblutung der Peripherie mittels Gefäßengstellung und durch vermehrte Muskelkontraktionen (in ausgeprägtester Form als Schüttelfrost). Die Erhöhung der Körpertemperatur steigert im beträchtlichen Umfang das Herzzeitvolumen und den Stoffwechsel.

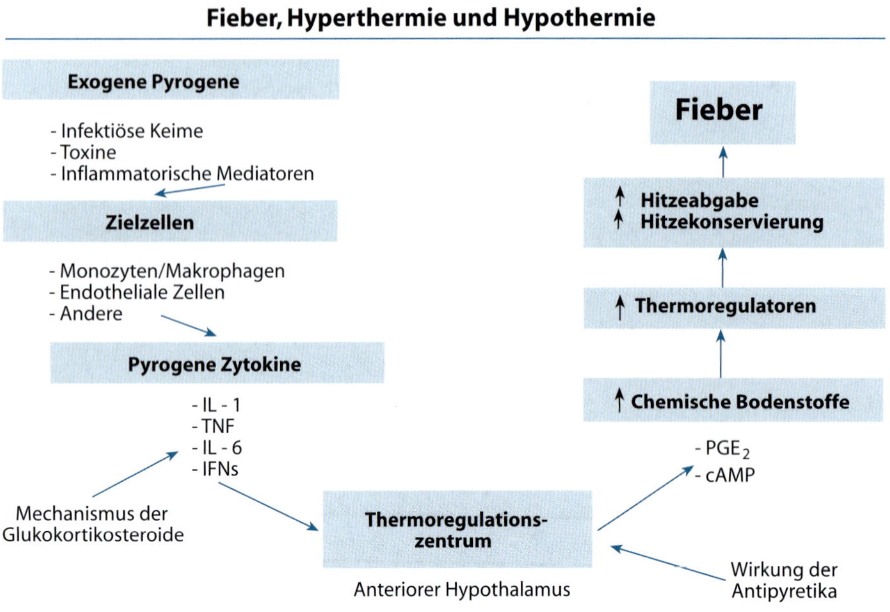

Abb. 6-1. Sequenzen bei der Fieberinduktion

Fieber als eine Infektionsantwort mit entsprechend erhöhter Zytokinkonzentration findet sich praktisch bei allen Tierspezies. Dieses lässt vermuten, dass Fieber und die dafür verantwortlichen Zytokine phylogenetisch schon hunderte von Millionen Jahren als ein Wirtsmechanismus in der Abwehr von Infektionen vorhanden waren.

Es ist bekannt, dass aus einer pharmakologischen Suppression von Fieber eine erhöhte Letalität infolge viraler oder bakterieller Infektionen resultieren kann. Es folgt hieraus, dass eine Temperaturerhöhung durchaus günstige Effekte auf die Wirt-Erreger-Interaktion ausüben kann (s. Übersicht).

Auswirkungen febriler Temperaturen auf die Wirt-Erreger-Interaktion

Antimikrobielle Effekte
- Hemmung der Replikation (einiger Organismen)
- Verstärkung der Komplement-geförderten Lyse
- Verstärkung der Empfindlichkeit gegenüber einigen Antibiotika
- Verstärkung der hypoferremischen Effekte auf die Wachstumsverminderung

Auswirkungen auf die Wirtsabwehr
- Vermehrtes Überleben bei bestimmten Infektionen
- Zunahme der Lymphozytenantwort
  - Mitogenese
  - Produktion von IL-2
  - Antikörperproduktion der B-Zellen
- Zunahme der Funktion neutrophiler Granulozyten
  - Vermehrter Einstrom in den inflammatorischen Bereich
  - Beweglichkeit in vitro
  - Bakterizide Aktivität
- Zunahme der Makrophagenantwort
  - Oxidativer Metabolismus
- Produktion und Aktion der Interferone

Beurteilung und Differenzialdiagnose des fiebernden Patienten

Grundsätzlich sollten bei der Beurteilung von fiebernden Patienten zur Beantwortung der Fieberursachen einige Fragen gestellt werden:

- Handelt es sich um einen infektiösen oder nichtinfektiösen Prozess?
- Liegt eine bakterielle Infektion vor, und ist eine Antibiotikatherapie indiziert?
- Falls keine bakterielle Infektion besteht, könnte es sich um eine Erkrankung durch Viren, Pilze, Protozoen, Mykoplasma oder Parasiten handeln, die durch eine Chemotherapie behandelbar ist?
- Falls keine Infektion vorliegt, handelt es sich um eine System- oder maligne Erkrankung bzw. welche andere Ursache könnte vorliegen?

Die zahlreichen Erkrankungen, die Fieber erzeugen können, sind in der Übersicht dargestellt.

Ursachen für Fieber

1. Infektionskrankheiten
   - lokalisiert (z. B. Abszess, Pneumonie)
   - generalisiert (z. B. Septikämie, Typhus)
   - rezidivierend (z. B. bei kongenitalen und erworbenen Immundefekten)
   - Infektionen bei Neutropenie
   - opportunistische Infektionen nach Organtransplantation
   - bei immusuppressiver Therapie
2. Maligne Tumoren
   - aggressive und follikuläre maligne Lymphome
   - M. Hodgkin
   - akute Leukämien
   - myeloproliferative Syndrome: chronische myeloische Leukämie u. a.
   - solide Tumoren: Nieren- und Leberzellkarzinom, andere intraabdominelle Tumoren, seltener extraabdominelle Tumoren, Vorhofmyxom
3. Nichtinfektiöse Vaskulitiden inkl. Kollagenosen
   - Befall großer Gefäße
   - Arteriitis temporalis (Riesenzellarteriitis)
   - Takayasu-Arteriitis
   - inflammatorisches Aortenaneurysma (evtl. assoziiert mit retropertitonealer Fibrose)
   - Befall mittelgroßer Gefäße
   - Panarteriitis nodosa
   - M. Winiwarter-Bürger (Endangiitis obliterans)
   - Kawasaki-Krankheit (mukokutanes Lymphknotensyndrom)
   - primäre Angiitis des Zentralnervensystems
   - Befall kleiner Gefäße
   - Wegener-Granulomatose
   - mikroskopische Polyangiitis
   - Churg-Strauss-Syndrom
   - systemischer Lupus erythematodes
   - Schönlein-Henoch-Krankheit
   - Purpura-Arthralgie-Nephritis-Syndrom bei chronischer Hepatitis C
   - Goodpasture-Syndrom
   - Sklerodermie
   - Mischkollagenosen
   - Sjögren-Syndrom
   - Dermatomyositis
4. Rheumatologische Erkrankungen
   - rheumatisches Fieber
   - rheumatoide Arthritis (einschließlich M. Still)
   - Arteriitis temporalis (Polymyalgia rheumatica)
   - hypersensitive Vaskulitis
5. Granulomatosen und organbezogene Autoimmunerkrankungen
   - Sarkoidose
   - M. Crohn
   - Colitis ulcerosa
   - chronisch aktive Hepatitis
   - granulomatöse Hepatitis
   - primär biliäre Zirrhose
   - Malakoplakie
   - subakute Thyreoiditis
   - Hashimoto-Thyreoiditis
   - Postmyokardinfarkt- und Postkardiotomiesyndrom (Dressler-Syndrom)
6. Endokrine, metabolische Störungen
   - thyreotoxische Krise
   - Addison-Krise
   - Phäochromozytom (hypertensive Phase)
   - akuter Hyperparathyreoidismus
   - Porphyrie
   - Fabry-Erkrankung
   - Ätiocholanolonfieber
7. Primär neurologische Erkrankungen
   - hypothalamische Läsion
   - intrakranielle Blutung, zerebrovaskulärer Insult, Epilepsie
   - Hitzschlag, maligne Hyperthermie
   - malignes neuroleptisches Syndrom
   - periphere autonome Dysfunktion
   - Rückenmarkverletzung
8. Andere Ursachen
   - Lungenembolien, Thrombophlebitis, Thrombose
   - Cholesterinembolien
   - Gewebsnekrosen (Hämatome, Dissektion eines Aortenaneurysmas, Infarkte)
   - Hämolyse
   - alkoholische Hepatitis, Leberzirrhose
   - allergische Reaktionen
   - Arzneimittelfieber
   - Impfreaktion
   - Hämophagozytosesyndrom
   - Sweet-Syndrom (akute febrile neutrophile Dermatose)
   - berufliche Exposition (z. B. Metalldämpfe)
   - Fremdkörperreaktionen
   - Graft-versus-host-Krankheit
   - Mittelmeerfieber
   - Hyper-IgD-Syndrom
   - »PFAPA«-Syndrom bei Kindern: periodisches Fieber, Adenitis, Pharyngitis und aphthöse Stomatitis
   - inflammatorischer Pseudotumor (Pseudolymphom)
   - multifokale Castleman-Erkrankung (durch HHV-8: humanes Herpesvirus 8)
   - Kikuchi-Erkrankung: gutartige histiozytische nekrotisierende Lymphadenitis
   - zyklische Neutropenie
   - »chronic fatigue syndrome«
   - thrombotische thrombozytopenische Purpura – hämolytisch urämisches Syndrom (TTP-HUS)

Als häufigste Infektionsursache gelten die Infektionskrankheiten, wobei ätiologisch sowohl bakterielle, virale, mykotische als auch parasitäre Ursachen in Betracht kommen. Kennzeichnend für Infektionskrankheiten sind ein plötzlicher Beginn mit hohem Fieber mit und ohne Schüttelfrost, respiratorische Symptome wie Halsschmerzen, unproduktiver Hustenreiz, deutliches Krankheitsgefühl, Muskel-, Glieder- und Knochenschmerzen, Lichtscheuheit, Augenschmerzen, Kopfschmerzen, weiterhin gastrointestinale Symptome wie Übelkeit, Brechreiz, Diarrhöen.

Darüber hinaus sind akute Lymphknoten- und Milzvergrößerungen, aber auch Meningismus sowie Dysurie, Pollakisurie und Flankenschmerzen Hinweise auf eine mögliche bakterielle Ätiologie. Bei derartigen Symptomen sollte man nicht sofort Antibiotika geben, sondern zunächst eine adäquate mikrobiologische Diagnostik einleiten. Besteht nur der geringste Zweifel, ob es sich wirklich um ein infektionsbedingtes Fieber handelt, sollte keine Therapie begonnen, sondern unbedingt auch an die vielfältigen anderen Ursachen von Fieber gedacht werden.

Neben der Erhebung einer normalen Anamnese soll auf einige anamnestische Besonderheiten bei Infektionserkrankungen kurz eingegangen werden. Frage nach Umgebungserkrankungen und Kontakten (auch Tierkontakte), Epidemien, früheren Infektionen (Tbc), Auslandsreisen, berufliche Gefährdung sowie gynäkologische Anamnese mit Auffälligkeiten der Menstruation, Zahl der Aborte und die sehr wichtige Erhebung der Prodromi sind hierbei zu erwähnen. Natürlich ist auch die genaue Befragung über Art der Fiebermanifestation, Verlauf der Fieberkurve und Begleiterscheinungen besonders wichtig.

Die Basisuntersuchung bei fiebernden Patienten sollte zunächst einen schnellen Überblick verschaffen, indem die Bewusstseinslage, die Situation von Herz- Kreislauf-System, Veränderungen der Haut und Feststellung der Körpertemperatur festgehalten werden. Letztlich sollen Anamnese und körperliche Untersuchung dazu führen, dass die Lokalisation des Infektionsherdes weitgehend geklärt werden kann.

An 2. Stelle für Fieberursachen sind neoplastische Erkrankungen zu erwähnen, wobei unterschieden werden muss zwischen den primären soliden Tumoren und Fieber bei metastatischen Vorgängen, beispielsweise bei Leber- und Pankreasmetastasen.

An 3. Stelle stehen hämatologische Erkrankungen, wobei maligne Erkrankungen wie maligne Lymphome, Sarkome, Leukämien, myeloproliferative Erkrankungen oder auch multiple Myelome zu nennen sind. Bei den nicht malignen hämatologischen Erkrankungen sei auf hämolytische Krisen, aber auch auf Blutungen in präformierte Körperhöhlen mit Resorption der Blutungsreste hingewiesen.

Weitere Ursachen für Fieber sind: Traumen, insbesondere Unfälle, Vergiftungen oder auch großflächige und stark traumatisierende operative Eingriffe, vaskuläre Erkrankungen wie z. B. Infarkte des Herzens, der Lunge oder des Gehirns sowie immunolgische Erkrankungen wie Lupus erythematodes, Periarteritis nodosa, rheumatoide Arthritis.

Der Begriff Fieber unbekannter Ursache (»fever of unknown origin«, FUO) wird für persistierendes Fieber (≥38,3°C) von mindestens 3 Wochen Dauer verwendet, dessen Ursache trotz intensiver Abklärung nicht gefunden werden kann (s. Abschn. 6.5). Auch bei neutropenischen Patienten wird dieser Begriff in modifizierter Form verwendet, wenn die fast immer infektiöse Ursache des Fiebers nicht dokumentiert werden kann (s. Kap. 36.1).

Besonders problematisch ist Fieber nach Tropenaufenthalten, bei denen zusätzliche infektionsbedingte Fieberursachen vorkommen wie Malaria, Hepatitis A, Dengue-Fieber, HIV-Infektionen, Diarrhö, Typhus abdominalis, Tuberkulose, Kala-Azar, Leptospirose, seltene Verlaufsformen eines Amöbenleberabszesses und parasitäre Erkrankungen.

6.2 Krankheitsbild

Fieberhöhe, Fieberbild, Schüttelfrost

Bei Fieber im Rahmen von Infektionen werden 41°C praktisch nicht überschritten (auch nicht bei schweren Infektionen). Körpertemperaturen von >41°C haben meist andere Ursachen. Das durch mehrfache Messung deutlich werdende Fieberbild kann u. U. auf eine spezielle Infektionskrankheit hinweisen (z. B. Malaria). Schüttelfrost ist typischerweise mit bakteriellen Infektionen assoziiert und kommt nur ausnahmsweise bei Virusinfektionen vor.

Relative Bradykardie bzw. Tachykardie

Fieber geht meist mit Tachykardie einher. Eine relative Bradykardie kann z. B. bei folgenden Infektionen festgestellt werden: Typhus, Legionellose, Malaria, Dengue-Fieber, Leptospirose, Ornithose. Bei Diphtherie und Clostridiensepsis kann es zu einer relativen Tachykardie kommen.

Ikterus, Exantheme, Herpes febrilis

Die Kombination Fieber und Ikterus kann ein Hinweis auf bestimmte Krankheiten sein, z. B. Hepatitis, Leberabszess, Leptospirose, EBV-Infektion, toxisches Schocksyndrom, Urosepsis. Auch das gleichzeitige Auftreten von Fieber und Hauteffloreszenzen hat diagnostische Bedeutung. Das Auftreten eines Herpes febrilis (»fever blisters«) kann ein Hinweiszeichen auf eine bakterielle Meningitis (Pneumokokken, Meningokokken) oder eine bakterielle Pneumonie sein, wird dagegen kaum bei einer HSV-Meningoenzephalitis beobachtet (bei dieser kann aber ein Herpes labialis einer Erkrankung vorausgehen).

Hepatosplenomegalie, Lymphknotenschwellungen

Es gibt ein ziemlich umfangreiches Spektrum von Infektionen, die mit Hepatomegalie oder Splenomegalie oder Hepatosplenomegalie einhergehen. Dasselbe gilt für die Kombination Fieber und Lymphknotenschwellung (LKS). Lokalisierte LKS weisen auf einen regionalen Prozess hin, können aber auch Ausdruck einer systemischen Erkrankung sein (z. B. Tuberkulose, Lues). Generalisierte LKS sind typischerweise Ausdruck einer systemischen Erkrankung (z. B. EBV-, CMV-, Toxoplasmainfektion).

6.3 Diagnostik

Am verlässlichsten ist offenbar noch immer die Messung der Rektaltemperatur mittels Quecksilber- oder Digitalthermometer. Die Meinungen über die modernen Ohrthermometer (Infrarotstrahlen) sind unterschiedlich, da in bis zu 25% der Fälle

Fieber nicht angezeigt wird. Am sichersten ist die orale oder anale Messung.

6.3.1 Differenzialdiagnosen

Hyperthermie

Im Gegensatz zum Fieber ist bei der Hyperthermie (»heat illnes«) der hypothalamische Temperatursollwert unverändert, die Wärmezufuhr (aus der Umgebung oder dem Stoffwechsel) übersteigt die Möglichkeit der Wärmeabgabe. Es wird zuviel Wärme produziert bzw. zugeführt, oder die Wärmeabgabe ist unzureichend. Es kommt zum Versagen der Thermoregulation. Die schwerste Form ist der Hitzschlag. Die Körpertemperatur kann auf Werte >42°C ansteigen, was deletäre Folgen für den Betroffenen haben kann (Delirium, Koma, Exitus letalis).

Zu den Ursachen der Hyperthermie zählen u. a. Hyperthyreose, anhidrotische ektodermale Dysplasie, Applikation bestimmter Pharmaka (z. B. Atropin, LSD, Phenothiazine) und (als definierte Krankheitsbilder) v. a. der Hitzschlag und die selten vorkommende maligne Hyperthermie. Eine relative Bradykardie kann ein Hinweis auf »drug fever« sein. Es gibt aber Situationen, wo es zu einer »kombinierten« Temperaturerhöhung durch Fieber (z. B. bei Sepsis) und einer simultan bestehenden Hyperthermie kommen kann (z. B. durch gestörte Wärmeabgabe bei Dysfunktion des vegetativen Nervensystems bei Patienten mit Paraplegie, Quadriplegie oder anderen ZNS-Störungen). Im Unterschied zum Fieber sind Antipyretika bei der Hyperthermie infolge der völlig anderen Pathogenese ohne Effekt.

Maligne Hyperthermie

Bei der malignen Hyperthermie handelt es sich um eine selten vorkommende genetisch bedingte schwere Stoffwechselstörung. Als Reaktion auf bestimmte Narkotika und Myorelaxanzien produziert die Skelettmuskulatur durch Dauerkontraktur extreme Wärmemengen. Daneben kommt es zu Rigor, Tachykardie, Schock, Hypoxie und Azidose. Hier einzuordnen ist auch das maligne neuroleptische Syndrom.

6.4 Therapie

6.4.1 Warum Fiebersenkung?

Da Fieber als Abwehrmechanismus des Körpers gegenüber eindringenden Erregern gilt (es gibt dafür auch verschiedene experimentelle Belege), gibt es zu der Frage, ob und ab welcher Körpertemperatur Maßnahmen zur Fiebersenkung erfolgen sollten, keine einheitliche Meinung. Übereinstimmung besteht insofern, dass diese Entscheidung immer individuell getroffen werden sollte (d. h. hat das Fieber im vorliegenden Fall vermutlich einen eher positiven oder negativen Effekt auf den Krankheitsverlauf?).

Als Indikationen für fiebersenkende Maßnahmen gelten erhöhtes Fieberkrampfrisiko (hauptsächlich bei Kindern im Alter von 6 Monaten bis 5 Jahren, v. a. dann, wenn in der Anamnese bereits ein Fieberkrampf angegeben wird) und die durch hohes Fieber zu erwartende Beeinträchtigung des Allgemeinbefindens des Patienten. Vor allem Herz und Lunge werden durch hohes Fieber belastet, weil der Bedarf an Sauerstoff, Kalorien und Wasser (vermehrter Verlust von Wasser über die Haut und die Atemwege) ansteigt und vermehrt Kohlendioxid produziert wird. Dies ist besonders wichtig für Patienten mit vorbestehenden Herz- und Lungenerkrankungen.

Schließlich kann hohes Fieber assoziiert sein mit Irritabilität, Delirium und Halluzinationen. Außerdem konnte in Tierexperimenten gezeigt werden, dass hohe Temperaturen ZNS-schädigende Prozesse verstärken können. Hinzu kommt, dass es durch Senkung der Körpertemperatur bei Fieber möglich wird, den klinischen Zustand des Patienten besser zu beurteilen, da Desorientiertheit, Tachypnoe und Tachykardie nicht mehr so ausgeprägt oder sogar deutlich gemindert sind.

Antipyretika werden auch verordnet, weil sich die Patienten dann oft etwas wohler fühlen (dies dürfte z. T. auch darauf zurückzuführen sein, dass diese Mittel größtenteils auch analgetisch wirken) und die Sorge der Eltern um ihr Kind nachlässt (»Fieberphobie«). Die Nebenwirkungen der Antipyretika spielen keine so vordergründige Rolle, da es sich immer nur um einen kurzzeitigen Einsatz handelt. Es ist aber auch zu bedenken, dass durch die Gabe von Antipyretika ein diagnostisch hinweisendes typisches Fieberbild verändert wird und bei gleichzeitig erfolgter Antibiotikatherapie nicht beurteilt werden kann, ob die Entfieberung durch letztere erreicht wurde. Letztendlich muss man feststellen, dass es zur Problematik des Nutzens einerseits und der Risiken andererseits beim Einsatz von Antipyretika wenig harte Daten gibt.

6.4.2 Fiebersenkende Maßnahmen

Physikalische Maßnahmen

Physikalische Methoden fördern die Wärmeabgabe durch Konduktion, Konvektion und Evaporation. Vorzuziehen ist die Anwendung von Wasser mit einer Temperatur von 29–32°C. In der Klinik kommen auch Kühldecken zum Einsatz. Solche physikalischen Maßnahmen sollten immer mit der Gabe von Antipyretika kombiniert werden (v. a. dann, wenn die Temperatursenkung möglichst schnell erfolgen soll), da die Wirkung der Antipyretika erst nach 20–30 min einsetzt. Durch physikalische Abkühlungsmaßnahmen kann es zu Schüttelfrost und u. U. zu einer »cold pressor response« kommen. Dies schränkt den Einsatz dieser Methoden ein.

Flüssigkeitszufuhr

Eine ausreichende Flüssigkeitszufuhr ist notwendig, damit die Wärmeabgabe funktioniert. Flüssigkeitsmangel kann zu Durstfieber führen.

Antipyretika

Antipyretika wie Acetysalicylsäure (und die anderen NSAR) und Paracetamol senken den Temperatursollwert im Hypothalamus wieder auf den Normwert, indem sie hemmend in die Prostaglandinsynthese eingreifen. Auch Kortikosteroide wirken über diesen Mechanismus antipyretisch.

Acetylsalicylsäure (ASS)

ASS ist ein typischer Prostaglandinhemmer (Cyclooxygenasehemmstoff) und hilft v. a. gut bei Kopfschmerzen. Die fiebersenkende Wirkung ist relativ gering. Zudem wirkt Acetylsalicylsäure gerinnungshemmend, sodass sie zu therapeutischen Zwecken der arteriellen Gefäßprotektion angewandt wird. Aufgrund der schlechten Magen-Darm-Verträglichkeit sollte ASS bei Patienten mit chronischen Magen-Darm-Beschwerden oder Steroidtherapie sehr zurückhaltend eingesetzt werden.

Bei Erwachsenen beträgt die Einzeldosis von 500–1000 mg ASS. Falls erforderlich, kann diese Einzeldosis in Abständen von 4–8 h bis zu 3-mal täglich eingenommen werden. Bei Kindern wird ASS wegen einer vermuteten Assoziation zum Auftreten des REYE-Syndroms (akute, häufig tödliche Erkrankung von Leber und Gehirn) seit vielen Jahren in England, USA, Japan und anderen Ländern nicht mehr als Antipyretikum eingesetzt. Es gibt aber durchaus noch Regionen, wo ASS als Antipyretikum noch heute Verwendung findet.

Paracetamol

Paracetamol (USA: Acetaminophen) ist das heute weltweit und auch in Deutschland am häufigsten eingesetzte Antipyretikum. Allerdings hat Paracetamol eine relativ geringe therapeutische Breite. Ab Tagesdosen von >125–150 mg/kgKG ist mit toxischen Effekten zu rechnen. Sein Hauptnachteil besteht darin, dass es bei akzidentellen oder suizidalen Überdosierungen zu toxischen Effekten kommt, wobei die Hepatoxizität im Vordergrund steht (hier einzuordnen sind auch toxische Effekte als Folge einer Kumulation hoher therapeutischer Dosen). Bei einer Dosis von 5–20 g kann es (je nach Lebensalter) zum irreversiblen Leberkoma kommen.

Ibuprofen

Ibuprofen ist seit Jahren in verschiedenen Ländern (USA, Großbritannien, Frankreich) als Antipyretikum eingeführt und wird in zunehmenden Maße eingesetzt. Seit 1999 ist es in Deutschland auch als Antipyretikum für Kinder (>6 Monate) zugelassen. Ibuprofen wirkt wie andere NSAR durch Hemmung der Cyclooxygenase fiebersenkend. Zahlreiche Studien haben gezeigt, dass es bezüglich Wirksamkeit und Nebenwirkungen im Vergleich zu Paracetamol als ebenbürtig bzw. besser einzuschätzen ist.

Die maximale Tagesdosierung zur Fieberesenkung bei Erwachsenen beträgt 1200 mg, bei Kindern 20–30 mg/kgKG pro 24 h (verteilt auf 3–4 Einzeldosen). Die Wirkungsdauer ist mit 6 h etwas länger als bei Paracetamol. Das Risiko gastrointestinaler Nebenwirkungen ist im Vergleich zu Paracetamol nicht erhöht und im Vergleich zu anderen NSAR geringer. Eine Assoziation zum REYE-Syndrom wurde nicht beobachtet.

Als Kontraindikation gelten Ibuprofenallergie, ungeklärte Blutbildungsstörungen, Magen-Darm-Geschwüre und Zustände mit Dehydratation. Wie bei vielen anderen Pharmaka sind auch beim Ibuprofen Interaktionen mit anderen Medikamenten zu beobachten (z. B. Methotrexat, andere NSAR, Antihypertensiva, orale Antidiabetika, Antikoagulanzien). Ein wesentlicher Vorteil im Vergleich zu Paracetamol besteht darin, dass das Risiko einer irreversiblen Leberschädigung wesentlich geringer ist bzw. in dem Ausmaß wie bei Paracetamol nicht besteht.

Metamizol

Metamizol gehört zu den sichersten Analgetika und Antipyretika. Es kann bei Fieber angewendet werden, das auf andere Maßnahmen nicht anspricht. Die Einzeldosis für Erwachsene beträgt 500–1000 mg, die maximale Tagesdosis 5000 mg. Die Dosis bei Kindern beträgt 5–15 mg/kgKG. Das Dosierungsintervall beträgt 4–6 h. Metamizol kann auch intravenös, z. B. auch als Dauerinfusion angewendet werden.

Am relativ häufigsten kommt es bei ASS, Ibuprofen und Diclofenac zu Blutungen im Magen-Darm-Trakt. Solche Störungen sind bei Metamizol unbekannt. Dagegen ist die Agranulozytose bei Metamizol am relativ häufigsten, obwohl schwere Fälle, v. a. solche mit tödlichem Ausgang, extrem selten sind. Nach epidemiologischen Untersuchungen bei kurzfristig behandelten Patienten (Behandlungsdauer eine Woche) treten Todesfälle unter Metamizol statistisch bei 0,2 Fällen pro 1 Mio. Patienten auf (Paracetamol 0,2, ASS 1,7 und Diclofenac 5,9).

Wenn epidemiologische Daten zugrundegelegt werden, ergibt sich, dass das Agranulozytoserisiko von Metamizol in den 1970er Jahren offenbar überschätzt wurde. Jedenfalls wurde Metamizol (Novalgin) 1995 von den schwedischen Gesundheitsbehörden als potentes antipyretisches Analgetikum wieder zugelassen. Magen-Darm-Blutungen haben den größten Anteil an arzneibedingten Sterbefällen.

6.5 Fieber unklarer Genese

6.5.1 Definition, Einteilung

Die klassische Definition für Fieber unklarer Genese (»fever of unknown origin« = FUO) beim Erwachsenen stammt aus dem Jahr 1961 und umfasst:

1. Fieberhafte Erkrankung von >3 Wochen Dauer,
2. mehrfach Temperaturen von 38,3°C,
3. nach 1 Woche Diagnostik in der Klinik ist die Fieberursache nicht geklärt.

FUO bei Kindern wird heute meist so definiert: Rektaltemperatur von >38,3°C für >8 Tage bei einem Kind, bei dem sich mittels Anamnese, klinischer sowie Laboruntersuchungen eine Fieberursache nicht finden lässt. Heute wird je nach Situation untergliedert in »klassisches«, nosokomiales, immunsuppressiv bedingtes, tumorassoziiertes, neutropenisches und HIV-assoziiertes FUO.

Wichtige Ursachengruppen

FUO-Ursachen lassen sich in folgende 4 Krankheitsgruppen untergliedern:

1. Infektionen (40–50%),
2. Immun- bzw. Autoimmunprozesse (15–20%),
3. maligne Erkrankungen (5–15%),
4. seltene Ursachen bzw. Fälle ohne Klärung der Diagnose (5–15%).

Während bei Säuglingen und Kleinkindern Infektionen als FUO-Ursachen überwiegen, nimmt bei Adoleszenten der Anteil von Immun- bzw Autoimmun- sowie chronisch-entzündlichen Darmerkrankungen zu.

6.5.2 Diagnostik

Anamnese

! Eine vollständige und detaillierte Anamnese ist der erste und wichtigste Schritt in der FUO-Diagnostik. Es muss ausführlich, gezielt und meistens wiederholt gefragt werden!

In der Klinik sollte die Anamnese eines FUO-Patienten unbedingt von einem erfahrenen, und nicht vom jüngsten Arzt erhoben werden. Wichtige Fragen (neben einer ausführlichen Fieberanamnese) sind z. B.:
- Vorhandensein einer Grundkrankheit?
- Hinweise auf Krankheiten mit genetischer bzw. ethnischer Komponente beim Patienten oder dessen Familie?
- Kontakt mit Kranken bzw. Keimausscheidern (Tbc, Typhus)?
- Tierkontakte (Haus-, Wildtiere), Insektenstiche?
- Reisen in Endemiegebiete bzw. Kontakt zu Personen, die in solchen Gebieten leben bzw. sich dort aufgehalten haben?
- Einnahme von Medikamenten, Alkohol, Drogen?
- Transitorisch aufgetretene Hauteffloreszenzen?
- Eventuelle Exposition gegenüber toxischen Substanzen (Beruf, Schule, Wohnung, Umwelt)?
- Bisherige Ernährung? Ungewöhnliche Ernährungsgewohnheiten? Einmaliger (bzw. mehrmaliger) Genuss einer speziellen Speise (Wildbret, rohes Fleisch, nichtpasteurisierte Milch etc.)?
- Vorausgegangene medizinische Maßnahmen (Impfung, Operation, Zahnbehandlung, Endoskopie, Fremdkörperimplantation)?
- Siehe auch oben: Übersicht »Ursachen für Fieber«.

Klinische Untersuchung

Eine gründliche klinische Untersuchung ist sehr wichtig, da Nichterkennung bzw. Fehldeutung klinischer Befunde die Klärung der Fieberursache verzögern kann. Bis zur Klärung der Fieberursache muss die klinische Untersuchung u. U. *mehrfach wiederholt* werden (engmaschige Beobachtung kann wichtiger sein als umfangreiche und invasive Diagnostik).

Auf *Hauteffloreszenzen* muss geachtet und auf eine Untersuchung der *Augen* sollte nicht verzichtet werden.

Ausführliche Anamnese (s. oben), wiederholte klinische Untersuchung und exakte Dokumentation des Fieberverlaufs gehören zur Basisdiagnostik bei FUO. Fiebertyp (remittierendes, intermittierendes, kontinuierliches, rhythmisches bzw. periodisches Fieber) und Fieberdauer können mit bestimmten Erkrankungen assoziiert werden (z. B. M. Still, Malaria, zyklische Neutropenie). Bei intermittierendem Fieber werden an den meisten Tagen zumindest einmal täglich normale Temperaturen erreicht. Bei remittierendem Fieber gehen die Temperaturen nicht täglich auf Normwerte zurück. Bei kontinuierlichem Fieber (»Continua febris«) bleiben die Temperaturen längere Zeit erhöht und zeigen nur geringgradige Schwankungen.

! Das Fehlen des jeweils als typisch für eine bestimmte Erkrankung angesehenen Fieberbilds schließt diese Erkrankung aber nicht aus!

Ein völlig regelloses bzw. arrhythmisches Fieberbild sollte an artifiziell erzeugtes Fieber denken lassen (Münchhausen-Syndrom, »Munchhausen syndrome by proxy«). Ein über Wochen oder Monate bestehendes Fieber spricht weniger für eine infektiöse, sondern eher für eine (Auto)immunerkrankung.

Bezüglich der paraklinischen Diagnostik muss betont werden, dass nicht bei jedem FUO-Patienten das gesamte verfügbare Untersuchungsspektrum »abgearbeitet« werden kann. Für jeden Patienten sollte je nach Anamnese, klinischen Befunden und Erfahrung des Arztes in Zusammenarbeit mit dem jeweiligen Spezialisten (Labor, bildgebende sowie endoskopische Untersuchung) ein individuelles Diagnostikprogramm aufgestellt werden.

Zum Standardprogramm gehören BSR, CRP, komplettes Blutbild, Urinuntersuchung (einschließlich bakteriologischer Kultur), Transaminasen, Säure-Basen-Haushalt, Blutkulturen und meistens auch eine Röntgenaufnahme der Lunge sowie eine gründliche Untersuchung durch den Augenarzt. Aber je nach Anamnese und klinischen Befunden können natürlich im Einzelfall auch ganz andere Untersuchungen als »Basisdiagnostik« in Betracht kommen, z. B. nach einer Auslandsreise Malariadiagnostik, bei Tbc-Kontakt, Tbc-Diagnostik, bei Verdacht auf Organabszesse oder Endokarditis Ultraschall, bei Osteomyelitisverdacht Szintigraphie usw.

Beispiele für Krankheiten, die sich zunächst als FUO manifestieren können

Nicht selten stellt sich letztendlich als FUO-Ursache eine ansonsten häufig auftretende Erkrankung heraus, die allerdings einen atypischen Verlauf zeigte und deshalb zunächst als FUO deklariert wurde.

Infektionen

Es gibt ein breites Spektrum von Organinfektionen, die sich zunächst als FUO manifestieren können, weil das Fieber den typischen organbezogenen Symptomen und Befunden einige Zeit vorausgehen kann bzw. die Diagnostik kompliziert ist, z. B. Organabszesse (Leber, Milz, Niere, Hirn, Muskel). Bezüglich der Muskulatur sei hier v. a. auf die (tropische) Pyomyositis und bezüglich der Niere auf die akute fokale bakterielle Nephritis hingewiesen. Aber auch Darminfektionen, Endo-, Myo-, Perikarditis, Osteomyelitis (z. B. Wirbelkörper) und Sakroiliitis sind hier einzuordnen.

Auch das Spektrum der Erreger, die Infektionen hervorrufen, die sich als FUO manifestieren, ist sehr breit, z. B. Mykobakterien (typische und atypische), Yersinien (Lymphadenitis mesenterialis !), Salmonellen, Borrelien, Bartonellen (Katzenkratzkrankheit), Viren (EBV, CMV, HIV), Protozoen (Toxoplasmen, Plasmodien).

Wichtige Untersuchungsmethoden sind z. B. Blutkulturen, Methoden zum Antigen- bzw. DNS-Nachweis (PCR) sowie Antikörpernachweis (ELISA, Westernblot).

Immun- bzw. Autoimmunerkrankungen

Krankheiten dieses Formenkreises manifestieren sich u. U. dann als FUO, wenn ansonsten typische Symptome (z. B. Exantheme, Gelenkveränderungen) noch fehlen oder infolge nur flüchtigen Auftretens unbeachtet bleiben.

Insbesondere bei Schulkindern und Adoleszenten mit seit längerer Zeit bestehendem Fieber sollte z. B. nach u. U. nur kurzzeitig auftetenden Hautsymptomen und Arthralgien gefragt werden. Bei der diagnostischen Abklärung bei Verdacht auf eine Erkrankung dieses Formenkreises sollte ein erfahrener Immunologe/Rheumatologe sowie ein ebensolcher Gastroenterologe hinzugezogen werden, da die entsprechenden Untersuchungen z. T. sehr aufwendig und teuer sind. In dieser Krankheitsgruppe erlaubt nicht selten erst der weitere Krankheitsverlauf (Monate, evtl. Jahre) eine endgültige ätiologische Zuordnung.

Als Beispiele sollen genannt werden: M. Still (hinweisend: 2 Fieberspikes in 24 h), systemischer Lupus erythematosus, M. Crohn, Sarkoidose, rheumatisches Fieber.

Maligne Erkrankungen

Fieber kann das erste Symptom einer malignen Erkrankung sein.

Die häufigsten Malignome, die sich zunächst als FUO äußern können, sind maligne Lymphome (insbesondere M. Hodgkin) und akute Leukämie. Selten handelt es sich um ein Neuroblastom oder Phäochromozytom.

Weitere Ursachen für FUO

Es gibt noch viele andere Ursachen für FUO. Es sollen hier nur einige Beispiele genannt werden: artifiziell erzeugtes Fieber, das durch regelloses bzw. arrhythmisches Fieberbild, relative Bradykardie, kein Schwitzen trotz Entfieberung, unbeeinträchtigter Allgemeinzustand auffällt; zur Differenzialdiagnose kann die Urintemperatur gemessen werden; Arzneimittelfieber, ZNS-Dysfunktion (»zentrales Fieber«), familiäres mediterranes Fieber, Postkardiotomiesyndrom (Dressler-Syndrom), anhydrotische ektodermale Dysplasie, Hyper-IgD-Syndrom, kardiales Myxom, entzündlicher Pseudotumor u.v. a.

Fazit für die Praxis

- Fieber ist ein Symptom und keine Diagnose.
- Die normale Körpertemperatur beträgt 36,0–37,7°C. Temperaturmessung: oral um 0,4°C niedriger als die Kerntemperatur im Aortenblut, axillär um 1°C niedriger, rektal um 0,5°C höher. Eine Addition von 1°C bei der axillären Temperatur ist nicht gerechtfertigt. Die orale Fiebermessung wird empfohlen. Die Temperaturmessung über das Trommelfell (sog. »Ohrtemperaturmessung«) ist bei Säuglingen und auch Erwachsenen signifikant ungenauer als die rektale Messung, Infektionen können übersehen werden (Greenes u. Fleisher GR 2001; Rabinowitz et al. 1996).
- Fiebersenkung mit physikalischen Maßnahmen, Paracetamol, Ibuprofen oder Metamizol.

Literatur zu Kap. 6

Alander SW, Dowd D, Bratton SL, Kearns GL (2000) Pediatric acetaminophen overdose. Risk factors associated with hepatocellular injury. Arch Pediatr Adolesc Med 154: 346–350

Cherry JD (1998) Cutaneous manifestations of systemic infections. In: Feigin RD, Cherry JD (eds) Textbook of pediatric infectious diseases, 4th edn. Saunders, Philadelphia, pp 713–737

Cribier B, Caille A, Heid E, Grosshans E (1998) Erythema nodosum and associated diseases. A study of 129 cases. Int J Dermatol 37: 667–672

Cunha BA (1998) Clinical approach to fever. In: Gorbach SL, Bartlett JG, Blacklow NR (eds) Infectious diseases. Saunders, Philadelphia, pp 82–92

Drage LA (1999) Life-threatening rashes: dermatologic signs of four infectious diseases. Mayo Clin Proc 74: 68–72

El-Radhi AS, Carroll JE (1994) Fever in pediatric practice. Blackwell, Oxford

Fölster-Holst R, Christophers E (1999) Exantheme im Kindesalter. Teil 1: Exantheme durch Viren. Monatsschr Kinderheilkd 147: 1036–1052

Fölster-Holst R, Christophers E (1999) Exantheme im Kindesalter. Teil 2: Bakterien- und medikamenteninduzierte Exantheme, Exantheme nach Knochenmarktransplatation, Exantheme unklarer Ätiopathogenese. Monatsschr Kinderheilkd 147: 1130–1146

Frieden LJ, Resnick SD (1991) Childhood exanthems – old and new. Pediatr Clin N Am 38: 859–887

Greenes DS, Fleisher GR (2001) Accuracy of a noninvasive temporal artery thermometer for use in infants. Arch Pediatr Adolesc Med 155: 376–81

Handrick W (1999) Fieber unklarer Genese (fever of unknown origin = FUO). In: Palitzsch D (Hrsg) Jugendmedizin, 1. Aufl. Urban & Fischer, München Jena, S. 308–315

Handrick W, Borte M, Nadal D, Rieske K, Spencker F-B, Weiß M (2000) Fieber unklarer Genese. In: Deutsche Gesellschaft für pädiatrische Infektiologie (Hrsg) Handbuch Infektionen bei Kindern und Jugendlichen. 3. Aufl. Futuramed, München, S. 144–155

Huppertz H-I (1999) Chronisches oder rezidivierendes Fieber. In: Michalk D, Schönau E (Hrsg) Differenzialdiagnose Pädiatrie. Urban & Schwarzenberg, München, S. 5–12

Kearns GL, Leeder JS, Wassermann GS (2000) Acetaminophen intoxication during treatment: what you don't know can hurt you. Clin Pediatr 39: 133–134

Lorin MI, Feigin RD (1998) Fever of unknown origin. In: Feigin RD, Cherry JD (eds) Textbook of pediatric infectious diseases, 4th edn. Saunders, Philadelphia, pp 823–830

Lorin MI (1998) Fever: pathogenesis and treatment. In: Feigin RD, Cherry J D (eds) Textbook of pediatric infectious diseases, 4th edn. Saunders, Philadelphia, pp 89–95

Mackowiak PA (1998) Concepts of fever. Arch Intern Med 158: 1870–1881

Mackowiak PA (2000) Temperature regulations and the pathogenesis of fever. In: Mandell GL, Bennett JE, Dolin R (eds) Principles and practice of infectious diseases, 5th edn. Churchill Livingstone, Philadelphia, pp 604–619

Mancini AJ (1998) Exanthems in childhood: an update. Pediatr Ann 27: 163–170

Messner J, Miller J J, James W D, Honig P J (1999) Accentuated viral exanthems in areas of inflammation. J Am Acad Dermatol 40: 345–346

Purssell E (2000) Physical treatment of fever. Arch Dis Child 82: 238–239

Rabinowitz RP, Cookson ST, Wasserman SS, Mackowiak PA (1996) Effects of anatomic site, oral stimulation, and body position on estimates of body temperature.Arch Intern Med156: 777–780

Resnick SD (1997) New aspects of exanthematous diseases of childhood. Dermatol Clin 15: 257–266

Weber DJ, Cohen MS, Fine J-D (2000) The acutely ill patient with fever and rash. In: Mandell GL, Bennett JE, Dolin R (eds) Principles and practice of infectious diseases, 5th edn. Churchill Livingstone, Philadelphia, pp 633–647

Weston WL, Morelli JG (1998) Newly recognized infectious exanthems. Dermatol Nurs 10: 191–193, 197, 205

Winckelmann G, Hawle H (1998) Fieber unbekannter Ursache. Differentialdiagnostik mit Fallbeispielen. Thieme, Stuttgart

Infektionen der oberen Atemwege

D. Adam, W. Elies, W. Handrick, H. Luckhaupt, F. Vogel

7.1 Rhinitis, »Erkältung«, »Common Cold«

W. Elies

7.1.1 Definition

Virale Entzündung der Nasenschleimhäute sowie weniger der Schleimhäute des Nasenrachens, des Mundrachens und der Nasennebenhöhlen.

7.1.2 Erreger

Am häufigsten ist die virale Rhinitis, der »Schnupfen«. Die Erreger sind Rhinoviren, Adenoviren, Influenzaviren. Die echte Virusgrippe ist selten, am häufigsten noch kommt die durch Rhinoviren verursachte Virusgrippe vor.

7.1.3 Krankheitsbild

Der Ablauf der Symptome erfolgt in zeitlicher Reihenfolge mit einer Gesamtdauer von 8–10 Tagen:

- Je nach Virustyp, Virulenz des Mikroorganismus und Resistenz des Makroorganismus imponiert ein etwas unterschiedlicher Beginn mit allgemeiner Abgeschlagenheit, Frösteln, Kitzelgefühl und Trockenheitsgefühl in der Nase.
- Dann Schwellung der Nasenschleimhäute, Behinderung der Nasenatmung und wässrige Sekretion. Körpertemperaturen subfebril oder febril bis 38,5°C oder 39°C, Kopfschmerzen, Kreislaufschwäche. Die Inkubationszeit beträgt einige Stunden bis 2 Tage. Die Infektanfälligkeit ist durch Auskühlung verstärkt.
- Später bei verlegter Nasenatmung schleimig-eitriges Sekret mit beginnender bakterieller Infektion, Beeinträchtigung des Riechvermögens, Rhino lalia clausa.
- Abklingen der Symptome.

7.1.4 Prävention

Mit Ausnahme allgemein abhärtender Maßnahmen sind keine Vorsorgemaßnahmen und Primärprophylaxe bekannt. Impfungen sind nur bei der echten Virusgrippe möglich; bei dem »normalen« Virusschnupfen ist aufgrund der Masse der verursachenden Viren eine Impfung nicht möglich.

7.1.5 Diagnostik

Aufgrund des typischen klinischen Bildes sind die Diagnostik und die Früherkennung nicht mit speziellen Maßnahmen gekoppelt. Der klinische Untersuchungsbefund zeigt eine verstopfte Nase, wobei je nach Zeitpunkt der Krankheit das Sekret wässrig oder schleimig-eitrig mit grün-gelber Verfärbung ist. Laboruntersuchungen sind nicht erforderlich, gleichfalls keine apparative Basisdiagnostik oder Mikroskopie.

7.1.6 Differenzialdiagnose

Differenzialdiagnostisch sind zu nennen: allergische Rhinitis (saisonal und perennial), vasomotorische Rhinitis, nasaler Fremdkörper, chronische Rhinopathie, Schwangerschaftsrhinopathie, Rhinopathia medicamentosa, Rhinopathia atrophicans, eosinophile Rhinitis, pseudoallergische Rhinitis, muköse obstruktive Rhinopathie unklarer Ursache.

7.1.7 Therapie

Die Therapie besteht mangels kausaler Möglichkeiten in der Gabe von schleimhautabschwellenden Nasentropfen alle 3–4 h in altersentsprechender Konzentration sowie der Gabe von Analgetika sowie ggf. Kamillendampfinhalationen. Eine Rezidivprophylaxe besteht lediglich in einer körperlichen Abhärtung, Rezidiv- und Palliativtherapien sind nicht indiziert.

7.1.8 Symptome bei Influenza

Fieber 38–40°C für durchschnittlich 3 Tage, Schüttelfrost, Muskel- und Gliederschmerzen, Halsschmerzen, trockener Husten bis zu 3 Wochen, Schnupfen, Lethargie. Diagnostik klinisch oder Virusnachweis im Rachen- oder Nasenabstrich.

7.1.9 Komplikationen

Lungenentzündung, Mittelohrentzündung, Bronchiolitis bei Säuglingen und Kindern. Herzmuskelentzündung, drastische Verschlechterung bereits bestehender Atemwegserkrankungen.

7.1.10 Risikogruppen

Patienten mit Atemwegserkrankungen, Patienten mit Herz-Kreislauf-Erkrankungen, Patienten mit supprimierter Immunabwehr, Diabetiker, nierenkranke Patienten, die älter als 60 Jahre sind.

Die Behandlung erfolgt symptomatisch und mit Zanamivir. Es handelt sich hier um einen Neuraminidaseinhibitor, der Influenza-A- und -B-Viren hemmt. Zanamivir hemmt die Neuraminidase und sorgt dafür, dass neu gebildete Viren nicht aus der Zelle freigesetzt werden können. Hierdurch kommt es zu einer schnellen Linderung der Hauptsymptome und zu einer Verkürzung der Erkrankung. Die Therapiedauer beträgt 5 Tage. Zanamivir wird inhaliert: 2-mal täglich 2 Inhalationen. Nebenwirkungen sind nicht bekannt. (Handelsname Zanamivir: Relenza).

7.1.11 Prophylaxe

Impfung gegen Grippe, Influenzavirus Typ A und B. Die Immunitätsrate liegt im Erwachsenenalter bei 60–80%, während sie bei älteren Menschen auf 21–27% absinkt.

7.2 Tonsillopharyngitis

D. Adam

7.2.1 Definition

Die Tonsillopharyngitis (»Angina«), hervorgerufen durch Streptokokken der Gruppe A (Streptococcus pyogenes), betrifft vorzugsweise Kinder im Schulalter, seltener im Kleinkindesalter.

7.2.2 Epidemiologie

Bei der Tonsillopharyngitis steht die Tröpfcheninfektion als Übertragungsweg im Vordergrund, während bei den Hauterkrankungen die direkte Kontaktinfektion der Hauptübertragungsweg ist. Bei Zusammenleben auf engem Raum (Familie, Schule, Kindergarten, Heime, Lager etc.) nimmt die Häufigkeit der A-Streptokokkeninfektionen deutlich zu. Selten wird der Erreger durch Nahrungsmittel und Gegenstände übertragen. Krankheitshäufungen finden sich in den Wintermonaten und auch im Frühjahr, während im Sommer kaum mit Angina gerechnet werden muss. Die Krankheit bricht nach einer durchschnittlichen Inkubationszeit von 2–4 Tagen aus.

7.2.3 Ätiologie

β-hämolysierende Streptokokken der Lancefield-Gruppe A sind die Hauptverursacher (im Kindesalter 80–90%), seltener sind andere Erreger, wie z. B. anaerobe Mischinfektionen, Neisseria gonorrhoeae, Corynebacterium diphtherieae, Mycoplasmen etc. beteiligt.

Weitere Erreger können andere Bakterien und Viren (z. B. Adenoviren, EBV) sein. In der Erregerverteilung gibt es deutliche Unterschiede zwischen Kindern und Erwachsenen (Tabelle 7-1 und 7-2).

Von besonderem Interesse sind die Oberflächenantigene und Exotoxine der A-Streptokokken, die z. T. eine Enzymfunktion haben und Antigencharakter besitzen. Dabei spielen die Oberflächenantigene eine doppelte Rolle, indem z. B. das M-Protein sowie die Hyaluronsäurekapsel durch ihre antiphagozytären Eigenschaften zu einer verstärkten Virulenz der A-Streptokokken führen. Außerdem gibt es eine immunologische Kreuzreaktivität zu kardialem Myosin und kardialem Sarkolemm.

7.2.4 Klinisches Bild

β-hämolysierende Streptokokken der Gruppe A gehören zu den häufigsten bakteriellen Erregern von Infektionskrankheiten des oberen Respirationstraktes. Klinisch identische, durch andere Erreger hervorgerufene Krankheitsbilder können die Diagnostik auch für den erfahrenen Arzt mitunter erschweren. Der Schweregrad der Erkrankung kann variieren.

Tabelle 7-1. Erreger der akuten Tonsillopharyngitis im Kindesalter

Erreger	Häufigkeit [%]
β-hämolysierende Streptokokken der Gruppe A	80–90
Anaerobe Mischinfektionen	<1
Neisseria gonorrhoeae	<1
N. meningitidis	<1
Corynebacterium diphtheriae	<1
Corynebacterium haemolyticum	<1
Mykoplasmen	<1
Andere (z. B. Haemophilus influenzae, Staphylokokken, gramnegative Erreger, Candida u. a.)	5–10

Tabelle 7-2. Erreger der akuten Tonsillopharyngitis bei Erwachsenen

Erreger	Häufigkeit [%]
β-hämolysierende Streptokokken der Gruppe A (Streptococcus pyogenes)	23
Mycoplasma pneumoniae	9
Chlamydia pneumoniae	8
Viren	26
Zwei Erreger gleichzeitig	3
kein Erreger nachweisbar	31

Das klinische Bild ist gekennzeichnet durch plötzlichen Beginn, meist hohes Fieber, deutlich gestörtes Allgemeinbefinden mit Schluckbeschwerden, Kopfschmerzen, teilweise Erbrechen. Die Tonsillen sind entzündlich geschwollen und hochrot. Meist findet man weiße bis gelbliche, stippchenförmige oder zusammenhängende Beläge. Die Kieferwinkellymphknoten sind schmerzhaft geschwollen, die Sprache ist oft kloßig.

Entsprechend dem klinischen Bild lässt sich ein stadienhafter Verlauf erkennen:

- Angina catarrhalis, bei der beide Gaumenmandeln und deren Umgebung hochrot und geschwollen imponieren (jedoch keine Beläge),
- Angina follicularis mit Entwicklung von gelben Stippchen bzw.
- Angina lacunaris mit Auftreten von gelben Belägen.

In seltenen Fällen entwickeln sich konfluierende, die Tonsillen überschreitende Beläge, z. B. bei der durch Pneumokokken hervorgerufenen Angina (sehr selten).

Neben der akuten Entzündung der Tonsillen sind auch Affektionen des übrigen lymphoepithelialen Gewebes möglich. Dabei ist zu unterscheiden zwischen einer Angina retronasalis, die sich auf die Rachendachmandeln beschränkt, sowie einer Zungengrund- und Seitenstrangangina.

Die chronische Tonsillitis wird durch eine aero-anaerobe Mischflora unter Beteiligung von β-hämolysierenden Streptokokken verursacht. Klinisch gekennzeichnet ist diese Erkrankung häufig durch rezidivierende Anginen, wobei diese aber auch stumm ablaufen können. Die Betroffenen klagen nicht oder nur selten über leichte Halsschmerzen bzw. Schluckbeschwerden. Foetor ex ore, schlechter Geschmack sowie vergrößerte Kieferwinkellymphknoten sind mit der chronischen Entzündung vergesellschaftet.

7.2.5 Komplikationen der Streptokokken-A-Angina

Mit einer durchschnittlichen Latenz von ca. 1–5 Wochen und mehr nach der Primärinfektion kann das akute rheumatische Fieber ausbrechen. Abgesehen von einer Polyarthritis und auch möglichen Hautreaktionen wie Erythema nodosum sowie Erythema anulare rheumaticum steht die Herzbeteiligung wegen ihrer ernsthaften Folgen im Vordergrund. Betroffen sind das Peri-, Myo- und Endokard. Die Prognose ist abhängig von der Endokardbeteiligung und der Schwere der Klappenschädigung.

Für die akute Glomerulonephritis ist die Prognose bei Kindern, im Gegensatz zu Erwachsenen, im allgemeinen gut. Das akute rheumatische Fieber hat bereits vor der Antibiotikaära, später dann auch aufgrund der therapeutischen Möglichkeiten, im Laufe der Jahre an Bedeutung verloren. Aufgrund der Zunahme beobachteter Fälle in den USA seit Mitte der 1980er Jahre steht es wieder im Mittelpunkt des Interesses. In Deutschland liegt die Inzidenz des akuten rheumatischen Fiebers (ARF) derzeit bei ca. 1 auf 5.000 Erkrankte.

7.2.6 Diagnose

Für eine sichere Diagnose der Tonsillitis reicht das klinische Bild meist nicht aus, da auch Viren ein ähnliches Bild hervorrufen können. Allenfalls das Fehlen einer Beteiligung bronchopulmonaler Schleimhäute, also einer Bronchitis, und einer Rhinitis spricht eher für eine Infektion durch Streptokokken der Gruppe A. Antikörpertiter gegenüber Streptolysin-O und -S, Hyaluronidase, Streptokinase und Desoxyribonuklease können für den Verlauf bzw. eine vorangegangene Infektion mit β-hämolysierenden Streptokokken der Gruppe A wertvolle Hilfe liefern, haben jedoch in der Akutdiagnostik wegen der aufwendigen Bestimmung und einer Latenz bis zum Titeranstieg keine Bedeutung.

Bei invasiven Streptokokkeninfektionen sollte eine Subtypisierung erfolgen.

7.2.6.1 Streptokokkenschnelltests

Im Laufe der Jahre wurde die Entwicklung von Methoden zur Isolierung, Identifizierung und Differenzierung von β-hämolysierenden Streptokokken der Gruppe A weiterentwickelt. Die meisten Schnelltestverfahren stützen sich auf den Nachweis des Gruppenpolysaccharids in der Zellwand der Streptokokken.

Die erste diagnostische Maßnahme bei Verdacht auf eine Infektion mit Streptokokken der Gruppe A ist ein Rachenabstrich zur Gewinnung von Material für eine Kultur und den Schnelltest. »Golden standard« der Diagnostik ist nach wie vor der kulturelle Nachweis auf der Blutagarplatte.

Verfügbar sind Abstrichtupfer aus Baumwolle mit einem Holzschaft sowie Dacron- bzw. Rayontupfer mit einem Plastikschaft. Untersuchungen haben gezeigt, dass die Schnelltests bei Benutzung von Dacrontupfer gegenüber den Rayontupfern eine höhere Sensitivität und Spezifität aufweisen. Im allgemeinen sind Streptokokken noch bis zu einem Monat nach Entnahme vom trockenen Tupfer nachweisbar. Die verfügbaren Medien beugen daher der Austrocknung vor.

Die Sensitivität der Schnelltests ist gegenüber dem Blutagarplattenverfahren immer noch zu niedrig, die Spezifität ist jedoch recht gut. Bei positivem Ausfall des Schnelltests empfiehlt sich eine Antibiotikatherapie. Bei negativem Ausfall des Schnelltests sollte im Einzelfall zusätzlich eine Kultur angelegt werden und je nach klinischem Befund so lange behandelt werden, bis das Kulturergebnis vorliegt.

7.2.6.2 Differenzialdiagnose

Differenzialdiagnostisch müssen Virusinfektionen, die nicht bakteriell bedingt sind, insbesondere das Pfeiffer'sche Drüsenfieber, eine Epstein-Barr-Virus-Infektion, ausgeschlossen werden. Eine differenzialdiagnostische Besonderheit stellt auch der Tonsillarabszess dar, der meistens einseitig auftritt und durch Staphylokokken verursacht ist bzw. als eine Mischinfektion aus Staphylokokken, Streptokokken und gelegentlich auch Anaerobiern auftritt (s. auch Kap. 7.8.4, S. 240).

7.2.7 Therapie

Die lange Zeit als unproblematisch geltende Behandlung der bakteriellen Tonsillopharyngitis wird in letzter Zeit in vermehrtem Umfang diskutiert. Anlass hierzu geben Berichte über bakteriologische Versagerquoten unter Penicillin von 20–30%. Als Ursache hierfür werden u. a. die in der Übersicht aufgeführten Gründe diskutiert.

Mögliche Ursachen für Therapieversager bei Tonsillopharyngitis

- Zu niedrige Antibiotikumkonzentration am Ort der Infektion (Tonsillen) durch zu niedrige Dosierung und/oder zu kurze Gabe
- Mangelnde Compliance und dadurch ebenfalls zu niedrige Gewebekonzentrationen
- β-Laktamasebildende indirekt pathogene Keime; dadurch Abbau bzw. Zerstörung des Penizillins
- Falsche Diagnose: Patient ist A-Streptokokkenträger und hat Virusinfektion

Mangelnde Compliance ist wahrscheinlich einer der mitentscheidenden Gründe für das Versagen der Penicillin-Therapie. Insbesondere die Fortführung der Therapie nach Abklingen der Symptome wird den Patienten, bzw. den Eltern der Kinder, oft nicht nachdrücklich genug plausibel gemacht. Zur Verbesserung der Compliance würde sicherlich eine 2-mal oder sogar nur einmal tägliche Applikation beitragen. Hierbei darf die Tagesdosis jedoch nicht verringert werden. Einige Studien deuten darauf hin, dass höhere Spitzenspiegel zu besseren therapeutischen Ergebnissen führen können.

Als Therapie der Wahl der Streptokokkentonsillopharyngitis ist nach wie vor die Gabe eines oralen Penicillins (Penicillin V oder Propicillin) in einer Dosierung von 100.000 IE/kg KG/Tag – maximal 2 (Erwachsene 3) Mio. IE/Tag – in 2 (bis 3) Einzelgaben zu empfehlen (Tabelle 7-3). Nur mit dieser relativ hohen Dosierung ist gewährleistet, dass die Konzentration im Tonsillengewebe ausreicht, genug ist, um die Streptokokken tatsächlich zu eliminieren.

Eine Therapiedauer von 10 Tagen scheint nach den bisher vorliegenden Daten empfehlenswert zu sein. Die Beratung der

Tabelle 7-3. Bei A-Streptokokkentonsillopharyngitis empfohlene antbakterielle Substanzen

INN	Handelsname	Dosierung	Dauer der Behandlung (Tage)
I. Medikamente der Wahl			
Oralpenicilline (Beispiele)			
Penicillin V	Infectocillin, Isocillin	100.000 IE/kg KG/Tag (aufgeteilt in 2–3 Dosen)	10
Propicillin	Megacillin, Baycillin	100.000 IE/kg KG/Tag (aufgeteilt in 2–3 Dosen)	10
II. Alternativen bei Therapievesagern oder/und unzureichender Compliance oder/und Penicillinresistenz oder/und Allergie gegen Penicilline			
Oralcephalosporine (Beispiele)			
Cefadroxil	Bidocef	50 mg/kg KG/Tag (aufgeteilt in 1–2 Dosen)	10
Cefaclor	Panoral	50–60 mg/kg KG/Tag (aufgeteilt in 7–2 Dosen)	
Cefuroximaxetil	Elobact, Zinnat	20 mg/kg KG/Tag (aufgeteilt in 2 Dosen)	
Cefpodoximproxetil	Orelox Podomexef	5–12 mg/kg KG/Tag (aufgeteilt in Dosen)	
Cefixim	Cephoral	8 mg/kg KC/Tag (in 1 Dosis)	
Ceftibuten	Keimax	9 mg/kg KG/Tag beim Kind (in 1 Dosis) 400 mg beim Erwachsenen	
Mokrolid/Aritibiotika (Beispiele)			
1. Neuere Vertreter			
Clarithromycin	Klacid, Cyllind	l5 mg/kg KG/Tag (aufgeteilt in 2 Dosen)	10
Roxithromycin	Rulid	5–10 mg/kg KG/Tag (aufgeteilt in 2 Dosen)	
Azithromycin	Zithromax	10 mg/kg KG/Tag (in 1 Dosis)	3
2. Ältere Vertreter			
Erythromycinestolat	Infectomycin, Sanasepton E	30 mg/kg KG/Tag (aufgeteilt in 2 Dosen)	10
Erythromycinstearat	Duraerythromycin	30 mg/kg KG/Tag (aufgeteilt in 3 Dosen)	
Erythromycinethylsuccinat	Paediathrocin, Erythrocin	50 mg/kg KG/Tag (aufgeteilt in 3 Dosen)	10
3. Andere			
Clindamycin (in Sonderfällen)	Sobelin	35 mg/kg KG/Tag (aufgeteilt in 3 Dosen)	10

Anmerkung: Alle Cephalosporine sind etwa gleich wirksam. Die Oralcephalosporine der 3. Generation besitzen für diese Indikation ein unnötig breites antibakterielles Wirkungsspektrum. Sie können dennoch empfohlen werden, da sie einmal täglich gegeben werden können; ein Umstand, der sich günstig auf die Compliance auswirkt.

Eltern bzw. des Patienten, dass das Verschwinden der Symptome noch nicht bedeutet, dass auch die Bakterien eliminiert sind, ist dabei von größter Wichtigkeit. Bei adäquater Therapie sollten die Patienten nach 24–48 h beschwerdefrei sein. Ist dies nicht der Fall, ist die Compliance zu hinterfragen und die Diagnose zu überprüfen.

7.2.7.1 Vorgehen bei Therapieversagern

Prinzipiell sind Therapieversager unter Penicillin nicht auszuschließen. In diesem Fall können orale Cephalosporine (wie z. B. Cefadroxil, Cefaclor, Cefuroximaxetil, Loracarbef, Ceftibuten), Aminopenicillin-β-Laktamaseinhibitor-Kombinationen oder, unter Beachtung der lokalen Resistenz, Erythromycin (z. B. als Erythromycin-Estolat) bzw. neuere Makrolide wie Clarithromycin, Roxithromycin oder Azithromycin verordnet werden. Auch bei diesen Substanzen ist auf die Einhaltung einer ausreichend hohen Dosierung zu achten. Eine weitere Alternative ist in Sonderfällen auch Clindamycin. Cotrimoxazol und Tetrazykline sind für die Behandlung von A-Streptokokkeninfektionen kontraindiziert bzw. ungeeignet.

Orale Cephalosporine sind besonders dann einzusetzen, wenn der klinische Krankheitsverlauf bei einem Patienten verzögert ist, ein Rezidiv auftritt oder die Medikamentenapplikation aus subjektiven (unzuverlässige oder unsichere Einnahme) oder objektiven (Erbrechen bei 3-maliger Gabe von Penicillin oral auf leeren Magen) Gründen nicht gesichert erscheint. Die oralen Cephalosporine verfügen über eine nachweislich sehr gute Wirksamkeit gegen die Haupterreger der Tonsillopharyngitis mit bakteriologischen Versagerquoten von weniger als 10%.

Die Patientencompliance ist durch die gute Verträglichkeit und durch die bequeme 2-mal und auch einmal tägliche Applikationsmöglichkeit einiger Cephalosporine wesentlich verbessert. In zahlreichen Studien konnte dokumentiert werden, dass auch die Einmalgabe pro Tag von bestimmten oralen Cephalosporinen zu guten klinischen Ergebnissen führt. Nach wie vor gilt auch hier aus Sicherheitsgründen eine Behandlungsdauer von 10 Tagen.

In einer multizentrischen Studie an rund 5.000 Patienten mit einer durch Streptokokken der Gruppe A hervorgerufenen Tonsillopharyngitis und einer Nachbeobachtungszeit von 12 Monaten konnte nachgewiesen werden, dass eine 5-tägige Therapie mit oralen Cephalosporinen der 2. und 3. Generation sowie mit Makroliden oder Amoxicillin + β-Lamaseinhibitor im Vergleich zu einer 10-tägigen Therapie mit Penicillin sowohl die klinischen Erfolgsraten als auch die Größenordnungen der Eradikation der Streptokokken der Gruppe A aus dem Rachenbereich nicht unterschiedlich waren (Adam D et al. 2000).

Als Ergebnis der Studie lässt sich feststellen, dass bei guter Compliance eine 5-tägige Therapie u. a. mit einem Cephalosporin der 2. oder 3. Generation oder Amoxicillin + Clavulansäure genauso erfolgreich ist wie eine 10-tägige Therapie mit Penicillin V. Eine Empfehlung, künftig bei Streptokokken-A-Infektionen des Rachenraums nicht mehr Penicillin V für 10 Tage, sondern ein anderes der genannten Antibiotika für 5 Tage einzusetzen, kann derzeit generell jedoch noch nicht gegeben werden, da bislang für die 5-Tages-Therapie noch keine offiziellen Zulassungen erfolgt sind. Allerdings ist es im »individuellen Therapieversuch« jederzeit möglich, so zu verfahren, insbesondere dann, wenn es unter Penicillin-V-Therapie aufgrund mangelnder Compliance zu klinischen Misserfolgen bzw. Rezidiven gekommen ist.

Für die Therapie aller übrigen genannten, einschließlich der seltenen Streptokokkininfektionen, gilt die Empfehlung, Penicillin ggf. i.v. einzusetzen. Bei schweren Infektionen, wie z. B. Sepsis oder Peritonitis, muss die Dosierung bis auf 250.000 IE/kgKG/Tag erhöht werden.

7.2.8 Prognose

Die Prognose der Tonsillopharyngitis ist gut. Rezidive sind jedoch im Kindesalter häufig. Manche Patienten erkranken bis zu 4- bis 5-mal im Jahr an einer eitrigen Tonsillopharyngitis. Bei stark zerklüfteten Tonsillen mit häufigen eitrigen Rezidiven ist auch an eine Tonsillektomie, ggf. im Schulalter, zu denken.

7.2.9 Rezidivprophylaxe bei rheumatischem Fieber

Die Rezidivprophylaxe von Patienten mit rheumatischem Fieber kann mit einem oralen Penicillin, und zwar in einer Dosierung von 2-mal täglich 200.000 IE. oder besser mit Benzathinpenicillin G 1,2 Mio. IE. i.m. alle 4 Wochen erfolgen. Die Rezidivprophylaxe sollte möglichst während des gesamten Schulalltags durchgeführt werden. Das erste Jahr nach der Infektion ist wahrscheinlich das entscheidende, da in dieser Zeit Rezidive am häufigsten sind. Besonders bedeutsam ist die Prophylaxe bei Patienten mit einer Herzbeteiligung, da diese eine besonders hohe Rezidivrate aufweisen.

Über die Gesamtdauer der Prophylaxe gehen die Meinungen auseinander. Sie sollte minimal 5 Jahre dauern, bei einem Rezidiv lebenslänglich sein. Während Phasen besonderer Exposition (in Schullagern, während des Militärdienstes etc.) sollte die Prophylaxe nicht unterbrochen werden.

Es gibt keine wirksame Schutzimpfung gegen A-Streptokokken.

Bei mangelhafter Compliance von Eltern oder Patient ist die monatliche intramuskuläre Gabe von Benzathinpenicillin vorzuziehen.

Patienten mit Penicillinallergie erhalten Erythromycin oder eines der neueren Makrolide (Roxithromycin, Clarithromycin, Azithromycin).

Die Infektiosität bei Tonsillopharyngitis beschränkt sich auf das akute Stadium und ist bereits 24 h nach Beginn der Therapie nicht mehr vorhanden. Dies bedeutet auch, dass Kinder, soweit sie vom Allgemeinzustand her dazu in der Lage sind, Gemeinschaftseinrichtungen wie Kindergärten und Schulen bereits 24 h nach Beginn der Therapie wieder besuchen können. Es gibt etwa 15–20%, in Epidemiezeiten auch 25% gesunde Träger von Streptococcus pyogenes, die aber nur sehr selten als Krankheitsüberträger fungieren. Bei asymptomatischen Kontaktpersonen sind weder eine mikrobiologische Umgebungsuntersuchung noch eine antibiotische Behandlung indiziert; Ausnahme: Familien oder Gruppen, in denen eine Person mit Zustand nach rheumatischem Fieber oder Glomerulonephritis lebt.

Fazit für die Praxis

Tonsillopharyngitis

Erreger: Streptokokken der Gruppe A (= Streptococcus pyogenes)
Symptome und klinische Befunde: Fieber, Schluckbeschwerden, Tonsillen schmerzempfindlich und vergrößert, Rachen gerötet, Eitrige Beläge bzw. Eiterstippchen
Diagnostik: klinisch, Rachenabstrich und Nachweis durch Kultur. Streptokokken-Schnelltest
Therapie: »Goldstandard« Penicillin V oral 100.000 IE/kg KG/Tag bis max. 2 (Erwachsene 3) Mio IE/Tag in 2–3 Einzelgaben für 10 Tage. Bei Therapieversagen (mangelnde Compliance) auch 5-tägige Behandlung mit oralen Cephalosporinen oder (bei Betalactam-Unverträglichkeit) mit Makroliden möglich

Literatur zu Kap. 7.2

Adam D, Scholz H, Helmerking M (2000) Short course antibiotic treatment of 4782 culture-proven cases of group A streptococcal tonsillopharyngitis and incidence of poststreptococcal sequelae. J Infect Dis 182: 509–516
Bisno AL, Gerber MAGwaltney JM, Kaplan EL, Schwartz RH (1997) Diagnosis and management of group A streptococcal pharyngitis: a practice guideline. Clin Infect Dis 25: 574–583
Bisno AL (1995) Group A streptococcal infections: the changing scene. Curr Opin Infarct Dis 8: 117–122.
Dajani A, Taubert K, Ferrieri P, Peter G, Shulman S et al. (1995) Treatment of acute streptococcal pharyngitis and prevention of rheumatic fever: a statement for health professionals. Pediatrics 96: 758–764.
Markowitz M, Gerber MA, Kaplan EL (1993) Treatment of streptococcal pharyngotonsillitis: report of penicillin's demise are premature. J Pediatr 123: 679–685
Pichichero ME, Gooch WM, Rodriguez WR Blumer JL, Aronoff SC, Jacobs RF, Musser JM (1994) Effective short-course treatment of acute group A β-hemolytic streptococcal tonsillopharyngitis. Arch Pediatr Adolesc Med 148: 1053–1060

7.3 Laryngitis

W. Elies

Tabelle 7-4 zeigt die Charakteristika der Laryngitis.

7.4 Akute Laryngotracheobronchitis

F. Vogel

7.4.1 Definition

Die akute Laryngotracheobronchitis ist eine akute Entzündung des Tracheobronchialbaums, die in der Regel mild verläuft und auch ohne besondere Therapie meist unter völliger Wiederherstellung der Funktionsfähigkeit ausheilt. Tabelle 7-5 zeigt eine Übersicht über die Charakteristika der akuten Laryngotracheobronchitis.

Tabelle 7-4. Laryngitis

Parameter	
Definition	Virale oder bakterielle Entzündung der Schleimhäute des Kehlkopfs, die meist zusammen mit einem räumlich und zeitlich begleitenden allgemeinen Infektgeschehen vorkommt
Ätiologie	Virale Entzündung
Epidemiologie	Gehäuft in der feucht-kalten Jahreszeit
Symptomatik	Organbezogene Schmerzen, geringe Schleimhautschwellung, Heiserkeit, Hustenreiz, Abgeschlagenheit, Fieber. Die primär virale Entzündung kann nach 7–10 Tagen bakteriell superinfiziert werden. Der bakterielle Infekt zeigt sich durch eine Änderung des zuerst spärlichen Auswurfs, der produktiver wird und die Farbe von serös zu gelbgrün ändert.
Diagnostik	In indirekter Laryngoskopie oder Lupenlaryngoskopie entzündliche Veränderung der Schleimhaut mit hochroter Verfärbung und verstärkter Gefäßzeichnung
Therapie	Symptomatisch
Verlauf	Etwa 14 Tage
Prophylaxe	Siehe Sinusitis

Tabelle 7-5. Akute Laryngotracheobronchitis

Parameter	
Definition	Akute, meist virale Entzündung des Tracheobronchialbaums
Symptomatik	Leitsymptom Husten (bei Bronchitis mit Auswurf), Allgemeinsymptome, (Fieber), Begleitsymptome wie Kopf- und Gliederschmerzen
Diagnostik	Klinisch (s. Symptomatik)
Labordiagnostik	In der Regel nicht erforderlich
Therapie	Symptomatisch, bei Risikopatienten und Verdacht auf bakterielle Superinfektion Antibiotika
Prophylaxe	Jährliche Impfung gegen Influenza (nicht wirksam gegen andere Erreger)
Prognose	In der Regel benigne und selbstlimitierend
Ätiopathogenese	Pathogenetisch handelt es sich in der Regel um eine deszendierende Infektion der oberen Luftwege

Tabelle 7-6. Virale Erreger der akuten Laryngotracheobronchitis (90%)

Sehr häufig	Seltener
Adenoviren Typ 1–7+12	Coxsackie-B-Virus
Influenzaviren A + B	Echovirus 8, 12+14
Parainfluenzaviren 1–4	Coronaviren
Respiratory-syncytical-Virus (RS-Virus)	Herpes-simplex-Virus (HSV)
Rhinoviren	Masernvirus Mumpsvirus Poliovirus

Viren (Tabelle 7-6) sind mit ca. 90% die häufigsten Verursacher einer akuten Laryngotracheobronchitis, während *Bakterien* (Tabelle 7-7) nur in etwa 10% ursächlich sind. Bei disponierten Patienten kann der Virusinfekt jedoch Wegbereiter einer bakteriellen Superinfektion sein. Die Übertragung erfolgt inhalativ durch Tröpfcheninfektion oder engen Kontakt mit bereits infizierten Personen. Die Inkubationszeit beträgt 1–3 Tage.

7.4.2 Epidemiologie

Akute Virusinfektionen des Laryngotracheobronchialtraktes gehören zu den häufigsten Infektionskrankheiten des Menschen mit entsprechend großer sozialmedizinischer Bedeutung. Präzise Zahlen über Häufigkeit und Krankheitsverlauf dieser unspezifischen respiratorischen Infektionen liegen nicht vor, da sie oft nicht behandelt, geschweige denn gemeldet werden. Man kann jedoch davon ausgehen, dass Kinder jährlich 4–6, Erwachsene bis zu 2–3 Episoden einer akuten Bronchitis erleben.

Der Erkrankungsgipfel liegt im Frühjahr und Herbst, Männer sind häufiger betroffen als Frauen. Als weitere prädisponierende Faktoren sind Aufenthalt in trockenen und staubigen Räumen, Mundatmung bei gestörter Nasenatmung sowie Tabakrauch und Alkoholkonsum bekannt. Ein erhöhtes Risiko haben Patienten mit Erkrankungen der Atemwege (Emphysem, chronisch obstruktive Atemwegserkrankung, hyperreaktives Bronchialsystem) sowie Diabetiker, herzinsuffiziente und immunsupprimierte Patienten.

7.4.3 Symptomatik

7.4.3.1 Akute virale Bronchitis

Bei der akuten viralen Bronchitis dominiert das Symptom Husten mit wechselndem Auswurf unterschiedlicher Konsistenz, von weißlicher Farbe und nicht selten mit Hämoptysen vermischt. Die Allgemeinsymptome sind oft stark ausgeprägt. Der Verlauf ist häufig subfebril. An Begleitsymptomen können Kopf-, Glieder-, Gelenk- und Muskelschmerzen sowie fleckige Exantheme auftreten.

7.4.3.2 Bakterielle Bronchitis

Persistierendes Fieber oder erneutes Fieber nach anfänglicher Besserung deuten auf eine bakterielle Superinfektion hin. In der Regel wird diese an der gelblich-grünen Verfärbung des Sputums erkannt.

7.4.4 Diagnostik

Klinisch

Die Diagnose der akuten Laryngotracheobronchitis wird in aller Regel klinisch gestellt. Bei der Auskultation hört man neben einem verschärften Atemgeräusch mittel- bis grobblasige Rasselgeräusche und oft auch obstruktive Atemnebengeräusche wie Giemen und Pfeifen.

Röntgen

Die akute Entzündung des Tracheobronchialsystems ist mit röntgendiagnostischen Methoden nicht nachzuweisen. Der Einsatz der Röntgendiagnostik dient vielmehr dazu, bei gegebener klinischer Symptomatik andere pathologische Veränderungen auszuschließen bzw. nachzuweisen. Das Röntgenbild der Lunge kann evtl. durch Schleimpfröpfe bedingte *Atelektasen* aufweisen. *Infiltrate* sind dagegen mit der Diagnose akute Bronchitis nicht zu vereinbaren.

Differenzialdiagnosen

Die Differenzialdiagnosen zeigt Tabelle 7-8.

Labor

Eine serologische Virusdiagnostik oder der Versuch einer elektronenmikroskopischen Virusisolierung sind meist frus-

Tabelle 7-7. Bakterielle Erreger der akuten Laryngotracheobronchitis

Primäre Infektion	Sekundäre Infektion (Superinfektion)	Nosokomial (selten)
Bordetella pertussis	Streptococcus pneumoniae	Staphylococcus aureus
Mykoplasmen	Haemophilus influenzae	Enterokokken
Chlamydien	Moraxella catarrhalis	E. coli
	β-hämolysierende Streptokokken der Gruppe A	Proteus
		Klebsiella
		Pseudomonas

Tabelle 7-8. Differenzialdiagnosen

Krankheitsbild	Symptomatik	Diagnostik
Pneumonie, leicht bis mittelschwer	Meist stärkere Beeinträchtigung des Allgemeinbefindens, manchmal hoch fieberhaft	Thoraxröntgenbild
Bronchialkarzinom	Rezidivierende Hämoptysen, rezidivierende Bronchitiden/Pneumonien, (unfreiwillige) Gewichtsabnahme, Leistungsknick u. a.	Bronchoskopie
Tuberkulose	Rezidivierende Hämoptysen, Nachtschweiß	Bronchoskopie, Nachweis säurefester Stäbchen im Sputum
Sarkoidose	Unspezifisch	Bronchoskopie + Histologie, Thoraxröntgenaufnahme
Allergische Bronchitis	Atopische Disposition, mitunter saison- oder situationsabhängiges Auftreten	Allergietestung, spezifische Provokation
Hyperreaktives Bronchialsystem	Besondere Reizbarkeit des Bronchialsystems durch physikalische Noxen wie Staub, Rauch, Allergene oder auch nur kalte Luft	Lungenfunktionsprüfung mit Provokationstest
Chemisch-thermische Bronchitis, Staub- oder Raucherbronchitis, Stauungsbronchitis bei Linksherzinsuffizienz, sinobronchiales Syndrom, Bronchitis bei Lungenembolie		Anamnese. Gezielte Diagnostik der Grundkrankheit
Andere Infektionskrankheiten	Scharlach, Typhus, Diphterie und Keuchhusten können als akute Bronchitis beginnen	Bakteriologischer/serologischer Nachweis der Infektion

tran und zu aufwendig. Sie werden nur bei ganz bestimmten Fragestellungen durchgeführt, z. B. wenn bei Schwerstimmunsupprimierten (Aids, Transplantierte) eine spezifische Therapie erwogen wird.

Auch auf eine mikrobiologisch-bakteriologische Sputumdiagnostik kann in aller Regel verzichtet werden, da die bakterielle Superinfektion zumeist bereits klinisch an der Farbe sowie der qualitativen und quantitativen Veränderung des Sputums und der Linksverschiebung im Differenzialblutbild und CRP-Erhöhung erkannt werden kann und es sich bei den Erregern ambulanter Patienten fast immer um die gleichen Keime handelt.

Wenn überhaupt eine mikrobiologische Diagnostik durchgeführt wird, dann sollte die unmittelbare mikroskopische Betrachtung des Sputums im Gram- und evtl. im Ziehl-Neelsen-Präparat erfolgen. Streptokokken, Neisserien, Staphylokokken, Sprosspilze sowie Spirochäten gehören zur physiologischen Mundflora. Der Nachweis dieser Keime alleine ist keinesfalls eine Indikation zur antibiotischen Therapie!

Die weiterführende Diagnostik zur Klärung der oben erwähnten Differenzialdiagnosen wie z. B. Thoraxröntgenaufnahme, Laryngoskopie, Bronchoskopie und Provokationstests ist nur bei protrahiertem Verlauf über mehr als 10–14 Tage erforderlich und falls die unten erwähnten therapeutischen Maßnahmen nicht greifen.

7.4.5 Therapie

Kausale Therapie

Bei der viralen Laryngotracheobronchitis besteht zumeist weder die Notwendigkeit noch überhaupt die Möglichkeit einer spezifischen antiviralen Therapie. Die Anwendung von Interferonen brachte zwar Besserungen, ist aber aufgrund des Kostenaufwands für eine breite Anwendung nicht geeignet. Es gibt klinische Studien zur Prüfung der Effizienz einer inhalativen antiviralen Therapie zur Vermeidung von Epidemien bei nachgewiesenen Influenzainfektionen in bestimmten Institutionen wie Kasernen und Krankenhäusern, die erfolgreich verlaufen sind.

Nur bei klinischem Verdacht auf die bakterielle Superinfektion ist der Einsatz von *Antibiotika* gerechtfertigt, insbesondere bei Risikopatienten (s. Übersicht).

Risikopatienten, die bei Verdacht auf eine bakterielle Beteiligung frühzeitig mit Antibiotika behandelt werden sollten

- Säuglinge und Kleinkinder
  - Bis zum Ende des 1. Lebensjahres
  - Mit Lungenvorerkrankungen (z. B. Mukoviszidose)
  - Mit Herzfehlern (z. B. Down-Syndrom)
  - Mit Abwehrschwäche (z. B. HIV-Infektion)

- Erwachsene
  - Mit chronisch obstruktiver Atemwegserkrankung
  - Mit chronischer Bronchitis im akuten Schub
  - Mit schweren internistischen Grundkrankheiten (v. a. Diabetes mellitus, Nieren- und Lebererkrankungen)
  - Mit zusätzlichen Infektionen im Hals-Nasen-Ohren-Bereich
  - Mit Abwehrschwäche oder unter immunsuppressiver Therapie

Zum Einsatz kommen *Antibiotika,* welche die oben aufgeführten in Frage kommenden Erreger sicher eliminieren. In erster Linie kommen dabei Aminopenicilline, Amoxycillin + Clavulansäure, Cephalosporine (Cefuroxim-Axetil, Cefpodoxim-Proxetil, Loracarbef), Makrolide (Clarithromycin, Azithromycin, Roxithromycin) und in besonderen Fällen Fluorchinolone Gruppe 3 zum Einsatz.

Supportive Therapie

Maßnahmen der supportiven Therapie

- Allgemeine und symptomatische Maßnahmen
  - Reduktion des Zigarettenkonsums
  - Kurzfristige körperliche Schonung
  - Analgetika (ASS und/oder Paracetamol)
  - Inhalation von ätherischen Ölen
  - Mukolyse durch reichliche Zufuhr (warmer) Flüssigkeit
  - Brustwickel, warme Umschläge
  - Salben mit ätherischen Ölen
- Antitussiva
  - Nur bei unproduktivem Reizhusten
  - Zur Nacht
- Antiinflammatorische Substanzen
  - Fusafungin-Dosieraerosol
  - Inhalative Kortikoide
  - Bei schwerer obstruktiver Bronchitis systemische Kortikoide, Dosierung je nach Schweregrad

7.4.6 Prophylaxe

Aufgrund der Vielzahl der in Frage kommenden Erreger sind prophylaktische Maßnahmen wie Impfungen nur selten erfolgreich. Für Risikogruppen wird die jährliche Impfung gegen Influenza empfohlen, die jedoch nicht vor Infektionen durch andere virale oder bakterielle Erreger schützt. Bei älteren Patienten – besonders in Altenheimen – Pneumokokkenimpfung.

7.4.7 Prognose/Verlauf

Der Verlauf der akuten viralen Bronchitis ist in der Regel gutartig und selbstlimitierend. Die Genesung unter vollständiger Wiederherstellung der Funktionsfähigkeit erfolgt meist innerhalb von 5–7 Tagen.

Dennoch kann es bei geschwächten Patienten oder bei Patienten mit chronischen pulmonalen oder kardialen Erkrankungen zu ernsten bakteriellen oder obstruktiven Komplikationen kommen. Bei Patienten mit entsprechender Disposition können rezidivierende akute Bronchitiden den Grundstein zu einer *chronischen Bronchitis* (s. Abschn. 8.2) bzw. obstruktiven Atemwegserkrankung legen.

Literatur zu Kap. 7.4

Vogel F, Scholz H (2002) PEG-Empfehlungen: »Empfehlungen zu oralen Therapie bakteriellen Infektionen bei Erwachsenen«. Chemother J 11: 47–58

Vogel F, Worth H (2002) Rationale Therapie bakterieller Atemwegsinfektionen. Chemother J 11: 59–70

7.5 Otitis externa, Otitis media, Mastoiditis

W. Elies

7.5.1 Otitis externa

7.5.1.1 Definition

Entzündliche, lokalisierte oder generalisierte Reaktion der Haut des äußeren Gehörganges auf Bakterien, Viren, Stäube, Gase oder Dämpfe.

7.5.1.2 Pathogenese

Die entzündliche Reaktion kann akut, subakut oder chronisch sowie zirkumskript oder generalisiert sein. Angrenzende anatomische Bereiche wie Concha, Gehörgangseingang, Trommelfell und regionale Lymphknoten können mit betroffen sein. Bei bakterieller Entzündung finden sich nach Singer et al. (1952), Elies et al. (1981) sowie Luckhaupt et al. (1982) in 30–90% P. aeruginosa, gefolgt von S. aureus und Enterobacteriaceae.

7.5.1.3 Epidemiologie

Es wurde ein gehäuftes Vorkommen in der feucht-kalten Jahreszeit beobachtet sowie als Bade-Otitis entsprechend saisonal. Es sind etwa 0,8–1,8 Mio. Fälle pro Jahr in der Bundesrepublik Deutschland zu verzeichnen.

7.5.1.4 Symptomatik

Es handelt sich um eine sehr schmerzhafte Entzündung des äußeren Gehörgangs mit extremem Tragusdruckschmerz. Bei Verschluss des äußeren Gehörgangs kommt es zu Schallleitungsschwerhörigkeit. Gelegentlich ist gelbliche Sekretion aus dem äußeren Gehörgang möglich.

7.5.1.5 Diagnostik

Klinik

Spontanschmerzen, Druckschmerzen, Tragusdruckschmerz, Schmerzverstärkung beim Mundöffnen, ggf. Schallleitungsschwerhörigkeit. Mikrootoskopie, ggf. Abstrich zur Erregerresistenztestung. In seltenen Fällen ist zur Differenzialdiagnostik der Mastoiditis eine Computertomographie erforderlich.

Differenzialdiagnose

1. Gehörgangseingangsfurunkel:
Gehörgangseingangsfurunkel als Folge einer isolierten Haarbalgentzündung am Gehörgangseingang, verursacht durch Fingernagelkratzeffekte. Sehr schmerzhaft, starker Tragusdruckschmerz bei meist freiem Mastoid. In unbehandelten Spätstadien kann es zu einer Schwellung der regionalen Lymphknoten mit »Pseudomastoiditis« kommen. Hier Sicherung der Diagnose durch Computertomographie.
2. Otitis externa ulcerosa circumscripta (Otitis externa »benigna«):
Kurz vor dem Trommelfell am Gehörgangsboden liegende umschriebene entzündliche schmerzlose Knochennekrose.
3. Otitis externa maligna:
Spezifische, durch P. aeruginosa hervorgerufene Entzündung, die im Bereich des Gehörgangbodens am Übergang vom knorpeligen zum knöchernen Anteil beginnt. Betroffen sind nahezu ausschließlich ältere männliche Diabetiker. Ausdehnung der Entzündung an der Schädelbasis mit Einbruch in den Kleinhirnbrückenwinkel. Einteilung radiologisch in 3. Stadien nach Klose u. Elies (1989).
4. Pilzinfektionen des äußeren Gehörgangs:
Primare Pilzinfektionen des äußeren Gehörgangs sind selten. Nach erfolgreicher Behandlung einer bakteriell verursachten Otitis externa diffusa findet sich in weniger als 5% ein meist trockenes Pilzmycel. In seltenen Fällen schmierig feuchte, weißgelbe Mykose.
5. Myringitis:
Entzündung der äußeren Schichten des Trommelfells mit Übergreifen der Entzündung auf die trommelfellnahen Bezirke des äußeren Gehörgangs. Meist begleitendes Vorkommen bei Otitis externa, Otitis media acuta, Herpes simplex und Zoster oticus. Klinisch eigenständig bei Grippe-Otitis ohne Otitis externa hämorrhagica bei Virusinfektionen. Klinisches Bild bei Virusinfektionen: blutig tingierte Blasen auf der Trommelfelloberfläche, sehr schmerzhaft.
6. Tuberkulose:
Singulär als Organtuberkulose oder Zeichen einer Tuberkulose des Mittelohrs und/oder Mastoids. Klinisch findet sich häufig eine inkomplette, granulomatöse Veränderung des Trommelfells mit himbeerfarbenen Granulationszapfen.

7.5.1.6 Therapie

Die Therapie erfolgt lokal mit salbengetränkten Mullstreifen, Salbenplomben oder Tropfen. Meist Aminoglykosid-Antibiotika/Kortikoid oder Fluorochinolon-Kortikoid-Kombinationen: Corti-Refobacin-Salbe, Diprogenta-Salbe, Floxal-Salbe und Tropfen. Selten – bei schwerem Krankheitsbild – ist die Gabe von oralen Antibiotika wie Ciprofloxacin oder Levofloxacin bzw. eine systemische Therapie mit Ceftazidim/Aminopenicillin-Clavulansäure notwendig. Bei TBC tuberkulostatische Therapie.

7.5.1.7 Verlauf

Die durchschnittliche Therapiedauer beträgt 7 Tage mit kalkulierter lokaler Infektionstherapie. Bei Therapieversagern Abstrich zur Erregerresistenztestung und dann gezielte Therapie, bei Pilzinfektionen lokale Antimykotika, bei Tuberkulose antituberkulotische Behandlung.

7.5.1.8 Prophylaxe

Wasserexposition vermeiden.

7.5.2 Otitis media acuta

7.5.2.1 Definition

Die Otitis media acuta ist eine viral-katarrhalische oder bakterielle Entzündung der Schleimhäute des Mittelohrs, des Trommelfells sowie der Schleimhaut der pneumatisierten Räume des Mastoids als auch der Tuba auditiva Eustachii. Abhängig vom Schweregrad der Entzündung ist ein Übergreifen auf die Umgebungsstrukturen möglich.

7.5.2.2 Pathogenese

Die bei Kindern überwiegend vorkommende Otitis media acuta muss in die akute viral-katarrhalische Otitis media und die bakterielle Otitis media purulenta unterteilt werden. Die bakterielle Otitis media ist *immer* eine Folgeerkrankung der viral-katarrhalischen Otitis media. Die akute Otitis media tritt als Folge einer viralen Rhinitis mit einer Latenz von 7–10 Tagen auf. Das gehäufte Auftreten bei Kindern ist durch die vergrößerten Rachendachadenoide mit entzündlichem Befall bei viraler Rhinitis und die weite horizontal gestellte Tuba auditiva Eustachii zu erklären. Die Entzündung der Tubenschleimhaut führt zu einer Schwellung und damit zu einer Belüftungsstörung des Mittelohrs. Der Sekretablauf und damit die Besserung der Entzündung sind behindert.

Die Mittelohrentzündung ist als Entzündung des Mittelohrraums mit schnellem Beginn und kurzer Dauer von nicht mehr als 3 Wochen definiert.

Die chronische Otitis media ist pathogenetisch völlig von der akuten Otitis media getrennt. Es handelt sich hier um eine chronische Tubenfunktionsstörung, wobei die Belüftung des Mittelohrs durch eine Perforation des Trommelfells gewährleistet wird. Bei Eindringen von infiziertem Wasser kommt es zu intermittierenden Schüben einer infizierten chronischen Mittelohrentzündung, die entsprechend chemotherapeutisch angegangen werden kann.

Die häufigsten Keime sind P. aeruginosa, Enterobacteriaceae und S. aureus. Die kausale Therapie ist die mikrochirurgische operative Versorgung. Die im englischen Sprachraum gebräuchliche Bezeichnung »otitis media with effusion« bezeichnet keine Entzündung, sondern eine Dysfunktion der Tuba auditiva Eustachii. Folge davon ist ein Erguss im Mittelohr, sodass in diesem Fall von einem Seromukotympanon,

Serotympanon oder einem chronischen Mittelohrkatarrh als auch von einem Paukenerguss gesprochen werden sollte. Unbehandelt besteht ein Paukenerguss nach akuter Otitis media bei bis zu 70% der Patienten bis zu 9 Monate nach dem Ereignis.

7.5.2.3 Epidemiologie

Die akute Otitis media ist eine Kinderkrankheit und kommt bei Erwachsenen selten vor. Sie ist der häufigste Grund, warum ein Kind einen Arzt aufsucht. Bis zum 3. Lebensjahr haben 75–95% aller Kinder eine Otitis media durchgemacht, etwa 30% mindestens 3-mal. Die Otitis media acuta tritt saisonal gehäuft von Dezember bis März auf.

7.5.2.4 Symptomatik

Die Symptomatik besteht aus einseitigen Schmerzen in der Tiefe des Ohrs von pulsierendem Charakter, bei Kindern Ohrzwang (gehäuftes Greifen zum Ohr) sowie eine erhebliche Beeinträchtigung des Allgemeinbefindens mit Weinen, Schreien und Schlafstörungen. Zusätzlich sind Fieber und eine homolaterale Schallleitungsschwerhörigkeit möglich. Mikrootoskopisch imponiert zu Beginn ein intaktes, verstrichenes und gerötetes Trommelfell. Dies ist bei der viral-katarrhalischen Otitis media der Endzustand der Erkrankung mit rückläufiger Tendenz.

Bei der bakteriell-purulenten Otitis media mit eitrigem Erguss im Mittelohr kommt es zu einer Vorwölbung des Trommelfells. Bei bis zu 30% tritt eine Trommelfellperforation auf, davon in 85% der Fälle im vorderen unteren Quadranten und in 15% im hinteren oberen Quadranten. Bei der viral-katarrhalischen Form kommt es nach einigen Tagen zur spontanen Rückbildung. Komplikationen sind nicht bekannt. Bei der purulenten Otitis media beträgt die Selbstheilungsrate 60–80%.

Erreger der bakteriell-purulenten akuten Otitis media ab dem 6. Lebensmonat sind: Pneumokokken bis 35%, H. influenzae bis 35% (95% unbekapselt). M. catarrhalis 5–30%, S. aureus 5–20%. Vor dem 6. Lebensmonat finden sich S. aureus, E. coli und P. aeruginosa. Die Häufigkeit von Monoinfektionen beträgt 67–85%, diejenige von Mischinfektionen 14–25%.

7.5.2.5 Komplikationen

Mögliche Komplikationen sind: Mastoiditis (◘ Abb. 7-1), septische Sinus-sigmoideus-Thrombose, Meningitis, Hirnabszess, Labyrinthitis mit Vestibularis- und/oder Cochlearisausfall mit Schwindel, Innenohrschwerhörigkeit bis hin zur Ertaubung sowie toxischer Fazialisparese.

Otitis media mit Erguss

Synonyme: Serotympanon, Seromukotympanon, chronisch-sekretorische Otitis media, Otitis media mit Erguss, seröse Otitis media, muköse Otitis media, chronischer Tubenmittelohrkatarrh, chronisch-exsudative Otitis media, Paukenerguss.

Die Vielzahl der Bezeichnungen zeigt, dass der Versuch unternommen wird, einen Befund als Krankheitsentität zu interpretieren. Bei diesen Symptomen handelt es sich um eine Flüssigkeitsansammlung hinter dem Trommelfell bedingt

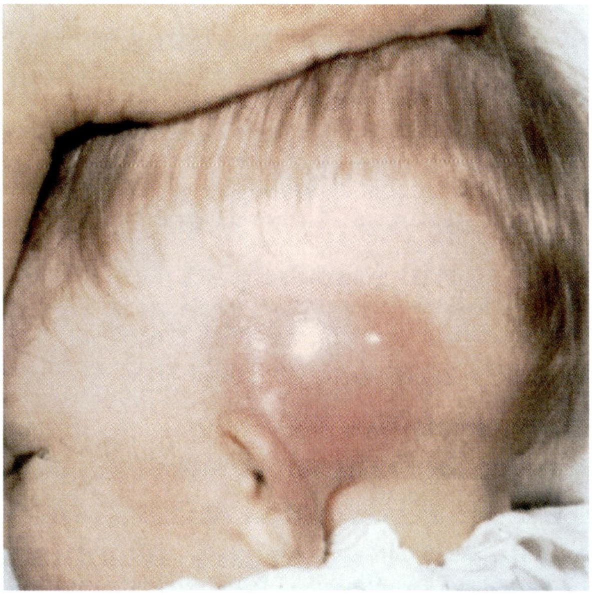

◘ Abb. 7-1. Mastoiditis als Folge einer akuten Otitis media

durch eine Dysfunktion der Tuba auditiva Eustachii. Ob es sich um ein Serotympanon mit dünnflüssigem Sekret oder ein Mukotympanon mit zähem Schleim handelt, ist von der Länge der Tubenfunktionsstörung abhängig. Es kommt auch bei vergrößerten Rachendachadenoiden (Polypen) zu Tubenfunktionsstörungen. Sind diese klinisch nachgewiesen (Schnarchen, gehäufte Infekte der oberen Luftwege), ist die Adenotomie ein segensreicher Eingriff mit 92% Ausheilung der Symptome nach Adenoidektomie.

Chronische Otitis media

Wir finden hier einen zentralen Trommelfelldefekt über einen längeren Zeitraum von 2 Monaten und mehr. Es bestehen durch Eindringen von Keimen über das Waschwasser eine chronisch-rezidivierende fötide Sekretion aus dem Ohr sowie eine Schallleitungsschwerhörigkeit. Die symptomatische Therapie ist eine kalkulierte Antibiotikagabe, die sanierende Therapie eine mikrochirurgische Intervention.

7.5.2.6 Diagnostik

Anamnese, klinische Befunde, Mikrootoskopie, Stimmbandgabelversuche nach Weber u. Rinne, jenseits des 5. Lebensjahrs Audiometrie, Röntgenaufnahmen nach Schüller (1929) und ggf. Computertomographie.

7.5.2.7 Therapie

Bei der viral-katarrhalischen Otitis media acuta abschwellende Nasentropfen alle 3–4 h und Analgetika verabreichen. Bei leichten Formen der bakteriellen Otitis media acuta symptomatische Behandlung mit 24-stündiger Kontrolle, sonst kalkulierte Antibiotikagabe mit Aminopenicillinen mit und ohne β-Laktamaseinhibitor, Makroliden und Oralcephalosporinen der 2. oder 3. Generation. (Auswahl s. Kap. 5.3.1–5.3.2.4, S. 104–120). Bei Komplikationen ist eine operative Behandlung nötig.

7.5.2.8 Verlauf

- Phase der exsudativen Entzündung (1–2 Tage mit Temperaturanstieg, Schüttelfrost, pulsierenden Schmerzen in der Tiefe des Ohrs),
- Abwehr und Demarkation vom 3.–8. Tag mit spontanem Durchbruch des eitrigen Mittelohrexsudates und die daran anschließende
- Heilungsphase von 2–4 Wochen mit Nachlassen der Otorrhoe und Normalisierung des Gehörs.

Eine deutliche Abkürzung auf ca. 5–10 Tage wird durch Antibiotika und symptomatische Therapie erreicht.

7.5.2.9 Prophylaxe

Siehe Abschn. 7.6 »Sinusitis«.

7.5.3 Mastoiditis

7.5.3.1 Definition

Die Mastoiditis ist eine Schleimhautentzündung der pneumatisierten Zellen des Mastoids mit eigenständiger Krankheitscharakteristik als Komplikation der akuten bakteriellen Otitis media purulenta.

7.5.3.2 Pathogenese

Weiterleitung des bakteriellen Exsudates aus den Mittelohrräumen in das Mastoid.

7.5.3.3 Epidemiologie

Etwa 0,01% der Patienten mit akuter purulenter Otitis media entwickeln eine Mastoiditis.

7.5.3.4 Symptomatik

Bei jeder akuten Mittelohrentzündung entwickelt sich eine bestehende Begleitmastoiditis zu einem eigenen Krankheitsbild mit Einschmelzung der knöchernen Zellsepten im Sinne einer Ostitis. Die Entzündung des Knochens verursacht Ab- und Umbauvorgänge, die zu ausgedehnten Knocheneinschmelzungen und damit zu Komplikationen führen können. Es findet sich ein verstärktes Krankheitsgefühl, eine Erhöhung von BSG, CRP und Leukozytose, ein abstehendes Ohr sowie ein retroaurikulärer subperiostaler Abszess. Weitere seltene Komplikationen sind die Ausbreitung der Entzündung in das Os zygomaticum (Zygomatizitis) und über die Spitze des Mastoids in die Halsweichteile (Bezold-Mastoiditis).

Die Pyramidenspitzeneiterung mit Thrombose des Sinus cavernosus, Abduzensparese und Trigeminusirritation (Gradenigo-Syndrom) ist extrem selten.

7.5.3.5 Diagnostik

Klinik, Laborwerte (CRP-Wert, Leukozytose), Computertomographie.

7.5.3.6 Therapie

Therapie der Pseudomastoiditis: kombiniert operativ (primär!) und kalkuliert antibiotisch.

Bei der Mastoiditis finden sich gehäuft Staphylokokken und Enterobacteriaceae, sodass sich eine Kombinationsbehandlung von Ceftazidim/Amoxicillin mit Clavulansäure bewährt hat.

7.5.3.7 Verlauf

Nach erfolgreicher Operation ca. 7 Tage Krankenhausaufenthalt.

7.5.3.8 Prophylaxe

Siehe Abschn. 7.6 »Sinusitis«.

7.5.3.9 Sonderformen

So einfach die Diagnose der klassischen Mastoiditis ist, so schwierig kann sie bei Säuglingen und Kleinkindern auch in atypischen Fällen sein. Beim Säugling und Kleinkind sind Antritis und Antromastoiditis teilweise nur von einem intermittierenden Ohrzwang (Greifen zum Ohr) sowie Gedeihstörungen und einer erhöhten BSG begleitet. Die Diagnosesicherung erfolgt durch die Computertomographie und/oder die Probeantrotomie.

Bei der »chronisch-granulierenden Mastoiditis« des Erwachsenen handelt es sich um eine bakteriell entzündliche Granulationsgewebebildung im Mastoid und im Mittelohr, die konservativ durch eine adäquate Antibiotikatherapie oder auch die Gabe von Kortison nicht beeinflussbar ist. Erst die operative Behandlung mit Ausräumung des Mastoids, Eröffnung des Aditus und Ausräumung des Cavum tympani führen zu einer Sanierung. Das klinisch führende Symptom ist eine Schallleitungsschwerhörigkeit mit mikrootoskopisch getrübtem Trommelfell.

Fazit für die Praxis

- Otitis media acuta
  - Typisches Alter (Kinderkrankheit) mit typischer Anamnese.
  - (Rhinitis), einseitige Ohrenschmerzen (Ohrzwang) und Schallleitungsschwerhörigkeit sowie reduzierter Allgemeinzustand, Fieber und Schmerzen.
  - Therapie mit abschwellenden Nasentropfen und Analgetika, antibiotisch abwartende Haltung bei viral-katarrhalischer Otitis media acuta, absolute Indikation für Antibiotika bei bakteriell-purulenter Otitis media acuta.
  - Bei Komplikationen sofortige Krankenhauseinweisung.
- Otitis media chronica
  - Rezidivierende einseitige Otorrhoe. Otoskopisch zentraler Trommelfelldefekt, audiometrisch Schallleitungsschwerhörigkeit.
  - Therapie der entzündlichen Episode: Fluorchinolone der 2. Generation (Ciprobay, Tarivid). i.v. Augmentan/Fortum. Sanierende Behandlung durch mikro-

chirurgische plastische Operation mit Verschluss des Trommelfells und ggf. Wiederaufbau der Schallleitungskette.
- Otitis externa diffusa
  - Extremer Tragusdruckschmerz, verschwollener Gehörgang. Lokalbehandlung mit Diprogenta-Salbenstreifen und/oder orale Fluorchinolone der 2. Generation (Tarivid, Ciprobay) (Nicht bei Kindern!).
- Otitis externa maligna
  - Chronisch sezernierende schmerzlose Otitis externa des älteren männlichen Diabetikers mit fötidem Eiter. Im Abstrich zu 100% P. aeruginosa.
  - Hospitalisation zur Diagnostik (CT!) und Einleitung der antibiotischen Sequenztherapie mit Fluorochinolonen der 2. Generation i.v./oral. Zusätzlich Einstellen des Diabetes mellitus.

7.6 Sinusitis

7.6.1 Definition

Bei der Sinusitis handelt es sich um eine Entzündung der Nasennebenhöhlenschleimhaut, die sich zur selbstständigen Erkrankung entwickelt hat und typische eigene Krankheitssymptome aufweist. Die Schädigung der Schleimhaut kann viral oder bakteriell hervorgerufen sein.

7.6.2 Pathogenese

Die Pathogenese der Sinusitis ist überwiegend rhinogen, d. h. eine virale Rhinitis erfasst die Schleimhäute der Nasennebenhöhlen. Bei der akuten, subakuten und chronischen Sinusitis besteht ein Entzündungszustand der Nasen- und Nasennebenhöhlenschleimhaut. Die unter der mittleren Nasenmuschel mündenden Ausführungsgänge aller Nasennebenhöhlen werden hierdurch stenosiert. So kommt es zu einer Abfluss- bzw. Belüftungsstörung der Nasennebenhöhlen mit Sekretaufstau. Dieser kann bakteriell infiziert werden.

Der Bereich der Mündungen der Ausführungsgänge der Nasennebenhöhlen unter der mittleren Nasenmuschel wird als osteomeatale Einheit bezeichnet und ist bei allen Sinusitisformen von entscheidender Bedeutung in Pathogenese und Therapie.

Die rhinogene Nasennebenhöhlenentzündung folgt der viralen Rhinitis mit einer Latenz von 7–10 Tagen. Dentogene Kieferhöhlenentzündungen kommen in ca. 5% vor. Noch seltener ist durch direkten Einstrom von infiziertem Wasser die sog. Badesinusitis. Anatomische Abweichungen von der Norm, wie eine Nasenseptumdeviation oder eine Nasenmuschelvergrößerung (Allergie!), begünstigen Entstehung, Dauer und Frequenz der Sinusitis sowie Therapieresistenz und Rezidive.

7.6.3 Erregerspektrum

- Bakteriell-purulente Sinusitis acuta:

S. pneumoniae ca. 35%, H. influenzae ca. 20%, ca. 10% Mischinfektionen von Pneumokokken und H. influenzae, 5–30% S. aureus, 5–10% M. catarrhalis, gelegentlich auch anaerobe Keime als Mischflora.

- Chronisch-bakterielle Sinusitis:

S. aureus ca. 50%, Streptokokken ca. 10%, H. influenzae ca. 10%, Enterobacteriaceae 25%.

7.6.4 Krankheitsbild

Lokalisation: Erkrankung einer Nebenhöhle (Monosinusitis), mehrerer Nebenhöhlen (Polysinusitis), aller Nebenhöhlen (Pansinusitis) einer oder beider Seiten.

7.6.5 Verlauf

Akute Sinusitis bis 14 Tage, subakute Sinusitis bis 12 Wochen, chronische Sinusitis länger als 12 Wochen.

7.6.6 Symptomatik

Akute Sinusitis

Druck- und Klopfschmerzhaftigkeit der Nervenaustrittspunkte (NAP) und der Sinus mit Verstärkung beim Bücken durch Erhöhung des venösen Drucks über Kieferhöhle, Stirnhöhle, medial betont periorbital (Siebbeinzellsystem), homolateral-zentral bei Keilbeinhöhlenentzündung.

Komplikationen der akuten Sinusitis

1. Stirnhöhle:

Stirnbeinosteomyelitis fast nur bei Kindern, Verstärkung der Kopfschmerzen, Druck- und Klopfschmerzhaftigkeit im Bereich von Stirnhöhle und Os frontale homolateral. Dann Entzündungszeichen der Haut, später subgalealer Abszess. Möglich epidurales Empyem, ggf. Meningitis und/oder Hirnabszess. Zu Beginn der Komplikation Fieberanstieg, Anstieg von BSG und CRP, Leukozytose und schweres Krankheitsgefühl. Selten ist der Durchbruch des Eiters über die Stirnhöhlenbasis in die Orbita mit orbitaler Komplikation (■ Abb. 7-2).

2. Siebbeinzellsystem:

Rhinogene Meningitis sowie die orbitale entzündliche Komplikation (subperiostaler Abszess, Orbitalphlegmone). Orbitale Komplikation häufig zwischen dem 10. und 25. Lebensjahr.

3. Bei Keilbeinhöhlenentzündungen können als Komplikationen die Sinus-cavernosus-Thrombose, eine Meningitis oder ein homolateraler Sehkraftverlust bis hin zur Amaurose auftreten.

Zusammengefasst sind klinische Symptome der akuten Sinusitis Schmerzen über der befallenen Nebenhöhle, eine behinderte Nasenatmung sowie Schleim/Eiter im Nasen-Rachen-Raum und/oder Naseneingang. Diese Symptome sind in unterschiedlich abgemilderter Form bei subakuten und chronischen Sinusitiden vorhanden.

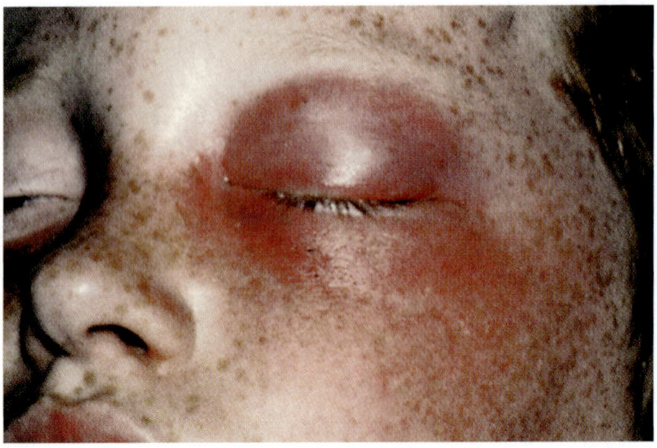

Abb. 7-2. Durchbruch einer Siebbeinzellenentzündung in die Orbita

7.6.7 Diagnostik

- Anamnese:
Hinweise auf virale Rhinitis, dentogene Sinusitis, Badesinusitis.
- Laboruntersuchungen sind bei der akuten Sinusitis meist nicht erforderlich. Erhöhung von BSG, CRP auf Werte zwischen 40 und 60 IE, leichte Leukozytose, subfebrile Körpertemperatur bis 38,5°C.
- Diaphanoskopie:
Anwendbar bei Kiefer- und Stirnhöhle, Treffsicherheit hoch.
- Ultraschall (A-Scan):
Anwendbar bei Stirn- und Kieferhöhle. Gewisse Aussagekraft in der Hand des Erfahrenen.
- Röntgennativaufnahme:
Im Vergleich zur Computertomograhpie diagnostische Sicherheit bei Stirn- und Kieferhöhle ca. 70%, Siebbeinzellsystem ca. 20%, Keilbeinhöhle unter 10%.
- Computertomographie:
Aussagekraft 100%.
- Eine Kernspintomographie ist zur Diagnostik von Nebenhöhlenprozessen nicht indiziert.

Differentialdiagnose

Bei akuten Formen Trigeminusneuralgie sowie bei Keilbeinhöhlenentzündung Trigeminusneuralgie, Bing-Horton-Syndrom, Cluster-Kopfschmerz, Subarachnoidalblutung, allgemeiner Hirndruck.

Bei entzündlich orbitaler Komplikation Orbitaeinblutung, Orbitatumor, Dakryozystitis. Bei chronischer Sinusitis sämtliche Kopfschmerzformen sowie symptomatische Trigeminusneuralgie als auch Hirngefäßmissbildungen.

7.6.8 Therapie

1. Gabe abschwellender Nasentropfen in beide Nasenhaupthöhlen alle 3–4 h in altersentsprechender Dosierung. Die osteomeatale Einheit ist am besten mit einem Spray zu erreichen.
2. Antiphlogistika.
3. Bei verlängerter Anamnesedauer und/oder nicht mehr leichten Erkrankungsformen Antibiotika.

Als Antibiotika sind erregerspezifisch Makrolide, Aminopenicilline mit und ohne β-Laktamaseinhibitor, Oralcephalosporine der 2. (zu bevorzugen) oder 3. Generation (nicht bei chronischer Sinusitis) oder 5-Fluorchinolone wahlweise indiziert.
Bei der akuten Sinusitis reicht in ca. 90% der Fälle eine 5-Tage-Therapie. In einer kürzlich abgeschlossenen aktuellen Studie zum Nachweis der Effizienz und Sicherheit einer 5-Tage-Therapie mit Cefuroximaxetil im Vergleich zu einer 10-Tage-Therapie mit Clarithromycin fanden sich in der Bakteriologie 40% Staphylococcus aureus, sodass bei mittleren und schweren Verlaufsformen oder sich ungünstig entwickelnden leichten Verlaufsformen der akuten Sinusitis purulenta ein gegen Staphylokokken wirksames Antibiotikum bevorzugt werden sollte.
Somit scheiden die Aminopenicilline ohne β-Laktamaseinhibitor als auch Oralcephalosporine der 3. Generation aus.

Im Zweifelsfall kann zwischen einer viral-katarrhalischen und beginnend bakteriell-purulenten Sinusitis mit Bestimmung des CRP-Wertes unterschieden werden.

Behandlungsstrategien

Bei viral-katarrhalischen und leichten bakteriell-purulenten Sinusitiden reicht die Therapie mit abschwellenden Nasentropfen und Analgetika. Bei Beschwerdepersistenz und Verstärkung ist eine ausreichende antibiotische Behandlung indiziert. Mögliche Kontrolle des Therapieerfolges durch CRP-Bestimmung.

Bei subakuten und chronischen Sinusitiden 14-tägige Antibiotikabehandlung mit begleitender Gabe von Nasentropfen und Antiphlogistika. Weiter bei akuten, subakuten und chronischen Formen zusätzlich Anwendung von Kopflichtbädern, Mikrowelle, Inhalationen, Eukalyptol (Soledum) und Schleimhautpflege der Nase (Nasicur). Bei Versagen der konservativen Therapie und bei Entwicklung von Komplikationen nach computertomographischer Diagnostik befundentsprechende operative Behandlung.

7.6.9 Verlauf

Die akute Sinusitis sollte nach 14 Tagen ausgeheilt sein. Die skizzierten Behandlungsstrategien verkürzen den Ablauf auf 3–5 Tage, reduzieren die Beschwerden des Patienten und verhindern Komplikationen.

Bei subakuten und chronischen Verläufen ist häufig die Primärtherapie nicht adäquat, chronische Noxen (Stäube, Gase, Dämpfe, Zigarettenrauch, berufliche Staub-, Gas- und Dampfeinwirkungen sowie saisonale und perenniale Allergieformen) oder nicht ausgeschaltete oder operationsbedürftige anatomische Varianten, wie die Nasenseptumdeviation oder Nasenmuschelhyperplasie, vorhanden.

Die chronische Sinusitis liegt in der schleimig-eitrigen und serös-polypösen Form (Nasenpolypen, Nasenatmungsbehinderung) vor. Überwiegend chronische Sinusitiden sind nach erfolglosen konservativen Behandlungsversuchen operationspflichtig.

7.6.10 Prophylaxe

Allgemeine Abhärtung, roborierende Maßnahmen. Aktive Immunisierung von kurzer Dauer, daher wiederholungsbedürftig.

7.6.11 Aktuelle Trends

Im österreichischen Schrifttum sind Mykosen der Nasennebenhöhlen beschrieben, die wir im eigenen Krankengut nicht bestätigen konnten. Eine Häufung der durch Aspergillus fumigatus hervorgerufenen Mykosen wird überwiegend bei immungestörten hämatologischen Patienten beobachtet. Es wird jedoch innerhalb der letzten Jahre im US-amerikanischen Schrifttum die eosinophile fungale Rhinosinusitis (EFRS) und die allergische fungale Sinusitis (AFS) beschrieben. Hier wurden Pilzmycele nachgewiesen, die als Ursache der Eosinophilie und der Polyposis sowie der chronischen bakteriellen superinfizierten Entzündung der Schleimhäute angesehen wurden. Die therapeutische Konsequenz wäre die lokale Spülbehandlung mit Antimykotika in Kombination mit oral-systemischen Antibiotika oder Antimykotika.

Fazit für die Praxis

1. Akute Sinusitis
   - Meist Folge eines Schnupfens oder bei einseitiger Sinusitis maxillaris an Zahnanamnese denken.
   - Diagnostik
     Typische Anamnese (Rhinitis!).
   - Therapie
     Bei viral-katarrhalischer Form ohne Eiternachweis unter der mittleren Nasenmuschel Gabe von abschwellenden Nasentropfen alle 3–4 h sowie Analgetika.
     Bei Sinusitis acuta purulenta (Schleim-/Eiternachweis unter der mittleren Nasenmuschel!) 3-er-Therapie:
     Antibiotika, abschwellende Nasentropfen alle 3–4 h und Analgetika.
     Welche Antibiotika? Bei akuter purulenter Sinusitis Cephalosporine der 2. oder 3. Generation, Amoxicillin oder Makrolide. Bei diagnostischen Schwierigkeiten kraniale Computertomographie.
2. Subakute Sinusitis
   - Diagnostik und Antibiotika
     Wie unter 1.
3. Chronische Sinusitis
   - Diagnostik
     Aufgrund der Anamnese, der Symptomatik und des klinischen Befundes. Bei invasiven Eingriffen (Kieferhöhlenspülung oder operativer Behandlung) ist ein bildgebendes Verfahren unbedingt erforderlich. Die Computertomographie ist der Nativradiologie vorzuziehen. Vor operativer Behandlung konservativer Behandlungsversuch mit Inhalationen, Analgetika und einer ca. 14 Tage dauernden Antibiotikatherapie.
     Welches Antibiotikum? Staphylokokkenfeste Antibiotika, Cephalosporine der 2. Generation, Amoxicillin mit β-Laktamaseinhibitor oder Makrolide.
4. Sinusitis mit Komplikationen
   Sofortige Krankenhauseinweisung zur Diagnostik (kraniale Computertomographie!) und meist kombiniert antibiotisch-operative Behandlung.
5. Keilbeinhöhlenentzündungen
   Bei langdauernden heftigen, einseitigen, undulierenden Kopfschmerzen ist an eine Keilbeinhöhlenentzündung zu denken. Die Diagnose erfolgt ausschließlich durch die Computertomographie.

7.7 Akute Epiglottitis (Supraglottitis)

W. Handrick

Bei der Epiglottitis handelt es sich um eine akut auftretende entzündlich-ödematöse Schwellung der Epiglottis und des supra- und periglottischen Gewebes, ausgelöst durch eine bakterielle Infektion. Bei ausbleibender adäquater Therapie kann es schnell zur respiratorischen Insuffizienz und zum Exitus letalis kommen.

7.7.1 Ätiopathogenese

Vor Einführung der HIB-Impfung war bei Kindern H. influenzae Typ B (HIB) der häufigste Erreger der Epiglottitis (90–95%). Nach Einführung der Impfung werden (allerdings sehr selten) überwiegend andere Erreger bei Kindern mit Epiglottitis nachgewiesen (S. pneumoniae, A-, B-, C-Streptokokken, S. aureus, andere H.-influenzae-Serotypen, H. parainfluenzae).

Auch bei Erwachsenen war HIB früher der am häufigsten nachgewiesene Erreger (20–50%), nach Einführung der HIB-Impfung liegt der Anteil von HIB bei etwa 10–20%. Daneben konnten auch nichttypisierbare H.-influenzae-Stämme, andere H.-influenzae-Serotypen, H. parainfluenzae, Pneumokokken und A-Streptokokken als Epiglottitiserreger bei Erwachsenen nachgewiesen werden. Bei Patienten mit entsprechenden Dispositionsfaktoren können auch gramnegative Stäbchenbakterien (z. B. Pseudomonas aeruginosa, Pasteurella multocida, Kingella kingae, Klebsiella pneumoniae), Anaerobier und Pilze einmal Ursache einer Epiglottitis sein. Im Unterschied zu den Kindern ist die Blutkultur bei Erwachsenen mit dem klinischen Bild einer Epiglottitis in 40–70% negativ, d. h. die Ätiologie bleibt in diesen Fällen unklar.

Als Dispositionsfaktoren für eine Epiglottitis vermutet man akute respiratorische Virusinfektionen, evtl. Minitraumen der Schleimhautoberfläche (durch Nahrungsaufnahme) sowie bestimmte Grundkrankheiten. Möglicherweise spielen in der Pathogenese der Epiglottitis auch genetische Faktoren eine Rolle. Ob die bei Erkrankten nachgewiesene Bakteriämie ein primäres Ereignis ist (das die Epiglottitis zur Folge hat) oder ein sekundäres Phänomen (infizierte Epiglottitis als »streuender« Fokus), ist nicht geklärt.

Die Erreger gelangen entweder hämatogen oder aber direkt von der Schleimhaut aus in das Gewebe der Epiglottis. Die entzündliche Schwellung der Epiglottis führt dann zu einer zunehmenden Obstruktion der Atemwege, diese hat Hypoxie, Hyperkapnie und Azidose zur Folge.

7.7.2 Epidemiologie

Die Epiglottitis kommt hauptsächlich in Regionen gemäßigten Klimas vor. Vor Einführung der HIB-Impfung erkrankten v. a. Kinder im Alter von 2–5 Jahren, das Durchschnittsalter betrug 3,5 Jahre. Im Verhältnis dazu traten Epiglottitiden bei Erwachsenen selten auf. Seit Einführung der HIB-Impfung in der 2. Hälfte der 1980er Jahre hat die Epiglottitisinzidenz deutlich abgenommen. Heute erkranken kaum noch Kleinkinder, sondern ältere Kinder und Erwachsene.

7.7.3 Klinische Symptomatik

7.7.3.1 Kinder

Typisch ist der perakute Beginn (meist ohne Prodromi) bei bis dahin überwiegend unauffälligen Kindern. Der Allgemeinzustand der Patienten ist deutlich beeinträchtigt (bis zum Schock), die Stimme ist kloßig, und der inspiratorische Stridor ist weniger ausgeprägt als bei der Laryngitis subglottica. Weiterhin finden sich Einziehungen, hohes Fieber (38,8–40°C), Schluckschmerz, Speicheln und eine ausgeprägte Tachykardie.

Das Kind ist ängstlich, ringt um Luft und versucht zu sitzen statt zu liegen (dabei oft mit überstrecktem Nacken). Je nach Schweregrad der Atemnot ist das Kind zyanotisch. Der Zustand kann sich in wenigen Stunden verschlechtern bis hin zur Ateminsuffizienz und u. U. zum Exitus letalis.

7.7.3.2 Erwachsene

Der Beginn ist bei Erwachsenen nicht so abrupt, das Fieber nicht so hoch wie beim Kind (es kann evtl. auch fehlen). Hinweisend sind Halsschmerz, Dysphagie und Dyspnoe. Der Verlauf ist meist weniger foudroyant als bei Kindern. Es gibt ausgesprochen milde, vereinzelt aber auch schwere Verläufe. Mildere Manifestationen werden u. U. gar nicht als Epiglottitis erkannt. Bei immundefizienten Patienten kann der Verlauf atypisch sein (z. B. bei Aids-Patienten).

7.7.4 Diagnostik

Alle diagnostischen Maßnahmen (Blutentnahmen, Abstriche, evtl. Röntgen) dürfen erst nach Sicherung der freien Atmung, d. h. in den meisten Fällen nach Intubation (und diese meist erst nach Laryngoskopie), erfolgen.

Der typische Befund bei der Laryngoskopie ist die deutlich geschwollene, manchmal kirschrote Epiglottis (in manchen Fällen findet sich gleichzeitig eine Uvulitis). Beim Kind sollte die Laryngoskopie in Intubationsbereitschaft (möglichst im OP) erfolgen bzw. mit der Intubation kombiniert werden. Bei Erwachsenen kann mittels Fiberoptik- oder indirekter Laryngoskopie die Diagnose gestellt werden.

Bei der Laryngoskopie bzw. Intubation sollte ein Epiglottisabstrich erfolgen (die Ergebnisse von Rachenabstrichen sind kaum brauchbar). Auf die Blutkultur darf nicht verzichtet werden (die Nachweisrate beträgt bei H. influenzae 80–100%). Bei Erwachsenen ist die Blutkultur in 40–70% negativ. Im Blutbild finden sich fast immer Leukozytose, Neutrophilie und Linksverschiebung, das CRP ist erhöht. Die seitliche Röntgenaufnahme der Halsweichteile wird heute von den meisten Experten nicht mehr empfohlen.

Differenzialdiagnostisch muss die Epiglottitis abgegrenzt werden u. a. von folgenden Erkrankungen:
- akute Laryngotracheitis,
- bakterielle Laryngotracheobronchitis,
- akutes angioneurotisches Ödem im Bereich des Larynx,
- Fremdkörperaspiration,
- Retropharyngealabszess,
- Diphtherie,
- Mononucleosis infectiosa,
- Tumor,
- Epiglottitis durch thermische Schädigung der Epiglottis.

7.7.5 Therapie

! Wenn bei einem Kind die Verdachtsdiagnose Epiglottitis gestellt ist, zählt jede Minute! Im Vordergrund steht die Sicherung freier Atemwege. Das Kind gehört immer auf eine Intensivtherapiestation.

Jüngere Kinder müssen in den meisten Fällen intubiert werden (oft zunächst orotracheal, nach Stabilisierung erfolgt der Wechsel zur nasotrachealen Intubation). Der Tubus sollte einen 0,5–1 mm geringeren Durchmesser haben als dem Kind altersgemäß zusteht. Die Tracheotomie ist heute die Ausnahme. Eine Beatmung ist oft nicht notwendig.

Als kalkulierte Antibiotikatherapie erhält das Kind ein i.v.-Cephalosporin der 3. (Cefotaxim, Ceftriaxon) oder 2. Generation (Cefuroxim, Cefotiam). Das Kind sollte bei Notwendigkeit so sediert werden, dass die akzidentelle Extubation möglichst verhindert, die Atmung aber nicht supprimiert wird. Bei Erwachsenen ist eine Intubation meist nicht notwendig.

Für Kortikosteroide gibt es keine gesicherte Indikation. Supportive Maßnahmen (Sauerstoff, Infusionen etc.) erfolgen je nach individueller Situation.

7.7.6 Verlauf, Komplikationen, Prognose, Prophylaxe

Bei adäquater Therapie ist eine Extubation meist nach 48–72 h möglich (evtl. kurzzeitige Gabe eines Steroids zur Minderung des Postintubationsödems). Auch bei deutlicher klinischer Besserung sollte die Antibiotikatherapie fortgeführt werden (insgesamt 7–10 Tage).

Bei ausbleibender rechtzeitiger Diagnostik und adäquater Therapie kann es binnen Stunden zum Exitus letalis durch Ateminsuffizienz kommen. Je früher die Diagnose gestellt wird, desto besser ist bei adäquater Therapie die Prognose. Die Letalitätsraten sind in den veröffentlichten Studien unterschiedlich, zeigen aber in den letzten Jahren insgesamt eine fallende Tendenz. Die meisten Exitus letales ereignen sich auf dem Transport in die Klinik bzw. in den ersten Stunden nach Aufnahme in der Klinik.

Selten werden Komplikationen beobachtet, z. B. Epiglottisabszess, Pneumonie, Lungenödem, Sepsis, Meningitis, Arthritis, Cellulitis. Solche Komplikationen treten bei Kindern häufiger auf als bei Erwachsenen.

Die beste Prophylaxe der H.-influenzae- Epiglottitis ist die HIB-Impfung (der Impfschutz ist aber nicht absolut, in Einzelfällen wurde über systemische HIB-Infektionen trotz korrekter HIB-Impfung berichtet). Kontaktpersonen von Patienten mit HIB-Epiglottitis können (wie bei der HIB-Meningitis) eine Rifampicinprophylaxe erhalten.

Literatur zu Kap. 7.7

Berg S, Trollfors B, Nylén O, Hugosson S, Prellner K, Carenfelt C (1996) Incidence, aetiology, and prognosis of acute epiglottitis in children and adults in Sweden. Scand J Infect Dis 28: 261–264

Baker AS, Behlau I, Tierney MR (1999) Infections of the pharynx, larynx, epiglottis, trachea, and thyroid. In: Gorbach SL, Bartlett JG, Blacklow NR (eds) Infectious diseases, 2nd edn. Saunders, Philadelphia, pp 542–544

Dixon J, Black JJM (1998) Adult supraglottitis: an important cause of airway obstruction. J Accid Emerg Med 15: 114–117

Garpenholt Ö, Hugosson S, Fredlund H, Bodin L, Olcén P (1999) Epiglottitis in Sweden before and after introduction of vaccination against Haemophilus influenzae type b. Pediatr Infect Dis J 18: 490–493

Hickerson SL, Kirby RS, Wheeler JG, Schutze GE (1996) Epiglottitis: a 9-year case review. South Med J 89: 487–490

Kucera CM, Silverstein MD, Jacobson RM, Wollan PC, Jacobson SJ (1996) Epiglottitis in adults and children in Olmsted County, Minnesota. Mayo Clin Proc 71: 1155–1161

Midwinter KJ, Hodgson D, Yardley M (1999) Paediatric epiglottitis: the influence of the Haemophilus influenzae b vaccine, a ten-year review in the Sheffield region. Clin Otolaryngol 24: 447–448

Nguyen R, Leclerc J (1997) Cervical necrotizing fasciitis as a complication of acute epiglottitis. J Otolaryngol 26: 129–131

Schwam E, Cox J (1999) Fulminant meningococcal supraglottitis: an emerging infectious syndrome? Emerg Infect Dis 5: 464–446

Sivalingam P, Tully AM (1998) Acute meningococcal epiglottitis and septicaemia in a 65-y-old man. Scand J Infect Dis 30: 196–198

Solomon P, Weisbrod M, Irish JC, Gullane PJ (1998) Adult epiglottitis: the Toronto Hospital experience. J Otolaryngol 27: 332–336

Takala AK, Peltola H, Eskola J (1994) Disappearance of epiglottitis during large-scale vaccination with Haemophilus influenzae type b conjugate vaccine among children in Finland. Laryngoscope 104: 731–735

Trollfors B et al. (1998) Aetiology of acute epiglottitis in adults. Scand J Infect Dis 30: 49–51

Wurtele P (1995) Acute epiglottitis in children: results of a large-scale anti-Haemophilus type B immunization program. J Otolaryngol 24: 92–97

7.8 Infektionen der Mundhöhle und der Halsweichteile

H. Luckhaupt

7.8.1 Akute nekrotisierende, ulzeröse Gingivitis

Diese Infektion wird definiert als Fusospirochätose mit schmerzhafter Gingivitis, die zu einer Papillenspitzennekrose führt; die Erkrankung kann Initialsymptom einer HIV-Infektion sein. Typisch ist die aerob-anaerobe Mischinfektion (klinischer Hinweis auf Anaerobierätiologie: Foetor ex ore). Therapeutisch ist neben lokal reinigenden und desinfizierenden Maßnahmen (z. B. Chlorhexidinlösung) eine systemische antibiotische Behandlung mit Clindamycin (s. Kap. 5.3.9.1, S. 137–140) oder Penizillin + Metronidazol indiziert.

7.8.2 Mundbodenphlegmone

Bei diesem eher seltenen Krankheitsbild handelt es sich um eine Entzündung der Mundboden- und Zungenmuskulatur mit der Gefahr der Einschmelzung (= Mundbodenabszess). Ursächlich sind fortgeleitete Infektionen der unteren Molaren, Speicheldrüsenentzündungen (z. B. Gl. sublingualis), Schleimhautverletzungen (Fremdkörper, Pfählungsverletzung), Lymphknoteneinschmelzungen.

Anaerobier, Streptokokken und Staphylokokken sind die wichtigsten Krankheitserreger. Schmerzen im Bereich der Mundhöhle, Halsschmerzen, Dysphagie, Speichelfluss, Fieber, ggf. Kieferklemme sind regelmäßig anzutreffende Symptome (◻ Abb. 7-3). Gefürchtete Komplikationen sind Larynxeingangsödem (Dyspnoe, Stridor!), Mediastinitis und Sepsis. Neben der HNO-ärztlichen Untersuchung kommt auch bei diesem entzündlichen Krankheitsbild der Halssonographie eine wichtige diagnostische Bedeutung zu (Nachweis einer Abszedierung, Speichelsteinnachweis u. a.).

Die antibiotische Therapie erfolgt hochdosiert parenteral mit einem Aminopenicillin + β-Laktamaseinhibitor (z. B. Am-

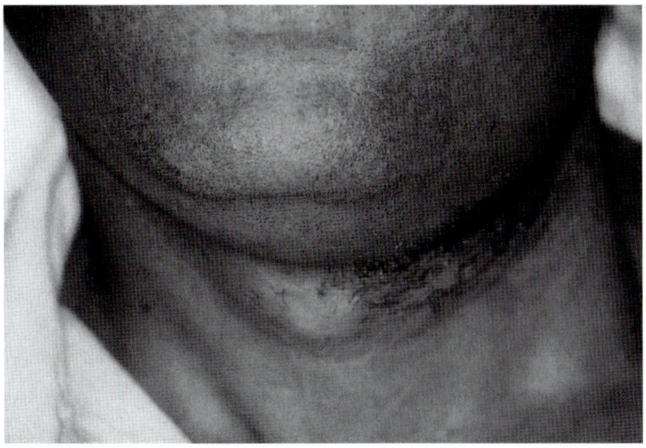

◻ Abb. 7-3. 38-jähriger Patient mit Mundbodenphlegmone, ausgeprägte Schwellung der gesamten Mundbodenregion und der oberen Halsweichteile picillin + Sulbactam) oder mit Clindamycin. Bei Verdacht auf Mundbodenabszess oder manifester Abszedierung ist die operative Behandlung erforderlich.

7.8.3 Zungenabszess

Durch eine apparente oder inapparente Schleimhautverletzung der Zunge kann es bei entsprechender Keimbesiedelung zu einer Abszessbildung im Bereich der Zunge kommen, die sehr schmerzhaft ist. Wichtige Erreger sind neben A-Streptokokken und Staphylococcus aureus Anaerobier. Klinisch findet sich eine druckdolente, oftmals hochrote Schwellung mit ödematöser Reaktion der umgebenden Schleimhaut.

Neben der Abszessinzision ist – bis zum Erregernachweis – eine parenterale antibakterielle Therapie mit einem Aminopenicillin + β-Laktamaseinhibitor (z. B. Ampicillin + Sulbactam oder Tazobac) oder Clindamycin erforderlich. Die Patienten müssen anfänglich engmaschig klinisch überwacht werden, um ein begleitendes Ödem der supraglottischen Region mit der Gefahr einer Verlegung der oberen Atemwege nicht zu übersehen. Zungenabszesse werden allerdings nur sehr selten beobachtet.

7.8.4 Peritonsillarabszess

Hierunter versteht man eine meistens einseitige, eitrige Einschmelzung des phlegmonös entzündeten, peritonsillären Gewebes bei Fortleitung einer Entzündung durch die bindegewebige Kapsel der Gaumenmandel oder auch bei akuter Exazerbation einer chronischen Tonsillitis. Erwachsene sind wesentlich häufiger betroffen als Kinder.

Die klinische Symptomatik wird bestimmt durch eine Schwellung der betroffenen Tonsille mit Vorwölbung des vorderen Gaumenbogens, Uvulaödem (■ Abb. 7-4), Speichelfluss, ggf. Kieferklemme; die Patienten leiden an starken Schluckbeschwerden. Typisch sind ferner eine kloßige Sprache, Fieber sowie eine begleitende Lymphadenitis colli.

Häufigste Erreger sind β-hämolysierende Streptokokken sowie Anaerobier, seltener Staphylokokken. Unter den anaeroben Bakterien werden regelmäßig Peptostreptokokken, Peptokokken, Prevotella melaninogenica, Prevotella oralis und Fusobakterien nachgewiesen.

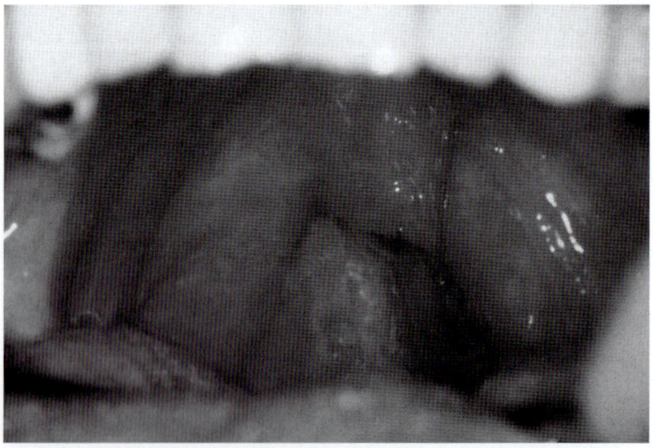

■ Abb. 7-4. 24-jähriger Patient mit Peritonsillarabszess links, deutliche Vorwölbung der linken Tonsille und des linken vorderen Gaumenbogens, ausgeprägtes Uvulaödem

Neben einer Abszessinzision oder Abszesstonsillektomie und symptomatischen Maßnahmen (analgetische und antiphlogistische Therapie) ist eine anfänglich parenterale antibiotische Behandlung erforderlich. Bis zum Erregernachweis sollte mit einem β-Laktamaseinhibitor (z. B. Amoxicillin + Clavulansäure oder Tazobac) oder Clindamycin behandelt werden. Nach Erhalt des mikrobiologischen Untersuchungsresultates und des Antibiogramms ist beispielsweise bei A-Streptokokkennachweis eine schmale antibiotische Therapie mit Penicillin G möglich. Die Therapiedauer beträgt bei unkompliziertem Krankheitsverlauf 5–7 Tage.

7.8.5 Retropharyngealabszess

Diese heutzutage nur noch selten beobachtete Erkrankung ist anatomisch zwischen mittlerem und tiefem (prävertebralem) Blatt der Halsfaszie lokalisiert. Grundsätzlich werden »heiße« und »kalte« Abszesse unterschieden. Die sog. heißen Abszesse werden durch retropharyngeale Lymphknoteneinschmelzungen bei schwerverlaufender Tonsillitis, Adenoiditis, bei Infektionen der Nase und der hinteren Nasennebenhöhlen, nach Traumen (Fremdkörper, Pfählungsverletzung) oder nach Halswirbelsäulenoperationen verursacht. Die kalten Abszesse finden sich bei tuberkulöser Spondylitis der HWS mit Senkungsabszess (heute extrem selten).

Wichtigste Erreger beim heißen Abszess sind A-Streptokokken, seltener Pneumokokken, Staphylokokken und Anaerobier; der kalte Abszess wird durch Mycobacterium tuberculosis hervorgerufen. Typische klinische Symptome beim heißen Abszess sind Schluckstörungen, Fieber, Halsschmerzen, evtl. inspiratorischer Stridor, Schonhaltung von Kopf und Hals. Patienten mit kaltem Abszess weisen neben einer Schonhaltung vielfach einen Bewegungs- und Stauchungsschmerz sowie Abgeschlagenheit, Nachtschweiß, subfebrile Temperaturen, selten Dyspnoe auf. In der Diagnostik sind neben der HNO-Spiegeluntersuchung die flexible Endoskopie von Pharynx und Larynx sowie die Halssonographie, ggf. die Computertomographie wichtig.

! Jeder retropharyngeale Abszess stellt eine Operationsindikation dar!

Bei fortschreitender Infektion drohen neben einer u. U. lebensbedrohlichen Verlegung der Atemwege Komplikationen wie Mediastinitis, Sepsis, Thrombophlebitis der V. jugularis interna. Beim kalten Abszess sind Mediastinitis und eine Destruktion der HWS mögliche Komplikationen.

Die antibiotische Therapie des heißen Abszesses umfasst – bis zum Erregernachweis – eine Kombinationsbehandlung mit z. B. Piperacillin, Tobramycin, einem anaerobierwirksamen Antibiotikum wie Metronidazol oder Clindamycin. Die medikamentöse Behandlung des kalten Abszesses besteht in der Gabe von Antituberkulotika. Diese Therapie wird der HNO-Arzt gemeinsam mit dem Internisten (und/oder Orthopäden) durchführen.

II. Symptome

7.8.6 Parapharyngealabszess

Eine phlegmonöse Ausbreitung entzündlicher Prozesse im Spatium parapharyngeum kann zum Parapharyngealabszess führen. Erwachsene sind häufiger als Kinder betroffen. Wichtigste Ursachen sind einschmelzende Lymphknotenentzündungen im Zusammenhang mit einer Tonsillitis oder einem Peritonsillarabszess, sehr selten auch einmal nach Tonsillektomie. Ferner kann ein parapharyngealer Abszess auch Ausdruck einer Komplikation bei Infektion unterer Molaren oder nach Extraktion derselben sein.

Fieber, Halsschmerzen, Schluckbeschwerden, Nackensteifigkeit, Halsschwellung, Krankheitsgefühl sind wichtige Symptome. Das Erregerspektrum umfasst insbesondere Streptokokken, Staphylokokken und Anaerobier. Neben der HNO-ärztlichen Untersuchung unter Einschluss der flexiblen Endoskopie kommen der Halssonographie und ggf. der CT-Untersuchung eine wichtige diagnostische Bedeutung zu.

Neben der operativen Behandlung ist bis zum Erregernachweis und Antibiogramm eine Kombinationstherapie mit Acylureidopenicillin (z. B. Piperacillin), Aminoglykosid (z. B. Tobramycin) und Clindamycin oder Metronidazol indiziert. Bei der Halssonographie sollte insbesondere auch stets eine septische Thrombose der V. jugularis interna ausgeschlossen werden, die eine zusätzliche Ligatur der Vene erfordert!

7.8.7 Plaut-Vincenti-Angina

Die ulzeromembranöse Angina befällt typischerweise nur eine Tonsille, sie betrifft v. a. Erwachsene. Es handelt sich um eine aerob-anaerobe Mischinfektion (Fusobakterien und Treponemen). Die klinische Symptomatik umfasst einen einseitigen Schluckschmerz, mitunter einen Foetor ex ore, eine einseitige Halslymphknotenschwellung; die Erkrankung verläuft in der Regel fieberfrei, eine Komplikationsneigung besteht nicht.

Bei leichtem klinischen Verlauf ist eine reine Lokaltherapie (Mundpflege, Antiseptikum, ggf. Touchieren der Läsion im Bereich der Tonsille mit Silbernitratlösung oder Chromsäure) ausreichend. Die antibiotische Therapie – bei stärker ausgeprägter klinischer Symptomatik – besteht in der Gabe eines Oralpenizillins (Penizillin V oder Propicillin), bei Penicillinallergie wird mit einem Makrolid behandelt.

7.8.8 Mediastinitis

! Die Mediastinitis ist stets eine lebensbedrohliche Erkrankung.

Sie tritt auf als Komplikation einer fortgeleiteten Entzündung aus dem Kopf-Hals-Bereich wie Peritonsillar-, Parapharyngeal- oder Retropharyngealabszess, odontogener Infektionen, daneben spielen iatrogene Ursachen mit Perforation von Hypopharynx oder Ösophagus (Endoskopie, endoskopische Operation eines Zenker-Divertikels) bzw. perforierende Verletzungen des Tracheobronchialsystems (Fremdkörper, Tumor, Endoskopie) eine wichtige Rolle als Krankheitsauslöser.

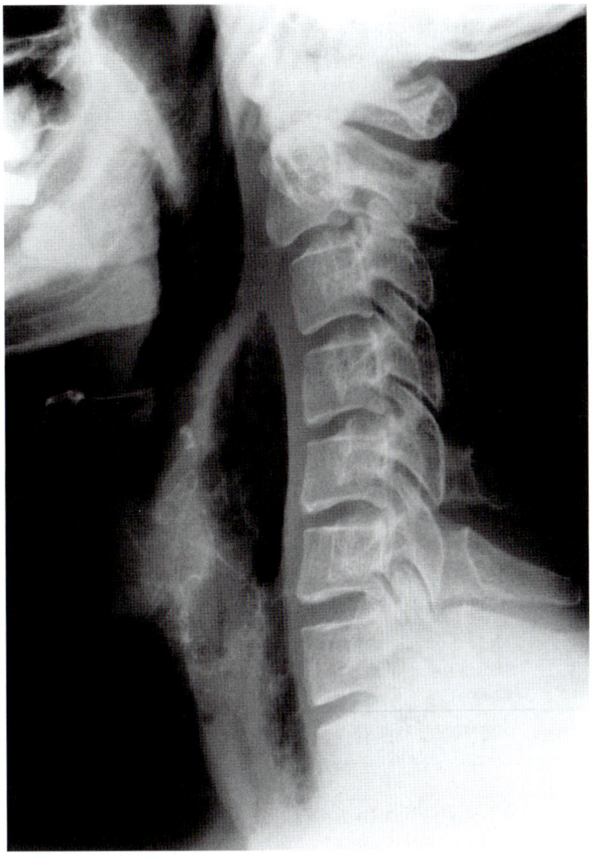

Abb. 7-5. Röntgenaufnahme Hals seitlich eines Patienten mit kollarer Mediastinitis nach Peritonsillarabszess. Die Röntgenaufnahme zeigt eine Steilstellung der HWS, eine Verbreiterung des Spatium praevertebrale sowie Lufteinschlüsse (Anaerobier) bei Abszedierung. Der intraoperativ entnommene Abstrich wies eine aerob-anaerobe Mischinfektion nach

Die klinische Symptomatik ist oft dramatisch mit heftigen Schmerzen in Hals und Brust, hohem Fieber, Schüttelfrost, Schluckbeschwerden, Tachypnoe, Tachykardie u. a. Retrosternale und interskapulare Schmerzangaben sind nicht selten! Wichtige bakterielle Erreger der kollaren Mediastinitis sind Staphylokokken, Streptokokken und Anaerobier, gramnegative Erreger spielen eine geringere Rolle. Unter den anaeroben Erregern wird mitunter sogar Bacteroides fragilis nachgewiesen.

Neben der kollaren Mediastinotomie ist bis zum Erregernachweis und Antibiogramm eine hochdosierte parenterale antibiotische Dreifachkombinationstherapie aus Acylureidopenicillin bzw. Cephalosporin, Aminoglykosid und Metronidazol oder Clindamycin indiziert (Abb. 7-5).

7.8.9 Bakterielle Sialadenitis

Die meisten (>80%) bakteriell verursachten Entzündungen der Gl. parotis und der Gl. submandibularis treten einseitig auf. Ursächlich sind eine verminderte Speichelbildung, Xerostomie, mangelnde Mundhygiene, schwere Allgemeinerkrankungen; aber auch nach lange dauernden chirurgischen Eingriffen mit anschließender parenteraler Ernährung (ältere Patienten) oder nach Bestrahlung im Kopf-Hals-Bereich werden Sialadenitiden beobachtet. Häufigster Erreger ist Staphylococcus aureus, ferner können Streptokokken, Pneumokokken und Anaerobier eine derartige Infektion auslösen.

Die Symptomatik wird bestimmt durch die schmerzhafte Schwellung der oft derben Speicheldrüse. Daneben finden sich Symptome wie Fieber, ggf. Kieferklemme, Mundtrockenheit, eitriger Geschmack in der Mundhöhle u. a. In seltenen Fällen kommt es zur Abszedierung (operative Intervention erforderlich).

Die antibiotische Therapie sollte insbesondere die häufige Staphylokokkenätiologie der Erkrankung berücksichtigen. Mittel der Wahl ist ein penicillinasefestes Penicillin wie Flucloxacillin, alternativ kann mit einem Cephalosporin wie Cefazolin oder Cefuroxim oder Clindamycin behandelt werden. Wesentlich ist auch reichliche Flüssigkeitszufuhr sowie die Gabe von Sialogoga.

Fazit für die Praxis

- Bei den beschriebenen Infektionen der Mundhöhle und der Halsweichteile sollte insbesondere daran gedacht werden, dass häufig eine aerob-anaerobe Mischinfektion vorliegt.
- Wesentlich für den Nachweis anaerober Krankheitserreger ist auch bei Infektionen im Kopf-Hals-Bereich der korrekte Probentransport in das mikrobiologische Labor (ggf. spezielles Transportmedium).
- In der Diagnostik der abszedierenden Halsweichteilinfektionen spielt insbesondere die Sonographie eine wichtige Rolle.
- Neben der antibiotischen Behandlung ist gerade bei den abszedierenden Entzündungen im Kopf-Hals-Bereich die frühzeitige Indikation zum operativen Vorgehen wichtig.

Literatur zu Kap. 7.8

Finegold SM (1996) Head and neck infections, with emphasis on the role of anaerobic bacteria. In: Luckhaupt H, Hildmann H, Opferkuch W (Hrsg) Mikrobiologische Erkrankungen im HNO-Bereich. SM Verlagsgesellschaft, Gräfelfing, S 153–163

Luckhaupt H, Ahrens A (1993) Anaerobierinfektionen im Kopf-/Halsbereich. HNO 41: 222–229, 1993

Luckhaupt H, Stark T, Borkowski G (1999) Antibiotische Therapie wichtiger HNO-Infektionen. HNO Aktuell 7: 39–44; 75–78

II. Symptome

Infektionen der unteren Atemwege

M. Allewelt, M. Ballmann, A. Berger, H.W. Doerr, S. Ewig, P. Gastmeier, G. Höffken, H. Lode, M. Stürmer, H. von der Hardt, F. Vogel

8.1 Akute Bronchitis

S. Ewig, F. Vogel

8.1.1 Definitionen

Unter dem Begriff der akuten Bronchitis werden hier Infektionen der unteren Atemwege beim erwachsenen immungesunden Patienten ohne chronisch-obstruktive Lungenerkrankung (COPD) verstanden. Liegt eine akute Bronchitis im Rahmen einer COPD vor, wird stattdessen von einer akuten Exazerbation der COPD gesprochen. Die akute Bronchitis bei Kindern und immunsupprimierten Patienten bedarf einer gesonderten Betrachtungsweise.

8.1.2 Ätiologie

Die akute Bronchitis ist weitaus am häufigsten viral bedingt. Die in diesem Zusammenhang führenden Viren sind:
- Influenzavirus,
- Parainfluenzavirus,
- Respiratory Syncitial (RS)-Virus,
- Enteroviren und ECHO-Viren,
- Adenoviren,
- Herpesviren (Herpes simplex, Epstein-Barr-Virus).

Darüber hinaus können systemische Viruserkrankungen mit einer akuten Bronchitis einhergehen (Herpes zoster, Masern, Röteln, Mumps). Innerhalb der Virusgruppe sind bei Erwachsenen die Influenzaviren die häufigsten Erreger.

Die akute Bronchitis kann auch primär bakteriell bedingt sein. Schließt man die akuten Exazerbationen der COPD aus, sind bakterielle Erreger jedoch selten. Etwas häufiger sind offensichtlich sekundäre bakterielle Superinfektionen primär viraler Bronchitiden. Das Erregerspektrum umfasst:
- Haemophilus influenzae,
- Streptococcus pneumoniae,
- β-hämolysierende Streptokokken,
- Staphylococcus aureus,
- Moraxella catarrhalis,
- Chlamydia pneumoniae,
- Mycoplasma pneumoniae,

Als seltene Ursache einer akuten Bronchitis muss auch bei Erwachsenen der Keuchhusten durch Bordetella pertussis in Betracht gezogen werden.

Pilze spielen bei immungesunden Patienten keine Rolle.

8.1.3 Pathogenese

Virale Infektionen führen zu einer Schädigung des mukoziliären Flimmerepithels. Diese begünstigt die bakterielle Superinfektion. Nach Antigenpräsentation durch Makrophagen wird über T-Lymphozyten die zytokinstimulierte und über B-Lymphozyten bzw. Immunglobuline die neutralisierende Virusabtötung eingeleitet. In der Regel kommt es zu einer Restitutio ad integrum. Für die meisten respiratorischen Viren besteht jedoch nur eine passagere Immunität, sodass Reinfektionen möglich sind.

8.1.4 Epidemiologie

Die Prävalenz der akuten Bronchitis ist eng gekoppelt an die kalten Jahreszeiten Herbst und Winter. Influenzaepidemien treten im Abstand von 2–4 Jahren auf. Ein jahreszeitliches Tief liegt im August. Die Übertragung der Virusinfektion erfolgt durch Tröpfcheninfektion von einem Virusträger auf einen seronegativen Empfänger.

8.1.5 Symptomatik und klinische Befunde

Häufig gehen Symptome einer Rhinitis oder Pharyngitis voraus. Zeichen einer akuten Bronchitis sind dann Husten, ggf. auch Fieber und/oder Dyspnoe. Purulenter Auswurf muss an eine bakterielle (Super)infektion denken lassen. Eine Besonderheit der Influenzainfektion ist der akute Beginn. Viele Virusinfektionen gehen auch mit systemischen Symptomen wie Krankheitsgefühl, Myalgien und Kopfschmerzen einher. Virusinfektionen können zu einer Hyperreagibilität der Atemwege führen bzw. diese verstärken, sodass bei persistierender Dyspnoe an eine Obstruktion zu denken ist.

Auskultatorisch besteht oft ein Normalbefund, ggf. sind obstruktive Nebengeräusche vorhanden. Der Gasaustausch ist in der Regel nicht oder nur gering beeinträchtigt. Das Thoraxröntgenbild ist normal. Lungenfunktionell besteht ein Normalbefund oder eine leichte Obstruktion mit Limitierung des terminalen exspiratorischen Atemflusses.

8.1.6 Differenzialdiagnose

Diese umfasst die Abgrenzung zur akuten Exazerbation der COPD, zur Pneumonie sowie zu nichtinfektiösen Ursachen der akuten Bronchitis (z. B. SO_2, O_3, NO_2). Patienten mit einer chronifizierten Symptomatik nach »akuter Bronchitis« (z. B. Husten und/oder Dyspnoe über >28 Tage) müssen fachpneumologisch auf das Vorliegen obstruktiver Lungenerkrankungen, Neoplasien, Tuberkulose usw. untersucht werden.

8.1.7 Mikrobiologie

Typische virale Erreger lassen sich im Nasen- oder Rachenabstrich kulturell nachweisen. Ebenso ist ein Nachweis von Viren und Chlamydia pneumoniae sowie Mycoplasma pneumoniae serologisch über einen 4fachen Titeranstieg in einem Ansatz oder ggf. über das IgM möglich. Bakterielle Erreger können über Gramfärbung und Kultur des Sputums identifiziert werden. Dabei müssen die in Abschn. 8.2 (»Chronische Bronchitis und COPD«) angegebenen Validitätskriterien erfüllt werden. In der ambulanten Versorgung haben Erregernachweise jedoch keine Bedeutung.

8.1.8 Komplikationen

Häufigere Komplikationen umfassen:
- Begünstigung bakterieller tracheobronchialer Superinfektionen,
- Begünstigung bakterieller Infektionen der Sinus bzw. des Mittelohrs,
- Induktion oder Verstärkung eines hyperreagiblen Bronchialsystems,

Seltene Komplikationen sind:
- Pneumonien,
- parainfektiöse neurologische Syndrome wie Meningoenzephalitiden, Polyneuritiden, Psychosen,
- virale Myokarditis mit entsprechenden Komplikationsmöglichkeiten.

Schließlich kann es selten im Rahmen von viralen Bronchitiden zur Spätkomplikation einer Bronchiolitis kommen.

8.1.9 Therapie

Die meisten Patienten bedürfen aufgrund des limitierten Schweregrads bei überwiegend viraler Ätiologie keiner antimikrobiellen Therapie. Die symptomatische Therapie kann Bettruhe, Analgetika, Antipyretika, Antitussiva, ggf. auch Sekretolytika und Inhalationen umfassen.

Der Therapie der akuten Bronchitis durch Influenzavirus sind durch die Neuraminidasehemmer (z. B. Zanamivir) neue Optionen zugewachsen. Aufgrund des limitierten Effektes (Krankheitsverkürzung um ca. 24 h) sowie der noch ungelösten Problematik der Notwendigkeit einer umgehenden Diagnosestellung bei fehlenden Schnelltests wird aus unserer Sicht der Einsatz dieser Substanzen z. Z. auf folgende Indikationen beschränkt bleiben:
- Zeiten ausgedehnter Influenzaepidemien,
- außerhalb dieser Epidemien zusätzlich in den Herbst-/Wintermonaten bei Patienten mit schweren Grunderkrankungen.

Amantadin und Rimantadin (letzteres in Deutschland nicht im Handel) sind für die Therapie der Influenzavirusinfektion aufgrund ihrer Toxizität und raschen Resistenzinduktion obsolet. In der Prophylaxe können beide Substanzen allenfalls noch bei identifizierten Kleinraumepidemien innerhalb von Risikopopulationen (z. B. in Altenheimen) eingesetzt werden. Das Risiko einer Influenzainfektion kann durch eine rechtzeitige Prophylaxe um 50–90% reduziert werden. Ribavirin (wirksam v. a. gegen RS-Viren) ist bei Erwachsenen in der Regel nicht indiziert.

Eine antibakterielle Therapie ist allenfalls bei purulentem Sputum in Erwägung zu ziehen. In folgenden Patientengruppen mit akuter Bronchitis nach unserer Definition empfehlen die PEG und die Deutsche Atemwegsliga die Gabe antibakterieller Substanzen:
- Patienten mit simultanen bakteriellen Infektionen im HNO-Bereich,
- Patienten mit schweren Grunderkrankungen (kardiopulmonal, renal, hepatisch).

Es muss jedoch betont werden, dass auch für diese Patientengruppen ein Nutzen der antibakteriellen Therapie im Hinblick auf die akute Bronchitis nicht gesichert ist, jedoch eine schnellere Regredienz der Symtome und weniger Komplikationen zu vermuten sind.

Bei der akuten Bronchitis ist ein Erregernachweis meist nicht erforderlich, die antimikrobielle Therapie erfolgt oral und empirisch mit einem Makrolid, Cephalosporin der Gruppe 2 oder Aminopenicillin. Diese Substanzen weisen eine gute Wirksamkeit gegen die häufigsten bakteriellen Erreger der akuten Bronchitis auf. Amoxicillin ist allerdings nicht wirksam gegen »atypische« Erreger, Doxycyclin weist Resistenzraten um ca. 10% gegenüber Streptococcus pneumoniae auf. Die Kombination des Amoxixillin mit einem β-Laktamasehemmer ist aufgrund der sehr geringen Inzidenz β-Laktamase bildender Stämme von Haemophilus influenzae in Deutschland zunächst nicht erforderlich.

Fluorchinolone der Gruppe 3/4 werden nur in besonderen Fällen, beispielsweise bei Patienten mit schweren Grunderkrankungen, Risikofaktoren oder hohem Alter eingesetzt. Unter den Makroliden (Clarithromycin, Roxythromycin, Azithromycin) erscheint letztere Substanz aufgrund ihrer verbesserten Wirksamkeit gegen Haemophilus influenzae sowie der günstigen Pharmakokinetik (ausreichend hohe und sehr lange Gewebsspiegel, intrazelluläre Anreicherung) mit der Möglichkeit der Einmaldosierung und Kurzzeittherapie besonders interessant. Neuerdings steht mit dem Ketolid Thelitheromycin eine weitere Substanz zur Verfügung.

Alternativ ist die Gabe von Doxycyclin möglich, wenn die Resistenzlage dies zulässt.

8.1.10 Häufig gemachte Fehler

1. Antibakterielle Therapie der viral bedingten Bronchitis.
2. Antibakterielle Therapie der purulenten Bronchitis des jungen und ansonsten gesunden Patienten.
3. Antibakterielle »Übertherapie« (z. B. durch Chinolone).
4. Fehldiagnose »akute Bronchitis« bei vorliegender exazerbierter obstruktiver Lungenerkrankung (Asthma oder COPD) oder Pneumonie (z. B. Pneumocystis-carinii-Pneumonie).

8.1.11 Häufig gestellte Fragen

Frage: Wann muss man sich Gedanken über Differenzialdiagnosen machen?

Antwort: Bei Patienten mit schwerer Komorbidität, mit ausgeprägter akuter Morbidität, bei persistierenden Beschwerden (>28 Tage).

Frage: Sind Steroide wirksam?

Antwort: Inhalative Steroide sollen bei lungenfunktionellem Nachweis einer Obstruktion gegeben werden. Ohne nachgewiesene Obstruktion sind Steroide wirkungslos.

8.1.12 Trends und Entwicklungen

- Verbesserung der antiviralen Therapie (neue Substanzen, Verfügbarkeit der Schnelldiagnostik).
- Bei klinischer Indikation kurze Antibiotikatherapie (z. B. 3–5 Tage), möglichst Einmaldosierung (Compliance).

II. Symptome

Fazit für die Praxis

Die akute Bronchitis ist weitaus am häufigsten viraler Genese. Bakterielle Erreger sind selten, häufiger finden sich jedoch bakterielle Superinfektionen primär viraler Bronchitiden. Die Prävalenz ist eng gekoppelt an die kalten Jahreszeiten Herbst und Winter. In der Praxis kommt es darauf an, innerhalb der großen Gruppe, die sich mit Symptomen einer akuten Infektion der unteren Atemwege vorstellt, komplizierte Virusinfektionen, akute Exazerbationen der COPD sowie Pneumonien zu identifizieren.

Patienten mit akuter Bronchitis bedürfen in der Regel keiner antibakteriellen Therapie. Ausnahmen sind Patienten mit simultanen Infektionen im HNO-Bereich sowie Patienten mit schweren Grunderkrankungen. Mit den neuen Neuraminidasehemmern sind der Therapie der virusbedingten Bronchitis neue Möglichkeiten zugewachsen. Diese können allerdings erst dann zum Tragen kommen, wenn entsprechende Schnelltests validiert werden und weite Verbreitung finden.

Literatur zu Kap. 8.1

Balter MS (2001) Bronchitis and acute febrile tracheobronchitis, including acute exacerbations of chronic bronchitis. In: Niederman MS, Sarosi GA, Glassroth J (eds) Respiratory infections, 2nd edn. Lippincott Williams & Wilkins, Philadelphia, pp 141–154

Eller JM, Schaberg T, Lode H (1995) Akute Bronchitis. In: Konietzko N (Hrsg) Bronchitis. Urban & Schwarzenberg, München, S 2–18

Hayden FG, Osterhaus ADME, Treanor JJ, Fleming DM, Aoki FY, Nicholson KG, Bohnen AM, Hirst HM, Keene O, Wightman K, for the GG167 influenza study group (1997) Efficiacy and safety of the neuraminidase inhibitor zanamivir in the treatment of influenzavirus infections. N Engl J Med 337: 874–880

Louria DB, Blumenfeld HL, Ellis JT, Kilbourne ED, Rogers DE (1959) Studies on influenza in the pandemic of 1957–58. II. Pulmonary complications of influenza. J Clin Invest 38: 213–265

Macfarlane JT (1995) Acute respiratory infections in adults. In: Brewis RAL, Corrin B, Geddes DM, Gibson GJ (eds) Respiratory medicine, 2nd edn. Saunders, Philadelphia, p 708

Nichol KL, Lind AL, Margolis KL, Murdoch M, McFadden R, Hauge M, Magnan S, Drake M(1995) The effectiveness of vaccination against influenza in healthy working adults. N Engl J Med 333: 889–893

Verheij TJM, Kaprein AA, Mulder JD (1989) Acute bronchitis: aetiology, symptoms and treatment. Fam Pract 6: 66–69

8.2 Chronische Bronchitis und chronisch-obstruktive Lungenerkrankung

8.2.1 Definitionen

Der Begriff der chronischen Bronchitis ist für sich genommen zu unscharf. Er umfasst mindestens 3 Konditionen:
- einfache chronische Bronchitis ohne Obstruktion,
- chronisch-obstruktive Bronchitis,
- chronisch-obstruktive Bronchitis mit Emphysem.

Die chronische Bronchitis wird allgemein nach den WHO-Kriterien definiert als Vorliegen von Husten und Auswurf an den meisten Tagen von 3 Monaten über mindestens 2 Jahre.

Die entscheidenden Unterschiede zwischen der ersteren und den beiden letzten Konditionen bestehen pathomorphologisch in der Lokalisation der Atemwegsschädigung sowie daraus folgend funktionell im Vorliegen einer Obstruktion. Daher werden die beiden letzteren zur Gruppe der chronisch-obstruktiven Lungenerkrankung (COPD) zusammengefasst (s. Tabelle 8-1). Zwischen beiden Gruppen bestehen entgegen früherer Vorstellungen keine fließenden Übergänge. Auch besteht klinisch bei der COPD keineswegs immer eine chronische Bronchitis nach WHO-Kriterien.

Innerhalb der COPD sind zu unterscheiden:
- das Stadium der stabilen Obstruktion,
- die akute Exazerbation.

Es existiert keine allgemein anerkannte Definition der akuten Exazerbation. Unter Aspekten der Indikation zur antimikrobiellen Therapie bevorzugen wir die Definition nach Anthonisen et al., auch bekannt als sog. Winnipeg-Kriterien. Diese definieren eine akute Exazerbation bei Vorliegen von mindestens 2 der 3 folgenden Kriterien:
- Zunahme der Dyspnoe,
- Zunahme der Auswurfmenge,
- Zunahme der Purulenz des Auswurfs.

Im Folgenden sollen lediglich spezifisch infektiologische Aspekte der chronischen Bronchitis und der COPD zur Sprache kommen. Bezüglich anderer Aspekte sei auf die einschlägigen pneumologischen Lehrbücher verwiesen.

Tabelle 8-1. Differenzierung chronische Bronchitis vs. COPD

	Chronische Bronchitis	COPD
Lokalisation der Atemwegsschädigung	Zentrale Atemwege	Periphere Atemwege
Obstruktion	Nein	Ja
Reversibilität der Atemwegsschädigung	Ja	Nein
Produktiver Auswurf	Immer	Wechselnd
Emphysem	Nein	Möglich, nicht notwendigerweise zur Definition gehörend

8.2.2 Kolonisationsraten

In neuesten Studien, die valide Techniken zur Gewinnung von respiratorischen Sekreten wie die bronchoskopisch gewonnene geschützte Bürste (PSB) oder die bronchoalveoläre Lavage (BAL) und quantitative Kulturen eingesetzt haben, konnte in 10–35% der Fälle eine Kolonisation mit potenziell pathogenen Erregern nachgewiesen werden, meist in einer Quantität von 10^2 bis 10^4 KBE/ml. Bei diesen Angaben muss jedoch bedacht werden, dass es sich um eine punktuelle Untersuchung handelt. Angesichts der gestörten mukosalen Immunität erscheint es durchaus wahrscheinlich, dass die meisten Patienten zu irgendeinem Zeitpunkt eine (zunächst wieder reversible) Kolonisation erfahren.

8.2.3 Erregerspektrum der Kolonisation

Die am häufigsten nachgewiesenen Erreger umfassen (nicht typisierbare) Haemophilus influenzae und Streptococcus pneumoniae. Weniger häufig und in wechselnder Reihung finden sich Moraxella catarrhalis, Staphylococcus aureus und gramnegative Enterobakterien. Gelegentlich findet sich auch Pseudomonas aeruginosa. Darüber hinaus werden häufig sog. apathogene Keime wie Viridans-Streptokokken, Corynebacterium spp. und Neisseria spp. angetroffen.

8.2.4 Risikofaktoren der Kolonisation

Folgende Risikofaktoren für eine Kolonisation wurden identifiziert:
- aktuelles inhalatives Zigarettenrauchen,
- schwere Atemwegsobstruktion.

Darüber hinaus scheinen virale Atemwegsinfektion (v. a. Influenzavirus, aber auch Rhinovirus, Herpes-simplex-Virus) eine bahnende Rolle für die nachfolgende bakterielle Kolonisation zu spielen. Schließlich sind folgende Faktoren wahrscheinlich ebenfalls Risikofaktoren, ohne dass dies bisher eindeutig belegt worden wäre:
- Malnutrition,
- Alkoholismus,
- Anzahl vorhergehender Exazerbationen,
- vorhergehende antimikrobielle Therapie,
- Steroidtherapie (inhalativ oder systemisch),
- vorhergehende Hospitalisation,
- soziale Faktoren (Armut, Aufenthalt in beengten Räumen etc.).

8.2.5 Bedeutung der tracheobronchialen Kolonisation für die Progression der COPD

Die Bedeutung der tracheobronchialen Kolonisation ist noch weitgehend ungeklärt. Allerdings bestehen Hinweise darauf, dass Patienten mit tracheobronchialer Kolonisation auch erhöhte inflammatorische Marker (TNF-α, IL-6, IL-8, MPO) in respiratorischen Sekreten aufweisen. Diese inflammatorische Aktivität könnte zu einem Teufelskreis führen: Die Kolonisation würde über die inflammatorische Gewebsschädigung zur Begünstigung einer neuerlichen oder permanenten Kolonisation führen, die ihrerseits jeweils den Boden für akute Exazerbationen bereiten würde. Nach diesem Konzept würde also jede Kolonisation bzw. Infektion die dauerhafte Kolonisation bzw. rezidivierende Infektionen wahrscheinlicher machen.

Ähnliche Mechanismen wurden für die zystische Fibrose bereits gezeigt. Sollte sich diese Theorie erhärten lassen, wäre dies ein starkes Argument für die konsequente antimikrobielle Therapie akuter bakteriell bedingter Exazerbationen.

8.2.6 Akute Exazerbationen

Obwohl die akute Exazerbation der COPD eine der häufigsten Erkrankungen darstellt, ist bis heute die exakte Rolle der Infektion bzw. der einzelnen Erreger im Rahmen der akuten Exazerbation nicht befriedigend geklärt. Insbesondere bleiben zwei Fragen offen:
- Welche Rolle spielen die Erreger, die im Rahmen der akuten Exazerbation isoliert oder serologisch identifiziert werden: Handelt es sich um ursächliche Erreger oder Epiphänomene?
- Welche Interaktionen herrschen zwischen bakteriellen, viralen und »atypischen« Erregern?

Die aktuell verfügbaren Daten sprechen dafür, dass ca. 50% der akuten Exazerbationen durch bakterielle Erreger verursacht sind. Dies begründet sich aus folgenden Beobachtungen:
- Im Vergleich zu stabilen Patienten findet sich die Rate an Patienten, in deren durch valide Techniken gewonnenen Sekreten ein Erregernachweis besteht, etwa verdoppelt auf 50%.
- Ebenfalls im Vergleich zu stabilen Patienten ist die Keimlast signifikant erhöht.
- Isolate im Sputum von potenziell pathogenen Erregern (z. B. Haemophilus influenzae, Streptococcus pneumoniae, Moraxella catarrhalis) sind im Vergleich zu Isolaten von apathogenen Erregern und zu Proben ohne Erregernachweis mit erhöhten inflammatorischen Markern (TNF-α, IL-8) im Sputum assoziiert.
- In mindestens einer großen randomisierten Studie konnte eine höhere Heilungsrate und geringere Morbidität durch Einsatz einer antimikrobiellen Therapie gezeigt werden. Dies gilt jedoch nur für Patienten mit schwerer Obstruktion. Gleichzeitig war die Rate an Heilungen durch Placebo ungewöhnlich hoch (ca. 40%).

Weitere ca. 25% sind wahrscheinlich durch Viren und »atypische« Erreger wie Chlamydia pneumoniae und Mycoplasma pneumoniae verursacht. Viren machen in dieser Gruppe mit 10–15% den größten Anteil aus. Chlamydia pneumoniae wurde in 5–20%, Mycoplasma pneumoniae in 1–5% der Fälle gefunden. Der Nachweis dieser Erreger ist jedoch ganz überwiegend serologisch geführt worden. Die Überprüfung dieser Ergebnisse durch andere Verfahren (Direktnachweise, PCR etc.) steht noch aus.

Somit verbleiben bis zu ca. 25% der Fälle, die mit bisherigen Techniken nicht als infektiös bedingt identifiziert werden können. In diesen Fällen ist mit absteigender Wahrscheinlichkeit differenzialdiagnostisch an folgende Konditionen zu denken:

- Erschöpfung der Atempumpe mit zunehmender CO_2-Retention,
- Überdosierung von Sedativa, Antidepressiva, o. ä.,
- Links- und/oder Rechtsherzinsuffizienz,
- Lungenembolie,
- Pneumothorax.

8.2.7 Erregerspektrum der akuten Exazerbationen

Auch bei akuten Exazerbationen sind (nicht typisierbare) Haemophilus influenzae und Streptococcus pneumoniae mit 30–40% die häufigsten Erreger. Dies gilt für alle Schweregrade der akuten Exazerbation. Weitere wichige bakterielle Erreger sind Staphylococcus aureus, Moraxella catarrhalis, gramnegative Enterobakterien und Pseudomonas aeruginosa. Unter den Viren ist das Influenzavirus am häufigsten, gefolgt von Rhinoviren und RS-Viren.

Wie eingangs erwähnt, sind die Interaktionen zwischen den Erregern weitgehend unklar. Mit aktuell verfügbaren Techniken werden mehrere Erreger in 30–60% der Fälle identifiziert.

8.2.8 Risikofaktoren für einzelne Erreger oder Erregergruppen

Leichtere ambulant behandelbare akute Exazerbationen weisen meist keine gramnegativen Enterobakterien oder Pseudomonas aeruginosa auf. Diese Erreger spielen erst später im Verlauf der Erkrankung eine Rolle, wenn es zu wiederholten antimikrobiellen Therapien sowie Hospitalisationen gekommen ist. Diese Risikofaktoren widerum sind meist mit einer schlechteren Lungenfunktion assoziiert, sodass eine FEV_1 <35% des Solls einen Prädiktor für diese Erreger darstellt.

Neueren Daten zufolge ändert sich das Erregerspektrum bei komplizierten bzw. schweren Exazerbationen. In einer Population, in der komplizierte bzw. schwere Exazerbationen definiert wurden als

- ≥3 Exazerbationen im Laufe des letzten Jahres,
- ≥3 Komorbiditäten,
- Nichtansprechen auf eine antimikrobielle Therapie in den letzten 2–4 Wochen oder
- einer bekannten erhöhten Inzidenz von resistenten Erregern in der Gemeinde,

wurde das in Tabelle 8-2 aufgelistete Erregerspektrum gefunden.

Das Erregerspektrum bei schweren beatmungspflichtigen akuten Exazerbationen weist als Besonderheit ebenfalls eine erhöhte Rate an gramnegativen Enterobakterien auf, während die Rate an Pseudomonas aeruginosa und anderen potenziell multiresistenten Erregern eher abhängig von regionalen bzw. lokalen Faktoren zu sein scheint.

Tabelle 8-2. Erregerspektrum bei komplizierten bzw. schweren Exazerbationen

Erreger	Häufigkeit [%]
Haemophilus spp.	28
Moraxella catarrhalis	18
Gramnegative Enterobakterien	18
Staphylococcus aureus	17
Streptococcus pneumoniae	7
Pseudomonas aeruginosa	4

8.2.9 Diagnostik der akuten Exazerbation

Klinische Symptomatik und Befunde

Außer den genannten Symptomen Zunahme der Dyspnoe, der Sputummenge sowie der -purulenz können auftreten: Fieber, periphere Ödeme, (supraventrikuläre) Herzrythmusstörungen.

Laborchemische Befunde

Oft zeigt sich eine Leukozytose mit Linksverschiebung sowie ein erhöhtes C-reaktives Protein (CRP). Das CRP ist auch zur Verlaufskontrolle geeignet.

Thoraxröntgenaufnahme

Die Anfertigung eines Thoraxröntgenbildes zum Ausschluss von Infiltraten ist zumindest bei Patienten mit akuten Exazerbationen, die hospitalisiert werden müssen, unerlässlich.

Blutgasanalyse

Ebenfalls für hospitalisierte Patienten gilt, dass eine Blutgasanalyse zur Abschätzung des Schweregrads der akuten Exazerbation erforderlich ist. Bei schweren akuten Exazerbationen besteht eine Hypoxämie mit oder ohne Hyperkapnie (pO_2 <60 mmHg). Die Hyperkapnie ist Zeichen der ventilatorischen Insuffizienz und zeigt eine Erschöpfung der Atempumpe an. Die Unterscheidung einer akuten von einer chronischen Hyperkapnie ergibt sich aus dem pH-Wert und dem BE bzw. Bikarbonat: Ein niedriger pH-Wert (<7,3) ohne erhöhten BE bzw. erhöhtes Bikarbonat zeigt eine akute Hyperkapnie an, während bei chronischer Hyperkapnie ein normaler pH-Wert mit entsprechender Kompensation vorliegt.

Mikrobiologische Untersuchungen

Bei jedem hospitalisierten Patienten sollte der Versuch gemacht werden, ein Sputum zu gewinnen. Valide Ergebnisse können jedoch nur unter folgenden Voraussetzungen erwartet werden:

- keine ambulante antimikrobielle Vortherapie,
- mikroskopische Validierung des Sputums (>25 Granulozyten und <10 Epithelien sprechen pro Gesichtsfeld für ein valides Sputum),
- Gramfärbung des Sputums,
- Anlage einer Kultur des Sputums binnen maximal 4 h.

Sind diese Voraussetzungen nicht gegeben, sollte Sputum nicht untersucht werden, da ansonsten lediglich irreführende Ergebnisse zu erwarten sind. Besteht keine Übereinstimmung zwischen Sputum und Kultur, so ist die Validität des Isolats zumindest zweifelhaft.

Die bronchoskopische Untersuchung mit geschützter Bürste (PSB) und bronchoalveolärer Lavage (BAL) hat noch keinen Eingang in die Routineuntersuchung akuter Exazerbationen gefunden. Quantitative Kulturen wurden primär zur Unterscheidung von Kolonisations- und Infektionserregern etabliert. Im Rahmen von Exazerbationen ist die Bedeutung höherer Keimzahlen unbekannt, Trennwerte zur Differenzierung von Kolonisation und Infektion sind nicht etabliert.

Ebenso sind serologische Untersuchungen meist auf Studien beschränkt geblieben.

8.2.10 Antimikrobielle Therapie der akuten Exazerbation

Im stabilen Stadium der COPD ist eine antimikrobielle Therapie zur Verzögerung bzw. Unterbrechung der Progression des Verlustes an Lungenvolumen nicht etabliert. Einzig bei ausgewählten Patienten, die mit gramnegativen Enterobakterien und/oder Pseudomonas aeruginosa kolonisiert sind und häufige akute Exazerbationen erfahren, kommt eine antimikrobielle Langzeittherapie in Form einer chronisch-intermittierenden oder dauerhaften Gabe als Rezidivprophylaxe in Frage.

Die Indikation zur antimikrobiellen Therapie in der akuten Exazerbation ist ebenfalls nicht unumstritten, obwohl die meisten Experten daran festhalten, dass folgende Patienten wahrscheinlich von einer antimikrobiellen Therapie profitieren:

- Vorliegen einer schweren Einschränkung der Lungenfunktion (FEV_1 <35% des Solls) und aller 3 Kriterien der Definition der akuten Exazerbation (Kriterien nach Anthonisen et al.);
- Vorliegen von Risikofaktoren für ein Therapieversagen (≥4 Exazerbationen pro Jahr oder kardiopulmonale Komorbidität, Kriterien nach Ball et al.);
- schwere akute Exazerbation, definiert als
  - akute respiratorische Insuffizienz, d. h. pO_2 <60 mmHg bei Raumluft oder
  - zunehmende respiratorische Azidose (pH-Wert <7,3),
  - Zeichen der Erschöpfung der Atempumpe,
  - Bewusstseinstrübung.

An der Indikation zur antimikrobiellen Therapie aller anderen, leichten bis mittelschweren Exazerbationen ohne Risikofaktoren bestehen begründete Zweifel. Diese beinhalten:

- Das Fehlen eines Wirksamkeitsnachweises in kontrollierten Studien. Im Gegenteil sprechen die vorhandenen Daten eher gegen eine Wirksamkeit bei leichten, ambulant behandelbaren akuten Exazerbationen.
- Die eingeschränkte Validität klinischer Kriterien der Prädiktion des Vorhandenseins bakterieller Erreger. Das üblicherweise herangezogene Kriterium des makroskopisch purulenten Sputums ist zwar sensitiv (ca. 95%), aber nur eingeschränkt spezifisch (ca. 75%), d. h. 25% der Patienten würden unnötigerweise behandelt.

Dessen ungeachtet kann auch bei diesen Patienten eine antimikrobielle Therapie versucht werden. Dafür sprechen neuere Daten, die zeigen, dass antimikrobiell behandelte Patienten ein geringeres Risiko eines Exazerbationsrezidivs aufweisen.

Diese Ausführungen gelten nicht für Patienten mit chronischer Bronchitis ohne Obstruktion. Für diese gibt es keinerlei Evidenz für einen Nutzen der antimikrobiellen Therapie.

Die Auswahl der antimikrobiellen Substanzen kann sich nach Schweregrad der akuten Exazerbation sowie an bestimmten Risikofaktoren orientieren. Die individuellen Risikofaktoren umfassen:

- Vorliegen einer schweren Einschränkung der Lungenfunktion (FEV_1 <35% des Solls),
- schwere Komorbidität,
- ≥4 Exazerbationen pro Jahr,
- hohe Inzidenz penicillinresistenter Stämme von Streptococcus pneumoniae.

Die Paul-Ehrlich-Gesellschaft für Chemotherapie und die Deutsche Atemwegsliga e. V. haben im Jahr 2000 eine Einteilung der akuten Exazerbation der chronischen Bronchitis mit Therapieempfehlungen aufgestellt (Tabelle 8-3).

Die Einteilung der akuten exazerbierten chronischen Bronchitis erfolgt modifiziert nach Eller und Lode aufgrund der Schwere der Erkrankung. Sie wird charakterisiert durch die Dauer der Anamnese, die Anzahl der Exazerbationen, die Lungenfunktionsparameter sowie mögliche Begleiterkrankungen. Mit fortschreitender Erkrankung vom Schweregrad I bis Schweregrad III wird ein zunehmend gramnegatives Erregerspektrum nachgewiesen. Da die Übergänge der Schweregrade fließend sind, stellt im Zweifelsfall die Lungenfunktion (FEV_1) das entscheidende Kriterium dar.

Die antimikrobielle Therapie wird in Abhängigkeit von der Schwere der Erkrankung oder patienteneigener Besonderheiten oral, parenteral oder in Form einer Sequenztherapie durchgeführt. Im ambulanten Bereich ist eine parenterale Therapie praktikabel, wenn Substanzen mit verlängerten Halbwertszeiten eine einmal tägliche Applikation ermöglichen.

AECB-Schweregrad I

Eine akute Exazerbation der chronischen Bronchitis vom Schweregrad I ist gekennzeichnet durch eine kurze Anamnese (<3 Jahre), weniger als 3 Exazerbationen pro Jahr, keiner oder einer leichten Obstruktion bei sonst normalen Lungenfunktionsparametern mit einem FEV_1 >50%/Soll und ohne weitere Komorbidität.

Ätiologisch finden sich Haemophilus influenzae und Pneumokokken. Chlamydien spielen eine untergeordnete Rolle. Eine antimikrobielle Therapie kann zu einer symptomatischen Besserung führen, allerdings ist ein Effekt auf den Langzeitverlauf nicht gesichert. Falls eine Indikation besteht, sollte die antimikrobielle Behandlung möglichst oral über 5–7 Tage durchgeführt werden. Dazu eignen sich Cephalosporine der Gruppe 2, Aminopenicilline/β-Laktamasehemmer, Makrolide oder auch Fluorchinolone der Gruppe 3.

AECB-Schweregrad II

Der Schweregrad II der AECB ist charakterisiert durch eine längere Anamnese (>3 Jahre) mit weniger als 3 Exazerbationen pro Jahr bei leichter bis mittelschwerer Obstruktion mit einem FEV_1 35–50%/Soll und z. T. Komorbidität. In der Regel ist eine ambulante orale Antibiotikatherapie möglich, die über 5–7 (–10) Tage fortgeführt wird.

Leitkeime sind Haemophilus influenzae, Pneumokokken, Moraxella catarrhalis und Staphylokokken. Seltener werden, insbesondere bei antibiotisch vorbehandelten Patienten, En-

Tabelle 8-3. Empfehlungen zur kalkulierten Antibiotikatherapie der akuten Exazerbation der chronischen Bronchitis (*BLI* β-Laktamaseinhibitor, * Datenlage muss noch erweitert werden)

Schweregrad	Charakterisierung	Bakterielle Erreger	Kalkulierte Initialtherapie	Therapiedauer
Schweregrad I	– Kurze Anamnese < 3 Jahre – < 3 Exazerbationen/Jahr – Ohne oder leichte Obstruktion – Ansonsten normale Lungenfunktionsparameter – Keine Komorbidität – Ambulante Behandlung	Streptococcus pneumoniae, Haemophilus influenzae	Cephalosporin Gruppe 2, Aminopenicillin/BLI, Makrolid, Fluorchinolon Gruppe 3	5–7 Tage orale Therapie
Schweregrad II	– Längere Anamnese > 3 Jahre – < 3 Exazerbationen/Jahr – Leichte bis mittelschwere Obstruktion – FEV, 35–50% Soll, absolut 0,75–1,5 l – Emphysem – Komorbidität – Ambulante Behandlung möglich	Streptococcus pneumoniae, Haemophilus influenzae, Moraxella catarrhalis, Staphylokokken, Klebsiella pneumoniae	Cephalosporin Gruppe 2 Aminopenicillin/BLI, Fluorchinolon Gruppe 3 oder 4*, Cephalosporin Gruppe 3a (APAT)	5–7 (10) Tage möglichst orale Therapie
Schweregrad III Chronisch deformierende Bronchitis mit/ohne Bronchiektasen	– Lange Anamnese > 6 Jahre – Häufige Krankenhausaufenthalte – > 3 Exazerbationen/Jahr – Schwere Obstruktion bei Bronchiektasen mit unterschiedlichem Ausmaß – Mittleres bis schweres Ephysem – Komorbidität – Stationäre Behandlung erforderlich – Emphysem und Restriktion bei Bronchiektasen häufig	Haemophilus influenzae, Pseudomonas aeroginosa, Klebsiella pneumoniae, Escherichia coli, Streptococcus pneumoniae, Enterobakterien	Cephalosporin Gruppe 3a/b Acylaminopenicillin/BLI, Fluorchinolon Gruppe 2 oder 3, Carbapenem	10 Tage Bronchiektasen, 10–14 Tage parenterale oder Sequenztherapie

terobakterien (Klebsiellen) nachgewiesen. Wie auch beim Schweregrad I muss ggf. Chlamydia pneumoniae berücksichtigt werden.

Zur antiinfektiven Behandlung stehen Cephalosporine der Gruppe 2, Aminopenicilline/β-Laktamasehemmer (80% der Moraxellastämme bilden β-Laktamasen) und Fluorchinolone der Gruppe 3 oder 4 zur Verfügung. Die Therapie sollte möglichst oral durchgeführt werden. Zur ambulanten parenteralen Antibiotikatherapie (APAT) sind Cephalosporine der Gruppe 3a geeignet.

AECB-Schweregrad III/Bronchiektasen

Die chronisch deformierende Bronchitis mit dem Schweregrad III besteht bei einer mehr als 6 Jahre währenden Anamnese, häufigen Krankenhausaufenthalten und mehr als 3 Exazerbationen pro Jahr, schwerer Obstruktion, einem FEV_1 <35%/Soll, mittlerem bis schwerem Emphysem und Komorbidität. Sie erfordert meist eine stationäre Behandlung. Häufigste Erreger sind Pneumokokken, Haemophilus influenzae, Pseudomonaden und gramnegative Enterobakterien wie Escherichia coli oder Klebsiella pneumoniae.

Bei Bronchiektasen führt eine Sekretretention mit irreversibler Erweiterung von Bronchialästen zu häufig (>3/Jahr) rezidivierenden Infektionen und morgendlichem »maulvollem, dreischichtigem Sputum« mit häufigen Blutbeimengungen und verstärkter Luftnot.

Die Therapie sollte zumindest initial parenteral begonnen werden. Eine Sequenztherapie ist bei raschem klinischem Ansprechen möglich. Insgesamt beträgt die empfohlene Therapiedauer 10 Tage. Zur Wahl stehen Cephalosporine der Gruppe 3a oder 3b, Acylaminopenicilline/β-Laktamasehemmer, Fluorchinolone der Gruppe 2 oder 3 oder Carbapeneme.

Patienten mit infizierten Bronchiektasen sollten stationär über 10–14 Tage parenteral behandelt werden. Es können Cephalosporine der Gruppe 3b, Acylaminopenicilline/β-Laktamasehemmer, Fluorchinolone Gruppe 2 und 3 oder Carbapeneme zur kalkulierten Therapie eingesetzt werden. Bei Verdacht auf Pseudomonaden kann eine Kombinationstherapie sinnvoll sein. Bei klinischer Besserung der Symptome kann der Einsatz einer Sequenztherapie erwogen werden.

Neuerdings kommen als antivirale Therapie gegen Influenzaviren auch die neuen Neuraminidasehemmer in Frage (z. B. Zanamivir). Problematisch an diesen Substanzen ist die Tatsache, dass ein Effekt nur bei frühem Therapiebeginn zu erwarten ist (Beginn innerhalb von 30 h nach Einsetzen der Symptome), zu diesem Zeitpunkt aber die Ätiologie noch unklar ist und keine Schnelltests zum Nachweis von Influenzaviren zur Verfügung stehen. Es kommt hinzu, dass selbst bei rechtzeitigem

Beginn der Effekt der Therapie auf eine Symptomverkürzung von im Mittel 1,5 Tage begrenzt bleibt, sich mithin also sehr gering ausnimmt. Dennoch sind auf diesem Gebiet in näherer Zukunft weitere Fortschritte zu erwarten.

8.2.11 Prävention

Zur Prävention stehen zur Verfügung:

- Influenzaimpfung

Diese ist klar effektiv in der Reduktion der Inzidenz und Schwere von Influenzainfektionen. Die jährliche Impfung in den Herbstmonaten ist daher zwingend geboten.

- Pneumokokkenimpfung

Die Pneumokokkenimpfung ist nicht gesichert wirksam in der Reduktion akuter Exazerbationen durch Streptococcus pneumoniae, wohl aber in der Reduktion bakteriämischer und tödlich verlaufender Pneumokokkeninfektionen bzw -pneumonien. Sie sollte daher Bestandteil der Therapie von COPD-Patienten sein.

- Immunmodulatoren

Als Immunmodulatoren sind lyophilisierte normierte Bakterienextrakte im Handel (z. B. Broncho-Vaxom, IRS19, Luivac, Ribomuny). Die entsprechenden Untersuchungen zu diesen Substanzen sind aufgrund der heterogenen Populationen und eingesetzten Extrakte sowie der unterschiedlichen Qualität der Daten sehr schwer interpretierbar. Weitere kontrollierte Studien sind erforderlich.

Keinen Effekt hat die Haemophilus-influenzae-B-Vakkzine, da diese nur vor invasiven Infektionen mit bekapselten Erregern schützt.

8.2.12 Häufig gemachte Fehler

- Antimikrobielle Therapie des Patienten mit chronischer Bronchitis ohne Obstruktion.
- Antifungale Therapie von Candida spp. im Sputum, die jedoch Marker eines vortherapierten Patienten oder zu spät aufgearbeiteten Sputummaterials sind.
- Keine ausreichende Evaluation des Therapieansprechens.

8.2.13 Häufig gestellte Fragen

Frage: Wie lange muss antimikrobiell therapiert werden?

Antwort: Wie für viele Infektionen ist auch für die akute Exazerbation die notwendige Dauer einer antimikrobiellen Therapie nicht etabliert. Die Dauer sollte sich daher nach dem Schweregrad der Exazerbation richten, d. h. bei leichten Exazerbationen 5–7 Tage, bei mittelschweren 7–10 Tage, bei schweren 10–14 Tage.

Frage: Gibt es für Patienten mit rezidivierenden akuten Exazerbationen wirksame Immunstimulanzien?

Antwort: Außerhalb der in Abschn. 8.2.11 (»Prävention«) besprochenen Maßnahmen gibt es keine wirksamen Immunstimulanzien.

8.2.14 Trends und Entwicklungen

- Strengere Evaluation des Effekts antimikrobieller Therapien bei akuter Exazerbation.
- Auswahl neuer Endpunkte in der Evaluation des Therapieeffekts, z. B. Rezidivhäufigkeit.
- Evaluation der Rolle der Kolonisation für die Progression der COPD.
- Evaluation der Rolle viraler und »atypischer« Erreger mittels nichtserologischer Methodik.

Fazit für die Praxis

Patienten mit COPD bedürfen einer gewissenhaften und nachhaltigen Betreuung. Diese hat 3 Ziele:

1. die Ausschaltung schädigender Noxen (meist Inhalationsrauchen),
2. eine optimale Einstellung der antiobstruktiven Therapie und
3. eine konsequente Therapie der akuten Exazerbation der COPD.

Die Indikation für eine antimikrobielle Therapie muss kritisch anhand der verfügbaren Daten gestellt werden. Eine adäquate Auswahl und Dauer der antimikrobiellen Therapie trägt dazu bei, dass es nicht zu protrahierten Verläufen mit Ausbildung von Komplikationen kommt und dass eine Selektion von sog. »Problemkeimen« bzw. mikrobielle Resistenzbildung vermieden wird.

Literatur zu Kap. 8.2

American Thoracic Society (1995) Standards for the diagnosis and care of patients with Chronic obstructive pulmonary disease. Am J Respir Crit Care Med 152: S78-S83

Cabello H, Torres A, Celis R et al. (1997) Distal airway bacterial colonisation in healthy subjects and chronic lung diseases: a bronchoscopic study. Eur Respir J 10: 1137–1144

Ewig S, Soler N, Torres A (1999) COPD and infection: from stable patients to pneumonia. Clin Pulm Med 6: 1–8

Ewig S, Soler N, Gonzalez J, Celis R, El-Ebiary M, Torres A (2000) Evaluation of antimicrobial treatment in mechanically ventilated patients with severe COPD exacerbations. Crit Care Med 28: 692–697

Fagon JY, Chastre J (1996) Severe exacerbations of COPD patients: the role of pulmonary infections. Sem Respir Med 11: 109–118

Monsó E, Ruiz J, Rosell A, Manterola J, Fiz J, Morera J, Ausina V (1995) Bacterial infection in chronic obstructive pulmonary disease. A study of stable and exacerbated outpatients using the protected specimen brush. Am J Respir Crit Care Med 152: 1316–1320

Murphy TF, Sethi S (1992) Bacterial infection in chronic obstructive pulmonary disease. Am Rev Respir Dis 146: 1067–1083

Soler N, Ewig S, Torres A, Fillela X, Gonzalez J, Xaubet A (1999) Airway inflammation and bronchial microbial patterns in patients with stable chronic obstructive pulmonary disease. Eur Respir J 14: 1015–1022

Soler N, Torres A, Ewig S et al. (1998) Bronchial microbial patterns in severe exacerbations of chronic obstructive pulmonary disease (COPD) requiring mechanical ventilation. Am J Respir Crit Care Med 157: 1498–1505

Wilson R (1992) The pathogenesis and management of bronchial infections: the vicious circle of respiratory decline. Rev Contemp Pharmacother 3: 103–112

8.3 Bronchiolitis

8.3.1 Definitionen

Unter einer »Bronchiolitis« werden entzündliche Erkrankungen der Bronchien und Bronchiolen mit einem Durchmesser von <3 mm verstanden. Diese sog. »kleinen Atemwege« umfassen die funktionell zu unterscheidenden terminalen und respiratorischen Bronchiolen. Während erstere die Endstrecke der luftleitenden Atemwege darstellen, handelt es sich bei letzteren um die Übergangszone zwischen luftleitenden und gasaustauschenden Atemwegen.

Pathologisch-anatomisch kann deskriptiv zwischen 2 Formen der Bronchiolitis unterschieden werden:

- *Proliferative Bronchiolitis:*
Bei dieser findet sich polypöses Granulationsgewebe, das das Lumen der Bronchiolen ausfüllt; hierbei handelt es sich um einen unspezifischen Reparaturprozess an den geschädigten Bronchiolen.
- *Konstriktive Bronchiolitis:*
Hier finden sich narbige bzw. obliterierende Veränderungen der Bronchiolen. Auch diese können initial noch reversibel sein. Es können sich jedoch auch weitgehend irreversible Schädigungen einstellen.

Die Bronchiolitis obliterans mit organisierender Pneumonie (BOOP) ist eine pulmonale Reaktionsform auf eine Vielzahl von möglichen Stimuli, die durch das gleichzeitige Auftreten einer proliferativen Bronchitis und eines ausgeprägten, in der Thoraxröntgenaufnahme nachweisbaren alveolären Befalls gekennzeichnet ist.

Die Bronchiolitis kann außerhalb pulmonaler Infektionen auch entstehen durch eine Vielzahl von pulmonalen Affektionen und Erkrankungen. In diesem Abschnitt sollen nur diejenigen Bronchiolitisformen besprochen werden, die mit Infektionen assoziiert sind (Colby u. Myers 1992; Epler 1994; Teschler u. Costabel 1995; Lugo u. Nahata 1993).

8.3.2 Ätiologie

Bei der akuten infektiösen Bronchiolitis handelt es sich um eine überwiegend proliferative Bronchiolitis, meist in Folge von viralen, seltener auch bakteriellen Erregern.

Bei Säuglingen und Kindern handelt es sich meist um eine Infektion mit RS- und Parainfluenzaviren. Weitere mögliche Erreger umfassen Bordetella pertussis, Haemophilus influenzae (Typ B) sowie Chlamaydia spp. Bei Jugendlichen und Erwachsenen überwiegen Infektionen durch Mycoplasma pneumoniae und Influenzaviren. Weniger gut dokumentiert sind eine Bronchiolitis durch Bordetella pertussis sowie Masern und Varizella-zoster-Viren.

Die infektiösen Ursachen der Bronchiolitis obliterans mit organisierender Pneumonie (BOOP) sind außerordentlich vielfältig. Sie umfassen nahezu das gesamte Erregerspektrum der ambulant erworbenen Pneumonie, dazu Pilzinfektionen, die Pneumocystis-carinii-Pneumonie und Plasmodium vivax (Lugo u. Nahata1993).

8.3.3 Pathogenese

Die proliferative Bronchiolitis entwickelt sich aus nekrotischen bzw. ulzerativen Schleimhautdefekten durch Bildung einer Mukopolysaccharidmatrix, die fibroblastenreich ist und reichlich Entzündungszellen enthält. Die angrenzenden Alveolen werden ebenfalls entzündlich infiltriert. Die nachgeschalteten Lufträume kollabieren und werden sekundär durch Makrophagen infiltriert. Diese entzündliche Infiltration führt zum Bild einer begleitenden »organisierenden Pneumonie«. Die alveoläre Entzündung dominiert das histologische Bild.

Bei der konstriktiven Bronchiolitis steht hingegen die Infiltration der Bronchiolen ganz im Vordergrund; im Schweregrad sind jedoch alle Übergänge von einer leichten Infiltration und Bindegewebsvermehrung bis hin zur kompletten Obliteration mit Traktionsbronchiektasie möglich (Colby u. Myers 1992; Epler 1994; Lugo u. Nahata 1993).

8.3.4 Epidemiologie

Die Prävalenz der akuten Bronchiolitis ist bei Kindern ebenso wie die der Bronchitis gekoppelt an die kalten Jahreszeiten Herbst und Winter. Bei Erwachsenen werden offenbar häufiger sporadische Erkrankungen gesehen.

8.3.5 Symptomatik und klinische Befunde

Das klinische Bild der akuten Bronchiolitis ist unspezifisch. Es beginnt mit Symptomen einer Infektion der oberen Atemwege wie Fließschnupfen, Husten mit Auswurf und leichter Dyspnoe. Fieber kann hinzukommen. Bei einigen Patienten bestehen Symptome einer obstruktiven Ventilationsstörung. Bei Kindern sind Verläufe mit rasch zunehmender Obstruktion und Hypoxämie gefürchtet (Lugo u. Nahata 1993). Das Röntgenbild ist meist normal. In fortgeschrittenen Stadien finden sich Zeichen der Lungenüberblähung. Gelegentlich sind streifige oder flächenhafte Verdichtungen oder auch Atelektasen zu sehen. Nur in ausgeprägten Fällen finden sich multiple kleine noduläre Herde.

Bei der BOOP sind periphere fleckförmige Infiltrate, bevorzugt beidseits in den Mittel- und Unterfeldern, typisch. In der CT des Thorax stellen sich die Infiltrate meist dreiecksförmig dar. Atypische Infitrate (einseitig, apikal) kommen jedoch vor. In der bronchoalveolären Lavage (BAL) findet sich ein buntes Zellprofil aus Lymphozyten, Neutrophilen und Eosinophilen. Der CD4/CD8-Quotient ist meist erniedrigt. Im typischen Fall (Klinik, Röntgenmorphologie, BAL-Befund) ist eine histologische Sicherung entbehrlich. Die Ausbeute der transbronchialen Biopsie ist limitiert. Die videothorakoskopische Lungenbiopsie führt in allen Fällen zur Diagnosesicherung (Cordier 2000)

8.3.6 Differenzialdiagnose

Bei der akuten Bronchiolitis sind die akute Bronchitis sowie die ambulant erworbene Pneumonie abzugrenzen. Letzteres gelingt meist leicht durch eine Thoraxröntgenaufnahme. Die Abgrenzung einer akuten Bronchitis von einer akuten Bronchiolitis ist im akuten Stadium meist nicht möglich.

Bei der BOOP müssen folgende Konditionen differenzialdiagnostisch erwogen werden:
- verzögert abheilende Pneumonien (mit oder ohne noch floride Infektion),
- akute »interstitielle« Erkrankungen:chronische eosinophile Pneumonie (CEP), exogen-allergische Alveolitis,
- die idiopathische Lungenfibrosen (ILF) sowie
- maligne Erkrankungen (bronchioloalveoläres Karzinom, Lymphangiosis carcinomatosa).

8.3.7 Mikrobiologie

Die Erregerdiagnostik entspricht den in den Abschn. 8.1 und 8.2 (»Chronische Bronchitis und chronisch-obstruktive Lungenerkrankung«) angegebenen Vorgehen.

In der ambulanten Versorgung haben Erregernachweise jedoch keine Bedeutung.

8.3.8 Komplikationen

Die Prognose der akuten Bronchiolitis ist in der Regel günstig. Schwere Verläufe mit Intensivtherapie- und Beatmungspflichtigkeit kommen jedoch insbesonders bei Kindern vor. Als Spätfolge kann sich eine bronchiale Hyperreagibilität mit gehäuften Atemwegsinfektionen einstellen. Schließlich kann es selten im Rahmen von viralen Bronchitiden zur Spätkomplikation einer konstriktiven Bronchiolitis kommen. Diskutiert wird die Möglichkeit, dass das Swyer-James- bzw. MacLeod-Syndrom (sog. »einseitig helle Lunge«, lobäres Lungenemphysem) eine Spätkomplikation der akuten Bronchitis/Bronchiolitis darstellt.

Die BOOP heilt unter Steroidtherapie meist folgenlos aus. Es sind jedoch in bis zu 10% der Fälle schwere, progressive Verläufe mit tödlichem Ausgang beschrieben. Außerdem besteht in ca. bis zu $^{1}/_{3}$ der Fälle eine auffällige Rezidivneigung, die zu erneuten Steroidgaben zwingt (Cordier 2000)

8.3.9 Therapie

Die Therapie der akuten Bronchiolitis entspricht den im Abschn. 8.2 (»Akute Bronchitis«) dargelegten Grundsätzen (Lugo u. Nahata 1993).

Der Einsatz von Ribavirin bei kindlichen RS-Virusinfektionen wird aufgrund Berichten von einer verlängerten Beatmungs- und Hospitalisationsdauer unter Therapie zunehmend kritisch gesehen und auf Kinder mit schwerer Immunsuppression begrenzt. Ein präventiver Effekt gegen die Ausbildung einer postinfektiösen Hyperreagibilität besteht nicht.

Die Therapie der BOOP erfolgt mit Steroiden, ca. 0,75 mg/kgKG. Die Dosis wird stufenweise, z. B. 10 mg pro Monat, bis auf eine Erhaltungsdosis von 5–10 mg/Tag reduziert. Ein Ansprechen auf die Therapie kann binnen weniger Tage erwartet werden. Im Fall eines Rezidivs unter Therapie wird die Dosis auf die zuletzt effektive erhöht. Im Fall eines Therapieversagens bzw. einer Progredienz werden Steroide mit Cyclophosphamid kombiniert; zu diesem Regime gibt es aber nur kasuistische Evidenz (Cordier 2000).

8.3.10 Häufig gemachte Fehler

1. Antibakterielle Therapie der viral bedingten Bronchiolitis.
2. Prolongierte antimikrobielle Therapie der BOOP unter der Vorstellung einer fortbestehenden Infektion.
3. Unterlassung einer videoassistierten thorakoskopischen Lungenbiopsie in unklaren Fällen mit der Folge einer potenziell schädlichen therapeutischen Polypragmasie.

8.3.11 Häufig gestellte Fragen

1. Wie kann man die Entzündung der Bronchiolen funktionell nachweisen?

Dies erfordert differenzierte lungenfunktionelle Untersuchungen, die im akuten Fall sicher nicht anwendbar sind. Diese umfassen die dynamische Compliance sowie die Bestimmung des Verschlussvolumens (»closing volume«). Eine Relevanz dieser Verfahren ist nur in chronischen Stadien gegeben.

2. Wie lange muss die BOOP behandelt werden?

Die initiale Behandlung erstreckt sich in der Regel auf 6–12 Monate. Klinische und funktionelle Kontrollen nach Absetzen der Therapie sind mindestens in zunächst viertel-, später halbjährlichen Abständen erforderlich.

8.3.12 Trends und Entwicklungen

- Verbesserung der antiviralen Therapie (neue Substanzen, Verfügbarkeit der Schnelldiagnostik).
- BOOP: klinische Studien zur Identifikation von Steroidrespondern und -nonrespondern, Patienten mit Rezidivneigung.

Fazit für die Praxis

- Unter dem Begriff Bronchiolitis werden ätiopathogenetisch und pathologisch-anatomisch sehr heterogene Erkrankungen zusammengefasst.
- Im Erwachsenenalter ist die BOOP die häufigste Form der Bronchiolitis.
- An eine BOOP muss bei jedem Patienten mit ambulant erworbener Pneumonie und einem Therapieversagen gedacht werden.
- Im typischen Fall ist eine Biopsie entbehrlich.
- Die Therapie besteht in der Gabe von oralen Steroiden in einer Dosierung von ca. 0,75 mg/kgKG.

Literatur zu Kap. 8.3

Colby TV, Myers JL (1992) The clinical and histological spectrum of bronchiolitis obliterans including bronchiolitis obliterans organizing pneumonia (BOOP). Semin Respir Med 13: 119–133
Epler GR (ed) (1994) Diseases of the Bronchioles. Raven, New York
Teschler H, Costabel U (1995) Bronchiolitis. In: Konietzko N (Hrsg) Bronchitis. Urban & Schwarzenberg, München, S 319–362
Lugo RA, Nahata MC (1993) Pathogenesis and treatment of bronchiolitis. Clin Pharm 12: 95–116
Cordier JF (2000) Organising pneumonia. Thorax 55: 318–328

8.4 Ambulant erworbene Pneumonie

H. Lode, G. Höffken

8.4.1 Definitionen

Die Pneumonie ist als akute oder chronische Entzündung des Alveolarraums und/oder des Interstitiums definiert. Ätiologisch kommen immunologische, chemische, physikalische und infektiöse Faktoren in Betracht, im Folgenden wird nur auf die infektiöse Pneumonie eingegangen. Die klassische Einteilung der Pneumonie in lobäre, bronchopneumonische und interstitielle Formen (Rockitansky 1842) ist weitgehend verlassen worden. Heute wird stattdessen die Angabe der Ätiologie, des Ortes der Infektion (ambulant erworben – nosokomial), der klinischen Symptome (akut, subakut, chronisch) sowie der ggf. vorhandenen Grunderkrankungen und der Röntgenmorphologie bevorzugt.

Hinsichtlich der therapeutischen Konsequenzen wird neuerdings auch die ambulant erworbene Pneumonie in 4 Kategorien unterschieden:

- ambulant erworbene Pneumonie,
- die Pneumonie, die im Alters- oder Pflegeheim erworben wurde,
- die Pneumonie mit der Notwendigkeit der stationären Behandlung auf einer Normalstation und
- die schwere Pneumonie mit der Notwendigkeit einer intensivmedizinischen Überwachung und Therapie.

8.4.2 Epidemiologie

Ambulant erworbene Infektionen des tiefen Respirationstraktes stellen mit ihrer hohen Morbidität einen erheblichen Kostenfaktor im Gesundheitswesen dar. Die Pneumonie ist die Haupttodesursache unter den Infektionskrankheiten in den Industrienationen. Die Inzidenz der Pneumonie in der Gesamtbevölkerung beträgt pro Jahr 2–12 pro 1000 Einwohner. In der Gruppe der Kinder zwischen 0 und 4 Jahren liegt die Inzidenz bei 12–18 pro 1000. In der Gruppe der Personen über 65 Jahre, die in Wohn- oder Pflegeheimen leben, steigt diese Zahl auf 68–14 jährlich pro 1000 Personen an. Von der letztgenannten Gruppe müssen etwa 35% stationär eingewiesen werden, und ungefähr 10% benötigen eine intensivmedizinische Behandlung.

In Nordamerika wurde in einer Studie beobachtet, dass die Inzidenz einer stationär zu behandelnden Pneumonie bei 2,66 pro 1000 lag, bei Personen über 65 Jahre stieg diese Zahl auf 10,12 pro 1000 an. Nach Schätzungen aus epidemiologischen Analysen erkranken in der Bundesrepublik Deutschland jährlich etwa 400.000 Patienten an einer ambulant erworbenen Pneumonie; das statistische Bundesamt kommt diesbezüglich sogar zu wesentlich höheren Zahlen mit über 1 Mio. Erkrankten an einer Lungenentzündung. Während Influenzaepidemien kommt es regelmäßig zu einem stärkeren Anstieg der Pneumonieerkrankungen und folglich auch zu einer Übersterblichkeit während derartiger Epidemien.

Eine besonders schwer verlaufende Pneumonie ist die bakteriämische Pneumokokkenpneumonie. Diese tritt nach skandinavischen und nordamerikanischen Daten in einer Frequenz zwischen 9,1–18 pro 100.000 Einwohner jährlich auf.

8.4.3 Pathogenese

Die tiefen Atemwege unterhalb des Kehlkopfs sind beim gesunden Menschen weitgehend keimfrei. Pathogene Erreger können prinzipiell die Lunge aerogen und/oder hämatogen erreichen. Die aerogene Infektion ist die häufigste und erfolgt auch mit nichtbakteriellen Erregern. Die aerogen in die Lunge gelangenden Mikroorganismen stammen aus 2 Bereichen:

Aus der normalen mikrobiellen Flora des Oropharynx und der paranasalen Sinus sowie aus Aerosolen oder Tröpfchen von anderen Erkrankten, die mittels Husten oder Niesen übertragen werden.

Im Allgemeinen gelangen nur Teilchen mit einer Größe von 0,3–5 μm in die Alveolen und werden dort abgelagert; diese Ablagerung erfolgt in der Regel nur dann, wenn die zahlreichen Abwehrmechanismen der Atemwege partiell oder total gestört sind. Die Manifestation einer Pneumonie wird letztlich bestimmt von der Kapazität des individuellen unspezifischen Abwehrsystems – insbesondere der bronchoalveolären Clearance und der alveolären Makrophagen – und von Anzahl und Virulenz der Erreger.

Die Atemwege und das Lungenparenchym sind mit zahlreichen Abwehrmechanismen ausgestattet, um eine Infektion verhindern zu können (s. Übersicht). Dazu zählen die dichotome Aufzweigung des Bronchialsystems, der Hustenreflex, die Mukusproduktion und mukoziliäre Clearance sowie der hohe IgA-Gehalt des Bronchialsekrets.

Unspezifische pulmonale Infektabwehrmechanismen

- Mechanische Faktoren:
  - Hustenreflex
  - Schleimproduktion
  - Schleimfilm
  - Bronchuskonstriktion
  - Ziliarfunktion
- Lokale Faktoren
  - Immunglobuline (IgA, IgG)
  - Komplement/Properdin
  - Surfactant
  - Transferrin
  - Lysozym
  - alveoläre Makrophagen

Im Bereich der Alveolen sind die dort ortsständigen Alveolarmakrophagen effiziente Abwehrzellen. Sie können Mikroorganismen direkt oder nach erfolgter Opsonierung durch lokal sezernierte Immunglobuline und Komplementfaktoren über ihre Fc- und Komplementrezeptoren phagozytieren. Der Kontakt mit bakteriellen Oberflächenmolekülen, die Aktivierung durch bakterielle Toxine und der Phagozytoseprozess selbst induzieren darüber hinaus die Synthese proinflammatorischer Zytokine in den Alveolarmakrophagen. Durch die nachfolgende Sekretion von TNF-α und IL-1b werden ortsständige Epithelzellen aktiviert und in den Prozess der antimikrobiellen Abwehr integriert.

Die Sekretion von chemotaktisch aktiven Zytokinen durch Makrophagen führt zur Rekrutierung von weiteren Leukozytenpopulationen in den Alveolarraum:

- von neutrophilen Granulozyten, die durch ihre Phagozytosekapazität die Elimination der Bakterien beschleunigen;
- von Monozyten, die durch die Produktion von Entzündungsmediatoren den Abwehrprozess und die begleitende inflammatorische Reaktion modulieren, und
- von Lymphozyten, die eine spezifische Abwehrreaktion initiieren.

Im Alveolarraum beteiligen sich darüber hinaus Typ-I- und Typ-II-Epithelzellen ebenfalls durch Chemokinsynthese und Expression von Adhäsionsmolekülen aktiv an der Rekrutierung von Leukozyten. Bakteriell infizierte und aktivierte Alveolarepithelzellen können auf der einen Seite während der transepithelialen Passage die Bildung toxischer Sauerstoffradikale in Phagozyten amplifizieren und damit die alveoläre Abwehrfunktion steigern, auf der anderen Seite können proinflammatorisch getriggerte Epithelzellen durch die Liberation von Stickstoffmonoxid den oxidativen Burst wieder reduzieren und so die Entzündungsreaktion in der Lunge begrenzen.

Weiterhin synthetisieren Typ-I-Alveolarepithelzellen alle Komponenten des Surfactantsystems, das neben seiner biophysikalischen auch eine immunomodulatorische Aktivität besitzt. Vor allem die hydrophilen Surfactantapoproteine SP-A und SP-D sind in der initialen Abwehrreaktion gegenüber Mikroorganismen im alveolären Kompartiment beteiligt.

Die Schädigung pulmonaler Epithelzellen in den Atemwegen und im Alveolarraum durch Rauchen und Umweltfaktoren, aber auch alters- und krankheitsbedingte Faktoren beeinflussen die Kapazität dieser Zellen zur Produktion von antimikrobiellen Substanzen und Entzündungsmediatoren und disponieren dadurch zu Infektionen mit bestimmten Erregern.

Bei rezidivierenden Pneumonien müssen spezifisch disponierende Ursachen bedacht werden. Bei Säuglingen und Kleinkindern spielen ursächlich angeborene Störungen der körpereigenen Abwehr die wichtigste Rolle. Sie betreffen die Funktion der mononukleären Zellen und die qualitative und quantitative Zusammensetzung der Immunglobuline. Kongenitale Defekte der Zilienfunktion liegen beim Kartagener-Syndrom (Situs inversus, Bronchiektasen und Hypoplasie der Nasennebenhöhlen), beim Immotile-Cilia-Syndrom, beim Young-Syndrom (Azospermie, Sinusitis, Pneumonie) sowie bei der Mukoviszidose vor.

Strukturelle Veränderungen wie beim Lungensequester und bei Bronchiektasen werden sowohl bei Kindern als auch bei Erwachsenen als Ursache rezidivierender Pneumonien gefunden. Erkrankungen im Erwachsenenalter mit besonderer Disposition zu Pneumonien sind eine HIV-Infektion sowie hämatologische Systemerkrankkungen (Leukämie, Plasmozytom u. a.). Als lokale Prozesse mit erhöhter Pneumoniefrequenz gelten gutartige und bösartige Lungentumoren, benigne Tracheobronchialstrikturen, ösophagotracheale bzw. bronchiale Fistelbildungen sowie Speiseröhrenerkrankungen mit deutlichem Reflux. Auch weitere Faktoren wie Alkoholismus, Asthma bronchiale, Unterbringung in Altersheimen oder in Gefängnissen, Niereninsuffizienz, Diabetes mellitus und Zigaretteninhalationsrauchen können als weitgehend gesicherte Pneumonierisiken gelten.

8.4.4 Ätiologie

Heute wird von mehr als 100 mikrobiellen Ursachen einer Pneumonie ausgegangen, sodass ein evidenzbasierter Ansatz hinsichtlich der Ätiologie der Pneumonie sehr schwierig ist. Eine Erklärung hierfür ist das Problem, routinemäßig Lungengewebe zur mikrobiellen Analyse zu gewinnen. Die Diagnostik hat daher auf den Ergebnissen von Blutkulturen, Sputum-, Bronchialsekret- oder Pleurasekretkulturen zu basieren, hinzu kommen die Ergebnisse von serologischen Antikörpernachweisen sowie Antigenbestimmungen. Blutkulturen sind nur etwa bei 6 – 10% der Patienten mit einer Pneumonie positiv und dieses zumeist bei Pneumokokkenpneumonien. Nur etwa $^1/_3$ der Patienten mit einer Pneumonie produzieren ein ergiebiges Sputum, wobei die Analyse dieses Mediums durch die erhebliche oropharyngeale Kontamination sehr häufig nicht eindeutig ist.

In den vergangenen Jahren ist insbesondere in internationalen Empfehlungen eine kategorische Einteilung der Diagnosesicherheit erfolgt in »eindeutig, wahrscheinlich« oder »möglich«. Eine eindeutige Diagnose wird akzeptiert, wenn S. aureus, S. pneumoniae, H. influenzae, M. catarrhalis, Enterobacteriaceae oder Pseudomonas aeruginosa aus Blutkulturen oder Pleuraflüssigkeitskulturen angezüchtet werden; weiterhin gilt auch ein 4facher Anstieg der Antikörpertiter für Legionella pneumophila (=1/128), Mykoplasma pneumoniae (=1/64), Chlamydia pneumoniae, RSV oder Influenzaantigene (=1/32) als beweisend. Auch die Isolierung von Influenzaviren oder Legionellaspezies aus respiratorischen Sekreten oder der Nachweis mittels ELISA von Pneumokokken- sowie Legionella-pneumophila-1-Antigenen im Urin werden für eine gesicherte Diagnose akzeptiert.

Ätiologisch ist die ambulant erworbene Pneumonie keineswegs eine homogene Manifestation; aus klinischen und auch therapeutischen Gründen ist es notwendig, v. a. neben dem Alter der Patienten weitere unterschiedliche Kategorien zu berücksichtigen (s. Tabelle 8-4).

Bei einer Metaanalyse der wesentlichen europäischen Studien und der differenzierten ätiologischen Betrachtung wird evident, dass Streptococcus pneumonia unverändert der führende Keim ist, gefolgt von Chlamydia pneumoniae, H. influenzae, Staphylococcus aureus, Mykoplasma pneumoniae, gramnegativen Keimen, Legionella spp. sowie Coxiella burnetii. Der Anteil der ungeklärten mikrobiologischen Ätiologien variiert zwischen 10 und 70% je nach diagnostischen Bemühungen. Mit aggressiven diagnostischen Methoden ist jedoch nachgewiesen worden, dass S. pneumoniae für viele Infektionen ohne Keimnachweis ätiologisch in Betracht kommt (Abb. 8-1).

Von besonderer Bedeutung ist für die mögliche mikrobielle Ätiologie die Erhebung der anamnestischen Daten, die häufig ätiologische Zusammenhänge ergibt (Tabelle 8-4). Im ambulanten Bereich überwiegend bei jüngeren Patienten ohne Grunderkrankung müssen neben Pneumokokken auch atypische Erreger wie M. pneumoniae und C. pneumoniae vermehrt berücksichtigt werden. Die diagnostische Datenlage bei diesen Patienten, die ambulant wegen ihrer Pneumonie behandelt wer-

Tabelle 8-4. Anamnestische Hinweise auf die Epidemiologie und Ätiologie der Pneumonie

Anamnese	Mögliche Erreger
Umweltfaktoren	
Gefährdung durch kontaminierte Klimaanlagen, Saunen, kürzliche Reise oder Hotelaufenthalt, lebensmittelverarbeitende Maschinen, kürzlicher Krankenhausaufenthalt mit gleichzeitigem Kontakt von kontaminiertem Trinkwasser (L. pneumophila)	Legionella pneumophila
Gefährdung durch infizierte Katzen, Kühe, Schafe oder Ziegen während der Säugephase	Coxiella burnetti
Wirbelstürme in einem Endemiegebiet beschleunigt Pneumonien	Coccidioides immitis
Ausbrüche von Pneumonien in Obdachlosenasylen und Gefängnissen	Mycobacterium tuberculosis, Streptococcus pneumoniae, M. pneumoniae
Ausbrüche von Pneumonie in Kasernen	S. pneumoniae, Chlamydia pneumoniae
Ausbrüche von Pneumonien auf Säuglingsstationen	C. pneumoniae, S. pneumoniae, RSV, Influenza-A-Virus
Kontakte zu kontaminierten Fledermaushöhlen, Ausgrabungen in Endemiegebieten	Histoplasma capsulatum
Kontakte zu Truthähnen, Hühnern, Enten oder Vögeln	Chlamydia psittaci
Kontakte zu Kaninchen	Francisella tularensis
Reiseanamnese	
Reise nach Thailand oder in andere Länder Südostasiens	Burkholderia pseudomallei (meliodosis)
Einwanderung aus Ländern mit hoher endemischer Verbreitung der Tuberkulose	M. tuberculosis
Berufsanamnese	
Sozialarbeiter, LKW-Fahrer	M. tuberculosis, akute HIV, Serokonversion mit Pneumonie
Wirtsfaktor	
Diabetische Ketoazidose	Staphylococcus aureus, Streptococcus pneumoniae
Zeckenbiss – Dermacentor variabilis, Ixodes dammini (scapularis)	Rocky-Mountain-spotted-Fieber (kaum Komplikationen mit Pneumonien), Ehrlichia spp
Andere	
Alkoholismus	S. pneumoniae, Klebsiella pneumoniae, S. aureus, Anaerobier
Chronisch obstruktive Lungenerkrankung	S. pneumoniae, Haemophilus influenzae, Moraxella catarrhalis
Stabile Organtransplantatempfänger (Pneumonie tritt auf >3 Monate nach der Transplantation)	S. pneumoniae, H. influenzae, Pneumocystis carinii, (kaum CMV), Strongyloides stercoralis
Sichelzellerkrankung	S. pneumoniae

den, ist unbefriedigend, jedoch deuten die begrenzten Mitteilungen auf eine dominierende Rolle von atypischen Erregern hin. Weiterhin muss auch bei diesen Patienten berücksichtigt werden, wieweit sich eine Pneumonie im Rahmen einer Virusepidemie, z. B. durch Influenzaviren, manifestiert.

Hinsichtlich der Ätiologie von Patienten mit Pneumonien, die zur stationären Behandlung eingewiesen werden, ist die Datenlage wesentlich günstiger. In methodisch anspruchsvollen Studien aus den westlichen Industrieländern wird die Häufigkeit von Pneumokokken als führende Erreger zwischen 32–55% angegeben (Abb. 8-2).

Der häufig mangelnde Nachweis von Pneumokokken ist dadurch erklärbar, dass schon die Gabe *einer* wirksamen Antibiotikadosis den Nachweis dieses Erregers unmöglich macht. Für die bedeutsame Rolle von Pneumokokken spricht jedoch auch, dass 60–80% aller bakteriämisch verlaufenden Pneumonien durch Pneumokokken verursacht sind (Abb. 8-3).

Kapselbildende Pneumokokkenstämme (S-Varianten) stellen das virulente Agens dieser Erreger dar. Sie werden im Gegensatz zu den unbekapselten (R-Varianten) von polymorphkernigen Leukozyten nur unzureichend phagozytiert. Aufgrund ihrer Kapselpolysaccharide können bei *S. pneumo-*

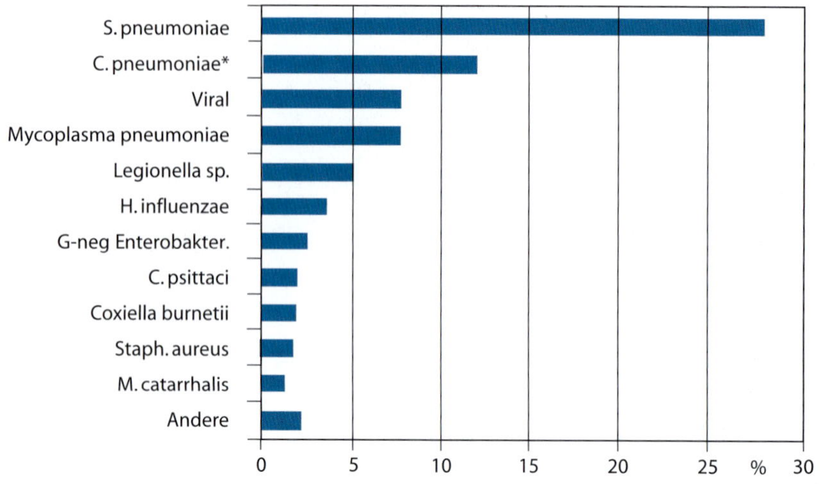

Abb. 8-1. Ambulant erworbene Pneumonie – im Krankenhaus behandelte Patienten. Daten von 26 prospektiven Studien (5961 Erwachsene) aus 10 Ländern. * Daten aus 6 Studien. (Nach Woodhead 1998)

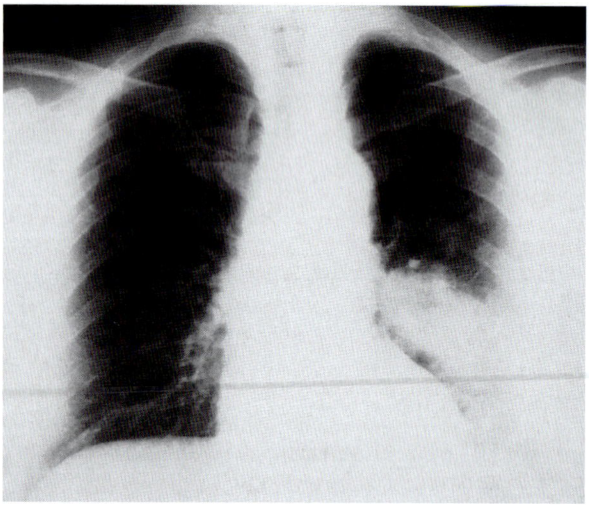

Abb. 8-2. Pneumokokkenpneumonie bei einem 62 Jahre alten Patienten mit chronischer Bronchitis (Segmentpneumonie)

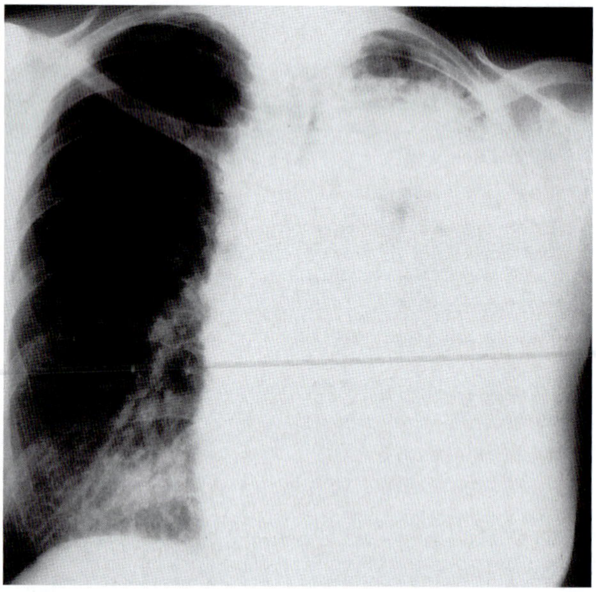

Abb. 8-3. Bakteriämisch verlaufende Pneumokokkenpneumonie bei einem 35 Jahre alten Patienten mit Alkoholkrankheit

niae 84 verschiedene serologische Typen unterschieden werden, wobei insbesondere die Serotypen 1, 2, 3, 4, 7, 8, 12, 14 und 21 die stark virulenten Stämme sind.

Je nach Jahreszeit treten Pneumokokken bei ca. 30–70% aller gesunden Personen im Pharynx auf, insbesondere im Winter. Obwohl es sich zumeist um virulente Stämme handelt, ist das Immunsystem in der Lage, eine Infektion zu unterdrücken. Je nach Immunstatus können die Erreger neben der Pneumonie auch Konjunktivitis, Otitis, Masteoditis und Meningitis verursachen.

Etwa 10% ambulant erworbener Pneumonien werden durch Haemophilus influenzae ausgelöst. Die meisten Studien deuten auf eine höhere Prävalenz dieses Erregers bei Patienten mit chronischer Bronchitis hin. Bei H. influenzae werden 6 Serotypen unterschieden; darüber hinaus wurden jedoch auch nicht typisierbare, nicht bekapselte Stämme gefunden. Sowohl bekapselte wie auch nicht bekapselte Stämme können bei Pneumonien beteiligt sein.

An zweit- bis dritthäufigster Stelle in der mikrobiellen Ätiologie von Pneumonien im ambulanten Bereich steht Chlamydia pneumoniae. Etwa 6–18% aller Pneumonien im ambulanten Bereich entfallen auf diesen Erreger, der darüber hinaus häufig auch in Koinfektion mit Pneumokokken oder Staphylokokken nachweisbar ist. Eine andere Chlamydienspezies, Chlamydia psittaci,muss bei entsprechender Anamnese (Vogelkontakt) ebenfalls berücksichtigt werden, wird jedoch heute zunehmend seltener nachgewiesen (Abb. 8-4).

Legionella pneumophila betrifft etwa 2–8% aller Patienten mit einer ambulant erworbenen Pneumonie, die ins Krankenhaus eingewiesen werden. Etwa 55% dieser Erkrankungen entfallen auf L. pneumophila Serogruppe 1. L. micdadei, L. feelii, L. bodsmanii, L. dumoffii und L. longbeachae sind für weitere 12–20% verantwortlich (Abb. 8-5).

Mykoplasma pneumoniae kann gelegentlich auch zu einer schweren Pneumonie führen, sodass eine klinische Therapie notwendig wird. Dieser Erreger betrifft zwar vorwiegend jüngere Erwachsene, muss jedoch auch bei entsprechender Befundkonstellation im höheren Alter berücksichtigt werden (Abb. 8-6).

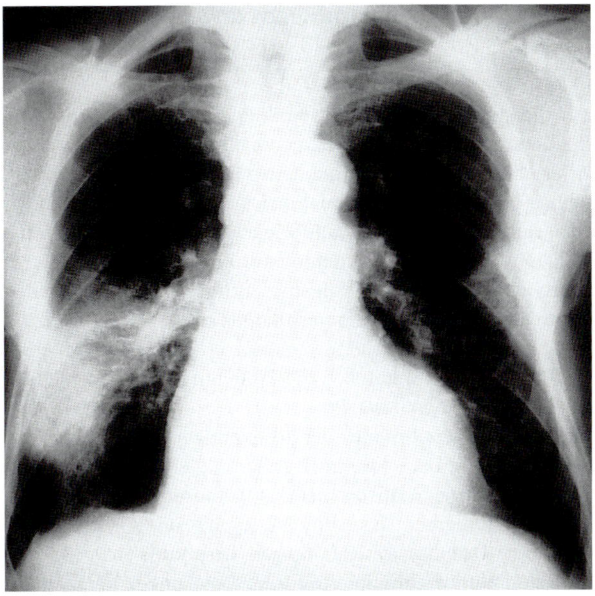

Abb. 8-4. Chlamydia-psittacis-Pneumonie bei einem 68 Jahre alten Patienten

Aerobe gramnegative Erreger wie Klebsiella spp., Proteus spp., E. coli und auch Pseudomonas aeruginosa sind sehr seltene Erreger von ambulant erworbenen Pneumonien. Allerdings kolonisieren derartige Erreger vermehrt den Oropharynx von älteren Patienten und Patienten mit schweren Grunderkrankungen. Erleiden diese Patienten eine Pneumonie und verläuft diese schwer bis zur intensivmedizinischen Behandlung, muss auch dieses Erregerspektrum mit bedacht werden.

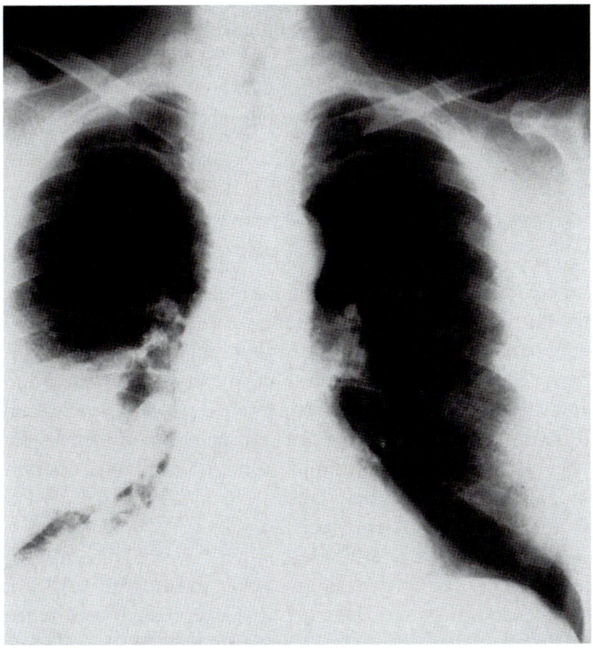

Abb. 8-5. Legionellenpneumonie bei einem 64 Jahre alten Patienten mit chronischer Bronchitis und Prednisolondauertherapie

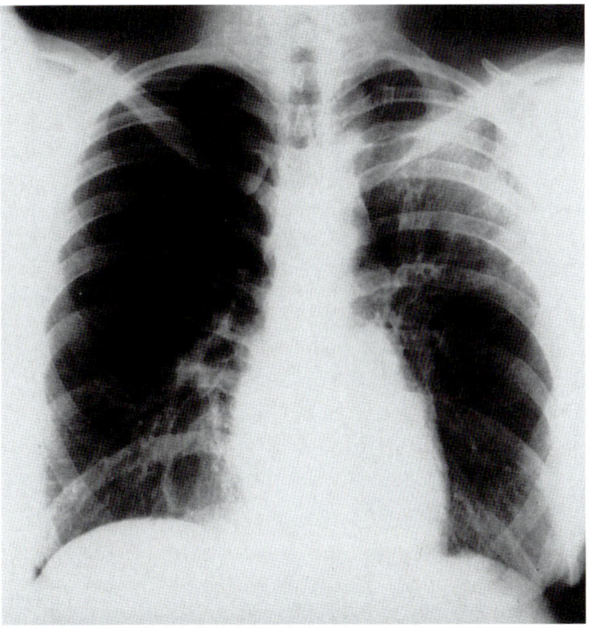

Abb. 8-6. Mykoplasmenpneumonie bei einem 45 Jahre alten, sonst gesunden Patienten

Unter den viralen Erregern müssen Influenzaviren insbesondere während eines endemischen oder epidemischen Ausbruchs berücksichtigt werden, jedoch hat auch das RSV-Virus in den letzten Jahren insbesondere bei Patienten in Altersheimen und offensichtlich auch bei Erwachsenen zu pneumonischen Manifestationen beigetragen.

Aspirationen sind eine nicht unerhebliche Ursache für die Entstehung einer Pneumonie und werden in Studien mit einer Häufigkeit von 3–14% beobachtet. Hierbei muss eine polymikrobielle Ätiologie mit einer Mischinfektion aus aeroben und anaeroben Keimen zumeist der oropharyngealen Flora vermutet werden. Faulig riechendes Sputum, der Nachweis eines Lungenabszesses und/oder eines Empyems deuten auf die Beteiligung von anaeroben Keimen hin (Abb. 8-7).

Pneumocystis carinii muss bei jeder Diskussion über die Ätiologie einer ambulant erworbenen Pneumonie mit bedacht werden. Nicht nur bei fortgeschrittenem Immundefekt des Aids-Patienten, sondern auch bei Patienten mit einer entsprechenden aggressiven immunsupprimierenden Behandlung (z. B. rheumatoide Arthritis, progressive Glomerulonephritis) muss mit einer derartigen Ätiologie gerechnet werden (Abb. 8-8).

Pilze werden üblicherweise nicht als Erreger einer ambulant erworbenen Pneumonie vermutet mit Ausnahme von Histoplasma capsulatum, Blastomyces dermaditides und Coccidioides immitis in endemischen Regionen (z. B. USA). Eine derartige Ätiologie muss bei Reisenden in diese Gebiete auch bei Rückkehr nach Deutschland ausgeschlossen werden.

Coxiella burnetii ist der Erreger des Q-Fiebers. Rinder, Schafe und Ziegen sind das normale tierische Reservoir für diese Bakterien. Diese werden als Aerosole vom Menschen aufgenommen, und bei entsprechenden anamnestischen Hinweisen sollte dieser Erreger diagnostisch unbedingt mit bedacht werden.

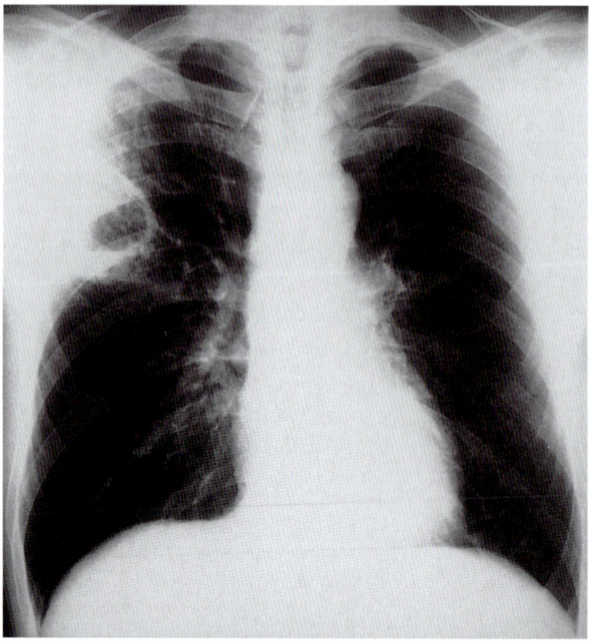

Abb. 8-7. Ambulant erworbene abszedierende Pneumonie bei einem 48 Jahre alten, sonst gesunden Patienten

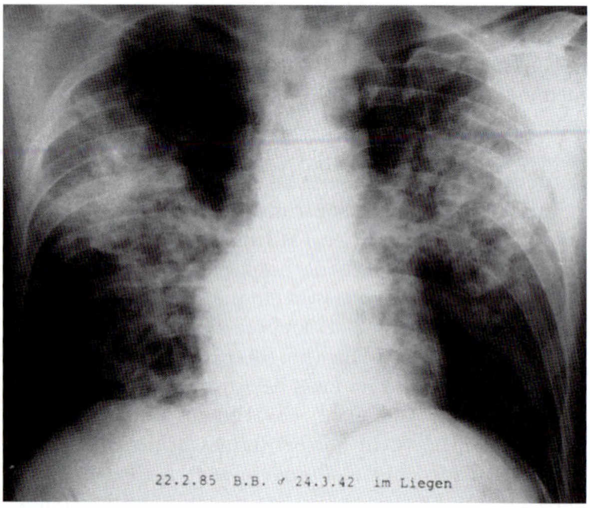

Abb. 8-8. Pneumocystis-carinii-Pneumonie bei einem 45 Jahre alten HIV-positiven Patienten

8.4.4.1 Ätiologie der schweren ambulant erworbenen Pneumonie

Die sog. schwere Pneumonie (Definition s. Abschn 8.4.5 »Klinik der ambulant erworbenen Pneumonie«) wird üblicherweise auf der Intensivstation überwacht und behandelt. Die Letalitätsrate derartiger Pneumonien liegt nach neueren Metaanalysen zwischen 35 und 40% (Abb. 8-9). Als Erreger kommen insbesondere Pneumokokken, L. pneumophila, H. influenzae und S. aureus in Betracht. Auch gramnegative Bakterien wie Klebsiellen und Proteusspezies müssen insbesondere bei älteren Patienten vermehrt erwogen werden.

8.4.5 Klinik der ambulant erworbenen Pneumonie

Für die klinische Beurteilung einer Pneumonie ist es entscheidend zu wissen, wo die Pneumonie erworben wurde, welches Alter und welche Grundkrankheiten beim Patienten bestehen, wie die immunologische Situation ist, wo der Patient behandelt wird (ambulant, klinisch) und wie das radiologische Bild aussieht. Nur bei wenigen Patienten mit Pneumonien werden Erreger unter Praxisbedingungen identifiziert; deshalb werden heute die meisten Pneumoniepatienten nach klinischen Kriterien differenziert.

In Deutschland hat sich die Einteilung in 4 verschiedene Pneumonieformen bewährt:
- Ambulant erworbene oder nosokomiale Pneumonie,
- Pneumonie bei schwerer Grundkrankheit (Nieren-, Leber-, Herzinsuffizienz, Diabetes mellitus, Tumoren u. a.),
- Pneumonie bei Disposition zu Aspiration (Alkoholismus, ZNS- oder Ösophaguserkrankungen, Peritonitis etc.),
- Pneumonie bei definierten Immunstörungen (Transplantation, HIV-Infektion, immunsuppressive Behandlung u. a.).

Bei dieser Einteilung gibt es durchaus Überscheidungen, die jedoch gewollt und hilfreich sind für die Auswahl einer adäquaten Antibiotikatherapie. Im nordamerikanischen Raum wird auf der Basis von Empfehlungen der American Thoracic Society eine noch pragmatischere Einteilung vorgeschlagen. Diese beruht auf den Vorstellungen, dass Anamnese und klinisches Bild keine Zuordnung von Erregern erlauben, da die Überschneidung zahlreicher Symptome zu ausgeprägt ist. Die nordamerikanische Einteilung differenziert nur noch 4 Patientengruppen:
- Pneumoniepatienten außerhalb des Krankenhauses ohne Grunderkrankung mit einem Lebensalter unter 60 Jahren,
- Patienten außerhalb des Krankenhauses mit Grunderkrankung und/oder einem Lebensalter von 60 Jahren und älter,
- hospitalisierte Patienten mit milder bis mäßig schwerer ambulant erworbener Pneumonie,
- hospitalisierte Patienten mit schwerer ambulant erworbener Pneumonie (üblicherweise Intensivbehandlung).

8.4.6 Anamnese

Das typische Bild der häufigsten Pneumonieform, der Pneumokokkenpneumonie, tritt zumeist in den kühleren Jahreszeiten oder nach einer Unterkühlung bei Patienten in jedem Lebensalter auf. Die Erkrankung beginnt mit 30–60 min dauerndem Schüttelfrost, gefolgt von hohem Fieber und Husten mit zunächst geringem, häufig rostig braunem, später purulentem Auswurf. Meist geht einige Tage zuvor ein milder Infekt der oberen Luftwege oder eine anderweitige Schädigung des pulmonalen Abwehrsystems voraus. Sehr häufig weisen die Patienten auch einen Herpes labialis auf.

Im Kontrast zu dieser klassischen Pneumokokkenpneumonie ist der Beginn der sog. atypischen Pneumonie verzögert, schleichend, meistens ohne Schüttelfrost, jedoch verbunden mit Arthralgien, Myalgien, Kopfschmerzen und mäßigem Krankheitsgefühl. Die vollständigen Krankheitsausbildung dauert mehrere Tage, der Husten bei der atypischen Pneumo-

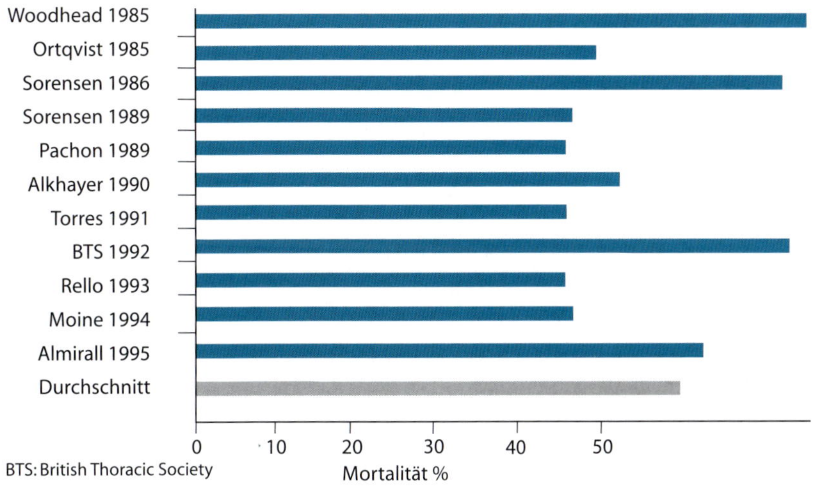

Abb. 8-9. Mortalität bei ambulant erworbener schwerer Pneumonie – 654 Patienten in 11 Studien (*BTS* British Thoracic Society)

nie ist zumeist unproduktiv, anhaltend und quälend; bei geringer bronchialer Sekretion ist das Sputum zumeist mukös und wenig purulent.

Die Fieberreaktion bei der Pneumokokkenpneumonie ist heftig, abrupt und hoch (bis über 40°C möglich), während die sog. atypischen Pneumonien einen langsameren Fieberanstieg aufweisen und selten Werte über 38,5°C erreichen. Auch wenn die Abgrenzung zwischen typischer und atypischer Pneumonie heute kritisch gesehen wird, ist sie insbesondere für den unerfahrenen Arzt zunächst recht hilfreich. Er muss allerdings bedenken, dass die Überschneidungen zwischen beiden Pneumonieformen relativ beträchtlich sind und dadurch nicht unbedingt Rückschlüsse auf eine sichere Erregerätiologie möglich sind (Tabelle 8-5).

Tabelle 8-5. Klinische Differentialdiagnostik der ambulant erworbenen Pneumonie [+++ stark, ++ mäßig, + selten, (+) sehr selten]

	Pneumokokkenpneumonie	Legionellenpneumonie	Mykoplasmenpeumonie	Chlamydienpeumonie
Alter mit häufigstem Auftreten der Infektion	Alle Alterskategorien	Eher Ältere	Eher Jüngere	Eher Jüngere
Inkubation	2–4 Tage	2–10 Tage	15–25 Tage	7–15 Tage
Beginn	Akut	Subakut	Progressiv, manchmal plötzlich	Plötzlich oder progressiv
Schüttelfrost	+++	+	±	+
Cephalgien	+	(+)	+	++
Myalgie	(+)	(+)	(+)	++
Halsschmerzen	+	–	Ziemlich häufig	–
Husten	++	++	++	++ (nach einigen Tagen)
Auswurf	+++	Nach einigen Tagen	Selten	Selten, dann unregelmäßig
Gastrointestinale Störungen	(+)	++	(+)	+
Erbrechen	(+)	+	(+)	+
Diarrhö	–	++	(±)	+
Weitere Störungen	Pleuraschmerzen	Subileus	Pleuritis (20%), Myringitis (10–20%)	Splenomegalie, Hepatomegalie, Ausschlag
Komplikationen	Pleuraempyem, Perikarditis	Allmähliche Verschlechterung; toxische Gehirnaffektionen (ziemlich häufig)	Hämolytische Anämie, Guillain-Barré-Syndrom, Myokarditis, Perikarditis, Neuritis	Selten Myokarditis
Bakterielle Begleitinfektionen	–	?	Selten	Häufig

8.4.7 Befunde

Die klinische Diagnose einer Pneumonie gründet sich auf 5 Leitsymptome:
- Fieber,
- Husten,
- Auswurf,
- Pleuraschmerzen,
- klinischer oder röntgenologischer Nachweis eines neuen und persistierenden pulmonalen Infiltrates.

Das Blutbild weist zumeist eine Leukozytose mit oder ohne Linksverschiebung auf. Bei atypischen – gelegentlich auch bei gramnegativen – Pneumonien können normale Leukozytenzahlen oder eine Leukopenie auftreten; das C-reaktive Protein ist zumeist erheblich erhöht.

Für die exakte klinische Definition der Pneumonien hat sich die Orientierung an bestimmten Befundkriterien sehr bewährt:
a) Infiltration im Thoraxröntgenbild (neu/persistierend)
b) physikalische Befunde (ohrnahe feinblasige klingende Rasselgeräusche, Bronchialatmen, Klopfschallverminderung),
c) purulentes Trachealsekret (>25 Granulozyten pro Gesichtsfeld bei 100facher Vergrößerung),
d) Fieber (>38,5°C),
e) Hypothermie (<36,5°C),
f) Leukozytose (über 10.000 pro mm^3),
h) Nachweis eines typischen Pneumonieerregers.

Die Diagnose einer Pneumonie kann dann akzeptiert werden, wenn das Kriterium unter a) sowie wie mindestens 2 Kriterien unter b) bis h) positiv sind. Bei Chlamydien- und Mykoplasmenpneumonien sind die beschriebenen Befunde, insbesondere Fieber und Blutbildveränderungen, häufig nur sehr diskret vorhanden.

Bei der unkomplizierten Pneumonie des jüngeren Patienten ohne wesentliche Grunderkrankungen kann bei typischer Anamnese und richtungsweisenden physikalischen Befunden auf eine umfangreiche mikrobiologische und radiologische Diagnostik verzichtet werden. Bei Misserfolg der antibiotischen Behandlung oder komplizierenden Faktoren muss eine differenziertere Diagnostik eingesetzt werden bzw. eine stationäre Behandlung erfolgen. Die Entscheidung über die Notwendigkeit einer stationären Behandlung kann heute auf der Basis eines Scoringsystems erfolgen, das sich bisher jedoch nur in Nordamerika durchgesetzt hat. Patienten mit den Symptomen einer schweren Pneumonie (s. Tabelle 8-6) oder zusätzlichen Risikofaktoren sollten allerdings im Zweifel stationär eingewiesen werden. Insbesondere beim Vorliegen von respiratorischen, hämodynamischen, metabolischen und hämatologischen kritischen Befunden (s. Tabelle 8-6) muss eine intensivmedizinische Überwachung und Behandlung erfolgen.

8.4.8 Diagnostik

Der Nachweis der ätiologischen Erreger erfolgt bei der bakteriellen Pneumonie mikrobiologisch. Aussagekräftige Materialien können sein:
- Sputum,
- Pleuraexsudat,
- Blutkulturen,
- bronchoskopische Absaugung, Lavage, Biopsie,
- transtracheale Aspiration,
- Lungenaspirat bzw. biopsie,
- Urin (Antigennachweis von Legionellen und Pneumokokken).

Sputum ist ein problematisches Untersuchungsmedium mit hoher Kontaminationsgefahr durch die oropharyngeale Bakterienflora. Deshalb sollten bakteriologische Sputumanalysen nur bei optimalen Untersuchungsbedingungen (Transport, Waschung usw.) therapeutisch verwertet werden. Auch bei bronchoskopischer Materialgewinnung bestehen erhebliche Kontaminationsprobleme, die nur mit spezifischen Techniken zu vermeiden sind.

Auf die besondere Aussagekraft von Pleuraexsudat und Blutkulturen (10–20% positiv) sei hingewiesen. Virologische und serologische Untersuchungen sollten insbesondere bei Verdacht auf atypische oder nicht bakterielle Pneumonien vorgenommen werden.

Tabelle 8-6. Ambulant erworbene Pneumonie: ungünstige Prognose/schwere Pneumonie

Laborbefunde	Leukozyten	<4000/mm^3, >30.000/mm^3
	Blutgase	p_aO_2 <60 Torr (Luftatmung)
	Niereninsuffizienz	Kreatinin >2 mg%
	Thoraxröntgenaufnahme	Multiple Infiltrate, Pleuraerguss
	Hämatokrit	<30%
Erreger	– Pneumokokken (+ BK) – Legionellen – Staph. aureus	
Alter	>65 Jahre	
Grundkrankheiten	Nieren-/Leberinsuffizienz, Diabetes, Alkoholkrankheit, Immunstörung	
Klinische Befunde	Atemfrequenz	≥ 30/min
	Hämodynamik	RR <90 systolisch
	Neurologie	Verwirrtheit u. a.
	Extrapulmonale Infektionsmanifestation	

Abb. 8-10. Diagnostik bei ambulant erworbener Pneumonie (CAP) mit und ohne Immundefekt

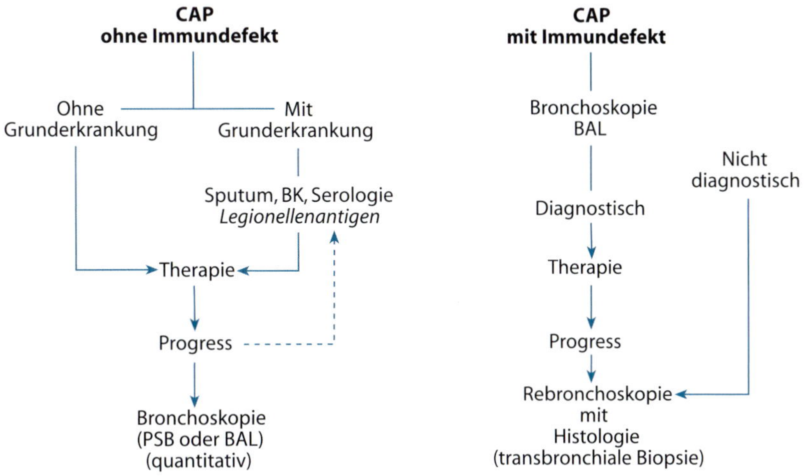

CAP = »community aquired pneumonia« = ambulant erworbene Pneumonie
BK = Blutkultur
PSB = »protective specimen brush« = geschützte Teleskopbürste
BAL = Bronchialveoläre Lavage

Die Ätiologie der CAP wird als gesichert wie folgt definiert:

- Isolation von S. aureus, S. pneumoniae, H. influenzae, M. catarrhalis, Enterobacteriaceae oder P. aeruginosa aus dem Blut oder aus pleuralen Kulturen,
- ein 4facher oder höherer Anstieg des Antikörpertiters gegen Legionella pneumophila (bis ≥1:128); Mycoplasma pneumoniae (bis ≥1:80) oder Chlamydia pneumonia, RSV oder Influenzaantigene (bis ≥1:32);
- Isolation von Influenzaviren oder Legionella Spezies aus dem respiratorischen Sekret; oder
- Ratio von 3 oder mehr der ersten Kontrollproben in einem ELISA-Test von Legionella pneumophila als Urinantigen.

Neuere Verfahren sind der Nachweis eines »antibody coating«, also von mit humanen Antikörpern besetzten und mit Fluoroszenz markierten Antihumanglobulinen-Antikörpern sichtbar gemachten Bakterien und die aufwendigen und molekularbiologischen Verfahren der »In-situ-Hybridisierung« und der Polymerasekettenreaktion.

Molekularbiologische Verfahren bieten gegenüber konventionellen allerdings den Vorteil, schwer kultivierbare oder während der Aufarbeitung abgestorbene Organismen direkt nachzuweisen. Probleme ergeben sich durch Kontamination und Inhibitoren, die z. T. zu falsch-positiven bzw. falsch-negativen Ergebnissen führen können. Auch ist daran zu denken, dass ein positiver Befund nach erfolgreich durchgeführter Therapie persistieren kann.

Für die tägliche Routinediagnostik außerhalb des Krankenhauses können diese Nachweisverfahren hinsichtlich ihres Stellenwertes z. Z. noch nicht abschließend beurteilt werden. In größeren Laboratorien und Krankenhäusern mit spezifischen Labors, die zum Nachweis bakterieller DNA bzw. RNA ausgerüstet sind, werden immer mehr nicht kontaminierende Erreger routinemäßig mit molekularbiologischen Techniken nachgewiesen.

In vielen Fällen kann auf der Basis der klinischen Unterscheidung zwischen Pneumokokkenpneumonie und sog. atypischen Pneumonien einerseits sowie dem allgemeinen Zustand und dem Alter des Patienten andererseits auf eine intensive Diagnostik verzichtet werden, wenn Abklärungen nach dem dargestellten diagnostischen Vorgehen (Abb. 8-10) getroffen werden.

Eine Ausnahme bilden die Pneumonien bei Patienten mit Grunderkrankungen und/oder Immunstörungen, bei denen immer eine invasive Diagnostik (s. Abb. 8-10) mit bronchoalveolärer Lavage oder geschützter Bürste anzustreben ist. In dieser Patientengruppe ist das Spektrum der Erreger sehr groß, und bei der Therapie müssen z. T. toxische, in jedem Fall aber selektiv wirksame Substanzen eingesetzt werden.

Lungenfunktionelle Untersuchungen, insbesondere Analyse der arteriellen Blutgase, geben Hinweise über das Ausmaß der Störungen der Atemmechanik und des Gasaustausches. Die radiologische Analyse des Thorax ist empfehlenswert, um Umfang, Lokalisation, Homogenität und anatomische Grenzen des Infiltrates zu charakterisieren. Auch Komplikationen wie Abszedierungen oder Begleitpleuritiden können mittels Röntgenbild festgestellt werden. Zusätzlich sind differenzialdiagnostische Erwägungen möglich.

Differenzialdiagnostisch müssen bei jedem Lungenfiltrat neben einer Pneumonie folgende Erkrankungen vorwiegend erwogen werden:

- Lungentuberkulose,
- Lungentumor,
- Lungeninfarkt,
- fibrosierende Alveolitis,
- Vaskulitis,
- Lungenstauung (kardial bedingt),
- Medikamentenreaktion.

8.4.9 Therapie

In der Behandlung der Pneumonie können allgemeine und spezielle (antibiotische) Therapiemaßnahmen unterschieden werden.

8.4.9.1 Allgemeine Maßnahmen

Allgemeine, also unspezifische, dennoch wichtige Behandlungsgrundsätze sind:

- körperliche Schonung (feste Bettruhe nur bei jüngeren Patienten bis zur Entfieberung sinnvoll),
- Luftanfeuchtung und reichliche Flüssigkeitsaufnahme,
- Antitussiva bei unproduktivem Husten,
- Bronchosekretolytika/Mukolytika bei produktivem Husten,
- atemphysikalische Maßnahmen, Lagerung, Klopfmassagen usw.,
- Sauerstoffapplikation bei deutlicher Hypoxie (Nasensonde),
- adäquate Behandlung einer Herzinsuffizienz, Thromboseprophylaxe (wichtig!),
- Schockbehandlung oder Prophylaxe bei septischem und schwerem fieberhaftem Verlauf,
- ggf. frühzeitige Masken- oder maschinelle Beatmung, um einem Atemversagen vorzubeugen.

8.4.9.2 Antibiotische Therapie

Bevor eine empirische Antibiotikatherapie begonnen wird, muss entschieden werden, wo der Patient behandelt wird. Bleibt er in der Behandlung als ambulanter Patient, wird er in einem Altersheim behandelt oder benötigt der Patient eine Krankenhausbehandlung. Bei dieser Entscheidung insbesondere bezüglich einer Krankenhauseinweisung haben sich die Kriterien der schweren Pneumonie oder auch die von Fine et al. (1997) beschriebenen Algorithmen mit Orientierung an einem Risikoklassensystem von I–V bewährt.

8.4.9.3 Klinische Bedeutung der Resistenzentwicklung wichtiger respiratorischer Erreger

Penicillinresistenz von Pneumokokken

Penicillinsensible Pneumokokken werden definiert mit einer minimalen inhibitorischen Konzentration (MHK) von <0,1 mg/l. Eine intermediäre Penicillinempfindlichkeit wird bei einem MHK-Wert von 0,1 – 1,0 mg/l angenommen, während alle Keime mit einem MHK-Wert von 2,0 mg/l als resistent definiert werden. Sind Pneumokokken resistent gegen mindestens zwei oder mehr Antibiotikagruppen, so werden sie als multiresistente Pneumokokken (MDRSP) bezeichnet.

Die erste klinisch bedeutsame Infektion mit einem penicillinresistenten Pneumokokkus wurde 1967 in Australien beschrieben. Multiresistente Pneumokokken wurden erstmals aus Südafrika im Jahr 1977 berichtet. Inzwischen ist es weltweit durch die Ausbreitung bestimmter resistenter Pneumokokkenklone zu einer bedeutsamen Resistenzentwicklung des häufigsten Erregers einer Pneumonie gekommen. So werden in Europa hohe Resistenzraten mit über 50% aus Spanien, Ungarn, Südfrankreich und Südosteuropa berichet, in Südostasien wie z. B. Korea liegen diese Resistenzraten inzwischen bei über 90%. In Deutschland und in den nordeuropäischen Ländern bewegt sich die Resistenzrate der Pneumokokken in einem Bereich zwischen 2 und 10% und stellt zzt. noch kein wesentliches therapeutisches Problem dar. Wie schnell sich diese Situation allerdings ändern kann, ist in den USA zu beobachten, wo innerhalb von 10 Jahren die Pneumokokkenresistenz von unter 5% auf jetzt 40% angestiegen ist.

Der Mechanismus der Penicillinresistenz von Pneumokokken beruht auf veränderten Penicillinbindeproteinen und kann daher nicht durch die gleichzeitige Gabe von β-Laktamaseinhibitoren kompensiert werden. Häufig ist die Penicillinresistenz auch ein Marker für eine Resistenz gegenüber anderen Substanzgruppen wie oralen Cephalosporinen, Makroliden, Trimethoprim-Sulfamethoxazol und Tetrazyklinen.

Wirksame Antibiotika gegen penicillinresistente Pneumokokken sind Glykopeptide, neuere Fluorchinolone sowie Synercid, Linezolid und neue Ketolide Thelitheromycin.

Makrolid- und Fluorchinolon – Resistenz von Pneumokokken

Eine Makrolidresistenz von Pneumokokken ist in Deutschland vermehrt zu beobachten und kann bei invasiven Keimen bis zu 18% betragen. Der Resistenzmechanismus ist zur erklären entweder durch eine Veränderung des Zielmoleküls in der Zelle durch ein oder mehrere Methylasegene (erm) oder durch einen Effluxpumpmechanismus vermittelt durch das mef-Gen. Klinische Misserfolge basierend auf einer Makrolidresistenz bei der ambulant erworbenen Pneumonie sind bisher kaum beobachtet worden, was möglicherweise durch die erhebliche Anreicherung der Makrolide in den unterschiedlichen pulmonalen Kompartimenten zu erklären sein könnte.

Auch gegenüber den älteren Fluorchinolonen wie Ciprofloxacin und Ofloxacin wird eine vermehrte Resistenzentwicklung von Pneumokokken insbesondere in Nordamerika beobachtet, wobei die Resistenzraten aber immer noch deutlich unter 10% liegen. Der Resistenzmechanismus wird erklärt durch Veränderungen an den Topoisomerasen II und IV und/oder durch einen Effluxpumpmechanismus.

β-Laktamaseproduktion von H. influenzae, M. catarrhalis und Enterobacteriaceae

Eine Aminopenicillinresistenz von 10–20% wird in Deutschland auf der Basis einer β-Laktamaseproduktion bei Haemophilus influenzae beobachtet. Cephalosporine der 2. oder 3. Generation sowie die Kombination von Ampicillin oder Amoxicillin mit β-Laktamaseinhibitoren, wie Clavulansäure oder Sulbactam, sind aktiv gegen diese Erreger.

Die β-Laktamaseproduktion bei Enterobacteriaceae ist entweder chromosomal oder plasmidvermittelt. Enterobakterien mit einer Produktion von Typ-I-chromosomalen β-Laktamasen sind üblicherweise resistent gegenüber β-Laktamaseinhibitoren, und eine β-Laktambehandlung dieser Erreger ist nur möglich mit Carbapenemen oder Cephalosporinen der *4. Generation*. Plasmidvermittelte β-Laktamasen umfassen die sog. TEM- und SHV-Familien; derartige Erreger sind noch zumeist empfindlich gegenüber Cephalosporinen der 1. oder 2. Generation oder auch den Kombinationen aus Aminobenzylpenicillinen mit β-Laktamaseinhibitoren.

8.4.9.4 Empirische Antibiotikatherapie für den ambulanten Patienten

Die empirische antibiotische Therapie des ambulant zu behandelnden Patienten sollte immer Pneumokokken miterfassen, da dieser der häufigste Erreger der bakteriellen Pneumonie ist. Zur Sicherung der Pneumonie sollte, wenn immer möglich, ein Thoraxröntgenbild angefordert werden und möglichst auch eine ätiologische Diagnose mittels Gramfärbung des Sputums und einer nachfolgenden Kultur erfolgen. Nach der klinischen Datenlage können alle Pneumokokkeninfektionen mit Keimen bis zu einem MHK-Wert von 2 mg/l erfolgreich behandelt werden, sodass in naher Zukunft die Resistenzgrenzen auf 4 mg/ml wohl angehoben werden dürften.

In ◘ Tabelle 8-7 sind die relativen Wirksamkeiten der heute häufig eingesetzten Antibiotika zur Behandlung der Pneumokokkenpneumonie dargestellt, wobei sie kategorisiert wurden anhand der Penicillinempfindlichkeit.

In ◘ Tabelle 8-8 sind die Empfehlungen für die empirische Therapie des ambulant zu behandelnden Patienten dargestellt. Als brauchbare Antibiotika für die Erstlinientherapie werden insbesondere Makrolide (z. B. Erythromycin, Clarithromycin, Azithromycin, Roxithromycin) empfohlen wegen des breiten Spektrums mit Erfassung von typischen und atypischen bakteriellen Erregern. Alternativen sind allerdings auch orale β-Laktamantibiotika mit guter Pneumokokkenaktivität (Amoxicillin, Cefuroximaxetil) oder auch eine Kombination aus Amoxicillin bzw. Ampicillin mit einem β-Laktamaseinhibitor.

Eine weitere neuere Alternative sind auch moderne Fluorchinolone, wie Levofloxacin, Moxifloxacin, Gatifloxacin oder Sparfloxacin, die eine deutlich verbesserte Aktivität gegenüber Pneumokokken und atypische Erreger aufweisen. Der Einsatz von Sparfloxacin wird allerdings begrenzt wegen der nicht unerheblichen phototoxischen Unverträglichkeitsreaktionen. Fluorchinolone sind auch eine therapeutische Alternative in Regionen mit hoher Penicillin- und Makrolidresistenz von Pneumokokken. Fluorchinolone sollten jedoch nicht als Mittel der ersten Wahl bei der ambulant zu behandelnden Pneumonie ein-

◘ **Tabelle 8-7.** Wirkung von Antibiotika bei der Pneumokokkenpneumonie

Substanz	≤0,06 (sensibel)	0,12–1 (intermediär)	2 (Resistenz)	4	≥8 (mg/l)
Penicilline					
PenicillinV	+++	+	–	–	–
PenicillinG	+++	+++	++	±	–
Ampicillin	+++	++	±	–	–
Amoxicillin	+++	++	+	–	–
Mezlocillin	+++	++	+	–	–
Piperacillin	+++	++	+	–	–
Cephalosporine					
Cefotaxim	+++	+++	++	±	–
Ceftriaxon	+++	+++	++	±	–
Cefepim	+++	++	+	±	–
Cefuroxim (parenteral)	+++	++	+	–	–
Cefuroxim (oral)	+++	++	±	–	–
Ceftizoxim	+++	++	–	–	–
Cefprozil	+++	++	–	–	–
Cefpodoxim	+++	++	–	–	–
Ceftazidim	+++	+	–	–	–
Cefaclor	+++	–	–	–	–
Cefixim	+++	–	–	–	–
Fluorchinolone					
Neue (z. B. Levofloxacin, Sparfloxacin, Moxifloxacin, Gatifloxacin)	+++	+++	+++	++	++
Ofloxacin (Ciprofloxacin)	+++	++	+	±	–
Makrolide					
Azithromycin	+++	+	±	–	–
Clarithromycin	+++	+	±	–	–
Erythromycin	+++	+	±	–	–
Roxithromycin	+++	+	±	–	–
Andere					
Vancomycin	+++	+++	+++	+++	++
Clindamycin	+++	++	++	+	–
Imipenem (oder Meropenem)	+++	+++	±	–	–
Doxycyclin (oder Tetracycline)	+++	++	+	–	–
Chloramphenicol	+++	+++	±	–	–
Trimethoprim-Sulfamethoxazol	++	±	–	–	–
Linezolid	+++	+++	+++	+++	++

Tabelle 8-8. Empfehlungen der empirischen Therapie bei ambulant erworbener Pneumonie bei ambulanten Patienten

Empirische Behandlung	Penicillin MIC (µg/ml) gegenüber Pneumokokken					Kommentare
	≤0,06	0,12–1	2	4	≥8	
Makrolide (Erythromycin, Clarithromycin oder Azithromycin)	+++	+	±	–	–	Beinhaltet atypische Erreger (Mykoplasma spp., Chlamydia spp. und Legionellen spp.
Doxycyclin (oder Tetracycline)	+++	++	+	–	–	Beinhaltet atypische Krankheitserreger; sind nicht indiziert für Kinder unter 8 Jahren
Orales β-Laktamantibiotikum (Cefuroxim Axetil, Amoxicillin oder Amoxicillin-Clavulansäure)	+++	++	+	–	–	Beinhaltet keine atypischen Keime, alternativ können Cefpodoxim oder Cefprozil verwandt werden
Fluorchinolone (Moxifloxacin, Levofloxacin oder Sparfloxacin)	+++	+++	+++	++	++	Nicht einsetzen bei Standardtherapie, da Gefahr von Resistenzen besteht; ist nicht genehmigt bei Kindern; beinhaltet atypische Erreger

gesetzt werden, da bei umfangreicher Anwendung eine Resistenzentwicklung zu befürchten ist und diese Substanzen bei zunehmender Pneumokokkenresistenz in Zukunft vermehrt benötigt werden.

Bei Patienten in Altersheimen, die zumeist zusätzlich chronisch an ernsten Grunderkrankungen leiden, muss vermehrt mit gramnegativen Erregern wie Klebsiellen und/oder Proteusspezies neben Pneumokokken gerechnet werden, sodass hier β-Laktamantibiotika (Aminobenzylpenicilline mit β-Laktamaseinhibitoren, Cephalosporine) primär eingesetzt werden sollen. Atypische Pneumonieerreger wie Chlamydien oder Mykoplasmen sind in diesem Alter sehr selten, allerdings müssen Legionelleninfektionen berücksichtigt werden, insbesondere wenn die Patienten unter immunsuppressiver Therapie, z. B. mit Steroiden stehen. Bei einer derartigen Konstellation sind Fluorchinolone oder die Kombination eines β-Laktamantibiotikums mit einem Makrolid indiziert.

Bei der Behandlung von hospitalisierten Patienten mit einer ambulant erworbenen Pneumonie (Tabelle 8-9) muss unterschieden werden, wieweit die Patienten intensivpflichtig sind oder auf einer Normalstation behandelt werden können. Bei allen Patienten soll eine ätiologische Diagnostik erfolgen, um möglichst schnell eine gezielte Therapie einleiten zu können. Bei Patienten auf einer Normalstation sollte eine Kombination empirisch gewählt werden aus einem parenteralen β-Laktamantibiotikum mit einem Makrolid, wobei in Deutschland neuerdings Clarithromycin und Arithromycin zur parenteralen Gabe zur Verfügung stehen. Eine attraktive Alternative bei Erwachsenen stellen auch moderne Fluorchinolone dar, die jedoch aus den schon genannten Gründen nicht unbedingt Mittel der ersten Wahl sind.

Patienten in intensivmedizinischer Überwachung und Behandlung sollten die Kombination ebenfalls eines intravenösen β-Laktams, z. B. eines Cephalosporins der 3. Generation, mit einem intravenösen Makrolid erhalten. Die klinische Datenlage mit modernen Fluorchinolonen bei kritisch kranken Patienten mit ambulant erworbener Pneumonie reicht z. Z. noch nicht aus, um diese als Alternativbehandlung zu empfehlen (Tabelle 8-10).

8.4.9.5 Aspirationspneumonien

Die ambulant erworbene Aspirationspneumonie steht zumeist im Zusammenhang mit chronischem Alkoholismus, ZNS-Vor-

Tabelle 8-9. Empfehlungen der emprischen Therapie bei ambulant erworbener Pneumonie bei hospitalisierten (nicht intensivpflichtigen) Patienten

Empirische Behandlung	Penicillin MIC (µg/ml) gegenüber Pneumokokken					Kommentare
	≤0,06	0,12–1	2	4	≥8	
Parenterale β-Laktamantibiotika (Cefotaxim, Ceftriaxon oder Ampicillin/ Sulbactam) plus Makrolide (Erythromycin,	+++	+++	++	++	–	Cefotaxim und Ceftriaxon wirken am besten gegen resistente Pneumokokken im Gegensatz zu Ampicillin-Sulbactam und Cefuroxim
Clarithromycin oder Azithromycin) Fluorchinolone (z. B. Moxifloxacin, Levofloxacin, Sparfloxacin)	+++	+++	+++	++	++	Nicht einzusetzen als Standardtherapie, da Gefahr von Resistenzen besteht; ist nicht indiziert bei Kindern; beinhaltet atypische Erreger

Tabelle 8-10. Empfehlungen der emprischen Therapie bei ambulant erworbener Pneumonie bei Beatmungs- oder Intensivpatienten

Empirische Behandlung	Penicillin MIC (µg/ml) gegenüber Pneumokokken					Kommentare
	≤0,06	0,12–1	2	4	≥8	
Intravenöse β-Laktamantibiotika (Ceftriaxon, Cefotaxim) plus intravenöse Makrolide (Erythromycin oder Azithromycin)	+++	+++	++	±	–	Ceftriaxon oder Cefotaxim werden bevorzugt gegenüber anderen β-Laktamen, da sie am besten gegen resistente Pneumokokken wirken
Intravenöse β-Laktamantibiotika (Ceftriaxon oder Cefotaxim) plus Fluorchinolone (z. B. Moxifloxacin, Levofloxacin)	+++	+++	++	++	++	Ceftriaxon oder Cefotaxim werden bevorzugt verabreicht im Vergleich zu anderen β-Laktamen
Fluorchinolone (z. B. Moxifloxacin, Levofloxacin)	++	++	++	++	++	Nicht einsetzen bei Standardtherapie, da Gefahr von Resistenzen besteht; ist nicht indiziert bei Kindern; beinhaltet atypische Erreger; die Effektivität einer Monotherapie bei schwerkranken Patienten mit einer Pneumokokkenpneumonie konnte bisher noch nicht gesichert werden

erkrankungen oder auch Erkrankungen mit Disposition zu vermehrtem Reflux, wie Ösophagustumoren, -divertikel oder -funktionsstörungen. Als Antibiotika der Wahl gelten heute Clindamycin (3-mal 600 mg i.v. oder 3-mal 300 mg oral) bzw. die Kombinationen aus einem Aminobenzylpenicillin mit einem β-Laktamaseinhibitor. Beide Antibiotikaklassen erfassen die dominierenden Erreger wie Staphylokokken und anaerobe Bakterien.

In der Behandlung des Lungenabszesses gelten die gleichen Empfehlungen, wobei hier häufig über große Zeiträume bis zu mehreren Monaten behandelt werden muss. In der Regel ist jedoch bei Ausschluss einer anatomischen Obstruktion oder einer anderweitigen funkionellen Ursache ein Lungenabszess heute immer erfolgreich konservativ zu behandeln.

8.4.10 Verlaufs- und Kontrolluntersuchungen

Zur Beurteilung des klinischen Verlaufs einer Pneumonie nach Einleitung einer empirischen antibiotischen Behandlung sollten verschiedene Aspekte berücksichtigt werden:

1. Klinische Symptome

Aus klinischer Sicht stellen sowohl im ambulanten wie auch im Krankenhausverlauf Parameter wie Körpertemperatur, Allgemeinbefinden, Appetit, Wachheitsgrad sowie Schlafbedürfnis sehr sensible Indikatoren dafür dar, ob eine Behandlung anspricht oder eine therapierefraktäre Situation vorliegt. Patienten im ambulanten Bereich sollten daher alle 48 h, im Krankenhaus täglich visitiert werden.

2. Laborchemische Verlaufskontrollen

Hierfür eignet sich die Bestimmung des C-reaktiven Proteins, die Zählung der Leukozyten im Blutbild mit Differenzialblutbild, die Blutsenkungsreaktion sowie bei respiratorischer Insuffizienz auch die arteriellen bzw. kapillären Blutgase.

3. Radiologischer Verlauf

Bei milder bis mittelschwerer Pneumonie und unkompliziertem klinischem Verlauf ist i. Allg. erst bei Behandlungsende oder zum Zeitpunkt der Entlassung eine radiologische Verlaufsuntersuchung des Thorax sinnvoll. Die vollständige Normalisierung des Röntgenbildes mit Auflösung sämtlicher Infiltrationen kann sich allerdings über mehrere Wochen hinziehen. Ohne klinische bzw. laborchemische Hinweise auf eine persistierende oder rezidivierende Infektion stellen diese Restinfiltrate keine Indikation zur erneuten antibiotischen Behandlung oder Verlängerung der Therapie dar. Kurzfristige radiologische Verlaufsuntersuchungen sind allerdings bei mangelndem Ansprechen auf die Therapie indiziert.

4. Mikrobiologische Verlaufskontrollen

Nur bei primär bakteriämisch verlaufenden Pneumonien und mangelndem Ansprechen auf die Behandlung ist die Kontrolle von Blutkulturen auch unter Antibiotikagabe sinnvoll.

8.4.11 Therapierefraktäre Pneumonie

Von einer therapierefraktären Pneumonie wird gesprochen, wenn nach 3–5 Tagen keine Besserung der klinischen, laborchemischen, funktionellen sowie radiologischen Parameter eingetreten ist. Ursachen können sowohl beim Patienten selbst und seiner Grunderkrankung, bei den Erregern und auch bei der antibiotischen Therapie zu finden sein. Allerdings müssen auch weitere umfangreiche differenzialdiagnostische Möglichkeiten erwogen werden (Abb. 8-11). Zur Klärung der Ursachen sind weiterführende Untersuchungsverfahren wie Bronchoskopie, perthorakale Punktion, eine computertomographische Darstellung der Lunge, aber auch weiterführende Verfahren zum Ausschluss anderer Erkrankungen notwendig.

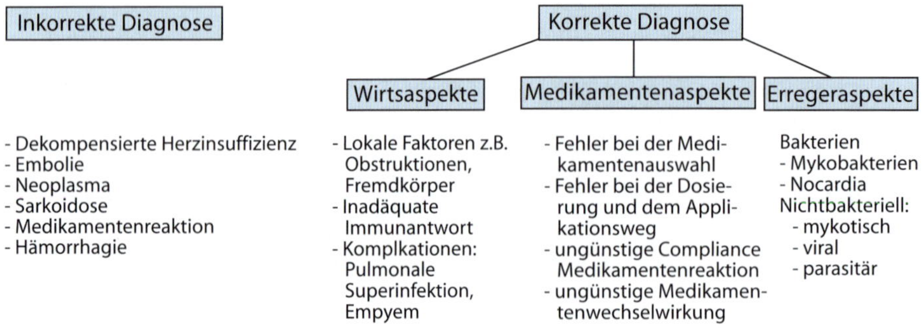

Abb. 8-11. Misserfolg bei Patienten mit initialer empirischer Therapie

Fazit für die Praxis

Die Pneumonie ist die häufigste zum Tod führende Infektionskrankheit in den westlichen Industrieländern. Aus prognostischen, diagnostischen und therapeutischen Gründen sollte die ambulant erworbene Pneumonie unterschieden werden in 4 Kategorien:

- die ambulant behandelbare Pneumonie beim jüngeren, sonst gesunden Patienten
- im Kontrast zum älteren, häufig auch Altenheimbewohner mit Pneumonie sowie
- die klinisch behandelten Patienten auf der Normalstation
- im Kontrast zum Intensivpatienten.

Führende klinische Symptome und Befunde sind Fieber, Husten, Auswurf, Thoraxschmerzen, Leukozytosen, erhöhter CRP und radiologisch ein Lungeninfiltrat. Häufigste Erreger sind Pneumokokken gefolgt von C. pneumoniae, H. influenzae, Mykoplasmen, Legionellen und gramnegative Enterobakterien.
Wirksame Antibiotika im ambulanten Bereich sind Makrolide, Aminobenzylpenicilline, Cephalosporine und neuere Fluorchinolone.

Weiterführende Literatur zu Kap. 8.4

Bartlett JG, Mundy LM (1995) Community-acquired pneumonia. N Engl J Med 333: 1618–1624

British Thoracic Society Research Committee and The Public Health Laboratory Service (1992) The etiology, management and outcome of severe community-acquired pneumonia on the intensive care unit. Respir Med 86: 7–13

Brown RB (1993) Community-acquired pneumonia: Diagnosis and therapy of older adults. Geriatrics 48: 43–50

Ewig S, Ruiz M, Torres A et al. (1999) Pneumonia acquired in the community through drug-resistant Streptococcus pneumoniae. Am J Respir Crit Care Med 159: 1835–1842

Fine MJ, Smith MA, Carson CA et al. (1996) Prognosis and outcomes of patients with community-acquired pneumonia: A meta-analysis. JAMA 275: 134–141

Fine MJ, Auble TE, Yealy DM et al. (1997) A prediction rule to identify low-risk patients with community-acquired pneumonia. N Engl J Med 336: 243–250

García-Leoni ME, Moreno S, Rodeno P et al. (1992) Pneumococcal pneumonia in adult hospitalized patients infected with human immunodeficiency virus. Arch Intern Med 152: 1808–1812

Gilbert K, Fine MJ (1994) Assessing prognosis and predicting patient outcomes in community-acquired pneumonia. Semin Respir Infect 9: 140–152

Gòmez J, Banos V, Ruiz Gómez J. et al. (1995) Clinical significance of pneumococcal bacteremias in a general hospital: a prospective study 1989–1993. J Antimicrob Chemother 36: 1021–1030

Heffelfinger JD, Dowell S F, Jorgensen JH et al. and the Drug-Resistant Streptococcus Pneumoniae Therapeutic Working Group (2000) Arch Intern Med 160: 1399–1408

Hofmann J, Cetron MS, Farley MM et al. (1995) The prevalence of drug-resistant streptococcus pneumoniae in Atlanta. N Engl J Med 333: 481–486

Kahn FW, Jones JM (1987) Diagnosing bacterial respiratory infection by bronchoalveolar lavage. J Infect Dis 155: 862–869

Lode H, Garau J, Grassi C et al. (1995) Treatment of community-acquired pneumonia: a randomized comparison of sparfloxacin, amoxicillin-clavulanic acid and erythromycin. Eur Respir J 8: 1999–2007

Lode H, Steinhoff D, Schaberg T, Mauch H (1996) Neue Pneumonieerreger insbesondere Chlamydia pneumoniae und Hantaviren. Internist 37: 882–889

Moine P, Vercken JB, Chevret S, Chastang C, Gajdos P and the French Study Group for Community-Acquired Pneumonia in the Intensive Care Unit (1994) Severe community-acquired pneumonia. Etiology, epidemiology, and prognosis factors. Chest 105: 1487–1495

Muder RR, Brennen C, Wagener MM (1992) Bacteremia in a long-term care facility: a five-year prospective study of 163 consecutive episodes. Clin Infect Dis 14: 647–654

Niederman MS, Bass JB Jr, Campbell GD et al. (1994) Guidelines for the initial management of adults with community-aquired pneumonia: diagnosis, assessment of severity, and initial antimicrobial therapy. Am Rev Respir Dis 148: 1418–1426

Örtqvist A, Kalin M, Julander I, Mufson MA (1993) Deaths in bacteremic pneumococcal pneumonia. A comparison of two populations – Huntington/WVa and Stockholm Sweden. Chest 103: 710–716

Örtqvist A (1995) Antibiotic treatment of community-acquired pneumonia in clinical practice: A European perspective. J Antimicrob Chemother 35: 205–212

Pachón J, Prados MD, Capote F et al. (1990) Severe community-acquired pneumonia: etiology, prognosis and treatment. Am Rev Respir Dis 142: 369–373

Pallares R, Linares J, Vadillo M et al. (1995) Resistance to penicillin and cephalosporin and mortality from severe pneumococcal pneumonia in Barcelona. Spain N Eng J Med 333: 474–480

Plouffe JF, Breiman RF, Facklam RR for the Franklin County Pneumonia Study Group (1996) Bacteremia in Streptococcus pneumoniae. Implications for therapy and prevention. JAMA 275: 194–198

Rosseau S, Suttorp N (2000) Klinische und experimentelle Aspekte ambulant erworbener Infektionen der Atemwege und des Lungenparenchyms. Internist 41: 1161–1169

Ruiz-Gonzáles A, Falguera M, Nogués A, Rubio-Caballero M (1999) Is Streptococcus pneumoniae the leading cause of pneumonia of unknown etiology? A microbiologic study of lung aspirates in consecutive patients with community-acquired pneumonia. Amer J Med 106: 385–390

Sanyal S, Smith PR, Saha AC, Gupta S, Berkowitz L, Homel P (1999) Initial microbiological studies did not affect outcome in adults hospitalized with community-acquired pneumonia. Am J Respir Crit Care Med 160: 346–348

Schaberg T, Lode H (1991a) Klinik und Diagnostik der ambulant erworbenen Pneumonien. Dtsch Med Wschr 116: 1877–1880

Schaberg T, Lode H (1991b) Antibiotikatherapie der ambulant erworbenen Pneumonie. Dtsch Med Wochenschr 116: 1881–1884

Steinhoff D, Lode H, Ruckdeschel G et al. Chlamydia pneumoniae as a cause of community-acquired pneumonia in hospitalized patients in Berlin. Clin Infect Dis 22: 958–964

Vergis EN, Indorf A, File TM et al. (2000) Azithromycin vs cefuroxime plus erythromycin for empirical treatment of community-acquired pneumonia in hospitalized patients. Arch Intern Med 160: 1294–1300

8.5 Parapneumonische Pleuraergüsse und Empyeme

S. Ewig, F. Vogel

8.5.1 Definitionen

Jeder Pleuraerguss, der mit einer Pneumonie, einem Lungenabszess oder Bronchiektasen assoziiert ist, wird parapneumonischer Pleuraerguss genannt. Ein Emypem ist durch eine makroskopisch sichtbare eitrige Entzündung gekennzeichnet und stellt den Endpunkt im Rahmen der entzündlichen Vorgänge innerhalb der Pleura dar.

8.5.2 Pathogenese

Ein parapneumonischer Erguss entwickelt sich über 3 ineinander übergehende Stadien.

- Exsudatives Stadium

Akkumulation der Pleuraergussflüssigkeit. Diese entsteht wahrscheinlich im Lungeninterstitium. Charakteristika des Ergusses: homogen, Leukozytenzahl, LDH, Glukose und pH-Wert im Normbereich.

- Fibropurulentes Stadium

Progrediente inflammatorische Reaktion mit Bildung fibrinöser Membranen. Charakteristika des Ergusses: zähflüssig, ggf. septiert, Leukozytenzahl und LDH erhöht, Glukose und pH-Wert erniedrigt. Die LDH steigt aufgrund des gesteigerten Zelluntergangs, die Glukose sinkt aufgrund einer erhöhten Glykolyse der polymorphkernigen Leukozyten sowie eines gesteigerten bakteriellen Metabolismus, und der pH-Wert sinkt aufgrund eines vermehrten Anfalls der Endprodukte des Glukosestoffwechsels, des CO_2 sowie des Laktats.

- Stadium der Organisation

Beginn der Einsprossung von Fibroblasten. Kammerbildung. Charakteristika des Ergusses: zähflüssig bis manifest eitrig. Drohende Komplikationen sind der Durchbruch durch die Thoraxwand (Empyema necessitatis) oder die Entwicklung einer bronchopleuralen Fistel.

8.5.3 Mikrobiologie

Das Erregerspektrum umfasst einerseits typische Erreger der ambulant erworbenen Pneumonie, andererseits Viridansstreptokokken sowie die große Gruppe der gemischt aerob-anaeroben Infektionen, bei der 2–5 unterschiedliche Erreger identifizierbar werden (Tabelle 8-11). Häufigkeitsangaben sind sehr problematisch, da die untersuchten Populationen und der Aufwand der mikrobiologischen Untersuchungen sich innerhalb der Studien sehr stark unterscheiden. Grob kann gesagt werden, dass innerhalb der Gruppe der aeroben Erreger Streptococcus pneumoniae, Viridansstreptokokken (insbesonders Streptococcus milleri) und Staphylococcus aureus führend sind, während bei den anaeroben Mischinfektionen Peptostreptokokken, Bacteroides spp. und Fusobacterium nucleatum vorherrschen.

8.5.4 Epidemiologie

Exakte Daten zur Inzidenz der Pneumonie in Deutschland liegen nicht vor. Die Inzidenz in anderen europäischen Ländern beträgt ca. 2–5 Fälle/1000 Einwohner pro Jahr. Daraus ergeben sich hochgerechnet für Deutschland ca. 200.000–400.000 ambulant erworbene Pneumonien pro Jahr. Von diesen erreichen ca. 20% einen Schwergrad, der der Hospitalisierung bedarf. Etwa 40% der hospitalisierten Patienten mit Pneumonie weisen einen parapneumonischen Pleuraerguss auf, entsprechend in Deutschland 15.000–30.000 Fälle pro Jahr.

Tabelle 8-11. Erregerspektrum des Empyems

Aerobe Erreger	Häufigkeit
Streptococcus pneumoniae	ca. 15%
Andere Streptokokken – S. pyogenes – S. faecalis – Viridansstreptokokken, z. B. S. sanguis, S. mitior, S. milleri (umfasst anginosus, intermedius, constellatus), S. salivarius, S. mutans, S. morbillorm	ca. 15%
Staphylococcus aureus	ca. 15%
Gramnegative Mikroorganismen – Escherichia coli – Klebsiella spp. – Enterobacter spp. – Proteus spp. – Pseudomonas spp.	ca. 15%
Und andere	ca. 5%
Gesamt – Peptostreptokokken – Bacteroides spp. B. melaninogenicus/oralis B. asacharolyticus B. ureolyticus – Fusobacterium nucleatum	ca. 30%
Andere	ca. 5%

8.5.5 Risikofaktoren

Über die Risikofaktoren für eine Pneumonie hinaus stellen folgende Faktoren Risikofaktoren für die Entwicklung eines Empyems dar:
- Pneumonie durch Streptococcus pneumoniae,
- Faktoren, die zur Aspiration prädisponieren (Bewusstseinstrübung durch Alkoholismus, Intubationsnarkose, Epilepsie, i.v.-Drogenabusus, Schluckstörungen durch Ösophagusererkrankungen und neurologische Erkrankungen),
- rheumatoide Arthritis.

Etwa $^1/_3$ der Patienten weist keine erkennbaren Risikofaktoren auf.

8.5.6 Symptomatik und klinischer Befund

Die Symptomatik parapneumonischer Ergüsse hängt vom Ausmaß der Ergussbildung ab. Im Vordergrund steht die Dyspnoe. Typisch für ein Empyem ist die initiale Entfieberung mit nachfolgendem Fieberrezidiv oder das persistierende Fieber, aber auch ein subakuter Verlauf mit uncharakteristischen Allgemeinsymptomen. Parapneumonische Ergüsse können Quelle einer schweren Sepsis bzw. eines septischen Schocks sein.

Klinisch imponieren außer der ggf. vorhandenen Dyspnoe die physikalischen Zeichen eines Pleuraergusses (Schenkelschall, aufgehobener Stimmfremitus, abgeschwächtes Atemgeräusch, Kompressionsatmen). Laborchemische Parameter sind wenig aussagekräftig. In der Regel findet sich eine Leukozytose mit Linksverschiebung sowie eine Erhöhung des C-reaktiven Proteins (CRP).

8.5.7 Diagnostik

8.5.7.1 Thoraxröntgenaufnahme

Die initiale Thoraxröntgenaufnahme erlaubt in der Regel den Nachweis des Vorliegens eines Pleuraergusses. Ergussmengen ab ca. 300 ml sind detektierbar. In Zweifelsfällen wurde traditionell eine seitliche Liegendaufnahme auf der mutmaßlich erkrankten Seite durchgeführt. Diese Technik sollte wo immer möglich durch die der Sonographie des Thorax ersetzt werden.

8.5.7.2 Sonographie des Thorax

Die Sonographie des Thorax stellt die sensitivste Methode zur Aufdeckung von Pleuraergüssen dar. Durch sie können Pleuraergüsse in einer Größe ab 50 ml detektiert werden. Sie erlaubt jedoch zusätzlich auch eine zuverlässige Aussage über das Vorliegen von Septen und Kammern. Schließlich eignet sie sich hervorragend zur Detektion des optimalen Punktionsortes.

8.5.7.3 Ergusspunktion

Jeder Pleuraerguss, der in seiner Größe über einen Randwinkelerguss hinausgeht, sollte punktiert werden. Diese Forderung ergibt sich aus der Unmöglichkeit, durch klinische, laborchemische oder radiologische Befunde den Übergang vom exsudativen in das fibropurulente Stadium korrekt zu prädizieren.

! Wichtig ist, dass diese Ergusspunktion umgehend, am besten innerhalb von 4 h, auf jeden Fall am selben Tage der Diagnosestellung erfolgen sollte, da jede Verzögerung die Entwicklung komplizierter Ergüsse mit sich bringen kann.

Auch die Therapieentscheidungen müssen am selben Tag fallen. »The sun should never set on a parapneumonic effusion« (S. A. Sahn 1993).

Relevant sind folgende Bestimmungen:
- Differenzierung Transsudat vs. Exsudat

Hierzu werden bestimmt: Eiweiß und LDH in Serum und Pleura. Entsprechend den Kriterien nach Light liegt ein Exsudat bei einer der folgenden Konstellationen vor:
  - Einweißquotient Pleura/Serum >0,5,
  - LDH im Pleuraerguss >200 U/l absolut,
  - LDH-Quotient Pleura/Serum >0,6.

Ein parapneumonischer Erguss entspricht immer einem Exsudat. Ausnahmen kommen allenfalls im frühesten Stadium der Ergussentwicklung vor.
- Differenzierung des parapneumonischen Ergusses

Hierzu werden bestimmt: makroskopisches Aussehen, Geruch, Zytologie, Leukozytenzahl, LDH, Glukose und pH-Wert des Ergusses. Die Bestimmung des pH-Werts der Ergussflüsigkeit sollte in einer heparinisierten Spritze durch einen Blutgasanalysator erfolgen. Dem pH-Wert kommt dabei unter den einzelnen Parametern der höchste Prädiktionswert in der Detektion komplizierter Ergüsse zu.

Die genannten Kriterien erlauben eine Differenzierung der Ergüsse entsprechend ◘ Tabelle 8-12.

Nach dieser Klassifikation werden demnach 3 Hauptgruppen unterschieden:
  - nichtsignifikanter Erguss,
  - parapneumonische Ergüsse,
  - Empyeme.

Innerhalb der parapneumonischen Ergüsse sind infizierte Ergüsse zu identifizieren, die einer Thoraxdrainage bedürfen, sowie komplexe (gekammerte) Ergüsse, die zusätzlich fibrinolytisch behandelt werden sollen. Innerhalb der Empyeme ist die Kammerung zu identifizieren, die fibrinolytisch oder chirurgisch behandelt werden kann.
- Kultur der Ergussflüssigkeit

Anzufordern sind: Gramfärbung, aerobe, anaerobe Kulturen; Auramin-Rhodamin-Färbung, Kulturen auf Mykobakterien. Für die Anzüchtung anaerober Erreger sind keine besonderen Versandkautelen erforderlich, sofern die umgehende Verarbeitung des Materials gesichert ist.

8.5.7.4 Blutkulturen

Diese sollten bei jedem Patienten gewonnen werden, um bakteriämische Verläufe zu identifizieren.

8.5.7.5 CT des Thorax

Die CT des Thorax ist indiziert, wenn ein komplexer komplizierter Erguss oder ein Empyem vorliegt. Charakteristisch für ein Empyem sind verdickte, sich kontrastierende Pleurablätter sowie ein der Pleurahöhle zugewandtes randständiges Enhancement als Ausdruck der Entzündungsreaktion. Gaseinschlüsse sprechen für eine Infektion, die Dichteanhebung des

▫ Tabelle 8-12. Klassifikation parapneumonischer Ergüsse und Empyeme (nach Light) und Handlungsanweisungen

Klassen		Kriterien	Handlungsanweisung
Klasse 1	Nichtsignifikanter Erguss	Klein, <10 mm auf Liegendaufnahme	Keine Thorakozentese
Klasse 2	Typischer parapneumonischer Erguss	>10 mm auf Liegendaufnahme; Glukose >40 mg/dl, pH-Wert >7,20, Grampräparat und Kultur negativ	Antimikrobielle Therapie
Klasse 3	Grenzwertig komplizierter Erguss	Glukose >40 mg/dl; pH-Wertzwischen 7,2 und 7,0 und/oder LDH >1000 U/l; Gram-Präparat und Kultur negativ	Antimikrobielle Therapie und serielle Ergusspunktionen
Klasse 4	Einfacher komplizierter Erguss	Glukose <40 g/dl; pH-Wert <7,0 und/oder Gramfärbung oder Kultur positiv; nicht gekammert; makroskopisch kein Eiter	Antimikrobielle Therapie und Thorax-drainage
Klasse 5	Komplexer komplizierter Erguss	Glukose <40 mg/dl, pH-Wert <7,0 und/oder Gramfärbung oder Kultur positiv; gekammert; makroskopisch kein Eiter	Antimikrobielle Therapie und Thorax-drainage und Thrombolytika
Klasse 6	Einfaches Empyem	Makroskopisch Eiter; nicht gekammert	Antimikrobielle Therapie und Thorax-drainage
Klasse 7	Komplexes Empyem	Makroskopisch Eiter; gekammert	Antimikrobielle Therapie und Thorax-drainage und Thrombolytika; ggf. Thorakoskopie/Dekortikation

extrapleuralen Fettgewebes für einen chronischen Prozess. Die CT erlaubt dazu eine exakte Differenzierung der Ergusskammern von begleitenden Infiltraten sowie Darstellung der Kammermorphologie.

8.5.8 Differenzialdiagnosen

Diese umfassen:
- Transsudate bei dekompensierter Herzinsufffizienz, Leberzirrhose oder Niereninsuffizienz, aber auch bei Atelektasen oder Hypalbuminämie,
- Exsudate bei Malignomen, Lungenembolien, Tuberkulose, akuter Pankreatitis, Autoimmunerkrankungen (besonders Lupus erythematodes).

8.5.9 Prognose

Patienten mit parapneumonischen Ergüssen bzw. Empyemen haben eine höhere Morbidität und Letalität als Patienten mit Pneumonie, die keine begleitenden Ergüsse aufweisen. Die Letalität ist bei einseitigem parapneumonischem Erguss ca. 3fach erhöht, bei beidseitigen Ergüssen um das 7fache. Die Letalität des Emypems beträgt ca. 20%.

Wie für die Entstehung so sind auch für den Ausgang von parapneumonischen Ergüssen und Empyemen eine verzögert applizierte adäquate antimikrobielle Therapie als auch der verzögerte Einsatz der Drainagetherapie entscheidende Faktoren.

8.5.10 Therapie

Die Therapie ergibt sich entsprechend der Light-Klassifikation aus ▫ Tabelle 8–12. Klasse-1- und Klasse-2-Ergüsse entsprechen einem exsudativen Stadium. Bei rechtzeitiger adäquater antimikrobieller Therapie kann ein Fortschreiten der inflammatorischen Reaktion unterbrochen werden. Bei Klasse-3-Ergüssen weisen eine erhöhte LDH sowie ein fallender pH-Wert auf eine hohe Entzündungsaktivität, also den Übergang in die fibropurulente Phase hin. Engmaschige Kontrollen sind erforderlich.

Klasse-4-Ergüsse weisen sehr niedrige pH-Werte und zusätzlich eine niedrige Glukose auf. Hier wird in der Regel bereits eine Drainage erforderlich sein, wobei aufgrund des noch nicht sehr viskösen Ergusses auch kleinlumige Katheter in Frage kommen (z. B. Pneumocath). Ist der komplizierte Erguss bereits gekammert (Klasse-5-Ergüsse), muss eine großlumige Drainage eingelegt werden (≥18 Ch). Gegebenenfalls kann durch eine ein- oder mehrmalige intrapleurale Instillation fibrinolytischer Substanzen versucht werden, die Kammern zu beseitigen. Anderenfalls müssen die Kammern chirurgisch durch Thorakoskopie oder Dekortikation beseitigt werden. Einfache Empyeme (Klasse 6) müssen drainiert werden, komplexe Empyeme (Klasse 7) können ebenfalls zusätzlich versuchsweise fibrinolytisch behandelt werden, anderenfalls müssen auch diese chirurgisch saniert werden.

8.5.10.1 Antimikobielle Therapie

Die Auswahl der initialen kalkulierten antimikrobiellen Therapie richtet sich nach den Kriterien, die für Pneumonien je nach Entstehungsort und Immunität entwickelt worden sind. Das Vorliegen eines Pleuraergusses an sich hat demnach keinen modifizierenden Einfluss. Alle gängigen antimikrobiellen Substanzen penetrieren ausreichend gut in die Pleurahöhle, eine Ausnahme stellen Aminoglykoside dar. Diese sind auch in Gegenwart eines sauren Milieus sowie von Eiter weniger aktiv. Auf diese Substanz sollte zumindest in der Therapie der Pleuraempyeme verzichtet werden.

Tabelle 8-13. Kalkulierte Initialtherapie

Diagnose	Bakterielle Erreger	Kalkulierte Initialtherapie	Therapiedauer
Pleuritis exsudativa	Staphylokokken, Streptococcus pneumoniae, Haemophilus influenzae, Streptokokken, Escherichia coli, Anaerobier, Mykobakterien	Cephalosporin Gruppe 2 oder 3 ± Clindamycin, Acylaminopenicillin ± BLI, Fluorchinolon Gruppe 3/4	5–10 Tage
Pleuraempyrem	Staphylokokken, Streptococcus pneumoniae, Haemophilus influenzae, Streptokokken, Escherichia coli, Anaerobier	Cephalosporin Gruppe 2 oder 3 + Clindamyin, Acylaminopenicillin/BLI ± Clindamyin, Fluorchinolon Gruppe 2 + Clindamycin, Carbapenem, Clindamycin, *Drainage/Spülung* Fluorchinolon Gruppe 3/4	14–21 Tage

Allerdings gilt zumindest im Fall von komplizierten Ergüssen und Empyemen, dass
1) die intravenöse Gabe zumindest initial zu bevorzugen ist,
2) die gewählten Dosierungen im hohen Bereich liegen sollten.

Hinsichtlich der Therapiedauer gibt es unterschiedliche Auffassungen. Manche Autoren halten für die Therapie des Empyems die einfache Drainage für ausreichend. Bevor kontrollierte Studien vorliegen, empfehlen wir eine Therapiedauer von mindestens 14 Tagen, zumindest aber bis zur Entfernung der Drainage. Die gezielte Therapie erfolgt nach Antibiogramm. Zur kalkulierten Initialtherapie s. Tabelle 8-13.

Bei der Pleuritis exsudativa kommt eine antimikrobielle Therapie mit einem Cephalosporin Gruppe 2 oder 3a ggf. in Kombination mit Clindamycin, Acylaminopenicillin plus β-Laktamasehemmer oder einem Fluorchinolon der Gruppe 3 bzw. 4 in Frage.

Beim Pleuraempysem sind Mittel der Wahl anaerobierwirksame Mono- oder Kombinationstherapien. Zur Wahl stehen Cephalosporine der Gruppe 2 oder 3, Fluorchinolone der Gruppe 2, die jeweils mit Clindamycin kombiniert werden sollten, Fluorchinolone der Gruppe 3/4, Acylaminopenicilline/β-Laktamasehemmer, Clindamycin oder Carbapeneme.

8.5.10.2 Drainagetherapie

Der Katheter sollte Ultraschall- oder CT-gesteuert möglichst basal (suprahepatisch oder -phrenisch) eingelegt und an eine Saugdrainage mit Wasserfalle angeschlossen werden. Als Sog können ca. 20 cmH_2O eingestellt werden. Atemabhängige Schwankungen des Wasserspiegels belegen die korrekte Lage der Drainage. Alternativ kann eine Saug-Spül-Drainage angelegt werden; diese erfordert die Insertion von 2 Kathetern, über die eine kontinuierliche pleurale Lavage erfolgt. Obwohl häufig praktiziert, gibt es zur Effektivität dieses Verfahrens kaum Daten.

Klinisch muss der Patient innerhalb von ca. 24 h ansprechen, anderenfalls bestehen 3 Möglichkeiten:
- Drainagefehllage,
- inadäquate antimikrobielle Therapie,
- schwere Sepsis/septischer Schock.

Einer nicht fördernden Drainage können 3 Ursachen zugrundeliegen:
- Drainagefehllage,
- Drainageverschluss,
- gekammerte Ergüsse.

Fehllagen können über die CT am sensitivsten erfasst und ggf. CT-gesteuert korrigiert werden. Gekammerte Ergüsse können ggf. durch fibrinolytische Therapie angegangen werden.

Die Drainage sollte in situ belassen werden, bis nur noch <50 ml/24 h klare Ergussflüssigkeit produziert wird.

8.5.10.3 Fibrinolytische Therapie

Streptokinase und Urokinase können in Dosierungen von 250.000 IE bzw. 100.000 IE, aufgelöst in einem Volumen von 50–100 ml ein- oder mehrfach intrapleural instilliert werden, um Septen bzw. Kammern aufzulösen und eine effektive Drainage zu ermöglichen. Die Effektivität dieser fibrinolytischen Therapie ist jedoch weder theoretisch noch klinisch sicher belegt. Die bekannten Kontraindikationen für eine fibrinolytische Therapie sind zu beachten.

8.5.10.4 Chirurgische Sanierung

Als »chirurgisch« werden hier alle Verfahren angesprochen, die zu einer Eröffnung der Thoraxwand führen und/oder Interventionen in der Thoraxhöhle unter Sicht gestatten.

Es ergeben sich 3 chirurgische Optionen:
- Videothorakoskopie

Die Thorakoskopie erlaubt ein sorgfältiges Débridement und die gezielte Einlage einer Drainage. Chronifizierte Empyeme lassen sich jedoch oft nur durch Thoraktomie und Dekortikation effizient behandeln.
- Thorakotomie und Dekortikation

Im Rahmen der Dekortikation werden alle Membranen, Septen und Kammern sowie restlicher Eiter entfernt. Gegebenenfalls muss die parietale Pleura mitreseziert werden.
Die sog. Frühdekortikation ist einzig indiziert bei Patienten, deren Infektion trotz der hier vorgestellten konservativen Therapie nicht zu kontrollieren ist. In diesem Fall sollte sie jedoch

auch nicht verzögert werden. Die sog. Spätdekortikation sollte frühestens nach 6 Monaten erwogen werden, wenn eine Pleuraverschwartung entstanden ist, die zu einer signifikanten Einschränkung der Lungenfunktion (schwere Restriktion mit Gasaustauschstörung unter Belastung) führt.

- Lungenfesterung (offene Drainagen)

Bei Patienten, die über keine ausreichend große kardiopulmonale Leistungsreserve verfügen, um eine Thorakotomie zu überstehen, kann ein Lungenfenster angelegt werden. Dabei werden 2–3 Rippensegmente über dem basalen Anteil des Empyems reseziert und über dieses Fenster 2 oder mehr Drainagen eingelegt. Über diese erfolgt täglich eine Spülung, die ablaufende Flüssigkeit wird in einem Beutel aufgefangen. Voraussetzung für diesen Eingriff ist die ausreichende Verwachsung beider Pleurablätter, sodass die Lunge nicht total kollabiert. Eine solche Therapie kann bis zu 6 Monate andauern.

8.5.11 Häufig gemachte Fehler

- Inadäquate kalkulierte antimikrobielle Therapie der Pneumonie.
- Unterlassen der Pleuraergusspunktion.
- Zu späte Pleuraergusspunktion (nicht innerhalb der ersten 4 h nach Diagnosestellung).
- Einlegen zu kleinlumiger Katheter.
- Belassung einer insuffizient fördernden Drainage.
- Verzögerung chirurgischer Eingriffe trotz unkontrollierter Infektion.

8.5.12 Häufig gestellte Fragen

Frage: Wann muss ein parapneumonischer Erguss drainiert werden?

Antwort: Diese Frage kann nicht auf der Basis kontrollierter Studien beantwortet werden. Aufgrund der aktuellen Datenlage darf jedoch angenommen werden, dass bei Zeichen einer Progression des Ergusses zu einem fibropurulentem Stadium eine Drainage für die Mehrzahl der Patienten von Vorteil ist. Kennzeichen sind: Glukose <40 g/dl, pH-Wert <7,0 und/oder Gramfärbung oder Kultur positiv. Eine Kammerung oder makroskopisch sichtbarer Eiter brauchen noch nicht vorhanden zu sein. Ohne Zweifel besteht eine Indikation zur Drainage bei jedem nachgewiesenem Empyem.

Frage: Ist die intrapleurale Instillation antimikrobieller Substanzen indiziert?

Antwort: Nein. Es gibt aktuell keine Daten aus kontrollierten Studien, die eine Überlegenheit einer intrapleuralen antimikrobiellen Therapie über eine systemische Gabe belegen.

8.5.13 Trends und Entwicklungen

Insgesamt ist die Datenbasis zur Therapie der parapneumonischen Ergüsse schmal. Prospektive, kontrollierte Studien stehen daher für nahezu keine Therapiemodalität zur Verfügung. Unter den vielen offenen Fragen erscheinen zunächst 3 besonders wichtig:

- Optimierung der Prädiktoren für das Vorliegen komplizierter Ergüsse.
- Evaluation der therapeutischen Thorakozentese (Ablassen des gesamten Ergusses) mit nachfolgender Kontrolle vs. Drainagetherapie bei komplizierten Ergüssen (Klasse 3 und 4); also Vergleich von weniger invasiven mit invasiven Therapiemodalitäten als möglicher Auftakt für entsprechende Vergleiche auch in ausgewählten späteren Stadien.
- Evaluation des Stellenwertes der fibrinolytischen Therapie.

Fazit für die Praxis

Parapneumonische Ergüsse sowie das Pleuraempyem können adäquat nur auf der Grundlage sehr genauer Kenntnisse der Pathophysiologie behandelt werden. Dabei kommt es darauf an,
1) rechtzeitig die notwendigen diagnostischen Maßnahmen zu ergreifen, die erforderlich sind, um den Erguss korrekt zu klassifizieren und
2) ohne zeitliche Verzögerung die ggf. erforderlichen therapeutischen Maßnahmen durchzuführen.

Von zentraler Bedeutung ist die Identifizierung eines Exsudats sowie die Differenzierung des parapneumonischen Ergusses. Die Thoraxdrainage des infizierten Ergusses bzw. des Empyems ist die wichtigste (und nicht selten versäumte) therapeutische Maßnahme. Gekammerte Ergüsse bzw. Empyeme können mit einer lokalen Lysetherapie angegangen werden. Bei komplizierten Empyemen ist in Zusammenarbeit mit dem Chirurgen über das optimale Vorgehen zu entscheiden.

Literatur zu Kap. 8.5

Alfageme I, Munoz F, Pena N, Umbria S (1993) Empyema of the thorax in adults. Etiology, microbiologic findings, and management. Chest 103: 839–843

Bartlett JG (1993) Anaerobic bacterial infections of the lung and pleural space. Clin Infect Dis16 (S4) S248–255

Ferguson AD, Prescott RJ, Selkon JB, Watson D, Swinburn CR (1996) The clinical course and management of thoracic empyema. Q J Med89: 285–289

Heffner JE, Brown LK, Barbieri C, DeLeo JM (1995) Pleural fluid chemical analysis in parapneumonic effusions. Am J Respir Crit Care Med 151: 1700–1708

Jerng JS, Hsueh PR, Teng LJ, Lee LN, Yang PC, Luh KT (1997) Empyema thoracis and lung abscess caused by viridans streptococci. Am J Respir Crit Care Med 156: 1508–1514

Katariya K, Thurer RJ (1998) Surgical management of empyema. Clin Chest Med 19: 395–406

Light RW, Rodriguez RM (1998) Management of parapneumonic effusions. Clin Chest Med 19: 373–382

Sahn SA (1993) Management of complicated parapneumonic effusions. Am Rev Respir Dis148: 813–817

Sullivan KM, O'Toole RD, Fisher RH, Sullivan KN (1973) Anaerobic empyema thoracis. Arch Intern Med131: 521–527

Wong CA, Donald F, Macfarlane JT (1995) Streptococcus milleri pulmonary disease: a review and clinical description of 25 patients. Thorax 50: 1093–1096

8.6 Abszedierende Pneumonien

M. Allewelt, H. Lode

8.6.1 Definitionen

Der Begriff abszedierende Pneumonie beschreibt den in der Regel subakuten oder chronischen Verlauf einer Pneumonie, der durch ein spezielles Keimspektrum zu Einschmelzungen im Lungenparenchym führt. Erfolgt eine endogene Drainage des nekrotischen Materials durch Anschluss an das Bronchialsystem, imponiert das radiologische Bild einer Einschmelzungshöhle. Typisch ist dann die Ausbildung eines Luft-Flüssigkeits-Spiegels und ein mehr oder minder ausgeprägter umgebender Infiltratsaum. Synonym zur abszedierenden Pneumonie wird in der Literatur der Begriff primärer Lungenabszess verwendet; Einschmelzungen mit einem Durchmesser von weniger als 2 cm werden als nekrotisierende Pneumonie definiert.

8.6.2 Pathogenese

8.6.2.1 Risikofaktoren

Wesentliches pathogenes Prinzip der abszedierenden Pneumonie ist die Mikro- oder Makroaspiration von infektiösem Material aus dem Mund-Rachen-Raum oder von Mageninhalt. Nur eine Minderheit von Patienten mit abszedierender Pneumonie weist keine disponierenden Grunderkrankungen oder Risikofaktoren zur Aspiration auf. Männer erkranken deutlich häufiger als Frauen an abszedierenden Lungenerkrankungen [1]. Am häufigsten sind eine eingeschränkte Bewusstseinslage oder ein gestörter Ablauf des Schluckaktes ursächlich am Aspirationsereignis beteiligt. Epileptische Anfallsleiden, apoplektische Insulte, andere vaskuläre, traumatische oder degenerative zerebrale Prozesse, komatöse Zustände oder eine generelle Anästhesie kommen als Ursache ebenso in Frage wie der Abusus psychotroper Medikamente.

Der sicherlich am häufigsten zugrundeliegende Risikofaktor ist der akute oder chronische Alkoholabusus. Wesentliche Ursachen der Aspiration als Folge ösophagealer Dysfunktion umfassen den gastroösophagealen Reflux, Achalasie, Ösophagushernien sowie Tumoren [1, 6]. Bei hospitalisierten Patienten stellen Intubation und Tracheotomie ein Risiko zur Aspiration und Infektion mit anaeroben Erregern dar [11]. Insbesondere das Fehlen eines wirksamen Hustenreflexes ist für die Ausbildung einer Infektion von entscheidender Bedeutung.

Aspiration in Form der Mikroaspiration ist auch bei Gesunden ein häufiges Ereignis, das üblichereise folgenlos bleibt. Schon in frühen Studien wurde durch Amberson [3] gezeigt, dass bei einer hohen Zahl von schlafenden Probanden Aspirationsereignisse regelhaft auftraten, ohne dass dies mit pulmonalen Infektionen korreliert war. Offenbar erfordert die Ausbildung pneumonischer Infiltrate nach Aspiration eine spezifische Zusammensetzung des infektiösen Inokulums. Dies wurde bereits in den 1920er und -30er Jahren durch klassische Experimente von Smith gezeigt. Er konnte durch Instillation putriden Materials pulmonale Abszesse in Versuchstieren auslösen und zeigen, dass nicht durch einzelne Erregerspezies, sondern nur durch den Synergismus mehrerer Spezies eine abszedierende Erkrankung auslösbar war [6].

8.6.2.2 Erregerspektrum

Durch richtungsweisende Studien von Bartlett u. Finegold [7, 9] sowie zahlreiche Arbeiten bereits aus der präantibiotischen Ära wurde das bei abszedierenden Pneumonien typische Erregerspektrum definiert. Dabei zeigte sich auf der einen Seite die

Tabelle 8-14. Anaerobes Erregerspektrum bei 658 Patienten mit abszedierenden Pneumonien (durchschnittlich wurden bei jedem Patienten 2,2 anaerobe Erreger isoliert). [Nach 1, 6, 7, 9, 10, 12–14]

Erreger	Anzahl (n)	Erreger [%]	Patienten [%]
Gramnegative Stäbchen			
Bacteroides fragilis	66	4,5	10,0
Bacteroides spp.	327	22,3	49,7
Fusobacterium nucleatum	149	10,2	22,6
Fusobacterium spp.	16	1,1	2,4
Prevotella melaninogenica	175	11,9	26,6
Prevotella spp.	23	1,6	3,5
Porphyromonas spp.	8	0,5	1,2
Grampositive Stäbchen			
Clostridium spp.	40	2,7	6,1
Grampositive Kokken			
Peptostreptococcus spp.	225	15,3	34,2
Peptococcus spp.	60	4,1	9,1
Gramnegative Kokken			
Veilonella spp.	85	5,8	12,9
Andere	294	20,0	44,7
Erreger gesamt	1468	100	
Patienten gesamt	658		

Tabelle 8-15. Aerobes und fakultativ anaerobes Erregerspektrum bei 220 Patienten mit abszedierender Pneumonie. [Nach 1, 6, 9, 12–14]

Erreger	Anzahl (n)	Erreger [%]	Patienten [%]
Staphylococcus aureus	37	16,9	13,8
Streptococcus pneumoniae	20	9,1	7,4
Streptococcus spp,	54	24,6	20,1
Haemophilus influenzae	9	4,1	3,4
Klebsiella pneumoniae	16	7,2	6,0
Escherichia coli	13	5,9	4,8
Pseudomonas aeruginosa	13	5,9	4,8
Enterobacter cloacae	8	3,6	3,0
Andere	50	22,7	18,6
Erreger gesamt	220	100	81,9
Patienten gesamt	269		

überragende Bedeutung anaerober Bakterien bei der Ausbildung von pulmonalen Abszessen. In 60% bis nahezu 100% der Fälle konnten in bakteriologischen Untersuchungen anaerobe Erreger nachgewiesen werden [5, 8]. Andererseits wurde deutlich, dass bei Aspirationspneumonien nahezu regelhaft ein gemischtes Spektrum mehrerer ätiologisch bedeutsamer Erreger nachzuweisen ist, was diese Art der Infektion von allen anderen pulmonalen Infekten unterscheidet.

Oropharyngeale Sekretionen sind die hauptsächliche Erregerquelle von abszedierenden Pneumonien. Der Mund-Rachen-Raum ist obligat mit einer Vielzahl aerober und anaerober Bakterienspezies kolonisiert. Bis zu 200 verschiedene Spezies können unterschieden werden. In oropharyngealen Sekreten überwiegt dabei die Zahl der Anaerobier deutlich [6]. Infolge mangelhafter oraler Hygiene steigt insbesondere die Menge der anaeroben Bakterien deutlich an. Bei schlechtem Zahnstatus kann in gingivalem Exsudat die Zahl von Erregern bis zu 10^{11}/ml betragen [6, 22]. Die bakterielle Zusammensetzung von Mageninhalt entspricht weitgehend der des Oropharynx.

Trotz dieses potenziell äußerst breiten Spektrums anaerober Bakterien sind die häufigsten anaeroben Erreger neben grampositiven Peptokokken und Peptostreptokokken gramnegative Anaerobier wie Prevotella melaninogenica (früher: Bacteroides melaninogenicus), Bacteroides fragilis, andere Bacteroides spp. sowie Fusobacterium nucleatum (Tabelle 8-14).

Auch wenn regelhaft von einer Beteiligung durch Anaerobier ausgegangen werden kann, werden häufig zusätzlich auch aerobe oder fakultativ anaerobe Bakterien isoliert. Zu deren typischem Spektrum gehören Staphylococcus aureus, Streptococcus pneumoniae, andere Streptokokkenspezies, Haemophilus influenzae, Klebsiella pneumoniae, andere gramnegative Enterobacteriaceae sowie Pseudomonas aeruginosa (Tabelle 8-15). Im Einzelfall ist nicht immer zu klären, ob aeroben oder

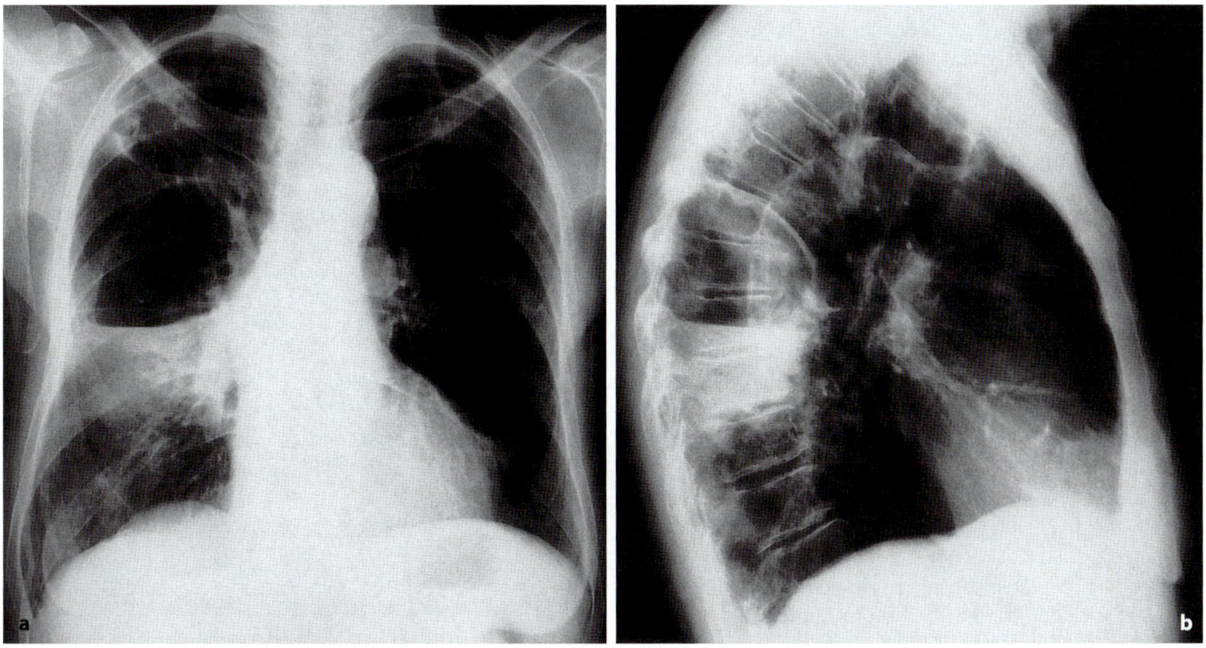

Abb. 8-12a, b. Abszedierende Pneumonie [p.-a. (**a**) und seitlich (**b**)] bei einer 79-jährigen Patientin. Lokalisation des Abszesses im apikalen Unterlappensegment (S6)

fakultativ anaeroben Erregern eine pathogenetische Bedeutung zukommt, oder ob es sich um kolonisierende Keime handelt.

8.6.2.3 Lokalisation

Aspiration erfolgt vorwiegend in liegender oder halb aufrechter Rückenlage. Daher ist die Lokalisation der Infektion vorwiegend in den abhängigen Lungenabschnitten lokalisiert [18]. Bevorzugt betroffen sind daher das dorsale Oberlappensegment (S2) und das apikale (S6) sowie das dorsobasale Unterlappensegment (S10; ◘ Abb. 8-12). Die rechte Lunge ist häufiger betroffen als die linke.

8.6.2.4 Verlauf

Abszedierende Pneumonien zeigen meistens einen subakuten oder chronischen Verlauf mit lediglich diskreten klinischen Zeichen der Erkrankung. Bei 50 Patienten mit abszedierenden Pneumonien betrug die mittlere Zeit von der Ausbildung erster klinischer Symptome bis zur Diagnose der Erkrankung 26 Tage [12]. Dabei ist der initiale Verlauf klinisch und radiologisch nicht von anderen Formen der Pneumonitis oder bakteriellen Pneumonien zu unterscheiden. Häufig gelingt eine Korrelation mit dem auslösenden Aspirationsereignis nicht.

Typische radiologische Zeichen der Abszedierung zeigen sich erst 8–14 Tage nach stattgehabter Aspiration. Zu diesem Zeitpunkt erhält in der Regel auch das Sputum seinen charakteristischen putriden Fötor. Auch unter antibiotischer Behandlung kann sich bei etwa der Hälfte der Patienten der radiologische Befund in den ersten Therapietagen verschlechtern [16], oder es kann durch bronchogene Streuung von infektiösem Material zu einer weiteren Ausbreitung einschmelzender Prozesse kommen. Die Prognose der Erkrankung ist bei adäquater Behandlung in der Regel gut. Sofern keine komplizierenden Grunderkrankungen vorliegen, liegt die Letalität unter 10% [7]. Liegen ernsthafte begleitende Erkrankungen vor, kann die Letalität 20% erreichen [15] und liegt damit in der Größenordnung des Sterberisikos ambulant erworbener Pneumonien bei stationär behandelten Patienten [2].

8.6.3 Diagnostik

8.6.3.1 Klinische Befunde

Klinische Symptome sind weitgehend unspezifisch und entsprechen denen einer subakuten oder chronischen Infektion [5]. Febrile Episoden oder anhaltende subfebrile Temperaturen, Nachtschweißneigung und Gewichtsverlust werden beobachtet. Die Patienten berichten über zunächst meist unproduktiven, im späteren Verlauf produktiven Husten. Seltenere Hämoptysen sind meistens unbedenklich, können aber bedrohliche Ausmaße annehmen [20].

Charakteristisch ist das faulig riechende putride Sputum und ein entsprechender Foetor ex ore. Auskultatorisch können bei peripherer Lokalisation fein- bis mittelblasige Rasselgeräusche imponieren, atemabhängige Thoraxschmerzen bei pleuraler Mitbeteiligung treten auf. Laborchemisch sind meist eine deutliche Erhöhung von CRP und Blutsenkungsgeschwindigkeit nachzuweisen, die Leukozytenzahl ist dagegen häufig nur leicht- bis mäßiggradig erhöht, auch eine Linksverschiebung ist nicht regelhaft vorhanden. Eine mäßiggradige hypochrome Anämie ist nicht selten.

8.6.3.2 Radiologische Untersuchungen

Radiologisch stellen sich die Einschmelzungsherde meist schon in der Übersichtsaufnahme in zwei Ebenen dar. Entsprechend der am häufigsten beteiligten Lungensegmente sind die Prozesse in der Seitaufnahme meist dorsal lokalisiert. Sofern noch keine Einschmelzung vorliegt, ist eine Abgrenzung zu anderen Formen pneumonischer Infiltrate mit alveolärem Verteilungsmuster nicht möglich. Typisch ist die Ausbildung eines Luft-Flüssigkeits-Spiegels, der die bronchogene Drainage nekrotischen Materials anzeigt. Treten begleitende Pleuraergüsse auf, sind diese meist uni- und ipsilateral lokalisiert. Mittels Computertomographie kann eine Aussage über die genaue Segmentzuordnung und die Ausdehnung von Infiltraten und Einschmelzung getroffen werden (◘ Abb. 8-13).

Außerdem ergeben sich häufig entscheidende Hinweise auf zentral gelegene Obstruktionen und ursächliche Erkrankungen. In der Verlaufsbeurteilung dient die Übersichtsaufnahme der Dokumentation des Therapieerfolges und sollte in etwa 2-wöchigen Abständen engmaschig durchgeführt werden.

8.6.3.3 Bronchoskopie und Erregerdiagnostik

Von entscheidender Bedeutung, sowohl aus differenzialdiagnostischer Erwägung als auch zur Erregerdiagnostik, ist die fiberoptische Bronchoskopie [23]. Sie sollte bei jedem Patienten mit vermuteter abszedierender Pneumonie durchgeführt werden. Präziser als mit bildgebenden Verfahren können dabei die endobronchialen Verhältnisse beurteilt werden. Ursachen endobronchialer Obstruktion können diagnostisch erfasst, Fremdkörper interventionell entfernt werden.

Trotz des relativ präzise definierten Spektrums ursächlicher Erreger sollte bei jedem Patienten mit einschmelzender Pneumonie der Versuch einer ätiologischen Klärung vorgenommen werden. Die geringste Wahrscheinlichkeit der Kontamination weist im Rahmen der Bronchoskopie eine Erregerdiagnostik

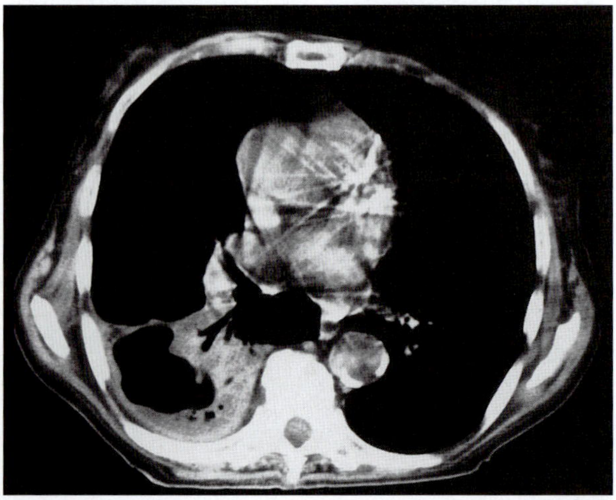

◘ Abb. 8-13. Computertomographische Darstellung einer abszedierenden Pneumonie mit typischer Ausbildung eines Luft-Flüssigkeits-Spiegels

mit geschützter Bürste auf. Dabei sollte sowohl eine aerobe als auch eine anaerobe mikrobiologische Untersuchung durchgeführt werden. Nachteilig sind dabei jedoch die relativ hohen Kosten der Untersuchung mittels geschützter Bürste. Alternativ kommt daher die bronchoalveoläre Lavage aus dem betroffenen Areal in Betracht, allerdings sind Sensitivität und Spezifität dieser Untersuchung geringer.

Die Wahrscheinlichkeit eines Nachweises anaerober Erreger ist kritisch abhängig von der Zeit zwischen Materialgewinnung und bakteriologischer Aufarbeitung. Die Latenz sollte im Interesse einer aussagekräftigen Bakteriologie nicht länger als maximal 2 h betragen. Bakteriologische Sputumuntersuchungen zur anaeroben Erregerdiagnostik sind bei abszedierenden Pneumonien wegen der obligaten anaeroben oropharyngealen Kontamination obsolet.

8.6.3.4 Weitere Untersuchungen

Wegen der besonderen Bedeutung neurologischer Ursachen als Auslöser von Aspirationsereignissen muss ein sorgfältiger neurologischer Status erhoben werden. Der Zahnstatus sollte erfasst und das Gebiss ggf. saniert werden. Bei entsprechendem klinischem Verdacht sind eine radiologische und/oder endoskopische Untersuchung des Ösophagus sowie die Durchführung einer Langzeit-pH-Metrie zur pathogenetischen Klärung erforderlich.

8.6.3.5 Differenzialdiagnose

In der Differenzialdiagnose abszedierender Pneumonien stehen in der initialen Phase, vor der Ausbildung von Einschmelzungen, vorwiegend Bronchopneumonien unterschiedlichster Genese im Vordergrund. Ist die Aspiration differenzialdiagnostisch führend, kommen neben einer bakteriellen Ursache der Pneumonie auch chemische Pneumonitiden durch Aspiration von toxischen Flüssigkeiten wie Säuren, Mineralöl, Fetten oder Alkohol (Mendelson-Syndrom) in Frage. Liegt eine Einschmelzung von Lungenparenchym vor, muss eine maligne Erkrankung ausgeschlossen werden, besonders plattenepitheliale Bronchialkarzinome neigen zur Nekrotisierung. Gelegentlich kann durch Superinfektion tumoröser Nekroseareale die klinische Diagnose erschwert sein.

Die Ausbildung einschmelzender Pneumonien kann durch endo- oder extrabronchiale Obstruktion bedingt sein. Hierbei kommen insbesondere direktes oder indirektes Tumor- sowie Lymphomwachstum und aspirierte Fremdkörper in Betracht. Eine kavernöse Lungentuberkulose ist eine häufige Ursache pulmonaler Einschmelzungen, seltener sind Pneumocystis-carinii-Pneumonien bei immunsupprimierten und HIV-Patienten oder superinfizierte emphysematöse bullöse Lungenveränderungen.

Infarktpneumonien als Folge von Lungenarterienembolien und septische Streuherde bei Rechtsherzendokarditis oder anderen primär extrapulmonalen infektiösen Herden können ebenso wie Vaskulitiden (Wegener-Granulomatose) in seltenen Fällen zum Bild einschmelzender pulmonaler Prozesse führen.

8.6.4 Therapie

8.6.4.1 Antibiotische Therapie

Der primäre Therapieansatz der abszedierenden Pneumonie ist die langandauernde antibiotische Behandlung. Wegen seiner guten anaeroben Wirksamkeit und seiner unproblematischen Verträglichkeit in der Langzeitanwendung war zunächst Penicillin G für lange Zeit das Antibiotikum der Wahl. Levinson et al. [17] beschrieben in einer prospektiven randomisierten Studie die Überlegenheit von Clindamycin gegenüber Penicillin in der Behandlung abszedierender Pneumonien. Der Vorteil zeigte sich sowohl in der Zahl der Patienten mit einem Therapieversagen, in der Zeit bis zur Entfieberung sowie der Dauer der Produktion putriden Sputums. Eine mögliche Ursache mag in der häufigen Beteiligung β-Laktamase produzierender Stämme von *Bacteroides* spp. liegen [13].

Da andererseits die Pathogenese pulmonaler Abszesse offenbar vom Synergismus mehrerer ätiologisch relevanter Erreger abhängt, ist es fraglich, ob eine antibiotische Erfassung sämtlicher an der Infektion ursächlich beteiligter Erreger notwendig ist, um einen Therapieerfolg zu gewährleisten. Diese Frage wurde bislang nur sehr unzureichend geklärt. Metronidazol als klassisches Antibiotikum bei anaeroben Infektionen hat für die Behandlung abszedierender pulmonaler Erkrankungen keine Bedeutung. In einer Therapiestudie von Sanders et al. [21] zeigte annähernd die Hälfte der Patienten ein Therapieversagen unter Metronidazol. Die Ursache hierfür liegt offenbar in der fehlenden Wirksamkeit von Metronidazol auf anaerobe und mikroaerophile grampositive Kokken, die in der Pathogenese pulmonaler anaerober Infektionen eine entscheidende Rolle spielen.

In einer aktuellen prospektiven, randomisierten multizentrischen Studie wurde die Wirksamkeit von β-laktamasegeschütztem Ampicillin (Ampicillin/Sulbactam) im Vergleich zu Clindamycin in der Behandlung von Aspirationspneumonien verglichen [1]. Entsprechend dem Spektrum der isolierten aeroben Erreger und ihrem Resistogramm wurde Clindamycin optional mit einem Cephalosporin der 2. oder 3. Generation kombiniert. Beide Substanzen zeigten am Ende der Therapie eine vergleichbare klinische Erfolgsrate mit einer Heilungsrate von 70% der behandelten Patienten.

Die antibiotische Therapie wurde als Sequenztherapie durchgeführt, mit einer parenteralen Antibiotikagabe über mindestens 6 Tage, gefolgt von einer oralen Behandlung. Während der intravenösen Therapiephase wurde Clindamycin 3-mal täglich in einer Dosis von 600 mg verabreicht, 2 g Ampicillin 3-mal täglich in Kombination mit je 1 g Sulbactam. Die orale Behandlung wurde mit 3-maliger Gabe von Clindamycin 300 mg oder einer 2-maligen Gabe von 750 mg Ampicillin/Sulbactam fortgesetzt. Behandelt wird bis zum vollständigen Verschwinden pathologischer klinischer und radiologischer Befunde.

Während radiologisch narbige Restzustände persistieren können (◘ Abb. 8-14), sollten Leukozytenzahlen, CRP sowie die Blutsenkungsgeschwindigkeit bei Beenden der antibiotischen Therapie normalisiert sein. Die antibiotische Behandlung erfolgt über einen relativ langen Zeitraum. Im Mittel dauerte die Gesamttherapie in der genannten Therapiestudie etwa 23 Tage, allerdings betrug die maximale Behandlungsdauer 91–98 Tage. Die Therapiedauer korreliert in der Regel mit der Größe der

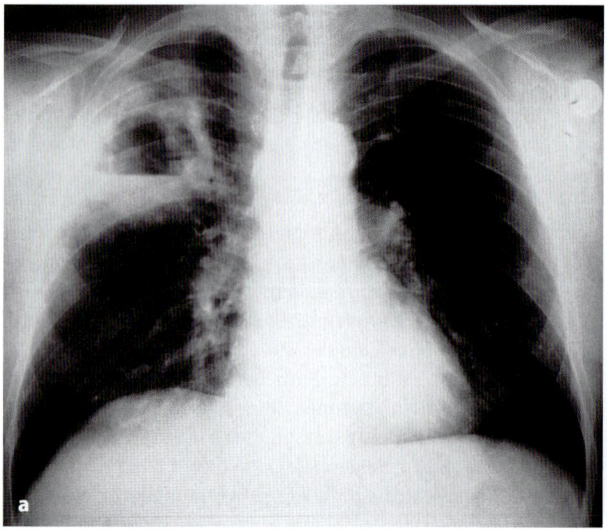

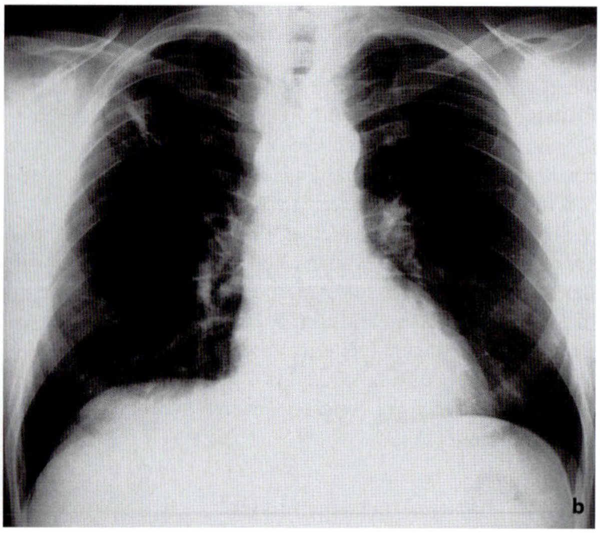

Abb. 8-14a, b. Radiologische Verlaufskontrolle eines primären Lungenabszesses bei einem 39-jährigen Patienten. Thorax p.-a. vor Therapie (**a**) und nach 8-wöchiger antibiotischer Therapie (**b**). Persistieren narbiger Parenchymveränderungen im rechten Lungenoberlappen

Einschmelzungsherde. Im Mittel war eine parenterale Medikamentengabe für etwa 8 Tage erforderlich, die orale Gabe für annähernd 23 Tage. Ein Auftreten von Antibiotikaresistenzen wurde trotz der langen Therapiedauer nicht beobachtet, die Verträglichkeit war in der Regel gut.

Eine wesentliche Ursache für ein Therapieversagen einer adäquaten antibiotischen Behandlung ist neben einer unzureichenden Behandlungsdauer eine eingeschränkte Medikamentencompliance durch den Patienten. Neuere Fluorchinolone (z. B. Moxifloxazin), die neben einem erweiterten grampositiven Erregerspektrum auch anaerobe Bakterien erfassen, erscheinen daher wegen der Möglichkeit zur einmaligen täglichen Dosierung als eine wünschenswerte Alternative [4]. Der Stellenwert der Fluorchinolone in der Therapie abszedierender Pneumonien wird derzeit klinisch getestet.

8.6.4.2 Chirurgische Therapie

Eine chirurgische Intervention ist bei primären pulmonalen Abszessen nur in äußerst seltenen Fällen indiziert. Als Kriterien können neben der wiederholten signifikanten Hämoptoe die Ausbildung eines Pleuraempyems sowie persistierende bronchopleurale Fisteln gelten. Ein insuffizientes Ansprechen der antibiotischen Therapie sollte vielmehr zunächst an eine unzutreffende Diagnosestellung denken lassen, beispielsweise das Vorliegen einer endobronchialen Stenose infolge eines Fremdkörpers oder obturierendem Tumorwachstum oder an eine unzureichende Medikamentencompliance seitens des Patienten.

Die Möglichkeiten der nur sehr selten notwendigen chirurgischen Versorgung einschmelzender pulmonaler Prozesse umfasst neben der perkutanen transthorakalen Drainage durch einen dünnlumigen Pigtail-Katheter die thoraxchirurgische Segment- oder Lappenresektion [19].

Fazit für die Praxis

Abszedierende Pneumonien sind in der Regel das Resultat von Mikro- oder Makroaspirationen. Faktoren, die ein Risiko zur Aspiration darstellen, sind eingeschränkte Bewusstseinszustände unterschiedlichster Ursache sowie eine gestörte Ösophagusmotorik. Anaerobe Erreger stellen bakteriologisch die bedeutsamste Ätiologie dar und sind nahezu obligat an diesen pulmonalen Mischinfektionen beteiligt. Der Krankheitsverlauf ist meist subakut, klinische Symptome häufig diskret.

Charakteristisch ist ein putrides Sputum mit fötidem Geruch, welches 8–14 Tage nach Aspiration auftritt. Radiologisch zeigt sich eine Einschmelzungshöhle mit Ausbildung eines Luft-Flüssigkeits-Spiegels. Lokalisiert sind Infiltrate meist in den abhängigen Lungenabschnitten. Eine Bronchoskopie sollte bei jedem Patienten aus differenzialdiagnostischer Überlegung und zur Erregerdiagnostik erfolgen.

Die antibiotische Therapie mit Ampicillin/Sulbactam oder Clindamycin erfolgt bis zur vollständigen Normalisierung von Entzündungsparametern und radiologischen Veränderungen.

Literatur zu Kap. 8.6

1. Allewelt M, Schüler P, Bölcskei PL, Mauch H, Lode H. Ampicillin/Sulbactam vs Clindamycin for the treatment of aspiration pneumonia and lung abscess. CMS 2003, im Druck
2. Allewelt M, Steinhoff D, Rahlwes M et al. (1997) Wandel im Erregerspektrum ambulant erworbener Pneumonien (1982–1992) Dtsch Med Wochenschr 122: 1027–1032
3. Amberson J (1937) Aspiration bronchopneumonia. Int Clin 3: 126–138
4. Appelbaum PC (1999) Quinolone activity against anaerobes. Drugs 58 (Suppl 2): 60–64

5. Bartlett J (1974) The bacteriology of pulmonary infections following aspiration. Western J Med 121: 395–397
6. Bartlett J (1975) The triple threat of aspiration pneumonia. Chest 68/4: 560–566
7. Bartlett J (1987) Anaerobic bacterial infections of the lung. Chest 91/6: 901–909
8. Bartlett J (1989) Treatment of anaerobic pulmonary infections. J Antimicrob Chemother 24: 836–840
9. Bartlett J, Gorbach S, Tally FP, Finegold SM (1974) Bacteriology and treatment of primary lung abscess. Am Rev Respir Dis 109: 510–517
10. Finegold SM, George WL, Mulligan ME (1985) Anaerobic infections. Dis Mon 31: 8–77
11. Dore P, Robert R, Grollier G et al. (1996) Incidence of anaerobes in ventilator-associated pneumonia with use of a protected specimen brush. Am J Respir Crit Care Med 153(4 pt 1): 1292–1298
12. Grinan N, Lucena F, Romero JV, Michavila IA, Dominguez SU, Alia CF (1990) Yield of percutaneous needle lung aspiration in lung abscess. Chest 97/1: 69–74
13. Gudiol F, Manresa F, Pallares R et al. (1990) Clindamycin vs penicillin for anaerobic lung infections. Arch Intern Med 150: 2525–2529
14. Hammond JMJ, Potgieter PD, Hanslo D, Scott H, Roditi D (1995) The etiology and antimicrobial susceptibility patterns of microorganisms in acute community-acquired lung abscess. Chest 108/4: 937941
15. Hirshberg S, Sklair-Levi M, Nir-Paz R, Ben-Sira L, Krivoruk V, Kramer MR (1999) Factors predicting mortality of patients with lung abscess. Chest 115: 746–750
16. Landay M, Christensen E, Bynum LJ, Goodman C (1980) Anaerobic pleural and pulmonary infections. Am J Radiol 134: 233–240
17. Levinson M, Mangura C, Lorber B et al. (1983) Clindamycin compared with penicillin for the treatment of anaerobic lung abscess. Ann Intern Med 98: 466–471
18. Lode H (1988) Microbiologial and clinical aspects of aspiration pneumonia. J Antimicrob Chemother 21 (Suppl C): 83–87
19. Parker LA, Melton JW, Delany DJ, Yankaskas BC (1987) Percutaneous small bore catheter drainage in the management of lung abscess. Chest 92/2: 213–218
20. Philpott N, Woodhead M, Wilson AG, Millard FJC (1993) Lung abscess: a neglected cause of life threatening haemoptysis. Thorax 48: 674–675
21. Sanders C, Hanna B, Lewis AC (1979) Metronidazole in the treatment of anaerobic pulmonary infections. Am Rev Respir Dis 120: 337–343
22. Scannapieco F, Mylotte J (1996) Relationships between periodontal disease and bacterial pneumonia. J Periodontol 67 (Suppl 10): 1114–1122
23. Sosenko A, Glassroth J (1985) Fiberoptic bronchoskopy in the evaluation of lung abscesses. Chest 87/4: 489–494

8.7 Prävention der nosokomialen Pneumonie

P. Gastmeier, H. Lode

8.7.1 Epidemiologie

8.7.1.1 Nosokomiale Pneumonien bei beatmeten Patienten

Nosokomiale Pneumonien – d. h. Pneumonien, die bei Krankenhausaufnahme weder vorhanden noch in Inkubation waren – sind die häufigsten Krankenhausinfektionen bei Intensivpatienten. Besonders bei beatmeten Patienten werden sie sehr oft beobachtet. Nach den Daten des Krankenhaus-Infektions-Surveillance-Systems (KISS) kann man von ca. 10 Pneumonien pro 1000 Beatmungstage auf deutschen Intensivstationen ausgehen, wobei selbstverständlich Unterschiede nach der Art der Intensivstation existieren, und auch zwischen den verschiedenen Intensivstationen eine große Variabilität gegeben ist (◘ Tabelle 8-16).

Somit ist mit etwa 30.000 Fällen von beatmungsassoziierten Pneumonien auf Intensivstationen pro Jahr in Deutschland zu rechnen, und sie sind damit auch die am häufigsten zum Tod führenden nosokomialen Infektionen. Verschiedene Studien ermittelten eine den nosokomialen Pneumonien zuzuschreibende Letalität von 0–27% (◘ Tabelle 8-17). Für Hochrechnungen wird in der Regel 10% zusätzliche Letalität wegen nosokomialer Pneumonie zugrunde gelegt. Dementsprechend ist eine Anzahl von jährlich ca. 3000 wegen nosokomialer Pneumonien auf Intensivstationen verstorbenen Patienten in Deutschland wahrscheinlich.

Auch die Behandlungsdauer auf Intensivstationen verlängert sich wegen nosokomialer Pneumonien erheblich, man kann von ca. 5–25 Tagen pro Fall ausgehen (◘ Tabelle 8-17). Somit verursachen nosokomiale Pneumonien ca. 300.000 zusätzliche Behandlungstage auf Intensivstationen pro Jahr in Deutschland und entsprechende Kosten.

8.7.1.2 Nosokomiale Pneumonien bei nicht beatmeten Patienten

Nosokomiale Pneumonien sind auch bei nicht beatmeten Patienten auf Intensivstationen und auf anderen Stationen, insbesondere bei postoperativen Patienten, zu beobachten. Nach den Daten der nationalen Prävalenzstudie (NIDEP 1) ist ihre Prävalenz dort allerdings etwa 10- bis 20-mal geringer (◘ Tabelle 8-18; Rüden u. Daschner 2000).

◘ Tabelle 8-16. Beatmungsassoziierte Pneumonien nach der Art der Intensivstation (KISS 12/99)

Art der Intensivstation	Beatmungstage	Beatmungsassoziierte Pneumonierate (pro 1000 Beatmungstage)		
		Gepoolter Mittelwert	Median	75. Perzentile
Interdisziplinär (n=54)	124.064	9,9	7,4	14,9
Medizinisch (n=28)	29.187	8,4	6,3	13,1
Chirurgisch (n=37)	82.801	12,5	9,7	15,3
Neurochirurgisch (n=5)	11.574	12,7	11,5	13,5

Tabelle 8-17. Zusätzliche Letalität und Verlängerung der Verweildauer wegen nosokomialer Pneumonie nach den Daten verschiedener Fall-Kontroll-Studien

Studie	Art der Intensivstation	Zuschreibbare Letalität [%]	Zusätzliche Aufenthaltstage wegen Pneumonie auf der Intensivstation bei Überlebenden
Craig u. Connelly 1984	Interdisziplinär	14,8	8
Leu et al. 1989	Keine Angabe	6,8	9,2
Kappstein et al. 1992	Chirurgisch	Nicht untersucht	10
Fagon et al. 1993	Medizinisch	27	13
Baker et al. 1996	Traumatologisch	0	9
Papazian et al. 1996	Interdisziplinär	1	8,8
Aznar et al. 1996	Respiratorisch	16,7	25
Heyland et al. 1999	Multizentrisch	5,8	4,7

Tabelle 8-18. Prävalenz der nosokomialen Pneumonien im Vergleich zu mitgebrachten Pneumonien. (Nach Rüden et al. 1995)

Patientengruppe	Prävalenz [%]	
	Nosokomiale Pneumonie	Mitgebrachte Pneumonie
Intensivpatienten (n=515)	5,8	4,8
Internistische Patienten (n=6862)	0,5	4,8
Chirurgische Patienten (n=5377)	0,3	0,2

Tabelle 8-19. Inzidenzdichte nosokomialer Pneumonien in chirurgischen und Intensivstationen im Vergleich. (Nach Rüden u. Daschner 2000)

Nosokomiale Pneumonien	Inzidenz [%]	Inzidenzdichte (pro 1000 Patiententage)
Intensivpatienten (n=1 859)	4,5	9,1
Chirurgische Patienten (n=10 609)	0,26	0,26

Das gilt ebenso für die Inzidenz und noch mehr für die Inzidenzdichte, wie auf der Basis der bei chirurgischen und Intensivpatienten durchgeführten NIDEP 2-Studie für den Vergleich zwischen beiden Patientengruppen gezeigt wurde (Rüden u. Daschner 2000; Tabelle 8-19).

8.7.1.3 Erregerspektrum

Nach dem Zeitpunkt des Auftretens unterscheidet man »Early-onset-Fälle«, die innerhalb von 48–72 h nach der Intubation auftreten und v. a. durch Erreger wie S. aureus, H. influenzae, S. pneumoniae bedingt sind, von den später auftretenden »Late-onset-Fällen«, die v. a. durch P. aeruginosa, Acinetobacter spp. und Enterobacter spp. hervorgerufen werden und mit einer deutlich höheren Letalität verbunden sind.

Tabelle 8-20 zeigt die häufigsten Isolate bei beatmeten Patienten mit nosokomialen Pneumonien auf deutschen Intensivstationen nach Daten des Krankenhaus-Infektions-Surveillance-Systems (KISS).

Tabelle 8-20. Häufigste Isolate bei Patienten mit beatmungsassoziierten nosokomialen Pneumonien nach den KISS-Daten. (Nach Steinbrecher et al. 2000)

Erregerart	Anteil an allen nosokomialen Pneumonien [%] (n=3 954 bei 2 658 beatmungs-assoziierten Pneumonien)
S. aureus	16,6
P. aeruginosa	11,1
C. albicans[a]	9,8
Klebsiella spp.	9,5
E. coli	7,4
Enterobacter spp.	6,0

[a] Der hohe Anteil von C.-albicans-Isolaten ist auf häufige simultane Kontamination der Atemsekrete mit diesem Erreger bei gleichzeitigem Vorliegen der wahrscheinlich auslösenden Infektionserreger zurückzuführen.

8.7.1.4 Cluster und Ausbrüche nosokomialer Pneumonien

Teilweise treten nosokomiale Pneumonien nicht nur auf dem endemischen Niveau einer Abteilung auf, sondern es kommt zu epidemischem Auftreten. Tabelle 8-21 listet eine Übersicht auf über Ausbrüche nosokomialer Pneumonien in den 1990er-Jahren auf Intensivstationen und gibt einen Hinweis auf die häufigsten Infektionsquellen bei Ausbrüchen.

Tabelle 8-21. Chronologische Übersicht über Ausbrüche nosokomialer Pneumonien 1990–2000 auf Intensivstationen

Erreger	Patienten (n)	Infektionsquelle/Transmission	Identifikation	Literatur
A. baumannii	41	Befeuchter	Kulturen	Schlosser et al. 1990
A. baumannii	6	Verbindungsschlauch	Kulturen, Typisierung	Cefai et al. 1990
A. baumannii	48	Temperatursonden des Beatmungssystems	Kulturen	Cefai et al. 1990
A. baumannii	3	Kein Handschuhwechsel zwischen den Patienten, In-line-Vernebler	Kulturen, Typisierung + epidemiologisch	Patterson et al. 1991
E. cloacae	8	Destilliertes Wasser für die Befeuchtung	Kulturen, Typisierung	Wang et al. 1991
B. cepacia	k.A.	Temperatursonden des Beatmungssystems	Kulturen, Typisierung	Bertelot et al. 1993
B.cepacia	127	Temperatursonden des Beatmungssystems	Kulturen	Weems 1993
A. baumannii	36	Nicht aufgeklärt	Kulturen	Okpara u. Maswoswe 1994
A. baumannii	7	Strömungsmeßgerät	Kulturen, Typisierung + epidemiologisch	Ahmed et al. 1994
B. cepacia	42	Kontaminiertes Albuterol zur Inhalation	Kulturen, Typisierung + epidemiologisch	Hamill et al. 1995
P. aeruginosa	10	Siphons, Wasserhähne, Schlauchverbindungen	Kulturen, Typisierung	Kerr et al. 1995
P. aeruginosa	Keine Angaben	Kontaminierter Lebensmittelfarbstoff	Kulturen, Typisierung	File et al. 1995
B. cepacia	40	Inhalationstherapie	Epidemiologisch	Pegues et al. 1996
B. cepacia	44	Kontaminiertes Albuterol zur Inhalation	Kulturen, Typisierung	Reboli et al. 1996
MRSA	6	Nicht aufgeklärt	Typisierung	Müller-Premru u. Muzlovic 1998
A. baumannii	15	Nicht aufgeklärt	Kulturen	Cox et al. 1998
A. baumannii	9	Nicht aufgeklärt	Kulturen, Typisierung	Biendo et al. 1999
A. baumannii	15	Nur 10% Compliance bei Händedesinfektion	epidemiologisch + Typisierung	Husni et al. 1999
MRSA	41	Bronchoskopie	Epidemiologisch	Pujol et al. 1998

8.7.2 Pathogenese und Risikofaktoren

8.7.2.1 Pathogenese

Für die Entwicklung von nosokomialen Pneumonien müssen zwei wesentliche Voraussetzungen gegeben sein:

- die bakterielle Kolonisation des Respirations- bzw. Gastrointestinaltrakts,
- die Aspiration der kontaminierten Atemsekrete in die unteren Atemwege.

In der Vergangenheit hat man besonders dem Magen als Reservoir für Pneumonieerreger eine große Bedeutung beigemessen: Durch Stressulkusprophylaxe und enterale Ernährung kommt es zum Anstieg des Magen-pH-Werts und damit zum mikrobiellen Wachstum. In der letzten Zeit wird die Rolle dieses Infektionsweges allerdings vermehrt in Frage gestellt und in der oropharyngealen Kolonisation mit gramnegativen Erregern die wesentliche Ursache für die Infektionsentstehung gesehen. Entscheidend dabei ist, dass die Cuffmanschette am Endotrachealtubus nicht hinreichend dicht zur Trachea abdichtet und somit die sich oberhalb des Cuffs im Atemsekret ansammelnden Erreger die unteren Atemwege erreichen.

8.7.2.2 Risikofaktoren

Um die Pathogenese der beatmungsassoziierten Pneumonien noch besser zu verstehen, Patienten mit besonderen Risikofaktoren rechtzeitig zu identifizieren und bei ihnen besonders effektive Präventionsmaßnahmen anzuwenden, wurden in einer Reihe von Studien Risikofaktorenanalysen durchgeführt (s. Übersicht).

Wichtige Risikofaktoren für die Entwicklung von beatmungsassoziierten Pneumonien (van Niieuwenhoven et al. 1999)

- Risikofaktoren hinsichtlich Basiszustand der Patienten:
  - Dauer der Intubation
  - Erkrankungsschwere
  - COPD-Anamnese
  - Folgende Primärdiagnosen:
    Erkrankungen des ZNS
    ARDS
    Trauma
    Verbrennung
    kardiale und pulmonale Erkrankungen

Thorax- oder Abdominalchirurgie
hohes Alter

- Risikofaktoren hinsichtlich möglicher Präventionsmaßnahmen:
  - Beobachtete Aspiration
  - Gabe von Muskelrelaxanzien
  - Reintubation
  - Enterale Ernährung
  - Antacida oder H_2-Antagonisten
  - Vorausgegangene Antibiotikagabe
- Risikofaktoren vereinzelt identifiziert und/oder noch weitere Untersuchungen erfordernd:
  - Transport weg von der Intensivstation
  - Tracheostoma
  - Nichtadäquater Cuffdruck
  - Inhalationstherapie
  - männliches Geschlecht
  - Veränderungen im MOD-Score (»multiple organ dysfunction«)

Während teilweise von einem relativ konstanten täglichen Risiko der Pneumonienentwicklung von 1% pro Beatmungstag ausgegangen wurde (Fagon et al. 1989), haben andere Untersucher inzwischen ermittelt, dass in den ersten 5 Tagen das Risiko erhöht ist (3,3% pro Tag) und danach auf ca. 1,3% pro Tag sinkt (Cook et al. 1998). Das steht auch in Übereinstimmung mit der allgemeinen Beobachtung, dass die meisten beatmungsassoziierten Pneumonien innerhalb der ersten 10 Beatmungstage auftreten (van Niieuuwenhhhoven et al. 1999).

8.7.3 Prävention

8.7.3.1 Basis für Präventionsempfehlungen

Entsprechend der Pathogenese der nosokomialen Pneumonien ist nur ein gewisser Anteil der Infektionen vermeidbar, nach verschiedenen Studien zur Optimierung der Präventionsmaßnahmen kann ein Anteil von 13–27% angenommen werden (Haley et al. 1985; Kelleghan et al. 1993; Gaynes u. Solomon 1996).

Dieser Anteil korrespondiert auch mit molekularbiologischen Untersuchungen zum Auftreten von Infektionsübertragungen auf Intensivstationen. Beispielsweise wiesen Bergmans et al. für ihre Intensivstation mit einem endemischen Infektionsniveau durch Anwendung von molekularbiologischen Typisierungsverfahren nach, dass 50% der Kolonisationen und 25% der Fälle von P.-aeruginosa-bedingten beatmungsassoziierten Pneumonien das Ergebnis von Kreuzinfektionen waren (Bergmans et al. 1998).

Aufgrund der pathogenetischen Faktoren sind neben der Vermeidung der invasiven Beatmung – wenn immer möglich – die Präventionsmaßnahmen v. a. auf die Verminderung der bakteriellen Kolonisation und die Aspiration kontaminierter Sekrete ausgerichtet.

Dabei ist teilweise die Anzahl der für die Beurteilung verschiedener Präventionsempfehlungen zur Verfügung stehenden randomisierten kontrollierten Studien (RCT) begrenzt bzw. sie haben methodische Probleme, sodass auch rationale theoretische Überlegungen und die Erfahrung der Experten Basis für Präventionsempfehlungen sein müssen (▣ Tabelle 8-22). Nur für die pharmakaassoziierten Präventionsverfahren existiert eine größere Anzahl von RCT sowie teilweise sogar eine Reihe von Metaanalysen, um durch Poolen der Daten von Einzelstudien die Aussagefähigkeit zu erhöhen.

Die folgenden Präventionsempfehlungen beziehen sich v. a. auf die Empfehlungen des amerikanischen Hospital Infection Control Advisory Committee (HICPAC; Tablan et al. 1994) und die Empfehlungen der Kommission für Krankenhaushygiene und Infektionsverhütung des Robert-Koch-Instituts (RKI; Anonym 2000).

8.7.3.2 Präventionsempfehlungen für beatmete Patienten

Intubation und Extubation

Wegen der besonderen Bedeutung der Intubation für die Entwicklung von Pneumonien ist die strenge Indikationsstellung für die Intubation und die baldmögliche Extubation selbstverständlich. Alternativ zur Intubation sollte auch immer die Möglichkeit zur nichtinvasiven Beatmung überprüft werden. Eine Metaanalyse zu diesem Thema hat gezeigt, dass die nichtinvasive Beatmung auch erfolgreich bei akut exazerbierter COPD eingesetzt werden kann (Keenen et al. 1997) und bei diesen und anderen Patienten zur Reduktion der Pneumonieinzidenz führt. (Antonelli et al. 1998). Ein eindeutiger Vorteil der oralen Intubation konnte bisher nicht nachgewiesen werden, das Sinusitisrisiko kann dadurch allerdings reduziert werden (Holzapfel et al. 1993).

Bei der Auswahl des Tubus ist die Anwendung von Tuben mit subglottischer Absaugung in Erwägung zu ziehen, die das intermittierende oder kontinuierliche Absaugen des Atemsekrets, das sich über dem Cuff ansammelt, erlauben (Mahul et al. 1992; Vallés et al. 1995). Vor der Intubation ist eine Händedesinfektion zu empfehlen, nach Überziehen von Einmalhandschuhen wird der Tubus steril angereicht. Nach der Intubation ist eine erneute Händedesinfektion notwendig.

Der optimale Zeitpunkt der Tracheotomie sowie der Effekt auf die Pneumonieinzidenz konnten bisher nicht gezeigt werden (Livingston 2000).

Sofern eine Tracheotomie notwendig ist, sollte sie ebenso wie die Wechsel der Tracheotomietuben unter aseptischen Bedingungen erfolgen. Die Tuben sollten danach durch Desinfektion oder Sterilisation aufbereitet werden. Auch für die Extubation sind Handschuhe zu empfehlen. Dabei wird der Patient sorgfältig über den Tubus und im Rachenraum abgesaugt, anschließend wird der Tubus unter Sog entblockt und entfernt, abschließend erneut den Mund-Rachen-Raum des Patienten absaugen.

Endotracheales Absaugen

Alternativ können offene Einmalabsaugsysteme oder geschlossene Mehrfachabsaugsysteme verwendet werden (Deppe et al. 1990; Johnson et al. 1994). In jedem Fall ist vor allen Manipulationen am Absaugkatheter und Beatmungssystem eine Händedesinfektion durchzuführen. Sofern offene Absaugsysteme verwendet werden, sind für jeden Absaugvorgang sterile Katheter zu verwenden. Für das Anspülen bei zähem Sekret sind nur sterile Flüssigkeiten zu verwenden, ehe der Absaugkatheter erneut eingeführt wird.

Tabelle 8-22. Übersicht über die »evidence« für verschiedene zur Pneumonieprävention diskutierte Empfehlungen. (Mod. und erweitert nach Cook et al. 1998)

Präventionsmaßnahme	Anzahl RCT	Anzahl Metaanalysen	Literatur
Nichtinvasive vs. invasive Beatmung	1	0	Antonelli et al. 1998
Orale vs. nasale Intubation	1	0	Holzapfel et al. 1993
Tuben mit subglottischer Absaugung	2	0	Mahul et al. 1992; Vallés et al. 1995
Offenes vs. geschlossenes tracheales Absaugen	2	0	Deppe et al. 1990; Johnson et al. 1994
Wechselfrequenz von geschlossenen Absaugsystemen	1	0	Kollef et al. 1997
Wechsel der Beatmungssysteme	3	0	Dreyfuss et al. 1991; Kollef et al. 1995; Long et al. 1996
HME (»heat and moisture exchanger«) vs. Dampfbefeuchtung	5	0	Martin et al. 1990; Roustan et al. 1992; Dreyfuss et al. 1995; Hurni et al. 1997; Kirton et al. 1997
Wechselfrequenz von HME	3	0	Davis et al. 2000; Kollef et al. 1998; Richard et al. 2000
HME mit Bakterienfilter	1	0	Thomachot L et al. 1998
Körperposition	1	0	Krakulovic et al. 1999
Kinetische Betten	5	0	Gentiletto et al. 1988; Summer et al. 1989; Fink et al. 1990; de Boisblanc et al. 1993; Whiteman et al. 1995
Antiseptische orale Spülungen	1	0	DeRiso et al. 1996
Stressulkusprophylaxe	63	>2	Cook et al. 1996; Tryba 1991
Selektive Darmdekontamination (SDD)	33	>4[a]	Selective Decontamination of the Digestive Tract Trialists' Group 1993; Kollef 1994; D'Amico et al. 1998; Nathens u. Marshall 1999

[a] Nicht nur den Studienendpunkt Pneumonie untersucht, sondern auch Letalität.

Nach jedem Gebrauch ist das Absaugsystem mit frischem Leitungswasser durchzuspülen. Mit Ausnahme der Kurzzeitversorgung sind Absaugschläuche und Sekretauffangbehälter zwischen verschiedenen Patienten zu wechseln. Für die Wechselintervalle der geschlossenen Absaugsysteme gibt es noch keine sicheren Empfehlungen, eine Studie hat keinen Unterschied der Pneumonieinzidenz zwischen kurzen und langen Wechselintervallen gezeigt (Kollef et al. 1997).

Umgang mit Beatmungssystemen und Befeuchtung

Beatmungssysteme sind frühestens alle 7 Tage zu wechseln. Eventuell sind noch längere Standzeiten möglich. Wenn das System an Beatmungsfilter (»heat and moisture exchangers«, HME) gekoppelt ist, soll gar kein Wechsel erfolgen, solange es bei einem Patienten benutzt wird.

Beatmungsschläuche müssen nicht sterilisiert werden, eine thermische oder chemische Desinfektion ist ausreichend. Das gilt ebenso für die Aufbereitung der Beatmungsbeutel zwischen 2 Patienten. Kondenswasser im Beatmungssystem muss periodisch entleert werden, dabei sollten Einmalhandschuhe getragen werden, um einer Übertragung von nosokomialen Infektionserregern auf andere Patienten vorzubeugen. Außerdem soll darauf geachtet werden, dass kein Kondensat zum Patienten zurückfließt.

Ein eindeutiger Vorteil der alternativen Verwendung von Beatmungsfiltern im Vergleich zur Befeuchtungskaskade konnte bisher nicht nachgewiesen werden. In einer randomisierten kontrollierten Studie wurde allerdings eine signifikante Reduktion der Pneumonieinzidenz gefunden (Kirton et al. 1997). Sofern nicht Patienten mit starker Produktion von Atemwegssekreten zu beatmen sind, spricht deshalb vieles für diese Befeuchtungsmethode, zumal sie auch kostengünstiger ist.

Unter den Beatmungsfiltern kann zwischen den hygroskopischen und den hydrophoben unterschieden werden, die zusätzlich zur Eigenschaft der Befeuchtung auch in der Lage sind, Bakterien und Viren aus der Einatmungsluft herauszufiltern (Tabelle 8-23). Ein eindeutiger Vorteil der Verwendung dieser spezifischen Bakterien- und Virenfilter (»heat and moisture exchanger filters«, HMEF) konnte bisher nicht gezeigt werden (Thomachot et al. 1998).

Kürzlich publizierte Studien zeigen, dass Beatmungsfilter wahrscheinlich auch problemlos bis zu 7 Tage ohne Wechsel verwendet werden können, wodurch die Anzahl der Manipulationen am Beatmungssystem weiter reduziert und die Kosteneffizienz zusätzlich verbessert werden kann (Kollef et al. 1998; Richard et al. 2000; Davis et al. 2000).

Verneblung

Für die Verneblung sind ausschließlich sterile Flüssigkeiten zu verwenden, Medikamente sollten möglichst nur aus Einzelampullen benutzt werden. Medikamentenverneblertöpfchen (»inline« und tragbare Vernebler) sollten zwischen Behandlungen bei demselben Patienten desinfiziert, mit sterilem Wasser gespült oder luftgetrocknet werden. Beim Wechsel der Vernebler

Tabelle 8-23. Vergleich der grundsätzlichen Eigenschaften von Beatmungsfiltern. (Nach Ruef u. Troillet 2000)

Parameter	Hygroskopische Filter	Hydrophobe Filter
Filtermembran	Polypropylen	Keramikfasern
Kondensationsoberfläche	$CaCl_2$-imprägniertes Papier (= hygroskopische Imprägnierung)	Hydrophobes Resin, z. T. elektrostatisch geladen
Haupteigenschaft	Befeuchtung der Inspirationsluft	Filtrierung von Bakterien, evtl. Viren
Nebeneigenschaft	Partikelfiltration, zumindest Bakterien	Befeuchtung, partiell

zwischen den Patienten sind sie zu sterilisieren oder zu desinfizieren.

Körperposition und kinetische Betten

Seit Jahren wird auch empfohlen, bei Patienten ohne entsprechende Kontraindikationen durch eine halbaufrechte Position im Bett (30–45°) das Aspirationsrisiko zu minimieren. Inzwischen wurde in einer randomisierten Vergleichsstudie der Vorteil dieses Verfahrens nachgewiesen (Drakulovic 1999). Zur Anwendung von kinetischen Betten liegen insgesamt 5 Studien vor, 4 davon zeigten einen Trend zu geringeren Infektionsraten in der Studiengruppe, eine Studie hat einen Vorteil für diese Betten gezeigt (Gentiletto 1988; Summer 1989; Fink 1990; de Boisblanc 1993; Whiteman 1995). Allerdings ist bei der betroffenen Patientenpopulation schwer einzuschätzen, wie sich diese Methode auf das Befinden der Patienten auswirkt, darüber hinaus kann sie zu Pflegeproblemen führen. Deshalb werden sie zzt. nur bei besonderen Patientengruppen (z. B. polytraumatisierte Patienten) empfohlen.

Stressulkusprophylaxe

Wenn möglich, sollte auf eine Stressulkusprophylaxe verzichtete werden, denn in der letzten Metaanalyse zu diesem Thema wurde ein Trend zu höheren Pneumonieraten bei Histamin-2-Rezeptor-Antagonisten im Vergleich zu keiner Prophylaxe gefunden (Cook et al. 1996). Wenn eine Stressulkusprophylaxe unbedingt notwendig ist, sind Medikamente zu bevorzugen, die nicht zur Alkalisierung des Magensaft-pH-Werts führen.

Selektive Darmdekontamination (SDD)

Darunter wird die Anwendung von oralen Antibiotika bzw. Antimykotika (Aminoglycosid + Polymyxin E + Amphotericin B) bzw. die zusätzliche Gabe von intravenösen Antibiotika (z. B. Cefotaxim) zur Reduktion von Pneumonien mit gramnegativen Erregern und Candida spp. verstanden. Dabei unterscheidet man die nur topische Applikation der Antibiotika von der Kombination der topischen Anwendung mit der systemischen Gabe von Antibiotika. Während frühere Metaanalysen zwar den signifikanten Effekt von SDD auf die Reduktion der Pneumonieraten zeigen konnten, war ein Vorteil in Bezug auf die Letalität nicht nachzuweisen.

Im Unterschied dazu hat die letzte Metaanalyse nicht nur den Vorteil von SDD im Hinblick auf die Pneumoniereduktion, sondern auch hinsichtlich der damit verbundenen Letalität belegt (D'Amico et al. 1998; Nathens u. Marshall 1999). Trotzdem wird SDD sehr in Frage gestellt, u. a. wegen des ungeklärten Einflusses auf die Resistenzentwicklung und der erheblichen Kosten.

8.7.3.3 Präventionsempfehlungen für nicht beatmete Patienten

Präoperative Vorbereitung

Im Fall geplanter Operationen sollten prädisponierende Grunderkrankungen behandelt werden (z. B. chronische Atemwegserkrankungen), der Ernährungszustand optimiert und Rauchen möglichst eingestellt werden. Ein präoperatives Atemtraining ist ebenfalls sinnvoll.

Perioperative Maßnahmen

Wegen des Risikofaktors der eingeschränkten Bewusstseinslage ist die präoperative Dosierung von Sedativa sorgfältig individuell anzupassen. Bei Narkoseeinleitung ist auf die Vermeidung einer Aspiration zu achten, der Trachealtubus ist unter aseptischen Bedingungen zu legen. Vor der Extubation ist die sorgfältige Absaugung von Atemsekret sehr wichtig.

Zwischen aufeinanderfolgenden zu operierenden Patienten sollen die Narkosesysteme (Schlauch und Kreissystem) ausgetauscht werden. Alternativ ist es auch möglich, die Systeme zu belassen und für jeden Patienten einen neuen Beatmungsfilter davorzuschalten.

Antiseptische orale Spülungen

Nach den Ergebnissen einer randomisierten Vergleichsstudie bei herzchirurgischen Patienten hatten die mit oralen Chlorhexidinspülungen behandelten Patienten eine signifikant geringere Häufigkeit an Infektionen der unteren Atemwege und eine geringere Letalität (DeRiso et al. 1996), sodass diese Präventionsmethode sehr vielversprechend klingt.

Schmerztherapie

Auch damit Schmerzen Husten und tiefes Einatmen nicht behindern und eine frühzeitige Mobilisation der Patienten erreicht wird, ist eine suffiziente Schmerztherapie erforderlich. Dabei sind nicht sedierende Verfahren zu bevorzugen.

Physiotherapeutische Maßnahmen

Postoperativ sind die Patienten zum Abhusten und tiefen Atmen anzuhalten. Eine intensive Atemtherapie unter krankengymnastischer Anleitung ist v. a. bei Risikopatienten zu empfehlen. Für die Anwendung von Medikamentenverneblern gelten die entsprechenden Empfehlungen wie bei beatmeten Patienten.

8.7.3.4 Weitere Präventionsempfehlungen

Surveillance und gezielte Intervention

Eine regelmäßige Surveillance des Auftretens von Pneumonien, insbesondere bei beatmeten Patienten, wird gefordert, um In-

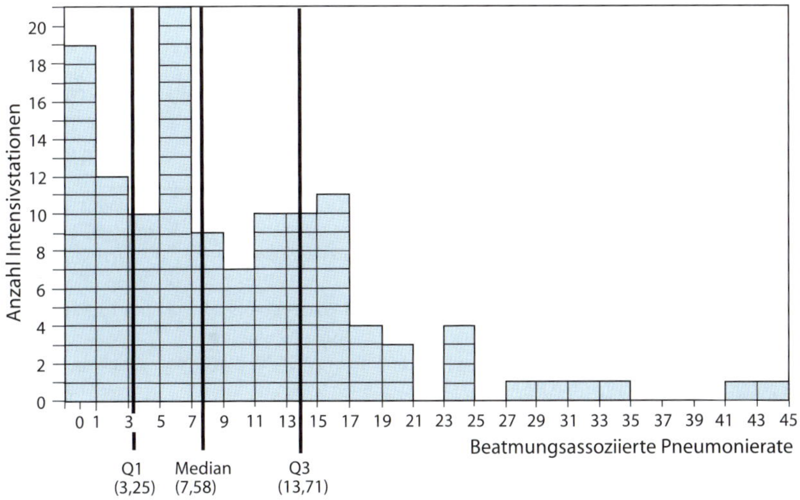

Abb. 8-15. Verteilung der beatmungsassoziierten Pneumonierate unter 127 teilnehmenden KISS-Intensivstationen

fektionsprobleme zu erkennen und die Aufmerksamkeit für dieses Thema konstant auf einem hohen Niveau zu halten. Dafür sind verschiedene Methoden möglich, es ist jedoch sinnvoll, dieselben Methoden wie nationale oder internationale Surveillance-Systeme zu verwenden, um die Möglichkeit zur Orientierung an diesen Referenzdaten nicht zu verlieren.

In Deutschland ist inzwischen das Krankenhaus-Infektions-Surveillance-System (KISS) etabliert. Es verwendet die Definitionen der Centers for Disease Control and Prevention (CDC) für die Diagnostik der nosokomialen Pneumonien (Garner et al. 1988) und berechnet für verschiedene Arten von Intensivstationen »beatmungsassoziierte Pneumonieraten«, um unabhängig von der Beatmungsrate in verschiedenen Intensivstationen Orientierungsdaten zu liefern (s. auch Tabelle 8-16):

$$\text{Beatmungsassoziierte Pneumonierate} = \frac{\text{Pneumonien bei beatmeten Patienten}^{*}}{\text{Beatmungstage}}$$

* Beatmung des Patienten innerhalb von 48 h vor Auftreten der Pneumoniesymptome.

Abbildung 8-15 zeigt die Verteilung der beatmungsassoziierten Pneumonierate unter 127 teilnehmenden Intensivstationen. Für den Vergleich mit anderen Intensivstationen kann der Wert der 75. Perzentile als Schwellenwert für mögliche Infektionsprobleme angesehen werden. Selbstverständlich muss bei über diesem Wert liegenden Infektionsraten sorgfältig analysiert werden, ob dieser hohe Wert durch geringe Spezifität der Pneumoniediagnostik oder nicht vergleichbare Erkrankungsschwere der Patienten bzw. ein noch zu kurzes Beobachtungsintervall zu erklären ist. Sofern diese Faktoren ausgeschlossen werden, setzt in den meisten Intensivstationen eine intensive Diskussion über die Optimierung der bisherigen Präventionsmaßnahmen ein.

Nach unseren Erfahrungen ist es in diesen Fällen sehr hilfreich, ein Team aus ärztlichem und Pflegepersonal der Intensivstation sowie dem Hygienepersonal des Krankenhauses zu bilden, um die Situation zu analysieren, Vorschläge für Veränderungen des bisherigen Vorgehens zu entwickeln und die Umsetzung der genannten Empfehlungen zu überprüfen.

Von besonderer Bedeutung ist in jedem Fall die Überprüfung der Compliance zur hygienischen Händedesinfektion. Während sie vor und nach allen Manipulationen am Tubus und Beatmungssystem eindeutig indiziert ist, wurden bei Beobachtung auf verschiedenen deutschen Intensivstationen sehr unterschiedliche Complianceraten zwischen 27 und 80% gefunden (Eckmanns et al. 2000).

Aus- und Weiterbildung

Auch im Fall vergleichsweise guter Surveillance-Raten soll das medizinische Personal regelmäßig zum Thema nosokomiale Pneumonien und sinnvolle Präventionsmaßnahmen geschult werden.

Fazit für die Praxis

Nosokomiale Pneumonien sind die wichtigsten und häufigsten nosokomialen Infektionen in der Intensivmedizin. Obwohl ein hoher Anteil dieser Erkrankungen auf endogenem Weg zustande kommt, gibt es doch eine Reihe von Präventionsmaßnahmen, deren Nutzen gut belegt ist und die regelmäßig beachtet werden sollten. Durch eine kontinuierliche Surveillance der Fälle beatmungsassoziierter Pneumonien und den Vergleich mit Referenzdaten kann die ständige Vigilanz für die Einhaltung der Präventionsmaßnahmen stimuliert werden.

Literatur zu Kap. 8.7

Ahmed J, Brutus A, D'Amato-RF, Glatt A (1994) Acinetobacter calcoaceticus anitratus outbreak in the intensive care unitraced to a peak flow meter. Am J Infect Control 22: 319–321

Anonym (2000) Prävention der nosokomialen Pneumonie. Bundesgesundheitsblatt 43: 302–309

Antonelli M, Conti G, Rocco M et al. (1998) A comparison of noninvasive positive-pressure ventilation and conventional mechanical ventilation in patients with acute respiratory failure. N Engl J Med 339: 429–435

Aznar E, Torres JM, Gatell R, Rodriguez-Roisin, Soriano E (1996) Attributable mortality and costs of ventilator associated nosocomial pneumonia (VANP). 36th Interscience Conference on Antimicrobial Agents and Chemotherapy, New Orleans

Baker AM, Meredith JW, Haponik EF (1996) Pneumonia in intubated trauma patients: microbiology and outcomes. Am J Resp Crit Care Med 153: 343–349

Bergmans D, Bonten M, van Tiel F et al. (1998) Cross-colonization with P. aeruginosa of patients in an intensive care unit. Thorax 53: 1053–1558

Bertelot P, Grattard F, Mahul P et al. (1993) Ventilator temperature sensors: an unusual source of Pseudomonas cepacia in nosocomial infection. J Hosp Infect 25: 33–43

Biendo M, Laurans G, Lefebvre J, Daoudi F, Eb F (1999) Epidemiological study of an acinetobacter baumannii otbreak by using a combination of antibiotyping and ribotyping. J Clin Microbiol 37: 2170–2175

Bonten M, Gaillard C, van Tiel F, Smeets H, van der Geest S, Stobberingh E (1994) The stomach is not a source for colonization of the upper resiratory tract and pneumonia in ICU patients. Chest 105: 878–884

Cardenosa Cendrero J, Sole-Violan J, Bordes Benitez A et al. (1999) Role of different routes of tracheal colonization in the development of pneumonia in patients receiving mechanical ventilation. Chest 116: 462–470

Cefai C, Richards J, Gould F, McPeake P (1990) An outbreak of Acinetobacter respiratory tract infection resulting from incomplete disinfection of ventilator equipment. J Hosp Infect 15: 177–182

Chevret S, Hemmer M, Carlet J (1993) Incidence and risk factors of pneumonia acquired in intensive care units: results from a multi center prospective study on 966 patients -European Cooperative Group on Nosocomial Pneumonia. Intensive Care Med 19: 256–264

Cook D, De Jonghe B, Brochard L, Brun-Buisson C (1998) Influence of airway management on ventilaton associated pneumonia: evidence from randomized trials. JAMA 279: 781–787

Cook D, Reeve B, Guyatt G et al. (1996) Stress ulcer prophylaxis in critically ill patients. resolving discordant meta-analyses. JAMA 275: 308–314

Cook DJ, Walter SD, Cook RJ et al.(1998) Incidence and risk factors for ventilator-associated pneumonia in critically ill patients. Ann Intern Med 129: 433–440

Cox T, Roland W, Dolan M (1998) Ventilator-related Acinetobacter outbreak in an intensive care unit. Mil Med 163: 389–391

Craig CP, Connelly S (1984) Effect of intensive care unit nosocomial pneumonia on duration of stay and mortality. Am J Infect Control 12: 233–238

Cunnion KJ, Weber DJ, Broadhead WE, Hanson LC, Pieper CF, Rutala WA (1996) Risk factors for nosocomial pneumonia: Comparing adult critical-care populations. Am J Resp Crit Care Med 153: 158–162

D'Amico R, Pfifferi S, Leonetti Cea (1998) Effectiveness of antibiotic prophylaxis in critically ill adult patients: systematic review of randomised controlled trials. BMJ 316: 1275–1285

Davis K, Evans S, Campbell R et al.(2000) Prolonged use of heat and moisture exchangers does not affect device efficacy of frequency rate of nosocomial pneumonia. Crit Care Med 28: 1412–1418

Boisblanc B de, Castro M, Everret B, Grender J, Walker C, Summer WR (1993) Effect of air-supported, continuous postural oscillation on the risk of early ICU pneumonia in nontraumatic critical illness. Chest 103: 1543–1547

Deppe SA, Kelley JW, Thoi LL et al. (1990) Incidence of colonization, noscomial pneumonia, and mortality in critically ill patients using TrachCare closed-suction system vs. an open-suction system: prospective, randomized study. Crit Care Med 18: 1389–1393

DeRiso AI, Ladowski J, Dillon T et al. (1996) Chlorhexidin gluconate 0.12% oral rinse reduces the incidence of total nosocomial respiratory infection and nonprophylactic systematic antibiotic use in patients undergoing heart surgery. Chest 109: 1556–1561

Drakulovic M, Torres A, Bauer T, Nicolas J, Nogue S, Ferrer M (1999) Supine body position as a risk factor for nosocomial pneumonia in mechanically ventilated patients. Lancet 354: 1851–1858

Dreyfuss D, Djedaini K, Gros I et al. (1995) Mechanical ventilation with heated humidifiers or heat and moisture exchangers: effects on patient colonization and incidence of nosocomial pneumonia. Am J respir Crit Care med 151: 986–992

Dreyfuss D, Djedaini K, Weber P et al. (1991) Prospective study of nosocomial pneumonia and of patient and circuit colonization during mechanical ventilation with circuit changes every 48 hours vs no change. Am Rev Respir Dis 143: 738–743

Eckmanns T, Rath A, Rüden H, Gastmeier P, Daschner F (2000) Compliance with hand disinfection/hand washing: is there really any relation to understaffing? Infect Control Hosp Epidemiol 21: 305–306

Fagon J, Chastre J, Domart Y et al. (1989) Nosocomial pneumonia in patients receiving continuous mechanical ventilation: prospective analysis of 52 episodes with use of a protected specimen brush and quantitative culture technique. Am Rev Respir Dis 139: 877–84

Fagon JY, Chastre J, Hance AJ, Montravers P, Novara A, Gilbert C (1993) Nosocomial pneumonia in ventilated patients: a cohort study evaluating attributable mortality and hospital stay. Am J Med 94: 281–288

File T, Tan J, Thompson R, Stephens C, Thompson P (1995) An outbreak of pseudomonas aeruginosa ventilator-associated respiratory infections due to contaminated food coloring dye- further evidence of the significance of gastric colonization preceding nosocomial pneumonia. Infect Control Hosp Epidemiol 16: 417–418

Fink M, Helsmoortel C, Stein K, Lee P, Cohn S (1990) The efficacy of an oscillating bed in the prevention of lower respiratory tract infection in critically ill victims of blunt trauma: a prospective study. Chest 97: 132–137

Garner JS, Emori WR, Horan TC, Hughes JM (1988) CDC definitions for nosocomial infections. Am J Infect Control 16: 128–140

Gaynes RP, Solomon S (1996) Improving hospital-acquired infection rates. J Qual Improve 22: 457–467

Gentiletto L, Thompson D, Tonnesen A et al. (1988) Effect of rotating bed on the incidence of pulmonary complications in critically ill patients. Crit Care Med 16: 783–786

Haley RW, Culver DH, White JW et al. (1985) The efficacy of infection control programs in preventing nosocomial infections in U.S. hospitals. Am J Epidemiol 212: 182–205

Hamill RJ, Houston ED, Georghiou RR et al. (1995) An outbreak of Burkholderia (former Pseudomonas) cepacia respiratory tract colonization and infection associated with nebulized albuterol therapy. Ann Intern Med 122: 762–766

Heyland D, Cook D, Grifffith L, Keenan S, Brun-Buisson C (1999) The attributable morbidity and mortality of ventilator-associated pneumonia in the critically ill patient. Am J Respir Crit Care Med 159: 1249–1256

Holzapfel L, Chevret S, Madinier G et al. (1993) Influence of long-term oro or nasotracheal intubation on nosocomial maxillary sinusitis and pneumonia: results of a prospective randomized trial. Crit Care Med 21: 1132–1138

Hurni JM, Feihl F, Lazor R, Leeuenberger P, Perret C (1997) Safety of combined heat and moisture exchanger filters in long-term mechanical ventilation. Chest 111: 686–691

Husni R, Goldstein L, Arroliga A, Hall G, Fatica C, Stoller J, Gordon S (1999) Risk factors for an outbreak of multi-drug-resistant Acinetobacter nosocomial pneumonia among intubated patients. Chest 115: 1378–1382

Johnson KL, Kearney PA, Johnson SB et al. (1994) Closed vs. open endotracheal suctioning: costs and physiologic consequences. Crit Care Med 22: 658–666

Kappstein I, Schulgen G, Beyer U, Geiger K, Schumacher M, Daschner F (1992) Prolongation of hospital stay and extra costs due to ventilator-associated penumonia in an intensive care unit. Eur J Clin Microbiol Infect Dis 11: 504–508

Keenen S, Kernerman P, Cook D, Martin C, McCormick D, Sibbald W (1997) Effect of noninvasive positive pressure ventilation on mortality in

patients admitted with acute respiratory failure: a meta-analysis. Crit Care Med 25: 1685–1692
Kelleghan SI, Salemi C, Padilla S et al. (1993) An effective continuous quality improvement approach to the prevention of ventilator-associated pneumonia. Am J Infect Control 21: 322–330
Kerr J, Moore J, Curran M, Graham R, Webb C, Lowry K, Murphy P, Wilson T, Ferguson W (1995) Investigation of a nosocomial outbreak of pseudomonas aeruginosa in an intensive care unit by random amplification of polymorphic DNA assay. J Hosp Infect 30: 125–131
Kirton OC, De Haven B, Morgan J, Morejon O, Civetta J (1997) A prospective randomized comparison of an in-line heat moisture exchange filter and heated wire humidifiers: rates of ventilator-associated early-onset (community acquired) or late-onset (hospital-acquired) pneumonia and incidence of endotracheal tube occlusion. Chest 112: 1055–1059
Kollef M (1994) The role of selective digestive tract decontamination on mortality and respiratory tract infections. A meta-analysis. Chest 105: 1101–1108
Kollef M, Shapiro S, Boyd V et al. (1998) A randomized clinical trial comparing an extended-use hygroscopic condenser humidifier with heated water humidification in mechanically ventilated patients. Chest 113: 759–767
Kollef MH, Prentice D, Sharpiro SD et al. (1997) Mechanical ventilation with or without daily changes of in-line suction catheters. Am J Respir Care 156: 466–472
Kollef MH, Silver P, Murphy DM, Trovillion E (1995) The effect of late-onset ventilator-associated pneumonia in determing patient mortality. Chest 108: 1655–1662
Kollef MH, Steven DS, Fraser VJ et al. (1995) Mechanical ventilation with or wothout 7 day circuit changes. Ann Intern Med 123: 168–174
Krakulovic M, Torres A, Bauer T, Nicolas J, Nogue S, Ferrer M (1999) Supine body position as a risk factor for nosocomial pneumonia in mechanically ventilated patients. Lancet 354: 1851–1858
Kropec A, Schulgen G, Just HJ, Geiger K, Schumacher M, Daschner F (1996) A scoring system for nosocmoial pneumonia in intensive are units. Intensive Care Med 22: 1155–61
Leu HS, Kaiser DL, Mori M, Woolson RF, Wenzel RP (1989) Hospital acquired pneumonia – Attributable mortality and morbidity. Am J Epidemiol 129: 1258–1267
Livingston D (2000) Prevention of ventilator-associated pneumonia. Am J Surg 179 (2 Suppl 1): 12–17
Long M, Wickstrom G, Grimes A, Benton C, B B, Stamm A (1996) Prospective, randomized study of ventilator-associated pneumonia in patients with one vs. three ventilator circuit changes per week. Infect Control Hosp Epidemiol 17: 14–19
Mahul P, Auboyer C, Jospe R et al. (1992) Prevention of nosocomial pneumonia in intubated patients: respective role of mechanical subglottic secretions drainage and stress ulcer prophylaxis. Intensive Care Med 18: 20–25
Martin C, Perrin G, Gevaudan MJ, Saux P, Gouin F (1990) Heat and moisture exchangers and vaporizing humidifiers in the intensive care unit. Chest 97: 144–149
Müller-Premru M, Muzlovic I (1998) Typing of consecutive methicillin-resistant Staphylococcus aureus isolates from intensive care unit patients and staff with pulsed-field gel electrophoresis. Int J Antimicrob Agents 10: 309–312
Nathens A, Marshall J (1999) Selective decontamination of the digestive tract in surgical patients: a systematic review of the evidence. Arch Surg 134: 170–176
Nourdine K, Combes P, Carton M, Beuret P, Cannamela A, Ducreux J (1999) Does noninvasie ventilation reduce the ICU nosocomial infection risk? A prospective clinical survey. Intensive Care Med 25: 567–573
NRZ – http://www.nrz-hygiene.de
Okpara A, Maswoswe J (1994) Emergence of multidrug-resistant isolates of Acinetobacter baumannii. Am J Hosp Pharm 51: 2671–2675
Papazian L, Bregeon F, Thirion X et al. (1996) Effect of ventilateor-associated pneumonia on mortality and morbidity. Am J Respir Crit Care Med 154: 91–97
Patterson J, Vecchio J, Pantelick E et al. (1991) Association of contaminated gloves with transmission of Acinetobacter calcoaceticus var. anitratus in an intensive care unit. Am J Med 91: 479–483
Pegues CF, Pegues DA, Ford DS et al. (1996) Burkholderia cepacia respiratory tract acquistion: epidemiology and molecular characterization of a large nosocomial outbreak. Epidemiol Infect 116: 309–317
Pujol M, Corbella X, Pena C et al. (1998) Clinical and epidemiological findings in mechanically-ventilated patients with Methicillin-resistant Staphylococcus aureus pneumonia. Eur J Clin Microbiol Infect Dis 17: 622–628
Reboli AC, Koshinski R, Arias K, Austin-Marks K, Stieritz D, Stull TL (1996) An outbreak of Burkholderia cepacia lower respiratory infections associated with contaminated albuterol nebulization solution. Infect Control Hosp Epidemiol 17: 741–743
Richard J, Le Miere E, Markowicz P et al. (2000) Efficacy and safety of mechanical ventilation with a heat and moisture exchanger changed only once a week. Am J Resir Crit Care Med 161: 104–109
Roustan JP, J K, Aubas P, Aubas S, du Cailar J (1992) Comparison of hydrophobic heat and moisture exchangers with heated humidifiers during prolonged mechanical ventilation. Intensive Care Med 18: 97–100
Rüden H, Daschner F (2000) Nosokomiale Infektionen in Deutschland – Erfassung und Prävention (NIDEP-Studie); Teil 2: Studie zur Einführung eines Qualitätsmanagmentprogrammes. Nomos, Baden-Baden
Rüden H, Daschner F, Schumacher M (1995) Nosokomiale Infektionen in Deutschland – Erfassung und Prävention (NIDEP-Studie). Band 56 der Schriftenreihe des Bundesministeriums für Gesundheit. Nomos, Baden-Baden
Ruef C, Troillet N (2000) Stellenwert der Filter bei mechanischer Beatmung. Swiss Noso 7: 4–5
Schlosser R, Laufkoetter E, Lehners T, Mietens C (1990) An outbreak of Acinetobacter calcoaceticus infection in a neonatal care unit. Infection 18: 230–233
Selective Decontamination of the Digestive Tract Trialists' Group (1993) Meta-anaalysis of randomised controlled trials of selective decontamination of the digestive tract. BMJ 307: 525–532
Steinbrecher E, Sohr D, Nassauer A, Daschner F, Rüden H, Gastmeier P (2000) Die häufigsten Erreger bei Intensivpatienten mit nosokomialen Infektionen: Ergebnisse des Krankenhaus-Infektions-Surveillance-Systems (KISS). Chemother J 9: 179–183
Summer W, Curry P, Haponik E, Nelson S, Elston R (1989) Continuous mechanical turning of intensive care unit patients shortens length of stay in some diagnostic-related groups. J Crit Care 4: 45–53
Tablan OC, Anderson LJ, Arden NH et al. (1994) Guideline for prevention of nosocomial pneumonia. Infect Control Hosp Epdemiol 15: 587–627
Thomachot L, Viviant X, Arnaud S, Boisson C, Martin C D (1998) Comparing two heat and moisture exchangers, one hydrophobic and one hygroscopic, on humidifying efficary and the rate of nosocomial pneumonia. Chest 114: 1383–1389
Tryba M (1991) Prophylaxis of stress ulcer bleeding: a metaanalysis. J Clin Gastroenterol 13 (Suppl 2): 544–555
Vallés J, Artigas A, Rello J et al. (1995) Continuous aspiration of subglottic secretions in preventing ventilator-associated pneumonia. Ann Intern Med 122: 179–186
van Niieuwenhoven C, Bergmanns D, Bonten M (1999) Ventilator-associated pneumonia: risk factors and patient mortality. Hospital Medicine 60: 558–563
Vincent J-L, Bihari D, Suter PM, Bruning HA, White J, Nicolas-Chanoin MH, Wolff M, Spencer RC, Hemmer M (1995) The prevalence of nosocomial infections in intensive care units in Europe. JAMA 274: 639–644

Wang C, Chu M, Ho L, Hwang R (1991) Analysis of plasmid pattern in pediatric intensive care unit outbreaks of nosocomial infection due to Enterobacter cloacae. J Hosp Infect 19: 33–40
Weems J (1993) Nosocomial outbreak of Pseudomonas cepacia associated with contamination of reusable electronic ventilator temperature probes. Infect Control Hosp Epidemiol 14: 583–86
Whiteman K, Nachtmann L, Kramer D, Sereiika S, Bierman M (1995) Effects of continuous lateral rotation therapy on pulmonary complications in liver transplant patients. Am J Crit Care 4: 133–139

8.8 Infektionen bei zystischer Fibrose (CF)

M. Ballmann, H. von der Hardt

8.8.1 Definitionen

Zystische Fibrose ist die häufigste letale autosomal rezessive Erkrankung in unseren Breiten. Sie ist durch Mutationen im CFTR-Gen (»cystic fibrosis transmembrane conductance regulator«) bedingt. Das Gen liegt auf Chromosom 7q31.2. Es wurde mit dem häufigsten Gendefekt (ΔF508; Fehlen der Aminosäure Phenylalanin an der Stelle 508) 1989 entdeckt. Bis heute sind mehr als 1000 krankheitsauslösende Mutationen im CFTR-Gen bekannt. Die unterschiedlichen Mutationen im CFTR-Gen haben verschiedene molekulare Konsequenzen, die sich auch auf den klinischen Verlauf auswirken (milde vs. schwerwiegende Mutationen).

Das Genprodukt ist ein cAMP-abhängiger Chloridkanal, der überwiegend in der apikalen Membran von Epithelzellen zu finden ist. Weitere Funktionen liegen in der Regulation anderer Ionenkanäle und dem Energiestoffwechsel der Zelle. Zusätzliche Einflüsse, z. B. auf die Bindung von Pseudomonas aeruginosa (PSA) an Epithelzellen, werden diskutiert.

8.8.2 Pathogenese

Die *gestörte Ionenleitfähigkeit* des CFTR in Epithelzellen führt in exokrinem Gewebe zu veränderten Elektrolytkonzentrationen, wodurch es in der Folge zu eingedickten Sekreten kommt. Organbeteiligungen sind überall dort zu erwarten, wo Epithelzellen exokrine Gewebe auskleiden. Dies bewirkt in der Lunge das Entstehen von zähem Schleim. Damit ist eine Milieubedingung für die CF-spezifische chronische Besiedlung des Respirationstraktes mit bakteriellen Erregern gegeben.

Die veränderten *Salzkonzentrationen* im Bronchialsystem selbst sollen nach neueren Beobachtungen die Wirkung von salzkonzentrationsabhängigen antimikrobiellen Peptiden (»first line of defense«) beeinträchtigen. Dies ist ein weiterer möglicher Grund für die chronische bakterielle Besiedlung der Atemwege. Die veränderten Bedingungen fördern besonders das Wachstum von CF-spezifischen Keimen (Staphylokokkus aureus und PSA).

Ob zuerst Inflammation und dann Infektion im Respiartionstrakt vorhanden ist, ist noch nicht endgültig geklärt. Es kommt aber sicher frühzeitig zu bakteriellen Infektionen in der Lunge. Diese mögen z. T. auch durch Vorschädigungen durch banale virale Infekte getriggert sein. Im weiteren Verklauf entwickelt sich eine für die CF typische Chronizität der pulmonalen Infektion. Im Rahmen von frustranen Abwehrversuchen des Organismus werden massiv Entzündungsmediatoren freigesetzt. Sie führen zur Zerstörung des Lungengewebes. Es entstehen Bronchiektasen. Der Gasaustausch wird eingeschränkt. Es kommt zur respiratorischen Partialinsuffizienz und schließlich zur respiratorischen Globalinsuffizienz.

Nach heutiger Ansicht ist die ungebremste Inflammation ein wesentlicher Faktor der Lungenzerstörung neben der bakteriellen Infektion.

Die chronische Besiedlung mit PSA spielt eine herausgehobene Rolle im Verlauf der Erkrankung. Mit ihr kommt es zu einer beschleunigten Verschlechterung der pulmonalen Situation. Sie verläuft in Phasen. Am Anfang steht der z. T. zufällige Erstnachweis des Keims in Rachenabstrich (RA) oder Sputum. Im Verlauf kommt es zur chronischen Besiedlung der Atemwege mit PSA. Häufig geht diese Phase mit einer Phänotypänderung des PSA einher. Er mutiert zu einem mukoiden Phänotyp. In der Phase der chronischen Besiedlung ist eine Eradizierung des Keims nicht möglich. Auf die Therapie des PSA wird gesondert detailliert eingegangen (s. unten)

Im *Pankreas* führt die Viskositätszunahme der Sekrete zu einer unzureichenden Bereitstellung von Verdauungsenzymen mit der Folge einer Maldigestion. Entsteht daraus ein Untergewicht, so ist dies ein weiterer, den klinischen Verlauf negativ beeinflussender Faktor.

8.8.3 Klinik

Allgemein

Die CF ist eine *Multiorganerkrankung*, was aus der Lokalisation des Basisdefektes in Epithelzellen leicht ableitbar ist. Die Manifestationen in den einzelnen Organsystemen sind in ihrer klinischen Auswirkung vielfältig (◘ Tabelle 8-24). Hier wird besonders auf die pulmonale Beteiligung näher eingegangen. Nur in der Lunge kommt es zu CF-bedingten Infektionen.

Pulmonale Beteiligung

Obwohl bei der CF zahlreiche Organe beteiligt sind, ist die Beteiligung der Lunge mit großem Abstand der wesentliche den Krankheitsverlauf bestimmende Faktor. Mehr als 85% der Patienten sterben primär an den Folgen der pulmonalen Beteiligung der CF. Die Beteiligung der Atemwege an der CF ist durch die chronische bakterielle Besiedlung des Respirationstraktes mit einem besonderen Keimspektrum, das typisch für die CF ist, charakterisiert (◘ Tabelle 8-25).

Das vorhandene Keimspektrum ändert sich mit dem Alter der Patienten (◘ Tabelle 8-26). Mit 16 Jahren sind mehr als 70% der Patienten chronisch mit PSA besiedelt. Neuere Untersuchungen zeigen, dass bereits mit 3 Jahren bei >30% der Kinder mit CF in Kulturen, die mittels einer bronchoalveolären Lavage (BAL) gewonnen wurden, PSA nachzuweisen ist.

8.8.4 Diagnostik

Der Verdacht auf das Vorliegen einer CF kann aus *klinischen Symptomen* oder *anamnestischen Risiken* gegründet sein. Me-

Tabelle 8-24. Organmanifestation der CF

Organ	Klinik	Besonderheit
Lunge	Rezidivierende Infekte	Chronische bakterielle Besiedlung (z. B. mukoide PSA)
Darm	Mekoniumileus Rektumprolaps	Distales intestinales Obstrktionssyndrom (DIOS) bei älteren Patienten Kleinkinder am häufigsten
Pankreas	Steatorrhoe	Sekundärer Diabetes mellitus
Leber	Varizenblutung, Hyperspleniesyndrom	
Haut	Salzverlustsyndrom	Säuglinge besonders gefährdet
Urogenitaltrakt	Infertilität	Kongenitale beidseitige Aplasie der Vas deferens (CBAVD)

Tabelle 8-25. Keimspektrum bei CF

Keim	Häufigkeit [%]
Staphylococcus aureus	37
Haemophilus influenzae	15
Pseudomonas aeruginosa	60
Burkholderia cepacia	3
Normale Flora	11

Tabelle 8-26. Altersabhängigkeit des Keimspektrums

Keim	Häufigkeit [%]	
	Kinder	Erwachsene
Staphylococcus aureus	40	32
Haemophilus influenzae	18	9
Pseudomonas aeruginosa	50	80
Burkholderia cepacia	2	6

Tabelle 8-27. Klinischer Verdacht auf Vorliegen einer CF. (Nach Ballmann et al. 1998)

Test	Ergebnis		Diagnose
Schweißtest	*Positiv* (2-mal wiederholen)		Diagnose CF
⇓		*Negativ* und weiter klinischer Verdacht	
DNA-Analyse	*Positiv*		Diagnose CF
⇓		*Negativ* in dem ersten Anlauf mit Screening der häufigeren Mutationen und weiter klinischer Verdacht	
Nasale Potenzialmessung	*Positiv* (1-mal wiederholen)		Diagnose CF
⇓		*Negativ* und weiter klinischer Verdacht	
DNA-Analyse ausdehnen	*Positiv*		Diagnose CF
⇓		*Negativ* und weiter klinischer Verdacht	
Rektumbiopsie (Chloridsekretion)	*Positiv*		Diagnose CF
		Negativ	Keine CF

koniumileus, rezidivierende Bronchitiden, Gedeihstörung, rezidivierende Nasenpolypen, unklare Hepatopathie und männliche Infertilität sind die wichtigsten Symptome, die an eine CF denken lassen und eine entsprechende Diagnostik nach sich ziehen sollten (Tabelle 8-27).

Weitere initiale Diagnostik

Pankreasfunktionsdiagnostik

- Stuhlfettbestimmung im 3-Tage-Sammelstuhl mit Ernährungsprotokoll und Fettresorptionsquotientenbestimmung.

Anmerkung: Stuhl-Chymotrypsin, immunreaktives Trypsin im Serum, indirekte sondenlose Pankreasfunktionstests und Elastase im Stuhl reichen nicht bei initialer Diagnostik, können im Verlauf aber eingesetzt werden.

Lungenfunktion

- Bodyplethysmographie und Spirometrie (Patient >6 Jahre).
- Babylungenfunktion (Patient <10 kgKG).
- Gegebenenfalls IOS bei Patienten zwischen 3 und 6 Jahren.

Weiteres

- Bei differenzial diagnostischen Fragen ggf. zusätzlich:
  - BSA-Antikörper,
  - Gliadin-Antikörper,
  - Immunglobuline inkl. Subklassen,
  - α1-Antitrypsin,
  - Zilienfunktionsprüfung

Diagnostik bei Verdacht auf Vorliegen einer pulmonalen Infektion

Bei Verdacht auf eine akute pulmonale Infektion wird eine mikrobiologische Diagnostik durchgeführt. Die mikrobiologische Diagnostik wird aus Rachenabstrich (RA), Sputum und im Einzelfall aus BAL durchgeführt (Anmerkung: Der erfolgreiche Nachweis von PSA bedarf oft einer längeren Anzuchtzeit: 48 h).

Der Verdacht ist bei vermehrtem Husten oder Auswurf für mehr als 4 Tagen und bei Fieber >38,5°C für mehr als 2 Tage immer gegeben. Fieber ist häufig nicht vorhanden und keine Bedingung für das Vorliegen einer pulmonalen Infektion. Die apparative Diagnostik umfasst Lungenfunktionstests und Laboruntersuchungen (Blutbild, CRP, Immunglobulin G etc.). Röntgenbilder der Lunge werden nicht routinemäßig bei jedem Verdacht auf pulmonalen Infekt angefertigt.

Routinemäßige mikrobiologische Diagnostik wird zudem bei jeder regelmäßigen ambulanten Vorstellung (d. h. alle 3 Monate) durchgeführt. Hier dient sie dazu, frühzeitig Änderungen im Keimspektrum zu erfassen und z. B. eine Frühtherapie (s. unten) zu indizieren.

8.8.5 Prognose

Die mittlere Lebenserwartung bei CF ist in den letzten Jahrzehnten kontinuierlich gestiegen. Inzwischen liegt die mittlere Lebenserwartung bei 32 Jahren. Der klinische Verlauf ist neben der Therapie sicherlich auch von der zugrunde liegenden Mutation beeinflusst. Es gibt sog. milde Mutationen (z. B. A455E), die oft mit einer Pankreassuffizienz einhergehen, und eher schwerere Mutationen (z. B. ΔF508), die mit einer Pankreasinsuffizienz vergesellschaftet sind.

Für Gruppen von Patienten mit den unterschiedlichen Mutationen sind Prognosen möglich. Eine Prognose ist für den Einzelnen nicht sicher erstellbar. Es gibt z. B. auch in der Gruppe der schwereren Mutationen vereinzelt sehr milde Verläufe. Neben der Lungenfunktion ist der Ernährungsstatus ein wesentlicher klinischer prognostischer Parameter.

8.8.6 Therapie der pulmonalen Infektion

8.8.6.1 Allgemein

Eine ursächliche Therapie der pulmonalen Infektion bei CF bedeutete eine Korrektur des Gendefektes bzw. seiner Auswirkungen. Dies ist bisher weder durch *Gentherapie* noch durch *alternative pharmakologische Ansätze* gelungen. Die Gentherapie ist im Erprobungsstadium, ohne dass absehbar ist, wann sie zum klinischen Einsatz zur Verfügung stehen mag. Pharmakologische Optimierungsversuche der Chloridleitfähigkeit, u. a. die Stimulation von alternativen (nicht-CFTR) Chloridkanälen haben bisher auch noch nicht ihre klinische Wirksamkeit bewiesen.

So kann es zzt. nur Ziel der Therapie sein, die fortschreitende Lungenschädigung zu bremsen. Wesentlich beteiligt an der Schädigung der Lunge sind CF-typische bakterielle Infektionen. Sie bewirken nicht nur direkte Schäden, sondern setzen auch einen durch die ungebremste Entzündung unterhaltenen circulus vitiosus in Gang. Es werden Entzündungsmediatoren in großer Menge freigesetzt, die letztlich zu einem Umbau des Gewebes führen. Aus diesem Grund haben sich neben der antibiotischen Therapie auch antiinflammatorische Therapien zu etablieren begonnen.

Die chronische Besiedlung mit PSA spielt eine herausgehobene Rolle im Verlauf der Erkrankung. Auf die Therapie des PSA wird gesondert detailliert eingegangen (s. unten).

Therapiekonzept der bakteriellen pulmonalen Besiedlung und Infektion

1) Verhindern der Besiedlung und Infektion.
2) Therapie des Basisdefektes:
   steht nicht zur Verfügung, z. T. in Erprobung (s. oben).
3) Impfung gegen CF-spezifische Keime:
   PSA-Impfung aktuell in Erprobung.
4) Vermeidung von nosokomialer Infektion.
5) Hinauszögern der chronischen Infektion mit PSA:
   antibiotische Frühtherapie; erfolgreich im klinischen Einsatz
6) Abbremsen der Folgen der chronischen pulmonalen Infektion mit PSA. Es werden unterschiedliche Konzepte dabei verfolgt:
   - Therapieindikation unabhängig vom aktuellen klinischen Zustand und abhängig vom bakteriellen Besiedlungszustand der Lunge (Kopenhagener Modell, s. unten).
   - Therapieindikation vom Schweregrad der Erkrankung abhängig. Dieses Modell wird z. B. im nordamerikanischen Raum bevorzugt.
7) Die unterschiedlichen Keime erfordern nicht nur verschiedene Antibiotika, sondern auch verschiedene Therapiemodi (Dauer, Applikationsform).
8) Antibiotika werden bei der CF oral, intravenös oder inhalativ angewandt.
9) Die Therapie wird als Akut-, Intervall- oder Dauertherapie durchgeführt.
10) Eine Trennung von PSA-besiedelten Patienten von PSA-freien Patienten im ambulanten und stationären Bereich ist notwendig. Dies gilt für PSA und in besonderem Maße auch für die wesentlich seltenere Besiedlung mit Burkholderia cepacia (BC), einem Keim, der in den vergangenen Jahren zu gefährlichen Epidemien in einzelnen CF-Zentren, besonders in Nordamerika und England, geführt hat.

Ambulante Maßnahmen

Die Patienten mit PSA und ohne PSA werden zu verschiedenen Tagen in die CF-Ambulanz einbestellt. Die Mundstücke des Lungenfunktionsgerätes werden nach jedem Patienten gewechselt. Patienten, die mit B. cepacia besiedelt sind, werden in anderen Räumen, z. B. der Notfallaufnahme, d. h. getrennt von der CF-Ambulanz, gesehen und untersucht. Sie benutzen eigene Lungenfunktionsgeräte (Spirometer), z. B. Respiradyne.

Stationäre Maßnahmen

PSA-freie Patienten werden – soweit möglich – auf einer anderen Station als PSA-besiedelte Patienten aufgenommen, zumindest aber räumlich getrennt. Patienten mit multiresistentem PSA werden auf der Station initial 5 Tage im Zimmer isoliert. BC-besiedelte Patienten werden auf einer weiteren Station aufgenommen.

Kontakte

Es handelt sich hier immer um Kontakte der Patienten untereinander. Kontakt zu Gesunden ist uneingeschränkt möglich. Kontakte zwischen PSA-besiedelten und PSA-freien Patienten sollten vermieden werden. Dies gilt in gesteigertem Maß für den Kontakt zu BC-positiven Patienten.

Krankengymnastik

PSA-besiedelte Patienten werden zeitlich getrennt von PSA-freien Patienten behandelt. PSA-besiedelte Patienten mit multiresistenten Keimen werden einzeln therapiert. Die Krankengymnastik wird für Patienten mit BC außerhalb der sonstigen KG-Räume durchgeführt.

8.8.6.2 Orale Antibiotikatherapie

Orale Antibiotikatherapien werden v. a. bei Nachweis von Staphylokokkus aureus und Haemophilus influenzae eingesetzt. Orale PSA-wirksame Antibiotika (Chinolone) werden wegen z. T. rascher Resistenzbildung (auch Kreuzresistenzen) als Reserveantibiotika betrachtet.

Antibiotikatherapieformen bei CF-typischen Keimen werden in ◘ Tabelle 8-28 aufgelistet. Die Indikationen für eine antibiotische orale akute Infekttherapie sowie für eine antibiotische orale Dauertherapie sind in den folgenden Übersichten genannt.

◘ Tabelle 8-28. Antibiotikatherapieformen bei CF-typischen Keimen (in Klammern: Therapieform in dieser Indikation zzt. noch in klinischer Testung)

Indikation	Applikation		
	oral	i.v.	inhalativ
Akuttherapie	Staphylococcus aureus, Hämophilus influenzae	PSA	(PSA)
Intervalltherapie	–	PSA	(PSA)
Dauertherapie	Staphylococcus aureus, Hämophilus influenzae	–	PSA

Indikationen für eine antibiotische orale akute Infekttherapie (nach Ballmann et al. 1998)

- Jeder Staphylococcus-aureus- oder Haemophilus-influenzae-Nachweis im Sputum oder RA.
- Jeder akute Infekt der Atemwege mit vermehrtem Husten oder gesteigerter Sputumproduktion.
- Alle Infekte auch anderer Lokalisation mit länger als 2 Tage andauerndem Fieber über 38,5 °C (rektal gemessen).
- Anstieg von mindestens 2 der folgenden Laborparameter:
  - BSG >20 mm,
  - CRP >10 mg/dl,
  - Leukozytose (<5 Jahre >13.000/µl, bei älteren Kindern und bei Erwachsenen >10.000/µl).

Indikationen für eine antibiotische orale Dauertherapie

- Mehr als 3 orale Antibiotikatherapien in 12 Monaten.
- Erhöhtes Immunglobulin G für mehr als 12 Monate.
- Röntgenologisch nachweisbare Lungenveränderungen Grad II oder mehr (Crispin-Norman-Score >10).

Die Grundsätze der oralen Antibiotikatherapie zeigt die folgende Übersicht; die Antibiotikadosierungen bei CF nennt ◘ Tabelle 8-29.

Grundsätze der oralen Antibiotikatherapie

- Bakteriologie aus RA oder Sputum mit Resistenzbestimmung vor jeder Antibiotikaverordnung und nach Abschluss einer Bedarfstherapie.
- Antibiotikawahl nach aktuellem Antibiogramm.
- Hohe Antibiotikadosen (gestörte Resorption, gesteigerte Elimination; ◘ Tabelle 8-29).
- Behandlungsdauer 3–4 Wochen bei Bedarfstherapie.
- Bei oraler antibiotischer Dauertherapie sollte das Antibiotikum bei Auftreten von akuten Infektzeichen gewechselt werden.
- Cotrimoxazolpräparate sind, wegen der nur bakteriostatischen Wirkung, als Antibiotika der 2. Wahl anzusehen.
- Chinolone gelten als Reserveantibiotika (besonders bei Kindern).

Anmerkung: Hier beginnt sich ein Wandel abzuzeichnen. Die gefürchteten Resistenzen sind großteils reversibel.

8.8.6.3 Intravenöse Antibiotikatherapie

Sie wird entweder als Bedarfstherapie (Indikationen s. oben) oder als Intervalltherapie (Kopenhagener Modell, s. unten)

Tabelle 8-29. Antibiotikadosierungen bei CF

Antibiotikum (oral)	Tagesdosis [mg/kgKG]	Intervall [h]
Flucloxacillin (Staphylex)	100	8
Cefadroxil (Grüncef)	50–70	8–12
Cefalexin (Oracef)	50–70	8
Amoxycillin + Clavulansäure (Augmentan)	50–70	8
Erythromycin (Erycinum)	50	8
Clindamycin (Sobelin)	20–30	6–8
Cotrimoxazol (Kepinol)[a]	6–10	8–12
Ciprofloxacin (Ciprobay)[a]	15–30	8–12

[a] Reserveantibiotikum.

durchgeführt. Sie ist meist gegen PSA oder BC gerichtet. Ziel der Intervalltherapie ist es, die Keimzahl und indirekt dadurch die Inflammation in der Lunge zu reduzieren. Ein *Eradizieren* der PSA, wenn es zu einer chronischen Kolonisation gekommen ist, ist bisher nicht möglich.

Selbstverständlich können auch andere Erreger den i.v.-Einsatz von Antibiotika bei schwerwiegenden Infektionen der Lunge notwendig machen. Ursache können im Einzelfall z. B. Stenotrophomonas maltophilia sein, die i. Allg. eher als harmlose Keime bei CF eingestuft werden.

Behandlungsprinzipien bei intravenöser Antibiotikatherapie

- In der Regel wird eine Zweimitteltherapie, bestehend aus einem Aminoglykosid (1. Wahl: Tobramycin) und einem zweiten Antibiotikum (1. Wahl: Piperacilin und bei Resistenz Ceftazidim) angewandt. Weitere Reserveantibiotika s. Tabelle 8-30.
- Hohe Antibiotikadosierung (gesteigerte Elimination).
- Antibiotikaapplikation: Kurzinfusion (Aminoglykoside mindestens 20 min).
- Tobramycinspiegelkontrolle am 3. Behandlungstag (Minimum- und Maximumspiegel abgenommen 30 min nach Infusionsende; Zielbereich: Minimum <2 mg/l und Maximum 8–10 mg/l).

Cave: Nephrotoxizität.
- Hörprüfungen sind bei Einsatz von hochdosierten Aminoglykosiden vor und nach Therapie wegen möglicher Ototoxizität notwendig.
- Behandlungsdauer 14 Tage (10–21 Tage).

8.8.6.4 i.v.-Heimtherapie

Die i.v.-Therapie, besonders als Intervalltherapie ohne akute pulmonale Verschlechterung, kann und wird zunehmend häufiger als Heimtherapie durchgeführt. Infusionssysteme (z. B. Ultraflow oder Intermed) werden auch für den häuslichen Einsatz angeboten. Für die Durchführung gelten die gleichen Regeln wie für stationäre Behandlung (s. Übersicht und Tabelle 8-30).

Tabelle 8-30. Antibiotikadosierung bei i.v.-Gabe

Antibiotikum	Tagesdosis [mg/kgKG]	Intervall [h]
Piperacillin (Pipril)	300–450	8
Ceftazidim (Fortum)	200–400	8
Cefsulodin (Pseudocef)	200–400	8
Aztreonam (Azactam)	150–200	8
Imipenem (Zienam)	50–100	8
Meropenem (Meronem)[a, b]	50–100	8
Cefepime (Maxipeme)[a, b] (maximale Tagesdosis 6 g)	150	8
Ciprofloxacin (Ciprobay)[b]	15–30	8–12
Jeweils in Kombination mit:		
Tobramycin (Gernebcin)[c]	10–(12)	8
Amicacin (Biklin)[c]	15–30	8

[a] Antibiotika der neuesten Generation, Meropenem und Cefepime sollen eine gute Burkholderia-cepacia-Wirksamkeit aufweisen.
[b] Reserveantibiotika.
[c] Einmalgaben von Aminoglykosiden werden derzeit in der CF-Therapie nicht breit angewendet.

8.8.6.5 Inhalative Antibiotikatherapie

Die inhalative Antibiotikatherapie wird bei Patienten mit CF gegen PSA eingesetzt (Tabelle 8-31). Da es sich bei der PSA-Besiedlung der Lunge um eine lokale Infektion handelt, kann eine lokale Antibiotikaapplikation erfolgreich sein.

Zudem sprechen einige Vorteile für den inhalativen Antibiotikaeinsatz:
- Erreichbarkeit höherer Sputumspiegel als nach i.v.-Gabe.
- Deposition der Substanzen am Ort der Infektion.
- Langzeittherapie (Dauertherapie) möglich.
- Geringe Toxizität, praktisch keine Nebenwirkungen.

Die inhalative Antibiotikatherapie wird eingesetzt:
- im Rahmen der »Frühtherapie«, um eine chronische Kolonisation mit PSA zu verhindern oder zumindest hinauszuzögern (s. PSA-Erstnachweis);
- bei chronischer pulmonaler Kolonisation, um den klinischen Zustand zu stabilisieren und akute Exazerbationen zu verhindern (Einsatz als Dauer- oder Intervalltherapie);
- zur Akuttherapie mit hochdosierten inhalativen Antibiotika (2-mal 600 mg Tobramycin/Tag) liegen erste Berichte vor. Dies ist zzt. keine etablierte Therapie der akuten pulmonalen Infektion mit PSA bei CF.

Tabelle 8-31. Inhalative Antibiotika

Antibiotikum	Tagesdosis	Intervall [h]
Tobramycin (Gernebcin)	160 mg	12
Tobramycin (TOBI)	600 mg	12
Colomycin (Colistin)	2 Mio. IE	12

8.8.6.6 Vorgehen bei Erstnachweis von Pseudomonas aeruginosa

Die Besiedlung mit PSA spielt eine wesentliche Rolle in dem klinischen Verlauf der CF. Sie zu verhindern (z. B. durch Trennung von PSA-besiedelten von PSA-unbesiedelten Patienten oder in Zukunft durch Impfung gegen PSA) oder zumindest den folgenden Schritt der Chronifizierung zu verzögern, ist ein wichtiges Anliegen der Therapie. In den letzten Jahren sind hierzu im Wesentlichen zwei Ansätze untersucht worden.

Zum einen wurde jeder Patient mit PSA-Nachweis systemisch und lokal für zunächst 3 Wochen antibiotisch behandelt *(Kopenhagener Frühtherapiemodell).*

Zum anderen wurde ausschließlich lokal inhalativ über 12 Monate nach Erstnachweis von PSA antibiotisch therapiert *(Modell Multizentrischer CF-Verbund).* Wir praktizieren das zweite Modell mit leichten Variationen (s. unten).

- Wenn sich der Patient in gutem klinischem Zustand befindet, der sich nicht akut verschlechtert hat, sind 3 weitere Kulturen (Sputum, RA) in den nächsten 4 Wochen und PSA-Antikörper zu bestimmen:
  1) Kein weiterer PSA-Nachweis und PSA-Ak negativ: 4-wöchentliche Kontrollen (Sputum, RA) in den nächsten 3 Monaten.
  2) Kein weiterer PSA Nachweis und PSA-Ak positiv: Frühtherapie beginnen, zuvor ggf. BAL zur Keimisolierung.
  3) 2 oder mehr Nachweise von PSA:

  Frühtherapie beginnen.
- Andere Patienten:
  - alle Patienten unter 5 Jahre,
  - alle Patienten mit einer mukoiden Variante im PSA-Erstnachweis,
  - alle Patienten, die eine Inhalation über Mundstück nicht beherrschen bzw. diese ablehnen,
  - alle Patienten mit einer akuten Verschlechterungerhalten initial eine i.v. PSA-wirksame Antibiotikatherapie.

Das Vorgehen bei PSA-Erstnachweis zeigt Abb. 8-16.

8.8.6.7 »Frühtherapie«

- Definition:

Versuch einer Keimelimination bei 2fach (innerhalb von einem Monat) bestätigtem PSA-Erstnachweis, wenn noch keine Pseudomonasantikörper im Serum nachweisbar sind und keine akute Verschlechterung vorliegt.

- Therapieregime:

Inhalative Antibiotikatherapie (in der Regel mit Tobramycin 2-mal 80 mg verdünnt in 2 ml 0,9% NaCl, bei Resistenz oder Unverträglichkeit gegen Tobramycin wird Colistin 2-mal 1 Mio. IE eingesetzt).

Cave:
Akute obstruktive Wirkung von Tobramycin und Colistin überprüfen (Lu-Fu), ggf. 1–2 Hub Salbutamol vor Tobramycin oder Colistininhalation.

- Behandlungsdauer: 12 Monate.
- Zielgrößen: PSA in Kulturen (monatliche Sputumbakteriologie), PSA-Antikörper (Bestimmung alle 6 Monate).
- Technische Vorraussetzung:

Der Patient beherrscht die Inhalation über ein Mundstück.

- Kriterien zum Beenden der »Frühtherapie« nach 12 Monaten:

Keine chronische Besiedlung mit PSA (Definition der chronischen Besiedlung s. unten).

- Anmerkung:

Nur initial mukoide PSA werden routinemäßig 3- bis 4-mal jährlich i.v. antibiotisch therapiert, sollte der Keim, nach initialer i.v.-Therapie, weiterhin als mukoider PSA nachweisbar bleiben. Die Frühtherapie wird mit inhalativen Antibiotika (Tobramycin, ggf. Colistin) über 12 Monate durchgeführt.

Ein alternatives Frühtherapiemodell (Kopenhagener Modell) sieht eine inhalative Therapie (Colistin) und systemische orale Antibiotikatherapie (Ciprofloxacin) über zunächst 3 Wochen, bei erneutem PSA-Nachweis in den Atemwegen über 3 Monate, vor. Der Einsatz von hochdosiertem Tobramycin (2-mal 300 mg/Tag über 4 Wochen) in der Frühtherapie des PSA-Erstnachweises ist in den USA in Erprobung.

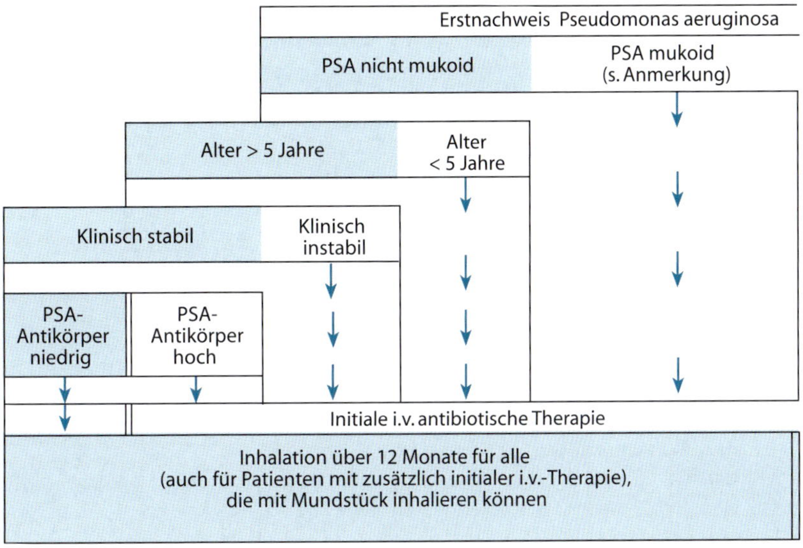

Abb. 8-16. Vorgehen bei PSA-Erstnachweis. (Nach Ballmann et al. 1998)

8.8.6.8 Therapie der chronischen PSA-Besiedlung

- Definition:

Von einer chronischen PSA-Besiedlung gehen wir aus, wenn bei RA-/Sputumkontrollen, die mindestens alle 3 Monate wiederholt wurden, innerhalb von 12 Monaten mehr als die Hälfte der Befunde PSA-positiv sind oder wenn die Pseudomonasantikörper signifikant ansteigen.

Die nun publizierten Ergebnisse der Kopenhagener CF-Klinik zeigen dort eine deutlich bessere mittlere Lebenserwartung (>40 Jahre) als in Deutschland (32 Jahre) oder z. B. den USA (31 Jahre). Ein wesentlicher Bestandteil der dortigen Therapie ist die routinemäßige intravenöse 14-tägige Antibiotikatherapie alle 3–4 Monate. Sie wird unabhängig vom klinischen Zustand durchgeführt und beruht allein auf der Tatsache der chronischen Besiedlung der Atemwege mit PSA.

Diesem Ansatz steht die sog. »Bedarfstherapie« (d. h. die Indikation zur PSA-wirksamen i.v.-Therapie wird vom klinischen Zustand und dem Schweregrad der Erkrankung abhängig gemacht) gegenüber. Die Nachteile des Kopenhagener Konzeptes sind in der persönlichen Einschränkung durch die häufigen stationären Aufenthalte, der gesteigerten Gefahr einer Antibiotikaresitenzentwicklung und den enormen Kosten zu sehen. Es werden sicherlich einige Patienten, deren Identifizierung aber nicht möglich ist, übertherapiert. In Europa hat das Kopenhagener Konzept an Anerkennung gewonnen, und es wird zunehmend praktiziert, da die Vorteile als gewichtig eingeschätzt werden. Eine Übernahme des Konzeptes in den USA ist u. a. wegen der hohen Kosten nicht zu erwarten. Dort findet seit kurzem bei PSA-besiedelten Patienten eine Tobramycininhalationstherapie Anwendung: 2-mal 300 mg/Tag in einem On-off-Rhythmus, d. h. 4 Wochen Inhalation – 4 Wochen Pause – 4 Wochen Inhalation usw.

Die nun folgenden Ausführungen stellen eine leichte Modifikation des Kopenhagener Konzeptes dar. Patienten, bei denen die i.v.-Therapie besonders eingreifend erscheint und die gleichzeitig in gutem klinischem Zustand ohne PSA-Antikörperanstieg sind, werden gesondert betrachtet (Abb. 8-17).

8.8.6.9 Andere Erreger

Burgholderia cepacia

Die pulmonale Infektion mit Burkholderia cepacia stellt wegen der schwierigen Resistenzlage dieser Keime und der z. T. erheblichen Virulenz eine enorme therapeutische Herausforderung dar. Häufig ist eine Kombinationstherapie von zwei Antibiotika (z. B.Meropenem und Ceftazidim) nicht ausreichend. Bessere Resultate werden mit einer Dreierkombinationstherapie (Tobramycin, Meropenem und ein weiteres Antibiotikum) erreicht.

Tuberkulose

Besonders bei Jugendlichen und Erwachsenen steigt das Risiko einer Mykobakterieninfektion. Es ist zu bedenken, dass auch atypische Mykobakterien sowohl klinisch als auch diagnostisch zu Problemen werden können. Das therapeutische Vorgehen gleicht dem bei Patienten ohne CF.

Virale Infekte

Zwischen 20% und 70% der akuten pulmonalen Infektionen bei CF sollen viralen Ursprungs sein. Da in Folge von viralen Beeinträchtigungen bakterielle Infektionen sekundär hinzukommen können, wird bei Anhaltpunkten für eine pulmonale Infektion in der Regel (Indikationen s. oben) auch antibiotisch therapiert.

Weitere Maßnahmen bei pulmonaler Infektion bei Patienten mit CF

Impfungen

Es sollen alle auch sonst empfohlenen Impfungen durchgeführt werden. Dies schließt auch Hepatitisimpfungen und Grippeschutzimpfungen ein. Besonders sollten auch die Masern- und Pertussisimpfung gemacht werden.

CF allein ist kein Grund für eine BCG-Impfung.

Ausblick

Auch wenn mit dem ersten Auftreten von PSA oft keine deutliche klinische Verschlechterung einhergeht, ist dies in der Regel doch der Beginn einer Kette von Ereignissen, die mit der chro-

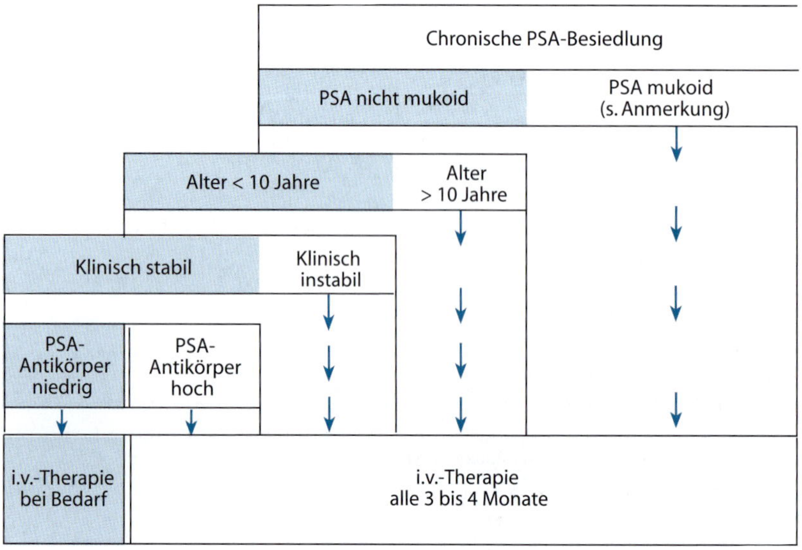

Abb. 8-17. Vorgehen bei chronischer PSA-Besiedlung. (Nach Ballmann et al. 1998)

nischen PSA-Kolonisation der Lunge endet. Diese Kette erst gar nicht beginnen zu lassen, ist Ziel der Impfung gegen PSA. Impfungen gegen PSA sind zzt. in der klinischen Erprobung (Phase III). Sollten sie sich als wirksam erweisen, ist in den nächsten Jahren mit einem breiten Einsatz zu rechnen.

8.8.6.10 Andere supportive Therapien der pulmonalen Infektion

Sekretolyse

Die Sekretolyse soll das Milieu für pulmonale Keimbesiedlung möglichst verschlechtern. Einen geprüften klinischen Effekt haben hier rhDNAse (Pulmozyme; Dosis: 1-mal tgl. 2,5 mg inhalieren) und hypertone Kochsalzlösung (2-mal tgl. 10 ml inhalieren). Die Daten zur rhDNAse sind allerdings wesentlich umfangreicher. Beide Substanzen führen zu einer Verbesserung der FEV1-Werte um ca. 5%–10% des Ausgangswertes. Eine klinisch relevante Verbesserung der Lungenfunktion wird bei etwa 30% der Patienten mit rhDNAse erreicht. Für rhDNAse ist außerdem eine Senkung der berichteten Infekte pro Jahr beschrieben.

Andere Substanzen wie z. B. Gelsolin sind noch in der klinischen Prüfung. Amilorid (Natriumkanalblocker) hat sich, u. U. wegen der kurzen Halbwertszeit, nicht als klinisch wirksam, zusätzlich zu bestehenden Therapien, erwiesen. Ob modifizierte Substanzen mit längerer Halbwertszeit hier wirksamer sind, ist offen.

Expektoration des zähen Sekretes (Physiotherapietechniken)

Der Schleim wird mit Hilfe von physiotherapeutischen Maßnahmen aus der Lunge herausgebracht. Bei Säuglingen sind dies Lagerungen und Abklopfungen durch die Eltern. Bei älteren Kindern und Erwachsenen werden Techniken angewendet, die keiner Fremdhilfe bedürfen. Es handelt sich dabei um autogene Drainage (Atemtechnik ohne Hilfsmittel), Flutter, PEP-Maske (Hilfsmittel zur Ausatmung gegen einen Widerstand).

Entzündungshemmende Therapie

Bereits bei Säuglingen finden sich in der BAL, als Ausdruck der lokalen Entzündung, erhöhte Neutrophilenanteile. Der Nachweis von vermehrter Entzündungsreaktion ist nicht unbedingt an das Vorhandensein von Keimen gebunden. Bei chronischer Besiedlung der Atemwege ist aber stets eine gesteigerte Entzündungsreaktion eruierbar. Die lokale entzündungshemmende Therapie ist in der Erprobung (Steroide, rhDNAse, Antielastase u. a.).

Systemische antiinflammatorische Therapie

Diese Therapie ist bisher erfolgreich nur mit Ibuprofen durchgeführt worden. Unter der Gabe von hochdosiertem Ibuprofen konnte in einer doppelblind kontrollierten Studie über 4 Jahre an einer kleinen Gruppe von Patienten mit CF gezeigt werden, dass der Abfall der Lungenfunktion mit diesem Medikament zu verlangsamen ist. Werden Subgruppen betrachtet, so gilt dieses erfreuliche Ergebnis nur für Patienten, die bei Beginn der Ibuprofentherapie weniger als 13 Jahre alt waren.

Eine Therapie mit Ibuprofen ist zzt. keine Standardtherapie. Sie kann im Einzelfall bei Patienten mit FEV1>60% und im Alter <13 Jahre bei Therapiebeginn erwogen werden. Eine Validierung in weiteren Studien an größeren Patientenzahlen ist notwendig, bevor ein allgemeiner Einsatz diskutiert wird. Zudem sind Fragen nach der Verträglichkeit bei der hohen benötigten Dosis, besonders bei Langzeittherapie, zu klären.

Auf jeden Fall sind Spiegelbestimmungen notwendig. Aus Tierexperimenten ist bekannt, dass es notwendig ist, minimale Spiegel zu erreichen, um einen positiven Effekt zu erzielen. Zu niedrige Spiegel seien sogar unter dem Aspekt der Entzündungsmodulation gefährlich.

- Dosis: 20–30 mg/kgKG (maximal 1600 mg)/Tag.

Dosisfindung durch Plasmaprofil (in 30 min Abstand Konzentrationsbestimmungen über 3 h).

- Ziel: eine Peak-Plasmakonzentration von 50–100 mg/l.

Orale Steroide

Orale Steroide sind wegen der hohen Nebenwirkungsrate keine Standardtherapie. In Einzelfällen, bei besonders schwer erkrankten Patienten, werden orale Steroide auch mittelfristig angewendet. Der Einsatz bei der allergischen Bronchopulmonalen Aspergillose (ABPA) bleibt hiervon unberührt.

Andere Substanzen

Methrotrexat, Cyklosporin A u. a. sind zzt. nicht ausreichend für diese Indikation geprüft, um allgemein eingesetzt zu werden.

Lungentransplantation (LTX)

Kommt es im Verlauf der Erkrankung auch bei optimaler Therapie zu einer zunehmenden respiratorischen Insuffizienz, dann stellt sich die Frage einer Lungentransplantation. Sie ist aus vielerlei Gründen, aber nicht zuletzt aus Mangel an zur Verfügung stehenden Organen, nur für wenige Patienten eine Option. Die Fünfjahresüberlebensrate nach Transplantation liegt bei etwa 70% (Daten der MHH). Ein schwerwiegendes Problem post LTX stellt das Auftreten einer obliterativen Bronchiolitis dar. Die Entscheidung zur Transplantation ist sicherlich immer eine Einzelfallentscheidung.

Literatur zu Kap. 8.8

Aaron SD, Ferris W, Henry DA, Speert DP, Macdonald NE Multiple Combination Bactericidal Antibiotic Testing for Patients with Cystic Fibrosis Infected with Burkholderia cepacia (2000) Am J Respir Crit Care Med, Volume 161, Number 4, April, 1206–1212

Alton EWFW, Currie D, Logan-Sinclair R, Warner JO, Hodson ME, Geddes DM (1990) Nasal potential difference: a clinical diagostic test for cystic fibrosis. Eur Respir J 3: 922–926

Ballmann M, Smaczny C (1998) CF-Manual. Solvay Arzneimittel, Hannover, Germany

Balough K, McCubbin M, Weinberger M, Smits W, Ahrens R, Fick R (1995) The relation between infection and inflammation in early stages of lung disease from cystic fibrosis. Pediatr Pulmonol 20: 63–70

Cegla UH et al. (1993) Physikalische Therapie mit VRP1 bei chronisch obstruktiven Erkrankungen. Pneumologie 47: 636–639

Corey M, McLaughlin FJ, Williams M, Levison H (1988) A comparison of survival, growth, and pulmonary function in patients with cystic fibrosis in Boston and Toronto. J Clin Epidemiol. 41/6: 583–91

Cystic Fibrosis Foundation, Patient Registry (1997) Annual data report 1996. Bethesda/ML

Demko CA, Byard PJ, Davis PB (1995) Gender differences in cystic fibrosis: Pseudomonas aeruginosa infection. J Clin Epidemiol 48: 1041–1049

Eigen H, Rosenstein BJ, FitzSimmons S, Schidlow DV (1995) A multicenter study of alternate-day prednisone therapy in patients with cystic fibrosis. Cystic Fibrosis Foundation Prednisone Trial Group. J Pediatr 126/4: 515–523

Frederiksen B, Koch C, Hoiby N (1997) Antibiotic treatment of initial colonization with Pseudompnas aeruginosa postpones chronic infection and prevents deterioration of pulmonary function in cystic fibrosis. Pediatr Pulmonol 23: 330–335

Frederiksen B, Koch C, Hoiby N (1997) Antibiotic treatment of initial colonization with Pseudomonas aeruginosa postpones chronic infection and prevents deterioration of pulmonary function in cystic fibrosis. Pediatr Pulmonol 23/5:330–5

Frederiksen B, Lanng S, Koch C, Hoiby N (1996) Improved survival in the Danish center-treated cystic fibrosis patients: results of aggressive treatment. Pediatr-Pulmonol. 21/3: 153–158

Henry RL, Mellis CM, Petrovic L (1992) Mucoid Pseudomonas aeruginosa is a marker of poor survival in cystic fibrosis. Pediatr Pulmonol 158: 158–161

Hoiby N (1993) Antibiotic therapy for chronic infection of Pseudomonas in the lung. Annu Rev Med 44: 1S–10S

Jones AM, Dodd ME, Webb AK.(2001) Burkholderia cepacia: current clinical issues, environmental controversies and ethical dilemmas. Eur Respir J 17(2):295–301

Joris L, Dab I, Quinton PM (1993) Elemental composition of human airway surface fluid in healthy and diseased airways. Am Rev Respir Dis: 148 1633–1637

Khan TZ, Wagener JS, Bost T, Martinez J, Accurso FJ, Riches DWH (1995) Early pulmonary inflammation in infants with cystic fibrosis. Am J Respir Crit Care Med 151: 1075–1082

Koch C and Hoiby N. Pathogenesis of cystic fibrosis. Lancet 1993 341: 1065–1069

Konstan MW, Bryd PJ, Hoppel CL, Davis PB (1995) Effect of high-dose ibuprofen in patients with CF. N Engl J Med 332: 848–854

Konstan MW, Hillard KA, Norvell TM, Berger M (1994) Bronchoalveolar lavage findings in cystic fibrosis patients with stable, clinically mild lung disease suggest ongoing infection and inflammation. Am J Respir Crit Care Med 150: 448–454

Kubesch P, Dörk T, Wulbrand U et al. (1993) Genetic determination of airways colonisation with Pseudomonas aeruginosa in cystic fibrosis. Lancet 341: 189–193

Lang AB, Schaad UB, Rüdeberg A, Wedgwood J, Que JU, Fürer E, Cryz S (1995) Effect of high-affinity anti-Pseudomonas aeruginosa lipopolysaccharide antibodies induced by immunization on the rate of Pseudomonas aeruginosa infection in patients with cystic fibrosis. J Pediatr 127: 711–717

Lindemann H (1992) Zum Stellenwert der Physiotherapie mit dem VRP1-Desitin (»Flutter«) Pneumologie 46: 626–630

Meyer KC, Lewandowski JR, Zimmerman JJ, Nunley D, Calhoun WJ, Dopico GA (1991) Human neutrophil elastase and elastase/alpha1- antiprotease complex in cystic fibrosis. Am Rev Respir Dis 144: 580–585

Mukhopadhyay S, Singh M, Cater JI, Ogston S, Franklin M, Olver RE (1996) Nebulised antipseudomonal antibiotic therapy in cystic fibrosis: a meta-analysis of benefits and risks. Thorax. 51/4: 364–368

Pedersen S, Hoiby N, Espersen F, Koch C (1992) Role of alginate in infection with mucoid Pseudomonas aeruginosa in cystic fibrosis. Thorax 47: 6–13

Ramsey BW, Pepe MS, Quan JM, Otto KL, Montgomery AB, Williams-Warren J, Vasiljev-K M, Borowitz D, Bowman CM, Marshall BC, Marshall S, Smith AL.for The Cystic Fibrosis (1999) Inhaled Tobramycin Study Group. Intermittent Administration of Inhaled Tobramycin in Patients with Cystic Fibrosis. N Engl J Med. Jan 7;340(1):23–30.

Ramsey BW (1997) Management of pulmonary disease in patients with cystic fibrosis. N Engl J Med 335: 179–188

Ramsey BW, Dorkin HL, Eisenberg JD et al. (1993) Efficacy of aerosolized tobramycin in patients with cystic fibrosis. N Engl J Med 328/24: 1740–1746

Ratjen F, Steinkamp G, Döring G et al. (1994) Prevention of chronic PSA infection by early inhalation therapy with tobramycin. Pediatr Pulmonol (Suppl 10): A2556

Riordan JR, Rommens JM, Kerem IB et al. (1989) Identification of the cystic fibrosis gene: cloning and characterization of complementary DNA. Science 245: 1066–1073

Smith JJ, Travis SM, Greenberg PE (1996) Cystic fibrosis airway epithelia fail to kill bacteria because of abnormal airway surface fluid. Cell 85: 229–236

Stern RC (1996) Denmark to the rescue. Pediatr Pulmonol 21: 151–152

Stern RC (1997).The diagnosis of cystic fibrosis. [Review]. N Engl J Med 336/7: 487–491,

Strandvik B (1988) Antibiotic therapy of Pulmonary Infections in Cystic Fibrosis. Dosage Schedules and Duration of Treatment. Chest 94 (Suppl): 146S–149S

Szaff M, Hoiby N, Flensborg EW (1983) Frequent antibiotic therapy improves survival of cystic fibrosis patients with chronic Pseudomonas aeruginosa infection. Acta Paediatr Scand 72: 651–657

Taylor RFH, Hodson ME (1993) Cystic fibrosis: antibiotic prescribing practices in the United Kingdom and Eire. Resp Med 87: 535–539

Valerius NH, Koch C, Hoiby N (1991) Prevention of chronic Pseudomonas aeruginosa colonisation in cystic fibrosis by early treatment. Lancet 338.725–726

Veeze HJ, Halley DJ, Bijman J, de Jongste JC, de Jonge HR, Sinaasappel M (1994) Determinants of mild clinical symptoms in cystic fibrosis patients. Residual chloride secretion measured in rectal biopsies in relation to the genotype. J Clin Invest 93/2: 461–6.

Welsh M, Smith AE (1993) Molecular mechanisms of CFTR chloride channel dysfunction in cystiuc fibrosis. Cell 73: 1251–1254

Informationsmaterial

Leitfaden »Physiotherapie bei CF«, Arbeitskreis Physiotherapie des CF e. V., erhältlich über CF e. V., Bendenweg 101, 53121 Bonn

Videolehrfilm »Physiotherapie bei CF«, Arbeitskreis Physiotherapie des CF e. V., herausgegeben von der Fa. Nordmark, 25436 Uetersen

8.9 SARS – »Severe Acute Respiratory Syndrome«

8.9.1 SARS-assoziiertes Coronavirus (SARS CoV)

A. Berger, H.W. Doerr, M. Stürmer

Das schwere akute respiratorische Syndrom wurde im März 2003 von der World Health Organisation (WHO) als neuartiges Krankheitsbild erkannt. Erste Fälle einer kontagiösen »atypischen Pneumonie« traten bereits im November 2002 in der südchinesischen Provinz Guandong auf. Im Rahmen einer weltweiten Seuchenwarnung wurde zur Aufklärung der Ursache von SARS ein internationales Netzwerk von virologischen Laboratorien etabliert (Stöhr 2003). Binnen weniger Wochen gelang es Mitgliedern dieses Netzwerkes nahezu gleichzeitig, bei SARS-Patienten ein neues Coronavirus zu isolieren und zu charakterisieren (Anderson et al. 2003; Drosten et al. 2003; Ksiazek et al. 2003; Peiris et al. 2003; Rota et al. 2003).

Erreger

Elektronenoptische Darstellungen zeigen coronavirustypische Strukturen (s. Kap. 25.4). Nach Überwindung initialer Probleme ist der Erreger jetzt leicht in verschiedenen Zellkultursystemen anzüchtbar.

Vollständige Genomsequenzierungen des neuen Erregers zeigen eine für Coronaviren typische Genomstruktur, die Nukleotidsequenz weist aber nur eine geringe Homologie mit zuvor bekannten Coronaviren des Menschen, jedoch eine etwas größere Übereinstimmung mit Coronavirussequenzen aus dem Tierreich auf. Der Erreger gehört vermutlich zu einer neuen Gruppe innerhalb der Familie der Coronaviren, deren Reservoir noch nicht feststeht (s. unten). Sequenzuntersuchungen verschiedener Isolate zeigen, dass verschiedene Virusstämme zirkulieren (Ruan et al. 2003).

Epidemiologie

Das SARS-assoziierte Coronavirus (SARS CoV) hat sich, ausgehend von der südchinesichen Provinz Guandong (ehemals Kanton), im südostasiatischen Raum mit Schwerpunkt China, Hong Kong, Taiwan, Bejing sowie Singapur verbreitet. Es kam aber auch weltweit zu lokal begrenzten Ausbrüchen, insbesondere in Kanada und den USA. Weltweit gemeldet sind bislang (Stand 02.06.2003) 8384 Erkrankungen mit 770 Todesfällen (WHO), davon 5328 (334 Todesfälle) in China, 1746 (282) in Hong Kong, 684 (81) in Taiwan und 206 (31) in Singapur. Die am stärksten betroffene Region außerhalb des asisatischen Raums ist Toronto/Kanada mit 198 Erkrankungen und 30 Todesfällen. Zurzeit melden v. a. Taiwan und Toronto täglich neue Verdachtsfälle bei rückläufigen Meldungen aus den anderen Regionen.

Epidemiologisch wird eine Zoonose vermutet, als möglicher Übermittler stehen Wildtiere (z. B. Zibetkatze, Marderhund, Sonnendachs) in Verdacht. Ob sie auch das Erregerreservoir darstellen, ist derzeit ungeklärt. Eine rein mechanische Übertragung durch Nagetiere oder Schaben ist vorstellbar, wenn diese in hygienisch schlecht bestellten Behausungen mit kontaminiertem Material in Berührung kommen.

Gesichert ist, dass ein an SARS Erkrankter das Virus über respiratorische Sekrete, v. a. Sputum, ausscheidet und teilweise hochansteckend ist. Eine Übertragung setzt den relativ engen Kontakt zu Rachentröpfchen eines symptomatisch Erkrankten voraus, obwohl auch von Transmissionen durch schlecht aufgestellte Belüftungseinrichtungen in Wohnkomplexen berichtet wurde.

Im Gegensatz zur Influenza sind SARS CoV-Träger in der Regel erst nach dem Fieberanstieg infektiös. Bisher ist unbekannt, ob Gesunde oder mild Erkrankte eine zusätzliche Rolle bei der Übertragung spielen. In manchen Fällen traten, ausgelöst durch einzelne eingereiste Indexpatienten, Erkrankungshäufungen auf: SARS-Patienten, von denen mindestens 10 weitere Ansteckungsfälle ausgehen, werden deshalb auch als »superspreader« bezeichnet. Auch indirekte Übertragungsmöglichkeiten, z. B. durch mit Stuhl kontaminiertes Trinkwasser, und Schmierinfektionen können bislang nicht sicher ausgeschlossen werden.

Die Stabilität des Virus ist zwischen Rotaviren und respiratorischen Synzytialviren einzuordnen. Das SARS CoV ist als Hospitalkeim einzustufen, da die Übertragung hauptsächlich nosokomial erfolgt. Viele der Infizierten sind Krankenhausmitarbeiter bzw. Familienangehörige.

Krankheitsbilder

Die Inkubationszeit beträgt durchschnittlich 2–10 Tage. Es kommt typischerweise zu einem fulminanten Krankheitsbeginn mit hohem Fieber (>38°C) und prodromalen Symptomen wie Kopfschmerzen, Myalgien und allgemeinem Unwohlsein (Rickerts et al. 2003). Innerhalb weniger Tage kommt es zu Atemwegssymptomen und seltener auch Magen-Darm-Beschwerden (für weitere Details s. Kap. 8.9.2).

Diagnose

Die Diagnose basiert auf einer Kombination von klinischen und epidemiologischen Informationen gemäß der Falldefinition der WHO (s. auch Kap. 8.9.2).

Labordiagnostisch ist der Erregernachweis mittels RT-PCR aus respiratorischen Probenmaterialien Mittel der Wahl, da die Virusvermehrung in der Zellkultur nur in Hochsicherheitslaboratorien der Stufe 3 durchgeführt werden darf. Am besten geeignet sind aufgrund der größeren darin enthaltenen Viruskonzentration Sputum und bronchoalveoläre Lavage (BAL). Abstriche aus dem Rachenraum haben ein gewisses Risiko falsch-negativer Resultate. Der Virusgenomnachweis aus dem Stuhl ist insbesondere bei schon länger bestehender klinischer Symptomatik sehr gut möglich.

Das Virus ist frühestens nach 3 Tagen, aber anschließend über einen sehr langen Zeitraum (bis zu 40 Tage) mittels RT-PCR nachweisbar. Allerdings handelt es sich dann nicht mehr um infektiöse Viruspartikel, was mit Virusisolierungsversuchen aus dem Stuhl gezeigt werden konnte (ab 10 Tage nach Infektion kein Virus mehr anzüchtbar). Zum Nachweis einer länger zurückliegenden Infektion, frühestens 10 –14 Tage nach Beginn der Symptomatik, stehen Antikörpertests (IFT, Neutralisationstest, ELISA) zur Verfügung. Ein negatives Testergebnis schließt einen SARS-Verdacht nicht aus, weil er erst in der 2. Krankheitswoche positiv wird.

Die Empfindlichkeit der Nachweisverfahren und die Eignung unterschiedlicher Probenmaterialien sowie geeignete Zeitpunkte der Probenentnahme im Krankheitsverlauf müssen noch definiert werden.

Differenzialdiagnostisch sind v. a. Infektionen mit den üblichen Pneumonieerregern wie Influenza-, Parainfluenza-, respiratorische Synzytial- u. a. Viren und bakteriellen Erregern wie Legionellen, Mykoplasmen, Chlamydien etc. in Betracht zu ziehen.

Therapie und Prävention

Eine kausale Behandlung der Infektion mit SARS CoV gibt es bislang nicht. Verschiedene potenzielle antivirale Wirkstoffe werden derzeit untersucht. In Zellkulturversuchen konnte eine Wirksamkeit von Interferonen, v. a. IN-β, sowie von Glycyrrhizin (Cinatl et al. 2003) nachgewiesen werden (klinische Therapie s. Kap. 8.9.2).

Laboruntersuchungen ergaben, dass das SARS CoV eine höhere Stabilität in der Umwelt aufweist als andere bekannte humane Coronaviren. Bei 56°C kommt es aber zu einer schnellen Inaktivierung. Der Erreger ist gegenüber den handelsüblichen Desinfektionsmitteln empfindlich.

Die Impfstoffentwicklung wird zzt. intensiv vorangetrieben; ein Impfstoff ist aber in näherer Zukunft nicht verfügbar. Die einzige Prävention liegt derzeit in der strikten Isolation Erkrankter sowie in der umfassenden Identifizierung von Kontaktpersonen, in Schutzmaßnahmen des medizinischen Personals (Atemmasken, Handschuhe, Schutzbrille, Überkittel) und in konsequenter Hygiene einschließlich entsprechender Desinfektion. Gegebenenfalls soll die Gesundheitskontrolle von Ausreisenden aus Endemiegebieten eine globale Ausbreitung verhindern.

Fazit für die Praxis

- Erreger
  SARS-assoziiertes Coronavirus, vermutlich aus einer neuen Gruppe innerhalb der Familie der Coronaviren.
- Epidemiologie
  Erster Ausbruch in der südchinesischen Provinz Guandong, Ausbreitung im südostasiatischen Raum, weltweit lokal begrenzte Ausbrüche. Vermutlich Zoonose, Übertragung durch Tröpfcheninfektion, evtl. durch kontaminiertes Trinkwasser und Schmierinfektionen.
- Krankheitsbilder
  Inkubationszeit 2–10 Tage, hohes Fieber (>38°C), trockener Husten, Kopfschmerzen, Myalgien, allgemeines Unwohlsein, Magen-Darm-Beschwerden.
- Diagnose
  Kombination klinischer und epidemiologischer Informationen gemäß der Falldefinition der WHO.
  Labor: RNA-Nachweis mittels RT-PCR in respiratorischen Sekreten und Stuhl, Virusisolierung in Zellkultur möglich, Antikörpernachweis im IFT, NT, ELISA (frühestens 10 Tage nach Beginn der Symptomatik).
- Therapie und Prävention
  Keine kausale Therapie und kein Impfstoff derzeit verfügbar, strikte Isolation Erkrankter, konsequente Hygiene, Schutz des medizinischen Personals durch Atemmasken, Handschuhe, Schutzbrille und Überkittel.

Literatur zu Kap. 8.9.1

Anderson LJ; SARS Working Group (2003) A novel coronavirus associated with severe acute respiratory syndrome. N Engl J Med 348: 1953–1966

Cinatl J, Morgenstern B, Bauer G, Chandra P, Rabenau H, Doerr HW (2003) Glycyrrhizin, an active component of liquoric roots, and replication of SARS-associated coronavirus. Lancet (in press)

Drosten C, Gunther S, Preiser W, van der Werf S, Brodt HR, Becker S, Rabenau H, Panning M, Kolesnikova L, Fouchier RA, Berger A, Burguiere AM, Cinatl J, Eickmann M, Escriou N, Grywna K, Kramme S, Manuguerra JC, Muller S, Rickerts V, Sturmer M, Vieth S, Klenk HD, Osterhaus AD, Schmitz H, Doerr HW (2003) Identification of a novel coronavirus in patients with severe acute respiratory syndrome. N Engl J Med 348: 1967–1976

Ksiazek TG, Erdman D, Goldsmith CS, Zaki SR, Peret T, Emery S, Tong S, Urbani C, Comer JA, Lim W, Rollin PE, Dowell SF, Ling AE, Humphrey CD, Shieh WJ, Guarner J, Paddock CD, Rota P, Fields B, DeRisi J, Yang JY, Cox N, Hughes JM, LeDuc JW, Bellini WJ, Rota PA, Oberste MS, Monroe SS, Nix WA, Campagnoli R, Icenogle JP, Penaranda S, Bankamp B, Maher K, Chen MH, Tong S, Tamin A, Lowe L, Frace M, DeRisi JL, Chen Q, Wang D, Erdman DD, Peret TC, Burns C, Ksiazek TG, Rollin PE, Sanchez A, Liffick S, Holloway B, Limor J, McCaustland K, Olsen-Rasmussen M, Fouchier R, Gunther S, Osterhaus AD, Drosten C, Pallansch MA, Anderson LJ, Bellini WJ (2003) Characterization of a novel coronavirus associated with severe acute respiratory syndrome. Science 300: 1394–1399

Peiris JS, Lai ST, Poon LL, Guan Y, Yam LY, Lim W, Nicholls J, Yee WK, Yan WW, Cheung MT, Cheng VC, Chan KH, Tsang DN, Yung RW, Ng TK, Yuen KY; SARS study group (2003) Coronavirus as a possible cause of severe acute respiratory syndrome. Lancet 361: 1319–1325

Rickerts V, Wolf T, Rottmann C, Preiser W, Drosten C, Jakobi V, Leong HN, Brodt HR (2003) Clinical presentation and management of the severe acute respiratory syndrome (SARS). Dtsch Med Wochenschr 128: 1109–1114

Ruan Y, Wei CL, Ee LA, Vega VB, Thoreau H, Yun STS, Chia J-M, Ng P, Chiu KP, Lim L, Tao Z, Peng CK, Ean LOL, Lee NM, Sin LL, Ng LFP, Chee RE, Stanton LW, Long PM, Liu ET (2003) Comparative full-length genome sequence analysis of 14 SARS coronavirus isolates and common mutations associated with putative origins of infection. Lancet 361: 1779–1785

Stöhr K (2003) A multicentre collaboration to investigate the cause of severe acute respiratory syndrome. Lancet 361: 1730–1733

8.9.2 Klinik und Therapie

M. Allewelt, H. Lode

Klinische Falldefinition

- Verdachtsfall
  Die Definition eines SARS basiert auf einer Kombination von klinischen und epidemiologischen Informationen. Der Verdachtsfall begründet sich auf:
  - Fieber (>38°C)
    und
  - Husten oder Dyspnoe
    und
  - engen Kontakt (Pflege, gemeinsamer Haushalt, direkter Kontakt zu respiratorischen Materialien oder anderen Körperflüssigkeiten eines Verdachts- oder nachgewiesenen Falles)
    und/oder
  - Reise- oder Wohnanamnese in Regionen mit einer aktuell nachgewiesenen lokalen Übertragung von SARS.
- Wahrscheinlicher Erkrankungsfall
  Die Wahrscheinlichkeit eines SARS steigt, sofern die folgenden Kriterien erfüllt sind:
  1. Radiologisches Bild mit Infiltraten im Sinne einer Pneumonie oder eines ARDS.
  2. Positiver Nachweis von SARS-Coronavirus mittels einer oder mehrerer Methoden.
  3. Verstorbener Verdachtsfall, dessen Obduktionsbefunde mit einem ARDS ungeklärter Ätiologie in Einklang zu bringen sind.
- Ausschluss eines SARS
  Sofern Symptome und Verlauf der Erkrankung mit einer anderen Krankheit schlüssig erklärt werden können, sollte der Verdacht auf SARS zurückgezogen werden.

Klinik

Das klinische Bild des SARS ist unspezifisch und entspricht im Wesentlichen dem Ablauf einer atypischen Pneumonie mit sehr variablem Schweregrad. Dies liegt auch begründet in der derzeit noch eng gefassten Definition der Erkrankung. Ob milde Krankheitsverläufe mit einem subklinischen Verlauf oder sogar ein primär chronischer Verlauf möglich sind, ist unbekannt. Auch die Möglichkeit eines primär extrapulmonalen Ablaufes von Infektionen mit SARS-Coronavirus ist noch ungeklärt. Diarrhö ist eine übliche Manifestation anderer Coronaviruserkrankungen, und eine prolongierte Ausscheidung von SARS-Coronavirus mit Fäzes wurde beschrieben.

Klinische Präsentation

Grippeartige Symptome werden als häufige Manifestation von SARS beschrieben. Die Inkubationszeit wird derzeit mit 2–10 Tagen angenommen. Neben Fieber >38°C (Definitionskriterium) sind Schüttelfrost, Kopfschmerzen, Muskelschmerzen und ein allgemeines Krankheitsgefühl häufiger als Symptome anzutreffen als die Produktion von Sputum, Halsschmerzen, Fließschnupfen, Übelkeit, Erbrechen oder Diarrhö (s. auch Tabelle 8-32).

Die wesentlichen Auffälligkeiten in den Laboruntersuchungen umfassen eine Lymphopenie, Leukopenie und Thrombozytämie, eine Erhöhung der Laktatdehydrogenase (LDH), Aspartat-Aminotransferase (GPT) und der Kreatinkinase (CK), nicht aber der CK-MB.

Radiologische Befunde

SARS hat keine eigenständige charakteristische Radiomorphologie. Klinische Verläufe ohne pulmonale radiologische Veränderungen sind möglich, aber mit etwa 20% eher selten. Eine Unterscheidung zu anderen Formen von Pneumonien ist nach radiologischen Kriterien nicht mit ausreichender Sicherheit möglich. Bereits zu Beginn der klinischen Erkrankung kann ein bilaterales fleckförmiges Infiltrat nachweisbar sein, häufiger ist eine einzelne, unilaterale Infiltration. Im Verlauf von 1–2 Tagen findet häufig eine uni- oder bilaterale Ausbreitung mit konfluierenden oder interstitiellen Infiltraten statt. Im Regelfall korrelieren die Ausdehnung und die Dynamik der radiologischen Veränderungen mit dem klinischen Schweregrad und dem Verlauf der Erkrankung.

Wechselnde Lokalisation von Infiltraten wird häufig beobachtet. Computertomographisch sind die radiologischen Veränderungen häufig als subpleurale fleckförmige Infiltrate nachzuweisen ähnlich dem Bild bei akuter interstitieller Pneumonie oder Bronchiolitis obliterans. Pleuraergüsse, pulmonale Einschmelzungen oder eine hiläre Lymphadenopathie wurden nicht beschrieben. Nach Ausheilung blieben bei einer geringen Zahl von Patienten fibrosierende pulmonale Veränderungen radiologisch nachweisbar.

Klinischer Verlauf

SARS zeichnet sich durch eine hohe Variabiliät im klinischen Verlauf aus und umfasst sowohl milde Verläufe mit folgenloser Ausheilung als auch schwere Verläufe mit respiratorischem Versagen, der Ausbildung eines ARDS mit Multiorganversagen und einer hohen Letalität. Schwere Verläufe führen in der Regel über 7–10 Tage zur Notwendigkeit einer intensivmedizinischen Versorgung und zur Beatmungspflichtigkeit. Eine Assoziation des Ausmaßes von Lymphopenie und von Leberfunktionsstörungen mit der Verlaufsschwere einer SARS-Erkrankung scheint vorzuliegen. Die durch RT-PCR gemessene Viruslast im zeitlichen Verlauf mit einer höchsten Viruslast um Tag 10 des klinischen Verlaufs legt nahe, dass eine klinische Verschlechterung eher auf einem immunologischen Geschehen als auf einer unkontrollierten Virusreplikation basiert.

Die durchschnittliche Schwere der Erkrankung und die Häufigkeit von Komplikationen scheinen u. a. abhängig vom Lebensalter zu sein. Charakteristisch ist insbesondere der blande Verlauf im Kindesalter, wohingegen ein höheres Lebensalter und ein Diabetes in der Regel als prognostisch ungünstigere Faktoren gelten.

Letalität

Eine verlässliche Einschätzung der Letalität an SARS sowie Risikofaktoren, welche für einen fatalen Verlauf disponieren, ist derzeit nur sehr eingeschränkt möglich. Die Schwierigkeit einer verlässlichen Erfassung der krankheitsspezifischen Letatlität liegt außer in einer Beurteilung der Qualität einer adäquaten symptomatischen Therapie am ehesten an der Präzision des diagnostischen Nachweises von SARS-Coronavirus. In bisherigen Fallstudien liegt die Letatlität zwischen 5 und 10%, eine Letalität von bis zu 20% wird als realistisch eingeschätzt. Neben höherem Lebensalter scheinen insbesondere begleitende Erkrankungen eine prognostisch ungünstige Bedeutung zu haben.

Tabelle 8-32. Klinische Präsentation von Patienten mit SARS. [Nach 2]

Symptome	[% Gesamt]	Laborergebnisse	Wert ± SD
Fieber	100	Hämoglobin [g/Tagl]	13,5±1,7
Schüttelfrost	73	Leukozyten [$\times 10^9$/nl]	5,1±2,1
Myalgien	61	Neutrophile [$\times 10^9$/nl]	3,9±2,0
Husten	57	Thrombozyten [$\times 10^9$/nl]	150,2±60,1
Kopfschmerzen	56	Lymphozyten [10^9/nl]	0,9±0,7
Krankheitsgefühl	43	Kreatinin [μmol/l]	99,0±111,8
Sputumproduktion	29	Harnstoff [mmol/l]	4,7±5,1
Halsschmerzen	23	Bilirubin [mmol/l]	10,0±19,4
Fließschnupfen	23	ALAT [IU/l]	60,4±150,4
Übelkeit	20		
Diarrhö	20		

Therapie

Therapiemanagement

Insbesondere im klinischen Bereich ist eine konsequente Isolation von Patienten mit vermuteter oder nachgewiesener SARS-Erkrankung von entscheidender Bedeutung. Das Tragen entsprechend zertifizierter Masken, Kittel, Handschuhe sowie eine Händereinigung und -desinfektion bei bzw. nach Patientenkontakt sind erforderlich. Auch Patienten mit vermuteter oder nachgewiesener SARS-Infektion sollten eine entsprechende Atemmaske tragen. Bei Patienten auf der Intensivstation, welche intubiert und beatmet sind, ist ein geschlossenes Schlauchsystem erforderlich. Gleiches gilt für Patienten, die nichtinvasiv beatmet werden.

Medikamentöse Therapie

Die medikamentösen Behandlungsstrategien von SARS sind bislang nur im Rahmen unkontrollierter Fallbeschreibungen dokumentiert. Ribavirin und Steroide wurden in bisherigen Untersuchungen als die häufigsten Substanzen eingesetzt (s. auch Übersicht).

Vorläufige therapeutische Optionen zur Behandlung von Patienten mit vermutetem oder wahrscheinlichem SARS (nach [5])

- Antibiotische Therapie
  - Levofloxacin 500 mg/Tag, i.v. oder p.o.
  - Clarithromycin 2-mal 500 mg/Tag p.o. und Aminopenicillin + β-Laktamaseinhibitor 3-mal/Tag (insbesondere bei Kindern, Schwangeren oder Patienten mit TBC-Verdacht)
  - Ribavirin (10–14 Tage)
  - Ribavirin 400 mg 3-mal/Tag (Tagesdosis 1200 mg) i.v. für mindestens 3 Tage bzw. bis zur Stabilisierung des klinischen Zustands
    gefolgt von Ribavirin 2-mal 1200 mg/Tag p.o. (Tagesdosis 2400 mg)
- Kortikosteroide (21 Tage)
  - Methylprednisolon 1 mg/kgKG alle 8 h i.v., 5 Tage (3 mg/kgKG/Tag)
    gefolgt von Methylprednisolon 1 mg/kgKG alle 12 h i.v., 5 Tage (2 mg/kgKG/Tag)
    gefolgt von Methylprednisolon 0,5 mg/kgKG/Tag p.o. alle 12 h, 5 Tage (1 mg/kgKG/Tag)
    gefolgt von Prednisolon 0,5 mg/kgKG/Tag p.o., 3 Tage
    gefolgt von Prednisolon 0,25 mg/kgKG/Tag p.o., 3 Tage
- Steroidstoßtherapie
  - Indikation:
    Verschlechterung von klinischem Zustand oder Sauerstoffsättigung oder radiologischem Befund bzw. persistierende Lymphopenie
  - 2-mal 500 mg i.v. für 2 Tage, dann Fortsetzung des üblichen Steroidschemas

Die Bedeutung von Ribavirin erklärt sich aus seiner breiten Wirksamkeit gegen eine Vielzahl von RNA-Viren. Die Häufigkeit unerwünschter Wirkungen von Ribavirin (z. B. Hämolyse) schränkt eine breite Anwendung dieser Substanz jedoch ein. Steroide werden vorwiegend eingesetzt, weil als ein wichtiges pathogenes Prinzip von SARS die Schädigung von Lungenparenchym durch Zytokine angesehen wird.

! Zur Erfassung einer möglicherweise differenzialdiagnostisch schwer abgrenzbaren bakteriellen oder durch atypische Erreger verursachten Pneumonie ist in jedem Fall eine antibiotische Therapie indiziert.

Derzeit wird eine Indikation zur Behandlung mit Ribavirin und Methylprednisolon bei Patienten mit vermutetem oder wahrscheinlichem SARS gesehen,

1. wenn ausgedehnte oder bilaterale pulmonale Infiltrationen vorliegen,
2. wenn die radiologischen Veränderungen und Fieber für mehr als 2 Tage persistieren,
3. wenn eine klinische Verschlechterung eintritt,
4. wenn eine Sauerstoffsättigung unter Raumluft von <95% vorliegt.

Literatur zu Kap. 8.9.2

1. Wong KT, Antonio GE, Hui DS et al. (2003) Radiology (epub, Vorabveröffentlichung)
2. Lee N, Hui D, Wu A et al. (2003) NEJM; 348 (20): 1986–1994
3. Booth CM, Matukas LM, Tomlinson GA et al. (2003) JAMA (epub, Vorabveröffentlichung)
4. Peiris JS, Lai ST, Poon LL et al. (2003) Lancet 361 (9366): 1319–1325
5. So LK, Lau AC, Yam LY et al. (2003) Lancet 361 (9369): 1615–1617

Harnwegsinfektionen (HWI)

F. M. E. Wagenlehner, K. G. Naber, J. Hacker

9.1 Einleitung

9.1.1 Definitionen und Einteilung

Unter dem Begriff HWI werden verschiedene Krankheitsbilder zusammengefasst. HWI ganz allgemein bedeutet die Anwesenheit von Mikroorganismen im Harntrakt. Nach den beiden Hauptlokalisationen in den unteren und oberen harnableitenden Wegen unterscheidet man Zystitis und Pyelonephritis. Man kann die HWI auch in unkomplizierte und komplizierte HWI einteilen.

9.1.1.1 Zystitis und Pyelonephritis

Eine Zystitis ist eine akute, selten chronisch verlaufende Entzündung der Harnblase. Der Infektionsweg ist üblicherweise aszendierend, häufig begünstigt durch einen Blasenkatheter. Die Infektion ist meistens auf die Schleimhaut begrenzt und weist dann keine systemischen Erscheinungen auf. Als Folge einer Zystitis kann es jedoch zu Infektionen des oberen Harntrakts und der angrenzenden Gebiete kommen. Die Erreger entstammen in unseren Breiten in der Regel der fäkalen Flora, wohingegen in Entwicklungsländern und tropischen Gebieten auch Mykobakterien und Parasiten eine wichtige Rolle spielen. Vor allem bei Transplantationspatienten können auch Viren eine Bedeutung haben und aufgrund der Immunsuppression u. U. einen fulminanten, hämorrhagischen Verlauf verursachen.

Die Pyelonephritis ist durch eine bakterielle Invasion des Niereninterstitiums gekennzeichnet, die zu einer granulozytären Entzündung führt. Der häufigste Infektionsweg ist die Aszension, wobei das Nierenmark eine höhere Affinität zur Infektion besitzt als die Nierenrinde. Denn die Leistungsfähigkeit der Granulozyten ist im hypertonen Milieu des Nierenmarks herabgesetzt. Eine bakterielle Streuung in die Nierenrinde kann bei gleichzeitiger renaler Abflussbehinderung, obwohl seltener, auch hämatogen erfolgen (Applemann u. Winn 1992). Sehr selten kommt es durch Einbruch eines anderen intraabdominellen Entzündungsherdes (z. B. Divertikulitis, paratyphlitischer Abszess) in die Harnwege zu einer Infektion per continuitatem. Aus einer Pyelonephritis kann sich eine Infektion der angrenzenden Gebiete (z. B. Nierenabszess, perinephritischer Abszess) entwickeln.

9.1.1.2 Unkomplizierte und komplizierte HWI

Unkomplizierte HWI kommen nur vor bei Patienten mit unauffälligem Harntrakt, ohne komplizierende Faktoren, die eine Disposition für Infektionen darstellen. Sie sind zahlenmäßig am häufigsten und in der Regel gut mit einer entsprechenden antibiotischen Therapie zu behandeln. Ein Wiederauftreten ist gewöhnlich durch eine Reinfektion bedingt. Zu den unkomplizierten HWI wird ebenfalls die akute unkomplizierte Pyelonephritis gezählt. Prädisponiert sind jüngere Frauen, insbesondere während einer Schwangerschaft.

Komplizierte HWI werden häufig nosokomial erworben. Hierbei handelt es sich um eine heterogene Gruppe, deren gemeinsames Merkmal komplizierende, d. h. prädisponierende Faktoren, sind.

Das Erregerspektrum ist bei komplizierten HWI vielfältiger als bei unkomplizierten, wobei auch mit multiresistenten Erregern und veränderten Virulenzfaktoren zu rechnen ist. Die alleinige antibiotische Therapie ist oft nicht ausreichend. Soweit möglich sollten begleitend die zugrunde liegenden komplizierenden Faktoren therapiert werden. Rezidive mit dem gleichen Erreger sind häufig.

Eine fortgeleitete HWI kann eine bakterielle Prostatitis und/oder eine akute Epididymitis verursachen.

9.2 Epidemiologie

Bakterielle HWI treten im ambulanten und klinischen Bereich sehr häufig auf. Etwa 3% aller Patienten beim Allgemeinarzt haben Symptome einer Harnwegsinfektion, und 30–40% aller nosokomialen Infektionen sind HWI (Gatermann et al. 1997). 80% der nosokomialen HWI sind mit dem Gebrauch von transurethralen Kathetern assoziiert (Krieger et al. 1983).

Die komplizierten HWI, wie sie in Kapitel 9.1.1.2 beschrieben sind, erreichen bei Erwachsenen einen Anteil von etwa 5% (Melekos u. Naber 2000).

Die akute unkomplizierte Pyelonephritis macht, bezogen auf beide Geschlechter, einen Anteil von 77% aller Pyelonephritiden aus. Sie ist zu 88% bei jungen, sexuell aktiven Frauen zu finden (Bailey 1997). Bei Kindern und v. a. bei unreifen Neugeborenen kommen HWI in 4–25% vor (Eliakim et al. 1997). Der Anteil der Pyelonephritiden an den kindlichen HWI liegt bei 10 bis nahe 100%, je nach Alter und Geschlecht der Patienten (Winberg et al. 1974).

Nach Schätzungen der WHO ist etwa die Hälfte der Weltbevölkerung mit Tuberkulose infiziert. Die Urogenitaltuberkulose (UGT) betrifft derzeit 26,8% der an Tuberkulose neu Erkrankten in Deutschland. Als postprimäre Organtuberkulose kann die Latenzzeit zwischen Primärerkrankung und Auftreten der UGT 1–30 Jahre betragen (Lenk et al. 1998).

Die Infektion der Blase durch Schistosoma haematobium (Blasenbilharziose), als für den Menschen wichtigste parasitäre Erkrankung tropischer und subtropischer Länder, betrifft weltweit ungefähr 90 Mio. Menschen. Die Hauptverbreitungsgebiete liegen in Afrika, im östlichen Mittelmeerraum sowie auf der arabischen Halbinsel und im Mittleren Osten (Bichler et al. 1997). Eine weitere, sehr seltene parasitäre Erkrankung des Harntrakts ist die Echinokokkose, verursacht durch Echinococcus granulosus (Doxiadis et al. 1976).

Die virusassoziierte hämorrhagische Zystitis ist eine selten beobachtete, jedoch hartnäckige Komplikation nach allogener Knochenmark- oder Nierentransplantation und wird gewöhnlich durch Adenoviren oder Polyomaviren verursacht (Kawakami et al. 1997; Takashi et al. 1995). Über einzelne Fallbeispiele mit hämorrhagischer Zystitis, verursacht durch Viren der Herpesgruppe, wurde berichtet (McClanahan et al. 1994; Broseta et al. 1993).

Die Zahl der durch Pilze bedingten HWI hat sich in den letzten 10 Jahren verdreifacht. Häufigster uropathogener Keim ist Candida albicans (Hacker 1997).

9.3 Erregerspektrum

9.3.1 Bakterien

Das bakterielle Erregerspektrum unterscheidet sich deutlich bei unkomplizierten und komplizierten HWI.

9.3.1.1 Unkomplizierte HWI

Bei den akuten unkomplizierten unteren HWI findet man am häufigsten E. coli mit einem Anteil von über 80%, gefolgt von Staphylokokken (ca. 5–10%), meistens Staphylococcus saprophyticus, gefolgt von Proteus mirabilis und Klebsiella pneumoniae. Staphylococcus saprophyticus kommt häufig bei sexuell aktiven jungen Frauen vor. Andere Erreger sind selten. Nicht alle E.-coli-Stämme sind gleichermaßen in der Lage, eine Infektion zu induzieren. Uropathogene E.-coli-Stämme entsprechen bestimmten Pathogenitätstypen, die sich meistens in der fäkalen Flora des Patienten befinden und über spezielle Virulenzfaktoren (z. B. Typ I, P-Fimbrien, Hämolysine etc.) verfügen. Die Virulenzfaktoren ermöglichen den Bakterienstämmen, besonders gut am Uroepithel zu haften.

Als Erreger der akuten unkomplizierten Pyelonephritis findet man am häufigsten E. coli mit über 80% und im weiten Abstand davon Proteus mirabilis, Klebsiella pneumoniae oder sonstige Enterobakterien. Enterokokken, auch Staphylococcus saprophyticus und Pseudomonas aeruginosa kommen aber bei der unkomplizierten akuten Pyelonephritis praktisch nicht vor.

9.3.1.2 Komplizierte HWI

Die Gruppe der an komplizierten HWI Erkrankten ist heterogen und kann sich von Klinik zu Klinik stark unterscheiden (z. B. Patienten in Nierentransplantations- bzw. Querschnittsgelähmtenzentren). Als gemeinsames Merkmal sind die Betroffenen mit einem oder mehreren komplizierenden, d. h. für HWI prädisponierenden, Faktoren belastet. In dieser Gruppe findet man ein wesentlich breiteres Erregerspektrum als bei der unkomplizierten Zystitis oder Pyelonephritis.

Neben E. coli und anderen Enterobakterien (z. B. Proteus, Klebsiella, Enterobacter, Citrobacter spp.) spielen Pseudomonas spp., Enterokokken und Staphylokokken eine wichtige Rolle. Infektionen mit Erregern, die die Fähigkeit haben, Urease zu produzieren (z. B. Proteus, Providencia und Morganella spp.) und damit den Urin zu alkalisieren, begünstigen die Bildung von Magnesiumammonium- und Kalziumphosphatsteinen. Klebsiella pneumoniae, ein Erreger, der in bis zu 50% auch Urease produzieren kann, kommt häufig bei Patienten mit Komplikationen im Bereich der Harnwege und bei Diabetes mellitus vor. In zunehmendem Maße sind diese Stämme multiresistent, wie z. B. Pseudomonas aeruginosa als ein wichtiger Erreger nosokomialer Infektionen. Enterococcus faecalis kann häufig bei Transplantatempfängern isoliert werden. Bis zu 8% der Infektionen mit Enterococcus faecalis entwickeln sich zur Sepsis. Staphylococcus epidermidis ist der wichtigste katheterassoziierte uropathogene Organismus (Hacker 1998).

Die Zusammensetzung des Erregerspektrums kann von Klinik zu Klinik und im Verlauf der Zeit unterschiedlich sein (▪ Tabelle 9-1) (Naber et al. 1994).

Bei Pyelonephritispatienten können zellwandfreie Formen von Bakterien, sog. L-Formen oder Protoplasten, gefunden werden, die in hypertonen Medien, wie es das Nierenmark darstellt, überleben. Diese Formen sind antibiotikaresistent und möglicherweise für die häufigen Rezidive bei chronischen Pyelonephritiden verantwortlich.

Der hämatogene Infektionsweg im Rahmen einer bakteriellen Streuung z. B. durch Fremdkörperkolonisation, Endokarditis, Osteomyelitis, durch Pneumonie oder Abszesse aus dem Mund-Kiefer-Bereich ist sehr selten. In diesen Fällen isoliert man hauptsächlich Staphylococcus aureus.

9.3.2 Pilze, Parasiten, Mykobakterien

Komplizierte HWI mit Pilzen finden sich häufig bei Patienten mit Immunsuppression, z. B. bei Diabetikern, bei Dialysepatienten und Patienten nach Nierentransplantation, ebenso bei Patienten mit vorausgegangener Antibiotikabehandlung. Haupterreger ist Candida albicans. Eine Candidurie kann eine harmlose Kolonisation oder eine potenziell lebensgefährliche Infektion darstellen und frühzeitig Ausdruck einer systemischen Infektion sein. Zunehmend finden sich Candida-albicans-Stämme, die gegen Fluconazol resistent sind. Darüber hinaus treten heute häufiger sog. Non-albicans-Candida-Arten (z. B. Candida krusei, Candida lusitaniae) auf (Doxiadis et al.

▪ **Tabelle 9-1.** Änderung des Erregerspektrums komplizierter Harnwegsinfektionen von 1983/84 bis 2000, Urologische Klinik, Klinikum St. Elisabeth Straubing

Spezies	1983		1990		1996		1998		2000	
	n	[%]	n	[%]	n	[%]	n	[%]	n	[%]
E. coli	138	35,2	96	21,8	113	32,0	104	27,2	150	30,7
Proteus spp.	50	12,7	27	6,1	28	7,8	22	5,8	34	7,0
Klebsiella spp.	27	6,8	24	5,4	28	7,8	25	6,5	49	10,0
Pseudomonas spp.	20	5,1	53	12,0	28	7,8	46	12,0	53	10,9
Andere gramnegative	30	7,6	21	4,8	33	9,3	35	9,2	43	8,8
Enterococcus spp.	63	16,0	129	29,3	70	19,9	84	22,0	107	21,9
Staphylococcus spp.	65	16,5	91	20,6	54	15,4	66	17,3	52	10,7
Gesamt	393	100,0	441	100,0	354	100,0	382	100,0	488	100,0

1976), die artspezifisch Resistenzen gegen bestimmte Antimykotika ausbilden (Hacker 1998).

Parasitäre Erkrankungen erreichen den Harntrakt nur hämatogen.

Die Pärchenegel (Schistosoma haematobium) durchdringen als aktive Larven (Zerkarien) die intakte Haut des Wirts und werden auf venösem Weg über die Lunge und das linke Herz im großen Kreislauf verteilt. Nach Heranwachsen zu Adulten setzen diese sich in den venösen Kapillaren der Blasenwand und des distalen Ureters fest und geben 7–10 Wochen p.i. die ersten Eier in die Blasenwand ab. Sie blockieren dort Gefäße und führen zu einer chronischen Entzündung. Die Eier werden durch die Wirkung proteolytischer Enzyme freigesetzt, durchstoßen die Blasenwand und werden dann mit dem Urin ausgeschieden. Im Süßwasser infizieren anschließend Zwischenformen, sog. Mirazidien, Wasserschnecken der Gattung Bulinus. Als Zerkarien verlassen sie die Schnecken wieder, womit sich der Entwicklungskreislauf schließt (Bichler et al. 1997).

Bei einer Infektion mit Echinococcus granulosus wird am häufigsten die Leber befallen. Da jedoch einige Larven die Leber passieren können, ist auch die Niere in etwa 2% der Infektionsfälle betroffen (Doxiadis et al. 1976).

Der Befall des Urogenitaltrakts bei der Tuberkulose erfolgt fast ausschließlich hämatogen. Mycobacterium tuberculosis ist der Haupterreger, Mycobacterium avium-intracellulare wird u. a. bei Aids-Patienten häufiger angetroffen. Die Infektion der Nierenrinde ist meist beidseitig und nur in Einzelfällen entstehen Herde in den Nierenpapillen, die dann zur Verkäsung neigen. Sie können den Ureter nach Abstoßung komplett obstruieren. Durch Zerstörung des gesamten Nierengewebes entsteht die Kittniere. Eine Bakteriurie tritt auf, wenn der tuberkulöse Prozess in das harnableitende System einbricht. In der Harnblase kann sich neben umschriebenen Ulzerationen eine interstitielle Entzündung ausbilden, die bei 4–6% der Patienten eine irreversible Schrumpfblase zur Folge hat.

Bei der Tuberkulose der Prostata ist sowohl die hämatogene als auch die intrakanalikuläre Ausbreitung möglich. Von der Prostata erfolgt die aszendierende Ausbreitung in die Samenblasen und Nebenhoden (Lenk et al. 1998).

9.3.3 Viren

Die viralen Infektionen des Harntrakts sind selten, können jedoch bei stark immunsupprimierten Patienten (z. B. nach Knochenmark-oder Nierentransplantation) eine Rolle spielen. Adeno- und Polyomaviren sind doppelsträngige DNA-Viren mit einem Durchmesser von 80 nm und 42 nm. Es wird vermutet, dass es durch die Immunsuppression zu einer Reaktivierung der Viren in den iliakalen Lymphknoten oder in der Niere kommt. Die Viren können nach Infektion in den Zellkernen der Uroepithelien nachgewiesen werden (Kawakami et al. 1997; Takashi Yagisawa et al. 1995).

Sehr selten sind Infektionen des Harntrakts verursacht durch Herpes simplex, Herpes genitalis, Herpes zoster oder Zytomegalievirus (CMV). Eine Immunsuppression kann, muss aber nicht begleitend sein (McClanahan et al. 1994; Broseta et al. 1993).

Das humane Papillomavirus (HPV) kann bei etwa 19% von Patienten mit chronischer Zystitis nachgewiesen werden. Die am häufigsten vorkommenden Genotypen sind HPV 6, 11, 16, und 18.Die Typen 6 und 11 spielen in der Induktion maligner Tumore kaum eine Rolle, während Infektionen mit den Typen 16 und 18 ein hohes onkogenetisches Risiko haben. In 97% aller invasiven Zervixkarzinome sind die Typen 16 und 18 nachweisbar. Die Bedeutung für die chronische Zystitis ist noch unklar, jedoch können bei Patienten mit Papillomen der Harnröhre nach einiger Zeit in die Harnblase aszendierende Läsionen gefunden werden (Ludwig et al. 1996).

9.3.4 Enkrustierende HWI, Prostatitis und Epididymitis

Bei Patienten mit bestimmten Risikofaktoren der Harnblase (Radiatio, Chemotherapie mit Cyclophosphamid, Harnblasenkarzinom) kann es zu einer enkrustierenden Zystitis und Pyelitis durch Corynebacterium urealyticum kommen. Dieser Erreger verursacht über eine chronische Entzündung des Harnblasengewebes eine Enkrustation (Nebreda-Mayoral et al. 1994).

Bei der akuten und chronischen Prostatitis dominiert E. coli neben anderen Enterobakterien, Enterokokken, Pseudomonaden oder Staphylokokken. Die Rolle der Chlamydien und Mykoplasmen einschließlich der Ureaplasmen wird unterschiedlich diskutiert. Bei der chronischen »abakteriellen« Prostatitis werden definitionsgemäß keine pathogenen Erreger nachgewiesen. Als Erklärung hierfür werden antibiotische Vorbehandlung, eine zu geringe Keimzahl, nicht kultivierbare Mikroorganismen, toxische oder immunologische Entzündungsfaktoren, durch die die abakterielle Entzündung ausgelöst und unterhalten wird, diskutiert.

Bei sexuell aktiven Männern mit akuter Epididymitis finden sich häufig Chlamydien. Als mögliche Erreger bei älteren Männern mit Harnblasenentleerungsstörungen oder transurethralen Kathetern kommen ursächlich die Keime in Frage, die bei der meist synchronen HWI im Urin nachgewiesen werden (Naber et al. 1998).

9.4 Infektionsweg und Pathogenese

9.4.1 Kolonisation

Eine bakterielle Infektion der Harnwege beginnt in der Regel mit einer spezifischen Kolonisation der Mikroorganismen auf den Uroepithelzellen. Zu diesem Kolonisationsprozess tragen Haftfaktoren, sog. Adhäsine, bei. Durch sie sind die Bakterien in der Lage, die Distanz der negativen Oberflächenspannung zu überbrücken, sodass sie an Kohlehydratrezeptoren der uroepithelialen Zellen spezifisch binden und damit die Kolonisation einleiten können.

Von der Morphologie her sind 2 Typen von Adhäsinen uropathogener Mikroorganismen bekannt: Fimbrien-Adhäsine und Nicht- oder – A-Fimbrien-Adhäsine (Nfa oder Afa) Die Fimbrien-Adhäsine stellen Zellwandanhängsel dar, die ca. 2 µm lang sein können. Sie haben einen Durchmesser von 2–7 nm und bestehen in der Regel aus identischen Proteinuntereinheiten (»major subunits«). An der Spitze der Fimbrien-Adhäsine sind oft weitere Proteinuntereinheiten (»minor subunits«) lokalisiert, die eine spezifische Bindung mit Rezeptoren auf der Uroepithelialzelle eingehen. Im Gegensatz dazu bilden die Nicht-Fimbrien-Adhäsine keine spezifische Struktur auf der bakteriellen Zelloberfläche aus. Sie sind locker mit der äußeren Membran assoziiert und können ebenfalls spezifische Protein-Kohlehydrat-Interaktionen eingehen. Die Fimbrien-Adhäsin-Proteine werden zunächst mit Hilfe spezieller »Chaperone« durch das Periplasma der Bakterien geschleust. Dann bauen sie sich auf der Zelloberfläche auf.

Die Interaktion bakterieller Adhäsine mit den mukosalen Adhäsionsrezeptoren führt zur Ausschüttung von Zytokinen wie IL-6, IL-8 aus den uroepithelialen Zellen. Submukosale Lymphozyten werden angeregt, polymorphkernige Leukozyten und Mastzellen angezogen und zur Degranulation stimuliert, (Connnell et al. 1997; Hedges et al. 1992).

Bei Candida albicans und anderen Pilzen sind ebenfalls Adhäsine zu finden, sowie ein integrinähnliches Molekül, das die C3b-Komplement-Komponente bindet. C3b wiederum bindet an bestimmte Rezeptoren der Wirtszelle, um so einen Kolonisationsprozess einzuleiten (Morschhäuser et al. 1997).

Nach Kolonisierung durch uropathogene Mikroorganismen kommt es häufig zu entzündlichen Prozessen, zu einer Schädigung der Epithelzellen und der darunter liegenden Zellverbände. An diesen Prozessen sind Toxine beteiligt. Bei uropathogenen E.-coli-Bakterien sind 2 Toxine bekannt, die als α-Hämolysin und als zytotoxisch-nekrotisierender Faktor 1 (CNF 1) bezeichnet werden. Der Hämolysinkomplex wird von 4 Proteinen gebildet. Das eigentliche Strukturprotein (HlyA) wird zunächst durch das HlyC-Protein modifiziert. Die beiden Proteine HlyB und HlyD sind dann für den Transport des Toxins durch die bakterielle Membran verantwortlich. Nach dem Ausschleusen des α-Hämolysins aus dem Bakterium bindet es an noch nicht bekannte Rezeptoren auf der eukaryontischen Zelle. Dabei können sowohl Erythrozyten als auch Leukozyten oder Epithelzellen als Targetstrukturen in Frage kommen.

Nach Bindung an die eukaryontische Zelle kommt es zum Aufbau einer Pore und damit zur Störung der eukaryontischen Zellmembran, sodass letztlich die Integrität der eukaryontischen Zelle zerstört wird. CNF-1-Toxine werden von uropathogenen E.-coli-Bakterien distinkter O-Serogrupppen (insbesondere O4, O6 und O18) gebildet. Dieses Toxin fügt Aktinfilamente der Wirtszellen neu zusammen. Dabei wird das GTP-Bindeprotein Rho so modifiziert, dass es zur Dysregulation des eukaryontischen Zellstoffwechsels und schließlich zum Absterben der eukaryontischen Zelle kommt. (Hacker 1998).

9.4.2 Vermehrung und Aszension

Nach der Kolonisation können sich die Bakterien vermehren und weiter aszendieren. Am Ureter verursachen sie eine Paralyse und konsekutiv eine Dilatation sowie eine Abflachung der Nierenpapillen. Hierbei kann es zu einem pyelotubulären Rückfluss infizierten Urins kommen, der den Bakterien erlaubt, an Nierentubuli zu binden und das Parenchym zu infiltrieren (Roberts 1975).

Vermittelt durch anorganische Substanzen wie Protonen und Harnstoff sowie organische Säuren ist Urin an sich bakterizid. Ebenso wirken aktiv sezernierte Proteine der Ausbreitung von Bakterien entgegen. Zu diesen Proteinen gehört z. B. das aus dem aufsteigenden Teil der Henle-Schleife und dem Tubulus stammende Tamm-Horsfall-Protein, das selektiv die fimbrielle Adhärenz hemmt (Leeker et al. 1996).

Die Adhäsion und folgende Invasion der Bakterien der luminalen Blasenepithelzellen induziert einen apoptoseähnlichen Vorgang der infizierten Epithelzelle durch DNA-Fragmentierung und Aktivierung proteolytischer Cysteinproteasen (Caspasen). Die innerhalb weniger Stunden abgestorbene infizierte Zelle wird mitsamt der internalisierten Bakterien abgestoßen und mit dem Urin ausgeschieden. Je besser und schneller sich Bakterien in dieser Situation vermehren können, desto wahrscheinlicher können sie tiefere Blasenepithelzellen infizieren und werden dann nicht mehr ausgeschieden (Mulven et al. 2000). Hierfür sind weitere für die Pathogenität wichtige Mechanismen wie z. B. Eisenaufnahmesysteme notwendig, da Eisenionen essentiell sind für mikrobielle Pathogene. Die Mikroorganismen müssen während einer Infektion mit den Wirtsstrukturen um das Eisen kompetitieren. Dabei bilden sie sog. Siderophore, die Eisen spezifisch binden können.

Bei E. coli sind 3 Typen von eisenbindenden Siderophoren bekannt: das Aerobaktin, das Enterobaktin und das Yersiniabaktin. Während Enterobaktin von pathogenen und apathogenen E.-coli-Bakterien gebildet wird, kommen Aerobaktin und Yersiniabaktin besonders häufig bei uropathogenen Mikroorganismen und auch bei Sepsiserregern vor.

Kapselbildung von Bakterien spielt bei der Pathogenese von HWI aufgrund zweier Mechanismen eine Rolle . Zum einen ist die Kapsel in der Lage, die Wirkung des Komplements und der Phagozyten auf die Bakterien zu minimieren und dabei Serumresistenz bzw. Resistenz gegen Phagozytose auszubilden. Zum anderen kann die Kapsel Wirtsstrukturen nachahmen und dabei als sog. Mimikrystruktur eine Immunantwort gegen die eindringenden pathogenen Mikoorganismen unterdrücken.

! Pathogene Mikroorganismen zeichnen sich dadurch aus, dass sie in der Regel mehrere unterschiedliche Virulenzfaktoren produzieren. Es zeigte sich, dass z. B. bestimmte E.-coli-Stämme, die durch ein gemeinsames Arrangement von Virulenzfaktoren charakterisiert sind, signifikant häufiger bei HWI zu finden sind, als Stämme mit nur einem oder 2 Virulenzfaktoren (Hacker 1998).

9.5 Biofilminfektionen

Bei komplizierten HWI, insbesondere wenn sie fremdkörperassoziiert sind, z. B. bei liegendem Katheter oder Stent, bei Urolithiasis oder nekrotischem Gewebe, spielt die Biofilminfektion eine wichtige Rolle. Wildtypbakterien besitzen eine dicke Schicht von Exopolysacchariden, die jede einzelne Zelle umgeben. Der reversiblen Adhäsion an Oberflächen durch Fimbrien folgt die irreversible Anheftung durch die Exopolysaccharidschicht.

Bakterien sind in der Lage, die Nähe von Oberflächen zu spüren, sich dort hin zu bewegen und Signale auszusenden, die speziesspezifische Verhaltensschemata initiieren. Wenige Minuten nach der Adhäsion schaltet die bakterielle Zelle spezifische Gene an, die für die Produktion von Exopolysaccharidmaterial benötigt werden und die Zellen an ihrem Haftort irreversibel »einzementieren«. Eine Mikroarchitektur entsteht, bei der Mikrokolonien die strukturelle Basiseinheit darstellen. Diese Mikrokolonien sind häufig pilzförmig und breiten sich überwiegend horizontal aus. In diese Biofilmmatrix ist ein Wasserkanalsystem eingelassen, das die Nährstoffversorgung der Bakterien gewährleistet (Costerton 1999).

Die Bakterien scheinen über Signale in Biofilm sowohl untereinander als auch mit ihrer Umgebung zu kommunizieren und genetische Information austauschen zu können (Reid 1999). Auf diese Weise entziehen sich die Zellen der natürlichen Abwehr. Bakterien in Biofilm können im Gegensatz zu planktonisch wachsenden Zellen eine Reihe von Genen an- oder abschalten, unter denen auch Zielstrukturen der Antibiotikasubstanzen sein können.

! So können planktonisch wachsende Zellen einer Spezies sensibel gegen ein Antibiotikum sein, während die gleichen Bakterien in Biofilmwachstum resistent sind, da die antibiotischen Zielstrukturen nicht gebildet werden.

9.6 Klinik

9.6.1 Anamnese und Symptome

Die akute Zystitis zeichnet sich durch Dysurie, Schmerzen bei der Miktion, Pollakisurie, Pyurie, Bakteriurie und oft auch Hämaturie aus. Sie kommt häufig bei Frauen vor. Bei rezidivierender Zystitis sollte nach Risikofaktoren gefragt werden, wie z. B. Gebrauch von Spermiziden oder Diaphragma zur Antikonzeption, zeitlicher Korrelation zum Geschlechtsverkehr oder Änderung des Hormonstatus, z. B. durch Schwangerschaft. Bei Kindern kann eine Enuresis wegweisendes Symptom sein.

Die akute unkomplizierte Pyelonephritis wird klinisch durch Fieber, Schüttelfrost, Flankenschmerzen, Pyurie und Bakteriurie diagnostiziert. In fast allen Fällen verläuft die akute Pyelonephritis einseitig. Symptome einer unteren HWI wie bei einer akuten Zystitis können dabei gleichzeitig vorhanden sein, da die akute Pyelonephritis in der Regel eine aufsteigende Infektion ist. Die akute unkomplizierte Pyelonephritis tritt ebenfalls meistens bei Frauen auf. Schwangere mit asymptomatischer Bakteriurie und Patientinnen mit vesikoureteralem Reflux sind besonders gefährdet.

Bei komplizierten HWI sollten vom Patienten ihm bekannte prädisponierende Faktoren erfragt werden. Das können sein: Urolithiasis, Prostatahyperplasie, Nieren-und Herzinsuffizienz, Diabetes mellitus, Radiatio der Harnblase, Harnblasentumor, hämatologische Erkrankungen, Aids, Transplantationen etc. Leidet der Patient unter einer Fäkalurie oder Pneumurie, muss man eine enterovesikale Fistel ausschließen.

Eine lange zurückliegende Tuberkulose kann im Harntrakt exazerbieren.

! Um eine Tropenerkrankung nicht zu übersehen, gehört die Frage nach Auslandsaufenthalten in die Anamnese.

9.6.2 Physikalische Befunde

Bei der körperlichen Untersuchung des Patienten sollte eine genaue Inspektion und Palpation beider Nierenlager, der suprapubischen Region und des Genitales einschließlich der Prostata erfolgen. Schmerzhaftigkeit bei der Palpation kann auf eine Entzündung hinweisen. Im Anschluss sollte eine sonographische Untersuchung der Nieren, der Blase, der Prostata und der Hoden und Nebenhoden mit Beurteilung von Organgröße, Parenchymstruktur und Dilatationsgrad des ableitenden Harntrakts erfolgen. Als weitere diagnostische Maßnahme steht dem Urologen die Zystoskopie zur Verfügung.

Je nach Virulenz der Erreger und der Widerstandskraft des Organismus kann eine Entzündung der Harnblasenschleimhaut sehr verschiedene zystoskopische Bilder bieten. Eine schwere Reaktion der Schleimhaut besteht in einem entzündlichen Ödem, das die Blasenschleimhaut abhebt und das Bild einer bullösen oder polypösen Zystitis verursacht.

Eine weitere Form mit Epithelproliferation ist die sog. glanduläre oder zystische Zystitis, bei der die Blasenschleimhaut mit klaren oder trüben Bläschen übersät ist. Die Bläschen enthalten oft eine geronnene Flüssigkeit und müssen von den kohlendioxidhaltigen Bläschen der Zystitis emphysematosa unterschieden werden. Eine Zystitis emphysematosa findet man in erster Linie bei Diabetikern.

Die ulzerierende und die akute hämorrhagische Form der Zystitis sind Manifestationen einer massiven Schleimhautentzündung. Die bakterielle Zystitis geht selten mit Fieber einher. Bei viraler Genese, z. B. bei Transplantatpatienten, ist Fieber fast immer anzutreffen. Eine Infektion mit Herpes zoster im urogenitalen Bereich kann einerseits durch neurourologische Befunde wie akut auftretenden Harnverhalt ohne mechanische Abflussbehinderung imponieren. Andererseits kann sie sich als Hemizystitis mit meist gleichzeitig auftretenden kutanen Bläschen äußern.

9.6.3 Besonderheiten bei Urogenitaltuberkulose und HWI durch Parasiten

Bei der Urogenitaltuberkulose stehen chronisch-rezidivierende, therapieresistente Harnblasenbeschwerden, Flankenschmerzen und unklares Fieber im Vordergrund.

! Chronische Entzündungen sowie jede Fistelbildung im Genitalbereich des Mannes sind immer tuberkuloseverdächtig.

Bei der Bilharziose lassen sich entsprechend dem Entwicklungsstadium der Parasiten im Menschen verschiedene Stadien der Erkrankung unterscheiden: Erste Symptome können Juckreiz und Hautquaddeln sein. Nach 3–4 Wochen kann es noch im Initialstadium zu einer Allgemeinsymptomatik mit Fieberschüben, Abgeschlagenheit und Gliederschmerzen kommen. Bei Befall der Blasenwand treten zunehmend zystitische Beschwerden wie Dysurie und Algurie auf. Bei persistierendem Befall entwickeln sich Spätstadien, die als ulzerierende Zystitis und Ureterstrikturen imponieren und nach einem chronischen Verlauf von 2–3 Jahren zu einem Plattenepithelkarzinom führen (Bichler et al. 1997).

Die Echinokokkose der Nieren ist gekennzeichnet durch eine große Hydatidenzyste mit multiplen Tochterzysten. Wenn eine Larve in ein Organ, z. B. die Niere, gelangt, entwickelt sich zunächst eine Hydatidenzyste. Sie besteht aus einer äußeren festen fibrösen Kapsel, einer Mittelschicht aus vorwiegend elastischen Fasern und einer inneren Keimschicht. Aus der Keimschicht entstehen direkt oder nach Bildung von Einstülpungen sog. Brutkapseln, die schließlich zu endogenen Tochterzysten werden. Während die Zyste in der Niere wächst, sind manchmal ein dumpfer Schmerz und ein Völlegefühl in der Flanken- oder Lumbalregion der betroffenen Seite spürbar. Bei fortgesetztem Wachstum kann das Nierenbecken arrodiert werden und die Zyste in die abführenden Harnwege rupturieren (Doxiadis et al. 1976).

9.6.4 Sonderformen bakterieller Infektionen

Sonderformen bakterieller Infektionen der Nieren und angrenzender Gebiete sind die akute fokale bakterielle Nephritis, der Nierenabszess, der perinephritische Abszess, die emphysematöse Pyelonephritis und die xanthogranulomatöse Pyelonephritis. Die Symptome ähneln sich mit plötzlichem Erkrankungsbeginn und schwerem Krankheitsgefühl, Abgeschlagenheit, Rückenschmerzen, Erbrechen, paralytischem Ileus, Fieber und Tachykardie.

Die akute fokale bakterielle Nephritis ist analog zur Lobärpneumonie auf einen oder mehrere Nierenlappen beschränkt. Eine unbehandelte akute fokale bakterielle Nephritis kann zentral einschmelzen und abszedieren, v. a. wenn sie mit einer Obstruktion assoziiert ist. Eine hämatogene Genese ist möglich, jedoch weitaus seltener als die Aszension.

Der Nierenabszess kann spontan in die Nierenkelche rupturieren oder durch die Nierenkapsel penetrieren und einen perinephritischen Abszess verursachen.

Die klinischen Symptome sind Schüttelfrost, Fieber, Rücken- oder Bauchschmerzen, Empfindlichkeit des kostovertebralen Winkels, Raumforderung und Rötung der Flanke, Schonung der oberen lumbalen und paraspinalen Muskeln.

! Vor allem bettlägrige Patienten mit perinephritischem Abszess können trotz der Schwere der Erkrankung aber auch symptomarm sein. Bei ihnen können respiratorische Insuffizienz, hämodynamische Instabilität oder ein reflektorischer paralytischer Ileus im Vordergrund stehen.

Auf eine abszedierende Infektion der Niere deuten Fieber und Leukozytose hin, wenn sie trotz antibiotischer Therapie und Beseitigung eines Abflusshindernisses über mehr als 72 h anhalten. Die Urinkultur kann in 14–20% negativ sein (Elkin 1975).

Die emphysematöse Pyelonephritis ist eine Infektion der Nieren, die durch Gasformation im Nierenparenchym und perirenal gekennzeichnet ist. Die am häufigsten isolierten Erreger sind E. coli, K. pneumoniae, E. cloacae. Enterobakterien fermentieren Glukose entweder durch gemischte Säurefermentation oder über den Butylen-Glykol-Weg. Erreger der Klebsiella-Enterobacter-Hafnia-Serratia-Gruppe und zu einem geringeren Maße E. coli benutzen den Butylen-Glykol-Weg. Dabei produzieren sie durch Fermentation von Ameisensäure große Mengen an CO_2, die klinisch als renales und perirenales Emphysem imponieren (Koneman et al. 1997). Verstärkt wird dieser Vorgang durch eine verringerte Gewebeperfusion. Die kontralaterale Niere ist häufig mitbetroffen. Eine papilläre Nekrose, intrarenale Gefäßthromben und Niereninfarzierung sind häufige pathologische Befunde. (Jeng et al. 1991).

Die xanthogranulomatöse Pyelonephritis ist durch eine chronische eitrige, verfettende Entzündung des Nierenparenchyms, des Nierenbeckens und des Nierenhilusgewebes gekennzeichnet (Alken u. Walz 1992).

9.7 Diagnostik

9.7.1 Blut- und Serumparameter

Die Basisdiagnostik umfasst die Bestimmung von Blutzucker, BSG, Blutbild, Differenzialblutbild, CRP (C-reaktives Protein), Kreatinin und Harnstoff. Über das Serumkreatinin hinaus ist die Kreatinin-Clearance, die die glomeruläre Filtrationsrate angibt, eine wertvolle Messgröße, auch zur Beurteilung der zu erzielenden Antibiotikakonzentration im Urin. Eine plötzliche Erniedrigung der Kreatinin-Clearance bzw. eine Erhöhung des Serumkreatinins sollte eine weitergehende Diagnostik nach sich ziehen.

! Fiebert der Patient, sollten eine oder mehrere Blutkulturen angelegt werden, da HWI für 21% aller zu Hause erworbenen Bakteriämien verantwortlich sind (Applemann u. Winn 1992).

Bei Patienten mit Immundefizit, z. B. durch Aids, sollte die CD4/CD8-Ratio bestimmt werden, um den Immunstatus näher beurteilen zu können (van Dooyeweert et al. 1997).

9.7.2 Urinuntersuchung

Zur Urinuntersuchung sollte bei Frauen unter sterilen Kautelen ein Einmalkatheterurin, bei Männern ein Mittelstrahlurin gewonnen werden.

Bei katheterisierten Patienten wird der Urin nach vorheriger Wischdesinfektion nur aus der dafür vorgesehenen patientennahen Entnahmestelle am Drainagesystem gewonnen (Robert-Koch-Institut).

9.7.2.1 Laborchemische Urinuntersuchung

Laborchemische Urinuntersuchung

- Im Urinstatus mit Teststreifen werden bestimmt:
  - pH-Wert (Eine pH-Werterhöhung weist auf Ureasebildner wie Proteus spp., Providencia spp. oder bei pH>8 auf C. urealyticum hin; häufige Assoziation mit Magnesiumammoniumphosphatsteinen)
  - Nitrit (Die Mehrzahl der Enterobakterien besitzen eine Nitratreduktase und können Nitrat zu Nitrit reduzieren.)
  - Leukozyten (Nachweis der Leukozytenesterase)

- Erythrozyten (Nachweis von Hämoglobin)
- spezifisches Gewicht/Urinosmolalität (Rückschlüsse auf den Dilutionsgrad)
- Eiweiß- und Glukosebeimengung sowie Urobilinogen

- Die mikroskopische Urinuntersuchung erfolgt im:
  - Nativurin (Leukozyten-und Erythrozytenzahl in der Zählkammer)
  - Urinsediment nach Standardmethoden (z. B. MD-Kova-System): Nach Auszählen von mind. 10 Gesichtsfeldern (GF) bei 400facher Vergrößerung wird der Mittelwert für Leukozyten, Erythrozyten, Bakterien, Protozoen und Hefen ermittelt; Zylinder und dysmorphe Erythrozyten weisen auf Prozesse der Nieren hin.
  - Gram-Färbung ergibt wichtige Hinweise auf das Erregerspektrum.

Normalwerte für Urin (Hofstetter et al. 1997) sind:

	Erythrozyten	Leukozyten	Bakterien
Nativurin	< 5/mm³	< 5/mm³	< 1/mm³
Urinsediment	3/GF	5/GF	0–3/GF

Der alleinige mikroskopische Nachweis von säurefesten Stäbchen aus dem Urin ist ungenügend für die Diagnose einer Urotuberkulose, da atypische Mykobakterien (z. B. M. smegmatis) zu Fehlinterpretationen führen können.

9.7.2.2 Mikrobiologische Urinuntersuchung

Mikrobiologische Urinuntersuchung

- Zum Ausschluss einer Kontamination muss eine quantitative Urinkultur mit Keimzahlbestimmung erfolgen. Die Keimzahl muss in Relation zum Dilutionsgrad interpretiert werden. Bei Mischinfektionen sollte die Keimzahl für jedes Isolat angegeben werden; ggf. ist eine Kontrolluntersuchung erforderlich. Die Erregeridentifizierung und das Antibiogramm erfolgen nach gültigen Standards (Gatermann et al. 1997).
- Bei Verdacht auf Corynebacterium urealyticum (pH>8, enkrustierende Zystitis) sollte der Urin mindestens 3 Tage bebrütet werden.
- Antibakterielle Substanzen im Urin können z. B. durch Wachstumshemmung von Bacillus-subtilis-Kulturen nachgewiesen werden.
- Für den Erregernachweis der Urogenitaltuberkulose wird der gesamte konzentrierte Morgenurin an 3 aufeinander folgenden Tagen zentrifugiert und kulturell angezüchtet. Eine Resistenzbestimmung bei den typischen Mykobakterien erfolgt gegen Isoniazid, Rifampicin und Ethambutol, bei den atypischen Mykobakterien zusätzlich gegen Streptomycin und falls möglich gegen Pyrazinamid (Lenk et al. 1998).

9.7.3 Sonographische, radiologische und endoskopische Diagnostik

Eine Ultraschalluntersuchung des Harntrakts sollte bei einer HWI immer durchgeführt werden, um Anomalien zu diagnostizieren bzw. auszuschließen. Die Ausscheidungsurographie und die retrograde Pyelographie geben v. a. für den Bereich der Ureteren eine zusätzliche Information, z. B. Lokalisation bzw. Ursache eines Abflusshindernisses (Abb. 9-1a).

Ergänzend ist die Computertomographie zur Beurteilung des Nierenparenchyms (Abb. 9-2), angrenzender Gebiete und Organe (Abb. 9-1b) und zur Beurteilung der Gesamtausdehnung eines infektiösen Prozesses eine wertvolle diagnostische Hilfe.

Die sensitivste Methode, um Parenchymnarben und das Ausmaß der parenchymatösen Mitbeteiligung bei der akuten Pyelonephritis darzustellen, ist die Szintigraphie mit ^{99m}Tc-DMSA (Abb. 9-3) (Bailey et al. 1996).

Um die Ausdehnung und den Schweregrad einer Zystitis zu bemessen, beurteilt der Urologe die Blasenschleimhaut zystoskopisch. Die Zystoskopie ist eine einfache und seit Einführung

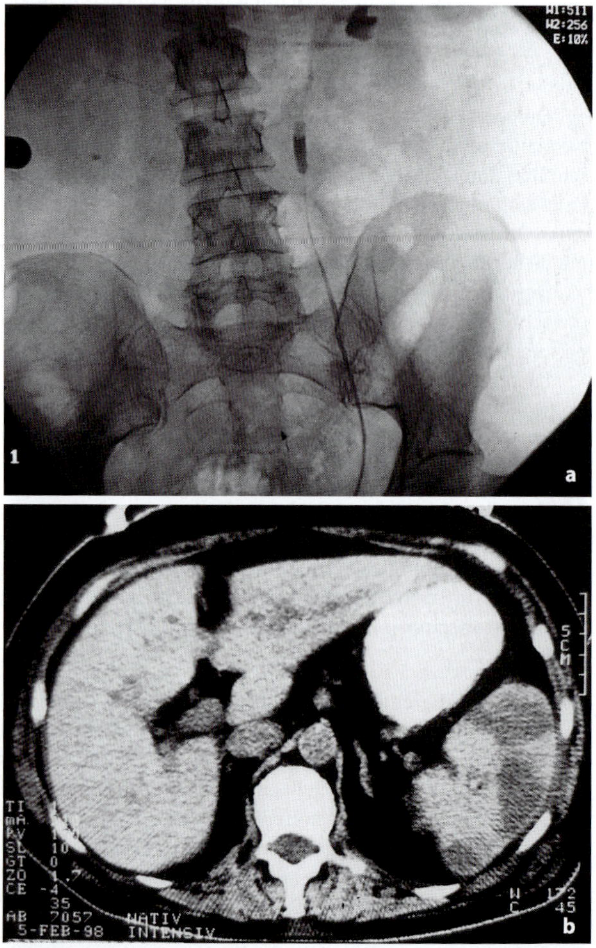

Abb. 9-1. Retrograde Pyelographie einer 59-jährigen Patientin mit Urosepsis durch einen komplett obstruierenden Harnleiterstein der linken Seite. **b** Nativ-CT der 59-jährigen Patientin mit Urosepsis (**a**). Septische Milzherde nach Entlastung der Pyonephritis links durch den obstruierenden Harnleiterstein. Die Patientin wurde splenektomiert

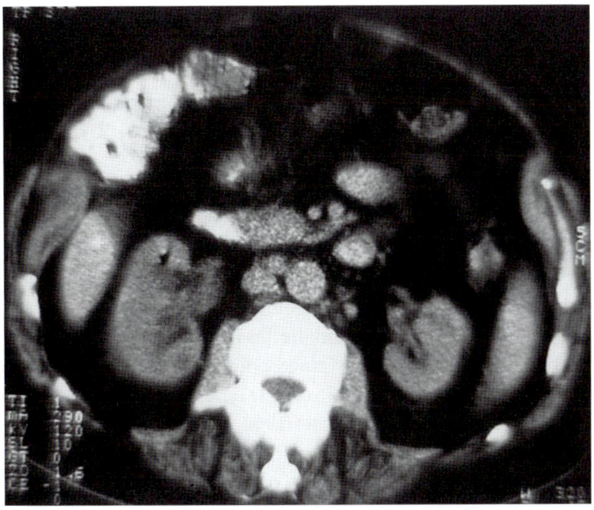

Abb. 9-2. Nativ-CT eines 67-jährigen Patienten mit emphysematöser Pyelonephritis rechts. Auffallend die Lufteinschlüsse im Nierenparenchym bei Infektion mit E. coli

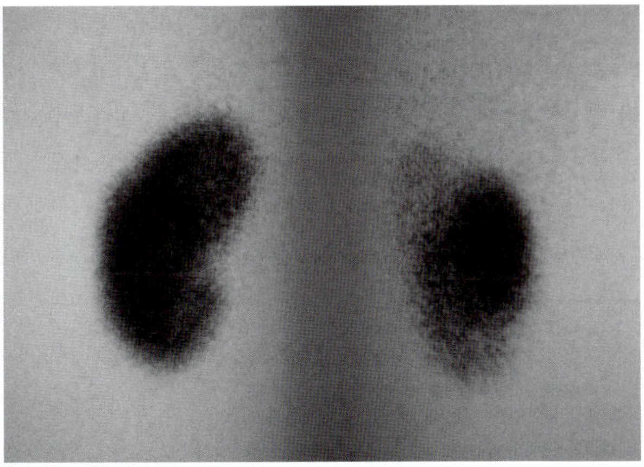

Abb. 9-3. ^{99m}TC-DMSA (*posterior-anterior*) einer 45-jährigen Patientin mit einer abszedierenden Pyelonephritis rechts. Die Aktivitätsbelegung der linken Niere ist normal. Deutlicher Aktivitätsdefekt im oberen und unteren Polbereich der rechten Niere, zudem ist die Aktivitätsbelegung der rechten Niere im Vergleich zur linken reduziert

der flexiblen Instrumente nahezu schmerzfreie Untersuchung, die es erlaubt, mehrere Informationen über die Harnblase einzuholen. Eine rezidivierende Infektion der Harnblase kann mit einem Harnblasentumor, einem Harnblasenstein oder einem vesikoureterorenalem Reflux assoziiert sein. Die Beschaffenheit der Harnröhre und der Prostata wird in einem Untersuchungsgang ebenso beurteilt wie die der Ureterostien und des Harnblasenurothels. Bei suspekten Befunden kann eine Biopsie entnommen werden.

9.7.4 Spezifische Diagnostik

Schneller als durch die Anzüchtung des Erregers aus dem Urin wird die Tuberkulose durch Einsatz von automatisierten Kultureinrichtungen oder molekularbiologischen Methoden, wie z. B. HPLC (»high-performance liquid chromatography«), DNA-Sonden oder PCR (»polymerase-chain reaction«), diagnostiziert.

Für die Diagnose der virusassoziierten Zystitis nach Knochenmarktransplantation geben Kawakami et al. (1997) folgendes Vorgehen an: Das Urinsediment wird nach Papanicolaou gefärbt und auf Viruseinschlusskörper in den Nuklei und/oder im Zytoplasma lichtmikroskopisch durchsucht. Sind Einschlusskörper nachweisbar, werden die Urinsedimente transmissionselektronenmikroskopisch weiter untersucht. Die Diagnose wird anhand des Virusdurchmessers gestellt: Der Durchmesser von Adenoviren liegt bei ca. 80 nm, von Polyomaviren bei ca. 42 nm. Weitere diagnostische Möglichkeiten sind DNA-Hybridisierung, ELISA (»enzyme-linked immunosorbent assay«) und PCR.

Für die Diagnose der Harnblasenbilharziose ist die Urinzytologie eine wertvolle Methode. Die im Urin ausgeschiedenen Eier lassen sich mikroskopisch direkt nachweisen. Der sichere und schnelle Nachweis einer bestehenden Infektion erfolgt mit dem Mirazidienschlüpftest, wobei Patientenurin in einem Glaskolben auf schlüpfende Mirazidienlarven geprüft wird. Immundiagnostische Methoden im Serum umfassen Komplementbindungsreaktion sowie Fluoreszenz-Antikörper-Tests (Bichler et al. 1997).

Die Diagnose der Echinokokkose des Harntrakts sichert man durch Nachweis von Hydatidenstücken im Harn mittels Intradermaltests oder Komplementbindungsreaktion (Doxiadis et al. 1976).

9.8 Therapie

9.8.1 Akute unkomplizierte HWI

! Bei der akuten Zystitis ist eine Kurzzeittherapie, d. h. Einmaldosierung bzw. eine Therapie von bis zu 3 Tagen, heute als Therapie der Wahl anzusehen.

Es sollten nur Antibiotika verwendet werden, die einen ausreichend langen Wirkspiegel im Urin aufbauen können. Trimethoprim allein oder in der Kombination mit Sulfonamiden, z. B. Cotrimoxazol (2-mal 960 mg), werden sehr häufig mit gutem Ergebnis bei der akuten Zystitis eingesetzt. Eine Metaanalyse von Vergleichsstudien hat ergeben, dass Cotrimoxazol am besten für 3 Tage verabreicht wird (Norrby 1990; Warren et al. 1999). Andererseits sind die klassischen oralen Cephalosporine und Amoxicillin keine geeigneten Antibiotika für die Kurzzeittherapie. Mit diesen Antibiotika sollte eine Therapie mindestens über 5 Tage erfolgen.

Bei den Fluorchinolonen, Norfloxacin, Ciprofloxacin, Ofloxacin und Levofloxacin, wird eine Dreitagestherapie empfohlen (2-mal täglich 400 mg Norfloxacin bzw. 2-mal täglich 100–250 mg Ciprofloxacin, Ofloxacin, Levofloxacin 1-mal 250 mg oder Gatifloxacin). Mit Pefloxacin (1-mal 800 mg) und Fleroxacin (1-mal 400 mg) kann eine Einmaltherapie durchgeführt werden. Ebenso ist Fosfomycin-Trometamol (1-mal 3 g) für die Einmaltherapie geeignet. Die Kurzzeittherapie mit einem geeigneten Antibiotikum, z. B. mit neueren oralen Cephalosporinen, z. B. Cefuroxim, 2-mal täglich 250 mg, oder mit Fosfomycin-Trometamol, wird auch bei der verifizierten asymptomatischen Bakteriurie in der Schwangerschaft empfohlen (Bailey 1990). Kann die Bakteriurie damit nicht beseitigt werden, empfiehlt sich eine Antibiotikaprophylaxe, z B. mit 1-mal täglich 250 mg Cephalexin, bis zum Ende der Schwangerschaft.

! Folgende Antibiotika sollen in den ersten 4 Schwangerschaftsmonaten wegen einer möglichen Schädigung des Fetus nicht gegeben werden: Aminoglykoside, Doxycyclin, Cotrimoxazol, Nitrofurantoin, Chinolone, Sulfonamide. Zur Verfügung stehen in dieser Zeit Penicilline und Cephalosporine (Simon u. Stille 2000)

Zur Therapie der akuten unkomplizierten Pyelonephritis sind Fluorchinolone, Cotrimoxazol, Cephalosporine, Penicilline in Kombination mit β-Laktamase-Inhibitoren und Aminoglykoside geeignet. Die Therapiedauer beträgt in der Regel 7–10 Tage. Das CRP, das im akuten Stadium meistens stark erhöht ist, kann zur Verlaufskontrolle dienen.

9.8.2 Komplizierte HWI

Komplizierte HWI stellen eine heterogene Krankheitsgruppe dar, wobei ein wesentlich breiteres Erregerspektrum als bei den unkomplizierten HWI anzutreffen ist (Tabelle 9-1).

! Deshalb sollte bei komplizierten HWI die Antibiotikagabe nach Möglichkeit testkonform erfolgen. Zumindest sollte vor Therapiebeginn eine Urinkultur angelegt werden, damit auch im Falle einer empirischen Initialtherapie nach Eintreffen des Antibiogramms entweder die begonnene Therapie als testkonform fortgesetzt oder gegebenenfalls auf ein geeigneteres Antibiotikum umgesetzt werden kann.

Es ist sinnvoll, im Krankenhaus Antibiotika aus verschiedenen Gruppen zum Einsatz zu bringen, um den Selektionsdruck zugunsten resistenter Erreger zu verringern. Antibiotikagruppen, die in Frage kommen, sind in Tabelle 9-2 (Empfehlung der Paul-Ehrlich-Gesellschaft) aufgeführt.

Liegt der HWI eine Anomalie des Harntrakts zugrunde, wie z. B eine Urolithiasis oder eine benigne Prostatahyperplasie, genügt die alleinige antimikrobielle Therapie nicht, vielmehr muss die Anomalie beseitigt werden. Die antimikrobielle Therapie ist hier nur eine Komponente der Behandlung und muss häufig durch endourologische oder offen-chirurgische Behandlungen ergänzt werden. Als Sofortmaßnahme genügt bei subvesikaler Abflussbehinderung die Anlage eines transurethralen oder suprapubischen Harnblasenkatheters. Bei höher gelegenen Abflussbehinderungen mit konsekutiver Harnstauungsniere muss der Abfluss jeder einzelnen Niere gesichert werden, z. B. durch Anlage einer perkutanen Nephrostomie oder mit einer inneren Ureterschienung.

Bei der enkrustierenden Zystitis und Pyelitis können wegen der hohen primären Antibitotikaresistenz von C. urealyticum häufig nur Glykopeptidantibiotika gegeben werden. Das enkrustierte Gewebe muss begleitend reseziert werden. In schwe-

Tabelle 9-2. Empfehlung zur kalkulierten Antibiotikatherapie urogenitaler Infektionen. (Nach Vogel et al. 1999)

Diagnose	Häufigste Erreger	Kalkulierte Initialtherapie	Therapiedauer
Zystitis, unkompliziert	E. coli, Klebsiella spp., Proteus spp., Staphylokokken	Trimethoprim/Sulfamethoxazol, Fluorchinolon[a], Fosfomycintrometamol; alternativ: Aminoglykosid	1–3 Tage
Pyelonephritis akut, unkompliziert	E. coli, Proteus spp., Klebsiella spp., andere Enterobakterien, Staphylokokken	Fluorchinolon[a], Cephalosporin Gruppe 2; alternativ: Aminopenicillin/Betalaktamase-inhibitor (BLI), Aminoglykosid	7–10 Tage
HWI mit Komplikationen; nosokomiale HWI; Pyelonephritis akut, kompliziert	E. coli, Enterokokken, Pseudomonaden, Staphylokokken, Klebsiella spp., Proteus spp., Enterobacter spp., andere Enterobakterien, Candida spp.	Fluorchinolon[a], Aminopenicillin/BLI, Cephalosporin Gruppe 2/3a; bei Versagen der Initialtherapie innerhalb von 1–2 Tagen: pseudomonaswirksames Acylaminopenicillin/BLI, Cephalosporin Gruppe 3b, Carbapenem; bei Candida: Fluconazol, Amphotericin B	3–5 Tage nach Entfieberung bzw. Beseitigung des komplizierenden Faktors
Urosepsis	E. coli, andere Enterobakterien; nach urologischen Eingriffen multiresistente Erreger: Pseudomonaden, Proteus spp., Serratia spp., Enterobacter spp.	Cephalosporin Gruppe 3a/b, Fluorchinolon[a], pseudomonaswirksames Acylamino-penicillin/BLI, Carbapenem	3–5 Tage nach Entfieberung bzw. Beseitigung des komplizierenden Faktors
Prostatitis akut, chronisch; Epididymitis akut	E. coli, andere Enterobakterien, Pseudomonaden, Enterokokken, Staphylokokken, Chlamydien, Ureaplasmen	Fluorchinolon[a]; alternativ bei akuter Prostatitis: Cephalosporin Gruppe 2, Cephalosporin Gruppe 3a/b; bei Nachweis von Chlamydien oder Ureaplamen: Doxycyclin, Makrolid	Akut: 2 Wochen; chronisch: 4–6 Wochen

[a] Fluorchinolon mit ausreichenden Urinkonzentrationen.

ren Fällen kann eine supravesikale Harnableitung bis hin zur Zystekomie notwendig werden.

Die Therapie der Urogenitaltuberkulose unterscheidet sich nicht von der Standardtherapie der pulmonalen Tuberkulose. Die wirkungsstärksten Tuberkulostatika sind Isoniazid, Rifampicin und Pyrazinamid. Zusätzlich werden in verschiedenen Therapieregimes Streptomycin, Ethambutol oder Prothionamid in 6-Monats- und 9- bis 12-Monats-Regimes kombiniert (Lenk et al. 1998).

Bei der Behandlung der akuten Blasenbilharziose stehen 2 Chemotherapeutika zur Verfügung, wobei das Mittel der Wahl Praziquantel ist. Auch wird in einigen Ländern – nicht in Deutschland – Metrifonat eingesetzt. Dabei hat Praziquantel den Vorteil, dass es als orale Einzeldosis gegeben werden kann. Die Dosierung beträgt 40 mg/kgKG. Metrifonat muss als 3-malige orale Dosierung im Abstand von ca. 20 Tagen verabreicht werden (Bichler 1997).

Für die Behandlung der virusassoziierten Zystitis durch Adeno- oder Polyomaviren wurde die Gabe von Cidofovir (Vistide) in einer Dosis von 1 mg/kgKG i.v. einmal wöchentlich, dann alle 2 Wochen, empfohlen (persönliche Mitteilung P. Wutzler). Bei Zystitis ist ein Therapieversuch durch 3-mal wöchentliche, lokale Instillation gerechtfertigt. Um die Nephrotoxizität gering zu halten, sollte gleichzeitig Probenecid verabreicht werden.

9.8.3 Prostatitis und Epididymitis

Zur empirischen und kalkulierten Therapie der bakteriellen Prostatitis und Epididymitis werden vorzugsweise Fluorchinolone mit guter renaler Elimination empfohlen. Diese Substanzgruppe gewährleistet neben hoher Antibiotikakonzentrationen im Harn ausreichende Konzentrationen im Prostatasekret und Ejakulat bei gleichzeitig guter Wirksamkeit im alkalischen Milieu der Prostata.

Alternativ können bei einer akuten bakteriellen Prostatitis Cephalosporine der Gruppe 2 oder 3 eingesetzt werden. Besteht der Verdacht auf eine Chlamydieninfektion (z. B. bei der akuten Epididymitis junger Männer), wird mit Makroliden oder Doxycyclin behandelt. Parenterale Antibiotika kommen nur bei der akuten bakteriellen Prostatitis mit schweren Allgemeinsymptomen zum initialen Einsatz.

9.9 Prophylaxe und Prävention

Für die Prophylaxe der rezidivierenden unkomplizierten Zystitis bieten sich mehrere Möglichkeiten an.

Prophylaxe der rezidivierenden unkomplizierten Zystitis

1. Die tägliche Gabe eines niedrigdosierten und dafür geeigneten Antibiotikums, z. B. Nitrofurantoin (50 mg), Trimethoprim (50–100 mg), Cotrimoxazol (40 mg/200 mg), ein Fluorchinolon, z. B. Norfloxacin (200 mg) oder Ciprofloxacin (125 mg) oder für Jugendliche, Schwangere oder Stillende ein orales klassisches Cephalosporin, z. B. Cephalexin (250 mg).
2. Bei Patientinnen, die Episoden einer akuten Zystitis zeitlich dem Geschlechtsverkehr zuordnen können, genügt eine postkoitale Dosis eines der genannten Antibiotika, z B. 250 mg Cephalexin.
3. Einige Patientinnen, die bereits gute Erfahrungen mit der Einmaltherapie gemacht haben, behandeln sich selbst, sobald die ersten Anzeichen eines Rezidivs auftreten. Diese Selbstmedikation ist im eigentlichen Sinne keine Prophylaxe, sondern bereits eine Therapie im Frühstadium.
4. Bei Patientinnen in der Postmenopause oder auch bei Hormoninsuffizienz, z. B. nach Adnektomie, sollte bei häufigen Rezidiven zunächst eine lokale hormonelle Substitution periurethral und intravaginal versucht werden. So konnte in einer doppelblinden, placebokontrollierten Studie gezeigt werden, dass die Anwendung einer Östrogencreme jeden Abend für 2 Wochen, gefolgt von 3-mal wöchentlich für 8 Monate, die Reinfektionsrate signifikant absenken konnte (Raz 1993). Erst wenn diese Maßnahme nicht ausreicht, sollte eine Antibiotikaprophylaxe hinzugefügt werden.
5. Mit oralen, parenteralen und intravaginalen Vakzinen wurde ebenfalls versucht, die Rezidivraten zu senken. Uro-Vaxom, ein Gemisch immunaktiver Fraktionen ausgewählter E.-coli-Stämme, wird oral über einen Zeitraum von 3 Monaten verabreicht. Nach 6 Monaten kann eine erneute Gabe sozusagen als Booster über jeweils 10 Tage während 3 aufeinander folgender Monate gegeben werden. In placebokontrollierten Studien konnte gezeigt werden, dass auch damit eine signifikante Senkung der Rezidivraten zu erzielen ist (Tammen 1990).

9.9.1 Richtlinien des Robert-Koch-Instituts

Für die Prophylaxe der nosokomialen, katheterassoziierten HWI wurden vom Robert-Koch-Institut folgende Richtlinien empfohlen (Bundesgesundheitsblatt 2000, RKI):

Richtlinien des Robert-Koch-Instituts

1. Katheterisierungen der Harnorgane dürfen nur von geschultem Personal vorgenommen werden.
2. Harnverweilkatheter dürfen nur nach strenger Indikationsstellung gelegt werden und sind frühest möglich wieder zu entfernen.
   - Bei einer Kurzzeitdrainage (≤5 Tage) können Latexkatheter verwendet werden.
   - Bei einer Langzeitdrainage (>5 Tage) sollten transurethrale Vollsilikonkatheter, oder wenn indiziert suprapubische Verweilkatheter verwendet werden (Horgan et al. 1992).

- Antimikrobiell beschichtete Harnverweilkatheter können derzeit nicht empfohlen werden.

3. Bei jeder Manipulation am Harnverweilkatheter oder Drainagesystem ist eine hygienische Händedesinfektion und das Tragen von Einmalhandschuhen erforderlich.
4. Die Katheterisierung ist aseptisch durchzuführen.
5. Es sollten nur sterile, geschlossene Ableitungssysteme eingesetzt werden, die die hygienischen Anforderungen an die Probenentnahmestelle, an die Rückflusssperre, das Luftausgleichventil, den Abflussstutzen und das Ablassventil erfüllen.
6. Ein freier Harnabfluss muss zu jeder Zeit gewährleistet sein.
7. Eine ausreichende Hygiene des äußeren Genitale und der Perinealregion sollte täglich durchgeführt werden.
8. Harnverweilkatheter sollten nicht routinemäßig, sondern individuell, je nach Inkrustationstendenz etc. gewechselt werden. Wird aufgrund einer Harnwegsinfektion eine antibiotische Therapie eingeleitet, sollte der Harnkatheter gewechselt werden.

Bei der Blasenbilharziose wird eine Langzeitbehandlung mit Glykosaminoglykanen (Vorläufersubstanz: D-Glukosamin) diskutiert, wenn die Reinfektion nicht verhindert werden kann, um die Anlagerung von Kalziumbestandteilen und somit Kalzifikationen und Gefäßfragilität zu vermindern. Die chronisch entzündlichen Veränderungen könnten eventuell durch eine Substitutionsbehandlung mit Glykosaminoglykanen deutlich gebessert werden (Bichler et al. 1997).

Fazit für die Praxis

- Bezüglich Diagnostik und Therapie sind unkomplizierte und komplizierte HWI zu unterscheiden.
- Unkomplizierte HWI haben ein enges Erregerspektrum mit meistens gut sensiblen Organismen. Eine empirische antibiotische Therapie ist möglich und meistens erfolgreich.
- Komplizierte HWI haben ein breites Erregerspektrum gramnegativer und grampositiver Bakterien mit häufig resistenten Erregern. Auch die empirische Therapie mit Breitspektrumantibiotika hat Lücken im Wirkspektrum.
- Die Therapie unkomplizierter HWI ist ausschließlich antibiotisch.
- Die Therapie komplizierter HWI hat multiple Aspekte und ist häufig multidisziplinär.
- Eine Prävention der unkomplizierten HWI ist durch Veränderung prädisponierender Faktoren oder durch intermittierende oder kontinuierliche Gabe antibakterieller Substanzen in den meisten Fällen möglich.
- Eine Prävention der komplizierten HWI ist nur bei bestimmten Formen erfolgreich und dann v. a. bei nosokomialen HWI durch verbesserte hygienische Verhältnisse zu erreichen.

Danksagung

Wir danken Herrn Dr. med. H. Lieber, Chefarzt der Abteilung für Radiologie des Klinikums St. Elisabeth Straubing, für die freundliche Überlassung der radiologischen Bilder.

Literatur zu Kap. 9

Alken P, Walz PH (1992) Urologie. VCH, Weinheim, S 132–152, 460–461

Applemann ME, Winn RE (1992) Urinary tract infections, chap 125. In: Civetta JM, Taylor RW, Kirby RR (eds) Critical care. Lippincott, Philadelphia, pp 1609–1615

Bailey RR, Lynn KL, Robson RA, Smith AH, Maling TMJ, Turner JG (1996) DMSA renal scans in adults with acute pyelonephritis. Clin Nephrol 46/2: 99–104

Bailey RR (1997) Uncomplicate acute pyelonephritis. In: Bergan T (ed) Urinary tract infections. Karger, Basel (Infectiology 1: 14–18)

Bailey RR (1990) Review of published studies on single dose therapy of urinary tract infections. Infection 18 (Suppl 2) 53–56

Bichler KH, Feil G, Nelde HJ (1997) Bilharziose (Schistosomiasis) der Harnblase. Chemother J 6/4: 147–154

Broseta E, Osca JM, Morera J, Martinez-Agullo E, Jimenez-Cruz JF (1993) Urological manifestations of Herpes Zoster. Eur Urol 24: 244–247

Bundesgesundheitsblatt. Kommision für Krankenhaushygiene und Infektionsprävention des Robert-Koch-Institutes. In: Richtlinie Krankenhaushygiene-Lieferung 16 (Februar 2000). Urban & Fischer, München Jena, S 11–12 f.

Connell H, Svanborg K, Hedges S et al. (1997) Adherence and the pathogenesis of urinary tract infection. Infectiology 1: 109–117

Costerton JW (1999) Biofilm in Nature. Int J Antimicrob Agents 11 (special issue, in press)

Dooyeweert DA van, Schneider MME, Borleffs JCC, Hoepelmann AIM (1997) Bacteriuria in male patients infected with Human Immunodeficiency virus type 1. In: Bergan T (ed) Urinary tract infections. Karger, Basel (Infectiology 1: 37–45)

Doxiadis T, Kimmelstiel P, Stauffer Lehmann J, Schlegel JU, Strauss MB (1976) Krankheiten der ableitenden Harnwege. In: Netter FH (ed) Niere und Harnwege. Thieme, Stuttgart, S 185–220

Eliakim A, Dolfin T, Korzets Z, Wolach B, Pomeranz A (1997) Urinary tract infection in premature infants: the role of imaging studies and prophylactic therapy. J Perinatol 17/4: 305–308

Elkin M (1975) Renal cysts and abscesses. Curr Probl Radiol 5: 1–56

Gatermann S, Podschun R, Schmidt H et al. (1997) Harnwegsinfektionen. In: Mauch H, Lütticken R, Gatermann S (Hrsg) Qualitätsstandards in der mikrobiologischen-infektiologischen Diagnostik. G. Fischer, Stuttgart (Bd 2, S 9)

Hacker J (1998) Virulenzfaktoren aus mikrobiologischer Sicht. In: Hofstetter A (Hrsg) Urologische Infektionen. Springer, Berlin Heidelberg New York Tokio

Hedges S, Svensson M, Svanborg K (1992) Interleukin-6 response of epithelial cell lines to bacterial stimulation in vitro. Infect Immunol 60/4: 1295–1301

Hofstetter A, Brühl P, Naber KG et al. (1997) Diagnostik der Infektionen des Urogenitaltrakts. Leitlinien der DGU. Urologe [A] 5: 487–489

Hofstetter A, Brühl P, Naber KG et al. (1997) Therapie von Harnwegsinfektionen. Leitlinien der DGU. Urologe [A] 5: 490–492

Horgan AFB, Prasad D, Waldron D, Sullivan D (1992) Acute urinary retention. Comparison of suprapubic and urethral catheterization. Br J Urol 70: 149–151

Jeng.Jong Huan, Kuan-Wen Chen, Mirng-Kuhn Ruaan (1991) Mixed acid fermentation of glucose as a mechanism of emphysematous urinary tract infections. J Urol 146: 148–151

Kawakami, M., Ueda, S., Maeda, T et al. (1997) Vidarabine therapy for virus-associated cystitis after allogeneic bone marrow transplantation. Bone Marrow Transplant 20: 485–490

Koneman EW, Allen SD, Janda WM, Schreckenberger PC, Winn WC (1997) Diagnostic microbiology, 5th edn, chap 4: The enterobacteriaceae, carbohydrate utilization, pp 172–176

Krieger JN, Kaiser DL, Wenzel RP (1983) Urinary tract etiology of bloodstream infections in hospitalized patients. J Infect Dis 148: 57

Leeker A, Kumar S, Sack K, Kreft B (1996) Tamm-Horsfall-Protein: Differentielle Wirkung auf die Fimbrien-vermittelte Adhärenz von E. coli an Nierenepithelzellen? Nieren Hochdruckkrankh 25/11: 541–544

McClanahan C, Grimes MM, Callaghan E, Stewart J (1994) Hemorrhagic cystitis associated with Herpes Simplex virus. J Urol 151/1: 152–153

Lenk S, Rothenberger K-H, Brühl P (1998) Urogenitaltuberkulose. In: Hofstetter A (Hrsg) Urologische Infektionen. Springer, Berlin Heidelberg New York Tokio, S 415–442

Ludwig M, Köchel HG, Fischer C, Ringert RH, Weidner W (1996) Human Papillomavirus in tissue of bladder and bladder karzinoma specimens. Eur Urol 30: 96–102

Melekos MD, Naber KG (2000) Complicated urinary tract infections. Int J Antimicrob Agents 15:247–256

Morschhäuser J, Blum-Oehler G, Hacker J (1997) Virulenz- und Resistenzmechanismen pathogener Candida spp. Med Welt 48: 352–357

Mulven MA, Schilling JD, Martinez JJ, Hultgren SJ (2000) Bad bugs and beleagured bladders: Interplay between uropathogenic E. coli and innate host defenses. Proc Natl Acad Sci 97: 8829–8835

Naber KG, Witte W, Bauernfeind A, Wiedemann B, Wagenlehner F, Klare J, Heisig P (1994) Clinical significance and spread of fluoroquinolone resistant uropathogens in hospitalised urological patients. Infection 22 (Suppl 2): 122–127

Naber KG (1998) Therapie von Harnwegsinfektionen. In: Hofstetter A (Hrsg) Urologische Infektionen. Springer, Berlin Heidelberg New York Tokio

Nebreda-Mayoral T, Munoz-Bellido JL, Garcia-Rodriguez JA (1994) Incidence and characteristics of urinary tract infections caused by Corynebacterium urealyticum. Eur J Clin Microbiol Infect Dis 13/7: 600–604

Norrby SR (1990) Short-term treatment of uncomplicated lower urinary tract infections in women. Rev Infect Dis 12: 458–467

Raz R, Stamm WE (1993) A controlled trial of intravaginal estriol in postmenopausal women with recurrent urinary tract infections. N Engl J Med 329: 753–756

Reid G (1999) Biofilms in infectious disease and on medical devices. Int J Antimicrob Agents 11/3–4: 223–226, 237–239

Roberts JA (1975) Experimental pyelonephritis in the monkey. III: Pathophysiology of ureteral malfunction induced by bacteria. Invest Urol 13: 117–120

Simon C, Stille W (2000) Schwangerschaftspyelonephrits. In: Antibiotika-Therapie in Klinik und Praxis, 10. Aufl., Schattauer, Stuttgart New YorkS. 496).

Takashi Yagisawa, Teruhiro Nakada, Kota Takahashi et al. (1995) Acute hemorrhagic cystitis caused by adenovirus after kidney transplantation. Urol Int 54: 142–146

Tammen H (1990) Immunbiotherapy with Uro-Vaxom in recurrent urinary tract infection. Br J Urol 65: 6–9

Vogel F, Naber KG, Wacha H et al. (1999) Parenterale Antibiotika bei Erwachsenen. Chemotherapie-Journal der Paul-Ehrlich-Gesellschaft, vol 8: 3–49

Warren JW, Abrutyn E, Hebel JR, Johnson JR, Schaeffer AJ, Stamm WE (1999) Guidelines for antimicrobial treatment of uncomplicated acute bacterial cystitis and acute pyelonephritis in women. Clin Infect Dis 29/4: 745–758

Winberg J, Andersen JH, Bergström T et al. (1974) Epidemiology of symptomatic urinary tract infections in childhood. Acta Paediatr Scand 252 (Suppl 1)

Sepsis

X. Schiel, J. Kienast, H. Ostermann

10.1 Definitionen

Die erste klinisch-infektiologische Begriffsbestimmung der Sepsis geht auf die Definition von Schottmüller zurück: »Eine Sepsis liegt dann vor, wenn sich innerhalb des Körpers ein Herd gebildet hat, von dem konstant oder periodisch pathogene Bakterien in den Blutkreislauf gelangen, und zwar derart, dass durch diese Invasion subjektive und objektive Krankheitserscheinungen ausgelöst werden.«

Darauf fußend wurde die Sepsis bis Anfang der 1980er Jahre als Übergang einer lokalisierten Infektion in eine schwere systemische Infektion interpretiert. Die in den letzten 10 Jahren stattgefundene Diskussion um die Definition der Sepsis kennzeichnet das Bemühen um eine international verbindliche Sprachregelung, die einerseits der mikrobiell-toxischen Ätiologie, andererseits der generalisiert entzündlichen Reaktion des Organismus als pathogenetischem Prinzip und schließlich einer klinisch praktikablen und frühzeitigen Diagnosestellung Rechnung trägt.

Konsens besteht insoweit, dass die Sepsis als systemische Entzündungsreaktion infolge Invasion der Blutbahn durch Mikroorganismen und/oder deren Toxine aus einem Infektionsherd definiert wird [1]. Dieser weit gefasste Sepsisbegriff (■ s. Tabelle 10-1) bedarf im Einzelfall der Ergänzung und Differenzierung durch prognose- und therapierelevante Kriterien. Hierzu zählen Vorhandensein und Ausmaß einer Multiorganinsuffizienz, Entwicklung eines septischen Schocks und klinisch validierte Scoresysteme, die Aufschluss über Schweregrad und Prognose der Erkrankung geben.

Von der Sepsis abzugrenzen ist ein klinisch nahezu identisch verlaufendes Krankheitsbild als Folge primär nichtinfektiöser Noxen wie Trauma, Verbrennung, Intoxikation, Pankreatitis etc. Dieses Syndrom (»systemic inflammatory response syndrome«, SIRS) kann ebenfalls über eine generalisierte Entzündungsreaktion zum mediatorinduzierten Multiorganversagen führen. Die Sepsis entspricht einem SIRS primär infektiöser Genese.

Dass mit diesen von theoretischen Ansatzpunkten ausgehenden Definitionen durchaus klinisch relevante Patientengruppen definiert werden können, ist inzwischen mehrfach gezeigt worden. So untersuchte Hernandez in einer prospektiven multizentrischen Studie die Krankenhausletalität von Patienten mit SIRS und Sepsis. Sowohl die Sterblichkeit auf Intensivstationen als auch die Krankenhausletalität waren nicht signifikant unterschiedlich [2].

Die Bezeichnung »Sepsissyndrom« hat sich gegenüber dem Begriff der schweren Sepsis nicht durchgesetzt und sollte deshalb nicht mehr für eine schwere systemische Allgemeininfektion verwendet werden.

Als *Multiorganversagen* (MOV) wird das gleichzeitig oder in rascher zeitlicher Abfolge manifestierte Versagen von zwei oder mehr vitalen Organsystemen bezeichnet [3]. Das septisch bedingte MOV repräsentiert das terminale Folgestadium einer häufig bereits zu Beginn des septischen Prozesses auftretenden *Multiorganinsuffizienz* oder *-dysfunktion* (MOD). Zeichen der Organinsuffizienz werden für die Sepsisdiagnose herangezogen (■ Tabelle 10-1). Der bereits oben erwähnten amerikanischen Konsensusempfehlung folgend wird das Auftreten von Organfunktionsstörungen beim akut kranken Patienten als »multiple organ dysfunction syndrome« (MODS) bezeichnet [1]. Damit wird der Dynamik des Prozesses Rechnung getragen. Die wichtigsten Manifestationen von MOV und MODS fasst ■ Tabelle 10-2 zusammen.

Weitere Manifestationen sind:
- hämatopoetische Insuffizienz,
- endokrine Krisen und Komata,
- akute Cholezystitis/Gallenblasenperforation,
- akute Pankreatitis.

■ **Tabelle 10-1.** Kriterien der Sepsisdiagnose nach ACCP-SCCM-Konsensus 1992 [1]: »Sepsis/schwere Sepsis«

Diagnostische Kriterien	
Infektion	Infektion (Entzündung durch Präsenz von Mikroorganismen oder mikrobielle Invasion von normalerweise sterilem Gewebe) plus – 2 A-Kriterien (»Sepsis«) zusätzlich B-Kriterien (»schwere Sepsis«)
A-Kriterien:	Zeichen der generalisierten Entzündungsreaktion – Fieber >38°C oder Hypothermie <36°C – Tachykardie >90/min – Tachypnoe >20/min oder Hypokapnie, p_aCO_2 <32 mmHg – Leukozytose >12 G/l oder Leukozytopenie <4 G/l oder Linksverschiebung (>10% unreife Neutrophile)
B-Kriterien:	Zeichen inadäquater Organperfusion oder gestörter Organfunktion: – Akute Veränderung des mentalen Status (Somnolenz, Verwirrtheit, Lethargie) – Laktatazidose – Hypoxämie – Oligurie – Hypotension <90 mmHg systolisch oder Abfall >40 mmHg systolisch

■ **Tabelle 10-2.** Manifestationen und Komponenten der septisch bedingten Multiorgandysfunktion (MOD) bzw. des Multiorganversagens (MOV). (Nach [3])

Organdysfunktion	Organversagen
Akute respiratorische Insuffizienz	Lungenödem, akutes Lungenversagen, ARDS
Akute kardiale Insuffizienz	Septische Kardiomyomathie, Myokardischämie
Akute zirkulatorische Insuffizienz	Arrythmien, Kreislaufschock
Akute renale Insuffizienz	Akutes Nierenversagen
Akute Leberfunktionsstörung	Akutes Leberversagen
Gastrointestinale Stressläsionen	Stressblutung
Akute Umsatzsteigerung der Blutgerinnung	Disseminierte intravasale Gerinnung
Akute zentralnervöse Funktionsstörungen	Metabolisches Koma
Stressstoffwechsel	Stoffwechselversagen

10.2 Inzidenz und Prädisposition

Aufgrund fehlender nationaler Datenbanken ist es nicht möglich, genaue Zahlen bezüglich der Sepsisinzidenz zu erhalten. Anhaltspunkte geben lediglich Einzelstudien (vgl. Tabelle 10-3). Allerdings sind diese Zahlen mit großer Vorsicht zu betrachten, da die Angaben zur Sepsisinzidenz aufgrund unterschiedlicher Diagnosekriterien und Patientenkollektive stark variieren. Über alle Fachgebiete ist im Mittel mit 8 [4], im Bereich der Inneren Medizin mit 60 Sepsiserkrankungen auf 1000 stationär behandelte Patienten zu rechnen, davon die Hälfte infolge nosokomialer Infektionen (Universitätsklinikum Steglitz, prospektive Erfassung der Jahrgänge 1979 und 1982; [5]).

Sands et al. [6] publizierten 1997 eine epidemiologische Studie zur Sepsisinzidenz. An 8 akademischen Krankenhäusern wurde während eines Beobachtungszeitraums von 16 Monaten aus 244.887 Patienteneinweisungen eine Subgruppe von 12.759 Patienten bezüglich der Inzidenz von Sepsis analysiert. Die extrapolierte gewichtete Abschätzung der Inzidenz des Sepsissyndroms lag bei ca. 2% und SIRS bei 18% der stationären Einweisungen. Bei 25% der Patienten mit Sepsissyndrom lag initial bereits ein septischer Schock vor. Während der 28-tägigen Beobachtungszeit entwickelten 47% der Patienten mit Sepsissyndrom einen septischen Schock.

Die Hälfte der Patienten auf medizinischen bzw. chirugischen Intensivstation, die die SIRS-Kriterien erfüllten (40% der Patienten), qualifizierten für die Sepsiskriterien. Eine Übersicht mit weiteren prospektiven Studien zeigt Tabelle 10-3 (mod. aus [7]).

Bei der Beurteilung dieser Daten im Vergleich zu anderen Publikationen muss berücksichtigt werden, dass sowohl die Studie der französischen Arbeitsgruppe unter der Leitung von Brun-Buisson [8] als auch die italienische unter Salvo [9] die Häufigkeit und Letalität der Sepsis nur bei Patienten auf Intensivstationen untersuchten.

Insgesamt wird eine Zunahme der Sepsisinzidenz beobachtet. Nach CDC-Entlassungsstatistiken kam es in den Vereinigten Staaten von 1979–1987 zu einem Anstieg um 139% von 73,6/100.000 auf 175,9/100.000 [10]. Obwohl eine Zunahme der Sepsisinzidenz in allen Altersgruppen zu verzeichnen ist, war der relative Anstieg in der Altersgruppe über 65 Jahre mit 162% bzw. von 326,3/100.000 auf 854,7/100.000 am höchsten. Als Ursache für den Anstieg der Sepsisinzidenz ist u. a. die intensivere Behandlung auch von älteren oder Risikopatienten anzusehen.

Tabelle 10-4. Korrelation von Schweregrad der systemischen Entzündungsreaktion und Prognose. (Nach [11])

	Patienten (n)	Anteil [%]	Letalität [%]
SIRS, mindestens 2 Kriterien	2.527	68	7
SIRS, mindestens 3 Kriterien	1.821	49	10
SIRS, mindestens 4 Kriterien	975	26	17
Sepsis	1.541	42	16
Schwere Sepsis	994	27	20
Septischer Schock	194	5	46

10.3 Schweregrad und Letalität

Die Kriterien der Konsensuskonferenz [1] für SIRS, Sepsis, septischer Schock implizierten einen zunehmenden Schweregrad des Inflammationsprozesses mit proportionalem Anstieg der Letalität. 1995 wurde eine Studie mit 3708 Patienten publiziert, die diese Hypothese prospektiv bestätigte [11]. Die Letalität stieg mit zunehmender Schwere des Krankheitsbildes von 7% (SIRS mit 2 Kriterien) bis 46% beim septischen Schock. Die Letalität ohne SIRS/Sepsis lag bei 3% (Tabelle 10-4). Patienten mit Sepsis entwickeln in 20–50% einen septischen Schock [6, 8, 11].

Den deutlichen Einfluss des Patientenkollektivs zeigte eine zusammenfassende Publikation von doppelblind randomisierten, placebokontrollierten Therapiestudien mit über 6000 Patienten. Hier fanden sich deutliche Unterschiede in der 28-Tages-Letalität, die zwischen 24 und 56% schwankte [13].

10.4 Risikofaktoren für die Entwicklung einer Sepsis

Morbidität und Letalität von Infektionen werden nicht nur durch die Art, Anzahl und Virulenzfaktoren der Erreger bestimmt, sondern auch durch Wirtsfaktoren. Hierzu zählen Alter,

Tabelle 10-3. Studien zur Sepsisinzidenz. (Mod. nach [7])

Krankenhauseinweisungen	[Literatur]	SIRS	Sepsis	Schwere Sepsis	Septischer Schock
	[6]	180 [b]	Etwa 45 [b, c]	11–33 [b]	Nicht erhoben
Medizinisch Intensiv	[11]	804 [a]	494 [a]	358 [a]	69 [a]
Chirugisch Intensiv	[11]	857 [a]	470 [a]	390 [a]	62 [a]
Kardiologisch Intensiv	[11]	542 [a]	195 [a]	113 [a]	21 [a]
Medizinisch-onkologische Station	[11]	671 [a]	419 [a]	57 [a]	1 [a]
Chirugische Station	[11]	320 [a]	133 [a]	35 [a]	1 [a]
Kardiologische /thoraxchirugische Station	[11]	495 [a]	127 [a]	47 [a]	7 [a]
Intensivstationen gemischt	[8]	–	–	90 [b]	64 [b, c]
	[12]	–	–	119 [b]	87 [b]
	[9]	580 [b]	163 [b]	55 [b]	61 [b]

[a] Anzahl der Tage mit systemischen Entzündungssyndromen berechnet auf 1000 Patiententage.
[b] Inzidenz/1000 Einweisungen.
[c] Siehe [7].

Tabelle 10-5. Erreger bei Sepsis

Keimspektrum	% der positiven Blutkulturen [6]	% Erreger bei dokumentierten Infektionen ohne positive Blutkulturen [6]	Nach [4]
Grampositiv	39,5	24	49,8
Gramnegativ	35	43,9	46,9
Pilze	7,4	5	3,3
Anaerobier intraabdominel	2,4	1,8	
Polymikrobielle Infektionen	11,1	20,8	

Ernährungsstatus, die Fähigkeit, Erreger abzutöten, und eine adäquate Reaktion des Immunsystems. Die zuletzt genannten Faktoren scheinen nach neuesten Untersuchungen wesentlich von genetischen Prädispositionen abzuhängen [14]. Vergleicht man die Frühletalität (≤3 Tage) mit der Spätletalität (3–28 Tage) so fällt auf, dass initial die Schwere der Wirtsantwort auf die Infektion entscheidend scheint, während später die zugrundeliegende Erkrankung einen wesentlichen Einfluss besitzt.

Unabhängige Risikofaktoren der Frühmortalität waren v. a. ein höherer Schweregrad des akuten Krankheitsstatus [hoher »simplified acute physiology score II« (SAPS), s. auch Abschn. 10.6: »Prognosescoresysteme«), zwei oder mehr Organversagen und septischer Schock [8]. Generell zählen maligne und metabolische Grunderkrankungen, präexistente Leber- oder Niereninsuffizienz, Immundefektsyndrome sowie zytostatische oder immunsuppressive Vorbehandlung zu den wichtigsten Prädispositionsfaktoren.

Hingegen ist die Splenektomie beim Erwachsenen ein Risikofaktor untergeordneter Bedeutung; so liegt die jährliche Inzidenz einer fulminanten Sepsis bei splenektomierten Patienten mit Immunthrombozytopenie unter 0,2% [15].

10.5 Infektionsquellen

Wie bereits eingangs erwähnt, betont die zzt. anerkannte Definition der Sepsis nach den Kriterien der ACCPS von 1992 ([1]; s. auch Tabelle 10-1) die systemische Reaktion auf eine Infektion. Dabei ist jedoch der Nachweis des infektionsauslösenden Agens nicht eine notwendige Voraussetzung für die Diagnose einer Sepsis. Der klinisch vorhandene Infektionsherd oder zumindest der klinische Verdacht auf das Vorliegen einer Infektion als Ursache für die systemische Entzündungsreaktion sind für die Diagnose ausreichend.

In der Tat konnten z. B. lediglich bei 28% der Patienten mit einer schweren Sepsis ein Erreger mittels Blutkulturen nachgewiesen werden. Davon waren über 39% grampositive Erreger, 35% gramnegative, 7,4% Pilze sowie über 11% polymikobielle Infektionen. Beim Vergleich des Erregerspektrums zwischen dokumentierten Infektionen und Blutkulturen finden sich bei den dokumentierten Infektionen deutlich mehr gramnegative Erreger (43,9%) sowie mehr polymikrobielle Infektionen (20,8%) [6].

Zu den am häufigsten nachgewiesenen Erregern gehören Staphylokokken, E. coli, Streptokokken, Pseudomonaden, Klebsiellen, Enterokokken und Hefepilze [6, 12]. Das Erregerspektrum der bei einer Sepsis identifizierten Keime hat sich über die letzten Jahrzehnte immer wieder gewandelt. Vor Einführung der Antibiotika in den frühen 1940er Jahren wurden hauptsächlich grampositive Keime gefunden. Bis Anfang der 1970er Jahre nahmen die gramnegativen Infektionen auf über 50% zu. In den letzten 10 Jahren dagegen ist eine eine Zunahme der grampositiven Erreger zu beobachten [4]. Tabelle 10-5 zeigt eine Auswahl von Studien mit Erregerhäufigkeiten bei Patienten mit Sepsis.

In über 50% sind der Respirations- und Abdominaltrakt die Infektionsquellen gefolgt vom Urogenitalsystem mit ca. 10% [6, 8]. Bei primärer Bakteriämie sind der Abdominal- (28%), der Respirationstrakt (20%) gefolgt vom Harntrakt (12%) sowie mit je 9% Katheter und Weichteile wesentliche Infektionsquellen [12].

10.6 Prognosescoresysteme

Die Prognose kritisch kranker Patienten wird von zahlreichen Faktoren bestimmt. Neben therapieunabhängigen Variablen spielen therapeutische Interventionen und die konservative Therapie eine entscheidende Rolle. Zur Prognoseabschätzung wurden Scoresysteme entwickelt, die auf therapieunabhängigen Faktoren basieren. Diese Scoresysteme sind mit folgenden Zielsetzungen verbunden:

- Standardisierte Klassifizierung des Krankheitsschweregrades,
- Prognose der Erkrankung, bzw. Wahrscheinlichkeit des Überlebens,
- Ansprechen bzw. Nichtansprechen auf therapeutische Maßnahmen,
- Qualitätskontrolle,
- Unterstützung ärztlicher therapeutischer Entscheidungen im Einzelfall,
- Evaluierung neuer Therapieverfahren.

Scoremodelle lassen sich in folgende Typen unterscheiden (nach [16]):

- *Erkrankungsbezogene Sepsis:*
  - Sepsisscore nach Marshall,
  - Severity of Sepsis Grading nach Elebute,
  - Sepsis Severity Score nach Knaus.
- *MOD-/MOV:*
  - Multiple Organ Failure (MOF) nach Goris,
  - Multiple Organ Dysfunktion (MOD) nach Marshall,
  - Sepsis-related Organ Failure Assessment (SOFA) nach Vincent.

- *Patientenbezogene:*
  - intensivmedizinisch,
  - internistisch/chirugisch.
- *Universelle:*
  - Acute Physiology and Chronic Health Evaluation, APACHE,
  - Simplified Acute Physiology Score, SAPS.

Bei Patienten mit Multiorgandysfunktion (MODS) und Multiorganversagen (MOV) haben sich neben den erkrankungsbezogenen Scores wie SOFA auch universelle Scores wie der APACHE II bewährt [16] (s. Kap. 11, S. 341). Scoresysteme dienen der Unterstützung der ärztlichen Entscheidungsfindung, können diese allerdings nicht ersetzen.

10.7 Ätiologie und Pathogenese

Eine Entzündungsreaktion ist üblichererweise eine lokal begrenzte Antwort auf eine Infektion, aber auch auf Traumata, Neoplasien sowie endogene oder exogene Noxen. Unabhängig vom schädigenden Agens ist die Antwort des Körpers qualitativ gleichförmig. Die lokale Entzündungsreaktion ist charakterisiert durch die Sezernierung von Chemokinen am Verletzungsort durch Endothelzellen. Chemokine locken Leukozyten an und stimulieren sie. Die aktivierten Leukozyten sezernieren Zytokine wie TNF-α. TNF-α induziert an Endothelzellen die Expression von Adhäsionsmolekülen wie E-Selectin und Integrine. An diese adhärieren Granulozyten und Monozyten. Die Adäsion von Granulozyten und Monozyten aktiviert wiederum das Endothel und führt zur Schädigung der Zell-Zell-Verbindungen.

Anschließend wandern die Leukozyten in das Entzündungsgebiet ein. Dort phagozytieren sie die Erreger. Die Leukozyten sezernieren am Entzündungsort Mediatoren, die für die Kardinalsymptome der Entzündung (Rubor, Dolor, Calor, Functio laesa) verantwortlich sind. Diese Prozesse sind komplex reguliert und begrenzen die Entzündung meistens. In einigen Fällen jedoch führt die Mediatorenwirkung zu einer systemischen Reaktion, die schließlich gesundes Gewebe verletzt bzw. zerstört [17].

Das klinische Vollbild dieser systemischen Überreaktion wird SIRS bzw. im Zusammenhang mit einer Infektion Sepsis genannt. Die Sepsisgenese beginnt mit der Invasion der Blutbahn durch Mikroorganismen und/oder deren toxische Produkte aus einem Infektionsherd oder einer Infektionsquelle unter Überwindung lokaler Abwehrmechanismen. Folge der mikrobiellen Invasion ist eine systemische Aktivierung von Abwehr- und Entzündungsreaktionen, die zelluläre (Leukozyten, Makrophagen, Endothel) und humorale Komponenten (z. B. Komplement- und Gerinnungskaskade, Kinine) einschließt.

Aus aktivierten Zellen freigesetzte Mediatoren unterhalten und verstärken die generalisierte Entzündung. Eine inadäquat eskalierte inflammatorische Reaktion kann durch ischämisch-hypoxische und metabolisch-toxische Gewebeschädigung im Verein mit mediatorunabhängigen Effekten mikrobieller Toxine zu Schock, Multiorganversagen und Tod des Patienten führen.

Die Vorstellung einer überschießenden proinflammatorischen Entzündungsreaktion hatte Anfang der 1990er-Jahre zur Entwicklung von Medikamenten, vorwiegend Zytokinmediatoren, geführt, die diese proinflammatorische Reaktion eindämmen sollten. Das Versagen dieser Therapiestrategien und weitere Erkenntnisse zur Pathophysiologie der Sepsis führten schließlich zu einem modifizierten Modell der Sepsispathogenese. Daher wird heute davon ausgegangen, dass die proinflammatorische Reaktion von einer kompensatorischen antiinflammatorischen Reaktion (»compensatory antiinflamatory response«, CARS) begleitet wird. Diese lässt sich anhand des Anstiegs antiiflammatorischer Marker (z. B. IL-4, IL-10) nachweisen.

Nimmt die antiinflammatorische Reaktion überhand, so kann eine Immunparalyse resultieren. Der Organismus versucht daher, als Antwort auf den Angriff durch infektiöse Organismen eine Balance zwischen pro- und antiinflammatorischer Reaktion und damit die Homöostase wieder herzustellen. Gelingt dies nicht, kommt es entweder zu einem Überwiegen der proinflammatorischen Komponente (klinisches Bild: SIRS) oder einem Überwiegen der antiinflammatorischen Komponente (CARS; ◘ Abb. 10-1).

Entstehung und Verlauf der Sepsis werden damit neben der Quantität und Virulenz des infektiösen Agens, durch die Funktion und Kompetenz der lokalen körpereigenen Abwehr als Invasionsbarriere sowie schließlich durch die adäquate oder exzessive Entzündungsreaktion des Wirtsorganismus bestimmt [18].

Ätiologie

Eine Sepsis kann durch Bakterien, Pilze und/oder deren Toxine (Endo- und Exotoxine), wahrscheinlich auch durch Parasiten und Viren hervorgerufen werden. Als klassisches Pathogen der schweren Sepsis mit hoher Schockinzidenz und Letalität gelten gramnegative Bakterien und deren Endotoxine (Lipopolysaccharide, LPS). LPS-Applikation verursacht im tierexperimentellen Modell sowie nach Einzelbeobachtungen beim Menschen ein sepsistypisches Bild. So führte die Injektion von 1 mg gereinigtem LPS von Salmonella minnesota innerhalb von 3 h zu einem septischen Schock [19].

Die den Endotoxinen gemeinsame Lipid-A-Struktur ist für die biologisch-toxischen Effekte verantwortlich. Diese resultieren aus der LPS-induzierten Aktivierung von Monozyten, Makrophagen, polymorphkernigen Leukozyten und Endothel mit exzessiver Freisetzung proinflammatorischer Zytokine (TNF-α, IL-1) und zytotoxischer Metaboliten. LPS wird aus der äußeren Membran gramnegativer Bakterien während der Zellteilung oder nach Zytolyse freigesetzt. LPS-bindende Plasmaproteine modulieren dessen biologische Aktivität.

Die hochaffine LPS-Bindung an ein plasmatisches Glykoprotein mit Molekulargewicht 60.000 (»LPS binding protein«, LBP) vermittelt und verstärkt die Interaktion mit dem als CD14 identifizierten LPS-Rezeptor auf myeloischen Zellen. Lösliches CD14 [20] induziert darüber hinaus LPS-Effekte in Zellsystemen, die den Rezeptor physiologischerweise nicht exprimieren (Endothel, glatte Muskelzellen). Andererseits resultiert die konkurrierende LPS-Bindung an BPI (»bactericidal/permeability increasing protein«) oder unspezifisch an HDL (»high density lipoproteins«) in einer Blockade bzw. Abschwächung der LPS-induzierten Aktivierung von Entzündungszellen.

Der intrazelluläre Weg, über den LPS Zellen aktivieren kann, ist inzwischen weitgehend aufgeklärt. Neben CD14 ist der

Abb. 10-1. Pathogenese und Verlauf der Sepsis in Abhängigkeit vom Ausmaß der systemischen Entzündungsreaktion. (Mod. nach [96])

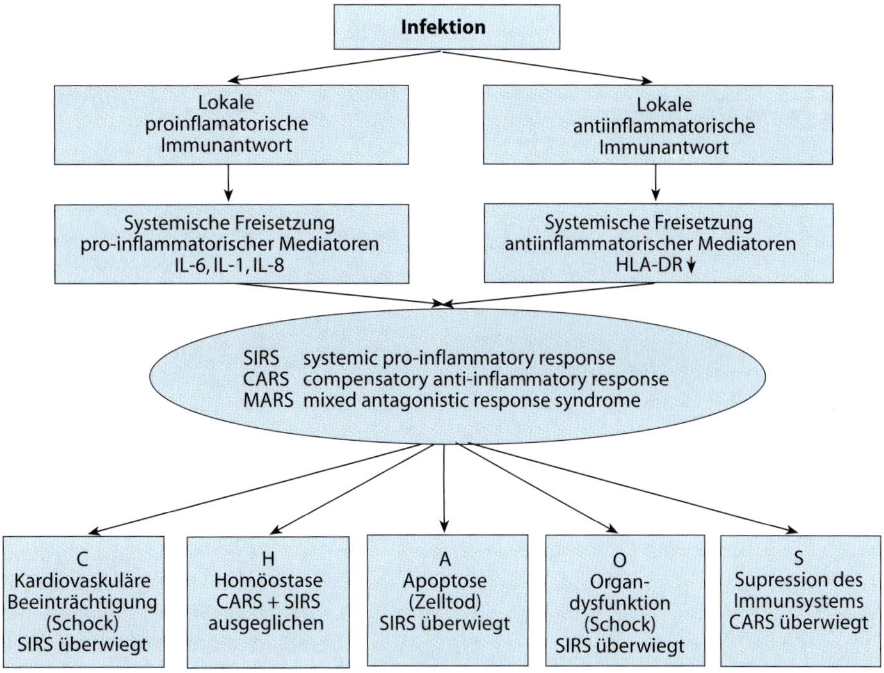

Toll-like-Rezeptor TLR4 identifiziert worden, durch dessen Aktivierung eine Kaskade intrazellulärer Signaltransduktionsmechanismen ausgelöst wird, an deren Ende die Aktivierung von NF-κb steht, das die Transkription u. a. von Zytokingenen bewirkt [21].

Seit den frühen 1980er-Jahren nehmen invasive Pilzinfektionen und septische Infektionen durch grampositive Bakterien zu. Inzwischen ist experimentell belegt, dass Zellwandbestandteile (Peptidoglykane, Teichoinsäuren) und verschiedene Exotoxine grampositiver Bakterien einschließlich der Superantigene wie »toxic shock syndrome toxin-1« (TSST-1) humorale und zelluläre Entzündungskaskaden aktivieren. Sie sind darin in vieler Hinsicht den Endotoxinen gramnegativer Bakterien vergleichbar [22].

Ein in seiner klinischen Bedeutung für Sepsisentstehung und -verlauf noch immer umstrittenes Phänomen ist die mikrobielle *Translokation.* Damit wird eine spezielle Form der mikrobiellen Invasion, nämlich die Passage von vitalen Bakterien und/oder Endotoxinen aus dem Gastrointestinaltrakt durch die ischämisch oder toxisch geschädigte Mukosa in die Blutbahn bezeichnet [23].

Mediatoren und Effektoren

Das pathogenetische Prinzip der Sepsis besteht in einer generalisiert und exzessiv verlaufenden Entzündungsreaktion, die durch das infektiöse Agens angestoßen, aber nicht notwendigerweise unterhalten wird. Im Mittelpunkt steht die explosionsartige Aktivierung humoraler Kaskadensysteme (Komplement, Gerinnung, Kallikrein-Kinin-System) und von entzündungskompetenten Zellen (Granulozyten, Monozyten, Lymphozyten, Makrophagen, Endothel), die ihrerseits pro- und antiinflammatorische Mediatoren, vasoaktive und zytotoxische Effektoren freisetzen (Tabelle 10-6). Der Prozess ist gekennzeichnet durch teils synergistische, teils antagonisierende und vielfach redundante Interaktionen; eine strenge Unterscheidung in Mediatoren und Effektoren ist wegen des pleiotropen Wirkungsprofils vieler Substanzen kaum möglich.

Organdysfunktion

Die Organschädigung ist das Ergebnis von

1. direkt zytotoxischen Effekten der Entzündungsmediatoren und mikrobiellen Toxine (*metabolisch- bzw. mikrobiell-toxische Schädigung*),
2. einer multifaktoriell bedingten Dysregulation von Mikro- und Makrozirkulation, O_2-Transport und Gewebeoxygenierung (*ischämisch-hypoxische Schädigung*) und
3. einer gesteigerten Apoptoserate.

Eine pathogenetische Schlüsselrolle spielt die Endothelaktivierung und -schädigung im Bereich der Mikrozirkulation mit entzündlicher Infiltration und Permeabilitätszunahme der Gefäßwand. Interstitielles Ödem, kapilläre Mikroembolisation bzw. -thrombosierung und Verlust einer bedarfsgerechten Regulation des mikrovaskulären Blutflusses führen zu einer Perfusionsfehlverteilung bei insgesamt erniedrigtem peripherem Gefäßwiderstand [17].

Die Abnahme des peripheren Widerstands wird durch Steigerung von Herzfrequenz und Herzzeitvolumen partiell kompensiert (*hyperdyname Kreislaufumstellung*). Eine potenziell reversible Ventrikelfunktionsstörung verhindert eine vollkompensatorische Zunahme des Herzzeitvolumens und wird auf den Einfluss myokarddepressiver Faktoren (u. a. Toxine, Mediatoren wie TNF-α), auf metabolische Defekte der Myozyten und eine Downregulation der β-Rezeptoren zurückgeführt (*septische Kardiomyopathie*). Hinzu kommt eine Vorlasterniedrigung durch veränderte ventrikuläre Compliance und verminderten venösen Rückstrom (venöses Pooling, Volumenmangel durch Flüssigkeitssequestration).

Ein wichtiger pathophysiologischer Faktor ist die unzureichende Gewebeoxygenierung. Neben einer Einschränkung des

Tabelle 10-6. Mediatoren und Effektoren der systemischen Entzündungsreaktion. (Mod. nach [24])

Mediatoren zellulären Ursprungs

Zytokine
- Tumornekrosefaktor-α (TNF-α)
- Interleukine (IL) -1, -4, -6, -10, -12, -18
- Interferon-γ (IFN-γ)

Lösliche Zytokinrezeptoren
- s-CD14-Rezeptor
- s-Typ-II-IL-1-Rezeptor

Chemokine
- IL-8
- »macrophage inflammatory chemokine 1α« (MIC-1α)

Lipidmediatoren
- Prostanoide (Prostaglandine E_2, F_2, Thromboxan A_2, Prostazyklin)
- Leukotriene (LTB_4, Cysteinylleukotriene)
- Plättchenaktivierender Faktor (PAF)

Proteinasen
- Elastase
- Kathepsin B

Humorale Systeme

Aktivierte Komplementkomponenten
- Anaphylatoxine (C3a, C5a)
- Membrankomplexe

Aktivierte Kinine
- Bradykinin

Vasoaktive Endothelfaktoren
- Stickstoffmonoxid (NO)
- Endothelin

Sauerstoffradikale
- H_2O_2, O_2^-, HO^-

Histamin

Endorphine
- β-Endorphin

Gerinnungs-/Fibrinolyseregulatoren
- Gewebefaktor (»tissue factor«)
- Gewebe-Plasminogen-Aktivator (t-PA)
- Plasminogenaktivator-Inhibitor-1 (PAI-1)

Adhäsionsmoleküle (direkte Zell-Zell-Kontakte)
- Integrine
- Selektine

Gerinnungs- und Fibrinolyseprodukte
- Thrombin
- Lösliches Fibrin
- Fibrin(ogen)spaltprodukte

globalen O_2-Transports (respiratorische Insuffizienz, unzureichende Herzauswurfleistung, Anämie) steht das regional inadäquate O_2-Angebot infolge Perfusionsfehlverteilung im Vordergrund. Kontroverse Auffassungen bestehen hinsichtlich der Bedeutung von Störungen der peripheren Sauerstoffextraktion und des zellulären O_2-Metabolismus ebenso wie in der Frage einer pathologischen Angebotsabhängigkeit der O_2-Aufnahme im Gewebe [25].

10.8 Krankheitsbild

10.8.1 Symptome und Befunde

Als Ausdruck der systemisch-entzündlichen Reaktion auf die mikrobielle Invasion kommt es zu einer akuten Verschlechterung des Allgemeinzustands typischerweise mit anhaltendem, z. T. re- oder intermittierendem Fieber, das bei $^1/_3$ der Patienten von Schüttelfrost begleitet wird. Seltener sind Verläufe mit Normo- oder Hypothermie (10–20%), z. B. bei alten Patienten, bei Urämie, chronischem Alkoholabusus oder unter Behandlung mit Kortikosteroiden. Darüber hinaus wird das klinische Bild durch Anpassung, Einschränkung oder Ausfall der verschiedenen Organfunktionen geprägt.

Tachykardie, Blutdruckinstabilität und erhöhter Volumen-, ggf. Katecholaminbedarf kennzeichnen die Kreislaufreaktion infolge Abnahme des peripheren Gefäßwiderstands, die durch eine Vasodilatation bedingt ist. Dabei ist die Haut der Patienten in der Mehrzahl der Fälle rosig, warm und trocken; selten bereits initial kühl, blass und feucht. Auch im septischen Schock ist die hyperdyname Kreislaufkonstellation mit normalem oder erhöhtem Herzindex und niedrigem peripherem Gefäßwiderstand charakteristisch. Bei der hypodynamen Schockform dominiert die inadäquate Herzauswurfleistung infolge septischer Myokarddepression. Entgegen früheren Auffassungen verläuft die hämodynamische Reaktion bei grampositiver und gramnegativer Sepsis im Prinzip gleichartig.

Eine Tachypnoe mit entsprechenden Veränderungen der Blutgase (s. unten) ist obligates Zeichen der respiratorischen Störung. Pulmonale Manifestationen reichen vom pneumonischen Infiltrat als Primärinfektion bis zum Vollbild eines ARDS als Ausdruck des akuten, sepsisbedingten Lungenversagens. Letzteres ist charakterisiert durch erniedrigten arteriellen pO_2 trotz hoher inspiratorischer O_2-Konzentration (p_aO_2/F_IO_2 $\leq$200 mmHg), durch diffuse röntgenologische Verschattung beider Lungen sowie niedrigen oder normalen pulmonalkapillären Druck als Ausdruck eines nicht kardial bedingten Lungenödems [26].

Die septische Enzephalopathie kann sich früh in Form von Somnolenz, Lethargie, Unruhe oder Verwirrtheit äußern und über zunehmende Bewusstseinstrübung bis hin zum Koma steigern [27]. Metabolische Veränderungen fallen darüber hinaus zunächst durch pathologische Laborbefunde auf (s. unten). Diureserückgang weist auf eine beginnende Niereninsuffizienz hin.

Gastrointestinale Stressläsionen sind häufig, führen heute aber nur noch selten zu schwerwiegenden Blutungen [27]. Kutane Manifestationen können Ausgangsort der mikrobiellen Invasion oder Folge infektiöser Mikroembolisation sein. Häufiger treten sterile Hautläsionen infolge Hypotension, Vasokonstriktion und Mikrothrombosierung auf und imponieren als ischämische oder ischämisch-hämorrhagische Hautareale, Akrozyanose und akrale Gangrän [27]. Schließlich ist bei der Untersuchung des Patienten an mögliche, heute aber seltene Befunde wie septisch-»metastatische« Organläsionen und Splenomegalie sowie an okuläre Manifestationen zu denken.

10.8.2 Laborbefunde

Blutbild

In 60–70% der Fälle findet sich eine Leukozytose in Form linksverschobener Granulozytose, oft verbunden mit morphologischen Anomalien wie toxischer Granulation, Vakuolisierung und Auftreten von Döhle-Körperchen. Leukozytopenische Verläufe sind selten (10% der Fälle). Eine mäßige Anämie besteht bei knapp der Hälfte der Patienten. Häufiger als eine absolute Thrombozytopenie ist ein Abfall der Thrombozytenzahl gegenüber dem Ausgangswert. Bei Patienten mit hämatologischer Grunderkrankung sind die Befunde kaum diagnostisch verwertbar.

Blutgasanalyse

Typisch ist die Kombination von Hypoxämie und Hypokapnie. Der Säure-Basen-Status zeigt die Konstellation einer respiratorischen Alkalose, bei schweren Verläufen und im Schock dominiert die metabolische Azidose [27]. Die gemischtvenöse O_2-Sättigung kann bei gestörter peripherer Sauerstoffextraktion und Kompensation des globalen O_2-Angebots normal oder erhöht sein.

Metabolische Störungen

Ein diagnostisch und prognostisch wichtiger Befund ist der Laktatanstieg bzw. die Laktatazidose. Hyperglykämie, selten Hypoglykämie kommen vor. Die Stickstoffbilanz ist negativ.

Parameter der Organfunktionen

Die Einschränkung der Nierenfunktion wird früh durch Abnahme der Kreatininclearence, bei fortschreitender Insuffizienz durch Anstieg harnpflichtiger Substanzen im Serum erkennbar. Ein Bilirubinanstieg kann Folge der hepatozellulären Dysfunktion oder einer begleitenden Hämolyse sein. Die alkalische Phosphatase ist typischerweise leicht bis mittelgradig erhöht, ebenso die Transaminasen je nach Schweregrad der Leberschädigung.

Gerinnung

Erhöhte Plasmakonzentrationen von löslichem Fibrin und Fibrin(ogen)spaltprodukten. Thrombin-Antithrombin-III-Komplex und Antithrombin-III-Verbrauch kennzeichnen die disseminierte intravasale Gerinnungsaktivierung. Die globalen Gerinnungstests fallen in der Regel erst bei fortgeschrittener disseminierter intravasaler Gerinnung und Verbrauchskoagulopathie pathologisch aus.

10.9 Diagnose

Die Sepsisdiagnose wird auf der Basis klinischer Befunde und rasch verfügbarer Laborparameter gestellt, die eine generalisierte Entzündungsreaktion und beginnende Organdysfunktion bzw. -hypoperfusion erkennen lassen. Gegenwärtig empfiehlt sich die Orientierung an den diagnostischen Standards für die schwere Sepsis entsprechend dem ACCP/SCCM-Konsensus (■ Tabelle 10-1). Diesen Richtlinien folgend wird ein septischer Schock diagnostiziert, wenn die Kriterien der schweren Sepsis erfüllt sind und eine sepsisinduzierte Hypotonie (systolischer Blutdruck <90 mmHg oder systolischer Blutdruckabfall = 40 mmHg) trotz angemessener Volumengabe persistiert [1].

In jedem Fall setzt die Sepsisdiagnose den klinischen Nachweis oder zumindest den begründeten Verdacht auf eine Infektion voraus. Der mikrobiologische, speziell blutkulturelle Erregernachweis gilt zwar nicht mehr als obligates Diagnosekriterium, ist jedoch als Grundlage einer gezielten und effektiven antimikrobiellen Therapie unbedingt und ggf. invasiv (z. B. bronchioalveoläre Lavage) anzustreben.

Der Endotoxinnachweis (Limulustest) ist für den klinischen Routineeinsatz zu zeitaufwendig und trotz vielversprechender Studienergebnisse hinsichtlich seiner diagnostischen und prognostischen Wertigkeit noch unzureichend geprüft. Ähnliches gilt für die Bestimmung von Entzündungsmediatoren beim individuellen Patienten, z. B. Zytokinscores (IL-1, IL-6, IL-8, TNF-α), aktivierte Komplementfaktoren (C3a, C5a) oder Elastase.

Zukünftig könnten sich diese Parameter, v. a. wenn sie rasch, im Idealfall bettseitig verfügbar sind, als sinnvolle Ergänzung von Prognoseindizes erweisen. Solche Scoresysteme, basierend auf klinischen, hämodynamischen und laboranalytischen Befunden, werden gegenwärtig für Sepsispatienten klinisch validiert. Gerade im Hinblick auf die erwarteten neuen Therapieansätze werden sie zukünftig zur Charakterisierung von Hochrisikopatienten unerlässlich sein.

10.10 Monitoring

Aufwand und Frequenz der Überwachungsmaßnahmen orientieren sich am Schweregrad der Erkrankung (Stufenplan ■ s. Tabelle 10-7). Bereits beim Risikopatienten (z. B. immunsupprimierter Patient) mit febriler Infektion sind regelmäßige bettseitige Überwachung und Laborkontrollen zur Erfassung von Organfunktionsstörungen angezeigt. Die manifeste Sepsis erfordert ein intensiviertes Monitoring vitaler Organfunktionen zur frühzeitigen Indikationsstellung der supportiven Intensivtherapie. Invasives Monitoring und engmaschige, z. T. kontinuierliche Registrierung von Parametern der Hämodynamik, der Oxygenierung, des Säure-Basen-Status sowie der Nierenfunktion und Flüssigkeitsbilanz sind Grundlage der Therapiesteuerung beim septischen Schock.

10.11 Therapie

Im Mittelpunkt der Behandlung steht neben der kausalen antimikrobiellen Therapie und ggf. Herdsanierung die hämodynamisch kontrollierte Optimierung der Gewebeoxygenierung und der Ersatz versagender Organfunktionen.

10.11.1 Antimikrobielle Therapie und Herdsanierung

Eine antimikrobielle Therapie muss umgehend nach Durchführung der initialen mikrobiologischen Diagnostik begonnen werden. Die empirische bzw. am Ort der Primärinfektion orientierte Behandlung mit Breitspektrumantibiotika bildet die Grundlage einer kalkulierten antimikrobiellen Therapie. Die lokalen Erreger und Resistenzdaten müssen berücksichtigt wer-

Tabelle 10-7. Bedarfsangepasste Überwachung von Risikopatienten mit Fieber

Patienten	Überwachung
Febrile Infektion bei Risikopatienten:	
– Blutdruck	Erfassung von Organfunktionsstörungen
– Herzfrequenz und -rhythmus	
– Atemfrequenz, ggf. Blutgasanalyse	
– Körpertemperatur	
– Urinproduktion	
– Laktat	
– Leber- und Nierenwerte	
– Elektrolyte	
– Gerinnung (Quick, PTT, AT III)	
Zusätzlich bei Sepsismanifestation:	
– Zentraler Venendruck	Intensivierte Überwachung vitaler Organfunktionen
– Regelmäßige Blutgasanalyse, Pulsoxymetrie	
– Säure-Basen-Haushalt	
– Blasenverweilkatheter	
Zusätzlich bei septischem Schock:	
– Pulmonalarterienkatheter	Steuerung intensivtherapeutischer Maßnahmen
– Intraarterielle Blutdruckmessung	

den. Die empirisch begonnene antimikrobelle Therapie muss bei Erregernachweis gezielt nach klinischem Ansprechen modifiziert werden. Eine schnelle und korrekte antimikrobielle Therapie ist eine notwendige, aber nicht hinreichende Bedingung für eine erfolgreiche Behandlung einer Sepsis.

10.11.2 Behandlung der kardiozirkulatorischen Insuffizienz

Volumensubstitution

Die Verminderung des systemischen peripheren Widerstands begleitet von einer kompensatorischen Erhöhung des kardialen Outputs sind die primären hämodynamische Abnormalitäten des septischen Schocks. Die sepsisinduzierte Hypotonie resultiert aus dem Verlust intravasaler Flüssigkeit in das Interstitium, einer Verminderung des vaskulären Tonus, der myokardialen Depression und vermehrtem externem Flüssigkeitsverlust (Fieber). In Einzelfällen werden bis zu 10 l kristalliner Lösungen innerhalb der ersten 24 h benötigt, um das Volumendefizit auszugleichen.

Die Volumenersatztherapie sollte rasch [28] bis zur Wiederherstellung adäquater kardialer Füllungsdrücke (Richtwerte: ZVD ≈12 mmHg, pulmonalkapillärer Verschlussdruck ca. 15 mmHg) erfolgen und zu einer akzeptablen Gewebeoxygenierung und -perfusion führen. Da die Volumentherapie zu einer Verschlechterung des pulmonalen Gasaustauschs führen kann, auch unterhalb eines pulmonal-kapillären Drucks von 15 mmHg, sollte sie unter invasivem hämodynamischem Monitoring durchgeführt werden. Volumenstatus, Blutdruck und pulmonaler Gasaustausch müssen deshalb vor und nach jeder definierten Flüssigkeitsgabe kontrolliert werden. Bei eingeschränkter Nierenfunktion muss die Möglichkeit zur Flüssigkeitselimination wenn möglich durch kontinuierliche Hämofiltration gewährleistet sein.

Kontrovers wird die Verwendung kristalliner vs. kolloider Lösungen zur Flüssigkeitssubstitution diskutiert.

- *Kristalline Lösungen* sind kostengünstig, steigern ausreichend die Diurese und können zusätzlich extravasale Flüssigkeitsverluste bei Dehydratationzuständen ersetzten. Allerdings können sie zum Auftreten ausgeprägter peripherer Ödeme beitragen. Die hämodynamische Wirksamkeit ist nur von kurzer Dauer. Physiologische (0,9%ige) Kochsalzlösung und Vollelektrolyte (z. B. Ringer-Laktat) verteilen sich gleichermaßen im Intra- wie Extravasalraum. Dabei führt die Infusion von Ringer-Laktat nicht zur Erhöhung der venösen Laktatspiegel [29], allerdings können Abnahmen aus dem Infusionskatheter ohne gründliche Spülung zu Fehlmessungen führen.
Nach 60 min finden sich bei Anwendung kristalliner Lösungen weniger als 25% des infundierten Volumens in der Zirkulation. Im Vergleich zu kolloidalen Lösungen muss ca. das 2- bis 5fache des intravasalen Flüssigkeitsdefizits infundiert werden.
5%ige Glukose sollte nicht zur Plasmaexpansion benutzt werden, da der Volumeneffekt gering ist.
- *Kolloidale Lösungen* (Albumin, Hydroxyäthylstärke, Dextrane, Gelatine) verbleiben zunächst vorwiegend im Intravasalraum. Sie führen deshalb seltener zu peripheren Ödemen, und so werden kleinere Substitutionsvolumina benötigt. Albumin kann zur Volumensubstitution bei der jetzigen Datenlage nicht empfohlen werden, möglicherweise besteht sogar ein negativer Einfluss auf die Letalität [30, 31].
  - Dextrane sind lineare Polysaccharide mit vereinzelten Seitenketten gelöst in physiologischer Kochsalzlösung. Sie haben einen deutlichen Einfluss auf den kolloidosmotischen Druck, da sie zu einem ausgeprägten Einstrom von Flüssigkeit aus dem Interstitium und daher u. U. im Schock zu einer verbesserten Mikrozirkulation führen. Auch durch Reduktion des Geldrollenphänomens der Erythrozyten soll die Gewebeoxygenierung verbessert werden.
  - Gelatinelösungen werden aufgrund ihrer relativ niedrigen Molekularmasse rasch renal eliminiert und steigern die Diurese. Sie sind fast plasma-isoonkotisch und bewirken daher trotz hoher Wasserbindungskapazität deutlich weniger Volumenexpansion.
  - Hydroxyäthlystärkelösungen (HÄS) wurden zusätzlich zur langandauernden Volumenexpansion eine Prävention des Multiorganversagens zugeschrieben. Gegner fürchteten eine verminderte Nierenfunktion. Eine kürzlich publizierte multizentrische randomisierte Studie verglich HÄS mit Gelantine bei 129 Patienten mit schwerer Sepsis oder septischem Schock bezüglich der Entwicklung eines akuten Nierenversagens (ANV). In der mit HÄS behandelten Gruppe war die Inzidenz des ANV mit 42% vs. 23% signifikant erhöht. Die Letalität hingegen war in beiden Gruppen gleich [32].

Zusammenfassend gibt es zzt. keine überzeugenden Daten, die eine Überlegenheit kolloidaler gegenüber kristalloider Lösun-

Tabelle 10-8. Katecholaminwirkung bei Sepsispatienten. (Nach [40])

Substanz	Herzzeitvolumen	Herzfrequenz	Inotropie	Blutdruck	Vasopression	Intestinaler pH	Splanchnikusperfusion
Noradrenalin (Norepinephrin)	↑	↑↑	+	↑	+	↑	↑, (↔)
Dobutamin	↑	↑	+	↔	∅	↑↑, (↔, ↓)	↑↑, (↔)
Dopamin <10 µg/kgKG/min	(↑)	↑↑		(↑)		↔, (↓)	↑, ↔, ↓
Dopamin >10 µg/kgKG/min	↑	↑↑	+	↑	+	↔, (↓)	↑, ↔, ↓
Adrenalin	↑	↑↑↑↑	+	↑		↓	↓↓

gen belegen. Die zu diesem Thema publizierten Metaanalysen zeigen differierende Ergebnisse [33, 34].

Inotropika und Vasopressoren

Lässt sich durch Volumensubstitution in angemessener Zeit kein ausreichender arterieller Mitteldruck herstellen oder kommt es zur Entwicklung eines Lungenödems unter Flüssigkeitssubstitution, ist die Behandlung mit Inotropika bzw. Vasopressoren notwendig [35]. Mittel der Wahl sind Katecholamine als sympathomimetische Amine. Die Wirkprofile der gebräuchlichen Substanzen sind in Tabelle 10-8 aufgeführt.

Die bisher vorliegenden Studien zum differenzierten Einsatz von Katecholaminen bei der Sepsis sind oft schlecht kontrolliert, mit zu geringen Fallzahlen bzw. mit Designfehlern behaftet [36]. Somit können sich Therapieempfehlungen nur an pathophysiologischen Konzepten und nicht an Ergebnissen vergleichender Studien orientieren [37].

Zur Anhebung des initial oft erniedrigten peripheren Widerstands werden Dopamin und/oder Norepinephrin (Noradrenalin) bzw. Phenylepinephrin empfohlen [28]. Dopamin wirkt im niedrigen Dosisbereich (2–4 µg/kgKG/min) durchblutungssteigernd auf Nieren und Splanchnikusgebiet. Der häufig geübte prolongierte Einsatz von niedrig dosiertem Dopamin zur Nephroprotektion ist jedoch nicht sinnvoll [38]. Zur Blutdruckstabilisierung bedarf es positiv inotrop (5–10 µg/kgKG/min) bzw. vasokonstriktiv (>10 µg/kgKG/min) wirksamer Dopamindosen.

Auch für Dobutamin gibt es Hinweise, dass die Splanchnikusperfusion verbessert wird, insbesondere in Kombination mit Noradrenalin [39]. Noradrenalin sollte erst in Kenntnis eines deutlich erniedrigten peripheren Gefäßwiderstands bei erhöhtem kardialem Index eingesetzt werden. Es kann mit dem vorwiegend positiv inotrop wirkenden Dobutamin oder niedrig dosiertem Dopamin kombiniert werden. Der primäre Einsatz von Dobutamin wird bei einem initial erniedrigten kardialen Index empfohlen [40].

Durch Adrenalin ist häufig auch dann noch eine Stabilisierung des Herz-Kreislauf-Systems zu erreichen, wenn die genannten Katecholamine keine ausreichende Wirkung mehr zeigen. Zu differenzialtherapeutischen Aspekten der Katecholamintherapie der Sepsis s. Tabelle 10-8.

Der Stellenwert von Dopexamin und Phosphodiesterasehemmern wie Amrinon oder Enoximon in der Therapie des septischen Schocks ist unklar; diese Arzneistoffe können außerhalb klinischer Studien nicht empfohlen werden. Der Einsatz von Vasodilatatoren bleibt Einzelfällen vorbehalten (hoher systemischer Gefäßwiderstand und Pulmonalkapillardruck bei Organminderperfusion).

10.11.3 Behandlung der respiratorischen Insuffizienz

Zur Optimierung der Gewebeoxygenierung muss neben der Wiederherstellung der kardiozirkulatorischen Funktion eine Hypoxämie infolge respiratorischer Insuffizienz verhindert werden. Das akute Lungenversagen ist oft von zentraler Bedeutung für das Multiorgandysfunktionssyndrom bzw. -versagen. Die akute respiratorische Insuffizienz im Rahmen der Sepsis kann durch eine ausgeprägte Pneumonie oder durch eine diffuse nicht mikrobiell bedingte Lungenschädigung verursacht werden. Nach einer amerikanisch-europäischen Konsensuskonferenz [41] wird beim akuten Lungenversagen (ALV) zwischen ARDS und ALI (»acute lung injury«) unterschieden (nach [42]):

ALI (»Acute Lung Injury«)

- Akuter Beginn;
- eingeschränkte Oxygenation (p_aO/F_IO_2 <300 mmHg trotz eines positiven endexspiratorischen Drucks (»positive endexpiratory pressure«, PEEP);
- röntengenologisch: diffuse Verschattungen über beiden Lungen;
- pulmonalkapillärer Verschlussdruck (PCWP) <18 mmHg (PCWP nur, wenn gemessen; ansonsten alternativ: fehlender klinischer Anhalt für einen erhöhten linksatrialen Druck).

ARDS (»Acute Respiratory Distress Syndrome«)

- Stark eingeschränkte Oxygenation (p_aO/F_IO_2 <200 mmHg) trotz PEEP;
- zusätzlich gleiche Kriterien wie bei ALI/ALV.

Die Inzidenz des ARDS bei Sepsis wird mit 10% beschrieben [6]. Auch hier besteht eine klare Abhängigkeit zum Schweregrad der Entzündungsreaktion: Die Inzidenz erhöht sich von 2% bei SIRS (2 Kriterien) bis auf 18% im septischen Schock [11].

Anzeichen für ein beginnendes Lungenversagen wie leichte Dyspnoe und Tachypnoe mit milder respiratorischer Alkalose müssen rechtzeitig erkannt und die durch das interstitielle Ödem kollabierten Alveolen möglichst durch positiv endexspiratorischen Druck wiedereröffnet werden. Dies kann beim wachen, kooperativen Patienten mit leichtgradiger Störung des Gasaustauschs durch eine Augmentierung der Spontanatmung mittels intermittierendem CPAP (»continous positive airway pressure«, kontinuierlicher positiver Atemwegsdruck) versucht werden.

Eine kürzlich publizierte prospektive randomisierte Studie konnte zeigen, dass auch bei höhergradiger Einschränkung der pulmonalen Funktion – wie beim ARDS – die CPAP-Ventilation der invasiven Beatmung bezogen auf den Gasaustausch nicht unterlegen war. Die infektöse Komplikationsrate in der invasiv beatmeten Gruppe war zudem höher [43].

Bei der Wahl von Beatmungsform und -parametern wurde bisher empfohlen [39, 44], hohe Beatmungsvolumina und -drücke zu vermeiden, da diese möglicherweise zu einer Dehnungsschädigung der Lunge führen [45]. Diesen Prinzipien entsprechend (nach der American-European Consensus Conference on ARDS, Part 2 [44]) sollte bei drucklimitierter Beatmung das Tidalvolumen unter 10 ml/kgKG, der Beatmungsspitzendruck unter 30 cm H_2O bzw. der Plateaudruck unter 30–40 cm H_2O und der PEEP unter 15 cm H_2O liegen. Die inspiratorische O_2-Fraktion sollte möglichst unter 0,5–0,65 liegen, muss aber so gewählt werden, dass eine Normalisierung des arteriellen Sauerstoffpartialdrucks erreicht wird.

Viele Schäden, die während der Beatmung auftreten, sind durch die maschinelle Beatmung selbst verursacht. Diese Erkenntnis hat dazu geführt »lungenprotektive« Beatmungsverfahren zu prüfen. Hierunter versteht man eine Beatmung mit niedrigem Tidalvolumen (6 ml/kgKG), niedrigen Plateaudrücken (25–30 cm H_2O), Inverse-Ratio-Beatmung und ausreichend hohen PEEP (10–20 cm H_2O). Durch eine solche Strategie kann die Letalität des ARDS gesenkt werden [46].

Weitere zzt. in der ARDS-Therapie diskutierte Verfahren zur Minimierung der pulmonalen Traumatisierung sind die Beatmung mit Airway-pressure-release-Verfahren (z. B. die Hochfrequenzbeatmung) oder auch die Hypoventilation mit permissiver Hyperkapnie. Kommt es trotz einer optimalen Therapie zur weiteren Verschlechterung der respiratorischen Funktion, kann die extrakorporale CO_2-Elimination bzw. die extrakorporale Membranoxygenierung in Betracht gezogen werden [42].

Ob durch eine Maximierung des O_2-Transportes die Überlebensrate der Patienten verbessert werden kann, ist nicht sicher [47].

10.11.4 Extrakorporale Nierenersatzverfahren

Ein akutes Nierenversagen (ANV) ist definiert als rasche Verschlechterung der renalen Funktion mit Anstieg der Retentionswerte. Klinisch werden 3 Gruppen unterschieden: das prärenale, intrarenale und postrenale Nierenversagen. Bei der Sepsis stehen das prä- und insbesondere das intrarenale Nierenversagen im Vordergrund. Häufig liegen multiple Ursachen zugrunde [48]. Sowohl hämodynamische Alterationen als auch Schädigungen durch mikrobielle Toxine, Zytokine und Medikamente sind hierfür ursächlich. Ein intrarenales Nierenversagen ohne primäre vaskuläre, glomeruläre oder interstitielle Genese wird als akute tubuläre Nekrose bezeichnet.

Bisherige Studien zur konservativen Therapie der akuten tubulären Nekrose erbrachten keine klaren Vorteile für Einzelsubstanzen [z. B. Endothelinrezeptorantagonisten, Dopamin, Diuretika, Leukotrienrezeptorantagonisten, Pentoxifyllin, natriuretische Peptide wie Urodilatin, Plättchenaktivierender-Faktor- (PAF-)Antagonisten]. Kombinationstherapien bieten zukünftig vielleicht neue Perspektiven [49].

Ein ANV bei Sepsispatienten macht den umgehenden und frühzeitigen Ersatz der Nierenfunktion zur Flüssigkeitsbilanzierung, zur Entfernung harnpflichtiger Substanzen und zur Kontrolle des Elektrolythaushalts erforderlich. Kontinuierliche Hämofiltrationsverfahren haben sich gegenüber der intermittierenden Dialyse durchgesetzt, da sie eine kreislaufverträgliche Kontrolle des Flüssigkeitshaushalts ermöglichen und technisch weniger anspruchsvoll sind [50].

Die von Blutdruckschwankungen unabhängige CVVH (kontinuierliche venovenöse Hämofiltration) sollte bei kreislaufinstabilen Patienten der CAVH (kontinuierliche arteriovenöse Hämofiltration) vorgezogen werden Der häufig geübte prolongierte Einsatz von niedrig dosiertem Dopamin zur Nephroprotektion ist nicht sinnvoll [38].

10.11.5 Ernährung und Kontrolle metabolischer Funktionen

Die Stoffwechselsituation des septischen Patienten ist durch einen erhöhten Energieverbrauch bei ausgeprägtem Katabolismus v. a. der Fettdepots und der Skelettmuskulatur gekennzeichnet. Um diesen Katabolismus möglichst gering zu halten, ist eine um etwa 30–50% über dem Ruheumsatz liegende Kalorienzufuhr von 30–35 kcal/kgKG/Tag notwendig [51]. Wenn die Funktion des Gastrointestinaltrakts nicht gestört ist, sollte die enterale Nahrungszufuhr der parenteralen vorgezogen werden, um die Integrität der Schleimhautbarriere aufrecht zu erhalten [23, 52]. Eine intakte intestinale Schleimhautbarriere vermindert bzw. verhindert möglicherweise die Translokation von intestinalen Erregern und deren Toxinen.

Häufig ist die Verdauungsleistung des Gastrointestinaltrakts beim kritisch kranken, beatmeten Patienten nicht sicher beurteilbar, sodass eine parenterale Ernährung vorgezogen wird. Diese sollte Glukose (3–4 g/kgKG/Tag), Aminosäuren (1,5–2,0 g/kgKG/Tag) und Lipide (0,5–1,5 g/kgKG/Tag, 20%ige Emulsion als Dauerinfusion) enthalten. Die Substitution oder Restriktion von Elektrolyten muss an die klinische Problematik (z. B. akutes Nierenversagen, Diarrhö) angepasst werden. Die Zugabe von verzweigtkettigen Aminosäuren bietet möglicherweise zusätzliche Vorteile bezüglich des Überlebens [53].

10.11.6 Adjuvante und kausale Therapieansätze

Hämatopoetische Wachstumsfaktoren

Der adjuvant therapeutische Einsatz von G-CSF (Granulozyten-Kolonie-stimulierender Faktor) oder GM-CSF (Granulozyten-Makrophagen-Kolonie-stimulierender Faktor) bei septischen Patienten mit Granulozytopenie kann nach den vorliegenden Studienergebnissen noch nicht generell empfohlen werden. In der Frühphase einer septischen Infektion bei neutropenischen Patienten scheint der Einsatz vertretbar, eine Letalitätsreduktion ist jedoch formal nicht nachgewiesen [54]. Die prophylaktische bzw. interventionelle Gabe von G-CSF ist außerhalb von Studien bei nicht neutropenischen Patienten nicht indiziert.

Bei neutropenischen Patienten ist eine prophylaktische Gabe von G-CSF bei einer Infektionswahrscheinlichkeit über 40% indiziert [54]. Dies betrifft im Wesentlichen Patienten mit einer zu erwartenden Neutropeniedauer ($<0{,}5\times10^9$/l) über mehr als 10 Tage. Für die interventionelle Gabe zeigen die bisher vorliegenden Studien keine Verbesserung der Mortalität [55, 56].

Glukokortikoide

Die Aktivierung von Hypothalamus, Hypophyse und Nebennierenrinde führt zur Erhöhung der Plasmakortisolspiegel und ist ein Hauptfaktor der Wirtsantwort auf Stress [57]. Die Integrität dieses Regulationskreislaufs ist von großer Bedeutung [58]. So erhöhen Medikamente, die die Nebennierenrindenfunktion supprimieren, die Letalität schwerkranker Patienten [59].

Die hochdosierte Kortikoidtherapie der schweren Sepsis und des septischen Schocks wurde jahrelang kontrovers diskutiert. Zwei Metaanalysen der zwischen 1963 und 1988 durchgeführten randomisierten Studien zeigten keinen Vorteil für die hochdosierte Kortikoidtherapie [60, 61].

Neuere Daten legen nahe, dass eine Substitutionstherapie mit Hydrokortison in mittleren Dosen für die Therapie der Sepsis von Vorteil sein könnte. In einer prospektiv randomisierten placebokontrollierten Doppelblindstudie bei 41 Patienten im septischen Schock wurde ein Überlebensvorteil bei Patienten gefunden, die mit 3-mal 100 mg Hydrokortison behandelt wurden [62].

In einer weiteren prospektiven, randomisierten doppelblinden Studie bei 40 Patienten mit septischem Schock konnte kein Überlebensvorteil für Hydrokortison nachgewiesen werden [63]. Allerdings ließ sich die notwendige Dauer der Vasopressorentherapie signifikant verkürzen.

Zur Glukokortikoidtherapie in der Sepsis bleiben zzt. viele Fragen offen. Ungeklärt scheint die Frage der tatsächlichen Häufigkeit einer absoluten bzw. relativen Nebenniereninsuffizienz. In den meisten Studien wurden Messungen innerhalb von 24 h nach Aufnahme auf die Intensivstation durchgeführt. Es existieren wenige Daten in der späteren Phase der Sepsis.

Besser als die Bestimmung des Basiskortisols scheint die Reservebestimmung der Nebennierenrinde durch Stimulation mit ACTH. Die Indikation zur Glukokortikoidtherapie, der Zeitpunkt, die Dosis und die Dauer der Therapie [64] sind zum jetzigen Zeitpunkt nicht endgültig geklärt.

Ibuprofen

In Tiermodellen der Sepsis verbessern nichtsteroidale Antiphlogistika das Überleben. Kürzlich konnte in einer doppelblind randomisierten placebokontrollierten Studie bei 455 Patienten mit mindestens schwerer Sepsis weder eine Reduktion der 30-Tages-Mortalität noch eine Verminderung der Inzidenz oder der Dauer eines septischen Schocks bzw. ARDS gezeigt werden [65]. Lediglich in der Subgruppe der Patienten mit Hypothermie (ca 10% des Gesamtkollektivs) fand sich ein möglicher Vorteil durch die Ibuprofengabe [66].

Immunglobulintherapie

Die Rationale für den Einsatz polyvalenter Immunglobuline in der Sepsis beruht auf der möglichen Elimination von Erregern bzw. deren Toxinen, u. a. durch Steigerung der Opsonierung und der Interaktion mit Zytokinen [67]. Eine Cochrane-Analyse mit 413 Patienten aus 9 Studien, die die zusätzliche Gabe von polyvalenten Immunglobulinen (IgM-angereicherte eingeschlossen) im septischen Schock bzw. bei Bakteriämie in Kombination mit schwerer Sepsis prüfte, zeigte einen Vorteil für die Immunglobulintherapie. Das relative Risiko (RR) lag bei 0,6 (95%, CI 0,47–0,76) zugunsten der Verumgruppe [68].

In die Analyse wurden auch Studien mit Neugeborenen eingeschlossen. Betrachtet man nur die erwachsenen Patienten, so blieben zur Analyse lediglich 222 Patienten in 5 Studien übrig. Das relative Risiko bleibt mit 0,6 gleich, allerdings waren nur 2 dieser Studien doppelblind randomisiert. Daher beruht das Ergebnis der Metaanalyse nur auf einer geringen Datenbasis, die generelle Therapieempfehlung muss daher kritisch gesehen werden.

Antiendotoxintherapie

Endotoxin oder Lipopolysaccharide sind Komponenten der Zellwand gramnegativer Bakterien. Die Beobachtung, dass das klinische Bild nach Gabe von Endotoxinen die Symptome einer schweren Sepsis/septischen Schocks imitieren können, und die Tatsache, dass in Tierversuchen diese Wirkung durch Gabe eines polyvalenten Endotoxin-Antiserums vermindert werden konnten, führten zur Entwicklung von Antiendotoxin-Antikörpern. Eingesetzt wurden bisher polyvalentes Serum (J5), humane monoklonale IgM-Antikörper (HA-1A) und murine monoklonale IgM-Antikörper (E5).

In ◘ Tabelle 10-9 sind die wichtigsten Studien mit ihren Letalitätsraten dargestellt. Zusammenfassend ergibt sich zzt. keine Indikation für den Einsatz dieser Antikörper, da ein Überlebensvorteil nicht bewiesen werden konnte. Das Versagen dieser Therapiestrategien liegt möglicherweise daran, dass die Antikörper eine zu niedrige Affinität zum Endotoxin besaßen und deshalb die biologische Aktivität nicht wesentlich beeinflussen konnten. Der relativ späte Zeitpunkt des Therapiebeginns könnte eine weitere Erklärung sein. Möglicherweise entfalteten die Endotoxine bereits ihre fatale Wirkung auf die Aktivierung des Immunsystems, bevor die Antikörper neutralisierend wirken konnten.

Zukünftige therapeutische Ansätze betreffen den Einsatz von Substanzen, die LPS mit höherer Affinität binden. Zusätzlich wurden neue Proteine und Peptide entdeckt, die entweder direkt mikrobizid oder immunmodulierend wirken [69].

Anti-Zytokin-Antikörper und Zytokinrezeptorantagonisten

In der Pathogenese der Sepsis werden der Dysregulation der Zytokinantwort mit erhöhten proinflammatorischen, aber auch antiinflammatorischen Zytokinenkonzentrationen eine entscheidende negative Rolle zugedacht. Daher schien es folgerichtig, antizytokingerichtete Therapiestrategien zu entwickeln (◘ Tabelle 10-10). In Tierversuchen gelang durch Blockade von proinflammatorischen Zytokinen und deren Rezeptoren eine Verbesserung der Überlebenswahrscheinlichkeit.

Demgegenüber konnte in mehreren Therapiestudien mit Anti-TNF-Antikörpern [77–80], löslichen TNF-Rezeptorkonjugaten [81] und IL-1-Rezeptorantagonisten [82, 83] keine Letalitätsreduktion erreicht werden (◘ Tabelle 10-9). Der Grund für das Versagen dieser Therapiestrategien ist unklar. Möglich ist, dass der Eingriff in die komplexe Wirkungs- und Interaktionsweise der Zytokine nicht ausreichend verstanden ist. So beinhaltet die Wirkung von TNF nicht nur eine proinflammatorische Komponente, sondern auch die eines regulativen Zytokins. Da pro- und antiinflammatorische Zytokine einem präzise regulierten Zusammenspiel unterliegen, gelingt es durch Inhi-

Tabelle 10-9. Antiendotoxintherapie. (Nach [18])

Therapie (Referenz)	Patientengruppe	Letalitätsrate [%]			Subgruppenanalyse
		LPS-AK	Kontrolle	Signifikanz (p)	
J5-Antiserum, 1 [70]	Gramnegative Bakteriämie[a]	23/103 (22)	42/109 (39)	0,011	Septischer Schock 77% vs 44%
Muriner monoklonaler E5, [71]	Gramnegative Sepsis (30-Tages-Letalität)	63/164 (38)	62/152 (41)	0,72	Gramnegative Sepsis und nichtrefraktärer Schock, p=0,01
Muriner monoklonaler E5 [72]	Gramnegative Sepsis, nichtrefraktärer Schock	79/264 (30)	69/266 (26)	0,21[b]	
Muriner monoklonaler E5, [73]	Gramnegative schwere Sepsis	14 Tage: 162/546 (30) 28 Tage: 210/546 (39)	169/544 (31) 162/546 (30) 219/544 (40)		
Monoklonaler humaner HA-1A-AK, [74]	Gramnegative Bakteriämie, 14-Tages-Letalität	25/105 (24)	32/95 (34)	0,12[b]	Gramnegative Bakteriämie (28-Tages-Letalität alle Ursachen eingeschlossen)
Monoklonaler humaner HA-1A-AK, [75]	Gramnegative Bakteriämie, 14 Tage Letalität	Abbruch wegen erhöhter Letalität in der Verumgruppe			
Monoklonaler humaner HA-1A, [76], 621/2199 therapiert	Gramnegative Bakteriämie und septischer Schock, 14 Tage Letalität	109/328 (33)	95/293 (32)	0,86	
Monoklonaler humaner HA-1A, [76]	Septischer Schock ohne gramnegativ Bakteriämie und 14-Tages Letalität	318/785 (41)	292/793 (37)	0,07	

[a] Inklusive lokalisierte gramnegativer Infektionen mit negativer Blutkultur, aber persistierender Infektion unter probater Antibiose.
[b] FDA Advisory Meeting 1991.

bition an einer definierten Stelle des Regelwerks wahrscheinlich nicht, einen insgesamt positiven Effekt für den Organismus zu erzielen.

Nitritoxidinhibitoren

Nitritoxid (NO), initial auch als »endothelium-derived relaxing factor« bezeichnet, wird physiologisch durch die kalzium- und calmodulinabhängige konstitutive Endothel-NO-Synthetase (ecNOS) enzymatisch aus der Aminosäure L-Arginin synthetisiert. NO diffundiert in die glatte Muskelzelle, induziert über die Stimulation der löslichen Guanylatcyclase durch Anstieg von zyklischem Guanosinmonophosphat (cGMP) eine Relaxation der Muskelzelle. Die physiologische Aktivierung der ecNOS über die Basalrate hinaus erfolgt über Scherkräfte bzw. Rezeptoraktivierung. Neben der Beeinflussung des Vasotonus inhibiert NO die Leukozyten- bzw. Thrombozytenadhäsion an Endothelzellen und wirkt moduliernd bei der Aktivierung der Gerinnungskaskade.

NO wirkt sowohl zytotoxisch als auch zytoprotektiv als Fänger von freien Radikalen und Membranstabilisator. Makrophagen eliminieren mit Hilfe von NO Erreger. Zusätzlich zur ecNOS existiert eine induzierbare NO-Synthetase (iNOS). Sie ist im Endothel, aber auch in Makrophagen, Hepatozyten und Myozyten des Myokards sowie weiteren Geweben induzierbar. Die Aktivität des Enzyms ist kalziumunabhängig. Die Expression der iNOS erfordert eine De-novo-Proteinsynthese. Deshalb wird NO erst 4–8 h nach Stimulation der iNOS durch proinflammatorische Zytokine (α-TNF, IL-1, IFN-γ), Toxine (LPS, staphylogenes α-Toxin) freigesetzt und kann daher erst in der »Spätphase der Sepsis« für die Vasodilatation und die Kardiodepression mitverantwortlich sein.

In der »Frühphase« findet man eine NO-Verminderung, die zur Vasokonstriktion mit erhöhtem peripherem Widerstand und Mikrozirkulationsstörungen mit Gewebs- bzw. Organminderperfusion beiträgt [85]. L-Argininderivate bewirken eine NO-Synthesehemmung und nach kasuistischen Mitteilungen eine Zunahme des peripheren Gefäßwiderstands bei Sepsispatienten [86]. Zu Recht wird jedoch auf die Gefahr einer regionalen Abnahme der Gewebeoxygenierung durch nichtselektive Vasokonstriktion hingewiesen.

Dem Ziel einer bedarfsgerechten Einflussnahme auf den Gefäßtonus hofft man durch die Gabe selektiver Inhibitoren der induzierbaren NO-Synthase näher zu kommen. Eine Phase-IIb-Studie bei 32 Patienten im septischen Schock, die in 5 Dosisstufen mit dem Nitritsynthaseinhibitor 546C88 behandelt wurden, zeigte einen Anstieg des vaskulären Tonus, eine Verminderung des kardialen Index sowie eine verbesserte O_2-Extraktion ohne wesentliche Nebenwirkungen [87]. Die an-

Tabelle 10-10. Antizytokingerichtete Therapiestrategien

Therapie (Referenz)	Patientengruppe	Letalitätsrate n/n [%]			Subgruppen	p für Letalität der Subgruppen
		Kontrolle	Verum	Signifikanz (p)		
Anti-TNF-Antikörper [77]	49% schwere Sepsis/ 51% septischer Schock, 28-Tages-Letalität	108/326 (33)	7,5 mg/kgKG, 95/322 (30) 15 mg/kgKG, 101/323 (31)	0,61 0,33	Septischer Schock	0,20 0,15
Anti-TNF-Antikörper [78]	Schwere Sepsis, septischer Schock (80%)	66/167 (40)	3 mg/kgKG, G, 57/181 (32) 15 mg/kgKG 87/205 (42)	0,19 0,41	Septischer Schock	0,34 0,67
Anti-TNF-Antikörper [79]	Septischer Schock, 28-Tages-Letalität	398/930 (43)	382/948 (40)	0,27		
Anti-TNF-Antikörper [84]	Schwere Sepsis/ septischer Schock und IL-6>1000 pg/ml	128/222 (57,7%)	121/224 (54%)			
Lösliche TNF-Rezeptor-konjugate [81]	Schwere Sepsis, septischer Schock (44%)	54/149 (39)	0,042 mg/kgKG, 53/145 (37) 0,083 mg/kgKG, 52/159 (33)	0,30		
IL-1 Rezeptorantagonist [82]	Schwere Sepsis, septischer Schock (50%)	163/456 (36)	151/450 (34)	0,49		
IL-1 Rezeptorantagonist [83]	Schwere Sepsis/ septischer Schock (80%), 28-Tages-Mortalität	102/302 (34)	1 mg/kgKG × h, 91/298 (31) 2 mg/kgKG × h, 86/293 (29)	p gesamt 0,22	Schock kein Unterschied	

schließend durchgeführte multizentrische, prospektive randomisierte placebokontrollierte doppelblinde Phase-III-Studie wurde allerdings nach Einschluss von 797 Patienten aufgrund einer erhöhten Letalität in der Verumgruppe abgebrochen [88].

Anwendungsbeobachtungen bei Patienten mit ARDS zeigten, dass es durch NO-Inhalation gelingt, die Perfusion ventilierter Lungenareale selektiv zu optimieren und damit den Pulmonalgefäßwiderstand und die arterielle Oxygenierung günstig zu beeinflussen [89]. Die Rolle von NO in der Pathophysiologie der Sepsis sowie der Einsatz von NO-Inhibitoren bedarf insgesamt weiterer Untersuchungen [85].

Mediatorenelimination

Das Prinzip der Elimination von Toxinen und Entzündungsmediatoren durch extrakorporale Blutreinigungsverfahren wie Hämofiltration, Plasmapherese und Hämoperfusion hat in der Sepsistherapie bislang keinen gesicherten Stellenwert, da in prospektiven Studien bisher kein Vorteil gezeigt werden konnte [90].

Unabhängig davon empfiehlt sich die frühzeitige Hämofiltrationsbehandlung bei Multiorgandysfunktion zur optimalen Regulation des Flüssigkeits- und Elektrolythaushalts.

10.11.7 Hämotherapie

Die Indikation zur Therapie mit Blutkomponenten entspricht den allgemeinen Grundsätzen der Substitutionstherapie. Im Sinne einer optimalen Versorgung des Gewebes mit Sauerstoff erscheint ein Anheben der Hämoglobinkonzantration auf einen Wert von 12 g/dl gerechtfertigt. Allerdings haben Studien aus dem Intensivbereich gezeigt, dass eine Transfusionsgrenze von 8 g/dl oder evtl. sogar noch darunter nicht zu einer Verschlechterung der Prognose der Patienten führt [91, 92]. Inwieweit diese Zahlen allerdings auch bei Patienten mit Sepsis anwendbar sind, ist unklar. Liegt eine Thrombozytopenie vor, so sollte bei Patienten mit Sepsis der Grenzwert zur Indikation für eine Transfusion bei ca. 20.000/µl angesetzt werden, bei bestehender Blutungsneigung sollte ein Wert von 50.000/µl angestrebt werden.

Granulozytentransfusionen bei leukozytopenischen Patienten mit einer Sepsis bieten grundsätzlich die Möglichkeit einer rascheren Erholung aus der Granulozytopenie und damit einer Überwindung der Sepsis. Nachdem es durch die Gabe von Wachstumsfaktoren möglich ist, eine große Menge an Granulozyten zu erhalten,wird die Wirksamkeit dieses Verfahrens zzt. überprüft [93].

Die Rationale der Therapie der Sepsis mit Gerinnungsfaktorenkonzentraten liegt in der Annahme begründet, dass die Sepsis in vielen Fällen mit einer Gerinnungsaktivierung einhergeht, die zu den klinischen Komplikationen der Sepsis (Multiorgandysfunktion) beitragen kann. In der Tat finden sich bei vielen Patienten mit einer Sepsis die Zeichen einer Verbrauchskoagulopathie. Die Gabe von Inhibitoren der Gerinnung, v. a. Antithrombin III, ist in vielen kleineren Studien mit zumeist positiven Erebnissen untersucht worden.

Eine kürzlich abgeschlossene Phase-III-Studie bei Patienten mit schwerer Sepsis ergab jedoch nur in Untergruppen mit einem mittleren Schweregrad der Sepsis und ohne Anwendung von Heparin einen Überlebensvorteil. Daher ist zum jetzigen Zeitpunkt die Therapie der Sepsis mit AT III nicht uneingeschränkt zu empfehlen. Allerdings ist Antithrombin III weiterhin Mittel der Wahl bei nachgewiesener disseminierter intravasaler Gerinnung, da hier ein Effekt auf die Dauer der DIG deutlich gezeigt werden konnte [94].

Eine weitere große, kürzlich publizierte Phase-III-Studie zur Therapie der schweren Sepsis mit aktiviertem Protein C (aPC) zeigte einen signifikanten Vorteil für die mit aPC therapierten Patienten bezüglich der 28-Tages-Letalität [95].

Fazit für die Praxis

- Die Sepsisinzidenz nimmt zu. Gründe hierfür sind u. a. zunehmend intensivere Therapieverfahren auch bei älteren und multimorbiden Patienten und die Zunahme invasiver Eingriffe (z. B. Zentralvenenkatheter).
- Die Diagnose der Sepsis beruht heute meist auf einfachen klinisch und klinisch-chemischen Parametern, die den Empfehlungen einer Konsensuskonferenz von 1992 folgen. Diese Kriterien sind inzwischen in Studien validiert worden und stellen trotz aller berechtigter Kritik einen wesentlichen Fortschritt dar. Im Einzelfall bedarf es der Ergänzung und Differenzierung durch prognose- und therapierelevante Kriterien mit Hilfe von Scoresystemen unter besonderer Berücksichtigung des Ausmaßes der Organinsuffizienz.
- Dem pathogenetischen Prinzip der Sepsis liegt die Vorstellung zugrunde, dass die klinischen Symptome Ausdruck einer systemischen Entzündungsreaktion des Körpers sind, die durch Mikroorganismen und/oder deren Toxine verursacht werden. Die graduelle Abstufung der Definitionen *Sepsis*, *schwere Sepsis* und *septischer Schock* versucht, der Dynamik der progredienten Inflammation mit der klinischen Ausprägung von Multiorgandysfunktion bis zum Multiorganversagen Rechnung zu tragen. Wurde früher davon ausgegangen, dass das wesentliche Element der Entzündungsreaktion ein proinflammatorischer Prozess ist, wird heute angenommen, dass die Störung der Balance von pro- und antiinflammatorischen Komponenten zu Organdysfunktion bzw. -versagen führt.
- Risikofaktoren für die Entwicklung einer Sepsis sind u. a. Alter, Ernährungsstatus und eine inadäquate Reaktion des Immunsystems, wobei letztere von genetischen Prädispositionen abzuhängen scheint.
- Die Letalität der Sepsis hängt in der Frühphase entscheidend von der Immunantwort und in der Spätphase von der Grundkrankheit ab.
- Im Mittelpunkt der Therapie der Sepsis steht neben der kausalen antimikrobiellen Therapie und ggf. Herdsanierung die hämodynamisch kontrollierte Gewebeoxygenierung und der Ersatz versagender Organsysteme.
- Der Versuch, durch immunmodulierende Maßnahmen wie den Einsatz von Immunglobulinen, Zytokininhibitoren, monoklonalen Antikörpern gegen Zytokinrezeptoren bzw. Toxinen und Glukokortikoiden eine Prognoseverbesserungen zu erzielen, war bisher erfolglos. Einzig der Einsatz von aktiviertem Protein C in der schweren Sepsis zeigte bisher in einer Studie einen Vorteil bezüglich der 28-Tages-Letalität.
- Fortschritte in der Beatmungstechnik, des Kreislaufsupports und der Nierenersatzverfahren versprechen Verbesserungen der Prognose der Sepsis bei einzelnen Patientengruppen.
- Insgesamt bleibt die Hoffnung, dass durch ein besseres Verständnis der Pathogenese der Sepsis sowie den differenzierteren Einsatz neuer Verfahren und Therapeutika die hohe Letalität von weiterhin über 50% gesenkt werden kann.

Literatur zu Kap. 10

1. American College of Chest Physicians/Society of Critical Care Medicine Consensus Conference (1992) Definitions for sepsis and organ failure and guidelines for the use of innovative therapies in sepsis. Crit Care Med 20/6: 864–874
2. Hernandez G, Dougnac A, Castro J et al. (1999) Systemic inflammatory response syndrome: is it comparable with severe sepsis? Rev Med Chil 127/11: 1339–1344
3. Schuster HP, Müller-Werdan U (2000) Definition und Diagnose von Sepsis und Multiorganversagen. Intensivther Sepsis Multiorganversag: 3–27
4. Geerdes HF, Ziegler D, Lode H et al. (1992) Septicemia in 980 patients at a university hospital in Berlin: prospective studies during 4 selected years between 1979 and 1989. Clin Infect Dis 15/6: 991–1002
5. Lode H, Harnoss CM, Fangmann B, Loehr A, Wagner J (1983) Septicemia. Etiology, epidemiology, clinical aspects and prognosis in 446 patients. Dtsch Med Wochenschr 108/50: 1908–1914
6. Sands KE, Bates DW, Lanken PN et al. (1997) Epidemiology of sepsis syndrome in 8 academic medical centers. Academic Medical Center Consortium Sepsis Project Working Group. JAMA 278/3: 234–240
7. Brun-Buisson C (2000) The epidemiology of the systemic inflammatory response. Intensive Care Med 26 (Suppl 1): S64–S74
8. Brun-Buisson C, Doyon F, Carlet J et al. (1995) Incidence, risk factors, and outcome of severe sepsis and septic shock in adults. A multicenter prospective study in intensive care units. French ICU Group for Severe Sepsis. JAMA 274/12: 968–974
9. Salvo I, de Cian W, Musicco M et al. (1995) The Italian SEPSIS study: preliminary results on the incidence and evolution of SIRS, sepsis, severe sepsis and septic shock. Intensive Care Med 21 (Suppl 2): S244–S249
10. National Hospital Discharge Survey (1990) Increase in rates for septicemia – United States, 1979–1987. MMWR Morb Mortal Weekly Rep 39/2: 31–34
11. Rangel-Frausto MS, Pittet D, Costigan M et al. (1995) The natural history of the systemic inflammatory response syndrome (SIRS). A prospective study. JAMA 273/2: 117–123
12. Brun-Buisson C, Doyon F, Carlet J (1996) Bacteremia and severe sepsis in adults: a multicenter prospective survey in ICUs and wards of 24 hospitals. French Bacteremia Sepsis Study Group. Am J Respir Crit Care Med 154/3 Pt 1: 617–624
13. Zeni F, Freeman B, Natanson C (1997) Anti-inflammatory therapies to treat sepsis and septic shock: a reassessment. Crit Care Med 25/7: 1095–1100
14. Stuber F (2001) Effects of genomic polymorphisms on the course of sepsis: is there a concept for gene therapy? J Am Soc Nephrol 12 (Suppl 17): S60–S64

15. Rodeghiero F, Frezzato M, Schiavotto C, Castaman G, Dini E (1992) Fulminant sepsis in adults splenectomized for idiopathic thrombocytopenic purpura. Haematologica 77/3: 253–256
16. Pilz G, Werdan K (1998) Scores für Multiorgandysfunktion und Multiorganversagen. Internist (Berlin) 39: 502–508
17. Karima R, Matsumoto S, Higashi H, Matsushima K (1999) The molecular pathogenesis of endotoxic shock and organ failure. Mol Med Today 5/3: 123–132
18. Natanson C, Hoffman WD, Suffredini AF, Eichacker PQ, Danner RL (1994) Selected treatment strategies for septic shock based on proposed mechanisms of pathogenesis. Ann Intern Med 120/9: 771–783
19. Taveira da Silva AM, Kaulbach HC, Chuidian FS et al. (1993) Brief report: shock and multiple-organ dysfunction after self-administration of Salmonella endotoxin. N Engl J Med 328/20: 1457–1460
20. Schumann RR, Leong SR, Flaggs GW et al. (1990) Structure and function of lipopolysaccharide binding protein. Science 249 (4975): 1429–1431
21. Zhang G, Ghosh S (2001) Toll-like receptor-mediated NF-kappaB activation: a phylogenetically conserved paradigm in innate immunity. J Clin Invest 107/1: 13–19
22. Horn DL, Morrison DC, Opal SM et al. (2000) What are the microbial components implicated in the pathogenesis of sepsis? Report on a symposium. Clin Infect Dis 31/4: 851–858
23. Van Leeuwen PA, Boermeester MA, Houdijk AP et al. (1994) Clinical significance of translocation. Gut 35 (1 Suppl): S28–S34
24. Seeger JM, Grimminger F, Walmrath D (2000) Mediatorblockade in der Sepsis: Inhibitoren, Antagonisten und Antikörper. In: Schuster HP, Werdan K (Hrsg) Intensivtherapie bei Sepsis und Multiorganversagen. Springer, Berlin Heidelberg New York Tokio, S 209–238
25. Montgomery H (2000). Cardiac reserve: linking physiology and genetics. Intensive Care Med 26 (Suppl 1): S137–S144
26. Bernard GR, Artigas A, Brigham KL et al. (1994) Report of the American-European consensus conference on ARDS: definitions, mechanisms, relevant outcomes and clinical trial coordination. The Consensus Committee. Intensive Care Med 20/3: 225–232
27. Harris RL, Musher DM, Bloom K et al. (1987) Manifestations of sepsis. Arch Intern Med 147/11: 1895–1906
28. Ognibene FP (1996) Hemodynamic support during sepsis. Clin Chest Med 17/2: 279–287
29. Didwania A, Miller J, Kassel D, Jackson EV Jr, Chernow B (1997) Effect of intravenous lactated Ringer's solution infusion on the circulating lactate concentration: Part 3. Results of a prospective, randomized, double-blind, placebo-controlled trial. Crit Care Med 25/11: 1851–1854
30. Ferguson ND, Stewart TE, Etchells EE (1999) Human albumin administration in critically ill patients. Intensive Care Med 25/3: 323–325
31. Cochrane Injuries Group Albumin Reviewers (1998) Human albumin administration in critically ill patients: systematic review of randomised controlled trials. BMJ 317 (7153): 235–240
32. Schortgen F, Lacherade JC, Bruneel F et al. (2001) Effects of hydroxyethylstarch and gelatin on renal function in severe sepsis: a multicentre randomised study. Lancet 357 (9260: 911–916
33. Schierhout G, Roberts I (1998) Fluid resuscitation with colloid or crystalloid solutions in critically ill patients: a systematic review of randomised trials. BMJ 316 (7136): 961–964
34. Choi PT, Yip G, Quinonez LG, Cook DJ (1999) Crystalloids vs. colloids in fluid resuscitation: a systematic review. Crit Care Med 27/1: 200–210
35. Reinhart K, Bloos F, Spies C (1995) Vasoactive drug therapy in sepsis. In: Sibbald WJ, Vincent JL (eds) Clinical trials for the treatment of sepsis. Springer, Berlin Heidelberg New York Tokyo, p 207
36. van Bommel E, Bouvy ND, So KL et al. (1995) Acute dialytic support for the critically ill: intermittent hemodialysis vs. continuous arteriovenous hemodiafiltration. Am J Nephrol 15/3: 192–200
37. Müller-Werdan U, Werdan K (2000) Prophylaxe und Therapie der akuten septischen Kardiomyopathie. In: Schuster HP, Werdan K (Hrsg) Intensivtherapie bei Sepsis und Multiorganversagen. Springer, Berlin Heidelberg New York Tokio, S 333–398
38. Bellomo R, Chapman M, Finfer S, Hickling K, Myburgh J (2000) Low-dose dopamine in patients with early renal dysfunction: a placebo-controlled randomised trial. Australian and New Zealand Intensive Care Society (ANZICS) Clinical Trials Group. Lancet 356 (9248): 2139–2143
39. Duranteau J, Sitbon P, Teboul JL et al. (1999) Effects of epinephrine, norepinephrine, or the combination of norepinephrine and dobutamine on gastric mucosa in septic shock. Crit Care Med 27/5: 893–900
40. Müller-Werdan U, Werdan K(2000) Prophylaxe und Therapie der akuten septischen Kardiomyopathie. In: Schuster HP, Werdan K (Hrsg) Intensivtherapie bei Sepsis und Multiorganversagen. Springer, Berlin Heidelberg New York Tokio, S 333–398
41. Bernard GR, Artigas A, Brigham KL et al. (1994) The American-European Consensus Conference on ARDS. Definitions, mechanisms, relevant outcomes, and clinical trial coordination. Am J Respir Crit Care Med 149/3: 818–824
42. Burchardi H, Sydow M (2000) Die akute respiratorische Insuffizienz im Rahmen des multiplen Organdysfunktionssyndroms. In: Schuster HP, Werdan K (Hrsg) Intensivtherapie bei Sepsis und Multiorganversagen. Springer, Berlin Heidelberg New York Tokio, S 397–454
43. Antonelli M, Conti G, Rocco M et al. (1998) A comparison of noninvasive positive-pressure ventilation and conventional mechanical ventilation in patients with acute respiratory failure. N Engl J Med 339/7: 429–435
44. Artigas A, Bernard GR, Carlet J et al., the Consensus Committee (1998) The American-European Consensus Conference on ARDS, Part 2a. Ventilatory, pharmacologic, supportive therapy, study design strategies, and issues related to recovery and remodeling. Am J Respir Crit Care Med 157/4: 1332–1347
45. Roupie E, Dambrosio M, Servillo G et al. (1995) Titration of tidal volume and induced hypercapnia in acute respiratory distress syndrome. Am J Respir Crit Care Med 152/1: 121–128
46. The Acute Respiratory Distress Syndrome Network (2000) Ventilation with lower tidal volumes as compared with traditional tidal volumes for acute lung injury and the acute respiratory distress syndrome. N Engl J Med 342/18: 1301–1308
47. Alia I, Esteban A, Gordo F et al. (1999) A randomized and controlled trial of the effect of treatment aimed at maximizing oxygen delivery in patients with severe sepsis or septic shock. Chest 115/2: 453–461
48. Thijs A, Thijs LG (1998) Pathogenesis of renal failure in sepsis. Kidney Int Suppl 66: S34–S37
49. Lameire N, Vanholder R (2001) Pathophysiologic features and prevention of human and experimental acute tubular necrosis. J Am Soc Nephrol 12 (Suppl 17): S20–S32
50. Bellomo R, Ronco C (2000) Continuous haemofiltration in the intensive care unit. Crit Care 4/6: 339–345
51. Behrendt W, Raumanns J (2000) Stoffwechseländerungen und künstliche Ernährung. In: Schuster HP, Werdan K (Hrsg) Intensivtherapie bei Sepsis und Multiorganversagen. Springer, Berlin Heidelberg New York Tokio, S 311–332
52. Rowlands BJ, Soong CV, Gardiner KR (1999) The gastrointestinal tract as a barrier in sepsis. Br Med Bull 55/1: 196–211
53. Garcia-de-Lorenzo A, Ortiz-Leyba C, Planas M et al. (1997) Parenteral administration of different amounts of branch-chain amino acids in septic patients: clinical and metabolic aspects. Crit Care Med 25/3: 418–424
54. Ozer H, Armitage JO, Bennett CL et al. (2000) 2000-Update of recommendations for the use of hematopoietic colony-stimulating factors: evidence-based, clinical practice guidelines. American Society of Clinical Oncology Growth Factors Expert Panel. J Clin Oncol 18/20: 3558–3585

55. Rubenstein EB (2000) Colony stimulating factors in patients with fever and neutropenia. Int J Antimicrob Agents 16/2: 117–121
56. Gruson D, Hilbert G, Vargas F et al. (2000) Impact of colony-stimulating factor therapy on clinical outcome and frequency rate of nosocomial infections in intensive care unit neutropenic patients. Crit Care Med 28/9: 3155–3160
57. Annane D, Raphael JC, Gajdos P (1996) Are endogenous glucocorticoid levels adequate in septic shock? Intensive Care Med 22/7: 711–712
58. Annane D, Sebille V, Troche G et al. (2000) A 3-level prognostic classification in septic shock based on cortisol levels and cortisol response to corticotropin. JAMA 283/8: 1038–1045
59. Ledingham IM, Watt I (1983) Influence of sedation on mortality in critically ill multiple trauma patients. Lancet 1 (8336: 1270
60. Cronin L, Cook DJ, Carlet J et al. (1995) Corticosteroid treatment for sepsis: a critical appraisal and meta-analysis of the literature. Crit Care Med 23/8: 1430–1439
61. Lefering R, Neugebauer EA (1995) Steroid controversy in sepsis and septic shock: a meta-analysis. Crit Care Med 23/7: 1294–1303
62. Bollaert PE, Charpentier C, Levy B et al. (1998) Reversal of late septic shock with supraphysiologic doses of hydrocortisone. Crit Care Med 26/4: 645–650
63. Briegel J, Forst H, Haller M et al. (1999) Stress doses of hydrocortisone reverse hyperdynamic septic shock: a prospective, randomized, double-blind, single-center study. Crit Care Med 27/4: 723–732
64. Spijkstra JJ, Girbes AR (2000) The continuing story of corticosteroids in the treatment of septic shock. Intensive Care Med 26/5: 496–500
65. Bernard GR, Wheeler AP, Russell JA et al. (1997) The effects of ibuprofen on the physiology and survival of patients with sepsis. The Ibuprofen in Sepsis Study Group. N Engl J Med 336/13: 912–918
66. Arons MM, Wheeler AP, Bernard GR et al. (1999) Effects of ibuprofen on the physiology and survival of hypothermic sepsis. Ibuprofen in Sepsis Study Group. Crit Care Med 27/4: 699–707
67. Werdan K, Pilz G, Witthaut R (2000) Immunglobuline. In: Schuster HP, Werdan K (Hrsg) Intensivtherapie bei Sepsis und Multiorganversagen. Springer, Berlin Heidelberg New York Tokio, S 153–190
68. Alejandria MM, Lansang MA, Dans LF, Mantaring JBC (2001) Intravenous immunoglobulin for treating sepsis and septic shock (Cochrane Review). The Cochrane Library, Oxford (Update Software)
69. Levy O (2000) Antimicrobial proteins and peptides of blood: templates for novel antimicrobial agents. Blood 96/8: 2664–2672
70. Ziegler EJ, McCutchan JA, Fierer J et al. (1982) Treatment of gram-negative bacteremia and shock with human antiserum to a mutant Escherichia coli. N Engl J Med 307/20: 1225–1230
71. Greenman RL, Schein RM, Martin MA et al. (1991) A controlled clinical trial of E5 murine monoclonal IgM antibody to endotoxin in the treatment of gram-negative sepsis. The XOMA Sepsis Study Group. JAMA 266/8: 1097–1102
72. Bone RC, Balk RA, Fein AM et al.(1995) A second large controlled clinical study of E5, a monoclonal antibody to endotoxin: results of a prospective, multicenter, randomized, controlled trial. The E5 Sepsis Study Group. Crit Care Med 23/6: 994–1006
73. Angus DC, Birmingham MC, Balk RA et al. (2000) E5 murine monoclonal antiendotoxin antibody in gram-negative sepsis: a randomized controlled trial. E5 Study Investigators. JAMA 283/13: 1723–1730
74. Ziegler EJ, Fisher CJ, Sprung CL et al. (1991) Treatment of gram-negative bacteremia and septic shock with HA-1A human monoclonal antibody against endotoxin. A randomized, double-blind, placebo-controlled trial. The HA-1A Sepsis Study Group. N Engl J Med 324/7: 429–436
75. Luce JM (1993) Introduction of new technology into critical care practice: a history of HA-1A human monoclonal antibody against endotoxin. Crit Care Med 21/8: 1233–1241
76. McCloskey RV, Straube RC, Sanders C et al. (1994) Treatment of septic shock with human monoclonal antibody HA-1A. A randomized, double-blind, placebo-controlled trial. CHESS Trial Study Group. Ann Intern Med 121/1: 1–5
77. Abraham E, Wunderink R, Silverman H et al. (1995) Efficacy and safety of monoclonal antibody to human tumor necrosis factor alpha in patients with sepsis syndrome. A randomized, controlled, double-blind, multicenter clinical trial. TNF-alpha MAb Sepsis Study Group. JAMA 273/12: 934–941
78. Cohen J, Carlet J (1996) INTERSEPT: an international, multicenter, placebo-controlled trial of monoclonal antibody to human tumor necrosis factor-alpha in patients with sepsis. International Sepsis Trial Study Group. Crit Care Med 24/9: 1431–1440
79. Abraham E, Anzueto A, Gutierrez G et al. (1998) Double-blind randomised controlled trial of monoclonal antibody to human tumour necrosis factor in treatment of septic shock. NORASEPT II Study Group. Lancet 351 (9107): 929–933
80. Reinhart K, Menges T, Gardlund B et al. (2001) Randomized, placebo-controlled trial of the anti-tumor necrosis factor antibody fragment afelimomab in hyperinflammatory response during severe sepsis: The RAMSES Study. Crit Care Med 29/4: 765–769
81. Abraham E, Glauser MP, Butler T et al. (1997) p55 Tumor necrosis factor receptor fusion protein in the treatment of patients with severe sepsis and septic shock. A randomized controlled multicenter trial. Ro 45–2081 Study Group. JAMA 277/19: 1531–1538
82. Opal SM, Fisher CJ, Dhainaut JF et al. (1997) Confirmatory interleukin-1 receptor antagonist trial in severe sepsis: a phase III, randomized, double-blind, placebo-controlled, multicenter trial. The Interleukin-1 Receptor Antagonist Sepsis Investigator Group. Crit Care Med 25/7: 1115–1124
83. Fisher CJ, Dhainaut JF, Opal SM et al. (1994) Recombinant human interleukin 1 receptor antagonist in the treatment of patients with sepsis syndrome. Results from a randomized, double-blind, placebo-controlled trial. Phase III rhIL-1ra Sepsis Syndrome Study Group. JAMA 271/23: 1836–1843
84. Reinhart K, Menges T, Gardlund B et al. (2001) Randomized, placebo-controlled trial of the anti-tumor necrosis factor antibody fragment afelimomab in hyperinflammatory response during severe sepsis: The RAMSES Study. Crit Care Med 29/4: 765–769
85. Vallet B (2001) Vascular nitric oxide during sepsis: From deficiency to overproduction. Adv Sepsis 1/2: 52–57
86. Kiehl MG, Ostermann H, Meyer J, Kienast J (1997) Nitric oxide synthase inhibition by L-NAME in leukocytopenic patients with severe septic shock. Intensive Care Med 23/5: 561–566
87. Grover R, Zaccardelli D, Colice G et al. (1999) An open-label dose escalation study of the nitric oxide synthase inhibitor, N(G)-methyl-L-arginine hydrochloride (546C88), in patients with septic shock. Glaxo Wellcome International Septic Shock Study Group. Crit Care Med 27/5: 913–922
88. Grover R, Lopez A, Lorente JA et al. (1999) Multi-center, randomized, placebo-controlled, double blind study of the nitric oxide snthase inhibitor 546C88: Effect on survival in patients with septic shock. Crit Care Med 27 (Suppl 1): A33
89. Rossaint R, Falke KJ, Lopez F et al. (1993) Inhaled nitric oxide for the adult respiratory distress syndrome. N Engl J Med 328/6: 399–405
90. Surgenor SD, Corwin HL (2000) Hemofiltration in sepsis: is removal of »bad humors« the answer? Crit Care Med 28/11: 3751–3752
91. Hebert PC, Wells G, Blajchman MA et al. (1999) A multicenter, randomized, controlled clinical trial of transfusion requirements in critical care. Transfusion Requirements in Critical Care Investigators, Canadian Critical Care Trials Group. N Engl J Med 340/6: 409–417
92. Hebert PC, Yetisir E, Martin C et al. (2001) Is a low transfusion threshold safe in critically ill patients with cardiovascular diseases? Crit Care Med 29/2: 227–234

93. Peters C, Minkov M, Matthes-Martin S et al. (1999) Leucocyte transfusions from rhG-CSF or prednisolone stimulated donors for treatment of severe infections in immunocompromised neutropenic patients. Br J Haematol 106/3: 689–696
94. Fourrier F, Chopin C, Goudemand J et al. (1992) Septic shock, multiple organ failure, and disseminated intravascular coagulation. Compared patterns of antithrombin III, protein C, and protein S deficiencies. Chest 101/3: 816–823
95. Bernard GR, Vincent JL, Laterre PF et al. (2001) Efficacy and safety of recombinant human activated protein C for severe sepsis. N Engl J Med 344/10: 699–709
96. Bone RC (1996) Sir Isaac Newton, sepsis, SIRS, and CARS. Crit Care Med 24/7: 1125–1128

Peritonitis und andere intraabdominelle Infektionen

H. Wacha, V. Schäfer, U. Schöffel, R. G. Holzheimer

Einleitung

Die intraabdominellen Infektionen werden in Appendizitis, Peritonitis, akute Cholezystitis, Divertikulitis, akute Pankreatitis und intraabdominelle Abszesse gegliedert. Die einzelnen Formen der intraabdominellen Infektionen unterscheiden sich hinsichtlich Diagnostik, Therapie und Prognose. Für alle Formen der intraabdominellen Infektionen gilt: Je schneller eine Diagnose gestellt und gezielte therapeutische Maßnahmen eingeleitet werden, desto besser ist die Prognose.

Die Therapie wird im Fall einer Appendizitis, Cholezystitis oder Peritonitis vorwiegend chirurgisch sein. Die akute Pankreatitis und die Divertikulitis sind im Anfangsstadium konservativ zu therapieren; die Indikation zur Operation ergibt sich bei Auftreten einer Komplikation wie Perforation oder infizierter Nekrose.

Die Letalität der intraabdominellen Infektionen variiert nach Typ, Schweregrad und Alter des Patienten und kann in schweren Fällen 20% überschreiten. Damit stellen die intraabdominelle Infektionen trotz Intensivtherapie und Entwicklung neuer Antibiotika hohe Anforderungen an den behandelnden Arzt, die Infektion rechtzeitig zu erkennen und gemeinsam mit anderen Fachdisziplinen für den Patienten die individuell richtige Therapieentscheidung zu treffen.

11.1 Appendizitis

Definition

Akute Entzündung der Appendix vermiformis. Häufigste Erkrankung des Abdomens.

Klassifikation

- Chronisch
- Akutes Rezidiv einer chronischen Appendizitis
- Akute Appendizitis: phlegmonös, eitrig, perforiert
- Abszess (perityphlitischer Abszess)

Erreger

Als Erreger der Appendizitis können im Prinzip alle pysiologischen Darmkeime, aber auch pathogene, wie z. B. Salmonellen, eine Rolle spielen. Meist handelt es sich um Mischinfektionen mit aeroben und anaeroben Keimen wie z. B. Enterobacteriaceae spp. und Bacteroides spp. Häufigste Erreger sind Bacteroides fragilis und E. coli. Sehr selten können Parasiten, wie z. B. Oxyuren oder Amöben, gefunden werden.

Epidemiologie

Die Appendizitis ist selten im Kleinkindalter, häufiger im Kindesalter, am häufigsten zwischen dem 10. und 20. Lebensjahr und nimmt im Erwachsenenalter an Häufigkeit ab. Im jugendlichen Alter sind Männer häufiger betroffen, sonst gleiches Vorkommen bei beiden Geschlechtern.

Eine akute Appendizitis mit einem rezidivierenden Verlauf wird mit 5–10% angegeben. Eine chronische Entzündung, ohne akuten Schub, die zur Indikation der Appendektomie führt, ist ein seltenes, eigenständiges Krankheitsbild (Peitz 1999). Noch 1969 war die Appendektomie die häufigste Operation (an Universitätskliniken 20,4%, an kommunalen Krankenhäusern 38,8% aller Eingriffe), seit 1989 stark rückläufig und Zunahme der akuten Fälle.

Pathogenese

Eine Obstruktion als mechanischer Faktor (Koprostase oder Hyperplasie submuköser Lymphfollikel bei jungen Patienten) wird diskutiert. Im Laufe der Koprostase kommt es zur oberflächlichen Ulzeration der Mukosa mit der möglichen Infektion durch Darmbakterien und im Akutfall zur bakteriellen Besiedelung aller Wandschichten, Ödeme, Phlegmone.

Symptomatik

Aufgrund der variablen Lage im Bereich des Zäkums (von retrozäkal bis ileozäkal, kleines Becken u. a.) variiert die Symptomatik erheblich.

Typische Symptome und klinische Zeichen finden sich nur etwa in der Hälfte der Fälle. Zur Diagnose sind wiederholte klinische Untersuchungen erforderlich! Die klassischen Symptome sind gekennzeichnet durch plötzlich einsetzenden epigastrischen oder periumbilikalen Schmerz, Übelkeit, Erbrechen, Diarrhö und auch Darmparalyse und Verlagerung der Schmerzen in den rechten unteren Quadranten. Direkter Druckschmerz, Abwehrspannung, Loslass-, Psoasschmerz u. a. sind häufige Symptome. Lokaler Schmerz kann durch Husten ausgelöst werden.

Die rektale Fiebermessung ergibt leichte bis mäßig erhöhte Temperaturen (37,7–38,2°C). Häufig ergibt sich rektal/axilliär ein Temperaturunterschied von 1°C. Kein Laborparameter bzw. keine Messgröße ist für sich allein beweisend für eine Appendizitis (Andersson 1999).

Diagnose

Entscheidend sind die klinische Beobachtung über die Zeit und die wiederholte sorgsame Untersuchung des Abdomens über dem McBurney-Punkt, Druckschmerz, Loslassschmerz (durch linksseitiges Eindrücken und rasches Loslassen auslösbarer Schmerz rechts), Psoasschmerz, lokalisierte Abwehrspannung, Klopfschmerz. Die Symptome entstehen oft innerhalb von Stunden, sodass pathologische Laborwerte erst mit Verzögerung (CRP – 12 h) gemessen und übermittel werden können.

Die sorgsame rektale Untersuchung erleichtert die Differenzialdiagnose. Gegebenenfalls sind gynäkologische Untersuchungen sowie laparoskopische Eingriffe zur sicheren Diagnose notwendig. Bei zunächst typischer Symptomatik kann im Fall einer Perforation sogar der Schmerz kurzfristig nachlassen, um sich dann auf das gesamte Abdomen auszudehnen.

Weitere Untersuchungen sind:

- Labor:

Leukozytose, CRP erhöht.

- Sonographie:

Kokardenphänomen, kein beweisbarer Vorteil der Sonographie als Routinemaßnahme für die klinische Entscheidung (Franke 1999; Abb. 11-1).

- Urin:

Hämaturie bei retrozäkaler Appendizitis (Cave: Differenzialdiagnose).

- Serologie:

Yersinien und Differenzialblutbild.

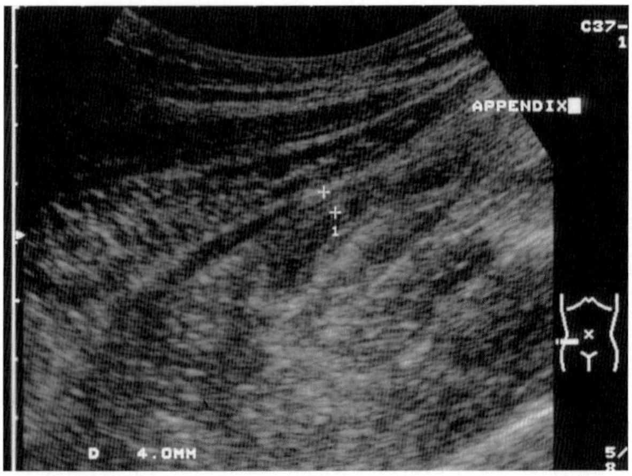

■ Abb. 11-1. Sonographische Darstellung des Kokardenphänomens bei akuter Appendizitis

Differenzialdiagnose

Als Differenzialdiagnose (■ s. auch Tabelle 11-1) sind von der Appendizitis zu unterscheiden: Meckel-Divertikel (Entzündung mit und ohne Fremdkörper, mit und ohne Perforation, Magenschleimhautentzündung, Ulkus im Divertikel), perforiertes Ulcus ventriculi/duodeni, Cholezystitis, Gastroenteritiden/Yersiniose, Lymphadenitis mesenterica), akuter Ileus, Ovarialzysten, Salpingitis, ektopische Schwangerschaft (EU), Endometriose, Zäkumperforation, Harnleiterstein, Enteritis regionalis (Ileitis terminalis, M. Crohn: 1. Anfall), eingeklemmte Leistenhernie, Spieghel-Hernie, Hodentorsion.

Therapie

Die Behandlung der Wahl ist die frühzeitige Operation (Appendektomie, Abszessdrainage u. a. mit dem Ziel einer vollständigen, erfolgreichen Sanierung des Infektionsherdes). Laparotomie und Laparoskopie gleichwertig (Thon 1996; Heinzelmann 1999). Daher ist die diagnostische Laparoskopie bei hinreichendem Verdacht auf einen pathologischen Befund im Unterbauch, insbesondere bei der Frau, indiziert. Eine primäre Antibiotikatherapie ist nicht notwendig, eine Antibiotikaprophylaxe richtet sich nach dem Entzündungsausmaß und dem individuellen Risiko des Patienten.

■ Tabelle 11-1. Differenzialdiagnose des akuten Abdomens (unvollständige Liste)

Differenzialdiagnose	
Andere Darmerkrankungen	Entzündung des Meckel-Divertikels Akute Darmentzündung bei Kindern (besonders in den Sommermonaten) Wurmerkrankungen Lymphadenitis mesenterialis Aktue Gallenblasenentzündung Perforation eines Magen-oder Duodenalgeschwürs Aktue Bauchspeicheldrüsenentzündung Divertikelperforation bei Sigmadivertikulitis M. Crohn, Zäkumdivertikel Maligne Dickdarmtumoren, Zäkumperforation Darmtuberkulose Typhus, Paratyphus Porphyrie Darminfarkt
Urologische Erkrankungen	Nieren- und Uretersteinkoliken Nierenbeckenentzündung Nierentumoren Hydronephrose
Gynäkologische Erkrankungen	Rechtsseitige Adnexitis Menarche Menstruationsschmerz Bauchhöhlen- und Eileiterschwangerschaft Corpus-luteum-Blutung Stielgedrehte Ovarialzyste Endometriose
Sonstige	Mandelentzündung (bei Kleinkindern) Drogenentzug Herzinfarkt Diabetes mellitus Aneurysma der Bauchaorta Psychosen

■ Tabelle 11-2. Empfehlungen zur antibiotischen Prophylaxe. (Mod. nach Wacha 2002)

Operation	Häufigste Erreger	Mittel der Wahl
Appendektomie	Enterobakterien Anaerobier Enterokokken	Aminopenicillin + β-Laktamaseinhibitor Acylaminopenicillin ± β-Laktamaseinhibitor Cefuroxim oder Cefotiam + Metronidazol Bei Allergien gegen β-Laktame: Clindamycin + Aminoglykoside Risikopatienten: Acylaminopenicillin + β-Laktamaseinhibitor Cefotaxim oder Ceftriaxon
Gallenwegschirurgie	Enterobakterien Enterokokken (Anaerobier) (Staphylococcus aureus)	

Ausnahmsweise ist eine Antibiotikatherapie für 3 (–5) Tage indiziert bei

- Komplikationen (Perforationen, Abszess, diffuse Peritonitis),
- bei Risikopatienten (Altersappendizitis) ausnahmsweise konservatives Vorgehen ohne Appendektomie,
- ohne Operation wegen schlechten Allgemeinzustands (Schwemmle 1999; Thomas 1973),
- diskutiert wird bei diskretem Befund auch eine primäre Antibiotikatherapie ohne Operation.

Die perioperative Wundinfektionsprophylaxe zeigen die ◘ Tabellen 11-2 und 11-3.

Präoperativ 1 h vor Inzision (bei gesicherter Diagnose/Differenzialdiagnose).

Zeitpunkt der perioperativen Therapie: spätestens intraoperativ bei allen planbaren Eingriffen oder bei 2 oder mehr Risikofaktoren (◘ s. Übersicht).

Patienteneigene prädisponierende Wundinfektionsrisiken (signifikante Risiken nach der Literatur)

- Patienteneigene Risikofaktoren
  - Alter >70 Jahre
  - Dialysepatient
  - Diabetes mellitus
  - Immunkompetenz
  - Reduzierter Allgemeinzustand
  - Übergewicht
  - Mangelernährung
  - ASA >III
  - MRSA-Träger
  - Fieber/Schüttelfrost innerhalb einer Woche vor Operation
  - Weibliches Geschlecht, z. B. bei Eingriffe am Kolon
  - Drogenabusus
  - Gelbsucht
  - Infektionen anderer Lokalisationen
  - Arterielle Mangeldurchblutung
  - Periphere Ödeme
  - Lymphangitis
  - Neuropathie
- Präoperative Risikofaktoren
  - Notfalloperation
  - >22 Tage präoperativer Krankenhausaufenthalt
  - Ungünstige Wahl des Antibiotikums
  - Zeitpunkt der Antibiotikagabe zu spät/zu früh
  - Wundklassifikation kontaminiert-schmutzig
  - Hochrisikoeingriff
  - Fremdkörperimplantation
  - Rasur nicht unmittelbar vor Operation
  - Operation innerhalb 4 Wochen nach Akutaufnahme
  - Wiederholter Eingriff an den Gallenwegen
  - Steine im Gallengang bei Eingriff an den Gallenwegen
- Intraoperative Risikofaktoren
  - Unerfahrenes Operationsteam
  - Operationsdauer >2 h
  - Infizierter Operationsbereich
  - Kontaminierter Operationsbereich
  - Blutungen
  - Bluttransfusionen
  - Unvorhersehbare Komplikationen
  - Anästhesiedauer
  - Mehr als ein operativer Eingriff
  - Diathermie
  - Sauerstoffabfall
  - Unterkühlung
- Postoperative Risikofaktoren
  - Drainagedauer >3 Tage
  - Respiratorische Sepsis
  - Unterkühlung
  - Urinkatheter
  - Zentraler Venenkatheter
  - Nachweis von:
  - Enterokokken
  - Enterobakterien
  - Bacteroides fragilis in der Wunde

Als antibakterielle Therapie/Prophylaxe können folgende Antibiotika eingesetzt werden: Acylureidopenicilline (Mezlocillin, Piperacillin) ± β-Laktamaseinhibitor, Cephalosporine + Metronidazol, Carbapeneme, Quinolone + Metronidazol (Vogel 1999).

Bei Verdacht auf Amöbeninfektion (vorausgegangener Tropenaufenthalt) sollte immer eine Kombinationstherapie mit Metronidazol durchgeführt werden.

Prognose

Die Prognose nach erfolgter Appendektomie ist gut. Eine Letalität ist nur bei diffuser Peritonitis nach perforierter Appendix und reduziertem Allgemeinzustand (hoher MPI oder APACHE-Score; ◘ s. unten: Tabellen 11-6 und 11-7) zu befürchten. Sie liegt dann bei der diffusen Peritonitis mit Perforation bei 3%. Die Wundheilungsstörungen unter Antibiotikaprophylaxe sind von 40–70% in der vorantibiotischen Ära auf etwa 10–20% zurückgegangen (Heinzelmann 1999; Wacha 1997).

Prophylaxe

Eine allgemeingültige prophylaktische Maßnahme ist nicht möglich. Diskutiert wird die prophylaktische Appendektomie oder Gelegenheitsappendektomie (Appendektomie während eines abdominellen Eingriffes). Die Indikation zu einer solchen Zusatzmaßnahme bei geplanten Operationen im Bauchraum wird nicht empfohlen (Van den Broek et al. 2001). Einerseits steigt durch die zusätzliche Appendektomie die Komplikationsrate (Wundinfekte, Abszesse) der eigentlichen Operation, und andererseits sind Appendektomien überall auf der Welt und in der Regel auch zu jeder Zeit durchführbar, sodass eine prophylaktische Entfernung des Appendix nicht dringend notwendig erscheint.

Trends und Entwicklungen

Die Behandlung der akuten Appendizitis erfolgt derzeit meist offen, d. h. durch Laparotomie, und weniger durch das laparoskopische Verfahren, dem eine höhere Komplikationsrate nachgesagt wird (Heinzelmann1999; Thon 1999).

Tabelle 11-3. Antibiotikatherapie in Abhängigkeit vom Schweregrad der Infektion. (Nach Vogel 1999)

Schweregrad	Kriterien	Therapie	Therapiedauer
Infektionen bei frischer und lokal abgegrenzter Peritonitis	Lokal begrenzte Peritonitis, chirugisch sanierbar	Acylaminoopenicillin + BLI – oder: Cefotaxim + Metronidazol	Kurzzeittherapie 24–48 h; 1–2 Antibiotikagaben oft ausreichend (Prophylaxe); s. Tabelle 11-2
	Sterile Peritonitis oder geringe Keimzahl	Cephalosporine: Cefuroxim oder Cefotiam u. a. (bei Verdacht auf Anaerobier + Metronidazol)	
	Klares bis leicht trübes Exsudat, z. B.: frische Magenperforation <6 h		
	akute Cholezystitis		
	frische perforierte Appendizitis		
Infektionen mit diffuser Peritonitis	Peritonitisdauer >6 h	Acylaminopenicillin + BLI – oder:	3–5 Tage, je nach klinischem/bakteriologischem Befund und Organfunktion (Darm)
	Nicht vollständig sanierbare Ursache	Cephalosporine: Cefotaxim oder Ceftriaxon + Metronidazol	
	Trübes, eitriges fäkulentes Exsudat:	Ciprofloxacin + Metronidazol	
	mittlere Keimzahl 10^3–10^5/ml	Ciprofloxacin + Metronidazol	
	Risikofaktoren: Karzinom drohendes/manifestes Organversagen	Carbapenem	
	Enterokokken im Exsudat	Acylaminopenicillin + BLI	
Tertiäre Peritonitis mit persistierender Infektion – oder postoperativ/ nosokomial	Keine chirurgische Herdsanierung	Antibiotikawahl nach Testung	Nach klinischemVerlauf. Oft Therapiedauer >5 Tage
	Versagen der antibiotischen Therapie		
	Rezidiv		
	Geplante Reoperation		
	Fremdkörperimplantat		
	Hochrisikopatient		

Die laparoskopische Appendektomie benötigt eine längere Operationsdauer bei ähnlich langer Krankenhausverweildauer wie bei der offenen Appendektomie. Das Wundinfektionsrisiko sowie die Zeitdauer bis zur Wiederaufnahme normaler Aktivitäten ist bei der laparoskopischen Appendektomie geringer, die Kosten sind aber signifikant höher. Die beiden Verfahren unterscheiden sich nicht in der Rate intraabdomineller Abszesse oder stationärer Wiederaufnahme (Metaanalyse klinischer Studien; Temple 1999; Garbutt 1999). Der Trend geht dennoch zur sog. minimalinvasiven Technik hin (Pederson 2001).

11.1.1 Sonderformen der Appendizitis

- Perityphlitischer Abszess

Gut abgegrenzterAbszess um den Appendix, Ausbreitung in den Douglas-Raum möglich.

Behandlung: Abszessdrainage, im Alter und bei erheblichem Risiko vorübergehend konservative Therapie mit Antibiotika möglich, regelmäßige Kontrolle (Abdomen, rektale Untersuchung nötig; Schwemmle 1999, Thomas 1973).

- Appendizitis in der Gravidität

Häufigkeit: 1/1000 Schwangerschaften, häufiger in den ersten 2 Schwangerschaftstrimestern, Symptome in den Monaten 1–6 vergleichbar denen der Nichtschwangeren.

Appendektomie so früh wie möglich, da Komplikationen auftreten (Perforation), die die Schwangerschaft gefährden.

- Altersappendizitis

Die Altersappendizitis ist häufiger begleitet von Komplikationen wie dem intraabdominellen Abszess (Franz 1995).

11.2 Peritonitis

Definition

Aseptische bis polymikrobielle Entzündung des Bauchfells nach Organperforation, Trauma oder bei anderen intraabdominalen Ursachen.

Erreger

Enterobacteriaceae spp. und Anaerobier (Keime des Gastrointestinaltraktes). Die Keimzusammensetzung (meist mehrere

Tabelle 11-4. Erreger der diffusen bakteriellen Peritonitis. (Nach AG Peritonitis der PEG 1983)

Ursprungsort der Infektion: Magen, Gallenwege, Dünndarm, Kolon, Appendix		
Erreger	**Prozentuale Häufigkeit präoperativ**	**Prozentuale Häufigkeit postoperativ**
Escherichia coli	60	45
Bacteroides fragilis	30	20
Bacteroides spp.	30	–
Enterokokken	25	50
Streptokokken	25	–
Clostridien	20	<5
Klebsiellen	15	10
Candida	10	20
Pseudomonas	–	10
Staphylokokken	10	10
Andere Enterobakterien	20	20

Tabelle 11-6. Intraoperative Prognose nach dem »Mannheimer Peritonitis Index« (MPI)

Infektionsort	Punkte	Patient	Punkte
Präoperative Peritonitisdauer >24 h	4	Alter >50 Jahre	5
Diffuse Ausbreitung	6	Weibliches Geschlecht	5
Klares Exsudat	0	Organversagen	7
Trübes/eitriges Exsudat	6	Malignom	4
Kotiges/jauchiges Exsudat	12		
Ausgangspunkt nicht Dickdarm	4		

Skala 0–47 Punkte (Wendepunkt zwischen 26 und 29 Punkten): 26 Punke (Letalität 24%); 29 Punkte (Letalität 50%). Sensitivität 84%, Spezifität 79%, Richtigkeit 81%.

Erreger) ist abhängig von Ursprungsort und Dauer der Erkrankung sowie der Vorbehandlung (Tabelle 11-4).

Klassifikation

- Primäre Peritonitis.
- Spontane Peritonitis: selten auftretende Entzündung der Bauchhöhle durch hämatogene, lymphogene oder kanalikuläre Keiminvasion.
- Sekundäre Peritonitis: nach Perforation von Hohlorganen, posttraumatisch oder postoperativ (iatrogen) durch Translokation von Bakterien oder durch Ausbreitung intraabdominaler Infektionsherde (Tabelle 11-5).
- Tertiäre Peritonitis: persistierende oder rezidivierende intraabdominale noskomiale Infektion nach adäquater Therapie einer primären oder sekundären Peritonitis (Nathens 1999).

Die Klassifizierung der Peritonitis nach phänomenologischen, lokalisierenden, ätiologischen und anatomischen Kriterien ist oft der subjektiven Einschätzung unterworfen und scheint nur von begrenztem prognostischem Aussagewert zu sein. Organbezogene Unterscheidungen (Magen/Duodenum, Dünndarm, Kolon, hepatobiliär, pankreatisch und urogenital) lassen allerdings Rückschlüsse auf die Art der chirurgischen Vorgehensweise und auf die beteiligten Mikroorganismen und damit auf die Wahl der Antibiotikatherapie zu (Tabelle 11-3).

Die Beurteilung des Schweregrades einer Peritonitis erfolgt mit Hilfe von Scores, die komplexe klinische Probleme durch einen Zahlenwert zu vereinfachen versuchen. Dies erleichtert eine Vergleichbarkeit von Patientenkollektiven.

- Peritonitisspezifisch: »Mannheimer Peritonitis Index« (MPI; Tabelle 11-6).
- Nicht peritonitisspezifisch: Expertenscore APACHE II (s. unten; Tabelle 11-7) für Intensivpatienten.

Epidemiologie

Primäre Peritonitis

Prädisponiert sind Kinder unter 10 Jahren und Patienten mit immunsuprimierenden Erkrankungen (Leberzirrhose, Aszites, Lupus erythematodes, nephrotisches Syndrom).

Die Inzidenz der primären Peritonitis wird mit 8–12% in zirrhotischen Patienten angegeben (Conn 1971; Boixeda 1996).

Sekundäre Peritonitis

Die Perforationsperitonitis macht etwa 1–2% des chirurgischen Krankengutes aus. Sie ist mit 80% die häufigste Form der Peritonitiden. Etwa 7% aller Laparotomien in einer großen deut-

Tabelle 11-5. Häufigste Ursachen der sekundären Peritonitis

Perforation von Hohlorganen bei	Posttraumatisch durch/nach	Postoperativ durch
Appendizitis	Perforierendes Bauchtrauma	Nahtinsuffizienz
Cholezystitis	Stumpfes Bauchtrauma	Kontamination intra- und postoperativ
M. Crohn	Koloskopie	
Colitis ulcerosa	Gastroskopie	
Divertikulitis	Rektoskopie	
Mesenterialinfarkt	Einlauf	
Dünndarmperforation	Ösophagus-/Magensonden	
Ulkusperforation	Kontrastmittelgabe (Bariumsulfat)	
Ösophagusperforation	Peritonealdialyse	

schen Chirurgischen Universitätsklinik in einem Untersuchungszeitraum von 5 Jahren waren durch eine diffuse Peritonitis verursacht (Farthmann 1998). Intraabdominelle Infektionen wurden bei 25% aller Patienten einer chirurgischen Intensivstation mit Multiorganversagen festgestellt (Darlin 1988).

Ätiologie/Pathogenese

Sekundäre, chirurgische oder eitrige Peritonitis. Akute Entzündung der Peritonealhöhle, entweder lokal begrenzt (Abszess) oder diffus als Ein-/Mehrquadrantenperitonitits (bakterieller oder chemischer Genese). Hauptursache ist die freie oder gedeckte Perforation von Hohlorganen neben der iatrogenen oder traumatisch bedingten Leckage sowie eine Kontamination des Peritoneums von außen. Seltener Retroperitonitis durch Nekrosen, ischämische Darmwandnekrosen (verursacht durch mesenteriale Ischämien oder Strangulationen), Infektion intraabdominaler Organe mit sukzessiver Keimausbreitung, eine sekundäre Infektion durch Translokation (Tabelle 11-5).

Das Peritoneum hat eine hohe antibakterielle Potenz, die durch Magensaft, Darminhalt, Galle, Pankreassekret, durch Ischämie und Nekrosen sowie Fremdköper, Hämoglobin u. a. beinträchtigt wird. Die peritonitische Enzündung stellt eine gleichförmige Antwort des Peritoneums auf einen unspezifischen Reiz dar und endet möglicherweise in einer systemischen Entzündungsreaktion (SIRS). Eine bakterielle Kontamination der Peritonealhöhle stellt meist den ersten Schritt in der Pathogenese einer intraabdominalen Infektion dar.

Die folgende Infektion des Peritoneums ist von mehreren Faktoren abhängig. Selektionsprozesse, Wachstumscharakteristika, Adhärenz und Invasivität bestimmter Spezies erklären die Tatsache, dass von den mehr als 400 verschiedenen Darmkeimen, selbst nach freier Perforation, nur relativ wenige regelmäßig isoliert werden.

Die bakterielle Peritonitis ist durch eine endogene Mischinfektion mit durchschnittlich mehr als 3 Keimarten pro Patient charakterisiert. Häufigste Keimkonstellation ist E. coli und Bacteroides fragilis. In 86% werden $>10^4$ Keime/ml gefunden, in ebenfalls 86% handelt es sich um Mischinfektionen von 2 und mehr als 2 Keime/ml Peritonealsaft (Wacha 1987).

Die häufigsten Erreger der postoperativen Peritonitis sind E. coli, Enterokokken und Candida sowie sog. Problemkeime bei der tertiären Peritonitis (Tabelle 11-4).

Unabhängig von der Ätiologie führen Stimuli (Bakterien, Nekrosen, Toxine) an oder in der Peritonealschicht zu einer Aktivierung plasmatischer Kaskadensysteme und aller beteiligten zellulären Elemente. Das Resultat besteht in einer mediatorengesteuerten peritonealen Vasodilatation, die in Verbindung mit einer durch Chemotaxin und Adhäsionsmoleküle vermittelten Granulozyteninvasion zu einer Permeabilitätssteigerung führt. Diese ist Voraussetzung für das peritoneale Ödem und das Auftreten des eiweißreichen peritonealen Exsudats. Die damit verbundene peritoneale Schädigung führt zum makroskopischen Bild einer fibrinös-eitrigen Peritonitis (Schöffel 1995, 1996; Hau 1979; Holzheimer 1995; Laroche 1995). Die Bildung von intraabdominellen Abszessen wird im Wesentlichen von Bacteroides fragilis gefördert (Rosenthal 1989; Weinstein 1974).

Symptomatik

Die klinische Manifestation intraabdominaler Infektionen ist sehr variabel und kann von der Ätiologie, dem anatomischen Ursprungsort, der Ausdehnung der Entzündungsreaktion und von Begleiterkrankungen beeinflusst sein. Im Mittelpunkt der Symptomatik steht immer der Schmerz, der durch jede Bewegung des entzündeten Peritoneums verstärkt wird. Begleitend treten Übelkeit und Erbrechen hinzu. Flüssigkeitsverluste in die entzündeten Areale bedingen ein zunehmendes Durstgefühl (trockene Zunge), während die reflektorische Darmparalyse über Wandödem und Darmgasvermehrung zum klinischen Bild des aufgetriebenen Abdomens führt.

! Allgemeine Entzündungszeichen sind nahezu immer vorhanden.

Charakteristisch ist meist der akut auftretende Schmerz, oft mit genauer Zeitangabe durch den Patienten, starker lokaler bis diffuser Druckschmerz, Abwehrspannung, bretthartes Abdomen. Bei älteren oder immungeschwächten Patienten fehlen häufig diese typischen Zeichen.

Häufige klinische Zeichen (60%) sind Darmparalyse, freie Luft, Fieber und Sepsis.

Diagnostik

Gegenüber der klinischen Symptomatik (s. oben), die in unklaren Fällen und in frühen Stadien engmaschige klinische Kontrollen erfordern kann, ist die Aussagekraft bildgebender Verfahren für die Diagnose einer Peritonitis eher gering. Eine abdominale Ultraschalluntersuchung sollte jedoch bei jeder diffusen Peritonitis (ggf. im Rahmen entsprechender Kontrollen) Hinweise auf freie intraabdominelle Flüssigkeit ergeben. Intraabdominale Abszesse lassen sich dagegen eher im Computertomogramm oder mit Hilfe einer Kernspintomographie (MR) erkennen.

Die *Abdomen*- und die *Thoraxübersichtsaufnahme* gehören zur Normaldiagnostik bei einem unklaren Abdomen mit Verdacht auf Peritonitis (s. auch Abb. 11-2). Die Thoraxübersicht stellt freie Luft unter dem Zwerchfell oder nichtabdominelle Ursachen der Infektion, z. B. die Pneumonie, dar. Pneumoperitoneum als Folge einer gastroduodenalen Perforation stellt sich nur in 55–69% im Röntgenbild dar, bei 30–41% der Dünn-

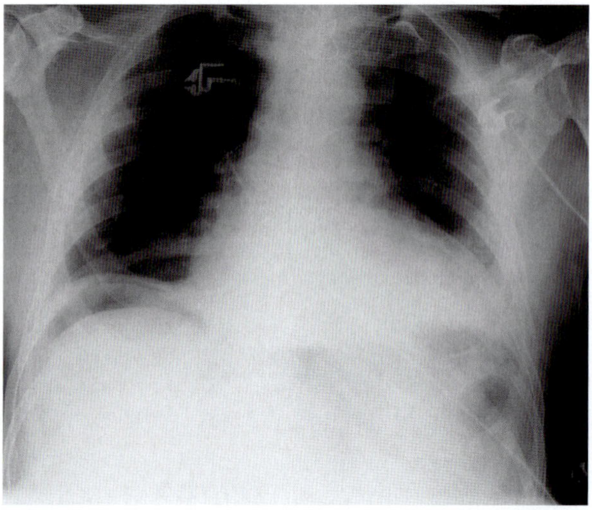

Abb. 11-2. Freie Luftsichel unter dem rechten Zwerchfell einer frischen Magenperforation

darmperforationen und 37–46% der Dickdarmperforationen. Da freie Luft bis zu 3 Wochen nach operativen Eingriffen nachweisbar ist, kann bei postoperativ durchgeführten Übersichtsaufnahmen weder das Fehlen noch das Vorhandensein von freier Luft als eindeutiger Beweis akzeptiert werden (Winek 1988; Roh 1983; Harrison 1957).

Durch die *Sonographie* des Abdomens lassen sich sogar weniger als 100 ml Flüssigkeit darstellen; die Ultraschalluntersuchung stellt somit eine einfache und effektive Möglichkeit dar, einen entzündlichen Prozess in der Bauchhöhle sichtbar zu machen. Weitere Ursachen der Peritonitis, die durch Ultraschall erfolgreich aufgedeckt werden können, sind Entzündungen wie die Appendizitis, die Divertikulitis sowie gynäkologische Erkrankungen des Unterbauches (McGrath 1991). Einschränkungen für die Qualität der Ultraschalluntersuchung stellen Luft, Knochen und Fettgewebe dar.

Hier bietet die *computertomographische Untersuchung (CT)* Vorteile, da sie neben einer Darstellung des räumlichen Ausmaßes einer Infektion auch die einzelnen Gewebeschichten besser darstellen kann. In einer Studie wurde nachgewiesen, dass durch den Einsatz von CT bis zu 95% der Diagnosen richtig gestellt wurden und in bis zu 30% die ursprüngliche Therapie daraufhin geändert werden musste. Besonders bei Prozessen im Retroperitoneum und Pankreas ist die CT-Untersuchung anderen diagnostischen Untersuchungsmethoden überlegen (Taourel 1992).

Bei Nachweis lokalisierbarer Flüssigkeitsansammlungen ist die Punktion mit Aspiration hilfreich. Das so gewonnene Material wird makroskopisch beurteilt und zur sofortigen bakteriologischen Untersuchung eingesandt. Keimbefunde im Direktpräparat (Gram-Färbung) beweisen die Diagnose einer intraabdominalen Infektion. Eine Zellzahl von mehr als 300 Zellen/µl untermauert die klinische Diagnose der Peritonitis (Larson 1992). Die Laparoskopie mit der Option zur Therapie in gleicher Sitzung hat die diagnostische Lavage entbehrlich gemacht (Walsh 1998).

Blutuntersuchungen spiegeln i. allg. die akute Entzündungsreaktion wider, doch ist zu beachten, dass Leukozytenzahlen wenig verlässlich sind und Akute-Phase-Proteine (z. B. CRP) erst nach vielen Stunden nachweisbar werden. In fortgeschrittenen Stadien ermöglicht die Laboruntersuchung zusätzliche Aussagen zum Grad einer multiplen Organdysfunktion und damit zum Schweregrad der Erkrankung.

Erhöhte Harnstoffkonzentrationen im Blut sowie Azidose weisen auf die Dehydratation hin. Protein C, ein Akute-Phase-Protein, kann zur Verlaufsbeurteilung einer Infektion herangezogen werden, ist aber für die Diagnostik einer Peritonitis ohne Bedeutung. Immunologische Parameter wie z. B. Interleukine, Adhäsionsmoleküle, Prostaglandine, Procalcitonin, sind bisher kaum klinisch untersucht und können daher nicht generell zur Diagnostik der Peritonitis empfohlen werden. Für IL-6 und IL-8 liegen die meisten Erfahrungen vor; diese Parameter haben in Multicenterstudien gezeigt, dass sie sowohl mit dem Auftreten von Komplikationen als auch einem letalen Ausgang der Erkrankung korrelieren. Sie könnten daher am ehesten zu einer klinischen Verlaufsdiagnostik beitragen (Holzheimer 2000).

Das Erregerspektrum im Rahmen intraabdominaler Infektionen beschränkt sich i. allg. auf etwa 10–20 verschiedene Spezies sog. pathogener Darmbakterien. Die am häufigsten isolierten Keime sind dabei E. coli und Bacteroides fragilis.

Aufgaben der mikrobiologischen Untersuchungen sind der Keimnachweis im Punktat zur Diagnosesicherung sowie die Keimspezifizierung und Sensibilitätstestung zur eventuellen Korrektur einer empirisch begonnenen Therapie.

Bei 24–30% der Peritonitispatienten sind *Blutkulturen* positiv. Die häufigsten Erreger sind E. coli, B. fragilis oder Enterokokken. Eine polymikrobielle Bakteriämie ist oft Zeichen einer intraabdominellen Infektion (Ing 1981; Fry 1979).

- Klinisch:

Die Indikationsstellung zur Laparotomie bei Verdacht auf Peritonitis wird eher klinisch durch sorgsame, mehrfache Untersuchung des Abdomens als aufgrund von Laborparametern oder eines bildgebenden Verfahrens gestellt.

- Mikrobiologie:

Keimzahlen so ok?? Oder $10^4/10^1/10^8$?

Durch laparoskopische Punktion gewonnenes Peritonealexsudat trüb, eitrig (10^4/ml) positiver Keimnachweis. Keimzahl zwischen 10^1 und 10^8 Zellen/ml; 20–25% steril, 86% mehr als 10^4 Keime/ml Exsudat. Die Höhe der Keimzahl korreliert mit der Dauer der Erkrankung.

- Labor:

Im Exsudat durchschnittlicher pH-Wert 7 (4,2–8,25); Endotoxine 0 bis >250 EU/ml.

- Bildgebende Verfahren:
  - Sonographie (freie Flüssigkeit, Luft, Ileus, Pendelperistaltik),
  - Röntgenübersicht des Abdomen (Thorax) im Stehen, Spiegel (Ileus, freie Luft unter den Zwerchfellen,
  - CT (Abszessformationen, freie Flüssigkeit).

Differenzialdiagnose

Alle Erkrankungen, die ein akutes Abdomen, also die Symptomatik der sekundären Peritonitis, imitieren; d. h. Erkrankungen, die mit Erbrechen, Übelkeit, Darmatonie oder krampfartigen Schmerzen einhergehen; Nierenkolik, entgleister Diabetes, Durchblutungsstörung des Gastrointestinaltraktes, Mesenterialinfarkt, Gastroenteritiden (Salmonellose u. a.), gynäkologische Erkrankungen, Harnleiterkolik, Porphyrie, Lebererkrankungen u. a. (s. auch Tabelle 11-1).

Therapie

Basistherapie

Bei einer generalisierten Peritonitis kommt es zu Störungen der peripheren Zirkulation und der Mikrozirkulation. Die Folge sind Organdysfunktion und Organversagen. Voraussetzung einer Intensivtherapie ist zunächst die Korrektur von Volumenverlusten durch isotone Elektrolytlösungen oder kolloidale Lösungen. Weitere Maßnahmen zielen auf Verbesserung der Perfusion von Organen durch die Gabe von Katecholaminen (Dopamin, Noradrenalin, Dobutamin).

Chirurgisch

Beseitigung der auslösenden Ursache, ggf. Drainage. Ziel ist die Sanierung der Infektionsquelle (Herdsanierung; z. B. Resektion der Infektionsursache) und die Säuberung der Bauchhöhle. Das Ausmaß einer Sanierung (Effizienz) bestimmt die Prognose. Die chirurgischen Techniken zur Vermeidung persistierender Infektionen (Débridement, Lavage, programmierte Intervention) zeigen aufgrund klinischer Studien, bei vergleichbaren Schweregraden, hinsichtlich der Letalität keine signifikanten Unterschiede (Hau 1995; Hunt 1992; Holzheimer 2001b).

Antibiotika: Interventionstherapie

Siehe ◘ Tabelle 11-3.

Beginn in der Regel präoperativ. Auch eine intraoperative Behandlung ist denkbar. Die Vorteile einer solchen Vorgehensweise wären:

- Vermeidung einer frühzeitigen Endotoxinausschüttung,
- Reduktion der Antibiotikawirkung auf den verbleibenden Infekt,
- Sekretentnahme zur Bakteriologie ohne Vorbehandlung.

Die notwendigen Studien sollten umgehend durchgeführt werden.

Bei persistierender Sepsis und Unbeeinflussbarkeit des Allgemeinzustandes durch die antibiotische Therapie ist eine vorübergehende Therapiepause (24–48 h) immer zu diskutieren. Im antibiotikafreien Testintervall sollen möglichst viele Materialien auf Bakterien untersucht werden (Vogel et al. 1999). Positive Blutkulturen sind trotz den in über der Hälfte der Fälle vorhandenen klinischen Zeichen der Sepsis nach unserer Erfahrung nur selten nachweisbar.

Antibiotikatherapiedauer

Abhängig vom klinischen Verlauf, bei erfolgreicher chirurgischer Sanierung möglichst nicht länger als 3–5 Tage.

Die perioperative Antibiotikagabe ist im Sinne einer Kurzzeittherapie bei Peritonitiden mit geringen Keimzahlen (Magen) oder als prä- bzw. intraoperativ beginnende Initialtherapie bei hoher Keimzahl zu betrachten (◘ Tabellen 11-2, 11-3).

> **Kriterien für das Absetzen der Antibiotikatherapie**
>
> - Normalisierung der Darmtätigkeit
> - Enterale Ernährung
> - Fieberfreiheit
> - Tendenz zur Normalisierung des Blutbildes (Rückgang der Leukozyten und der unreifen Granulozyten) und der CRP

Die lokale Gabe von Antibiotika und Antiseptika (inkl. Taurolidin) durch intraperitoneale Instillation sind wegen der sehr kurzen passageren Wirkung mit nachfolgender Keimüberschwemmung der parenteralen Applikation unterlegen. Antiseptika wie PVP-Jod wirken zytotoxisch und haben für diese Indikation keine Zulassung. Ob die Elimination der Endotoxine durch Taurolidin effektiv genug und sinnvoll ist, bleibt zu diskutieren.

Eine alleinige Antibiotikatherapie und andere konservative Maßnahmen sind bei speziellen Erkrankungen möglich wie z. B. bei der primären oder tertiären Peritonitis, bei akuten Schüben chronisch entzündlicher Darmerkrankungen (M. Crohn, Colitis ulcerosa), der akuten Divertikulitis oder bei multiplen Leberabszessen spezieller Genese (z. B. Amöben).

Verlauf und Prognose

Die Letalität der Peritonitis wird zwischen 3% (diffuse Peritonits bei Appendizitis) und 80% (postoperative Peritonitis) angegeben. Die Prognose ist abhängig von der Schwere des Krankheitsbildes, der Peritonitisursache sowie den patienteneigenen und operationsgegebenen Risikofaktoren und den postoperativen bakteriellen Komplikationen. Scores dienen der Definition von Risikogruppen, deren Prognose und einer Verlaufskontrolle der Therapie; sie sind nicht geeignet als Kriterium für eine individuelle Therapieentscheidung.

Für die Beurteilung der Schwere der Peritonitis hat sich der intraoperativ erstellte MPI (»Mannheimer Peritonitis Index«; ◘ s. oben: Tabelle 11-6) und der vor der Therapie ermittelte APACHE II (◘ s. unten, Tabelle 11-7) bewährt.

Derzeit gibt es vielversprechende Ansätze des Infektmonitorings mit Hilfe von neueren Infektionsparametern (Procalcitonin, TNF-α, IL-6 u. a.; van Goor 1999).

Trends

- Der Stellenwert der Laparoskopie in der Behandlung der sekundären Peritonitis ist umstritten (Schumplick 1998). In frühen Phasen und bei gering ausgeprägtem Befund ist zum Beispiel bei einer gastroduodenalen Perforation eine laparoskopische Versorgung möglich. Bei komplexeren Situationen und fortgeschrittener Peritonitis ist dagegen die primäre Laparotomie indiziert (Coburg 1999).
- In zunehmendem Maße wird auch die laparoskopische Technik zur Diagnostik des akuten Abdomens und damit vermehrt auch bei Peritonitiden zum Einsatz kommen. Die Vielzahl der chirurgischen Techniken reduzieren sich weiter auf die Tatsache, dass nur die Sanierung der Infektionsquelle entscheidend für die Prognose ist. Alle weiteren Maßnahmen tragen nicht entscheidend zur Verbesserung der Prognose bei.
- Neue Therapieansätze liegen in der Hoffnung, die entzündlichen Mediatoren zu beeinflussen. Bisherige Medikamente haben sich jedoch nicht bewährt.
- Die Bedeutung der Enterokokken als unabhängige Risikofaktoren oder Symptom einer schweren Peritonitis (postoperative, tertiäre Peritonitis u. a.) wird in den letzten Jahren diskutiert (Burnett 1995).
- Nur bei Risikopatienten mit ausgeprägter Abwehrschwäche und zahlreichen Peritonealdrainagen können auch Candida spp. mit beteiligt sein.

11.3 Akute Cholezystitis (»Akute Galle«)

Definition

Akute Entzündung der Gallenblasenwand (in 85–95% eine akute kalkulöse Cholezystitis), meist als Folge eines mechanischen Verschlusses des Ductus cysticus durch einen Gallenstein.

Erreger

Keimnachweis in 15% bei chronischer Cholezystitis, in 50% bei akuter Cholezystitis, mit dem Alter der Patienten zunehmend.

Enterobacteriaceae spp. 68% (E. coli, Klebsiella spp., Proteus ssp.), Enterococcus spp. 14%, Bacteroides spp. 10%, Clostridium spp. 7%, Pseudomonas spp.und andere gramnegative Problemkeime (Wacha 1984).

Candida und Salmonellen sind selten.

Tabelle 11-7. Der »Acute Physiology and Chronic Health Evaluation Score« (APACHE II) zur Riskikobewertung von Schwerstkranken

Name des Patienten: . . . . Geb.-Datum: . . . .
Diagnose: . . . .
Operation: . . . .
Intraop. Komplikationen: . . . .
Klinikaufenthalt bi szur Aufnahme auf Intensivstation: . . . . Tage: . . . . Stunden: . . . .

Kriterium	**Punkte**	+4	+3	+2	+1	0	+1	+2	+3	+4
Temperatur (rektal)	( )	< 29,9	30–31,9	32–33,9	34–35,9	36–38,4	38,5–38,9		39–40,9	> 41
Blutdruck (2 × diast. + 1 × syst.)/3	( )	< 49		50–69		70–109		110–129	130–159	> 160
Herzfrequenz/min	( )	< 39	40–54	55–69		70–109		110–139	140–179	> 180
Atemfrequenz/min	( )	< 5		6–9	10–11	12–24	25–34		35–49	> 50
pO_2*	( )	< 55	55–60		61–70	70				
Arterielle pO_2-Differenz bei Beatmung[a, b] $F_IO_2 > 50\%$	( )					< 200		200–349	350–499	> 500
Arterieller pH	( )	< 7,15	7,15–7,24	7,25–7,32		7,33–7,49	7,5–7,59		7,6–7,69	> 7,7
Serum-Na^+	( )	< 110	111–119	120–129		130–149	150–154	155–159	160–179	> 180
Serum-K^+	( )	< 2,5		2,5–2,9	3,0–3,4	3,5–5,4	5,5–5,9		6,0–6,9	> 7
Serumkreatinin[c]	( )			< 0,6		0,6–1,4		1,5–1,9	2,0–3,4	> 3,5
Hämatokrit	( )	< 20		20,0–29,9		30,0–45,9	46,0–49,9	50,0–59,9		> 60
Leukozyten (× 1000)	( )	< 1		1–2,9		3–14,9	15–19,9	20–39,9		> 40
Neurolog. Score	( )	3	4–6	7–9	10–12	13–15	siehe »Glasgow-Score«			
A. Gesamtpunkte	( )									
B. Alterspunkte[d]	( )		55–64	45–54		jünger 45				
C. Anamnesepunkte	( )	siehe »Anamnese«								
Gesamt-APACHE II (A. + B. + C.)	( )									

[a] Spontanatmung oder Beatmung mit $F_{IO_2} < 50\%$.
[b] Arterielle pO_2-Differenz = 713 Torr (≙ O_2-Druck des Gerätes minus pCO_2 (arteriell) minus pO_2 (arteriell).
[c] Bei akuten Nierenversagen Punktewert verdoppeln.
[d] (+6) Punkte = älter 65; (+5) Punkte = 65–74 Jahre.

Glasgow Score

a) **Augen** werden geöffnet:
- spontan (+4)
- auf Ansprechen (+3)
- auf Schmerz (+2)
- nicht (+1)

b) **Anordnungen** werden ausgeführt:
- auf verbale Stimuli (+6)
- auf Schmerzreize (+5)
- Flexions-(Flucht-) Reflexe (+4)
- Dekortikations-Rigidität (+3)
- Dezerebrations-Rigidität (+2)
- kein Ansprechen (+1)
- unkontrollierte Bewegungen (+4)

c) **Bewusstseinslage**

- **Bei Spontanatmung:**
  - Pat. orientiert, kann sich unterhalten (+5)
  - Pat. desorientiert, kann sich unterhalten (+4)
  - Pat. gibt unangemessene Anworten (+3)
  - Pat. sagt Unverständliches (+2)
  - Pat. nicht ansprechbar (+1)
- **Bei Intubierten:**
  - Pat. könnte sich unterhalten (+5)
  - Pat. nicht ansprechbar, jedoch fraglich (+3)
  - Pat. nicht ansprechbar (+1)

Neurologische Bewertung = Summe (a+b+c) = ( )

Anamnese

Spricht die Anamnese des Patienten für eine schwere Vorerkrankung? ja = (+1); nein = (0)

1. Leber ( )
2. Herz/Kreislauf ( )
3. Atmungsorgane ( )
4. Nierenfunktion ( )
5. Abwehrschwäche ( )

Wenn die Langzeitanamnese positiv ist (1 Punkt unter allen reicht), wird wie folgt verfahren:

a) für nicht-operative oder postoperative Notfälle (+5)
b) für elektive postop. Verlegungen auf Intensivstation und akute zu operierende Notfälle (+2)

■ Tabelle 11-7 (Fortsetzung)

Definition

1. Leber:
   - histologisch nachgewiesene Zirrhose oder
   - bestätigte portale Hypertension oder
   - gastrointestinale Blutungen durch portale Hypertension oder
   - vorausgegangene Episoden von Leberinsuffizienz, Enzephalopathie oder Leberkoma

2. Herz/Kreislauf:
   - Angina pectoris NYHA-Stadium IV oder
   - Herzinsuffizienzsymptome (Dyspnose) in Ruhe oder bei geringer Belastung (z. B. beim Anziehen)

3. Atmungsorgane:
   - chronische restriktive, obstruktive oder vaskuläre Erkrankungen, die eine starke Einschränkung der Leistungsfähigkeit bedeuten (z. B. unfähig zu gewöhnlicher Hausarbeit oder Treppen zu steigen), oder
   - dokumentierte chronische Hypoxie, Hyperkapnie, sekundäre Polyzythämie, pulmonale Hypertension oder
   - abhängig vom Beatmungsgerät

4. Niere:
   - chronisch dialysepflichtiger Patient
   - schwere, fast dialysepflichtige Niereninsuffizienz

5. Abwehrschwäche:
   Sie muß vor dem Klinikaufenthalt evident gewesen sein und folgende Kriterien erfüllen:
   - Immunsuppression durch Zytostatika, Strahlentherapie, Kortikosteroide normal dosiert über mehr als 30 Tage oder Kortikosteroide hoch dosiert (mehr als 15 mg/kg KG) über mehr als 5 Tage oder
   - fortgeschrittenes Stadium von Krankheiten, die die Abwehr beeinträchtigen, wie Leukämie, Lymphome, Aids oder metastasierendes Melanom oder
   - andere

Aufnahme auf der Intensivstation von auswärts:		ja/nein
Grund für die Aufnahme auf der Intensivstation:	Herz/Kreislauf	ja/nein
	Neurologisch	ja/nein
	Respiratorisch	ja/nein
	Magen/Darm	ja/nein
	Urogenital	ja/nein
	Metabolisch	ja/nein
	Hämatologisch	ja/nein
	Trauma	ja/nein

Epidemiologie

Auftreten im mittleren Lebensalter, am häufigsten bei Frauen, prinzipiell jedoch im Alter und bei beiden Geschlechtern möglich. Die Häufigkeit ist schwer festzustellen. Das Risiko bei symptomatischem Stein wird mit 10% innerhalb von 10 Jahren eingeschätzt. Nach unserer Erfahrung machen die akuten Cholezystitiden 15–25% der stationären Patienten aus, die wegen einer symptomatischen Cholezystitis zur Aufnahme kommen. Schwere Verläufe treffen meist ältere Patienten mit zahlreichen Nebenerkrankungen und langer Gallensteinanamnese (Hess 1986; Wacha 1992).

Ätiologie und Pathogenese

Die Folgen einer Steinobstruktion des D. cysticus sind Entstehung einer chemischen Schädigung der Gallenblasenmukosa, Durchblutungsstörung der Gallenblasenwand und möglicherweise bakterielle Entzündung. In etwa 10% phlegmonös eitrige Entzündung. Seltener ist die akute Galle durch Salmonellen oder steinfreie Gallenblase (»Stressgalle«: hoher Gehalt an Mastzellen), posttraumatisch, postoperativ oder nach Zytostase, Torsion der Gallenblase.

Ein spezielles Krankheitsbild, hervorgerufen durch anaerobe Keime (Clostridien und Mischinfektionen), ist die emphysematöse Cholezystitis.

Ischämie, Reflux von Pankreasenzymen, Antoimmunmechanismen können weitere Ursachen sein.

Symptomatik

Plötzlich auftretender starker Dauerschmerz im rechten Oberbauch (rechter oberer Quadrant) mit Ausstrahlung in die rechte Schulter. Häufig Übelkeit und Erbrechen, hohes Fieber (Schüttelfrost). Linksschmerz muss an zusätzliche Komplikationen denken lassen.

Diagnostik

- Murphy-Zeichen:

Schmerzhafte Unterbrechung der Atmung beim tiefen Einatmen und gleichzeitiger Palpation des rechten oberen Quadranten. Ein chronischer Verlauf mit abgeschwächten Symptomen ist möglich.

- Anhaltender Spontanschmerz (im Gegensatz zur Kolik), Druckschmerz bis Abwehrspannung im Oberbauch rechts, Hydrops tastbar.
- Bildgebende Verfahren:

Wichtigstes Verfahren ist die Sonographie (■ Abb. 11-3) und ausnahmsweise orale/i.v.-Cholezystographie, ggf. CT, sonographisch als deutlich verdickte Gallenblasenwand mit Flüssigkeitssaum (Dreischichtung).

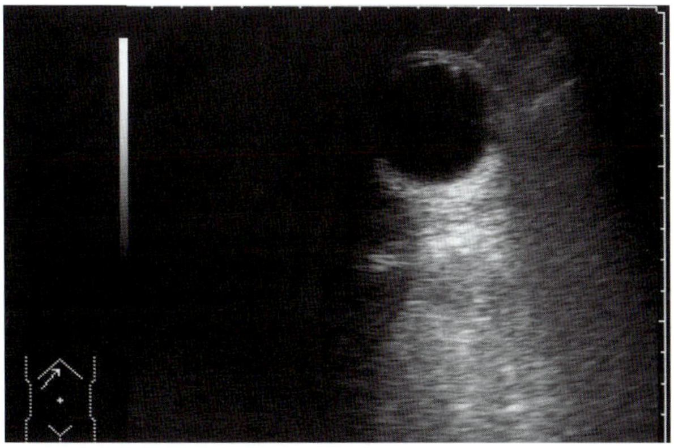

Abb. 11-3. Akute Cholezystitis; Sonographie

- Labor:
Initial meist nur mäßiger Anstieg der neutrophilen Granulozyten, CRP erhöht, BSG erhöht, Leukozytose, selten leichte Bilirubinerhöhung (2–3 mg%). Gelegentlich biläre Stauungszeichen (AP, γ-GT), bei Druck der Gallenblase auf den D. hepaticus (Mirizzi-Syndrom).
- Mikrobiologie:
In Abhängigkeit vom Alter des Patienten ist ein Keimnachweis in der Gallenblase bis 100% (durchschnittlich 50%) möglich. Die Blutkultur ist zu 8% positiv. Die Stressgalle ist meist keimfrei.

Differenzialdiagnose

Pankreatitis (Linksschmerz), Appendizitis, Ulkus, Gallensteinkomplikationen, Leberabszess, rezidivierende Cholangitiden und rezidivierende akute Cholezystitiden (s. auch Tabelle 11-1).

Therapie

Cholezystektomie

Frühe laparoskopische oder konventionelle Cholezystektomie (Kiviluoto 1998). Da nicht in allen Fällen eine phlegmonöse oder nekrotisierende Cholezystitis vorliegt, ist ein konservatives Vorgehen in Ausnahmefällen möglich. Cholezystotomie (ggf. perkutan) als Ultima ratio (Sugiyama 1998).

Antibiotikatherapie

Wahl des Antibiotikums (s. auch Tabelle 11-8) unter Berücksichtigung folgender Kriterien:
- Erfassen des Erregerspektrums,
- ausreichend hohe Gallespiegel,
- keine Beeinflussung durch Cholestase,
- keine Inaktivierungen der Antibiotika durch relevante Erreger,
- keine Wirkverluste im schwach alkalischen Milieu.

Initial und perioperativ bei bakterieller Cholangitis Acylureidopenicillin (Mezlocillin, Piperacillin) ± β-Laktamaseinhibitor (hohe biliäre Ausscheidung auch bei Verschlussikterus), Chinolone (Ciprofloxacin, Levofloxacin).

Schwere septische Gallenwegsinfektionen: Acylureidopenicillin (Mezlocillin, Piperacillin) ± β-Laktamaseinhibitor oder Ceftriaxon, Cefotaxim oder Carbapeneme. Eventuell Kombination mit einem Aminoglykosid. Alternativ Chinolone (Ciprofloxacin; s. auch Tabelle 11-2).

Passagere Cholangitiden: oral Chinolone (Ciprofloxacin, Levofloxacin) oder Amoxicillin ± β-Laktamaseinhibitor.

Bei Verzögerung der Operation und Vorliegen von Infektrisiken ist eine Antibiotikagabe zur Prophylaxe der septischen Streuung angezeigt.

Verlauf

Gefahr der Durchwanderung, Perforation in benachbarte Organe (u. a. Gallensteinileus), Bildung eines Gallenblasenempyems oder Gallenblasenwand- oder Leberabszesses. Mögliche Invasion von Keimen in die Blutbahn.

Mögliche *Komplikationen*: Empyem, Gangrän, Perforation, Cholaskos, Sepsis, spontane biliodigestive Fistel, Gallensteinileus.

Trends und Entwicklungen

- Laparoskopische Cholezystektomie auch bei akuter Cholezystitis (Manger 1999).
- Therapeutisches Splitting: Die endoskopische retrograde Cholangiopankreatikographie (ERCP) wird bei Patienten nach einer laparoskopischen Cholezystektomie bei Verdacht auf einen Choledochusstein durchgeführt. Auf eine intraoperative Darstellung des Gallengangs wird verzichtet.

Tabelle 11-8. Akute Cholezystitis und sekundär infizierte Pankreasnekrose – Empfehlungen zur kalkulierten Antibiotikatherapie intraabdomineller Infektionen (*BLI:* β-Laktamaseinhibitor)

Diagnose/Kriterium	Bakterielle Erreger	Kalkulierte Initialtherapie	Therapiedauer
Sekundär infizierte Pankreasnekrose	Enterobakterien, Enterokokken, Staphylokokken, Anaerobier (Candida)	Aclaminopenicillin/BLI, Cefuroxim; Cefotaxim oder Ceftriaxon + Metronidazol; Ciprofloxacin oder Moxifloxacin + Metronidazol; Carbapenem	3–5 Tage, abhängig von Organfunktion, Dauer der Erkrankung und Ranson-Score
1. Akute Cholezystitis	Enterobakterien, Enterokokken (Anaerobier)	Aclaminopenicillin ± BLI; Cefuroxim; Cefotaxim oder Ceftriaxon; Carbapenem	Einmalgabe; nach Sanierung <3 Tage; bei Abflussstörung >3 Tage
2. Obstruktive Cholangitis bei mechanischem Galleabflusshindernis		Ciprofloxacin oder Levofloxacin oral/i.v.; ggf. Kombination mit Aminoglykosid	

Nachteil

- Informationsverlust durch weitgehenden Verzicht auf intraoperative Cholangiographie.

11.4 Divertikulitis

Definition

Entzündung der Divertikelschleimhaut bei Patienten mit Divertikulose (= Ausbildung von sackartigen Ausstülpungen der Schleimhaut durch die Muskelschicht des Kolons, entlang von Gefäßdurchtrittsstellen, Pseudodivertikel).

Klassifikation (mod. nach Hinchey, zit. nach Nyström 1999)

- Stadium I — Phlegmone oder perikolischer Abszess
- Stadium IIa — Abszess im Becken
- Stadium IIb — Fistel
- Stadium III — Eitrige Peritonitis
- Stadium IV — Kotige Peritonitis

Erreger

Häufigste Erreger der bakteriellen Divertikulitis sind Enterobacteriaceae spp., Bacteroides spp., Entercoccus spp.

Epidemiologie

Mit Zunahme der Divertikelprävalenz mit fortschreitendem Alter auch Anstieg der Divertikulitisinzidenz. Kann im gesamten Kolon auftreten, findet sich jedoch meist im linken Hemikolon mit deutlicher Bevorzugung des Sigmas (90%). Das Rektum ist frei. 10–20% aller Divertikelträger entwickeln eine Entzündung.

Cave: Besonders schwerer Verlauf bei Patienten <50 Jahre (Imbembo 1991)!

Ätiologie und Pathogenese

Multiple endogene und exogene Faktoren führen bei besonderem Aufbau der Darmmuskulatur (Bündelung der Längsmuskulaturtänien) bedingt durch peristaltische und antiperistaltische Kontrakturmuster zu Pseudodivertikeln (nur Schleimhaut wölbt sich vor). Balaststoffarme Ernährung und Bewegungsmangel sind weitere Gründe (Thiede 1999; Stollman 1999).

Bei Obstruktion der Divertikelbasis mit zunehmendem intradivertikulärem Druck und gleichzeitiger Minderperfusion der Wandschichten ist eine transmukosale Infektion möglich. Häufig ist eine Mitbeteiligung angrenzender Sigmawandanteile und des Mesenteriums. Komplikationen sind die Perforation, die postentzündliche Stenosierung und die Ausbildung einer Fistel (seltener Blutung).

Symptomatik

Bei Patienten mit bekannter Divertikulose Schmerzen, lokale Druckschmerzhaftigkeit im linken unteren Quadranten (sog. »Linksappendizitis«), oft walzenartiger Tumor palpabel, Fieber, Leukozytose, CRP-Anstieg, Obstipation, Diarrhö, Schleim (Blut).

Eine lokalisierte oder diffuse Abwehrspannung spricht bereits für das Vorliegen einer Divertikulitiskomplikation, der gedeckten oder freien Perforation (Fistel, Abszess, Peritonitis, Sepsis). Im Spätstadium (auch lange nach Rückgang der Beschwerden) Auftreten einer Stenosesymptomatik möglich.

Diagnostik

Bei typischer Symptomatik und ohne Zeichen einer generalisierten Peritonitis: Sonographie, Entzündungsparameter, Ausschluss gynäkologischer/urologischer Erkrankungen.

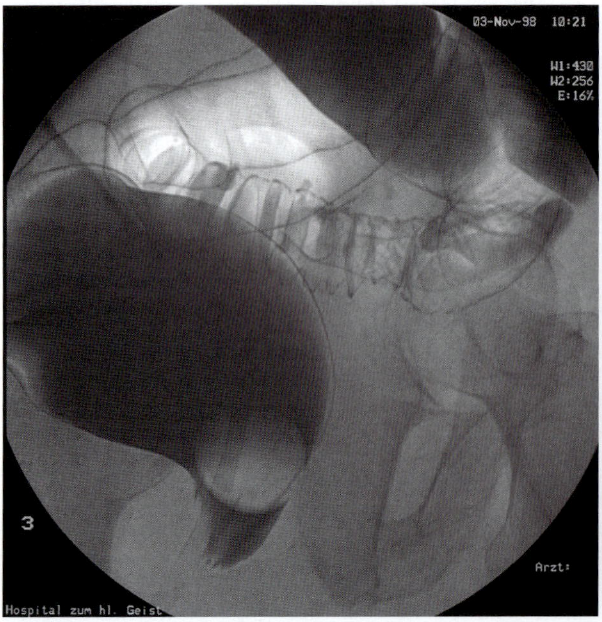

a

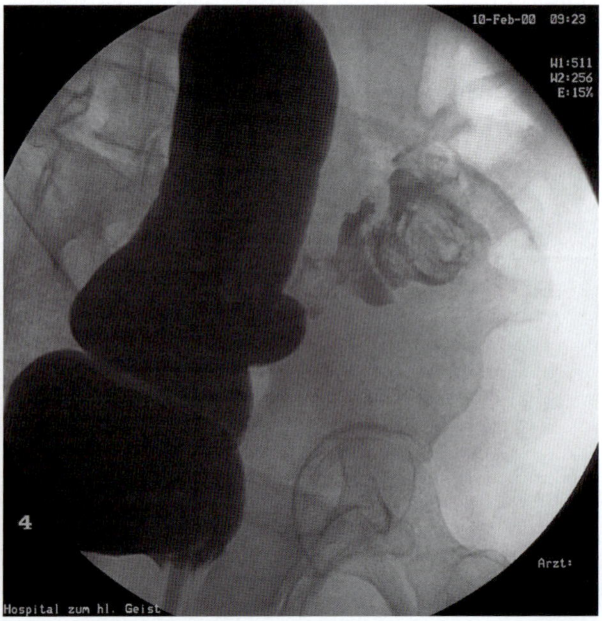

b

Abb. 11-4 a, b. Kolonkontrasteinlauf: Divertikulose. **a** Divertikel 1. Schub ohne Veränderung des Darmlumens; **b** Stenosierung durch Entzündung nach mehreren Schüben

Bei deutlichen Entzündungzeichen: Abdomen im Stehen (selten freie Luft), CT (intraluminal Gastrographin) zur Beurteilung peridivertikulitischer Veränderungen, Fistel, Abszess, ggf. Kolonkontrasteinlauf (◻ Abb. 11-4) mit Gastrografin, falls kein CT vorhanden, Koloskopie.

Bei diffuser Peritonitis: Keine weitere Diagnostik.

Differenzialdiagnose

Appendizitis, Kolontumor, Ovarialtumor, Harnwegsinfektion, Ureterstein, Karzinom, Colitis ulcerosa, M. Crohn (◻ s. auch Tabelle 11-1).

Therapie

- Basismaßnahmen:

Bettruhe, Nahrungskarenz oder ballaststoffarme Schonkost (»weiße Diät«) in der akuten Phase. Nach Besserung Übergang zu ballaststoffreicher Ernährung.

- Chirurgische Therapie:

Bei Stenose, Abszess, Perforation und Fisteln Resektion. Sanierung ist anzustreben (Resektion und primäre Darmnaht). Die Letalität steigt mit der Zahl der Eingriffe. Operationstechnik je nach Stadium auch laparoskopisch möglich.

- Bei freier Perforation:

Resektion des divertikeltragenden Abschnittes mit primärer Anastomose (Hinchey III) oder Diskontinuitätsresektion (Hartmann-Operation) mit endständiger Kolostomie und Verschluss des Rektumstumpfes (Hinchey IV).

- Im Fall einer gedeckten Perforation mit Abszessbildung ist primär perkutane Drainage möglich. Meist ist jedoch sekundäre Resektion notwendig. Bei Spätkomplikationen (Fisteln, Stenosierung) Resektion mit primärer Anastomosierung.
- Antibiotikatherapie:

Bei leichten Verläufen sind oft keine Antibiotika notwendig. Gegebenenfalls ambulante Behandlung mit oralen Antibiotika (Ciprofloxacin + Metronidazol, Aminopenicillin + β-Laktamaseinhibitor). Bei schweren Verläufen parenterale Behandlung (stationär) mit Acylaminopenicillin, evtl. plus β-Laktamaseinhibitor. Aminopenicillin + β-Laktamaseinhibitor oder Cefotaxim oder Ceftriaxon + Metronidazol.

- Dauer der Antibiotikatherapie: Nach chirurgischer Sanierung ohne Komplikationen Kurzzeittherapie (3–5 Tage), bei postoperativer Peritonitis bis zur Normalisierung der Organ-, insbesondere Darmfunktion (◻ s. auch Tabelle 11-2).

Verlauf

Rezidiventzündungen, Perforation, Abszesse, Stenose, Blutung (Karzinom).

Prophylaxe der entzündlichen Komplikationen

Ballaststoffreiche Ernährung, Darmregulierung, körperliche Aktivität.

Trends und Entwicklungen

- Konservative Therapie, Resektion erst bei Rezidiv.
- Operation und Sanierung in einer Sitzung.
- Verzicht auf Drainage.
- Laparoskopische Operation im Stadium I und IIa (begrenzte Entzündung ohne Komplikationen; Kohler 1999).
- Primäre Anastomose auch bei lokaler Peritonitis (Zeitoun 2000).

11.5 Akute Pankreatitis

Definition

Akute interstitielle Entzündung der Bauchspeicheldrüse. Die Ausprägung reicht von einem geringen Ödem bis hin zur ausgedehnten pankreatischen und/oder peripankreatischen Nekrose.

Erreger

Die meisten Pankreatitiden sind keimfrei. Klinisch bedeutsame, bakterielle pankreatische Infektionen resultieren ausschließlich von sekundären Infektionen, primär sterilen Läsionen wie Nekrosen, Pseudozysten und peripankreatischen Flüssigkeitsansammlungen.

Erreger der infizierten nekrotisierenden Pankreatitis, des Pankreasabszesses, der kontaminierten Pankreaspseudozyste (E. coli, Klebsiella spp., andere Enterobacteriaceae spp., Enterococcus spp., seltener Staphylococcus aureus, Staphylococcus epidermidis, Anaerobier). Selten primär virale Pankreatitis (Mumps, Echoviren; Rau 1997).

Ätiologie und Pathogenese

Gallengangsteine, Alkoholismus, operative und endoskopische Eingriffe, Hyperlipidämie, Hyperkaliämie, Medikamente (Azathioprin, Sulfasalazin, Thiazide, Ethacrynsäure, Piroxicam, Metronidazol, Pentamidin, Tetracycline, Nitrofurantoin, Ampicillin, Cotrimoxazol, Erythromycin, Carbamazepin, Valproinsäure u. a.).

Durch Einwirken dieser Noxen erfolgt Freisetzung proteolytischer Enzyme; dies wiederum führt zu Selbstandauung.

Ektope Proteasenaktivierung mit daraus resultierender Autodigestion pankreatischen und peripankreatischen Gewebes. Verantwortlich scheint eine irrtümliche Ko-Lokalisation lysosomaler Enzyme mit Lymogen-Granula (»autophagische Granula«) intrazellulär zu sein, die zu einer vorzeitigen Aktivierung von Zymogenen durch Hydrolasen führt. Ein Polarisationsverlust mit atypischer basolateraler Exozytose von Proteasen ins Interstitium erklärt die initialen Entzündungsreaktionen.

Der Übergang von der intestitiellen Entzündung zur intestitiellen Nekrose wird möglicherweise durch ischmäsche Prozesse ausgelöst. Abhängig von der Dauer der akuten Erkrankung ist in 30 bis über 80% der Fälle mit einer Infektion primär steriler Nekrosen zu rechnen. Vieles deutet darauf hin, dass der Intestinaltrakt die Quelle der Infektion darstellt. Der exakte Infektionsweg ist noch nicht bewiesen. Prinzipiell ist eine Infektion über eine kanalikuläre Aszension, eine Translokation von Keimen in die systemische Blutbahn oder eine transmurale Translokation in die freie Bauchhöhle und Retroperitonealräume zu erklären.

Symptomatik

Meist rascher Beginn. Diffuser Abdominalschmerz oder epigastrischer Schmerz mit Ausstrahlung (gürtelförmig) in den Rücken, medikamentös schwer beherrschbar. Je nach Schweregrad und Stadium Druckschmerzhaftigkeit bis Abwehrspannung. Übelkeit, Erbrechen und eingeschränkte Peristaltik sind meist vorhanden. Gewichtsabnahme, Subileus, Ileus. Starke Beeinträchtigung des Allgemeinbefindens, Atmung oberflächlich

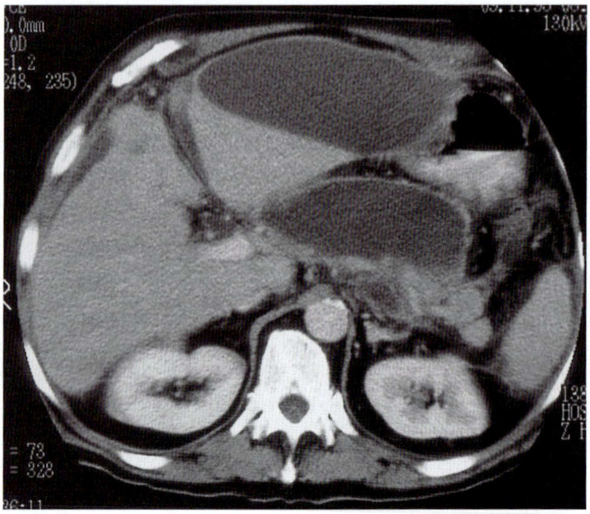

Abb. 11-5. Pankreaspseudozyste, darüber Magenblase (bei Magenausgangsstenose)

schnell, Pulsfrequenz erhöht, Temperaturanstieg innerhalb weniger Stunden, Hypovolämie evtl. bis zu Zeichen des Schocks. Eventuell Organversagen.

Diagnostik

- Labor:

α-Amylase erhöht, Lipase erhöht, LDH erhöht, Leukozytose, metabolische Azidose. Entzündungszeichen während der ersten 3 Krankheitstage korrelieren mit Komplikationen im späteren Verlauf (Stoelben 1996).

- Bildgebende Verfahren:

Sonographie, CT, ERCP (Ausschluss biliärer Genese).

- Mikrobiologie:

Blutkultur, Untersuchung des Aspirates nach Sonographie- oder CT-kontrollierter Feinnadelpunktion, häufig ohne Keimnachweis (Abb. 11-5).

Schweregradbestimmung durch Scores [Ranson-Score (1981; s. Übersicht) und APACHE-II-Score (Tabelle 11-7)].

Frühe diagnostische Zeichen, die mit einem signifikanten Risiko für Komplikationen oder tödlichem Ausgang bei der akuten Pankreatitis einhergehen

- *Ransons Kriterien für nichtalkoholische Pankreatitis*

  Bei der Aufnahme
  1. Alter >70 Jahre
  2. Weiße Blutkörperchen >18.000/mm^3
  3. Blutglukose >220 mg/dl (bei einem Nichtdiabetiker)
  4. Serum-LDH >400 IE/l (normal bis 225 IE/l)
  5. Serum-GOT >250 IE/l (normal bis 40 IE/l)

  Während der ersten 48 h
  1. Hämatokritabfall auf mehr als 10%
  2. Harnstoffanstieg >2 mg/dl
  3. Basendefizit >5 mEq/l
  4. Serumkalzium <8,0 mg/dl
  5. Geschätzte Flüssigkeitssequestration >4 l

- *Ransons Kriterien für eine alkoholische Pankreatitis*

  Zeichen bei der Aufnahme und Diagnosen
  1. Alter >55 Jahre
  2. Weißes Blutbild >16.000/mm^3
  3. Blutglukose >200 mg/dl (bei einem Nichtdiabetiker)
  4. Serum-LDH >350 IE/l (normal bis 225 IE/l)
  5. Serum-GOT >250 IE/l (normal bis 40 IE/l)

  Während der ersten 48 h
  1. Hämatokritabfall auf mehr als 10%
  2. Harnstoffanstieg >5 mg/dl
  3. Arterieller pO^2 <60 mmHg
  4. Basendefizit >4 mEq/l
  5. Serumkalzium <8,0 mg/dl
  6. Geschätzte Flüssigkeitssequestration >8 l

Weder CT noch Ranson-Score, Glasgow Coma Scale, APACHE-II-Score oder verschiedene Serummarker allein können den Verlauf der akuten Pankreatitis vorhersagen (Robert 2002).

Differenzialdiagnose

Perforiertes Magen-/Duodenalulkus, Mesenterialinfarkt, Darmobstruktion, extrauterine Gravidität, Aneurysma dissecans, Gallenkolik, Appendizitis, Divertikulitis (s. auch Tabelle 11-1).

Therapie

Symptomatische Therapie

Analgetika, Volumenersatz, Elektrolyt- und Flüssigkeitsbilanzierung (selten <2,5–3 l/Tag), Schocktherapie, Karenz der enteralen Nahrungszufuhr bei ausreichend kalorischer parenteraler Ernährung (Frühphase), Ausschaltung auslösender Ursachen, ggf. Hämofiltration, ggf. Magensonde, Therapie je nach Organfunktionsstörung.

Konservative Therapie

Antibiotikatherapie

Das Risiko der bakteriellen Besiedelung steigt mit dem Schweregrad und der Dauer der Erkrankung (Abb. 11-6). Um eine frühzeitige Resistenzentwicklung zu verhindern, sollte eine antibiotische Therapie dennoch so spät wie möglich und nur bei hinreichendem Verdacht auf eine infizierte Nekrose (Feinnadelpunktion, Lufteinschlüsse im CT), Organversagen, Sepsis, erfolgen.

Die Wahl des Antibiotikums erfolgt unter Berücksichtigung des Wirkspektrums, des Serumspiegels und der Penetration von Antibiotika ins Pankreasgewebe bzw. ins perpankreatische Gewebe. Messdaten zum peripankreatischen Gewebe, in dem häufig eine Infektion stattfindet, liegen jedoch nicht vor. Substanzen, die besonders gut das Pankreas penetrieren und das zu erwartende Erregerspektrum erfassen, sind: Metronidazol, Clindamycin und Chinolone als Kombinationspartner (Koch 1993; Büchler 1994).

Substanzwahl aufgrund klinischer Studien: Trotz geringer Wirkspiegel im Pankreasgewebe zeigen die meisten klinischen Studien eine Reduktion der bakteriellen Komplikationsrate, nicht aber der Leatlitätsrate bzw. der Anzahl der Eingriffe unter Imipenemtherapie. Nur in einer randomisierten Studie mit Cefuroxim konnte die Überlebensrate durch den Einsatz des

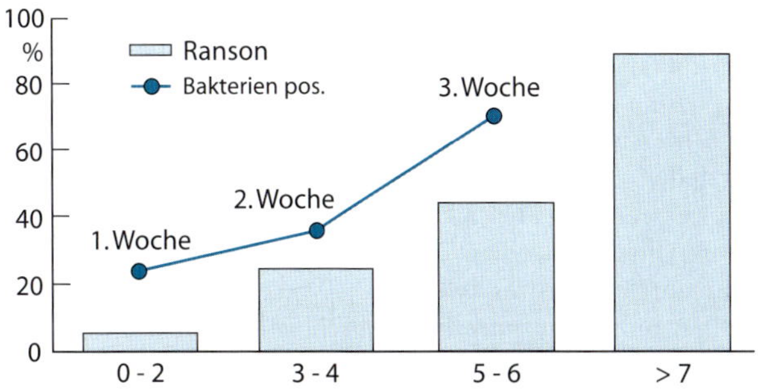

Abb. 11-6. Das Risiko der bakteriellen Besiedelung steigt mit dem Schweregrad (Ranson-Score) und der Dauer der Erkrankung

Antibiotikums verbessert werden. Empfehlungen zur antibiotischen Therapie sind Tabelle 11-8 zu entnehmen.

Initial empirisch mit Aminopenicillin + β-Laktamaseinhibitor, ggf. Wechsel bzw. Ergänzung der Therapie nach den Ergebnissen der mikrobiologischen Diagnostik.

Bei Therapieversagen oder septischem Krankheitsbild (Intensivstation) Acylaminopenicillin + β-Laktamaseinhibitor oder Kombination von Metronidazol (alternativ Clindamycin) mit Cefotaxim oder Ceftriaxon oder Chinolone oder Carbapeneme. Aminoglykoside sind nicht indziert.

Chirurgische Therapie

Die operative Therapie richtet sich gegen die Komplikationen der akuten Pankreatitis. Da Patienten mit nichtinfizierten Nekrosen nicht von operativen Maßnahmen zu profitieren scheinen, ist erst der Nachweis einer Infektion als klare Indikation zur Nekrosektomie zu werten. Eventuell Ultima ratio bei manifestem Organversagen und weiterer Verschlechterung. Zusätzlich wird Abszessausräumung (CT, Sonographie) nach möglichst weitgehender konservativer Behandlung empfohlen (Farthmann 1990; Büchler 1994; Blinzler 1994).

Verlauf

In 10–20% aller Fälle erfolgt die Ausbildung von Nekrosen im frühen Verlauf. Dies ist ein Nährboden für Bakterien vornehmlich aus dem Darm, die Superinfektion bei $^1/_3$ aller Nekrosen führen. Eine hohe Letalität der schweren akuten nekrotisierenden Pankreatitis von bis zu 89% ist die Folge.

Das Risiko der bakteriellen Infektion steigt mit dem Schweregrad (Ranson-Score, s. oben: Übersicht, Abb. 11-6) und der Dauer der Erkrankung sowie bei prolongierter parenteraler Ernährung (Atrophie der Darmmukosa, Überwachsen selektierter Mikroorganismen mit endogener Infektion).

Bakteriobilie bei 80% der Gallenwegsobstruktionen, 50% der akuten Cholezystitiden. Ob es sich bei dramatischem klinischem Verlauf um eine Sepsis oder um SIRS handelt, kann meist im Einzelfall nicht sofort geklärt werden. In jedem Fall ist jedoch dann eine frühe Antibiotikatherapie (Prophylaxe) gerechtfertigt, denn ab dem 3. Tag können Keime die vorwiegend peripankreatisch ablaufende Erkrankung komplizieren oder andere bakterielle Komplikationen (Pneumonie u. a) die Einleitung einer hochwirksamen Antibiotikatherapie erforderlich machen.

Um rezidivierende bakterielle Komplikationen im oft langwierigen Verlauf der Pankreatitis (± Operation) zu minimieren, ist eine zeitlich begrenzte Antibiotikatherapie zur Vermeidung von Keimselektion, Erregerwechsel und Candidabesiedlung sowie der baldige Versuch einer enteralen Ernährung (Sonde u. a.) sinnvoll. Eine Steigerung der Immunabwehr, die Verhinderung der Translokation von Bakterien und Motilitätsstörungen des Gastrointestinaltraktes werden so angestrebt.

Bei Verschlechterung des Zustandes ist eine erneute Therapie mit einem Antibiotikum einer anderen Substanzgruppe durchzuführen.

Trends und Entwicklungen

- Konservative präventive Antibiotikatherapie.
- Operativ so spät wie möglich.
- Interventionelle, nichtoperative Therapie infizierter Prozesse.
- Konservative Behandlung der sterilen Pankreasnekrose, chirurgische Behandlung der infizierten Pankreasnekrose (Büchler 2000).

11.6 Intraabdominelle Abszesse

Definition

Der intraabdominelle Abszess wird häufig fälschlicherweise synonym zur sekundären Peritonitis verwendet. Im Gegensatz zur Peritonitis ist der Abszess durch eine Abszesshöhle mit flüssigem Inhalt und einer Abszesswand definiert.

Klassifikation

Abszesse können als viszeral (Leber-, Milz-) oder nichtviszeral (subphrenisch, Becken), intraperitoneal oder extraperitoneal (retroperitoneal) klassifiziert werden. Abszesse können postoperativ oder spontan, primär oder sekundär auftreten. Abszesse werden als einfach oder komplex, z. B. multiple Abszesse, beschrieben.

Erreger

In der Regel ist die Keimbesiedelung von Abszessen polymikrobiell. Meist werden Escherichia coli und Bacteroides fragilis isoliert. Zwischen beiden Erregern besteht eine Synergie. Primäre Abszesse wie der Psoasabszess sind oft monobakteriell (Staphylococcus aureus). Bei postoperativen Abszessen und Abszessen, die im Verlauf einer Peritonitis auftreten, ist mit Erregern, die für die Lokalisation des Abszesses und für die Peritonitis typisch sind, zu rechnen. Die Enterokokken (E. faecalis 85%–90%, E. faecium 5%–10%) sind als pathogene Keime erkannt und werden als zweithäufigste Erregerursache nosokomialer Infektionen angegeben (Low 1994; Aldridge 1994; Tabelle 11-9).

Epidemiologie

Die Häufigkeit und das Vorkommen von intraabdominellen Abszessen variieren. Altemeier (1973) gab in einem Zeitraum von 11 Jahren die Häufigkeiten von verschiedenen Abszessformen an: intraperitonealer Abszess 36%, retroperitonealer Abszess 38% und viszerale Abszessformen 26%. Meist entstehen Abszesse in unmittelbarer Nähe zu einer Perforation eines Organs oder Hohlorgans: Appendizitis 19%, Pankreatitis 12%, Läsion des Urogenitaltraktes 12%, Läsion der Gallenwege 8%, Divertikulitis 7%.

Das Risiko zur Bildung eines intraabdominellen Abszesses steigt bei Notfalloperationen, Kolonoperationen und Opera-

Tabelle 11-9. Erregerspektrum subphrenischer Abszesse. (Nach Wang 1977)

Erreger	[%]
Aerobe Erreger	
E. coli	96
Streptococcus (enterococcus)	67
Proteus	38
Klebsiella	21
Pseudomonas	8
Staphylococcus	8
Anaerobe Erreger	
B. fragilis	83
Anaerobe Kokken	50
Clostridium	50
Fusobacterium	38
Eubacterium	8

tionen mit einem erhöhten Kontaminationsgrad an (Graham 1998).

Pathogenese

Abszesse können primär, hämatogen oder lymphogen fortgeleitet entstehen. Sekundäre Abszesse sind meist verursacht durch eine entzündliche/ischämische Perforation eines Hohlorgans (M. Crohn, Colitis ulcerosa, Sigmadivertikulitis, Cholezystitis), eine Anastomoseninsuffizienz nach einer Darmoperation, Kontamination nach einem Darmeingriff (Appendektomie, Kolonresektion), eine Infektion eines Organs (Leber, Milz) durch bakterielle oder parasitäre Erreger oder ein Trauma. Seltener kann eine bakterielle Translokation einen intraabdominellen Abszess verursachen (Farthmann u. Schöffel 1998). Der Leberabszess kann bei Reisen in endemische Gebiete auch durch Entamoeba histolytica verursacht sein (Hughes u. Petri 2000).

Die lokale Entzündungsreaktion, insbesondere die Anwesenheit von Neutrophilen, trägt wesentlich zur Entstehung eines Abszesses bei. Sie führt zur Bildung einer fibrinösen Abszessmembran, die ihrerseits den Einstrom von Makrophagen, Komplement, Antikörpern und Antibiotika verhindert. Neben erhöhtem Alter und Hämatom wird die Bildung eines intraabdominellen Abszesses durch das gleichzeitige Auftreten von Kolon- und Magenverletzungen gefördert (Croce 1998).

Symptomatik

Die klinische Symptomatik variiert entsprechend den unterschiedlichen Abszessformen und reicht von beschwerdefrei bis zu septischem Schock. Fieber, Leukozytose verbunden mit abdominellen Schmerzen und Abwehrspannung sollten immer an eine intraabdominelle Infektion denken lassen. Durch den frühzeitigen Einsatz von Antibiotika können Abszesse maskiert werden, und oft besteht nur eine allgemeine Entzündungsreaktion. Paralytischer Ileus oder Multiorganversagen sollten immer dazu führen, einen intraabdominellen Abszess diagnostisch auszuschließen (Rotstein 1994).

Diagnose

Bei Verdacht auf einen intraabdominellen Abszess sollte primär eine sonographische Untersuchung des Abdomens durchgeführt werden. Die meisten Flüssigkeitsansammlungen lassen sich gut mit dem Ultraschall diagnostizieren und in ihrer Struktur, Größe und Lokalisation bestimmen. Mit einer Kontrast-CT-Untersuchung lassen sich komplexe Formen des Abszesses darstellen. Einschränkende Aussage besteht in der Woche nach einer Operation – Flüssigkeitsansammlungen lassen sich nicht durch Ultraschall oder CT als infiziert diagnostizieren. Hier kann durch eine ultraschall- oder CT-gestützte Punktion Material gewonnen und mikrobiologisch untersucht werden. Die Immunszintigraphie zur Diagnostik intraabdomineller Abszesses hat sich nicht bewährt (McClean 1994).

Differenzialdiagnose

Peritonitis, Appendizitis, Cholezystitis, Ovarialzyste, Gefäßerkrankungen (Aneurysma, Mesenterialinfarkt), Sigmadivertikulitis, Pyelonephritis, inkarzerierte Leistenhernie.

Therapie

Chirurgische Therapie

Die Therapie des intraabdominellen Abszesses erfolgt entweder offen chirurgisch oder durch eine CT-/ultraschallgesteuerte Punktion. Bei größeren Abszessen ist der Einsatz einer Drainage sinnvoll; nur bei kleinen gut abgekapselten Abszessen kann die einmalige Aspiration zum Erfolg führen. Je nach Form, Ausdehnung, Lokalisation des Abszesses ist eine explorative Laparotomie oder eine direkte offene Drainage des Abszesses sinnvoll. Bei Milzabszessen ist die Fehlerrate der perkutanen Drainage sehr hoch; die Splenektomie bleibt die Normaltherapie (Green 2001).

Die Erfolgsquote der perkutanen Abszessdrainage wird mit 85,4% angegeben. Bei etwa 5,5% der Patienten kann es zu Komplikationen der Drainage kommen (Bartels 1997; Schechter 1994).

Antibiotikatherapie

Bis auf den kleinen, gut punktierbaren Abszess ist eine empirische Antibiotikatherapie, die sich an den zu erwartenden Erregern orientiert, empfehlenswert. Meist kommen Kombinationen von Cephalosporinen und Metronidazol, Aminoglykosiden und Clindamycin, Chinolonen und Metronidazol zum Einsatz. Carbapeneme und neuere Chinolone können je nach Art und Ausdehnung des Abszesses allein angewendet werden. Wegen ihrer Wirksamkeit gegen aerobe und anaerobe Erreger können Kombinationen von Anglaminopenicilline und β-Lakatamaseinhibitoren, z. B. Piperazillin/Tazobactam oder Ampicillin/Sulbactam, verwendet werden (Aldridge 1994).

Resistente Erreger sind bei polymikrobiellen, aeroben und anaeroben Infektionen Ursache von Versagen der Antibiotikatherapie; bei Identifikation von Pseudomonas spp. sollte dies im Antibiotikaregime berücksichtigt werden (Falagas 1996).

Eine Empfehlung für ein bestimmtes Antibiotikum kann aufgrund der Studienergebnisse nicht gegeben werden. Alle in den letzten Jahren in randomisierten klinischen Studien untersuchten Antibiotika (s. oben) haben klinisch vergleichsweise gut abgeschnitten (»clinical success rate« etwa 80%–90%; Holzheimer u. Dralle 2001).

Die Antibiotikatherapie sollte nicht länger als 3–5 Tage dauern. Dauern die Symptome dann immer noch an, ist an eine nicht ausreichende Herdsanierung (»source control«) zu denken (Holzheimer u. Dralle 2001).

Prognose

Die Prognose der intraabdominellen Abszesse ist abhängig von der Lokalisation, Ausdehnung und Charakteristik (-komplex) des Abszesses. Alter, Immunsuppression, Dauer der Infektion und Pathogenese (postoperativ) gelten als Risikofaktoren. Der entscheidende Einfluss auf den Ausgang der Erkrankung wird jedoch der chirurgischen (offen chirurgisch oder perkutane Drainage) Fokussanierung zugeschrieben. Die Prognose ist bei rechtzeitiger Diagnosestellung gut. Die Letalität intraabdomineller Abszesse liegt bei perkutaner Drainage zwischen 0% und 37% (Gerzof 1981; MacErlean 1983; Aeder 1983; Sirinek 2000). Patienten, die an einer Leberzirrhose leiden, haben ein erhöhtes Risiko, an einem pyogenen Leberabszess zu erkranken und daran zu sterben (38,5–62,5%; Molle 2000).

Die Prognose eines Leberabszesses als Folge einer malignen hepatopankreatikobiliären Erkrankung ist besonders schlecht (Letalität 78%; Yeh 1998).

Prophylaxe

Rechtzeitige Diagnose einer Entzündung/Kontamination und chirurgische Präzision sind wesentliche Faktoren einer Abszessprophylaxe. Die Einführung der Antibiotikaprophylaxe, z. B. für kolorektale Eingriffe, hat zu einer Senkung der Rate infektiöser Komplikationen beigetragen. Patienten mit Immunsuppression und schlechtem Allgemeinzustand, z. B. Hypoalbuminämie, können von einer präoperativen Vorbereitung profitieren.

Trends und Entwicklungen

Der Trend der Behandlung intraabdomineller Abszesse zeigt eine Entwicklung zum Einsatz minimalinvasiver chirurgischer Methoden an. Insbesondere bei chirurgischen Intensivpatienten, die für eine Laparotomie nicht in Frage kommen, könnte der Einsatz der laparoskopischen Drainage die Behandlungsmöglichkeiten verbessern (Coburg 1999).

Fazit für die Praxis

- Symptome bei akutem Abdomen:
  - Akute Schmerzen, plötzlich auftretend oder langsam anschwellend bis zum Maximum, zum Dauerschmerz, lokalisiert bis diffus ausstrahlend
  - Erbrechen, Durchfall, Obstipation, Ileus
- Diagnostik
  - Wiederholte klinische Untersuchungen
  - Basislabor: Blutbild, Leukozyten, Kalium, Blutzucker u. a.
  - Sonographie
- Therapie

Konservative Therapie	Operative Therapie
Je nach Verdachtsdiagnose	
Divertikulitis, 1. Schub	Divertikulitis, 2. Schub
Akute Pankreatitis	Akute Pankreatitis: – Biliäre Pankreatitis: ERCP – Bei Organversagen: Laparatomie
Weitere diagnostische Maßnahmen:	Akute Galle (ggf. aufgeschobene Dringlichkeit)
– Röntgen: Abdomen im Stehen, Thorax	Akute Appendizitis
– Spezielle Untersuchungen: ggf. Laparoskopie	
Antibiotika	
Gegebenenfalls Antibiotika, je nach Verlauf	Antibiotikatherapie bei Operationen je nach Schwere der Infektion initial (s. Tabellen 11-2, 11-3)
Primär nicht zwangsläufig indiziert	Mezlocillin 2-mal 4 g, Piperacillin-Tazobactam 2- bis 3-mal 4,5 g Cefotaxim 2- bis 3-mal 2 g Ciprofloxacin 2- bis 3-mal 400 mg Imipenem 3-mal 0,5 bis 3-mal 1,0 g Kombinationspartner bei anaeroben Keimen Metronidazol 2- bis 3-mal 500 mg, bei gramnegativen Keimen Gentamicin 0,5 mg/kgKG/Tag Einmaldosis Kreatinin beachten!
Auch orale Applikation möglich bzw. Switch i.v./oral, Amoxicillin + Clavulansäure 2- bis 3-mal 875/125 g, Ciprofloxacin 2-mal 500 mg, Metronidazol 2-mal 500 mg	

Literatur zu Kap. 11

Aeder MI, Wellman JL, Haaga JR, Hau T (1983) The role of surgical and percutaneous drainage in the treatment of abdominal abscesses. Arch Surg 118: 273–280

AG Peritonitis (PEG) (1983) Bakterielle Befunde bei verschiedenen Peritonitisformen. FAC 2-3: 423–429

Aldridge KE (1994) Anaerobes in polymicrobial surgical infections: incidence, pathogenicity, and antimicrobial resistance. Eur J Surg Suppl 573: 31–37

Altemeier WA, Culbertson WR, Fullen WD, Shook CD (1973) Intraabdominal abscesses. Am J Surg 125: 70–79

Andersson R, Hugander AP, Ghazi SH et al. (1999) Diagnostic value of disease history, clinical presentation, and inflammatory parameters of appendicitis. World J Surg 23: 133–140

Bartels H, Barthlen W, Siewert JR (1992) Therapie-Ergebnisse der programmierten Relaparotomie bei der diffusen Peritonitis. Chirurg 63: 174–180

Bartels H, Theisen J, Berger H, Siewert JR (1997) Interventional therapy of intra-abdominal abscess: outcome and limits. Langenbecks Arch Chir Suppl Kongressbd 114: 956–958

Becker K, Höfler H (2002) Pathologie der Appendizitis. Chirurg 8: 777–781

Becker W, Goldenberg DM, Wolf F (1994) The use of monoclonal antibodies and antibody fragments in the imaging of infectious lesions. Semin Nucl Med 24: 142–153

Beger HG (1983) Die Therapie der diffusen, bakteriellen Peritonitis mit kontinuierlicher postoperativer Peritoneal-Lavage. Chirurg 54: 311–315

Beger HG, Bittner R, Block S, Büchler M (1986–1991) Bacterial contamination of prancreatic necrosis. Gastroenterology 49: 433–438

Berger HG, Oettinger W (1993) Peritonitis. In: Kremer W, Lierse W, Platzer W, Schreiber HW, Weller S (Hrsg) Chirurgische Operationslehre, Bd 5: Peritoneum, Staging-Laparotomie, Leber, Pfortader, Milz. Thieme, Stuttgart, S 15–23

Bernard GR, Vincent JL, Laterre PF et al. (2001) Efficacy and safety of recombinant human activated Protein C for severe sepsis. N Engl J Med 344: 699–709

Blinzler L, Gebhardt Ch, Bödeker H, Kraus D, Hergdt G (1994) Wandel in der Therapie der schweren akuten Pankreatitis. Chirurg 65: 33–41

Bohnen JMA (1997) Peritonitis. Antibiotic management. In: Schein M, Wise L (eds) Crucual controversies in surgery. Karger Landes Systems, Basel, S 234–240

Boixeda D, De Luis DA, Aller R, De Argilla CM.(1996) Spontaneous bacterial peritonitis: clinical and microbiological study of 233 episodes. J Clin Gastroenterol 23: 275–279

Büchler MW, Gloor B, Müller CA et al. (2000) Acute necrotizing pancreatitis; treatment strategy acording to the status of infection. Ann Surg 232: 619–626

Büchler MW, Gloor B, Müller CA, Friess H, Seiler CA, Uhl W (2000) Acute necrotizing pancreatitis: treatment strategy according to the status of infection. Ann Surg 232: 619–626

Büchler MW, Uhl W, Malfertheiner P (1994) Therapie der akuten Pankreatitis. Dtsch Med Wochenschr 119: 1739–1744

Buergel N, Schulzke JD, Zeitz M (2002) Appendektomie senkt Kolitisrisiko. Chirurg 8: 805–808

Burnett RJ, Haverstock DC, Dellinger P et al. (1995) Definition of the role of enterococcus in intraabdominal infection: Analysis of a prospective randomized trial. Surgery 118: 716–723

Chaudry ICH (1999) Sepsis. Lessons learned in the last century and future directions. Arch Surg 134: 922–929

Chautems RC, Ambrosetti P, Ludwig A et al. (2002) Long-term follow-up after first acute episode of sigmoid diverticulitis: is surgery mandatory ? A prospective study of 118 patients. Dis Col Rect 45: 962–966

Coburg AJ, Carus T, Kempf U (1999) Laparoscopy in intra-abdominal infection. Its diagnostic value and therapeutic possibilities. Zentralbl Chir 124: 1137–1142

Conn HO, Fessel JM (1971) Spontaneous bacterial peritonitis in cirrhosis: variations on a theme. Medicine 50: 161–197

Croce MA, Fabian TC, Patton JH, Lyden SP, Melton SM, Minard G, Kudsk KA, Pritchard FE (1998) Impact of stomach and colon injuries on intra-abdominal abscess and the synergistic effect of hemorrhage and associated injury. J Trauma 45: 649–655

Darlin GE, Duff JH, Mustard RA, Finley RJ (1988) Multiorgan failure in critically ill patients. Can J Surg 31: 172–176

Dean DA, Burchard KW (1998) Surgical perspective on invasive candida infections. W J Surg 22: 127–134

Falagas ME, Barefoot L, Griffith J, Ruthazar R, Snydman DR (1996) Risk factors leading to clinical failure in the treatment of intra-abdominal or skin/soft tissue infections. Eur J Clin Microbiol Infect Dis 15: 913–921

Farthmann EH, Schöffel U (1990) Principles and limitations of operative management of intra-abominal infections. World J Surg 14: 210–217

Farthmann EH, Schöffel U (1998) Epidemiology and pathophysiology of intraabdominal infections (IAI). Infection 26: 329–334

Franke C, Böhner H, Qin Yang PhD, Ohmann C, Röher HD, Acut Abdominal Pain Study Group (1999) Ultrasonography for diagnosis of acute appendicitis: Results of a prospective mulitcenter trial. World J Surg 23: 141–146

Franz MG, Norman J, Fabri PJ (1995) Increased morbidity of appendicitis with advancing age. Am Surg 61: 40–44

Friedmann G.D (1993) Natural history of asymptomatic and symptomatic gallstones. Am J Surg 165: 399–404

Fry DE, Garrison RN, Polk HC Jr (1979) Clinical implications in Bacteroides bacteremia. Surg Gynecol Obstet 149: 189–192

Garbutt J M, Soper NJ, Shannon WD et al. (1999) Meta-analysis of randomized controlled trials comparing laparoscopic an open appendectomy. Surg Laparosc Endosc 9 (1): 17–26

Geoghegan GJ, Keane FBV (1999) Laparoscopic management of complicated gallstone disease. Br J Surg 86: 145–146

Gerzof SG, Robbins AH, Johnson WC, Birkett DH, Nabseth DC (1981) Percutaneous catheter drainage of abdominal abscesses, a five year experience. N Engl J Med 305: 653–657

Graham DJ, Stevenson JT, McHenry CR (1998) The association of intra-abdominal infection and abdominal wound dehiscence. Am Surg 64: 660–665

Green BT (2001) Splenic abscess: report of six cases and review of the literature.Ann Surg 67: 80–85

Harrison I, Litwer H (1957) Studies on the incidence and duration of postoperative pneumoperitoneum. Ann Surg 145: 591

Hau T, Ahrenholz DH, Simmons RL (1979) Secondary bacterial peritonitis: the biologic basis of treatment. Curr Probl Surg 16: 1–65

Hau T, Ohmann C, Wolmershauser A, Wacha H, Young Q, Study-Group of the SIS-Europe (1995) Planned relaparotomy vs. relaparotomy on demand in the treatment of intraabdominal infections. Arch Surg 130: 1193–1197

Heinzelmann M, Schöb O, Gianom D, Platz A, Simmen HP (1999) Stellenwert der Laparoskopie für die Behandlung der Appendizitis acuta. Zentralbl Chir 124: 1130–1136

Hess W, Rohner A (Hrsg) (1986) Die Erkrankungen der Gallenwege und des Pankreas. In: Piccin, Band I. Huova Libraria, Padova, Italien

Holzheimer RG (1997) The challenge of postoperative infections: does the surgeon make a difference? Infect Control Hosp Epidemiol 18: 449–456

Holzheimer RG (1998) The significance of endotoxin release in experimental and clinical sepsis in surgical patients: evidence for antibiotic-induced endotoxin release? Infection 26: 77–84

Holzheimer RG (1999) Immunoglobulins for prophylaxis and treatment of sepsis. New experience with a natural immunomodulatory compound. Sepsis 3: 193–196

Holzheimer RG (2001a) Management of peritonitis. In: Holzheimer RG, Mannick JA (Eds.). Surgical Treatment – Problem-oriented and evidence-based. Zuckschwerdt, München New York, pp 689–694

Holzheimer RG (2001b) Antibiotic prophylaxis. In: Holzheimer RG, Mannick JA (eds) Surgical treatment – Problem-oriented and evidence-based. Zuckschwerdt, München New York, pp 722–731

Holzheimer RG, Capel P, Cavaillon JM et al. (2000) Immunological surrogate parameters in a prognostic model for multi-organ failure and death. Eur J Med Res 5: 283–294

Holzheimer RG, Dralle H (2001a) Antibiotic therapy in intra-abdominal infections. A review on randomized clinical trials. Eur J Med Res 6: 277–291

Holzheimer RG, Dralle H (2001b) Paradigm change in 30 years peritonitis treatment – A review on source control. Eur J Med Res 6: 161–168

Holzheimer RG, Schein M, Wittmann DH (1995) Inflammatory response in peritoneal exudate and plasma of patients undergoing planned relaparotomy for severe secondary peritonitis. Arch Surg 130: 1314–1320

Hughes MA, Petri WA (2000) Amebic liver abscess. Infect Dis Clin North Am 14: 565–582

Hunt JL (1982) Generalized peritonitis. To irrigate or not to irrigate the peritoneal cavity. Arch Surg 117: 209–212

Imbembo AL, Bailey RW (1991) Diverticular disease of the colon. In: Sabiston DC (ed) Textbook of surgery, 14th edn. Saunders, Philadelphia, London Toronto, pp 910–920

Ing AF, McLean APH, Meakins JL (1981) Multiple-organism bacteremia in the surgical intensive care unit: a sign of intraperitoneal sepsis. Surgery 90: 779–786

Kiviluoto T, Sirén J, Luukkonen P, Kivilaakso E (1998) Randomised trail of laparoscopic versus open cholecystectomy for acute and gangrenous cholecystitis. Lancet 351: 321–325

Kiviluoto T, Sirén J, Luukkonen P, Kivilaakso E (1998) Randomised trail of laparoscopic versus open cholecystectomy for acute and gangrenous cholecystitis. Lancet 351: 321–325

Klempa I (2002) Zeitgemäße Therapie der komplizierten Appendizitis. Chirurg 8: 799–804

Koch K, Drewelow B, Brinckmann W (1993) die Pankreaspenetration von Ofloxacin – eine Pilotstudie. Z Gastroenterol 31: 587–591

Kohler L, Sauerland S, Neugebauer E (1999) Diagnosis and treatment of diverticular disease: results of a consensus development conference. The scientific committee of the European association for endoscopic surgery. Surg Endosc 13: 430–436

Laroche M, Harding G (1998) Primary and secondary peritonitis: An update. Eur J Clin Microbiol Infect Dis 17: 542–550

Larson FA, Haller CC, Delcore R, Thomas JH (1992) Diagnostic peritoneal lavage in acute peritonitis. Am J Surg 164: 449–452

Lippert H, Koch A, Marusch F et al. (2002) Offene vs. laparoskopische Appendektomie. Chirurg 8: 791–798

Low DE, Willey BM, Betschel S, Kreiswirth B (1994) Enterococci: pathogens of the 90 s. Eur J Surg Suppl 573: 19–24

MacErlean DP, Gibney RG (1983) Radiological management of abdominal abscess. J R Soc Med 76: 256–61

Manger TH, Fahlke J, Pross M et al. (1999) Die laparoskopische Cholecystektomie. Eine empfehlenswerte Indikation bei akuter Cholezystitis? Zentralb. Chirurgie 124: 1121–1129

Marshall JC (1997) The Multiple organ dysfunction (MOD) score. Sepsis 1: 49–52

Mc Sherry CK, Festenberg H, Calhonn WF, Lohman E, Virshup M (1985) The natural history of diagnosed gallstone disease in symptomatic an asymptomatic patients. Ann Surg 202: 59–63

McClean KL, Sheehan GJ, Harding GK (1994) Intraabdominal infection: a review. Clin Infect Dis 19: 100–116

McGrath FP, Keeling F (1991) The role of early sonography in the management of acute abdomen. Clin Radiol 44: 172–174

Molle I, Thulstrup AM, Vilstrup H, Sorensen HT (2001) Increased risk and case fatality rate of pyogenic liver abscess in patients with livercirrhosis: a nationwide study in Denmark. Gut 48: 260–3

Mosdell DM, Morris DM, Voltura A et al. (1991) Antibiotic treatment for surgical peritonitis. Ann Surg 214: 543–549

Nathens AB, Rotstein OD, Marshall JC (1998) Tertiary peritonitis: clinical features of a complex nosocomial infection. World J Surg 222: 158–163

Norrby S, Herlin P, Holmin T, Sjödahl R, Tagesson C (1983) Early or delayed cholecystectomy in acute cholecystitis? A clinical trial. Br J Surg 70: 163–165

Nystroem PO, Bax R, Dellinger EP, Dominioni L, Knaus WA, Solomkin JS, Wacha H, Wittmann DH (1990) Proposed definitions for diagnosis, severity scoring, stratification and outcome for trials on intraabdominal infection. World J Surg 14: 148–158

Ohmann C (1998) Prognostic scores and design of clinical studies. Infection 26: 342–344

Ohmann C, Franke C, Kraemer M, Yang O (2002) Neues zur Epidemiologie der akuten Appendizitis. Chirurg 8: 769–776

Opal S, Cross AS, Bhattacharjee AK, Visvanathan K, Zabriskie JB (1999) Immunoprophylaxis against bacterial sepsis. Sepsis 3: 225–234

Pederson AG, Petersen OB, Wara P et al. (2001) Randomized clinical trial of laparoscopic vesus open appendicectomy. Br J Surg 88: 200–205

Peitz U, Malfertheiner P (1999) Chronische Appendicitis – der rezidivierende Schmerz im rechten Unterbauch aus internistischer Sicht. Zentralbl Chir 124: 1103–1108

Pichlmayr R, Guthy E, Ziegler H.(1975) Eröffnung und Verschluß der Bauchhöhle bei Wiederholungseingriffen. Chirurg 15: 537–545

Ranson JHC (1979) Acute pancreatitis. Curr Probl Surg 16: 1–84

Ranson JHC (1981) Conservative surgical treatment of acute pancreatitis. World J Surg 5: 351–359

Rau B, Uhl W, Buchler MW, Berger HG (1997) Surgical treatment of infected necrosis. World J Surg 21: 155–161

Robert JH, Frossard JL, Mermillod B et al. (2002) Early prediction of acute pancreatitis: Prospective study comparing computed tomography scans, Ranson, Glasgow, Acute Physiology and Chronic Health Evaluation II Scores, and various serum markers. World J Surg 26: 612–619

Roh J, Thompson J, Harned R, Hodgson PE (1983) Value of pneumoperitoneum in diagnosis of visceral perforation. Am J Surg 146: 830–833

Rosenthal GA, Levy G, Rotstein OD (1989) Induction of macrophage procoagulant activity by Bacteroides fragilis. Infect Immun 57: 338–343

Rotstein O (1994) Peritonitis and intra-abdominal abscesses. In: Meakins JL (ed) Surgical infections. Diagnosis and treatment. Scientific American Medicine, New York, pp 329–351

Schechter S, Eisenstat TE, Oliver GC, Rubin RJ, Salvati EP (1994) Computerized tomographic scan-guided drainage of intra-abdominal abscesses. Preoperative and postoperative modalities in colon and rectal surgery. Dis Colon Rectum 37: 984–988

Schein M (1992) Management of severe intra-abdominal infections. Surg Annu 24: 47–68

Schöffel U, Lausen M, Gross V et al. (1990) Monitoring of septic complications in acute pancreatitis. Surg Res Comm 7:329–334

Schöffel U, Jacobs E, Ruf G, Sprecht BU, Farthmann EH (1995) Intraperitoneal microorganisms and the severity of peritonitis. Eur J Surg 12: 308–313

Schöffel U, Miglioli PA, Sendt W, Eggstein S, Farthmann EH (1996) Inhibitory effect of human peritoneal exudate on bacterial growth. Br J Surg 83: 856

Schumpelick V, Schippers E (1998) Chirurgische Laparoskopie beim akuten Abdomen. Contra Zentralbl Chir 123: 417

Schwemmle K (1999) Inervalloperation als Prophylaxe bei der Appendizitis –Contra. Kongreßband Dtsch. Ges. für Chirurgie. Springer, Berlin Heidelberg New York Tokio, S 209–211

Sirinek KR (2000) Diagnosis and treatment of intra-abdominal absceddes. Surg Infect 1/1: 31–38

Sirinek KR (2000) Diagnosis and treatment of intra-abdominal abscesses. Surg Infect 1, 1

Solomkin JS, Dellinger EP, Christou NV, Busuttil RW (1990) Results of a multicenter trial comparing imipenem/cilastin to tobramycin/clindamycin for intraabdominal infections. Ann Surg 212: 581–591

Stoelben E, Nagel M, Ockert D, Quintel M, Scheibenbogen C, Klein B, Saeger HD (1996) Klinische Bedeutung der Cytokine IL-6, IL-8 und des C-reaktiven Proteins im Serum von Patienten mit akuter Pankreatitis. Chirurg 67: 1231–1236

Stollman NH, Raskin JB (1999) Diverticular disease of the colon. J Clin Gastroenterol 29: 241–52

Sugerman HJ, Bloomfield GL, Saggi BW (1999) Multisystem organ failure secondary to increased intraabdominal pressure. Infection 27: 61–66

Sugiyama M, Tokuhara M, Atomi Y (1998) Is percutaneous cholecystostomy the optimal treatment for acute cholecystitis in the very elderly? World J Surg 22/5: 459–463

Taourel P, Baron MP, Pradel J, Fabre JM, Seneterre E, Bruel JM (1992) Acute abdomen of unknown origin: impact of CT on diagnosis and management. Gastrointest Radiol 17: 287–291

Teichmann W, Wittmann DH, Andreone PA (1986) Scheduled reoperations (Etappenlavage) for diffuse peritonitis. Arch Surg 121: 147–152

Temple LK, Litwin DE, Mcleod RS (1999) A meta-analysis of laparoscopic versus open appendectomy in patients suspected of having acute appendicitis. Can J Surg 42 (5): 377–383

Thiede A, Sailer M, Illert B (1999) Anatomie und Pathophysiologie der Divertikelkrankheit des Kolons. Visceralchirurgie 34: 293–296

Thomas DR (1973) Conservative management of the appendix mass. Surgery 73: 677–680

Thon KP, Stöltzing H (1996) Laparoskopische oder konventionelle Appendektomie – Plädoyer für eine differenzierte Verfahrenswahl. Akt Chir 31: 345–350

Van den Broek WT, Bijnen P, De Ruiter P, Gouma DJ (2001) A normal appendix found during diagnostic laparoscopy should not be removed. Br J Surg 88: 251–254

Van der Poll T, Coyle SM, Barbosa K, Braxton CC, Lowry SF (1996) Epinephrine inhibits tumor necrosis factor-α and potentiates interleukin 10 production during human endotoxemia. J Clin Invest 97: 713–719

Van Goor H, Goris RLA (1999) Monitoring intraabdominal infection. In: Wacha H (Hrsg) Infektiologie heute – Zeit zum Umdenken. Zuckschwerdt, München Bern Wien New York; S 124–144

Vogel F, Naber KG, Wacha H, Shah P, Sörgel F, Kayser FH, Maschmeyer G, Lode H und die Expertengruppe der Paul-Ehrlich-Gesellschaft für Chemotherapie e. V. (1999) Parenterale Antibiotika bei Erwachsenen. Chemother J 8: 2–49

Wacha H (1984) Indikation und Kriterien zu Antibiotikatherapie in der Gallenwegschirurgie. In: Schriefers KH (Hrsg) Cholelithiasis. Aktuelle Diagnostik und Therapie. 100 Jahre Cholecystektomie. Urban & Schwarzenberg, München Wien Baltimore S 125–133

Wacha H (1984) Indikation und Kriterien zu Antibiotikatherapie in der Gallenwegschirurgie. In: Schriefers KH (ed) Cholelithiasis. Aktuelle Diagnostik und Therapie 100 Jahre Cholezystektomie. Urban & Schwarzenberg, München, S 125–133

Wacha H (1987) Peritonitis. Grundsätzliches zur Therapie. Springer, Berlin Heidelberg New York

Wacha H (1992) Steinerkrankungen der Gallenwege – ein Problem des alten Menschen? Z Gerontol 25: 313–318

Wacha H (1997) Are antibiotics required for patients with acute pancreatitis. Surg Infect 1/2: 3–7

Wacha H (1999) Risk factors associated with intraabdominal infections: a prospective multicenter study. Langenbeck's Arch Surg 384: 24–32

Wacha H (Hrsg) (1999) Infektiologie heute – Zeit zum Umdenken. Zuckschwerdt, München Bern Wien New York

Walsh RM, Popovich MJ, Hoadley J (1998) Bedside dianostic laparoscopy and peritoneal lavage in the intensive care unit. Surg Endosc 12: 1405–1409

Wang SM, Wilson SE (1977) Subphrenic abscess. The new epidemiology. Arch Surg 112: 934–936

Weinstein WM, Onderdonk AB, Bartlett JG, Gorbach SL (1974) Experimental intra-abdominal abscesses in rats: developement of an experimental model. Infect Immun 10: 1250–1255

Werdan K (1999) Therapeutic use of immunoglobulins. Sepsis 3: 239–246

Winek TG, Mosely S, Grout G, Luallin D (1988) Pneumoperitoneum and its association with ruptured abdominal viscus. Arch Surg 123: 709–712

Wittmann DH (1998) Operative and nonoperative therapy of intraabdominal infections. Infection 26: 335–341

Wittmann DH, Schein M, Condon RE.(1996) Management of secondary peritonitis. Ann Surg 224: 10–18

Yeh TS, Jan YY, Jeng LB et al. (1998) Pyogenic liver abscesses in patients with malignant disease: a report of 52 cases treated at a single institution. Arch Surg 133: 242–245

Zadrobilek E, Sporn P (1995) Sepsis. In: Benzer/Buchardi/Larsen/Suter (Hrsg) Intensivmedizin, 7. Aufl. Springer, Berlin Heidelberg New York Tokio, S 715–724

Zeitoun G, Laurent A, Rouffet F et al. (2000) Multicentre, randomized clinical trial of primary versus secondary sigmoid resection in generalized peritonitis complicating sigmoid diverticulitis. Br J Surg 87: 1366–74

Zielke A (2002) Appendizitis. Moderne Diagnostik. Chirurg 8: 782–790

Kardiovaskuläre Infektionen

R. G. Holzheimer, D. Horstkotte, U. Kühl, J. Niebel, C. Piper, M. Wiemer

Einleitung

D. Horstkotte, U. Kühl, M. Wiemer, C. Piper

Kardiale Infektionen können auf Endokard, Myokard oder Perikard beschränkt sein oder benachbarte Strukturen gemeinsam betreffen. Bei lokal unkontrolliert verlaufender Endokarditis greift der Infektionsprozess z. B. häufig auf das Myokard über (Endomyokarditis). Bei primärer Myokarditis finden sich klinisch, elektrokardiographisch und echokardiographisch regelhaft die Zeichen einer begleitenden Perikarditis (Perimyokarditis). Das klassische rheumatische Fieber ist typisches Beispiel einer gleichzeitigen immunologischen Entzündungsreaktion von Endo-, Myo- und Perikard (Pankarditis).

12.1 Endokarditis und intravaskuläre Infektionen

Als Endokarditiden werden die Entzündungen des valvulären und des parietalen Endokards sowie aus historischen Gründen des Endothels der großen herznahen Gefäße (Endarteriitis) zusammengefasst. Mit den sonstigen intravaskulären Infektionsformen bestehen ätiopathologiche Gemeinsamkeiten. Bei Endokarditisformen, die vorzugsweise das valvuläre Endokard betreffen, werden mikrobielle und nichtmikrobielle Ursachen unterschieden.

Von den nichtmikrobiellen Entzündungen des valvulären Endokards sind die meist im Rahmen einer Pankarditis auftretende rheumatische Endokarditis, die abakterielle thrombotische Endokarditis, die den viszeralen Lupus erythematodes komplizierende Libman-Sacks-Endokarditis und die Löffler-Endokarditis von klinischer Bedeutung. Die mikrobiell verursachten (»infektiösen«) Endokarditiden (Abk.: IE) stehen zahlenmäßig weit im Vordergrund.

12.1.1 Mikrobielle Endokarditis

Für Mitteleuropa ist eine jährliche Inzidenz von 6–7 Erkrankungsfällen pro 100.00 Einwohnern wahrscheinlich (Horstkotte 1992). Parallel zur Zunahme der zur IE prädisponierenden degenerativen Herzklappenfehler (insbesondere Aortenstenose und Mitralinsuffizinz) und der steigenden Zahl von Patienten nach palliativen kardiochirurgischen Eingriffen ist ein weiterer Anstieg der Erkrankungsinzidenz wahrscheinlich.

12.1.1.1 Pathogenese

Strukturelles und metabolisch intaktes Endokard und Endothel sind gegen eine Besiedlung durch Mikroorganismen weitgehend resistent. Mikrothromben aus Plättchen und Fibrin, die bei Verlust der endothelialen Thromboresistenz u. a. im Gefolge mechanischer (turbulente Blutströmung) und immunologischer Schädigung (z. B. rheumatisches Fieber, Komplementaktivierung) entstehen, erlaubt vermehrungsfähigen, zirkulierenden Mikroorganismen (Bakteriämie) dagegen eine in der Regel irreversible Anhaftung, zumal, wenn diese Mikroorganismen über spezifische Adhäsionsmechanismen verfügen (Durack 1978; Freedman 1979; Horstkotte 1995).

Endogene Bakteriämien werden während diagnostischer und therapeutischer Eingriffe regelhaft beobachtet. Arterielle und venöse Zugänge, Verweilkatheter, Respiratorbehandlungen und Infektionen wie Pyelonephritiden, Bronchitiden, Meningitiden, Hautinfektionen, Cholezystitis usw. können (persistierende) endogene Bakteriämien verursachen.

Mit der Adhäsion an endokardständigen Mikrothromen erhöht sich die Resistenz der meisten Mikroorganismen so nachhaltig, dass die zellulären und humoralen Infektabwehrmechanismen die Erreger nicht mehr zu eliminieren vermögen (Horstkotte et al. 1998a). Unbehandelt verläuft die IE deshalb letal. Auch gegenüber der Wirkung antimikrobieller Chemotherapeutika erfolgt mit der Adhäsion eine Resistenzzunahme, u. U. um mehrere Titerstufen, sodass die Bestimmung der minimalen bakteriziden Konzentration (MBK) von Endokarditiserregern aus Blutkulturen die Verhältnisse am Infektionsort nur unzureichend widerspiegelt.

Daneben sind das Versagen der Makrophagenaktivierung und der humoralen Infektabwehr als Folge der infektiven Potenz des Erregers, unzureichender Komplementaktivierung (Serumbakterizidie) oder Eliminationskapazität des retikulohistiozytären Systems (RHS) für das infektiöse Agens (Clearence) für die Entstehung der Endokarditis pathogenetisch bedeutsam. Erkrankungen mit Komplementverbrauch, reduzierter zellulärer Immunreaktivität und immunsuppresiver Serumfaktoren (Immundefektsyndrome, terminale Niereninsuffizienz, Alkoholismus, Drogenabusus etc.) sind folglich Faktoren, die die Manifestation einer IE begünstigen.

12.1.1.2 Mikrobiologie

Obwohl unter geeigneten Bedingungen nahezu alle Mikroorganismen eine IE verursachen können, machen grampositive Kokken etwa 90% der Endokarditiserreger aus (Horstkotte 1995). Seltener werden grampositive Stäbchenbakterien, gramnegative Stäbchenbakterien, insbesondere solche der HACEK-Gruppe (Hämophilus, Actinobacillus actinomycetem-comitans, Cardiobacterium hominis, Eikenella corrodens, Kingella kingae), gramnegative Kokken, Mykobakterien, Rikettsien und Chlamydien sowie Anaerobier (insbesondere Abiotrophia ssp.) gefunden.

Durch breiteren Antibiotikaeinsatz, Anstieg der allgemeinen Lebenserwartung mit Zunahme von Haut- und Harnwegsinfekten sowie Malignomen, durch die wesentlich verbesserte Prognose von Patienten mit angeborenen und erworbenen

Herzfehlern aufgrund chirurgischer Interventionen sowie Ausweitung invasiver Untersuchungen haben sich deutliche Verschiebungen im Erregerspektrum der infektiösen Endokarditis ergeben (Durack 1978; McKinsey 1987).

Penicillinsensible (MHK_{Pen} <0,1 µ/ml) Streptokokken (PSS) sind heute nur noch in 30–40% Erreger der Endokarditis, während in den 1960er und 1970er-Jahren nahezu $^2/_3$ aller Endokarditisfälle durch Streptokokken verursacht waren. PSS verfügen über spezielle Adhäsionsmechanismen, die eine Adhäsion an endokardständige Mikrothromben begünstigen. Endokarditiden verursachende Viridansstreptokokken, von denen ca. 1% eine relative Penicillinresistenz aufweist, verursachen in der Regel subakute, prognostisch günstige Krankheitsverläufe.

PSS sind Teil der Flora von Parodont und Oropharynx und werden deshalb im Gefolge zahnärztlicher oder oropharyngaler Interventionen häufig in Blutkulturen gefunden. Hauptvertreter der eine IE verursachenden penicillinempfindlichen Streptokokken der serologishen Gruppe D ist Streptokokkus bovis, der subakute oder chronische Krankheitsverläufe verursacht. In der Infektionsanamnese finden sich häufig Zahnbehandlungen oder gastrointestinale Erkrankungen. S. bovis Biotyp I wird häufig in Blutkulturen von Patienten mit gastrointestinalen Tumoren gefunden, sodass der blutkulturelle Nachweis auch eine entsprechende gastrointestinale Diagnostik erfordert (Kreuzpaintner 1991).

Von den Enterokokken, die derzeit für ca. 15–20% der IE verantwortlich sind, kommen den Spezies E. faecalis (ca. 90%) und E. faecium (ca. 10%) Bedeutung zu. Zur Diagnostik von E. faecalis kann ein ELISA herangezogen werden. Enterokokkenendokarditiden geht häufig eine primäre Infektion (Harnwegsinfekt, intraabdominelle oder intrapelvine Infektionen, insbesondere Verbrennungswunden, Dekubitalulzera, diabetische Gangrän) voraus. Die Häufigkeit von Bakteriämien steigt parallel der Länge der Krankenhausbehandlung an.

10–15% der Endokarditisfälle werden durch Staphylokokkus aureus verursacht. Die Erkrankung nimmt meist einen akuten oder foudroyanten Verlauf und wird häufig durch lokal unkontrolliert verlaufende Infektionen (intrakardiale Abszesse, Fistelbildung, Sinus-valsalva-Aneurysmata, ausgedehnte Zerstörung des Klappenanulus und der Aortenwurzel) kompliziert (Chambers 1983). Eine Sanierung gelingt häufig nur operativ, die Letalität ist mit ca. 20% nach wie vor hoch. S.-aureus-Endokarditiden geht häufig eine Primärinfektion (Hautverletzung, lokale Entzündung der Haut und ihrer Anhangsgebilde, Pneumonie, Otitis media, Osteomyelitis, Empyem, Septikämie bei infizierten Verweilkathetern, Implantation von Gelenkprothesen, intravaskuläre Infektionen, kardiochirurgische Eingriffe, intravenöser Drogenmissbrauch) voraus.

S. epidermidis (15–20% der aktuellen Endokarditisfälle) ist insbesondere für die Endokarditiden nach intrakardialer Implantation prothetischen Materials bedeutsam (Horstkotte et al. 1998a; vgl. Abschn. 12.1.2).

12.1.1.3 Klinik

Die Anamneseerhebung dient auch dazu, den Beginn der Infektionssymptomatik (Fieber, Unwohlsein, Leistungsminderung, Atralgien, Palpitationen etc.) zu ermitteln und allgemeine patientenseitige (Diabetes mellitus, terminale Niereninsuffizienz, Leberzirrhose, Virushepatitis, Alkoholabusus, immunsuppressive Therapie, Bestrahlung, angeborene und erworbene Immundefekte, Malignome etc.) sowie spezielle kardiale Prädispositionen (vorbestehende Endokardveränderungen, Herzklappenfehler, Zustand nach Herzoperation) und mögliche Bakteriämieauslöser zu eruieren.

Aufgrund des veränderten Erregerspekturms hat der Prozentsatz akuter Verlaufsformen in den letzten 10 Jahren zugenommen. Allgemeines Krankheitsgefühl (z. B. Abgeschlagenheit, Mattigkeit, rezidivierende Schweißausbrüche, Leistungsknick) beklagen nahezu alle Patienten, kontinuierliches oder remittierendes Fieber kann bei 90% nachgewiesen werden.

Bei der diagnostischen Beurteilung von Herzgeräuschen ist zu bedenken, dass nur neu aufgetretene Klappeninsuffizienzgeräusche verdächtig auf eine Endokarditis sind. Systolische Geräusche werden dagegen bei Patienten mit akuten (erhöhtes Herzminutenvolumen) oder chronischen Infekten (Anämie) häufig auskultiert, ohne dass eine Klappeninsuffizienz vorliegt. Darüber hinaus sind Patienten mit akuten Endokarditiden bei der klinischen Erstuntersuchung häufig ohne Herzgeräusch, das sich erst später, unter der Therapie, entwickelt (Horstkotte 1992). Bei Trikuspidalklappenendokarditiden fehlen Herzgeräusche häufig. Bei chronischen Verlaufsformen imponiert meist eine anämiebedingte Blässe und eine Splenomegalie. Seltener kann ein lupusähnliches, schmetterlingsförmiges Gesichtserythem vorhanden sein.

Klassische Haut- und Augenmanifestationen sind:

- Osler-Knötchen:

Druckschmerzhafte, stecknadelkopf- bis erbsgroße, blaurote oder bläuliche Schwellungen, meist an den Finger- und Zehenkuppen. Sie sind Folge peripherer Mikroembolien und einer konsekutiven Vaskulitis.

- Janeway-Effloreszenzen:

Schmerzlose, unter Druck abblassende, makulöse, 1–5 mm große, unregelmäßig begrenzte hämorrhagische Effloreszenzen in Handflächen und an Fußsohlen, seltener auch an Armen, Beinen und Bauch.

- Subunguale Blutungen (Splinterblutungen) und Petechien werden bei Infektionen unterschiedlicher Genese häufig gesehen, sodass sie für eine IE nicht spezifisch sind.
- Roth-Flecken in der Retina imponieren als Cotton-wool-Herde, denen perivasale Lymphozytenaggregate, Ödeme und Blutungen zugrunde liegen (Abb. 12-1).

12.1.1.4 Diagnostik

Eine meist deutlich bis maximal erhöhte Blutsenkungsgeschwindigkeit (BSG) ist mit 90% der häufigste, klinisch-chemische Befund bei Patienten mit IE. Nach Sanierung der Infektion bleibt die BSG gelegentlich noch über Monate erhöht. Eine Leukozytose, überwiegend mit Linksverschiebung, besteht bei mehr als 60% der Patienten. Bei akuten Verlaufsformen ist sie mit Leukoyztenwerten von 25,0–50,0 G/l nahezu obligat (Horstkotte 1992). Bei subakuten Krankheitsverläufen werden häufig nicht mehr als 8,0 G/l gefunden. Leukopenien können auf chronische Verlaufsformen oder auf gramnegative Erreger hinweisen. Bei chronischen Verlaufsformen wird in der Regel auch eine normochrome, normozytäre Anämie gefunden. Durch Stimulation des RHS kommt es insbesondere bei den subakuten Verlaufsformen zu einem Anstieg von Plasmazellen

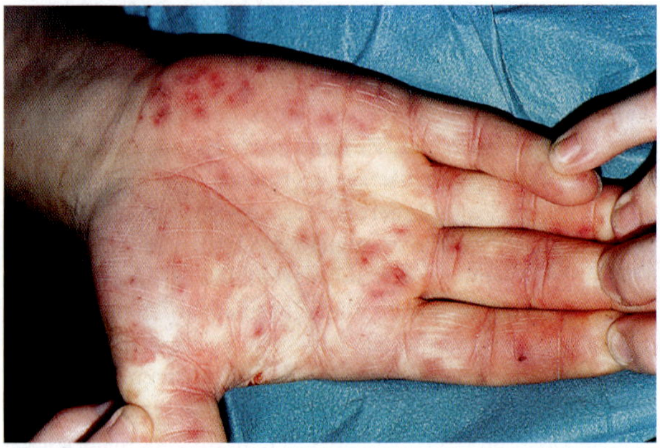

Abb. 12-1. Multiple septische Embolien bei einem 56-jährigen Patienten mit autoptisch und mikrobiologisch gesicherter, foudroyant verlaufender Staphylococcus-aureus-Endokarditis

im Knochenmark. In 15–25% sind Makrophagen im Kapillarblut nachweisbar.

Eine Beteiligung der Nieren manifestiert sich primär meist als Proteinurie (ca. 50% der Erkrankungsfälle). Eine (Mikro-) hämaturie wird bei der Hälfte der Fälle mit Proteinurie beobachtet. Der Nachweis zirkulierender Immunkomplexe gelingt in etwa 90%. Die Bildung von Immunglobulinen kann u. a. zum Komplementverbrauch und zum Nachweis von Rheumafaktoren, antinukleären Antikörpern, Antikörpern gegen Myokard, glatte Muskulatur und Skelettmuskulatur, Kryoglobulinen, Makroglobulinen und zirkulierenden Immunkomplexe führen. Der Serumkomplementverbrauch manifestiert sich in einer Erhöhung des C-reaktiven Proteins, das bei Patienten mit IE in der Regel über 5 mg/dl, bei 20% der Patienten über 30 mg/dl erhöht ist. Zirkulierende Immunkomplexe sind für zahlreiche Sekundärkomplikationen der IE (Nephritiden, Vaskulitiden, Perikarditiden etc.) verantwortlich.

Das Thoraxröntgenbild hat nur zum Nachweis septischer pumonaler Embolien bei Rechtsherzendokarditis einen Stellenwert. Bei 20% der Patienten besteht elektrokardiographisch eine (intermittierende) AV-Blockierung, die auf intramyokardiale Abszess- oder Fistelbildungen bzw. auf eine Begleitmyokarditis hinweist. Intraventrikuläre Erregungsausbreitungsstörungen, Schenkelblöcke, supraventrikuläre und ventrikuläre Arrhythmien treten in Abhängigkeit von der lokalen Ausbreitung des Infektionsprozesses in 5–15% der Fälle auf.

Das bildgebende Verfahren der Wahl zum Nachweis einer endokardialen Beteiligung an einem infektiösen Prozess ist die transösophageale Echokardiographie (Cormier 1990). Mit einer Sensitivität von ca. 98% und einer Spezifität von ca. 95% sowie einer positiven Vorhersagbarkeit von etwa 93% ist sie in hohem Maße geeignet, auch kleinere Vegetationen und Mikroabszesse nachzuweisen. Auch beim transthorakalen echokardiographischen Nachweis typischer flottierender Vegetationen sollte auf die TEE nicht verzichtet werden, da sowohl die Größe der Vegetation als auch begleitende Komplikationen (z. B. Mikroabszesse, Fisteln, sekundäre Beteiligungen des Mitralklappenapparates bei primärer Aortenklappenendokarditis) mittels der transösophagealen Technik zuverlässiger zu beurteilen sind (Bruss 1992; Sanfilippo 1991). Szintigraphische Methoden sind bisher nicht validisiert und diagnostisch wenig hilfreich.

Die mikrobiologische Diagnostik bei vermuteter IE ist normalisiert (s. Übersicht). Bei einem erheblichen Teil der Patienten mit gesicherter Endokarditis und negativen Kulturen (kulturnegative Endokarditis, NE) sind vorausgegangene, ungezielt eingesetzte antibiotische Therapien für das Ausbleiben positiver Blutkulturen anzuschuldigen.

Mikrobiologische Diagnostik bei Verdacht auf eine mikrobielle Endokarditis

- Ausschluss technischer Fehler in der Gewinnung der Blutkulturen
  - ausreichend Blutmengen (10 ml oder mehr)
  - wechselnde periphere Venenpunktionen
  - initial 4- bis 6-mal 2 Blutkulturen/24 h, unabhängig vom Fieber
  - stets Rücksprache mit dem mikrobiologischen Labor (z. B. spezielle aerobe/anaerobe Techniken, Spezialmedien)
- Beendigung einer ungezielt begonnenen Antibiotikatherapie
- Ausschluss technischer Fehler bei Abnahme und Transport
- Ausschluss labortechnischer Fehler (z. B. Pyridoxinanreicherung, anaerobe/CO_2-Bebrütung etc.)
- Arterielle Blutkulturen sind den venös gewonnenen unterlegen
- Kulturen aus Knochenmark oder peripheren Embolien
- Serologische Untersuchungen bei Verdacht auf IE durch Candida, Kryptokokken, Rickettsien, Chlamydien, Brucellen, Legionellen und E. faecalis

Unter antibiotischer Therapie sinkt der blutkulturelle Erregernachweis innerhalb eines Zeitfensters von 48 h von 97 auf 72%, wobei komplett suppressive Phasen bis zu 6 Tage andauern können. Neben dem Ausschluss labortechnischer Fehler hat es sich im klinischen Alltag als vorteilhaft erwiesen, an den ersten beiden Tagen des stationären Aufenthalts gleichmäßig über den Tag verteilt 4- bis 6-mal 2 Blutkulturen unabhängig vom Fieberanstieg abzunehmen.

Bei Körpertemperaturen <38,5°C sinkt die blutkulturelle Nachweisrate. Arteriell entnommene Blutkulturen sind für alle Erregergattungen den venös gewonnenen unterlegen. Unter besonderen Bedingungen können Kulturen aus Knochenmark, peripheren Embolisationen oder Hautläsionen entnommen werden. Bei Verdacht auf IE durch Candida, Kryptokokken, Rikettsien, Chlamydien, Brucellen, Legionellen und E. faecalis stehen hilfsweise serologische Untersuchungen zur Verfügung (Horstkotte 1992; Abb. 12-2).

12.1.1.5 Therapie

Die IE unterscheidet sich von anderen Infektionen durch die Einbettung der Erreger in Vegetationen aus Zelldetritus, Fibrin und Thrombozyten. Sie sind der zellulären und humoralen Immunantwort damit weitgehend entzogen. Aufgrund der fehlenden Vaskularisierung des normalen Endokards können antimikrobiell wirksame Pharmaka zudem nur durch Diffu-

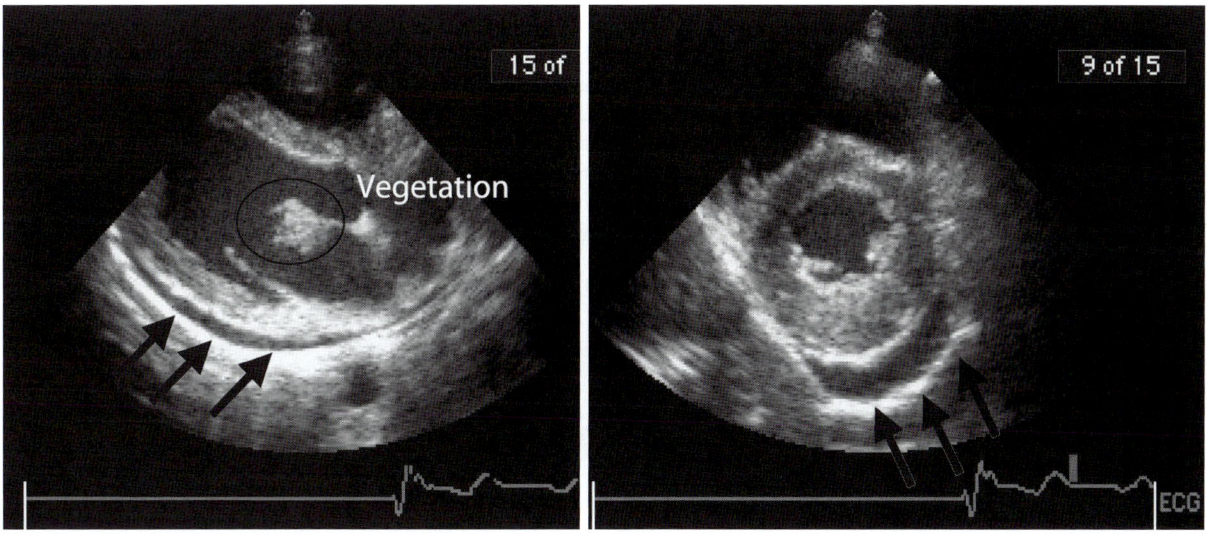

Abb. 12-2. Transthorakaler echokardiographischer Befund einer 20-jährigen Patientin mit einer foudroyanten Staphylococcus-aureus-Endokarditis, großer flottierender Vegetation am vorderen Mitralklappensegel mit hoher Emboliegefährdung bei schmalem Stil der Vegetation und begleitendem hämodynamisch nicht relevanten Perikarderguss

sion aus dem intrakardialen Blut in die Vegetation gelangen. Diese Besonderheiten erschweren die gezielte antimikrobielle Behandlung und erfordern die Beachtung grundlegender Therapieprinzipien (Horstkotte 1995): Die antimikrobielle Chemotherapie erfolgt grundsätzlich aufgrund einer Empfindlichkeitsprüfung von Antibiotika/Antibiotikakombinationen im quantitativen Reihenverdünnungstest, nicht im Agardiffusionstest (Plättchentest).

Die ermittelte minimale bakterizide Konzentration (MBK), eine in den meisten Fällen erforderlichen Kombination von Antibiotika (Ausschöpfung des Synergismuseffektes), stellt die optimale Therapie dar und bedarf keiner Ergänzung. Bei fehlendem Ansprechen dieser optimalen Therapie ist davon auszugehen, dass die durchgeführte In-vitro-Testung an zirkulierenden Erregern (positive Blutkultur) die Resistenzlage am Infektionsort nicht adäquat repräsentiert, d. h. die In-vivo-Resistenz adhärierter Erreger erheblich über der In-vitro-Reistenz liegt. Eine konservativ-antimikrobielle Sanierung ist in diesen Fällen unwahrscheinlich, die Prognose der Patienten durch eine operative Beseitung der Infektionsquelle meist erheblich zu verbessern.

Obwohl insbesondere bei Streptokokken-IE in kleineren Serien auch eine enterale antibiotische Behandlung erfolgreich durchgeführt wurde, stellt die parenterale Therapie nach wie vor die Normalbehandlung dar. Wegen des Expositionsschutzes der Erreger in der Vegetation erfolgt die Therapie stets als hochdosierte, bakterizid wirksame Behandlung, in der Regel über 4 Wochen.

Da bei Patienten mit IE die renalen und hepatischen Exkretionsmechanismen von Pharmaka regelhaft gestört sind, empfiehlt sich bei Einsatz von Chemotherapuetika mit geringer therapeutischer Breite die Bestimmung der Serumtalspiegel, da einerseits hohe Diffusionsgradienten für den Therapieerfolg entscheidend sind, andererseits Änderungen der Nierenfunktion, des Herzminutenvolumens oder pharmakologische Interaktionen den Serumspiegel nachhaltig beein-

Tabelle 12-1. Empfehlenswerte Dauer einer antibiotischen Therapie bei Endokarditiden verursacht durch Streptokokken, Enterokokken und Staphylokokken in Abhängigkeit von der Vegetationsgröße und der minimal bakterizid wirksamen Antibiotikakonzentration (*MBK*) aufgrund empirischer Erfahrungen

Größe der Vegetation[1]			≥4 mm	4–9 mm	≥10 mm
	MBK[2]	=4,0 µg/ml	Antimikrobielle Sanierung fraglich/unwahrscheinlich		
4,0 µg/ml >	MBK	≥2,0 µg/ml	>6 Wochen	Antimikrobielle Sanierung fraglich/unwahrscheinlich	
2,0 µg/ml >	MBK	≥0,5 µg/ml	6 Wochen	>6 Wochen	Antimikrobielle Sanierung fraglich/unwahrscheinlich
0,5 µg/ml >	MBK	≥0,1 µg/ml	6 Wochen	6 Wochen	>6 Wochen
	MKK	<0,1 µg/ml	1–4 Wochen	4 Wochen	4 Wochen

[1] Entscheidend ist die Größe der Vegetation unter der Therapie.
[2] MBK der effektivsten Antibiotikakombination.

flussen können. Antibiotika mit potenziell nephro- und ototoxischer Wirkung bedürfen einer besonders sorgfältigen Therapiekontrolle, zumal wenn sie kombiniert eingesetzt werden (z. B. Vancomycin plus Aminoglykosid). Die einmalige Aminoglykosidgabe pro Tag ist bei der IE bisher nicht evaluiert und kann als Normaltherapie noch nicht empfohlen werden.

Zusätzlich zu den allgemeinen Therapiekriterien ist vor Behandlungsbeginn die Wahrscheinlichkeit zu prüfen, mit der in Abhängigkeit von der Größe der Vegetation und der für die effektivste Antikombination ermittelte MBK eine antimikrobielle Sanierung gelingen kann. Die beiden vorgenannten Faktoren entscheiden über die maximal erzielbare Antibiotikawirkung in der Tiefe der Vegetation, sodass empirisch abgeschätzt werden kann, wie lang eine antibiotische Therapie wahrscheinlich erfolgen muss, um die Vegetation zu sterilisieren bzw. ob überhaupt eine antimikrobielle Sanierung der Vegetation erwartet werden kann (Tabelle 12-1; Horstkotte 1995).

Die für häufige Endokarditiserreger erprobten und empfohlenen Therapieschemata sind in Tabelle 12-2 zusammen-

Tabelle 12-2. Empfehlungen zur Antibiotikatherapie bei infektiösen Endokarditiden. (Nach Horstkotte 1992)

Erreger	Sonstige Bedingungen	Antibiotika, Antimykotika	Dosierung	Therapiedauer
Penicillinempfindliche Streptokokken MHK_{Pen} <0,1 µg/ml	Penicillinverträglichkeit	Penicillin G[1,2] Gentamicin[3]	4- bis 6-mal 5 Mio. E/Tag 3-mal 1 mg/kgKG/Tag	Mindestens 4 Wochen 2 Wochen
	Penicillinunverträglichkeit	Vancomycin[1,4] Gentamicin[3]	4-mal 7,5 mg/kgKG/Tag 3-mal 1 mg/kgKG/Tag	4 Wochen 2 Wochen
Enterokokken und mäßig empfindliche Streptokokken (MHP_{Pen} ≥0,1 µg/ml)	Penicillinverträglichkeit	Mezlozillin Gentamicin[3]	3-mal 5 g/Tag 3-mal 1 mg/kgKG/Tag	4(–6) Wochen 4(–6) Wochen[5]
	Penicillinunverträglichkeit	Vancomycin[4] Gentamicin[3]	4-mal 7,5 mg/kgKG/Tag 3-mal 1 mg/kgKG/Tag	4(–6) Wochen[5] 4(–6) Wochen[5]
Staphylokokken	Oxacillinempfindliche Erreger (MHK_{Oxa} <0,1 µg/ml)	(Dicl-, Flucl)-Oxacillin[1] Gentamicin[3,6]	4- bis 6-mal 2 g/Tag 3-mal 1 mg/kgKG/Tag	4(–6) Wochen 1(–2) Wochen
	Oxacillinresistente Erreger (MHK_{Oxa} >0,1 µg/ml) und Penicillinunverträglichkeit	Vancomycin[1] Gentamicin[3,6]	4-mal 7,5 mg/kgKG/Tag 3-mal 1 mg/kgKG/Tag	4(–6) Wochen 1(–2) Wochen
Pseudomonas aeruginosa	Stets Empfindlichkeitsprüfung in vitro	Azlocillin[1] Tobramycin[3]	4-mal 5 g/Tag 3-mal 1,5 mg/kgKG/Tag[7]	6 Wochen und länger 6 Wochen und länger
E. coli, Klebsiellen, Serratia, Proteus	–	Cefotaxim[1] Gentamicin[3]	4-mal 2 g/Tag 3-mal 1,5 mg/kgKG/Tag[7]	4(–6) Wochen 4(–6) Wochen)
Hemophilus, Actinobacillus, Cardiobacterium hominis, Eikenella, Kingella (HACEK)	–	Mezlocillin,[8] Gentamicin[3] Amphotericin B	4-mal 5 g/Tag 3-mal 1,5 mg/kgKG/Tag[7] Bis 0,6 mg/kgKG/Tag	4(–6) Wochen 4(–6) Wochen 6 Wochen und länger
Candida und andere Pilze	–	Amphotericin B[9] + 5-Fluorocytosin (+ prothetischer Klappenersatz innerhalb von 10 Tagen)	0,5–1,0 mg/kgKG/Tag 150 mg/kgKG/Tag	6–8 Wochen

[1] Kurzinfusion über 30 min.
[2] Bei unkomplizierten Fällen und hochsensiblen Erregern ist eine Penicillinmonotherapie vorzuziehen.
[3] Kurzinfusion über 30 min nach Applikation des β-Laktamantibiotikums.
[4] Alternativ Cefazolin (3-mal 1–2 g/Tag) in Kombination mit Gentamicin über 4 Wochen.
[5] Identische Therapiedauer für die Einzelkomponenten einer kombinierten Antibiotikatherapie, da nur die Kombination mit dem Aminoglykosid bakterizid wirksam ist.
[6] Bei koagulasenegativen Staphylokokken und gezielter Indikation (Abszesse, intrakardiale Fisteln, Implantation prothetischen Materials) zusätzlich 3-mal 300 mg Rifampicin.
[7] Bei hochdosierter Aminoglykosidtherapie Serumspiegelkontrollen zwingend. Maximale Tagesgesamtdosis für Gentamicin 240 mg.
[8] Alternativ Ampicillin (4-mal 5 g/Tag) oder Cefotaxim (4-mal 2 g/Tag).
[9] Alternativ liposomales Amphotericin 2–3 mg/Tag.

gestellt (Bisno 1981; Moellering 1991; Report 1985; Shansons 1991).

Eine kalkulierte antimikrobielle Therapie bei kulturnegativer Endokarditis (KNE) sollte die klinische Symptomatik und patientenseitige Faktoren wie Drogenabusus, Kunstklappenimplantation, Alter usw. berücksichtigen. Bei der Mehrzahl der Patienten mit KNE besteht keine Notwendigkeit, dringlich und ungezielt eine Therapie zu beginnen. Ist aufgrund der klinischen Situation (z. B. Sepsis) der Beginn der Antibiotikatherapie unaufschiebbar, folgt nach sorgfältiger Asservation ausreichender Blutmengen für die mikrobiologische Aufarbeitung diese kalkulierte Chemotherapie folgenden Überlegungen:

- Bei akutem klinischem Verlauf ist die Kombination von Vancomycin und einem Aminoglykosid (vorzugsweise Gentamicin) zu empfehlen.
- Bei subakutem oder chronischem Verlauf mit Anämie und Splenomegalie ist in erster Linie an penicillinempfindliche Streptokokken zu denken und zunächst eine dementsprechende Therapie einzuleiten.

Die Behandlung mit Antikoagulanzien bzw. die Katalyse des Antithrombin 3 mittels Heparin geht tierexperimentell mit geringerer Vegetationsgröße einher. Auf die Inzidenz thromboembolischer Komplikationen hat sie keinen Einfluss. Eine Heparinbehandlung mit einer angestrebten PTT von 40 s ist aufgrund der allgemeinen Gefährdung für Kardioembolien gerechtfertigt. Eine vorbestehende orale Antikoagulanzienbehandlung z. B. mit Phenprocoumon sollte wegen der besseren Steuerbarkeit stets zugunsten einer Heparinbehandlung beendet werden.

12.1.1.6 Komplikationen

Die Prognose der akuten IE verschlechtert sich mit dem Auftreten typischer Komplikationen, wie akuter Klappeninsuffizienz, myokardialer Insuffizienz, akutem Nierenversagen, systemischer Embolien, peristierender Sepsis, intrakardialer oder herznaher Abszesse, Fisteln und Aneurysmata erheblich, sodass nach Manifestation einer dieser Komplikationen individuell zu prüfen ist, ob nunmehr eine dringliche chirurgische Intervention angezeigt ist.

Vegetation und Thromboembolien

Zum Algorithmus vgl. ◘ Abb. 12-3.

Aufgrund der Beschleunigungskräfte ist das Thromboembolierisiko bei Mitralklappenendokarditiden höher als bei Aortenklappenendokarditiden. Große Vegetationen zeigen eine höhere Tendenz zu thromboembolischen Komplikationen als solche geringerer Diameter. Auch dies gilt insbesondere für Vegetationen, die sich im Bereich der hochmobilen Segelanteile der Mitralklappe befinden. Hier lokalisierte Vegetationen von mehr als 10 mm Größe stellen nach unserer Erfahrung eine Operationsindikation dar, da die Embolisationsgefahr mit mehr als 25% innerhalb von 10 Tagen und kumulativ mit mehr als 75% hoch ist.

Das Rezidivrisiko nach erstmaliger Thrombembolie ist erheblich, wenn nach dem Komplikationseintritt weiterhin Vegetationen mittels TEE nachweisbar sind und/oder seit der Erstmanifestation typischer Endokarditissymptome weniger als 20 Tage vergangen sind. In mehr als der Hälfte dieser Fälle kommt es zum Thrombembolierezidiv, sodass die chirurgische Entfernung der Emboliequelle nach dem Erstereignis angezeigt erscheint (Horstkotte 1991, 1995).

Nach zerebralen Embolien sollte bei fortbestehendem Risiko eines Thrombembolierezidivs die Operation möglichst rasch

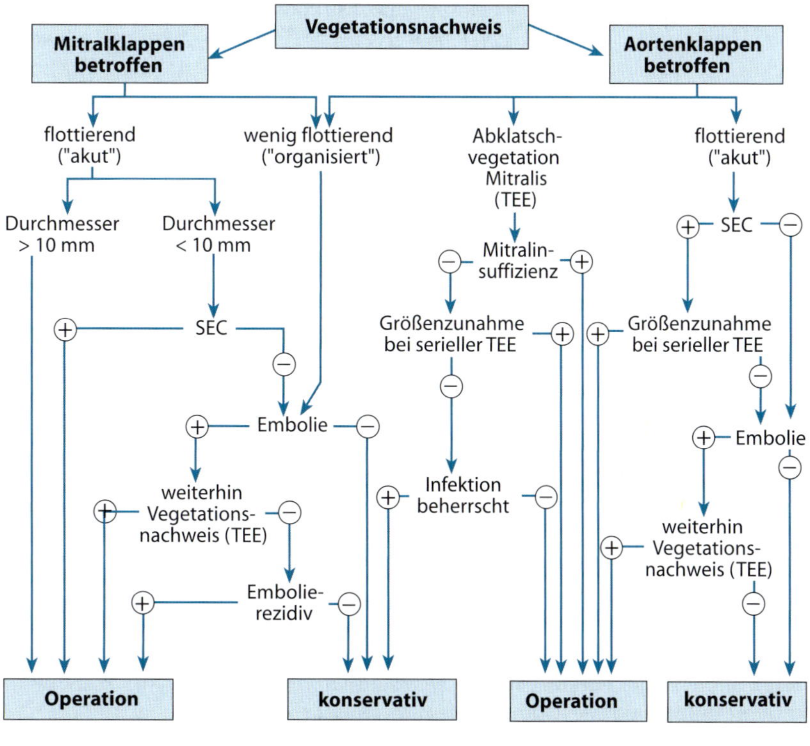

◘ Abb. 12-3. Algorithmus bezüglich der Therapieentscheidungen bei echokardiographischem Nachweis großer Vegetationen oder Manifestation embolischer Komplikationen während florider Endokarditis (*SEC* spontaner Echokontrast, *TEE* transösophageale Echokardiographie). (Nach Horstkotte 1995)

durchgeführt werden. Die nach mehr als 72 h progrediente Störung der Blut-Hirn-Schranke verschlechtert die Prognose und resultiert später als 7 Tage nach dem Ereignis wegen der hohen Rate sekundärer zerebraler Blutungskomplikationen bei Einsatz der Herz-Lungen-Maschine gegenüber konservativ behandelten Patienten nicht mehr in einer Prognoseverbesserung (Horstkotte 1998).

Abklatschvegetationen primärer Aortenklappenendokarditiden auf das anteriore Mitralsegel führen in einem hohen Prozentsatz zu einer sekundären Mitralklappenendokarditis mit der Gefahr einer Destruktion auch dieser Klappe. Bei frühzeitiger chirurgischer Intervention ist in der Mehrzahl dieser Fälle eine klappenerhaltende Mitralklappenoperation möglich.

Persistierende Sepsis

Eine trotz gezielter Antibiotikatherapie über mehr als 48 h persistierende Sepsis (bestimmt mittels einschlägiger Sepsisscores oder hämodynamischer Parameter) beeinflusst die Prognose einer IE nachhaltig negativ, wenn β-hämolysierende Streptokokken, Enterokokken und Staphylokokken, nicht aber wenn Viridansstreptokokken die ursächlichen Erreger sind. Die chirurgische Entfernung der Sepsisquelle führt statistisch zu einer deutlichen Prognoseverbesserung (Horstkotte 1991). Bei persistierendem oder remittierendem Fieber trotz gezielter Antibiotikatherapie sollte stets an das Vorliegen kardialer Abszesse oder sekundärer Organmanifestationen (z. B. Milzabszesse) gedacht werden. Entsprechende Untersuchungen sind dann unerlässlich (TEE, Oberbauchsonographie, Computertomographie; Foster 1992; Horstkotte 1986).

Akute Herzklappeninsuffizienz

Tritt im Gefolge einer Aortenklappenendokarditis eine manifeste myokardiale Insuffizienz auf, ist die Prognose besonders schlecht, da die kardialen Strukturen an die akute Volumenmehrbelastungen nicht adaptiert sind. Für Patienten mit höhergradiger, akuter Aortenklappeninsuffizienz und konsekutivem Lungenödem, das unter einer konservativen Therapie nicht rasch zu beseitigen ist, besteht deshalb eine dringliche Operationsindikation (Horstkotte 1991, 1995).

Das Auftreten eines Lungenödems im Gefolge einer akuten Mitralinsuffizienz ist dagegen prognostisch günstiger zu bewerten. Selbst leicht- bis mittelgradige, akut entstandene Mitralinsuffizienzen können ein Lungenödem zur Folge haben. Dies ist dann nicht Ausdruck einer linksventrikulären myokardialen Insuffizienz, sondern Folge des durch den erhöhten linksventrikulären Druck systolisch und durch das Regurgitationsvolumen diastolisch erhöhten linksatrialen Drucks. Da in diesen Fällen keine bedeutsame Kontraktilitätsstörung besteht, gelingt die Rekompensation meist, wenn durch Vasodilatatoren die linksventrikuläre Impedanz günstig beeinflusst werden kann. Bewährt ist eine Nachlastsenkung mittels Natriumnitroprussid, ggf. in Kombination mit Dobutamin (Horstkotte 1986, 1993).

Akutes Nierenversagen

Das Auftreten eines akuten Nierenversagens (ANV) im Verlauf einer infektiösen Endokarditis ist ätiologisch vielschichtig. Embolien, eine diffuse Glomerulonephritis, hämodynamische Faktoren und toxische Wirkung können beteiligt sein. Die hochdosierte antimikrobielle Therapie mit z. T. potenzierend nephrotoxischen Substanzen stellt einen wesentlichen Kofaktor für die Entwicklung eines ANV dar.

Therapeutisch ist bei einer durch ANV komplizierten IE eine kontinuierliche Hämofiltration angezeigt. Hämodialysebehandlungen stellen auch wegen der kardialen Situation keine Alternative dar. Unabhängig von seiner Genese zeigt das ANV statistisch eine so drastische Prognoseverschlechterung an, dass auch hier eine frühzeitige chirurgische Intervention in aller Regel sinnvoll ist (Horstkotte 1991).

12.1.1.7 Prävention von Reinfektionen, Nachsorge

Ist eine exogene Infektionsquelle bei gesicherter IE nicht zu eruieren, muss von einer endogenen Infektionsquelle ausgegangen werden, die zur Prävention von Reinfektionen sinnvollerweise während der Behandlung der Endokarditis (d. h. unter Antibiotikaschutz) beseitigt werden sollte. Die Inzidenz von Reinfektionen ist mit ca. 0,3% gering. Eine endogene Rezidivinfektion ist klinisch kaum bedeutsam, da früher vermutete primäre Infektionsquellen für die Endokarditis entweder doch nicht ursächlich waren oder im Gefolge der hochdosierten, lang andauernden Endokarditistherapie gleichfalls antibiotisch saniert wurden (Horstkotte 1994).

Eine gewisse Bedeutung kommt dagegen endogenen Reinfektionen und sekundären Infektionsquellen, d. h. Abszessen in Hirn, Niere, Milz, Leber und Lunge sowie Abszessen und Aneurysmata der großen Gefäße zu, die im Gefolge einer IE sekundär entstanden sind. Bei Abszessen bestehen besonders ungünstige Verhältnisse hinsichtlich der Chance einer antibiotischen Sanierung, da die Mehrzahl der primär zur Endokarditistherapie eingesetzten Antibiotika nicht durch aktive Stoffwechselprozesse in Granulozyten aufgenommen werden und somit nicht auf phagozytierte Erreger oder Bakterien in Abszessen wirken können. Seit Rifampicin routinemäßig bei Prothesenendokarditiden und bei echokardiographischem Nachweis von Abszessen eingesetzt wird, hat die Inzidenz von Reinfektionen aus vermutlich sekundär endogenem Reservoir auf unter 3% abgenommen.

Wegen des Rezidiv- und Reinfektionsrisikos bei bakterieller Endokarditis hat es sich bewährt, die Patienten nach Beendigung der antibiotischen Therapie weitere 72 h engmaschig auch hinsichtlich der Körpertemperatur und der entzündungsanzeigenden Laborwerte zu überwachen. Danach sind regelmäßige ambulante Kontrollen in Abständen von 1, 2, 4 und 12 Wochen zu empfehlen (Horstkotte 1994). Patienten mit durchgemachter IE tragen ein fortgesetzt deutlich erhöhtes Risiko einer erneuten Infektion und bedürfen einer besonders sorgfältigen Endokarditisprophylaxe (vgl. Abschn. 12.1.3).

Fazit für die Praxis

- Endokarditisinzidenz:
  Rund 6–7 Erkrankungsfälle/100.000 Einwohner.
- Strukturell und metabolisch intaktes Endokard und Endothel sind gegen Besiedelung durch Mikroorganismen weitgehend resistent.
- 90% aller Endokarditiserreger sind grampositive Kokken.

- Klinische Symptome:
  Kontinuierliches oder remittierendes Fieber, neu aufgetretene Klappeninsuffizienzgeräusche, septische oder embolische Haut- und Augenmanifestationen.
- Laborchemische Parameter:
  Erhöhung von CRP, BSG und Leukozytose (bei akutem Verlauf).
- Transthorakale, besser transösophageale Echokardiographie zum Nachweis und zur Größenbestimmung der Vegetation und Beurteilung der lokalen Infektionsausbreitung.
- Mikrobiologische Diagnostik:
  Venöse Blutkulturen 4- bis 6-mal 2 (aerob und anaerob)/Tag unabhängig vomFieber, Erregersicherung möglichst vor Beginn der mikrobiellen Therapie.
- Gezielte (gemäß MBK-Testung) intravenöse Antibiotikatherapie, meist als Kombinationstherapie über 4–6 Wochen.
- Komplikationen:
  Persistierende Sepsis trotz testgerechter Antibiose, septische Embolien, akute Herzklappeninsuffizienzen, intrakardiale Infektionsausbreitung (Abszesse, Aneurysmata, Fisteln, Abklatschvegetationen), bradykarde und tachykarde Herzrhythmusstörungen, akutes Nierenversagen.

12.1.2 Prothesenendokarditis

12.1.2.1 Definitionen, Häufigkeit und Ätiopathologie

Diagnostik und Therapie der Infektion intrakardial implantierten Materials unterscheiden sich nicht grundsätzlich von denen der Nativklappenendokarditis. Allerdings sind einige Besonderheiten zu beachten. Jede Infektion einer mechanischen oder biologischen Herzklappenprothese, eines Homografts oder die Infektion rekonstruierter nativer Klappen ist als Prothesenendokarditis (PE) definiert.

Unabhängig vom isolierten Erreger werden PE als primär bezeichnet, wenn sie innerhalb von 90 Tagen nach einer Operation auftreten, die während florider Nativklappenendokarditis durchgeführt wurde. Auch in diesen Fällen ist ein neuerlicher Erregernachweis aus Blutkulturen notwendig, um Therapiesicherheit zu gewinnen. Bei Gleichheit des prä- und postoperativ aus Blutkulturen isolierten Erregerstamms liegt eine primäre Prothesenendokarditis auch dann vor, wenn die Krankheit innerhalb des ersten postoperativen Jahres auftritt und zusätzlich für eine PE typische Symptome (Brückensymptome) vorhanden sind.

Aus historischen Gründen werden PE, bei denen sich Endokarditissymptome innerhalb von 60 Tagen nach der Operation manifestieren, von sog. Spätendokarditiden unterschieden. Diese zeitlich willkürliche Einteilung diente ursprünglich dazu, mutmaßlich perioperativ aquirierte Infektionen von solchen zu unterscheiden, bei denen ein kausaler Zusammenhang mit der Operation unwahrscheinlich war.

Bei adäquatem perioperativem Management einschließlich routinemäßiger Infektionsprophylaxe werden Endokarditiden früh nach Protheseninplantation heute nur selten beobachtet. Die jährliche Inzidenz von Prothesenspätendokarditiden beträgt ca. 0,2% nach isoliertem Mitral- und 0,3% nach isoliertem Aortenklappenersatz. Bei Mehrklappenimplantationen liegt sie gering darüber. Bei einem dringlichen Klappenersatz während florider Nativklappenendokarditis ist mit einem ca. 5%igen Risiko primärer Prothesenendokarditiden zu rechnen.

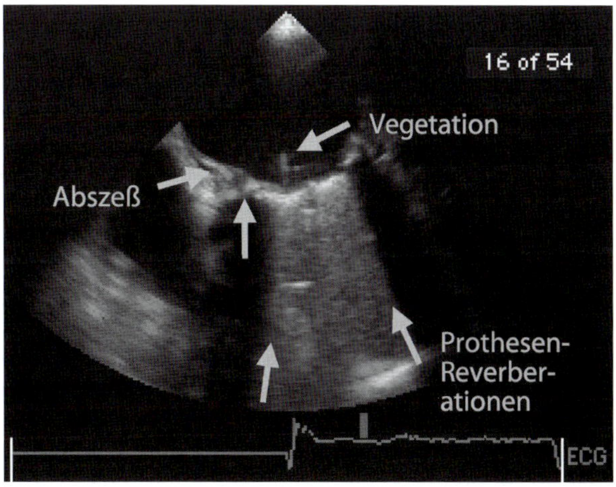

Abb. 12-4. Der transösophageale echokardiographische Befund eines 42-jährigen Patienten mit einer Staphylococcus-aureus-Mitralklappenprothesenendokarditis zeigt flottierende Vegetationen am Nahtring sowie einen kleinen periprothetischen Abszess als Folge der intrakardialen Infektausbreitung

Bei mechanischen Prothesen nehmen Infektionen ihren Ausgang vom Nahtring oder von nahtringnahen Thromben. Periprothetische Dehiszenzen und Abszesse sind häufig. Infektionen biologischer Prothesen können dagegen auf deren Taschen beschränkt bleiben und nur eine geringe Tendenz zur Beteiligung des Nahtrings aufweisen. Eine wahrscheinliche Bakteriämieursache (Infektionen, diagnostische oder therapeutische Interventionen) finden sich in der unmittelbaren Anamnese von Patienten mit PE in ca. 70% und damit häufiger als bei Patienten mit Nativklappenendokarditiden (Abb. 12-4).

12.1.2.2 Mikrobiologie

Typischer Erreger einer PE ist S. epidermidis, wobei Interaktionen zwischen Oberflächensubstanzen der Staphylokokken und dem implantierten Polymermaterial zum Tragen kommen, die es v. a. koagulasenegativen Staphylokokken erlauben, irreversibel an Polymeroberflächen zu adhärieren und zu mehrschichtigen Zelllagen heranzuwachsen (Matrixbildung; Horstkotte et al. 1998a). Wegen dieser Matrix aus extrazellulärer Schleimsubstanz und Wirkproteinen sind die Abwehrmechanismen, aber auch antibakterielle Chemotherapeutika häufig nicht in der Lage, den Herd auf dem Polymer zu eliminieren.

Daneben ist für die Therapie bedeutsam, dass gerade bei der Prothesenfrühinfektion die meisten Erreger nosokomialen Ursprungs sind und häufig Multiresistenzen aufweisen. Anders als bei der nativen IE werden hier nahezu ausnahmelos penicillinasebildende Stämme von S. aureus und S. epidermidis beobachtet. Außerdem sind isolierte koagulasenegative Staphylokokkenstämme zu über 50% nicht nur penicillinasebildend, sondern auch methicillinresistent.

Neben den Staphylokokken sind Pilze und Erreger der HACE-Gruppe am Erregerspektrum der PE in einem höheren Prozentsatz als am Spektrum der nativen IE beteiligt. Neben der Routinediagnostik (vgl. Abschn. 1.1) ist die transösophageale Echokardiographie für die Diagnostik der PE wie auch zur Verlaufsbeobachtung von herausragender Bedeutung. Wegen Schallreflexionsphänomenen ist in der Regel die Beurteilung der intrakardialen periprothetischen Areale mittels thorakaler Echokardiographie nicht oder nicht ausreichend möglich (Reverberationen). Erst die TEE mit sorgfältiger Anfertigung sequenzieller Schnittbildebenen (omniplane Sonden) erlaubt eine zuverlässige Beurteilung (Daniel 1993).

12.1.2.3 Therapie

Im Vergleich zur nativen IE sind einige spezielle Aspekte zu berücksichtigen: Der meist erhebliche Expositionsschutz erfordert bei alternativ anwendbaren Therapieschemata (vgl. ◘ Tabelle 12-2) stets die höchstdosierte Kombinationstherapie synergistisch oder additiv wirkender Antibiotika. Die Therapiedauer sollte in aller Regel 6 Wochen nicht unterschreiten. Bei Nachweis koagulasenegativer Staphylokokken als ursächliche Erreger ist anzunehmen, dass periprothetische (Mikro)-abszesse vorliegen, sodass zusätzlich auch Rifampicin (3-mal 300 mg/Tag) eingesetzt werden sollte. Es empfiehlt sich, die orale Antikoagulation schon bei Verdacht auf das Vorliegen einer PE zugunsten der besser steuerbaren Heparinbehandlung zu beenden.

Ähnlich wie bei den Nativklappenendokarditiden wird die Prognose durch Thromboembolien, mehr als 48 h trotz sachgerechter antibiotischer Therapie persistierender Sepsis, das Auftreten eines akuten Nierenversagens oder flottierender Vegetationen mit einem Durchmesser von mehr als 10 mm sowie durch progrediente periprothetische Deheszenzen nachhaltig negativ beeinflusst. Eine dringlich durchgeführte Reoperation kann die Prognose erheblich verbessern.

12.1.2.4 Endokarditisprophylaxe

Herzfehler und postoperative Befunde ohne und mit erhöhtem Endokarditisrisiko

- Kein erhöhtes Endokarditisrisiko
  - Mitralklappenprolaps ohne Insuffizienzgeräusch
  - Zustand nach koronarer Bypassoperation
  - Zustand nach Schrittmacher- oder Defibrillatorimplantation
  - implantierte ventrikuloperitoneale oder ventrikuloatriale Shunts
  - Zustand nach Ductus-Botalli-Verschluss
  - operierte Herzfehler ohne Restbefund nach dem ersten postoperativen Jahr
  - isolierte Aortenisthmusstenose
  - Vorhofseptumdefekt vom Sekundumtyp (ASD II)
- Erhöhtes Endokarditisrisiko
  - angeborene Herzfehler (außer Vorhofseptumdefekt vom Sekundumtyp, ASD II)
  - erworbene Herzklappenfehler
  - operierte Herzfehler mit Restbefund (ohne Restbefund nur für 1 Jahr)
  - Mitralklappenprolaps mit Insuffizienzgeräusch
  - hypertrophe obstruktive Kardiomyopathie
- Besonders hohes Endokarditisrisiko
  - Herzklappenersatz mittels mechanischer oder biologischer Prothese
  - Zustand nach mikrobiell verursachter Endokarditis
  - zyanotische Herzfehler

Trotz Fehlens kontrollierter Effektivitätsstudien besteht Konsens über die Notwendigkeit einer Endokarditisprophylaxe, wenn sich gefährdete Patienten vorausschaubar diagnostischen oder therapeutischen Eingriffen mit erwarteter Bakteriämie aussetzen. Dabei stimmen die hierzu von verschiedenen Fachgesellschaften publizierten normierenden Texte hinsichtlich der Empfehlungen darin überein,

- welche Patienten eine Endokarditisprophylaxe erhalten sollen (◘ Übersicht oben), welche Eingriffe aufgrund der mit ihnen einhergehenden Bakteriämiefrequenz ein Gefährdungspotential darstellen (◘ Übersicht unten) und
- welches Antibiotikaschema zur Prophylaxe eingesetzt werden soll (◘ Tabelle 12-3 bis 12-5; Adam 1998; Leport 1995; Niebel 1998).

Diagnostische und therapeutische Eingriffe, die aufgrund der nachgewiesenen Bakteriämiefrequenz eine Prophylaxe erfordern

- Oropharynx, Respirations- und oberer Verdauungstrakt[2]
  - zahnärztliche Eingriffe mit Blutungsgefahr (insbesondere Extraktion, Zahnsteinentfernung, Parodontalkürettage, Parodontalchirurgie, Wurzelbehandlung, zahnchirurgische Eingriffe)
  - Tonsillektomie, Adenotomie
  - Bronchoskopie mit starrem Instrument, Sklerosierung
    von Ösophagusvarizen, Ösophagus- und Bronchusdilatation, ösophageale und bronchiale Stentimplantation[2]
  - chirurgische Eingriffe an den oberen Atemwegen und Nasennebenhöhlen
    Fakultative Prophylaxe bei individuell besonders hohem Risiko (z. B. rezidivierte Endokarditis):
  - Gastroskopie mit/ohne Biopsie, transösophageale Echokardiographie, nasotracheale Intubation, Bronchoskopie mit flexiblem Instrument
- Intestinaltrakt[2]
  - chirurgische Eingriffe einschließlich mikroinvasiver Techniken am Gastrointestinaltrakt und den Gallenwegen

- Lithotrypsie im Bereich der Gallen- und Pankreaswege
  Fakultative Prophylaxe bei individuell besonders hohem Endokarditisrisiko:
  - Rektosigmoidokoloskopie
- Urogenitaltrakt[2]
  - Zystoskopie, Lithotrypsie, chirurgische Eingriffe
  Fakultative Prophylaxe bei besonders hohem Endokarditisrisiko:
  - Geburt, Zervixdilatation, Kürettage, Hysterektomie
- Haut- und Hautanhangsgebilde
  - chirurgische Maßnahmen bei Infektionen (z. B. Abszess, Phlegmone, Furunkel)[1, 2]
  Fakultative Prophylaxe bei individuell besonders hohem Endokarditisrisiko:
  - Herzkatheteruntersuchungen (insbesondere bei erwartet langer Dauer)

Anmerkungen:

[1] Die wichtigsten Erregergattungen, die bei den verschiedenen Interventionen Bakeriämie verursachen können, sind Streptokokken (Oropharynx und Respirationstrakt), Enterokokken (Intestinal- und Urogenitaltrakt) bzw. Staphylokokken (Haut).

[2] Bei wiederholten Interventionen an verschiedenen Tagen ist die Prophylaxe ohne Änderung des Schemas jeweils notwendig. Hämodialyse-, Hämofiltrations- und Peritonealdialysebehandlungen erfordern keine Prophylaxe.

Fazit für die Praxis

Die Infektion intrakardial implantierten Materials unterscheidet sich nicht grundsätzlich von der der Nativklappenendokarditis.

- Prothesenspätendokarditiden (über 1 Jahr nach Herzklappenersatz) treten nach Mitralklappenersatz in 0,2%/Jahr, nach Aortenklappenersatz in 0,3%/Jahr und etwas häufiger nach Mehrklappeninterventionen auf.
- Prothesenfrühendokarditiden (innerhalb des ersten postoperativen Jahres) entstehen v. a. (ca. 5%) nach dringlichem Klappenersatz während einer floriden Endokarditis.
- Mechanische Prothesen:
  Primärinfektion des Nahtrings mit konsekutiven periprothetischen Dehiszenzen und Abszessen.
- Bioprothesen:
  Häufig primäre Infektion der Prothesen mit Perforationen des Gewebes.
- Typische Erreger:
  Grampositive Kokken, insbesondere koagulasenegative Staphylokokken.
- Antibiotische Sanierung ist schwieriger und gelingt viel seltener als bei den Nativklappenendokarditiden. Daher stets höchst dosierte Kombinationstherapie synergistisch oder additiv wirksamer Antibiotika über 6 Wochen u. U. einschließlich Rifampicin und frühzeitige Reoperation.
- Orale Antikoagulation auf besser steuerbare Heparine umsetzen.
- Endokarditisprophylaxerichtlinien sorgfältig beachten.

Tabelle 12-3. Prophylaxeschema für erwachsene Patienten mit Eingriffen im Bereich von Oropharynx, Respirations-, Gastrointestinal- und Urogenitaltrakt[1] (vgl. Übersicht »Diagnostische und therapeutische Eingriffe, die aufgrund der nachgewiesenen Bakteriämiefrequenz eine Prophylaxe erfordern«)

Risiko	Penicillinverträglichkeit	Penicillinunverträglichkeit
Erhöht	2 g (<70 kgKG) bis 3 g (=70 kg KG) Amoxicillin p.o. 60 min vor dem Eingriff	1 g (als Infusion über 1 h)[2] Vancomycin 60–90 min vor dem Eingriff beginnen!
Besonders hoch	2 g (<70 kg KG) bis 3 g (=70 kgKG) Amoxicillin p.o. + 1 g Amoxicillin p.o. nach 6 h[1]	Wie oben

[1] Erwartete Bakteriämie durch (Viridans-)streptokokken bzw. Enterokokken; 800 mg Teicoplanin i.v. oder 600 mg Clindamycin p.o. (nur bei Oropharynxeingriffen!) als Alternative; bei Patienten mit besonders hohem Risiko dann zusätzlich 300 mg Clindamycin 6 h nach dem Eingriff.

[2] Bei hospitalisierten Patienten evtl. zusätzlich 1,5 mg/kgKG Gentamicin i.v.

Tabelle 12-4. Prophylaxeschema für Erwachsene vor chirurgischen Maßnahmen bei Infektionen von Haut- und Hautanhangsgebilden[1] (vgl. Tabelle 12-2)

Risiko	Oral	Parenteral
Erhöht	600 mg Clindamycin p.o. 60 min vor dem Eingriff	1 g (als Infusion über 1 h)[2] Vancomycin i.v. 60–90 min vor dem Eingriff beginnen !
Besonders hoch	Wie zuvor + 300 mg Clindamycin p.o. 6 h nach dem Eingriff	Wie oben; evtl. erneute Gabe nach 12 h[3]

[1] Erwartete Bakteriämie durch Staphylokokken.

[2] 800 mg Teicoplanin i.v. als Alternative.

[3] Bei hospitalisierten Patienten evtl. in Kombination mit 1,5 mg/kgKG Gentamicin i.v.

Tabelle 12-5. Bei Kindern sind die Prophylaxeschemata (vgl. Tabelle 12-3 und 12-4) unter Beachtung der nachfolgenden Dosierungen entsprechend anzuwenden

Antibiotikum	Einzeldosis	Höchste Einzeldosis
Amoxicillin	50 mg/kgKG	3 g
Clindamycin	15 mg/kgKG	600 mg
Vancomycin	20 mg/kgKG	1 g
Teicoplanin	10 mg/kgKG	800 mg
Gentamicin	2 mg/kgKG	160 mg

Literatur zu Kap. 12.1, 12.2 und 12.4

Siehe S. 376.

12.2 Entzündliche Herzmuskelerkrankungen

12.2.1 Definitionen und Klassifikation

Reaktive Infiltrationen des Myokards mit Entzündungszellen im Gefolge direkter oder indirekter Einwirkungen von Mikroorganismen, toxischer, chemischer und physikalischer Schädigungen, allergisch-hyperergischer Reaktionen oder Systemerkrankungen werden als »Myokarditis« zusammengefasst. Die Ätiologie der sich herdförmig oder diffus im Herzmuskel ausbreitenden, akut oder chronisch verlaufenden Entzündung blieb in der Vergangenheit oft ungeklärt, die Einteilung nach klinischen oder histologischen Kriterien unscharf. Erst die Kombination klinischer und histologischer Befunde mit den Ergebnissen neuerer Diagnoseverfahren wie dem molekularbiologischen Virusnachweis und der immunhistochemischen Analyse der Entzündungsreaktion erlaubt heute eine zuverlässige Diagnostik und eine klinisch sinnvolle Differenzierung verschiedener Myokarditisformen.

1987 wurde mit den sog. Dallas-Kriterien erstmals Konsens bezüglich histomorphologischer Beurteilungskriterien von Myokardbiopsien und eine Einteilung verschiedener Myokarditisformen erzielt (Aretz 1987). Entsprechend dieser Kriterien ist die »akute Myokarditis« durch lymphozytäre Infiltrate plus Myozytolysen, die sog. »Borderlinemyokarditis« durch Zellinfiltrationen ohne Myokardzellnekrosen gekennzeichnet. Diese Definition erlaubt es somit, eine akute (aktive) Myokarditis eindeutig zu diagnostizieren, ist aber ansonsten zweifach limitiert:

- Einerseits sind charakteristische Myozytolysen nur in den ersten 7–10 Tagen – einem Zeitraum, indem zzt. nur sehr selten Myokardbiopsien durchgeführt werden – einer akute Herzmuskelentzündung nachweisbar.
- Andererseits ist bei der in der Regel herdförmigen Ausbreitung des myokardialen Infektionsprozesses selbst bei Entnahme von 6–10 Myokardbiopsien aus verschiedenen Wandabschnitten des rechten Ventrikels ein falsch-negativer Sammelfehler (»sampling error«) nicht auszuschließen (Hauck 1989; Kühl 1996).

Bei Nachweis einer Borderlinemyokarditis in der primären Myokardhistologie war deshalb nach den Dallas-Kriterien eine Verlaufsbiopsie nach 3–6 Monaten zur abschließenden histologischen Beurteilung erforderlich. Fanden sich in dieser unverändert lymphozytäre Infiltrate, wurde von einer persistierenden Myokarditis (»ongoing myocarditis«) gesprochen. Waren gegenüber der Primärbiopsie jedoch deutlich weniger oder keine Infiltrate mehr nachweisbar, wurde von einer abheilenden (»healing myocarditis«) bzw. abgeheilten Myokarditis (»healed myocarditis«) gesprochen.

Es war daher überfällig, die Diagnose- und Einteilungskriterien der Myokarditis zu überarbeiten. Wesentliche Bestandteil der aktuellen Diagnosekriterien bilden immunhistologische Techniken, die eine exakte Identifizierung, Quantifizierung und Differenzierung infiltrierender Zellen erlauben (Kühl 1996; Richardson 1996). Dementsprechend wird die chronische Myokarditis mit eingeschränkter Ventrikelfunktion (entzündliche Kardiomyopathie) nunmehr in der WHO-Definition als sekundäre (spezifische) Kardiomyopathie definiert (Richardson 1996).

12.2.2 Pathogenese

Eine Vielzahl infektiöser und nichtinfektiöser Erkrankungen (z. B. rheumatoide Erkrankung, Sarkoidose, Tuberkulose, Sepsis), toxischer Substanzen (z. B. Alkohol, Adriamycin) und Medikamente (z. B. Antirheumatika, Sulfonamide) können eine Myokarditis im Sinne der vorgenannten Definitionen verursachen (s. Übersicht). Klinisch bedeutsam sind Infektionen durch kardiotrope Viren und einige wenige Bakterien, die das Myokard akut oder chronisch-persistierend schädigen können.

Ursachen der Myokarditis

- RNA-Viren:
  - Picorna (Coxsackie A, B, Echo, Polio)
  - Orthomyxo (Influenza A, B, C)
  - Retro (HIV)
  - Paramyxo (Rubeola, Mumps)
  - Toga (Dengue, Gelbfieber, Rubella)
  - Hepatitis C
- DNA-Viren:
  - Adeno
  - Herpes (Zytomegalie, Epstein-Barr, Varizella zoster)
- Bakterien:
  - Diphtherie
  - Salmonellen
  - Corynebakterien
- Spirochäten:
  - Chlamydia Pneumonia
  - Borrelia burgdorferi
- Rickettsien:
  - Rickettsia burnetii
- Protozoen:
  - Trypanosoma cruzi (Chargas-Erkrankung)
  - Toxoplasma gondii

  - Malaria
  - Amöbiasis
  - Leishmaniose
- Parasiten:
  - Trichinen
  - Echinokokken
  - Ascariden
- Andere Erreger:
  - Mykoplasmen
  - Legionellen
- Pilze:
  - Aspergillus
  - Candida
  - Cryptokokken
  - Histoplasmodien
- Toxisch:
  - Alkohol
  - Interleukin-2
  - Interferon-2α
- Medikamente:
  - Amphetamine, Antrazykline, Barbiturate, Chloroquin, Doxirubicin
  - Epephrin, Katecholamine, Kokain, Lithium, Phenothiazin, Theophyllin
  - Cyclophosphamid
- Hypersensitivität:
  - Antibiotika, Antikonvulsiva, Antituberkulostatika, Diuretika, Indomethacin, Oxyphenbutazon, Phenylbutazon, Tetanus-/Pockenimpfstoff, Amitryptilin, Methyldopa
- Physikalisch:
  - Bestrahlung, Hitzeschock, Hypothermie
- Anderes:
  - Systemerkrankungen, Kollagenosen

Es gilt als gesichert, dass die Virusmyokarditis beim Menschen 2-phasig abläuft.

- In der 1. Phase mit aktiver Replikation der Viren entstehen direkte zytotoxische Effekte (Myozytolysen) mit konsekutiver Störung der diastolischen, meist auch der systolischen Myokardfunktion. Mit dem Ziel der Viruselimination wird das Monozyten-Makrophagen-System aktiviert.
- Die 2. Phase ist dann durch die Aktivierung und Einwanderung von T-Lymphozyten charakterisiert, welche sowohl mit viralen als auch myokardialen Antigenen reagieren. Auf diesem Wege kann ein Übergang der infektgetriggerten Immunantwort in ein autoimmunologisches Geschehen und damit eine Chronifizierung der Erkrankung stattfinden.

Während im Stadium der akuten Myokarditis Myokardzellnekrosen neben diffusen oder fokalen lymphozytären, leukozytären oder makrozytären Zellinfiltrationen vorliegen, sind Zellnekrosen später nicht mehr nachweisbar. Das durch Myozytolyse zerstörte Myokardgewebe wird durch eine reparative Fibrose ersetzt. Können die entzündlichen Infiltrate oder das Virus aus dem Myokard nicht eliminiert werden, entsteht ein chronischer Entzündungsprozess. Da ähnliche, auf ein virusinduziertes (auto-)immunologisches Geschehen hinweisende humorale und zelluläre Immunphänomene sowohl bei Patienten mit Myokarditis wie auch bei einem Teil der Patienten mit dilatativer Kardiomyopathien nachweisbar sind, wird heute davon ausgegangen, dass es sich um verschiedene Verlaufsstadien einer gemeinsamen Erkrankungsentität handelt (Kühl 1997).

12.2.3 Epidemiologie

In unselektionierten Autopsiestudien beträgt die Prävalenz der Myokarditis 1–10% (Gravanis 1991; Herskowitz 1993). Bei bakterieller Endokarditis und septischen Krankheitsbildern werden entzündliche Herzmuskelbeteiligungen häufig beobachtet. Unter den Protozoenerkrankungen ist die Chargas-Infektion durch eine hohe Inzidenz myokardialer Manifestationen gekennzeichnet. Bei den nicht direkt infektionsbedingen Ursachen wird die Inzidenz einer Herzmuskelentzündung bei Sarkoidose mit ca. 20%, bei Kollagenerkrankung je nach nosologischer Entität mit 1 bis über 50% und beim rheumatischen Fieber mit 2–3% angenommen (■ s. oben: Übersicht).

Die Mehrzahl der Myokarditiden ist heute virusindiziert (akute Virusmyokarditis, AVM), von denen wiederum mehr als die Hälfte auf Coxsackie-Infektionen entfällt. Die Inzidenz einer myokardialen Manifestation wird auf 2–5% geschätzt. Rechnet man die Vielzahl der Fälle hinzu, bei denen erstmals aufgetretene Rhythmusstörungen, myokardiale Kontraktionsstörungen, Dilatationen der Herzkammer oder ST-T-Streckenveränderungen im EKG durch andere kardiale Erkrankungen nicht zu erklären sind, liegt die Inzidenz deutlich höher. Im Obduktionsmaterial wird die Inzidenz der AVM für Deutschland mit 2–3%, für die USA mit 4–8% angegeben.

Die exakte Ermittlung von Prävalenz und Inzidenz der AVM ist kaum möglich, weil die Erkrankung in der überwiegenden Zahl der Fälle klinisch inapperent verläuft. Aufgrund der niedrigen Letalität der AVM bei Erwachsenen (überwiegend plötzliche Todesfälle bei fulminantem Verlauf) liegen nur wenige autoptische Untersuchungen dieses Erkrankungsstadiums vor. In epidemiologischen Untersuchungen plötzlicher Herztodesfälle sind entzündliche Herzmuskelveränderungen relativ konstant in 17–19% der Fälle dokumentiert worden, was die Bedeutung der AVM als Ursache des plötzlichen Herztodes unterstreicht.

12.2.4 Klinik und Symptomatik

12.2.4.1 Myokardiale Begleitreaktionen bei Infektionserkrankungen

Die große Mehrzahl der akuten Myokarditiden verläuft klinisch inapperent. Oftmals deuten bei ansonsten kardial beschwerdefreien Patienten nur passager auftretende EKG-Veränderungen (ST-T-Veränderungen), die Erstmanifestation von Arrhythmien oder zufällig erhobene echokardiographische Befunde einer Wandbewegungsstörung auf eine myokardiale Mitreaktion im Rahmen eines schweren Infektionsverlaufs hin.

In einem kleinen Prozentsatz der Fälle beobachtet man zunächst eine deutliche diastolische Funktionsstörung des Myokards, später eine Zunahme der Herzgröße und/oder Verschlechterung der myokardialen Kontraktilität (systolische Funktionsstörung), die insbesondere bei septischen Patienten durch eine massive Interleukinausschüttung hervorgerufen wird. Thorakale Schmerzen und Luftnot sind typische Symptome dieses Erkrankungsstadiums. Kardiale Begleitreaktionen bei Infektionserkrankungen sind – sofern sie sich innerhalb weniger Tage vollständig zurückbilden – ohne Einfluss auf die Langzeitprognose der Patienten.

12.2.4.2 Aktive Myokarditis

Charakteristisch, aber nicht beweisend für eine aktive Myokarditis ist die Erstmanifestation kardialer Beschwerden innerhalb weniger Tage oder Wochen (meist 1–60 Tage) nach einem Virusinfekt. Ein anamnestischer Zusammenhang kann jedoch nur bei 30–50% der Patienten hergestellt werden. Suchen die Patienten frühzeitig einen Arzt auf, lassen sich in den ersten Tagen der Erkrankung neben einer Sinustachykardie oder ausgeprägten Extrasystolien häufig fluktuierende ST-T-Streckenveränderungen bis hin zum Pseudoinfarktbild dokumentieren. Die in der Regel auf das 2,5fache der Norm erhöhte Kreatininkinase (einschließlich des CKMB-Anteils) und ein positiver Troponin-I-Test zeigen an, dass myokardiale Zelluntergänge stattfinden.

Eine Abgrenzung zum akuten Myokardinfarkt ist weder elektrokardiographisch noch laborchemisch möglich. Von den Patienten häufig geklagte Beschwerden sind:
- Leistungseinschränkung,
- Palpitationen,
- pektanginöse Beschwerden sowie
- uncharakteristische thorakale Schmerzen (bei begleitender Perikarditis oft in Linksseitenlage verstärkt).

Der meist subakute Verlauf verhindert in der Regel eine frühzeitige Diagnostik, die in Deutschland meist erst 10–14 Tage später stattfindet. Zu diesem Zeitpunkt sind die akuten laborchemischen und elektrokardiographischen Veränderungen meist nicht mehr nachweisbar.

12.2.4.3 Chronische Myokarditis und entzündliche Kardiomyopathie

Ein persistierender kardialer Entzündungsprozess (chronische Myokarditis) mit oder ohne Viruspersistenz ist anzunehmen, wenn sich die bei der aktiven Myokarditis beschriebenen, neu aufgetretenen pathologischen Befunde und das Beschwerdebild nicht innerhalb von 3–4 Monaten spontan zurückbilden. Sind die Herzhöhlen zudem vergrößert, liegt definitionsgemäß eine entzündliche Kardiomyopathie vor.

Ein charakteristisches klinisches Beschwerdebild der chronisch-entzündlichen Herzmuskelerkrankung ist nicht bekannt (Kühl 1996). Viele Patienten klagen über persistierende körperliche Abgeschlagenheit, eine unspezifische Leistungseinschränkung, Palpitationen oder auch Belastungsdyspnoe. Diese Befunde stehen oftmals in keinem objektivierbaren Verhältnis zur pulmonalen oder myokardialen Funktionseinschränkung.

12.2.5 Diagnostik

Elektrokardiographsich werden neben unspezifischen ST-T-Streckenveränderungen Sinustachykardien, eine verlangsamte Pulsnormalisierung nach ergometrischer Belastung, Vorhofflimmern, supraventrikuläre und ventrikuläre Arrhythmien (selten ventrikuläre Tachykardien) sowie Erregungsleitungsstörungen gefunden. Im Echokardiogramm können regionale, seltener auch globale Störungen der myokardialen Kontraktilität wechselnder Ausmaße bestehen. Höhergradige regionale oder globale Pumpfunktionsstörungen werden in der Regel nicht beobachtet. Diastolische Funktionsstörungen gehen den systolischen zeitlich voraus.

Wichtig ist die differenzialdiagnostische Abgrenzung zu anderen Herzerkrankungen, die mit ähnlicher klinischer Symptomatik einhergehen können. Eine sichere Abgrenzung zu Kontraktilitätsstörungen bei ischämischer Herzerkrankung ist jedoch auch unter Zuhilfenahme der Stressechokardiographie nicht möglich, da auch Myokarditiden mit belastungsinduzierbaren regionalen Wandbewegungsstörungen einhergehen können. Mittels nuklearmedizinischer Untersuchungstechnik können myokardiale Schädigungen oder Myokardzellnekrosen (mittels Antimyosin-Antikörperszintigramm) aufgedeckt werden. Sie sind jedoch für eine Myokarditis nicht spezifisch (Kühl 1998).

12.2.5.1 Weiterführende invasive Diagnostik

Aufgrund fehlender nichtinvasiver Differenzierungsmöglichkeiten zwischen persistierender und abgelaufener myokardialer Entzündung und der Tatsache, dass die Myokarditis letztlich eine Ausschlussdiagnose darstellt, ist bei erwachsenen Patienten eine Koronarangiographie obligat. Nach Ausschluss einer koronaren Herzerkrankung und Messung der zentralen Hämodynamik erfolgt in gleicher Sitzung die Entnahme von Myokardbiopsien. Der Nachweis eines Virusbefalls bei Myokarditis ist ausschließlich myokardbioptisch mit Hilfe molekularbiologischer Methoden wie »slot blot« oder oder In-vitro-Hybridisierung bzw. Polymerasekettenreaktion (PCR), nicht aber mit serologischen Tests möglich. Mittels der molekularbiologischen Untersuchungsmethoden werden bereits sehr geringe Mengen genomischer viraler RNA bzw. DNA in infizierten myokardialen Biopsaten detektiert. Neben Enteroviren konnten Adenoviren, CMV-Viren, Herpes-simplex-Typ-II-Viren und Hepatitis-C-Viren nachgewiesen werden.

Durch die Verfügbarkeit von Sequenzdaten der verschiedenen Viren ergibt sich mittels der PCR die Möglichkeit, ein Homologiescreening für die gruppenspezifische Detektion von viraler RNA bzw. DNA durchzuführen. Neben der In-situ-Hybridisierung hat sich in der klinischen Routinediagnostik für den Virusnachweis in endomyokardialen Biopsien überwiegend die PCR etabliert.

Neben der geringen Sensitivität und Spezifität besteht der wesentliche Nachteil der histologischen Aufarbeitung von Myokardbiopsien in dem Fehlen sensitiver Marker zur Detektion eines aktiven immunologischen Prozesses. Die immunhistochemische Diagnostik besitzt dagegen durch die Vielzahl der zur Verfügung stehenden monoklonalen Antikörper ein ausreichendes, über die Möglichkeiten der rein histologischen

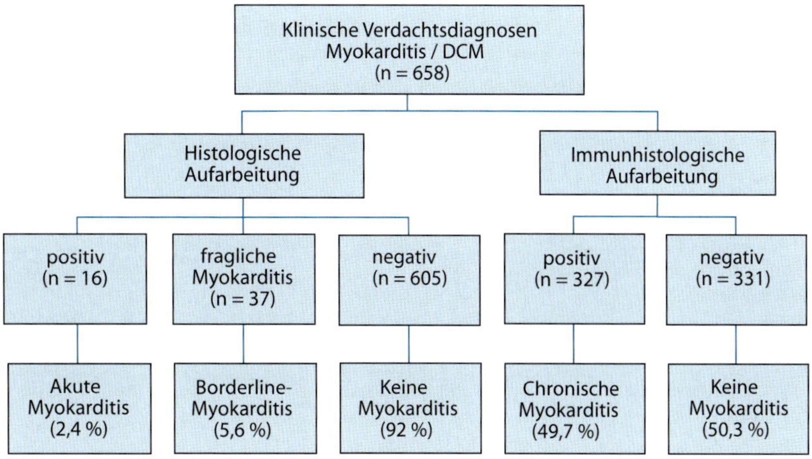

Abb. 12-5. Histologischer und immunhistologischer Nachweis einer myokardialen Entzündungsreaktion bei Patienten mit der klinischen Verdachtsdiagnose einer Myokarditis (n=359) und einer dilatativen Kardiomyopathie (n=299)

Analyse der Entzündungsreaktion weit hinausgehendes diagnostisches Potenzial.

Durch Differenzierung, Charakterisierung und Quantifizierung der im interstitiellen Gewebe vorliegenden aktivierten Zellen (z. B. Leukozyten, B-Zellen, Makrophagen, NK-Zellen, Fibroblasten, Endothelzellen) ist eine exakte Beurteilung des myokardialen Entzündungsprozesses möglich. Die im Vergleich zur Histologie höhere Sensitivität und Spezifität der immunhistologischen Untersuchung und der enorme Informationsgewinn ergibt sich aus einer retrospektiven Untersuchung an 658 Patienten, die unter der klinischen Differenzialdiagnose einer Myokarditis bzw. dilatativen Kardiomyopathie biopsiert wurden. Histologisch wiesen rund 97% der untersuchten Gewebe keine Entzündungszeichen auf (Abb. 12-5).

Immunhistologisch konnte dagegen die Persistenz eines Entzündungsprozesses (chronische Myokarditis/entzündliche Kardiomyopathie) mit vermehrten lymphozytären Infiltraten und einer gleichzeitig verstärkten Expression von Adhäsionsmolekülen in ca. der Hälfte der untersuchten Biopsate nachgewiesen werden (Kühl 1994b; Abb. 12-6).

Es ergibt sich somit heute die Möglichkeit der biopsiegesteuerten Einteilung der entzündlichen Kardiomyopathien. Dabei ist noch ungeklärt, ob die Virusinfektion bzw. eine Viruspersistenz für den Krankheitsverlauf und damit die Prognose von unabhängiger prädikativer Bedeutung sind, oder ob eine akute Virusinfektion auch ohne Viruspersistenz autoimmunologische Mechanismen induzieren kann, die sekundär für die kontinuierliche myokardiale Schädigung und die Progression der Erkrankung entscheidend sind (Kühl 1997).

Aufgrund der verfügbaren Daten können somit verschiedene Krankheitsentitäten unterteilt werden (Abb. 12-7):

- Bei der postmyokarditischen Herzmuskelerkrankung lässt sich weder ein chronisch-entzündliches Geschehen noch eine Viruspersistenz nachweisen (Kühl 1997). Die persistierenden kardialen Symptome werden vermutlich durch im Myokard verbleibende Restschäden verursacht. Die Behandlung dieser Patienten erfolgt entsprechend dem klinischen Beschwerdebild medikamentös-konservativ.
- Die chronisch-persistierende Virusmyokarditis und die chronische virale Herzmuskelerkrankung sind durch eine myo-

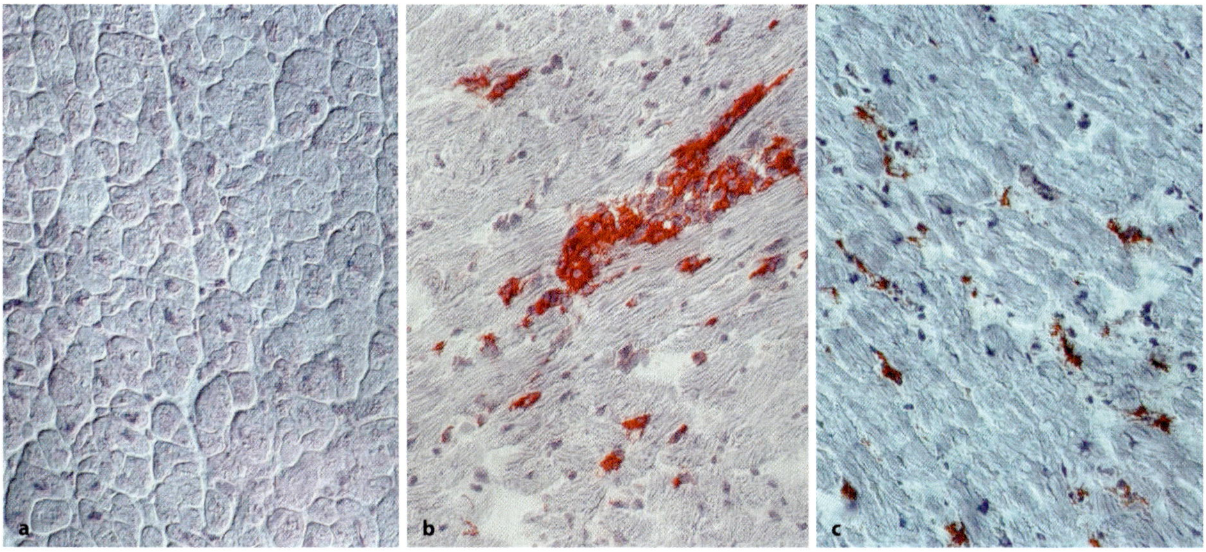

Abb. 12-6 a–c. Immunhistochemischer Nachweis entzündlicher zellulärer Infiltrate. Normales Myokardgewebe (**a**), lymphozytäre Infiltrate (>7 CD3-positive Lymphozyten/mm2) infokaler und diffuser Verteilung (**b**, **c**). Vergrößerung 1:400

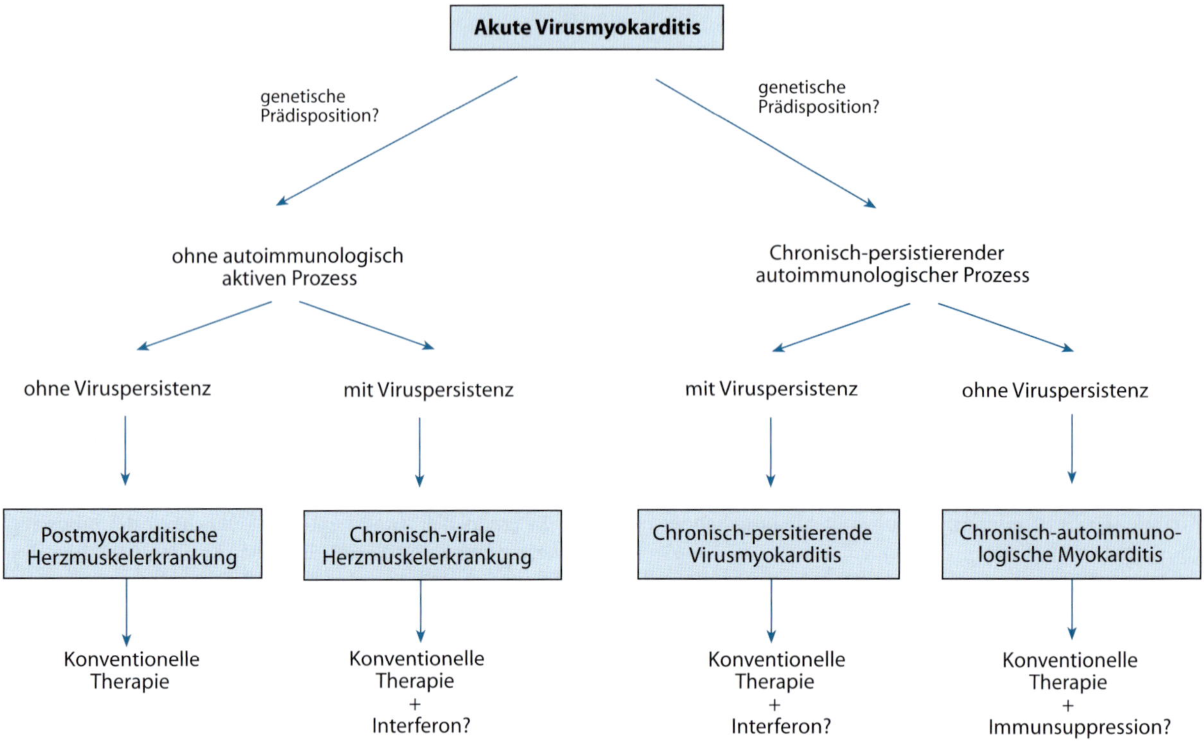

Abb. 12-7. Klassifikation der chronischen Myokarditis aufgrund immunhistologischer und molekularbiologischer Untersuchungen von Myokardbiopsien als Grundlage zur Indikation einer spezifischen Therapie

kardiale Viruspersistenz mit oder ohne Entzündung gekennzeichnet. Bei diesen Befundkonstellationen, die den molekularbiologischen Virusnachweis im Biopsat voraussetzen, besteht die Möglichkeit einer antiviralen Behandlung, z. B. mittels Interferon.

- Die chronisch-autoimmunologische Myokarditis schließlich ist durch den immunhistologischen Nachweis eines aktiven Entzündungsprozesses im Myokard bei fehlendem molekularbiologischem Virusnachweis in der Biopsie charakterisiert. Nur bei diesen Patienten besteht die Indikation zu einer immunsuppressiven Therapie.

12.2.6 Spezifische Therapie

Die allgemeine konservative medikamentöse Behandlung der Patienten richtet sich nach dem klinischen Beschwerdebild. Die Therapie von Arrhythmien oder einer Herzinsuffizienz entspricht den Behandlungsrichtlinien bei anderen, kausal nicht therapierbaren Grunderkrankungen. Für Patienten mit viral induzierter entzündlicher Herzmuskelerkrankung und/oder einer nachgewiesenen Virusperistenz besteht darüber hinaus die Möglichkeit einer spezifischen Behandlung. Die Kombination histologischer, immunhistochemsicher und molekularbiologischer Diagnoseverfahren setzt uns somit erstmals in die Lage, bestimmte Patientenkollektive exakt zu charakterisieren und diese einer modulierenden bzw. immunsuppressiven Therapie zuzuführen.

12.2.6.1 Antivirale Therapie mit Interferon

Tierexperimentell ist nur bei sehr früher Gabe von Interferon-α oder -β nach der Virusinfektion eine effektive Inhibition der Virusreplikation und Reduktion der Zellnekrosen im Myokard belegt. Durch die Gabe von Interferon Tage nach der Virusinokulation wurde der Erkrankungsverlauf im Tierexperiment nicht positiv beeinflusst. Im Gegensatz zur humanen Virushepatitis wurden bisher nur wenige Patienten mit einer Virusmyokarditis virustatisch mit Interferon behandelt.

Die Behandlung erfolgt in der Regel subkutan 3-mal wöchentlich mit 6–8 Mio. Einheiten Interferon-α oder -β unter engmaschigen Kontrollen von Blutbild, Schilddrüsen- und Leberparametern, der Ventrikelfunktion (Echokardiographie) sowie der Arrhythmien (Monitorüberwachung). Die Verträglichkeit ist bei dieser relativ niedrigen Dosierung gut, die Therapieeffizienz aufgrund noch nicht abgeschlossener Langzeitbeobachtungen nicht abschließend beurteilbar. Die Zwischenergebnisse sind ermutigend.

12.2.6.2 Immunsuppressive Therapie

Durch die Kombination molekularbiologischer, histologischer und immunhistologischer Analyseverfahren kann heute ein aktiver myokardialer Entzündungsprozess zweifelsfrei nachgewiesen und eine Viruspersistenz ausgeschlossen werden. Damit kann eine Gruppe von Patienten differenziert werden, die von einer immunsuppressiven Behandlung profitiert (vgl. Abb. 12-3). Die Indikation zu einer immunsuppressiven Therapie wird derzeit v. a. bei Vorliegen einer chronisch-autoimmunologischen Myokarditis mit immunhistologischem Nachweis einer aktiven Myokardentzündung ohne Viruspersistenz gesehen, wenn die myokardiale Funktion eingeschränkt ist. Ziel der Therapie ist die Unterbrechung der gestörten Selbst-/Fremderkennung und der daraus resultierenden, immunologisch gesteuerten Selbstdestruktion.

Die Behandlung erfolgt mit Kortikosteroiden, Azathioprin oder Cyclosporin a. α-Methylprednisolon wird dabei in der Regel initial mit 1 mg/kgKG (bei Kindern 1–2 mg/kgKG) für zunächst 4 Wochen gegeben. Danach erfolgt alle 1–2 Wochen eine schrittweise Reduktion der Kortikosteroiddosis um jeweils 5–8 mg bis auf eine Erhaltungsdosis von 12 mg. Die Behandlungsdauer beträgt zunächst 6 Monate. Persistiert der Entzündungsprozess nach dieser Zeit (was für 35–40% der Patienten zutrifft), wird zusätzlich mit Azathioprin behandelt. Die Kombinationstherapie scheint jedoch nur dann effektiv zu sein, wenn eine ausreichende Immunsuppression, erkennbar an der Reduktion der peripheren Lymphozyten auf Werte unter 1500/µl, erfolgt.

Mit dieser Stufentherapie wird bei 65–70% der Patienten mit imunhistochemischer und molekularbiologischer Charakterisierung der Myokarditis sowohl eine klinische als auch eine hämodynamische Verbesserung erzielt, die sich deutlich von der des natürlichen Verlaufs der Erkrankung (einschließlich der Spontanremissionsraten) unterscheidet.

12.2.7 Verlauf und Prognose

Ein fulminanter Myokarditisverlauf wird klinisch selten beobachtet. Ein Teil der Patienten zeigt geringe bis mäßiggradige kardiale Symptome, wie Arrhythmien, Dyspnoe oder Zeichen einer latenten bzw. manifesten myokardialen Insuffzienz. Der weitaus größte Teil der akuten Myokarditiden verläuft klinisch inapperent. Legt man klinische Verlaufsbeobachtungen zugrunde, heilen 85–90% der akuten Myokarditiden spontan und ohne erkennbare Residuen ab. Bei prospektiv untersuchten Patientenkollektiven (derzeit n = 500) wird bei ca. 12% ein Übergang in eine dilatative Kardiomyopathie beobachtet. Beschränkt man sich auf Patienten, bei denen aufgrund der oben geschilderten Untersuchungsmethoden die Myokarditis in Biopsaten gesichert war, so erfolgt ein Übergang in eine dilatative Kardiomyopathie in rund 40%.

Über den optimalen Zeitpunkt des Therapiebeginns kann aufgrund noch fehlender Daten nur spekuliert werden. Wir vertreten das Konzept, die Immunsuppression möglichst frühzeitig, vor Auftreten schwerwiegender myokardialer Kontraktilitätsstörungen zu beginnen, da eine vollständige Normalisierung der Ventrikelfunktion nach Manifestation einer bedeutsamen myokardialen Funktionstörung kaum noch erzielbar ist und offensichtlich die Progession der Erkrankung nur durch eine früh einsetzende Therapie verhindert werden kann. Inwieweit eine zusätzliche antivirale Therapie, z. B. mittels Interferon, auch die Prognose von Patienten mit myokardbioptischem negativem Virusnachweis verbessert, lässt sich derzeit nicht zuverlässig abschätzen.

Beide Behandlungskonzepte werden in randomisieren Studien derzeit untersucht. Bis zum Vorliegen abschließender Ergebnisse sollte sowohl die immunsuppressive als auch die antivirale Behandlung ausgewiesenen Zentren vorbehalten bleiben, die die erforderlichen immunhistologischen und molekularbiologischen Untersuchungen beherrschen.

Fazit für die Praxis

- Charakteristisch, aber nicht beweisend für eine *aktive Myokarditis* ist die erstmalige Manifestation kardialer Beschwerden innerhalb weniger Tage oder Wochen (meist 1–60 Tage nach einem Virusinfekt). Ein anamnestischer Zusammenhang kann jedoch nur bei 30–50% der Patienten hergestellt werden.
- Ein persistierender kardialer Entzündungsprozess (chronische Myokarditis) mit oder ohne Viruspersistenz ist anzunehmen, wenn sich die im Rahmen einer akuten Myokarditis aufgetretenen pathologischen Befunde und das Beschwerdebild nicht innerhalb von 3–4 Monaten spontan zurückbilden.
- Diagnostik:
  Histologische, immunhistologische und virologische Untersuchungen von katheterinterventionell entnommenen Myokardbiopsien.
- Therapie:
  Immunsuppressive Therapie bei Autoimmunmyokarditis (Kortison, Imurek), antivirale Therapie bei Virusmyokarditis (Interferon, Immunglobuline) unter Fortführung der konventionellen Herzinsuffizienztherapie.

Literatur zu Kap. 12.1, 12.2 und 12.4

Siehe S. 376.

12.3 Prophylaxe der infektiösen Endokarditis

J. Niebel

Das Konzept der antimikrobiellen Endokarditisprophylaxe ist allgemein anerkannt. Drei Voraussetzungen für eine gezielte antimikrobielle Prophylaxe müssen aber erfüllt sein:
- Prospektive Risikoerkennung:
  Ereignisse mit potenzieller Bakteriämie und sekundärer Endokarditis müssen vorhersehbar sein.
- Prädisposition:
  Personen mit hoher Erkrankungsgefährdung müssen prospektiv diskriminiert werden können.
- Prophylaxesicherheit:
  Die antimikrobiellen Chemotherapeutika müssen bei erwarteten Bakteriämien, die zur Endokarditis führen können, eine Adhäsion oder Replikation der Erreger am Endokard mit hoher Zuverlässigkeit verhindern.

12.3.1 Transitorische Bakteriämie

Voraussetzung zur Entstehung einer Endokarditis ist die Keiminvasion in die Blutbahn mit nachfolgender Adhärenz und Replikation an der Herzinnenhaut. Diese ist experimentell am

Tabelle 12-6. Häufigkeit der transitorischen Bakteriämie (*TURP* transurethrale Prostataresektion). (Nach Durack 1995)

Auslösendes Ereignis	% positive Blutkulturen
Zahnextraktion	18–85
Peridontalchirurgie	33–88
Kauen von Kandis	17–51
Zähneputzen	0–26
Starre Bronchoskopie	15
Tonsillektomie	28–38
Nasotracheales Absaugen, Intubation	16
Gastroskopie	8–12
Sigmoidoskopie/Koloskopie	0–9,5
Kontrasteinlauf	11
Perkutane Leberbiopsie	3–13
Urethraldilatation	18–33
Blasenkatherisation	8
Zystoskopie	0–17
TURP	12–46
Normalgeburt	0–11
Zervixbiopsie	0
Einsetzen/Entfernen IUD	0

Kaninchen- bzw. Rattenmodell der nichtbakteriellen thrombotischen Endokarditis mit Absiedlung zirkulierender Bakterien an Mikrovegatationen gut belegt. Auch beim Menschen ist von einer prinzipiell ähnlichen Krankheitsentwicklung auszugehen.

Die transitorische Bakteriämie kann nach Verletzung von bakteriell besiedelten inneren oder äußeren Oberflächen, nach lokalen Infektionen, aber auch ohne erkennbare Ursachen auftreten. Klinisch ist die transitorische Bakteriämie asymptomatisch (Everett u. Hirschmann 1977). Es finden sich dabei Blutkulturen mit niedrigen Bakterienzahlen von <15/ml. Die Bakteriämie beginnt 1–5 min nach operativem Eingriff und dauert selten länger als 45 min.

Wichtigste Quelle der transitorischen Bakteriämie ist der Oropharynx mit Viridansstreptokokken als häufigstem Erreger. Nach Eingriffen im Bereich des Gastrointestinal- oder Urogenitaltrakts werden besonders Enterokokken und Enterobacteriaceae im Blut gefunden. Bei vorbestehendem Harnwegsinfekt ist das Risiko einer Bakterieninvasion erhöht. Die Haut kann Eintrittspforte für Staphylokokken sein. Die Herzkatheterisation und transvenöse Schrittmacherimplantation sind hingegen nur selten von Bakteriämie belastet. Die Häufigkeit der Bakteriämie verschiedener Eingriffe zeigt Tabelle 12-6.

12.3.2 Endokarditisrisiko

Während die transitorische Bakteriämie häufig auftritt, ist die bakterielle Endokarditis ein seltenes Ereignis. Berechnungen des Risikos nach Zahnextraktionen auf der Grundlage kleiner prospektiver Studien und Schätzungen von epidemiologischen Daten reichen von 0,001–1,1%. Die meisten Autoren gehen von einem mittleren Risiko um 0,2% aus. Unter den Faktoren, die das Endokarditisrisiko beeinflussen, ist das Ausmaß des valvulären Traumas, die Bakteriendichte wie Bakterienspezies zu nennen. So liegt tierexperimentell die ID 50 (50%ige Infektionsrate) für S. aureus bei 103, für E. coli hingegen 1000fach höher bei 10^6 Bakterien.

Zu den bakteriellen Virulenzfaktoren ist die In-vitro-Adhärenz an Fibrin, die Induktion der Plättchenaggregation (S. sanguis), die Schleim-/Glykokalixbildung (S. epidermidis) sowie die Dextranbildung (S. viridans) zu rechnen. Bemerkenswert ist auch eine primär hohe Resistenz des nativen Endokards gegen bakterielle Besiedlung. Erst nach Klappentrauma durch retrograde transvalvuläre Katheterplatzierung steigt die Infektionsrate sprunghaft an.

Die Risikobewertung von diagnostischen oder therapeutischen Eingriffen bezüglich einer Endokarditismanifestation kann schwierig sein. Zahnärztliche Eingriffe mit Blutungsgefährdung, Tonsillektomie oder chirurgische Eingriffe des obereren Respirationstrakts sind unbestrittene Risikoeingriffe mit erhöhter Endokarditisgefährdung. Die Einschätzung des Endokarditisrisikos im Gefolge transösophagealer Echokardiographie, flexibler Bronchoskopie, Gastroskopie, Koloskopie oder ERCP wird nicht einheitlich beurteilt. Die Bakteriämiefrequenz dieser Untersuchungen ist niedrig, auch sind die in der Blutkultur nachgewiesenen Bakterien in der Mehrzahl keine typischen Endokarditiserreger.

Bei Eingriffen mit geringer Bakteriämiefrequenz wird die antimikrobielle Prophylaxe i. allg. auf Patienten mit besonders hohem Endokarditisrisiko, z. B. Prothesenträger, beschränkt. Potenziell gefährdende Eingriffe sind in Tabelle 12-7 aufgeführt.

Unter den Endokarditis auslösenden Eingriffen stehen solche des Oropharynx mit ca. 17%, gefolgt von urologisch/gynäkologischen Eingriffen mit ca. 5% und gastrointestinalen sowie herzchirurgischen Maßnahmen mit je 2% (Niebel et al. 1995). Bei der weitaus größeren Zahl von Endokarditispatienten – ca. 70% – ist ein auslösendes Ereignis nicht zu erfassen. Insgesamt liegen kaum Daten über das Endokarditisrisiko transitorischer Bakteriämien vor, dieses ist aber offenbar auch beim gefährdeten Patienten gering.

12.3.3 Gefährdeter Personenkreis

Zur Endokarditis des Menschen prädisponieren ganz allgemein erworbene wie angeborene Herzfehler. Unphysiologische Blutströmungsbedingungen im Gefolge von Klappenstenosen, Insuffizienzen oder Shuntvitien verursachen dabei regelhaft strukturelle Endokardschäden mit konsekutivem Verlust der endokardialen Thromboseresistenz. Bei Shunts im Niederdrucksystem ist das Endokarditisrisiko umso geringer, je kleiner die Druckunterschiede und damit die turbulente Shuntströmung ist.

Heute wird ein Rückgang der rheumatischen Herzkrankheiten als Endokarditisursache auf etwa 20–25% verzeichnet, beim jüngeren Patienten werden häufig Mitralklappenprolaps oder kongenitale Vitien gefunden, beim älteren Patienten in bis zu 50% Aorten- oder Mitralklappenverkalkungen. Bei etwa 16% der Patienten liegt ein begünstigender prothetischer Klappenersatz vor.

Beobachtungsstudien des natürlichen Verlaufs angeborener und erworbener Herzfehler lassen das Risiko einer Endokarditisgefährdung bei derartigen Grunderkrankungen abschätzen. Es beträgt für die hämodynamisch relevante Aorten-

Tabelle 12-7. Eingriffe, die einer Prophylaxe bedürfen

Prophylaxe notwendig
a) Oropharynx, Respirations- und oberer Verdauungstrakt Zahnärztliche Eingriffe (Zahnsteinentfernung, Paradontalkürettage, Paradontalchirurgie, Wurzelbehandlungen, zahnchirurgische Eingriffe) Tonsillektomie, Adenotomie Bronchoskopie mit starrem Instrument, Sklerosierung von Ösophagusvarizen, Ösophagus- und Bronchialdilatation, Stent-Implantationen, nasotracheale Intubation Chirurgische Eingriffe an den oberen Luftwegen – Prophylaxe nur bei besonders hohem Risiko: Gastroskopie mit und ohne Biopsie, TEE (keine Prophylaxe bei orotrachealer Intubation) b) Intestinaltrakt Chirurgische Eingriffe inkl. mikroinvasiver Technik am Gastroduodenaltrakt und den Gallenwegen Lithotripsie im Bereich der Gallen-Pankreas-Wege – Prophylaxe nur bei besonders hohem Risiko: Rektosigmoideokoloskopie (keine Prophylaxe bei Kontrasteinlauf, ERCP) c) Urogenitaltrakt Zystoskopie, Lithotripsie, chirurgische Eingriffe – Prophylaxe nur bei besonders hohem Risiko: Geburt, Dilatation und Kürettage (keine Prophylaxe bei Blasenkatheterisierung, IUD-Einlage/Entfernung) d) Andere Eingriffe an infizierten Herden (z. B. Hautabszess) e) Komplizierte, langdauernde Herzkatheterisierung wie Valvuloplastie, Stentimplantation
Kommentar: 1. Wichtigste Erreger der Endokarditis sind im Oropharynx Streptokokken der Viridansgruppe, im Intestinal- und Urogenitaltrakt Enterokokken, an der Haut Staphylokokken. 2. Hämodialyse, Hämofiltration und Peritonealdialyse bedürfen keiner Prophylaxe. Gleiches gilt für Patienten mit ventrikuloperitonealem oder ventrikuloatrialem Shunt. 3. Auch bei Mehrfacheingriffen wie z. B. Zahnextraktion an verschiedenen Tagen ist eine Prophylaxe notwendig. Eine Änderung des Prophylaxeschemas ist nicht erforderlich. 4. Die ERCP bedarf keiner Prophylaxe. Im Falle der Gallenwegsobstruktion ergibt sich die Indikation zur Antibiotikagabe wegen bestehender oder zu verhindernder Cholangitis. Hinweis: Die Aufstellung entspricht den offiziellen Empfehlungen der Paul-Ehrlich-Gesellschaft für Chemotherapie und der Deutschen Gesellschaft für Kardiologie, Herz- und Kreislaufforschung.

stenose 0,8% und bei Patienten mit Ventrikelseptumdefekt 0,15% pro Jahr (Gersony et al. 1993). Das Risiko einer Prothesenendokarditis ist hingegen mit 0,3–0,5% zu veranschlagen und höher nach Substitution in Aortenposition. Für den Mitralklappenprolaps mit assoziierter Mitralinsuffizienz besteht ein etwa 5- bis 8fach erhöhtes Endokarditisrisiko, bei Fehlen einer Klappenschlussunfähigkeit wurde hingegen kein erhöhtes Risiko gefunden (Clemens et al. 1982).

Die Einteilung des gefährdeten Personenkreises erfolgt in

- Patienten mit hohem Endokarditisrisiko und
- Patienten mit besonders hohem Endokarditisrisiko.

Tabelle 12-8. Gruppen mit Endokarditisrisiko.
Hinweis: Die Tabelle entspricht den offiziellen Empfehlungen der Paul-Ehrlich-Gesellschaft für Chemotherapie und der Deutschen Gesellschaft für Kardiologie, Herz- und Kreislaufforschung

Endokarditisrisiko 1. Angeborene Herzfehler (außer Vorhofseptumdefekt vom Sekundumtyp) 2. Erworbene Herzklappenfehler (inkl. degenerative Veränderungen, z. B. verkalkte Aortenklappe) 3. Operierte Herzfehler mit Restbefund. Ohne Restbefund nur für 1 Jahr 4. Mitralklappenprolaps mit Mitralinsuffizienz 5. Hypertrophe obstruktive Kardiomyopathie
Besonders hohes Endokarditisrisiko 1. Herzklappenprothesen inkl. Conduits/Grafts 2. Zustand nach bakterieller Endokarditis 3. Kongenital-zyanotische Vitien
Keine Endokarditisprophylaxe bei 1. Mitralklappenprolaps ohne Mitralinsuffizienz 2. Zustand nach aortokoronarem Bypass 3. Zustand nach Schrittmacher- oder Kardioverterimplantation 4. Zustand nach Verschluss eines Ductus Botalli 5. Operierte Herzfehler ohne Restbefund nach dem 1. postoperativen Jahr

Für beide Gruppen wird eine antimikrobielle Prophylaxe empfohlen. Bei einer 3. Gruppe, z. B. Mitralklappenprolaps ohne Insuffizienz oder Status nach aortokoronarer Bypassoperation, wird auf eine antimikrobielle Prophylaxe verzichtet (Tabelle 12-8).

12.3.4 Wirksamkeit der antimikrobiellen Prophylaxe

Der wissenschaftlich gesicherte Nachweis einer Wirksamkeit der Endokarditisprophylaxe steht aus. Bei einem mittleren geschätzten Erkrankungsrisiko von 0,2% ist der Nachweis hierfür nur schwer zu führen. Es lassen sich aber indirekte Hinweise für die Wirksamkeit prophylaktischer Maßnahmen aus verminderter Bakteriämiefrequenz nach Zahnextraktionen unter Penicillinschutz ableiten, aus dem Rückgang der Prothesenfrühendokarditis auf 0,3–0,5% sowie dem nur seltenen Auftreten von Prophylaxeversagen. Eine Fülle von tierexperimentellen Daten sprechen ebenso für eine Wirksamkeit der Endokarditisprophylaxe.

Als direkter Hinweis für eine Wirksamkeit ist eine kombiniert prospektiv-retrospektive Untersuchung von Prothesenträgern zu werten (Horstkotte et al. 1986). Dabei fand sich unter regulär praktizierter Prophylaxe kein Fall von nachfolgender Endokarditis gegenüber 6 Fällen von Endokarditis bei verabsäumter Prophylaxe, entsprechend einem Risiko von 1,5%. Weiterhin sind 2 Fallkontrollstudien zu erwähnen, die ebenso eine Wirksamkeit der Endokarditisprophylaxe untermauern.

Die Studie von Imperiale u. Horwitz (1990) hat allerdings eine nur geringe Fallzahl und kulturnegative Endokarditiden eingeschlossen. Die Untersuchung von van der Meer et al. (1992) belegt eine grenzwertige Effizienz von nur 49%. Zweifel an der Wirksamkeit der Endokarditisprophylaxe werden hingegen durch eine Fallkontrollstudie von Strom et al. (1998) erhoben.

12.3.5 Sinnvolle Prophylaxeregimes

Mögliche Wirkungsmechanismen der Endokarditisprophylaxe sind verminderte Bakteriämiefrequenz und Dauer, eine verminderte Bakteriendichte sowie eine Störung der endokardialen Adhäsion bzw. auch der bakteriellen Replikation nach endokardialer Anhaftung. Tierexperimentell konnte die Beteiligung sowohl bakteriostatischer als auch bakterizider Faktoren nachgewiesen werden (Glauser u. Francioli (1982). Bei Verwendung hoher Bakterieninocula waren aber Regimes mit bakterizider Wirkung überlegen.

Ein ideales Prophylaxeregime des Menschen sollte daher wenigstens beim höhergradig gefährdeten Patienten einen bakteriziden Wirkungsmechanismus gegen die vermutete Erregerspezies aufweisen. In Tabelle 12-9 und 12-10 sind die Prophylaxeregimes der Paul-Ehrlich-Gesellschaft für Chemotherapie und der Deutschen Gesellschaft für Kardiologie aufgeführt. (Das Merkblatt der Deutschen Gesellschaft für Kardiologie zur Endokarditisprophylaxe und Herzpässe können über die Firma Grünenthal, Referat Antibiotika, Postfach 50 04 44, 52088 Aachen, angefordert werden.)

Frühere Prophylaxeregimes waren schwierig durchführbar und durch mangelnde Akzeptanz bei Arzt wie Patient belastet, die neuen Richtlinien sind einfacher. Neben den spezifischen Prophylaxeempfehlungen sind die allgemeinen Verhaltensregeln von gleicher Wichtigkeit. Hierzu gehören sorgfältige Zahnhygiene, Zahnsanierung möglichst vor Implantation einer Kunstklappe, strenge Indikationstellung zu venösem Dauerkatheter oder Harnblasenkatheter und frühzeitige Behandlung bakterieller Infektionen mit einem geeigneten Antibiotikum. Ein grippaler Infekt bedarf keiner antimikrobiellen Intervention, bei vermuteter bakterieller Superinfektion sollte aber die gezielte antibakterielle Therapie erfolgen.

! Häufiger Fehler der Endokarditisprophylaxe ist deren Versäumnis. Durch Ausstellen eines Herzpasses und Unterrichtung des Patienten ist diesem Missstand leicht abzuhelfen.

Allerdings ist auch bei opimal durchgeführter Prophylaxe eine Erkrankungseradikation nicht zu erwarten. Aus theoretischen

Tabelle 12-9. Prophylaxeschema bei Erwachsenen mit Endokarditisrisiko. *Hinweis:* Die Aufstellung entspricht den offiziellen Empfehlungen der Paul-Ehrlich-Gesellschaft für Chemotherapie und der Deutschen Gesellschaft für Kardiologie, Herz- und Kreislaufforschung

Einmalige Antibiotikagabe	
Oropharynx, Gastrointestinal-/Urogenitaltrakt (Viridansstreptokokken, Enterokokken)	
Amoxicillin	3 g oral (>70 kg KG), 1 h vor Eingriff 2 g oral (<70 kg KG), 1 h vor Eingriff
– Bei Penicillinunverträglichkeit	
Clindamycin[a]	600 mg oral, 1 h vor Eingriff
oder	
Vancomycin	1 g i.v. als Infusion über mindestens 1 h, spätester Beginn 1 h vor Eingriff
oder	
Teicoplanin	800 mg i.v. 1 h vor Eingriff
Infizierte Herde der Haut und langdauernder Herzkatheter (Staphylokokken)	
Clindamycin[a]	600 mg oral, 1 h vor Eingriff
oder	
Vancomycin	1 g i.v. als Infusion über mindestens 1 h, spätester Beginn 1 h vor Eingriff
oder	
Teicoplanin	800 mg i.v. 1 h vor Eingriff

[a] Nur bei Eingriffen im Oropharynx.

Tabelle 12-10. Prophylaxeschema bei Erwachsenen mit besonders hohem Risiko. *Hinweis:* Die Aufstellung entspricht den offiziellen Empfehlungen der Paul-Ehrlich-Gesellschaft für Chemotherapie und der Deutschen Gesellschaft für Kardiologie, Herz- und Kreislaufforschung

Ein- bis zweimalige Antibiotikagabe Oropharynx, Gastrointestinal-/Urogenitaltrakt (Viridansstreptokokken, Enterokokken)	
Amoxicillin	3 g oral, 1 h vor Eingriff, gefolgt von 1 g oral 6 h nach Eingriff. Bei Gewicht <70 kg KG Reduktion der Initialdosis auf 2 g
– Bei Penicillinunverträglichkeit	
Clindamycin[a]	600 mg oral, 1 h vor Eingriff, gefolgt von 300 mg 6 h nach Eingriff
oder	
Vancomycin	1 g i.v. als Infusion über 1 h, mindestens 1 h vor Eingriff
oder	
Teicoplanin	800 mg i.v. 1 h vor Eingriff
Infizierte Herde der Haut und langdauernder Herzkatheter (Staphylokokken)	
Clindamycin[a]	600 mg oral, 1 h vor Eingriff; gefolgt von 300 mg, 6 h nach Eingriff
oder	
Vancomycin	1 g i.v. als Infusion über 1 h, mindestens 1 h vor Eingriff
oder	
Teicoplanin	800 mg i.v. 1 h vor Eingriff
Hospitalisierte Patienten:	
Nach Möglichkeit ist die parenterale Gabe von 2 g Amoxicillin 1 h vor dem Eingriff, gefolgt von 1 g Amoxicillin nach 6 h jeweils mit 1,5 mg/kgKG Gentamicin i.v. zu kombinieren. Bei Pencillinunverträglichkeit bzw. bei vermuteten Staphylokokken sollte Vancomycin 1 g i.v. 1 h vor und 12 h nach Eingriff mit jeweils 1,5 mg/kgKG Gentamicin i.v. kombiniert werden. Bei Gabe von Teicoplanin (800 mg i.v.) 1 h vor Eingriff erfolgt einmalige Kombination mit 1,5 mg Gentamicin i.v.	

[a] Nur bei Eingriffen im Oropharynx.

Erwägungen ist die Effizienz der Endokarditisprophylaxe begrenzt: Bei maximal 50% der Patienten ist eine Klappenläsion vorbekannt und bei maximal 40% ein auslösender Eingriff eruierbar. Daraus leitet sich ein Wirkungsgrad von günstigstenfalls 10–20% ab.

Fazit für die Praxis

- Für die klinische Praxis ist die Forderung zu stellen, dass der Risiko- oder Hochrisikopatient vom behandelnden Arzt adäquat über die Endokarditisprophylaxe unterrichtet wird und gleichzeitig einen Herzpass erhält.
- Nur durch verantwortliche Miteinbeziehung des Patienten ist eine ausreichende Akzeptanz der Prophylaxe zu erzielen.
- Mit den heute vereinfachten Richtlinien ist der Praxis ablauf z. B. beim Zahnarzt oder Chirurgen unbeeinträchtigt.

Literatur zu Kap. 12.3

Clemens JD, Horwitz RJ, Jaffe TC, Feinstein AR, Stanton BS (1982) A controlled Evaluation of the risk of bacterial endocarditis in persons with mitral-valve prolaps. N Engl J Med 307: 776–781

Durack DT (1995) Prevention of infective endocarditis. N Engl J Med 332: 38–44

Everett ED, Hirschmann JV (1977) Transient bacteremia and endocarditis prophylaxis: a review. Medicine 56: 61–77

Gersony WM, Hayes CJ, Driscoll DJ et al. (1993) Bacterial endocarditis in patients with aortic stenosis, pulmonary stenosis of ventricular septal defect. Circulation 87 (Suppl 1): 121–126

Glauser MP, Francioli P (1982) Successful prophylaxis against experimental streptococcal endocarditis with bacteriostatic antibiotics. J Infect Dis 146: 806–810

Horstkotte D, Friedrichs E, Pippert H, Bircks W, Loogen W (1986) Nutzen der Endokarditisprophylaxe bei Patienten mit prothetischen Herzklappen. Z Kardiol 76: 8–11

Imperiale TE, Horwitz RJ (1990) Does prophylaxis prevent postdental infective endocarditis? A controlled evaluation of protective efficacy. Am J Med 88: 131–136

Niebel J, Häussinger K, Meister W, Held E (1985) Antimikrobielle Prophylaxe der bakteriellen Endokarditis. Dtsch Med Wochenschr 110: 145–152

Strom BL, Abrutyn E, Berlin JA et al. (1998) Dental and cardiac risk factors for infective endocarditis. A population-based, case-control study. Ann Intern Med 129: 761–770

Van der Meer JTM, van Wyk W, Thompson J (1992) Efficacy of antibiotic prophylaxis for prevention of native-valve endocarditis. Lancet 339: 135–139

12.4 Perikarditis

D. Horstkotte, U. Kühl, M. Wiemer, C. Piper

12.4.1 Klassifikation

Perikarditiden können unterteilt werden in
- akute,
- chronisch rezidivierende und
- chronisch konstriktive Verlaufsformen.

Die akute Perikarditis ist die häufigste Erkrankung des Perikards. Sie kann mit und ohne Erguss auftreten und hat eine Verlaufsdauer von weniger als 6 Wochen. Persistiert die Erkrankung über diesen Zeitraum hinaus oder kommt es zu rezidivierenden Schüben, liegt definitionsgemäß eine chronische bzw. eine chronisch rezidivierende Perikarditis vor. Ein chronisch konstriktiver Verlauf resultiert aus der Verwachsung von viszeralem und parietalem Perikardblatt und hat eine Störung insbesondere der diastolischen Ventrikelfunktion zur Folge. Häufig sind im Sinne einer Perimyokarditis auch die subepikardialen Myokardabschnitte (zusätzliche EKG-Veränderungen), beim akuten rheumatischen Fieber regelhaft auch das Endokard beteiligt (»Pankarditis«).

12.4.2 Akute und chronisch-rezidivierende Perikarditis

12.4.2.1 Ätiologie, Pathogenese

Die Mehrzahl der akuten Perikarditiden kann ursächlich nicht zweifelsfrei geklärt werden (»idiopathische Form«). Am ehesten liegt ihnen eine virale (meist Perimyokarditis) bzw. autoimmunologische Genese zugrunde. Zu den Viren, die sich in den Infektionsanamnesen von Perikarditispatienten häufig finden, zählen Coxsackie-A- und -B-, Influenza-A- und -B-, Echo-, Masern-, Röteln-, Mumps-, EBV- und Zytomegalieviren. Im Rahmen von HIV-Infektionen werden kardiale Beteiligungen ebenfalls häufig gesehen (10–42%; Moreno 1997).

Staphylokokken, Streptokokken und Pneumokokken sind die häufigsten Erreger bakterieller Perikarditiden. Die Inzidenz der früher dominierenden tuberkulösen Perikarditis ist in Zentraleuropa heute selten, im Gefolge der zunehmenden HIV-Prävalenz aber ansteigend und in Staaten der Dritten Welt nach wie vor häufig (Fowler 1991; Taelman 1990). Unter immunsuppressiver Therapie werden zunehmend häufig auch durch Pilze (Candida, Aspergillus) verursachte Perikarditiden beobachtet. Zudem sind regional begrenzte, endemische Histoplasmen- und Kokzidioidoseperikarditiden berichtet worden.

Autoimmunerkrankungen wie Lupus erythematodes (35%) und rheumatoide Arthritis (ca. 30%) sind häufig von Perikardbeteiligungen begleitet. Sonderformen der autoimmun bedingten Perikarditis sind das Postkardiotomie- bzw. Postmyokardinfarktsyndrom (Dressler-Syndrom), das von der den akuten Myokardinfarkt komplizierenden Perikarditis epistenocardia abzugrenzen ist (Oliva 1994). Letztere tritt Stunden bis Tage nach dem akuten Infarktereignis auf, während sich das Dressler-Syndrom mit Perikardreiben, Leukozytose, Fieber und dem Auftreten antimyokardialer Antikörper frühestens nach 7 Tagen manifestiert.

Eine Befundkonstellation mit ähnlicher klinischer Symptomatik wird auch nach kardiochirurgischen Interventionen (Postkardiotomiesyndrom), gelegentlich auch nach Lungenembolien gesehen. Die Ursachen einer autoimmunen Mitreaktion des Perikards werden kontrovers diskutiert. Mehrheitlich wird ein pathogenetischer Zusammenhang mit akuten oder reaktivierten Virusinfektionen gesehen.

Auch Stoffwechselerkrankungen können inflammatorische Reaktionen des Perikards auslösen. Bei terminaler Niereninsuffizienz findet man in bis zu 25% eine fibrinöse Perikarditis. Seltener sind Perikarditiden im Gefolge eines M. Addison, einer diabetischen Ketoazidose oder eines Myxödems. Die Ätiologie ist auch in diesen Fällen ungeklärt; eine virale bzw. autoimmune Genese wird vermutet.

In Autopsieserien wurde bei malignen Tumoren (insbesondere Lungen-, Mammakarzinom, Leukämie, M. Hodgkin, Non-Hodgkin-Lymphome) in 5–15% eine sekundäre Perikardbeteiligung meist in Form hämorrhagischer Perikardergüsse nachgewiesen. Sie ist nicht selten Primärmanifestation der jeweiligen Grunderkrankung. Im Gegensatz zu den sekundären Perikardbeteiligung bei Malignomen sind primäre Perikardtumoren (Sarkome oder Mesotheliome) selten.

12.4.2.2 Klinik und Symptomatik

Leitsymptome der akuten Perikarditis sind Thoraxschmerzen, Fieber und Perikardreiben. Intensität und Qualität der Thoraxschmerzen sind variabel, häufig aber als »stechend« und im Liegen, bei Bewegung, tiefer Inspiration und beim Husten zunehmend angegeben. Das typische, ohrnahe, systolische oder systolisch-diastolische Reibegeräusch (Lederknarren) ist am besten parasternal und endexspiratorisch zu auskultieren. Thorakale Schmerzen und Reibegeräusche treten v. a. zu Beginn der Erkrankung im Rahmen einer fibrinösen Perikarditis auf. Kommt es zur Ausbildung eines bedeutsamen Perikardergusses (exsudative Perikarditis), lassen sowohl die Schmerzen als auch das Reibegeräusch in ihrer Intensität nach.

Aufgrund der Steifigkeit des Perikards führen bei rascher Entstehung des Ergusses bereits Flüssigkeeitsmengen von 50–100 ml zu einer nachhaltigen Behinderung der myokardialen Relaxation und damit der Ventrikelfüllung mit konsekutiver Einflussstauung (gestaute Halsvenen, Kussmaul-Zeichen = paradoxer exspiratorischer Druckanstieg in den Jugularvenen, Oberbauchschmerzen durch Leberkapselspannung, sonographisch nachweisbare Lebervenenstauung).

Bei chronischem Verlauf können sich alle klinischen Symptome und Befunde einer Rechtsherzinsuffizienz ausbilden. Eine Progredienz der Ergussbildung führt zum Low-cardiac-output-Syndrom mit Blutdruckabfall, Bedarfstachykardie, Pulsus paradoxus und progredienter Dyspnoe. Bei nicht rechtzeitig eingeleiteter Therapie (Perikardiozentese) kann sich eine Perikardtamponade mit Bewusstseinsstörungen, respiratorischer Insuffizienz, Arrhythmien und letztlich einem myokardialen Pumpversagen entwickeln.

12.4.2.3 Diagnostik

Von den bildgebenden Verfahren kommt der Echokardiographie die entscheidende diagnostische Bedeutung zu, da bereits geringe Flüssigkeitsmengen als systolische Separation von Epi- und Peridkard zuverlässig nachgewiesen und eventuelle hämodynamische Auswirkungen (z. B. paradoxe Septumbewegung, Kompression des rechten Vorhofs und rechten Ventrikels) beurteilt werden können.

Bei exsudativer Perikarditis kann sich im EKG eine periphere, seltener auch eine zentrale Niedervoltage zeigen. Ausgeprägte Ergüsse sind u. U. von wechselnd hohen QRS-Komplexen (elektrisches Alternans) begleitet. Im Initialstadium finden sich bei bis zu 80% der Patienten Senkungen des PR-Segmentes bzw. Hebungen der ST-Strecke (Baljepally 1998).

Das Thoraxröntgenbild zeigt bei zunehmendem Perikarderguss eine Verbreiterung der Herzkonturen nach rechts und links mit verstrichener Herztaille (Bocksbeutelform), im Gegensatz zum myokardialen Rückwärtsversagen entwickelt sich aber keine Lungenstauung, sondern eher eine abnehmende Lungengefäßzeichnung.

Die Diagnostik maligner oder mikrobiell verursachter Perikardergüsse erfordert eine Perikardpunktion. Wegen möglicher Komplikationen (Myokard- und Koronarverletzung) insbesondere bei kleinen Flüssigkeitsmengen sollte auf eine routinemäßige diagnostische Perikardpunktion allerdings verzichtet werden, ggf. ist ein in der Perikardpunktion erfahrener Kardiologe hinzuzuziehen (Mercé 1998). Die klinisch-chemische, mikrobiologische und zytopathologische Aufarbeitung des Punktats ist auch bei therapeutischer Perikardiozentese obligat.

Computertomogramm und Kernspintomographie haben ihren diagnostischen Stellenwert v. a. im Nachweis von Perikardverdickungen und lokal begrenzten Perikardergüssen.

12.4.2.4 Therapie

Die Behandlung ist abhängig von ihrer Ätiologie. Bei der idiopathischen Perikarditis besteht sie insbesondere bei Thoraxschmerzen aus nichtsteroidalen Antirheumatika (z. B. Acetylsalicylsäure, Diclofenac, Indometacin), bei chronisch-rezidivierenden Verläufen hat sich Colchizin, u. U. in Kombination mit Kortikosteroiden, bewährt (Adler 1998).

Nach erfolgtem Erregernachweis erfolgt eine gezielte antibiotische bzw. tuberkulostatische Therapie.

Zur Vermeidung von Verklebungen (Konstriktion) oder Abszessbildungen ist bei purulenter Perikarditis eine Drainage (subxiphoidal oder operative Perikardiotomie), ggf. mit Lavage (physiologische Kochsalzlösung, Streptokinase, Streptodornase, Antibiotika), unerlässlich (Mann-Segal 1996). Bei der Perikarditis epistenocardia sollten Indometacin, Ibuprofen und Kortikosteroide nur in Ausnahmefällen eingesetzt werden, da experimentelle Untersuchungen und einzelne Fallberichte ein ansteigendes Risiko von Ventrikelrupturen vermuten lassen (Boden 1985).

Bei dem erst im späteren postinfarziellen Verlauf auftretenden Dressler-Syndrom ist eine antiphlogistische Therapie mit Verwendung von Colchizin bzw. Kortikosteroiden sinnvoll. In Ausnahmefällen rezidivierender Perikarditiden kann eine endoskopische bzw. operative Intervention mit Fensterung des

Perikards, ggf. eine totale Perikardektomie erforderlich werden. Therapie der Wahl bei Perikardtamponade ist die unverzügliche Perikardiozentese. Zur Kreislaufstabilisierung sollte bis zum Abschluss der Perikardiozentese reichlich Volumen zugeführt werden, um ausreichende Füllungsdrücke zu gewährleisten. Ist zusätzlich eine medikamentöse Intervention zur Aufrechterhaltung ausreichender peripherer Kreislaufverhältnisse erforderlich, ist Norepinephrin Mittel der ersten Wahl.

12.4.2.5 Prognose und Verlauf

Die idiopathischen, viralen und die autoimmunbedingten Perikarditiden (Dressler-Syndrom, Postperikardiotomiesyndrom) nehmen einen in aller Regel nach 2–6 Wochen selbstlimitierenden Verlauf (Osterberg 1998; Braunwald 1997). In 20% der Fälle kommt es zur chronisch-rezidivierenden Form. Bei diesen Patienten ist durch eine Colchizintherapie in 85% andauernde Rezidivfreiheit zu erreichen (Adler 1998).

12.4.3 Konstriktive Perikarditis

Sie entsteht durch Verwachsungen des viszeralen und parietalen Perikardblatts mit konsekutiver Füllungsbehinderung der Ventrikel. Bei späterer Kalzifizierung spricht man von einer Perikarditis calcarea (»Panzerherz«).

12.4.3.1 Ätiologie, Pathogenese

In Staaten der Dritten Welt ist die Tuberkulose weiterhin häufigste Ursache einer konstriktiven Perikarditis, in den Industrieländern ist sie vorwiegend Spätfolge idiopathischer oder viral bedingter Perikarditiden. Jede akute Perikarditis kann in eine konstriktive Verlaufsform übergehen, häufig findet sich ein derartiger Übergang bei strahleninduzierten Perikarditiden (insbesondere Radiatio des Mediastinums).

Die Behinderung der Ventrikelfüllung resultiert in einer venösen Einflussstauung mit konsekutiver Hepatosplenomegalie, Ödemen im Bereich der unteren Extremitäten und Ausbildung eines Aszites (»Pick's disease«). Die verminderte Ventrikelfüllung resultiert in einer praktisch kompletten systolischen Entleerung der Kammern, sodass es in der frühen Diastole zu einem raschen Bluteinstrom in die Ventrikel kommt, der vorzeitig und abrupt auf erhöhtem Druckniveau beendet wird (Dip-Plateau-Phänomen). Das so »fixierte diastolische Volumen« führt zu annähernd gleich hohen diastolischen Drücken in allen 4 Herzhöhlen (diastolischer Druckangleich).

12.4.3.2 Symptomatik und Klinik

Im Vordergrund stehen durch den venösen Rückstau verursachte Symptome wie obere und untere Einflussstauung, periphere Ödeme, Stauungsproteinurie, Lebervergrößerung und evtl. Aszites. Bei langem Verlauf ist die Ausbildung einer Leberzirrhose (»cirrhose cardiaque«) möglich. Bei der körperlichen Untersuchung fallen das Kussmaul-Zeichen (paradoxer Druckanstieg des Jugularvenenpulses bei tiefer Inspiration) und der Pulsus paradoxus auf.

12.4.3.3 Diagnostik

Bei einer Perikarditis calcarea imponieren im Thoraxröntgenbild bzw. bei der Fluoroskopie, insbesondere im lateralen Strahlengang, spangenartiger Kalk in Projektion auf die Herzsilhouette. Elektrokardiographisch können neben einer Niedervoltage (weniger als 50% aller Patienten) Zeichen der chronischen Außenschichtschädigung bestehen (Osterberg 1998). In der Echokardiographie sind verstärkte Echos durch das verkalkte Perikard typisch. Von größerer Bedeutung ist jedoch die Dopplerechokardiographie, die eine typische Relation der E- zu A-Welle (>1,5) des linksventrikulären Einstroms über der Mitralklappe zeigt.

Die Normaldiagnostik zum Nachweis einer Konstriktion ist die Rechtsherzkatheteruntersuchung mit Nachweis der beschriebenen hämodynamischen Befunde (Dip-Plateau, Druckangleich). Da mittels Echokardiographie die Dicke von Perikard und rechtsventrikulärer Wand nur schwer zu beurteilen ist, sollte vor einer chirugischen Dekortikation eine Computertomographie oder Magnetresonanztomographie durchgeführt werden.

12.4.3.4 Therapie

Obwohl bei nur leichter Konstriktion eine diuretische Therapie initial effektiv sein kann, ist die Therapie der Wahl die Perikardektomie mit Dekortikation. Die operative Mortalität ist bei nur geringer präoperativer Beschwerdesymptomatik gering (ca. 1%), steigt jedoch parallel der klinischen Beeinträchtigung auf über 40% an. Ein frühzeitiges operatives Vorgehen ist daher bei Progredienz der klinischen Symptomatik indiziert (Osterberg 1998).

Fazit für die Praxis

- Perikarditiden werden entsprechend ihrer Verlaufsform in akute, chronisch-rezidivierende und chronisch-konstriktive Perikarditiden unterteilt.
- Der Mehrzahl der akuten Perikarditiden liegt eine virale (meist Perimyokarditis) bzw. autoimmunologische Genese zugrunde.
- Mittels Echokardiographie Diagnosesicherung und Einschätzung der hämodynamischen Relevanz des Perikardergusses.
- Perikardpunktionen (evtl. einschließlich Perikardioskopie) erfolgen aus diagnostischer und/oder therapeutischer Indikation.
- Therapie:
  Antiinflammatorische (Antiphlogistika, Steroide, ggf. Colchizin), zytostatische Therapie oder ggf. tuberkulostatische Therapie; operative Perikardfensterung oder Perikardektomie.

Literatur zu Kap. 12.1, 12.2 und 12.4

Adam D, Gahl K, von Graevenitz H et al. (1988) Revidierte Empfehlungen zur Prophylaxe bakterieller Endokarditiden. In: Kommission für klinische Kardiologie der Dtsch Gesellschaft für Kardiologie – Herz- und Kreislaufforschung (Hrsg) Z Kardiol 87: 566–568

Adler Y, Finkelstein Y, Guindo J et al. (1998) Colchicine treatment for recurrent pericarditis. Circulation 97: 2183–2185

Aretz HT (1987). Myocarditis: the Dallas criteria. Hum Pathol 18: 619–624

Baljepally R, Spodick DH (1998) PR-Segment Deviation as the Initial Electrocardiographic Response in Acute Pericarditis. Am J Cardiol 81: 1505–1506

Bisno AL (1981) Treatment of infective endocarditis. Grune & Stratton, New York

Boden WE, Sadaniantz A (1985) Ventricular septal rupture during ibuprofen therapy for pericarditis after acute myocardial infarction Am J Cardiol 55: 1631–1632

Braunwald E (ed) (1997) Heart disease, 5th edn. Saunders, Philadelphia

Bruss J, Jacobs LE, Kotler MN, Ioli AW (1992) Utility of transoesophageal echocardiography in the conservative management of prosthetic valve endocarditis. Chest 102: 1886–1888

Chambers HF, Korzeniowski OM, Sande MH (1983) The National Collaborative Endocarditis Study Group: Staphylococcus aureus endocarditis: Clinical manifestations in addicts and nonaddicts. Medicine (Baltimore) 62: 170–177

Cormier B, Vitoux B, Starkmann C et al. (1990) Value of transoesophageal echocardiography. From a preliminary exprerience of 531 cases. Arch Mal Coeur Vaiss 83: 23–29

Daniel WG, Mügge A, Grote J et al. (1993) Comparison of transthoracic and transesophageal echocardiography for detection af abnormalities of prostetic and bioprostetic valves in the mitral and aortic positions. Am J Cardiol 71: 210–215

Durack DT, Beeson PB (1978) Pathogenesis of infective endocarditis. In: Rahimtoola SH (ed). Infective endocarditis, pp 1–40. Grune & Stratton, New York

Foster E, Schiller NB (1992) The role of transoesophageal echocardiography in critical care: UCSF experience. J Am Soc Echocardiogr 5: 368–374

Fowler NO (1991) Tuberculous pericarditis. JAMA 266: 99–103

Freedman LR, Valone J (1979) Experimental endocarditis. Prog Cardiovasc Dis 22: 169–180

Gravanis MB, Sternby NH (1991) Incidence of myocarditis. A 10-year autopsy study from Malmo, Sweden. Arch Pathol Lab Med 115: 390–392

Hauck AJ, Kearney DL, Edwards WD (1989) Evaluation of postmortem endomyocardial biopsy specimens from 38 patients with lymphocytic myocarditis: implications for role of sampling error. Mayo Clin Proc 64: 1235–1245

Horstkotte D (1992) Endokarditis. In: Hornborstel H, Kaufmann W, Siegenthaler W (Hrsg) Innere Medizin in Praxis und Klinik, Bd I. Thieme, Stuttgart New York, S 1295–1329

Horstkotte D (1995) Mikrobiell verursachte Endokarditis: klinische und tierexperimentelle Untersuchungen. Steinkopff, Darmstadt

Horstkotte D, Bircks W, Loogen F (1986) Infective endocarditis of native and prosthetic valves – the case for prompt surgical intervention? A retrospective analysis of factors affecting survival. Z Kardiol 75 (Suppl 2): 168–182

Horstkotte D, Schulte HD, Bircks W (1991) Factors influencing prognosis and indication for surgical intervention in acute native-valve endocarditis. In: Horstkotte D, Bodnar E. Infective endocarditis. ICR Publ., London pp 171–197

Horstkotte D, Schulte HD, Niehues R, Klein RM, Piper C, Strauer BE (1993) Diagnostic and therapeutic considerations in acute, severe mitral regurgitation: Experience in 42 consecutive patients. J Heart Valve Dis 2: 512–522

Horstkotte D, Piper C, Niehues R (1994) Prognose und Nachsorge mikrobiell verursachter Endokarditiden. In: Gahl K (Hrsg) Infektiöse Endokarditis. Steinkopff, Darmstadt

Horstkotte D, Weist K, Rüden H (1998a) Better understanding of the pathogenesis of prosthetic valve endocarditis – recent perspectives for prevention strategies. J Heart Valve Dis 7: 313–5

Horstkotte D, Piper C, Wiemer M, Arendt G, Steinmetz H, Bergemann R, Schulte HD, Schultheiß HP (1998b) Dringlicher Herzklappenersatz nach akuter Hirnembolie während florider Endokarditis. Med Klin 93: 284–293

Kreuzpaintner G, Horstkotte D, Lösse B, Strohmeyer G (1991) Increased risk of bacterial endocarditis in neoplastic and chronic inflammatory lesions of the gastrointestinal tract. In: Horstkotte D, Bodnar E (eds) Infective endocarditis. ICR, London, pp 163–167

Kühl U, Lauer B, Souvatzoglu M, Vosberg H, Schultheiß HP (1998) Antimyosin-scintigraphy and immunohistochemical analysis of endomyokardial biopsy in patients with clinically suspected myocarditis – Evidence of myocardial cell damage and inflammation in the absence of histological signs of myocarditis. J Am Coll Cardiol: 32: 1371–1376

Kühl U, Noutsias M, Seeberg B et al. (1994) Immunohistological evaluation of myocardial biopsies from patients with dilated cardiomyopathy. J Heart Failure 9: 231–245

Kühl U, Noutsias M, Seeberg B, Schultheiss HP (1996) Immunohistological evidence for a chronic intramyocardial inflammatory process in dilated cardiomyopathy. Heart 75: 295–300

Kühl U, Pauschinger M, Schultheiß HP (1997) Äthiopathogenetische Differenzierung der entzündlichen Kardiomyopathie. Internist 38: 590–601

Leport C, Horstkotte D, Burckhardt D and The Group of Experts of the International Society for Chemotherapy (1995) Antibiotic prophylaxis for infective endocarditis from an international group of experts towards a european consensus. Eur Heart J 16 (Suppl B): 126–131

Mann-Segal DDM, Shanahan EA, Jones B, Ramasamy D (1996) Purulent pericarditis. Rediscovery of an old remedy. J Thorac Cardiovasc Surg 111: 487–488

McKinsey DS, Rutts TE, Bisno AL (1987) Underlying cardiac lesions in adults with infective endocarditis. The changing spectrum. Am J Med 82: 681–687

Mercé J, Sagristà-Sauleda J, Permanyer-Miralda G, Soler-Soler J (1998) Should pericardial drainage be performed routinely in patients who have a large pericardial effusion without tamponade? Am J Med 105: 106–109

Moellering RC (1991) Treatment of endocarditis caused by resistant streptococci. In: Horstkotte D, Bodnar E (eds) Infective endocarditis. ICR, London, pp 102–109

Moreno R, Villacastin JP, Bueno H et al. (1997) Clinical and Echocardiographic Findings in HIV Patients with Pericardial Effusion. Cardiology 88: 397–400

Niebel J, Horstkotte D (1998) Endokarditis-Prophylaxe 1998 – was ist gesichert? Z Kardiol 87: 663–666

Oliva PB, Hammill SC, Talano JV (1994) Effect of definition of incidence of postinfarction pericarditis. Is it time to redefine postinfarction pericarditis. Circulation 90: 1537–1541

Osterberg L, Vagelos R, Atwood JE (1998) Case Presentation and Review: Constrictive Pericarditis. West J Med 169: 232–239

Report of a Working Party of the British Society for Antimicrobial Chemotherapy (1985) Antibiotic treatment of streptococcal and staphylococcal endocarditis. Lancet II: 815–817

Richardson P, McKenna W, Bristow M et al. (1996) Report of the 1995 World Health Organization/International Society and Federation of Cardiology Task Force on the Definition and Classification of cardiomyopathies (news). Circulation 93: 841–842

Sanfilippo AJ, Picard MH, Newell JB et al. (1991) Echocardiographic assessment of patients with infectious endocarditis: Prediction of risk for complications. J Am Coll Cardiol 18: 1191–9

Shansons DC (1991) Antibiotic treatment of endocarditis due to penicillin-sensitive streptococci. In: Horstkotte D, Bodnar E (eds) Infective endocarditis. ICR, London, pp 97–101
Taelman H, Kagame A, Batungwanayo J et al. (1990) Pericardial effusion and HIV infection. Lancet 335: 924

12.5 Mediastinitis

R.G. Holzheimer

12.5.1 Definition

Die Mediastinitis ist eine Entzündung des Mediastinums, bakteriell oder nicht bakteriell.

12.5.2 Klassifikation

Die Mediastinitis wird klassifiziert als
- akute Mediastinitis oder
- chronische Mediastinitis.

Die Sternummediastinitis kann nach Robicsek (2000) wie folgt unterschieden werden:

Sternummediastinitis

- Typ-I-Sternummediastinitis:
  tritt in der Regel 3–5 Tage nach Sternotomie auf, ist charakterisiert durch nichtpurulentes, serosanguinöses Exsudat und Fehlen von Osteomyelitis.
- Typ-II-Sternummediastinitis:
  ist ein fulminater infektiöser Prozess, der gewöhnlich später, 1–3 Wochen nach der Operation, auftritt.
- Typ-III-Sternummediastinitis:
  ist eine verzögert auftretende Komplikation nach einem herzchirurgischen Eingriff, nach 1 Monat bis 1 Jahr nach dem Ersteingriff.

Die Klassifikation der Mediastinitis nach koronarer Bypassoperation nach El Oakley u. Wright (1998) zeigt die folgende ◘ Übersicht.

Klassifikation der Mediastinitis nach koronarer Bypassoperation

- Typ I:
  Mediastinitis innerhalb von 2 Wochen nach der Operation, keine Risikofaktoren.
- Typ II:
  Mediastinitis 2–6 Wochen nach Operation, keine Risikofaktoren.
- Typ IIIa:
  Mediastinitis Typ I plus 1 oder mehrere Risikofaktoren.
- Typ IIIb:
  Mediastinitis Typ II plus 1 oder mehrere Risikofaktoren.
- Typ IVa:
  Mediastinitis Typ I, II, III nach fehlgeschlagener chirurgischer Intervention.
- Typ IVb:
  >Mediastinitis Typ I, II, III nach mehr als einer fehlgeschlagenen chirurgischen Intervention.
- Typ V:
  Mediastinitis erstmalig mehr als 6 Wochen nach Operation.
- Fibrosierende Mediastinitis (Sonderform, sehr selten).

12.5.3 Erreger

- Deszendierende nekrotisierende Mediastinitis: oft polymikrobiell, fakultativ und strikt anaerobe Erreger: Streptococcus spp., Bacteroides, Pseudomonas aeruginosa, Fusobacterium, Peptostreptococcus, Staphylococcus.
- Postoperative Mediastinitis (meist nach koronarer Bypassoperation): S. aureus und S. epidermidis sind die am häufigsten isolierten Erreger(40–80%), gramnegative Organismen und polymikrobielle Infektionen sind bei 25–40% der Infektionen nachzuweisen. Gramnegative Erreger oder Pilzinfektionen treten selten auf (Gottlieb et al. 1994; Grossi et al. 1985; Demmy et al. 1990; Sarr et al. 1984; Kohman et al. 1990).
- Anaerobier findet man v a. nach Ösophagusperforation, retropharyngealem Abszess oder Zellulitis oder Zahnabszess (Murray u. Finegold 1984).
- Tuberkulöse Mediastinitis (selten).
- Sklerosierende Mediastinitis: Histoplasma capsulatum (in Deutschland selten; Dunn et al. 1990; Garrett u. Roper 1986).
- Anthraxinfektion der Atemwege mit Mediastinitis (Shafazand et al. 1999).

12.5.4 Epidemiologie

Eine Meldepflicht besteht nur bei tuberkulöser Mediastinitis (sehr selten).

Eine primäre Infektion des Mediastinums ist sehr selten. Meist entsteht die Mediastinitis sekundär, fortgeleitet von Infektionen an anderen Lokalisationen oder durch Trauma. Die Inzidenz der Mediastinitis beträgt 0,4–5% in den meisten Studien in einem Zeitraum von mehr als 20 Jahren (El Oakley u. Wright 1998)

12.5.5 Ätiologie und Pathogenese

Prädisponierende Faktoren für die Entstehung einer Mediastinitis können nach der Literatur sein: längere Beatmungszeit, weibliches Geschlecht, Handsäge, Länge der Operation und Bypassdauer, Technik zur Immobilisierung des Sternums, intraoperative Blutungen, Reoperation, postoperative kardiopulmonale Reanimation, Infektionen in anderen Körperteilen, Adipositas, koronare Bypassoperation, positive inotrope Behandlung, hohes Alter, Langzeitbeatmung, Bakteriämie, intraaortale Ballonpumpe, Score nach der Herzversagensklassifikation der New York Heart Association (NYHA), Diabetes, Begleiterkrankung, bilaterale Verwendung der A. mammaria interna, Sternotomietechnik (z. B. paramediane Sternotomie), exzessive Verwendung von Knochenwachs und Diathermie (Nahai et al. 1989; Sarr et al. 1984; Sargent et al. 1991; Rutledge et al. 1985; Parisian Mediastinitis Group 1996; Munoz et al. 1997; Milano et al. 1995; Loop et al. 1990; Shafir et al. 1988; Madden et al. 1970; Nishida et al. 1991).

Die Pathogenese lässt sich in 4 Gruppen einteilen:

- Ösophagusperforation,
- Infektionen im Kopf-/Halsbereich,
- Infektionen, die von Infektionen in anderen Körperregionen ausgehen,
- Mediastinitis nach Herz-/Thoraxoperationen.

Im Wesentlichen kann die Mediastinitis folgendenden Erkrankungen und Traumen folgen (Machens et al. 1998; Lamesch et al. 1997):

- Pharyngitis, Tonsillitis, Sinusitis, Otitis media, Zahninfektion, Sialadenitis;
- Ösophagusperforation nach endoskopischem Eingriff, Tumorerosion, nekrotisierender Entzündung, Erbrechen (Boerhaave-Syndrom), Fremdkörperingestion, Säure-/Laugenverletzung;
- Verletzung von Trachea oder Bronchialsystem durch Tumor, Bronchoskopie, Fremdkörper, Trauma;
- primäre mediastinale Infektion z. B. durch Inhalation von Bacillus anthracis;
- nach Strumektomie, Thymektomie oder Tracheotomie;
- direkte Ausbreitung einer Infektion, z. B. intrathorakal (Pleura, Lunge, Perikard, Lymphknoten, paraspinaler Abszess, Wirbelkörper oder Sternumosteomyelitis) oder extrathorakal (Hals-/Kieferbereich, Pankreatitis);
- nach Intubation, nach laparoskopischer Cholezystektomie, nach Trauma, Halswirbelsäulenoperation (ventrale Fusion).

12.5.6 Symptomatik

Meist liegt in der Anamnese eine Bypassoperation oder bei deszendierender Mediastinitis eine Infektion im Bereich von Pharynx/Larynx/Ösophagus zugrunde. Der klinischeUntersuchungsbefund kann sehr diskret sein. Führend ist Schmerz, lokale Rötung der Operationswunde, Fieber und allgemeine Schwäche.

Krankheitsstadien

- Akute Mediastinitis (innerhalb von 14 Tagen nach einer Operation).
- Chronische Mediastinitis (Auftreten der Erkrankung 6 Wochen und mehr nach Entstehen der Ursache).

12.5.7 Diagnostik

- Früherkennung:
Schwierig, die Mediastinitis tritt meist nach 4 Tagen bis 3 Wochen auf (Sarr et al. 1984).
- Leitsymptome:
Fieber, Schüttelfrost, Schmerzen im Thorax bzw. Pleura, Atemnot, Heiserkeit, Schwellung im Halsbereich, Rötung und Schwellung der Wunde.
- Labor:
Leukozyten, Elektrolyte, Glukose, Blutkultur, Abstrich.
- Mikroskopie: Gramfärbung.
- Serologie: Nur gezielt.
- Weitere Verfahren:
Aspiration von Flüssigkeit aus dem Mediastinum (Sarr et al. 1984).
- Bildgebende Verfahren:
  - Thoraxröntgenaufnahme schwierig zu interpretieren;
  - Weichteilaufnahme des Halses;
  - CT insbesondere dann, wenn gasbildende Organismen vermutet werden, Fehlerquote je 10% bei Spezifität und Sensitivität (Gur et al. 1998);
  - Kernspintomographie;
  - Thermographie: 100% Genauigkeit in der Unterscheindung einer Infektion von einem Postperikardiotomiesyndrom (Robicsek et al. 1984);
  - mit Indium markierte Leukozyten haben eine ähnliche Sensitivität wie CT, aber eine etwas höhere Spezifität (97%; Oates u. Payne 1994);
  - monoklonale Antikörperszintigraphie ist teuer und wird selten verwendet; die diagnostische Treffsicherheit reicht an 100% heran.

Differenzialdiagnose

Entzündliche Erkrankungen der Lunge, des Herzens, der großen Gefäße; Tuberkulose, Bronchiektasen, Lungenabszess, Empyem, postoperative Infektionen, Perikarditis, Aneurysma. Tumorerkrankungen des Thorax.

12.5.8 Therapie

◘ Tabelle 12-11 zeigt eine Kasuistik einer Mediastinitis.

Allgemeines

Entscheidend für den Ausgang der Erkrankung ist die rechtzeitige chirurgische Sanierung des Fokus.

Medikamentöse Therapie

Antibiotikatherapie gegen die zu erwartenden Erreger, in erster Linie Staphylokokken, und weitere Behandlung nach Resistogramm. Verwendbar sind staphylokokkenwirksame Antibiotika (Cephalosporine, Carbapeneme, Chinolone, β-laktamasestabile Antibiotika).

Therapie 2. Wahl

Zusatz von Povidonjod und Antibiotika zu Spüllösungen.

Operative Therapie

Exploration der Mediastinalhöhle mit Débridement und Irrigation sind bei Diagnose einer Mediastinitis unverzüglich durchzuführen. Der Verschluss der Wunde kann primär oder sekundär erfolgen. Verschluss in 2 Schritten: starke Fixierung des Sternums und Bedeckung mit Weichteilen, z. B. Pektoralislappen, Rectus-abdominis-Lappen, Omentum. Die Spülung des

Tabelle 12-11. Kasuistik Mediastinitis. (Nach Iyoda 1999)

Anamnese und Klinik – 3 Tage nach einer Backenzahnextraktion entwickelt ein 47-jähriger Mann eine Schwellung des Halses und Zeichen einer Pharyngitis; trotz i.v. Antibiotikagabe kommt es nicht zu einer Besserung der Beschwerden. Ein CT des Halses bestätigt einen ausgedehnten Abszess im Unterkiefer und Pharynxbereich – 4 Tage nach Abszessdrainage und Antibotikabehandlung verschlechterte sich der Zustand des Patienten
Diagnose – Leukozyten 16.700/µl; C-reaktives Protein 21,3 mg/dl; Prothrombinzeit 14,7 s; O_2-Sättigung 97% – Thoraxübersicht: Erweiterung des oberen Mediastinums – CT des Thorax: Abszess rechts lateral und dorsal des Bronchialbaums ausgehend vom oberen Mediastinum bis zur Bifurkation der Trachea – Nachweis von Streptococcus viridans in der Kultur
Therapie – Anterolaterale Thorakotomie im 4. Interkostalraum rechts, Abszessdrainage, Débridement, postoperative Spülsaugdrainage mit 1%iger Povidonjod-Lösung für 6 Wochen (nach Bestätigung negativer Kulturen der Spüllösung wurde die Drainage entfernt)
Verlauf – Nach der Operation besserte sich der Zustand des Patienten deutlich – Entlassung aus dem Krankenhaus nach 78 Tagen

Mediastinums kann offen (Fanning et al. 1987) oder geschlossen erfolgen (Acinpura et al. 1985; Breyer et al. 1984). Ein proximales Ösophagostoma kann bei Ösophagusperforation mit Mediastinitisfolge notwendig werden (Lundell et al. 2001).

Die Ergebnisse der operativen Therapie können durch eine stadienorientierte Behandlung verbessert werden: Typ I und II können durch eine geschlossene Drainage nach Débridement und primärem Sternumverschluss behandelt werden. Patienten, die an einer fortdauernden Entzündung leiden (Typ IIIa und IIIb), können von einer plastisch-chirurgischen Maßnahme (Lappenplastik) profitieren. Typ IVa, IVb, V werden möglicherweise am besten durch Débridement, Sternumresektion und eine verzögerte Lappenplastik versorgt (El Oakley u. Wright 1996).

Begleittherapie

Intensivmedizinisches Monitoring und Beatmung.

Langzeittherapie

Monitoring von Infektionen.

12.5.9 Prophylaxe

Primärprophylaxe

Für die Prophylaxe einer Mediastinitis sind die Antibiotikaprophylaxe, Hygiene im Operationssaal und chirurgische Technik wesentlich. Die Beachtung der Grundlagen der Asepsis kann das Auftreten der postoperativen Mediastinitis von 7,5 auf 0,8% verringern (Bryan et al. 1992). Die Dauer der Antibiotikaprophylaxe wird noch kontrovers diskutiert. Es werden auch unterschiedliche Substanzen empfohlen: Cefazoline, Cefamandol, Ceftriaxone, Cefotaxim, ggf. mit Metronidazol kombiniert. Vancomycin als Antibiotikaprophylaxe wird inzwischen problematisch angesehen. Antibiotikaprophylaxe länger als 48 h hat kein erniedrigtes Infektionsrisiko zur Folge, erhöht aber die Antibotikaresistenz (Harbarth et al. 2000).

Epidemiologieprophylaxe

Es ist keine Epidemiologieprophylaxe bekannt.

Impfungen

Impfungen spielen keine Rolle.

12.5.10 Verlauf und Komplikationen

Erkrankungsverlauf

Die Mediastinitis kann bei rechtzeitiger Diagnose und chirurgischer/intensivmedizinischer Behandlung ausheilen. Eine chronische Mediastinitis entsteht über Wochen und ist charakterisiert durch eine fibröse Auflagerung der mediastinalen Strukturen (Herz, Lunge, große Gefäße), die die Beweglichkeit und Elastizität stark einschränken.

Nachbehandlung

Rehabilitatationsmaßnahmen können sinnvoll sein. Eine Antibiotikabehandlungsdauer von 6 Wochen ist in Einzelfällen möglich.(Alam et al. 1999).

Komplikationen

Die Candidamediastinitis mit hämatogener Streuung wird häufig beschrieben und kann mit einer Letalität von 56% einhergehen (Clancy et al. 1997). Die postoperative Blutung ist eine seltene Komplikation der Mediastinitis. Mögliche Ursachen sind: direkte Ausbreitung der Infektion zur Gefäßnaht, Verletzung des Myokards durch Kanten des Sternums, intrapleuraler Druck, der das Herz gegen die offene Sternotomieinzision drückt (Robicsek 1997). Selten kann auch eine Blutung durch eine Infektion eines V.-saphena-Bypasses ausgelöst sein (Alam et al. 1999).

Eine direkte Ausbreitung der Infektion zu Herz, Gefäße, Lunge, Knochen und systemisch auf dem Blutweg ist möglich.

Prognose

Die Letalität der deszendierenden nekrotisierenden Mediastinitis liegt bei 19–47%, die Letalität der postoperativen Mediastinitis bei 25–52% (Culliford et al. 1976; Ottino et al. 1987; Lutwick et al. 1998; Parisian Mediastinitis Study Group 1996).

Cave:
Da die Mediastinitis auch Wochen nach einer Bypassoperation auftreten kann, sollte man immer bei Veränderungen im Bereich des Operationsgebietes, auch bei einer Rötung der Haut über dem Sternum, an eine Mediastinitis denken.

12.5.11 Trends und Entwicklungen

- Stadienorientierte Behandlung der Mediastinitis.
- Perioperative Antibiotikaprophylaxe one-shot mit Verlängerung bei koronaren Bypassoperationen, die länger als 3 h dauern.
- Zunahme von invasiven Pilzinfektionen.

Fazit für die Praxis

- Symptomatik:
  Fieber, Schmerzen im Thorax oder Hals, Rötung und Schwellung der Wunde.
- Diagnostik:
  Leukozytose >11.000/mm³, Thoraxübersicht, CT/MRT (freie Flüssigkeit).
- Therapie:
  Stadienorientierte operative Therapie:
  - Geschlossene Drainage, Débridement und primärer Sternunverschluss bei Typ 1 (Auftreten 3–5 Tage nach Sternotomie) oder Typ 2 (fulminate Mediastinitis 1–3 Wochen nach Operation).
  - Lappenplastik möglicherweise bei Typ 3 (Mediastinitis 1 Monat bis 1 Jahr nach herzchirurgischem Eingriff).
  - Nach fehlgeschlagener chirurgischer Intervention (Typ 4) ggf. Sternumresektion nach Débridement und verzögerte Lappenplastik.

  Antibiotika:
  - z. B. Unacid 3-mal 1–3 g, Zienam 3-mal 1 g, Ciprobay 3-mal 0,2–0,4 g + Sobelin 3-mal 0,6 g; Tazobac 3-mal 4,5 g.
  - Bei Pilzmediastinitis: Fluconazole 0,4–0,8 g/Tag, Amphotericin B 0,75–1 mg/kgKG/Tag (nephrotoxisch).
  - Neu: Voriconazole oder Caspofungin.

Literatur zu Kap. 12.5

Studien

Grossi EA et al. (1985) A survey of 77 major infectious complications of median sternotomy: a review of 7,949 consecutive operative procedures. Ann Thorac Surg 40: 214–223

Harbarth S et al. (2000) Prolonged antibiotic prophyalxis after cardiovascular surgery and its effects on surgical site infections and antimicrobial resistance. Circulation 101: 2916

Ivert T et al. (1991) Management of deep sternal wound infection after cardiac surgery – Hanuman syndrome. Scand J Cardiovasc Surg 25: 111–117

Loop FD et al. (1990) Sternal wound complications after isolated coronary artery bypass grafting: early and late mortality, morbidity and cost of care. Ann Surg 49: 179–187

Milano CA et al. (1995) Mediastinitis after coronary artery bypass graft surgery. Risk factors and long-term survival. Circulation 92: 2245–2251

Ottino G et al. (1987) Major sternal wound infection after open heart surgery: a multivariate analysis of risk factors in 2,579 consecutive operative procedures. Ann Thorac Surg 44: 173–179

Serry C et al. (1980) Sternal wound complications: management and results. J Thorac Cardiovasc Surg 80: 861–867

Weiterführende Literatur

Acinapura AJ et al. (1985) Surgical management of infected median sternotomy: closed irrigation vs. muscle flaps. J Cardiovasc Surg (Torino) 26: 44344–44346

Alam HB et al. (1999) Saphenous vein graft infection. A fatal complication of postoperative mediastinitis. Chest 116: 1816–1818

Breyer RH et al. (1984) A prospective study of sternal wound complications. Ann Thorac Surg 37: 412–416

Bryan AJ et al. (1992) Median sternotomy wound dehiscence: a retrospective case control study of risk factors and outcome. J R Coll Srg Edinb 37: 305–308

Clancy CJ et al. (1997) Candidal mediastinitis : an emerging clinical entity. Clin Infect Dis 25: 608–613

Culliford AT et al. (1976) Sternal and costochondral infections following open-heart surgery: a review of 2,594 cases. J Thorac Cardiovasc Surg 72: 714–726

Demmy TL et al. (1990) Recent experience with major sternal wound complications. Ann Thorac Surg 49: 458–462

Dunn EJ et al. (1990) Surgical implications of sclerosing mediastinitis. A report of six cases and review of the literature. Chest 97: 338–346

El Oakley RM, Wright JE (1996) Postoperative mediastinitis: classification and management. Ann Thorac Surg 61: 1030–1036

Fanning WJ et al. (1987) Delayed sternal closure after cardiac surgery. Ann Thorac Surg 44: 169–172

Garrett HE, Roper CL (1986) Surgical interventions in histoplasmosis. Ann Thorac Surg 42: 711–722

Gottlieb LJ et al. (1994) Rigid internal fixation of the sternum in postoperative mediastinitis Arch Surg 129: 489–493

Gur E et al. (1998) Clinical-radiological evaluation of poststernotomy wound infection. Plast Reconstr Surg 101: 348–355

Iyoda A et al. (1999) Descending necrotizing mediastinitis: report of a case. Surg Today 29: 1209–1212

Kohman LJ et al. (1990) Bacteremia and sternal infection after coronary artery bypass grafting. Ann Thorac Surg 49: 454–457

Lamesch P et al. (1997) Cervicale Oesophagusperforation nach ventraler Fusion der Halswirbelsäule. Chirurg 68: 543–547

Lundell L, Liedman B, Hyltander A (2000) Emergency oesophagectomy and proximal deviating oesophagostomy for fulminant mediastinal sepsis. Eur J Surg 167: 675–678

Lutwick LI et al. (1998) Post cardiac surgery infections. Crit Care Clin 14: 221–250

Machens A et al. (1998) Postoperative infection after transsternal thymectomy for myasthenia gravis: A retrospective analysis of 125 cases. Surg Today 28: 808–810

Madden JE et al. (1970) Studies in the management of the contaminated wound. Am J Surg 119: 222–224

Miller JI, Nahai F (1989) Repair of dehisced median sternotomy incision. Surg Clin North Am 69: 1091–1102

Munoz P et al. (1997) Post surgical mediastinitis: a case controlled study. Clin Infect Dis 25 : 1060–1064

Murray PM and Finegold SM (1984) Anaerobic mediatinitis. Rev Infect Dis 6 Suppl 1: S123–S127

Nahai F et al. (1989) Primary treatment of the infected sternotomy wound with muscle flaps: a review of 211 consecutive cases. Plast Reconstr Surg 84: 434–441

Nishida H et al. (1991) Discriminate use of electrocautery on the median sternotomy incision: a 0.16% wound infection rate. J Thorac Cardiovasc Surg 101: 488–494

Oates E, Payne DD (1994) Postoperative cardiothoracic infection: diagnostic value of indium-111 white blood cell imaging. Ann Thorac Surg 58: 1442–1446

Parisian Mediastinitis Group (1996) Risk factors for deep sternal wound infection after sternotomy: a prospective, multicenter study. J Thorac Cardiovasc Surg 111: 1200–1207

Robicsek F (1997) Prevention of secondary hemorrhage in Hanuman syndrome (open mediastinal drainage) J Cardiovasc Surg 38: 601–603

Robicsek F (2000) Postoperative sterno-mediastinitis. Am Surg 66: 184–92

Robicsek F et al. (1984) The value of thermography in the early diagnosis of postoperative sternal wound infections. Thorac Cardiovasc Surg 32: 260–265

Rutledge R et al. (1985) Mediastinal infection after open heart surgery. Surgery 97: 88–92

Sargent LA et al. (1991) The healing sternum: a comparison of osseus healingwith wire rigid fixation. Ann Thorac Surg 52: 490–494

Sarr MG et al. (1984) Mediastinal infection after cardiac surgery. Ann Thorac Surg 38: 415–423

Shafazand S et al. (1999) Inhalational anthrax. Epidemiology, diagnosis, and management. Chest 116: 1369–1376

Shafir R et al. (1988) Faulty sternotomy and complications after median sternotomy. J Thorac Cardiovasc Surg 96: 310–313

Skinner DB, Myerowitz PD (1981) Recent advances in the management of thoracic surgical infections. Ann Thorac Surg 31: 191–198

Infektionen des Zentralnervensystems

W. Beuche, S. Kastenbauer, H.-W. Pfister, H. F. Rabenau, E. Schielke, J. R. Weber, K. Wetzel, F. Winkler

13.1 Akute Meningitis

F. Winkler, H.-W. Pfister

13.1.1 Definitionen

Die akute Meningitis ist eine Enzündung der Pia mater und der Arachnoidea. Von der noch immer mit einer relevanten Letalität und Morbidität verbundenen akuten bakteriellen (eitrigen) Meningitis ist die akute apurulente oder seröse Meningitis z. B. viraler Genese zu unterscheiden.

Bakterielle Erreger einer Meningitis sind v. a. Pneumokokken, Meningokokken, Gruppe-B-Streptokokken, *Listeria monocytogenes* und – heutzutage seltener – *Haemophilus influenzae*; unter den viralen Erregern finden sich v. a. Enteroviren und Viren der Herpesgruppe (Pfister 2002).

13.1.2 Epidemiologie

Weltweit kommt es zu etwa 1,2 Mio. Fälle einer bakteriellen Meningitis pro Jahr; 135.000 dieser Patienten sterben (WHO 2000). Die Inzidenz der akuten bakteriellen Meningitis in Industriestaaten wird auf jährlich bis zu 5–10 Fälle pro 100.000 Einwohner geschätzt. Nachdem die Häufigkeit der H.-influenzae-Typ-B-Erkrankungen durch Einführung der Schutzimpfung in den 1990er Jahren um über 90% zurückgegangen ist (Schuchat et al. 1997), ist nun *Streptococcus pneumoniae* der häufigste bakterielle Erreger einer eitrigen Meningitis. Damit ist das Durchschnittsalter (Median) der Patienten mit bakterieller Meningitis von 15 Monaten auf nun 25 Jahre angestiegen; die bakterielle Meningitis ist somit nicht mehr eine Erkrankung vorwiegend des Kindesalters.

Die häufigsten Erreger einer bakteriellen Meningitis waren in einer großen amerikanischen Studie (Schuchat et al. 1997)

- Pneumokokken (47%),
- Meningokokken (25%),
- Gruppe-B-Streptokokken (12%),
- Listeria monocytogenes (8%) und
- Haemophilus influenzae (8%).

Gruppe-B-Streptokokken waren die häufigsten Keime der Meningitis in der Neugeborenenperiode (ungefähr 70% der Fälle); Pneumokokken (45% der Fälle) und Meningokokken (31%) dominierten im Säuglings-/Kleinkindesalter (1–23 Monate). Der häufigste Keim der Meningitis in der Altersgruppe zwischen 2 und 18 Jahren war *Neisseria meningitidis*. Bei Erwachsenen über 18 Jahren fanden sich v. a. Pneumokokken (62% der Fälle), aber auch Meningokokken, Listerien und Staphylokokken.

Von den 84 bekannten Serotypen von Pneumokokken sind nur wenige Serotypen für die meisten Meningitiden in Deutschland verantwortlich zu machen, nämlich die Serotypen 14, 18C, 6B, 23F, 19A und 7F (Kries et al. 2000). Gramnegative Enterobakterien inkl. *Pseudomonas aeruginosa* machen ca. 10% der Fälle aus, anaerobe Bakterien weniger als 1%. In 10–30% der eitrigen Meningitiden ist kein Erregernachweis möglich. Mehr als ein Erreger werden bei etwa 1% der Fälle im Liquor nachgewiesen, insbesondere bei Patienten mit Abwehrschwäche, bekanntem Schädel-Hirn-Trauma oder vorausgegangener neurochirurgischer Operation.

Meldepflichtig nach dem Infektionsschutzgesetz (IfSG; § 6 und 7) sind die Meningokokkenmeningitiden und andere durch Erregernachweis gesicherte bakterielle und virale Meningitiden wie z. B. die Listerienmeningitis (für eine vollständige Liste s. IfSG; § 7).

! Nach dem im Januar 2001 in Deutschland in Kraft getretenen Infektionsschutzgesetz ist bereits bei Verdacht auf eine Meningokokkenmeningitis die Meldepflicht gegeben.

13.1.3 Prophylaxe

13.1.3.1 Chemoprophylaxe

Das Erkrankungsrisiko für enge Kontaktpersonen von Patienten mit Haemophilus-influenzae-Typ-B- oder Meningokokkenmeningitis liegt etwa 200- bis 1000-mal über dem Risiko der Allgemeinbevölkerung. Daraus ergibt sich unter bestimmten Bedingungen die Indikation zur antibiotischen Prophylaxe von Kontaktpersonen. Die Richtlinien für Meningokokkeninfektionen finden sich in Abschn. 29.4.1.6, S. 960–961.

Bei der Haemophilus-influenzae-Meningitis ist die Chemoprophylaxe mit Rifampicin für alle in einem Haushalt lebenden Personen (außer Schwangeren) nur dann indiziert, wenn ein an einer Meningitis erkranktes Kind unter 4 Jahren nicht oder unvollständig gegen H. influenzae immunisiert ist. Eine Chemoprophylaxe ist nicht mehr sinnvoll, wenn der Kontakt zum Indexpatienten mehr als 7 Tage zurückliegt. Die Rifampicindosierung beträgt bei Erwachsenen 2-mal 600 mg/Tag und bei Kindern 2-mal 10 mg/kgKG/Tag jeweils für 2 Tage per os. Alternativ kann Ceftriaxon (z. B. 250 mg i.m. für Schwangere und 125 mg i.m. für Kinder <15 Jahren) gegeben werden.

13.1.3.2 Impfungen

Hier sei auf die Abschnitte 29.2.5.8, S. 930–931 (S. pneumoniae), 29.4.1.6, S. 960–961 (N. meningitidis) und 29.5.7.6, S. 1004 (H. influenzae) verwiesen.

13.1.4 Ätiologie/Pathogenese

Für die Pathogenese der bakteriellen Meningitis sind die Virulenz des Erregers auf der einen und die inflammatorische Reaktion des Wirtes auf der anderen Seite von zentraler Bedeutung. Ein »erfolgreicher« meningealer Erreger muss zunächst die Schleimhaut kolonisieren, anschließend diese penetrieren und dann intravaskulär überleben; in Folge muss er die Blut-Hirn-Schranke passieren, im Liquorraum überleben und sich dort vermehren. Das Vorhandensein von Erregern triggert eine entzündliche Antwort des Wirtes und führt dadurch zu den klinischen Symptomen und den Komplikationen der Meningitis.

Für die Adhärenz an der Schleimhaut des Nasen-Rachen-Raums sind spezielle, meist typenspezifische Oberflächenstrukturen der Bakterien verantwortlich, z. B. die Kapsel bei Pneumokokken und Haemophilus influenzae und die Pili bei

Meningokokken. Die Adhärenz beruht auf der irreversiblen Bindung zwischen bakteriellen Adhäsinen und zellulären Rezeptoren. In der Folge vermehren sich die Bakterien und schädigen die Schleimhaut. Die Invasion der Bakterien wird durch bakterielle Virulenzfaktoren wie Polysaccharide, Kapsel, Proteasen und Toxine gefördert. Diesen stellen sich die lokalen Abwehrsysteme der Schleimhaut (z. B. Lysozym oder sekretorisches Immunglobulin A) entgegen. Die Bakterien gelangen entweder transzellulär über Vakuolenbildung oder durch den interzellulären Bereich (parazellulär) der Epithelzellen in das intravaskuläre Kompartiment. Über hämatogene Erregerausbreitung oder per continuitatem gelangen die Bakterien ins ZNS.

Ein Überleben der Bakterien im Liquorraum ist aufgrund der unzulänglichen lokalen Abwehrmechanismen möglich: Die Phagozytose von bekapselten Mikroorganismen als wichtigste Abwehrfunktion der Leukozyten ist im Liquor in Folge niedriger Konzentrationen von antikapsulären Antikörpern und Komplement unzureichend (Scheld 1984). Dieser Umstand macht deutlich, dass die frühe und suffiziente Antibiotikatherapie zur Kontrolle der Infektion unersetzlich ist.

Tierexperimentelle Untersuchungen der letzten Jahre haben außerdem verdeutlicht, dass die im Verlauf der Meningitis auftretenden zerebralen Komplikationen hauptsächlich Folge entzündlicher Reaktionen des Wirtes auf bakterielle Komponenten sind. Man geht heutzutage davon aus, dass bakterielle Oberflächenkomponenten (z. B. Teichonsäure oder Peptidoglykan der gram-positiven Erreger und Lipopolysacharide der gramnegativen Erreger) im Subarachnoidalraum die lokale Produktion verschiedener inflammatorischer Mediatoren induzieren, z. B. Zytokine wie Interleukin (IL)-1, Tumornekrosefaktor α und IL-6 (Leib 1999). Es kommt in der Folge zur Bildung einer Reihe von Substanzen, die potenziell zur Schädigung des Wirtes führen können; genannt seien hier reaktive Stickstoff- und Sauerstoffspezies und proteolytische Enzyme wie die Matrix-Metalloproteinasen (Koedel u. Pfister 1999; Leib 1999).

13.1.5 Symptomatik

Die bakterielle (eitrige) Meningitis entsteht

- als Komplikation einer Infektion in der Nachbarschaft (»Durchwanderungsmeningitis«, z. B. bei Otitis, Sinusitis, Mastoiditis, Hirnabszess, subduralem Empyem),
- hämatogen durch Bakteriämie (z. B. Meningokokkeninfektionen) oder bei fernem septischem Herd (z. B. Pneumonie, Endokarditis),
- postoperativ (nach neurochirurgischen Operationen, z. B. bei externer Liquordrainage und Ventrikulitis),
- selten iatrogen (Inokulationsmeningitis, z. B. nach periduraler Anästhesie, paravertebraler Injektion, Ventrikeldrainage oder sehr selten nach Lumbalpunktion).

Charakteristische Symptome sind die klassische Trias

1. Kopfschmerzen,
2. Meningismus und
3. Fieber,

ferner *Übelkeit, Erbrechen, Lichtscheu, Verwirrtheit (selten akute Psychose), Vigilanzstörung und epileptische Anfälle* als Ausdruck einer Meningoenzephalitis.

Der *Meningismus* ist auch bei der Mehrzahl der bewusstseinsgestörten (komatösen) Patienten mit bakterieller Meningitis noch nachweisbar (Lambert 1994), kann bei Kindern, älteren Patienten und sehr früh im Krankheitsverlauf allerdings gering ausgeprägt sein oder sogar fehlen.

Weitere klassische klinische Zeichen einer eitrigen Meningitis sind die positiven Zeichen nach *Kernig* (das in der Hüfte und im Knie gebeugte Bein wird im Knie gestreckt, bei Vorliegen einer Meningitis wird die Bewegung unter Schmerzäußerung reflektorisch gehemmt) und das *Brudzinski-Zeichen* (bei passiver Beugung des Nackens erfolgt eine Beugung im Hüft- und Kniegelenk, um die Dehnung der lumbosakralen Wurzeln zu entlasten).

Relativ häufig kommt es in der Initialphase der bakteriellen Meningitis zu *Bewusstseinsstörungen*: Analysen von erwachsenen Patienten mit ambulant erworbener bakterieller Meningitis zeigten, dass bei Krankenhausaufnahme 6–20% der Patienten tief komatös waren und die Mehrheit Vigilanzstörungen im Sinne eines Sopors, Stupors oder einer Somnolenz zeigten (Durand et al. 1993).

Bei etwa 10–15% der Patienten mit einer eitrigen Meningitis finden sich als Folge einer Zerebritis oder einer zerebralen Ischämie *fokale zerebrale Zeichen* in Form von Hemi- oder Tetraparesen, Aphasien und Hemianopsien. *Epileptische Anfälle* werden bei 20–30% der Patienten beobachtet. Beim Auftreten epileptischer Anfälle im Verlauf der Meningitis müssen insbesondere folgende Ursachen differenzialdiagnostisch erwogen werden: Zerebritis (Hirnphlegmone), arterielle Infarkte, Sinus-/Venenthrombose, Hyponatriämie, Hirnabszess und Medikamentennebenwirkungen.

Eine akute Meningitis in Kombination mit einem *Exanthem* (das Spektrum reicht von einzelnen Petechien bis zu ausgedehnter Purpura mit Hautnekrosen), das sich insbesondere am Stamm und an den Beinen, aber auch im Bereich der Schleimhäute und der Konjunktiven manifestieren kann, ergibt den Verdacht auf eine Meningokokkenmeningitis (s. Abb. 13-1).

Die klinischen Zeichen einer Meningitis im *Neugeborenenalter* unterscheiden sich z. T. von denen des Erwachsenen. Eine plötzlich auftretende Atemstörung, eine Verfärbung des Hautkolorits (blass, grau, livide), epileptische Anfälle und Erbrechen sprechen für eine bakterielle Meningitis des Neugeborenen (DGPI, 2003). Eine Berührungsempfindlichkeit oder Fieber finden sich nur bei etwa 20%. Ferner können im Rahmen einer

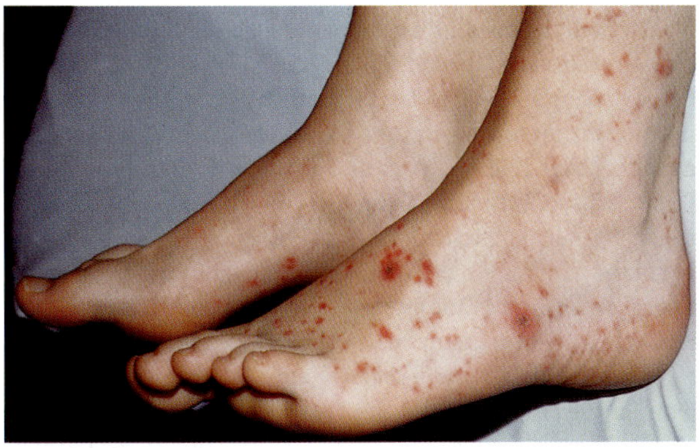

Abb. 13-1. Exanthem eines Patienten mit Meningokokkenmeningitis

bakteriellen Meningitis im Neugeborenenalter folgende Symptome beobachtet werden: Schrilles oder klägliches Schreien, Trinkschwäche, Nahrungsverweigerung, gespannte Fontanelle, Opisthotonus, Hyperexzitabilität, Schlaffheit, Bewusstseinsstörungen, Ödeme, meteoristisch geblähtes Abdomen, Untertemperatur oder Ikterus. Die Inzidenz der bakteriellen Meningitis im Neugeborenenalter liegt bei etwa 0,25–1/1000 Lebendgeburten. Bis zu 25% der Neugeborenen mit bakterieller Sepsis haben auch eine kulturell gesicherte Meningitis.

Die *Listerienmeningitis* kann klinisch nicht sicher von den anderen Meningitisformen unterschieden werden, bietet aber dennoch einige Besonderheiten. Sie äußert sich nach einem grippeähnlichen Prodromalstadium mit den ZNS-Symptomen einer Meningitis oder Meningoenzephalitis (ca. 90% der Fälle), einer Hirnstammenzephalitis bzw. Rhombenzephalitis (5–10%); selten sind Hirnabszess (<5%), Myelitis oder intraspinaler Abszess. Klinisch dominieren Fieber (über 90% der Patienten), Bewusstseinsstörungen (85%), Kopfschmerzen (knapp die Hälfte der Patienten) und epileptische Anfälle (25%). Etwa $^1/_3$ der Patienten zeigt fokale neurologische Defizite. Gefährdet sind v. a. Personen mit geschwächtem Immunsystem und ältere Menschen. Listerien sind der häufigste Erreger einer bakteriellen Meningitis bei Organtransplantierten, Diabetikern, Alkoholikern und HIV-Infizierten.

13.1.6 Diagnostik

Die Diagnose der bakteriellen Meningitis stützt sich neben der typischen Symptomatik auf den klinisch-chemischen sowie mikrobiologischen Blut- und Liquorbefund. Daneben müssen radiologische Zusatzuntersuchungen durchgeführt werden, um Komplikationen der Meningitis zu erkennen und andere Erkrankungen differenzialdiagnostisch auszuschließen.

Eine Lumbalpunktion muss bei Verdacht auf eine bakterielle Meningitis immer erfolgen, wenn keine Kontraindikationen vorliegen (■ s. Abb. 13-3). Der *Liquorbefund* zeigt dann typischerweise eine *Pleozytose* über 1000 Zellen/µl; bei der Zelldifferenzierung finden sich überwiegend Granulozyten (80–90% der Patienten haben >80% Granulozyten). In seltenen Fällen sieht man eine überwiegend lymphozytäre Pleozytose bei bakteriellen Meningitiden; dies kann z. B. bei Listerieninfektionen beobachtet werden.

Niedrige Liquorzellzahlen (<1000 Zellen/µl) finden sich bei der bakteriellen Meningitis sehr früh im Krankheitsverlauf, nach antibiotischer Anbehandlung, bei fulminanten Krankheitsverläufen (»apurulente bakterielle Meningitis«) sowie bei abwehrgeschwächten und leukopenischen Patienten. Immerhin 13% der Patienten mit einer ambulant erworbenen (»community-acquired«) Meningitis und 19% der Patienten mit nosokomialer Meningitis hatten in einer großen Studie eine Liquorzellzahl unter 100 Zellen/µl (Durand et al. 1993). Es gibt sogar als Rarität Berichte über bakterielle Meningitiden mit normaler Liquorzellzahl, dann allerdings mit erniedrigter Liquorglukose und erhöhten Liquoreiweißkonzentrationen als Hinweis auf eine bakterielle Infektion.

In der *klinisch-chemischen Untersuchung* bei bakterieller Meningitis findet sich in der Regel eine schwere Blut-Liquor-Schrankenstörung (Liquor-Serum-Albumin-Quotient $>20\times10^{-3}$, normal $<7{,}4\times10^{-3}$; Pandy +++). Die Proteinkonzentration im Liquor beträgt typischerweise >120 mg/dl; der Liquor-/Serum-Glukose-Quotient ist kleiner als 0,3 (Liquorglukosekonzentration meist <30 mg/dl).

Zur ergänzenden Diagnostik hat sich die Bestimmung von Laktat im Liquor (>4,5 mmol/l bei bakterieller Meningitis) als hilfreich erwiesen. Im Blut findet sich eine Leukozytose und eine Erhöhung des C-reaktiven Proteins als Ausdruck der systemischen Entzündungsreaktion. In letzter Zeit ist zur differenzialdiagnostischen Unterscheidung der viralen und bakteriellen Meningitis die Bestimmung des Serumprocalcitonins in den Blickpunkt gerückt; einige Studien legen nahe, dass bei Spiegeln über 2,0 ng/l eine bakterielle und bei Werten darunter eine virale Meningitis angenommen werden kann (Viallon et al. 1999).

Die *mikrobiologische Diagnose* der bakteriellen Meningitis wird gesichert durch die folgenden Nachweismethoden im Liquor:

- mikroskopisch in der *Gramfärbung:*
  - S. pneumoniae: lanzettenförmige, grampositive Diplokokken, ■ s. Abb. 13-2,
  - N. meningitidis: gramnegative Diplokokken,
  - L. monozytogenes: grampositive Stäbchen,
  - H. influenzae: gramnegative Stäbchen.
- Antigennachweis mit der *Latexagglutinationsmethode.*

Diese Methode steht für den Antigennachweis von N. meningitidis, S. pneumoniae, H. influenzae und Gruppe-B-Streptokokken (S. agalactiae) zur Verfügung (Camargos et al. 1995). Die Sensitivität des Latexagglutinationstests für den Nachweis von Haemophilus influenzae Typ B im Liquor liegt bei 78–86%, die Spezifität bei 100%; für den Nachweis von Pneumokokken im Liquor liegt die Sensitivität bei 69–100% und die Spezifität bei 96%; für den Nachweis von Meningokokken liegt die Sensitivität bei 33–70% und die Spezifität bei 100% (Roos 1998).

- Bakteriologisch in der *Kultur.*

Der Nachweis von Bakterien im Liquor ist mit mindestens einer der genannten Methoden bei 70–80% der Patienten möglich. Der Erregernachweis im Liquor mit der Gramfärbung gelingt bei 80–90% der Patienten mit positivem bakteriologischem Kulturergebnis. Bei knapp der Hälfte der Patienten mit

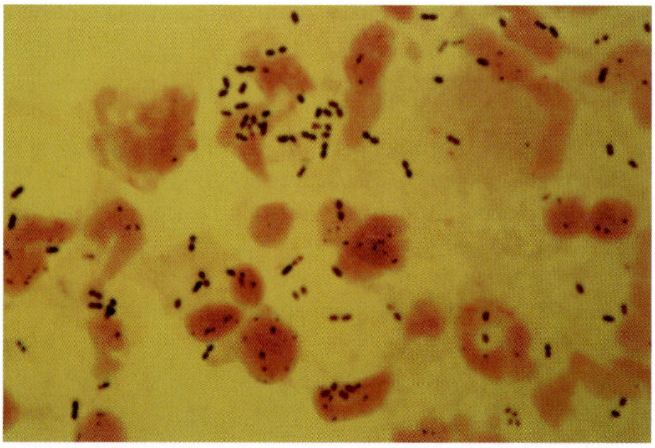

■ **Abb. 13-2.** Grampräparat von Liquor eines Patienten mit Pneumokokkenmeningitis: Man erkennt grampositive Diplokokken und Leukozyten

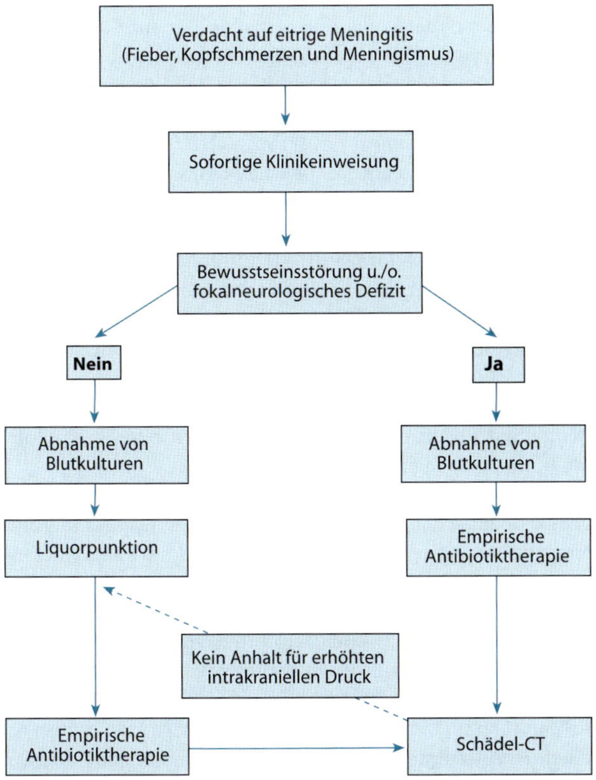

Abb. 13-3. Diagnostisches und therapeutisches Vorgehen bei Verdacht auf eine bakterielle Meningitis

bakterieller Meningitis sind die Blutkulturen positiv. Eine Bakteriämie kann Ausdruck einer hämatogen entstandenen Meningitis sein; andererseits kann es aber auch sekundär als Folge einer bakteriellen Penetration der Blut-Liquor-Schranke vom Subarachnoidalraum in das Blutkompartiment zu einer Bakteriämie kommen.

Möglichst rasch nach Aufnahme des Patienten sollte ein *CT des Schädels* durchgeführt werden, bei bewusstseinsgestörten Patienten noch vor der Lumbalpunktion (Abb. 13-3).

Folgende Komplikationen der bakteriellen Meningitis können hiermit und mit der *Kernspintomographie* nachgewiesen werden (Pfister 2002):

Hirnschwellung (Hirnödem, Hirnvolumenzunahme bei Sinus-/Venenthrombose),

intrazerebrale Blutung (Stauungsblutung bei Venenthrombose, Blutung bei Verbrauchskoagulopathie),

beginnender Hydrozephalus,

Ventrikulitis (Ventrikelempyem),

Infarkte (evtl. hämorrhagisch transformiert) bei zerebraler Vaskulitis oder septisch embolischer Herdenzephalitis sowie Stauungsinfarkte bei Sinus-/Venenthrombose,

Zerebritis (Hirnphlegmone),

Hirnabszess oder subdurales Empyem (die sekundär zu einer Meningitis geführt haben) und

intrakranielle freie Luft bei Durafistel.

Außerdem können sich ein *parameningealer Infektionsherd* im Knochenfenster, z. B. eine *Sinusitis* oder *Mastoiditis*, sowie ein *basales eitriges Exsudat* darstellen. Eine meningeale und ventrikuläre ependymale Kontrastmittelaufnahme erlaubt den direkten Nachweis einer meningealen Inflammation, ist aber nicht immer zu sehen. Mit der hochauflösenden Kernspintomographie der Schädelbasis kann eine *Beteiligung vestibulocochleärer Strukturen* dargestellt werden (Dichgans et al. 1999).

Eine *transkranielle Doppleruntersuchung (TCD)* kann Hinweise auf die Entwicklung von zerebrovaskulären Komplikationen und eine intrakranielle Druckerhöhung geben (s. Abschn. 13.1.9.1).

13.1.7 Differenzialdiagnosen

Das typische Krankheitsbild der bakteriellen Meningitis im Erwachsenenalter mit akut einsetzendem hohem Fieber, Meningismus, Kopfschmerzen, Vigilanzstörungen und ausgeprägter Liquorpleozytose ist sehr eindrücklich und erlaubt in der Regel schnell die Stellung der richtigen Verdachtsdiagnose. Nicht immer ist allerdings diese Symptomkonstellation vorhanden, z. B. kann sie am Beginn der Erkrankung, bei Säuglingen/Kleinkindern oder bei Immunsuppression unvollständig sein.

In der Differenzialdiagnose sind zunächst andere intrakranielle Infektionen zu unterscheiden, v. a. die Virusmeningitis, aber auch Virusenzephalitis, tuberkulöse Meningitis, Pilzmeningitis, Mollaret-Meningitis, Rickettsiose und parameningeale Eiterherde wie Hirnabszess, epiduraler Abszess oder subdurales Empyem (Pfister 2002). Weiterhin können Erkrankungen, bei denen es ebenfalls zu Meningismus, Fieber und/oder Bewusstseinsstörungen kommen kann, differenzialdiagnostische Schwierigkeiten machen. Dazu gehören Subarachnoidalblutung, Meningealkarzinose, ein Tumor in der hinteren Schädelgrube und das maligne neuroleptische Syndrom. Tabelle 13-1 zeigt die wichtigsten Ursachen einer sog. aseptischen (serösen) Meningitis.

Die akute, günstig verlaufende *Virusmeningitis* gehört zu den häufigsten entzündlichen neurologischen Erkrankungen und ist damit in der klinischen Praxis deutlich öfter anzutreffen als die bakterielle Meningitis. Die virale Meningitis ist durch einen akuten Krankheitsverlauf mit im Vordergrund stehenden frontalen oder retroorbitalen Kopfschmerzen, Lichtempfindlichkeit, Myalgien, Übelkeit und Erbrechen charakterisiert. Der Meningismus ist oft nur schwach ausgeprägt. Die Patienten sind in der Regel bewusstseinsklar und zeigen keine fokalneurologischen Defizite. Der Liquor zeigt meist eine lymphozytäre Pleozytose bis 1000 Zellen/μl (im eigenen Patientenkollektiv lag die höchste Zellzahl bei 1650 Zellen/μl). Initial überwiegen allerdings oft Granulozyten. Die Liquoreiweißkonzentration ist normal oder allenfalls geringgradig erhöht, die Liquorglukosekonzentration ist in der Regel normal (Ausnahme: Mumpsvirus und lymphozytäres Choreomeningitisvirus).

Ursächlich kommt eine Vielzahl von Viren in Betracht, insbesondere Enteroviren und Viren der Herpesgruppe, v. a. HSV 2 (Pfister 2002), aber auch in bestimmten Endemiegebieten das FSME-Virus (s. Tabelle 13-1). Ein Erregernachweis erfolgt allerdings in der Mehrzahl der Erkrankungen nicht.

Bei *Enterovirusinfektionen* kann es zum Auftreten von Hauteffloreszenzen (makulopapulär, vesikulär oder petechial) kommen. Die Enterovirusserotypen, die am häufigsten eine virale Meningitis verursachen, sind Echovirus Typ 6, 9 und 20 sowie die Coxsackieviren A9, B2, B3 und B5. Enterovirusinfektio-

Tabelle 13-1. Differenzialdiagnose der aseptischen (serösen) Meningitis. (Mod. nach Pfister 1997, 2002)

Infektiös

Bakterien
- Hirnabszess (epidural/subdural)
- Septisch-embolische Herdenzephalitis
- Brucella spp.

Mykobakterien
- Mycobacterium tuberculosis

Rickettsien
- Rickettsia conorii
- Rickettsia ricketsii

Mykoplasmen
- Mycoplasma pneumoniae

Spirochäten
- Treponema pallidum
- Borrelia burgdorferi
- Leptospira spp.
- Ehrlichia spp. (E. chaffeensis)

Pilze
- Cryptococcus neoformans
- Coccidioides immitis
- Histoplasma capsulatum
- Candida sp.
- Aspergillus sp.

Parasiten
- Toxoplasma gondii
- Cysticercus
- Angiostrongylus

Viren
- Enteroviren: Coxsackie-Virus, Echovirus, Poliovirus
- Herpesviren: Herpes-simplex-Virus Typ 1 und 2, Varicella-zoster-Virus, Epstein-Barr-Virus, Zytomegalievirus
- Paramyxoviren: Mumpsvirus, Masernvirus
- Togaviren: Röteln
- Flaviviren: Frühsommer-Meningoenzephalitis-Virus, Japan-Enzephalitis-Virus
- Bunyaviren: Sandfliegenfiebervirus
- Arenaviren: lymphozytäres Choriomeningitisvirus
- Rhabdoviren: Rabiesvirus
- Retroviren: »human immunodeficiency virus«

Nichtinfektiös

Medikamenteninduziert
- z. B. nichtsteroidale Antiphlogistika, i.v.-Immunglobuline

Chemisch
- z. B. Kontrastmittel

Verschiedene neurologische Erkrankungen
- zerebrale Vaskulitis
- intrakranielle Epidermoidzyste
- Hirntumoren
- Neurosarkoidose
- Meningeosis carcinomatosa/lymphomatosa

nen können insbesondere im Sommer/Spätsommer beobachtet werden.

Die Diagnose wird gesichert durch die positive Liquor-PCR-Untersuchung oder den Nachweis virusspezifischer IgM-Antikörper und/oder einen signifikanten Anstieg der spezifischen IgG-Antikörpertiter im Serum in Kombination mit einer intrathekalen enterovirusspezifischen IgG-Antikörperproduktion. Der Krankheitsverlauf ist selbstlimitierend. Die Behandlung beschränkt sich auf symptomatische Therapiemaßnahmen. Die Krankheitsdauer kann durch den Einsatz des Virustatikums Pleconaril reduziert werden.

Das *Herpes-simplex-Virus-Typ 2* (HSV-2) kann genitale Herpesläsionen und eine aseptische Meningitis (inklusive der Mollaret-Meningitis) verursachen. Typischerweise kommt es zeitgleich zum Auftreten genitaler Läsionen und dem meningitischen Krankheitsbild; allerdings kann es bei anamnestisch bekanntem Herpes simplex genitalis auch später zur Entwicklung einer aseptischen HSV-2-verursachten Meningitis ohne gleichzeitiges Auftreten von Hauteffloreszenzen kommen. Die Meningitis ist typischerweise selbstlimitierend. Dennoch wird in der Regel bei Vorliegen einer Meningitis in Kombination mit einer genitalen Herpesinfektion eine Aziclovirtherapie empfohlen (3-mal 5–10 mg/kgKG i.v.über 5 Tage).

Differenzialdiagnostisch muss bei einem akuten meningoenzephalitischen Krankheitsbild mit Fieber, Kopfschmerzen, Vigilanzstörung, epileptischen Anfällen und Nachweis einer Liquorpleozytose mit Werten unter 1000 Zellen/μl auch an die behandelbare *Herpes-simplex-Enzephalitis* gedacht werden, die in der Frühphase der Erkrankung durch eine überwiegend granulozytäre Liquorpleozytose gekennzeichnet sein kann. Lässt sich in der Initialphase einer akuten meningoenzephalitischen Erkrankung im Liquor eine beginnende eitrige Meningitis von einer Herpes-simplex-Enzephalitis nicht unterscheiden, so muss bis zur definitiven diagnostischen Einordnung eine Kombination von Antibiotika und Aciclovir gegeben werden.

Eine weitere wahrscheinlich viral bedingte Menigitisform ist die *Mollaret-Meningitis*. Sie ist durch kurze rezidivierende Meningitisepisoden mit symptomfreien Intervallen charakterisiert. Im Liquor von Patienten mit Mollaret-Meningitis wurde mittels PCR HSV-2 nachgewiesen. Die Attacken beginnen sehr rasch, erreichen innerhalb weniger Stunden die maximale Symptomausprägung (Kopfschmerzen, Nackenschmerzen, Rückenschmerzen, Fieber, Übelkeit, Erbrechen, Nackensteifigkeit, positives Kernig- und Brudzinski-Zeichen); transiente neurologische Defizite können in seltenen Fällen beobachtet werden. Die Symptome bilden sich innerhalb von 1–3 Tagen wieder zurück; es bleiben keine neurologischen Residuen.

Im Liquor findet sich innerhalb der ersten 12–24 h nach Beginn der Symptomatik eine granulozytäre Pleozytose bis 1000 Zellen/μl und mehr mit Nachweis großer mononukleärer Zellen mit irregulärem, unscharfem Rand der nukleären und Zytoplasmamembranen. Einzelne Zellen stellen sich nur als »Geister« dar; ein Nachweis dieser Zellen jenseits von 24 h nach Beginn der Attacke ist meist nicht mehr möglich. Im weiteren Verlauf findet sich eine lymphozytäre Pleozytose, die sich meist innerhalb von Tagen vollständig zurückbildet. Die symptomfreien Intervalle können Wochen, Monate oder Jahre andauern.

13.1.8 Therapie

13.1.8.1 Allgemeines Vorgehen bei Patienten mit bakterieller Meningitis

In der Behandlung einer schweren lebensbedrohlichen bakteriellen Meningitis ist die wichtigste Behandlungsmaßnahme die rasche Gabe von *Antibiotika*. Die initiale Antibiotikatherapie richtet sich bei zunächst unbekanntem Erreger nach dem mög-

Tabelle 13-2. Empirische initiale Antibiotikatherapie der bakteriellen Meningitis ohne Kenntnis des Erregers

Altersgruppe/Klinische Konstellation	Typische Erreger	Therapieempfehlung
Neugeborene	Gruppe-B-Streptokokken (S. agalactiae), E. coli, L. monocytogenes	Cefotaxim plus Ampicillin[a]
Kleinkinder und Kinder	N. meningitidis, S. pneumoniae, (H influenzae)	Cephalosporin[b]
Gesunde Erwachsene, keine Abwehrschwäche, ambulant erworben (»community-acquired«)	S. pneumoniae, N. meningitidis, L. monocytogenes (selten)	Cephalosporin[b] plus Ampicillin[c]
Nosokomiale bakterielle Meningitis (z. B. nach neurochirurgischem Eingriff oder Schädel-Hirn-Trauma)	Staphylokokken, gramnegative Enterobakterien	Ceftazidim plus Vancomycin[d]
Abwehrgeschwächte, ältere Patienten	L. monocytogenes, gramnegative Enterobakterien, S. pneumoniae	Ceftazidim plus Ampicillin[c]
Ventrikulitis	S. epidermidis, S. aureus, gramnegative Enterobakterien	Ceftazidim plus Vancomycin[d, e]

[a] Ein Aminoglykosid kann – v. a. bei schwerstkranken Patienten – zusätzlich gegeben werden.
[b] Ceftriaxon oder Cefotaxim.
[c] Ampicillin wird gegeben, um eine Wirksamkeit gegen Listerien zu erhalten.
[d] Alternativ: Meropenem plus Vancomycin.
[e] Bei Staphylokokkenventrikulitis: evtl. Vancomycin intraventrikulär.

lichen Erregerspektrum; dieses ist abhängig von dem Ort des Auftretens der Meningitis [außerhalb des Krankenhauses aufgetreten (»community-acquired«) vs. in zeitlichem Zusammenhang zu einem Krankenhausaufenthalt entwickelt (»nosokomial«)], dem Alter der Patienten und Begleitkrankheiten (s. Tabelle 13-2 und Abb. 13-3).

Bei Patienten ohne Bewusstseinsstörungen oder fokalneurologische Defizite mit Verdacht auf bakterielle Meningitis sollte unmittelbar nach der klinischen Untersuchung die lumbale Liquoruntersuchung angeschlossen werden; nach Abnahme von Blutkulturen wird rasch mit der Antibiotikatherapie begonnen (Tunkel u. Scheld 1995). Wir empfehlen, dass bei bewusstseinsgestörten Patienten oder solchen mit fokalneurologischen Defiziten, bei denen eine bakterielle Meningitis vermutet wird, Antibiotika unmittelbar nach Blutentnahme (für die Blutkultur) appliziert werden, um keine Zeit durch das Warten auf die CT-Untersuchung zu verlieren. Danach sollte bei diesen Patienten möglichst bald ein Computertomogramm durchgeführt werden, anschließend – wenn möglich – eine Liquorpunktion.

Kontraindikationen für die Liquorpunktion sind klinische Zeichen der Einklemmung (z. B. komatöser Patient, einseitig erweiterte und nicht reagible Pupille, Bradykardie, arterielle Hypertension und Ateminsuffizienz, Streckkrämpfe) oder eine Raumforderung (z. B. Hirnabszess oder Hirnödem im CT).

Bei fehlender klinischer Besserung innerhalb von 2 Tagen nach Beginn der Antibiotikatherapie müssen v. a. folgende Ursachen in Erwägung gezogen werden (geordnet nach der Häufigkeit):

- Auftreten von intrakraniellen Komplikationen (s. Abschn. 13.1.9.1),
- Persistierender infektiöser Fokus (z. B. nicht sanierter oder unzureichend operierter parameningealer Fokus wie Mastoiditis oder Sinusitis),
- inadäquates Antibiotikaregime (z. B. unwirksames Antibiotikum oder zu niedrige Dosis).

Wenn der Erreger der eitrigen Meningitis nicht isoliert werden konnte, sollte bei fehlendem Ansprechen auf die Antibiotikatherapie eine Erweiterung bzw. ein Umsetzen der Antibiotika in Erwägung gezogen werden. Die verwendeten Antibiotika sollten intravenös appliziert werden; das Aminoglykosid Gentamicin (Refobacin) kann neben der intravenösen Applikationsform auch intraventrikulär (Refobacin L) verabreicht werden.

Die Erregerempfindlichkeit sollte quantitativ durch Bestimmung der minimalen Hemmkonzentration ermittelt werden. Die Liquorkulturen werden üblicherweise innerhalb von 24–48 h nach Therapiebeginn steril (Ausnahme: Enterobakterien und Pseudomonas aeruginosa); dies sollte in einer Liquorkontrolle dokumentiert werden. Wenn der Liquor innerhalb von 3 Tagen nicht steril wird, muss ein Wechsel der Antibiotika in Erwägung gezogen werden. Innerhalb von 24 h nach Beginn der Antibiotikatherapie findet sich bei knapp der Hälfte der Patienten ein Anstieg der Liquorzellzahl, dem keine prognostische Bedeutung zukommt. Auf eine routinemäßige Lumbalpunktion am Ende der Antibiotikatherapie kann verzichtet werden.

Bei allen Patienten sollte früh eine *HNO-ärztliche Konsiliaruntersuchung* erfolgen. Wenn klinisch (z. B. Otitis) oder im CT mit Knochenfenstertechnik ein parameningealer Entzündungsherd (z. B. Mastoiditis, Sinusitis) als mögliche Ursache für die bakterielle Meningitis nachgewiesen wird, sollte schnellstmöglich die operative Fokussanierung erfolgen. Im Gegensatz dazu erfolgt die chirurgische Versorgung von Duradefekten (z. B. bei Patienten mit vorausgegangenem Schädel-Hirn-Trauma) nach Abklingen der akuten Meningitis, meist 10–14 Tage nach Antibiotikatherapie.

13.1.8.2 Antibiotikatherapie der bakteriellen Meningitis

Initiale empirische Antibiotikatherapie

Die häufigsten Erreger bakterieller Meningitiden im *Neugeborenenalter* sind Gruppe-B-Streptokokken, gramnegative Enterobakterien und Listeria monocytogenes. Daher wird in dieser Altersgruppe meist eine empirische Initialtherapie mit einem Cephalosporin der Gruppe 3 (z. B. Cefotaxim) in Kombination mit Ampicillin empfohlen (DGPI 2003). Alternativ wird von einigen Autoren auch die Kombination Ampicillin plus Aminoglykosid eingesetzt. Da Cephalosporine der Gruppe 3 nicht gegen Listeria monocytogenes wirksam sind, sollte eine Cephalosporinmonotherapie in dieser Altersgruppe nicht durchgeführt werden.

Als initiale Monotherapie der bakteriellen *Meningitis im Kindesalter* (Lebensalter über 2 Monate) bei unbekanntem Erreger werden Cephalosporine der Gruppe 3 empfohlen.

Die initiale Antibiotikatherapie gesunder, nicht abwehrgeschwächter *erwachsener Patienten* mit sog. »community-acquired« bakterieller Meningitis, die meist durch Pneumokokken und Meningokokken verursacht wird, besteht in der Gabe eines Cephalosporins der Gruppe 3 (die am meisten eingesetzten Präparate sind Cefotaxim oder Ceftriaxon).

Der Anteil von Listerien am Gesamterregerspektrum der bakteriellen Meningitis im Erwachsenenalter lag in vielen klinischen Studien zwischen 2 und 5%; allerdings gab es in den letzten Jahren klinische Berichte, die auf ein häufigeres Vorkommen von Listerien hinwiesen. In letzter Zeit ist man daher vielerorts dazu übergegangen, Listeria monocytogenes in der initialen »Blindbehandlung« einer eitrigen Meningitis im Erwachsenenalter zu berücksichtigen. Dies ist von Bedeutung, da die üblicherweise eingesetzten Cephalosporine der Gruppe 3 keine Wirksamkeit gegenüber Listeria monocytogenes haben.

An unserer Klinik wird derzeit folgendermaßen vorgegangen: Sind im Liquorgrampräparat Kokken nachweisbar, behandeln wir initial nur mit einem Cephalosporin der Gruppe 3; lassen sich im Grampräparat des Liquors keine Bakterien nachweisen, wird initial ein Cephalosporin in Kombination mit dem gegen Listerien wirksamen Ampicillin (oder Amoxicillin) eingesetzt.

Die Liquorisolate von Pneumokokken und Meningokokken werden auf ihre Empfindlichkeit gegenüber Penicillin G und Cephalosporinen untersucht. In bestimmten Regionen wurden innerhalb der letzten Jahre zunehmende Penicillinresistenzraten von Streptococcus pneumoniae berichtet, insbesondere in Spanien und Frankreich sowie Irland, Portugal, Slowakei, Ungarn, Mexiko, Hong-Kong und in einzelnen Gebieten in den USA (Felmingham et al. 2000).

Die Penicillinempfindlichkeit von Pneumokokken in Deutschland wird zzt. mit 94% (Reinert 2002). In Frankreich und Spanien dagegen sind 34–50% der Pneumokokkenstämme penicillinresistent. Auch gibt es zunehmende Berichte über penicillinresistente Stämme von Meningokokken (z. B. in Spanien und Südafrika, nicht jedoch in Deutschland). Für penicillinresistente Meningokokken und Pneumokokken kommen Cephalosporine der Gruppe 3, Vancomycin oder Rifampicin (je nach Resistenzspektrum) in Betracht.

Bei der eitrigen Meningitis im Rahmen einer *Otitis, Mastoiditis oder Sinusitis* werden mit der Kombination Cephalosporin und Fosfomycin die häufigsten Erreger Pneumokokken, H. influenzae und Meningokokken (durch das Cephalosporin) und Staphylokokken (durch Fosfomycin) erfasst. Die empirische Antibiotikatherapie eines Patienten mit bakterieller Meningitis nach einem vorausgegangenen *Schädel-Hirn-Trauma* oder einer vorausgegangenen *neurochirurgischen Operation*

Tabelle 13-3. Empfohlene Dosierung einzelner Antibiotika für die Therapie der bakteriellen Meningitis des Erwachsenen

Antibiotikum (Handelsname)	Tagesdosis
Ceftriaxon (Rocephin)	1-mal 4 g
Ampicillin (Binotal)	6-mal 2 g
Penicillin G	6-mal 5 Mega
Fosfomycin (Fosfocin)	3-mal 5 g
Cefotaxim (Claforan)	3-mal (3–)4 g
Ceftazidim (Fortum)	3-mal 2 g
Gentamicin (Refobacin), Tobramycin (Gernebcin)	1-mal 240–360 mg nach Serumspiegel
Metronidazol (Clont)	3-mal 0,5 g
Vancomycin	4-mal 0,5 g (Serumspiegelbestimmung erforderlich)

(nosokomiale Meningitis) beinhaltet die Kombination Ceftazidim und Vacomycin oder Meropenem und Vancomycin.

Liegt eine schwere *abwehrschwächende internistische Grundkrankheit*, z. B. ein Malignom vor, so sollte ein breites Erregerspektrum inkl. Listerien und Staphylokokken mit Ampicillin, Fosfomycin und einem Cephalosporin der 3. Generation behandelt werden.

Die Dosierungen der Antibiotika sind der Tabelle 13-3 zu entnehmen (s. auch Kap. 5.3.1–5.3.5.4, S. 104–125).

Spezifische Antibiotikatherapie

Bei bekanntem Erreger wird ein Antibiotikum mit hoher Wirksamkeit gegen den Erreger, guter Liquorgängigkeit und dadurch wirksamer Liquorkonzentration mit möglichst geringen Nebenwirkungen gewählt. Eine Übersicht über die empfohlene Antibiotikatherapie bei mikrobiologisch gesichertem Erreger gibt die Tabelle 13-4.

Therapiedauer

Die Behandlungsdauer der bakteriellen Meningitis richtet sich nach dem Ansprechen auf die Therapie und nach der Erregerart. In der Behandlung der Pneumokokken-, Meningokokken-, H. influenzae- und Gruppe-B-Streptokokkenmeningitis wird meist eine intravenöse Therapie über 10–14 Tage empfohlen. Es gibt jedoch auch einzelne klinische Beobachtungen, in denen eine kürzere Behandlungsdauer von 7, 5 oder sogar 4 Tagen für die Meningokokkenmeningitis ausreichte (Lambert 1994). In der Behandlung der Listerienmeningitis und der durch gramnegative Enterobakterien verursachten Meningitis wird meist über (2–)3 Wochen therapiert.

13.1.8.3 Adjuvante Therapieformen

Vor Einführung der Antibiotikatherapie war die bakterielle Meningitis eine überwiegend fatal verlaufende Erkrankung. Heute in der Antibiotikaära liegt die Chance, die Prognose der bakteriellen Meningitis weiter zu verbessern, vor allen Dingen in einer optimalen Behandlung der Komplikationen. In mehreren klinischen und experimentellen Studien wurde in den letzten Jahren die Wirksamkeit adjuvanter Therapien zusätzlich zur

Tabelle 13-4. Empfohlene Antibiotika in der Therapie der bakteriellen Meningitis bei bekanntem Erreger

Erreger	Mittel der Wahl	Alternativen
S. pneumoniae, penicillinempfindlich	Penicillin G	Cephalosporin der Gruppe 3[a]
S. pneumoniae, penicillinresistent (MIC >1 µg/ml)	Ceftriaxon plus Vancomycin Pencillin G	Ceftriaxon plus Rifampicin Ampicillin, Cephalosporin der Gruppe 3[a],
N. meningitidis	Rifampicin	
H. influenzae	Cephalosporin der Gruppe 3[a]	Ampicillin plus Chloramphenicol
Streptokokken (Gruppe B)	Penicillin (plus Gentamicin)	Cephalosporin der Gruppe 3[a], Vancomycin
Gramnegative Enterobacteriaceae (z. B. Klebsiella, E. coli, Proteus)	Cephalosporin der Gruppe 3[a]	Meropenem, Cefepim
Pseudomonas aeruginosa	Ceftazidim plus Aminoglykosid[b,c]	Meropenem, Cefepim
Staphylokokken (methicillinempfindlich)	Fosfomycin	Rifampicin oder Vancomycin
Staphylokokken (methicillinresistent)	Vancomycin	Trimethoprim-Sulfamethoxazol, Rifampicin
Listeria monocytogenes	Ampicillin plus Aminoglykosid[b]	Trimethoprim-Sulfamethoxazol
Bacteroides fragilis	Metronidazol	Meropenem, Clindamycin

[a] Ceftriaxon oder Cefotaxim.
[b] Gentamicin oder Tobramycin.
[c] Bestätigung der Wirksamkeit durch Empfindlichkeitstests erforderlich.

Antibiotikagabe untersucht, die die verschiedenen Komplikationen der Erkrankung reduzieren sollen. Vor allem die Kortikosteroidtherapie hat zzt. klinische Bedeutung.

Im Tiermodell führten *Kortikosteroide* zu einer Senkung des erhöhten intrakraniellen Drucks, sie reduzierten das Ausmaß der Hirnödementwicklung und der meningealen Inflammation, verbesserten Liquorzirkulationsstörungen und verhinderten Veränderungen des zerebralen Blutflusses (Täuber et al. 1985; Pfister et al. 1990). Dagegen konnte in klinischen Studien bisher nur die Inzidenz von Hörstörungen bei

- Kindern mit Haemophilus-influenzae-Meningitis und
- Pneumokokkenmeningitis

durch Dexamethason gesenkt werden (McIntyre et al. 1997).

Aufgrund der zur Verfügung stehenden klinischen und tierexperimentellen Daten erscheint es daher gerechtfertigt, Dexamethason bei der *Haemophilus-influenzae-Meningitis im Kindesalter und der Pneumokokkenmeningitis im Erwachsenenalter* einzusetzen. Wenn möglich, sollte die erste Dexamethasondosis unmittelbar vor der ersten Antibiotikumdosis verabreicht werden, um eine maximale Blockade der inflammatorischen Kaskade zu erreichen, die durch die antibiotikainduzierte Bakteriolyse und die Freisetzung von Zellwandkomponenten induziert wird.

In der klinischen Praxis geben wir bei einem Erwachsenen mit einem meningitischen Syndrom bei mikroskopischem Nachweis von grampositiven Diplokokken im Liquorgrampräparat (Verdacht auf Pneumokokken) 8 mg Dexamethason i.v.; unmittelbar darauf wird mit der intravenösen Antibiotikatherapie begonnen. Das Risiko einer verzögerten Liquorsterilisation und die Nebenwirkungsrate scheinen bei einer kurzzeitigen Behandlung mit Dexamethason (3-mal 8 mg/Tag i.v.über 2–4 Tage) gering zu sein. Allerdings beeinträchtigt Dexamethason die Liquorgängigkeit von Vancomycin in der Therapie der penicillinresistenten Pneumokokkenmeningitis. Daher sollte in der Behandlung der penicillinresistenten Pneumokokkenmeningitis der Kombination Ceftriaxon/Rifampicin gegenüber Ceftriaxon/Vancomycin der Vorzug gegeben werden, wenn gleichzeitig Dexamethason verabreicht wird.

Es gibt keine gesicherten experimentellen oder klinischen Daten über die Wirksamkeit von Dexamethason bei der Meningokokkenmeningitis und bei der bakteriellen Meningitis im Neugeborenenalter (Schaad et al. 1995). Bei Patienten mit einer Meningitis als Folge einer bakteriellen Endokarditis wird der Einsatz von Kortikosteroiden nicht empfohlen.

Dexamethason scheint keinen ungünstigen Einfluss auf das klinische Ergebnis von Patienten mit viraler Meningitis zu haben.

13.1.9 Verlauf

Die klinische Symptomatik einer bakteriellen Meningitis entwickelt sich in der Regel rasch innerhalb von einigen Stunden bis zu wenigen Tagen. Wegen des meist typischen klinischen Bildes wird bei etwa der Hälfte der Patienten bereits innerhalb der ersten 48 h mit einer Antibiotikatherapie begonnen. Unter adäquater Therapie bilden sich die Symptome innerhalb weniger Tage zurück. Bei fehlender klinischer Besserung muss nach einem persistierenden infektiösen Fokus (z. B. Sinusitis, Mastoiditis, Endokarditis) und nach zerebralen Komplikationen (z. B. Hydrozephalus, zerebrale Gefäßbeteiligung) gefahndet werden; evtl. muss eine Änderung des Antibiotikaregimes erwogen werden.

Die *Komplikationen* (s. unten) entwickeln sich in der Regel in der 1. Woche, gelegentlich noch nach 2–3 Wochen. Das im CT nachweisbare Hirnödem ist eine sehr frühe Komplikation und tritt meist innerhalb der ersten 3 Tage auf. Bereits am 1. Krankheitstag kann eine lebensbedrohliche Liquorabflussstörung (Hydrozephalus) auftreten (Pfister et al. 1993). Als kritische Zeit im Verlauf der bakteriellen Meningitis muss die 1. Woche der Erkrankung angesehen werden, sodass Patienten mit einer bakteriellen Meningitis in der Initialphase der Erkrankung auf einer Intensivstation behandelt werden sollen.

13.1.9.1 Komplikationen

Ursachen für die Morbidität und Letalität der Erkrankung sind die im Krankheitsverlauf auftretenden zerebralen und systemischen Komplikationen.

Ein *Hirnödem* (s. Abb. 13-4) ist bei $^1/_3$ der gestorbenen Patienten autoptisch nachweisbar (Dodge u. Swartz 1965); dies kann als gravierendste Komplikation zur transtentoriellen oder transforaminalen Einklemmung führen (spontan oder nach Liquorpunktion). In einer prospektiven klinischen Studie bei Erwachsenen mit bakterieller Meningitis zeigte sich bei 7 von 86 Patienten eine zerebrale Einklemmung (Pfister et al. 1992), von denen 3 starben. In retrospektiven Studien bei Kindern mit bakterieller Meningitis hatten 4,3% (Rennick et al. 1993) bzw. 5,6% (Horwitz et al. 1980) klinische Zeichen der Einklemmung.

Zerebrale Gefäßkomplikationen können verschiedene Lokalisationen und Ursachen haben (Pfister et al. 1993). Man kann 4 Manifestationsformen unterscheiden:

- Typ I: Beteiligung großer Arterien an der Hirnbasis.

Angiographisch zeigten sich Engstellungen, häufig im superklinoidalen Anteil der Arteria carotis interna. Ursächlich können eine Infiltration der Arterienwand mit Entzündungszellen (Vaskulitis), eine »Einschnürung« der Gefäße durch eitriges Exsudat im Subarachnoidalraum sowie eine funktionelle Gefäßengstellung (Vasospasmus) sein.

- Typ II: Beteiligung mittelgroßer Arterien.

Zur Beteiligung mittelgroßer arterieller Gefäße kann es entweder durch den ortsständigen meningitischen Prozess oder aber sekundär durch septische Embolien, ausgehend von einer bakteriellen Endokarditis, kommen.

- Typ III: Beteiligung kleiner pialer und intraparenchymatöser Gefäße.
- Typ IV: Beteilung der zerebralen Sinus und Venen (s. Abschn 13.8).

Die Diagnostik zerebrovaskulärer Komplikationen der bakteriellen Meningitis umfasst das kranielle CT, heute besser die Kernspintomographie mit Kernspinangiographie. Die Befunde umfassen zerebrale Infarkte, Blutungen (bei Sinus-/Venenthrombose) und den direkten Nachweis von Kaliberunregelmäßigkeiten oder Verschlüssen zerebraler Gefäße. Eine arterielle digitale Subtraktionsangiographie erscheint nur noch in Ausnahmefällen gerechtfertigt.

Zum Monitoring am Patientenbett, v. a. für Verlaufsuntersuchungen, eignet sich die transkranielle Dopplersonographie (TCD), mit der sich erhöhte Blutflussgeschwindigkeiten und ein verändertes Flussprofil der großen Arterien als möglicher Ausdruck einer Arteriitis oder eines Vasospasmus nachweisen lassen.

Ein *Hydrozephalus* (s. Abb. 13-5) findet sich bei etwa 20% der Meningitiden der Neugeborenen und bei 10% der erwachsenen Patienten mit bakterieller Meningitis. Man unterscheidet den Verschlusshydrozephalus (nichtkommunizierender Hydrozephalus), der eine Liquorabflussstörung durch das eitrige subarachnoidale Exsudat zur Ursache hat, und den häufiger auftretenden kommunizierenden Hydrozephalus (Hydrocephalus malresorptivus), der durch eine entzündliche Schädigung der liquorresorbierenden Pacchioni-Granulationen entsteht.

Außerdem kann es im Verlauf der bakteriellen Meningitis zur *Zerebritis* (Hirnphlegmone), sterilen *subduralen Effusion*

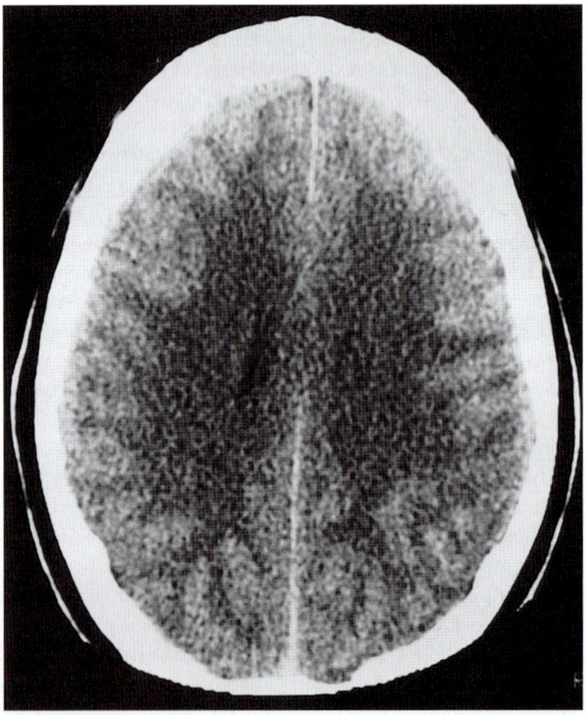

Abb. 13-4. Hirnödem bei einem Patienten mit bakterieller Meningitis: Man erkennt eine verstrichene Gyrierung des Gehirns als Ausdruck des generalisierten Ödems

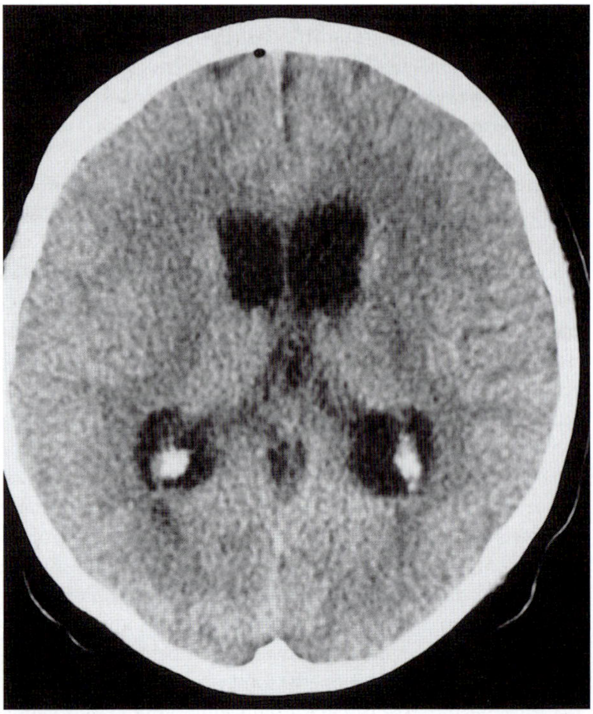

Abb. 13-5. Hydrozephalus eines Patienten mit bakterieller Meningitis: Die inneren Liquorräume sind deutlich erweitert, die äußeren fast vollständig verstrichen

(bei 15–45% der bakteriellen Meningitiden bei Kindern <18 Monate, im Erwachsenenalter nur in 2% der Fälle) und selten zum *Hirnabszess* oder *subduralen Empyem* kommen.

Etwa 10% der Patienten haben *Hirnnervenläsionen* (bei etwa 3% der Patienten bleibende Läsionen), der Häufigkeit nach des III., VI., VII. und VIII. Hirnnerven. Ein Papillenödem ist nur sehr selten nachweisbar.

Bleibende *Hörstörungen* mit oder ohne bilaterale Vestibulopathie lassen sich bei etwa 10–15% der Patienten nachweisen (Wooley et al. 1999), bei Patienten mit Pneumokokkenmeningitis sogar bei bis zu 30% (Dodge et al. 1984).

Häufigste *extrakranielle Komplikationen* in der Akutphase der bakteriellen Meningitis sind (Pfister et al. 1993; Durand et al. 1993; Kastenbauer et al. 2001):

- septischer Schock (ca.10%),
- Verbrauchskoagulopathie,
- »adult respiratory distress syndrome« (ARDS),
- Arthritis (septisch und reaktiv),
- Elektrolytstörungen (Hyponatriämie, Syndrom der inadäquaten ADH-Sekretion, selten zentraler Diabetes insipidus),
- spinale Komplikationen.

Spinale Komplikationen sind sehr selten und äußern sich klinisch mit einem kompletten oder inkompletten Querschnittssyndrom oder als poliomyelitischer Typ. Als ursächlich werden eine Myelitis, eine spinale arterielle oder venöse Vaskulitis, auch eine ischämische oder toxische Myelopathie diskutiert (Kastenbauer et al. 2001).

13.1.9.2 Therapie der Komplikationen

- Hirnödem und erhöhter intrakranieller Druck.

Oberkörperhochlagerung (30°), Analgosedierung, Osmotherapie mit Mannit, evtl. Hyperventilation (nur kurzfristig wirksam) und als Ultima ratio Hypothermie bis 35°C (nicht durch Studien gesichert). Bei Vorliegen einer Liquorabflussstörung (Hydrozephalus) sollte eine externe intraventrikuläre Liquordrainage zur Abnahme von Liquor und Registrierung des intrakraniellen Drucks (ICP) angelegt werden. Der arterielle Mitteldruck sollte so hoch gehalten werden, dass ein ausreichender zerebraler Perfusionsdruck (CPP) über 70 mmHg gewährleistet ist (CPP = arterieller Mitteldruck, ICP).
Aufgrund unserer klinischen Erfahrungen sollten Patienten mit bakterieller Meningitis, die 24 (bis 48) h nach Beginn der Antibiotikatherapie weiterhin komatös und damit klinisch eingeschränkt beurteilbar sind, eine intraventrikuläre Drainage zur Messung des ICP (und ggf. zur Senkung des ICP mittels Ablassen von Liquor) erhalten. Da im CT bei schweren klinischen Verläufen einer bakteriellen Meningitis die tatsächlichen intrakraniellen Druckverhältnisse unterschätzt werden können, ist ein ICP-Monitoring mit Durchführung entsprechender Maßnahmen zur Senkung des ICP von entscheidender Bedeutung (Winkler et al. 2002).

- Für die angiographisch (oder kernspintomographisch) nachweisbaren *arteriellen und venösen zerebralen Gefäßkomplikationen* (Arteriitis, septische Sinusthrombose oder kortikale Venenthrombose) gibt es bislang keine gesicherten Therapieformen. Wir behandeln Patienten mit einer meningitisassoziierten Arteriitis mit Dexamethason (Decadron 3-mal 8 mg/Tag i.v. über 4 Tage). Bei angiographischem Nachweis eines Vasospasmus großer Hirnbasisarterien kann eine Nimodipingabe und hypervolämische Therapie erwogen werden. Die Wirksamkeit dieser Therapieformen ist allerdings wissenschaftlich nicht gesichert. Bei venösen Gefäßkomplikationen führen wir eine Antikoagulation mit Heparin durch (Zielwert: Verdopplung des PTT-Ausgangswertes).
- Ventrikulitis bei externer Liquordrainage (nosokomiale Meningitis).

Es müssen in der initialen Blindtherapie Antibiotika eingesetzt werden, die gegen Staphylokokken (Staphylococcus epidermidis und aureus) und gegen gramnegative Enterobakterien (inkl. Pseudomonas aeruginosa) wirksam sind. Heutzutage wird eine Kombination aus Vancomycin und Meropenem (alternativ: Vancomycin und Ceftazidim) empfohlen.
Bei nachgewiesener Staphylokokkenventrikulitis kann Vancomycin auch intraventrikulär gegeben werden. Besteht eine Ventrikulitis in Folge einer externen Liquordrainage, ist in der Regel die Neuanlage der Liquordrainage erforderlich.

- Hydrozephalus

Anlage einer externen intraventrikulären Liquordrainage, später wird bei etwa 10% der Patienten ein ventrikuloperitonealer Shunt erforderlich.

- Hirnabszess und subdurales Empyem

Siehe Abschn. 13.5 und 13.6.

- Bei Auftreten eines *epileptischen Anfalls* werden Antiepileptika (z. B. Phenytoin) gegeben.
- Die *sterile subdurale Effusion* (häufig im Kindesalter) bildet sich in der Regel spontan zurück und erfordert keine Therapie. Nur bei klinischer Verschlechterung und Verdacht auf Empyembildung sollte aus diagnostischen und therapeutischen Gründen eine stereotaktische Aspiration durchgeführt werden.

13.1.9.3 Prognose, Residuen

Seit Einführung der Antibiotika konnte die Letalität der eitrigen Meningitis deutlich gesenkt werden. Während vor der Antibiotikaära ein letaler Ausgang bei 95–100% der Patienten mit einer Pneumokokkenmeningitis, bei 90% mit einer Haemophilus-influenzae-Meningitis und bei 70–90% mit einer Meningokokkenmeningitis erwartet werden musste, konnte die Letalität durch die Entwicklung antibakterieller Substanzen für die Pneumokokkenmeningitis auf 20–40%, H.-influenzae-Meningitis auf 5–15% und Meningokokkenmeningitis auf 5–30% gesenkt werden (Swartz 1984). Durch den Einsatz der Cephalosporine der 3. Generation wurde die Letalität der gramnegativen Meningitis von über 50% auf 10–20% gesenkt. Allerdings hat sich die Letalität der Pneumokokkenmeningitis als häufigste Meningitisform des Erwachsenenalters nicht nennenswert verändert und liegt immer noch bei etwa 20–30% (Durand et al. 1993; Pfister et al. 1993). Die ungünstigen klinischen Verläufe sind in der Regel mit intrazerebralen und systemischen Komplikationen verknüpft, die in der Akutphase der Erkrankung auftreten können.

Insgesamt wird der Anteil von neurologischen *Residuen* (insbesondere Hörstörungen, neuropsychologische Auffälligkeiten, Hemiparese, epileptische Anfälle, seltener Ataxie, Hirnnervenparesen und Sehstörungen wie z. B. homonyme Hemianopsie) mit 10–30% angegeben (Swartz 1984; Pomeroy et al. 1990).

Fazit für die Praxis

Die bakterielle Meningitis ist trotz der heutzutage zur Verfügung stehenden wirksamen Antibiotika noch immer eine Erkrankung, die mit einer hohen Morbidität und relevanten Letalität einhergeht. Die frühe Diagnose und sofortige Antibiotikatherapie sind daher von großer Bedeutung, ebenso die schnelle Diagnose und Therapie von intra- und extrakraniellen Komplikationen der Erkrankung, die oft den problematischen Krankheitsverlauf bedingen.

Die Antibiotikatherapie sollte zunächst empirisch die wahrscheinlichsten Erreger erfassen und dann nach erfolgter Keimidentifizierung modifiziert werden; der Keimnachweis sollte stets in der Liquor- und Blutkultur versucht werden. Die Wirksamkeit einer adjuvanten Dexamethasontherapie ist für die H.-influenzae-Meningitis im Kindesalter belegt; auch gibt es Hinweise auf den günstigen Effekt von Dexamethason bei der Pneumokokkenmeningitis im Erwachsenenalter.

Patienten mit viraler Meningitis wird man in der klinischen Praxis häufiger antreffen; die Unterscheidung kann in der Regel rasch erfolgen aufgrund des Liquorbefundes und der meist milderen Klinik der viralen Meningitis, bei der Bewusstseinsstörungen oder fokalneurologische Defizite fehlen.

Literatur zu Kap. 13.1

Anderson M (1993) Management of cerebral infection. J Neurol Neurosurg Psychiatr 56: 1243–1258

Camargos PAM, Almeida MS, Cardoso I et al. (1995) Latex particle agglutination test in the diagnosis of Haemophilus influenzae type B, Streptococcus pneumoniae and Neisseria meningitidis A and C meningitis in infants and children. J Clin Epidemiol 48: 1245–1250

Deutsche Gesellschaft für Pädiatrische Infektiologie (DGPI) (2003) Meningitis. In: Handbuch Infektionen bei Kindern und Jugendlichen, 4. Aufl. Futura Med, München, S 882–892

Dichgans M, Jager L, Mayer T, Schorn K, Pfister HW (1999) Bacterial meningitis in adults: demonstration of inner ear involvement using high-resolution MRI. Neurology 52: 1003–1009

Dodge PR, Davis H, Feigin RD et al. (1984) Prospective evaluation of hearing impairment as a sequela of acute bacterial meningitis. N Engl J Med 311: 869–874

Dodge PR, Swartz MN (1965) Bacterial meningitis: a review of selected aspects. N Engl J Med 272: 1003–1010

Durand ML, Calderwood SB, Weber DJ et al. (1993) Acute bacterial meningitis. A review of 493 episodes. N Engl J Med 328: 21–28

Felmingham D, Gruneberg RN (2000) The Alexander Project 1996–1997: latest susceptibility data from this international study of bacterial pathogens from community-acquired lower respiratory tract infections. J Antimicrob Chemother 45:191–203

Helwig H (1993) Therapie der bakteriellen Meningitis im Kindesalter. Dtsch Ärztebl 90: 158–159

Horwitz SJ, Boxerbaum B, O'Bell J (1980) Cerebral herniation in bacterial meningitis in childhood. Ann Neurol 7:524–528

Kastenbauer S, Winkler F, Fesl G, Schiel X, Ostermann H, Yousry TA, Pfister HW (2001) Acute severe spinal cord dysfunction in bacterial meningitis in adults: MRI findings suggest extensive myelitis. Arch Neurol: 58: 806–810

Koedel U, Pfister HW (1999) Oxidative stress in bacterial meningitis. Brain Pathol 9: 57–67

v. Kries R, Siedler A, Schmitt HJ, Reinert RR (2000) Proportion of invasive pneumococcal infections in German children preventable by pneumococcal conjugate vaccines. Clin Infect Dis 31:482–487

Lambert HP (1994) Meningitis. J Neurol Neurosurg Psychiatr 57: 405–415

Leib SL, Täuber MG (1999) Pathogenesis of bacterial meningitis. Infect Dis Clin North Am 13: 527–548

McIntyre PB, Berkey CS, King SM et al. (1997) Dexamethasone as adjunctive therapy in bacterial meningitis. A meta-analysis of randomized clinical trials since 1988. JAMA 278: 925–931

Pfister HW (1997) Differentialdiagnose der Meningitis und Enzephalitis. In: Klinik der Gegenwart. Urban & Schwarzenberg, München, VIII, 7: 1–30

Pfister HW (2002) Meningitis (Monographie). Kohlhammer, Stuttgart

Pfister HW, Koedel U, Haberl R et al. (1990) Microvascular changes during the early phase of experimental pneumococcal meningitis. J Cereb Blood Flow Metab 10:914–922

Pfister HW, Borasio GD, Dirnagl U, Bauer M, Einhäupl KM (1992) Cerebrovascular complications of bacterial meningitis in adults. Neurology 42: 1497–1504

Pfister HW, Feiden W, Einhäupl KM (1993) The spectrum of complications during bacterial meningitis in adults: Results of a prospective clinical study. Arch Neurol 50: 575–580

Pfister HW (1994) Dexamethason-Gabe bei Pneumokokkenmeningitis im Erwachsenenalter: Ein Therapieversuch lohnt. Münchener Med Wochenschr 136: 281

Pfister HW, Koedel U, Paul R (1999) Acute meningitis. Curr Infect Dis Rep 1: 153–159

Pomeroy SL, Holmes SJ, Dodge PR, Feigin RD (1990) Seizures and other neurologic sequelae of bacterial meningitis in children. N Engl J Med 323: 1651–1657

Quagliarello VJ, Scheld WM (1997) Treatment of bacterial meningitis. N Engl J Med 336: 708–716

Reinert RR, Labham A, Lemperle M et al. (2002) Emergence of macrolide and penicillin resitance among invasive pneumococcal isolates in Germany. J Antimicrob Chemother 49: 61–68

Rennick G, Shann F, deCompo J (1993) Cerebral herniation during bacterial meningitis in children. Brit Med J 306: 953–955

Roos KL (1998) Bacterial meningitis. In: Roos KL (ed) Central nervous infectious diseases and therapy. Dekker, New York, pp 99–126

Schaad UB, Kaplan SL, McCracken GH Jr (1995) Steroid therapy for bacterial meningitis. Clin Infect Dis 20: 685–690

Scheld WM (1984) Bacterial meningitis in the patient at risk: intrinsic risk factors and host defense mechanisms. Am J Med 76 (5A): 193–207

Schuchat A, Robinson K, Wenger JD et al. (1997) Bacterial meningitis in the United States in 1996. N Engl J Med 337: 970–976

Swartz MN (1984) Bacterial meningitis: more involved than just the meninges. N Engl J Med 311: 912–914

Täuber MG, Khayam-Bashi H, Sande MA (1985) Effects of ampicillin and corticosteroids on brain water content, cerebrospinal fluid pressure, and cerebrospinal fluid lactate levels in experimental pneumococcal meningitis. J Infect Dis 151: 528–534

Townsend GC, Scheld WM (1995) Microbe-endothelium interactions in blood-brain barrier permeability during bacterial meningitis. ASM News 61: 294–298

Tunkel AR, Scheld WM (1995) Acute bacterial meningitis. Lancet 346: 1675–1680

Viallon A, Zeni F, Lambert C, Pozzetto B, Tardy B, Venet C, Bertrand JC (1999) High sensitivity and specificity of serum procalcitonin levels in adults with bacterial meningitis. Clin Infect Dis 28: 1313–1316

WHO (2000) Control of epidemic meningococcal disease. WHO Practical Guidelines, 2nd edn. Internet WHO/EMC Website

Winkler F, Kastenbauer S, Yousry TA et al. (2002) Discrepancies between brain CT imaging and severely raised intracranial pressure proven by ventriculostomy in adults with pneumococcal meningitis. J Neurol (in press)

Wooley AL, Kirk KA, Neumann AM Jr. et al. (1999) Risk factors for hearing loss from meningitis in children. Arch Otolaryngol Head Neck Surg 125: 509–514

13.2 Chronische Meningitis

W. Beuche

Eine chronische Meningitis wird meistens bei einer länger als 3 Monate anhaltenden pathologischen Veränderung der Liquoruntersuchung angenommen. Die Analyse der Liquoruntersuchung allein erlaubt in der Regel keine sichere Diagnose der Ursache.

! Die Erkrankungen, welche als Symptom bzw. Zeichen eine chronische Meningitis verursachen, müssen durch die Kombination von klinikopathologischen und technischen Befunden diagnostiziert werden.

In den meisten Fällen liegen wenigstens zwei unterschiedliche Liquoruntersuchungsergebnisse vor. Dies erlaubt die erste Einteilung in

- solche Veränderungen, die ohne wesentliche Varianz über längere Zeit hin gleichartig bestehen, und
- solche Störungen, bei denen dynamische Veränderungen der Liquorbefunde vorkommen.

Erregerbedingte chronische Meningitiden zeigen typischerweise Änderungen des Liquorbefundes im Verlauf. Erkennbare oder fehlende Beeinflussbarkeit der Liquorbefunde durch Behandlungsmaßnahmen, z. B. Kortisontherapie, kann zusätzliche Aufschlüsse über die Genese geben.

Ursachen für chronische Meningitiden (geordnet nach Häufigkeit in Mitteleuropa)

1. Autoimmunkrankheiten
2. Neoplasmen
3. Chronische Infektion des Nervensystems
4. Weitere seltene Ursachen

13.2.1 Liquorparameter

Zellzahl

Im normalen Liquor befinden sich weniger als 5000 Zellen/ml. Die normale Liquorzellzahl liegt deswegen bei maximal 4/µl. Das gilt nur für blutfreie Punktionen. Befinden sich mehr als etwa 50–100 Erythrozyten pro µl in der Probe, so steigt die Zellzahl über das proportionale Verhältnis von etwa 1 Leukozyten zusätzlich pro 500 Erythrozyten an. Meistens sind dann eosinophile und neutrophile Granulozyten erkennbar.

Es ist nicht genau bekannt, wie hoch der Einstrom von im Blut zirkulierenden Leukozyten in den Liquor unter normalen Bedingungen ist. Wahrscheinlich gibt es eine ortsständige Population in den Meningen, die analog der peritonealen Makrophagenpopulation sich nur langsam mit blutzirkulierten Zellen austauscht. Zumindest unter pathologischen Bedingungen kommt es zu einem raschen Einstrom von zirkulierenden Leukozyten in den Liquor innerhalb von wenigen Tagen bis Wochen. Meist wird bei einer ständig vermehrten Zellzahl vorausgesetzt, dass ein aktiver immunologischer Prozess einen Nachstrom von Zellen aus dem Blut in den Liquor bedingt. Eine Vermehrung der ortsständigen Population oder Persistieren eingewanderter Zellen in den Liquor ist aber auch möglich.

Bei jeder akuten Störung oder Läsion sind zunächst neutrophile Granulozyten vorhanden. Da diese eine begrenzte Lebensdauer haben, sind sie immer ein Zeichen für einen aktiven Entzündungsprozess. Mononukleäre Zellen sind dagegen auch nach Abklingen der Entzündungsaktivität noch unterschiedlich lange vermehrt im Liquor zu finden. Nach ausgedehnten Subarachnoidalblutungen sind auch noch nach vielen Monaten Siderophagen vorhanden. Plasmazellen sind als relativ kurzlebige Zellelemente ebenfalls ein Hinweis für einen weitergehenden noch aktiven Immunprozess.

Blut-Liquor-Schrankenstörung

Der Begriff Blut-Liquor-Schrankenstörung impliziert einen direkten Übertritt von Plasmabestandteilen in den Liquor. Die Menge an Plasmabestandteilen im Liquor nimmt in der Tat von seinem Entstehungsort in den Ventrikeln des Gehirns bis zur subokzipitalen Zisterne und zum lumbalen Liquor zu. Jedoch ist zumindest für die Isoformen der Immunglobuline belegt, dass auch bei schwersten Blut-Liquor-Schrankenstörungen sich das proportionale Verhältnis der 3 Immunglobulinklassen IgG, IgA und IgM nicht dem Plasmaverhältnis annähert, sondern dem typischen Liquorverhältnis gleich bleibt (Reiber 1999). Das heißt, es findet eine weitere Modifikation der Diffusion einzelner Blutproteine im extravasalen Gewebe bis zum Übertritt der Moleküle in den Liquor statt.

Das Gewebe, in dem diese Modifikation stattfindet, sind die Meningen und die endoneuralen Räume der Nervenwurzeln. Letztere gehören zum peripheren Nervensystem und haben eine relativ große Fläche zum Liquorraum.

Jede Proteinkonzentration im Liquor hängt dabei auch mit einer Latenz von 1–2 Tagen vom Proteingehalt des Serums ab. Bei der Betrachtung der Blut-Liquor-Schrankenverhältnisse ist die Angabe des Albuminquotienten = Konzentration von Albumin im Liquor geteilt durch Konzentration im Serum ($Q_{Albumin}$) gegenüber der variableren Proteinkonzentration vorzuziehen. Nach den Plasmaproteinen sind Proteine aus den Meningen die quantitativ häufigsten Liquorbestandteile. Dies zeigt, welche Bedeutung pathologische Zustände der Meningen für die Entstehung der sog. Blut-Liquor-Schrankenstörung haben.

Eine Erhöhung des $Q_{Albumin}$ spiegelt in erster Linie eine Pathologie der Meningen und der Permerabilität ihrer Kapillaren sowie Veränderungen im Spinalkanal wider. Prozesse im eigentlichen Hirnparenchym selbst und auch im Rückenmark führen zu deutlich geringeren Veränderungen des $Q_{Albumin}$.

Intrathekale Immglobulinproduktion

Gliale und neuronale Proteine treten im Liquor nur in geringen Mengen auf trotz großer Grenzflächen des Gehirns zum Liquor. Im Gehirn produzierte Immunglobuline sind im Vergleich dazu im lumbalen Liquor in größeren Mengen nachweisbar. Zur Bestimmung der intrathekal produzierten Immunglobuline müssen die Diffusionsverhältnisse aus dem Plasma berücksichtigt werden. Das heißt, es muss die allein durch Diffusion über die Blut-Liquor-Schranke im Liquor vorhandene Immunglobulinmenge berücksichtigt werden, welche ausschließlich passiv in den Liquor übergetreten ist. Diese passive Diffusion von Immunglobulin hat für jede Isoform (IgG, -A, -M) eine empirisch bestimmte Korrelation zur Diffusion von Albumin.

Dies ist im sog. Göttinger Quotientenschema nach Reiber und Felgenhauer als Abhängigkeit der Quotienten für IgG (Q IgG), IgA (Q IgA) und IgM (Q IgM) ermittelt. In diesem Quotientenschema bedeuten alle Messergebnisse oberhalb der Grenzlinie eine intrathekale Produktion für das jeweilige Immunglobulin. Messwerte unterhalb der Regressionslinie bedeuten: Keine intrathekale Immunglobulinproduktion nachweisbar. Empfindlicher als die quantitative Bestimmung ist die isoelektrische Fokussierung. Dieses Verfahren eignet sich allerdings nur für IgG.

Bei diesem Verfahren werden die Liquor- und Serumproteine entsprechend ihrer Ladung im elektrischen Feld in einem Gel bewegt, welches durch Ampholyte einen ph-Gradienten enthält. An einem für das jeweilige Protein charakterischen ph-Wert sind im Gradientengel die elektrischen Ladungen der Proteinmoleküle neutralisiert, und sie werden durch das elektrische Feld nicht weitertransportiert.

Da bis in den basischen Bereich nur Immunglobuline der Klasse IgG transportiert werden, lassen sich die IgG-Moleküle dort als Bandenmuster darstellen. Im Normfall sind die Bandenmuster des Serums durch die Vielzahl der IgG-Moleküle unscharf ineinander übergehend.

Werden im Serum aber Immunglobuline von eingeschränkter Heterogenität in nennenswerter Menge produziert, zeichnet sich ein Bandenmuster ab, so z. B. insbesondere auch bei Paraproteinen. Das gleiche Bandenmuster findet sich prinzipiell immer auch im Liquor (durch Diffusion, meist etwas schwächer ausgeprägt als im Serum). Treten im Liquor zusätzliche Banden auf, dann müssen diese Immunglobuline aus dem Hirnparenchym oder dem Liquor selbst stammen. Es müssen für diese Bewertung immer Serum und Liquor gleichzeitig im selben Gel untersucht werden. Das Ergebnis kann lauten:

1. Paraprotein im Serum (diese Methode ist empfindlicher als die meisten anderen Nachweismethoden für Paraproteine),
2. oligoklonales IgG im Serum (3–5% aller Untersuchungen zeigen vorübergehend im Serum oligoklonales IgG),
3. oligoklonales IgG im Serum mit zusätzlichen Banden im Liquor, d. h. intrathekale Immunglobulinproduktion, oder
4. ausschließlich im Liquor oligoklonales IgG positiv, d. h. ebenfalls intrathekale Immunglobulinproduktion nachgewiesen,
5. normal, oligoklonales IgG negativ.

Antikörperspezifische Indizes (ASI)

Mit der quantitativen Messung der intrathekalen Immunglobulinproduktion und Auswertung im Quotientenschema oder dem Nachweis von oligoklonalem Bandenmuster durch die isoelektrische Fokussierung werden alle Immunglobuline prinzipiell gleich erfasst, egal gegen welches Antigen diese gerichtet sind. Will man die Spezifität der intrathekal gebildeten Antikörper untersuchen, muss man das Verhältnis bilden zwischen dem jeweiligen Immunglobulinquotienten und dem Quotienten der spezifischen Antikörper im Liquor und Serum gegen das gesuchte Antigen. (Felgenhauer u. Beuche 1999).

Das heißt, die spezifische Reaktion, der Antikörpertiter wird auf die jeweilige Immunglobulinkonzentration in Liquor und Serum bezogen. Dadurch wird die intrathekale Antikörperproduktion unabhängig von der Höhe des Serumantikörpertiters. Eine weitere Steigerung der Empfindlichkeit dieser Methode wird dadurch erreicht, dass der Liquorantikörperindex nicht mit der vorhandenen Gesamtimmunglobulinmenge im Liquor korreliert wird, sondern nur mit dem Anteil, der maximal aus dem Serum ohne intrathekale Produktion passiv hineindiffundiert sein kann. Dieser maximale Anteil ergibt sich aus dem Quotientenschema (Q_{Lim}). Dadurch werden auch Antikörperindizes erfasst, die bei einer ausgeprägten vielfältigen Antikörperproduktion im Liquor durch diese unspezifische Immunaktivierung verdeckt würden.

Diese Bestimmung von 4 Konzentrationen bzw. Antikörperaktivitäten erfordert eine hohe Präzision. Indizes über 1,5 beweisen eine intrathekale Synthese eines antigenspezifischen Antikörpers. Pathologische Werte gegen das infektiöse Antigen sind bei Infektionen meist ab der 1. Woche zu erwarten. Sie werden aber bei Autoimmunerkrankungen gegen multiple verschiedene Antigene vermutlich im Rahmen einer unspezifischen Überaktivierung des Immunsystems gefunden (insbesondere bei der multiplen Sklerose). Für Autoimmunphänomene sind multiple positive ASI-Werte über 1,5 charakteristisch, insbesondere für Masern, Röteln und Varizella-zoster-Virus (sog. MRZ-Reaktion).

Allerdings können auch Infektionen mit einer starken unspezifischen B-Lymphozytenaktivierung intrathekale Synthesen gegen spezielle Antigene zeigen, ohne dass hier ein kausaler Zusammenhang bestehen muss. Solche infektiös bedingten positiven ASI-Fälle sind im Vergleich zu Autoimmunerkrankungen als Ursache selten.

Bei multipler Sklerose sind solche ASI gegen Masern, Röteln und Varizella zoster in $^2/_3$ der Fälle nachweisbar, aber in 10% auch positive ASI gegen Toxoplasmose. Bei einigen Infektionen sind antikörperspezifische Indizes gegen Varizella zoster häufig, so z. B. bei 25–30% der Patienten mit Neuroborreliose. Ein Vergleich der absoluten Serumtiter mit einer intrathekalen Immunglobulinproduktion kann hier weiterhelfen. Bei multipler Sklerose sind z. B. die Titer gegen Röteln und Masern im Serum relativ niedrig, trotz positiver ASI. Bei einer Infektion, z. B. subakut sklerosierender Panenzephalitis (SSPE), sind sowohl hohe ASI im Liquor als auch hohe Serumtiter gegen Masernvirus vorhanden.

Bei Autoimmunerkrankungen sind typischerweise mehrere ASI gemeinsam erhöht. Bei wiederholten Untersuchungen eines Patienten ändern sich diese Verhältnisse bei Autoimmunerkrankungen nicht. Nach Infektionen sind die spezifischen Indizes wesentlich höher als bei Autoimmunerkrankungen. Nach erfolgreicher Behandlung verschwinden im Fall einer Infektion die erhöhten ASI-Werte gegen »Nebenantigene« früher als die positiven Indizes gegen das infektiöse Agens. Nach überstandener Infektion können solche Indizes noch viele Jahre lang positiv bestimmt werden, selbst dann, wenn kein oligoklonales IgG mehr in der isoelektrischen Fokussierung erfassbar ist (bei Fällen mit Neuroborreliose bis zu 8 Jahre).

Liquorlaktat

Das Laktat im Liquor ist ein sensitiver und früh positiver Marker für die Aktivität von neutrophilen Granulozyten und aktivierten Makrophagen. Es ist deshalb bei allen Prozessen positiv, die solche Zellen stimulieren, z. B. bakterielle Meningitis, Tuberkulose, aber auch Sarkoidose, und es ist erhöht bei neoplastischen Prozessen. Die Laktatwerte korrelieren gut zum

Therapieeffekt bzw. Verlauf. Werte über 3,5 mmol/l sind pathologisch.

13.2.2 Differenzialdiagnose

Kein einziger isolierter Liquorparameter ist für irgend eine Diagnose spezifisch. Die Varianz der Liquorbefunde bei den einzelnen Diagnosen zeigt große Überlappung zwischen einzelnen Krankheitsentitäten. Die Konstellation mancher Veränderungen charakterisiert einzelne Diagnosegruppen, sodass sie in eine diagnostische Richtung weisen. Selbst solche typischen Konstellationen sind für einzelne Diagnosen aber nur Hinweise bzw. schließen sie im gegensätzlichen Fall mit einer gewissen Wahrscheinlichkeit aus (Leib u. Tuber 1999; Coyle 1999; Tunkel 1999). ◘ Tabelle 13-5 erhebt keinen Anspruch auf Vollständigkeit, sie soll als Denkanstoß dienen.

Autoimmunerkankungen

Multiple Sklerose (MS)

Die MS ist die häufigste Autoimmunerkrankung, die zu chronischen Liquorveränderungen führt. Sie zeigt in der Regel eine Zellzahlvermehrung von unter 100 Zellen pro µl. Plasmazellen sind fast immer vorhanden, auch bei normaler Zellzahl. Die Zellzahl schwankt nur gering, sie ist in den ersten Krankheitsjahren höher, in den Spätstadien oft normal.

Eine intrathekale Immunglobulinproduktion oder oligoklonales IgG im Liquor ist in fast 90% der Fälle nachweisbar. Antikörperspezifische Indizes sind insbesondere gegen Masern, Röteln und Varizella-zoster-Viren häufig in Kombination mehrfach positiv. Bei multipler Sklerose können auch andere antikörperspezifische Indizes positiv werden. Bei Kontrolluntersuchungen ist der Liquorbefund gewöhnlich konstant und variiert kaum. Die Blut-Liquor-Schrankenstörung fehlt oder ist in der Regel unter 20 $Q_{Albumin}$ nur leicht- bis mittelgradig ausgeprägt.

Kollagenosen

Selbst bei schwerwiegender neurologischer Symptomatik sind die Liquorveränderungen bei Kollagenosen gering ausgeprägt und zeigen bei 15% der Patienten mit z. B. systemischem Lupus erythematodes nur ausnahmsweise ähnliche Befunde wie bei MS. Die meisten Befunde charakterisiert eine leicht- bis mittelgradige Blut-Liquor-Schrankenstörung und geringgradige Zellzahlvermehrung ohne Immunglobulinproduktion. Zellzahl und Blut-Liquor-Schrankenstörungen reagieren auf Immunsuppression mit Tendenz zur Normalisierung.

Vaskulitiden

Bei Wegener-Granulomatose ähneln die Liquorbefunde bei Befall der Meningen den Befunden bei MS. Antikörperspezifische Indizes sind etwas seltener positiv. Bei Panarthritis nodosa kommt es auch ohne Beteiligung des zentralen Nervensystems zu einer chronischen Pleozytose mit intrathekaler Immunglobulinproduktion sowohl von IgG, -A und -M.

Sarkoidose

Der Liquorbefund kann bei fokalem Befall des Hirnparenchyms normal sein. Die Zellzahl ist bei den meisten gering- bis mittelgradig erhöht. Die Blut-Liquor-Schrankenstörung ist, wenn vorhanden, meist stark ausgeprägt mit einem über 20 $Q_{Albumin}$. Das Liquorlaktat ist bei Zellzahl über 30 erhöht (>3,5 mmol/l).

Bei intrathekaler Immunglobulinproduktion kann die von IgA dominieren. Der Liquorbefund allein erlaubt keine sichere Differenzialdiagnose zur Tuberkulose.

Neoplasmen

Hirneigene Tumoren

Glioblastome können entzündliche Veränderungen im Liquor induzieren, die von infektiösen Veränderungen nicht zu unterscheiden sind. $^1/_3$ der Patienten mit Glioblastoma multiforme zeigt variable entzündliche Veränderungen mit Zellzahlvermehrung, z. T. überwiegend neutrophile Granulozyten und intrathekale Immunglobulinproduktion. Die Blut-Liquor-Schrankenstörung ist variabel ausgeprägt, aber nur ganz ausnahmsweise mit einer Laktatvermehrung über 3,5 mmol/l verbunden.

Bei 15% der Patienten mit Astrozytomen kommt es zu einer chronischen lymphozytären Zellzahlvermehrung in der Regel mit gering ausgeprägter Liquorschrankenstörung unter 20 $Q_{Albumin}$ ohne Immunglobulinproduktion oder Laktatvermehrung. Dysgerminome sind Tumoren mit obligaten entzündlichen Liquorveränderungen. Gleichfalls wie im Tumorgewebe selbst sind im Zellbild viele Plasmazellen zu finden. Die intrathekale Immunglobulinproduktion ist variabel ausgeprägt, die Blut-Liquor-Schrankenstörung ist meist unter 20 $Q_{Albumin}$.

Metastasen

Meningealkarzinosen gehören zu den Prozessen, welche die höchsten Blut-Liquor-Schrankenstörungen auslösen, die man beobachten kann. Das Zellbild ist nicht immer von den Tumorzellen dominiert. Gelegentlich sind rein entzündliche Veränderungen vorherrschend mit nur ganz wenigen neoplastischen Zellen, die dann leicht übersehen werden können. Bei Meningealkarzinose durch solide Tumoren ist in 70% der Fälle das Laktat über 3,5 mmol/l erhöht.

Bei Leukämie- oder Lymphominfiltration des Liquorraums kann die Schrankenstörung ebenfalls ganz ausgeprägt sein. Der Anteil der Befunde mit normalen Blut-Liquor-Schrankenverhältnissen ist aber bei den Meningealinfiltrationen durch Leukosen geringer als bei den soliden Tumoren. Eine Laktatvermehrung kommt in etwa 40% der Meningeosis-leucaemica-Fälle vor. Lymphom- und Leukämiezellen sind in der Regel als dominante Zellpopulation zytologisch diagnostizierbar. Große Schwierigkeiten bereitete die Differenzierung zwischen Lymphomrezidiv und opportunistischer Infektion unter Immunsuppression.

Chronische Infektionen

Bakterien

Tuberkulose

Typische Kennzeichen sind Blut-Liquor-Schrankenstörung über 20 $Q_{Albumin}$, obligate Laktatvermehrung über 3,5 mmol/l, Zellzahlvermehrung um 300 pro µl mit durchschnittlich 16% Granulozyten zusätzlich zu stark aktivierten Lymphozyten und Plasmazellen. In der ersten Lumbalpunktion haben nur 40% der Patienten bereits eine intrathekale IgA-Produktion, im Verlauf sind es über 90%. Die Befunde bei immunsupprimierten Patienten differieren nicht wesentlich von immunkompeten-

Tabelle 13-5. Differenzialdiagnose der chronischen Meningitis

Diagnose	Liquorbefund	Bemerkungen
1. Autoimmunerkrankungen		
Multiple Sklerose (MS)	Zellen 9±12 µl (maximal 80) $Q_{Albumin}$ 5,5±3,3 (maximal 21) Intrathekale Immunglobulinssynthese Oligoklonales IgG 90% positiv ASI in 64% positiv Liquorlaktat 1,8±0,4	Plasmazellen meist erkennbar, eosinophile Granulozyten können vorkommen,häufig mehrere ASI positiv, sehr konstante Liquorparameter im Zeitverlauf ohne Änderung durch Therapie
Kollagenosen	Zellen 25±85 ?l (maximal 480) $Q_{Albumin}$ 8±5 (maximal 24) Intrathekale Immunglobulinsynthese IgG in 25%, selten IgA oder IgM Oligoklonales IgG 45% positiv ASI selten wie bei MS positiv Liquorlaktat 2,2±1,0 mmol/l	Meist mononukleäre Pleozytose ohne Plasmazellen, im Serum oligokl. IgG in 25% zusätzlich positiv
Vaskulitiden	Zellen 4±4 µl (maximal 12) $Q_{Albumin}$ 6±3 Intrathekale Immunglobulinsynthese kann fehlen Oligoklonales IgG 30% Liquorlaktat normal	Befunde ähnlich wie MS, wenn ZNS oder Meningen befallen sind, bei Panarteriitis intrathekale Immunglobulinproduktion aller Isotypen möglich
Sarkoidose	Zellen 46±57 µl (maximal 160) $Q_{Albumin}$ 26±19 (maximal 56) Intrathekale Immunglobulinsynthese variabel, alle Isotypen möglich Oligoklonales IgG 60% positiv ASI negativ Liquorlaktat 3,7 ±1,7 mmol/l (maximal 5,9)	Liquorlaktat in 80% über 3,5 mmol/l erhöht, Befunde von Tuberkulose in einzelnen Fällen nicht unterscheidbar, wobei hier Granulozyten selten vorkommen
2. Neoplasmen		
Glioblastome	Zellen 23±42 µl (maximal 220) $Q_{Albumin}$ 14±4 (maximal 62) Intrathekale Immunglobulinsynthese in 5% Oligoklonales IgG in 5% ASI negativ Liquorlaktat 2,5±1,7 mmol/l (maximal 5,7)	Im Serum 20% oligoklonales IgG positiv
Astrozytome	Zellen 3±4 µl (maximal 15) $Q_{Albumin}$ 6,7±3 (maximal 14) Intrathekale Immunglobulinsynthese fehlt Oligoklonales IgG negativ ASI negativ Liquorlaktat normal	Zellzahl in 15% erhöht, Oligodendrogliome verursachen keine Liquorveränderungen
Dysgerminome	Zellen 38±14 µl (maximal 81) $Q_{Albumin}$ 9±3 (maximal 16,5) Intrathekale Immunglobulinsynthese für alle Isoformen positiv Oligoklonales IgG in 90% ASI vereinzelt gegen VZV positiv Liquorlaktat normal	Viele Plasmazellen, ausgeprägte intrathekale Immunglobulinproduktion von IgG, A und M

Tabelle 13-5 (Fortsetzung)

Diagnose	Liquorbefund	Bemerkungen
Meningealkarzinose	Zellen 70±200 µl (maximal 1350) $Q_{Albumin}$ 52±100 (maximal 520) Intrathekale Immunglobulinsynthese 10% IgA, ausnahmsweise IgG oder IgM Oligoklonales IgG 25% positiv ASI fehlen Liquorlaktat 5,6±3,6 mmol/l (maximal 14,5)	Tumorzellen oft leicht erkennbar, Immunreaktion gelegentlich dominierend, 10% oligoklonales IgG im Serum positiv, in 70% Liquorlaktat erhöht, oft extreme Blut-Liquor-Schrankenstörung<?5>
Lymphome, Leukämien	Zellen 400±1000 µl (maximal 7000) $Q_{Albumin}$ 40±70 (maximal 440) Intrathekale Immunglobulinsynthese bei Produktion positiv Oligoklonales IgG 20% positiv ASI fehlen Liquorlaktat 5,5±4 mmol/l (maximal 19,5)	30% oligoklonales IgG, meist als typischer Paraproteinbefund im Serum positiv, Liquorlaktat in 40% erhöht
Paraneoplastische Syndrome	Zellen 6,5±11 µl (maximal 32) $Q_{Albumin}$ 8,5±6 (maximal 21) Intrathekale Immunglobulinsynthese IgG 60% Oligoklonales IgG in 60% ASI fehlen Liquorlaktat normal	Zellzahl, $Q_{Albumin}$, und Immunglobulinbefunde zeigen im Verlauf geringe Schwankungen
3. Infektionen		
Tuberkulose	Zellen 340±450 µl (maximal 1700) IgA-Synthese, aber auch häufig Synthese von IgM und IgG $Q_{Albumin}$ 113±105 (maximal 410) Intrathekale Immunglobulinsynthese für IgA 40%, IgM 20%, IgG negativ Oligoklonales IgG 30% positiv ASI fehlen Liquorlaktat 8,3±5,8 mmol/l (maximal 27)	15% Granulozyten im Zellbild mit Plasmazellen und proliferierenden Lymphozyten, im Verlauf 90% intrathekale
Neuroborreliose	Zellen 240±260 µl (maximal 1350) $Q_{Albumin}$ 19±14 (maximal 82) Intrathekale Immunglobulinsynthese IgM in 65%, IgG in 20%, IgA 15% Oligoklonales IgG 70% positiv ASI 60% gegen Borrellia burgdorferi, 30% gegen VZV positiv Liquorlaktat 2,4±0,7 mmol/l (maximal 5,1)	Viele proliferierende lymphoide Zellen und Plasmazellen, intrathekale IgM-Synthese oft ganz dominierend, Liquorlaktat nur ausnahmweise erhöht
Syphilis	Zellen 26±35 µl (maximal 170) $Q_{Albumin}$ 7,5±4,5 (maximal 21,7) Intrathekale Immunglobulinsynthese 60% IgM, 40% IgG, 15% IgA Oligoklonales IgG in 65% positiv ASI in Einzelfällen positiv Liquorlaktat 1,8 mmol/l±0,5 (maximal 3,1)	Dominante intrathekale IgM-Produktion, wenige Plasmazellen

Tabelle 13-5 (Fortsetzung)

Diagnose	Liquorbefund	Bemerkungen
M. Whipple	Zellen variabel normal bis maximal 70 $Q_{Albumin}$ normal bis 20 Intrathekale Immunglobulinsynthese variabel ausgeprägt, kann fehlen Oligoklonales IgG in Einzelfällen positiv Liquorlaktat normal	Liquor kann trotz schwerer Klinik normal sein, PAS-positive Makrophagen gelegentlich im Liquor nachweisbar
Hirnabszess, septisch-embolische Herdenzephalitis, epiduraler Abszess, Ventrikulitis	Zellen variabel, normal bis 3150 µl $Q_{Albumin}$ variabel 121±120 Intrathekale Immunglobulinsynthese in 50% für IgG und IgA, selten IgM-positiv Oligoklonales IgG 50% bei Hirnabszess positiv, negativ bei epiduralem Abszess Liquorlaktat 7,0±6,6 mmol/l (maximal 23)	Serum-CRP-Werte oft deutlich erhöht, bei epiduralem Abszess in 80% oligoklonales IgG im Serum, nur bei Hirnabszess oder Ventrikulitis im Liquor positiv, Liquorlaktatwerte korrelieren zur Klinik und Therapieeffekt
Subakute sklerosierende Panenzephalitis (SSPE)	Zellen 4±2,5 µl (maximal 8) $Q_{Albumin}$ 4,4±2,5 (maximal 10,6) Intrathekale Immunglobulinsynthese extrem hoch für IgG Oligoklonales IgG immer positiv ASI gegen Masern sehr hoch, meist über 35 Liquorlaktat 1,6±0,3 mmol/l	Höchste intrathekale IgG-Produktion mit sehr niedrigem $Q_{Albumin}$
Mollaret-Meningitis	Zellen wechselhaft, bei Beginn mit neutrophilen Granulozyten, später Lymphozyten $Q_{Albumin}$ variabel Intrathekale Immunglobulinsynthese vorübergehend für IgG Oligoklonales IgG variabel positv, Liquorlaktat normal	Wechselhafte Liquorbefunde korrelierend zur Klinik, anfangs neutrophile Granulozyten, oft rezidivierend
HTLV-1-induzierte Myelitis/tropische spastische Paraparese	Zellen $Q_{Albumin}$ Intrathekale Immunglobulinsynthese Oligoklonales IgG ASI Liquorlaktat	Liquor vergleichbar mit MS
HIV-Infektion (CDC 2)	Zellen 8±17 (maximal 87) $Q_{Albumin}$ 6,2±3 (maximal 16) Intrathekale Immunglobulinsynthese in 40% positiv Oligoklonales IgG 50% positiv ASI HIV fast immer positiv Liquorlaktat 2,0 mmol/l±1,5	Befunde ähneln Autoimmunerkrankungen, ASI gegen HIV meist positiv, 50% ologoklonales IgG im Serum
Opportunistische ZNS-Infektion bei Aids	Zellen 17±30 µl (maximal 150) $Q_{Albumin}$ 13,5±10 (maximal 50) Intrathekale Immunglobulinsynthese IgG 30%, IgA 30%, IgM 50% positiv Oligoklonales IgG 50% positiv ASI gegen HIV positiv, in 70% gegen Erreger fehlend Liquorlaktat 2,7±0,3 (maximal 5,6)	Zunehmende Blut-Liquor-Schrankenstörung, Erreger bedingte ASI unzuverlässig, 15% oligoklonales IgG im Serum

■ Tabelle 13-5 (Fortsetzung)

Diagnose	Liquorbefund	Bemerkungen
Progressive multifokale Leukenzephalitis	Zellen normal $Q_{Albumin}$ anfangs normal, im Verlauf ansteigend Intrathekale Immunglobulinsynthese abhängig vom Grad der Immunsuppression, meist fehlend Oligoklonales IgG meist negativ Liquorlaktat normal	Liquorveränderungen hängen vom Ausmaß der Immunsuppression ab, bei seltenen immunkompetenten Fällen können sie ganz ausgeprägt sein
Kyptokokken	Zellen 100–300 µl $Q_{Albumin}$ über 20 Intrathekale Immunglobulinsynthese positiv IgG, A und M Oligoklonales IgG positiv Liquorlaktat erhöht über 3,5 mmol/l	Gemischtes Zellbild mit dominierend Granulozyten, Nachweis im Tuschepräparat
ZNS-Aspergillose	Zellen normal $Q_{Albumin}$ deutlich erhöht über 20 Intrathekale Immunglobulinsynthese fehlt Oligoklonales IgG negativ Liquorlaktat normal	Abszesse bluten häufig ein, Hirnbiopsie in zweifelhaften Fällen meist unumgänglich
Neurozystizerkose	Zellen anfangs normal, im Verlauf variabel $Q_{Albumin}$ meist normal Intrathekale Immunglobulinsynthese variabel ausgeprägt Oligoklonales IgG oft fehlend Liquorlaktat normal	Eosinophile Granulozyten nur in 50%, anfangs Liquor meist völlig normal, im Verlauf variabel
4. Seltene Ursachen		
Fremdkörperreaktion (Shunt, postoperativ)	Zellen oft gemischt mit Granulozyten und stark proliferierenden Makrophagen und Lymphozyten $Q_{Albumin}$ variabel Intrathekale Immunglobulinsynthese gelegentlich Oligoklonales IgG in Einzelfällen positiv Liquorlaktat oft erhöht, wenn Granulozyten vorhanden sind	Oft »bunte«, gemischte Zellbilder mit neutrophilen und eosinophilen Granulozyten sowie Plasmazellen und reaktiven Makrophagen
Spinale arteriovenöse Malformation	Zellen 8±7 µl (maximal 18) $Q_{Albumin}$ 13,7±5, zuhnemend Intrathekale Immunglobulinsynthese fehlt Oligoklonales IgG 20% Liquorlaktat 1,9±0,5 mmol/l	Zunehmende Blut-Liquor-Schrankenstörung, sonst konstante Befunde, monomukleäres Zellbild
Adrenoleukodystrophie (Kinder)	Zellen normal $Q_{Albumin}$ 6,2±4,6 (maximal 18,7) Intrathekale Immunglobulinsynthese von IgA in 50%, IgM 20%, IgG 10% Oligoklonales IgG 10% positiv Liquorlaktat 1,5 ±0,2 mmol/l	Nur Kinder haben entzündliche Liquorbefunde, Erwachsene mit dem Typ Adrenomyeloneuropathie haben immer normale Befunde

ten. Etwa 1 Jahr nach erfolgreicher Therapie sollte der Liquorbefund normalisiert sein. Der Abfall des Laktats korreliert zum Therapieeffekt, erneute Laktaterhöhung deutet auf eine z. B. wegen Resistenzentwicklung ineffektive Behandlung hin.

Neuroborreliose

Die typische Konstellation zeigt anfänglich in 70% der Fälle eine intrathekale IgM-Produktion. Die Blut-Liquor-Schrankenstörung ist variabel, bei Kindern fehlt sie in der Regel, bei Erwachsenen kann sie bei 20% ebenfalls fehlen. Etwa $^1/_3$ der Erwachsenen haben eine Blut-Liquor-Schrankenstörung mit Werten über 20 $Q_{Albumin}$.

Die intrathekale Produktion von IgG ist deutlich geringer als die von IgM ausgeprägt. In 65% ist oligoklonales IgG initial positiv. IgA wird intrathekal in 15% der Fälle produziert. Bei erfolgreicher Behandlung sinkt innerhalb von 10 Tagen die Zellzahl, die initial durchschnittlich 240 beträgt und zwischen 7 und 1350 schwanken kann. Auch die Blut-Liquor-Schrankenstörung geht unter erfolgreicher Therapie regelmäßig in dieser Zeit zurück.

ASI gegen Borrelien sind bei der ersten Punktion in etwa 60% positiv. Bei 30% zeigen sich positive ASI gegen Varizella zoster zusätzlich (jedoch niemals gegen Herpes-simplex-Virus Typ I).

Syphilis

Der typische Befund zeigt eine dominierende intrathekale IgM- mit begleitender IgG-Synthese, Blut-Liquor-Schrankenstörung in der Regel unter 20 $Q_{Albumin}$, Zellzahlvermehrung um 100 pro µl mit einer mononukleären Pleozytose mit wenig Plasmazellen. Die Abnahme der Pleozytose korreliert zum Therapieeffekt. Bei erfolgreicher Behandlung normalisiert sich die Zellzahl im Verlauf von Monaten. Oligoklonales IgG bleibt in der Regel lebenslang nachweisbar.

Morbus Whipple

Der Liquorbefund kann völlig normal sein trotz ausgeprägter klinischer Symptomatik. Ein normaler Liquorbefund schließt die Diagnose also nicht aus. Entzündliche Veränderungen mit reiner Zellzahlvermehrung und solche mit begleitender Immunglobulinproduktion aller 3 Isotypen kommen vor. PAS-positive Liquormakrophagen sind eine unsichere diagnostische Aussage, denn sie kommen auch bei Gesunden vor.

Bakterielle Meningitis, Hirnabszess, epiduraler Abszess

In der Regel werden Patienten mit bakterieller Meningitis nur in den ersten Wochen lumbalpunktiert bzw. werden Kontrolluntersuchungen vorgenommen. Es ist daher nicht sicher bekannt, bis wann sich ein Liquorbefund wieder vollständig nach überstandener eitriger Meningitis normalisieren muss. In einzelnen Fällen kommen länger als 6 Monate lang bleibende Zellzahlvermehrungen auch ohne klinische Symptome bei ausgeheilten Patienten vor. Möglicherweise bleibt bei solchen Patienten die Zellzahl der ortsständigen meningealen Lymphozyten grundsätzlich erhöht, da sich diese Population reaktiv vermehrt hat.

Die Ursachen für solche seltenen Beobachtungen sind jedoch unbekannt. Bei Ausbildung von Hirnabszessen oder epiduralen Abszessen können Zellzahlvermehrungen in der Regel von Granulozyten dominiert bei beginnender Durchwanderung der Dura gefunden werden. Wenn in der Pleozytose Graunulozyten vorkommen, ist in der Regel auch das Laktat erhöht.

Die rückläufige Laktatvermehrung im Liquor korreliert zum Therapieeffekt. Rezidive bzw. aktive Prozesse zeigen eine Laktaterhöhung über 3,5 mmol/l. Gleiches gilt für chronische Ventrikulitis nach Operation bzw. bei infizierten Fremdkörpereinlagen wie z. B. Drainagen.

Virale Infektion

Subakut sklerosierende Panenzephalitis (SSPE)

Bei der SSPE kommt es zu einer auffällig intensiven IgG-Produktion mit geringerem $Q_{Albumin}$, d. h. besonders ausgeprägter Blut-Liquor-Schrankenfunktion. Die intrathekale IgG-Produktion ist noch intensiver als bei multipler Sklerose. Masernspezifische ASI liegen in der Regel weit oberhalb von 30. Bei multipler Sklerose sind diese Werte meist unter 10, selten bis 25 ausgeprägt. Die Zellzahl bei SSPE ist oft normal, Plasmazellen können vorkommen.

Herpes-simplex-Typ-2-Meningitis, differenzialdiagnostisch Mollaret-Meningitis

Rezidivierende akut schmerzhafte Episoden mit hochvariablen Liquorsyndromen sprechen für eine sog. Mollaret-Meningitis. Diese zeigen anfangs hohe Zellzahl mit initial Granulozyten, später beim Nachlassen der Zellzahlvermehrung mehr mononukleäre Zellbilder ohne ausgeprägte Immunglobulinproduktion. Differenzialdiagnostisch wird eine rezidivierende Aktivierung von Herpes-simplex-Typ-2-Virus oder Epstein-Barr-Virus diskutiert. Die Liquorveränderungen korrelieren zum klinischen Verlauf. Sie ähneln akuten Virusmeningitiden, die rezidivierend eintreten und abklingen. Zwischenzeitlich kann sich der Liquorbefund zwischen den Aktivitätsausbrüchen normalisieren.

HTLV-I-induzierte Myelitis/trophische spastische Paraparse (HAM-TSP)

Die Liquorbefunde bei Infektion mit HTLV I ähneln der multiplen Sklerose. Auch das klinischen Bild kann einer spinalen MS entsprechen. Die Differenzialdiagnose kann durch Nachweis einer intrathekalen Produktion von Antikörpern gegen HTLV I gestellt werden.

HIV

Die Liquorbefunde bei der HIV-Infektion, d. h. im Stadium CDC 2, ähneln prinzipiell denen bei multipler Sklerose, jedoch sind in der Regel keine positiven ASI gegen Masern, Röteln oder Zoster vorhanden. In diesem Stadium ist aber der ASI gegen HIV meist schon nachweisbar. Wenn sich opportunistische Infektionen in späteren Krankheitsstadien einstellen, ist der Nachweis von antikörperspezifischen Indizes gegen das opportunistische infektiöse Agens überwiegend negativ.

Eine Blut-Liquor-Schrankenstörung mit über 20 $Q_{Albumin}$ und eine ausgeprägte intrathekale Immunglobulinproduktion aller Immunglobulinklassen sprechen für eine opportunistische Infektion. Nach erfolgreicher Therapie, z. B. bei zerebraler Toxoplasmose, nähern sich die Liquorbefunde innerhalb von Wochen wieder den Ausgangswerten. Sind neutrophile Granulozyten im Zellbild dominierend, spricht das für eine Beteiligung von Zytomegalievirus.

JC-Virusenzephalitis/progressive multifokale Leukenzephalopathie (PML)

Die in der Regel bei HIV-Patienten vorkommende JC-Virusaktivierung mit Entmarkungsreaktion geht zumeist mit einer Blut-Liquor-Schrankenstörung einher und zusätzlich den Veränderungen, wie man sie bei HIV-Patienten findet. Bei Immunsuppression, z. B. durch Chemotherapie, fehlen entzündliche Veränderungen. In extremen seltenen Fällen kommt die PML auch bei Immunkompotenten vor. Dann werden intrathekale Immunglobulinproduktionen aller Klassen und z. T. auch eosinophile Granulozyten im Liquorzellbild beobachtet.

Komplexe Organismen

Kryptokokken

In der Regel liegt eine Immunsuppression zugrunde. Das Zellbild ist gemischt mit Granulozyten und mononukleären Zellen. Die Erreger selbst können oft im Tuschepräparat erkannt werden. Immunglobuline werden entsprechend der Immunlage von allen 3 Immunglobulinklassen produziert. Sie können bei völlig desolater Immunabwehrlage fehlen.

Aspergillusenzephalitis

Auch hier ist häufig eine Immunsuppression bei Tumorpatienten die Basis der Infektion des Nervensystems mit Aspergillus. Liquorveränderungen können bis auf eine Blut-Liquor-Schrankenstörung völlig fehlen. Selbst bei ausgeprägten Abszessen ist in der Regel keine Zellzahlvermehrung oder Immunglobulinproduktion im Liquor erkennbar. Abszesse durch Aspergillus bluten häufig ein, sodass reaktive Veränderungen nach größeren Hirnblutungen hinzukommen können.

Zystizerkose

Zu Beginn der Infektion des Gehirns ist in vielen Fällen selbst bei neurologischen Störungen der Liquorbefund noch normal. Unter Therapie treten bei 50% der Patienten Zellzahlvermehrungen mit eosinophilen Granulozyten auf. Die Liquorveränderungen können vorübergehend sein. Bei einigen Patienten kommt es bei rezidivierenden Aktivierungen gegen das komplexe Antigen zu wiederholt auftretenden variablen intrathekalen Immunglobulinproduktionen, die wieder abklingen.

Gelegentlich entwickeln Patienten auch nach klinischer Gesundung und überstandener Infektion eine chronische Meningitis mit Produktion von IgG und IgM und chronischer Pleozytose mit vielen Plasmazellen und eosinophilen Granulozyten. Andere Patienten entwickeln niemals Liquorveränderungen, trotz erfolgreicher Behandlung von intrazerebralen Parasiten.

Andere seltene Ursachen

Fremdkörperreaktion

Nach Implantation von Shuntmaterial, intraspinalen Stimulatorsonden oder anderen Fremdkörpern kann sich eine chronische Pleozytose, gelegentlich kombiniert mit intrathekaler Immunglobulinproduktion, entwickeln. Meist kommt es nur zu einer reinen Pleozytose und nur geringgradig ausgeprägter Blut-Liquor-Schrankenstörung unter 20 $Q_{Albumin}$. Nach Operationen sind ebenfalls monatelang anhaltende Zellzahlvermehrungen möglich, ohne dass der genaue Mechanismus dieser Reizzustände der Meningen bekannt ist (Fadenmaterialallergie?). Eine Laktaterhöhung deutet fast immer auf eine bakterielle Infektion (Ventrikulitis/Abszess).

Spinale arteriovenöse Malformation

Arteriovenöse proliferative, z. T. granulomatöse Prozesse können zu einer Vermehrung der spinalen Gefäße führen. Oft findet sich ein zuführendes Gefäß aus der Aorta, die den Gefäßkonvoluten als arterieller Zustrom dient. In diesen Zuständen können chronische Pleozytosen, z. T. mit oligoklonalem IgG vorkommen.

Adrenoleukodystrophie

Ausschließlich bei Kindern mit Adrenoleukodystrophie, niemals bei Erwachsenen, mit dem Phenotyp Adrenomyeloneuropathie kann in etwa $^2/_3$ der Fälle eine chronische Meningitis mit geringer Zellzahlvermehrung und intrathekaler Immunglobulinproduktion, z. T. dominierend IgA vorkommen. Die Liquorveränderungen korrelieren bei den Kindern vage mit dem klinischen Verlauf.

Die Diagnose erfolgt durch quantitative Bestimmung der langkettigen Fettsäuren im Blut.

Fazit für die Praxis

Die Ursache einer chronischen Meningitis wird in der Regel nicht durch die Liquoranalyse gefunden, sondern durch die Summe von weiteren technischen Untersuchungsbefunden und einer klinikopathologischen Korrelation. In Mitteleuropa überwiegen Autoimmunerkrankungen, chronische Infektionen sind in der Minderzahl. Leukosen und Tumorerkrankungen sind nicht weniger häufig als die chronischen Infektionen.

Eine heterogene Gruppe von seltenen Ursachen kommt differenzialdiagnostisch zusätzlich noch in Frage. Die einzelnen Liquorparameter muss man zur Verdachtsdiagnose in Beziehung setzen, inwieweit sie die Verdachtsdiagnose stützen oder unwahrscheinlich machen. ◘ Tabelle 13-5 gibt dazu praktische Hinweise. Als letzte diagnostische Maßnahme ist eine Biopsie aus dem betroffenen Organ zu erwägen, auch wenn eine Hirn- und Meningealbiopsie eine erhebliche Belastung darstellen.

Wenn der klinische Verlauf zu therapeutischen Versuchen zwingt, ohne dass die Ursache bekannt ist, bleiben nur Behandlungen mit Antibiotika, welche die Blut-Hirn-Schranke passieren können, oder immunsuppressive Therapieformen.

Literatur zu Kap. 13.2

Coyle P-K (1999) Overview of acute and chronic meningitis. Neurol Clin 17: 691–710

Felgenhauer K, Beuche W (1999) Liquoranalytik und -zytologie, Diagnose und Prozessmarker. In: Felgenhaue K, Beuche W (Hrsg) Labordiagnostik neurologischer Erkrankungen. Thieme, Stuttgart

Leib S-L, Tuber M-G (1999) Meningitis (I)-Differenzialdiagnose; aseptische und chronische Meningitis. Ther Umschau 56: 631–639

Reiber H (1999) Liquordiagnostik. In: Berlit P (Hrsg) Klinische Neurologie. Springer, Berlin Heidelberg New York Tokyo

Tunkel AR (1999) Chronische Meningitis. Curr Infect Dis Rep 1: 160–165

13.3 Enzephalitis, Myelitis, Neuritis

K. Wetzel, E. Schielke, J.R. Weber

13.3.1 Enzephalitis

13.3.1.1 Definition

Enzephalitiden sind Erkrankungen mit fokaler oder disseminierter Entzündung des Hirnparenchyms, die nur die weiße (Leukenzephalitis), nur die graue Substanz (Polioenzephalitis) oder das gesamte Hirngewebe (Panenzephalitis) befallen können. Meist besteht zusätzlich eine meningitische Begleitreaktion, sodass korrekter von Meningoenzephalitiden gesprochen werden sollte. Gelegentlich finden sich auch Zeichen einer spinalen Mitinfektion (Enzephalomyelitis). Seltener treten auch radikuläre Zeichen auf (Enzephalomyeloradikulitis). Unterschieden werden akute und chronische Verlaufsformen.

13.3.1.2 Ätiologie

Unterschieden werden direkt erregerbedingte und parainfektiöse Enzephalititiden sowie solche ohne bekannte infektiöse Ursache. Auf die nicht infektiösen Formen wie z. B. die akute disseminierte Enzephalomyelitis (ADEM) – oder sonstige immunologisch vermittelte wie die multiple Sklerose – und paraneoplastische Formen (z. B. limbische Enzephalitis, Zerebellitis, Hirnstammenzephalitis) soll im Folgenden nicht näher eingegangen werden.

Infektiöse Enzephalitiden werden hauptsächlich durch Viren, seltener auch durch Bakterien, Parasiten und Pilze verursacht. Ein Erregernachweis gelingt jedoch nur in 15–30% aller Fälle. Zu den wichtigsten Erregern der akuten Enzephalitiden im europäischen Raum gehören in variabler Häufigkeit Viren der Herpesgruppe [z. B. Herpes-simplex-Virus Typ 1 und 2 (HSV), Varizella-zoster-Virus (VZV), Epstein-Barr-Virus (EBV), Zytomegalievirus (CMV), Humanes-Herpes-Virus 6 (HHV-6)], Enteroviren (Coxsackie A, B, Polio- und Echo-Viren), Arboviren (z. B. FSME-Virus) und Paramyxoviren (z. B. Masern- und Mumpsvirus bei nicht geimpften Personen).

Seltener können auch Bakterien (Listeria monocytogenes, Mykoplasmen, Borrelien, Mycobacterium tuberculosis, Tropheryma whippelii) ein enzephalitisches Krankheitsbild verursachen. Wichtige Erreger chronischer Enzephalitiden sind das humane Immunodefizienzvirus (HIV), das JC-Virus sowie das Masern- und Rötelnvirus.

Der Ausbreitungsmechanismus ist meist hämatogen wie z. B. beim CMV, EBV oder bei Enteroviren. HSV und VZV breiten sich hingegen auf neuralem Wege aus. Bei der Herpes-simplex-Typ-1-Enzephalitis (HSE) handelt es sich zu $^{2}/_{3}$ um eine (endogene) Reinfektion. Primärinfektionen finden sich fast ausschließlich bei Patienten unter 18 Jahren und hier oft im Anschluss an eine Gingivostomatitis.

13.3.1.3 Epidemiologie

Akute infektiöse Enzephalitiden sind überwiegend sporadisch auftretende Erkrankungen. Ausnahmen bilden durch Arthropoden übertragene Erkrankungen (in Mitteleuropa ist dies die Frühsommermeningoenzephalitis), die in bestimmten Regionen endemisch auftreten. Manche Erreger führen vorwiegend bei immunsupprimierten Patienten (nach Knochenmark- oder Organtransplantation, bei fortgeschrittener HIV-Infektion) zu opportunistischen Enzephalitiden z. B. CMV, VZV, JC-Virus oder Toxoplasma gondii. Genaue epidemiologische Daten zur Häufigkeit fehlen meist. Die jährliche Inzidenz der HSE wird auf $0{,}2–0{,}4/10^5$ Einwohner geschätzt. Für das FSME-Virus ist zum einen eine jahreszeitliche Bindung (Frühsommer), zum andern eine endemische Häufung (Österreich, Süddeutschland, Osteuropa, Skandinavien) gesichert. In Endemiegebieten wie Baden-Württemberg beträgt die jährliche Inzidenz ca. $1{,}2/10^5$ Einwohner (Kaiser 1999).

13.3.1.4 Klinische Manifestationen

Das Symptomspektrum und der zeitliche Verlauf der verschiedenen Enzephalitiden ist so variabel, dass keine typische Symptomkonstellation genannt werden kann. Am häufigsten ist ein unspezifisches und meist kurzes Prodromalstadium mit Fieber, Kopfschmerzen, allgemeiner Abgeschlagenheit, Übelkeit und Erbrechen (z. B. Mykoplasmenenzephalitis; Socan et al. 2001). Dem folgt meist eine qualitative (Verwirrtheit, Delir, Psychose) und/oder quantitative Bewusstseinsstörung (Somnolenz, Sopor, Koma), neurologische Herdzeichen (Aphasie, Hemiparese etc.) und nicht selten auch fokale epileptische Anfälle. Hirnstammenzephalitiden (z. B. Listeria monozytogenes, M. tuberculosis) zeigen typischerweise eine Hirnnervenbeteiligung (z. B. Ptosis, Doppelbilder, Schluckstörungen).

Der Verlauf erstreckt sich von 1–2 Wochen bis über mehrere Monate. Bei der Mehrzahl der Enzephalitiden wie der Enterovirenenzephalitis ist der Verlauf selbstlimitierend und die Prognose günstig.

Bei der HSE kommt es nach einem kurzen grippalen Prodromalstadium innerhalb von Stunden bis wenigen Tagen zu Fieber (>90%), fokal neurologischen Ausfällen, Bewusstseinsstörungen (>90%), Kopfschmerzen (ca. 80%) und epileptischen Anfällen (ca. 70%). Bei bis zu 40% der Patienten besteht eine Hemiparese (Whitley et al. 1982; Skoldenberg et al. 1984).

13.3.1.5 Diagnose

Die Diagnose von Enzephalitiden ist wegen der oft unspezifischen Symptomatik mitunter schwierig.

! Die HSE muss jedoch innerhalb von Stunden abgeklärt werden, da der Zeitpunkt des Therapiebeginns die Prognose wesentlich beeinflusst.

Der Algorithmus ist in Abb. 13-6 ersichtlich.

Liquor

Wesentlicher Schritt in der Diagnostik aller ZNS-Infektionen ist die Liquordiagnostik. Bei viralen Enzephalitiden finden sich zu über 90% entzündliche Veränderungen; meist entwickelt sich auch bei initial unauffälligen Befunden nach einigen Tagen eine Pleozytose. Die Zellzahl ist meist auf 50–2000/µl erhöht. In der zytologischen Differenzierung dominieren Lymphozyten. In sehr frühen Krankheitsphasen können mitunter bis zu 70%

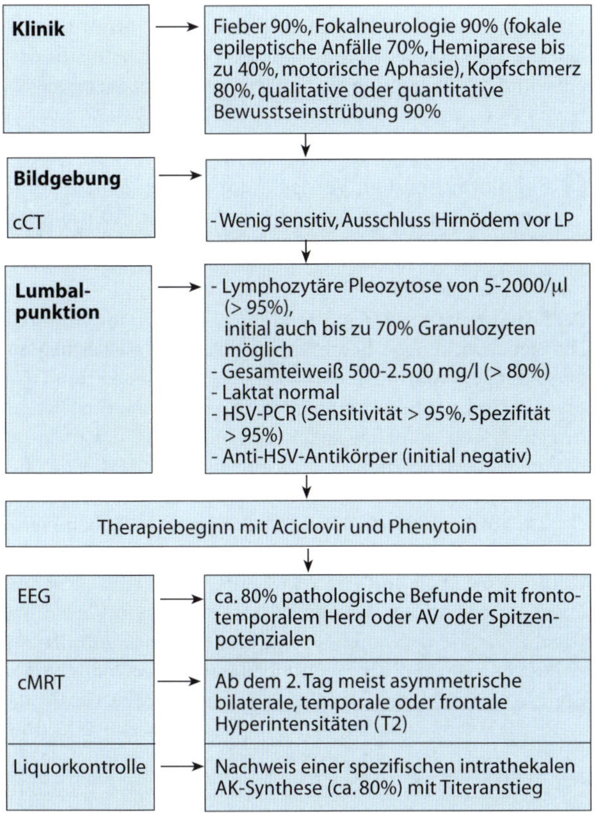

Abb. 13-6. Vorgehen bei Verdacht auf Herpes-simplex-Typ-1-Enzephalitis

Granulozyten vorkommen. Bei hämorrhagischen Enzephalitiden wie insbesondere der HSE lassen sich auch Erythrozyten sowie – mehrere Tage nach Krankheitsbeginn – Erythro- und Siderophagen nachweisen.

Das Eiweiß ist meist gering bis mäßig erhöht. Die Glukose ist nicht verändert, das Laktat normal oder gering erhöht. Im Zweifelsfall muss die Liquoruntersuchung nach 24 h wiederholt werden.

Zerebrale Bildgebung

Das kraniale Computertomogramm (cCT) ist bei Enzephalitiden wenig sensitiv. Im kranialen Magnetresonanztomogramm (cMRT) finden sich – je nach Art der Enzephalitis – bei ca. 10 bis über 95% fokale oder disseminierte Signalanhebungen in der T2-Wichtung. Hämorrhagische Anteile wirken in der T1-Wichtung ebenfalls hyperintens. Eine frühere und höhere Ausbeute pathologischer Befunde ist vermutlich mit der Inversion-Recovery-Technik (FLAIR oder TIRM-Sequenz) oder der Diffusionswichtung zu erzielen. Bei der HSE zeigen sich Signalanhebungen typischerweise asymmetrisch in den Temporal- und Frontallappen (Abb. 13-7). Bei Hirnstammenzephalitiden durch Listeria monocytogenes oder M. tuberculosis sieht man nach Kontrastmittelgabe kleine abszessartige Herde.

Das cMRT kann zudem wertvolle Hinweise in der Differenzialdiagnostik (Domingues et al. 1998) gegenüber anderen Krankheiten wie z. B. der ADEM geben. Hier zeigen sich oft multiple in T2-Wichtung hyperintense und kontrastmittelaufnehmende Marklagerläsionen.

Elektroenzephalographie

Das EEG zeigt bei >80% der Patienten pathologische Veränderungen in Form von Allgemeinveränderungen, Herdbefunden und/oder Spitzenpotenzialen, die jedoch alle nicht spezifisch sind. Manchmal legen EEG-Veränderungen im Zusammenhang mit anderen Befunden jedoch eine spezifische Diagnose nahe, wie z. B. einseitige temporale Störungen und quasiperiodische steile Wellen oder Wellenkomplexe, vorwiegend mit Intervallen von 1–2 s bei der HSE. Das EEG zur Diagnostik der HSE gewinnt v. a. Bedeutung, wenn eine MRT-Diagnostik nicht unmittelbar möglich ist.

Erregernachweis

Ein direkter oder indirekter Erregernachweis gelingt zu höchstens 30%, entweder mittels Genomnachweis aus dem Liquor durch die Polymerasekettenreaktion (PCR) oder – erst im Krankheitsverlauf – durch das Auftreten einer spezifischen intrathekalen Antikörpersynthese oder einer Titerbewegung im Serum. Für die HSE ist der Genomnachweis mit PCR am besten

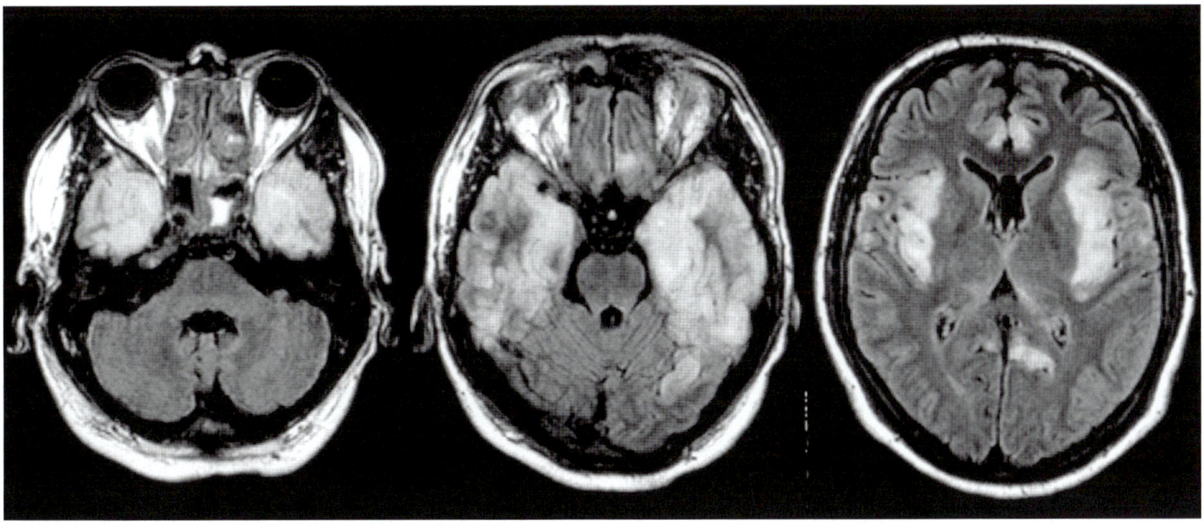

Abb. 13-7. MRT-TIRM-Sequenzen axial. Hyperintense Läsion der Temporallappen beidseits und bis nach frontal reichend bei Patienten mit HSE

validiert. Für diesen Erreger steht bereits zum Manifestationszeitpunkt eine schnelle (innerhalb von 24 h), hochspezifische und sensitive Methode zur Verfügung (Lakeman et al. 1995; Weber et al. 1996).

Ein spezifischer Titeranstieg von mindestens 4 Stufen innerhalb von 2–4 Wochen nach Erkrankungsbeginn kann ebenfalls als sicherer Hinweis auf eine akute spezifische Infektion gelten, ist aber für die Akutdiagnostik nur sehr begrenzt geeignet. Da die meisten viralen Erreger nicht kausal bekämpft werden können, sind breitgestreute virologische Untersuchungen aus ökonomischen Gründen nur bei epidemiologischen Fragestellungen bzw. im Rahmen einer Ausschlussdiagnostik indiziert.

Labor

Systemische Entzündungszeichen sind nicht immer vorhanden, ihr Fehlen schließt eine virale ZNS-Infektion nicht aus.

13.3.1.6 Therapie

Antimikrobielle Chemotherapie

Die meisten Enzephalitiden sind einer kausalen Therapie nicht zugänglich, haben aber mehrheitlich eine günstige Spontanprognose. Tabelle 13-6 gibt eine Übersicht der Erreger und Therapie von potenziell behandelbaren Enzephalitiden. Die kausale Therapie der Herpes-simplex-Typ-1-Enzephalitis wird aufgrund der Bedeutung nachfolgend gesondert dargestellt.

Herpes-simplex-Enzephalitis

! Bei hinreichendem Verdacht auf eine HSE muss *sofort* eine virustatische Therapie mit Aciclovir (10 mg/kgKG als Kurzinfusion in 100 ml NaCl 0,9% alle 8 h) eingeleitet werden.

Bei Diagnosesicherung ist diese für 10–14 Tage fortzuführen. Die Nebenwirkungen beschränken sich im Wesentlichen auf eine geringe Nephrotoxizität (reversibel) und selten transiente psychiatrische Manifestationen. Auch bei schwangeren Patientinnen ist eine sofortige Aciclovir-Therapie in der oben genannten Dosis indiziert, da eine unbehandelte HSE eine über 70%ige Letalität hat.

Zur antikonvulsiven Therapie, die wegen der hohen Wahrscheinlichkeit epileptischer Anfälle auch prophylaktisch sinnvoll ist, wird rasch mit Phenytoin aufgesättigt (initial 250 mg über 5–10 min i.v., anschließend 750 mg über 4–6 h i.v., ab 2. Tag 3-mal 100–250 mg i.v. unter Spiegelkontrolle). Fieber muss mit physikalischen und ggf. auch medikamentösen Maßnahmen aggressiv gesenkt werden. Wegen der erheblichen Gefahr der

Tabelle 13-6. Antimikrobielle Chemotherapie von Enzephalitiden

Erreger	Therapie	Dauer
HSV Typ 1	Aciclovir 3-mal 10 mg/kgKG/Tag i.v.	10–14 Tage
HSV Typ 2	Aciclovir 3-mal 10 mg/kgKG/Tag i.v. 2. Wahl Foscarnet; 3-mal 60 mg/kgKG/Tag i.v.	14 Tage
VZV	Aciclovir 3-mal 10 mg/kgKG/Tag i.v. 2. Wahl Foscarnet; 3-mal 60 mg/kgKG/Tag i.v.	14 Tage
CMV	Ganciclovir; 2-mal 5 mg/kgKG i.v. oder Foscarnet; 3-mal 60 mg/kgKG/Tag i.v.	Mindestens 14 Tage
Borrelia burgdorferi[a]	Cefotaxim 3-mal 2 g i.v. oder Ceftriaxon; 1-mal 2 g/Tag i.v.	14–28 Tage
Mykoplasma pneumoniae[a]	Erythromycin; 2-mal 1 g/Tag i.v. oder Doxicyclin; 2-mal 100 mg/Tag i.v. oder p.o.	14–21 Tage
Treponema pallidum[a]	Penicillin 6-mal 4 Mio. E/Tag i.v. – bei Allergie Erythromycin 4-mal 500 mg p.o. oder Doxicyclin 2-mal 100 mg i.v. oder p.o.	14 Tage 30 Tage 30 Tage
Brucellen-spp.[a]	Doxicyclin; 2-mal 100 mg/Tag p.o. + Rifampicin; 900 mg/Tag p.o.	6 Wochen
Listeria monocytogenes[a]	Ampicillin; 4-mal 2–3 g/Tag i.v. oder Amoxicillin (+ Clavulansäure) 3-mal 2,2 g/Tag i.v.	21–24 Tage
Tropheryma whippelii[a]	Trimethoprim-Sulfamethoxazol; 2-mal 320 mg/800 mg/Tag i.v. oder Doxicyclin 200 mg/Tag i.v. Erhaltungstherapie: Trimethoprim-Sulfamethoxazol; 320 mg/800 mg/Tag p.o. oder Doxicyclin 100 mg/Tag p.o.	14–28 Tage 14–28 Tage 1–3 Jahre 1–3 Jahre
Mycobacterium tuberculosis	Mindestens Dreierkombination mit: Isoniazid; 1-mal 10 mg/kgKG/Tag p.o. oder i.v. Rifampicin;1-mal 10 mg/kgKG/Tag p.o. oder i.v. Pyrazinamid; 1-mal 35 mg/kgKG/Tag p.o. bei Vierfachtherapie + Ethambutol; 1-mal 20 mg/kgKG/Tag p.o. oder i.v.	9 Monate 9 Monate 3 Monate 3 Monate

[a] Dosierungsempfehlungen gelten für normalgewichtige Erwachsene mit normaler Nierenfunktion.

intrakraniellen Drucksteigerung müssen die Patienten engmaschig überwacht werden (stündliche Kontrolle von Vigilanz und Pupillen). Bei neurologisch schlecht oder nicht beurteilbaren Patienten (**Cave:** Analgosedierung!) ist die Indikation zu cCT-Kontrollen bzw. zur invasiven Hirndruckmessung großzügig zu stellen.

Symptomatische Therapie

Symptomatische Maßnahmen beschränken sich auf Bettruhe, Fiebersenkung und Analgesie sowie ggf. eine antikonvulsive Therapie. Gelegentlich erfordern Serien epileptischer Anfälle eine intensivmedizinische Behandlung. Bei den seltenen Hirnstammenzephalitiden (häufigste Erreger Listeria monocytogenes, M. tuberculosis) können Atemantriebs- und Schluckstörungen eine Intubation und Beatmung notwendig machen. Haupttodesursache bei schweren Enzephalitiden ist der erhöhte intrakranielle Druck. Die komplexe Behandlung des erhöhten intrakraniellen Drucks sollte auf spezialisierten neurologischen Intensivstationen durchgeführt werden.

13.3.1.7 Prognose

Unbehandelt beträgt die Letalität der Herpes-simplex-Enzephalitis ca. 70%; unter Aciclovir-Therapie liegt sie bei ca. 20%. Entscheidend für die Prognose ist neben einem frühzeitigen Behandlungsbeginn der Bewusstseinsgrad bei Therapiebeginn und das Alter. Von den Überlebenden behalten 30–60% unterschiedlich schwere Defizite zurück, insbesondere symptomatische Epilepsien und hirnorganische Psychosyndrome.

Die Frühsommermeningoenzephalitis verläuft im Kindes- und Jugendalter fast ausnahmslos benigne, bei Erwachsenen bleiben in ca. 10% der Fälle schwere Behinderungen zurück, v. a. schlaffe Paresen bei enzephalomyelitischer Verlaufsform.

Die Prognose anderer Enzephalitiden ist weitaus günstiger; die Letalität ist gering, und zu ca. 70% kommt es zu einer funktionell befriedigenden Restitution.

13.3.2 Myelitis

13.3.2.1 Definition

Myelitiden sind Entzündungen des Rückenmarks mit Schwerpunkt in der grauen Substanz (Poliomyelitis), der weißen Substanz (Leukomyelitis) oder des Rückenmarkquerschnitts (Myelitis transversa oder Querschnittsmyelitis). Kommt es begleitend zu einer Entzündung der Meningen, spricht man von Meningomyelitis.

13.3.2.2 Ätiologie

Myelitiden können direkt erregerbedingt oder post- bzw. parainfektiös bedingt sein. Auf Myelitiden, die über Autoimmunmechanismen ablaufen, wie z. B. die *Devic-Erkrankung (Neuromyelitis optica)* oder die *multiple Sklerose*, soll hier nicht näher eingegangen werden. Sie sind aber wie auch paraneoplastische Myelitiden *wichtige Differenzialdiagnosen*.

In der Mehrzahl der direkt erregerbedingten akuten Myelitiden handelt es sich ätiologisch um Viren. Im europäischen Raum sind dies v. a. Enteroviren (Coxsackie A und B, Echoviren), Viren der Herpesgruppe (z. B. Herpes-simplex-Virus Typ 2, VZV, EBV) und FSME-Viren. Polioviren spielen in Europa seit Einführung der Poliomyelitisimpfung nur noch eine sehr untergeordnete Rolle. Zudem können auch Bakterien (Brucellen, Mykoplasmen, Borrelien) ein myelitisches Krankheitsbild verursachen. Bei HIV-infizierten Patienten sind v. a. CMV, HSV und VZV häufige Erreger.

13.3.2.3 Epidemiologie

Laut WHO sind Amerika, Europa und der Westpazifik poliomyelitisfrei. Als Endemiegebiete gelten nach WHO noch Afrika, Südostasien und der östliche Mittelmeerraum.

Durch andere Erreger verursachte Myelitiden sind selten und treten ganz überwiegend sporadisch auf.

13.3.2.4 Klinische Manifestationen

Das klinische Spektrum ist vielfältig und insbesondere am Anfang oft untypisch, sodass klinisch die Differenzialdiagnose der Myelitis oft spät erwogen wird.

Die Infektion mit dem Poliovirus verläuft in über 90% asymptomatisch oder blande. Bei einem Teil der Patienten kann die Symptomatik auf unspezifische Prodromi wie Übelkeit, Erbrechen, Diarrhö, Hals- und Kopfschmerzen beschränkt sein. Nur etwa 2% entwickeln nach dieser Phase neurologische Defizite mit Ausbildung von Muskelschmerzen und asymmetrischen schlaffen Paresen. Bulbäre Verlaufsformen sind möglich. 60–75% der Patienten erholen sich innerhalb von Wochen bis Monaten.

Leukomyelitische Infektionen zeigen durch Demyelinisierungen und Nekrosen der langen Bahnen typischerweise eine aszendierende Symptomatik, bis das endgültige sensible und motorische Niveau erreicht ist. Blasen- und Mastdarmstörungen sind häufig. Entsprechend dem Erregerspektrum kann der Verlauf akut bis chronisch sein.

Eine Querschnittsmyelitis zeigt Zeichen eines inkompletten bis kompletten Querschnitts, der entsprechend der Höhe mit einem sensiblen Niveau und einer Para- oder Tetraparese und vegetativen Dysfunktionen imponiert.

13.3.2.5 Diagnose

Bildgebende Verfahren

Methode der Wahl ist die spinale MRT. Dabei empfiehlt sich eine sagittale Darstellung des gesamten Myelons in T1- und T2-Wichtung. Bei Leukomyelitiden und der transversen Myelitis stellt sich der intramedulläre Herd in der T2-Wichtung fast immer hyperintens dar. Die T1-gewichteten Aufnahmen sind meist isointens, außer wenn der Fokus eine hämorrhagische Komponente hat. Das pathologische Enhancement nach Kontrastmittelgabe macht das Ausmaß der Blut-Myelon-Schrankenstörung deutlich.

Das spinale CT oder die Myelographie sind in der Diagnostik meist wenig hilfreich, da entzündliche Veränderungen hier erst nachzuweisen sind, wenn sie zu einer entzündlichen Auftreibung des Myelons geführt haben.

Sowohl MRT-Untersuchung als auch Myelographie können die wichtige Differenzialdiagnose der extramedullären Raumforderung erfassen. Das CT nur dann, wenn die Höhe der

Läsion genau getroffen wird. Bei entsprechender Klinik ist die CT-Untersuchung daher meist unzureichend.

Liquor

Der Liquor ist bei akuten Leukomyelitiden und transversen Myelitiden oft durch eine gemischtzellige Pleozytose charakterisiert. Der Albuminquotient kann im Sinne einer leichten bis mäßigen Schrankenstörung leicht erhöht sein. Oft gelingt der Nachweis einer intrathekalen Immunglobulinsynthese.

Bei der Poliomyelitis anterior acuta findet sich in der Initialphase meist eine gemischtzellige Pleozytose, die im Verlauf überwiegend lymphozytär wird. Das Laktat ist normal, der Albuminquotient mäßig bis deutlich erhöht. Innerhalb von etwa 6 Wochen kommt es jedoch zu einer Normalisierung des Liquors.

Erregernachweis

Für Patienten mit einer Leukomyelitis oder transversen Myelitis ist der serologische Nachweis von Antikörpern ausschließlich im Serum unzureichend für einen Kausalitätsbeweis. Zum Erregernachweis sollte eine PCR aus dem Liquor angestrebt werden (Weber et al. 1996). Insbesondere bei immunsupprimierten Patienten, z. B. Aids-Kranken, Patienten unter Chemotherapie und nach Organ- und Knochenmarktransplantationen, ist die PCR die Methode der Wahl, um beispielsweise auch Erreger der Herpesgruppe wie EBV zu beweisen (Meerbach et al. 2001).

In einigen Fällen erfolgt die ätiologische Zuordnung durch den Nachweis der erregerspezifischen intrathekalen Antikörperproduktion (ELISA, Komplementbindungsreaktion, Immunfluoreszenz usw.) bzw. durch eine signifikante Titerbewegung (mindestens 4 Stufen) erregerspezifischer Antikörper. Bei der Poliomyelitis anterior acuta lassen sich die Viren im Blut, Rachenabstrich und selten im Liquor nachweisen.

13.3.2.6 Therapie

Die Therapie richtet sich nach dem vermuteten oder nachgewiesenen infektiösem Agens. Erreger, die einer kausalen Therapie zugänglich sind, sind bereits in ◘ Tabelle 13-6 aufgelistet. Eine antivirale Therapie der Poliomyelitis anterior acuta existiert nicht, wesentlich ist die Immunprophylaxe (zu injizierender Impfstoff, inaktivierte Poliovakzine). Manifestiert sich eine Poliomyelitis, ist v. a. eine symptomatische Therapie erforderlich (Analgetika, Intubation, Beatmung).

13.3.2.7 Prognose

Die Prognose einer Leukomyelitis und einer Myelitis transversa ist abhängig von Erreger und Therapiebeginn. Mehr als die Hälfte der Patienten mit einer Poliomyelitis erholen sich innerhalb der ersten 3 Monate fast komplett. Etwa 20–40 Jahre nach der akuten Infektion entwickeln jedoch einige Patienten ein sog. Postpoliosyndrom. Es ist charakterisiert durch eine sehr langsame Zunahme der Muskelschwäche mit teilweise schweren Behinderungen bis hin zur Rollstuhlpflichtigkeit. Elektromyographisch dominiert ein Nebeneinander von alten chronisch neurogen umgebauten Muskelantworten mit sog. Riesenpotenzialen (Amplituden >10 mV) und reichlich florider Denervierung (pathologische Spontanaktivität).

Die Behandlung erfolgt symptomatisch durch Physiotherapie. Amantadin (Stein et al. 1995), Prednison (Dinsmore et al. 1995) und Physiostigmin (Trojan et al. 1999) waren in doppelblinden, placebokontrollierten klinischen Studien unwirksam.

13.3.3 Radikulitis/Neuritis

13.3.3.1 Definition

Radikulitiden sind Entzündungen der spinalen Wurzeln des peripheren Nervensystems. Unter Neuritiden werden Entzündungen der peripheren Nerven selbst verstanden. Dabei kann ein Nerv isoliert betroffen sein (Mononeuritis) oder mehrere (Polyneuritis). Oft treten beide Formen kombiniert auf (Radikuloneuritis).

13.3.3.2 Ätiologie

Unterschieden werden direkt erregerbedingte und erregerassoziierte (parainfektiöse, postinfektiöse) Radikuloneuritiden. Das Erregerspektrum ist breit und umfasst Viren, Bakterien, Parasiten und Pilze. Eine der häufigsten bakteriellen Ursachen in unseren Breitengraden stellt eine Infektion mit Borrelia burgdorferi dar. Weltweit gesehen ist Mycobacterium leprae der häufigste Erreger; dieser spielt jedoch für den westeuropäischen Raum praktisch keine Rolle. Eine Vielzahl von Viren können Radikuloneuritiden verursachen. Unter diesen sind Herpesviren (VZV, EBV, CMV), Arboviren (FSME), Hepatitisviren (A, B, C) und HIV zu nennen.

Von den infektiösen Formen abzugrenzen sind die postinfektiösen Radikuloneuritiden, wie z. B. die akute inflammatorische Polyradikuloneuropathie (Guillain-Barré-Syndrom; GBS), bei der es wahrscheinlich durch eine Kreuzreaktion der immunologischen Antwort mit Antigenen der Markscheide des peripheren Nerven zu einer strukturellen Läsion kommt.

13.3.3.3 Epidemiologie

Die Lyme-Borreliose kommt in der gesamten nördlichen Halbkugel vor, mit Endemiegebieten in Europa, Asien und Nordamerika. Vektoren sind Zecken der Familie Ixodidae. Virale Radikuloneuritiden sind überwiegend sporadisch auftretende Infektionen. Dabei handelt es sich meist um eine endogene Reaktivierung einer latenten Infektion (VZV, CMV, EBV).

Die jährliche Inzidenz des Guillain-Barré-Syndroms (GBS) beträgt $2/10^5$ Einwohner. Die Altersverteilung ist zweigipflig mit einem ersten Maximum im Jugendalter und einem zweiten im Alter zwischen 40 und 60 Jahren. Das GBS ist der Prototyp einer postinfektiösen Erkrankung. Bei etwa $^2/_3$ der Patienten gehen der Erkrankung Infektionen voraus. In Fallkontrollstudien bewiesen ist ein Zusammenhang zu vorausgegangenen Infektionen mit Campylobacter jejuni, Mykoplasma pneumoniae, CMV, EBV und VZV.

Ein postvakzinales GBS ist wohl eher selten. Die Literatur darüber ist kontrovers. Untersuchungen scheinen einen Zusammenhang zur Tollwut- und Influenzaimpfung mit Schweineserum zu belegen. Bezüglich der Influenzaimpfung konnten andere große Fallkontrollstudien diese Assoziation nicht bestätigen (Hurwitz et al. 1981). Es gibt zudem Einzelfallberichte, wonach ein GBS nach einer Tetanus-, Diphterie- und einer

Hepatitis-B-Impfung auftrat. Für die Masern-Mumps-Röteln-Impfung scheint es keinen Zusammenhang zum GBS zu geben.

13.3.3.4 Klinische Manifestationen

Eine Polyradikulitis ist durch eine progressive aszendierende schlaffe Parese und Areflexie charakterisiert. Der Verlauf ist akut bis subakut. Sensibilitätsstörungen im Sinne von Parästhesien können vorhanden sein.

Eine Neuritis führt zu Funktionseinschränkung bzw. -verlust eines peripheren Nerven.

Radikuloneuritiden im Rahmen einer Lyme-Borreliose sind bei bis zu 75% der Patienten durch ausgeprägte reißende radikuläre Schmerzen mit nächtlicher Betonung und dermatombezogene Parästhesien gekennzeichnet. Fast immer sind nur einzelne Wurzeln betroffen. Ungefähr 60% der Patienten mit einer frühen Neuroborreliose zeigen eine Hirnnervenneuritis. In über 90% ist der N. facialis betroffen, nicht selten auch mit einem bilateralen Befall.

Ein heftiger radikulärer Schmerz ist auch das erste Symptom einer Varizella-zoster-Radikultitis. Nicht selten tritt der Dermatomschmerz vor den typischen Zostereffloreszenzen auf und kann dann differenzialdiagnostische Probleme bereiten (Zoster sine herpete). Daneben überwiegen klinisch radikuläre Sensibilitätsausfälle (Hypästhesie, Dysästhesie, Hypalgesie). In einigen Fällen kann auch eine periphere Myotomparese als Ausdruck einer Vorderwurzelaffektion beobachtet werden. Zosterische Neuritiden manifestieren sich häufig als (Poly)neuritis cranialis mit Beteiligung v. a. der Trigeminusäste, des N. facialis (Ramsay-Hunt-Syndrom) und seltener auch der Augenmuskelnerven (III, IV, VI).

Beim GBS zeigen sich neben rasch aufsteigenden symmetrischen schlaffen Paresen mit Areflexie bei mehr als der Hälfte der Patienten auch Parästhesien. Hirnnervenausfälle sind häufig, manchmal auch isoliert als Polyneuritis cranialis. In mehr als 50% der Fälle besteht im Verlauf eine Fazialisparese. Bei $^2/_3$ der Patienten finden sich begleitend vegetative Dysfunktionen in Form von orthostatischer Hypotonie, Sinustachy- oder -bradykardien oder eines labilen Hypertonus. Der Verlauf ist in den ersten Tagen und Wochen meist progredient. In der Mehrzahl der Patienten wird nach etwa 2 Wochen ein Plateau erreicht. Etwa die Hälfte der Patienten ist bettlägerig und etwa 25% beatmungspflichtig.

13.3.3.5 Diagnose

Liquor

Bei direkt erregerbedingten Radikulitiden hängt der Liquorbefund von der Art des Erregers ab. In der Mehrzahl der viralen Radikuloneuritiden finden sich teilweise mit einer Latenz von einigen Tagen entzündliche Veränderungen mit einer leichten bis mäßigen, vorwiegend lymphozytären Pleozytose, einer geringen bis mäßigen Erhöhung des Albuminquotienten und einem normalen Laktat. Oft lässt sich eine intrathekale Immunglobulinsynthese nachweisen (oligoklonale Banden im Liquor positiv, quantitative IgM, IgG-Synthese).

Patienten mit einer Neuroborreliose zeigen meist eine charakteristische Liquorkonstellation mit einer lymphomonozytären Pleozytose mit aktivierten B-Zellen und bis zu 25% Plasmazellen, einer ausgeprägte Schrankenstörung mit Albuminquotienten bis 50×10^{-3} und einer sog. intrathekalen 3-Klassen-Reaktion (intrathekale Synthese von IgM, IgG und IgA) mit deutlicher IgM-Dominanz. Durch Mycobacterium leprae hervorgerufene Radikuloneuritiden zeigen grundsätzlich einen normalen Liquor.

Der Liquor beim Guillain-Barré-Syndrom zeigt den typischen Befund einer zytoalbuminären Dissoziation. Der Albuminquotient ist als Ausdruck der massiven Blut-Liquor-Schrankenstörung deutlich erhöht (meist $>20 \times 10^{-3}$). Ein normaler Albuminquotient unmittelbar nach Symptombeginn schließt die Verdachtsdiagnose keinesfalls aus, da die Schrankenstörung oft mit einer Latenz von wenigen Tagen auftritt.

Der Gipfel der Eiweißerhöhung liegt in der 4.–6. Woche. Die Zellzahl ist meist normal, gelegentlich findet sich eine leichte mononukleäre Pleozytose. Insbesondere HIV-positive Patienten können eine milde Pleozytose zeigen.

Neurophysiologie

Die Neurographie und Elektromyographie (EMG) stellen einen wesentlichen Baustein in der Zusatzdiagnostik dar. Polyradikuloneuritiden vom Typ des Guillain-Barré Syndroms (GBS) zeigen typischerweise schwere demyelinisierende Veränderungen, d. h. verlängerte distal motorische Latenzen, verzögerte Nervenleitgeschwindigkeiten und verlängerte bzw. nicht mehr messbare F-Wellenlatenzen. Die Amplituden können durch die erhöhte Dispersion etwas erniedrigt sein. Das EMG ist in der Anfangsphase meist physiologisch. Im Verlauf sind auch sekundäre axonale Veränderungen nachzuweisen.

In seltenen Fällen gibt es auch ein sog. axonales GBS mit erniedrigten Amplituden in der Neurographie und dem elektromyographischen Nachweis von pathologischer Spontanaktivität (Fibrillationen, positive scharfe Wellen).

Bildgebende Verfahren

Das spinale bzw. kraniospinale MRT dient dem Ausschluss anderer Ursachen. Parenchymatöse Veränderungen finden sich nicht, gelegentlich jedoch eine Kontrastmittelaufnahme im Bereich der Spinalwurzeln, die aber als nicht spezifisch gilt.

Erregernachweis

Angestrebt werden sollte ein direkter Nachweis der Erreger bzw. deren RNA oder DNA mittels PCR im Liquor. Die Ätiologie kann auch indirekt über erregerspezifische Antikörper mittels ELISA, indirektem Immunfluoreszenztest oder Immunoblot im Liquor gesichert werden. Für die Zosterradikulitis gelingt der Virusnachweis relativ leicht aus dem Inhalt einer Hauteffloreszenz (kulturell oder mittels Elektronenmikroskopie).

Beim GBS verläuft der Erregernachweis im Liquor immer negativ. Hier können serologische Untersuchungen im Blut zur Diagnose einer primären Infektion (wie z. B. einer vorausgegangenen Campylobacterinfektion) von Nutzen sein.

13.3.3.6 Therapie

Bei erregerassoziierten Radikulitiden richtet sich die virustatische oder antibiotische Therapie nach dem vermuteten oder nachgewiesenen Erreger.

Das Vorgehen beim GBS richtet sich nach der Schwere des Verlaufs.

Patienten mit einem schweren GBS müssen zur Überwachung der Vitalfunktionen auf einer Intensivstation versorgt werden. Bei Abfall der Vitalkapazität besteht die Indikation zur Intubation und Beatmung.

Bettlägerige Patienten benötigen eine korrekte Lagerung und Thromboseprophylaxe.

Bezüglich spezifischer Therapiemaßnahmen konnte für die hochdosierte intravenöse Immunglobulintherapie und für die Plasmapherese ein Effekt nachgewiesen werden. Dies gilt für Patienten, die ihre Gehfähigkeit verloren haben und deren Krankheitsverlauf nicht länger als 14 Tage ist. Für die Plasmapherese werden 4–6 Plasmapheresebehandlungen an alternierenden Tagen empfohlen, wobei jeweils 40–50 ml Plasma/kgKG ausgetauscht werden. Die hochdosierte intravenöse Immunglobulintherapie (0,4 g/kgKG/d über 5 Tage) war in einer prospektiven randomisierten Studie der Plasmapherese gleichwertig (Van der Méche et al. 1992).

13.3.3.7 Prognose

Die Prognose erregerbedingter Polyradikulitiden ist je nach Ätiologie unterschiedlich. Radikulitische Ausfälle aufgrund einer Neuroborreliose (Bannwarth-Syndrom) remittieren meist gut. Bei 10–20% der Patienten sind etwa ein halbes Jahr nach Antibiotikatherapie noch neurologische Restsymptome wie intermittierende radikuläre Schmerzen, Restparesen oder geringgradige Sensibilitätsstörungen nachweisbar.

Eine Herpes-zoster-Radikulitis ist bei immunkompetenten Personen meist selbstlimitierend. Hauptlangzeitkomplikation des Zoster ist die postherpetische Neuralgie; ein neuralgischer Schmerz, der über Monate bis Jahre nach Abklingen der akuten Zosterinfektion im Dermatom weiterbesteht und unerträglich sein kann. Das Risiko, eine postherpetische Neuralgie zu erleiden, steigt mit dem Alter und betrifft 45% der Patienten über 60 Jahre (Kleinschmidt-DeMasters u. Gilden 2001). Bei immunkompromittierten Patienten (fortgeschrittene HIV-Infektion, nach Organ-/Knochenmarktransplantation) kann der Verlauf der akuten Zosterradikulitis aufgrund einer möglichen Dissemination potenziell lebensbedrohlich werden.

Etwa 70% der Patienten mit einem GBS erholen sich komplett oder mit allenfalls geringen Defiziten. Bei ca. 15% verbleibt jedoch eine deutliche Parese. Eine initial rasche Progression der Erkrankung und Beatmungspflicht gelten als prognostisch ungünstig.

Fazit für die Praxis

- Die Diagnose von Enzephalitiden ist wegen der oft unspezifischen Symptomatik schwierig.
- Bei Verdacht auf eine Enzephalitis sollten eine sofortige zerebrale Bildgebung und eine Liquordiagnostik obligat sein.
- Da insbesondere die Herpes-simplex-Enzephalitis unbehandelt eine sehr schlechte Prognose hat, ist die rasche diagnostische Zuordnung von großer Bedeutung. Der Zeitpunkt des Therapiebeginns beeinflusst die Prognose wesentlich. Liegt die Trias Fieber, neu aufgetretene Fokalneurologie (epileptischer Anfall, Aphasie, Parese) sowie der Nachweis einer vorwiegend lymphozytären Pleozytose im Liquor vor, muss bis zum Beweis des Gegenteils mit Aciclovir (3-mal 10 mg/kg KG) behandelt werden.
- Die Abgrenzung gegenüber der bakteriellen Meningitis ist meist klinisch und durch Liquordiagnostik rasch möglich.
- Aufgrund des sehr breiten klinischen Spektrums von Myelitiden wird die Differenzialdiagnose oft erst spät erwogen. Bei dringendem Verdacht auf eine Myelitis sind ein spinales MRT und eine Liquordiagnostik obligat.
- In der Behandlung von Patienten mit Guillain-Barré-Syndrom ist der begleitenden vegetativen Dysfunktion besondere Aufmerksamkeit zu schenken.

Literatur zu Kap. 13.3

Dinsmore S, Dambrosia J, Dalakas MC (1995) A double-blind, placebo-controlled trial of high-dose prednisone for the treatment of post-poliomyelitis syndrome. Ann N Y Acad Sci 25 (753): 303–313

Domingues RB, Fink MC, Tsanaclis AM et al. (1998) Diagnosis of herpes simplex encephalitis by magnetic resonance imaging and polymerase chain reaction assay of cerebrospinal fluid. J Neurol Sci 157/2: 148–153

Hurwitz ES, Schonberger LB, Nelson DB, Holman RC (1981) Guillain-Barré syndrome and the 1978–1979 influenza vaccine. N Engl J Med 304/26: 1557–1561

Kaiser R (1999) The clinical and epidemiological profile of tick-borne encephalitis in southern Germany 1994–98. Brain 122: 2067–2078

Kleinschmidt-DeMasters BK, Gilden DH (2001) Varicella-zoster virus infections of the nervous system. Arch Pathol Lab Med 125: 770–780

Lakeman FD, Whitley RJ (1995) Diagnosis of herpes simplex encephalitis: application of polymerase chain reaction to cerebrospinal fluid from brain-biopsied patients and correlation with disease. National Institute of Allergy and Infectious Diseases Collaborative Antiviral Study Group. J Infect Dis 171/4: 857–863

Meerbach A, Gruhn B, Egerer R, Reischl U, Zintl F, Wutzler P (2001) Semiquantitative PCR analysis of Epstein-Barr virus DNA in clinical samples of patients with EBV-associated diseases. J Med Virol 65/2: 348–357

Skoldenberg B, Forsgren M, Alestig K et al. (1984) Acyclovir vs. vidarabine in herpes simplex encephalitis. Randomised multicenter study in consecutive Swedish patients. Lancet 29/2 (8405): 707–711

Socan M, Ravnik I, Bencina D, Dovc P, Zakotnik B, Jazbec J (2001) Neurological symptoms in patients whose cerebrospinal fluid is culture- and/or polymerase chain reaction-positive for Mykoplasma pneumoniae. Clin Infect Dis 32/2: E31–35

Stein DP, Dambrosia JM, Dalakas MC (1995) A double-blind, placebo-controlled trial of amantadine for the treatment of fatigue in patients with the post-polio syndrome. Ann N Y Acad Sci 25 (753): 296–302

Trojan DA, Collet J-P, Shapiro S et al. (1999) A multicenter, randomized, double-blinded trial of pyridostigmine in postpolio syndrome. Neurology 53/6: 1225–1233

Van der Méche FGA, Schmitz PIM, and the Dutch Guillain-Barré Study Group (1992) A randomized trial comparing intravenous immune globulin and plasma exchange in Guillain-Barré syndrome. N Engl J Med 326: 1123–1129

Weber T, Frye S, Bodemer M, Otto M, Luke W (1996) Clinical implications of nucleic acid amplification methods for the diagnosis of viral infections of the nervous system. J Neurovirol 2/3: 175–190

Whitley RJ, Soong SJ, Linneman C Jr, Liu C, Pazin G, Alford CA (1982) Herpes simplex encephalitis. Clinical Assessment. JAMA 247/3: 317–320

13.4 Prionenerkrankungen

H.F. Rabenau

13.4.1 Definitionen

Prionen (»*pro*teinaceous *in*fectious particle«) werden als ätiologisches Agens für Erkrankungen aus dem Formenkreis der subakuten spongiformen Enzephalopathien (SSE) – auch transmissible (übertragbare) spongiforme Enzephalopathien (TSE) genannt – vermutet. Charakteristisch für diese Erkrankungen, die eine besondere Form der Hirnamyloidose darstellen, ist u. a. eine i. allg. langsam voranschreitende Veränderung des Gehirns betroffener Individuen.

Die Erreger vermehren sich im Gehirn sehr stark, ohne zunächst sichtbare Schäden oder Symptome zu verursachen. Das Parenchym bestimmter Hirnareale erleidet im Verlauf eine irreversible und z. T. vakuolige Degeneration. Diese schwammartigen (lat. spongium: Schwamm) Defekte (◘ vgl. Abb. 13-8) in den Neuronengeflechten (Neuropil) sind überwiegend durch den Untergang einzelner Neurone bedingt. Daneben sind typische amyloide Ablagerungen zu finden, die sich entweder lichtmikroskopisch als Plaques oder elektronenmikroskopisch als Fibrillen darstellen lassen. Diese bei Mensch und Tier auftretenden Erkrankungen (◘ s. Tabelle 13-7) weisen eine Reihe von Gemeinsamkeiten auf (◘ s. Abb. 13-9).

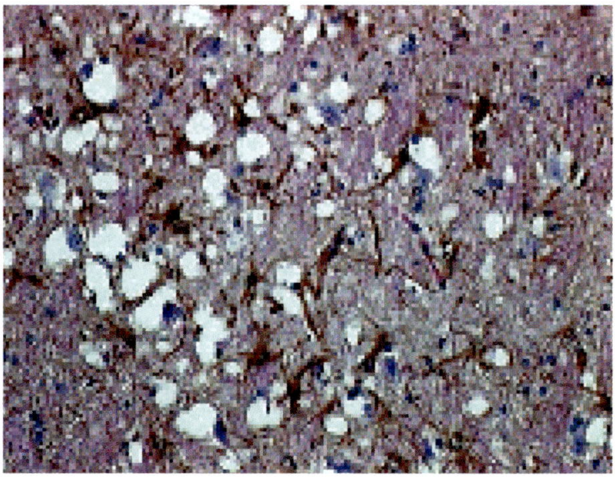

◘ **Abb. 13-8.** Prionenbedingte, schwammartige Veränderung des Gehirns

13.4.2 Häufigkeit der Erkrankungen

Zur Gruppe der SSE beim Menschen gehören neben Kuru die Gerstmann-Sträussler-Scheinker-Krankheit (GSS), die fatale familiäre Insomnie (FFI), die zu einer unbeherrschbaren Schlaflosigkeit führt, sowie die Creutzfeldt-Jakob-Erkrankung (CJK) und die Variante der CJK (vCJK). SSE sind insgesamt sehr seltene Erkrankungen bei Mensch und Tier.

Kuru

Bei Kuru handelte es sich um eine neurologische Erkrankung bei Eingeborenen im Hochland der Insel Papua-Neuguinea, die durch rituellen Kannibalismus – was den Verzehr des hochinfektiösen Gehirns Verstorbener einschloss – übertragen wurde. Transplazentare oder neonatale Übertragungen wurden nicht beobachtet. Die jährliche Inzidenz sowie Prävalenz betrug bei Kuru ca. 1%. Betroffen waren sowohl männliche als auch weibliche Kinder und erwachsene Frauen, selten jedoch erwachene Männer. Insgesamt wurden zwischen 1957 und 1982 2584 Fälle von Kuru beschrieben (1739 Frauen, 248 Männer, 597 Kinder und Jugendliche).

Kuru verschwand nach Unterbindung des Übertragungsweges. Zunächst ging die Inzidenz bei den Kindern und Jugendlichen zurück. 1975 gab es keine Neuerkrankungen bei Patienten unter 20 Jahren, 1985 keine bei Personen unter 35 Jahren.

Gerstmann-Sträussler-Scheinker-Krankheit (GSS)

Die Prävalenz der GSS beträgt ca. 1 Fall pro 10^7 Einwohner und Jahr.

Fatale familiäre Insomnie (FFI)

Bei der fatalen familiären Insomnie (FFI) sind insgesamt weltweit nur 10 betroffene Verwandtschaftskreise beschrieben.

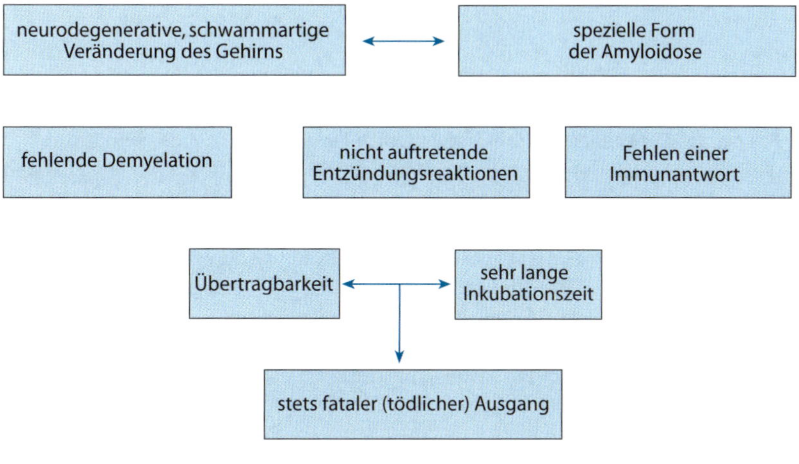

◘ **Abb. 13-9.** Gemeinsamkeiten bei den Erkrankungen der SSE

Tabelle 13-7. Erkrankungen aus dem Formenkreis der subakuten spongiformen Enzephalopathien (SSE) bei Tier und Mensch

Krankheit	Wirtsspezies	Erstmaliger Erregernachweis	Ursache/ Übertragungswege	Verbreitung
Erkrankungen von Tieren				
Traberkrankheit oder Scrapie	Schaf, Ziege	1936[d]		Weltweites Auftreten (nicht in Deutschland)
»Transmissible mink encephalopathy« (TME)	Nerz	1969		Selten
»Chronic wasting disease« (CWD)	Großohrhirsch, Maultierhirsch, Elch (USA)	1983		Colorado und Wyoming
Bovine spongiforme Enzephalopathie (BSE)	Rinder	1986	Ungenügend sterilisiertes, scrapiekontaminiertes Futter	Epidemisch in GB (>180.000 erkrankte Tiere), sporadisch in anderen Staaten
»Exotic ungulate encephalopathy«	Pumas, Tiger, Ozelot, Kudus, Geparden u. a.	1986 und später	BSE-infiziertes Futter (?), andere (?)	Sporadisch in GB
Feline spongiforme Enzephalopathie (FSE)	Katze	1990	BSE-infiziertes Futter (?), andere (?)	Sporadisch in GB (bisher >95 Tiere betroffen)
Humane Erkrankungen				
Kuru[a]	Mensch	1966	Orale Aufnahme (Kannibalismus)	Papua-Neuguinea
Creutzfeldt-Jakob-Krankheit[b] (CJK)	Mensch	1968	– Sporadische Form (Ursache unbekannt) – 10–15% (familiär) durch Mutation im PrP-Gen bekannt – Iatrogen	– Weltweit; Inzidenz 1:10^6 – Rund 100 betroffene Verwandtschaftskreise – Mehr als 240 Fälle bekannt
Variante der CJK (vCJK)	Mensch	1996	BSE-infiziertes Rindfleisch, andere (?)	122 Fälle in Großbritannien[e], 5 Fälle in Frankreich, 2 Fälle in Irland, 1 Fall in Italien, 1 Fall in Hong Kong
Gerstmann-Sträussler-Scheinker-Syndrom[c] (GSS)	Mensch	1981	Mutation im PrP-Gen	Etwa 50 betroffene Verwandtschaftskreise bekannt (Prävalenz ca. 1:10^7)
Fatale Familiäre Insomnie (FFI)	Mensch	1992	Mutation im PrP-Gen	10 betroffene Verwandtschaftskreise bekannt

[a] Kuru bedeutet in der einheimischen Sprache (Fore) »zittern« oder »beben«, entsprechend den klinischen Symptomen.
[b] Benannt nach den Neurologen Hans G. Creutzfeldt (1885–1964) und Alfons Jakob (1884–1931). Das Krankheitsbild wurde 1921 erstmals bei einer 22-jährigen Patientin beschrieben.
[c] 1936 Erstmals beschrieben. Benannt nach Joseph G. Gerstmann und seinen Mitarbeitern E. Sträussler und I. Scheinker.
[d] Das Krankheitsbild wurde erstmals 1732 beschrieben.
[e] Stand: 30.05.2002.

Creutzfeldt-Jakob-Krankheit (CJK)

Die klassische Creutzfeldt-Jakob-Krankheit (CJK; Prävalenz ca. 1 Fall pro 10^6 Einwohner und Jahr) ist sicherlich die bekannteste SSE-Form. Sie ist sowohl genetisch bedingt (10–15%) als auch iatrogen übertragbar. Der größte Teil der Erkrankungsfälle wird unter dem Begriff der »sporadischen CJK« eingeordnet, bei der man die Ursache nicht genau kennt. Weltweit wurden bisher ca. 4000–5000 CJK-Fälle beschrieben.

Bei der statistischen Erfassung der CJK unterscheidet man definitive und sog. wahrscheinliche Fälle von CJK:

- Als definitive Fälle werden solche eingestuft, die pathologisch bestätigt sind (in der Regel durch Post-mortem-Untersuchung von Hirnmaterial).
- Als »wahrscheinlich« sind solche Fälle einzustufen, die nicht pathologisch bestätigt wurden, bei denen jedoch folgende Symptomatik auftritt: schnell fortschreitende Demenz, typisches EEG und mindestens zwei der folgenden klinischen Parameter: Myoklonus, visuelle oder zerebelläre Anzeichen, pyramidale/extrapyramidale Störungen oder Akinesen.

Untersuchungen zeigen, dass die CJK-Inzidenz nahezu unverändert ist. Eine leicht steigende Tendenz ist methodisch bedingt als Folge eines ausgedehnten Forschungsprogramms zur Ermittlung der Prävalenz und Inzidenz von CJK und der damit einhergehenden verstärkten Aufmerksamkeit gegenüber diesen Erkrankungsbildern bzw. der verbesserten Diagnostik in

Tabelle 13-8. Jährliche Inzidenz der Creutzfeldt-Jakob-Erkrankung. (Prospektive Studie nach Brown 1987 und Zerr u. Poser 2001)

Land	Zeitraum	Inzidenz (Fälle pro Mio. Einwohner und Jahr)
Argentinien	1980–1996	34 Fälle
Australien	1979–1992	0,75
Chile	1955–1972	0,10
	1973–1977	0,31
	1978–1983	0,69
Deutschland	1979–1990	0,31
	1993–1994	0,70
	1994–1995	0,90
	1995–1996	1,10
	1996–1997	1,30
	1997–1998	1,50
	1998–1999	1,30
	1999–2000	1,30
Frankreich	1968–1977	0,34
	1978–1982	0,58
	1992–1995	0,96
Großbritannien	1964–1973	0,09
	1970–1979	0,31
	1980–1984	0,47
	1985–1989	0,46
	1990–1994	0,70
	1995–1996	0,74
Indien	1971–1990	30 Fälle (0,002)
Island	1960–1990	0,27
Israel	1963–1987	0,91
	1989–1997	0,90
Italien	1958–1971	0,05
	1972–1986	0,09
	1993–1995	0,56
Japan	1975–1977	0,45
Neuseeland	1980–1989	0,88
Niederlande	1993–1995	0,81
Österreich	1994–1995	1,27
Schweden	1985–1996	1,20
Schweiz	1988–1997	1,14
Slowakei	1993–1995	0,62
Tschechoslowakei	1972–1986	0,66
Ungarn	1960–1986	0,39
USA	1973–1977	0,26
	1979–1990	0,90

Weitere CJK-Fälle wurden berichtet aus Ägypten, Belgien, Brasilien, China, Finnland, Griechenland, Indonesien, Iran, Jugoslawien, Kanada, Kolumbien, Nordirland, Neuguinea, Norwegen, Mexico, Oman, Peru, Polen, Portugal, Rumänien, Senegal, Spanien, Südafrika, Taiwan, Thailand, Tunesien, Uruguay, Venezuela, Westbengalen.

der Altersgruppe der über 70-Jährigen. Dies betrifft sowohl Deutschland als auch Großbritannien und andere Länder in Europa sowie die USA (vgl. Tabelle 13-8).

Variante von CJK (vCJK)

Von der neuen Variante von CJK (vCJK) sind in Großbritannien bislang 122 Fälle amtlich registriert worden. 5 weitere Fälle wurden aus Frankreich, 1 Fall aus Italien, 2 Fälle aus Irland und 1 Fall aus Hongkong gemeldet (Stand: 30.05.2002; vgl. Tabelle 13-9).

Aufgrund verschiedener Faktoren wird als ursächlich für die Erkrankungen die Infektion mit BSE-Erregern (s. unten) angesehen. Maßgeblich für diese Schlussfolgerung ist u. a.

- der zeitliche und geographische Zusammenhang zwischen BSE und vCJK,
- die biochemische Ähnlichkeit der Prionenproteine,
- die effiziente Transmission von BSE- und vCJK-Isolaten auf normale Mäuse und Makaken und
- analoge Resultate nach Infektion transgener Mäuse mit BSE und vCJK.

13.4.3 Veterinärmedizinisch relevante subakute spongiforme Enzephalopathien

Auch in der Veterinärmedizin sind verschiedene SSE bekannt. Von besonderer Relevanz sind jedoch nur Scrapie (auch Traberkrankheit genannt) bei Schafen und Ziegen und die bovine spongiforme Enzephalopathie (BSE) bei Rindern. Während für Scrapie, deren Krankheitsbild durch einen starken Juckreiz gekennzeichnet und deren Existenz schon mehr als 250 Jahre bekannt ist, keine Übertragbarkeit auf den Menschen festgestellt wurde, wird die Variante von CJK mit dem Verzehr BSE-infizierten Rindfleisches in Zusammenhang gebracht.

An BSE sind bislang über 180.000 Tiere in Großbritannien letal erkrankt (vgl. Abb. 13-10). Man geht jedoch davon aus, dass die Anzahl der infizierten Tiere weit höher liegt – zwischen 800.000 und 1,2 Mio. (allein bis 1995) – und dass bis zu diesem Zeitpunkt ca. 730.000 infizierte Tiere in den menschlichen Nahrungsmittelkreislauf gelangten (Anderson 1996).

Weitere Erkrankungen aus dem Tierreich sind die »transmissible mink encephalopathy« (TME) bei Nerzen, die »chronic wasting disease« (CWD) bei Hirscharten (Großohrhirsch, Maultierhirsch, Elch), die »exotic ungulate encephalopathy« und die feline spongiforme Enzephalopathie (FSE; vgl. Tabelle 13-7). Die beiden letztgenannten Erkrankungen stehen wie BSE im Zusammenhang mit der Verfütterung von Tiermehl oder geschlachteten Rindern an Haus- und Zootiere (betroffen sind u. a. über 90 Hauskatzen, 3 Pumas, 1 Tiger, 4 Geparden).

13.4.4 Ätiologie und Pathogenese

GSS, FFI und ca. 10–15% der CJK-Fälle sind genetisch bedingt. CJK weist zudem die Besonderheit auf, dass sie iatrogen übertragen werden kann und dass sog. sporadische Formen (ca. 85% der CJK-Fälle) auftreten (vgl. Tabelle 13-10).

Bei der genetisch bedingten Prionenkrankheit wurden in betroffenen Familien mindestens 11 verschiedene Punktmutation und 13 verschiedene Insertionsmutationen im prionkodierenden Gen (offene Leserahmen) beschrieben. Die häufigsten

Tabelle 13-9. CJK-Fälle in Großbritannien (einschließlich bestätigter und wahrscheinlicher Fälle von vCJK)

Jahr	Anzahl Todesfälle auf Grund sicherer oder wahrscheinlicher CJK-Erkrankungen				
	Sporadische CJK	Iatrogene CJK	Familiäre CJK	vCJK[b]	Gesamt
1985	26	1	1	0	28
1986	26	0	0	0	26
1987	23	0	0	0	23
1988	22	1	1	0	24
1989	28	2	2	0	32
1990	28	5	0	0	33
1991	32	1	3	0	36
1992	44	2	5	0	51
1993	37	4	3	0	44
1994	51	1	4	0	56
1995	35	4	2	3	44
1996	40	4	2	10	56
1997	59	6	4	10	79
1998	63	3	4	18	88
1999	61	6	2	15	84
2000	48	1	2	28	79
2001	50	3	2	20	75
2002	9	0	1	18	28
Gesamt	682	44	38	122	886

[a] Gemeldete Fälle bis 30.05.2002 (Department of Health, 30.05.2002).
[b] 52% männliche Patienten.

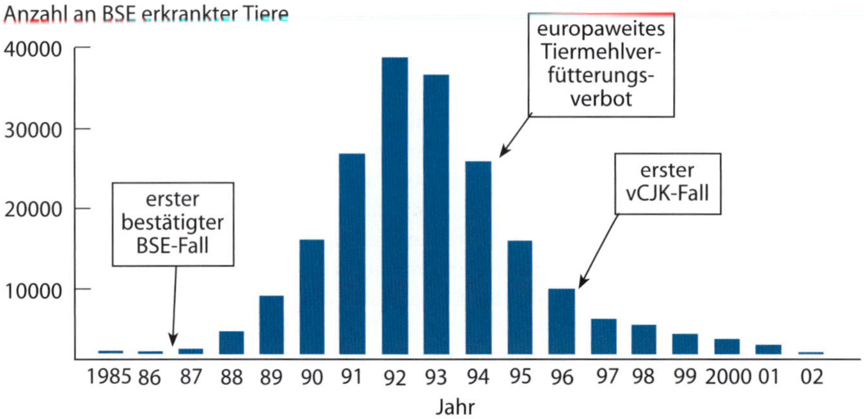

Abb. 13-10. Verlauf der BSE-Epidemie in Großbritannien. Gesamtzahl der erkrankten Tiere: 181 123 (Stand: April 2002) – Pro Woche treten noch immer ca. 10–15 neue BSE-Fälle in GB auf

Tabelle 13-10. Übertragungswege von Prionenerkrankungen (GSS Gerstmann-Sträussler-Scheinker-Syndrom, FFI fatale familiäre Insomnie)

Erkrankung	Sporadisch	Genetisch	Iatrogen	Oral
GSS		+		
FFI		+		
Kuru	+ (?)			+
CJK	+	+	+	
vCJK		+ (?)	+ (?)	+
BSE	+ (?)	+ (?)		+
Scrapie	+	+ (?)		+

Mutationen betreffen das Codon 102 (GSS), 178 (FFI) und 200 (familäre CJK; vgl. Abb. 13-11). Während die Insertionsmutationen in einer Oktapeptid-Repeat-Region der N-terminalen Hälfte des Proteins liegen, befinden sich die Punktmutationen in der C-terminalen Hälfte des Proteins.

Sobald die genetisch bedingte Erkrankung ausbricht, ist das Gehirn der Betroffenen infektiös und die Erkrankung dann auch auf nicht genetisch vorbelastete Empfänger übertragbar.

Auch bei Fällen iatrogener Übertragungen von CJK begünstigte eine genetische Prädisposition den Krankheitsausbruch. So traten Erkrankungen zunächst nur bei Patienten auf, die im Codon 129 des Prion-Protein-Gens eine Homozygotie für Valin oder Methionin aufwiesen. Erst mit jahrelanger Verzögerung

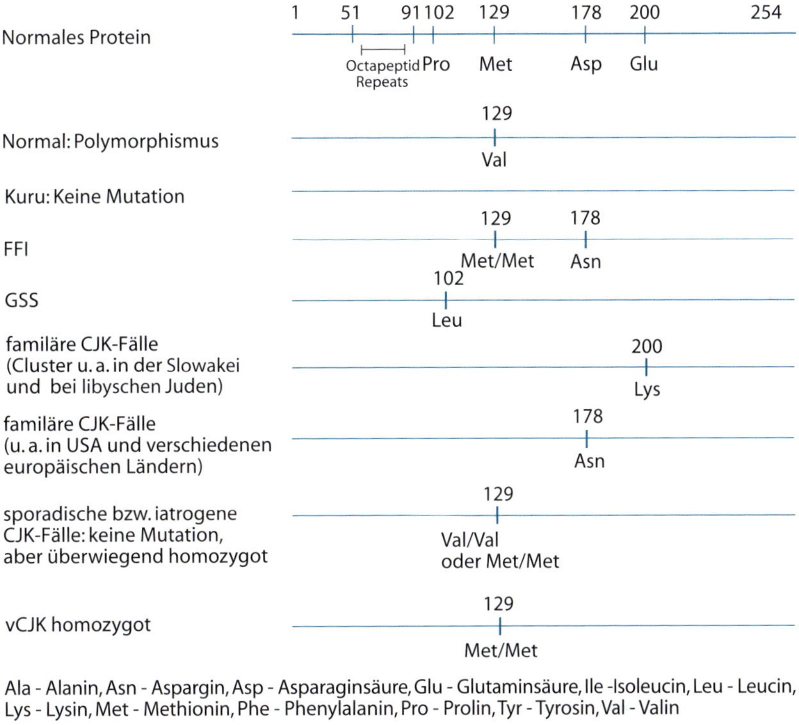

Abb. 13-11. Mutationen im menschlichen PrP-Gen bei familiären und sporadischen SSE-Erkrankungen

kam es zu Erkrankungsfällen unter Codon-129-Heterozygoten. In Großbritannien wurde bei 111 Betroffenen der sporadischen CJK (1990–1993) in 83% dieselbe genetische Konstellation nachgewiesen (Will et al. 1996). Umgekehrt zeigte eine Studie an einer kaukasischen Bevölkerung nur bei 38% eine Homozygotie des Codon 129 für Methionin und bei 11% eine für Valin, während 51% heterozygot waren (Owen et al. 1990).

Solche iatrogenen Transmissionen wurden u. a. verursacht durch Applikation von humanem Wachstumshormon, das aus Leichen gewonnen wurde (67 Fälle in Frankreich, 28 in USA und 35 in Großbritannien) und von Gonadotropin (4 Fälle; s. Tabelle 13-11). Ferner kam es zu Infektionen durch Verwendung von kontaminierten bzw. ungenügend sterilisierten Operationsinstrumenten bei neurochirurgischen Eingriffen (5 Fälle) und von EEG-Elektroden (2 Fälle) sowie durch Kornea- (3 Fälle) und Dura-mater-Transplantate (weltweit mindestens 112 – überwiegend handelte es sich um lyophilisierte Dura). In Einzelfällen traten CJK-Erkrankungen auch nach extrakranieller Verwendung von Dura auf – u. a. nach Gefäßembolisationen und einer orthopädischen Operation (Brown 1999, 1996).

Verschiedentlich wurde spekuliert, ob die Fälle von sporadischer CJK bedingt sind durch spontane Mutationen im PrP-Gen einzelner Zellen, was in der Folge zur Bildung der pathologischen Proteine führt. Andere Theorien gehen davon aus, dass diese sporadischen Fälle eine Umwandlung von einem harmlosen (latent vorhandenen), ubiquitär präsenten CJK-Stamm in eine neurovirulente Form darstellen bzw. dass eine normalerweise harmlose Form bei einer kleineren Anzahl von genetisch disponierten Personen in einen pathologischen, virulenten Zustand übergehen kann (Collee u. Bradley 1997).

Bei den Patienten, die an der Variante von CJK (vCJK) erkrankt bzw. gestorben sind, wurde an Codon 129 eine Methioninhomozygotie nachgewiesen, was auf eine entsprechende Prädisposition hinweisen könnte (Will et al. 1996).

Tabelle 13-11. Fälle iatrogener Übertragung von CJK. (Nach Brown 1996, 1999; aktualisiert, Stand: Juni 2000)

Übertragungsmodus	Anzahl Fälle	Mittlere Inkubationszeit (Range)	Eintrittspforte ins Gehirn	Land des Auftretens
Applikation von aus Leichen gewonnenem Wachstumshormon	132	12 Jahre (5–30)	Hämatogen	Überwiegend in Frankreich, GB, und USA
Dura-mater-Transplantate	112	6 Jahre (1,5–16)	Hirnoberfläche	Weltweit, überwiegend in Japan
Applikation von Gonadotropin	4	13 Jahre (12–16)	Hämatogen	Australien
Ungenügend sterilisierte Instrumente bei neurochirurgischen Operationen	5	17 Monate (12–28)	Intrazerebral	Frankreich, GB
EEG-Elektroden	2	18 Monate (16–20)	Intrazerebral	Schweiz
Korneatransplantate	3	17, 18, 320 Monate	N. opticus	Deutschland, Japan, USA

13.4.5 Erreger

Die Mehrzahl der Hypothesen zur Natur der SSE-Erreger geht derzeit davon aus, dass es sich bei ihnen um infektiöse Proteine – sog. Prionen – handelt, die keine Nukleinsäure besitzen. Nach dieser »Prionenhypothese« besitzen diese infektiösen Proteine eine zelluläre Isoform (PrP^c: »PrP« für Prionenprotein, »c« für zellulär), aus der sie nach Konformationsänderung der dreidimensionalen Struktur hervorgehen.

Das physiologische Protein ist phylogenetisch sehr alt und bei den meisten bislang untersuchten Tierspezies vorzufinden. In Tierexperimenten konnte der nichtessenzielle Charakter des PrP^c-Proteins nachgewiesen werden. Transgene Mäuse, denen gentechnisch der für PrP^c kodierende Genombereich deletiert wurde, zeigen eine normale Entwicklung. Man vermutet, dass das Protein bei der synaptischen Funktion, aber auch bei der Schlafregulation und ggf. bei der Regulation des Immunsystems eine wesentliche Rolle spielt. Die Ähnlichkeit des physiologischen und des pathologischen Proteins könnte auch das Fehlen von Immunreaktionen erklären.

Kodiert wird das physiologische Protein beim Menschen von einem Single-copy-Gen mit ca. 750 Basenpaaren, das auf dem kurzen Arm des Chromosoms 20 lokalisiert ist. PrP^c wird im Zytoplasma synthetisiert, im Golgi-Apparat modifiziert und zur Zelloberfläche transportiert, an der es über einen Glykophosphoinositol-Anker gebunden ist. Die höchsten Expressionsraten findet man in Neuronen, wo PrP-mRNA etwa 50-mal häufiger vorkommt als in Gliazellen. In anderen Geweben sind deutlich geringere Mengen vorhanden. Das Translationsprodukt der PrP-mRNA führt zu einem Protein, das aus 254 Aminosäuren aufgebaut ist und posttranslational modifiziert wird.

Auch nach der Modifikation sind das physiologische und das pathologische Protein, das als PrP^{Sc} (im Tier: »Sc« für Scrapie) bzw. PrP^{CJK} (im Menschen: »CJK« für Creutzfeldt-Jakob-Krankheit) bezeichnet wird, an ihrer Aminosäuresequenz nicht zu unterscheiden. Während das PrP^c nach Behandlung mit Proteasen vollständig hydrolisiert wird, erfolgt bei der PrP^{Sc}-Isoform nur ein Partialabbau. Aus einem größeren PrP^{Sc}-Protein mit einem Molekulargewicht (MG) von 33.000–35.000 geht so, nach Abspaltung von aminoterminalen 67 Aminosäuren, ein stabiles und infektiöses MG-27.000–30.000-großes, Proteinase-K-resistentes Sialoglykoprotein (PrP^{Sc} 27–30) hervor, dessen Konzentration proportional dem Infektiositätstiter ist. Dieses Prionenprotein kann im Gegensatz zur zellulären Isoform polymerisieren und wird in vitro nicht abgebaut (vgl. ◘ Tabelle 13-12).

Kernspinresonanzspektroskopische Untersuchungen lassen darauf schließen, dass die pathogene Form des PrP durch eine Konformationsänderung der Tertiärstruktur des Proteins zustande kommt, und zwar von einer α-Helix in eine β-Faltblattstruktur (◘ vgl. Abb. 13-12).

Genetische Analysen haben zudem gezeigt, dass diese Modifikation von Punktmutationen und Sequenzrepetitionen im Gen des Prionproteines (PrP-Gen) begünstigt werden, d. h. dass durch einen Aminosäureaustausch die α-Helix destabilisiert und die Transformation in eine β-Faltblattstruktur gefördert werden könnte. Anders ausgedrückt ergeben sich aufgrund der Proteinstrukturen spezifische Stellen im Molekül, an denen ein solcher »Knick« – und damit der Strukturwandel – stattfinden kann.

Durch die erhöhte Neigung der PrP^{Sc} zur Aggregatbildung kommt es zur Bildung sog. Scrapie-assozierter Fibrillen. Der Prozess der Akkumulation wird begleitet von einer Aktivierung von Gliazellen (Gliose), wodurch proinflammatorische Zytokine und neurotoxische Faktoren verstärkt produziert werden.

◘ **Tabelle 13-12.** Eigenschaften des physiologischen (PrP^c) und des pathologischen (PrP^{Sc}) Proteins

Physiologisches Protein (PrP^c)	Pathologisches Protein (PrP^{Sc})
Proteinstruktur überwiegend α-helikal	Überwiegend β-Faltblatt struktur
Durch Proteasen vollständig hydrolisierbar	Proteinase-K-resistent
Liegt in Membranen in monomerer Form vor	Neigung zur Polymerisation (Aggregatbildung)
Thermo- und drucklabil/denaturierbar	Sehr stabil gegenüber äußeren Einflüssen
Ständiger Auf- und Abbau des Proteins (Fließgleichgewicht)	Konzentration in den Zellen
Synthesezeit in der Zelle ($t_{1/2}$) <2 h	Synthesezeit in der Zelle ($t_{1/2}$) bis 15 h
Turnover in infizierten Zellen bis 5 h	Turnover in infizierten Zellen >24 h

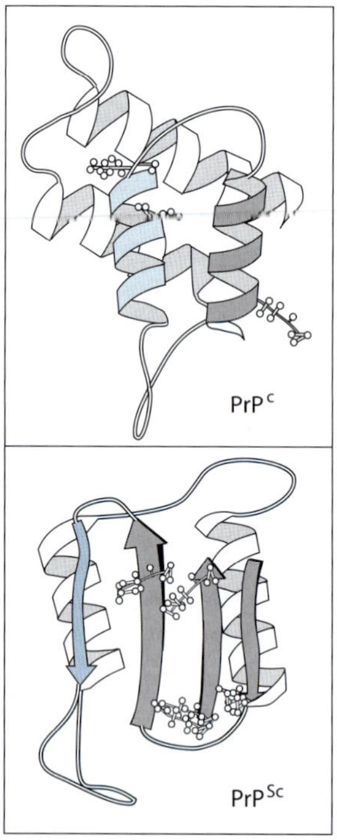

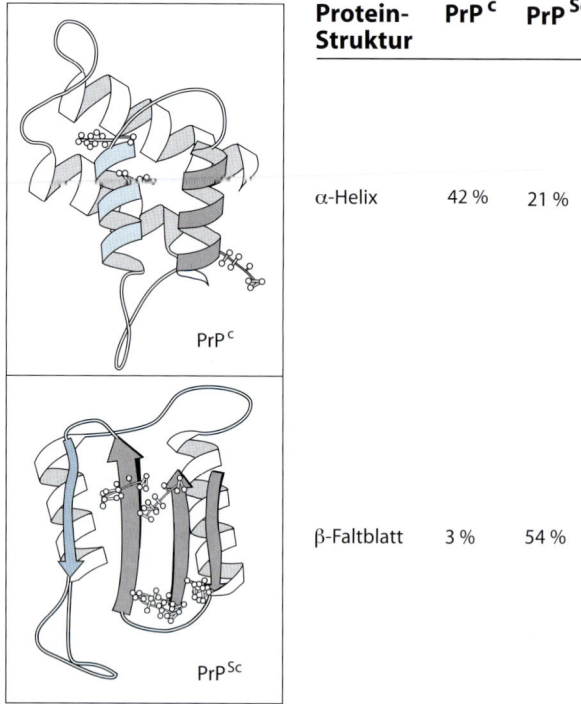

Protein-Struktur	PrP c	PrP Sc
α-Helix	42 %	21 %
β-Faltblatt	3 %	54 %

◘ **Abb. 13-12.** Strukturcharakteristika von zellulären (PrP^c) und pathogenen (PrP^{Sc}) Prionproteinen (Nach Huang et al. 1996)

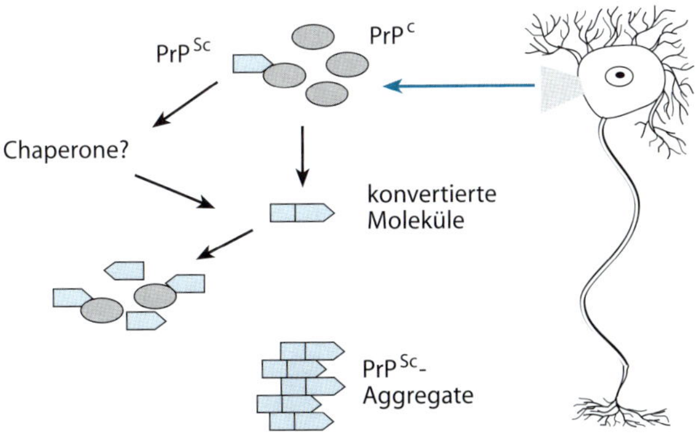

Abb. 13-13. Entstehung von Prionen in Neuronen: Durch Kontakt des pathologischen Proteins (PrP^{Sc}) mit dem physiologischen Protein (PrP^{c}) erfährt dieses eine Konformationsänderung und entwickelt – als PrP^{Sc} – eine erhöhte Neigung zur Aggregatbildung

Erreichen solche »verdrehten« Proteine die Zellmembran im Hirn eines Wirtes, können sie als eine Art dreidimensionale Matrize für das physiologische PrP^{c} dienen und diesem quasi die spezifische Faltung des Proteins aufzwingen (vgl. Abb. 13-13). Voraussetzung ist, dass das PrP^{c} eine ähnliche Aminosäuresequenz aufweist. Verschiedene Spezies von Tieren zeigen Prionenproteine verschiedener Zusammensetzung. Ob bei diesem Umwandlungsprozess von der physiologischen in die pathologische Form auch Chaperone als eine Art Helferproteine zur Konformationsänderung der Struktur erforderlich sind, wird spekuliert.

Inwieweit das PrP^{Sc} selbst neurotoxisch wirkt oder ob die mengenmäßige Reduktion des vorhanden PrP^{c} pathologische Auswirkungen hat oder ob die Zerstörung des neuronalen Gewebes im Gehirn eine Folge der Gliose ist oder ob andere Mechanismen wirksam sind, wird noch immer diskutiert.

Neben der genannten »Prionen-« oder auch »Nur-Eiweiß-Hypothese« werden verschiedene andere Ursachen der SSE spekuliert, so u. a. ob es sich nicht ggf. um besonders kleine Viren oder Virinos handelt. Sowohl die Vertreter der Virus- als auch der Virinohypothese erklären das Fehlschlagen eines direkten Erreger- und Nukleinsäurenachweises mit der enormen Menge an Amyolidstrukturen, die bei der Präparation der SSE-Erreger auftreten. Pro infektiöser Einheit liegen zwischen 10^5 und 10^6 Amyloidmoleküle vor, die zu Fibrillen aggregiert sind (Simon 1997).

Dass die Amyloide bzw. die physiologische Proteinform (PrP^{c}) entscheidend und unwidersprochen an dem Infektionsprozess beteiligt ist, wird u. a. durch eingangs erwähnte transgene, PrP^{c}-deletierte Mäuse belegt, die nach diesem Eingriff nicht mehr mit Scrapie infizierbar sind. Doch klärt dieser Befund nicht wirklich die Frage nach der Natur der Erreger, da auch die Virinohypothese das Amyloid als Bestandteil des Erregers postuliert und nach der Virustheorie das PrP^{c} als Rezeptor und das Amyloid als Produkt der Virusinfektion fungieren könnte. Dieses Produkt wäre demnach entweder direkte Folge einer Interaktion mit dem Virus (durch Aggregation der Rezeptorproteine) oder indirekte Folge, indem die Infektion zellmetabolische Veränderungen und damit die Amyloidbildung bedingt.

Mit der »Nur-Eiweiß-Theorie« zunächst nur relativ schwer in Einklang zu bringen ist das Phänomen, dass trotz fehlender Nukleinsäure differenzierbare Erregerstämme existieren. Diese sind definiert durch unterschiedliche Inkubationszeiten im betroffenen Wirt, aber auch durch das Muster der geschädigten Hirnareale. Während bei Scrapie mehr als 20 Stämme im Mausmodell differenziert werden können, wurde bei BSE nur ein Stamm beobachtet (Bruce et al. 1994). Diese Stammvariabilität ist jedoch wahrscheinlich durch verschiedene, individuelle Konformationen des PrP^{Sc} bedingt, die konstant erhalten bleiben und weitergegeben werden.

13.4.6 Symptomatik

Kuru

Das Krankeitsbild war charakterisiert durch heftiges Zittern oder Beben, was in der einheimischen Sprache der Fore-Volksgruppe »Kuru« heißt. Die klinische Symptomatik von Kuru ist erstaunlich einheitlich und gekennzeichnet durch eine Prodromalphase mit Kopf- und Gelenkschmerzen. Wenige Monate später entwickelten die Patienten Ataxie, Tremor, fortschreitende motorische Störungen sowie Störungen der Sprechmotorik mit nachfolgend komplettem Sprachverlust. Der Tod trat in der Regel nach 3–9 Monaten ein. Im Vergleich zu Kuru, wo rund 75% der Patienten amyloide Plaques im Gehirn aufweisen, sind dieseVeränderungen nur bei 5% der CJK-Patienten zu finden.

Gerstmann-Sträussler-Scheinker-Syndrom (GSS)

Charakteristisches Erkrankungsbild des Gerstmann-Sträussler-Scheinker-Syndroms (GSS) ist die Ataxie. Erkrankungsbeginn ist meist im 5. Lebensjahrzehnt (35–50 Jahre). Zu Beginn stehen zerebrale Ausfälle und Funktionsstörungen (u. a. Gang- und Koordinationsschwierigkeiten, zerebelläre Ataxie und Dysarthrie) im Vordergrund. Bei einigen Patienten werden im Krankheitsverlauf vereinzelt Blickparesen, kortikale Blindheit, Myoklonien oder Parkinson-artige Ausfälle o. ä. beschrieben. Eine Demenz tritt entweder spät oder gar nicht auf. Die durchschnittliche Dauer zwischen Ausbruch der Erkrankung und Tod beträgt 2–6 Jahre.

Fatale familiäre Insomnie (FFI)

Die fatale familiäre Insomnie (FFI) ist charakterisiert durch eine unbehandelbare, progredient verlaufende Insomnie sowie Störungen des autonomen Nervensystems (Hyperthermie, Tachykardie u. a.). Zudem können Ataxie, Hyperreflexie, Tremor und Myoklonien, aber auch Störungen des Gedächtnisses und Verwirrtheitszustände in Erscheinung treten. Der Tod tritt i. Allg. nach ca. 1 Jahr ein.

Creutzfeldt-Jakob-Erkrankung (CJK)

Die Creutzfeldt-Jakob-Erkrankung (CJK) ist durch eine rasch fortschreitende Demenz charakterisiert. Pathologisch/anatomisch ist die CJK gekennzeichnet durch spongiöse Veränderungen der grauen Substanz, neuronale Vakuolisierung und den Untergang von Neuronen, ferner durch Hypertrophie der Astroglia und senile Plaques im zerebralen Kortex, Striatum und Thalamus, gelegentlich durch Degeneration des Kleinhirns (s. Übersicht; nach Mollenhauer et al. 2002).

Überblick zur klinischen Symptomatik bei CJK-Patienten

- Klinische Symtome zu Beginn der CJK (Häufigkeit des Auftretens in %)
  - Akinetischer Mutismus (0,1%)
  - Zerebelläre Symptome (55%)
  - Epileptische Anfälle (3%)
  - Extrapyramidalmotorische Symptome (15%)
  - Myoklonien (11%)
  - Pyramidale Zeichen (49%)
  - Pyramidenbahnzeichen (8%)
  - Schnell fortschreitende Demenz (<2 Jahre; bei ca. 61% der Patienten)
  - Sensibilitätsstörungen (13%)
  - Visuelle Störungen (38%)
- Am Ende des Leidens stehen u. a. klinische Bilder wie
  - Hypokinesen
  - Akinesen
  - Starke Rigidität
  - Tetraparesen mit Spastik
  - Ataxie
  - Myoklonien
  - Muskelatrophien
  - Generalisierte Krampfanfälle
  - Koma
  - Todesursache sind in der Regel hypostatische Pneumonien oder nicht mehr steuerbare Blutdruckabfälle aufgrund eines autonomen Regulationsversagens
- Pathologisch-anatomisch ist die CJK gekennzeichnet durch
  - Fein-spongiöse Veränderungen der grauen Substanz
  - Neuronale Vakuolisierung
  - Untergang von Neuronen
  - Hypertrophie der Astroglia und Plaques im zerebralen Kortex, Striatum und Thalamus
  - Degeneration des Kleinhirns (nur gelegentlich) Amyloide Plaques im Gehirn sind nur bei 5% der CJK-Patienten zu finden

Erkrankungsbeginn ist meist im 6. Lebensjahrzehnt (50–75 Jahre – in Deutschland Median 67 Jahre), allerdings können auch jüngere Patienten erkranken (in Deutschland werden jährlich 5–6 CJK-Patienten <50 Jahre registriert). Bei 25% der Patienten ist ein Prodromalstatium zu beobachten mit Asthenie, Angst, Insomnie, Appetitlosigkeit und Gewichtsverlust u. a. Diese Zustände können z. T. für einige Monate anhalten. Der Beginn der Erkrankung ist bei jeweils $^1/_3$ der Patienten gekennzeichnet durch

a) psychiatrische Symptome (u. a. fortschreitende Demenz),
b) neurologische Symptome (u. a. Sprachstörungen und Myoklonien, die durch laute Geräusche oder Erschrecken ausgelöst werden können; Störungen der Feinmotorik) oder
c) psychiatrische und neurologische Symptome.

Im EEG lassen sich typische Veränderungen feststellen (bi- und triphasische scharfe und Slow-wave-Komplexe). Hierbei sind allerdings eine Reihe von anderen neurologischen Erkrankungen differenzialdiagnostisch zu unterscheiden (s. Übersicht; nach Zerr et al. 2002).

Differenzialdiagnose der CJK und CJK-typischer periodischer Komplexe im EEG

- Differenzialdiagnosen der CJK
  - M. Alzheimer
  - Entzündliche ZNS-Erkrankungen
  - Vaskulär/hypoxische Enzephalopathie
  - Lewy-body-Demenz
  - M. Parkinson
  - Kortikobasale ganglionäre Degeneration
  - Multisystematrophie
  - Frontotemporale Demenz
  - Chorea Huntington
  - Motoneuronerkrankung mit Demenz
  - Andere neurodegenerative Erkrankungen
  - Hashimoto-Enzephalitis
  - Paraneoplastische Enzephalitis, Tumor, Lymphom, Metastasen
  - Metabolische Erkrankungen
  - Wernicke-Korsakow-Syndrom
  - Hydrozephalus
  - Psychiatrische Erkrankungen
- CJK-Differenzialdiagnosen periodischer Komplexe im EEG
  - Subakute sklerosierende Panenzephalitis (SSPE)
  - Anoxische Enzephalopathie
  - Hepatische und Dialyseenzephalopathie
  - Spätform der Zeroidlipofuszinose
  - M. Whipple
  - Posttraumatisch
  - Multiple Hirnabszesse
  - Normaldruckhydrozephalus
  - Kraniopharyngeome
  - Iktual und postiktual bei Epilepsien
  - Herpes-simplex-Enzephalitis
  - Hypothermie
  - M. Alzheimer
  - Medikamentös (Barbituratüberdosierung, trizyklische Antidepressiva, Baclofen, Lithium, Ketamin, Phencyclidin)

Ferner können visuelle und pyramidale wie extrapyramidale Störungen auftreten. Am Ende der Erkrankung stehen u. a. klinische Bilder wie Hypokinesen, Akinesen, starke Rigidität, Tetraparesen mit Spastik, Ataxie, Myoklonien, Muskelatrophien und generalisierte Krampfanfälle, Dezerebrationsstarre und Koma.

Im Allgemeinen tritt 4–7 Monate nach Erkrankungsbeginn der Tod ein. 90% aller Patienten sterben innerhalb eines Jahres. Die Inkubationszeit wird mit weniger als 2 Jahren bis hin zu 30 Jahren angegeben.

vCJK

Überblick zur klinischen Symptomatik bei vCJK-Patienten

- Klinische Symptome zu Beginn der vCJK
  - Psychiatrische Auffälligkeiten stehen im Vordergrund (Angstzustände, Verhaltensauffälligkeiten, Depression)
  - Einige Patienten entwickeln distal betonte Dysästhesien
- Rund 6–9 Monate nach Erkrankungsbeginn treten auf
  - Erste Anzeichen einer Demenz
  - Neurologische Ausfälle (Ataxie oder unwillkürliche Bewegungen)
  - Myoklonien oder choreatiforme Bewegungen
  - Nach ca. 1 Jahr zeigen die meisten Patienten einen akinetischen Mutismus
- Pathologisch-anatomisch ist die vCJK gekennzeichnet durch
  - Extensive Ablagerungen des Prionproteins in verschiedensten Arealen des Gehirns
  - Floride Plaques mit zentraler Prionproteinablagerung (von Vakuolen umgeben)

Die vCJK weist gegenüber der bekannten CJK-Form deutlich differenzierbare Symptome auf (s. oben und Übersicht). Ein spezifisches Charakteristikum der vCJK ist das ungewöhnlich junge Alter der Patienten bei Erkrankungsausbruch (der Median liegt bei 26 Jahren). Neben der Besonderheit der Altersstruktur ist die vCJK gekennzeichnet durch einige andere Auffälligkeiten (s. auch Tabelle 13-13):
- längere Überlebenszeit nach Einsetzen der Erkrankung (Median 14 Monate statt 4–7 Monate bei der klassischen CJK);
- psychiatrische Auffälligkeiten wie Angst, Depression, Zurückgezogenheit und andere Verhaltensänderungen;
- Progression neurologischer Abnormitäten;
- Einsetzen progressiver zerebellärer Syndrome innerhalb von Wochen oder Monaten;
- Vergesslichkeit und andere Gedächtnisstörungen;
- Demenz und Myoklonus (in späten Stadien);
- keine für die klassische CJK charakteristischen EEG-Veränderungen.
- Alle Patienten weisen eine Homozygotie für Methionin (Position 129) auf.

13.4.7 Diagnostik

Bislang ist es noch immer nicht möglich, eine CJK vor dem Auftreten klinischer Symptome sicher festzustellen, d. h. dass es bisher keine routinemäßig einsetzbaren Testverfahren gibt, mit denen eine eindeutige frühe Diagnose während der Inkubationszeit gestellt werden kann. Normalparameter der Liquordiagnostik (einschließlich Zellzahl und Eiweißlevel) sind bei CJK-Patienten meist unauffällig.

Allerdings werden einige Methoden eingesetzt, mit denen im Liquor cerebrospinalis der Nachweis verschiedener, zwar nicht SSE-spezifischer, aber dennoch bei Verdachtsfällen oft signifikant erhöhter Eiweiße erfolgen kann. Diese treten durch die astrozytäre Aktivierung bzw. den raschen neuronalen

Tabelle 13-13. Charakteristika: vCJK vs. »klassische« CJK (*PSWC* »periodic sharp and slow wave complexes«). (Mod. nach Aguzzi u. Weissmann 1996)

	vCJK	Sporadische CJK
Typisches Alter bei Ausbruch	12–74 Jahre (Median 26 Jahre)	55–70 Jahre (Median 65 Jahre)
Typisches Alter bei Tod	Median 29 Jahre	55–70 Jahre (Median 67 Jahre)
Überlebenszeit (Median)	14 Monate (6–39 Monate)	4–7 Monate (»range«: 1–74 Monate)
Erste Symptome	Psychiatrische Auffälligkeiten (Angst, Depression, Zurückgezogenheit u. a.)	Demenz, Myoklonus, Ataxie
Verlauf	Schleichend mit neurologischen Symptomen (zerebelläre Ataxie, Dysästhesien), später Demenz, Myoklonus	Rasch voranschreitend
PrP^{Sc}-Ablagerungen und neuropathologische Charakteristika	Auffallende »floride« Plaques	Synaptisch, selten Plaques, PrP^{Sc}-Ablagerungen, spongiforme Veränderungen, Gliose
Elektroenzephalogramm	Allgemeinverändert, nicht pathognomonisch	Meist pathognomonisch, 66% PSWC
14-3-3-Protein im Liquor	45%	94%
PrP-Genotyp an Codon 129	Bislang stets Methionin-homozygot (Met/Met)	Vorwiegend homozygot [Val/Val (16%) oder Met/Met (70%)]
PrP^{Sc}-Bandenmuster im Western blot	Typ 4, ähnlich dem Muster von experimenteller BSE-Infektion bei Mäusen, Affen und anderen Spezies	Typ 1 oder 2, bei iatrogenen Fällen mit intramuskulärer Inokulation Typ 3
Kernspintomographie	Hypersensitivitäten im hinteren Thalamus	Hypersensitivitäten in den Basalganglien
Tonsillenbiopsie	Positiv	Negativ

Tabelle 13-14. Diagnostische Wertigkeit der verschiedenen Verfahren bei der sporadischen CJK. (Nach Zerr et al. 2002)

Untersuchung von Liquor mit erhöhtem Nachweis von	Sensitivität [%]	Spezifität [%][a]
14-3-3	94	93
Tau (>1400 pg/ml)	93	91
S 100 (≥4,2 ng/ml)	84	91
NSE (>35 ng/ml)	81	92
Kernspintomographie	67	92
EEG	66	74
PrP^{Sc}	20	100

[a] Bei für die Differenzialdiagnose relevanten Erkrankungen.

Untergang in den Liquorraum über. Diagnostisch verwertet werden derzeit die neuronenspezifische Enolase (NSE), die hirnspezifische Kreatinkinase, das G_0-Protein, das Tau-Protein und das Protein 14–3-3 (auch 130/131 genannt).

Ein weiterer Test weist S100 B-Protein im Liquor und ebenfalls in erhöhter Konzentration im Serum Betroffener nach. Die verschiedenen Testsyteme weisen unterschiedliche Sensitivitäten und Spezifitäten auf (vgl. Tabelle 13-14). Die WHO ordnete im Januar 2000 dem Nachweis des Proteins 14–3-3 im Liquor einen gleichwertigen diagnostischen Wert bei wie den charakteristischen Veränderungen im EEG. Da es sich bislang jedoch ausnahmslos um den Nachweis von nichtprionenspezifischen Markern handelt, muss die Befundinterpretation im Zusammenhang mit der Klinik, dem EEG und bildgebenden Verfahren erfolgen, um Aussagekraft zu erlangen.

Die Kernspintomographie weist in ca. 67% der Fälle den typischen Befund der hyperintensen Signalanhebungen im Thalamus auf. Zur diagnostischen Abschätzung einer wahrscheinlichen oder möglichen CJK hat sich die in der Übersicht aufgeführte Vorgehensweise etabliert.

Möglichkeiten der erweiterten klinischen/biochemischen Diagnosestellung einer CJK

- Demenz (progressiv) sowie 2 (oder mehr) der folgenden klinischen Präsentationsformen:
  1. Myoklonien
  2. akinetischer Mutismus
  3. visuelle/zerebelläre Symptome
  4. pyramidale/extrapyramidale Störungen
- Mögliche CJK
  - keine PSWC im EEG oder
  - kein 14–3-3 im Liquor nachweisbar
  - Krankheitsdauer <24 Monate
- Wahrscheinliche CJK
  - PSWC im EEG
  - 14–3-3 im Liquor nachweisbar
  - Krankheitsdauer >24 Monate

Anmerkung: PSWC »periodic sharp and slow wave complexes«; periodische scharfe Wellen.

Für die Zukunft vielversprechend erscheint der Einsatz der fluoreszenzkorrelierten Spektroskopie, mit der bislang allerdings nur bei 20% der CJK-Patienten der Nachweis von pathologischen, prionenspezifischen Aggregaten gelang.

Differenzialdiagnostisch sind bei der Diagnose der CJK die Alzheimer-Krankheit (insbesondere die schnell verlaufenden Formen), das Parkinson-Syndrom, die zerebrale Sarkoidose sowie weitere neurologische und psychiatrische Krankheitsbilder einzubeziehen (s. Übersicht oben). Ferner ist zu berücksichtigen, dass die Überdosierung von Bismut und Lithium sowie Antidepressiva zu CJK-artigen Syndromen führen kann.

Nach wie vor ist einer der wichtigsten Untersuchungsparameter zum Nachweis einer CJK das EEG mit den für CJK wegweisenden periodischen bi- und triphasischen Komplexen (»periodic sharp and slow wave complexes«, PSWC), die allerdings auch mit dem Fortschreiten der Erkrankung wieder verschwinden können.

Ein frühes Auftreten der typischen EEG-Veränderungen geht meist mit einer kürzeren Überlebenszeit einher. Während in der Frühphase in der Regel bilaterale α-Aktivität mit irregulären Einlagerungen von ϑ- und δ-Wellen auftreten, letztere z. T. auch hochamplitudig und rhythmisch, nimmt im weiteren Verlauf der Erkrankung die Hintergrundaktivität kontinuierlich ab bis hin zur isoelektrischen Linie im Spätstadium.

Zur Abgrenzung der vCJK von der klassischen CJK eignen sich die oben genannten Methoden nicht bzw. nur bedingt (vgl. Tabelle 13-13). Die Prämortem-Untersuchung von Tonsillar- und Appendixgewebe scheint bei vCJK-Erkrankungen erfolgversprechend, während diese bei Patienten mit der klassischen CJK diagnostisch nicht verwendbar sind.

13.4.8 Therapie

Derzeit steht für die Behandlung von SSE-Erkrankungen keine wirksame Therapie zu Verfügung. Amphotericin B, Amantadin und Interferon wurden als unwirksam ermittelt. Dagegen werden Acridin- und Phenothiazinderivative als Kandidaten zur Behandlung der vCJK diskutiert. In vitro (in Scrapie-infizierten Neuroblastomzellen) inhibieren beide Stoffe die Bildung des pathologischen PrP-Proteins. Quinacrin und Chlorpromazin erwiesen sich dabei als vielversprechende Wirkstoffe (beide Stoffe werden seit Jahren eingesetzt als Antimalariamittel bzw. zur Behandlung von Psychosen).

In vivo (Mäusemodell) wurde zudem gezeigt, dass Antikörper gegen eine Prioneninfektion schützen können (Impfung gegen Prionenerkrankungen?) (Heppner et al 2001). Spezifische, gegen das physiologische PrP^c gerichtete Antikörper lagern sich demnach an der Zelloberfläche an und decken das PrP^c ab, wodurch dieses für das pathologische PrP^{Sc} nicht mehr als Substrat zur Verfügung steht, und damit ist in der Folge keine Umwandlung des physiologischen Proteins mehr möglich. Trotz der gegen PrP^c gerichteten Antikörper scheinen diese keine Probleme in Form von Autoimmunerkrankung auszulösen, sofern eine gewisse Menge an Antikörpern nicht überschritten wird.

Für die Zukunft bestehen auch Hoffnungen auf gentechnische Therapieansätze. Sie könnten auf verschiedenen Ebenen ansetzen. So z. B. durch den Einsatz von Anti-sense-Molekülen. Da bei transgenen, PrP-Gen-deletierten Mäusen festgestellt wurde, dass sie nicht mit Prionen infizierbar sind, könnten Anti-sense-Moleküle hier wirksam eingreifen. Alternativ könnte eine Art »molekularer Klebstoff« verwendet werden, der die Blut-Hirn-Schranke passiert und an den hydrophoben Teil des PrP^{c} bindet, damit die α-helikalen Strukturen stabilisiert und so die Konformation in PrP^{Sc} verhindert wird.

Als weitere Variante wäre die Applikation eines Moleküles (Antikörper? – s. oben) denkbar, das an die interaktive Oberfläche des infektiösen PrP^{Sc} bindet und damit seine Fähigkeit zur Interaktion und Konversion von normalem PrP^{c} unterbindet.

13.4.9 Übertragbarkeit der BSE und (v)CJK

Nach dem Auftreten der BSE-Epidemie wurde sehr schnell die Frage nach einer Übertragbarkeit der Erreger auf den Menschen gestellt. Daran schließt sich die Frage an, wie die Erreger nach der oralen Aufnahme den Weg zum Gehirn zurücklegen, welche Organe und Gewebe infektiös sind und inwieweit möglichweise eine Mensch-zu-Mensch-Transmission (z. B. über Bluttransfusionen oder chirurgische Instrumente) erfolgen kann.

Es gibt kaum noch Zweifel an einem Zusammenhang zwischen BSE und der Variante der CJK. Der anfänglich auf epidemiologischen, klinischen und pathologischen Besonderheiten basierende Verdacht wurde mittlerweile durch weitere Untersuchungen erhärtet. Insbesondere ließ sich zeigen, dass die Prionenstämme beider Erkrankungen höchstwahrscheinlich identisch sind.

Dies wurde u. a. in einem physikochemischen Typisierungsverfahren belegt, in welchem verschiedene »Stämme« des PrP^{Sc}-Proteins unterschiedliche Glykosylierungsmuster im Western Blot erbrachten (◘ vgl. Abb. 13-14). Die Ergebnisse zeigten deutliche Diskrepanzen zwischen der neuen CJK-Variante (vCJK, Prionentyp 4) und der klassischen CJK-Form (Prionentyp 1, 2 bzw. 3) bei gleichzeitig weitestgehender Übereinstimmungen dieser Eigenschaften zwischen der vCJK mit entsprechenden charakteristischen Merkmalen der PrP^{Sc}-Proteine

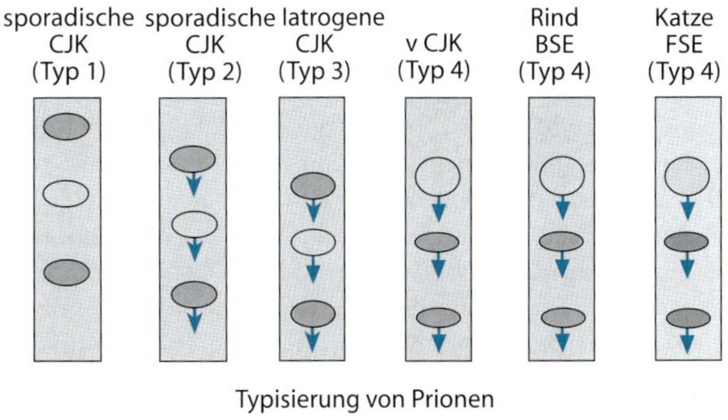

◘ **Abb. 13-14.** Physikochemische Eigenschaften der Prionen (PrP^{Sc}-) Proteine: Laufverhalten der proteasebehandelten PrP^{Sc} im Westernblot-Verfahren. Die normalerweise proteaseresistenten Prionen zeigen stammspezifische Unterschiede der Suszeptibilität gegenüber Proteasen. Dies führt zu einer limitierten Proteolyse, die wiederum – bedingt durch Differenzen der aminoterminalen Enden nach Proteasebehandlung – stammspezifische Migrationsmuster des PrP^{Sc}-Proteins im Polyacrylamidgel zur Folge hat. (Nach Collinge et al. 1996)

BSE-infizierter Mäuse, Katzen und Makaken (Prionentyp 4; Collinge et al. 1996).

Auch In-vivo-Experimente belegen einen solchen Zusammenhang. Die bereits genannten Makaken entwickelten nach intrazerebraler (i.c.) Inokulation mit BSE-haltigem Material ähnliche Symptome wie Patienten mit vCJK. Weitere Tierexperimente zeigen, dass das neuropathologische Läsionsprofil sowie die Inkubationszeit von mit vCJK und BSE i.c. inokulierten Mäusen identisch sind (Bruce et al. 1997).

Innerhalb eines BSE-infizierten Rindes ist die Erregerverteilung qualitativ und quantitativ sehr unterschiedlich. Etwa 90% der BSE-Erreger befinden sich in Gehirn und Rückenmark (◘ vgl. Abb. 13-15).

Im Menschen erfolgt die Ausbreitung der BSE-Prionen nach der Aufnahme einer ausreichenden Erregermenge über die Nahrung vermutlich in 2 Schritten: zunächst über die Lymphinvasion und anschließend über die Neuroinvasion. Beide

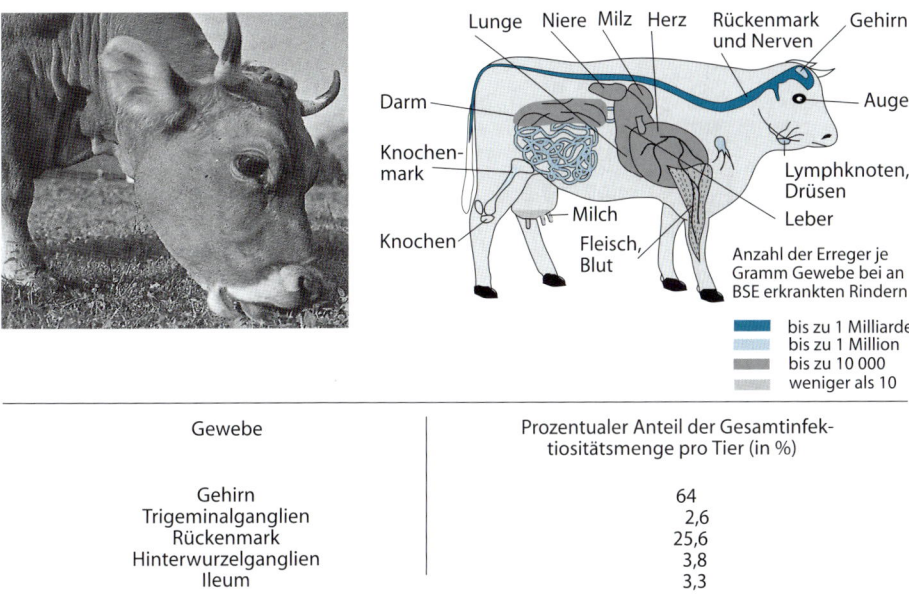

◘ **Abb. 13-15.** BSE-haltige Organe und Gewebe und deren quantitative Verteilung. (Rechte obere Abbildung entnommen aus Spiegel 47/2000)

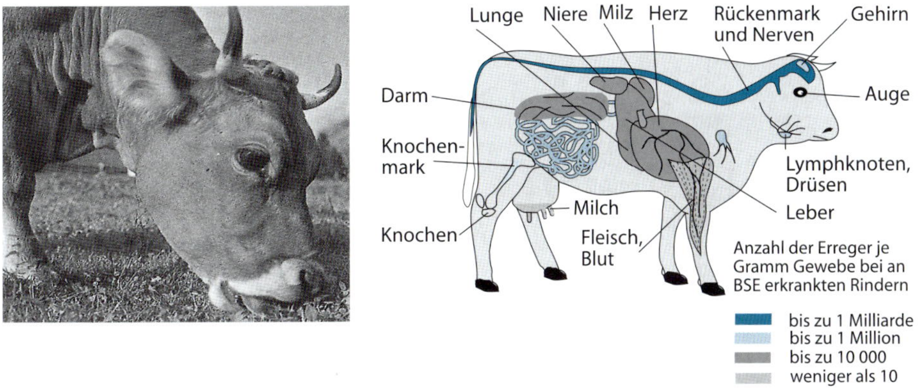

Gewebe	Prozentualer Anteil der Gesamtinfektiositätsmenge pro Tier (in %)
Gehirn	64
Trigeminalganglien	2,6
Rückenmark	25,6
Hinterwurzelganglien	3,8
Ileum	3,3

Prozesse scheinen abhängig von der Präsenz von B-Lymphozyten.

Prionproteine wurden u. a. auf der Membran von B-Lymphozyten nachgewiesen. Da transgene, B-Lymphozyten-deletierte Mäuse per os nicht mehr mit Prionen infizierbar sind, wurde längere Zeit angenommen, dass B-Lymphozyten die Zielzellen für Prionen und die Vehikel zur Neuroinvasion seien.

Inzwischen liegen Daten vor, die zeigen, dass B-Lymphozyten nicht direkt involviert zu sein scheinen, sondern das von ihnen sezernierte Lymphotoxin-β. Dieses stimuliert follikulär dentritische Zellen (FDZ), die die eigentlichen Zielzellen für Prionen darstellen. Durch Blockade der Lymphotoxin-β-Rezeptoren ist eine Infektion der FDZ verhinderbar. Die Erreger gelangen zunächst, vermutlich über M-Zellen, die die Eintrittspforte für enterale Pathogene via transepithelialem Transport darstellen, aus dem Darm in angrenzendes lymphatisches Gewebe und damit in Kontakt mit Makrophagen/dentritischen Zellen/Lymphozyten, die wiederum – zumindest teilweise – am Prozess der Neuroinvasion beteiligt sind. Die weitere Ausbreitung erfolgt u. a. durch Aufsteigen über den N. sympathicus (N. splanchnicus) und/oder den N. vagus (vgl. Abb. 13-16).

Gegebenenfalls können Nervenbahnen, die in der Mukosa des Darms enden, auch direkt befallen werden. Aufgrund tierexperimenteller Daten mit Schafen und Makaken erscheint auch ein hämatogener Prionentransport möglich (Prionproteine zeigen in vitro eine hohe Bindungsaffinität zu Plasminogen; vgl. Abb. 13-17). In diesen Studien wurde auch gezeigt, dass die Inkubationszeit zwischen Infektion mit BSE-haltigem Material und Erkrankung des ersten Makaken und zwischen Infektion mit Affenhirnmaterial und Erkrankung der zweiten Affengruppe drastisch verkürzt war, was dahingehend interpretiert werden muss, dass es zu einer raschen Anpassung der Erreger an die Primaten kommt.

Die mögliche Infektiosität von Blut hat ggf. auch Konsequenzen für das Bluttransfusionswesen. Bei einem Vergleich zwischen der klassischen CJK und vCJK wird deutlich, dass die Erregerverteilung im Menschen unterschiedlich ist (vgl. Tabelle 13-15), wobei sich erhebliche quantitative Unterschiede feststellen lassen (vgl. Tabelle 13-16).

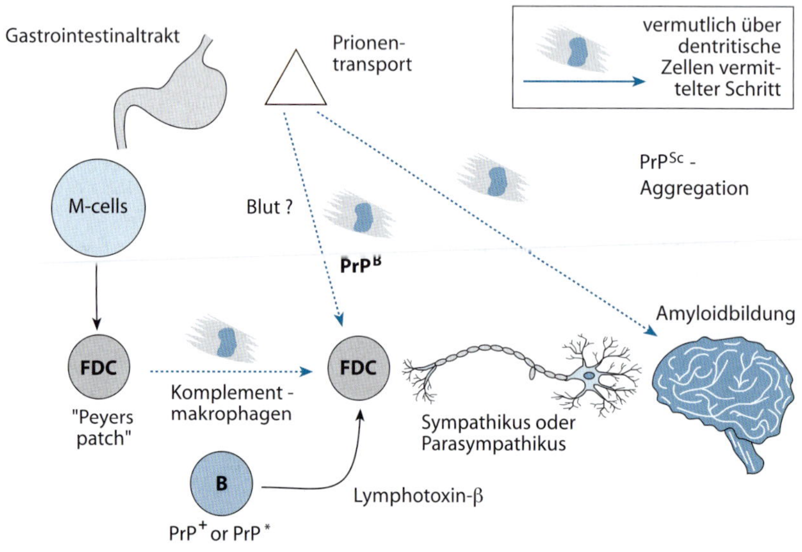

Abb. 13-16. Prionentransport durch den Körper nach oraler Aufnahme: Nach transepithelialem Transport aus dem Darmlumen via M-Zellen befallen die Erreger zunächst lymphoide Organe und gelangen dann über die Nervenbahnen zum Gehirn. Auch ein hämatogener Prionentransport scheint möglich. (Nach Aguzzi 2001)

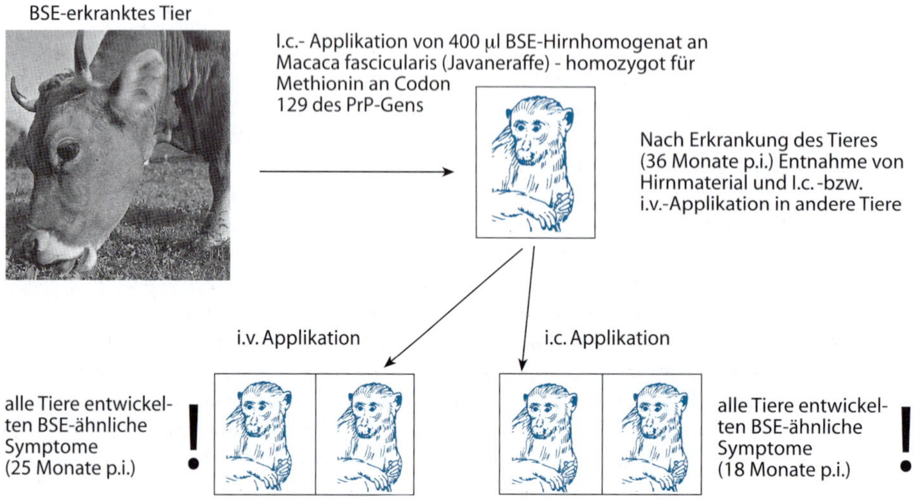

Abb. 13-17. BSE-Infektiosität in Blut? Ein hämatogener Erregertransport erscheint möglich. (Nach Lasmezas et al. 2001)

Tabelle 13-15. Infektiosität bestimmter Gewebe und Organe bei CJK- bzw. vCJK-infizierten Patienten. (Nach Brown et al. 1994; Vree 1996 u. a.)

Bei Patienten mit »klassischer« CJK	Bei Patienten mit vCJK
Infektiosität nachweisbar (in unterschiedlichen Mengen)	
Liquor, Gehirnmaterial, Rückenmark, Augen, Dünndarm, Kolon, Dura mater, Zirbeldrüse, Hypophyse, Nebenniere, Ischiasnerv, Leber, Lunge, Bauchspeicheldrüse, Thymus	Liquor, Gehirnmaterial, Rückenmark, Augen, Dünndarm, Kolon, Dura mater, Zirbeldrüse, Hypophyse, Milz, Lymphknoten sowie in lymphatischen Geweben (z. B. Tonsillen, Appendix)
Keine Infektiosität nachweisbar	
Fäzes, Serum, Schilddrüse, Herz, Milch, Haut, Sklettmuskulatur, Speichel, Sputum, Hoden, Prostata, Urin, Samen, Vaginalsekret, Amnion, Tränen, Niere, Milchdrüsen, Eierstock, Speicheldrüse, Gebärmutter, Fetalgewebe, Galle, Knochen, Knorpelgewebe	Fäzes, Serum, Schilddrüse, Herz, Milch, Haut, Sklettmuskulatur, Speichel, Sputum, Hoden, Prostata, Urin, Samen, Vaginalsekret, Amnion, Tränen, Niere, Milchdrüsen, Eierstock, Speicheldrüse, Gebärmutter, Fetalgewebe, Galle, Knochen, Knorpelgewebe, Plazenta, Nasenschleimhaut, Knochen mark
Keine Infektiosität in Primaten nachweisbar (aber in der Maus verschiedentliche Hinweise)	Keine Infektiosität nachweisbar (aber in Primaten und Schafen verschiedentliche Hinweise)
Vollblut, Leukozyten, Plazenta, Nasenschleimhaut, Knochenmark	Vollblut, Leukozyten

Tabelle 13-16. Relative Infektiosität spezifischer Gewebe von vCJK-Patienten

Gewebe	Anteil der Infektiositätsmenge (PrP^{Sc}) [%] im Vergleich zur PrP^{Sc}-Menge im Gehirn
N. opticus	25
Retina	2
Lymphknoten	<15
Milz	<15
Tonsillen	<15
Mastdarm	Sehr geringe Mengen
Nebenniere	Sehr geringe Mengen
Thymus	Sehr geringe Mengen

Ein kausaler Zusammenhang zwischen Bluttransfusionen und »klassischer« CJK besteht nach allen bisher zur Verfügung stehenden epidemiologischen Daten nicht (Löwer 1996). Allerdings sind aufgrund der unterschiedlichen Eigenschaften von vCJK- und CJK-Prionen und der nicht vollständig auszuschließenden Möglichkeit einer prionämischen vCJK-Infektionsphase in Großbritannien und seit 1.10.2001 auch in Deutschland nur noch leukozytendepletierte (Leukozyten als mögliche Transportvehikel im Körper) Blutspenden zu verwenden.

Die WHO ergänzte ihre Empfehlungen zur Blutspenderauswahl dahingehend, dass auch Personen nach Behandlung mit humanen Hypophysenhormonen (z. B. Wachstumshormon) oder Dura-mater-Implantation oder Korneatransplantation in der Anamnese oder familiärem Vorkommen von CJK, GSS oder FFI ausgeschlossen werden sollten (WHO 1998). Ausgeschlossen sind auch solche Spender, die in den Jahren 1980–1996 insgesamt länger als ein halbes Jahr in Großbritannien waren. Hierdurch soll das theoretische Risiko einer Übertragung von vCJK um 85% gesenkt werden.

13.4.10 Wie stabil sind Prionen?

Die unkonventionelle Natur der Erreger zeigt sich u. a. auch in ihrer enormen Stabilität gegenüber den verschiedensten Einflüssen. So sind sie u. a. gegenüber UV- und γ-Strahlen sowie Hitze ebenso unempfindlich wie gegenüber herkömmlichen Desinfektionsmitteln. Ihre enorme Hitzestabilität bedingt, dass sie bei den in der Speisenherstellung üblichen Zubereitungstemperaturen nicht ausreichend abgetötet werden. Verschiedene Untersuchungen der letzten Jahrzehnte zeigen z. T. stark abweichende Resultate zur Stabilität der Erreger bzw. zu den Möglichkeiten einer effektiven Inaktivierung bzw. Desinfektion.

Als Ursache für diese diskrepanten Aussagen wurde u. a. das Ausmaß der Hydratation und Aggregation der Prionenproteine ermittelt. Dies wird auch als Erklärung für die extreme Stabilität gegenüber trockener Hitze angesehen. Feuchte Hitze wird noch immer als die effektivste Methode zur Inaktivierung betrachtet. Der Einfluss von Ameisensäure, Trifluoressigsäure, Harnstoff und Guanidinhypochlorid auf die Infektiosität von Prionen steht in direktem Zusammenhang mit dem Grad der Aggregation und Konformation der Prionen, speziell der Tertiärstruktur des Proteins (Wandlung der α-helikalen Struktur in eine β-Faltblattstruktur). In allen Fällen korreliert eine erfolgreiche Inaktivierung mit der irreversiblen Entfaltung des Prionenproteins. Zu beachten ist auch, dass Formaldehyd die Erreger nicht zu inaktivieren vermag.

Die u. a. von der WHO empfohlenen Methoden zur Inaktivierung von potenziell prionenhaltigem Material sind in der Übersicht aufgeführt. Dennoch ist bei hoher Erregerbelastung des Materials selbst eine Erhitzung auf 133°C für 20 min (unter Dampfüberdruck beim Autoklavieren) nicht vollständig ausreichend. Für die Händedesinfektion wird normale Seife empfohlen. Das Bürsten der Haut ist zu unterlassen, um Mikroläsionen zu vermeiden. Nach Kontamination intakter Haut ohne Verletzung wird 1 mol/l NaOH vorgeschlagen (Aguzzi u. Collinge 1997).

Die Stabilität bzw. Inaktivierung von Prionen gegenüber respektive durch verschiedene Noxen zeigt die folgende Übersicht (nach WHO 1992; Uysal u. Kaaden 1993; Taylor 2001).

Stabilität bzw. Inaktivierung von Prionen gegenüber respektive durch verschiedene Noxen

- (Partiell) wirksam:
  - 134–138°C, 18 min für Autoklaven (mit fraktioniertem Vorvakuum)
  - 132°C, 1 h (Autoklav; nach WHO 1992)
  - 121°C, 4,5 h (Autoklav)
  - 1 mol/l NaOH (24 h, 20°C)
  - Na-Hypochloritlösung mit 5% freiem Chlor (24 h, 20°C)
  - Kochen in 1 mol/l NaOH
  - 1 mol/l NaOH in Kombination mit 5% SDS oder 1 mol/l Hypochlorit plus Autoklavieren (121°C, 30–90 min)
  - Guanidiniumthiocyanat (3 mol/l: 24 h; 4 mol/l: 1 h; 6 mol/l: 15 min)
- Ungenügend bzw. nicht befriedigend wirksam:
  - 360°C, 1 h bei trockener Hitze (lyophilisierte Erreger)
  - 160°C, 24 h bei trockener Hitze
  - Einfaches Kochen in Wasser
  - UV-Bestrahlung
  - γ-Bestrahlung
  - β-Propiolacton, Glutaraldehyd, Wasserstoffperoxid
  - Peressigsäure, 2-Chlorethanol, 1% Na-Hypochlorit (1 h)
  - DNasen, RNasen, Ethanol (70 oder 100%), Phenole, Tenside, Ammoniak
  - Proteinasen, Aceton, Diäthylether, Chlordioxid, Säuren, K-Thiocyanat, Ethylenoxidsterilisation
  - Quaternäre Ammoniumverbind., Formaldehyd (erhöht sogar die Stabilität)

Aus verschiedenen Arbeiten des letzten Jahrzehnts werden für akzidentelle Verletzungen, wiederverwendbare Instrumente, Flächendesinfektion und Wäschedesinfektion folgende Maßnahmen empfohlen: Bei akzidentellen Verletzungen ist der Blutfluss anzuregen; jodid- oder phenolhaltige Präparate oder 0,1 mol/l NaOH werden empfohlen. Antiseptika oder Kaliumpermanganat sind aufgrund der unzureichenden Wirksamkeit nicht geeignet. In jüngster Zeit wird über eine »spezifische« Postexpositionsprophylaxe z. B. nach Verletzungen im Operationssaal diskutiert; Aguzzi u. Collinge (1997) schlagen hierfür chirurgische Exzision und Kortikosteroidgabe zur Immunsuppression und damit Inhibition der initialen Prionenvermehrung im lymphoretikulären Gewebe vor. Hingegen hält Dealler (1998) Dextransulphat oder Pentosan-Polysulphat für besser geeignet.

Für die Desinfektion wiederverwendbarer Instrumente wird das Einlegen in 5% Hyochlorit, 1 mol/l NaOH oder NaOH/SDS für 20 min und nachfolgend eine thermische Inaktivierung empfohlen. Eine Flächendesinfektion im stationären Bereich ist nicht erforderlich. Bei OPs sollten kontaminationsgefährdete Flächen abgedeckt und das Abdeckmaterial anschließend nach Desinfektion entsorgt werden. In Ausnahmefällen wird eine Behandlung der Oberflächen mit NaOH (1 mol/l), NaOCl (0,5%) oder SDS (5%) angeraten. Für die Wäschedesinfektion gelten die üblichen Routinewaschverfahren. Bei besonders stark kontaminierten Abdecktüchern u. a. ist die Wäsche ggf. in flüssigkeitsdichten Behältern zu sammeln und nachfolgend zu autoklavieren oder zu vernichten.

Fazit für die Praxis

- Prionen (infektiöse Proteine) werden noch immer als Auslöser der subakuten spongiformen Enzephalopathien (SSE) favorisiert. SSE stellen eine besondere Form der Hirnamyloidose dar, die gekennzeichnet ist durch eine i. Allg. langsam voranschreitende Veränderung des Gehirns betroffener Individuen.
- Beim Menschen existieren verschiedene prionenbedingte Erkrankungen, die allesamt tödlich enden: die genetisch bedingten Erkrankungen
  - Gerstmann-Sträussler-Scheinker-Syndrom (GSS),
  - die fatale familiäre Insomnie (FFI)
  - die »klassische« Creutzfeldt-Jakob-Krankheit (CJK), die zusätzlich auch iatrogen und sporadisch auftreten kann, und
  - die Variante der CJK (vCJK), die auf den Verzehr BSE-haltiger Nahrungsmittel zurückgeführt wird.
- Die Abklärung einer (v)CJK erfolgt u. a. durch EEG-Untersuchungen sowie Liquoranalysen (u. a. durch den Nachweis des Proteins 14-3-3), die zur Untermauerung der klinischen Verdachtsdiagnose dienen.
- Therapie: Eine Therapie zur Behandlung von spongiformen Enzephalopathien steht derzeit nicht zur Verfügung.
- Die Erreger weisen eine enorme Stabilität gegenüber verschiedenen biochemisch-physikalischen Noxen auf und sind am wirkungsvollsten durch den Einsatz feuchter Hitze zu inaktivieren.
- Epidemiologie: SEE sind sehr seltene Erkrankungen:
  - Prävalenz der Creutzfeldt-Jakob-Erkrankung (CJK): ca. 1:1.000.000 Einwohner und Jahr.
  - Prävalenz des Gerstmann-Sträussler-Scheinker-Syndroms (GSS): ca. 1:107 Einwohner und Jahr.
- Meldepflicht: Krankheitsverdacht, Erkrankung sowie der Tod sind meldepflichtig (IfSG § 6, 1).

Literatur zu Kap. 13.4

Aguzzi A, Collinge J (1997) Post-exposure prophylaxis after accidental prion inoculation. Lancet 350: 1519

Aguzzi A, Weissmann C (2001) A suspicious signature. Nature (London) 1996 383: 666–667

Aguzzi A. Peripheral prion pursuit. J Clin Invest 108/5: 661–662

Anderson RM, Donnelly CA, Ferguson NM et al. (1996) Transmission dynamics and epidemiology of BSE in British cattle. Nature (London) 382: 779–788

Brown P (1999) Risks posed by human tissue transplants, tissue extracts, and blood. Transmissible Spongiform Encephalopathies Conference, 27–28.10.99, Washington

Brown P, Cathala F, Raubertas RF, Gajdusek DC, Castaigne P (1987) The epidemiology of Creutzfeldt-Jakob disease: conclusion of a 15-year

investigation in France and review of the world literature. Neurology 37:895–904)
Brown P, Gibbs CJ, Rodgers-Johnson P et al. (1994) Human spongiform encephalopathy: the national Institutes of Health series of 300 cases of experimentally transmitted disease. Ann Neurol 35: 513–529
Brown P (1996) Environmental causes of human spongiform encephalopathy. In: Baker HF, Ridley RM (eds) Prion diseases. Humana, Totowa/NJ, pp 139–154
Bruce M, Chree A, McConnell I, Foster J, Pearson G, Fraser H (1994) Transmission of bovine spongiform encephalopathy and scrapie to mice: strain variation and the species barrier. Philos Trans R Soc London Ser B 343: 405–411
Bruce ME, Will RG, Ironside JW et al. (1997) Transmissions to mice indicate that 'new variant' CJD is caused by the BSE agent. Nature (London) 389 (6650): 498–501
Collee JG, Bradley R (1997) BSE: a decade on – part 1. Lancet 349: 636–641
Collinge J, Sidle KCL, Meads J, Ironside J, Hill AF (1996) Molecular analysis of prion strain variation and the aetiology of »new variant« CJD. Nature (London) 388: 685–691
Dealler S (1998) Post-exposure prophylaxis after accidental prion inoculation (letter). Lancet 351: 600
Heppner FL, Musahl C, Arrighi I et al. (2001) Prevention of scrapie pathogenesis by transgenic expression of anti-prion protein antibodies. Science 294 (5540):178–182
Huang Z, Prusiner SB, Cohen FE (1996) Structures of prion proteins and conformational models for prion diseases. In: Prusiner SB (ed) Prions, prions, prions». Springer, Berlin Heidelberg New York Tokyo (Current topics in microbiology and immunology, vol 207)
Lasmezas CI, Fournier JG, Nouvel V et al. (2001) Adaptation of the bovine spongiform encephalopathy agent to primates and comparison with Creutzfeldt-Jakob disease: implications for human health. Proc Natl Acad Sci USA 27, 98/7: 4142–4147
Löwer J (1996) Creutzfeldt-Jakob-Erkrankung: Zur Diskussion um das Risiko einer Übertragung durch Blut und Blutprodukte. Bundesgesundheitsblatt 8: 284–289
Mollenhauer B, Zerr I, Ruge D et al. (2002) Epidemiology and clinical symptomatology of Creutzfeldt-Jakob disease. Dtsch Med Wochenschr 127: 312–317
Owen F, Poulter M, Collinge J, Crow TJ (1990) Codon 129 changes in the prion protein gene in Caucasians. Am J Hum Genet 46: 1215–1216
Taylor DM (2001) Resistance of transmissible spongiform encephalopathy agents to decontamination. In: Rabenau HF, Cinatl J, Doerr HW (eds) Prions – a challenge for science, medicine and public health systeme. Karger, Basel, pp 58–67
Uysal A, Kaaden OR (1993) Zum Umgang mit unkonventionellen Erregern. Pathologe 14/6: 351–354
Vree PH (1996) Inaktivierung von Prionen. Zentr Steril 4: 243–245
WHO (1992) Public health issues related to animal and human spongiform encephalopathies: Memorandum from a WHO meeting. Bull WHO 70/2: 183–190
WHO (1998) Blood safety and Creutzfeldt-Jakob disease. Statement issued by the WHO meeting of reginal advisers on blood safety, Geneva, 16 december 1997. WER/REH 1/2: 6–7
Will RG, Ironside JW, Zeidler M et al. (1996) A new variant of Creutzfeldt-Jakob disease in the UK. Lancet 347: 921–925
Zerr I, Mollenhauer B, Werner C, Poser S (2002) Früh- und Differenzialdiagnose der Creutzfeldt-Jakob Krankheit. Dtsch Med Wochenschr 127: 323–327
Zerr I, Poser S (2001) Epidemiology and risk factors of transmissible spongiform encephalopathies (TSE) in man. In: Rabenau HF, Cinatl J, Doerr HW (eds) Prions – a challenge for science, medicine and public health systeme. Karger, Basel, pp 93–104

13.5 Hirnabszess

H.-W. Pfister, S. Kastenbauer

13.5.1 Definitionen

Beim Hirnabszess handelt es sich um eine fokale, abszedierende Entzündung des Hirnparenchyms, die sich aus einer Zerebritis entwickelt. Überwiegend wird der Hirnabszess durch bakterielle Eitererreger, seltener durch Pilze, Mykobakterien, Aktinomyzeten und Parasiten verursacht.

13.5.2 Epidemiologie

Die jährliche Inzidenz des Hirnabszesses liegt bei 0,3–1,3 pro 100.000 Einwohner (Schielke 1995). Der Hirnabszess wird in allen Altersgruppen beobachtet. Das durchschnittliche Erkrankungsalter liegt bei 30–40 Jahren. Ungefähr 25% aller Hirnabszessfälle finden sich bei Kindern unter 15 Jahren; hier liegt der Erkrankungsgipfel zwischen 4 und 7 Jahren. Männer erkranken 1,2- bis 3,1-mal häufiger als Frauen.

Solitäre Hirnabszesse (bei etwa 75% der Patienten mit Hirnabszessen zu beobachten) sind überwiegend frontal oder temporal lokalisiert, in abnehmender Häufigkeit parietal, zerebellär und okzipital. Hirnabszesse finden sich selten im Hirnstamm, in der Hypophyse, in den Basalganglien (mit Ausnahme von Toxoplasma-gondii-Infektionen) und im Thalamus. Multiple Hirnabszesse (bei etwa 25% der Patienten mit Hirnabszessen zu beobachten) sind in der Regel die Folge einer hämatogenen Erregeraussaat.

13.5.3 Ätiologie und Pathogenese

Wichtigste Ursachen eines Hirnabszesses sind:

a) ein fortgeleiteter parameningealer entzündlicher Herd (40–50% aller Hirnabszesse), z. B. eine chronische Otitis media (20–40%) oder paranasale Sinusitis (15–25%),

b) eine hämatogen metastatische Absiedelung eines fernen Eiterherdes (25–30%) und

c) eine vorausgegangene neurochirurgische Operation oder ein vorausgegangenes Schädel-Hirn-Trauma (offene Schädel-Hirn-Verletzung; ca. 10%).

d) Die Ursache bleibt bei 10–30% der Patienten mit Hirnabszess unklar (sog. kryptogener Hirnabszess).

Hirnabszesse infolge benachbarter Entzündungen

Hirnabszesse infolge benachbarter Entzündungen (z. B. Otitis media, Mastoiditis, paranasale Sinusitis, kraniofaziale Osteomyelitis, dentaler Eiterherd, Gesichtsfurunkel, bakterielle Meningitis) entstehen durch die Ausbreitung per continuitatem oder über eine retrograde septische Thrombophlebitis. Wie Erreger die intakte Dura passieren können, ist nicht geklärt. Otogene Abszesse (z. B. infolge einer chronischen Otitis media, evtl. in Kombination mit einem Cholesteatom) oder Abszesse infolge einer Mastoiditis sind überwiegend solitäre Abszesse und meist im Temporallappen oder seltener im Kleinhirn lokalisiert (Cochrane 1999; ◻ Tabelle 13-17).

Tabelle 13-17. Prädisponierende Faktoren und wahrscheinliche Erreger des Hirnabszesses

Prädisponierende Faktoren	Wahrscheinlichste Erreger	Wichtigste Abszesslokalisation
Chronische Otitis media/Mastoiditis	Bacteroides (insbesondere B. fragilis), Streptokokken (aerobe und anaerobe), Enterobakterien (insbesondere Proteus spp.)	Temporallappen- oder Kleinhirnhemisphäre
Paranasale Sinusitis	B. fragilis, anaerobe und aerobe Streptokokken, Staphylococcus aureus, Haemophilus influenzae, Fusobacterium spp., Enterobakterien	Frontal (temporal)
Eiterherd im Zahn	Gemischte Flora: Bacteroides, Fusobacterium, Streptokokken	Frontal
Offenes Schädel-Hirn-Trauma, postoperativ nach neurochirurgischen Operationen	S. aureus, S. epidermidis, Enterobakterien, Streptokokken	Im Bereich der Wunde bzw. des Operationsgebietes
Pulmonale Infektion (Lungenabszess, Empyem, Bronchiektasen)	Fusobacteriumspezies, Streptokokken (aerobe und anaerobe), Actinomyceten, Bacteroides, S. aureus, Pseudomonas aeruginosa, Enterobakterien	Multiple Abszesse, meist im Versorgungsgebiet der A. cerebri media
Kongenitaler Herzfehler (Rechts-links-Shunt)	Streptococcus viridans, anaerobe und mikroaerophile Streptokokken, Haemophilus aphrophilus	
Akute bakterielle Endokarditis	Staphylokokken, β-hämolysierende Streptokokken, Pneumokokken	
Subakute bakterielle Endokarditis	α- oder β-Streptokokken	
Abwehrschwäche, T-Zelldefekt (z. B. Aids, Zustand nach Organtransplantation)	Toxoplasma gondii, Nocardien, Pilze (Aspergillus, Candida, Cryptococcus neoformans), Listeria monocytogenes, Mycobakterien	
Granulozytenfunktionsstörung oder Neutropenie	Enterobakterien, Pseudomonas aeruginosa, Aspergillus, Candida, Mucorales	

Mehr als 85% der Kleinhirnabszesse sollen Folge einer otogenen Infektion sein (Wispelwey et al. 1991). Hirnabszesse entwickeln sich häufiger bei chronischer Otitis media oder Mastoiditis als bei den entsprechenden akuten Erkrankungsformen (Wispelwey u. Scheld 1995); beispielsweise ist eine akute Otitis media 8- bis 14-mal weniger häufig als Ursache eines Hirnabszesses zu beobachten als eine chronische Otitis media (Fritz u. Nelson 1997). Die Häufigkeit des otogenen Hirnabszesses hat durch die besseren Behandlungsmöglichkeiten der chronischen Otitis media deutlich abgenommen (Fritz u. Nelson 1997).

Die Entzündung der paranasalen Sinus (am häufigsten in Form einer Sinusitis frontalis und Sinusitis ethmoidalis, seltener einer Sinusitis maxillaris oder sphenoidalis) kann durch eine Hirnabszessentwicklung im Frontallappen oder seltener im Temporallappen kompliziert sein. Seltenere Ursachen eines Hirnabszesses sind odontogene Infektionen, in der Mehrzahl nach Zahnextraktionen.

Hämatogen-metastatisch entstandene Hirnabszesse

Hämatogen-metastatisch entstandene Hirnabszesse sind häufig im Strombahngebiet der A. cerebri media (subkortikal) lokalisiert. Die häufigsten primären Infektionsquellen eines hämatogen entstandenen Hirnabszesses sind:

- die Lungen (z. B. Bronchiektasen, Lungenabszess, Pleuraempyem, Pneumonie; 44% der Patienten),
- das Herz (kongenitale Herzkrankheit bei 36% der Patienten) sowie
- eine Bakteriämie oder Sepsis (bei 20% der Patienten) bei Infektionen der Zähne und Tonsillen, eitrigen Haut- und Wundinfektionen, abdominellen und pelvinen Infektionsherden oder einer Osteomyelitis (Fritz u. Nelson 1997).

Die häufigste Ursache von Hirnabszessen im Kindesalter sind zyanotische, kongenitale Herzerkrankungen (mehr als 50% der Patienten). Die bakterielle Endokarditis verursacht selten (1–5%) einen Hirnabszess, die akuten Formen häufiger als die subakuten Formen.

Hirnabszesse nach neurochirurgischen Operationen und nach offenen Schädel-Hirn-Verletzungen

Hirnabszesse nach neurochirurgischen Operationen (z. B. transsphenoidale Hypophysenoperation, Ventrikeldrainage) oder nach offenen Schädel-Hirn-Verletzungen (offene Schädelfraktur, penetrierende Hirnverletzung) machen etwa 10% der Hirnabszesse aus. Die Anzahl von Hirnabszessen nach neurochirurgischen Operationen wird mit 6–7 pro 10.000 Operationen angegeben (Fritz u. Nelson 1997). Durch die perioperative Antibiotikaprophylaxe (z. B. mit Cefuroxim) konnte die Inzidenz der Hirnabszesse nach neurochirurgischen Operationen gesenkt werden.

Immunsupprimierte Patienten

Immunsupprimierte Patienten (z. B. Aids, Lymphom, Leukämie, Karzinom, Diabetes mellitus, immunsuppressive Therapie, i.v.-Drogenabhängigkeit) haben ein erhöhtes Risiko, an einem Hirnabszess zu erkranken. Die prädisponierenden Faktoren, die damit verbundene Abszesslokalisation und die typischen Erreger sind in Tabelle 13-17 zusammengestellt.

Entwicklung des Hirnabszesses

Die Entwicklung eines Hirnabszesses erfolgt in 4 Stadien:

Stadium 1:	frühe Zerebritis
Stadium 2	späte Zerebritis
Stadium 3:	frühe Kapselbildung
Stadium 4:	späte Kapselbildung

- Die frühe Zerebritis (Tag 1–3) ist histologisch durch eine schlecht vom umgebenden Hirngewebe abzugrenzende Entzündung mit Endothelzellschwellung charakterisiert. Im CT findet sich eine hypodense Zone ohne Kontrastmittelaufnahme (fakultativ mit geringer inhomogener Kontrastmittelaufnahme).
- Im Stadium der späten Zerebritis (Tag 4–9) lässt sich histologisch eine beginnende Nekrosezone mit randständigem Granulationsgewebe und Ödem nachweisen. Im CT zeigt sich eine geringe homogene Kontrastmittelaufnahme.
- Im Stadium der frühen Kapselbildung (Tag 10–13) finden sich histologisch Gefäßneubildungen mit Fibroblastenwanderung in eine sich formierende Kapsel. Das CT zeigt eine Kontrastmittel aufnehmende Kapsel unterschiedlicher Dicke um den zentralen, nicht Kontrastmittel aufnehmenden Abszess sowie ein perifokales Ödem (Wong u. Quint 1999).
- Im späten Kapselstadium (Tag 14 oder später) findet sich histologisch eine Kollagenkapsel um das nekrotische, verflüssigte Zentrum des Abszesses, ferner eine Gliosebildung um die Kapsel. Das CT zeigt eine deutliche ringförmige Kontrastmittelaufnahme der dicken Abszesskapsel und ein perifokales Ödem unterschiedlichen Ausmaßes.

Erreger

Hirnabszesse sind häufig polymikrobiell verursacht. Bei 30–60% der Patienten können 2 oder mehr Erreger identifiziert werden. Die häufigsten aus intrakraniellem Eiter isolierten Erreger sind Streptokokken, insbesondere S. milleri und Peptostreptococcus (50–70% der Fälle), Bacteroidesspezies, insbesondere Bacteroides fragilis (20–40% der Isolate), gramnegative Enterobakterien (z. B. Proteus, E. coli, Pseudomonas aeruginosa, Klebsiella; 15–30%) und Staphylococcus aureus (10–15% der Isolate). Anaerobier sind in 30–60% der Fälle vorhanden (insbesondere anaerobe Streptokokken und Bacteroidesspezies, Fusobacterium, Peptostreptococcus und Propionibacterium).

Verbesserte Kulturmethoden haben dazu geführt, dass bei mehr als 80% der Patienten ein Erregernachweis aus dem Abszesseiter gelingt; anaerobe Bakterien sind die am häufigsten nachgewiesenen Erreger. Die für die bakterielle Meningitis typischen Erreger (Pneumokokken, Meningokokken) finden sich beim Hirnabszess sehr selten (Pfister 2002).

Die typischen Erreger eines Hirnabszesses bei abwehrgeschwächten Patienten mit einem T-Zelldefekt (z. B. Aids, Leukämie, Zustand nach Organtransplantation) sind Toxoplasma gondii, Nocardia asteroides, Pilze (Cryptococcus neoformans, Aspergillus spp., Candida), Mykobakterien und Listeria monocytogenes. Die Neutropenie nach Chemotherapie ist mit einem erhöhten Risiko für Meningitis und Hirnabszess durch Enterobakterien, Pseudomonas und Pilze (Aspergillus, Candida, Mucorales) verbunden.

13.5.4 Symptomatik

Die Symptome entwickeln sich meist innerhalb von 2 Wochen; jedoch kann die Krankheitsdauer bis zum Zeitpunkt der Diagnosenstellung wenige Stunden bis wenige Monate betragen. Experimentelle Untersuchungen zeigten, dass die Entwicklung eines Hirnabszesses von der Zerebritis bis zur Abszesskapselbildung etwa 14 Tage dauert (s. oben).

Die klinische Symptomatik des Hirnabszesses umfasst: Kopfschmerzen (70–90%), Fieber (50%), fokalneurologische Symptome, insbesondere Hemiparese, Aphasie, Hemianopsie, Ataxie und Hemihypästhesie (20–50%), Bewusstseinsstörung (20–30%), Übelkeit, Erbrechen (25–50%), Stauungspapille (25–40%), Meningismus (25–30%) und epileptische Anfälle (20–30%). Die klassische Trias Fieber, Kopfschmerzen und fokalneurologisches Defizit findet sich allerdings bei weniger als der Hälfte der Patienten.

13.5.5 Diagnostik

Diagnostische Methoden der Wahl sind
- die *kraniale Computertomographie* oder
- die *Kernspintomographie* (Abb. 13-18).

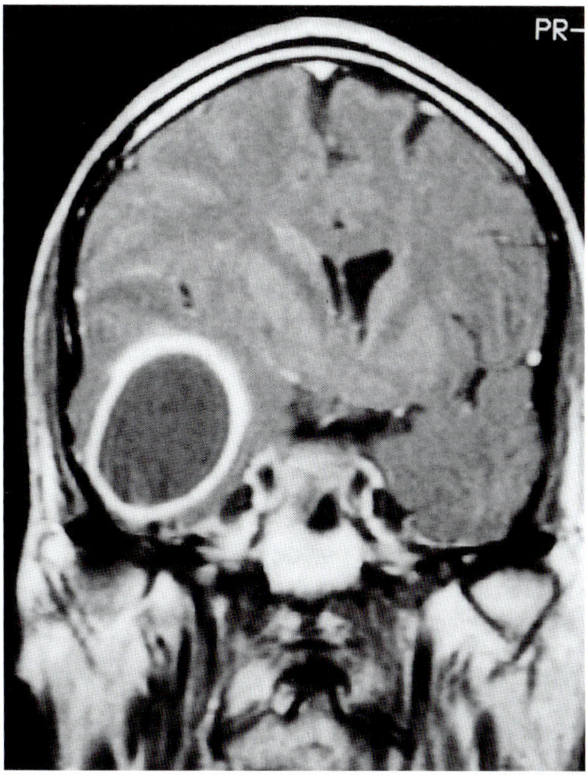

Abb. 13-18. Im koronaren Kernspintomogramm (T1 nach Gadolinium) zeigt sich eine ringförmig kontrastmittelaufnehmende Abszesskapsel (mit nekrotischem Zentrum) mit deutlicher Seitenverlagerung und Kompression der Seitenventrikel

Im kranialen CT zeigt sich in der Frühphase ein hypodenses Areal mit geringer oder fehlender Kontrastmittelaufnahme (s. oben). Nach Formation des Abszesses mit Bildung einer Bindegewebskapsel kommt es typischerweise zu einer ringförmigen Kontrastmittelaufnahme mit perifokalem Ödem und Raumforderung. Selten können im CT eine Spiegelbildung nach Kolliquationsnekrose des Hirnabszesses oder Luft bei extrakranieller Kommunikation des Abszesses nachgewiesen werden. Ein Hydrozephalus kann zur Darstellung kommen, wenn der Hirnabszess zu einer Liquorabflussstörung führt. Die Computertomographie des Schädels mit Knochenfenster kann Entzündungsherde im Schädel, Knochendefekte, Frakturen, eine paranasale Sinusitis oder Mastoiditis zeigen.

Die *Kernspintomographie* ist im Nachweis des zerebritischen Frühstadiums sensitiver als das CT, erlaubt eine präzisere Einschätzung der Ausdehnung von Nekrosebezirk, Kapsel und Ödem und kann in der Unterscheidung z. B. von Malignomen hilfreich sein.

Eine Lumbalpunktion ist bei allen Patienten mit raumforderndem Hirnabszess wegen der Einklemmungsgefahr kontraindiziert. Zudem ist die diagnostische Aussagekraft des Liquors gering; im Liquor finden sich nur eine unspezifische, überwiegend lymphozytäre Pleozytose und Eiweißerhöhung. Bei 20% der Patienten ist der Liquor normal. Liquorkulturen sind steril, wenn nicht zusätzlich eine Meningitis vorliegt.

Folgende Laboruntersuchungen können diagnostisch hilfreich sein:

- Blutbild:
Leukozytose bei 50% der Erwachsenen und 70–80% der Kinder mit Hirnabszess;
- BKS:
erhöht bei 50–65% der Patienten;
- C-reaktives Protein:
in 80–90% der Fälle erhöht.

Nach operativer Gewinnung von Eiter aus dem Hirnabszess und sofortiger Gramfärbung sollten eine bakteriologische Routinekultur, eine anaerobe Kultur sowie bei prädisponierten (immungeschwächten) Patienten auch eine Kultur auf Pilze und Mykobakterien angelegt werden.

Bei einem Patienten mit einem nachgewiesenen Hirnabszess ist in der primären Fokussuche die Durchführung folgender Untersuchungen empfehlenswert:

- Schädelcomputertomographie in Knochenfenstertechnik zur Beurteilung der Nasennebenhöhlen und des Mastoids,
- HNO-ärztliche Konsiliaruntersuchung,
- zahnärztliche Untersuchung (evtl. mit entsprechender Röntgendiagnostik),
- Thoraxröntgen und Ultraschalluntersuchung des Abdomens (evtl. CT),
- Echokardiogramm,
- HIV-Serologie.
- Blutkulturen sollten angelegt werden, obwohl sie bei nur weniger als 10% der Patienten positiv sind (Henson u. Ferraro 1993).

Der von einigen Autoren berichtete hohe Anteil steriler Kulturen (bis 60%) ist meist Resultat unsachgemäßer Asservierung, inadäquater Kulturmethoden (keine anaerobe Kultur) oder einer vorausgegangenen Antibiotikatherapie. Der Erregernachweis im primären Fokus hat nur begrenzten diagnostischen Wert, da nicht zwangsläufig auf die den Hirnabszess verursachenden Erreger geschlossen werden kann.

13.5.6 Differenzialdiagnosen

Die Differenzialdiagnose beinhaltet v. a. primäre Hirntumoren und Metastasen (bei ringförmiger Kontrastmittelaufnahme und perifokalem Ödem). Für die Differenzierung kann die Durchführung einer ^{99m}Tc-HMPAO (Hexamethylpropyleneaminoxim)-Leukozytenszintigraphie oder einer FDG-PET-Untersuchung hilfreich sein. Weitere Differenzialdiagnosen sind die Herpes-simplex-Enzephalitis (bei temporaler Abszesslokalisation), zerebrovaskuläre Erkrankungen (z. B. Hirninfarkt im Stadium der Luxusperfusion, Sinus-/Venenthrombose mit venösem Infarkt), eitrige Meningitis, subdurales Empyem und epiduraler Abszess. Bei Aids sind Hirnabszesse überwiegend durch Toxoplasma gondii verursacht; meist ist hierbei die differenzialdiagnostische Abgrenzung zum intrazerebralen Lymphom erforderlich.

13.5.7 Therapie

Die Behandlung des Hirnabszesses besteht

- in der operativen Entfernung von Eitermaterial,
- in einer systemischen antibiotischen und ggf. antiödematösen und antiepileptischen Therapie und
- in der Behandlung des primären Fokus der Infektion (wenn nachweisbar).

13.5.7.1 Operative Therapie des Hirnabszesses

Kontrollierte, randomisierte klinische Untersuchungen zum Vergleich der Methoden einer stereotaktischen Aspiration und Exzision des Abszesses wurden bisher nicht durchgeführt. Meist wird heutzutage als Mittel der Wahl eine CT- (oder MRT-)gesteuerte stereotaktische Aspiration nach Anlegen eines Bohrlochs empfohlen (◘ Tabelle 13-18). Hierdurch ist es möglich, die Diagnose zu bestätigen, den Erregernachweis zu erbringen und die raumfordernde Wirkung zu reduzieren.

Über einen eingelegten dicken Ventrikelkatheter wird die Abszesshöhle täglich mit 10 ml NaCl-Lösung gespült, bis das Aspirat klar ist, meist 5 Tage lang (Steiger u. Reulen 1999; ◘ Abb. 13-19). Bei 95% der Patienten kann mit der stereotaktischen Punktion die Diagnose bestätigt werden und somit eine Abgrenzung zum Hirntumor erfolgen (Stapleton et al. 1993). Potenzielle Risiken der Aspiration sind die Induktion einer Ventrikulitis oder Meningitis durch Verschleppung von eitrigem Material sowie zerebrale Blutungen im Stichkanal oder in der Abszesshöhle.

Eine Exzision des Abszesses (mit Kapsel) nach Trepanation wird meist empfohlen, wenn ein

- Fremdkörper (wie z. B. Knochensplitter oder Haare) entfernt werden müssen,
- der Abszess gekammert ist,
- eine Fistelbildung (d. h. Zeichen einer extrakraniellen Kommunikation) vorliegt, z. B. bei Luftnachweis in einem frontalen

Tabelle 13-18. Therapie des Hirnabszesses

CT-Befund	Therapie
Frühes Stadium der Zerebritis ohne Abszesskapsel	Nur Antibiotika i.v.
Großer oberflächlich gelegener Hirnabszess[a]	CT-gesteuerte stereotaktische Aspiration + Antibiotika i.v.
Ungünstige Abszesslokalisation (z. B. Stammganglien, Thalamus, Hirnstamm) bei zunehmendem neurologischem Defizit	
Multiple Abszesse (>3 cm Durchmesser) mit zunehmendem neurologischem Defizit	
Ungünstige Abszesslokalisation mit geringem neurologischem Defizit	Nur Antibiotika i.v. (bei Größenzunahme der Abszesse oder klinischer Verschlechterung zusätzlich CT-gesteuerte stereotaktische Aspiration)
Multiple, kleine Abszesse (<3 cm Durchmesser) mit geringem neurologischem Defizit	
Fremdkörper- und Knochenfragmente in der Abszesshöhle	Antibiotika i.v. + Exzision
Kommunikation des Abszesses nach extrakraniell	
Keine dauerhafte Besserung nach 2 stereotaktischen Aspirationen	
Gekammerter Abszess	

[a] Meist auch bei Kleinhirnabszessen möglich.

Hirnabszess mittels CT oder Röntgenübersichtsaufnahme des Schädels bei schwerer Sinusitis frontalis, oder

- keine dauerhafte Besserung nach 2 stereotaktischen Aspirationen zu erreichen ist.
- Oft wird auch bei Pilzabszessen oder Nocardienabszessen eine Exzision erforderlich werden.

Die Exzision beinhaltet das Risiko einer Schädigung des benachbarten Hirnparenchyms mit entsprechenden neurologischen Defiziten. Es findet sich eine höhere Inzidenz von epileptischen Anfällen nach Exzisionsbehandlung im Vergleich zur stereotaktischen Aspiration. Bei einer Ruptur des Abszesses in die Ventrikel wird eine externe Ventrikeldrainage ange-

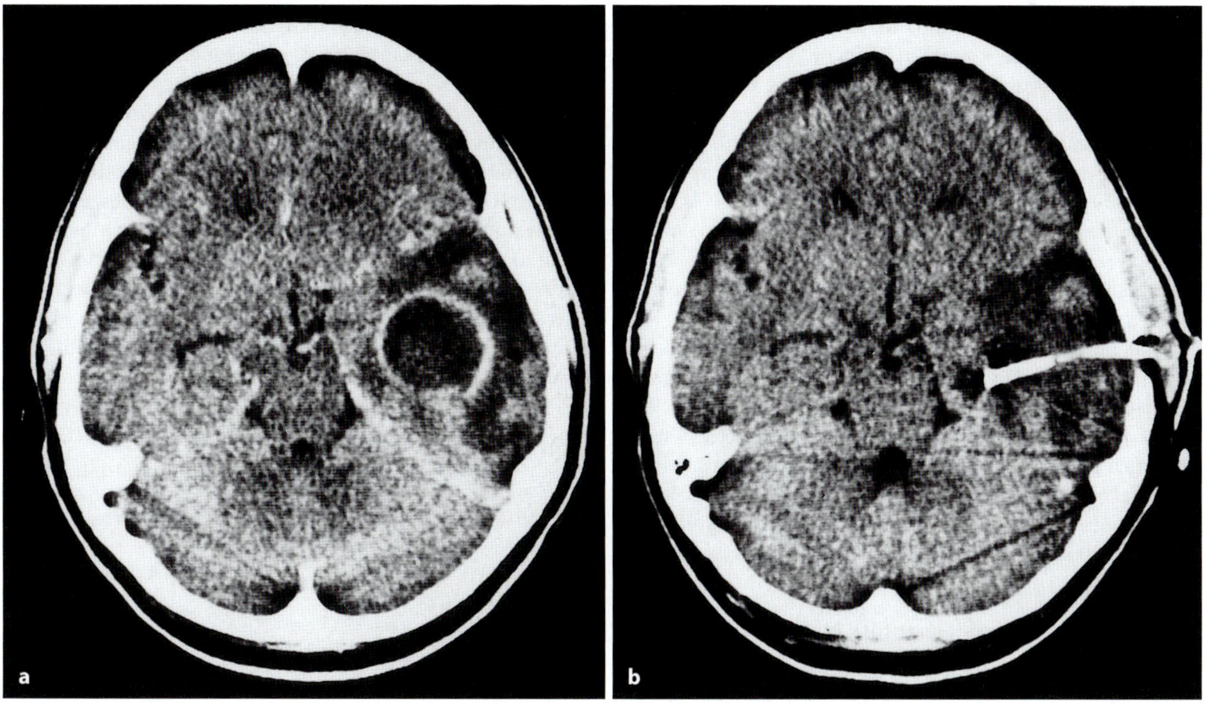

Abb. 13-19a, b. Schädel-CT; a zeigt temporal einen ringförmig kontrastmittelaufnehmenden Hirnabszess mit perifokalem Ödem; b liegende Drainage in der Abszesshöhle legt (evtl. 2 Drainagen bei Vorliegen einer Foramen-Monroi-Blockade), über die auch eine Spülung mit isotoner Kochsalzlösung möglich ist.

13.5.7.2 Antibiotikatherapie

Cephalosporine der Gruppen 3a und b (frühere Bezeichnung: der 3. Generation), Penicillin, Metronidazol, Cotrimoxazol und Vancomycin penetrieren gut in die Abszesshöhle (Yamamoto et al. 1993). Meist wird für die empirische Initialtherapie des Hirnabszesses eine Kombination aus einem Cephalosporin (z. B. Cefotaxim, (Claforan) 3-mal (3–)4 g/Tag i.v. oder Ceftriaxon, (Rocephin) 1-mal 4 g/Tag i.v.) und einem gegen anaerobe Bakterien wirksamen Antibiotikum (z. B. Metronidazol, (Clont), 3-mal 0,5 g/Tag i.v.) empfohlen.

Bei Patienten, bei denen der Hirnabszess Folge eines Traumas oder einer neurochirurgischen Operation ist, muss ein gegen Staphylokokken wirksames Antibiotikum hinzugegeben werden, z. B. Vancomycin 2-mal 1 g/Tag i.v. (Dosierung nach Serumspiegelbestimmung) oder Rifampicin (Rifa) 0,6 g/Tag i.v.; dem Vancomycin ist bei Verdacht auf Infektionen mit methicillinresistenten Staphylococcus aureus (MRSA) der Vorzug zu geben.

Beim nosokomial entstandenen Hirnabszess kommt auch eine initiale Behandlung mit Meropenem (Meronem) 3-mal 2 g/Tag i.v. und Vancomycin in Betracht; ausreichende klinische Erfahrungen mit dieser Kombination liegen allerdings nicht vor.

Die lokale Instillation von Antibiotika in die Abszesshöhle kann in Einzelfällen bei schwer behandelbaren Hirnabszessen erwogen werden, z. B. die Gabe von Gentamicin (Refobacin L) bei Hirnabszessen, die durch gentamicinempfindliche Erreger verursacht wurden, oder die Gabe von Amphotericin B beim Aspergillenhirnabszess (Levy 1994).

Eine initial alleinige Antibiotikatherapie (ohne neurochirurgische Maßnahme) kommt in Betracht:

- in zerebritischen Frühstadien vor Bildung einer Abszessmembran,
- bei Abszessen unter 2 (–3) cm Durchmesser,
- bei inoperablen Patienten in schlechtem Allgemeinzustand,
- bei Patienten mit multiplen Abszessen und
- Patienten mit Hirnstammabszessen.

Engmaschige klinische und CT-Verlaufsuntersuchungen sind indiziert, um Veränderungen rasch zu erfassen.

Einheitliche Angaben zur Antibiotikatherapiedauer liegen in der Literatur nicht vor. Von den meisten Autoren wird eine intravenöse Antibiotikagabe von mindestens (4–) 6 Wochen – in Abhängigkeit von der Klinik und dem CT-Befund evtl. auch länger – empfohlen, um Rezidive zu vermeiden. Der Effekt einer oralen Weiterbehandlung mit Antibiotika nach initialer 4- bis 6-wöchiger intravenöser Therapie, z. B. mit Cotrimoxazol (Bactrim, Eusaprim), ist nicht systematisch untersucht.

13.5.7.3 Andere medikamentöse Maßnahmen

Die Gabe von Kortikosteroiden beim Hirnabszess wird aufgrund der möglichen negativen Beeinflussung der Antibiotikapenetration in die Abszesshöhle kontrovers diskutiert. Bei Nachweis eines deutlichen, raumfordernden perifokalen Ödems im CT wird von vielen Autoren zur Senkung des intrakraniellen Drucks Dexamethason (z. B. 3-mal 2 mg/Tag i.v.; Steiger u. Reulen 1999) empfohlen. Die Dauer der Kortikosteroidtherapie (in absteigender Dosierung) wird uneinheitlich angegeben und liegt zwischen wenigen Tagen bis zu 2 Wochen.

Bei klinischen Zeichen des erhöhten intrakraniellen Drucks sollten zusätzlich osmotisch wirksame Substanzen (z. B. Mannit) gegeben werden.

Beim Auftreten eines epileptischen Anfalls oder epilepsietypischer Muster im EEG sollte eine antiepileptische Therapie (Phenytoin oder Carbamazepin) begonnen werden; es gibt keine gesicherten Daten, die belegen, dass eine prophylaktische Antiepileptikatherapie den Verlauf der Erkrankung verbessert (Anderson 1993). Die antikonvulsive Therapie sollte für 1 Jahr fortgeführt werden. Wenn der Patient anfallsfrei ist und das EEG keine epilepsietypischen Muster zeigt, können die Antiepileptika ausschleichend abgesetzt werden.

13.5.7.4 Behandlung des primären Fokus

Beim Nachweis einer primären Infektionsquelle wie z. B. einer Otitis, Sinusitis oder von Bronchiektasen ist in Absprache mit den HNO-Ärzten und Chirurgen eine rasche operative Sanierung anzustreben. Der operativen Behandlung des Hirnabszesses ist jedoch bei zunehmendem neurologischem Defizit immer der Vorzug zu geben.

13.5.8 Verlauf

Vor der Antibiotikaära lag die Gesamtletalität bei 40–60%. Durch den Einsatz der Antibiotika, die Weiterentwicklung mikrobiologischer Methoden und bildgebender Verfahren wie CT und MRT konnte sie auf unter 10% gesenkt werden (Alderson et al. 1981; Juneau u. Black 1993; Yang u. Zhao 1993). Ungünstige Prädiktoren sind ein höheres Lebensalter, eine Bewusstseinsstörung bei Aufnahme, multiple Abszesse, Pilze als Erreger und ein Einbruch des Abszesses in die Ventrikel.

Häufigste Todesursachen sind erhöhter intrakranieller Druck mit Einklemmung und Durchbruch des Abszesses mit Entwicklung eines Pyozephalus oder einer eitrigen Meningitis. Trotz adäquater operativer und antibiotischer Therapie werden Rezidive des Hirnabszesses in 5% der Fälle beobachtet. Nach Therapie zeigen 70% der Überlebenden eine Restitutio ad integrum; etwa 30% haben Residuen (z. B. Psychosyndrom, Epilepsie, Hemiparese, Aphasie, Hemianopsie).

Literatur zu Kap. 13.5

Alderson D, Strong AJ, Ingham HR et al. (1981) Fifteen year review of the mortality of brain abscess. Neurosurgery 8: 1–6

Anderson M (1993) Management of cerebral infection. J Neurol Neurosurg Psychiat 56: 1243–1258

Apuzzo MLJ, Chandrasoma PT, Cohen D, Chi-Shing Zee, Zelman V (1987) Computed imaging stereotaxy: experience and perspective related to 500 procedures applied to brain masses. Neurosurgery 20: 930–937

Cochrane DD (1999) Consultation with the specialist. Brain abscess. Pediat Rev 20: 209–215

Fritz DP, Nelson PB (1997) Brain abscess. In: Roos RL (ed) Central nervous system infectious diseases and therapy. Marcel Dekker, New York, pp 481–497
Henson JW, Ferraro MJ (1993) A 71-year old women with confusion, hemianopia, and an occipital mass. N Engl J Med 329: 1335–1341
Juneau P, Black PM (1993) Intra-axial cerebral infectious processes. In: Apuzzo MLJ (ed) Brain surgery, Vol 1. Churchill Livingstone, New York, pp 1411–1414
Levy RM (1994) Brain abscess and subdural empyema. Curr Opinion Neurol 7: 223–228
Nau R, Behnke-Mursch J (1999) Diganose und Behandlung des Hirnabszesses. Ther Umschau 11:659–663
Pfister HW (2002) Meningitis (Monographie). Kohlhammer, Stuttgart
Schielke E (1995) Der bakterielle Hirnabszess. Nervenarzt 66: 745–753
Stapleton SR, Bell BA, Uttley D (1993) Stereotactic aspiration of brain abscesses: Is this the treatment of choice? Acta Neurochir (Wien) 121: 15–19
Steiger HJ, Reulen HJ (1999) Manual Neurochirurgie. Ecomed, Landsberg
Wispelwey B, Scheld WM (1995) Brain abscess. In: Mandell GL, Bennett JE, Dolin R (eds) Principles and practice of infectious diseases, 4th edn. Churchill Livingstone, New York, pp 887–900
Wong J, Quint DJ (1999) Imaging of central nervous system infections. Semin Roentgenol 34: 123–143
Yamamoto M, Jimbo M, Ide M, Tanaka N, Umebara Y, Hagiwara S (1993) Penetration of intravenous antibiotics into brain abscesses. Neurosurgery 33: 44–49
Yang SY, Zhao C (1993) Review of 140 patients with brain abscess. Surg Neurol 39: 290–296

13.6 Intrakranielles subdurales Empyem

13.6.1 Definitionen

Beim intrakraniellen subduralen Empyem handelt es sich um eine im Subduralraum gelegene eitrige Entzündung, die meist oto- oder rhinogenen Ursprungs ist.

13.6.2 Epidemiologie

Das subdurale Empyem ist seltener als der Hirnabszess. Etwa 10% aller intrakraniellen Infektionen sind subdurale Empyeme. Das durchschnittliche Erkrankungsalter lag in der größten Serie in der Weltliteratur (699 Patienten) bei 14,7±12,2 Jahren (Spanne 1 Monat bis 72 Jahre; Nathoo et al. 1999). Die Mehrzahl der Patienten (71%) war zwischen 6 und 20 Jahre alt.

13.6.3 Ätiologie/Pathogenese

Die subduralen Empyeme entstehen fortgeleitet von einer paranasalen Sinusitis (50–80%), Otitis media oder Mastoiditis (10–20%), einem Kopfschwartenabszess, als Folge einer bakteriellen Meningitis (in 2% bei Kindern, sehr selten bei Erwachsenen), durch Infektion eines subduralen Hämatoms oder Hygroms (Infektion einer subduralen Effusion bei Kindern mit bakterieller Meningitis), nach neurochirurgischen Operationen und penetrierenden Verletzungen und (sehr selten) hämatogen metastatisch. Bei etwa 2% der Patienten lässt sich keine Ursache nachweisen. Bei sinugener Ursache erfolgt die Erregerausbreitung direkt (z. B. Destruktion der Stirnhöhlenhinterwand) oder indirekt über eine retrograde Thrombophlebitis.

Die subduralen Empyeme finden sich überwiegend diffus über der Konvexität (ca. 50%), entlang der Falx im Interhemisphärenspalt (ca. 20%), gleichzeitig im Bereich der Falx und der Konvexität (ca. 25%), im Bereich des Tentoriums (<5%) und sehr selten (3%) infratentoriell (Pathak et al. 1990; Nathoo et al. 1997). Sie finden sich oft in unmittelbarer Nachbarschaft zum primären entzündlichen Fokus (z. B. frontotemporal im Fall einer Sinusitis, Otitis media oder Mastoiditis). Die Kombination eines subduralen Empyems und eines epiduralen Abszesses findet sich bei etwa 15% der Patienten. Bei 6% der Patienten mit subduralem Empyem findet sich gleichzeitig ein Hirnabszess (Nathoo et al. 1999).

Ein Erregernachweis aus dem Empyem gelingt bei mehr als 80% der Fälle (Nathoo et al. 1999). Die häufigsten Erreger sind aerobe und anaerobe Streptokokken (insbesondere Streptococcus milleri) sowie nach Operationen Staphylokokken und Enterobakterien (z. B. Proteus und Pseudomonas spp.). Das subdurale Empyem infolge einer bakteriellen Meningitis im Kindesalter wird überwiegend durch Pneumokokken und gramnegative Bakterien, heutzutage selten durch Haemophilus influenzae, verursacht (Pfister 2002). Anaerobe Bakterien (besonders anaerobe Streptokokken und Bacteroides spp.) werden in etwa 10% der Fälle berichtet, sollen jedoch bei sorgfältigen Kulturverfahren bei mehr als 30% der Patienten nachweisbar sein.

13.6.4 Symptomatik

Die häufigsten klinischen Symptome sind Fieber, Meningismus, Kopfschmerzen und fokale epileptische Anfälle (◘ Tabelle 13-19). Bewusstseinsstörungen finden sich bei bis zu 60% der Patienten.

◘ **Tabelle 13-19.** Klinische Charakteristika bei 699 Patienten mit subduralem Empyem. (Nach Nathoo et al. 1999)

Symptomatik	Patienten [%]
Fieber	77
Kopfschmerzen	32
Erbrechen	8,6
Periorbitales Ödem	
- einseitig	31
- beidseitig	12
Subgalealer Abszess (»Pott's puffy tumor«)	33
Lidabszess	12
Meningismus	74
Epileptische Anfälle	39
Einklemmungszeichen	5,7
Hemiparese	25,5
Blickparese	0,6
Sprachstörung	0,3
Kein fokalneurologisches Defizit	41

13.6.5 Diagnostik

Im CT (oder MRT) findet sich eine hypodense oder isodense subdurale Flüssigkeitsansammlung mit randständiger Kontrastmittelaufnahme (◘ Abb. 13-20). Die Kernspintomographie (T1 mit Kontrastmittelgabe) ist dem CT in der genauen Abgrenzung der Läsion überlegen. Im MRT oder CT mit Knochenfenster können eine Sinusitis oder Mastoiditis diagnostiziert werden. Eine Lumbalpunktion gilt als kontraindiziert und ist in der Regel nicht hilfreich; sie zeigt nur unspezifische Veränderungen (nur bei gleichzeitigem Vorliegen einer Meningitis als Komplikation des subduralen Empyems ist ein Erregernachweis im Liquor möglich). Nach Lumbalpunktion bei Patienten mit einem subduralen Empyem wurden Einklemmungssituationen berichtet (Nathoo et al. 1999).

13.6.6 Differenzialdiagnosen

Differenzialdiagnostisch müssen v. a. eine fokale Enzephalitis (Zerebritis), ein Hirnabszess oder epiduraler Abszess, eine bakterielle Meningitis und eine septische Sinus-/Venenthrombose abgegrenzt werden.

13.6.7 Therapie

! Das akute subdurale Empyem ist ein neurologisch-neurochirurgischer Notfall.

Nach Diagnosenstellung im CT oder MRT erfolgt rasch die Operation: Das Empyem wird über Bohrlöcher drainiert, die in Abhängigkeit von der Ausdehnung angelegt werden (Steiger u. Reulen 1999). Die Drainage der einzelnen Kompartimente erfolgt über einen weichen großkalibrigen Ventrikelkatheter. Über die Drainage wird täglich mit 10 ml NaCl-Lösung gespült, bis die aspirierte Flüssigkeit klar ist, meist über einen Zeitraum von 5 Tagen. Problematisch sind ältere Empyeme, die organisiert und mehrfach gekammert sein können. Hier kann eine Kraniotomie mit Ausräumung des Empyems erforderlich werden. Es wurde berichtet, dass bis zu 20% der Patienten, die zunächst mit Aspiration und Drainage behandelt wurden, zur definitiven Sanierung schließlich doch eine Kraniotomie benötigen (Wagner u. Preuss 1993).

Wie beim Hirnabszess sollten parenteral Antibiotika (z. B. Cefotaxim (Claforan) 3-mal (3–)4 g/Tag i.v. oder Ceftriaxon (Rocephin) 1-mal 4 g/Tag i.v. plus Metronidazol (Clont) 3-mal 0,5 g/Tag i.v.) verabreicht und der primäre Entzündungsherd (z. B. Sinusitis frontalis, Mastoiditis) nach Absprache mit den HNO-Ärzten baldmöglichst saniert werden. Die empfohlene Dauer der Antibiotikatherapie liegt bei (4–) 6 Wochen.

Bei Patienten, bei denen das subdurale Empyem Folge eines Traumas oder einer neurochirurgischen Operation ist, muss ein staphylokokkenwirksames Antibiotikum hinzugegeben werden, z. B. Vancomycin 2-mal 1 g/Tag i.v. (Dosierung nach Serumspiegelbestimmung) oder Rifampicin (Rifa) 0,6 g/Tag i.v.; bei Verdacht auf Infektionen mit methicillinresistenten Staphylococcus aureus (MRSA) sollte Vancomycin gegeben werden. Beim nosokomial entstandenen subduralen Empyem

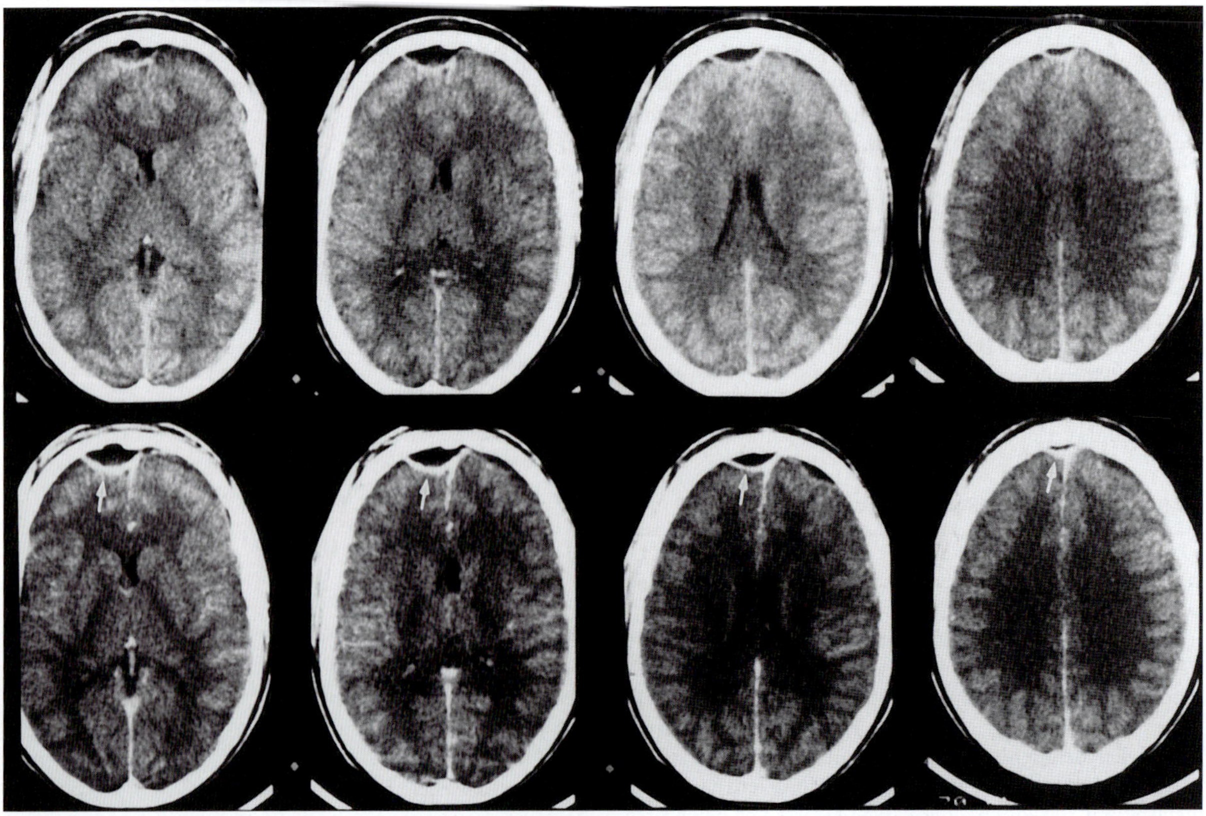

◘ **Abb. 13-20.** Subdurales Empyem rechts frontal *(Pfeile)*, diskret auch links frontal. *Obere Reihe* Nativ-CT, *untere Reihe:* CT nach Kontrastmittelgabe

kommt auch eine Behandlung mit Meropenem (Meronem) 3-mal 2 g/Tag i.v. und Vancomycin in Betracht; ausreichende klinische Erfahrungen mit dieser Kombination fehlen allerdings.

Bei Auftreten epileptischer Anfälle oder Nachweis epilepsietypischer Muster im EEG ist eine antiepileptische Therapie (z. B. mit Phenytoin) indiziert. Bei klinischen Zeichen eines erhöhten intrakraniellen Drucks sollten Kortikosteroide (z. B. Dexamethason) und Osmotherapeutika (z. B. Mannit) für einige Tage gegeben werden.

13.6.8 Verlauf

Das subdurale Empyem verläuft in der Regel akut innerhalb von Tagen, breitet sich rasch über die Konvexität aus und führt unbehandelt innerhalb von Tagen bis wenigen Wochen zum Tod. Die durchschnittliche Dauer der Symptome bis zur Krankenhausaufnahme lag zwischen 1 Tag und 38 Tagen (Durchschnitt 7,3 Tage) (Nathoo et al. 1999).

Durch verbesserte diagnostische Möglichkeiten und die Verbesserung der Antibiotikabehandlung und der chirurgischen Maßnahmen konnte die Letalität des subduralen Empyems von 27–35% auf etwa 7–10 (–20)% gesenkt werden. Beim infratentoriellen subduralen Empyem liegt die Letalität bei bis zu 40% (Nathoo et al. 1997).

Komplikationen unbehandelter subduraler Empyeme sind epiduraler Abszess, eitrige Meningitis, Ventrikulitis (Hydrozephalus, oft beim infratentoriellen subduralen Empyem zu beobachten), Hirnabszess und septische Sinus-/Venenthrombose mit venösen Infarkten.

Prognostisch ungünstige Faktoren sind höheres Alter, ein perakuter Beginn, eine höhergradige Bewusstseinsstörung zum Zeitpunkt der Diagnose und eine längere Dauer der Symptomatik bis zum Therapiebeginn (Bok u. Peter 1993; Wagner u. Preuss 1993; Dill et al. 1995; Greenlee 1995). Etwa 20–30% der Überlebenden haben neurologische Residuen, insbesondere epileptische Anfälle.

Literatur zu Kap. 13.6

Bok APL, Peter JC (1993) Subdural empyema: burr holes or craniotomy? J Neurosurg 78: 574–578

Dill SR, Cobbs CG, McDonald CK (1995) Subdural empyema: analysis of 32 cases and review. Clin Infect Dis 20: 372–386

Greenlee J (1995) Subdural empyema. In: Mandell GL, Bennett JE, Dolin R (eds) Principles and practice of infectious diseases, 4th edn. Churchill Livingstone, New York, pp900–990

Nathoo N, Nadvi SS, van Dellen JR (1997) Infratentorial empyema: analysis of 22 cases. Neurosurgery 41: 1263–1269

Nathoo N, Nadvi SS, van Dellen JR, Gouws E (1999) Intracranial subdural empyemas in the era of computed tomography: a review of 699 cases. Neurosurgery 44: 529–535

Pathak A, Sharma BS, Mathuriya SN, Khosla VK, Khandelwal N, Kak VK (1990) Controversies in the management of subdural empyema. Acta Neurochir (Wien) 102: 25–33

Steiger HJ, Reulen HJ (1999) Manual Neurochirurgie. Ecomed, Landsberg

Wagner FC Jr, Preuss JM (1993) Supratentorial epidural abscess and subdural empyema. In: Apuzzo MLJ (ed) Brain surgery, Vol 1. Churchill Livingstone, New York, pp 1401–1409

13.7 Intrakranieller epiduraler Abszess

13.7.1 Definition

Der intrakranielle epidurale Abszess ist eine im Epiduralraum gelegene eitrige Entzündung, die meist eine oto- oder rhinogene Ursache hat.

13.7.2 Epidemiologie

Epidurale Abszesse machen etwa 5% aller intrakraniellen Infektionen aus (Steiger u. Reulen 1999). Von 2890 Patienten mit chronischer Otitis media entwickelten 57 (2%) intrakranielle Komplikationen, darunter 7 Patienten einen epiduralen Abszess (Osma et al. 2000). Die Inzidenz eitriger intrakranieller Komplikationen nach Sinusitis hat in den letzten Jahren durch den häufigeren Einsatz oraler Antibiotika und bessere Behandlungsmöglichkeiten der Sinusitis deutlich abgenommen (Gallagher et al. 1998).

Das mittlere Erkrankungsalter der Patienten mit epiduralem Abszess lag bei 16,6±9,9 Jahren (Spanne: 1 Monat bis 71 Jahre; Nathoo et al. 1999).

13.7.3 Ätiologie/Pathogenese

Noch seltener als subdurale Empyeme werden epidurale Abszesse beobachtet, die meist Folge einer frontalen eitrigen Sinusitis (60–65%) oder chronischen Otitis media (20%) sind; andere Ursachen sind eine Mastoiditis, Infektion der Orbita oder eine Schädeldachosteomyelitis (Wagner u. Preuss 1993). Ein Erregernachweis im Abszess ist bei etwa 85% der Patienten möglich (Nathoo et al. 1999). Das Erregerspektrum entspricht demjenigen des subduralen Abszesses (s. Abschn. 13.6). Streptokokken (insbesondere S. milleri) sind die häufigsten Erreger, ferner Staphylococcus aureus und gramnegative Enterobakterien bei posttraumatischen und postoperativ entstandenen epiduralen Empyemen.

13.7.4 Symptomatik

Fieber, Kopfschmerzen, periorbitale Schwellung, frontaler subgalealer Abszess, Meningismus und Erbrechen sind die häufigsten Symptome (■ Tabelle 13-20); mindestens 4 dieser Symptome fanden sich bei allen Patienten mit epiduralem Abszess (Nathoo et al. 1999).

13.7.5 Diagnostik

Die Diagnose wird mittels CT oder MRT gestellt:

- Das CT zeigt typischerweise eine extrazerebrale Flüssigkeitsansammlung über der Konvexität der Hemisphären oder im Bereich der Falx mit einer niedrigeren Dichte als das Hirnparenchym und einem Kontrastmittel aufnehmenden Randsaum.

Tabelle 13-20. Klinische Charakteristika bei 82 Patienten mit epiduralem Abszess. (Nach Nathoo et al. 1999)

Symptomatik	Patienten [%]
Fieber	57
Kopfschmerzen	37
Erbrechen	27
Periorbitales Ödem	40
Subgalealer Abszess (»Pott's puffy tumor«)	46
Lidabszess	4
Meningismus	35
Epileptische Anfälle	11
Hemiparese	1
Kein fokalneurologisches Defizit	95

- Die Kernspintomographie ist die Methode der Wahl, da mit ihrer Hilfe auch kleine, im CT nicht sichtbare Abszesse nachgewiesen werden können und man sie besser von anderen eitrigen, intrakraniellen Prozessen unterscheiden kann.

Der Liquorbefund ist unspezifisch (meist steril; bis einige 100/3 Zellen/μl, bis 300 mg/dl Eiweißerhöhung); die Lumbalpunktion sollte allerdings bei im CT oder MRT diagnostizierten Fällen *nicht erfolgen*.

Wichtigste Komplikationen sind subdurales Empyem, eitrige Meningitis (Pfister 2002) und septische Sinus-/Venenthrombose.

13.7.6 Differenzialdiagnosen

Die wichtigsten Differenzialdiagnosen sind:
- fokale Enzephalitis (Zerebritis),
- Hirnabszess oder subdurales Empyem,
- bakterielle Meningitis,
- septische Sinus-/Venenthrombose.

13.7.7 Therapie

Therapeutisch sollen epidurale Abszesse rasch über ein oder zwei Bohrlöcher drainiert werden (Steiger u. Reulen 1999). Falls bei Vorliegen einer Osteomyelitis eine Kraniotomie erforderlich ist, wird der infizierte Knochenlappen entfernt und später durch eine Plastik gedeckt (Abb. 13-21). Es wird epidural eine Saug-Spül-Drainage angelegt, die postoperativ mit 500 ml NaCl-Lösung pro Tag über einen Zeitraum von 5 Tagen gespült wird. Auf eine genaue Flüssigkeitsbilanzierung ist zu achten. Ferner sollte von Seiten der HNO-Ärzte eine mögliche ursächliche Sinusitis, Mastoiditis oder Otitis media saniert werden. Die Antibiotikatherapie entspricht derjenigen des subduralen Empyems (s. Abschn. 13.6). Die empfohlene Dauer der Antibiotikatherapie liegt bei (4–)6 Wochen.

Bei klinischen Zeichen eines erhöhten intrakraniellen Drucks sollten Kortikosteroide (z. B. Dexamethason) und Osmotherapeutika (z. B. Mannit) für wenige Tage gegeben werden. Eine Antiepileptikatherapie erfolgt bei Auftreten epileptischer Anfälle oder Nachweis epilepsietypischer Muster im EEG.

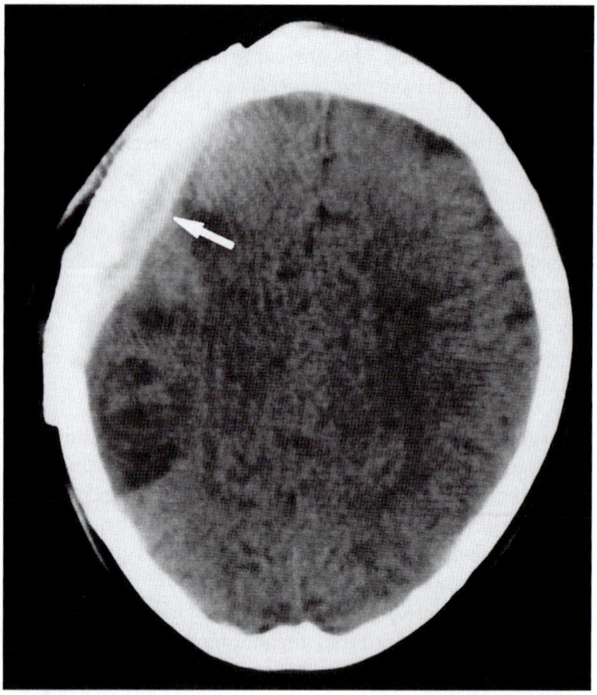

Abb. 13-21. Epiduraler Abszess (*Pfeil*) im Schädel-CT bei einer jungen Patientin bei Zustand nach Kraniotomie und Drahtgitterplastik

13.7.8 Verlauf

Die Dauer der Symptome bis zur Diagnosenstellung lag bei 1 Tag bis 7 Wochen (Durchschnitt 9,6 Tage; Nathoo et al. 1999). Die Prognose des epiduralen Abszesses ist günstiger als die des subduralen Empyems. Die Letalität liegt unter 5%. In einer Untersuchung von 82 Patienten mit epiduralem Abszess hatten 78 Patienten einen Score von 5 in der Glasgow-Outcome-Skala und 4 Patienten einen Score von 3; nur 1 Patient starb.

Komplikationen unbehandelter epiduraler Abszesse sind:
- subdurales Empyem,
- eitrige Meningitis,
- Hirnabszess,
- Schädeldachosteomyelitis und
- septische Sinus-/Venenthrombose.

Literatur zu Kap. 13.7

Gallagher RM, Gross CW, Phillips D (1998) Suppurative intracranial complications of sinusitis. Laryngoscope 108: 1635–1642

Nathoo N, Nadvi SS, van Dellen JR (1999) Cranial extradural empyema in the era of computed tomography: a review of 82 cases. Neurosurgery 44: 748–753

Osma U, Cureoglu S, Hosoglu S (2000) The complications of chronic otitis media: report of 93 cases. J Laryngol Otol 114: 97–100

Pfister HW (2002) Meningitis (Monographie). Kohlhammer, Stuttgart

Steiger HJ, Reulen HJ (1999) Manual Neurochirurgie. Ecomed, Landsberg

Wagner FC Jr, Preuss JM (1993) Supratentorial epidural abscess and subdural empyema. In: Apuzzo MLJ (ed) Brain surgery, Vol 1. Churchill Livingstone, New York, pp 1401–1409

13.8 Septische Sinus-/Venenthrombose

F. Winkler, H.-W. Pfister

13.8.1 Definition

Als septische Sinus-/Venenthrombose bezeichnet man den thrombotischen Verschluss venöser zerebraler Sinus oder kortikaler Venen, der mit lokalen oder systemischen Infektionen assoziiert ist.

13.8.2 Epidemiologie

Die septische Sinus-/Venenthrombose ist eine sehr seltene Erkrankung, für die es keine genauen Inzidenzzahlen gibt. Patienten mit bakterieller Meningitis entwickeln in 1–5% der Fälle eine kortikale Thrombophlebitis (DiNubile et al. 1990), und 4 von 86 Patienten (4,7%) mit bakterieller Meningitis hatten eine septische Sinus-/Venenthrombose (Pfister et al. 1992). Die septische Thrombose des Sinus cavernosus ist in 50% mit Infektionen des Gesichtes assoziiert und in 30% mit einer Sinusitis sphenoidalis (Southwick 1995).

Waren früher unter allen Sinusthrombosen solche mit infektiöser Ätiologie weitaus am häufigsten, so ist deren Anteil seit Einführung der Antibiotikatherapie auf unter 10% gesunken (Ameri u. Bousser 1992).

13.8.3 Ätiologie/Pathogenese

Extra- und intrakranielle Infektionen können per continuitatem oder über Verbindungsvenen fortgeleitet zur Entzündung der venösen Gefäßwand zerebraler Sinus führen. Extrakranielle Ursachen sind v. a. Infektionen der Nasennebenhöhlen, des Gesichtes und des Mittelohrs, primäre intrakranielle Ursachen bakterielle Meningitis, selten Hirnabszess oder Empyem. Außerdem wurden systemische Infektionen wie bakterielle Sepsis und Trichinose als Ursache beschrieben. Führt die Entzündung der Wand zum thrombotischen Verschluss der entsprechenden Vene (Thrombophlebitis), dann kommt es bei fehlendem Ausgleich durch kollaterale Venensysteme zu einem Anstieg des intrakraniellen Blutvolumens, damit des intrakraniellen Drucks und oft zu einem hämorrhagischen Hirninfarkt, der typischerweise mit einem ausgeprägten Ödem einhergeht.

Man differenziert verschiedene Lokalisationen der septischen Sinus-/Venenthrombose, die unterschiedliche Ursachen und damit auch ein unterschiedliches Erregerspektrum aufweisen (Southwick et al. 1986; Southwick 1995).

13.8.3.1 Thrombose des Sinus cavernosus

Bei Infektionen im Gesichts- und Mundbereich (z. B. Furunkel, Tonsillitis) sowie von Nasennebenhöhlen (v. a. Sinusitis sphenoidalis und ethmoidalis) kann als Komplikation die Thrombose des Sinus cavernosus beobachtet werden; dieser Sinus nimmt die Venen der Augenhöhlen auf, die mit den Gesichtsvenen über die V. angularis in Verbindung stehen. Staphylococcus aureus, aber auch Streptokokken spp., S. pneumoniae und gramnegative Keime sind die typischen Erreger.

13.8.3.2 Thrombose des Sinus transversus

Nicht ausheilende Infektionen des Mittelohrs und Processus mastoideus können auf den eng benachbarten Sinus transversus übergreifen, der an der Kante der Felsenbeinpyramide verläuft. Die ursächlichen Erreger entsprechen denen der chronischen, seltener denen der akuten Otitis media: Proteus spp., S. aureus, E. coli, Anaerobier und auch S. pneumoniae.

13.8.3.3 Thrombose des Sinus sagittalis superior

Diese Form ist überwiegend eine Komplikation der eitrigen Meningitis (Pfister et al. 1992) und nur selten bedingt durch eine Sinusitis frontalis/maxillaris, Pharyngitis oder Pneumonie. Typische Erreger sind damit die der bakteriellen Meningitis (s. Abschn. 13.1). Daneben kann es auch weniger häufig zur septischen Thrombose anderer Sinus oder auch kleiner Hirnvenen kommen.

13.8.4 Symptomatik

Klinische Zeichen der lokalen oder systemischen Infektion oder bakteriellen Meningitis gehen in der Regel der Entwicklung von Symptomen der Sinus-/Venenthrombose voraus. Diese kann – wie die nichtinfektiöse Sinus-/Venenthrombose – von einem ausgesprochen variablen Spektrum von Symptomen begleitet werden. Am häufigsten finden sich Kopfschmerzen und Fieber, gefolgt von Bewusstseinsstörungen, fokalneurologischen Defiziten und fokalen oder generalisierten epileptischen Anfällen (Bousser 2000; Southwick 1995). Zusätzliche Zeichen des erhöhten intrakraniellen Drucks wie Papillenödem, Übelkeit und Erbrechen können dazukommen.

Diagnostisch hilfreich können bei der septischen Sinus-/Venenthrombose außerdem lokale Zeichen einer Infektion, das Vorliegen eines Meningismus sowie lokalisatorische Symptome der einzelnen Sinus sein. Genannt seien hier Protrusio bulbi, Chemosis und Parese der okulomotorischen Hirnnerven bei Thrombose des Sinus cavernosus, Ohrenschmerzen und Vertigo bei Thrombose des Sinus transversus sowie eine frühe Bewusstseinsstörung mit epileptischen Anfällen bei Thrombose des Sinus sagittalis superior.

13.8.5 Diagnostik

Die Diagnose der septischen Sinus-/Venenthrombose stützt sich vorrangig auf neuroradiologische Untersuchungen. Da die klinischen Symptome, wie ausgeführt, sehr variabel sind, muss beim Verdacht auf diese Komplikation umgehend ein kranielles CT inkl. einer CT-Angiographie, wenn möglich ein MRT angefertigt werden.

Im kraniellen CT, das mit und ohne Kontrastmittel durchgeführt werden sollte, sind in bis zu 30% der Fälle als direkte Zeichen einer Sinus-/Venenthrombose das »empty delta sign« in der Kontrastmittelaufnahme (v. a. bei Thorombose des Sinus sagittalis) und/oder spontan hyperdense kortikale Venen oder

Sinus in der Nativaufnahme zu erkennen. Häufiger sind indirekte, weniger spezifische Zeichen wie Parenchymläsionen (60–80%) oder Hirnschwellung mit engen Ventrikeln (20–50%). In bis zu 30% der Fälle ist das kranielle CT normal (Bousser 2000).

Zusätzlich kann in Dünnschichtaufnahmen der Nasennebenhöhlen und des Mastoids bzw. Mittelohrs eine primäre Infektion als Ursache der septischen Sinus-/Venenthrombose erkannt werden. Eine meningeale Kontrastmittelaufnahme ist bei Vorliegen einer bakteriellen Meningitis möglich.

Das MRT ist heute die beste Methode für Diagnose und Verlaufskontrolle der Sinus-/Venenthrombose; es sollte T1-, T2-, und Diffusionssequenzen umfassen und mit Kontrastmittel durchgeführt werden. Gut zur Darstellung kommen der Thrombus selbst (in den ersten Tagen isointenses Signal auf T1- und hypointenses Signal auf T2-gewichteten Aufnahmen, danach hyperintenses Signal auf beiden) sowie konsekutive Läsionen des Hirnparenchyms wie Ödem und Infarzierung (hypo- oder isointenses Signal in der T1- und hyperintenses Signal in der T2-Wichtung) oder eine Blutung (hyperintenses Signal in T1- und T2-Wichtung).

Mittels der MR-Angiographie, die heute zum diagnostischen Normal gehört, ist ein Füllungsdefekt des thrombosierten Sinus zu sehen. Die arterielle digitale Subtraktionsangiographie zeigt den venösen Füllungsdefekt sehr gut (s. Abb. 13-22), ist heute aber nur noch dann indiziert, wenn die MRT-Untersuchung einen unklaren Befund erbringt.

Eine Lumbalpunktion ist ebenfalls von großer diagnostischer Bedeutung. In der Mehrzahl der Fälle findet sich dabei ein erhöhter Liquoreröffnungsdruck. Der Liquor zeigt bei der septischen Thrombose des Sinus cavernosus bei etwa 75% der Patienten eine Zellzahlerhöhung, die in der Hälfte der Fälle Charakteristika einer parameningealen Infektion (gering erhöhte Zellzahl, gemischtes Zellbild, normale Glukose, gering erhöhtes Protein, bakterielle Kulturen negativ) und in 30% Charakteristika einer bakteriellen Meningitis (s. Abschn. 13.1) aufweist (Southwick 1995; Pfister 2002).

Bei septischer Thrombose des Sinus transversus findet sich nur in etwa 1/3 der Fälle ein auffälliger Liquorbefund mit meist gemischtem granulozytär-monozytärem Zellbild. Bei der Thrombose des Sinus sagittalis aufgrund einer bakteriellen Meninigitis zeigt sich der typische Liquorbefund dieser Erkrankung (s. Abschn. 13.1). Daher ist der Verdacht auf diese Komplikation einer bakteriellen Meningitis nicht durch den Liquorbefund zu erhärten.

13.8.6 Therapie

Die sofortige intravenöse antibiotische Therapie und die operative Sanierung der Primärinfektion sind die Grundlagen der Therapie.

Die initiale Behandlung sollte ein Breitspektrumantibiotikum umfassen [z. B. Ceftriaxon (Rocephin) 1-mal 4 g/Tag i.v], bei Thrombose des Sinus cavernosus ist ein staphylokokkenwirksames Antibiotikum zu addieren (z. B. Clindamycin (Sobelin), 4-mal 600 mg/Tag i.v., alternativ Flucloxacillin, Rifampicin, Fosfomycin oder Vancomycin). Zusätzlich kann die Gabe eines gegen Anaerobier wirksamen Antibiotikums bei Patienten mit wahrscheinlichem Infektionsherd im Zahn- oder Nebenhöhlenbereich erwogen werden (z. B. Metronidazol). Die Therapie einer bakteriellen Meningitis sollte nach den üblichen Regeln erfolgen (s. Abschn. 13.1).

Die chirurgische Sanierung muss möglichst rasch erfolgen; einer Otitis media z. B. durch Parazentese, einer Mastoiditis durch Mastoidektomie, ebenso einer Sinusitis, Tonsillitis sowie eines tonsillären oder fazialen Abszesses. Neben der Entfernung des infektiösen Primärherdes ist dadurch auch der Erregernachweis möglich.

Die Antikoagulation septischer Sinus-/Venenthrombosen ist umstritten; prospektive klinische Studien fehlen. In retrospektiven Datenanalysen zeigte sich ein günstiger Effekt von Heparin bei der septischen Thrombose des Sinus cavernosus (Southwick 1995). In Anlehnung an die Ergebnisse klinischer Studien bei nichtseptischen Sinusthrombosen (Einhäupl et al. 1991; Bousser 2000), die eine Heparinisierung auch bei Komplikationen wie hämorragischen Infarkten als wirksam und sicher beschrieben haben, halten wir eine Antikoagulation mit Heparin (Zielwert: doppelte PTT) auch bei radiologisch gesicherter septischer Thrombose des Sinus sagittalis superior für gerechtfertigt.

13.8.7 Verlauf

Abhängig von der Ursache und Lokalisation der Thrombose variiert die Letalität zwischen 12% (Thrombosen des Sinus trans-

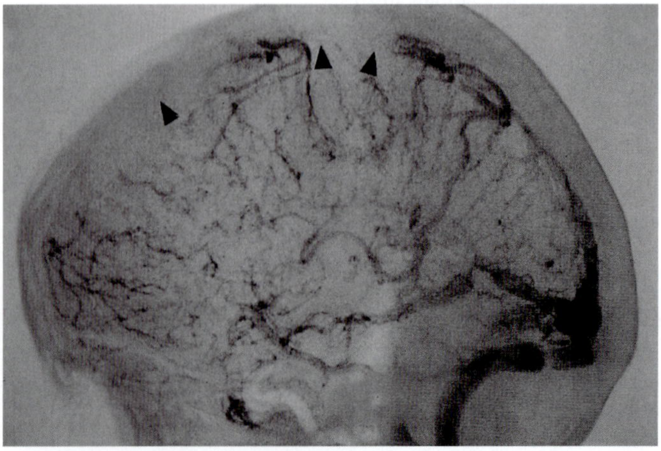

Abb. 13-22. Angiographisches Bild einer Sinusthrombose mit Füllungsdefekt des Sinus sagittalis superior (*Pfeile*) und ausgeprägter venöser Kollateralisierung

versus) und 78% (meningitisassoziierte Thrombosen des Sinus sagittalis superior; Southwick et al. 1986). Prinzipiell können allerdings zerebrale venöse Thrombosen auch bei initial schwerem Krankheitsbild vom Patienten ohne schwere Residualsymptome überstanden werden, wenn es zu keinen Komplikationen wie z. B. einer ausgedehnten Infarzierung gekommen ist. Residualsymptome finden sich bei 10–30% der Patienten und können sich beispielsweise als persistierende fokalneurologische Defizite und Sehstörungen, auch Augenmuskelparesen nach Sinus-cavernosus-Thrombose und Hörstörungen nach Thrombose des Sinus transversus äußern.

Fazit für die Praxis

Die septische Sinus-/Venenthrombose stellt für den Arzt nicht selten eine diagnostische Herausforderung dar. Sie muss immer dann differenzialdiagnostisch erwogen werden, wenn klinische Zeichen einer Infektion im Gesichtsbereich, einer bakteriellen Mengingitis, aber auch von systemischen Infektionen einhergehen mit zentralnervösen Symptomen wie Bewusstseinsstörungen, fokalneurologischen Defiziten oder epileptischen Anfällen. Zur Diagnosesicherung sollte heutzutage ein kranielles MRT mit MR-Angiographie erfolgen.

Die Therapie basiert auf der sofortigen adäquaten antibiotischen Therapie und der operativen Fokussanierung; eine Heparintherapie ist umstritten, kann aber nach heutiger Datenlage insbesondere für die septische Sinus-cavernosus-Thrombose empfohlen werden.

Literatur zu Kap. 13.8

Ameri A, Bousser MG (1992) Cerebral venous thrombosis. Neurol Clin 10: 87–111

Bousser MG (2000) Cerebral venous thrombosis: diagnosis and management. J Neurol 247: 252–258

DiNubile MJ, Boom WH, Southwick FS (1990) Septic cortical thrombophlebitis. J Infect Dis. 161: 1216–1220

Einhäupl KM, Villringer AM, Meister W et al. (1991) Heparin treatment in sinus venous thrombosis. Lancet 338: 597–600

Pfister HW (2002) Meningitis (Monographie). Kohlhammer, Stuttgart

Pfister HW, Borasio GD, Dirnagl U, Bauer M, Einhäupl KM (1992) Cerebrovascular complications of bacterial meningitis in adults. Neurology 42: 1497–1504

Southwick FS (1995) Septic thrombophlebitis of major dural venous sinuses. Curr Clin Top Infect Dis 15: 179–203

Southwick FS, Richardson EPJ, Swartz MN (1986) Septic thrombosis of the dural venous sinuses. Medicine (Baltimore) 65: 82–106

Haut- und Weichteilinfektionen

G. Gross, T. Jansen, P. Kujath, G. Plewig

Einleitung

P. Kujath

Gewebeinfektionen oder Haut-Weichteil-Infektionen sind ein Sammelbegriff für Infektionen des gesamten Hautinteguments einschließlich der Subkutis und der Muskulatur inklusive ihrer Faszienhüllen. Auch Infektionen im mediastinalen Raum (Mediastinitis) und retroperitoneale Infektionen müssen diesem Sammelbegriff zugeordnet werden. Aufgrund der großen Vielfalt des klinischen Erscheinungsbildes lassen sich Haut-Weichteil-Infektionen unter verschiedenen Gesichtspunkten einteilen. Eine Gliederung ist nach folgenden Aspekten möglich:
- anatomische Strukturen,
- Einteilung nach Erregern,
- Dringlichkeit der Versorgung,
- Ausmaß der Infektion.

Anatomische Einteilung

Man unterscheidet die Infektionen folgender anatomischer Strukturen:
- der Haut (durch Bakterien, Viren, Hefen, Dermatophyten und Parasiten),
- des Unterhautfettgewebes (z. B. nosokomiale subkutane Infektionen), die schichtenübergreifende Infektion von Haut und Subkutis wird als Phlegmone (im amerikanischen Schrifttum »cellulitis«) definiert,
- der bindegewebigen Schichten (Fasziitis),
- der Muskulatur, z. B. Streptokokkenmyositis, Myonekrose des Gasbrandes.

Einteilung nach Erregern

Spezielle Erreger bedingen definierte Erkrankungen:
- z. B. Herpesviren,Herpes-simplex-Virus Typ I und II (Krankheitsbilder: Herpes labialis, Herpes genitalis, Ekzema herpeticatum),
- Papillomaviren (Krankheitsbilder: Warzen/Kondylome),
- z. B. Hefen: Candida spp. (Krankheitsbilder: Soor, Tinea),
- Clostridium perfringens, Myonekrose, sog. Gasbrand.

Einteilung entsprechend der Dringlichkeit der Versorgung

Der britische Mikrobiloge Kingston legte 1990 eine für den chirurgischen Bereich therapierelevante Einteilung vor, die auf der Dringlichkeit der chirurgischen Intervention beruht (▪ Tabelle 14-1; Kingston u. Seal 1990).

Ausmaß der Infektionen

Von der amerikanischen Food and Drug Administration (FDA) wurde im Rahmen multinationaler Zulassungsstudien der Ausdruck komplizierte Haut-Weichteil-Infektionen geprägt. Diese werden nach folgenden Kriterien definiert (Kujath 2000):
1. Die Infektion erfordert eine größere chirurgische Intervention (z. B. Débridement von devitalisiertem Gewebe, Abszessdrainage, Entfernung von Fremdkörpern, die die Infektion unterhalten, operativer Faszienschnitt).
2. Der Infektionsprozess erfasst nachweislich auch tiefer gelegene Weichteilgewebe, Faszien und/oder Muskelschicht.
3. Eine schwere Grunderkrankung, welche ein Ansprechen der Therapie erschwert. Dieses sind u. a.:
   - Diabetes mellitus,
   - Bakteriämie,
   - eine Phlegmone mit Beteilung von mehr als 3% der Körperoberfläche,
   - Kortikoidtherapie (>7,5 mg pro Tag Prednisolonäquivalent),
   - Neutropenie (Granulozytenzahl unter 500/mm³),
   - Leberzirrhose (Child-Klassifikation B oder C),
   - Verbrennung (>10% der Körperoberfläche),
   - Strahlentherapie lokal oder systemisch,
   - anamnestisch bekannter Alkoholismus (>6 Monate),
   - Organtransplantation,
   - Mangelernährung,
   - immunsuppressive Therapie.

▪ **Tabelle 14-1.** Einteilung der Haut- und Weichteilinfektionen in Abhängigkeit von der Dringlichkeit der chirurgischen Versorgung

Schweregrad der Infektion	Klinik
Leichte Infektionen (»slow progressive«)	Furunkulose Impetigo Begrenzte Phlegmonen Erysipel
Infektionen mit dringlicher chirurgischer Versorgung	Panaritien Abszesse Phlegmonen Eitrige Bursitiden
Schwere Weichteilinfektionen (»rapidly progressive«)	Nekrotisierende Fasziitis Myonekrose des Gasbrandes Nekrotisierende Mischinfektionen

Wichtig für die Abschätzung der Schwere der Erkrankung ist die Untergliederung, ob es sich um eine begrenzte oder diffuse Ausbreitung handelt. Ferner ist zu beachten, ob die Infektion im Krankenhaus (nosokomial) entstanden ist oder ambulant erworben wurde.

14.1 Subkutane Gewebeinfektionen

P. Kujath

14.1.1 Definition

Die subkutane Gewebeinfektion ist ein Sammelbegriff unterschiedlicher klinischer Krankheitsbilder. Dazu gehören:
1. subkutane Abszesse (Furunkel/Karbunkel),
2. Panaritium,
3. Acne inversa,
4. periproktitische Abszesse,
5. iatrogene Spritzenabszesse, inguinale Spritzenabszesse bei i.v.-Drogenabusus,
6. postoperative Wundinfektionen,
7. Eigenverletzungen,
8. diabetisches Fußsyndrom,
9. nekrotisierende Fasziitis Typ I/Typ II,

10. klostridiale Weichteilinfektion (»clostridial cellulitis«),
11. Kopfschwartenphlegmone,
12. Dekubitalgeschwür,
13. Haut-Weichteil-Infektionen durch MRSA,
14. Strahlenschäden,
15. Phlegmone.

14.1.2 Ätiopathogenese

Subkutane Gewebeinfektionen entstehen überwiegend durch Keiminvasion bei der Zerstörung der Barrierefunktion der Haut. Dabei kann das Ausmaß der Schädigung extrem unterschiedlich sein. Selten entstehen diese Infektionen durch Fisteln aus dem Magen-Darm-Trakt, hämatogen oder iatrogen (◘ s. Übersicht).

Art der Entstehung von Gewebeinfektionen

- Lokal durch Zerstörung der Barrierefunktion der Haut
- Fisteln aus dem Magen-Darm-Trakt; z. B. perianaler Abszess
- Hämatogene Streuung bei systemischen Infektionen; z. B. septische Embolie (◘ Abb. 14-1) bei Endokarditis, Tuberkulose, Streptokokkensepsis
- Iatrogen; z. B. Spritzenabszesse

Epidemiologie

Gewebeinfektionen können in jedem Alter auftreten, beide Geschlechter sind betroffen. Bei etwa $^2/_3$ der Patienten besteht eine gravierende Grunderkrankung mit Schwächung des Immunsystems (Mangelernährung, Zustand nach Transplantation, Kortikoidtherapie oder Diabetes mellitus). Haut-Weichteil-Infektionen sind sehr häufig. Der Anteil am Patientengut einer chirurgischen Klinik liegt zwischen 5 und 10% (Kujath 2000; Kujath et al. 1999).

14.1.3 Die einzelnen Erkrankungen

14.1.3.1 Furunkel

Furunkel entstehen auf dem Boden einer Haarfollikulitis. Furunkel unterscheiden sich von der Follikulitis dadurch, dass die eitrigen Einschmelzungen ausgeprägter sind. Auslösende Erreger sind überwiegend Staphylococcus aureus, in seltenen Fällen auch Pseudomonas aeruginosa (Whirlpooldermatitis).

Die Therapie besteht in der Entlastung (z. B. Inzision) der eitrigen Einschmelzung. Bei Patienten ohne immunsupprimierende Grunderkrankung ist eine antibiotische Behandlung nicht indiziert.

14.1.3.2 Karbunkel

Gruppen von Follikulitisherden können zu ausgedehnten Gewebeeinschmelzungen im Subkutangewebe mit einer eindrucksvollen Klinik führen. Erreger sind Staphylococcus aureus (Pseudomonas aeruginosa oder auch Corynebacterium acnes). Die Therapie besteht in der chirurgischen Inzision.

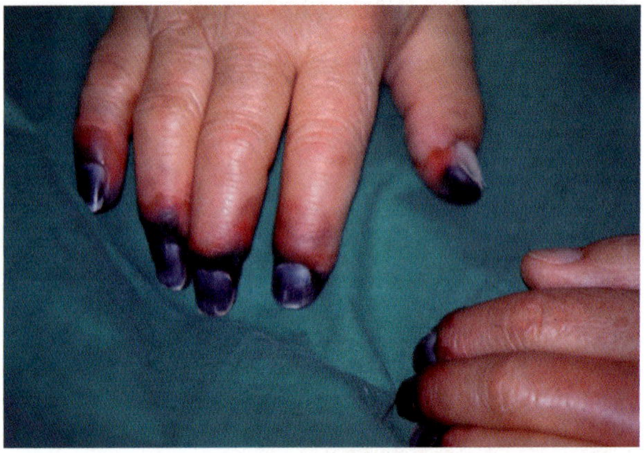

◘ Abb. 14-1. 72-jähriger Patient mit schwerer Streptokokkensepsis (Endokarditis), die zur Nekrose und später Gangrän aller Akren führte

Antibiotika sind nur bei systemischer Aknebehandlung indiziert.

14.1.3.3 Panaritium

Definition

Eiterherd am Daumen, den Fingern oder den Zehen.

Histopathogenese

Zumeist entsteht das Panaritium durch kleine Riss- und Stichverletzungen (z. B. bei der Gartenarbeit).

Symptomatik

Es finden sich die klassischen Entzündungszeichen Dolor, Rubor, Calor, Tumor und Functio laesa im Fingerbereich. Die Gefahren der Erkrankung bestehen im Fortschreiten der Infektion bis hin zur Tendovaginitis, Osteoarthritis und Osteitis. Aufgrund der anatomischen Bindegewebsstruktur von Finger und Daumen kann die infektiöse Schwellung die Durchblutung behindern und ein Absterben der Gliedmaße bedingen. Erreger sind Staphylococcus aureus (60%), hämolysierende A-Streptokokken, je nach Verletzungsmuster können auch gramnegative Keime wie E. coli, Enterobacter cloacae oder Pseudomonas aeruginosa beteiligt sein.

Therapie

Sofortige Inzision, Drainage und Ruhigstellung. Zur unterstützenden antiinfektiösen Therapie wird ein orales Cephalosporin der Gruppe II, ein Aminopenicillin plus β-Laktamaseinhibitor oder Clindamycin empfohlen.

14.1.3.4 Acne inversa

Synonyme: Dermatitis follicularis et perifollicularis conglobata, Pyodermia fistulans significa und Hidradenitis suppurativa.) Die Acne inversa ist eine Sonderform der akuten und chronischen Entzündung von Talgdrüsen und Haarfollikeln, die auf das subkutane Fettgewebe übergreift.

Symptomatik

Die Erkrankung breitet sich im subkutanen Fettgewebe aus, durchbricht aber nicht die Muskelfaszien. Prädilektionsstellen

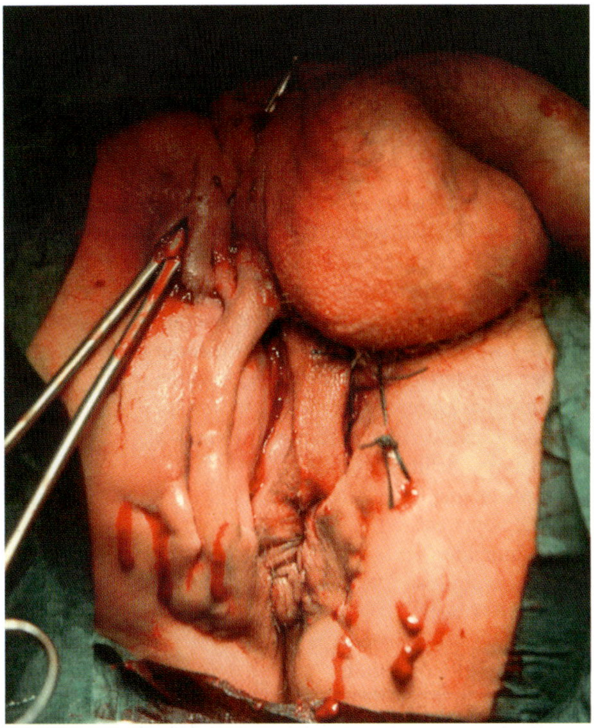

Abb. 14-2. 48-jähriger Patient mit dem Vollbild einer Acne inversa der Anogenitalregion. Zustand nach 15-maliger Voroperation. Nach radikaler Exzision und Meshgrafttransplantation konnte ein Ausheilen der Erkrankung erreicht werden

sind die Axilla, Oberschenkelinnenseite sowie Perineal- und Glutäalregion. Auch der sog. Sinus pilonidalis wird derzeit der Acne inversa zugeordnet. Weiterhin kann die Erkrankung in der Sagittallinie (vordere und hintere Schweißrinne) auftreten. Unangenehm ist die oft begleitende Geruchsbelästigung. Die Erkrankung zeigt charakteristische, oft großflächige, dunkel verfärbte Areale, teilweise mit narbig-indurierten Einziehungen der Haut, aber auch mit ausgedehnten subkutanen Eiterungen (s. Abb. 14-2).

Therapie

Methode der Wahl ist die vollständige Exzision des erkrankten Gewebes, d. h. radikale Exzision von Haut und Subkutis. Die Erkrankung greift nicht auf die Faszienstrukturen der Muskulatur über. Die Indikationsstellung zum chirurgischen Vorgehen erfolgt in Abhängigkeit vom Leidensdruck der Patienten. Nach Exzision der Haut kann eine anschließende Defektdeckung mit Lappenplastiken oder durch Meshgrafttransplantation erreicht werden. Für die Langzeitbehandlung wird eine zusätzliche Therapie mit Retinoiden empfohlen. Antibiotika erweisen sich als ineffektiv (Breuninger u. Wienert 2001).

Verlauf

Aufgrund des extrem hohen Rezidivrisikos der Erkrankung sind bei den Patienten vielfach Inzisionen mit oft entstellender Narbenbildung vorhanden. Bei persistierender Infektion kann es zur vollständigen Destruktion z. B. der Anogenitalregion kommen.

14.1.3.5 Periproktitische Abszesse

Definition und Einteilung

Ausgehend von den Proktodealdrüsen können sich um den Analkanal Fisteln bilden, die zu Abszessen in der Perianalregion führen. Man schätzt, dass bei der Hälfte der Patienten mit einem Perianalabszess ein M. Crohn vorliegt. Die Einteilung der Analfistel erfolgt u. a. nach Parks in anatomischer Zuordnung zum Sphincter ani internus in intersphinktäre, transsphinktäre, suprasphinktäre und extrasphinktäre Fisteln.

Therapie

Ablassung des Eiters durch eine Inzision und Einlegen einer Fadendrainage zwischen innerer und äußerer Fistelöffnung. Nach Bildung von Granulationen erfolgt eine chirurgische Exzision der Fistel und ein Verschluss der inneren Fistelöffnung mit einer sog. Läppchenplastik mittels der Mukosa des Rektums.

Verlauf

Bei vollständiger Exzision kann es nach 6–12 Wochen zum vollständigen Ausheilen der Fistel kommen. Beim M. Crohn hingegen besteht eine extreme Rezidivneigung mit erneutem Auftreten der Fisteln auch an anderen Stellen des Analkanals. Bei jahrelanger Persistenz des Fistelleidens kann es zur völligen Destruktion des Anus kommen, die unter Umständen eine Rektumexstirpation erforderlich machen kann (Schiedeck et al. 2000).

14.1.3.6 Iatrogene Spritzenabszesse/inguinale Spritzenabszesse

Definition

Iatrogene Abszesse durch eine Keiminokulation bei der Applikation von i.m.-Spritzen. Bei Verwendung von Einmalspritzen wird die Inzidenz auf unter 1:10.000 geschätzt. Wiederholte Mischinjektionen von nichtsteroidalen Antirheumatika mit Kortisonpräparaten erhöhen das Risiko.

Diagnostik

Liegt die Infektion in der Tiefe der Muskulatur, ist die Symptomatik oft verschleiert. Es zeigt sich lediglich eine Erhöhung der Entzündungsparameter, ein unklares Druckgefühl, bei entsprechender Anamnese ist zur weiteren Abklärung eine Lokalisationsdiagnostik durch eine Sonographie und evtl. eine Computertomographie indiziert.

Therapie

Bei gut lokalisierten Abszessen kann eine sonographisch gesteuerte Punktion vorgenommen werden; ansonsten muss die chirurgische Entlastung des Eiters mit Spülung und Drainage erfolgen. Antibiotische Behandlung nur bei erhöhten Entzündungsparametern (CRP >50 mg/l, Leukozyten über 10.000, Temperatur über 38,5 °C).

Eine infektiologische Sonderform der Spritzenabszesse besteht bei i.v.-Drogenabusus. Wegen der guten Zugänglichkeit ist die Leiste für die Abhängigen die Region der 1. Wahl zur Punktion großer Gefäße. Aufgrund des schlechten hygienischen Normals der Injektionen kommt es zu lokalen Abszessen, Phlegmonen und auch zu Zerstörungen der großen Gefäße (A. und V. femoralis communis). Dabei stehen folgende infektiöse Komplikationen im Vordergrund (Mackenzie et al. 2000):

1. septische Venenthrombose mit infizierten Thromben im Bein-/Beckenbereich,
2. Zerstörung der A. femoralis communis (Pseudoaneurysma),
3. retrovaskuläre Abszedierung mit Fortleitung zum Retroperitoneum (Psoasabszesse),
4. systemische Infektion mit Endokarditis, Meningitis und Sepsis.

Durch Mangelernährung, begleitenden schweren Alkoholabusus und weitere Erkrankungen wie Hepatitis C oder HIV wird die Ausbreitung der Erkrankung begünstigt.

Diagnostik

- Computertomographie zur Abklärung retrovaskulärer Abszesse und retroperitonealer Ausbreitung (s. Abb. 14-3);
- Duplexsonographie von A. und V. femoralis
- Hepatitis- und HIV-Serologie.

Mikrobiologisch lassen sich grampositive, gramnegative Keime und Anaerobier nachweisen. Meistens liegen Mischinfektionen vor (Hendriksen et al. 1994).

Therapie

Die chirurgische Therapie besteht in einer Sanierung des infektiösen Fokus mit Ausräumung der Abszesse und Débridement der Nekrosen. Bei septischen Venenthrombosen müssen die Thromben durch eine Thrombektomie ausgeräumt werden. Arterielle Gefäßzerstörungen sollten durch Venenersatz überbrückt werden. Primär ist eine kalkulierte Chemotherapie mit einem Acylureidopenicillin mit β-Laktamaseinhibitor indiziert, später erfolgt die weitere Therapie nach mikrobiologischer Keimidentifikation.

Verlauf

Leider besteht bei dieser Patientengruppe eine erhebliche Rückfälligkeit. Auch nach Zerstörung der inguinalen Gefäße werden immer noch Injektionen vorgenommen. Das amerikanische Schrifttum berichtet von einer hohen Amputationsrate (>15%) und einer deutlich erhöhten Letalität in der Langzeitprognose.

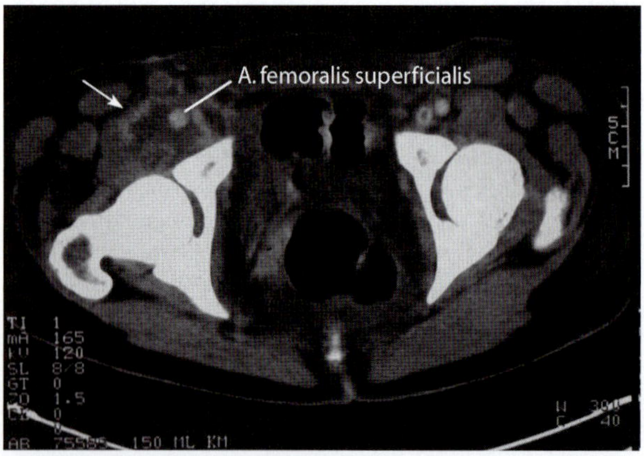

Abb. 14-3. 19-jährige drogenabhängige Patientin; im CT der rechten Leiste zeigt sich die A. femoralis innerhalb eines abszedierenden Prozesses, der bis an die Hüftgelenkkapsel heranreicht. Keine Darstellung der vollständig zerstörten V. femoralis

14.1.3.7 Postoperative Wundinfektionen

Durch die Einführung der antibiotischen Prophylaxe ist die Inzidenz in den letzten beiden Jahrzehnten deutlich rückläufig.

Ätiopathogenese

Das Auftreten postoperativer Wundinfektionen ist abhängig von der klassischen Wundklassifikation nach Cruse und zusätzlichen Risikofaktoren (s. die folgende Auflistung). Man unterscheidet patienteneigene, prädisponierende Wundinfektionsrisiken von prä-, intra- und postoperativen Risikofaktoren. Die wichtigsten statistisch signifikanten durch mehrere Studien belegten Risikofaktoren des Patienten sind:

- Alter >70 Jahre,
- ASA-Klassifikation >3 (Einteilung von 1–5),
- Diabetes mellitus,
- Neutropenie,
- Dialysepatient,
- Malnutrition,
- Drogenabusus,
- MRSA-Träger.

Präoperative Risiken sind:

- >2 Tage präoperativer Krankenhausaufenthalt,
- falsche Antibiotikaauswahl und Applikation,
- Wundklassifikation nach Cruse: kontaminiertes/infektiöses Fremdkörperimplantat,
- hohes operatives Risiko.

Zu den wichtigsten intraoperativen Risikofaktoren zählen:

- Notfalloperation,
- Operationsdauer >2 h,
- Bluttransfusionen/Blutung,
- intraoperative Komplikationen,
- Diathermie,
- O_2,
- Unterkühlung,
- unerfahrenes Operationsteam.

Diagnostik und klinische Symptomatik

Meist zeigt sich eine druckdolente Rötung und Schwellung der operativen Wunde bei erhöhten Entzündungsparametern. Therapie der Wahl ist die Eröffnung der Wunde und eine weitere offene Wundbehandlung. Bei allen postoperativen Wundinfektionen sollte zur Sicherung der Kleinraumepidemiologie ein mikrobiologischer Abstrich entnommen werden. Eine antibiotische Therapie ist nur in Ausnahmefällen (Immunsuppression, Sepsis) indiziert.

Verlauf

Nach offener Wundbehandlung ist innerhalb von 4–5 Tagen eine Wundreinigung zu erreichen. Es sollte dann eine Sekundärnaht aus kosmetischen Gründen vorgenommen werden.

Prophylaxe

Wichtigste Maßnahme zur Verhütung postoperativer Wundinfektionen ist eine Infektionsprävention mit den klassischen Regeln der operativen Asepsis und bei entsprechender Indikation (s. Risikofaktoren) eine antibiotische Prophylaxe (s. Kap. 37.1).

14.1.3.8 Eigenverletzungen

Bei schweren rezidivierenden Gewebeinfektionen am Stamm und an den Extremitäten sollte auch an die Möglichkeit der Eigenverletzung gedacht werden. Diese Verletzungsmuster treten überproportional häufig bei medizinischem Personal auf. Oft werden die Keime über Spritzen inokuliert. Der mikrobiologische Befund ist aufgrund des oft nachgewiesenen atypischen Keimmusters (z. B. fäkale Mischinfektionen im Kniegelenk) charakteristisch für Eigenverletzungen. Für die weitere Prävention ist ein ausführliches Gespräch zwischen Arzt und Patient notwendig. Dem Patienten muss eine psychiatrische Behandlung vorgeschlagen werden.

14.1.3.9 Diabetischer Fuß

Definition

Unter dem diabetischen Fußsyndrom wird das Auftreten von Folgeschäden am Fuß im Zusammenhang mit der diabetischen Grunderkrankung verstanden. Oft bestehen infektiöse Komplikationen.

Ätiopathogenese

Die Entstehung des diabetischen Fußsyndroms ist multifaktoriell. Auslösende Faktoren sind die Polyneuropathie und die diabetische Angiopathie mit der charakteristischen Mediasklerose. Bei der diabetischen Neuropathie wirkt die Degeneration sensomotorischer Fasern und autonomer Fasern synergistisch pathogen (s. Abb. 14-4). Infolge der neurogenen Veränderungen kommt es zu einer Veränderung der Statik und Fehlregulation der muskulären Binnenstruktur und Störung der gesamten Fußmotorik.

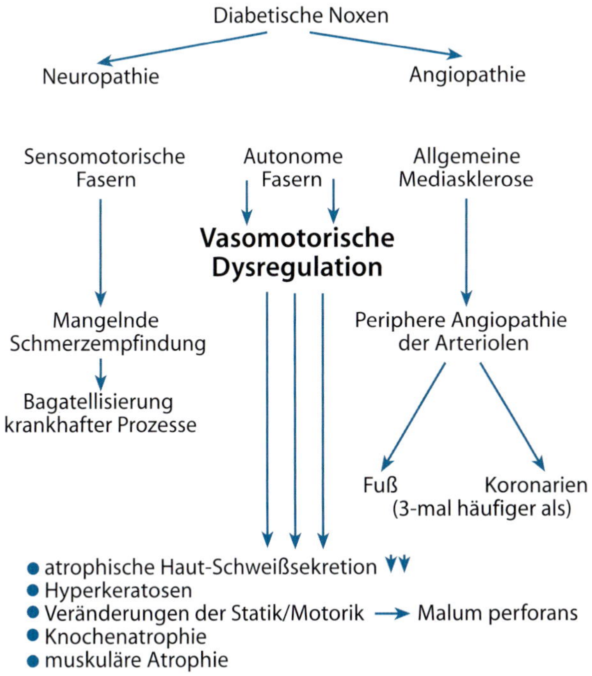

Abb. 14-4. Ausgehend von den diabetischen Noxen kommt es über die diabetische Neuropathie und Angiopathie zu komplexen spezifischen pathogenen Manifestationen am diabetischen Fuß

Klinik

Als Folge eines jahrzehntelangen Diabetes mellitus zeigt der Fuß des Diabetikers ein charakteristisches Bild mit atrophischer schuppiger Haut bei verminderter Schweißsekretion. Durch den mechanischen Stress entstehen besonders an exponierten Stellen im Plantarbereich Hyperkeratosen. Durch Veränderungen an der Binnenstruktur der Interdigitalmuskeln kommt es zu einer charakteristischen Krallenstellung der Zehen mit einer übermäßigen Belastung des Plantarbereiches durch die Metatarsalköpfchen. Neben der Knochenatrophie besteht außerdem eine Atrophie der Binnenmuskulatur des Fußes. Der weitere Krankheitsverlauf wird durch 3 Faktoren entscheidend beeinflusst:

1. mechanischen Stress
2. bakterielle Infektion,
3. sich entwickelndes Kompartmentsyndrom.

Aufgrund der Fußdeformität und Fehlbelastung entwickeln sich Druckgeschwüre, die aufgrund der verminderten Sensibilität meist durch den Patienten unbemerkt bleiben. Über oft kleine Läsionen der Haut gelangen Bakterien in den subkutanen Bereich. Bei günstigen Bedingungen entwickelt sich rasch eine Infektion, die beim Diabetiker oft unbemerkt zum katastrophalen Ausmaß führen kann. Die rasante Entwicklung der Infektion lässt sich durch die zunehmende Schwellung des Fußes, die autonome Dysregulation und die anatomische Struktur des Fußes erklären (s. Abb. 14-5). Die daraus resultierende Erhöhung des Gewebedrucks mit Erniedrigung des O_2-Partialdrucks bedingt ein Kompartmentsyndrom, das in einer kurzen Frist die gesamte Extremität gefährden kann.

Diagnostik

Jede Infektion eines diabetischen Fußes bedroht die Existenz der gesamten Extremität. Es muss ein neurologischer Status erhoben werden . Native Röntgenaufnahmen des Fußes sind erforderlich zum Ausschluss einer ossären Beteiligung. Bei Ver-

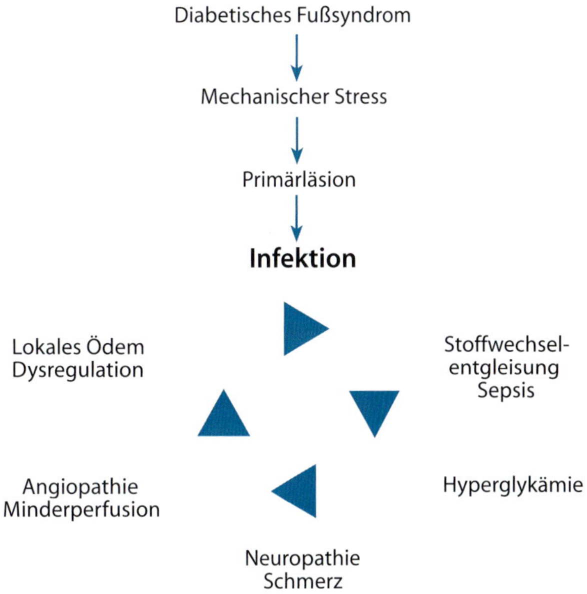

Abb. 14-5. Pathophysiologische Genese der Infektion (auch Sepsis) am diabetischen Fuß

dacht auf eine ursächliche Angiopathie ist eine Angiographie indiziert.

Therapie

Die Therapie muss entsprechend den Stadien der Infektion erfolgen:

1. Bei Mikroläsionen mit kleinen ulzerösen Veränderungen sind eine konservative Therapie mit Entlastung des Fußes und lokalen Maßnahmen indiziert.
2. Bei lokal begrenzten oberflächlichen Infektionen muss ein lokales Débridement vorgenommen werden.
3. Destruierende Infektionen erfordern ein Therapiekonzept, das stationär vorgenommen werden sollte. Ziel ist es, durch das operative Débridement den Eiter abzulassen und infiziertes Gewebe zu entfernen. Dies ist die sicherste Maßnahme, um die drohende Amputation zu verhindern. Besonders bei fortgeschrittenen Infektionen ist differenzialdiagnostisch die Plantarphlegmone auszuschließen. Bei einer Osteitis mit Gelenkbeteiligung ist eine sparsame Resektion indiziert.

Weitere unterstützende chirurgische Maßnahmen sind eine Revaskularisierung mit den entsprechenden interventionellen Kathetermethoden (Ballondilatation, PTA, Stent) oder Wiederherstellungsverfahren (TEA, autologer Venenbypass, prothetischer Gefäßersatz). Operative Rekonstruktionen im peripheren Bereich sind nur dann erfolgversprechend, wenn ein peripherer Abstrom gewährleistet ist.

! Bei septischen Komplikationen ist eine Amputation oft lebensrettend (»limb before life«).

Bei der Infektion eines diabetischen Fußes ist eine antibiotische Behandlung nach Keimtestung indiziert. Auch wenn sich überwiegend grampositive Erreger nachweisen lassen, müssen insbesondere nach längerer Vorbehandlung auch seltenere resistente Erreger beachtet werden. Bei leichten Infektionen werden orale Aminopenicilline plus β-Laktamaseinhibitoren oder Fluorchinolone der Gruppe II oder III empfohlen. Bei mittleren oder schweren Erkrankungen stehen Acylaminopenicilline mit β-Laktamaseinhibitoren, ein Carbapenem oder eine Kombination von Clindamycin mit einem Cephalosporin der Gruppe III bzw. ein Fluorchinolon der Gruppen II und III zur Auswahl.

Prognose

Die Prognose eines infizierten diabetischen Fußes ist schlecht. Innerhalb von 5 Jahren kommt es bei 60% der Patienten zu Rezidiven, die eine Amputation erforderlich machen. Ziel aller operativen Maßnahmen ist es, den Fuß solange als möglich in funktionsfähiger Form zu erhalten. Bei entsprechender Destruktion ist die Amputation meist unumgänglich.

14.1.3.10 Nekrotisierende Fasziitis

Definition

Die nekrotisierende Fasziitis ist eine lebensbedrohliche Weichteilinfektion, die sich durch rasch ausbreitende Nekrosen der betroffenen Faszie kennzeichnet. 1979 wurden 6 Diagnosekriterien von Fisher vorgelegt (Fisher et al. 1979):

1. extensive Nekrose der Faszie mit Ausdehnung auf die angrenzende Haut,
2. mittlere bis schwere Systemintoxikation mit vermindertem mentalem Status,
3. Fehlen der primären Muskelbeteiligung,
4. Fehlen von Clostridium im Wundabstrich,
5. Fehlen eines ursächlichen größeren Gefäßverschlusses,
6. Leukozyteninfiltration, fokale Nekrosen der Faszie und des umgebenden Gewebes sowie mikrovaskuläre Thromben bei der histologischen Untersuchung.

Ätiopathogenese

Die häufigste Entstehung erfolgt über Läsionen der Haut als Eintrittspforte. Es sind aber auch nekrotisierende Fasziitiden als Folge einer Windpockeninfektion oder durch Vibrionen hervorgerufen worden. Die nekrotisierende Fasziitis wird nach Guiliano in 2 Formen eingeteilt:

Typ1: synergistisch wirkende anaerobe-aerobe Mischinfektionen,

Typ 2: ausschließlich von Gruppe-A-Streptokokken verursachte nekrotisierende Fasziitis.

Diagnose

Die Diagnose der nekrotisierenden Fasziitis erfolgt durch die klinische Untersuchung:

- Starker Schmerz (»pain out of proportion«). Erst bei Zerstörung der nervalen Neurone lässt der Schmerz nach.
- Girlandenförmiges unscharf begrenztes Erythem (s. Abb. 14-6).
- Deutliches Begleitödem.
- Livide landkartenartige Hautveränderungen mit Nekrosen im Zentrum.
- Verminderter mentaler Status, Desorientiertheit, Somnolenz.
- Meist fehlende Lymphadenopathie.

Weitere Möglichkeiten der Diagnostik sind die Sonographie, in der sich oft ein echoarmer Saum zeigt, der die Faszienstruktur umgibt. Im nativen Röntgenbild zeigt sich bei etwa 20–30% der Patienten eine Gasbildung. Ödem- und Nekrosezonen lassen sich auch mit der Computertomographie nach-

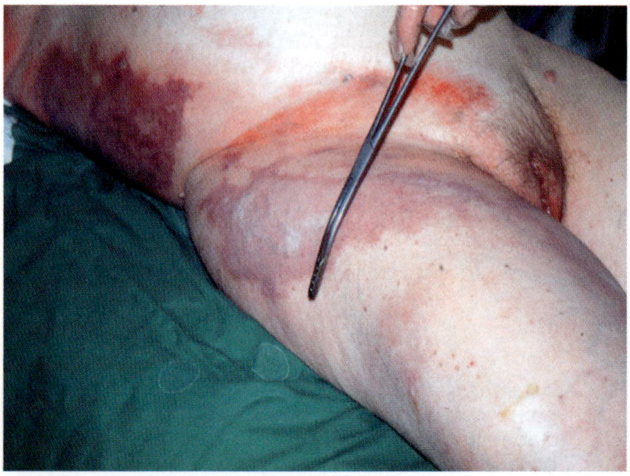

Abb. 14-6. Typisches klinisches Bild einer histologisch bewiesenden nekrotisierenden Fasziitis bei Zustand nach Spritzenabszess. Charakteristisch ist die unscharf begrenzte, livide Hautverfärbung mit zentralen Nekrosen

Tabelle 14-2. Differenzialdiagnose der nekrotisierenden Fasziitis

Krankheit	Bakterien	Schmerzen	Erythem	Lymphangitis	Tiefe der Nekrose	Systemische Toxizität	Therapie
Nekrotisierende Fasziitis	An-/aerobe Mischinfektionen oder GAS	+++	++	(+)	Faszie	+++	Operativ
Gasbrand	Clostridium spp.	+++	+	(+)	Muskel	+++	Operativ
Streptokokkenmyositis	GAS	+++	++	++	Muskel	+++	Operativ
Erysipel	GAS	(+)	+++	++	(Haut)	(+)	Konservativ
STSS ohne Myositis/ Fasziitis	GAS	(+)	+++	++	Haut	+++	Konservativ
Staphylococcal TSS	S. aureus	(+)	+	+++	Haut	+++	Konservativ

– fehlend, (+) selten, + in der Regel nachweisbar, ++ ausgeprägt, +++ sehr stark ausgeprägt; GAS: Gruppe-A-Streptokokken.

weisen, die jedoch allein aufgrund der Zeitverzögerung nicht indiziert ist.

Differenzialdiagnose

Die wichtigsten Erkrankungen für die Differenzialdiagnose sind die klostridiale Myonekrose (Gasbrand), die Streptokokkenmyositis und das schwere, nekrotisierende Erysipel. Auch beim Auftreten eines »staphylococcal/streptococcal toxic shock syndrome« muss eine begleitende, nekrotisierende Fasziitis in Erwägung gezogen werden (s. Tabelle 14-2). Der Beweis der Erkrankung erfolgt durch die histologische Untersuchung. Hierbei zeigen sich charakteristische Thromben in den Gefäßen, die die Faszie versorgen, und typische Fasziennekrosen (Fibrillolyse), die von Entzündungszellen durchsetzt sind.

Therapie

Die Therapie der Wahl ist die frühzeitige radikale Exzision der nekrotischen Faszie. Vor allem bei der nekrotisierenden Fasziitis sollte das Prinzip des geplanten Redébridements vorgenommen werden (s. Abb. 14-7). Eine Amputation ist nur in seltenen Fällen erforderlich. Adjuvante Therapieformen wie die hyperbare Oxygenation haben sich nicht bewährt.

Verlauf und Prognose

Die Letalität der Erkrankung wird mit 20–73% angegeben. Die Prognose ist eindeutig abhängig von der zeitlichen Latenz zwischen dem Auftreten der Erkrankung und der chirurgischen Intervention. Eine Sonderform der nekrotisierenden Fasziitis

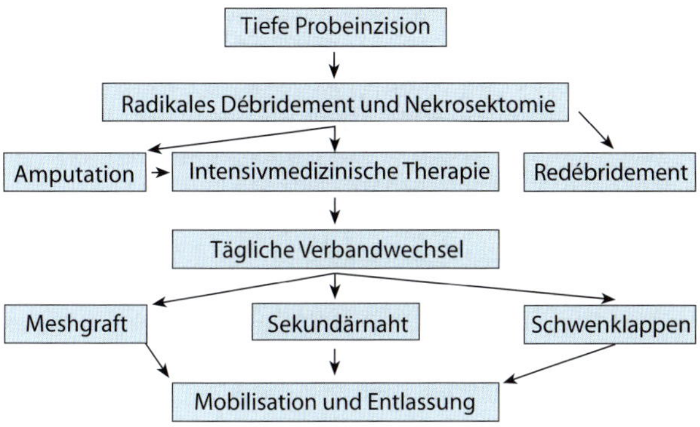

Abb. 14-7. Therapieschema bei nekrotisierender Fasziitis

ist die Fournier-Gangrän, die 1883 erstmals von dem Franzosen Jean Alfred Fournier beschrieben wurde (»gangrène foudroyante de la verge«).

Ätiopathogenese

Bei der Erkrankung handelt es sich fast ausschließlich um polymikrobielle Mischinfektionen, die sich im präformierten Faszienbereich des Beckens, z. B. Faszien nach Colles, Dartos, Buck, ausbreiten. Auslösend sind Infektionen aus dem Urogenitaltrakt oder perianale Infektionen. Auch postoperativ nach gynäkologischen, proktologischen und urologischen Eingriffen ist die Erkrankung aufgetreten. Da bei der Frau die gleichen Faszienstrukturen wie beim Mann angelegt sind, kann die Fournier-Gangrän auch bei der Frau auftreten (Herzog 1987).

Diagnose

Die Diagnosestellung erfolgt aufgrund der eindeutigen klinischen Symptomatik mit extremer Schmerzhaftigkeit. Oft besteht ein großes Missverhältnis zwischen den oberflächlichen Hautnekrosen und der massiven Infektion (s. Abb. 14-8).

Therapie

Die Therapie entspricht dem chirurgischen Vorgehen bei der nekrotisierenden Fasziitis (s. Abb. 14-7). Ferner sollte bei diesen Patienten laparoskopisch ein blockierendes Stoma des Colon sigmoideum angelegt werden. Selten sind die Hoden direkt befallen. Eine Entfernung ist meist nicht indiziert. Die Hoden sollten vorübergehend in die Adduktorenloge gelagert werden. Nach regionaler Ausheilung der Erkrankung ist eine plastisch-chirurgische Rekonstruktion anzustreben.

Prognose

Die Prognose ist abhängig von Zeitpunkt und Ausmaß der chirurgischen Intervention. Bei fortgeschrittener Erkrankung liegt die Letalität über 30%. Da bei Frauen die Symptome eher verschleiert sind und Schwierigkeiten bei der Definition und Diagnostik bestehen, liegt die Letalität in diesem Kollektiv mindestens doppelt so hoch (Eckmann et al. 1997).

14.1.3.11 Klostridiale Weichteilinfektion

Schwere Mischinfektionen mit und ohne Beteiligung von Clostridium perfringens (s. Myositis, Kap. 14.2) führen bei bis zu

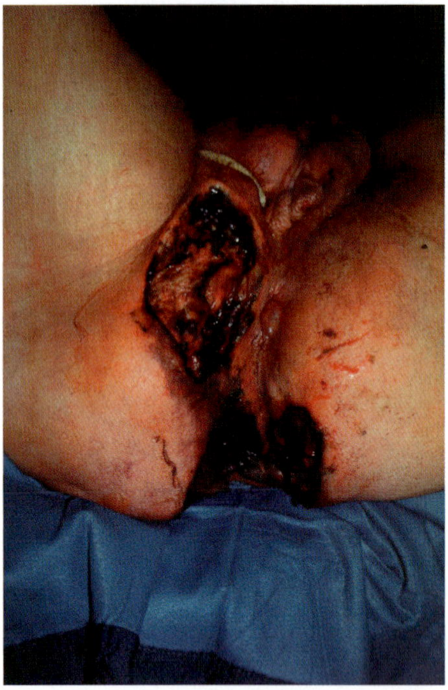

■ **Abb. 14-8.** Fournier-Gangrän bei einer 73 Jahre alten Diabetikerin. Ausgangspunkt war eine persistierende perianale Infektion, die über Wochen verschleppt wurde. Die Patientin starb 3 Tage nach der Aufnahme im septischen Schock

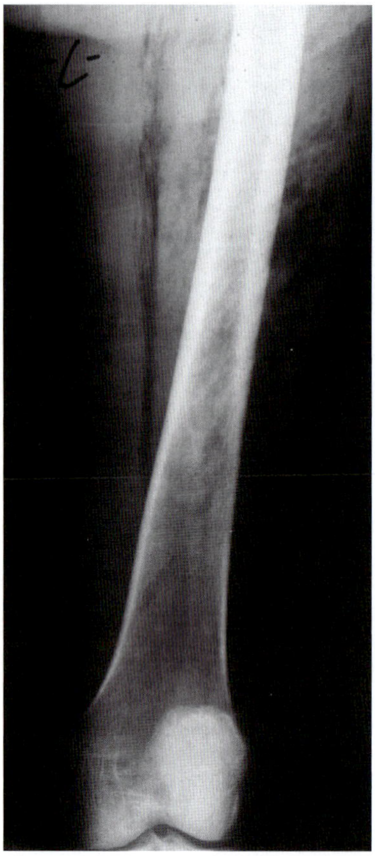

■ **Abb. 14-9.** Schwere subkutane Gasbildung im Oberschenkel bei einer 82-jährigen Patientin mit einer Sigmaperforation, die nach retroperitoneal durchgebrochen war und sich in den Oberschenkel abgesenkt hatte. Klinisch bestand ein extremes Hautemphysem, eine Fiederung der Muskulatur liegt nicht vor, kein Hinweis auf eine Myonekrose des Gasbrandes

40% der Patienten zu einer Gasentwicklung im Subkutangewebe (■ s. Abb. 14-9). In den meisten Fällen ist die klinische Beurteilung der subkutanen Emphysembildung aussagekräftiger als Röntgenaufnahmen. Häufig werden alle diese schweren Mischinfektionen unter dem angloamerikanischen Begriff NSTI (»necrotizing soft tissue infection«) subsumiert. Die chirurgische Vorgehensweise und die antibiotische Behandlung ist die gleiche wie bei der nekrotisierenden Fasziits.

14.1.3.12 Kopfschwartenphlegmone

Definition

Dies sind subkutane Infektionen der Weichteilstrukturen des behaarten Kopfes. Im Bereich des behaarten Kopfes ist anatomisch das Subkutangewebe nur gering ausgeprägt. Hingegen sind die Faszienstrukturen der Galea aponeurotica sehr viel kräftiger ausgebildet. Die seltenen Infektionen können jedoch in diese Faszienräume bei geringer klinischer Symptomatik nahezu unbemerkt vordringen und dort zu schweren nekrotisierenden Infektionen führen. Die chirurgische Therapie besteht im konsequenten Débridement mit offener Behandlung.

14.1.3.13 Dekubitalgeschwür

Dekubitus leitet sich vom lateinischen darnieder liegen ab. Der im angloamerikanischen Sprachbereich gebräuchliche Ausdruck »pressure ulcer« gibt einen Hinweis auf die kausale Ursache dieser Druckgeschwüre.

Epidemiologie

Das Dekubitalgeschwür ist eine typische Erkrankung des Schwerkranken und kann in geriatrischen Abteilungen bei bis zu 20% der Patienten auftreten. Durch bessere Kenntnisse der Genese und Berücksichtigung der Risikofaktoren hat die Prävention einen hohen Stellenwert, so dass die Inzidenz der Dekubitalgeschwüre deutlich zurückgegangen ist.

Ätiopathogenese

Für die Entstehung von Dekubitalgeschwüren sind hauptsächlich Druck- und Schwerkräfte, Reibung und Feuchtigkeit verantwortlich. Vor allem sind Muskel- und Subkutangewebe gegenüber Druckeinflssen viel empfindlicher als die Dermis. Im Tierversuch lassen sich schon nach einer Druckbelastung von 60 mmHg über 2 h degenerative Zeichen in den Muskelfasern nachweisen. Bei einem Druck von 200 mmHg über 16 h kommt es zur Hautnekrose. Unter Knochenvorsprüngen wie Schulterblatt, Os sacrum, Trochanter major kann auf einer regulären Matratze ein Druck zwischen 100 und 150 mmHg entstehen. Bei einem derartigen Druckgradienten geht der Sauerstoffpartialdruck des Gewebes gegen null (Allman 1989).

Da die Haut über dem Os sacrum weniger beweglich ist, treten hier deutliche Scherkräfte auf. Ohne Lagekorrektur kann es schon nach kurzer Zeit durch das Körpergewicht zu einer Gewebeminderdurchblutung und Nekrosen des Unterhautfettgewebes kommen. Von Seiten der Krankenpflege ist man derzeit darüber einig, dass diese Phase nicht länger als 2 h anhalten sollte. Bei längerer Beatmungstherapie mit Bauchlagerung sind neuerdings auch Dekubitalgeschwüre über dem Jochbein und dem Schultergelenk zu beobachten.

Es hat sich die Norton-Skala bewährt, die 1975 zur Abschätzung des Risikos eingeführt wurde (▣ Tabelle 14-3). Bei 14 Punkten und weniger besteht die Gefahr für ein Dekubitus. Weitere Risikofaktoren für die Entstehung eines Dekubitalgeschwürs sind: Temperaturerhöhung, Dehydratation, Anämie, chirurgische Eingriffe, Depression, Katabolie, Kontrakturen der Gliedmaßen.

Klinik

Klinisch zeigt sich primär über den Knochenvorsprüngen ein Erythem, das später in eine Disquamation und Epidermolyse übergeht. Bei Auftreten der Nekrosen reichen diese meist tief ins Unterhautfettgewebe. Über Mikroinfektionen kommt es zu Superinfektionen der Nekrosen, die bis tief in die Muskulatur und die Faszie des Periosts reichen (▣ s. Abb. 14-10). Im Spätstadium kann eine Knochenentzündung auftreten. Campbell hat 1959 7 Stadien der Erkrankung definiert (▣ s. Tabelle 14-4). Diese Einteilung ist insofern sinnvoll, als sie auch mit der chirurgischen Intervention korreliert.

Mikrobiologischer Keimnachweis

In einem Dekubitalgeschwür finden sich alle Keimarten: grampositive, gramnegative Erreger und v. a. Anaerobier. Man rechnet bei 20% der Patienten mit einer durch die Infektion bedingten Bakteriämie und Sepsis. Bei Auftreten von systemischen Reaktionen ist eine antibiotische Behandlung nach Keimtestung erforderlich.

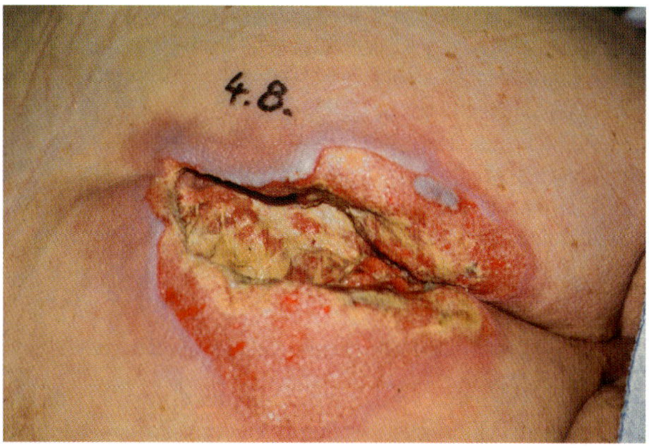

▣ **Abb. 14-10.** Schweres Dekubitalgeschwür, das bis auf das Periost reicht. Stadium 6 nach Campbell. Mischinfektion mit E. coli und Bacteroides fragilis

Prophylaxe

Die Prävention von Dekubitalgeschwüren gehört heute zum anerkannten PflegeNormal. In jedem Pflegeheim und Krankenhaus sollten entsprechende Richtlinien vorliegen. Für die weiche Lagerung werden kommerziell Kissen angeboten. Bei höherem Risiko sollte eine Wechseldruckmatratze eingesetzt werden bis hin zu Laminar-flow-Betten. Entscheidend ist jedoch das 2-stündliche Umlagern von beatmeten Patienten. Insbesondere bei Langzeiterkrankungen mit fortgeschrittener Katabolie und Gefäßverschlüssen der A. iliaca interna beidseits lassen sich Dekubitalgeschwüre nicht immer vermeiden.

▣ **Tabelle 14-3.** Kriterien der Norton-Skala

A Körperlicher Zustand		B Geistige Aktivität		C Aktivität		D Beweglichkeit		E Inkontinenz	
Gut	4	Klar	4	Geht ohne Hilfe	4	Voll vorhanden	4	Keine	4
Leidlich	3	Apathisch	3	Geht mit Hilfe	3	Kaum eingeschränkt	3	Manchmal	3
Schlecht	2	Verwirrt	2	Rollstuhl-bedürftig	2	Sehr eingeschränkt	2	Meistens Harn	2
Sehr schlecht	1	Stuporös	1	Bettlägerig	1	Voll eingeschränkt	1	Harn und Stuhl	1

▣ **Tabelle 14-4.** Klinische Stadien des Dekubitalulkus nach Campbell (1959) in 7 Stadien

Klinische Zeichen	Entwicklung
1. Einfaches Erythem über der Druckzone	Reversibel
2. Rötung, Schwellung, Induration, gelegentlich Blasen und Desquamation der Epidermis	Noch reversibel bei sofortiger Therapie
3. Zerstörung und Ulzeration der Haut, freiliegendes Fettgewebe	Bei geringer Ausdehnung und adäquater Therapie noch reversibel, sonst Infektion und Fortschreiten
4. Nekrose von Haut- und Unterhautfettgewebe, bis auf die Faszie oder Muskulatur reichend	Irreversibel, chirurgische Therapie
5. Kombinierte Nekrosen von Haut, Fett und Muskel	Irreversibel, chirurgische Therapie
6. Beteiligung des Skelettes in Form von Periostitis, Osteitis	Irreversibel, chirurgische Therapie
7. Zusätzlich zur Schädigung des Stadiums 6: Osteomyelitis, septische Arthritis, pathologische Frakturen, Sepsis und Exitus letalis möglich	Irreversibel, chirurgische Therapie

Therapie

Zu Beginn erfolgt ein ausreichendes Débridement der gesamten Nekrosezone. Nach abgeschlossener Wundreinigung muss eine plastisch-chirurgische Defektdeckung vorgenommen werden. Hierfür bieten sich mehrere Verfahren an:
- Verschiebelappen,
- fasziokutane Lappen,
- Rotationslappen,
- muskulokutane Glutäallappenplastiken.

14.1.3.14 Haut- und Weichteilinfektionen durch MRSA

Die Inzidenz an Haut- und Weichteilinfektionen, bei denen MRSA (methicillinresistenter Staphylococcus aureus) beteiligt ist, ist seit 10 Jahren deutlich im Ansteigen. Diese Wunden werden nach dem gleichen offenen Behandlungsprinzip versorgt wie andere infizierte Wunden. Da es sich zumeist um oberflächliche Kontaminationen handelt, ist ein Antibiotikum nicht indiziert. Bei Vorliegen einer systemischen Infektion oder einer MRSA-Sepsis ist die Gabe eines Antibiotikums indiziert. Zur Verfügung stehen:
1. Kombinationsbehandlung durch Vancomycin mit Rifampicin,
2. Aus der Gruppe der Oxazolodinone das Linezolid (Zyvoxid) 2-mal 600 mg,
3. Streptograminpräparat (z. B. Synercid).

Patienten mit Haut-Weichteil-Infektionen, bei denen MRSA nachgewiesen ist, bedürfen einer Isolierung.

14.1.3.15 Strahlenschäden

Die breite Anwendung von Röntgenstrahlen kann neben der normalen Schädigung auch als Spätfolge aufgrund der vorgeschädigten ernährenden Gefäße zu minderdurchbluteten Arealen führen. Diese Bezirke sind stark infektionsgefährdet und zeigen eine extrem lange Heilungsphase. Häufig sind diese Schäden im Bereich der Brust bzw. Axilla bei Zustand nach Radiatio der Mamma anzutreffen (◘ s. Abb. 14-11). Für die Rekonstruktion dieser Bezirke ist eine gezielte Therapieplanung gemeinsam mit einem plastisch-chirurgischen Fachkollegen notwendig.

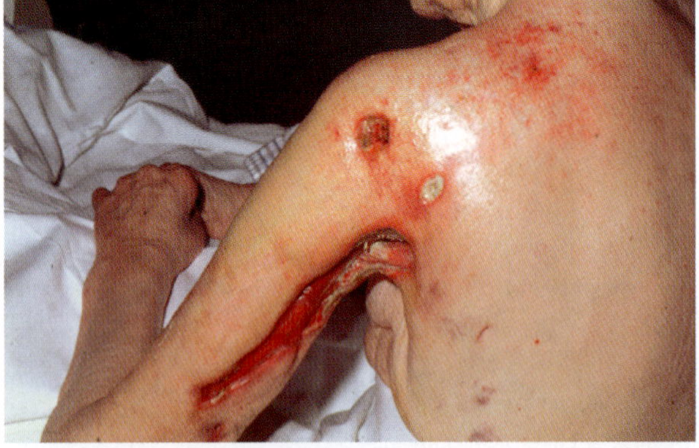

◘ **Abb. 14-11.** 92-jährige Patientin, 30 Jahre nach Radiatio der Axilla wegen eines Mammakarzinoms. Aus dem kranialen Hautdefekt hatte sich eine deszendierende Infektion entwickelt. Die Patientin starb, nachdem sie »einschneidende Maßnahmen« abgelehnt hatte

Fazit für die Praxis

Haut-Weichteil-Infektionen zeigen im klinischen Verlauf eine faszinierende Vielfalt. Das Spektrum der unterschiedlichen Erkrankungen reicht vom harmlosen Furunkel bis zu den tödlichen nekrotisierenden Infektionen. Der Verlauf von Haut-Weichteil-Infektionen ist im Wesentlichen von 3 Faktoren abhängig:
- dem Ausmaß und der Tiefe einer etwaigen Verletzung,
- der Virulenz und Keimzahl der auslösenden Erreger und
- der Immunitätslage des Patienten.

Die richtige Einschätzung des Krankheitsbildes ist von entscheidender Bedeutung. Dies gilt besonders für die schweren foudroyanten Verlaufsformen, damit die lebensrettende operative Therapie rechtzeitig vorgenommen werden kann.

Literatur zu Kap. 14.1

Allmann RM (1989) Pressure ulcers among the elderly. N Engl J Med 320 (13): 850–853

Breuninger H, Wienert V (2001) Acne inversa. Dtsch Ärztebl 98 A/44: 2889–2892

Campbell RM (1959) The surgical management of pressure scores. Surg Clin North Am 39: 509

Eckmann C, Kujath P, Benecke P, Husstedt W-D (1997) Die nekrotisierende Fasziitis der Vulva. Geburtsh Frauenheilkd 57: 18–23

Fisher JE; Conway ML, Takeshita RT, Sandoval MR (1979) Necrotizing fasciitis. JAMA 241: 803–806

Hanke B, Harsch IA, Brock H, Fischer A, Riedel C, Wein A (2001) Prevention and therapy of diabetic foot syndrome. Preventing complications. MMW Fortschr Med 143: 33–34

Henriksen BM, Albrektsen SB, Simper LB, Gutschik E (1994) Soft tissue infections from drug abuse. A clinical and microbiological review of 145 cases. Acta Orthop Scand 65: 625–628

Herzog W (1987) Fournier-Gangrän – auch bei Frauen? Zentralbl Chir 112: 564–576

Kingston D, Seal DV (1990) Current hypotheses on synergistic microbial gangrene. Br J Surg 77: 260–264

Kujath P (2000) Haut- und Weichteilinfektionen. Uni-med, Bremen London

Kujath P, Eckmann C, Hennings L (1999) Behandlung von Weichteilinfektionen. Arzneimitteltherapie 17/8: 251–255

Mackenzie AR, Laing RB, Douglas JG, Greaves M, Smith CC (2000) High prevalence of iliofemoral venous thrombosis with severe groing infection among injecting drug users in North East Scotland: successful use of low molecular weight heparin with antibiotics. Postgrad Med J 76: 561–565

Norton D (1989) Calculating the risk: reflections on the Norton Scale. Adv Wound Care 9 (6): 38–43

Schiedeck THK, Bruch H-P, Roblick U (2000) Was gibt's Neues in der kolorektalen Chirurgie? Jahresband. Ecomed, Landsberg

14.2 Myositis

P. Kujath

Prinzipiell ist die Muskulatur gegenüber Infektionen sehr resistent. Therapeutisch hat man sich dieses Phänomen bei der Deckung infizierter Areale durch Muskellappenplastiken zunutze gemacht.

14.2.1 Definition

Unter Myositis ist eine Entzündung der Muskulatur zu verstehen. Es handelt sich um eine Entzündung/Infektion des interstitiellen Endomysiums mit konsekutivem Übergreifen von Nekrosen auf die Myofibrillen (Myonekrose).

Zu den klinisch relevanten Muskelinfektionen zählen:

1. Muskelinfektionen als Begleiterkrankung systemischer Infektionen,
2. Myositis als Begleiterkrankung systemischer Infektionen (Streptokokkenmyositis),
3. klostridiale Myonekrose.

14.2.2 Die einzelnen Erkrankungen

14.2.2.1 Begleiterkrankung systemischer Infektionen

Im Zuge schwerer systemischer Infektionen kann eine Begleiterkrankung auftreten. Beschrieben ist dies nach Infektionen mit Influenza A und B und beim Coxsakie-B-Virus (s. dort). Nach antiphlogistischer Behandlung und passagärer Ruhigstellung kommt es zu folgenloser Abheilung.

14.2.2.2 Streptokokkenmyositis

Definition

Die Streptokokkenmyositis ist eine durch Streptokokken der Gruppe A induzierte Infektion des Endomysiums, die nach kurzer Frist auf die Muskelzellen übergreift und zur Rhabdomyolyse führt. Die Erkrankung ist extrem selten, schätzungsweise dürfte die Inzidenz 10-mal seltener sein als bei der nekrotisierenden Fasziitis. In der Literatur sind fast ausschließlich einzelne Kasuistiken publiziert, größere Kollektive existieren nicht.

Ätiopathogenese

Die Erkrankung wird durch bestimmte Streptokokkenpopulationen mit stark ausgeprägten Aggressionsfaktoren (Impedine, Aggressine, Adhäsine) hervorgerufen, bei denen spezielle Varianten typisiert werden können. Nichtsteroidale Antirheumatika können den Verlauf deletär beschleunigen.

Klinische Symptomatik

Die Streptokokkenmyositis zeigt eine eindrucksvolle charakteristische Symptomatik. Primär steht die extreme Schmerzhaftigkeit der befallenen Muskulatur im Vordergrund. Ausgangspunkt ist meist eine Bagatellverletzung. Einzelberichte weisen darauf hin, dass die Erkrankung hämatogen durch eine eitrige Tonsillitis induziert werden kann.

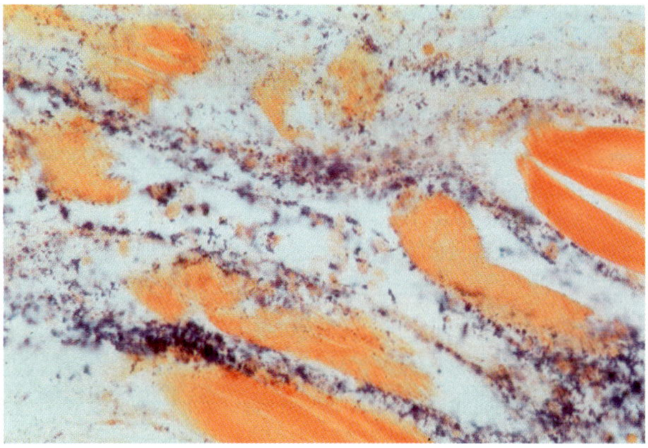

Abb. 14-12. Histologischer Befund bei Streptokokkenmyositis. Von Streptokokken und Granulozyten durchsetztes Muskelgewebe mit fokalen Nekrosen

Diagnostik

Bei den Laborwerten zeigen sich extrem hohe Werte von Myoglobin und Kreatininkinase im Serum. Die muskulären Proteine bedingen ein akutes Nierenversagen, sodass bei der Trias extremer Muskelschmerz, Rhabdomyolyse und akutes Nierenversagen eine Streptokokkenmyositis differenzialdiagnostisch unbedingt in Betracht gezogen werden muss. Im Spätstadium der Erkrankung zeigt die Haut großflächige blau-livide Veränderungen, die Totenflecken nicht unähnlich sind. Aufgrund der mangelnden Durchblutung der Muskulatur ist die Extremität stark unterkühlt.

Differenzialdiagnostich müssen arzneimitteltoxische Rhabdomyolysen und auch schwere Erfrierungen erwogen werden. Zur Verifizierung der Diagnose muss die Muskulatur sofort freigelegt werden. Der histologische Befund ist für die Erkrankung beweisend (s. Abb. 14-12).

Therapie

Bei frühzeitiger Therapie kann die Ablation der betreffenden Gliedmaße lebensrettend sein. Es sollte immer eine Typisierung der Streptokokken vorgenommen werden. Dadurch können epidemiologische Konsequenzen frühzeitig bedacht werden. Als Antibiotikum sollte ein Aminopenicillin mit β-Laktamaseinhibitor und Clindamycin eingesetzt werden.

Verlauf

Nur in Ausnahmefällen kann bei rechtzeitiger chirurgischer Intervention das Leben des Patienten gerettet werden. Wird die Erkrankung systemisch, sterben die meisten Patienten an der oft begleitenden Myokarditis.

14.2.2.3 Klostridiale Myonekrose

Definition

Die klostridiale Myonekrose ist eine spezifische Muskelerkrankung, die im Wesentlichen von Clostridium perfringens hervorgerufen wird. Auch Clostridium novii, Clostridium histolyticum und Clostridium septicum (Fernandez u. Gluck 1994) können myonekroseähnliche Krankheitsbilder hervorrufen.

Tabelle 14-5. Unterteilung der klostridialen Gewebeinfektionen nach Weinstein

Syndrom der »simple contamination« – Hervorgerufen durch Clostridium sporogenes, Clostridium bifermentans, Clostridium putrificum und grampositive Kokken – Oberflächliche grün-bläuliche, zum Teil schwärzliche Wunde – Gute Prognose
»Anaerobe Zellulitis« – Subkutane Gasbildung, lokalisiert oder diffus – Kaum Allgemeinreaktionen – Schmutzige Wunde mit fauligem Geruch – Gute Prognose
Anaerobe klostridiale Myonekrose (»Gasbrand«) – Akuter dramatischer Verlauf mit Allgemeinsymptomen – Die Muskulatur ist betroffen – Grünlich-schwärzlich, manchmal bräunliche Verfärbung – Hohe Letalität

Einteilung

Weinstein hat 1976 3 unterschiedliche Stadien der Erkrankung untergliedert, die sich klinisch im Verlauf und der Prognose eindeutig unterscheiden (Weinstein u. Barza 1973; Tabelle 14-5).

»Simple Contamination«

Das Stadium der »simple contamination« ist charakterisiert durch einen grün-schwärzlichen oberflächlichen Wundbelag und mäßig erhöhte Entzündungsparameter bei geringer Einschränkung des Allgemeinzustandes. Mikrobiologisch lassen sich Clostridium sporogines, Clostridium bifermentans und Clostridium putrificum nachweisen.

Therapie

Es sollte eine offene Wundbehandlung der verschmutzen Wunde vorgenommen werden. Da oft Mischinfektionen vorliegen (Eckmann et al. 1997), sollte ein Acylureidopenicillin mit β-Laktamaseinhibitor eingesetzt werden.

Anaerobe Zellulitis

Symptomatik

Es finden sich subkutane Gaseinschlüse (anaerobe Zellulitis/Gasabszess), meist ausgehend von einer schmutzig-stinkenden Wunde. Die Infektion ist ausschließlich auf das Subkutangewebe begrenzt.

Therapie

Wunddébridement und offene Wundbehandlung. Eine antibiotische Behandlung ist indiziert (Acylureidopenicillin mit β-Laktamaseinhibitor).

Myonekrose

Bei diesem Stadium handelt es sich um die eigentliche Gasbrandinfektion. Betroffen ist die quergestreifte Muskulatur. Im Gegensatz zur »simple contamination« und anaeroben Zellulitis zeigt der Patient starke lokale Schmerzen, einen reduzierten

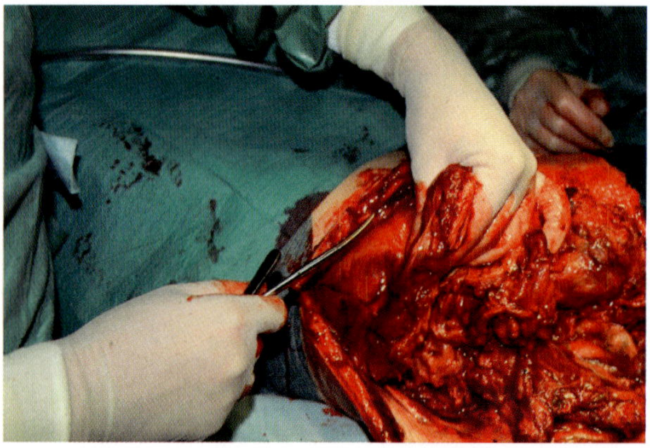

Abb. 14-13. Notfallmäßige Amputation bei klostridialer Myonekrose. Aus der zerfließlichen Muskulatur lassen sich Luftblasen abpressen. Der Patient überlebte nach Exartikulation des Oberschenkels in der Hüfte

Allgemeinzustand mit Kaltschweißigkeit und eine zerebrale Dysfunktion. Da das Thetatoxin von Clostridium perfringens stark zytolytisch wirkt, bildet sich kaum Eiter. Eine Leukozytose ist selten nachweisbar. Oft besteht sogar eine Leukopenie.

Bei der Freilegung der Muskulatur findet sich eine zerfließliche Muskulatur, aus der sich Gasblasen abpressen lassen (s. Abb. 14-13). Meist sind die Extremitäten befallen. Selten kommt es zu einer Beteiligung von Pleura/Lunge (hämorrhagischer Infarkt). Charakteristisch für das Spätstadium ist die Hämolyse mit Ikterus, der Tod erfolgt im Nierenversagen.

Diagnostik

Klinisch findet sich eine ballonierte Schwellung der Muskulatur der Extremität mit tastbarem Emphysem. Röntgennativaufnahmen zeigen eine charakteristische Fiederung der Muskulatur. Bei dringendem Verdacht sollte eine Freilegung der Muskulatur mit einer Muskelprobe erfolgen. Jedes mikrobiologische Institut kann innerhalb von einer halben Stunde durch eine Gram-Färbung eine Gasbrandinfektion definitiv ausschließen oder beweisen.

Therapie

Bei der vollständigen Durchsetzung der Muskulatur mit der Infektion ist die Amputation der Gliedmaße unumgänglich.

Hyperbare Oxygenation

Die Indikation zum Einsatz der hyperbaren Oxygenation ist nach wie vor kontrovers. Wichtig ist, dass die hyperbare Oxygenation bzw. die Verlegung eines Patienten zur hyperbaren Oxygenation niemals die dringliche chirurgische Intervention verzögern darf. Prinzip der hyperbaren Oxygenation ist es, unter einem Druck von 3 bar eine starke Erhöhung des im Plasma gelösten Sauerstoffs zu erreichen. Die Freisetzung von H_2O_2 hat einen positiven Effekt auf

- das bakterielle Wachstum,
- die Produktion von α-Toxin von Clostridium perfringens,
- die Funktion der polymorphkernigen Neutrophilen.

Die Anwendung der hyperbaren Oxygenation auf Clostridium spp. ist bakteriostatisch und nicht bakterizid. Der bakteriostatische Effekt tritt nur während der Anwendung auf.

Antibiotische Behandlung

Einsatz eines β-laktamasegeschützen Penicillins plus Clindamycin bei polymikrobieller Infektion (Erttmann et al. 1992). Die Prognose der manifesten Myonekrose ist abhängig vom Zeitpunkt der therapeutischen Intervention. Es ist mit einer Letalität zwischen 30 und 50% zu rechnen.

Fazit für die Praxis

Wesentlich für den Behandlungserfolg beim Krankheitsbild Myositis ist die rechtzeitige Erkennung der klostridialen Myonekrose und der Streptokokkenmyositis. Beide Erkrankungen gehen mit einer hohen Letalität einher. Nur bei frühzeitiger Diagnostik und entschlossenem chirurgischem Handeln sind die lebensrettenden Maßnahmen erfolgreich.

Literatur zu Kap. 14.2

Eckmann C, Kujath P, Benecke P, Husstedt W-D (1997) Die nekrotisierende Fasziitis der Vulva. Geburtsh Frauenheilkd 57: 18–23

Erttmann M, Hobrecht D, Havemann D (1992) Ist Penicillin-G das Mittel der Wahl beim Gasödem? Zentralbl Chir 117: 509–514

Fernandez R, Gluck JL (1994) Clostridium septicum gas gangrene of the gluteus maximus and an ascending colon malignant tumor. Clin Orthop Related Res: 308: 178–182

Weinstein L, Barza MA (1973) Gas gangrene. N Engl J Med 289: 1129–1131

14.3 Lymphadenitis

P. Kujath

Unter Lymphadenitits versteht man eine regionäre oder generalisierte Schwellung der Lymphknoten. Man unterscheidet die primäre von der sekundären Lymphadenitis. Die primäre Lymphadenitis tritt bei generalisierten Erkrankungen, z. B. Lymphomen auf. Die sekundäre Lymphadenitis kommt in der Umgebung eines entzündlichen Prozesses vor.

Lymphknoten sind Teil des lymphatischen Systems. Ihnen obliegt die Filterung der Lymphe. Bei tumorösen und entzündlichen Prozessen haben sie eine regionäre Barrierefunktion zur Abschottung einer systemischen Ausbreitung. Die Lymphadenitis bildet bei Infektionen das Zwischenstadium zwischen lokaler und systemischer Ausbreitung. Damit ist die Lymphadenitis für den Kliniker ein wichtiges Alarmzeichen, um abzuschätzen, inwieweit sich eine lokale Infektion ausbreitet.

Die Initiierung dieses Prozesses erfolgt über bakterielle Antigene. Diese führen zu einer spezifischen Aktivierung von T-Lymphozyten, die wiederum über Lymphokine weitere Lymphozyten stimulieren. Freigesetzte Mediatoren führen zu einer Aktivierung des menschlichen Abwehrsystems (lysosomale Enzyme, Komplementaktivierung, Zytolyse und Aktivierung der B-Lymphozyten mit Bildung humoraler Antikörper). Die Induktion der zellulären Immunantwort ist abhänging von früheren Stimulierungen (»memory cells«) und damit individuell unterschiedlich. So wird immer wieder beobachtet, dass bei gleichgelagerten bakteriellen Infektionen unterschiedliche Reaktionen der regionären Lymphknoten auftreten.

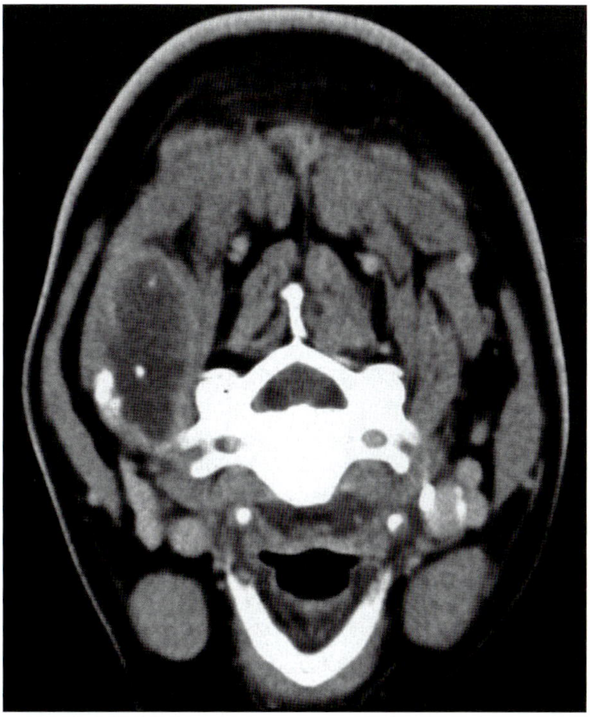

Abb. 14-14. 54 Jahre alte asiatische Krankenschwester mit schwerer Lymphknotentuberkulose der Halsregion. Der Lymphknoten wurde unter tuberkulostatischer Begleittherapie entfernt, die Patientin starb 1 Jahr später an einem hohen Querschnitt nach Zusammensinterung des 2. HWK

Bei unklaren Lymphknotenschwellungen müssen differenzialdiagnostisch maligne Erkrankungen abgeklärt werden.

Bei sekundärer Lymphadenitis muss eine sofortige chirurgische Sanierung des Infektionsherdes erfolgen. Ferner ist bei einer Abszedierung von Lymphknoten eine chirurgische Intervention indiziert.

Eine Sonderform stellt die Lymphknotentuberkulose dar (s. Abb. 14-14). Bei größeren, zerfallenen Lymphknoten besteht die Indikation zur chirurgischen Entfernung. Dies sollte jedoch nur nach begleitender tuberkulostatischer Therapie nach vorheriger Testung erfolgen.

Fazit für die Praxis

Die sekundäre Lymphadenitis ist ein wichtiges Alarmzeichen für die systemische Ausbreitung primär lokaler Infektionen. Deshalb sind weitere diagnostische und evtl. therapeutische Maßnahmen erforderlich.

14.4 Akne

T. Jansen, G. Plewig

14.4.1 Definitionen

Wie bei vielen anderen dermatologischen Erkrankungen sind in den letzten Jahrzehnten auch bei der Akne wesentliche pathogenetische Faktoren erarbeitet worden, die eine zielgerichtete Aknetherapie ermöglicht haben. Die Akne ist keine Infektionskrankheit, allerdings ist Propionibacterium acnes (P. acnes) als ortsständiger apathogener Komensale in die multifaktorielle Pathogenese der Akne verwickelt, sodass eine Reduktion dieses Keims für die Behandlung von Vorteil ist. In dieser Übersicht soll primär der Stellenwert einer lokalen und systemischen antimikrobiellen Therapie dargestellt werden.

14.4.2 Ätiopathogenese

Akne ist eine multifaktorielle Erkrankung, die in talgdrüsenreichen Hautbezirken (Gesicht, V-förmiger Brust- und Rückenausschnitt) auftritt und die pathogenetisch durch Verhornungsstörung sowie Obstruktion der Talgdrüsenfollikel gekennzeichnet ist.

Im tiefer gelegenen Abschnitt des Ausführungsganges der Talgdrüse, dem Infrainfundibulum, werden mehr Hornzellen (Keratinozyten) als normal gebildet. Sie differenzieren sich zu Hornzellen, die miteinander verkleben und so zusammenhängende Hornlamellen bilden, die zunehmend das Lumen des Follikelkanals verengen. Der physiologische Selbstreinigungsmechanismus der Talgdrüsenfollikel, bei dem die in den Follikelinfundibula gebildeten Hornzellen kontinuierlich durch das Akroinfundibulum zur Hautoberfläche abgegeben werden, ist damit gestört. Auf diese Weise entsteht eine Proliferations-Retentions-Hyperkeratose.

Die Sebozyten unterliegen hormoneller Kontrolle, insbesondere dem stimulierenden Einfluss von suprarenalen, testikulären und ovariellen sowie peripher konvertierten Androgenen. Androgene spielen eine wichtige Rolle in der Pathogenese der Erkrankung, doch scheint weniger eine vermehrte Hormonproduktion als vielmehr eine erhöhte Ansprechbarkeit der peripheren Zielorgane, d. h. Talgdrüsen und Follikelinfundibula, auf Androgene bedeutsam zu sein. Die Talgdrüsen produzieren mehr Talg (Sebum) als bei Hautgesunden (Seborrhö). Kein anderer Faktor korreliert so überzeugend mit dem Schweregrad der Akne.

Zwischen der gesteigerten Sebumproduktion und den Veränderungen im Follikel besteht ein enger Zusammenhang. Eine Schlüsselrolle spielt dabei Linolsäure, eine essenzielle ungesättigte Fettsäure, die als wesentlicher Baustein von Membranlipiden benötigt wird. Die Sebozyten nehmen die Linolsäure aus dem Kreislauf auf und geben sie zusammen mit anderen Sebumfraktionen in das Lumen des Ausführungsganges der Talgdrüse ab.

Bei der Akne ist die Talgdrüse vergrößert und die Lipidproduktion der Talgdrüse gesteigert im Vergleich zu Individuen ohne Akne. Die Aufnahme von Linolsäure bleibt jedoch unverändert, sodass die Konzentration von Linolsäure im Sebum sinkt. Auch von den Keratinozyten wird Linolsäure zum Aufbau ihrer Membranlipide benötigt. Das Follikelepithel wird nur z. T. aus dem Blut mit Linolsäure versorgt, einen anderen Teil entnimmt es aus dem Sebum. Nicht nur die normale follikuläre Differenzierung im Infrainfundibulum wird gestört, sondern auch die Wasserpermeabilität verschlechtert sich, d. h. die follikuläre Barrierefunktion ist beeinträchtigt.

Die mit Talg vermengten Hornlamellen nehmen ständig zu und weiten zunächst den tiefer gelegenen Teil des Follikels, das Infrainfundibulum, aus. Der obere Teil des Follikels, das Akroinfundibulum, ist bei der Akne primär nicht von der Verhornungsstörung betroffen. Die Weite des Orifiziums bleibt zunächst weitgehend unverändert. Daraus resultiert ein Mikrokomedo, der in diesem Stadium noch nicht klinisch sichtbar und nur mikroskopisch erkennbar wird.

Sobald die verhornten Zellen den gesamten Ausführungsgang verlegt haben, staut sich das neu gebildete Horn-Talg-Material immer mehr auf. Dieser Prozess führt innerhalb von einigen Wochen dazu, dass sich der Mikrokomedo zu einem geschlossenen Komedo entwickelt, der ersten klinisch sichtbaren Akneeffloreszenz. Das Infrainfundibulum beginnt sich in der Tiefe zystisch auszuweiten, allerdings ist das Orifizium weiterhin nur mikroskopisch sichtbar. Werden weitere Horn-Talg-Massen im Follikel eingeschlossen, verändert sich die Follikelstruktur. In diesem Stadium werden auch die Drüsenläppchen (Labuli) atrophisch.

Bei einem kleinen Teil der geschlossenen Komedonen erweitert sich unter dem Druck der Horn-Talg-Massen auch der obere Teil des Follikels. Es kommt zu einer Wandverdünnung im Infrainfundibulum. Auf diese Weise entsteht der offene Komedo mit dem typischen schwarzen Pfropf. Das Pigment ist weder Schmutz noch oxidiertes Lipidmaterial, sondern Melanin. Offene Komedonen sind relativ langlebig, falls sie nicht ausgedrückt werden oder sich entzündlich umwandeln. Die Horn-Talg-Massen fließen nicht ab und geben so das Orifizium frei, weil der Talg zwar in geringem Ausmaß abfließen kann, die zusammengeklebten Hornlamellen aber nicht dazu in der Lage sind.

Ausgangspunkt für die Entwicklung von entzündlichen Akneläsionen kann jedes Stadium der Komedobildung sein. Es entsteht eine oberflächliche oder tiefe Entzündung mit Papeln, Pusteln und Knoten. Häufig verhält sich die Anzahl der offenen Komedonen und der entzündeten Follikel umgekehrt proportional. Viele Aknepatienten haben nur wenige oder keine offenen Komedonen. Wenn die Entzündung bereits im Stadium des Mikrokomedos eintritt, sieht es so aus, als bekäme der Patient entzündliche Akne, ohne dass er zuvor das Komedostadium durchlaufen hätte. Der offene Komedo dagegen ist relativ reaktionsträge und tritt seltener in ein Entzündungsstadium ein.

Die Akne ist primär keine infektiöse Erkrankung im Sinne einer Pyodermie. Dennoch spielt die Besiedelung des Follikels mit Keimen, die Entzündungsmediatoren produzieren, eine wichtige Rolle. Als physiologische Standortflora besiedeln Pilze und Bakterien jeden Talgdrüsenfollikel, zusätzlich findet sich die Haarbalgmilbe Demodex folliculorum im Gemisch aus Talg und Horn im Zentrum des Follikelkanals. Demodex folliculorum wird keine Rolle in der Pathogenese der Akne zugeschrieben; die Milbe kommt auch eher bei älteren Menschen mit grob-

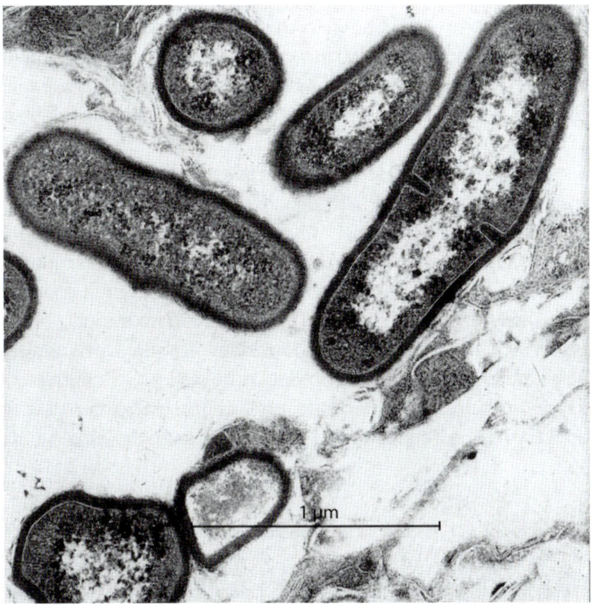

Abb. 14-15. Elektronenmikroskopien von Propionibacterium acnes. Dieser anaerobe diphtheroide Keim bevorzugt fast ausschließlich die tieferen Abschnitte der Talgdrüsenfollikel und Komedonen. Größe und Form dieses Bakteriums variieren erheblich, wobei kokkoide Formen vorkommen

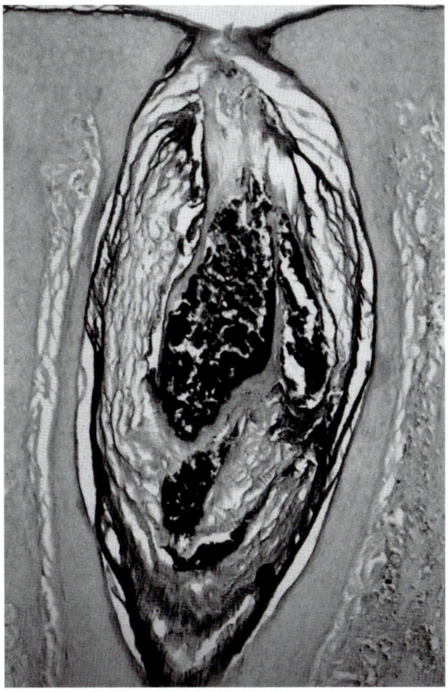

Abb. 14-16. Geschlossener Komedo mit engem Orifizium. Dünne epitheliale Wand. Konzentrisch geschichtete Hornlamellen mit zentralen, bakteriengefüllten Kanälen. Gramfärbung

poriger Haut in den großen Talgdrüsenfollikeln der Nase und Wangen vor und findet sich nicht in den Aknieläsionen.

Ebenfalls unverdächtig für die Auslösung oder Unterhaltung der Akne ist der oberflächennah in den Follikelkanälen und zwischen den Hornzellen gelegene Pilz Pityrosporum ovale. Zur Tiefe schließt sich noch im aeroben Anteil des Follikelkanals das Siedlungsgebiet von Staphylococcus epidermidis und anderen Mikrokokken an. In der Tiefe der Follikel schließlich kommen die anaeroben Propionibakterien (P. acnes, P. granulosum und seltener P. parvum) vor, die früher als Korynebakterien bezeichnet wurden (Abb. 14-15 bis 14-17). Es handelt sich um eine Gattung grampositiver, sporenloser Stäbchenbakterien, die durch reichlich Propionsäurebildung und positive Katalasereaktion gekennzeichnet sind.

Die bekannteste Spezies der Gattung, *P. acnes*, ist für die Pathogenese der Akne von wesentlicher Bedeutung. Die gestörte Verhornung und die gesteigerte Sebumproduktion verändern das Milieu im Follikelkanal, sodass die Propionibakterien bessere Wachstumsbedingungen vorfinden. In der Folge vermehren sie sich stark und steigern ihre metabolische Aktivität. Durch die erhöhte Permeabilität der Follikelwand können ihre chemotaktischen Substanzen leichter in das umliegende Gewebe gelangen und so eine Entzündungskaskade in Gang setzen.

Propionibakterien können zahlreiche proinflammatorische Substanzen freisetzen, insbesondere Lipasen. Sie können Triglyzeride in freie Fettsäuren spalten, die auf das Follikelepithel einen irritierenden Einfluss haben und die Hyperproliferation der Follikelkeratinozyten mitunterhalten. Hierbei wirken die Peroxide der freien Fettsäuren und der Squalene wesentlich stärker komedogen als ihre nicht oxidierten Vorläufer, zudem kommt es durch die Peroxidbildung zu einer Abnahme der O_2-Sättigung im Follikel. Die verminderte O_2-Sättigung fördert

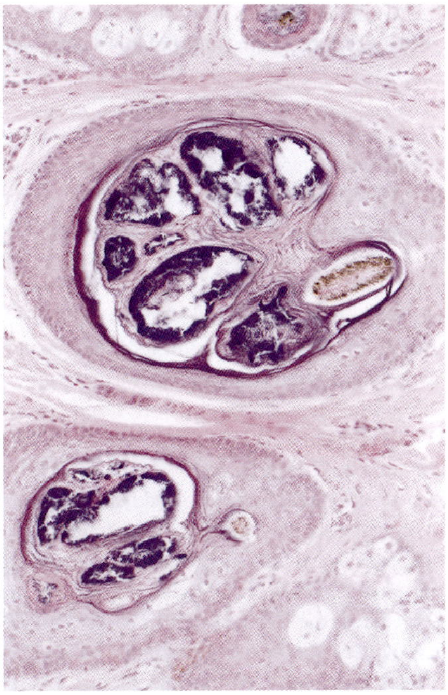

Abb. 14-17. Horizontalschnitt von zwei Talgdrüsenausführungsgängen. Konzentrisch geschichtete Hornlamellen. Zentral zahlreiche, bakteriengefüllte Kanäle, die direkt mit den Talgdrüsenausführungsgängen in Verbindung stehen. Die Haare treten in dieser Schnittebene in den Follikelkanal ein. Gramfärbung

wiederum die bakterielle Besiedelung mit partiell anaeroben Keimen.

Von den Bakterien freigesetzte Porphyrine tragen zusätzlich zur vermehrten Katalysation der freien Fettsäuren und Squalene in ihre Peroxide bei. Durch die Zunahme der bakteriellen Besiedelung nimmt auch die Zahl und Menge potenzieller Entzündungsmediatoren zu. Neben weiteren Exoenzymen (z. B. Hämolysin, Hyaluronidase, Neuraminidase, Phospholipase, Phosphatase, Proteinase, RNAse, Urease) produziert P. acnes weitere extrazelluläre Produkte (z. B. zelltoxische Propionate, Histamin, Bakteriozine) sowie bislang nicht vollständig identifizierte niedrigmolekulare Faktoren, die auf Lymphozyten und Makrophagen chemotaktisch wirken.

In der Initialphase kann eine spongiotische Auflockerung mit Einwanderung von T-Lymphozyten gefunden werden. Da im Extrakt offener Komedonen Interleukin 1-α (IL-1α) in größerer Konzentration als in normalen Follikeln gefunden wird, könnte dieses Zytokin als Mediator der lokalen T-Zellaktivierung verstanden werden. P. acnes ist in der Lage, die Produktion von Tumornekrosefaktor α (TNF-α), IL-1α, Interferon-γ (INF-γ) und Interleukin-6 (IL-6) zu induzieren. Das Bakterium könnte somit durch die Zytokinproduktion für die Anlockung der T-Lymphozyten verantwortlich sein.

Mit zunehmender Entzündungsreaktion nimmt die Synthese von Antikörpern gegen P. acnes zu, während sie bei Gesunden trotz Besiedelung mit P. acnes fehlen. Es gibt Hinweise, dass P. acnes Komplement sowohl auf dem klassischen als auch auf dem alternativen Weg aktivieren kann. Schließlich folgen neutrophile Granulozyten, die in das Lumen einwandern und zu den charakteristischen entzündlichen Akneeffloreszenzen (Papeln, Pusteln, Knoten) führen.

In Gegenwart von Antikörpern gegen P. acnes und von Komplement setzen die neutrophilen Granulozyten hydrolytische Enzyme frei, die möglicherweise die Ruptur des Follikelepithels bewirken. Sobald das Follikelepithel rupturiert ist und der Komedoinhalt mit der Dermis in Kontakt kommt, wird eine nichtimmunologische Entzündungsreaktion hervorgerufen. Eigenartigerweise sind die Follikel bei Aknepatienten leicht irritierbar und neigen daher häufiger zur Entzündung als bei Personen ohne Akne. Entzündung ist bei Akne immer ein sekundäres Phänomen und geht nicht ohne eine primäre Verhornungsstörung in den Follikelinfundibula vonstatten.

Genetische Faktoren spielen eine wichtige Rolle für die Ausprägung der Talgdrüsengröße und der Talgdrüsenaktivität. Haben beide Eltern eine Akne durchgemacht, kann mit hoher Wahrscheinlichkeit ein ähnliches Schicksal für die Kinder vorausgesagt werden. Bei eineiigen Zwillingen ist die Konkordanz der Akne einschließlich Verteilung und Schweregrad sehr hoch. Akne weist die Zeichen einer polygenen Erkrankung auf. Die Ausdrucksformen der Akne sind variabel und können durch äußere Faktoren beeinflusst werden.

Diese formale Pathogenese gilt in erster Linie für die endogene, in der Pubertät einsetzende Akne.

14.4.3 Epidemiologie

Die Akne kommt weltweit bei allen Rassen vor, wenn auch in individuell sehr unterschiedlichem Schweregrad. Epidemiologische Angaben werden erschwert durch die Tatsache, dass auch mittelschwere Akne vielfach als vorübergehende, während der Pubertät normale Hautreaktion angesehen wird, die nicht zur Vorstellung beim Arzt führt; andererseits gibt es Patienten, die durch eine minimale Akne in höchstem Maße psychisch belastet sind.

Akne in zumindest milder Form kommt praktisch bei jedem Jugendlichen vor. Die höchste Inzidenz liegt bei Mädchen zwischen dem 14. und 17., bei Jungen zwischen dem 16. und 19. Lebensjahr. 85% der heranwachsenden Jugendlichen haben eine physiologische Akne (Acne minor), die restlichen 15% eine klinische, behandlungsbedürftige Akne (Acne major). Meist bildet sich die Akne vor dem 20.–25. Lebensjahr zurück. Entgegen landläufiger Ansicht von der Akne als einer Pubertätserkrankung schwelt die Dermatose gelegentlich über das 25. und 30. Lebensjahr hinaus weiter, in Einzelfällen sogar lebenslang.

14.4.4 Klinik

Die klinischen Ausdrucksformen der Akne sind sehr variabel.

Die *Acne vulgaris* umfasst:

- Akne mit Komedonen (Acne comedonica),
- Akne mit leichteren entzündlichen Veränderungen (Acne papulopustulosa) und
- Akne mit konfluierenden, zur Vernarbung neigenden entzündlichen Veränderungen (Acne conglobata).
- Daneben gibt es *Sonderformen* wie:
  - Acne fulminans,
  - Acne inversa und
  - Acne venenata (Kontaktakne).

Für den Schweregrad einer Akne sind nicht allein Art und Anzahl der Hautveränderungen maßgebend. In diese Einschätzung fließen andere Faktoren wie psychosoziale Auswirkungen auf den Patienten, langwieriger Verlauf und Therapieresistenz ein.

14.4.5 Therapie

Durch therapeutische Maßnahmen können der Verlauf der Akne verkürzt, die Schwere der Erkrankung gemildert und gefürchtete Komplikationen wie Narbenbildung vermieden werden.

Die Therapie der Erkrankung beruht im Wesentlichen auf 3 Ansätzen:

- Verringerung der Talgproduktion
z. B. durch systemische Therapie mit Isotretinoin oder Antiandrogenen;
- Beeinflussung der Verhornungsstörung
z. B. durch lokale oder systemische Therapie mit Retinoiden;
- Hemmung von P. acnes
z. B. durch lokale oder systemische Gabe von Antibiotika (◘ Tabelle 14-6).

Die in der Pubertät häufige Form der Acne vulgaris (Acne comedonica) wird nicht mit Antibiotika behandelt. Die nichtentzündlichen Hautveränderungen (geschlossene und offene Komedonen) sind eine Folge der vermehrten Talgproduktion und Hyperkeratose. Eine Kolonisierung mit P. acnes liegt in diesen Fällen noch nicht vor.

Tabelle 14-6. Unterschiedliche Angriffspunkte der wichtigsten Aknetherapeutika in der Pathogenese der Akne [(s) systemisch, (t) topisch, ++ stark, + mäßig, (+) indirekt/schwach, ? fraglich]

	Follikuläre Hyperkeratose	Seborrhö	Mikrobielle Besiedelung	Entzündung
Vitamin-A-Derivate				
- Tretinoin (t)	++	–	(+)	–
- Isotretinoin (t)	++	–	(+)	+
- Isotretinoin (s)	++	++	(+)	++
- Adapalen (t)	++	–	(+)	+
- Tazaroten (t)	++	–	–	+
Azelainsäure (t)	++	-	++	+
Antibiotika				
- Erythromycin (t)	–	–	++	–
- Erythromycin (s)	–	–	++	+
- Clindamycin (t)	–	–	++	–
- Tetracyclin (t)	–	–	++	–
- Tetracyclin (s)	–	–	++	+
- Chinolone (t)	–	–	++	?
Benzoylperoxid (t)	(+)	–	++	(+)
Antiandrogene				
- Cyproteronacetat (s)	–	++	–	–
- Chlormadinonacetat (s)	–	+	–	–

Vorbeugend sollte versucht werden, die Entstehung neuer Komedonen zu verhindern und ein Milieu zu schaffen, das eine Besiedelung mit P. acnes erschwert. Hierzu eignet sich eine lokale Therapie mit Retinoiden wie Tretinoin (Vitamin-A-Säure; z. B. Airol, Cortes, VAS), Isotretinoin (Isotrex), Adapalen (Differin) und Tazaroten (Zorac). Nachteilig ist die hautreizende Wirkung der Retinoide. Etwas schwächer wirksam ist die topische Anwendung der natürlich vorkommenden, gesättigten Dicarbonsäure Azelainsäure (Skinoren), doch stellt die Substanz eine sinnvolle Alternative dar, wenn Retinoide nicht vertragen werden, insbesondere bei atopischer Haut.

Abrasiva, die feinverteilte Aluminiumoxidpartikel (Brasivil) oder Polydimethylsiliconharz (Jaikin N) enthalten, bewirken selbst bei regelmäßiger Anwendung lediglich eine schwache Abschuppung (Keratolyse). Die medikamentöse Schälbehandlung wird mit einer manuellen Komedonenextraktion (Aknetoilette) durch eine darin geschulte Kosmetikerin kombiniert. Dagegen wirken UV-Strahlung, künstliche Strahlenquellen oder natürliches Sonnenlicht nicht komedolytisch.

Wenn zusätzlich zu den genannten pathophysiologischen Mechanismen eine Vermehrung von P. acnes erfolgt, kommt es zu entzündlichen Formen der Akne, die sehr unterschiedlich ausgeprägt sein können. Bei leichten Formen der Acne papulopustulosa ist eine lokale Anwendung von antibakteriell wirksamen Substanzen meist ausreichend, schwerere Formen sprechen oft auf eine systemische Antibiotikatherapie an. P. acnes reagiert in vitro auf zahlreiche Antibiotika empfindlich, doch müssen die Substanzen neben einer guten antibakteriellen Aktivität auch über eine ausreichende Lipophilie verfügen, um in dem talgreichen Gewebe hohe Konzentrationen zu erreichen.

Zur lokalen antibakteriellen Therapie kommt zunächst Benzoylperoxid (z. B. Akneroxid, Benzaknen, Benzoyt, Brevoxyl, PanOxyl, Sanoxit, Scherogel) in Betracht. Es wirkt durch Freisetzung von Sauerstoff desinfizierend mit besonderer Wirkung auf anaerobe Bakterien wie P. acnes. Darüber hinaus bewirkt es eine Schuppung der Haut, ähnlich wie Tretinoin. Benzoylperoxid in Kombination mit Miconazolnitrat (Acne plus) dürfte bei einer zusätzlichen lokalen Besiedelung mit Pityrosporum orbiculare indiziert sein. Nachteilig ist der Bleicheffekt von Benzoylperoxid auf Haare oder auch Kleidung, zudem ist die Entwicklung von Kontaktallergien durch die Substanz in sehr seltenen Fällen möglich. Für eine Kanzerogenität von Benzoylperoxid beim Menschen gibt es keine gesicherten Daten.

Auch für Azelainsäure konnte in vitro eine deutliche bakteriostatische und bakterizide Aktivität auf P. acnes und Staphylococcus epidermidis nachgewiesen werden; diese antibakterielle Wirksamkeit der Azelainsäure konnte in vivo bestätigt werden. Benzoylperoxid und Azelainsäure bewirkten bislang weder in vitro noch in vivo eine Resistenzentwicklung oder Änderung des Erregerphänotyps. Des Weiteren sind andere desinfizierende Substanzen zu erwähnen, die zur lokalen Aknetherapie gebräuchlich sind, wie Hexachlorophen (Aknefug simplex).

Alternativ können Antibiotika wie Erythromycin (z. B. Erydermec), Clindamycin (z. B. Basocin) oder Tetracyclin (z. B. Imex) lokal verwendet werden. 4% Erythromycin steht auch in Kombination mit 0,025% Tretinoin (Aknemycin plus, Clinesfar) und 0,05% Isotretinoin (Isotrexin) zur Verfügung. Der in klinischer Erprobung befindliche Gyrasehemmer Nadifloxacin (OPC-7251), der in ersten Anwendungen die gleiche Wirksamkeit wie 2% Erythromycin zeigte, könnte in Zukunft eine neue Alternative bei der topischen Antibiotikatherapie der Akne darstellen.

Lokal angewandte Antibiotika sind nicht so wirksam wie oral gegebene; manche Studien konnten nur eine marginale Wirksamkeit belegen. Unter den genannten Substanzen gilt Clindamycin wirksamer als Erythromycin und dieses wiederum wirksamer als Tetracyclin. In zunehmendem Maße werden Stämme von P. acnes isoliert, die gegenüber den bei dieser Indikation meist eingesetzten Antibiotika, allerdings häufig nur

Tabelle 14-7. Resistenzverhalten von P. acnes: Untersuchungen an 171 Isolaten von 143 Aknepatienten. (Nach Eady et al. 1993b)

Resistenzphänotyp	Anzahl der Isolate
Trimethoprim	21
Erythromycin	28
Tetracyclin, Doxycyclin	40
Erythromycin, Clindamycin	64
Trimethoprim, Erythromycin	5
Tetracyclin, Doxycyclin, Erythromycin	4
Tetracyclin, Doxycyclin, Erythromycin, Clindamycin	7
Trimethoprim, Erythromycin, Clindamycin	2

passager, resistent sind. Der Resistenzentwicklung gegenüber Erythromycin und Clindamycin liegt eine Veränderung der Struktur des Bindemoleküls zugrunde. In der 23S-Untereinheit der bakteriellen Ribosomen ist ein spezifisches Protein so verändert, dass diese Antibiotika nicht mehr binden können.

Beispielhaft sei auf die Untersuchungen von Eady et al. (1993a, b)zum Resistenzverhalten von 171 P.-acnes-Isolaten hingewiesen (Tabelle 14-7). Insgesamt waren 153 Isolate resistent gegenüber Trimethoprim oder Erythromycin allein oder wiesen Kreuzresistenzen gegenüber Tetracyclin und Doxycyclin oder Erythromycin und Clindamycin auf. 13 Isolate waren resistent gegenüber 3 oder mehr Antibiotika. Die topische Erythromycinbehandlung hat auch weitreichende Konsequenzen auf das Resistenzverhalten der übrigen residenten Hautflora. Insbesondere für Staphylococcus epidermidis konnte gezeigt werden, dass es unter einer topischen Erythromycinbehandlung zu einer Zunahme der Resistenzentwicklung kommt.

Die zunehmende Resistenzentwicklung der residenten Hautflora unter antibiotischer Behandlung könnte zukünftig zu einem Problem werden, da Staphylococcus epidermidis als Verursacher nosokomialer Infektionen ein therapeutisch schwer beherrschbarer Erreger werden kann. Zudem konnte gezeigt werden, dass die koagulasenegativen Staphylokokken via Plasmidtransfer ihre Resistenzinformation auf die stärker pathogenen Staphylococcus-aureus-Isolate übertragen können.

Die Resistenzentwicklung ist gelegentlich für das Versagen einer lokalen Antibiotikatherapie verantwortlich. Viele Ärzte setzen daher zur Behandlung der Akne keine antibiotischen Lokaltherapeutika mehr ein. Die Resistenzentwicklung gegenüber lokalen Antibiotika kann möglicherweise durch Kombination mit Zinkacetat (Erythromycin und Zinkacetat: Zineryt), Benzoylperoxid (Clindamycin) und Benzolperoxid (Clindoxyl) oder Azelainsäure verhindert oder zumindest reduziert werden. In einigen europäischen Ländern sind Antibiotika zur topischen Aknetherapie nicht zugelassen.

Wenn die lokale Therapie mit den verschiedenen Wirkstoffen nicht den gewünschten Erfolg zeigt, kann eine systemische Gabe von Antibiotika in Ergänzung zu den topischen Maßnahmen diskutiert werden. Bei schweren Formen der Acne papulopustulosa gilt eine systemische antibiotische Behandlung als Mittel der ersten Wahl. Oral gegebene Antibiotika hemmen das Bakterienwachstum, wirken antiinflammatorisch, nachweisbar durch In-vivo- und In-vitro-Entzündungsmodelle, und haben einen Einfluss auf die Enzymproduktion. Verschiedene Enzyme wie bakterielle Lipasen werden gehemmt und erklären dadurch den günstigen Einfluss beim Einsatz in der Aknetherapie.

Die unerwünschten Wirkungen einer systemischen Antibiotikatherapie müssen sorgfältig gegenüber dem möglichen Nutzen abgewogen werden. Es empfiehlt sich, die Behandlung in voller Dosierung zu beginnen, bis sich eine deutliche Besserung zeigt. Danach wird die Dosis sukzessive bis zu einer möglichst niedrigen Erhaltungsdosis reduziert, die wesentlich vom Schweregrad der Erkrankung abhängt. Da der spontane Verlauf einer Akne nicht unerheblich schwankt, ist die Antibiotikadosierung klinisch zu kontrollieren und entsprechend anzupassen. Eine orale antibiotische Langzeittherapie ist in der Regel ohne regelmäßige Laborkontrollen möglich.

Kombinationen mehrerer Antibiotika sind bei der Akne nicht indiziert. Insbesondere sollten niemals unterschiedliche oral und topisch verabreichte Antibiotika wegen der Gefahr der Multiresistenzentwicklung gleichzeitig gegeben werden. Von manchen Autoren wird empfohlen, die Dosis des Antibiotikums bei nicht zufriedenstellendem therapeutischem Ergebnis zu verdoppeln, allerdings nimmt dann das Risiko von unerwünschten Wirkungen deutlich zu. Zu den generellen Problemen der systemischen Antibiotikatherapie gehören die typischen Folgen durch Veränderungen der physiologischen Mikroflora (z. B. Diarrhö, Candidiasis) und die Resistenzinduktion.

Eine seltene Komplikation der systemischen Langzeittherapie der Akne mit Antibiotika, insbesondere mit Tetracyclinen, ist eine durch gramnegative Bakterien hervorgerufene Infektion des Follikelapparates (gramnegative Follikulitis). Klinisch und bakteriologisch lassen sich 2 Formen unterscheiden: Der häufigere Typ I (Klebsiella, Enterobacter, Citrobacter, Escherichia coli und andere Enterobakteriazeen) erscheint mit zahlreichen perinasal und perioral gruppierten kleinen buttergelben Pusteln (Abb. 14-18 bis 14-20), während der seltenere, aber schwerer verlaufende Typ II (Proteus mirabilis) durch sukkulente Knoten nasolabial und perioral gekennzeichnet ist.

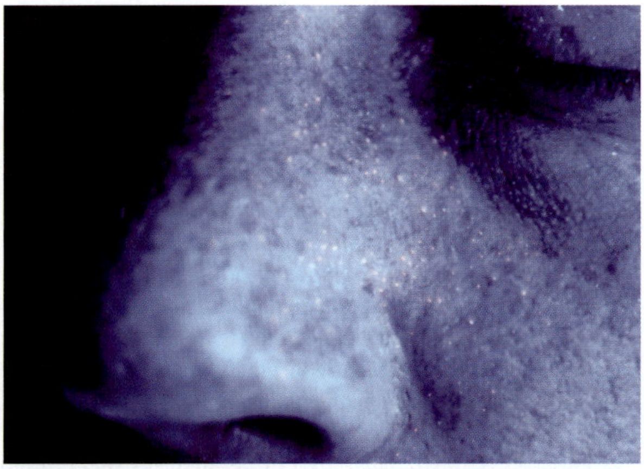

Abb. 14-18. Follikelfluoreszenz im Wood-Licht durch Porphyrinproduktion von P. acnes

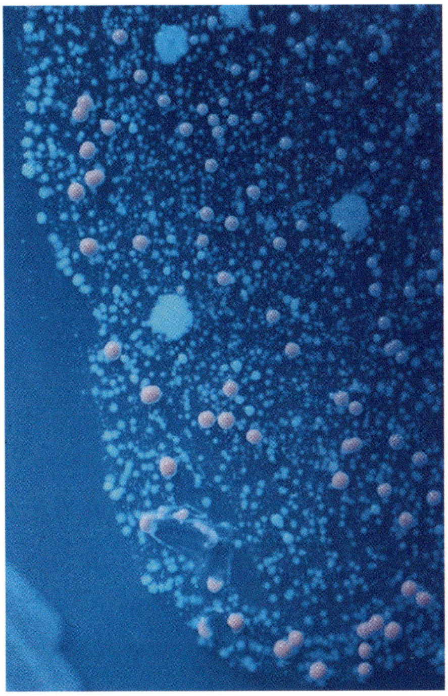

Abb. 14-19. Fluoreszierende P.-acnes-Kolonien auf Glycerinagar. Nur die oberflächlich gelegenen Bakterien fluoreszieren kräftig

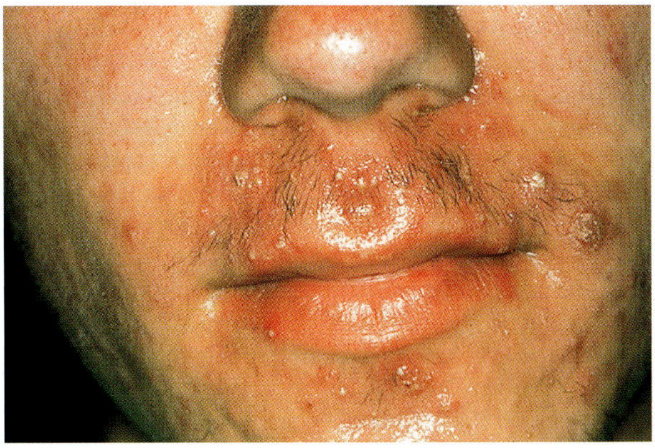

Abb. 14-20. Gramnegative Follikulitis, Typ I. Zahlreiche, sich fächerförmig von der Nase ausbreitende Pusteln auf seborrhoischer Haut

Die meist männlichen Patienten leiden durchweg an starker Seborrhö der Gesichtshaut. Als Keimreservoir ist der obere Respirationstrakt, insbesondere die Nasenhöhle, anzusehen. Bei den Patienten sind häufig Normabweichungen humoraler oder zellulärer Immunparameter (z. B. erniedrigte Gesamtkomplementaktivität, α1-Antitrypsinmangel) nachweisbar, die vermutlich die Grundlage für die Störung in der Bakterienökologie bilden. Im Gegensatz zur Schwimmbad- oder Whirlpool-Follikulitis (durch Anreicherung von Pseudomonas aeruginosa im angewärmten Wasser) wurde bislang keine Septikämie beobachtet.

Üblich ist die orale antibiotische Behandlung der Akne mit den folgenden Wirkstoffen:

- Tetracycline:

Tetracyclin (z. B. Tetracyclin Heyl) 500–1000 mg täglich, Doxycyclin (z. B. Doxy-Wolff, Vibramycin) 50–100 mg täglich oder Minocyclin (z. B. Klinomycin) 50–100 mg täglich kommen zur systemischen Behandlung in Betracht. Die Resistenzlage von P. acnes ist gegenüber Tetracyclinen noch günstig. Minocyclin führt auch bei Patienten, bei denen sich eine Resistenz gegenüber den klassischen Tetracyclinen entwickelt hat, noch zu ausgezeichneten therapeutischen Ergebnissen. Zu beachten ist, dass Tetracycline bei Kindern und schwangeren Frauen kontraindiziert sind.

Unter Compliancegesichtspunkten sind Doxycyclin und Minocyclin dem älteren Tetracyclin vorzuziehen, da die gesamte Tagesdosis auf einmal eingenommen werden kann, während die Tetracyclindosis auf 2–4 Einzeldosen aufgeteilt werden muss. Außerdem kann die höhere Lipophilie von Doxycyclin und Minocyclin als Vorteil angesehen werden. Minocyclin ist das Tetracyclin mit der höchsten Lipophilie; es wird im oberen Gastrointestinaltrakt nahezu vollständig resorbiert und in den Talgdrüsen gespeichert. Bei einer Verordnung von Doxycyclin muss auf die Phototoxizität der Substanz hingewiesen werden. Bei Minocyclin ist zu beachten, dass dieses Tetracyclinderivat Schwindelzustände hervorrufen kann.

Darüber hinaus kann Minocyclin zu blau-schwarzen Verfärbungen zahlreicher Gewebe führen. Dazu gehören unter anderem die Haut, Skleren, Nagelbett, Schilddrüse und Knochen. Angesichts der Publikationen über seltene, aber lebensbedrohliche Nebenwirkungen nach Behandlung mit Minocyclin (serumkrankheitsähnliche Reaktion, Induktion eines Lupus erythematodes) sollte die Indikation zur Minocyclintherapie der Akne streng gestellt werden.

- Makrolide:

Erythromycin (4-mal täglich 250 mg oder 2-mal täglich 500 mg) besitzt eine gute Aktivität gegenüber P. acnes. Von Nachteil ist, dass resistente Stämme des Erregers zunehmend häufiger nachgewiesen werden. Auch die schlechte gastrointestinale Verträglichkeit von Erythromycin ist zu bedenken. Mit den neueren, besser verträglichen Makroliden wie

  - Roxithromycin (Rulid) 2-mal täglich 150 mg,
  - Clarithromycin (Klacid) 2-mal täglich 250 mg und
  - Azithromycin (Zithromax) 2-mal täglich 250 mg

  liegen bisher keine ausreichenden Erfahrungen bei dieser Indikation vor.

- Andere Antibiotika:

Eine systemische Therapie mit Clindamycin (Sobelin) oder Trimethoprim-Sulfamethoxazol (Cotrimoxazol; z. B. Bactrim) kann bei schweren entzündlichen Formen der Akne wirksam sein, doch limitieren spezifische Risiken die Anwendung dieser Medikamente.

Unter Clindamycin kommt es relativ häufig zu einer pseudomembranösen Kolitis, und die Gabe von Trimethoprim-Sulfamethoxazol beeinhaltet das allerdings geringe Risiko schwerer, u. U. lebensbedrohlicher Hautreaktionen (Erythema exsudativum multiforme, Lyell-Syndrom).

Penicillin ist therapeutisch bei der Akne unwirksam, da es weder über die Talgdrüsenlobuli noch über das Follikelepithel in den Follikelkanal gelangt. Wir verwenden weder Clindamycin noch Trimethoprim-Sulfamethoxazol oder Penicillin in der Aknetherapie.

Zur Kontrolle des Behandlungserfolges mit Antibiotika ist die Follikelfluoreszenz bei der Untersuchung mit langwelliger UV-Strahlung (UV-A: 320–400 nm, Wood-Licht) nützlich

(◘ Abb. 14-19). P. acnes bildet Porphyrine, die im Wood-Licht fluoreszieren. Aknepatienten mit hoher P.-acnes-Dichte weisen unter dem Wood-Licht eine punktförmige follikulär gebundene orangerote Fluoreszenz auf, die an den Nasenflügeln am deutlichsten ist. Eine Abnahme der Fluoreszenzintensität weist auf eine Hemmung von P. acnes hin. Das Fluoreszenzphänomen wird von wirksamen Antibiotika nach etwa einmonatiger Therapie ausgelöscht.

Bei schwersten entzündlichen Formen der Akne ist eine Antibiotikatherapie meist nicht ausreichend. In diesen Fällen kann eine orale Behandlung mit Isotretinoin (Roaccutan), dem Stereoisomer von Tretinoin, erfolgen. Isotretinoin ist das einzige derzeit verfügbare Aknetherapeutikum, das gegen alle pathogenetisch relevanten Faktoren wirkt. Unter einer Therapie mit Isotretinoin kommt es zu einer histologisch nachweisbaren Verkleinerung der Talgdrüsen, verbunden mit einer Reduktion der Talgproduktion um 70–90%. Weiterhin führt eine systemische Therapie mit Isotretinoin zu einer Normalisierung der follikulären Hyperkeratose mit konsekutivem Rückgang der Komedonen, zu einer signifikanten Reduktion der Besiedelung mit P. acnes (indirekt durch Entzug des Follikelreservoirs einschließlich des Talges) und zu einer verminderten Entstehung freier Fettsäuren. Außerdem wirkt Isotretinoin antiinflammatorisch.

Die Substanz besitzt jedoch eine ausgeprägte teratogene Wirkung und ist bei Frauen im gebärfähigen Alter nur unter Einhaltung von strengen Sicherheitsmaßnahmen (Schwangerschaftsausschluss, sichere Kontrazeption) angezeigt.

Zu den Akneformen, bei denen Isotretinoin über die bisherige Indikation der schweren Akneformen hinaus nach übereinstimmender Einschätzung vieler Dermatologen das Therapeutikum der ersten Wahl darstellt, zählen insbesondere
- mittelschwere Akneformen,
- Akne mit hoher psychosozialer Belastung des Patienten,
- drohende Narbenbildung und
- positive Familienanamnese.

Bei der gramnegativen Follikulitis erweist sich Isotretinoin meist ebenfalls als wirksam. Bei dieser Indikation wirkt die Substanz sebostatisch durch Verringerung der Talgsekretion, Verkleinerung der Talgdrüsenläppchen und Verengung des Talgdrüseninfundibulums, darüber hinaus verschlechtert es durch Austrocknung der Haut und Schleimhäute die Wachstumsbedingungen für gramnegative Keime.

Zu den obligaten Nebenwirkungen von Isotretinoin gehören trockene Lippen (Cheilitis), Nasenschleimhäute (evtl. Epistaxis) und Augen (Keratoconjunctivitis).

Bei Risikopatienten (familiäre Fettstoffwechselstörungen, Diabetes mellitus, Obesitas, Alkohol- und Nikotinabusus) kann es zum Anstieg des Cholesterinwerts, der Triglyzeride und der Leberfunktionswerte kommen. Die Patienten sind entsprechend zu beraten und durch regelmäßige Laborkontrollen zu überwachen. Seltener kommen muskelkaterartige Beschwerden (Arthralgien, Myalgien) vor, ebenso eine benigne intrakranielle Hypertension (Pseudotumor cerebri) mit Kopfschmerzen und Sehstörungen.

Eine gleichzeitige systemische Therapie mit Isotretinoin und Tetracyclinen oder Vitamin A verbietet sich, da in diesen Fällen ein erhöhtes Risiko zu dieser Nebenwirkung besteht. Bei höherer und längerer Dosierung von Isotretinoin kommen bislang in ihrer Bedeutung ungeklärte Ossifikationsstörungen (disseminierte idiopathische skelettale Hyperostosen, DISH-Syndrom) vor.

Nach Einführung von Isotretinoin in die Aknetherapie hat Diaminodiphenylsulfon (DADPS, Dapson), das mit den Sulfonamiden chemisch verwandt ist, bei dieser Indikation deutlich an Bedeutung verloren; heute findet es nur noch ausnahmsweise bei schweren entzündlichen Formen der Akne Anwendung. Die Dosis, die für diese Indikation eingesetzt wird, beträgt 50–150 mg täglich. Im Allgemeinen kann nach 4–5 Monaten eine Remission beobachtet werden.

Bei Frauen mit Seborrhö und zu Entzündung neigenden Effloreszenzen können Antiandrogene, die zugleich kontrazeptiv wirken, verordnet werden. Folgende Kombinationen stehen zur Verfügung:
- Cyproteronacetat 2 mg und Ethinylestradiol 35 μg (Diane-35);
- Chlormadinonacetat 1 mg und Ethinylestradiol 100 μg (Neo-Eunomin);
- Chlormadinonacetat 2 mg und Mestranol 50 μg (Gestramestrol N).

Eine ausschließliche Behandlung mit oralen Kontrazeptiva gilt nicht als ausreichend; sie sollten immer mit anderen Aknetherapeutika kombiniert werden. Der Erfolg in der Aknetherapie beruht auf einer kompetitiven Hemmung der Androgenrezeptoren, die eine Reduktion der Talgproduktion um 25–35% bewirkt.

14.4.6 Prognose/Verlauf

Im Allgemeinen beginnt die Akne vor der Pubertät, erreicht ihren Höhepunkt in der Jugend und bildet sich langsam mit dem frühen Erwachsenenalter zurück. Die Gründe für die spontane Involution der Akne sind nicht bekannt.

Fazit für die Praxis

Bei leichten Formen der Akne ist eine lokale Behandlung mit verschiedenen nichtantibiotischen Wirkstoffen oft ausreichend, bei schweren Formen müssen meist andere therapeutische Maßnahmen, besonders eine systemische Antibiotika- oder Isotretinoinbehandlung, ergriffen werden.

Bei einer antibiotischen Therapie der Akne sollten die Risiken durch unerwünschte Wirkungen und die negativen Einflüsse auf die Resistenzsituation von P. acnes und anderen Erregern sorgfältig gegenüber dem möglichen therapeutischen Erfolg abgewogen werden. Resistente Stämme von P. acnes sind zwar noch relativ selten, doch werden zunehmend Erreger isoliert, die zumindest eine abgeschwächte Empfindlichkeit aufweisen.

Literatur zu Kap. 14.4

Bojar RA, Cunliffe WJ, Holland KT (1995) The short-term treatment of acne vulgaris with benzoyl peroxide: effects on the surface and follicular cutaneous microflora. Br J Dermatol 132: 204–208
Brown SK, Shalita AR (1998) Acne vulgaris. Lancet 351: 1871–1876

Driscoll MS, Rothe MJ, Abrahamian L, Grant-Kels JM (1993) Long-term oral antibiotics for acne: is laboratory monitoring necessary? J Am Acad Dermatol 28: 595–602

Eady EA, Jones CE, Gardner KJ, Taylor JP, Cove JH, Cunliffe WJ (1993a) Tetracycline-resistant propionibacteria from acne patients are cross-resistant to doxycycline, but sensitive to minocycline. Br J Dermatol 128: 556–560

Eady EA, Jones CE, Tipper JL, Cove JH, Cunliffe WJ, Layton AM (1993b) Antibiotic resistant propionibacteria in acne: need for policies to modify antibiotic usage. Br Med J 306: 555–556

Fitton A, Goa KL (1991) Azelaic acid: a review of its pharmacological properties and therapeutic efficacy in acne and hyperpigmentary skin disorders. Drugs 41: 780–789

Gollnick HPM, Vogt K, Hermann J, Blume U, Hahn H, Haustein UF, Orfanos CE (1994) Topical quinolone OPC-7251: a clinical and microbiological study in acne. Eur J Dermatol 4: 210–215

Jansen T, Neubert U, Plewig G (1994) Gramnegative Follikulitis: Eine diagnostische und therapeutische Herausforderung. Münchener Med Wochenschr 136: 93–96

Jansen T, Plewig G (1997) Advances and perspectives in acne therapy. Eur J Med Res 2: 321–334

Jansen T, Plewig G, Kligman AM (1998) Pathophysiology of acne. Dermatol Ther 6: 7–17

Lever L, Marks R (1990) Current views on the aetiology, pathogenesis and treatment of acne vulgaris. Drugs 39: 681–692

Leyden JJ (1997) Therapy for acne vulgaris. N Engl J Med 336: 1156–1162

Meynadier J, Alirezai M (1998) Systemic antibiotics for acne. Dermatology 196: 135–139

Noble WC (1990) Topical and systemic antibiotics: is there a rationale? Semin Dermatol 9: 250–254

Plewig G, Albrecht G, Henz BM, Meigel W, Schöpf E, Stadler R (1997) Systemische Behandlung der Akne mit Isotretinoin: Aktueller Stand. Hautarzt 48: 881–885

Plewig G, Kligman AM, Jansen T (2000) Acne and Rosacea. 3rd edn. Springer, Berlin Heidelberg New York Tokio

Plewig G, Schöpf E (1975) Anti-inflammatory effects of antimicrobial agents: an in vivo study. J Invest Dermatol 65: 532–536

Reisner RM (1983) Antibiotic and anti-inflammatory therapy of acne. Dermatol Clin 1: 385–397

Toyoda M, Morohashi M (1998) An overview of topical antibiotics for acne treatment. Dermatology 196: 130–134

Vowels BR, Yang S, Leyden JJ (1995) Induction of proinflammatory cytokines by a soluble factor of propionibacterium acnes: implications for chronic inflammatory acne. Infect Immun 63: 3158–3165

Weiss JS (1997) Current options for the topical treatment of acne vulgaris. Pediatr Dermatol 14: 480–488

14.5 Humane Papillomavirusinfektionen der Haut und hautnahen Schleimhäute

G. Gross

Durch große Fortschritte der Molekularbiologie konnten bisher mehr als 100 humane Papillomavirustypen (HPV) identifiziert werden. Diese Typen werden in 2 Hauptkategorien als »kutane HPV-Typen« und »Schleimhaut-HPV-Typen« eingeordnet. Darüber hinaus werden verschiedene Gruppen der Schleimhaut-HPV-Typen mit unterschiedlichem onkogenem Potenzial (»low risk«, »high risk« und »intermediate risk«) differenziert.

HPV-induzierte Warzen gehören zu den häufigsten Hautkrankheiten des Menschen überhaupt und stellen eine erhebliche Belastung für das öffentliche Gesundheitswesen dar. Es wird geschätzt, dass die Prävalenz von Viruswarzen in der allgemeinen Bevölkerung Europas und der USA mindestens 7–10% beträgt. Jedes 10. Kind bzw. jeder 10. Jugendliche weist Viruswarzen der Haut auf. Die größte Inzidenz wird bei immunsupprimierten Patienten beobachtet. Dies weist auf die Bedeutung der zellulären Immunität bei der Kontrolle der HPV-Infektion hin. Bereits 5 Jahre nach Organtransplantation hat etwa jeder 2. Transplantatempfänger Viruswarzen entwickelt.

Die Infektion des Genitoanaltraktes mit Schleimhaut-HPV-Typen wird als die häufigste sexuell übertragbare Virusinfektion angesehen. Schleimhaut-HPV-Typen können auch orale Warzen und Larynxpapillome hervorrufen, wobei davon besonders häufig Kinder betroffen sind.

Bestimmte sog. High-risk-HPV-Genotypen sind an der Entstehung genitoanaler Plattenepithelkarzinome beteiligt. Die Weltgesundheitsbehörde hat 1996 die HPV-high-risk-Genotypen, insbesondere HPV 16 und HPV 18, als ursächliche Faktoren für die Genese des Zervixkarzinoms eingestuft. Auch in Karzinomen der Vulva (in ca. 30–40%), des Penis (in ca. 40%) und des Analkanals (in 60–70%) werden diese HPV-Typen nachgewiesen.

Die selben HPV-Typen werden jedoch auch in klinisch unscheinbaren Läsionen des äußeren Genitale beider Geschlechter gefunden, die histologisch oftmals Zeichen einer intraepithelialen Neoplasie unterschiedlicher Grade [zervikale Präneoplasie (CIN) Grad 1–3, vulväre intraepitheliale Neoplasie (VIN) Grad 1–3, am Penis (PIN) Grad 1–3, perianal (PAIN) Grad 1–3, und im Analkanal (AIN) Grad 1–3] aufweisen.

Die Inkubationszeit nach Infektion mit HPV bis zum Auftreten von sichtbaren Warzen beträgt zwischen 6 Wochen bis zu mehreren Monaten. Papillomaviren infizieren ausschließlich Epithelzellen. Als Infektionsweg kommt v. a. der direkte Kontakt mit der Haut oder Schleimhaut eines Warzenpatienten und der Kontakt z. B. mit kontaminierten Kleidungsgegenständen in Betracht. Das Virus scheint über kleine Defekte des oberflächlichen Epithels die epithelialen Basalzellen zu infizieren und diese zur Proliferation anzuregen. Während virale DNA ab den basalen Epithelzellen nachweisbar ist, werden späte virale Antigene und reife Viruspartikel erst in den äußeren Schichten des Epithels, im oberen Stratum spinosum und im Stratum corneum, gefunden.

14.5.1 Klinik

Prinzipiell werden 3 Formen der HPV-Infektion unterschieden:
- sichtbare Veränderungen, wie z. B. die Viruswarzen
- subklinische HPV-Infektionen,
- latente (»schlafende«) HPV-Infektion.

Unterschiedliche HPV-Typen induzieren morphologisch, histologisch und prognostisch unterschiedliche klinische Erscheinungsbilder. Der Prototyp der HPV-induzierten Krankheitsbilder ist die Viruswarze, die sowohl an der Haut, im Mundschleimhautbereich, im oberen Respirationstrakt und im Genitoanal- bzw. Urethralbereich (Genitalwarzen, Condylomata acuminata) häufig vorkommt.

14.5.1.1 HPV-Infektionen der Haut

An der äußeren Haut sind folgende morphologisch differente Warzenformen unterscheidbar (▣ Tabelle 14-8): Verrucae vulgares, Verrucae plantares (Myrmecia = Dornwarzen, Mosaikwarzen und endophytische Warzen; ▣ Abb. 14-21), Verrucae planae juveniles (Flachwarzen; ▣ Abb. 14-22) und sog. intermediäre Warzen. Bei den letzteren handelt es sich um eine Kombination aus Verrucae vulgares und Verrucae planae juveniles.

Zusätzlich sind an der Haut von Patienten, die an der seltenen, autosomal-rezessiven Hautkrankheit Epidermodysplasia verruciformis (EV) leiden, erythematöse und Pityriasis-versicolor-ähnliche im Hautniveau liegende oder plaqueförmige Effloreszenzen mit nur minimaler oder fehlender Papillomatose nachweisbar (▣ Abb. 14-23).

Mikroskopisch handelt es sich bei Viruswarzen um gutartige Hyperplasien mit Akanthose, Papillomatose und Hyperkeratose. Vakuolisierte (ballonierte) Epithelzellen und ausgeprägte Parakeratose sind histologische Zeichen der mit Virusproduktion einhergehenden HPV-Infektion. Charakteristische zytoplasmatische Einschlüsse sind HPV-typspezifisch.

Realisationsfaktoren für Viruswarzen der Haut sind Durchblutungsstörungen, kleine Verletzungen und Ekzeme der Haut, wie sie im Rahmen chronischer Entzündungen der Haut, wie z. B. beim endogenen Ekzem, aber auch bei Mazeration oder Sebostase vorkommen.

Auch Immundefekte (v. a. zelluläre Immundefekte), örtliche und systemische Glukokortikoidtherapie bzw. Therapie mit Immunsuppressiva tragen zur Ausbildung und Aussaat von Viruswarzen bei. Im Bereich vorbestehender Ekzemherde kann es in Analogie zum Ekzema herpeticatum zur Bildung eines Eczema verrucatum kommen.

Die Diagnose ist in der Regel klinisch zu stellen (▣ s. Übersicht).

Differenzialdiagnosen der Viruswarzen je nach Lokalisation an der Haut

- Gesicht
  Verrucae seborrhoicae, Lichen ruber, Cornu cutaneum, Keratoakanthom, Carcinoma spinocellulare
- Extremitäten
  Lichen ruber verrucosus, Mollusca contagiosa, Porokeratosis, Tuberculosis cutis verrucosa, Akanthosis nigricans, M. Darier, M. Bowen, Carcinoma spinocellulare
- Palmare und plantare Lokalisation
  Keratoma palmare et plantare dissipatum, Clavi, Epithelioma cuniculatum, malignes Melanom
- Periunguale und subunguale Lokalisation
  Glomustumor, subunguale Exostose, malignes Melanom

Eine bioptische Diagnosesicherung sollte aber immer erfolgen bei atypischem klinischem Bild, bei atypischer Symptomatik sowie atypischem Verlauf bzw. bei Therapieresistenz und wiederholt auftretenden Rezidiven. Chronisch persistierende Warzen können hinweisend sein für eine zelluläre Abwehrschwäche.

▣ Tabelle 14-8. Das klinische Spektrum der HPV-Infektionen der Haut

Klinische Veränderungen	HPV-Typ
Verrucae vulgares	1, **2**, **4**, 7, 26, 27–29, 34, 41, 48–50, 57, 60, 63, 65
– Typische Verrucae vulgares	2, 4
– Mosaikwarzen (palmar, plantar)	2
– Endophytische Warzen (palmar, plantar)	4
– Schlachterwarzen	7
Myrmecia (tiefe palmare und plantare Warzen, Dornwarzen)	**1**
Verrucae planae juveniles	**3**, **10**, 28, 29
Intermediäre Warzen	**10**, 28
Einschlusswarzen der Fußsohle (plantare Zysten)	**60**, **63**, **65**
Epidermodysplasia verruciformis	**5**, **8**, 9, 12, 14, 15, 17, 19–25, 36–38, 46, 47, 49

Es ist v. a. wichtig, solitäre warzenförmige Tumoren bei erwachsenen Menschen gegenüber malignen Tumoren wie M. Bowen, Stachelzellkarzinom und malignes Melanom abzugrenzen (s. oben).

Epidermodysplasia verruciformis

Die Epidermodysplasia verruciformis (EV) ist eine seltene, chronisch persistierende therapieresistente HPV-Infektion, die sich in Form disseminierter flachwarzenähnlicher Effloreszenzen manifestiert. Daneben kommen bei der EV auch erythematöse, teilweise hyper- und hypopigmentierte fleckförmige Läsionen vor (▣ Tabelle 14-9). Diese Hautveränderungen sind v. a. im Gesicht, an den Streckseiten der oberen und unteren Extremitäten, seltener am Stamm, am behaarten Kopf lokalisiert (▣ Abb. 14-23). Häufig werden gleichzeitig auch Präkanzerosen, wie z. B. aktinische Keratosen und invasive Karzinome, v. a. vom Bowen-Karzinomtyp, bereits im jungen Alter an UV-lichtexponierten Hautstellen beobachtet. HPV-DNA-Sequenzen v. a. der Typen HPV 5 und HPV 8 sind in diesen Stachelzellkarzinomen regelmäßig nachweisbar.

Die Genese der Epidermodyoplasia verruciformis ist multifaktoriell, wobei genetische, immunologische Faktoren zusammen mit den für die Krankheit EV-charakteristischen HPV-Typen eine Rolle spielen (▣ Tabelle 14-9). Die lebenslang nachweisbare HPV-Infekton mit charakteristischen Hautveränderungen ist als Folge der zellulären Immunschwäche zu erklären. UV-Strahlen haben wahrscheinlich eine wichtige Bedeutung zusammen mit oder ohne HPV bei der Entstehung von Hautkrebs, der in ca. 35% der EV-Patienten nachweisbar ist. Die EV war die erste Hautkrankheit beim Menschen, bei der ein enger Zusammenhang zwischen der Infektion mit spezifischen HPV-Typen und Krebsentstehung der Haut nachgewiesen werden konnte.

HPV und Hautkrebs

Dauerhaft iatrogene Immunsuppression – wie bei Organtransplantierten – ist mit einem erhöhten Krebsrisiko verknüpft. Fast

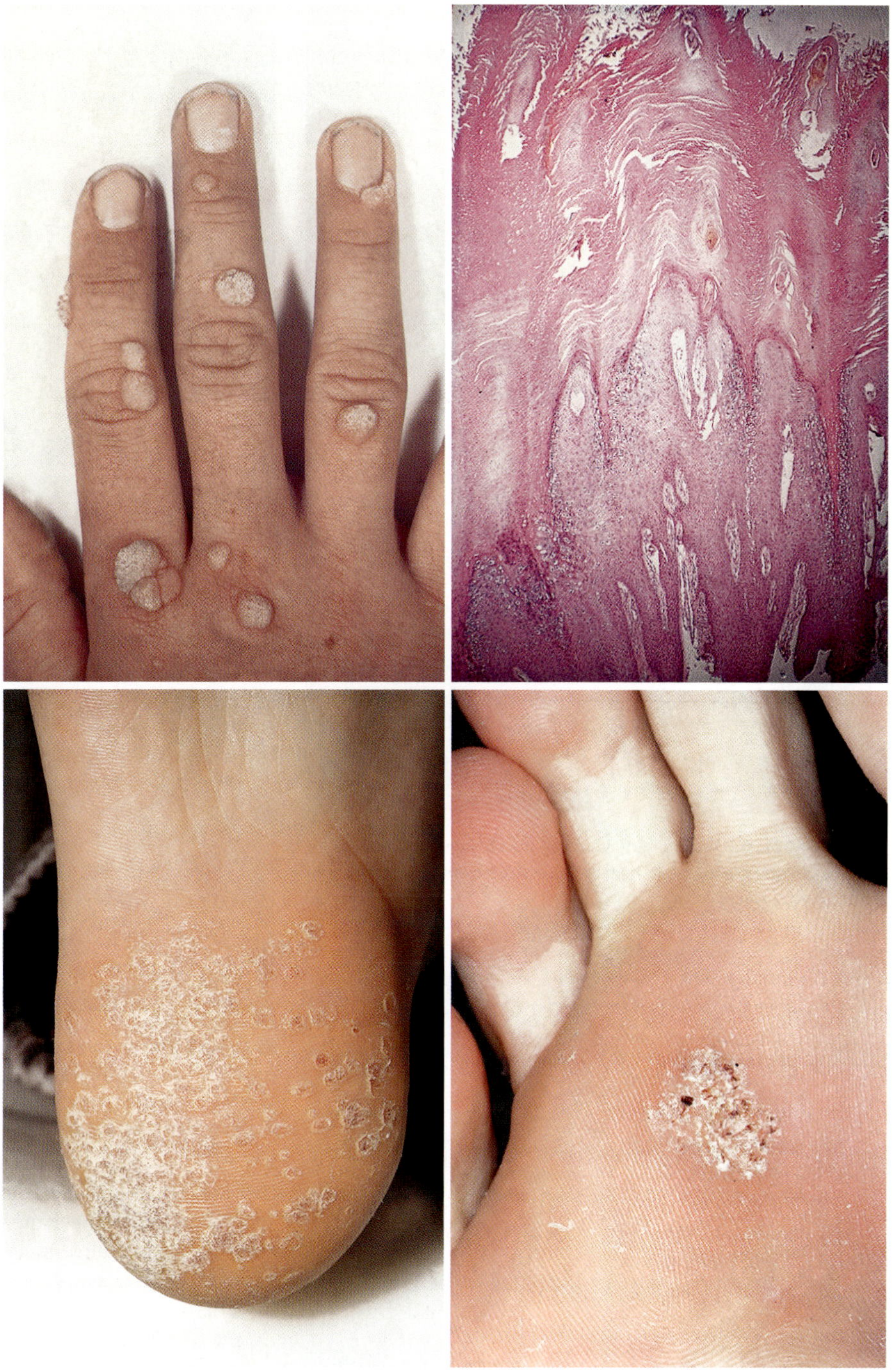

Abb. 14-21a–d. Viruswarzen der Haut: **a** Verrucae vulgares (HPV-Typ-2-Nachweis) der Fingerstreckseiten. **b** Histologie: Hyperortho- und Parakeratose sowie Papillomatose und Akanthose der Epidermis. **c** Verrucae plantares vom Typ der Mosaikwarzen (HPV-Typ 2-Nachweis). **d** Verruca plantaris vom Typ der Myrmecia (Dornwarze, Stechwarze; HPV-Typ-1-Nachweis)

alle transplantierten Patienten entwickeln Hauttumoren wie benigne Viruswarzen und Hautkrebs. Im Vergleich zur Allgemeinbewölkerung ist die Häufigkeit, an Stachelzellkarzinomen und Basalzellkarzinomen zu erkranken, um das 150fache bzw. 10-fache erhöht. Es wird angenommen, dass die Immunsuppression ein wesentlicher Risikofaktor für die Entwicklung von Hautkrebs ist.

HPV-DNA v. a. der EV-HPV-Typen (Tabelle 14-9) werden in 90% der untersuchten Stachelkarzinome von Organtransplantierten nachgewiesen. Wie bei EV-Patienten sind Hautkarzinome vorwiegend in UV-exponierter Haut lokalisiert. Ob die Immunsuppression, die UV-Exposition oder die HPV-Infektion die Hauptrolle bei der Initiierung und Entwicklung der nicht melanozytären Hautkrebsformen bei immunsupprimierten Patienten spielen, muss geklärt werden.

Mit Hilfe sehr sensitiver PCR-Techniken können HPV-DNA-Sequenzen auch in einem großen Anteil von nichtmelanozytären malignen Tumoren immunkompetenter Patienten nachgewiesen werden. Für die Diskussion erschwerend ist, dass kleine Mengen von HPV-DNA mittels der gleichen PCR-Techniken ebenfalls in gesunder Haut und in verschiedenartigen benignen dermatologischen Krankheitsbildern identifiziert wer-

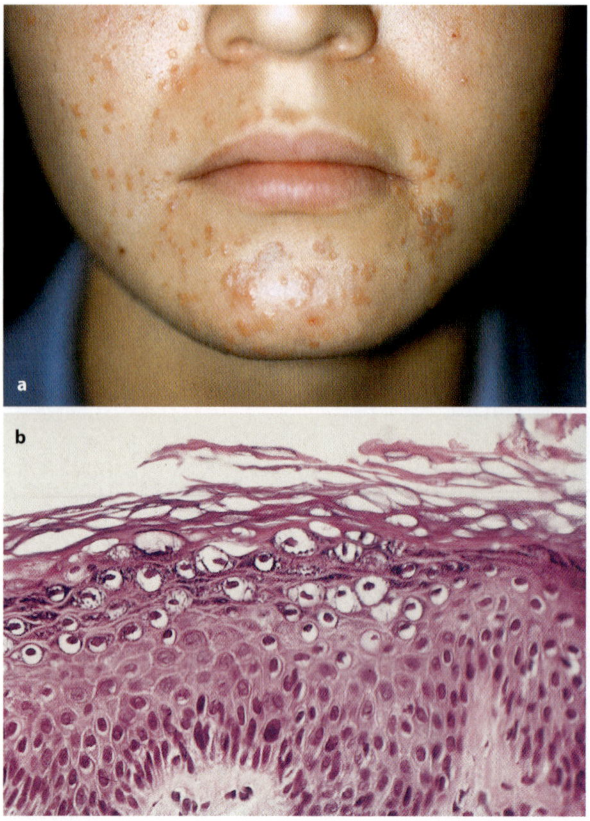

Abb. 14-22 a, b. Disseminierte Verrucae planae juveniles des Gesichts (a). Histologie mit typischem HPV 3-assoziiertem zytopathischem Effekt (»bird's eye«; b)

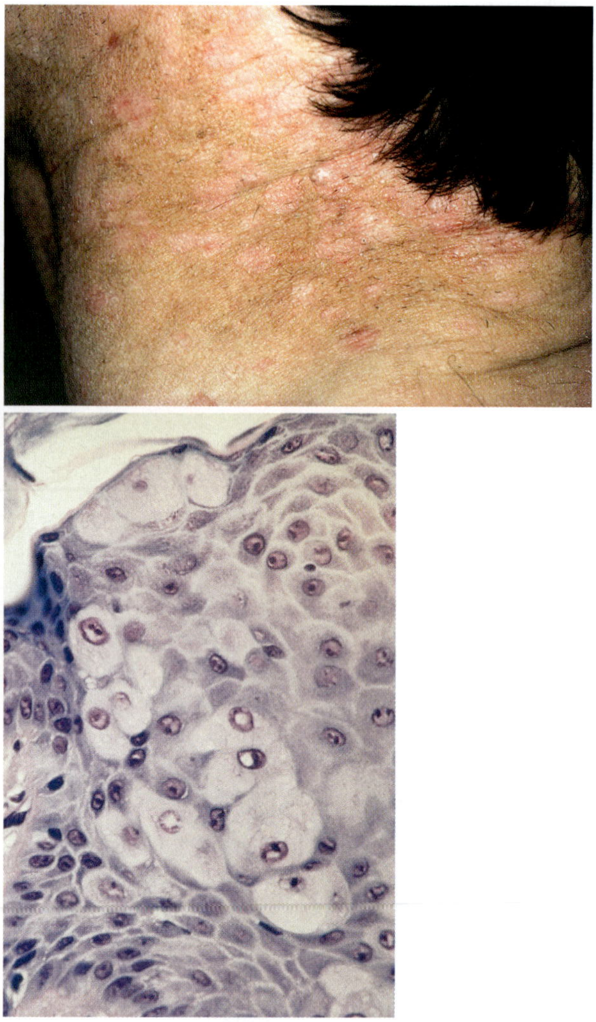

Abb. 14-23 a, b. Epidermodysplasia verruciformis. **a** Flache, diskret papulöse Hautveränderungen der Nacken-/Halsregion eines 35-jährigen Mannes (HPV-Typ 46, identisch mit HPV 20a). **b** Histologie: große Zellen durchsetzen die gesamte Epidermis

Tabelle 14-9. HPV-Typen in Hautveränderungen der Epidermodysplasia verruciformis Lewandowski-Lutz

Hautveränderungen	Assoziierte HPV-Typen
Verrucae planae juveniles	**3**, 10
Pityriasis-versicolor-ähnliche fleckförmige Effloreszenzen und Plaques	**5**, **8**, 9, 12, 14, 15, 17, 19, 20, 36–38, 46, 47, 49
EV-assoziierte Hautkarzinome und Vorläuferläsionen	**5**, **8**, 14, 17, 20

Tabelle 14-10. HPV-Infektionen der Mundschleimhaut und des oberen Respirationstraktes

Schleimhautveränderungen	Assoziierte HPV-Typen
Mundschleimhautwarzen (Verrucae vulgares)	**2**, 57
Condylomata acuminata	**6**, **11**, 57
Fokale epitheliale Neoplasie (M. Heck)	**13**, 32, 57
Orale Papillome bei HIV-Infizierten	7
Larynxpapillome	**11**, **6**

den. Sorgfältige und kritische Untersuchungen sind deshalb erforderlich, um den genauen Zusammenhang zwischen HPV und der Entstehung maligner nichtmelanozytischer Hauttumoren aufzuklären.

14.5.1.2 Schleimhautwarzen der Mundschleimhaut und des oberen Respirationstraktes

Schleimhautwarzen umfassen Warzen vom Typ der Verrucae vulgares, orale Condylomata acuminata und auch die fokale epitheliale Neoplasie sowie Larynxpapillome. Mit diesen verschiedenen Formen werden spezifische HPV-Typen in Verbindung gebracht (Tabelle 14-10).

Die fokale epitheliale Hyperplasie (M. Heck) ist gekennzeichnet durch symptomlose multiple hautfarbene flache Papeln der Lippen und der gesamten Mundschleimhaut. Dieses harmlose, bei Indianern und Eskimos endemische Krankheitsbild kommt sporadisch auch in Mitteleuropa vor und beherbergt HPV 13 und HPV 32, die ausschließlich im M. Heck nachgewiesen werden.

Juvenile Larynxpapillome werden gehäuft bei Kindern von Müttern mit HPV 11- bzw. HPV 6-positiven genitalen Condylomata acuminata gefunden. Eine maligne Entartung der Larynxpapillome wird in ca. 10% der Fälle nach Röntgenbestrahlung beobachtet. Welche Rolle hierbei den Papillomviren zukommt, ist unklar.

Neue Untersuchungen haben gezeigt, dass nur ein kleiner Teil von Plattenepithelkarzinomen der Mundschleimhaut mit HPV assoziiert ist. Im Gegensatz dazu konnte vor kurzem eine engere Assoziation zwischen HPV und dem Tonsillenkarzinom gefunden werden.

14.5.1.3 Genitoanale HPV-Infektionen

Genitoanale und urethrale HPV-Infektionen werden größtenteils durch Sexualkontakte übertragen. Allerdings können genitale Papillomviren auch unter der Geburt von der Mutter auf das Neugeborene übertragen werden mit der möglichen konsekutiven Ausbildung genitoanaler Warzen, seltener von Larynxpapillomen. Ferner kann es auch über Schmierinfektionen (Auto- oder Heteroinokulation) zur Übertragung kommen. Zahlreiche Beobachtungen deuten darauf hin, dass HPV auch iatrogen, z. B. bei der gynäkologischen oder proktologischen Untersuchung, übertragen werden kann. In Frage kommen dabei besonders Instrumente.

14.5.2 Epidemiologie

Mit Hilfe der Polymerasekettenreaktion zum Nachweis aktueller Infektionen und mit Hilfe von HPV-Serumantikörper zum Nachweis abgelaufener HPV-Infektionen konnten folgende Daten extrapoliert werden:

Sexuell aktive Frauen und Männer zwischen dem 15. und 49. Lebensjahr weisen zu über 50% Infektionen mit einem oder mehreren genitalen HPV-Typen auf. Etwa 15% dieser Altersgruppen haben eine aktuelle Infektion, wobei 50–75% sog. High-risk-HPV-Typen aufweisen (HPV 16, 18). Bei 1–2% dieser Altersgruppe sind genitale Warzen nachweisbar. Hierbei handelt es sich also nur um die Spitze des Eisberges. Die Mehrzahl der Bevölkerung weist subklinische Infektionen auf, die meistens unerkannt bleiben.

HPV-Infektion

- Latente HPV-Infektion
  verursacht keine morphologischen Veränderungen (unauffällige Histologie, Makroskopie) und ist ausschließlich molekularbiologisch durch Nachweis viraler Nukleinsäuren identifizierbar.
- Subklinische HPV-Infektion
  ist mikroskopisch und mittels optischer Vergrößerungsgeräte wie Kolposkopie bzw. Vulvoskopie aufgrund charakteristischer Oberflächenstrukturen (Essigsäuretest) und spezifischer zytomorphologischer Befunde zu erkennen (◘ Abb. 14-24).
- Klinisch sichtbare Manifestationen
  sind die benignen Genitalwarzen (v. a. die Condylomata acuminata) (◘ Abb. 14-25). Makulopapulöse Läsionen des inneren und äußeren Genitale beiderlei Geschlechter weisen histologisch oft Zeichen einer intraepithelialen Neoplasie unterschiedlichen Schweregrades auf (CIN 1–3, VIN 1–3, PIN 1–3, PAIN 1–3 und AIN 1–3; ◘ Tabelle 14-11; ◘ Abb. 14-26).

Latent und subklinisch HPV-infizierte Frauen tragen ein erhöhtes Risiko für die Entwicklung von squamösen Neoplasien der Cervix uteri und des unteren Genitaltrakts, insbesondere der Vulva. Dabei spielen die genannten High-risk-HPV-Typen eine besondere Rolle. Aber auch in Analkarzinomen und in Karzinomen des männlichen Genitale werden in ca. 50–70% bzw. 30–40% High-risk-HPV-Genotypen identifiziert. Im Anklang an Daten aus den Vereinigten Staaten mit Inzidenzraten von ca. 100 pro 100.000 erwachsenen Personen wird in Deutschland mit ca. 400.000–800.000 Personen gerechnet, die Genitalwarzen aufweisen.

Wichtige Risikofaktoren der genitoanalen HPV-Infektion sind Immundefizienz (Immunsuppressiva, pathologische Immundefizienz, HIV-Infektion), Rauchen, Schwangerschaft, orale Kontrazeptiva und v. a. Parameter der sexuellen Aktivität. Als wichtigster unabhängiger Risikofaktor gilt die Zahl der Sexualpartner während des Lebens.

Verschiedene Studien deuten darauf hin, dass die Mehrzahl der genitoanalen HPV-Infektionen zumindest beim weiblichen Geschlecht nur vorübergehend über DNA-Nachweisverfahren identifizierbar ist. Bei Frauen besteht eine negative Korrelation zwischen Alter und HPV-Infektion, sofern der HPV-DNA-Nachweis als Nachweisverfahren zugrunde gelegt wird. Inwiefern dies auch auf Männer zutrifft, ist nicht bekannt.

Frauen mit persistierender HPV-Infektion, insbesondere mit High-risk-HPV-Typen, haben ein erhöhtes Risiko, zervikale Präneoplasien (CIN 1–3) zu entwickeln. Dies wird vermehrt bei immundefekten Frauen beobachtet (HIV-Infektion, Transplantation). Unklar ist, ob diese Daten außer für CIN und das Zervixkarzinom auch für die vulväre intraepitheliale Neoplasie (VIN), für die Genese des Vulvakarzinoms, für Karzinome des Analkanals und des männlichen Genitale bzw. ihre Vorläufer gilt.

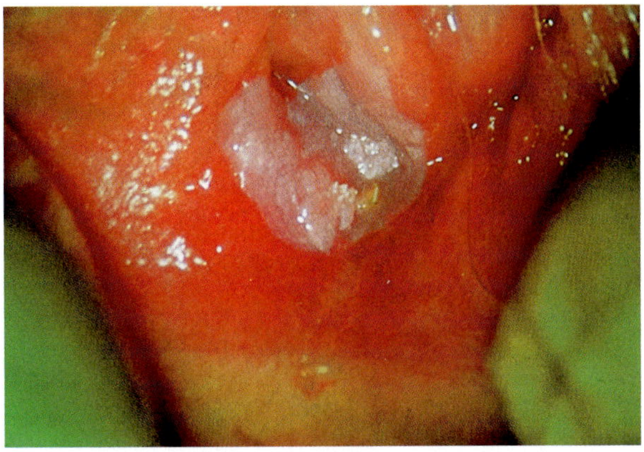

◘ **Abb. 14-24.** Subklinische Papillomvirusinfektion an der hinteren Kommissur; scharf begrenzte Weißfärbung um zentral stehende kleine Condylomata acuminata

14.5.3 Subklinische HPV-Infektionen

Zur Verwendung kommen 3%ige wässrige Essigsäurelösung für den Schleimhautbereich und 5%ige Essigsäurelösung für den verhornten Hautbereich. Die Applikation erfolgt über ca. 5 min, entweder über einen Wattetupfer oder besser über eine essigsäuregetränkte Mullkompresse und daran sich anschließende Beobachtung mittels Lupe oder Kolposkop.

Bei Condylomata acuminata ermöglicht die Essigsäuretestung, die Ausdehnung und die Grenzen für die Therapie besser sichtbar zu machen und subklinische Läsionen zu identifizieren. Als positive Essigsäurereaktion wird definiert die fleckförmige oder diskret erhabene weißliche oder weißlich-gräuliche Färbung von Haut- bzw. Schleimhautarealen, die durch Lupenvergrößerung oder Kolposkopie eine scharfe Begrenzung aufweist und Gefäßpunktierungen oder Gefäße unterschiedlichen Kalibers zeigt (Abb. 14-24).

Falsch-positive Ergebnisse sind gekennzeichnet durch irreguläre essigweiße nicht scharf begrenzte Areale, die keine Gefäßpunktierung zeigen. Eine Vielzahl unterschiedlicher entzündlicher Prozesse können »falsch-positive« Essigsäurereaktionen hervorrufen, die mit HPV nichts zu tun haben: Hautabschürfungen, Candida-albicans-Infektionen, der Lichen sclerosus et atrophicus, der Lichen planus, frische Narben und auch der Herpes genitalis.

Die Essigweißfärbung bei unterschiedlichen entzündlichen Dermatosen macht die Interpretation für Ungeübte schwierig. Zur korrekten Interpretation ist eine Gewebeentnahme und die histologische Untersuchung erforderlich. In einigen Fällen essigweißreagierender Effloreszenzen können Dysplasien des Epithels identifiziert werden, d. h. intraepitheliale Neoplasien können subklinisch in Erscheinung treten.

14.5.4 Sichtbare HPV-Infektionen und HPV-assoziierte Neoplasien der Anogenitalregion

14.5.4.1 Benigne genitale Warzen

Genitalwarzen sind gutartige Haut- und Schleimhauttumoren, die insbesondere durch die Low-risk-HPV-Typen 6 und HPV 11 hervorgerufen werden. Morphologisch lassen sich 4 unterschiedliche Typen von Genitalwarzen differenzieren: spitze Genitalwarzen (Condylomata acuminata; Abb. 14-25), keratotische Genitalwarzen, papulöse Warzen und flache, makulöse warzenähnliche Effloreszenzen.

HPV 6 und HPV 11 sind in >90% genitaler Warzen nachweisbar (Tabelle 14-11). Genitale Warzen können in der gesamten Genitoanalregion, in der Harnröhre, in der Vagina, an der Portio und im Analkanal lokalisiert sein. Die Übertragbarkeit genitaler Warzen wird auf ca. 60–70% geschätzt. Die Inku-

Tabelle 14-11. Genitale HPV-Infektionen und HPV-assoziierte intraepitheliale Neoplasien

Klinische Veränderungen	Assoziierte HPV-Typen
Condylomata acuminata	**6, 11**
Buschke-Löwenstein-Tumoren	**6, 11**
Genitale Dysplasien (intraepitheliale Neoplasien[a] inkl. bowenoide Papulose)	**16, 18**, 31, 33–35, 39, 45, 51, 52, 56, 58, 59, 61, 62, 64, 66–70

[a] Intraepitheliale Neoplasien der Cervix uteri (CIN), der Vulva (VIN), der Vagina (VAIN), des Penis (PIN), der perianalen Haut (PAIN) und des Analkanals (AIN).

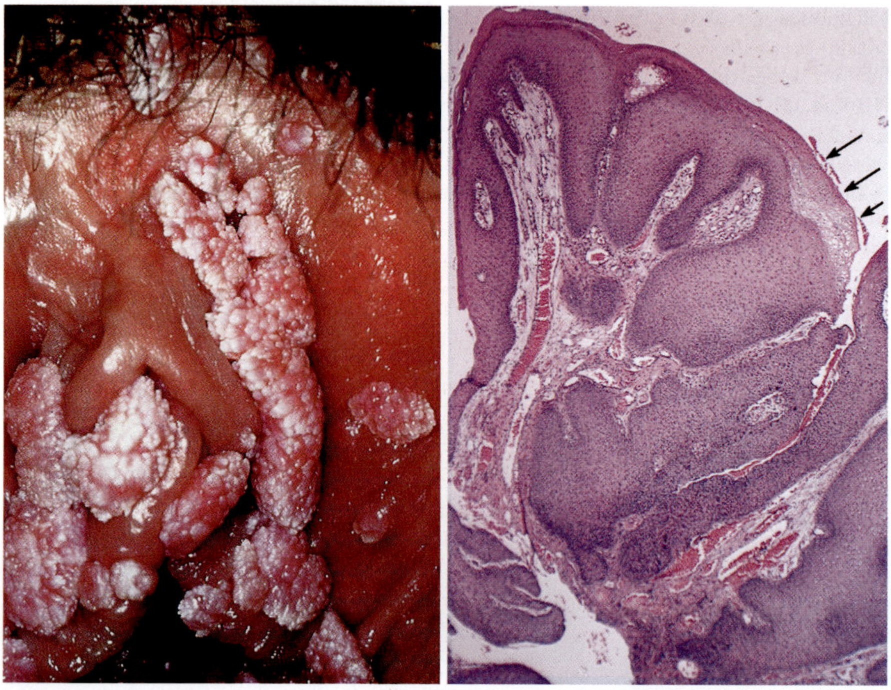

a b

Abb. 14-25 a, b. Typische multifokale Condylomata acuminata der Vulva (**a**). Histologie (**b**): Akanthose, Papillomatose, Koilozytose (*Pfeile*; vakuolisierte helle Stachelzellen) bationszeit beträgt mindestens 6 Wochen bis 6 Monate und länger. Genitale Warzen sind gekennzeichnet durch multifokales Auftreten und multiforme Morphologie. Gelegentlich treten Kondylome beetförmig in Erscheinung (Abb. 14-25).

Bei bis zu 40% der Frauen mit vulvären Warzen finden sich auch an der Ektozervix makulöse, z. T. flache, kondylomatöse Effloreszenzen. Der Befall der Urethra wird häufiger bei Männern als bei Frauen beobachtet. Warzen des Analkanals sind bei ca. jeder 5. Frau mit bestehenden vulvären Genitalwarzen nachweisbar. Heterosexuelle Männer mit analen Warzen haben wesentlich häufiger in der Vorgeschichte oder gleichzeitig bestehende Warzen am Penis als homosexuelle Männer.

14.5.4.2 Sonderform der riesenhaften Condylomata acuminata – Buschke-Löwenstein-Tumoren

Auch hier wird HPV-6- und HPV-11-DNA regelmäßig nachgewiesen.

Der Buschke-Löwenstein-Tumor wird am äußeren Genitale und in der Perianalzone beider Geschlechter beobachtet. Wichtige Risikofaktoren sind die lange Bestandsdauer und Immundefizienz. Die Tumoren sind charakterisiert durch ein exophytisches, blumenkohlähnliches, oft endophytisches Wachstum. Mikroskopisch sind überwiegend Befunde wie bei einem benignen Kondylom nachweisbar. Gelegentlich finden sich atypische Epithelzellen. Im Regelfall müssen mehrere Biopsien entnommen werden, um ein verruköses Karzinom mit Sicherheit auszuschließen.

Bei ausgedehntem Befall, z. B. im Bereich des Perineums und der Analzone, können additive diagnostische Verfahren wie Computertomographie und Magnetresonanztomographie hilfreich sein, um das gesamte Ausmaß des infiltrativen Wachstums abschätzen zu können.

14.5.5 HPV-assoziierte Neoplasien der Genitoanalregion

Intraepitheliale Neoplasien und invasive Neoplasien der Cervix uteri, der Vulva, des Penis, der perianalen Haut und des Analkanals werden morphologisch und auch aufgrund des regelmäßigen Nachweises der High-risk-HPV-Typen als HPV-assoziierte Neoplasien von den oben aufgeführten HPV-Infektionen differenziert.

Die CIN-ähnlichen, klinisch meist benigne erscheinenden Effloreszenzen finden sich an der Vulva in Form von pigmentierten Papeln (s. Abb. 14-26), erythematösen fleckförmigen Effloreszenzen, leukoplakieartigen Effloreszenzen und als Mischformen, die rötlich-grau-bräunlich-weißlich in Erscheinung treten (Abb. 14-26).

Ähnliche Effloreszenzen sind auch am Vestibulum vaginae, in der Vagina (VAIN), am Penis (PIN), perianal (PAIN) und im Analkanal (AIN) nachweisbar. In Abhängigkeit vom Atypiegrad der Epithelveränderungen werden leichte, mäßiggradige und schwere Grade (CIN, VIN, VAIN, PIN, PAIN und AIN Grad 1–3 unterschieden (Tabelle 14-11).

Disseminierte Formen von VIN 3 und PIN 3 werden auch als multifokaler (pigmentierter) M. Bowen bzw. als (pigmentierte) bowenoide Papulose bezeichnet (Abb. 14-26). Es handelt sich hierbei um die papulöse Variante von VIN 3 bzw. PIN 3. Intraepitheliale Neoplasien müssen gegen eine große Zahl dermatologischer Krankheitsbilder der Genitoanalregion abgegrenzt werden (Lichen ruber, Lichen sclerosus et atrophicus, Ekzeme u. a.).

Im Gegensatz zum M. Bowen (VIN 3 der älteren Frau) – bei dem es sich um eine obligate Präkanzerose handelt und der solitär an der Vulva älterer Frauen (durchschnittliches Erkrankungsalter >45 Jahre) als langsam wachsende rötliche, weißliche oder bräunlich pigmentierte Plaque in Erscheinung tritt – handelt es sich bei der bowenoiden Papulose um eine Erkrankung jüngerer Frauen (Erkrankungsalter <45 Jahre). Die VIN 3 der jüngeren Frau und die VIN 3 der älteren Frau, sind regelmäßig mit High-risk-HPV-Typen assoziiert, wobei v. a. HPV-16-DNA-Sequenzen gefunden werden.

Wie das Zervixkarzinom entsteht das HPV-assoziierte Vulvakarzinom wahrscheinlich sukzessive über sog. Vorläuferlä-

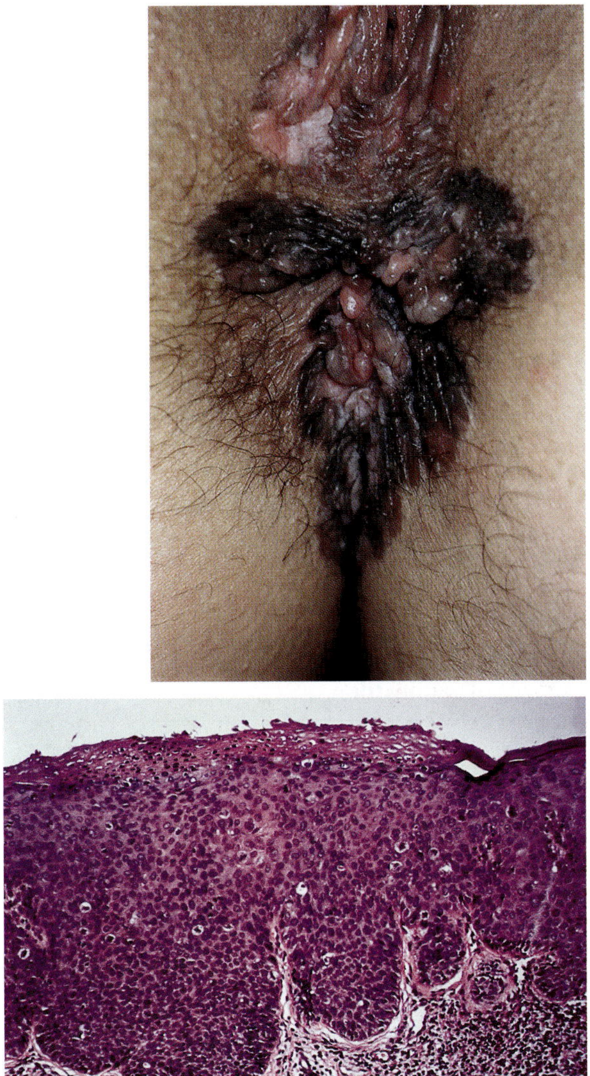

a

b

Abb. 14-26 a, b. Persistierende teilweise pigmentierte vulväre und perianale schwere intraepitheliale Neoplasie (VIN 3, PAIN 3) bei einer 34-jährigen Frau (sog. pigmentierte bowenoide Papulose; **a**). **b** Histologie: VIN 3 mit vereinzelten Koilozyten im Str. corneum (HPV-Nachweis: HPV 16 DNA) sionen (VIN Grad 1–3 bei der jüngeren Frau). Allerdings ist ein großer Teil der Vulvakarzinome bei älteren Frauen HPV-DNA-negativ. Diese Vulvakarzinome entstehen möglicherweise aus chronisch entzündlichen Veränderungen der Vulva, wie z. B. Lichen sclerosus et atrophicus oder Lichen ruber. Intraepitheliale Neoplasien der Vulva entarten prinzipiell wesentlich seltener als die CIN.

Die Prognose der VIN 3 der jüngeren Frau ist jedoch schwer einzuschätzen. Spontanheilungen der bowenoiden Papulose werden ebenso beobachtet wie rezidivierendes Auftreten und maligne Entartung. Spontanverläufe der VIN 3 der älteren Frau (M. Bowen) werden jedoch nicht beobachtet.

Auch das Peniskarzinom wird in ca. 30–40% mit HPV assoziiert, wobei in den meisten Fällen ebenfalls HPV-16- und HPV-18-DNA vorgefunden wird. Als Vorläuferläsionen der Peniskarzinome werden der M. Bowen, die Erythroplasia de Queyrat (EQ) und die bowenoide Papulose angesehen. Wie beim weiblichen Geschlecht werden in diesen Peniskarzinomvorläufern (PIN 3) ebenfalls HPV-16- bzw. HPV-18-DNA-Sequenzen identifiziert.

Vor kurzem konnte in Biopsiematerial der EQ zusätzlich zu HPV-16-DNA regelmäßig der als onkogen eingestufte EV-HPV Typ 8 identifiziert werden. Proben von genitalem M. Bowen waren HPV-8-DNA-negativ.

14.5.6 Verlauf

Genitalwarzen HPV-assoziierter intraepithelialer Neoplasien können Monate und Jahre persistieren. Allerdings können die Läsionen auch spontan abheilen. In großen placebokontrollierten Studien konnte gezeigt werden, dass die Spontanheilungsrate für Genitalwarzen unter Placebo ca. 20% bis zu 30% betragen kann. Besonders nach der Schwangerschaft und auch nach Absetzen immunsuppressiver Therapie werden Spontanverläufe bei genitalen Warzen und auch bei der bowenoiden Papulose beobachtet. Dies deutet auf die besondere Bedeutung der zellvermittelten Abwehr bei der Kontrolle der HPV-Infektion hin.

14.5.7 Diagnostik

Ausschluss anderer sexuell übertragbarer Infektionen

Die vor kurzem veröffentlichte Leitlinie der Deutschen STD-Gesellschaft (DSTDG) zu Condylomata acuminata und anderen HPV-assoziierten Krankheitsbildern des Genitale und der Harnröhre empfiehlt bei bestehenden Genitalwarzen die Durchführung der Syphilisserologie, bei geplanter chirurgischer und laserchirurgischer Therapie auch die HIV-Serologie. Die Hepatitis-B-Serologie ist fakultativ durchzuführen. Bei Fluor oder spezifischen Symptomen wird der Chlamydien-PCR-Nachweis über urethralen Abstrich, direkt aus dem Urin bzw. bei Frauen zusätzlich von der Portio empfohlen. Abstriche auf Neisseria gonorrhoeae, Mykoplasmen und Trichomonaden sowie Abstriche zum HSV-Nachweis über Zellkultur oder PCR sind ebenfalls nur bei aktueller Symptomatik indiziert. Die HSV-Serologie hat, außer bei schwangeren Patientinnen, keine diagnostische Relevanz beim rezidivierenden Herpes genitalis.

Differenzialdiagnosen

Genitale Warzen müssen insbesondere gegenüber einer großen Zahl benigner Tumoren wie Fibromata pendulantes, Nävi, seborrhoische Warzen und auch gegenüber Condylomata lata (Sekundärstadium der Syphilis) sowie Mollusca contagiosa abgegrenzt werden. Die Mikropapillomatosis labialis vulvae kann Condylomata acuminata imitieren. Hierbei handelt es sich wie bei den ektopischen Talgdrüsen um physiologische Veränderungen der Vulva, die in Analogie auch bei 30% der Männer als Papillomatosis coronae glandis (sog. hirsutoide Penispapillome) vorkommen und keinerlei pathologische Bedeutung haben.

Besonders wichtige Differenzialdiagnosen der Genitalwarzen sind intraepitheliale Neoplasien des Genitale, wie die VIN und PIN und invasive Tumoren. Vor allem jeder solitäre Tumor im Genitalbereich ist verdächtig und muss immer bioptisch gegen ein verruköses Vulva- bzw. Peniskarzinom abgegrenzt werden. Pigmentierte Genitalwarzen können mit pigmentierten Nävuszellnävi und mit pigmentierten seborrhoischen Warzen verwechselt werden. Bei einer solitären pigmentierten Papel oder bei Vorliegen eines solitären pigmentierten Tumors muss ein malignes Melanom durch Exzision in toto und in sano und histologische Untersuchung ausgeschlossen werden.

14.5.8 Therapie

Eine Indikation zur Therapie besteht nur für die sichtbaren HPV-induzierten Warzen, Genitalwarzen und HPV-assoziierten Krankheitsbilder. Subklinische Bilder werden bisher nicht als Indikation angesehen. HPV-spezifische antivirale Substanzen existieren nicht. Zur Verfügung steht eine Vielzahl von vorwiegend gewebezerstörenden Behandlungsmöglichkeiten. Zu unterscheiden sind die Therapie mit zytotoxischen Substanzen, chirurgische Therapieformen und die medikamentöse Therapie mit Retinoiden bzw. die Immuntherapie (s. Übersicht).

Therapiemöglichkeiten der HPV-Infektionen in der Dermatologie und Venerologie

- Chemotherapie
  - Salicylsäure/Kombination
  - Vitamin-A-Säure (Tretinoin)
  - Podophyllotoxin
  - 5-Fluorouracil
  - Bleomycin (eingeschränkte Empfehlung)
  - Trichloressigsäure
  - Solcoderm
- Chirurgische Verfahren
  - Kürettage
  - Scherenschlag
  - Skalpell
  - Elektrokauter
  - Laser (CO_2-Laser, Nd-YAG-Laser, Dye-Laser)
  - Kryotherapie
- Immuntherapie
  - Isoprinosine (eingeschränkte Empfehlung)
  - Interferone (i.l.; s.c., i.m.)

- Interferon-β (Gel; adjuvant nach Lasertherapie, Elektrokauter)
- Imiquimod (Zytokininduktor, Gel)
- Retinoide (oral)
- Cimetidin (eingeschränkte Empfehlung)

- Alternativtherapie bei Viruswarzen der Haut
  - Wechselbäder
  - Psychotherapie, Hypnose, Suggestion
- Experimentelle Therapie
  - Photodynamische Therapie
  - Cidofovir
  - HPV-Impfstoffe

Eine noch experimentell einzustufende Behandlung von Viruswarzen ist die photodynamische Therapie mit topischer Anwendung von 20% Aminolaevulinsäure und UV-Bestrahlung mit Wellenlängen im Bereich von 589–799 nm.

Trotz der relativen Harmlosigkeit und der Neigung zur spontanen Rückbildung ist die Therapie von Hautwarzen bei Schmerzen, Funktionsstörungen, kosmetischer Beeinträchtigung und Gefahr der malignen Entartung indiziert. Die Auswahl der Therapie erfolgt meist nach individuellen Faktoren wie Alter und Immunstatus des Patienten, Warzentyp, Lokalisation, Größe und Anzahl der Warzen und Wunsch des Patienten.

Genitoanale HPV-Infektionen gehören zu den sexuell übertragenen Krankheiten und müssen deshalb stets behandelt werden, um die Ansteckungsgefahr zu reduzieren. Genitoanale HPV-Infektionen können zur Entwicklung von Präkanzerosen und zu Plattenepithelkarzinomen der Cervix uteri, der Vulva, der Vagina, des männlichen Genitale und des Anus führen. Aus den genannten Gründen ist auch die Untersuchung des Sexualpartners erforderlich. Im Vordergrund stehen immer allgemeine Maßnahmen wie die Beseitigung prädisponierender Faktoren der Genitalwarzen wie Phimose, Fisteln, Hämorrhoiden, Marisken, Ekzeme und andere Dermatosen im Genitalbereich.

Da bisher keine Behandlung die vollständige und rezidivfreie Abheilung genitoanaler Viruswarzen garantieren kann, ist die Mindestanforderung an jede Therapie die langfristige, remissions- und symptomarme Abheilung der Warzen. Vor kurzem wurden für die Therapie genitoanaler und urethraler HPV-Infektionen nationale und internationale Leitlinien veröffentlicht. Besonders hervorzuheben ist hierbei, dass übereinstimmend das über Jahrzehnte eingesetzte Podophyllin aufgrund der besonderen Toxizitätsproblematik als obsolet in der Therapie genitaler Warzen eingestuft wurde.

Ersatzweise wird heute Podophyllotoxin-Creme bei Männern und Frauen empfohlen. Die Therapieempfehlung sieht Verfahren für umschriebene genitale Warzen vor, die von den Patienten selbst nach Anleitung durch den Arzt lokal angewendet werden. Empfohlen werden Podophyllotoxin-Creme, die immunstimulierende Imiquimod-Creme und Interferon-β-Gel als adjuvante Rezidivprophylaxe nach Entfernung der Warzen mittels Laser oder Elektrokauter. Diese Verfahren werden abgegrenzt von den Therapieformen, die ärztliches Geschick erfordern und ausschließlich vom Arzt angewendet bzw. verabreicht werden (■ s. Übersicht).

Empfehlenswerte Therapieverfahren für genitoanale Warzen (aus: Leitlinie der Deutschen STD-Gesellschaft 2001)

- Selbsttherapie
  - Podophyllotoxin (0,15%-Creme, 0,5%-Lösung)
  - Imiquimod-Creme (5%-Creme)
  - Interferon-β-Gel (0,1 Mio. IE/g) adjuvant (nach Laser, Elektrokauter)
- Ärztliche Therapie
  - Trichloressigsäure (<85%-Lösung)
  - Kyrotherapie
  - Elektrochirurgie/Laser, Scherenschlag/Kürettage

Ob in Zukunft virusspezifische HPV-Impfstoffe zur Prävention und zur Therapie der HPV-Infektionen und der HPV-assoziierten Neoplasien Einsatz finden werden, ist abhängig von klinischen Studien, die zzt. weltweit durchgeführt werden.

Fazit für die Praxis

- Infektionen durch humane Papillomviren (HPV) können zu primär gutartigen Tumoren der Haut und Schleimhäute führen. Bei den HPV-induzierten Veränderungen an der Haut handelt es sich um Viruswarzen, die gewöhnlicherweise harmlos sind und spontan abheilen können. Bei immunsupprimierten Patienten (Transplantatpatienten), bei immundefekten Patienten (z. B. HIV-Infizierte) und auch bei Patienten, die an einer Dermatitis atopica leiden, stellen kutane HPV-Infektionen ein großes Problem dar.
- Infektionen des Anogenitaltrakts mit bestimmten HPV-Typen werden heute als die häufigsten sexuell übertragenen Virusinfektionen angesehen.
- Sogenannte High-risk-HPV-Typen (HPV 16 und HPV 18) gelten laut Einschätzung der WHO als wichtige Risikofaktoren bei der Entwicklung bestimmter Karzinome des Anogenitaltraktes und des oberen Respirationstraktes, insbesondere des Gebärmutterhalskarzinoms.
- Spezifische gegen HPV gerichtete antivirale Substanzen existieren bisher nicht. Die Therapie der benignen Viruswarzen der Haut und hautnahen Schleimhäute ist unspezifisch und umfasst v. a. gewebezerstörende, chirurgische Verfahren wie z. B. Elektrokauter, Kryotherapie und Laser. Darüber hinaus sind zytotoxische Substanzen und Medikamente wie z. B. Retinoide und topische bzw. systemische Immuntherapeutika im Einsatz.
- Virusspezifische HPV-Impfstoffe sind in der Entwicklung, die sowohl zur Prophylaxe als auch zur Therapie HPV-assoziierter Tumoren v. a. des Anogenitaltraktes (CIN, Zervixkarzinom) eingesetzt werden sollen.

Literatur zu Kap. 14.5

Barrasso R, de Brux J, Croissant O et al. (1987) High prevalence of papillomavirus-associated penile intraepithelial neoplasia in sexual partners of women with cervical intraepithelial neoplasia. N Engl J Med 317: 916–923

Barrasso R, Gross G (1990) Male HPV-associated lesions: Epidemiology and diagnostic criteria In: Gross G, Jablonska S, Pfister H and Stegner HE (eds) Genital papillomavirus infections. Springer, Berlin Heidelberg New York Tokyo

Birkeland S, Storm H, Lamm L et al. (1995) Cancer risk after renal transplantation in the Nordic countries, 1964–1986. Int J Cancer 60: 183–189

Bosch FX, Manos MM, Munoz N et al. (1995) Prevalence of human papillomavirus in cervical cancer: a world-wide perspective. J Natl Cancer Inst 87: 796–802

Burk RD, Kelly P, Feldman J et al. (1996) Declining prevalence of cervicovaginal human papillomavirus infection with age is independent of other risk factors. Sex Transm Dis 23: 333–341

Da Silva DM, Eiben GL, Fausch SC et al. (2001) Cervical cancer vaccines: Emerging concepts and developments. J Cell Physiol 186: 169–182

Edwards L, Ferenczy A, Eron L et al. (1998) Self-administered topical 5% imiquimod cream for anogenital warts. Arch Dermatol 14: 25–30

Frisch M, Glimelius B, Van Den Brule J et al. (1997) Sexually transmitted infections as a cause of anal cancer. N Engl J Med 337: 1350–1358

Gross G (2001) Condylomata acuminata und andere HPV-assoziierte Krankheitsbilder des Genitale und der Harnröhre. Leitlinie der Deutschen STD-Gesellschaft (DSTDG). Hautarzt 52: 405–410

Gross G, Von Krogh G (eds) (1997) Human papillomavirus infections in dermatovenereology. CRC-Press, Boca Raton New York

Gross G, Barrasso R (eds) (1997) Human papillomavirus infection. A clinical atlas. Ullstein-Mosby, Wiesbaden Berlin

Gross G, Pfister H, Hagedorn M et al. (1982) Correlation between human papillomavirus (HPV) type and histology of warts. J Invest Dermatol 78: 160–164

Gross G, Hagedorn M, Ikenberg H et al. (1985) Bowenoid papulosis, Presence of human papillomavirus (HPV) structural antigenes of HPV 16-related DNA sequences. Arch Dermatol 121: 858–863

Hartwood CA, Surentheran T, Mc Gregor JM et al. (2000) Human papillomavirus infection and non-melanoma skin cancer in immunosuppressed and immunocompetent individuals. J Med Virol. 61: 289–297

Ho G, Burk R, Klein JS et al. (1995) Persistent genital human papillomavirus infection as a risk factor for persistent cervical dysplasia. J Natl Cancer Inst 87: 1365–1371

Ho G, Biermann R, Beardsley L et al. (1998) Natural history of cervicovaginal papillomavirus infection in young women. N Engl J Med 338: 423–428

Ikenberg H, Gissmann L, Gross G et al. (1983) Human papillomavirus type 16-related DNA in genital Bowen's disease and in bowenoid papulosis. Int J Cancer 32: 563–565

Karlsson R, Jonsson M, Edlund K et al. (1995) Lifetime number of partners as the only independent risk factor for human papillomavirus infection: a population-based study. Sex Transm Dis 22: 119–126

Koutsky L (1997) Epidemiology of genital human papillomavirus infection. Am J Med 102: 3–8

Maden C, Sherman K, Beckmann A et al. (1999) History of circumision, medical conditions and sexual activity and risk of penile cancer. J Natl Cancer Inst 85: 19–24

Majewski S, Jablonska S (1997) Human papillomavirus-associated tumors of the skin and mucosa. J Am Acad Dermatol 36: 659–667

Martin-Hirsch PL, Whitehurst C, Buckley CY et al. (1998) Photodynamic treatment for lower genital tract intraepithelial neoplasia. Lancet 351: 1403

Petzoldt D, Gross G (Hrsg) (2001) Diagnostik und Therapie sexuell übertragbarer Krankheiten. Leitlinien 2001 der Deutschen STD-Gesellschaft. Springer, Berlin Heidelberg New York Tokio

Pfister H, ter Schegget J (1997) Role of HPV in cutaneous premalignant and malignant tumors. Clin Dermatol 15: 335–347

Von Krogh G, Gross G (1997) Anogenital warts. In: Orth G, Jablonska S (eds) (1997) Papillomaviruses. Part II. Clin Dermatol 15: 355–366

Von Krogh G, Lacey Cin, Gross G et al. (2000) European Course on HPV-Associated Pathology (ECHPV): Guidelines for primary care physicians for the diagnosis and management of anogenital warts. Sex Transm Inf 76: 162–168

Walboomers J, Jacobs M, Manos M et al. (1999) Human papillomavirus as a necessary cause of invasive cervical cancer worldwide. J Pathol 189: 12–19

Zur Hausen H (1977) Human papillomaviruses and their possible role in squamous cell carzinomas. Curr Top Microbiol Immunol 78: 1–30

Zur Hausen H, De Villiers EM (1994) Human papillomaviruses. Ann Rev Microbiol 48: 427–447

Gastrointestinale Infektionen und Lebensmittelvergiftungen

T. Schneider, M. Zeitz

15.1 Gastrointestinale Infektionen

15.1.1 Einleitung

Infektionen des Gastrointestinaltraktes manifestieren sich klinisch in der Regel durch Diarrhö, manchmal in Kombination mit Erbrechen und Fieber. Die Durchfälle können wässrig klar oder auch mit Schleim- oder Blutauflagerungen verbunden sein.

! Bei Infektionen mit schleimhautinvasiven Erregern sind im Stuhl meist Leukozyten nachweisbar. Deshalb spricht man von entzündlichen Gastroenteritiden.
Im Falle von Infektionen mit Enteropathogenen, die die Diarrhö über Enterotoxine oder durch Adhärenz hervorrufen, können häufig keine Leukozyten im Stuhl nachgewiesen werden. Hier spricht man von nichtentzündlichen Diarrhöen.

In der Regel sind gastrointestinale Infektionen, die zu Durchfallerkrankungen führen, selbstlimitierend und dauern nicht länger als maximal 2–3 Wochen. Als Erreger für diese Erkrankungen kommen eine Reihe von Viren, Bakterien und Protozoen in Frage.

Persistieren drei oder mehr flüssige Stühle pro Tag länger als 30 Tage, spricht man von einer chronischen enteritischen Infektion. Solche chronischen gastrointestinalen Infektionen kommen fast ausschließlich bei immungeschwächten Patienten vor.

15.1.1.1 Epidemiologie

Infektionen des Gastrointestinaltraktes gehören weltweit zu den häufigsten Todesursachen. Besonders betroffen sind Kinder in Entwicklungsländern. Immerhin wird zur Zeit jährlich weltweit von mindestens 500 Mio. infektiösen Durchfallepisoden ausgegangen, von denen 5–10 Mio. direkt oder indirekt zum Tode führen.

In den Industrieländern konnten durch verbesserte hygienische Maßnahmen und besonders durch die Trennung zwischen Abwasser und Trinkwasser gastrointestinale Infektionen weitgehend zurückgedrängt werden. In jüngster Zeit kommt es allerdings zu neuen Herausforderungen. Denn nicht nur bei Immuninkompetenten, sondern auch bei Personen ohne Immundefizit wurden in den letzten Jahren neue Erreger gastrointestinaler Infektionen beschrieben. Darüber hinaus gelangen durch den stetig wachsenden weltweiten Tourismus neue Krankheitserreger in unsere Breiten. Außerdem wächst die Zahl immunsupprimierter Patienten, wie z. B. der HIV-Infizierten, der Krebskranken unter Chemotherapie und der vielen Patienten, die wegen unterschiedlicher Erkrankungen oder nach Organtransplantation immunsupprimierend behandelt werden müssen.

15.1.1.2 Allgemeine Ätiopathogenese

Erreger gastrointestinaler Infektionen werden meist oral aufgenommen. Eine Ausnahme bilden bestimmte Wurmerkrankungen, bei denen Larvalstadien in der Lage sind, aktiv durch die Haut in den menschlichen Körper einzudringen und über das Blut und häufiger noch über die Lunge den Intestinaltrakt erreichen. In der Regel muss der Erreger, um Krankheitssymptome auszulösen, nach Aufnahme den Intestinaltrakt besiedeln und sich dort vermehren. Um dies zu erreichen, werden von verschiedenen Erregern ganz unterschiedliche infektiöse Dosen benötigt. Während bereits 10–100 Shigellen oder 10–100 Zysten von Lamblien oder pathogenen Amöben eine Diarrhö auslösen können, sind dazu immerhin 105 Salmonellen oder sogar 108 Choleravibrionen nötig. Die Durchfallerkrankung setzt während der Kolonisation des Verdauungstrakts ein. Dabei bevorzugen einige Erreger den Dünndarm und andere den Dickdarm. Im Prinzip können für die Entstehung der intestinalen Symptomatik folgende vier Pathomechanismen unterschieden werden: Enterotoxinbildung, Zytotoxinbildung, Invasion und Adhärenz (Abb. 15-1).

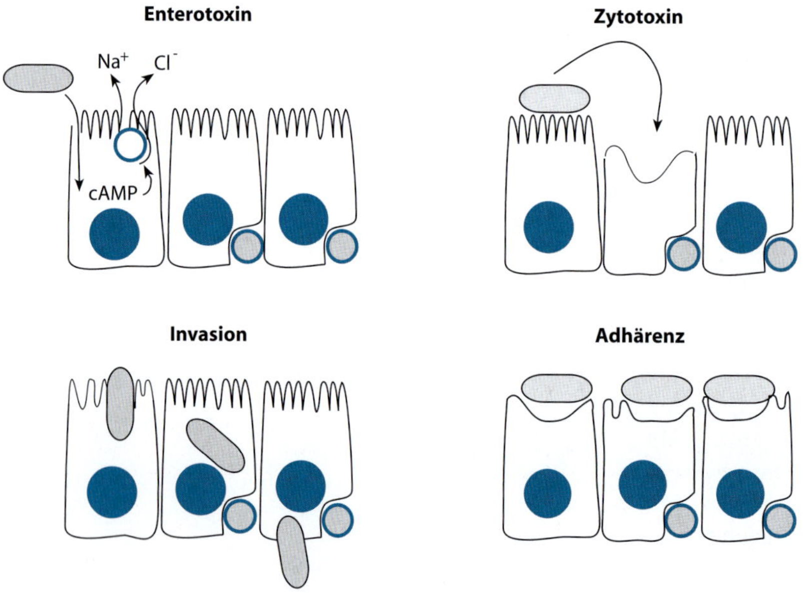

Abb. 15-1. Pathomechanismen der infektiösen Diarrhö

In der Regel gelingt nach 1–2 Wochen die Eliminierung des Erregers durch unspezifische und spezifische lokale, mukosale Abwehrmechanismen.

15.1.1.3 Pathogenitätsfaktoren

Dieses Thema wird gewöhnlich ausführlich in den Mikrobiologiebüchern abgehandelt und soll hier nur kurz angesprochen werden.

Einerseits kann die natürliche Flora des Intestinaltraktes, z. B. durch die Abgabe von Bacteriocinen, verhindern, dass sich pathogene Erreger dort ansiedeln. Wie wirksam dieser natürliche Schutz ist, wird besonders deutlich, wenn er ausgeschaltet ist. So kann unter antibiotischer Therapie die normale Darmflora so verändert sein, dass sich pathogene Bakterien wie Clostridium difficile ausbreiten können und eine Kolitis verursachen.

Andererseits verfügen pathogene Bakterien über vielfältige Fähigkeiten, die natürliche Schutzbarriere der gesunden intestinalen Flora zu überwinden. So haben Bakterien die Möglichkeit, genetisches Material auszutauschen. sodass Virulenzfaktoren und andere Informationen von enteropathogenen Bakterien auf vorher nicht enteropathogene Keime übertragen werden können. Dies kann über Mechanismen wie Transformation, bakterielle Konjugation oder Transduktion über Bakteriophagen geschehen.

Auf diese Weise können Antibiotikaresistenzgene, die auf Plasmiden extrachromosomal kodiert werden, durch Konjugation mit der Adhäsion eines Sexualpilus von einer Empfänger- auf eine Donorzelle übertragen werden. Flagellen und Fimbrien sind Virulenzfaktoren, die dazu beitragen, dass Enteropathogene leichter in die Mukosa eindringen und sich an der Wirtszelle anheften können. Auch die Fähigkeit pathogener Keime, Entero- oder Zytotoxine produzieren zu können, erhöht ihre Virulenz.

15.1.1.4 Mukosale Abwehrmechanismen

Mukosale Oberflächen sind die wichtigsten Eintrittspforten für Infektionserreger. Mit einer Ausdehnung von 100–200 m^2 stellt die Mukosa des Gastrointestinaltraktes die weitaus größte Kontaktoberfläche mit der Außenwelt dar. Sie hat 2 wichtige und völlig unterschiedliche Aufgaben zu erfüllen.

Auf der einen Seite muss sowohl die Absorption von Nahrungsbestandteilen einschließlich Flüssigkeit als auch die Sekretion von Enzymen, Salzen und Immunglobulinen ermöglicht werden. Auf der anderen Seite hat die gastrointestinale Mukosa eine Barrierefunktion, die das Eindringen pathogener Erreger verhindern soll. Gleichzeitig gewährleistet sie die sog. orale Toleranz, die in der Regel eine systemische Immunantwort gegen Antigene aus der Nahrung unterdrückt.

Diese differenzierten Funktionen werden neben mechanischen (z. B. Peristaltik), anatomischen (Bauhin-Klappe) und chemischen Abwehrmechanismen (z. B. Magensäure, Glykokalyx) durch ein spezialisiertes mukosales Immunsystem, dem GALT (»gut-associated lymphoid tissue«), ermöglicht. Es setzt sich aus 2 Hauptbestandteilen zusammen, die als Induktions- und Effektorkompartiment bezeichnet werden. Zum Induktionskompartiment gehören die Peyer-Plaques und isolierte Lymphfollikel, in denen die lokale Immunantwort induziert wird. Das Effektorkompartiment bilden die intraepithelialen und die in der Lamina propria verteilten Lymphozyten.

Etwa 50–70% aller lymphatischen Zellen sind im Gastrointestinaltrakt lokalisiert und bilden als GALT das größte Kompartiment des menschlichen Immunsystems. Es weist strukturelle und funktionelle Gemeinsamkeiten mit anderen mukosalen Oberflächen des Organismus auf, die eine an die Erfordernisse solcher Grenzflächen angepasste Immunantwort ermöglichen. Die mukosalen immunologischen Kompartimente fasst man deshalb unter dem Begriff »mucosa-associated lymphoid tissue« (MALT) zusammen (Abb. 15-2).

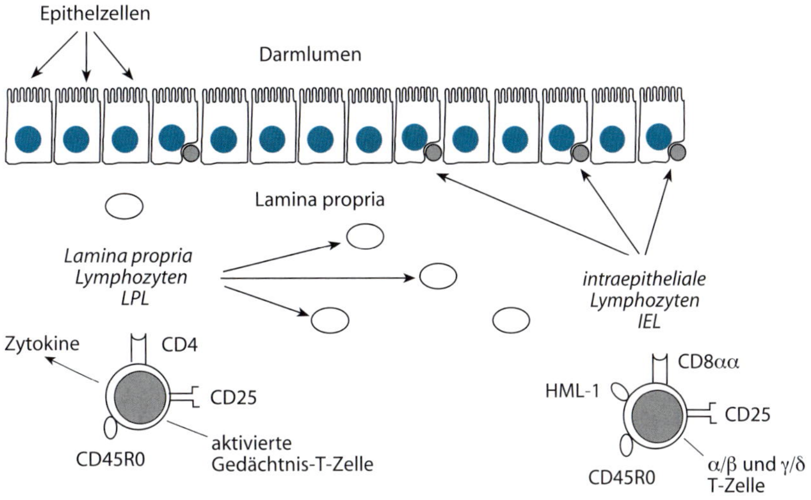

Abb. 15-2. T-Zellen des Darmimmunsystems. Zu dem Effektorkompartiment des Darmimmunsystems zählen Lamina-propria-Lymphozyten (*LPL*) und intraepitheliale T-Zellen (*IEL*). LPL sind aktivierte (CD25) und differenzierte (CD45R0) T-Zellen, die zu 50–70% CD4 auf ihrer Oberfläche tragen. Die IEL sind im Gegensatz zu den *LPL* zu über 70% CD8+ und exprimieren CD8$\alpha\alpha$-Homodimere, was für eine extrathymische Reifung dieser Zellen sprechen könnte. *IEL* tragen im Dickdarm zu ca. 37% und im Dünndarm zu 13% die $\gamma\delta$-Kette des T-Zellrezeptors, was deutlich über der Expression dieses Rezeptors in der Lamina propria und im peripheren Blut liegt (<5%). Fast alle IEL und 40% der LPL exprimieren HML-1 (CD103), was auf peripheren Lymphozyten normalerweise nicht gefunden wird

Im Gegensatz zu im peripheren Blut zirkulierenden Plasmazellen, die hauptsächlich IgG sezernieren, produzieren die Plasmazellen der Lamina propria vorwiegend dimeres IgA und teilweise auch multimeres IgM. Diese dimeren und multimeren Immunglobuline heften sich an den Polymer-Immunglobulin-Rezeptor (Poly-Ig-Rezeptor) an der basalen Seite der Epithelzellen. Dort wird der Komplex mittels Endozytose aufgenommen, durch die Epithelzelle transportiert und ins Darmlumen sezerniert (◘ Abb. 15-3a, b).

Beim Transport durch die Epithelzelle werden von dem am IgA oder IgM hängenden Poly-Ig-Rezeptor 2 Domänen abgespalten. Der am Immunglobulin nach Sezernierung ins Lumen verbleibende Teil des Poly-Ig-Rezeptors wird dann sekretorische Komponente (SC) genannt.

Im Gegensatz zu den anderen Immunglobulinen ist das sekretorische IgA (sIgA) äußerst stabil gegen metabolische und mikrobielle Enzyme. Anders als bei sekretorischem IgM (sIgM) ist der Komplex aus polymerem IgA und SC durch eine kovalente Bindung stabilisiert und sogar in der Lage Trypsin und Chymotrypsin zu inaktivieren, indem er an diese Enzyme bindet. Das sekretorische IgA ist in besonderer Weise befähigt, im Darmlumen verschiedene Erreger zu inaktivieren und deren Anheftung sowie Eindringen in die Mukosa zu verhindern. (◘ Abb. 15-3a).

Man spricht von Immunexklusion. Diese verhindert, dass Entzündungsprozesse in der Mukosa ablaufen, die diese schädigen und die Integrität des Systems stören würden, wie es z. B. bei entzündlichen Darmerkrankungen der Fall ist. Dabei spielt die fehlende bzw. deutlich geringere Komplementaktivierung des sekretorischen IgA im Vergleich zum IgG eine wichtige Rolle. Neuere In-vitro-Experimente legen sogar nahe, dass durch polymeres Immunglobulin auch Erreger in der Lamina propria und sogar in den Epithelzellen gebunden und in das intestinale Lumen sezerniert werden.

Die Produktion von antigenspezifischem IgA durch differenzierte Plasmazellen ist von der Aktivierung und Differenzierung der T-Zellen abhängig. So kommt es bei CD4-defizienten Mäusen zu einer fehlenden spezifischen mukosalen IgA-Immunantwort.

Bei der Interaktion von aktivierten CD4-positiven T-Zellen und B-Zellen spielt das Ligandenpaar CD40L/CD40 eine wichtige Rolle. In Tierversuchen konnte weiter nachgewiesen werden, dass Zytokine wie TGF-β, Il-2, IL-5, IL-6 und IL-10, die von aktivierten T-Zellen sezerniert werden, für das »Antikörperswitching« von IgM nach IgA wichtig sind.

So wird an mukosalen Oberflächen hauptsächlich sekretorisches IgA gebildet, während die humorale Immunantwort im

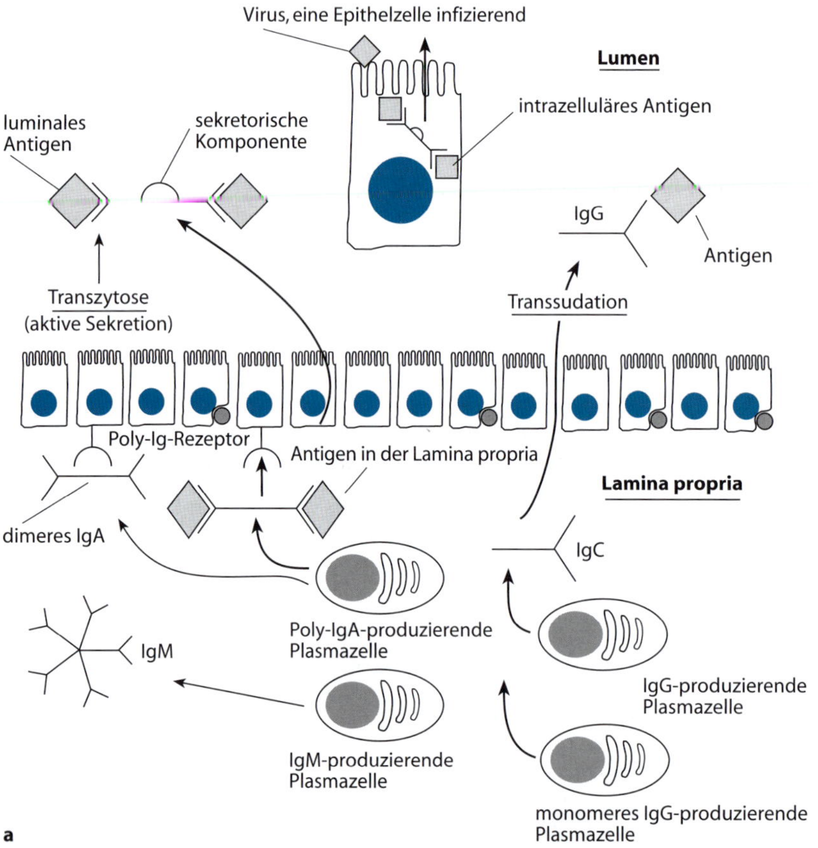

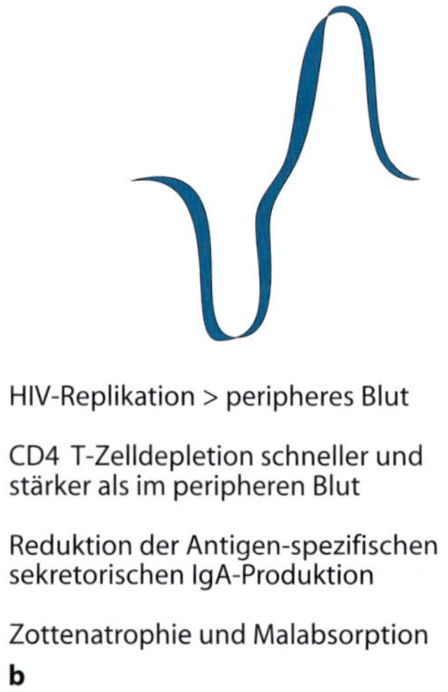

HIV-Replikation > peripheres Blut
CD4 T-Zelldepletion schneller und stärker als im peripheren Blut
Reduktion der Antigen-spezifischen sekretorischen IgA-Produktion
Zottenatrophie und Malabsorption
b

◘ **Abb. 15-3a, b.** Mukosale humorale und sekretorische Immunität (**a**). Zu dem Effektorkompartiment des Darmimmunsystems zählen auch die Plasmazellen in der Lamina propria, die vorwiegend dimeres IgA produzieren, das an der basalen Seite der Epithelzellen an den Poly-Ig-Rezeptor bindet und mittels Transzytose durch die Epithelzelle Richtung Lumen transportiert wird. Bevor dann das IgA ins Lumen sezerniert wird, wird noch ein Teil des gebundenen Poly-Ig-Rezeptors abgespalten. Den am IgA verbleibenden Rest nennt man sekretorische Komponente. Dieses sekretorische Immunglobulin kann Antigene aus der Lamina propria, aus den Epithelzellen oder vor Eintritt in die Darmschleimhaut über das Lumen eliminieren (Immunexklusion). Nicht dimeres oder polymeres Immunglobulin wie IgG kann nur über Transsudation ins Lumen gelangen. **b** Schematische Darstellungen der durch die HIV-Infektion bedingten Veränderungen der intestinalen Schleimhaut

Blut von IgG dominiert wird. Dementsprechend verhalten sich auch T-Zellsubpopulationen in den beiden Kompartimenten verschieden, was z. B. an der völlig unterschiedlich verlaufenden Abnahme von mukosalen und peripheren $CD4^{+}$-T-Zellen bei HIV-infizierten Patienten und SIV-infizierten Tieren zu beobachten ist. Die wenigen Untersuchungen zur mukosalen Immunabwehr von infektiösen Erregern stammen meist aus Tierexperimenten, weil vom Menschen nur sehr begrenzt Untersuchungsmaterial aus diesen Kompartimenten gewonnen werden kann.

Die Charakterisierung protektiver und pathogener Immunreaktionen der Mukosa auf pathogene Erreger ist jedoch wegen der herausragenden Bedeutung der Schleimhaut als Eintrittspforte und Ort der Infektion eine entscheidende Voraussetzung für die Entwicklung adäquater therapeutischer und v. a. prophylaktischer Strategien. Der Erfolg einer Vakzinierung gegen die meisten Erreger ist von der Induktion einer protektiven Immunantwort an der Erregereintrittsstelle abhängig. Diese Erkenntnis hat in jüngster Zeit dazu geführt, dass große Anstrengungen bei der Entwicklung von Impfstoffen besonders gegen SIV/HIV, Rotaviren und Helicobacter pylori gemacht wurden, die die mukosale Immunantwort mit einbeziehen.

15.1.1.5 Mukosale Immundefekte

Angeborene Defekte

Durch eine angeborene Störung in der IgA-Synthese (»common variable immunodeficiency«, »X-linked agammaglobulinaemia«, selektiver IgA-Mangel) besonders in Kombination mit einer zusätzlichen Einschränkung in der IgM-Produktion können bei den betroffenen Personen u. a bestimmte Infektionen des Gastrointestinaltraktes unzureichend abgewehrt werden. Es kann zu chronischen Durchfallerkrankungen kommen. Patienten mit Defiziten in der humoralen Abwehr sind besonders durch Lamblien-, Campylobacter-, Rotavirus- und Kryptosporidieninfektionen bedroht.

Eine Störung im Gleichgewicht zwischen zellulärer und humoraler Immunantwort führt möglicherweise zur Infektion mit Tropheryma whippelii, dem Erreger der Whipple-Erkrankung.

Erworbene Defekte

Bei der durch HIV-Infektion erworbenen Immunschwäche wird besonders auch das intestinale mukosale Immunsystem in Mitleidenschaft gezogen. Der frühe und ausgeprägte Verlust der mukosalen $CD4^{+}$-T-Zellen verursacht eine gestörte sekretorische erregerspezifische Immunantwort (◘ Abb. 15-3b). Als Folge kommt es zu den bei HIV-Infizierten häufigen intestinalen oft chronischen Infektionen, die für die hohe Morbidität und Mortaltät dieser Patienten mitverantwortlich sind. Auslösende Keime sind u. a. CMV, Mikrosporidien und Kryptosporidien. Durch die Einführung der hochwirksamen antiretroviralen Kombinationstherapie (HAART) kommt es zu einer Restaurierung auch des mukosalen Immunsystems und somit zu einer Eliminierung vorher nicht behandelbarer enteraler Infektionen.

Interaktion zwischen Mangelernährung und gastrointestinalen Infektionen

! Es mag für viele überraschend sein, dass die Mangelernährung von Kindern in den Entwicklungsländern viel häufiger Folge der enormen Belastung durch Infektionen des Gastrointestinaltrakts als durch fehlende Nahrung ist.

Diese Infektionen gehen häufig mit Fieber, Übelkeit und Erbrechen einher. Solche Symptome haben einen entscheidenden Einfluss auf die Nahrungsaufnahme und verschlechtern den Allgemeinzustand der betroffenen Patienten. Zusätzlich steigert die Infektion und das häufig begleitende Fieber den Metabolismus, sodass Proteinreserven abgebaut werden. Der anhaltende Durchfall führt nicht nur zum Verlust von Flüssigkeit und Elektrolyten, sondern auch von Blut, Gewebe und Protein. Nach einer einmaligen Durchfallepisode können sich die Kinder meist schnell erholen und zeigen sogar ein beschleunigtes Wachstum, das sog. Aufholwachstum.

In den Entwicklungsländern folgt aber einer Durchfallepisode meist nach kurzer Zeit eine weitere. Nicht selten werden 6–8 solcher Episoden pro Jahr durchgemacht. Zusätzlich leiden viele Kinder an Infektionen der Haut und des Respirationstraktes. Unterernährung führt zu einer Reduktion der Magensäureproduktion und zu einer verzögerten Reparatur der intestinalen epithelialen Barriere. Dadurch wird die Infektion mit weiteren enteralen Erregern erleichtert. Außerdem kommt es zu einer Verminderung der Immunabwehr durch eine funktionelle Beeinträchtigung der T-Zellen, einer Reduktion des Serumkomplements und einer Verminderung der Produktion an sekretorischem IgA. All diese Faktoren sind an der hohen Sterblichkeit von Kindern in Entwicklungsländern beteiligt. Eine anhaltende und durchgreifende Verbesserung der Situation wird sich nur durch eine gute und saubere Trinkwasserversorgung, der Einrichtung von Abwasserkläranlagen sowie einer umweltbewussten Entwicklungshilfe erreichen lassen.

15.1.1.6 Diagnostisches Vorgehen bei gastrointestinalen Infektionen und Diarrhö

Um eine optimale Therapie gastrointestinaler Infektionen einleiten oder auch seuchenhygienische Maßnahmen ergreifen zu können, ist ein rationales diagnostisches Vorgehen wichtig, das rasch zur Diagnose führt (◘ Abb. 15-4).

! Dabei ist zu beachten, dass die meisten akuten Durchfallerkrankungen innerhalb von 3 Tagen abheilen und bei immunkompetenten Patienten keiner weiteren Abklärung bedürfen.

Hat der Patient allerdings blutige oder sehr schwere Diarrhöen mit erheblicher Allgemeinsymptomatik, ist er immungeschwächt oder leidet unter schweren Begleiterkrankungen, muss eine weiterführende Diagnostik betrieben werden. Das gilt ebenfalls für Erkrankungen von Säuglingen und Kleinkindern sowie von Mitarbeitern der lebensmittelverarbeitenden Industrie und bei allen epidemieartig auftretenden Diarrhöen (◘ Abb. 15-4).

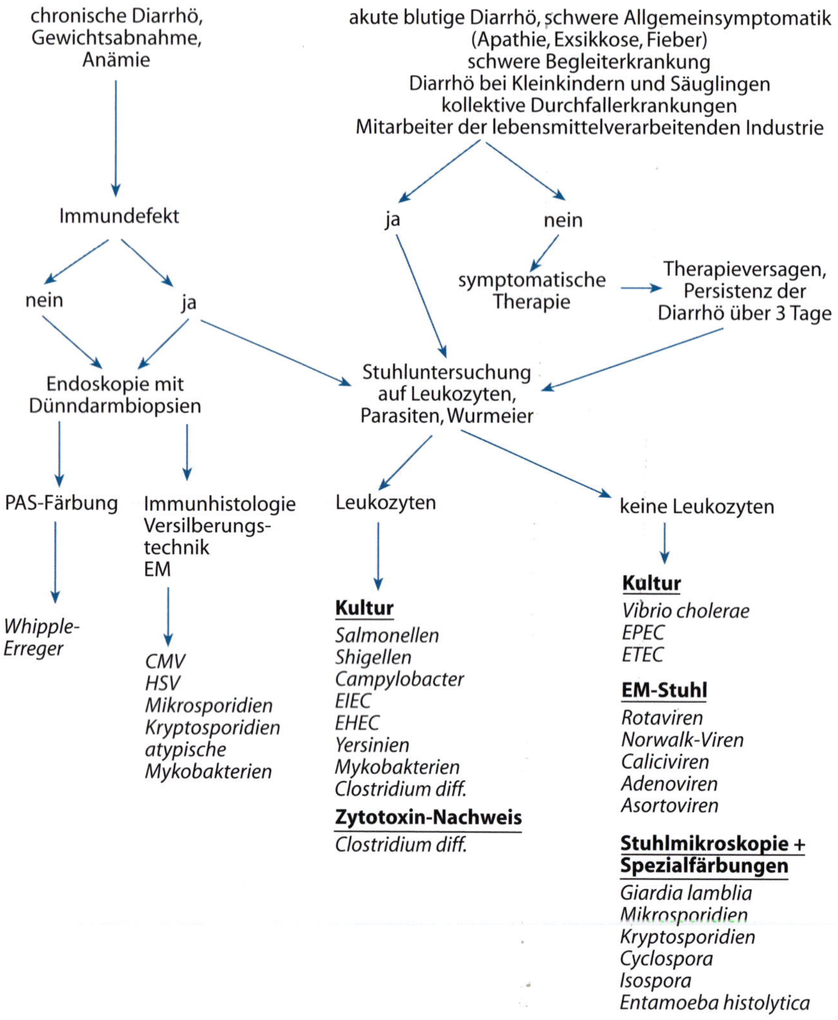

Abb. 15-4. Flussdiagramm für das diagnostische Vorgehen bei gastrointestinalen Infektionen

! Eine hilfreiche und dabei kostengünstige Untersuchung, um zwischen entzündlichen und nichtentzündlichen gastrointestinalen Infektionen zu unterscheiden, ist der Nachweis von Leukozyten im Stuhl (Abb. 15-4).

Es wäre deshalb wünschenswert, diese bisher in Deutschland wenig gebräuchliche Untersuchung auch hierzulande als einen festen Bestandteil der Stuhldiagnostik zu etablieren.

15.1.2 Nichtentzündliche gastrointestinale Infektionen und Diarrhö

15.1.2.1 Einleitung

Unter nichtentzündlichen Infektionen des Gastrointestinaltrakts versteht man in der Regel Durchfallerkrankungen, bei denen man im Stuhl keine Leukozyten nachweisen kann. Hierfür sind vorwiegend Erreger verantwortlich, die über Adhärenz oder Enterotoxine Symptome hervorrufen. Ein klassischer Vertreter dieser Gruppe ist Vibrio cholerae. Hierher gehören auch bestimmte E. coli, wie z. B. die enteropathogenen (EPEC) und die enterotoxinbildenden E. coli (ETEC). Die meisten enteropathogenen Viren mit Ausnahme von CMV, das einen ausgesprochen zytopathischen Effekt hat, verursachen ebenfalls eine nichtentzündliche Diarrhö.

Erkrankungen durch enteropathogene Protozoen wie Lamblien und Mikrosporidien müssen wegen des fehlenden Leukozytennachweises im Stuhl auch an dieser Stelle besprochen werden, auch wenn ihr Pathomechanismus nicht vollständig aufgeklärt ist. Überraschenderweise findet man bei der akuten Amöbenenteritis regelmäßig Blutzellen im Stuhl, typischerweise jedoch keine Leukozyten.

15.1.2.2 Bakterien als Erreger nichtentzündlicher gastrointestinaler Infektionen

Cholera

Erreger

Vibrio cholerae wurde 1885 von Robert Koch während seiner Ägyptenexpedition entdeckt. Der Erreger der Cholera ist ein kommaförmiges, gramnegatives Stäbchenbakterium, das im Nativpräparat eine lebhafte, manchmal rotierende Bewegung zeigt (Mückenschwarmphänomen). Nach mehreren Kulturpassagen verlieren die Vibrionen häufig ihre typische Kommaform, werden länger und gestreckter und sind dann mikroskopisch kaum noch von anderen gramnegativen begeißelten Bakterien zu unterscheiden.

Meldepflicht

Nach dem Infektionsschutzgesetz sind meldepflichtig der Krankheitsverdacht, die Erkrankung, Dauerausscheider sowie der Tod an Cholera.

Epidemiologie

Schon in der Antike wurden Epidemien dieser Erkrankung von Hippokrates (Europa), Galen (Europa), Susruta (Indien) und Wang-Shooho (China) beschrieben. In der neueren Geschichte ist eine Pandemie bekannt, die 1817 vom Gangesdelta ausging und sich innerhalb von 5 Jahren über große Teile Asiens ausbreitete. Eine zweite begann 1829 und erreichte auch Europa und Amerika. Fünf weitere Pandemien folgten. Jede raffte Tausende von Menschen dahin. Während in Europa derzeit kaum noch Cholerafälle auftreten, kommen sie in Asien, v. a. in Indien, auch heute noch vor.

Erwähnenswert ist die Choleraepidemie von 1831 in Berlin, der, zumindest nach Totenschein, auch einer der größten deutschen Philosophen, Georg Wilhelm Friedrich Hegel, zum Opfer gefallen sein soll.

Pathogenese

Die klinisch typischen Cholerafälle werden meistens durch die Biovarietäten V. cholerae und V. eltor hervorgerufen. Morbidität und Letalität von Eltorinfektionen sind wesentlich geringer als bei der klassischen Cholera asiatica. Das Verhältnis von schweren zu leichten bis symptomlosen Verläufen wird für die Varietas cholerae auf 1:5 bis 1:10 und für den Eltorerreger zwischen 1:25 und 1:100 geschätzt. Epidemiologische Untersuchungen aus Bangladesh weisen darauf hin, dass schwere Verläufe signifikant häufiger bei Patienten mit der Blutgruppe 0 auftreten.

Choleraerregende Vibrionen werden oral meist über mit Fäkalien verunreinigtes Wasser oder über kontaminierte Nahrungsmittel aufgenommen. Sofern die säureempfindlichen Vibrionen dann die Magenpassage überleben, können sie sich im alkalischen Milieu des Dünndarms vermehren. Sie sind nicht invasiv, produzieren aber ein hochwirksames thermo- und säurelabiles Enterotoxin, das aus den 2 großen Untereinheiten A und B besteht.

Nachdem Untereinheit B an das Gangliosid GM1, dem Rezeptor auf den Enterozyten, gebunden hat, wird die A-Untereinheit ins Zellinnere eingeschleust. Die A-Untereinheit oder genauer gesagt ihr A1-Fragment aktiviert das membrangebundene Enzym Adenylatcyclase, das die Überführung von ATP in zyklisches 3,5-Adenosinmonophosphat (cAMP) katalysiert. Der daraus resultierende Anstieg der cAMP-Konzentration in der Darmschleimhaut führt mittels einer Kinase zu einer massiven Hypersekretion von Anionen, insbesondere von Cl^-, zur Hemmung von Na- und Cl-Rückresorption und zum passiven Ausstrom von Wasser ins Darmlumen.

Damit erklärt sich das Hauptsymptom der Cholera, der exzessive Wasser- und Elektrolytverlust durch unstillbares Erbrechen und wässrige Durchfälle.

Klinik

Cholera ist eine sekretorische Diarrhö, an der ein vorher gesunder Mensch innerhalb von 12–24 h sterben kann. Nach oraler Aufnahme des Erregers können nach einer Inkubationszeit von wenigen Stunden bis zu 5 Tagen die ersten Krankheitssymptome auftreten. Der Verlauf der schweren klassischen Erkrankung lässt sich in 3 Stadien einteilen: Brechdurchfall (Choleradiarrhö), Kollaps (Cholera algida) und Reaktion.

Die Choleradiarrhö beginnt ohne Prodromi mit breiigen, fäkulenten Stühlen, die schnell an Häufigkeit zunehmen, immer wässriger werden und schließlich kleine Schleimfetzen (Reiswasserstuhl) enthalten. Kurz nach den ersten Durchfällen setzt zusätzlich Erbrechen ein. Bei schweren Verlaufsformen kann es so zu Flüssigkeitsverlusten von 20 l und mehr in 24 h kommen.

Der massive Wasser- und Elektrolytverlust führt zu einem raschen körperlichen Verfall. Die Stimme des Patienten wird heiser (Vox cholerica), er leidet unter Durstgefühl und Wadenkrämpfen. In diesem sog. Stadium algidum können lebensbedrohliche Komplikationen wie Nierenversagen, Blutdruckabfall und Tachykardie auftreten. Das Bewusstsein bleibt klar, aber es tritt eine ausgeprägte Apathie auf. Überleben die Patienten das Stadium des Kollapses, erholen sie sich im Stadium der Reaktion innerhalb weniger Tage.

Manchmal führt die Krankheit als Cholera fulminans oder sicca ohne Diarrhö und Erbrechen in wenigen Stunden durch Kreislaufversagen zum Tode. Die Letalität schwerer Verlaufsformen der Cholera liegt unbehandelt bei 30–60%. Durch rechtzeitige Behandlung kann die Letalität auf 1% gesenkt werden. Die überstandene Cholera hinterlässt eine vollständige und lang anhaltende Immunität, die auf der Bildung von spezifischen sekretorischen IgA-Antikörpern beruht.

Diagnose

Der direkte mikroskopische Nachweis des Erregers gelingt häufig im Direktpräparat aus dem Reiswasserstuhl mittels Dunkelfeldtechnik. Mit diesem Verfahren lässt sich die Beweglichkeit des Erregers gut beurteilen. Die Diagnose ist gesichert, wenn zugegebenes Antiserum die Beweglichkeit der Vibrionen hemmt.

Für die Anzüchtung des Erregers werden 2–3 Tage benötigt. Serologische Verfahren spielen für die Diagnose dieser Erkrankung keine Rolle.

Therapie

Wie bei allen Durchfallerkrankungen kommt einem raschen Ausgleich von Flüssigkeits- und Elektrolytverlusten therapeutisch die größte Bedeutung zu. Beträgt der Flüssigkeitsverlust 10–30 l, kann die Substitution vorerst nur parenteral in ausreichendem Maße erfolgen.

Als Faustregel gilt, Kindern in der ersten halben Stunde, Erwachsenen in der ersten Stunde 30 ml Flüssigkeit/kgKG zuzuführen, danach Kindern über 2,5 h und Erwachsenen über 5 h 70 ml/kgKG. Die angegebenen Mengen dienen nur der Orientierung und müssen individuell an die jeweilige Situation des Patienten angepasst werden.

Selbstverständlich sind engmaschige Kontrollen des Volumen- und Elektrolythaushalts bei parenteral substituierten Patienten notwendig. Bei leichteren Krankheitsfällen ohne zu starkes Erbrechen können NaCl-Glukose-Lösungen auch oral verabreicht werden, da Na^+-Ionen in Verbindung mit gelösten organischen Molekülen wie Glukose unabhängig von der Konzentration von cAMP resorbiert werden können.

Die antibiotische Therapie ist zweitrangig und dient in erster Linie der Verkürzung der Erregerausscheidung. Tetracycline, die als Mittel der Wahl gelten, können darüber hinaus

Tabelle 15-1. E.-coli-bedingte Infektionen des Gastrointestinaltrakts

Erreger	Abkürzung	Übertragung	Pathomechanismus	Klinik
Enteropathogene E. coli	EPEC	Schmierinfektion von Mensch zu Mensch	Zelladhärenz	Wässrige Durchfälle
Enterotoxische E. coli	ETEC	kontaminierte Nahrung und Wasser	Enterotoxin	Reisediarrhö, Diarrhö bei Kindern
Enteroinvasive E. coli	EIEC	Schmierinfektion von Mensch zu Mensch, selten über Nahrungsmittel	Invasion + Zytotoxin	S. Shigellen, Diarrhö häufig mit Schleim- und Blutbeimengung wie bei der Ruhr
Enterohämorrhagische E. coli	EHEC	Rindfleisch, Milch	Zytotoxin	Blutige Durchfälle, hämolytisch-urämisches Syndrom (HUS)

Zahl und Volumen der Durchfallentleerungen verringern. Möglicherweise wird durch die Hemmung der prokaryonten Eiweißsynthese auch die Toxinproduktion gehemmt.

Neuere Studien haben gezeigt, dass andere Antibiotika wie Sulfonamide, Erythromycin und Fluorchinolone genauso gut wirksam sind wie Tetracycline.

Escherichia coli

E. coli gehört zur normalen Darmflora. Einige Vertreter dieser Gruppe können jedoch u. a. über die Weitergabe genetischer Information durch Viren (Bakteriophagen) bestimmte Pathogenitätsfaktoren bilden und so zu Erkrankungen führen (Tabelle 15-1).

Vier unterscheidbare E.-coli-Gruppen, die bisher als Auslöser einer Diarrhö erkannt wurden, werden weiter unten beschrieben. Zwei Vertreter dieser Gruppe, die enteroinvasiven und die enterohämorrhagischen E. coli, gehören in das Kapitel über entzündliche gastrointestinale Infektionen.

Enteropathogene E. coli (EPEC)

Erreger

Der Name EPEC wurde 1955 von Neter et al. eingeführt.

Meldepflicht

Nach dem Infektionsschutzgesetz sind meldepflichtig der Krankheitsverdacht, die Erkrankung, Dauerausscheider sowie der Tod durch diese Infektion.

Epidemiologie

Enteropathogene E. coli wurden bereits 1923 von Adam als Ursache von Sommerdiarrhö bei Kindern erkannt und biochemisch charakterisiert. Später wurden sporadische und epidemische Infektionen mit diesem Erreger über das ganze Jahr verteilt beobachtet.

Insgesamt ist die Anzahl der EPEC-Infektionen in den Industrienationen seit Mitte der 1970er Jahre rückläufig. Säuglinge sind häufiger als Erwachsene betroffen. In Entwicklungsländern wie z. B. Brasilien ist EPEC die häufigste Ursache von Diarrhö bei Kindern.

Während in den Industrieländern in den vergangenen 30 Jahren die Mortalität von ca. 30% auf ca. 8% zurückgegangen ist, liegt sie in den Entwicklungsländern immer noch bei ca. 30%.

Pathogenese

EPEC zeichnen sich durch Adhärenz an die humane Epithelzelllinie der HEp-2-Zellen aus. Diese Eigenschaft wird durch ein großes Plasmid kodiert, das mittlerweile z. T. in seiner Sequenz bekannt ist und diagnostisch genutzt werden kann. Der plasmidübertragene Virulenzfaktor wird EPEC-Adhärenzfaktor (EAF) genannt. Das Virulenzplasmid kodiert für mehrere Proteine, die die Interaktion zwischen EPEC und den intestinalen Epithelzellen steuern.

Der Pathomechanismus, der zur Durchfallerkrankung führt, lässt sich aufgrund bisheriger Forschungsergebnisse am besten an einem 3-Schritte-Modell erläutern.

Pathomechanismus von Durchfallerkrankungen

- Initial beobachtet man eine durch das bfp-Gen (»bundle-forming pilis«) im EAF-Plasmid vermittelte Adhärenz der Bakterien an der Zottenspitze.
- In einem zweiten Schritt kommt es zur Auflösung der Zotten, die die Bakterien umgeben.
- Durch den Zottenverfall geht schließlich die absorptive Oberfläche des Darms verloren. Außerdem wird intrazelluläres Kalzium freigesetzt.

Klinik

Die Durchfälle sind wässrig, in der Regel ohne Blut- oder Schleimbeimengungen und können bei Kindern durch einen Flüssigkeitsverlust von 100–200 ml/kgKG/Tag zu schweren lebensbedrohlichen Dehydratationszuständen führen. Die Patienten leiden häufig nicht nur unter der Diarrhö, sondern auch unter Erbrechen. Außerdem können sie subfebrile Temperaturen haben. Über den Flüssigkeits- und Elektrolytverlust hinaus kann es so zu Hypoalbuminämie, Gewichtsverlust und Anämie kommen. Die Symptomatik kann über 2 Wochen anhalten. Rückfälle sind nicht selten.

Diagnose

An eine EPEC-Infektion sollte man v. a. denken, wenn Kinder unter einem Jahr unter einer schweren lang anhaltenden Diarrhö leiden.

Eine Anzucht von mehr al 104 E. coli aus Duodenalaspirat spricht für die Infektion mit EPEC. Um die Diagnose zu sichern, können die angezüchteten Bakterien serotypisiert oder in Zellkultur auf ihre Adhärenz an HEp-2-Zellen geprüft werden.

Ebenfalls für die Diagnostik einer einzelnen Erkrankung sind Biopsien aus dem proximalen Jejunum geeignet. Mit Giemsa-Färbung oder Immunmarkierung mit Anti-E.-coli-Antikörpern kann die typische nichtinvasive Kolonisierung der epithelialen Oberfläche mit Reduktion der Zotten nachgewiesen werden. Der gleiche Nachweis gelingt mit transmissionselektronenmikroskopischer Untersuchung dieser Proben.

Innerhalb epidemiologischer Studien geht man in der Diagnostik anders vor. 6–10 E.-coli-Kolonien aus Stuhlisolaten des Patienten werden nach dem Kaufmann-Schema zuerst mit gepoolten Seren typisiert. Ein positives Ergebnis kann anschließend durch individuelle spezifische Antiseren bestätigt werden.

Mittlerweile stehen auch DNA-Proben zum Nachweis des EAF-Plasmids zur Verfügung.

Eine Alternative zu den DNA-Proben scheint die Fluoreszenzmikroskopie zu werden, bei der die Konzentration von Aktinfilamenten in der Zelle unterhalb der Anheftungsstelle der Bakterien nachgewiesen wird.

Therapie

Wie bei allen Durchfallerkrankungen sind die Flüssigkeits- und Elektrolytsubstitution sowie die ausreichende Kalorienzufuhr die wichtigsten therapeutischen Maßnahmen. Die zusätzliche Gabe von Antibiotika nimmt keinen entscheidenden Einfluss auf den Verlauf der Infektion.

In einer randomisierten, placebokontrollierten Studie konnte gezeigt werden, dass Bismutsalicylat in einer Dosierung von 100 mg/kgKG/Tag verteilt auf 6 Dosen, kombiniert mit oraler Flüssigkeitssubstitution sowie frühem Kostaufbau die Krankheitsdauer und den Krankenhausaufenthalt deutlich verkürzten.

Die Rehydratation sollte von Anfang an durchgeführt werden, eine enterale hochkalorische Ernährung allerdings erst nach 3-tägiger Behandlung und bei rückläufiger Stuhlfrequenz, da vorher die Diarrhö verstärkt werden kann. Es wird vorgeschlagen, zur Unterstützung der Schleimhautregeneration Zink in einer Dosis von 200–300 µg/kgKG/Tag zu substituieren, solange die Diarrhö noch anhält.

Enterotoxische E. coli (ETEC)

Erreger

Toxinproduzierende E. coli als Ursache von Durchfallerkrankungen beim Menschen wurden 1971 von Sack et al. erstmals genauer charakterisiert. Mittlerweile kennt man 2 große Klassen von Toxinen, die von E. coli sezerniert werden, hitzestabile (ST) und hitzelabile Toxine (LT).

Meldepflicht

Nach dem Infektionsschutzgesetz sind meldepflichtig der Krankheitsverdacht, die Erkrankung, Dauerausscheider sowie der Tod durch diese Infektion.

Epidemiologie

ETEC ist eine der häufigsten Ursachen für nichtentzündliche Durchfallerkrankungen bei Kindern in Entwicklungsländern. Eine große Studie an 14.499 Erwachsenen und Kindern mit Diarrhö in Bangladesh, die über 2 Jahre durchgeführt wurde, zeigte, dass dort ETEC bei Erwachsenen der am häufigsten isolierte Durchfallerreger war (33% aller Fälle im 1. Jahr und 42% aller Fälle im 2. Jahr). Bei den Kindern in Bangladesh waren enterotoxische E. coli nach Rotaviren die zweithäufigste Ursache für die Diarrhö. Darüber hinaus ist ETEC der bei der Reisediarrhö am häufigsten gefundene Erreger. Man kann davon ausgehen, dass bei Patienten, die innerhalb der ersten Woche nach Rückkehr aus einem Entwicklungsland eine Diarrhö entwickeln, in 25–50% der Fälle eine Infektion mit ETEC vorliegt.

Gelegentlich verursachen enterotoxische E. coli auch hierzulande lokale Durchfallepidemien durch kontaminierte Speisen oder Getränke.

Pathogenese

Der Erreger wird in der Regel über kontaminierte Nahrungsmittel aufgenommen. Für die Infektion eines gesunden Menschen werden relativ hohe infektiöse Dosen von 106 –1010 Keimen benötigt. Da das saure Milieu des Magens einen guten Schutz vor Erkrankung bietet, erhöht eine Reduktion der Magensäure durch Erkrankung oder Medikamente das Infektionsrisiko.

Ein wichtiger Pathogenitätsfaktor ist die Anheftung des Erregers an das Epithel. Nach Anheftung und Kolonisierung produzieren die Bakterien Enterotoxin. Zur Zeit sind 4 verschiedene von enterotoxischen E. coli gebildete Toxine bekannt.

Das LT, dessen Wirkung durch Erhitzen auf 60 °C neutralisiert wird, ist ein Protein mit hohem Molekulargewicht. Funktionell, strukturell und immunologisch ist es eng mit dem Choleratoxin verwandt.

Das LT-ähnliche Toxin wird nicht wie LT durch Anti-Cholera-Toxin-Antikörper neutralisiert und nicht von einem Plasmid, sondern chromosomal kodiert. Es wurde u. a. auch aus dem Stuhl von ETEC-Patienten in Brasilien isoliert. Wie LT hebt es die intrazelluläre Konzentration des zyklischen AMP an, lässt sich jedoch nicht durch gereinigtes GM1 (Gangliosid) inhibieren, sodass es über die Bindung an einen anderen Oberflächenrezeptor wirken muss.

ST, das auch nach 15-minütigem Kochen noch wirksam bleibt, hat ein niedriges Molekulargewicht, ist wenig antigen und in verschiedenen Spezies erstaunlich homogen. Das Toxin bindet sehr gut und schnell an intestinale Epithelzellen und stimuliert die Guanylatcyclase mit Anstieg des intrazellulären GMP, was eine Sekretion bewirkt.

Das ST b ist ebenfalls ein Protein mit niedrigem Molekulargewicht. Bei Schweinen kann es eine sekretorische Diarrhö hervorrufen. Bisher konnte nicht nachgewiesen werden, dass dieses Toxin auch für Durchfallerkrankungen beim Menschen verantwortlich ist.

Klinik

Die Symptomatik mit wässrigen Durchfällen ohne mukosale Entzündung oder Anzeichen der Erregerinvasion ist ähnlich wie bei der Cholera. Die Reisediarrhö durch ETEC beginnt meist 5–15 Tage nach der Ankunft in einem Entwicklungsland. Sie kann von milden Verläufen mit wenigen wässrigen Stühlen pro Tag bis hin zu schweren Erkrankungen mit täglich 10–15 Stuhlentleerungen reichen. Häufig sind Begleitsymptome wie abdominelle Krämpfe, Übelkeit, Erbrechen und subfebrile Temperaturen. Die Erkrankung ist meist selbstlimitierend und dauert nicht länger als 5 Tage. Nur in seltenen Fällen werden Verläufe mit einer Krankheitsdauer von 5–21 Tagen beschrieben.

Diagnose

Die Diagnose dieser selbstlimitierenden Erkrankung stützt sich in erster Linie auf Anamnese und Klinik. Wenn zusätzlich im Stuhl keine Leukozyten gefunden werden und gleichzeitig Laktosefermenter in Stuhlkulturen auf MacConkey-Platten nachgewiesen werden, kann man die Diagnose stellen und entsprechend behandeln.

Die definitive Klärung mit Nachweis des von den Bakterien gebildeten Toxins in den Kulturen erfordert einen hohen technischen und finanziellen Aufwand, der meist klinisch nicht gerechtfertigt ist und deshalb eher wissenschaftlichen Untersuchungen vorbehalten bleibt.

Therapie

Die Behandlung kann sich in den meisten Fällen auf die Rehydratation und die Elektrolytsubstitution beschränken. Bei Erwachsenen führt überhaupt nur die sehr frühe Antbiotikagabe eventuell zu einer Verkürzung der Erkrankungsdauer. Der Antibiotikaeinsatz ist auch deshalb umstritten, weil immer mehr resistente Stämme entstehen. Bei Kindern ist überhaupt kein Nutzen einer antibiotischen Behandlung nachgewiesen.

In bestimmten Fällen können zur symptomatischen Therapie Medikamente eingesetzt werden, die den Flüssigkeitsverlust bei der ETEC-Diarrhö verringern. Hierzu gehören Substanzen wie Loperamid, die die Darmmotorik hemmen. Darüber hinaus können α_1-adrenerge Substanzen wie Klonidin gegeben werden, die zusätzlich die Dünndarmabsorption verbessern, auch Somatostatinanaloga, die außer motilitätshemmend antisekretorisch wirken.

15.1.2.3 Viren als Erreger nichtentzündlicher gastrointestinaler Infektionen

Enteropathogene Viren sind eine häufige Ursache von nichtentzündlichen gastrointestinalen Infektionen bei Kindern (Rotaviren, Caliciviren, Astroviren) aber auch bei Erwachsenen besonders im höheren Lebensalter (Rotaviren der Gruppe B, Caliciviren, Astroviren, Norwalk-Viren, Adenoviren). Rotaviren gehören weltweit zur häufigsten Ursache von Durchfallerkrankungen bei Kindern. Hierbei sind epidemische Ausbrüche in Kindergärten oder Kinderstationen nicht selten und dokumentieren die hohe Kontagiosität. Genauso sind Ausbrüche von Durchfallerkrankungen in Altersheimen durch Norwalk-Viren, Astro- und Caliciviren bekannt geworden. Bei anderen Viren, wie z. B. Coronaviren und Toroviren, die im Tierreich als Erreger gastrointestinaler Symptome etabliert sind, ist die Bedeutung als Ursache humaner gastrointestinaler Erkrankungen noch nicht vollständig geklärt.

Über den Pathomechanismus enteropathogener Viren ist nur wenig bekannt. Ein Teil der Erkenntnisse stammt von tierpathogenen Viren. In ◘ Abb. 15-5 sind verschiedene Befallsmuster enteropathogener Viren dargestellt.

Durch den präferentiellen Befall verschieden reifer Enterozyten lässt sich in diesen Fällen ein Teil der Symptome erklären (◘ Abb. 15-5). Die Diagnostik ist bei Immunkompetenten von rein wissenschaftlichem oder epidemiologischem, seuchenhygienischem Interesse. Die Behandlung ist immer gleich und besteht aus der Flüssigkeits- und Elektrolytsubstitution.

Rotaviren

Erreger

Ende der 1960er Jahre identifizierten Adam und Kraft mittels Elektronemikroskopie Rotaviren als Ursache einer Diarrhö bei jungen Mäusen. Obwohl schon sehr früh in diesem Jahrhundert ein filtrierbarer Erreger als Ursache für die meisten Durchfallerkrankungen bei Kindern erkannt wurde, konnten erst 1973 Bishop und Mitarbeiter diesen Erreger ebenfalls als Rotavirus in Duodenalbiopsien von Kindern mit akuter Gastroenteritis nachweisen.

Rotaviren haben einen Durchmesser von 70 nm und besitzen eine doppelsträngige RNA, die für mindestens 6 strukturelle und 4 nichtstrukturelle Antigene kodiert. Der Name (rota = Rad) wurde diesen Viren aufgrund ihres Aussehens im Elektronemikroskop gegeben. Ihre äußere Hülle hat eine Ikosaedersymmetrie und besteht aus 2 viralen Proteinen, dem VP7 und dem VP4, die 132 Kapsomere formen. Die innere Hülle besteht aus trimerem VP6. Die Kernhülle wird von den Virusproteinen VP2, VP1 und VP3 gebildet. Man kann 3 Subgruppen A, B und C unterscheiden und darüber hinaus noch mehrere Serotypen.

Meldepflicht

Nach dem Infektionsschutzgesetz sind meldepflichtig der Krankheitsverdacht, die Erkrankung, Dauerausscheider sowie der Tod durch diese Infektion.

Epidemiologie

Rotaviren können weltweit bei den meisten Säugetieren gastrointestinale Infektionen verursachen. Sie sind weltweit die häufigste Ursache für schwere Durchfälle bei Kindern. Schätzungsweise machen jährlich über 125 Mio. Kinder eine rotavirusbedingte Gastroenteritis durch. Für 800.000–900.000 von ihnen, vorwiegend in Entwicklungsländern, verläuft sie letal. In den Industrieländern werden bei 35–52% aller Kinder, die wegen akuter Diarrhöen stationär behandelt werden müssen, Rotaviren als Ursache nachgewiesen.

Pathogenese

Rotaviren infizieren normalerweise nur Dünndarmepithel und hier besonders, wie in ◘ Abb. 15-5 für tierpathogene Rotaviren gezeigt, die reifen, differenzierten Zellen, die sich an der Zottenspitze befinden.

Die lytische Infektion der hochdifferenzierten Epithelzellen an der Zottenspitze mit Aussparung der Krypten führt dann einerseits zum Verlust der absorptiven Kapazität für Wasser und Natrium und andererseits zum Ausfall von Bürstenenzymen wie z. B. der Laktase. Dieser Pathomechanismus erklärt die Symptomatik.

Auf molekularer Ebene scheint für die Pathogenese ein nichtstrukturelles Glykoprotein (NSP4) wichtig zu sein. NSP4 wirkt wie ein bakterielles Enterotoxin auf die Dünndarmepithelzellen und führt durch Anheftung an seinen Rezeptor zu einer vermehrten Flüssigkeitssekretion. Durch spezifische Antikörper gegen dieses virale Protein können im Tierversuch die Symptome der Rotavirusinfektion unterdrückt werden.

J.W. Burns zeigte anhand von Untersuchungen mit monoklonalen IgA gegen verschiedene Rotavirusproteine, dass ein nicht neutralisierendes oligomeres IgA gegen das VP6 im Tierexperiment in der Lage ist, eine schon bestehende Infektion zu

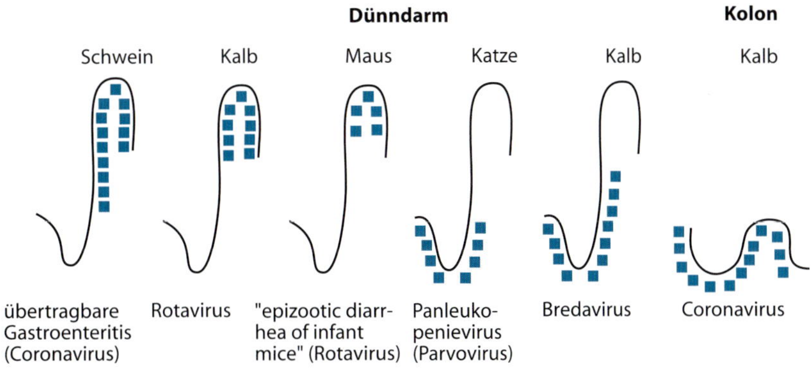

Abb. 15-5. Virusinfektionen des Gastrointestinaltrakts. Befallsmuster (infizierte Epithelzellen sind als Rechtecke dargestellt) verschiedener gastrointestinaler Viren bei Tieren, (verändert nach H.W. Moon). Beim Menschen wird angenommen, dass es für die unterschiedlichen enteropathogenen Viren ähnliche Befallsmuster gibt, die die Unterschiede in der Pathologie und Klinik erklären

heilen und einen Schutz gegen Neuinfektion zu bieten. Dazu muss der Antikörper (AK) über die Blutbahn die infizierten Zellen erreichen. Kommt er über die luminale Seite, bleibt die Wirkung aus. Für die Impfstoffentwicklung gegen enterale Erreger überhaupt ist diese Beobachtung außerordentlich wichtig. Denn erstmals konnte bewiesen werden, dass eine intrazelluläre Neutralisierung von Viren auch in vivo durch sekretorische Immunglobuline möglich ist.

Klinik

Eine Infektion mit Rotaviren kann nach einer Inkubationszeit von 1–3 Tagen zu Fieber und Erbrechen mit nachfolgender wässriger Diarrhö führen. Dabei scheint das Virus leicht auf andere Personen übertragbar, sodass es zu epidemieartigen Ausbrüchen in Familien, Kliniken, Kindergärten und Schulen kommen kann.

Fieber und Erbrechen bilden sich meist in 2–3 Tagen zurück, die Diarrhö dagegen kann mit bis zu 20 wässrigen Stuhlentleerungen 5–8 Tage anhalten. Eine geringe Erhöhung der Leberenzyme im Verlauf der Rotavirusenteritis hat keine klinische Relevanz.

Diagnose

Für die Diagnose einer Erkrankung durch Rotaviren stehen mehrere Verfahren zur Verfügung. Sie reichen von der Stuhlelektronenmikroskopie über serologische Verfahren bis zur Polymerasekettenreaktion (PCR).

Da im Stuhl von Infizierten große Mengen an Rotaviren ausgeschieden werden, ist an entsprechend ausgestatteten Instituten tatsächlich die Stuhlelektronenmikroskopie geeignet, die Diagnose zu sichern.

Mittlerweile gibt es allerdings auch käufliche Tests zum Nachweis rotavirusspezifischer Antigene im Stuhl. Diese Testsysteme basieren auf einen an einer Mikrotiterplatte gekoppelten rotavirusspezifischen Antikörper, der das Antigen aus der Stuhlprobe bindet. Nach einem Waschschritt gibt man einen zweiten rotavirusspezifischen Antikörper zu, an dem das Detektionssystem hängt und der ein anderes Epitop als der erste Antikörper erkennt.

Auch die Anzucht des Virus auf Affennierenzellen ist als Nachweisverfahren möglich.

Neben den diagnostischen Möglichkeiten zur direkten Erregeridentifizierung gibt es indirekte Methoden zur Diagnosesicherung mittels Genomnachweis durch Hybridisierung oder PCR. Mit diesen Verfahren lassen sich auch die 3 Rotavirusgruppen leicht unterscheiden.

Therapie

Das wichtigste Therapieprinzip ist die Elektrolyt- und Flüssigkeitssubstitution. Je nach Schwere der Erkrankung muss sie intravenös oder oral erfolgen. Nach der Rehydratation sollte auch der kalorische Ausgleich durch orale Ernährung erfolgen. Obwohl durch die Rotavirusinfektion die Bürstenenzyme auch noch über längere Zeit reduziert sein können, haben sich im klinischen Alltag keine bestimmte Diäten besonders bewährt.

In Fällen von verlängerten Rotavirusenteritiden bei immunsupprimierten Kindern konnte durch orale Gabe von sekretorischen Immunglobulinen und Kolostrum die Symptomatik behoben werden.

! Die WHO hat 1990 darauf hingewiesen, dass die Gabe von »Antidiarrhömedikamenten« bei dieser Infektion nicht sinnvoll ist und in manchen Fällen sogar gefährlich sei kann.

Prophylaxe

Aufgrund der erheblichen Morbidität und Mortalität, die v. a. durch Rotaviren der Gruppe A weltweit verursacht werden, wird zur Zeit verstärkt an der Entwicklung eines Impfstoffs gearbeitet. Auf bestimmte Aspekte und Strategien bei der Entwicklung solcher Impfstoffe wurde bereits bei der Pathogenese hingewiesen. Zur Zeit laufen Phase-II-Studien mit einem Impfstoff gegen Rotaviren.

Solange es noch keine aktive Schutzimpfung gibt, müssen v. a. in Krankenhäusern Hygienemaßnahmen derart eingehalten werden, dass nosokomiale Infektionen vermieden werden können.

Norwalk-Virusgruppe und Caliciviren

Erreger

Die Norwalk-Viren wurden erstmals 1972 mittels Elektronenmikroskopie als Ursache gastroenteritischer Erkrankungen von Kapikian erkannt.

Es handelt sich um relativ kleine Viren mit einem Durchmesser von 27 nm, die eine einsträngige, positive RNA besitzen. Aufgrund der Größe und immunologischen Kreuzreaktionen wurden die Norwalk-Viren in die Familie der Caliciviren eingeordnet.

Caliciviren sind zwischen 28 und 40 nm groß und ebenfalls eine häufige Ursache für Durchfallerkrankungen beim Menschen.

Meldepflicht

Nach dem Infektionsschutzgesetz sind meldepflichtig der Krankheitsverdacht, die Erkrankung, Dauerausscheider sowie der Tod durch diese Infektion.

Epidemiologie

Das Virus kann epidemieartige gastroenteritische Krankheitserscheinungen in Gemeinschaftseinrichtungen wie Schulen und Altenheimen verursachen. Sein Name geht auf den Ausbruch einer Epidemie in einer Grundschule in Norwalk zurück. Die Erkrankung ist leicht übertragbar und macht ca. 42% aller nichtbakteriellen epidemischen Diarrhöen in Industrieländern aus.

Pathogenese

Die Infektion betrifft vorwiegend den Dünndarm, beeinträchtigt dabei allerdings nicht die Integrität der Mukosa. Wahrscheinlich werden bevorzugt die wenig reifen Epithelzellen in den Krypten befallen, sodass es zu einer Kryptzellhyperplasie mit Verkürzung und Verplumpung der Zotten kommt. Die Aktivität der Zottenbürstenenzyme ist reduziert und führt zu einer milden Steatorrhö und einer Störung der Kohlehydratabsorption. Die beschriebenen Veränderungen bilden sich nach Überwindung der Infektion schnell zurück.

Für tierpathogene Vertreter aus der Familie der Caliciviren konnte gezeigt werden, dass sie über einen der Rotavirusinfektion vergleichbaren Pathomechanismus wirken, also eher reife Enterozyten infizieren.

Klinik

Eine Infektion mit Norwalk-Viren kann nach einer Inkubationszeit von 2 Tagen zu plötzlich eintretendem Erbrechen und/oder wässriger Diarrhö führen. Kinder und Erwachsene werden in gleicher Weise von der Infektion betroffen. Die Ausprägung der Symptomatik ist sehr unterschiedlich. Bei einigen Personen kommt es pro Tag bis zu 20-maligem Erbrechen, bei anderen führt die Infektion zu dünnflüssigen Stuhlentleerungen von bis zu 10-mal täglich. Wiederum andere Patienten leiden sowohl an Erbrechen als auch an Durchfällen. Die Kranken klagen häufig zusätzlich über abdominelle Schmerzen sowie Kopf- und Gelenkschmerzen.

Untersuchungen, für die gesunde Freiwillige mit Norwalk-Viren kontaminierte Speisen aßen, ergaben, dass 68% von ihnen eine symptomatische Infektion entwickelten. Obwohl die Symptomatik meist nach 1–3 Tagen abklingt, werden auch 7 Tage nach der Infektion noch Norwalk-Viren über den Stuhl ausgeschieden, was eine Übertragung auf weitere Personen selbst zu diesem Zeitpunkt ermöglicht.

Von Infektionen mit anderen Caliciviren werden hauptsächlich Kinder betroffen. Die Symptome ähneln dabei der Erkrankung durch Norwalk-Viren.

Diagnose

Zum Nachweis der Erkrankung stehen in Speziallabors Immunelektronenmikroskopie, Radioimmunassays, ELISA-Techniken sowie PCR-Methoden zur Verfügung.

Therapie

Da die Infektion selbstlimitierend ist und zumal wenn sie nur kurz anhält, ist eine Elektrolyt- und Flüssigkeitssubstitution auf oralem Wege ausreichend. Nur in seltenen schweren Fällen, dann v. a. bei älteren Patienten, muss eine intravenöse Elektrolyt- und Flüssigkeitssubstitution erfolgen.

Adenoviren

Erreger

1977 konnten Madeley et al. mittels Elektronenmikroskopie Adenoviren im Stuhl von Säuglingen mit Diarrhö nachweisen. Takiff et al. waren als erste 1981 in der Lage, diese Viren auf Zellen anzuzüchten.

Adenoviren sind im Durchmesser 70–80 nm groß und besitzen eine doppelsträngige DNA. Elektrophoretisch können die Serotypen untereinander wie auch von allen anderen Adenoviren unterschieden werden. Die enteritischen Serotypen 40 und 41 werden auch in der Subgruppe F zusammengefasst.

Meldepflicht

Nach dem Infektionsschutzgesetz sind meldepflichtig der Krankheitsverdacht, die Erkrankung sowie der Tod durch diese Infektion.

Epidemiologie

Adenoviren kommen weltweit vor und verursachen Symptome zu allen Jahreszeiten. In klimatisch gemäßigten Zonen sind die Serotypen 40 und 41 eine häufige Ursache für Gastroenteritiden v. a. bei Kindern unter 2 Jahren. Aber auch in Asien, Afrika und Südamerika wurden Adenoviren als Ursache von Durchfallerkrankungen gefunden.

Man kann sie in 1,5–12% aller Fälle von Gastroenteritis bei Kindern nachweisen.

Pathogenese

Über den genauen Pathomechanismus, wie Adenoviren Durchfallerkrankungen auslösen, liegen keine Studien vor. Die Infektion betrifft vorwiegend den Dünndarm, beeinträchtigt aber nicht die Integrität seiner Mukosa. Wahrscheinlich sind v. a. die reifen Epithelzellen befallen. So erklärt sich, dass noch bis zu 7 Monate nach Verschwinden der Akutsymptomatik eine Laktoseintoleranz beobachtet wurde und dass der D-Xylose-Test in der Akutphase der Erkrankung pathologisch ist, was auf eine Malabsorption hindeutet.

Klinik

Eine Infektion mit Adenoviren führt in der Regel nach einer Inkubationszeit von 7 Tagen zu einer wässrigen Diarrhö. Die Ausprägung der Symptomatik ist sehr unterschiedlich. Meist handelt es sich aber um eine Durchfallerkrankung mit 8–10 wässrigen Stuhlentleerungen pro Tag, häufig mit Erbrechen und abdominellen Schmerzen. Die Erkrankung hält im Mittel 10–11 Tage an. Das Fieber ist meist niedriger als bei einer Rotavirusinfektion und überschreitet selten 38 °C. Betroffen sind meist Säuglinge oder Kleinkinder. Schwere Verläufe mit fatalem Ausgang sind selten.

Bei immuninkompetenten Patienten, z. B. unter immunsuppressiver Therapie nach Knochenmarktransplantation, werden manchmal schwerere länger anhaltende Durchfallepisoden beobachtet. Bei HIV-Infizierten kommt der Adenovirusinfektion als Ursache für chronische Durchfallerkrankungen eine untergeordnete klinische Bedeutung zu.

Diagnose

Für die Diagnostik stehen in Speziallabors Elektronenmikroskopie, PCR zum Nachweis viraler DNA, ELISA-Techniken und Zellkulturen zur Anzucht des Virus zur Verfügung. Darüber hinaus kann die virale DNA direkt aus dem Stuhl oder aus der Zellkultur isoliert werden. Sie wird anschließend mit Restriktionsenzymen behandelt und im Polyacrylamidgel aufgetrennt. Dazu verwendet man für die enteritischen Typen meist Sma 1. Für die einzelnen Serotypen können so die spezifischen Bandenmuster nachgewiesen werden.

Therapie

Die Infektion ist bei Immunkompetenten selbstlimitierend. Eine Elektrolyt- und Flüssigkeitssubstitution auf oralem Wege ist häufig ausreichend. Bei Säuglingen kann durch die geringere Toleranz für Flüssigkeitsverluste eine intravenöse Elektrolyt- und Flüssigkeitssubstitution notwendig werden.

Zur Zeit laufen Studien mit Ribavirin zur Behandlung von Patienten mit intestinalen Adenovirusinfektionen nach Knochenmarktransplantation.

Astroviren

Erreger

Appleton und Higgins beschrieben 1975 erstmals Astroviren im Zusammenhang mit Durchfallerkrankungen bei Kindern. Die sternförmigen Viren sind mit einem Durchmesser von 29–30 nm relativ klein und besitzen eine einzelsträngige RNA.

Das als »small round structured virus« (SRSV) beschriebene Virus, das im Stuhl von Säuglingen mit Diarrhö elektronenmikroskopisch dargestellt wurde, gehört ebenfalls in diese Familie.

Meldepflicht

Nach dem Infektionsschutzgesetz sind meldepflichtig der Krankheitsverdacht, die Erkrankung sowie der Tod durch diese Infektion.

Epidemiologie

Astroviren rufen vorwiegend bei Kindern Durchfälle hervor. Sie kommen weltweit vor. In gemäßigten Zonen treten die Infektionen meist im Winter, in tropischen Regionen häufig zur Regenzeit auf.

Bisher gibt es wenig epidemiologische Studien zu humanen Astroviren. In Thailand wurden Astroviren mit 8,6% als zweithäufigste Ursache von Diarrhöen bei Kindern nachgewiesen.

Pathogenese

Der Pathomechanismus von humanen Astroviren als Ursache von Durchfallerkrankungen ist weitgehend unbekannt. Die Infektion betrifft vorwiegend den Dünndarm. Bei einem Patienten wurde eine Biopsie histologisch untersucht und eine Infektion der wenig reifen Epithelzellen an der Zottenbasis beschrieben.

Klinik

Eine Infektion mit Astroviren führt meist nach einer Inkubationszeit von 3–4 Tagen zu einer wässrigen Diarrhö. Die Ausprägung der Symptomatik ist eher mild. Erwachsene machen nur selten eine symptomatische Infektion durch, hauptsächlich betroffen sind Säuglinge und Kinder. Die wässrigen Stuhlentleerungen dauern nicht länger als 2–4 Tage und können von Erbrechen, subfebrilen Temperaturen und Bauchschmerzen begleitet sein.

Diagnose

Für die Diagnostik stehen in Speziallabors Elektronenmikroskopie, RT-PCR (»reverse transcriptase-polymerase chain reaction«), Immunfluoreszenztechniken und Capture-ELISA zur Verfügung.

Therapie

Die Infektion ist bei Immunkompetenten selbstlimitierend, mild und von kurzer Dauer. Eine Elektrolyt- und Flüssigkeitssubstitution auf oralem Wege ist deshalb erfahrungsgemäß ausreichend.

15.1.2.4 Protozoen als Erreger nichtentzündlicher gastrointestinaler Infektionen

Es gibt eine Reihe von Protozoen, die bei Immunkompetenten, aber v. a. bei Immungeschwächten mit IgA-Mangel Durchfallerkrankungen auslösen können. Die bedeutendsten Erreger, die eine solche nichtentzündliche intestinale Infektion verursachen, sind die Lamblien.

Mikrosporidien, Kryptosporidien, Cyclospora und Isospora dagegen sind in erster Linie für chronische Diarrhöen bei HIV-infizierten Patienten verantwortlich. Sie sollen hier nur kurz besprochen werden.

Schwierig gestaltet sich die Einordnung der Amöbeninfektion. Denn obwohl sich pathogene Amöben durch ihre Invasionsfähigkeit auszeichnen, fehlen im Stuhl von Patienten mit Amöbenkolitis typischerweise Leukozyten. Da jedoch durch den fehlenden Leukozytennachweis meist die Abgrenzung zu bakteriellen Infektionen mit blutigen Durchfällen gelingt, werden die Amöben am Ende dieses Kapitels abgehandelt.

Lamblien

Erreger

Anton van Leeuwenhoek war wahrscheinlich der erste, der diesen Parasiten beschrieben hat. Er entdeckte ihn in seinem eigenen Stuhl, als er an einer Diarrhö litt.

Die vegetative Form von Giardia lamblia, der Trophozoit, besitzt 4 Paare Flagellen, ihre dorsale Oberfläche ist konvex und glatt, an der ventralen konkaven Seite trägt sie eine Haftscheibe (◻ Abb. 15-6), mit der sich der Erreger fest im Dünndarm verankern kann.

Lamblien werden häufig durch Trinkwasser übertragen. Das infektiöse Stadium sind die Zysten, von denen wenige ausreichen, um eine symptomatische Infektion auszulösen. Zur Exzystation kommt es nach Expositon im niedrigen pH-Bereich, so in Gegenwart von Pankreassekreten im Duodenum und proximalen Jejunum. Hier erfolgt auch die Besiedlung durch die Trophozoiten, die sich an die Dünndarmwand anheften. Dringen die Erreger in den distalen Dünn- und in den Dickdarm vor, bilden sich die infektiösen Zysten. Sie werden mit dem Stuhl ausgeschieden und können z. B. über fäkale Kontamination von Wasser oder Nahrungsmitteln zu neuen Infektionen führen.

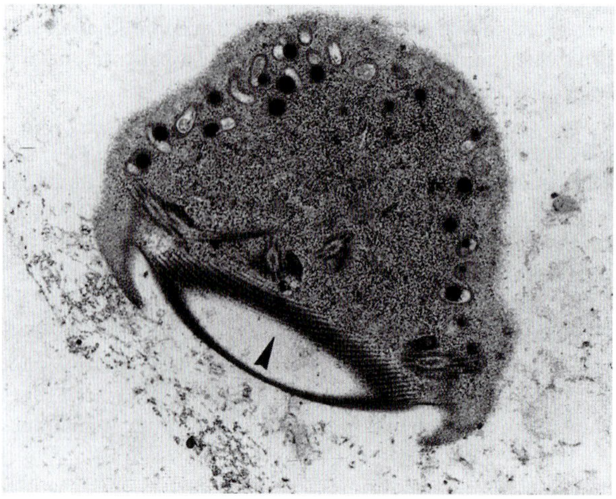

■ Abb. 15-6. EM-Aufnahme von Giardia lamblia im Duodenum; deutlich ist die Haftscheibe (*Pfeil*) zu sehen

Meldepflicht

Nach dem Infektionsschutzgesetz ist meldepflichtig epidemieartiges Auftreten dieser Infektion, z. B. durch kontaminiertes Trinkwasser.

Epidemiologie

Giardia lamblia kommt weltweit vor und verursacht bis zu 10% aller Durchfallerkrankungen in Europa und den USA und über 20% in vielen Entwicklungsländern. Die Prävalenz ist besonders hoch bei Kindern bis zu 5 Jahren.

Trinkwasser ist die häufigste Quelle von Infektionen durch Lamblien. In den USA kam es durch kontaminiertes Trinkwasser zwischen 1965 und 1981 zu 53 Lamblienepidemien mit mehr als 20.000 Erkrankten. Betroffen sind oft in Endemiegebiete Reisende, Patienten mit IgA-Mangel und HIV-Patienten, die nicht selten gleichzeitig mit anderen Enteropathogenen infiziert sind (■ Abb. 15-7).

Pathogenese

Der Pathomechanismus, über den Lamblien eine Diarrhö auslösen, ist nicht vollständig geklärt. Zur Zeit werden mehrere Faktoren diskutiert, die in der Pathogenese wahrscheinlich eine Rolle spielen.

Durch den engen Kontakt zwischen der Haftscheibe von Giardia lamblia und der Zottenoberfläche verändern sich die Zotten dergestalt, dass man schließlich neben normalen auch partiell bis subtotal atrophierte Zotten findet. Es scheint plausibel, dass für diese Veränderungen die lokale Entzündung mit Vermehrung der intraepithelialen Lymphozyten und die Aktivierung der Lamina-propria-Lymphozyten verantwortlich ist. Immerhin gibt es Untersuchungen, die einen Zusammenhang zwischen dem Ausmaß der lokalen Entzündung und der Schwere der klinischen Symptomatik beobachtet haben. Tierexperimentelle Studien deuten darauf hin, dass auch eine Mastzelldegranulation in der Lamina propria durch Lamblienantigene zur Entzündung der Schleimhaut beitragen könnte. Über diese Mechanismen könnte die Epithelzellproliferation beschleunigt werden, wodurch es zu einem Übergewicht an unreifen Epithelzellen in den Zotten kommt und eine Malabsorption entsteht.

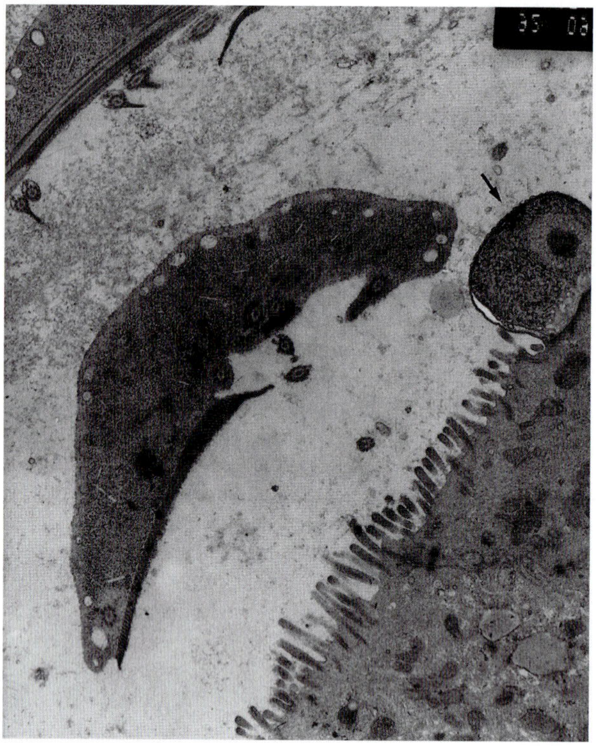

■ Abb. 15-7. Doppelinfektion des Duodenums durch Giardia lamblia und Kryptosporidien (*Pfeil*) bei einem HIV-Patienten

Die frühere Hypothese, es entstehe durch die dichte Giardia-lamblia-Besiedelung der Mukosa eine Art Barriere für Nahrungsmittel, lässt sich durch neuere Experimente nicht bestätigen.

In manchen Fällen einer Giardiasis kommt es zu einer bakteriellen Fehlbesiedelung des Dünndarms und als deren Folge zu einer Dekonjugation der Gallensalze, durch die eine Fettmalabsorption ausgelöst werden kann. Darüber hinaus sind Lamblien in der Lage, Gallensalze aufzunehmen. Die Menge der von den Lamblien aufgenommenen Gallensalze ist offensichtlich groß genug, um die Pankreaslipase zu inhibieren, die Gallensalze für ihre biologische Aktivität benötigen. Ob die von den Lamblien aufgenommene Menge allerdings ausreicht, um den Gallensalzpool zu reduzieren, ist bisher nicht bewiesen.

Die Immunabwehr gegen Giardia lamblia wird vorwiegend durch spezifisches sekretorisches Immunglobulin gewährleistet.

Klinik

Die Inkubationzeit beträgt 1–3 Wochen, wie man besonders von Russlandreisenden weiß.

Die Infektion mit Giardia lamblia kann asymptomatisch verlaufen, eine akute Diarrhö auslösen oder zu einer chronischen Durchfallerkrankung führen. Die Mehrzahl der infizierten Personen weltweit, besonders in Endemiegebieten, sind allerdings symptomfreie Träger. Ob diese Menschen initial eine Durchfallepisode durchgemacht haben, ist nicht bekannt. Ebenso unklar ist, warum immunkompetente Personen diesen Erreger über Monate und manchmal sogar Jahre ausscheiden.

Kommt es zur Diarrhö, ist sie in der Regel wässrig, manchmal klagt der Patient gleichzeitig über Bauchschmerzen, Übelkeit und Schwäche. Die Erkrankung hält meist nur wenige Tage an. In 30–50% der Fälle entwickeln die Patienten jedoch eine subakute, chronische Durchfallerkrankung. Von diesen zeigen wiederum ca. die Hälfte typische Zeichen der Malabsorption, Steatorrhö und Gewichtsverlust. Ohne Behandlung können diese Symptome Wochen bis Monate anhalten. Bei Kindern kann die chronische Infektion mit Giardia lamblia Wachstum und Entwicklung verzögern, wie Studien aus Gambia und Guatemala gezeigt haben.

Diagnose

Die Diagnose ist gesichert, wenn man Zysten mikroskopisch im warmen Stuhl nachweisen kann. Methoden zur Anreicherung der Zysten und wiederholte Stuhluntersuchungen sowie Untersuchungen der Duodenalflüssigkeit erhöhen die Trefferquote. Capture-ELISAs zum Nachweis von Lamblienantigenen im Stuhl werden zur Zeit entwickelt.

Therapie

Eine Behandlung ist insbesondere bei den chronischen Verläufen notwendig. Als Mittel der Wahl gilt nach wie vor Metronidazol, entweder als Kurztherapie mit täglich 2 g für 3 Tage oder mit täglich 3-mal 400 mg für 5–7 Tage. Bei Kindern sollten 15 mg/kgKG/Tag (maximal 750 mg) über 10 Tage gegeben werden. Alternativ zu Metronidazol kann auch Tinidazol eingesetzt werden, entweder 2 g täglich für 2 Tage oder 1 g täglich für 5 Tage. Für Kinder wird eine einmalige Gabe von 50–75 mg/kgKG empfohlen.

Außer diesen Substanzen können auch Mepacrin (Quinacrin) in einer Dosierung von 100 mg (Kinder 2 mg/kgKG) 3-mal täglich für 5–7 Tage oder Furazolidon mit der Gabe von 100 mg 4-mal täglich für 7–10 Tage, bei Kindern 2 mg/kgKG 3-mal täglich für 7–10 Tage angewendet werden. Die Erfolgsrate der Medikamente liegt bei über 90%, nur bei Furazolidon liegt sie etwas niedriger. Keines dieser Medikamente ist in der Schwangerschaft zugelassen. Hier könnte Paromomycin verwendet werden, das eine gewisse Aktivität gegen Giardia lamblia besitzt und kaum resorbiert wird.

Cyclospora cayetanensis

Erreger

Die ersten Krankheitsfälle durch Cyclospora cayetanensis wurden 1977 in Papua Neuguinea erkannt und 1979 von Ashford beschrieben. Die systematische Einordnung des Erregers war zunächst schwierig und so gelangte er fälschlicherweise in die Familie der blaugrünen Algen. Durch Untersuchungen des Vermehrungszyklus ist heute klar, dass der Erreger zu den Kokzidien gehört und nahe verwandt ist mit anderen humanpathogenen Protozoen wie Toxoplasma, Cryptosporidium und Isospora.

Meldepflicht

Nach dem Infektionsschutzgesetz ist nur epidemieartiges Auftreten dieser Infektion z. B. durch kontaminiertes Trinkwasser oder Nahrungsmittel meldepflichtig.

Epidemiologie

In USA und Kanada kam es 1996 und 1997 zu epidemieartigen Durchfallerkrankungen durch den Erreger. Gründliche Untersuchungen ergaben, dass eine der Hauptinfektionsquellen importierte Himbeeren waren, was schließlich zu einem Einfuhrverbot für Himbeeren in die USA führte.

In Europa spielt Cyclospora cayetanensis als Durchfallerreger bei Reiserückkehrern eine gewisse Rolle. Auch bei Diarrhöen von HIV-Patienten und bei epidemieartigen Ausbrüchen nach Verzehr von kontaminierten Nahrungsmitteln wird Cyclospora gelegentlich gefunden.

Klinik

Nach der Inkubationzeit von meist einer Woche kommt es zu abrupt einsetzenden wässrigen Durchfällen, die oft von Bauchschmerzen, Erbrechen, Kopfschmerzen und Blähungen begleitet werden. Die Erkrankung kann zu deutlichem Gewichtsverlust aufgrund von Malabsorption führen.

Es handelt sich meist um eine chronische Durchfallerkrankung, die bis zu 5–6 Wochen anhält. Bei HIV-infizierten Patienten werden sogar Verläufe von durchschnittlich 4 Monaten Dauer beobachtet.

Diagnose

Die Diagnose wird durch mikroskopische Untersuchungen des Stuhls oder von Duodenalaspirat gesichert. Entweder direkt oder nach Anreicherungsmethoden lassen sich 8–10 mm große runde Oozysten mit doppelbrechender Zellwand nachweisen.

Therapie

Neben der Flüssigkeitssubstitution ist eine Behandlung bei Erwachsenen durch orale Gabe von 160 mg Trimethoprim und 800 mg Sulfamethoxazol 2-mal pro Tag für 7 Tage vom Center for Disease Control empfohlen. In einer doppelblinden placebokontrollierten Studie konnte eine deutliche Verkürzung der Krankheitsdauer durch eine solche Therapie nachgewiesen werden.

Mikrosporidien

Erreger

Dobbins, Weinstein und Modigliani beschrieben 1985 erstmals Mikrosporidien als Ursache einer chronischen Diarrhö bei einem homosexuellen und bei einem heterosexuellen Patienten.

Mikrosporidien sind obligat intrazelluläre Protozoen. Als menschenpathogen sind bisher die beiden Arten, Enterocytozoon bieneusi und Encephalitozoon intestinalis bekannt.

Der Erreger wird als Zyste z. B. über kontaminierte Speisen aufgenommen. Er gelangt ins Duodenum, wo es durch pH-Verschiebung zur Ruptur der Sporenkapsel kommt und der Polarfaden herausgeschleudert wird. Bei der nun möglichen Penetration einer Epithelzelle wird durch den Polarfaden das Zytoplasma mit Zellkern in die Dünndarmepithelzelle, die Wirtszelle, injiziert. Hier entwickeln sich Meronten, die sich durch Zellteilung vermehren und aus denen über Zwischenstadien wiederum Sporen entstehen (Abb. 15-8).

Die Sporen werden beim Untergang der Wirtszelle ins Darmlumen freigesetzt und über den Stuhl ausgeschieden, sodass sie erneut andere Organismen infizieren können.

Pathogenese

Über den Mechanismus, wie es durch die Mikrosporidieninfektion zur Diarrhö kommt, ist wenig bekannt. Die wesentlichen Befunde sind in Tabelle 15-2 zusammengefasst.

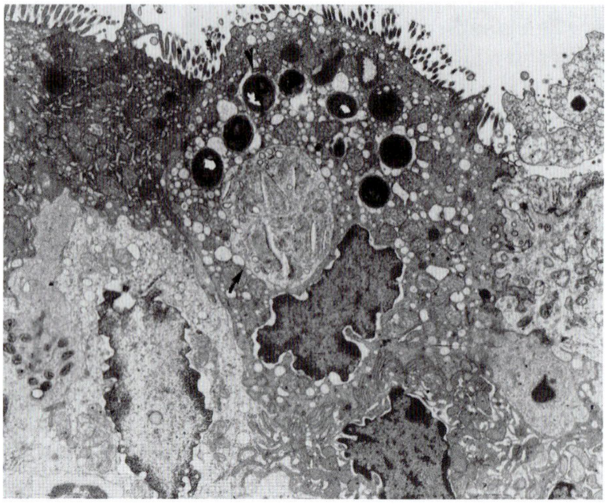

Abb. 15-8. Enterozytozoon bieneusii in der Epithelzelle des Dünndarms; deutlich ist der Trophozoit (*großer Pfeil*), der von Sporen umgeben ist (*kleiner Pfeil*), zu erkennen

Die Immunabwehr gegen Mikrosporidien bei HIV-infizierten Patienten ist bisher wenig erforscht. Da sich die Erreger intrazellulär vermehren, ist anzunehmen, dass v. a. eine zelluläre, Th1-gerichtete Immunabwehr, wichtig ist. Aufgrund des weiter oben beschriebenen, frühen, fast kompletten CD4-Verlustes bei der mukosalen HIV-Infektion ist eine effektive Th1-Antwort nicht möglich. Für diese Annahme spricht die weiter unten aufgeführte Elimination des Erregers unter der HAART parallel zum Anstieg der CD4-Zellen.

Epidemiologie

Die Prävalenz der intestinalen Mikrosporidiose bei HIV-infizierten Patienten mit chronischen Durchfällen vor Einführung der HAART lag bei 30% in New York und bei 19% in Berlin. Die Mikrosporidien gehörten zu den häufigsten Durchfallerregern bei HIV-Infektion in den Industriestaaten, und sie sind es noch immer in den Ländern, in denen eine HAART nicht bezahlbar ist.

Klinik

Die Infektion mit Mikrosporidien führt zu wässrigen chronischen Durchfällen, bei denen es zu ausgeprägten Flüssigkeitsverlusten kommen kann. Die Diarrhö kann Wochen bis Monate anhalten. Der Nachweis der Erreger im Gallengangsystem von Aids-Patienten mit Cholangitis spricht dafür, dass auch den Mikrosporidien neben den bisher dafür bekannten opportunistischen Erregern, wie Kryptosporidien und Zytomegalievirus, eine ätiologische Bedeutung für Entzündungen des Gallengangsystems zukommt.

Diagnose

Die Diagnose kann nach Spezialfärbungen durch Nachweis der Erreger im Stuhl gesichert werden. Auch tiefe Duodenalbiopsien sind sowohl für die lichtmikroskopiche Beurteilung nach Silberfärbung als auch für die Untersuchung mit dem Elektronenmikroskop geeignet. Die Untersuchungen erfordern ein besonders geschultes Personal.

Tabelle 15-2. Veränderungen in Dünndarmmorphologie und -funktion bei HIV-infizierten Patienten mit Infektion durch Mikrosporidien und mit anderen intestinalen Erregern im Vergleich zu Patienten mit fehlenden sekundären intestinalen Erregern. (Nach Schmidt et al. 1997)

	Mikrosporidien	Andere Erreger	Keine Erreger
Zottenhöhe	↓	–	–
Zottenoberfläche	↓	–	–
Kryptentiefe	↑	↑	–
Laktasemangel	15/19	4/14	8/19
Alkalische Phosphatase	↓	↓	–
α-Glukosidase	↓	↓	–

Therapie

Es existiert keine spezifische Therapie. Wie bei anderen Durchfallerkrankungen steht deshalb zunächst die Flüssigkeitssubstitution im Vordergrund. Eine Heilung und ein langfristiger Erfolg bei Aids-Patienten stellt sich nur unter einer wirksamen Anti-HIV-Therapie ein, die die Immunkompetenz wieder herstellt, sodass der Erreger eliminiert werden kann.

Kryptosporidien

Erreger

Beim Menschen wurden Kryptosporidien zuerst 1983 von Angus und von Current beschrieben. Sie infizieren aber auch das Darmepithel von Tieren.

Der Durchmesser der kleinen Protozoen liegt je nach Entwicklungsstadium bei 2–6 µm. Kryptosporidien durchlaufen einen komplexen Lebenszyklus, der zum größten Teil im Mikrovillibereich zwischen der äußeren und inneren Zellmembran der Enterozyten im Dünndarm abläuft (Abb. 15-9).

Infektiös sind die Oozysten.

Die Mensch und Kalb infizierende Kryptosporidienart ist Cryptosporidium parvum. Auch Koinfektionen mit anderen Protozoen, wie z. B. Lamblien, sind möglich (Abb. 15-7).

Pathogenese

Über den Pathomechanismus der Diarrhö durch Kryptosporidien ist wenig bekannt. Allerdings ist anzunehmen, dass durch die Infektion der Epithelzellen im Dünndarm die Nahrungsaufnahme gestört wird. Bei HIV-infizierten Patienten wird zusätzlich eine Hypersekretion ins Duodenum beobachtet.

Die Immunabwehr gegen Kryptosporidien ist bisher wenig erforscht. Aufgrund ihrer intrazellulären Vermehrung ist wie bei den Mikrosporidien anzunehmen, dass v. a. eine zelluläre, Th1-gerichtete Immunabwehr, wichtig ist. Da die HIV-Infektion der Mukosa, wie weiter oben beschrieben, zu einem frühen fast kompletten CD4-Verlust führt, ist auch eine effektive Th1-Antwort nicht möglich. Für die Rolle der CD4-Zellen bei der Abwehr von Kryptosporidien spricht auch die schon erwähnte Elimination des Erregers unter der HAART parallel zum Anstieg der CD4-Zellen.

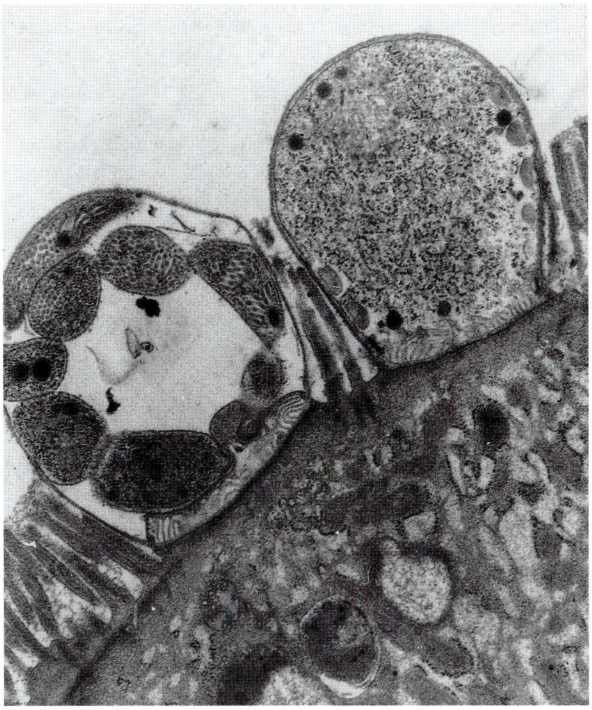

Abb. 15-9. EM-Aufnahme von 2 Kryptosporidienstadien im Duodenum. Deutlich ist die intrazelluläre, aber extraplasmatische Lokalisation zu erkennen

Epidemiologie

Der Erreger ist weltweit verbreitet und besonders in Entwicklungsländern und auch da vor allem bei HIV-Infizierten eine häufige Ursache für Durchfallerkrankungen.

Es wird angenommen, dass Kälber die Infektionsquelle sind. Die Oozysten werden meist über kontaminiertes Trinkwasser aufgenommen.

Klinik

Die Infektion mit Kryptosporidien führt bei Immunkompetenten zu einer milden wässrigen Diarrhö, die nur wenige Tage anhält. In vielen Fällen verläuft die Infektion sogar ohne Symptome, aber bei einigen kann es zu chronischen Durchfällen kommen, die bis zu einem Monat anhalten. Bei Immundefizienten, v. a. bei HIV-infizierten Patienten, kommt es häufig zu chronischen Verläufen mit Progredienz der Symptomatik, die schließlich zum Tod der Patienten führen kann. Hierbei werden ausgeprägte Flüssigkeitsverluste von bis zu 17 l pro Tag beobachtet. Die Diarrhö kann Wochen bis Monate anhalten.

Der Nachweis von Kryptosporidien im Gallengangssystem von Aids-Patienten mit Cholangitis und Cholezystitis zeigt, dass die Erreger auch das Gallengangs- und Gallenblasenepithel infizieren können.

Diagnose

Nach Spezialfärbungen oder Anreicherungsmethoden können die Oozysten im Stuhl nachgewiesen werden. Auch licht- oder elektronenmikroskopische Untersuchungen tiefer Duodenalbiopsien sind geeignet, durch Oozystennachweis die Diagnose zu sichern. Die Untersuchungen erfordern ein besonders geschultes Personal.

Therapie

Es existiert keine spezifische Therapie. Wie bei anderen Durchfallerregern steht zunächst die Flüssigkeitssubstitution im Vordergrund. Bei immunkompetenten Patienten ist die Infektion selbstlimitierend. Bei Aids-Patienten kann meist ein langfristiger Erfolg nur unter einer wirksamen Anti-HIV-Therapie erreicht werden, die zu einer Immunrekonstitution und dadurch zu einer Eliminierung der Erreger führt.

Isospora

Erreger

Isospora belli, erstmals 1860 von Virchow beschrieben, infiziert Darmepithel von Tier und Mensch. Es handelt sich um ein Protozoon, das je nach Entwicklungsstadium 20–30 μm lang und 10–19 μm breit ist.

Epidemiologie

In den USA und auch in Europa ist eine Infektion mit Isospora belli selten anzutreffen. Gelegentlich ist der Erreger Ursache einer Reisediarrhö.

Weniger als 2% aller Aids-Patienten mit Diarrhö in diesen Regionen sind mit Isospora belli infiziert. In anderen Teilen der Erde, wie z. B. in Afrika oder auf Haiti, haben 15% aller Aids-Patienten eine Isosporiasis.

Pathogenese

Die Dünndarminfektion mit Isospora belli führt häufig zu einer Zottenatrophie und einer Vermehrung der Entzündungszellen in der Lamina propria. Die meisten Entwicklungsstadien von Isospora belli laufen in den Epithelzellen ab.

Klinik

Isospora belli infiziert intestinale Epithelzellen. Bei Gesunden löst die Infektion nach einer Inkubationszeit von einer Woche eine wässrige selbstlimitierende Diarrhö aus, während sie bei HIV-infizierten Patienten zu chronischen Durchfällen führen kann.

Die Kranken leiden häufig auch unter Bauchschmerzen, haben subfebrile Temperaturen und nehmen an Gewicht ab. Nach wenigen Wochen klingen die Symptome bei immunkompetenten Personen ab, bei HIV-Infizierten persistieren sie oft über einen Monat.

Diagnose

Die Diagnose wird durch den Nachweis der Oozysten im Stuhl gesichert (Abb. 15-10).

Verschiedene Spezialfärbungen (z. B. Auramin-Rhodamin) und Anreicherungsmethoden können das Auffinden der Oozysten im Stuhl erleichtern. Oft nehmen die Stuhluntersuchungen mehrere Tage in Anspruch, bis Oozysten gefunden werden, weil die Anzahl der ausgeschiedenen Erreger sehr gering sein kann.

Therapie

Neben der Flüssigkeitssubstitution ist bei Erwachsenen eine Behandlung durch orale Gabe von 160 mg Trimethoprim und 800 mg Sulfamethoxazol 4-mal pro Tag für 10 Tage, gefolgt von 160 mg Trimethoprim und 800 mg Sulfamethoxazol 2-mal täglich für weitere 21 Tage möglich. Durch eine zusätzliche wirksame Anti-HIV-Therapie kann die sonst bei HIV-Infizierten hohe Rückfallrate von 50% verhindert werden.

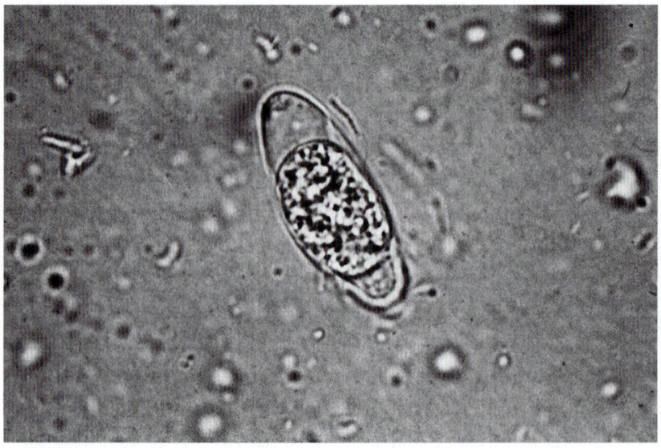

Abb. 15-10. Isospora belli im Stuhl. (Quelle: Dr. T. Weinke, Berlin)

Amöben

Erreger

Beim Menschen werden intestinale Infektionen fast ausschließlich durch Entamoeba histolytica verursacht. Bereits im Sanskrit wurden vor über 3000 Jahren muköse blutige Durchfallerkrankungen erwähnt, die am wahrscheinlichsten auf diesen Erreger zurückzuführen sind. Erst 1875 gelang Fedor Aleksandrovich Lesh die ätiologische Aufklärung der Erkrankung, als er bei einer Autopsie eines an einer Amöbenkolitis verstorbenen Patienten den Erreger identifizierte und durch Übertragung auf einen Hund entsprechende Krankheitssymptome reproduzieren konnte.

Meldepflicht

Nach dem Infektionsschutzgesetz ist allein das epidemieartige Auftreten dieser Infektion, z. B. durch kontaminiertes Trinkwasser, meldepflichtig.

Epidemiologie

Ungefähr 10% der Weltbevölkerung ist mit E. histolytica infiziert.

! Bezogen auf Erkrankungen durch Parasiten steht die Amöbiasis weltweit nach Schistosomiasis und Malaria an dritter Stelle unter den häufigsten Todesursachen.

In den Tropen und Subtropen, besonders in Mexiko, Zentral- und Südamerika, Indien, Südostasien sowie in Afrika, sind Amöbeninfektionen häufig anzutreffen. In den Industrieländern sind besonders Reisende in die erwähnten Länder, Immigranten und Homosexuelle betroffen.

Pathogenese

Die infektiösen Zysten können mehrere Wochen im Wasser überleben. Über Nahrungsmittel oder direkt mit dem Wasser werden die Erreger oral aufgenommen. Die Zysten wandeln sich dann im Kolon zu Trophozoiten um, die in der Lage sind, über Oberflächenlektine an Kolonmuzin zu binden, durch Enzyme Gewebe aufzulösen und große Ulzera zu verursachen. Die Fähigkeit der Trophozoiten, Wirtszellen abzutöten, ist von ihrer Mikrofilamentfunktion, von Kalzium, von der Phospholipase-A-Funktion und der Erhaltung eines sauren pH-Wertes in den Amöbenvesikeln abhängig. Zu den zelltoxischen Amöbenenzymen gehören Hämolysine, Kathepsin-B-Proteinase und eine Kollagenase.

Die pathogenen Amöben besitzen eine Cysteinproteinase, die humanes sekretorisches IgA abbauen kann, um auf diese Weise der Immunantwort durch den Wirt zu entkommen. Entzündungszellen, darunter auch Leukozyten, werden nur am Rand der Läsionen gefunden und meist durch den Erreger zerstört, bevor sie über den Stuhl ausgeschieden werden können. Die Ausprägung der Läsionen reicht von blanden Schleimhautverdickungen über typische scharfbegrenzte Ulzera bis hin zu schweren Darmwandnekrosen. Über das Blut können die invadierten Erreger die Leber, selten auch andere Organe wie Lunge, Gehirn und Haut erreichen und dort Nekrosen (Amöbenabszesse) verursachen.

Die Immunabwehr gegen E. histolytica ist nicht vollständig bekannt. Es scheinen aber sowohl eine zelluläre wie auch eine humorale Immunantwort eine wichtige Rolle zu spielen. So sind Patienten, die nach einer Infektion einen hohen amöbenspezifischen Antikörpertiter aufweisen, gegenüber einer Reinfektion weniger gefährdet als Patienten mit einem fehlenden oder niedrigen Titer.

Klinik

Die klinischen Symptome einer intestinalen Infektion mit Amöben können sehr unterschiedlich sein. Das Spektrum reicht von milden Durchfällen bis zu schwersten kolikartigen abdominellen Schmerzen mit Diarrhö und Abgang von Blut und Schleim, ausgelöst durch eine invasive Amöbiasis (Amöbenruhr). Man kann die klinischen Verläufe in 4 Gruppen einteilen: asymptomatische Zystenpassage, akute Kolitis, fulminante Kolits und Amöboma.

Die 4 klinischen Verlaufsformen bei Amöbeninfektion

- Asymptomatische Zystenpassage:
  Man schätzt, dass bei 90% der Personen, die mit E. histolytica infiziert sind, eine asymptomatische Zystenpassage stattfindet. Die bisher vorgelegten Studien haben nur in einem geringen Teil zwischen pathogenen und nicht pathogenen Formen Amöben unterschieden. In Südafrika wurden bei 10% der Amöbenträger pathogene Formen gefunden. Von diesen wiederum entwickelten in einer Verlaufsbeobachtung über ein Jahr 10% eine Amöbenkolitis, während die anderen asymptomatisch blieben.
- Akute Kolitis:
  Sie ist durch wässrige Diarrhö mit Blut- und Schleimbeimengungen und von abdominellen Schmerzen gekennzeichnet. Die Symptome können über Wochen und Monate persistieren und eine Colitis ulcerosa vortäuschen. Die Darmulzera sind scharf begrenzt und durch normale Mukosa voneinander getrennt.
- Fulminante Kolitis:
  Eine fulminante Amöbenkolitis ist selten und betrifft häufiger Kinder. Dabei kommt es zu schweren blutigen Durchfällen, die von Fieber begleitet werden. Darmwandnekrosen und Peritonitis führen zum akuten Abdomen. Insgesamt ist die Prognose deshalb

schlecht, und die Überlebensrate liegt bei nicht mehr als 40%.

- Amöboma:
  Hierbei handelt es sich um eine seltene Verlaufsform (weniger als 1%) der Amöbenkolitis. Ohne sonstige Symptome wie z. B. blutiger Durchfall bildet sich eine abdominelle Resistenz. Bei der Kontrastmitteluntersuchung fällt dann meist ein Prozess auf, der einem Tumor gleicht und wie ein Apfelkerngehäuse imponieren kann.

Komplikationen

Leberabszesse können weitere Komplikationen nach sich ziehen. Wenn ihre Kapsel rupturiert, können die Erreger durch das Zwerchfell in die Lunge wandern und weiter in andere Organe verschleppt werden. Ein solcher Krankheitsverlauf kann innerhalb von 4 Wochen zum Tod führen.

Diagnose

Der Nachweis des Erregers gelingt meist im warmen Stuhl. Oft sind dazu Anreicherungsverfahren oder das Anlegen von Kulturen notwendig. Eine Trichromfärbung kann das Auffinden der Zysten und Trophozoiten erleichtern. Da die Abgabe der Zysten intermittierend verlaufen kann, sollten mindestens 3 zeitlich voneinander getrennte Stuhlproben genommen und untersucht werden.

Aufgrund von Isoenzymen oder DNA-Analysen ist man in der Lage, pathogene von apathogenen Amöben zu unterscheiden. Ein Nachweis von Antikörpern gegen Amöben im Serum ist nützlich, weil er in der Regel nur bei pathogenen, invasiven Amöben positiv ist. Beim ersten Auftreten von Krankheitssymptomen haben 10% der Patienten noch keine Antikörper, aber spätestens nach 2 Wochen sind alle Patienten antikörperpositiv.

Therapie

Als Mittel der Wahl gilt bei der Amöbenkolitis Metronidazol in einer Dosierung von 3-mal täglich 800 mg/Tag über 10 Tage. Alternativ kann auch mit Tinidazol 3-mal täglich 800 mg über 5 Tage behandelt werden. In ca. 10–15% der Fälle muss mit Therapieversagen gerechnet werden. Um die Rezidivrate zu verringern, sollte man an eine Metronidazoltherapie eine Behandlung mit Diloxanidfuroat 500 mg 3-mal pro Tag über 10 Tage anschließen. Anstelle der Diloxanidfuroatgabe kann man auch im Anschluss an eine 10-tägige Metronidazolbehandlung über 10 Tage Paromomycin verabreichen. Patienten, die asymptomatisch pathogene Amöben ausscheiden, sollten mit Paromomycin 3-mal täglich 500 mg über 7 Tage oder mit Diloxanidfuroat in einer Dosis von 3-mal täglich 500 mg über 10 Tage saniert werden.

Blastocystis hominis

Die Stellung von B. hominis als humanpathogener Keim ist umstritten. Eine Untersuchung weist darauf hin, dass Patienten mit Durchfall und Nachweis von B. hominis im Stuhl meist einen weiteren Durchfallerreger tragen. Sollte bei Patienten mit Diarrhö und Nachweis von Blastozysten trotz intensiver Suche kein weiterer Erreger gefunden werden, kann eine Therapie mit Metronidazol oder Iodoquinol erfolgreich sein.

Sarkozysten

Sarkozystisarten sind vorwiegend tierpathogene Protozoen. Durch Verzehr von rohem Fleisch kann z. B. Sarcocystis hominis auf den Menschen übertragen werden und Fieber, schwere Durchfälle und Bauchschmerzen verursachen. Wenn die Parasiten die Darmwand durchwandert und das Muskelgewebe erreicht haben, werden die intestinalen Beschwerden von Muskelschmerzen abgelöst. In manchen Fällen kann dann durch Muskelbiopsie die Diagnose gesichert werden. Eine Therapie ist nicht bekannt.

Chagas-Krankheit

Hier soll nur erwähnt werden, dass die Infektion mit dem Chagas-Erreger, Trypanosoma cruzi vorwiegend im Bereich des Sigmas und Rektums ein Megakolon ausbilden und zum Verlust des Auerbach-Plexus führen kann.

15.1.2.5 Helminthen (Würmer)

Wurmerkrankungen des Intestinaltrakts gehören weltweit zu den häufigsten parasitären Erkrankungen bei Menschen und Säugetieren. Man nimmt an, dass ca. ein Viertel der Weltbevölkerung an Wurminfektionen leidet. In Entwicklungsländern sind Hakenwurminfektionen des Dünndarms eine häufige Ursache für Anämie und verzögerte körperliche sowie geistige Entwicklung.

! In Industrieländern sind Wurmerkrankungen durch Verbesserung der hygienischen Verhältnisse seltener geworden. Die dadurch verloren gegangene Aufmerksamkeit führt hierzulande nicht selten zu einer verzögerten Diagnosestellung mit langem Leidensweg der Patienten.

Nematoden (Rundwürmer)

Ascaris lumbricoides (Spulwurm)

Eier dieser Rundwürmer werden mit der Nahrung aufgenommen. Die Infektionsquelle ist häufig fäkal gedüngter Salat. Im Dünndarm schlüpfen die Larven, durchwandern die Darmwand und gelangen mit dem Blut über Leber, Herz und Lunge in die Trachea und von da aus in den Rachen, wo sie geschluckt werden. Sie siedeln sich im Dünndarm an und wachsen dort bis zu einer Länge von 35 cm heran.

Die Symptomatik kann gering sein. Bei Infektion mit mehreren Tieren können Bauchschmerzen auftreten, es kann sogar zum mechanischen Ileus kommen. Gelegentlich können die Würmer Gallen- und Pankreasgänge verstopfen und eine entsprechende Symptomatik auslösen (Abb. 15-11a, b).

Die Diagnose wird meist nach Konzentrierung durch Nachweis der Wurmeier im Stuhl gestellt. Manchmal werden die Würmer auch direkt bei der Endoskopie (Abb. 15-11a, b), im Stuhl bei Abgang von toten Tieren oder bei Röntgenuntersuchungen des Darms mit Kontrastbrei nachgewiesen.

Die Therapie besteht neben der gelegentlichen endoskopischen Extraktion in der Gabe von 400 mg Albendazol oder 200 mg Mebendazol als Einzeldosis.

Enterobius vermicularis (Oxyuris oxyura)

Infektionen bei Kindern sind häufig. Die Weibchen von Enterobius vermicularis (Oxyuris oxyura) erzeugen beim Aus-

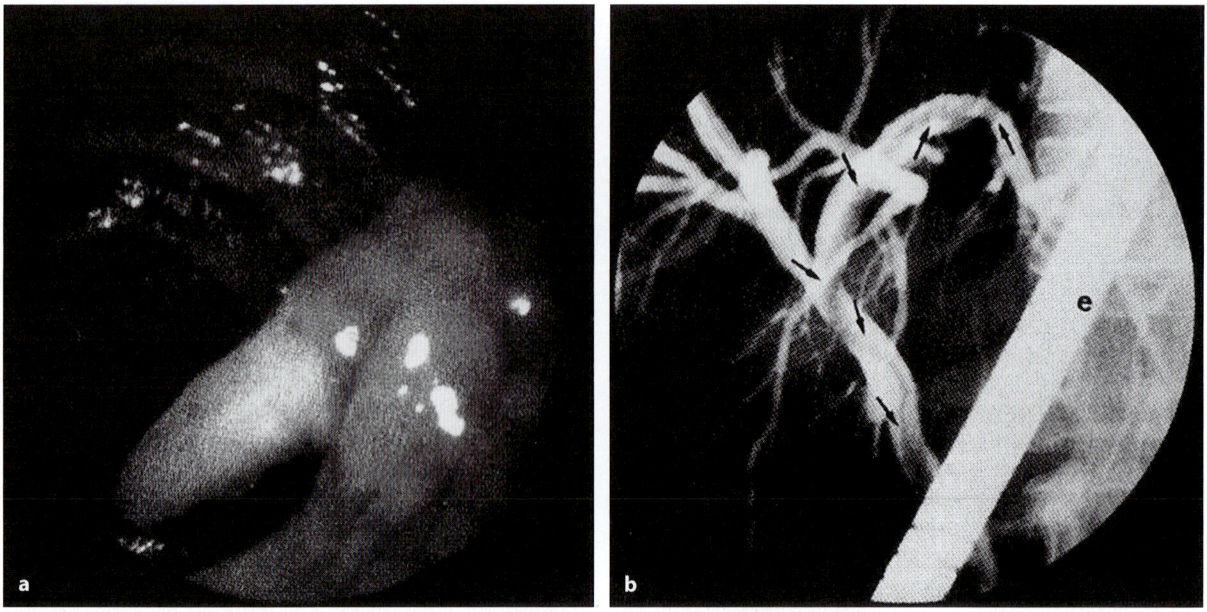

Abb. 15-11a, b. Das endoskopische Bild (**a**) zeigt einen adulten Ascaris lumbricoides, der durch die Papilla Vateri in den Ductus choledochus eindringt und somit eine Cholestase verursacht. **b** Diese Abbildung zeigt das zugehörige ERC-Bild. Der Wurm ist kontrastmittelaussparend (*Pfeile*), rechts das Endoskop (e)

wandern zur Eiablage im Perianalbereich einen starken Juckreiz.

Wenn die Würmer bei Mädchen über die Vagina und den Uterus in die Eileiter gelangen, können sie weiter ins Abdomen wandern und zur Granulombildung führen.

Die Diagnose wird meist durch den Nachweis adulter beweglicher Würmer (Männchen 2–5 mm, Weibchen 8–13 mm) im Stuhl gestellt. Eier werden im Stuhl nur selten gefunden. Eine sichere Methode zum Nachweis von Oxyureneiern ist das Abklatschen mit einer Klebefolie im Perianalbereich und nachfolgende direkte mikroskopische Untersuchung.

Die Therapie besteht in der einmaligen Gabe von 200 mg Mebendazol oder der Gabe von 11 mg/kgKG (max. 1 g) Pyrantel. Häufigen Reinfektionen lässt sich durch intensive Hygiene vorbeugen.

Trichuris trichiura

Die Infektion mit Trichuris trichiura (Peitschenwurm) geschieht durch die Aufnahme von Eiern durch kontaminierte Nahrung. Die Larven schlüpfen im Dünndarm und wandern in den Dickdarm. Dort penetrieren sie das Epithel und wachsen zu adulten Würmern heran. Die Eier werden mit dem Stuhl ausgeschieden. Der Erreger verursacht neben Durchfallerkrankungen häufig abdominelle Krämpfe mit rektalen Tenesmen. Insbesondere bei Kindern kann es zu einem Rektumprolaps kommen. Bei starker Infektion treten ruhrartige Beschwerden auf.

Die Diagnose wird mittels Einachweis im Stuhl gesichert. Die Behandlung besteht in der Gabe von Mebendazol (2-mal 100 mg/Tag für 3 Tage,).

Hakenwürmer

Die beiden Vertreter der humanpathogenen Hakenwürmer, Ancylostoma duodenale und Necator americanus, werden in feuchtwarmen Regionen gefunden und sind vorwiegend Bodenbewohner. Beim Barfußlaufen können filariforme Larven durch die Haut in den Wirt eindringen. Sie wandern über die Blutbahn in Herz, Lunge und Alveolen und dann über den Respirationstrakt in den Rachen, wo sie geschluckt werden und in den Dünndarm gelangen. Hier wachsen sie zu adulten Würmern heran. Die intestinale Symptomatik ist bei starker Infektion durch abdominelle Schmerzen, Erbrechen und blutige Durchfälle gekennzeichnet. Die Diagnose wird durch den Einachweis im Stuhl gesichert. Die Therapie besteht in der Gabe von Mebendazol (2-mal 100 mg/Tag über 2–4 Tage) oder Albendazol über 2–4 Tage in einer Tagesdosis von 100 mg als Einzelgabe.

Strongyloides

Ähnlich wie bei den Hakenwürmern können die ubiquitär vorkommenden Larven von Strongyloides stercoralis durch die menschliche Haut eindringen und über den oben geschilderten Weg den Darm erreichen. Strongyloides können wahrscheinlich über Jahrzehnte in ihrem Wirt überleben. Unter Immunsuppression, z. B. bei Aids, kann es zu einer Reaktivierung mit gesteigerter Vermehrung und zu einer Invasion von weiteren Geweben und Organen kommen. Man spricht dann von einem Hyperinfektionssyndrom, das auch tödlich verlaufen kann.

Die intestinalen Symptome können sehr unterschiedlich sein und andere Erkrankungen, wie peptische Ulzera und M. Crohn, imitieren. Eine ausgeprägte Eosinophilie ist differenzialdiagnostisch meist hilfreich. Die Diagnose wird durch den Nachweis von lebenden Larven im frischen Stuhl oder in der Bronchiallavage gesichert. Eine Behandlung kann mit Thiabendazol, 2-mal 25 mg/Tag über 4 Tage, bei Immunkompetenten oder über 7–9 Tage bei Immungeschwächten versucht werden. Weitere wirksame Medikamente sind Mebendazol, Albendazol und Ivermectin.

Tabelle 15-3. Gewebenematodenlarven und ausgelöste Erkrankungen

Wurmart	Durch zugehörige Nematoden ausgelöste Erkrankung
Trichinella spiralis	Trichinose
Ankylostoma canium	Humane eosinophile Enteritis
Toxocara canis und Toxocara cati	Toxokariasis
Gnathostoma spinigerum	Gnathostomiasis
Anisakis marina	Anisakiasis (Heringswurmerkrankung)

Gewebsnematodenlarven

Eine Reihe von Nematodenlarven können bei der Wanderung durch den Wirt intestinale Symptome verursachen (Tabelle 15-3).

Da sich die Nematodenlarven im Menschen nicht weiterentwickeln können, ist der Mensch für diese Würmer zwar ein Fehlwirt. Trotzdem können in seltenen Fällen dramatische Krankheitsverläufe auftreten. So kann eine Infektion mit der Larve des Heringswurms (Anisakiasis) infolge einer ausgeprägten eosinophilen Entzündungsreaktion in der Dünndarmschleimhaut zum Ileus führen.

Die Diagnose ist schwierig zu sichern, da die Würmer sich nicht zum adulten Tier entwickeln und deshalb keine Eier produziert werden. Für die meisten oben genannten Nematodenlarven gibt es aber serologische Tests, basierend auf dem Nachweis von spezifischen Antikörpern.

Eine wirksame medikamentöse Behandlung der Erkrankungen durch Wurmlarven ist nicht bekannt. Einige Infektionen verlaufen selbstlimitierend (z. B. Toxokariasis), andere müssen manchmal durch chirurgische Eingriffe saniert werden (Gnathostomiasis, Anisakiasis, Trichinose).

Zestoden (Bandwürmer)

Taenia saginata (Rinderbandwurm)

Der adulte Wurm erreicht Größen zwischen 1 und 6 m, in Ausnahmefällen bis zu 12 m. Der Bandwurmkörper ist in 1000–2000 sog. Proglottiden gegliedert. Die Eier von Rinder- und Schweinebandwurm sind nicht zu unterscheiden. Die Proglottiden des Rinderbandwurmweibchens weisen in der Regel mehr als 12 Uterusverzweigungen, die des Schweinebandwurmweibchens eher weniger als 12 auf. Im Gegensatz zum Schweinebandwurm ist der Kopf (Skolex) des Rinderbandwurms nicht mit einem Hakenkranz (Rostellum) bewaffnet. Aber beide Würmer besitzen 4 Saugnäpfe am Kopf, mit denen sie sich zusätzlich an der Darmwand anheften und Nahrung aufnehmen können.

Der Mensch infiziert sich durch Verzehr von larvenhaltigem rohen Fleisch. Anschließend wächst im Verlauf von mehreren Wochen der vielgliedrige Bandwurm im Dünndarm, bevorzugt im Jejunum, heran. Da die Symptome uncharakteristisch sind, wird der Bandwurm meist zufällig entdeckt, wenn Proglottiden mit dem Stuhl ausgeschieden werden oder sie aktiv durch den Anus austreten.

Die Therapie besteht aus der Gabe von Praziquantel (einmalig 5–10 mg/kgKG) oder Niclosamid (2 g als einmalige Dosis).

Taenia solium (Schweinebandwurm)

Der Schweinebandwurm ist kleiner als der Rinderbandwurm und besitzt am Kopf ein mit Haken bewaffnetes sog. Rostellum. Für den Schweinebandwurm können sowohl Mensch als auch Schwein als End- und Zwischenwirt dienen.

- Mensch als Endwirt. Die Zystizerken werden mit rohem oder nicht ausreichend gegartem Schweinefleisch aufgenommen. Im Dünndarm wachsen sie zu adulten Würmern heran. Mit dem Stuhl werden Eier ausgeschieden, mit denen sich Schweine wieder infizieren können. Die abdominelle Symptomatik ist gering und ähnlich der bei Rinderbandwurmbefall.

  Die Diagnose wird durch den Nachweis von Proglottiden und Eiern im Stuhl gesichert.

  Zur Therapie gibt man Praziquantel (einmalig 5–10 mg/kgKG) oder Niclosamid (einmalig 2 g).
- Mensch als Zwischenwirt. Die Eier werden mit der Nahrung aufgenommen. Die Larven schlüpfen im Dünndarm aus und können über die Blutbahn andere Gewebe und Organe wie das Gehirn (Neurozystizerkose) erreichen.
  Die Diagnose wird über serologische Verfahren oder durch histologische Untersuchungen nach chirurgischen Eingriffen gesichert.
  Die Behandlung ist schwierig und wird medikamentös mit Praziquantel in hoher Dosierung durchgeführt. Teilweise nimmt man auch eine chirurgische Exstirpation vor.

Diphyllobothrium latum (Fischbandwurm)

Durch den Genuss von rohem Fisch kann es zur Infektion des Dünndarms mit dem Fischbandwurm kommen. Das klinische Bild ist uneinheitlich und reicht von leichten Durchfällen über starke Bauchschmerzen bis zum Darmverschluss. Die Diagnose wird über den Nachweis von Eiern oder Proglottiden im Stuhl gesichert. Die Therapie besteht in der einmaligen Gabe von 2 g Niclosamid oder Praziquantel 10 mg/kgKG.

Hymenolepis nana (Zwergbandwurm)

Bei starkem Befall mit dem Zwergbandwurm, der meist zwischen 10 und 45 mm misst, können intestinale Symptome wie Bauchschmerzen und Durchfälle auftreten. Die Infektion wird fäkal-oral übertragen und ist deshalb besonders bei Kindern verbreitet. Ein Zwischenwirt ist nicht erforderlich.

Die Diagnose wird durch den Nachweis von Eiern im Stuhl, seltener durch den Nachweis von Proglottiden gesichert. Die Therapie besteht in der einmaligen Gabe von 2 g Niclosamid oder Praziquantel 15–25 mg/kgKG.

Dipylidium caninum (Gurkenkernbandwurm)

Dipylidium caninum, eine 20–40 cm lange Bandwurmart, die normalerweise Hunde und Katzen befällt, kann gelegentlich den Menschen infizieren. Eine Infektionsgefahr besteht in einer Wohngemeinschaft mit Hunden oder Katzen vorwiegend für Kinder, da die Infektion durch Verschlucken von Hunde- oder Katzenflöhen oder Haarlingen geschieht.

Patienten mit starker Infektion klagen über Appetitlosigkeit oder Verdauungsbeschwerden. Manchmal weisen aus dem Anus auswandernde Proglottiden auf die Infektion hin. Die Diagnose kann durch den Einachweis im Stuhl gesichert werden. Als Therapie gibt man einmalig 2 g Niclosamid.

Trematoden (Saugwürmer)

Vorwiegend in Südostasien können Vertreter der intestinalen Trematoden wie Echinostoma ilocanum, Heterophyes heterophyes und Metagonimus yokogawai abdominelle Beschwerden hervorrufen.

Weltweit die größte Bedeutung unter den Trematodeninfektionen haben die verschiedenen Formen der Bilharziose oder Schistosomiasis, die durch die Bluttrematoden Schistosoma mansoni, S. japonicum und S. intercalatum, hervorgerufen werden. Die Erkrankten können unter ausgeprägten gastrointestinalen Symptomen wie abdominellen Schmerzen und blutigen Durchfällen leiden. Bei chronischer Darmbesiedelung können Granulome entstehen, die an M.-Crohn-Granulome erinnern. Aus ihnen können sich bei lang anhaltendem Schleimhautbefall Polypen entwickeln.

Die Diagnose wird durch den Einachweis im Stuhl oder histologisch gesichert. Die Behandlung besteht in Praziquantel (40–50 mg/kgKG über 1–3 Tage).

15.1.3 Entzündliche gastrointestinale Infektionen und Diarrhö

15.1.3.1 Einleitung

Zu den entzündlichen Infektionen des Gastrointestinaltraktes rechnet man in der Regel infektiöse Durchfallerkrankungen, bei denen man im Stuhl Leukozyten nachweisen kann. Auslöser sind vorwiegend invasive Erreger, die oft über Zytotoxine die Schleimhaut zusätzlich schädigen und lokale entzündliche Reaktionen hervorrufen. In diese Gruppe gehören Bakterien wie Salmonellen, Shigellen, Campylobacter, Yersinien, aber auch bestimmte E. coli (■ Tabelle 15-1) wie z. B. die enteroinvasiven (EIEC) und die enterohämorrhagischen E. coli (EHEC). Auch die antibiotikaassoziierte Kolitis durch Clostridium difficile muss hier besprochen werden.

15.1.3.2 Meldepflicht

Nach dem Infektionsschutzgesetz sind alle in diesem Kapitel beschriebenen entzündlichen Infektionen bei Krankheitsverdacht, Erkrankung und Tod meldepflichtig, ebenso Dauerausscheider, die besonders bei der Salmonellose vorkommen können.

15.1.3.3 Salmonellose

Erreger

Salmonellen sind peritrich begeißelte gramnegative Stäbchen. Zur Gattung Salmonella gehören 1. eine große Anzahl von Enteritiserregern, die bei Mensch und Tier vorkommen, 2. die Erreger von Typhus abdominalis und von Paratyphus A, B, C, die systemische Erkrankungen des Menschen verursachen können.

Zunächst werden die Bakterien der Gattung Salmonella behandelt, die eine Gastroenteritis hervorrufen. Die Typhuserreger werden unter Kapitel 15.1.4, Allgemeininfektionen mit gastrointestinaler Beteiligung, besprochen.

Epidemiologie

Während Infektionen mit anderen typischen enteropathogenen Bakterien in Deutschland rückläufig sind, hat die Anzahl der akuten Gastroenteritiden durch Salmonella typhimurium, S. enteritidis und anderen Salmonellenarten (Serovars) bis 1992 deutlich zugenommen. In Deutschland wurden 1999 85.146 Salmonellenenteritisfälle gemeldet. In den USA werden jährlich ca. 18.000 Patienten mit Salmonellose stationär behandelt, ca. 500 von ihnen sterben.

Hauptübertragungsweg ist die Aufnahme kontaminierter Lebensmittel wie Fleisch und Fleischprodukte, besonders Schweine- und Geflügelfleisch, auch Eier und Eiprodukte, Milcherzeugnisse und Speiseeis.

Pathogenese

Nach oraler Aufnahme einer relativ großen Bakterienmenge ($>10^5$) kann eine akute Gastroenteritis entstehen.

Bei Säuglingen und resistenzgeminderten oder sehr alten Personen genügen wahrscheinlich weitaus geringere Bakterienzahlen. Da die Bakterien säurelabil sind, überstehen normalerweise nur wenige die Magenpassage. Patienten mit gestörter Magensäureproduktion sind deshalb prädisponiert für eine Salmonelleninfektion.

Der Pathomechanismus, der schließlich zu den gastrointestinalen Symptomen führt, ist nicht vollständig aufgeklärt. Es scheinen jedoch Enterotoxine ähnlich wie bei anderen Durchfallerregern eine wichtige Rolle zu spielen. Auch das Invasions- und Penetrationsvermögen der Salmonellen in die Mukosa sind für die Entstehung des Durchfalls wichtig. Dabei und auch bei der Anheftung der Keime an das mukosale Endothel kommt dem Vorhandensein der Pili eine besondere Bedeutung zu.

Die Virulenz der einzelnen Salmonellenarten kann erheblich schwanken und ist wahrscheinlich z. T. von der Penetrationsfähigkeit abhängig. Die Salmonellen erreichen die Peyer-Plaques nicht nur über Durchdringen der Epithelzellen, sondern auch über M-Zellen. Dort werden sie von Monozyten und Makrophagen phagozytiert und bleiben in der Regel in den Peyer-Plaques oder den regionalen Lymphknoten. Manche pathogene Bakterienstämme verbreiten sich allerdings außerhalb des lymphatischen Gewebes. Von dieser Disseminierung sind hauptsächlich Kinder unter 3 Monaten und Immunsupprimierte betroffen. Zwar bleibt die Disseminierung meist symptomlos, sie kann grundsätzlich aber jedes Organ befallen, am häufigsten Leber, Gallenwege, Milz, Meningen, Knochen und Knochenmark. Neben dem Flüssigkeits- und Elektrolytverlust kommt es bei schweren Verläufen auch zu einer vermehrten Aufnahme von Endotoxinen in den Kreislauf. Gerade bei Säuglingen und Immungeschwächten kann die Salmonellenenteritis deshalb letal enden.

Patienten, in deren Gallenwegen und Gallenblase die Salmonellen persistieren, können zu Langzeitausscheidern werden.

Klinik

Nach einer Inkubationszeit von 6 h bis zu 2 Tagen setzt plötzlich ein akuter Brechdurchfall mit zahlreichen wässrigen, meist unblutigen Stühlen ein. Die intestinale Schleimhaut stellt sich entzündlich ödematös geschwollen dar (■ Abb. 15-12).

Die Patienten können sich schwerkrank fühlen und Fieber bis 39 °C haben. Durch massiven Flüssigkeits- und Elektrolyt-

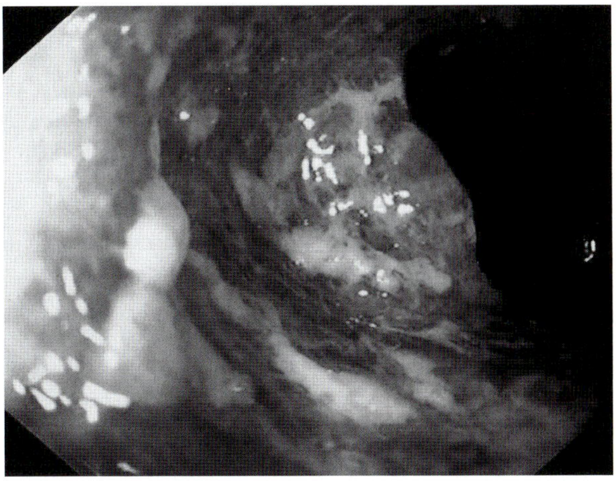

Abb. 15-12. Endoskopisches Bild einer akuten Salmonellenenteritis mit entzündlichen Schleimhautveränderungen im Dickdarm

verlust sowie vermehrte Enterotoxinresorption kann es zur Kreislaufschwäche kommen. Nach 1–2 Tagen klingen die Symptome oft wieder ab und sind nach einer Woche meist vollständig verschwunden.

Ein toxisches Megakolon wird bei einer Salmonellenenteritis selten beobachtet. Tödliche Ausgänge können schon am ersten Krankheitstag auftreten. Neben dem erwähnten Herzkreislaufversagen kann v. a. bei Säuglingen und Kleinkindern eine Sepsis den letalen Ausgang der Erkrankung verursachen.

Vorher gesunde Erwachsene scheiden die Salmonellen im Stuhl ca. 4 Wochen lang aus.

Nach überstandener Erkrankung besteht keine Immunität vor erneuter Infektion und Krankheit.

Diagnose

Vom ersten Krankheitstag an kann die definitive Diagnose durch Anzüchtung des Erregers aus dem Stuhl gestellt werden. Das Resultat ist frühestens nach 2–3 Tagen zu erwarten.

Blutkulturen bleiben in der Regel bei Immunkompetenten negativ. Bei Säuglingen und Immungeschwächten kann es jedoch zur Salmonellensepsis kommen. Für den aus den Blutkulturen angezüchteten Erreger sollte in solchen Fällen ein Antibiogramm erstellt werden.

Therapie

Eine akute Salmonellenenteritis bei sonst gesunden Erwachsenen und älteren Kindern sollte nicht mit Antibiotika behandelt werden. Die symptomatischen Maßnahmen richten sich nach der Schwere des Krankheitsbildes und bestehen in erster Linie in Flüssigkeitssubstitution.

Bei resistenzgeschwächten (s. auch unten HIV-Infizierte!) oder alten Personen sowie Säuglingen und Kleinkindern ist eine Antibiotikatherapie, z. B. mit einem Fluorchinolon wie Ciprofloxacin, angezeigt.

! Eine Antibiotikatherapie verkürzt die Dauer der Salmonellenausscheidung nicht, kann sie im Gegenteil sogar verlängern.

15.1.3.4 Shigellose

Erreger

Zu den humanpathogenen Keimen dieser Gattung gehören Shigella dysenteriae, S. flexneri, S. boydii und S. sonnei, die alle die bakterielle Ruhr (Dysenterie) hervorrufen können. Es handelt sich um gramnegative, sporenlose und unbegeißelte Stäbchenbakterien.

Epidemiologie

Anfang des vorigen Jahrhunderts wurde die Bedeutung von Shigellen für infektiöse Diarrhöen durch Kioshi Shiga erkannt. Ihm zu Ehren wurde der Genus benannt.

Shigelleninfektionen kommen weltweit vor. Vom Anfang des 20. Jahrhunderts sind die Shigellen bedingten Erkrankungen bis Mitte der 1980er Jahre zurückgegangen. Seitdem wird zumindest in den USA wieder ein Zuwachs verzeichnet. Insgesamt spielen Shigelleninfektionen in den USA und Europa aber keine so große Rolle, anders in den Entwicklungsländern. Dort reichen wegen der schlechten hygienischen Bedingungen bereits niedrige infektiöse Mengen von 10–100 Bakterien aus, um die Erkrankung auszulösen. Kinder zwischen 6 Monaten und 5 Jahren sind besonders betroffen.

Pathogenese

Shigellen werden per os aufgenommen. Bei Erkrankten findet man Erreger in einer Größenordnung von 10^7–10^9/ml Darminhalt.

Die Virulenz der Shigellen wird durch Invasion und Toxinproduktion bestimmt. Die Erreger überschreiten die Epithelbarriere, indem sie Epithelnekrosen hervorrufen. Aufgrund der Darmulzera und wegen einer ausgeprägten Entzündungsreaktion an der Mukosa können die Patienten Fieber entwickeln.

Als wichtiger Pathogenitätsfaktor wird ein Toxin angesehen, das von einem großen Plasmid kodiert wird und viel Ähnlichkeit mit einem von enteroinvasiven E. coli (EIEC) produzierten Toxin hat.

Das Shiga-Toxin von S. dysenteriae ist ein weiterer Virulenzfaktor und für den Epithelzelltod sowie die Invasion verantwortlich. Es ist eine N-Glykosidase, die die Proteinsynthese in eukaryonten Zellen durch die Spaltung der 60S-ribosomalen Untereinheit vom Nukleotid A 4324 hemmt. Es ist identisch mit dem Toxin enterohämorrhagischer E. coli (EHEC) O157, das bei Kindern das hämolytisch-urämische Syndrom (HUS) hervorrufen kann. Dass das Toxin Epithelzellen in Kultur tötet, wird auch diagnostisch genutzt.

Die beschriebenen Pathogenitätsfaktoren demonstrieren die nahe Verwandtschaft von Shigellen zu E. coli, die so weit geht, dass manche humanpathogene E. coli den Shigellen näher stehen als den Hauptvertretern der eigenen Gattung.

Zu einer generalisierten Ausbreitung des Erregers kommt es nicht. Es handelt sich bei der Shigellenruhr um eine lokale Infektion.

Klinik

Nach einer Inkubationszeit von 2–7 Tagen beginnt die Erkrankung mit einer Zunahme der Stuhlentleerungen. In den folgenden Tagen kommt es dann zu wässrigen Diarrhöen, denen außer bei leichten Verläufen, wie sie vor allem durch S. sonnei ausgelöst werden, oft Schleim, Eiter und Blut beigemengt sind. Die häufigen Stuhlentleerungen sind mit Tenesmen verbunden. Die

Temperatur ist meistens erhöht. Der Patient zeigt klinisch die Folgen der Wasserverarmung und der toxischen Einflüsse auf das Zentralnervensystem, auf Herz und Kreislauf. Dieses Stadium mit den möglichen Komplikationen wie Darmblutungen und Perforationsperitonitis kann leicht zum Tod führen. Überlebt der Patient, klingen die Symptome nach 1–2 Wochen meist ab. Die Rekonvaleszenz schwer erkrankter Patienten kann längere Zeit dauern.

Bei manchen Patienten geht die akute Erkrankung in ein chronisches Beschwerdebild mit wechselnden Durchfällen und endoskopisch nachweisbaren ulzerösen Veränderungen über. Eine gefürchtete Folgeerkrankung ist der mit schmerzhaften Gelenkschmerzen einhergehende Ruhrrheumatismus.

Neben den schweren Verlaufsformen, meist durch S. dysenteriae verursacht, gibt es mildere bis hin zu symptomfreien mit vorübergehender Ausscheidung des Erregers.

Diagnose

Vom ersten Krankheitstag an sind die Erreger im Stuhl nachweisbar. Die Sensitivität wird erhöht, wenn Schleimhautfetzen aus dem Stuhl oder endoskopisch gewonnene Schleimhautabstriche zum Erregernachweis zur Verfügung stehen.

Therapie

Wie bei allen Durchfallerkrankungen kommt der Flüssigkeitssubstitution größte Bedeutung zu. Shigelleninfektionen mit mittelschewerem bis schwerem Krankheitsbild sollten mit den gegen Enterobacteriaceae wirksamen Antibiotika wie Fluorchinolonen, Ampicillin oder Trimethoprim-Sulfamethoxazol behandelt werden. Dabei müssen wie bei vielen anderen Vertretern der Gruppe durch R-Plasmide übertragene Mehrfachresistenzen berücksichtigt werden.

15.1.3.5 Enteroinvasive E. coli (EIEC)

Zwischen EIEC und Shigellen gibt es eine große Antigenverwandtschaft. Die Symptomatik ist bei beiden Infektionen identisch. Deshalb sollten Dysenteriefälle, bei denen keine Shigellen nachweisbar sind, auf EIEC getestet werden. Auch hier kodieren Plasmide für die pathogenen Eigenschaften. Für den Nachweis mittels PCR werden Sequenzen aus diesen Plasmiden genutzt. Da sich die Erkrankung sonst wenig von der Shigellose unterscheidet, verweisen wir auf den vorangegangenen Abschnitt.

15.1.3.6 Enterohämorrhagische E. coli (EHEC)

EHEC produzieren ein zelltoxisches Toxin, das Verotoxin oder »Shigella-like-Toxin« (SLT), das mit dem Toxin von S. dysenteriae Typ 1 identisch ist. Mehr als 30 E.-coli-Serotypen können SLT produzieren. In Europa und Nordamerika ist der Serotyp O157:H7 der häufigste Vertreter unter den Krankheitserregern von EHEC. Dieser Keim ist hochinfektiös. Der Erreger wird über die Nahrung, häufig über rohes oder unzureichend gegartes Fleisch, aufgenommen. EHEC ist auch als Ursache des hämolytisch-urämischen Syndroms (HUS) bei Kindern identifiziert worden.

Nach der Infektion mit EHEC treten ab dem 2.–3. Krankheitstag häufig blutige Stühle auf. Wegen der Entwicklung schwerer Verlaufsformen kommt dieser Erkrankung mittlerweile eine große Bedeutung zu. Die Frage, ob eine adäquate und rechtzeitige Antibiotikagabe die Entwicklung eines HUS beeinflussen kann, wird zurzeit kontrovers diskutiert. In einer Studie kam es bei allen 5 mit Trimethoprim-Sulfamethoxazol behandelten Patienten, aber nur bei 2 von 7 Patienten ohne Antibiotika zur Entwicklung eines HUS. Andere Studien haben einen Vorteil für mit Antibiotika behandelte Patienten gegenüber Patienten ohne Antibiotikagabe nachgewiesen. Auch die Daten über In-vitro-Untersuchungen sind widersprüchlich. Die einen berichten über eine vermehrte SLT-Produktion von E. coli O157:H7 unter Ciprofloxacin, die anderen über eine verminderte Toxinproduktion unter demselben Antibiotikum.

15.1.3.7 Yersiniosen

Die Infektion des Menschen mit Yersinien führt meist zu Durchfallerkrankungen, häufig mit abdominellen Schmerzen, manchmal auch mit Gelenkschmerzen, Septikämien und Erythema nodosum assoziiert.

Erreger

Unter den Yersinien gibt es 3 humanpathogene Vertreter. Neben dem Erreger der Pest, Y. pestis, sind es Y. enterocolitica und Y. pseudotuberculosis, die hauptsächlich den Gastrointestinaltrakt betreffen. Die letztgenannten Yersinien sind gramnegative, peritrich begeißelte, kapsel-und sporenlose Stäbchenbakterien.

Yersinia enterocolitica

Erreger

Das gramnegative Bakterium, das wir heute als Yersinia enterocolitica kennen, wurde zuerst von Schleifstein 1939 beschrieben. Der endgültige Name wurde 1964 von Frederiksen vorgeschlagen.

Epidemiologie

Der Erreger kommt weltweit vor. Die meisten Infektionen treten sporadisch in kühleren Klimazonen der Nordhalbkugel auf. In diesen Regionen rangieren Yersinien als dritthäufigste bakterielle Durchfallerreger hinter Salmonellen und Campylobacter jejuni.

Pathogenese

Die Fähigkeit von Y. enterocolitica, die Epithelschicht der Darmmukosa zu überschreiten, ist für seine Pathogenität ausschlaggebend. Verantwortlich für die Pathogenität ist ein Virulenzplasmid (Episom) von 70 Kilobasen, das für mehr als 15 Proteine kodiert. Einige dieser Proteine machen die äußere Membran von Y. enterocolitica resistent gegenüber der Phagozytose und der komplementvermittelten Lyse. Unter den Proteinen gibt es auch einige immundominante Antigene (»Yersinia outer protein«, Yop), die für die serologische Diagnostik genutzt werden. Andere Pathogenitätsfaktoren wie Kollagenbildung und Zytotoxizität werden ebenfalls über das Virulenzplasmid vermittelt. Daneben gibt es Virulenzfaktoren von Y. enterocolitica, die chromosomal kodiert werden, z. B. die Produktion eines hitzestabilen Enterotoxins, außerdem die Fähigkeit, Eisenaufnahmedeterminanten anderer Bakterien zu nutzen.

Nach der Invasion meist über M-Zellen vermehrt sich Y. enterocolitica in den Peyer-Plaques und breitet sich im lymphatischen Gewebe aus In dieser Phase kann es zu einer Pseudoappendizitis kommen. Die Infektion bleibt aber in der Regel auf das lokale lymphatische Gewebe beschränkt, und nur bei Immungeschwächten können sich septische Krankheitsbilder entwickeln. Da Yersinien im lymphatischen Gewebe und in der Submukosa der Darmwand persistieren können, wird eine Beteiligung der Erreger an chronisch-entzündlichen Darmerkrankungen diskutiert.

Klinik

Nach oraler Aufnahme der Bakterien über kontaminiertes Wasser oder erregerhaltige Nahrungsmittel (ungegartes Fleisch von Schwein, Rind oder Geflügel, nicht pasteurisierte Milch, Salat u. a.) bricht die Erkrankung in Abhängigkeit der aufgenommenen Erregerdosis nach einer Inkubationszeit von 2–5 Tagen aus. Die Krankheitserscheinungen sind in Art und Ausprägung unterschiedlich und abhängig vom Alter der Patienten. So entwickeln Säuglinge, Kleinkinder bis etwa 6 Jahre und Erwachsene über 30 Jahre häufig eine fieberhafte Enteritis und Enterokolitis mit Diarrhö. Einhergehend mit abdominellen Schmerzen kommt es zu breiigen bis wässrigen Stuhlentleerungen, weniger häufig von Blut- und Schleimbeimengungen begleitet. Die Erkrankung verläuft selten chronisch oder rezidivierend.

Die Symptome klingen nach einigen Tagen bis längstens 2 Wochen wieder ab. Bei Patienten zwischen 10 und 30 Jahren kann es auch zu Symptomen kommen, die für einen »akuten Bauch« sprechen und hinter denen sich bei etwa 10–20% der Patienten eine mesenteriale Lymphadenitis, eine akute terminale Ileitis oder eine Pseudoappendizitis verbergen.

Septikämische Verlaufsformen sind selten (0,5–1,5%) und betreffen meist Patienten mit einem immunsupprimierenden Grundleiden (z. B. Alkoholismus, Leberzirrhose, Diabetes mellitus, Tumoren). Gefürchtet sind die immunpathologischen Folgeerscheinungen der Yersinieninfektion wie Mono- oder Polyarthritis, Arthralgien, Erythema nodosum u. a. Sie treten in der Regel 1–3 Wochen nach, seltener schon mit Krankheitsbeginn auf. Nicht immer gehen ihnen enterale Symptome voraus. 85–95% der Patienten, die eine Arthritis entwickeln, tragen den Histokompatibilitätsfaktor HLA-B27. Als seltene Komplikationen treten u. a. Glomerulonephritis, Myokarditis, Uveitis oder Reiter-Syndrom auf.

Diagnose

Die Yersinien werden aus Stuhl, Darmbiopsien oder Blutkulturen angezüchtet. Der Erregerisolierung muss immer eine Serotypisierung, Biotypisierung und der Nachweis von Pathogenitätsfaktoren folgen, da neben pathogenen auch apathogene Yersinien im Stuhl vorkommen.

Neben dem Erregernachweis kommt der Serologie eine gewisse Bedeutung zu. Die traditionelle Methode, die Widal-Agglutination, wird heute durch die Immunoblottechnik ergänzt. Hierbei spielen v. a. die schon erwähnten plasmidkodierten Antigene (Yop) eine wichtige Rolle.

Bei serologischen Untersuchungen von Blutspendern fiel ein hoher Prozentsatz (40%) von IgG-positiven Gesunden auf, woraus man schließen kann, dass die Infektion häufig subklinisch verläuft.

Bemühungen verschiedener Arbeitsgruppen haben mittlerweile dazu geführt, dass Yersinien-DNA mittels PCR aus verschiedenen Proben von infizierten Patienten nachgewiesen werden konnte. Es ist zu erwarten, dass diese Methode in naher Zukunft die Diagnostik ergänzen wird.

Yersinia pseudotuberculosis

Die durch diesen Erreger verursachte Erkrankung wird im Kapitel »Allgemeininfektionen mit gastrointestinaler Symptomatik« abgehandelt.

15.1.3.8 Aeromonas und Plesiomonas

Aeromonas

Vertreter der Gattung Aeromonas kommen weltweit in Erde und in natürlichen Gewässern vor. Dass sie für Fische und Amphibien pathogen sind, weiß man seit langem. Als Erreger von gastrointestinalen Erkrankungen beim Menschen, u. a. von Reisediarrhö, sind sie erst seit kurzem bekannt. Die Symptome reichen von milder, selbstlimitierender Diarrhö bis hin zu chronischen wässrigen Durchfällen, die über Wochen bis Monate anhalten können. Neben gastrointestinalen Symptomen vermag der Keim auch zu Wundinfektionen und Zellulitis zu führen, bei Patienten mit Immundefekt werden septische Krankheitsverläufe beschrieben.

Mittels DNA-Hybridisierung können ca. 13 Subgruppen von Aeromonas unterschieden werden. Über den Pathomechanismus und die Virulenz der einzelnen Gruppen ist bisher kaum etwas bekannt.

Eine Antibiotikatherapie soll in schweren Erkrankungsfällen nach vorliegenden Einzelberichten erfolgreich mit Tetracyclinen, Chloramphenicol, Aminoglykosiden und eventuell Polymyxinen durchgeführt werden können.

Plesiomonas

Die einzige Art des Genus, P. shigelloides, kommt im Darm von Fischen und im Oberflächenwasser vor. Die Übertragung erfolgt durch kontaminiertes Wasser oder über mit diesem zubereitete ungegarte Nahrung. Da der Keim sich nur in mehr als 8 °C warmem Wasser vermehrt, kommen Infektionen hauptsächlich im Sommer oder in warmen Ländern vor. Klinisch präsentiert sich die Infektion meist als Gastroenteritis oder ruhrähnlich.

15.1.3.9 Campylobacterenteritis

Erreger

Obwohl C. jejuni in den Industrienationen zweithäufigster Auslöser bakterieller Darminfektionen mit Durchfall ist, wurde er erst Mitte der 1970er Jahre von Butzler et al. sowie von Skirrow identifiziert. Man kennt 2 Campylobacter spp., C. jejuni und C. coli, die gastrointestinale Symptome hervorrufen können. Bakterien der Gattung Campylobacter sind gramnegativ, S- oder spiralförmig und schlank. Sie bilden keine Sporen. Das Erregerreservoir sind Tiere, besonders Haustiere.

Da es in Klinik und Pathogenese zwischen C. jejuni und C. coli keine relevanten Unterschiede gibt, werden sie gemeinsam behandelt.

Epidemiologie

Die Campylobacterenteritis kommt weltweit vor. In den USA schätzt man 54–60 Erkrankungen pro Jahr auf 100.000 Einwohner. In den gemäßigten Klimazonen beobachtet man eine Häufung der Krankheitsfälle in den Sommermonaten. Die Infektionsquellen sind Trinkwasser, Milch und Fleischprodukte. Selten können sich auch Menschen, die eng mit Nutztieren zusammenarbeiten, wie Bauern und Metzger, direkt an erkrankten Tieren infizieren.

Pathogenese

Die Infektion erfolgt oral meist über kontaminiertes Wasser oder Milch. Für eine manifeste Infektion können schon 500 Bakterien ausreichen.

Die Faktoren, die die Adhäsion dieser Erreger an die Darmepithelzellen ermöglichen, sind noch nicht genau bekannt. Für das Eindringen in die Mukusschicht ist die Beweglichkeit der Erreger durch eine Geißel an einem Pol oder je einer Geißel an beiden Polen verantwortlich.

C. jejuni kann 2 Toxine bilden, ein choleraähnliches hitzelabiles Enterotoxin und ein Zytotoxin. Die Bakterien können im Darm sowohl wie die Choleravibrionen ohne Invasion nur über die Toxinbildung Symptome hervorrufen als auch ähnlich den Shigellen in die Epithelzellen oder sogar durch die Epithelschicht in die Lamina propria eindringen. Wie einige Salmonellen können sie sich in lokalen Lymphorganen vermehren. Dabei ist es möglich, dass transitorische Bakteriämien auftreten.

Klinik

Meist kommt es nach einem fieberhaften Prodromalstadium von 12–24 h zu einem allgemeinen Krankheitsgefühl mit Kopfschmerzen, Schwindel u. a., die Temperatur steigt häufig bis 40 °C. In ca. 25% der Fälle tritt Erbrechen auf. Die Diarrhöen setzen meist plötzlich und heftig ein und sind häufig von periumbilikalen Schmerzen und kolikartigen Krämpfen begleitet.

Schwere Fälle werden unter dem Verdacht eines akuten Abdomens stationär aufgenommen und manchmal sogar laparotomiert.

Es können bis zu 20 Stuhlentleerungen pro Tag auftreten. Sie sind zunächst wässrig, enthalten aber ab dem 3. Krankheitstag oft Blut und Schleim, sodass die Campylobacterenteritis jetzt an den Schub einer Colitis ulcerosa erinnert. Auch die endoskopischen und die histologischen Befunde mit typischen Kryptenabszessen drängen die Verdachtsdiagnose in diese Richtung. Falls durch Spezialfärbungen die Erreger im histologischen Schnitt erkannt werden, ist die Zuordnung leichter. Mikroskopisch werden im Stuhl häufig polymorphkernige Leukozyten nachgewiesen.

Bei schwereren Verlaufsformen scheiden die Erkrankten unbehandelt meist 2–7 Wochen lang die Erreger aus. Mischinfektionen mit Salmonellen, Shigellen, enteropathogenen E. coli und Rotaviren sind beschrieben.

Als Folgeerkrankung können 1–2 Wochen nach Beginn einer Campylobacterkolitis reaktive, aseptische Arthritiden auftreten, die z. B. die Knie, aber auch mehrere Gelenke gleichzeitig betreffen und Tage bis Wochen anhalten können. Außerdem kann auf der Haut 1–2 Wochen nach den enteritischen Symptomen ein Erythema nodosum auftreten.

Diagnose

Wie oben schon erwähnt, ist die Diagnosestellung rein klinisch schwierig, und oft stellt sich wie bei anderen infektiösen Enteritiden die Differenzialdiagnose zu Erstmanifestationen chronisch-entzündlicher Darmerkrankungen wie Colitis ulcerosa und M. Crohn.

Der Erreger kann vor einer Antibiotikatherapie meist leicht aus dem Stuhl und in der Phase der Allgemeinsymptome mit Fieber oft im Blut nachgewiesen werden.

Für die serologische Untersuchung auf Antikörper ist eine deutliche Titerbewegung ausschlaggebend, die in mindestens 2 im zeitlichen Abstand von mehr als 8 Tagen entnommenen Blutproben, nachgewiesen werden kann.

Therapie

Die enteritische Form verläuft selbstlimitierend. Leichtere Fälle sollten deshalb nicht mit einem Antibiotika behandelt werden. Schwere Krankheitsverläufe hingegen sollten therapiert werden. Als Mittel der Wahl gilt Erythromycin. Ciprofloxacin und Aminoglykoside sind ebenfalls gut wirksam.

15.1.3.10 Balantidium coli

Erreger

Balantidium coli ist ein großes humanpathogenes Protozoon. Der Erreger kommt auch bei Tieren, vorwiegend bei Schweinen, vor.

Epidemiologie

Die Infektion des Menschen wird häufig dort beobachtet, wo Menschen in engem Kontakt mit Schweinen leben. Die infektiöse Form des Parasiten ist die Zyste, die oral aufgenommen wird.

Klinik

Es gibt schwere Krankheitsverläufe mit blutigem, eitrigem Stuhl, weil die Invasion des Erregers im Kolon zu Ulzerationen der Schleimhaut führen kann. Auch Darmperforationen kommen vor.

Die Mehrheit der Infektionen mit B. coli verlaufen jedoch milde mit leichter Diarrhö, etwas Schleim im Stuhl und leichtem Gewichtsverlust. Die Symptome können längere Zeit persistieren.

Diagnose

Die Diagnose kann durch den Nachweis des Erregers im Stuhl oder in einer Kolonbiopsie gestellt werden. Die Therapie besteht in der Gabe von 4-mal täglich 500 mg Tetracyclin für 10 Tage.

15.1.3.11 Antibiotikaassoziierte Kolitis

Erreger

Clostridium difficile ist ein grampositives bewegliches Stäbchenbakterium mit der Fähigkeit zur Sporenbildung. Es ist in der Lage, Toxine zu produzieren, die die Krankheitssymptome hervorrufen. C. difficile ist als Erreger der antibiotikainduzierten pseudomembranösen Kolitis besonders durch die Arbeit von Borriello bekannt geworden.

Epidemiologie

Die Zahl der Erkrankten hat seit 1984, parallel zum breiten Einsatz von Breitspektrumantibiotika, stark zugenommen. So stieg die Zahl der durch C. difficile induzierten Durchfallerkrankungen in den Industrieländern von 1983 mit ca. 6 auf 100.000 Einwohner auf 58 pro 100.000 Einwohner Mitte der 1990er Jahre an. Die Letalität der Erkrankung liegt mit 3,5% relativ hoch.

Pathogenese

C. difficile ist normalerweise kein Vertreter der Darmflora bei Erwachsenen und nur in geringer Zahl im Stuhl präsent (0–4%). Unter Antibiotikatherapie hat der Erreger jedoch einen Wachstumsvorteil, vermehrt sich stark und produziert Toxine, die zur Entwicklung der pseudomembranösen Kolitis (Abb. 15-13) führen.

C. difficile produziert mindestens 2 Toxine, Zytotoxin A und B, außerdem einen Motilitätsfaktor. Zytotoxin B ist ca. 1000fach wirksamer als Zytotoxin A.

Beide scheinen durch Autolyse der vegetativen Bakterienformen freigesetzt zu werden. Toxin A bindet dann an einen galaktoseenthaltenden Rezeptor und wird durch Endozytose aufgenommen. Innerhalb der Zelle entwickelt das Molekül seine toxische Aktivität. Das Zytotoxin B, mit einem Molekulargewicht (MG) von 270.000 eines der größten Zytotoxine, ist monoglykosyliert und gehört zu den Ras-verwandten GTPasen der Rho-Subfamilie. Die Toxinwirkung führt schließlich zu Zellrundung und zum Zelltod. Die Folgen sind Gewebeschädigung, Erosionen der Mikrovilli und Austritt von seröser Flüssigkeit ins Darmlumen. Zusätzlich kommt es zu einer heftigen entzündlichen Reaktion, die zum schweren Krankheitsbild der pseudomembranösen Kolitis beiträgt.

Die Rolle des Zytotoxin B ist noch wenig bekannt. Allein schädigt es den intakten Intestinaltrakt nicht. Aber schon in Anwesenheit geringer Dosen Zytotoxin A zeigt es im Tierexperiment starke Wirkung, die bis hin zum Tod der Tiere führen kann. Die bisherigen Befunde sprechen für eine synergistische Wirkung von Zytotoxin A und B. Vielleicht wird ein Eindringen von Zytotoxin B in die Zelle erst durch eine Vorschädigung des Gewebes durch das Zytotoxin A ermöglicht.

Klinik

Die normale Standortflora des Darmes hat viele Funktionen. Eine ihrer Schlüsselrollen ist der Schutz des Intestinaltraktes vor pathogenen enteralen Erregern. Wenn durch Antibiotika ein Großteil dieser Flora zerstört wird, können sich andere Keime, wie z. B. Clostridium difficile, vermehren und durch die Toxinbildung zur Erkrankung führen.

Die Krankheit beginnt meist unter der Antibiotikatherapie oder kurz danach und variiert von leichter Diarrhö bis zur schweren pseudomembranösen Kolitis mit typischem endoskopischen Bild (Abb. 15-13). Zu den klinischen Symptomen neben der Diarrhö, die teilweise mit blutigen Stuhlentleerungen und krampfartigen Bauchschmerzen einhergehen kann, gehören auch Fieber und allgemeines Krankheitsgefühl. Als gefährliche Komplikationen können Schock, Kolonperforation und toxisches Megakolon auftreten. Die Darmschleimhaut ist ödematös verändert, leicht verletzlich und mit erhabenen gelblich-weißen Plaques übersät (Abb. 15-13).

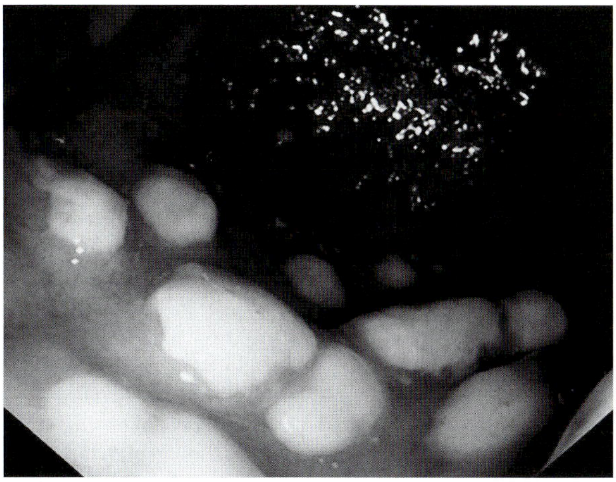

Abb. 15-13. Typisches endoskopisches Bild einer pseudomembranösen Kolitis

Diagnose

Die Diagnose wird durch die Anamnese (Antibiotikaeinnnahme), die Klinik mit endoskopischem Befund und dem Nachweis von Clostridium difficile sowie den Zytotoxinen A und B erhärtet. Es ist aber zu berücksichtigen, dass es neben Kindern auch gesunde Erwachsene gibt, die toxinbildende Clostridien ausscheiden, ohne erkrankt zu sein.

Retrospektiv wird die Diagnose dadurch gesichert, dass es durch eine orale Behandlung mit Vancomycin oder Metronidazol zu einem Verschwinden der Symptomatik kommt.

Therapie

Die meiste Erfahrung bei der Behandlung der pseudomembranösen Kolitis liegt mit der oralen Gabe von Vancomycin vor. Es wirkt auf sich vermehrende Bakterien durch Inhibition der Zellwandbildung, tötet aber nicht die Sporen. So kann es nach einer initial erfolgreichen Behandlung durch überlebende Sporen zu einem Wiederaufleben der Erkrankung kommen.

Da Vancomycin kaum enteral absorbiert wird, erreicht man hohe Konzentrationen mit gutem Effekt im Darm ohne systemische Nebenwirkungen. Ebenfalls gut wirksam und dabei deutlich kostengünstiger ist Metronidazol. Dies hat dazu geführt, dass heute Metronidazol als Mittel der ersten Wahl in einer Dosierung von 3-mal 500 mg pro Tag oral für 7–10 Tage gegeben wird. Vancomycin, oral 4-mal 125 mg/Tag, wird hauptsächlich bei Therapieversagen von Metronidazol, bei Schwangeren und Kindern unter 10 Jahren eingesetzt. Für Teicoplanin liegen noch zu wenige Studien vor, als dass es schon allgemein empfohlen werden könnte.

Rezidivierende symptomatische C.-difficile-induzierte Kolitiden können mit ausschleichenden Vancomycin- oder Metronidazolgaben über 6 Wochen behandelt werden. Dabei kann man z. B. wie folgt vorgehen: In der 1. Woche verabreicht man oral 4-mal täglich 125 mg Vancomycin, in der 2. Woche die gleiche Dosis nur noch 2-mal täglich, in der 3. Woche reduziert man auf 1-mal täglich 125 mg. In der 4. Woche gibt man Vancomycin nur noch jeden 2. Tag in einer einmaligen Dosis von 125 mg, in der 5. und 6. Woche schließlich nur noch jeden 3. Tag.

Anionenaustauscher wie Cholestyramin, die die Zytotoxine binden, sind mit gewissem Erfolg eingesetzt worden. Die

Wirkung ist deutlich geringer als die von Vancomycin und Metronidazol. Anionenaustauscher werden v. a. bei Patienten angewendet, die nach mehrmaliger Antibiotikatherapie Rückfälle erlitten haben.

Bei solchen Patienten kommt auch die Gabe von Saccharomyces boulardii im Anschluss an die letzte Antibiotikatherapie mit z. T. gutem Erfolg zum Einsatz.

Ein anderes Behandlungskonzept nutzt die Neutralisierung von Zytotoxin A und B durch Antikörper. Beim Menschen wurde diese Möglichkeit bisher nicht weiter verfolgt, da die meisten Fälle gut durch Vancomycin- oder Metronidazolgabe behandelt werden können. Bei Tieren hat man jedoch durch orale Immunisierung einen Schutz vor Erkrankung erreichen können. In Vorbereitung sind Studien, die die Wirkung einer passiven Impfung durch enterale Gabe schon gebildeter spezifischer Antikörper erproben wollen.

15.1.4 Allgemeininfektionen mit gastrointestinaler Symptomatik

15.1.4.1 Typhus und Paratyphus

Typhus und Paratyphus sind systemische Allgemeinerkrankungen. Salmonella typhi wurde zuerst von Gaffky 1884 isoliert.

Pathogenese

Im Gegensatz zu den oben erwähnten Salmonellenarten, die vorwiegend eine Gastroenteritis verursachen, sind die Erreger des Typhus und Paratyphus bei oraler Aufnahme nur für den Menschen pathogen und rufen bei Versuchstieren auf diesem Übertragungsweg keine Symptome hervor. Verabreicht man jedoch Versuchstieren intraperitoneal größere Mengen von S. typhi oder S. paratyphi, sterben sie nach kurzer Zeit an einer Sepsis bzw. im Endotoxinschock.

Wie die enteritiserregenden Salmonellenarten werden S. typhi und paratyphi per os aufgenommen, und in der Regel überleben nur einige die Magenpassage. Die Typhus- und Paratyphuserreger sind dann aber disseminierend und erreichen nach Invasion über das Darmendothel die lokalen Lymphorgane und von da aus über den Ductus thoracicus die Blutbahn. In dieser bakteriämischen Phase, noch während der Inkubationszeit, breiten sich die Keime im ganzen Organismus aus. Jedes Organ kann betroffen werden. Auf der Haut kommt es zu den typischen Roseolen.

Die Erreger vermehren sich vorwiegend im Lymphsystem des Ileums und des Zäkums. Die Peyer-Plaques zeigen zunächst eine markige Schwellung und verschorfen dann in der zweiten Krankheitswoche, wobei sich Geschwüre ausbilden können, die zu Darmblutungen und sogar Perforationen führen können.

Wie bei den anderen Salmonellen können die Gallenwege und die Gallenblase auch nach der klinischen Genesung noch mit Typhus- oder Paratyphusbakterien besiedelt sein und eine manchmal lebenslange Ausscheidung der Keime im Stuhl unterhalten (Dauerausscheider).

Klinik

Nach einer Inkubationszeit von 1–3 Wochen beginnt die Krankheit mit uncharakteristischen Symptomen oft im Bereich der Atemwege mit bronchitischen Beschwerden. Die Bakterien können in dieser Phase im Sputum nachgewiesen werden. Im typischen Fall steigt das Fieber in der ersten Krankheitswoche treppenförmig und erreicht Werte um 40 °C. Darauf folgt meist ein Fieberkontinuum mit Temperaturen zwischen 39 °C und 40°C. Starke Kopfschmerzen und delirante Zustände sind in diesem Stadium nicht selten. Typisch für Typhus sind eine Bradykardie und eine Leukopenie sowie die nach der ersten Krankheitswoche auftretenden Roseolen auf der Haut, außerdem eine Milzvergrößerung. Bei unbehandelten Patienten fällt das Fieber in der Regel ab der 4. Krankheitswoche, und es setzt die Genesung ein.

Tödliche Komplikationen können Darmblutung oder Darmperforation sein. Weitere Todesursachen sind toxischer Kreislaufkollaps in der ersten Krankheitswoche und Herzversagen bei typhöser Myokarditis. Im Gegensatz zur Infektion mit gastroenteritiserregenden Salmonellen spielen die intestinalen Symptome bei Typhus eher eine untergeordnete Rolle. Zu Beginn der Erkrankung besteht häufig eine Obstipation, die erst später von häufigeren erbsenbreiförmigen Stuhlentleerungen abgelöst werden kann. Nicht selten treten nach einem mehr oder weniger langen fieberfreien Intervall auch nach Antibiotikatherapie Rückfälle mit allen geschilderten Symptomen und Komplikationen auf.

Als Spätfolgen noch nach Jahren wurden lokalisierte Spondylitiden oder seltener Abszesse in anderen Organen beobachtet.

Typhus und Paratyphus sind im Vergleich zu den salmonellenbedingten Gastroenteritiden schwere und ernst zu nehmende Allgemeininfektionen. Typhus abdominalis nimmt meist einen schwereren Krankheitsverlauf als Paratyphus. Kinder sind häufig weniger stark betroffen als Erwachsene. Patienten, die einen Typhus oder Paratyphus überstanden haben, sind gegen weitere Infektionen immun. Wegen unterschiedlicher Oberflächenantigenstruktur besteht keine Kreuzimmunität.

Diagnose

Die Diagnose kann meist durch Blutkulturen von der ersten oder zweiten Krankheitswoche an gesichert werden. Das Patientenblut sollte möglichst umgehend nach Abnahme in Kultur mit steriler Rindergalle gebracht werden. Blutkulturen an mindestens 3 aufeinander folgenden Tagen erhöhen die Erfolgsaussichten. Nach 2–3 Tagen kann man mit einem Resultat rechnen.

Im Stuhl lassen sich die Erreger schon in der Inkubationszeit nachweisen, wenn auch die ausgeschiedene Keimzahl gering ist. Ab der zweiten Krankheitswoche ist die Nachweisrate im Stuhl schon sehr hoch.

Am Ende der ersten Krankheitswoche treten im Serum Antikörper auf, die sich durch Agglutinationsreaktion (Widal-Reaktion) nachweisen lassen. Die Antikörpertiter sind dann im Verlauf stark ansteigend. Als beweisend für eine Infektion gilt ein Titeranstieg innerhalb von 8–10 Tagen.

Therapie

Typhus und Paratyphus werden in der Regel mit Antibiotika behandelt. Früher wurde erfolgreich Chloramphenicol eingesetzt. Wegen der bekannten Nebenwirkungen werden heute meist Penicilline, Cephalosporine und besonders auch Fluorchinolone eingesetzt. Schwierig ist die Sanierung von Dauerausscheidern. Sie müssen oft über längere Zeit mit höheren Dosen von Antibiotika behandelt, oft auch cholezystektomiert werden.

Für eine Schutzimpfung steht ein oral zu verabreichender Impfstoff aus lebenden, genetisch veränderten Typhusbakterien zur Verfügung.

15.1.4.2 Yersinia pseudotuberculosis

Klinik

Das Erscheinungsbild einer Infektion mit Y. pseudotuberculosis ist vielfältig. Am häufigsten ist der pseudoappendizitische Verlauf (75–90%). Die Patienten geben dabei Schmerzen im rechten Unterbauch an und haben häufig Fieber. Typischerweise kommt es zu einer akuten bis subakuten mesenterialen Lymphadenitis, vornehmlich im Ileozökalwinkel. Seltener kann auch eine akute terminale Ileitis auftreten, v. a. bei Kindern und Jugendlichen männlichen Geschlechts zwischen 6 und 18 Jahren. Der seltene enteritische Verlauf wird vorwiegend bei Patienten über 18 Jahren gesehen. Lymphknotenpakete können zu Invaginationen und Ileussymptomatik führen.

Therapie

Akute Krankheitsbilder durch Yersinien können mit Tetracyclin, Co-Trimoxazol, Cephalosporinen der Gruppe III, Aminoglykosiden oder Fluorchinolonen wirksam behandelt werden. Die Frage, ob eine yersiniainduzierte reaktive Arthritis antibiotisch behandelt werden sollte, kann bisher noch nicht beantwortet werden.

15.1.4.3 Gastrointestinale Tuberkulose

Erreger

Mycobacterium tuberculosis kann in seltenen Fällen auch den Intestinaltrakt befallen. Einzelheiten zu diesem Erreger, insbesondere zur Pathogenese, können im Kapitel über die Lungentuberkulose nachgelesen werden (s. auch Kap. 22, S. 694–731).

Klinik

Die Infektion des Gastrointestinaltraktes geschieht häufig durch das Verschlucken von Mykobakterien, die aus der Lunge stammen. In der heutigen Zeit findet man allerdings bei weniger als der Hälfte der Patienten mit gastrointestinalen Manifestationen der Tuberkulose einen Lungenbefall. Als Infektionsherde kommen in diesen Fällen auch Lymphknoten in Frage.

Die Tuberkulose kann jeden Abschnitt des Verdauungstraktes von der Zunge bis zum Anus befallen. Daneben kann es zur tuberkulösen Peritonitis kommen.

Die Häufigkeit der intestinalen Manifestation der Tuberkulose bezogen auf die verschiedenen Abschnitte des Gastrointestinaltraktes ist unterschiedlich. So wurde bei einer Zusammenstellung von 46 Patienten mit gastrointestinaler Tuberkulose in über der Hälfte der Patienten eine Beteiligung der Ileozökalregion gefunden. Die Symptome sind je nach Befallsort verschieden. Über 80% der Patienten weisen jedoch einen z. T. erheblichen Gewichtsverlust auf, ebenso viele klagen über abdominelle Schmerzen. Über 50% der Patienten haben erhöhte Temperaturen, ca. 50% leiden an Durchfällen und Erbrechen. Durch granulomatöse Entzündungen der Darmmukosa und vergrößerte regionale und auch periphere Lymphknoten in Kombination mit Kachexie kann bei diesen Patienten leicht ein neoplastischer Prozess vermutet werden.

Die Analtuberkulose mit Entwicklung von Abszessen kann mit der Bildung von Fisteln einhergehen und an einen M. Crohn erinnern.

Diagnose

Die Diagnose einer intestinalen Tuberkulose ist nicht immer einfach zu stellen. Der Nachweis von Mykobakterien im Magensaft gelingt nur selten. Auch der Tuberkulintest ist oft negativ. Nur bei ca. 25% der Patienten können säurefeste Stäbchen im Sputum oder Bronchialaspirat nachgewiesen werden. Auffälligkeiten im Röntgenthorax finden sich immerhin bei 50% der Patienten. Der Nachweis von Mykobakterien aus biopsierten Lymphknoten oder betroffenen Bezirken des Intestinaltraktes ist anzustreben und gilt als beweisend.

Therapie

Die Therapie der intestinalen Tuberkulose unterscheidet sich prinzipiell nicht von der der pulmonalen Tuberkulose und besteht im Wesentlichen aus einer Dreierkombination von Isoniazid (INH), Rifampicin und z. B. Ethambutol oder Pyrazinamid. INH und Rifampicin können aber auch mit Aminoglykosiden wie Streptomycin, Kanamycin oder Amikacin kombiniert werden.

Tuberkulöse Peritonitis

Die Beteiligung des Peritoneums entsteht sekundär bei der Miliartuberkulose durch die hämatogene Aussaat von Mykobakterien. Ein intestinaler oder pulmonaler Herd ist nicht immer zu identifizieren. Es kann eine reaktivierte Tuberkulose vorliegen. Eine Infektion des Peritoneums von rupturierten abdominellen Lymphknoten aus ist denkbar. Patienten mit dieser Manifestationsart der Tuberkulose kommen häufig aus Afrika oder dem Mittleren Osten.

Histopathologisch kommt es zu einer granulomatösen Entzündung des Peritoneums, sodass die normalerweise glatte Oberfläche mit gelblich weißen Tuberkeln übersät ist. Häufig entwickelt sich ein Aszites, der typischerweise eiweißreich ist. Er enthält viele Leukozyten, hauptsächlich Lymphozyten, die Glukose liegt meist unter 30 mg/dl. Aus der Aszitesflüssigkeit können die Tuberkelbakterien sowohl direkt zentrifugiert als auch angezüchtet werden. Eine noch höhere Sensitivität hat die Untersuchung eines laparoskopisch gewonnenen Peritoneumbioptates.

15.1.4.4 Mycobacterium-avium-Komplex (MAC)

Diagnose

Der Mycobacterium-avium-Komplex spielt v. a. bei HIV-infizierten Patienten eine große Rolle. Diese opportunistisch pathogenen oder sog. atypischen Mykobakterien können bei Immunsupprimierten auch einen intestinalen Befall hervorrufen. Die Symptome sind ähnlich wie bei der intestinalen Tuberkulose.

Therapie

Aufgrund von oft schon primär bestehender Resistenz gestaltet sich die Therapie der Erkrankungen durch atypische Mykobakterien schwierig. Auf die übliche Chemotherapie, wie sie gegen Mycobacterium tuberculosis angewendet wird, sprechen sie oft nur schlecht an.

15.2 Lebensmittelvergiftungen durch toxinproduzierende Bakterien

15.2.1 Einleitung

Einige Bakterien produzieren Toxine, die in Lebensmitteln auch noch nach dem Absterben der Bakterien wirksam sein können.

15.2.2 Erreger

15.2.2.1 Staphylococcus aureus

Serologisch können 6 Enterotoxine von Staphylococcus aureus unterschieden werden. Nur 100–200 ng dieser Enterotoxine können einen Brechdurchfall auslösen. Innerhalb von 6 h nach Verzehr von mit dem Enterotoxin kontaminierter Nahrung entwickeln sich Übelkeit, Erbrechen, abdominelle Schmerzen und Durchfall ohne Fieber. Die Erkrankung verläuft meist kurz und ist erfahrungsgemäß nach 24 h überstanden.

Meist sind vorbereitete Speisen, die nicht sofort verzehrt wurden, die Ursache der Erkrankung. Die S.-aureus-Toxine sind hitzestabil und können noch nach dem Erhitzen der Mahlzeit, wenn die Bakterien selbst schon abgetötet sind, wirksam werden. Da die Erkrankung meist mild und selten fatal verläuft, kommt der Diagnostik aus medizinischer Sicht keine große Bedeutung zu. Für die Lebensmittelüberwachung ist sie aber manchmal wichtig. Zum Toxinnachweis wird für diese Fälle ein ELISA genutzt.

15.2.2.2 Clostridium botulinum

Erreger

C. botulinum bildet in anaeroben proteinhaltigen Medien, z. B. Nahrungsmitteln, Toxine, die die Ursache für eine schwere, oft tödlich verlaufende Nahrungsmittelvergiftung, den Botulismus, sind. Bei allen 7 serologisch unterscheidbaren Toxinen handelt es sich um Neurotoxine. In erster Linie sind 3 von ihnen für den Botulismus bei Menschen verantwortlich.

C.-botulinum-Toxine gehören zu den stärksten bakteriellen Giften, die man bisher kennt. Sie wirken in Dosen von 10–6 mg für die weiße Maus tödlich. Die Toxine sind hitzelabil und können durch 15 min langes Kochen inaktiviert werden.

Durch C. botulinum kontaminierte Konserven können baloniert sein, weil der Erreger ein gasbildendes Sporenbakterium ist. Solche nach außen gewölbten Konserven sollten nicht geöffnet werden, da bereits die Inhalation des Toxins oder die geringe Aufnahme beim Abschmecken zu einer tödlichen Vergiftung führen kann.

Pathogenese

Die Neurotoxine hemmen an der motorischen Nervenendplatte die Leitung der Impulse von motorischen Nerven zu den Muskelfasern, indem sie die Freisetzung des Neurotransmitters Acetylcholin aus den Vesikeln an der motorischen Endplatte verhindern.

Klinik

Nach dem Verzehr kontaminierter Nahrungsmittel, die nicht ausreichend erhitzt wurden, treten schon nach wenigen Stunden, gelegentlich aber auch erst nach bis zu 6 Tagen, Übelkeit, Schwindel und Erbrechen auf. Infolge der neurotoxischen Wirkung des Toxins kommt es dann zu den ersten Lähmungserscheinungen, zuerst an den Augenmuskeln. Es tritt Lichtscheu, Flimmern, Doppelbildersehen sowie Pupillenstarre auf. Durch Lähmung der Schlund- und Zungenmuskulatur kommt es zu Schluckbeschwerden und durch Versiegen der Speichelsekretion zur Austrocknung der Schleimhäute. Fieber entwickelt sich nicht. Die Schwere des Krankheitsbildes schwankt erheblich. Je nach Menge und Typ des aufgenommenen Toxins gibt es leichte Fälle mit Rekonvaleszenz oder schwere Verläufe mit tödlichem Ausgang. Die Letalität liegt zwischen 25 und 70%. Der Tod tritt meist nach 3–8 Tagen durch Atemlähmung ein.

Seit 1976 kennt man aus den USA, später auch aus Kanada, England und Australien Fälle von Säuglingsbotulismus. Es wird angenommen, dass C.-botulinum-Sporen mit der Nahrung in den Darm der Säuglinge gelangen, dort auskeimen und zur Intoxikation führen. Dabei treten häufig Obstipation, Mattigkeit, Schluckbeschwerden und allgemeine Muskelschwäche auf. Gelegentlich kommt es durch Atemlähmung zum plötzlichen Tod des Säuglings. Im Stuhl der 1–6 Monate alten Säuglinge kann man C. botulinum und Toxin des Typs A oder B nachweisen.

! Zu beachten ist, dass das Toxin auch nach Inhalation gut über die Schleimhaut des Nasen-Rachen-Raums aufgenommen werden kann. Dieser Resorptionsweg wird bei Verwendung des Botulinumtoxins als biologische Waffe genutzt.

Diagnose

Am wichtigsten ist der Nachweis des Toxins im Patientenserum, in Erbrochenem oder im Nahrungsmittel. Weiterhin sollte die Isolierung des Erregers aus dem Nahrungsmittel angestrebt werden. Zum Nachweis des Toxins dient der Tierversuch, wobei der Toxintyp mittels Neutralisierung durch spezifische Antiseren identifiziert wird.

Therapie

Durch intensivmedizinische supportive Maßnahmen mit maschineller Beatmung, Ernährung über nasogastrale Sonden, Prophylaxe und Behandlung von Sekundärerkrankungen konnte die Letalität des Säuglingsbotulismus in den USA auf 1% gesenkt werden.

Die Gabe von polyvalentem Antitoxin wird in klinischen Phase-II-Studien im Moment geprüft. Bereits gebundenes Toxin kann nicht neutralisiert werden. Wird eine Intoxikation früh erkannt, kann die Resorption des Toxins durch eine Magen- und Darmspülung vermindert werden. Eine weitere wichtige symptomatische Therapie besteht in der Bekämpfung der Obstipation.

Da es sich um eine Intoxikation handelt, kommt der Behandlung mit Antibiotika keine Bedeutung zu.

15.2.2.3 Clostridium perfringens

Bestimmte Stämme von C. perfringens Typ A können beim Menschen eine Nahrungsmittelvergiftung auslösen. Die hitzestabilen Sporen sind in der Lage, ein Enterotoxin zu produzieren, das zu ähnlich milden Symptomen führt wie das S.-aureus-Toxin. Die Patienten sind in der Regel nach 2–3 Tagen wieder gesund.

C. perfringens-Typ-F-Stämme können eine seltene Lebensmittelvergiftung mit nekrotisierender Kolitis bewirken. Diese Erkrankung ist durch einen plötzlichen Beginn mit schweren abdominellen Schmerzen, Erbrechen, Diarrhöen und Erschöpfung charakterisiert. Die Patienten können im Toxinschock versterben.

15.2.2.4 Bacillus cereus

Erkrankungen durch mit B. cereus kontaminierte Nahrung können sich auf 2 verschiedene Arten äußern, die wahrscheinlich von 2 unterschiedlichen Enterotoxinen ausgelöst werden. Die Verlaufsform, die mit Diarrhö und abdominellen Krämpfen einhergeht, beginnt 8–16 h nach Verzehr kontaminierter Nahrung. Die 2. Verlaufsform ist durch Erbrechen gekennzeichnet und beginnt 1–5 h nach Verzehr meist von Reisgerichten.

15.3 Morbus Whipple

Erreger

Schon 1907, bei der Erstbeschreibung der Erkrankung durch George Whipple, wurde eine infektiöse Genese vermutet, aber erst fast 90 Jahre später konnte mittels PCR eine bakterielle RNA aus dem Gewebe erkrankter Patienten charakterisiert werden. Der Erreger, Tropheryma Whippelii, wird systematisch aufgrund genetischer Analysen in die Familie der Aktinomyzeten eingeordnet, die relativ eng mit den atypischen Mykobakterien verwandt sind.

1997 gelang es einer Schweizer Arbeitsgruppe erstmals, den Erreger auf durch IL-4 deaktivierten Makrophagen anzuzüchten und zu isolieren. Mittlerweile ist es französischen Mikrobiologen gelungen, eine permanent infizierte Zelllinie zu etablieren.

Meldepflicht

Die Erkrankung ist nicht meldepflichtig.

Epidemiologie

Die Erkrankung ist sehr selten. Man schätzt, dass ca. 1–2 Personen pro 1 Mio. Einwohner erkranken. Empfänglich für die Infektion sind wahrscheinlich Personen mit einem seltenen Immundefekt, der möglicherweise Y-chromosomal gekoppelt ist, da mehr als 86% der Infizierten Männer sind. Die Erkrankung manifestiert sich in gut 95% der Fälle in einem Alter von über 30 Jahren.

Pathogenese

Herkunft und Übertragungsweg von Tropheryma Whippelii sind nicht bekannt. Es gibt Berichte jüngeren Datums, nach denen der Erreger ubiquitär, z. B. im Trinkwasser, vorkommen soll. Eine Mensch-zu-Mensch-Übertragung des Erregers ist bisher nicht beschrieben worden.

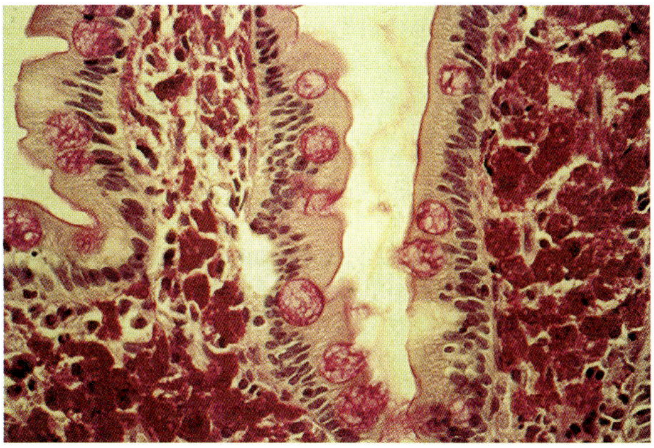

Abb. 15-14. Die PAS-positiven Zellen in der Lamina propria des Dünndarms sind pathognomonisch für den M. Whipple. (Quelle: Dr. M. Salomon-Looijen, Pathologie, Homburg/Saar)

Man geht davon aus, dass die Patienten mit Morbus Whipple unter einem bestimmten Immundefekt leiden. Am ehesten handelt es sich dabei um einen Störung der Makrophagen, wie die in der Lamina propria pathognomonischen PAS-positiven Monozyten/Makrophagen (Abb. 15-14) vermuten lassen.

Möglicherweise ist auch die Kapazität vermindert, aktiviertes Lymphozyten-γ-Interferon zu produzieren. Dieses Zytokin spielt bei der Elimination phagozytierter Keime durch Makrophagen eine entscheidende Rolle.

Nach der Invasion des Erregers in die intestinale Schleimhaut kann es zu einer Dissemination über die Blut- und Lymphbahnen kommen, sodass auch extraintestinale Organe, am häufigsten Herz, Gehirn und Gelenke, in Mitleidenschaft gezogen werden. Im Dünndarm führt die Infektion zu einer Abflachung der Zotten, die sicherlich zur Malabsorption beiträgt.

Klinik

Der Morbus Whipple ist eine chronisch-rezidivierende Multisystemerkrankung, die sich meist bei Männern mittleren Alters klinisch manifestiert.

Die Erkrankung verläuft unbehandelt erfahrungsgemäß in 3 Stadien. Die ersten klinischen Symptome sind häufig Gewichtsverlust, Gelenkschmerzen, Unwohlsein und Anämie. Diesem Stadium folgt meist eine Phase mit Durchfällen und Abdominalschmerzen. Das letzte Stadium wird durch Kachexie, neurologische und oft auch kardiale Manifestationen charakterisiert. Meist stehen die intestinalen Symptome wie Gewichtsverlust von 5–15 kg (95%), Diarrhö (78%) und epigastrische Schmerzen (60%) im Vordergrund. Die Arthralgien können den intestinalen Symptomen 3–24 Jahre vorausgehen. Die Diarrhö kann sowohl wässrig als auch fettig sein. Interessanterweise haben auch Patienten ohne Diarrhö meist einen ausgeprägten Gewichtsverlust. Okkulte intestinale Blutungen sind häufig und ein Faktor, der z. T. zur beobachteten Anämie beiträgt.

Als Zeichen der Malabsorption ist der D-Xylose-Test bei 78% der Patienten pathologisch, während nur bei ca. 18% die Vitamin-B_{12}-Resorption gestört ist. Um den Grad der Malabsorption zu beurteilen, ist das β-Karotin, das bei über 90% der Patienten erniedrigt ist, ein zuverlässiger Parameter.

Nicht selten besteht bei Patienten mit einem M. Whipple wegen der beschriebenen Symptome ein Tumorverdacht. Dieser Verdacht wird oft noch durch vergrößerte paraaortale und retroperitoneale Lymphknoten in der Computertomographie bestärkt. Endoskopisch finden sich im Dünndarm häufig gelblich weißliche Plaques oder Erosionen die auf Fettablagerungen beruhen.

Neben den intestinalen Symptomen und den Gelenkbeschwerden kann es zu kardialen Symptomen bis hin zu Klappenfehlern und neurologischen Ausfällen kommen. Auch andere Organe können befallen werden. Früher führte die Krankheit zum Tod, seit der Antibiotikaära ist die Prognose aber gut.

Diagnose

Bei jedem Verdacht auf einen M. Whipple sollten mehrere Duodenal- oder Dünndarmbiopsien entnommen und histologisch mittels der PAS- (Periodic-acid-Schiff-)Färbung untersucht werden. PAS-positive Makrophagen in der Lamina propria gelten als pathognomonisch (◘ Abb. 15-14). Verwechslungen können manchmal bei HIV-positiven Patienten mit atypischen Mykobakterien vorkommen. Im Gegensatz zu den Mykobakterien, die auch in Makrophagen vorkommen und elektronenoptisch Tropheryma Whippelii sehr ähnlich sehen, lassen sich die Whipple-Erreger nicht mit der Ziehl-Neelsen-Färbung darstellen.

Neuerdings kann mittels Primer aus der spezifischen Region der 16S rRNA auch die PCR diagnostisch genutzt werden. Zur Therapiekontrolle scheint diese Methode jedoch nicht geeignet, da sie oft schon kurz nach Therapiebeginn negativ werden kann, obwohl die PAS-Färbung noch deutlich positiv ist und der Patient beim Abbruch der Therapie ein Rezidiv erleiden würde.

Therapie

Seit der Einführung der Antibiotika in die Behandlung des M. Whipple können die Patienten geheilt werden. Am häufigsten werden Tetracycline und Cotrimoxazol eingesetzt. Wichtig ist, die Therapie konsequent mindestens für 1–2 Jahre durchzuführen, wenn auch die Symptome meist nach 2–3 Wochen Behandlung abgeklungen sind. Einzelne PAS-positive Zellen können auch bei einigen erfolgreich behandelten Patienten noch nach Abschluss der Antibiotikatherapie nachweisbar sein.

In seltenen Fällen können unter antibiotischer Therapie und bis zu mehreren Jahren danach zerebrale Symptome auftreten. In diesen Fällen ist die Behandlung mit einem gut liquorgängigen Antibiotikum wie Chloramphenicol, Rifampicin oder Cephalosporinen sowie hochdosierten Penicillinen für 4 Wochen vordringlich, da Todesfälle beim M. Whipple meist bei zerebralen Manifestationen vorkommen.

15.4 Tropische Sprue

Erreger

Der oder die Erreger der tropischen Sprue sind bisher noch nicht identifiziert worden. Für einen bakteriellen Erreger sprechen folgende 3 Gründe:

1. Der Dünndarm ist mit koliformen Bakterien fehlbesiedelt.
2. Enterotoxine dieser koliformen Bakterien rufen in Tierexperimenten ähnliche strukturelle und funktionelle Veränderungen hervor wie bei der tropischen Sprue des Menschen.
3. Eine Antibiotikatherapie eliminiert die koliformen Bakterien und stellt die normale Dünndarmmorphologie und -funktion wieder her.

Epidemiologie

Die tropische Sprue befällt Personen, die sich in bestimmten tropischen Regionen aufhalten oder sich längere Zeit dort aufgehalten haben. Sie wird beiderseits des Äquators bis zum 30. Breitengrad erworben. Mit eingeschlossen in diese geographische Region sind Südafrika, Indien und die Karibischen Inseln. Hier ist die Erkrankung besonders häufig auf Kuba, in der Dominikanischen Republik, Haiti und Puerto Rico. Auf Jamaica wurde sie bisher nicht beobachtet. Bekannt ist die tropische Sprue auch in Kolumbien und Venezuela. Die umfangreichste Literatur zu diesem Thema stammt aus Indien. Die Erkrankung wurde auch in Zentralafrika, Borneo, Burma, China, Indonesien, Malaysia, Singapur, Vietnam, Sri Lanka und auf den Philippinen beobachtet.

Bei sich langsam epidemisch ausbreitenden Verläufen in Indien wurden Befallsraten von bis zu 25 auf 100 Personen pro Jahr bei Erwachsenen beschrieben. Kinder sind deutlich seltener betroffen. Aus anderen Regionen sind Sprueepidemien weniger bekannt.

Pathogenese

Die tropische Sprue ist histologisch durch eine hyperproliferative Zottenatrophie gekennzeichnet. In der Lamina propria finden sich vermehrt aktivierte Lymphozyten, aber auch Histiozyten und Plasmazellen. Im Gegensatz zur unbehandelten einheimischen Sprue ist bei der aktiven, unbehandelten tropischen Sprue die Zottenatrophie meist nicht so extrem ausgeprägt, sodass man die Zotten noch erkennen kann. Weitere Unterschiede zur einheimischen Sprue sind in ◘ Tabelle 15-4 zusammengefasst.

Das histologische Bild der tropischen Sprue ist teilweise nicht von der HIV-Enteropathie zu unterscheiden. Es ist wahr-

◘ Tabelle 15-4. Vergleich zwischen tropischer und einheimischer Sprue

	Einheimische Sprue	Tropische Sprue
Wahrscheinliche Ätiologie	Glutensensitive Enteropathie (genetisch determinierte Autoimmunerkrankung)	Unbekannter Erreger
Phänotyp	Totale hyperregenerative Zottenatrophie	Subtotale hyperregenerative Zottenatrophie
Geographische Verbreitung	Paläarktische Region	Tropische Region
Behandlung	Glutenfreie Diät	Antibiotikatherapie

scheinlich, dass durch einen bisher nicht identifizierten Erreger Lamina-propria-Lymphozyten aktiviert und Zytokine und andere Wachstumsstoffe freigesetzt werden. Dadurch kommt es zu einer Proliferation der Epithelzellen und zum Überwiegen der matrixabbauenden Enzyme. Bei der HIV-Enteropathie führt dieser Mechanismus zur Ausbildung einer partiellen Zottenatrophie.

Klinik

In Indien wurde beschrieben, dass der Entwicklung der tropischen Sprue eine akute Durchfallepisode vorausgeht. In anderen Ländern stehen allgemeine Schwäche, Müdigkeit und Interesselosigkeit im Vordergrund, die soweit gehen, dass die betroffenen Personen ihrer täglichen Arbeit nicht mehr nachgehen können. Die Allgemeinsymptome beeinträchtigen die Patienten viel mehr als der Anstieg der Stuhlfrequenz auf 3–10 Entleerungen pro Tag mit Volumina von mehr als 1000 ml.

Die chronische Erkrankung führt zu Vitamin-B_{12}-Mangel-Anämie und anderen Vitaminmangelerscheinungen wie Schmerzen und Rötungen an den Rändern der Zunge und Mundwinkelrhagaden. Hinzu kommt Gewichtsverlust, auch aufgrund abnehmender Muskelmasse besonders an den Extremitäten. Das Abdomen ist vorgewölbt und die Darmgeräusche können schon aus Distanz ohne Stethoskop gehört werden. Nach längerer Erkrankung können Anasarka und niedriger Blutdruck unter 100 mmHg systolisch auftreten.

Diagnose

Neben den klinischen Symptomen finden sich die entsprechenden Laborveränderungen wie megaloblastische Anämie, Hypoalbuminämie, erniedrigte Vitamin-B12- und Xylose-Resorptionskapazität, außerdem in der Dünndarmbiopsie partielle Zottenatrophie und reduzierte Bürstensaumenzyme.

Therapie

Eine komplette Remission der Erkrankung kann durch eine Antibiotikatherapie erzielt werden. Sulfonamide und Tetracycline (z. B. 250 mg täglich) haben sich besonders bewährt. Da die Wirkung von Antibiotika verzögert eintritt, sollte bei Patienten mit Anämie Folsäure (5 mg täglich) und Vitamin B12 (1000 mg wöchentlich) substituiert werden. Hierunter kommt es in wenigen Tagen zu einer Verbesserung der megaloblastischen Anämie und darüber hinaus zu einer beschleunigten Gewichtszunahme. Die Antibiotikatherapie und die Substitutionstherapie mit Vitamin B12 und Folsäure sollten ca. 6 Monate fortgesetzt werden, d. h. solange, bis sich die Dünndarmveränderungen zurückgebildet haben.

15.5 Infektionskrankheiten der Speiseröhre

15.5.1 Einleitung

Infektionskrankheiten des Ösophagus sind bei Immunkompetenten selten. Für dialysepflichtige Patienten, Patienten unter Chemotherapie wegen Tumorerkrankungen, während immunsupprimierender Behandlung nach Organtransplantation, für Kranke mit erworbenem Immundefektsyndrom wie Aids oder anderen Formen von erworbener Immunschwäche, aber auch für Personen mit angeborenem Immunmangelsyndrom und für alte Menschen sind die Infektionskrankheiten der Speiseröhre jedoch von großer Bedeutung.

Die wichtigsten Erreger und deren Symptome sind in ◘ Tabelle 15-5 zusammengefasst.

Das am häufigsten angegebene Symptom ist erschwertes und schmerzhaftes Schlucken. 59–95% aller Patienten mit einer Infektion der Speiseröhre leiden darunter. Neben der direkten Schleimhautschädigung durch den Erreger spielt der Säurereflux eine große Rolle. Zwar fließt auch bei Gesunden mehrmals im Laufe des Tages Magensaft in die Speiseröhre hoch, im Ggs. zu Patienten mit entzündeter Speiseröhrenschleimhaut jedoch wird bei Gesunden die Säure schnell durch Speichel und Peristaltik neutralisiert bzw. entfernt. Es ist daher wahrscheinlich, dass häufiger Säurereflux auf die Bezirke der entzündlich veränderten Schleimhaut sowohl für die Symptome als auch für die Entstehung bzw. Vergrößerung von Ulzerationen verantwortlich ist. Neben der spezifischen Therapie gegen den jeweiligen Erreger ist deshalb die Säureblockade eine wichtige therapeutische Maßnahme.

15.5.2 Erreger

15.5.2.1 Candida spp.

Candida zählt zu den häufigsten Erregern, die die Speiseröhre befallen (◘ Abb. 15-15).

In vielen Fällen findet sich gleichzeitig ein Befall der Mundhöhle, der sich in weißlichen Schleimhautbelägen äußert. Neben Candida albicans können C. tropicalis und C. glabrata Ursache eines Soorbefalls sein.

◘ Tabelle 15-5. Überblick über die wichtigsten Infektionen der Speiseröhre und deren Symptome

Symptome	Candida [%]	HSV [%]	CMV [%]	TB [%]	HIV [%]
Schluckbeschwerden	63	79	59	64	95
Abdominelle Schmerzen	5	2	19	1	5
Übelkeit, Erbrechen	5	15	42	1	1
Orale Läsionen	37	29	–	6	27
Blutung	2	17	10	4	15
Gewichtsverlust	1	2	25	35	27
Diarrhö	–	2	20	–	20
Fieber	2	4	20	–	12

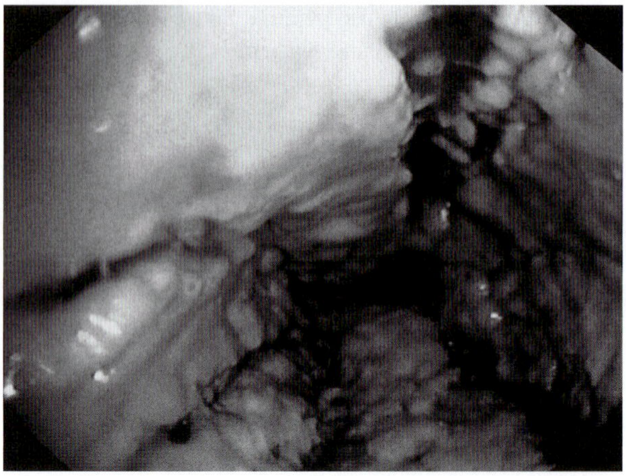

Abb. 15-15. Endoskopisches Bild eines Soorbefalls des Ösophagus

Die Ausdehnung der Läsionen reicht von einzelnen kleineren weißlichen Belägen bis zur Auskleidung der gesamten Speiseröhrenwand. Es können Schleimhautulzerationen und schwere Formen der Ösophagitis auftreten. Man kann sowohl lokal mit Fluconazol- oder Amphotericinsaft behandeln als auch systemisch mit Fluconazol.

15.5.2.2 Herpes-simplex-Virus (HSV)

Das HSV ist der häufigste virale Erreger einer Ösophagitis. Die Schleimhautläsionen, die in vielen Fällen ebenfalls die Mundhöhle betreffen, reichen von typischen Vesikeln über Aphthen bis hin zu schweren Ulzerationen. Meist werden kleinere Ulzerationen mit gelblichen Rändern beobachtet.

Bei immunkompetenten Patienten heilen die Veränderungen erfahrungsgemäß spontan ab, und es bedarf keiner spezifischen Therapie. Bei komplizierten Verläufen, meist bei Immunsupprimierten, sollte systemisch mit Acyclovir behandelt werden.

15.5.2.3 Zytomegalievirus (CMV)

Vorwiegend bei HIV-infizierten Patienten werden CMV-Infektionen der Speiseröhre beobachtet. Besonders im Endstadium der HIV-Erkrankung spielt die CMV-Infektion eine große Rolle.

In der Speiseröhre sieht man meist große einzelne Ulzerationen. Sie heilen bei diesen Patienten nicht spontan ab und müssen systemisch mit Ganciclovir oder Foscarnet behandelt werden.

15.5.2.4 Human Immunodeficiency Virus (HIV)

Bei der HIV-Infektion kann es neben dem Befall der Speiseröhre durch die schon erwähnten Viren und in seltenen Fällen durch das Epstein-Barr-Virus (EBV) oder Papillomaviren auch zu einer direkten Schädigung der Ösophagusschleimhaut durch das HIV kommen. Die dabei beobachteten teilweise sehr großen Geschwüre (»giant ulcera«) könnten durch eine gestörte Immunantwort mit Autoaggression von aktivierten zytotoxischen T-Lymphozyten hervorgerufen werden. Für diese Annahme spricht neben immunologischen Befunden auch die Tatsache, dass die Läsionen sehr gut durch Kortison behandelt werden können.

15.5.2.5 Parasiten

Parasitäre Erkrankungen der Speiseröhre sind äußerst selten und kommen vorwiegend in Endemiegebieten vor. Hier zu nennen sind Infektionen mit Trypanosoma cruzi, Entamoeba histolytica und Echinokokken.

15.5.2.6 Tuberkulosebakterien (TB)

Manifestationen einer Tuberkulose (Mycobacterium tuberculosis) in der Speiseröhre durch direkten Befall aus infizierten mediastinalen Lymphknoten sind heute selten geworden. Hingegen werden bei Immunsupprimierten, vorwiegend bei HIV-infizierten Patienten, immer häufiger Infektionen mit atypischen Mykobakterien (z. B. Mycobacterium avium-intracellulare) beobachtet.

Die Behandlung besteht meist aus einer 3- bis 6fach-Therapie. Neben den klassischen Antituberkulotika (Isoniacid, Rifampicin, Pyrazinamid und Ethambutol) kommen bei den atypischen Mykobakterien noch weitere Antibiotika wie Clarithromycin, Rifabutin und Clofazimin zum Einsatz.

15.5.2.7 Sonstige Bakterien

Andere bakterielle Infektionen der Speiseröhre stellen eine absolute Rarität dar und kommen nur bei Patienten mit geschwächter Immunantwort, besonders bei granulozytären Defekten wie bei Diabetes mellitus, bei Neutropenie im Rahmen einer Chemotherapie bzw. immunsuppressiven Therapie vor. Neben Streptokokken und Staphylokokken wurden auch Lactobacillus acidophilus und Klebsiellen als Ursache eines Befalls der Speiseröhre nachgewiesen. Früher kam es manchmal im tertiären Stadium der Lues und im Rahmen einer Diphtherie zum Befall des Ösophagus.

In Endemiegebieten können noch andere Erreger eine Ösophagusinfektion auslösen. In Nordamerika z. B. kann der Pilz Histoplasma capsulatum den Ösophagus befallen.

15.6 Durch Helicobacter pylori ausgelöste Erkrankungen

Erreger

H. pylori ist ein gramnegatives, gebogenes bis spiralförmiges Bakterium, das unipolar 2–6 Flagellen besitzt. 1983 wurde der Erreger von Marshall und Warren beschrieben. Vier Jahre später konnte gezeigt werden, dass die Rezidivrate des Ulcus duodeni durch erfolgreiche Behandlung mit Antibiotika von H. pylori drastisch gesenkt wird.

Epidemiologie

Die Infektionshäufigkeit nimmt mit dem Alter zu. In welcher Form H. pylori außerhalb des Menschen überlebt und wie der Keim übertragen wird, ist unklar. Es wird aber angenommen, dass es einen oralen und fäkal-oralen Übertragungsmodus gibt.

Von den weltweit mehr als 50% aller Menschen, die mit dem Bakterium infiziert sind, entwickeln viele keine Krankheitssymptome.

Andererseits ist H. pylori mit 80% häufigste Ursache der chronischen Gastritis und wird bei 95% der Patienten mit einem Ulcus duodeni und bei 70% mit einem Ulcus ventriculi nachgewiesen. Werden von der zuletzt genannten Gruppe die Patienten abgezogen, die nichtsteroidale Antiphlogistika eingenommen haben, findet man eine H.-pylori-Infektion bei über 90% der Patienten mit Magengeschwüren.

Nahezu 100% der primären niedrigmalignen Magenlymphome (niedrigmaligne MALT-Lymphome) entstehen auf dem Boden einer durch H.-pylori-induzierten Gastritis. Das Wachstum dieser B-Zelllymphome scheint durch H.-pylori-spezifische T-Zellstimulation aufrechterhalten zu werden.

Pathogenese

Der genaue Ablauf der Besiedelung des Magens durch H. pylori ist nicht bekannt. Es wird angenommen, dass er in 4 Schritten abläuft:

Besiedelung des Magens durch H. pylori

- Chemotaktische Bewegung in Richtung Magenmukus
- Eindringen des Erregers in den Mukus
- Adhärenz an bestimmte Rezeptoren der Epithelzellen
- Vermehrung in der Magenmukosa

Da H. pylori mit dem Enzym Urease ausgestattet ist, kann das Bakterium den im Magen reichlich vorhandenen Ammoniak abbauen und auf diese Weise um sich herum ein alkalischeres Milieu schaffen, sodass es für kurze Zeit im sauren Magensaft (pH-Wert 1–2) überleben kann. Diese Zeit genügt dem Erreger, durch aktive Bewegung mit Hilfe seiner Flagellen chemotaktisch orientiert in den Magenmukus einzudringen, wo ein für ihn günstigerer pH-Wert von 6,6–7 herrscht.

Das Bakterium bildet verschiedene »Virulenzfaktoren« wie Proteasen, Phospholipasen und Phosphatasen, mit deren Hilfe es die hydrophobe Phospholipidschicht vom Epithel abbaut. Durch spezifische Adhärenzfaktoren heftet sich H. pylori dann an die Epithelzelle und gewinnt durch den direkten Zellkontakt optimale Wachstumsbedingungen.

Die Bakterien produzieren zellschädigende Faktoren wie z. B. Zytotoxine (z. B. VacA- und CagA-Genprodukte) und Enzyme (z. B. Urease, Phospholipase). Die chronische Besiedelung bewirkt eine entzündliche Reaktion, die die Schleimhaut zusätzlich schädigt.

Es wird angenommen, dass die Lymphfollikel des Magens erst durch die Besiedelung mit H. pylori erworben werden, da die Magenschleimhaut im Kindesalter normalerweise kein organisiertes lymphatisches Gewebe enthält. Obwohl sowohl eine humorale wie auch eine zelluläre Immunantwort gegen H. pylori aufgebaut wird, kommt es nicht zu einer Eliminierung des Keimes. Die starke zelluläre Immunantwort scheint dabei zur Pathologie der Schleimhautschädigung beizutragen. Durch die entzündlichen Infiltrate werden proinflammatorische Zytokine (z. B. IL-1, IL-2, IL-6, IL-8 und TNF-a) freigesetzt, die die Mikroperfusion der Schleimhaut vermindern und die Entzündung fördern. Darüber hinaus sollen die genannten Zytokine die Ulkusentstehung dadurch begünstigen, dass sie in der Frühphase der Infektion die Säuresekretion herabsetzen, sie später aber fördern.

Klinik

Eine Infektion des Magens mit Helicobacter pylori kann zu Gastritis, Ulcus ventriculi, Ulcus duodeni und Magenlymphom führen.

Die Infektion mit H. pylori löst innerhalb von wenigen Tagen eine akute Gastritis aus, die meist symptomfrei verläuft. Der akuten Phase schließt sich eine mehrmonatige passagere Hypochlorhydrie an, und die akute Gastritis geht in eine chronische über. Die Beschwerden sind meist diskret und unspezifisch. In der Endoskopie sieht man häufig ein feinfleckiges bis streifiges, antral betontes Erythem. Meist im Antrum finden sich manchmal flache oder erhabene Erosionen.

Schwerwiegender als die chronische Gastritis sind die durch H. pylori verursachten Ulkuskrankheiten. Ulzera sind Schleimhautdefekte von wenigen bis zu 30 mm Durchmesser. Magengeschwüre sind meist im Antrum lokalisiert. Zwölffingerdarmgeschwüre finden sich in über 90% der Fälle im Bulbus duodeni. Die Symptomatik kann sehr unterschiedlich sein. So können bis zu 60% der Patienten mit Ulzera symptomlos sein. Am häufigsten klagen die Patienten über epigastrische Schmerzen. In den Rücken ausstrahlende Schmerzen können Zeichen einer Ulkusperforation sein. Schmerzinduktion durch Nahrungsaufnahme oder das Auftreten v. a. nächtlicher Nüchternschmerzen erlaubt keine Unterscheidung zwischen Magen- und Zwölffingerdarmgeschwüren, da diese Symptome bei beiden Lokalisationen auftreten können. Erbrechen kann auf eine funktionelle Magenausgangsstenose hinweisen und Folge akuter Ulzera oder schrumpfender Ulkusnarben im Pyloruskanal oder Bulbus duodeni sein. Blutungen können u. U. das erste Symptom von Ulzera sein. Sie können sich als Hämatemesis oder als Teerstuhl manifestieren oder als okkulter Blutverlust mit dem Stuhl auftreten.

Diagnose

Bei unklaren epigastrischen Beschwerden, durchgemachten Ulkuserkrankungen, Verdacht auf Ulkuskomplikationen wie Blutung oder Stenose sowie bei Oberbauchbeschwerden während Einnahme nichtsteroidaler Antiphlogistika stellt sich die Indikation zur Gastroskopie.

Zur Sicherung der Diagnose einer H.-pylori-Besiedelung werden in der Regel eine Biopsie aus dem Antrum und eine aus dem Korpus (herdförmige, ungleichmäßige Besiedelung) für den Ureaseschnelltest verwendet. Dabei metabolisieren anwesende H. pylori Harnstoffsubstrat zu Ammoniak, was zu einer Erhöhung des pH-Werts führt und innerhalb von 0,5–2 h an einem Farbumschlag (rot) der Testflüssigkeit zu erkennen ist.

Darüber hinaus benötigt man Biopsien aus dem Antrum und Korpus des Magens für die histologische Untersuchung, bei der der Erreger im Gewebe mittels Hämatoxilin/Eosin- oder Giemsa-Färbung dargestellt wird. Noch sensitiver, aber aufwendiger ist die Silberfärbung (Wathin-Starry-Färbung).

Für die Beantwortung spezieller Fragestellungen wie der Antibiotikaresistenz bei rezidivierenden Verläufen kann H. pylori aus Magenbiopsien kulturell angezüchtet werden. Der serologische Nachweis von H.-pylori-spezifischen Antikörpern im Blut sagt nichts über den aktuellen Status der Erkrankung aus. Beim nichtinvasiven 13C-Harnstoff-Atemtest bekommt die Testperson ein Getränk, das nichtradioaktive Isotope von 13C enthält. Wenn das Isotopenprodukt von der H.-pylori-spezifische Urease gespalten wird, kann das Spaltprodukt 30 min. nach Applikation des Testtrankes in der Ausatemluft infrarotspektrometrisch gemessen werden.

Therapie

Eine Behandlung der chronischen H.-pylori-assoziierten Gastritis ist nach dem heutigen Kenntnistand nicht indiziert. Hierfür sprechen auch Studien, die gezeigt haben, dass die nichtulzeröse Dyspepsie bei diesen Patienten durch eine Eradikation des Keimes nicht gebessert wird.

Die Therapie der H.-pylori-assozierten Ulkuserkrankungen besteht in der Regel aus 2 Antibiotika zur Eradikation des Keimes und einem Protonenpumpenhemmer. In Deutschland wird eine Triple-Therapie aus 2-mal täglich 1 Standarddosis Protonenpumpenhemmer (z. B. 20 mg Omeprazol, 30 mg Lansoprazol, 40 mg Pantoprazol) über 7 Tage, 2-mal täglich 250 mg Clarithromycin über 7 Tage und 2-mal täglich 400 mg Metronidazol über 7 Tage empfohlen. Hierdurch wird eine Eradikation und Abheilung des Ulkus in über 95% der Fälle erreicht.

Alternativ kann anstelle von Metronidazol auch 2-mal 1 g Amoxicillin pro Tag über 7 Tage gegeben werden. Als Reserveschema gilt die Gabe von 2-mal 1 Standarddosis Protonenpumpenhemmer pro Tag über 10 Tage, 4-mal täglich Wismutsalz von Tag 4–10, 3-mal täglich 400 mg Metronidazol von Tag 4–10 und 4-mal täglich 500 mg Tetracyclin von Tag 4–10.

Fazit für die Praxis

- Diagnostik und Behandlung infektiöser Erkrankungen des Gastrointestinaltraktes haben sich in den letzten Jahren deutlich erweitert und verbessert. Gleichzeitig sind die Anforderungen an die auf diesem Gebiet praktisch tätigen Ärzte größer geworden, weil aufgrund vielfältiger Ursachen die Zahl der immungeschwächten Patienten gestiegen ist und durch die wachsende Mobilität der Bevölkerung mit Reisen in ferne Länder das Spektrum der gastrointestinalen Infektionskrankheiten zugenommen hat.
- Eine über die Jahre fest verankert gebliebene Erkenntnis ist, dass der Flüssigkeits- und Elektrolytausgleich bei infektiösen Durchfallerkrankungen eine der wichtigsten therapeutischen Maßnahmen ist. Bei einem immunkompetenten Patienten, der unter einer mit blutigen Stühlen oder schwerer Allgemeinsymptomatik einhergehenden Durchfallerkrankung leidet, die sich gut durch Flüssigkeitssubstitution stabilisieren lässt, sind zunächst keine weiteren diagnostischen oder therapeutischen Schritte notwendig. Erst wenn die Diarrhö nach 3 Tagen keine Besserung zeigt oder Hinweise für eine Epidemie vorliegen, ist eine weitere Ursachensuche angezeigt (s. Schema Abb. 15-4).
- Krankenhausärzte sollten für den Fall, dass ein Patient nach mehr als 5-tägigem Aufenthalt Durchfälle entwickelt, daran denken, dass es sich um eine antibiotikaassoziierte Clostridium-difficile-induzierte Kolitis handeln könnte. Hier ist die Untersuchung auf Zytotoxin A entscheidend, evtl. hilft eine vorsichtig durchgeführte Rektosigmoidoskopie mit Nachweis von Pseudomembranen (. Abb. 15-13) weiter. Die bei dieser Konstellation oft veranlassten Untersuchungen auf enteropathogene Keime und Parasiten sind meist unnötig und verursachen jedes Jahr in Deutschland vermeidbare Kosten – wahrscheinlich in Millionenhöhe. Häufig wird die Erkrankung nicht erkannt und kann dann lebensbedrohlich werden. Auch die Behandlung bereitet Schwierigkeiten. So wird zwar häufig das richtige Medikament gewählt, aber fälschlicherweise intravenös statt oral verabreicht. Aus Kostengründen sollte die Therapie zuerst mit Metronidazol erfolgen.
- Der breite Einsatz von Antibiotika bei bakteriellen Durchfallerkrankungen sollte vermieden werden. Infektionen des Darmes, wie die Erkrankung durch EHEC, können durch Antibiotikagabe verschlimmert werden. Bei der enteritischen Salmonellose können Antibiotika den Krankheitsverlauf verlängern.
- Auch der unkritische Einsatz von Motilitätshemmern wie Loperamid (Imodium) bei intestinalen Infektionen, insbesondere bei blutigen Stühlen und/oder Fieber, kann zu lebensbedrohlichen Zuständen mit toxischem Megakolon führen.
- Bei Immungeschwächten sollte jede Durchfallerkrankung ohne Zeitverzug kritisch evaluiert und durch diagnostische Maßnahmen (■ Abb. 15-4) die Ursache gesucht werden. Für eine Reihe von Erregern gibt es eine kausale Therapie, die nach rechtzeitigem Einsatz bei diesen Risikopatienten lebensrettend sein kann. Hier sollte besonders die CMV-Kolitis in die Differenzialdiagnose einbezogen werden. Bei Schluckstörungen findet man in dieser Patientengruppe meistens eine Soorösophagitis, die ebenfalls gut behandelt werden kann.
- Bei HIV-infizierten Patienten ist neben der gezielten Behandlung des jeweiligen Erregers die optimale antiretrovirale Therapie entscheidend, weil die dadurch erzielte Immunrestauration ebenfalls zur Elimination von nicht direkt behandelbaren intestinalen Erregern wie Kryptosporidien oder Mikrosporidien führt.
- Durch Fortschritte in der Erforschung des intestinalen Immunsystems ist in den nächsten Jahren mit der Entwicklung effektiver Impfstoffe gegen viele gastrointestinale Erreger, besonders gegen enteropathogene Viren, zu rechnen.
- In den vergangenen Jahren hat man eine gastrointestinale Infektionskrankheit charakterisiert, die ca. 50% der Menschheit betrifft. Bei 95% der Patienten mit Ulcus duodeni und bei 70% der Patienten mit Ulcus ventriculi findet man das Bakterium Helicobacter pylori im Magen. Darüber hinaus stellt man eine Assoziation dieser Infektion mit Gastritis, MALT-Lymphom und wahrscheinlich auch mit Magenkarzinom fest. Es ist das bisher einzige humanpathogene Bakterium, das von der WHO als onkogen eingestuft wird. Dieses Beispiel verdeutlicht, dass selbst in Industrieländern in jüngster Zeit noch Infektionserreger entdeckt werden, die eine enorme gesundheitsökonomische Bedeutung haben.

Literatur zu Kap. 15

Beaver PC, Jung RC, Cupp EW (1984) Clinical parasitology. Lea & Febiger, Philadelphia

Blaser MJ, Smith PD, Ravdin JI, Greenberg HB, Guerrant RL (1995) Infections of the gastrointestinal tract. Raven, New York

Burns JW, Siadat-Pajouh M, Krishnaney AA, Greenberg HB (1996) Protective effect of rotavirus VP6-specific IgA monoclonal antibodies that lack neutralizing activity. Science 272: 104–107

Farrar EW, Wood MJ (1992) Atlas of gastrointestinal and hepatobiliary infections. Gower, London

Farthing MJG, Keusch GT (1989) Enteric infection 1. Chapman & Hall Medical, London

Farthering MJG, Keusch GT, Wakelin D (1995) Enteric infection 2. Chapman & Hall, London

Heesemann J, Karch H (1995) Diagnostik von Yersiniosen und Infektionen mit enterohämorrhagischen Escherichia coli (EHEC). Internist 36: 102–105

Heise W, L'age M (1996) Infektionskrankheiten der Speiseröhre. In Riemann , Hahn (Hrsg) Klinische Gastroenterologie. Thieme, Stuttgart

Kapikian AZ (ed) (1994) Viral infections of the gastrointestinal tract. Infectious disease and therapy. Dekker, New York

Krieg NR, Holt JG (eds) (1984) Bergey's manual of systematic bacteriology. Williams &Wilkins, Baltimore London

Krugman S, Katz SL, Gershon AA, Wilfert CM (1992) Infectious disease of children. Mosby Year Book, St. Louis

Manson-Bahr PEC, Apted FIC (eds) (1982) Manson's tropical diseases. Bailliere Tindall, London

Relman DA, Schmidt TM, MacDermott RP, Falkow S (1992) Identification of the uncultured bacillus of Whipple's disease. N Engl J Med 327: 293–301

Rippon JW (ed) (1988) Medical mycology. Saunders, Philadelphia

Schmidt W, Schneider T, Heise W et al. (1997) Mucosal abnormalities in microsporidiosis. AIDS 11: 1589–1594

Schneider T, Stallmach A, Zeitz M (1995) Der Einfluss des Alters auf das intestinale Immunsystem – Mucosale Immunoseneszenz. Internist 36: 648–655

Schneider T, Ullrich R, Bergs C et al. (1995) Loss of CD4 T lymphocytes in patients infected with Human Immunodeficiency Virus Type 1 is more pronounced in the duodenal mucosa than in the peripheral blood. Gut 37: 524–529

Schneider T, Ullrich R, Zeitz M (1996) AIDS und der Gastrointestinaltrakt. In Riemann JF, Hahn E (Hrsg) Klinische Gastroenterologie. Thieme, Stuttgart

Schneider T, Stallmach A, Herbay A von, Marth T, Strober W, Zeitz M (1998) Treatment of refractory Whipple's disease with interferon gamma. Ann Intern Med 129: 875–877

Stallmach A, Schneider T, Zeitz M (1995) Diagnostik gastrointestinaler Infektionen. Internist. 36: 151–157

Hepatitis

J. Hadem, E. Jäckel, M. P. Manns, E. G. Rambusch, H. Scholz, H. Wedemeyer

II. Symptome

16.1 Akute Virushepatitiden

E.G. Rambusch, M. P. Manns

Die akute Virushepatitis ist eine Infektionskrankheit der Leber. Die 5 bekannten Hepatitisviren A–E sind sicher für die Ätiologie verantwortlich, während die pathogenetische Bedeutung des kürzlich entdeckten Hepatitis-G- bzw. -GB-Virus C noch unklar ist. Seltene Ursachen einer akuten Virushepatitis sind eine Infektion mit dem *Zytomegalievirus (CMV)*, *Epstein-Barr-Virus (EBV)*, den *Coxsackie-Viren*, *Gelbfiebervirus* u. a. hämorrhagischen Fieberviren sowie dem *Herpes-simplex-Virus (HSV)*. Hepatitis A und E werden fäkal/oral übertragen, Hepatitis B, C und D werden parenteral übertragen

Die Patienten leiden häufig zunächst an den typischen extrahepatischen Symptomen wie z. B. Abgeschlagenheit, Müdigkeit, Muskelschmerz, Schwäche und Gelenkschmerzen, die allen Hepatitisformen gemeinsam sind. Differenzialdiagnostisch müssen alle Ursachen einer akuten Transaminasenerhöhung ausgeschlossen werden. Auch der akute Beginn einer bisher nicht bekannten chronischen Lebererkrankung (z. B. Autoimmunhepatitis, alkoholische Leberschäden, Erstmanifestation einer genetischen Lebererkrankung), aber auch toxische Schäden (Kontrazeptiva, Medikamente) müssen differenzialdiagnostisch in Betracht gezogen werden.

16.1.1 Akute Hepatitis A

Definition

Die Hepatitis A ist die akute Leberentzündung bedingt durch das fäkal-oral übertragene 27-nm-RNA-Hepatitis-A-Virus (HAV) aus der Gruppe der Picornaviren.

Pathogenese

Die Pathogenese ist nicht vollkommen geklärt. Die T-zellabhängige Immunreaktion scheint anstatt der direkten Zytotoxizität des HA-Virus für die Leberzellnekrose verantwortlich. In der Regel geschieht der Erwerb einer (lebenslang anhaltenden) Immunität ohne klinisch manifeste Erkrankung (stille Feiung) bei der Infektion im Kleinkindesalter.

Epidemiologie

Epidemiologisch sind tropische/subtropische Länder von den gemäßigten Klimaregionen der nördlichen Breitengrade zu unterscheiden. Bei letzteren wird eine saisonale Häufung im Herbst und Winter beobachtet, wobei in den letzten Jahren der Infektionszeitpunkt vermehrt in das höhere Alter steigt. In unseren Breiten gelten als Risikogruppen

- Berufstätige auf Kinderstationen,
- Kanalarbeiter,
- Küchenpersonal
- Urlauber (»Rucksacktouristen«) aus tropischen/subtropischen Gebieten.

In tropischen Regionen erfolgt die Durchseuchung zu nahezu 100% in der Kleinkindphase bis zum 10. Lebensjahr. Die Durchseuchung korreliert mit dem Alter, dem sozioökonomischen Status sowie v. a. mit der Hygiene (Abb. 16-1).

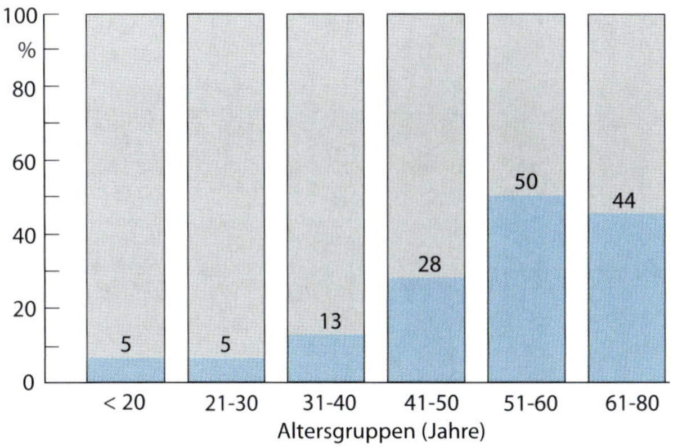

Abb. 16-1. Häufigkeit der Hepatitits-A-Infektion

Symptomatik

In 90% der Fälle findet man einen subklinischen (anikterischen) Infektionsverlauf während der Kindheit, dann jedoch erfolgt eine Zunahme des Manifestationsindex auf 50% ab dem 50. Lebensjahr.

Nach der Inkubationszeit von 1–6 Wochen können folgende Symptome auftreten:

- Prodromie

Schwäche, Übelkeit, Erbrechen, Muskelschmerz, Fieber, Appetitverlust.

- Hepatische Symptome:

Skleren-/Hautikterus, dunkler Urin, ggf. entfärbter Stuhl, Pruritus, Leberschwellung mit Kapselspannung und Druck im rechten Oberbauch.

- Extrahepatische Symptome sind Arthralgien, Hautausschläge, Myalgien und neurologische Komplikationen (*Guillian-Barré-Syndrom*) sowie hämatologische Komplikationen (*aplastische Anämie*).

Die typische Anamnese erkennt Risikogruppen (s. unten) und erfragt die unspezifischen Allgemeinbeschwerden. Der klassische Krankheitsverlauf dauert bis zu 12 Wochen, auch mehrgipflige und längere Verläufe der Hepatitis A bis zu 12 Monaten sind bekannt.

Labordiagnostik

Das Ausmaß der Leberschädigung wird durch biochemische Untersuchungen abgeklärt (Transaminasen und GLDH). Ferner ist zur Abschätzung der Prognose (Notwendigkeit einer Transplantation) die Bestimmung der Lebersyntheseparameter wichtig (Eiweiß, Albumin, Faktor V, Faktor II). Der wichtigste virusspezifische Parameter ist der Test auf *IgM anti-HAV im Serum*, (sowie IgG anti-HAV). Die Bestimmung des Virus im Stuhl ist nicht notwendig, aber bei Umgebungsuntersuchung als Frühmarker sinnvoll.

Differenzialdiagnosen

Differenzialdiagnostisch müssen alle Ursachen einer akuten Transaminasenerhöhung ausgeschlossen werden. Dazu gehören die hepatotropen Viren (vgl. Tabelle 16-1) sowie der akute Beginn einer *Autoimmunhepatitis*, die alkoholische Leberschädigung (z. B. *Zieve-Syndrom)*, die akute Exazerbation einer bisher nicht bekannten chronischen Lebererkrankung, die Erstmanifestation einer genetischen Lebererkrankung, z. B.

Tabelle 16-1. Vergleich: Hepatitis A, E, B, D, C

	A	E	B	D	C
Erreger	Picornavirus (27 nm)	Calcivirus (27–34 nm)	Hepadnavirus (42 nm)	Inkomplettes Virus (35–40 nm)	Flavivirus (30–60 nm)
Jahreszeit	Herbst/Winter	»Regenzeit«	Keine	Keine	Keine
Inkubation (Tage)	14–45	20–75	30–180	30–180	15–160
Beginn	Akut	Akut	Schleichend	Akut /schleichend	Schleichend
Übertragung fäkal-oral	+++	+++	–	–	–
Übertragung sexuell, perinatal, parenteral	–	–	+++	+++	+++
Verlauf	Kindesalter mild; Erwachsenenalter: oft schwer	Oft mild	Oft schwer	Oft schwerer als Hepatitis B	Oft mild
Prognose	Kindesalter: gut; Erwachsenenalter: mit zunehmendem Alter schlechter	Gut (Ausnahme: Schwangerschaft – hier akutes Leberversagen)	Mit zunehmendem Alter schlechter	Oft schlecht	Mäßig (ca. 20% entwickeln Leberzirrhose)
Chronizität	Keine	Keine	Perinatal: 90%; Erw.: 5–10%	Koinfektion: 5%; Superinfektion: >90%	70–80%
Häufigkeit eines fulminanten Leberversagens	0,2%	Unbekannt (Ausnahme: bei Schwangerschaft 20%)	1%	2–20%	Sehr selten

Kupferspeicherkrankheit (*M. Wilson)*, und toxische Schäden (Kontrazeptiva, Medikamente).

Therapie

Bisher ist keine kausale medikamentöse Therapie vorhanden und notwendig. Allgemeinmaßnahmen erfolgen entsprechend der Symptomatik, z. B.

- bei schweren Verläufen: Bettruhe,
- bei Cholestase: fettarme Ernährung, Gabe von mittelkettigen Fettsäuren (»MCT«),
- bei Erbrechen: intravenöse Zufuhr von Elektrolyten, Kalorien (Glukose), strenge Indikationsstellung für Antiemetika,
- bei Juckreiz: symptomatisch Antihistaminika wie Tavegil,
- bei sinkender Leberfunktionsleistung: Verlegung in ein Transplantationszentrum.

Verlauf

Die Krankheitsdauer beträgt in der Regel bis zu 12 Wochen, meist zeigt sich ein selbstlimitierender Verlauf. In seltenen Fällen kann ein längerer oder mehrgipfliger Verlauf beobachtet werden. In 0,2 (0,1–1)% der Fälle manifestiert sich die Hepatitis-A-Infektion als *fulminantes Leberversagen*. Chronische Verläufe sind nicht beschrieben, die Letalität beträgt 0,02% (Abb. 16-2), wobei die Letalität altersabhängig ist.

Prophylaxe

Die Prophylaxe beruht auf hygienischen Maßnahmen sowie einer aktiven und passiven Immunisierung (Tabelle 16-2).

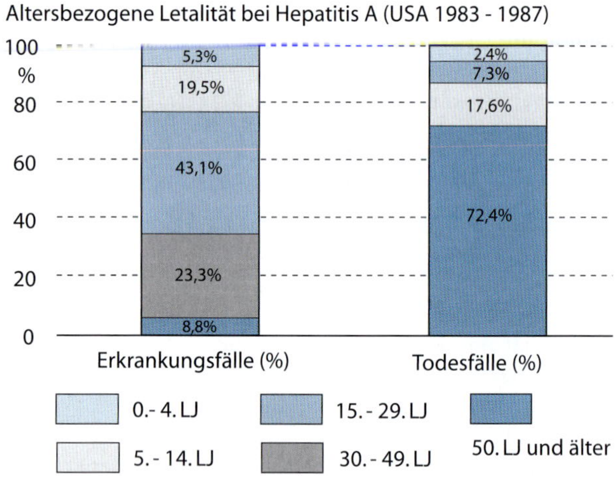

Abb. 16-2. Altersbezogene Letalität der Hepatitits-A-Infektion in Deutschland

16.1.2 Akute Hepatitis B

Definition

Die akute Hepatitis B ist die Folge einer Infektion mit dem 42 nm großen Hepatitis-B-Virus (HBV; Abb. 16-3) aus der Hepadna-Gruppe (Hepatitis-DNA-Viren).

Pathogenese

Die Inkubationszeit beträgt 1–6 Monate. Labordiagnostisch wichtige Bestandteile des Virus (Antigene) und die korrespon-

■ Tabelle 16-2. Immunprophylaxe gegen Hepatitis A und B

	Hepatitis A	Hepatitis B (D)
Passive Immunisierung		Nur als Simultanimpfung aktiv + passiv
Indikation/Zielgruppe	Kurzfristiger Reiseantritt in Endemiegebiet Postexpositionelle Gabe innerhalb von 2 Tagen	Dialysepatienten Postexpositionell nach 6 (48) h Stunden bei anti-HBs-negativen Personen, Neugeborenen infizierter Mütter
Substanz /Dosierung	5 ml normales Immunglobulin i.m.	0,06 ml/kgKG Hepatitis-B-Immunglobulin (HBIG) i.m. (Erwachsene)
Schutz	*Relativer* Schutz für 3 Monate – bei postexpositioneller Gabe wird zu 80% eine Infektion verhindert	Schutz wahrscheinlich, aber nicht sicher
Aktive Immunisierung		
Indikation/Zielgruppe	Risikogruppen (z. B. Kinderkrankenschwestern, Kindergärtner, Endoskopiebedienstete) Personen >50 Jahre nach Antikörpervortestung (anti-HAV IgG) Personen <50 Jahre ohne Antikörpervortestung	Risikogruppen (z. B. chronisch Leberkranke, Dialysepatienten, Hämophile, medizinisches Personal, Prostiutierte) Kleinkinder Jugendliche vor der Pubertät WHO-Programm: alle Bevölkerungsschichten
Substanz/Dosierung	HAVRIX (formalininaktivierte Vakzine)	Gen-HB-Vax, Engerix B (Gentechnologisch hergestellter Impfstoff aus HBs-Ag); ggf. Twinrix (s. unten)
Normales Schema	0. bis 1. bis 6. Monat 1 ml i.m.	0. bis 1. bis 6. Monat 1 ml i.m.
Bei raschem Reiseantritt	1-mal HAVRIX 1440 i.m. zunächst ausreichend, 2. Impfung nach 6–12 Monaten	–
Schutz	Länger als 5–10 Jahre, Serokonversion in >99% der Fälle	Serokonversion in 95% der Fälle, daherTiterkontrolle (anti-HBs) erforderlich: – <10 IU/ml: sofortige Wiederholung der Impfung – <20 IU/ml: erneute Impfung nach 6–12 Monaten – >100 IU/ml: erneute Impfung nach 10 Jahren – Schutz bei HBs-Ag-negativen Personen vor HB-Infektion und HD-Simultaninfektion
Kombinationsimpfstoff Twinrix: Erwachsene/Kinder	Aktive Impfung gegen Hepatitits A und B	Zum Zeitpunkt 0, 1 und 6 Monate

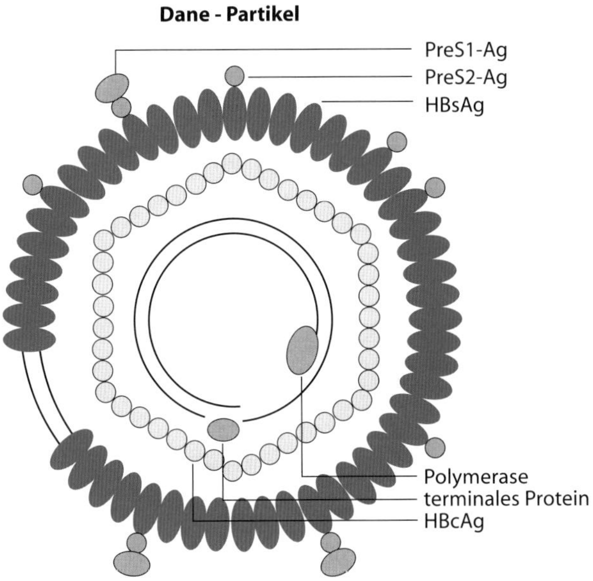

■ Abb. 16-3. Struktur des Hepatitis-B-Virus

dierenden Antikörper sind in ■ Tabelle 16-3 dargestellt (vgl. ■ Abb. 16-3). Pathogenetisch entsteht durch T-zellvermittelte Immunzytotoxizität die Leberzellzerstörung. Das Virus selbst ist nicht zytopathogen. Die unterschiedlichen klinischen Verläufe von asymptomatischen HBs-Ag-Trägern bis hin zum Patienten mit progredienter chronischer Hepatitis mit deutlicher klinischer, histologischer und biochemischer Aktivität wird auf unterschiedliche Reaktionsformen des Immunsystems zurückgeführt.

Extrahepatische Manifestationen (s. unten: »Symptomatik«) werden durch Immunkomplexe hervorgerufen. Die Replikation erfolgt sowohl im Hepatozyten als auch extrahepatisch (Quelle für Reaktivierung).

Epidemiologie

Die Prävalenz der Infektion ist weltweit sehr unterschiedlich (Deutschland: 0,3–0,5%, Teile Afrikas: bis 30%), die Seroprävalenz beträgt in Deutschland ca. 5%. Weltweit rechnet man mit ca. 300 Mio. Infizierten.

Tabelle 16-3. Antigene und Antikörper des Hepatitis-B-Virus

Antigen		Antikörper
Dane-Partikel	Komplettes Virus	
HBs-Ag	Hüllprotein	anti-HBs
HBc-Ag	Core-Antigen	anti-HBc
HBe-Ag	Protein vom preCore	anti-HBe
HBV-DNA	HBV-Deoxyribonukleinsäure	
HBV-DNA-Polymerase		
Prä S1 und Prä S2 -	Prä S kodierte Oberflächenantigene	
HBx-Ag		

Übertragungswege

- Parenteral
  Unreine Nadeln bei i.v.-Drogenabusus, Tätowierung, berufliche Exposition bei medizinischem Personal, durch Blut/Blutprodukte
- Perinatal
  Vertikale Übertragung von der infizierten Mutter auf das Neugeborene
- Sexuell
  Risiko erhöht bei »Sextouristen«, Homosexuellen mit Promiskuität
- Sporadisch
  In 40% ist der Übertragungsweg nicht nachvollziehbar

Risikogruppen sind i.v.-Drogenabhängige, Homosexuelle u. a. promuskuitive Personen, Hämophile, Hämodialysepatienten, Familienangehörige von HBs-Ag-Trägern, medizinisches Personal, früher: Empfänger von Blut/Blutprodukten mit deutlich höherer Infektions- und Seroprävalenz.

Symptomatik

Die akute Hepatitis-B-Virusinfektion unterscheidet sich klinisch nicht von der Hepatitis A (s. Abschn. 16.1.1). Sie verläuft asymptomatisch in 65% der Fälle (bei Infektion im Erwachsenenalter). Hervorzuheben bleiben an extrahepatischen Symptomen bei der akuten Hepatitis B:

1) Hautveränderungen wie makulopapulöse Exantheme,
2) Arthralgien in bis zu 30% der Fälle,
3) *Glomerulonephritis* vom membranösen Typ, v. a. bei Kindern.

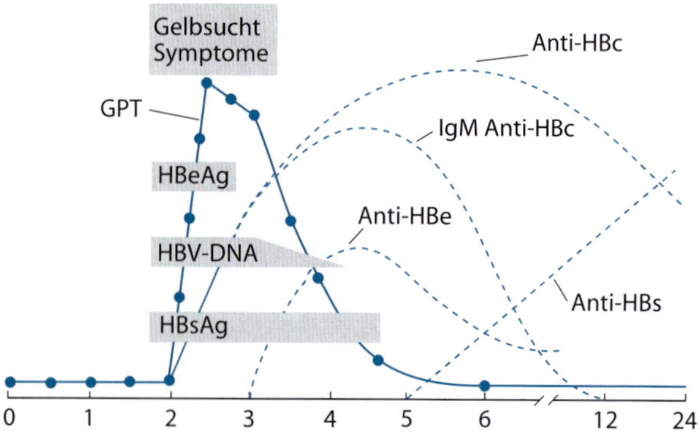

Abb. 16-4. Verlauf der Hepatitis-B-Infektion

Diagnostik

Das Ausmaß der Leberschädigung wird biochemisch beurteilt (Transaminasen, Lebersyntheseparameter). Ferner werden die cholestaseanzeigenden Parameter (Bilirubin, alkalische Phosphatase, GGT) bestimmt. Die virusspezifischen Parameter sind (s. auch Tabelle 16-3) HBs-Ag, HBe-Ag und anti-HBe, HBV-DNA (qualitativ und quantitativ mit PCR oder Säulenchromatographie). Der Nachweis von HBs-Ag, HBe-Ag bzw. der HBV-DNA erlaubt die Beurteilung der Infektiösität bzw. beschreibt die aktive Replikation des Virus (Abb. 16-4). Wenn anti-HBs positiv und HBs-Ag negativ ist, spricht dies für eine *Immunität* (nach Infektion oder Impfung; Tabelle 16-4). Bei einer nachweislich akuten Hepatitis B ohne vorbestehende Lebererkrankung ist eine Leberbiopsie nicht indiziert.

Die *Differenzialdiagnosen* entsprechen denen für die akute Hepatitis-A-Infektion (s. Abschn. 16.1.1).

Die akute Hepatitis-B-Infektion ist häufig eine selbstlimitierte Erkrankung mit Ausheilung innerhalb von 12 Wochen. In etwa (0,1–)1% der Fälle muss mit der Entwicklung eines *akuten Leberversagens* mit einer Letalität von bis zu 80% gerechnet werden. Die Entwicklung eines chronischen Verlaufs erfolgt bei Infektionen im Erwachsenenalter (immunkompetenter Patient) zu 5–10% der Fälle, bei Drogenabhängigen in bis zu 20%, bei Immunsupprimierten in bis zu 50% und bei

Tabelle 16-4. Serologische Befunde bei Hepatitis B

HBs-Ag	Anti-HBc	Anti-HBs	Erläuterung
+	+	–	Aktive HBV-Infektion, HBV-DNA positiv
–	+	+	Ausheilung
–	–	+	Zustand nach Impfung
–	+	–	»Fensterphase« oder Spätphase der Ausheilung, Bestimmung der HBV-DNA zur Beurteilung der Infektiösität
–	–	–	Kein HBV-Kontkat bisher nachweisbar, Impfung zu emfpehlen

Neugeborenen durch perinatale Übertragung in über 90% der Fälle.

Therapie

Die akute Hepatitis-B-Infektion wird *nicht* spezifisch behandelt, insbesondere wird kein Interferon gegeben. Stattdessen erfolgt die supportive Therapie wie bei der akuten Hepatitis A (s. oben).

! Bei einem Absinken der Lebersyntheseparameter (Gerinnungswerte, Albumin) und bei Entwicklung einer *Enzephalopathie muss* die Verlegung in ein Transplantationszentrum erfolgen.

Prophylaxe

Neuerdings wird die generelle Impfung für Kleinkinder und Jugendliche von der Ständigen Impfkomission (STIKO) am Zentralen Robert-Koch-Institut (Berlin) empfohlen (◘ Tabelle 16-2).

16.1.3 Akute Hepatitis C

Definition

Die akute Hepatitis C ist eine Infektion mit dem parenteral übertragenen 30–60 nm großem Hepatitis-C-Virus (HCV) aus der Gruppe der Flaviviren (RNA-Virus; ◘ Abb. 16-5).

Epidemiologie

Die geschätzte Inzidenz neu aquirierter (akuter) Hepatitis-C-Infektionen hat in den USA von 180.000 Fällen Mitte 1980 auf 28.000 Fälle Mitte 1990 abgenommen, von denen 8400 klinisch apparent verlaufen. Als Risikogruppen gelten Drogenabhängige, Personen, die vor 1990 Bluttransfusionen erhielten, Hämodialysepatienten, Hämophiliepatienten, Sexualpartner von HCV-RNA-positiven Patienten. Die Übertragung erfolgt parenteral, sexuell (selten) und vertikal (selten).

Pathogenese

Wesentliche Schädigungsmechanismen sind Immunreaktionen gegen Hepatitis-C-infizierte Leberzellen (Zytokine und zytotoxische T-Lymphozyten). Die direkt zytopathogene Wirkung des HCV ist gering. Für die beschriebenen HCV-assoziierten extrahepatischen Erkrankungen wie *gemischte Kryoglobulinämie*, *Panarteriitis nodosa*, *Glomerulonephritis* und *Immunthyreoiditis* werden Immunreaktionen angenommen (z. B. gelingt der Nachweis von HCV-RNA als Bestandteil der Kryopräzipitate in einer 10- bis 1000fachen Konzentration).

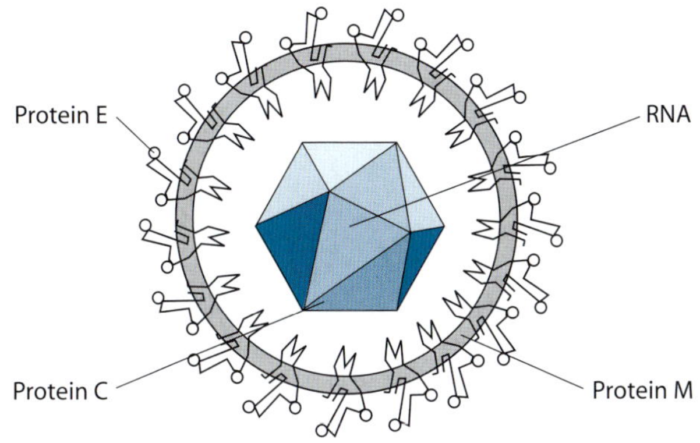

◘ **Abb. 16-5.** Struktur des Hepatitis-C-Virus

Symptomatik

Die Inkubationszeit beträgt 6–12 Wochen. Das klinisches Bild ist nicht vergleichbar mit einer anderen akuten Virushepatitis (vgl. Akute Hepatitis A), weil der Verlauf meist milder bis subklinisch ausfällt. Es gibt ferner keine gesicherten Manifestationen als fulminantes Leberversagen in gemäßigten Regionen. Die Differenzialdiagnose ist bereits bei der Hepatitis A beschrieben worden. Die akute Hepatitis-C-Infektion ist nur selten eine selbstlimitierte Erkrankung. In ca. 70–80% der Fälle erfolgt die Entwicklung eines chronischen Verlaufs.

Labordiagnostik

Das Ausmaß der Leberschädigung wird durch die Bestimmung der Transaminasen und der Lebersyntheseparameter (Blutgerinnungswerte, Eiweiß) bestimmt. Die virusspezifischen Tests sind:

- Serumantikörpernachweis gegen das Protein C-100–3 (Test der 1. Generation),
- Nachweis der Antikörper gegen 4 Virusproteine (C-100–3, 5–1-1, C22, C33), Tests der 2. und 3. Genenration.

Die HCV-RNA-Bestimmung zielt auf den direkten Virusnachweis (qualitativ und quantitativ) zur Frühdiagnose einer akuten Hepatitis C. Bisher wurden 13 verschiedene Genotypen und Subtypen beschrieben. Autoantikörper, insbesondere gegen *Leber-/Niere-mikrosomale Antigene* (anti-LKM), sind ergänzende, pathogenetisch relevante Serummarker.

Therapie

Die Therapie erfolgt

1. symptomatisch (s. Abschn. 16.1.1: »Akute Hepatitis A«) und
2. spezifisch: Im Gegensatz zur akuten Hepatitis B sollte bei der akuten Hepatitis C frühzeitig eine *Interferon-α-Therapie* von mindestens 3-mal 5 Mio. bis 3-mal 10 Mio. Einheiten pro Woche für ca. 6 Monate durchgeführt werden. Aktuell konnte gezeigt werden, dass eine konsequente initiale Hochdosistherapie mit Interferon (5 Mio. IE tgl.) fast zu 100% langfristig die Replikation verhindern kann. Der Einsatz von Peg-Interferon wird aktuell evaluiert.

Prophylaxe

Vordringlich sind die Identifizierung von HCV-Infizierten, der Ausschluss von Risikogruppen von der Blutspende und die Verwendung von Surrogatmarkern wie erhöhten Transaminasen unter den Blutspendern. Eine aktive oder passive Immunisierung ist nicht verfügbar.

16.1.4 Akute Hepatitis D

Definition

Eine akute Hepatitis D ist eine Infektion mit dem 43 nm großen RNA-Viroid (inkomplettes Virus) bei gleichzeitiger Infektion mit dem Hepatitis-B-Virus.

Epidemiologie

Die Hepatitis-D-Infektion ist in Deutschland v. a. unter Drogenabhängigen, in Europa v. a. im Mittelmeerraum, weltweit v. a. in den tropischen/subtropischen Gebieten Südamerikas und Afrikas verbreitet. Die Risikogruppen sind Drogenabhängige, Homosexuelle mit Promiskuität, polytransfundierte Patienten, Hämophile und Hämodialysepatienten, also ähnliche Risikogruppen wie für die Hepatitis-B-Infektion.

Pathogenese

Das Hepatitis-D-Virus (HDV) ist ein Viroid (inkomplettes Virus), welches immer einer Koinfektion mit dem Hepatitis-B-Virus bedarf, wobei HBs-Ag die Hülle für das Hepatitis-D-Virus bildet. Prinzipiell kann eine akute Hepatitis D durch Superinfektion eines chronischen Hepatitis-B-Virusträgers oder durch gleichzeitige Infektion mit Hepatitis D und B erfolgen. (◘ Abb. 16-6). Die Übertragung von HDV ist an die Übertragung vom Hepatitis-B-Virus gekoppelt (s. oben) und erfolgt parenteral, sexuell (selten) und vertikal (selten).

Symptomatik

Die akute Hepatitis D ist klinisch den übrigen Virushepatitiden vergleichbar (vgl. Abschn. 16.1.1 »Akute Hepatitis A«). Bei Koinfektionen findet sich meist ein selbstlimitierender Verlauf (in 2–5% chronisch), der fulminante Verlauf ist seltener als bei HBV-Monoinfektion, Häufig ist dagegen ein biphasischer Verlauf (erneuter Anstieg der Transaminasen und des Bilirubins). Superinfektionen sind insgesamt häufiger als die Koinfektionen mit HBV, wobei häufiger chronische Verläufe auftreten (>90%; vgl. Kap. 16.2.2.3), die klinisch schwerer als Koinfektionen (akute Hepatitis bei chronischen HBs-Ag-Trägern) ausfallen.

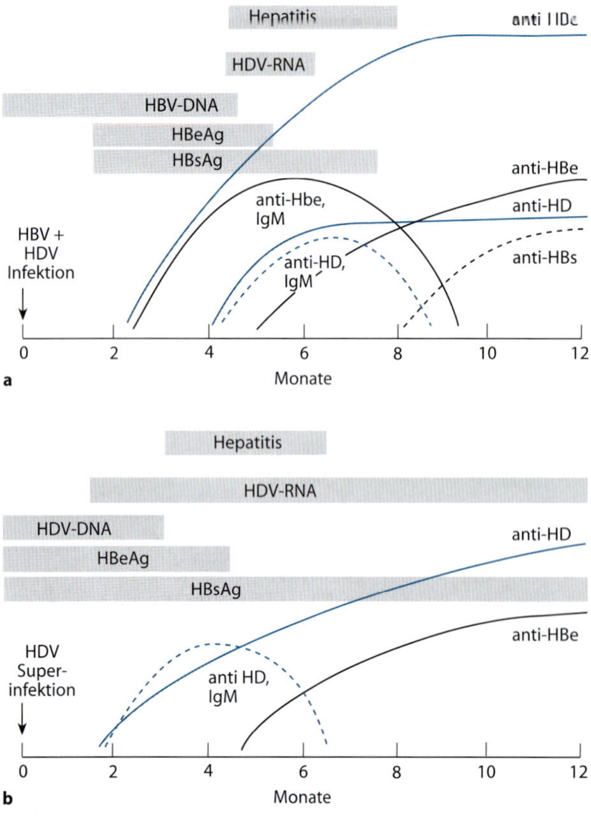

◘ **Abb. 16-6a, b.** Verlauf der Hepatitis-B-und-D-Koinfektion (**a**) und Hepatitis-B-und-D-Superinfektion (**b**)

Labordiagnostik

Das Ausmaß der Leberschädigung wird biochemisch beurteilt (Transaminasen, Lebersyntheseparameter). Bei der *Koinfektion* (Simultaninfektion) ist ein zweigipfliger Transaminasenverlauf typisch. Die Cholestaseparameter liegen meist nicht mehr als das Doppelte über der Norm. Die virusspezifischen Untersuchungen umfassen Parameter der aktiven Hepatitis-B-Infektion (HBs-Ag positiv) sowie den Nachweis von anti-HDV, anti-HDV-IgM und selten HDV-RNA im Serum.

Therapie und Prophylaxe

Die akute HDV-Infektion wird nicht behandelt, die Prophylaxe besteht in der Verhütung einer Hepatitis-B-Infektion (s. oben). Eine spezifische Vakzine gegen HDV ist nicht verfügbar. Für chronische HBs-Ag-Träger ist Vorsicht bei Reisen in Endemiegebiete geboten.

16.1.5 Akute Hepatitis E

Definition

Das Hepatitis-E-Virus ist ein 32–34 nm großes RNA-Virus aus der Gruppe der Calciviren.

Epidemiologie

Die Endemiegebiete liegen in Südostasien, Indien und Mittelamerika; sporadische Fälle finden sich in gemäßigten Regionen (Urlaubsrückkehrer). Bisher erfolgte die Identifizierung mehrerer Isolate. Als Erregerreservoir wird das Schwein vermutet (Anthropozoonose). Es besteht eine Häufung im 3.–4. Lebensjahrzehnt. Die Übertragung erfolgt fäkal/oral, auch Reinfektionen sind möglich.

Pathogenese und Symptomatik

Die Inkubationszeit beträgt bis zu 75 Tage. Pathogenese und der Verlauf sind den anderen akuten Virushepatitiden ähnlich. Bei infizierten Schwangeren kommt es zu einer Häufung des akuten Leberversagens mit einer Letalität von bis zu 20%.

Labordiagnostik

Das Ausmaß der Leberschädigung wird biochemisch beurteilt (Transaminasen, Lebersyntheseparameter). Die virusspezifische Diagnostik erfolgt über den Nachweis von HEV im Stuhl (*HEV-RNA-PCR*) und der anti-HEV-IgM- bzw. -IgG-Antikörper im Serum.

Differenzialdiagnose

Die Differenzialdiagnose entspricht der für die akute Hepatitis A. Bei Schwangeren ist die Abklärung einer akuten Schwangerschaftsfettleber und des *HELLP-Syndroms* wichtig. Die Virushepatitis E hat einen selbstlimitierenden ikterischen oder subklinischen Verlauf. Ein schwerer Verlauf (akutes Leberversagen mit Transaminasen >2000 U/l gehäuft, aber nicht ausschließlich) ist bei Schwangeren beschrieben (erhöhte Abortrate). Chronische Verläufe sind nicht bekannt.

Therapie und Prophylaxe

Die Therapie erfolgt symptomatisch, eine antivirale medikamentöse Therapie steht nicht zur Verfügung. Die Prophylaxe beruht auf den allgemeinen Hygienevorsichtsmaßnahmen in Endemiegebieten, da keine wirksame passive Impfung und noch keine spezifische Vakzine gegen HEV verfügbar sind.

16.1.6 Hepatitis-G-Virus

Definition

Das Hepatitis-G- bzw. -GB-Virus C gehört – wie das Hepatitis-C-Virus – zur Gruppe der Flaviviren. Die Erstbeschreibung und Charakterisierung des Virus erfolgte durch 2 unabhängige Forschergruppen 1995. Entgegen früherer Ansicht wird dem Virus heute keine Bedeutung bei akuten Hepatitiden zugewiesen.

16.1.7 Häufig gemachte Fehler bei der Behandlung der akuten Virushepatititis

Nicht die absolute Höhe der Transaminasen oder die des Bilirubins (bei cholestatischer Verlaufsform) korreliert mit der Schwere der Erkrankung, sondern eher die Dauer der ikterischen Phase sowie das Ausmaß der Reduktion der Lebersyntheseparameter (Cholinesterase im Serum, Serumprotein/Albumin, Gerinnungsfaktoren).

16.1.8 Häufig gestellte Fragen

- Muss ein Patient bei einer akuten Hepatitis unbedingt Bettruhe einhalten

Nein. In der akuten Phase bei leichter Verlaufsform hat eine Bettruhe keinen entscheidenen Vorteil gezeigt. Bei schwerer Verlaufsform wählt der Patient aufgrund der ausgeprägten Allgemeinreaktion mit Schwäche, Übelkeit, Fieber häufig selbst die Bettruhe.

- Gibt es eine besondere Diät bei akuter Hepatitis

Eine »Leberschonkost« existiert. Der Verlauf der akuten Hepatitis ist durch eine Vermeidung leberschädingender Speisen, Getränke (Alkohol!) und Medikamente insbesondere bei Zeichen einer hepatischen Enzephalopathie oder einer ausgeprägten Cholestase zu beeinflussen; in diesem Fall ist auch eine Proteinreduktion sinnvoll.

16.2 Chronische Hepatitis

J. Hadem, H. Wedemeyer, H. Scholz, M.P. Manns

Überblick

Die chronische Hepatitis ist ein ätiologisch heterogenes Syndrom, das sich durch charakteristische histologische Merkmale und einen klinischen Verlauf von mindestens 6 Monaten Dauer auszeichnet. In der überwiegenden Zahl der Fälle handelt es sich um chronisch verlaufende virale Hepatitiden. Sowohl die Hepatitis B als auch die Hepatitis C verlaufen bei einem signifikanten Anteil der betroffenen Patienten chronisch und tragen weltweit ganz entscheidend zur Morbidität und Letalität bei. Auch generell akut verlaufende virale Hepatitiden wie die Hepatitis A und Hepatitis E zeigen in seltenen Fällen protrahierte Verläufe.

Eine wichtige, therapeutisch relevante Differenzialdiagnose ist die Entität der Autoimmunhepatitiden. Diese treten gehäuft bei Frauen auf und haben eine typische HLA-Assoziation.

Daneben existiert ein großes Spektrum von hepatischen Erkrankungen, die ebenfalls zu den chronischen Hepatitiden gerechnet werden oder unter dem klinischen Bild einer chronischen Hepatitis verlaufen können. Hierzu zählen alkohol- oder medikamententoxisch bedingte Leberschäden und primär biliäre Erkrankungen wie die primär biliäre Zirrhose oder die primär sklerosierende Cholangitis.

Differenzialdiagnostisch zu berücksichtigen sind ebenso hereditäre Stoffwechselerkrankungen wie die Hämochromatose, der M. Wilson und der α1-Antitrypsinmangel, hepatische Komplikationen generalisierter Infektionserkrankungen wie die Amöbiasis, die Echinokokkose, die hepatische Tuberkulose, die Leptospirose, die hepatosplenische Schistosomiasis, die Infektion mit Leberegeln und andere systemische Virusinfektionen (CMV, VZV, EBV, HSV, Adenoviren), vaskuläre Ursachen wie die Thrombose der A. hepatica, die Portalvenenthrombose, die Lebervenenobstruktion, die nichtalkoholische Steatohepatitis (NASH), Systemerkrankungen mit hepatischer Beteiligung wie z. B. die Sarkoidose und schwangerschaftsassoziierte hepatische Komplikationen.

Auch angesichts dieses gewaltigen differenzialdiagnostischen Spektrums bleiben die viralen Hepatitiden sowohl in den Entwicklungsländern als auch in den großen Industrienationen die häufigste Ursache einer chronischen Hepatitis. Sie sollen daher im Mittelpunkt dieses Kapitels stehen, bevor am Ende abschließend die Charakteristika der o. g. Differenzialdiagnosen zusammengefasst werden.

16.2.1 Allgemeiner Teil

Neben den systemischen Virusinfektionen, die sich v. a. bei immunsupprimierten Patienten hepatisch manifestieren können (CMV, HSV, VZV, EBV), versteht man unter den chronischen Virushepatitiden im engeren Sinne inflammatorische Veränderungen des Leberparenchyms durch andauernde Infektion mit Hepatitis-B-Virus, Hepatitis-D-Virus oder Hepatitis-C-Virus. Die Hepatitiden A und E verlaufen generell akut und selbstlimitierend, auch wenn protrahierte Verläufe beschrieben worden sind.

16.2.1.1 Histologische Veränderungen

Je nach Schweregrad und Stadium der Hepatitis sind in unterschiedlicher Ausprägung folgende histologische Veränderungen zu beobachten:

- lymphozytäre Infiltration der Portalfelder,
- sog. »Mottenfraßnekrosen« (charakterisiert durch ein entzündliches Infiltrat, welches über das Portalfeld hinausgeht),
- fokale Nekrosen des Parenchyms,
- konfluierende Leberzellnekrosen mit oder ohne Brückenbildung,
- fibrotischer Umbau bis zur kompletten Leberzirrhose.

Das entzündliche Infiltrat wird von Lymphozyten dominiert. Diese formen Aggregate, gelegentlich lassen sich sogar Lymphfollikel mit Keimzentren nachweisen.

Die früher getroffene Einteilung in chronisch-persistierende Hepatitis und chronisch-aktive Hepatitis ist verlassen worden. Heute wird ein Grading der entzündlichen Aktivität und Staging des fibrotischen Umbaus gefordert. Besonders die chronische Hepatitis C ist oft mit einer leichten Leberzellverfettung assoziiert. Sogenannte »Mallory bodies« (intrazytoplasmatisches alkoholisches Hyalin) findet man häufig bei Alkoholabusus oder chronischer Cholestase. Granulome müssen an eine Sarkoidose, primär biliäre Zirrhose, mykobakterielle Infektionen oder auch an eine Schistosomiasis denken lassen.

16.2.1.2 Klinische Symptomatik

Die Symptomatik der chronischen Hepatitis ist zumeist unabhängig von der Ätiologie und kann sehr variabel sein. Häufig stehen am Anfang unspezifische und daher vom Patienten selbst kaum bemerkte Allgemeinsymptome:
- Müdigkeit
- Abgeschlagenheit und allgemeine Leistungsminderung
- Gelenk- und Muskelschmerzen
- Meteorismus
- Druckgefühl im rechten Oberbauch

Extrahepatische Symptome sind häufig bei chronischen Virushepatitiden zu beobachten. Eine Übersicht gibt ◘ Tabelle 16-5.

Ist es nach langjähriger entzündliche Aktivität zur hepatischen Fibrosierung mit Ausbildung einer Leberzirrhose gekommen, so weisen die Patienten häufig mehrere der folgenden Symptome bzw. Komplikationen auf:
- katabole Stoffwechsellage (Muskelschwund, Gewichtsabnahme),
- Leberhautzeichen wie Spider-Nävi, Palmarerythem, Lackzunge oder Weißnägel,
- Ikterus,
- Juckreiz,
- hepatische Enzephalopathie,
- Zeichen der portalen Hypertension wie Splenomegalie, Ausbildung kutaner und intraabdomineller Kollateralkreisläufe, hypertensive Gastropathie, (blutende) Ösophagus- und/oder Magenfundusvarizenblutungen,
- hormonelle Störungen (Menstruationsstörungen, Gynäkomastie, Verlust der männlichen Sekundärbehaarung, Potenzstörungen, Stimmveränderungen),
- Anämie,
- Thrombozytopenie,
- Gerinnungsstörungen,
- Diabetes mellitus,
- hepatopulmonales Syndrom,
- hepatozelluläres Karzinom,

◘ Tabelle 16-5. Extrahepatische Begleitmanifestationen chronischer Virushepatitiden

Hepatitis B	Hepatitis C
Panarteritis nodosa	Gemischte Kryoglobulinämie
Exanthematische Hautveränderungen	Lichen ruber
Membranoproliferative Glomerulonephritits	Membranoproliferative Glomerulonephritits
Gianotti-Syndrom (akropapulöse Dermatitis)	Sicca-Syndrom, Uveitis
Arthritis, Arthralgien	Arthritis, Arthralgien
Vaskulitis	Vaskulitits
Polyneuropathien	Polyneuropathien Immunthyreoiditis Porphyria cutanea tarda

16.2.1.3 Diagnostische Maßnahmen

1. Serologischer Nachweis einer Infektion durch Hepatitisviren (s. auch Kap. 24.5.1 »Hepatitis-B-Virus« von W. Gerlich und Kap. 25.3.3 »Hepatitis C« von R.S. Roß u. M. Roggendorf). Nachweis von anti-HAV, HBsAg, anti-HBc, anti-HBs, anti-HCV im Plasma (Screening); direkter Virusnachweis mit Polymerasekettenreaktion im Plasma.
2. *Hämatologie:*
Blutbild (Anämie? Thrombozytopenie?) Gerinnungstests (Quick-Wert als früh reagierender Lebersyntheseparameter).
3. *Klinische Chemie:*
Transaminasen (GPT und GOT),
   - alkalische Phosphatase, γ-GT; Cholinesterase zur Lebersynthesefunktion (kann bei Mangelernährung erniedrigt sein),
   - Bilirubin (bester prognostischer Faktor),
   - Albumin, Serumelektrophorese,
   - Kreatitin, Harnstoff, Elektrolyte,
   - Kupfer im Urin und Serum, Coeruloplasmin (M. Wilson?),
   - Ferritin, Transferrinsättigung, Eisenbindungskapazität (Ausschluss Hämochromatose, ggf. Untersuchung auf Mutation im HFE-Gen).
4. *Autoantikörperdiagnostik:*
ANA, AMA, LKM, SMA, SLA.
5. *Leberbiopsie:*
Abschätzung der entzündlichen Aktivität (Grading) und der fibrotischen Umbauprozesse (Staging). Die Leberbiopsie wird heute vor jeder Therapieeinleitung zur besseren Indikationsstellung empfohlen.
6. *Abdomensonographie:*
Mit der Sonographie lassen sich Leberparenchymveränderungen, Zeichen der portalen Hypertension (Umgehungskreisläufe, Veränderungen des Pfortaderflusses, Splenomegalie, Pfortaderthrombose, Lebervenenthrombose, Aszites) und Raumforderungen im Sinne eines hepatozellulären Karzinoms nachweisen. In den letzten Jahren haben dabei die Farbdopplersonographie und das »tissue harmonic imaging« zu einer verbesserten Visualisierung von hepatischen Umbauprozessen geführt. Die Verwendung von Echokontrastmitteln verbessert die Tumordetektion.
7. *Gastroskopie:*
Bei Leberzirrhose und portaler Hypertension ist eine Gastroskopie obligat zum Ausschluss von Ösophagusvarizen.

8. *ERCP:*
Die ERCP wird bei cholestatischem Verlauf zum Ausschluss einer primär sklerosierenden Cholangitis bzw. einer Choledocholithiasis notwendig.
9. *Cholangio-NMR:*
Alternative zur ERCP mit dem Vorteil der fehlenden Invasivität. Gute Bildqualität, aber bisher schlechtere Auflösung als bei der ERCP.

16.2.1.4 Verlauf und Prognose

Das klinische Spektrum der chronischen viralen Hepatitiden reicht vom asymptomatischen Carrier-Status bis hin zur Entwicklung einer Leberzirrhose mit hepatischer Dekompensation und der Ausbildung eines hepatozellulären Karzinoms. Obwohl Patienten mit anhaltend normwertigen Transaminasen ein sehr niedriges Risiko einer Progredienz der Erkrankung haben, beträgt das Risiko, auf dem Boden einer chronischen Hepatitis B eine Leberzirrhose zu entwickeln, 12–20% nach etwa 5 Jahren. Das Risiko hierfür ist abhängig vom Ausmaß der histopathologischen Veränderungen (Grading + Staging).

Eine Hepatitis-D-Superinfektion eines chronischen Hepatitis-B-Trägers bedeutet einen rascheren Verlauf der Erkrankung. Die chronische Hepatitis C als häufigste Komorbidität bei lebertransplantierten Patienten wurde bisher mit einem Zirrhoserisiko von bis zu 30%/20 Jahre angegeben. Neuere Longitudinalstudien zeigen jedoch, dass das Risiko der Fibroseprogression bei ansonsten gesunden Patienten ohne weitere Risikofaktoren (Alkohol!) erheblich niedriger anzusetzen ist (0,4–8%/25–40 Jahre).

Virale chronische Hepatitiden sind dennoch ein signifanter Risikofaktor für die Entstehung eines *hepatozellulären Karzinoms* (HCC). Bei der Hepatitis C tritt ein HCC fast ausschließlich auf dem Boden einer Leberzirrhose auf, das Hepatitis-B-Virus scheint auch direkt onkogene Eigenschaften zu besitzen. Besonders in Asien und Afrika kann man ein HCC bei klinisch gesunden, oft perinatal infizierten HBsAg-Trägern sehen. Durch Impfprogramme, die 1984 in Taiwan begonnen wurden, konnte dort die Inzidenz des primären Leberzellkrebses bei Kindern um 50% reduziert werden.

16.2.1.5 Therapie der chronischen Virushepatitis

Grundsätzlich sollten alle zusätzlich schädigenden Noxen vermieden werden (Alkohol, Medikamente). Eine Diät kann bei Leberzellverfettung (fettarm) und bei dekompensierter Leberzirrhose (ovolaktovegetabile, aber prinzipiell eiweißreiche Kost) notwendig werden.

Die Therapie der chronischen Hepatitis B erfolgt bei erhöhten Transaminasen, Nachweis einer Leberfibrose und Ausschluss einer dekompensierten Leberzirrhose. Hier stehen rekombinantes (demnächst wahrscheinlich auch pegyliertes) Interferon-α und Nukleosidanaloga zur Verfügung. Die Raten einer partiellen Serokonversion (HBeAg zu anti-HBe) liegen bei Gabe von 3-mal 10 Mio. IE Interferon s.c. prof Woche (6 Monate) oder Lamivudin 100 mg p.o. pro Tag (12 Monate) bei 30–40%. Nukleosidanaloga führen nicht zu einer Viruselimination und können die virale Replikation nur zeitweise unterdrücken. Problematisch sind lamivudinresistente HBV-Mutanten, die allerdings auf Adefovir anzusprechen scheinen.

Die zahlreichen möglichen Interferonnebenwirkungen und Kontraindikationen sind in der Übersicht aufgeführt.

Dosierung, Nebenwirkungen und Kontraindikationen von (Peg-)Interferon-α und Ribavirin

- Dosierung
  - Interferon-α-2a (Roferon)
    HBV: 2,5–5 Mio. IE/m² KOF s.c. 3-mal/Woche über 4–6 Monate
    HCV: 4,5 Mio. IE s.c. 3-mal/Woche über 6–12 Monate + Ribavirin
  - Interferon-α-2b (Intron)
    HBV: 10 Mio. IE s.c. 3-mal/Woche über 4–6 Monate
    HCV: 3–5 Mio. IE s.c. 3-mal/Woche über 6–12 Monate + Ribavirin
  - Peginterferon-α-2a (Pegasys)
    HCV: meist 180 µg/Woche s.c. + Ribavirin
  - Peginterferon-α-2b (Pegintron)
    HCV: 1,5 µg/kg/Woche s.c. + Ribavirin
  - Ribavirindosierung bei HCV
    <65 kg: 800 mg
    65–85 kg: 1000 mg
    >85 kg: 1200 mg (jeweils verteilt auf 2 Gaben)
- Nebenwirkungen
  - Grippale Nebenwirkungen
    Fieber
    Arthralgien
    Allgemeine Abgeschlagenheit
  - Blutbildveränderungen s. u.
    Leukozytopenie
    Thrombozytopenie
  - Neurologische Nebenwirkungen
    Myalgien
    Polyneuropathien
    Neuritiden
    Krampfanfälle
    Meningitis bei Pneumokokkeninfekt
  - Psychiatrische Nebenwirkungen
    Depressionen
    Suizidgedanken
    Aggressivität
    Psychosen
  - Demaskierung latenter Autoimmunerkrankungen
    Cave: schwere Thyreopathien in bis zu 10% unter Interferon-α
  - Tachykardien
  - Leichter Haarausfall
  - Hypo- und Hyperglykämien
  - Laktatazidose
    (unter IFN + Ribavirin bei HCV-HIV-Koinfektion)
  - Lokale Rötung an der Einstichstelle
    Cave: Abszedierung bei unzureichender Hygiene
- Kontraindikationen
  - Schwere kardiovaskuläre Erkrankungen
  - Thrombozyten <50.000/µl
  - Leukozyten <3.000/µl
  - Epilepsien

- Vorhergegangenes schweres Schädel-Hirn-Trauma
- Vorbestehende psychiatrische Erkrankungen, insbesondere Deppressionen und Psychosen
- Autoimmunerkrankungen: u. a. Thyreotitiden, schwere Psoriasis, M. Crohn, Colitis ulcerosa
- Schlecht eingestellter Diabetes mellitus
- Drogenabusus (inklusive Alkohol)
- **Cave:** *Schwangerschaft* (hier ist v. a. *Ribavirin absolut kontraindiziert*, und eine *suffiziente Kontrazeption ist daher unter Ribavirin bis 6 Monate nach Therapieende obligat*)

Die Therapie der chronischen Hepatitis C erfolgt bei erhöhten Transaminasen unter kompletter Alkoholkarenz, Nachweis einer Leberfibrose und Ausschluss einer dekompensierten Leberzirrhose. Standardtherapie ist momentan die Kombination aus pegyliertem Interferon-α-2a oder -2b plus Ribavirin (für die viralen Genotypen 1 und 4) bzw. auch noch die Kombination aus herkömmlichem Interferon-α-2a plus Ribavirin (Genotypen 2 und 3). Die dauerhaften Ansprechraten konnten hierunter deutlich gesteigert werden (45% bei Genotyp 1, 80% bei Genotyp 2/3).

Ob die Progression viraler Hepatitiden (mit steigendem Risiko eines hepatozellulären Karzinoms) auch im Stadium der Leberzirrhose durch die Gabe von Interferon zu bremsen ist, wird derzeit geprüft.

Als Therapieoption steht im Endstadium der Erkrankung die *Lebertransplantation* zur Verfügung. In den letzten 2 Jahren sind ca. 4500 Lebertransplantationen pro Jahr mit 1-Jahres-Überlebensraten von 85%–90% durchgeführt worden. Die Optimierung der Immunsuppression und die Prophylaxe und Therapie einer Hepatitis B ist ein Forschungsgebiet von großem Interesse. Bei der chronischen Hepatitis C kommt es in fast allen Patienten zur Reinfektion, der Verlauf scheint in der Mehrzahl der Fälle jedoch wenig aggressiv zu sein.

Übersicht zur Basisdiagnostik und Ätiologie der chronischen Hepatitis

- Definition der chronischen Hepatitis
  - Entzündung der Leber mit oder ohne Fibrose über einen Zeitraum von mindestens 6 Monaten
- Ursachen
  - Infektionen durch Hepatitisviren B, D und C in 60%
  - Autoimmunhepatitis in 10–20%
  - Arzneimittelinduzierte und alkoholtoxische Leberschäden müssen ebenso wie andere chronische Lebererkrankungen abgegrenzt werden
  - Die restlichen, ätiologisch unklaren 10% werden als »kryptogene Hepatitiden« bezeichnet
- Symptomatik
  - Sehr variabel
  - Müdigkeit, Abgeschlagenheit, Leistungsminderung, Gelenk- und Muskelschmerzen, häufig Meteorismus, Schmerz im rechten Oberbauch
- Komplikationen
  - Portale Hypertension
  - Leberzirrhose
  - Hepatozelluläres Karzinom
- Labordiagnostik
  - Blutbild, Gerinnung (PTT, Quick)
  - Hepatitisvirusmarker
  - Transaminasen, Bilirubin, Albumin, Cholinesterase, Serumelektrophorese, Retentionswerte, Glukose, Kupfer im Serum und Urin, AFP
  - Autoantikörper (ANA, AMA, SLA, SMA, LKM)
  - Gegebenenfalls Kryoglobuline
- Weitere Diagnostik
  - Körperliche Untersuchung: Ikterus? Leberhautzeichen? Aszites? Hormonelle Störungen? Enzephalopathie? Katabole Stoffwechsellage
  - Sonographie des Abdomens
  - Leberpunktion und histologische Beurteilung
  - Eventuell Gastroskopie, ERCP
- Therapie
  - Vermeidung aller potenziellen Noxen
  - Hepatitis B: Interferon-α und/oder Nukleosidanaloga (z. B. Lamivudin)
  - Hepatitis C: Kombinationstherapie (pegyliertes) Interferon-α + Ribavirin
  - Autoimmunhepatitis: Immunsuppression
- Prognose
  - Milde, asymptomatische Verläufe in mehr als 50%
  - Leberzirrhose in 12–20% (HBV), 1–8% (HCV)
  - Bei Leberzirrhose hepatozelluläres Karzinom bis zu 3%/Jahr
  - Therapieansprechen: HBeAg-Serokonversionen bei chronischer Hepatitis B in etwa 30–40%, Ausheilungsrate der chronischen Hepatitis C unter Kombinationstherapie in 40–80% (prognostischer Faktor: »viral load« nach 12 Wochen Therapie)

16.2.2 Spezieller Teil

Im folgenden Abschnitt soll ein Überblick über die viralen Hepatitiden gegeben werden (s. Tabelle 16-6). Dabei werden die chronisch verlaufenden Hepatitiden schwerpunktmäßig behandelt und besonderer Wert auf die klinische und therapeutische Relevanz dieser Infektionserkrankungen gelegt. Der Vollständigkeit halber finden auch die Hepatitiden A und E Erwähnung. Diese beiden Entitäten verfaufen generell als akute, selbstlimitierende Hepatitiden, die jedoch differenzialdiagnostisch zu berücksichtigen sind und als Superinfektion den Verlauf einer chronischen Hepatitis aggravieren können.

16.2.2.1 Hepatitis B

Das Hepatitis-B-Virus zählt zur Familie der Hepadnaviren und besteht aus einer 42 nm messenden Hülle, die das Nukleokapsid mit dem HBV-Genom enthält. Das HBV ist im Gegensatz zu allen anderen Hepatitisviren ein DNA-Virus.1976 erhielt

■ Tabelle 16-6. Übersicht der klinisch bedeutsamen viralen Hepatitiden

	Hepatitis A	Hepatitis B	Hepatitis C	Hepatitis D	Hepatitis E
Virus	RNA Picornavirus 28 nm	DNA Hepadnavirus 42 nm	RNA Flavivirus 50 nm	RNA Defektes Virion 36 nm	RNA Unklassifiziert 30 nm
Inkubationszeit	14–45 Tage	30–180 Tage	15–150 Tage	30–180 Tage	20–75 Tage
Übertragungsweg:					
Fäkal-oral	+++	–	–	–	+++
Sexuell-perinatal	–	+++	+	+	–
Parenteral	(+)	++	+++	++	(+)
Endemiegebiete	Weltweit, niedriger Hygienestandard	Weltweit, in Ostasien bis 20% der Bevölkerung	Weltweit	Mittelmeerraum, Rumänien, Afrika, Amerika	Indien, Afrika, Südamerika
Risikogruppen	Touristen	Drogenabusus; Touristen, Intimkontakt, medizinische Heilberufe	Drogenabusus, medizinische Heilberufe	Hämophile	Touristen
Diagnostik	Anti-HAV-IgM	HBsAg, Anti-HBc – IgM, HBV-DNA	Anti-HCV, HCV-RNA	Anti-HDV, HDV-RNA	Anti-HEV
Beginn	Akut	Akut/schleichend	Schleichend	Akut/schleichend	Akut
Akute Hepatitis	Kinder: mild Erwachsene: schwerer kurzer Verlauf	Unterschiedlich, Verlauf länger als bei HAV	Subakut (25%), selten schwer	Schwerer als Hepatitis B	Unterschiedlich
Fulminante Hepatitis	0,2%	1%	Einzelfälle	2–20%	Einzelfälle; **Cave:** Schwangere bis 20%
Chronische Hepatitis	Nein, aber längerdauernde Infektion beschrieben	5–10% (perinatal >90%)	50–90%	Koinfektion 5%, Superinfektion >90%	Nein, aber wieder-wiederholte Infektion beschrieben
Therapie	Symptomatisch	Interferon-α; Lamivudin u. a., Nukleosidanaloga	(PEG-) INF-α, Ribavirin	Interferon (?)	Symptomatisch
Impfung	Aktiv und passiv	Aktiv und passiv	Nein	HBV-Impfung	Nein

Baruch Blumberg den Nobelpreis für Physiologie und Medizin für seine Verdienste um die Charakterisierung von HBV, die mit dem Nachweis einer Immunpräzipitation zwischen dem anti-HBs-Antikörper eines Hämophilen mit dem HBsAg eines australischen Aborigine begann.

Neben HIV-Infektion und Tuberkulose stellt die chronische Hepatitis B die häufigste Infektionserkrankung mit nachgewiesenermaßen erhöhter Mortalität dar. Weltweit sind schätzungsweise *350 Mio. Menschen* mit dem Hepatitis-B-Virus (HBV) infiziert. Noch immer sterben bis zu 25% aller Patienten mit chronischer Hepatitis B an den Komplikationen der HBV-induzierten fortgeschrittenen Lebererkrankung.

Die Diagnose der HBV-Infektion basiert auf serologischen Testverfahren sowie dem direkten Nachweis von HBV-DNA. Transgene Mausmodelle und die Infektion von Schimpansen haben viel zum Verständnis der pathophysiologisch entscheidenden zellulären Immunantwort gegen HBV beitragen können. Seit 1982 existiert ein Impfstoff, der in den meisten Fällen vor der Erkrankung schützt. Ist es zu einer chronischen HBV-Infektion gekommen, stehen immunmodulatorische und replikationshemmende Therapieprinzipien zur Verfügung.

Epidemiologie und Transmission

Die Prävalenz der chronischen Hepatitis B zeigt eine geographische Verteilung: Gebiete niedriger Prävalenz (0,1–2% der Bevölkerung infiziert) sind z. B. die USA, Westeuropa, Japan und Australien, solche mit mittlerer Prävalenz (3–5%) der Mittlere Osten, Thailand und Südamerika und solche mit hoher Prävalenz (10–20%) sind z. B. China und Teile Zentralafrikas.

HBV wird parenteral durch Exposition gegenüber infiziertem Blut oder anderen Körperflüssigkeiten übertragen. Während in Regionen hoher HBV-Prävalenz die vertikale (perinatal, Mutter-Kind) Transmission bedeutsam ist, breitet sich das Virus in Mitteleuropa vorwiegend horizontal in Risikogruppen (Drogenabusus, Tätigkeit in Heilberufen, Prostitution, häufiger Partnerwechsel) aus. Bis zu 50% der Hepatitis-B-Infektionen werden sexuell übertragen.

Eine Transmission durch Blutprodukte im medizinischen Bereich ist heute bei uns durch optimierte Screeningverfahren sehr selten geworden. Dieser Übertragungsmodus ist aber in Ländern mit suboptimalen krankenhaushygienischen Verhältnissen noch immer von Bedeutung. Das Transmissionsrisiko ist beim i.v. -Drogenabusus mit »needle-sharing« stark erhöht, da bei entsprechend hoher Viruslast des Inokulums bereits 0,1 µl (also der feine Blutfilm auf der verwendeten Nadel) ausreichen, um eine Neuinfektion herbeizuführen.

Interessanterweise variiert die Rate der Chronifizierung einer akuten Hepatitis B mit dem Alter bei Infektion: 90% bei perinataler Infektion – aber nur 5% bei Infektion im Erwachsenenalter. In Deutschland gibt es jährlich 30.000–50.000 Neuinfektionen, und etwa 500.000 Personen sind chronische HBsAg-Träger.

Ätiologie und Pathogenese

Näheres s. oben sowie Kap. 24.5.1 »Hepatitis-B-Virus (HBV)« von W. Gerlich.

CD8+-zytotoxische T-Zellen (CTL) sind wesentlich an der Viruskontrolle beteiligt. Diese erkennen die auf den HLA-I-Molekülen der Hepatozyten präsentierten HBV-Proteine (typischerweise das Peptid 18–27 des HBcAg) und vermitteln die Viruselimination über zytopathische und nicht zytopathische Effekte.

Die polymorphe Natur der HLA-Moleküle und interindividuelle Unterschiede im T-Zellrepertoire dürften 2 Gründe darstellen, warum die HBV-Infektion bei verschiedenen Personen sehr unterschiedlich verlaufen kann. Es ist sicher, dass die Aktivierung einer multispezifischen, also gegen mehrere HBV-Epitope gerichteten, CD8-T-Zellantwort, die nur durch eine konzertierende TH1-CD4-T-Zellantwort erreicht werden kann, entscheidend für die Viruskontrolle ist. Dabei hat sich gezeigt, dass die effektive HBV-Kontrolle seitens des Immunsystems nicht unbedingt mit einer Viruseradikation gleichzusetzen ist, da HBV in niedrigen Konzentrationen auch nach Ausheilung einer akuten Hepatitis B noch nachgewiesen werden kann.

Die antivirale CTL-Reaktion aktiviert außerdem eine komplexe Kaskade, in der über Interferon-γ und Tumornekrosefaktor-α die HBV-Replikation beeinflusst wird. Neuere Arbeiten zeigen, dass die beiden genannten Interleukine von HBV-spezifischen zytotoxischen T-Zellen, T-Helferzellen und natürlichen Killerzellen sezerniert werden, wodurch es zu einer Aktivierung der Hepatozyten mit anschließender Hemmung der HBV-Replikation und Degradation der HBV-DNA, also einer nicht zytopathischen HBV-Elimination, kommt.

Möglicherweise korreliert der Grad des zytopathischen Effektes mit dem Anteil der durch T-Zellen ausgeschütteten Chemokine.

Diagnostik, Klinik und Verlauf

Akute Hepatitis B

- Die akute Hepatitis verläuft klinisch variabel von der asymptomatischen Infektion bis hin zur fulminanten Hepatitis (0,1–1%). Die letztgenannte zeichnet sich durch eine hohe Letalität aus.
- Nachweis von HBsAg (bereits 2–6 Wochen vor klinischen Symptomen nachweisbar), HBeAg und IgM-anti-HBc (IgM-anti-HBc sind etwa 1 Monat nach HBsAg nachweisbar und damit der erste Indikator einer Immunantwort, sie können 12 Monate persistieren).
- HBV-DNA-Nachweis mittels Hybridisierungsassay oder PCR. Der kürzlich entwickelte bDNA-Hybridisierungsassay detektiert HBV-DNA bis zu 0,7 Meq/ml. HBV-DNA ist bei einer akuten Hepatitis B üblicherweise 6–8 Wochen nachweisbar, scheint aber mit neuen Assays auch trotz klinischer Ausheilung weiterhin nachweisbar sein.
- In etwa 10% der Fälle mit akuter Hepatitis B lässt sich HBsAg nicht im Serum nachweisen. In diesem Fall und in der Phase des »diagnostischen Fensters« (HBsAg schon negativ, Anti-HBs noch nicht positiv) kann IgM-anti-HBc den einzigen Beweis für eine akute Hepatitis B bilden.
- Die Rate der Chronifizierung einer akuten Hepatitis B variiert mit dem Infektionsalter: 90% bei perinataler Infektion – aber nur 5% bei Infektion im Erwachsenenalter.

Chronische Hepatitis B

Eine chronische Hepatitis B entspricht einer HBsAg-Persistenz > 6 Monate mit klinischen und laborchemischen Zeichen einer persistierenden Hepatitis. Weiteres s. Kap. 24.5.1 »Hepatitis-B-Virus (HBV)« von W. Gerlich,

- Asymptomatische und subklinische Formen der chronischen Hepatitis B sind häufig (71%). Eine Splenomegalie findet sich in 13%, eine Hepatomegalie in 8% der Fälle. Gerade Patienten mit hoher Virusreplikation zeigen gastrointestinale Symptome (Inappetenz, Übelkeit, Erbrechen, Oberbauchschmerzen), seltener Fieber oder Ikterus. Extrahepatische Manifestationen umfassen Arthralgien, Exantheme, Myalgien, Vaskulitis, Glomerulonephritis und Kryoglobulinämie.
- HBsAg persistiert in der Regel über viele Jahre oder Jahrzehnte mit oder ohne Serokonversion von HBeAg zu anti-HBe. Bei einer geringen, aber signifikanten Zahl von Patienten ist die HBV-Replikation aber so niedrig, dass HBsAg negativ ist. Die Rate einer spontanen HBsAg-/anti-HBsAg-Serokonversion beträgt lediglich 0,5–2%/Jahr.
- Die HBV-DNA ist im Serum nachweisbar.
- Die Transaminasen können erhöht oder auch normal sein.
- Eine sog. »partielle Serokonversion« von HBeAg zu anti-HBe tritt in 10–15% pro Jahr auf, wobei mehrere Verlaufsformen möglich sind: Nach mehreren Jahren kann es – verbunden mit einem entzündlichen Schub – zu einer Reduktion der Transaminasen bis in den Normbereich und einem Verlust der HBV-DNA aus dem Serum kommen. In dieser Phase wird die HBV-DNA in das Wirtsgenom integriert, was für die Karzinogenese des hepatozellulären Karzinoms bedeutsam sein könnte und wodurch HBsAg weiterhin nachweisbar bleibt. Gelegentlich wird aber auch nur eine transiente HBeAg-Elimination gesehen, der in zeitlichem Abstand eine Reaktivierung folgt.
- Wichtig ist, dass sog. Pre-Core-Stop-Codon-Mutanten (HBeAg-Minusmutanten) bei weiterhin aktiver Virusreplikation (HBsAg und HBV-DNA positiv), aber fehlender HBeAg-Synthese ebenfalls unter dem Bild einer partiellen Serokonversion verlaufen. Sie treten vermehrt im Mittelmeerraum und Asien auf. Entgegen ersten Vermutungen scheint diese Mutante nicht mit einem schwerwiegenderen klinischen Verlauf verbunden zu sein. Das Ansprechen auf eine Interferontherapie ist aber möglicherweise schlechter als bei HBeAg-positiven Patienten.
- Histologisch lassen sich charakteristischerweise sog. Milchglashepatozyten nachweisen, die ihr typisches Aussehen durch eine intrazelluläre Anhäufung von HBsAg erhalten. Daneben kommt es in variabler Ausprägung zur portalen lymphozytären Infiltration und zu periportalen Nekrosen, die zur Destruktion der Grenzlamelle (»interface hepatitis«) führen können.
- Der Großteil der Patienten mit anhaltend positivem Nachweis von HBsAg zeigt im Verlauf der Hepatitis B eine partielle Serokonversion mit Normalisierung der Transaminasen und

nur niedrigem Risiko einer progredienten Lebererkrankung. In Endemiegebieten ist die Rate an Komplikationen jedoch bedeutsam:

- 12–20% Risiko einer Progression chronische Hepatitis – Zirrhose,
- 20–23% Risiko einer Progression kompensierte Zirrhose – hepatische Dekompensation,
- 6–15% Risiko, in 5 Jahren ein hepatozelluläres Karzinom auf dem Boden einer Zirrhose zu entwickeln.

  In einer kürzlich erschienen Verlaufsuntersuchung (über 10 Jahre) an 11.893 Männern in Taiwan zeigten sich der HBsAg- und HBeAg-Status als überzeugende Prädiktoren für das Risiko der HCC-Entstehung: im Vergleich zu Patienten mit negativem HBsAg und HBeAg betrug das relative HCC-Risiko bei positivem HBsAg 9,6 und stieg bei Positivität für HBsAg und HBeAg dramatisch auf 60,2 an.

  Das mittlere Überleben bei kompensierter Zirrhose beträgt 85% nach 5 Jahren, sinkt aber dramatisch auf nur 14–35% 5 Jahre nach der ersten Dekompensation. Eine laborchemische Remission und HBeAg-Serokonversion und/oder HBV-DNA-Clearance sind mit einem längeren Überleben assoziiert.

Therapie

Akute Hepatitis B

- Die Therapie der akuten Hepatitis B ist symptomatisch. Sie sollte an einem hepatologischen Zentrum stattfinden, da es bei fulminantem Verlauf zum Leberversagen mit der Notwendigkeit zur Lebertransplantation kommen kann. Möglicherweise können einzelne Patienten mit schwerer akuter HBV-Infektion von der frühzeitigen Gabe des Nukleosidanalogons Lamivudin (100–150 mg/Tag) profitieren. Eine abschließende Beurteilung diesbezüglich steht aber noch aus.

Chronische Hepatitis B

- Kurzfristiges Therapieziel ist die Suppression der viralen Replikation und die Induktion einer Remission der chronischen Entzündung. Angestrebt wird damit die HBeAg-Serokonversion bzw. die Reduktion der HBV-DNA unter die Nachweisgrenze. Diese ist in 80% von einer Normalisierung der Transaminasen begleitet und verbessert die Prognose der chronischen Hepatitis B deutlich. Langfristiges Ziel ist die Elimination von HBV zur Vermeidung einer Hepatitis-B-induzierten Leberzirrhose mit ihren möglichen Komplikationen.
- Die Indikation zur antiviralen Therapie besteht bei erhöhten Transaminasen und histologischem Nachweis eines chronischen hepatischen Schadens. Eine Therapie bei dekompensierter Leberfunktion erscheint mit ausgewählten Nukleosidanaloga, nicht jedoch mit Interferonen möglich.
- Interferon-α (IFN-α) -2a oder -2b in einer Dosierung von 5 Mio. IE täglich oder 3-mal 10 Mio. IE/Woche s.c. über 4–6 Monate führt bei etwa 10% der Patienten zur HBsAg-Serokonversion. Die Therapie mit IFN-α induziert bei ca. 30% der behandelten Patienten eine partielle Serokonversion, die mit einer mittelfristigen Reduktion von Hepatitis-B-verursachten Komplikationen assoziiert worden ist. In Untersuchungen aus China glichen sich die HBeAg-Serokonversionsraten bei behandelten und unbehandelten Patienten nach 10-jährigem Follow-up jedoch an, sodass kein langfristiger prognostischer Benefit im Sinne einer Prävention von Zirrhosekomplikationen zu verzeichnen war.

  Möglicherweise lohnt sich bei persistierender HBsAg-Positivität am Behandlungsende eine Fortführung der Therapie über 6 Monate hinaus. Wahrscheinlich werden die pegylierten, langwirksamen Formen des IFN-α bald auch zur Behandlung der chronischen Hepatitis B in Deutschland zugelassen werden. Indikatoren für ein gutes Ansprechen auf IFN-α sind eine niedrige HBV-DNA-Viruslast, eine signifikante Erhöhung der Transaminasen und möglicherweise auch das Vorliegen der HBV-Genotypen A oder B.

  Ein schlechtes Therapieansprechen ist bei Immunsuppression oder der oben genannten Pre-Core-Stop-Codon-Mutante (HBeAg-negativ trotz hochreplikativer HBV-DNA) zu erwarten. Die Rate einer langfristigen biochemischen und virologischen Remission liegt bei Patienten mit HBeAg-Minusmutante aufgrund der hohen Relapsequote bei etwa 18%.

  Die Therapie mit IFN-α ist komplikationsreich, weshalb Kontraindikationen sehr sorgfältig ausgeschlossen werden müssen. Häufige Nebenwirkungen umfassen grippale Symptome, depressive Verstimmungen, Anorexie, Arthralgien, Gewichtsverlust, Autoimmunphänomene und entzündliche Komplikationen an der Einstichstelle.
- Lamivudin (3TC) ist ein oral verfügbares Nukleosidanalogon, das die HIV- und HBV-Replikation bei günstigem Nebenwirkungsprofil hemmt. Die Rate der HBeAg-Serokonversion beträgt 18% nach 1-jähriger und 40% nach 3-jähriger Therapie mit 100 mg/Tag. In der Patientengruppe mit initial erhöhten Transaminasen ist das Ansprechen mit 65% sogar noch höher. Obwohl die Therapie in fast allen Fällen von einer ausgeprägten HBV-DNA-Reduktion im Blutplasma begleitet ist, kommt es nach Therapieende bei nicht erreichter partieller Serokonversion regelmäßig zu einem Relapse mit erneut nachweisbarer Replikation. Auch Patienten mit Pre-Core-Stop-Codon-Mutanten oder dekompensierter Lebererkrankung scheinen von der Therapie zu profitieren.
- Das Hauptproblem der Lamivudintherapie besteht in der zunehmenden Resistenzentwicklung, die durch Mutationen im sog. YMDD-Motiv des HBV-Polymerasegens vermittelt werden. YMDD-Mutationen treten in bis zu 20%/Jahr auf, d. h. nach 4-jähriger Therapie tragen ca. 80% der behandelten Patienten diese HBV-Mutante.

  Auch beim Auftreten einer solchen Mutation sollte die Therapie mit Lamivudin in den meisten Fällen aber dennoch fortgeführt (bzw. mit Adefovir kombiniert) werden. Hierunter bleibt die (Wildtyp-) HBV-Replikation supprimiert, was für den vorteilhaften Effekt auf die histologischen Veränderungen verantwortlich sein könnte.

  In seltenen Fällen kann die gesteigerte Replikation einer YMDD-Mutante allerdings mit Transaminasenanstiegen und plötzlicher klinischer Verschlechterung einhergehen. Daher wird eine längerfristige Lamivudintherapie gerade bei milder Erkrankung und Lebertransplantationskandidaten kontrovers diskutiert.
- Adefovir-Dipivoxil ist ein weiteres vielversprechendes Nukleosidanalogon, das derzeit bei verschiedenen Patientengruppen im Rahmen klinischer Studien getestet wird. Seine Vorteile sind die ausgeprägte Hemmung der HBV-Replikation und v. a. die bisher uneingeschränkte Wirksamkeit gegen YMDD-Mutanten, sodass es als Kombinationspartner bei dekompen-

sierten Patienten mit lamivudininduzierter YMDD-Mutation Verwendung finden dürfte. Hauptproblem ist die renale Toxizität dieser Substanz.

- Entecavir, das ähnliche Eigenschaften wie Adefovir besitzt, Emtricitabin (FTC) und das »nichtnatürliche« L-Nukleosid LdT sind Substanzen, die derzeit noch in klinischen Studien getestet werden.
- Die zukünftige Therapie der chronischen Hepatitis B könnte analog der HIV-Behandlung in der Kombinationstherapie mehrerer Nukleosidanaloga (möglicherweise plus IFN-α) liegen. In der bislang größten Untersuchung zur IFN-Lamivudin-Kombinationstherapie an 230 HBeAg-positiven Patienten zeigte sich die höchste HBeAg-Serokonversionsrate in der Kombinationsgruppe.

Dennoch werden die Ergebnisse dieser Studie noch uneinheitlich diskutiert. Bei Patienten mit Pre-Core-Stop-Codon-Mutante hatte die einjährige IFN-Lamivudin-Kombinationstherapie zwar eine Verbesserung der entzündlichen Aktivität bei extrem niedriger YMDD-Mutationsrate zur Folge, konnte aber die Rate einer langfristigen Remission (14%) nicht verbessern.

- Die Lebertransplantation stellt die ultimative Therapieoption bei HBV-induzierter dekompensierter Leberzirrhose – in einigen Fällen sogar bei bereits vorliegendem HCC – dar. Die heute übliche Kombinationstherapie aus Lamivudin plus passiver Immunisierung mit HBV-Immunglobulin (HBIg) konnte die Rate der HBV-Reinfektion im Transplantat nach 3 Jahren von 80% auf weit unter 35% senken und damit das 5-Jahres-Überleben deutlich verbessern.

Um YMDD-Mutationen in der Peritransplantationsphase zu vermeiden, wird gerade hier die Kombinationstherapie aus HBIg mit neueren Nukleosidanaloga eine entscheidende Verbesserung bringen. Möglicherweise kann auch die Kombination aus HBIg plus aktive Immunisierung in einigen Patienten zu einer HBV-DNA-Negativierung und einem Verlust des HBsAg führen.

- Die derzeitigen Therapieregimes (gerade die nebenwirkungsreiche und teure Interferontherapie) stellen aber keineswegs das Non plus ultra dar. Weitere klinische Studien werden notwendig sein, um die therapeutischen Optionen bei der chronischen HBV-Infektion zu verbessern.

Prophylaxe

- HBeAg- und HBV-DNA-positive ($\geq 10^5$ Kopien/ml Plasma) Personen sind als hochinfektiös anzusehen. Sorgfältige Hygienemaßnahmen sind in allen medizinischen Einrichtungen zu gewährleisten. Dazu zählen das Tragen von Schutzhandschuhen beim Umgang mit infektiösem Material und die sofortige Entsorgung von Kanülen in feste Abwurfbehälter.

Die Verwendung von Kondomen zur Vermeidung einer Übertragung durch Sexualkontakt sowie die strikt getrennte Verwendung scharfer Instrumente (z. B. Rasierer) ist unbedingt erforderlich. Die öffentliche Vergabe von sterilen Spritzen und Kanülen ist zur Vermeidung des durch »needle sharing« deutlich erhöhten Transmissionsrisikos unter Drogenabhängigen zu begrüßen.

- Die aktive HBV-Impfung erfolgt heute durch die Verwendung von rekombinantem HBs-Antigen und wird in den Monaten 0, 1 und 6 durchgeführt. Die Impfung wird u. a. für Angehörige von chronischen HBsAg-Trägern, Personen in Pflege- und Heilberufen, Reisende in Länder mit hoher Hepatitis-B-Prävalenz, Dialysepatienten, Kandidaten für Organtransplantationen und alle Patienten mit chronischen Lebererkrankungen empfohlen.

Protektive anti-HBs-Titer (>10 mIE/ml) werden bei Kindern in >90% und bei gesunden Erwachsenen in etwa 90% erreicht. Mit zunehmendem Alter sinkt jedoch die Ansprechrate (nur noch 75% bei 60-Jährigen).

- Seit 1995 ist die Impfung aller Kinder und Jugendlichen in Deutschland – wie von der WHO empfohlen – in die Impfempfehlungen der Ständigen Impfkommission (STIKO) aufgenommen.
- Leider sprechen nicht alle Patienten auf das oben genannte Impfregime an. Diese initialen »Impfversager« zeigen in 50–75% der Fälle ein Ansprechen auf bis zu 3 zusätzliche Impfdosen.
- Neue Impfstoffe der 3. Generation, die als Antigene nicht nur die S-Region, sondern auch die Prä-S1- und Prä-S2-Region der Virushülle enthalten, induzieren bei 3-maliger Gabe (Monat 0, 1, 6) signifikant gesteigerte Ansprechraten von bis zu 98% bei Erwachsenen. Diese neuen Impfstoffe können möglicherweise auch Impfschutz bei Vaccine-Escape-Mutanten bewirken, die in Süditalien beschrieben worden sind. Durch eine Mutation in der S-Region mit Verlust der antigenen Determinante können diese Mutanten trotz der Präsenz von anti-HBs zu einer HBV-Infektion führen.
- Nach einmal erfolgreicher Grundimmunisierung besteht vermutlich lebenslang ein ausreichender Schutz. Dennoch wird in den meisten Ländern eine Nachimpfung bei anti-HBs-Titern <10 mIE/ml empfohlen.
- Die Postexpositionsprophylaxe nicht-HBV-immunkompetenter Personen nach nachweislicher HBV-Exposition (z. B. durch Nadelstich) umfasst die simultane aktive und passive Hepatitis-B-Immunisierung mittels rekombinantem Impfstoff und HBV-Immunglobulin möglichst innerhalb von 12 h. Auch Neugeborene HBsAg-positiver Mütter erhalten innerhalb von 12 h post partum eine Simultanimpfung.

16.2.2.2 Hepatitis C

Nach der Entwicklung von diagnostischen Tests für die viralen Hepatitiden A und B in den 1970er Jahren wurde man auf ein zusätzliches, parenteral übertragenes Agens aufmerksam, das für den Großteil der transfusionsassoziierten sog. »Non-A-non-B-Hepatitiden« verantwortlich war. Erst die Technologie der rekombinanten DNA machte eine Klonierung des Genoms des Hepatitis-C-Virus (HCV) 1989 durch Choo et al. möglich.

Bisherige Kohortenstudien beurteilten das Risiko der Entwicklung einer Leberzirrhose mit 20–30% nach 10–20 Jahren. Neuere Longitudinalstudien zeigen, dass bei Fehlen sonstiger Risikofaktoren in bis zu 8% der Fälle von einer progredienten Lebererkrankung auszugehen ist. Neben der strikten Vermeidung von Alkohol und anderen Noxen existieren für diese Patientengruppe heute Therapieoptionen, mit denen eine dauerhafte Ausheilung in etwa 50% der Fälle erreicht werden kann.

Epidemiologie und Transmission

Die globale Prävalenz der chronischen Hepatitis C wird mit 3% oder 170 Mio. Menschen geschätzt. In vielen Ländern ist die HCV-Prävalenz bei Blutspendern evaluiert worden: In den USA und in Mittel- und Nordeuropa liegt sie bei 0,5%, erreicht in

Ostafrika jedoch bis zu 15%. In Westeuropa dürften etwa 5 Mio. Menschen, davon 700.000 allein in Deutschland, mit HCV infiziert sein.

Die Transmission von HCV erfolgt parenteral. Häufigster Mechanismus in den westlichen Industrienationen ist heute die direkte perkutane Exposition über i.v.-Drogenabusus, welche hier für mindestens 60% aller Neuerkrankungen verantwortlich ist. Des Weiteren kann Tattoing oder der Gebrauch unzureichend sterilisierter medizinischer Instrumente, aber auch intranasaler Kokainkonsum zur HCV-Transmission führen. Seit der Einführung von sensitiven Screeningtests 1992 ist die Infektion über eine Transfusion von Blutprodukten oder im Rahmen einer Organtransplantation selten geworden.

Bedenkt man, dass bis Anfang der 1990er-Jahre die transfusionsassoziierte HCV-Infektion keine Seltenheit war, so muss bei folgenden Personengruppen mit einer Hepatitis C gerechnet werden:
- Hämophile (die vor 1990 unsterilisierte Blutprodukte erhielten),
- Thalassämiepatienten,
- Hämodialysepatienten,
- Personen mit großen chirurgischen Eingriffen (inkl. Blutkonservengabe),
- Alkoholiker,
- Drogenabhängige und
- Angehörige von Heilberufen.

Die Prävalenz der HCV-Infektion ist bei medizinischem Personal nicht höher als in anderen Bevölkerungsgruppen. Die Rate einer Transmission nach Stichverletzung mit einer blutkontaminierten Nadel liegt bei 0–10%. Orientierend gilt bei Nadelstichverletzung die sog. *3er-Regel:*
- HBV-Transmission in 30%,
- HCV-Transmission in 3%,
- HIV-1-Transmission in 0,3%.

Bei 20–30% der Patienten bleibt der Übertragungsweg unklar, jedoch ist davon auszugehen, dass viele der Betroffenen im Rahmen chirurgischer Eingriffe vor 1992 infiziert wurden.

Die Rate der sexuellen Transmission ist niedrig. Die HCV-Seroprävalenz wird bei Partnern HCV-infizierter Personen nach langer monogamer Beziehung in den USA mit 2–3% angegeben. Bei wechselnden Partnern steigt die HCV-Prävalenz auf 4–6%. Das Risiko einer Infektion ist bei Frauen 3fach erhöht und steigt wahrscheinlich bei verletzenden Geschlechtsverkehrspraktiken.

Wie bei Erwachsenen, so wurde auch die HCV-Infektion im Kindesalter bis vor kurzem hauptsächlich über Transfusionen von Blut oder Blutprodukten akquiriert. Seit 5–8 Jahren haben Testungen von Blutspenden auf anti-HCV sowie die Verwendung rekombinanter oder hitzeinaktivierter Faktorenpräparate aber zu einem deutlichen Rückgang der HCV-Transmission über diesen Übertragungsweg geführt. So ist die perinatale Infektion heute die häufigste Ursache einer neuerworbenen HCV-Infektion des Kindes. Die Wahrscheinlichkeit einer perinatalen Infektion bei positiver anti-HCV-Serologie der Mutter liegt bei etwa 2%. Sie steigt bei 2-maligem positivem Nachweis von HCV-RNA bei der Mutter auf bis zu 7%.

Das Risiko einer Infektion des Neugeborenen erwies sich allerdings bei einer HCV-RNA <1 Mio. Kopien/ml als äußerst gering. Insgesamt liegt die Transmissionsrate deutlich niedriger als die der perinatalen HBV-Infektion. Mütterlicher i.v.-Drogenabusus oder eine mütterliche HCV-HIV-Koinfektion lässt die Wahrscheinlichkeit einer perinatalen HCV-Transmission jedoch auf 10% bzw. bis zu 20% ansteigen. Einer prospektiven Studie zufolge stellt die vaginale Entbindung keinen zusätzlichen Risikofaktor für eine vertikale Infektion dar, sodass eine mütterliche Hepatitis C nach aktuellem Wissensstand keine Indikation zur Sectio caesarea darstellt. Aufgrund der aktuellen Datenlage gibt es derzeit keine Empfehlung, Müttern mit Hepatitis C vom Stillen ihres Säuglings abzuraten.

Ätiologie und Pathogenese

HCV gehört als einziger Vertreter des Genus Hepacivirus zur Familie der Flaviviren. Basierend auf molekularbiologischen Analysen sind 6 separate, aber verwandte (30–50% Homologie in der Nukleotidsequenz) HCV-Genotypen identifiziert worden: In den USA und Westeuropa treten die Genotypen 1a und 1b am häufigsten, 2 und 3 etwas seltener auf. Genotyp 1b ist in Deutschland mit 50–80% am häufigsten, Genotyp 3a findet sich v. a. bei ehemals Drogenabhängigen. Die anderen Genotypen sind hier seltener, sind aber prävalent in Ägypten (Genotyp 4), Südafrika (Genotyp 5) und Südostasien (Genotyp 6). Innerhalb eines Organismus können verschiedene HCV-Quasispezies existieren. Anti-HCV-Antikörper wirken nur gegen eine Quasispezies protektiv.

Eine frühe, ausreichend starke und v. a. multispezifische Immunantwort durch CD4+- und CD8+-T-Zellen mit Ausschüttung von entsprechenden Interleukinen (z. B. IFN-γ) scheint maßgeblich für einen selbstlimitierenden Verlauf der HCV-Infektion und eine HCV-Clearance zu sein. Die Immunreaktion auf HCV beginnt wahrscheinlich in Lymphknoten und Knochenmark. Hier wird HCV u. a. durch professionelle antigenpräsentierende Zellen (z. B. dendritische Zellen) prozessiert und damit die T-Zellantwort initiiert. CD4+-Helfer-T-Zellen erkennen virale Peptide im Kontext von MHC-Klasse-II-Molekülen, während CD8+-zytotoxische T-Zellen durch Peptide auf MHC-Klasse-I-Moleküle aktiviert werden.

Mehrere Mechanismen der immunvermittelten Destruktion infizierter Hepatozyten durch zytotoxische T-Zellen sind bisher aufgedeckt worden. Dazu zählen die Fas-Ligand-abhängige Apoptose sowie die Ausschüttung von TNF-α und Perforinen. Interessanterweise können nach ausgeheilter HCV-Infektion HCV-spezifische Helfer- und zytotoxische T-Zellen noch für Jahrzehnte nachgewiesen werden, während anti-HCV-Antikörper schon nicht mehr nachweisbar sind.

Fehlt eine suffiziente HCV-spezifische Immunantwort oder besteht sie nur kurz, resultiert dies wahrscheinlich in einer persistierenden Virusreplikation und einer chronischen Hepatitis. Denkbare Faktoren für eine HCV-Persistenz sind z. B. ein verändertes HCV-T-Zellepitopspektrum, eine Hemmung von Apoptosemechanismen oder Antigenprozessierung durch HCV oder eine erniedrigte Zahl HCV-spezifischer T-Zellen. Bis zu 2×10^8 T-Zellen (d. h. 0,1% der gesamten Lymphozyten) können im Falle einer chronischen Hepatitis C täglich in die Leber rekrutiert werden. Da die meisten von ihnen nicht HCV-spezifisch sind, könnten sie zum HCV-induzierten Leberparenchymschaden beitragen.

Die Rolle der humoralen Immunantwort für den Verlauf der chronischen HCV-Infektion ist noch nicht ganz klar. Bei

Schimpansen wurde die Rate der Chronifizierung jedoch nicht durch den HCV-Antikörperstatus oder Sequenzunterschiede in den hypervariablen Regionen von E1/E2 beeinflusst.

Diagnostik, Klinik und Verlauf

Akute Hepatitis C

- Mit Beginn von Symptomen (Abgeschlagenheit, Schwäche, Appetitverlust, Ikterus) und etwa 1–3 Wochen nach der initialen HCV-Exposition ist HCV-RNA im Serum nachweisbar. Die Anzahl der genomischen Kopien schwankt dabei zwischen 10^5 und 10^7/ml Plasma. Anti-HCV-Antikörper können in 50–70% der Patienten bei Symptombeginn und in ca. 90% nach 3 Monaten detektiert werden. Gewöhnlich kommt es innerhalb von 2–8 Wochen zu einem Anstieg der Transaminasen als Ausdruck der hepatozytären Schädigung.
- Die akute Hepatitis C verläuft so gut wie nie fulminant.

Chronische Hepatitis C

- Die Diagnose der chronischen Hepatitis C beruht auf dem qualitativen oder quantitativen Nachweis von *HCV-RNA* über einen Zeitraum von mindestens 6 Monaten. Prospektive Studien haben gezeigt, dass in über 50% aller Patienten eine Chronifizierung der akuten Hepatitis C zu erwarten ist. Faktoren, die eine spontane Ausheilung der chronischen HCV-Infektion begünstigen, sind junges Alter, weibliches Geschlecht und wahrscheinlich bestimmte MHC-Gene (■ Abb. 16-7).
- Zur HCV-Diagnostik stehen *qualitative* und *quantitative HCV-Assays* zur Verfügung. Erstere erreichen eine untere HCV-RNA-Detektionsgrenze von unter 50 IE/ml Plasma mit einer Spezifität von etwa 98%. Während ein positiver Test die HCV-Replikation nachweist, schließt ein negatives Ergebnis eine HCV-Infektion nicht aus. Als quantitative Verfahren existieren die quantitative PCR und der Branched-DNA-Signal-Amplification (bDNA)-Assay. Die HCV-Viruslast wird in internationalen Einheiten (IE) gemessen. Sie korreliert kaum mit dem Schweregrad der Erkrankung.
- Meist erfolgt die Diagnose der chronischen Hepatitis C jedoch initial über einen positiven serologischen Nachweis von anti-HCV-Antikörpern. Der *Enzyme-Immuno-Assay (EIA)* eignet sich zum Screening größerer Personengruppen, ist gut reproduzierbar und verfügt über eine Sensitivität und Spezifität von 99%. Bei immunkompetenten Personen kann der EIA eine chronische Hepatitis C ausschließen. Falsch-negative Ergebnisse sind bei immunsupprimierten und Hämodialysepatienten möglich.
- Häufig kommt es im Verlauf einer chronischen Hepatitis C zu einer *Transaminasenerhöhung*. Ungefähr 30% aller Patienten mit chronischer HCV-Infektion haben jedoch normwertige Transaminasen, und bei weiteren 40% liegen die Transaminasen unterhalb der doppelten oberen Normgrenze. Normwertige Transaminasen sind ein Indikator für einen benignen Verlauf der Hepatitis und können unter antiviraler Therapie ein Therapieansprechen signalisieren. Der Grad der Transaminasenerhöhung korreliert jedoch nicht unbedingt mit der Ausprägung des histopathologischen Befundes.
- Die Bestimmung des HCV-Genotyps hat therapeutische Konsequenz. Sie erfolgt entweder über PCR und nachfolgende Sequenzierung oder über Sondenhybridisierung des cDNA-Amplifikates.
- Die *Sonographie* kann eine Leberzirrhose nachweisen, hat sich zur Differenzierung der Fibrosestadien aber noch nicht etablieren können.
- Eine *Leberbiopsie* nach Diagnosestellung wird mittlerweile bei allen Patienten, die erhöhte Transaminasen aufweisen und nicht mit Genotyp 2 oder 3 infiziert sind, empfohlen. Bei persistierend normwertigen Transaminasen kann sie die Entscheidung, auf eine Therapie zu verzichten, unterstützen. Bei Infektion mit Genotyp 2 oder 3 ist die Wertigkeit einer Leberbiopsie aufgrund des guten Therapieansprechens andererseits noch nicht ausreichend evaluiert.
- Die chronische Hepatitis C geht in bis zu 70% mit normwertigen oder nur gering erhöhten Transaminasen, geringer entzündlicher Aktivität und fehlender Fibrosierung einher. Sie kann aber auch progredient verlaufen und dann zu Zirrhose, hepatischer Dekompensation und schließlich zum hepatozellulärem Karzinom führen. Das *Risiko einer Zirrhoseentstehung* liegt nach neueren prospektiven Studien bei etwa 7–16%.

Während virologische Parameter den Verlauf der Hepatitis C wenig zu beeinflussen scheinen, gehen Wirtsfaktoren wie ein erhöhtes Lebensalter zum Zeitpunkt der Infektion, männliches Geschlecht und eine Immunsuppression (z. B. im Rahmen einer HIV-HCV-Koinfektion) mit einem erhöhten Risiko einer Fibroseprogression einher. Ein entscheidender Risikofaktor ist der begleitende Alkoholkonsum, der wahrscheinlich schon in

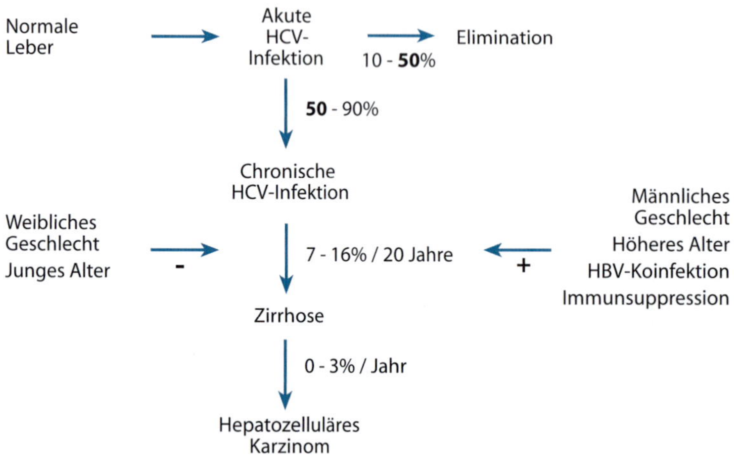

■ **Abb. 16-7.** Natürlicher Verlauf der Hepatitis-C-Infektion, basierend auf den Ergebnissen von Longitudinalstudien. (Nach Wiese et al. 2000; Seeff et al. 2000; Lauer et al. 2001; Consensus Development Conference Statement der National Institutes of Health 2002)

niedrigen Dosen das Risiko eines HCV-assoziierten Leberschadens erhöht. Des Weiteren scheinen das Vorliegen eines erhöhten Eisengehaltes der Leber oder einer nichtalkoholischen Fettleber (NASH) sowie hepatotoxische Medikamente einen fibrotischen Umbau der Leber zu begünstigen.
Über die genaue Rate von Komplikationen nach 20-jährigem Verlauf der Hepatitis C ist bisher nur wenig bekannt.

- Das *Risiko eines hepatozellulären Karzinoms* steigt nach erfolgtem zirrhotischem Leberumbau auf bis zu 3%/Jahr.
- Die immunologischen Veränderungen während einer chronischen HCV-Infektion können auch mit *extrahepatischen Manifestationen* assoziiert sein. Hier sind zu nennen: rheumatoide Symptome, Keratokonjunktivitis sicca, Lichen planus, Porphyria cutanea tarda, Glomerulonephritis und die essenzielle gemischte Kryoglobulinämie.
- Vor Beginn einer Interferontherapie sollten Autoantikörper zum Ausschluss einer Autoimmunhepatitis und Autoimmunthyreoiditis bestimmt werden.
- Die Indikation zur HCV-Diagnostik besteht bei unklarer Leberwerterhöhung, nach Nadelstichverletzung mit blutkontaminierter Nadel einer Person mit vermuteter Hepatitis C und bei Schwangeren mit erhöhtem Risiko einer viralen Hepatitis (z. B. anamnestisch i.v.-Drogenkonsum oder Transfusion vor 1992).

Therapie

- Grundlage der hier gegebenen Empfehlungen ist das Consensus Development Conference Statement des National Institute of Health vom Juni 2002.
- Eine antivirale Behandlung wird für alle Patienten empfohlen, bei denen eine Progression der Lebererkrankung zur Zirrhose droht. Die Indikation stellt sich damit bei Nachweis von HCV-RNA und dem Vorliegen von zumindest moderater nekroinflammatorischer Aktivität sowie portaler oder brückenbildender Fibrose in der Leberhistologie.
- Standard in der Behandlung der chronischen Hepatitis C ist derzeit die Kombinationstherapie mit lang wirksamem, pegyliertem Interferon-α (PEG-Interferon) und Ribavirin (◻ Abb. 16-8). Pegylierte Interferone brauchen aufgrund ihrer besonderen Pharmakokinetik nur einmal wöchentlich injiziert zu werden und erzielten in großen klinischen Studien vergleichsweise bessere Ergebnisse. Die beiden verfügbaren PEG-Interferone (-α-2a und -α-2b) haben vergleichbare Ansprechraten.

Die Rate einer »sustained viral response« (SVR) 24-Wochen nach Therapieende liegt für Genotyp 1 nach 48-wöchiger Therapie bei 42–46% und für die Genotypen 2 und 3 bei 76–82%. Bei den letztgenannten Genotypen scheint eine 24-wöchige Therapie ausreichend zu sein. PEG-Interferon-α-2a sollte nach den Ergebnissen der bisher durchgeführten Therapiestudien mit 180 μg/Woche s.c., PEG-Interferon-α mit 1,0–1,5 μg/kgKG/Woche und Ribavirin abhängig vom Körpergewicht mit 800–1200 mg/Tag p.o. dosiert werden.

- Zu den Faktoren, die mit einem verbesserten SVR assoziiert sind, gehören das Fehlen von Genotyp 1, eine niedrige Baselineviruslast und günstige Inflammations- und Fibrosescores in der Leberhistologie. Ein Abfall der Viruslast um mindestens 2 Logstufen innerhalb der ersten 12–24 Behandlungswochen

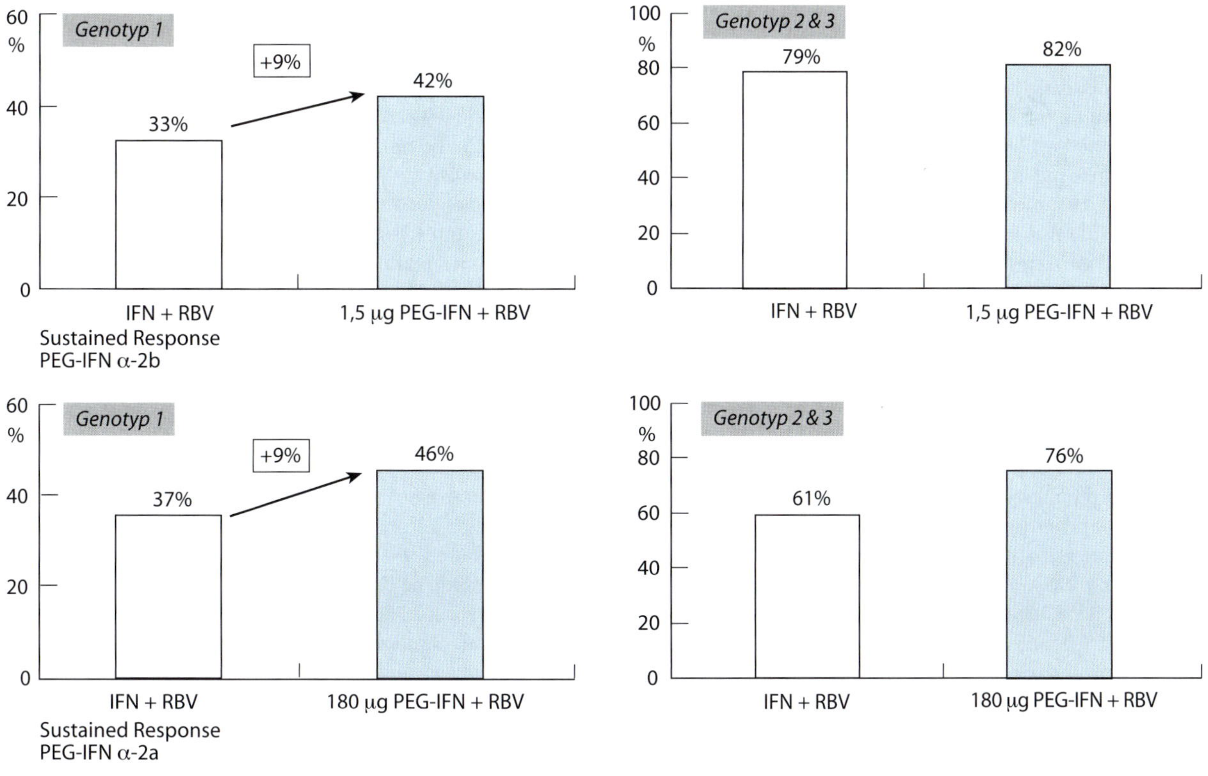

◻ **Abb. 16-8.** Verbesserung des langfristigen Therapieansprechens durch den Einsatz lang wirksamer pegylierter Interferone. Gerade beim Genotyp 1 zeigt sich ein signifikanter Anstieg des SVR (»sustained viral response). *IFN* Interferon, *RBV* Ribavirin. (Nach Manns et al. 2001; Fried et al. 2001b)

(sog. »early viral response« (EVR) ist prädiktiv für einen SVR. Andererseits spricht ein fehlender EVR gegen ein langfristiges Therapieansprechen und rechtfertigt daher einen Therapieabbruch. Kommt es zu einer langfristigen HCV-RNA-Negativierung, so geht dies sehr wahrscheinlich mit einer Reduktion der hepatischen Fibrose und möglicherweise auch auch mit einer Reduktion der HCC-Inzidenz einher.

- Nicht alle Patienten sprechen auf eine Kombinationstherapie an. »Relapser« erreichen eine Elimination der HCV-RNA aus dem Plasma bis zum Therapieende (sog. »end of treatment response«, ETR), aber keinen SVR. »Nonresponder« erreichen weder einen EVR noch einen ETR oder SVR. Die Entscheidung über einen erneuten Therapieversuch fällt je nach Art der Initialtherapie, Schwere der Lebererkrankung, vorhandenen Begleiterkrankungen, Alter des Patienten, viralem Genotyp und der Ausprägung der Nebenwirkungen unter der ersten Therapie. Eine klare Indikation zur Wiederholungstherapie ist bei Patienten mit »nonresponse« auf eine IFN-Monotherapie und fortgeschrittener Fibrose gegeben. Die Kombination aus PEG-Interferon und Ribavirin scheint nach »nonresponse« auf eine Standard-IFN-Ribavirin-Therapie nur in 15–20% einen SVR erzielen zu können. Zur Wiederholungstherapie von »Relapsern« existieren bisher wenige Daten.
- Für die Kombinationstherapie aus PEG-Interferon plus Ribavirin gelten die oben genannten Nebenwirkungen und Kontraindikationen. Bei bis zu 20% aller Patienten kam es zu nebenwirkungsbedingten Therapieabbrüchen. Selektive Serotoninwiederaufnahmehemmer können bei depressiven Störungen eine sinnvolle ergänzende Therapie darstellen. Des Weiteren kann in ausgewählten Fällen die Gabe von hämatopoietischen Wachstumsfaktoren eine IFN-α-/Ribavirindosisreduktion verhindern.
- Bei Patienten mit normwertigen Transaminasen stellt sich aufgrund der meist günstigen Prognose nur in seltenen Fällen die Indikation zur Behandlung. Diese Patienten sollten vielmehr regelmäßig überwacht werden.
- Patienten mit fortgeschrittener Lebererkrankung haben vergleichsweise niedrige SVR-Raten. Die »palliative« Erhaltungstherapie mit PEG-Interferon mit dem Ziel einer Hemmung der Fibroseprogression wird aktuell in klinischen Studien untersucht, muss aber zur Zeit noch als experimentell angesehen werden.

Eine definitive Therapie ist allein durch die Lebertransplantation gegeben. Regelmäßig kommt es zu einer HCV-Reinfektion im Transplantat, die mit der Viruslast zum Zeitpunkt der Transplantation korreliert. Nach Transplantation verläuft die Progression der Fibrose vergleichsweise schneller, und das Risiko von Komplikationen des Leberumbaus ist größer als bei immunkompetenten Patienten.

- Wird die Hepatitis C im Stadium der akuten Infektion erkannt, kann die Monotherapie mit IFN-α wahrscheinlich in über 90% der Fälle eine Ausheilung bewirken. Größere, v. a. kontrollierte Studien und verbesserte Kenntnisse über den natürlichen Verlauf der akuten HCV-Infektion sind aber notwendig, um diesbezüglich definitive Empfehlungen machen zu können.
- Die Einnahme von Methadon bei drogenabhängigen HCV-infizierten Patienten ist keine Kontraindikation für den Beginn einer Kombinationstherapie.
- Da anhaltender Alkoholkonsum das Therapieansprechen negativ beeinflusst, sollte vor und während einer antiviralen Therapie eine Behandlung der Alkoholabhängigkeit erfolgen.

Prophylaxe der HCV-Transmission

- Die Risiko der HCV-Infektion bei i.v.-Drogenabhängigen im Rahmen eines »needle sharing« kann durch die öffentliche Vergabe der Injektionsutensilien und Programme zur Risikoaufklärung gesenkt werden.
- Paare in langdauernder, monogamer Beziehung sollten informiert werden, dass Kondome das HCV-Transmissionsrisiko senken. Aufgrund der niedrigen Infektionsrate in dieser Personengruppe erfolgte aber durch die NIH-Consensuskonferenz keine Empfehlung, Kondome zu verwenden.
- Personen mit häufig wechselnden Geschlechtspartnern sollten Kondome verwenden, da das HCV-Infektionsrisiko hier erhöht ist.
- Zahnbürsten und Rasierer stellen eine potenzielle Infektionsquelle dar.
- Es gibt derzeit keinen Anhalt dafür, dass nichtsexuelle zwischenmenschliche Kontakte ohne Exposition gegenüber Blut mit einer HCV-Transmission assoziiert sind.
- Derzeit wird für den Fall einer Nadelstichexposition keine antivirale Prophylaxe empfohlen. Vielmehr sollten beim Verletzten und bei der Indexperson anti-HCV und Transaminasen bestimmt werden. Bei positivem EIA empfiehlt sich ein HCV-RNA-Assay. Nach 4 Monaten erfolgt dann bei der exponierten Person eine erneute Untersuchung von anti-HCV und Transaminasen. Im Falle der Serokonversion kann eine Behandlung der akuten Hepatitis C im Rahmen einer klinischen Studie erfolgen.
- Leider existiert zzt. noch kein effektiver HCV-Impfstoff, da sich die Entwicklung einer solchen Vakzine in der Vergangenheit als problematisch herausstellte. Auch wenn es kürzlich gelang, subgenomische HCV-RNA in Hepatomzellen zur Replikation zu bringen, ist die In-vitro-Kultivierung von HCV noch nicht ausreichend optimiert. Außerdem gibt es kein Kleintierinfektionsmodell.

Vielleicht eines der gravierendsten Probleme ist, dass HCV als RNA-Virus unter dem Druck des Immunsystems zu einer schnellen Entwicklung von Mutationen neigt, die der Erkennung durch Antikörper und spezifischen T-Zellen immer wieder entkommen. Zudem ist damit zu rechnen, dass bei 6 bekannten Genotypen und 50 Subtypen von HCV eine durch einen Genotyp induzierte Immunantwort nicht unbedingt von einer kreuzreagierenden Immunität gegen andere Genotypen begleitet ist.

Die Impfung mit rekombinanten E1- und E2-Proteinen scheint in Schimpansen eine Immunantwort zu induzieren. Zu den derzeit präklinisch erprobten, experimentellen Vakzinierungsansätzen gehören:

  - virusähnliche Partikel,
  - synthetische Peptide,
  - rekombinantes Adenovirus (enthält HCV-Core und E1-Sequenzen) und
  - DNA-Vakzine.

  Ein wesentlicher Fortschritt wäre bereits erzielt, wenn es mithilfe von Vakzinen gelingen würde, die natürliche Aktivität der zytotoxischen T-Zellen zu steigern und so die Ansprechrate auf die bisher verfügbaren Therapien zu verbessern.

16.2.2.3 Hepatitis D

Hepatitis-Delta-Virus (HDV) ist ein ungewöhnliches Agens, das in mancherlei Hinsicht Ähnlichkeiten zu Pflanzenviroiden aufweist. Obwohl HDV zur autonomen Replikation befähigt ist, benötigt das Virion zum kompletten Assembly und zur Sekretion die Anwesenheit von HBV. Aus diesem Grund liegt bei Patienten mit Hepatitis D stets eine HBV-HDV-Koinfektion vor. Diese kann als akute Koinfektion oder als HDV-Superinfektion einer chronischen HBV-Infektion auftreten.

Epidemiologie und Transmission

Die Hepatitis D ist weltweit verbreitet. Wahrscheinlich sind bis zu 5% aller HBV-Träger mit HDV koinfiziert. Dennoch weicht die geographische Verteilung des HDV von der des HBV ab. Die Prävalenz ist v. a. im Mittelmeerraum endemisch. Perkutan und permukosal kommt es häufig schon im Kindesalter zur Infektion. Seltener findet man HDV auch in Rumänien, auf der arabischen Halbinsel sowie in Teilen Afrikas sowie Mittel- und Südamerikas.

In Deutschland und anderen westlichen Industrienationen betrifft die Hepatitis D v. a. Drogenabhängige. Ausbrüche einer akuten HDV-Infektion mit einer hohen Inzidenz von hepatischen Dekompensationen sind bisher aus Venezuela, Kolumbien, dem Amazonasgebiet, Kaschmir und Zentralafrika berichtet worden. Grundsätzlich sind die Übertragungswege sind mit denen der Hepatitis B identisch.

Ätiologie und Pathogenese

Das etwa 36 nm messende HDV-Virion existiert weltweit zumindest in 3 phylogenetisch distinkten Genotypen. Genotyp 1 ist der häufigste und kommt in Nordamerika, Europa, Afrika, Asien und dem südpazifischen Raum vor, wo er für klinisch variable chronische Infektionen verantwortlich ist. Während Genotyp 2 nur in Ostasien nachgewiesen wurde und möglicherweise mit einem milden klinischen Verlauf assoziiert ist, wird Genotyp 3, der v. a. im nördlichen Südamerika isoliert wurde, mit besonders schwer verlaufenden Infektionen in Zusammenhang gebracht.

Die Nekroinflammation unter chronischer HDV-Infektion und die Tatsache, dass eine intakte T-Zellaktivität gegen HDV mit vergleichsweise geringer entzündlicher Aktivität assoziiert ist, sprechen für eine zentrale Rolle der zellulären Immunantwort in der Pathogenese der Hepatitis D. Anti-HDV-Antikörper scheinen nicht protektiv zu sein.

Diagnostik, Klinik und Verlauf

- Aufgrund der funktionellen Abhängigkeit des HDV-Virions von HBsAg kommt die Hepatitis D nur gemeinsam mit einer HBV-Infektion vor. Das Spektrum der klinischen Manifestationen reicht dabei von der mild verlaufenden akuten Hepatitis zur fulminanten Hepatitis und vom asymptomatischen Carrierstatus zur rapid-progressiven chronischen Lebererkrankung.
- Bei der akuten HBV-HDV-Koinfektion kommt es typischerweise nach dem Auftreten von HBsAg zu einer transienten HDV-Virämie. In über 95% der Fälle geht die akute Hepatitis aber nicht in eine chronische Hepatitis über, sondern heilt aus.
- Bei der HDV-Superinfektion einer chronischen Hepatitis B kommt es in der Akutphase zu einer ausgeprägten HDV-Virämie mit Suppression der HBV-Virämie. In über 70% folgt eine chronische Hepatitis D mit Ausbildung von ansteigenden anti-HDV-IgG-Titern.
- Bei der chronischen HDV-Infektion variiert das klinische Erscheinungsbild auch abhängig vom geographischen Auftreten. In Süditalien kommt es anscheinend relativ häufig zu klinisch stabilen, relativ langsamen Verläufen. Hier, und auch in anderen westlichen Industrienationen, treten schwerere Formen v. a. bei Drogenabhängigen auf.
Wie oben bereits angedeutet sind andererseits in Endemiegebieten des nördlichen Südamerikas rapid-progressive Verlaufsformen mit signifikanter Mortalität keine Seltenheit. Neben der viralen Genetik dürften auch immunologische Wirtsfaktoren wesentlich an dieser Diskrepanz der klinischen Ausprägungen beteiligt sein.
- Anti-HDV (IgM+IgG) kann durch enzymabhängige Immunoassays nachgewiesen werden. Beide korrelieren mit dem Grad der HDV-Replikation. Anti-HDV-IgM ist bei selbstlimitierendem Verlauf nur kurz, im Fall einer Chronifizierung aber längerfristig und hochtitrig nachweisbar. Anti-HDV-IgG ist bei chronischer Hepatitis D hochtitrig nachweisbar.
- HDAg ist während der Akutphase der Hepatitis D nur kurzfristig nachweisbar. Außerdem kann der immunhistochemische HDAg-Nachweis in Leberschnitten diagnostisch hilfreich sein.
- HDV-RNA stellt einen frühen und sensitiven Marker der Hepatitis D dar. Während der chronischen Phase gelingt der Nachwis aber nicht bei allen Patienten.

Therapie und Prophylaxe

- Zur Therapie mit Interferon-α existieren 2 kontrollierte Studien aus Italien, die zeigen, dass IFN zwar häufig nicht zu einem langfristigen Therapieansprechen im Sinne einer HDV-Elimination führt, aber doch in bis zu 50% von einer histologischen Verbesserung begleitet ist. Lamivudin scheint nach bisherigen Studienergebnissen keine Senkung der HDV-Viruslast bzw. Verbesserung der entzündlichen Aktivität zu bewirken.
- Die Prävention der Hepatitis D besteht in der Impfung gegen HBV.

16.2.2.4 Hepatitis A

Die Hepatitis A ist eine akut verlaufende virale Hepatitis. Sie soll in diesem Kapitel Erwähnung finden, weil sie den Verlauf anderer chronisch verlaufender Hepatitiden dramatisch beeinflussen kann und damit als Superinfektion differenzialdiagnostisch immer in Erwägung gezogen werden muss. Zudem ist ein protrahierter, schubartiger Verlauf der HAV-Infektion in 6–10% beschrieben worden, der von einer chronischen Hepatitis u. U. schwer zu unterscheiden ist.

Das Hepatitis-A-Virus (HAV) ist ein kleines Einzelstrang-RNA-Virus des Genus Hepatovirus der Picornavirusfamilie, das weltweit signifikant zur Prävalenz viraler Hepatitiden beiträgt. Verbesserte Hygienestandards haben in den letzten Jahren zu einem Rückgang der Inzidenz der akuten Hepatitis A, auf der anderen Seite aber auch zu einer schwächeren Resistenzlage in der erwachsenen Bevölkerung geführt. Damit ist in dieser Altersgruppe das Risiko eines schweren, komplikationsreichen Verlaufes der Erkrankung gestiegen.

In den USA, in denen die Hepatitis-A-Prävalenz niedrig anzusetzen ist, liegt die Zahl der jährlich gemeldeten HAV-Infektionen bei etwa 23.000 Fällen, Schätzungen gehen allerdings von etwa 75.000 Erkrankungen/Jahr aus.

Die Hepatitis A verläuft als akute Hepatitis, wenngleich protrahierte Verläufe beschrieben worden sind. Die Viruslast in Galle und Stuhl liegt weit über der des Serums. Während die HAV-Infektion bei Kindern und Jugendlichen oftmals unbemerkt verläuft, zeichnet sich die Erkrankung im Erwachsenenalter häufig durch eine zwar selbstlimitierende, aber ikterische Hepatitis aus. Das Risiko fulminanter Verläufe steigt bei Patienten, die älter als 40 Jahre sind und/oder eine andere vorbestehende Lebererkrankung haben.

Epidemiologie und Transmission

Die Prävalenz der Hepatitis A zeigt noch immer eine deutliche geographische Verteilung. In Afrika, Asien, dem Nahen Osten und Teilen Südamerikas haben 95–100% der Kinder bis zum Alter von 10 Jahren Immunität gegen HAV entwickelt. Demgegenüber liegt die Prävalenz einer Seropositivität für HAV in Regionen mit intermediärer (Südamerika, Mexiko) oder niedriger Prävalenz (Europa, Australien, Nordamerika) bis zum 50. Lebensjahr nur bei 60% bzw. 40%. In den westlichen Industrienationen ist eine zunehmende Verlagerung von (häufig asymptomatischen) Infektionen im Kindesalter hin zu symptomatischen Verläufen in der Altersgruppe 18–40 Jahre zu beobachten.

Die Transmission von HAV erfolgt über die Ingestion von fäkal kontaminiertem Material. Situationen eines längerdauernden interpersonellen Kontaktes (wie z. B. in Kindergärten, Schulen und Kasernen) sind häufig Auslöser von Hepatitis-A-Ausbrüchen. Kontaminiertes Wasser oder Eis oder ungekochte Speisen (z. B. Fisch, Muscheln), die in kontaminiertem Wasser gewaschen werden, sind häufige Infektionsquelle bei Urlaubern. Die Aufnahme von HAV in den Hepatozyten erfolgt rezeptorvermittelt. Die Exkretion in die Galle geschieht über vesikuläre Transportmechanismen. HAV ist in Blut und Fäzes beginnend 2 Wochen vor Beginn des Ikterus für insgesamt etwa 3 Wochen nachweisbar. Möglicherweise kommt es in dieser Zeit auch zu einer Virusreplikation in den gastrointestinalen Epithelzellen.

Risikogruppen für eine HAV-Infektion

- Touristen in Ländern mit niedrigem Hygienestandard
- Angestellte in Kindertagesstätten
- Küchenpersonal
- Kanalarbeiter
- Medizinisches Personal
- Homosexuelle

Ätiologie und Pathogenese

Die Entdeckung des Hepatitis-A-Virus (HAV) erfolgte 1973, als ein virusähnliches Antigen mittels Immunelektronenmikroskopie mit dem klinischen Bild der akuten Hepatitis in Zusammenhang gebracht wurde. Heute wird HAV dem Genus Hepatovirus der Picornaviridae zugeordnet. Es ist ein icosahedrales Virus von 28 nm Durchmesser mit einzelsträngigem RNA-Genom von etwa 7,5 kb Länge. Ein langer »open reading frame« kodiert für ein Polyprotein von etwa 2227 Aminosäuren, aus dem die strukturellen (VP1, VP3 und VP0) und funktionellen Proteine posttranslational freigesetzt werden.

Zu weiteren Einzelheiten sei auf Kap. 25.12.3 »Hepatitis-A-Virus« von W. Jilg verwiesen.

Hepatitis-A-Virus induziert keine direkten zytopathischen Effekte. Der histologische Befund des Leberzellschadens mit lobulärer Hepatitis und nekrotischen Hepatozyten bis hin zu Brückennekrosen ist sehr wahrscheinlich Ausdruck der Immunantwort, die durch HLA-restringierte T-Lymphozyten vermittelt wird. Die genauen immunologischen Mechanismen der Hepatitis A sind noch nicht erforscht. An der viralen Clearance dürften aber HLA-restringierte virusspezifische CD8- und CD4-T-Zellen beteiligt sein, die aus der Körperperipherie rekrutiert werden und u. a. mittels Interferonsekretion antivirale Effekte bewirken.

Diagnostik, Klinik und Verlauf

- Die Hepatitis A ist generell eine akute, selbstlimitierende Hepatitis. Verläuft die Infektion symptomatisch, was gerade im Erwachsenenalter der Fall ist, so entwickelt sich nach 15–45 Tagen ein variables Muster von Prodromalsymptomen, bestehend aus Appetitlosigkeit, Erbrechen, Müdigkeit, Oberbauchbeschwerden und Arthralgien.
1–2 Wochen darauf kommt es zu einem cholestatischen Erscheinungsbild mit Ikterus und dunklem Urin. Üblicherweise kommt es in 1–2 Monaten zu einer vollständigen Normalisierung von Klinik und laborchemischen Parametern. INR und Faktor V sind Gerinnungsparameter, die eine hepatische Kompensation relativ früh anzeigen.
- Als Screeningtests stehen Assays zur Detektion von anti-HAV-Antikörpern (IgM und IgG im Blut) zur Verfügung (s. Kap. 25.12.3 »Hepatitis-A-Virus« von W. Jilg).
- Nur der Nachweis IgM-spezifischer anti-HAV-Antikörper im Blut beweist die Diagnose einer akuten Hepatitis A. Der anti-HAV-IgM-Test wird noch während des Transaminasenanstiegs und der fäkalen HAV-Ausscheidung positiv und bei 75% der Patienten nach 6 Monaten wieder negativ.
- Anti-HAV-IgG bleibt lebenslang nachweisbar und schützt dauerhaft gegen eine Infektion

Prophylaxe und Therapie

- Zur Prävention der Hepatitis A sind derzeit monovalente (z. B. Havrix, VAQTA) und Kombinationsimpfstoffe (z. B. Twinrix) verfügbar. Beide enthalten formalininaktivierte virale Partikel, die in humanen Fibroblastenkulturen produziert werden. Beide Vakzinen werden i.m. zum Zeitpunkt 0 und als Boosterdosis nach 6 Monaten verabreicht. Bereits 1 Monat nach der initialen Impfung kommt es bei mehr als 95% der Erwachsenen zur Entwicklung von anti-HAV, sodass eine Postvakzinationskontrolle nicht notwendig ist.
Die schützenden Antikörper persistieren nach der Boosterimpfung wahrscheinlich über länger als 20 Jahre. Die Wirksamkeit ist auch für das Kindesalter belegt.
- Nach den Richtlinien der Centers of Disease Control der USA sollten Kinder in Regionen hoher HAV-Prävalenz, Personen mit erhöhtem Risiko für eine Hepatitis A (Homosexuelle, Reisende, Drogenabhängige), Kontaktpersonen und *alle Patienten mit chronischen Lebererkrankungen* gegen Hepatitis A

geimpft werden. Vor der Impfung empfiehlt es sich, Personen, die älter als 40 Jahre sind, auf Hepatitis-A-Antikörper zu testen.

- Die Impfung ist allgemein gut verträglich. Nicht geimpft werden sollen Kinder unter 1 Jahr sowie Personen mit Allergien gegen Bestandteile des Impfstoffs. Zur Sicherheit der Impfung bei Schwangeren liegen noch keine ausreichenden Daten vor.
- Die gleichzeitige Gabe von Anti-HAV-haltigem Immunglobulin ist nur noch in Einzelfällen nach akuter Exposition (dann möglichst innerhalb der 1. Woche) zeitgleich mit der 1. Impfung notwendig, die meist auch allein ausreicht.
- Eine spezifische Therapie der akuten Hepatitis A existiert nicht. Bei fulminanten Verläufen (z. B. auf dem Boden einer anderen vorbestehenden Lebererkrankung) stehen die symptomatische Behandlung der dekompensierten Leberfunktion und – im äußersten Fall – die Lebertransplantation zur Verfügung.

16.2.2.5 Hepatitis E

Im Jahr 1980 wurde man während Untersuchungen über oral-fäkal übertragene Hepatitiden in Indien erstmals auf das Hepatitis-E-Virus (HEV) aufmerksam. Die experimentelle Transmission in nichthumane Primaten und die Visualisierung des Virus gelangen 1983. Anfang der 1990er Jahre konnten dann das HEV-Genom kloniert und verbesserte serologische Tests zum Nachweis des Virus eingeführt werden. Bis heute ist die taxonomische Klassifikation von HEV nicht ganz geklärt. Ähnlichkeiten bestehen v. a. zu den Caliciviren. Die Hepatitis E erscheint in diesem Abschnitt, da wiederholte, subklinische HEV-Infektionen in seltenen Fällen eine chronische Hepatitis simulieren können. Dennoch ist die Chronizität kein typisches Merkmal der HEV-Infektion. (s. Kap. 25.15.1 »Hepatitis-E-Virus« von W. Jilg).

Epidemiologie und Transmission

Die Hepatitis E ist im Gegensatz zum weltweit vorkommenden HAV hauptsächlich auf Entwicklungsländer im Bereich der Subtropen und Tropen beschränkt. Zu nennen sind v. a. der indische Subkontinent mit Kaschmir und Nepal, die angrenzenden Regionen der früheren Sowjetunion sowie Teile von Afrika, Mittel- und Südamerika. Hier sind hauptsächlich ältere Kinder und junge Erwachsene von der Infektion betroffen. Die aus Europa und Nordamerika berichteten HEV-Fälle dürften durch Touristen vom indischen Subkontinent importiert worden sein.

Wiederholte Infektionen mit HEV erscheinen möglich. Es gibt Hinweise darauf, dass ein Großteil der humanen Infektionen direkt oder mittels Kontamination von Trinkwasser durch Nutz- und wildlebende Tiere übertragen wird. In diesem Sinne könnten die vergleichsweise hohen HEV-Antikörpertiter in einigen Bevölkerungsgruppen der USA möglicherweise auf der Übertragung tierischer HEV-Stämme in Schweinen und Ratten beruhen.

Ätiologie und Pathogenese

HEV ist ein nicht umhülltes, sphärisches Partikel mit deutlicher genetischer Heterogenität. Die Bedeutung der genetischen Varianten für den klinischen Verlauf ist noch nicht geklärt. Genotyp 1 kommt v. a. in Asien und Nordafrika vor, Genotyp 3 wurde in den USA isoliert, und Genotyp 4 konnte in Isolaten aus China und Taiwan nachgewiesen werden.

Diagnostik, Klinik und Verlauf

Die derzeit verfügbaren serologischen HEV-Tests basieren auf Proteinen, die vom ORF 2 und ORF 3 kodiert werden. Vor allem die ORF-2-Proteine sind von Bedeutung, da sie für die Bildung neutralisierender Antikörper verantwortlich sind und – exprimiert durch Baculoviren in Insektenzellen – bisher zu den besten Tests geführt haben. Rekombinante Proteine sind hier bisher sehr viel effizienter als synthetische Proteine.

Der Nachweis von anti-HEV erfolgt meist durch einen enzyme-linked immunoassay (EIA). Die akute Hepatitis E wird durch den Nachweis von anti-HEV-IgM in der Akut- oder frühen Konvaleszenzphase diagnostiziert. Dieser Antikörper wird etwa 4 Wochen nach HEV-Exposition positiv und persistiert für 3–4 Monate. Einen Anstieg von anti-HEV-IgG beobachtet man in der frühen Konvaleszenzphase, er kann aber noch Jahre nach der Infektion positiv sein (s. auch Kap. 25.15.1 »Hepatitis-E-Virus« von W. Jilg).

Mit der HEV-Replikation kommt es etwa 20 Tage nach Infektion zum Nachweis viraler Partikel im Stuhl. Die HEV-Infektion verläuft akut und selbstlimitierend. Untersuchungen in Ägypten lassen jedoch vermuten, dass die Infektion (subklinisch) wiederholt bei derselben Person auftreten kann. Wichtig ist, dass die Infektion bei Schwangeren mit deutlich erhöhter Mortalität (20%) einhergeht, ohne dass der Pathomechanismus für diese Beobachtung geklärt ist.

Prävention

Ähnlich wie bei der Hepatitis A kann auch die Hepatitis E vorwiegend durch Verbesserung der hygienischen Verhältnisse verbessert werden. Eine Impfung aus rekombinantem HEV-ORF-2-Protein kann in ihrer klinischen Bedeutung noch nicht bewertet werden. Eine wirksame passive Vakzinierung durch Gabe von Immunglobulinen (z. B. postexpositionell für Schwangere) ist bisher nicht etabliert.

16.2.2.6 Virale Infektionen unklarer pathogenetischer Relevanz

Die Suche nach weiteren hepatitisassoziierten viralen Agenzien basiert auf der Tatsache, dass sich ein signifikanter Anteil akuter und chronischer Hepatitiden weder durch die bislang bekannten Hepatitisviren noch durch eine der unten genannten Differenzialdiagnosen erklären lässt. In prospektiven Transfusionsstudien zeigten sich 12% der Fälle ohne Nachweis der Hepatitisviren A–E; in 40% aller fulminanten Hepatitiden findet man bisher keine Ursache; und noch immer werden bis zu 30% aller chronischen Lebererkrankungen als kryptogen bezeichnet.

GB-Viren

GB-Viren gehören als RNA-Viren zur Familie der Flaviviren. Zu den GB-Viren (GBV) zählen das tierische GBV-A, das GBV-B, welches wahrscheinlich Tiere wie Menschen infizieren kann und das humane GBV-C, das nach molekularbiologischen Untersuchungen identisch mit dem Hepatitis-G-Virus (HGV) ist.

Entgegen früheren Vermutungen weiß man heute, dass GBV-C/HGV zwar durch Bluttransfusionen übertragen und bei Non-A–E-Hepatitiden nachgewiesen werden kann, aber sehr wahrscheinlich keine ursächliche Bedeutung für die Entstehung einer Lebererkrankung hat. Kürzlich wurde beobachtet, dass HIV-Patienten im Fall einer GBV-C-Koinfektion einen deutlich besseren Erkrankungsverlauf aufweisen.

TT-Virus

Im Jahr 1997 fanden Nishizawa et al. bei Serumanalysen transfusionsassoziierter Hepatitiden einen bis dahin unbekannten viralen Klon, der nach den Initialen des Patienten, bei dem er gefunden worden war, TT-Virus (TTV) genannt wurde. Es handelt sich dabei um ein kleines, nicht umhülltes, einzelsträngiges DNA-Virus aus der Familie der tierischen Circoviridae, das parenteral und fäkal-oral übertragen werden kann.

Während initial vermutet wurde, TTV könne an der Entstehung akuter und chronischer Lebererkrankungen beteiligt sein, zeigte sich das Virus in einer japanischen Gruppe gesunder Personen abhängig von den PCR-Bedingungen in 12–93%. Mehrere Studien aus Japan, England und den USA haben mittlerweile bestätigt, dass TTV transfusionsassoziiert ist, aber nach heutigem Wissensstand keine pathogenetische Relevanz besitzt.

Sanban-, Yonban- und Sen-Virus

Sanban- und Yonban-Viren haben als TTV-Varianten die gleichen allgemeinen biophysischen Charakteristika wie TTV, weisen aber genügend Nukleotiddifferenzen auf, um eine eigene Entität innerhalb der Familie der Circoviridae zu bilden. Ihre klinische Bedeutung ist noch unklar. Ein Sanban-verwandtes Virus ist das Sen-Virus (SEN-V), das zwar in 92% einer Patientengruppe mit Non-A–E-Hepatitis nachgewiesen werden konnte, aber nur in 6% der Fälle wirklich hepatitisassoziiert gewesen sein dürfte. SEN-V könnte in wenigen Fällen ursächlich an der akuten Transfusionshepatitis beteiligt sein, eine Bedeutung für die chronische Hepatitis scheint es aber nach bisherigen Untersuchungen nicht zu haben.

16.2.2.7 Differenzialdiagnosen der chronischen Hepatitis

Autoimmunhepatitis

Die Autoimmunhepatitis (AIH) gehört neben der primär biliären Zirrhose und der primär sklerosierenden Cholangitis zu den 3 hepatischen Autoimmunerkrankungen. Sie ist definiert durch eine chronische, hauptsächlich periportale Hepatitis, eine Hypergammaglobulinämie, Serumautoantikörper und das Ansprechen auf eine immunsuppressive Therapie. Sie tritt gehäuft bei Frauen auf und zeigt eine Asoziation mit den Allelen HLA-DR3 und DR4.

Es sind 3 Hauptformen der AIH bekannt, die sich anhand der Autoantikörperserologie unterscheiden lassen:

- AIH Typ 1 (80% aller Fälle, ANA und SMA positiv),
- AIH Typ 2 (4–20% aller Fälle, LKM-1-, selten auch LKM-3-positiv),
- AIH Typ 3 (seltener als Typ 1 und 2, evtl. Subgruppe der AIH Typ 1, SLA positiv).

Typisch ist das Auftreten extrahepatischer Autoimmunphänomene wie die Autoimmunthyreoiditis, Vitiligo, Nageldystrophien, Colitis ulcerosa und rheumatoide Arthritis. Die Diagnose der AIH wird in der Zusammenschau vieler Befunde und nach Ausschluss anderer Ursachen der chronischen Hepatitis gestellt. Hierfür hat sich der diagnostische Score von Alvarez et al. (1999) bewährt.

Primär biliäre Zirrhose

Die primär biliäre Zirrhose (PBC) ist eine chronische, progrediente cholestatische Leberkrankung mit Destruktion der kleinen Gallenwege. Sie befällt typischerweise Frauen im mittleren Lebensalter und kommt gehäuft in Europa und Nordamerika vor. Ist die Patientin symptomatisch, so sind Abgeschlagenheit und Pruritus die beiden Hauptbeschwerden. Die bei der Autoimmunhepatitis genannten Autoimmunphänomene können auch bei der PBC auftreten. Bis zu 80% der Patienten leiden zudem am Siccasyndrom, das durch trockenen Mund, trockene Augen und trockene Vaginalschleimhaut charakterisiert ist.

Diagnostisch richtungsweisend sind eine erhöhte alkalische Phosphatase und γ-Glutamyltransferase, später auch eine Erhöhung des Bilirubins. Die Transaminasen können normal sein und zeigen selten Erhöhungen über den 5fachen Normwert. Typisch ist außerdem eine erhöhte IgM-Fraktion und der Nachweis von antimitochondrialen Antikörpern (AMA, gerichtet u. a. gegen die Antigendomäne E2 des Pyruvatdehydrogenasekomplexes). Histologisch erkennt man die PBC an der granulomatösen, destruktiven Cholangitis.

Primär sklerosierende Cholangitis

Die primär sklerosierende Cholangitis (PSC) ist ein chronisches cholestatisches Syndrom unklarer Ätiologie, das mit diffuser Inflammation und Fibrose des gesamten Gallengangsystem einhergeht. Die Erkrankung, die stark HLA-assoziiert ist, tritt in etwa 60% der Fälle bei Männern um das 40. Lebensjahr herum auf.

Abgeschlagenheit, Pruritus, Ikterus und Hepatomegalie sind die häufigsten klinischen Befunde. Die PSC tritt nicht selten zusammen mit folgenden Begleiterkrankungen auf: Colitis ulcerosa (sehr häufig), AIH, Thyreoiditis, Sjögren-Syndrom, autoimmunhämolytische Anämie, Lupus erythematodes und Vaskulitiden. Auch bei asymptomatischem Verlauf ist die alkalische Phosphatase häufig erhöht. Ansonsten findet man laborchemisch eine Hypergammaglobulinämie (häufig IgM), erhöhte Titer von antinukleären (ANA) und v. a. perinukleären antineutrophilen zytoplasmatischen Antikörpern (pANCA). Die PSC geht mit einem deutlich erhöhten Risiko eines cholangiozellulären Karzinoms (CCC) einher. Die kumulative Inzidenz eines CCC liegt 10 Jahre nach klinischer Manifestation einer PSC bereits bei ungefähr 30%.

Alkohol- und medikamententoxische Hepatitis

Alkohol ist in der westlichen Welt der häufigste Grund für eine Lebererkrankung und für 40–80% der Leberzirrhosen verantwortlich. Während die unkomplizierte Leberzellverfettung mit einer guten Prognose assoziiert ist, beträgt die Letalität bei der durch starken Alkoholkonsum hervorgerufenen akuten alkoholischen Hepatitis 30–60%. Etwa 20% aller Personen mit schwerem Alkoholkonsum entwickeln nach ca. 20 Jahren eine Leberzirrhose.

Die alkoholische Fettleber zeigt sich bei einem längerdauernden Alkoholkonsum von mehr als 40 Units (1 Unit = 1 Glas Wein)/Woche mit Heptomegalie und leicht erhöhten Transaminasen. Bei der akuten alkoholischen Hepatitis haben die Patienten meist mindestens 40–70 Units/Woche konsumiert und weisen neben den gastrointestinalen Symptomen einer akuten Hepatitis auch eine Enzephalopathie und variable Gerinnungsstörungen auf.

Die hohe Letalität entsteht durch ein Leberversagen, ein hinzutretendes Nierenversagen, eine unkontrollierte Sepsis oder eine Ösophagusvarizenblutung. Die alkoholische Zirrhose ist typischerweise kleinknotig und geht in 20–30% aus der alkoholischen Fettleber hervor.

Die medikamententoxische Leberschädigung ist in den USA für 2–5% aller stationären Einweisungen verantwortlich. Medikamente, die häufig mit einer signifikanten hepatischen Schädigung einhergehen, sind: Isoniazid, Chlorpromazin, Dantrolen, Valproinsäure, Ketokonazol, Phenytoin, Diclofenac und Amoxicillin/Clavulansäure. Zonale Nekrosen können durch Paracetamol und Furosemid ausgelöst werden. Eine Steatosis hepatis kann durch Valproinsäure und Tetrazykline verursacht werden.

Die toxische Hepatitis zeigt verstreute Nekroseherde mit inflammatorischem Infiltrat, gelegentlich aber auch das Bild einer granulomatösen Hepatitis mit epitheloiden Histiozyten. Hier kommen Medikamente wie z. B. Methyldopa, Sulfonamide, Diclofenac, Amiodaron, Carbamazepin und Phenytoin in Frage. Eine chronische intrahepatische Cholestase kann z. B. durch Flucloxacillin, trizyklische Antidepressiva oder Chlorpromazin ausgelöst werden.

Hämochromatose

Die genetische Hämochromatose wird autosomal-rezessiv übertragen und ist in 90% der Fälle mit der Mutation C282Y auf dem sog. HFE-Gen im Bereich der HLA-Genregion assoziiert.

Der klassische Hämochromatosepatient ist ein Mann im mittleren Lebensalter mit pigmentierter Haut, Diabetes, Hepatomegalie (oder bereits Zirrhose). Arthritische Beschwerden oder Störungen der Sexualfunktion sind nicht selten mit einer Hämochromatose assoziiert. Wichtigster diagnostischer Parameter ist aber das erhöhte Serumferritin. Zeigt sich dieses nach Ausschluss einer oralen Eisensupplementation, eines Diabetes mellitus, einer rheumatoiden Arthritis, eines übermäßigen Alkoholkonsums oder einer viralen Hepatitis noch immer erhöht, muss eine Hämochromatose vermutet werden. Bei erhöhter Transferrinsättigung (>55%) sichern Leberbiopsie und eine HFE-Genanalyse die Diagnose.

M. Wilson

Der M. Wilson ist eine autosomal-genetische Erkrankung des Kupferstoffwechsels mit einer Prävalenz von etwa 1:30.000 und Assoziation mit Mutationen im Gen ATP7B. In 40% der Patienten kommt es z. B. durch erhöhte Leberwerte, Ikterus, Aszites oder eine Ösophagusvarizenblutung bereits zwischen dem 3. und 12. Lebensjahr zur Erkennung der hepatischen Problematik. Ungefähr 50% aller Patienten zeigen während der Adoleszenz oder als junger Erwachsener neurologische oder psychiatrische Auffälligkeiten wie schlechte Schulleistung, Verhaltensstörungen, Tremor oder Dyarthrie.

Entscheidende diagnostische Kriterien sind ein erniedrigtes Coeruloplasmin, ein erhöhter Urinkupferspiegel 24 h nach Gabe von Penicillamin, ein erhöhter hepatischer Kupfergehalt und der Nachweis einer Wilson-Mutation.

α1-Antitrypsinmangel

Der autosomal-rezessiv vererbte α1-Antitrypsinmangel ist die häufigste genetisch bedingte Stoffwechselerkrankung (Allele M und Z auf Chromosom 14q) mit besonders hoher Prävalenz in Skandinavien, selten dagegen in Spanien, Asien oder Afrika. Vor allem die homozygote Form (PiZZ), seltener auch heterozygote Allelträger, entwickeln eine progrediente Lebererkrankung mit Ikterus, Transaminasenanstiegen, die sich oft bereits in den ersten 4 Lebensmonaten manifestiert. Etwa 60% aller Erwachsenen mit homozygoter Mutation entwickeln eine signifikante Lebererkrankung, die in 10% zur Zirrhose mit deutlich erhöhtem Risiko eines hepatozellulären Karzinoms und schließlich zum Leberversagen führt. In 5–10% kommt es beim homozygoten α1-Antitrypsinmangel zur Ausbildung eines Lungenemphysems.

Diagnostisch wegweisend ist ein deutlich erniedrigtes α1-Antitrypsin, was oftmals bereits als flacher α1-Globulinpeak in der Serumelektrophorese zu sehen ist, und eine genetische Untersuchung.

Nichtalkoholische Steatohepatitis (NASH)

Die nichtalkoholische Steatohepatitis (NASH) stellt nur eine Entität im Spektrum der nichtalkoholischen Steatohepatosen dar, das von der Leberverfettung bis zur zirrhotisch umgebauten Fettleberhepatitis reicht. Übergewicht, nicht insulinabhängiger Diabetes mellitus und Hyperlipidämie sind häufig begleitend vorhanden. Zum Zeitpunkt der Diagnose haben jedoch nur die wenigsten Patienten Symptome. Leicht erhöhte Transaminasen sind oftmals die einzig nachweisbaren pathologischen Laborparameter.

Histologisch lässt sich die NASH nicht vom alkoholinduzierten Leberschaden abgrenzen. Patienten mit ausgeprägter Inflammation haben gegenüber solchen mit reiner Leberverfettung ein höheres Risiko einer progredienten Lebererkrankung. Die Rate eines solchen Verlaufes dürfte bei etwa 28% liegen.

Bakterielle und parasitäre Infektionen mit hepatischer Beteiligung

Die portalvenöse Zirkulation und das Gallengangsystem bieten vielen Erregern einen potenziellen Zugang zur Leber. Hier kann es daher zu primär oder sekundär hepatischen bakteriellen oder parasitären Infektionen kommen. Der pyogene Leberabszess tritt meist bei Patienten über dem 40. Lebensjahr und vorbestehenden Problemen im Gallengangsystem (Cholangitis, Choledocholithiasis, Gallengangstenosen nach Lebertransplantation) auf. Neben Escherichia coli kommen z. B. Klebsiellen, Proteus, Enterokokken und Bacteroides als Ursache in Frage.

Abdominelle Schmerzen, Fieber und Schüttelfrost, sowie eine Leukozytose, positive Blutkulturen und schließlich die sonographische Bildgebung führen zur Diagnose. Entamoeba histolytica ist in Entwicklungsländern ebenfalls ein häufiger Grund für Leberabszesse. Diese sind meist im rechten Leberlappen subdiaphragmal gelegen. Die Ecchinokokkenzysten, die 1–15 cm groß sein können, fallen durch subfebrile Temperaturen und unspezifische Oberbauchbeschwerden auf, bevor die Diagnose durch serologische Tests und bildgebende Verfahren gesichert werden kann. Bei immunsupprimierten Patienten (z. B. nach Transplantation) gehören mykotische Abszesse immer zur Differenzialdiagnose.

Die hepatische Tuberkulose entsteht bei bis zu 80% aller Patienten mit schwerer pulmonaler Tuberkulose und wird durch hämatogene Ausbreitung hervorgerufen. Sie tritt gehäuft bei immunsupprimierten Patienten und häufig mit diffus-parenchymatösem Befall, seltener fokal auf. Klinisch zeigen sich Hepatomegalie, subfebrile Temperaturen und evtl. Gewichtsverlust. Ikterus und Transaminasenerhöhungen sind eher selten. In vielen Fällen sind TBC-typische pulmonale Infiltrate wegweisend.

Eine andere bakterielle Infektion mit regelmäßiger Leberbeteiligung ist die Leptospirose, die in 10% der Fälle mit Ikterus assoziiert ist und dann als M. Weil bezeichnet wird. Der biphasische Krankheitsverlauf besteht aus u. a. starken grippalen Symptomen und Beinschmerzen, im Falle einer hepatischen Beteiligung kommt es zu erhöhten Transaminasen, ausgeprägtem Ikterus und fakultativ auch zu Gerinnungs- und Nierenfunktionsstörungen. Der Nachweis von Leptospiren kann serologisch mithilfe eines ELISA, kulturell oder direkt durch Dunkelfeldmikroskopie erfolgen.

Die hepatobiliäre Schistosomiasis ist eine seltene Komplikation der chronischen, unbehandelten Schistosomiasis, die über eine periportale Fibrose zum klinischen Bild einer portalen Hypertension führt. Die Diagnose wird seltener durch eine Leberbiopsie als vielmehr durch eine Eosinophilie und den Nachweis von Eiern in Stuhl oder Rektalschleimhaut gestellt. Vor allem in Asien und Lateinamerika muss bei rezidivierenden cholangitischen Beschwerden auch eine hepatobiliäre Ascariasis ausgeschlossen werden.

Hepatitiden im Rahmen generalisierter Virusinfektionen

Generalisierte Infektionen durch Herpesviren treten im Erwachsenenalter gehäuft bei immunsupprimierten Patienten auf. Nach Lebertransplantation ist die Zytomegalievirus-(CMV-)Infektion die häufigste infektiöse Komplikation und manifestiert sich dann in etwa 20% der Fälle als CMV-Hepatitis mit erhöhter alkalischer Phosphatase und leichtem Anstieg von Transaminasen und Bilirubin. Die CMV-Hepatitis ist in dieser Patientengruppe die wichtigste Differenzialdiagnose zur akuten Abstoßungsreaktion. Diagnostisch wegweisend sind der positive Nachweis von pp-65-Antigen in Leukozyten, der Nachweis von CMV-DNA im Blut mittels PCR, eine positive CMV-IgM-Serologie (Screening) und sog. »Eulenaugenzellen« in der Histologie.

Die EBV-Hepatitis kann bei immunkompetenten Personen im Rahmen einer generalisierten Infektion (Pfeifer'sches Drüsenfieber) oder (seltener) durch EBV-Reaktivierung bei Immunsuppression auftreten.

Bei lebertransplantierten Patienten ist die EBV-Hepatitis stets von der ebenfalls EBV-assoziierten Posttransplantationslymphoproliferation (PTLD) abzugrenzen. Diese manifestiert sich unter dem Bild einer Lymphadenopathie und hat bei Vorliegen eines monoklonal polymorphen B-Zelllymphoms eine schlechte Prognose.

Die Herpes-simplex-Virus- oder Varizella-zoster-Virushepatitis ist eine seltene Ursache eines Transplantatversagens nach Lebertransplantation. Auch bei einer HIV-Infektion kann es zu einer direkten hepatischen Mitbeteiligung kommen. Allerdings ist bislang unklar, ob HIV einen direkten Leberschaden verursachen kann. Die Labordiagnostik dieser Virusinfektionen bedient sich wie beim CMV serologischer Verfahren oder der Amplifizierung des viralen Genoms im Blut.

Vaskuläre Lebererkrankungen

Bei Patienten mit subakutem Anstieg der Transaminasen und Verschlechterung der Leberfunktion muss differenzialdiagnostisch immer an eine vaskuläre Genese gedacht werden. Bei der Okklusion der A. hepatica, die auf dem Boden einer Vaskulitis, als embolisches Geschehen bei Endokarditiden, oder nach Lebertransplantation vorkommt, verspürt der Patient starke rechtsseitige Oberbauchschmerzen, und es kommt zu Tachykardie, Hypotension und Fieber sowie zur Ausbildung einer variablen Infarktzone, die zum Leberversagen führen kann.

Die Portalvenenthrombose entsteht aufgrund intraabdomineller Entzündungen (bei Kindern besonders Nabelschnurinfektionen), Neoplasien, einer portalen Hypertension oder einer Thrombophilie. Häufigste Symptome sind die gastrointestinale Blutung und Aszites. Die Obstruktion der Lebervenen (Budd-Chiari-Syndrom) ist in 60% Folge myeloproliferativer Erkrankungen. Ansonsten kommen Gerinnungsstörungen (ATIII-Defizienz, Protein-C- oder -S-Mangel, Faktor-V-Leiden-Mutation) und zusätzlich die Einnahme oraler Kontrazeptiva als auslösende Faktoren in Betracht. Die klassische klinische Triade aus Bauchschmerz, Aszites und Hepatomegalie entwickelt sich erst nach Verschluss zumindest zweier Lebervenen.

Differenzialdiagnostisch ist die Abgrenzung vom Herzversagen mit Stauungsleber wichtig. Die Dopplersonographie ist zusammen mit dem Angio-CT die beste diagnostische Maßnahme.

Beteiligung der Leber an Systemerkrankungen

Verschiedene Systemerkrankungen müssen differenzialdiagnostisch bei der Abklärung einer chronischen Hepatitis berücksichtigt werden. Hier kommen in Frage:

1. Herzinsuffizienz
Hepatomegalie, Aszites, Dyspnoe, hepatojugulärer Reflux, erhöhtes Bilirubin, Transaminasen fakultativ erhöht,
2. konstriktive Perikarditis
erhöhter zentralvenöser Druck, ansonsten ähnlich dem Budd-Chiari-Syndrom,
3. hepatische Amyloidose
Nachweis von Proteinurie, monoklonaler Gammopathie, Hyposplenismus mit erhöhten Thrombozyten oder von Amyloid in der Biopsie der Rektalschleimhaut,
4. systemischer Lupus erythematodes
bei hepatischer Beteiligung häufiger mukosale Ulzerationen, seltener Arthritis,
5. granulomatöse Hepatitis
z. B. durch Sarkoidose (s. unten),
6. Schilddrüsenerkrankungen,
7. neoplastische Erkrankungen wie M. Hodgkin oder das Non-Hodgkin-Lymphom,
8. hepatobiliäre Mitbeteiligung im Rahmen chronisch entzündlicher Darmerkrankungen oder Malassimilationssyndrome.

Schwangerschaftsassoziierte Lebererkrankungen

Zu den Lebererkrankungen, die typischerweise mit einer Schwangerschaft assoziiert sind, gehören

1. Hyperemesis gravidarum (Transaminasenanstiege bei 50% der Patientinnen, selten Ikterus),
2. akute Schwangerschaftsfettleber,

3. schwangerschaftsassoziierte intrahepatische Cholestase,
4. die mit einer Hypertonie einhergehenden Krankheitsbilder der Eklampsie und des HELLP-Syndroms.

Fazit für die Praxis

- Neben Tuberkulose und HIV-Infektion gehört die Virushepatitis zu den 3 Infektionskrankheiten mit der weltweit größten Morbidität und Mortalität. Fast 10% der Weltbevölkerung leidet an einer Virushepatitis, davon sind etwa 350 Mio. Menschen chronisch mit Hepatitis B infiziert. Diese führt noch immer bei 25% der Patienten über eine dekompensierte Leberzirrhose oder ein hepatozelluläres Karzinom zum Tod.
- Seitdem das Risiko einer transfusionsassoziierten Transmission seit Anfang der 1990er Jahre deutlich gesenkt werden konnte, stellen nun der i.v.-Drogenkonsum und im Falle der Hepatitis B die sexuelle Transmission die hauptsächlichen Infektionswege dar.
- Die chronische Hepatitis äußert sich klinisch meist nur durch unspezifische Symptome und Befunde, die nur selten eine Abgrenzung der zugrundeliegenden Erkrankung gegenüber den zahlreichen Differenzialdiagnosen ermöglichen.
- Auch wenn bei einer bedeutenden Zahl von Patienten kein Auslöser der chronischen Hepatitis gefunden werden kann, stehen heute sehr gute diagnostische Verfahren zum Nachweis von Hepatitisviren zur Verfügung. Neben serologischen Tests ist der direkte Virusnachweis durch die PCR von zunehmender Bedeutung.
- Die Entscheidung, ob eine Therapie angezeigt ist, fällt mit der Leberbiopsie. In den meisten Fällen wird man sich erst bei persistierend erhöhten Transaminasen und histologischen Zeichen einer deutlichen entzündlichen Infiltration und/oder beginnenden Leberfibrose zur antiviralen Therapie entscheiden. Diese besteht im Falle der chronischen Hepatitis B aus Interferon-α und/oder Lamivudin (bzw. einem neueren Nuleosidanalogon), im Falle der chronischen Hepatitis C aus PEG-Interferon-α plus Ribavirin.
- Aufgrund der ausgeprägten Nebenwirkungen des immunmodulatorisch wirkenden Interferons sind vor einer Therapie die Kontraindikationen genau zu beachten.
- Bei bereits dekompensierter Lebererkrankung stellt die Lebertransplantation die einzige Therapieoption dar. Alle Patienten sollten bereits vor der Transplantation mit den verfügbaren Vakzinen geimpft werden, um das Risiko einer komplizierenden Neu- oder Reinfektion in der Posttransplantationsphase zu verringern.
- Betrachtet man die weltweit hohe Prävalenz der viralen Hepatitis, so kann die Bedeutung von öffentlichen Aufklärungs- und Impfprogrammen zur Prävention der Virushepatitiden nicht hoch genug eingeschätzt werden.
- Für die Hepatitis B steht bereits eine sehr effiziente Vakzine zur Verfügung. Möglicherweise wird es bald auch einen Impfstoff zur Prävention der Hepatitis C geben.
- Meldepflichtig sind:
  - Verdacht, Erkrankung oder Tod bei der akuten Hepatitis A und E,
  - jede erstmalig diagnostizierte Hepatitis C und D,
  - jede akute Hepatitis B.
- Wichtige Forschungsbereiche sind:
  1. die genauere Charakterisierung des natürlichen Verlaufs der chronischen Hepatitiden,
  2. die Entwicklung nebenwirkungsarmer Therapieoptionen und
  3. die Entwicklung verbesserter Impfstrategien.

Literatur zu Kap. 16.2

Alter H (2000) Beyond the C – New viruses and their relationship to hepatitis (pp 68–75). In: Schiff ER (ed) Update on viral hepatitis. Textbook for the annual meeting of the American Association for the Study of Liver Diseases in Dallas, pp 147–152

Alter HJ, Nakatsui Y, Melpolder J et al. (1997) The incidence of transfusion-associated hepatitis G virus infection and its relation to liver disease. N Engl J Med 336: 747–754

Alter HJ (1981) Hepatitis B: a tribune to nondirected medical research. Semin Liver Dis 1: 1–6

Alvarez F, Berg PA, Bianchi FB et al. (1999) International Autoimmune Hepatitis Group Report: review of criteria for diagnosis of autoimmune hepatitis. J Hepatol 31: 929–938

Bartenschlager R, Lohmann V (2000) Replication of hepatitis C virus. J General Virol 81: 1631–1648

Berger A, Preiser W, Doerr HW (2001) The role of viral load determination in the management of human immunodeficiency virus. Hepatitis B virus and hepatitis C virus infection. J Clin Virol 20: 23–30

Blumberg BS (1977) Australia antigen and the biology of hepatitis B. Science 197: 17–25

Brack K, Frings W, Dotzauer A, Vallbracht A (1998) A cytopathogenic, apoptosis-inducing variant of hepatitis A virus. J Virol72: 3370–3376

Casey J (2000) Hepatitis D virus. In: Update on viral hepatitis. American Association for the Study of Liver Diseases, Dallas, pp 83–87

Chang KM, Rehermann B, Chisari FV (1997) Immunopathology of hepatitis C. Springer Semin Immunopathol 19: 57–68

Chang MH, Chen CJ, Lai MS et al. (1997) Universal hepatitis B vaccination in Taiwan and the incidence of hepatocellular karzinoma in children. N Engl J Med 336: 1855–1859

Chien RN, Liaw YF, Atkins M, and the Asian Hepatitis Lamivudine Trial Group (1999) Pretherapy alanine transaminase level as a determinant for hepatitis B e antigen seroconversion during lamivudine therapy in patients with chronic hepatitis B. Hepatology 30: 770–774

Chisari FV (2000) Immunopathogenesis of hepatitis B. In: Update on viral hepatitis. American Association for the Study of Liver Diseases, Dallas, pp 92–94

Chisari FV (1999) The immunobiology of viral hepatitis. In: Crispe N (ed) T Cells in the Liver: Biology, Immunopathology and Host Defense. Wiley, New York, pp 117–138

Choo QL, Kuo G, Weiner AJ, Overby LR, Bradley DW, Houghton M (1989) Isolation of a cDNA clone derived from a blood-borne non-A-non-B viral hepatitis genome. Science 244: 359–362

Di Bisceglie AM, Hoofnagle JH (1996) Chronic viral hepatitis. In: Zakim D, Boyer TD (eds) Hepatology, A textbook of liver diseases, 3rd edn. Saunders, Philadelphia, pp 1299–1329

Dickson RC (2000) The Liver in Systemic Disease. In: O'Grady JG, Lake JR, Howdle PD (eds): Comprehensive clinical hepatology. Mosby, London

Dienstag JL (2000) Therapy of hepatitis B. In: Update on viral hepatitis. American Association for the Study of Liver Disease. Dallas, pp 95–100

Dienstag JL, Schiff ER, Wright TL et al., for the US Lamivudine Investigator Group (1999) Lamivudine as initial treatment for chronic hepatitis B in the United States. N Engl J Med 341: 1256–1263

Erhardt A, Reineke U, Blondin D et al. (2000) Mutations of the core promotor and response to interferon treatment in chronic replicative hepatitis B. Hepatology 31: 716–725

Fattovich G, Giustina G, Schalm SW et al. (1995) Occurrence of hepatocellular karzinoma and decompensation in western European patients with cirrhosis type B. The EUROHEP Study on Hepatitis B Virus and Cirrhosis. Hepatology 21: 77–82

Feinstone SM, Kapikian AZ, Purcell RH (1973) Hepatitis A: detection by immune electron microscopy of a virus like antigen associated with acute illness. Science 182: 1026–1028

Fried MW, Shiffman ML, Reddy RK et al. (2001a) Pegylated (40 kDa) interferon-α-2a (Pegasys) in combination with ribavirin: efficacy and safety results from a phase III, randomized, actively -controlled, multicenter study. Gastroenterology 5 (Suppl 1): 55

Fried MW (2001b) Pegylated (40 kDa) interferon-α-2a (Pegasys) in combination with ribavirin: efficacy and safety from a phase III, randomized, actively-controlled, multicenter study. Abstract 289. AASLD Presidential Plenary Session

Hadem J, Manns MP (2002) Immunopathogenesis and treatment of hepatitis A. In: Gershwin ME, Vierling JM, Manns MP (eds) Immunology and the liver. Hanley & Belfus, Philadelphia, pp 185–202

Hayes PC, Shah SHA (2000) Vascular diseases of the liver. In: O'Grady JG, Lake JR, Howdle PD (eds) Comprehensive clinical hepatology. Mosby, London, pp 27.1–10

Heintges T, Erhardt A, Sagir A, Häussinger D (2002) Kombinationstherapie der chronischen Hepatitis C. Dtsch Ärztebl 99: A1239–1241

Hoofnagle JH, Di Bisceglie AM (1997) The treatment of chronical viral hepatitis. New Engl J Med 336: 347–356

Houghton M (2000) Hepatitis C Vaccines. In: Update on viral hepatitis. American Association for the Study of Liver Diseases, Dallas, pp 196–199

Jaeckel E, Cornberg M, Wedemeyer H et al. (2001) Treatment of acute hepatitis C with interferon-α 2b. N Engl J Med 345: 1452–1457

Jonas MM (2000) Hepatitis C in children. In: Schiff ER (ed) Update on viral hepatitis. Textbook for the annual meeting of the American Association for the Study of Liver Diseases in Dallas, pp 147–152

Kao JH, Wu NH, Chen PJ, Lai MY, Chen DS (2000) Hepatitis B genotypes and the response to interferon therapy. J Hepatol 33: 998–1002

Kenny-Walsh E (1999) Clinical outcomes after hepatitis C infection from contaminated anti-D immune globulin. Irish Hepatology Research Group. N Engl J Med 340: 1228–1233

Lau DT, Khokhar MF, Doo E et al. (2000) Long-term therapy of chronic hepatitis B with lamivudine. Hepatology 32: 828–834

Lau DT-Y, Everhart J, Kleiner DE et al. (1997) Long-term follow-up of patients with chronic hepatitis B treated with interferon-α. Gastroenterology 113: 1660–1667

Lauer GM, Walker BD (2001) Hepatitis C Virus Infection: N Engl J Med 345: 41–52

Lechner F, Wong DK, Dunbar PR et al. (2000) Analysis of successful immune responses in persons infected with hepatitis C virus. J Exp Med 191: 1499–1512

Lee WM (1997) Hepatitis B virus infection. N Engl J Med 337: 1733–1745

Lemon SM, Robertson BH (1993) Current perspectives in the virology and molecular biology of hepatitis A virus. Semin Virol 4: 285–295

Lemon SM, Thomas DL (1997) Vaccines to prevent viral hepatitis. N Engl J Med 336: 196–204

Lemon SM (2000) Hepatitis A virus. Update on viral hepatitis. American Association for the Study of Liver Diseases, Dallas, p 48

Leung NWY, Lai C-L, Chang T-T et al., on behalf of the Asia Hepatitis Lamivudine Study Group (2001) Extended lamivudine treatment in patients with chronic hepatitis B enhances hepatitis B e antigen seroconversion rates: results after 3 years of therapy. Hepatology 33: 1527–1532

Liang TJ (2000) The molecular virology of hepatitis B virus – new insights into an old virus. In: Update on viral hepatitis. American Association for the Study of Liver Diseases, Dallas, pp 78–82

Lok ASF, Chan HLY (2000) Viral hepatitis B and D. In: O'Grady JG, Lake JR, Howdle PD (eds) Comprehensive clinical hepatology. Mosby, London, pp 12.1–22

Lok ASF, Chan HLY (2000) Viral hepatitis B and D. In: O'Grady, JG, Lake, JR, Howdle PD (eds) Comprehensive clinical hepatology. Mosby, London, pp 3.12.1–3.12.21

Lombard M (2000) Hemochromatosis. In: O'Grady JG, Lake JR, Howdle PD (eds) Comprehensive clinical hepatology. Mosby, London, 3.12.1–3.12.21

Manesis EK, Hadziyannis SJ (2001) Interferon-α-treatment and retreatment of hepatitis B e antigen-negative chronic hepatitis B. Gastroenterology 121: 101–109

Manns MP, Strassburg CP (2001) Autoimmune hepatitis: clinical challenges. Gastroenterology 120: 1502–1517

Manns MP, McHutchison JG, Gordon SC et al. (2001) Peginterferon-α 2b plus ribavirin compared with interferon-α 2b plus ribavirin for initial treatment of chronic hepatitis C: a randomized trial. Lancet 358: 958–965

Matsumoto A, Yeo AET, Shih JWK et al. (1999) Transfusion-associated TT virus infection and its relationship to liver disease. Hepatology 30: 283–288

Mitsui T, Iwano K, Masuko K et al. (1992) Hepatitis C virus infection in medical personnel after needle stick accident. Hepatology 16: 1109–1114

Naoumov N, Petrova EP, Thomas MG et al. (1998) Presence of a newly described human DNA virus (TTV) in patients with liver disease. Lancet 352: 195–197

National Instituts of Health Preliminary Consensus Development Conference Draft Statement (2002)

Neuberger J (2000) Primary Biliary Cirrhosis. In: O'Grady JG, Lake JR, Howdle PD (eds) Comprehensive clinical hepatology. Mosby, London, pp 17.1–17.13

Niederau C, Heintges T, Lange S (1996) Long-term follow-up of HbeAg-positive patients treated with interferon-α for chronic hepatitis B. N Engl J Med 334: 1422–1427

Niederau C, Lange S, Heintges T et al. (1998) Prognosis of chronic hepatitis C: results of a large, prospective cohort study. Hepatology 28: 1687–1697

O'Grady JG (2000) Viral hepatitis A. In: O'Grady JG, Lake JR, Howdle PD (eds) Comprehensive cinical hepatology. Mosby, London, pp 17.1–17.13

Orito E, Mizokami M, Sakugawa H et al. (2001) A case-control study for clinical and molecular biological differences between hepatitis B viruses of genotypes B and C. Hepatology 33: 218–223.

Paya CV, Sia IG (2000) Infective complications after liver transplantation. In: O'Grady JG, Lake JR, Howdle PD (eds) Comprehensive clinical hepatology. Mosby, London, pp 37.1–18

Perrillo RP (2002) How will we use the new antiviral agents for hepatitis B? Curr Gastroenterol Rep 4: 62–71

Pessoa MG, Terrault NA, Detmer J et al. (1998) Quantitation of hepatitis G and C viruses in the liver: evidence that hepatitis G virus is not hepatotropic. Hepatology 27: 877

Poynard T, Bedossa P, Opolon P (1997) Natural history of liver fibrosis progression in patients with chronic hepatitis C. The OBSVIRC, METAVIR, CLINIVIR, and DOSVIRC groups. Lancet 349: 825–832

Purcell RH (2000) Hepatitis E virus. In: Update on viral hepatitis. American Association for the Study of Liver Diseases, Dallas, pp 61–66

Quist GR, Baker AJ, Dhawan A, Bass NM (2000) Metabolic diseases of the liver. In: O'Grady JG, Lake JR, Howdle PD (eds) Comprehensive clinical hepatology. Mosby, London, pp 22.1–22.19

Realdi G, Fattovich G, Hadziyannis S et al. (1994) Survival and prognostic factors in 366 patients with compensated cirrhosis type B: a multicenter study. The investigators of the European concerted action on viral hepatitis (EUROHEP). J Hepatol 21: 656–666
Regenstein F, Iftikhar S (2000) Miscellaneous Infections of the Liver. In: O'Grady JG, Lake JR, Howdle PD (eds) Comprehensive clinical hepatology. Mosby, London, pp 15.1–14
Rehermann B (2000) Immunology of hepatitis C. Update on viral hepatitis. Textbook for the Annual Meeting of the American Association for the Study of Liver Disease, Dallas, pp 119–126
Rodger, AJ, Roberts S, Lanigan A, Bowden S, Brown T, Crofts N (2000) Assessment of long-term outcomes of community-acqired hepatitis C infection in a cohort with sera stored from 1971 to 1975. Hepatology 32: 582–587
Sanchez-Fueyo A, Rimola A, Grande L et al. (2000) Hepatitis B immunoglobulin discontinuation followed by hepatitis B virus vaccination: a new strategy in the prophylaxis of hepatitis B virus recurrence after liver transplantation. Hepatology 31: 496–501
Schiff ER (2000) Lamivudine for hepatitis B in clinical practice. J Med Virol 61: 386–391
Seeff LB, Miller RN, Rabkin CS et al. (2000) 45-year follow-up of hepatitis C virus infection in healthy young adults. Ann Intern Med 132: 105–111
Seeff LB, Miller RN, Rabkin CS et al. (2000) 45-year follow-up of hepatitis C virus infection in healthy young adults. Ann Intern Med 132: 105–111
Sheron N (2000) Alcoholic Liver Disease. In: O'Grady JG, Lake JR, Howdle PD (eds) Comprehensive clinical hepatology. Mosby, London, pp 19.1–19.18
Sponseller CA, Ramrakhiani S (2002) Treatment of hepatitis B and C following liver transplantation. Curr Gastroenterol Rep 4: 52–62
Takaki A, Wiese M, Maertens G et al. (2000) Cellular immune rsponses persist, humoral immune responses decline two decades after recovery from a single source outbreak of hepatitis C. Nature Med 6: 578–582
Tanner MS (2000) Wilson's disease. In: O'Grady JG, Lake JR, Howdle PD (eds) Comprehensive clinical hepatology. Mosby, London, pp 21.1–21.12
Tatulli I, Francavilla R, Rizzo GL et al. (2001) Lamivudine and alfa-interferon in combination long term for precore mutantchronic hepatitis B. J Hepatol 35: 805–810
Tillmann H (2002) »Frühe Therapie mit Lamivudin kann ein Leberversagen bei akuter schwerer intensivpflichtiger Hepatitis B verhindern.« (persönliche Mitteilung)
Tillmann HL, Heiken H, Knapik-Botor A et al. (2001) Infection with GB virus C and reduced mortality among HIV-infected patients. N Engl J Med 345: 715–724
Tillmann HL, Manns MP (1996) Hepatitis C virus infection: diagnosis, natural course and therapy. Kidney Blood Press Res 19: 215–219
Trautwein C, Manns MP (1997) Chronische Hepatitis. Internist 38: 2983–2295
Weber B, Rabenau H, Berger A et al. (1995) Seroprevalence of HCV, HAV, HBV, HDV, HCMV and HIV in highr risk groups/Frankfurt am Main, Germany. Zentralbl Bakteriol 282: 102–112
Webster G, Whalley S, Barnes E, Dusheiko G (2000) Viral hepatitis C and G. In: O'Grady JG, Lake JR, Howdle PD (eds) Comprehensive clinical hepatology. Mosby, London, pp 13.1–19
Wiese M, Berr F, Lafrenz M, Porst H, Oesen U (2000) Low frequency of cirrhosis in a hepatitis C (genotype 1b) single-source outbreak in Germany: a 20-year multicenter study. Hepatology 32: 91–96
Wiese M, Berr F, Lafrenz M, Porst H, Oesen U (2000) Low frequency of cirrhosis in a hepatitis C (genotype 1b) single source outbreak in germany: a 20-year multicenter study. Hepatology 32: 91–96
Wiesner RH (2000) Primary Sclerosing Cholangitis. In: O'Grady JG, Lake JR, Howdle PD (eds) Comprehensive clinical hepatology. Mosby, London, pp 18.1–18.20
Yang HI, Lu SN, Liaw YF et al. (2002) Hepatitis B e antigen and the risk of hepatocellular karzinoma. N Engl J Med 347: 168–174
Young MD, Schneider DL, Zuckerman AJ et al., for the US Hepacare Study Group (2001) Adult hepatitis B vaccination using a novel triple antigen recombination vaccine. Hepatology 34: 372–376
Yuen MF, Hui CK, Cheng CC, Wu CH, Lai YP, Lai CL (2001) Long-term follow-up of interferon-α treatment in Chinese patientes with chronic hepatitis B infection: the effect on hepatitis B e antigen seroconversion and the development of cirrhosis-related complications. Hepatology 34: 139–145

16.3 Granulomatöse Lebererkrankungen

E. Jäckel, M.P. Manns

16.3.1 Definitionen

Granulomatöse Hepatitis

Heterogene Gruppe von zumeist systemischen Erkrankungen, welche durch das Vorhandensein von Granulomen in der Leber gekennzeichnet sind. Die Bezeichnung »granulomatöse Hepatitis« im engeren Sinne wird für eine sehr seltene Erkrankungsform verwendet, bei der sich Granulome nur in der Leber zeigen, für welche sich nach Ausschluss aller möglichen Ursachen keine systemischen Gründe finden lassen.

Granulom

Als Granulom bezeichnet man eine proliferative Zusammenlagerung von Entzündungszellen, an der insbesondere Lymphozyten, Makrophagen, Epitheloidzellen und mehrkernige Riesenzellen beteiligt sind. Auch Ito-Zellen sind in Lebergranulomen gefunden worden. Neutrophile Granulozyten kommen in Granulomen allenfalls spärlich vor oder fehlen ganz.

- Makrophagen sind spezialisierte, gewebsständige Phagozyten (Histiozyten), die sich von den Blutmonozyten ableiten. Besteht Kontakt zu schwer phagozytierbaren Antigenen, so wandeln sich die Makrophagen als Ausdruck der verzögerten Immunität in Epitheloidzellen um.
- Epitheloidzellen sind umgewandelte Makrophagen, welche im Rahmen einer protrahiert verlaufenden Entzündung entstehen können. Epitheloidzellen haben zwar ihre für Phagozytose wichtigen Membranrezeptoren vorübergehend verloren, dafür aber ihr Zytoplasma ganz auf die Sekretion von katabolen Enzymen wie Proteasen, Elastasen und Kollagenasen umgestellt. Zur Verbessererung der Effektivität ihrer Enzyme bilden diese Makrophagenabkömmlinge einen epithelähnlichen Zellwall – daher ihr Name – und riegeln auf diese Weise den Entzündungsherd ab, sodass ein bakterizides Milieu entsteht, welches die Makrophagentätigkeit verbessert.

In der Histopathogenese der Granulomentstehung stellen sie bereits einen weiter fortgeschrittenen, aktiven Prozess dar. Histologisch sind Epitheloidzellen neben ihrer charakteristischen Anordnung durch einen großen, euchromatinreichen Zellkern gekennzeichnet. Aufgrund ihrer starken Verzahnung sind die Zellgrenzen nur undeutlich zu erkennen. Epitheloidzellen sind zwar kurzlebig, aber durchaus mitotisch aktiv.

- Mehrkernige Riesenzellen entstehen durch Fusion von Makrophagen und Epitheloidzellen zu einem mehrkernigen

Synzytium. Veränderungen der Zytoplasmamembran durch Einwirkung besonderer Lymphokine (z. B. Makrophagenfusionsfaktor) und Komplementfaktoren begünstigen den Fusionsprozess. Es entstehen anfangs ungeordnete Riesenzellen mit bis zu 100 Kernen, wobei jede Zelle, obgleich durch gemeinsame Zytoplasmamembran begrenzt, doch über ihren eigenen Zytoplasmabereich verfügt. Wenn keine neuen Zellen mehr aufgenommen werden, wird das Zytoplasma und das Zytoskelett der jungen Fusionsriesenzelle in ein hochorganisiertes Synzytium umstrukturiert. Die Zelle spezialisiert sich dabei auf eine große Sekretionsleistung.

Anhand der Morphogenese der umstrukturierten Synzytien unterscheidet man ungeordnete und geordnete Riesenzellen:

- Ungeordnete Riesenzelle:

Prototyp ist die Fremdkörperriesenzelle, da sie häufig als Reaktion auf fremdes, schwer zu phagozytierendes Material entsteht. Die Zellkerne liegen entweder zentral oder gleichmäßig verteilt.

- Geordnete Riesenzelle:

Prototyp ist die Langhans-Riesenzelle. Die Zellkerne liegen typischerweise in der Zellperipherie. Im Zytoplasma finden sich neben einer hellschaumigen Zone (Zentriolen, Mikrotubuli und Golgi-Apparate) gelegentlich Zellsequester in Form von muschelförmigem Konchoid (Schaumann-Körperchen) oder sternförmigen Asteroidkörperchen.

Auch wenn die funktionelle Bedeutung der Riesenzelle noch nicht vollends geklärt ist, so zeigen sie doch eine deutlich verminderte Migrations- und Phagozytoseaktivität im Vergleich zu ihren Vorläuferzellen, den Makrophagen. Durch eine fast 30fach höhere Produktion von toxischen Sauerstoffverbindungen scheinen sie effizient arbeitende, ortsständige Riesenfresszellen zu sein.

- CD4+- und CD8+-Lymphozyten sind Subpopulationen von T-Lymphozyten, welche durch die oberflächliche Expression der CD4- bzw. CD8-Korezeptoren gekennzeichnet sind. Die CD8+-Zellen werden auch als zytotoxische T-Zellen bezeichnet, da sie Zellen, welche Viren oder Bakterien im Zytosol enthalten und »fremdes« Antigen über MHC-I präsentieren, abtöten können. Die CD4+-Zellen stimulieren die CD8+-Zellen zur Proliferation. Sie aktivieren Makrophagen zur Elimination intravesikulärer Erreger und B-Lymphozyten zur Proliferation und Umwandlung zu antikörperproduzierenden Plasmazellen.
- Ito-Zellen sind kleine, die Lebersinusoide umspannende Zellen mit einem relativen Anteil von 3–8% aller Leberzellen. Während die ruhende Zelle große Fettspeichervakuolen aufweist, Vitamin A speichert und die Weite der Sinosoide moduliert, hat die aktivierte Zelle überwiegend pathophysiologische Bedeutung.

Nach Aktivierung durch verschiedene Zytokine (z. B. TGF-β, TNF-α, PDGF u. a.) können Ito-Zellen verschiedene Bestandteile der extrazellulären Matrix, Kollagenasen, Zytokine und reaktive Sauerstoffmetabolite sezernieren.

Außerdem bestehen z. T. auch bindegewebige Veränderungen in Form von verkäsenden, gummatösen oder nekrotischen Granulomen. Einige ältere Granulome weisen fibröse Kapseln, Verkalkungen oder amyloide Ablagerungen auf.

Das Granulom ist eine reaktionspathologisch unspezifische Struktur, auch wenn die Granulome einiger Erkrankungen gewisse spezifische Merkmale aufweisen können.

16.3.2 Pathogenese und Histologie

Pathogenese

Die Entstehung von Granulomen ist eine protrahiert verlaufende Variante der akuten exsudativen Entzündung. Granulome entstehen häufig im Zusammenhang mit chronischen Erkrankungen, die weder durch unspezifische Immunprozesse noch durch Mechanismen der adaptiven zellulären und humoralen Immunität schnell unter Kontrolle zu bringen sind.

Die Histogenese von Granulomen ist von dem auslösenden Agens und der Aktivität des Immunsystems abhängig und sehr variabel. Faktoren, die die Entstehung von Granulomen begünstigen, sind

1. Infektionen, bei denen der Erreger lange Zeit intrazellulär verweilen kann und keine massive Entzündungsreaktion auslöst.
2. Fremdstoffe oder Produkte des körpereigenen Stoffwechsels, die nur langsam oder unvollständig intrazellulär abgebaut werden.

Der Ablauf der Granulomgenese ist im Einzelnen weitgehend ungeklärt. Nach experimentellen Befunden reichen jedoch schon kleine Nekrosen und die daraus resultierende Entzündung aus, CD4+-T-Lymphozyten anzulocken. Diese verursachen eine chemotoxische Monozytenreaktion und deren Umwandlung in Makrophagen. Die Umwandlung von Makrophagen in Epitheloidzellen erfolgt wahrscheinlich durch die Phagozytose von nicht oder nur sehr langsam abbaubarem Material in den Makrophagen. Im weiteren Verlauf kommt es durch die Verschmelzung von Makrophagen und Epitheloidzellen zur Ausbildung von mehrkernigen Riesenzellen.

Begleitet wird das Granulom häufig von Lymphozyten und z. T. von Granulozytenansammlungen. In Granulomen finden sich vermehrt T-Lymphozyten vom CD4-Subtyp, welche eher im Zentrum des Granuloms nachweisbar sind. Im Granulomrandwall finden sich dann vermehrt CD8+ Lymphozyten. Ferner sind vereinzelt Ito-Zellen in Lebergranulomen nachweisbar. Man nimmt an, dass sie für die Bildung des Walls kollagener Fasern, den man bei einigen Granulomen findet, verantwortlich sein könnten.

Dieser klassische Ablauf der Granulomentstehung lässt sich nur selten am histologischen Präparat beobachten. Vielmehr hängt die zelluläre Zusammensetzung eines Granuloms von der Abwehrlage des Organismus (insbesondere der zellulären Immunität und Zytokinbildung), vom Antigencharakter und der Pathogenität des auslösenden Agens und von dem mengenmäßigen Verhältnis von Antigen und Antikörper bei entsprechenden Immunreaktionen ab.

Neben der unterschiedlichen zellulären Zusammensetzung unterscheiden sich Granulome auch durch eine unterschiedliche Aktivität der entzündlichen Veränderungen. Während sich Granulome mit niedrigem »turn-over« wie z. B. Fremdkörpergranulome hauptsächlich durch eine mehr oder weniger große Ansammlung von Makrophagen auszeichnen, bilden Granulome mit hohem »turn-over« häufig Epitheloidsäume aus. Bei zellulärer Immunität gegen die Entzündungserreger werden die Granulome durch T-lymphozytäre Lymphotoxinbildung sowie durch Freisetzung lysosomaler Makrophagenenzyme teilweise oder nahezu vollständig nekrotisch.

Granulome können prinzipiell überall in der Leber auftreten. Man findet sie jedoch gehäuft in der Nähe von Portalfeldern. In der Regel zerstören sie die normale Textur der Leberhistologie nicht.

Die Leber ist das größte Organ im menschlichen Körper. Sie besitzt ein hochentwickeltes System retikuloendothelialer Zellen, welche fremde Elemente wie Mikroorganismen, Antigene, Fremdkörper und Immunkomplexe aus der Zirkulation entfernen. Da das portale Durchblutungsgebiet den gesamten Abfluss der mesenterialen Zirkulation drainiert, kommt das Immunsystem der Leber mit zahlreichen Fremdstoffen aus dem Darmgebiet in Kontakt. Granulomatöse Veränderungen finden sich deshalb relativ häufig in der Leber. Das Lebergranulom ist in der Regel unspezifisch und kann durch eine Vielzahl von Faktoren verursacht werden.

Aus pathophysiologischer Sicht zeigen die Granulome an, dass in der Leber versucht wird, Antigene oder Fremdkörper durch zelluläre Immunreaktionen zu beseitigen. Das Vorhandensein von Granulomen ist in der Regel für die Leberfunktion irrelevant, da lediglich die fortgeschrittene Sarkoidose oder die primär biliäre Zirrhose bedeutsame strukturelle Schäden verursachen können. Die Identifizierung von Lebergranulomen ist vielmehr deshalb so wichtig, da sie häufig den ersten Diagnosebaustein zur Erkennung von systemischen Erkrankungen darstellt.

Histologie

Granulome können prinzipiell überall in der Leber auftreten. Man findet sie jedoch gehäuft in der Nähe von Portalfeldern. In der Regel zerstören sie die normale Textur der Leberhistologie nicht.

Obwohl das Granulom eine unspezifische Läsion ist, lassen sich doch z. T. einige charakteristische Merkmale herausarbeiten, die erste Hinweise auf die Ätiologie der zugrundeliegenden Erkrankung liefern können (Abb. 16-9).

Kriterium Epitheloidzellen

Die Sarkoidose verursacht sehr viele epitheloidzellige Granulome, die sich bei Größenzunahme typischerweise segmentieren können. Die tuberkulösen Granulome liegen meistens periportal und nur sehr selten zentrilobulär. Man findet sie besonders im Zusammenhang mit Alkoholabusus und HIV-Infektion.

Kriterium verkäsende zentrale Nekrose

Auch wenn das Vorliegen einer Nekrose sehr vom Aktivitätsgrad und Stadium des Granuloms abhängig ist, findet man sie dennoch gehäuft bei den oben erwähnten »klassischen« granulomatösen Erkrankungen.

Es ist zu beachten, dass die oben genannten histologischen Merkmale lediglich hinweisenden Charakter haben und keineswegs spezifisch sind. So kann in den Anfangsstadien der klassischen granulomatösen Erkrankungen (Tuberkulose, Sarkoidose, Q-Fieber und Brucellose) auch durchaus nur eine lose Ansammlung von Histiozyten gefunden werden.

16.3.3 Ätiologie

Die beiden folgenden Übersichten zeigen die häufigsten Ursachen von Granulomen in der Leber nach ätiologischen Gesichtspunkten gegliedert sowie die relative Häufigkeit dieser Ursachen aus europäischen und amerikanischen Übersichtsarbeiten.

Ätiologie von Granulomen in der Leber (seltene Ursachen von Lebergranulomen sind eingeklammert)

1. Infektionen
   Bakteriell
   - Tuberkulose
   - Lepra
   - Brucellose
   - Rickettsien – Q-Fieber
   - Spirochäten – sekundäre Syphilis, »Lyme disease«
   - (atypische Mykobakterien, Salmonellose, M. Whipple, Syphilis, Listeriose, BCG, Yersiniose, Hämophilus ducreyi, Ornithose, Trachom, Lymphogranuloma inguinale, Katzenkratzkrankheit,Tularämie, Melioidose)

   Mykosen
   - Histoplasmose
   - Kokzidioidomykosen
   - (Blastomykose, Nokardiose, Kryptokokkose, Candidiasis, Aktinomykose)

   Parasitosen
   - Schistosomiasis
   - Toxokariasis
   - Toxoplasmose
   - (Askariasis, Leishmaniose, Strongyloides stercoralis)

   Viral
   - EBV- oder CMV-Mononukleose
2. Fremdkörper
   - Beryllium, Verunreinigungen bei i.v.-Drogenkonsum
3. Medikamente
   - Allopurinol, Sulfonamide, Chinidin, Phenylbutazone
   - (Methyldopa, Hydralazin, Phenytoin, Procainamid, Halothan, Penicillin, Diltiazem, Methimazol, Amoxycillin-Clavulansäure)
4. Immunologische Ursachen
   - Sarkoidose
   - Primär biliäre Zirrhose
   - M. Crohn
   - (Rheumatoide Arthritis, Wegner-Granulomatose, Lupus erythematodes, Immunkomplexe, Hypogammaglobulinämie)
5. Neoplasien
   - M. Hodgkin und Non-Hodgkin-Lymphome
   - Karzinome
6. Enzymdefekte
   - (Infantile chronische Granulomatose)
7. Andere Erkrankungen
   - (Polymyalgia Rheumatica, jejunoilealer Bypass, Hämodialyse)

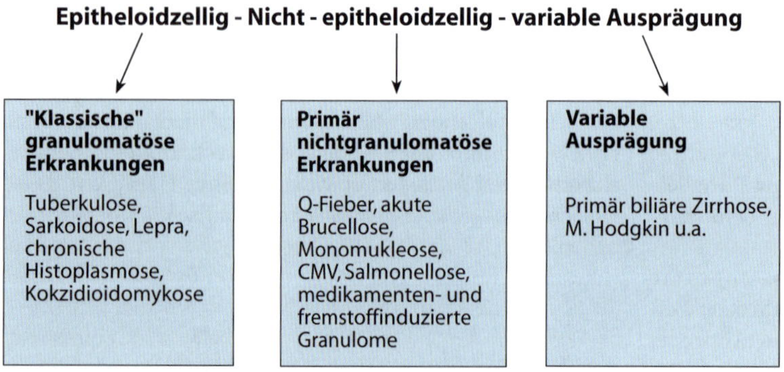

Abb. 16-9. Epitheloidzellen helfen bei der ätiologischen Einordnung von Leberzellgranulomen

Tuberkulose und Sarkoidose sind mit einem Anteil von jeweils ungefähr 25% die häufigste Ursache von Lebergranulomen. Die zweithäufigste Ursache stellen Infektionskrankheiten dar, die zwar eine niedrige Prävalenz haben, jedoch fast immer mit Granulomen vergesellschaftet sind. Hierzu zählen Lepra, Q-Fieber und die Brucellose. Sie machen einen Anteil von 5–10% aus und sind überwiegend durch nichtepitheloide Granulome charakterisiert. In weniger als 5% sind Infektionskrankheiten wie die sekundäre bzw. tertiäre Syphilis, Zytomegalievirusinfektionen, Mononukleose oder die Salmonellose an der Ausbildung von Lebergranulomen beteiligt. Diese Krankheiten haben an sich zwar eine hohe Prävalenz, sie verursachen jedoch nur gelegentlich eine granulomatöse Entzündung der Leber.

Autoimmune bzw. neoplastische Erkrankungen, die ebenfalls mit einer granulomatösen Hepatitis einhergehen können, sind die primär biliäre Zirrhose sowie Hodgkin- und Non-Hodgkin-Lymphome. Die übrigen in der Übersicht aufgeführten Ursachen sind relativ selten und entsprechen zumeist Einzelfallberichten.

Relative Häufigkeit der Ursache von Lebergranulomen in der westlichen Welt

- Zirka 25% Anteil
  - Sarkoidose
  - Tuberkulose
- 5–10% Anteil
  - Q-Fieber
  - Brucellose
  - Lepra
- Unter 5% Anteil (Infektionen)
  - Sekundäre Syphilis
  - Zytomegalievirusinfektion
  - EBV-Mononukleose
  - Toxoplasmose
  - Salmonellose
- Unter 5% Anteil (andere)
  - Primär biliäre Zirrhose
  - M. Hodgkin und Non-Hodgkin-Lymphome
  - Medikamenteninduziert
  - Histoplasmose
- Idiopathisch 10–30%

Die relative Häufigkeit von Erkrankungen, welche zu Granulomen in der Leber führen können, stellt sich geographisch sehr unterschiedlich dar. So findet sich die Lepra in ihren endemischen Gebieten als häufigste Ursache von Lebergranulomen, während Schistosomen in einigen Gebieten Afrikas und Südamerikas die häufigste Ursache sind. Insgesamt liegen jedoch größere retrospektive Beobachtungen nur aus Europa, den USA und einigen asiatischen Ländern vor.

In jedem Fall sollte der Befund von Lebergranulomen zu einer gründlichen Suche nach deren Ursache bzw. nach dem Vorliegen einer systemischen Erkrankung führen. Trotz intensiver Diagnostik bleibt auch in retrospektiven Studien großer Zentren die Ursache von Lebergranulomen in 10–30% aller Fälle unklar.

Lebergranulome werden bei 3–10,5% aller Leberbiopsien gefunden. Die große Schwankungsbreite erklärt sich durch geographische Unterschiede in der Häufigkeit. Sie wird ferner durch die unterschiedliche Indikation zur Leberbiopsiegewinnung in verschiedenen Zentren bedingt. So bestehen unterschiedliche Auffassungen bezüglich der Indikationsstellung der Leberbiopsie bei Fieber unklarer Ursache, Sarkoidose, Tuberkulose oder im Rahmen des Stagings von Lymphomen.

16.3.4 Symptomatik

Granulome sind zumeist Zufallsbefunde bei der histopathologischen Untersuchung einer Leberbiopsie. In der Regel verursachen nicht die Granulome, sondern die zugrunde liegende Krankheit oder Noxe Symptome. So ist auch die Leberfunktion durch Granulome meist nicht beeinträchtigt. Lediglich die fortgeschrittene Sarkoidose und die primär biliäre Zirrhose sind in der Lage, strukturell und funktionell bedeutsame Leberschäden zu verursachen.

Dennoch finden sich gehäuft folgende Symptome:

- Fieber ist das häufigste Symptom. Es kommt insbesondere bei Tuberkulose, Sarkoidose und den meisten infektiösen Ursachen von Lebergranulomen vor. Primär biliäre Zirrhose, parasitäre Erkrankungen und Berylliose verursachen hingegen meist kein Fieber.
- Unspezifische Symptome wie Nachtschweiß, Gewichtsverlust, Myalgien, Arthralgien und Magen-Darm-Beschwerden begleiten oftmals die febrilen Erkrankungen.
- Eine milde Hepatomegalie und Splenomegalie findet sich bei den meisten Erkrankungen, wobei die Leber jedoch selten druckdolent ist.
- Lokale und generalisierte Lymphknotenvergrößerungen finden sich häufig bei Sarkoidose und Tuberkulose, können jedoch auch bei allen infektiösen Ursachen auftreten.

- Hautveränderungen finden sich bei Sarkoidose, Lepra und Syphilis. Ihre histologische Untersuchung nach Biopsie kann z. T. sehr spezifische Befunde ergeben.
- Ein Erythema nodosum lässt sich manchmal bei Sarkoidose, Tuberkulose, Syphilis und Lepra feststellen.
- Ikterus ist ein sehr seltener Befund im Zusammenhang mit Lebergranulomen. Sein Vorkommen deutet auf Sarkoidose, Tuberkulose oder primär biliäre Zirrhose hin.
- Zeichen der portalen Hypertension finden sich lediglich bei fortgeschrittener Sarkoidose, primär biliärer Zirrhose oder Schistosomiasis.

Gelegentlich sieht man diese Symptome auch bei Patienten mit Alkoholabusus und Tuberkulose.

16.3.5 Diagnostik

Die Diagnose von Lebergranulomen ist eine histopathologische Diagnose, die unbedingt eine Suche nach der systemischen Ursache zur Folge haben muss. In einigen Fällen können gewisse Charakteristika der histologischen Läsion erste Hinweise auf die Ätiologie geben. Da die Größe von Granulomen zwischen 50 und 300 µm variiert, sollte das histologische Präparat in jedem Fall vollständig aufgearbeitet werden.

Des Weiteren können im Rahmen der Ausschlussdiagnostik die in Tabelle 16-7 aufgeführten Maßnahmen Anwendung finden. Da die Sarkoidose und die Tuberkulose für über 50% aller Erkrankungen verantwortlich sind, sollte die Ausschlussdiagnostik für diese Erkrankungen stets besonders gründlich erfolgen.

Medikamenten- und Noxenanamnese

In Ergänzung zu den in Tabelle 16-7 aufgeführten Medikamenten sind Lebergranulome im Zusammenhang mit folgenden Pharmaka und Fremdstoffen aufgetreten:

Allopurinol, Amoxicillin-Clavulansäure, Beryllium, Carbamazepin, Chinidin, Chinin, Chlorpromazin, Chlorpropramid, Clofibrate, Kontrazeptiva, Diazepam, Diltiazem, Diphenylhydantoin, Halothan, Hydralazin, Hydrochlorothiazid, Methimazol, Methyldopa, Nitrofurantoin, Oxyphenbutazon, Paraaminosalicylsäure, Phenylbutazon, Phenytoin, Procainamid, Silikon, Stärke, Sulfonamide, Sulfonylharnstoffe, Talg, Tolbutamid.

In jedem Fall muss in Betracht gezogen werden, dass die Lebergranulome nicht nur durch eine vorliegende systemische Erkrankung, sondern auch durch die zu ihrer Behandlung verwendeten Medikamente hervorgerufen werden können. Da viele Medikamente hepatotoxisch sind und einige von ihnen auch eosinophile Granulome verursachen können, sollte die bestehende Medikation des Patienten immer kritisch geprüft werden, auch wenn das betreffende Medikament nicht in obiger Liste erwähnt ist.

Spezielle histologische Färbungen

Auch wenn der Nachweis von Mykobakterien in Granulomen nur sehr selten gelingt, sollte eine Färbung auf säurefeste Stäbchen in jedem Fall versucht werden. Pilze zeigen sich im Tu-

Tabelle 16-7. Diagnostische Maßnahmen bei Vorliegen von Lebergranulomen

Untersuchung	Erkrankung
Medikamenten- und Noxenanamnese	Siehe oben: Übersicht »Ätiologie von Granulomen in der Leber«
Spezielle histologische Färbungen	Tuberkulose, Q-Fieber, M. Whipple, Syphilis, Mykosen
Polarisiertes Licht	Talg bei i.v.-Drogenkonsum in Histologie
Thoraxröntgenaufnahme/Thorax-CT	Tuberkulose, Sarkoidose, Lymphome, Q-Fieber
Hauttests	Tuberkulose, Sarkoidose, Lepra (Mykosen)
Erregerisolierung in Kultur	Tuberkulose, sämtliche infektiösen Ursachen
Serumantikörpertiter gegen Infektionserreger	Brucellose, Q-Fieber, Mononukleose, CMV, Syphilis, Toxoplasmose, Kokzidioidmykose, Histplasmose, Blastomykose u. a.
Antimitochondriale Autoantikörper	Primär biliäre Zirrhose
Quantitative Immunglobuline, Serumelektrophorese	Primär biliäre Zirrhose, Sarkoidose, Hypogammaglobulinämie
Immunkomplexe im Serum	Immunkomplexbedingte Granulome
ACE und Kalzium	Sarkoidose
Endoskopie	M. Whipple, M. Crohn, eosinophile Gastroenteritis, Errergerisolierung bei infektiösen Ursachen
Bronchoskopie	Tuberkulose, Sarkoidose
Abdomensonographie	M. Whipple, M. Crohn, Yersiniose, Neoplasien (Lymphome)
Lymphknotenbiopsie	Tuberkulose, Sarkoidose, Lymphome
Spaltlampenuntersuchung mit Funduskopie	Tuberkulose, Sarkoidose, CMV, Toxoplasmose, Parasitose
Stuhluntersuchung, Rektumbiopsie	Schistosomiasis, andere Parasiten und Würmer
Fokussuche, insbesondere auch nach Endokarditis	Q-Fieber und andere infektiöse Ursachen
Diagnostischer Therapieversuch	Tuberkulose, Sarkoidose

schepräparat. Histoplasmose und Kokzidioidomykose können durch eine Perjod-Schiff-Säurefärbung (PAS) dargestellt werden. Außerdem gibt es für zahlreiche infektiöse Erreger inzwischen immunhistochemische Methoden.

Hämatologie und klinische Chemie

Es gibt kein pathognomonisches Muster laborchemischer Marker im Blut bei granulomatösen Lebererkrankungen. Dennoch können einige Werte im Zusammenhang mit den in ◻ Tabelle 16-7 aufgeführten Untersuchungen Hinweise auf die Ätiologie von Lebergranulomen liefern:

- Leberwerte (GOT, GPT, γ-GT, alkalische Phosphatase, Bilirubin):
Eine moderate Erhöhung der alkalischen Phosphatase und der γ-GT ist der häufigste Befund bei granulomatösen Erkrankungen. Als Ausdruck einer Cholestase kann auch das Bilirubin minimal erhöht sein. Bilirubinwerte >3 mg/dl finden sich nur bei der primär biliären Zirrhose und bei der Sarkoidose.
- Differenzialblutbild, Gerinnung, Blutsenkung, CRP
Anämie, beschleunigte Blutsenkung, erhöhtes CRP und veränderte Leukozytenzahlen sind Ausdruck der zugrunde liegenden Erkrankung. Eine Eosinophilie deutet auf eine Sarkoidose, medikamenteninduzierte Hypersensitivität, einen M. Hodgkin oder Parasitosen hin.
- Serumelektrophorese (Albumin, γ-Globuline)
Eine Erhöhung der γ-Globuline findet sich insbesondere beim M. Hodgkin und bei der primar biliären Zirrhose (hier häufig IgM relativ erhöht).

Serologische Diagnostik

Es gibt zahlreiche Agglutinations-, Komplementbindungsreaktions-, IF- und ELISA-Tests zum Nachweis spezifischer Antikörper auf pathogene Erreger. In Abhängigkeit von der Krankheitsdauer müssen diese Tests nach 2–4 Wochen wiederholt werden, um diagnostische Titerbewegungen zu erkennen. Die Durchführung einer Hepatitisserologie ist anzuraten, da Zustände ausgeheilter Hepatitiden in seltenen Fällen Granulome verursachen können.

Hauttests

Auch wenn der Tuberkulintest bei Tuberkulose meist positiv und bei Sarkoidose meist negativ ist, gibt es zahlreiche Ausnahmen von dieser Regel. Hauttests für Mykosen sind zwar inzwischen weit verbreitet, aber haben auch viele falsch-negative Befunde. Wegen der möglichen Beeinflussung serologischer Tests sind sie zur Zeit nicht Mittel der 1. Wahl. Der Kveim-Test für Sarkoidose ist wenig standardisiert und wenig aussagekräftig und deshalb heutzutage obsolet.

16.3.6 Therapie

Die Therapie muss sich immer gegen die auslösende Grundkrankheit richten. Eine spezifische supportive Therapie für die Leber gibt es nicht und ist auch nicht notwendig. Wenn keine Ursache eruierbar ist, sollte nochmals verstärkt nach Tuberkulose und Sarkoidose gesucht werden.

Diagnostischer Therapieversuch

Wenn der Patient seit 3–4 Wochen febril ist und keine Ursache gefunden wurde, besteht eine relative Indikation zur Durchführung eines diagnostischen Therpieversuchs. Vor allem beim Vorliegen eines erhöhten Risikos einer mykobakteriellen Infektion oder eines positiven GT-10-Tests wird eine tuberkulostatische Therapie mit einer Dreifachkombination begonnen, unter der der Patient innerhalb von 2–6 Wochen fieberfrei werden sollte. Wenn der Patient nach 6 Wochen keine Antwort auf die antituberkulöse Therapie zeigt und die Kulturen auf M. tuberculosis weiterhin negativ sind, sollte ein Therapieversuch mit Immunsuppressiva erfolgen. Eine Therapie mit 15–25 mg Prednison/Tag sollte zu einer raschen Verbesserung und Fieberfreiheit führen.

Es ist empfehlenswert, die Kortikoidtherapie zu Beginn mit einer Isoniazidprophylaxe zu kombinieren. Bei Patienten, die auch auf Kortikosteroide nicht ansprechen oder bei denen eine weitere Steroiddosiserhöhung nicht gewünscht ist, könnte eine Methotrexatdosis von mindestens 0,2 mg/kgKG/Woche über 3–6 Monate hilfreich sein. Hierbei müssen Nebenwirkungen und der noch experimentelle Einsatz von Methotraxat bezüglich dieser Indikation beachtet werden.

16.3.7 Differenzialdiagnose und -therapie

Ergänzend zu der Auflistung in der Übersicht (s. oben) soll im Folgenden kurz auf einige wichtige Differenzialdiagnosen der granulomatösen Lebererkrankung eingegangen werden.

Sarkoidose

Definition

Die Sarkoidose ist eine systemische Entzündungserkrankung, die durch zumeist epitheloidzellhaltige Granulome in verschiedenen Organen (Lunge, Lymphknoten, Auge, Haut, Leber, Nervensystem) gekennzeichnet ist. Die Leber ist in 60% der Fälle beteiligt, jedoch ohne signifikante Beinflussung der Leberfunktion. Meist handelt es sich um einen Zufallsbefund im Rahmen der Leberbiopsie. Die Indikation zur Leberbiopsie stellt sich, wenn andere, leichter zugängliche Gewebe (Haut, Lymphknoten) nicht zu punktieren sind. Die Sarkoidose ist für etwa 25% aller Lebergranulome verantwortlich.

Ätiologie

Die Ätiologie ist unklar.

Symptomatik

Fieber, Abgeschlagenheit, Symptome durch Beteiligung anderer Organe.

Diagnostik

Biopsie von Hautläsionen, Lymphknoten oder Leber (s. oben). Thoraxröntgenaufnahme, Thorax-CT, Sonographie des Abdomens, Augenuntersuchung. Häufig finden sich nur eine erhöhte alkalische Phosphatase und γ-Globuline (erhöhte IgG-Fraktion), sowie eine Anämie. Der Serum-Angiotensin-Konversionsenzymspiegel ist in 50–80%, der Kalziumspiegel bei 5% der Patienten erhöht. Im Gegensatz zur primär biliären Zirrhose finden sich keine antimitochondrialen Antikörper.

Leberhistologie
Die Leberhistologie zeigt zahlreiche periportal gelegene Epitheloidzellgranulome, zumeist mit Lymphozytensaum. Die Granulome haben reichlich periphere Kollagenablagerungen und können segmentiert werden.

Therapie
Die Indikation zur immunsuppressiven Therapie mit Kortikosteroiden besteht u. a. bei sich verschlechternder Lungenfunktion im Stadium II, bei Hyperkalzämie oder dem Befall von Leber/Nervensystem/Myokard. Die Symptome bessern sich oftmals rasch, auch wenn die Granulome – im Gegensatz zu vielen anderen Erkrankungen – noch Jahre nach Therapiebeginn nachweisbar sein können. Ob die Kortikosteroidtherapie die Entwicklung einer portalen Hypertension oder eine Zirrhoseentstehung verhindern kann, ist unklar. Bei unklaren Lebergranulomen kann ein diagnostischer Therapieversuch mit Kortikosteroiden unter Isoniazidprophylaxe gerechtfertigt sein.

Sonderformen
a) Gelegentlich zeigt sich die Sarkoidose als aktive Lebererkrankung, die die Leberfunktion beeinträchtigen und zur Zirrhose führen kann. Ferner ist die Entwicklung einer portalen Hypertension beschrieben, die sowohl aus einem präsinusidalen Block durch Granulome in der Zone 1 als auch durch die Fibrose resultieren kann. Auch wurden Fälle eines Budd-Chiari-Syndroms als Folge einer granulombedingten Obstruktion der Lebervene beschrieben.
b) Ein Syndrom der progressiven intrahepatischen Cholestase wird sehr selten bei dunkelhäutigen männlichen Patienten mittleren Alters beobachtet. Fieber, Gewichtsverlust, Ikterus und Pruritus werden von einer erhöhten alkalischen Phosphatase und deutlich erhöhten Transaminasen begleitet. Die Differenzialdiagnose zur primär biliären Zirrhose (AMA positiv) kann sehr schwer oder unmöglich sein. Die Prognose ist schlecht, und die meisten Patienten sterben ohne Lebertransplantation innerhalb von 2–18 Jahren. Kortikosteroide scheinen den Verlauf nur unwesentlich zu beeinflussen.

Tuberkulose
Definition
Die Tuberkulose ist für $^1/_3$ aller Lebergranulome verantwortlich. Umgekehrt finden sich Lebergranulome bei praktisch allen Fällen einer Miliartuberkulose, bei 75% aller extrapulmonalen Tuberkulosen und auch bei einigen rein pulmonalen Manifestationen. Der Befund von Lebergranulomen stimmt demnach nicht mit dem Vorliegen einer häufig lebensbedrohlichen Miliartuberkulose überein. Die Leberfunktion ist in der Regel nicht beeinträchtigt, jedoch finden sich seltene Fälle einer starken Beeinträchtigung des Gallenwegsystems unter dem Bild einer bakteriellen Cholangitis. Ein begleitender Alkoholabusus kann zu wesentlicher Leberbeteiligung führen.

Symptomatik
Meist nur unspezifische Krankheitssymptome wie Fieber, Nachtsschweiß, Gewichtsverlust.

Diagnostik
Hauttest, Versuch der Erregerisolierung aus allen verfügbaren Proben, Thoraxröntgenaufnahme, Thorax-CT.

Leberhistologie
Zahlreiche periportal gelegene Epitheloidzellgranulome, zumeist mit Lymphozytensaum. Die Granulome segmentieren eher nicht. Eine Verkäsung ist häufig erst dann sichtbar, wenn die Granulome die Größe eines Portalfeldes erreicht haben.

Therapie
Tuberkulostatika in Abhängigkeit vom vorliegenden Resistenzmuster. Das Fieber und die Granulome verschwinden wenige Wochen nach erfolgreicher Therapieinitialisierung. Ein diagnostischer Therapieversuch kann indiziert sein.

Sonderformen
BCG und atypische Mykobakterien können ebenfalls Granulome in der Leber verursachen.

Brucellose
Definition
Infektionskrankheit, die von Rindern, Schweinen, Hunden und Ziegen auf den Menschen übertragen werden und im retikuloendothelialen System granulomatöse Reaktionen hervorrufen kann. Betroffen sind Bauern, Tierärzte und Personen nach Genuss roher Milch.

Symptomatik
Undulierendes Fieber, Schwitzen, Müdigkeit. Gelegentlich treten starke Muskelschmerzen auf. Die Leberfunktion ist kaum beeinträchtigt, es finden sich lediglich milde cholestatische Enzymerhöhungen. Es treten Komplikationen in Form von Orchitis, Osteomyelitis, Arthritis, Abszessen, Endokarditis und Menigoenzephalitis auf.

Diagnostik
Steigende Serumtiter, kultureller Nachweis aus Blut oder Knochenmark.

Leberhistologie
Eher lobulär gelegene Granulome und ausgeprägte Hyperplasie der von-Kupffer-Sternzellen.

Therapie
Der natürliche Verlauf ist oftmals nach 3–12 Monaten selbstlimitierend, chronische Erkrankungen kommen aber vor. Antibiotische Therapie mit Doxycyclin (plus Streptomycin).

Q-Fieber
Definition
Infektionskrankheit, welche von Kühen, Schafen und Ziegen auf Menschen übertragen werden kann. Die Infektion erfolgt meist durch inhalierte Aerosole, Genuss von roher Milch oder Fleisch. Zwischen den Tieren wird die Infektion vertikal auf die Leibesfrucht oder horizontal durch Schildzecken übertragen, die den Erreger mit ihrem Kot ausscheiden und so zur Kontamination beitragen.

Symptomatik
Nach 1–2 Wochen Inkubationszeit zeigt sich meist eine interstitielle Pneumonie begleitet von starken Kopf- und Muskelschmerzen sowie Fieber. 10–15% der Patienten zeigen eine milde Leberbeteiligung mit Hepatomegalie und mildem Ikterus.

Das zentrale Nervensystem, Nieren und Nebenhoden können mitbeteiligt sein.

Relativ häufig ist auch eine Myokarditis bzw. eine Endokarditis.

Diagnostik

Berufliche Anamnese, Antikörpertiter, Thoraxröntgenaufnahme. Es zeigt sich hinsichtlich der Leber ein cholestatisches Enzymmuster mit geringen Transaminasenerhöhungen.

Leberhistologie

Die Granulome haben einen exsudativen Charakter: Es findet sich charakteristischerweise um eine klare Zentralzone eine fibrinoide Ringnekrose, die von Histiozyten und Lymphozyten umgeben ist. Obwohl diese Granulomart sehr typisch für das Vorliegen eines Q-Fiebers ist, wird es auch bei anderen Erkrankungen gefunden.

Therapie

Therapie mit Doxyzyklinen. Ein chronischer Verlauf (z. B. bei Gabe eines anderen Tetrazyklins) mit Leberbeteiligung kann im Rahmen einer Endokarditis bestehen. Häufig wird bei vorliegender Endokarditis eine chirurgische Klappensanierung notwendig.

Schistosomiasis

Definition

Infektionen mit Schistosomen findet man häufig in Afrika, dem mittleren Osten, in Südamerika, in der Karibik, in Japan, China und Südostasien. In einigen dieser Gegenden stellen sie die häufigste Ursache von Lebergranulomen dar.

Pathogenese

Schistosomen werden 1–2 cm lang und leben in den Venolen und Kapillaren der Mesenterialvenen. Das Weibchen legt während seiner bis zu 10 Jahren dauernden Lebenszeit täglich bis zu 3000 ovale Eier, die ins Darmlumen wandern und ausgeschieden werden. Ein nicht geringer Teil der Eier embolisiert jedoch in die Pfortader und verursacht granulomatöse Entzündungen, die zu einer präsinusoidalen portalen Hypertonie führen können.

Symptomatik

Milde, unspezifische Symptome bis hin zur ausgeprägten portalen Hypertension.

Diagnostik

Nachweis von Ova in Leber- oder Rektumbiopsie sowie im Stuhl.

Leberhistologie

In der Akutphase große, eher portal gelegene Granulome. Später starke Fibrose um verkalkte Ova.

Therapie

Praziquantel.

Primär biliäre Zirrhose

Definition

Ätiologisch unklare Entzündung der kleinen Gallenwege, wahrscheinlich autoimmuner Natur. In bis zu 25% der Fälle finden sich portale und lobuläre Granulome, die meist separat von den Gallengängen liegen. Der Begriff Zirrhose ist irreführend, da nur sehr wenige Patienten nach jahrzehntelangem Verlauf eine Zirrhose entwickeln. 5% der Patienten haben einen Verlauf mit stark ausgeprägtem, therapierefraktärem Pruritus.

Symptomatik

Ikterus, Juckreiz, Müdigkeit.

Diagnostik

Erhöht sind alkalische Phosphatase, γ-GT, Bilirubin, Cholesterin, IgM. Es finden sich positive antimitochondriale Antikörper (AMA).

Therapie

Ursodesoxycholsäure.

16.3.8 Sonderformen

Granulomatöse Hepatitis

Die granulomatöse Hepatitis im engeren Sinne ist eine sehr seltene Erkrankung, die anhand der 3 folgenden Kriterien gestellt wird:

- Nachweis multipler Granulome in der Leberbiopsie, die meist in Form von Clustern in den Portalfeldern, aber auch im übrigen Parenchym auftreten.
- Klinische Symptomatik mit Fieber und erhöhten Transaminasen (GOT, GPT).
- Sämtliche anderen möglichen Ursachen für Granulome in der Leber sind durch Anamnese und Untersuchungen ausgeschlossen worden (Ausschlussdiagnostik).

Die Bezeichnung Hepatitis ist jedoch irreführend, da es sich histologisch und serologisch nicht um typische hepatitisartige Veränderungen handelt.

Es wurde von einer akuten, selbst limitierenden Verlaufsform mit hohem Fieber, Lymphozytose, Splenomegalie und respiratorischen Symptomen berichtet. Die chronische Manifestationsform betrifft überwiegend Männer mittleren Alters. Unter serologischen Veränderungen, die eher cholestatisch (erhöhte alkalische Phosphatase, γ-GT, Bilirubin) als hepatitisartig (GPT > GPT erhöht) sind, finden sich intermittierend hohe Fieberzacken. Die Patienten berichten von uncharakteristischem Krankheitsgefühl mit Schmerzen unter dem rechten Rippenbogen, Gewichtsverlust, Myalgien und Athralgien. Ferner gibt es Berichte über familiäre Häufungen.

Sowohl die akute als auch die chronische Form sprechen gut auf eine Kortikoidtherapie an. Die Prognose ist sehr gut, auch wenn intermittierende Steroidgaben notwendig werden können. Bei einigen Patienten stellt sich auch im Verlauf heraus, dass doch eine infektiöse Ursache wie Tuberkulose oder Q-Fieber vorlag.

Lebergranulome bei HIV-Infektion

Patienten mit Aids-Erkrankung haben eine erhöhte Prävalenz von disseminierten Erkrankungen, die normalerweise mit Granulombildung einhergehen (s. Übersicht).

Lebergranulome bei HIV-infizierten Patienten

- Infektiös
  - M. avium intracellulare
  - M. tuberculosis
  - Zytomegalievirus
  - Toxoplasmose
  - Histoplasmose
  - Kryptokokkose
- Neoplasien
  - Hodgkin und Non-Hodgkin-Lymphome
- Medikamente
  - Sulfonamide
  - Antibiotika
  - Antimykotika
  - Isoniazid
  - Diazepam

Wahrscheinlich bedingt die eingeschränkte zelluläre Immunantwort, insbesondere die verminderte CD4-Zellzahl (s. oben), jedoch die uncharakteristische Ausbildung dieser Granulome. So kommt es meist nur zur Ansammlung schaumiger Histiozyten, in deren Zentrum sich häufig Krankheitserreger in großer Anzahl befinden. Teilweise findet man auch nur vergrößerte von-Kupffer-Sternzellen ohne entzündliche Antwort. Klinisch zeigen sich eine Hepatomegalie mit cholestatischer Enzymveränderung.

Fazit für die Praxis

Die häufigsten Ursachen für hepatische Granulome sind Sarkoidose, Mykobakterien und Medikamente neben einer Vielzahl von Auslösern ungewisser Bedeutung. Beim Vorliegen einer Sarkoidose sind fast immer andere klinische Manifestationen (Lungeninfiltrate, Uveitis, Lymphadenopathie, Hautexantheme, Polyarteritis oder einfach nur eine erhöhte Blutkörperchensenkungsgeschwindigkeit zu beobachten.

Häufige Fehler bei der Beurteilung hepatischer Granulome sind:

- Der Systemcharakter der Erkrankung wird verkannt. Die isolierte granulomatöse Hepatitis ist eine Rarität.
- Geringe Erhöhungen von alkalischer Phosphatase und γ-GT werden nicht ernsthaft verfolgt.
- Die Leberbiopsie wird nicht vollständig nach Granulomen untersucht, und Granulombefunde werden nicht weiterverfolgt.
- Es erfolgt keine gründliche Ausschlussdiagnostik.
- Im Rahmen der Ausschlussdiagnostik werden nicht im ausreichenden Maß Kulturen zur Diagnosefindung gewonnen.
- Bei Patienten mit Aids-Erkrankung werden die uncharakteristischen Granulome übersehen.
- Medikamente werden als Ursache von Lebergranulomen nicht in ausreichendem Maß in Betracht gezogen.
- Ein diagnostischer Therapieversuch wird gar nicht oder zu früh durchgeführt. Bei zu früher Durchführung (weniger als 3–4 Wochen Krankheitsverlauf) wird der selbstlimitierende Charakter einiger granulomverursachender Erkrankungen übersehen.

Literatur zu Kap. 16.3

Adams DO (1976) The granulomatous inflammatory response. A review. Am J Pathol 84: 164

Alvarez SZ, Carpio R (1983) Hepatobiliary tuberculosis. Dig Dis Sci 28: 193

Bagley CM, Roth JA, Thomas LB (1972) Liver biopsy in Hodgkin's disease. Clinicopatholic correlations in 127 patients. Ann Intern Med 76: 219

Cervantes F, Bruguera M, Carbonell J (1982) Liver disease in brucellosis. A clinical and pathological study of 40 cases. Postgrad Med J 58: 346

Dickson RC (2000) The liver in systemic disease. In: O'Grady JG, Lake JR, Howdle PD (eds) Comprehensive Clinical Hepatology. Mosby, London, pp 32.1–14

Eliakim M, Eisenberg S, Levij IS (1968) Granulomatous hepatitis accompanying a self-limited febrile disease. Lancet I: 1348

Guckian JC, Perry JE (1966) Granulomatous hepatitis. An analysis of 63 cases and review of the literature. Ann Int Med 65: 1081

Hofmann CE, Heaton JW (1982) Q fever hepatitis. Clinical manifestations and pathological findings. Gastroenterology 83: 474

Hughes M, Fox H (1972) A histological analysis of granulomatous hepatitis. J Clin Pathol 25: 817

Israel HI, Margolis MI, Rose LJ (1984) Hepatic granulomatosis and sarcoidosis. Further observations. Dig Dis Sci 29: 353

Karat ABA, Job CK, Rao PSS (1971) Liver in leprosy: histological and biochemical findings. Br Med J 1: 307

Kim H, Dorfman RF, Rosenberg SA (1976) Pathology of malignant lymphomas in the liver: application in staging. In: Popper H, Schaffner F (eds) Progress in liver diseases, vol 5. Grune & Stratton, New York, p 683

Klatskin G (1976) Hepatic granulomas: problems in interpretation. Ann NY Acad Sci 278: 427

Madrey WC, Johns CJ, Boitnott JK (1970) Sarcoidosis and chronic hepatic disease: clinical and pathologic study of 20 patients. Medicine (Baltimore) 49: 375

Marazuela M, Moreno A, Yebra M (1991) Hepatic fibrin ring granulomas: a clinicopathological study of 23 patients. Hum Pathol 22: 607

McMaster KR, Hennigar GR (1981) Drug induced granulomatous hepatitis. Lab Invest 44: 61

Mir-Madjlessi SH, Farmer RG, Hawk WA (1973) Granulomatous hepatitis. A review of 50 cases. Am J Gastroenterol 60: 122

Neville E, Pyasena KHG, James DG (1975) Granulomas of the liver. Postgrad Med J 51: 361

Porter GH (1961) Hepatic sarcoidosis. A cause of portal hypertension and liver failure. A review. Arch Int Med 108: 483

Sartin JS, Walker RC (1991) Granulomatous hepatitis: a retrospective review of 88 cases at the Mayo Clinic. Mayo Clin Proc 66: 914

Simon HB, Wolf SM (1973) Granulomatous hepatitisand prolonged fever of unknown origin: a study of 13 patients. Medicine (Baltimore) 52: 1

Warren KS (1978) Hepatosplenic schistosomiasis: a greatly neglected disease of the liver. Gut 19: 572

Zoutman DE, Ralph ED, Freij JV (1991) Granulomatous hepatitis and fever of unknown origin. An 11-year experience of 23 cases with three years follow-up. J Clin Gastroenterol 13: 69

Erworbenes Immunschwächesyndrom (Aids)

H. W. Doerr, F.-D. Goebel, L. Gürtler, W. Preiser, I. R. W. Schedel

II. Symptome

17.1 Epidemiologie der HIV-Infektion und der Aids-Erkrankung

W. Preiser, H. W. Doerr

Obwohl es der Medizin erst seit knapp 2 Jahrzehnten bekannt ist, hat das erworbene Immunschwächesyndrom Aids (»acquired immunodeficiency syndrome«) als klinisches Endstadium einer Infektion mit dem humanen Immundefizienzvirus HIV bereits die Malaria als häufigste infektiöse Todesursache weltweit überholt, und eine weitere enorme Zunahme der Fallzahlen, insbesondere in den Entwicklungsländern, erscheint unausweichlich (UNAIDS 2001).

17.1.1 Ursprünge der Pandemie

Anfang der 1980er-Jahre des bemerkten Ärzte in den USA eine ungewöhnliche Häufung zweier bis dato äußerst seltener Krankheitsbilder bei jungen homosexuellen Männern:

- der Pneumocystis-carinii-Pneumonie (PcP) und
- des Kaposi-Sarkoms (CDC 1981a, b).

Zunächst wurde eine Vielzahl von Faktoren als Ursache in Erwägung gezogen, vom Abusus toxischer Chemikalien bis hin zu seltenen Manifestationen ansonsten weitverbreiteter Virusinfektionen wie z. B. der Zytomegalie. Das neuartige Syndrom – beruhend auf einer Immunschwäche, in deren Folge Infektions- und andere Erkrankungen auftreten, die beim Immungesunden äußerst rar sind – wurde als erworbenes Immunschwächesyndrom Aids bezeichnet.

Bald wurde klar, dass es sich dabei um die Folge einer Infektion mit einem neuartigen Virus handelte; alternative Hypothesen konnten ausgeschlossen werden, und die akribische Verfolgung der Ausbreitung des neuen Krankheitsbildes zeigte eine Übertragbarkeit nicht nur durch homosexuelle Kontakte, sondern auch auf heterosexuellem Wege. Ferner zeigte es sich schon bald, dass es außerdem noch einen parenteralen Übertragungsweg durch die Inokulation von Blut Infizierter geben müsse, als nämlich die ersten Fälle bei Hämophiliepatienten und Empfängern von Blutkonserven auftraten (CDC 1982a, b).

Bereits im Jahr 1983 gelang es Wissenschaftlern am Institut Pasteur in Paris, kurz darauf auch an den National Institutes of Health der USA, von an Aids Erkrankten ein Retrovirus zu isolieren (Barre-Sinoussi et al. 1983; Gallo et al. 1983). Anfänglich als LAV (lymphadenopathieassoziiertes Virus) oder HTLV-III (Humanes T-Zellleukämievirus, analog zu den wenige Jahre zuvor entdeckten humanen Retroviren HTLV-I und -II) bezeichnet, heißt der Erreger jetzt einheitlich Humanes Immundefizienzvirus, abgekürzt HIV.

Seine Charakterisierung ermöglichte es, spezifische Nachweisverfahren für die HIV-Infektion (als Standardtest dient der Nachweis HIV-spezifischer Antikörper, für spezielle Fragestellungen der Nachweis des Virus bzw. seines Genoms) zu entwickeln. Dies wiederum erlaubte das Studium der Epidemiologie der HIV-Infektion – in Ergänzung der Epidemiologie des rein klinisch definierten Krankheitsbildes Aids –, wodurch sich 2 wesentliche Fakten herauskristallisierten:

1. Aids stellt lediglich das Endstadium der HIV-Infektion dar; auf jeden an Aids Erkrankten kommen mehrere mit HIV Infizierte, welche sich noch in der Latenzzeit bis zum Erkrankungsausbruch befinden, aber bereits als Ansteckungsquellen in Frage kommen.
2. Die neue Krankheit und die ihr zugrundliegende Infektion beschränkte sich nicht auf männliche Homosexuelle. Als Übertragungsweg des Virus kommen neben dem homosexuellen Geschlechtsverkehr zwischen Männern ebenso die Inokulation von Blut Infizierter (iatrogen z. B. bei Empfängern von Blutkonserven und -produkten wie etwa Hämophilen, und bei intravenös Drogenabhängigen, die »needle sharing« betreiben), heterosexueller Geschlechtsverkehr sowie die vertikale Übertragung von der infizierten Mutter auf ihr Kind in Frage. Sehr bald wurde auch klar, dass sich eine Epi-, ja Pandemie anbahnte, die weit über die anfänglichen Risikogruppen hinausging.

Über die Ursprünge des Virus kursieren zahlreiche Hypothesen. Teilweise abenteuerliche Theorien, wie die Version eines (misslungenen) Biowaffenexperimentes durch die CIA, sind mittlerweile sicher widerlegt. Die Vielfalt der dort nachgewiesenen Virussubtypen sowie der Nachweis des Virus bzw. virusspezifischer Antikörper in Proben aus den 1950er-Jahren weisen eindeutig auf den afrikanischen Kontinent, insbesondere Zentralafrika, als Ausgangsort der HIV-Pandemie (Zhu et al. 1998; Wain-Hobson 1998; Chitnis et al. 2000). Klar ist auch, dass es sich ursprünglich um eine Zoonose handelt: Bei verschiedenen Affenarten kommen mit dem HIV eng verwandte Viren vor; obwohl typischerweise bei der natürlichen Wirtsspezies apathogen, werden sie als »Simian immunodeficiency virus« (SIV) bezeichnet.

Mehrere jeweils wirts(sub)speziesspezifische Stämme des SIV scheinen bei verschiedenen Gelegenheiten auf den Menschen übergegangen zu sein: HIV-1 mit seinen Untergruppen M, N und O (s. unten) von 3 verschiedenen Unterarten des Schimpansen Pan troglodytes (engl. »chimpanzee«, daher SIV_{cpz}), die 6 Subtypen von HIV-2 vom Rauchgrau- oder Mohrenmangaben Cercocebus torquatus atys (engl. »sooty mangabey«, daher SIV_{sm}; Hahn et al. 2000; Gao et al. 1999; Weiss u. Wrangham 1999).

Warum eine solche speziesübergreifende Übertragung und anschließende explosionsartige Ausbreitung nicht schon viel früher aufgetreten ist, bleibt unklar, wenn auch verschiedene Argumente aufgeführt werden können: Darunter sind die – auch aus arten- und tierschützerischen Gesichtspunkten höchst bedenkliche – Zunahme des sog. Handels mit »bush meat« in engem Zusammenhang mit kommerzieller Holzfällerei, geänderte sozioökonomische Gegebenheiten, durch verbesserte Verkehrsverbindungen verstärkte Mobilität, Bevölkerungsbewegungen, eine veränderte Sexualmoral in Gefolge des Zusammenbruchs traditioneller sozialer Gefüge etc. Eine interessante, wenn auch mittlerweile (durch hochempfindliche Testung des damals verwendeten Materials mit negativem Resultat; Horton 2000a) wohl widerlegte Hypothese des Journalisten Edward Hooper besagt, dass die Aids-Epidemie durch eine auf Affennierenzellen angezüchtete und so mit SIV kontaminierte Poliomyelitisvakzine ausgelöst wurde (Hooper 1999).

Die weltweit meisten Fälle von Aids werden durch den HIV-Typ HIV-1 ausgelöst; der Typ HIV-2 weist eine gegenüber dem HIV-1 reduzierte Pathogenität auf und beschränkt sich im We-

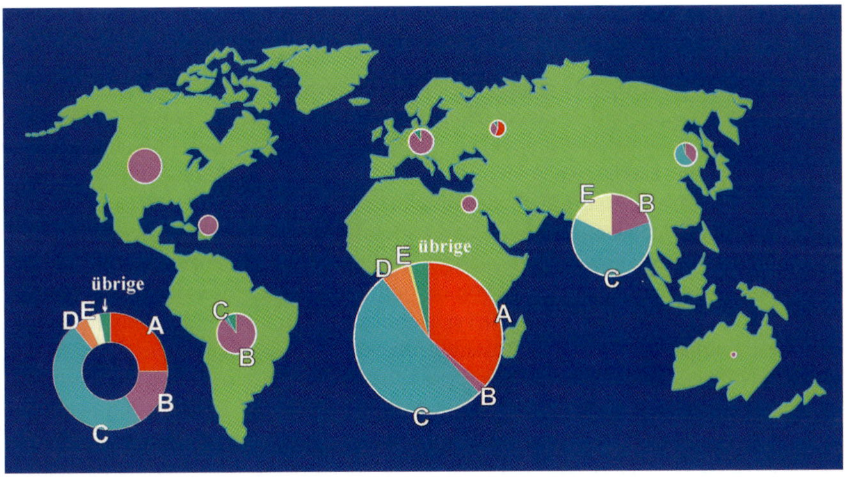

Abb. 17-1. Prävalenz der verschiedenen HIV-1-Subtypen nach Regionen; die Farbfelder entsprechen den HIV-1-Subtypen. Zugleich repräsentiert die jeweilige Kreisfläche die Zahl der HIV-Infektionen

sentlichen auf Westafrika und historisch damit liierte Länder wie Frankreich und Belgien. Das HIV-1 wiederum umfasst die M-Gruppe (für »main« oder »major«) mit den bislang 10 Subtypen (»clades«) A–J sowie die weniger eng verwandten HIV-1-O (»outlier«) und HIV-1-N (»new«).

Wahrscheinlich beruht das Überwiegen unterschiedlicher Subtypen in verschiedenen Weltregionen auf dem sog. Gründereffekt (»founder effect«): Danach handelt es sich um die zufälligerweise jeweils zuerst eingeschleppten und die jeweilige regionale Epidemie begründenden Virusvarianten; in der westlichen Welt ist es der Subtyp HIV-1-B (Abb. 17-1). Erst in letzter Zeit wird, beispielsweise bei der Impfstofforschung, auch den »nichtwestlichen« Virussubtypen Beachtung geschenkt.

17.1.2 Entwicklung zur weltweiten HIV-Pandemie

Die epidemiologische Überwachung der Pandemie beruht maßgeblich auf den Meldungen der aufgetretenen Aids-Fälle. Dabei muss man beachten, dass diese Aids-Fallzahlen lediglich die »Spitze des Eisberges« darstellen. Dies liegt in der langen Inkubationszeit begründet, die zwischen der initialen Infektion mit dem HIV und dem Ausbruch des Vollbildes Aids als Endstadium eines kontinuierlich über etliche Jahre fortschreitenden Immundefektes liegt (unbehandelt im Schnitt etwa 10 Jahre, während derer der Infizierte aber die – ihm oft selbst unbekannte – Infektion weitergeben kann). Mit anderen Worten, die Aids-Fallzahlen spiegeln den Stand der HIV-Verbreitung mit einer Verzögerung von etwa einem Jahrzehnt wider. Zudem muss berücksichtigt werden, dass die jeweils angewandte Aids-Falldefinition im Laufe der Zeit mehrfach geändert wurde und auch heute regional unterschiedliche Definitionen verwandt werden (WHO 1997).

Eine Möglichkeit, die den Aids-Fallzahlen immanente Zeitverzögerung gegenüber dem Verlauf der HIV-Durchseuchung zu vermeiden, ist die Testung eines möglichst repräsentativen Teils der Gesamtbevölkerung auf das Vorhandensein von HIV-Antikörpern als Infektionsmarker. Solche »Sentinelstudien« werden eingesetzt, um Vorhersagen über die in Zukunft erforderliche Gesundheitsinfrastruktur machen zu können und um die Auswirkungen von Aufklärungskampagnen etc. abzuschätzen.

Gerne werden hierfür Schwangere im Rahmen der Schwangerschaftsvorsorge gewählt, da diese am ehesten die sexuell aktive Bevölkerung widerspiegeln. Jedoch müssen dabei neben demographischen, sozialen und anderen Einflüssen auch statistische Phänomene mit berücksichtigt werden, welche u. U. die Aussagen dieser Studien verfälschen können (UNAIDS 1999). Untersuchungen an Blutspendern liefern in vielen Ländern aufgrund des Ausschlusses von Risikogruppenangehörigen zu niedrige, solche an Krankenhauspatienten meist zu hohe Seroprävalenzwerte.

Die Weltgesundheitsorganisation WHO und das Joint United Nations Programme on HIV/Aids, abgekürzt UNAIDS, geben regelmäßig aktualisierte Zusammenstellungen und Auswertungen zur HIV-Epidemiologie heraus. Diese basieren auf den Angaben der national zuständigen Institutionen (WHO 2001a, b). Das Centre Européen pour la Surveillance Epidémiologique du SIDA (CESES) kompiliert die HIV- und Aids-Überwachungsdaten europaweit.

Auf nationaler Ebene ist in der Bundesrepublik Deutschland das Aids-Zentrum des Robert-Koch-Institutes (RKI) zuständig. Die Daten stammen aus vorwiegend 2 Quellen:
- dem Freiwilligen Aids-Fallregister und
- der sog. Laborberichtsverordnung (seit 1988).

In ersterem werden seit 1982 Fallberichte behandelnder Ärzte über Erkrankungs- und Todesfälle durch Aids auf freiwilliger und anonymer Basis zentral erfasst und ausgewertet. Neben Alter, Geschlecht, Wohnort etc. des Patienten enthalten diese Meldungen Angaben zu möglichen Risikofaktoren für die HIV-Infektion, opportunistischen Infektionen etc. Man geht von einer Erfassungsrate von mehr als 85% der in Deutschland auftretenden Aids-Fälle aus. Die Laborberichtsverordnung (Verordnung über die Berichtspflicht für positive HIV-Bestätigungstests vom 18. Dezember 1987 – BGBl. I S. 2819) verpflichtet alle Labors, bestätigt positive HIV-Testergebnisse ebenfalls anonym an das Aids-Zentrum des RKI zu melden. Hierbei stellen in erster Linie Mehrfachmeldungen ein Problem dar, wenn derselbe Patient von verschiedenen Labors getestet und gemeldet wird, was aufgrund der strikten Anonymität nur sehr schwer zu erkennen ist.

Neben der Datenerhebung durch das RKI werden regelmäßig auch epidemiologische Untersuchungen in regionalen HIV-Ballungszentren durchgeführt, so z. B. im Raum Frankfurt am

Main. Hier werden regelmäßig die HIV-Testungen des Untersuchungsgutes aus der Frankfurter Universitätsklinik, aus den Krankenhäusern und Arztpraxen der Umgebung wie auch vom Stadtgesundheitsamt und anderen Institutionen analysiert (Doerr et al. 1988; Rapprich et al. 1994).

Zusätzlich zur klassischen epidemiologischen Forschung können molekularbiologische Methoden durch Genomtypisierung von in verschiedenen Patienten und Patientengruppen vorgefundenen Viren wertvolle Informationen liefern. Auf der Ebene der Gesamtbevölkerung oder von bestimmten Risikogruppen können molekularbiologische Typisierungen wertvolle Hinweise auf epidemiologische Zusammenhänge, Ausbreitungsrouten von Infektionen etc. liefern. Dasselbe gilt für Methoden zur Serotypisierung und -subtypisierung.

Tabelle 17-1 gibt einen Überblick über die HIV-Infektionszahlen in verschiedenen Teilen der Welt. Augenfällig sind die Unterschiede bei den jeweils vorherrschenden Übertragungswegen. Während in den Industrieländern (Nordamerika, Westeuropa, Australien) Sexualkontakte zwischen Männern für den Großteil der Fälle verantwortlich sind, wird global betrachtet die weit überwiegende Mehrzahl der Fälle auf heterosexuellem Wege übertragen; dies drückt sich im jeweiligen Anteil weiblicher Infizierter aus und bedingt natürlich vertikale Infektionsfälle von der Mutter auf ihr Kind. Hinzu kommen in unterschiedlichem Ausmaß Infektionen durch intravenösen Drogenabusus, durch Blut und Blutprodukte etc.

Trotz entsprechender Spekulationen gibt es jedoch keine gesicherten Hinweise darauf, dass eine unterschiedliche Übertragbarkeit verschiedener Virusstämme auf dem einen oder anderen Infektionsweg für diese Unterschiede verantwortlich ist; vielmehr geht man heute vorwiegend vom sog. Gründereffekt (»founder effect«) als Ursache für die Heterogenität der in verschiedenen Erdteilen vorherrschenden HIV-Stämme aus.

Aus Tabelle 17-1 geht nicht hervor, dass es sich stets um eine Übereinanderlagerung von z. T. sehr unterschiedlichen Einzel- oder Sub-Epidemien handelt. Diese Einzelepidemien betreffen Länder, Gebiete oder bestimmte Bevölkerungsgruppen und können zu erheblichen Unterschieden zwischen den einzelnen zu der jeweiligen Region gehörigen Ländern und teilweise auch innerhalb der Länder selbst führen.

Sehr anschaulich ist dies am Beispiel der Republik Südafrika darzustellen: Hier wurde die erste HIV-Infektion im Jahr 1982 diagnostiziert; danach kam es zu einer Zunahme von Fällen bei männlichen Homosexuellen (Martin et al. 1990). Ab Ende der 1980er Jahre wurde eine vermehrte heterosexuelle Ausbreitung bemerkt; bei einer im Laufe der Zeit zunehmenden Zahl von Infektionsfällen bei Frauen wurden 1992 erstmals gleichviele HIV-Infektionen bei Frauen wie bei Männern diagnostiziert. Die jährliche Erhebung der HIV-Infektionsraten bei einer repräsentativen Auswahl schwangerer Frauen zeigt einen Anstieg von landesweit 0,73% 1990 auf 7,6% 1994 und auf 22,8% 1998 (RSA 1996). Dabei bestehen erhebliche Unterschiede zwischen den einzelnen Provinzen: Die im Norden des Landes gelegenen Provinzen weisen deutlich höhere Raten auf als die weiter südlich gelegenen; jedoch besteht kein Unterschied zwischen den Provinzen in der intrinsischen Verdoppelungszeit, welche derzeit im Schnitt 12 Monate beträgt (Williams u. Campbell 1998).

Dies bedeutet, dass es sich lediglich um eine zeitliche Versetzung handelt, nicht jedoch um eine grundlegend unterschiedliche Epidemiologie. Dementsprechend steigen die In-

Tabelle 17-1. Regionale HIV- und Aids-Statistiken, Stand Dezember 2001 [*Hetero* heterosexuell und vertikal (von der Mutter auf ihr Kind), *IVDA* intravenöser Drogenmissbrauch, *MSM* männliche Homo- und Bisexuelle (»men having sex with men«)]. (Quelle: UNAIDS – AIDS epidemic update. December 2001)

Region	Beginn der Epidemie	Lebende Infizierte	Neuinfektionen 2000	Seroprävalenzrate Erwachsene [%]	Anteil Frauen [%]	Hauptübertragungswege
Afrika südlich der Sahara	Ende der 1970er/ Anfang der 1980er	28,1 Mio.	3,4 Mio.	8,4	55	Hetero
Nordafrika, Naher Osten	Ende der 1980er	440.000	80.000	0,2	40	Hetero, IVDA
Süd- und Südostasien	Ende der 1980er	56,1 Mio.	800.000	0,6	35	Hetero, IVDA
Ostasien, Pazifik	Ende der 1980er	1 Mio.	270.000	0,1	20	IVDA, Hetero, MSM
Lateinamerika	Ende der 1970er/ Anfang der 1980er	1,4 Mio.	130.000	0,5	30	MSM, IVDA, Hetero
Karibik	Ende der 1970er/ Anfang der 1980er	420.000	80.000	2,2	50	Hetero, MSM
Osteuropa, Zentralasien	Anfang der 1990er	1 Mio.	250.000	0,5	20	IVDA
Westeuropa	Ende der 1970er/ Anfang der 1980er	560.000	30.000	0,3	25	MSM, IVDA
Nordamerika	Ende der 1970er/ Anfang der 1980er	940.000	45.000	0,6	20	MSM, IVDA, Hetero
Australien, Neuseeland	Ende der 1970er/ Anfang der 1980er	15.000	500	0,1	10	MSM

II. Symptome

fektionszahlen auch in den bisherigen Niedrigendemieregionen stetig an.

Die asymptotische Seroprävalenzrate wurde für KwaZulu-Natal mit 23% und für das gesamte Land mit 27% errechnet. Die beiden übereinandergelagerten, aber vollkommen unterschiedlichen Teilepidemien spiegeln sich sehr klar in den jeweils vorherrschenden Virusstämmen wider: Bei der vorwiegend homosexuell übertragenen Epidemie überwiegt wie im Rest der Welt HIV-1-B, bei der heterosexuellen HIV-1-C (van Harmelen et al. 1997).

Die ◘ Abb. 17-2 und 17-3 zeigen den Anstieg der absoluten Infiziertenzahlen sowie die Zahl der jährlichen Neuinfektionen, jeweils nach Regionen aufgeschlüsselt, für den Zeitraum zwischen 1980 und 1999. Bemerkenswert ist die extrem unterschiedliche Dynamik der HIV-Infektion in verschiedenen Gebieten der Erde, wie sie auch in den je nach HIV-Seroprävalenz zu verschiedenen Zeitpunkten eingefärbten regionalen Landkarten zum Ausdruck kommt (◘ Abb. 17-4 bis 17-6).

Über die Ursachen für die so unterschiedlich verlaufene Ausbreitung der HIV-Infektionszahlen ist viel geforscht und spekuliert worden; soziale und religiöse Faktoren mit Auswirkungen auf Promiskuität, Homosexualität, Prostitution, aber auch Zirkumzision haben hierauf einen Einfluss. Nicht zuletzt scheint die Prävalenz von Geschlechtskrankheiten, die das Risiko einer HIV-Übertragung erheblich steigern können, eine Rolle zu spielen; die Auswirkung entsprechender Behandlungsprogramme auf die HIV-Epidemiologie wird eingehend untersucht (Laga 1995; Marcus 2000).

In der Bundesrepublik Deutschland wurden von 1982 bis Ende 2001 ca. 23.500 Aids-Erkrankungsfälle – 88% davon bei Männern – gemeldet. Von diesen Patienten sind 19.000 gestorben. Weniger als 150 Aids-Fälle traten bei Kindern unter 13 Jahren auf. Die Gesamtzahl der Ende 2001 in Deutschland lebenden HIV-Infizierten wird auf 38.000 geschätzt, davon sind gut $^3/_4$ Männer und weniger als 400 Kinder unter 13 Jahren. Die kumulative Gesamtzahl der seit Beginn der Epidemie Infizierten in Deutschland wird mit etwa 60.000 angegeben, wovon 23.500 an Aids erkrankt und 19.000 infolge Aids gestorben sind (Aids-Zentrum im Robert Koch-Institut 2001).

Europaweit (WHO European Region) waren bis Ende Juni 2001 249.820 Aids-Fälle gemeldet worden, 91,2% davon in Mitgliedsländern der EU. Bemerkenswert ist der deutliche Rückgang der Aids-Inzidenz beginnend 1996; von 1997 auf 1998 ging die Zahl der Aids-Neuerkrankungen in der EU um 22,5% von 14.232 auf 11.037 Fälle zurück. Dergleichen fielen die Todesfälle aufgrund Aids im selben Zeitraum von 10.339 auf 6.801, d. h. um 34,2%.

Bemerkenswert ist die Verschiebung des Anteils der verschiedenen Risikogruppen an den Aids-Erkrankungen. Der Anteil der männlichen Homosexuellen an den insgesamt (kumulativ) aus den EU-Staaten gemeldeten Aids-Fällen liegt bei 32,8%, bei den im Jahr 2000 neu aufgetretenen jedoch nur noch

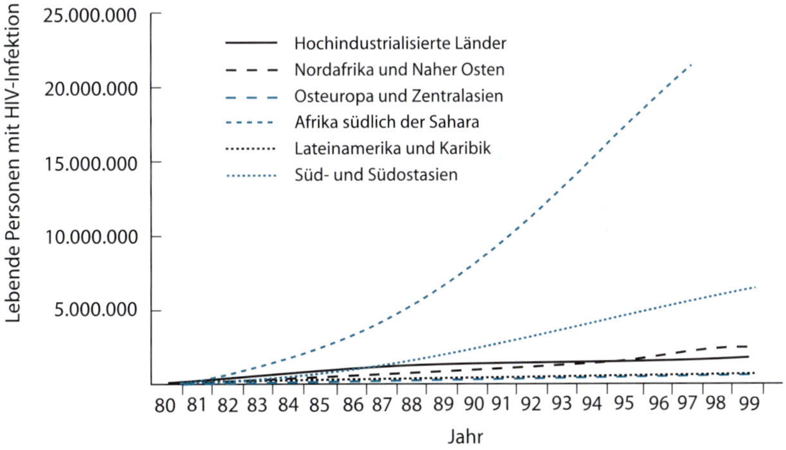

◘ **Abb. 17-2.** Entwicklung der HIV-Infektionszahlen nach Regionen von 1980–1999

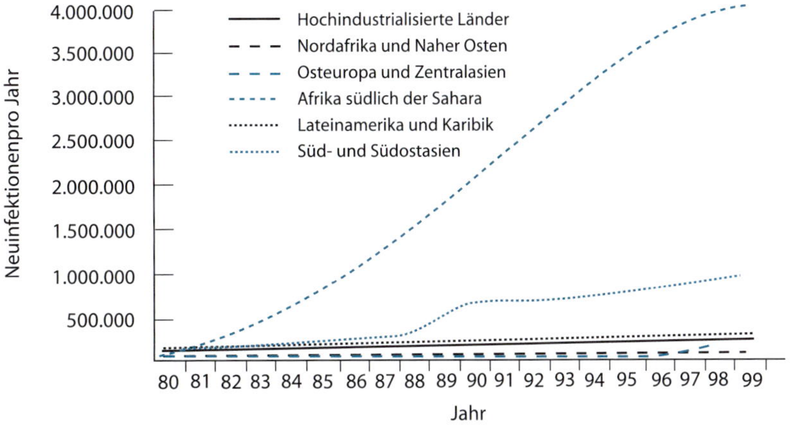

◘ **Abb. 17-3.** Geschätzte jährliche Neuinfektionszahlen nach Regionen von 1980–1999

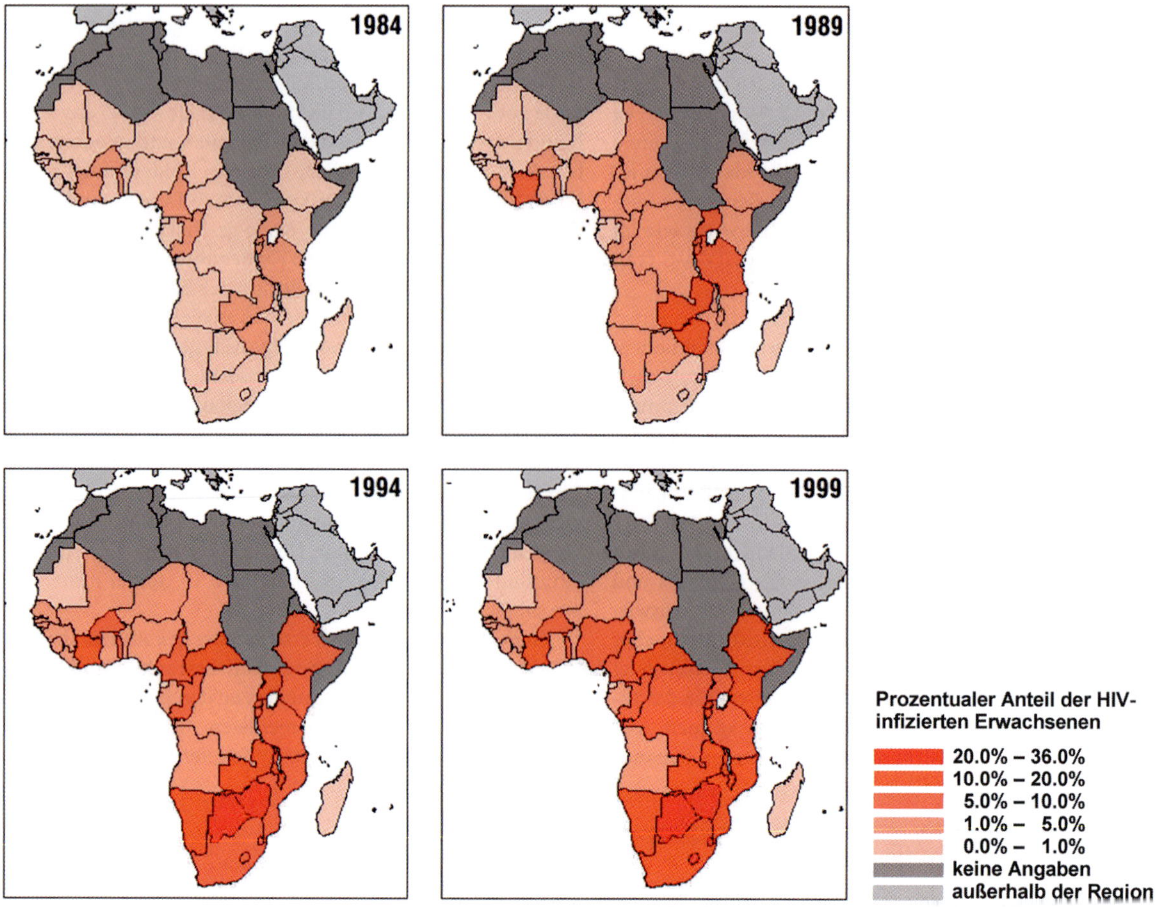

Abb. 17-4. Ausbreitung der HIV-Infektion in Afrika südlich der Sahara von 1984–1999

bei 22,0%. Wenig Veränderung gab es bei den auf i.v.-Drogengebrauch beruhenden Fällen (39,5% vs. 33,6%), während der Anteil der heterosexuell erworbenen Infektionen insgesamt bei 17,3%, für das Jahr 2001 allein hingegen schon bei 32,7% lag. Erwartungsgemäß hat die Rolle der durch kontaminierte Bluttransfusionen und -produkte erfolgten Infektionen in Europa stark abgenommen (European Centre for the Epidemiological Monitoring of Aids 2001).

17.1.3 Heutige Situation

UNAIDS geht von derzeit (Ende 2001) 40 Mio. lebenden HIV-Infizierten weltweit aus (Abb. 17-7 und 17-8); davon sind 17,6 Mio. Frauen und 2,7 Mio. Kinder unter 15 Jahren. Insgesamt sind 24,8 Mio. Personen seit Beginn der Epidemie an Aids gestorben (Abb. 17-9), 3 Mio. davon allein im Jahr 2001 (Abb. 17-10). Insgesamt haben sich daher kumulativ über 60 Mio. Menschen seit Beginn der Pandemie mit HIV infiziert. Zusätzlich haben bis Ende 1999 insgesamt 13,2 Mio. Kinder ihre Mutter oder beide Eltern durch Aids verloren (sog. Aids-Waisen). In Schwarzafrika sind derzeit etwa $^2/_3$ der vorhandenen Krankenhausbetten mit Aids-Patienten belegt.

Extrem besorgniserregend ist, dass von den täglich 14.000 HIV-Neuinfektionen im Jahr 2001 über 95% in Entwicklungsländern stattfinden (Abb. 17-11); 2000 täglich betreffen Kinder, überwiegend durch Mutter-zu-Kind-Übertragung intrauterin, perinatal oder durch Stillen. In den Industrieländern nimmt dank intensiver Aufklärungs- und Präventionskampagnen (wie z. B. Programme, die das »needle sharing« durch Drogenabhängige zu verringern helfen) die Zahl der jährlich beobachteten Neuinfektionen zumindest nicht weiter zu, und einige Infektionswege wie etwa kontaminierte Blutprodukte haben durch geeignete Vorgehensweisen (Spenderselbstausschluss, Screening auf Antikörper, neuerdings zusätzlich auf virales Genom) fast gänzlich an Bedeutung verloren.

Neuerdings richten sich die Bemühungen auf eine effektive Verhinderung der vertikalen Transmission, was intensive Screeninguntersuchungen möglichst aller Schwangeren und antiretrovirale Medikamentenprophylaxe erfordert.

Nach Schätzung des RKI sind derzeit in Deutschland 38.000 HIV-Infizierte am Leben, wobei 29.500 Männer und weniger als 400 Kinder sind. Etwa 5000 der Infizierten haben das Stadium Aids erreicht. Im Jahr 2001 kam es zu etwa 2000 Neuinfektionen, wobei der Frauenanteil bei etwa $^1/_4$ liegt. Die Zahl der Aids-Erstmanifestationen im Jahr 2001 betrug etwa 700, da es hier aufgrund der enormen Verbesserungen der Therapiemöglichkeiten zu einem starken Rückgang gekommen ist. Zwar stellen homo- bzw. bisexuelle Männer mit ca. 50% weiterhin den größten Anteil bei den neu auftretenden HIV-Infektionen; jedoch steigt der Anteil der in Deutschland über heterosexuelle Kon-

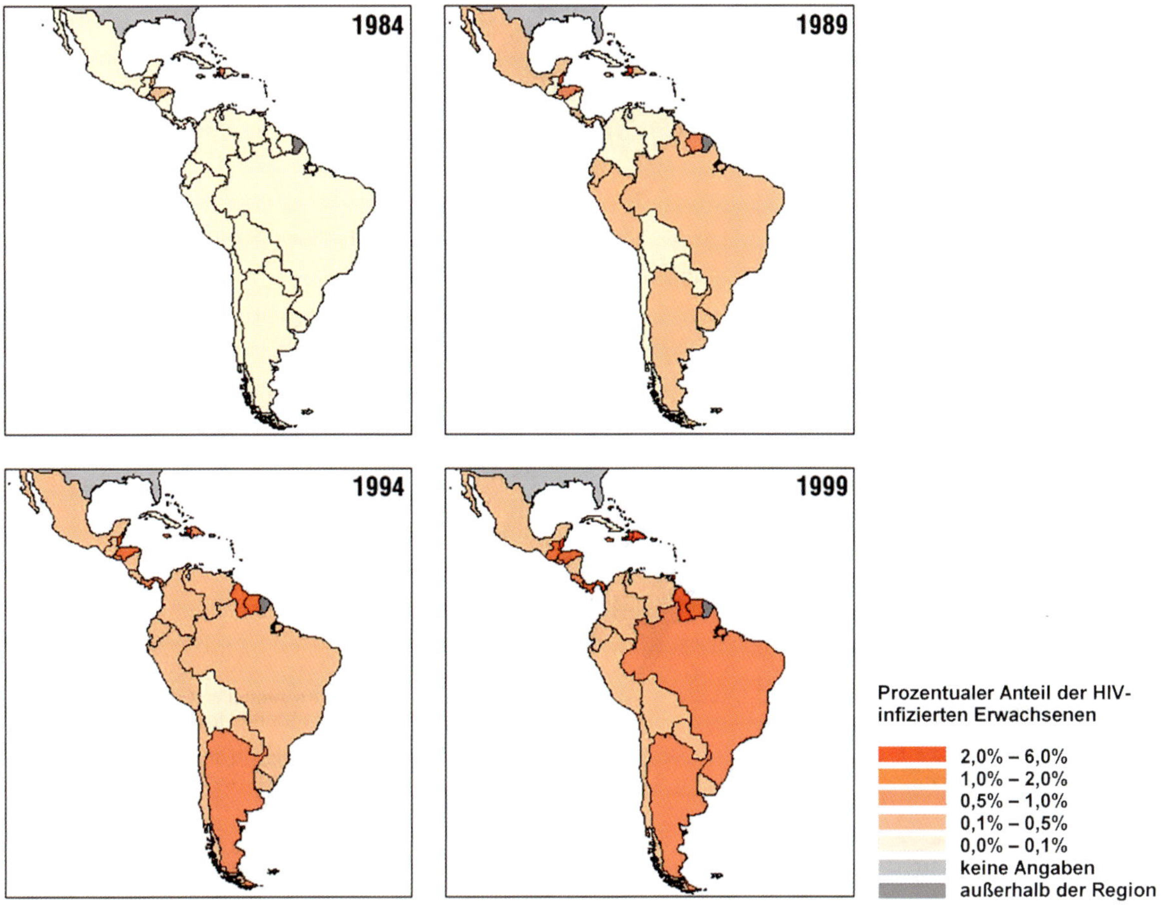

Abb. 17-5. Ausbreitung der HIV-Infektion in Lateinamerika und der Karibik von 1984–1999

takte Infizierten auf 18%. Ebenso ist der Anteil der aus HIV-Hochendemiegebieten Stammenden auf 21% geklettert, während die i.v.-Drogenabhängigen relativ konstant etwa 10% der Neudiagnostizierten stellen.

Der deutliche Rückgang der Aids-Neuerkrankungszahlen beruht auf der Verfügbarkeit der hochaktiven antiretroviralen Therapie (HAART; Abb. 17-12); durch sie leben heute nicht nur Patienten im Vollstadium Aids länger (Rückgang der Sterbeziffern), sondern bei frühzeitiger Therapie verlängert sich auch die Phase der relativ asymptomatischen Infektion, sodass der Eintritt des Vollbildes hinausgezögert wird (Rückgang der Aids-Inzidenz). Im Gegenzug steigt damit jedoch die Zahl der lebenden Infizierten (d. h. die HIV-Prävalenz) an.

Es besteht jedoch die – bislang nicht durch Zahlen belegte – Befürchtung, dass die deutlich verbesserten Behandlungsmöglichkeiten zu einer Zunahme von Risikoverhalten und somit zu mehr Neuinfektionen führen könnten. Neben zunehmender Sorglosigkeit aufgrund eines (falschen) Sicherheitsgefühls führt die verlängerte, relativ symptomarme Überlebenszeit zu einer Zunahme der Übertragungsmöglichkeiten; andererseits vermindert eine erfolgreiche antiretrovirale Therapie – wie etwa bei der Mutter-zu-Kind-Übertragung gezeigt – die Infektiosität Infizierter, sodass hier mehrere gegenläufige Tendenzen zum Tragen kommen könnten.

17.1.4 Künftige Szenarien

HIV ist mittlerweile die wichtigste infektiöse Todesursache weltweit geworden (WHO 1999). Zwar haben in den Industrieländern zum einen die intensiven Aufklärungskampagnen bei HIV-Risikogruppen sowie spezifische Maßnahmen wie Überwachung von Blutspenden, Spritzenaustauschprogramme für Drogensüchtige etc. Früchte getragen, zum anderen die erheblichen Fortschritte in der Behandlung der HIV-Infektion durch Kombinationstherapien und ihrer Komplikationen zu einem deutlichen Rückgang der Aids-Neuerkrankungen und -Todesfälle seit 1996 geführt (CDC 1998). Zu befürchten ist jedoch, dass es sich dabei zum einen nur um eine vorübergehende Abnahme der Aids-Fallzahlen handelt und diese bei Erschöpfung der therapeutischen Möglichkeiten wieder zunehmen werden, und dass zum anderen die deutlich verbesserten Therapieoptionen zu einem Nachlassen der präventiven Maßnahmen (»safer sex« etc.) führen. Seit Mitte der 1990er Jahre gibt es in Industrieländern beunruhigende Hinweise auf eine erneute Zunahme von Risikoverhalten wie z. B. ansteigende Gonorrhöinfektionszahlen (Communicable Disease Surveillance Centre 2001).

Weltweit betrachtet jedoch breitet sich die Pandemie weiterhin weitgehend unkontrolliert aus, wie das Beispiel Südafrikas drastisch vor Augen führt, aber auch die Situation in mehreren der früher kommunistischen Länder. Nur in wenigen

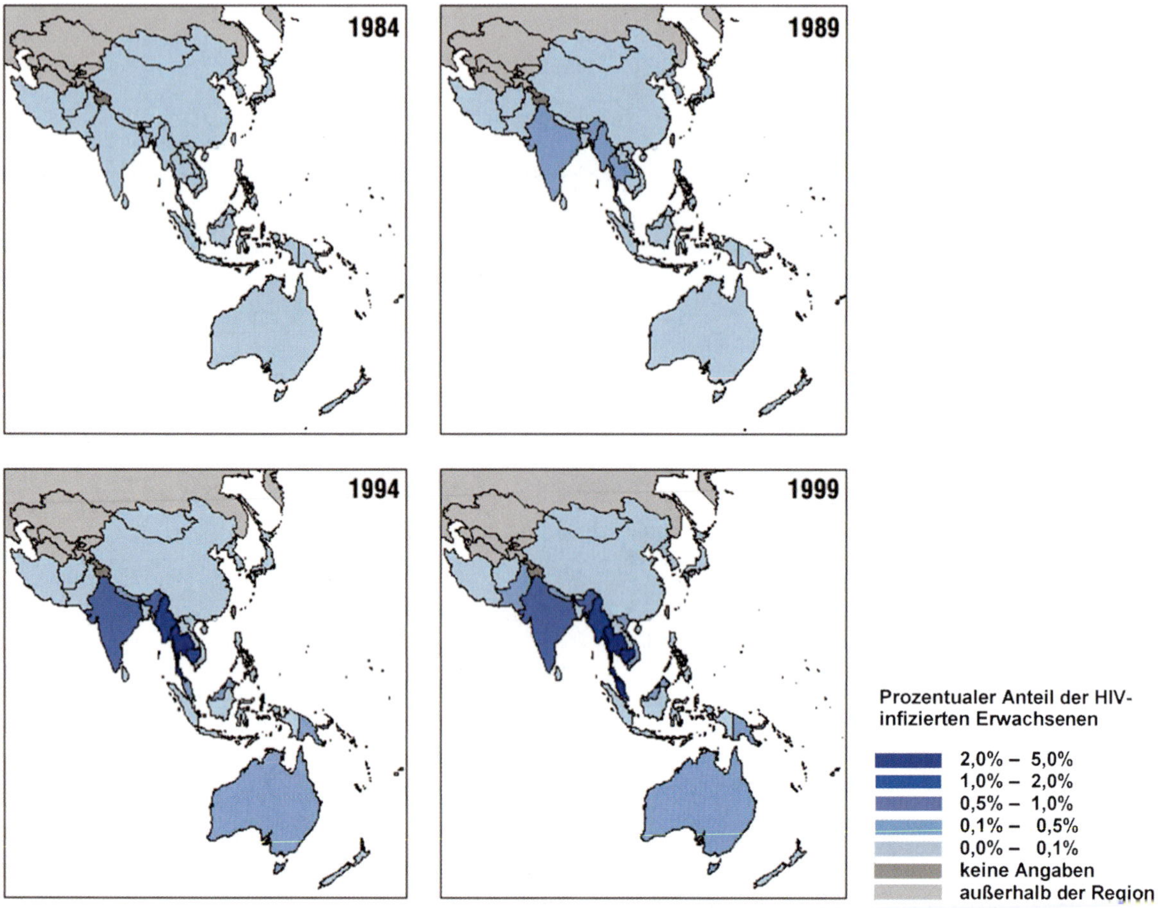

Abb. 17-6. Ausbreitung der HIV-Infektion in Süd- und Südostasien von 1984–1999

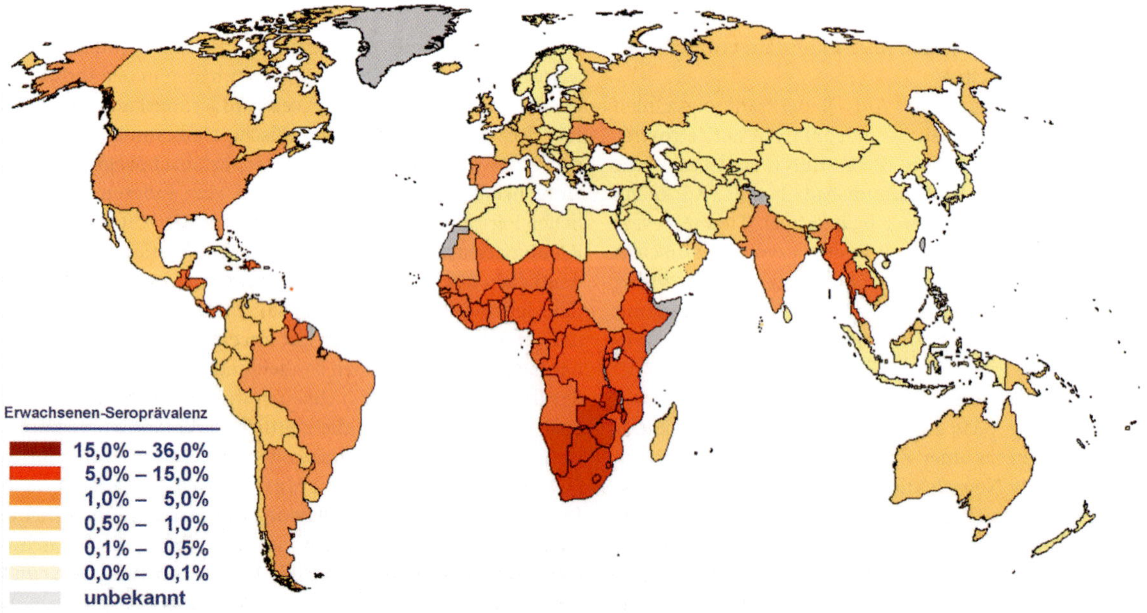

Abb. 17-7. Weltweite HIV-Seroprävalenzraten – Ende 1999

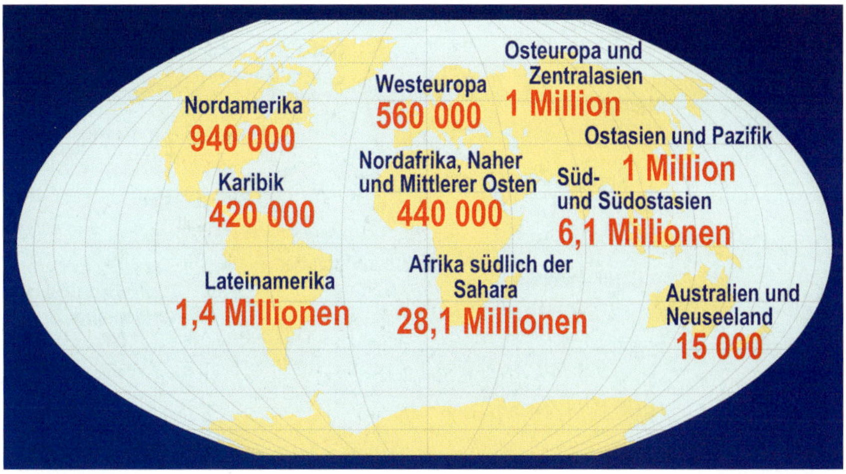

Abb. 17-8. Derzeit (Ende 2001) mit einer HIV-Infektion lebende Erwachsene und Kinder (Schätzung) nach Regionen. Gesamtzahl: 40 Mio. (Quelle: UNAIDS: AIDS epidemic update. December 2001)

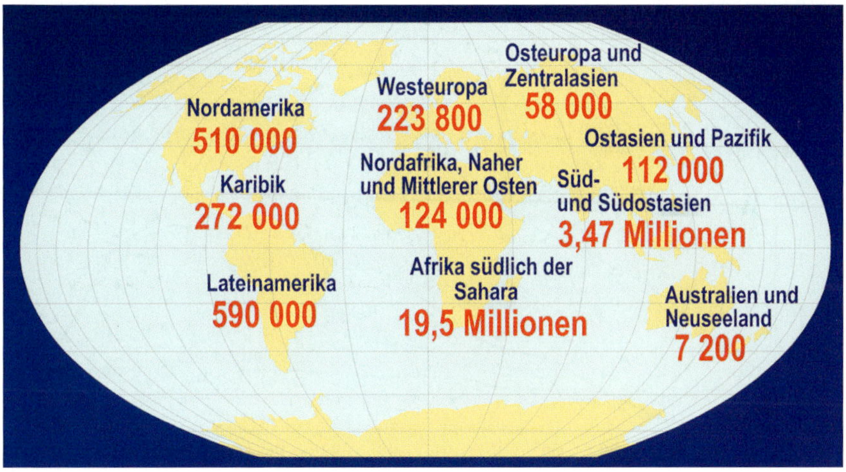

Abb. 17-9. Geschätzte Zahl der Todesfälle (Kinder und Erwachsene) an Aids/HIV bis Ende 2001 (kumulativ) nach Regionen. Gesamtzahl: 24,8 Mio. (Quelle: UNAIDS: AIDS epidemic update December 2001)

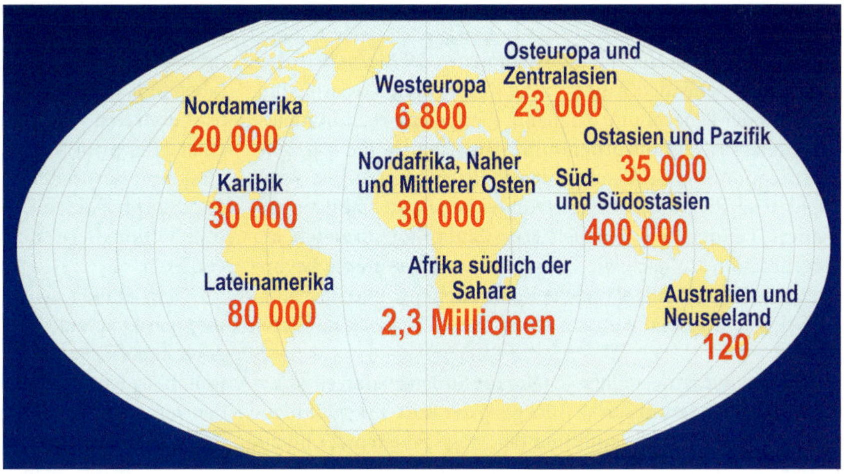

Abb. 17-10. Geschätzte Zahl der Todesfälle (Kinder und Erwachsene) an Aids/HIV im Jahr 2001 nach Regionen. Gesamtzahl: 3 Mio. (Quelle: UNAIDS: AIDS epidemic update. December 2001)

Ländern (Uganda, Thailand) scheint es so, als hätte die Epidemie ihren Höhepunkt erreicht oder bereits überschritten, was allerdings teilweise eher auf statistische Sättigungsphänomene als auf erfolgreiche Präventionsmaßnahmen zurückzuführen sein mag (Hitchcock u. Fransen 1998; Nelson et al. 1996). In den sehr bevölkerungsreichen Ländern Asiens (Indien, China) verdecken die – noch – relativ geringen Prävalenzraten erhebliche Absolutziffern (Quinn 1996; Nicoll u. Gill 1999).

Die weitere Entwicklung der HIV-Pandemie wird von mehreren Parametern abhängen; unbestritten ist, dass HIV auf absehbare Zeit ein erhebliches Problem v. a. für die Länder des ehemaligen Ostblocks und die der Dritten Welt darstellen wird. Die vorherrschenden Übertragungswege in diesen Regionen sind der heterosexuelle Geschlechtsverkehr und der intravenöse Drogenabusus. Nicht zuletzt ist es aber die Fähigkeit und der Willen der betroffenen Gesellschaft oder gesellschaftlichen

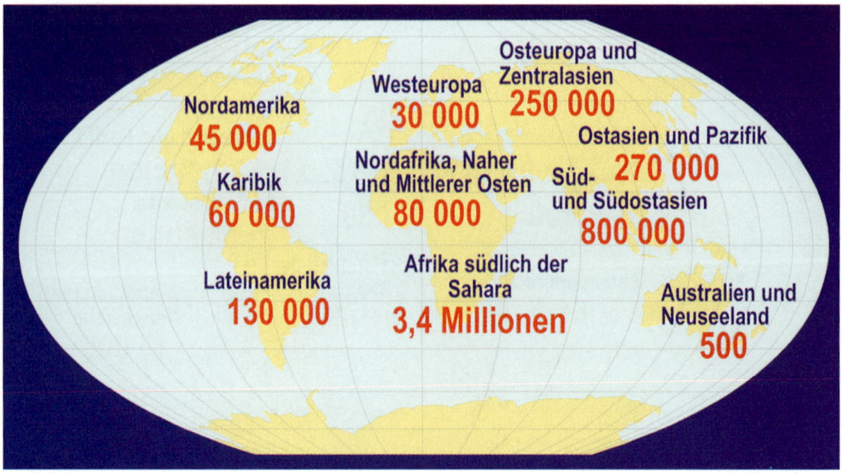

Abb. 17-11. Geschätzte Zahl der HIV-Neuinfektionen im Jahr 2001 nach Regionen. Gesamtzahl: 5 Mio. (Quelle: UNAIDS: AIDS epidemic update. December 2001)

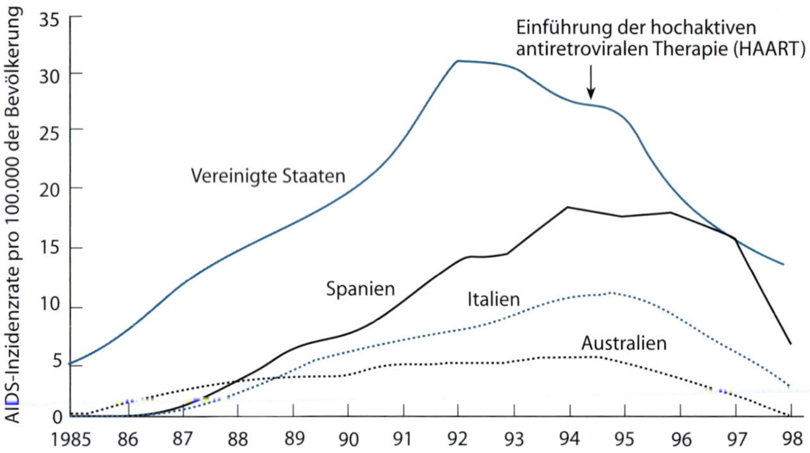

Abb. 17-12. Rückgang der Aids-Erkrankungszahlen in den Industrieländern aufgrund weitverbreiteter antiretroviraler Mehrfachtherapie (HAART). (Quelle: WHO/UNAIDS)

Gruppen, sich der Herausforderung zu stellen, welche über Wohl und Wehe entscheidet: Ausnahmen in der Masse der Länder, welche sehenden Auges in die Katastrophe steuern, sind Uganda, der Senegal und Thailand; hier gelang es, durch entschiedene Präventionsprogramme – wozu stets die offizielle Anerkennung der Größenordnung des Problems nötig ist – den rapiden Anstieg der Zahl an Neuinfektionen zu stabilisieren. Andere Länder, wie beispielsweise Südafrika, tun sich im Gegensatz hierzu nach wie vor sehr schwer damit, die bevorstehende Katastrophe als solche wahrzunehmen und überfällige Bekämpfungsmaßnahmen einzuleiten (De Cock u. Weiss 2000).

In den Industrieländern scheint die Situation derzeit unter Kontrolle. Der derzeit starke Rückgang der Aids-Erkrankungszahlen und -Todesfälle aufgrund der Möglichkeiten der hochaktiven antiretroviralen Therapie (HAART) führt zu einem rechnerischen Anstieg der Infiziertenzahlen (da weniger Personen an ihrer HIV-Infektion sterben). Nicht übersehen werden darf hierbei jedoch, dass HAART die HIV-Infektion allenfalls zu einer behandelbaren chronischen Erkrankung machen, sie jedoch nicht heilen kann.

Ob der Trend der letzten Jahre anhalten wird, hängt nicht zuletzt davon ab, ob die jetzigen Therapieoptionen auf Dauer ausreichen oder aufgrund von Resistenzentwicklung und Nebenwirkungen an Grenzen stoßen werden. Es wird ferner genau zu beobachten sein, ob die befürchtete Zunahme der Neuinfektionen aufgrund eines trügerischen Sicherheitsgefühls (»behandelbare Krankheit«, »Behandelte nicht länger infektiös«) eintreten wird. Erhebliche Anstrengungen gelten derzeit einer effektiven Verhinderung der Mutter-zu-Kind-Übertragung und der weiteren Verbesserung der Sicherheit von Blut und Blutprodukten (z. B. molekularbiologische Testung); diese Infektionswege werden daher künftig weiter an Bedeutung verlieren.

Ganz anders sieht es im Rest der Welt aus. Abgesehen von wenigen Ausnahmen (Uganda, Senegal, Thailand) zeichnet sich noch keine Trendwende ab, sondern die Pandemie nimmt in weiten Teilen den vorhergesagten katastrophalen Verlauf. In den vergangenen Jahrzehnten errungene Fortschritte hinsichtlich wirtschaftlicher Entwicklung und Lebenserwartung werden so zunichte gemacht (Abb. 17-13), der Abstand zwischen Industrienationen und Entwicklungsländern wird sich weiter vergrößern. Selbst relativ wohlhabende Länder wie Südafrika stellen sich erst allmählich der Herausforderung; diese besteht darin, das enorme HIV-Problem zunächst erst einmal wahrzunehmen, was die Voraussetzung ist für wirksame Präventionskampagnen, die zur Zeit einzige Option für die allermeisten betroffenen Nationen.

Ein derzeit heiß diskutiertes Thema ist die Prävention der vertikalen Übertragung (De Cock et al. 2000). Die Aussichten,

■ Abb. 17-13. Prognostizierte Änderung der Lebenserwartung in einigen afrikanischen Ländern mit hoher HIV-Prävalenz 1995 – 2000. (Nach: WHO/UNAIDS)

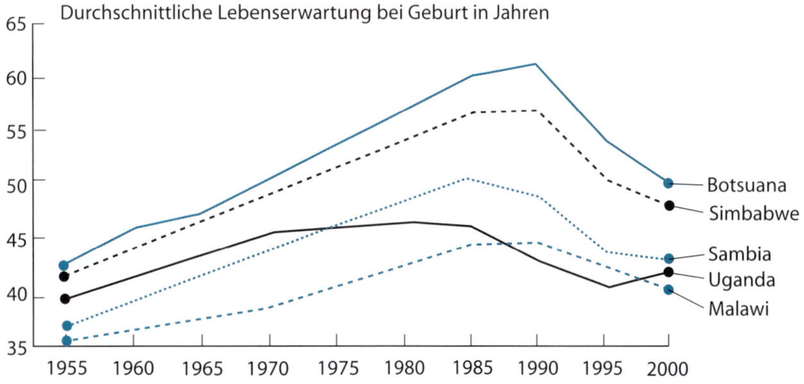

die explosionsartig wachsende HIV-Epidemie unter Kontrolle zu bringen, sind in Südafrika derzeit leider als gering zu beurteilen. Erst in letzter Zeit versucht die politische Klasse des Landes, sich der Realität zu stellen. Es wird gewiß längere Zeit dauern, bis die Bevölkerung die Aufklärungskampagnen und die damit verbundene Entstigmatisierung akzeptiert (Horton 2000b). Eines der umstrittensten Themen ist gegenwärtig die Frage, ob und inwieweit antiretrovirale Medikamente zur Prävention der vertikalen HIV-Infektion (CDC 1994) verfügbar gemacht werden sollen.

Nachdem im April 2001 nicht zuletzt durch den gewaltigen Druck der internationalen öffentlichen Meinung 39 Pharmafirmen ihre Klage gegen ein Gesetz der südafrikanischen Regierung zurückzogen, welches antiretrovirale Medikamente erschwinglicher machen sollte (u. a. durch Zulassung von Zwangslizensierungen und Parallelimporten), versuchen Organisationen wie die Treatment Action Campaign seitdem auf juristischem Wege, die südafrikanische Regierung dazu zu zwingen, eine vertikale Expositionsprophylaxe allgemein verfügbar zu machen (Abdool Karim et al. 2002) – bislang ohne abschließenden Erfolg, auch wenn sich nach neuestem Stand ein Einlenken der Regierung abzeichnet.

Obwohl selbst ein vergleichsweise fortgeschrittenes Land wie Südafrika, das erst relativ spät von der aus Zentralafrika sich ausbreitenden heterosexuellen HIV-Epidemie erreicht wurde, der Epidemie fast hilflos gegenübersteht (Makgoba 2000), und obwohl die Entwicklung der HIV-Epidemie in Afrika die schlimmsten Befürchtungen bestätigt hat, gibt es dort einige Lichtblicke, so etwa in Uganda, welches als eines der ersten Länder von einer verheerenden HIV- und Aids-Epidemie heimgesucht wurde. Dazu zählen einige anscheinend erfolgreiche Programme, die die Zahl der Neuinfektionen zumindest stabilisieren konnten, sowie vielversprechende Ansätze (Mulder et al. 1995; Gilson et al. 1997).

Wenn dies sogar im relativ gutentwickelten Südafrika ein Problem darstellt, ist jedoch die Einführung der medikamentösen Prophylaxe zur Verhinderung der vertikalen Übertragung in anderen Staaten des Kontinents aufgrund der fehlenden Infrastruktur noch schwerer vorstellbar, trotz vielversprechender Entwicklungen auf diesem Gebiet (Marseille 1999). Diese Situation wird sich eher noch verschärfen, da vorwiegend die produktiven Altersgruppen der Infektion zum Opfer fallen und somit die wirtschaftliche Entwicklung vieler Entwicklungsländer erheblich leiden wird. Hierzu gehört auch das Problem der sogenannten Aids-Waisen, d. h. überwiegend selbst nicht infizierte Kinder, deren Eltern an Aids sterben und die unversorgt zurückbleiben.

Die in verschiedenen Studien (»Nairobi Cohort« etc.) beschriebene und vielfach untersuchte »natürliche Resistenz« (d. h. ausbleibende Infektion trotz multipler Exposition) wird auf absehbare Zeit nicht zu einem Rückgang der epidemiologischen Dynamik durch »natürliche Selektion« nicht empfänglicher genetischer Merkmale führen. Ein wirklicher Durchbruch wird erst zu erzielen sein, wenn eine wirksame, sichere und erschwingliche HIV-Vakzine zur Verfügung steht (Esparza u. Bhamarapravati 2000). Eine solche ist zzt. jedoch nicht einmal ansatzweise in Sicht.

Zunehmend werden Bestrebungen laut, auch in Entwicklungsländern eine antiretrovirale Therapie anzubieten. Es gibt Berechnungen, wonach dies sogar kosteneffektiv sein könnte, u. a. wegen des dadurch entschärften Problemes der Aids-Waisen (Individual Members of the Faculty of Harvard University 2001). Es gibt auch einige Pilotprojekte, in welchen unter relativ einfachen Bedingungen – beispielsweise in einem Township nahe Kapstadt – eine antiretrovirale Behandlung erfolgreich durchgeführt werden kann. Erhebliche Schwierigkeiten ergeben sich hierbei nicht nur durch patentrechtliche und damit verbundene finanzielle Fragen (vgl. hierzu z. B. die Kampagne der Organisation »Ärzte ohne Grenzen«), sondern genauso durch psychosozial bedingte Widerstände und organisatorische Probleme. Eine künftige Herausforderung wird darin bestehen, ein den Umständen angepasstes, möglichst kostengünstiges therapeutisches Konzept inklusive Therapiemonitoring zu entwickeln (WHO 2002).

Danksagung

Sämtliche Abbildungen dieses Beitrags stammen vom Joint United Nations Programme on HIV/AIDS (UNAIDS) und werden hier mit freundlicher Genehmigung von UNAIDS in übersetzter und teilweise leicht modifizierter Form wiedergegeben.

Literatur zu Kap. 17.1

Abdool Karim S, Abdool Karim Q, Adhikari M et al. (2002) Vertical HIV transmission in South Africa: translating research into policy and practice. Lancet Mar 23; 359 (9311): 992–993

AIDS-Zentrum im Robert Koch-Institut (RKI) (2001) HIV/AIDS-Bericht I/2001. Epidemiologisches Bulletin, Sonderausgabe B/2001 (28. November)

Barre-Sinoussi F, Chermann JC, Rey F et al. (1983) Isolation of a T-lymphotropic retrovirus from a patient at risk for acquired immune deficiency syndrome (AIDS). Science 220 (4599): 868–871

CDC (Centers for Disease Control and Prevention) (1981a). Pneumocystis pneumonia – Los Angeles. Morbid Mortal Weekly Rec 30/21: 250–252

CDC (Centers for Disease Control and Prevention) (1981b) Kaposi's sarcoma and Pneumocystis pneumonia among homosexual men – New York City and California. Morbid Mortal Weekly Rec 30/25: 305–308

CDC (Centers for Disease Control and Prevention) (1982a) Pneumocystis carinii pneumonia among persons with hemophilia A. Morbid Mortal Weekly Rec 31/27: 365–367

CDC (Centers for Disease Control and Prevention) (1982b) Update on acquired immune deficiency syndrome (AIDS) among patients with hemophilia A. Morbid Mortal Weekly Rec 31/48: 644–646, 652

CDC (Centers for Disease Control and Prevention) (1994) Zidovudine for the prevention of HIV transmission from mother to infant. Morbid Mortal Weekly Rep 43/16: 285–287

CDC (Centers for Disease Control and Prevention) (1998) Trends in the HIV and AIDS epidemic, 1998. CDC

Chitnis A, Rawls D, Moore J (2000) Origin of HIV type 1 in colonial French Equatorial Africa? AIDS Res Hum Retroviruses 16/1: 5–8

CDSC (Communicable Disease Surveillance Centre) (2001) HIV and AIDS in the UK. An epidemiological review: 2000. London: HIV and STI Division

De Cock KM, Weiss HA (2000) The global epidemiology of HIV/AIDS. Trop Med Int Health 5/7: A3–9

De Cock KM, Fowler MG, Mercier E et al. (2000) Prevention of mother-to-child HIV transmission in resource-poor countries: translating research into policy and practice. JAMA 283/9: 1175–1182

Doerr HW, Forßbohm M, Peters M, Braun W, Valenteijn A (1988) Zur Epidemiologie der HIV-Infektion im Frankfurter Raum. AIDS-Forschung 7: 618–621

Esparza J, Bhamarapravati N (2000) Accelerating the development and future availability of HIV-1 vaccines: why, when, where, and how? Lancet 355: 2061–2066

European Centre for the Epidemiological Monitoring of AIDS (2001) HIV/AIDS surveillance in Europe. Mid-year report 2001. Saint-Maurice: Institut de Veille Sanitaire No 65

Gallo RC, Sarin PS, Gelmann EP et al. (1983) Isolation of human T-cell leukemia virus in acquired immune deficiency syndrome (AIDS). Science 220 (4599): 865–870

Gao F, Bailes E, Robertson DL et al. (1999) Origin of HIV-1 in the chimpanzee Pan troglodytes troglodytes. Nature (London) 397: 436–441

Gilson L, Mkanje R, Grosskurth H et al. (1997) Cost-effectiveness of improved treatment services for sexually transmitted diseases in preventing HIV-1 infection in Mwanza Region, Tanzania. Lancet 350 (9094): 1805–1809

Hahn BH, Shaw GM, de Cock KM, Sharp PM (2000) AIDS as a zoonosis: Scientific and public health implications. Science 287: 607–614

Hitchcock P, Fransen L (1999) Preventing HIV infection: lessons from Mwanza and Rakai. Lancet 353 (9152): 513–515

Hooper E (1999) The River: A journey back to the source of HIV and AIDS. Penguin, Allen Lane,1104 pp

Horton R (2000a) New data challenge OPV theory of AIDS origin. Lancet 356: 1005

Horton R (2000b) African AIDS beyond Mbeki: tripping into anarchy (commentary). Lancet 356: 1541–1542

Individual Members of the Faculty of Harvard University. Consensus Statement on Antiretroviral Treatment for AIDS in Poor Countries. March 2001

Laga M (1995) STD control for HIV prevention – it works! Lancet 346: 518–519

Makgoba MW (2000) HIV/AIDS: the peril of pseudoscience. Science 19/288 (5469): 1171

Marcus U (2000) Risiken und Wege der HIV-Übertragung. Auswirkungen auf Epidemiologie und Prävention der HIV-Infektion. Bundesgesundheitsbl – Gesundheitsforsch – Gesundheitsschutz 43:449–458

Marseille E, Kahn JG, Mmiro F et al. (1999) Cost effectiveness of single-dose nevirapine regimen for mothers and babies to decrease vertical HIV-1 transmission in sub-Saharan Africa. Lancet 354 (9181): 803–809

Martin DJ, Schoub BD, Padayachee GN et al. (1990) One year surveillance of HIV-1 infection in Johannesburg, South Africa. Trans R Soc Trop Med Hyg 84/5): 728–730

Mulder D, Nunn A, Kamali A, Kengeya-Kayondo J (1995) Decreasing HIV-1 seroprevalence in young adults in a rural Ugandan cohort. BMJ 311: 833–836

Nelson KE, Celentano DD, Eiumtrakol S et al. (1996) Changes in sexual behavior and a decline in HIV infection among young men in Thailand. N Engl J Med 335/5: 297–303

Nicoll A, Gill ON (1999) The global impact of HIV infection and disease. Commun Dis Public Health 2/2): 85–95

Quinn TC (1996) Global burden of the HIV pandemic. Lancet 348: 99–106

Rapprich S, Weber B, Preiser W et al. (1994) Zur Epidemiologie der HIV-Infektion im Bereich des Medizinaluntersuchungsamtes Frankfurt am Main: Auswertung der auf der Grundlage der Laborberichtspflicht erhobenen Daten. AIDS Forsch 3: 127–134

RSA (Republic of South Africa Department of National Health and Population Development) (1996) Sixth National HIV Survey of Women Attending Antenatal Clinics of the Public Health Services in the Republic of South Africa. Epidemiol Comments 23/1: 3–16

UNAIDS (Joint United Nations Programme on HIV/AIDS) (1999) Trends in HIV incidence and prevalence: natural course of the epidemic or results of behavioural change? UNAIDS (99.12E)

UNAIDS (Joint United Nations Programme on HIV/AIDS) (2001) AIDS epidemic update. December 2001. (Dokument UNAIDS/01.74E – WHO/CDS/CSR/NCS/2001.2). UNAIDS/WHO

Van Harmelen J, Wood R, Lambrick M (1997) An association between HIV-1 subtypes and mode of transmission in Cape Town, South Africa. AIDS 11/1: 81–87

Wain-Hobson S (1998) 1959 and all that. Nature (London) 391: 531–532

Weiss RA, Wrangham RW (1999) From *Pan* to pandemic. Nature (London) 397: 38538–6

WHO (World Health Organization) (1997) WHO Recommended Surveillance Standards (WHO/EMC/DIS/97.1), S 21–24

WHO (1999) Report on infectious diseases: Removing obstacles to healthy development (WHO/CDS/99.1). (Abrufbar unter: http://www.who.int/infectious-disease-report/index-rpt99.html), 68 pp

WHO (2001a) Le point sur la pandémie mondiale de VIH/SIDA, fin 2001. Weekly Epidemiological Record; 76 (49): 381–386

WHO (2001b) Surveillance mondiale du SIDA – Partie II. Weekly Epidemiological Record 76 (50): 390–396

WHO (2002) Draft: Scaling up antiretroviral therapy in resource limited settings: Guidelines for a public health approach. Öffentlicher Diskussionsentwurf vom 22. April 2002

Williams B, Campbell C (1998) Understanding the epidemic of HIV in South Africa. Analysis of the antenatal clinic survey data. South Afr Med J 88/3: 247–251

Zhu T, Korber BT, Nahmias AJ, Hooper E, Sharp PM, Ho DD (1998) An African HIV-1 sequence from 1959 and implications for the origin of the epidemic. Nature (London) 391: 594–597

17.2 Immunologie von HIV-Infektion und Aids

L. Gürtler

HIV, das humane Immunschwächevirus, wird unterteilt in HIV-1 und HIV-2. HIV-1 lässt sich unterteilen in die Gruppen M, N und O und M in die Subtypen A–K. Alle HI-Viren befallen Zellen, die den CD4-Rezeptor auf der Oberfläche tragen. Als Korezeptor fungiert der Chemokinrezeptor 4 (CXCR4) oder 5 (CCR5). Zu den Zielzellen der HIV-Infektion gehören T-Helferlymphozyten, das System von Monozyten/Makrophagen, Mikrogliazellen und Astrozyten und einige Zellen des Gastrointestinaltraktes. Unter die Makrophagen fallen die Monozyten des Blutes, aber auch die gewebsständigen Makrophagen wie Langerhans-Zellen der Haut.

Nachdem HIV eine teils lytische, teils toxische Infektion der Zelle bewirkt, führt der HIV-Befall bei Lymphozyten zu einer schnellen (Halbwertszeit 2 Tage), bei Makrophagen zu einer langsamen (Halbwertszeit in Wochen) Zerstörung der Zelle. Nur durch den Befall des T-Helferlymphozyten wird die fatale Form der erworbenen Immunschwäche induziert. Ohne die Affektion dieser Zelle würde HIV eine harmlose Infektion verursachen, die vom menschlichen Immunsystem überwunden würde.

Die HIV-Infektion und Aids, das erworbene Immunschwächesyndrom, sind gekennzeichnet durch einen chronisch progredienten Verlauf mit zunehmendem Verfall von Körperfunktionen (»wasting«) und dem Auftreten von opportunistischen Infektionen und Neubildungen, v. a. Lymphomen. Der klinische Verlauf, nun beobachtet seit 1981, zeigt, dass das menschliche Immunsystem HIV nicht definitiv besiegen bzw eliminieren kann, auch wenn asymptomatische Verläufe von >20 Jahren vorkommen können. Ein Beispiel für weitere Viren, die die Fähigkeit erworben haben, lebenslang persistierende Infektionen auszulösen, sind Herpesviren und Papillomviren.

17.2.1 Infektionszyklus von HIV

Mit dem Hüllprotein gp120 lagert sich HIV an den CD4-Rezeptor an und nach Binden an den CXCR4- bzw CCR5-Rezeptor führt nach proteolytischer Spaltung die Insertion von Teilen des gp41 (Transmembranprotein) des HIV zur Fusion von Zell- und Virusmembran. Der Kern (»core«) des HIV wird ins Zytoplasma eingeschleust.

Während der Auflösung der beiden Kernmembranen wird die HIV-RNA durch die Aktion der reversen Transkriptase plus RNAse H in provirale DNA umgeschrieben und dieser Doppelstrang, auf dem die HIV-Integrase haftet, in den Zellkern transportiert. Dort wird die HIV-DNA an irgendeinem Ort ins menschliche Genom eingefügt und durch die Bindung von Faktoren an die LTR-Region aktiviert. Die neugebildete, gespleißte HIV-mRNA wird von Ribosomen für die Synthese von HIV-Proteinen verwendet, anfangs für Regulationsproteine, gefolgt von Strukturproteinen und Enzymen, und als ungespleißter Strang 2fach in den sich neu bildenden HIV-Partikel eingebaut.

Ein Partikel entsteht an der Zellmembran, wenn die HIV-Protease aus der Masse der vorhandenen Vorläuferproteine die Enzyme und Kernmembranproteine gespalten hat und diese über hydrophil-hydrophobe Wechselwirkung zum Viruspartikel kondensieren.

Tabelle 17-2. Homologe Strukturen von körpereigenen und HIV-Proteinen, die zur Perturbation der Zellfunktion und Induktion von Autoantikörpern führen (»molecular mimicry«). (Nach Levy 1998)

	Protein
HLA	gp120, gp41, nef, p17
Interleukin-2	gp41, LTR
IL-2-Rezeptor	nef
Thymosin	p17
Interferon	LTR
VIP (»vasoactive intestinal peptide«)	gp120 (peptid T)
Neuroleukin	gp120
Neurotoxin	nef, tat, gp41
Immunglobulin	gp120

Pro infizierter Zelle können Millionen neuer Viren gebildet weden. Nach Anlagerung an die CD4-Zelle werden abhängig von der Aktivierung in Lymphozyten nach 16–24 h neue HIV produziert. Nach Eintritt in den Körper ist HIV innerhalb von 1–2 Wochen im gesamten Organismus verbreitet. Wenn unter Selektionsdruck des Immunsystems oder auch der Therapie Mutationen auftreten, die zur Ausbildung von Quasispezies führen, werden zu jeder Zeit Kopien dieser mutierten Viren in den Immunzellen, einschließlich der Makrophagen, eingebaut und können zu beliebigen Zeitpunkten, solange die Zellen noch im Organismus vorhanden sind, wieder aktiviert werden.

HIV kann eine lytische und toxische Infektion auslösen, d. h. die infizierte Zelle wird während der Virusproduktion nekrotisch oder apoptotisch zerstört. Beide Prozesse, Nekrose und Apoptose, führen innerhalb von kurzer Zeit zum Zelltod. Häufig geht diesem Vorgang die Bildung von Synzytien voraus. Die toxische Wirkung von HIV erstreckt sich auch auf benachbarte Zellen.

Über die Wirkung von Peptiden bzw. proteolytischen Fragmenten aus den Core-Proteinen werden Lymphozyten in ihrer Funktion beeinträchtigt. Abbauprodukte von gp120 und Tat schädigen Nervenzellen, von gp41 T-Helferlymphozyten und Nervenzellen und von p17-T Lymphozyten: Tabelle 17-2. Die Beeinträchtigung der Funktion betrifft besonders die T-Helferzellen, sodass z. B. bei einem Aids-Patienten je nach Ausmaß der Schädigung mit nur 50 CD4-Zellen/μl eine bessere Immunfunktion vorliegen kann als bei einem Patienten mit 100 CD4-Zellen/μl, dessen Zellen funktionell geschädigt sind.

Bei einem Infizierten mit ungehemmter HIV-Produktion, wie sie bei natürlichem Verlauf am Anfang und am Ende der Krankheit besteht, werden täglich bis zu 10^8, in Ausnahmefällen bis zu 10^{10} Viren umgesetzt, die eine Halbwertszeit von etwa 6 h haben.

17.2.2 Virulenzfaktoren von HIV und seiner Komponenten

Die pathogenetische Wirkung von HIV ist zu Beginn der Infektion verursacht durch eine unspezifische Abwehrreaktion, wie sie bei anderen viralen Infektionen, z. B. mit Epstein-Barr-Virus oder Influenzavirus, auch vorkommen kann. Die febrile Reaktion wird im Wesentlichen über die Produktion von TNF-α (Tumornekrosefaktor α) erzeugt und führt somit zur Aktivierung von verschiedenen Zellsystemen. Mit einsetzender Immunreaktion (Lymphknotenschwellung) und der Prägung von gegen HIV gerichteten zytotoxischen T-Zellen und der Synthese von gegen HIV-Proteine gerichteten Immunglobulinen wird die zytokinbedingte klinisch erkennbare Abwehrreaktion zumindest teilweise beendet.

17.2.2.1 Zytotoxische T-Zellen

Sie werden gegen eine Vielzahl von Epitopen des HIV gebildet und über den gesamten Verlauf der HIV-Infektion konserviert. Mit zunehmender Erlahmung der Immunfunktion wird die Prägung dieser CD8-Zellen gegen mutierte Epitope z. B. im V3-loop seltener. Unter dem Selektionsdruck überleben HIV-Mutanten, die immunologisch nicht ausreichend schnell eliminiert werden können. CD8-Zellen können auch bei Aids-Patienten noch in hoher Zahl (700/μl) vorhanden sein.

17.2.2.2 HIV-Immunglobuline

Über T-Helferzellen zur spezifischen Reaktion aktivierte B-Lymphozyten produzieren gegen eine Vielzahl von strukturellen Epitopen gerichtete Immunglobuline, die v. a. die Strukturen in den freigesetzten HIV-Proteinen erkennen, aber nur partiell die konformationellen Epitope, die die Proteine im Viruspartikel annehmen. Aus diesem Grund ist die neutralisierende Wirkung gering (Bancloche u. Lane 1999), während die bindende Eigenschaft (Affinität) sehr hoch ist und diagnostisch eine sichere Aussage im Suchtest und im Bestätigungstest erlaubt.

Bisher ist kein Weg gefunden worden, die Antikörperproduktion gegen die konformationellen Epitope effektiv zu steigern. Der Mangel der Induktion dieser neutralisierenden Antikörper ist ein wesentlicher Grund, warum die bisherigen Impfstoffversuche nur geringe Erfolge aufgewiesen haben (Goulder et al. 1999). Über die über die Zeit auftretenden Mutationen in den hypervariablen Regionen, wie auch im V3-loop, wird die Bindungsaffinität dieser Antikörper geringer oder geht verloren, und so können bei anti-HIV-Titern von über 10^6 trotzdem Viruspartikel aus Zellen generiert werden und andere CD4-rezeptortragende Zellen neu infizieren.

Neutralisierende Antikörper

Neutralisierende Antikörper werden gegen einen bestimmten HIV-Stamm im Körper gebildet und führen zu einer beschleunigten Entfernung des Virus aus der Zirkulation. Neutralisierende Antikörper sind normalerweise nicht subtyp- oder typübergreifend. Ein Teil der neutralisierenden Antikörper ist gegen Epitope des gp120 gerichtet, ein Aminosäurenaustausch im V3-loop kann die Aktivität erheblich einschränken. Die Neutralisation wird auch beeinflusst von der Anzahl der HLA-Moleküle in der Virushülle und dem Ausmaß der Glykosylierung von gp120 und gp41.

Antikörper gegen HLA waren für die gute Neutralisation der HIV bei einigen Affeninfektionsversuchen verantwortlich.

»Enhancing« Antikörper

Diese Antikörper können durch die Anlagerung an den HIV-Partikel den Viruseintritt beschleunigen, zum einen vermittelt durch Komplement und zum anderen über den Fc-Rezeptor. Liegen »enhancing« Antikörper vor, dann beschleunigen sie die Progression der Krankheit.

17.2.2.3 T-Helferzelllyse

Durch die Wirkung der zytotoxischen T-Zellen und der HIV-Antikörper wird die HIV-Produktion, zumindest zeitweise – und bei den »Long-term-non-progressors« (LTNP) bedeutet dies über ein Jahrzehnt – erheblich eingeschränkt. Die immunologische virale Abwehrreaktion beinhaltet die Zerstörung des Virusproduktionsortes und somit bei HIV die Zerstörung der T-Helferzellen, die direkt über die Anlagerung der zytotoxischen T-Zellen erfolgt oder indirekt über die ADCC (»antibody dependent cellular cytotoxicity«) oder über die antikörperinduzierte komplementaktivierte Zelllyse.

Neben der lytischen und apoptotischen Wirkung des HIV wird der T-Helferzellabbau in erheblichem Ausmaß auch autoimmunologisch über eine aktive Lyse durch zytotoxische T-Zellen bewirkt. Freies HIV wird durch Bindung von gp120/gp41-Antikörper, durch Komplementaktivierung und durch unspezifische Phagozytose eliminiert.

17.2.2.4 Lymphozytenregeneration

Die ungeprägte T-Helfervorläuferzelle entstammt dem Knochenmark und erfährt die Reifung und Differenzierung im Thymus bzw. Thymusequivalent unter Einwirkung von Thymosinen und anderen Faktoren. Der peripher auftretende T-Zellverlust wird zumindest zeitweise durch eine gesteigerte Produktion von Zellen ausgeglichen. Durch Spaltprodukte aus z. B. p17-Kernmembranprotein des HIV kann die Reifung gestört werden (s. oben). Bei florider HIV-Infektion werden täglich mehr als 10^8 Zellen neu gebildet und mit einer Halbwertszeit von etwa 2 Tagen wieder abgebaut. Ein großer Teil dieser neugebildeten Zellen wird im Stadium Aids zügig durch HIV infiziert.

Die Regenerationsleistung der T-Helferzellen verlangsamt sich mit zunehmendem Krankheitsverlauf, bei den CD4-Zellen früher als bei den CD8-Zellen. Es resultiert eine zwar wellenförmige, aber kontinuierliche Abnahme der Zahl der T-Helferzellen im peripheren Blut, die etwa 60/μl pro Jahr beträgt. Wenn diese Schädigung im Blut messbar wird, sind im Lymphknoten die Keimzentren für die T-Zellen im Wesentlichen zerstört, es verbleiben dort retikuloendotheliale Zellen, die zur Immunfunktion nicht geeignet sind (Furtado et al. 1999).

Wenn unter einsetzender Therapie die toxischen Wirkungen von HIV beendet werden, erholt sich ein Teil der Immunfunktion. Während der Anstieg der CD4-Zellen innerhalb der ersten Monate nach Therapiebeginn sichtbar wird, lässt sich eine wesentliche Restauration der Funktion der Lymphozyten erst nach ca 6 Monaten nachweisen. Inwieweit verloren gegangene Epitoperkennung überhaupt erneut erworben werden kann, ist unklar. Wenn die Restauration möglich ist, dann wesentlich verzögerter als beim altersentsprechenden Nicht-HIV-Infizierten.

17.2.3 Latenz der HIV-Infektion

Es könnnen verschiedene Latenzperioden bei der HIV-Infektion unterschieden werden:

Klinische Latenz

Hierunter wird die asymptomatische Periode der HIV-Infektion verstanden, in der keine Symptome der Immunschwäche sichtbar sind. Der Infizierte fühlt sich gesund und hat keine Einschränkung seines Lebenswertgefühls. Vor der klinischen Latenzperiode kann durchaus eine symptomatische Erstinfektion abgelaufen sein, die dann aber meist als grippaler Infekt oder andere Infektion interpretiert wurde. Bei anderen viralen Infektionskrankheiten wird diese (wesentlich kürzere) Latenzperiode als Inkubationszeit bezeichnet.

Serodiagnostische Latenz

Diese Zeit ist die »Fensterperiode«, bevor die HIV-Antikörper nachweisbar werden. Im Mittel beträgt sie 4–5 Wochen nach Eintritt des HIV in den Körper eines Immungesunden. Anfangs lassen sich IgM-Antikörper, zügig gefolgt von anti-HIV-IgG nachweisen. Über p24-Antigen und noch besser über Nukleinsäuretests kann das diagnostische Fenster auf 11 Tage verkürzt werden. Abhängig von der HIV-Virämie (HIV-RNA-Nachweis) lässt sich die Infektion zeitweise nur in den Lymphozyten (provirale HIV-DNA) nachweisen.

Intrazelluläre Latenz

Hier werden 2 Arten unterschieden (Siciliano 1999):

- Prätranskriptional:

Vor der reversen Transkription kann der HIV-core-Komplex in der Zelle für Tage, evtl. für wenige Wochen liegen bleiben, ohne dass die reverse Transkription gestartet wird, oder es erfolgt nur eine inkomplette Umschreibung. Partiell resultiert eine abortive Infektion, d. h. der HIV-core-Komplex oder die freigesetzte HIV-RNA wird durch zelluläre Enzyme abgebaut.

- Posttranskriptional:

Diese Art der Latenz kommt häufiger vor besonders in Makrophagen und in Zellen, die nur zeitweise metabolisch aktiviert werden. Die HIV-RNA wird in DNA umgeschrieben und ins menschliche Genom integriert. Eine Aktivierung über die LTR findet nicht statt, und die Zelle bleibt solange HIV-genomtragend, aber nicht HIV-produzierend, bis sie über apoptotische Vorgänge autolytisch zerstört wird. Die posttranskriptionelle Latenz kann Wochen, evtl. Monate, dauern, abhängig von der Art der befallenen Zelle.

Es wird diskutiert, dass T-Helfergedächtniszellen HIV über längere Zeitperioden latent tragen können. Beweise, dass über eine späte HIV-Genomaktivierung die Infektion erst etabliert wird, gibt es bisher nicht. Der zeitliche Verlauf des Auftretens von anti-HIV bei Serokonvertieren nach bekanntem Infektionsereignis zeigt eindeutig, dass die HIV-Vermehrung innerhalb von wenigen Tagen und die Immunreaktion innerhalb von wenigen Wochen nach Exposition stattfindet.

17.2.4 Aktivierung der HIV-Replikation durch zelluläre Faktoren und Produkte anderer Viren

Bei einer Koinfektion mit HLTV-I oder dem Zytomegalievirus kann über die Aktivierungsfaktoren dieser Viren wie Tax und »immediate early proteins« auch das LTR aktiviert werden und damit der Replikationszyklus des HIV initiiert werden. Da diese Faktoren innnerhalb der Zelle entstehen, können sie über bindende Antikörper nicht abgefangen werden. Antigene von anderen Infektionserregern können direkt über das LTR und indirekt über die Zellaktivierung, wie z. B. beim Lipopolysaccharid, von Bakterien zu einer gesteigerten HIV-Synthese führen.

Körpereigene zelluläre Faktoren sind, wie oben erwähnt, z. B. SP-1, AP1 und NF-κB, die am LTR binden und eine Synthese von HIV-RNA bewirken. Folglich können andere interkurrente Infekte oder auch Impfungen, die eine Immunstimulation auslösen, eine kurzzeitige höhere HIV-Produktion und damit eine erhöhte Virusmenge im Blut bedingen. Diese temporäre Steigerung der HIV-Vermehrung ist üblichweise nach 4 Wochen nicht mehr nachweisbar.

17.2.5 Funktion der Immunzellen unter Einwirkung von HIV

Zu Beginn der HIV-Infektion kommt es zu einer allgemeinen und später zu einer spezifischen Stimulation, die zur Bildung von geprägten T-Lymphozyten und HIV-Antikörpern führt. Wie oben beschrieben, werden über die Aktivierung von zytotoxischen T-Zellen, die gegen HIV-spezifische Klone gerichtet sind, die T-Helferzellen des Klons schließlich ausgemerzt. Bestimmte HIV-Quasispezies können nicht mehr eliminiert werden.

Zusätzlich werden Klone, die nicht direkt mit der HIV-Erkennung gekoppelt sind, zerstört, und in der Folge kommt es zum Verlust der spezifischen Immunreaktion und zur Immunschwäche. Als Kompensation des Verlustes erfolgt eine breite Stimulierung aller Immunzellen, die sich in der Hypergammaglobulinämie zeigt. Nach diesem Hyperaktivierungsstadium, meist assoziiert mit einer Lymphknotenschwellung, bricht die Funktion des Immunsystem kontinuierlich, z. T. von periodischen »Remissionen« unterbrochen, zusammen.

CD4-Lymphozyten

Der Normalwert der Zellen im Blut ist etwa 1000–1200/μl Blut. Bei Frauen werden etwas höhere Werte gefunden, im Alter nimmt die Zahl physiologischerweise ab. Neugeborene haben mehr als 5000 CD4-Zellen/μl Blut. Auch wenn T-Helferlymphozyten den CD4-Rezeptor tragen, ist ihre Funktion teilweise erheblich eingeschränkt (s. oben).

CD8-Lymphozyten

Der Normalwert dieser Zellen liegt zwischen 800 und 1000/μl Blut, abhängig vom Aktivierungszustand des Immunsystems. Die Funktion der zytotoxischen T-Zellen ist erst gegen Ende des Spätstadiums der HIV-Infektion wesentlich eingeschränkt.

B-Lymphozyten

Wie oben erwähnt kommt es zur polyklonalen Aktivierung, wenn die Immunfunktion der T-Helferzellen nachlässt. Die Synthese der Antikörper wird bis ins Spätstadium aufrecht erhalten, dann kann es über die nachlassende Funktion zu einer Hypogammaglobulinämie, auch von anti-HIV, kommen.

Dentritische Zellen

Sie sind wesentliche Antigen präsentierende Zellen und überall im Körper verteilt. Für HIV empfänglich sind die Langerhans-Zellen der Haut. Ihre Zahl nimmt im Verlauf der HIV-Infektion ab. Sie nehmen über die Zytokinproduktion auch Einfluss auf die Aktivität von CD4- und CD8-Zellen.

Makrophagen

Sie werden von der HIV-Infektion in keinem Stadium in ihrer Funktion beeinflusst.

Natural-Killer-Zellen (NK-Zellen)

Sie nehmen während der HIV-Infektion in der Zahl nicht ab, wohl aber vermindert sich ihre Funktion. Als Beispiel sei die Interleukin-12-Produktion erwähnt.

17.2.6 Einfluss von HIV auf die Funktion verschiedener Zellen in Geweben

Gehirn

Nervenzellen werden von HIV nicht befallen, wohl aber Mikrogliazellen und Astrozyten. Selten können im Gehirnschnitt auch Riesenzellen gesehen werden, die durch die Zellfusion von HIV induziert worden sind. Die Funktion der Nervenzellen wird während der HIV-Replikation beeinträchtigt durch eine verminderte Zufuhr von nutritiven und stimulatorischen Faktoren aus den Astrozyten und durch toxische Effekte der HIV-Produkte selbst (Brack-Werner 1999), wie z. B. gp120. Eine weitere Funktionseinschränkung ergibt sich aus der mangelhaften Nährstoffresorption während des Spätstadiums der Infektion (s. unten).

Gastrointestinaltrakt

Durch HIV und andere Viren, wie CMV (Zytomegalievirus), werden in der Darmschleimhaut entzündliche Prozesse unterhalten, die zu einer Hypersekretion führen und teils für die unstillbaren Durchfälle verantwortlich sind. Makrophagen der Darmmukosa enthalten HIV, andere Zellen des Gastrointestinaltraktes, z. B. im Rektum, produzieren HIV in großen Mengen. Durch die Anregung von Hypersekretion und Motorik, zusätzlich induziert durch andere Infektionserreger, resultieren eine Maldigestion und Malabsorption.

Lymphatische Organe

Die anfangs bestehende Hyperplasie der Follikel der Lymphknoten weicht einer Involution mit Verlust der CD4-positiven T-Lymphoyzten, und schließlich auch der CD4-tragenden Makrophagen (Lafeuillade et al. 1997). Es verbleiben retikuloendotheliale Zellen, die zwar noch als antigenpräsentierende Zellen dienen, die aber keine Immunreaktion mehr auslösen können.

Das Stadium der Hyperproliferation der Lymphozyten oder ihrer Vorläuferzellen führt bei etwa 5% der HIV-Infizierten mit oder ohne Beeinflussung eines nicht identifizierten Agens, u. U. auch durch HHV-8 (humanes Herpesvirus Typ 8) oder EBV (Epstein-Barr-Virus) zu einem klonalen ungeregelten Wachstum und dem Auftreten eines Non-Hodgkin-Lymphoms oder Castleman-Tumors. Das Auftreten von Tumoren wird begünstigt durch die fehlende Immunüberwachung. Weitere Tumoren der lymphatischen Organe sind B-Zelllymphome, darunter auch Burkitt-Lymphome, wahrscheinlich ausgelöst durch EBV.

Bei Frauen kann sich, wohl unterstützt durch das humane Papillomvirus (HPV), ein schnell wachsendes Zervixkarzinom entwickeln. Ein weiterer für die HIV-Infektion typischer Tumor ist das Kaposi-Sarkom, ausgelöst durch HHV-8 (Cook et al. 1999).

Zytokine

Chemokine sind teilweise strukturell verwandte Proteine, die von Zellen produziert werden, die Migration von weissen Zellen fördern und eine Entzündung induzieren. Die HIV-Infektion vermindernd sind RANTES, MIP-1α und MIP-1β, da sie die Bindung des HIV an den CCR-5 Rezeptor hemmen; sie wirken also gegen makrophagotrope Viren. Die klinische Relevanz der Wirkung der β-Chemokine ist bisher nicht belegt.

Die Plasmaspiegel von Interleukin-2 (IL-2) vermindern sich im Laufe der HIV-Infektion und erreichen im Stadium Aids etwa 10% der normalen Werte. IL-4- und IL-10-Spiegel steigen während des Verlaufs kontinuierlich an. Ob IL-2 zu einer Immunrekonstitution therapeutisch verwendet werden kann, ist weiter unklar (Blanco et al. 1999).

Wie beim Immungesunden wird die T-Helferzell-1-(TH1-) Reaktion durch IL-12 gesteigert, ebenso durch IL-2 und IFN-α. Die TH2-Reaktion wird gesteigert durch IL-4 und zusätzlich gefördert durch IL-5, IL-10 und IL-13. Therapeutisch haben diese Zytokine bisher nicht zur Besserung des Immunstatus eingesetzt werden können.

Literatur zu Kap. 17.2

Bancloche JCG, Lane HC (1999) Immune reconstitution in HIV infection. AIDS 13 (Suppl A): S25-S38

Blanco J, Cabrera C, Jou A, Ruiz L, Clotet B, Esté JA (1999) Chemokine and chemokine receptor expression after combined anti-HIV-1 interkeukin-2 therapy. AIDS 13: 547–555

Brack-Werner R (1999) Astrocytes: HIV cellular reservoirs and important participants in neuropathogenesis. AIDS 13: 1–22

Cook PM, Whitby D, Calabro ML et al. (1999) Variability and evolution of Kaposi's sarcoma-associated herpesvirus in Europe and Africa. AIDS 13: 1165–1176

Furtado MR, Callaway DS, Phair JP et al. (1999) Persistence of HIV-1 transcription in peripheral blood mononuclear cells in patients receiving potent antiretroviral therapy. N Engl J Med 340: 1614–1622

Goulder PJR, Rowland-Jones SL, McMichael AJ, Walker BD (1999) Anti-HIV cellular immunity: recent advances towards vaccine design. AIDS 13 (Suppl A): S121-S136

Lafeuillade A, Poggi C, Tamalet C, Profizi N (1997) Human immunodeficiency virus type 1 dynamics in different lymphoid tissue compartments. J Infect Dis 176: 804–806

Levy JA (1998) HIV and the pathogenesis of AIDS, 2nd edn. ASM Press, Washington

Siciliano RF (1999) Latency and reservoirs for HIV-1. AIDS 13 (Suppl A): S49-S58

17.3 Pathogenese der HIV-Infektion

I. R. W. Schedel

17.3.1 Humanes Immundefizienzvirus (HIV)

17.3.1.1 Klassifikation von HIV

HIV gehört zur Familie der Retroviren, die durch das Vorhandensein des Reverse-Transkriptase-Enzyms charakterisiert sind, deren Aktivität es ermöglicht, virale RNA in provirale DNA zu transkribieren und diese in das Wirtszellgenom zu integrieren. HIV-1 (humanes Immundefizienzvirus Typ 1) ist für eine Pandemie von Erkrankungen beim Menschen verantwortlich, während HIV-2 phylogenetisch SIV (»simian immunodeficiency virus«) nahesteht und v. a. in Westafrika für Menschen und eine Subspezies von Schimpansen pathogen sein kann.

HIV-Subtypen

Aufgrund umfangreicher Sequenzanalysen der env- und gag-Gene bisher isolierter Virusvarianten wurden 2 genetisch verschiedene Cluster von HIV-1 nachgewiesen:

Der Gruppe M (»major«) gehören 8 Subtypen (A–H) an, der zweiten Gruppe O (»outlier«) einige wenige HIV-1-Stämme vorwiegend aus Kamerun und Sambia (Tabelle 17-3).

Der HIV-2 Stamm hat 5 definierte Subtypen: A–I.

Die genetische Variabilität führt zu Änderungen der externen Hüllproteine und zu unterschiedlichen Transmissionswahrscheinlichkeiten. Doppelinfektionen mit verschiedenen Subtypen (zum Beispiel B und E) wurden beobachtet.

17.3.1.2 Struktur des HIV

Elektronenmikroskopisch zeigen HIV 1 und HIV 2 die morphologischen Charakteristika eines Lentivirus mit einem konisch geformten inneren Anteil (»virus core«) und einer Virushülle (schematische Darstellung in Abb. 17-14). Der innere Anteil des Virus ist von dem Kapsidprotein (p24) umschlossen. Innerhalb dieses Kapsids befinden sich 2 identische RNA-Stränge, die mit der viralen RNA-abhängigen DNA-Polymerase (pol, Reverse-Transkriptase RT, p66) und den Nukleokapsidproteinen p9 und p6 sowie den für die Replikation wichtigen Enzymen Proteinnase (PI, p10) und Integrase (p32) räumlich eng assoziiert sind.

Tabelle 17-3. HIV-Subtypen

Subtyp	Gruppe (Cluster)	Ausbreitungsgebiet
HIV-1		
A	M	Djibouti, Kenia, Ruanda, Zaire, Uganda
B	M	USA, Europa
C	M	Südafrika, Indien, Djibouti, Sambia, Uganda, Senegal, Somalia
D	M	Zaire, Uganda, Senegal, Kenia
E	M	Thailand, Brasilien
F	M	Brasilien
G	M	Russland, Gabun
H	M	Zaire, Kamerun
	0	Kamerun
	0	Sambia
HIV-2		
A–E		Subsahara, Elfenbeinküste
HIV-0		Epizentrum in Kamerun

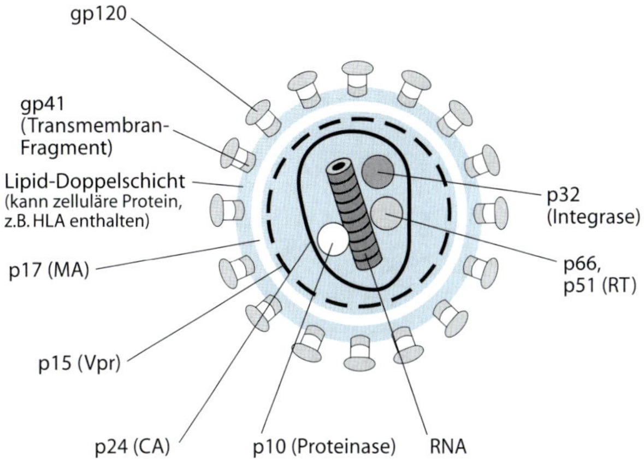

Abb. 17-14. Struktur von HIV

Der innere Anteil der viralen Hülle wird durch das myristolierte Protein (MA, p17) gebildet. Dieser Proteinschicht liegt nach innen das Protein p15 auf. Mit beiden Proteinenschichten sind regulatorische Proteine [Vif und Vpr (oder Vpx für HIV 2)] assoziiert.

Die Oberfläche von HIV wird durch eine Lipiddoppelschicht gebildet und ist durch 72 knopfartige Strukturen charakterisiert, die aus Trimeren oder Tetrameren des Hüllproteins (gp120) gebildet werden. Gp120 ist mittels des Glykoproteins gp41 in der Virushülle verankert.

Die Hüllproteine gp120 und gp41 sowie ein Teil des p17 enthalten die Bindungsstellen für den zellulären Rezeptor des Virus sowie die »hauptsächlichen neutralisierenden Domänen«, die für die Neutralisierung des Virus durch humorale Antikörper von besonderer Bedeutung sind.

17.3.1.3 Genomische Organisation von HIV

Die Größe des HIV-Genoms beträgt ca. 9,8 kb (Abb. 17-15). Das primäre Transskript von HIV ist eine Messenger-RNA, die in die Gag- und Pol-kodierten Proteine translatiert wird. Durch proteolytische Spaltung entstehen aus dem Gag-Precursor p55 die kleineren Proteine p24, p17, p9 und p6. Das Pol-Precursor-Protein wird zu Produkten gespalten, zu denen die viralen Enzyme reverse Transkriptase, Protease und Integrase gehören.

Die Hüllproteine gp120 und gp41 entstehen während der Virusentwicklung durch Proteolyse aus einem Vorläufermolekül (gp160) mit Molekulargewicht (MG) 160.000. Zusätzlich entstehen aus Genprodukten durch »splicing« der Messenger-RNA eine Anzahl viraler Regulations- und akzessorischer Proteine, die die Replikation von HIV in verschiedenen Zielzellen beeinflussen können. Dazu gehört das regulatorische Protein Tat, (transaktivierendes Protein), das zusammen mit anderen zellulären Proteinen mit einer RNA-Schlingengruppierung in-

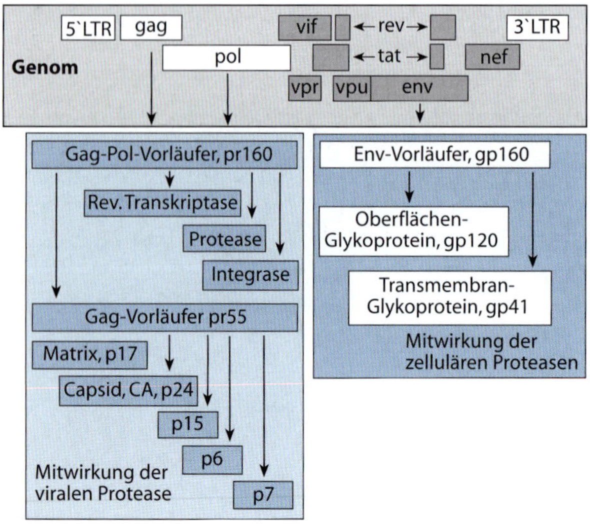

Abb. 17-15. Genomische Organisation von HIV und Prozessierung der viralen Proteine

teragieren kann, die sich in dem 3′-Anteil der viralen »Long-terminal-repeat«-(LTR-)Region befindet (»Tat-sensibles Element«). Tat ist eines der hauptsächlichen regulativen Proteine, das in der Lage ist, die HIV-Replikation in vitro und in vivo zu steigern. Ein anderes regulatorisches Protein, Rev (Regulator der viralen Proteinexpression), ist in der Lage, mit einer cis-agierenden RNA-Schlingenstruktur (»Rev-responsives Element«) zu reagieren, die in der hüllproteinkodierenden Region der viralen »messenger«-RNA lokalisiert ist. Diese Interaktion führt ebenfalls zu einer vermehrten viralen Replikation.

Ein weiteres Protein, Nef (negativer Faktor), scheint unterschiedliche Funktionen zu haben, die verschiedene Mechanismen der Zellaktivierung und der Minderung der Expression viraler Proteine einschließen. Dabei werden Mechanismen der zellulären Aktivierung und der Signaltransduktion durch Interaktion mit verschiedenen zellulären Proteinen beeinflusst. Der genaue Mechanismus ist bisher nicht aufgeklärt. Akzessorische Proteine wie Vif, Vpr, Vpu (HIV-1)/Vpx (HIV-2) besitzen Einfluss auf die Neubildung von viralen Partikeln und deren Ausschleusung durch die Membran der Wirtszelle (Tabelle 17-4).

Tabelle 17-4. HIV-Proteine und ihre Funktionen

Proteine	Molekulare Größe [kDa]	Funktion
Gag	p24	Kapsid-(CA-)Strukturprotein
	p17	Matrix-(Ma-)Protein
	p6	Funktion beim Ausschleusen von Viruspartikeln aus der Zelle
	p7	Nukleokapsid-(NC-)Protein; hilft bei reverser Transkription
Polymerase (Pol)	p66, p51	Reverse Transkriptase (RT), RNase H
	p15	Protease (PR)
	p31	Integrase (IN)
	p10	Posttranslationale Prozessierung viraler Proteine
	p32	Virale cDNA-Integration
Envelop	gp120	Virales Oberflächen-(Hüll-)protein
	gp41	Virales Oberflächen-(Transmembran-)protein
Tat	p16	Transaktivation, aktiviert HIV-Replikation
Rev	p19	Regulation der viralen mRNA-Expression
Nef	p27	Kann Viruasreplikation regulieren (verstärken oder vermindern)
Vif	p23	Verstärkt Virusinfektivität und Zell-zu-Zell-Transmission; Hife bei Synthese proviraler DNA und Hilfe bei Ausschleusung von Viren (?)
Vpr	p14	Hilfe bei der Virusreplikation
Vpu (nur HIV-2)	p16	Hilfe bei der Freisetzung von Viruspartikeln
Vpx (nur HIV-2)	p12	Moduliert Virusinfektivität

17.3.2 Mechanismen zellulärer HIV-Infektion und HIV-Replikation

17.3.2.1 Zielzellen der HIV-Infektion

Die Art und Verteilung der klinischen Manifestationen sowie der virologischen und immunlogischen Reaktionen und Mechanismen im Rahmen der HIV-Infektion ist durch das Spektrum HIV-infizierbarer Zellpopulationen und Gewebe determiniert. Ein breites Spektrum von Zellpopulationen ist in vivo und/oder in vitro durch HIV integrativ infizierbar und in der Lage, HIV zu replizieren. Ein Vielzahl von Zellen ist darüber hinaus in der Lage, HIV aufzunehmen, ohne dieses jedoch replizieren zu können.

Hämatopoetisches System

CD4-positive Lymphozyten und Makrophagen

In einer Vielzahl von Untersuchungen wurde gefunden, dass CD4-positive T-Lymphozyten die hauptsächliche Zielzellpopulation für HIV im hämatopoetischen System darstellen. Dabei sind TH1-Zellen offenbar für eine produktive HIV-Infektion weniger suszeptibel als TH0- und TH2-Zellen (s. unten).

Auch CD4-positive Memory-Zellen sind offenbar HIV-infizierbar. Makrophagen sind ebenfalls mit HIV direkt infizierbar, die Produktion von HIV durch Makrophagen scheint allerdings in vivo nur gering zu sein. Es sind jedoch hoch replizierende zytopathische makrophagentrope HIV-Stämme identifiziert. Die Suszeptibilität von Makrophagen gegenüber HIV kann durch von Makrophagen autokrin produzierten koloniestimulierenden Faktoren in vitro wesentlich erhöht werden. Die individuelle Replikation in vivo und in vitro ist in hohem Maße von der Art der HIV-Isolate (s. oben) und den jeweils untersuchten zellulären Zielzellpopulationen abhängig.

Dendritische Zellen (DC)

Dendritische Zellen (DC) haben mit den Makrophagen identische Vorläuferzellen. Dendritische Zellen sind in einer Reihe von Organen im Organismus zu finden: In der genitalen Mukosa stellen dendritische Zellen (Langerhans-Zellen) mit hoher Wahrscheinlichkeit die erste Zellpopulation dar, die bei mukosaler Exposition durch HIV infiziert wird.

Generell sind DC in der Lage, Antigen aufzunehmen und nach Prozessierung an ihrer Oberfläche für andere zum Immunsystem gehörige Zellen zu präsentieren. Diese zellkooperativen Mechanismen v. a. zwischen follikulären DC im lymphatischen Gewebe, Makrophagen, T-Zellsystem und Memory-Zellen stellen in Verbindung mit den gleichzeitig wirksamen regulatorischen Mechanismen durch Zytokinproduktion und -freisetzung einen wesentlichen Teil der spezifischen und unspezifischen Immunreaktionen während der initialen und frühen HIV-Infektion dar.

DC aus dem peripheren Blut, die mit Hilfe von Zytokinen isolierbar sind, variieren hinsichtlich ihres Phänotyps und ihrer Funktionsfähigkeit auch hinsichtlich der Präsentation von HIV-bezogenen Determinanten und ihrer Fähigkeit, HIV-zu replizieren.

In verschiedenen Untersuchungen konnte gezeigt werden, dass DC, die von CD34-positiven Vorläuferzellen im Knochenmark und im peripheren Blut abstammen, in vitro mit HIV infiziert werden können und dieses mit hoher Effektivität replizieren. Dies trifft – allerdings mit einer gewissen Einschränkung – offenbar auch für DC zu, die monozytäre Zellen als Vorläufer haben. Andere Untersuchungen haben zu der Vermutung geführt, dass DC nur im reifen, ausdifferenzierten Zustand mit HIV infiziert werden können. Dabei scheint die Expression von CD4 an der Zelloberfläche eine wichtige Bedeutung zu besitzen. In anderen Untersuchungen konnte gezeigt werden, dass DC auch dann, wenn sie selbst nicht produktiv infiziert sind, Viruspartikel transportieren und HIV-Determinanten effektiv T-Zellen im Blut und im lymphatischen Gewebe präsentieren können.

B-Zellen und CD8-positive Zellen

B-Zellen und CD8-positive Zellen können zwar Bestandteile von HIV enthalten, sind jedoch offenbar in vivo nicht produktiv infiziert.

Lymphatisches Gewebe

Die Präsenz von HIV in Zellen des lymphatischen Gewebes wurde von einer Reihe von Autoren beschrieben und mit unterschiedlichen Methoden untersucht. Dabei zeigte sich histologisch und elektronenmikroskopisch, dass schon in der frühen Phase der HIV-Infektion virale Partikel in den follikulär dendritischen Zellen, insbesondere in den für die Eintrittspforte für HIV regionären Lymphknoten nachweisbar sind. Die mögliche produktive Infektion follikulär dendritischer Zellen wurde bereits diskutiert (s. oben: »Dendritische Zellen«).

Untersuchungen mit PCR und In-situ-PCR-Technik haben bestätigt, dass eine zelluläre HIV-Infektion in lymphatischem Gewebe, insbesondere in den Lymphknoten, auch in der asymptomatischen Phase der HIV-Infektion nachweisbar ist. Dabei fanden eine Reihe von Autoren vielfach höhere Konzentrationen von HIV im lymphatischen Gewebe als im peripheren Blut. Ähnliche Befunde konnten auch im Schimpansenmodell (SHIV) erhoben werden.

Neuere Untersuchungen zur Quantifizierung des HIV-Reservoirs im lymphatischen Gewebe haben gezeigt, dass in den Lymphknoten mit Schwankungen in unterschiedlichen klinischen Stadien der HIV-Infektion ca. 0,5% der ruhenden und CD4-positiven Zellen HIV-DNA enthalten, dass von diesen aber nur ca. 10% integriertes Provirus aufweisen. Dieses wurde mit einer abortiven Infektion im Lymphknoten in Zusammenhang gebracht. Von diesen Zellen waren wiederum lediglich ca. 10% in der Lage, HIV produktiv zu replizieren und infektiöse Viruspartikel freizusetzen.

Anders als frühere Untersuchungen haben diese Arbeiten auch gezeigt, dass die Frequenz ruhender CD4-positiver Zellen mit nicht integrierter HIV-DNA im Lymphknoten und im peripheren Blut quantitativ offenbar nicht wesentlich unterschiedlich sind.

Bei der Untersuchung von Makrophagen im lymphatischen Gewebe zeigte sich, dass die Anzahl von Makrophagen mit integrierter HIV-DNA lediglich ca. 1 pro 20.000 Makrophagen beträgt. Die Bedeutung dieser Befunde für ein möglicherweise unterschiedliches therapeutisches Ansprechen der Viruspopulationen im lymphatischen Gewebe im Vergleich zu denen in anderen Kompartimenten des Organismus (z. B. peripheres Blut) wurde von einer Reihe von Gruppen untersucht, bedarf jedoch der endgültigen Klärung.

Knochenmark

Neben Lymphozyten und Makrophagen wurden stromale Fibroblasten und Endothelzellen im Knochenmark HIV-infiziert gefunden. Endothelzellen könnten ein wichtiges Reservoir für HIV im Organismus darstellen.

Thymus

Alle thymischen Zellsubpopulationen, ausdifferenzierte und Vorläuferzellen scheinen durch HIV infizierbar zu sein, soweit sie CD4 an ihrer Oberfläche exprimieren. Dabei scheinen sowohl Lymphozyten wie auch epitheliale Zellen im Thymus grundsätzlich HIV suszeptibel zu sein. Das Ausmaß der Infizierbarkeit dieser Zellpopulationen wie auch der dendritischen Zellen im Thymus bedarf jedoch der weiteren Untersuchung.

Zentralnervensystem

Im Zentralnervensystem lässt sich v. a. bei fortgeschrittener HIV-Infektion mit Immundefekt HIV insbesondere in Makrophagen und Mikrogliazellen nachweisen. Die Frage einer proliferativen Infektion durch diese Zellen ist bisher nicht vollständig geklärt.

Im Zentralnervensystem werden Makrophagen mit integrierter proviraler DNA gefunden, die jedoch aufgrund ihrer spezifischen Markerexpression mit hoher Wahrscheinlichkeit aus dem peripheren Blut oder anderen Organen stammen. Insbesondere im klinischen Zustand der HIV-induzierten Demenz ist mit Hilfe von In-situ-PCR auch das Auftreten HIV-infizierter Astrozyten, Gefäßendothelzellen und auch einzelner Neurone beschrieben worden. Astrozyten, Oligodendrogliazellen und aus dem Zentralnervensystem stammende Endothelzellen sind in Zellkultur infizierbar. Die Signifikanz dieser Befunde für die HIV-induzierte Erkrankung des zentralen Nervensystems befindet sich weiterhin in der Evaluation.

Gastrointestinales System

In Darmenepithelzellen wurde HIV durch In-situ-Hybridisierung, PCR-Technik sowie durch Kultivationstechniken nachgewiesen. Mit hoher Wahrscheinlichkeit sind auch enterochromaffine Zellen produktiv mit HIV infizierbar. Makrophagen und CD4-positive Lymphozyten in der Lamina propria und dem darmassoziierten lymphatischen System wurden von einer Reihe von Untersuchungensgruppen HIV-infiziert gefunden.

Es konnte gezeigt werden, dass Hepatozyten und Kupffer-Sternzellen in vivo und in vitro durch HIV infizierbar sind. In vitro konnten kultivierte CD4-positive Endothelzellen aus den Sinusoiden der humanen Leber infiziert werden. Es konnte auch gezeigt werden, dass die Infektion hepatischer Zellen zu einer Störung der Funktion dieser Zellen führen kann. In vitro konnten auch CD4-negative Zelllinien, die aus hepatozellulären Karzinomzellen angezüchtet wurden, mit HIV infiziert werden.

Zielzellen für HIV in anderen Geweben

Untersuchungen unter Anwendung von In-situ-Hybridisierung, immunchemischen Methoden, PCR-Analyse sowie von Zellkulturtechniken konnten zeigen, dass Zellen aus Synovialmembran von HIV-infizierten Patienten mit HIV infiziert waren. Mit diesen Techniken konnten auch Langerhans-Zellen und Fibroblasten der Haut HIV-infiziert gefunden werden (s. oben).

In-vivo- und In-vitro-Infektion mit HIV wurde auch von Zellen aus folgenden Organen beschrieben: Niere, Herz, Lunge, Skelettmuskel, Auge, Plazenta, Zervix, Vagina, Uterus, Prostata, Testes, Mammaepithelzellen, orale Mukosazellen und Nebenniere. Diese Befunde müssen im Einzelnen weiter untersucht werden, können jedoch klinisch Relevanz für Symptomatik, Ausprägung und Verlauf der HIV-Erkrankung besitzen.

17.3.2.2 HIV-Replikation

HIV-Zielzell-Interaktion und Eintritt des Virus in die Zelle

Das Eindringen von HIV in die Zielzelle geht im Wesentlichen in 3 aufeinanderfolgenden Schritten vonstatten (Abb. 17-16):

1. Interaktion mit Zelloberflächendeterminanten und Anheftung von HIV an die Zielzelloberfläche,
2. Fusion der HIV-Hülle mit der Zielzellmembran,
3. Eintritt des HIV-Nukleokapsids in das Zytoplasma der Zielzelle.

Anheftung von HIV an die Zielzelloberfläche

Voraussetzung für die Replikation von HIV ist die erfolgreiche Interaktion des Virus mit Rezeptoren an der Zielzelloberfläche. Das CD4-Molekül an der Oberfläche der Zielzellen ist einer der wichtigen Rezeptoren für HIV. CD4 besteht aus 5 extrazellulären immunglobulinähnlichen Domänen und wird an der Oberfläche einer Subpopulation von T-Lymphozyten und Subpopulationen von Makrophagen exprimiert. Es hat sich gezeigt, dass Determinanten in der D1-Region (insbesondere Regionen, die die Aminosäure Phe-41 in der »komplementären determinierenden Region 2« (CDR2) umfassen, mit den Hüllproteinen von HIV interagieren können.

Auf Seiten von HIV konnte eine wichtige CD4-bindende Region – Aminosäuren 413–447 für die 4. konservierte Domäne (C4) – auf dem Hüllprotein gp120 identifiziert werden. Die CD4-bindende Domäne auf HIV-gp120 stellt eine komplex gefaltete Struktur dar, an der sich mehrere Regionen des Moleküls beteiligen und auf diese Weise mit dem CD4-Molekül auf der Zielzelle für HIV in Kontakt treten. Interessanterweise konnte gezeigt werden, dass die Klasse-2-»Major-histcompatibility-complex-«(MHC-)Bindungsregion des CD4-Moleküls innerhalb der zumindest von einigen HIV-Subtypen verwendeten Bindungsregion liegt.

Sekundäre Rezeptoren für HIV

Eine Reihe von experimentellen Ansätzen hat gezeigt, dass die CD4-Determinante an der Oberfläche der Zielzellen nicht den einzigen HIV-Rezeptor darstellt. In den letzten Jahren wurden insbesondere Chemokinrezeptoren als sekundäre Rezeptoren für HIV charakterisiert. Dabei zeigte sich, dass C-X-CR4 als Korezeptor für HIV an T-Lymphozytenpopulationen fungiert (Tabelle 17-5).

Natürliche Liganden für C-X-CR4 Rezeptoren sind v. a. »stroma cell derived factor«-1 (SDF-1α und -β), die physiologisch eine chemotaktische Funktion bei inflammatorischen Reaktionen besitzen (Tabelle 17-6).

Ein 7-Transmembran-Rezeptor Fusin ist notwendig für den Eintritt von T-zelltropen Viren, nicht aber für makrophagentrope Viren. Demgegenüber hat sich gezeigt, dass insbesondere CCR-5, aber auch CCR-3 und CCR-2B Korezeptoren an der Oberfläche von Makrophagen für die jeweiligen Stämme von HIV darstellen. Natürliche Liganden für diese Rezeptoren sind v. a. »makrophageninflammatorisches Protein« (MIP-1α) und

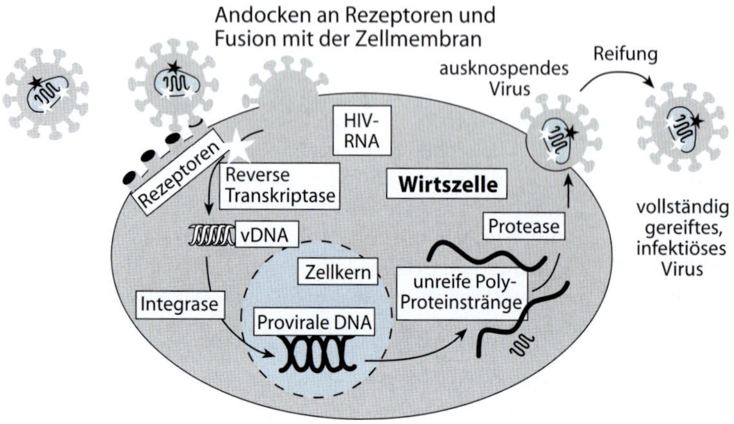

Abb. 17-16. Schema der Replikation von HIV

Tabelle 17-5. Zelluläre Oberflächendeterminanten bei Interaktionen mit partikulärem HIV (Abkürzungen s. Text)

Hauptsächliche zelluläre Rezeptoren

- CD4
- GalC
- Fc
- Komplement

Korezeptoren	*Tropismus*
CCR-5	Makrophagen
CXCR-4	T-Zelllinie
CCR-3	Makrophagen
CCR-2 B	Makrophagen/T-Lymphozyten

Andere mögliche zelluläre Bindungsproteine

- MHC
- LFA-1
- ICAM-1
- CD44
- Mannosebindendes Protein

MIP-1β. Diese Chemokine sind in der Lage, wahrscheinlich durch kompetitive Interaktion am Rezeptor die frühen Bindungsschritte von HIV an die Zielzellen zu behindern. Eine Inhibition der Produktion von HIV in chronisch infizierten Zellen ist jedoch mit diesen Chemokinen nicht induzierbar.

Eine fehlende CCR5-Expression aufgrund einer 12bp-Deletion wurde als eine genetische Variante beschrieben und mit einer Resistenz gegenüber HIV in Verbindung gebracht. Während die homozygote Deletion in der weißen Bevölkerung bei ca. 2–4/100 Personen zu finden ist, findet sie sich offenbar bei der schwarzen Bevölkerung in West- und Zentralafrika sowie bei der japanischen Bevölkerung nur in sehr geringen Frequenzen.

Bei bisher allerdings nur in begrenzter Zahl untersuchten und identifizierten Personen, die zwar ein hohes Risiko für die HIV-Infektion besaßen, jedoch nicht HIV-infiziert waren, stellte sich diese Defektmutante homozygot dar. Die mononukleären Zellen aus dem peripheren Blut (PBMC) der Personen erwiesen sich als resistent gegenüber der In-vitro-Infektion mit makrophagentropen Virusisolaten. In einigen Studien wurde bei Patienten mit heterozygoter Ausprägung des Allels ein günstigerer Verlauf der HIV-Infektion beschrieben.

Als ein weiterer möglicher Rezeptor für HIV wurde v. a. an nicht CD4-exprimierenden Zellen des Zentralnervensystems (z. B. Astrozyten), aber auch an intestinalen Epithelzellen und an Vaginalepithelzellen ein Galactosyl-Ceramid-Rezeptor (GalC) identifiziert. Die Bindungsstelle dieses Rezeptors mit gp120 ist offenbar different von der mit CD4. Als Korezeptor könnte CXCR-4 fungieren.

Untersuchungen an Kulturzellen konnten zeigen, dass offenbar spezifische Antikörper gegen HIV-Hüllproteine in Verbindung mit Komplementkomponenten über zelluläre Fc-Rezeptoren und/oder zelluläre Komplementrezeptoren den Eintritt von HIV in die Zielzelle erleichtern und beschleunigen können (»enhancing« Antikörper).

Fusion der HIV-Hülle mit der Zielzellmembran und Eintritt des HIV-Nukleokapsid in das Zytoplasma der Zielzelle

Nach Interaktion mit dem CD4-Molekül an der Oberfläche der HIV-Zielzelle findet eine Änderung der Konfirmation von gp120 statt. Dies wird offenbar durch die Interaktion der Moleküle selbst (HIV-gp120, zelluläres CD4), aber möglicherweise auch durch eine proteolytische Veränderung von gp120 (möglicherweise im Bereich der V3-Schlinge) hervorgerufen. Dies führt zu einer Interaktion des äußeren Teils von gp41 (Fusionsdomäne) mit einem Fusionsrezeptor an der Zelle. Anschließend kommt es zur Fusion der HIV-Hülle mit der Zielzellmembran.

Tabelle 17-6. Wirkung von Zytokinen auf die HIVReplikation

Zytokine	Hauptsächlicher Bindungsort	Wirkung auf die HIV-Replikation		
		PBMC	Primäre Makrophagen	$CD4^+$-Zellen
TNF-α	Makrophagen, T-Zellen, Keratinozyten	↑	↑	↑ oder ↓
TNF-β	T-Zellen	↑	NT	↑
GM-CSF	Makrophagen, T-Zellen	↑	NT	↑
IL-1	Makrophagen, Fibroblasten, Endothelzellen	NT	NT	Kein
IL-2	T-Zellen	↑	NT	Kein
IL-3	T-Zellen	NT	↑	Kein
IL-4	T-Zellen	NT	↑	↑ oder ↓
IL-5	T-Zellen, Mastzellen	NT	NT	↑
IL-6	Makrophagen, T-Zellen, Gliazellen, Fibroblasten	NT	↑	↑
IL-7	Knochmarkstromazellen	NT	NT	↑
IL-8	T-Zellen, Monozyten, Keratinozyten, Fibroblasten, Endothelzellen	NT	NT	↓
IL-9	CD4-positive T-Zellen	NT	NT	↑
IL-10	T-Zellen, B-Zellen, Mastzellen	NT	NT	↓
IL-12	Makrophagen, T-Zellen	NT	NT	Kein
Interferon-α	T-Zellen	↓	↑	↓
Interferon-β	Fibroblasten, B-Zellen	↓	NT	↓
Interferon-γ	T-Zellen, NK-Zellen	↑ oder ↓	↑	↑
TGF-β	Thrombozyten, Makrophagen, T-Zellen	↓	↓	↑ oder ↓

Die variable V3-Domäne von gp120 wird als hauptsächliche Determinante angesehen, die eine Neutralisierung von HIV durch spezifische Antikörper oder andere mit diesem Bereich reagible Moleküle vermitteln kann. Veränderungen durch spezifische Mutationen im Bereich der V3-Domäne führen zu einer Inhibition der Membranfusion zwischen Virus und Zielzellen, ohne jedoch die Bindung zwischen HIV-gp120 und Zelloberflächen-CD4 zu inhibieren.

Die V3-Domäne unterschiedlicher HIV-Isolate scheint neben den genannten Interaktionen von HIV mit Chemokinrezeptoren die Bindung an unterschiedliche Zielzellpopulation (T-Lymphozytenpopulationen oder Makrophagen) zu determinieren. Die genaue Aufklärung dieser Mechanismen dürfte von entscheidender Bedeutung für die zukünftige Entwicklung therapeutischer Strategien gegen die HIV-Infektion sein.

Reverse Transkription

Die reverse Transkription generiert eine lineare DNA-Kopie des viralen RNA-Genoms. Diese Reaktion findet in einem viralen Nukleoproteinkomplex statt und bedarf der koordinierten Aktivität von reverser Transkriptase (RT), einer RNA- und DNA-abhängigen DNA-Polymerase, und von RNaseH, die die RNA-Komponente der RNA-DNA-Hybridmoleküle degradiert. Die HIV-1-RT ist ein Heterodimer, das aus 2 Untereinheiten, p66 und p51, besteht.

Die HIV-1-RT weist einen hohen Grad von Variabilität der Nukleotidsequenz zwischen verschiedenen viralen Stämmen auf. Da die viralen Nukleoproteinkomplexe rasch in den Zellkern der Wirtszelle transportiert werden, findet die provirale DNA-Synthese vorwiegend im nukleären Kompartiment statt.

Integration viraler DNA in zellulär-genomische DNA

In HIV-infizierten Zellen liegt die virale DNA in linearer Form im Zytoplasma sowie in 2 verschiedenen zirkulären Formen im Zellkern vor, die jeweils 1 oder 2 LTR-(»Long-terminal-repeat«-)Regionen enthalten. Die zyklischen DNA-Formen (cDNA) sind Teil eines Präintegrationskomplexes, der die viralen Proteine MA, Vpr und Integrase enthält. Direktes Substrat für die Integration in das wirtszelluläre Genom stellt die lineare Form viraler DNA dar. Mit Hilfe des Enzyms Integrase werden die linearen proviralen DNA-Enden erkannt und am 3′-Ende nach Entfernung von 2 Nukleotiden an die 5′-Enden der Insertionsstellen am wirtszellulären Genom gebunden.

Die viralen Vif- und Nef-Proteine haben eine wichtige Funktion bei der Regulation dieser Vorgänge.

Expression HI-viraler Proteine und Ausschleusung von Viruspartikeln aus der Wirtszelle

Für die Expression viraler Gene bedarf es des abgestimmten Zusammenwirkens von wirtszellulären Transkriptionsmechanismen und viralen regulatorischen Proteinen (Tat und rev). Die Expression erfolgt über Vorläuferproteine, die der weiteren überwiegend proteolytischen Prozessierung durch die HIV-Protease zur Produktion der HI-viralen Struktur- und Funktionsproteine ausgesetzt werden (s. oben).

Dieser Prozess beginnt v. a. am endoplasmatischen Retikulum und im Golgi-Apparat der infizierten Zelle und wird mit dem Ausschleusen infektiöser Viruspartikel aus der Wirtszelle beendet. Erst dann liegen neue infektiöse Viruspartikel vor. Während dieser Phase der »Fertigstellungen« neuer HIV-Partikel, v. a. während der Expression von viralen Proteinen in der Zelle, wird die Synthese von Zelloberflächen-CD4 herunterreguliert, sodass diese Zellen resistent gegen Superinfektion mit HIV werden. Dies wird durch intrazelluläre gp160-CD4-Komplexbildung sowie durch regulative Aktivität der viralen nef- und Vpu-Proteine erreicht.

17.3.2.3 Kinetik der HIV-Produktion

Kinetische Untersuchungen haben gezeigt, dass große Mengen (10^9 bis 10^{11}) Viruspartikel pro Tag pro HIV-infiziertem Patienten gebildet werden können. Während CD4- und CD8-positive Lymphozyten bei nicht HIV-infizierten Personen Halbwertszeiten von ca. 87 bzw. 77 Tagen haben, weisen diese Zellen bei HIV-infizierten, nicht antiretroviral behandelten Patienten unter dem Einfluss der großen Menge von produzierten Viren und der hohen Anzahl der pro Tag zerstörten Lymphozyten maximal gesteigerten Produktion nur ca. 2- bis 3-Tage-Halbwertszeiten im Organismus auf – mit allerdings großen individuellen Variationen.

Die im Plasma der Patienten messbaren Bestandteile von HIV (z. B. »messenger-RNA«) stammen nach den vorliegenden kinetischen Untersuchungen aus der Produktion von frisch infizierten, aktivierten Zielzellen, v. a. aktivierten $CD4^+$-lymphozytären Zellen.

Je weniger die Viruspopulation durch antiretrovirale Therapie in ihrer Replikation vermindert werden kann, umso schneller selektionieren sich resistente Mutanten. Diese Beobachtungen sprechen dafür, dass an der fortschreitenden Depletion CD4-positiver Zellen im Verlauf der HIV-Infektion ein Mechanismus beteiligt ist, bei dem (überwiegend CD4-positive) Zielzellen durch HIV kontinuierlich (und über die Zeit in zunehmendem Maße von einer zahlenmäßig verkleinerten Population CD4-positiver Zellen) infiziert und anschließend durch spezifisch-immunologische zelluläre Reaktionen oder Zellsequestrierung zerstört werden.

Die Tatsache jedoch, dass die mittlere Länge der Telomere HIV-infizierter CD4-positiver Lymphozyten aus dem Blut von Patienten mit fortgeschrittenem HIV-induziertem Immundefekt nicht signifikant vermindert gefunden wurde, würde diese Hypothese relativieren. Andere Zellpopulationen, die zur Produktion von HIV in der Lage sind, wie z. B. Makrophagen, dendritische Zellen, latent infizierte Lymphozyten, weisen Halbwertszeiten von ca. 1–4 Wochen auf, sodass die gesamte von diesen Zellen prodizierte Menge von HIV wie auch die Produktionsrate wesentlich geringer ist. Dies bedeutet auch eine schlechtere Beeinflussbarkeit der HIV-Produktion dieser Zellpopulationen durch antiretrovirale Therapie.

17.3.2.4 Intrazelluläre Kontrolle der HIV-Replikation

Insbesondere die viruskodierten Proteine Tat, aber auch rev und nef besitzen regulatorische Funktionen bei der HIV-Replikation. Die Expression größerer Mengen von Tat führt zur Aktivierung der Virusproduktion, während nef eher eine Reduktion der Virusproduktion hervorruft. Das Rev-Protein scheint für einen balancierten Zustand in der Expression regulatorischer und struktureller Proteine von HIV verantwortlich zu sein. In den späteren Stadien der Virusreplikation kann Rev offenbar auch seine eigene Produktion herunterregulieren und damit die Produktion von HIV vermindern.

Die Aktivierung der Zielzellen, insbesondere der T-Lymphozyten, ist eine wichtige Voraussetzung für die HIV-Replikation. Diese Aktivierung ist Teil eines Signaltransduktionsprozesses, bei dem durch Bindung von Mitogenen oder Antigenen an die Determinanten des Haupthistokompatibilitskomplexes (MHC), des Oberflächen-T-Zellrezeptors (CD3) gekoppelt mit einer Kostimulation des CD28-Rezeptors mit dem B7-Molekül an der antigenpräsentierenden Zelle die Expression von Genen innerhalb der Zelle aktiviert werden kann. Die Aktivierung auf diesem Wege führt zur Aktivierung von Transkriptionsfaktoren (z. B. NfkB), die in der Lage sind, im Zellkern an die LTR-Sequenzen von HIV-Provirus zu binden und dadurch die virale Replikation in Gang setzen und/oder fördern zu können. In vitro und in vivo können auf diesem Wege eine Vielzahl von zellaktivierenden Substanzen infektiösen und nicht infektiösen Ursprungs die HIV-Replikation beeinflussen.

Zytokine, insbesondere Tumornekroseaktor α (TNF-α), sind in der Lage, die Aktivierung von T-Lymphozyten zu beeinflussen und auf diese Weise direkt oder indirekt die HIV Produktion zu regulieren.

Beeinflussung der HIV-Infektion durch Simultaninfektion mit anderen Viren

Auch andere Viren, wie z. B. Hepatitisviren unterschiedlichen Typs, Zytomegalievirus (CMV) und Herpes-simplex-Virus, können die HIV-Produktion durch Aktivierung der viralen LTR-Sequenzen aktivieren (s. unten). Auch dieser Vorgang kann wiederum durch Zytokine moduliert werden.

Zell-zu-Zell-Transfer von HIV

Neben der zellulären Infektion mit HIV-Partikeln und anschließende intrazelluläre Replikation kann HIV durch Synzytienbildung oder durch Zell-zu-Zell-Kontakt zwischen Lymphozyten und Lymphozyten oder Lymphozyten und Makrophagen in erheblichem Maße von Zelle zu Zelle übertragen werden, auch ohne dass komplette HIV-Partikel gebildet werden müssen.

17.3.3 Natürlicher Verlauf der HIV-Infektion

17.3.3.1 Transmission von HIV

Die Frequenz der Übertragung von HIV wird durch die Menge und die Art des infektiösen HIV oder der HIV-infizierten Zellen in der übertragenen Körperflüssigkeit sowie durch die Art und Lokalisation des Kontaktes mit infektiöser Körperflüssigkeit und/oder Geweben und durch Gegebenheiten auf Seiten des Rezipienten der Infektion (Suszeptibilität, Immunreaktivität u. a.) bestimmt. In einer Reihe von Studien konnte gezeigt werden, dass der Übertragung von HIV-infizierten Zellen für die Transmission der HIV-Infektion offenbar eine größere Bedeutung zukommt als der Übertragung von partikulärem HIV.

Die genannten Faktoren bedingen, dass die Wahrscheinlichkeit der Übertragung nach einmaliger Exposition unter verschiedenen Bedingungen zu sehr unterschiedlichen Transmissionsraten führen können (■ Tabelle 17-7).

Die HIV-Infektion wird v. a. über die Schleimhäute des Genital- und des Darmtraktes sowie parenteral durch Blut und Blutbestandteile, transplantierte Organe oder akzidentell (Nadelstichverletzung u. ä.) übertragen.

■ **Tabelle 17-7.** Charakteristika von CD4-positiven Zellsubpopulationen

Charakteristika	CD4⁺-Zellsubpopulationen	
	TH1	TH2
Zytokinproduktion	IL-2, Interferon-γ	IL-4, IL-5, IL-10, IL-13
Autokrin aktive Zytokine	IL-12	IL-4
IL-12-β-Rezeptor-expression	Positiv	Negativ
CCR-3-Expression	Negativ	Positiv
Senisitivität für Apoptose	Positiv	Negativ
Zytokineffekt auf Apoptose	Protektiv	Beschleunigend
CTL-Aktivität	Positiv	Negativ
Funktion	Verstärkt zellvermittelte Immunität	Verstärkt Antikörperproduktion

Nach mukosaler Exposition mit HIV oder HIV-infizierten Zellen spielen offenbar CD4-positive Langerhans-Zellen und dendritische Zellen (DC) für die initiale Aufnahme des Virus und die ersten Schritte der Prozessierung sowie des weiteren Transportes eine entscheidende Rolle (s. oben).

Die Funktion der Epithelzellen ist in diesem Zusammenhang nicht vollständig geklärt. In einem Rhesusaffenmodell, bei dem SIV/HIV-chimäres Virus (SHIV) intravaginal verabreicht wurde, zeigte sich innerhalb von 2 Tagen die lokale und regionäre Ausbreitung des Virus mit Präsenz in der Vagina, dem Uterus sowie den Becken- und mesenterialen Lymphknoten. Nach 4 Tagen waren virusinfizierte Zellen in Milz und Thymus nachweisbar, nach 15 Tagen begann bereits eine Depletion CD4-positiver Zellen im peripheren Blut. Der Prozess der lokalen Exposition mit HIV und der Virusaufnahme kann durch eine Reihe von lokalen und systemischen Faktoren beeinflusst werden.

17.3.3.2 Initiale Immunreaktion gegen HIV

Die genannten Untersuchungen zur ersten lokalen Virusaufnahme, -transport und -verarbeitung deuten darauf hin, dass prozessierte Strukturen von SIV/HIV wie andere in den Organismus gelangende körperfremde Substanzan durch Zellen des Immunsystems (v. a. durch Makrophagen und dendritische Zellen) anderen Zellen des Immunsystems präsentiert werden. Dies ist mit dem Transport des aufgenommenen infektiösen Materials durch die prozessierenden Zellen in die regionären Lymphknoten verbunden und kann zur Induktion spezifischer gegen HIV gerichteter Immunreaktionen führen.

Das Mikromilieu des Lymphknotens ist durch eine enge räumliche und funktionelle Nachbarschaft von antigenpräsentierenden Zellen und aktivierten T- und B-Lymphozyten gekennzeichnet. Zell-zu-Zell-Kontakte und die Freisetzung von

Zytokinen sind an der Aktivierung und Proliferation der beteiligten Zellpopulationen beteiligt. Dabei werden neben den Zellen der spezifischen Immunreaktion gegen HIV-Determinanten auch Zellen produziert, die aufgrund ihres Aktivierungsgrades und ihrer Eigenschaften Zielzellen für die HIV-Infektion darstellen und diese selbst produktiv replizieren können (z. B. Makrophagen, $CD4^+$-T-Lymphozyten).

Humorale spezifische Immunreaktionen gegen HIV-Determinanten scheinen bei der Kontrolle der initialen Virusreplikation und -ausbreitung keine wesentliche Rolle zu spielen. HIV-neutralisierende humorale Antikörper werden erst beim Übergang der akuten HIV-Infektion in die chronische Phase nachweisbar. Bei der primären Immunantwort bestehen quantitative und qualitative interindividuelle Unterschiede, die für den späteren Verlauf der HIV-Erkrankung potenziell von Bedeutung sind.

17.3.3.3 Akutes HIV-Syndrom

Klinische Manifestation

Bei ca. 50–90% der Patienten tritt nach 1–6 Wochen ein Krankheitsbild auf, das häufig der akuten Mononukleose ähnlich ist. Es handelt sich um ein individuell vielgestaltiges Krankheitsbild mit Fieber, Kopfschmerzen, Pharyngitis, Laryngitis, polymorphem Exanthem, Diarrhö, generalisierter Lymphadenopathie und variabel hinzutretender viszeraler Manifestation (z. B. Leber, Milz). Die Symptomatik ist wenig pathognomonisch und wird daher häufig anderen Krankheitsbildern zugeordnet.

Die häufig schwer ausgeprägte allgemeine Symptomatik mit Abgeschlagenheit und Fieber kann auf die Aktivierung des Immunsystems mit Produktion von Zytokinen und anderen inflammatorischen Reaktionen zurückgeführt werden. Ein klinisch schwerer und langer Verlauf der akuten HIV-Infektion wird mit einer ungünstigeren Gesamtprognose der HIV-Infektion und -Erkrankung assoziiert.

Laborbefunde

Während der 1. Woche nach Beginn der akuten HIV-Infektion werden häufig Lymphopenie und Thrombozytopenie sowie pathologische Leberenzyme und polyklonale Hypergammaglobulinämie gefunden. In dieser Phase der Erkrankung ist auch die Ratio CD4-positive zu CD8-positiven Zellen im peripheren Blut invers, was auf eine verminderte Anzahl zirkulierender CD4-positiver Lymphozyten bei gleichzeitig erhöhter Anzahl von CD8-positiven Zellen zurückzuführen ist. Atypische Lymphozyten, v. a. CD8-positive Zellen, können im Blut nachweisbar sein.

Während der Monate nach akuter HIV-Infektion kommt es häufig zu einer Normalisierung des Anteils und der Anzahl CD8- und CD4-positiver Zellen im peripheren Blut. In vielen Fällen persistiert jedoch die erhöhte Anzahl CD8-positiver Zellen. Es finden sich positive Nachweise von HIV-mRNA- und HIV-Antigenämie (z. B. HIV-p24-Antigen) im Plasma der Patienten (Abb. 17-17).

Immunreaktionen bei akuter HIV-Infektion

Die genannten Vorgänge nach HIV-Infektion führen zu einer zunächst lokalen und regionären, dann systemischen (Zellen im lymphatischen Gewebe, hämatopoetischen System, peripheren Blut, Zentralnervensystem u. a.) Vermehrung von HIV, die nach 1–6 Wochen in eine Phase mit ausgeprägter Plasmavirämie, HIV-Antigenämie und rasch einsetzenden immunologischen und inflammatorischen Reaktionen mündet. Dies ist mit dem Beginn der Symptomatik der akuten HIV-Erkrankung assoziiert.

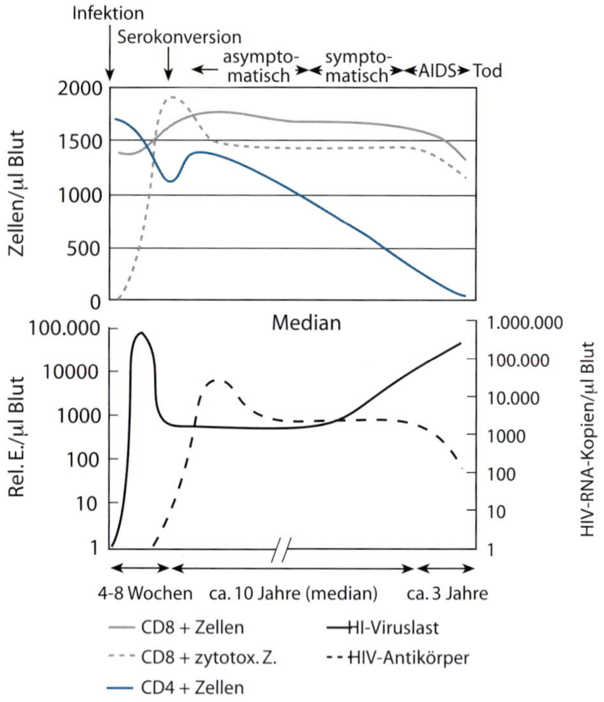

Abb. 17-17. Verlaufsparameter bei physiologischem Verlauf der HIV-Infektion (schematisch)

Nach einigen Tagen ist ein Rückgang dieser raschen initialen HIV-Replikation und Ausbreitung über den Blutweg zu beobachten. Dies wird als Ergebnis einer partiell effektiven Immunantwort gegen HIV angesehen, da zu diesem Zeitpunkt das Auftreten von HIV-spezifischen T-Lymphozyten (zytotoxischer und nicht zytotoxischer) im Blut und im Lymphknoten nachweisbar wird. Gleichzeitig kommt es zu einer Verminderung virusinfizierter Zellen in den Lymphknoten.

In Untersuchungen zur Proliferation von CD4-positiven T-Lymphozyten bei Exposition mit HIV-Peptiden ließ sich zeigen, dass hierdurch stimulierbare T-Helferzellen schon unmittelbar nach Beginn des akuten Krankheitsbildes mit Virämie und vor Serokonversion nachweisbar sind. Es konnte auch gezeigt werden, dass das Auftreten von CD8-positiven nicht zytotoxischen Zellen mit stimulativer und proliferativer Aktivität gegen HIV-Determinanten mit einem Nachlassen der Virämie auch schon vor nachweisbarer Serokonversion assoziiert ist.

Eine polyklonale CD8-positive und zytotoxische T-Zellantwort wird gegenüber einer oligoklonalen Antwort mit einem Vβ-Rezeptor-Gen-Repertoire mit eingeschränkter Diversität mit einer besseren Prognose der Gesamterkrankung assoziiert. Neue Untersuchungen zeigen eine immunodominante Restriktion der CTL-Antwort durch HLA-B57, was im Zusammenhang einer ähnlichen Restriktion bei langzeitüberlebenden Patienten in der chronischen Phase der Infektion möglicherweise von pathogenetischer Bedeutung ist.

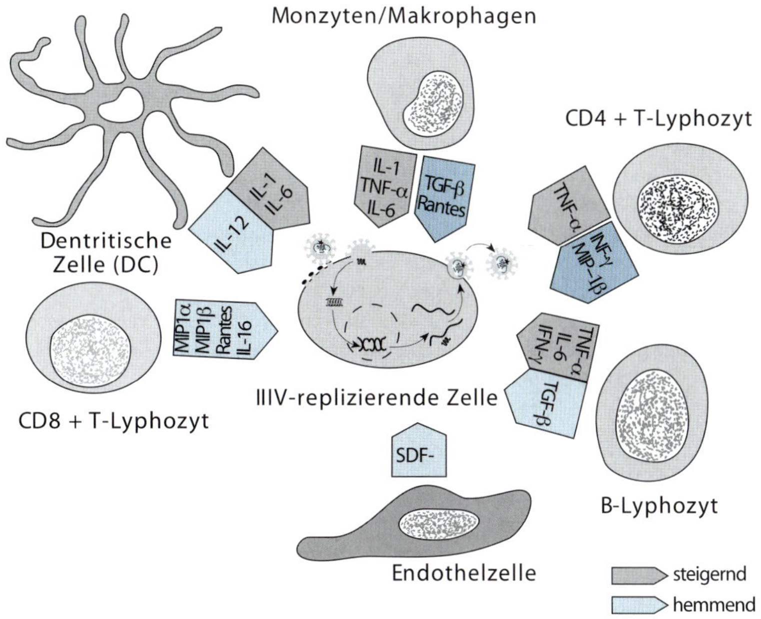

Abb. 17-18. Zytokine, Chemokine und HIV-Replikation

Eine limitierte oligoklonale Antwort zytotoxischer T-Lymphozyten (CTL) könnte zu der Entwicklung von Viren beitragen, die der immunologischen Kontrolle entgehen (»Escape-Mutanten«) und klinisch den Übergang von der initialen akuten in die chronische Phase der HIV-Infektion ermöglichen. Die Replikation von HIV vor und während der akuten HIV-Erkrankung wird durch eine zytokingesteuerte Immunreaktion zusätzlich moduliert (Abb. 17-18, Tabelle 17-6). Da HIV nicht vollständig eliminiert wird, kann seine Persistenz zu einer chronischen Aktivierung der Effektorzellen des Immunsystems führen, was wiederum die Ausbreitung der HIV-Infektion begünstigt.

Neue Untersuchungen haben gezeigt, dass unter antiretroviraler Therapie während der akuten HIV-Infektion sowohl die CTL- wie auch die Helferzellantwort gegenüber nicht antiretroviral behandelten Patienten gesteigert werden konnte. Dabei ergaben sich bei den behandelten Patienten nachfolgend auch Verbesserungen der Kontrolle der Virusproduktion in strikturierten Therapiepausen.

Diese Untersuchungen haben auch zu der Annahme geführt, dass die antiretrovirale Behandlung der frühen und/oder der akuten HIV-Infektion zu einer Verbesserung der Gesamtprognose führen könnte, auch wenn bei den für ein Jahr behandelten Patienten eine vermindert aktive und hinsichtlich Repertoire gegenüber den nicht behandelten Patienten restringierte CTL-Antwort gefunden wurde. Langzeitige klinische Beobachtungen, die schlüssige Antwort auf den Wert einer antiretroviralen Behandlung in dieser frühen Phase der HIV-Infektion auch in Bezug auf den chronischen Verlauf und die Überlebenszeit geben könnten, liegen bisher nicht vor.

Inwieweit die Viruspopulation hinsichtlich ihrer Pathogenität für den weiteren Verlauf der HIV-Infektion durch die Immunität während der akuten HIV-Infektion modifiziert oder selektioniert wird, ist noch kontrovers.

Etwa 3–6 Wochen nach der Infektion zeigen sich trotz der einsetzenden nachweisbaren zytotoxischen zellulären Immunreaktivität persistierend nachweisbar HIV-Determinanten an der Oberfläche der follikulär dendritischen Zellen (FDC) in den Lymphknoten (»virus trapping«). Im weiteren Verlauf der HIV-Infektion kommt es zu einer zunehmenden Zerstörung des FDC-Netzwerkes mit Involution der Keimzentren und zu einer Ausschwemmung virusinfizierter Zellen in die Peripherie.

Produktion antiviraler humoraler Antikörper während des akuten HIV-Syndroms

In den meisten Fällen tritt die Virämie und das damit verbundene klinische Syndrom vor nachweisbarer Serokonversion auf. Dies lässt vermuten, dass die zelluläre Immunantwort hinsichtlich der Pathogenese der klinischen Symptomatik in dieser Phase der Erkrankung gegenüber den humoralen Pathogenitätsmechanismen (z. B. Immunkomplexebildung und deren Folgen) eine dominierende Bedeutung besitzt.

Antikörper gegen HIV können in den meisten Fällen 2–4 Wochen nach HIV-Infektion mit Routinetestsystemen (ELISA, Western-Blot) nachgewiesen werden. In einigen Fällen kann jedoch das Auftreten von spezifischen humoralen Antikörpern vom IgM-Typ mit entsprechend sensiblen Methoden schon einige Tage nach erfolgter HIV-Infektion gezeigt werden.

In wenigen Fällen konnten spezifische Antikörper gegen HIV erst mehr als 6 Monate nach HIV-Infektion nachgewiesen werden. Mögliche Ursachen hierfür können in der Reativität des individuellen immunologischen Systems, in der Art und Dosis der Übertragung oder dem Typ des beteiligten HIV liegen.

17.3.3.4 Symptomarme Phase (»klinische Latenz«)

In dieser Phase ist der Patient weitgehend asymptomatisch und in der Regel bei Wohlbefinden und leistungsfähig. Nach großen Kohortenstudien (San Francisco Cohort) dauert diese Phase bis zur Ausbildung von Aids für 50% der Probanden median ca. 10 Jahre und für die Ausbildung von Aids für 69% 14 Jahre. Am Beginn dieser Phase finden sich meist die Werte für $CD4^+$-Zellen im peripheren Blut für längere Zeit normalisiert, oder sie stabilisieren sich auf einem im unteren Normbereich liegenden Niveau. Im Verlauf dieser u. U. Jahre anhaltenden Phase kommt es dann jedoch zu einem progressiven Abfall der Anzahl der $CD4^+$-Zellen im peripheren Blut als Zeichen des sich entwickelnden HIV-induzierten Immundefektes (◘ Abb. 17-17).

Eine Reihe von Untersuchungen haben ergeben, dass auch in dieser Phase der HIV-Infektion eine relevante Replikation von HIV insbesondere im Blut, den Lymphknoten und den Tonsillen zu beobachten ist (s. oben). Mechanismen der intrazellulären Regulation der HIV-Replikation und immunologische Reaktionen verschiedenen Typs besitzen offenbar in dieser Phase noch eine gewisse Fähigkeit zur Kontrolle der HIV-Infektion, sodass eine klinische Symptomatik nur selten auftritt und die Entwicklung des HIV-induzierten Immundefektes verzögert wird (◘ s. unten; Abb. 17-20).

17.3.3.5 Phase der immunologischen Verschlechterung

Ein Charakteristikum der HIV-Infektion ist der zunehmende Verlust von CD4-positiven T-Helferzellen, der als Ausdruck einer zunehmenden Destruktion des Immunsystems und seiner morphologischen und funktionell wesentlichen Strukturen zu werten ist. Es wird angenommen, dass HIV mit verschiedenen Komponenten direkt zytopathisch auf CD4-Zellen wirken kann und möglicherweise zusätzliche indirekte Mechanismen für den CD4-Verlust verantwortlich sind.

Die Aktivierung des Immunsystems (z. B. auch durch bakterielle oder virale Begleitinfektionen) ist für den Verlauf der Erkrankung wesentlich. Eine konsequente Prophylaxe und Therapie infektiöser und inflammatorischer Begleiterkrankungen der HIV-Infektion ist daher von großer Bedeutung auch für den Verlauf der HIV-Infektion (s. unten).

17.3.3.6 Fortgeschrittene HIV-Infektion mit klinisch apparenter HIV-Erkrankung

Die »proliferative« Phase der HIV-Infektion mit massiver Produktion von HIV ist in diesem Stadium erreicht. Immunologische, gegen die HIV-Replikation gerichtete Mechanismen sind nur noch begrenzt wirksam (◘ Abb. 17-17). Der durch HIV hervorgerufene Immundefekt hat das Auftreten von sekundären Infektionen und/oder Tumoren zur Folge.

Als Ausdruck dieses Immundefektes lässt sich regelhaft der Abfall der $CD4^+$-Zellen im peripheren Blut unter den Normbereich (ca. 500 $CD4^+$-Zellen/µl Blut) bis hin zur völligen Depletion beobachten. Werte unter 200 $CD4^+$-Zellen im peripheren Blut definieren in Verbindung mit dem Auftreten von opportunistischen Infektionen, neoplastischen Erkrankungen, HIV-Enzephalopathie, Gewichtsverlustsyndrom (»wasting syndrome«) und/oder progressiver multifokaler Leukenzephalopathie als wesentliche Komplikationen des klinischen Verlaufs das Vollbild von Aids (◘ s. unten; Abb. 17-21).

17.3.4 Mechanismen HIV-induzierter Pathogenität

17.3.4.1 HIV-induzierter Immundefekt

Depletion der $CD4^+$-Zellen

Die progressive Depletion $CD4^+$-Zellen im peripheren Blut wurde schon früh bei der Erforschung des HIV-induzierten Immundefektes beobachtet, und die quantitative Erfassung dieser Zellpopulation im peripheren Blut stellt bis heute neben der Erfassung der HI-Viruslast im Plasma einen der wichtigsten klinisch verwendbaren Surrogatmarker für den im Verlauf der HIV-Infektion eingetretenen Immunfefekt dar. Er besitzt darüber hinaus eine hohe statistische Aussagekraft für die Prognose. Die Entwicklung des zellulären Immundefektes, bei dem die progressive Depletion des $CD4^+$-T-Zellkompartimentes im Vordergrund steht, ist wesentlich für die Entwicklung der klinisch im Stadium Aids im Vordergrund stehenden überwiegend opportunistischen Erkrankungen (z. B. Infektionen, Tumoren, ZNS-Manifestation u. a.) verantwortlich.

Zellpopulationen, die an ihrer Oberfläche den CD4-Rezeptor exprimieren ($CD4^+$-T-Zellen, Makrophagen), stellen die hauptsächlichen mit HIV infizierbaren und HIV replizierenden Zellen dar (s. oben). Die durch entsprechende monoklonale Antikörper definierte CD4-Determinante befindet sich an einem Glykoprotein an der Oberfläche dieser Zellen und wurde als ein hochaffiner Rezeptor für das HIV-Hüllglykoprotein (gp120) identifiziert (s. oben). Die persistierende Infektion dieser $CD4^+$-Zellen mit HIV stellt somit die zentrale Reaktion für die Pathogenese der HIV-Erkrankung mit der Entwicklung des HIV-induzierten Immundefektes und den nachfolgenden klinischen Komplikationen dar.

Der Mechanismus, der zur Depletion $CD4^+$-Zellen führt, ist nicht präzise bekannt. Die Depletion dieser Zellen könnte direkt durch HIV oder dessen Bestandteile oder im Rahmen der immunologischen Auseinandersetzung mit der HIV-Infektion durch reaktive indirekte immunologische oder andere Mechanismen bedingt sein. Nachfolgend beschriebene Mechanismen kommen aufgrund experimenteller Daten in besonderm Maße als Ursache für die progressive $CD4^+$-Zelldepletion in Frage.

Direkt HIV-mediierte zytopathische Effekte

Durch HIV hervorgerufene zytopathische Effekte wurden zunächst in vitro in Kulturen humaner $CD4^+$-T-Zellen und Makrophagen beobachtet. Diese zytopathischen Effekte ließen sich v. a. bei Isolaten von Patienten in fortgechrittenen klinischen Stadien beobachten. Als Ursachen zytopathischer Effekte in Einzelzellen kommen die Akkumulation nicht integrierter viraler DNA und die gesteigerte Produktion und Anhäufung von HIV-gp120 in Frage. HIV-gp120 ist darüber hinaus an der Zytotoxizität nach Synzytienbildung beteiligt.

Autoimmunität

Im Serum von Patienten mit HIV-Infektion lassen sich Autoantikörper mit einem breiten Spektrum verschiedener Spezifitäten (gegen Lymphozyten, Thrombozyten, Erythrozyten, Myelin, CD4-Determinanten, HLA u. a.) feststellen (◘ Tabelle 17-5). Die postulierten autoimmunen Mechanismen schließen Regulationsstörungen des antigenspezifischen Systems (T-, B-Lymphozyten), molekulare Mimikri sowie kreuzreagible Immunrektionen zwischen HIV-Determinanten und körpereigenen Strukturen ein.

Superantigene

»Superantigenwirkende« Strukturen bakteriellen oder viralen Ursprungs können unter Umgehung der MHC- und antigenrestringierten von Makrophagen vermittelten T-Zellantwort direkt mit dem T-Zellrezeptor reagieren und eine große Anzahl von $CD4^+$-T-Zellen gleichzeitig aktivieren. Dies kann zu einer Deletion der betreffenden T-Zellklone mit entsprechender Verminderung der Reaktivität führen. Die klinische Relevanz dieses Mechanismus ist allerdings für die Entwicklung des HIV-induzierten Immundefektes bisher unbekannt.

Apoptose

Der natürliche Prozess des »programmierten« Zelltodes, der für die abgestufte Steuerung der Zellerneuerung durch Proliferation und Zelluntergang verantwortlich ist, wird als Apoptose bezeichnet. Dieser »physiologische« Prozess ist durch definierte strukturelle und biochemische Veränderungen der Zelle einschließlich zellulärer und nukleärer Fragmentation ohne pathologische Nekrose- oder Entzündungsbildung gekennzeichnet.

Es kommt zur Apoptose von HIV-infizierten (in vivo oder in vitro) $CD4^+$-T-Zellen, wenn diese durch ein Antigen oder ein Mitogen aktiviert werden. Weiterhin induziert die Aktivierung von nicht HIV-infizierten $CD4^+$-T-Zellen durch Antigen nach Inkubation mit HIV-gp120 eine Apoptose dieser Zellen in vitro. Diese Untersuchungergebnisse lassen den Schluss zu, dass die Bindung von HIV-gp120 an zelluläre CD4-Moleküle und die damit verbundene Kreuzvernetzung dieser Strukturen ein erstes Signal und die nachfolgende Aktivierung des T-Zellrezeptors (TCR) für Antigen (oder Superantigen) ein zweites Signal für den programmierten Tod dieser $CD4^+$-Zellen darstellen.

Störungen des B-lymphozytären Systems

Im Verlauf der HIV-Infektion, besonders während der asymptomatischen Phase, wird häufig eine polyklonale Lymphozytenaktivierung beobachtet, die zu polyklonal erhöhten Immunglobulinkonzentrationen im Serum führen kann. Die Ursache dieser polyklonalen B-Zellproliferation, die insbesondere auch im Kindesalter mit besonderer Ausprägung zu beobachten ist, ist nicht geklärt. Eine chronische Stimulation durch HIV-Determinanten, eine Dysregulation der humoralen Immunität im Rahmen der T-Zellregulationsstörung und/oder eine zytokininduzierte Dysregulation könnte für die B-Zellstimulation verantwortlich sein.

Bei einer Reihe von Patienten wurden erhöhte Produktionsraten von Tumornekrosefaktor α (TNF-α) und Interleukin 6 (IL-6 gefunden). Die Induktion dieser Zytokine könnte durch HIV-Tat hervorgerufen werden. Aber auch eine gestörte B-Zellfunktion durch die vermehrte Produktion von TH2-Zytokinen wurde als Ursache für möglich gehalten. Unter den (polyklonal) produzierten Immunglobulinen wurden auch Autoantikörper gegen verschiedene körpereigene Determinanten identifiziert.

HIV-Infektion des lymphatischen Systems

Neue Untersuchungen zeigen unter Verwendung empfindlicher Nachweismethoden (Polymerasekettenreaktion), dass Organe des lymphatischen Systems (Lymphknoten, Tonsillen usw.) die hauptsächlichen Lokalisationen darstellen, an denen HIV während der Initialphase und der asymptomatischen Phase repliziert wird. Die Anzahl HIV-infizierter Zellen bei Patienten in diesen frühen Stadien der HIV-Infektion ist 5- bis 10-mal größer in den genannten Organen des lymphatischen Systems als im peripheren Blut. Dabei sind die meisten HIV-infizierten Zellen in diesen Organen latent infiziert, d. h. mit In-situ-PCR lässt sich an Einzelzellen provirale DNA, jedoch keine Expression von HIV-RNA nachweisen.

Elektronenmikroskopische Untersuchungen zeigen, dass in Lymphknotenpräparaten von Patienten im frühen und asymptomatischen Stadium der HIV-Infektion an den Zelloberflächen der Fortsätze der follikulär-dendritischen Zellen (FDC) in den hyperplastischen Keimzentren HI-Virionen adsorbiert nachweisbar sind. Die FDC selbst sind CD4-negativ und offenbar nicht integrativ HIV-infiziert. Sie präsentieren möglicherweise die HI-Virionen den retikulären Zellen, die Fc- und/oder Komplementrezeptoren besitzen und in Präsenz von spezifischen humoralen Antikörpern gegen HIV-Determinanten in der Lage sind, HIV zu phagozytieren.

Mit dem Verlust einer effektiven humoral-zellulären Immunantwort und dem klinischem Fortschreiten der HIV-Infektion geht die Architektur der Keimzentren, des FDC-Netzwerkes und damit großer Areale des gesamten Lymphknotens zugrunde. Dies leistet damit auch einer erhöhten Ausschwemmung von HIV und deren Bestandteilen in andere Kompartimente wie etwa dem strömenden Blut Vorschub.

17.3.5 Immunrektionen gegen HIV

Die Expression und Replikation von HIV wird im Organismus auf verschiedenen Ebenen reguliert und in den verschiedenen Phasen des klinischen Verlaufs unterschiedlich modifiziert. Neben viralen und zellulären Mechanismen bei der Virusreplikation kommen für eine Beeinflussung der Ausbreitung und Replikation von HIV humorale und zelluläre spezifische Immunreaktionen in Frage.

17.3.5.1 Humorale Immunreaktionen gegen HIV

Wie bei vielen anderen Virusinfektionen kommt es auch bei der HIV-Infektion zur Produktion von spezifischen Antikörpern gegen verschiedene Determinanten des Virus, die in der Lage sind, mit dem Virus zu reagieren und/oder dieses zu inaktivieren (neutralisieren). Antikörper mit neutralisierender Eigenschaft richten sich bei der HIV-Infektion in ihrer Spezifität in erster Linie gegen Determinanten der Hüllproteine. Die ◘ Abb. 17-14 gibt einen Überblick über Determinanten an gp120 und gp41, die als Zielstrukturen für neutralisierende humorale Antikörper mit verschiedenen Techniken und in unterschiedlichen Systemen identifiziert wurden.

Neutralisierende Antikörpertiter sind zwar bei den meisten HIV-Infizierten nachweisbar, ihre neutralisierende Aktivität ist jedoch bei verschiedenen infizierten Personen und in verschiedenen klinischen Phasen der HIV-Erkrankung individuell sehr unterschiedlich. Auch bei Verwendung homologer oder autologer Viruspopulationen als Testantigen werden unterschiedliche Antikörperspezifitäten festgestellt.

Eine Reihe von Untersuchungen haben ergeben, dass im statistischen Mittel neutralisierende Antikörpertiter in ihrer Höhe und Aktivität bei Fortschreiten der HIV-Infektion und bei zunehmender Entwicklung des HIV-induzierten Immundefektes abnehmen. Dabei konnte auch gezeigt werden, dass sich neutralisierende Antikörper im Serum HIV-Infizierter häufig gegen einen Virustyp richten, der zu einem früheren Zeitpunkt der Infektion individuell prädominant war. Demgegenüber fanden sich bei diesen Personen nur geringe neutralisierende Antikörperaktivitäten gegen die individuellen aktuellen Viruspopulationen. Hierfür kann eine Escape-Reaktion der unter dem Druck des Immunsystems und/oder der antiretroviralen Therapie evolutionierenden individuellen HIV-Population verantwortlich sein.

In einer Reihe von Untersuchungen wurden humorale Antikörper nachgewiesen, die Spezifität für verschiedene Determinanten von HIV, aber auch gegen Determinanten von CD4 aufwiesen und in Verbindung mit zellulären Komplement- oder Fc-Rezeptoren in der Lage sind, die Effektivität der zellulären Infektion von HIV zu verstärken (»Enhancing-Antikörper«).

Antikörper, die gegen Determinanten des HIV-Hüllproteins (gp120 oder gp41) gerichtet sind, können auch über antikörpervermittelte zytotoxische Reaktionen (ADCC) unter Beteiligung von Makrophagen und natürlichen Killerzellen (NK-Zellen) gegen HIV-infizierte Zellen induzieren.

Die klinische Relevanz der Bildung und des Vorhandenseins von humoralen Antikörpern gegen HIV-Determinanten ist nicht vollständig geklärt. Aus vielen tierexperimentellen Untersuchungen in unterschiedlichen (auch Primaten-) Systemen ergibt sich, dass humorale Antikörper offenbar bei der Übertragung der HIV-Infektion eine Bedeutung besitzen und effektiv sein können im Sinne einer Transmissionsinhibition (s. oben), jedoch bei etablierter HIV-Infektion offenbar eine untergeordnete Bedeutung in der Regulation der HIV-Infektion haben.

Anti-Idiotyp-Antikörper

Das Idiotyp-Anti-Idiotyp-Konzept einer Regulation humoraler Antikörper sieht vor, dass spezifische Antikörper, die gegen ein Antigen gebildet werden, durch die besondere Konformation ihrer Antigenbindungsstelle eine (sekundäre) humorale Immunantwort gegen Epitope dieser Region hervorrufen. Die sekundären (Anti-Antikörper-)Immunglobuline könnten eine Bedeutung für die Regulation der primär gegen das jeweilige Antigen gebildeten Immunglobuline besitzen.

Idiotypische Antikörper wurden von verschiedenen Gruppen im Rahmen der HIV-Infektion beschrieben. Bei der HIV-Infektion scheinen jedoch keine Anti-Idiotypen gegen HIV-Determinanten gebildet zu werden, die mit der Bindungsstelle von HIV-Anti-gp120-reagiblen Antikörpern interagieren. Da die sekundären (anti-idiotypischen) Antikörper ein Abbild des Antigens (z. B. gp120) tragen, wurden heterologe Antikörper (z. B. monoklonale Mausantikörper) geeigneter Spezifität als Antigen (»Impfantigen«) benutzt, um in vivo spezifische humorale Immunreaktionen gegen Determinanten von gp120 hervorzurufen. In einer klinischen Phase-II-Untersuchung zur Evaluation einer postinfektionellen Vakzination gegen HIV konnte gezeigt werden, dass durch eine derartige Maßnahme auch Veränderungen des klinischen Verlaufes der HIV-Infektion zu erreichen sind.

17.3.5.2 Zelluläre Immunreaktionen gegen HIV

T-Zellreaktionen

Zytotoxische T-Lymphozyten

CD4-positive und CD8-positive Lymphozyten, die in der Lage sind, zytotoxische Reaktionen gegenüber HIV-infizierten Zielzellen zu entfalten, antworten mit dieser Reaktion auf die Präsentation von HIV-Determinanten in Assoziation mit MHC-(»Major-histocompatibility-complex«-)Klasse-1- oder -Klasse-2-Molekülen sowie zusätzlicher Rezeptoren und Liganden an der Oberfläche antigenpräsentierender Zellen (z. B. Makrophagen, dendritische Zellen u. a.). Die präsentierten HIV-Peptide [8–10 Aminosäurereste (MHC-Klasse 1) bzw. 12–24 Aminosäurereste (MHC-Klasse 2)] werden mit Hilfe des T-Zellrezeptors an der Oberfläche der T-Lymphozyten erkannt. Dabei ist die Erkennung für CD8-positive Lymphozyten durch MHC-Klasse-1-Determinanten, die von CD4-positiven Lymphozyten durch MHC-Klasse-2-Determinanten restringiert.

Die Fähigkeit von T-Lymphozyten eines Organismus, mit einem Spektrum von verschiedenen Determinanten zu regieren, wird durch genetische Regulation mit »Rearrangement« und Selektionierung während der Reifung (insbesondere im Thymus) erreicht. Die Diversität des T-Zellrepertoires und die Fähigkeit, damit auf antigene Determinanten zu reagieren, kann im Rahmen der HIV-Infektion auch einen Einfluss auf den klinischen Verlauf besitzen. Es wurde zwar die Entwicklung von »Lücken« im T-Zellrepertoire bei HIV-Infektion beschrieben, eine direkte Korrelation zum klinischen Verlauf konnte jedoch bisher nicht gesichert werden.

Zytotoxische CD8-positive T-Lymphozyten

Wie gegen Zellen, die mit anderen Viren infiziert sind, können CD8-positive lymphozytäre Zellen zytotoxisch gegen HIV-infizierte Zielzellen regieren, die verschiedene HIV-Peptide (Oberflächenexpression von HIV-env-, -gag- und/oder -pol-kodierten Proteinen, z. B. der reversen Transkriptase, von Hüllproteinen u. a.) an ihrer Oberfläche exprimieren. Die gegen HIV-infizierte Zellen zytotoxisch wirksamen Lymphozyten tragen offenbar neben der CD8-Determinante zusätzlich den CD11b-negativen Phänotyp und sind anders als CD8-positive Zellen ohne zytotoxische Aktivität CD28-negativ. Die CTL-Aktivität richtet sich v. a. gegen aktivierte Zielzellen. Die Aktivität gegenüber ruhenden HIV-infizierten Zellen dagegen ist schwer zu erfassen und nur in kleinen Fallzahlen untersucht.

Es konnte in verschiedenen Zellkultursystemen gezeigt werden, dass $CD8^+$-T-Zellen in der Lage sind, über die Produktion und Sekretion von verschiedenen Substanzen regulativ in die HIV-Replikation durch Inhibition der viralen Adsorption (Interleukin-16) und zytotoxisch nach Insertion der proviralen DNA [RANTES, MIP (makrophageninflammatorisches Protein)-1-α und MIP-β (»β-Chemokine«), IL-10] einzugreifen. Die β-Chemokine werden insbesondere unter dem Stimulus von Interleukin-1 und TNF-α nicht nur von $CD8^+$-T-Zellen, sondern auch von $CD4^+$-T-Zellen, Monozyten und B-Lymphozyten produziert. Der Stellenwert dieser Beobachtungen für das Verständnis der Pathogenese, aber auch für mögliche therapeutische Möglichkeiten ist zzt. nur in Ansätzen zu erkennen.

$CD8^+$-T-Zellen sind im peripheren Blut von Patienten im Stadium des akuten HIV-Syndroms und im asymptomatischen Stadium der HIV-Infektion in normaler oder erhöhter Zahl nachweisbar. Bei fortschreitendem Immundefekt kommt es dann zu einer verminderten Anzahl von CD8+-T-Zellen im Blut mit Verminderung der antiviralen Aktivität (Abb. 17-16).

Die Bedeutung CD8-positiver zytotoxischer Zellen für den klinischen Verlauf der HIV-Infektion ist bisher nicht vollständig geklärt. Während der asymptomatischen Phase der HIV-Infektion wird eine relativ hohe Anzahl von CD8-positiven zytotoxischen Zellen gefunden, insbesondere, wenn diese Zellen nach In-vitro-Stimulation gemessen werden. Diese Zellpopulationen nehmen im statistischen Mittel zahlenmäßig und in ihrer Aktivität mit zunehmendem HIV-induzierten Immundefekt ab.

Andererseits konnte gezeigt werden, dass die Anzahl virusinfizierter Zellen im Blut bei einer Reihe von Patienten im Verlauf der HIV-Erkrankung zunehmen, obwohl eine ausgeprägte anti-Gag-spezifische CTL-Aktivität simultan nachweisbar ist. In klinischen Untersuchungen konnte jedoch eine Korrelation der Suppression der HIV-Replikation gemessen an der Viruslast im Plasma und der zytotoxischen autologen In-vitro-Aktivität von CD8+-T-Lymphozyten gezeigt werden. Die zytotoxische Aktivität scheint auch durch eine durch antiretrovirale Therapie verminderte HIV-Replikation modulierbar zu sein. Dabei ist eine Verstärkung der CTL-Aktivität bei strukturierten Therapiepausen nachweisbar. In Primatenmodellen konnte gezeigt werden, dass die Induktion SIV-spezifischer zytotoxischer T-Lymphozyten die Tiere nicht vor einer SIV-induzierten Erkrankungen schützen konnte.

Einige Untersuchungen sprechen auch dafür, dass HIV-infizierte Zellen sich im Sinne eines Escape-Phänomens der Zytotoxizität CD8-positiver Zellen entziehen können. Die dabei aktiven Mechanismen sind allerdings bisher weitgehend ungeklärt. Möglicherweise sind daran nef-Protein-vermittelte verminderte HLA-Klasse-I-Expression oder die direkte Beeinflussung oder sogar eine Infektion von $CD8^+$-Lymphozyten beteiligt.

Zytotoxische CD4-positive T-Lymphozyten

In gewissem Umfang ist offenbar eine zytotoxische Reaktion CD4-positiver Lymphozyten gegenüber Zellen nachweisbar, die HIV-Peptide in Assoziation mit MHC-Klasse-2-Molekülen exprimieren. Diese Reaktivität wird vorwiegend in TH1-Typ-CD4-positiven Zellen gefunden, ist in der Regel HIV-stammspezifisch und wird durch Perforin oder durch Fas:Fas-Liganden-induzierte Apoptose vermittelt. Einige Befunde sprechen dafür, dass die Zytotoxizität CD4-positiver lymphozytärer Zellen durch CD8-positive Zellen moduliert werden kann.

Nichtzytotoxische CD4-positive T-Lymphozyten

Humane CD4-positive T-Helferlymphozyten können funktionell TH1- bzw. TH2-Subpopulationen zugeordnet werden. Diese Subpopulationen können durch verschiedene Charakteristika und Funktionen (■ Tabelle 17-8) unterschieden werden. Während TH-1-Lymphozyten vorwiegend IL-2, Interferon-γ und Tumornekrosefaktor α (TNF-α) sezernieren und damit eine wichtige Funktion für die Induktion und Aufrechterhaltung zellulär vermittelter Immunreaktionen besitzen, produzieren TH2-Zellen v. a. IL-4, IL-5, IL-6, IL-10 und IL-13, was insbesondere zur Verstärkung der Antikörperbildung führt. Die produzierten Zytokine sind auch in der Lage, die Bildung der jeweils anderen Subpopulationen (TH1 bzw. TH2) »kreuzzuregulieren«.

Durch die Wirkung der produzierten Zytokine entstehen neben den genannten Hauptfunktionen vielfältige Verbindungen zu anderen immunologischen Effektoren, z. B. zu Makrophagen und NK-Zellen über die Bildung von Interleukin-12. Andererseits werden die Wirkungen der CD4-positiven Subpopulationen dadurch überlagert, dass die genannten Zytokine nicht nur durch diese Zellen, sondern auch durch andere Körperzellen produziert werden können.

TH-1- und TH-2-Zellen können sich aus Vorläuferzellen (TH0) unter dem Einfluss von präsentiertem Antigen differenzieren. Dabei kann die durch HIV-Bestandteile induzierte Stimulation von Makrophagen offenbar über die Freisetzung von IL-12 und IL-1 die Bildung von TH1-Lymphozyten und andererseits durch Stimulation von T-Zellen mit nachfolgender Freisetzung von IL-4 und IL-13 offenbar die Differenzierung von TH0- zu TH2-Zellen begünstigen (s. ■ Tabelle 17-7).

Untersuchungen der Zytokinprofile bei Patienten in unterschiedlichen klinischen Phasen der HIV-Infektion haben gezeigt, dass in Phasen der Infektion ohne ausgeprägten Immundefekt ein TH1-Profil gefunden wird, wogegen in späteren Phasen ein TH2-Profil vorherrscht. Dieses wurde mit der Hypothese in Zusammenhang gebracht, dass diesem Wechsel der Differenzierung CD4-positiver Lymphozyten auch funktionell eine Rolle für die Immunregulation im Verlauf der HIV-Infektionen zukommen könnte.

Im Primatensystem konnte gezeigt werden, dass die Infektion von Tieren mit einem nef-deletierten attenuierten SIV-Stämmen vorwiegend zur Produktion von TH1-Zytokinen führt, während es bei der Infektion mit pathogenen SIV-Stämmen zu einer vermehrten Produktion von TH2-Zytokinen kommt.

In diesen Untersuchungen konnte auch gezeigt werden, dass die Produktion von Chemokinen einen Einfluss auf die Entwicklung eines TH1- bzw. TH2-Zytokinprofils besitzt. Makrophageninflammatorisches Protein-1α (MIP-1α) verstärkt in

■ **Tabelle 17-8.** HLA-Assoziationen mit dem Verlauf der HIV-Infektion

Verlauf	Determinante
Schnelle Progression	A1 A9 A11 B8 + DR3 B35 + Cw4 DR2 DR5
Langsame Progression/ Langzeitüberleben	A9 A26 A32 B5 B14 B18 B27 B51 B57 BW4 D5 DR6 DR7 DR13
Mit hohem Risiko exponierte, jedoch HIV-seronegative Personen	A2 A28 DR13

diesen Systemen die Interferon-γ-Produktion, während makrophagenchemotaktisches Protein-1(MCP-1) die IL-4-Produktion verstärkt.

Nichtzytotoxische Anti-HIV-Aktivität CD8-positiver Lymphozyten

Eine CD28-positive Subpopulation von CD8-positiven T-Lymphozyten ist in der Lage, ohne Proliferation oder Expression von Aktivierungsmarkern die HIV-Produktion CD4-exprimierender Lymphozyten und Makrophagen nicht zytotoxisch zu hemmen. Die Inhibition der HIV-Replikation, die am effektivsten bei Zell-zu-Zell-Kontakt abläuft, ist durch Zytokine modulierbar: TH1-Zytokine (z. B. IL-2) verstärken die antivirale Aktivität CD8-positiver Populationen, wogegen TH2-Zytokine (z. B. IL-4 und IL-10) diese Reaktivität zu unterdrücken vermögen.

Der Mechanismus der Inhibition ist bisher nicht genau geklärt. Es kann sich um direkte Einflüsse auf die CD8-positiven Zellen selbst oder um indirekte Effekte handeln: z. B. ist IL-4 in der Lage, die Expression des offenbar für die antivirale Effektivität notwendigen CD28 an der Oberfläche der CD8-positiven T-Lymphozyten zu inhibieren. Andererseits ist IL-10 in der Lage, die Expression von B7 an der Oberfläche antigenpräsentierender Zellen (z. B. Makrophagen) zu inhibieren. Dadurch wird die Kostimulation mit der CD28-Determinante an der Oberfläche der CD8-positiven T-Lymphozyten und damit die Zellkooperation inhibiert und der antivirale Effekt inhibiert.

Das Ausmaß der nichtzytotoxischen Reduktion der HIV-Replikation CD8-positiver Subpopulationen wurde bei Patienten mit ausgeprägtem HIV-induziertem Immundefekt gegenüber früheren Stadien der HIV-Infektion vermindert gefunden. In anderen Studien jedoch konnte diese Korrelation nicht bestätigt werden. Möglicherweise liegt der Grund dafür darin, dass unterschiedliche Zellen zur Kokultivation in vitro zur Messung verwendet wurden (Makrophagen, dendritische Zellen u. a.).

Natürliche Killerzellen (NK)

Natürliche Killerzellen sind in der Lage, HIV-infizierte Zellen ohne vorherige Sensibilisierung zu erkennen und diese unabhängig von der Expression und der Art des MHC-Komplexes zu lysieren. Bei HIV-Infektion wurden verminderte Aktivitäten des NK-Zellsystems gegenüber verschiedenen Zielzellpopulationen gefunden. Im Verlauf der HIV-Infektion scheint es bei zunehmendem HIV-induzierten Immundefekt zu einer weiteren Verminderung der NK-Aktivität zu kommen. Diese Ergebnisse korrelieren mit einer verminderten Anzahl CD16-/CD56-positiver NK-Zellen. In einigen Studien konnte gezeigt werden, dass die Anzahl der NK-Zellen möglicherweise durch antikörperabhängige Zytotoxizitätsreaktionen entweder direkt oder via Apoptose vermindert werden.

HIV-infizierte Zellen können über die Freisetzung von IL-12 die NK-Zellen zu einer Interferon-γ-Produktion veranlassen und dadurch die Aktivität zytotoxischer CD8-positiver T-Lymphozyten steigern. Die Infektion von Makrophagen und dendritischen Zellen mit HIV kann jedoch auch zur Produktion und Ausschüttung von Interferon-α/β führen, das seinerseits die IL-12-Freisetzung und damit die Aktivierung von NK-Zellen zu inhibieren in der Lage ist. Die verminderte Aktivität des NK-Zellsystems bei der HIV-Infektion wird auf diesen Mechanismus zurückgeführt (◻ Abb. 17-19).

NK-Zellen sind möglicherweise auch in der Lage, HIV-infizierte Zellen mittels ADCC (antikörperabhänge Zytotoxizität) zu eliminieren. Dabei werden HIV-infizierte Zellen nach Erkennung von Antikörpern, die spezifisch an ihrer Oberfläche gebunden sind, lysiert. NK-Zellen sind aufgrund des Vorhandenseins von Komplementrezeptoren an ihrer Oberfläche auch in der Lage, virusinfizierte Zellen durch Interaktion mit Komplementkomponenten zu lysieren.

17.3.6 Andere den Verlauf der HIV-Infektion beeinflussende Mechanismen

17.3.6.1 Wirtsspezifische Faktoren

Schon früh in der Erforschung der Pathogenese der HIV-Infektion fiel auf, dass – wie bei anderen Infektionserkrankungen auch – verschiedene Individuen unterschiedliche Krankheitsverläufe aufweisen. In der Folgezeit konnte gezeigt werden, dass hierfür einerseits Mechanismen auf Seiten des HIV, andererseits genetisch restringierte Mechanismen im Wirtsorganismus verantwortlich sind.

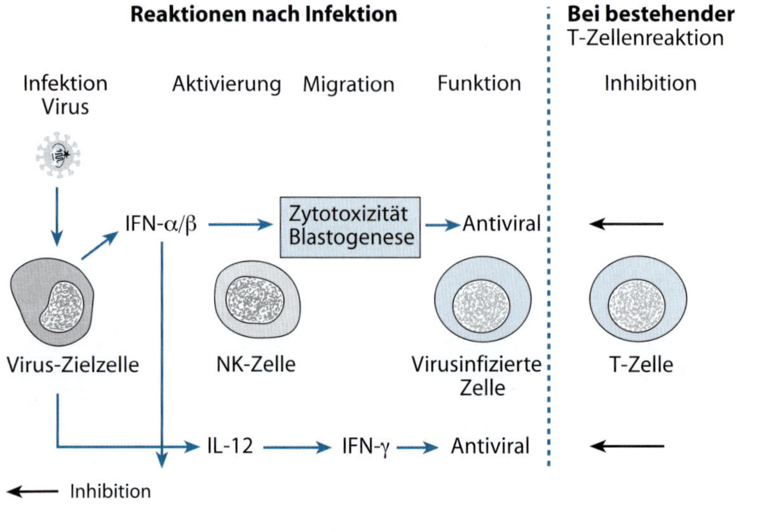

◻ Abb. 17-19. Regulation der NK-Zellaktivierung und Funktion bei Virusinfektion

Auf die HLA-Restriktionen der verschiedenen gegenüber HIV reagiblen humoralen und zellulären Immunreaktionen wurde bereits hingewiesen (s. oben).

In großen Kohortenstudien ergab sich, dass eine Reihe von identifizierbaren HLA-Klasse-I-Loci bei Patienten mit unterschiedlichen klinischen Verlaufsformen der HIV-Infektion signifikant assoziiert sind. Die Ergebnisse sind in ◘ Tabelle 17-8 dargestellt. Ein Teil dieser Assoziationen ist pathogenetisch der HLA-Restriktion zellvermittelter Immunreaktionen gegenüber HIV zuzuordnen. Dies konnte auch in kleineren Kollektiven für einzelne Epitope gezeigt werden.

Die Identifikation von HL-A-Klasse-II-Antigenen, die grundsätzlich für CD4-T-zellvermittelte Reaktionen restringierend wirken, sind bisher weniger gut charakterisiert. HLA-DR13 konnte bei vertikal infizierten Kindern und HIV-infizierten Erwachsenen als eine offenbar protektiv wirkende Determinante identifiziert werden. Diese Determinante wurde auch assoziiert gefunden bei Patienten, die trotz Exposition mit HIV nicht infiziert wurden.

Neben dem Polymorphismus der HLA-Klasse-1- und -Klasse-2-Moleküle dürften Polymorphismen der Chemokine (SDF-1) und ihrer Rezeptoren unabhängig von genetischen Kombinationen im HLA-Klasse-I- und -Klasse-II-Polymorphismus zu unterschiedlichen klinischen Verläufen wesentlich beitragen. Chemokinrezeptoren sind ihrerseits an G-Proteine gekoppelt, die die intrazelluläre Signaltransduktion vermitteln. Dabei wurde eine Mutation der β_3-Untereinheit der G-Proteine identifiziert, die sich insbesondere bei Patienten mit raschem Progress der Erkrankung nachweisen lässt.

Die bisher mit einer gewissen Assoziation zum klinischen Verlauf insbesondere in der chronischen Phase der HIV-Infektion identifizierten genetischen Faktoren sind so zahlreich, dass sich bisher nur schwer wirklich konklusive und praktisch-klinisch verwertbare Konstellationen pathogenetisch verfolgen lassen. Die zukünftige Möglichkeit der Erfassung von umfangreichen Kombinationen (Chiptechnologie) wird möglicherweise weitergehende Erfassungen des genetischen Hintergrundes und deren Zuordnung zu klinischen Verläufen und pathogenetisch wirksamen Mechanismen ermöglichen.

17.3.6.2 Modulation der HIV-Expression

Ruhende HIV-infizierte CD4-positive T-Zellen können durch Superinfektion mit anderen Viren (z. B. Herpesviren (HSV-1/HSV-2, Zytomegalievirus = CMV) und anderen Mikroorganismen, aber auch durch Zytokine aktiviert werden und zur Transkription und Translation von HIV-DNA sowie zur Produktion infektiöser Viruspartikel veranlasst werden.

Dieser Mechanismus wird in vivo durch die Effekte der im Rahmen von Begleitinfektionen freigesetzten Zytokine verstärkt. Tumornekrosefaktor-α (TNF-α), der von Makrophagen und T-Zellen produziert und freigesetzt wird, kann auch in vitro HIV-Expression ruhender T-Zellen und Makrophagen stimulieren. Diese Stimulationsfähigkeit der HIV-Replikation zeigt die Wichtigkeit der Vermeidung und der konsequenten Behandlung von Sekundärinfektionen während des klinischen Verlaufs.

17.3.6.3 Heterogenität der HIV-Stämme

HIV-Isolate von verschiedenen HIV-infizierten Patienten oder von identischen Patienten zu verschiedenen Zeitpunkten des Verlaufs der HIV-Infektion unterscheiden sich biologisch, serologisch und molekular-genomisch. Die Veränderungen haben v. a. Konsequenzen für den zellulären Tropismus für T-Zellen, Makrophagen oder Zellen des Zentralnervensystems, für die Sensitivität der aktuellen HIV-Stämme gegenüber neutralisierenden oder die Replikation verstärkenden (Enhancing-) Antikörpern und für die Resistenz gegenüber antiretroviral wirksamen Medikamenten.

Die genomische Komplexität und Heterogenität von HIV bildet die Grundlage für eine Reihe von Aspekten seiner Pathogenität. Insbesondere durch die reverse Transkription, die eine relativ hohe »Fehlerrate« besitzt, ist für die daraus folgende hohe Mutationensrate des viralen Genoms und damit der viralen Struktur- und Funktionsproteine verantwortlich. Durch zusätzliche Selektionsmechanismen unter dem Druck der Immunreaktion gegen HIV und/oder antiretroviraler Therapie kann es im Verlauf der HIV-Infektion zur Selektionierung von HIV-Populationen kommen, die einen wesentlich ungünstigeren klinischen Verlauf und eine Resistenz gegenüber antiretroviral wirksamen Medikamenten bedingen.

17.3.6.4 Resistenzmutationen im HIV-Genomresistenz gegen antiretrovirale Medikation

Die Entwicklung antiretroviral wirksamer Medikamente hat in den letzten Jahren den klinischen Verlauf der HIV-Infektion wesentlich verbessert. Die Resistenz gegenüber den verwendeten antiretroviralen Substanzen ist daher entscheidend für die Lebensqualität und die Prognose des behandelten Patienten. Bei mehr als der Hälfte aller antiretroviral therapierten Patienten kommt es allerdings im Verlauf von mehreren Monaten bis Jahren zu einem Wiederanstieg der Viruslast.

Die Resistenz gegen antiretrovirale Medikamente kann neben vielen anderen Ursachen durch Mutationen im HIV-Genom insbesondere in den genetischen Sequenzen, die für die reverse Transkriptase (RT) und für die Protease (PI) kodieren, hervorgerufen werden. Diese Resistenz entstehen durch Selektion von Virusvarianten, die aufgrund dieser Mutationen dem Druck der jeweils verwendeten Medikamente entkommen können.

Die Mutationen des RT-und PI-Gens können genotypisch unter Verwendung spezifischer PCR-Fragmente und Amplifizierung mittels RT-PCR analysiert werden. Dies führt im Vergleich mit der Sequenz eines Laborisolates von HIV zur Identifizierung der Mutationen. Phänotypisch können PCR-Fragmente der kodierenden Genabschnitte in eine Kulturzellpopulation transfiziert werden. Unter Standardbedingungen wird die IC50 (MTT-Resistenztest) in Präsenz der zu testenden antiretroviralen Substanzen untersucht.

Mutationen im RT-Gen

Die phänotypischen Effekte von Mutationen im HIV-RT-Gen sind in sehr unterschiedlicher Weise mit der individuellen Exposition gegenüber bestimmten Nukleosidanaloga assoziiert. Die Mutationen M 184 V (der Buchstabe vor der Zahl gibt die Aminosäure des Wildtyps, die Zahl die Position und der Buchstabe nach der Zahl die Aminosäure der Mutation an) ist mit dem Selektionsdruck von Lamivudin, Didanosin, Zalzitabine und Abacavir in unterschiedlichem Maß assoziiert. Diese Mutationen rufen eine Resistenz gegen Lamivudin hervor, der Verlust der Wirksamkeit gegenüber Didanosin (ddC) ist dagegen nur gering und unsicher in vivo. Für eine entsprechende Resistenz gegenüber Abacavir degegen sind zusätzliche Mutationen erforderlich.

In Untersuchungen von Patienten, die mit Kombinationen verschiedener antiretroviral wirksamer Substanzen [z. B. verschiedene RT-wirksame Nukleosidanaloga (NRTI), RT-wirksame Nichtnukleosidanaloga (NNRTI), Proteinaseinhibitoren (PI)] behandelt wurden, zeigte sich rasch, dass Mutationen entstehen können, die eine Kreuzresistenz der nukleosidalen Reverse-Transkriptase-Inhibitoren (NRTI) hervorrufen können und die unterschiedlich sind von Mutationen, die unter Monotherapie (z. B. in der ersten Hälfte der 1990er Jahre) entstanden sind. Dabei spielen vor allen Dingen Mutationen eine Rolle, die durch langjährige Monotherapie mit Zidovudin (AZT) oder Stavudin (3 TC) entstanden sind und eine Kreuzresistenz verschiedener RTI hervorrufen (Thymidin-Analog-Mutationen: TAM); vgl..

Mutationen im PI-Gen

Zwei Mechanismen der Proteaseresistenz sind bei Bestimmungen der Mutationen im PI-Gen zu erkennen: Mutationen an bestimmten Positionen (z. B. 54, 82, 84, 90) führen zu Resistenz gegen mehrere Proteaseinhibitoren, und in der Regel sind mehrere Mutationen notwendig, um Resistenz gegen einen Proteinaseinhibitor zu vermitteln. Als sog. Primär- oder Schlüsselmutationen werden Mutationen definiert, die starke Resistenz gegen die jeweilige Substanz, die therapeutisch verwendet wurde, vermitteln, während die sog. Sekundärmutationen die Resistenz anderer Mutationen verstärken können.

In Untersuchungen zur Kreuzresistenz von Proteaseinhibitoren und durch Auswertung korrespondierender geno- und phänotypischer Ergebnisse klinischer Proben zeigte sich, dass der Prozentsatz der Proben, die gegen 2 der 4 untersuchten Proteaseinhibitoren (Indinavir, Saqinavir, Ritonavir, Nelfinavir) resistent waren, zwischen 79,4% und 95,1% lag. Dagegen lag die Kreuzresistenz zu Amprenavir mit 64, 2% und 69,4% deutlich niedriger.

Für Lopinavir ergab sich für eine >3,5fache Resistenz eine Kreuzresistenzrate von 78,8–83,3%, während für eine >9,5fache Resistenz die Rate auf 60,6–62,9% abfiel.

Diese Daten zeigen, dass die Rate von Kreuzresistenzen verschiedener Proteaseinhibitoren zwar relativ hoch ist, dass jedoch Unterschiede bestehen, die die individuell abgestufte Selektionierung von Proteaseinhibitoren in der klinischen Situation notwendig machen und damit eine Steigerung der Wahrscheinlichkeit einer weiterführenden Wirksamkeit ermöglichen.

Die genannten Methoden ergeben die Möglichkeit, die Resistenzsituation in einer gegebenen therapeutischen Situation individuell zu erfassen und durch Selektionierung geeigneter antiretroviral wirksamer Substanzen den therapeutischen Erfolg zu verbessern.

17.3.6.5 Koinfektion mit anderen Viren

HIV-Hepatitiskoinfektion

Aufgrund gleichartiger Übertragungswege stellen Virushepatitiden häufige Begleiterkrankungen bei HIV-Infizierten dar. Es kann davon ausgegangen werden, dass in Deutschland zzt. ca. 5600 HIV-HCV-Infizierte und ca. 2800 HIV-HBV-Infizierte leben.

HIV-Hepatitis-B-Koinfektion

Der Verlauf der akuten Hepatitis-B-Virus (HBV-)Infektion bei HIV-Infizierten unterscheidet sich in der Regel nur wenig vom Verlauf dieser Erkrankung bei nicht HIV-Infizierten. Dies betrifft sowohl den klinischen Verlauf als auch die laborchemisch erfassbare Entzündungsaktivität. Es gibt allerdings Hinweise dafür, dass die akute Phase der Hepatitis B bei HIV-Infizierten prolongiert verläuft.

Bei HIV-infizierten Patienten ist das Risiko, eine chronische HBV-Infektion zu entwickeln, 3- bis 5-mal höher. Dabei scheint die Chronifizierungsrate abhängig vom Immunstatus (CD4-positive Zellen im peripheren Blut) zu sein.

Der chronische Verlauf der Hepatitis B bei Patienten mit HIV-Infektion weist im Vergleich zur chronischen HBV-Infektion bei Patienten ohne HIV-Infektion einige Besonderheiten auf. Mehrere Studien zeigen eine im Mittel signifikant höhere Virämie und eine höhere Prävalenz eines positiven HBe-Antigens. Zusätzlich wird bei HIV-Infizierten mit chronischer Hepatitis B statistisch eine niedrigere Transaminasenaktivität gefunden. Eine mögliche Ursache hierfür könnte die verminderte Aktivität zytotoxischer T-Lymphozyten bei HIV-induziertem Immundefekt sein, da sich gezeigt hat, dass die Aktivität für zytotoxische T Lymphozyten eine wichtige pathogenetische Funktion für die inflammatorische Krankheitsaktivität der chronischen Hepatitis-B-Infektionen besitzt.

Bezüglich der histologischen Aktivität einer chronischen Hepatitis B bei HIV-Infizierten im Vergleich zu Nicht-HIV-Infizierten zeigten neuere Untersuchungen, dass bei HIV-infizierten Patienten mit chronischer Hepatitis B deutlich häufiger eine Leberzirrhose zu diagnostizieren war.

HIV-Hepatitis-C-Koinfektion

Von den in den USA lebenden ca. 800.000 HIV-infizierten Patienten sind nach Schätzungen etwa $^{1}/_{3}$ mit Hepatitis C koinfiziert. Teilweise noch höhere Raten sind für südliche europäische Länder angenommen worden. Hepatitis C und HIV werden über Blut und Blutprodukte übertragen, sodass sich bei über 90% der HIV-infizierten Hämophilen und HIV-infizierten Drogenabhängigen HCV-Antikörper nachweisen lassen. Eine sexuelle Transmission von Hepatitis C tritt deutlich seltener auf als die von Hepatitis B oder HIV. Daher ist die HCV-Infektion bei homosexuellen Männern wesentlich seltener nachzuweisen (<4%).

Natürlicher Verlauf der Hepatitis C bei HIV-Koinfektion

HIV/HCV-koinfizierte Patienten weisen einen rascheren Verlauf ihrer Lebererkrankung auf als HCV-monoinfizierte Patienten. Ein rascheres Fortschreiten der Lebererkrankung findet sich insbesondere bei Patienten mit fortgeschrittenem Immundefekt (CD4-positive Zellen im Blut <100/μl). Tatsächlich konnte gezeigt werden, dass die Zeit zwischen Erwerb der HIV-Infektion und Entwicklung einer Leberzirrhose signifikant kürzer war bei HIV/HCV-koinfizierten gegenüber HCV-monoinfizierten Patienten.

Es konnte darüber hinaus gezeigt werden, dass intravenös Drogenabhängige mit Hepatitis-C–Infektionen nach 15 Jahren bei alleiniger Hepatitis C in 6,5% histologisch eine Leberzirrhose entwickeln gegenüber 25% bei Patienten mit HIV-HCV-Koinfektion im selben Beobachtungszeitraum. Zusätzlich ergab sich, dass das Auftreten hepatozellulärer Karzinome statistisch nach einer kürzeren Hepatitis-C-Infektionsdauer und in jüngerem Alter bei HIV-HCV-Koinfizierten auftritt als bei Patienten mit alleiniger Hepatitis C.

Verlauf der HIV-Infektion bei Hepatitis-C-Koinfektion

Während der schnellere Verlauf der Hepatitis C bei gleichzeitiger HIV-Infektion unbestritten ist, ist die Frage, ob eine gleichzeitige Hepatitis C auch den Verlauf der HIV-Koinfektion ungünstig beeinflusst, derzeit noch nicht abschließend beantwortet. Daten aus Schweizer Kohortenstudien legen allerdings nahe, dass die Progression zu einem neuen Aids-definierenden Ereignis oder Tod bei Patienten mit HIV-HCV-Koinfektion beschleunigt ist.

Möglicherweise ist der raschere Verlauf der HIV-Infektion bei den HCV-Koinfizierten mit dem geringeren Helferzellenanstieg unter HAART (hochaktive antiretrovirale Therapie) als bei HIV-monoinfizierten Patienten ohne Hepatitis C zu erklären. Andere Untersuchungen haben jedoch nach Korrektur für Gebrauch und Effektivität von HAART keinen ungünstigeren Verlauf der HIV-Infektion bei HIV-HCV-Koinfizierten gegenüber Patienten mit alleiniger HIV-Infektion gefunden.

HIV-Hepatitis-A-Koinfektion

In neuen Untersuchungen in allerdings kleinen Kollektiven konnte gezeigt werden, dass bei HIV-infizierten Patienten mit Hepatitis-A-Infektion die leberentzündliche Aktivität bei koinfizierten Patienten nur wenig erhöht gegenüber dem nicht koinfizierten Kontrollkollektiv gefunden wurde, dass jedoch offenbar die Elimination von HAV bei HIV-Koinfektion wesentlich (um ca. Faktor 2) verlängert ist. In diesen Untersuchungen konnte keine Korrelation zur Anzahl CD4-positiver Zellen im Blut der Patienten festgestellt werden. Der klinische Verlauf, insbesondere der Zeitraum des Bestehens von Symptomen der Hepatitis A, wurde bei HAV-/HIV-Koinfizierten gegenüber nicht koinfizierten Patienten mit Hepatitis A nicht signifikant unterschiedlich gefunden.

HIV-GB-Virus-C- (Hepatitis-G-)Koinfektion

In neuen Untersuchungen zeigte sich, dass die HIV-GB-Virus-C- (alias: Hepatitis-G-)Koinfektion, die wegen ihrer parenteralen und sexuellen Transmissionsmöglichkeit eine hohe Prävalenz bei HIV-Infizierten hat, mit einem hinsichtlich Krankheitsprogression und Überleben signifikant günstigeren Verlauf der HIV-Infektion als bei nicht Koinfizierten assoziiert ist. Mögliche Ursachen liegen in einer durch das Virus hervorgerufenen verlangsamten HIV-Replikation oder in einer Beeinflussung immunologischer Mechanismen.

HIV-HCV-CMV-Koinfektion

Der Einfluss der CMV-Koinfektion auf den Verlauf der HIV-Infektion wurde v. a. in Kohortenstudien bei hämophilen Patienten untersucht. Dabei ergaben sich unterschiedliche Resultate. Während sich in einigen Untersuchungen ein signifikant ungünstiger Einfluss der CMV-Infektion auf den klinischen Verlauf und das Überleben ergab, konnte dies von anderen Untersuchungen nicht bestätigt werden.

Hinsichtlich des möglicherweise dafür verantwortlichen Mechanismus ist hervorzuheben, dass auch in den Studien, in denen ein negativer Einfluss der CMV-Koinfektion auf den klinischen Verlauf der HIV-Infektion gefunden wurde, eine statistisch signifikant höhere Viruslast und eine vermehrte HIV-Replikation nicht gefunden werden konnte. Zu berücksichtigen ist bei diesen Untersuchungen auch, dass die untersuchten Hämophilen in einem sehr hohen Prozentsatz (ca. 98%) zusätzlich HCV-koinfiziert waren.

17.3.7 Prognose der HIV-Infektion

Untersuchungen mit Hilfe quantitativer Bestimmungen der Konzentration von HIV-RNA-Kopien im Plasma der Patienten (»Plasmaviruslast«) haben ergeben, dass diese zu einem frühen Zeitpunkt im Verlauf der HIV-Infektion mit der Prognose (Entwicklung des Immundefekts, Zeit bis zum Auftreten von Aids, Zeit bis zum Tod) statistisch assoziiert ist. Patienten mit einer hohen Viruslast nach Ablauf der immunologischen und virologischen Veränderungen im Rahmen der akuten HIV-Infektion haben eine schlechtere Prognose als Patienten mit einer zu diesem Zeitpunkt geringeren Viruslast. Dieser »Setpoint« der HIV-Viruslast ist jedoch im weiteren Verlauf der chronischen Phase der HIV-Infektion durch individuell unterschiedliche klinische Verläufe nicht mehr statistisch valide.

In großen Kohortenstudien (z. B. San Francisco Cohort) konnten verschiedene Gruppen mit unterschiedlichem physiologischem Verlauf (ohne antiretrovirale Therapie) und unterschiedlicher Prognose definiert werden.

17.3.7.1 Rasch progredienter Verlauf der HIV-Infektion

Bei Patienten mit rasch progredienter HIV-Infektion entwickelt sich innerhalb von 2–5 Jahren meist nach klinisch apparenter akuter HIV-Infektion ein für das Entstehen von opportunistischen Infektionen und Tumoren relevanter Immundefekt (CD4-positive Zellen im peripheren Blut <200/µl). Diese Gruppe ist weiterhin charakterisiert durch niedrigtitrige humorale Antikörper gegen HIV-Proteine mit schwacher HIV-1-neutralisierender Aktivität. Gelegentlich werden auch Antikörper gegen HIV-Determinanten gefunden, die in vitro HIV-replikationsfördernd wirken (»enhancing«).

Bei dieser Gruppe lassen sich in der Regel normale und erhaltene Aktivitäten zytotoxischer Lymphozyten feststellen, die aufgrund ihrer Markerexpression (CD8-positiv, CD38-positiv, HLA-DR-positiv) in hohem Maße aktiviert gefunden werden. Bei diesen Personen sind häufig schon früh nach der akuten (primären) HIV-Infektion und über längere Zeit persistierend hohe Konzentrationen von HIV-RNA-Kopien im Plasma (Viruslast) nachweisbar. Es werden bei diesen Patienten HIV-Stämme mit hoher Pathogenität beobachtet, deren frühzeitiges Vorhandensein und Persistieren möglicherweise Ausdruck einer schwachen antiviralen Immunreaktion darstellen (■ Abb. 17-20).

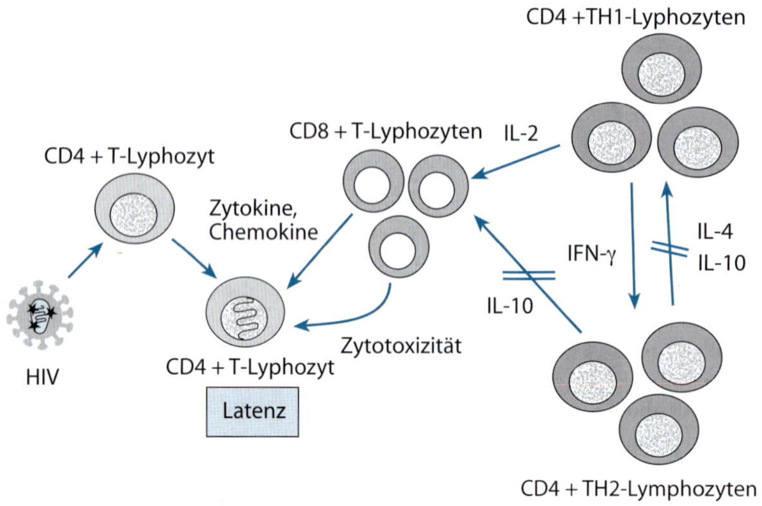

Abb. 17-20. Virale und immunologische Mechanismen im klinischen Stadium der Latenz und bei nicht progredienter HIV-Infektion

17.3.7.2 »Typisch progredienter« Verlauf der HIV-Infektion

Die »typisch progredienten« Patienten sind klinisch dadurch charakterisiert, dass sie nach etwa 8–10 Jahren einen ausgeprägten (<200 CD4-positive Zellen/µl Blut) HIV-induzierten Immundefekt aufweisen. Neben den in Kap. 17.3.7.1 genannten Charakteristika finden sich bei diesen Patienten abweichend meist heterogene HIV-Stämme, die die Isolation von HIV-Isolaten mit unterschiedlicher Pathogenität zulassen.

17.3.7.3 Langzeitüberlebende mit nicht progressiv verlaufender HIV-Infektion

Etwa 5–7% der Patienten mit HIV-Infektion bleiben nach der HIV-Primärinfektion für mehr als 10 Jahre klinisch bei Wohlbefinden, weisen eine stabile Anzahl von $CD4^+$-Zellen im peripheren Blut auf, zeigen keinen Progress der HIV-Infektion und besitzen eine insgesamt verlängerte Überlebenszeit (»Langzeitüberlebende«). Es konnte gezeigt werden, dass die Viruslast im Plasma (HIV-RNA-Kopien) und die provirale DNA in mononukleären Zellen im peripheren Blut bei diesen Patienten um mehrere Zehnerpotenzen geringer sind als bei progredienten Patienten im gleichen Krankheitsstadium. Kinetische Untersuchungen haben gezeigt, dass die virale Replikation bei diesen Personen insgesamt langsamer als bei Personen mit anderen klinischen Verlaufsformen der HIV-Infektion abläuft (Abb. 17-21).

Bei über lange Zeit nicht progredienten Patienten zeigten sich die Lymphknotenarchitektur und die Funktionen des immunologischen Systems über den gesamten Verlauf der stabilen nicht progredienten Phase intakt. In-vitro-Untersuchungen bei diesen Patienten zeigten starke HIV-spezifische $CD8^+$-T-zelluläre Reaktionen sowie die Präsenz neutralisierender Antikörper ohne Enhancing-Aktivität im Serum.

Molekularbiologische Untersuchungen zeigten, dass 20% der Patienten mit stabilem Langzeitverlauf der HIV-Infektion eine hinsichtlich des nef-Genproduktes defekte oder veränderte HIV-Population aufwiesen, die eine relativ geringe zytopathische Wirkung in vitro entfalten. Von signifikanter Bedeutung ist außerdem die genetische Konstellation insbesondere der HLA-Determinanten sowie der Polymorphismen von Chemokinen, Zytokinen und ihrer Rezeptoren (s. oben; Tabelle 17-8).

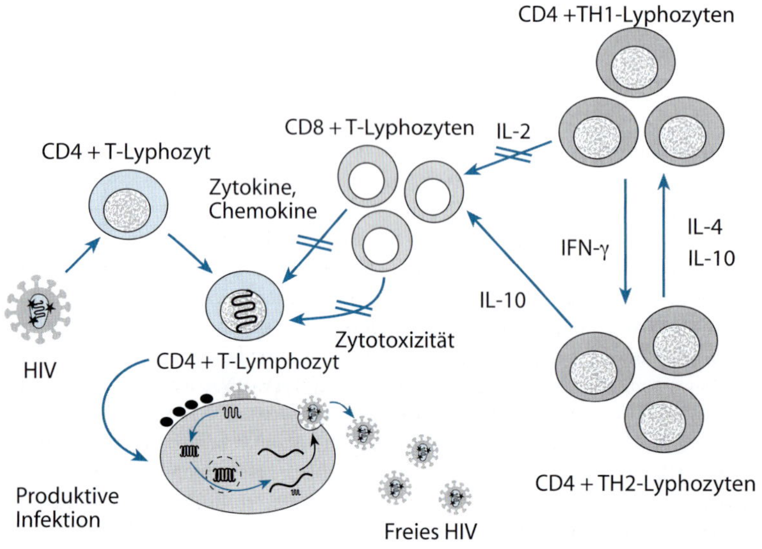

Abb. 17-21. Virale und immunologische Mechanismen bei progredienter HIV-Infektion

Literatur zu Kap. 17.3

Cohen DE, Walker BD (2001) Human immunodeficiency virus pathogenesis and prospects for immune control in patients with established infection. Clin Infect Dis 32/12: 1756–1768

Cohen DE, Fauci AS (2001) Pathogenesis and medical aspects of HIV-1 infection. In: Knipe D Howley PM (eds) Fields, virology, vol 2, chap 60, pp 2043–2094

Gürtler L (2002) Retroviren. In: Doerr HW, Gerlich WH (Hrsg) Retroviren, Bd 25. Thieme, Stuttgart, S 178–190

Levy JA (2002) HIV and the pathogenesis of AIDS, 2nd edn. ASM-Press, American Society of Microbiology, Library of Congress Catalogue-in-Publication Data

Schedel I, Sutor GC, Hunsmann G, Jurkiewicz E (1999) Phase II study of anti-CD4 idiotype vaccination in HIV positive volunteers. Vaccine 17/15–16: 1837–1845

Vittinghoff E, Hessol NA, Bacchetti P et al. (2001) Cofactors for HIV disease progression in a cohort of homosexual and bisexual men. J Acquir Immune Defic Syndr 27/3: 308–314

Weber J (2001) The pathogenesis of HIV-1 infection. Br Med Bull 58: 61–72

17.4 Klinische Manifestationen der HIV-Infektion

F.-D. Goebel

17.4.1 Akute HIV-Krankheit

Etwa 2–6 Wochen nach Inokulation des Virus kann sich ein akutes Krankheitsbild entwickeln, das mit allen Zeichen einer akuten Viruskrankheit einhergeht: Fieber, kleinfleckiges, besonders stammbetontes Exanthem (Abb. 17-22), Myalgien und Arthralgien, Lymphknotenvergrößerungen, Durchfall und allgemeine Erkrankungszeichen. Fieber als Symptom einer akuten HIV-Krankheit hat eine hohe diagnostische Sensitivität, allerdings geringe Spezifität. Das Exanthem hat eine hohe Spezifität bei geringer Sensitivität, die Kombination beider Symptome hat einen hohen prädiktiven Wert für die akute HIV-Krankheit. In retrospektiven Analysen hat sich eine solche akute Manifestation bei 30–40% der Patienten ergeben, in prospektiven Studien bis zu 85%.

Zum Zeitpunkt der akuten HIV-Krankheit sind die üblichen HIV-ELISA-Antikörpertests meist noch negativ, der Antigen-ELISA oft schon positiv (jedoch nicht zuverlässig), im Western-Blot treten im Verlauf mehrere spezifische Banden auf. Diagnostisches Mittel der Wahl ist die Bestimmung der HIV-RNA im Plasma, die regelhaft über 300.000 cp/ml, oft mehrere Millionen Kopien zeigt. Dieser Laborbefund sichert die Diagnose, wird allerdings nur bei entsprechendem Verdacht durchgeführt. Daher sollte jede akute Virusinfektion unklarer Genese auch an eine akute HIV-Krankheit denken lassen.

Der Schweregrad der Symptome kann sehr unterschiedlich ausgeprägt sein, manche Patienten fühlen sich in dieser Phase schwerstkrank, andere spüren kaum etwas. Das Krankheitsbild ist selbstlimitiert mit einer Dauer von etwa 1–2 Wochen. Die Diagnose der akuten HIV-Krankheit ist insofern von großer Bedeutung, als zum einen das Ausmaß der Virämie einen prädiktiven Wert für den Gesamtverlauf der HIV-Infektion hat und

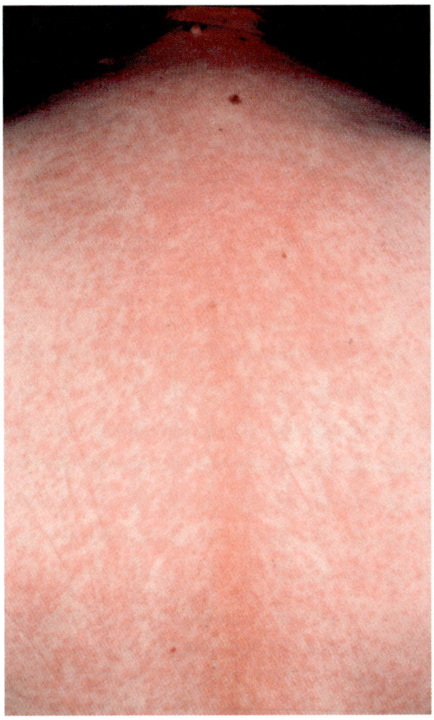

Abb. 17-22. Exanthem bei akuter HIV-Krankheit

zum zweiten eine medikamentöse Intervention in dieser Phase, also noch vor der Serokonversion, die Inkubationszeit – von der Virusinokulation bis zum Vollbild Aids – stark verlängert.

Einzelkasuistiken beschreiben sogar bei solcherart behandelten Patienten das Ausbleiben des HIV-RNA-Anstiegs nach Absetzen der Therapie. Ob dies ein regelhafter Befund ist oder nur bei einzelnen Patienten auftritt, muss – wie seine langfristige Bedeutung – weiter geklärt werden.

! Nicht zuletzt besteht wegen der hohen Virusreplikation in dieser Phase ein hohes Risiko der Ansteckung von Partnern bei entsprechenden Kontakten.

17.4.2 Stadieneinteilung der HIV-Infektion

Nach einer Reihe früherer Klassifikationsschemata gilt seit Anfang 1993 weltweit die Stadieneinteilung nach den Centers for Disease Control, die sich sowohl an klinischen wie auch an immunologischen Parametern orientiert (Tabelle 17-9). Aus sozialmedizinischen Gründen gilt die Definition des Vollbildes Aids in den USA auch für alle Patienten mit CD4-Zellen unter 200/µl, selbst wenn sie keinerlei klinische Symptome haben oder hatten. Mit der neuen Klassifikation wurde das Spektrum Aids-definierender Krankheiten aus den früheren Jahren um rezidivierende bakterielle Pneumonien, pulmonale Tuberkulose und das invasive Zervixkarzinom erweitert.

Die grundsätzliche Problematik aller bisherigen Klassifikationen besteht darin, dass nur eine Verschlechterung, nicht jedoch eine Verbesserung des Stadiums vorgesehen ist. Ein Patient im Stadium CDC C3 bleibt auch dann in diesem Stadium (Vollbild Aids), wenn er unter einer wirksamen antiretroviralen Therapie 500 Helferzellen oder mehr entwickelt.

Tabelle 17-9. CDC-Klassifikation der HIV-Infektion 1993 (Centers for Disease Control and Prevention 1992)

Klinische Kategorie

A Asymptomatische HIV-Infektion einschließlich der akuten HIV-Infektion und der persistierenden generalisierten Lymphadenopathie

B Krankheitssymptome und Erkrankungen, die häufig mit der HIV-Infektion assoziiert sind bzw. auf einer Störung des zellulären Immunsystems basieren:
- Oropharyngeale Candidiasis
- Vulvovaginale Candidiasis
- Vulvovaginale Candidiasis (>4 Wochen, therapierefraktär)
- Zervikale Dysplasien und Karzinome in situ
- Fieber >38,5°C, Diarrhöen >4 Wochen, ungewollter Gewichtsverlust von 5–10% des Ausgangsgewichts
- Orale Haarleukoplakie
- Herpes zoster (mit Befall mehrerer Dermatone oder Rezidive)
- Idiopathische thrombozytopenische Purpura (ITP)
- Polyneuropathie (peripher symmetrisch)
- Bazilläre Angiomatose
- Listeriose
- Entzündungen des kleinen Beckens, insbesondere Tuben- oder Ovarialabszesse

C Krankheiten, die bei bekannter HIV-Infektion die Diagnose Aids definieren
- Pneumocystis-carinii-Pneumonie (PcP)
- Toxoplasmoseenzephalitis (zerebrale Toxoplasmose)
- Soorösophagitis
- Candidabronchitis, Candidapneumonie, Candidatracheitis
- Chronische Herpes-simplex-Ulzerationen bzw. Herpesbronchitis, -pneumonie, -ösophagitis
- CMV-Retinitis
- CMV-Infektionen (nicht von Leber/Milz)
- Salmonellenbakterieämie (rezidivierend)
- Extrapulmonale Kryptokokkose
- Rezidivierende Pneumonien (innerhalb eines Jahres)
- Chronische intestinale Kryptosporidiose
- Chronische intestinale Isospora-belli-Infektion
- Disseminierte oder extrapulmonale Histoplasmose
- Tuberkulose
- Mykobakteriose (M.-avium-Komplex, M. kansasii; disseminiert oder extrapulmonal)
- Kaposi-Sarkom
- Maligne Lymphome (Burkitt-, immunoblastisches, primäres zerebrales Lymphom)
- Invasives Zervixkarzinom
- HIV-Enzephalopathie
- Progressive multifokale Leukenzephalopathie
- Wasting-Syndrom

Laborkategorie

1 >500/µl CD4-Lymphozyten
2 200–499/µl CD4-Lymphozyten
3 <200/µl CD4-Lymphozyten

Stadieneinteilung

I A1, A2, A3 (asymptomatisch)
II B1, B2, B3 (symptomatisch)
III C1, C2, C3 (Aids)

Latenzphase

Nach dem Abklingen der Symptome der akuten HIV-Krankheit befindet sich der Patient in einer klinischen Latenzphase, dies bedeutet, er ist subjektiv von der HIV-Infektion beschwerdefrei. Lediglich das Wissen um die Infektion kann erhebliche psychische Probleme und Symptome hervorrufen. In dieser symptomlosen Phase kommt es dennoch zu einem mehr oder weniger kontinuierlichen Abfall der CD4-Zellen. Gleichzeitig steigt allmählich die plasmatische HIV-RNA an. In den Lymphknoten entwickelt sich früh eine Hyperplasie als Folge der immunologischen Auseinanderstzung mit dem Virus. Die Lymphknoten werden an allen Stationen tastbar, später entwickelt sich eine zunehmende Hypo- und Dysplasie bis zur völligen Destruktion der Lymphknotenarchitektur in späten Stadien.

Etwa 10% der HIV-Infizierten in diesem Stadium zeigen im Labor eine Immunthrombozytopenie, z. T. mit nachweisbaren zirkulierenden Immunkomplexen und entsprechend gesteigerter Megakaryopoese im Knochenmark. Selten jedoch – und wenn, dann nur bei Thrombozytenzahlen unter 10.000/µl – treten entsprechende Blutungsstigmata auf. Eine Therapie der Immunthrombozytopenie ist daher erst bei Werten unter 20.000/µl indiziert. Unter einer beginnenden antiretroviralen Therapie steigen die Thrombozyten regelhaft an, in Ausnahmefällen ist die zusätzliche Gabe von Kortikosteroiden oder Immunglobulinen notwendig. In späten Stadien der HIV-Infektion kann es zur Thrombozytopenie kommen, meist durch myelosuppressive Medikamente wie Pyrimethamin, Cotrimoxazol etc.

Dermatologische Frühzeichen

Von der akuten HIV-Krankheit abgesehen manifestiert sich die HIV-Infektion regelhaft an Haut und Schleimhäuten. Das Auftreten einer oralen Haarleukoplakie (Abb. 17-23; weißliche, nicht abstreifbare Beläge an beiden Zungenrändern) und des Kaposi-Sarkoms (Abb. 17-24) sind fast pathognomonisch für die HIV-Infektion. Die Hautveränderungen lassen sich in erregerbedingte und erregerunabhängige Manifestationen einteilen. Grundsätzlich gilt als Hinweis auf eine HIV-Infektion, wenn unspezifische Hautveränderungen in einem ungewöhn-

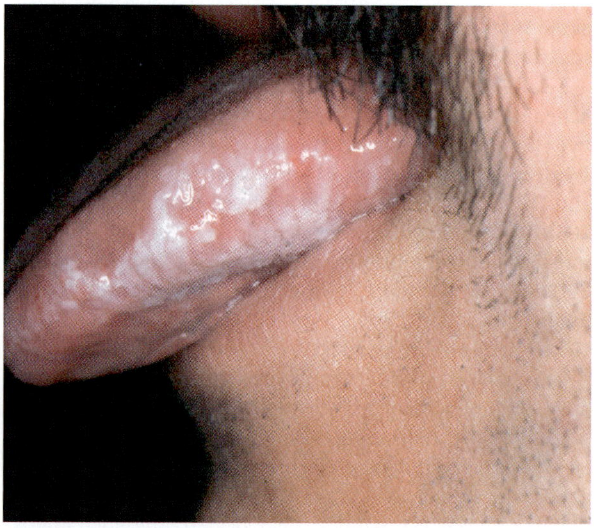

Abb. 17-23. Orale Haarleukoplakie am Zungenrand

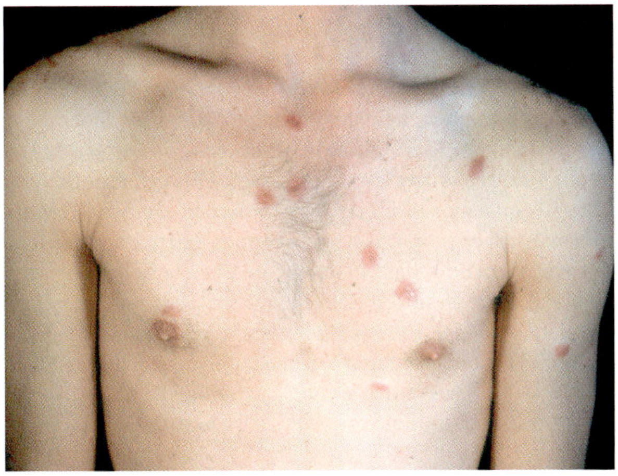

Abb. 17-24. HIV-assoziiertes Kaposi-Sarkom der Haut

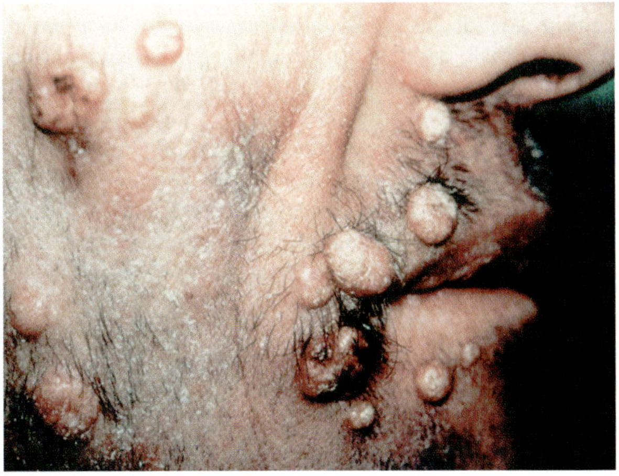

Abb. 17-25. Mollusca contagiosa im Gesicht eines Erwachsenen

lich frühen Alter (z. B. Herpes zoster) bei ungewöhnlicher Lokalisation (z. B. Mollusca contagiosa im Gesicht (Abb. 17-25) und in ungewöhnlicher Stärke bzw. von ungewöhnlicher Dauer (z. B. seborrhoisches Ekzem) auftreten.

Weitere Hinweise auf eine zugrundliegende HIV-Infektion geben Pilzinfektionen, Condylomata accuminata, rezidivierende Follikulitiden, aber auch Erreger- unabhängiger Hauterkrankungen wie ein M. Reiter oder eine neue bzw. exazerbierende Psoriasis, des weiteren unspezifische Symptome wie Haarausfall, Warzenbildung, Pruritus und Tinea. Endlich können auch besonders heftige Hautreaktionen bei Arzneimittelunverträglichkeit auf eine HIV-Infektion hinweisen.

Vollbild Aids

Die früher benutzte klinische Einteilung in Lymphadenopathiesyndrom und »Aids-related complex« ist verlassen worden. Dem »Aids-related complex« liegen konstitutionelle Symptome (z. B. Durchfall, Gewichtsabnahme, Fieber etc.) zugrunde, deren Ursache über einen längeren Zeitraum nicht eruierbar war. Mit der Verbesserung der diagnostischen Möglichkeiten wurde deutlich, dass in diesem Stadium meist opportunistische Infektionen vorlagen, die nur noch nicht erkannt waren.

Zu den Aids-definierenden Krankheiten gehören neben den opportunistischen Infektionen die HIV-assoziierten Malignome, das Wasting-Syndrom und die HIV-Enzephalopathie.

17.4.3 HIV-assoziierte Malignome

Bei zellulärem Immundefekt kommen gehäuft das Kaposi-Sarkom, das Non-Hodgkin-Lymphom vom B-Zelltyp und das invasive Zervixkarzinom vor. Eine Reihe von weiteren Tumoren, die zwar nicht zur CDC-Klassifikation gehören, jedoch offenbar gehäuft bei HIV-infizierten Personen auftreten, sind der M. Hodgkin, das anorektale Karzinom, pharyngeale Karzinome, T-Zelllymphome und Hodentumoren. Der klinische Verlauf solcher Tumoren ist bei HIV-Patienten häufig besonders maligne. Besonders in fortgeschrittenen Stadien der C4-Depletion ist eine aggressive Chemotherapie zur Beherrschung dieser Tumoren nur von beschränktem Nutzen, sodass hier besonders sorgfältig eine Nutzen-Risiko-Analyse durchzuführen ist.

Kaposi-Sarkom (KS)

Das häufigste Malignom bei HIV-Infektion ist das Kaposi-Sarkom. Seine Häufigkeit hängt von dem individuellen Risikoverhalten ab und ist in den vergangenen Jahren auch bei der am stärksten betroffenen Gruppe der Homosexuellen deutlich zurückgegangen (von etwa 1/3 aller Aids-Patienten auf nunmehr etwa 5%). 1995 wurde ein neues humanes Herpesvirus, HHV-8, in den Läsionen des KS identifiziert und bei sämtlichen, auch nicht HIV-induzierten KS sowie bestimmten Hon-Hodgkin-Lymphomen (»body cavity-associated lymphoma«) gefunden. Die genaue pathogenetische Beziehung zwischen Immundefekt, Entwicklung eines KS und HHV-8 ist noch nicht ausreichend geklärt.

Zuerst findet sich regelhaft das KS an der Haut, v. a. an den Extremitäten, im Gesicht und in den Hautspaltlinien als bräunlich-rötlich imponierende Knoten, die flächenhaft konfluieren und auch exulzerieren können. Die Beteiligung von Lymphknoten kann schwere Ödeme der Extremitäten wie auch des Gesichts zur Folge haben. Besonders gefürchtet ist die Beteiligung des Gastrointestinaltrakts, von der Mundhöhle bis zum Anus möglich, mit intestinalen Blutungen und Obstruktionen als besonders bedrohlichen Komplikationen.

Vor allem bei Befall der Lungen mit rasch progredienter pulmonaler Insuffizienz entwickelt sich ein lebensbedrohliches Krankheitsbild. Die Histologie dieser Tumoren zeigt ein Konglomerat von Blutgefäßen, das für die Tumorfarbe verantwortlich ist. Die ausgeprägte Angioneogenese beruht anscheinend auf einem sehr engen Zusammenspiel von verschiedenen Zytokinen und Wachstumsfaktoren einerseits und dem HHV-8 andererseits.

Non-Hodgkin-Lymphom

Bis zu 10% der Aids-Patienten entwickeln ein in über 80% hochmalignes Non-Hodgkin-Lymphom (NHL), in 85% vom B-Zelltyp. Wie auch das KS kann das NHL bereits in frühen Stadien der HIV-Infektion mit CD4-Zellen deutlich über 200/µl auftreten (besonders häufig das Burkitt-NHL). Im Gegensatz zum KS führt die antiretrovirale Therapie zu einem relativ geringfügigen Rückgang von Inzidenz und Prävalenz des NHL. Ein besonderes Merkmal des NHL ist die extranoduläre Lokalisation, d. h. außerhalb der üblichen Lymphknotenstationen mit besonderer Häufigkeit im Gastrointestinaltrakt, Knochenmark und v. a. als primäres NHL des ZNS.

Darüber hinaus können jedoch auch andere Organe wie Leber, Herz, Nieren etc. betroffen sein. Das primäre ZNS-Lymphom wird fast ausschließlich im Spätstadium mit CD4-Zellen <50/µl gefunden. Meist ohne richtungweisenden Organbefund ist die Symptomatik des NHL unspezifisch mit tastbaren Lymphknoten, Fieber, Nachtschweiß und Gewichtsabnahme. Die Sicherung der Diagnose beruht auf dem histologischen Nachweis, die des primären oder sekundären ZNS-Lymphoms (ca. 25% der NHL-Patienten) erfolgt durch entsprechenden Zellnachweis im Liquor bzw. bildgebende Verfahren.

Dementsprechend sollte der Liquor auch ohne entsprechende neurologische Symptomatik routinemäßig untersucht werden. Findet sich ein mit einem NHL des Gehirns zu vereinbarender Befund in bildgebenden Verfahren, sollte zunächst eine probatorische Toxoplasmosetherapie erfolgen, da beide Krankheiten morphologisch nicht zu differenzieren sind und diese Therapie weniger problematisch ist.

Die histologische Diagnose und Klassifikation mit immunhistochemischen Methoden wird vom üblichen Lymphom-Staging gefolgt, das um die weiteren HIV-Parametern für die Wahl der Chemotherapie ergänzt wird.

Invasives Zervixkarzinom

Die Verbindung von humanem Papillomavirus (HPV) und zellulärem Immundefekt führt zu einem gehäuften Auftreten von Zervixkarzinomen vergleichbar mit HHV8 bei KS und Epstein-Barr-Virus bei einigen Formen des NHL im Zusammenhang mit einem zellulären Immundefekt. Aus diesem Grund ist das invasive Zervixkarzinom in die Liste der Aids-definierenden Krankheiten aufgenommen worden.

Folgerichtig sollten alle HIV-infizierten Frauen mindestens alle 6 Monate gynäkologisch untersucht werden unabhängig von ihrem Alter. Wegen der hohen malignen Potenz des Zervixkarzinoms und des kurzen Übergangs von frühen Formen der Dysplasie zu einem invasiven Karzinom sind bereits bei geringen Auffälligkeiten im Papanicolaou-Abstrich sehr kurzfristige Kontrollen zwingend erforderlich. Neben der zytologischen Kontrolle ist auch eine kolposkopische Überwachung obligat.

HIV-Enzephalopathie

Schon während der akuten HIV-Infektion kann das Virus in das zentrale Nervensystem eindringen mit den möglichen Zeichen einer akuten HIV-Meningoenzephalitis als Folge. Die Symptomatik besteht aus Fieber, Kopfschmerzen, Lichtscheu bis hin zur Somnolenz. Besonders häufig ist ein Ausfall des N. facialis zu beobachten. Die Diagnose erfolgt im Liquor über den Nachweis HIV-RNA mit lymphozytärer Pleozytose und Proteinerhöhung. Auch kann es in seltenen Fällen zu einer akuten HIV-Polyradikulitis mit dem klinischen Bild eines Guillain-Barré-Syndroms kommen.

Häufiger und gravierender dagegen ist die HIV-assoziierte Enzephalopathie mit schleichendem Beginn, die in der Literatur mit verschiedenen Begriffen wie Aids-Dementia-Komplex, HIV-Demenz, HIV-Enzephalopathie oder subaktute Enzephalitis bezeichnet wird. Das neuropathologische Korrelat der HIV-Infektion des ZNS sind multinukleäre Riesenzellen bei 60–70% der Untersuchten. Die klinischen Symptome sind in Abhängigkeit von der Untersuchungstechnik und vom Schweregrad sehr variabel und oft schwer von einer reaktiven Depression zu unterscheiden. Vor allem kognitive Störungen, Vergesslichkeit, Konzentrationsverlust und in fortgeschritteneren Fällen Verlangsamung, Apathie, Koordinations- und Gangstörungen gehören zu den klassischen klinischen Symptomen. Auch epileptische Anfälle können auftreten, müssen jedoch in jedem Einzelfall auf sekundäre Ursachen abgeklärt werden (z. B. Toxoplasmose, ZNS-Lymphom).

Neben der HIV-Enzephalopathie werden auch Myelopathien und besonders häufig periphere Polyneuropathien beobachtet, wobei letztere v. a. als Nebenwirkung der antiretroviralen Therapie besonders mit D4T, DDI und DDC beobachtet werden.

Wasting-Syndrom

Als Wasting-Syndrom wird ein unbeabsichtigter erheblicher Gewichtsverlust (>10% des Körpergewichts), verbunden mit chronischer Diarrhö oder anhaltender Schwäche mit nachgewiesenem Fieber, bezeichnet. Diese Krankheit ist ebenfalls in den Aids-definierenden Krankheitskatalog aufgenommen worden. Die Diagnose ist jedoch nur nach Ausschluss anderer konsumierender Krankheiten wie Karzinome, Tuberkulose, Kryptosporidiose oder andere spezifische Enteritiden zu stellen, wenn also außer einer HIV-Infektion keine andere Ursache für die Kachexie gefunden wird. Insbesondere Medikamente sind als Ursache für Diarrhö und allgemeines wasting in Betracht zu ziehen.

Ein besonderes Merkmal der HIV-induzierten Kachexie ist nicht allein ein Gewichtsverlust, sondern v. a. eine Verschiebung von Muskelmasse zu Fett. Diese Veränderung lässt sich gut durch die Bioimpedanzmessung feststellen, diese Methode dient insbesondere der Verlaufskontrolle unter Therapie des Wasting-Syndroms. Eine alleinige Hyperalimentation mit oder ohne begleitende Appetitanreger führt lediglich zu einer Zunahme des Körperfetts ohne Verbesserung der Muskelmasse. Letzteres kann u. a. durch Applikation von Testosteron erreicht und durch dosiertes Körpertraining unterstützt werden.

17.4.4 Opportunistische Infektionen

Vorbemerkungen

Der Begriff opportunistische Infektionen (OI) kommt von der Vorstellung, dass entsprechende Erreger die Opportunität der geschwächten Abwehr ausnutzen. Grundsätzlich ist zu unterscheiden

- zwischen neu akquirierten Infektionen (z. B. Pneumocystis-carinii-Pneumonie) und
- der Reaktivierung einer bereits früher, z. T. vor vielen Jahren, eingetretenen Infektion (z. B. Toxoplasmose, Zytomegalieviruskrankheit, etc.).

Die Inzidenz opportunistischer Infektionskrankheiten hängt von der Prävalenz des jeweiligen Erregers in der Region ab, in der der HIV-infizierte Patient mit Immunschwäche lebt. Dies hat erhebliche Variationen im klinischen Erscheinungsbild weltweit zur Folge. So ist die Toxoplasmose in Europa häufig, in den USA selten. Die Tuberkulose findet sich eher in südeuropäischen und v. a. tropischen Regionen weltweit, atypische Mykobakterien sind häufiger in Nordeuropa anzutreffen.

Die Mehrzahl der Aids-definierenden OI tritt nur bei Patienten mit fortgeschrittenem Immundefekt mit CD4-Zellen <200 auf. Lediglich solche OI, die es auch unabhängig von Immundefekten gibt, z. B. Tuberkulose, können auch bei relativ gutem Immunstatus mit CD4-Zellen von 300/µl und darüber beobachtet werden. Für die Differenzialdiagnose bei einem HIV-infizierten Patienten mit unklarem Fieber, Gewichtsabnahme oder anderen unspezifischen Symptomen ist daher die Kenntnis der CD4-Zellzahl von Bedeutung, um das mögliche Spektrum der OI eingrenzen zu können (◘ s. Tabelle 17-9).

Pneumocystis-carinii-Pneumonie (PcP)

Die PcP war im natürlichen Verlauf der HIV-Infektion die häufigste OI (bis zu 70%) und auch die häufigste Todesursache der Aids-Patienten (bis zu 45%). Der Erreger Pneumocystis carinii ist ein einzelliger eukaryotischer Organismus, der phylogenetisch eher den Protozoen als den Pilzen zugeordnet werden kann.

Die Infektion manifestiert sich fast ausschließlich als interstitielle Pneumonie mit hoher Letalität und Rezidivneigung. Der Krankheitsbeginn ist häufig relativ schleichend über mehrere Wochen mit grippeähnlichen Symptomen. Trockener Husten, zunehmende Belastungsdyspnoe bis zur Orthopnoe und Fieber stellen die klassische Symptomtrias dar. Wegen der interstitiellen Infiltrate ist der Auskultationsbefund der Lunge weitgehend unauffällig. Im Thoraxröntgenbild zeigt sich eine von beiden Hili ausgehende, diffuse interstitielle Zeichnungsvermehrung, die sich zunehmend über beide Unterfelder ausbreitet (◘ Abb. 17-26).

Insbesondere bei Patienten, die eine PcP-Prophylaxe durch Inhalation von Pentamidine durchführen, sind die Lungenoberfelder ausgespart. Technische bzw. Laboruntersuchungen zeigen eine deutliche Reduktion der Vitalkapazität der Lunge und eine Hypoxämie in der Blutgasanalyse. Gleichzeitig findet sich meist eine Erhöhung der Serum-LDH sowie bei schwerer Pneumonie eine Hypoproteinämie. Selbst bei ausgedehnter Pneumonie sind die Leukozyten im Blut typischerweise im Normbereich.

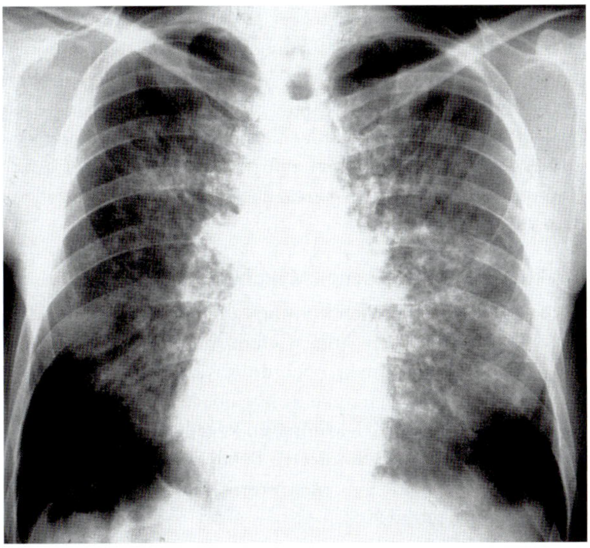

◘ **Abb. 17-26.** Thoraxröntgenbild bei Pneumocystis-carinii-Pneumonie

Der Erregernachweis gelingt aus dem Spontansputum sehr selten, erfolgreicher ist die Induktion eines Sputums durch Inhalation einer hypertonen Kochsalzlösung. Mit einer Sensitivität von über 95% liefert die Bronchoskopie mit bronchoalveolärer Lavage die besten Ergebnisse. Die Serodiagnostik und auch Nukleinsäurenachweise für P. carinii spielen im klinischen Alltag keine Rolle. Eine frühzeitige Diagnose und entsprechend frühe Therapie reduzieren die Letalität dieser Pneumonie drastisch.

Extrapulmonale Infektionen mit Pneumocystis carinii treten selten auf und meist nur bei Patienten, die eine PcP-Prophylaxe mit Pentamidininhalation betreiben. In diesen seltenen Fällen kann es zur disseminierten Aussaat mit Erregern v. a. im Auge (Chorioretinitis), im Herzen (Myokarditis und/oder Perikarditis) sowie in der Leber kommen. Die Symptomatik hängt vom jeweiligen Organbefall ab.

Toxoplasmose

Toxoplasma gondii ist ein einzelliger Parasit, der den Menschen als Zwischenwirt mit Oozysten, die oft von der Katze stammen, infiziert. In der Regel handelt es sich bei der Toxoplasmose bei Aids-Patienten um die Reaktivierung einer vor Jahren erfolgten Infektion bei zellulärem Immundefekt mit CD4-Zellen <200/µl. Hat die Infektion bei einem immunkompetenten Patienten stattgefunden, lässt sich auch bei Aids-Patienten im fortgeschrittenen Stadium in der Serologie ein entsprechender IgG-Titer nachweisen. Ist eine Neuinfektion erst kürzlich eingetreten, ist in diesen sehr seltenen Fällen auch IgG negativ. Ein Auftreten von IgM bleibt bei Aids-Patienten praktisch immer aus, da auch die Antikörperbildung bei dem zellulären Immundefekt unzureichend ist.

Die klinische Symptomatik besteht in der Regel aus einer Toxoplasmoseenzephalitis mit neurologischen Ausfällen in Abhängigkeit von der Lokalisation im ZNS. Da häufig multiple Herde vorliegen, kann die Symptomatik sehr variabel sein. Früh können allgemeine gnostische Störungen (Konzentrationsstörung, Vergesslichkeit, Apathie) beobachtet werden. Halbseitenparese, Ataxien und zerebrale Krampfanfälle sind nicht selten. In weit fortgeschrittenen Fällen des Immundefektes kann es zur Dissemination des Erregers mit Befall zahlreicher Organe kommen mit Pneumonitis, Myokarditis, Chorioretinitis, etc.. Hinweisend auf diese Dissemination ist eine sehr hohe LDH-Konzentration im Serum. Da selten organspezifische Symptome auftreten und der Erreger schwer nachweisbar sein kann, ist die Letalität der disseminierten Toxoplasmose sehr hoch.

Bei Verdacht auf eine Toxoplasmose werden bildgebende Verfahren des ZNS durchgeführt und zeigen im CT häufig multiple Aufhellungen mit ringförmiger Kontrastmittelanreicherung mit einem umgebenden Ödem (◘ Abb. 17-27).

In Abhängigkeit von der Ausprägung des Ödems kann es zu Hirndruckzeichen und im CT zur Verschiebung der Mittellinie kommen. Mit der Kernspintomographie lassen sich Hirnläsionen noch früher erkennen als im CT. Meist ist eine Abgrenzung der Toxoplasmose von anderen raumfordernden Läsionen, v. a. dem Non-Hodgkin-Lymphom, im ZNS nicht möglich. Dennoch erfolgt eine Therapie bei entsprechendem Verdacht probatorisch; in seltenen Fällen notwendig, kann eine Hirnbiopsie differenzialdiagnostische Klärung bringen. Die Liquordiagnos-

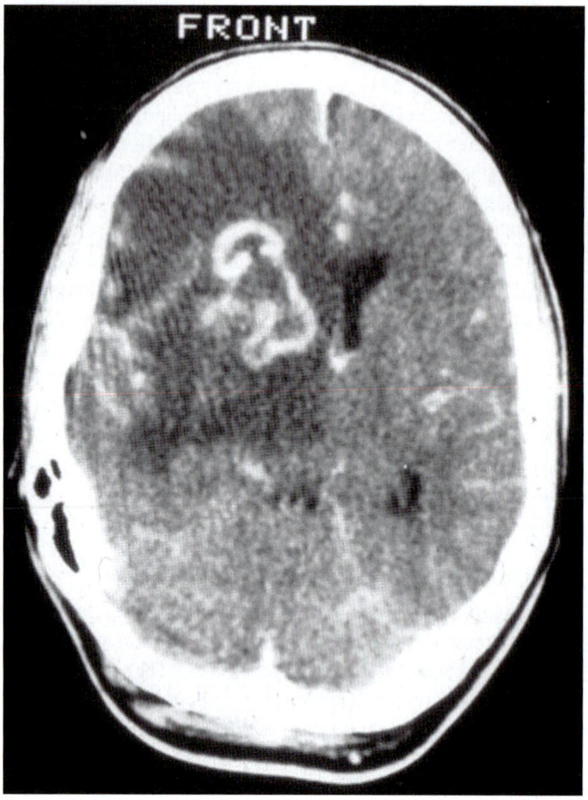

Abb. 17-27. CT-Bild des ZNS mit Toxoplasmoseenzephalitis

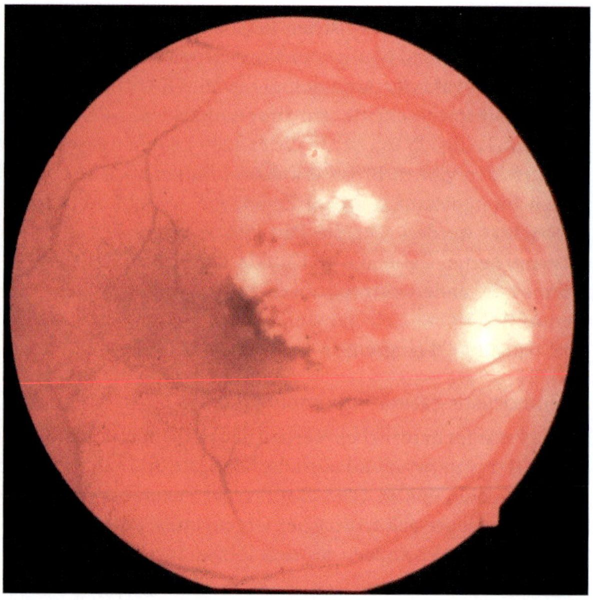

Abb. 17-28. Augenhintergrund mit CMV-Retinitis

tik ist wenig richtungweisend, da auch hier kaum serologische Auffälligkeiten oder gar die Erreger selbst erkennbar sind.

Zytomegalieviruskrankheit (CMV)

Da die Durchseuchungsrate mit CMV bei HIV-infizierten Patienten (bis zu 90%) sehr hoch ist, steigt das Risiko einer Reaktivierung mit Krankheitsentwicklung mit zunehmendem Immundefekt, d. h. bei CD4-Zellen <100/μl, noch wahrscheinlicher <50/μl. Im Gegensatz zu Patienten mit Knochenmarktransplantation manifestiert sich die CMV-Krankheit bei HIV-Infizierten zu 85% am Augenhintergrund als CMV-Retinitis. Darüber hinaus können jedoch zahlreiche weitere Organe betroffen werden in Form von Enteritis, Kolitis, Pneumonitis, Enzephalitis, Polyradikulitis etc. In systematischen Autopsiebefunden zeigte sich eine Adrenalitis bei 70% der Verstorbenen.

Die klinische Symptomatik der häufigsten Manifestation, der Retinitis, besteht in einem schmerzlosen Visusverlust, meist an einem Auge. Ohne Therapie kommt es regelhaft zum Befall des zweiten Auges und letztendlich zur Erblindung. Da die ersten Herde am Augenhintergrund sehr peripher auftreten können ohne subjektive Wahrnehmung durch den Patienten, sollten alle HIV-Infizierten mit CD4-Zellen <100/μl 3- bis 6-monatlich einer Routineuntersuchung durch den Augenarzt unterzogen werden. Der Augenhintergrundbefund ist charakteristisch und bietet dem Erfahrenen keine differenzialdiagnostischen Schwierigkeiten (Abb. 17-28).

Der Befall des oberen Gastrointestinaltrakts ist durch Schluckbeschwerden und retrosternales Brennen wie bei einer Soorösophagitis gekennzeichnet. Bei Befall des Darms (10–15%) können Tenesmen, Diarrhöen (anfangs wässrig, später blutig), Fieber und Gewichtsverlust auftreten. Die Infektion der Endothelzellen führt zum klassischen histologischen Bild der Eulenaugenzellen mit Zellvergrößerung (Zytomegalie) und in der Folge zu ischämischen Ulzerationen der Schleimhäute. Der Nachweis von CMV-Antigen in einer intakten Schleimhaut zeigt den Befall, nicht jedoch eine Krankheit und damit eine Behandlungsindikation. Wenn histologische Veränderungen im Sinne von CMV aus ulzerierter Schleimhaut stammen, ist eine antivirale Therapie erforderlich.

Die Bedeutung einer CMV-Pneumonitis ist unklar. Meist handelt es sich um eine Koinfektion der Lunge bei PcP, Kaposi-Sarkom oder bakteriellen Pneumonien. Meist verschwindet die Symptomatik unter erfolgreicher Therapie der Pneumonie anderer Genese. Nur in Einzelfällen ist eine Anti-CMV-Therapie bei Pneumonitis erforderlich.

Die Diagnose einer CMV-Krankheit erfolgt am Auge durch Augenspiegelung, bei Schleimhautulzerationen durch den Nachweis von Eulenaugen bzw. CMV-Antigen in der entsprechenden Biopsie. Ausdruck für eine aktive CMV-Replikation ist der Nachweis von infektiösem CMV im Urin. Die quantitative Bestimmung der CMV-DNA im Blut stellt – in Analogie zur HIV-Infektion – das sicherste Verfahren zur Frühdiagnostik dar. Auch der Nachweis des pp65-Antigens in PBMC durch Immunfluoreszenz oder -peroxidase korreliert recht gut mit dem klinischen Verlauf.

Infektionen mit atypischen Mykobakterien

Atypische Mykobakterien kommen ubiquitär vor und stellen dementsprechend eine hohe Gefährdung für Patienten mit CD4-Zellen <100/μl, mehr noch unter 50/μl dar. In über 80% der Fälle handelt es sich um eine Mycobacterium-avium-intracellulare Infektion (MAI-Komplex). Regelhaft verursachen die Infektionen einen disseminierten Befall, wobei Mischinfektionen mit zwei oder gar mehreren Stämmen vorkommen (M. kansasii, xenopii etc.).

Die klinische Symptomatik einer disseminierten MAI-Infektion ist uncharakteristisch mit langanhaltendem Fieber, Gewichtsabnahme, Nachtschweiß und Anämie. Der häufige Leberbefall führt zur Erhöhung der alkalischen Phosphatase im Serum. Da mit einem Immunstatus von weniger als 50 CD4-Zellen pro µl auch andere opportunistische Infektionen in Frage kommen, ist die differenzialdiagnostische Abklärung von länger anhaltendem Fieber in diesem Stadium oft sehr schwierig.

Die Diagnostik erfolgt durch den Nachweis der atypischen Mykobakterien in Blutproben, die auf Mykobakterienkulturen untersucht werden. Nur der Nachweis entsprechender Bakterien aus sterilen Proben, also Blut, Knochenmark, Lebergewebe etc., sichert die Diagnose. Der Nachweis dieser Bakterien im Sputum oder Stuhl zeigt zwar ein erhöhtes Risiko für eine disseminierte Infektion an, stellt per se aber keine Behandlungsindikation dar. Mit der Möglichkeit, Flüssigkulturen mit automatischer Wachstumserkennung zu testen, hat sich die Nachweisbarkeit deutlich verbessert, v. a. mit einer Verkürzung der Zeitdauer auf 2–3, in seltenen Fällen noch bis 6 Wochen. Wegen der geringen Keimzahl fällt die Ziehl-Neelsen-Färbung regelhaft negativ aus.

In naher Zukunft wird der molekularbiologische Nachweis des Erregers mittels PCR eine weitere Verbesserung der Diagnostik bringen.

Tuberkulose

Mit der HIV-Infektion ist in allen Ländern die Inzidenz der Tuberkulose angestiegen. Dabei kann es sich sowohl um die Reaktivierung einer früher ausgeheilten Tuberkulose wie auch eine Neuinfektion handeln. Zwar steigt das Risiko, an einer Tuberkulose zu erkranken, mit dem Abfallen der CD4-Zellen, doch gibt es Tuberkulosen gehäuft auch schon bei normalen CD4-Zellen. Die jährliche Erkrankungsrate liegt bei tuberkulinpositiven HIV-infizierten Patienten bei etwa 5–10%. Somit ist das Risiko gegenüber HIV-negativen Patienten drastisch erhöht.

Nach der PcP- und der Candidaösophagitis stellt die Tuberkulose die dritthäufigste Aids-definierende Erkrankung dar, in der Dritten Welt sogar die häufigste. Die Diagnostik wird durch die Tatsache erschwert, dass $^2/_3$ der Tuberkulosen sich extrapulmonal manifestieren. Der zelluläre Immundefekt führt zum Ausbleiben der klassischen granulomatösen und später kavernösen Formen, auch der Anteil der dissemenierten Tuberkulose ist unter HIV-infizierten Patienten deutlich höher. Je höher die CD4-Zellzahl, desto typischer ist der Verlauf der Tuberkulose mit primär pulmonalem Befall, bei zunehmender Abnahme der CD4-Zellzahl werden atypische Manifestationen häufiger.

Die klinischen Symptome sind unspezifisch mit subfebrilen Temperaturen, Nachtschweiß und Gewichtsabnahme. Bei extrapulmonalem Befall fehlen Symptome von Seiten der Lunge, das Thoraxröntgenbild ist meist unauffällig. Häufigster Befall findet sich in Lymphknoten, aber auch Knochenmark, Leber, Milz und ZNS können involviert sein.

Die Diagnose erfolgt wie bei der klassischen Tuberkulose durch den Erregernachweis. Einen großen Fortschritt hat die TB-Diagnostik durch die PCR erfahren. Dadurch kann die Diagnose häufig früher und mit großer Sicherheit gestellt werden.

Pilzinfektionen

Candida-Infektion

Mit zunehmendem Immundefekt kommt es häufiger zu Candidabefall der Schleimhäute v. a. der Mundhöhle (Stomatitis; ◘ Abb. 17-29) und bei Frauen der Vagina (Vulvovaginits). Bei fortgeschrittenem Immundefekt kann es zum Befall der Speiseröhre (Ösophagitis) kommen mit den klassischen Symptomen von Schluckschmerzen und retrosternalem Brennen. Eine endoskopische Sicherung der Diagnose ist heute nicht mehr notwendig, ein Therapieversuch mit einem Konazolderivat beseitigt in wenigen Tagen die Beschwerden, anderenfalls muss aus differenzialdignostischen Überlegungen heraus doch endoskopiert werden. Eine dissiminierte Candida-Infektion ist auch bei Patienten mit HIV-Infektion eine extreme Rarität und tritt nur bei prädisponierenden Faktoren wie zentralen Venenkathetern, hochdosierter Steroidtherapie etc. auf.

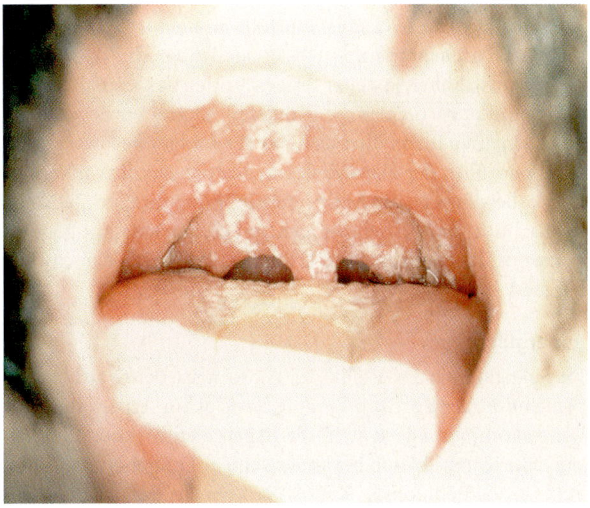
◘ Abb. 17-29. Candida-Soor-Stomatitis

Als Erreger wird meist Candida albicans identifiziert, seltener andere Pilze wie C. kruseii, C. glabrata oder C. tropicalis.

In der Mundhöhle zeigt sich bei Stomatitis ein weißlicher, leicht abstreifbarer Belag, v. a. in den Zahntaschen, den Schleimhautumschlagfalten sowie in fortgeschrittenen Fällen auch auf der Zunge bzw. am harten und weichen Gaumen. Bei einer Ösophagitis kann der gesamte Ösophagus mit einer weißlichen Schicht bedeckt sein. Wie in der Mundhöhle kann es auch beim Abstreifen der Beläge im Ösophagus leicht zu Blutungen kommen. Die Diagnose erfolgt in der Regel klinisch, mikrobiologische Untersuchungen mit Erregeranzucht und Resistenztestung sind nur bei Therapieversagen notwenig.

Kryptokokkose

Die opportunistische Infektion mit Cryptococcus neoformans tritt bei Aids-Patienten ebenfalls nur im fortgeschrittenen Stadium auf. Klinisch auffällig wird die Kryptokokkose als Meningitis bei CD4-Zellen unter 100/µl. Eintrittspforte ist die Lunge, in der sich ein meist übersehenes Kryptokokkom entwickelt, von dem aus eine Dissemination in verschiedene Organe und besonders gefährlich in das ZNS erfolgt.

Die klinischen Zeichen entsprechen mit Kopfschmerzen, Fieber, Übelkeit und Erbrechen den üblichen Zeichen der Meningitis, wobei eine Nackensteifigkeit oft nur diskret vorhanden ist. Bei anfangs nur mäßigen Symptomen kommt es unbehandelt zu einem schwersten Krankheitsbild mit neurologischen Ausfällen, Somnolenz und Krampfanfällen. Ohne spezifische Behandlung führt die Krankheit zum Tod.

Die Diagnosestellung ist einfach: Im Liquor sind die Pilze mit einer Tuschepräparation leicht darstellbar, die Treffsicherheit ist umso höher, je weiter fortgeschritten das Krankheitsbild und damit desto dichter die Erreger im Liquor vorliegen. Eine hohe Sensitivität von über 95% hat der Antigennachweis in Liquor und Blut, der Kapselbestandteile der Kryptokokken erfasst. Allerdings ist die Antigenbestimmung für eine Verlaufsbeobachtung unter Therapie nicht gut geeignet, da Antigene im Liquor oft längere Zeit nach erfolgreicher Therapie nachweisbar sind.

Aspergillose

Im Spätstadium des Vollbildes Aids, meist bei Granulozytopenie und/oder Kortisontherapie, kann es zur Aspergillose der Lunge kommen. Meist stellt die Aspergilleninfektion eine zusätzliche Komplikation bei anderweitiger Lungenaffektion wie PcP, CMV-Pneumonitis, Kaposi-Sarkom etc. dar. Da die klinische Symptomatik der Lungenaspergillose mit Husten, Auswurf, Fieber unspezifisch ist, muss nach den Erregern bei entsprechenden Begleitumständen gezielt gesucht werden. Den Verdacht müssen auch dichte Infiltrationen z. T. mit Einschmelzungen v. a. in den Oberfeldern wecken.

Bakterielle Pneumonien

HIV-infizierte Patienten haben ein eindeutig erhöhtes Risiko für bakterielle Pneumonien, die auch bei Immungesunden vorkommen können. Neben der Tuberkulose stellen bakterielle Infektionen die häufigste Ursache für Pneumonien bei Aids-Kranken dar. Rezidive der Pneumonie innerhalb eines Jahres wurden deshalb auch in den Katalog der Aids-definierenden Krankheiten aufgenommen. Da Pneumonien auch Immungesunde treffen können, finden sich bakterielle Infektionen der Lungen auch schon bei relativ gutem Immunstatus mit 200–500 CD4-Zellen pro µl. Einen prädisponierenden Faktor stellt wie bei Gesunden das inhalierende Rauchen dar. Das Erregerspektrum entspricht mit Streptokokken, Staphylokokken und Haemophilus etc. dem der immungesunden Patienten.

Das klinische Erscheinungsbild entspricht dem der Pneumonie bei immunkompetenten Patienten mit steilem Fieberanstieg, Schüttelfrost, Husten, Auswurf und häufig pleuritischen Begleitschmerzen.

Salmonellenbakteriämie

Bei Immungesunden führt eine Salmonellenenteritis sehr selten zu einer Bakteriämie. Im Gegensatz dazu ist die Bakteriämie mit Salmonellen bei HIV-Infizierten besonders häufig und kann auch ohne die Symptomatik einer Durchfallkrankheit auftreten. Regelhaft finden sich auch bei diesen Fällen CD4-Zellen unter 200/µl. Treten (häufige) Rezidive der Bakteriämie auf, so ist ebenfalls ein Kriterium für das Vollbild Aids erfüllt.

Die Klinik einer Salmonellenbakteriämie entspricht der eines hochakuten bakteriellen Infektes mit hohem Fieber und Schüttelfrost. Diarrhöen, die auf eine Salmonelleninfektion hinweisen könnten, fehlen regelhaft bei Aids-Patienten. Die Diagnose erfolgt durch den Nachweis des Erregers in der Blutkultur.

Kryptosporidiose

Eine Infektion des Menschen mit Kryptosporidien erfolgt in der Regel über kontaminierte Nahrung und v. a. über Wasser mit einem Erkrankungsgipfel im Herbst. Auch eine Übertragung von Mensch zu Mensch ist beschrieben worden. Bei immungesunden Patienten können Kryptosporidien eine Durchfallepisode auslösen, die immer selbstlimitiert ist.

Bei immungeschwächten Patienten mit CD4-Zellen unter 50/µl können Kryptosporidien anhaltende schwerste Durchfälle mit sekretorischen Diarrhöen mit bis zu 20 l/Tag auslösen. Extraintestinal kann es auch zum Kryptosporidienbefall der Gallengänge und der Lunge kommen.

Das führende Symptom der Kryptosporidieninfektion sind profuse, wässrige, kaum schleimige oder blutige Durchfälle mit enormen Flüssigkeitsverlusten, die zu Exsikkose und Elektrolytverarmung führen. Begleitend können diffuse Bauchschmerzen, Übelkeit und Erbrechen auftreten, die Temperatur ist selten erhöht und wenn, nur gering. Da es sich vornehmlich um eine sekretorische Diarrhö handelt, führt der notwendige Flüssigkeitsersatz nur zur Volumenzunahme der Durchfälle. Bei Befall der Gallengänge kann sich eine Cholezystitis entwickeln, selten kann eine Pankreatitis auftreten.

Der Nachweis des Erregers erfolgt durch die mikroskopische Darstellung der Kryptosporidien im Stuhl und in den Gallenwegen. Wegen der notwendigen Spezialfärbungen muss der Nachweis von Kryptosporidien im Stuhl speziell angefordert werden. In Biopsien des Darms lassen sich massenhaft Kryptosporidien mit den üblichen Färbungen erkennen.

Progressive multifokale Leukenzephalopathie (PML)

Neben der Toxoplasmose und dem primären ZNS-Lymphom ist die PML die häufigste Aids-definierende Krankheit des zentralen Nervensystems. Auch sie ist eine Komplikation des fortgeschrittenen Immundefektes mit CD4-Zellen unter 200/µl. Es handelt sich bei der PML um die Reaktivierung einer in der Regel bereits in der Jugend erfolgten Infektion mit dem JC-Virus. Dieses gehört zu den Polyomaviren innerhalb der Familie der Papovaviren. Es vermehrt sich in den Zellen des zentralen Nervensystems lytisch und führt zu einer lokalisierten, v. a. paraventrikulär gelegenen Entmarkung.

Die Klinik einer PML zeigt sich in fokalen neurologischen Ausfällen, wie Hirnnervenausfälle, Visusverlust, Aphasie sowie Hemiparese, auch zerebellare Symptome kommen vor. Der Beginn ist schleichend, der Verlauf häufig länger als bei den differenzialdiagnostisch in Frage kommenden Krankheiten der Toxoplasmose und des Lymphoms. Diagnostiziert wird die PML bei entsprechender Symptomatik durch den Nachweis einzelner oder meist mehrerer Läsionen in der weißen Substanz mit periventrikulärer Konzentration in der Kernspintomographie. Bei der ansonsten meist unauffälligen Liquoruntersuchung kann das Virus in $^2/_3$ der Fälle über die PCR nachgewiesen werden. Zweifelsfrei sichern lässt sich die Diagnose nur über eine Hirnbiopsie.

Herpes-simplex-Infektionen

Die Durchseuchung HIV-infizierter Patienten mit HSV-1 ist mit über 95% sehr hoch, mit Typ 2 ist etwa jeder dritte Patient infiziert. HSV-1 wird in der Regel in der frühen Jugend erworben, während die HSV-2-Infektion bei Erwachsenen v. a. durch Geschlechtsverkehr übertragen wird. HSV-1 löst nach Mund-, bzw. Rachen-Schleimhaut-Infektion einen rezidivierenden Herpes im Gesicht aus, HSV-2 manifestiert sich im Anogenitalbereich. HSV-2-Infektionen im Kopfbereich sind selten.

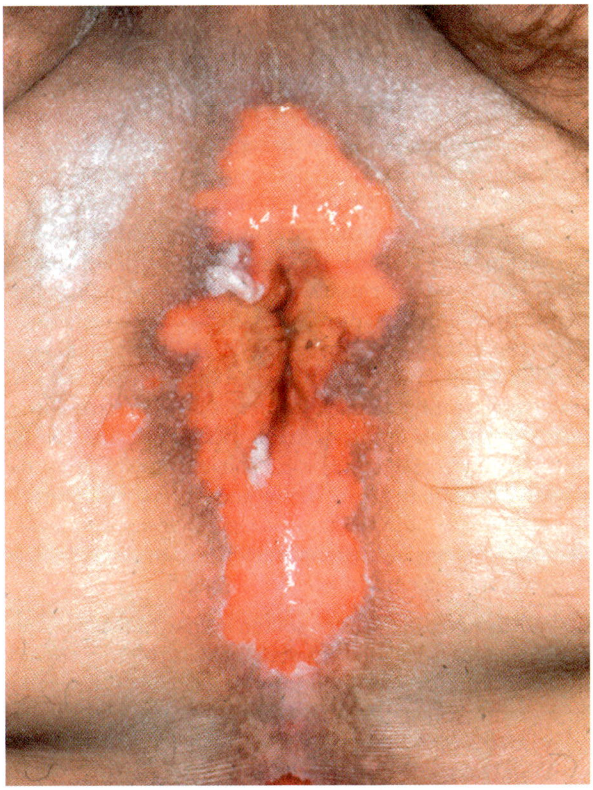

■ Abb. 17-30. Chronisches perianales Ulkus durch HSV2

Nicht ganz so selten ist das Auftreten von HSV-1 im Genitalbereich.

Bei HIV-infizierten Patienten kommt es v. a. durch HSV-2 zu lokalen Reaktivierungen mit Rezidiven, die im Spätstadium zu ausgedehnten Haut- und Schleimhautulzerationen (■ Abb. 17-30) führen können. HSV-1 kann auch eine ulzeröse Ösophagitis auslösen. Eine Infektion der Hornhaut oder des zentralen Nervensystems in Form einer Keratitis bzw. Enzephalitis kommt bei Aids-Patienten nicht gehäuft vor.

Charakteristisch für den Hautbefall sind Juckreiz, Rötung und später Pustelbildung mit schneller Ulzeration v. a. an der Schleimhaut. Insbesondere perianal können lang anhaltende Ulzerationen mit Fistelgängen auftreten, bei mehr als 3-monatiger Dauer ist das Kriterium des Vollbildes Aids erfüllt. Die Diagnose ist meist bereits durch das klinische Bild zu stellen. Der Erregernachweis kann in Form der Demonstration des Virus in der Kurzzeitkultur, durch Antigennachweis im Abtupfpräparat oder auch durch die PCR gesichert werden.

17.4.5 Nicht-Aids-definierende opportunistische Infektionen

Varizella-zoster-Virusinfektion (VZV)

Auch bei der Gürtelrose handelt es sich um die Reaktivierung einer bereits früher eingetretenen Infektion, meist als Windpocken in der Kindheit. In der Regel ist der Herpes zoster auf ein Dermatom beschränkt, bei HIV-Infizierten sind häufig mehrere Dermatome und diese symmetrisch befallen. Auch kommen Rezidive deutlich häufiger als bei nicht HIV-infizierten Patienten vor.

Als Erstsymptom können heftige Schmerzen bereits ohne jede Hautveränderung auftreten; wenn Hautpusteln entstehen, ist die Diagnose bei segmentaler Ausprägung einfach und leicht zu stellen. In Abhängigkeit von der Immunsituation tritt der Zoster lokalisiert und selbstlimitierend auf, jedoch sind auch generalisierte Verlaufsformen mit hämorrhagisch-nekrotisierendem oder chronisch-hyperkeratotischem Bild beschrieben.

Nicht selten kommt es durch Befall des ersten Astes des N. trigeminus zu schweren Komplikationen am Auge mit Hornhautbeteiligung und entsprechender Narbenbildung sowie auch Retinanekrosen und schwerer Uveitis. Die Diagnose wird durch das klinische Bild gestellt, ein Erregernachweis ist zur Sicherung und Abgrenzung von einem Herpes corneae durch HSV-1 nicht unbedingt notwendig. Unterstützt werden kann die Diagnose durch serologische Untersuchungen.

Orale Haarleukoplakie (OHL)

Die orale Haarleukoplakie manifestiert sich durch weißliche, nicht abstreifbare Beläge, v. a. an den Zungenrändern, in ausgedehnten Fällen auch auf der Zunge. Diese Beläge sind schmerzlos und häufig selbstlimitierend, fast immer jedoch rezidivierend. Der Nachweis einer OHL ist hochspezifisch für einen Immundefekt, v. a. bei HIV-Infektion, findet sich jedoch bereits bei etwa 20% der HIV-Infizierten im asymptomatischen Stadium. Das klinische Bild erbringt die Diagnose, gelegentlich treten differenzialdiagnostische Probleme gegenüber einem Soorbefall auf. Eine weitere Diagnostik, z. B. zum Nachweis von EVB, ist überflüssig, eine Therapie nicht notwendig.

17.4.6 Seltene opportunistische Infektionen

Inzidenz und Prävalenz von opportunistischen Infektionen sind stark regionalabhängig, daher ist die Reise- und Herkunftsanamnese eines HIV-Infizierten besonders wichtig. Da eine HIV-Infektion keineswegs nicht-HIV-assoziierte Krankheiten ausschließt, ist auch bei einem Infizierten das gesamte Spektrum von Krankheiten zu erwägen. Insbesondere bei Tropenreisen kann es zu Infektionen durch Amöben, Lamblien usw. kommen. »Exotische Pilzkrankheiten« wie Histoplasmose werden in der Regel aus den USA importiert. In seltenen Fällen (die Häufigkeit wird heftig diskutiert) kommt es zu Durchfällen, durch Mikrosporidien oder Isospora belli hervorgerufen.

Obwohl die Zahl der wahrscheinlichen opportunistischen Infektionskrankheiten relativ gering ist, kann im Einzelfall des Patienten die Differenzialdiagnose zur Klärung z. B. von unklarem Fieber außerordentlich umfangreich und vielgestaltig sein.

Weiterführende Literatur zu Kap. 17.4

Barnes PF, Bloch AB, Davidson PT, Snider DE Jr (1991) Tuberculosis in patients with human immunodeficiency virus infection. N Engl J Med 324: 1644–1650

Chaisson RE (1989) Tuberculosis and immunodeficiency virus infection. J Infect Dis 159: 96–100

Chan IS, Neaton JD, Saravolatz LD, Crane LR, Osterberger J (1995) Frequencies of opportunistic diseases prior to death among HIV-infected persons. Community programs for clinical research on AIDS. AIDS 9: 1145–1151

Falkinham III JO (1996) Epidemiology of infection by nontuberculous mycobacteria. Clin Microbiol Rev 9: 177–215
Glesby MJ, Moore RD, Chaisson RE (1995) Clinical spectrum of herpes zoster in adults infected with human immunodeficiency virus. Clin Infect Dis 21: 370–375
Hirschtick RE, Glassroth J, Jordan MC et al. (1995) Bacterial pneumonia in persons infected with the human immunodeficiency virus. Pulmonary Complications of HIV-Infection Study Group. N Engl J Med 333: 845–51
Jacobson MA (1988) Serious cytomegalovirus disease in the acquired immunodeficiency syndrome (AIDS) Ann Intern Med 108: 585–594
Jones JL, Hanson DL, Dworkin MS et al. (1999) Surveillance for AIDS-defining opportunistic illnesses, 1992–1997. MMWR CDC Surveill Summ 48 (SS-2): 1–22
McGowan I, Hawkins AS, Weller IV (1993) The natural history of cryptosporidial diarrhoea in HIV-infected patients. AIDS 7: 349–354
Mills J 1986) Pneumocystis carinii and Toxoplasma gondii infections in patients with AIDS. Rev Infect Dis 8: 1001–11
Mitchell TG, Perfect JR (1995) Cryptococcosis in the era of AIDS – 100 years after the discovery of cryptococcus neoformans. Clin Microbiol Rev 8: 515–548
MMWR (1992) 1993 Revised classification system for HIV infection and expanded surveillance case definition for AIDS among adolescents and adults. MMWR Morb Mortal Week Rep 41(RR-17): 4–19
Navin TR, Juranek DD (1984) Cryptosporidiosis: clinical, epidemiologic, and parasitologic review. Rev Infect Dis 6: 313–327
Ng VL, Yajko DM, Hadley WK (1997) Extrapulmonary pneumocystosis. Clin Microbiol Rev 10: 401–418
Porter SB, Sande MA (1992) Toxoplasmosis of the central nervous system in the acquired immunodeficiency syndrome. N Engl J Med 327: 1643–1648
Powderly WG (1993) Cryptococcal meningitis and AIDS. Clin Infect Dis 17: 837–842
Raffi F, Aboulker JP, Michelet C et al. (1997) A prospective study of criteria for the diagnosis of toxoplasmic encephalitis in 186 AIDS patients. The BIOTOXO Study Group. AIDS 11: 177–184
Reef SE, Mayer KH (1995) Opportunistic candidal infections in patients infected with human immunodeficiency virus: prevention issues and priorities. Clin Infect Dis 21 (Suppl 1): S99–102
Safrin S, Ashley R, Houlihan C, Cusick PS, Mills J (1991) Clinical and serologic features of herpes simplex virus infection in patients with AIDS. AIDS 5: 1107–1110
Slutsky AM, Arbeit RD, Barber TW et al. (1994) Polyclonal infections due to Mycobacterium avium complex in patients with AIDS detected by pulsed-field gel electrophoresis of sequential clinical isolates. J Clin Microbiol 32: 1773–1778

17.5 Diagnostik der HIV-Infektion

L. Gürtler

Die Diagnose der HIV-Infektion kann erfolgen über die Bestimmung der Antikörper und/oder den Nachweis der Nukleinsäure.

17.5.1 Antikörpernachweis

Etwa 4–5 Wochen nach HIV-Vermehrung im Körper werden die ersten IgM- und IgG-Antikörper gebildet. Moderne Tests, die nach dem doppelten Antigenprinzip aufgebaut sind, erkennen alle Immunglobulinklassen. Mit Ende der 6. Woche sind bei etwa 80% der Neuinfizierten anti-HIV nachweisbar, bei fast 100% nach der 12. Woche. Bei primär gestörter Immunfunktion können selten nach 3 Monaten keine spezifischen HIV-Antikörper erkennbar sein. Die Antikörpertiter gegen die Kernproteine des HIV fallen im Titer ab, wenn es zur Immunschwäche kommt. Antikörper gegen die Glykoproteine der Hülle bleiben lebenslang in höheren Titern nachweisbar. Mit der Ausnahme, dass eine primäre Störung der Immunantwort vorliegt, können auch diese Antikörper in den nicht messbaren Bereich abfallen.

Suchtests für anti-HIV sind ELISA oder Partikelagglutinationstests, die auf höchste Sensitivität eingestellt sind. Deswegen ist es unvermeidbar, dass falsch-positive Reaktionen vorkommen, besonders, wenn durch andere Krankheitsgeschehen Immunkomplexe zirkulieren. Obligatorisch muss ein reaktives Ergebnis im Immunoblot/Westernblot bestätigt werden. Während die Suchtests Kombinationstests sind, die alle HIV-Typen erkennen, sind bis zur endgültigen Abklärung der Reaktivität im Immunoblot HIV-1- und HIV-2-Streifen zu verwenden. Eine 2- oder 3-ELISA-Strategie kann zur Bestätigung der Reaktivität im Suchtest führen (Nkengasong et al. 1998), ist in Deutschland aber nicht erlaubt.

! Aus Sicherheitsgründen sollten immer 2 bestätigte positive anti-HIV-Tests, erhalten in 2 unabhängig voneinander genommenen Blutproben, vorliegen, bevor der Patient über seinen positiven HIV-Status informiert wird. Die Mitteilung dieses Befundes hat die besondere Situation des Patienten und die erhebliche psychische Belastung, die mit der Testaussage verbunden ist, zu berücksichtigen.

17.5.2 Nachweis der HIV-Nukleinsäure (Nukleinsäurenachweistests, NAT)

Für die Untersuchung stehen 2 Materialien zur Verfügung:
- in Lymphozyten integrierte provirale DNA, die etwa nach 11 Tagen nach Infektion nachweisbar wird, und
- HIV-partikelgebundene RNA im Plasma, die ab 11. bis zum 14. Tag nach Infektion, abhängig von der primär auftretenden Virämie, nachgewiesen werden kann.

Kommerziell erhältliche Testsysteme wie die Polymerasekettenreaktion (PCR), die isothermische Amplifikation über NASBA (»nucleic acid based sequence amplification«) oder TMA (»transcription mediated amplification«) oder der b-DNA-Test (»branched signal amplification assay«) können angewendet werden. Diese Tests sind primär zur Erkennung der HIV-1B-Infektion entwickelt worden und verlieren an Sensitivität, je weiter die Nukleinsäuresequenz der Primerbindungsstellen von der von HIV-1B abweicht. So können Infektionen mit HIV-1 Gruppe-O-Viren und mit HIV-2 gewöhnlich nicht nachgewiesen werden. Tests mit gesteigerter Sensitivität sind in Entwicklung.

Die erwähnten NAT haben den Vorteil, dass sie im Plasma vorhandenes HIV auch quantitativ bestimmen können. EDTA-Plasma ist das bevorzugte Ausgangsmaterial. Der Erfolg der HIV-Therapie kann anhand der HIV-Menge über die NAT am sensitivsten gemessen werden. Die qualitative und quantitative Bestimmung des HIV-1-p24-Antigens ist inzwischen wegen mangelnder Sensitivität weitgehend durch die NAT verdrängt worden.

Der HIV-Antikörpertest ist die best geeignete und ökonomische Screeningmethode, um den HIV-Infektionsstatus festzustellen (Sullivan et al. 1999), da die HIV-Antikörper lebenslang nachweisbar sind. Nur in Ausnahmefällen, bei entsprechender klinischer Symptomatik und Testnegativität, sollte die Diagnostik durch einen NAT bzw HIV-Isolierung in Zellkultur oder p24-Antigentest ergänzt werden.

Literatur zu Kap. 17.5

Nkengasong JN, Maurice C, Koblavi S et al. (1998) Field evaluation of a combination of monospecific enzyme-linked immunosorbent assays for type-specific diagnosis of human immunodeficiency virus type 1 (HIV-1) and HIV-2 infections in HIV-seropositive persons in Abidjan, Ivory Coast. J Clin Microbiol 36: 123–127

Sullivan PS, Schable C, Koch W et al. (1999) Persistently negative HIV-1 antibody enzyme immunoassay screening results for patients with HIV-1 infection and AIDS: serologic, clinical, and virologic results. AIDS 13:89–96

17.6 Therapie der HIV-Infektion

F.-D. Goebel

Auch bei der HIV-Infektion muss wie bei allen Infektionskrankheiten die spezifische Therapie gegen den Erreger selbst, d. h. gegen die Virusreplikation gerichtet sein. Eine solche antiretrovirale Therapie ist prinzipiell lebenslang durchzuführen, da mit den augenblicklichen Therapiemöglichkeiten eine Eradikation des Virus nicht möglich ist. Nur gentherapeutische Ansätze oder die Entwicklung einer therapeutischen Vakzination können möglicherweise im Zusammenhang mit einer antiretroviralen Chemotherapie neue Zukunftsperspektiven eröffnen.

Der Verlauf der HIV-induzierten Krankheit ist durch eine produktive Virusinfektion mit hohem Turnover charakterisiert. Bis zu 10 Mrd. Viruspartikel werden täglich produziert und wieder abgebaut. Diese hohe replikative Aktivität des Virus führt in vorhersehbarer Zeit zu einer Zerstörung der zellulären Immunität. Als klinisch brauchbarer Parameter des Virusumsatzes hat sich die Messung der HIV-RNA im Plasma erwiesen.

Mit der quantitativen Bestimmung der »Viruslast« im Plasma ist ein einzigartiger Fortschritt in der Therapie von Infektionskrankheiten möglich geworden, d. h. die antiretrovirale Therapie und ihre Effektivität lassen sich unmittelbar an der Veränderung der HIV-RNA im Plasma verfolgen. Dadurch haben sich neue therapeutische Ansatzpunkte entwickeln lassen, ohne dass die Ergebnisse großer mühsamer klinischer Studien mit klinischen Endpunkten abgewartet werden müssen. Neben der CD4-Zellzahl bildet die Messung der HIV-RNA eine klare rationale Grundlage für den Beginn und das Monitoring einer antiretroviralen Therapie. Sowohl bei der Beobachtung des natürlichen Verlaufs der HIV-Infektion wie auch bei therapeutischen Interventionsstudien hat sich die HIV-RNA im Plasma als der bisher beste prognostische Marker für den Krankheitsverlauf in den folgenden 10 Jahren gezeigt.

Eine Vielzahl von Studien hat gezeigt, dass die erfolgreiche Reduktion der HIV-RNA mit einer deutlichen Verzögerung der Krankheitsprogression und einer Verlängerung der Überlebenszeit einhergeht. Darüber hinaus führt die Senkung der HIV-RNA auch subjektiv zur Verbesserung im Befinden der Patienten und damit zur Besserung der Lebensqualität. Das Ziel einer antiretroviralen Therapie besteht daher in der maximalen Suppression der Virusneubildung. Dadurch wird die Neuinfektion von bisher uninfizierten Zielzellen und damit die Entwicklung des zellulären Immundefektes verhindert. Desweiteren unterbleibt die Diversifizierung von HIV bei multiplen Zellpassagen und damit die Entstehung von therapieresistenten HIV-Mutanten. Grundsätzlich sollte eine Therapie mit dem Ziel angestrebt werden, dass HIV-RNA mit allen verfügbaren molekularbiologischen Testverfahren im peripheren Blut nicht mehr nachweisbar ist.

Mit den in den letzten Jahren zunehmend sensitiveren Methoden ist der Anspruch an die Wirksamkeit der Therapie zunehmend höher geworden. Die Virusreplikation sollte nicht nur maximal supprimiert sein, sondern der Effekt sollte auch möglichst lange anhalten.

Nachdem klinische Studien mit AZT oder ddI die Wirksamkeit einer retroviralen Therapie grundsätzlich belegt haben, zeigte erstmals die europäisch-australische Studie »DELTA« und die amerikanische ACTG-175-Studie die eindeutige Überlegenheit einer Kombinationsbehandlung gegenüber einer Monotherapie. So ist heute die Kombinationsbehandlung prinzipiell Standard, eine Monotherapie ist obsolet, eine duale Therapie lediglich in Ausnahmefällen zulässig. Standardtherapie heute ist eine Dreifachkombination aus zwei verschiedenen nukleosidischen Reverse-Transkriptase-Hemmern (NRTI) und einem Proteaseinhibitor (PI), einem nichtnukleosidischen Reverse-Transkriptase-Hemmer (NNRTI) oder einem dritten NRTI mit hoher In-vivo-Wirksamkeit.

Zahlreiche klinische Studien haben gezeigt, dass mit einer Dreifachkombination – bei ausreichender Therapieadhärenz der Patienten – bis zu 90% der Patienten nach einem Jahr eine Viruslast unter der Nachweisgrenze haben. Im klinischen Alltag jedoch, d. h. außerhalb kontrollierter Studien, war das therapeutische Ziel einer HIV-RNA unter der Nachweisgrenze in lediglich etwa 50% der Fälle zu erreichen. Dies ist zum einen auf eine nicht ausreichende Therapietreue der Patienten zurückzuführen, zum anderen erweisen sich zunehmend häufig Primärinfektionen bedingt durch bereits resistente Virusmutanten.

In der klinischen Praxis wird dies erkennbar, wenn die untere Nachweisgrenze der Viruslast bei Einsatz einer für potent gehaltenen Wirkstoffkombination nicht innerhalb von 6–10 Wochen erreicht wird. Dies gilt v. a. für das Erstregime. In einem solchen Fall sollte an eine reduzierte Bioverfügbarkeit der Medikamente, eine unzureichende Compliance oder an resistente Virusmutanten gedacht werden.

Solange eine Virusreplikation stattfindet, werden ständig neue Virusmutanten in Folge der hohen Fehlerrate der viralen reversenTranskriptase gebildet. Unter dem Selektionsdruck der gegebenen Medikamente werden sensitive Mutanten unterdrückt und resistente Mutanten ungehindert repliziert. Findet keine Virusreplikation statt, wird es keine Resistenzentwicklung gegen die Therapie geben. Eine weitestgehende Reduktion der Replikation führt demnach auch zu einer deutlichen Verzögerung der Resistenzentwicklung. Diese zeigt sich zunächst in einem Anstieg (oder Wiederanstieg) der HIV-RNA im Plasma und einem Abfall der CD4-Zellen, bis unvermeidlich eine Verschlechterung des klinischen Zustands des Patienten eintritt.

Die antiretrovirale Therapie ist heute der Hauptaspekt in der Betreuung HIV-infizierter Patienten. Richtig genutzt führt die antiretrovirale Therapie zur eindeutigen Krankheitsverzögerung, zu einer verlängerten Überlebenszeit und Verbesserung der Lebensqualität. Diese positiven Effekte der Therapie lassen sich in allen Stadien der HIV-Infektion erkennen. Selbst bettlägerige, sogar todkranke Patienten können unter dieser Behandlung eine eindrucksvolle Verbesserung ihres Gesundheitszustandes bis hin zur Wiederherstellung der Arbeitsfähigkeit erleben.

Dennoch haben die antiretroviralen Medikamente ihre Limitierungen. Die Substanzen sind teuer, die Einnahme ist oft problematisch, und nicht selten kommt es zu unerwünschten Wirkungen und auch Medikamenteninteraktionen.

Obwohl die klinischen Erfolge einer Kombinationstherapie im Hinblick auf Mortalität und Morbidität der Patienten sehr eindrucksvoll sind, ist insbesondere die Restauration des Immunsystems – nicht nur gemessen an Zahl und Funktion der CD4-positiven Lymphozyten – nicht komplett. Eine therapieinduzierte Expansion einmal eradizierter CD4-Zellklone ist nicht mehr möglich. Dies ist ein wesentlicher Aspekt, unter dem v. a. der Zeitpunkt des Therapiebeginns diskutiert wird.

Ein Absetzen der antiretroviralen Medikamente hat bisher, von wenigen Individuen abgesehen, in jedem Einzelfall zum Anstieg der HIV-RNA durch verstärkte Virusreplikation und in der Folge zum Rückgang der CD4-Zellzahl mit klinischer Verschlechterung geführt. Da sich der Gedanke an die Eradikation des Virus durch Therapie bisher nicht realisieren ließ, gehen wir derzeit von einer lebenslangen antiretroviralen Therapie aus. Dies wirft eine Reihe wichtiger Fragen nach den Langzeiteffekten der Kombinationsbehandlung auf. Da eine hochaktive antiretrovirale Therapie (HAART) erst seit etwa 6 Jahren verfügbar ist, sind Langzeiteffekte bisher nicht ausreichend erfasst. Wie lange eine Virussuppression über den bisherigen Beobachtungszeitraum hinaus erreicht werden kann, ist nicht geklärt. Auch eine langfristige Verträglichkeit von Dreierkombinationen konnte bisher nicht evaluiert werden.

In diesem Zusammenhang haben sich die erst kürzlich, aber zunehmend häufig beobachteten metabolischen Störungen im Hinblick auf die Nutzen-Risiko-Analyse der Therapie als bedenkenswert erwiesen. Erstmals wurde 1998 ein sog. Lipodystrophiesyndrom beschrieben, das besonders häufig, jedoch nicht ausschließlich bei Einsatz von Proteaseinhibitoren beobachtet wird. Bei diesem Syndrom handelt es sich um eine ungewöhnliche Verteilung des Fettgewebes mit völligem Verlust des subkutanen Fetts an Extremitäten, Gesicht und Gesäß bei gleichzeitiger Fettansammlung intraabdominell mit deutlicher Zunahme des Bauchumfangs und der Entstehung eines dorsozervikalen Fettpolsters (»Büffelnacken«).

Zusätzlich werden metabolische Störungen, wie gestörte Glukosetoleranz bei Insulinresistenz und in etwa 5% der Fälle mit manifestem Diabetes mellitus vom Typ II, sowie eine Hyperlipoproteinämie beobachtet. Bei letzterer findet sich sehr häufig eine z. T. exzessive Erhöhung der Triglyzeride, aber auch eine Vermehrung von LDL- und VLDL-Cholesterin. Gleichzeitig kommt es zum Rückgang des »guten« HDL-Cholesterins mit Anstieg des atherogenen Index »LDL/HDL-Quotient«. Prävalenz, Inzidenz, Schweregrad, Reversibilität und v. a. die klinische Bedeutung im Hinblick auf Risikofaktoren einer kardiovaskulären Atherosklerose sind bisher nicht bekannt.

Während in den meisten kontrollierten Studien mit Kombinationstherapie bei 60–90% der Patienten das Therapieziel mit einer plasmatischen HIV-RNA unter der Nachweisgrenze erreicht wird, zeigen etwa 50% der Patienten außerhalb von Studien innerhalb von 1–2 Jahren ein Therapieversagen. Ursache dafür können eine geringe Therapietreue (Compliance), Probleme der Bioverfügbarkeit, Medikamenteninteraktionen oder Resistenzentwicklungen sein.

Die verschiedenen Komponenten bei einem individuellen Patienten zu differenzieren, kann schwierig sein. Therapienaive Patienten zeigen grundsätzlich ein besseres Ansprechen auf das erste Therapieregime als antiretroviral vorbehandelte Patienten. Daher kommt der Auswahl des ersten Regimes und der Compliance der Patienten für den langfristigen Therapieerfolg eine überragende Bedeutung zu.

17.6.1 Erstbehandlung

Eine ganze Reihe von nationalen und internationalen Konsensuskonferenzen hat Therapieempfehlungen mit fast jährlicher Anpassung an neueste wissenschaftliche Erkenntnisse publiziert. Völlige Einigkeit der verschiedenen Empfehlungen besteht dahingehend, dass Patienten mit einer symptomatischen HIV-Infektion therapiert werden sollen (Tabelle 17-10).

Tabelle 17-10. Therapieindikationen für die HIV-Infektion (in den verschiedenen publizierten Therapierichtlinien z. T. sehr unterschiedlich)

Klinische Situation	Therapieindikation
Akute HIV-Krankheit bzw. HIV-Serokonversion	Immer vertretbar, nicht generell empfohlen
Asymptomatische HIV-Infektion	In Abhängigkeit von CD4-Zellzahl und HIV-RNA im Plasma, wenn: – HIV-RNA im Plasma >30.000 cp/ml – CD4-Zellzahl <200/µl – CD4-Zellzahl 200–350/µl und HIV-RNA im Plasma messbar – CD4-Zellzahl rasch absinkend
Symptomatische HIV-Infektion	Unabhängig von der CD4-Zellzahl und der HIV-RNA bei: – HIV-assoziierten Symptomen (z. B. Herpes zoster, Soorstomatitis, orale Haarleukoplakie, unklares Fieber, rezidivierende Diarrhöen, ungeklärte Gewichtsabnahme – etc.) – Alle Aids-definierenden Erkrankungen

Unterschiedliche Aussagen gibt es zur Therapieindikation bei asymptomatischer HIV-Infektion, da hier die Nutzen-Risiko-Analyse keine eindeutigen Empfehlungen zulässt. Grundsätzlich gilt jedoch, dass es keine klinische Situation für eine HIV-Infektion gibt, in der eine antiretrovirale Therapie eindeutig kontraindiziert ist. In der Tabelle ist der kleinste gemeinsame Nenner vieler publizierter Therapierichtlinien zusammengefasst. Während unter dem Eindruck der klinischen Erfolge der Kombinationstherapie eine starke Tendenz zu einem frühen Behandlungsbeginn vorherrschte, haben die metabolischen Langzeitkomplikationen eine eher konservative und zurückhaltende Einstellung gefördert.

Neben der klinischen Symptomatik sind CD4-Zellzahl und HIV-RNA im Plasma die entscheidenden Parameter, die zur Beurteilung der Therapieindikation, aber auch als Verlaufsmarker herangezogen werden. Mit den verfügbaren kommerziellen Messmethoden (b-DNA, NASBA, RT-PCR) werden RNA-Befunde erhoben, die nicht unbedingt miteinander vergleichbar sind. So hat die RT-PCR die höchste Sensitivität und misst damit signifikant höhere Werte als die b-DNA-Methode (inzwischen wurde die Sensitivität für die b-DNA-Methode im Kit 3.0 verbessert). In Abhängigkeit von den gewählten Primern erfasst die RT-PCR v. a. die in Nordamerika und Europa vorherrschenden HIV-1-Varianten des Subtyps B. Therapiekontrollen sollten daher nach Möglichkeit im Längsschnitt mit ein- und derselben Methode erfolgen.

17.6.2 Prinzipien der Wahl der Kombination

In Deutschland sind derzeit 16 antiretrovirale Medikamente für die Therapie der HIV-Infektion zugelassen, die in 3 Substanzklassen eingeteilt werden und nach zwei Prinzipien funktionieren (◘ Tabelle 17-11). Zuerst verfügbar waren die Nukleosidanaloga (NRTI), die das viruseigene Enzym reverse Transkriptase hemmen. Später folgten die Proteaseinhibitoren (PI) und die Inhibitoren der reversen Transkriptase vom Nicht-Nukleosidtyp (NNRTI) bzw. bisher ein Hemmer der reversen Transkriptase als Nukleotidanalogon (NtRTI).

Standard ist heute eine Dreifachkombination. Die Triplekombination besteht in der Regel aus der Verbindung von 2 Substanzklassen, z. B. 2 NRTI plus 1 PI oder 2 NRTI plus 1 NNRTI. Inzwischen werden auch Kombinationen von 3 NRTI bzw. 2 NRTI plus 2 PI eingesetzt. Im letzteren Fall führen Arzneimittelinteraktionen durch »Boosterung« zu höheren Wirkspiegeln der PI mit der Möglichkeit, die Dosis der Einzelsubstanz deutlich zu reduzieren. Welche dieser Möglichkeiten einer Mehrfachkombination langfristig die beste Strategie darstellt, ist offen. Vor allem vor dem Hintergrund der zunehmend häufig beobachteten metabolischen Störungen einerseits und der Erschöpflichkeit der Therapieoptionen bei bisher nur 16 verfügbaren Medikamenten andererseits kommt dem »class-sparing-regime« vermehrt Bedeutung zu.

Die Substanzauswahl für eine Kombination erfolgt grundsätzlich nach folgenden Kriterien:

1. nachgewiesene Wirksamkeit jeder Einzelsubstanz,
2. synergistische Wirkung der Kombinationsbestandteile,
3. fehlende oder geringe Kreuzresistenz,
4. keine kumulative Toxizität,
5. Tolerabilität der Kombination,
6. Praktikabilität der Einnahme.

Ein früher Therapiebeginn mit einer Mehrfachkombination kann dazu führen, dass ein Patient ohne Symptome von Seiten seiner HIV-Infektion Beschwerden durch die Therapie bekommt und damit erst durch die Behandlung »krank« wird. Auch wenn in der Regel eine Zweierkombination verträglicher ist, sollte sie nur in seltenen, begründeten Ausnahmefällen eingesetzt werden, z. B. dann, wenn der informierte Patient sich eindeutig gegen eine Dreifachkombination entscheidet, weil der komplizierte Einnahmemodus v. a. der Proteaseinhibitoren mit der Lebensqualität bzw. der beruflichen Tätigkeit kollidieren

◘ Tabelle 17-11. Antiretroviral wirksame Substanzen, eingeteilt nach ihrem Wirkungsmechanismus

	Substanz	Andere Namen	Dosis
Nukleosidanaloga	Zidovudine	ZDV, AZT, Retrovir	2-mal 250 mg
	Didanosine	ddI, Videx	2-mal 200 mg bzw. 1-mal 400 mg
	Zalcitabine	ddC, Hivid	3-mal 0,75 mg
	Stavudine	d4T, Zerit	2-mal 40 mg
	Lamivudine	3TC, Epivir	2-mal 150 mg
	Abacavir	ABC, Ziagen	2-mal 300 mg
	Combivir	AZT + 3TC	2-mal 1 Kps.
	Trizivir	AZT + 3TC+ ABC	2-mal 1 Kps.
Proteaseinhibitoren	Saquinavir	Fortovase (Invirase)	2-mal 1000 mg + RTV 2-mal 100 mg (zum Essen)
	Indinavir	Crixivan	3-mal 800 mg (nüchtern)
	Ritonavir	Norvir	2-mal 600 mg (zum Essen)
	Nelfinavir	Viracept	3-mal 750 mg (zum Essen) bzw. 2-mal 1250 mg
	Amprenavir	Agenerase	2-mal 1200 mg
	Lopinavir/r	Kaletra	2-mal 3 Kps. à 133 mg LPV +33 mg RTV
Non-Nukleosid-reverse-Transkriptasehemmer	Nevirapine	Viramune	2-mal 200 mg
	Delavirdine	Rescriptor	3-mal 400 mg
	Efavirenz	Sustiva	1-mal 600 mg
Nukleotid-reverse Transkriptasehemmer	Tenofovir	Viread	1-mal 300 mg

kann. Diese Erkenntnis hat u. a. dazu geführt, dass zunehmend Regimes entwickelt werden, die die Tabletteneinnahme lediglich zweimal, besser nur noch einmal am Tag erforderlich machen.

Von überragender Bedeutung für den Therapieerfolg ist eine gute Adhärenz des Patienten an die Therapie. Dies bedeutet die äußerst regelmäßige Einnahme ohne Therapiepausen oder Dosisreduktionen. Die Anforderungen an die Compliance sind bei der HIV-Infekion besonders hoch. Eine Tabletteneinnahme von weniger als 95% der verschriebenen Dosis über die Zeit gefährdet den Therapieerfolg außerordentlich. Bestimmte Kombinationen, wie z. B. ddI plus ddC, AZT plus d4T oder ddC plus d4T sollten wegen möglicher Kreuzresistenz, Kompetition um die Phosphorylierungsenzyme oder wegen additiver Nebenwirkungen vermieden werden.

Auch unter dem Gesichtspunkt der metabolischen Nebenwirkungen sind Therapiepausen in letzter Zeit vermehrt diskutiert worden. Vielversprechende Befunde sind jedoch lediglich bei Therapiepausen bei Patienten beobachtet worden, bei denen die Therapie in der Frühphase der Infektion, schon während der Serokonversion, begonnen worden ist. Eine Pause führt bei Patienten mit chronischer HIV-Infektion offenbar immer zu einem Anstieg der HIV-RNA im Plasma und zu einem nachfolgenden Verlust an CD4-Lymphozyten.

Eine ganze Reihe neuer Medikamente befindet sich derzeit in der Entwicklung. In relativ naher Zukunft wird die Palette der NRTI, NNRTI und PI deutlich größer werden. Darüber hinaus gibt es Weiterentwicklungen mit weiteren Nukleotidanaloga, Fusionsproteinen und Inhibitoren bzw. blockierenden Substanzen der zellulären Rezeptoren für HIV.

17.6.3 Therapieerfolg und Therapieversagen

Etwa 4–6 Wochen nach Therapiebeginn sollte eine Kontrolle mit Messung der viralen RNA und der CD4-Zellzahl erfolgen. Nach spätestens 12 Wochen sollte die Viruslast unter der Nachweisgrenze liegen und damit das erste therapeutische Ziel erreicht sein. Bei ausreichenden Effekten schließen sich weitere Kontrollen im Abstand von 2–3 Monaten an, die sowohl Effektivitätsparameter als auch Sicherheitslaborwerte beinhalten sollten.

Wird das Therapieziel nicht erreicht, kommen mehrere Ursache dafür in Frage:

- Der Patient könnte mit primär resistenten Mutanten infiziert sein.
- Seine Compliance ist nicht ausreichend.
- Die Medikamentenresorption im Darm ist reduziert
- Arzneimittelinteraktionen verhindern ausreichende Wirkspiegel der Medikamente.

Kommt es während der Therapie zu einem eindeutigen Anstieg der HIV-RNA nach Erreichen eines Nadirs (niedrigster Messpunkt des »viral load«) um wenigstens eine Logstufe unter Ausschluss einer interkurrenten Ursache (z. B. einer Impfung oder einer passageren Infektion), muss ein Therapieversagen angenommen werden. In der Mehrzahl der Fälle handelt es sich dabei um ein virologisches Versagen durch die Entwicklung von resistenten Mutanten unter dem Selektionsdruck der Medikamente. Vor allem für diesen Fall ist eine genotypische Resistenztestung sinnvoll, deren Ergebnis allerdings erhebliche Interpretationsschwierigkeiten beinhalten kann, da sie nicht immer mit dem klinischen Verlauf und dem Phänotyp in vitro korreliert ist. Daher sollte, zumindest in unklaren Fällen, die Resistenzphänotypisierung zusätzlich erfolgen.

Nicht immer muss die Entwicklung resistenter Mutanten negativ sein. So verbessert eine 3TC-Resistenz die Sensitivität von AZT-resistenten Mutanten und die Effekte einer Therapie mit NtRTI, und die Entwicklung einer NNRTI-Resistenz scheint mit einer Sensitivitätsverbesserung gegenüber den NRTI einherzugehen. Solche Beobachtungen können erhebliche Konsequenzen für die sequenzielle Therapie von Patienten haben.

17.6.4 Therapiewechsel

Allem Anschein nach führt keine der bisher verfügbaren Substanzkombinationen zu einem absoluten Sistieren der Virusneubildung. Unter dem Selektionsdruck der Medikamente wird es daher früher oder später zur Bildung resistenter Mutanten und damit zum Therapieversagen kommen. Bei virologischem Versagen sollte nach Möglichkeit die ganze Kombination durch eine neue Dreierkombination ersetzt werden. Ist dies nicht mehr komplett möglich, sollten zumindestzwei Komponenten geändert werden. Diese Regel gilt nur dann nicht, wenn ein Medikament aus der Kombination bei guter Wirksamkeit wegen unerwünschter Wirkungen ausgetauscht werden muss. In diesem Fall wird lediglich die inkriminierte Substanz durch eine andere ersetzt.

Ist es bereits bei der zweiten oder gar dritten Dreifachkombination zum Therapieversagen gekommen, wird die zukünftige Therapie sehr problematisch. Versuchsweise werden Vier-, Fünf- oder gar Sechsfachkombinationen eingesetzt (»salvage therapy«), deren Ausmaß sich v. a. aus der jeweiligen Dauer der Therapie für die Einzelsubstanz in der Anamnese sowie aus einer Resistenztestung ergibt. Gelegentlich werden mit solchen (»mega-HAART«) Behandlungen erfreuliche Ergebnisse erzielt, und manche Patienten vertragen eine solche Therapie sogar über einen längeren Zeitraum, doch sind die Effekte regelhaft auf 6 bis höchstens 12 Monate beschränkt.

Es bleibt zu hoffen, dass in dem Wettlauf zwischen wissenschaftlicher Innovation und dem »Verbrauch« der verfügbaren Medikamente Neuentwicklungen schnell genug zur Verfügung gestellt werden können.

17.6.5 Besondere Therapiesituationen

17.6.5.1 Akute HIV-Krankheit

Die Empfehlung, eine Therapie bereits im Stadium der akuten HIV-Krankheit zu beginnen, basiert auf der Hoffnung, eine weitere »Aussaat« der Viren in bisher nicht infizierte Zellen und Gewebe einzuschränken und damit insgesamt den Krankheitsverlauf zu verlangsamen. Das Ausmaß der Virämie in der akuten HIV-Infektion hat große prognostische Bedeutung für den gesamten Krankheitsverlauf. Darüber hinaus erhofft man sich eine Verbesserung der immunologischen Antwort in Form der zytotoxischen T-Zellaktivität durch die Frühtherapie.

Bei einigen wenigen Patienten konnte beobachtet werden, dass die Viruslast auch nach Absetzen der Therapie für einen längeren Zeitraum nicht ansteigt, wenn die Therapie noch vor der Serokonversion, also der Entwicklung von messbaren Antikörpern, begonnen worden ist. Die in der Phase der ersten PI-Erfolge geäußerte Hoffnung, die Eradikation des Virus sei möglich, hat sich bisher nicht erfüllt. Relativ kurzfristige Studien sprechen dafür, dass Patienten mit einem Therapiebeginn während der akuten HIV-Krankheit einen besseren Krankheitsverlauf haben könnten als Untherapierte. Eine abschließende Nutzen-Risiko-Analyse zu dieser Frage ist jedoch auf absehbare Zeit nicht möglich, da die Langzeiteffekte bisher nicht evaluierbar sind. Derzeit geht man davon aus, dass eine solche Frühtherapie der Beginn einer lebenslangen Behandlung ist.

17.6.5.2 Schwangerschaft

Mehrere prospektive kontrollierte Studien wie auch Anwendungsbeobachtungen haben die Wirksamkeit einer antiretroviralen Therapie der HIV-infizierten schwangeren Frau zu Reduktionen der Mutter-Kind-Transmission von HIV bewiesen. Die Entscheidung über eine antiretrovirale Therapie in der Schwangerschaft hängt zunächst vom Stadium der HIV-Infektion der Mutter ab. Sind bei ihr eindeutige Kriterien für eine Behandlungsindikation gegeben, so sollte sie trotz Schwangerschaft die normale Dreifachkombination erhalten, um die Vorteile zur Lebensverlängerung und Verbesserung der Lebensqualität zu nutzen. Allerdings wird man die Indikation insbesondere bei asymptomatischer HIV-Infektion strenger stellen als üblich. Wird dagegen eine Frau während ihrer antiretroviralen Therapie schwanger, sollte die Therapie fortgesetzt werden.

Die erste Studie zur Frage der Verhinderbarkeit der vertikalen Transmission, die ACTG-076-Studie, erbrachte eine Reduktion um etwa $^2/_3$ durch die peripartale Applikation von AZT allein. Darüber hinaus hat die elektiv durchgeführte Sectio vor Wehenbeginn das Risiko der kindlichen Infektion weiterhin reduziert, sodass in Mitteleuropa bei entsprechender Behandlung der Schwangeren und des Neugeborenen die Infektionsrate der Kinder lediglich etwa 1% beträgt.

Inzwischen sind einige Studien mit Kombinationen wie AZT plus 3 TC oder AZT plus Nevirapine durchgeführt worden mit ähnlich positiven Effekten, ohne dass eine erhöhte Missbildungsrate bei den Kindern beobachtet wurde. Gleiches gilt für Kinder, deren Mütter aus maternalen Gründen mit einer Dreifachkombination behandelt worden sind. Da sich in Tierversuchen Hinweise auf Fehlbildungen bei der Nachkommenschaft unter PI ergeben haben, sollte diese Substanzklasse mit großer Vorsicht bei Schwangeren eingesetzt werden. Systematische Untersuchungen zur Missbildungsrate beim Menschen sowie Effekte eines Umsetzens von PI-haltigen Kombinationen auf Regimes ohne PI sind jedoch bisher nicht publiziert worden.

17.6.5.3 HIV-Enzephalopathie

Bereits zu einem frühen Zeitpunkt, möglicherweise schon im Stadium der akuten HIV-Krankheit, kommt es zum HIV-Befall des zentralen Nervensystems. Die Folgen können im Verlauf der HIV-Krankheit sehr unterschiedlich sein und verschiedene klinische Symptome und Befunde bis hin zur Aids-Demenz im Spätstadium auslösen. Daher ist das Auftreten kognitiver oder motorischer Störungen als Folge der HIV-Enzephalopathie eine klare Indikation für den Beginn einer antiretroviralen Therapie unter Einschluss v. a. liquorgängiger Substanzen.

Wegen der guten Liquorgängigkeit sind v. a. NNRTI sowie der Einsatz von AZT und d4T in verschiedenen Kombinationen zu bevorzugen. Die nur wenigen bisher publizierten Daten weisen eine geringe Liquorgängigkeit für ddI und ddC sowie auch für die PI aus. Allerdings erhöht offenbar die Kombination eines PI mit Ritonavir die Liquorkonzentration des ersten PI in virustatische Bereiche. Kaum messbare Konzentrationen im Liquor werden dagegen mit 3TC erreicht.

Die bisherigen Untersuchungen zur Korrelation gemessener Medikamentenkonzentration im Liquor einerseits und der Entwicklung bzw. dem Ausbleiben der Entwicklung einer HIV-Enzephalopathie sind sehr spärlich und z. T. widersprüchlich. Sicher ist, dass der Rückgang der HIV-RNA im Plasma und im Liquor auch bei autochthoner RNA-Bildung im ZNS parallel verlaufen. Besonders schwierig wird die antiretrovirale Therapie bei Patienten, die – insbesondere im fortgeschrittenen Stadium – eine HIV-Enzephalopathie nach längerer antiretroviraler Vorbehandlung entwickeln. Glücklicherweise ist dies insgesamt betrachtet ein inzwischen seltenes Vorkommen seit der systematischen Therapie mit Dreifachkombinationen.

17.6.6 Postexpositionelle Prophylaxe

17.6.6.1 Nadelstichverletzungen bei medizinischem Personal

Medizinisches Personal mit Exposition gegenüber Blut und anderen Körperflüssigkeiten hat bei der Betreuung und Pflege von HIV-Infizierten ein erhöhtes Risiko einer HIV-Infektion. Obwohl selten stellt die nosokomiale Transmission von HIV auf Patienten ebenso einen wichtigen Aspekt dar. Die Definition der Risiken der HIV-Infektion bei medizinischem Personal und die Entwicklung entsprechender Maßnahmen zum Schutz des Personals und ihrer Patienten sind wichtige Aspekte bei der Gesundheitsfürsorge in der Ära von Aids.

In den vergangenen Jahren haben sich Fortschritte sowohl bei der primären Prävention (Verhinderung der Exposition) wie auch der sekundären Prävention (postexpositionelle Prophylaxe) ergeben. Diese Erkenntnis hat das Augenmerk auch auf das Problem der Exposition durch sexuelle Kontakte und Drogenbenutzung gerichtet. Am Beispiel der Prophylaxe in der Schwangerschaft und im Bereich des medizinischen Personals lässt sich ein positiver Effekt einer prophylaktischen Behandlung auch bei nichtberuflicher Exposition vermuten.

17.6.6.2 Übertragungen von Patient zu Personal

In mehreren prospektiven Studien wurde das Risiko einer nosokomialen HIV-Transmission untersucht. Zusammenfassend ließ sich aus den gepoolten Daten ein Risiko von 0,32% bei Nadelstich- oder ähnlichen perkutanen Verletzungen feststellen. Das Risiko einer mukokutanen Transmission wird derzeitig mit 0,09% angegeben; es wird jedoch vermutlich überschätzt, da die beiden bisher einzigen berichteten Ereignisse dieser Art vor einer systematischen Analyse beschrieben worden sind.

Die publizierten Daten beschreiben zwar ein Gesamtrisiko, lassen jedoch keine Aussage über das individuelle Risiko in einer bestimmten Situation zu. Auch wenn Einflussgrößen der

Infektivität noch nicht genau definiert sind, ist der entscheidende Faktor wahrscheinlich die übertragene Virusmenge. Bisher sind Übertragungen nur durch Blut oder Viruskonzentrate im Labor beschrieben worden. Im klinischen Bereich hängt das Risiko vom Virustiter im Inokkulum sowie der Verletzungsart ab.

Die entscheidende Maßnahme zur Verhinderung von noskokomialen Infektionen besteht besonders in der Vermeidung von Verletzungen durch sorgfältigste Beachtung von Infektionskontrollmaßnahmen. Diese bestehen in erster Linie in sicherer Entsorgung von spitzen und scharfen Gegenständen sowie in der Vermeidung von Situationen, in denen solche – nicht sachgemäß entsorgte – Gegenstände zur Verletzung führen können. Wenn es denn doch zu einer Verletzung gekommen ist, sollten die Umstände und die Situation solcher Unfälle analysiert werden, um zukünftigen Unfällen vorzubeugen.

In einer retrospektiven Fall-Kontroll-Studie aus den USA wurde eine Wirksamkeit der Prophylaxe mit AZT-Monotherapie mit 80% Reduktion der HIV-Infektionsrate beschrieben. Entsprechende Daten zu einer prophylaktischen Kombinationsbehandlung wurden bisher nicht vorgelegt. Diese ist wahrscheinlich effektiver als die Monotherapie, doch wird die Erfolgsrate einer Prophylaxe von der Frage abhängen, wie häufig primär resistente Mutanten bei entsprechender Exposition vorliegen. Je mehr Patienten therapiert werden, desto größer ist das Risiko von Resistenzen.

Verschiedene publizierte Richtlinien zur Prophylaxe nach beruflicher Exposition orientieren sich im Sinne von »empfehlen«, »anbieten« und »nicht empfehlen« an der Abschätzung des Infektionsrisikos in Abhängigkeit von den genauen Verletzungsumständen (◘ s. Übersicht). Eine tiefe Stichverletzung mit einer dicken Nadel mit sichtbaren Blutspuren wird daher zur eindeutigen Empfehlung einer Dreifachkombination führen.

Verhalten bei Stichverletzungen mit infektiösem Material

- Blutung anregen!
- Desinfektion der Verletzungsstelle.
- Abschätzen des Infektionsrisikos:
  Bei hohem Risiko antiretrovirale Prophylaxe mit Zweier- oder Dreierkombination, z. B. 2-mal 250 mg AZT plus 2-mal 150 mg 3TC plus evtl. Indinavir 3-mal 800 mg oder Nelfinavir 2-mal 1250 mg.
- Früher Beginn innerhalb weniger Stunden.
- Dauer 4 Wochen.
- Eventuelle Modifikation in Abhängigkeit von der Medikamentenanamnese (genotypische Resistenzbestimmung des »Spenders«).
- D-Arztverfahren einleiten.
- HIV-Antikörpertestung des Verletzten sofort sowie nach 3 und 6 Monaten.

Die Auswahl der Medikamente muss sich an der Therapieanamnese des Patienten orientieren, von dem die infizierte Nadel stammt. Erste Fälle einer HIV-Übertragung von multiresistenten Virusmutanten sind bereits beschrieben worden. Im Fall von Unklarheiten, welche Kombination gewählt werden sollte, ist wegen der Eilbedürftigkeit des Therapiebeginns eine Standardkombination zu wählen und anschließend – soweit verfügbar – eine genotypische Analyse des Patientenvirus vorzunehmen.

Über den Zeitraum nach Stichverletzung, in dem der Beginn einer Prophylaxe noch sinnvoll ist, liegen keine gesicherten Erkenntnisse vor. Verschiedene Richtlinien geben einen Zeitraum bis 72 h an, doch spielen bei solchen Empfehlungen wohl auch forensische Aspekte eine Rolle. Mit großer Sicherheit nimmt die Wahrscheinlichkeit einer Infektionsverhütung durch medikamentöse Prophylaxe mit dem zeitlichen Abstand zum Ereignis ab. Nach Möglichkeit sollte die Prophylaxe innerhalb von 2 h beginnen, sicher jedoch innerhalb von 24 h.

Nach einer Stichverletzung steht nicht nur eine mögliche HIV-Infektion, sondern auch eine solche mit Hepatitis-B- oder -C-Virus zur Debatte. Insbesondere der Hepatitis-B-Status des Patienten ist bedeutsam, da eine passive Impfung möglich ist. Allerdings sollte jeder Mitarbeiter im medizinischen Bereich gegen Hepatitis B geimpft sein.

Nicht zuletzt ist der Verletzte in der Phase der Unklarheit, ob eine HIV-Infektion eingetreten ist, auf eine entsprechende sexuelle Abstinenz bzw. Safer-sex-Praktiken hinzuweisen.

Das Risiko einer Infektion eines Patienten durch den infizierten Mitarbeiter im medizinischen Bereich ist grundsätzlich existent, in praxi aber offenbar nicht relevant. Lediglich ein fraglicher Fall ist beschrieben worden, abgesehen von dem Zahnarzt aus Florida, der 6 seiner Patienten infiziert hat, ohne dass der Übertragungsweg aufgedeckt werden konnte.

Nicht zuletzt ist eine Übertragung von Patient zu Patient möglich und beschrieben. In diesen Fällen handelt es sich fast ausschließlich um Vorkommnisse mit Versäumen des Beachtens der Vorschriften zur Infektionskontrolle. Ein möglicherweise nicht unerhebliches Risiko besteht für Reisende in unterentwickelte Länder, in denen aus finanziellen Gründen das Einhalten der notwendigen Vorsichtsmaßnahmen, z. B. auch die Testung von Blutkonserven, nicht immer gewährleistet ist.

17.6.6.3 Sexuelle Exposition

Während die Wirksamkeit der medikamentösen Prophylaxe nach beruflicher Exposition weitgehend gesichert ist, trifft dies auf die postsexuelle Expositionsprophylaxe wegen des gravierenden Mangels an Daten nicht zu.

Analog zu den Möglichkeiten der medikamentösen Prophylaxe im Medizinbereich sowie der Prophylaxe einer vertikalen Transmission und nicht zuletzt aufgrund positiver Ergebnisse entsprechender Tierversuche ist anzunehmen, dass eine Prophylaxe nach sexueller Exposition ebenfalls wirksam ist. Bisher sind jedoch lediglich Versuche zur Machbarkeit einer entsprechenden Prophylaxe durchgeführt worden. Dabei haben sich so immense Probleme ergeben, dass auch in absehbarer Zeit nicht mit soliden und reproduzierbaren Ergebnissen gerechnet werden kann. Das Konzept der postsexuellen Expositionsprophylaxe ist auch deshalb sehr umstritten, da insbesondere in betroffenen Gruppen gefürchtet wird, dass das Angebot einer solchen Prophylaxe die recht erfolgreichen Bemühungen im sozialmedizinischen und psychologischen Bereich torpedieren könnte.

17.6.7 Prävention der HIV-Infektion

Quantitativ erfolgt weltweit die HIV-Übertragung in erster Linie durch Geschlechtsverkehr, mit deutlich geringeren Zahlen durch Blut und kontaminierte Instrumente, z. B. bei i.v.-Drogenkonsum. Eine sexuell übertragbare Krankheit lässt sich durch Aufklärung und Erziehung, Kondomgebrauch bei unbekannten Partnern und vertrauensvolle Partnerschaften verhindern. In Analogie zu anderen sexuell übertragbaren Krankheiten wie Gonorrhoe und Syphilis ist die Prognose für eine weltweite Eradikation von HIV äußerst schlecht.

In Krankenhäusern und medizinischen Einrichtungen ist – wie auch gesichert für die Hepatitis B – der Gebrauch von Einmalmaterial die sicherste Präventionsmaßnahme. Die vollständige Testung von Blutkonserven in Europa und Nordamerika hat zu einem sehr hohen Sicherheitsstandard geführt, sodass dieser Infektionsweg epidemiologisch und praktisch unbedeutend ist. Die 1990 beschlossene obligatorische Inaktivierung von Blutkomponenten hat das HIV-Übertragungsrisiko bei Blutprodukten auf Null gesenkt. Allerdings werden immer wieder Beispiele bekannt, dass im Ausland produzierte Präparate teilweise ohne entsprechende Inaktivierung hergestellt werden.

Die sicherste Prävention von HIV wäre eine protektive Impfung. Sie steht bisher nicht zur Verfügung und ist wohl wegen der großen Mutierungsfähigkeit der zahlreichen, auch strukturell diversen HIV-1- und HIV-2-Subtypen in den nächsten Jahren nicht verfügbar.

Fazit für die Praxis

Therapeutisches Ziel ist das Unterschreiten der Nachweisgrenze für die HIV-RNA. Neben der richtigen Auswahl einer synergistisch wirksamen Kombination ist die Compliance des Patienten für den Therapieerfolg von überragender Bedeutung.

Die moderne antiretrovirale Therapie besteht aus einer Kombinationsbehandlung mit 3 Substanzen, für die prinzipiell 3 Regimes in Frage kommen:

- 2 NRTI + 1 PI
- 2 NRTI + 1 NNRTI oder
- 3 NRTI.

Ebenso ist eine Vierfachkombination, bestehend aus 2 NRTI und 2 PI (in jeweils niedrigerer Dosis) möglich.

Internationale Konsensuskonferenzen sind zu der Empfehlung gekommen, die Therapie bei symptomatischer HIV-Infektion zu beginnen sowie bei asymptomatischer Infektion bei CD4-Zahlen zwischen 200 und 350/µl und einer plasmatischen HIV-RNA >30.000–50.000 Kopien/ml.

Bei virologischem Versagen der Therapie (gemessen an der HIV-RNA und den CD4-Zellen) sollte die gesamte Kombination gegen eine neue ausgetauscht werden. Eine Resistenzbestimmung kann die Auswahl des zukünftigen Regimes erleichtern.

Literatur zu Kap. 17.6

Carpenter CCI, Cooper DA, Fischl MA et al. (2000) Antiretroviral therapy for HIV infection in adults: updated recommendations of the International AIDS Society-USA Panel. JAMA 283: 381–390

Carr A, Samaras K, Burton S et al. (1998) A syndrome of peripheral lipodystrophy, hyperlipidaemia and insulin resistance in patients receiving HIV protease inhibitors. AIDS 12: F51

CDC (1997) Updates: Trends in AIDS incidence, death and prevalence. United States 1996. MMWR 46:165–173

CDC: Public Health Service (PHS) (1998) Task Force recommendations for the use of antiretroviral drugs in pregnant women infected with HIV-1 for maternal health and reducing perinatal HIV-1 transmission in the United States. MMWR 47 (RR-2): 1–30

Centers for Disease Control and Prevention (1998) Public health service guidelines for the managment of health care worker exposure to HIV and recommendations for postexposure prophylaxis. MMWR Morb Mortal Weekly Rep 47 (RR-7): 1

Deeks SG, Smith M, Holodniy M et al. (1997) HIV-1 protease inhibitors. A review for clinicians. JAMA 277: 145–153

Delta Coordinating Committee (1996): Delta: a randomised double-blind controlled trial comparing combinations of zidovudine plus didanosine or zalcitabine with zidovudine alone in HIV-infected individuals. Lancet 348: 283–291

Feder HM jr, Michl LE (1997) Viral load and combination therapy for human immunodeficiency virus. N Engl J Med 336: 959–960

Flexner C (1998) HIV-1 protease inhibitors. N Engl J Med 338: 1281

Gazzard B, Moyle G, and the BHIVA Guidelines Writing Committee (1998) 1998 revision to the British HIV association guidelines for antiretroviral treatment of HIV seropositive individuals. Lancet 352: 314

Gerberding JL (2000) HIV exposure risk assessment and prophylactic treatment. In: Sande MA, Volberding P (eds) The medical managment of AIDS. Saunders, Philadelphia

Hammer SM, Katzenstein DA, Hughes MD et al. (1996) A trial comparing nucleoside monotherapy with combination therapy in HIV-infected adults with CD4 cell counts from 200 to 500 per cubic millimeter. N Engl J Med 335: 1081–1090

Hirsch MS, Conway B, D'Aquila RT et al. (2000) Antiretroviral drug resistance testing in adult HIV-1 infection: recommendations of an International AIDS Society-USA Panel. JAMA 283: 2417–2426

Hughes MD, Johnson VA, Hirsch MS et al. (1997) Monitoring plasma HIV-1 RNA levels in addition to CD4+ lymphocyte count improves assessment of antiretroviral therapeutic response. ACTG 241 Protocol Cirology Substady Team. Ann Intern Med 126: 929–938

Kahn JO, Walker BD (1998) Current concepts:acute human immundeficiency virus type 1 infection. N Engl J Med: 339: 33

Levy JA (1998) Caution: Should we be treating HIV infection early? Lancet 352: 982

Mellors JW, Rinaldo CR Jr, Gupta P et al. (1996) Prognosis in HIV-1 infection predicted by the quantity of virus plasma. Science 272: 1167–1170

17.7 Management von opportunistischen Infektionen

Bald nach der Erstbeschreibung von Aids im Jahr 1981 wurde klar, dass opportunistische Infektionen (OI) mit bemerkenswerter Häufigkeit auftreten und zu einer erheblichen Morbidität und Mortalität der Aids-Patienten führen. Die wesentlichen ärztlichen Maßnahmen in den Jahren bis 1987 bestanden in der Behandlung opportunistischer Infektionen und Tumoren. Darüber hinaus ergab sich in einer Serie von klinischen Studien, dass eine Chemoprophylaxe zur Verhinderung der initialen Episoden bestimmter opportunistischer Infektionen (primäre Prophylaxe) und nachfolgender Episoden (sekundäre Prophylaxe) wirksam waren. Sie stellten daher den Therapiestandard dar.

Der Erfolg der hochaktiven antiretroviralen Therapie (HAART) hat das Erscheinungsbild, den klinischen Verlauf und v. a. die Häufigkeit opportunistischer Infektionskrankheiten drastisch verändert. Tatsächlich ist ein Rückgang sämtlicher opportunistischer Infektionen und Tumoren unter der antiretroviralen Therapie zu verzeichnen, nach einer großen amerikanischen Studie zwischen 1992 und 1997 um 55%. Allerdings ist der Rückgang bei den unterschiedlichen opportunistischen Infektionen sehr unterschiedlich mit einer sehr starken Reduktion bei atypischen Mykobakterien und der Zytomegalievirusinfektion, geringer z. B. bei der Pneumocystis-carinii-Pneumonie und am wenigsten bemerkbar beim Non-Hodgkin-Lymphom.

Die unterschiedliche Veränderung der Inzidenz spezifischer opportunistischer Infektionen bei Patienten unter HAART legt die Vermutung nahe, dass die Immunrekonstitution unter dieser Therapie nicht gleichermaßen gegen alle opportunistischen Infektionen schützt.

Das Risiko einer opportunistischen Infektion steigt mit dem Rückgang der CD4-Zellen. Einige, v. a. nicht Aids-definierende OI können auch bei höheren CD4-Zellen auftreten, für die Mehrzahl der OI wird das Risiko relevant, wenn die CD4-Zellzahl 200/μl unterschritten hat. Toxoplasmose, v. a. aber CMV-Retinitis und disseminierte Mykobakteriose treten regelhaft bei CD4-Zellzahlen unter 100, meist erst unter 50/μl auf.

Aus diesen Beobachtungen entwickelte sich das Konzept, dass Patienten mit Helferzellen unter 200/μl eine prophylaktische Behandlung zur Verhinderung bestimmter opportunistischer Infektionen erhalten sollten. Daraus folgt auch die Empfehlung, dass eine Sekundärprophylaxe der Infektionskrankheiten, die eine Reaktivierung einer früher durchgemachten Infektion darstellen, erfolgen sollte, so lange nicht für wenigstens 3–6 Monate die CD4-Zellzahl unter antiretroviraler Therapie die Marke von 200/μl überschritten hat.

Im Folgenden werden die Therapieschemata für die häufigsten opportunistischen Infektionskrankheiten abgehandelt und zusätzlich die Primär- und Sekundärprophylaxe bei dem jeweiligen Erreger dargestellt.

17.7.1 Pneumocystis-carinii-Pneumonie

Therapie

Trimethoprim-Sulfmethoxazol bleibt die Therapie der Wahl zur Behandlung der Pneumocystis-carinii-Pneumonie (PcP). Keine einzige andere Substanz oder Substanzkombination hat sich als überlegen erwiesen. Obwohl Trimethoprim keine feststellbare Aktivität gegen Pneumozysten hat, kommt es in Kombination mit Sulfmethoxazol zu einer synergistischen Hemmung des Erregers. Eine exzellente Bioverfügbarkeit, akzeptable Halbwertszeit und v. a. 2 Jahrzehnte klinische Erfahrung machen diese Substanzkombination zum Mittel der Wahl.

Die Dosierung mit 90–120 mg/kgKG macht bei oraler Zufuhr häufig gastrointestinale Beschwerden, sodass die intravenöse Gabe bevorzugt wird. Als Nebenwirkung wird besonders der Hautausschlag gefürchtet, der in seltenen Fällen zu einer Epidermiolyse führen kann. Medikamentenfieber, Leberfunktionsstörungen, Kaliumerhöhung und v. a. Neutropenie sind weitere unerwünschte Wirkungen.

Die ◘ Tabellen 17-12 und 17-13 listen Arzneistoffe sowie Dosierung und Nebenwirkungsspektrum bei der schweren bzw. milden bis mittleren PcP auf.

Pentamidin

Viele Jahre stellte Pentamidin die nächste Alternative zur Behandlung der PcP bei Unverträglichkeit oder Unwirksamkeit von Cotrimoxazol dar. Wegen der häufigen, schweren und z. T. anhaltenden toxischen Veränderungen und besseren Alternativen ist die intravenöse Gabe von Pentamidin in den Hintergrund getreten.

Die übliche Dosis beträgt 3–4 mg/kgKG und Tag intravenös zugeführt und hat einen hohen Wirksamkeitsgrad. Als Nebenwirkungen sind Nephrotoxizität, Hyperkaliämie, Hypokalzämie und v. a. Veränderungen der Glukosekonzentration im Serum beschrieben. Pentamidin hat toxische Effekte auf die pankreatische β-Zelle und kann zu einem irreversiblen insulinpflichtigen Diabetes mellitus führen. Daher ist bei ansteigenden oder abfallenden Glukosewerten unter Pentamidintherapie diese Behandlung sofort abzubrechen.

Trimethoprim-Dapsone

Da Cotrimoxazol in oraler Form in der notwendigen Dosis oft schlecht toleriert wird, wurden frühzeitig Alternativen gesucht.

◘ **Tabelle 17-12.** Behandlung der mittelschweren bis schweren Pneumocystis-carinii-Pneumonie

Behandlungsregime	Dosis	Nebenwirkungen
Cotrimoxazol	90–120 mg/kgKG i.v., aufgeteilt in 3–4 Gaben	Hautausschlag, Fieber, Hyperkaliämie, Granulozytopenie, erhöhte Leberenzyme
Pentamidinisethionat	3–4 mg/kgKG i.v.	Nephrotoxizität, Hyperkaliämie, Hypokalzämie, Hypo- oder Hyperglykämie
Trimetrexate plus Leukovorin (± Dapsone)	45 mg/m² KOF i.v.1-mal tgl. plus 20 mg/m² KOF oral (±100 mg Dapsone oral)	Neutropenie, Thrombozytopenie, Exanthem, Fieber, hämolytische Anämie, Methämoglobinbildung, hämolytische Anämie (G6PD-Defekt)
Clindamycin und Primaquine	1800 mg i.v. (z. B. 3-mal 600 mg) plus 30 mg (Primaquinebase) oral 1-mal tgl.	Exanthem, Übelkeit, Brechreiz, Diarrhö, hämolytische Anämie (G6PD-Mangel), Methämoglobinbildung

Tabelle 17-13. Behandlungsmöglichkeiten für milde bis mittelschwere PcP

Behandlungsregime	Dosis	Nebenwirkungen
Cotrimoxazol	15 mg/kgKG oral oder i.v., z. B. 3-mal 5 mg/kgKG	Hautausschlag, Fieber, Hyperkaliämie, Granulozytopenie, erhöhte Leberenzyme
Clindamycin plus Primaquine	1800 mg oral, z. B. 3-mal 600 mg plus 30 mg (Base) oral 1-mal tgl.	Exanthem, Übelkeit, Brechreiz, Diarrhö, hämolytische Anämie (G6PD-Mangel), Methämoglobinbildung
Trimethoprim plus Dapsone	15 mg/kgKG oral plus 100 mg 1-mal tgl.	Exanthem, Übelkeit, Brechreiz, hämolytische Anämie (G6PD-Defekt), Methämoglobinbildung
Atovaquone	750 mg oral 3-mal tgl.	Hautausschlag, gastrointestinale Nebenwirkungen (**Cave** bestehende Diarrhöen)
Pentamidinisethonat	3–4 mg/kgKG i.v. 1-mal tgl.	Nephrotoxizität, Hyperkaliämie, Hypokalzämie, Hypo- oder Hyperglykämie
Trimetrexate plus Leukovorin (± Dapsone)	45 mg/m² KOF i.v.1-mal tgl. plus 20 mg/m² KG oral ± 100 mg Dapsone oral 1-mal tgl.	Neutropenie, Thrombozytopenie,Exanthem, Fieber, hämolytische Anämie, Methämoglobinbildung, hämolytische Anämie (G6PD-Defekt)

Eine solche Kombination besteht aus Trimethoprim sowie dem Sulfonamid Dapsone. Beide Substanzen allein gegeben haben keinen ausreichend kurativen Effekt, die Kombination aber ist bei milder bis mäßig ausgeprägter Pneumocystis-carinii-Pneumonie sehr gut wirksam und wird gut vertragen.

Als Dosierung ist die Gabe von 100 mg Dapsone/Tag plus Trimethoprim 20 mg/kgKG und Tag etabliert. Da HIV-Patienten im fortgeschrittenen Stadium gehäuft eine Sulfonamidtoxizität erleben, liegt auch hier die Limitierung bei häufigen Nebenwirkungen in Form von Hautausschlag und v. a. hämolytischer Anämie (bei G6PD-Mangel) sowie Methämoglobinbildung.

Atovaquone

Atovaquone ist ein orales Naphthochinonderivat, das den Energiestoffwechsel in den Mitochondrien von Pneumocystis carinii inhibiert. Ein Problem bei dieser Therapie ist die schlechte Bioverfügbarkeit der Substanz insbesondere bei Patienten mit chronischer Diarrhö. Eine geänderte galenische Zusammensetzung hat das Problem reduziert. Die Standarddosis beträgt 3-mal 750 mg/Tag und wird bei milder bis mäßig ausgeprägter PcP eingesetzt. Hautausschlag und gastrointestinale Nebenwirkungen, v. a. Diarrhö, sind limitierende Faktoren.

Trimetrexate (TMTX)

TMTX ist ein Folatantagonist mit Strukturähnlichkeit zum Methotrexat. Es ist ein extrem wirksamer Hemmstoff, der die Hydroxyfolatreduktase inhibiert und damit den Folatstoffwechsel unterbricht. Aus diesem Grunde ist grundsätzlich Folinsäure (Leukovorin) zum TMTX hinzuzufügen. Die Dosierung beträgt für TMTX 45 mg/m² KOF und Tag i.v. sowie zusätzlich 20 mg/m² alle 6 h. Zur Verbesserung der Wirksamkeit kann Sulfadiazin oder Dapsone zusätzlich gegeben werden. Blutbildungsstörungen, Hautausschlag und eingeschränkte Leberfunktion können Nebenwirkungen sein.

Clindamycin und Primaquine

Diese Kombination hat sich ebenfalls in mehreren Studien als erfolgreich in der Behandlung der PcP erwiesen. Wiederum hat keine Einzelsubstanz ausreichende Wirksamkeit gegen die Pneumozysten, erst die Kombination kann erfolgreich eingesetzt werden. In verschiedenen Studien sind verschiedene Dosierungen der Kombination untersucht worden bei unterschiedlich schweren PcP-Fällen. Eine häufig eingesetzte Dosierung besteht aus Clindamycin 1800 mg/Tag i.v. verteilt auf 3 Dosen sowie Primaquine 30 mg (Base) oral 1-mal täglich. Nebenwirkungen sind auch hier relativ häufig, z. B. Hautausschlag, Diarrhö sowie hämolytische Anämie (G6PD-Aktivität messen!) und Methämoglobinbildung.

Pentamidin-Aerosol

Wegen der guten Verträglichkeit der Inhalation von Pentamidine in der Prophylaxe hat man auch zur Therapie der PcP Pentamidininhalationen mit 600 mg/Tag durchgeführt. In mehreren kleineren Studien hat sich jedoch die Inhalation allen anderen systemischen Therapien durch verzögerte Heilung, Therapieversagen und Rezidive als unterlegen erwiesen.

Adjuvante Kortikosteroidtherapie

Trotz der Verfügbarkeit effektiver Substanzen gegen Pneumozysten ist die Letalität der PcP relativ hoch. Nicht beherrschbares hypoxämisches Lungenversagen ist die häufigste Todesursache. Mehrere Studien haben die Brauchbarkeit einer adjuvanten Kortikosteroidbehandlung dokumentiert, die insbesondere die plötzliche Verschlechterung des Gasaustauschs nach mehreren Tagen verhindert. Daher wird eine adjuvante Kortikosteroidtherapie bei Patienten mit einem $pO_2<65$ mmHg routinemäßig empfohlen mit 80 mg/Tag in der 1. Woche, 40 mg/Tag in der 2. Woche und Absetzen nach 2 Wochen Behandlungsdauer.

In den publizierten Studien hat sich gezeigt, dass diese zusätzliche Steroidgabe nur dann effektiv ist, wenn sie unmittelbar bei Diagnosestellung und nicht erst bei Verschlechterung der Blutgase eingesetzt wird. Ein zusätzlicher Vorteil der Steroidgabe besteht in der Abschwächung einer Hautreaktion auf die verschiedenen PcP-Medikamente.

Prophylaxe

Die Primärprophylaxe gegen die Pneumocystis-carinii-Pneumonie ist für Patienten indiziert mit CD4-Zellen unter 200/µl sowie für Patienten mit einer Soorstomatitis in der Anamnese unabhängig von der CD4-Zellzahl. Ebenso sollte diese Prophylaxe dringend erwogen werden bei allen Patienten mit ausgeprägten konstitutionellen Symptomen oder anderen Aids-definierenden Krankheiten.

Das Mittel der Wahl für die Prophylaxe ist wie in der Therapie Cotrimoxazol, entweder als 960-mg-Tablette täglich oder 3-mal pro Woche. Zwar ist die Dosierung 3-mal pro Woche geringfügig weniger effektiv als die tägliche Gabe, doch ist sie besser verträglich. Unerwünschte Nebenwirkungen sind zwar relativ häufig, doch sollten alle Anstrengungen unternommen werden, diese Prophylaxe beizubehalten, da sie ebenfalls gegen Toxoplasmose und viele bakterielle Infektionen des Respirations- und Gastrointestinaltraktes wirksam ist. Sollte wegen nicht lebensbedrohlicher Nebenwirkungen die Prophylaxe abgesetzt werden, sollte dennoch ein erneuter Versuch mit einer allmählichen Dosissteigerung unternommen werden.

Als Alternative kommt v. a. die Inhalation von 300 mg Pentamidine alle 4 Wochen über einen Respigard-II-Vernebler in Frage. Zur Unterdrückung eines möglichen Hustenreizes kann man einen Bronchodilatator in geringer Dosierung in die Inhalationsflüssigkeit geben. Diese Prophylaxe ist ebenfalls recht effektiv, erreicht aber nicht die Wirksamkeit von Cotrimoxazol.

Kommt es trotz der Prophylaxe mit Pentamidin zu einer Durchbruchspneumonie, so manifestiert sich diese anders als üblich mit ersten Infiltrationen in beiden Oberfeldern, die bei der Inhalation von Pentamidin oft nicht erreicht werden. Darüber hinaus sind disseminierte Pneumocystis-carinii-Infektionen unter Aussparung der Lunge während der Prophylaxe mit Pentamidininhalation beschrieben worden. Diese sind jedoch so selten, dass sie kein eindeutiges Argument gegen die Inhalation darstellen. Weitere Alternativen sind in ◻ Tabelle 17-14 dargestellt.

17.7.2 Toxoplasmose

In der Regel handelt es sich bei der zerebralen Toxoplasmose um die Reaktivierung einer früher durchgemachten Infektion. Daher haben 98% der Patienten mit Toxoplasmose entsprechende IgG-Antikörper. Eine negative Toxoplasmoseserologie macht das Vorliegen einer Toxoplasmose bei einem Aids-Patienten sehr unwahrscheinlich.

Findet sich bei einem Patienten mit fortgeschrittenem Immundefekt, d. h. CD4-Zellen <100/μl mit neurologischen Symptomen, sowie einer, meist mehrerer fokaler Läsionen in den bildgebenden Verfahren des ZNS, wird probatorisch mit einer Antitoxoplasmosetherapie begonnen. Unter dieser Therapie kommt es zu einer Besserung der klinischen Symptomatik meist innerhalb von 14 Tagen. Nur bei Ausbleiben der klinischen Besserung oder gar bei Verschlechterung sollte aus differenzialdiagnostischen Gründen insbesondere zur Abgrenzung eines Non-Hodgkin-Lymphoms im ZNS eine Hirnbiopsie erwogen werden.

Therapie

Pyrimethamin, ein potenter Dihydrofolatreduktaseinhibitor, stellt die Grundlage der Therapie der Aids-assoziierten Toxoplasmoseenzephalitis dar. Als Standardtherapie wird die Kombination von Pyrimethamin plus Sulfadiazin oder Clindamycin gegeben (◻ Tabelle 17-15).

Die Serumkonzentration von Pyrimethamin variieren bei gleicher Dosis individuell ganz erheblich. Dies hängt mit der kaum vorhersagbaren Absorption der Substanz bei Patienten mit HIV-assoziierter Enteropathie zusammen. Selbst bei ein- und demselben Patienten kann an verschiedenen Tagen die Pyrimethaminkonzentration im Plasma extrem unterschiedlich sein. Da die Konzentration in jedem Fall jedoch mit der Dosis ansteigt, wird mit einer Akutdosis von 200 mg am 1. Tag begonnen. Anschließend werden pro Tag 50–75 mg oral verabreicht. Das Sulfonamid Sulfadiazin wird mit 4 g täglich dosiert, Clindamycin mit 2,4 g/24 h. Da Pyrimethamin ein potenter Hemmer des Folsäurestoffwechsels ist, sollte Folinsäure mit 10–20 mg/Tag zusätzlich zur Vermeidung der Myelotoxizität gegeben werden.

In mehreren prospektiven randomisierten Studien hat sich die Behandlung der Toxoplasmose mit Pyrimethamin und Clindamycin oder Pyrimethamin und Sulfadiazin als gleichwertig wirksam erwiesen. Als Alternative zu diesen beiden Regimes kommt Cotrimoxazol in Frage, mit bis zu 120 mg/kgKG und Tag ebenso hoch dosiert wie zur Behandlung der Pneumocystis-carinii-Pneumonie. Allerdings ist diese Therapie eindeutig nicht als Primärtherapie zu werten, da die Wirksamkeit deutlich geringer ist als bei den beiden ersten Kombinationen.

Die Standardtherapie wird durch die nicht unerheblichen Nebenwirkungen beider Substanzen in der Kombination belastet. Häufigste Toxizität von Pyrimethamin ist die dosisabhängige Knochenmarksuppression, die zu Thrombozytopenie, Granulozytopenie oder myeloblastärer Anämie führen kann. Eine Dosis von 75–100 mg/Tag führt fast regelhaft zu hämatologischen Problemen, die jedoch im Einzelfall schwer von

◻ Tabelle 17-14. Prophylaxe der PcP

Prophylaxeregime	Dosis	Bemerkungen
Cotrimoxazol	960 mg oral 1-mal tgl. oder 3-mal/Woche	Ebenso wirksam als Prophylaxe gegen Toxoplasmose und viele bakterielle Infektionen
Dapsone	100 mg oral 1-mal tgl.	
Pentamidinhalation	300 mg über Respigard II-Vernebler alle 4 Wochen	Risiko: extrapulmonale Pc-Infektion
Dapsone plus Pyrimethamim	100 mg oral 1-mal tgl. plus 25 mg oral 3-mal/Woche	
Atovaquone	750 mg oral 2-mal tgl.	

Tabelle 17-15. Richtlinien für die Primärtherapie der Toxoplasmoseenzephalitis bei Aids-Patienten

Medikament	Dosierung
Empfohlene Kombination	
Pyrimethamin	Oral 200 mg am 1. Tag, anschließend 50–75 mg/Tag
Folinsäure plus Sulfadiazin oder Clindamycin	10–20 mg/Tag oral, 4-mal 1 g i.v. oder oral 4-mal 600 mg
Alternative Kombinationen	
Trimethoprimsulphmetoxazol	Oral oder i.v. 15–20 mg/kgKG/Tag
Pyrimethamin und Folinsäure sowie eine der folgenden Substanzen:	
– Clarithromycin	Oral 2-mal 1 g
– Atovaquone	Oral 2-mal 750 mg
– Azithromycin	Oral 1200–1500 mg/Tag
– Dapsone	Oral 100 mg/Tag

der HIV-induzierten Myelosuppression unterschieden werden können.

Die zusätzliche Gabe von Folinsäure kann die Myelotoxizität reduzieren und auch in der Therapie einer pyrimethamininduzierten Toxizität eingesetzt werden. Sie ist nicht antagonistisch zur Aktivität von Pyrimethamin oder Sulfonamiden. Dagegen darf Folsäure nicht eingesetzt werden, da sie die Anti-Toxoplasma-gondii-Wirkung von Pyrimethamin inhibiert. Eine weitere häufige Nebenwirkung von Pyrimethamin besteht in teilweise heftigen Hautreaktionen. Erytheme und Exantheme können auch durch Sulfonamide bei diesen Patienten ausgelöst werden, eine kristallinduzierte Nephropathie ist eine andere gut bekannte Komplikation der Sulfadiazinbehandlung.

Die Kombination von Pyrimethamin und Clindamycin hat Exantheme und gastrointestinale sowie hämatologische Nebenwirkungen zur Folge. In der Tabelle 17-15 sind weitere Alternativmedikamente aufgeführt, die jedoch nur bei Versagen oder limitierenden Nebenwirkungen der Standardtherapie zur Anwendung kommen sollten.

Fast alle Studien zur Behandlung der Toxoplasmose bei HIV-Infektion beziehen sich auf die Toxoplasmoseenzephalitis. Gesicherte Daten zur Behandlung der extrazerebralen Toxoplasmose – am häufigsten in der Lunge und disseminiert – liegen bisher nicht vor. Die Mortalität einer disseminierten Toxoplasmose ist außerordentlich hoch.

Tabelle 17-16. Richtlinien für die Erhaltungstherapie der Toxoplasmose bei Aids-Patienten

Empfohlene Kombination	Orale Dosierung:
Pyrimethamin	25–50 mg/Tag
plus Sulfadiazin	1–2 g/Tag
Pyrimethamin	25–50 mg/Tag
und Clindamycin	4-mal 600 mg/Tag
Alternative Möglichkeiten:	
Pyrimethamin allein (?)	50 mg/Tag
Pyrimethamin plus eine der folgenden Substanzen:	
– Dapsone	100 mg 2-mal/Woche
– Atovaquone	3-mal 750 mg
– Clarithromycin	2-mal 1000 mg
– Azithromycin	1200–1500 mg/Tag

Erhaltungstherapie (Sekundärprophylaxe)

Während die Kombinationstherapie von Pyrimethamin und Sulfadiazin oder Clindamycin sehr effektiv gegen die proliferativen Formen der Toxoplasmen ist, kann keine bisher verfügbare Therapie den Erreger eradizieren. Bei fortbestehendem Immundefekt ist daher eine Erhaltungstherapie der Toxoplasmose zwingend erforderlich. Die Rückfallrate der Toxoplasmoseenzephalitis bei Patienten ohne Erhaltungstherapie liegt innerhalb von 12 Monaten bei 50–80%. Oft lassen sich bei dem Rezidiv die Läsionen bei den bildgebenden Verfahren in den identischen Bereichen der Erstläsion erkennen. Diese Erhaltungstherapie muss – bei fortbestehendem Immundefekt – lebenslang durchgeführt werden.

Nach der erfolgreichen Primärtherapie wird die Dosierung reduziert. Auch wenn Rezidive trotz Erhaltungstherapie nicht sicher verhindert werden können, liegt in der Mehrzahl der Rückfälle eine nicht ausreichende Therapieadhärenz vor. Da nach mehreren Untersuchungen die Kombination von Pyrimethamin und Sulfadiazin die geringste Rückfallrate hat, stellt sie den Therapiestandard dar. Auch wenn es zur Effektivität der Erhaltungstherapie keine Dosisfindungsstudien gibt, wird üblicherweise eine Gabe von 25–50 mg Pyrimethamin/Tag und 1–2 g Sulfadiazin/Tag empfohlen (Tabelle 17-16).

Patienten unter einer Erhaltungstherapie der Toxoplasmose bedürfen keiner zusätzlichen Prophylaxebehandlung der Pneumozystis-carinii-Pneumonie mit Cotrimoxazol. Da die langfristige Behandlung mit Pyrimethamin plus Sulfadiazin oder Clindamycin durch nicht unerhebliche Toxizitäten belastet sind, ist nach alternativen Regimes gesucht worden (Tabelle 17-16).

Primäre Prophylaxe

Serologische Untersuchungen auf Toxoplasma-gondii-Antikörper können Patienten mit hohem Risiko für die Entwicklung einer Toxoplasmoseenzephalitis identifizieren. Alle Personen mit zellulärem Immundefekt ohne Toxoplasma-gondii-Antikörper sollten dahingehend unterrichtet werden, wie das Risiko einer Toxoplasmoseinfektion reduziert werden kann (s. Übersicht). Weist ein positiver Antikörpertest eine frühere Infektion mit Toxoplasma gondii nach, so kann eine medikamentöse Primärprophylaxe mit Cotrimoxazol oder z. B. Pyrimethamin plus Dapsone durchgeführt werden.

Vorschläge zur Prävention der Toxoplasmose bei Patienten mit HIV-bedingtem Immundefekt

- Fleisch kochen oder gut durchbraten.
- Vermeiden des Kontaktes der Schleimhäute von Mund und Augen während der Handhabung von rohem Fleisch.
- Sorgfältiges Händewaschen nach der Handhabung von rohem Fleisch.
- Sorgfältiges Säubern von Küchenoberflächen mit Kontakt zu rohem Fleisch.
- Waschen von Früchten und Gemüsen vor dem Verzehr.
- Vermeidung von Kontakt mit Material, das möglicherweise mit Katzenkot kontaminiert sein könnte (Tragen von Handschuhen bei der Handhabung von solchen Materialien oder bei Arbeiten im Garten).

17.7.3 Zytomegalievirusinfektion

In 85% der Fälle manifestiert sich die CMV-bedingte Krankheit als Chorioretinitis am Auge, bei etwa 10% im Gastrointestinaltrakt. Der Rest verteilt sich auf zahlreiche Organe, die befallen sein können. Die Therapie der CMV-Krankheit bei Aids ist fast ausschließlich an Patienten mit CMV-Retinitis untersucht worden, gesicherte Daten zur Behandlung anderer Organmanifestationen sind äußerst spärlich. Wie auch bei der Toxoplasmose handelt es sich bei der CMV-Krankheit um die Reaktivierung einer früher erfolgten CMV-Infektion. Daraus ergibt sich auch bei CMV die Notwendigkeit, nach der Akutbehandlung eine Erhaltungstherapie lebenslang fortzuführen, wenn sich der Immundefekt nicht deutlich bessert.

Derzeit stehen für die Behandlung der CMV-Krankheit die Medikamente Ganciclovir, Foscarnet (oder die Kombination beider) und Cidofovir zur Verfügung. Ganciclovir ist ein Nukleosidanalogon, das in seiner triphosphatierten Form intrazellulär die virale DNA-Polymerase hemmt. Die Substanz steht zur Verfügung für die Therapie mit intravenösen und oralen Formulierungen sowie als intraokuläres Implantat mit Langzeitfreisetzung der Substanz.

Die Akuttherapie erfolgt mit intravenöser Gabe von 10 mg/kgKG Ganciclovir verteilt auf 2 Dosen für 14–21 Tage oder bis zur adäquaten klinischen Besserung. Da diese tägliche Therapie für den Patienten recht aufwendig ist, wurde auch die Kombination von oralem Ganciclovir mit intraokulärer Implantation eines Ganciclovirreservoirs getestet und als sehr erfolgreich befunden. Die Dosierung für die Tablettentherapie beträgt 3-mal 1000 mg/Tag, zum Essen einzunehmen. Da Ganciclovir unverändert über die Nieren ausgeschieden wird, muss die Dosierung an eine reduzierte Nierenfunktion angepasst werden. Das gleiche gilt auch für orales Ganciclovir. In einer neuen Zubereitungsform steht Valganciclovir seit kurzem für die alleinige orale Gabe in einer Dosierung von 2-mal 900 mg/Tag über 3 Wochen, gefolgt von 1-mal 900 mg/Tag zur Verfügung.

Eine Stabilisierung oder sogar Verbesserung des Sehvermögens tritt etwa 7–10 Tage nach Therapiebeginn auf. Gesichtsfeldausfälle sind jedoch nicht mehr rückbildungsfähig, allerdings kann die Sehschärfe durch die Abnahme des entzündlichen Ödems unter Therapie verbessert werden. Gefürchtet ist in späteren Stadien die Netzhautablösung durch Kontraktionen der Retinitisnarben.

Ein limitierender Faktor für die Therapie ist die Ganciclovirtoxizität. Diese macht sich v. a. als Myelosuppression in 25–50% der Fälle bemerkbar bei der intravenösen Therapie. Die Leukopenie ist bei oraler Ganciclovirgabe (3 g täglich) etwas geringer ausgeprägt. Etwa 10% der behandelten Patienten entwickeln eine Neutropenie mit <500/µl, die zur Dosisunterbrechung oder zur Gabe von G-CSF führt. Weitere Nebenwirkungen bestehen v. a. aus gastrointestinalen Beschwerden, die jedoch selten zum Absetzen der Medikation zwingen. Bei 10–20% tritt eine periphere Neuropathie auf, auch kann eine Niereninsuffizienz die Folge der Ganciclovirtherapie sein.

Foscarnet

Phosphonoformat hemmt die DNA-Polymerase von CMV. Besonders Ganciclovir resistente CMV-Mutanten können erfolgreich mit Foscarnet behandelt werden. Die Initialtherapie erfolgt mit einer Dosis von 180 mg/kgKG und Tag. Die Exkretion geschieht ausschließlich über die Niere, und damit erklärt sich die Hauptkomplikation einer Niereninsuffizienz und Elektrolytstörungen wie Hypokalzämie, Hypomagnesämie und Hypophosphatämie. Vor jeder Infusion muss wenigstens 1 l Kochsalzlösung infundiert werden, um das Risiko der Nephrotoxizität zu vermindern.

Als besonders wirksam hat sich die Kombination von Ganciclovir (5 mg/kgKG und Tag) und Foscarnet (90 mg/kgKG und Tag) erwiesen. Im Vergleich zur Ganciclovir- oder Foscarnetmonotherapie war die mittlere Zeitdauer bis zur Krankheitsprogression signifikant länger in der Kombinationsgruppe. Allerdings leidet die Lebensqualität der so behandelten Patienten ganz erheblich durch die verlängerte Infusionszeit von mehr als 3 h täglich.

Cidofovir

Cidofovir ist im Gegensatz zu den beiden vorgenannten Substanzen ein Nukleotid. Daher ist eine Phosphorylierung für die Aktivität nicht erforderlich. So ist die Substanz wirksam gegen die Mehrzahl ganciclovirresistenter Mutanten. Da Cidofovir eine extrem lange Halbwertszeit hat, können die Infusionsintervalle während der Primärtherapie auf 1 Woche und in der Erhaltungstherapie auf 2 Wochen ausgedehnt werden. Damit trägt diese Substanz zu einer enormen Verbesserung der Lebensqualität der Patienten bei.

Allerdings ist Cidofovir außerordentlich nephrotoxisch, insbesondere auf die proximalen Nierentubuli. Diese Toxizität kann reduziert werden durch vorherige Hydrierung und gleichzeitige Probenicidgabe. Das vorgegebene Schema zur Applikation von Cidofovir muss unbedingt eingehalten werden, die Nierenfunktion ist sorgfältigst zu überwachen. Bei Auftreten einer Proteinurie oder bei einem Kreatininanstieg muss die Dosis reduziert bzw. die Cidofovirgabe abgebrochen werden. Auch ist die gleichzeitige Gabe anderer potenziell nephrotoxischer Substanzen unter allen Umständen zu vermeiden, zumindestens muss eine 7tägige Wash-out-Periode eingehalten werden.

Sekundärprophylaxe

Da CMV nicht eliminiert werden kann, ist eine lebenslange Erhaltungstherapie zwingend erforderlich, soweit es nicht zu einer Verbesserung des Immunstatus kommt. Steigen unter einer antiretroviralen Therapie die CD4-Zellen über 200, so kann die Sekundärprophylaxe abgesetzt werden, wenn diese Marke für 3–6 Monate überschritten ist.

Die Erhaltungstherapie erfolgt in der Regel mit der in der Akuttherapie eingesetzten Substanz in auf etwa die Hälfte reduzierter Dosierung. Wegen der Unzumutbarkeit einer langfristigen täglichen Infusion wurden Studien durchgeführt, die die minimal mögliche Applikationshäufigkeit getestet haben. Dabei hat sich herausgestellt, dass Ganciclovir auch an 5 Tagen (statt 7) gegeben werden kann, und dies gilt auch für Foscarnet. Insbesondere für die Erhaltungstherapie ist Cidofovir von der Bequemlichkeit für Patient und Arzt optimal geeignet, doch stellt auch hier die Nephrotoxizität ein gravierendes Problem dar. Eine neue sinnvolle Alternative zur intravenösen Erhaltungstherapie stellt die Gabe von 1-mal 900 mg Valganciclovir oral dar.

17.7.4 Atypische Mykobakterien und disseminierter Mycobacterium-avium-Komplex (MAC)

Mycobacterium avium intracellulare ist gegenüber allen Standardtuberkulostatika resistent in den Konzentrationen, die im Plasma erreichbar sind. Dennoch gibt es eine ganze Reihe von Substanzen, die das Wachstum von MAI inhibieren. Zur Ausnutzung synergistischer Effekte wird deshalb eine mindestens 3fache Kombination aus den in der Übersicht aufgeführten Substanzen eingesetzt. Mit diesen sehr effektiven Kombinationstherapien hat der MAC einen großen Teil seines Schreckens verloren.

Wirksame Medikamente gegen die neuesten MAC-Erreger

- Amikacin
- Azithromycin
- Ciprofloxacin
- Clarithromycin
- Clofazimin
- Cycloserin
- Ethambutol
- Ethionamid
- Rifabutin
- Rifampicin
- Sparfloxacin

Da die Therapien der Tuberkulose und des MAC nicht identisch sind, kann es trotz Therapie des MAC zu einer Tuberkulose bzw. unter tuberkulostatischer Therapie zur Entwicklung eines MAC kommen. Eine wirksame Therapie besteht z. B. in der Kombination aus einem Makrolidantibiotikum (Clarithromycin oder Azithromycin) sowie Ethambutol und Rifabutin. Der klinische Langzeiteffekt von Kombinationstherapien unter Einschluss von Makroliden und Nichtmakroliden in der Behandlung der disseminierten Mykobakterieninfektion konnte in einer großen kanadischen Studie bestätigt werden.

Sekundärprophylaxe

Eine Eradikation von atypischen Mykobakterien unter entsprechender Therapie ist zwar möglich, da aber die Erreger ubiquitär vorhanden sind, kann es jederzeit zu einer Reinfektion kommen. Aus diesem Grund ist eine Sekundärprophylaxe bei Patienten mit fortbestehendem Immundefekt notwendig. Da aber die hochaktive antiretrovirale Therapie auch die Inzidenz und Prävalenz der atypischen Mykobakterieninfektionen drastisch reduziert hat, konnte auch für den MAC gezeigt werden, dass die Sekundärprophylaxe beendet werden kann, wenn die CD4-Zellen wenigstens für 3 Monate mehr als 100/µl betragen.

Während die Rezidivrate nach Absetzen der Therapie in der Prä-HAART-Ära innerhalb von 2 Jahren bis 95% betrug, sind Rückfälle bei einem Immunstatus mit kontinuierlich über 100 CD4-Zellen äußerst selten.

Prophylaxe

Da in Nordamerika und in Europa das Risiko eines disseminierten MAC bei fortgeschrittenem Immundefekt (CD4-Zellen <50 Zellen/µl) sehr hoch ist, sind präventive Bemühungen sinnvoll. Drei große Studien sind durchgeführt worden, um die Effekte der verschiedenen Substanzen, bzw. deren Kombination zu überprüfen. Dabei hat sich erwiesen, dass die prophylaktische Gabe von Rifabutin in einer Dosierung von 300 mg/Tag die Inzidenz der Mykobakteriosen um 50% reduzierte. Interessanterweise waren die atypischen Mykobakterien bei den Patienten mit einer Mykobakteriämie trotz Prophylaxe nicht resistent gegen Rifabutin.

Allerdings konnte diese Studie keine Reduktion der Mortalität feststellen. In einer weiteren Studie erwies sich Clarithromycin 2-mal 500 mg im Vergleich zu Placebo als hochsignifikant wirksamer. In dieser Studie zeigte sich auch eine signifikant längere Überlebenszeit der mit Clarithromycin behandelten Patienten. Allerdings fand sich bei 58% der Patienten mit Mykobakteriämie trotz Prophylaxe eine starke Resistenz gegen Clarithromycin. Eine vergleichende Studie von Clarithromycin und Rifabutin ergab eine Überlegenheit des Clarithromycinregimes. Auch Azithromycin ist in einer kontrollierten Studie in der Dosierung von 1,2 g 1-mal/Woche effektiver als Rifabutin.

17.7.5 Tuberkulose

Die Therapie der Tuberkulose bei HIV-infizierten Patienten entspricht der üblichen Standardtherapie. Die klinische Reaktion bei HIV-infizierten Patienten ist nicht schlechter als bei solchen Patienten ohne Immundefekt. So ist z. B. die Zeit bis zur Konversion einer positiven Sputumkultur nach Therapiebeginn bei HIV-infizierten Patienten nicht länger. Auch gibt es keine prinzipiellen Unterschiede in der Heilungsrate mit der Kombination von INH, Rifampicin, Pyrazinamid und Ethambutol über 2 Monate gefolgt von 4–7 Monaten INH plus Rifampicin (■ Tabelle 17-17).

Auch die Rückfallrate nach erfolgter Heilung bei HIV-Infizierten ist nicht größer als bei Patienten ohne HIV. In den Zei-

Tabelle 17-17. Empfohlene Dauer der tuberkulostatischen Therapie (*AK* Amikazin, *EMB* Ethambutol. *INH* Isoniazid, *LEVO* Levofloxazin, *PZA* Pyrizinamid, *RIF* Rifampicin)

Regime	Dauer (Monate)
INH plus RIF plus PZA[a]	6–9
RIF plus PZA plus EMB plus AK (4– Monate)	6–9
RIF plus PZA plus LEVO plus AK (4–6 Monate)	9–12
RIF plus EMB	12
INH plus EMB	18–24

[a] PZA nur für die ersten 2 Monate.

ten der modernen antiretroviralen Therapie sind jedoch einige Besonderheiten zu beachten. So hat man die ursprüngliche Empfehlung, mit dem Beginn der HAART zu warten, bis die Tuberkulose ausgeheilt ist, fallen gelassen. Eine Tuberkulose oder ihre Therapie sind also kein Grund mehr für den verzögerten Beginn einer HAART.

Allerdings ist Rifampicin kontraindiziert bei gleichzeitiger Gabe von Proteaseinhibitoren und Non-nukleosid-reverse-Transkriptasehemmern, da es einen potenten Aktivator des hepatischen Cytochrom-P450-Enzymsystems darstellt, über das diese Substanzen metabolisiert werden. Die gleichzeitige Gabe von Rifampicin und Proteaseinhibitoren führt daher zu einer Reduktion der Konzentration an Proteaseinhibitoren, die diese Therapie weitgehend unwirksam macht und die Resistenzbildung fördert. Rifabutin seinerseits ist ein Substrat für die CYP450-Enzyme, die die Proteaseinhibitoren hemmen. Dadurch kommt es zur Akkumulation von Rifabutin mit potenziell toxischen Spiegeln.

Bei der Gabe von Proteaseinhibitoren muss daher Rifabutin auf 50% reduziert werden, wodurch der Effekt auf die Proteaseinhibitorkonzentrationen deutlich reduziert wird. Vor jeder Verschreibung von Rifapräparaten sind mögliche Medikamenteninteraktionen mit der antiretroviralen Therapie sorgfältig zu beachten. Außer den Rifamycinen ergibt sich kein Einfluss der Tuberkulostatika auf die antiretrovirale Therapie. Ein Beratungsgremium der Centers for Disease Control (1998b) hat kürzlich 3 Optionen für die Tuberkulosetherapie HIV-infizierter Patienten publiziert (Tabelle 17-18).

Diese vorgeschlagenen Regimes sind in Abhängigkeit vom Resistenzmuster der Tuberkelbakterien zu modifizieren. Eine Resistenzbestimmung sollte daher in jedem Fall mit äußerster Anstrengung angestrebt werden. Insbesondere in den Ländern, in denen eine INH-Prophylaxe bei tuberkulinpositiven Patienten Routine ist, ist die Wahrscheinlichkeit von INH-resistenten Mutanten sehr hoch, häufig finden sich auch INH- plus Rifampicinresistenzen.

Die vereinzelt in den USA gefundenen MDR-Erreger (»multidrug resistent«) sind in Europa praktisch (noch) nicht existent. Der wichtigste Indikator für das Vorliegen eines Erregers mit Resistenzen ist eine frühere Behandlung einer Tuberkulose. Insbesondere wenn unter der Therapie Fieber und Allgemeinsymptome fortbestehen, muss an resistente Varianten gedacht werden.

Für die Behandlung der Tuberkulose bei Versagen des ersten Regimes gilt das gleiche Prinzip wie für die antiretrovirale Kombinationstherapie: Bei Therapieversagen sollte nicht etwa eine wirksame Substanz zu dem versagenden Regime hinzugefügt werden, sondern nach Möglichkeit in Abhängigkeit vom Ergebnis der Resistenztestung das gesamt Regime ausgewechselt werden.

Da HIV-infizierte Patienten nicht unterschiedlich auf die Therapie reagieren, brauchen sie nicht länger als andere Tuberkulosepatienten isoliert oder von der Arbeit ausgeschlossen zu werden. Die genaue Zeitdauer der Infektivität nach Beginn einer effektiven Chemotherapie ist nicht bekannt. Wenn (bei monatlicher Bestimmung) 3 konsekutive Sputumproben negativ für säurefeste Stäbchen ausgefallen sind, kann der Patient problemlos seine normalen sozialen und Arbeitsaktivitäten aufnehmen.

Tabelle 17-18. Optionen zur Behandlung der Tuberkulose bei HIV-infizierten Patienten unter antiretroviraler Therapie (*EMB* Ethambutol, *INH* Isoniazid, *PZA* Pyrazinamid, *RBT* Rifabutin, *RIF* Rifampicin, *SM* Streptomycin)

Option 1
a) INH 300 mg plus RBT 150 mg[a] plus PZA 25 mg/kgKG plus EMB 15 mg/kgKG täglich für 2 Monate
b) INH plus RBT täglich in der gleichen Dosierung für 4 Monate oder INH 900 mg plus RBT 300 mg 2-mal wöchentlich für 4 Monate
c) Keine gleichzeitige Gabe von Ritonavir, hard-gel-Saquinavir oder Delavirdine zur antiretroviralen Therapie
Option 2
a) INH 300 mg plus PZA 25 mg/kgKG plus EMB 15 mg/kgKG plus SM 15 mg/kgKG (1 g) täglich über 2 Monate, dann
b) INH 300 mg plus PZA 25 mg/kgKG plus SM 25–30 mg/kgKG (1,5) 2- bis 3-mal pro Woche über 7 Monate
Option 3[b]
a) INH 300 mg plus RIF 600 mg plus PZA 25 mg/kgKG plus EMB 15 mg/kgKG täglich über 2 Monate, dann
b) INH 300 mg plus RIF 600 mg täglich über 4 Monate oder INH 900 mg plus RIF 600 mg 2-mal wöchentlich für 4 Monate
c) Dieses Regime sollte solchen Patienten vorbehalten bleiben, die keine antiretrovirale Therapie erhalten oder deren antiretrovirale Therapie lediglich aus einer Zweifachkombination aus Nukleosidanaloge besteht

[a] Die Rifabutindosis beträgt 300 mg pro Tag, wenn der Patient nicht mit einem Proteaseinhibitor oder einem Non-nukleosid-reverse-Transkriptasehemmer behandelt wird.

[b] Alternativ können INH plus RIF plus PZA plus EMB 3-mal wöchentlich über 6 Monate gegeben werden.

Screening und Prävention

In den USA wird die Testung von allen HIV-infizierten Patienten grundsätzlich mit der Tuberkulinhauttestung empfohlen. Bei negativem Ausfall des Tests lässt sich nicht in jedem Fall unterscheiden, ob der Test wegen des zellulären Immundefektes trotz Mykobakterieninfektion negativ bleibt oder weil nie eine tuberkulöse Infektion stattgefunden hat. Relevant ist daher nur ein positives Testergebnis.

Prospektive Untersuchungen haben gezeigt, dass ohne eine präventive Behandlung das jährliche Risiko, eine aktive Tuberkulose zu entwickeln, zwischen 7 und 10% bei HIV-infizierten Patienten mit positivem Tuberkulintest liegt im Vergleich zu weniger als 1% bei HIV-negativen Personen mit Hautreaktion. Nach Ausschließen einer aktiven Tuberkulose sollte dann eine Prävention mit INH 300 mg täglich für 6–12 Monate gegeben werden. Auch die Kombination von INH und 600 mg Rifampicin (oder Rifabutin 150 mg täglich, wenn der Patient mit Proteaseinhibitoren behandelt wird) für 3 Monate hat sich als wirksam erwiesen.

Weitere Studien haben auch die Wirksamkeit von Rifampicin (oder Rifabutin) plus Pyrazinamid 2-mal wöchentlich über 6 Monate oder ein 6–12 Monate langes Regime mit Rifampicin allein gezeigt. Vor dem Beginn einer Prophylaxe muss in jedem Fall eine aktive Tuberkulose ausgeschlossen sein.

17.7.6 Candida-Infektion

Eine Soorstomatitis kann zunächst mit topischen antifungalen Substanzen wie Nystatin behandelt werden. Auch Clotrimazol ist in oraler Tablettenform verfügbar sowie Amphotericin-B-Lösung. Die Wirksamkeit der topischen Medikation hängt v. a. von der Adhärenz an die empfohlenen Dosierungsregimes ab. Jede lokale Therapie benötigt einen adäquaten Speichelfluss, um effektiv zu sein. Die lokale Applikation muss wenigstens 4- bis 5-mal pro Tag erfolgen. Ist bei sachgerechter Anwendung die Therapie nicht ausreichend, muss die systemische Therapie erwogen werden. Konazolderivate sind das Mittel der Wahl wie Ketoconazol 200 mg 1-mal täglich oder als Standard heute Fluconazol 1-mal 100 mg/Tag über 14 Tage.

Liegt eine Soorösophagitis mit den typischen Symptomen vor, bedarf es keiner Endoskopie, sondern einer Therapie ex juvantibus mit Fluconazol als Mittel der Wahl. In dieser Situation sind wenigstens 200 mg, häufig nur 400 mg/Tag wirksam. Diese Dosis kann in sehr hartnäckigen Fällen kurzfristig bis auf maximal 1600 mg/Tag erhöht werden.

Wirksamer als die Tabletten sind jedoch die flüssigen Lösungen von Fluconazol (Kinderlösung, entsprechend dosieren) und Itraconazol, die im Fall empfindlicher Erreger der Gruppe Candida albicans immer wirksam sind. Weniger sensitiv gegenüber Fluconazol sind Candida glabrata, tropicalis oder krusei. Da Fluconazol sehr gut toleriert wird, können auch hier hohe Dosen versucht werden. Ähnlich wie bei Ketoconazol erhöht die gleichzeitige Einnahme eines sauren Getränks die Absorption von Itraconazol.

17.7.7 Kryptokokkose

Die Kryptokokkenmeningitis ist schon vor der HAART-Ära zur Rarität geworden. Wegen des breiten Einsatzes von Fluconazol gegen Candida-Infektionen werden Kryptokokken offenbar abgetötet, bevor sie zu einer Meningitis führen können. Mit der guten Wirksamkeit der antiretroviralen Kombinationstherapie beschränkt sich die Kryptokokkenmeningitis auf seltene Fälle der Erstmanifestation einer HIV-Infektion. Für die Therapie kommen Amphotericin B, Flucytosin (5-FC), Fluconazol oder Itrakonazol in Betracht (s. Übersicht).

Therapieempfehlung für die Aids-assoziierte Kryptokokkenmeningitis

- Akute Therapie:
  - Amphotericin B (0,7–0,8 mg/kgKG und Tag) für 2–4 Wochen mit oder ohne
  - 5-Flucytosin (100 mg/kgKG und Tag verteilt auf 4 Dosen), gefolgt von
  - Fluconazol 400 mg oral täglich für 8–10 Wochen. Alternative: Itrakonazol 2-mal 200 mg oral.
- Erhaltungstherapie:
  - Fluconazol 200 mg oral täglich; alternativ:
  - Itrakonazol 200 mg oral 2-mal täglich, oder
  - Amphotericin B 1 mg/kgKG i.v. 1- bis 2-mal pro Woche.

Amphotericin B wird über mindestens 2, eher 4 Wochen in der hohen Dosierung von 0,7–0,8 mg/kgKG und Tag gegeben. Da Amphotericin B schlecht liquorgängig ist, beschränkt sich die Erfolgsrate in mehreren Studien auf etwa 60–70%. Mit der zusätzlichen Gabe von 5-Flucytosin (5-FC) in der Dosis von 100 mg/kgKG und Tag ist nur eine unwesentliche Verbesserung des Therapieeffektes zu erzielen. Sollte 5-Flucytosin gegeben werden, so ist wegen der schmalen therapeutischen Breite der Substanz eine regelmäßige Spiegelbestimmung mit einem Zielwert zwischen 50 und 100 µg/ml durchzuführen.

Sowohl Amphotericin B als auch 5-FC haben eine sehr hohe Nebenwirkungsrate. Praktisch alle Patienten, die mit der notwendig hohen Dosis Amphotericin B über einen längeren Zeitraum behandelt werden, bekommen eine mehr oder weniger ausgeprägte Niereninsuffizienz. Weitere Nebenwirkungen bestehen aus Hypokaliämie und Hypomagnesämie, Fieber und gelegentlich Thrombophlebitis. Das Risiko der Toxizität kann etwas reduziert werden durch sehr langsame intravenöse Zufuhr über 4–6 h.

Kleinere Studien mit der Applikation von Amphotericin B in Lipidlösungen haben keine bessere Erfolgsrate und auch keine nennenswerte Reduktion der Toxizität erbracht. Bei liposomal verkapseltem Amphotericin B ist die Toxizität geringer, die Erfolgsrate jedoch nicht wesentlich besser. Nebenwirkungen von 5-FC manifestieren sich v. a. an Organen mit einem hohen Zellumsatz, d. h. im Knochenmark mit Panzytopenie, im Gastrointestinaltrakt mit Übelkeit, Erbrechen und Durchfall sowie an der Haut mit Exanthem.

Fluconazol hat eine sehr gute orale Bioverfügbarkeit und v. a. eine sehr gute Liquorgängigkeit. Kontrollierte Studien im Vergleich Amphotericin B mit oder ohne 5-FC gegen Flucoanozol haben in etwa vergleichbare Erfolgsraten gezeigt. Die Dosierung beträgt 400 mg/Tag. Alternativ können 400 mg Itrakonazol gegeben werden. Für die letztere Substanz sind aber Medikamenteninteraktionen v. a. mit Proteaseinhibitoren zu beachten.

Bei wenigstens 2/3 der Patienten mit Kryptokokkenmeningitis kommt es zu einem erhöhten intrakraniellen Druck. Dieser hat einen großen Einfluss auf Morbidität und Mortalität der Krankheit. Der beste und wohl einfachste Weg zur Behandlung des erhöhten Drucks besteht in wiederholten Lumbalpunktionen mit jeweils 10–20 ml Liquor. Dabei führt nicht allein das Ablassen von Liquor zur Symptomerleichterung, sondern zusätzlich der Austritt von Liquor durch die punktierte Dura zwischen den Lumbalpunktionen. Reicht diese Maßnahme nicht aus, so muss gelegentlich entweder ein kontinuierliches Ablassen des Liquors oder ein ventrikuloperitonealer Shunt erfolgen.

Die Gabe von Acetazolamid oder Kortikosteroiden ist umstritten und kann daher nicht routinemäßig empfohlen werden.

Erhaltungstherapie

Selbst nach erfolgreicher Behandlung der akuten Meningitis erleiden 50–70% der Patienten innerhalb eines Jahres ein Rezidiv, wenn keine Erhaltungstherapie gegeben wird. Damit ist die Rückfallquote wesentlich höher als bei nicht HIV-infizierten Patienten mit einer Rate von 12–25%. Üblicherweise ist der Erreger des Rückfalls identisch mit dem Ersterreger. Mit der Verfügbarkeit der Konazolderivate ist allerdings die Erhaltungstherapie wesentlich einfacher geworden als früher. 200 mg Fluconazol/Tag stellen heute den Standard der Erhaltungstherapie dar. Bei Unverträglichkeit von Fluconazol kann auch Itrakonazol als Mittel der zweiten Wahl gegeben werden.

17.7.8 Aspergillose

Typischerweise tritt die Apergillose erst im Spätstadium von Aids auf, ebenfalls bei Helferzellen <50/µl. Die Mortalität liegt trotz Therapie bei etwa 90%. Amphotericin B wird als Mittel der Wahl angesehen, auch Itrakonazol kann wirksam sein, aber die Erfahrungen sind bisher sehr beschränkt.

17.7.9 Bakterielle Pneumonien

Die Behandlung der gehäuft auftretenden bakteriellen Pneumonie bei Aids-Patienten folgt den üblichen Regeln der Behandlung und hängt von dem Erreger bzw. dessen Resistenzmuster ab.

17.7.10 Salmonellenbakteriämie

Die Salmonellenbakteriämie kann bei Aids-Patienten im fortgeschrittenen Stadium auch ohne Durchfall auftreten. Sie ist allerdings durch die prophylaktische Gabe von Cotrimoxazol zur Prävention der Pneumocystis-carinii-Pneumonie sowie durch die Erfolge der antiretroviralen Therapie sehr selten geworden. Zur Therapie bieten sich Gyrasehemmer oder Cotrimoxazol in der üblichen Dosierung an.

17.7.11 Kryptosporidiose

Die therapeutischen Optionen der Kryptosporidieninfektion sind nach wie vor äußerst beschränkt. Im Vordergrund steht v. a. der ausreichende Flüssigkeits- und Elektrolytersatz. In verschiedenen Kasuistiken ist immer wieder einmal ein positiver Effekt, z. B. von Paromomycin, Letrazuril oder Acetomycin beschrieben worden, doch haben sich diese Erfolge in größeren prospektiven Studien bisher nicht bestätigen lassen.

17.7.12 Herpes-simplex-Virusinfektionen

Für die Behandlung der Herpes-simplex-Virusinfektionen (HSV) stehen mit Acyclovir, Valacyclovir oder Famcyclovir 3 Medikamente für eine orale Therapie zur Verfügung. Da bei der Therapie mit Valacyclovir und Famcyclovir Serumkonzentrationen der Substanzen erreicht werden können, die denen der intravenösen Acyclovirtherapie entsprechen, ist diesen beiden Medikamenten für die orale Therapie der Vorzug zu geben.

Dennoch kann auch orales Acyclovir gegeben werden, da es sicher, wirksam und sehr gut verträglich ist. Patienten mit symptomatischer HSV-Krankheit sollten so früh wie möglich behandelt werden, und zwar entweder mit Acyclovir 3- bis 5-mal 400 mg, Valacyclovir 500–1000 mg 2-mal täglich oder Famcyclovir 125–250 mg 2- bis 3-mal täglich, bis alle Läsionen abgeheilt sind. Für schwere Formen, v. a. mit Viszeralbefall, muss Acyclovir intravenös verabreicht werden (Tabelle 17-19).

Einige Patienten erleben regelmäßig Rezidive, sobald die anti-HSV-Therapie abgesetzt worden ist. In diesen Fällen kann eine suppressive Dauermedikation mit Acyclovir (2- bis 3-mal

Tabelle 17-19. Therapie der HSV-Infektion

Klinische Manifestation	Behandlung
Mukokutane Infektion, mild	Acyclovir 200 mg oral 5-mal täglich oder Famcyclovir 125–250 mg oral 3-mal täglich oder Valacyclovir 500–1000 mg 2-mal täglich
Schwere mukokutane Infektion	Acyclovir, 15 mg /kgKG/Tag i.v.
Viszeraler Organbefall	Acyclovir 30 mg/kgKG/Tag i.v.
Rekurrierende mukokutane Infektion	Acyclovir 200–400 mg 3- bis 4-mal tgl. oral
Schwere Infektion durch gegen Acyclovir resistentes HSV	Foscarnet, 40 mg/kgKG 3-mal tgl. i.v.

400 mg täglich), Valacyclovir (2-mal täglich 250 mg oder 500–1000 mg 1-mal täglich) oder Famcyclovir (2-mal 250 mg) gegeben werden.

Literatur zu Kap. 17.7

Centers of Disease Control (1986) Diagnosis and management of mycobacterial infection and disease in persons with HTLV-III/LAV infection. MMWR Morb Mortal Weekly Rep 35: 448

Centers for Disease Control and Prevention (1998a) 1998 guidelines for treatment of sexually transmitted diseases. MMWR Morb Mortal Weekly Rep 47 (RR-1): 20

Centers for Disease Control (1998b) Prevention and treatment of tuberculosis in patients infected with human immunodeficiency virus: principles of therapy and revised recommendations. MMWR Morb Mortal Weekly Rep 47 (RR-20): 1

Chaisson RE, Keiser P, Pierce M et al. (1997) Clarithromycin and ethambutol with or without clofazimine for the treatment of bacteremic Mycobacterium avium complex disease in patients with HIV infection. AIDS 11: 311

Dismukes WE, Cloud G, Gallis H et al. (1987) Treatment of cryptococcal meningitis with combination of amphotericin B and flucytosine for four as compared with six weeks. N Engl J Med 317: 334

Drew WL, Ives D, Lalezari JP et al. (1995) Oral ganciclovir as maintenance treatment for cytomegalovirus retinitis in patients with AIDS. N Engl J Med 333: 615

Heald A, Flepp M, Chave J-P et al. (1991) Treatment of cerebral toxoplasmosis protects against Pneumocystis carinii pneumonia in patients with AIDS. Ann Intern Med 115: 760

Hughes W, Leoung G, Kramer F et al. (1993) Comparison of atovaquone (566C80) with trimethoprim-sulfamethoxazole to treat pneumocystis carinii pneumonia in patients with AIDS. N Engl J Med 328: 1521

Jacobson MA, Besch CL, Child C et al. (1994) Primary prophylaxis with pyrimethamine for toxoplasmic encephalitis in patients with advanced human immunodeficiency virus disease: Results of a randomized trial. J. Infect Dis 169: 384

Kaplowitz LG, Baker D, Gelb L et al. (1991) Prolonged continuous acyclovir treatment of normal adults with frequently recurring genital herpes simplex virus infection. JAMA 265: 147

Kovacs JA, Masur H (2000) Prophylaxis against opportunistic infections in patients with human immunodeficiency virus infection. N Engl J Med 342: 1416

Katlama C, de Witt S, O'Doherty E et al. (1996) Pyrimethamine, clindamycin vs. pyrimethamine-sulfadiazine as acute and long-term therapy for toxoplasmic encephalitis in patients with AIDS. Clin Infect Dis 22: 268

Klein NC, Duncanson FP, Lenox TH et al. (1992) Trimethoprim-sulfamethoxazole vs. pentamidine for Pneumocystis carinii pneumonia in AIDS patients: Result of a large prospective randomized treatment trial. AIDS 6: 301

Montaner JS, Lawson LM, Levitt N et al. (1990) Corticosteroids prevent early deterioration in patients with moderately severe Pneumocystis carinii pneumonia and the acquired immunodeficiency syndrome (AIDS). Ann Intern Med 113: 14

Musch DC, Martin DF, Gordon JF et al. (1997) Treatment of cytomegalovirus retinitis with a sustained-release ganciclovir implant. N Engl J Med 337: 83

National Institutes of Health-University of California Expert Panel (1990) Consensus statement on the use of corticosteroids as adjunctive therapy for severe Pneumocystis carinii pneumonia in the acquired immunodeficiency syndrome. N Engl J Med 323: 1500

Podzamczer D, Santin M, Jimenez J et al. (1993) Thrice weekly cotrimoxazole is better than weekly dapsone-pyrimethamine for the primary prevention of Pneumocystis carinii pneumonia in HIV-infected patients. AIDS 7: 501

Ruskin J, LaRiviere M (1991) Low-dose co-trimoxazole for prevention of Pneumocystis carinii pneumonia in human immunodeficiency virus disease. Lancet 337: 468

Safrin S, Finkelstein DM, Feinberg J et al. (1996) A double-blind, randomized comparison of oral trimethoprim-sulfamethoxazole, dapsone-trimethoprim, and clindamycin-primaquine for treatment of mild-to-moderate Pneumocystis carinii pneumonia in patients with AIDS. Ann Intern Med 124: 792

Shafran SD, Singer J, Zarowny DP et al. (1996) A comparison of two regimens for the treatment of Mycobacterium avium complex bacteremia in AIDS; Rifabutin, ethambutol, and clarithromycin vs. rifampin, ethambutol, clofazimine, and ciprofloxacin. N Engl J Med 335: 377

Shepp DH, Newton BA, Dandliker PS et al. (1985) Oral acyclovir therapy for mucocutaneous herpes simplex virus infections in immunocompromised marrow transplant recipients. Ann Intern Med 102: 783

The Oral Ganciclovir European and Australian Cooperative Study Group (1995) Intravenous vs. oral ganciclovir: European/Australian comparative study of efficacy and safety in the prevention of cytomegalovirus retinitis recurrence in patients with AIDS. AIDS 9: 471

Tuberculosis and human immunodeficiency virus infection: Recommendations of the Advisory Committee for the Elimination of Tuberculosis (ACET) (1989) MMWR Morb Mortal Weekly Rep 38: 236

Vander Horst C, Saag MS, Cloud G et al. (1997) Treatment of cryptococcal meningitis associated with the acquired immunodeficiency syndrome. N Engl J Med 337: 15

Whitley RJ, Jacobson MA, Friedberg DN et al. (1998) Guidelines for the treatment of cytomegalovirus diseases in patients with AIDS in the era of potent antiretroviral therapy. Arch Intern Med 158: 957

17.8 Impfungen gegen HIV-1-Infektion

L. Gürtler

Das Ziel einer Impfung kann sein: Schutz vor Infektion oder Krankheit oder Heilung von einer bestehenden Infektion bzw Krankheit. In diesem Schema werden für HIV die prophylaktische und die therapeutische Impfung diskutiert.

17.8.1 Prophylaktische Impfung

Zur Prophylaxe vor Infektion oder vor Krankheit werden Lebendimpfstoffe mit attenuiertem Virus oder Totimpfstoffe, meist Spaltimpfstoffe verwendet.

Attenuiertes HIV

Eine Besonderheit von HIV ist die permanente Integration seines Genoms in das der Wirtszelle und damit die Etablierung einer permanenten »proviralen« Infektion. Zu jedem beliebigen Zeitpunkt kann HIV aus seinem proviralen Status wieder reaktiviert werden. Ferner beinhaltet die Integration, dass ständig Kopien mutierter Virusvarianten (Quasispezies) in Zellen des Körpers gespeichert werden und bei aufkommendem Selektionsdruck mit hoher Geschwindigkeit wieder produziert werden können.

Die hohe Mutationsrate ist eine Eigenschaft von HIV, die zur Selektion derjenigen Varianten führt, die fähig sind, sowohl der Immunantwort als auch der Chemotherapie zu entkommen. Wie in Affenversuchen gezeigt, können nef-mutierte Viren, die eine sehr geringe Pathogenität zeigen, in den Wildtyp rückmutieren und dann eine »normale« Pathogenität zeigen.

Aus diesen Gründen kann ein attenuiertes Virus zur immunologischen Bekämpfung (Impfung) der HIV-Infektion nicht verwendet werden.

Spaltimpfstoff

Spaltimpfstoffe bestehen aus einzelnen oder mehreren Komponenten des Virus, die zur Immunisierung des Wirtes verwendet werden. Generell sind Spaltimpfstoffe nukleinsäurefrei. Ein Beispiel zur effizienten Induktion einer schützenden Immunantwort ist das s-Antigen des Hepatitis-B-Virus. Verschiedene Präparationen des Oberflächenproteins von HIV, sei es gp120 oder gp160, sei es rekombinant oder konservativ mit Glykosylierung hergestellt, sind verwendet worden (Parren et al. 1999; Mascola et al. 1997). Während im Affen eine teilweise schützende Immunantwort erzeugt werden konnte (Nathanson et al. 1999), haben die Versuche im Menschen nicht den gewünschten Erfolg gezeigt (Letvin 1998). Zwei wesentliche Gründe können für den Misserfolg angeführt werden:

- Es entwickeln sich unter dem Selektionsdruck der Immunantwort verschiedene Quasispezies, aber es wird die über die Immmunisierung theoretisch eliminierbare Viruspopulation nicht im Körper erscheinen (Pinto et al. 1998). Für eine immunologische Abwehr von HIV ist schließlich nicht nur die hauptneutralisierende Domäne des V3-loops des gp120 verantwortlich (Mascola et al. 1997).
- Neutralisierende Antikörper werden im Wesentlichen gegen konformationelle Epitope gebildet (Parren et al. 1999), und diese Epitope sind auf den gereinigten Proteinen des Spaltimpfstoffes nicht vorhanden.

Letztlich kann ein Impfstoff mit den Antigenen von nur einem (HIV-1B) oder wenigen Subtypen des HIV (zusätzlich HIV-1E) zu einer allgemeinen Immunisierung nicht verwendet werden, da die Heterogenität in HIV-1 mit Gruppe N und O und in HIV-2 viel zu groß ist, um alle vorhandenen HIV-Stämme immunologisch zu erfassen.

17.8.2 Therapeutische Impfung

Eine therapeutische Impfung wird dann erwogen, wenn zum Überwinden des Krankheitsprozesses durch Modulation oder Verstärkung der Immunantwort ein Nutzen für den Kranken erwartet wird (Goebel et al. 1999). Nachdem HIV das Immunsystem schwächt bzw. zerstört, kann ein Ansatz auf diesem Sektor nur erfolgreich sein (Pinto et al. 1998; Goebel et al. 1999), wenn mit der Impfung begonnen wird, bevor die Schwäche eingetreten ist.

Attenuiertes Virus

Wie oben aufgeführt, kann wegen der erfolgenden Rückmutation zum Wildvirus ein attenuiertes Virus nicht verwendet werden. Es ist versucht worden, aus den Quasispezies eines Infizierten das dominante Virus zu charakterisieren und dagegen eine Immunantwort zu induzieren. Ein Langzeiterfolg konnte nicht erzielt werden.

Spaltimpfstoff

Wie oben aufgeführt, zeigen Spaltimpfstoffe eine mangelnde Induktion einer schützenden Immunantwort, was einen möglichen Teilschutz nicht ausschließt (Parren et al. 1999). Deswegen laufen zzt. Versuche an HIV-exponierten und sonst nicht vor der Infektion mit HIV zu schützenden Personen, wie z. B. Prostituierten in verschiedenen Ländern (Thailand, Haiti und Südafrika). Zur Beurteilung der Effektivität muss das Ende der Studien abgewartet werden.

17.8.3 Perspektiven

Ein echtes Tiermodell, welches die Pathogenität des HIV im Menschen repräsentiert, ist bisher nicht gefunden worden (Nathanson et al. 1999). Die Replikation von SIV in seinem natürlichen Wirt (Affen) verläuft wesentlich langsamer, und deswegen ist die Pathogenese milder, wenn überhaupt vorhanden.

Es ist ferner versucht worden, durch Modifikation der Adjuvanzien, durch Kombination verschiedener HIV-Proteine, durch Einbringen der HIV-Hüllgene in andere Viren, wie MVA-Pockenvirus, durch DNA-Vakzine und durch unterschiedliche Impfschemata eine schützende Immunantwort zu erzeugen, bisher ohne dauerhaften Erfolg (Nathanson et al. 1999).

Nachdem HIV, allgemein gesehen, primär eine sexuell übertragbare Krankheit ist, wird es sich nur aus der menschlichen Population eradizieren lassen, wenn ein schützender Impfstoff vorhanden ist. Folglich wird die Suche nach geeigneten HIV-Proteinen und deren Applikationsformen weiter gehen. Wegen der Heterogenität des HIV wird der Erfolg nicht kurzfristig eintreten.

Literatur zu Kap. 17.8

Parren PWHI, Moore JP, Burton DR, QJ Sattenau (1999) The neutralizing antibody response to HIV-1: viral evasion and escape from humoral immunity. AIDS 13 (Suppl A): S137-S162

Mascola JR, Louder MK, Vancott TC et al. (1997) Potent and synergistic neutralization of human immunodeficiency virus (HIV) type 1 primary isolates by hyperimmune anti-HIV immunoglobulin combined with monoclonal antibodies 2F5 and 2G12. J Virol 71: 7198–7206

Nathanson N, Hirsch VM, Mathieson BJ (1999) The role of nonhuman primates in the development of an AIDS vaccine. AIDS 13 (Suppl A): S113-S120

Letvin NL (1998) Progress in the development of an HIV-1 vaccine. Science 280: 1875–1880

Pinto LA, Berzofsky JA, Fowke KR et al. (1999) HIV-specific immunity following immunization with HIV synthetic envelope peptides in asymptomatic HIV-infected patients. AIDS 13: 2003–2012

Goebel FD, Mannhalter JW, Belshe RB et al. (1999) Recombinant gp160 as a therapeutic vaccine for HIV-infection: results of a large randomized, controlled trial. AIDS 13: 1461–1468

II. Symptome

Erkrankungen der Fortpflanzungsorgane und sexuell übertragene Infektionskrankheiten

H. Blenk, K. G. Naber, E. E. Petersen, K.-H. Rothenberger, W. Weidner

18.1 Schädigung der genitalen Haut und Schleimhäute

H. Blenk, K.-H. Rothenberger

Affektionen der genitalen Haut und Schleimhäute durch Infektionserreger sind in der Regel Ausdruck lokaler oder generalisierter Erkrankungen. In diesem Kapitel soll dabei vorwiegend auf die primären Infektionen durch sexuell übertragene Infektionserreger und deren Manifestationen im Genitalbereich eingegangen werden. Dabei werden die Haupterkrankungen – wie die Infektionen des inneren weiblichen und männlichen Genitale – erst in den folgenden Abschnitten dieses Kapitels abgehandelt. In der Differenzialdiagnose wird darüber hinaus auf Hautveränderungen eingegangen, die zwar durch ein entzündliches Bild auffallen, deren Ursache jedoch unterschiedlicher Natur sein kann.

Eine Übersicht über die im Genitalbereich vorkommenden Infektionen, die Haut- und/oder Schleimhautschädigungen hervorrufen, ist in ◘ Tabelle 18-1 zusammengestellt.

18.1.1 Bakterielle Genitalinfektion

Lues

Die Lues (Syphilis, ◘ Abb. 18-1a, b) ist eine weltweit vorkommende Treponematose, deren Häufigkeit in den Industriestaaten zwar abgenommen hat, bei bestimmten Risikokollektiven (Homosexuelle) jedoch nach wie vor endemisch vorkommt und in Zusammenhang mit der HIV-Infektion dort sogar wieder zugenommen hat.

- Etwa 3 Wochen nach direktem Kontakt mit einem infizierten Partner erscheint – meist im Genitalbereich, bei anderen Sexualpraktiken aber auch im oralen oder anorektalen Bereich – eine indurierte Rötung, aus der sich in den folgenden Tagen ein erosives, meist schmerzloses, exsudatives Ulkus entwickelt, das als *Primäraffekt* bezeichnet wird (Lues I). Das Ulkus ist hochkontagiös, derb, der Grund meist gelblich belegt (harter Schanker).
- Die nach einer Woche tastbar vergrößerten Lymphknoten sind schmerzlos und gut verschiebbar. Unbehandelt kommt es zur hämatogenen Aussaat des Erregers, und es entwickelt sich nach etwa 1–2 Monaten das Sekundärstadium (Lues II) mit einem makulopapulösen, teilweise nässenden Exanthem, generalisierten Lymphknotenschwellungen und Kondylomen.
- Unbehandelt kommt es bei etwa der Hälfte der infizierten Patienten viele Jahre später (Lues III) zu diversen Organmanifestationen (Gummata) in Haut, Knochen und anderen inneren

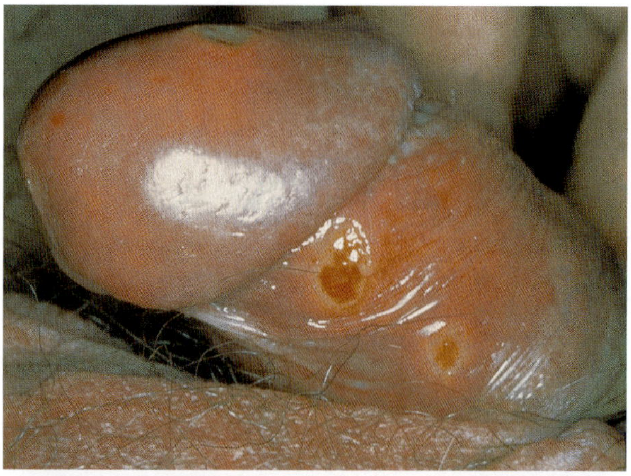

a

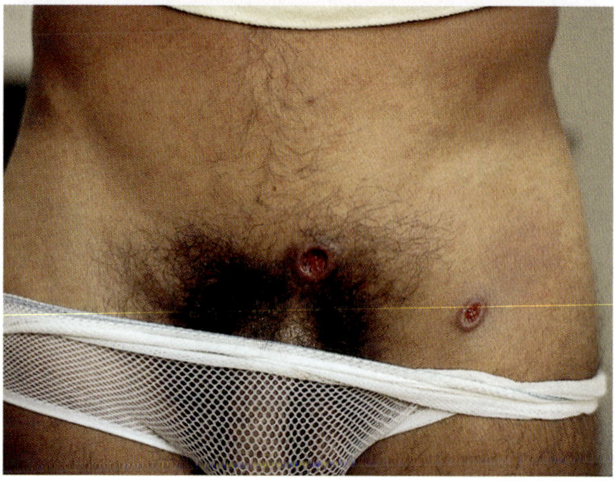

b

◘ **Abb. 18-1a, b.** Luetische Primäraffekte am Penis (**a**) und extragenital im unteren Abdominalbereich (**b**). (Aus Rothenberger 1999)

◘ **Tabelle 18-1.** Bakteriell verursachte Genitalerkrankungen

Erkrankung	Erreger	Therapie
Lues	Treponema pallidum	Depot-Penicillin für 2–3 Wochen
Gonorrhö	Neisseria gonorrhoeae	Cephalosporin, Fluorchinolone, Penicillin, Makrolide
Ulcus molle	Haemophilus ducreyi	Makrolide, Cephalosporine, Fluorchinolone
Granuloma inguinale	Calymmatobacterium granulomatis	Doxycyclin, Erythromycin, Gentamicin, Fluorchinolone (ca. 3 Wochen)
Lymphogranuloma inguinale	Chlamydia trachomatis L1–L3	Tetracycline, Makrolide
Balanitis	Gruppe-B-Streptokokken, G. vaginalis, S. aureus	Cephalosporine, Makrolide, Aminopenicilline, lokal Thiamphenicol-Creme
Erythrasma	Corynebacterium minutissimum	Lokal Clotrimazol
Nebenhodentuberkulose	Mycobacterium tuberculosis	Antituberkulotika

Organen, u. a. auch in den Hoden und/oder ggf. zur Neurosyphilis (z. B. Tabes dorsalis).

Die mikrobiologische Diagnostik beruht im Primärstadium in der Regel auf dem Direktnachweis des Erregers aus dem Primäraffekt mittels Phasenkontrast- oder Dunkelfeldmikroskopie. Danach wird die Diagnose in der Regel über serologische Verfahren, wie den TPHA-Test (Treponemen Hämagglutinationstest), den FTA-IgG/IgM-Test (Fluoreszenzabsorptionsverfahren) und entsprechenden Treponemen-Immunoblots-IgG und -IgM gestellt.

Als Therapeutikum der ersten Wahl gilt nach wie vor eine hochdosierte, über ca. 3 Wochen durchgeführten Penicillintherapie, z. B. mit einem Depot-Penicillin. Als Alternative können bei gleicher Behandlungsdauer auch Cephalosporine, ggf. auch neuere Makrolide wie Clarithromycin, Roxithromycin oder Azithromycin gegeben werden.

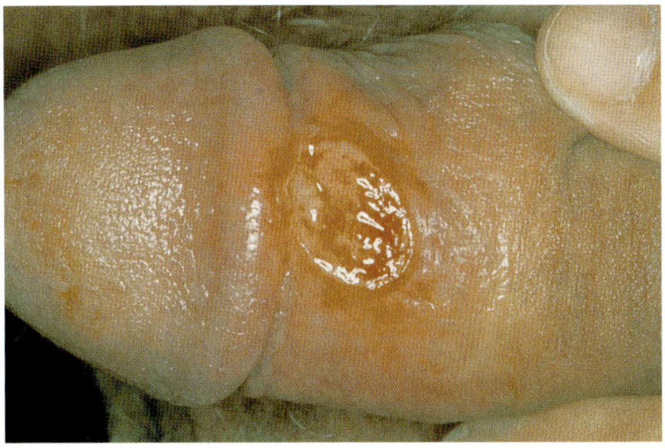

Abb. 18-3. Scharf begrenzte Ulzeration bei Ulcus molle. (Aus Rothenberger 1999)

Gonorrhö

Die Gonorrhö manifestiert sich primär als Entzündung der Urethralschleimhaut mit eitrigem Fluor, während die Entzündung der Glans penis eher sekundärer Natur ist (Abb. 18-2). Bei Frauen manifestiert sich die Gonorrhö als Urethritis, Vulvovaginitis, Zervizitis und auch Bartholinitis. Einzelheiten über die Gonorrhö sind in den folgenden Kap. 18.2 und 18.3 beschrieben.

Ulcus molle

Das Ulcus molle (Schankroid, weicher Schanker) ist eine sexuell übertragene Infektionskrankheit (STD), die vorwiegend in den tropischen Regionen endemisch ist, durch den modernen Reiseverkehr jedoch auch in unseren Breiten gesehen werden kann. Ätiologisches Agens ist Haemophilus ducreyi.

Die klinische Symptomatik beginnt meist wenige Tage nach der Exposition mit einzelnen oder multiplen, nekrotisierenden bis schmerzhaften, weichen, scharf begrenzten Ulzerationen im Genitalbereich (Abb. 18-3). Wenige Tage später folgen schmerzhafte entzündete und geschwollene inguinale Lymphknoten, die in Einzelfällen auch ulzerieren können.

Für die mikrobiologische Diagnostik wird mit der Platinöse oder einem Stieltupfer Material vom Ulkusrand gewonnen und auf einem Objektträger durch Abrollen aufgebracht. Von einem zweiten Abstrich wird ein modifiziertes Stewart-Transportmedium beimpft und möglichst rasch in das Labor transportiert. Es empfiehlt sich vorherige telefonische Anmeldung, da zur Anzüchtung von Haemophilus ducreyi Spezialnährböden erforderlich sind, die das Labor erst herstellen muss. Im Grampräparat zeigen sich schwach gefärbte, pleomorphe, gramnegative, schlanke Stäbchen, mitunter in fischzugartiger Anordnung (Abb. 18-4), sowie reichlich Leukozyten. Die Anzüchtung erfolgt auf 7- bis 8%igem Schafkochblut-Agar mit entsprechenden Zusätzen von Antibiotika und fetalem Rinder- oder Kaninchenserum. Serologische Nachweisverfahren existieren nicht. Molekularbiologische Direktnachweisverfahren (PCR) sind nur in Speziallaboratorien erhältlich.

Als Therapie werden Makrolidantibiotika (Erythromycin, 2-mal 1 g/Tag für 7 Tage), Cotrimoxazol in üblicher Dosierung für die gleiche Zeit oder, sehr viel wirksamer, Ceftriaxon (als Einmaldosierung, 0,5 g/Tag i.m. oder Ciprofloxacin, 1 g oral), als moderne Alternativen eingesetzt. Bei Aids-Patienten sollte eine mindestens 7-bis 10-tägige Behandlung mit Ceftriaxon, Ciprofloxacin oder die Kombination Amoxycillin/Clavulansäure gewählt werden.

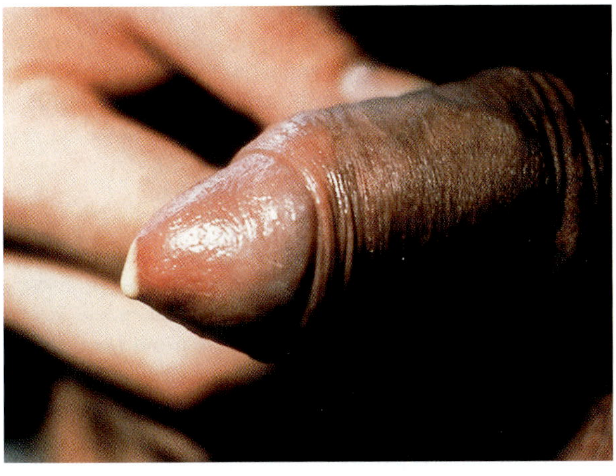

Abb. 18-2. Eitriger Fluor genitalis bei frischer Gonorrhö

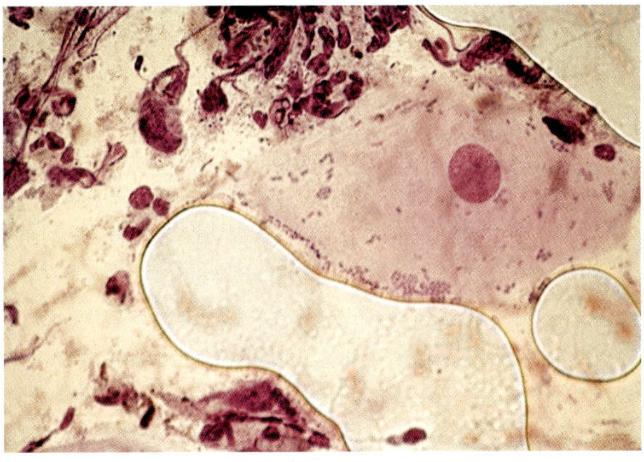

Abb. 18-4. Gramfärbung des Abstrichmaterials von einem Ulcus molle

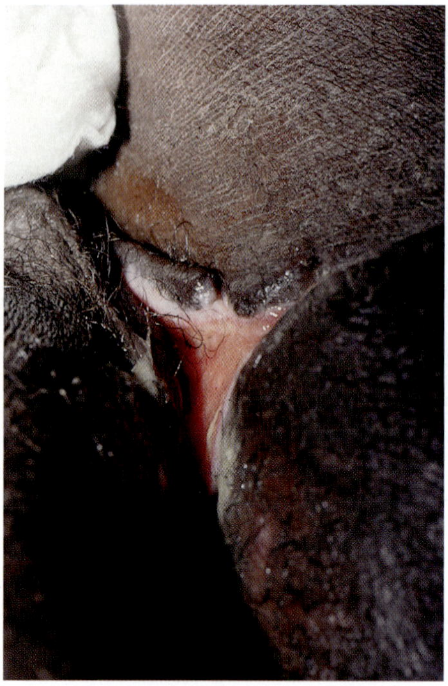

Abb. 18-5. Ulzerierte inguinale Lymphknoten bei Lymphogranuloma inguinale

Granuloma inguinale

Das Granuloma inguinale (Donovanose, Granuloma venereum) wird durch einen vorwiegend in den Tropen beheimateten Erreger (Calymmatobacterium granulomatis) verursacht. Der Erreger kommt in Südafrika, Indien, Brasilien und Neuguinea vor. Nach einer Inkubationszeit von wenigen Tagen bis zu 3 Monaten nach Kontakt mit einem infizierten Partner entstehen die ersten harten, indolenten, granulomatösen Initialläsionen, meist am Penis oder an den kleinen Labien, in Form von Bläschenulzerationen, die bei Berührung leicht bluten. Der ulzerierende Prozess breitet sich an den Geschwürsrändern weiter aus und kann zu Auto- oder Abklatschinokulationen im gesamten Genitalbereich führen. Die regionalen Lymphknoten sind meist nicht befallen. In schweren Fällen kommt es zu weitreichenden Zerstörungen am Genitale, zur Narbenbildung sowie zu sekundär abszedierenden Verlaufsformen.

Die Diagnostik erfolgt vornehmlich durch die Mikroskopie, da der Erreger bisher nicht kultivierbar ist. Abstriche werden nach Giemsa oder Wright gefärbt und bei 1000facher Vergrößerung mikroskopiert. Die pleomorphen, bipolar angefärbten Stäbchen in Granulozyten und Riesenhistiozyten sind als diagnostisches Kriterium anzusehen. Diese intrazellulären Bakterienhaufen werden als »Donovan-Körperchen« bezeichnet. Der Nachweis von Antikörpern kann auch durch Immunfluoreszenztests durchgeführt werden. Molekularbiologische Verfahren (PCR) sind in der Entwicklung.

Eine Antibiotikatherapie soll hochdosiert und lange erfolgen, z. B. mit Doxycyclin, 0,2 g/Tag für mindestens 3–4 Wochen, bei Schwangeren Erythromycin, 4-mal 0,5 g/Tag für die gleiche Zeit. Auch Gentamicin, Cotrimoxazol oder ein Fluorchinolon wie Ciprofloxacin, 2-mal 0,5 g/Tag für 2 Wochen, sind wirksam.

Lymphogranuloma inguinale

Das Lymphogranuloma inguinale (Lymphogranuloma venereum) wird durch Chlamydia trachomatis, Serotypen L1–L3, verursacht und ist v. a. in den tropischen und subtropischen Regionen der Erde endemisch. Bei uns wird diese Erkrankung nur sehr selten als importierte STD-Infektion gesehen.

Nach einer meist nur wenige Tage dauernden Inkubationszeit entsteht an der Eintrittspforte ein herpesähnliches Bläschen, das als Primärläsion oft übersehen wird. Daraus entwickelt sich meist eine kleine, nicht indurierte, meist schmerzlose Ulzeration, die innerhalb weniger Tage abheilt. Etwa 2–3 Wochen später treten mehr oder weniger schmerzhafte Vergrößerungen der inguinalen Lymphknoten auf, und es kommt zur Dissemination und chronischen Infektion der übrigen Beckenlymphknoten und des subkutanen Gewebes, die einschmelzen und die zur Fistelbildung sowie zu Sekundärinfektionen führen (Abb. 18-5). Unbehandelt kommt es durch diese Fistelbildungen und Infiltrationen zu Abszedierungen im inguinalen und pararektalen Bereich und durch Verschluss der Lymphgefäße zu Elephantiasis im Genitalbereich.

Die Diagnose erfolgt durch Erregernachweis in der Zellkultur oder im Fluoreszenzverfahren. So wird Probenmaterial mittels Platinöse, dünnen Stieltupfern oder durch Aspiration aus den Fistelgängen und dem subkutanen Gewebe, den Lymphknoten, dem Zervikalkanal oder der Urethra gewonnen und auf Objektträger bzw. in die Zellkultur eingebracht. Das Material für die Zellkultur muss in entsprechenden Transportmedien gekühlt und unmittelbar in das Labor transportiert werden. Auch Schleimhautbiopsien aus dem Rektum sind als Untersuchungsmaterial verwendbar.

Therapie der Wahl ist eine 3-wöchige Behandlung mit Doxycyclin. Alternativ können aber auch Makrolidantibiotika, wie Erythromycin oder die neueren Substanzen wie Clarithromycin, Roxithromycin oder Azithromycin eingesetzt werden. Über die Wirksamkeit der neuesten Fluorchinolone, wie Moxifloxacin oder Gatifloxacin, liegen noch keine Erfahrungen vor, eine gute Wirksamkeit dürfte bei diesen Präparaten jedoch anzunehmen sein.

Abszedierende und phlegmonöse Entzündungen

Bei den bakteriell bedingten Entzündungen der Haut und Schleimhäute wären neben den STD-Erregern noch abszedierende und phlegmonöse Entzündungen zu erwähnen, verursacht durch Staphylokokken oder durch hämolysierende Streptokokken der Gruppe A (z. B. *Erysipel*). Auch an die *Fournier-Gangrän* (Abb. 18-6), ein fulminantes, hochfieberhaftes Krankheitsbild, deren Ursache bisher nicht eindeutig klar ist – außer dass es wahrscheinlich eine bakterielle Ursache hat – ist differenzialdiagnostisch zu denken.

Erythrasma

Eine weitere Erkrankung, die häufiger im Inguinalbereich vorkommt, ist das durch Corynebacterium minutissimum verursachte Erythrasma (Abb. 18-7), ein juckendes, scharf begrenztes Erythem, das v. a. bei Patienten mit mangelnder Hygiene, Diabetes und Adipositas gesehen wird.

Balanitis

Die Balanitis ist eine Entzündung der Glans penis und des Sulcus coronarius, die entweder durch Bakterien oder durch

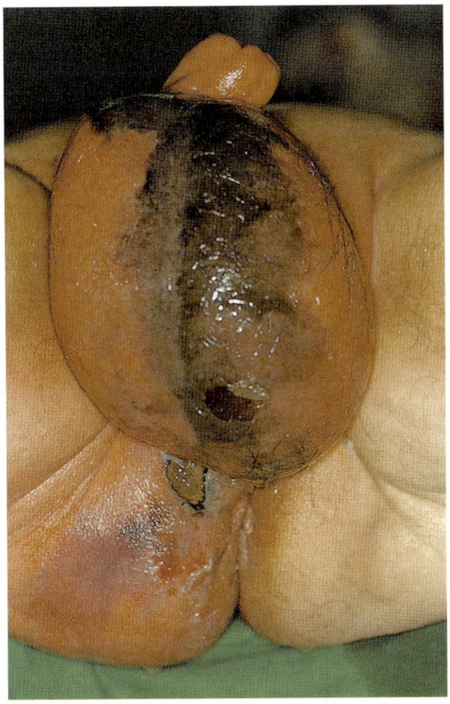

Abb. 18-6. Fournier-Gangrän. (Aus Rothenberger 1999)

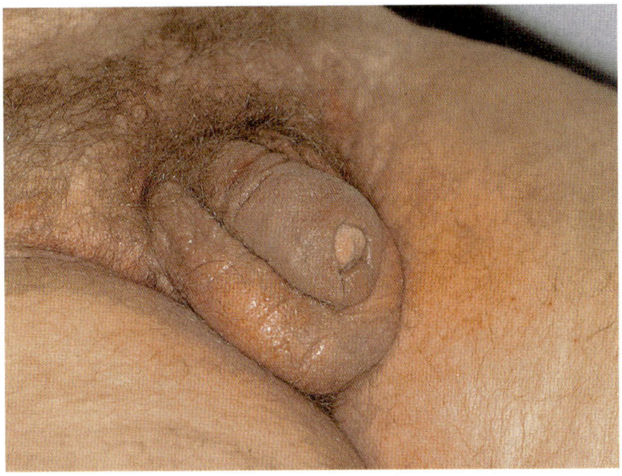

Abb. 18-7. Erythrasma. (Aus Rothenberger 1999)

Sprosspilze verursacht wird (Abb. 18-8). Zu den sexuell übertragbaren Erregern, die eine Balanitis verursachen, gehören am häufigsten die Gruppe-B-Streptokokken (GBS). Das klinische Bild ähnelt dem der Balanitis candidamycetica, d. h. es finden sich weißliche Beläge auf der Glans, die Haut schilfert ab, es wird über Brennen und starken Juckreiz berichtet. Sehr selten wird eine Balanitis durch Gruppe-A-Streptokokken (GAS) verursacht.

Zweithäufigster Erreger der bakteriellen Balanitis ist Gardnerella vaginalis, was wenig bekannt ist. Die Beschwerden sind durch eine blande diffuse Rötung mit erheblichem Juckreiz gekennzeichnet. Der dritte Erreger, der selten einmal zu einer Balanitis führen kann, ist Staphylococcus aureus. Die Klinik ähnelt der GBS-Infektion.

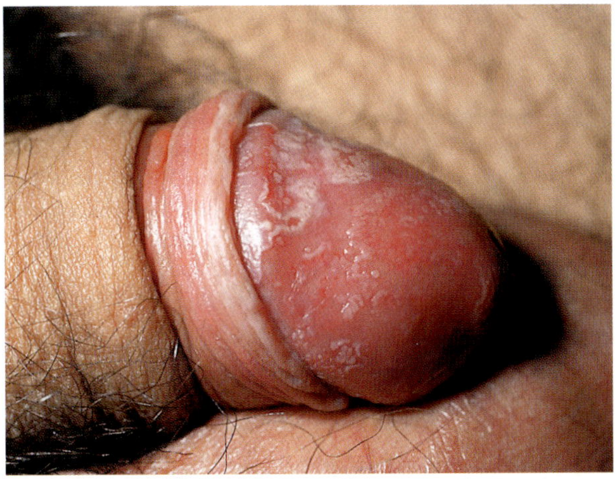

Abb. 18-8. Balanitis. (Foto: C. Meisel)

Die Diagnose erfolgt durch Abstriche von der Glans und aus dem Sulcus coronarius und Nachweis der entsprechenden Erreger. Andere isolierte Keime wie z. B. Enterokokken, Enterobacteriazeen oder Pseudomonaden stehen in der Regel mit einer Balanitis in keinem ätiologischen Zusammenhang.

Therapeutisch empfiehlt sich eine orale Therapie je nach Resistenzlage, z. B. mit einem Cephalosporin, Aminopenicillin, Makrolidantibiotikum oder Chinolonen und die lokale Gabe einer antibakteriellen Salbe oder Creme, z. B. Thiamphenicol-Creme, Gentamicin-Creme etc.

18.1.2 Mykosen im Genitalbereich

Balanitis

Schädigungen der Haut und Schleimhäute durch Pilze kommen im Rahmen der üblichen Hauterkrankungen vor. Die bereits bei den Bakterien angesprochene Balanitis durch Candidaarten (B. candidamycetica) ist wahrscheinlich die häufigste Infektion mit Pilzen, die durch Sexualverkehr übertragen wird, obwohl die Infektiosität weit geringer ist als die der bakteriellen und viralen STD-Erreger. Strenggenommen handelt es sich bei Candida nicht um einen STD-Erreger.

Die Diagnose wird gestellt durch Anzüchtung der Sprosspilze auf Candidaselektivmedien. Eine Resistenzbestimmung ist in der Regel nicht notwendig.

Vaginalkandidose

Bei Frauen ist als Pendant zur Balanitis die Vaginalkandidose anzusehen – eine Erkrankung, die wohl zu den häufigsten genitalen Infektionen des weiblichen Genitale gehört. Die Therapie erfolgt in beiden Fällen in der Regel lokal. Nur bei Rezidiven wird eine orale Therapie mit Nystatin, Amphotericin B oder Azolen empfohlen. Die einfache Vaginalkandidose bedarf grundsätzlich keiner Partnerbehandlung, bei Rezidiven ist allerdings auch der Partner in Diagnostik und Therapie einzubeziehen.

18.1.3 Virale Genitalinfektionen

Herpes genitalis

Der Herpes genitalis scheint die häufigste virale STD-Infektion zu sein, die in den Industriestaaten vorkommt. Die Übertragung erfolgt meist durch asymptomatische Ausscheider. Der Herpes genitalis wird durch Herpes-simplex-Virus Typ II, seltener durch Herpes-simplex-Virus Typ I, verursacht. HSV II-Infektionen weisen eine hohe Rezidivrate auf.

Die Erscheinungsformen des genitalen Herpes sind durch das Auftreten der typischen Bläschen gekennzeichnet (◘ Abb. 18-9), die sowohl an der Glans, am Sulcus coronarius, aber auch im gesamten äußeren Genitalbereich, bei der Frau an den Labien, der Scheidenwand und am Muttermund auftreten können. Die Bläschen haben einen klaren Inhalt, der das Virus enthält und daher hoch kontagiös ist. Die Läsionen sind schmerzhaft und gehen in Erosionen über. Die regionalen Lymphknoten können geschwollen sein. Durch Konfluenz der Effloreszenzen können nässende Areale entstehen. Im Rahmen einer HSV II-Primärinfektion können benigne verlaufende Meningoenzephalitiden auftreten. Besondere Vorsicht ist bei der HSV-Infektion in der Schwangerschaft geboten, da bei einer perinatalen Infektion des Neugeborenen ein generalisierter Herpes als tödliche Infektion auftreten kann.

Der mikrobiologische Nachweis wird mittels fluoreszeinmarkierter monoklonaler Antikörper im direkten Immunfluoreszenztest oder – sehr viel besser und sicherer – über die Zellkultur oder mit einer NAT durchgeführt. Dabei sollte Material aus den frischen Bläschen gewonnen werden, evtl. noch Material aus dem Randsaum. Ältere, bereits verkrustete oder ulzerierte Herpesläsionen sind weniger zum Erregernachweis geeignet. Das Material sollte gekühlt möglichst rasch in das Labor transportiert werden. Molekularbiologische Nachweisverfahren mittels NAT sind in virologischen Laboratorien durchführbar, ebenso wie die Zellkultur (◘ Abb. 18-10). Ein Ergebnis dürfte – je nach Verfahren – im positiven Fall in ca. 1–8 Tagen zur Verfügung stehen.

Sowohl bei Zellkultur wie auch NAT ist eine Typisierung in HSV I und II zu erhalten, was für die Therapie nicht unwichtig ist. Der serologische Nachweis der HSV-Infektionen ist nur als Immunoblotmethode (IgG, ggf. auch IgM) mit Differenzierungsmöglichkeit zwischen Typ I und II sinnvoll. Alle anderen serologischen Tests haben *keine* oder *nur eine sehr beschränkte* Aussagekraft.

Therapeutisch gelten heute als Mittel der Wahl Virostatika wie Aciclovir oder Valaciclovir. Valaciclovir hat dabei den Vorteil, dass es im Gegensatz zu Aciclovir nur 2-mal täglich eingenommen werden muss, während Aciclovir je nach Präparation zwischen 4- bis 6-mal pro Tag verabreicht werden muss.

Condylomata acuminata

Die Condylomata acuminata (Feigwarzen) werden verursacht durch humane Papillomaviren (v. a. HPV 6 und 11, ◘ Abb. 18-11). Bei den HPV-Viren sind zzt. ca. 70 Typen bekannt, wobei etwa die Hälfte zu den genitalen, sexuell übertragbaren HPV-Typen zählen. Bestimmte High-risk-Typen, so HPV 16 und HPV 18, können im Genitalbereich bei Mann und Frau zu schweren Dysplasien und Präkanzerosen führen. Der Zusammenhang mit Zervix- und Plattenepithelkarzinomen gilt als gesichert.

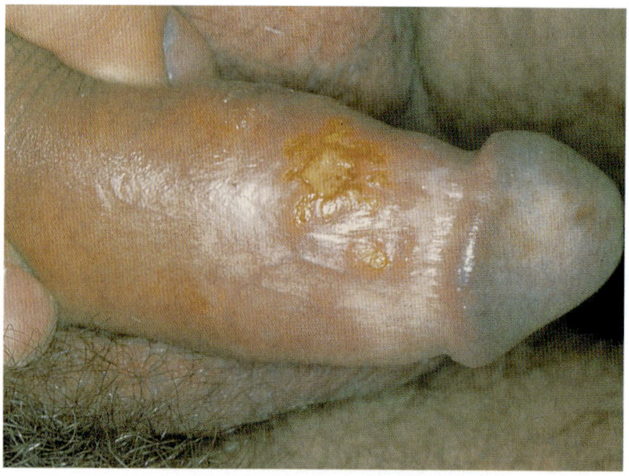

◘ **Abb. 18-9.** Herpes genitalis. (Aus Rothenberger 1999)

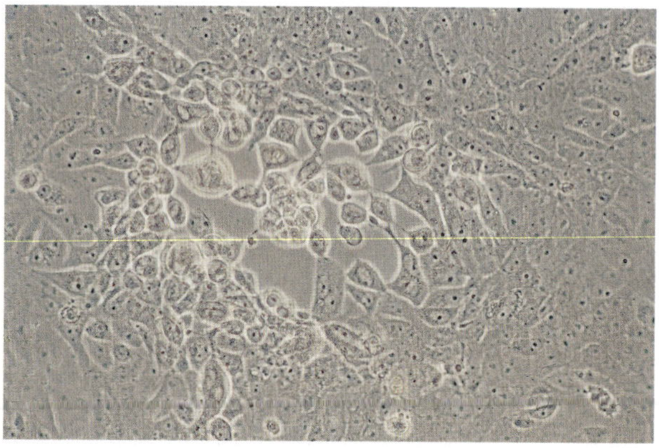

◘ **Abb. 18-10.** Zytopathogener Effekt durch Herpesviruswachstum in der Zellkultur. (Aus Blenk u. Hofstetter 1999)

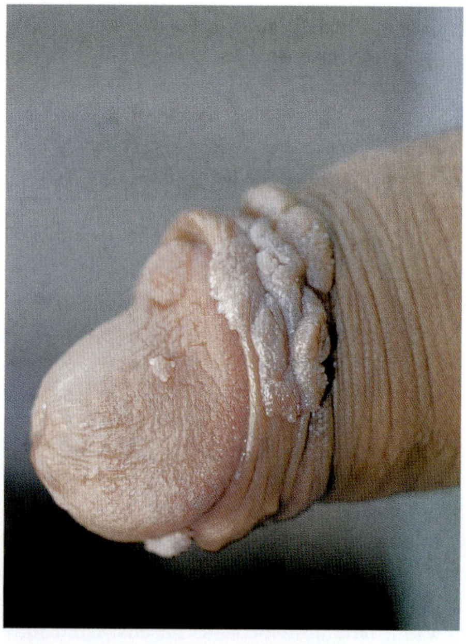

◘ **Abb. 18-11.** Condylomata acuminata. (Aus Rothenberger 1999)

Es gibt subklinische Verläufe und latente Infektionen. Dabei ist der Nachweis von HPV-infizierten Arealen im Hautbereich, z. B. durch die Touchierung mit 3- bis 5%iger Essigsäure möglich, durch die sich betroffene Areale weißlich färben. Die betroffenen Areale sind sowohl makroskopisch als auch kolposkopisch bei der Frau wie auch histologisch nachweisbar.

Klinische Manifestationen sind die Condylomata acuminata (Low-risk-Typen 6 und 11) und die Bowenoide Papulose (High-risk-Typ 16). Condylomata acuminata entwickeln sich v. a. im weiblichen und männlichen äußeren Genitale als multiple, blumenkohlartige Warzen. *Die Spontanheilungsrate beträgt etwa 30%.*

Das klinische Bild der bowenoiden Papulose, die als Präkanzerose anzusehen ist, wird durch multiple, flach aggregierte Papeln oder Plaques am äußeren Genitale gekennzeichnet. Auch hier ist die Spontanheilungsrate hoch.

Mit der Platinöse oder einem Tupfer oder scharfen Löffel wird Hautmaterial abgeschabt. Dabei ist mit dem Labor zu klären, welches Transportmedium verwendet und welche Methode zum Nachweis der HP-Viren eingesetzt wird. Kommerzielle Kits zur Diagnostik mittels Gensonden oder durch In-situ-Hybridisierung am zytologischen Präparat sind erhältlich. Das Virus ist bisher in Zellkulturen nicht anzüchtbar,weshalb NATs sicher die Verfahren der Zukunft sein werden.

Therapeutisch ist die Zerstörung der Condylomata oder Papeln bzw. Plaques mittels Laser die Methode der Wahl. Eine lokale Behandlung mit einem Virostatikum (Podophyllin) ist in vielen Fällen erfolgreich. Eine chirurgische Abtragung zeigt dagegen eine hohe Rezidivquote. Sehr erfolgreich ist eine Kombination aus Laserbehandlung mit Interferon.

Molluscum contagiosum

Als Molluscum contagiosum (Dellwarzen, ◘ Abb. 18-12), ist eine besonders bei kleinen Kindern und Jugendlichen beobachtete Hautinfektion mit dem Molluscum-contagiosum-Virus. Die verschieden großen, im Mittel 5 mm messenden Papeln mit zentraler Einsenkung führen zu gutartigen Hauttumoren, auch am Genitale. Das Virus wird eher durch Schmierinfektion und Kontakt denn sexuell übertragen. Tritt die Infektion bei Erwachsenen auf, ist sie meist als eine generalisierte Immundefizienz zu werten. So kann sie insbesondere auch bei HIV-Infizierten exanthemartig auftreten. Spontanheilungen innerhalb eines Jahres sind die Regel. Ansonsten kann eine Behandlung mit Mercurochrom durchgeführt werden.

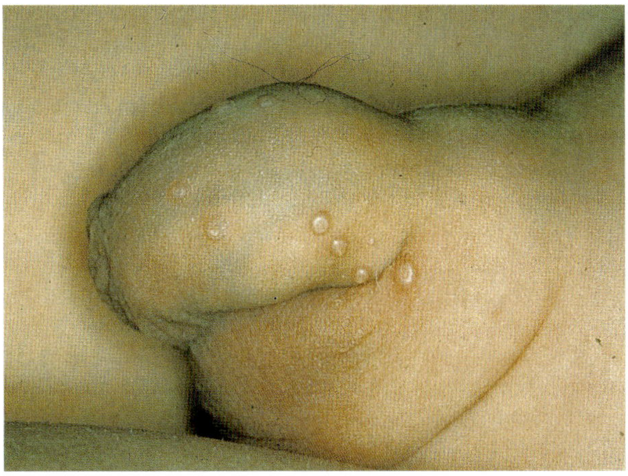

◘ **Abb. 18-12.** Mollusca contagiosa (Dellwarzen). (Aus Rothenberger 1999)

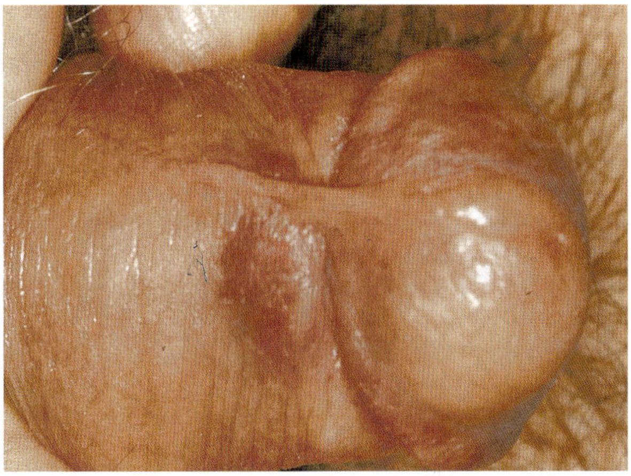

◘ **Abb. 18-13.** Karposi-Sarkom verursacht durch HHV 8. (Aus Rothenberger 1999)

Kaposi-Sarkom

Eine weitere Viruserkrankung, die auch u. a. im Genitalbereich vorkommt, ist das bei HIV-Infizierten auftretende Kaposi-Sarkom (◘ Abb 18-13), das durch das humane Herpesvirus 8 (HHV 8) verursacht wird.

◘ **Tabelle 18-2.** Epizootien

Erkrankung	Spezies	Makroskopische Veränderung	Behandlung
Pedikulose	Pediculus pubis (Filzlaus)	Maculae coerulae, Nachweis von Nissen und Läusen	Jacutin®, Hexachlorcyclohexan
Zimikose	Cimex lectularius (Bettwanze)	Quaddeln mit hämorrhagischem Punkt im Zentrum	Lokale Antihistaminika, Raumsanierung mit Insektiziden
Pullikose	Pulex irritans (Menschenfloh)	Quaddeln mit hämorrhagischem Punkt im Zentrum	Lokale Antihistaminika, Repellents (Autan®), Jacutin®
Skabies	Acarus siro hominis (Krätzmilbe)	Milbengänge mit zum Teil Ekzematisation, Impetiginisation	Jacutin®

18.1.4 Parasitäre Genitalinfektionen

Neben Bakterien, Viren und Pilzen gilt als sexuell übertragbare Infektion auch der Befall mit Filzläusen. Darüber hinaus können Wanzen, Flöhe und Milben im Genitalbereich zu Entzündungen und Hautläsionen führen. Die entsprechenden Parasitosen sind in der ◘ Tabelle 18-2 zusammengefasst.

18.1.5 Differenzialdiagnose zu genitalen Infektionen

In der Differenzialdiagnose der Genitalinfektionen muss an verschiedenartige Hauterkrankungen gedacht werden, die sowohl durch physikalische Einwirkungen – z. B. Sonneneinstrahlung – oder auch in Folge ärztlicher Maßnahmen auftreten können. Darüber hinaus ist an Dermatosen zu denken wie den Lichen ruber oder auch an ein Peniskarzinom, an M. Bowen oder an eine Balanoposthitis circumscripta plasmacellularis. Die Differenzialdiagnose ist in der Übersicht aufgeführt.

Differenzialdiagnose zu Entzündungen im Genitalbereich

- Physikalische Einwirkungen
  - UV-Licht (Sonnenbrand)
  - ionisierende Strahlen (Ulkus)
  - mechanische Traumen
  - abnorme Sexualpraktiken
  - lokale Toxizität (z. B. Tränen)
  - Kontaktdermatitis (z. B. Latexallergie, Nickelallergie, Piercing)
- Dermatosen und andere Erkrankungen
  - Lichen ruber planus
  - Psoriasis
  - Akne conglobata (Acne tetrade)
  - Lichen sclerosus et atrophicus
  - Balanoposthitis circumstricta plasmacellularis
  - Erythroplasie Queyrat
  - M. Bowen
  - Peniskarzinom
  - malignes Melanom
  - Lymphknotenmetastasen
  - Trophödem (hereditär)
  - Ödem bei Herzinsuffizienz, Paraphimose

18.2 Urethritis

H. Blenk

Die Entzündung der Harnröhre des Mannes, aber auch der Frau, ist in der Regel eine sexuell übertragene Infektion (STD). Im klinischen Sprachgebrauch wird immer noch die »*gonorrhoische, spezifische Urethritis*« von den »*nicht gonorrhoischen Formen*« unterschieden, auch wenn diese Einteilung wissenschaftlich und sachlich wenig sinnvoll ist. Das Spektrum der STD-Erreger nämlich, die eine Urethritis verursachen können

◘ Tabelle 18-3. Urethritiserreger

Erreger		Häufigkeit
STD-Erreger		
Neisseria gonorrhoeae		+++
Chlamydia trachomatis	Serotypen D–K	++++
Ureaplasma urealyticum	Serotypen 1–14	++++
Mycoplasma genitalium		++ (?)
Mycoplasma hominis		+
Gardnerella vaginalis		+
Gruppe-B-Streptokokken		+
Trichomonas vaginalis		(+)
Andere Erreger		
Gruppe-A-Streptokokken		(+)
Herpes-simplex-Virus		((+))
Candida albicans		((+))
Enterokokken		(+)
Pseudomonas aeruginosa		(+)
Enterobacteriaceae		((+))
Haemophilus influenzae		((+))

(◘ Tabelle 18-3), umfasst Mikroorganismen verschiedenster Spezies, die darüber hinaus in etwa $^2/_3$ aller Urethritiden als Mischflora nebeneinander vorkommen. Dennoch behalten auch wir im Folgenden diese Einteilung bei, weil sie sich eingebürgert hat.

18.2.1 Definition

Bei einer Urethritis handelt es sich um eine Entzündung des Urethralepithels, vorwiegend induziert durch STD-Erreger, charakterisiert durch einen granulozytären Fluor urethralis mit geringer oder starker Ausprägung (s. Kap. 18.1: ◘ Abb. 18-2).

Nach akutem oder schleichendem Beginn kann die Entzündung – wenn keine entsprechende Behandlung erfolgt – in eine chronische, rezidivierende und aszendierende Infektion der Harnröhre übergehen. Einige Erreger – wie Chlamydien, Mykoplasmen, Gardnerellen und Gonokokken – können zu chronischen Verlaufsformen mit einer relativ geringen spontanen Ausheilungsrate führen. Die chronisch-rezidivierende Urethritis führt häufig zu einer Infektion anderer Organbereiche wie z. B. Prostata, Glandulae versiculosae und Epididymides beim Mann oder zur Trigoniumzystitis, Vaginitis, Zervizitis und/oder Salpingitis bei der Frau.

18.2.2 Pathogenese und Epidemiologie

Die Urethritis ist die häufigste Geschlechtskrankheit. Weltweit wird die Zahl der jährlichen Neuerkrankungen auf 300 Mio. geschätzt, davon entfallen mindestens ca. 50 Mio. auf Chlamydien als ursächlichen Leitkeim. Durch eine mangelhafte Diagnostik oder eine unzureichende Therapie gehen etwa 10–15% dieser Fälle in eine chronische, oft schwer therapierbare Verlaufsform über.

Noch bis zum Anfang des letzten Jahrhunderts galt die seit dem Altertum bekannte Urethritis gonorrhoica als die häufigste und am meisten gefürchtete urethrale Infektion bei Mann und Frau. Andere Erreger waren allerdings aufgrund fehlender diagnostischer Möglichkeiten nicht bekannt.

Heute kann man davon ausgehen, dass in den westlichen Industriestaaten die sog. »nichtgonorrhoische Urethritis (»non gonococcal urethritis«, NGU) verursacht durch Chlamydien und Mykoplasmen (v. a. Ureaplasmen) häufiger ist als die Urethritis gonorrhoica. Da Patienten mit einer Urethritis ein hohes Risiko für die Akquisition anderer sexuell übertragbarer Infektionen – v. a. HIV – haben, ist es wichtig, alle STD-Erreger in das diagnostische Procedere einzubeziehen.

18.2.3 Klinische Symptomatik

Die Inkubationszeit nach dem Verkehr mit einem infektiösen Partner kann, abhängig von dem oder den beteiligten Erreger/n, erheblich schwanken. Es kommen kurze Inkubationszeiten von 2–5 Tagen, aber auch längere bis zu 4 Wochen vor. Die Infektiosität liegt bei Gonokokken, Chlamydien und Ureaplasmen relativ hoch (ca. 70%), bei anderen Erregern wie Mykoplasmen, Gruppe-B-Streptokokken, Gardnerellen ist sie geringer (ca. 40–50%).

Die häufigsten klinischen Symptome der akuten und/oder chronischen Urethritis sind Fluor urethralis, Brennen, Kribbeln oder Ziehen in der Urethra, Schmerzen beim Wasserlassen, Brennen am Orificium urethrae externum sowie Ziehen oder stechende Schmerzen in der Peniswurzel. Die klinische Symptomatik kann v. a. bei den nichtgonorrhoischen und den chronischen Verlaufsformen sehr dezent ausgeprägt sein oder fehlen.

Zwingend erforderlich für die Diagnose »Urethritis« ist daher der orientierende Harnröhrenabstrich, um einen granulozytären – oder bei chronischen Verlaufsformen auch lymphozytären – Fluor nachzuweisen. (◘ Abb. 18-14a, b). Es kann davon ausgegangen werden, dass der gesunde junge Mann *keine* oder *nur sehr geringe Leukozytenzahlen* im Harnröhrensekret aufweist. Mehr als im Mittel *3 Leukozyten* im Phasenkontrast-/Nativpräparat pro Gesichtsfeld (400fache Vergrößerung) nach Durchmusterung von 10 Gesichtsfeldern kann als Hinweis für eine Entzündung im Bereich der Urethra gewertet werden.

Urethritis gonorrhoica

Die häufigste klinische Manifestation einer Infektion mit Neisseria gonorrhoeae ist bei Mann und Frau die Urethritis, bei der Frau daneben meist noch die Zervizitis. Die Inkubationszeit bei einer solitären Gonokokkeninfektion ist in der Regel kurz (2–5 Tage), es kommen selten auch längere Inkubationszeiten bis zu 4 Wochen vor. Danach beginnt die Urethritis gonorrhoica mit brennenden Schmerzen in der Harnröhre, besonders bemerkt bei der Miktion, evtl. auch mit Dysurie. Die Glans ist in der Regel stark gerötet, v. a. morgens zeigt sich ein rahmiggelblicher Eiter am Orificium urethrae externum (s. Kap. 18.1: ◘ Abb. 18-2).

Unbehandelt sind aszendierende, chronisch rezidivierende Urethroadnexitiden, Urethrastrikturen und Epididymitiden häufige Komplikationen. Bei der Frau können Endometritis, Salpingitis und Bartholinitis die Folge sein. Auch disseminierte Verlaufsformen mit septischer oder aseptischer Arthritis (Gonarthritis) und/oder Absiedlung in andere Organe wurden – v. a. in der präantibiotischen Ära – häufig beschrieben.

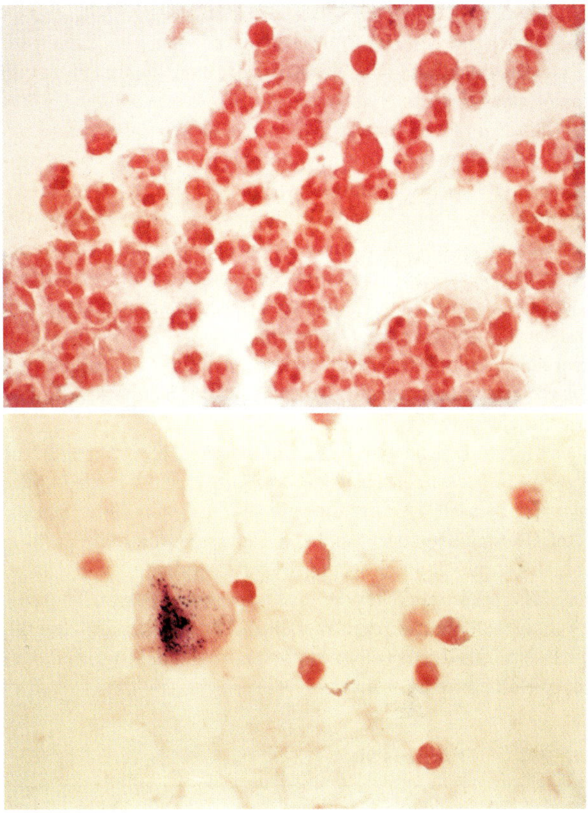

◘ **Abb. 18-14a, b.** Mikroskopisches Bild einer akuten (**a**) und einer chronischen (**b**) nicht-gonorrhoischen Urethritis

Heute sind sie in den westlichen Industrieländern eher eine Rarität.

Urethritis non-gonorrhoica

Die nichtgonorrhoische Urethritis wird vorwiegend verursacht durch Chlamydien und/oder Ureaplasmen und hat meist eine längere Inkubationszeit (in der Regel 1–2 Wochen), was v. a. durch den wesentlich langsameren Replikationszyklus dieser Erreger bedingt ist.

Die klinische Symptomatik ist oft weniger stark ausgeprägt, der Fluor eher weißlich opak. Gerade bei der nichtgonorrhoischen Urethritis, deren Verursacher zu chronischen Entzündungen neigen, kann die klinische Symptomatik sehr dezent sein oder fehlen. Dieser Umstand führt dazu, dass Urethritiden durch diese Erreger oft als harmlos eingeschätzt, als sog. »Wind-Tripper« bezeichnet und keiner konsequenten Therapie mit Antibiotika unterzogen werden. Die Folge sind aszendierende Infektionen mit Prostatoadnexitis und Epididymitis. Darüber hinaus werden als Begleit- bzw. Folgeerkrankungen sowohl bei Chlamydien als auch bei Mykoplasmen assoziierte Arthritiden oder ein Reiter-Syndrom (Urethritis, Arthritis und Konjunktivitis) gesehen. Insbesondere bei Chlamydien sind ein- oder doppelseitige Konjunktivitiden durch Schmierinfektionen aus dem Genitalbereich keine Seltenheit.

Mehr oder weniger häufig kommen darüber hinaus solitäre Urethritiden durch *Gruppe-B-Streptokokken*, *Mykoplasma hominis bzw. fermentans* und *Gardnerella vaginalis* vor. Auch *Trichomonaden* können – wenn auch selten – beim Mann eine

Urethritis verursachen (ca. 0,1%). Sehr häufig sind diese Erreger jedoch mit den Haupt-STD-Erregern vergesellschaftet, sodass eine Zuordnung der Urethritis zu einem dieser Erreger oft nicht möglich ist.

Bei Frauen können insbesondere Gruppe-B-Streptokokken, Ureaplasmen und Gardnerellen neben einer Urethritis auch eine dezente Trigonumzystitis oder ein sog. »Reizblasensyndrom« mit Dysurie, Harndrang und urethritischen Beschwerden verursachen. Insbesondere bei jungen Frauen, aber auch Männern, sollte daher bei jeder unklaren Erythrozyturie oder Leukozyturie, die in der bakteriellen Standardkultur kein relevantes Ergebnis zeigt, differenzialdiagnostisch nach Gardnerellen, Gruppe-B-Streptokokken, Mykoplasmen und Ureaplasmen gefahndet werden. Weiterhin ist eine Tuberkulose auszuschließen.

Andere Erreger wie Pseudomonaden, Enterobacteriaceae (wie z. B. Proteus, Klebsiellen, Enterobacter oder Sprosspilze wie Candida albicans) können in sehr seltenen Fällen einmal eine Urethritis unterhalten. Bei diesen Patienten sollte darüber hinaus immer eine schwerere Grunderkrankung – z. B. Diabetes, HIV, Immundefekt oder eine immunsuppressive Therapie – ausgeschlossen werden. E. coli und Enterokokken verursachen eine Urethritis wohl nur nach iatrogenen Eingriffen oder nach Katheteranwendung.

18.2.4 Diagnostik

Die Diagnostik der Urethritiden ist aufwendig und erfordert fundierte mikrobiologische Kenntnisse und die Beherrschung entsprechender mikrobiologischer Techniken. Das wesentliche Procedere zum Nachweis der verschiedenen STD-Erreger ist in ◘ Tabelle 18-4 dargestellt.

Untersuchungsmaterialien sind:

- Sekret aus der Urethra, entnommen mit einer Platinöse oder einem dünnen Stieltupfer,
- die erste morgendliche Urinportion oder
- die erste Portion eines nach mindestens 2- bis 3-stündiger Miktionskarenz gewonnenen Urins.

Zum Nachweis der Erreger stehen verschiedenste Verfahren zur Verfügung, wobei stets ein Grampräparat zur Grunddiagnostik angefertigt werden sollte (◘ Abb. 18-15). Für den Nachweis von Gonokokken, Mykoplasmen/Ureaplasmen, Gruppe-B-Streptokokken und Gardnerellen stehen verschiedene Spezialnährböden zur Verfügung, um diese Keime sicher identifizieren zu können.

◘ Tabelle 18-4. Valide Nachweismethoden für Urethritiserreger

Keim	Nachweismethode
Neisseria gonorrhoeae	Kultur (NAT)
Chlamydia trachomatis	NAT, Zellkultur, DFT
Ureaplasma urealyticum	Kultur, NAT
Mycoplasma hominis	Kultur, NAT
Mycoplasma genitalium	Zellkultur mit NAT
Gardnerella vaginalis	Kultur
Gruppe-B-Streptokokken	Kultur
Trichomonas vaginalis	Phasenkontrast/Dunkelfeldpräparat
Andere Erreger	Kultur

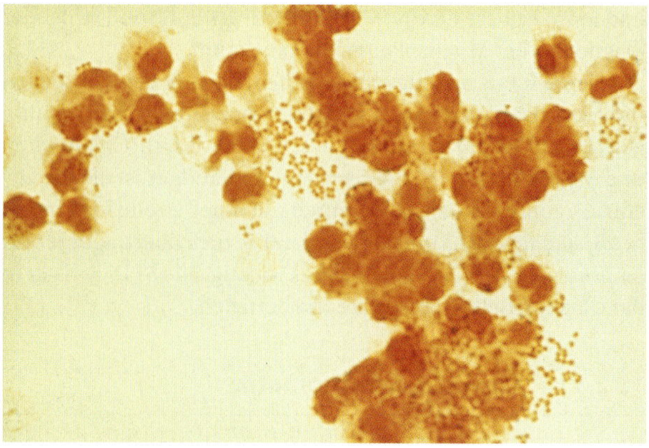

◘ Abb. 18-15. Grampräparat einer gonorrhoischen Urethriits. (Aus Rothenberger 1999)

Für Chlamydien hat sich der ehemalige »golden standard«, die Zellkultur, bewährt, aber als neuer »golden standard« hat sich inzwischen das Nachweisverfahren mittels NAT (Nucleinsäureamplifikationstechnik) durchgesetzt. Auch für Gonokokken und Mykoplasmen sind NAT erhältlich, sie werden jedoch wegen der verhältnismäßig hohen Kosten im Vergleich mit der Kultur in der Routine zzt. nicht eingesetzt.

Der Nachweis von Mycoplasma genitalium ist nur in STD-Speziallabors, am erfolgreichsten zzt. mittels Zellkultur/NAT oder NAT allein möglich. Trichomonas vaginalis lässt sich am besten aus der mit etwa 1000 U/min anzentrifugierten Ersturinportion im Nativphasenkontrast bei 400facher Vergrößerung nachweisen. Eine Trichomonadenkultur oder ein Nachweis mittels DNA-Sonden bzw. NAT ist ebenso unsinnig wie entbehrlich.

Bezüglich Einzelheiten zur Materialgewinnung und zum Probentransport und zur Aussagekraft der verschiedenen diagnostischen Methoden wird auf die Standardwerke Urogenitaler Infektionen (Hofstetter 1999) und die Qualitätsstandards in der mikrobiologisch-infektiologischen Diagnostik (MIQ 10 und 11, Genitalinfektionen) verwiesen.

18.2.5 Therapie

Wegen der sehr unterschiedlichen Erregerspezies, die eine Urethritis verursachen bzw. unterhalten können, ist eine einheitliche Therapie zwar wünschenswert, wegen der unterschiedlichen Antibiotikaempfindlichkeiten jedoch oft problematisch. Das einzige Antibiotikum, das in der Vergangenheit eine breite Empfindlichkeit gegen alle STD-Erreger aufwies und verhältnismäßig wenig Resistenzen zeigte, war Clindamycin. In der Dosierung 3-mal 300 mg/Tag für 10 Tage ist dieses Medikament gut wirksam. Diese Therapie ist aber nicht gerade preiswert.

Mit der Verfügbarkeit der neuen Makrolide, wie z. B. Clarithromycin und Azithromycin, hat sich die Situation jedoch ökonomisch und fachlich verbessert. Diese Medikamente weisen neben einer sehr guten Gewebegängigkeit auch eine gute Emfindlichkeit gegenüber den meisten STD-Erregern (außer Trichomonaden) auf einschließlich der unterschiedlichen Mykoplasmenarten.

Zur Zeit halten wir bei einer gonorrhoischen oder nichtgonorrhoischen Urethritis, bei der keine Diagnostik gemacht werden kann, eine ca. 7-tägige Standardtherapie mit Clarithromycin oder eine 3-tägige Therapie mit Azithromycin dann für ausreichend, wenn eine Nachkontrolle verlässlich durchgeführt werden kann, um den Therapieerfolg zu kontrollieren.

Liegt dagegen eine differenzierte mikrobiologische Diagnostik vor, sollte gezielt auf wirksame Monosubstanzen zurückgegriffen werden. So sind gegen Neisseria gonorrhoeae die fluorierten Chinolone wie Cipro- und Ofloxacin als Einmaldosis (z. B. Ciprofloxacin 1 g/Tag) hervorragend wirksam, auch wenn bereits vereinzelt Resistenzen vorkommen. Nach wie vor sind bei Gonorrhö aber auch bewährte Antibiotika wie Penicilline, Aminopenicilline (cave: nur β-laktamasenegative Stämme), Cephalosporine und Aminoglycoside, wie Spectinomycin (1-mal 2 g i.m.) therapeutisch erfolgreich.

Bei nichtgonorrhoischer Urethritis kann man mit gutem Gewissen auf Tetracycline, Doxycyclin und Erythromycin als Standardmedikation zurückgreifen.

Nicht vergessen werden sollte die Nachkontrolle des Patienten 8 Tage nach Absetzen der Medikamente. Dabei reicht es nicht, nach der verbliebenen klinischen Symptomatik zu fragen – sie kann fehlen. Es sollte in jedem Fall geprüft werden, ob im Harnröhrenabstrich oder der 1. Urinportion keine oder nur noch minimale Leukozytenzahlen vorhanden sind. Darüber hinaus ist in jedem Fall einer STD-Infektion die Frage der Partnerdiagnostik und -therapie zu berücksichtigen.

Eine Auswahl wichtiger Therapievorschläge ist in ◘ Tabelle 18-5 zusammengestellt.

Hoffnungen auf eine hochwirksame Einheitstherapie wecken die neuen Fluorchinolone, wie z. B. Moxifloxacin oder Gatifloxacin, die nach ersten Untersuchungen eine erheblich bessere Wirksamkeit gegen alle STD-Erreger aufweisen als die Standardchinolone Ofloxacin oder Ciprofloxacin. *Cipro-* und *Ofloxacin* waren gegen *Mykoplasmen, Gardnerellen und Chlamydien schon immer weitgehend unwirksam* oder nur in hohen Dosen erfolgreich.

◘ Tabelle 18-5. Vorschläge für die Urethritistherapie

Diagnostik	Arzneistoff
Ohne Diagnostik	Clindamycin, 3-mal 300 mg/Tag für 7 Tage; Clarithromycin, 2-mal 250–500 mg/Tag für 7 Tage
N. gonorrhoeae	Penicillin Aminopenicillin Cephalosporine Aminoglycoside (Spektinomycin)
Chlamydien	Tetracycline Makrolide Clindamycin
Mykoplasmen	Tetracycline Clarithromycin Clindamycin
GBS	Aminopenicilline Cephalosporine Fluorchinolone

Weiterführende Literatur zu Kap. 18.1 und 18.2

Alderete JF (1999) Trichomonas vaginalis: a model mucosal parasite: Rev Med Micobiol 10: 165–173

Black CM (1997) Current methods of laboratory diagnosis of Chlamydia trachomatis infections. Clin Micobiol Rev 10: 160–184

Blenk H, Hofstetter S (1999) Mikrobiologische Diagnostik. In: Hofstetter A (Hrsg) Urogenitale Infektionen. Springer, Berlin Heidelberg New York Tokio

Carroll KC, Aldeen WE, Morrison M, Anderson R, Lee D, Mottice S (1998) Evaluation of the Abbott LCx ligase chain reaction assay for detection of Chlamydia trachomatis and Neisseria gonorrhoeae in urine and genital swab specimens from a sexually transmitted disease clinic population. J Clin Microbiol 36: 1630–1633

Gaydos, CA, Howell MR, Pare B et al. (1998) Chlamydia trachomatis infections in female military recruits. N Engl J Med 339: 739–744

Gerbase AC, Rowley JT, Heyman DHL, Berkley SFB, Piot P (1998) Global prevalence and incidence estimated of selected curable STDs. Sex Transm Inf 74: S12–S16

Halle E, Bollmann R, Blenk H et al. (2000) Genitalinfektionen I und II (MIQ 10 u. 11). In: Mauch H, Lütticken R, Gatermann S (Hrsg) Qualitätsstandards in der mikrobiologisch-infektiologischen Diagnostik. Urban & Fischer, München Jena

Hobbs MM, Kazembe P, Reedet AW et al. (1999) Trichomonas vaginalis as a cause of urethritis in Malawian men. Sex Transm Dis 26: 381–387

Hofstetter A (1999) Sexuell übertragbare bakterielle Infektionen. In: Hofstetter A (Hrsg) Urogenitale Infektionen. Springer, Berlin Heidelberg New York Tokio

Hofstetter A (1999) Urogenitalinfektionen bei Erwachsenen. In: Hofstetter A (Hrsg) Urogenitale Infektionen. Springer, Berlin Heidelberg New York Tokio

Holmes KK, Mardh PA, Sparling PF et al. (1985) Immunodiagnosis of sexually transmitted disease. Yale J Biol Med 58: 443–452

Hook EW (1999) Trichomonas vaginalis- no longer a minor STD. Sex Transm Dis 26: 388–389

James NJ, Slack RCB (2000). Sexually transmitted infections in teenagers. Curr Opin Infect Dis 13: 47–51

Kirby D, Brenner ND, Brown NL et al. (1999) The impact of condom distribution in Seattle schools on sexual behaviour and condom use. Am J Public Health 89: 182–187

Knapp JS, Fox KK, Trees DL, Whittington WL (1997) Fluoroquinolone resistance in Neisseria gonorrhoeae. Emerg Infect Dis 3: 33–39

Paavonen J, Puolakkainen M, Paukku M, Sintonen H (1998) Cost-benefit analysis of first-void urine Chlamydia trachomatis screening program. Obstet Gynecol 92: 292–298

Petersen EE (1999) Urogenitalinfekionen bei Frauen. In: Hofstetter A (Hrsg) Urogenitale Infektionen. Springer, Berlin Heidelberg New York Tokio

Pozniak AL (2000) Sexually transmitted diseases. Curr Opin Infect Dis 13: 27–28

Rosenthal SL, Cohen SS, Stanberry LR (1998) Tropical microbicides: current status and research considerations for adolescent girls. Sex Transm Dis 25: 368–377

Ross JDC (1998) Fluoroqinolone resistance in gonorrhoea: how, where and so what? Int J STD AIDS 9: 318–322

Rothenberger K-H (1999) Infektionen des äußeren Genitale. In: Hofstetter A (Hrsg) Urogenitale Infektionen. Springer, Berlin Heidelberg New York Tokio

Schneede P (1999) Sexuell übertragbare virale Infektionen. In: Hofstetter A (Hrsg) Urogenitale Infektionen. Springer, Berlin Heidelberg New York Tokio
Schwebke JR, Sadler R, Sutton JM, Hook III EW (1997) Positive screening tests for gonorrhoea and chlamydial infection fail to lead consistently to treatment of patients attending a sexually transmitted disease clinic. Sex Transm Dis 24: 181–184
Sherrad J (1999) National guidelines for the management of Trichomonas vaginalis. Sex Transm Inf 75: S21–S23
Stamm WE (1990) Sexually transmitted diseases, 2nd edn. McGraw-Hill, New York
Stary A, Schuh E, Kerschbaumer M, Gotz B, Lee H (1998) Performance of transcription-mediated amplification and ligase chain reaction assays for detection of chlamydial infection in urogenital samples obtainted by invasive and noninvasive methods. J Clin Microbiol 36: 2666–2670
Suchland KL, Counts JM, Stamm WE (1997) Laboratory methods of detection of Chlamydia trachomatis: survey of laboratories in Washington State. J Clin Microbiol 35: 3210–3214
Vahlensieck W jr, Schmitz HJ (1999) Parasitäre Urogenitalinfektionen. In: Hofstetter A (Hrsg) Urogenitale Infektionen. Springer, Berlin Heidelberg New York Tokio

18.3 Vulvovaginitis

E. E. Petersen

18.3.1 Definitionen

- Vulvitis: Entzündung der Vulva.
- Kolpitis (griech.)/Vaginitis (lat.): Entzündung der Scheide.

18.3.2 Übersicht und Einleitung

In der Mehrzahl sind diese Infektionen harmlos und bedeuten eher eine Lästigkeit. Sie können aber die Lebensqualität sehr beeinträchtigen. Nur wenige Erreger aszendieren und führen zu schweren lebensbedrohenden oder bleibenden Infektionen. Das liegt an den besonderen anatomischen Verhältnissen des Genitales.

Die Vulva ist der äußere Genitalbereich, welcher die kleinen und großen Schamlippen (Labia minora und Labia majora) und den Introitus (Hymenalsaum) umfasst. Der Übergang zum Analbereich über den Damm und zur perigenitalen Haut mit Mons pubis und Leisten ist, was Infektionen angeht, fließend. Das gilt auch für die Vagina, die mit der Vulva, auch was Infektionen betrifft, eine gewisse Einheit bildet, d. h. die Mehrzahl der Erreger, die in der Lage sind, in der äußeren Haut und ihren Anhangsgebilden Entzündungen auszulösen, werden nicht selten auch im vaginalen Bereich angetroffen.

Auch die Vagina ist mit einem relativ widerstandsfähigen mehrschichtigen Epithel ausgestattet, sodass nur wenige Erreger hier Infektionen und Entzündungsreaktionen auslösen können. Neben der Hefepilzinfektion ist es besonders die Trichomoniasis, die die Vagina entzündlich verändert, seltener der Herpes genitalis. Als Keimreservoir für aszendierende Infektionen spielt die gestörte Vaginalflora (Aminvaginose/»bacterial vaginosis«) eine wichtige Rolle.

18.3.3 Pathogenese

Im Wesentlichen führen größere Erregermengen bzw. spezielle Erreger zusammen mit einem beschädigten Epithel zur Entzündungsreaktion. Lokale und/oder allgemeine Immunschwäche können das Geschehen verstärken. Auch Stoffwechselstörungen (z. B. Diabetes mellitus) fördern die Vermehrung von Erregern (Hefen).

18.3.4 Erreger

Die wichtigsten Erreger der Vulvitis sind:
- Candida albicans und seltener andere Hefen wie
  - C. (pseudo)tropicalis,
  - C. Krusei,
  - C. parapsilosis;
- Staphylococcus aureus;;
- A-Streptokokken besonders bei Kindern;
- Herpes-simplex-Virus Typ 2 und 1;
- Papillomviren.
- Seltener:
  - Treponema pallidum,
  - Haemophilus ducrey,
  - Phthirus pubis (Filzläuse),
  - Oxyuren (Madenwürmer),
  - Scabies,
  - Schistosoma haematobium (Bilharziose)

Die wichtigsten Erreger der Kolpitis sind:
- Candida albicans und andere Hefen;
- Trichomonas vaginale;
- Herpes-simplex-Viren;
- A-Streptokokken;
- Staphylococcus aureus;
- Papillomviren;
- Kolonisationskeime (Analbereich).

18.3.5 Zeitlicher Verlauf

Inkubationszeit und Krankeitsverlauf hängen vom Erreger ab. Die Inkubationszeit beim primären Herpes genitalis beträgt 3–6 Tage, bei Kondylomatose (Papillomviren) sind auch Wochen und Monate möglich. In der Mehrzahl der Erkrankungen sind Inkubationszeit und Verlauf kurz.

Meldepflichtige, z. B. sexuell übertragene früher sog. »Geschlechtskrankheiten« – Lues, Gonorrhö, Ulcus molle, Lymphogranuloma venereum – werden vom diagnostizierenden Institut gemeldet und die klinischen Angaben durch den behandelnden Arzt ergänzt.

18.3.6 Ätiologie

Ursache sind einmal pathogene Erreger, die in der Regel sexuell, seltener durch Schmierinfektion übertragen wurden. Weitere Ursachen sind fakultativ pathogene Erreger der Haut- und der Stuhlflora, die aber nur unter ungünstigen Bedingungen zu einer Entzündungsreaktion führen.

18.3.7 Pathogenese

Je nach Erreger und Lokalität ist die Entzündungsreaktion, welche durch Enzyme des Erregers oder durch Zellzerstörung (Herpes) ausgelöst wird, unterschiedlich. Hautschädigung durch falsche Pflege, übertriebene Reinigung und mechanische Beanspruchung sowie andere Risikofaktoren (Stoffwechselstörungen, Hormonmangel, Immunschwäche, exzessive Keimvermehrung) begünstigen das Angehen und die Schwere der Erkrankung.

18.3.8 Typische Anamnese bzw. Beschwerden

Die typischen Beschwerden der Vulvitis sind Brennen, Jucken, Schmerzen.

Bei der Kolpitis sind wegen der geringeren sensiblen Versorgung in diesem Bereich ebenfalls die Beschwerden viel geringer. Hauptsymptom hier ist der Ausfluss.

- Juckreiz:

Candidose, *Dermatosen*, Phthiriasis, Oxyuren, Bilharziose.

- Brennen:

Herpes genitalis, Streptokokken der Gruppe A, Staphylococcus aureus, Trichomoniasis, Vulvitis plasmacellularis, Dermatosen (Lichen ruber).

- Schmerzen:

Herpes genitalis, Folliculitis, Abszess, Bartholinitis, Verletzungen, Vulvitis plasmacellularis, Dermatosen.

- Ohne Beschwerden:

Condylomata acuminata, Erythrasma, Lues: Primäraffekt (mit Einschränkung), Condylomata lata (Lues II).

- Ausfluss:

Trichomoniasis, Aminvaginose/»bacterial vaginosis«, Candidose, Herpes genitalis, hormonell, Zervizitis (s. Kap. 18.4), Colpitis plasmacellularis.

- Harndrang:

Urethritis, Zystitis, Skenitis.

! Mischformen zwischen Dermatosen und Infektionen kommen relativ häufig vor, da ein verändertes Epithel das Angehen von Infektionen begünstigt. Besonders bei chronisch-rezidivierenden Verläufen wird nicht selten zu lange in Richtung Infektion gedacht und diagnostiziert und Keimnachweise dabei überbewertet. Hautbiopsien sind besonders hilfreich bei Dermatosen.

18.3.9 Diagnostik

18.3.9.1 Klinik

Diffuse Rötung der Vulva, flockig-krümeliger, weiß-gelblicher Fluor und Juckreiz sind typisch für die Candidose (Pilzinfektion). Sie ist die häufigste Form einer Vulvovaginitis bei der erwachsenen Frau.

Schmerzhafte Knötchen, die rasch (Stunden bis Tage) in Bläschen (erst klar, dann trüb) und Erosionen/Ulzera übergehen, sind charakteristisch für den Herpes genitalis. Sind die Beschwerden besonders heftig und die Effloreszenzen über das ganze Genitale verstreut, so spricht dies für den sexuell übertragenen primären Herpes genitalis. Rezidivierendes Auftreten von brennenden Erosionen/Ulzera an nur einer Stelle spricht für den rezidivierenden Herpes genitalis.

Bei rezidivierenden Ulzera an mehreren Stellen der Vulva, die besonders schmerzhaft und tief sind, muss man ein Behçet-Syndrom in Betracht ziehen. Bei erstmaligem Auftreten eines einzelnen Ulkus ist unbedingt die Lues auszuschließen (Serologie).

18.3.10 Diagnostische Methoden

Kolposkop

Dieses erlaubt die Betrachtung der Haut mit einer beleuchteten Lupe, was eine Beurteilung der Effloreszenzen und die Erkennung kleiner Parasiten erst erlaubt. Anwendungsbeispiele:

- Herpes genitalis,
- Follikulitis,
- Filzläuse.

Messung des pH-Werts des Fluors

Die Messung des pH-Werts gehört zu jeder gynäkologischen Untersuchung, da durch sie die bakterielle Besiedelung der Vagina eingeschätzt werden kann. Ein pH-Wert <4,5 bedeutet die Anwesenheit von Lactobazillen, da sie Milchsäure bilden und sich bei diesem pH-Wert noch vermehren können. Gleichzeitig bedeutet es schützende Normalflora, die östrogenabhängig den Vaginalbereich während der Zeit der größten Beanspruchung von Keimen des Perianalbereiches weitgehend frei hält.

- pH-Wert 3,8–4,5: Laktobazillenflora, Hefepilzinfektionen möglich.
- pH-Wert 4,8–5,5: Verdacht auf gestörte Vaginalflora, Aminvaginose/»bacterial vaginosis«, Trichomoniasis etc.
- pH-Wert >6,0: atrophische Kolpitis, Blasensprung in der Gravidität, Mädchen vor der Östrogenproduktion.

Amintest

Durch die Zugabe eines Tropfens 10% KOH-Lösung zum Fluor (auf Watteträger oder Objektträger) wird im Fall der Aminvaginose der typische fischartige Geruch (Amine) verstärkt.

Mikroskopie

Ein normales Lichtmikroskop mit 40-er Objektiv ist ausreichend. Mit dem Phasenkontrast werden einige Erreger (Trichomonaden und Hefen) leichter auffindbar, während es bei Bakterien keinen Vorteil hat.

Das sofortige Betrachten eines ungefärbten oder mit 0,1% Methylenblaulösung angefärbten Nasspräparates (wichtig, um die Geißelbewegung der Trichomonaden zu erkennen) ist bei Verdacht auf Kolpitis oder zur Beurteilung der Vaginalflora unerlässlich.

Hierdurch lassen sich nachweisen:

- Normalverhältnisse:

Große Stäbchenbakterien (Laktobazillen), wenig Leukozyten (<20 pro Gesichtsfeld), ausgereifte Epithelzellen.

- Trichomonaden:

Ruckende Geißelbewegung der etwa lymphozytgroßen Trichomonaden zusammen mit sehr vielen Granulozyten.

- Hefepilze:

Sproßzellen sind verdächtig, Pseudomyzel nahezu beweisend für eine Candidose. Mäßig viele bis viele Leukozyten.

- Aminvaginose:
»Clue cells« (mit Bakterien bedeckte Epithelzellen = Schlüsselzellen), massenhaft kleine Bakterien, fehlende Laktobazillen, wenig Leukozyten.
- Colpitis plasmacellularis:
Massenhaft Leukozyten, Mischflora, ausgereifte (Superfizial-) und unreife Epithelzellen (Intermediärzellen).
- Atrophische Kolpitis:
Nur unausgereifte Epithelzellen (Intermediär- und Parabasalzellen) oder Leukozyten und wenig Perianalflora.

Labor

Allgemeines Labor

Da es sich bei der Vulvitis und Kolpitis um ein Lokalgeschehen handelt, sind die Entzündungsparameter (CRP, BSG, Leukozyten im Blut) fast immer im Normbereich. Nur bei schweren Infektionen können diese leicht erhöht sein.

Mikrobiologisches Labor

Es ist bei der Mehrzahl der Infektionen (Bakterien, Viren, Hefen) für die sichere Diagnose erforderlich. Bakterielle Infektionen mit Ausnahme der Aminvaginose lassen sich nur über Erregernachweis sichern. Bei viralen Infektionen ist das klinische Bild z. T. so typisch, dass es dem Erfahrenen im klinischen Alltag genügt. Die Verwendung von Transportmedien sollte immer erfolgen, da hierdurch auch labile Erreger im Labor noch angezüchtet werden können.

Anmerkung:
- Bei der Bewertung des kuturellen Anzüchtergebnisses muss unterschieden werden zwischen Erregern und Kolonisationskeimen.
- Kolonisationskeime können alle im Darm vorkommenden Mikroorganismen sein, die im Perianalbereich und in geringer Zahl auch auf der Vulva und während der Generationsphase in noch geringerer Menge auch in der Vagina anzutreffen sind.
- Häufig nachgewiesene Mikroorganismen sind: E. coli, Proteusarten, Enterokokken, Streptokokken der Gruppe B, verschiedene Mykoplasmenarten, Anaerobier wie Bacteroidesarten, Porphyromas, Prevotella und auch Hefen.
- Seltener nachgewiesene Mikroorganismen sind: Hämophilus influenzae, Pseudomonaden, Clostridien.

Kulturen

- Bakteriologische Kultur ist notwendig für:
  - A-Streptokokken, Anzüchtung kein Problem, die Typisierung erfolgt serologisch,
  - Staphylococcus aureus,
  - Gonokokken (Transportmedium essenziell),
  - Perianalflora (nur teilweise anzüchtbar).
- Zellkultur zum Virusnachweis (spezielles Kulturmedium vom Labor anfordern):
  - Herpes-simplex-Viren (1. Wahl).
- Protozoenkultur (Diamondmedium):
  - Trichomonaden.

  Vorteil: 30–40% höherer Nachweis.

Fluoreszenstests

Vorteil: Probentransport kein Problem.
- Herpes-simplex-Viren (2. Wahl),
- Chlamydien.

DNA-Nachweis

Vorteil: hohe Sensitivität und Spezifität.
- Amplifikationstests (LCR/PCR):
  - Chlamydia trachomatis,
  - Gonokokken,
  - Papillomviren,
  - Trichomonaden.

Biopsie und Histologie

- Condylomata acuminata (HPV durch Koilozytosenachweis),
- Skabies,
- Bilharziose,
- Malignomausschluss,
- Dermatosen.

Serologie

- Lues,
- Immunstatus für Herpes,
- Chlamydien.

18.3.11 Prophylaktische Maßnahmen

Allgemeine Vorsorgemaßnahmen

- Aufklärung über die Frühsymptome der einzelnen Infektionen.
- Hautpflege.
- Vermeidung von Hautschädigung (nicht zuviel – v. a. nicht mit Seife – waschen).
- Meidung von Risikogruppen für sexuell übertragbare Infektionen.
- Kondomgebrauch (schützt aber nicht vor allen Risiken).

Früherkennung

Frühzeitige Diagnose bewahrt die Patientin vor weitergehenden Schäden, deren Beseitigung länger dauert als die Elimination des Erregers.

Impfungen

Impfungen für Infektionen im Vulvovaginalbereich sind bis heute nicht verfügbar. In Arbeit sind: Herpes-simplex-Virus 2, Papillomviren, Trichomonaden, Chlamydien.

18.3.12 Krankheitsbilder

Diffuse Vulvitis/Dermatitis

- Entzündung (Rötung, Schwellung, Schmerzen; ◻ Abb. 18-16) der Haut.
- Häufigster Erreger bei Erwachsenen: Candida albicans (Candidose).
- Häufigster Erreger bei präpubertären Mädchen: A-Streptokokken, seltener bei Erwachsenen (◻ Abb. 18-17).
- Weitere Erreger: Staphylococcus aureus.

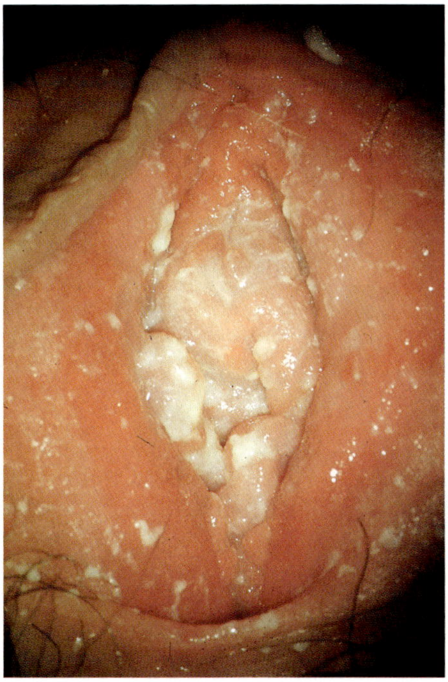

Abb. 18-16. Candidose der Vulva: Rötung, etwas flockiger Fluor

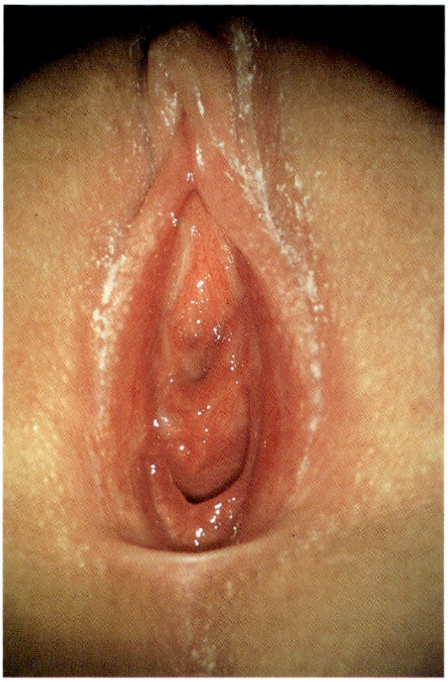

Abb. 18-17. A-Streptokokkenvulvitis bei präpubertärem Mädchen: diffuse Rötung

- Die Candidose kann im Vulvabereich auch als pustulöse Candidose (Abb. 18-18) mit papulös-pustulösen Effloreszenzen ablaufen.
  - Unterscheidung gegenüber Follikulitis: fehlender follikulärer Bezug;
  - Unterscheidung gegenüber Herpes: fehlendes Stadiendurchlaufen mit Ulzera und späterer Krustenbildung.

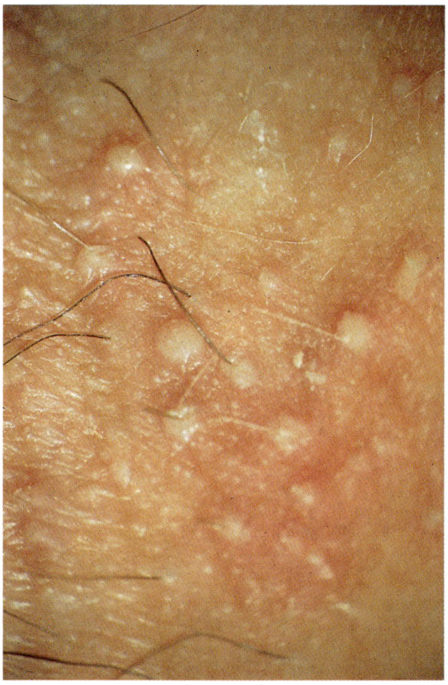

Abb. 18-18. Pustulöse Candidose

- Erysipel:
  - Entzündung der Haut mit hochroter Schwellung und scharfer Abgrenzung zur gesunden Haut.
  - Erreger: A-Streptokokken.
- Phlegmone:
  - Entzündung des subkutanen Gewebes.
  - Erreger: A-Streptokokken.
- Vulvitis plasmacellularis:
  - fleckförmige, schmerzhafte Rötung des Introitus ohne Erregernachweis. Vagina meist mitbetroffen mit leukozytärem Fluor.
- Erythrasma: oberflächliche schmerzlose Infektion der Haut, insbesondere der feuchten Hautfalten der Leiste und submammär mit bräunlicher Verfärbung durch Corynebacterium minutissimum.

Entzündung der Hautanhangsgebilde

- Follikulitis (Abb. 18-19):
  - Pustulöse Entzündung der Haarfollikel.
  - Erreger: Staphyoloccus aureus.
- Vulvaabszess (Abb. 18-20):
  - Sonderform der Follikulitis nach größerer Einschmelzung.
  - Erreger: Staphyloccus aureus, seltener Anaerobier und andere Bakterien.
- Acne inversa (Abb. 18-21):
  - Chronische, in Schüben verlaufende, seltenere Entzündung überwiegend der Talgdrüsen mit Narbenbildung.
  - Erreger: Hautflora.

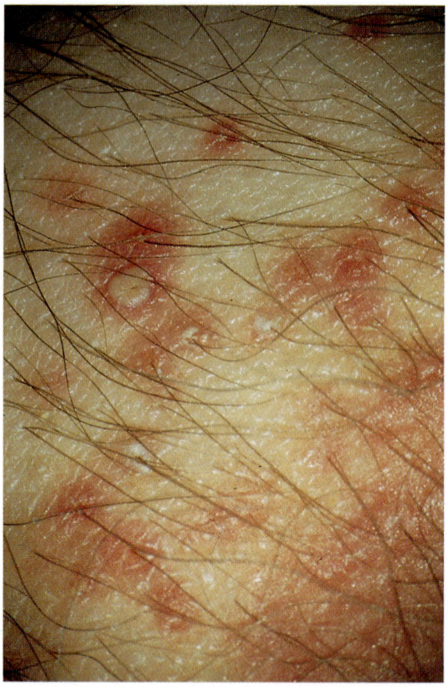

Abb. 18-19. Follikulitis der Vulva

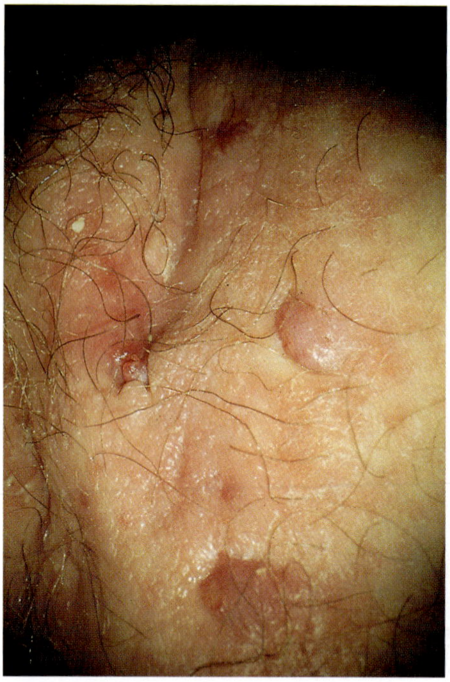

Abb. 18-21. Acne inversa paragenital mit Narbenbildung bei 18-jährigem Mädchen

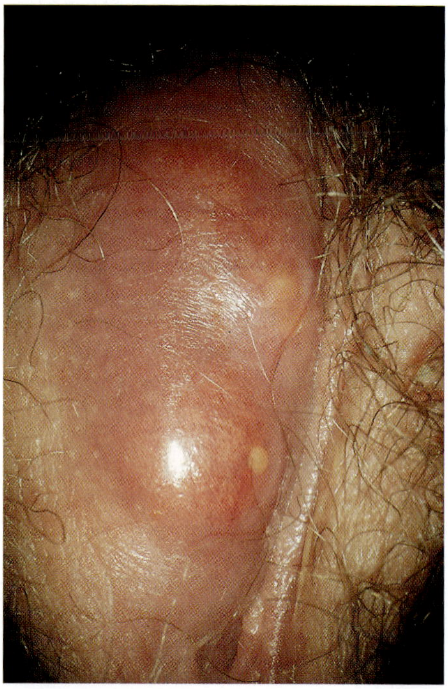

Abb. 18-20. Abszess der Vulva

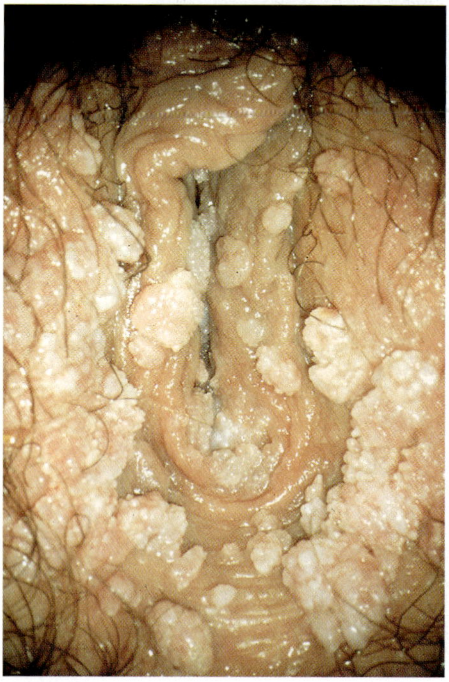

Abb. 18-22. Condylomata acuminata der Vulva (mehr spitz)

Epitheliome (Hautwucherungen)

- Condylomata acuminata (C. a.; Abb. 18-22 und 18-23):
  - Häufige, chronisch-persistierende, schmerzlose Infektion durch Papillomviren mit multiplen, meist spitzen Kondylomen unterschiedlicher Ausprägung bis hin zu großen, knotigen Gebilden.
  - Häufigkeit: 1–2% klinisch sichtbar, subklinische HPV-Infektion >50% der Erwachsenen (essigweiße Hautflecken, HPV-DANN-Nachweis).
  - Erreger: Papillomviren, meist HPV 6 und 11 (geringe onkogene Potenz). HPV 16 und 18 gelten als wichtigste Typen mit onkogener Potenz.
- Condylomata lata bei Syphilis (selten).

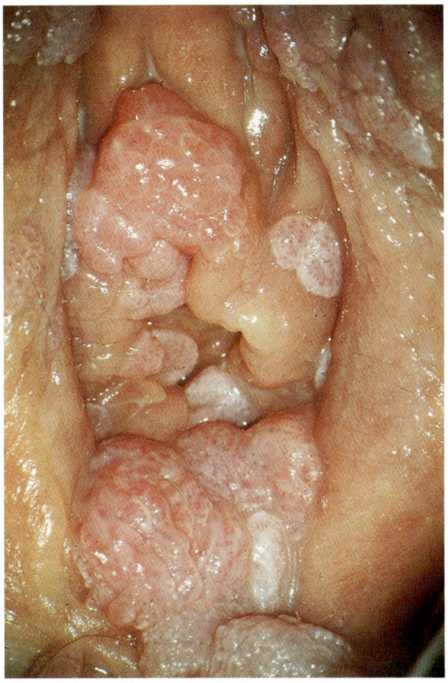

Abb. 18-23. Frische Condylomata acuminata (mehr fleischig)

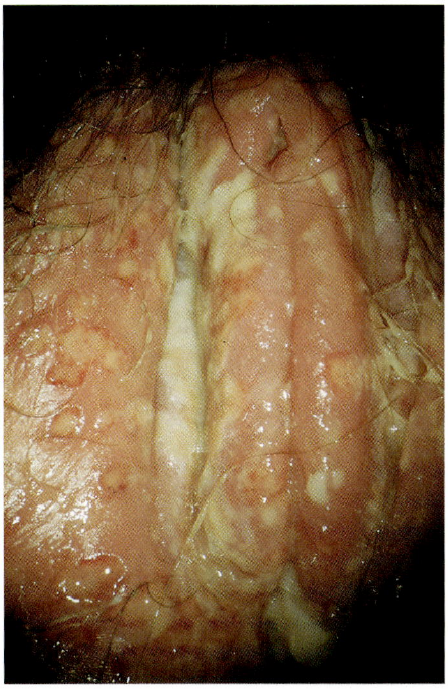

Abb. 18-25. Primärer Herpes genitalis 2 Tage später

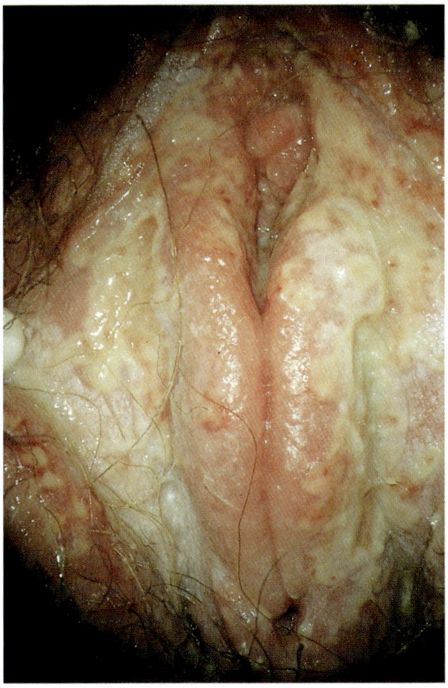

Abb. 18-24. Primärer Herpes genitalis der Vulva

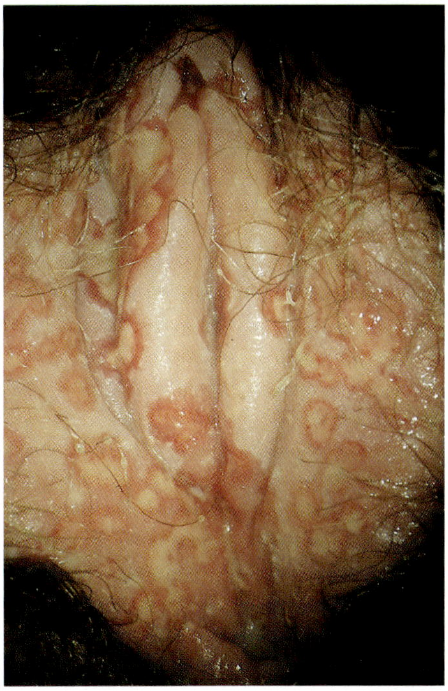

Abb. 18-26. Primärer Herpes genitalis 4 Tage später

Herpes genitalis

In Stadien relativ rasch ablaufende schmerzhafte (Brennen) Hauterkrankung (intraepitheliale Läsionen). Rötung – Knötchen – Bläschen – Eintrübung – Erosion/Ulkus – Kruste – narbenlose Heilung. Schmerzhafte Anschwellung der Leistenlymphknoten beidseits.

- Primärer Herpes genitalis (Abb. 18-24 bis 18-26):
  - Sexuelle Übertragung, kurze Inkubation 3–8 Tage, mit Befall des ganzen äußeren Genitales.
  - HSV 1 und HSV 2 gleich häufig isolierbar.
- Rezidivierender Herpes genitalis (Abb. 18-27):
  - Endogene Reaktivierung des Virus im Sakralganglion und peripherer Befall eines umschriebenen, durchaus

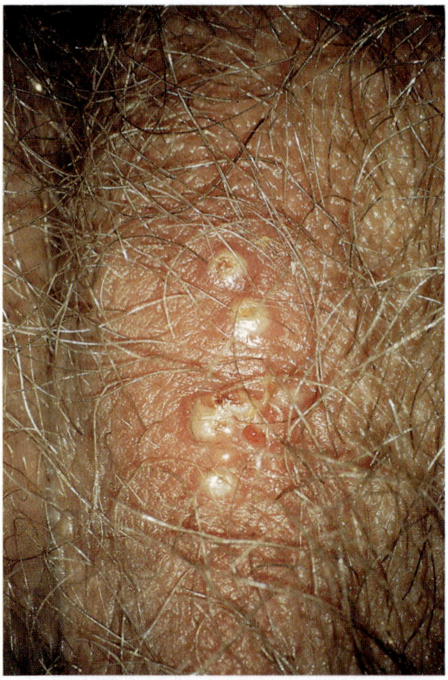

■ Abb. 18-27. Rezidivierender Herpes genitalis der Vulva

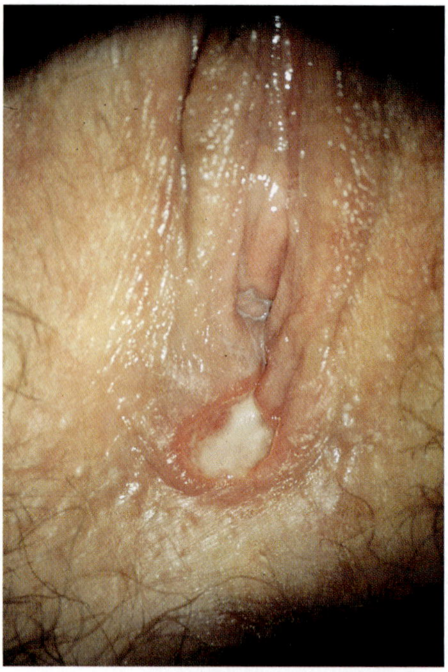

■ Abb. 18-28. Primäraffekt Lues der Vulva bei 20-jähriger Patientin

wechselnden Hautbezirkes, meist der Vulva, seltener der Vagina oder Portio.

- Besonderheit: asymptomatische Virusausscheidung häufig.

- Zoster der Vulva:
  - Seltene, aber sehr schmerzhafte und langwierige, auf ein Hautsegment beschränkte rezidivierende Erkrankung mit typischen Effloreszenzen (gleichzeitiges Auftreten von Knötchen, Bläschen, Ulzera).

Venerische Erkrankungen der Vulva, seltener der Vagina

- Primäraffekt Lues (■ Abb. 18-28):
  - Schmerzloses (nicht immer) solitäres Ulkus.
  - Erreger: Treponema pallidum.
- Ulcus molle (Chancroid):
  - Akute, lokal begrenzte, tiefe, meist schmerzhafte Ulzera.
  - Erreger: Haemophilus Ducrey.
- Lymphogranuloma venereum (LGV):
  - In Stadien ablaufende Erkrankung, die an der Vulva mit Knötchen und Ulzerationen zur Bubonenbildung führt.
  - Erreger: Chlamydia trachomatis L1–L3.

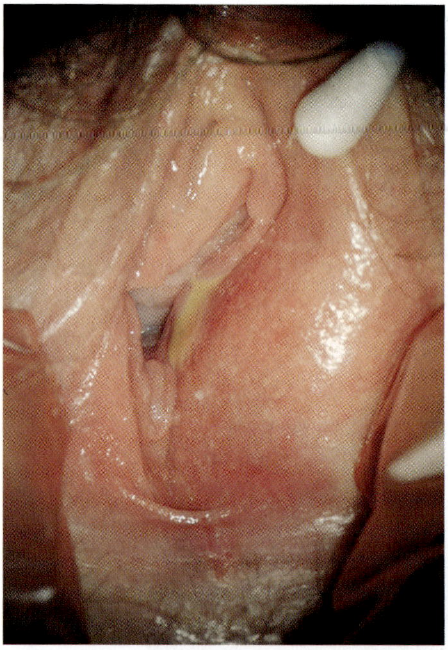

■ Abb. 18-29. Bartholinitis links mit Anschwellung der Drüse und schmerzhafter Rötung

Infektionen von speziellen Bereichen

- Bartholinitis:
  - Entzündung der Bartholindrüse – meist einseitig (■ Abb. 18-29) – mit schmerzhafter Anschwellung durch spezielle Erreger (Gonokokken) oder nach Verstopfung des Ausführungsganges durch Standortflora (Perianalflora, Hautflora).
- Urethritis:
  - Entzündung der Harnröhre mit Rötung der Urethalöffnung, Ausfluss und schmerzhaftem Harndrang durch Gonokokken, Chlamydia trachomatis, Trichomonaden oder Herpes-simplex-Viren.
- Skenitis:
  - Leichte, chronische Urethralbeschwerden ohne typische Erreger.
- Phthiriasis:
  - Filzlausbefall des Mons pubis (■ Abb. 18-30) mit chronischem Juckreiz im Schamhaarbereich.

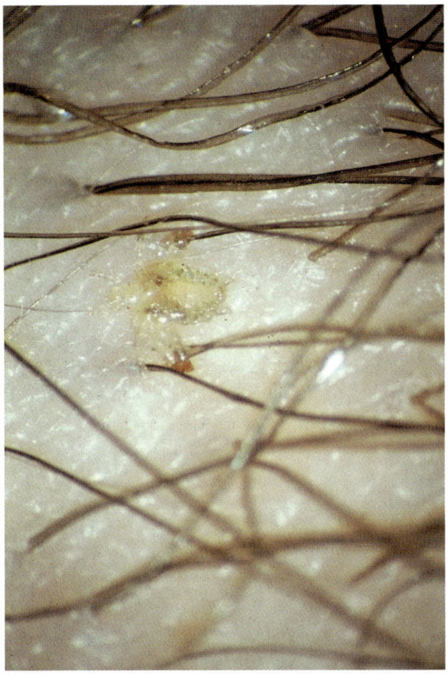

Abb. 18-30. Filzlaus, sich an Schamhaare klammernd

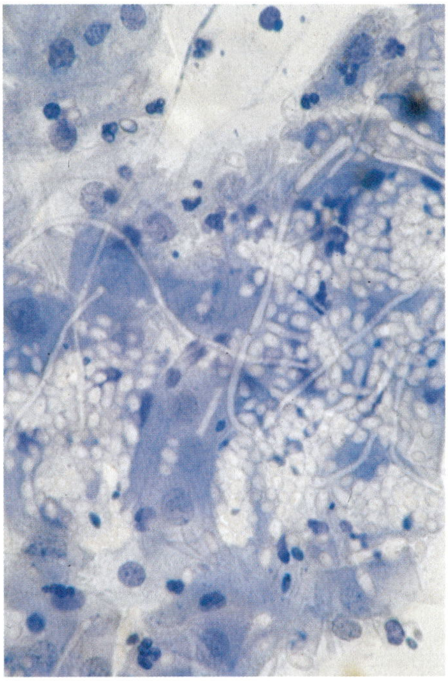

Abb. 18-32. Mikroskopisches Bild bei ausgeprägter Candidose

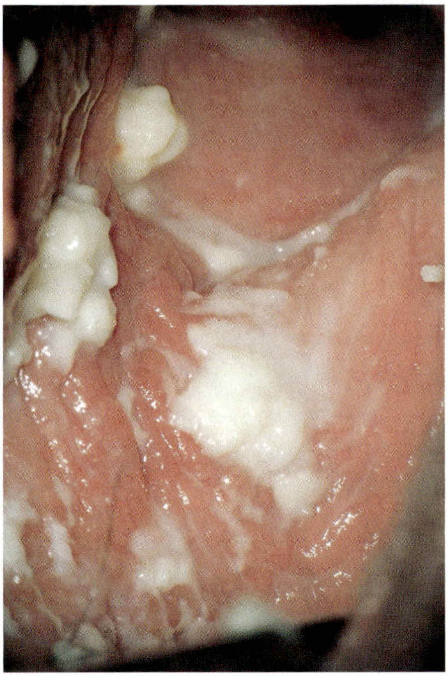

Abb. 18-31. Candida-albicans-Kolpitis

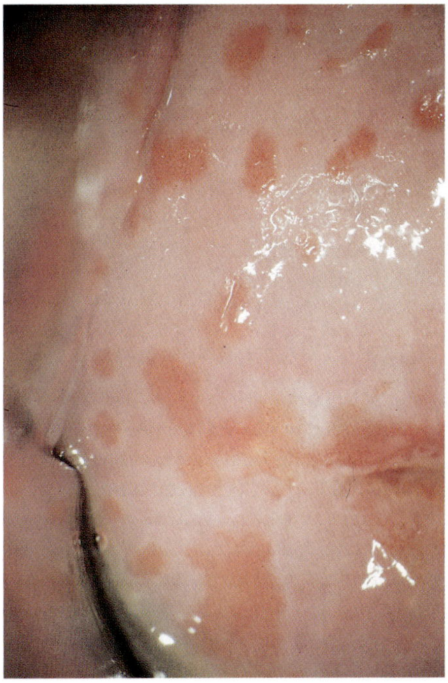

Abb. 18-33. Trichomoniasis mit fleckförmiger Rötung von Vagina und Portio und trübem dünnem Fluor

- Madenwurmbefall:
  - Perianaler Juckreiz ist typisch für den Oxyurenbefall.

Kolpitis/Vaginitis

- Candidose (Abb. 18-31, 18-32):
  - Häufigste Kolpitisursache durch Candida albicans (>90%).
  - Diffuse Rötung der Vagina mit flockigem, gelegentlich auch bröckeligem gelblichem Fluor.
- Trichomoniasis:
  - Fleckförmige Rötung der Vagina mit gelblich-grünem Ausfluss und Brennen (Abb. 18-33).
  - Erreger: Trichomonas vaginalis.
- Colpitis plasmacellularis:

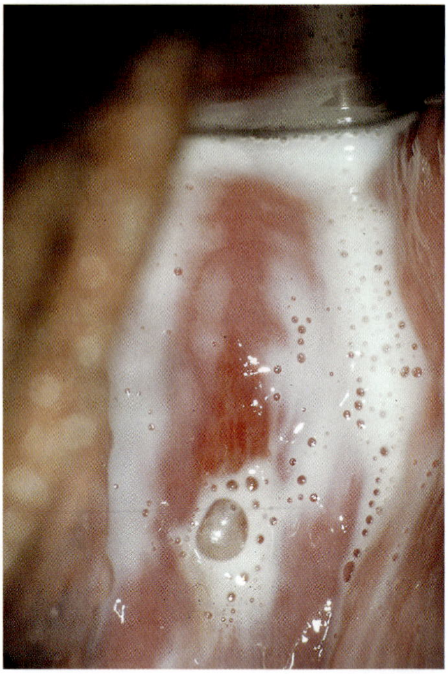

Abb. 18-34. Typischer blasig-dünner Fluor bei Aminvaginose/»bacterial vaginosis«

- Klinisch der Trichomoniasis zum Verwechseln ähnlich, aber ohne Trichomonaden.
- Keine Heilung durch Metronidazol, aber durch Clindamycin.

- Aminvaginose/»bacterial vaginosis«:
  - Weniger eine Kolpitis als eine massive Störung der Vaginalflora mit Ausfluss und Geruch (Abb. 18-34). Die besondere Bedeutung liegt neben dem ästhetischen Problem im Infektionsrisiko während Schwangerschaft und Geburt und postoperativ.

18.3.13 Differenzialdiagnose

Hier kommen in erster Linie dermatologische Erkrankungen, Beschädigung der Haut durch falsche Hygiene- und Plegemaßnahmen und schließlich Neubildungen in Frage. Nicht selten begünstigen sie eine zusätzliche Infektion mit Verstärkung der Entzündungsreaktion. Ein Teil der nachfolgenden Erkrankungen sollte bei chronischen Prozessen unbedingt ausgeschlossen werden.

- Lichen sclerosus (Abb. 18-35):

Eine chronische Hautveränderung (Verdacht auf Autoimmunerkrankung) mit weißlicher Verquellung, Hyperkeratose und Hautrunzeln mit chronischem, besonders nächtlichem Juckreiz, der anfänglich nicht selten mit einer Candidose verwechselt wird. Kommt in jedem Lebensalter vor, allerdings gehäuft erst im reiferen Alter

- Lichen simplex:

Vergröberung des Epithels mit Juckreiz durch ständiges Reiben und Chronifizierung des Zustandes.

- M. Bowen:

Eine Präkanzerose mit rötlich-weißer Verdickung der Haut und gelegentlichem Juckreiz.

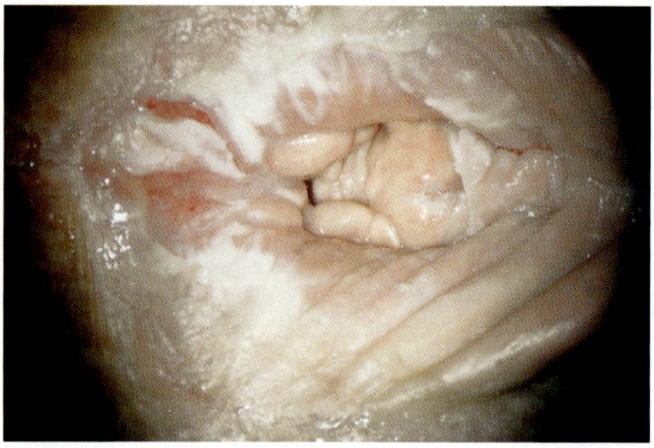

Abb. 18-35. Lichen sclerosus der Vulva

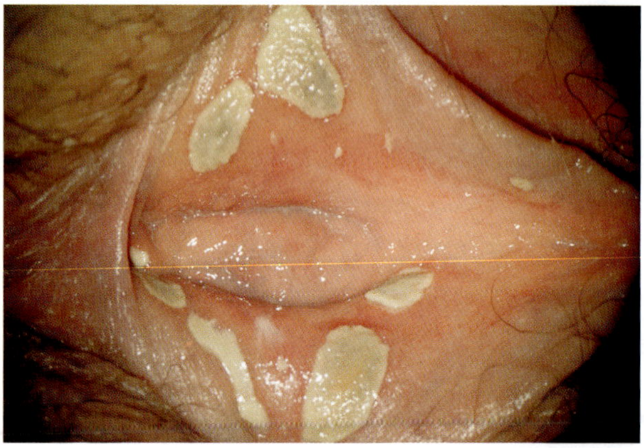

Abb. 18-36. Behçet-Syndrom der Vulva mit multiplen tiefen Ulzera

- Dermatitis/Ekzem:

Wird wegen des Juckreizes und der Hautveränderungen häufig mit einer Candidose verwechselt. Ursachen sind Allergien gegen Pflegemittel, Slipeinlagen, zu vieles Waschen und vieles mehr.

- Behçet-Syndrom:

Eine rezidivierende Arteriitis mit multiplen tiefen Ulzera in der Vulva (Abb. 18-36), selten in der Vagina und oft auch gleichzeitig im Mundbereich. Häufige Fehldiagnose beim rezidivierenden Herpes genitalis. Gutes Ansprechen auf lokale Kortisontherapie. Das Ulkus sieht einer Lues zum Verwechseln ähnlich.

18.3.14 Therapie

Die Therapie richtet sich gegen den jeweiligen Erreger. Gelegentlich sind aber zusätzlich hautpflegende Maßnahmen notwendig.

Candidose

Sowohl lokale als auch orale Behandlung ist möglich. Bei kurzer Anwendung (1 Tag) sind höhere Konzentrationen, z. B. 500 mg, notwendig als bei 7 Tagen, wo pro Dosis 100 mg enthalten sind (s. unten).

- Polyene:
Nur zur lokalen Therapie.
Keine Resistenzen bekannt, längere Behandlungszeit (7–10 Tage) notwendig.
Auch zur Mund- und/oder Darmsanierung geeignet (mäßiger Erfolg).
  - Nystatin (Moronal, Nystatin, Candio-Hermal, Biofanal),
  - Natamycin (Pimafucin).
- Azole/Imidazolderivate:
Nur lokal wirksam. Wirken auch auf einige Bakterienarten, stärkere Wirkung auf Pilze, daher auch zur Einmalbehandlung geeignet.
  - Clotrimazol (Canesten, Canifug, Kadefungin, Mykofungol etc.),
  - Miconazol (Gyno-Daktar, Epimonistat, Gynomonistat),
  - Econazol (Epi-Pevaryl, Gynopevaryl).
- Triazole:
Systemisch wirksam, oral/i.v.
Sie sind besonders zur Rezidivbehandlung, zur Behandlung während der Menstruation oder bei Problemfällen auch zur Prophylaxe geeignet.
  - Fluconazol (Fungata, Diflucan) zur oralen Einmaltherapie (1-mal 150 mg),
  - Itraconazol (Siros, Sempera) zur oralen Eintagestherapie (2-mal 200 mg).

Bakterielle Vulvovaginitis

Die bakterielle Vulvovaginitis wird durch bekannte Erreger wie A-Streptokokken oder Staphylococcus aureus verursacht sowie durch unbekannte Erreger wie bei der Vulvitis und/oder Vaginitis plasmacellularis, die nur mit Clindamycin lokal oder oral heilbar ist.

- Lokalbehandlung mit:
  - Azolen (s. oben z. B. Canesten),
  - Desinfektiva z. B. Polyvidonsalbe (Betaisodona, Braunol).

  Systemisch Antibiotika für mindestens 5, besser 10 Tage:
  - Penizilline (bei A-Streptokokken),
  - Cephalosporine (bei S. aureus),
  - Clindamycin (Plasmacellularis ohne Erregernachweis),
  - Makrolide (bei Staphylococcus aureus).

Aminvaginose/«bacterial vaginosis«

- Aminvaginose durch Gardnerella vaginalis und Anaerobier:
  - Metronidazol oral 2-mal 400 (500) mg für 1–5 Tage oder lokal 1- bis 2-mal 500 mg.
  - Clindamycin (Sobelin Vaginalcreme) für 5–7 Tage.
  - Ansäuerung mit Vitamin C (Vagi-C) oder Milchsäure 5 Tage und länger.
  - Laktobazillenpräparate (Vagiflor, Gynoflor, Döderlein Med) 6 Tage.

Virale Vulvovaginitis

- Herpes genitalis:
  - Acyclovir (Zovirax, Acyclovir) 5-mal 200 mg für 5 (bis 10 Tage) bei primärer Infektion, 1–3 Tage beim Rezidiv.
  - Valaciclovir (Valtrex) 2-mal 500 mg, Dauer wie bei Acyclivir.
  - Famciclovir (Famvir) 3-mal 250 mg.
- Condylomata acuminata:
  - Podophyllotoxin (Wartec-Creme) mehrfach anwenden.
  - Trichloressigsäure (50–70%) mehrfach anwenden.
  - Abtragung durch Laser, chirurgisch, Elektroschlinge einmalig.

Protozoen- und parasitenbedingte Vulvovaginitis

- Trichomoniasis:
  - Metronidazol 2 g einmalig oral (Clont, Arilin) oder Tinidazol 2 g.
  - Tinidazol (Simplotan).

  Immer Partnertherapie, da sexuelle Übertragung.
- Phthiriasis (Filzläuse):
  - Therapie für 3 Tage.
  - Lindanemulsion (Jacutin).
  - Pyrethrumextrakt (Goldgeist).
- Madenwürmer (Oxyuren)
  - Mebendazol (Vermox).
  - Pyrviniumembonat (Molevac).
- Bilharziose
  - Biltrizide einmalig oral.

18.3.15 Häufig gemachte Fehler

- Wegen der Häufigkeit von Candidosen als Ursache einer Vulvitis wird oft zu lange nur an Pilze gedacht und entsprechend behandelt. Verschwinden die Beschwerden nicht nach 3 Tagen einer antimykotischen Behandlung, muss die Diagnose überdacht und korrigiert werden.
- Durch flüchtiges Hinsehen bei Rötung kann die Diagnose nicht gestellt werden. Gerade beim sehr schmerzhaften primären Herpes genitalis ist die Früherkennung und die frühzeitige Gabe von Acyclovir zur Virushemmung und damit Schmerzverkürzung entscheidend.
- Bakteriologische Kulturbefunde werden zu oft überbewertet. Kolonisationskeime aus dem Perianalbereich verursachen keine Vulvitis oder Kolpitis.

18.3.16 Trends und Entwicklungen

An Impfstoffen gegen Herpes genitalis, Papillomviren, Trichomonaden wird gearbeitet. Weltweit laufen erste Studien. Mit wirksamen Impfstoffen ist jedoch in nächster Zeit nicht zu rechnen.

Fazit für die Praxis

- Wegen der hohen Sensibilität des Vulvabereichs sind Infektionen mit stärkerer Entzündungsreaktion besonders unangenehm. Rasche Diagnose und frühzeitige Therapie sind deshalb wichtig.
- Das Spektrum der Erreger ist begrenzt. Bei nicht eindeutiger Diagnose durch unmittelbare Erregeridentifizierung sind mikrobiologische Untersuchungen zu veranlassen.

▼

- In der Schwangerschaft sind Infektionen der Vulva und der Vagina sehr viel ernster zu nehmen, da sie auf das Kind übergehen können oder eine Frühgeburt auslösen können.
- Klagen Patientinnen über heftige Beschwerden und es finden sich unauffällige Genital- und Hautverhältnisse, so ist dran zu denken, dass die Probleme auch auf anderer Ebene liegen können. Die Palette reicht von Stress, Frustration, Ängsten bis hin zur Depression.

Literatur zu Kap. 18.3

Corey L (1994) The current trend in genital herpes. Sex Transm Dis 21/2: S38–40

Draper D, Parker R, Patterson E et al. (1993) Detection of trichomonas vaginalis in pregnant women with the InPouch TV Culture System. J Clin Microbiol 31/4: 1016–1018

Elsner P, Martius J (Hrsg) (1993) Vulvovaginitis. Dekker, New York Basel

Friedrich E (1983) Vulvar disease. Saunders, Philadelphia

Hahn H (Hrsg) (2001) Medizinische Mikrobiologie und Infektiologie, 4. Aufl. Springer, Berlin Heidelberg New York Tokio

Petersen EE (1992) Infektionen der Vulva, Diffentialdiagnostik im Bild. Thieme, Stuttgart New York

Petersen EE (1997) Infektionen in Gynäkologie und Geburtshilfe, 3. Aufl. Thieme, Stuttgart-New York

Petersen EE, Doerr HW, Gross G et al. (1999) Der Herpes genitalis. Dtsch Ärtzebl 38: A 2358–A 2364

Ridley CM, Neill SM (eds) (1999) The vulva, 2nd edn. Blackwell Science, Malden/MA

Weström I V (1994) Sexually transmitted diseases and infertility. Sex Transmitt Dis 21/2: S32–37

Sobel DJ (1994) Desquamative inflammatory vaginitis: A new subgroup of purulent vaginitis responsive to topical 2% clindamycin therapy. Am J Obstet Gynecol 171:1215–1220

Sonnex C (1997) Colpitis macularis and macular vaginitis unrelated to Trichomonas vaginale infection. Int J STD&AIDS 8: 589–591

Zur Hausen H (1994) Papillomvirusinfektionen als Ursache des Gebärmutterhalskrebses. Dtsch Ärztebl 91/28–29: B 1488-1450

18.4 Zervizitis und Endometritis

E.E. Petersen

Das innere Genitale beginnt am Muttermund oder besser an der Zervix uteri (Gebärmutterhals). Gegen Infektionen ist dieser Teil des Körpers recht gut geschützt, zum einen durch das mehrschichtige Plattenepithel außen, dann durch den Zevixschleim im Gebärmutterhals selbst. Hinzu kommen noch IgA-Antiköper, die im Zervixsekret ausgeschieden werden.

Es gibt nur wenige Erreger, die hier außerhalb von Schwangerschaft und operativen Eingriffen Infektionen hervorrufen können.

18.4.1 Definitionen

- Zervizitis: Entzündung des inneren Gebärmutterhalses.
- Endometritis: Entzündung des Endometriums (Gebärmutterschleimhaut).
- Myometritis: Entzündung auch des Myometriums (Endomyometritis), eher nach Geburt oder Operationen.
- Salpingitis: Entzündung der Eileiter (Tuben).
- PID: »pelvic inflammatory disease«: Entzündung des inneren Genitales mit Eileiter und Eierstock (Ovar), umgebendem Darm, Peritoneum; im deutschen Sprachraum meist als Adnexitis bezeichnet.

18.4.2 Epidemiologie

Gonokokken sind in den letzten 20 Jahren stark zurückgegangen. Die Zahl der pro Jahr gemeldeten Gonorrhöfälle in Deutschland beträgt unter 10.000. Asymptomatische Infektionen sind relativ häufig (50–80%). Genitale Chlamydieninfektionen sind häufig. Da 90% der Infektionen asymptomatisch ablaufen, lässt sich die Häufigkeit nur über Screeninguntersuchungen feststellen. Nach eigenen Untersuchungen wird die Zahl der floriden Chlamydieninfektionen in Deutschland auf 1 Mio. geschätzt. Sie sind umso häufiger, je jünger der sexuell aktive Mensch ist: Bei den 15- bis 25-jährigen Frauen und Männern zwischen 4 und 7%.

A-Streptokokken sind im Nasen-Rachen-Raum nicht selten und werden auf 5% geschätzt. Im Genitale sind sie sehr viel seltener, aber im Zunehmen.

18.4.3 Ätiologie und Pathogenese

Infektionen des inneren Genitales entstehen meistens aszendierend durch Aufnahme sexuell übertragbarer Erreger. Im Gefolge dieser Erreger kann es auch zur Aszension von Vaginalflora kommen. Ansonsten gelangen Erreger z. B. der Haut oder Darmflora erst durch Manipulation (Operation) oder in der Schwangerschaft und insbesondere im Wochenbett, wenn die Gebärmutter offen ist, in höhere Bereiche. Hämatogene Infektionen des Genitales (bei Sepsis) sind sehr selten. Die Zervizitis und auch die Endometritis sind üblicherweise nur Durchgangsstationen für die Erreger, während die Eileiter und das umgebende Peritoneum stärkere und chronischere Entzündungsreaktionen aufweist. Von hier kann es zur Streuung im ganzen Bauchraum kommen.

18.4.4 Erreger

Zervizitis

In der Regel sind es die sexuell übetragbaren Erreger, die hier ohne operative Manipulation oder Schwangerschaft und Wochenbett zu einer Infektion führen können.

- Sexuell übertragbare Erreger (STD-Erreger – »sexually transmitted disease«).

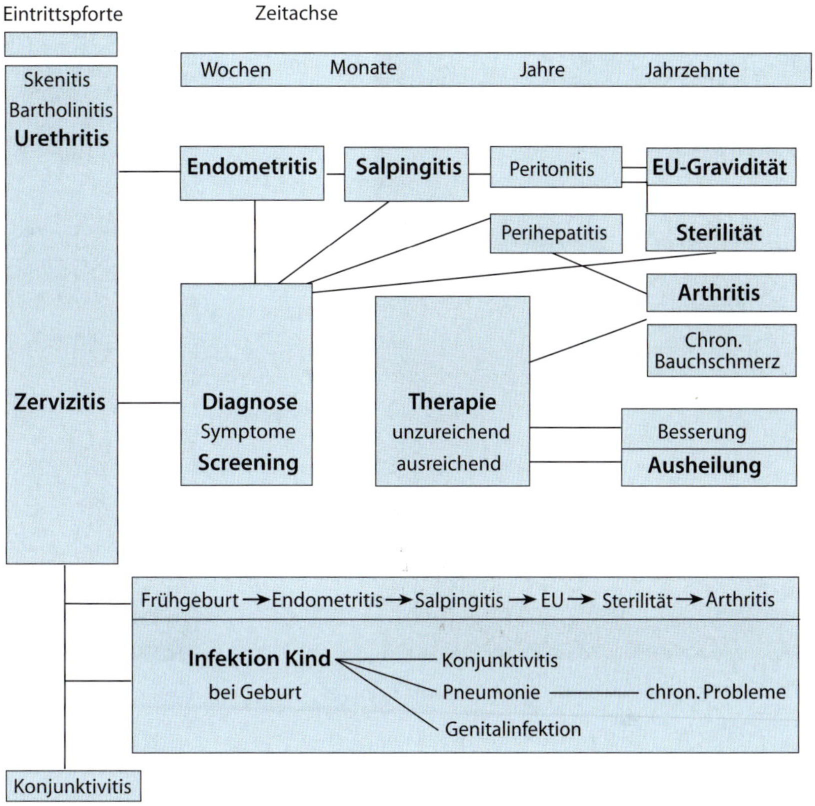

Abb. 18-37. Genitale Chlamydieninfektion bei der Frau; Verlaufsmöglichkeiten und Folgeschäden

- Neisseria gonorrhoes (Gonokokken):
Relativ labile, gramnegative Diplokokken. Sie werden nahezu ausschließlich sexuell übertragen. Bei ihrem Nachweis spricht man von Gonorrhö. Sie ist meldepflichtig.
Nur bei einem Teil der Infizierten kommt es zur klinischen Symptomatik.
- Chlamydia trachomatis:
Sie gehören zu den kleinsten Bakterien und besitzen einen besonderen Vermehrungszyklus. Sie können selbst kein ATP bilden und sind deshalb auf eine intrazelluläre Vermehrung angewiesen. Sie liegen in 2 Formen vor: als infektiöse Elementarkörperchen und während der Vermehrung als Retikularkörperchen. Die Vermehrung verläuft im Vergleich zu anderen Bakterien sehr langsam, der Zyklus dauert 2 Tage. Auch werden dabei nur relativ wenige Nachkommen gebildet. Sie sind wenig stabil und benötigen besondere Nachweisverfahren.
Sie zählen zu den am häufigsten sexuell übertragenen Bakterien. Aufgrund ihrer langsamen Vermehrung ist die Symptomatik meist nur leicht, sodass die Infizierten lange nichts bemerken.
Einzelheiten zeigen Abb. 18-37 bis 18-39.
- A-Streptokokken:
Auch sie können, wenn auch selten, zu einer Zervizitis und Endometritis führen. Ihre Übertragung erfolgt meist durch Schmierinfektion oder sexuell aus dem Rachenraum ins Genitale. Wegen der Gefährlichkeit dieser Erreger im Genitale sind bakteriologische Untersuchungen bei jeder unklaren Kolpitis unbedingt durchzuführen, da nur hierdurch der Erreger nachgewiesen werden kann.

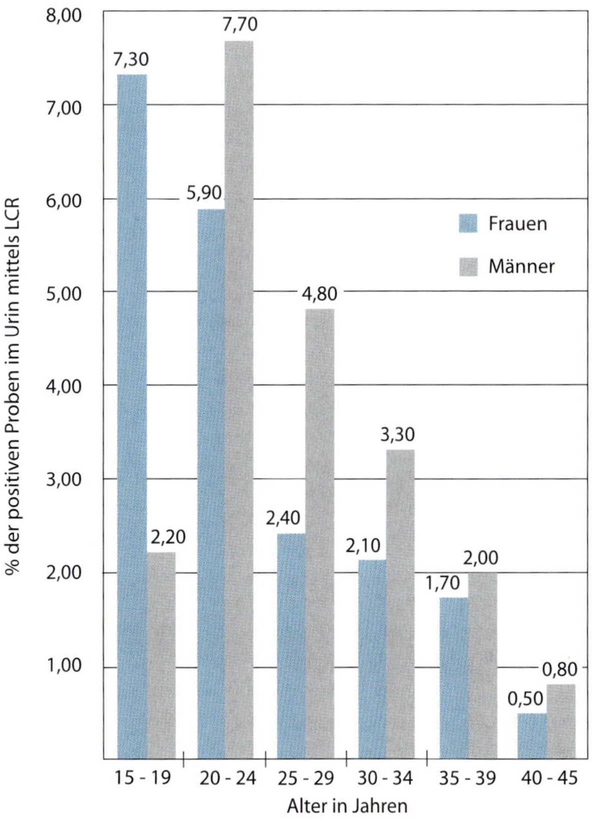

Abb. 18-38. Altersverteilung der genitalen Chlamydieninfektion in Deutschland

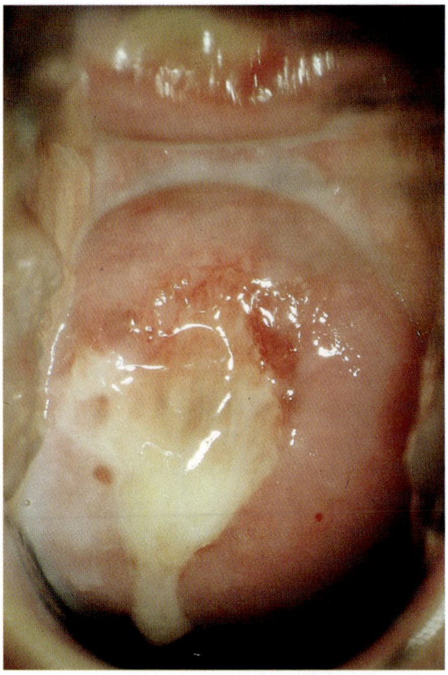

Abb. 18-39. Zervizitis durch Chlamydia trachomatis

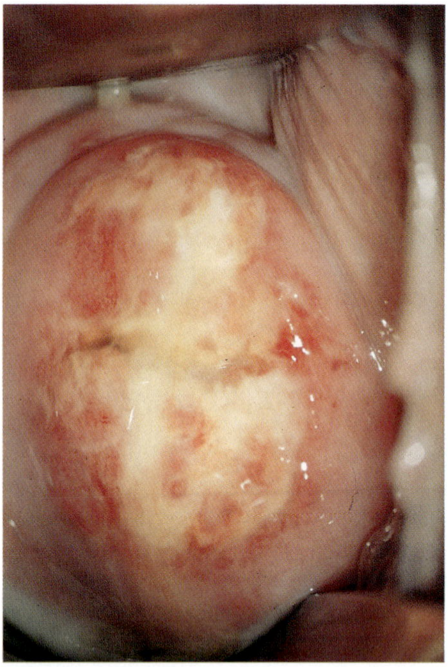

Abb. 18-40. Primärer Herpes genitalis-Zervizitis bei 17-jährigem Mädchen

- Herpes-simplex-Viren:

Sie befallen mehr das äußere mehrschichtige Plattenepithel der Vulva; möglicherweise werden sie hier jedoch nur als erstes entdeckt. Eine Aszension bis in den Tubenbereich scheint möglich zu sein. Eine solitäre Zervizitis durch Herpes-simplex-Viren ist eher selten. Bei primärem Herpes genitalis kann sie recht ausgeprägt sein. Typisch sind Bläschen und zugrundegehendes Gewebe (Nekrosen), was manchmal sogar einem malignen Geschehen ähnelt (Abb. 18-40).

Endometritis

- Sexuell übertragbare Erreger wie bei Zervizitis:
  - Gonokokken,
  - Chlamydia trachomatis.
- Erreger der puerperalen und postoperativen Endometritis/Endomyometritis:
  - Staphylococcus aureus,
  - A-Streptokokken (auch G-Streptokokken),
  - Gardnerella vaginalis und Anaerobier,
  - E. coli, Streptokokken der Gruppen B, D, F, Klebsiella pneumoniae, Proteusarten, Pseudomonaden,
  - Tuberkelbakterien.
- Andere Erreger:

Es gibt noch eine Reihe weiterer Erreger, die die Zervix und den Uterus nur als Eingangspforte benutzen, ohne hier zu klinischen Zeichen zu führen. Die Mehrzahl sind auch hier sexuell übertragbare Erreger (STD-Erreger).
  - Zytomegalievirus (CMV),
  - Hepatitis-B-Virus (HBV),
  - Aids-Erreger (HIV).

Salpingitis (PID)

- STD-Erreger (Gonokokken und Chlamydien) sind die häufigsten Erreger.
- Erreger wie bei Endometritis.
- Besondere Erreger:
  - Aktinomyzeten (schwieriger Nachweis, meist nur histologischer Verdacht).

18.4.5 Typische Anamnese/Symptomatik

- Zervizitis:

Sie äußert sich durch gelblich-klebrigen Ausfluss und Kontaktblutung. Schmerzen sind nicht vorhanden.

- Endometritis:

Sie äußert sich durch Blutungsstörung und Zwischenblutung. Je nach Erreger sind die Unterbauchschmerzen leicht oder schwer. Der Uterus ist druckschmerzhaft. Die Intensität kann sehr schwanken.

- Salpingitis:

Sie äußert sich durch Unterbauchbeschwerden. Bei der gynäkologischen Untersuchung ist die Bewegung der Gebärmutter schmerzhaft. Je nach Erreger können eine starke peritoneale Symptomatik und hohes Fieber vorhanden sein.

Da es sich um aszendierende Infektionen handelt, ist eine Abgrenzung der einzelnen Stadien meist nicht möglich. Der Anamneseverlauf hängt vom Erreger ab:
  - klinische Symptome bei der Gonorrhö schlagartig nach kurzer Inkubationszeit,
  - bei Chlamydien sehr langsam über Wochen hinweg mit nur geringer Symptomatik.

Sexualkontakte sind aber die Voraussetzung für die Gonorrhö, die Chlamydieninfektion und den primären Herpes genitalis.

Fieber, Schmerzen und reduzierter Allgemeinzustand im Wochenbett oder nach operativen Eingriffen müssen immer an eine Infektion denken lassen. Gelegentlich kann das

Fieber fehlen, z. B. bei lokalen Abszessen im kleinen Becken oder bei einer Sepsis, die so foudroyant verläuft, dass die Abwehr zusammenbricht.

18.4.6 Diagnostik

Gonorrhö

- Erregernachweis:
  - Kultureller Nachweis der Gonokokken auf der Agarplatte.
  - Zervixabstrich in Transportmedium auf dem schnellsten Weg ins Labor. Spezialnährboden (Thayer-Martin) zur Anzüchtung, Oxydasetest und bunte Reihe.
- Entzündungsparameter im Blut.
- Serologie für Routine nicht möglich.

Chlamydia-trachomatis-Infektion

- Erregernachweis:
  - Amplifikationstests (neuer »golden standard«): Nachweisrate 90–96% (spezielles Abstrichbesteck und Transportröhrchen).
  - Fluoreszenztests (für kleine Probenmengen): Nachweisrate 60–90%.
  - Immunoenzymtests – Schnelltests (Einzeltests): Nachweisrate 50–70%.
  - Labortests: Nachweisrate 60–90%.
  - Kultureller Nachweis auf Zellkultur (nur noch für spezielle Fragestellungen). Zervixabstrich in Transportmedium auf dem schnellsten Weg ins Labor. Nachweisrate 60–70%, anfällig, aufwendig.
- Entzündungsparameter im Blut (Leukozyten, CRP, BSG).
- Serologie (Antikörperbestimmung) hilfreich als Ergänzung bzw. wenn Direkttest negativ.

Herpes-simplex-Virusinfektion

- Kultureller Nachweis der Viren auf Zellkultur (= »golden standard«), Abstrich aus dem Bläschengrund oder von Erosionen/Ulzera (möglichst viele) und den Watteträger in Zellkulturmedium (vom Labor anfordern) ausschütteln. Rasche Versendung und Verarbeitung wichtig.
- Serologie: spielt keine Rolle, nur zur Immunitätsbestimmung.

18.4.7 Klinik

Zervizitis

Rötung und Anschwellung der Endozervix oder auch der Ektopie (= hormonelle Ausstülpung der Endozervix im jugendlichen Alter) mit gelb-klebrigem, vermehrtem Zervixsekret sind typisch für die durch Gonokokken wie auch durch Chlamydia trachomatis (Abb. 18-39) ausgelöste Zervizitis. Sie sind klinisch nicht unterscheidbar. Allenfalls durch die Anamnese, die bei der gonorrhoischen kurz (Tage), bei der chlamydialen lang (Wochen) ist.

Endometritis

Hierbei tritt eine leichte Blutung aus der Gebärmutter zusammen mit Druckschmerz auf. Je nach Erreger und Ausmaß der Infektion ist die Endometritis mit Fieber und Krankheitsgefühl verbunden, insbesondere bei Gonorrhö und post partum bzw. post operationem.

Salpingitis (PID)

Starke Unterbauchschmerzen, meist hohes Fieber und Krankheitsgefühl bei der Gonorrhö. Schmerzen bei Bewegung des Uterus.

Kaum Beschwerden, wechselnde Unterbauchschmerzen, sehr selten leichtes Fieber bei der Chlamydieninfektion.

Auch bei der seltenen chronischen Aktinomykose sind die Beschwerden uncharakteristisch und meist leicht.

Ultraschall kann hilfreich sein, wenn freie Flüssigkeit und zystische Bereiche zu erkennen sind (Abszesse), oder die Eileiter durch ein Empyem aufgetrieben sind.

18.4.8 Labor

Methoden s. Kap. 18.3.10.

- Abstriche (Transportmedium) für den Erregernachweis aus der Zervix und wenn möglich aus dem Uteruscavum, bei Fieber >38°C zusätzlich Blutkulturen.
- Entzündungsparameter, speziell CRP, da sie etwas über die Schwere aussagen.
- Serologie spielt eine ergänzende Rolle bei unklaren Fällen zur weiteren Klärung bzw. Ausschluss von z. B. Chlamydien.

18.4.9 Differenzialdiagnose

Zervizitis

- Dysplasien,
- Zervixkarzinom,
- Verletzung (selten).

Endometritis/Salpingitis

- Ovarialzysten (Ultraschall),
- stielgedrehte Ovarialzysten (plötzlicher Beginn, starke Schmerzen),
- Endometriose (typische Anamnese, Sicherung durch Laparoskopie),
- M. Crohn (chronischer Verlauf, Sicherung durch Koloskopie),
- Beckenvenenthrombose (Ultraschall, Phlebographie),
- psychosomatisch (Ausschlussdiagnose z. B. mittels Laparoskopie).

18.4.10 Therapie

Die Therapie richtet sich nach der Schwere und dem Erreger. Je schwerer das Krankheitbild, desto breiter und wirksamer muss die Antibiotikatherapie sein. Ist es zu Abszessen (Tuboovarialabszess) gekommen, so ist oft mit einem breiteren Erregerspektrum zu rechnen und die Therapie ausreichend breit anzulegen. Bei chronischen Fällen, insbesondere Abszessen, kann auch eine operative Sanierung notwendig werden.

Gonorrhö

Gonokokken sind i. allg. gegenüber den meisten Antibiotika sehr empfindlich. Wichtige Ausnahme ist Clindamycin, β-laktamasebildende Gonokokken sind bei uns noch selten (<1%), in Risikogruppen oder -ländern aber deutlich höher.

- Zervizitis:
  - Ceftriaxon i.m. 1-mal 250 mg,
  - Penicillin oder Amoxicillin 3-mal 1 g,
  - Doxycyclin 1-mal 200 mg.
- Endometritis/Adnexitis:
  - 3-mal 1 g Penicillin/Amoxicillin (+ β-Laktamasehemmer),
  - Cephalosporine je nach Präparat 3-mal 1 g oder 1-mal 1–2g/Tag,
  - Makrolide (Erythromycin, Roxithromycin, Azithromycin).

  Therapiedauer ca. 5 Tage je nach Schwere der Erkrankung.

Chlamydien

Viele Antibiotika sind wirksam gegen Chlamydien. Wegen ihres besonderen und sehr langsamen Vermehrungszyklus ist bereits bei der Zervizitis eine längere Behandlung von 7–10 Tagen notwendig.

Behandlung

1. Wahl: Tetrazykline:
   - Doxycyclin: 200 mg/Tag,
   - Tetrazyklin: 4-mal 500 mg/Tag.
2. Wahl: Makrolide:
   - Erythromycin: 4-mal 500 mg/Tag,
   - Roxithromycin: 300 mg/Tag,
   - Azithromycin: 1500 mg einmalig.
3. Wahl Chinolone, Gyrasehemmer:
   - Ciprofloxacin: 2-mal 500 mg/Tag,
   - Ofloxacin: 2-mal 200 mg/Tag.
4. Wahl:
   - Amoxicillin: 3-mal 750 mg/Tag,
   - Clindamycin,
   - Sulfonamide,
   - Cotrimoxazol,
   - unwirksam: Cephalosporine.

- Therapiedauer:
  - Zervizitis: 10 Tage,
  - Endometritis/Salpingitis/PID: 20 Tage,
  - Arthritis: 30–90 Tage.

Endometritis/Peritonitis post operationem/post partum

- Bei mäßig schweren Infektionen:
  - Penicillin mit β-Laktamasehemmer z. B. Ampicillin plus Sulbactam (Unacid),
  - Amoxicillin plus Clavulansäure (Augmentan).
- Bei schweren Infektionen breiter, d. h. Cephalosporin + Metronidazol und evtl. + Aminoglykosid.
  - Alternative: Imipenem/Cilastatin, Piperacillin + Tazobactam.

  Die Dauer richtet sich nach dem Verlauf.

Aktinomykose

Penicillin 3-mal 1 g für ca. 14 Tage und länger.

18.4.11 Häufig gemachte Fehler

- Es wird oft zu spät dran gedacht, dass eine Infektion vorliegen könnte.
- Falsch entnommene Abstriche, kein Transportmedium verwendet, Abstriche zu lange herumliegen lassen (Transportzeit), keine klinischen Angaben an das Labor.
- Zu starkes Vertrauen auf bakteriologische Untersuchungsergebnisse. Es lassen sich die wahren Erreger oft nicht nachweisen.
- Überbewertung von nachgewiesenen Erregern aus dem äußeren Genitalbereich. Dieser ist oft mit harmloser Perianalflora kolonisiert, die nichts mit dem eigentlichen Erreger zu tun hat, allenfalls das Geschehen verstärkt.
- Zu frühes Wechseln des Antibiotikums. Es kann durchaus 2–3 Tage dauern, bis eine Wirkung durch das Antibiotikum eintritt.
- Zu langes Zuwarten, ehe ein Antibiotikum gegeben wird. Dies gilt besonders für die A-Streptokokkensepsis.
- Fehlendes Fieber und normale Leukozyten im Blut schließen postoperativ und post partum bei schlechtem Allgemeinzustand der Patientin eine Sepsis nicht aus.

Fazit für die Praxis

- Bei sexuell aktiven Frauen ist bei Bauchschmerzen, Blutungsstörungen, Gelenk- oder Schulterschmerzen rechtsseitig (Perihepatitis) immer an die Möglichkeit einer Chlamydieninfektion zu denken.
- Postoperativ oder im Wochenbett ist auch ohne Fieber bei Schmerzen oder schlechtem Zustand der Patientin unbedingt eine schwere Infektion, z. B. A-Streptokokkensepsis, in Betracht zu ziehen. Nur durch Erregernachweis und frühzeitig durch den Entzündungsparameter CRP ist eine zuverlässige Aussage über den Gefährdungszustand der Patientin zu erhalten, da andere Parameter wie Leukozyten (einfaches Blutbild) im Blut durch den Verbrauch sich im Normalbereich befinden können. Je frühzeitiger die Antibiotikatherapie einsetzt desto höher ist die Chance eines schadenfreien Überlebens.

Literatur zu Kap. 18.4

Adam D (1996) Infektionskrankheiten durch Streptokokken der Gruppe A. Chemother J 5/4: 169–173

Black CM (1997) Current methods of laboratory diagnosis of chlamydia trachomatis infections. Clin Microbiol Rev 10: 160–184

Corey L (1994) The Current Trend in Genital Herpes. Sex Transmitt Dis 21/2: S38–40

Gunn RA, Fitzgerald S, Aral SO (2000) Sexualy transmitted disease clinic clients at risk for subsequent gonorrhoea and chlamydia infections. Sex Transmitt Dis 27: 343–349

Hahn H (Hrsg) (2001) Medizinische Mikrobiologie und Infektiologie, 4. Aufl. Springer, Berlin Heidelberg New York Tokio

Kaufhold A, Podbielski A, Kühnemund O, Lütticken R (1992) Infektionen durch Streptococcus pyogenes: Neuere Aspekte zur Diagnostik, Epidemiologie, Klinik und Therapie. Immun Infekt 20: 192–198

Lee HH, Chernesky MA, Schachter J et al. (1995) Diagnosis of Chlamydia trachomatis genitourinary infection in women by ligase chain reaction of urine. Lancet 345:213–216

II. Symptome

Petersen EE (1997) Infektionen in Gynäkologie und Geburtshilfe, 3. Aufl. Thieme, Stuttgart New York

Petersen EE, Obermann K, Graf von der Schulenburg J-M (1998) Gesundheitsvorsorge durch Chlamydienscreening. Geburtsh Frauenheilkd 58: 408–414

Simon C, Stille W (1997) Antibiotika-Therapie in Klinik und Praxis, 9. Aufl. Schattauer, Stuttgart New York

Stamm WE, Feeley JC, Facklam RR (1978) Wound infections due to group a streptococcus traces to a vaginal carrier. J Infect Dis 138: 287–292

Weström LV (1994) Sexually transmitted diseases and infertility. Sex Transmitt Dis 21: S32–37

18.5 Prostatitis, Epididymitis und Orchitis

K. G. Naber, W. Weidner

18.5.1 Prostatitis

Das Prostatitis-/Beckenschmerzsyndrom beinhaltet eine Vielzahl von entzündlichen und nichtentzündlichen Erkrankungen der Prostata und des kleinen Beckens. Im Jahr 1978 wurde ein Klassifizierungssystem entwickelt, um entzündliche von nichtentzündlichen Krankheitsentitäten unterscheiden zu können [1]. Viele Aspekte chronisch »prostatischer« Symptome blieben jedoch unverstanden, da unklar ist, ob in jedem Fall die Prostata an der Erkrankung beteiligt ist. Dem wird dadurch Rechnung getragen, dass in der neuen Klassifizierung entsprechend einer Konsensuskonferenz der National Institutes of Health [39] neben den bisherigen Formen der akuten und chronisch bakteriellen Prostatitis die weiteren Formen als entzündliches bzw. nichtentzündliches, chronisches Beckenschmerzsyndrom bezeichnet werden. Damit wird nur die Lokalisation and Dauer, aber nicht die Ursache des Schmerzsyndroms angedeutet. Zusätzlich wurde die Form der »asymptomatischen entzündlichen Prostatitis« eingeführt. Sie beinhaltet asymptomatische Patienten, bei denen die Diagnose einer Prostataentzündung per Zufall durch Biopsien, bei Beurteilungen von Fertilitätsstörungen oder Routineuntersuchungen gestellt wurde. Die Einteilung der Prostatitis bzw. des chronischen Beckenschmerzsyndroms erfolgt vorwiegend entsprechend der klinischen Symptomatik (akut bzw. chronisch) und der Lokalisation evtl. vorhandener Entzündungszeichen (Leukozyten) bzw. Erreger im Prostataexprimat (◘ Tabelle 18-6).

18.5.1.1 Epidemiologie

Definition und Nomenklatur

Die akute bakterielle Prostatitis ist eine akute fiebrige Erkrankung. Ihre möglichen Symptome sind ein starker Schmerz im Bereich von Perineum und Rektum, Fieber, erschwerte Blasenentleerung, Allgemeinsymptome einer Sepsis und eine druckschmerzhafte, geschwollene Prostata bei der rektalen Untersuchung. Die chronische bakterielle Prostatitis bzw. das chronische Beckenschmerzsyndrom verursachen Symptome, die eine Unterscheidung voneinander nicht ermöglichen (s. Übersicht).

Symptome bei Patienten mit chronisch bakterieller Prostatitis bzw. chronischem Beckenschmerzsyndrom

- Urethralsymptome
  - Brennen in der Harnröhre beim Wasserlassen
  - Ausfluss
  - Erschwerte Blasenentleerung
  - Strangurie
  - Pollakisurie
  - Nykturie
  - Prostatorrhö
  - Leukozytospermie
- Prostatasymptome
  - Druckgefühl hinter dem Schambein
  - Perineales Spannungsgefühl in Hoden und Nebenhoden
  - Leistenschmerz
  - Anorektale Dysästhesie
  - Diffuse anogenitale Syndrome
  - Beschwerden im unteren Abdomen
- Sexuelle Funktionsstörungen
  - Libidoverlust
  - Erektionsstörungen
  - Ejakulationsstörungen
  - Schmerzen während oder nach dem Orgasmus
- Andere Symptome
  - Muskelschmerzen
  - Kopfschmerzen
  - Abgeschlagenheit

Um den Schweregrad der Symptome besser und strukturiert zu erfassen, bietet sich der »Chronische Prostatitis Symptomen Index« (CPSI) an [40], der auch in offizieller deutscher Version vorliegt [41].

Bei einer echten Entzündung der Prostata (Prostatitis) finden sich Leukozyten im Prostatasekret der Patienten. Für die eindeutige Diagnose einer bakteriellen Prostatitis müssen Krankheitserreger im Prostatasekret nachgewiesen werden [2], die in der Übersicht aufgeführt sind [42]. Beim chronischen, nichtentzündlichen Beckenschmerzsyndrom lassen sich dagegen keine Anzeichen einer Entzündung feststellen.

Erreger bei der chronisch bakteriellen Prostatitis

- Anerkannte Ätiologie
  - E. coli
  - Andere gramnegative Bakterien
  - Enterokokken
  - Staphylokokken
- Fragliche Ätiologie
  - Chlamydia trachomatis
  - Genitale Mykoplasmen
  - Ureaplasma urealyticum
  - Corynebakterien

Tabelle 18-6. Einteilung des Prostatitis/Beckenschmerzsyndroms *(HWI-Harnwegsinfektion, EPS-*Prostataexprimat, + vorhanden; *(+)* (manchmal) vorhanden; *0* nicht vorhanden)

Kategorie	Klinische Merkmale	Rektale Untersuchung der Prostata	Anfangs-/Mittelstrahlurin		Prostataexprimat/ Exprimaturin	
			Entzündung (Leukozyten erhöht)	Kultur	Entzündung (Leukozyten und Makrophagen erhöht)	Kultur
I. Akute bakterielle Prostatitis	Akute Infektion der Prostata, akute HWI	Sehr schmerzhaft, warm geschwollen	+	+	Prostatamassage kontraindiziert	
II. Chronisch bakterielle Prostatitis	Rezidivierende HWI mit dem gleichen Erreger, »prostatitische« Beschwerden >3 Monate	Normal oder vergrößert mit Druckempfindlichkeit; evtl. knotig	(+)	(+)	+	+
III. Chronisches Beckenschmerz-syndrom	Vorwiegend »prostatitische« Beschwerden, evtl. auch Harnblasenentleerungsstörungen und sexuelle Störungen	Normal oder vergrößert, nicht bzw. nur gering druckempfindlich				
A. Subtyp: entzündlich[a]	Vorwiegend »prostatitische« Beschwerden, evtl. auch Harnblasenentleerungsstörungen und sexuelle Störungen	Normal oder vergrößert, nicht bzw. nur gering druckempfindlich	0	0	+ im EPS/Exprimaturin oder + im Ejakulat oder + in der Histologie	0
B. Subtyp: nicht entzündlich[b]	Vorwiegend »prostatitische« Beschwerden, evtl. auch Harnblasenentleerungsstörungen und sexuelle Störungen	Normal oder vergrößert, nicht bzw. nur gering druckempfindlich	0	0	0	0
IV. Asymptomatische Entzündliche Prostatitis	Asymptomatische Patienten, Diagnose aus Anlass anderer Untersuchungen gestellt	Normal oder vergrößert, nicht druckempfindlich	0	0	+ im EPS/Exprimaturin oder + im Ejakulat oder + in der Histologie	(+)

[a] Frühere Bezeichnung: abakterielle Prostatitis.
[b] Frühere Bezeichnung: Prostatodynie.

Inzidenz und Prävalenz

Aufgrund der Klassifizierungsschwierigkeiten stehen nur wenige Daten zur Verfügung, um die Inzidenz der unterschiedlichen Prostatitis-/Beckenschmerzsyndrome ermitteln zu können. Die akute bakterielle Prostatitis ist selten, wobei die wahrscheinliche Inzidenz bei erwachsenen Männern weniger als 1:1000 beträgt. Prostatische Symptome sind jedoch häufig. In den USA haben ungefähr 30% der Männer im Alter zwischen 20 und 50 Jahren »prostatitisähnliche« Symptome [3]. Diese Symptome sind der Anlass für etwa 25% der Arztbesuche bei Männern mit urogenitalen Beschwerden [3].

Der Begriff Prostatitis impliziert das Vorhandensein einer Entzündung, wobei sich jedoch lediglich bei 5–10% der Patienten mit dieser Diagnose tatsächlich eine bakterielle Infektion nachweisen lässt [3, 4]. Die anderen Patienten weisen keine »signifikante« Bakterienzahl in der Prostataflüssigkeit auf. Etwa 50% dieser Patienten haben demnach ein entzünliches, chronisches Beckenschmerzsyndrom, wobei sich in der Prostataflüssigkeit eine erhöhte Leukozytenzahl nachweisen lässt [2–9]. Die übrigen werden als Patienten mit einem nichtentzündlichen, chronischen Beckenschmerzsyndrom bezeichnet. Hierbei handelt es sich um eine Ausschlussdiagnose, und in der Mehrzahl der Fälle ist es nicht möglich nachzuweisen, dass die Symptome von der Prostata ausgehen.

Risikofaktoren

Harnwegsinfekte (HWI) sind der wichtigste zugrunde liegende Faktor sowohl bei der akuten als auch bei der chronischen bakteriellen Prostatitis (CBP). Die Stämme von Escherichia coli, die sowohl die akute als auch die chronische Prostatitis auslösen, scheinen ähnliche uropathogene Virulenzdeterminanten wie die Stämme von E. coli zu besitzen, welche die Pyelonephritis verursachen [10]. Prostatasteine können der Grund für rezidivierende CBP sein [2]. Bakterielle Mikrokolonien, die in den Ausführungsgängen oder Acini der Prostata von einem Biofilm umschlossen sind, können ein Fokus bakterieller Persistenz darstellen [7].

Bei dem entzündlichen, chronischen Beckenschmerzsyndrom wird vermutet, dass ein intraprostatischer Urinreflux eine Entzündung verursacht, wodurch der Prostataschmerz ausgelöst wird [11]. Als weitere hypothetische und unbewiesene Ursachen werden immunologische Reaktionen, Gewebereaktionen auf Spermien und eine Wanderung sexuell übertragbarer Organismen aus der Urethra in Betracht gezogen.

18.5.1.2 Klinische Merkmale

Diagnose

Die akute bakterielle Prostatitis wird anhand ihres klinischen Erscheinungsbildes diagnostiziert [9]. Es handelt sich um eine akute fiebrige Erkrankung mit schmerzhafter Blasenentleerung und Harnverhaltung. Eine Prostatamassage ist kontraindiziert. Die Diagnose basiert auf:

- Urin- und Blutkulturen;
- einer behutsamen Untersuchung der Prostata, bei der die akute Entzündung deutlich wird; und
- einer Harnuntersuchung, bei der sich gewöhnlich eine Pyurie nachweisen lässt.

Bei Patienten mit einer akuten bakteriellen Prostatitis kann es zur Entwicklung von Prostataabszessen kommen. Eine solche Diagnose wird mittels klinischer Untersuchung und einer transrektalen Sonographie gestellt. Dabei finden sich als typische Muster fokale schallarme Zonen mit unregelmäßigen internen Schallzonen, Septierungen und indirekten Abgrenzungen gegenüber dem umgebenden Parenchym.

Der Abszess kann deutlich oder auch eher diffus sein. Prostataabszesse werden i. allg.von den gleichen uropathogenen Erregern verursacht, die für die akute bakterielle Prostatitis verantwortlich sind, obwohl gelegentlich auch eine Vielzahl von Anaerobiern oder Pilzen beteiligt sein können. Systemische Mykosen, insbesondere Cryptococcus neoformans, Blastomyces dermatitidis, Coccidioides immitis oder Histoplasma capsulatum, können die Prostatadrüse mit einbeziehen und Prostataabszesse verursachen. Auch Candida albicans kann Prostataabszesse auslösen.

Bei der chronisch bakteriellen Prostatitis handelt es sich um eine eher ungenaue Diagnose (s. oben: Übersicht). Patienten, die unter Prostatabeschwerden leiden, sollten einer Prostatamassage unterzogen werden, um die Infektion lokalisieren zu können. Die Methode der Wahl ist die Lokalisationstechnik nach Meares u. Stamey (▣ Abb. 18-41) [12]. Als typische zytologische Zeichen zeigen sich im Prostataexprimat (EPS) eine erhöhte Anzahl neutrophiler Leukozyten und fettbeladene Makrophagen. Obwohl im EPS erhöhte Leukozytenzahlen gefunden werden können, ist es allgemein akzeptiert, dass das Vorhandensein von mehr als 10 neutrophilen Leukozyten pro Gesichtsfeld (400-fache Vergrößerung) auf eine Prostatitis schließen lässt [9, 10].

Bei den Patienten, bei denen kein EPS gewonnen werden kann, weist eine Erhöhung der neutrophilen Leukozytenzahlen im Urin nach erfolgter Prostatamassage (VB_3) dann auf eine Prostatitis hin, wenn diese Zellen im ersten abgegebenen Urin (VB_1) sowie im Mittelstrahlurin (VB_2) nicht vorhanden waren. Bei Patienten mit einer CBP finden sich bakterielle Erreger in größerer Zahl im EPS oder in VB_3, wobei die Konzentration i. allg. um ein 10-faches höher als in VB_1 ist [9, 10]. Die genaue Vorgehensweise zur Lokalisierung der Infektion mittels der Technik nach Meares u. Stamey ist in ▣ Abb. 18-41 dargestellt und sollte sorgfältig befolgt werden [12].

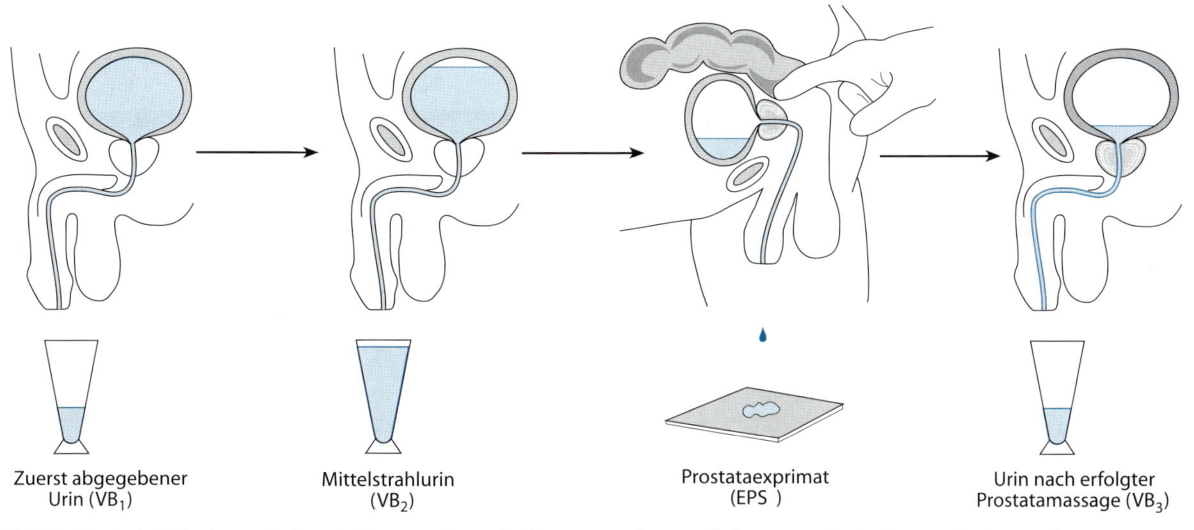

▣ **Abb. 18-41.** Lokalisationstechnik nach Meares u. Stamey [12] zur Diagnose der chronisch bakteriellen Prostatitis. Es ist leichter, Prostatasekret zu erhalten, wenn der Patient vor der Untersuchung etwa 3–5 Tage lang nicht ejakuliert hat.

Tabelle 18-7. Prostatainfektionen durch unkonventionelle anspruchsvolle Erreger

Spezies	Klinische Merkmale	Anmerkungen
Haemophilus influenzae		Einzelne Fallberichte
Neisseria gonorrhoeae	In Verbindung mit gonorrhoischer Urethritis	Selteneres Auftreten aufgrund wirksamer Antibiotikabehandlung
Mycobacterium tuberculosis	Urogenitale Manifestation	In Verbindung mit HIV-Infektion
Anaerobier	Prostataabszesse	
Candida spp.	Bei abwehrgeschwächten Patienten mit Dauerkatheter	
Coccidioides immitis, Blastomyces dermatitidis, Histoplasma capsulatum	Disseminierte Erkrankung	In Verbindung mit HIV-Infektion
Trichomonas vaginalis	Chronische Entzündung	Eventuell in Verbindung mit Urethritis

Die Bedeutung von Chlamydia trachomatis und Ureaplasma urealyticum bei der bakteriellen Prostatitis ist unklar. Es gibt keine allgemein akzeptierten Kriterien zur Bestimmung einer Prostatitis aufgrund dieser oder anderer selten isolierter Erreger (Tabelle 18-7) [13–15].

In manchen Fällen wird zwar, um weitere Informationen zu erhalten, eine Analyse des Ejakulates bei Männern mit einer CBP empfohlen, doch sind Untersuchungen der Samenflüssigkeit meist wenig hilfreich. Ein Teil der Männer mit einer CBP hat eine Bakteriospermie (>10^3 cfu/ml), wobei die vorliegenden Organismen i. allg. mit denen im EPS identisch sind [16]. Es wurden biochemische Analysen vom EPS als zusätzliches diagnostisches Kriterium bei einer CBP verwendet, doch haben sich die Ergebnisse als nicht ausreichend sensitiv oder spezifisch erwiesen, um zur Diagnosestellung beitragen zu können (Abb. 18-42) [9, 10]. Bei Patienten mit einer CBP ist der pH-Wert im EPS gewöhnlich erhöht.

Eine Biopsie unter sonographischer Kontrolle wird, insbesondere bei Vorhandensein von knotigen Veränderungen, für histologische Zwecke in erster Linie zum Ausschluss eines Prostatakarzinoms entnommen. Histologische Entzündungszeichen der Prostata sind i. allg. nicht spezifisch. Das Anlegen einer Bioptatkultur bleibt in der Regel wissenschaftlichen Fragestellungen vorbehalten [2, 5, 17].

Eine Beurteilung der Blasenentleerung mit Hilfe von Messungen des Harnflusses und sonographischer Untersuchung kann sich bei Patienten mit Blasenentleerungsstörungen als nützlich erweisen [17]. Wenn nötig, sollte im Rahmen einer gründlichen medizinischen Untersuchung auch ein Miktionszystourethrogramm durchgeführt werden. Bei etwa $^1/_3$ der Patienten mit einer CBP finden sich urodynamische Veränderungen. Zeigen sich bei der Messung des Harnflusses ungewöhnliche Ergebnisse, so sollten weitergehende Untersuchungen durchgeführt werden, um eine Unterscheidung zwischen funktionellen und anatomischen Veränderungen zu ermöglichen.

Mit Hilfe einer Urethrozystoskopie lassen sich möglicherweise entzündliche Veränderungen in der posterioren Urethra erkennen. Bei einer Sonographie der Prostata können sich Prostatasteine zeigen (Abb. 18-43). Diese Prostatasteine können als Nester für Krankheitserreger dienen und eine CBP verursachen. Sie kommen jedoch häufig vor, treten in zunehmendem Alter immer öfter auf. Ihre Bedeutung bleibt umstritten. In Abb. 18-44 ist die diagnostische Vorgehensweise bei Patienten mit »prostatitischen« Beschwerden dargestellt.

Das entzündliche, chronische Beckenschmerzsyndrom ist eine eher ungenaue Diagnose. Bei diesen Patienten finden sich Entzündungszellen im EPS und negative Kulturen sowohl vom EPS als auch von VB_3. Obgleich zahlreiche Untersucher ver-

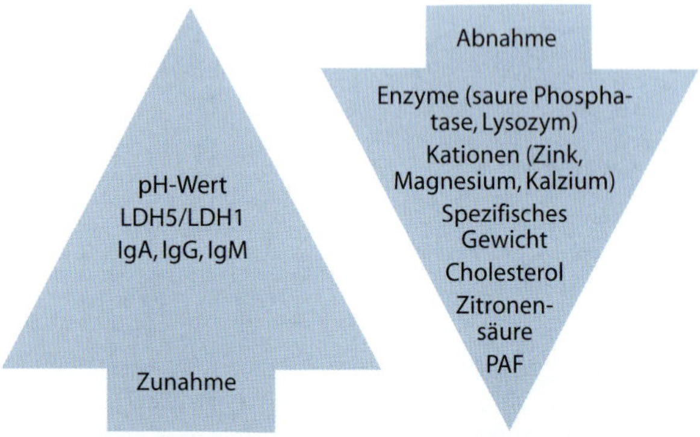

Abb. 18-42. Diagnostische Kriterien der chronischen bakteriellen Prostatitis bei der Untersuchung des Prostataexprimates (*EPS*; *LDH* Laktatdehydrogenase; *PAF* prostatischer antibakterieller Faktor)

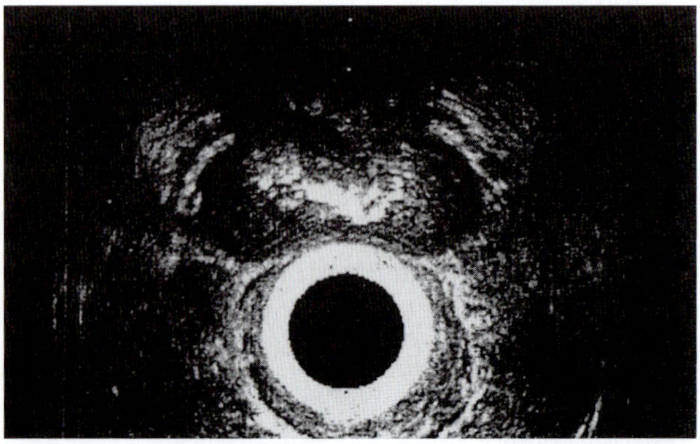

Abb. 18-43. Transrektale Sonographie der Prostata mit diffusen Kalzifizierungen (Prostatitis calcarea)

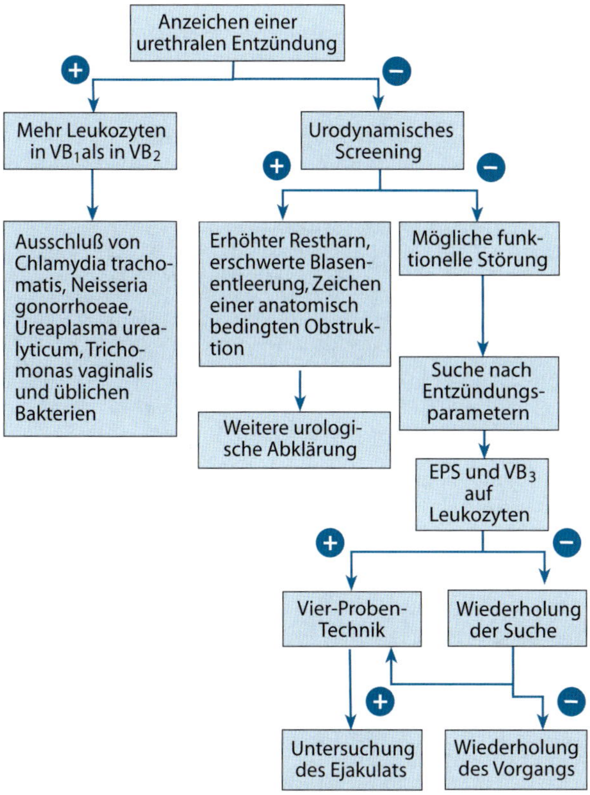

Abb. 18-44. Diagnostische Vorgehensweise bei Patienten mit prostatitisähnlichen Symptomen. EPS, Prostataexprimat

sucht haben, den Nachweis zu führen, dass dieses Syndrom von schwer kultivierbaren Erregern wie beispielsweise C. trachomatis oder genitalen Mykoplasmen verursacht wird, herrscht keine Einigkeit darüber, ob diese Organismen das entzündliche, chronische Beckenschmerzsyndrom auslösen [13, 18, 19]. Diese Diagnose ist daher gegenwärtig nur undeutlich definiert, und es wird angenommen, dass bisher noch unbekannte ätiologische und pathogenetische Prozesse für die Erkrankung verantwortlich sind.

18.5.1.3 Therapie

Die Behandlung hängt vom Schweregrad der Symptome des Patienten und dem wahrscheinlich krankheitsverursachenden Erreger ab. Bei den Patienten mit einer akuten bakteriellen Prostatitis sollte eine Antibiotikabehandlung unmittelbar nach Anlegen von Blut- und Urinkulturen eingeleitet werden. Eine Prostatamassage ist kontraindiziert. Initial geeignete Therapiemöglichkeiten sind eine parenterale Behandlung mit einem Fluorchinolon oder einem β-Laktamantibiotikum plus evtl. einem Aminoglykosid. Nach einsetzender Verbesserung ist die Umstellung auf eine orale Behandlung angemessen, die mindestens 4 Wochen andauern sollte [43].

Patienten mit einer möglichen CBP sollten auf Entzündungszeichen und krankheitsverursachende Erreger untersucht werden.

Die Auswahl eines geeigneten Antibiotikums, das über optimale pharmakokinetische Eigenschaften für das Prostatagewebe verfügt, ist sehr wichtig [20]. Die antibakterielle Diffusion in das Prostatasekret hängt von der Fettlöslichkeit, Molekulargröße und pKa des Wirkstoffs ab [20]. Trimethoprim beispielsweise, eine schwache Base mit einer Dissoziationskonstante pKa von 7,4, wird im Prostatasekret konzentriert, falls dessen pH-Wert im sauren Bereich liegt. Da der pH-Wert der Prostataflüssigkeit jedoch bei den Patienten mit einer CBP oftmals basisch ist [21, 22], ist mit deutlich niedrigeren Konzentrationen zu rechnen. Die Fluorchinolone sind dagegen Zwitterionen mit je einem pKa im sauren und im basischen Milieu (Tabelle 18-8). Dies ermöglicht Konzentrationen in der Prostataflüssigkeit, die im Vergleich mit den Plasmakonzentrationen günstig sind, wobei substanzspezifisch große Unterschiede vorliegen mit Verhältniswerten, die von 0,12–1,03 reichen (Tabelle 18-9) [23–26]. Insgesamt liegen die Konzentrationen im Prostatasekret etwa im Plasmaniveau bzw. darunter. Die Konzentrationen im Ejakulat (Samenflüssigkeit) zeigen ebenfalls substanzspezifisch große Unterschiede mit Verhältniswerten, die von 1,0–7,7 reichen und damit im Plasmaniveau oder darüber liegen. (Tabelle 18-9) [23–26].

Tabelle 18-8. Dissoziationskonstanten der Fluorchinolone

Chinolone	pK_{a1}	pK_{a2}
Ciprofloxacin	6,1	8,7
Enoxacin	6,3	8,7
Fleroxacin	5,5	8,1
Gatifloxacin	6,0	9,2
Lomefloxacin	5,8	9,3
Norfloxacin	6,3	8,4
Ofloxacin	6,0	8,2
Pefloxacin	6,3	7,6
Sparfloxacin	6,2	8,6

Die Fluorchinolonkonzentrationen im Prostatagewebe, das mittels transurethraler Resektion gewonnen worden war, entsprechen in etwa den Plasmakonzentrationen, oder sie liegen leicht darüber [25]. Makrolide dringen ebenfalls sehr gut in Prostata- und Samenflüssigkeit ein [20, 27].

Es gibt zwar keine Beweise, aber zumindest Hinweise darauf, dass Bakterien im Prostatagewebe von einem Biofilm geschützt überleben können. Antibiotisch wirksame Substanzen, die auch gegen Erreger in einem Biofilm – wenn auch meistens reduziert – wirksam sind, wie insbesondere Fluorchinolone und Makrolide, sollten daher bevorzugt eingesetzt werden.

Die meisten Therapiestudien mit Patienten mit einer CBP sind nicht gut kontrolliert und haben unterschiedliche Studiendesigns [25, 28]. Aus diesem Grund ist es schwierig, Vergleiche anzustellen. Die Dauer der Behandlung reichte von 14–150 Tagen, und die Nachuntersuchungen waren nicht standardisiert. Da bei Patienten mit einer CBP trotz Therapie häufig mit Rezidiven zu rechnen ist, sollten nur solche Therapiestudien berücksichtigt werden, die über eine ausreichend lange Nachbeobachtungszeit (von mindestens 6 Monaten) verfügen [44] (Tabelle 18-10).

Dabei sollte ein EPS 4–6 Wochen und dann nochmals 6 Monate nach der Behandlung gewonnen werden, um sicherzustellen, dass alle Erreger abgetötet wurden. Insgesamt scheint es, dass 60–80% der Patienten mit E. coli und anderen Enterobacteriaceae mit einer 4- bis 6-wöchigen Behandlung geheilt werden können [3, 29–35, 45, 46]. Eine Prostatitis jedoch, die durch

Tabelle 18-9. Konzentrationen (Medianwerte) von Fluorchinolonen in der Prostata- und Samenflüssigkeit von Freiwilligen 2–4 h nach Antibiotikagabe [23, 24, 26]

Chinolone	Dosis [mg]	Plasmakonzentration [mg/l]	Konzentration in der Prostataflüssigkeit [mg/l]	Verhältnis der Wirkstoffkonzentration Prostata/Plasma	Konzentration in der Samenflüssigkeit [mg/l]	Verhältnis der Wirkstoffkonzentration Samenflüssigkeit/Plasma
Norfloxacin	800 p.o.	1,40	0,14	0,12	Keine Daten	Keine Daten
Ciprofloxacin	200 i.v.	0,67	0,16	0,26	Keine Daten	Keine Daten
	200 i.v.	0,44	0,08	0,18	2,53	7,1
	750 p.o.	0,88	0,23	0,23	6,57	7,7
Fleroxacin	400 p.o.	3.71	1,00	0,28	5,80	1,7
Ofloxacin	400 p.o.	2,00	0,66	0,33	4,09	4,0
Enoxacin	400 p.o.	1,09	0,39	0,39	2,19	2,2
Enoxacin	428 i.v.	1,26	0,57	0,47	3,50	2,8
Lomefloxacin	400 p.o.	1,81	1,38	0,48	2,04	1,3
Gatifloxacin	400 p.o.	1,92	1,03	1,02	1,75	1,0

Tabelle 18-10. Abtötung der Erreger (bakteriologische Heilung) bei Patienten mit chronischer bakterieller Prostatitis (CBP) nach Behandlung mit Fluorchinolonen. Es sind nur Studien aufgeführt, bei denen die Diagnose mit Hilfe der Technik nach Meares u. Stamey ermittelt und ein Nachuntersuchungszeitraum von mindestens 6 Monaten eingehalten wurde

Chinolone	Tagesdosis [mg]	Dauer der Behandlung (Tage)	Anzahl der ausgewerteten Patienten	Bakteriologische Heilung (%)	Nachuntersuchungszeitraum (Monate)	Zeitpunkt der Publikation (Jahr)	Literatur
Norfloxacin	800	28	14	64	6	1990	Schaeffer [29]
Norfloxacin	400–800	174	42	60	8	1991	Petrikkos [30]
Ofloxacin	400	14	21	67	12	1989	Pust et al. [31]
Ciprofloxacin	1000	14	15	60	12	1987	Weidner et al. [32]
Ciprofloxacin	1000	28	16	63	21–36	1991	Weidner et al. [33]
Ciprofloxacin	1000	60–150	7	86	12	1991	Pfau [34, 35]
Ciprofloxacin	1000	28	34	76	6	2000	Naber [45]
Ciprofloxacin	1000	28	78	72	6	2001	Naber [46]
Lomefloxacin	400	28	75	63	6	2001	Naber [46]

Pseudomonas aeruginosa oder Enterokokken verursacht wurde, spricht auf diese Behandlung oftmals nicht an.

Falls es bei einer chronischen bakteriellen Prostatitis zu Rezidiven kommt, werden diese Rückfälle entweder mittels einer kontinuierlichen, niedrig dosierten suppressiven Therapie oder mit einer intermittierenden Behandlung bei erneutem Auftreten der Symptome behandelt. Dazu eignen sich am besten Fluorchinolone. In ausgewählten Fällen kann man versuchen, das infizierte Prostatagewebe – insbesondere Prostatasteine – operativ zu entfernen, um auf diese Weise eine chirurgische Heilung zu erzielen [3]. Die letztgenannte Methode ist aber nur selten erfolgreich und sollte deshalb nur nach Ausschluss aller anderen Möglichkeiten angewendet werden.

Im Fall eines Prostataabszesses ist in der Regel zusätzlich zur Antibiotikabehandlung auch eine Drainage erforderlich. Gelegentlich wird der Abszess durch Anaerobier oder gemischte Infektionen verursacht. Es sollten immer Kulturen angelegt werden. Wenn das Vorhandensein von Pilzen vermutet wird, ist das Labor davon in Kenntnis zu setzen. Die meisten Therapieregimes sollten einen Wirkstoff beinhalten, der gegen Anaerobier wirksam ist. Prostataabszesse können über die Harnröhre, das Perineum und in manchen Fällen über das Rektum drainiert werden.

Das entzündliche, chronische Beckenschmerzsyndrom wird empirisch behandelt. Kein Behandlungsregime hat sich bisher regelmäßig als erfolgreich erwiesen. Gelegentlich geben Patienten eine Besserung auf eine Antibiotikatherapie an. In diesen Fällen ist eine Verlängerung der Behandlung indiziert. Bei der Mehrzahl der Patienten ergibt sich im Rahmen der Antibiotikabehandlung jedoch keine Veränderung der Symptome. Weitere Behandlungsmöglichkeiten umfassen entzündungshemmende Wirkstoffe, α-Blocker, regelmäßige Prostatamassagen und wöchentliche Ejakulationen. Alle Therapieformen sind jedoch empirisch, wobei die Behandlungsergebnisse oft unbefriedigend sind.

Bei dem nichtentzündlichen, chonischen Beckenschmerzsyndrom handelt es sich um eine ungenaue Diagnose, deren Behandlung umstritten und unbewiesen ist. Obwohl die Symptome denen anderer Formen ähneln, lässt das Fehlen einer Entzündung oder jeglicher Anzeichen einer Infektion vermuten, dass Mikroorganismen nicht beteiligt sind. Es kann der Versuch einer empirischen Behandlung – ähnlich wie beim entzündlichen, chronischen Beckenschmerzsyndrom – unternommen werden.

18.5.2 Epididymitis und Orchitis

Die Epididymitis ist eine akute schmerzhafte Schwellung im Skrotum, die gewöhnlich einseitig auftritt [36]. Die Hoden können an dem entzündlichen Prozess in Form einer »Epididymoorchitis« beteiligt sein. Bei entzündlichen Prozessen der Hoden, insbesondere der viralen Orchitis, sind die Nebenhoden seltener mitbetroffen.

18.5.2.1 Epidemiologie

Orchitis und Epididymitis werden entsprechend der Ursache als akute oder chronische Prozesse klassifiziert (Tabelle 18-11). Bei etwa 15% der Patienten kommt es im Anschluss an eine akute Epididymitis zur Entwicklung einer chronischen Entzündung mit Verhärtung. Eine viral oder bakteriell bedingte Entzündung der Hoden kann eine Hodenatrophie und die Zerstörung der Spermatogenese zur Folge haben [37].

Die Epididymitis tritt oft bei Personen mit risikoreichem Sexualverhalten wie z. B. häufigem Partnerwechsel auf und stellt eine der Hauptursachen für eine Krankenhauseinweisung bei Militärangehörigen dar. Sie tritt bei 1–2% der Patienten mit einer Gonokokken- oder Chlamydienurethritis auf, wobei das Risiko in beiden Fällen gleich hoch ist. Sie ist normalerweise einseitig und hat ihren Ursprung in einer Entzündung der Harnröhre, die sich über die Samenleiter auf die Nebenhoden ausgedehnt hat.

Bei Männern mittleren oder höheren Alters wird die Epididymitis gewöhnlich von den gleichen Organismen verursacht, die auch Harnwegsinfekte auslösen. Somit hat die Epididymitis ihren Ursprung vermutlich in den Harnwegen.

Die Epididymitis tritt häufiger bei Patienten mit einem Dauerkatheter auf. Blasenhalsobstruktionen und urogenitale Anomalien stellen weitere Risikofaktoren für eine akute oder chronische Epididymo-Orchitis dar.

Vor der Verbreitung von Schutzimpfungen war die Mumpsorchitis noch häufig, heutzutage ist sie jedoch selten. Sie tritt bei 20–30% der postpubertären Männer auf, die Mumps haben. Auch andere Virusinfektionen können eine Orchitis verursachen, insbesondere Enterovirus. Die Hoden können auch in Folge einer Epididymitis mit betroffen sein, besonders wenn eiterbildende Erreger von HWI beteiligt sind. Die granulomatöse Orchitis stellt eine seltene Erkrankung dar, deren Ätiologie unklar ist [38].

Infolge einer Epididymo-Orchitis kann es zu Abszessbildung, Hodeninfarzierung, Hodenatrophie, chronischer Epididymitis und Infertilität kommen [36].

18.5.2.2 Klinische Merkmale

Die akute Epididymitis ist gekennzeichnet durch Entzündung, Schmerz und eine Schwellung des Skrotums [36]. Häufig ist der untere Abschnitt der Nebenhoden zuerst betroffen. Der Samenstrang ist gewöhnlich druckempfindlich und vergrößert. Die Hoden können verschont bleiben oder bei Beteiligung eine große zusammenhängende schmerzhafte Masse bilden. Eine akute Epididymitis bedarf immer einer unverzüglichen Beurteilung, um zwischen einer akuten Epididymitis und einer Samenstrangtorsion unterscheiden zu können. Letztere benötigt eine sofortige chirurgische Intervention, um eine Hodeninfarzierung zu verhindern.

Die mikrobiologische Diagnose einer akuten Epididymitis oder Orchitis ist so genau wie möglich vorzunehmen. Bei allen Patienten sind urethrale Gram-Färbung, Urinkultur und andere Untersuchungen zur Erkennung von Neisseria gonorrhoeae und C. trachomatis durchzuführen. Im positiven Fall ist auch eine Partnerbehandlung durchzuführen.

Blutkulturen können von Nutzen sein, wenn der Patient fiebrig ist oder allgemeine toxische Anzeichen aufweist. Antikörper- und andere Serumuntersuchungen sollten durchgeführt werden, um Mumps, Enterovirus und andere potenzielle Viruserreger bei Patienten mit einer Orchitis identifizieren zu können. Eine Analyse des Ejakulates entsprechend den Kriterien der Weltgesundheitsorganisation einschließlich einer Leukozytenanalyse kann sich als nützlich erweisen. Häufig kommt es zu einer vorübergehenden Abnahme der Spermienzahl oder einer Azoospermie. Infertilität stellt eine seltene Komplikation dar, es sei denn, beide Seiten sind betroffen.

18.5.2.3 Therapie

Die Wahl des Antibiotikums zur initialen empirischen Behandlung sollte entsprechend des wahrscheinlich krankheitsverursachenden Erregers getroffen werden. Bei sexuell aktiven

Tabelle 18-11. Klassifizierung von Epididymitis und Orchitis

Akute Epididymitis oder Epididymo-Orchitis	Granulomatöse Epididymitis oder Orchitis	Virale Orchitis
Neisseria gonorrhoeae	Mycobacterium tuberculosis	Mumps
Chlamydia trachomatis	Treponema pallidum	Enterovirus
Escherichia coli		
Streptococcus pneumoniae	Brucella spp.	
Klebsiella spp.	Sarkoid	
Salmonella spp.	Fungal	
Andere uropathogene Erreger	Parasitär	
Idiopathisch	Idiopathisch	

Männern, bei denen das Risiko einer Infektion mit C. trachomatis oder N. gonorrhoeae besteht, ist eine Behandlung, bei der diese beiden Erreger berücksichtigt werden, obligatorisch. Weiterer Bestandteil der Behandlung sind Bettruhe und Hochlagerung des Skrotums. Bei Abszessen ist unter Umständen eine chirurgische Drainage erforderlich. Wird davon ausgegangen, dass Erreger aus den Harnwegen die wahrscheinlichen Krankheitsverursacher sind, sind Fluorchinolone und Trimethoprim-Sulfamethoxazol geeignete Behandlungsmöglichkeiten.

Literatur zu Kap. 18.5

1. Drach GW, Meares EM, Fair WR, Stamey TA (1978) Classification of benign diseases associated with prostatic pain: prostatitis or prostadynia. J Urol 120: 266
2. Weidner W, Ludwig M (1994) Diagnostic management in chronic prostatitis. In: Weidner W, Madsen PO, Schiefer HG (Hrsg) Prostatitis. Springer, Berlin Heidelberg New York, S 49–65
3. Lipsky BA (1989) Urinary tract infections in men: epidemiology, pathophysiology, diagnosis, and treatment. Ann Intern Med 110: 138–148
4. Weidner W, Schiefer HG, Krauss H, Jantos C, Friedrich HJ, Altmannsberger M (1991) Chronic prostatitis: a thorough search for etiologically involved microorganisms in 1461 patients. Infection 19 (Suppl 3): 119–125
5. de la Rosette JJMCH, Hubregtse MR, Meuleman EJH, Stolk-Engelaar MVM, Debruyne FMJ (1993) Diagnosis and treatment of 409 patients with prostatitis syndromes. Urology 41: 301–307
6. Weidner W, Schiefer HG (1995) Inflammatory disease of the prostate: frequency and pathogenesis. In: Garraway M (Hrsg) Epidemiology of prostate disease. Springer, Berlin Heidelberg New York, pp 85–93
7. Krieger J, Ross SO, Simonsen JM (1993) Urinary tract infections in healthy university men. J Urol 149: 1046–8
8. Schaeffer AJ (1990) Diagnosis and treatment of prostatic infection. Urology 36 (Suppl 5): 13–17
9. Krieger JN, McGonagle LA (1989) Diagnostic considerations and interpretation of microbiological findings for evaluation of chronic prostatitis. J Clin Microbiol 27: 2240–2244
10. Andrew A, Stapleton AE, Fennell C et al. (1997) Urovirulence determinants in Escherichia coli strains causing prostatitis. J Infect Dis 176: 464–469
11. Nickel JC, Olson ME, Barabas A, Benediktsson H, Dasgupta MK, Costerton JW (1990) Pathogenesis of chronic bacterial prostatitis in an animal model. Br J Urol 66: 47–54
12. Meares EM, Stamey TA (1968) Bacteriologic localization patterns in bacterial prostatitis and urethritis. Invest Urol 5: 492–518
13. Brunner H, Weidner W, Schiefer HG (1983) Studies on the role of Ureaplasma urealyticum and Mycoplasma hominis in prostatitis. J Infect Dis 147: 807–813
14. Shortliffe LMD, Sellers RG, Schachter J (1992) The characterization of non-bacterial prostatitis: search for an etiology. J Urol 148: 1461–1466
15. Schiefer HG (1990) Prostatic infection by unconventional, fastidious pathogens. In: Weidner W, Madsen PO, Schiefer HG (Hrsg) Prostatitis. Springer, Berlin Heidelberg New York, S 229–244
16. Weidner W, Jantos C, Schiefer HG, Haidl G, Friedrich HJ (1991) Semen parameters in men with and without proven chronic prostatitis. Arch Androl 26: 173–183
17. Meares EM (1992) Prostatitis and related disorders. In: Walsh PC, Retik AB, Stamey TA, Vaughan ED (eds) Campbell´s urology, 6th edn. Saunders, Philadelphia pp 807–822
18. Doble A, Thomas BJ, Walker MM, Harris JRW, Witherow R, Taylor-Robinson C (1991) The role of Chlamydia trachomatis in chronic abacterial prostatitis: a study using ultrasound guided biopsy. J Urol 141–332
19. Christiansen E, Purvis K (1991) Diagnosis of chronic abacterial prostato-vesiculitis by rectal ultrasonography in relation to symptoms and findings. Br J Urol 67: 173–176
20. Stamey TA, Meares EM Jr, Winningham DG (1970) Chronic bacterial prostatitis and the diffusion of drugs into prostatic fluid. J Urol 103: 187–194
21. Stamey TA, Bushby SRM, Bragonje J (1973) The concentration of trimethoprim in prostatic fluid: non-ionic diffusion or active transport? J Infect Dis 129 (Suppl): 686–690
22. Madsen PO, Kjaer TB, Baumeller A (1976) Prostatic tissue and fluid concentrations of trimethoprim and sulfamethoxazole. Experimental and clinical studies. Urology 8: 129–132
23. Naber KG, Kinzig M, Sörgel F, Weigel D (1993) Penetration of ofloxacin into prostatic fluid, ejaculate and seminal fluid. Infection 21: 34–39
24. Naber KG, Sörgel F, Kinzig M, Weigel DM (1993) Penetration of ciprofloxacin into prostatic fluid in volunteers after an oral dose of 750 mg. J Urol 150: 1718–1721
25. Naber KG, Madsen PO (1999) – Antibiotics: basic concepts. In: Nickel JC (ed) Textbook of Prostatitis. ISIS Medical Media, Oxford, UK, pp 83–94
26. Naber CK, Steghafner M, Kinzig-Schippers M, Sauber C, Sörgel F, Stahlberg H-J, Naber KG (2001) Concentrations of gatifloxacin in plasma and urine and penetration into prostatic and seminal fluid, ejaculate, and sperm cells after single oral administration of 400 milligrams to volunteers. Antimicr Agents Chemother 45: 293–297
27. Sörgel F, Kinzig M, Naber KG. Physiological disposition of macrolides. In: Bryskier AJ, Butzler J-P, Neu HC, Tulkens PM (Hrsg) (1993) Macrolides. Chemistry, pharmacology and clinical uses. Arnette Blackwell, Paris, pp 421–431
28. Naber KG, Giamarellou H (1994) Proposed study design in prostatitis. Infection 22 (Suppl 1): 59–60
29. Schaeffer AJ, Darras FS (1990) The efficacy of norfloxacin in the treatment of chronic bacterial prostatitis refractory to trimethoprim-sulfamethoxazole and/or carbenicillin. J Urol 144: 690–693
30. Pettrikos E, Peppas T, Giamarellou H, Peulios K, Zouboulis P, Sfikakis P (1991) Four years experience with norfloxacin in the treatment of chronic bacterial prostatitis. Abstr. 1302; 17th International Congress of Chemotherapy, Berlin, Deutschland, 23.-28. Juni 1991
31. Pust RA, Ackenheil-Koeppe HR, Gilbert T, Weidner W (1989) Clinical efficacy of ofloxacin in patients with chronic bacterial prostatitis. J Chemother (Suppl 4): 869–871
32. Weidner W, Schiefer HG, Dalhoff A (1987) Treatment of chronic bacterial prostatitis with ciprofloxacin. Results of a one-year follow-up study. Am J Med 82 (Suppl 4A): 280–283
33. Weidner W, Schiefer HG, Brähler E (1991) Refractory chronic bacterial prostatitis: a re-evaluation of ciprofloxacin treatment after a median follow-up of 30 months. J Urol 146: 350–2
34. Pfau A (1987) Therapie der unteren Harnwegsinfektionen beim Mann unter besonderer Berücksichtigung der chronischen bakteriellen Prostatitis. Aktuelle Urologie 18: 31–33
35. Pfau A (1991) The treatment of chronic bacterial prostatitis. Infection 19 (Suppl 3): 160–164
36. Weidner W, Schiefer HG, Garbe CH (1987) Acute nongonococcal epididymitis: aetiological and therapeutic aspects. Drugs 34 (Suppl 1): 111–117
37. Nistal M, Paniagua R Testicular and epididymal pathology. Thieme, Stuttgart New York, p 284
38. Aitchison M, Mufti GR, Farrell J, Paterson PJ, Scott R (1990) Granulomatous orchitis. Br J Urol 66: 312–314
39. Krieger JN, Nyberg Jr L, Nickel JC (1999) NIH consensus definition and classification of prostatitis. JAMA 282: 236–237

40. Litwin SM, McNaughton-Collins M, Fowler FJ, Nickel JC, Calhoun EA, Pontari MA, Alexander RB, Farrar JT, O'Leary MP, The Chronic Prostatitis Collaborative Research Network (1999) The National Institutes of Health Chronic Prostatitis Symptom Index: development and validation of a new outcome measure. J Urol 162: 364–368
41. Hochreiter W, Ludwig M, Weidner W, Wagenlehner F, Naber K, Eremenco S, Arnold B (2001) National Institutes of Health (NIH) – Chronic Prostatitis Symptom Index. Deutsche Version. Urologe A 40: 16–17
42. Weidner W, Ludwig M (2003) Common organisms in urogenital infections with special impact on prostatitis. Eur Urol Suppl 2: 15–18
43. Schaeffer AJ, Weidner W, Barbalias GA, Botto H, Bjerklund Johansen TE, Hochreiter WW, Krieger JN, Lobel B, Naber KG, Nickel JC, Potts JM, Tenke P, Hart C (2003) Summary consensus statement: diagnosis and management of chronic prostatitis/chronic pelvic pain syndrome. Eur Urol Suppl 2: 1–4
44. Naber KG (2003) Antimicrobial treatment of bacterial prostatitis. Eur Urol Suppl 2: 23–26
45. Naber KG, Busch W, Focht J, The German Prostatitis Study Group (2000) Ciprofloxacin in the treatment of chronic bacterial prostatitis: a prospective, non-comparative multicentre clinical trial with long-term follow-up. Int J Antimicr Agents 14: 143–149
46. Naber KG, the European Lomefloxacin Prostatitis Study Group (2002) Lomefloxacin versus ciprofloxacin in the treatment of chronic bacterial prostatitis. Int J Antimicr Agents 20: 18–27

Knochen- und Gelenkinfektionen

J. Braun, P. Kujath, O. Schwandner, J. Sieper

19.1 Infektassoziierte Arthritiden

J. Sieper, J. Braun

19.1.1 Definitionen und Einleitung

Unter infektassoziierten Arthritiden versteht man Arthritiden, die begleitend zu einer Infektion oder als Folge einer Infektion auftreten können. Abzugrenzen sind hiervon sog. septische Arthritiden, bei denen der zytotoxische Effekt der Bakterien die primäre Immunpathologie bedingen. Diese Erkrankungen werden an anderer Stelle abgehandelt.

Zu den infektassoziierten Arthritiden zählt die reaktive Arthritis, die Lyme-Arthritis, die Poststreptokokkenarthritis und die viralen Arthritiden (◻ Tabelle 19-1). Unter der reaktiven Arthritis im engeren Sinne werden heutzutage die Arthritiden nach einer vorausgegangenen Infektion des Darmes mit Enterobakterien oder des Urogenitaltraktes mit Chlamydia trachomatis subsummiert. Gemeinsam ist diesen Arthritiden die erhöhte Assoziation mit dem HLA-B27 und die Überlappung mit anderen Spondylarthropathien wie der ankylosierenden Spondylitis.

Zunehmend werden in geringerem Maße auch Arthritiden nach Infektionen der Atemorgane mit Chlamydia pneumoniae hierzu gezählt. Zu einer Lyme-Arthritis kommt es Wochen bis Jahre nach einer Übertragung von Borrelia burgdorferi durch einen Zeckenstich. Die typische Poststreptokokkenarthritis, das rheumatische Fieber, wird in westlichen Ländern nur noch selten beobachtet. Häufiger dagegen ist eine Poststreptokokkenarthritis ohne Beteiligung von Organen wie des Herzens zu beobachten.

Viele Virusinfektionen können zu einer passageren Arthritis führen. Besonders hervorzuheben sind Infektionen mit Parvovirus B19, Hepatitisviren und Rötelnviren.

19.1.2 Epidemiologie

Reaktive Arthritis

Zu einer reaktiven Arthritis kommt es in 3–10% der Fälle nach einer vorausgegangenen Infektion mit Enterobakterien wie Yersinien, Salmonellen, Campylobacter jejuni oder Shigellen sowie einer Infektion des Urogenitaltraktes mit Chlamydia trachomatis. Falls die Primärinfektion bei einem HLA-B27-positiven Individuum auftritt, kommt es in 25–30% der Fälle nachfolgend zum Auftreten einer Arthritis bei diesen Patienten. Insgesamt sind ca. 50% der Patienten mit reaktiver Arthritis, etwas unterschiedlich je nach Erreger, HLA-B27-positiv.

Die Inzidenz für die reaktiven Arthritiden mit diesen Erregern liegt bei 5–10 pro 100.000. Da die in Deutschland gemeldeten Salmonellosen mit ca. 100.000/Jahr bei weitem an der Spitze liegen unter diesen Erregern, ist davon auszugehen, dass die salmonelleninduzierte reaktive Arthritis häufig ist. Auch die chlamydieninduzierte Arthritis ist in einer jüngeren Altersgruppe vermutlich hoch, da bei 15- bis 30-Jährigen von einer Durchseuchung mit Chlamydia trachomatis in einer Größenordnung von 5–10% auszugehen ist.

Lyme-Arthritis

In 2 epidemiologischen Studien aus Deutschland und Schweden ergibt sich eine Inzidenz von ca. 70 Borrelieninfektionen bzw. von 4,8 Lyme-Arthritisfällen pro 100.000 Einwohner. Dies ist jedoch regional stark unterschiedlich, tritt häufiger in Wald-

◻ Tabelle 19-1. Häufige Erreger infektassoziierter Arthritis (ohne septische Arthritis)

Diagnose	Erreger	Eintrittspforte	Gelenkbefallsmuster	Besonderheiten
Reaktive Arthritis	Chlamydia trachomatis	Urogenitaltrakt	Bevorzugt asymmetrische Oligoarthritis der unteren Extremitäten	HLA-B27-Assoziation
	Salmonella enterica			
	Campylobacter jejuni			
	Yersinia enterocolitica	Gastrointestinaltrakt		
	Yersinia pseudotuberculosis			
	Shigella flexneri			
	Chlamydia pneumoniae	Respirationstrakt		
Lyme-Arthritis	Borrelia burgdorferi	Haut		Befall anderer Organsysteme wie Haut, ZNS und Herz möglich
Poststreptokokken-arthritis	Streptococcus pyogenes	Respirationstrakt	Oligo- bis Polyarthritis	Selten und bei Kindern: Vollbild des rheumatischen Fiebers mit kardialer Beteiligung
Virale Arthritiden	Parvovirus	Respirationstrakt	Häufig Polyarthritis	
	Rötelnvirus			
	Hepatitis B + C	Parenteral		

gebieten auf und korreliert mit der Infektionsrate der Zecken mit Borrelia burgdorferi.

Poststreptokokkenarthritis

Infektionen im Rachenbereich mit Streptococcus pyogenes können besonders bei Kindern zu akutem rheumatischem Fieber führen. Dabei handelt es sich um die häufigste rheumatische Erkrankung in den nicht industrialisierten Ländern. In den westlichen Ländern ist diese Erkrankung jedoch aufgrund besserer hygienischer Lebensbedingungen, der Einführung der Penicillintherapie bei Racheninfektionen und evtl. auch durch einen Erregerwandel stark zurückgegangen. In der Zeit von 1962–1978 wurde eine Inzidenz von 0,2–2/100.000 Einwohner berichtet. Häufiger scheint die Streptokokkenarthritis mit alleinigem Gelenkbefall zu sein, die vermehrt bei Erwachsenen auftritt. Genauere Zahlen zur Epidemiologie liegen nicht vor.

Virale Arthritiden

In einem kleinen Prozentsatz kommt es vorwiegend nach Infektionen mit Parvoviren, mit Hepatitis-B- und -C-Viren und mit Rötelnviren zu einer Polyarthritis, die jedoch in den allermeisten Fällen maximal wenige Wochen anhält.

19.1.3 Ätiologie und Pathogenese

HLA-B27-assoziierte reaktive Arthritiden

Seit Ende der 1980er Jahre ist klar, dass die Bakterien bzw. bakterielle Bestandteile selbst in das Gelenk gelangen und dort für die Auslösung der Entzündung verantwortlich sind. Für Chlamydia trachomatis wurden wiederholt chlamydienspezfische DNS und RNS in den Gelenken nachgewiesen, sodass davon auszugehen ist, dass Chlamydia trachomatis in lebender Form in den Gelenken persistiert. Im Gegensatz dazu sind für die Enterobakterien nur in einzelnen Ausnahmen erregerspezifische DNS oder RNS in den Gelenken von Patienten mit einer reaktiven Arthritis nachgewiesen worden. Wenn man jedoch Antikörper gegen bakterielle Proteine verwendet, gelingt auch der Nachweis von Enterobakterien.

Da bakterielle Bestandteile über Jahre in peripheren Blutzellen nachweisbar sind und da bei Patienten mit chronischen Arthritiden bakterienspezifische DNA-Antikörper ebenfalls über eine lange Zeit persistieren, wird davon ausgegangen, dass die Enterobakterien außerhalb des Gelenkes überleben, am ehesten in der Mukosa des Darmes oder in darmnahen Lymphknoten.

Da eine bakterienspezifische T-Zellantwort vorwiegend in den Gelenken vorhanden ist, scheint die T-zellvermittelte Immunantwort eine ganz entscheidende Rolle für die Immunpathologie bei den Erkrankungen zu spielen. Sogenannte T-Helfer-1-Zytokine (Interferon-γ und TNF-α) werden in vermindertem Maß bei diesen Patienten gebildet, sodass der relative Mangel an diesen Zytokinen eine wesentliche Ursache für die nichteffektive Eliminierung und damit Persistenz der Erreger zu spielen scheint. Die Erreger werden von der Mukosa der Ausgangsinfektion aller Wahrscheinlichkeit nach in Monozyten in die Gelenke transportiert.

Nur ca. 50% der Patienten mit einer reaktiven Arthritis sind positiv für HLA-B27, sodass die oben beschriebenen Mechanismen wahrscheinlich HLA-B27-unabhängig verlaufen. HLA-B27 scheint eine wichtige Rolle in der Manifestation der extra- und paraartikulären Beteiligungen zu spielen, wie der Enthesitis, der Achsenskelettbeteiligung und der Uveitis. Dies wird auch dadurch unterstrichen, dass ca. 20–30% der HLA-B27-positiven Patienten mit einer reaktiven Arthritis nach 10–20 Jahren das Vollbild einer ankylosierenden Spondylitis entwickeln, während es zu einem solchen Verlauf bei HLA-B27-negativen Patienten so gut wie nicht kommt.

Zur Erklärung der HLA-B27-Assoziation wurden verschiedene pathogenetische Modelle postuliert, die alle auf einer Interaktion zwischen Bakterium und dem HLA-B27-Molekül beruhen. Zurzeit gibt es jedoch keinen eindeutigen Beweis für eine dieser Hypothesen.

Lyme-Arthritis

Bei der Lyme-Arthritis ist die Eintrittspforte für Borrelia burgdorferi die Haut, in die der Erreger über einen Zeckenstich gelangt. Vermutlich persistiert Borrelia burgdorferi, im Gegensatz zu den reaktiven arthritisassoziierten Erregern, extrazellulär. Die Anzucht aus dem Gelenk gelingt nur selten, jedoch ist Borrelien-DNS mit Hilfe der Polymerasekettenreaktion in der Gelenkflüssigkeit oder der Gelenkmembran in der Regel nachweisbar.

Da Borrelia burgdorferi zu den extrazellulären Erregern zählt, ist eine antikörpervermittelte Immunabwehr und damit eine T-Helfer-2-vermittelte Immunabwehr entscheidend. Im Tierversuch konnte in der Tat gezeigt werden, dass Interleukin-4, ein T-Helfer-2-Zytokin, für die Erregerelimination wichtig ist. Bei der Arthritis findet sich konsequenterweise dann auch ein überschießendes T-Helfer-1-Zytokinmuster (Interferon-γ, TNF-α), das die Entzündung bedingt, jedoch vermutlich eine effektive Erregerelimination verhindert.

Da ca. 10% der Patienten mit einer Lyme-Arthritis antibiotikaresistent sind, wird auch zunehmend die Induktion einer Autoimmunantwort durch Borrelia burgdorferi bei diesen Patienten diskutiert, die dann für den chronischen Verlauf verantwortlich wäre. Alternativ kann es jedoch sein, dass bei den chronischen Verläufen kleine Mengen von Borrelia-burgdorferi-Antigen persistieren, das aus unklaren Gründen durch eine Antibiotikatherapie nicht effektiv eliminiert wird. Eine Klärung dieser beiden Hypothesen für die chronischen therapierefraktären Verläufe muss in der Zukunft erfolgen.

Poststreptokokkenarthritis

Hier wird in erster Linie eine immunkomplexinduzierte Gelenkentzündung diskutiert. Inwieweit eine Kreuzreaktivität des Streptokokken-M-Proteins mit Tropomyosin der Wirtzelle, wie es vor allen Dingen für die myokardiale Beteiligung bei rheumatischem Fieber diskutiert wird und wie weit T-zellstimulierende Superantigene für die Pathogenese der Arthritis eine Rolle spielen, ist zurzeit unklar.

Virale Arthritiden

Hier kommen sowohl immunkomplexbedingte (mit dem jeweiligen Virus als Antigen) Entzündungen als auch direkte viral bedingte Immunpathologien in Frage.

19.1.4 Klinik

Allen bakteriell bedingten Arthritiden ist gemeinsam, dass sie häufig nur wenige Gelenke mit bevorzugtem Befall der unteren Extremitäten betreffen. So ist das Knie (▫ Abb. 19-1) und das Sprunggelenk in besonderem Maße befallen. In ca. 20% der Fälle kann es während der akuten Phase jedoch auch zu einer Polyarthritis (Befall von mehr als 4 Gelenken) kommen. In der Regel tritt eine Arthritis auf (Schwellung und Schmerzen der Gelenke), in selteneren Fällen kann es jedoch auch nur zu Arthralgien (Schmerzen der Gelenke ohne Schwellung) kommen.

Bei den reaktiven Arthritiden kommt es vor allen Dingen bei den HLA-B27-positiven Patienten zu zusätzlichen Symptomen wie eine Enthesitis (Entzündung an den Sehnenansatzpunkten) z. B. der Achillessehne und zu einem entzündlichen Rückenschmerz (Beschwerden vorwiegend in Ruhe mit Besserung bei Bewegung) in der unteren LWS und einer Uveitis. Falls die Trias Arthritis, Konjunktivitis und Urethritis vorliegt, spricht man von einem kompletten Reiter-Syndrom. Dieses tritt wiederum vorwiegend bei HLA-B27-positiven Patienten auf und besonders bei Infektionen mit Shigellen oder Chlamydia trachomatis. Nach Infektionen mit Yersinien kann es zur Manifestation eines Erythema nodosum kommen, hier jedoch fast ausschließlich bei HLA-B27-Negativen.

Die Lyme-Arthritis ähnelt in der klinischen Manifestation der reaktiven Arthitis, eine HLA-B27-Assoziation liegt hier jedoch nicht vor. Die Gelenkentzündung tritt bei diesen Patienten im Mittel erst Monate bis zu zwei Jahre nach der Erstinfektion auf. In den ersten Wochen nach Infektion können rheumatologische Beschwerden in Form von flüchtigen Artrhalgien und Myalgien von oft nur vorübergehender Dauer beobachtet werden. Nur ca. $^1/_3$ aller Patienten mit Lyme-Arthritis erinnert sich an einen vorausgegangenen Zeckenstich oder an ein Erythema migrans, die Erstmanifestation der Lyme-Erkrankung.

Bei der klassischen Poststreptokokkenarthritis, dem akuten rheumatischen Fieber, entsteht 2–4 Wochen nach einer vorausgegangenen Streptokokkentonsillitis oder einem Scharlach eine springende Arthritis der großen Gelenke mit möglicher Karditis und Allgemeinsymptomen wie Fieber. Die Gelenkbeschwerden klingen in der Regel nach drei Wochen wieder ab und chronifizieren nie. Die Karditis kann jedoch zu bleibenden Herzklappenfehlern führen. Die alleinige Poststreptokokkenarthritis (ohne kardiale Beteiligung) ähnelt im klinischen Verlauf jedoch eher der reaktiven Arthritis mit klinischen Beschwerden möglicherweise über Monate.

Die viralen Arthritiden äußern sich häufig als Polyarthritis, oft symmetrisch unter Einbeziehung der kleinen Gelenke. Sie können jedoch auch nur als Arthralgien imponieren. Damit ähnelt diese Form der infektassoziierten Arthritis der rheumatoiden Arthritis und muss differenzialdiagnostisch hiervon abgegrenzt werden. Neben möglicherweise anderen Symptomen eines viralen Infektes und dem Labornachweis einer viralen Infektion liegt der entscheidende Unterschied im Vergleich zur rheumatoiden Arthritis in einer Krankheitsdauer von in der Regel weniger als 6 Wochen.

Die typische klinische Manifestation der Parvovirusinfektion im Kindesalter ist das Erythema infectiosum, während die Hautmanifestation im Erwachsenenalter häufig gering ausgeprägt oder gar nicht vorhanden ist. Infektionen mit dem Rubellavirus können mit und ohne Hautmanifestationen einhergehen. Bei Infektionen mit Hepatitisviren liegen in der Regel Leberenzymerhöhungen vor, wenn es zur Manifestation einer Arthritis kommt. Virale Arthritiden können durch eine Urtikaria der Haut als Ausdruck einer Immunkomplexvaskulitis begleitet werden.

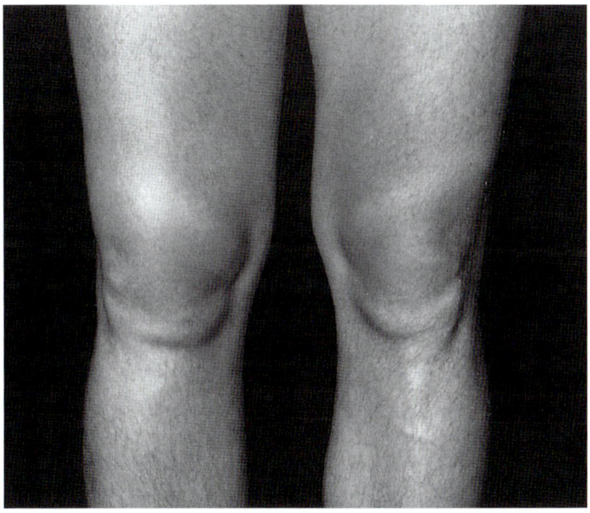

▫ **Abb. 19-1.** Arthritis des rechten Kniegelenks bei einem Patienten mit einer reaktiven Arthritis nach einer Infektion mit Chlamydia trachomatis. Das Kniegelenk ist häufig befallen nach Infektionen mit Bakterien

19.1.5 Diagnostik

Reaktive Arthritis

Die Labordiagnostik zum Ausschluss einer reaktiven Arthritis umfasst gezielte Erreger- und gezielte Antikörpernachweisverfahren (serologische Infektionsdiagnostik; ▫ s. Tabelle 19-2). Die Stuhlkultur ist zum Zeitpunkt des Auftretens der Arthritis meist wieder negativ. In ca. 10% der Fälle gelingt ein Erregernachweis, wenn die Patienten eine symptomatische Diarrhö angeben. Falls keine Darmsymptomatik erinnerlich ist, lohnt sich aufgrund der geringen Erfolgsrate eine Erregerdiagnostik im Stuhl nicht. Hingegen sollte bei dem Verdacht auf eine reaktive Arthritis nach Chlamydia trachomatis im Urogenitaltrakt gesucht werden. Der Nachweis von Chlamydia trachomatis gelingt relativ einfach in der Erstportion des Morgenurins. Diese Methode ist zwar bei Frauen weniger sensitiv als bei Männern, ergibt jedoch durchaus vergleichbare Resultate zu Urogenitalabstrichuntersuchungen.

Die serologischen Verfahren mit spezifischen Antigenen (ggf. rekombinante Antigene) sollten neben der IgG-Subklasse auch IgM- und IgA-Antikörper erfassen. Bei einem für eine reaktive Arthritis typischen Gelenkbefallsmuster und nach Ausschluss anderer Differenzialdiagnosen kann ein IgG- plus IgA- oder IgM-Antikörpertiter gegen Yersinien oder Salmonellen als ein wichtiges Indiz für eine grundsätzliche Rolle dieser Erreger gewertet werden.

Eine Serologie für die Shigellendiagnostik ist zzt. nicht empfehlenswert, da eine zu große Kreuzreaktivität mit E. coli besteht. Für die Diagnostik von Campylobakter jejuni sind auch

Tabelle 19-2. Empfohlene Labordiagnostik bei Verdacht auf infektassoziierte Arthritis

Erreger	Material	Erregernachweis	Serumantikörper	Bakteriennachnachweis im Gelenk mit PCR
Chlamydia trachomatis	Urethralabstrich oder Morgenurin (Erstportion)	z.B. PCR, LCR, IF, ELISA, Kultur	ELISA mit LPS- und MOMP-Antigen, Mikroimmunfluoreszenztest, Nachweis von IgG, HgA	Ja
Salmonellen	Stuhl	Anreicherungskultur	ELISA mit LPS-Antigen zum Nachweis von IgG, HgA, Agglutinationstest	Spielt keine Rolle in der Routinediagnostik
Yersinien	Stuhl	Kälteanreicherung	Agglutinationstest, Immunoblot/ ELISA gegen Yop-Antigen zum Nachweis von IgG + IgA	
Campylobacter jejuni	Stuhl	Campylobacterkultur	ELISA/Immunoblot mit Zellextrakten zum Nachweis von IgG/IgA	
Shigellen	Stuhl	Anzucht	Nicht empfehlenswert	
Streptococcus pyogenes	Rachenabstrich	Anzucht	Antistreptolysintiter	Nein
Borrelia burgdorferi sensu lato	–	–	ELISA mit Zellextrakten, Immunoblot mit rekombinanten Proteinen zum Nachweis von IgG	Ja

ELISA bzw. Immunoblots zum Nachweis von IgG- und IgA-Antikörper verfügbar, die jedoch bisher nicht so gut für die Diagnostik der reaktiven Arthritis evaluiert sind.

Für die serologische Diagnostik der Chlamydieninfektion stehen zzt. Kits unter Verwendung der chlamydienspezifischen Antigene MOMP (»major outer membrane protein«) und LPS (Lipopolysaccharide) zur Verfügung. Deren Sensitivität und Spezifität liegt jedoch selbst bei Vorhandensein von 2 Ig-Subklassen nur bei jeweils 75% für die Diagnostik der chlamydieninduzierten ReA. Der Nachweis von chlamydialer DNS mit Hilfe der Polymerasekettenreaktion scheint in der Synovialmembran sensitiver als in der Synovialflüssigkeit zu sein. Diese Methode ist insgesamt sicherlich erfolgversprechend für die Zukunft, wenngleich zzt. für die Diagnostik der Arthritis kein evaluierter Test kommerziell zur Verfügung steht.

Aufgrund der oben dargelegten Befunde spielt die PCR-Diagnostik aus Gelenkflüssigkeit oder Gelenkmembran zzt. für die Enterobakterien keine Rolle.

Lyme-Arthritis

Bei der Borrelienserologie sollten bei einer Lyme-Arthritis immer IgG-Antikörper nachweisbar sein, da die Arthritis erst Wochen bis Monate nach initialer Infektion auftritt. Ein alleiniger IgM-Antikörper ist in der Regel nicht ausreichend für die Diagnose einer Lyme-Arthritis und somit eher als unspezifisch zu werten. Als Screeningtest kann zunächst ein ELISA mit Zellextrakten durchgeführt werden, der eine Sensitivität von bis zu 95% ausweist. Bei negativer Borrelienserologie ist eine Borrelieninfektion als Ursache der vorliegenden Arthritis unwahrscheinlich.

Wegen eingeschränkter Spezifität sollte ein solcher positiver ELISA-Test durch ein Immunoblot, vorzugsweise mit rekombinanten Proteinen, bestätigt werden. Aber auch hier ist zu beachten, dass die Spezifität eines solchen Tests kaum höher als 90% sein wird, da 5–10% der Normalbevölkerung ebenfalls aufgrund einer vorausgegangenen asymptomatischen Infektion reagieren. In Zweifelsfällen kann dann auch eine Polymerasekettenreaktion aus der Gelenkflüssigkeit durchgeführt werden. Jedoch gibt es bisher auch hier keinen allgemein akzeptierten kommerziellen Test. Auch für die Lyme-Arthritis gilt, dass die PCR aus der Synovialmembran sensitiver ist als aus der Synovialflüssigkeit.

Viral bedingte Arthritiden

An eine hepatitisvirusbedingte Arthritis sollte nur gedacht werden, wenn die Leberenzyme erhöht sind. Für alle viralen Arthritiden kommt eine spezifische Serologie für die Diagnostik in Frage. Da die Arthritis jedoch normalerweise innerhalb von 6 Wochen abklingt und sich aus der Diagnose in der Regel keine spezifische Therapie ergibt, ist eine serologische Diagnostik nicht zwingend.

Poststreptokokkenarthritis

Hier sollte der Erregernachweis im Rachenabstrich oder ein eindeutiger Titerverlauf vorliegen, bevor Streptokokken als ursächlicher Erreger für eine Arthritis angesehen werden.

19.1.6 Differenzialdiagnose

Bei den mono- und oligoartikulären Verlaufsformen der Arthritis ist in erster Linie differenzialdiagnostisch an eine Gicht, eine frühe Form der rheumatoiden Arthritis, an ein Löfgren-Syndrom, an eine septische Arthritis oder auch an eine aktivierte Arthrose zu denken.

19.1.7 Prognose

Die Krankheitsdauer bei der reaktiven Arthritis beträgt im Mittel 6 Monate, nach 1 Jahr haben noch bis zu 20% der Patienten Beschwerden. Der wichtigste Marker für eine ungünstige Prognose ist die HLA-B27-Positivität. Etwa 20–30% der HLA-B27-positiven Patienten entwickeln nach 10–20 Jahren das Vollbild einer ankylosierenden Spondylitis, und v. a. in dieser Patientengruppe kommt es immer wieder zu rezidivierenden Oligoarthritiden, zu Enthesitiden und Uveitiden. Die Lyme-Arthritis heilt mit einer adäquaten Antibiotikatherapie in 80–90% der Fälle aus, bei 10% kommt es jedoch zu chronischen oder rezidivierenden Arthritiden. Bis auf Ausnahmen heilt eine virusbedingte Arthritis und eine Poststreptokokkenarthritis folgenlos aus.

19.1.8 Therapie

19.1.8.1 Antiinfektiöse Therapie

In mehreren Studien wurde der Effekt einer Therapie mit Antibiotika über 3 Monate im Vergleich zu einer Placebotherapie bei Patienten mit reaktiver Arthritis untersucht. Es fand sich kein Unterschied in diesen beiden Gruppen, sodass eine Antibiotikatherapie zur Behandlung der Arthritis zzt. nicht empfohlen wird. Es könnte sich in der Zukunft jedoch herausstellen, dass Antibiotika oder eine Kombination von Antibiotika v. a. bei der chlamydieninduzierten Arthritis eine Rolle spielen könnten.

Die Antibiotikabehandlung der Ausgangsinfektion verhindert bei der Enteritis nicht das Auftreten einer Arthritis, während bei Nachweis von Chlamydia trachomatis im Urogenitaltrakt eine 10- bis 14-tägige Antibiotikabehandlung zur Eradikation erfolgen sollte (s. Tabelle 19-3). Bei der Lyme-Arthritis erfolgt zunächst eine orale Therapie mit Doxycyclin über 30 Tage, gefolgt von einer intravenösen Therapie mit Ceftriaxon, falls erstere Therapie ineffektiv ist (s. Tabelle 19-3).

Bei komplizierteren Formen sollte sofort eine intravenöse Ceftriaxontherapie erfolgen. Bei der Poststreptokokkenarthritis ohne kardiale Beteiligung erfolgt keine Antibiotikaprophylaxe. Bei Nachweis von Streptokokken der Gruppe A im Rachenabstrich sollte eine 10-tägige Penicillintherapie durchgeführt werden, jedoch nur bei Vorliegen des klinischen Vollbildes mit eitrigen Tonsillen, Fieber und Schluckbeschwerden. Falls die Diagnose eines rheumatischen Fiebers gestellt wird, ist eine prophylaktische Penicillingabe über mindestens 5 Jahre indiziert (s. Tabelle 19-3) (s. dazu auch Kap. 7.2, S. 224–228).

Tabelle 19-3. Antibiotikatherapie bei infektassoziierten Arthritiden

Erreger	Antibiotikatherapie
Salmonellen	Keine Antibiotika bei Enteritis oder Arthritis
Yersinien	
Campylobacter jejuni	
Chlamydia trachomatis	2-mal 100 mg Doxycyclin/Tag p.o. bei Nachweis von Erregern im Urogenitaltrakt (Partnerbehandlung bei Erregernachweis!) über 10–14 Tage (therapeutischer Effekt einer Langzeitantibiotikagabe nicht belegt)
Borrelia burgdorferi	2-mal 100 mg Doxycyclin/Tag p.o. über 30 Tage – oder 1-mal 2 g Ceftriaxon/Tag i.v. über 14–28 Tage – oder 3-mal 2 g Cefotaxim/Tag i.v. über 14–28 Tage

19.1.8.2 Andere Therapien

Bei allen Formen der Arthritis kann zunächst eine symptomatische Therapie mit nichtsteroidalen Antirheumatika erfolgen. Systemische Steroide sollten nur vorübergehend bei schweren Verlaufsformen eingesetzt werden. Intraartikuläre Steroide haben bei Lyme-Arthritiden zu chronischen Verläufen geführt, weshalb hier eine Kontraindikation besteht. Ähnliche Berichte liegen für die reaktive Arthritis nicht vor, weshalb im Bedarfsfall Steroide intraartikulär (20–40 mg Triamcinolon in große Gelenke) appliziert werden können.

Bei chronischen Verläufen von länger als 6 Monaten wurde sowohl für die reaktive Arthritis als auch für die Lyme-Arthritis eine Besserung unter einer Therapie mit Sulfasalazin (2-mal 2 g/Tag) beschrieben. Ausreichende Daten für Therapien mit anderen Basistherapeutika liegen nicht vor.

Bei chronischen monoartikulären Formen kann sowohl bei der reaktiven Arthritis als auch bei der Lyme-Arthritis eine Synovektomie durchgeführt werden. Bei viral bedingten Arthritiden erfolgt nur eine symptomatische Behandlung. Bei chronischer Hepatitis-B- und -C-Infektion, die mit Arthritiden einhergehen, kann es zu einer Besserung durch eine virostatische Therapie (Interferon-α) kommen.

Fazit für die Praxis

Infektassoziierte Arthritiden treten auf nach bakteriellen Infektionen mit Chlamydia trachomatis, Enterobakterien, Borrelia burgdorferi oder auch Streptokokken. Klinisch handelt es sich meistens um eine Oligoarthritis mit Bevorzugung der unteren Extremitäten. Die Diagnostik erfolgt in der Regel serologisch. Borrelien und Chlamydien sind auch mit Hilfe der Polymerasekettenreaktion im Gelenk nachweisbar. Eine Antibiotikatherapie ist nur indiziert bei der Lyme-Arthritis (Borrelia burgdorferi) und bei der Behandlung der Ausgangsinfektion mit Chlamydia trachomatis. Virale Arthritiden äußern sich häufig als Polyarthritis mit einem selbstlimitierenden Verlauf.

Literatur zu Kap. 19.1

Barkhuizen A, Bennett RM (1997) Hepatitis C infection presenting with rheumatic manifestations. J Rheumatol 24: 1238–1239

Braun J, Yin Z, Spiller I, Siegert S et al. (1999) Low secretion of tumor necrosis factor alpha, but no other Th1 or Th2 cytokines, by peripheral blood mononuclear cells correlates with chronicity in reactive arthritis. Arthritis Rheum 42: 2039–2044

Franz JK, Priem S, Rittig MG, Burmester GR, Krause A (1999) Studies on the pathogenesis and treatment of Lyme arthritis. (Review) Wien Klin Wochenschr 111: 981–984

Hauser U, Lehnert G, Wilske B (1999) Validity of interpretation criteria for standardized Western blots (immunoblots) for serodiagnosis of Lyme borreliosis based on sera collected throughout Europ J Clin Microbiol 37: 2241–2247

Jansen TL, Janssen M, de Jong AJ, Jeurissen ME (1999) Post-streptococcal reactive arthritis: a clinical and serological description, revealing its distinction from acute rheumatic fever. J Intern Med 245: 261–267
Naides SJ (1998) Rheumatic manifestations of parvovirus B19 infection. (Review) Rheum Dis Clin North Am 24: 375–401
Priem S, Burmester GR, Kamradt T, Wolbart K, Rittig MG, Krause A (1998) Detection of Borrelia burgdorferi by polymerase chain reaction in synovial membrane, but not in synovial fluid from patients with persisting Lyme arthritis after antibiotic therapy. Ann Rheum Dis 57: 118–121
Sieper J, Braun J, Kingsley GH (2000) Report on the Fourth International Workshop on Reactive Arthritis. Arthritis Rheum 43: 720–734
Sieper J, Braun J (1999) Reactive arthritis. (Review) Curr Opin Rheumatol 11: 238–243
Sieper J, Fendler C, Laitko S et al. (1999) No benefit of long-term ciprofloxacin treatment in patients with reactive arthritis and undifferentiated oligoarthritis: a three-month, multicenter, double-blind, randomized placebo-controlled study. Arthritis Rheum 42: 1386–1396
Sieper J, Braun J (1999) Problems and advances in the diagnosis of reactive arthritis. J Rheumatol 26: 1222–1224
Sieper J, Braun J (1998) Treatment of reactive arthritis with antibiotics. (Review) Br J Rheumatol 37: 717–720

19.2 Ostitis und Infektionen bei Prothesen in Knochen und Gelenken

P. Kujath, O. Schwandner

19.2.1 Definition

Als Ostitis (Osteitis) wird eine exogene, posttraumatische bzw. postoperative Knocheninfektion bezeichnet, bei der die Erreger direkt (per continuitatem) in den Knochen gelangen. Die häufigsten exogenen Einflüsse der Ostitis sind Frakturen (primär offene oder osteosynthetisch versorgte geschlossene Frakturen), Knochenkontusion, Hämatome, Fremdkörper, iatrogene Ursachen (Osteosynthese), infizierte Pseudarthrosen oder das Panaritium.

Die früher für Knocheninfektionen übliche Bezeichnung »Osteomyelitis« wird heute von der Ostitis klar abgegrenzt (Lew et al. 1997). Als Osteomyelitis werden hämatogene Infektionen angesehen, die von einer Otitis media, Angina tonsillaris, Pyodermien oder anderen Streuherden ausgehen. Dabei ist nicht nur – wie formal impliziert – das »Osteomyelon« betroffen, sondern sämtliche Knochenelemente wie Spongiosa, Kortikalis oder Periost (Staubach et al. 2000).

Während die Ostitis als posttraumatische oder postoperative Knocheninfektion kein Alter bevorzugt, ist die hämatogen entstandene Osteomyelitis bevorzugt im präpubertären Alter anzutreffen, wobei die Metaphyse langer Röhrenknochen (Tibia, Femur) die häufigste Manifestation ist.

19.2.2 Einteilung

Aus klinisch-infektiologischer Sicht ist zum einen zwischen posttraumatischer und postoperativer Ostitis, zum anderen zwischen akuter und chronischer Ostitis zu unterscheiden. In der Traumatologie hat sich durchgesetzt, den Frühinfekt vom Spätinfekt zu differenzieren (Hofmann et al. 1997): So wird die »akute postoperative Ostitis« als Infekt des Implantatlagers und der heilenden Fraktur definiert, der innerhalb von 3 Monaten nach der Verletzung und der operativen Erstversorgung auftritt. Später auftretende Infektionen gelten als »Spätinfekt bei liegendem Implantat« (Erstoperation länger als 3 Monate zurückliegend).

19.2.3 Epidemiologie

Die Epidemiologie der Ostitis ist an die Pathogenese – posttraumatisch und postoperativ – geknüpft. So folgt die Epidemiologie der posttraumatischen Ostitis der Traumahäufigkeit. Hier nehmen Verkehrsunfälle, insbesondere in der Altersgruppe der 18- bis 25-Jährigen, einen Spitzenplatz ein und bergen a priori ein hohes Risiko für eine Ostitis in dieser Gruppe. Darüber hinaus spielt die Schwere des Traumas eine Rolle. Epidemiologische Daten haben gezeigt, dass die Inzidenz einer posttraumatischen Ostitis bei polytraumatisierten Patienten höher ist, da insbesondere bei diesen Patienten der klinische Verlauf durch weitreichende Veränderungen der Immunantwort (Freisetzung proinflammatorischer Mediatoren) bestimmt wird (Faist u. Wichmann 1997).

Die Häufigkeit einer postoperativen Ostitis schwankt zwischen 0,5 und 7% bei geschlossenen Frakturen (Nicols 1991) und 4 und 15% bei offenen Frakturen (Kleinert et al. 1997). Gerade bei offenen Frakturen hängt das Infektionsrisiko vom Schweregrad der Verletzung ab. So liegt die Ostitisrate nach erst- und zweitgradig offenen Frakturen bei 0 bzw. 1,8%, steigt jedoch bei drittgradig offenen Frakturen auf 20,8% an (Gustilo et al. 1990). Probst analysierte das Risiko einer Ostitis nach Osteosynthese bei geschlossenen Frakturen bei über 5000 Patienten und berichtete über eine Infektinzidenz von 1,5% (Ersteingriff) und 3,8% (Reosteosynthese; Probst 1977).

Darüber hinaus ist die Epidemiologie der Ostitis eng mit der demographischen Entwicklung der Gesellschaft verbunden. Die steigende Lebenserwartung in den Industrienationen hat dazu geführt, dass immer mehr ältere Menschen mehr irreversible Schäden (z. B. Koxarthrose, Gonarthrose) haben. Durch Fortschritte in der Anästhesie einerseits (risikoarme Narkoseverfahren und optimiertes Monitoring beim älteren Patienten) und durch Entwicklungen in Chirurgie und Orthopädie andererseits (neue Materialien und Implantate) wurden in den letzten Jahrzehnten deutlich mehr Implantate (Gelenkprothetik) verwendet, die in ihrer Gesamtheit ebenfalls die Inzidenz einer Ostitis beeinflussen (Harris 1990).

Prinzipiell hat die Ostitis neben der individuellen Bedeutung für den betroffenen Patienten (soziale Isolation, Analgetikaabusus, Berufsverlust u. a.) auch einen beträchtlichen Einfluss auf gesellschaftliche bzw. volkswirtschaftliche Aspekte. Posttraumatische und postoperative Knocheninfektionen führen häufig zu chronischem Leiden mit nicht selten monatelanger Hospitalisation und Rehabilitation, Revisionseingriffen und operativen Verfahrenswechseln mit unbefriedigenden funktionellen Langzeitresultaten, hinzu kommen Berufs- oder Arbeitsunfähigkeit bis hin zur Invalidität mit den entsprechenden volkswirtschaftlichen Konsequenzen (Tsukayama 1996; Zimmerli 2000).

19.2.4 Ätiologie und Pathophysiologie

Pathophysiologisch bildet die lokale Gewebeschädigung, z. B. im Frakturbereich, mit der assoziierten Zirkulationsstörung (Ischämie) durch das konsekutive Knochenödem die entscheidende Grundlage für die Entwicklung einer Ostitis. So weist die von einer offenen Fraktur ausgehende Ostitis eine typische Eintrittspforte im Frakturbereich auf und kann sich entlang der Markräume in beiden Knochenfragmenten bzw. subperiostal ausbreiten.

Dabei sind die Mechanismen der Infektion mit denen der Osteomyelitis vergleichbar. Primär kommt es durch eine Aktivierung der Osteoklasten zum Abbau von Knochensubstanz sowie zu einem chronisch-narbigen Umbauprozess des Markraumes. Können avitale Knochenbezirke unter aseptischen Bedingungen revaskularisiert, reintegriert sowie durch neues Knochengewebe ersetzt werden, so ist dies bei der Infektion nicht möglich.

Leukozytäre Effektoren (Proteasen, Sauerstoffradikale, Exotoxine, Enzyme) sind zwar in der Lage, die zellulären Elemente der Knochensubstanz, nicht jedoch die anorganischen Bestandteile abzubauen. Deshalb bleibt der nekrotische Bezirk zunächst im Verbund des Knochens. Erst durch die Osteoklastenaktivierung einerseits, die zur Lösung von Knochengewebe aus dem Knochenverband führt, und durch die Osteoblastentätigkeit andererseits, die zur Knochenneubildung führt, kommt es zur Sequesterbildung.

Darüber hinaus erhöhen Debris, Exsudat, Ödem und metabolische Azidose den Druck, wodurch die Durchblutung (Mikrozirkulation) weiter verschlechtert wird und die Nekrose dadurch voranschreitet. Der durch die Entzündung stimulierte und durch die vermehrte Osteoblastenaktivität entstandene Randwall aus sklerosiertem Knochengewebe wird als »Totenlade« bezeichnet (Staubach et al. 2000). Der Sequester kann weder resorbiert noch durch eine Fistel abgesondert werden. Da er nicht vaskularisiert ist, kann er auch nicht durch Antibiotika therapiert werden. Ein durch die Knochenischämie entstandener Sequester begünstigt die Erregerpersistenz bis über mehrere Jahre und kann zur Exazerbation nach Jahrzehnten führen (Thiele u. Schmidt 2000).

Eine Abszedierung ist zwar selten, tritt jedoch immer dann auf, wenn die Ostitis nicht diagnostiziert bzw. nicht adäquat behandelt wird oder das avitale Knochenfragment bzw. infizierte Osteosynthesematerial nicht rechtzeitig entfernt wird. Pathophysiologisch kommt es hierbei infolge der Nekrose des Markraums zu einer Abkapselung des Infektes. Über die Havers- und Volkmann-Kanäle gelangt die Infektion in die gefäßreiche Kambiumschicht des Periosts und kann hier zu einer subperiostalen Abszedierung führen, wobei eine fortschreitende Abszedierung in die Weichteile durch die straffe periostale Faserschicht in der Regel verhindert wird (Staubach et al. 2000).

Prinzipiell ist die Inzidenz und der Verlauf einer posttraumatischen Ostitis von Menge, Art und Pathogenität der inokulierten Keime abhängig. Zusätzlich bestimmen patientenassoziierte Faktoren den Verlauf. Folglich ist das Risiko einer Ostitis bei arterieller Verschlusskrankheit, Diabetes mellitus, Nikotin- und Alkoholabusus, bei polytraumatisierten Patienten, im Schock, unter Immunsuppression und im fortgeschrittenem Alter deutlich erhöht. Darüber hinaus beeinflusst das Zeitintervall zwischen Trauma und operativer Versorgung das Risiko und den Verlauf einer Ostitis.

Als Folge der in den letzten Jahrzehnten zunehmenden Implantation von Osteosynthesematerial und der damit verbundenen Gefahr der Markraumkontamination mit entsprechendem Erregerspektrum ist die postoperative Ostitis eine bedrohliche Komplikation in Traumatologie und Orthopädie geworden. Auch wenn die Grundsätze der aseptischen Chirurgie eingehalten werden, haben Studien gezeigt, dass Fremdmaterialen, insbesondere Osteosynthesematerialien, aufgrund ihrer Oberflächenbeschaffenheit frühzeitig durch eine Proteoglykanschicht überzogen werden. Da am Rand des Osteosynthesematerials keine Vaskularisation besteht, können hier inokulierte Erreger persistieren und eine postoperative Ostitis nach Wochen oder Monaten hervorrufen.

Die Pathogenität von bakteriellen Erregern wird durch die Interaktion von Abwehrmechanismen mit dem Osteosynthesematerial bzw. Implantat sowie durch die Adhärenz der Erreger an den Fremdkörper erhöht. Hierbei werden die Fremdkörper mit körpereigenen Proteinen (u. a. Fibronectin, Fibrin, Laminin) bedeckt. Vaudaux et al. (1994) konnten zeigen, dass gerade Fibronectin eine wichtige Rolle bei der Adhärenz von Staphylokokken an das Implantat einnimmt. Zusätzlich sind Gewebegranulozyten in unmittelbarer Nähe eines Fremdkörpers funktionell geschädigt, was die Infektanfälligkeit solcher Implantate auch bei nur geringer Keimzahl verdeutlicht (Zimmerli et al. 1984).

Weitere prädisponierende Faktoren sind Knochenkontusionen, Markraum- und Periosthämatome, die gerade bei immunsupprimierten Patienten nicht selten gefürchtete Ostitiden auslösen können. Die Ostitis beim Panaritium mit Durchbruch der Weichteilinfektion über die Barriere des Periosts und der Havers-Kanäle per continuitatem in die Markräume ist selten und tritt entprechend der Panaritiumlokalisation an kleinen Röhrenknochen auf.

19.2.5 Erreger

Aufgrund des exogenen Infektionsweges ist Staphylococcus aureus der häufigste Erreger der Ostitis (90% der Fälle). Andere häufige grampositive Erreger sind Staphylococcus epididermis und Streptococcus spp. In $^2/_3$ der Fälle zeigen sich hierbei polymikrobielle Besiedelungen insbesondere mit gramnegativen Erregern (Pseudomonas spp., Enterobacter, E. coli, Proteus). Anaerobier werden in ca. 5% der Ostitiden nachgewiesen. Prinzipiell geht man davon aus, dass S. aureus in der Regel der primäre infektionsauslösende Erreger ist und andere Bakterienspezies infolge einer Superinfektion auftreten.

19.2.6 Klinik

Bei der akuten Ostitis treten klassische Entzündungssymptome mit lokaler Schwellung, Überwärmung, Rötung und Schmerzen auf, die von Fieber und laborchemisch von einer Leukozytose begleitet werden. Bei der akuten Ostititis bzw. akuten Exazerbation einer chronisch-inapparenten Ostitis ist die Ausdehnung der Infektion von der Art und dem Ausmaß des Traumas bzw. der Operation abhängig und reicht vom Abszess bis zur

Fistelbildung mit eitriger Sekretion. Anamnestisch ist immer nach einer verzögerten Wundheilung, postoperativem Hämatom, Sekundärheilung oder einer rezidivierenden Fistel im Bereich des Traumas bzw. der Operation zu fragen.

Zusätzlich muss bei jeder verzögerten Frakturheilung eine Ostitis ausgeschlossen werden. Ein durch die lokale Knochenischämie entstandener Sequester begünstigt das Persistieren von bakteriellen Erregern über Jahre, sodass nach einem beschwerdefreien posttraumatischen oder postoperativen Intervall zunehmende Schmerzen verbunden mit Infektzeichen nahezu pathognomonisch für eine Ostitis anzusehen sind. Nicht selten berichten die Patienten auch über eine jahrelang bestehende Fistel im Wund- und Narbenbereich, die sich zeitweise spontan verschließt und wieder öffnet.

Die chronische Ostitis unterscheidet sich von der akuten Infektion dadurch, dass die klassischen Entzündungssymptome in der Regel fehlen und die Patienten fieberfrei sind. Laborchemisch besteht keine ausgeprägte Leukozytose. Die Haut und Weichteile sind meistens nur induriert und ohne Fluktuationsnachweis, eine rezidivierende Fistelbildung in derbem Narbengewebe ist häufig.

Bei Patienten mit Diabetes mellitus und diabetischer Mikroangiopathie sowie bei Patienten mit vaskulärer Insuffizienz kann als Folge eines chronisch bestehenden Ulkus, v. a. beim »diabetischen Fuß«, ebenfalls eine Ostitis vorliegen. Entscheidend in dieser Patientengruppe ist die Tatsache, dass infolge der Neuropathie die Patienten in der Regel keine Schmerzen haben. Lässt sich mit einer sterilen Sonde durch das Ulkus der Knochen palpieren (»probe to bone«), ist die Diagnose einer Ostitis auch ohne bildgebende Diagnostik gesichert.

19.2.7 Diagnostik

Besteht der Verdacht auf eine posttraumatische oder postoperative Ostitis, sind Anamnese und Klinik in der Verlaufsbeobachtung entscheidend. Laborchemisch können eine Leukozytose mit Linksverschiebung im Differenzialblutbild, ein erhöhtes CRP sowie eine beschleunigte BSG Hinweis für eine akute Ostitis sein, bei der chronischen Verlaufsform oder bei immunsupprimierten Patienten können diese jedoch gänzlich fehlen. Eine weiterführende bildgebende Diagnostik sollte immer dann angestrebt werden, wenn klinisch die Verdachtsdiagnose »Ostitis« anhand der in der Übersicht dargestellten Kriterien besteht.

Klinische Kriterien, die für die Verdachtsdiagnose »Ostitis« sprechen und weiterführende bildgebende Diagnostik bedingen.

- Verzögerte Frakturheilung und radiologisch ausbleibende knöcherne Konsolidierung
- Persistierende Weichteilschwellung nach Fraktur mit Entzündungszeichen
- Persistierende Beschwerden nach Knochenkontusion oder Frakturheilung ohne Weichteilschwellung
- Unklarer subakuter Knochenschmerz mit Entzündungszeichen nach beschwerdefreiem Intervall
- Entzündungssymptomatik nach Weichteiltrauma oder Fraktur
- Fistelbildung nach Knochenkontusion ohne Osteosynthese oder nach Fraktur mit Osteosynthese
- Unklarer Knochenschmerz nach Osteosynthese mit Wundinfekt oder Sekundärheilung

Die typischen radiologischen Zeichen einer Ostitis sind entsprechend dem initialen Trauma bzw. der Art der Osteosynthese differenziert zu interpretieren. Nach Osteosynthese ist radiologisch häufig an der Grenzschicht zum Markraum, insbesondere zur radiologisch nativ erkennbaren Spongiosa, primär keine Aufhellungszone verifizierbar. In radiologischen Nativaufnahmen erkennbare Osteolysen bilden sich erst dann aus, wenn eine lokale Entzündung entweder an der Oberfläche des Osteosynthesematerials oder traumatisierter avitaler Knochenfragmente des Markraums auftritt. Sie sind jedoch radiologisch erst dann diagnostizierbar, wenn bereits eindeutige klinische Zeichen einer Ostitis (Schwellung, Rötung, Überwärmung, Schmerzen, Abszess oder Fistel) vorliegen. Somit gibt das Nativröntgenbild erst spät Hinweise auf eine Infektion durch Saumbildung oder osteolytische Destruktion.

Wie bei der hämatogen entstandenen Osteomyelitis zeigt sich radiologisch auch gelegentlich eine vermehrte Sklerosierung oder ein Sequester. Im späteren Stadium kann sich eine Pseudarthrose manifestieren (Thiele u. Schmidt 2000).

In den letzten Jahren ist die Nativröntgendiagnostik bei der Ostitis durch zahlreiche radiologische Spezialuntersuchungen ergänzt worden, die bei unklarer Klinik, im Rahmen differenzialdiagnostischer Untersuchungen und infolge der meist limitierten bzw. unspezifischen Aussagekraft der Röntgennativdiagnostik in der Frühphase einer Ostitis zunehmend an Bedeutung gewonnen haben.

Die Szintigraphie (3-Phasen-Szinitgraphie, Perfusions- und Blutpoolszintigramme) weist in erster Linie die lokale Hyperämie nach und gilt als sensitives Diagnostikum in der Frühphase der Ostitis. Sie wird am häufigsten als 3-Phasen-Pertechnetat-Szintigraphie (z. B. 550 MBq ^{99m}Tc-MDP) durchgeführt, die Immunszintigraphie (antigranulozytäre, monoklonale Antikörper) wird an ausgewählten Zentren angewandt und lässt v. a. im Seitenvergleich wichtige Rückschlüsse für die Leukozytendichte zu.

Die entscheidende Limitierung der sehr sensitiven 3-Phasen-Szintigraphie (^{99m}Technetium) liegt darin begründet, dass bei szinitgraphisch nachgewiesener erhöhter Osteoblastenaktivität in Projektion auf ein potenziell infiziertes Implantat diese einerseits hinweisend auf eine infektbedingte Implantatlockerung sein kann, andererseits auch physiologisch durch Reparationsvorgänge bei erst kürzlich stattgehabter Implantation bedingt sein kann.

Darüber hinaus finden sich bei Endoprothesen, aber auch im Rahmen der aseptischen Lockerung oder in Abhängigkeit vom Prothesentyp szintigraphische Aktivitätsanreicherungen. Somit ist trotz der hohen Sensitivität die Spezifität generell nicht ausreichend.

Aus der Unsicherheit der Nativröntgendiagnostik und der niedrigen Spezifität der 3-Phasen-Szintigraphie wurde die entzündungsspezifische Leukozytenszintigraphie (^{111}Indium) eingeführt, die gerade in der Differenzialdiagnostik bei Patienten mit primär chronischer Polyarthritis eine deutlich höhere Treffsicherheit als andere nuklearmedizinische Verfahren besitzt (Lazovic et al. 1997). Der wesentliche Nachteil besteht in der schweren Objektivierbarkeit und der hohen Strahlenbelastung für den Patienten, sodass eine allgemeine Indikation bei Verdacht auf eine Implantatinfektion derzeit nicht abgeleitet werden kann. Die Leukozytenszinitigraphie kann dehalb die Standarddiagnostik nicht ersetzten und hat für ein allgemeines Patientenkollektiv (Verdacht auf Implantatinfektion) keine höhere Aussagekraft als der Infektionsscore nach Zimmerli (Zimmerli 1995).

Das Ausmaß der Sequestrierung lässt sich mit der Computertomographie hervorragend darstellen, wohingegen mit der Kernspintomographie die begleitenden Weichteilveränderungen exakt beurteilt werden können. Zum Nachweis von Flüssigkeitsansammlungen in den umgebenden Weichteilen ist die Sonographie ein effizientes und sofort verfügbares Diagnostikum, obwohl häufig eine Differenzierung in Hämatom, Serom oder Abszess sonographisch nur durch sterile Punktion möglich ist.

In differenzialdiagnostisch schwierigen Fällen kommt neben der Leukozytenszintigraphie (z. B. abakterielle Implantatlockerung) neuerdings auch die Positronen-Emissions-Tomographie (PET) zum Einsatz. Gerade die PET scheint in unklaren Fällen trotz der hohen Kosten ein wichtiges bildgebendes Diagnostikum zu werden, eine Überprüfung an größeren Kollektiven oder vergleichende Untersuchungen hinsichtlich Spezifität und Sensitivität liegt jedoch noch nicht vor.

Entscheidend für Diagnostik und Therapie bleibt zudem der mikrobielle Erregernachweis durch Abstrich, Punktion oder Biopsie; wobei ein negativer Befund eine Ostitis genauso wenig ausschließt, wie ein positiver Abstrich diese nicht beweist.

Differenzialdiagnose

Differenzialdiagnostisch muss bei jeder Extremitätenschwellung eine venöse Thrombose (Duplexsonographie, ggf. Phlebographie) ausgeschlossen werden. Es sind im Bereich des Hüftgelenks eine aseptische Hüftgelenksnekrose oder an anderen Regionen Osteolysen durch avaskuläre Nekrosen bzw. Defektpseudoarthrosen in die differenzialdiagnostischen Überlegungen miteinzubeziehen (MRT, Leukozytenszinitgraphie). Bei jeder Überwärmung, Rötung und Schwellung einer Extremität müssen zudem ein Erysipel, eine Fasziitis, eine Myositis oder eine chronische venöse Insuffizienz bedacht werden.

Zusätzlich sind rheumatische Erkrankungen (z. B. primär chronische Polyarthritis, rheumatoide Arthritis) in die differenzialdiagnostischen Überlegungen miteinzubeziehen.

Weiterhin muss die seltene abakterielle, primär chronisch-sklerosierende Osteomyelitis, die sich bevorzugt im Bereich der Mandibula oder der Klavikula manifestiert und die immer ohne Keimnachweis bleibt, im differenzialdiagnostischen Konzept berücksichtigt werden, da sie nach bioptischer Diagnosesicherung eine Domäne der konservativen Therapie ist (Walz et al. 1998).

19.2.8 Therapie

Grundsätzliches

Die frühzeitige und aggressive Behandlung der postraumatischen oder postoperativen Ostitis ist von entscheidender Bedeutung. Denn nur so können Defekte, Instabilitäten oder Knochennekrosen, die über Osteolyse und Knochensequestrierung aus einer fortschreitenden Ostitis entstehen, aufgehalten bzw. vermieden werden.

Neben der chirurgischen Therapie ist je nach Ätiologie der Ostitis das mikrobiologische Spektrum zu berücksichtigen (mono- oder polymikrobielle Infektion, akut oder chronisch, posttraumatisch oder nach Osteosynthese). Die Therapie orientiert sich hierbei sowohl daran, dass vitaler, jedoch infizierter Knochen saniert wird, als auch, dass nicht infizierter Knochen geschützt wird. Diesem Prinzip wird insofern Rechnung getragen, dass das chirurgische Therapiekonzept immer durch eine rechtzeitige und adäquate Antibiotikabehandlung ergänzt werden muss (David et al. 1995; Staubach et al. 2000; Peters u. Herrmann 2000).

Chirurgische Therapie

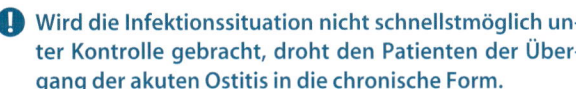

Jede akute Ostitis erfordert die sofortige Infektsanierung, wobei diese so radikal wie möglich sein muss und keine Rücksicht auf Stabilität oder Weichteildeckung genommen werden darf (■ s. unten: Übersicht).

! Wird die Infektionssituation nicht schnellstmöglich unter Kontrolle gebracht, droht den Patienten der Übergang der akuten Ostitis in die chronische Form.

Die schnelle und dauerhafte Sanierung einer akuten Ostitis nach Osteosynthese ist eine chirurgische Herausforderung, wobei Konsens darüber besteht, dass die frühestmögliche Erkennung und radikale Therapie für die weitere Prognose und vollständige Heilung von entscheidender Bedeutung ist. Wird die akute Ostitis innerhalb der ersten 4 Wochen nach primärer Osteosynthese erkannt und adäquat therapiert, besteht für den Patienten die Chance, bei Erhaltung der Osteosynthese die Infektion unter Kontrolle bzw. zur Ausheilung zu bringen, d. h. den Übergang in die gefürchtete chronische Ostitis mit all ihren Konsequenzen zu vermeiden. Diese Infektsanierung beinhaltet jedoch nicht selten die frühzeitige Implantatentfernung mit Verfahrenswechsel auf eine äußere Stabilisierung (»fixateur externe«).

Als Risikofaktoren für eine Infektsanierung mit Implantatentfernung bei akuter Ostitis gelten (Hofmann et al. 1997):
- Diabetes mellitus,
- arterielle Verschlusskrankheit,
- Alkohol- und Nikotinabusus.

Da infizierte Hämatome nach osteosynthetischer Frakturversorgung eine der häufigsten Ursachen der Ostitis darstellen, müssen diese sofort ausgeräumt werden. Mit der Hämatomausräumung wird immer ein Débridement der Weichteile durchgeführt. Eine infizierte Osteosynthese erfordert ein radikales Weichteildébridement sowie eine Überprüfung der Osteosynthese auf Stabilität (Staubach et al. 2000; Zimmerli 2000): Stabile Implantate werden bis zur knöchernen Heilung belassen. Sind Implantate instabil, müssen sie entfernt und durch eine äußere Stabilisierung (»fixateur externe«) ersetzt werden.

Hofmann et al. (1997) konnten im Rahmen einer prospektiv-kontrollierten Studie bei akuter Ostitis zeigen, dass durch ein aggressives, befund- und antibiogrammadaptiertes Therapiekonzept (frühzeitige Revision mit Débridement und Nekrosektomie, programmierte Revisionen) in $^1/_3$ der Fälle die Infektsituation beseitigt – d. h. der Übergang in eine chronische Ostitis vermieden – werden konnte, ohne eine Implantatentfernung durchzuführen.

Kontrovers bleibt, ob nach ausgiebigem chirurgischem Débridement die Wunde primär verschlossen und drainiert wird, oder ob eine offene Wundbehandlung erfolgt. Generell kann derzeit infolge der klinischen Erfahrung die Empfehlung gegeben werden, bei ausgedehnten Infekten die offene Wundbehandlung zu bevorzugen, da hier durch engmaschige Verbandswechsel mit Spülbehandlung eine suffizientere Keimreduktion erreicht werden kann. Nach Abklingen der Infektzeichen kann dann der Wundverschluss durch Gewebetransfer bzw. plastische Rekonstruktion wiederhergestellt werden (Fansa et al. 1998).

Eine ausgiebige Nekrosektomie oder Sequestrotomie des Knochens kann u. U. einen Segmenttransfer zur Wiederherstellung der Knochenkontinuität notwendig machen. Die wichtige Bedeutung der Sequestrotomie liegt darin, dass durch die somit erhöhte lokale Revaskularisation eine bessere Wirksamkeit der begleitenden antimikrobiellen Therapie erreicht wird.

Bei fortgeschrittenen, verschleppten oder chronischen Ostitisformen sind zusätzlich zum radikalen chirurgischen Débridement der Weichteile und des Knochens meistens eine Reosteosynthese, plastische Rekonstruktion des Weichteilmantels und sekundär eine Knochentransplantation bzw. Segmenttransport erforderlich.

Chirurgische Therapieprinzipien und -möglichkeiten bei posttraumatischer Ostitis

- Hämatomausräumung
- Radikales Weichteildébridement
- Offene Wundbehandlung
- Programmierte Revisionen in kurzen Abständen
- Nekrosektomie und Sequestrotomie
- Resektion, Arthrodese
- Überprüfung der Osteosynthese auf Stabilität
- Entfernung instabiler Implantate und äußere Stabilisierung (»fixateur externe«)
- Implantation lokaler Antibiotikaträger
- Reosteosynthese (ein- oder zweizeitig)
- Plastische Rekonstruktion der Weichteile
- Segmenttransport, Knochentransplantation

Entscheidend für die chirurgische Behandlung der Ostitis bleibt, dass sie durch eine antimikrobielle Therapie ergänzt werden muss. Da die posttraumatische und postoperative Ostitis infolge der lokalen Granulozytendysfunktion, der reduzierten Antibiotikapenetration und der häufigen phänotypischen Antibiotikaresistenz der Erreger nur schwierig zu behandeln ist, muss für jeden Patienten ein individuelles Therapiekonzept erstellt werden, das neben der operativen Revision eine systemische Therapie beinhaltet. Der alleinige Einsatz von lokalen oder systemischen Antibiotika ist nicht ausreichend. Eine testgerechte systemische Antibiotikatherapie ist schon dadurch gerechtfertigt, eine hämatogene Streuung der Keime bei den operativen Revisionen zu verhindern.

Antimikrobielle Therapie

Vor Beginn der Antibiotikatherapie muss gewährleistet sein, dass adäquates Material zum Erregernachweis gewonnen wurde (z. B. Punktions- oder Biopsiematerial, intraoperativer Abstrich, Blutkultur). Die systemische Antibiotikatherapie hat zwei grundlegende Ziele:
- die Erregerreduktion lokal sowie
- die Verhinderung der Erregerausbreitung systemisch.

Deshalb sollte die Applikation ohne Ausnahme primär parenteral erfolgen.

Bei unmittelbar erforderlichem chirurgischem Débridement sollte eine ungezielte Antibiotikatherapie bereits präoperativ beginnen. Hier eignen sich z. B. ein Cephalosporin mit Staphylokokkenwirksamkeit (z. B. Cefazolin), eine Kombination aus Amoxicillin/Clavulansäure oder eine Kombination aus Clindamycin mit Cefotaxim oder Ceftriaxon. Nach Erhalt des kulturellen Erregernachweis und Antibiogramms kann dann eine gezielte Therapie eingeleitet werden.

Besteht der Verdacht auf einen Frühinfekt nach Osteosynthese ohne wesentliche klinische Infektionsparameter bzw. Ostitiszeichen und wird die Indikation zur Metallentfernung gestellt, sollte eine lokale Antibiotikatherapie (z. B. Metallentfernung, Débridement und synchrone Gentamicinkettenimplantation) durchgeführt werden.

Da die derzeit am häufigsten isolierten Erreger penicillinresistente Staphylococcus aureus sind, stellt die parenterale Applikation von penicillinasefesten Penicillinen immer noch die Basistherapie dar. Alternative Therapieprotokolle mit Ciprofloxacin oder Ofloxacin berichten über eine Erfolgsrate von bis zu 75%, jedoch stehen Ergebnisse großer kontrollierter Vergleichsstudien noch aus. Die Bedeutung der neueren Fluorchinolone mit breiterem Spektrum gegen grampositive Kokken (z. B. Levofloxacin) zur frühzeitigen Umstellung auf orale Anwendung ist jedoch noch nicht etabliert.

Prinzipiell ist eine längere orale Antibiotikatherapie empfehlenswert, um Rezidive zu vermeiden. Darüber hinaus können chronisch infizierte Höhlen (z. B. nach Ausbau einer infizierten Gelenkprothese ohne Gelenkersatz) eine zusätzliche lokale antibiotische bzw. antiseptische Behandlung mit resorbierbaren oder nichtresorbierbaren Trägern notwendig machen.

Die Bedeutung der Staphylokokken bei der Ostitis erfährt durch die Entwicklung von Resistenzen einer stetig wachsenden Anzahl von Isolaten gegen die bisher bevorzugten Antibiotika eine neue Herausforderung. Insbesondere führen Erfahrungen mit Staphylococcus-aureus-Isolaten mit verminderter Empfindlichkeit gegenüber bislang potenten Antibiotika aus der Gruppe der Glykopeptide (Vancomycin, Teicoplanin) zur Beunruhigung.

Die Suche nach neuen Antibiotika und deren klinische Erprobung stellen deshalb gerade in der Therapie der Ostitis eine enorme Herausforderung dar. Eine Reihe solcher Antibiotika ist in den letzten Jahren in klinischen Studien erprobt worden bzw. in Erprobung: Quinupristin-Dalfopristin (Synercid), Linezolid, Daptomycin, oder Oritavancin. Inwieweit diese neuen Antibiotika in Zukunft eine wichtige Rolle in der antimikrobiellen Therapie der posttraumatischen Ostitis einnehmen, müssen die derzeit durchgeführten Studien klären.

19.2.9 Prävention und Prophylaxe

Bedeutung der Operationstaktik und -technik

! Allgemeine Grundsätze der Asepsis bei der chirurgischen Wundversorgung und die konsequente Einhaltung der standardiserten Hygiene- und Desinfektionsmaßnahmen bei gleichzeitig atraumatischer Operationstechnik sind oberste Richtlinien der Infektminimierung.

Speziell bei verschmutzten offenen Frakturen kann durch strikte Einhaltung eines standardiserten Versorgungskonzepts das Risiko einer Wundinfektion oder Ostitis gesenkt werden (▫ s. Übersicht). Hierbei ist es unabdingbar, dass vor Frakturstabilisierung ein effizientes Wunddébridement durchgeführt wird. Die Applikation parenteraler Antibiotika sollte bereits bei Eintreffen des Patienten erfolgen (z. B. Mezlocillin + Sulbactam oder Piperacillin + Tazobactam).

Standardisiertes Therapiekonzept bei verschmutzten offenen Frakturen

- Parenterale Antibiotika bei Eintreffen des Patienten
- Entfernung des am Unfallort angelegten Verbandes erst im OP
- Enthaarung mittels Einmalrasierer
- Mechanische Wundreinigung mit Bürste und Seifenlösung sowie Fremdkörperentfernung
- Desinfektion mit Alkohollösung
- Sorgfältige Wundrandausschneidung und Débridement der Weichteile und des Knochens
- Abgeben der Instrumente, Wechsel der OP-Kleidung, erneutes Abwaschen und Abdecken des Operationsfeldes
- Frakturstabilisierung

Darüber hinaus sollte die präoperativ begonnene Antibiotikaprophylaxe postoperativ für 5–7 Tage fortgesetzt werden. Obwohl in keiner prospektiv-randomisierten Studie überprüft, ist es ratsam, sämtliche Wunden in der Traumatologie in Einzelknopftechnik zu verschließen, Hämatome müssen komplett ausgeräumt werden, da sie eine häufige Infektionsquelle für die postoperative bzw. posttraumatische Ostitis sind.

Bedeutung der Implantate

Von den verwendeten Metallimplantaten unterscheiden sich Stahl- und Titanimplantate bezüglich ihrer Infektresistenz. Lokale Knocheninfektionen werden sowohl durch das operative Trauma als auch durch Material, Größe und Biobeschaffenheit des verwendeten Osteosynthesematerials bestimmt. Bei Stahlimplantaten bildet sich nicht selten ein mit Flüssigkeit gefüllter Totraum zwischen Osteosynthesematerial und Weichteilen (»Pseudobursa«), der von Immunzellen nur unzureichend erreicht werden kann und somit eine lokale Ausbreitung von bakteriellen Erregern um das Implantat fördert (Ertel u. Trentz 1999).

Hingegen kommt es bei der Verwendung von Titanimplantaten zu einer »Verklebung« zwischen Osteosynthesematerial und Weichteilen (»Kompartimentierung«), die diese Art der lokalen Erregerausbreitung nicht zulässt. In-vivo-Untersuchungen haben gezeigt, dass das Wachstum von Staphylococcus aureus bei der Verwendung von Stahlimplantaten signifikant höher als bei Titanimplantaten ist (Arens et al. 1996). Deshalb wird die Indikation zum Einsatz von Stahlimplantaten bei offenen Frakturen mit ausgedehnten Weichteilverletzungen oder potenziell kontaminierten Wunden eher zurückhaltend gestellt (Ertel u. Trentz 1999).

Darüber hinaus scheinen neue Entwicklungen in der Traumatologie neben den mechanischen Vorteilen auch eine niedrigere Infektresistenz zu gewährleisten: So zeigen Fortschritte auf dem Gebiet des Implantatdesigns – Implantate mit geringerer Auflagefläche im Bereich der Fraktur mit weniger kompromittierter periostaler Durchblutung [z. B. »point contact fixator« (PC-Fix) bei kompletter Unterarmschaftfraktur; »less invasive stabilization system« (LISS) bei distaler Femur- oder proximaler Tibiafraktur] – oder auf dem Gebiet der minimalinvasiven Osteosyntheseverfahren eine niedrigere postoperative Infektionsrate (Ertel u. Trentz 1999).

Fazit für die Praxis

- Die posttraumatische oder postoperative Ostitis ist eine gefürchtete Komplikation, die für den Patienten einschneidende Auswirkungen mit sich bringt.
- Durch die diagnostischen und therapeutischen Unsicherheiten sind eine verschleppte Diagnosestellung und daraus folgend ein verzögerter Therapiebeginn der akuten Ostitis nicht selten (Arens et al. 1998). Maßgebend für die Diagnose der Ostitis sind Anamnese, klinische Befunde und ein positives bakteriologisches Ergebnis.
- Nach Auftreten einer akuten Ostitis gilt, dass die Infektion innerhalb von 4 Wochen beherrscht sein sollte, sonst spricht man von einer chronischen Ostitis.
- Entscheidend bleibt ein aggressives Therapiekonzept kombiniert aus Chirurgie und systemischer Antibiotikabehandlung. Bei instabiler Osteosynthese bzw. bei Vorliegen von patientenassoziierten Risikofaktoren ist die Implantatentfernung unumgänglich. So bleibt das entscheidende Fazit, bei Verdacht auf eine akute Ostitis bzw. Infekt nicht durch alleinige Antibiotikagabe, zeitlich aufwändige Diagnostik oder abwartende Verlaufskontrolle die entscheidende Zeit zu verlieren, die einzig richtige Therapie einzuleiten: die operative Revision.

Literatur zu Kap. 19.2

Arens S, Schlegel U, Printzen G, Ziegler WJ, Perren SM, Hansis M (1996) Influence of materials for fixation implants on local infection. J Bone Joint Surg 78-B: 647–651

Arens St, Müller L, Hansis M (1998) Vorgeworfene Behandlungsfehler nach postoperativen Infekten am Bewegungsapparat. Analyse von 261 gutachtlichen Bescheiden. Chirurg 69: 1263–1269

David A, Richter J, Visel D (1995) Diagnostik und Therapie lokaler Infektionen nach operativer Versorgung proximaler Femurfrakturen. Zentralbl Chir 120: 887–892

Ertel W, Trentz O (1999) Was gibt es Neues in der Unfallchirurgie? In: Messmer, Witte (Hrsg) Was gibt es Neues in der Chirurgie? Ecomed, Landsberg/Lech, S 1–48 (Kap XII)

Faist E, Wichmann MW (1997): Immunologie bei Schwerverletzten. Chirurg 68: 1066–1070

Fansa H, Plogmeier K, Schenk K, Schneider W (1998) Die Deckung ausgedehnter Weichteildefekte bei infizierten Knieendoprothesen durch Gastrocnemiuslappen. Chirurg 69: 1238–1243

Gustilo RB, Medoza RM, Williams DN (1984) Problems in the management of type III (severe) open fractures. J Trauma 24: 742–746

Harris WH, Sledge CB (1990) Total hip and total knee replacement. N Engl J Med 323: 725–730 (part I), 801–807 (part II)

Hofmann GO, Bär T, Bühren V (1997) Osteosyntheseimplantat und früher postoperativer Infekt: Sanierung mit oder ohne Materialentfernung? Chirurg 68: 1175–1180

Kleinert JM, Hoffmann J, Crain GM, Larzen LF, Goldsmith LJ, Firrell JC (1997) Postoperative infection in a double-occupancy operating room. J Bone Joint Surg 79-A: 503–513

Lazovic D, Carls J, Flöel A, Gratz KF (1997) Nutzen der Leukocytenszintigraphie bei Verdacht auf Implantatinfekt bei Patienten mit chronischer Polyarthritis. Chirurg 68: 1181–1186

Lew DP, Waldvogel FA (1997) Osteomyelitis. N Engl J Med 336: 999–1007

Nicols RL (1991) Surgical wound infection. Am J Med 91 (Suppl 2): 545–645

Peters G, Herrmann M (2000) Therapeutische Aspekte bei Knochen- und Gelenkinfektionen. In: Ruf B (Hrsg) Knochen- und Gelenkinfektionen. Socio-medico, Wessobrunn, S 169–188

Probst J (1977) Häufigkeit der Osteomyelitis nach Osteosynthesen. Chirurg 48: 6–11

Staubach KH, Bruch HP, Solbach W (2000) Osteomyelitis. In: Marre R, Mertens T, Trautmann M, Vanek E (Hrsg) Klinische Infektiologie. Urban & Fischer, München Jena, S 494–499

Staubach KH, Bruch HP, Solbach W (2000) Posttraumatische Knocheninfektionen. In: Marre R, Mertens T, Trautmann M, Vanek E (Hrsg) Klinische Infektiologie. Urban & Fischer, München Jena, S 500–502

Thiele J, Schmidt F (2000) Bildgebende Verfahren in der Diagnostik der Knochen- und Gelenkinfktionen. In: Ruf B (Hrsg) Knochen- und Gelenkinfektionen. Socio-medico, Wessobrunn, S 37–67

Tsukayama DT, Estrada R, Gustilo RB (1996) Infection after total hip arthroplasty. J Bone Joint Surg 78-A: 512–523

Vaudaux PE, Lew DP, Waldvogel FA (1994) Host factors predisposing to and influencing therapy of foreign bodies infections. In: Bisno AL, Waldvogel FA (eds) Infections associated with indwelling medical devices, 2nd edn. American Society for Microbiology, Washington DC, pp 1–29

Walz M, Möllenhoff G, Dollriess C, Muhr G (1998) Die nichtbakterielle Osteomyelitis der Clavicula. Chirurg 69: 1244–1251

Zimmerli W (2000) Orthopädisch-traumatologische Implantatinfektion. In: Ruf B (Hrsg) Knochen- und Gelenkinfektionen. Socio-medico, Wessobrunn, S 109–126

Zimmerli W (1987) Die Rolle der Antibiotika in der Behandlung der infizierten Gelenkprothesen. Orthopäde 24: 308

Zimmerli W, Lew PD, Waldvogel FA (1984) Pathogenesis of foreign body infection: evidence for a local granulocyte defect. J Clin Invest 73: 1191–1200

Augeninfektionen

A. A. Bialasiewicz

20.1 Einleitung

Am Auge können praktisch alle Erreger unter bestimmten Umständen eine Entzündung hervorrufen. Infektionen kommen periokular, an den Tränenwegen, am äußeren und vorderen sowie hinteren Augenabschnitt vor. Exogene Infektionen können von hämatogen oder lokal fortgeleiteten und infektionsassoziierten Entzündungen unterschieden werden.

Die meisten Gewebe sind einer visuellen Diagnostik zugänglich, sodass der Augenarzt mit der hochauflösenden Spaltlampe und mit Lupensystemen die Lokalisation, den Typ und den Zugang von Entzündungen definieren kann (»Biomikroskopie«).

Unter Berücksichtigung von Krankheitsverlauf und demographischen Parametern lässt sich eine differenzialdiagnostische Einengung erreichen, aufgrund derer eine spezifische Diagnostik und kalkulierte empirische Soforttherapie möglich ist. Durch eine genaue Befundaufnahme und morphologische Klassifizierung können kostenintensive Prozeduren vermieden werden.

Im Folgenden werden nur Differenzialdiagnosen (DD) erregerbedingter Entzündungen, hingegen keine nichtinfektiösen DD aufgeführt.

20.2 Infektiös bedingte Haupterblindungsursachen in der Welt

Bis zum 20. Jahrhundert stellten Infektionskrankheiten wie Gonoblennorrhö, Masern, Röteln, Tuberkulose und konnatale Syphilis in Europa wichtige Erblindungsursachen dar. Mehr als 50% der Kinder in Blindenschulen hatten eine Gonoblennorrhö durchgemacht. Heutzutage sind nur noch etwa 1% der Erblindungen in Mitteleuropa auf Infektionen zurückzuführen.

In den tropischen Ländern ist Blindheit mindestens 10-mal so häufig wie in den Industrienationen. Hier spielen endemisches Trachom (250 Mio. manifest Erkrankte, 5–7 Mio. Erblindete), Onchozerkose (10–20 Mio. manifest Erkrankte, 2 Mio. Erblindete) und Lepra (5–7 Mio. manifest Erkrankte, 0,5–1 Mio. Erblindete), weiterhin Masernkeratitis, Infektionen nach Trauma, Neugeboreneninfektionen und Infektionen durch Pilze, Protozoen und Parasiten eine wichtige Rolle.

20.2.1 Endemisches Trachom

Erreger

Das klassische endemische Trachom wird durch Chlamydia trachomatis der Serovare A–C verursacht. Die Serovare B und Ba haben auch ein genitales Reservoir.

Pathogenese

Reinfektionen und eine $CD4^+$-vermittelte Immunreaktion vom Spättyp spielen für die Pathogenese die Hauptrolle. Bakterielle Koinfektionen mit Hämophilus influenzae und Enterobacteriaceae führen zu klinischen Exazerbationen.

Disposition und Epidemiologie

Risikofaktoren sind trocken-heißes Klima, staubige Luft, Wassermangel, große okulotrope Fliegenpopulation, niedriger Lebensstandard, mangelhafte persönliche Hygiene und unzureichende Umwelthygiene sowie Überbevölkerung (Dorfgemeinschaften >400 Personen, >4 Kinder im Vorschulalter pro Familie). In hyperendemischen Gebieten sind Kinder im 1.–5. Lebensjahr zu 70–100% durchseucht. Das Erblindungsrisiko in einer Population, in der 15% der Kinder unter 10 Jahren an Trachom leiden, beträgt 2–5% für die erkrankten Kinder und 20% für Patienten über 50 Jahre.

Klinik und Diagnose

Die Patienten haben »rote« tränende Augen, leiden unter Fremdkörpergefühl, Photophobie und Visusminderung. Als Befund zeigt sich zunächst eine chronisch-follikuläre Konjunktivitis (Abb. 20-1a) mit kornealen Infiltraten (Abb. 20-1b) (nach Vernarbung »Herbert-Grübchen«), dann mit konjunktivalen Narben (»von Arlt-Linien«) mit Fornixverkürzung, Entropium und Trichiasis, Pannus vasculosus und Hornhautnarben.

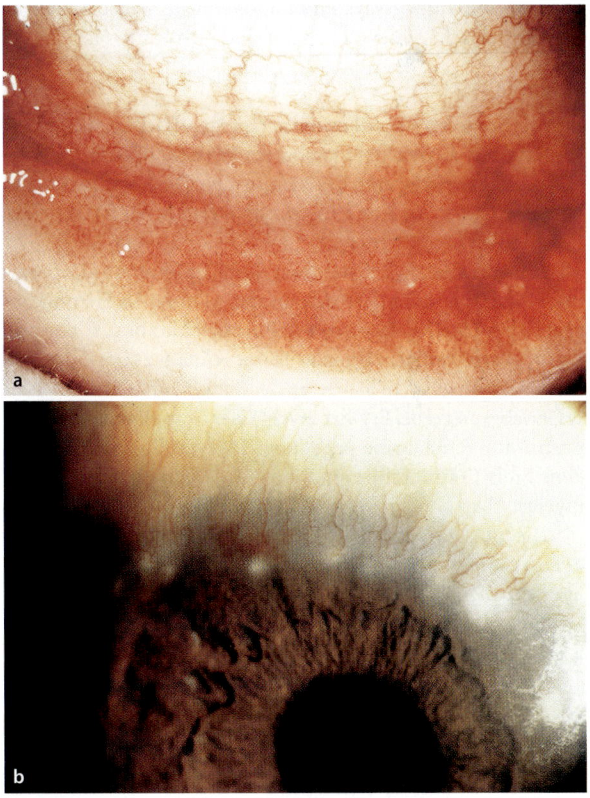

Abb. 20-1a, b. 25-jähriger Patient mit follikulärer Reaktion der tarsalen Bindehaut oben und unten im Stadium TF des endemischen Trachoms (**a**). Die Follikel werden von Blutgefäßen von außen überzogen, das Follikelzentrum besteht aus IgM-produzierenden B-Zellen, umgeben von $CD4^+$-Helferzellen. Das endemische Trachom stellt die häufigste infektiös bedingte Erblindungsursache der Welt dar. **b** 25-jähriger Patient mit subepithelialen Hornhautinfiltraten und ausgeprägter konjunktivaler Hyperämie am oberen Limbus: Stadium TI des endemischen Trachoms. Im Gegensatz zu der phlyktänulären Keratokonjunktivitis, die eine monozytäre Reaktion auf Erregerbestandteile ist, finden sich hier infektiöse Elementarteilchen (C. trachomatis-DNA) in den Infiltraten

WHO-Stadieneinteilung des Trachoms

1) »Trachomatous inflammation – follicular« (TF): >5 Follikel am oberen Tarsus
2) »Trachomatous inflammation – intense« (TI): 50% der tarsalen Gefäße durch konjunktivale Schwellung verdeckt
3) »Trachomatous scarring« (TC): Vernarbung des oberen Tarsus
4) »Trachomatous trichiasis« (TT): >1 Zilie berührt die Hornhaut
5) »Corneal opacity« (CO): Narben über der Pupillarebene, Visus <0,3

Diagnose

Die Diagnose kann in akuten Fällen mit Direktnachweis des Erregers mittels markierter Antikörper gestellt werden oder durch Anzüchtung aus einem Konjunktivalabstrich auf geeigneten Zellen, beispielsweise auf McCoy-Fibroblasten. Um die Diagnose eines chronischen Trachoms zu sichern, eignen sich besser Enzymimmunoassays und kommerzielle Gensondentests. Blutserologische Untersuchungen sind nicht sinnvoll.

Therapie

Eine Hebung des sozioökonomischen Standards, v. a. die Versorgung mit ausreichend sauberem Wasser, führen zur Verminderung der schweren Verlaufsformen. Die Vakzination mit einem antiidiotypischen Exoglykolipidantikörper ist derzeit in Erprobung.

Die grundsätzlich systemisch durchzuführende »Community«-Therapie orientiert sich an der minimalen Hemmkonzentration (MHK_{50} in µg/ml: Azithromycin 0,005, Rifamycin 0,007, Clarithromycin 0,1–0,4, Tetracycline 0,2–1,0, Ofloxacin 0,4–1,0, Erythromycin 0,2–10,0), der Bioverfügbarkeit (schlechte Gewebespiegel bei Erythromycin), der Compliance (Azithromycin nur Einmalgabe gegenüber Doxycyclin 14-tägig) und dem Preis (Tetracycline sind wesentlich billiger als Azithromycin).

Die topische Therapie mag zu einem rascheren Nachlassen der Symptomatik beitragen. Lidoperationen, Schleimhautübertragungen und Keratoplastiken können indiziert sein.

20.2.2 Onchozerkose (Flussblindheit)

Erreger

Die Larven der Simuliumfliegen, Simulium damnosum (in der afrikanischen Savanne), S. yahense und S. sanctipauli (im afrikanischen tropischen Regenwald), S. ochraceum (in Guatemala und Mexiko) und S. metallicum (in Südamerika), übertragen durch Stich die Mikrofilarie Onchocerca volvulus, den Erreger der Onchozerkose.

Pathogenese

Die intraokular absterbenden Filarien rufen eine teils granulomatöse eosinophile Entzündungsreaktion hervor und führen zu narbigen Defektheilungen.

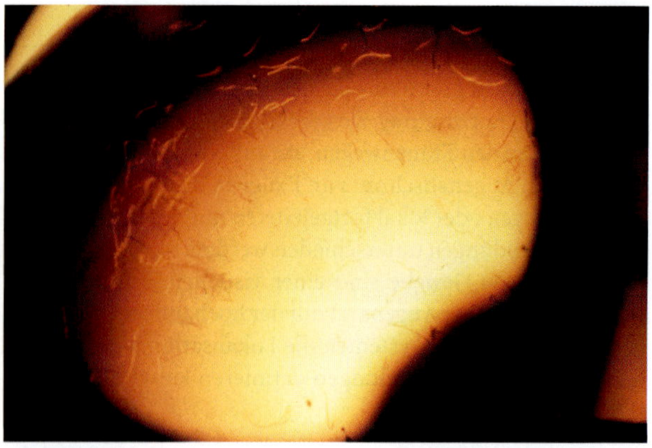

Abb. 20-2. Onchocerca volvulus: Mikrofilarien können in der vorderen Augenkammer mit Hilfe einer hochauflösenden Spaltlampe gesehen und gezählt werden. Wegen der höheren O_2-Spannung halten sie sich meistens im oberen Anteil der Vorderkammer auf. Sie bohren sich in die Hornhautrückfläche, und es resultieren Entzündungsherde, die Narben hinterlassen. Die Onchozerkose ist die zweithäufigste infektiös bedingte Erblindungsursache der Welt

Disposition und Epidemiologie

Schnell fließende Flüsse, primär im westlichen Äquatorialafrika, mit sauerstoffreichem Wasser sind wichtig für die Brutplätze der Simuliumfliegen, die nicht mehr als 1–2 km davon wegfliegen. Die Erblindungsrate liegt in den Savannengebieten bei 5–10% (Sklerokeratitis), im tropischen Regenwald bei 1–2% (Chorioretinitis) (Abb. 20-2) und in Zentral- und Südamerika bei <1% (Keratouveitis).

Die Erstinfektion erfolgt im Kindesalter, die Erblindung bei schwerer Erkrankung im 3.–4. Lebensjahrzehnt.

Durchschnittlich sind nur 1–10:1000 Simuliumstiche infektiös. Die Augenbeteiligung bei dieser Erkrankung tritt erst bei >1500 Larveninfestationen pro Person und Jahr und bei hoher Filarienlast (>5000/g Hautstanze) auf.

Klinik und Diagnose

Skleral-, Konjunktival- und Hornhautinfiltrate können mit Photophobie und Visusminderung einhergehen. Weiterhin werden häufig eine Iridozyklitis mit Cataracta complicata und Sekundärglaukom und eine Chorioretinitis mit subretinaler Fibrose und Neovaskularisation sowie Optikusneuritis beobachtet.

Therapie

Die Vektorkontrolle mit geeigneten Pestiziden dient der Prophylaxe.

! Um die Mikrofilarien zu reduzieren, sollten in hyperendemischen Gebieten 1-mal/Jahr alle Personen ab dem 5. Lebensjahr außer Schwangeren und stillenden Müttern mit Ivermectin behandelt werden.

Eine geringere Mikrofilarienzahl in der Haut mindert das Infektionsrisiko.

Die chirurgische Therapie von Knoten im Kopf- und Halsbereich ist selten sinnvoll. Hornhaut-, Katarakt- und Glaukomchirurgie sind bei strenger Indikation angezeigt.

20.2.3 Lepra

Erreger

Die Lepra zählt zu den ältesten bekannten Erkrankungen. Ihr Erreger, das Mycobacterium leprae, wurde 1874 von Hansen entdeckt.

Pathogenese

Die chronische Immunreaktion vom Spättyp führt zu narbigen Defektheilungen.

Disposition und Epidemiologie

Langer intensiver Hautkontakt zu Leprösen bedingt die höchsten Infektionsraten bei Kindern. Das Übertragungsrisiko ist bei der lepromatösen Form 4-mal, mit Hautkontakt 8-mal höher als bei der tuberkuloiden Lepra. Die Infektionswahrscheinlichkeit bei Familienangehörigen beträgt 5–10% pro Jahr. Muttermilch und stechende Insekten können für die Übertragung von Bedeutung sein. 10–80% der Erkrankten zeigen okulare Komplikationen. 10 Jahre nach Beginn der Symptomatik sind 8,3%, 20 Jahre danach bis zu 30% der Infizierten erblindet.

Die Lepra ist in Südostasien, auf den Philippinen und den Inseln des Pazifik, in China, Korea und Afrika noch verbreitet.

Klinik und Diagnose

Photophobie, Visusminderung, ein »rotes Auge« und die für die Erblindungshäufigkeit wichtige Fazialisparese (Ulcus e lagophthalmo) sind frühe Manifestationen. Madarosis, Ektropium, Entropium, Trichiasis und Dakryozystitis, Episkleritis und Skleritis, interstitielle stromale Keratitis mit Hornhautbanddegeneration, Pannus, Verdickung der Hornhautnerven und korneale Hypästhesie, granulomatöse Iridozyklitis mit Sekundärglaukom, Cataracta complicata und Occlusio pupillae kommen später hinzu.

M. leprae wird am Auge über Biopsiematerial mit Direktfärbung für säurefeste Stäbchen nachgewiesen.

Therapie

Eine Kombinationstherapie mit Dapsone, Rifampicin und Clofazimin ist angezeigt. Lidchirurgie, optische Iridektomie, Glaukom- und Kataraktoperationen können hilfreich sein.

20.3 Infektionen der Tränenwege

20.3.1 Kanalikulitis

Erreger

Bei Kindern sind Herpes-simplex- (HSV-) und Varizella-Zoster-Virus-(VZV-)Infektionen die Ursache. Bei Erwachsenen werden häufig Arachnia propionica, Actinomyces israelii, A. viscosus, A. meyeri, Peptostreptokokken, Bacteroides, mikroaerophile Bakterien, Nocardia tenuis und Candida albicans, selten Fusobakterien, Cephalosporium, Rhinosporidien, Sporotrichien, Dermatophyten und Aspergillus niger isoliert. In allen Altersgruppen findet man S. aureus, selten Parasiten wie Nematoden, Trematoden und Oestrus ovis. Bei Erkrankten mit Neurodermitis und abwehrschwächenden Systemerkrankungen kann eine Infektion mit Pseudomonas aeruginosa, S. pneumoniae, S. aureus und HSV vorliegen.

Pathogenese

Die exogene Inokulation der Erreger löst eine chronische, teils granulomatöse Entzündung aus. Durch die Infektion mit Actinomyces, Aspergillus, Cephalosporium, Cryptococcus und Candida kann es außerdem zur Bildung von Konkrementen kommen.

Disposition und Epidemiologie

Kinder und Erwachsene über 60 Jahre sind betroffen, disponierend sind Neurodermitis, Dakryozystitis, Tränenwegstenosen und Trachom, aber auch Entwicklungsanomalien, z. B. eine Kanalikulusverlängerung, wie sie beim Waardenburg-Syndrom auftritt.

Klinik und Diagnose

Die Patienten leiden unter Juckreiz mit Tränenträufeln (Epiphora) und Absonderung eitrigen Sekrets. Der Untersucher stellt ein Reibegeräusch und eine follikuläre Konjunktivitis fest.

Therapie

Bei Erwachsenen sollten Konkremente ausgeräumt und eine horizontale Kanalikulusinzision als Voraussetzung für eine erfolgreiche kalkulierte topische, ggf. auch systemische Antibiotikatherapie durchgeführt werden.

20.3.2 Dakryozystitis

Erreger und Pathogenese

Bei der Dakryozystitis handelt es sich in der Regel um eine lokal fortgeleitete purulente Infektion. In erster Linie kommen Erreger aus dem oberen Respirationstrakt vor: Staphylokokken, Pneumokokken, Korynebakterien, Hämophilus influenzae und α-hämolysierende Streptokokken, selten Bakterien der Klebsiella-Enterobacter-Gruppe, E. coli, P. aeruginosa, P. mirabilis, fusiforme Bakterien, C. trachomatis, Vacciniavirus, S. schenckii. Bei der chronischen Form können auch K. rhinoscleromatis, M. tuberculosis, M. leprae, F. tularensis, T. pallidum, C. albicans und Parasiten vorkommen.

Die Rolle von humanen Papillomavirusinfektionen (HPV 16/18, NN-M44/45), die chronische Entzündungen verursachen, wird hinsichtlich der Onkogenese diskutiert.

Disposition und Epidemiologie

Als disponierend bei Erwachsenen (>35 Jahre, Frauen sind 3-mal so häufig betroffen wie Männer) gelten Frakturen, Sondierungen, Fremdkörper (Dakryolithen 15%, Adrenochromkomplexe), Sinusitis, Ethmoiditis, Tumoren und Nasensatteldeformitäten.

! 2–6% aller Neugeborenen sind wegen einer persistierenden Plica lacrimalis (Hasner-Falte) für eine akute Dakryozystitis prädisponiert. Bei 30% von ihnen liegt eine beidseitige Persistenz der Falte vor.

Klinik und Diagnose

Die akute Dakryozystitis führt zu einem prallen schmerzhaften Knoten in der Tränensackgegend. Die Schwellung geht mit Epiphora, Eiterreflux aus dem Kanalikulus und therapieresistenter reaktiver Konjunktivitis einher. Handelt es sich um eine chronische Entzündung, wird der Knoten fluktuierend und weniger druckdolent.

Ernste Komplikationen insuffizient therapierter akuter Dakryozystitiden sind Keratitis und septische Sinus-cavernosus-Thrombose.

Therapie

Bei Kindern werden topische Aminoglykosidantibiotika mit systemischen Cephalosporinen und heißen Kompressen kombiniert. Die Therapie im Erwachsenenalter hängt vom Abstrichergebnis ab. Ad hoc werden Doxycyclin oder Cephalosporine der 2. Generation gegeben. Kortikosteroide sind nicht indiziert. Bei Spontanperforation werden Leukasekegel eingebracht. Eine Dakryozystorhinostomie ist nach Abklingen der Symptome als kurativer Eingriff notwendig.

20.3.3 Dakryoadenitis

Erreger

Häufige Erreger der akuten Form sind Mumps- und Masernvirus, EBV (Epstein-Barr-Virus), seltener Streptokokken, Staphylokokken und Proteus, sehr selten T. pallidum, C. diphtheriae, Brucella abortus, N. gonorrhoeae (disseminiert), S. pneumoniae, N. asteroides, M. tuberculosis, S. typhimurium, CMV, VZV, HSV, HPV, und Coxsackie-Virus A. In afrikanischen Ländern muss noch an ECHO-, Influenza-, Entero-, Dengue-Fieber-Virus-, H.-duboisii-, Plasmodien-, T.-gambiense- und T.-rhodesiense- (»Romaña«-Zeichen), S.-haematobium- und S.-japonicum- und C.-trachomatis- (L1-3-)Infektionen gedacht werden. In Südamerika kommen Blastomyces, Histoplasma, Sporotrichien und Rhinosporidien in Frage.

Pathogenese

Pathogenetisch kann EBV, das den CD23-Rezeptor in Tränendrüsen- und ICAM-1 (»intercellular adhesion molecule-1«) und LFA (»leucocyte function associated molecule-1« [=CD11a/CD18]) auf Bindehautepithelien induziert, für chronische Entzündungsreaktionen in der Tränendrüse mit periduktaler Fibrose und Atrophie, darüber hinaus für ein Sicca-Syndrom verantwortlich sein.

Disposition und Epidemiologie

Akute Infektionen der Tränendrüsen können hämatogen, lymphogen oder lokal fortgeleitet bei Infektionen mit Viren, Bakterien oder Pilzen (30% bei Mumps, 20% bei infektiöser Mononukleose, bei Scharlach 20%, außerdem bei Masern, Influenza und Diphtherie) entstehen. Von der chronischen Dakryoadenitis sind meist Frauen mit Systemerkrankungen betroffen.

Klinik und Diagnose

Die akute Entzündung geht mit Fieber und Allgemeinsymptomen einher. Man unterscheidet 2 Formen: Bei der druckschmerzhaften palpebralen Infektion schwillt das Oberlid durch ein Ödem außen oben dergestalt an, dass man es als S-förmiges Paragraphenlid bezeichnet. Außerdem sind präaurikulär Lymphknoten geschwollen. Die orbitale Form erkennt man am Exophthalmus und an einer Motilitätseinschränkung mit Innenschielen. Die nicht druckdolente, harte Schwellung bei der chronischen Form kann mit einem sekundären Sicca-Syndrom einhergehen.

Für die mikrobiologische Diagnose muss man ggf. probeexzidieren.

Therapie

Die systemische Therapie kann wegen der in Betracht kommenden Erregervielfalt erst nach einer klaren mikrobiologischen Diagnose erfolgen. Operative Maßnahmen kommen nicht in Frage.

20.4 Orbitainfektionen und Blepharitiden

20.4.1 Myositis

Erreger

HIV, VZV, M. tuberculosis, T. spiralis, Vibrio (Golf von Mexiko, Kalifornien), T. pallidum, Aspergillus und Aktinomyzeten (fortgeleitet aus den Sinus sphenoidalis und ethmoidalis) kommen als Erreger vor. Selten sind Mucorales, Sporotrichien, Nocardia, Kryptokokken, Rhinosporidien, Histoplasma, Amöben, Filarien, Echinokokken und Zystizerken.

Pathogenese

Eine größere Rolle als die direkte Erregerinvasion (T. spiralis) spielen die durch zirkulierende Immunmediatoren ausgelösten »para«infektiösen Mechanismen.

Disposition und Epidemiologie

Infektionsassoziierte Formen betreffen meist jüngere Patienten.

Klinik und Diagnose

Die Patienten leiden unter einem einseitigen Lidödem mit »rotem Auge«, Schmerzen und Doppelbildern. Die Entzündung kann granulomatös, nichtgranulomatös oder nekrotisierend sein. Die klinischen Befunde sind Motilitätseinschränkung, Exophthalmus und episklerale Venenstauung. Der N. opticus kann im Rahmen der Kompression atrophieren.

Therapie

Systemische Kortikosteroide können zusätzlich zur antiinfektiösen Therapie gegeben werden, um eine schnelle Schmerzfreiheit zu erreichen.

20.4.2 Präseptale Entzündungen in der Orbita

Erreger

Am häufigsten sind S. aureus und α-hämolysierende Streptokokken, bei Kindern <5 Jahren H. influenzae und S. pneumoniae. Nach Hundebiss oder Kontamination mit Erde findet man als Erreger Pseudomonas, Capnocytophaga, Bacteroides, C. tetani und C. difficile.

Pathogenese

Die Erregerinvasion erfolgt direkt und führt zu einer akuten eitrigen Entzündung.

Disposition und Epidemiologie

Präseptale Entzündungen der Orbita kommen meist posttraumatisch bei jüngeren Patienten vor. Sie können auch lokal fortgeleitet entstehen, z. B. bei Erysipel, Impetigo oder Osteomyelitis des oberen Maxillarbogens.

Klinik und Diagnose

Die Patienten haben ein Oberlidödem, und aus der Wunde oder von der Konjunktiva fließt Eiter. Es werden weder ein Exophthalmus noch eine Motilitätseinschränkung beobachtet. Bei Kindern können Septikämie und Meningitis entstehen. Auch Tetanus- und Gasbrandinfektionen kommen vor, über die sich ebenfalls eine Meningitis entwickeln kann.

Kernspintomographisch sollte ein Fremdkörper ausgeschlossen werden.

Therapie

Grundsätzlich sollte Tetanusschutz bestehen. Eine hochdosierte systemische Therapie, z. B. mit Ceftriaxon und Ciprofloxacin, und eine Inzision im lateralen oberen Orbitarand sind indiziert.

20.4.3 Infektionen der gesamten Orbita (Orbitaphlegmone)

Erreger und Pathogenese

S. aureus kommt posttraumatisch, postoperativ und bei Patienten mit Sinusitis vor. α-hämolysierende Streptokokken, S. pneumoniae, H. influenzae, Peptostreptokokken, Bacteroides findet man bei Kranken mit Sinusitis. Selten sind A. fumigatus, A. flavus, A. oryzae, Mucorales, Rhizopus, Mortierella und Basidiobulus bei Schwerstkranken (Diabetes, Leukämie) mit Nasen-Rachen-Nekrosen.

Disposition und Epidemiologie

Betroffen sind v. a. jüngere Personen nach Eindringen von Fremdkörpern, nach operativen Eingriffen oder als Folge von Quetsch- und Platztraumen. Seltener entstehen Orbitaphlegmone bei Älteren, hier in erster Linie bei Diabetikern, Alkoholikern und Patienten mit Urämie aufgrund fortgeleiteter Infektionen oder Septikämie.

Klinik und Diagnose

Die Patienten leiden an Lidödemen, Bewegungsschmerz ohne Eiterabsonderung, Doppelbildwahrnehmung mit Exophthalmus und Visusminderung, Fieber, Müdigkeit und Erbrechen. Eine Optikuskompression (Orbitaspitze) kann zur Erblindung führen.

Therapie

Bakterielle Infektionen werden ad hoc systemisch mit Cephalosporinen der Gruppe II behandelt und ggf. operativ entlastet, wenn Visusverlust, zunehmende Bulbusverdrängung und isolierte Muskelparesen vorliegen oder eine 2- bis 3-tägige Antibiotikatherapie erfolglos geblieben ist. Eine insuffiziente Therapie kann eine Sinus-cavernosus-Thrombose, einen subduralen, intrazerebralen oder periostalen Abszess, eine Meningitis und eine Septikämie zur Folge haben.

20.4.4 Blepharitiden

Die vereinfachte praxisrelevante Einteilung definiert eine vordere und hintere Blepharitis. Die genauere Einteilung unterscheidet akute und chronische nichtgranulomatöse eitrige Blepharitis, nichtgranulomatöse seborrhoische Blepharitis und Mischformen, primäre Meibomitis-Keratokonjunktivitis, chronisch-granulomatöse Blepharitis, ulzerativ-nekrotisierende Blepharitis, sekundäre Blepharitis und Meibomitis.

! Da jedes dieser häufigen Krankheitsbilder mit »Leiterregern« assoziiert ist, ist es wichtig, dass der Augenarzt dem Mikrobiologen einen genauen Befund zukommen lässt.

20.4.4.1 Nichtgranulomatöse Blepharitis (»vordere Blepharitis«)

Erreger

Häufig können Mischinfektionen mit koagulasenegativen Staphylokokken (KNS, 90%), S. aureus (45%), Gruppe-A- und Gruppe-B-Streptokokken (20%), C. diphtheriae (20%) und P. acnes (30%), seltener mit gramnegativen Bakterien festgestellt werden.

Disposition und Epidemiologie

Es erkranken zu 80% etwa 40-jährige Frauen, die oft an sekundären Phagozytosedefekten aufgrund von Diabetes mellitus, Urämie oder Hepatopathien leiden.

Klinik und Diagnose

»RoteAugen«, Eiterabsonderung, Photophobie, Schleiersehen und Schmerzen werden geklagt. Hyperämische Lidkanten und Verkrustungen der Zilien (»Collerettes«) begleiten die mukopurulente Sekretion.

Eine Keratoconjunctivitis sicca besteht bei 50%.

Die purulente Infektion kann zu Abszedierungen führen.

Therapie

Aus dem Lidkantenabstrich sollte der Erreger isoliert werden. Entsprechend dem Antibiogramm erfolgt die systemische Therapie. Lipophilen Antibiotika wie z. B. Tetracyclinen ist der Vorzug zu geben.

20.4.4.2 Seborrhoische Blepharitis

Die meist beidseitige seborrhoische Lidrandentzündung wird v. a. bei blonden Patienten um das 5. Lebensjahrzehnt gefunden. Sie kann mit einer Staphylokokkeninfektion vergesellschaftet sein, stellt aber in der Regel keine Infektionskrankheit sensu strictu dar. Die kausale Rolle einer Infektion mit Pityriasis wird derzeit diskutiert. Therapieversuche mit topisch angewendetem Ketoconazol sind häufig erfolgreich.

20.4.4.3 Primäre Meibomitis-Keratokonjunktivitis (»hintere Blepharitis«)

Erreger

S. aureus (80%) und KNS (ca.100%) werden am häufigsten isoliert. Andere Erreger kommen bei Erkrankten im Vergleich mit symptomfreien Probanden nicht häufiger vor.

Pathogenese

Pathogenetisch ist ein Sekretstau von Bedeutung. Er wird durch eine »falsche« Fettzusammensetzung von Capryl- und Capronsäuren mit Schmelzpunkterhöhung ausgelöst und ermöglicht nachfolgend eine bakterielle Besiedelung.

Disposition und Epidemiologie

Vor allem jüngere Patienten mit Atopie sind betroffen.

Klinik und Diagnose

Schmerzen, Brennen und Fremdkörpergefühl werden angegeben. Leitbefunde sind die meist beidseitigen, im hinteren Lidkantenbereich lokalisierten Entzündungsreaktionen um die Meibom-Drüsen und ihre Ausführungsgänge herum.

Therapie

Lidkantenhygiene und Langzeitgabe von niedrig dosierten systemischen Tetracyclinen über 6–12 Monate zur Verflüssigung des Meibom und die gezielte topische Antibiotikatherapie bei bakteriellen Exazerbationen sind die Eckpfeiler der Therapie.

20.4.4.4 Granulomatöse Blepharitis

Erreger und Pathogenese

Wenn das Chalazion aus einem Hordeolum hervorgegangen ist, kann meist S. aureus nachgewiesen werden. Ansonsten findet man Actinomyces, T. pallidum, L. tropica (■ Abb. 20-3a–c), M. leprae, M. tuberculosis und M. marinum (Fischzüchtergranulom), selten Blastomyces, Coccidioides und Sporothrix schenckii. Kuhpockenvirusinfektionen sind Raritäten.

Disposition und Epidemiologie

In Europa sind Patienten der mittleren Altersgruppe nach rezidivierenden Hordeola (zonales Granulom oder Chalazion) betroffen. In Südeuropa sollte auch an Lepra, in Vorderasien an Leishmaniose, in Südamerika an Blastomykose gedacht werden.

Klinik und Diagnose

Die Patienten bemerken einen über Wochen bis Monate entstehenden schmerzlosen, selten juckenden Knoten mit Erythem und eine entzündliche Ptosis. Zur Erregerisolierung muss man grundsätzlich probeexzidieren.

Therapie

Die systemische Therapie richtet sich nach der systemischen Infektion und dem Ergebnis der Probeexzision.

20.4.4.5 Molluscumblepharitis

Erreger

Erreger ist das DNA-Virus Molluscum contagiosum. Neuen Untersuchungen zufolge soll auch gleichzeitig humanes Papillomavirus (HPV) infizieren können.

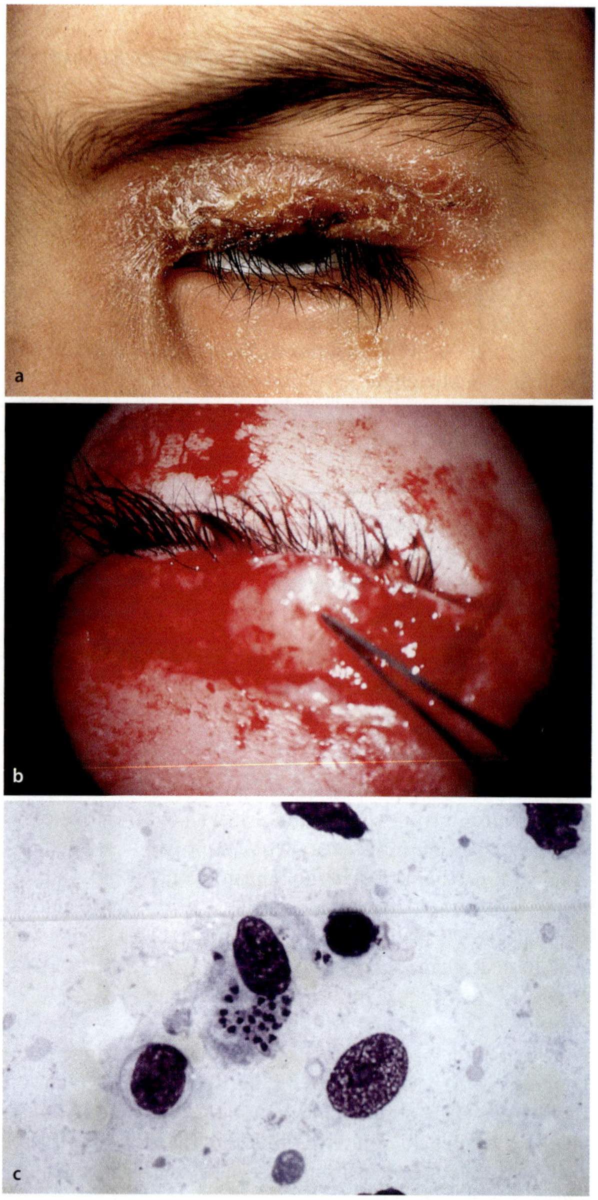

■ **Abb. 20-3a–c.** 5-jähriger Junge mit eitriger, teils verschorfter chronisch-granulomatöser schmerzloser Blepharitis und Lidkantenbeteiligung des linken Auges (**a**). Reaktive follikuläre Konjunktivitis (hier nicht gezeigt). **b** Intraoperative Situation der Lage des zentralen Granuloms (Pinzettenspitze, 35×15 mm) und eines kleinen randständigen Granuloms in der ulzerativen linksseitigen Oberlidläsion des Patienten aus Abb. 20-3a (7×5 mm). **c** Lichtmikroskopischer Nachweis vom Giemsa-Abstrichpräparat des Patienten aus Abb. 20-3a, b mit in Makrophagen gelegenen Amastigoten [Kern, Kinetoplast und Axonem (2×5 μm)]

Pathogenese

Die aus den Mollusken apikal abgeschiedenen feinkörnigen Produkte führen zu einer mechanischen Reizung der Bindehaut und Follikelbildung mit Lymphozyten und Eosinophilen.

Disposition und Epidemiologie

Infektionen sind bei Kindern und HIV-Serokonvertierten häufig.

Klinik und Diagnose

Leitbefunde sind fleischfarbene bis bräunliche Papeln an der Lidkante mit einer Eindellung im Zentrum (◘ Abb. 20-4a–c).

Die juckenden Knötchen (Durchmesser meist 2–8 mm) am Lidrand oder auf der Oberlidhaut werden aufgekratzt und bluten. Selten sind ulzerative Blepharitis und Kanalikulitis mit Tränenwegsverschluss.

Reaktiv kommen chronisch-follikuläre Konjunktivitis, Keratitis superficialis punctata, pseudodendritische und subepitheliale Keratitis, selten ulzerative Keratitiden vor.

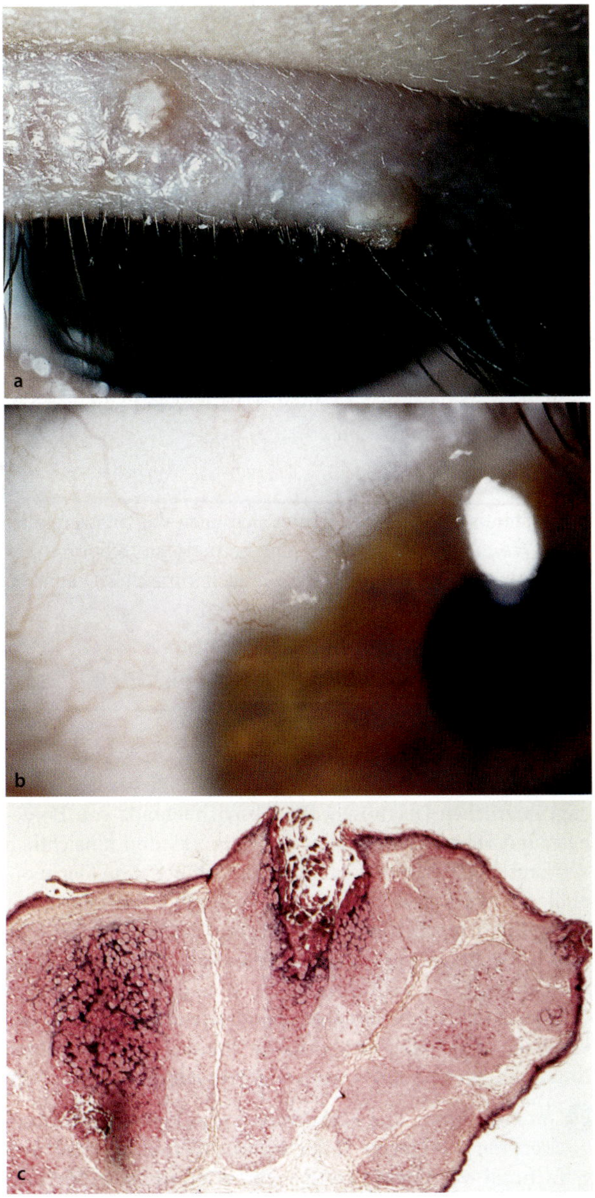

◘ **Abb. 20-4a–c.** Molluscum-contagiosum-Läsionen (**a**) an der Lidkante eines 32-jährigen Patienten. Wenn diese Läsionen im Erwachsenenalter auftreten, sollte eine HIV-Serokonversion abgeklärt werden. Die Dellwarzen können im letzteren Fall bis zu mehreren Zentimetern im Durchmesser groß werden. **b** Molluscum-contagiosum-Läsionen können sich am Limbus manifestieren: hier bei einem 6-jährigen Patienten mit Kontakt zu anderen Kindern mit Hautläsionen. Bei ausgeprägter klinischer Symptomatik empfiehlt sich eine milde Kryokoagulation der Läsionen. **c** Eine Probeexzision ist in der Regel bei eindeutigem klinischen Bild von Molluscum nicht notwendig; sie zeigt die Freigabe multipler DNA-virushaltiger Partikel, die an der Konjunktiva eine sekundäre follikuläre und an der Hornhaut eine sekundäre epitheliale Zelllyse bedingen

Therapie

Eine lokale Kryokoagulation, ggf. nach Probeexzision an den Lidkanten und Hygienemaßnahmen zur Ausschaltung von Reinfektionen sind effektiv. Die Therapie mit Interferon-α ist in der Augenheilkunde bisher nicht erprobt.

20.4.4.6 Sekundäre Blepharitis und Meibomitis

Erreger

Hauptursache sind die Haarbalgmilben Demodex folliculorum und Demodex brevis, die in Haarfollikeln und Talgdrüsen des Gesichts leben.

Pathogenese

Pathogenetisch kommt eine mechanische Reizung und Entzündungsreaktion auf Erregerbestandteile und Exkrete in Betracht.

Disposition und Epidemiologie

Die sekundäre Blepharitis und Meibomitis sind die häufigsten Blepharitiden.

Bei mehr als 80% der 70-Jährigen ist Demodex folliculorum an den Zilien und Zilienbälgen (◘ Abb. 20-5) und Demodex brevis in den Meibom-Drüsenausführungsgängen nachweisbar.

Die Symptomatik ist von der Erregeranzahl abhängig. Sekundäre bakterielle Blepharitiden (»Pseudochalazion«) kommen auch bei 30% der Basalzellkarzinome vor.

Klinik

Jucken, Brennen und verkrustete Lidkanten, geschwollene Lider und »rote Augen« werden als störend empfunden.

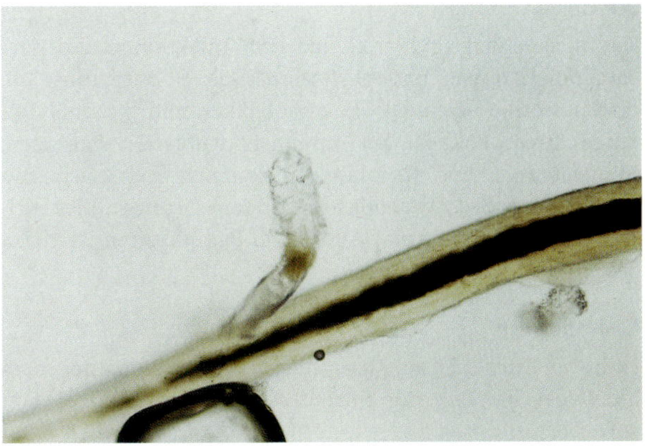

◘ **Abb. 20-5.** Demodex folliculorum am Zilienbalg einer 80-jährigen Patientin mit ausgeprägter Blepharitis (D. brevis befindet sich immer an den Meibom-Drüsenausführungsgängen.). Zwar besiedelt Demodex bei mehr als 80% aller Personen über 70 Jahren die Wimpern. Erst bei einer klinischen Symptomatik ist allerdings eine Therapie mit Metronidazolgel o. ä. indiziert

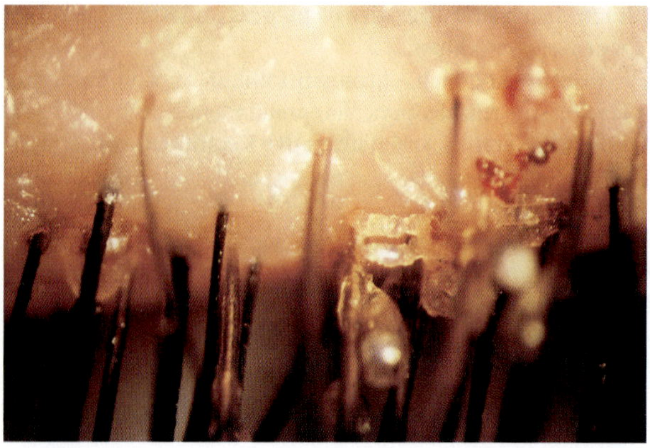

■ Abb. 20-6. Chronische therapieresistente Blepharitis bei einem Mädchen im Kleinkindalter durch Phthirus-pubis-Infestation

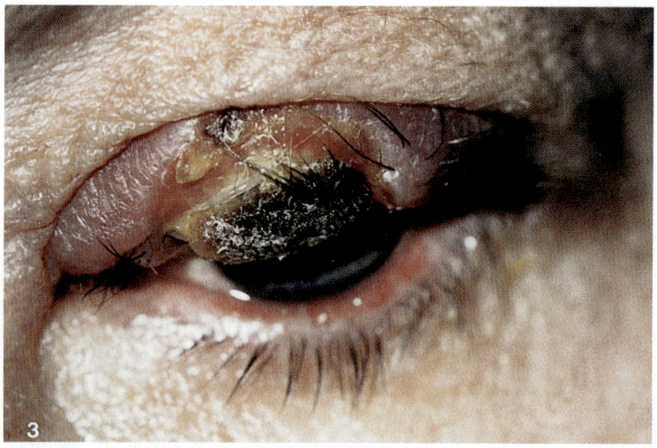

■ Abb. 20-7. Ulzerative Blepharitis mit segmentaler Nekrose des Oberlids bei einem 36-jährigen Patienten mit vegetierender Pyodermie

Diagnose

Lichtmikroskopische Haaranalysen (signifikant: >3 Demodex pro Zilie) können weiterhelfen und D. folliculorum und D. brevis, ggf. Phthirus pubis (■ Abb. 20-6), Zecken, Larven und Filarien identifizieren.

Therapie

Für Demodexinfektionen wird eine Lidkantenreinigung 2-mal täglich mit Äther und weißer Quecksilbersalbe 2% oder Metronidazolgel 1% empfohlen, bei Therapieresistenz ggf. eine milde Kryokoagulation der Lidkanten (Zilienbälge), bei Phthirus-pubis-Infestation irreversible Acetylcholinesterasehemmer oder Quecksilberpräparate.

! Alle therapieresistenten Lidrandentzündungen müssen histologisch aufgearbeitet werden, um Talgdrüsenkarzinome (Meibom-Drüsen an der Tarsalplatte und Zeis-Drüsen an der Lidkante) oder Merkel-Tumoren auszuschließen.

20.4.4.7 Ulzerativ-nekrotisierende Blepharitis

Erreger

Häufig assoziiert sind VZV- und HSV-Infektionen und Vacciniainokulationen und posttraumatisch P. aeruginosa, B. cereus, Bacillus anthracis, Pneumokokken und β-hämolysierende Streptokokken. Bei immunsupprimierten Patienten, Neugeborenen und Kleinkindern kommen Neisserien und Korynebakterien, Aspergillus und andere Pilze vor. Blepharitiden sind auch bei Kuh-, Affen- und Parapoxviren in Afrika beschrieben worden.

Pathogenese

Pathogenetisch liegt ein Zusammenspiel von zytopathogenem Effekt des Erregers mit einer destruktiven Abwehrreaktion vor.

Disposition und Epidemiologie

Disponierend sind Traumen (Metzgerverletzungen!), Diabetes mellitus, Alkoholismus, Urämie, Neoplasien, Septikämie, Immunsuppression, erworbene Immundefektsyndrome, Masern und Scharlach.

Klinik und Diagnose

Eine schmerzlose Rötung der Lidhaut wird von Nässen, Schorf und schwarzen Nekrosen gefolgt. Teile vom Lid schmelzen in allen Schichten ein (■ Abb. 20-7).

Therapie

Die systemische Therapie richtet sich nach der Erregerisolierung. Wenn kein Hinweis auf eine herpetische Infektion vorliegt, sollte die Ad-hoc-Medikation nach klinischer Diagnosestellung gramnegative Bakterien erfassen.

20.5 Konjunktivitiden und Skleritiden

Akute epibulbäre Infektionen stellen mit 2,3–10% und 0,6–3,5 Neuerkrankungen pro 1000 Patiententage eine der häufigsten augenärztlichen Diagnosen dar. Abstrichbefunde von Bindehaut und Hornhaut bedürfen der Interpretation hinsichtlich des kausalen Zusammenhangs unter Zuhilfenahme der morphologischen Klassifizierung. Der Grund hierfür liegt in der häufigen Kontamination und hohen transienten Keimbesiedelung des äußeren Auges (Kontamination durch Finger ca. 14-mal pro Tag). Die Keimelimination ist an intakte Lidfunktion und -struktur, Tränenfilmaufbau und -dynamik, Integrität der vorderen Augenabschnitte sowie lokale und allgemeine Immunkompetenz des Organismus gebunden.

! Im Gegensatz zur keimfreien intraokularen Situation können von etwa 20% symptomfreier Probanden schnell wachsende aerobe Bakterien in einer 24-Stunden-Kultur auf festen Medien von der Konjunktiva isoliert werden.

Nach 48 h kann in etwa 40% und nach >72 h >60%–100% Wachstum von Keimen beobachtet werden. In Deutschland sind dies in absteigender Häufigkeit KNS, koagulasepositive Staphylokokken (KPS), Proteus, Hämophilus, Korynebakterien, gramnegative Stäbchen, Enterokokken, Streptokokken und Pneumokokken. In den USA wird oft die Reihenfolge KNS, Korynebakterien, S. aureus, Streptokokken, Hämophilus und andere gramnegative Bakterien angegeben. Anaerobier werden von bis zu 50% asymptomatischer Konjunktiven nach 7–14 Tagen isoliert. Hier dominieren P. acnes mit 80% (kausal wichtig für chronische postoperative Endophthalmitiden), Peptostreptokokken mit 5%, P. granulosum und P. avium mit jeweils 1%, Laktobazillen, Veillonella und Fusobakterien.

Personen mit primär negativer Kultur akquirieren in 5–15% der Fälle nach 24 h einen neuen Erreger. Von Patienten mit primär positiver Kultur zeigen 10–20% nach einem 24-stündigen Intervall ohne Therapie andere Erreger. Bei der Hälfte der Personen mit primär positiver Kultur mit signifikantem Erregerbefund findet sich der gleiche Keim nach 24 h wieder (residente Flora).

Auch unter stündlicher Aminoglykosidtropfengabe über einen Tag können nach 24 h 10–15% neue Erreger bei Personen mit vorheriger negativer Kultur und 5–10% neue Erreger bei Personen mit vorheriger positiver Kultur isoliert werden. Zudem ist nach 24 h von einer Reisolierung koagulasenegativer Staphylokokken in 30–40%, S. aureus in 10–15% und gramnegativer Stäbchen in 1% auszugehen.

! Das Erregerspektrum des äußeren Auges variiert in Abhängigkeit vom Alter, von der geographischen Region, von kommunaler und persönlicher Hygiene, vom Gebrauch von Kontaktlinsen, Augentropfen und Kosmetika.

Von vornherein ist die Erregermenge erhöht bei Immunsupprimierten, Älteren >70 Jahre, bei Seborrhoikern und Sebostatikern sowie bei Patienten mit Sicca-Syndromen. Auch von der Tageszeit hängt es ab, wie viele Keime am äußeren Auge nachgewiesen werden können. Morgens nach dem Öffnen der Augenlider ist die Keimzahl am höchsten, nach 8 h Schlaf ist sie um das 25fache höher als tagsüber.

Die Conjunctivitis sicca zählt mit 25% zu den am häufigsten diagnostizierten Konjunktivitiden. Sie ist selten mit einer Infektion direkt assoziiert. Extraokulare HIV-, HTLV-1- und EBV-Erkrankungen, außerdem Becherzellverlust bei epibulbären Infektionen, können über unklare Mechanismen zum Sicca-Syndrom führen.

20.5.1 Konjunktivitiden

Akute Konjunktivitiden sind durch plötzlich auftretende Hyperämie, Chemosis, transepitheliales Exsudat und reflektorisch vermehrte Produktion von Tränenflüssigkeit gekennzeichnet. Die chronischen Konjunktivitiden fallen durch persistierende Hyperämie und vermehrte Sekretabsonderung infolge Becherzellhyperplasie und Narbenbildung auf.

20.5.1.1 Follikuläre und eitrige Konjunktivitis

Erreger

Adenoviren (Ad 8, 19 u. a.), grampositive Bakterien wie KNS in hoher Kolonienzahl (58%), S. aureus (26%), Streptokokken (11%), Korynebakterien (6%) und Pneumokokken (5%) sind am häufigsten. Infektionen durch gramnegative Bakterien, insbesondere Proteus (45%), Vertreter der Klebsiella-Enterobacteriaceae-Gruppe (13%), Pseudomonas und Koliforme (16%), Hämophilus (5%), Moraxella (Alkoholismusanamnese) und andere gramnegative Bakterien kommen weniger oft vor. Selten werden Pilze wie Candida, Fusarium und Aspergillus (besonders in Monsunländern), Chlamydien und HSV bei Systemerkrankungen als Erreger einer Konjunktivitis nachgewiesen.

11% der Patienten mit Lyme-Borreliose haben eine durch B. burgdorferi ausgelöste Bindehautentzündung.

Anaerobier können häufig isoliert werden (P. acnes >90%, Peptostreptokokken <5%, P. granulosum, P. avium <1%, Laktobazillen, Veillonella, Fusobakterien 1%). Die kausale Zuordnung ist aber unklar, und die Befunde sind für die Therapie in der Regel ohne Bedeutung.

Sekundäre follikuläre Konjunktivitiden können bei Molluscum contagiosum, bei Papillomen und Leishmaniose an der Lidkante, bei Kanalikulitis, Mumps- (Follikel im Bereich der Plica semilunaris = Hirschberg-Zeichen), EBV-, Parvovirus-B19- und Maserninfektionen auftreten.

Disposition und Epidemiologie

Häufig geht ein Kontakt zu Personen mit »roten Augen« und der Besuch beim Augenarzt voraus. Mangelnde persönliche Hygiene, Infektionen des oberen Respirationstraktes und ein enger Lebensraum spielen für das Entstehen der Infektion eine Rolle. Auch Personen, die nicht ausreichend desinfizierte Kontaktlinsen einsetzen oder erregerhaltige Kosmetika oder Medikamente benutzen, sind gefährdet, eine follikuläre oder eitrige Konjunktivitis zu erwerben. Ebenfalls kann die Infektion durch Benutzen kontaminierter diagnostischer und therapeutischer Kontaktinstrumente übertragen werden.

Follikuläre Konjunktivitiden sind häufig bei systemischen Infektionen und entwickeln sich sekundär bei einer Blepharitis.

Etwa 25% aller follikulären Konjunktivitiden sind durch Adenoviren bedingt, 15–20% bakteriell, 25% durch ein nicht- oder postinfektiöses Sicca-Syndrom.

Klinik und Diagnose

Die Patienten klagen über Jucken, Tränen, Brennen, Fremdkörpergefühl, Photophobie bei serofibrinösem oder mukopurulentem Exsudat mit Chemosis, Hyperämie (◘ Abb. 20-8), tarsalen und epibulbären Follikeln, petechialen Blutungen (◘ Abb. 20-9a) und tarsalen Pseudomembranen (◘ Abb. 20-9b).

Bei Adenovirusinfektionen kommt eine korneale Beteiligung mit zentralen nummulären Infiltraten und Keratitis superficialis punctata (◘ Abb. 20-9c) vor. Präaurikuläre, sub-

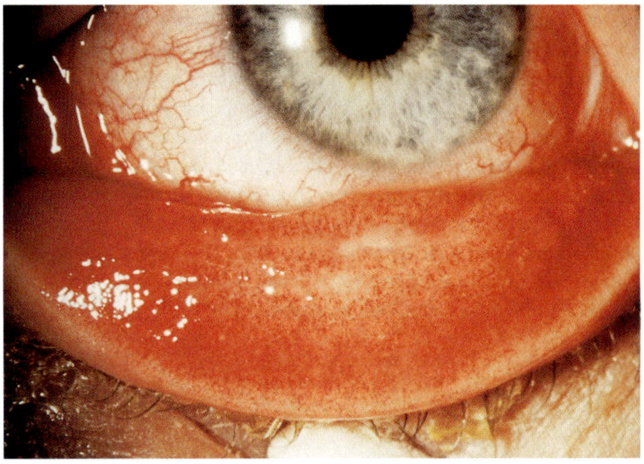

◘ **Abb. 20-8.** Hordeolum internum mit begleitender follikulär-eitriger Konjunktivitis bei einem 34-jährigen Mann mit chronischer Meibomitis durch S. aureus. Es perforiert oft spontan

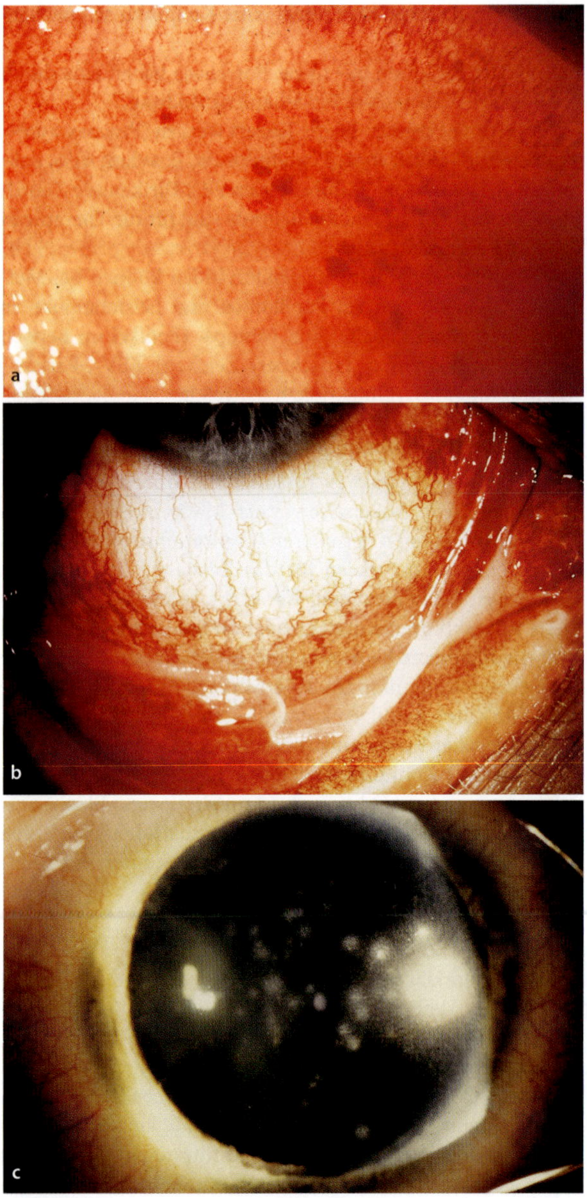

Abb. 20-9a–c. Petechiale Blutungen an der subtarsalen Bindehaut des ektropionierten Oberlids eines 16-jährigen Jungen infolge des zytotoxischen Effekts einer epibulbären Adenovirusinfektion (**a**). Symptome sind Fremdkörpergefühl und Jucken. Die Infektion verläuft nach 10–14 Tagen selbstlimitiert. **b** Tarsale Pseudomembranen aus Fibrin und Epitheldetritus bei ausgeprägter Adenovirusinfektion (Keine Blutung bei Abziehen der Pseudomembran!). Häufig ist eine Plicaschwellung. Ein nachfolgendes Sicca-Syndrom durch Becherzellverlust wird bei etwa 30% der Patienten beobachtet. **c** Subepitheliale »nummuläre« Hornhautinfiltrate bei dem Patienten aus Abb. 20-12 mit Adenovirusinfektion. Sie verursachen eine Photophobie, weil sie auffällig zentral mit einem Abstand zum Limbus hin angeordnet sind

mandibuläre und zervikale Lymphknotenschwellungen bei einseitiger granulomatöser Konjunktivitis finden sich bei verschiedenen Infektionskrankheiten, z. B. bei der Katzenkratzkrankheit und bei Tularämie (Parinaud-Syndrom, z. B. Francisella tularensis), auch bei Adenovirusinfektionen. Bei >30% der Patienten nach ausgeheilter Konjunktivitis bleibt ein Sicca-Syndrom als Ausdruck des Becherzellverlustes zurück.

Therapie

Bakteriell bedingte follikuläre Konjunktivitiden sind in der Regel nach 5–7 Tagen, die adenovirusbedingte Keratokonjunktivitis nach 15 Tagen selbstlimitiert. Die variablen Abstrichbefunde erschweren die Wahl einer angemessenen Therapie.

Für die Adenovirusinfektion kommt derzeit nur die Prävention in Betracht. So konnte nach Einhalten strikter Hygienemaßnahmen in verschiedenen Klinikambulanzen in den USA innerhalb von 6 Jahren die Zahl der Infektionen von 3,89 auf 0,54 und die Zahl der infizierten Patienten von 54,09 auf 5,66 pro 100.000 Patientenuntersuchungen sinken.

! Jede Ad-hoc-Therapie einer vermutlich bakteriell bedingten purulenten Entzündung sollte die Möglichkeit einer Infektion mit Pseudomonas berücksichtigen.

20.5.1.2 Membranöse und pseudomembranöse Konjunktivitis

Erreger

Erreger der membranösen Form sind β-hämolysierende Streptokokken, C. diphtheriae, selten M. catarrhalis, P. aeruginosa, N. gonorrhoeae, außerdem bei Kindern VZV und Masernvirus. Diskutiert wird die Assoziation von verschiedenen Erregern wie HSV, Coxsackie- und ECHO-Virus, M. pneumoniae, C. psittaci und H. capsulatum mit der membranösen Konjunktivitis beim Stevens-Johnson-Syndrom.

Die pseudomembranöse Form umfasst Infektionen mit Adenovirus, HSV, Staphylokokken, Streptokokken, Hämophilus, Moraxella, Pneumokokken und Meningokokken, selten E. coli, P. aeruginosa, Fusobakterien, Mykobakterien, Salmonellen, Shigellen, T. pallidum, Vibrio alcaligenes und B. subtilis.

Disposition und Epidemiologie

Die membranösen und pseudomembranösen Konjunktivitiden sind selten und betreffen am ehesten Kinder zwischen dem 6. Lebensmonat und 7. Lebensjahr.

Klinik und Diagnose

Die Patienten leiden unter einer schmerzlosen Lidschwellung, Photophobie und »roten Augen« mit schleimig-gelblicher Sekretabsonderung, beidseitigen schnell entstehenden grau-gelben Membranen oder Pseudomembranen auf der tarsalen Konjunktiva. Häufig besteht eine präaurikuläre Lymphadenopathie.

! Die Membranen entstehen aus der Koagulationsnekrose von Epithel und Stroma mit hohem Fibringehalt. Deshalb blutet es, wenn man versucht, sie abzuziehen (Abb. 20-10a, b**). Die Pseudomembranen sind nekrotisches Gewebe und Fibrin, die der intakten Epitheloberfläche aufliegen. Beim Abziehen kommt es nicht zur Blutung.**

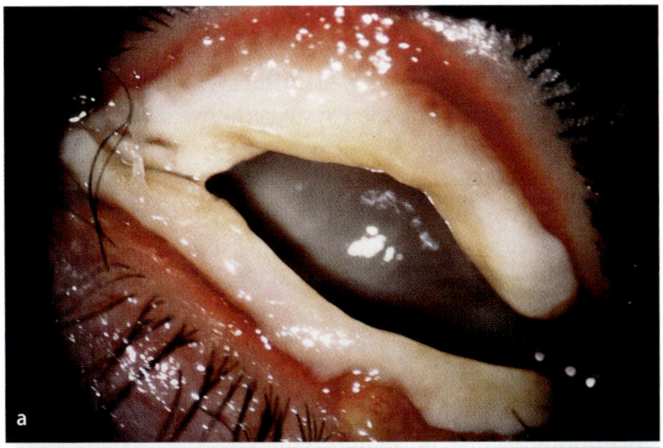

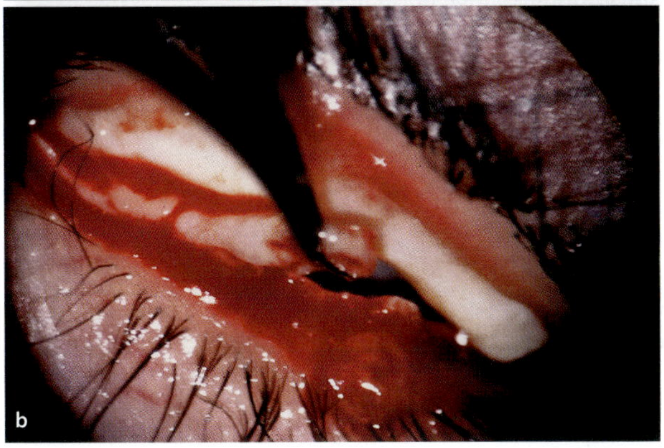

Abb. 20-10a, b. Membranöse Konjunktivitis bei einem 3-jährigen Jungen (**a**). Diese Erkrankung kann beispielsweise durch β-hämolysierende Streptokokken hervorgerufen werden. Zu sehen sind weißlich-plakoide Fibrinplatten und darunter liegend eine konjunktivale Ulzeration mit frei liegendem Bindehautstroma. Selten tritt die membranöse Konjunktivitis im Rahmen von Autoimmunerkrankungen (Konjunktivitis lignosa) auf. **b** Patient aus Abb. 20-10a: Wenn mit der Pinzette versucht wird, das Fibrin abzuziehen, wird das stromale konjunktivale Kapillarbett eröffnet, und es blutet

Therapie

Die Erkrankung wird symptomatisch mit topischen Antibiotika-Kortikosteroid-Kombinationen und systemisch mit jeweils spezifischen Antiinfektiva behandelt.

20.5.1.3 Konjunktivitis lignosa

Erreger und Pathogenese

Der oder die Erreger sind nicht sicher bekannt. Man vermutet C. diphtheriae, Streptokokken oder Staphylokokken. Die Erkrankung tritt familiär gehäuft auf, und eine infektionsimmunologische Erklärung wird vermutet.

Disposition und Epidemiologie

Die Konjunktivitis lignosa ist eine seltene, selbstlimitierende Entzündung, die oft beidseitig auftritt. Mädchen sind 3-mal so häufig betroffen wie Jungen. Im Alter zwischen dem 2. und 6. Lebensjahr wird sie am häufigsten erworben, kann bis zu 44 Jahren persistieren und bis zu 10-mal rezidivieren.

Klinik und Diagnose

Die schmerzlosen, festen, bräunlichen subtarsalen Membranen werden begleitet von Lidschwellung, Photophobie und Visusminderung. Ein Multiorganbefall mit Entzündungen an Gingiva, Nasopharynx, Trachea, Mittelohr, Vagina, Nieren und Gelenken ist dokumentiert.

Therapie

Die topische Gabe von Cyclosporin A, tagsüber 20 mg/ml stündlich, für einige Wochen und anschließend 4-mal täglich über ein Jahr scheint wirksam zu sein. Antibiotika sollten nur im Falle eines definitiven Erregernachweises gegeben werden.

20.5.1.4 Hämorrhagische Konjunktivitis

Erreger und Pathogenese

Enterovirus 70, 71, Adenovirus Ad 3, 4 (petechiale Blutungen), Ad 8, selten Ad 11, Coxsackie-Virus A 24, B 2, selten VZV (flächige Blutungen) können verantwortlich sein.

Die Übertragung erfolgt von Auge zu Hand zu Auge. Andere Viruserkrankungen können zu ähnlichen Krankheitsbildern führen.

Disposition und Epidemiologie

Die akute hämorrhagische Konjunktivitis durch die Enteroviren 70 und 71 hat 1969 von Ghana aus zu einer Pandemie geführt.

Klinik und Diagnose

Fremdkörpergefühl und periorbitale Schmerzen gehen Lidödemen, flächigen subkonjunktivalen Blutungen, eitriger Sekretion und einer diffusen zentralen epithelialen Keratitis mit präaurikulärer Lymphadenopathie voraus. Eine lumbosakrale Radikulomyelitis ist berichtet worden.

Therapie

Außer der Gabe von Aciclovir bei Infektionen mit VZV sind derzeit keine spezifischen Therapien bekannt.

20.5.1.5 Phlyktänuläre Konjunktivitis

Erreger

Als Erreger kommen epibulbär KNS, S. aureus, Hämophilus, C. albicans und Pityrosporum ovale in Frage. Epibulbär und extraokular findet man eher C. trachomatis, M. tuberculosis, atypische Mykobakterien, Vaccinia-, VZV und Poxviren, extraokular N. gonorrhoeae, F. tularensis, C. immitis, Leishmanien und Nematoden.

Pathogenese

Die Pathogenese beruht auf einem fokalen subepithelialen Infiltrat mit Monozyten, Makrophagen und IL-2R-exprimierenden T-Lymphozyten. Sobald es nekrotisiert, nimmt das Infiltrat weiterhin zu und führt wegen der Expression angiogener Substanzen zur trapezoiden Vaskularisation.

Disposition und Epidemiologie

Doppelt so oft wie Jungen erkranken Mädchen, die unter hygienisch unzureichenden Umständen und in Ländern mit hoher Tuberkuloserate leben. Betroffen sind vor allem Kinder und Heranwachsende in den ersten beiden Lebensdekaden.

Klinik und Diagnose

Die Patienten klagen über Jucken, Tränen, Fremdkörpergefühl. Ein epibulbär subepithelial (limbusnah 90%, lidkantennah 10%) gelegenes, grau-weißliches, prominentes, gefäßfreies abgegrenztes Infiltrat mit Hyperämie und hämorrhagischem Randsaum wird beobachtet. Die Erkrankung dauert etwa 2 Wochen und kann rezidivieren. Je mehr Rezidive vorkommen, desto wahrscheinlicher werden visuseinschränkende Hornhautnarben.

Therapie

Die topische Ad-hoc-Therapie erfolgt mit einer Antibiotikum-Kortikosteroid-Kombination. Die systemische Therapie muss spezifisch sein je nach Befund.

20.5.1.6 Granulomatöse Konjunktivitis

Erreger

Bekannte Erreger sind M. tuberculosis und atypische Mykobakterien, M. leprae, Bartonella henselae (»cat scratch fever«), F. tularensis, T. pallidum, C. neoformans (bei Aids), Y. pseudotuberculosis, Y. enterocolitica, L. monocytogenes, H. ducreyi, A. israelii, Actinobacillus mallei, C. trachomatis L1–3, Rickettsia conorii, S. schenckii, B. dermatitidis, A. fumigatus, C. immitis, Mumps- und Gelbfiebervirus, EBV, HIV, T. canis, T. cati, S. haematobium, S. japonicum und Filarien.

Disposition und Epidemiologie

Häufig sind Patienten im mittleren und höheren Lebensalter (Tuberkulose) betroffen, selten Kinder mit Kaninchenkontakt (Tularämie) oder Aids-Patienten (Kryptokokkose).

Klinik und Diagnose

Die Patienten haben ein »rotes Auge« und präaurikuläre Lymphknotenschwellungen. Sie klagen über Schmerzen. Dem Untersucher fallen nichtverschiebliche hyperämische prominente Bezirke auf der Konjunktiva auf.

Für die Diagnose entscheidend ist die Probeexzision.

Therapie

Die Therapie der granulomatösen Konjunktivitis richtet sich nach dem Ergebnis der Probeexzision. Systemisch wird entsprechend der Grunderkrankung therapiert.

20.5.1.7 Ulzerative und nekrotisierende Konjunktivitis

Erreger

Zugrunde liegen dieser Konjunktivitis VZV-Infektionen und -Reaktivierungen, außerdem akzidentelle Inokulationen bei Vacciniaimpfungen, die zu 18,8 auf 100.000 Vacciniaimpfungen vorkommen. Die Augenbeteiligung ist zu 75% eine Autoinokulation.

Darüber hinaus kommen als Erreger Adenoviren und HSV bei Immundefektsyndromen oder S. aureus, α-hämolysierende Streptokokken, Pneumokokken, Gonokokken und Pseudomonas vor. Moraxella kann bei abwehrschwächenden Systemerkrankungen (Alkoholismus) nachgewiesen werden. Auch eine Infektion mit T. pallidum, Pilzen (Aspergillus bei Immundefektsyndromen und Leukämien) und C. trachomatis (L-Serovar bei HIV-Serokonversion) kommen ursächlich in Frage.

Disposition und Epidemiologie

Von der seltenen Entzündung sind jüngere Personen mit viralen und ältere eher mit bakteriellen und mykotischen Infektionen bei abwehrschwächenden Systemerkrankungen betroffen.

Klinik

Die Betroffenen klagen über Schmerzen. An Befunden lassen sich Lidödeme bei vollständigem Epithelverlust, eitrige Sekretion und Nekrosen mit freigelegter Sklera feststellen.

Therapie

Spezifische systemische und topische Antiinfektiva werden eingesetzt. Schleimhauttransplantationen für die Oberflächenrekonstitution können notwendig sein.

20.5.1.8 Papillomatöse Konjunktivitis und Papillome der Konjunktiva

Erreger und Pathogenese

HPV 6, 11, 16, 18, 31 und 33 sind kausal verantwortlich. Die Virusinfektion führt zu Schleimhauttumoren mit fingerähnlichen Vorwölbungen proliferierenden epithelialen und fibrovaskulären Gewebes.

! HPV-Typen 16 und 18 neigen dazu, als DNA-Fragmente ins zelluläre Genom zu integrieren und so maligne Tumoren zu induzieren.

Disposition und Epidemiologie

Kinder in Kindergärten und Patienten mit anderen sexuell übertragbaren Erkrankungen sind betroffen. Die Erreger werden durch direkten und indirekten Kontakt, auch durch Autoinokulation übertragen.

Klinik und Diagnose

Die Patienten leiden an einem therapieresistenten Fremdkörpergefühl und an Photophobie. Es können blutige Tränen und Epiphora vorkommen. Meist sind sessile Papillome der Konjunktiva mit großfollikulärer, im Kindesalter papillärer reaktiver Konjunktivitis zu beobachten, außerdem eine epitheliale Keratitis punctata, Pseudopterygium, Tränenwegstenosen und Blutungen aus dem Tränenpünktchen.

! Wegen der Möglichkeit der extraokularen Primärinfektion und Finger-Auge-Übertragung sollte bei Patienten im sexuell aktiven Alter auch eine genitale Untersuchung durchgeführt werden.

Therapie

Je nach Lokalisation und Größe wird eine Entfernung mittels Kryoapplikation oder CO_2-Laser empfohlen. Zu chemischen Therapeutika wie u. a. Imiquimod liegen am Auge keine Erfahrungen vor. Die Therapie sollte ggf. genitale Läsionen einbeziehen.

20.5.2 Episkleritis und Skleritis

Erreger und Pathogenese

Die meisten Episkleritiden und vorderen Skleritiden sind nichtinfektiöser Genese.

Direkte Streptokokken- und HSV-Infektionen, Zoster ophthalmicus (7%), Syphilis (3%), Mumps, Q-Fieber, Tuberkulose, Influenza A und infektiöse Mononukleose können eine Episkleritis auslösen. Direkte Pneumokokken-, Staphylokokken- und Pseudomonasinfektionen und systemische atypische Mykobakterien-, Toxocara-, Rickettsien-, Aspergillus- und Vibrioinfektionen können zu einer Skleritis führen.

Klinik

Die Patienten haben bei der Episkleritis mit sektorenförmiger Hyperämie ein »rotes Auge« mit stechendem Motilitätsschmerz, Photophobie und Tränen. Vordere Skleritiden gehen mit lachsfarbener nodulärer Skleraschwellung einher. 15% entwickeln Hornhautinfiltrate.

Therapie

Die Therapie richtet sich nach der Grunderkrankung. Topische Kortikosteroide werden für die Episkleritis empfohlen, bei der Skleritis wegen der Perforationsgefahr jedoch nicht.

20.5.3 Sklerokeratitis

Erreger und Pathogenese

Häufigste Erreger sind bei Kontaktlinsenträgern P. aeruginosa, Serratia marcescens und S. aureus, selten kommen Aspergillus und Rhinosporidium vor. Chronische Sklerokeratitiden sind eher mit einer Autoimmunerkrankung (M. Wegener, chronische Polyarthritis) assoziiert.

Disposition und Epidemiologie

Von der mukopurulenten infektiösen Form sind meist jüngere Patienten mit Kontaktlinsenanamnese oder Trauma betroffen.

Klinik und Diagnose

Der Patient leidet unter einem schmerzhaften »roten Auge« mit eitrigem Sekret, außerdem unter Photophobie. Der Untersucher findet eine Bindehaut- und Skleranekrose mit stromaler Hornhautinfiltration und Keratolyse (◘ Abb. 20-11a, b).

Therapie

Die Deckung des Skleradefektes mit Dura oder Perikard oder eine tektonische Sklerokeratoplastik können indiziert sein.

! Das Spektrum eines ad hoc eingesetzten Antibiotikums sollte P. aeruginosa enthalten.

20.6 Keratitiden

Die Hornhaut reagiert auf unterschiedliche Infektionserreger relativ gleichförmig. Unterschieden wird zwischen akuter und chronischer epithelialer und subepithelialer, nichtulzerierender und ulzerativ-nekrotisierender Keratitis. Außerdem gibt es Immunphänomene (Wessely-Immunringe) und ulzerative Ringabszesse.

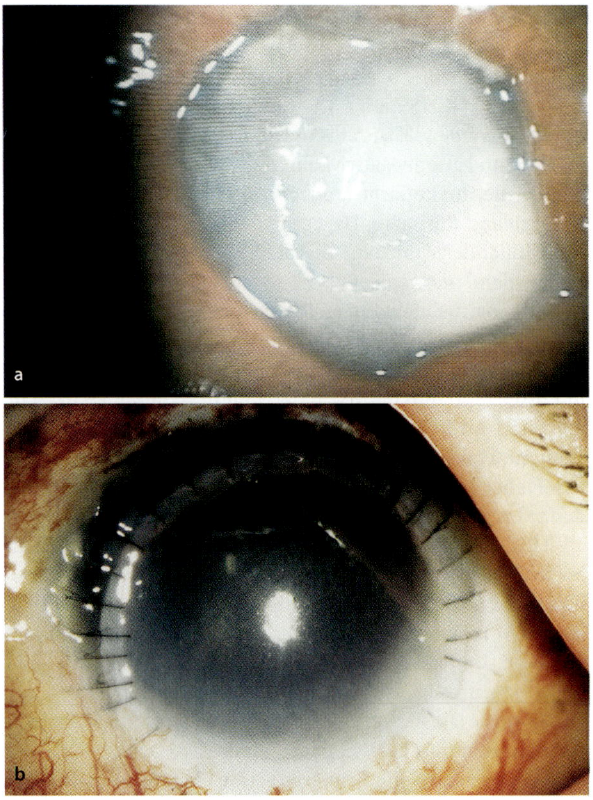

◘ **Abb. 20-11a, b.** Schwere ulzerativ-nekrotisierende stromale foudroyante Pseudomonas-aeruginosa-Sklerokeratitis bei einem 20-jährigen Kontaktlinsenträger (**a**), der 5 Tage vor stationärer Aufnahme mit Doxycyclin therapiert wurde. Visus: Lichtschein. **b** Zur Rettung der Integrität des Auges aus Abb. 20-11a muss im »heißen Stadium« bereits eine tektonische kurative Sklerokeratoplastik mit Sklerabiopsie (Nachweis von P. aeruginosa auch intraskleral) durchgeführt werden, da mit Antibiotika allein (topisch, lokal und systemisch) das Krankheitsbild nicht beherrschbar ist

Disposition, Epidemiologie und Erreger

Hornhautinfektionen kommen bei etwa 50.000–60.000 Patienten pro Jahr in Deutschland vor und sind potenziell zur Erblindung führende Erkrankungen.

Risikofaktoren für bakterielle Infektionen sind Traumata (Inzidenz: 55%, RR 7,0), Tragen von Kontaktlinsen (Inzidenz: 14%, RR 80,0), bullöse Keratopathie (Inzidenz: 23%, RR 14,0), Erosio (Inzidenz: 15%, RR 5,0), Schnittwunden (Inzidenz: <5%, RR 3,5) und Operationen. Auch HSV-Reaktivierung, neurotrophe Keratitiden, Lid- und Tränenwegerkrankungen, Sicca-Syndrome, Rosazea, Neurodermitis, Immundefektsyndrome und Diabetes mellitus spielen für bakterielle Hornhautinfektionen eine wichtige Rolle.

! Nosokomiale Keratitiden nehmen in der Intensivmedizin eine bedeutende Stellung ein: 1,3–3% der intubierten Patienten, 2–14% der Intubierten mit Infektionen des oberen Respirationstraktes und 23–90% der intubierten Patienten mit Lagophthalmus entwickeln eine Keratitis.

Die Inzidenz der durch Anpasskontaktlinsen (1–4%) und Kontaktinstrumente (<1%) des Augenarztes verursachten Keratitiden ist eher niedrig. 92% der Keratitiden sind durch Adenovirus, 4% durch HSV und 4% durch Bakterien, insbesondere durch KNS (10–40%), S. aureus (10–15%), andere grampositive (5–10%) und gramnegative Bakterien (15–44%) bedingt. Mykobakterielle, mykotische und parasitäre Keratitiden sind in Deutschland Raritäten. Dagegen treten Pilzkeratitiden in den Monsunländern mit einem Anteil von 25%–50% häufig, in Deutschland mit weniger als 1% selten auf.

Adenovirusinfektionen stehen mit einem Anteil von 92% weltweit an 1. Stelle der Erkrankungen. Die Keratoconjunctivitis epidemica (KCE) wird am häufigsten durch Ad 8, 3,7, 19, 37 in Europa und durch Ad 8, 4, 19, 37 und 3 in Japan verursacht. Ad 7 und Ad 10 treten meist im Früh- und Spätsommer auf. Konjunktivale Isolate bei Patienten mit pharyngokonjunktivalem Fieber zeigen am häufigsten Ad 3 und Ad 4, seltener und dann v. a. bei Kindern Ad 7 und Ad 8.

HSV-Infektionen und -Reaktivierungen weisen dagegen die höchste Morbidität, (Behandlungsdauer, Rezidive, Operationen, Arbeitsunfähigkeit) und Kostenintensität auf. Neue okulare HSV-Läsionen kommen bei 5,9–12/100.000 Einwohnern pro Jahr (Dänemark) vor. Die Rezidivrate beträgt im 1. Jahr ca. 10–15%, im 2. ca. 25–32%, im 5. Jahr ca. 35–50%, nach >10 Jahren 63–90%. Die Rezidivwahrscheinlichkeit liegt nach einmaliger Manifestation bei 25%, nach einer weiteren bei 50%. Bei 20% der Patienten mit Primärinfektion sind Hornhautnarben mit Visusreduktion die Folge, nach dem 1. Rezidiv bei >25% der Patienten. Sieben Rezidive führen zu einem Visusverlust, der eine Hornhauttransplantation erforderlich macht.

Bei Trägern harter Polymethylenmethacrylat- (PMMA-) Kontaktlinsen kommen nur 7 Infektionen pro 100.000/Jahr (RR 1,3) vor, bei Trägern täglich desinfizierter weicher Kontaktlinsen sind es 3–15 pro 100.000/Jahr (RR 3,6) und bei Trägern weicher Kontaktlinsen mit verlängerter Tragezeit von >12 h sind es sogar 15–27 pro 100.000/Jahr (RR 21,0). Das Risiko, an einer kontaktlinsenassoziierten Keratitis zu erkranken, ist bei Desinfektionsmängeln RR 4,7 (Verwendung von H_2O_2: RR 1,0, von Chlorderivaten: RR 14,0–41,0, ohne Desinfektion: RR 54,0).

Für Träger täglich desinfizierter harter Kontaktlinsen liegt das höchste Risiko für Akanthamöbenkeratitiden bei RR 1,0. Bei erhöhter Tragezeit (>12 h) der harten Linsen steigt das Risiko auf RR 11,0. Für täglich desinfizierte weiche Kontaktlinsen liegt das relative Risiko bei 18,0 und für weiche Linsen mit verlängerter Tragezeit (>12 h) bei 49,0.

Die sehr häufige filiforme Keratitis ist in jedem Falle Ausdruck einer nichtinfektiösen Keratoconjunctivitis sicca, die ursächlich durch eine Tränendrüseninfektion mit Funktionsverlust oder nach epibulbären Infektionen, Trauma oder Systeminfektionen akut oder chronisch auftritt.

Klinik und Diagnose

Alle Keratitiden stellen wegen des potenziellen Visus- und Augenverlustes eine absolute Indikation zur labordiagnostischen Abklärung und gezielten Therapie dar.

! Im Gegensatz zu vielen Konjunktivitiden lässt sich bei Keratitiden aus dem Infiltratbereich oder Ulkusrand zu >80% ein kausaler Erreger eindeutig festlegen.

Kürzlich wurden Leitkeime mit jeweils relativem Erkrankungsrisiko für einige disponierende Faktoren wie Lagophthalmus (Acinetobacter mit RR 26,2), Verätzung (Acinetobacter mit RR 13,1), Kontaktlinsentragen (P. aeruginosa mit RR 8,16), Trauma (S. aureus mit RR 6,27) und Lebensalter unter 50 Jahren (S. aureus mit RR 3,24) angegeben.

Zur Erblindung führende Komplikationen aller Keratitiden können Vernarbung, Vaskularisation, Lipidkeratopathie, sekundäre Amyloidose, Banddegeneration, Ektasie, Staphylom, Deszemetozele, Perforation mit Leukoma adhaerens und Endophthalmitis, lebensbedrohliche Panophthalmie mit Phthisis bulbi und Orbitaphlegmone sein.

20.6.1 Epitheliale dendritiforme Keratitis

Erreger und Pathogenese

Als Erreger kommen HSV und VZV in Betracht. Bei einer Gesamtprävalenz des Zoster ophthalmicus von 125/100.000 Einwohner/Jahr in den USA kommt es bei 11,7/100.000 Einwohnern/Jahr zu okularer Manifestation und bei 72% der trigeminalen Fortleitung in den N. nasociliaris zu intraokularer Beteiligung. Selten sind Influenza-, Röteln-, Vacciniavirus, EBV und Herpesvirus simiae Auslöser der epithelialen dendritischen Keratitis. Eine Akanthamöbeninfektion, die zu einer Perineuritis kornealer Nerven führen kann, liegt dieser Keratitis ebenfalls nur selten zugrunde.

Disposition und Epidemiologie

Jüngere Personen außer Atopikern und Immunsupprimierten erkranken fast immer nur einseitig.

Klinik und Diagnose

Die Patienten haben Schmerzen (pathognomonisch für Akanthamöbeninfektion) und ein »rotes Auge«, klagen über Tränen, Fremdkörpergefühl und Photophobie. Der Untersucher beobachtet bäumchenartig verzweigte, einzelne oder multiple Läsionen mit Epitheldefekten. Durch Fluoreszein lässt sich gut sichtbar machen, dass primär die Bowman-Schicht nicht beteiligt ist (◘ Abb. 20-12a, b).

Therapie

Die Therapie der epithelialen HSV-Keratitis kann mit topischen Trifluorthymidinaugentropfen oder der weniger epitheltoxischen Aciclovirаugensalbe erfolgen. Die Abrasio kann wegen der Gefahr einer stromalen Inokulation nicht empfohlen werden. Eine phototherapeutische Keratektomie kommt nur im Narbenstadium unter Acyclovirschutz in Betracht.

20.6.2 Keratitis superficialis punctata

Erreger und Pathogenese

In der Regel ist diese Keratitis nicht infektiös bedingt. Es werden je nach Ausprägung der Defekte 3 Formen unterschieden. Die oberflächlichen Punktata-Keratitiden sind in »Punctata-epitheliale Erosio« (PEE), »Punctata-epitheliale Keratitis« (PEK) und »Punctata-subepitheliale Infiltrate« (PSI) eingeteilt. Liegt der Keratitis eine Infektion zugrunde, kann man als Aus-

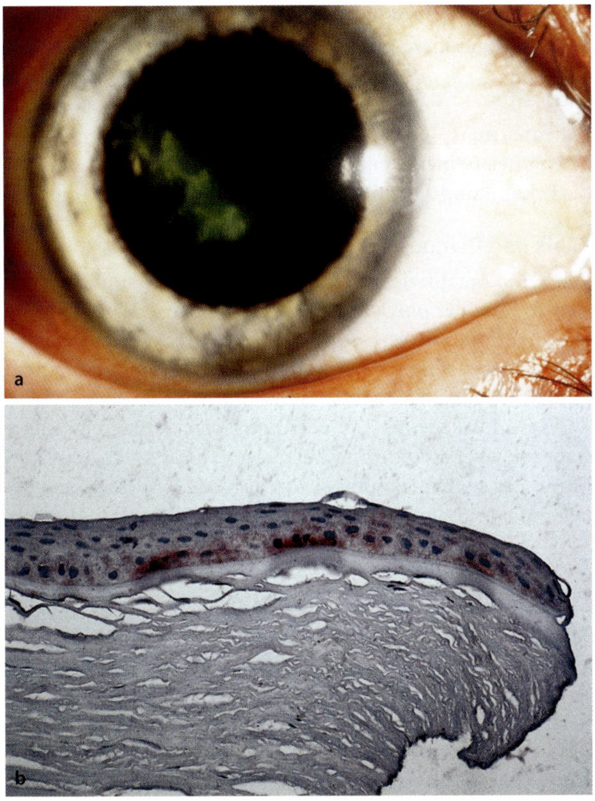

Abb. 20-12a, b. Epitheliale HSV-Keratitis bei einem 30-jährigen Patienten (**a**). Da HSV zytopathogen sind, lässt sich das betroffene Areal mit Fluorescein anfärben. **b** Die immunhistologische Färbung auf HSV-1 ergibt einen flächigen Befall aller Epithelschichten bis zur Basalmembran, aber keine Anfärbbarkeit der Bowman-Schicht (= obere Stromalamelle). Deshalb ist bei dendritiformen Läsionen eine topische Therapie gerechtfertigt

löser bestimmte Erreger vermuten, die jeweils der PEE, PEK oder PSI zuzuordnen sind.

Erreger der PEE, PEK und PSI

- Punctata-epitheliale Erosio (PEE):
  Staphylokokken (mit staphylokokkenassoziierter Blepharitis), hämolysierende Streptokokken, andere Exotoxinbildner, zytopathogenes Virus, Molluscum-Virus
- Punctata-epitheliale Keratitis (PEK):
  Staphylokokken (mit staphylokokkenassoziierter Blepharitis), Adenovirus (Ad 8 und andere), HSV, Vacciniavirus, humanes Papilloma-, Influenza, Röteln-, Masern- und Mumpsvirus, Mikrosporidien, C. trachomatis
- Punctata-subepitheliale Infiltrate (PSI):
  Staphylokokken (mit staphylokokkenassoziierter Blepharitis), Adenovirus, HSV, VZV, Vacciniavirus, Mykobakterien (bei M. leprae weiße Infiltrate, verdickte korneale Nerven!), Parasiten (O. volvulus, andere Würmer und Larven)

Disposition und Epidemiologie

Meist sind jüngere Patienten betroffen, ältere bei zugrunde liegenden Systemerkrankungen.

Klinik und Diagnose

Die Patienten leiden unter Fremdkörpergefühl, Photophobie und Schmerzen. Bei der PEE bestehen beidseitige multiple Epitheldefekte ohne Entzündungszellinfiltrat. Bakteriell bedingte Epitheldefekte sind meistens marginal lokalisiert, molluscumassoziierte Epitheldefekte liegen außer bei massivem Befall nahe der Primärläsion.

Jede Infektion mit zytopathogenen Viren wie HSV bedingt in der frühen Phase eine PEE. Bei der PEK sind die punktförmigen grauen, etwa gleich großen Epitheldefekte umgeben von einem Entzündungszellinfiltrat ohne Beteiligung der Bowman-Schicht. Der untere (nasale) Quadrant ist bei der Staphylokokkenblepharitis besonders betroffen, bei Virusinfektionen die gesamte Hornhautfläche.

Die PSI folgt häufig der PEE oder PEK und zeichnet sich durch gräulich-opake, verschieden große Infiltrate in der Bowman-Schicht und darunter aus. Bei der Staphylokokkenblepharitis sind die Infiltrate im unteren Bereich, bei okulogenitalen Chlamydieninfektionen und Infektionen durch zytopathogene Viren in der mittleren und äußeren Peripherie angeordnet.

Therapie

Die Therapie sollte soweit möglich, ätiologisch orientiert sein.

20.6.3 Keratitis factitia

Erreger

Die Erreger können täglich wechseln. Typisch sind S. aureus, KNS und gramnegative Bakterien (fäkale Kontamination).

Disposition und Epidemiologie

Die Erreger der Keratitis factitia werden von den Patienten selbst mit Instrumenten oder digital inokuliert. Betroffen sind Personen jüngeren Lebensalters, die ein autoaggressives Verhalten in Krisensituationen zeigen, Patienten mit Münchhausen-Syndrom, die mit ihrer Erkrankung eine vermehrte Zuwendung erzwingen wollen oder geistig Behinderte. Sie werden oft polypragmatisch wegen Keratitis und extraokularen selbst erzeugten Befunden in wechselnden Kliniken und Praxen behandelt.

Klinik und Diagnose

Die Patienten zeigen ein »rotes Auge«, das je nach Händigkeit rechts oder links lokalisiert ist. Sie klagen über Fremdkörpergefühl, Schmerzen, Tränen und Photophobie. Bei längerer Beobachtung stellt man ein sich täglich änderndes Mischbild aus Infektionen (Keratokonjunktivitis), (peri)okularem Kontaktekzem, Erosio corneae, dann Pannus vasculosus und Narben fest.

! Die Isolierung täglich wechselnder Erreger in hoher Keimzahl ist typisch.

Therapie

Die psychiatrische Behandlung ist vorrangig, aber oft erfolglos. Topisches Gentamicin kann ad hoc bei Exazerbationen gegeben werden. Verantwortliche Instrumente sollten bei stationärem Aufenthalt entfernt werden. Operationen sind in der Regel kontraindiziert.

20.6.4 Subepitheliale Keratitis

Erreger

Die Lokalisation der Entzündung weist auf bestimmte Erreger hin.

Lokalisation der subepithelialen Keratitis und zugehörige Erreger

- Peripher und zentral: C. trachomatis, C. psittaci, O. volvulus
- Multifokal nummulär zentral: Adenoviren
- Selten: peripher und zentral: S. haematobium, S. japonicum
- Isoliert zentral und vom Limbus ausgehend parazentral: M. tuberculosis
- Vom Limbus ausgehend parazentral: atypische Mykobakterien
- Diffus (Hypästhesie, prominente Hornhautnerven!): M. leprae

Disposition und Epidemiologie

Betroffen sind meist jüngere Personen und Menschen mittleren Lebensalters. Die häufigsten subepithelialen Keratitiden in Deutschland sind nosokomial und adenovirusbedingt. Sie werden digital-okular oder instrumentell übertragen.

Klinik und Diagnose

Die Patienten klagen über Fremdkörpergefühl, Brennen, Tränen, Blepharospasmus und Visusminderung, schmerzempfindliche submaxilläre, präaurikuläre oder zervikale Lymphknoten. Eine follikuläre Konjunktivitis, petechiale Blutungen, Pseudomembranbildung und multifokale nummuläre oder diffuse zentrale subepitheliale Infiltrate können beobachtet werden.

Therapie

Für die kausale Lokaltherapie der Adenovirusinfektionen sind Cidofoviraugentropfen in klinischer Erprobung. Topisches Interferon-γ hat sich im Kosten-Nutzen-Verhältnis nicht bewährt. Infektionskontrollprogramme für Adenovirusinfektionen sind erforderlich.

20.6.5 Phlyktänuläre Keratitis

Vgl. »Phlyktänuläre Konjunktivitis«.

Erreger und Pathogenese

Vgl. »Phlyktänuläre Konjunktivitis«.

Disposition und Epidemiologie

Patienten im 15.–30. Lebensjahr, Eskimos und Personen in dicht bewohnten Gebieten mit hoher Tuberkuloseprävalenz sind für die Erkrankung disponiert.

Klinik und Diagnose

Die Symptomatik der phlyktänulären Keratitis unterscheidet sich von der der phlyktänulären Konjunktivitis. Die kleinsten Hornhautinfiltrate verursachen massive Beschwerden. Die Patienten klagen über »rote Augen« mit Tränen, Fremdkörpergefühl, Schmerzen, Blepharospasmus und Schleiersehen.

Beim lokalisierten Typ zeigt die Hornhaut ein einseitiges trapezoid oder disziform vaskularisiertes knötchenförmiges Infiltrat. Beim seltenen diffusen Typ liegt das Infiltrat subepithelial und ist teils nodulär mit Pannus inflammatorius.

Therapie

Vgl. »Phlyktänuläre Konjunktivitis«.

20.6.6 Stromale Keratitis durch HSV

Etwa 30% aller stromalen Keratitiden sind durch HSV bedingt. Die Morphologie ist genotypisch definiert. Extraneuronale latenzassoziierte Transkripte als molekulare Marker für das HSV-Reaktivierungspotential wurden nicht nur im Trigeminusganglion gefunden, sondern auch in Hornhäuten, die experimentell infiziert worden waren. Die virale genomische DNA kann in der menschlichen Hornhaut identifiziert werden. Dies ist bei der Therapie, die immer systemisch sein muss, zu bedenken.

20.6.7 Lokalisierte stromale Keratitis und kontaktlinsenassoziierte Keratitis

Erreger

Je nach Morphologie können der lokalisierten stromalen Keratitis bestimmte Erreger zugeordnet werden.

Erreger der stromalen Keratitis bei Erwachsenen in Abhängigkeit von der Morphologie

- Lokalisiert multifokal annulär: Epstein-Barr-Virus
- Lokalisiert granulomatös peripher und zentral mit »Satelliteninfiltraten«: C. albicans, Candida spp., C. trachomatis L-Serovar (tropische Häfen), A. fumigatus, A. flavus, Aspergillus spp. (Monsunländer), Fusarium solanii (Florida), andere Pilze, Filarien, z. B. O. volvulus (Westafrika)
- Lokalisiert nichtgranulomatös limbusparallel oder radiär von peripher nach zentral ziehend: Moraxella (Alkoholiker), S. aureus, T. pallidum bei

▼

»Keratitis linearis migrans« (Lues Stadium II), T. gambiense und T. rhodesiense (Schlafkrankheit, oft mit »Kayser-Fleischer«-Ring)
- Lokalisiert zentral disziform
  HSV (Abb. 20-13a, b), Akanthamöben, Entamöben, VZV, Vacciniavirus
- »Immunring« und Ringabszess:
  S. aureus, Akanthamöben (Abb. 20-14a, b), Entamöben, VZV, P. aeruginosa, M. leprae und HSV
- Kontaktlinsenassoziiert:
  Staphylokokken 20–50%, Streptokokken 10–20%, Korynebakterien und Hämophilus je 10–15%; gramnegative Bakterien 20–50% (P. aeruginosa, S. marcescens je 10–15%), Pilze <5%

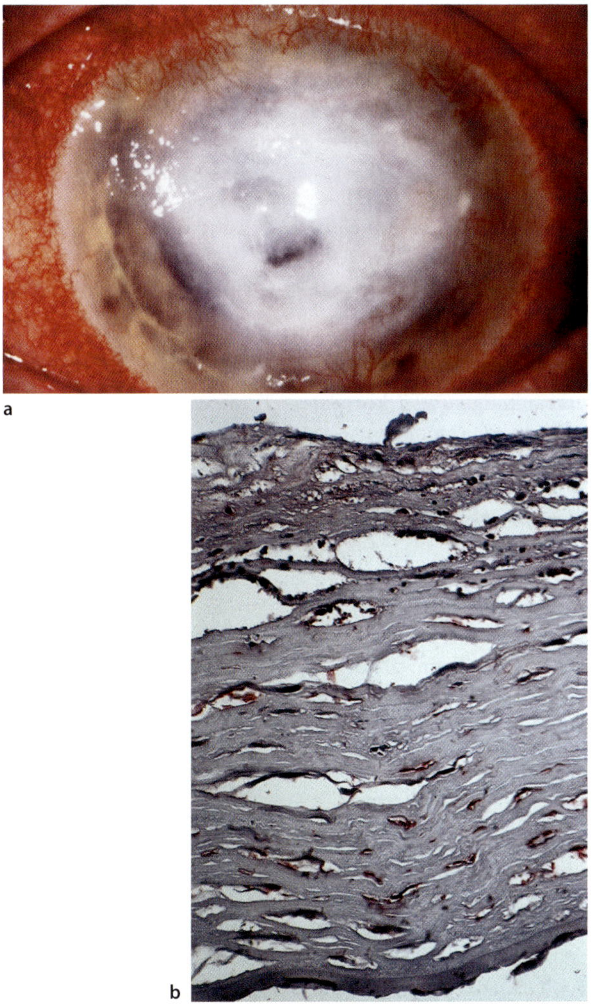

Abb. 20-13a, b. Nekrotisierende Keratitis aufgrund eines HSV-Rezidivs bei einem 65-jährigen Mann (**a**). Unter der Vorstellung einer photoablativen Virusreduktion wurde der Patient ohne virustatischen Schutz mit einer 193 nm phototherapeutischen Excimerlaserkeratektomie behandelt. **b** Die immunhistologische Aufarbeitung des Hornhautpräparats des Patienten aus Abb. 20-13a zeigt HSV-1 in der gesamten Kornea. Eine HSV-Aktivierung unter UV-Einfluss wird diskutiert

Bei Kindern isoliert man bei der lokalisierten stromalen Keratitis P. aeruginosa (34%), andere gramnegative Bakterien (13%), S. aureus, KNS (34%), S. pneumoniae (20%) oder β-hämolysierende Streptokokken (10%).

Pathogenese

Die Besonderheit des Systems des »geschlossenen Auges« beim Kontaktlinsentragen mit relativ anaerobem, saurem Milieu, Neutrophilenakkumulation und Tränenfilmzerstörung kombiniert mit der Biofilmbildung schafft Infektionserregern ausgesprochen günstige Angriffsmöglichkeiten. Auch die lange Verweildauer von Erregern auf Kontaktlinsen sowie die permanente Minitraumatisierung der Hornhaut unterstützen bei mangelhafter Desinfektion die Bindung pathogener Keime an definierte Epithelzellrezeptoren. Anschließend kommt es zur Invasion der Hornhaut, der eine hauptsächlich durch die körpereigene Abwehr bedingte destruktive Phase folgt.

Als außerordentlich aggressiv gelten Bakterien, die eine $sIgA_1$-Protease besitzen, weil sie den Schutzschild des präkornealen Tränenfilms von vornherein überwinden können. In diese Gruppe gehören N. gonorrhoeae, P. aeruginosa, H. influenzae und S. aureus. Die sIgA-Produktion ist sehr variabel, weil sie mit dem neuroimmunoendokrinen Netzwerk eng ver-

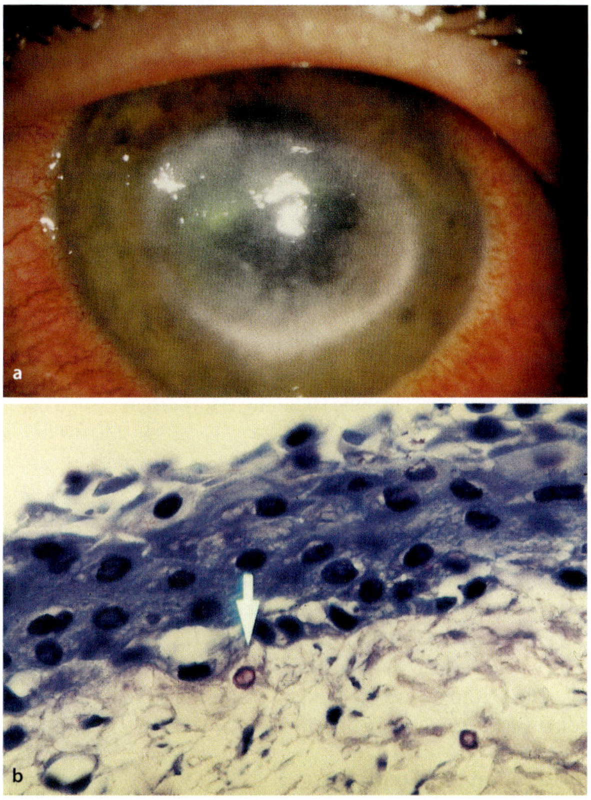

Abb. 20-14a, b. 37-jährige Patientin mit extrem schmerzhaftem Visusverlust durch eine disziforme stromale Keratitis mit Hypopyon (nicht im Bild) infolge Tragens weicher Kontaktlinsen in Badewasser (**a**). **b** Die Giemsa-Färbung (Vergr. 100:1) der Probebiopsie, die intraoperativ von Bindehaut und Sklera der Patientin aus Abb. 20-14a entnommen wurde, zeigt skleral gelegene Akanthamöbenzysten (*Pfeil*). Die Prognose einer so fortgeschrittenen Infektion ist wegen der schlechten medikamentösen Wirksamkeit topischer Therapeutika ungünstig bunden ist. Sie ist also u. a abhängig von Androgenen, VIP und β-Adrenergika.

Disposition und Epidemiologie

Betroffen sind v. a. ältere Menschen nach Fremdkörperinokulation, Patienten mit abwehrschwächenden Systemerkrankungen, auch Kontaktlinsenträger, bei denen das Schmerzempfinden herabgesetzt ist.

! Bei Kontaktlinsenträgern trifft man am ehesten auf eine Akanthamöbeninfektion, die unverhältnismäßig starke Schmerzen bei zentralem disziformem Infiltrat verursacht.

Kranke mit Polyneuropathie erwerben aufgrund trophischer Störungen erfahrungsgemäß eine periphere stromale Keratitis. Nach kornealem Trauma ist die Entzündung zentral gelegen.

Risikofaktoren bei Kindern sind vorangegangene Operationen, kongenitale Anomalien und Traumata.

Klinik und Diagnose

Die Patienten haben eine Visusminderung und Photophobie, Schmerzen, Epiphora und Blepharospasmus wegen des einseitigen stromalen Hornhautinfiltrates bei geschlossenem Epithel. Begleitbefunde sind Konjunktivitis, (Epi)skleritis und Blepharitis. Komplikationen reichen bis zur areaktiven oder superinfizierten Perforation.

Therapie

Die Therapie erfolgt gezielt antiinfektiös und sollte aus pharmakokinetischen Gründen topisch, subkonjunktival und u. E. systemisch durchgeführt werden.

Für die Akanthamöbenkeratitis gibt es keine ideale Therapie: Zystizide Substanzen wie Polyhexamethylenbiguanid (PHMB) (minimale zystizide Konzentration: 1,17–3,12–150,3 µg/ml), Chlorhexidin (3,12–12,5–32,4 µg/ml), Hexamidin (8,64–52,07 µg/ml), Propamidinisoethionat (476,1 µg/ml), Brolene, Neomycin, Kanamycin, Amphotericin B (>500 µg/ml), werden meist in Dreierkombinationen als Langzeittherapie verordnet. Eine chirurgische Therapie ist häufig erforderlich.

20.6.8 Kristalline stromale Keratitis

Erreger und Pathogenese

Häufig werden im tiefen Abradat oder der Probeexzision S. viridans, S. aureus, H. aphrophilus, Candida, selten P. aeruginosa, P. mirabilis, atypische Mykobakterien, HSV, Akanthamöben und obligate Anaerobier identifiziert.

Die Pathogenese ist unklar. Doch wird eine sekundäre lokalisierte Amyloidose diskutiert.

Disposition und Epidemiologie

Jüngere Patienten mit rezidivierenden Entzündungen nach kornealem Trauma sind am häufigsten betroffen, dann auch Patienten mit bullöser Keratopathie, spießenden bzw. lockeren Hornhautfäden und topischen Kortikosteroidgaben.

Klinik und Diagnose

Bei einem »roten Auge« mit Visusminderung und Photophobie ohne Schmerzen beobachtet der Untersucher ein stromales Hornhautinfiltrat mit weißlichen Kristallen. Das Epithel ist geschlossen.

Therapie

Eine gezielte hochdosierte topische antiinfektiöse Therapie für mehr als 10 Tage ohne Kortikosteroide ist am wirksamsten. Bei therapieresistenten Befunden ist eine Probeexzision und eine lamelläre oder perforierende Keratoplastik zu erwägen.

20.6.9 Diffuse stromale Keratitis

Erreger

Je nach Morphologie der diffusen stromalen Keratitis findet man bevorzugt bestimmte Erreger.

Erreger in Abhängigkeit von der Morphologie der diffusen stromalen Keratitis

- Diffus-interstitielle Keratitis:
  T. pallidum, Mumps-, Masernvirus, C. trachomatis L1-L3, T. solium, Schistosoma, Plasmodien, O. volvulus, L. brasiliensis, Trypanosomen, Akanthamöben, Rötelnvirus
- Sektorenförmig diffuse Keratitis:
  T. pallidum, M. tuberculosis, atypische Mykobakterien, M. leprae

Disposition und Epidemiologie

Ältere Personen, Patienten mit abwehrschwächenden Systemerkrankungen oder kornealem Trauma und Kontaktlinsenträger sind betroffen.

Klinik und Diagnose

Die Patienten haben ein »rotes Auge« und klagen über Epiphora, Brennen, Photophobie, Eitersekretion und Visusminderung. Bei Akanthamöbeninfektion leiden die Betroffenen unter äußerst starken Schmerzen.

Das einseitige stromale diffuse Hornhautinfiltrat zieht von peripher nach zentral oder ist primär zentral lokalisiert. Oft bestehen bereits bei Erstvorstellung eine Deszemetozele, Perforation oder ein Hypopyon.

Therapie

Man beginnt zunächst ad hoc eine hochdosierte topische (z. B. Ofloxacin) lokale (z. B. s.c. Aminoglykoside oder Vancomycin) und systemische (z. B. Kombination von Imipenem-Cilastatin und Ciprofloxacin) antiinfektiöse Therapie, die man gezielt weiterführen muss. Sie ist erfahrungsgemäß wirksam. In Einzelfällen kann eine kurative perforierende Keratoplastik oder (weil in der Regel eine Cataracta complicata vorliegt) eine Kombination mit einer extrakapsulären Kataraktextraktion und Hinterkammerlinsenimplantation sinnvoll sein.

20.6.10 Fulminante ulzerativ-nekrotisierende Keratitis

Erreger und Pathogenese

Folgende Erreger können den fulminanten ulzerativen Keratitiden zugeordnet werden: S. aureus, β-hämolysierende Streptokokken, H. influenzae, Klebsiella-Enterobacter-Gruppe, P. mirabilis, N. gonorrhoeae, andere gramnegative Bakterien und Mumpsvirus. In erster Linie bei Kontaktlinsenträgern isoliert man P. aeruginosa, bei älteren Menschen und Kleinkindern S. pneumoniae. Koinfektionen mit HSV und VZV werden ebenfalls beobachtet. In Ostafrika kann bei gleichzeitigem Vitamin-A-Mangel das Masernvirus für die Keratitis verantwortlich sein.

Disposition und Epidemiologie

Ältere Patienten mit epithelialen Hornhautdefekten durch Lagophthalmus, Trauma, Kontaktlinsen, Sicca-Syndrom oder mit abwehrschwächenden Systemerkrankungen wie Diabetes mellitus sind betroffen.

Klinik und Diagnose

Die Anamnese beträgt wenige Stunden oder Tage und umfasst Pseudoptosis, Epiphora, Eitersekretion, Brennen, Schmerzen, Photophobie, Blepharospasmus und Visusminderung. Weiterhin beobachtet der Untersucher Lidödeme, Chemosis conjunctivae, stromale Hornhautinfiltrate, Hypopyon, oft Deszemetozele und Perforation.

Therapie

Je nach isoliertem Erreger sollte eine gezielte antiinfektiöse Therapie, und zwar topisch, lokal und systemisch erfolgen. Die kalkulierte antibiotische Soforttherapie kann lokal subkonjunktival mit Gentamicin, topisch mit Ofloxacin und systemisch mit Ciprofloxacin und Imipenem-Cilastatin kombiniert werden.

Die Therapiemaßnahmen sollten an besonders spezialisierten Zentren individuell und abgestuft indiziert werden.

20.6.11 Indolente (nekrotisierende) Keratitis

Bei schwersten Systemerkrankungen wie Stoffwechselstörungen oder Erkrankungen aus dem rheumatischen Formenkreis sind alte Patienten am ehesten disponiert, eine nekrotisierende Keratitis zu erwerben. Bevorzugte Erreger sind S. aureus, P. vulgaris, M. liquefaciens und Candida albicans.

20.7 Intraokulare Entzündungen

Intraokulare Entzündungen lassen sich klinisch-ätiologisch, nach Entzündungsschwerpunkten und biomikroskopisch-morphologisch klassifizieren. Sie können exogen nach einer Keratitis, posttraumatisch nach einer perforierenden Verletzung, postoperativ nach einem intraokularen Eingriff, endogen hämatogen oder lokal fortgeleitet auftreten. In Mitteleuropa sind <2% aller intraokularen Entzündungen auf systemische Infektionskrankheiten zurückzuführen.

Infektionsbedingte Entzündungen der hinteren Augenabschnitte lassen sich erfolgreicher abklären als die der vorderen Augenabschnitte. Man rechnet in Europa mit etwa 3 neuen Fällen/100.000 Einwohner pro Jahr. In Afrika treten sie etwa doppelt so häufig auf.

20.7.1 Keratouveitis und sog. Endotheliitis

Erreger und Pathogenese

Die Keratouveitis kann Ausdruck einer HSV-»Primär«infektion sein und auch im Rahmen einer VZV-Reaktivierung auftreten. Für die VZV-Reaktivierung sind mehrere Dendriticafiguren an einem Auge typisch. Als Erreger kommen darüber hinaus T. pallidum und selten Mykobakterien und Trypanosoma in Frage.

Für die Pathogenese entscheidend ist der direkte Erregerbefall der Hornhaut, der immer gegeben ist.

Disposition und Epidemiologie

Bei Patienten, die jünger als 20 Jahre sind, handelt es sich überwiegend um herpetische Manifestationen. Primäre HSV-Keratouveitiden haben eine Inzidenz von 4% aller okularen HSV-Infektionen. Die Neuerkrankungsrate liegt bei 0,24–0,48/100.000 Personen pro Jahr.

Klinik und Diagnose

Die jungen Patienten bemerken Verschwommensehen wegen einer einseitigen, teils disziformen Hornhautendotheldekompensation mit Stromaödem. Weitere Befunde sind retrokorneale Präzipitate mit begleitender Irishyperämie, Entzündungszellen und erhöhtem Eiweißanteil in der Vorderkammer.

Therapie

Bei herpetischen Läsionen gibt man Aciclovir oder Famciclovir systemisch. Valacyclovir ist wegen der schlechteren Inhibition der Latenzetablierung nicht empfehlenswert. Kortikosteroide werden nicht eingesetzt. Bei mykobakteriellen Infektionen appliziert man Rifampicin topisch neben der üblichen Dreifachtherapie.

Die perforierende Keratoplastik kann kurativ oder optisch ausgerichtet sein.

20.7.2 Trabekulitis

Erreger und Pathogenese

Auslöser der Trabekulitis sind Herpes-simplex-Viren die eine besondere Affinität zu den Rezeptoren der Trabekelzellen haben. Disposition und Epidemiologie. Typischerweise erkranken Personen ab dem 50. Lebensjahr.

Klinik und Diagnose

»Rote Augen«, Schmerzen, Schleier- und Verschwommensehen gehen in 85% der Fälle mit beidseitiger Hornhautdekompensation aufgrund der intraokularen Druckerhöhung einher. Man sieht retrokorneale und gelbe Präzipitate auf dem Trabekelwerk. Später bilden sich Goniosynechien aus. Eine Hypästhesie der Hornhaut liegt nicht immer vor.

Therapie

Oft ist eine systemische Aciclovir- oder Valaciclovirtherapie für die Augeninnendrucksenkung bereits ausreichend. Kortikosteroide werden nicht einheitlich empfohlen. Operationen haben ohne eine effektive systemische Therapie keinen Erfolg.

20.7.3 Iritiden

Während von der nichtgranulomatösen serösen/serofibrinösen Iritis häufig HLA-B27-positive Personen mit extraokularen Infektionen ohne direkten Erregerbefall betroffen sind, liegt der granulomatösen Iritis meist eine fortgeleitete Infektion zugrunde.

20.7.3.1 Granulomatöse Iritis und Iridozyklitis

Erreger

Die granulomatöse Iritis und Iridozyklitis entstehen hämatogen. Unter bestimmten Bedingungen oder bei Vorerkrankungen sind bestimmte Erreger zu erwarten (◘ Tabelle 20-1).

Disposition und Epidemiologie

30- bis 40-jährige Frauen sind am häufigsten von der erfahrungsgemäß chronisch verlaufenden Infektion (>6 Wochen) betroffen.

Klinik und Diagnose

Die Patienten haben ein »rotes Auge« mit Visusminderung, Epiphora und eine Photophobie. Nur wenn die Vorderkammer gereizt ist, wird über Schmerzen geklagt. Dann haben sich weißliche Granulome auf der Iris und hintere Synechien sowie ein Sekundärglaukom gebildet.

Therapie

Zu den Sofortmaßnahmen gehören die lokale Applikation von Kortikosteroiden, die Senkung des Augeninnendrucks und die Gabe eines Mydriatikums. Die antiinfektiöse Therapie beginnt erst gezielt nach Erregeridentifizierung.

20.7.3.2 Nekrotisierende Iritis

Erreger und Pathogenese

Einige wenige Viren sind Auslöser der Infektion. HSV verursacht einen fokalen und sektorförmigen Befall, beim Rötelnvirus ist die Entzündung nur fokal, beim VZV nur sektorförmig. Die Lokalisation erklärt sich für HSV und VZV durch die sensible Irisinnervation, für Röteln durch spezifische Membranrezeptoren auf der Iris.

◘ **Tabelle 20-1.** Erreger der granulomatösen Iritis und Iridozyklitis

Bedingungen	Erreger
Posttraumatisch, bei Diabetes mellitus	Extraokulare T. pallidum, M. tuberculosis, L. monocytogenes
In der Rekonvaleszenz	M. leprae, Leptospira, B. abortus, H. capsulatum, Toxoplasma gondii, L. donovani
Bei HIV-Serokonversion	B. burgdorferi, O. volvulus, E. histolytica
Sonstige	EBV, Influenzavirus, HTLV-1

Disposition und Epidemiologie

Kinder sind vor allem durch das Rötelnvirus betroffen, Personen mittleren Lebensalters durch HSV und Ältere durch VZV.

Klinik und Diagnose

Obwohl Irisnekrosen häufig sind, wird die Diagnose im akuten Stadium nur selten gestellt. Die Nekrose stellt sich als asymptomatischer einseitiger fokaler oder sektorförmiger Irisstromadefekt dar. Intraokulare Entzündungszellen und Eiweiß können nachgewiesen werden.

Therapie

Eine Therapie ist manchmal bei postneuralgischen Schmerzen einer VZV-Infektion erforderlich.

20.7.3.3 Hypopyoniritis

Die Hypopyoniritis tritt häufig bei Patienten mit M .Behçet und HLA-B27-positiven Spondylarthropathien (s. 20.7.3.4) auf, selten bei Kranken mit Kryptokokkose, Syphilis, Leptospirose, Listeriose und Toxoplasmose.

Die Therapie muss die Systeminfektion unter Kontrolle bringen. Die topische und lokale Medikation ist auf eine Begrenzung der Entzündungsreaktion mit Kortikosteroiden ausgerichtet. Außerdem muss eine Mydriasis hergestellt werden, der Augeninnendruck sollte kontrolliert und Synechien müssen verhindert werden.

20.7.3.4 Nichtgranulomatöse (ggf. serofibrinöse) Iridozyklitis

Erreger und Pathogenese

Das Erregerspektrum unterscheidet sich bei Personen ohne Grunderkrankung von dem bei Personen mit HIV-Serokonversion und mit klinischem Reiter-Syndrom.

Erregerspektrum der nichtgranulomatösen Iridozyklitis

- Keine Grunderkrankung, extraokular infizierend: Y. enterocolitica, C. trachomatis, S. enteritidis, S. flexneri, C. jejuni, U. urealyticum, M. hominis, K. pneumoniae, N. gonorrhoeae, H. pylori (eher geringe Assoziation)
- Bei HIV-Serokonversion mit klinischem Reiter-Syndrom: B. burgdorferi, E. histolytica, M. avium, S. typhimurium

Pathogenetisch werden u. a. Mimikry- und Rezeptormodelle diskutiert. Zumindest für die Entwicklung der Augenbefunde scheint die längere extraokulare Erregerpersistenz eine Voraussetzung zu sein.

Disposition und Epidemiologie

Patienten zwischen dem 20. und 40. Lebensjahr sind betroffen, ausnahmsweise auch Kinder. Die meisten nichtgranulomatösen Iridozyklitiden sind HLA-B27-assoziiert.

Klinik und Diagnose

Die Patienten leiden bei assoziierten Systemerkrankungen unter »roten Augen« mit Schmerzen, Epiphora, Photophobie und Visusminderung. Eine beidseitige Irishyperämie mit Entzündungszellen, Eiweiß und Fibrin in der Vorderkammer und im vorderen Glaskörperdrittel verursacht häufig ein Sekundärglaukom.

Therapie

Im akuten Stadium werden kurzfristige topische lokale und systemische Kortikosteroidgaben und Mydriatika empfohlen. Der Augeninnendruck muss gesenkt werden. Einen längerfristigen Erfolg erzielt man nur mit einer Kombinationstherapie aus nichtsteroidalen Antiphlogistika und erregerspezifischen systemisch gegebenen Antibiotika.

20.7.4 Entzündungen des Ziliarkörpers

Erreger, Disposition und Epidemiologie

Ursächlich kommen VZV, T. canis und T. cati, T. pallidum, Echinococcus und Rötelnvirus in Betracht.

Bei jeder intraokularen Entzündung ist eine Ziliarkörperinfiltration möglich. Durch Syphilis, Toxokariasis oder Echinokokkose sind meist Personen im mittleren Lebensalter betroffen. In höherem Lebensalter liegt der Ziliarkörperentzündung meist ein Zoster ophthalmicus zugrunde.

Klinik und Diagnose

Wegen einer Subluxatio lentis kommt es zu einseitigem Refraktionsunterschied. Es werden ein Hypotoniesyndrom und segmentale Irisstromaatrophie beobachtet.

Therapie

Eine gezielte erregerspezifische systemische Therapie ist indiziert, zusätzlich topische und subkonjunktivale Kortikosteroidgaben.

20.7.5 Intraokulare Zysten

Erreger

Als Erreger lassen sich häufig T. solium (Zystizerkose), selten Echinococcus (Hydatidenzyste), G. lamblia, T. multiceps und E. histolytica zuordnen.

Pathogenese

Pathogenetisch liegt eine hämatogene Infektion mit entzündlicher intraokularer Reaktion auf nekrobiotische Erreger vor.

Disposition und Epidemiologie

In tropischen Ländern sind in der Regel jüngere Patienten mit relativem Skotom von einseitigen infektiös bedingten Zysten betroffen.

! In unseren Breiten sind die Zysten eher angeboren, überwiegend also nichtinfektiös.

Sie können auch postoperativ entstehen und sind dann epithelial. Posttraumatische Zysten sind fibrös.

Klinik und Diagnose

Die Patienten bemerken wechselnde Schatten, gelegentlich. auch Tränen, Photophobie und Visusminderung, die von einer Optikusatrophie, Chorioretinitis, Iridozyklitis, von einer Cataracta complicata, einer interstitiellen Keratitis oder von einer Traktionsamotio retinae herrühren können. Ursache hierfür sind meist wenig transparente kugelige Zysten, die sich teils frei und beweglich, teils mit Verbindung zur Retina und dann unbeweglich im Glaskörperraum ausgebildet haben.

Therapie

Wenn eine noch aktive Grundkrankheit vorliegt, sollte gezielt systemisch therapiert werden. Die Zyste mit Membranen kann intraokular durch eine Pars-plana-Vitrektomie entfernt werden.

20.7.6 Retinale Vaskulitiden und Perivaskulitiden

20.7.6.1 Nichtgranulomatöse und granulomatöse periphere Perivaskulitis retinae

Erreger

Als auslösende Erreger findet man T. pallidum, T. gondii, T. canis, T. whippelii, Mykobakterien, HTLV-1 (»human T-cell-leucaemia-virus«), B. burgdorferi und Nematoden.

Pathogenese

Die Pathogenese beruht am ehesten auf einer lokalisierten Immunkomplexvaskulitis des nichtpigmentierten Ziliarkörpers und der retinalen Gefäße.

Disposition und Epidemiologie

Die sog. intermediäre Uveitis betrifft 10–25% aller Patienten mit intraokularen Entzündungen, junge Männer im Alter zwischen 10 und 30 Jahren häufiger als Frauen (Verhältnis 2:1). Wenn die Diagnose im mittleren Lebensalter gestellt wird, ist die Entzündung in den nächsten 5 Jahren bei 15–25% der Patienten mit Systemerkrankungen (Encephalomyelitis disseminata (15%), Sarkoidose (8%), M. Crohn, M. Whipple und Autoimmunthyreoiditis) assoziiert.

Klinik und Diagnose

Der Patient klagt über Motilitätsschmerzen und Schleiersehen. Befunde sind präretinales fibrogliales Material in der unteren Zirkumferenz mit wenigen zellulären Anteilen (»snowbanks«). Teilweise findet sich eine Neovaskularisation. Um die Diagnose zu sichern, sollte sowohl der Glaskörper punktiert werden als auch eine serologische Abklärung erfolgen.

Therapie

Die Therapie erfolgt ad hoc mit lokalen topischen und subkonjunktivalen Kortikosteroiden und mit Mydriatika. Je nach Ausprägung des Befundes kann eine Kryokoagulation und eine Pars-plana-Vitrektomie hilfreich sein.

20.7.6.2 Nichtgranulomatöse retinale Vaskulitis

Erreger

Bei extraokularen Infektionen mit retinalen Vaskulitiden werden andere Erreger nachgewiesen als bei Begleitvaskulitiden.

Erreger der nichtgranulomatösen retinalen Vaskulitis

- Bei extraokularen Infektionen mit retinalen Vaskulitiden:
  EBV, T. pallidum, B. burgdorferi, HSV, Influenzavirus A
- Bei Begleitvaskulitiden:
  T. gondii, M. tuberculosis, VZV und R. rickettsii

Pathogenese

Die Pathogenese ist unklar. Angenommen wird bei der Herpesvireninfektion ein direkter Endothelbefall (z. B. CMV: »frosted branch angiitis«), ansonsten eine Immmunkomplexvaskulitis.

Disposition und Epidemiologie

Vaskulitiden können in jedem Alter auftreten. Oft sind aber Patienten im mittleren Lebensalter betroffen. Retinale Vaskulitiden bei Kindern verlaufen häufig asymptomatisch.

Klinik und Diagnose

Im Vordergrund stehen Visusminderung, Gesichtsfeldausfälle und Metamorphopsien. Eingescheidete retinale Gefäße, Entzündungszellen im Glaskörper, zystoide Makulopathie und Begleitpapillitis sind zu sehen.

Therapie

Die Therapie richtet sich nach der Grunderkrankung. Die Erkrankung ist oft selbstlimitierend. Deshalb sollte die Dosierung topischer oder lokaler subkonjunktivaler Kortikosteroide besonders bei Kindern möglichst gering gehalten werden. Oft sind Mydriatika ausreichend, die man am ehesten nachts gibt.

20.7.6.3 Granulomatöse retinale Vaskulitis

Erreger

Unter anderen können Mykobakterien, T. gondii und HTLV-1 eine granulomatöse retinale Vaskulitis auslösen.

Pathogenese

Die Pathogenese beruht auf einer direkten hämatogenen Infektion des vaskulären retinalen Endothels.

Disposition und Epidemiologie

Typischerweise erkranken Patienten im jüngeren und mittleren Lebensalter.

Klinik und Diagnose

Die langsame Visusminderung mit Photophobie über mehr als 6 Wochen ist durch beidseitige perivaskuläre und präretinale Zellinfiltrate (»snowballs«) und zystoide Makulopathie bedingt.

Therapie

Die Therapie richtet sich nach der Grunderkrankung und muss systemisch sein.

20.7.6.4 Okklusive retinale Vaskulitis

Okklusive Vaskulitiden kommen vorwiegend bei nichtinfektiösen Grundkrankheiten vor. Beidseitige Verschlüsse retinaler Gefäße mit Einscheidungen, Ödem, Blutungen, zystoider Makulopathie und Optikusatrophie bedingen eine Visusminderung und Gesichtsfelddefekte.

In Europa sind Infektionen, die zu einer okklusiven retinalen Vaskulitis führen, selten. Erreger können sein: HSV 1 oder 2, T. pallidum, B. burgdorferi, CMV, C. burneti, R. rickettsii, T. rhodesiense, Bayliss ascaris procyonis, G. lamblia, Babesia microti, O. volvulus.

20.7.6.5 Akutes retinales Nekrosesyndrom (ARN)

Erreger und Pathogenese

Häufig werden HSV 1, 2 und VZV, selten CMV nachgewiesen. Das HSV-ARN ist die Maximalvariante der akuten okklusiven retinalen Vaskulitis. Welche individuellen Voraussetzungen für diese ungewöhnliche Manifestation von Herpesviren erfüllt sein müssen, ist bis heute ungeklärt. Seit langem gibt es aber zur Pathogenese der Erkrankung eine immunologische Arbeitshypothese (»anterior chamber associated immune deviation«, ACAID). Die Ausbreitungswege der HSV-ARN sind bekannt und schon vor 80 Jahren konnte die Erkrankung im Tiermodell nachvollzogen werden.

Disposition und Epidemiologie

Junge Patienten klagen über eine vorangegangene grippeähnliche Symptomatik. ARN kann in fast jedem Lebensalter (9–89 Jahre) einseitig auftreten. Nach einem Intervall von 3–10 oder mehr Jahren kommt es bei 36% der Patienten zum Befall des anderen Auges (BARN).

Klinik und Diagnose

Ein dramatischer Visusverlust mit »rotem Auge« und Motilitätsschmerz wird bemerkt. Von peripher beginnend verschließen sich rasch alle retinalen Gefäße. Der Gefäßverschluss wird von einem Ödem und Hämorrhagien mit Netzhautnekrose begleitet (■ Abb. 20-15).

Der Erregernachweis erfolgt aus dem Glaskörperpunktat.

Therapie

Die Soforttherapie und die Langzeitprophylaxe für das andere Auge sollten ad hoc mit systemisch applizierten hochdosierten Virustatika erfolgen. Die Photokoagulation kann eine traktive Amotio retinae in 75% verhindern.

20.7.6.6 Retinitis septica Roth

Erreger und Pathogenese

α-hämolysierende Streptokokken, S. aureus, KNS, N. meningitidis, H. influenzae, B. catarrhalis, auch S. pneumoniae und Candida albicans können aus Blutkulturen isoliert werden. Pathogenetisch liegt im klassischen Fall eine vaskuläre Endothelschädigung durch hämatogen abgesiedelte Eitererreger mit Fibrin vor.

Disposition und Epidemiologie

Ältere Patienten mit Septikämie infolge von i.v.-Dauerkathetern oder nach großen gastrointestinalen Eingriffen und jünge-

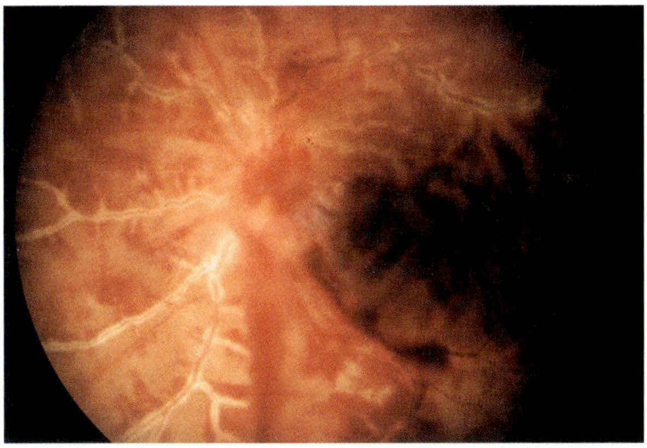

■ Abb. 20-15. Das akute retinale Nekrosesyndrom (ARN) ist die Maximalvariante der okklusiven retinalen Vaskulitis. Es geht wie in diesem Fall eines 39-jährigen Mannes mit Verschluss der retinalen Gefäße und Netzhautödem mit Blutungen einher. Gefolgt wird es von einer flächigen Nekrose und einer Traktionsamotio. ARN ist durch Herpesviren (HSV oder VZV) bedingt und kann nach einem Intervall von mehreren Jahren auch am anderen Auge auftreten (BARN). Manchmal besteht vor der Augenmanifestation eine Enzephalitis. Die Erblindung ist trotz antiviraler Therapie praktisch vollständig

re mit abwehrschwächenden Systemerkrankungen (z. B. Aids) können erkranken.

Klinik und Diagnose

Die Patienten sind meist symptomfrei oder beschreiben ein Flimmern. Der Untersucher sieht beidseitig weißliche intraretinale Herde mit umgebender Blutung. Die Herde setzen sich aus Fibrin, Leukozyten und Erregern zusammen (■ Abb. 20-16). Zur Sicherung der Diagnose sollten die Erreger aus Blutkulturen angezüchtet werden. Die diagnostische Vitrektomie hat erst eine hohe Trefferrate von über 80%, wenn der Glaskörper infiltriert ist.

Therapie

Die Therapie sollte die Septikämie bekämpfen.

20.7.6.7 Neuroretinitis

Erreger

Bartonella henselae und quintana (»cat scratch disease«), T. canis, Mumpsvirus, T. pallidum, B. burgdorferi, Influenza-A-Virus, L. interrogans, H. capsulatum und Rabiesvirus können für die Entzündung verantwortlich gemacht werden. Auch mit Bayliss ascaris ist zu rechnen, sogar in Deutschland, weil es in Bayern Waschbären gibt, die ihm als Reservoir dienen.

Pathogenese

Pathogenetisch liegt eine Vaskulitis der prälaminaren Arteriolen im Optikusbereich mit Schrankendefekt auch in der neurosensorischen Retina vor. Außerdem werden sekundär makrophagozytäre Abräumprozesse in der äußeren plexiformen Schicht beobachtet.

Disposition und Epidemiologie

Vor allem junge Patienten mit vorangegangenen grippeähnlichen Symptomen sind von der Neuroretinitis betroffen.

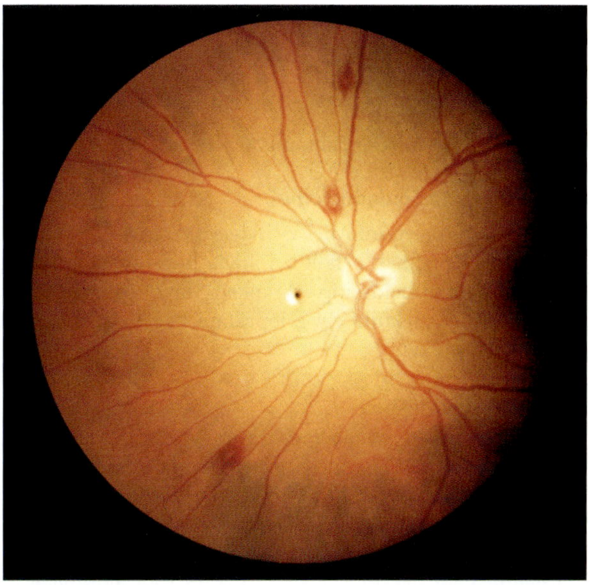

■ Abb. 20-16. Roth-Flecken wie in diesem Fall einer 70-jährigen Patientin mit Septikämie sind gefäßnahe intra- und präretinale Blutungen mit Fibrinpfropf. Selten ist histologisch ein Erregernachweis aus den weißlichen Läsionen zu führen

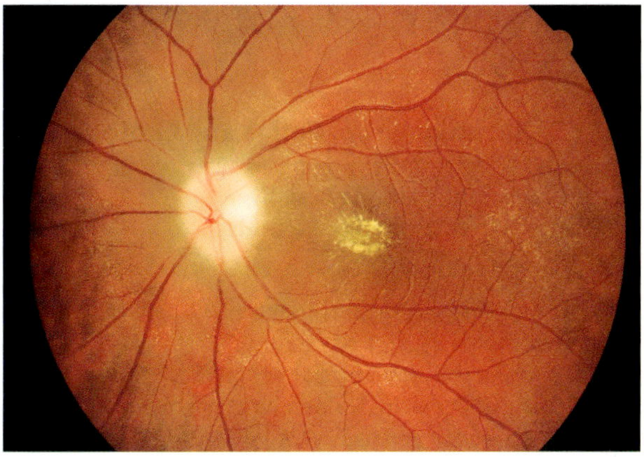

■ Abb. 20-17. Die Neuroretinitis bei dieser B.-burgdorferi-assoziierten, zentral demyelinisierenden Erkrankung einer 26-jährigen Patientin ist durch Optikusneuritis, retinale Vaskulitis und Lipidexsudate in die Henle-Nervenfaserschicht gekennzeichnet

Klinik und Diagnose

Die Patienten leiden an akuten ein- oder beidseitigen Gesichtsfeldausfällen mit Visusminderung wegen einer Papillitis, eines Ödems (»Cotton-wool-Herde«) und eines foveomakulären Exsudats mit Lipideinlagerungen in der Henle-Nervenfaserschicht (»Makulopathia stellata«) (■ Abb. 20-17).

Therapie

Die Therapie erfolgt erregerspezifisch systemisch.

20.7.6.8 »Multiple Evanescent White Dot Syndrome«

Erreger

Allgemeininfektionen mit Mumps-, Influenza-A- und Rabiesvirus, T. pallidum, B. burgdorferi und H. capsulatum sowie intraokulare Infektionen mit Bayliss ascaris procyonis sind assoziiert worden.

Pathogenese

Pathogenetisch wird eine Immunkomplexvaskulitis vermutet.

Disposition und Epidemiologie

Zu 80% sind Frauen im Alter zwischen 25 und 30 Jahren betroffen. Die Krankheit befällt bei ihnen meist nur ein Auge, während Männer beidseitig erkranken. In 30–50% der Fälle geht der Augenaffektion ein grippeähnliches Krankheitsbild voraus.

Klinik und Diagnose

Weißliche, tief intraretinale 100–200 µm große mittelperiphere und perifoveolare Läsionen verursachen relative (para)zentrale Skotome, sodass die Patienten unter Verschwommensehen leiden. Bei 50% der Betroffenen besteht eine Begleitvaskulitis. Das retinale Pigmentepithel ist erst spät beteiligt. Gelegentlich entwickeln sich eine Papillitis und Blutungen in der Nervenfaserschicht. Nach 7–10 Wochen erfolgt die rezidivfreie Spontanheilung.

Therapie

Eine Therapie erübrigt sich wegen der Spontanremission. Falls eine Systeminfektion diagnostiziert wird, muss sie adäquat behandelt werden.

20.7.7 Infektionen der Retina und Choroidea

20.7.7.1 Nekrotisierende Retinitis (»Steppenbrand«-Retinitis)

Erreger

Die Erregerzuordnung kann nach morphologischen Kriterien erfolgen (Tabelle 20-2).

Das Rötelnvirus befällt primär das retinale Pigmentepithel und ist sensu strictu nicht Auslöser einer nekrotisierenden Retinitis, wird aber von den meisten Autoren doch dazu gezählt.

Tabelle 20-2. Erreger der nekrotisierenden Retinitis in Abhängigkeit von der Morphologie

Morphologie	Erreger
Lokalisiert und breitflächig:	HSV, VZV
Breitflächig:	CMV, VZV, Rötelnvirus, Bunyaviridae (Rift-Valley-Fieber), Arboviridae, Rickettsiaceae, Trypanosoma, HSV 1 und 2, Candida albicans beim »Bare-lymphocyte«-Syndrom, T. pallidum bei Aids
Multifokal:	Masernvirus bei subakuter sklerosierender Panenzephalitis (SSPE), Mumpsvirus, Herpesvirus simiae, C. burneti, Flaviviridae, Coxsackie-A-Virus, Poxviridae und Parapoxvirus

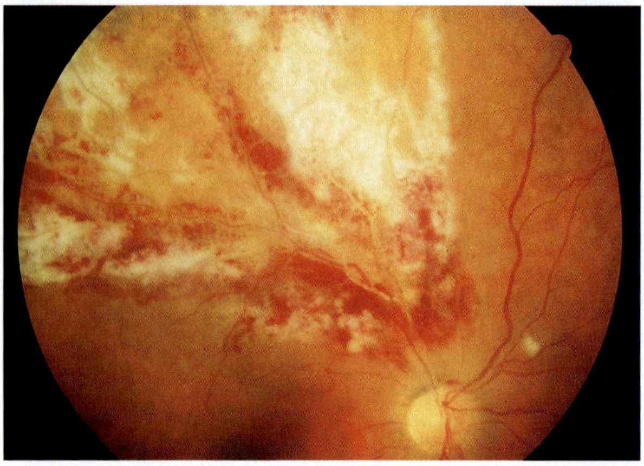

Abb. 20-18. »Steppenbrandretinitis« mit dem klassischem Bild einer flächig fortschreitenden Netzhautnekrose (weiß) und intraretinaler Blutungen wegen der Gefäßbeteiligung bei CMV-Reaktivierung bei einem 25-jährigen Aids-Patienten mit niedriger $CD4^+$-Helferzellzahl (<50/µl)

Disposition und Epidemiologie

Etwa 25% der Aids-Patienten und 15% der Patienten aller Altersgruppen mit Immunsuppression oder angeborenen Immundefektsyndromen sind betroffen.

Klinik und Diagnose

Die Patienten haben absolute Skotome durch beidseitige flächige oder multifokale retinale Nekrosen, Ödem und Hämorrhagien sowie ein Papillenödem (Abb. 20-18).

Therapie

Die Therapie erfolgt systemisch, intraokulare Ganciclovir-Medikamententräger sind bei CMV-Retinitis zu empfehlen.

20.7.7.2 Kristalline Retinopathie

Während und nach verschiedensten Infektionserkrankungen können in jeder Altersgruppe asymptomatische kristalline Netzhauteinlagerungen beobachtet werden, die spontan wieder verschwinden. Sie können Aufschluss darüber geben, ob es sich bei dem Krankheitsbild um eine degenerative oder immunologische Erkrankung gehandelt hat.

Der Zufallsbefund zeigt weißliche Einlagerungen im Niveau der Photorezeptoren bei intraokularen Infektionen mit O. volvulus, B. burgdorferi und T. gondii, darüber hinaus bei einer extraokularen EBV-Infektion.

Therapie

Eine ophthalmologische Therapieindikation ist nicht gegeben.

20.7.7.3 Äußere »Punctata«-Retinitis

Dieses 1985 beschriebene akute und rezidivierende Krankheitsbild der okularen Toxoplasmose bei Kindern und jungen Erwachsenen ist selten und heilt unter Narbenbildung spontan ab.

20.7.7.4 Subretinale Entzündungen

Erreger

Ursächlich sind Infektionen mit T. canis, T. cati, Echinokokken (Hydatidenzyste), Loa loa und T. solium (Zystizerkose), sehr selten auch Mykobakterien, C. immitis und H. capsulatum.

Disposition und Epidemiologie

Jüngere Patienten mit Tierkontakt (Metzger und Tierhalter) erkranken mit einseitiger okularer Symptomatik, teils lange Zeit (7 $^1/_2$ Jahre bei Toxocara) nach fäkal-oraler oder oraler Aufnahme infestierten Fleisches.

Klinik und Diagnose

Die Patienten bemerken »Flimmern« und relative Skotome wegen eines peripheren prominenten grauen Infiltrats unter dem Niveau der Photorezeptoren mit darüber liegender intakter sensorischer Retina. Das Infiltrat kann kalzifizieren. Häufig sind subretinale Granulome bei T.-solium-Infestation in Afrika, Asien (Indien) und Südamerika (Zystizerkose). Selten sind Ophthalmomyiasis und subretinale Abszesse bei Septikämie.

Therapie

Die systemische Therapie der Toxokariasis, die in Europa am häufigsten ist, richtet sich nach dem Vorhandensein klinischer und serologischer Befunde, die auf eine noch aktive viszerale Manifestation hinweisen. Für okulare Läsionen am peripheren Fundus haben sich topische Kortikosteroide bewährt. Eine chirurgische Intervention ist bei peripher gelegenen Toxokaragranulomen nicht sinnvoll.

Die Therapie von Zystizerkose und Hydatidenzysten sollte auch chirurgische Maßnahmen mit Vitrektomie und transskleraler Entfernung einschließen.

20.7.7.5 Akute retinale Pigmentepitheliitis/Choriokapillaritis

Erreger

B. burgdorferi, Rötelnvirus, VZV, Mumps-, Vaccinia-, Masernvirus, HTLV-1, Polioviren und S. mansoni konnten der Entzündung zugeordnet werden.

Pathogenese

Ursächlich für die Infektion der retinalen Pigmentepithelzellen sind die Phagozytosefunktion der Zellen und die Erregeradhärenz durch spezifische Membranrezeptorinteraktionen.

Disposition und Epidemiologie

60% der Erkrankten sind Männer im Alter von etwa 45 Jahren. Es kommt akut zu einseitiger (60%) Visusminderung. Risikofaktoren für die Erkrankung sind nicht bekannt.

Klinik und Diagnose

85% der Patienten fallen »schwarze Flecken« und weiß-gelbliche Halos auf, 15% der Betroffenen sind symptomfrei. Zugrunde liegen flache, multifokale, grau-schwarze rundliche Vermehrungen des Pigmentgehalts des retinalen Pigmentepithels.

Die Choriokapillaritis heilt nach ca. 6–12 Wochen praktisch mit einer vollständigen Restitutio ad integrum aus.

Therapie

Eine sinnvolle okulare Therapie gibt es nicht. Die Grunderkrankung muss entsprechend systemisch therapiert werden.

20.7.7.6 Akute posteriore multifokale plakoide Pigmentepitheliopathie

Erreger

Eine Vielzahl von Erregern wie B. burgdorferi, HTLV-1, HSV-2, VZV, Influenza-A-, Adeno-5-, Röteln-, Mumps-, Vaccinia- und Poliovirus ist mit dem Krankheitsbild in Zusammenhang gebracht worden.

Pathogenese

Es scheint sich pathogenetisch um eine besondere Infektion der retinalen Pigmentepithelzellen zu handeln.

Disposition und Epidemiologie

Die akute posteriore multifokale plakoide Pigmentepitheliopathie befällt vor allem Männer zwischen 20 und 30 Jahren. Viele (30%) von ihnen klagen über grippeähnliche Symptome.

Klinik und Diagnose

Die Patienten bemerken einen plötzlichen Visusverlust, und es können wolkenartige, flache, multifokale, ovaläre oder mehr ringförmige cremefarbene Verschiebungen im Pigmentgehalt des retinalen Pigmentepithels (»akute innere Retinitis«) beobachtet werden.

Therapie

Es gibt zur Zeit keine spezifische Therapie. Meist erfolgt eine Spontanheilung morphologisch nach 7–12 Tagen, subjektiv nach 2–5 Wochen.

20.7.7.7 Subpigmentepitheliale Entzündungen

Erreger

Es wird vermutet, dass H. capsulatum, N. asteroides und Echinokokken Auslöser dieser Entzündung sind.

Disposition und Epidemiologie

Patienten im Alter von 40–44 Jahren, meistens aus den Südstaaten der USA, kommen mit einer bis zu 20-jährigen Anamnese einer atypischen Pneumonie. Sie leiden an subpigmentepithelialen Entzündungen im Rahmen eines POHS (»presumed ocular histoplasmosis syndrome«). Das relative Risiko für die Erkrankung ist bei HLA-B7- und HLA-DRw2-positiven Personen erhöht.

Klinik und Diagnose

Ein zentraler grün-braun-gräulicher, runder, manchmal gekammerter Prozess mit seröser Netzhautabhebung und Randblutungen verursacht bei den Betroffenen Gesichtsfeldausfälle, Metamorphopsien, Mikropsie und Visusminderung.

Aktive extraokulare Infektionen sind eine Rarität.

Therapie

Die Therapie ist symptomatisch, z. B. können subretinale Neovaskularisationen mit Laser behandelt werden.

20.7.7.8 Granulomatöse nekrotisierende Retinochorioiditis

Erreger

In fast allen Fällen ist Toxoplasma gondii der verantwortliche Erreger. Selten kommen A. fumigatus, A. flavus, (Para)kokzidioidomyzeten, N. asteroides (bei M. Hodgkin) und Treponema pallidum bei Aids in Frage.

Pathogenese

Pathogenetisch erfolgt nach der hämatogenen Aussaat in die retinalen Gefäße eine zellzyklusabhängige rezeptorvermittelte Adhäsion, dann die aktive Invasion und Replikation im Zytoplasma von Zellen der sensorischen Retina. Die Entzündungsreaktion mit Aktivierung von $CD8^+$-CTL führt zur Enzystierung.

! Das inaktive Zystenstadium kann aus bisher nicht geklärten Ursachen in unregelmäßigen Abständen in das aktive Stadium mit Entzündung übergehen.

Disposition und Epidemiologie

Man findet die granulomatöse nekrotisierende Retinochorioiditis vor allem bei jungen Patienten nach fäkal-oraler Übertragung von Oozysten von T. gondii oder nach direkter oraler Aufnahme von halbgegartem Hühner-, Lamm-, Schweine- und Rindfleisch.

Die überwiegende Mehrzahl der Patienten zeigt Manifestationen einer konnatalen T.-gondii-Infektion. Die Serokonversionsrate der Mütter während der Schwangerschaft liegt bei 1%, neonatale okulare Befunde bei 0,02%, bis zum 7. Lebensjahr bei 10% und bis zum 15. Lebensjahr schon bei 80%. Das Infektionsrisiko für T. gondii beträgt im 1. Trimenon 17% mit schwersten Krankheitsverläufen beim Neugeborenen, im 2. Trimenon 25%, im 3. Trimenon 65%. Der volkswirtschaftliche Schaden durch T.-gondii-Retinochorioiditiden wird in den USA auf 4–8,8 Mrd. $ pro Jahr geschätzt.

Klinik und Diagnose

Die Patienten klagen über Schleiersehen, Metamorphopsien, Visusminderung und Gesichtsfeldausfälle. Die Beschwerden werden durch eine sukzessiv beidseitige segmentale von der Retina ausgehende und die Chorioidea einbeziehende granulomatös-nekrotisierende Entzündung mit Begleitvaskulitis und Glaskörperinfiltration verursacht.

! Bei konnataler Toxoplasmose liegt der Herd zentral im Makulabereich, bei erworbener Toxoplasmose mittelperipher und parapapillär.

Immer besteht ein totales Skotom im befallenen Bereich und Nervenfaserverluste sind sichtbar (◘ Abb. 20-19a-b).

Therapie

Die gezielte systemische Therapie richtet sich nach der Grundkrankheit. Für die akute okulare Infektion mit Toxoplasmen gibt es Indikations- und Therapieleitlinien der International Uveitis Study Group. Sie sehen eine Dreifachtherapie mit Sulfadiazin, Daraprim und Kortikosteroiden über 6 Wochen vor. Bei Lactoseintoleranz gibt man Atovaquon. Mit dieser Medikation lassen sich auch Rezidive schnell behandeln. Eine topische antiinfektiöse Therapie ist nicht effektiv.

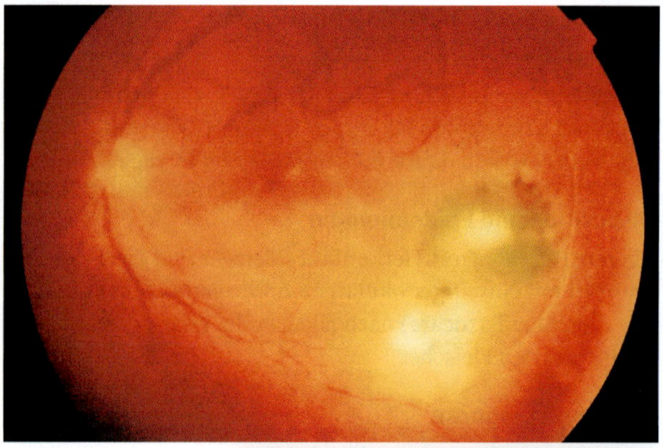

a

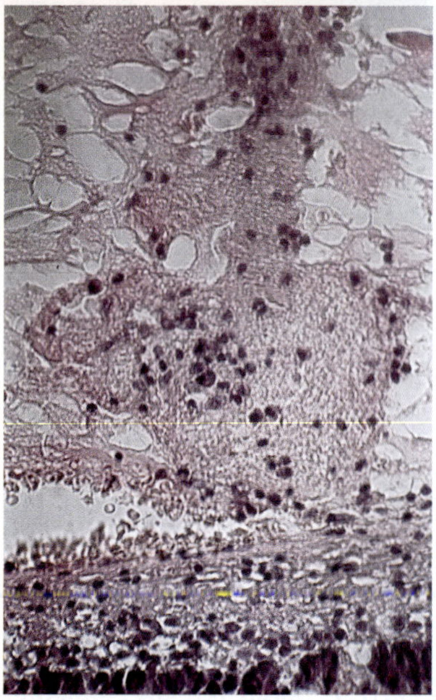

b

◘ **Abb. 20-19a, b.** Bei konnataler Toxoplasmose wie bei diesem 7-jährigen Patienten liegt der Herd zentral im Makulabereich (**a**). Die Sklera ist hier durch die Nekrose von Netz- und Aderhaut sichtbar. Am Rand kann man eine sekundäre reaktive Pigmentepithelproliferation und Abhebung der hinteren Glaskörpergrenzschicht beobachten. Immer besteht ein totales Skotom im befallenen Bereich, und Nervenfaserverluste sind deutlich sichtbar. **b** Im histologischen Schnitt (PAS, Vergr. 100:1) wird die granulomatöse Chorioiditis deutlich, die bei T.-gondii-Replikation entsteht. Sekundär mitbeteiligt ist die sensorische Retina. Das lymphozytäre Infiltrat reicht bis in den Glaskörper hinein

20.7.7.9 Chorioretinitis

Erreger

Die Abklärung der Chorioretinitis bleibt häufig ohne kausale Zuordnung. Erreger, die nicht unter die nosokomialen fortgeleiteten Infektionen fallen und eine Chorioretinitis bedingen, sind das Virus der lymphozytären Choriomeningitis (LCM), C. immitis, Akanthamöben, O. volvulus, T. solium, Echinokokken und Erreger, die zu einer Ophtalmomyasis (Hypoderma, Dirofilariose etc.) führen können.

Disposition und Epidemiologie

Meist erkranken Personen im mittleren Lebensalter.

Klinik und Diagnose

Die Patienten leiden unter relativen Skotomen, Metamorphopsien und langsamem Sehverlust. Der Untersucher stellt beidseitige diffuse, disseminierte oder multifokale graugelbe Entzündungsherde unterschiedlicher Größe im chorioidalen und retinalen Niveau sowie Entzündungszellen im Glaskörper fest.

Therapie

Die Therapie wird ggf. systemisch antiinfektiös durchgeführt.

20.7.7.10 Nichtgranulomatöse Chorioiditis

Erreger

Die Serologie erlaubt manchmal eine Zuordnung zu den morphologischen Befunden. Bei Infektionen mit EBV, Pneumocystis carinii, M. tuberculosis, H. capsulatum oder mit E. histolytica (bei HIV-Serokonversion) beobachtet man multifokale Entzündungsherde. Das Masernvirus und B. burgdorferi verursachen diffuse, disseminierte Läsionen.

Disposition und Epidemiologie

An der seltenen (multi)fokalen nichtgranulomatösen Chorioiditis erkranken Frauen in der 4. Lebensdekade und abwehrgeschwächte Patienten.

Klinik und Diagnose

Die Patienten berichten über akutes Verschwommensehen und Metamorphopsien mit Visusbeeinträchtigung, wobei beidseitige, disseminierte, mittelperiphere grau-gelbliche bis orangefarbene, 200 µm große rundliche Herde in der Chorioidea und im Pigmentepithel mit unscharfer Abgrenzung zu sehen sind. Manchmal entwickelt sich eine seröse Netzhautabhebung.

Therapie

Zugrunde liegende Systeminfektionen müssen adäquat behandelt werden. Eine topische oder lokale Gabe von Kortikosteroiden ist nicht effektiv.

20.7.7.11 Granulomatöse Chorioiditis

Erreger

Die Erreger können den morphologischen Befunden zugeordnet werden.

Erreger der granulomatösen Chorioiditis in Abhängigkeit vom morphologischen Befund

- Diffus:
  T. pallidum, Leptospira, B. burgdorferi, L. monocytogenes
- Disseminiert:
  Varicella-Zoster-Virus, Pneumocystis carinii, M. tuberculosis, C. immitis, B. abortus, C. neoformans und O. volvulus
- Multifokal:
  H. capsulatum, M. tuberculosis, Entamoeba coli, EBV, P. carinii und M. tuberculosis

Disposition und Epidemiologie

Abwehrgeschwächte Patienten im mittleren Lebensalter und Personen mit Reiseanamnese erkranken häufiger.

Klinik und Diagnose

Die Patienten haben Metamorphopsien und Verschwommensehen, deren morphologisches Korrelat meist beidseitige orangefarbene bis gelbliche Chorioideaherde unregelmäßiger Größe, aber guter Abgrenzung sind.

Therapie

Die Therapie sollte gezielt systemisch erfolgen.

20.7.7.12 Serpiginöse Chorioiditis

Die serpiginöse Chorioiditis ist eine am ehesten nichtinfektiöse lokalisierte Vaskulitis im Bereich der hinteren Ziliararterien. Eine Syphilis sollte ausgeschlossen werden.

20.7.7.13 Granulomatöse und nichtgranulomatöse Panuveitis

Erreger und Pathogenese

Die granulomatöse Panuveitis wird im Zusammenhang mit Systeminfektionen durch M. tuberculosis, Leptospira, B. burgdorferi, T. pallidum, B. abortus, B. anthracis, B. subtilis, L. monocytogenes, atypischen Mykobakterien, Aspergillus, Candida, Anaerobiern und Erregern einer Mucormykose beschrieben. Die nichtgranulomatöse Panuveitis scheint mit Infektionen durch Coxsackie-Virus Gruppe B vergesellschaftet zu sein.

Disposition und Epidemiologie

Die Inzidenz der infektiös bedingten Panuveitis im Rahmen von fortgeleiteten endogenen oder exogenen (Nasennebenhöhlen und Tränenwege) Infektionen bei älteren Patienten liegt bei etwa 1:100.000 Einwohner pro Jahr.

Klinik und Diagnose

Schmerzen, Photophobie und Visusminderung bei »rotem Auge« sind die wichtigsten Symptome. Zu sehen sind Irishyperämie, Entzündungszellen in Vorderkammer und Glaskörper und teils abgrenzbare disseminierte oder diffuse chorioidale Granulome.

Therapie

Die Therapie muss sich am Erregerbefund orientieren und systemisch erfolgen. Eine diagnostische und therapeutische Pars-plana-Vitrektomie kann manchmal indiziert sein.

20.8 Optikusneuritis

20.8.1 Optikusscheidenmeningitis (Optikus-»Perineuritis«)

Erreger

Am häufigsten sind Infektionen mit T. pallidum oder B. burgdorferi. Bei intrazerebraler Manifestation sind CMV, C. neoformans oder T. gondii bei Aids-Patienten verantwortlich.

Disposition und Epidemiologie

Betroffen sind junge Patienten mit einer infektiösen Systemerkrankung.

Klinik und Diagnose

Ein Grauschleier mit Gesichtsfeldeinschränkung und Visusminderung wird beklagt. Bei der Untersuchung sieht man eine randscharfe, von Ödem umgebene Papille.

Therapie

Die antiinfektiöse Therapie erfolgt systemisch gezielt je nach Erregernachweis.

20.8.2 Optikusneuritis (Papillitis und Retrobulbärneuritis)

Erreger

Erreger, die der Optikusneuritis zugeordnet werden können, sind Mumps-, Masern-, Influenza-, Vaccinia-, Herpes-simiae-, Frühsommer-Meningoenzephalitis-Virus, VZV, EBV, CMV und HIV sowie auch B. burgdorferi, T. pallidum, T. gondii, T. canis und T. cati.

Disposition und Epidemiologie

Meist sind jüngere Patienten (Mittel: 15 Jahre) mit infektiösen Allgemeinerkrankungen oder ältere (Mittel: 45 Jahre) mit Autoimmunerkrankungen betroffen.

Klinik und Diagnose

Die Patienten berichten von einem akuten Grauschleier, Visusminderung, Photophobie und Zentralskotom, von Bulbusbewegungs- und Repulsionsschmerz.

Der Untersucher stellt eine unscharfer Papille fest, außerdem Nervenfaserrarefizierung mit afferentem Pupillardefekt, Dyschromatopsie und Gesichtsfeldausfälle. Die Gruppe der jüngeren Patienten ist im Gegensatz zu den älteren meist bilateral betroffen. Liegt Mumps als infektiöse Grunderkrankung vor, ist die Optikusneuritis in 65% der Fälle beidseitig. Eine Retrobulbärneuritis ist morphologisch unauffällig.

Der spontane Visusanstieg erfolgt zu 75–90% auf >0,6 innerhalb von 4–5 Wochen.

Therapie

Die Therapie erfolgt systemisch antiinfektiös, wenn eine Infektion gesichert ist.

20.9 Endophthalmitiden

Intraokulare Infektionen können nach exogener Erregereinbringung durch Trauma oder nosokomial während Operationen, endogen fortgeleitet durch hämatogene Absiedelung im Rahmen einer Septikämie und lokal-invasiv fortgeleitet aus periokularen Geweben und Höhlen entstehen.

Am Ende einer Kataraktoperation werden bei 44% sonst gesunden Patienten im Kammerwasser 10–20 »colony forming units«/ml (CFU/ml) KNS, 10–15 CFU/ml Korynebakterien, 10–20 CFU/ml Moraxella spp., 10–20 CFU/ml Bacillus spp. und 10–20 CFU/ml Alternaria nachgewiesen, ohne dass eine symptomatische Entzündung zu beobachten ist. Hieraus kann geschlossen werden, dass in der Regel eine Abwehrschwäche des Patienten vorliegen muss, damit es postoperativ zu einer akuten Endophthalmitis kommt.

20.9.1 Exogene Endophthalmitis

Erreger

Akut postoperativ werden zu 80% Staphylokokken, Streptokokken, Pneumokokken, Enterokokken und andere grampositive Bakterien, 15% Hämophilus und gramnegative Bakterien und <5% Pilze wie Candida und Aspergillus isoliert. Chronisch postoperativ sind es KNS, P. acnes, Peptokokken, Candida, Aspergillus und Alternaria. Posttraumatisch findet man 30% Staphylokokken, 15% Streptokokken, Bacillus, andere grampositive und gramnegative Bakterien, Anaerobier und selten Pilze.

Pathogenese

Die Pathogenese erklärt sich aus der Translokation von Eiterregern und Biofilmbildnern (20% der sog. Standortflora der Konjunktiva) von den Eintrittspforten (Konjunktiva) nach intraokular.

Disposition und Epidemiologie

Patienten mit abwehrschwächenden Systemerkrankungen wie Diabetes mellitus und bestimmten Hauterkrankungen, z. B. Neurodermitis, erkranken zu über 50% in den ersten 10–48 h postoperativ akut und bis zu 6 Wochen nach der Operation chronisch. Nach traumatischer Perforation entwickelt sich die exogene Endophthalmitis 6–36 h nach dem Ereignis.

! Die Inzidenz der fulminanten Endophthalmitis nach elektiven Operationen liegt bei 0,1–1–8%, Spätinfektionen können bis zu 7% ausmachen.

Klinik und Diagnose

Die Patienten haben Schmerzen, Photophobie, Visusverlust und ein »rotes Auge« mit Hornhautdekompensation, Fibrin und Hypopyon, Abszess in Kapselsack und Glaskörper, Sekundärglaukom oder -hypotonie (Abb. 20-20).

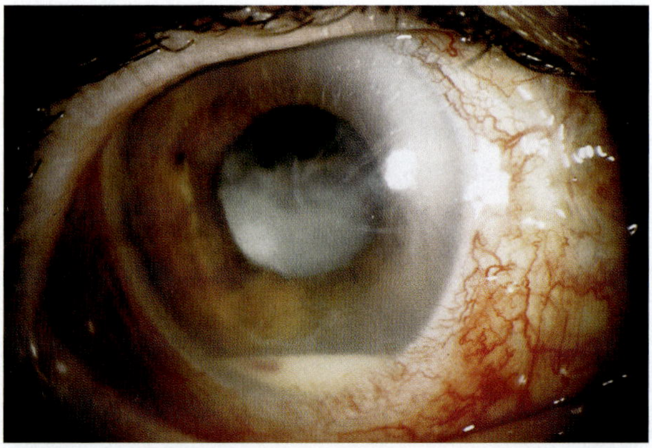

Abb. 20-20. Postoperative nosokomiale durch S. aureus bedingte Endophthalmitis mit deutlich sichtbarem Infektionsschwerpunkt: Infiltration des Kapselsacks hinter der Kunstlinse, »spill over« der Neutrophilen in die Vorderkammer mit Ausbildung eines Hypopyons

Die Ausprägung der Symptomatik ist abhängig von Erregervirulenz und -menge, ebenso von der immunologischen Kompetenz des Patienten.

Therapie

Die Ad-hoc-Therapie der fulminanten vermutlich bakteriell bedingten Endophthalmitis erfolgt aufgrund der zerstörten Blut-Kammerwasser-Schranke topisch, lokal subkonjunktival, intravitreal und hochdosiert systemisch. Eine Pars-plana-Vitrektomie ist praktisch immer indiziert.

20.9.2 Fortgeleitete Endophthalmitis

Erreger

Häufig sind zu isolieren Candida albicans (1–5:100.000 Krankenhauspatienten), B. cereus (USA), Streptokokken, Neisserien, Hämophilus, Staphylokokken, E. coli, Klebsiella-Enterobacter-Gruppe, Pneumokokken. Seltener findet man Aspergillus, andere gramnegative Bakterien, H. capsulatum und andere Pilze.

Pathogenese

Zur Pathogenese der Endophthalmitis bei abwehrgeschwächten Patienten nimmt man an, dass es bei intestinaler Candidabesiedelung zu einer Fungämie über die mesenterialen Lymphknoten kommt. Candida albicans interagiert dabei über multiple Rezeptorinteraktionen mit dem retinalen Gefäßendothel, sodass Entzündungsmediatoren die Gefäßwände schädigen und die Erreger invasiv in Richtung Glaskörper vorwachsen.

Disposition und Epidemiologie

Besonders gefährdet sind ältere abwehrgeschwächte, dauerkatheterisierte Patienten oder jüngere mit Drogenabusus, nach großen gastrointestinalen Operationen und Polytraumatisierte. Die Infektion macht sich bei ihnen 2–4 Wochen nach intraokularer Absiedelung bemerkbar.

Klinik und Diagnose

Kann der Patient sich äußern, beklagt er eine Visusminderung. Schmerzen hat er nicht.

! Der Befund relativ »weißes Auge« mit wenig Photophobie ist auf den ersten Blick eher unauffällig und wird bei Routinekontrollen am intensivmedizinischen Krankenbett leicht übersehen.

Intraokular können beidseitige vordere Infiltrate beobachtet werden. Dabei handelt es sich entweder um sog. Cotton-wool-Herde, die in 35–50% oder um Roth-Flecken, die in 10–24% mit Fungämie assoziiert sind. Darüber hinaus erkennt man intra- und präretinale Infiltrate (»puff balls«) (Abb. 20-21) bis hin zum Glaskörperabszess mit früher fibrovaskulärer Membranformation (Abb. 20-22).

Therapie

In Zweifelsfällen sollte sich die Medikation zunächst an der klinischen Differenzialdiagnose orientieren. Die Therapie muss hochdosiert systemisch sein und ausreichend lange erfolgen. Das gilt insbesondere bei der häufigen Candida-albicans-Fungämie mit Endophthalmitis, bei der über 6 Wochen eine

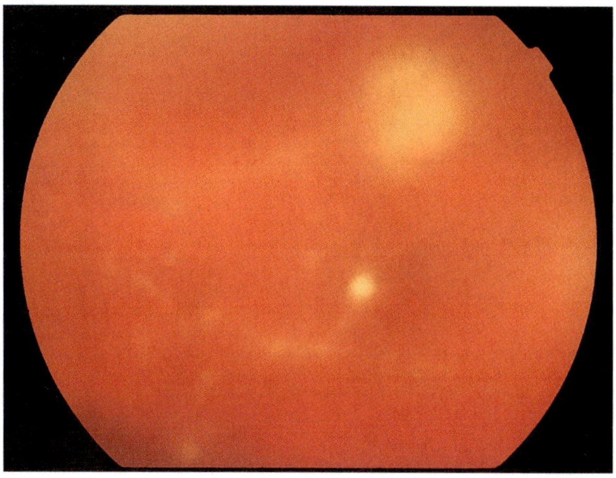

Abb. 20-21. Fortgeleitete Endophthalmitis durch C. albicans bei einem 41-jährigen polytraumatisierten Patienten mit i.v.-Dauerkatheter. Der gelbliche Glaskörperabszess und die präretinalen »string of pearls« sowie die retinale Vaskulitis sind sichtbar. Der Fundus kann nur schemenhaft erahnt werden

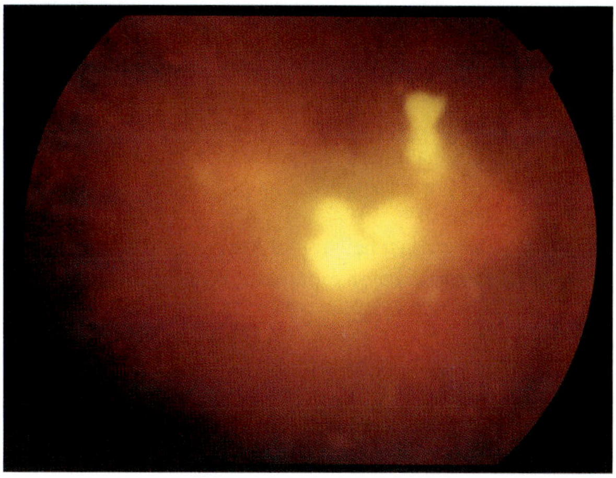

Abb. 20-22. Eine frühe Membranbildung bei zentralem Glaskörperabszess durch T. glabrata bei einer 25-jährigen i.v.-Drogenabhängigen erfordert außer der medikamentösen Therapie mit Amphotericin B i.v. eine kurative Vitrektomie

Kombinationstherapie aus Amphotericin B und 5-Flucytosin durchgeführt werden sollte. Bei ausgeprägten Befunden und drohender Traktionsamotio retinae ist eine diagnostische und therapeutische Pars-plana-Vitrektomie indiziert.

20.9.3 Panophthalmie

Erreger

Erreger sind Streptokokken, Staphylokokken, Meningokokken, B. subtilis, B. anthracis, E. coli, Clostridien, Pneumokokken, gramnegative Bakterien und aus den Sinus fortgeleitete Pilze, z. B. Erreger der Mukormykose (korneale Hypästhesie!), selten M. tuberculosis und B. burgdorferi.

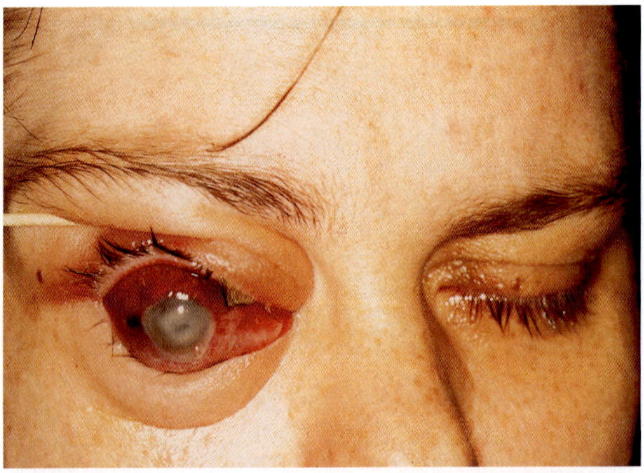

■ Abb. 20-23. Panophthalmie mit Beteiligung aller intraokularen Gewebe, der Sklera und angrenzender Strukturen mit präseptaler Orbitaphlegmone bei einer 35-jährigen Frau. Die Patientin erlitt eine Septikämie durch β-hämolysierende Streptokokken wegen einer Pyelonephritis bei Urämie, die nach einer fulminanten fortgeleiteten Endophthalmitis entstanden ist. Eine Enukleation zur Ausschaltung des hirnnahen Infektionsherdes ist in diesem Fall sinnvoll

Disposition und Epidemiologie

Die Panophthalmie ist selten und betrifft am häufigsten Abwehrgeschwächte (Diabetes mellitus) oder Verletzungspatienten. Meist ist sie aus einer exogenen, seltener durch eine fortgeleitete Endophthalmitis bei Septikämie entstanden.

Klinik und Diagnose

Ein akuter Visusverlust bei »rotem Auge« geht mit Motilitätsverlust, schmerzhaftem Exophthalmus und Gefäßstauung, Lidrötung, Chemosis conjunctivae, Hornhautdekompensation, Hypopyon und Glaskörperinfiltration mit intraokularer Druckerhöhung einher (■ Abb. 20-23).

Therapie

Die Therapie sollte hochdosiert systemisch und lokal antiinfektiös erfolgen. Die Grunderkrankung muss unter Kontrolle gebracht werden. Eine Vitrektomie ist nur in Ausnahmefällen indiziert. Die Enukleation kann zur Prävention der Sinus-cavernosus-Thrombose notwendig werden.

20.10 Neugeboreneninfektionen

Definition und Disposition

Die Ophthalmia neonatorum oder Neugeborenenblennorrhö entsteht innerhalb von 6 Wochen nach der Geburt. Sie ist eine infektiöse konjunktivale Entzündung. Die Erreger stammen aus der mütterlichen Besiedelung des Geburtskanals, sind für das Neugeborene pathogen und werden unter der Geburt durch mechanische Inokulation übertragen.

! Die mütterliche Flora variiert in Erregerqualität und -menge beträchtlich und stellt damit ein individuell unterschiedliches Übertragungsrisiko für das Neugeborenenauge dar.

20.10.1 Neugeborenenkonjunktivitis/Blennorrhö

Erreger

Erreger können in 86–90% aller Fälle isoliert werden. Es handelt sich um: S. aureus (30–50%), KNS (10–15%), koliforme Bakterien (5–15%), α-hämolysierende Streptokokken (5–10%), C. trachomatis (5–10%), S. pneumoniae (1–5%), Klebsiella-Enterobacter-Gruppe (1–5%), H. influenzae, H. parainfluenzae, N. meningitidis, N. gonorrhoeae (0,03% in Ländern mit Prophylaxe, 0,1% ohne Prophylaxe), N. mucosa, M. catarrhalis, P. aeruginosa, andere gramnegative und grampositive Bakterien, C. albicans, andere Pilze, HSV, Adenovirus 8, M. hominis, U. urealyticum.

N. gonorrhoeae und P. aeruginosa können nach wenigen Stunden zur Hornhautperforation, und N. meningitidis, S. pneumoniae und N. gonorrhoeae zur Septikämie führen.

Pathogenese

Pathogenetisch liegt eine direkte Inokulation auf die (mini)traumatisierte und immunologisch noch nicht entwickelte Konjunktiva bei relativem Tränenmangel vor.

Disposition und Epidemiologie

Die Neugeborenenblennorrhö kommt am 2. bis 6. Tag post partum vor. Risikofaktoren sind angeborene Missbildungen, offenes Auge unter der Geburt und die Flora des Geburtskanals. Das Risiko für eine symptomatische Übertragung bei entsprechender Kolonisierung der Mutter beträgt für C. trachomatis 5–50%, für N. gonorrhoeae 30–60%, für HSV 5–8%, für Streptokokken und HPV jeweils 0,1%.

Klinik und Diagnose

Lidödeme, papilläre Konjunktivitis und eitrige Sekretion kennzeichnen das meist schmerzhafte Krankheitsbild.

Therapie

Die Antibiotikatherapie erfolgt grundsätzlich systemisch und topisch.

20.10.2 Neugeborenenkeratitis

Erreger

Die Infektion ist nosokomial durch P. aeruginosa, S. aureus, S. marcescens und andere gramnegative Bakterien bedingt. Außerdem kommen N. meningitidis, N. gonorrhoeae, α-hämolysierende Streptokokken, selten Mumps- und Rötelnvirus, HSV, Shigella und Salmonella in Frage.

Pathogenese

Die Pathogenese entspricht der Neugeborenenblennorrhö.

Disposition und Epidemiologie

Die infektiöse Neugeborenenkeratitis ist meistens im Krankenhaus erworben. Bei Abwehrschwäche kann selten eine okulogene Septikämie drohen.

Klinik und Diagnose

Die purulente Sekretion aus geschwollenen Lidspalten ist offenbar meist schmerzfrei. Nach Lidöffnung (**Cave:** Spritzschutz!) kann eine Hornhautdekompensation, stromale Infiltration, Ringulkus und Perforation gesehen werden.

Therapie

Die Antibiotikatherapie erfolgt grundsätzlich hochdosiert systemisch und topisch. Operative Interventionen sind wegen der schlechten Prognose in der Regel nicht indiziert.

20.10.3 Neugeborenenretinitis

Die Neugeborenenretinitis bei Immundefekten ist in Deutschland eine Rarität, und die Augenbefunde sind meist zufällig. Ursächlich kommen als Erreger CMV bei Aids, LCM-, Masern-, Mumps und Rötelnvirus, HSV (80% Typ 2) und VZV, HTLV-1 (bisher nur in Japan) und T. pallidum in Frage. Die Therapie erfolgt systemisch je nach der Grunderkrankung.

Fazit für die Praxis

- Zu 20.2:
  Endemisches Trachom, Onchozerkose und Lepra spielen auch im 21. Jahrhundert mit vielen hundert Mio. betroffenen Patienten die außerhalb der Industriestaaten weltweit wichtigste Rolle infektiös bedingter, vermeidbarer Blindheit. Das Programm »Vision 2020« der WHO und der International Agency for the Prevention of Blindness hat sich die Besiegung dieser Infektionskrankheiten bis zum Jahr 2020 zur Aufgabe gemacht.
- Zu 20.3:
  Infektionen der Tränenwege sind ein häufiges und für die Patienten lästiges Problem, das kombiniert medikamentös und chirurgisch angegangen werden sollte. Einerseits reicht die alleinige topische Antibiotikatherapie aufgrund von Verteilungsschwierigkeiten wegen Dakryolithen und Strikturen nicht dauerhaft aus. Andererseits scheitern chirurgische Maßnahmen, wenn sie ohne erregereliminierende Medikation erfolgen.
- Zu 20.4:
  Infektionen der Orbita stellen wegen der Komplikationsmöglichkeit der septischen Sinus-cavernosus-Thrombose eine dringende Indikation für HNO-ärztliche Abklärung dar. Es muss eine systemische Antibiotikatherapie eingeleitet werden, ggf. ist auch chirurgische Intervention vonnöten.
  Differenzialdiagnostisch ein großes Problem stellen Infektionen an den Lidern dar. Die chronischen Formen bedürfen zur Abklärung und Therapie der Kooperation von Augenärzten, Infektiologen und Hautärzten. Lidinfektionen sind die häufigste Ursache für sekundäre, klinisch auffällige Konjunktivitiden. Die mikrobiologischen Befunde und die Biopsien müssen interdisziplinär interpretiert werden. Topische Antibiotika sind nicht sinnvoll.
- Zu 20.5:
  Bakterielle Konjunktivitiden gehören zu den häufigsten augenärztlichen Diagnosen. Viele Konjunktivitiden sind sekundär, d.h. reaktiv. Die Abstrichinterpretation setzt eine kompetente morphologische Klassifizierung voraus. Die Isolierung mancher Erreger erfordert außer der topischen auch eine systemische Antibiotikatherapie.
- Zu 20.6:
  Keratitiden sind die häufigsten zur Visusminderung bis hin zur Erblindung führenden Infektionen. Die höchste Inzidenz haben die durch Bakterien oder Adenoviren ausgelösten Infektionen, die höchste Morbidität herpetische Infektionen.
  Leitkeim für Kontaktlinseninfektionen ist P. aeruginosa, der wegen seiner hohen Augenpathogenität in die Auswahl einer kalkulierten lokalen und ggf. systemischen Soforttherapie einbezogen werden sollte. Tiefe herpetische Infektionen müssen systemisch behandelt werden. Phototherapeutische Maßnahmen sollten unter virustatischer Prophylaxe durchgeführt werden.
- Zu 20.7:
  Die morphologisch klare und interdisziplinär-klinische Diagnose einer intraokularen Entzündung verhindert kostenträchtige Abklärungen im »Gießkannenprinzip«. Herpetische Keratouveitiden, infektionsassoziierte HLA-B27-positive Iridozyklitiden und Virusretinitiden sind am häufigsten. Intraokulare Infektionen werden aus pharmakokinetischen Gründen systemisch, CMV-Retinitiden auch mit intravitreal eingebrachten Medikamententrägern direkt behandelt.
- Zu 20.8:
  Da Optikusneuritiden selten infektiös bedingt sind, lassen sie sich schlecht behandeln. Daher sollte die Möglichkeit einer erfolgreich therapierbaren Spirochäteninfektion immer ausgeschlossen werden.
- Zu 20.9:
  Akute posttraumatische und postoperative Endophthalmitiden erfordern eine schnelle, höchstdosierte und umfassende lokale und systemische Antibiotikatherapie, die auch im nicht entzündeten Auge die »Barrieren« überwinden muss. Die medikamentöse Therapie sollte immer mit einer ausreichenden Vitrektomie des intraokularen Abszesses und mit Entfernung von Plastikimplantaten kombiniert werden. Hämatogen fortgeleitete Endophthalmitiden sind in der Regel Candidainfektionen und erfordern eine systemische antimykotische Kombinationstherapie aus Amphotericin B und Flucytosin. Je nach Befund kann eine diagnostische und therapeutische Vitrektomie erforderlich sein.

Literatur zu Kap. 20

Behrens-Baumann W (1991) Pilzinfektionen des Auges. Bücherei des Augenarztes. Enke, Stuttgart

Bialasiewicz AA, Jahn GJ (1989) Chlamydieninfektionen: Ein Leitfaden für Augenärzte. Enke, Stuttgart (Bücherei des Augenarztes, Bd 119. ISBN 3-432-98281 X)

Bialasiewicz AA, Schaal KP (Hrsg) (1994) Infectious diseases of the eye. Butterworth-Heinemann, Stoneham/MA,USA (656 pp, ISBN 3-540-54721-5)

Bialasiewicz AA, Klauß V, Knothe H, Kramer A, Werner HP (1995) Infektionskrankheiten des Auges. G. Fischer, Stuttgart (ISBN 3-437-11517-0)

Bialasiewicz AA, Klauß V (1996) Infektionen am Auge: Fragen zur Praxis. agamede-Verlag, Köln (ISBN 3–98053454–0-2)
Gross H, Barasso R (1998) Human papillomavirus infections: A clinical atlas. Ullstein-Mosby, Berlin (ISBN 3–86126–117–0)
Kampik A, Grehn F (Hrsg) (1996) Das äußere Auge. Enke, Stuttgart (Bücherei des Augenarztes, Bd 137, ISBN 3–432–27631–1)
Kampik A, Grehn F (Hrsg) (1997) Entzündungen des Augeninneren. Enke, Stuttgart (Bücherei des Augenarztes, Bd138, ISBN 3–432–29861–7)
Krumpaszky HG, Klauß V (1996) Epidemiology of blindness and eye diseases. Ophthalmologica 210/1: 1–84
Naumann GOH (1997) Pathologie des Auges. Springer, Berlin Heidelberg New York Tokio
Ohno S, Aoki K, Usui M, Uchio E (Hrsg) (1998) Uveitis today. Elsevier Science, Amsterdam (ISBN 0–444–82983–0)
Pleyer U, Hartmann C (Hrsg) (1998) Entzündungen im Auge. agamede-Verlag, Köln (ISBN 3–9805345–0-0)
Tabbara KF, Hyndiuk RA (eds) (1986) Infections of the eye: Diagnosis and management. Little, Brown, Boston

Weiterführende Übersichtsarbeiten

Bialasiewicz AA, Janßen K (1993) Entzündungsreaktionen an den äußeren und vorderen Augenabschnitten. Klassifizierung, Differenzialdiagnose, Labordiagnostik, Teil 1+2. Contactologia 15:177–190; 16:34–42
Bialasiewicz AA, Richard G (1997) Nosokomiale Infektionen am Auge und krankenhaushygienische Maßnahmen in der Augenheilkunde. In: Beck EG,Eikmann T,Tilkes F (Hrsg) Hygiene in Krankenhaus und Praxis, Bd 8, III/3.19: S. 1-16. Ecomed, Landshut (ISBN 3 609–76570–4)
Bialasiewicz AA (2000) Neuroretinitis. Ophthalmologe 97: 374–391
Bialasiewicz AA (2000) Nosocomial keratitis. Hyg Med 11
Ford E, Nelson KE, Warren D (1987) Epidemiology of epidemic keratoconjunctivitis. Epidemiol Rev 9: 244–261
Klauß V (1999) Besondere epidemiologische Aspekte von Augenerkrankungen. In: Erb C, Flammer J (Hrsg) Risikofaktoren für Augenerkrankungen. Huber, Bern, S 17–23
Klauß V, Schaller UC, Bialasiewicz AA (2000) Importance and epidemiology of infectious eye diseases. In: Behrens-Baumann W, Kramer A (eds) Dev Ophthalmol. Karger, Basel
Miyanaga Y (1997) A new perspective in ocular infection and the role of antibiotics. Ophthalmologica 211/S1: 9–14
Völcker HE, Haase K, Meythaler FH (1984) Mykotische Endophthalmitis – Signal für eine Candidasepsis. Dtsch Ärztebl 22: 1785–1790

Bartonellosen

T. Grünewald, B. R. Ruf

21.1 Einleitung

Infektionen mit Bakterien des Genus Bartonella sind schon seit Ende des 19. Jahrhunderts als klinische Entität bekannt. Erst in den letzten Jahren wurde ihnen jedoch eine entsprechende Beachtung als Erreger opportunistischer Infektionen bei Immunsupprimierten geschenkt. Die Entdeckung, dass B. henselae auch das wesentliche Pathogen im Rahmen der Katzenkratzkrankheit (»cat-scratch disease«, CSD) darstellt, hat zu einer Fülle neuer Erkenntnisse nicht nur hinsichtlich der Genus, der Erregerbiologie und -ökologie, sondern auch der Infektionspathogenese mit intrazellulären Pathogenen sowie der Persistenz von Erregern im vermeintlich sterilen Medium Blut bei Säugetieren geführt.

21.2 Mikrobiologie

Bartonellen sind kleine, leicht gebogene, manchmal auch kokkoid erscheinende mikroaerophile motile gramnegative Stäbchen. Eine Kultivierung gelingt häufig nur nach langen Inkubationszeiten (4–6 Wochen) in einer 5%igen CO_2-Atmosphäre auf Schafblut oder Hämin enthaltenden Medien. Zur Anzucht der Erreger geeignete Materialien sind Gewebe und Vollblut. Bei letzterem erhöht die Lysezentrifugationsvorbehandlung des antikoagulierten Vollblutes die diagnostische Sicherheit.

Es sind derzeit 17 Spezies mit insgesamt 19 Subspezies bekannt (◘ Tabelle 21-1). Auf dem Boden phylogenetischer Analysen (16S rRNA-Sequenzierung) wurden die Genera Bartonella, Rochalimea und Granhamella 1997 zusammengefasst.

◘ **Tabelle 21-1.** Bakterien des Genus Bartonella

Bei Menschen nachgewiesen	Nur bei Tieren vorkommend
Bartonella bacilliformis	Bartonella alsatica
Bartonella clarridgeiae	Bartonella birtlesii
Bartonella elizabethae	Bartonella doshiae
Bartonella grahamii [a]	Bartonella koehlerae
Bartonella henselae	Bartonella peromysci
Bartonella quintana	Bartonella schoenbuchensis
Bartonella vinsonii subsp. arupensis [b]	Bartonella talpae
Bartonella vinsonii subsp. berkhoffii [c]	Bartonella taylorii
	Bartonella tribocorum
	Bartonella vinsonii subsp. vinsonii
	Bartonella weissii

[a] 1 Patient mit Neuroretinitis beschrieben.
[b] 1 Patient mit Bartonellabakteriämiesyndrom beschrieben.
[c] 1 Patient mit Endokarditis beschrieben.

21.3 Erregerökologie und Reservoire

Zur Ökologie des Erregers sind in den letzten Jahren neue verblüffende Erkenntnisse gewonnen worden: Bartonellen sind sowohl in potenziellen Insektenvektoren (◘ Tabelle 21-2) als auch in Säugetieren (Katzen, Hunden, Nagern) nachgewiesen worden. Dabei waren z. T. hohe Nachweisraten (über 60% bei Insekten) als auch oftmals asymptomatische Bakteriämien bei Hunden und Katzen nachweisbar. Dies hat zum Postulat persistierender asymptomatischer Infektionen bei einzelnen Wirtsspezies geführt. Inokulationsversuche konnten Bakteriämiedauern von weit mehr als einem Jahr bei Katzen nachweisen.

◘ **Tabelle 21-2.** Insekten, in denen Bartonellen nachgewiesen werden konnten

Insekt	Bartonellaspezies
Pediculus hominis (Körperlaus)	B. quintana
Ctenocephalides felis (Katzenfloh)	B. henselae
Trombicula miroti (Ohrmilbe)	B. vinsonii subsp. vinsonii
Lutzomyias sp. (Sandfloh)	B. bacilliformis
Xenopsylla cheopis (Floh)	B. henselae, B. elizabethae
Ixodes pacificus (Zecke)	B. henselae, B. vinsonii subsp. berkhoffii

21.4 Pathogenese

Bartonellen als intrazelluläre Pathogene haben eine hohe Affinität zu erythrozytären Zellen (B. bacilliformis) und zu den Zellen des vaskulären Endothels (B. henselae, B. quintana, B. elizabethae). Dies bedingt einerseits die typischen hämolytischen Krankheitsmanifestationen (Oroya-Fieber) und die Neoangiogenese, die charakteristisch für die klinischen Krankheitsbilder bei immunsupprimierten Individuen ist (Peliosis hepatis, bazilläre Angiomatose).

Immunologisch lassen sich bei Infizierten innerhalb von 3–4 Wochen Antikörper der Klassen IgM und IgG nachweisen. Die IgG-Antwort persistiert und kann für Seroprävalenzuntersuchungen genutzt werden. Es ist nicht bekannt, ob die IgG-Antikörper eine protektive Immunität vermitteln, wahrscheinlicher ist jedoch eine Th1-vermittelte protektive Immunantwort.

21.5 Epidemiologie und Transmission

Infektionen mit Bartonellen kommen weltweit vor, die Seroprävalenz in der gesunden Bevölkerung liegt unter 5%, bei Katzenhaltern und Veterinärmedizinern kann sie deutlich höher liegen (Tierärzte in Europa bis zu 13%). Lokale Unterschiede, bedingt durch differente sozioökonomische und hygienische

Verhältnisse sowie eine unterschiedliche Tierhaltung spielen bei der Seroprävalenz eine große Rolle. Zur Inzidenz von Bartonellosen liegen keine sicheren Daten vor, es kann aber von 9,5–10 Erkrankten pro 100.000 Einwohner jährlich ausgegangen werden, wobei den überwiegenden Anteil dabei die an der Katzenkratzkrankheit Erkrankten einnehmen. Eine saisonale Häufung von Erkrankungen finden sich im Frühjahr und Herbst, Männer sind etwas häufiger als Frauen (60:40) betroffen, die höchste Inzidenz findet sich bei Kindern im Alter zwischen 2 und 14 Jahren.

Die Übertragung erfolgt durch Kratz- oder Bisswunden infizierter Tiere, eine Übertragung durch Flöhe (B. henselae) oder Kleiderläuse (B. quintana) ist insbesondere bei der Bartonellenendokarditis und dem urbanen Schützengrabenfieber möglich. Für Bartonella henselae konnte gezeigt werden, dass die Genotypen von an CSD Erkrankten und ihren Haustieren korrespondieren.

21.6 Klinik

Das klinische Bild der Bartonellose kann sehr vielfältig und auch irreführend sein, sodass eine Vielzahl von Differenzialdiagnosen für die einzelnen Entitäten in Betracht gezogen werden muss (▫ Tabelle 21-3). Insbesondere bei Patienten mit Immunsuppression (HIV-Infizierte, Transplantierte) können schwere lokalisierte Krankheitsbilder ausprägen, die den vorgestellten syndromatischen Bildern nur partiell entsprechen. Die klinische Erfahrung mit Bartonellosen zeigt entsprechend eine lange Beschwerdedauer von Wochen bis Monaten bis zur definitiven Diagnose.

21.6.1 Klassische Erkrankungen

21.6.1.1 Carrion-Krankheit

Die durch Bartonella bacilliformis ausgelöste, in Ecuador, Kolumbien und Peru endemische Erkrankung ist schon in alten Berichten ca. 1000 Jahre vor der Entdeckung des südamerikanischen Kontinents durch die Europäer beschrieben worden. Sie lässt sich bei biphasischem Verlauf in 2 distinkte Krankheitsbilder unterteilen.

Oroya-Fieber

Diese Krankheitsmanifestation stellt die akute Form der Carrion-Krankheit dar. Prominentes klinisches Symptom ist das hohe Fieber, welches mit Schüttelfrost und einem schweren Krankheitsgefühl einhergeht. Es kommt zur einer massiven hämolytischen Krise, welche bedingt ist durch die Ruptur der Erythrozytenmembran unter dem Einfluss der Parasitierung durch B. bacilliformis. Vor der Einführung wirksamer Antibiotika und adäquater supportiver Maßnahmen hatte die Krankheit eine hohe Letalität. Selten kann sie auch außerhalb Südamerikas vorkommen.

▫ **Tabelle 21-3.** Wichtige syndromatische Differenzialdiagnosen der Bartonellosen

Oroya-Fieber	Malaria Parvovirus B19-Infektion Hämolytische Anämie anderer Ursache
Verruga peruana	Angiosarkom (Endemisches) Kaposi-Sarkom
Trench fever	Rickettsiosen Flavivirusinfektionen Treponematosen Sepsis lenta
CSD-Lymphadenopathie	Toxoplasmose Tuberkulose/Mykobakteriose Tularämie Aktinomykose Infektionen mit Viren der Herpesgruppe (Mononucleosis infectiosa) (Akute) HIV-Infektion
Neuro-CSD	M. Whipple Lues Endemische Mykosen (Kryptokokkose, Blastomykose etc.)
Kutane bazilläre Angiomatose	Kaposi-Sarkom
Bartonellabakteriämie/-endokarditis	Jedes FUO Andere »kulturnegative« Endokarditiden
Disseminierte/viszerale Bartonellose	Yersiniose M. Whipple Chlamydieninfektionen (Prostatitis) Brucellose Leishmaniasis Tuberkulose/Mykobakteriose Aktinomykose

Therapeutisch sind Doxycyclin und Makrolide frühzeitig eingesetzt gut wirksam (s. unten).

Verruga peruana (Peruwarze)

Sie entspricht der chronischen Verlaufsform der Carrion-Krankheit. Innerhalb von Wochen bis Monaten nach der akuten Infektion bilden sich vaskuloproliferative noduläre, manchmal schmerzhafte Tumoren an der Haut, die rötlich-livide erscheinen und von derber Konsistenz sind. Wesentliche klinische Symptome bestehen meist nicht, selten finden sich subfebrile bis febrile Temperaturen sowie Nachtschweiß. Die Prognose ist i. Allg. gut, eine antibakterielle Therapie führt zur kompletten Ausheilung der Läsionen.

Die ätiologische Zuordnung beider klinischer Syndrome zu einem Erreger ist dem peruanischen Medizinstudenten Carrion zuzuschreiben, der sich mit dem Gewebe von an Verruga peruana infizierten Personen selbst inokulierte und fatalerweise am Oroya-Fieber starb.

21.6.1.2 Wolhynisches Fieber (Synonyme: Schützengrabenfieber, »trench fever«)

Das Wolhynisches Fieber stellt die klassische europäische Manifestation der Bartonellose dar. Erreger ist B. quintana, Vektoren sind Kleiderläuse. Epidemiologisch tritt die Erkrankung unter schlechten soziohygienischen Bedingungen auf. Einen epidemiologischen Höhepunkt hatte sie während des I. Weltkriegs (Schützengrabenfieber), wo insbesondere in den Sümpfen Wolhyniens Zehntausende erkrankten.

Nach einer Inkubationszeit von im Mittel 14 Tagen finden sich zunächst uncharakteristische katarrhalische Beschwerden sowie starke Zephalgien und Arthralgien, es kommt dann zu fieberhaften Zyklen mit fieberfreien Intervallen bis zu 5 Tagen (daher auch die irreführende Bezeichnung 5-Tage-Fieber) mit abnehmender Intensität der Krankheitssymptomatik sowie zu einem teilweise sehr diskreten, akral betonten makulösen flüchtigen Exanthem (▪ Abb. 21-1). Die Erkrankung heilt in der Regel spontan nach 1–2 Monaten aus. Eine spezifische Therapie ist meist nicht erforderlich.

Die in den Großstädten aufkommende Verelendung hat v. a. bei Obdachlosen und solchen mit Alkoholkrankheit in den letzten Jahren vermehrt zum Auftreten ähnlich verlaufender Bartonellosen geführt, die unter dem Namen »urban trench fever« als Entität zusammengefasst werden. Hier ist eine antibakterielle Therapie oftmals erforderlich. Es werden Makrolide, Doxycyclin und auch Fluorochinolone eingesetzt. Bei ungenügender Therapie oder mangelnder Compliance kann es zu Rezidiven und der Entwicklung von Endokarditiden oder isolierten Bakteriämien mit nachfolgendem Sepsissyndrom kommen.

21.6.1.3 Katzenkratzkrankheit [»cat scratch disease« (CSD)]

Als Ätiologie der Katzenkratzkrankheit (CSD) war schon lange eine bakterielle Infektion vermutet worden. Nachdem 1983 Erreger in Versilberungsfärbungen auch lichtmikroskopisch visualisiert werden konnten, wurde im Armed Forces Institute of Pathology (AFIP) in den USA 1988 in den Lymphknoten von 10 Patienten mit CSD ein Erreger kultiviert. Er wurde Afipia felis benannt. Weitere Untersuchungen konnten jedoch keine sichere Assoziation von A. felis mit Fällen von CSD nachweisen. Erst 1995 konnte Bartonella-DNA erstmalig und dann auch regelmäßig (zwischen 95 und 100% der Untersuchten) in Materialien von CSD-Patienten nachgewiesen werden (v. a. B. henselae). Die Rolle von Afipia felis als Erreger der Katzenkratzkrankheit scheint sich auf nur wenige Patienten zu beschränken.

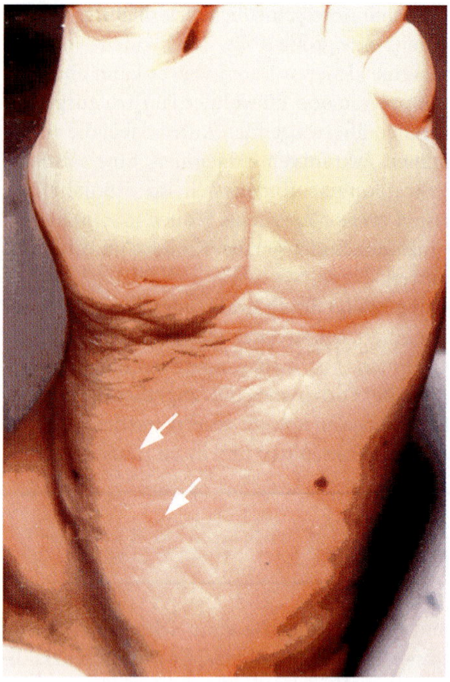

▪ Abb. 21-1. Wolhynisches Fieber: diskrete akral betonte exanthematische Läsionen während einer febrilen Periode

Klinisch entsteht an der Inokulationsstelle innerhalb von wenigen Tagen eine derbe, druckdolente rötliche Papel (Primäraffekt), nach einer kurzen (1–10 Tage) Phase mit unspezifischer Allgemeinsymptomatik (leichtes Fieber, Myalgien, Zephalgien) zeigen sich in den drainierenden Regionen druckdolente Lymphknotenschwellungen, die bei unkompliziertem Verlauf innerhalb von 2–6 Monaten regredient sind. Histologisch sind die Lymphknotenläsionen gekennzeichnet durch granulomatöse Veränderungen mit vereinzelten Mikroabszessen, manchmal aber auch nur durch eine milde lymphoide Hyperplasie. Eine Therapie ist meist nicht erforderlich.

Komplikationen

Neben den spontan limitierten existieren auch komplizierte Verläufe, die bei bis zu 20% der klinisch apparenten Patienten auftreten können (▪ Tabelle 21-4). Neurologische Komplikationen stellen die wichtigste Gruppe dar. Problematisch können chronische und chronisch-rezidivierende Verläufe mit mesenterialen Lymphknotenschwellungen und Abszessbildung sein.

Diagnostik

Das klinische Bild und die Anamnese reichen dem Erfahrenen oft zur Diagnosestellung aus. Spezifische Antikörpernachweise (Immunfluoreszenzassay und besser: Immunoblot) können die

■ Tabelle 21-4. Wesentliche Komplikationen der Katzenkratzkrankheit an verschiedenen Organsystemen

Organsystem	Komplikation
ZNS	Meningitis Enzephalitis Neuritis nervi optici
Auge	Retinitis Choroiditis Parinaud-Syndrom
Gastrointestinaltrakt	Hepatitis (granulomatös, Peliosis) Mesenteriale Lymphadenitis
Knochen und Bindegewebe	Osteomyelitis Weichteilabszesse Subkutane Granulome
Sonstige	Prostatitis Generalisierte Lymphadenopathie

■ Tabelle 21-5. Neuere Krankheitsentitäten, die mit Bartonellosen assoziiert sind

Krankheitsentität	Bartonellose
Bazilläre Angiomatose	B. henselae B. quintana
Bazilläre Peliosis hepatis	B. henselae B. quintana
Bartonellabakteriämie-Syndrom	B. henselae B. quintana B. elizabethae B. clarridgeiae
Endokarditis	B. henselae B. elizabethae B. clarridgeiae
Disseminierte Krankheitsbilder	B. henselae B. quintana B. elizabethae

Diagnose sichern, bei Immunsupprimierten (s. unten) sind Direktnachweise (Kultur oder spezifische PCR aus Geweben und Sekreten) erforderlich. Der früher oftmals durchgeführte Hauttest hat nur noch historische Bedeutung.

Therapie

Eine antibakterielle Therapie ist oftmals nicht erforderlich. Gerade im Kindes- und Jugendalter kann in hohem Maße mit Spontanheilungen gerechnet werden. Bei langwierigen oder komplizierten Verläufen ist jedoch die Gabe von Doxycyclin oder Makroliden erforderlich. Alternativ stehen auch Fluorochinolone zur Verfügung. Eine Kombinationstherapie der genannten Substanzgruppen mit z. B. Rifampicin kann insbesondere bei hartnäckigen Lymphadenitiden den therapeutischen Erfolg beschleunigen.

21.6.2 »Neue« Krankheitsentitäten

Neben den klassischen Krankheitsbildern, die v. a. Immunkompetente betreffen, lassen sich noch einige wesentliche weitere Krankheitsbilder (■ Tabelle 21-5) durch Bartonellen abgrenzen, die insbesondere bei immunsupprimierten Patienten eine große Bedeutung haben.

21.6.2.1 Bazilläre Angiomatose

Mit dem Aufkommen der HIV-Endemie imponierten neben anderen ungewöhnlichen Infektionskrankheiten auch immer wieder solche mit rötlich-lividen derben dolenten papulonodulären Hautveränderungen (■ Abb. 21-2), die entweder einzeln stehend oder disseminiert an Stamm und Extremitäten auftreten können. Eine Allgemeinsymptomatik (Fieber, Minderung des Allgemeinzustands) findet sich initial bei weniger als 50% der Patienten. Das Auftreten dieser Läsionen auf der Mukosa des Oropharynx sowie des Kolons ist beschrieben. Die differenzialdiagnostische Abgrenzung der kutanen Manifestation zum Kaposi-Sarkom kann dem Ungeübten Schwierigkeiten bereiten.

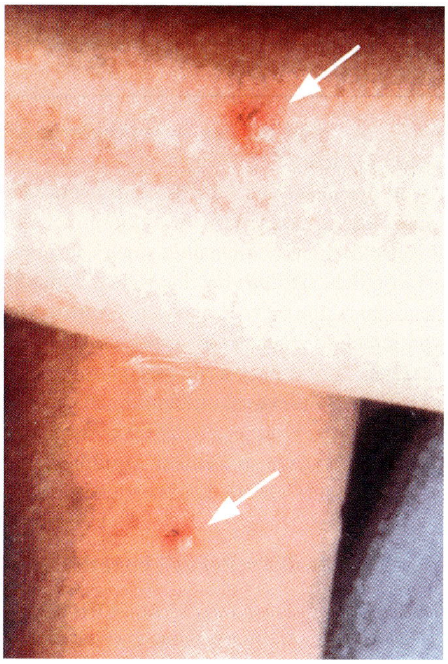

■ Abb. 21-2. Noduläre Läsionen bei einem HIV-Infizierten mit kutaner bazillärer Angiomatose

Histologisch sind in den Läsionen neben einem gemischtzelligen Infiltrat vaskuläre Proliferate (■ Abb. 21-3) mit hyperplastischen Endothelien nachweisbar. In der Warthin-Starry-Färbung ist ein bräunlich-schwarzer feingranulierter Niederschlag (»bacterial dust«) intrazellulär sowie im Interstitium zu finden, der sich elektronenoptisch als gebogene stäbchenförmige Bakterien identifizieren lässt.

Die Histologie war bei den ersten auftretenden Fällen auch die wichtigste diagnostische Maßnahme. Heute haben die molekularbiologischen Methoden (genus- und speziesspezifische PCR) sowie verfeinerte Kulturmethoden die mikrobiologische Diagnostik auf eine sichere Basis gestellt. Serologische Unter-

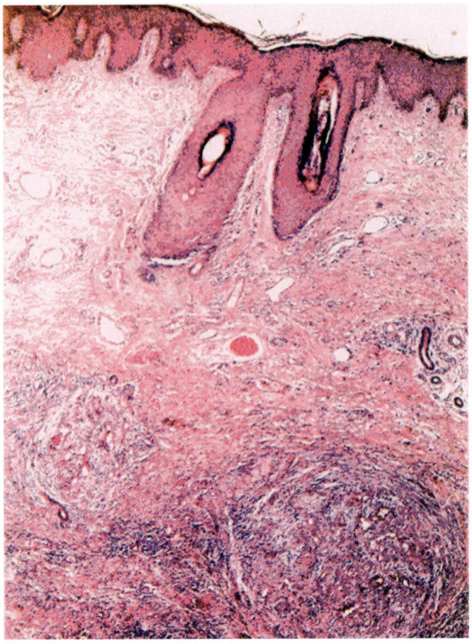

Abb. 21-3. Vaskuläre Proliferate und perivaskuläre Eisenpigmentablagerungen in einem kutanen Knoten (gleicher Patient wie Abb. 21-2)

suchungen sind bei den immunsupprimierten Betroffenen nicht hilfreich.

In der Therapie ist die Behandlung mit Fluorochinolonen, Makroliden, Doxycyclin und Rifampicin in verschiedenen Zweifachkombinationen über einen Zeitraum von 14–28 Tagen erforderlich. Sie führt bei der Mehrzahl der Patienten zu einer deutlichen klinischen Besserung, Rezidive können jedoch vorkommen und machen eine erneute Therapie, dann über einen längeren Zeitraum (1–3 Monate), nötig. Alternativ zu den genannten Antiinfektivakombinationen ist nach In-vitro-Untersuchungen der Gruppe um Raoult in Marseille die Kombination dieser Substanzen mit einem Aminoglykosid (insbesondere Amikacin und Gentamicin) synergistisch wirksam.

21.6.2.2 Bazilläre Peliosis hepatis

Zunächst als eigenständiges Krankheitsbild angesehen wird die bazilläre Peliosis hepatis heute als eine viszerale Form der bazillären Angiomatose gedeutet. Die betroffenen Patienten fallen v. a. durch pathologische Transaminasenerhöhungen im Gefolge eines unklaren fieberhaften Bildes auf, sodass in der Regel die Leberbiopsie zur Sicherung der Diagnose erforderlich ist. Gelegentlich ist der Nachweis von Bartonellen in Blutkulturen möglich.

Histologisch sind blutgefüllte zystische Räume an die Lebersinusoide angrenzend charakteristisch.

Da die Peliosis hepatis durchaus auch bei anderen Entitäten auftreten kann (Tumor, Tuberkulose, Behandlung mit Androgenen oder Östrogenen), ist hier eine mikrobiologische Sicherung zur schnellen Therapieeinleitung erforderlich.

Neben der antibakteriellen Therapie steht hierbei die symptomatische Behandlung einer etwaigen hepatischen Hämorrhagie ganz im Vordergrund. Neben der Embolisation zuführender Gefäße sind selten auch Leberteilresektionen erforderlich. Bei rechtzeitiger Behandlung ist die Prognose jedoch gut.

21.6.2.3 Bartonellabakteriämie-Syndrom

Wie auch schon bei Katzen und Hunden lassen sich beim Menschen isolierte, selten sogar asymptomatische Bakteriämien durch Bartonellen nachweisen. Epidemiologisch handelt es hierbei meist um Patienten mit einem HIV-Infektion oder Transplantierte. Klinisch imponiert das Fieber unbekannten Ursprungs (FUO). Diagnostisch sind die Routineblutkulturen negativ, nur unter besonderen Kautelen bearbeitete Materialien (Lysezentrifugationsmethode, 5% CO_2-Atmosphäre, lange Bebrütungsdauer) können die Erreger nachgewiesen werden. Alternativ stehen PCR-Methoden zur schnelleren Diagnostik zur Verfügung. Die Leiterreger sind B. henselae und B. elizabethae, andere, bislang noch unbekannte Spezies dürften folgen.

Die Therapie entspricht der der bazillären Angiomatose.

21.6.2.4 Endokarditis

Ebenso wie bei der Bartonellenbakteriämie finden sich bei der Endokarditis v. a. B. henselae und B. elizabethae. Die klinische Symptomatik entspricht der einer klassischen »kulturnegativen« Endokarditis mit allen möglichen Komplikationen (Abszedierungen, septisch-embolische Herdenzephalitis, thrombembolische Organschäden). Typischerweise betrifft dieses Krankheitsbild in hohem Maße Obdachlose und Menschen in sozial oder hygienisch sehr schlechten Verhältnissen. Auch der Befall mit Ektoparasiten (Kleiderläuse oder Flöhe), die als potenzielle Vektoren des Erregers dienen, ist typisch.

Die diagnostischen und therapeutischen Implikationen entsprechen denen der Bartonellenbakteriämie.

21.6.2.5 Viszerale und disseminierte Krankheitsbilder

Neben den genannten Erkrankungen finden sich eine Vielzahl viszeraler Manifestationen von Erkrankungen durch Bartonellen, die teils isoliert, teils im Gefolge einer bazillären Angiomatose oder des CSD auftreten können.

Häufige Manifestationen von Bartonellosen im Rahmen stellen die granulomatöse Hepatitis, akute Osteomyelitiden

Tabelle 21-6. Dosierungsempfehlungen gegen Bartonellen wirksamer Antiinfektiva

Substanzgruppe	Substanz	Tagesdosis	
		…-mal	[mg/Tag]
Makrolide	Klarithromycin	2	500
	Azithromycin	1	250–500
Fluorochinolone	Ciprofloxacin	2	500
	Levofloxacin	1	500
	Moxifloxacin	1	400
Rifamycine	Rifampicin	1	600
	Rifabutin	1	450–600
Tetracycline	Doxycyclin	2	100
Aminoglykoside	Amikacin	1	1000–1500
	Gentamicin	1	240–360
Andere	Chloramphenicol	2	1000
	Cotrimoxazol	2–4	960

Tabelle 21-7. Antiinfektivakombinationen in der Therapie disseminierter und viszeraler Komplikationen

Substanz	Makrolide	Fluoro-chinolone	Rifamycine	Doxycyclin	Amino-glykoside[a]	Cotrimoxazol	Chlor-amphenicol[b]
Makrolide	–	++	++	++	+	+	+
Fluorochinolone	++	–	+	+	++	+	?
Rifamycine	++	+	–	++	+	+	?
Doxycyclin	++	+	++	–	+	+	+
Aminoglykoside[a]	+	++	+	+	–	++	+
Cotrimoxazol	+	+	+		++	–	?
Chloramphenicol[b]	+	?	?	+	+	?	–

++ gut geeignet bzw. gut untersucht; + geeignet, jedoch nur einzelne Untersuchungen; ? Kombination wenig oder gar nicht dokumentiert.

[a] Kombination über kurze Zeiträume (maximal 1–2 Wochen) sinnvoll.

[b] Kombinationspartner bei fehlenden Alternativen und über kurzen Zeitraum (1–2 Wochen).

(insbesondere an den Extremitäten, selten Spondylitiden), die mesenteriale Lymphadenitis und Prostatitiden dar.

Die diagnostische Klärung ist häufig schwierig, eine adäquate Untersuchung von Geweben unabdingbar. Hierbei gehören neben den Standardfärbungen von Biopsien auch die Warthin-Starry-Färbung, die Kultur aus nativem Material sowie die PCR aus Blut oder Geweben. Zur Erleichterung der Differenzialdiagnose, die Infektionen mit anderen intrazellulären Erregern wie Brucellen und Mykobakterien, aber auch Chlamydien, Yersinien, Aktinomyzeten und Nocardien sowie granulomatöse Manifestationen von Staphylokokkeninfektionen umfassen kann, ist die Anwendung einer universellen Bakterien-PCR, welche hochkonservierte Oligonukleotide aus der 16S rRNA-Region des Eubakteriengenoms nutzt, mit nachfolgender Sequenzierung und molekularer Identifizierung des Erregers manchmal erforderlich.

Die Behandlung disseminierter und viszeraler Bartonellosen ist durch eine verlängerte Therapiedauer (selten bis zu 12 Monaten!) gekennzeichnet. Eine Kombination von 2 oder 3 Substanzgruppen (Tabelle 21-6 und 21-7) kann gerade in der initialen Therapiephase erforderlich sein.

Fazit für die Praxis

- Das klinische Spektrum der bartonellaassoziierten Erkrankungen ist vielfältig.
- Die wesentliche Säule der Diagnostik ist der klinische Verdacht, der zu nachfolgenden serologischen, kulturellen, histopathologischen und molekularbiologischen Folgeuntersuchungen Anlass geben sollte.
- Eine frühzeitig begonnene und ausreichend lange antibakterielle Therapie geht mit einer guten Prognose der Erkrankung einher.

Weiterführende Literatur zu Kap. 21

Anderson BE, Neumann MA (1997) Bartonella spp. as emerging pathogens. Clin Microb Rev 10: 203–219

Arvand M, Ignatius R, Regnath T, Hahn H, Mielke ME (2001) Bartonella henselae-specific cell-mediated immune responses display a predominantly Th1 phenotype in experimentally infected C57BL/6 mice. Infect Immun 69: 6427–6433

Breitschwerdt EB, Kordick DL (2000) Bartonella Infection in Animals: Carriership, Reservoir Potential, Pathogenicity, and Zoonotic Potential for Human Infection. Clin Microb Rev 13: 428–438

Dehio C (2001. Bartonella interactions with endothelial cells and erythrocytes. Trends Microbiol 9: 279–285

Fournier PE, Lelievre H, Eykyn SJ et al. (2001) Epidemiologic and clinical characteristics of bartonella quintana and bartonella henselae endocarditis: a study of 48 patients. Medicine 80: 245–251

Houpikian P, Raoult D (2001) Molecular phylogeny of the genus Bartonella: what is the current knowledge? FEMS Microbiol Lett 200: 1–7

Maguina C, Garcia PJ, Gotuzzo E, Cordero L, Spach DH (2001) Bartonellosis (Carrion's disease) in the modern era. Clin Infect Dis 33: 772–779

Rolain JM, Maurin M, Raoult D (2000) Bactericidal effect of antibiotics on Bartonella and Brucella spp.: clinical implications. J Antimicrob Chemother 46: 811–814

Sander A, Berner R, Ruess M (2001) Serodiagnosis of cat scratch disease: response to Bartonella henselae in children and a review of diagnostic methods. Eur J Clin Microbiol Infect Dis 20: 392–401

Windsor JJ (2001) Cat-scratch disease: epidemiology, aetiology and treatment. Br J Biomed Sci 58: 101–110

Tuberkulose

K. Magdorf, M. Stoll

22.1 Tuberkulose bei Erwachsenen

M. Stoll

22.1.1 Einleitung

Geschichtliches

Obwohl frühgeschichtliche Skelettfunde belegen, dass es die Tuberkulose schon in der Jungsteinzeit und im alten Ägypten gegeben haben muss, ist die Einschätzung als erregerbedingte übertragbare Erkrankung vergleichsweise jung. Hippokrates beschrieb Fälle von »Lungenphthisis« und postulierte schon einen Bezug zur Spondylitis und zum Senkungsabszess. Die Tuberkulose wurde aber als hereditäres (Hippokrates, Sylvius de la Boë) oder tumoröses (Laennec, Klencke) Leiden gedeutet.

1865 zeigte Villemin, dass Tuberkulose übertragbar ist, indem er infektiöses Material Schwindsüchtiger subkutan an Rinder verabreichte. Koch und von Baumgarten beschrieben 1882 unabhängig voneinander die mikroskopische Darstellung von Mykobakterien. Koch konnte zudem die Übertragbarkeit des Erregers beweisen.

Nichttuberkulöse, »atypische säurefeste Mikroorganismen« wurden erst 1935 von Pinner beschrieben.

Allgemeines

Die Tuberkulose ist eine durch die obligat humanpathogenen Mykobakterien, M. tuberculosis, M. bovis, M. microti und M. africanum, hervorgerufene Erkrankung. In Deutschland ist M. tuberculosis in über 90% der Fälle der mit großem Abstand häufigste Erreger. Der klinische Verlauf kann stark variieren und wird entscheidend von der individuellen immunologischen Abwehrlage des Wirts bestimmt (▣ Tabelle 22-1).

▣ Tabelle 22-1. Prädisposition für mykobakterielle Infektionen

Wirtsseitig
– Immunstatus
– Spezifische Hypersensitivität
– Alter
– Allgemeinzustand
– Unterernährung/Marasmus
Erregerseitig
– Infektionsroute
– Infektionsdosis
– Virulenz

Die Infektion erfolgt ganz überwiegend (>80%) aerogen von Mensch zu Mensch durch erregerhaltige, alveolargängige Aerosole. Epidemiologisch von geringer Bedeutung sind enterale Übertragungen durch die Milch tuberkulöser Rinder, Infektionen durch tuberkulöse Haustiere, mukokutane Schmierinfektionen und die vertikale perinatale Übertragung von der Mutter auf das Kind (▣ Tabelle 22-2).

▣ Tabelle 22-2. Infektionsrisiko der Tuberkulose

Hohes Risiko:
– Erregerhaltige Aerosole
– Langfristige Exposition (z. B.: häusliche Gemeinschaft mit Erkranktem)
Geringeres Risiko:
– Schmierinfektion
– Ingestion
– Sporadische Exposition

Abhängig von der Infektionsdosis des Erregers und der individuell unterschiedlichen Abwehrlage des Wirts kann es zu einer klinisch apparenten »primären« Infektion kommen. Eine unvollständige natürliche Immunität vermitteln unspezifische physikalische Abwehrmechanismen (mukoziliare Clearance) und die Fähigkeiten der Makrophagen zu Phagozytose und Bakterizidie. Entsprechend ihrer Übertragungswege manifestiert sich die Tuberkulose bei der primären Infektion am häufigsten pulmonal und seltener enteral oder kutan. Innerhalb weniger Wochen entwickelt sich dann eine zellvermittelte spezifische Immunität, die in der Mehrzahl der Fälle die Infektion zur Ausheilung bringen kann.

Auch wenn die primäre Infektion inapparent verlaufen oder ausgeheilt ist, kann der Erreger lebenslang im Wirtsorganismus persistieren, sodass auch nach Jahrzehnten spätere Reaktivierungen und Streuungen zu sog. postprimären Krankheitsbildern führen können.

Charakteristisch für die Tuberkulose sind spezifische histologische Veränderungen mit einer granulomatösen Entzündung aus Epitheloidzellen, Riesenzellen und einer verkäsenden Nekrose. Seit dem Mittelalter wurden diese charakteristischen drüsenartigen Granulome bei der Sektion Schwindsüchtiger gefunden und »Tubercula« genannt. Der nosologische Terminus »Tuberkulose« geht auf Schönlein (1834) zurück, der allerdings die tuberkulöse Lymphadenitis (Skrophula) und die Schwindsucht (Phtisis) als voneinander unabhängige Krankheitsbilder betrachtete.

22.1.2 Definitionen

22.1.2.1 Offene Tuberkulose

Die offene Tuberkulose geht mit nachweisbarer Erregerausscheidung einher. Dabei ist die diagnostische Methode im Prinzip beliebig. Da die Verfahren Lichtmikroskopie, Kultur, der inzwischen obsolete Tierversuch und die PCR (»polymerase chain reaction«) in der Reihenfolge ihrer Aufzählung an Sensitivität zunehmen, gelingt es, die Erregerausscheidung semiquantitativ abzuschätzen.

Infektiologisch besonders bedenklich ist der positive Bakteriennachweis im Direktpräparat. Dieser Befund erfordert in der Regel die vorübergehende Isolation des Patienten (DZK 1995; Schaberg et al. 2001).

Ein einmalig negatives Testergebnis bei der Untersuchung auf Mykobakterien – mit welcher Methode auch immer – schließt eine offene Tuberkulose nicht aus. Bei klinischem Verdacht sollten daher immer mehrere Proben gewonnen werden (s. auch Abschn. 22.1.10, Diagnostik).

22.1.2.2 Aktive und behandlungsbedürftige Tuberkulose

Der problematische Begriff der aktiven Tuberkulose war im Bundesseuchengesetz, das 2001 durch das neue Infektionsschutzgesetz abgelöst wurde, ein wichtiges Kriterium für die Meldepflicht.

In § 6 des neuen Infektionsschutzgesetzes (IfSG) ist die Verpflichtung zur namentlichen Meldung an das zuständige Gesundheitsamt für Erkrankungen und Todesfälle einer behandlungsbedürftigen Tuberkulose vorgeschrieben, auch ohne dass sie bakteriologisch nachgewiesen sein muss.

Die Terminologie im IfSG ist eindeutiger und beschränkt sich sinnvollerweise auf das klinische Kriterium der Therapieindikation.

22.1.2.3 Sputumkonversion

Nach WHO-Definition ist eine Sputumkonversion die Sputumnegativierung nach vorangegangenem positivem Nachweis von M. tuberculosis. Dazu ist ein negatives Ergebnis bei 3 Kulturen aus unterschiedlichen Proben im Abstand von 3 Wochen gefordert.

22.1.2.4 Tuberkulinkonversion

Als Tuberkulinkonversion bezeichnet man das Auftreten eines positiven Ergebnisses im Tuberkulintest bei einer zuvor negativ reagierenden Person. Die Konversion deutet auf eine aktive Auseinandersetzung mit humanpathogenen Mykobakterien hin. Positive Tuberkulinreaktionen können auch nach BCG-(Bacille-Calmette-Guérin-)Impfung und zuweilen nach einer Sensibilisierung gegen atypische Mykobakterien auftreten.

22.1.2.5 Reaktivierung

Wenn nach längerem Intervall eine »ausgeheilte« Tuberkulose in loco wieder aktiv wird, spricht man von einer Reaktivierung. Mit neueren Diagnosemöglichkeiten zur genetischen Typisierung, z. B. mit DNA-Fingerprinting oder Restriktionsfragmentlängenpolymorphismus (RFLP), konnte gezeigt werden, dass einige für eine Reaktivierung gehaltene Fälle in Wahrheit Reinfektionen – also Neuinfektionen mit differenten M.-tuberculosis-Isolaten – waren.

22.1.2.6 Reinfektion

Die erneute Infektion eines Patienten, der bereits eine Tuberkulose durchgemacht hatte, wird als Reinfektion bezeichnet.

22.1.2.7 Tuberkulineinheit

Tuberkulin als standardisiertes Antigen für die Intrakutantestung wird als PPD (»purified protein derivates«) oder deutschsprachig als GT (»gereinigtes Protein«) bezeichnet. Die Konzentration wird in Tuberkulineinheiten (TE, englisch TU) angegeben.

International existieren unterschiedliche Standards: Der internationale, in Nordamerika gebräuchliche Standard ist »PPD-S«, das Statens Seruminstitut Kopenhagen setzt zudem ein »PPD-RT 23« ein, und in Deutschland wird u. a. »PPD-GT« verwendet. Ihre bioäquivalente Dosen lassen sich folgendermaßen umrechnen:

10 TE GT = 5 TU PPD-S = 2 TU PPD-RT 23

22.1.3 Epidemiologie

Weltweit sind nach Schätzungen der WHO fast 2 Mrd. Menschen mit M. tuberculosis infiziert (Dye et al. 1999; Abb. 22-1 und Tabelle 22-3).

Mit 3% aller Todesfälle für das Jahr 1999 liegt die Tuberkulose an 8. Stelle der weltweiten Todesursachenstatistik vor malignen Tumorerkrankungen und hinter Herz-Kreislauf-Erkrankungen (12,7%), zerebrovaskulären Erkrankungen (9,9%), akuten respiratorischen Infekten und der HIV-Infektion (jeweils 4,8%).

Von der hohen Tuberkulosemortalität sind vorwiegend unterentwickelte Länder und große Ballungsräume betroffen. Für diese Regionen wird eine weitere Zunahme der Fälle prognostiziert. In Zentralafrika und Südostasien steigen die Neuinfektionsraten auch infolge ihrer unverändert dramatischen

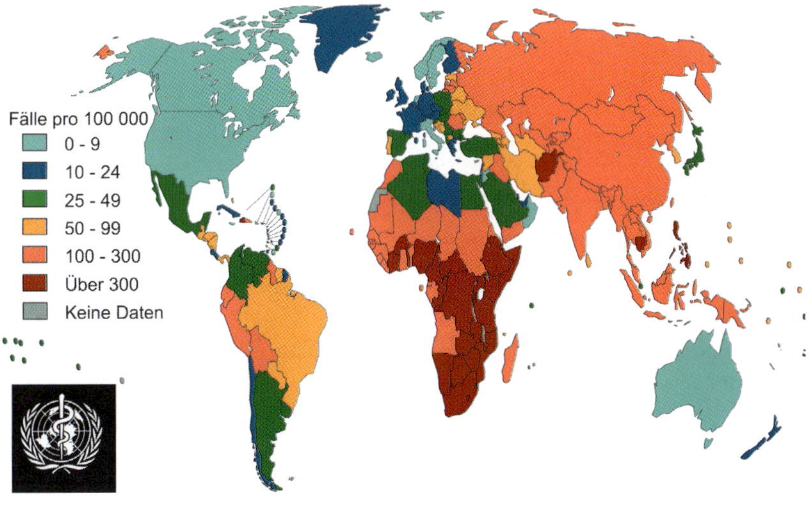

Abb. 22-1. Inzidenz der Tuberkulose weltweit. (Nach WHO Report 2002 Global Tuberculosis Control. WHO/CDS/TB/2002.295)

Tabelle 22-3. Epidemiologie der Tuberkulose. (Nach WHO-Daten 1991)

Region	Infizierte [Mio.]	Inzidente Fälle [Mio.]	Todesfälle [Mio.]	Inzidenz (je 100.000)
Afrika	171	1,4	0,66	191
Amerika[a]	117	0,56	0,22	
Östliches Mittelmeer	52	0,594	0,22	
Südostasien[b]	426	2,48	0,94	237
Westpazifik	574	2,56	0,89	
Europa und Industrieländer[c]	382	0,41	0,04	23
Gesamt	1.722	8,004	2,91	

[a] Ohne USA und Kanada.
[b] Ohne Japan Neuseeland, Australien.
[c] Mit USA, Kanada, Japan, Australien, Neuseeland.

Zunahme der HIV-Infektionen, deren Prävalenz in einigen afrikanischen Staaten unter der erwachsenen Bevölkerung im Jahr 2000 auf über 35% geschätzt wurde. Das Erkrankungsrisiko für eine Tuberkulose bei HIV-Infizierten muss gegenüber der Normalbevölkerung je nach Immunstatus als 10- bis 100fach erhöht angenommen werden. Eine Koinfektion mit M. tuberculosis und dem HI-Virus haben 2‰ der Weltbevölkerung (Dye et al.1999).

Zur besonderen epidemiologischen Situation in Entwicklungsländern kommt hinzu, dass Unterernährung, mangelnde Hygiene und niedriger medizinischer Standard die Ausbreitung der Tuberkulose fördern. Die Folgen von verspäteter Diagnosestellung, ungünstigerem Krankheitsverlauf und damit höherer Anzahl ansteckender, offener Tuberkulosen auf eine aufgrund von sozialen Faktoren für die Tuberkulose anfälligere Population hat Kaufmann beispielhaft zusammengefasst. Während im Szenario für die reichen Nationen die Tuberkulose stetig abnimmt, ergeben sich für Entwicklungsländer hohe Zuwachsraten (Abb. 22-2).

Wegen der Zunahme von Fernreisen und durch die HIV-Pandemie bleiben die Industrienationen allerdings nicht gänzlich verschont vom weltweiten Anstieg der Tuberkuloseneuerkrankungen. In den USA, einem Land mit weltweit besonders niedriger Tuberkuloseinzidenz, aber vergleichsweise hoher HIV-Prävalenz, haben seit Anfang der 1980er-Jahre zeitgleich mit der HIV-Epidemie die Tuberkuloseneuerkrankungen entgegen dem zuvor abnehmenden Trend wieder zugenommen (Abb. 22-3).

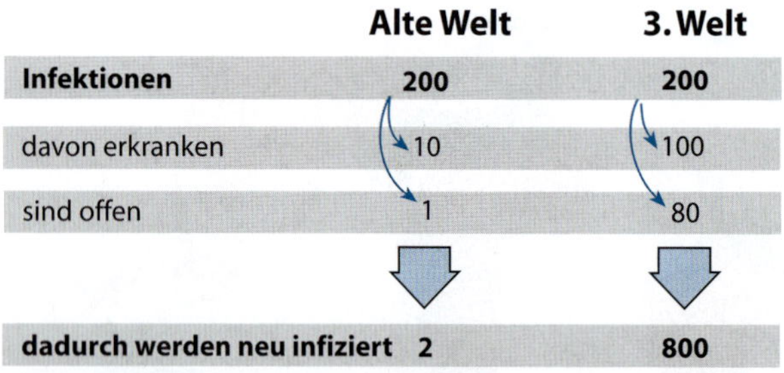

Abb. 22-2. Infektionskettenszenario der Tuberkulose, Industrienationen mit hohem Lebensstandard versus Entwicklungsländer (Armut, Mangelernährung, hohe HIV-Prävalenz). (Mod. nach SHE Kaufmann 1994)

In Deutschland nehmen die Tuberkuloseneuinfektionen für die einheimische Bevölkerung zwar weiterhin ab, der Anteil bei zugereisten Ausländern, die oft aus Gebieten mit hoher Tuberkuloseprävalenz kommen, ist dagegen überproportional hoch und ließ die Gesamtrate der Neuinfektionen in Deutschland in den 1990er Jahren sogar ansteigen (Abb. 22-4). In Bezug auf die Mortalität zeigen frühere Untersuchungen einen gegenteiligen Trend: Weltweit sinkt die Mortalität der Tuberkulose – auch schon zu Zeiten ohne Chemotherapie, spezifische Diagnostik und Seuchengesetzgebung.

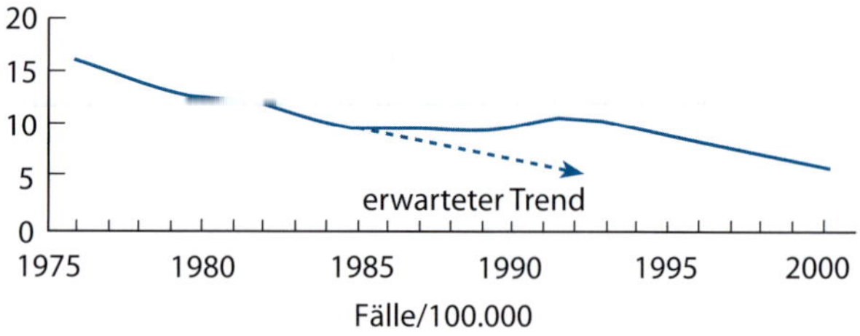

Abb. 22-3. Inzidenz der Tuberkulose in den USA. Abweichungen vom erwarteten Trend durch Interdependenzen mit der HIV-Pandemie ab Mitte der 1980er Jahre. (Nach Daten der Center for Disease Control, Atlanta, USA 2002)

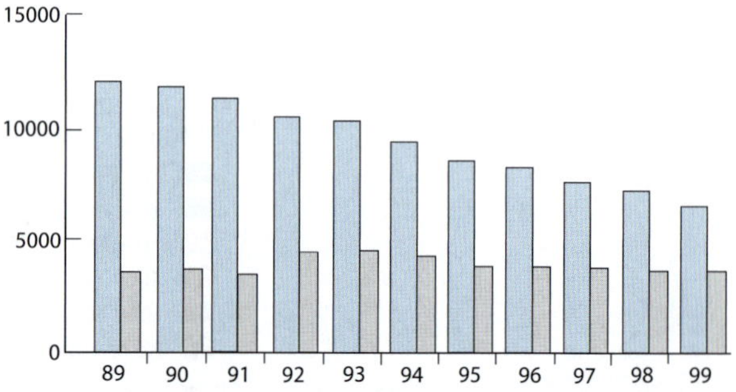

Abb. 22-4. Tuberkulosefälle in Deutschland: Fallzahlen/Jahr für die in Deutschland lebende einheimische und ausländische Bevölkerung (1989–1999). Die Inzidenzen liegen bei Immigranten etwa 4fach höher als bei der deutschen Bevölkerung. [Mod. nach Daten des DZK aus Loddenkemper et al. (2001) Pneumologie 55: 347–356]

Mögliche Ursachen für die beobachtete weltweit sinkende Tuberkulosemortalität

- Genetische Selektion
- Verbesserung des sozialen Umfelds
- Frühzeitigere Diagnose
- Adäquate Therapie

22.1.4 Erreger

Mykobakterien sind unbewegliche, nicht sporenbildende Stäbchen mit einem besonderen Färbeverhalten. Aufgrund ihrer lipidreichen Zellwand sind sie in der Gram-Färbung praktisch nicht anzufärben. Umgekehrt lassen sich durch die Ziehl-Neelsen- oder Auramin-Methode einmal angefärbte Erreger durch Alkohol oder Säure nicht wieder entfärben. Wegen dieser Eigenschaft werden die Mykobakterien als säurefeste Stäbchen bezeichnet.

M. tuberculosis ist obligat aerob, hat eine Länge von 1–4 µm und einen Durchmesser von 0,2–0,5 µm. Eine Zuordnung von Mykobakterien zu einer bestimmten Spezies aufgrund ihrer Größe und Form ist nicht möglich. Die exakteste Differenzierung erfolgt heute mit molekularbiologischen Amplifikationsverfahren mykobakterieller Nukleinsäurefragmente und der nachfolgenden Identifizierung einer bestimmten Spezies mittels speziesspezifischer DNA-Sonden.

Man hat die Mykobakterien auch nach der Wachstumsschnelligkeit in Kultur, nach ihrer Fähigkeit Pigmente zu bilden, aufgrund des Aussehens der Kolonien in der Kultur und nach ihrer unterschiedlichen Abhängigkeit von bestimmten Substraten eingeteilt (Tabelle 22-4 und 22-5).

Eine weitere Einteilung bedient sich des unterschiedlichen Ansprechens der verschiedenen Mykobakterien auf Antibiotika. Sie stammt jedoch aus der Ära vor Einführung der neuen Makrolidantibiotika in die Therapie nichttuberkulöser (sog. atypischer) Mykobakteriosen (Bailey 1983; Tabelle 22-6) und ist deswegen heute teilweise nicht mehr zutreffend.

Seit der Einführung der neuen Makrolide und der Fluorchinolone haben sich die Behandlungsoptionen für Infektionen mit ubiquitären Mykobakterien verbessert. Die American Thoracic Society hat eine detaillierte und aktualisierte Übersicht über die klinische Relevanz der nichttuberkulösen Mykobakterien erarbeitet (ATS 1997).

22.1.5 Ätiologie

Die Übertragung der Tuberkulose erfolgt überwiegend aerogen als Tröpfcheninfektion. Haupterregerreservoir ist der an offener Lungentuberkulose erkrankte Mensch, der in einer Infektionskette als sog. Indexperson bezeichnet wird. Sie scheidet

Tabelle 22-4. Einteilung der Mykobakterien nach Pathogenität und Wachstumsverhalten. (Nach Böttger 1995)

Langsamwachsend		Schnellwachsend	
Pathogen			
M. africanum	M. leprae	M. abscessus	
M. asiaticum	M. malmoense	M. chelonae	
M. avium	M. marinum	M. fortuitum	
M. bovis	M. scrofulaceum	M. peregrinum	
M. celatum	M. shimoidei	M. mucogenicum	
M. conspicuum	M. simiae	M. conspicuum	
M. genavense	M. szulgai	M. genavense	
M. haemophilum	M. tuberculosis		
M. interjectum	M. ulcerans		
M. intracellulare	M. xenopii		
M. kansasii			
Nicht pathogen			
M. cookii		M. agri	M. komossense
M. gastri		M. aichiense	M. moriokaense
M. gordonae		M. alvei	M. neoaurum
M. hiberniae		M. aurum	M. obuense
M. nonchromogenicum		M. austroafricanum	M. parafortuitum
M. terrae		M. brumae	M. phlei
M. triviale		M. chitae	M. poriferae
		M. chubuense	M. pulveris
		M. confluentis	M. rhodesiae
		M. diernhoferi	M. smegmatis
		M. duvalii	M. sphagni
		M. fallax	M. thermoresistibile
		M. gadium	M. tokiaense
		M. gilvum	M. vaccae

Tabelle 22-5. Einteilung nichttuberkulöser Mykobakterien nach Runyon. (Mod. nach Schönfeld u. Matthiessen 1999)

	Kolonieverhalten	Potenziell pathogen	Selten oder nie pathogen
I	Photochromogen (im Dunkeln farblos, bei Licht gelb)	M. kansasii M. marinum M. simiae M. asiaticum	
II	Skotochromogen (Im Dunkeln gelb- orange, bei Licht orange-rot)	M. scrofulaceum M. szulgai M. xenopi	M. gordonae
III	Nonchromogen	M.-avium-Komplex[a] M. malmoense M. haemophilum M. shimoidei M. ulcerans	M.-terrae-Komplex[a] M. gastri M. haemophilum
IV	Schnellwachsend (<7 Tage)	M.-fortuitum-Komplex[a] M.-chelonae-Komplex[a]	M. flavescens M. neonarum M. smegmatis M. thermoreresistible

[a] Zusammenfassung verschiedener Subspezies und Serovaren.

Tabelle 22-6. Einteilung nichttuberkulöser Mykobakterien nach dem Ansprechen auf Chemotherapie. (Nach Bailey 1983)

Leicht zu behandeln (Klasse 1)	Schwierig zu behandeln (Klasse 2)
M. kansasii	M.-avium-Komplex
M. marinum	M. scrofulaceum
M. szulgai	M. simiae
M. ulcerans	M.-fortuitum-Komplex
M. xenopii	M.-chelonae-Komplex

mit der Atemluft alveolengängige Partikel von 1–5 µm Durchmesser aus, die einzelne Mykobakterien enthalten können.

Partikel mit einer Größe von über 5 µm sind nicht mehr alveolargängig und schlagen sich schon auf der Schleimhaut der oberen Luftwege nieder. Von dort werden sie durch die mukoziliare Clearance wieder aus dem Bronchialsystem eliminiert und abgehustet oder verschluckt.

Für das Angehen einer Infektion ist eine minimale Infektionsdosis erforderlich. Deshalb hängt die Wahrscheinlichkeit, ob sich ein Gesunder ansteckt, sowohl davon ab, wie hoch konzentriert die Keime im Aerosol vorliegen, als auch davon, wie lange die Person exponiert ist. Indexpersonen mit mikroskopischem Nachweis säurefester Stäbchen im Sputum sind kontagiöser als solche mit mikroskopisch negativen, aber kulturell nachweisbaren Mykobakterien. Am wenigsten infektiös sind Tuberkulosekranke, in deren Sputum keine Erreger nachgewiesen werden können.

Eine Tuberkuloseinfektion nach nur kurzzeitiger Exposition ist selten. Ein Beispiel für eine Übertragung nach relativ kurzer Exposition durch eine Indexperson mit hochaktiver Lungentuberkulose ist die Tuberkulinkonversion bei 4 von 55 Fluggästen in derselben Lüftungssektion während eines achtstündigen Langstreckenflugs.

Ein höheres Infektionsrisiko besteht bei längerem Kontakt, z. B. in häuslicher Gemeinschaft. Untersuchungen in Krankenhäusern zeigten, dass Mitpatienten in Abhängigkeit von der Dauer ihres gleichzeitigen Aufenthalts mit einer Indexperson häufiger im Tuberkulintest konvertierten als das dort zwar regelmäßig, aber eben nur schichtweise anwesende Pflegepersonal und die Ärzte. Auf Stationen ohne spezielle Lüftungsanlagen spielte es keine Rolle, ob die Indexperson im gleichen Zimmer untergebracht war. Denn alveolargängige Aerosole können in geschlossenen Räumen über längere Zeit stabil sein, und Mykobakterien sind ausgesprochen resistent gegen Austrocknung. Im Freien oder durch die Lüftung von geschlossenen Räumen verlieren die Aerosole infolge des Verdünnungseffekts rasch ihr infektiöses Potential.

Tuberkulöse Mykobakterien sind zudem empfindlich gegenüber ultravioletter Strahlung.

Seit der Ausrottung der bovinen Tuberkulose in Deutschland in den 1960er-Jahren sind enterale Infektionen in Form von mesenterialen Lymphknoten- oder tonsillären Tuberkulosen eine Rarität. Schmierinfektionen durch direkten Kontakt mit tuberkulösem Eiter, z. B. aus einem Skrophuloderm oder bei einem Laborunfall, sind mögliche, aber in der Praxis unbedeutende Übertragungswege.

Für die Prävention ergibt sich daraus, dass die frühzeitige Erkennung, Behandlung und kurzzeitige Isolierung von Personen mit offener Lungentuberkulose die vordringlichste Maßnahme ist.

22.1.6 Pathophysiologie und Immunologie

Unspezifische Immunität

Bei inhalativer Infektion wird im unteren Atemtrakt die größte Dosis an erregerhaltigem Material deponiert, weil die basalen Lungenabschnitte am besten ventiliert werden. In den apikalen Abschnitten der Lunge finden die aeroben Mykobakterien dagegen aufgrund der günstigen Perfusionsverhältnisse die besseren Bedingungen, um sich zu vermehren. Deshalb manifestieren sich auch apikal die spezifischen Veränderungen besonders häufig, obwohl hier zunächst die Erregerlast nicht so groß ist.

Alveolarmakrophagen bilden in der Lunge eine erste unspezifische, zelluläre immunologische Barriere. Ohne eine Aktivierung durch spezifische T-Zellen sind die Makrophagen kaum zum »Killing« der phagozytierten Mykobakterien in der Lage. Insbesondere die humanpathogenen Mykobakterien besitzen Pathogenitätsfaktoren, mit denen sie der unspezifischen Elimination durch die Makrophagen entkommen, sich intrazellulär vermehren und mit den Makrophagen in die regionalen Lymphknoten gelangen können. Die primäre Infektion mit Befall der regionalen Lymphknoten wird als Primärkomplex bezeichnet.

Mykobakterien sind schon während dieser frühen Phase der Infektion in der Lage, sich nicht nur lymphogen zu verbreiten, sondern auch hämatogen in Organe wie Leber, Milz, Knochenmark, Nieren oder in andere Lungenareale zu gelangen.

Die erste Erkrankungsphase einschließlich einer hämatogenen Streuung verläuft meist inapparent oder mit nur leichten Allgemeinsymptomen, die kaum auf deren spezifische Genese schließen lassen.

Spezifische Immunität

Eine gut abgestimmte Balance der spezifischen Immunantwort bietet am ehesten eine optimale Kontrolle des Erregers bei nur minimaler Organschädigung des Wirts.

Als intrazellulär replizierende Erreger gelingt es den Mykobakterien zunächst, einer Reihe von Effektormechanismen der Immunabwehr zu entkommen. Trotzdem kann in der Mehrzahl der Fälle, sobald eine spezifische zelluläre Immunantwort einsetzt, die Infektion innerhalb weniger Wochen gut kontrolliert werden.

Infizierte Makrophagen sezernieren proinflammatorische Zytokine mit chemotaktischen Effekten auf andere Makrophagen. Zudem werden mykobakterielle Antigene gemeinsam mit dem MHC-II-Komplex präsentiert und sind ein Signal für die Proliferation und Aktivierung spezifischer $CD4^+$-T-Lymphozyten. Zugleich sezernieren die Makrophagen IL-12 und induzieren damit die Differenzierung von T-Zellen zu Th1-$CD4^+$-T-Zellen. Die Zytokinfreisetzung aus diesen Th1-$CD4^+$-T-Zellen, insbesondere in Form von γ-Interferon, führt in Kooperation mit den aktivierten Makrophagen zur spezifischen Entzündungsform des Granuloms als einem Charakteristikum der Tuberkulose und anderer mykobakterieller Erkrankungen.

Steht eine durch Th1-$CD4^+$-Lymphozyten vermittelte entzündliche Reaktion im Vordergrund, werden überwiegend Granulome ausgebildet, und es kommt zu exsudativen Verlaufsformen. Herrschen hemmende Th2-vermittelte Mechanismen vor, führt dies zu zirrhotischem Parenchymumbau (Tabelle 22-7).

Tabelle 22-7. Spezifische Immunität durch CD4-T-Lymphozyten

Überwiegende CD4-Antwort	Th1	Th2
Vorherrschende Zytokine	INF-γ TNF-α	IL-4 IL-10
Resultierender Entzündungstyp	Granulombildung mit verkäsender Nekrose (Exsudativ)	Fibrinöser Randwall des Granuloms; narbige Schrumpfung (Produktiv)

Gerade in frühen Stadien der Tuberkulose können ohne die Th2-vermittelte Hemmung verkäsende Nekrosen entstehen, aus denen erregerhaltiger Detritus freigesetzt werden kann. Im ungünstigsten Fall entsteht dabei eine belüftete Kaverne, die den aeroben Mykobakterien ideale Voraussetzungen zur Vermehrung bietet. Da extrazellulär gelegene Mykobakterien schlechter vom Immunsystem kontrolliert werden können, ist dann eine bronchogene, lymphogene oder hämatogene Streuung in andere Organe leichter möglich.

Eine Schädigung ist nicht nur durch die Mykobakterien, sondern auch durch systemische Auswirkungen der inflammatorischen Reaktion möglich. Bei ausgeprägter Th1-Immunantwort kommt es zu höheren Spiegeln von α-Interferon mit der Folge einer zunehmenden Kachexie – einem namensgebenden und charakteristischen Symptom der tuberkulösen »Schwindsucht«.

Risikoprofile

Die Quantifizierung des zellulären Immunstatus mit In-vitro-Methoden ist routinemäßig praktisch nicht möglich. Ein geeigneter, preiswerter und einfach anzuwendender Multiimpfstempeltest zur Abschätzung der zellulären Immunität mittels einer Typ-IV-Immunreaktion wurde unglücklicherweise aus marktwirtschaftlichen Gründen 2002 vom Markt genommen. Daher ist es wichtig, anamnestische und klinische Faktoren zu kennen, die mit erhöhtem Tuberkuloserisiko einhergehen (Tabelle 22-8).

22.1.7 Gesetzliche Maßnahmen und Meldepflicht

Hintergrund

Gesundheitspolitische Maßnahmen zielen darauf ab, durch Früherkennung und langfristige Überwachung von Risikopersonen die Ausbreitung der Tuberkulose zu bekämpfen. Außerdem wurde eine gesetzliche Regelung zur sozialen Absicherung von Tuberkulosekranken eingeführt.

Die Reihenuntersuchungen und die Bekämpfung der Rindertuberkulose waren so erfolgreich, dass sie hierzulande nur noch von historischem Interesse sind: In Deutschland erfolgten Reihendurchleuchtungen beim Militär ab 1931 und Reihenbildschirmuntersuchungen ab 1946 bei der Zivilbevölkerung. Diese Untersuchungen hatten bis in die 1950er-Jahre in der alten

Tabelle 22-8. Risikofaktoren der Tuberkulose

- Diabetes mellitus
- Chronische Hämodialyse
- HIV-Infektion auch ohne fassbaren Immundefekt
- Primäre Immundefekte
- Sekundäre Immundefekte (Malignome, Steroid- oder Chemotherapie)
- Physiologische Involution des Immunsystems im Alter
- Silikose
- Primäre Immundefekte
- Sekundäre Immundefekte (Malignome, Steroid- oder Chemotherapie)
- Chronischer Alkoholabusus
- Unterernährung
- Zustand nach Magenresektion
- Herkunft aus Ländern mit hohem Tuberkuloserisiko
- Kontakt zu offenen Tuberkulosefällen
- Bewohner von Sammelunterkünften

Bundesrepublik einen Anteil von etwa 40%–70% an allen neu diagnostizierten Tuberkulosefällen. Wegen der nur noch geringen Prävalenz werden in keinem Bundesland mehr Reihenuntersuchungen durchgeführt.

Nach schon viel frühzeitigeren und erfolgreichen Kampagnen in anderen Ländern, insbesondere den USA, hat man auch hierzulande zwischen 1952 und 1962 systematisch alle mit M. bovis infizierten Rinder geschlachtet und so die Rindertuberkulose praktisch ausgerottet.

Eine Meldepflicht ansteckender tuberkulöser Fälle wurde in Deutschland erstmals 1923 festgelegt. Seit 1938 wurden Umgebungsuntersuchungen obligat und die Möglichkeit der zwangsweisen Therapie und Einweisung Tuberkulosekranker geregelt. Seit 1942 gibt es die Tuberkulosehilfe, eine soziale Sicherung auch für nicht krankenversicherte Tuberkulosekranke.

Meldepflicht

Das neue Infektionsschutzgesetz (IfSG) schreibt in § 6 und § 7 die Meldepflicht der Tuberkulose fest. § 6 des IfSG regelt die namentliche Meldepflicht, die in der Regel dem behandelnden Arzt obliegt.

! Namentlich sind zu melden die Erkrankung und der Tod an einer behandlungsbedürftigen Tuberkulose, auch wenn ein bakteriologischer Nachweis nicht vorliegt, darüber hinaus Personen, die an einer behandlungsbedürftigen Lungentuberkulose leiden und eine Behandlung verweigern oder abbrechen.

Das bedeutet einerseits, dass inapparent Tuberkulinpositive oder Personen mit alten, inaktiven »spezifischen« Veränderungen der Meldepflicht nicht unterliegen. Andererseits ist die Meldepflicht nicht auf Fälle mit positivem Erregernachweis beschränkt. Wenn ein Patient die Behandlung verweigert, schreibt der Gesetzgeber nur vor, dass die besonders ansteckende Lungentuberkulose namentlich gemeldet werden muss, wobei es nicht darauf ankommt, ob sie mikrobiologisch »offen« ist.

! In erster Linie klinisch tätige Ärzte, aber auch andere Personengruppen sind nach § 8 IfSG zur unverzüglichen Meldung binnen 24 h an das Gesundheitsamt verpflichtet.

Nach § 8 IfSG zur Meldung verpflichtete Personen

- »Feststellender« Arzt
- In Krankenhäusern der leitende Arzt bzw. der leitende Abteilungsarzt und nur dann der behandelnde Arzt, wenn es sich um ein Krankenhaus ohne leitenden Arzt handelt.
- Pathologen
- Angehörige anderer Heil- und Pflegeberufe
- Piloten und Kapitäne von Seeschiffen
- Leiter von Pflegeeinrichtungen, Heimen, Gefängnissen, Lagern u. ä.
- Heilpraktiker

§ 7 IfSG regelt die Meldepflicht für den Labornachweis von M. tuberculosis, M. africanum, M. bovis und M. leprae. Der verantwortliche Laborarzt und nicht der behandelnde Arzt ist verpflichtet, die Identifizierung säurefester Stäbchen, den direkten Erregernachweis und auch nachfolgend das Ergebnis der Resistenzbestimmung anzuzeigen.

§ 9 IfSG regelt die in der Meldung erforderlichen Angaben. Der Gesetzestext ist voller Querverweise auf andere Gesetzestextpassagen und daher so unübersichtlich, dass hier auf die Meldeformulare verwiesen wird, die alle gesetzesrelevanten Punkte abfragen (z. B.: http: //www.mh-hannover.de/kliniken/immun/IFSG_Meldebogen_extern.pdf).

Verstöße gegen das IfSG können mit einem empfindlich hohen Bußgeld bis 25.000 EUR. geahndet werden (§ 73 IfSG).

! Personen mit nachgewiesener oder vermuteter ansteckungsfähiger Lungentuberkulose und Personen, in deren Wohngemeinschaft eine Erkrankung oder ein Verdacht auf ansteckungsfähige Lungentuberkulose vorliegt, unterliegen gemäß § 33 IfSG der Überwachung durch das Gesundheitsamt und dürfen in Gemeinschaftseinrichtungen nicht beschäftigt werden.

Wenn aus dem IfSG ein Verbot der Erwerbstätigkeit resultiert, hat der Betroffene Anspruch auf Entschädigung (§ 56 ff.). Das IfSG legt auch fest, dass nur Ärzte und Zahnärzte mit der Therapie der Tuberkulose betraut werden dürfen (§ 24).

Im Bundesgesundheitsblatt Sonderheft/94 (1994; S. 42 ff.) werden weiterreichende Empfehlungen ausgesprochen. So sollen Tuberkulosekranke nur durch tuberkulinpositives Personal betreut werden.

Außerdem ist es erforderlich, Patienten mit unbehandelter offener Lungentuberkulose im Krankenhaus einzeln unterzubringen. Die Dauer der Isolierungsmaßnahmen hängt vom klinischen Bild und der Abnahme der Erreger im Sputum unter Therapie ab. Für den Fall einer »wirksamen« Therapie wird im Bundesgesundheitsblatt ein Zeitraum von 4 Wochen als Anhalt für den »weitgehenden Verlust der Infektiosität« genannt. Das amerikanische Center for Disease Control (CDC) und das Deutsche Zentralkomitee zur Bekämpfung der Tuberkulose (DZK) hielten bei unkomplizierten Fällen und einer wirksamen Therapie eine Isolation von 2–3 Wochen für ausreichend. In den aktuellen Therapieempfehlungen des DZK (Schaberg et al. 2001) werden keine konkreten Zeiträume für eine Hospitalisierung benannt.

Für nichtpulmonale ansteckungsfähige Tuberkulosen, z. B. urogenitale, intestinale oder fistelnde Formen, sind Isolierungsmaßnahmen nicht in jedem Fall erforderlich. Die Patienten sollten aber Gemeinschaftseinrichtungen wie gemeinsame Toiletten nicht benutzen.

22.1.8 Typische Anamnese

Die Tuberkulose ist eine vielgestaltige Erkrankung. Je nach Eintrittspforte, Lokalisation der postprimären Herde und individueller Abwehrlage resultieren ganz unterschiedliche Krankheitsbilder (s. 22.1.5, Ätiologie und 22.1.10.3, Klinischer Befund) mit großer Variabilität auch in der Anamnese.

In Ländern mit hoher Tuberkuloseinzidenz (Südostasien, Zentralafrika: ◘ s. Tabelle 22-3) geschieht die primäre Infektion meist schon im Kindes- oder Jugendalter. In den entwickelten Industrienationen ist die Tuberkulose inzwischen selten. Insbesondere die Nachkriegsjahrgänge sind nur noch in geringem Ausmaß infiziert. Primäre Infektionen treten daher in dieser Population in jedem Lebensalter auf. Demgegenüber hat sich ein Teil der älteren Bevölkerung, zumeist vor der Ära der Chemotherapie, mit M. tuberculosis infiziert und hat damit ein mögliches Risiko, eine Alterstuberkulose zu entwickeln.

Die Symptome einer primären Tuberkulose können fehlen oder sind so unspezifisch, dass die Diagnose einer tuberkulösen Infektion zu diesem Zeitpunkt meist nicht gestellt wird. Da die primäre Infektion in den meisten Fällen nicht erkannt wird, sind beim Patienten auch keine anamnestischen Daten darüber zu erheben. Der Tuberkulinstatus ist wegen der früher noch empfohlenen BCG-Impfung bei vielen Erwachsenen mittleren Lebensalters nicht sicher verwertbar. Die Anamneseerhebung muss sich daher vorwiegend auf die Erkennung von »Risikogruppen« konzentrieren (◘ s. Tabelle 22-8).

! Die vieldeutige Anamnese einer chronisch konsumierenden Erkrankung sollte immer auch an eine Tuberkulose (»Schwindsucht«) denken lassen.

Sie kann ebenfalls als begleitende zusätzliche Erkrankung eines bereits bekannten konsumierenden Prozesses auftreten.

22.1.9 Klinische Krankheitsbilder

Im Folgenden wird beispielhaft eine Reihe der vielfältigen klinischen Krankheitsbilder, in denen sich die Tuberkulose ausprägen kann, steckbriefartig dargestellt. Das geschieht anhand der Kriterien:
- Anamnese,
- klinischer Befund,
- mögliche Komplikationen,
- Diagnostik,
- Differenzialdiagnostik,
- stadienabhängige Therapie.

22.1.9.1 Primärinfektion

- Anamnese: Bei hohem Durchseuchungsgrad der Bevölkerung (Afrika, Südostasien) stecken sich primär ähnlich wie an Kinderkrankheiten schon Kinder oder Jugendliche an. Bei niedriger Prävalenz offener Tuberkulosen (klassische Industrienationen) ist in jedem Lebensalter mit primären Infektionen zu rechnen.

Die Anamnese nach Zugehörigkeit oder Kontakt zu Risikogruppen (◘ Tabelle 22-8) für die Tuberkulose ist wichtig. Anamnestische Angaben zu richtungsweisenden Krankheitssymptomen sind meist nicht zu erheben, da die Erkrankung entweder ganz unspezifische Symptome aufweist oder inapparent verläuft.
- Klinischer Befund: Eine spezifische Klinik besteht nicht. Gelegentlich treten reversible Symptome wie bei einem grippalen Infekt auf. Die spontane Remission ist der häufigste Verlauf. Gelegentlich geht die Primärinfektion in Frühformen der Tuberkulose (z. B. Primärkomplex, Hiluslymphknotentuberkulose: s. dort) über.
- Diagnostik: Der Tuberkulintest wird erst im Laufe der primären Infektion positiv.

! Ist der Tuberkulintest negativ, muss er deshalb bei fortbestehendem Verdacht später wiederholt werden.

Bei älteren Erwachsenen kann der Tuberkulintest nach Exposition durch eine Art Boostereffekt »scheinbar« konvertieren. Das heißt, eine früher durchgemachte Tuberkulose liegt so weit zurück, dass der Tuberkulintest schon wieder negativ geworden war und nun nach erneutem Kontakt mit Mykobakterien sehr rasch positiv wird. An diese Möglichkeit ist zu denken, wenn der Tuberkulintest in Wochenfrist hochpositiv wird. Eine Chemoprävention ist dadurch zwar nicht indiziert, aber der behandelnde Arzt ist zur weiteren Diagnostik und Verlaufskontrolle verpflichtet.
- Differenzialdiagnostik: Weit gefächert. Wegen der unspezifischen Symptome sollte bei uncharakteristischen Beschwerden und Krankheitszeichen als Differenzialdiagnose auch an eine Tuberkulose gedacht werden.
- Stadienabhängige Therapie: Therapie der Wahl ist die sog. Chemoprävention oder »präventive Chemotherapie« oder »Chemoprophylaxe«. Sie ist indiziert bei Jugendlichen und jungen Erwachsenen mit Tuberkulinkonversion und wahrscheinlichem Kontakt zu einem Tuberkulosekranken, bei Personen mit Haushaltskontakt zu Patienten mit offener Tuberkulose und bei tuberkulinpositiven Personen, die ein erhöhtes gesundheitliches Tuberkuloserisiko (◘ Tabelle 22-8) haben.

Die Dauer der Chemoprävention mit Isonicotinsäurehydrazid (Isoniazid, INH) beträgt mindestens 6 Monate bei Erwachsenen. Für tuberkulinnegative Kinder beträgt sie 12 Wochen. Falls dann Tuberkulinkonversion eingetreten ist, weitere 6 Monate.

22.1.9.2 Primärkomplex

- Anamnese: Wie Primärinfektion. Die Diagnose wird daher nur selten im aktiven Stadium gestellt.
- Klinischer Befund: Gelegentlich führen rheumatische Symptome (Gelenkbeschwerden, Erythema nodosum) zur Di-

agnose. Meist Zufallsbefund beim Thoraxröntgen: Peripherer kleiner Rundherd mit regionalem Hiluslymphknoten. Ist der Befund älter, sieht man eine Verkalkung.
Selten: Primärkomplexe von Lippen, Mundschleimhaut, Tonsillen, Gastrointestinaltrakt.

- Diagnostik: Tuberkulintest, Röntgenthorax, Sputumbakteriologie. Verlaufsbeobachtung.
- Differenzialdiagnostik: Pneumonien, Bronchialkarzinome. Bei der DD muss auch an eine postprimäre Tuberkulose gedacht werden. Dabei sind bevorzugt die Lungenoberfelder betroffen.
- Stadienabhängige Therapie: Therapie nur bei »Aktivität«.

22.1.9.3 Mediastinale Lymphknotentuberkulose (Hiluslymphknotentuberkulose)

- Anamnese: Uncharakteristisch. Oft Zufallsbefund bei Thoraxröntgenuntersuchungen.
- Klinischer Befund: Meist asymptomatisch oder uncharakteristisch, gelegentlich Hustenreiz. Hiluslymphome. Kinder sind häufiger betroffen als Erwachsene; Schwarzafrikaner häufiger als Europäer (Abb. 22-5 und 22-6).
- Oft können weder Infiltrat noch spezifischer Herd gefunden werden.
- Mögliche Komplikationen: Einbruch in das Bronchialsystem möglich, evtl. konsekutive Bronchialschleimhauttuberkulose. Bei ausgeprägten Hiluslymphomen können Bronchialobstruktionen mit Atelektasen oder poststenotischer Pneumonie auftreten.
- Diagnostik: Thoraxröntgen, Tuberkulintest, Sputumbakteriologie, ggf. Bronchoskopie.
- Differenzialdiagnostik: M. Boeck, maligne Lymphome, Metastasen solider Tumoren.
- Stadienabhängige Therapie: Standardtherapie. Bei lokaler Kompression kurzfristig mittelhoch dosierte Kortikosteroide.

22.1.9.4 Frühinfiltrat

- Anamnese: Uncharakteristisch. Auftreten einer meist 6–12 Monate nach primärer Infektion zufällig entdeckten Verschattung im Oberfeld.
- Klinischer Befund: Uncharakteristisch.
- Mögliche Komplikationen: Das Infiltrat kann sich zu einer Kaverne oder einem Tuberkulom entwickeln.
- Diagnostik: Thoraxröntgen, Tuberkulintest, Sputumbakteriologie, ggf. Bronchoskopie.
- Differenzialdiagnostik: Pneumonie, Tumore, insbesondere Pancoast-Tumor.
- Stadienabhängige Therapie: Standardtherapie.

22.1.9.5 Tuberkulom

- Anamnese: Eventuell ist eine tuberkulöse Vorerkrankung bekannt. Tuberkulomentstehungen sind unter einer wirksamen antituberkulotischen Chemotherapie beschrieben worden und als Immunrekonstitutionsphänomen bei Verschiebung der Balance zwischen Erregerlast und wirtsseitiger Immunkompetenz interpretiert worden.
- Klinischer Befund: Radiologischer Zufallsbefund. Sehr selten extrathorakal, auch intrazerebral beschrieben.
- Mögliche Komplikationen: Kavernenbildung ist möglich.
- Diagnostik: Thoraxröntgen, Tuberkulintest. Wegen der DD ist eine histologische Klärung anzustreben. Oft reicht eine gesteuerte transbronchiale oder transthorakale Punktion nicht aus, sodass thorakotomiert werden muss.

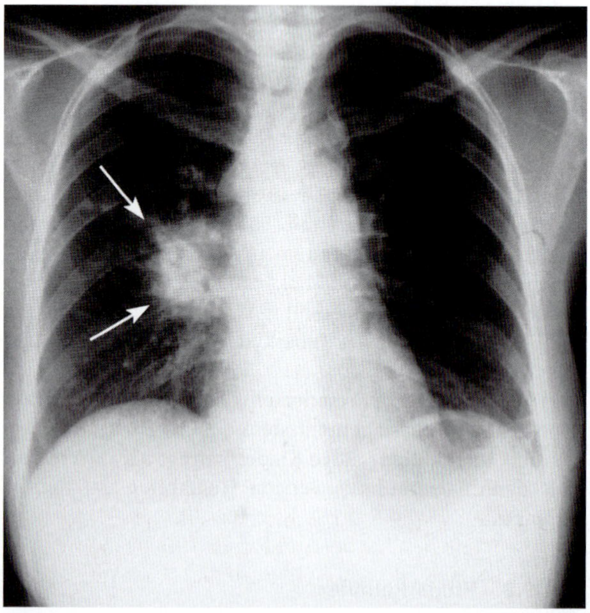

Abb. 22-5. Ausgeprägte Hiluslymphome rechtsseitig (*Pfeile*) bei einem schwarzafrikanischen Patienten mit offener Lungentuberkulose. Radiologisch sichtbare Hiluslymphknotenvergrößerungen finden sich gehäuft bei Kindern und bei Schwarzafrikanern

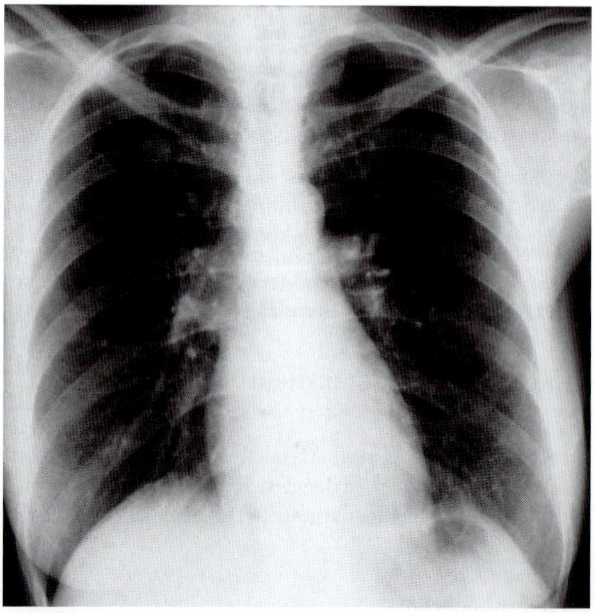

Abb. 22-6. Rückbildung der Hiluslymphome nach 9-monatiger antituberkulotischer Chemotherapie. (Gleiche Patientin wie Abb. 22-5)

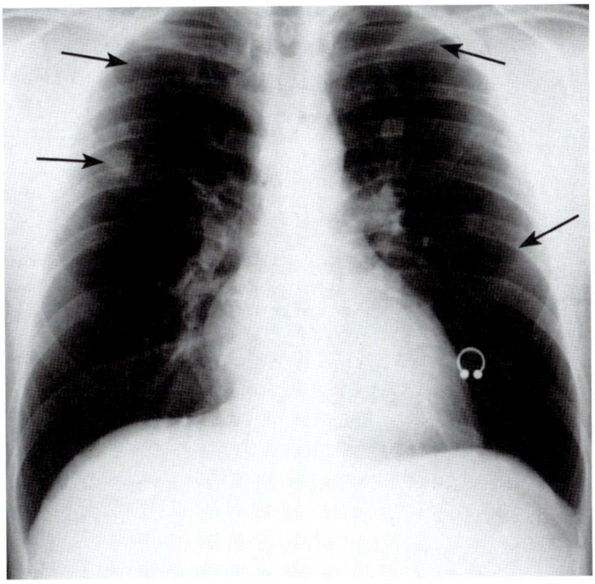

Abb. 22-7. Multiple Rundherde (*Pfeile*) in beiden Lungen, insbesondere in den Ober- und Mittelfeldern bei einem HIV-Infizierten, kurz nach Einleitung einer antiretroviralen Kombinationstherapie. Differenzialdiagnostisch wurden Tuberkulome diskutiert. Die Histologie eines in toto entnommenen Herdes aus dem rechten Oberfeld erbrachte den Nachweis von Pneumozystomen (seltener Befund unter Immunrekonstitution)

- Differenzialdiagnostik: Karzinom, Metastase, Sarkoidose, AV-Fistel, Pneumozystom (Abb. 22-7).
- Stadienabhängige Therapie: Standardtherapie.

22.1.9.6 Bronchialschleimhauttuberkulose

- Anamnese: Therapieresistenter Husten, unspezifische Symptome wie abendlicher Status (sub)febrilis, Leistungsminderung, unerwünschte Gewichtsabnahme.
- Klinischer Befund: (s. auch Anamnese). Meist kein spezifischer Befund. Eventuell radiologische Zeichen der (zurückliegenden) Lymphknotentuberkulose.
- Mögliche Komplikationen: Atelektasen und poststenotische Pneumonien bei Obstruktion durch spezifische Granulome.
- Diagnostik: Erregernachweis aus dem Bronchialsekret. Thoraxröntgen bei alleiniger bronchialer Beteiligung ohne Veränderungen (Abb. 22-8), Tuberkulintest, ggf. Bronchoskopie.
- Differenzialdiagnostik: Obstruktive Lungenerkrankung, Hausstauballergie.
- Stadienabhängige Therapie: Standardtherapie.

22.1.9.7 Kavernöse Tuberkulose (exsudative Lungentuberkulose)

Kavernen sind einschmelzende Granulome, die sich über einen sog. Drainagebronchus drainieren und über ihn Erreger ausscheiden.

- Anamnese: Möglicherweise ist eine Tuberkulose bekannt. Husten mit Auswurf, besonders morgens.
- Klinischer Befund: Je nach Ausdehnung des Befunds sind die Symptome uncharakteristisch, oder der Patient leidet unter Hustenreiz, produktivem Husten, (sub)febrilen Temperaturen, Nachtschweiß, Inappetenz, Gewichtsverlust.

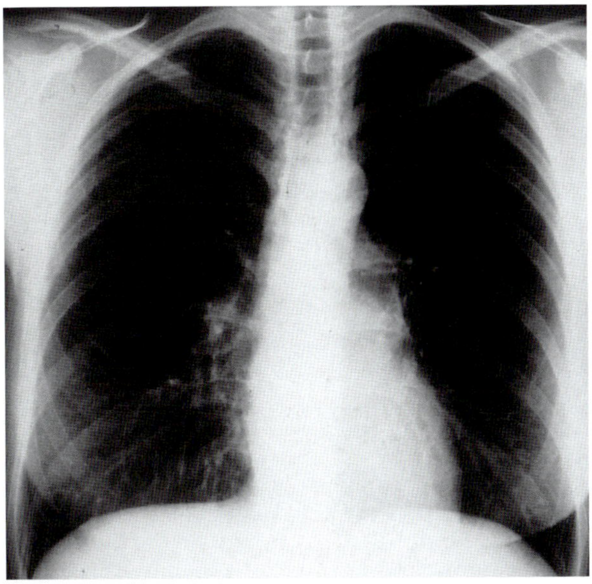

Abb. 22-8. Offene Lungentuberkulose bei HIV-infizierter Patientin ohne fassbare röntgenologische Veränderungen des Thoraxbildes im Sinne einer Tuberkulose

- Mögliche Komplikationen: Arrosion, möglicherweise auch von Gefäßen. So kann es zu Hämoptysen kommen. Metastatische Ausbreitung in der gesamten Lunge. Ausgedehnte verzweigte Nekrosehöhlen mit Zerstörung großer Lungenanteile. Einbruch in Nachbarorgane, ins Mediastinum, in die Pleura oder ins Perikard.
- Diagnostik: Nachweis der Kaverne mittels konventioneller Tomographie oder CT. Thoraxröntgen, Tuberkulintest, Sputumbakteriologie, ggf. Bronchoskopie.
- Differenzialdiagnostik: Malignome mit zentraler Nekrose, Lungenabszess.
- Stadienabhängige Therapie: Standardtherapie bei umschriebenem Prozess, der durch zartwandige »Frühkavernen« gekennzeichnet ist. Intensivierte Chemotherapie bei größerer Ausdehnung. Die zusätzliche chirurgische Intervention ist bei sehr ausgedehntem Prozess zu erwägen.

22.1.9.8 Käsige (lobäre) Pneumonie (exsudative Lungentuberkulose)

- Anamnese: Ein uncharakteristisches Krankheitsbild kann vorangegangen sein. Häufiger hat der Patient Fieber und akute Beschwerden wie Schmerzen beim Atmen, Luftnot und Husten.
- Klinischer Befund: Meist schweres Krankheitsbild mit Fieber, produktivem Husten, Dyspnoe, Tachykardie, Schmerzen bei der häufigen pleuralen Mitbeteiligung. Dann lassen sich auch ein Pleuraerguss oder -empyem nachweisen.
- Mögliche Komplikationen: Pleurale Beteiligung, Abszess und Einschmelzung, rasche Progredienz, sekundäre Streuungen.
- Diagnostik: Thoraxröntgen: Meist lobäre oder segmentale Infiltration (Abb. 22-9 und 22-10) und Pleuraerguss. Tuberkulintest, Sputumbakteriologie, ggf. Bronchoskopie.
- Differenzialdiagnostik: Bronchialkarzinom.

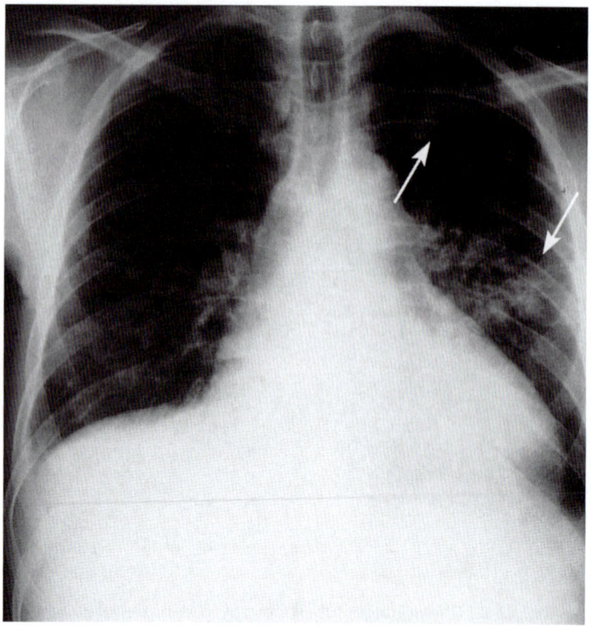

Abb. 22-9. Streifige und flaue Verdichtungen (*Pfeile*) im linken Lungenmittelfeld und subklavikulär links. Offene Lungentuberkulose

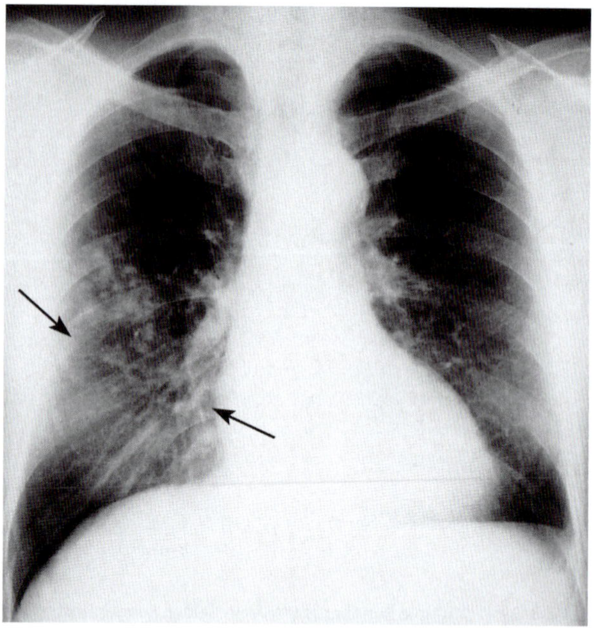

Abb. 22-10. Noduläre und streifige Verdichtungen (*Pfeile*) vorwiegend im rechten Lungenmittel- und Unterfeld. Offene Lungentuberkulose

Abszedierende Pneumonie: Wenn die bakteriologische Untersuchung eine Mischflora nachweist, die mit einer abszedierenden Pneumonie vereinbar ist, ist damit nicht die DD Tuberkulose entkräftet.

- Stadienabhängige Therapie: Standardtherapie. Intensivierte Standardtherapie, d. h. prolongierte Therapiedauer der Initialphase bei prolongierter Erregerausscheidung und/oder Verlängerung der Erhaltungsphase je nach klinischem Bild. Initial sind bei sehr stark inflammatorischer klinischer Komponente auch Kortikosteroide (z. B. Prednisolon 1,0–0,25 mg/kgKG/Tag) indiziert, um akut lebensbedrohliche Krankheitsbilder zu mitigieren und weiterer Organschädigung vorzubeugen.

22.1.9.9 Pleuritis exsudativa tuberculosa

Die Pleuritis exsudativa tuberculosa entsteht meist fortgeleitet, wenn ein pleuranaher tuberkulöser Herd postprimär in die Pleura einbricht. (Abb. 22-11).

- Anamnese: Variabel. Eventuell zunehmend Dyspnoe wegen ausgeprägten Ergusses. Gelegentlich initial pleuritische Schmerzen und hohes Fieber.
- Klinischer Befund: Meist bei (jungen) Erwachsenen. Oft ausgeprägter gekammerter eiweißreicher Erguss, der zur Schwartenbildung neigt.
- Mögliche Komplikationen: Pleuraschwarte, Pneumonie durch Dystelektasen und Kompression. Restriktive Ventilationsstörungen, die auch nach Dekortikation anhalten können.
- Diagnostik: Bestimmung von Eiweiß, LDH, Glucose, Zytologie im Pleurapunktat.

Im Pleurapunktat sucht man meist vergeblich nach spezifischen Erregern.

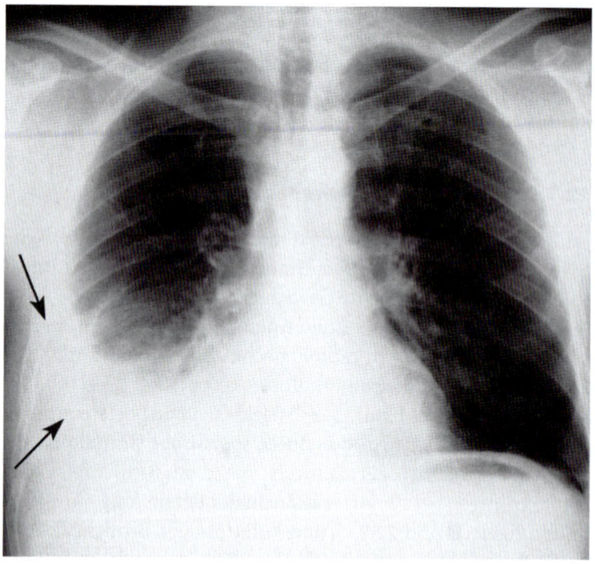

Abb. 22-11. Tuberkulöser Pleuraerguss (*Pfeile*) rechtsseitig

- Thoraxröntgenaufnahme, Tuberkulintest: Gegebenenfalls Pleurastanze (Pleura parietalis) oder Thorakoskopie (Pleura visceralis).
- Differenzialdiagnostik: Alle anderen Erkrankungen mit exsudativen Pleuraergüssen: Tumor, Mesotheliom, Infektionen durch Viren oder anderer Genese, Kollagenosen. Beim Pleuraempyem an die Möglichkeit denken, dass es sich um eine superinfizierte spezifische Pleuritis handelt, bei der die Mykobakterien meist schlechter nachzuweisen sind als die Keime der Superinfektion.

- Stadienabhängige Therapie: Standardtherapie. Entfernung entzündlichen Exsudats durch Punktion oder Drainage. Kortikosteroidgaben haben keinen Nutzen zeigen können (Wyser 1996)

22.1.9.10 Zirrhotische Lungentuberkulose und weitere produktive (chronische) Formen der Lungentuberkulose

Bei der zirrhotischen Lungentuberkulose und bei produktiven Ausprägungen handelt es sich um Spätformen einer oft ausgedehnten Tuberkulose, die weder rechtzeitig erkannt noch ausreichend behandelt wurde. Diese Krankheitsbilder sind durch frühzeitige effektive Kombinationstherapie hierzulande selten geworden.

- Anamnese: Variabel. Tuberkulose in der Vorgeschichte evtl. bekannt.
- Klinischer Befund: Wegen des schleichenden Verlaufs oft symptomarm. Im Thoraxröntgen meist multiple Herde und Vernarbungen nebeneinander. Durch ausgedehnte regressive Prozesse wie narbige Schrumpfungen entsteht ein Mischbild aus narbigen Veränderungen, sekundärer Überblähung und chronisch-obstruktiver Atemwegserkrankung.
- Mögliche Komplikationen: Cor pulmonale und pulmonale Hypertonie sind häufig. Meist langsames Fortschreiten aufgrund der sekundären Veränderungen. COPD.
- Diagnostik: Die Frage nach Aktivität und Erregerausscheidung ist auch hier vorrangig; daher übliches Vorgehen zur Erregersuche, falls Tuberkulose nicht schon bekannt. Thoraxröntgen, Tuberkulintest, ggf. Bronchoskopie. Lungenfunktionsanalyse, Rechtsherzkatheter.
- Differenzialdiagnostik: Lungenfibrose, Sarkoidose, Pneumokoniose, Lymphome, Vaskulitiden mit pulmonaler Beteiligung.
- Stadienabhängige Therapie: Standardtherapie, ggf. auch erweitert und verlängert.

22.1.9.11 Tuberkulose bei HIV-Infektion

! Die Tuberkulose ist eine Aids-definierende Erkrankung. Selbst bei noch gutem Immunstatus ist das Erkrankungsrisiko für HIV-Infizierte etwa 100-mal höher als für Gesunde (Aids: »acquired immunodeficiency syndrome; HIV: »human immunodeficiency virus«).

Tabelle 22-9. Radiologische Befunde bei pulmonaler Tuberkulose. (Nach Selig, 11th International Conference on AIDS, 1996)

Befund	HIV-positiv (n = 53) [%]	HIV-negativ (n = 72) [%]	p
Oberfeldinfiltrat	9	44	<0,001
Oberfeldkaverne	4	21	0,01
Miliartuberkulose	9	0	0,01
Diffuses Infiltrat	53	25	0,002
Pleurabeteiligung	21	38	0,04
Hiluslymphome	25	6	0,005
Normalbefund	11	1	0,02

- Anamnese: HIV-Infektion, Immunstatus, evtl. bestehen zusätzliche Risiken für die Tuberkulose (Tabelle 22-8).
- Klinischer Befund: (s. Tabelle 22-9). In der Regel ist die Röntgenmorphologie vergleichsweise blande (s. Abb. 22-7, 22-8, 22-12).
- Mögliche Komplikationen: Dramatische Verschlechterung des Immunstatus ist häufig.
- Diagnostik: Frühzeitiger und falls klinisch vertretbar aggressiver diagnostizieren als ohne HIV.
- Differenzialdiagnostik: Wie Tuberkulosefälle ohne HIV.
- Stadienabhängige Therapie: Gesicherte Empfehlungen gibt es nicht. Standardtherapie ist möglicherweise ausreichend. Bewährt hat sich die »Verlängerung« des 6-Monats-Regimes auf 9–12 Monate. Im Falle einer antiretroviralen Therapie sind Besonderheiten zu beachten (s. 22.1.13.6).

22.1.9.12 Tuberkulose unter TNF-α-Antikörpern

TNF-α-Inhibitoren, wie z. B. Infliximab, werden seit einiger Zeit erfolgreich bei bestimmten chronisch-entzündlichen Erkrankungen eingesetzt. Da sie ein Schlüsselzytokin in der Bildung spezifischer Granulome inhibieren, ist erklärlich, dass während der Therapie weltweit inzwischen zahlreiche Tuberkulosefälle beobachtet wurden.

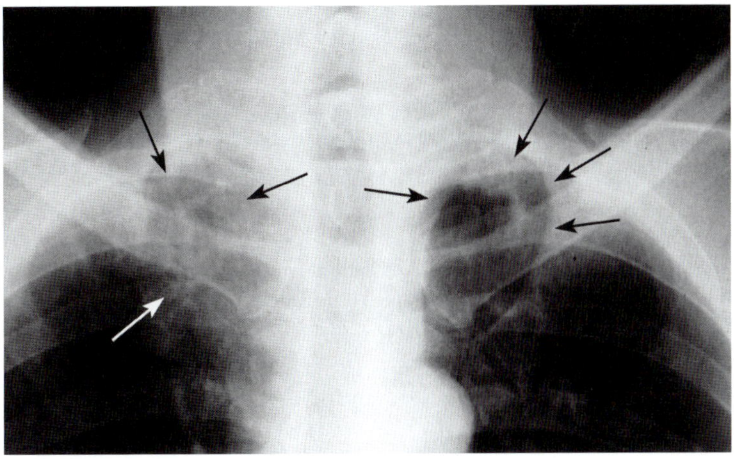

Abb. 22-12. »Flaue« Verdichtungen im rechten Oberfeld (*Pfeile*) und supraklavikulär links (*Pfeile*). Diese radiologischen Veränderungen sind hochverdächtig auf eine Tuberkulose. Im vorliegenden Fall eines HIV-Infizierten mit unter 50 CD4-Zellen/μl fanden sich keine Mykobakterien. Es gelang der bronchoskopische Nachweis einer Pneumocystis-carinii-Pneumonie (PCP). Der Patient führte eine inhalative PCP-Prophylaxe mit Pentacarinat durch. Tritt unter dieser Prophylaxe eine PCP auf, so findet sie sich häufiger betont in den (schlechter ventilierten) Oberfeldern

Sowohl pulmonale als auch extrapulmonale Manifestationen traten auf. Da es teilweise zu schweren Krankheitsverläufen mit letalem Ausgang kam, wird inzwischen vor Einleitung einer Infliximabbehandlung die genaue Anamneseerhebung, ein Tuberkulintest und eine Thoraxröntgenaufnahme empfohlen. Neben der engmaschigen klinischen Kontrolle ist bei allen Patienten mit latenter Tuberkulose eine INH-Chemoprävention angeraten (Hülsemann et al. 2002, Kurzfassung unter http://www.mh-hannover.de/kliniken/rheumatologie/tbcinfliximab.pdf).

22.1.9.13 Silikotuberkulose

- Anamnese: Prävalente Silikose, entsprechende Exposition.
- Klinischer Befund: Bei vorbestehenden Lungenveränderungen ist das Erkennen der gehäuft vorkommenden Tuberkulose erschwert.
- Mögliche Komplikationen: Wie bei anderen Formen der Tuberkulose, insbesondere respiratorische Insuffizienz, Cor pulmonale.

! Bei der Silikotuberkulose sind Reaktivierungen häufiger als bei anderen Tuberkulosen.

- Diagnostik: Thoraxröntgen, Tuberkulintest, Sputumbakteriologie, ggf. Bronchoskopie.
- Differenzialdiagnostik: Abhängig von den radiologischen Veränderungen.
- Stadienabhängige Therapie: Verlängerte Therapiephasen (mindestens 8 Monate), auch während und nach der Therapie enge bakteriologische Überwachung.

22.1.9.14 Disseminierte (miliare) Tuberkulose

- Anamnese: Gehäuft bei Immundefizienz oder nach längerer Immunsuppression.
- Klinischer Befund: Variabel von unspezifischen Krankheitszeichen bis hin zu einem hoch septischen Krankheitsbild. Typisch, aber nicht obligat sind radiologisch in der Lunge oder sonographisch in der Leber nachgewiesene multiple miliare (»hirsekorngroße«) disseminierte Infiltrationen. Auf Hinweise einer ZNS-Mitbeteiligung achten, die dann eine intensivierte Therapie erforderlich macht.
- Mögliche Komplikationen: Als septikämische Verlaufsform ist die Miliartuberkulose ein akut lebensbedrohliches Krankheitsbild.
- Diagnostik: M. tuberculosis u. U. in der Blutkultur nachweisbar.

! Mit der Therapie beginnt man unverzüglich schon bei Verdacht, um so die Diagnose möglicherweise ex iuvantibus zu stellen.

- Differenzialdiagnostik: Septische Krankheitsbilder, hämatologische Systemerkrankungen.
- Stadienabhängige Therapie: Die Therapie muss schon bei Verdacht beginnen. Standardtherapie ist in Fällen ohne ZNS-Beteiligung ausreichend, ansonsten 12-monatige Therapie.

22.1.9.15 Tuberkulose des Zentralnervensystems (tuberkulöse Meningitis)

- Anamnese: In Ländern mit hoher Tuberkuloseprävalenz gehören Kinder zur Risikogruppe, in Ländern mit geringer Tuberkuloseprävalenz eher Erwachsene.
- Klinischer Befund: Wie Meningitis: Hirnnerven sind häufig mitbeteiligt (z. B.: Parese de N. abducens). Meningismus, Kopfschmerz, Allgemeinsymptome.
- Mögliche Komplikationen: Insbesondere bei verspätetem Therapiebeginn kann es zu irreversiblen neurologischen Schäden kommen.
- Diagnostik: Liquorpunktion: Lymphozytäre Pleozytose, Glucosewert erniedrigt, hoher Eiweißgehalt, »sterile« Bakteriologie.
- Differenzialdiagnostik: Andere Meningitiden, Meningeosis maligna.
- Stadienabhängige Therapie: Sofortige Therapie indiziert, um irreversiblen Schäden vorzubeugen. Die Therapiekombination sollte auf jeden Fall INH und Pyrazinamid (PZA) oder Protionamid (PTH) enthalten, weil sie gut liquorgängig sind. Ethambutol (EMB) und Streptomycin (SM) erreichen auch entzündete Meningen. Empfohlen wird die Standardtherapie über mindestens 12 Monate. Auch die Initialtherapie wird auf 2–3 Monate verlängert. Zur Verhinderung entzündlich bedingter Langzeitschäden wird in den ersten 6 Wochen die Gabe von Dexamethason empfohlen.

22.1.9.16 Zervikale Lymphadenitis (Scrophula)

Anmerkung: In Anspielung auf das durch die Halsschwellung ähnliche Erscheinungsbild wie bei Ferkeln wurde das Krankheitsbild früher als Scrophula (lat.: Ferkelchen) bezeichnet.

- Anamnese: Häufiger bei boviner Tuberkulose als regionaler Lymphknoten. Gelegentlich als Spätmanifestation.
- Klinischer Befund: Vergrößerter, meist wenig schmerzhafter und überwärmter Lymphknoten, der spontan perforiert. Fieber ist ungewöhnlich. Halslymphknotentuberkulosen können als erhebliche Raumforderung imponieren.
- Diagnostik: Mikrobiologische Differenzierung zum Ausschluss nichttuberkulöser Mykobakteriosen.
- Differenzialdiagnostik: Andere abszedierende Entzündungen, Aktinomykose, nichttuberkulöse Mykobakteriosen, nekrotisierende Malignome, Lymphome.
- Stadienabhängige Therapie: Standardtherapie ist in der Regel ausreichend, muss bei protrahierten Verläufen aber länger durchgeführt werden oder durch chirurgische Interventionen ergänzt werden.

22.1.9.17 Urogenitaltuberkulose

Die Urogenitaltuberkulose ist eine typische Spätform der postprimären Tuberkulose.

- Anamnese: Häufig ist eine längere Vorgeschichte mit rezidivierender Zystitis oder Epididymitis trotz empirischer Therapie und ohne positiven Erregernachweis.
- Klinischer Befund: Anfangs oft lange Zeit symptomlos. Zystitische Beschwerden sind ein spätes Symptom.
- Mögliche Komplikationen: Genitale Tuberkulosen bei beiden Geschlechtern mit konsekutiver Sterilität möglich.

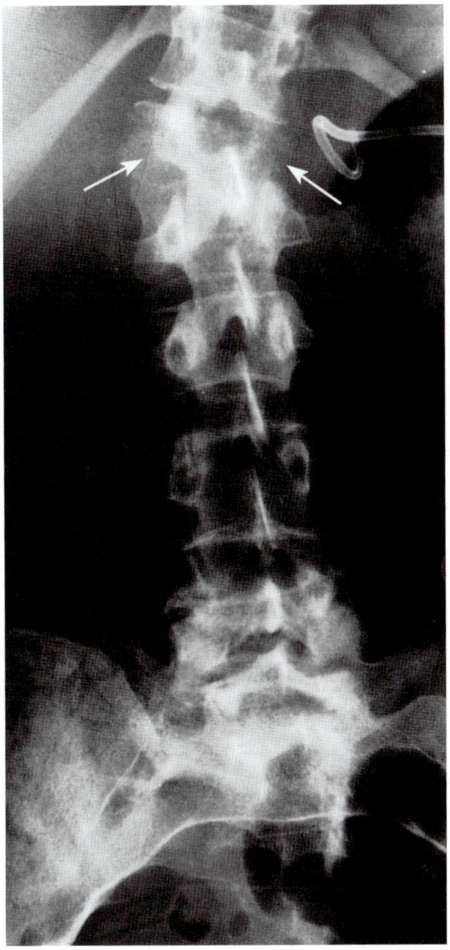

■ Abb. 22-13. Paravertebraler Abszess. Weitgehende Destruktionen der kranialen Lumbalwirbelkörper

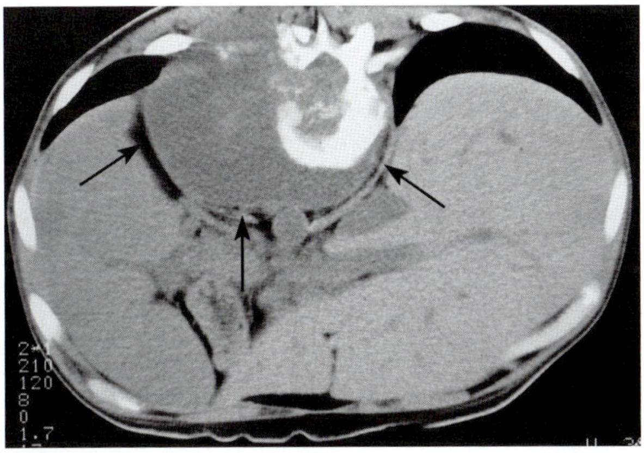

■ Abb. 22-14. Gleiche Patientin wie Abb. 22-13. Ausdehnung des paravertebralen Abszesses im CT-Scan.

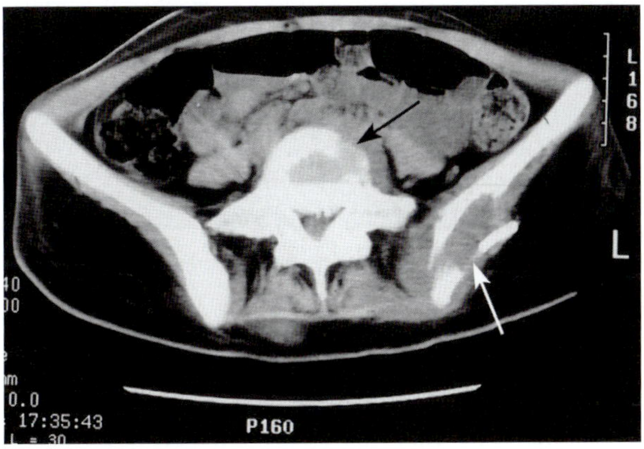

■ Abb. 22-15. Gleiche Patientin wie Abb. 22-13. Paravertebraler Abszess mit knöcherner Destruktion von LWS (*Pfeil*), Sakrum und linker Darmbeinschaufel (*Pfeil*)

- Diagnostik: Bei »steriler« Leukozyturie und Hämaturie muss eine spezifische mikrobiologische Untersuchung erfolgen. Abdomensonographie, ggf. Zystoskopie.
- Differenzialdiagnostik: Andere infektiöse Ursachen einer Pyelonephritis oder Zystitis, Malignome, Systemerkrankungen (M. Wegener, Goodpasture-Syndrom).
- Stadienabhängige Therapie: Standardtherapie in der Regel ausreichend. Auf Toxizität bei Nierenvorschädigung achten. Ureterstenosen können sich auch noch unter Therapie entwickeln.

22.1.9.18 Knochen- und Gelenktuberkulosen: Tuberkulöse Spondylitis, Spondylodiszitis, paravertebraler Abszess

- Anamnese: Die Vorgeschichte des Patienten beginnt oft mit anhaltenden, gut lokalisierbaren Rückenschmerzen.
- Klinischer Befund: Anfangs uncharakteristisch. Später fieberhaftes Krankheitsbild und Allgemeinsymptome möglich.
- Mögliche Komplikationen: Sinterung, Abszedierung des »kalten« Prozesses in die paravertebralen Weichteile (■ Abb. 22-13 bis 22-15). Neurologische Ausfälle durch pathologische Frakturen.
- Diagnostik: Konventionelle Röntgenaufnahmen (■ Abb. 22-13, 22-15) sind anfangs weniger sensitiv. Bei Verdacht können Schichtaufnahmen die umschriebene Destruktion von Wirbelkörper oder Bandscheibe sichern. (■ Abb. 22-16). Gezielte Punktion zur Erregerdiagnostik.
- Differenzialdiagnostik: Bei »kaltem« Abszess ist die Diagnose klinisch meist eindeutig. Eine Spondylodiszitis kann auch durch nichttuberkulöse Mykobakteriosen bedingt sein (Differenzialtherapie!). Andere abszedierende Prozesse oder ein Malignom kommen in Betracht.
- Stadienabhängige Therapie: Schon bei Verdacht therapieren. Die Standardtherapie ist meist ausreichend. Abszesse erfordern in der Regel eine Ausräumung oder Drainage(n). Bei instabiler Situation ggf. Immobilisation und wenn nötig – nach der erfolgreichen Chemotherapie – chirurgische Stabilisierung.

22.1.9.19 Skrophuloderm (Tuberculosis cutis colliquativa)

- Anamnese: Das Skrophuloderm entsteht meist fortgeleitet von einer Lymphknotentuberkulose oder sehr selten durch direkte Inokulation oder fortgeleitet von Organtuberkulosen.

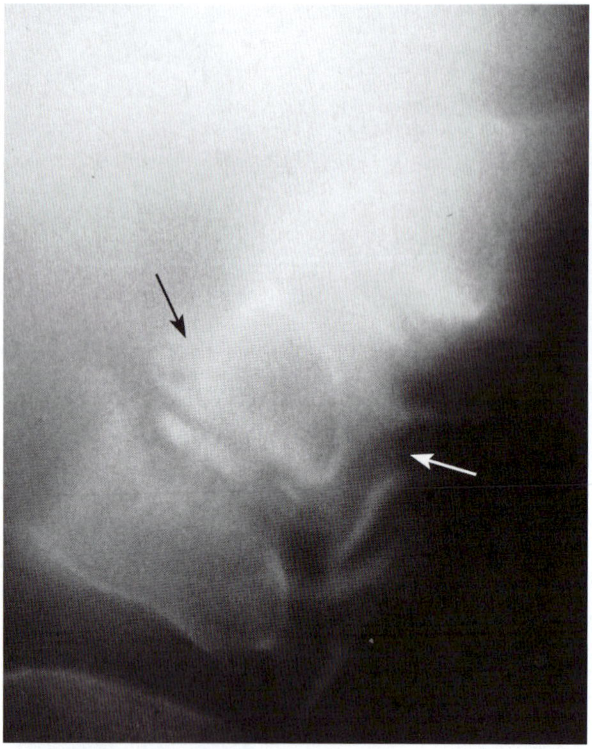

Abb. 22-16. Tuberkulöse Spondylodiszitis (L4/L5) (*Pfeile*) im tomographischen Bild

- Klinischer Befund: In die Subkutis reichendes Ulkus (Abb. 22-16 bis 22-18). Meist wenig systemische Entzündungszeichen. Das Ulkus kann völlig schmerzlos sein.
- Mögliche Komplikationen: Ausbreitung per continuitatem oder durch Streuung.
- Diagnostik: Bakteriologische Diagnostik auf Mykobakterien.

! Da Ulzera der Haut naturgemäß sehr schnell superinfizieren, findet man im Abstrich oft auch eine pathologische oder konventionelle Standortflora. Gibt man sich mit dem Befund zufrieden, wird die Tuberkulose leicht verkannt.

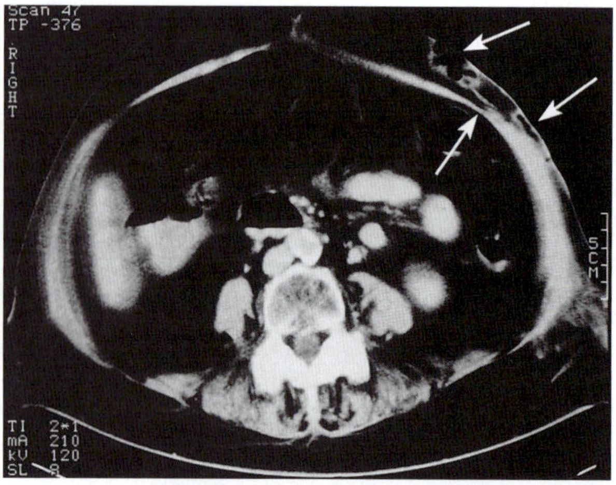

Abb. 22-18. Gleicher Patient wie Abb. 22-18. CT-Scan mit Darstellung der tiefreichenden, fuchsbauartigen Nekrosen (*Pfeile*) durch die Tuberculosis cutis colliquativa (Skrophuloderm)

- Differenzialdiagnostik: Andere abszedierende Erkrankungen der Haut, Vaskulitis, Lues, Basaliom, Karzinom.
- Stadienabhängige Therapie: Standardchemotherapie.

22.1.9.20 Weitere Krankheitsbilder

Einige tuberkulöse Krankheitsbilder sollen an dieser Stelle nur namentlich erwähnt werden:
- tuberkulöse Adrenalitis,
- tuberkulöse Peritonitis,
- tuberkulöse Perikarditis (erfordert zusätzlich Kortikosteroide und eventuell die Drainage).
- Als Knochenkaries bezeichnet man die Tuberkulose des Knochens. Sie befällt meist große Röhrenknochen oder Wirbel (s. 22.1.9.18).

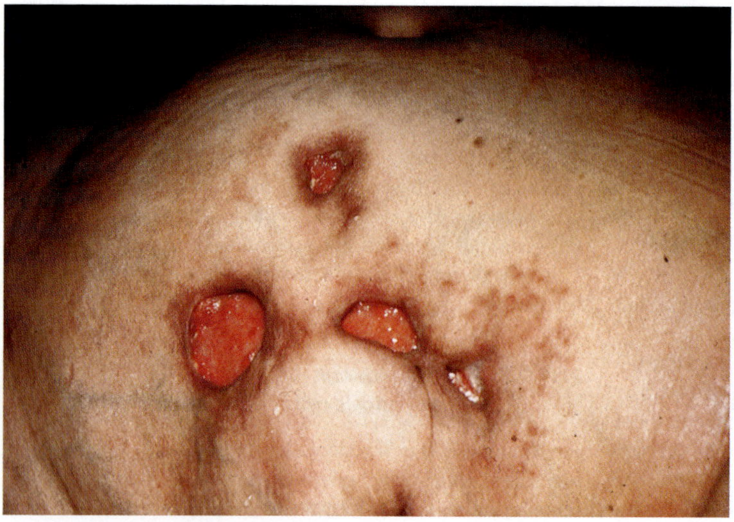

Abb. 22-17. Skrophuloderm (Bauchhaut), tiefe Nekrose

22.1.10 Diagnostik

Siehe 22.1.9 »Typische Krankheitsbilder«.

22.1.10.1 Früherkennung

Anamnese und klinischer Befund der Tuberkulose können uncharakteristisch sein und zudem interindividuell sehr variieren. Die radiologischen Veränderungen und die Reaktivität im Tuberkulintest werden von iatrogenen immunsuppressiven Maßnahmen oder zusätzlichen Begleiterkrankungen wie z. B. der HIV-Infektion beeinflusst. Besteht zusätzlich, wie in Deutschland, eine niedrige Prävalenz der Tuberkulose, sind klinisches Bild, Tuberkulinreaktion und Ergebnisse der radiologischen Diagnostik zwangsläufig von niedriger Vorhersagekraft (◘ Tabelle 22-10).

22.1.10.2 Vorsorgemaßnahmen und Primärprophylaxe

Vorrangig ist die frühzeitige Erkennung, kurzfristige Isolierung und konsequente Behandlung der Überträger, also der Menschen mit ansteckungsfähiger Tuberkulose. Die Meldepflicht (s. 22.1.7) hat wegen der Maßnahmen zur Umgebungsuntersuchung einen zusätzlichen präventiven Charakter.

Häufig überschätzt wird der Wert einiger präventiver Maßnahmen, die vor Kontamination beim Umgang mit Tuberkulosekranken schützen sollen. Da das Hauptinfektionsrisiko von einer längerfristigen Inhalation alveolargängiger mykobakterienhaltiger Aerosole ausgeht, sind Schutzkittel, Kopfhauben und Überschuhe von vergleichsweise nachrangigem Nutzen bei der Prävention. Ein Mundschutz ist nur dann wirksam, wenn er Aerosole sehr geringer Teilchengröße nicht passieren lässt (HEPA-Filter) und praktisch keine Atemluft neben der Filtermaske inspiriert werden kann. Solche Schutzmaßnahmen anzuwenden, ist nur in bestimmten Situationen sinnvoll (◘ Tabelle 22-11).

Diese Maßnahmen verleiten u. U. zu einem fälschlichen Gefühl von Sicherheit. Personen mit erhöhtem individuellem Risiko sollten deshalb nach Möglichkeit überhaupt keinen Kontakt zu Indexpersonen haben.

Da die Ansteckungsfähigkeit sehr rasch während einer wirksamen antituberkulotischen Therapie sinkt, selbst wenn noch säurefeste Stäbchen ausgeschieden werden, wird eine Isolierung von 2–4 Wochen für ausreichend gehalten.

Im Hinblick auf die Rindertuberkulose bedarf es keiner Prävention, da sie hierzulande – bis auf sporadische Fälle – praktisch ausgerottet ist.

- Impfung: Eine BCG-Impfung darf nur bei Tuberkulinnegativen erfolgen: Vor jeder Impfung jenseits der 6. Lebenswoche

◘ **Tabelle 22-10.** Wertigkeit diagnostischer Verfahren für die Tuberkulose

	Sensitivität [%]		Spezifität [%]		Positiv prädiktiver Wert [%]	
	HIV+	HIV–	HIV+	HIV–	HIV+	HIV–
Klinisches Bild	43	20	96	97	11	5
Röntgenmorphologie	12	17	97	99	5	12
Tuberkulintest	53	67	67	40	2	0,1
Direktnachweis säurefester Stäbchen	29	33	99	99	33	40

GML Garcia et al., [Mo.C.1661], 11. Int. Conf. on AIDS 1996: 27 von 2668 untersuchten Patienten mit Lungentuberkulose (56% aller Patienten mit HIV-Infektion).

◘ **Tabelle 22-11.** Maßnahmen zur Infektionsprophylaxe der Tuberkulose. [Nach Empfehlungen des Deutschen Zentralkomitees zur Bekämpfung der Tuberkulose (DZK), Pneumologie 48 (1994), S. 355–366]

Art der Erkrankung	Infektionsweg	Isolierung	Schutzkittel	Mundschutz	Handschuhe	Dauer der Maßnahmen
Lungen-Tbc (offen)	Inhalation (Aerosol)	Ja	Ja	Ja	Ja[a]	2–3 Wochen nach Beginn einer effektiven Chemotherapie[c]
Lungen-Tbc (geschlossen)		Nein	Nein	Nein	Nein	
Extrapulmonale Formen						
Absonderungen	z. B. Sekret, Eiter	Nein[b]	Ja	Nein	Ja[a]	Solange Sekret nachweisbar
Urogenital-Tbc	Urin	Nein	Nein	Nein	Ja[a]	
Meningitis		Nein	Nein	Nein	Nein	

[a] Handschuhe nur notwendig bei Kontakt mit erregerhaltigem Material.

[b] Bei Kindern Einzelzimmer empfohlen.

[c] Bei guter Adhärenz und geeigneten häuslichen Verhältnissen ist auch ohne Isolation primär eine ambulante Therapie möglich!

wird ein Tuberkulintest nach Mendel-Mantoux mit 1 TE benötigt. Die WHO empfiehlt die BCG-Impfung erst ab einem Infektionsrisiko in der Population von über 0,1%.

! Da das Infektionsrisiko für Kinder hierzulande auf <0,015% geschätzt wird, wird eine BCG-Impfung in Deutschland für Kinder nicht mehr generell empfohlen (STIKO 2001).

Von dieser Empfehlung sind 2 mögliche Ausnahmen zu beachten.

Kinder, denen in Deutschland auch nach der 6. Lebenswoche eine BCG-Impfung empfohlen wird

1. Kindern, die für längere Zeit in Hochrisikoländer für Tuberkulose übersiedeln, wird die BCG-Impfung empfohlen.
2. Kinder, die in häuslicher Gemeinschaft mit Tuberkulosekranken leben, sollten eine Chemotherapieprophylaxe mit INH bekommen: tuberkulinnegative für 3, tuberkulinpositive für 6 Monate. Bleiben die Kinder in dieser Situation über 3 Monate tuberkulinnegativ, wird auch für sie die BCG-Impfung empfohlen.

Bei Erwachsenen ist nicht gesichert, dass die BCG-Impfung vor Erkrankung schützt. Deshalb kann für sie die Impfung nicht befürwortet werden.

- Impfung: Für bestimmte Personengruppen ist die Chemoprävention der Tuberkulose als Prophylaxe mit INH indiziert. Vor und bei Einleitung einer Chemopavention sind einige begleitende Maßnahmen zu beachten.

Personengruppen, für die die Chemoprävention empfohlen wird

1. Personen, die Haushaltskontakt mit an offener Lungentuberkulose Erkrankten haben
2. Nicht BCG-vakzinierte Kinder unter 6 Jahren mit Tuberkulinkonversion oder positivem Tuberkulintest
3. Personen mit positiver Tuberkulinreaktion und zusätzlich schwerer Begleiterkrankung wie Silikose, Diabetes, Langzeitimmunsuppressionsbehandlung, Dialysepflicht, schwerer Unterernährung
4. Personen mit latenter Tuberkulose, bei denen eine Therapie mit TNF-α-Inhibitoren geplant ist (Hülsemann et al. 2002, http: //www.mh-hannover.de/kliniken/rheumatologie/tbcinfliximab.pdf)

Begleitende Maßnahmen vor und bei Einleitung einer Chemoprävention (nach Bartmann 1973)

- Infektion durch Tuberkulintest sichern
- Aktive Tuberkulose klinisch und radiologisch ausschließen
- Vorausgegangene adäquate tuberkulostatische Kombinationschemotherapie ausschließen
- INH-Allergie ausschließen
- Aktive Lebererkrankungen ausschließen, bei behandelbarer Hepatopathie ggf. die INH-Chemoprävention aufschieben
- Den Patienten über Nebenwirkungen von INH aufklären, insbesondere über die möglichen Anzeichen einer Hepatitis
- INH-Menge entsprechend der indizierten Intervalle für klinische und laborchemische Kontrolluntersuchungen verordnen

Anmerkung: Derzeit werden vom DZK aktualisierte Richtlinien zur Chemoprävention erarbeitet.

Für die Chemoprävention eignet sich folgendes Schema:

- INH: 300 mg/Tag für 6 oder mehr Monate.
- Kontraindikation: Bekannte INH-Hepatitis, INH-Intoleranz, schwerwiegende Lebererkrankungen.
- Pyridoxin: Zusätzlich zu INH in allen Fällen mit hohem Risiko für eine Polyneuropathie (z. B. bei Alkoholikern, Diabetikern etc.).
- Alternativen: Im Falle erwiesener INH-Resistenz (in Deutschland ca. 6%) ist eine Chemoprävention mit RMP und PZA oder RMP und EMB zu erwägen. Die Wirksamkeit dieser alternativen Regime ist noch nicht belegt.

22.1.10.3 Klinischer Befund

Siehe Abschn. 22.1.9 »Typische Krankheitsbilder«.

22.1.10.4 Materialgewinnung für die verschiedenen Laboruntersuchungen

Sputum

Das Material muss aus den tiefen Atemwegen gewonnen werden, da nur so eine höchstmögliche Sensitivität erreicht wird. Damit der Patient besser mitarbeitet, sollte ihm der Terminus »Sputum« erläutert werden. Die Sensitivität der Sputumdiagnostik wird auch dadurch erhöht, dass man bei Tuberkuloseverdacht 3 an 3 aufeinander folgenden Tagen gewonnene Proben untersucht.

Man kann das Material gewinnen als:

- spontanes Sputum oder als
- evoziertes Sputum, d. h. nach Inhalation mit hyperosmolarer NaCl-Lösung und zusätzlicher Gabe eines inhalativen β_2-Mimetikums.

Das Sputum wird in einem sterilen Röhrchen versandt.

Bronchoskopisch gewonnenes Material

Bei der bronchoalveolären Lavage (BAL) entnimmt man Material selektiv aus einem (Sub)segment des Bronchialbaums. Wenn nun der Drainagebronchus in ein anderes Subsegment mündet, gewinnt man auf diese Weise erregerfreies Material. Da somit die Wahrscheinlichkeit eines falsch-negativen Untersuchungsergebnisses sehr hoch ist, sollte die BAL zur Tuberkulosediagnostik nur zusätzlich und nicht ausschließlich herangezogen werden.

Magensekret

Durch die mukoziliare Clearance werden Mykobakterien aus peripheren Atemwegen nach zentral transportiert und zu einem wesentlichen Teil verschluckt. Daher ist die Untersuchung von Magensaft bei Verdacht auf Lungentuberkulose u. U. sinnvoll.

Eine Indikation besteht dann, wenn eine Gewinnung von Sputum oder bronchialem Sekret nicht möglich ist, kommt also v. a. für Kinder oder polymorbide, stark geschwächte Patienten in Frage. Am besten aspiriert man morgens Nüchternsekret mittels einer Magensonde. Bei frustraner Aspiration spült man mit NaCl-0,9%-Lösung. Magensekret wird in sterilen Röhrchen versandt. Bei längerer Transportdauer muss Phosphatpuffer zugegeben werden. Gegebenenfalls sollte eine Absprache mit dem Labor getroffen werden.

Morgenurin

Bei Verdacht auf urogenitale Tuberkulose untersucht man Morgenurin. Die Gewinnung der ersten morgendlichen Urinportion sollte möglichst nach vorheriger Flüssigkeitsrestriktion erfolgen. Es empfiehlt sich, die gesamte Portion einzusenden und dem Labor gezielt die Frage nach einer Mykobakteriose zu stellen.

Menstrualblut/Prostataexprimat

Gelegentlich kann die Untersuchung von Menstrualblut oder Prostataexprimat bei Verdacht auf Urogenitaltuberkulose von Bedeutung sein. Vor der Gewinnung dieser Materialien sollte Rücksprache mit dem zuständigen mikrobiologischen Labor bezüglich der von dort gewünschten Entnahme- und Versandbedingungen gehalten werden. Menstrualblut soll vor dem Versand mit destilliertem Wasser hämolysiert werden.

Die konsiliarische Inanspruchnahme eines Facharztes für Urologie oder Gynäkologie kann hilfreich sein.

Sonstige Untersuchungsmaterialien

Je nach klinischem Verdacht kommen auch folgende Materialen für die Laboruntersuchung in Betracht:
- Pleurapunktat,
- Perikardpunktat,
- Aszites,
- Wundabstriche,
- Leberbiopsate,
- Biopsate anderer Organe,
- Knochenmark,
- EDTA-Blut,
- Stuhlproben.

Die Materialien sollen außer bei Stuhlproben und Wundabstrichen steril gewonnen werden. Bei sehr kleinen Biopsaten ist zum Schutz vor Austrocknung die Zugabe von etwas steriler NaCl-0,9%-Lösung sinnvoll.

! Unabhängig vom zu untersuchenden Material sollte dem Labor immer explizit die Frage nach Mykobakterien gestellt werden.

22.1.10.5 Tuberkulintestung

Der Tuberkulintest ist ein wichtiges Werkzeug, um festzustellen, ob eine durch Impfung oder natürlich erworbene zelluläre Immunität gegen Mykobakterien vorliegt. Er wird mit gereinigten Tuberkulinen (GT bzw. PPD) durchgeführt. Früher verwendete »Alttuberkuline« sind heute obsolet. Die Aktivität der Tuberkuline wird in Tuberkulineinheiten (TE) angegeben (s. auch Abschn. 22.1.2.7).

Testsysteme

Die fertig konfektionierten Testsysteme liegen vor als:
- Intrakutaner Impfstempeltest (z. B.: Tuberkulin Tine Test PPD oder Tubergen Test). Beide Tests entsprechen 5 TE PPD-S. Der intrakutane Impfstempeltest besticht durch seine einfache Handhabung. Für die Diagnostik der latenten Tuberkuloseinfektion sind Stempeltests allerdings aufgrund ihrer geringen Reproduzierbarkeit und damit mangelnden Sensitivität obsolet (ATS 2000).
- Intrakutaner Tuberkulintest nach Mendel-Mantoux (Tuberkulin GT 1, 10 oder 100 TE).

Den auf der Packung angegebenen Einheiten Tuberkulin (TE) entsprechen 0,1 ml der frisch zubereiteten Lösung. Die Dosis wird mit einer Tuberkulinspritze streng i.c. in die Volarseite des Unterarms injiziert. Üblicherweise wird mit 10 TE (bioäquivalent zu 5 TU PPD-S) getestet. Bei negativem Ergebnis wird mit 10 TE wiederholt. Erst wenn der Test erneut negativ ausfällt, testet man mit 100 TE. Die Reaktion auf 100 TE kann durch Sensibilisierung mit nichttuberkulösen Mykobakterien falsch-positiv ausfallen. Der Test gilt als positiv, wenn eine tastbare Induration am Einstich palpabel ist. Eine Rötung ohne Induration stellt ein negatives Testergebnis dar.
Abgelesen wird das Ergebnis nach 72 h bis 1 Woche. Erst eine mehr als 5 mm große Induration gilt als positiv. Kleinere Indurationen oder alleinige Rötungen gelten als negativer Tuberkulintest.

Bei allen Tuberkulintests empfiehlt es sich, die Applikationsstelle mit einem wasserunlöslichen Marker kenntlich zu machen und das Applikationsdatum zu vermerken. Um einen Boostereffekt zu vermeiden, sollte bei Wiederholungsuntersuchungen nicht derselbe Arm benutzt werden. Die Wiederholungsuntersuchung (bei negativem Testergebnis) kann am Ablesetag erfolgen.

Konverter und Starkreagenten

Starkreagenten sind Personen, die beim Tuberkulintest mit einer mehr als 15 mm im Durchmesser großen Induration oder mit Blasenbildung reagieren. Konverter sind Personen, die binnen eines Jahres nach nachweislicher Tuberkulinnegativität tuberkulinpositiv werden. Sie sollten innerhalb eines Jahres 5 Thoraxröntgenkontrollen im Abstand von 3 Montaten unterzogen werden. Außerdem sollten Umgebungsuntersuchungen veranlasst werden.

Kutane Anergie

Bei Immundefektzuständen und einigen Fällen von Miliartuberkulose kann der Tuberkulintest falsch-negativ ausfallen. Insbesondere bei der HIV-Infektion ist der Test selbst bei noch intaktem Immunstatus weniger sensitiv. Mehr als 90% aller HIV-Infizierten, die weniger als 200 CD4-T-Zellen haben, reagieren im Tuberkulintest mit kutaner Anergie.

22.1.10.6 Apparative Basisdiagnostik

Eine Thoraxröntgenaufnahme ist das wichtigste apparative Untersuchungsverfahren bei allen Formen der Tuberkulose. Da ihre Sensitivität allerdings gering (Tabelle 22-10) ist, eignet sie sich nicht, um bei klinisch begründetem Verdacht eine Tuberkulose auszuschließen. Die Abdomensonographie eignet sich zur Dokumentation und zur Verlaufskontrolle des abdominellen Lymphknotenstatus und der Leber- und Milzmorphologie.

22.1.10.7 Mikroskopie: Histologie, Zytologie etc.

Alle Biopsate sollten gezielt auf granulomatöse Entzündungen untersucht werden. In der Zytologie von Punktaten sind lymphozytenreiche entzündliche Entzündungen am ehesten richtungsweisend. Verdächtig ist die Konstellation von Entzündungszeichen und Sterilität in der konventionellen Bakteriologie (»steriler Abszess, sterile Pyurie«). Sowohl im Liquor als auch im Pleuraerguss ist die Erniedrigung (<50%) des Glucosewertes auf weniger als 50% des Glucosewertes im Serum auf Tuberkulose verdächtig. Im Blutbild fehlt in der Regel eine Leukozytose. Fakultative Ausnahmen sind die Miliartuberkulose und die tuberkulöse Pneumonie mit Begleitinfektion.

! Es gibt keine verlässlichen serologischen Tests für Mykobakteriosen.

22.1.11 Differenzialdiagnose

Siehe 22.1.9 »Typische Krankheitsbilder«.

22.1.12 Stadieneinteilung

Gebräuchlicherweise wird zwischen primären und postprimären Formen der Tuberkulose unterschieden. Primäre Formen entsprechen dem primären Stadium nach Ranke (s. 22.1.12.1) mit Bildung eines Primärkomplexes. Bei der postprimären Tuberkulose, die im Prinzip das sekundäre und tertiäre Stadium der klassischen Einteilung zusammenfasst, wird zwischen frühen und späten postprimären Stadien unterschieden (s. Tabelle 22-12).

Tabelle 22-12. Stadieneinteilung der Tuberkulose

I. Primäre Formen

A. Primärkomplex
- Pulmonal:
  Lokales Infiltrat + regionaler Hiluslymphknoten (häufigste Form)
- Pharyngeal:
  Tuberkulöse Tonsillitis + regionaler zervikaler Lymphknoten (oft M. bovis, selten)
- Abdominal:
  Primärherd meist nicht nachweisbar. Lokale mesenteriale Lymphknoten (meist M. bovis, selten)
- Kutan:
  Tuberkulöses Ulkus der Haut + regionaler Lymphknoten (sehr selten)

Faustregel: Bei Kindern, Südostasiaten und bei Farbigen ist die entzündliche Reaktion des Lymphknotens ausgeprägter als bei erwachsenen Kaukasiern.

II. Sekundäre Formen

B. Typische frühe Formen (Monate)
- Spezifische Pleuritis, Peritonitis, Polyserositis
- Erythema nodosum
- Conjunctivitis phlyctaenulosa
- Miliartuberkulose (auch als späte Form möglich)
- Tuberkulöse Meningitis

C. Typische späte Formen (Jahre bis Jahrzehnte)
- Knochentuberkulose (z. B. Spondylitis, Spina ventosa)
- Spondylodiszitis und Senkungsabszess
- Tuberculosis cutis colliquativa (Skrophuloderm)
- Urogenitale Tuberkulose
- Nebennierentuberkulose

22.1.12.1 Hintergrund

Nach der klassischen Stadieneinteilung von Ranke (1926/28) erfolgt im primären Stadium nach Infektion vom Infektionsherd aus eine lymphogene Streuung in den regionalen Lymphknoten. Herd und lokaler Lymphknoten werden als Primärkomplex bezeichnet. Während der Bildung des Primärkomplexes entwickelt sich binnen 4–6 Wochen eine spezifische zelluläre »Allergie«, die Tuberkulinreaktion.

Die hämatogene Ausbreitung in andere Organe wird dem sekundären Stadium (Hyperergie) zugerechnet. In diesem Stadium können sich Meningitis tuberculosa und miliare Tuberkulose manifestieren, oder es kommt zu klinisch inapparenten Herden, die später, im tertiären Stadium, durch Reaktivierung zu Organtuberkulosen führen können. Die Einteilung suggeriert einen zeitlichen Verlauf, von dem es im Einzelfall erhebliche Abweichungen geben kann.

Die primäre Tuberkulose kann ohne ein symptomfreies Intervall direkt in – manchmal »subprimär« genannte – frühe Formen der postprimären Tuberkulose übergehen. Bei der »subprimären« Tuberkulose wird das klinische Bild entscheidend von der Qualität der Immunantwort bestimmt: Eine frühzeitige Generalisierung kann bei hoher Erregeranzahl mit weitgehender Anergie z. B. als Landouzy-Sepsis oder mit Tuberkelbildung z. B. als miliare Tuberkulose verlaufen. Bei niedriger Erregerzahl kann die frühe Generalisierung auch als exsudative Form z. B. zur tuberkulösen Pleuritis führen (s. Abschn. 22.1.6, Pathophysiologie und Immunologie der Tuberkulose).

Auch nach »Ausheilung« einer Tuberkulose persistieren vermehrungsfähige Erreger intrazellulär im Wirtsorganismus und können reaktiviert werden, wenn sich die Abwehrlage verschlechtert. Man spricht dann von einer späten Form der postprimären Tuberkulose.

Im Prinzip kann die Tuberkulose in jedem Stadium zum Stillstand kommen. So führt die Ausheilung der Primärinfektion in Form eines Primärkomplexes zum meist kalzifizierten Lungenherd, zu narbiger Schrumpfung und zur Rückbildung des vergrößerten regionalen Lymphknotens.

Es ist aber auch ein Fortschreiten durch kontinuierliche Ausbreitung in alle anderen Organe und als miliare Tuberkulose möglich. Andererseits kann durch eine hypererge Immunität die primäre Läsion einschmelzen und sekundär streuen.

Die späten Formen der postprimären Tuberkulose treten als Reaktivierung der Erkrankung oder als Reinfektion eines bereits früher tuberkulös Infizierten auf. Da die zelluläre Immunantwort bereits ausgebildet ist, handelt es sich häufig um einen lokal begrenzten Prozess ohne lymphogene oder hämatogene Streuung. Am häufigsten kommt es zu Reaktivierungen von hämatogen gestreuten tuberkulösen Herden in den Lungenoberfeldern (sog. Simon-Spitzenherde). Die Lungenoberfelder sind wegen ihres hohen Sauerstoffpartialdrucks Prädilektionsstellen für die aeroben Mykobakterien.

Es kann aber auch jeder andere Ort einer vorangegangenen tuberkulösen Streuung postprimär reaktiviert werden. Dabei gibt es typische Zeitfenster für bestimmte Organmanifestationen. Während postprimäre Infektionen der Lunge in der Regel schon einige Monate nach der primären Infektion auftreten, sind Reaktivierungen in Knochen und Urogenitalsystem oft erst nach Jahren oder Jahrzehnten apparent (◘ Tabelle 22-12).

Im Falle einer Reaktivierung entsteht ein Circulus vitiosus, indem die aktive Tuberkulose selbst immundepressiv wirkt. Eine antituberkulöse Therapie ist daher auch eine immunrestauratorische Maßnahme.

22.1.13 Therapie

Die Kombinationstherapie mit gegen M. tuberculosis wirksamen Chemotherapeutika, den sog. Antituberkulotika, ist der »golden standard« der Tuberkulosebehandlung. Die Einzelheiten werden im Abschn. 22.1.13.2, »Stadienabhängige Therapieplanung«, weiter erläutert.

22.1.13.1 Medizingeschichtliches

Die Tuberkulose wurde lange Zeit für inkurabel gehalten. Aus der Beobachtung, dass bestimmte ländliche Bereiche eine geringere und Städte mit besonders hoher Wohndichte eine höhere Tuberkuloseinzidenz aufwiesen, wurde irrigerweise gefolgert, dass Umgebungsfaktoren eine protektive und auch für den Erkrankten heilsame Wirkung entfalten könnten. Dies führte ab Ende des 19. Jahrhunderts insbesondere in Deutschland zur Tuberkuloseheilstättenbewegung. In vielen Regionen mit niedriger Tuberkuloseprävalenz wurden Tuberkuloseheilstätten eingerichtet. Diese geographische Verlagerung von Fällen mit infektiöser Tuberkulose hatte eine Einschleppung der Tuberkulose z. B. nach Zentralasien zur Folge.

Die diagnostischen Kriterien der Erkrankung waren zudem vage und unsicher. Erst seit 1925 wurde eine radiologische Diagnosestellung der Tuberkulose für die Einweisung in eine Heilstätte obligatorisch. Bis nach dem 2. Weltkrieg expandierte die Heilstättenbewegung, und 1954 gab es in Deutschland noch über 48.000 Betten in Tuberkuloseheilstätten.

Vor der Behandlung mit Chemotherapeutika standen seit Ende des 19. Jahrhunderts im Wesentlichen verschiedene Formen einer Kollapstherapie zur Verfügung:
- Thorakoplastik,
- Thorakokaustik,
- Phrenikusexhairese,
- Pneumothorax.

Lungenresektionen wurden erst eingeführt, als man schon wirksam mit Chemotherapeutika behandeln konnte.

22.1.13.2 Stadienabhängige Therapieplanung

Einige pathophysiologische Besonderheiten der Tuberkulose erfordern spezielle Strategien bei der Anwendung von Antituberkulotika.

Pathophysiologische Besonderheiten der Tuberkulose

- Eine Infektion und eine Tuberkulinkonversion sind erst oberhalb einer kritischen minimalen Anzahl von Erregen zu erwarten. Diese Infektionsdosis liegt bei Inhalation des Erregers im Bereich von schätzungsweise 1000–10.000 Mykobakterien.
- Ein Teil der Mykobakterienisolate zeigt eine primäre Resistenz auf einzelne Antituberkulotika. Das Risiko für eine Primärresistenz liegt für die Standardmedikamente in Deutschland bei 0,1% (PZA) bis gut 5% (INH, SM).
- Darüber hinaus finden sich mit einer bestimmten statistischen Wahrscheinlichkeit (z. B. 1:1000) durch Mutation entstandene, gegen einzelne Antituberkulotika gerichtete Resistenzen. Es ist belegt, dass Mehrfachresistenzen unter Therapie durch eine schrittweise Akkumulation unter dem »Selektionsdruck« der Chemotherapie entstehen.
- M. tuberculosis hat im Vergleich zu vielen anderen Bakterien einen langsamen Generationszyklus (10–20 h). Zudem gibt es ruhende, aber potenziell reaktivierbare Keime, sog. »dormant persisters«, die nur von wenigen Antituberkulotika (RMP und PZA) erfasst werden (◘ Tabelle 22-13).
- Mykobakterien zeigen nach vorübergehender Exposition gegenüber einigen Antituberkulotika erst nach einigen Stunden bis Tagen wieder ein Wachstum. Dieses Phänomen wird als »postantibiotischer Effekt« (PAE) oder »lag phase« bezeichnet (◘ Tabelle 22-13). Aufgrund dieses Phänomens behandelt man in der Stabilisierungsphase der antituberkulotischen Therapie intermittierend. Ein belegter PAE besteht für INH, RMP, SM und EMB.

Aus diesen pathophysiologischen Gegebenheiten ergeben sich einige Grundsätze für die Chemotherapie der Tuberkulose.

Tabelle 22-13. Einteilung der Antituberkulotika nach Wirkeigenschaften. (Mod. nach DZK 1995)

Bakteriostatisch	PAS, TSC
Bakterizid	INH, RMP, PTH, EMB, Fluorchinolone
»Sterilisierend« (bei »dormant persisters« wirksam)	RMP, PZA
Resistenzmindernde Eigenschaften	INH, RMP, SM, EMB
Postantibiotischer Effekt (PAE)	SM, INH, RMP, EMB

Tabelle 22-14. 6-Monats-Regime (Standardkurzzeitregime). (Mod. nach Schaberg et al. 2001)

Initialphase (2 Monate)	
INH + RMP + PZA[a] (+ SM oder EMB[b])	Täglich – gefolgt von
Stabilisierungsphase (4[c] Monate)	
INH + RMP	Täglich – oder
INH + RMP	2- oder 3-mal pro Woche (höhere Einzeldosis!)

[a] Als empirische initiale Dreifachkombination nur bei »Minimaltuberkulose« ohne Kavernen, da PZA dort nicht wirkt und INH-Resistenz in Deutschland nicht selten ist.

[b] SM statt EMB wird nur noch bei Unverträglichkeit oder Resistenz empfohlen.

[c] Im Fall von ZNS-Beteiligung (z. B. Meningitis) wird die Stabilisierungsphase auf 10 Monate verlängert.

Grundsätze für die Chemotherapie der Tuberkulose

- Da mit resistenten Stämmen gegen einzelne Chemotherapeutika gerechnet werden muss, ist immer eine Kombinationsbehandlung indiziert, die auch bei Unwirksamkeit einer einzelnen Substanz Erfolg verspricht.
- Eine wirksame Kombinationstherapie verhindert die Selektion polyresistenter Mutationen. Die statistische Wahrscheinlichkeit einer spontanen Mutation mit Mehrfachresistenz nimmt im logarithmischen Maßstab ab.
- Die frühzeitige Erkennung und Behandlung bei noch niedriger Keimzahl im Wirtsorganismus verhindert, dass die Gesamtanzahl resistenter Mutanten, die von einer Chemotherapie nicht erfasst werden, oberhalb der hypothetischen »minimalen Infektionsdosis« liegt.
- Die Chemotherapie soll in einer »Initialphase« rasch und nachhaltig die Keimlast im Organismus senken. An diese Phase schließt sich eine »Stabilisierungsphase« an, die weniger intensiv ist, aber die verbleibende Keimlast unter die kritische Dosis für eine Rezidiverkrankung bringt (Tabelle 22-14 und 22-15).
- Versagt eine Kombinationstherapie klinisch bei gesicherter Patientenadhärenz, kommt die Addition oder der Wechsel nur einer Substanz funktionell einer Monotherapie gleich. Es sind daher immer mindestens 2 Chemotherapeutika zu ergänzen bzw. zu wechseln.
- Bei fortgeschrittener Tuberkulose mit hoher Keimlast (z. B. Kaverne, hämatogene Streuung, Befall mehrerer Segmente) ist eine Vierfachkombination initial vorzuziehen.

Eine Kombinationstherapie besteht üblicherweise aus den beiden Mitteln der ersten Wahl (INH, RMP) plus einem bis 2 zusätzlichen Medikamenten aus der Liste der Standardmedikamente (Tabelle 22-16).

Daraus resultiert in der Initialphase eine Dreifach- oder Vierfachtherapie. In der Stabilisierungsphase folgt eine Zweifachkombination aus den beiden Mitteln der ersten Wahl. Abweichungen von diesem Vorgehen sind im Einzelfall bei Unverträglichkeit oder Resistenz notwenig. Ein solches Abweichen bedeutet in aller Regel auch eine längere Therapiedauer.

22.1.13.3 Patientenadhärenz und direkt observierte Therapie (DOT)

Eine schlechte Patientenadhärenz kann nicht nur den individuellen Therapieerfolg zunichte machen, sondern auch sozialmedizinisch äußerst relevant sein, weil sie zu multiresistenten Stämmen von M. tuberculosis (MDR: »multi drug resistance«) führen kann. Niedrige Adhärenz ist bei einem Teil der Hochrisikogruppen für Tuberkulose (s. Tabelle 22-8) überdurchschnittlich häufig zu erwarten.

Hinzu kommt, dass Ärzte in ihrer Rolle des Anwalts ihrer Patienten deren Adhärenz oft als zu gut einschätzen. Patienten ihrerseits haben Scheu, das gute Verhältnis zu ihrem Arzt durch das Eingeständnis ihrer Non-Adhärenz zu belasten.

Insbesondere seit dem Auftreten von MDR-Tuberkulosen in den USA werden zunehmend ärztlich überwachte Therapien gefordert. Die WHO strebt die DOT als den »standard of care« an, wenn die Adhärenz in einer Population über den gesamten Behandlungszeitraum niedriger als 90% liegt. Das deutsche Infektionsschutzgesetz sieht für Patienten mit unzureichender Adhärenz die Möglichkeit einer geschlossenen stationären Unterbringung zur Zwangsbehandlung nach entsprechendem richterlichem Beschluss vor. Eine DOT sollte daher nicht zurückhaltend indiziert werden, auch um solche Zwangsmaßnahmen zu vermeiden.

Eine weitere Möglichkeit ist die intermittierende Therapie, also die Verabreichung der Medikamente an nur 3 Tagen in der Woche. Sie kommt in der Kontinuitätsphase für Patienten in Frage, die nicht täglich behandelt werden können. Der Nachteil ist eine potentiell höhere Unverträglichkeitsrate aufgrund der höheren Einzeldosis. Intermittierend verabreicht ist die DOT besonders gut ambulant möglich und organisatorisch weniger problematisch.

Reservemedikamente sind für die intermittierende Verabreichung ungeeignet. Mit einem parenteral applizierbaren Antituberkulotikum lässt sich dabei dem Patienten die Notwendigkeit der Arztbesuche besser plausibel machen.

Tabelle 22-15. Therapieregime bei Unverträglichkeit oder Resistenz. (Mod. nach Schaberg et al. 2001)

Unwirksam oder unverträglich	Initiale Phase	Dauer (Monate)	Kontinuitätsphase	Dauer (Monate)	Gesamtdauer (Monate)
Isoniazid	RMP, PZA, EMB, SM	2	RMP, EMB	7–10	9–12
Rifampicin	INH, PZA, EMB, SM	2	INH, EMB	10–16	12–18
Pyrazinamid	INH, RMP, EMB, (SM)	2	INH, RMP	7	9
Ethambutol	INH, RMP, PZA, (SM)	2	INH, RMP	4	6
Streptomycin	INH, RMP, PZA, (EMB)	2	INH, RMP	4	6

Tabelle 22-16. Einteilung der Antituberkulotika. (Mod. nach Schaberg et al. 2001)

Erstrang- oder Standardmedikamente	Mittel der Reserve
INH	Protionamid (PTH)
RMP	Amikacin (AM)
PZA	Kanamycin
EMB	Capreomycin
SM	Terizidon (Cycloserin)
	Ofloxazin
	Levofloxazin
	Ciprofloxazin
	Sparfloxazin
	Moxifloxacin
	Rifabutin
	Paraaminosalicylsäure
	Thiacetazon
	Clofazimin

Das von WHO und Weltbank unterstützte DOT-Konzept hat sich weltweit inzwischen auch in zahlreichen Entwicklungsländern durchsetzen können und zu überlegenen Heilungsraten geführt. In den jährlich veröffentlichten Berichten der WHO fehlt weiterhin Deutschland als teilnehmende Nation. Dass nach dem DOT-Konzept durchgeführte Studien in China bessere Heilungsraten erbringen als aktuelle Auswertungen in Deutschland (Menke et al. 2000) sollte nachdenklich machen.

22.1.13.4 Antimykobakterielle Chemotherapeutika

Diese Zusammenstellung soll nur einen Überblick über wichtige Eigenschaften und Nebenwirkungen geben. Zusätzliche Informationen sind den Fachinformationen der Hersteller zu entnehmen.

Isoniazid (INH)

- Standarddosis: 1-mal täglich 4–6 mg/kgKG; bei erhöhtem Risiko für Neurotoxizität ist zusätzliche Pyridoxingabe (z. B. 40 mg/Tag) erforderlich.
- Maximale Tagesdosis: 300 mg; bei intermittierender Gabe bis 900 mg.
- Bemerkungen: Mittel der ersten Wahl; gut resorbierbar, liquorgängig, bakterizid.
- Anwendung für nichttuberkulöse Mykobakterien: Wirkt nicht auf die meisten atypischen Mykobakterien.
- Nebenwirkungen: Toxische Hepatitis (0,2–5%), Akne bei Jugendlichen. Selten: Neurotoxizität (Polyneuropathie, Psychose), Allergie.
- Wichtige Arzneiinteraktionen: Erhöht die Spiegel von Phenytoin, Carbamazepin, Cumarinen, PTH, Diazepam. Senkt die Spiegel von Azolpräparaten.
INH-Spiegel werden durch Prednisolon, Propranolol, Procainamid und p-Aminosalicylsäure erhöht.
- Untersuchungen vor Therapiebeginn: Neurologischer Status, Leberfunkionsuntersuchungen.
- Untersuchungen während Therapie: Leberwerte, Blutbild, Urinstatus, nach Polyneuropathiezeichen fragen.

Rifampicin (RMP)

- Standarddosis: 1-mal täglich 8–12 mg/kgKG.
- Maximale Tagesdosis: Bis 50 kgKG: 450 mg; über 50 kgKG: 600 mg. Bei intermittierender Gabe kann die Einzeldosis bis 900 mg betragen.
- Bemerkungen: Mittel der ersten Wahl; gut enteral resorbierbar, bakterizid, sterilisierend, wirkt intra- und extrazellulär.
- Anwendung für nichttuberkulöse Mykobakterien: Nichttuberkulöse Mykobakterien sind meist nicht ausreichend sensibel auf RMP, wegen der besseren Gewebespiegel ist Rifabutin für diese Indikation besser geeignet.
- Nebenwirkungen: Hepatotoxizität, Thrombopenie, Anämie, »Flu-like«-Symptome, Müdigkeit, bei hoher Dosis; färbt den Urin rot. Kann Kontaktlinsen irreversibel verfärben.
- Wichtige Arzneiinteraktionen: Potenter Induktor des Zytochrom-p450-Systems. Spiegel wird reduziert von Tolbutamid, Diazepam, Haloperidol, Phenytoin, Methadon (!), oralen Kontrazeptiva (!), Cumarine, Ketoconazol, Fluconazol, Dapson, Theophyllin, Ciclosporin A, Betablockern, Digoxin, Digitoxin, Antiarrhythmika, Kalziumantagonisten. Spiegelsenkungen von 80% und mehr für zahlreiche antiretrovirale Medikamente (Amprenavir, Indinavir, Saquinavir, Lopinavir, Nelfinavir, Delavirdin), weniger starke Senkung für Nevirapin, Efavirenz und Ritonavir.
- Untersuchungen vor Therapiebeginn: Leberfunktionstest, Blutbild mit Thrombozyten, Beratung z. B. über Alternativen zur hormonellen Antikonzeption.
- Untersuchungen während der Therapie: Alle 2–4 Wochen Leberfunktionstests, Blutbild.

Ethambutol (EMB)

- Standarddosis: 15 mg/kgKG täglich (15–25 mg/kgKG); meist 1200–1600 mg absolut (bei intermittierender Therapie 25–50 mg/kgKG).
- Maximale Tagesdosis: 2,5 g.
- Bemerkungen: Gut enteral resorbierbar, bakteriostatisch, in hoher Dosis bakterizid. Wirkt gut synergistisch mit anderen Mitteln, da es die Penetrationsfähigkeit anderer Antituberkulotika in die Zelle erleichtert.
- Anwendung für nichttuberkulöse Mykobakterien: Ja.
- Nebenwirkungen: Retrobulbäre Neuritis. Selten: Allergie, periphere Neuropathie, Hyperurikämie, Arthralgie.
- Untersuchungen vor Therapiebeginn: Ophtalmologisches Konsil (Farbvisus, Visus, Fundus), Retentionswerte.
- Untersuchungen während Therapie: Monatliche augenärztliche Untersuchungen; Blutbild, Harnsäure, 1-mal im Quartal Retentionswerte.

Rifabutin (RBT)

- Standarddosis: Tuberkulose: (150 bis) 300–450 mg täglich . (Nichttuberkulöse Mykobakteriosen: Therapie mit 450–600 mg bei gleichzeitiger Gabe von Clarithromycin 300 mg/Tag).
- Bemerkungen: Wirkt auf einen Teil RMP-resistenter Tuberkulosefälle.
- Anwendung für nichttuberkulöse Mykobakterien: Ja, gleichzeitig mit Clarithromycin (s. oben).
- Nebenwirkungen: Uveitis (dosisabhängig), Übelkeit, Anämie, Thrombopenie, Leukopenie, selten Allergie, Rotfärbung des Urins; Verfärbungen in der Wäsche lassen sich nicht auswaschen. Rotverfärbungen von Kontaktlinsen möglich.
- Wichtige Arzneiinteraktionen: Wie Rifampicin. Weniger starke Enzyminduktion, deswegen für HIV-Patienten und Patienten mit Proteaseinhibitorentherapie oder Methadonsubstituierte geeigneter.
- Untersuchungen vor Therapiebeginn: Wie RMP.
- Untersuchungen während Therapie: Wie RMP.

Streptomycin (SM)

- Standarddosis: Als Einzeldosis 12–18 mg/kgKG; nur parenteral applizierbar.
- Maximale Tagesdosis: 1 g. Kumulative Gesamtdosis 60 g. Darüber steigt das Ototoxizitätsrisiko stark an.
- Bemerkungen: Psychologisch gut geeignet als Begründung für eine direkt überwachte Therapie mit regelmäßigen Arztbesuchen, weil SM nur parenteral applizierbar ist.
- Anwendung für nichttuberkulöse Mykobakterien: Nein.
- Nebenwirkungen: Ototoxizität, Nephrotoxizität. Selten: Agranulozytose, aplastische Anämie.
- Untersuchungen vor Therapiebeginn: Nierenfunktion, Audiometrie, Vestibularisprüfung.
- Untersuchungen während Therapie: Audiometrie und Vestibularisprüfungen; Retentionswerte, Blutbild.

Pyrazinamid (PZA)

- Standarddosis: 15–30 mg/kgKG täglich (bei intermittierender Gabe 30–60 mg/kgKG).
- Maximale Tagesdosis: 2 g, bei intermittierender Gabe 3,5 g.
- Bemerkungen: Gute enterale Resorption. Liquorgängig. Wichtige »rezidivverhindernde« Substanz. Wirkt gut auch im sauren Milieu. M. bovis ist PZA-resistent.
- Anwendung für nichttuberkulöse Mykobakterien: Nein (Resistenz).
- Nebenwirkungen: Hyperurikämie, gastrointestinale Unverträglichkeit, Muskelschwäche, Arthralgien, Flush. Selten: toxische Hepatitis, Allergie, Photosensibilisierung.
- Wichtige Arzneiinteraktionen: Urikosurika wirken schlechter. Eine Behandlung der Hyperurikämie ist allerdings erst bei symptomatischen Fällen erforderlich.
- Untersuchungen vor Therapiebeginn: Harnsäure, Retentionswerte, Leberwerte.
- Untersuchungen während Therapie: Leberwerte, Harnsäure, gelegentliche Blutbildkontrollen.

Protionamid (PTH)

- Standarddosis: 15 mg/kgKG täglich, wenn ohne INH; 7,5 mg/kgKG mit gleichzeitiger INH-Gabe.
- Maximale Tagesdosis: 500 bzw. 1000 mg.
- Bemerkungen: Reservemedikament. Kreuzresistenzen zu Thioacetazon möglich.
- Nebenwirkungen: Gastrointestinale Störungen, veränderter Geschmack. Selten: Hepatitis, Allergie, zentralnervöse und endokrinologische Störungen.
- Wichtige Arzneiinteraktionen: Gleichzeitige Gabe von INH erhöht PTH-Blutspiegel. Sowohl Synergismus mit INH als auch Kreuzresistenzen möglich.
- Untersuchungen vor Therapiebeginn: Leberwerte, Blutbild, ggf. endokrinologische Untersuchungen, Blutzucker.
- Untersuchungen während Therapie: Blutbild.

Capreomycin (CM)

- Standarddosis: 20 mg/kgKG täglich.
- Maximale Tagesdosis: 1 g.
- Bemerkungen: Wird in Deutschland nicht mehr vertrieben. Nur parenterale Gabe möglich. Keine Kreuzresistenz zu Amikacin und Streptomycin.
- Anwendung für nichttuberkulöse Mykobakterien: Nein.
- Nebenwirkungen: Wie Streptomycin, Nephrotoxizität überwiegt.

Amikacin (AM)

- Standarddosis: Als Einzeldosis 15–20 mg/kgKG; nur parentertal zu geben; langsam infundieren.
- Maximale Tagesdosis: 1 g.
- Bemerkungen: Reservemedikament für multiresistente Tuberkulosen und Zweitlinientherapie atypischer Mykobakteriosen. Keine Kreuzresistenz zu SM.
- Anwendung für nichttuberkulöse Mykobakterien: Ja (s. Bemerkungen).
- Nebenwirkungen: Oto- und Nephrotoxizität. Toxizität durch Drugmonitoring zu mindern. Nicht mit anderen ototoxischen Substanzen kombinieren.
- Untersuchungen vor Therapiebeginn: Wie SM.
- Untersuchungen während Therapie: Wie SM.

Cycloserin (CS, s. a. TZ)

- Standarddosis: 15–25 mg/kgKG täglich parenteral (i.m.) als Einzeldosis.
- Maximale Tagesdosis: 1 g.
- Bemerkungen: Reservemedikament bei Polyresistenz einer Tuberkulose, schlecht verträglich. In Deutschland nicht auf dem Markt.
- Nebenwirkungen: Depressionen, Konvulsionen, Psychosen, gastrointestinale Symptome.

Terizidon (TZ)

- Standarddosis: 10 mg/kgKG täglich in 3–4 Einzeldosen (per os).
- Maximale Tagesdosis: 1 g für Erwachsene, 0,5 g für Kinder.
- Bemerkungen: Reservemedikament für polyresistente Tuberkulosen.
- Anwendung für nichttuberkulöse Mykobakterien: Nein.
- Nebenwirkungen: Neurotoxizität: Krämpfe, Psychosen; gastrointestinale Störungen.
- Wichtige Arzneiinteraktionen: Nicht mit INH kombinieren: Senkt die Krampfschwelle.
- Untersuchungen vor Therapiebeginn: Psychiatrische und neurologische Vorgeschichte, Retentionswerte.
- Untersuchungen während Therapie: Auf Zeichen einer Psychose achten.

P-Aminosalicylsäure (PAS)

- Standarddosis: 200 mg/kgKG; 12 g/Tag absolut bei Erwachsenen über 14 Jahren.
- Maximale Tagesdosis: 16 g.
- Bemerkungen: Reservemedikament bei Polyresistenz der Tuberkulose.
- Nebenwirkungen: Exantheme, gastrointestinale Störungen, Blutbildveränderungen, Hepatotoxizität, Störungen der Schilddrüsenfunktion.
- Wichtige Arzneiinteraktionen: INH, Phenytoin und nichtsteroidale Antiphlogistika erhöhen den PAS-Spiegel.

Ciprofloxacin

- Gruppe: Gyrasehemmer, Chinolone.
- Standarddosis: 20 mg/kgKG täglich; 2-mal 750 mg p.o. (oder 2-mal 400 mg i.v.) für Erwachsene.
- Bemerkungen: Reservemedikament in der Therapie der Tuberkulose und der atypischen Mykobakteriosen. Nicht wirksam gegen M. leprae.
- Anwendung für nichttuberkulöse Mykobakterien: s. Bemerkungen.
- Nebenwirkungen: Neurotoxizität wegen der hohen Dosierung häufiger, gastrointestinale Störungen, Arthralgien.

Ofloxacin

- Gruppe: Gyrasehemmer, Chinolone.
- Standarddosis: 2-mal täglich 400 mg p.o. für Erwachsene.
- Bemerkungen: Wirksam gegen M. leprae, sonst wie Ciprofloxacin.

Levofloxacin

- Gruppe: Gyrasehemmer, Chinolone.
- Standarddosis: 1-mal täglich 500–750 mg p.o. für Erwachsene.
- Bemerkungen: Linksdrehendes, wirksames Enantiomer von Ofloxacin, deswegen höher dosierbar, sonst wie Ofloxacin.

Clarithromycin

- Gruppe: Makrolide.
- Standarddosis: 2-mal täglich 500–1000 mg.
- Maximale Tagesdosis: Kurzfristig 2–4 g, 1 g bei längerer Therapiedauer. Bei HIV-Patienten höhere Letalität in der Gruppe von Patienten mit Tagesdosis von 2 g gegenüber 1 g trotz besserer Wirksamkeit auf M. avium Komplex.
- Bemerkungen: Meilenstein in der Therapie atypischer Mykobakteriosen.
- Nebenwirkungen: Gastrointestinale Störungen, bitterer Geschmack, Erhöhung der Leberenzyme, Herzrhythmusstörungen. Dosisreduktion um 50% bei Kreatininclearance <30 ml/min erforderlich.
- Wichtige Arzneiinteraktionen: Cisaprid, Astemizol, Terfenadin: Gefahr von Herzrhythmusstörungen!

Azithromycin

- Gruppe: Makrolide.
- Standarddosis: 500–600 mg/Tag.
- Bemerkungen: Alternative bei Unverträglichkeit von Clarithromycin zur Kombinationsbehandlung nichttuberkulöser Mykobakterien. Gute Gewebegängigkeit, lange Halbwertszeit. Für die Tuberkulose keine Indikation.
- Nebenwirkungen: Wie Clarithromycin. Bei längerer Gabe Kumulationsgefahr mit Entwicklung von Innenohrschwerhörigkeit möglich.

Sonstige

Als weitere Reservesubstanzen kommen für die Behandlung der Tuberkulose in Betracht: Clofazimin, Amoxicillin/Clavulat, Sparfloxacin, Moxifloxacin, Gatifloxacin und Linezolid.

22.1.13.5 Langzeittherapie, Therapieüberwachung, Rezidivprophylaxe, Nachsorge

Vor, während und nach Beendigung einer antituberkulotischen Therapie sind Kontrollmaßnahmen erforderlich. Sie dienen unterschiedlichen Zielen.

Ziele der Kontrolle einer antituberkulotischen Therapie

- Dokumentation des Resistenzverhaltens der initial isolierten Keime
- Dokumentation (»Staging«) des klinischen Ausgangsbefundes
- Ausschluss von Vorschädigungen und Kontraindikationen für bestimmte Antituberkulotika
- Monitoring des Therapieerfolgs und möglicher unerwünschter Arzneimittelnebenwirkungen
- Nachsorge zur Früherkennung von Rezidiven oder Progression

Untersuchungen vor Einleitung einer antituberkulotischen Chemotherapie

- Bakteriologie (mehrfach!)
- Resistenztestung, falls Mykobakterien nachweisbar sind. Die Resistenzbestimmung muss veranlasst sein, aber darf nicht bis zur Therapieeinleitung abgewartet werden.
- Thoraxröntgenaufnahme in 2 Ebenen
- Eventuell zusätzlich Tomographie oder CT
- Blutbild
- GOT, GPT, γ-GT, Bilirubin, alkalische Phosphatase, Kreatinin, Harnsäure
- BSG und C-reaktives Protein
- Urinstatus
- Ophthalmologische Untersuchung (Farbvisus!): EMB
- Otologische Untersuchung (Innenohrschäden?): SM, AM

Untersuchungen während der antituberkulotischen Chemotherapie

- Sputumbakteriologie alle 4 Wochen, ggf. mittels evoziertem Sputum oder Bronchoskopie
- Falls keine Sputumkonversion nach 4 Monaten: erneute Resistenztestung veranlassen
- Adhärenz des Patienten immer wieder kritisch hinterfragen
- Etwa alle 4 Wochen: GOT, GPT, Harnsäure (PZA), Kreatinin, Farbvisus (s. EMB), Audiometrie (s. SM). Leberenzyme zu Beginn häufiger kontrollieren.
- Thoraxröntgenaufnahme (je nach Klinik individuell verfahren): z. B. Monat 0, 1, 2, 3, 6, 12, dann alle 6 Monate

Nach Ende der antituberkulotischen Chemotherapie ist individuell sehr variabel zu verfahren. Das größte Risiko einer Rezidiverkrankung besteht innerhalb der ersten 2 Jahre nach Beendigung der Therapie. Insofern sollten die Patienten frühzeitig informiert werden, dass sie mindestens für diesen Zeitraum einer Nachkontrolle unterliegen. Das DZK (Pneumologie 49, 1995, S. 223) hat einen Risikoscore als Anhalt für die Abschätzung der individuell notwendigen Überwachungsdauer zusammengestellt (Tabelle 22-17).

Tabelle 22-17. Risikoadaptierte Nachsorge der Tuberkulose. (Nach DZK 1995)

Kategorie	Punkte
1. Ausdehnung des Restbefundes	
minimal (≤1 Segment)	0
mittel (2–3 Segmente)	1
weit (>3 Segmente)	2
2. Dauer der beobachteten Inaktivität	
0–2 Jahre	2
3–5 Jahre	1
>5 Jahre	0
3. Chemotherapie	
Keine	2
Korrekte	0
Sonstige	0–3
4. Soziale Verhältnisse	0–3
5. Bisherige Aufenthaltsdauer von Ausländern/Asylbewerbern	
0–2 Jahre	3
3–5 Jahre	1
5 Jahre	0
6. Nebenerkrankungen	
Silikose	3
Diabetes mellitus	2
Magenresektion, Ulcera ventriculi sive duodeni	2
Immundefektsyndrome	15
sonstige Erkrankungen	1–3

Punkte	Überwachungsdauer
≤6	2 Jahre
7–10	5 Jahre
11–15	6–10 Jahre
>15	>10 Jahre

22.1.13.6 Therapie bei Resistenzen, bei Kontraindikationen oder Nebenwirkungen

»Multidrug Resistance«

Multiresistenz oder Polyresistenz sind definiert als eine Resistenz gegenüber (mindestens) den beiden Erstlinienmedikamenten INH und RMP.

Anfang der 1990er-Jahre gab es alarmierende Berichte aus den USA über zunehmende Fälle von Tuberkulosen mit multipler Resistenz gegen die verfügbaren Antituberkulotika. Kleinere Epidemien in Gemeinschaftseinrichtungen und Hospitälern, insbesondere in großen Städten wie New York, forderten eine Reihe von Todesopfern unter den mit resistenten Mykobakterien angesteckten Mitpatienten und dem Krankenhauspersonal. 1995 wurden von Carbonara et al. aus Italien über 30 Fälle von multipler Resistenz bei 157 untersuchten Tuberkulosen berichtet. Die Mykobakterien waren auf die Mittel der ersten Wahl, RMP und INH, sowie mindestens auf ein weiteres Antituberkulotikum resistent.

Aus Deutschland kennt man bisher keine gehäuften Fälle von MDR (»Multi drug resistance«) bei der Tuberkulose. In anderen europäischen Ländern waren im Wesentlichen Zuwanderer aus außereuropäischen Ländern betroffen.

Auslöser für das Problem in den USA war möglicherweise eine mangelnde Therapieadhärenz der Tuberkulosekranken gewesen. So konnte die Situation wieder stabilisiert werden, indem man die MDR-Fälle konsequent überwachte und behandelte und insgesamt die Tuberkulosefürsorge intensivierte. Das Beispiel zeigt, dass die Tuberkulose auch in den entwickelten Industrienationen eine ernst zu nehmende Gefahr geblieben ist, der mit staatlicherseits koordinierten Maßnahmen begegnet werden muss.

Die Fälle belegten gleichzeitig, dass die Sensibilitätstestung in vitro nicht notwendigerweise das therapeutische Ansprechen richtig voraussagt. Selbst Fälle, in denen aufgrund der Resistenztestung keine wirksame antituberkulotische Kombination zur Verfügung zu stehen schien, konnten mit konsequenter Kombinationstherapie erfolgreich behandelt werden. Dafür mussten z. T. 5 oder 6 Substanzen kombiniert über einen sehr viel längeren Zeitraum als normalerweise üblich gegeben werden.

Zudem müssen die Patienten stationär behandelt und isoliert werden. Empfohlen wird, die Therapie 2 Jahre über die Sputumnegativierung hinaus fortzuführen. Diese Behandlungen sollten spezialisierten und besonders erfahrenen Fachärzten und Institutionen vorbehalten bleiben.

Bei Resistenz gegen INH und RMP muss individuell verfahren werden. In Frage kommen neben den bekannten Antituberkulotika, wie EMB, PZA, PTH, PAS, TZ, CS auch Gyrasehemmer, Penicilline und β-Lactamase-Inhibitoren. Eine Übersicht über die Vorgehensweise bei multipler Resistenz findet sich in den aktuellen Richtlinien des DZK (Schaberg et al. 2001). Die Isolate der betroffenen Patienten sollten nicht nur auf die einzelnen Substanzen, sondern auch auf Kombinationen in der Resistenztestung untersucht werden.

Neuere experimentelle Ansätze, z. B. die systemische oder inhalative Gabe von proinflammatorischen Substanzen wie Interferon-γ, sind bisher nicht etabliert. Sie können derzeit bestenfalls als eine zusätzliche Maßnahme bei der Behandlung von MDR-Tuberkulosen im Rahmen klinischer Studien erwogen werden.

Antituberkulotika in Schwangerschaft und Stillzeit

Eine effektive antituberkulotische Therapie ist auch in der Schwangerschaft möglich und sollte daher durchgeführt werden.

- Kontraindizierte Substanzen: Von den Erstrangantituberkulotika ist das ototoxische Streptomycin kontraindiziert. Bei den Zweitrangmedikamenten bestehen Kontraindikationen in der Schwangerschaft für Chinolone, Aminoglykoside und Protionamid. Für das Erstrangmedikament Pyrazinamid liegen wenig Erfahrungen vor. Die Empfehlungen der Fachgesellschaften divergieren. PZA wird von der American Thoracic Society (ATS) derzeit nicht für die Therapie in der Schwangerschaft empfohlen.
- Empfohlene Substanzen: INH, RMP und EMB.
- Wegen des Nebenwirkungsspektrums ungeeignet: PTH, und PAS können gastrointestinale Störungen hervorrufen. CS und TZ können die Krampfbereitschaft erhöhen und Störungen am ZNS bewirken. Eine fruchtschädigende Wirkung ist hingegen für PTH, PAS, CS und TZ nicht belegt.

Eine Tuberkulose und eine tuberkulostatische Therapie stellen keine Indikation für einen Schwangerschaftsabbruch dar. Lediglich die Gabe von SM kann wegen der Toxizität für den N. vestibulocochlearis im Einzelfall eine Indikation darstellen. Wegen des Übertritts der Substanzen in die Muttermilch sollte antituberkulotisch behandelten Müttern zum Abstillen geraten werden.

Antituberkulotika bei Niereninsuffizienz

- Unbedenklich bzw. geringe Dosisanpassung erforderlich: RMP wird überwiegend biliär eliminiert. Der nierenpflichtige Metabolit von INH (Acetyl-INH) ist wenig toxisch. Die beiden Basistherapeutika können daher auch bei terminaler Niereninsuffizienz in voller Dosis verabreicht werden. RMP muss in niedriger normaler Dosis täglich gegeben werden. INH-Gaben können auf 2- bis 3-mal pro Woche reduziert werden. PTH hat wie INH einen nierenpflichtigen Metaboliten. Es wird in Kombinationstherapien mit INH und RMP eine geringe Reduktion der Tagesdosis auf 500 mg PTH absolut empfohlen (s. Tabelle 22-18 und 22-19).
- Nierenpflichtige Substanzen: PZA, SM und EMB sind nierenpflichtige Substanzen. Auf sie braucht und sollte bei Niereninsuffizienz nicht verzichtet werden. Es ist eine Dosisanpassung durch Verlängerung des Dosierungsintervalls erforderlich: Das bedeutet, die Gabe erfolgt in Standarddosierung aber nur 2- bis 3-mal pro Woche.

Tabelle 22-18. Dosierung der nephrologisch weniger bedenklichen Antituberkulotika bei Niereninsuffizienz. (Nach Schaberg et al. 2001)

Substanz	Dosis	Dosisadaptation für unterschiedliche Glomeruläre Filtrationsraten (GFR)		
		GFR 30–80 ml/min	GFR 10–30 ml/min	GFR unter 10 ml/min
RMP	10 mg/kgKG	1-mal/Tag	1-mal/Tag	1-mal/Tag
INH	5 mg/kgKG	1-mal/Tag	1-mal/Tag	1-mal/Tag

Tabelle 22-19. Dosierung der nierenpflichtigen Antituberkulotika bei Niereninsuffizienz

Substanz	Einzeldosis	Dosierungsintervall bei GFR 30–80 ml/min	Dosierungsintervall bei GFR 10–30 ml/min	Dosierungsintervall bei GFR unter 10 ml/min
PZA	30 mg/kgKG	1-mal/Tag	3-mal/Woche	2-mal/Woche
EMB	25 mg/kgKG	1-mal/Tag	3-mal/Woche	2-mal/Woche, Drugmonitoring
SM	15 mg/kgKG	Drugmonitoring	Drugmonitoring	Drugmonitoring

Antituberkulotika bei Lebervorschädigung

Bei bekannter Hepatopathie ist gerade in der Initialphase der Therapie ein klinisch-chemisches Monitoring der Hepatotoxizität besonders engmaschig durchzuführen.

- Hepatotoxische Substanzen: Die außerordentlich gut wirksamen Antituberkulotika RMP, INH und PZA sind unglücklicherweise auch die besonders hepatotoxischen Substanzen. Nicht jede Erhöhung der Transaminasen stellt aber eine Kontraindikation dar. Unter Therapie gelten bis auf das 3fache der Norm erhöhte Transaminasen als tolerabel. Bei wenig gravierenden Leberfunktionsstörungen sind daher auch diese 3 Substanzen unter einem engmaschigen Monitoring von GPT, GOT, γGT, ChE und GLDH individuell einsetzbar. Ihre Dosis sollte reduziert werden. Die Kombination von INH und RMP gilt bei vorgeschädigter Leber als besonders toxisch.
- Nicht hepatotoxische Substanzen: In jedem Fall muss eine differenzialtherapeutische Abwägung getroffen werden, inwieweit eine Behandlung mit den schwächer wirksamen aber nicht hepatotoxischen Substanzen EMB, SM und TZ der Behandlung der Tuberkulose ausreichend gerecht wird.
- Dosierung: Anzustreben ist eine Kombination aus 2–3 nicht hepatotoxischen Substanzen in Standarddosis plus einem Mittel der ersten Wahl (INH oder RMP) in Minimaldosis (◘ Tabelle 22-20).

Antituberkulotika im Alter

Die Multimorbidität und die möglichen Arzneiinteraktionen mit Begleitmedikationen führen zur Empfehlung, im Senium die Antituberkulotika nur in »Minimaldosierung« zu geben (◘ s. Tabelle 22-21).

◘ Tabelle 22-20. Dosierungsempfehlungen bei Leberschädigung

Medikament	Dosis	
SM	0,75–1,0 g	Täglich (kumulativ bis 60 g)
EMB	25 mg/kgKG	Täglich
TZ	3- bis 4-mal 250 mg	(in 3–4 Einzeldosen) täglich – und zusätzlich:
RMP	450 mg	Täglich – oder
INH	Maximal 5 mg/kgKG	Täglich

Alternativ kann auch zusätzlich ein Gyrasehemmer eingesetzt werden.

◘ Tabelle 22-21. Dosierungsempfehlung für Antituberkulotika im Alter

Medikament	Dosis	
INH	4–5 mg/kgKG	Tagesdosis 300 mg
RMP		Tagesdosis 450 mg
EMB	20 mg/kgKG	Tagesdosis 1000–1200 mg
PZA		Tagesdosis 1500 mg
SM		Tagesdosis 500–750 mg

Antituberkulotika bei Aids

Obwohl gesicherte Daten fehlen, wird eine initiale Vierfachtherapie wie im Standardkurzzeitregime empfohlen und eine Ausdehnung der Stabilisierungsphase auf 9 Monate oder bei zusätzlichen Aspekten auch länger. Eine weitere Erhaltungstherapie ist nicht erforderlich. Die Überwachung und Nachsorge muss lebenslang erfolgen.

Wird antiretroviral behandelt, sind Besonderheiten zu beachten: Probleme können sich ergeben durch Arzneimittelinteraktionen zwischen den antiretroviralen Therapeutika der HIV-Infektion und den Antituberkulotika. Insbesondere interagieren alle verfügbaren nichtnukleosidalen Inhibitoren der reversen Transkriptase und alle Proteasehemmer, ganz besonders Ritonavir mit Rifampicin und bedeutend weniger mit Rifabutin. RMP kann daher mit den genannten antiretroviralen Substanzen praktisch nicht gemeinsam gegeben werden. Damit ergeben sich eingeschränkte Möglichkeiten für eine Behandlung in dieser Situation.

Therapeutische Möglichkeiten der Tuberkulose bei gleichzeitiger HIV-Infektion

- *Auf eine antiretrovirale Therapie (ART) verzichten!*
  Diese Option sollte bevorzugt gewählt werden. Ein Verzögern der ART ist zumindest für die Initialphase fast immer ohne Gefahr möglich. Den hypothetischen Nachteilen einer Progredienz des Immundefekts stehen gravierende Vorteile gegenüber:
  (I) Vermeidung von Toxizität,
  (II) Vermeidung von subtherapeutischer Dosierung von Substanzen aus ART oder Tuberkulosetherapie mit dem möglichen Risiko einer Selektion resistenter Erreger (sowohl Mykobakterien als auch HIV),
  (III) Vorbeugung eines Immunrekonstitutionssyndroms unter ART (Stoll et al. 2001), dessen Wahrscheinlichkeit theoretisch geringer ist, wenn die mykobakterielle Erregerlast bei Einleitung von ART schon abgenommen hat.
- *RMP durch Rifabutin ersetzen.*
  Für die Stabilisierungsphase eine bedenkenswerte Option, um die ART nicht noch weiter aufzuschieben. Dieses Vorgehen erfordert weiterhin die Beachtung bestehender Arzneimittelinteraktionen und sollte nach Möglichkeit mit einem Drugmonitoring verbunden werden.
- *ART mit »Triple Nuke« Kombinationen.*
  Nukleosidanaloga interferieren nicht/kaum mit dem Cytochrom-p450-System. Nach aktueller Studienlage sind die bisher verfügbaren Kombinationen aus allein dieser Substanzklasse bei HIV-Infizierten mit hoher Plasmavirämie weniger sicher wirksam. HIV/TB-Koinfizierte haben aber häufig eine hohe HI-Plasmavirämie.
- *Austausch von RMP bzw. RBT gegen andere Antituberkulotika.*
  Das Vorgehen bedeutet den Verzicht auf eine besonders wirksame Substanz.

Rezidivtherapie

Rezidive nach Chemotherapie sind nicht ungewöhnlich und auf die jahrelange bzw. lebenslange Persistenz von »dormant persisting« Mykobakterien zurückzuführen. Reaktivierung ist in den ersten 1–2 Jahren nach Ende der Chemotherapie am häufigsten, aber auch sehr viel später, z. B. im Sinne einer Alterstuberkulose, möglich. Das Rezidiv einer erfolgreich behandelten Tuberkulose ist prinzipiell nach den gleichen Grundsätzen und daher auch initial mit den gleichen Chemotherapeutika wie die Ersterkrankung zu therapieren. Man kann davon auszugehen, dass die vorher wirksame Medikation wieder wirksam ist.

Schreitet die Erkrankung fort, auch wenn die antituberkulotische Therapie vorher angeschlagen hatte, ist eine Resistenz anzunehmen, selbst wenn eine Non-Adhärenz nicht auszuschließen ist. In diesem Falle muss die Therapie durch Ergänzung oder Wechsel von mindestens 2 Chemotherapeutika geändert werden.

22.1.13.7 Therapie krankheitsspezifischer Komplikationen

Die Tuberkulose ist gehäuft bei bestimmten chronischen Begleiterkrankungen, wie z. B. Immundefekten, Diabetes mellitus, Niereninsuffizienz, Alkoholismus oder Silikose (◘ Tabelle 22-8). Sie tritt auch vermehrt im Senium bei dann zumeist polymorbiden Patienten auf. Trotzdem ist die Tuberkulose auch bei Kranken mit den unterschiedlichsten prädisponierenden oder zufällig koinzidierenden Erkrankungen behandelbar und – vielleicht mit Ausnahme der Tuberkulose Moribunder – auch behandlungspflichtig.

Die Tuberkulose ihrerseits kann individuell sehr unterschiedlich zu einer Reihe verschiedenster Komplikationen führen, von denen hier einige exemplarisch aufgezählt werden sollen.

Kavernen und große Nekrosen

Kavernen und große Nekrosen neigen als »Loci minoris resistentiae« zur Superinfektion mit Bakterien, Pilzen (z. B. Aspergillome) oder atypischen Mykobakterien. In diesen Fällen ist eine zusätzliche spezifische und meist langwierige Therapie notwendig. Gegebenenfalls muss nach medikamentöser Behandlung eine chirurgische Intervention zur Sanierung angestrebt werden.

Spondylodiszitis und Senkungsabszesse

Sie können zu grotesken Destruktionen des tragenden Skeletts führen. Erstaunlicherweise sind nach den Erfahrungen der prächemotherapeutischen Ära neurologische Ausfälle selten, selbst wenn Nervengewebe in die kalten Abszesse direkt einbezogen ist. Wegen Frakturgefährdung kann allerdings eine mechanische Querschnittsymptomatik drohen. Auch hier ist nach adäquater Chemotherapie eine chirurgische Versorgung des Einzelfalls indiziert.

Pleuritis oder Perikarditis

Sie können akut mechanisch behindern und müssen dann punktiert werden. Im Falle einer späteren Verkalkung kann die Dekortikation erforderlich werden.

Amyloidose

Sie kann als Folge der chronischen Entzündung auftreten. Symptome können u. a. sein: nephrotisches Syndrom, Malabsorption, Polyneuropathie.

Karzinome

Tuberkulome gehen mit einem geringfügig erhöhten Risiko für die spätere Entwicklung von Bronchialkarzinomen (Narbenkarzinome) einher. Insbesondere im höheren Lebensalter muss mit der gehäuften Möglichkeit einer Koinzidenz von Lungentuberkulose und Bronchialkarzinom gerechnet werden, sodass die zuerst gefundene Diagnose nicht immer als ein Ausschluss der alternativen Differenzialdiagnose gewertet werden darf. Die denkbaren Therapieprinzipien des Karzinoms, Operation, Bestrahlung und Chemotherapie, sind mit erhöhten Risiken verbunden, wenn die koexistente Tuberkulose verkannt wird und deswegen unbehandelt bleibt.

Andere Erkrankungen

Oft finden sich auch als Erklärungen für andere Erkrankungen unerwartet die Folgen einer Tuberkulose: Ein M. Addison durch eine Nebennierenrindentuberkulose oder eine Sterilität nach Salpingitis können hier Beispiele sein. Sie unterstreichen die Bedeutung der rechtzeitigen Erkennung und konsequenten Behandlung der Tuberkulose, auch um solche Spätschäden zu verhindern.

22.1.13.8 Typische Therapiefehler

Der häufigste Fehler im Vorfeld der Therapie ist es, dass zu selten bzw. zu spät an die differenzialdiagnostische Möglichkeit einer Tuberkulose gedacht wird. Der häufigste Fehler während der Therapie ist es, dass den meisten Patienten nicht ausreichend transparent gemacht wird, warum sie trotz geringen Krankheitsgefühls einer monatelangen Therapie und jahrelangen Nachsorge bedürfen. Eine Zusammenstellung weiterer typischer Fehler bei der antituberkulotischen Therapie findet sich in ◘ Tabelle 22-22.

◘ Tabelle 22-22. Typische Fehler bei der Therapie der Tuberkulose

- Therapieverzögerung, z. B. wegen unzulässigen Abwartens, bis ein kulturelles Ergebnis vorliegt
- Ignorieren einer vorbestehenden Resistenz
- Erweiterung bei Versagen nur um eine Substanz
- Beginn der Behandlung mit inadäquatem Regime
- Falsch indizierte »INH-Prophylaxe« (z. B. bei apparenter Tuberkulose)
- Unfähigkeit des Arztes, Non-Adhärenz zu erkennen
- Meldepflicht vergessen
- Pyridoxin bei Patienten mit Polyneuropathierisiko nicht supplementiert
- Zu kurz therapiert
- Überwachung nach Therapieende mangelhaft

22.1.14 Prognose unbehandelter und sehr weit fortgeschrittener Erkrankungen

- Verlauf unbehandelter Tuberkulosen: Nach Ferlinz [Pneumologie 49 (1995), pp. 617–32] sterben 50% der nicht behandelten Tuberkulosekranken, 25% werden zu Dauerausscheidern und 25% heilen aus.
- Schwere Fälle: Es gibt keine Veranlassung, auch weit fortgeschrittene Tuberkulosefälle anders als mit einer konsequenten Antituberkulotikatherapie kausal zu behandeln.

22.1.15 Adressen von Selbsthilfegruppen, Laienverbänden etc.

- Lokale Selbsthilfegruppen sind zu erfragen über: Deutsche Arbeitsgemeinschaft Selbsthilfegruppen e. V., Selbsthilfebüro Niedersachsen, Bödekerstr. 85, 30161 Hannover, Telefon 0511–391928
- Niedersächsischer Verein zur Behandlung der Tuberkulose, Kurt-Schuhmacher-Str. 14, 30159 Hannover, Telefon 0511–131–7568
- Deutsche Atemwegsliga, Burgstraße 12, 33175 Bad Lippspringe, Telefon 05252–954505
- Eine Zusammenfassung von Selbsthilfegruppen bietet online das Unfallopfer-Hilfswerk (www.unfallopfer.de)

Fazit für die Praxis

- Die Tuberkulose ist eine der weltweit häufigsten und wichtigsten Infektionserkrankungen.
- Die variable und oft uncharakteristische Klinik der Erkrankung erschwert die frühe Diagnose, sodass die Tuberkulose eine diagnostische Herausforderung für jeden klinisch tätigen Arzt ist.
- Eine frühzeitig eingeleitete und konsequente Therapie ist inzwischen mit hoher Wahrscheinlichkeit erfolgreich.
- Eine verzögerte Diagnosestellung mit nachfolgend verspätet begonnener oder falsch durchgeführte Therapie verschlechtert den individuellen Krankheitsverlauf und begünstigt die weitere Ausbreitung.
- Die hohe Prävalenz in Ländern und Bevölkerungsschichten mit niedrigem sozialen Standard birgt neben den gesundheitlichen langfristig auch soziale und weltpolitische Risiken.
- Für Deutschland wird die Tuberkulose zunehmend zu einer importierten Erkrankung aus Ländern mit hoher Prävalenz.

Literatur mit zukunftweisenden Aspekten zu Kap. 22.1

ATS – American Thoracic Society (2000) Diagnostic standards and classification of tuberculosis in adults and children. Am J Respir Crit Care Med 161: 1376–1395

ATS – American Thoracic Society (1992) Control of tuberculosis in the United states. Am Rev Respir Dis 146: 1623–1633

ATS – American Thoracic Society (1994) Treatment of tuberculosis and tuberculosis infection in adults and children. Am J Respir Crit Care Med 149: 1359–1374

ATS – American Thoracic Society (1997) Diagnosis and treatment of disease caused by nontuberculous mycobacteria. Am J Respir Crit Care Med 156: S1–25

Bailey WC (1983) Treatment of atypical mycobacterial disease. Chest 84: 625–628

Bartmann K (1973) Chemoprophylaxe und präventive Chemotherapie der Tuberkulose. Internist 14: 111–117

Böttger EC (1995) Mykobakterien und Mykobakteriosen. Pneumologie 49: 636–642

CDC – Centers for Disease Control and Prevention (2000) Targeted tuberculin testing and treatment of latent tuberculosis infection. MMWR 49 (No. RR-6): 1–54

Clark JE, Cant-AJ (1996) Pitfalls in contact tracing and early diagnosis of childhood tuberculosis. BMJ 313: 221–222

Condos R, Rom WN, Schluger NW (1997) Treatment of multidrug resistant pulmonary tuberculosis with interferon gamma via aerosol. Lancet 349: 1513–1515

Davies PD (1996) Tuberculosis in the elderly. Epidemiology and optimal management. Drugs Aging 8: 436–344

Dye C, Scheele S, Dolin P, Pathania V, Raviglione MC for the WHO Global Surveillance and Monitoring Project (1999) Global burden of tuberculosis. JAMA 282: 677–686

DZK – Deutsches Zentralkomitee zur Bekämpfung der Tuberkulose (1994) Empfehlungen zur Infektionsverhütung bei Tuberkulose. Pneumologie 48: 355–366

DZK – Deutsches Zentralkomitee zur Bekämpfung der Tuberkulose (1995) Richtlinien zur Chemotherapie der Tuberkulose. Pneumologie 49: 217–225

Ferlinz R (1995) Tuberkulose in Deutschland und das Deutsche Zentralkomitee zur Bekämpfung der Tuberkulose. Pneumologie. 49 (Suppl 3): 617–632.

Geldmacher H, Kroeger C, Branscheid D, Schatz J, Magnussen H, Kirsten D (2000) Stellenwert chirurgischer Operationsverfahren bei der Diagnostik und Therapie der Tuberkulose. Pneumologie 54: 318–323

Haas WH (1998) Molekularbiologische Methoden in der Epidemiologie der Tuberkulose. Pneumologie 52: 271–276

Havlir DV, Dube MP, Sattler FR et al. (1996) Prophylaxis against disseminated Mycobacterium avium complex with weekly azithromycin, daily rifabutin, or both. N Engl J Med 335: 392–398

Huebner RE, Gastro KG (1995) The changing face of tuberculosis. Annu Rev Med 46: 47–55

Hülsemann JL, Hohlfeld JM, Schnarr S, Stoll M, Zeidler H (2002) Empfehlungen zum Tuberkulose-Screening und zur Therapie der latenten Tuberkulose bei Anti-TNF-α-Therapie mit Infliximab. Akt Rheumatol 27: 97–100

Kaufmann SHE (1995) Immunologie der Tuberkulose. Pneumologie 49: 643–648

Konietzko N, Loddenkemper R (Hrsg) (1999) Tuberkulose. Thieme, Stuttgart

Kuchler R (1996) Der Stellenwert und die Aussagekraft der Nukleinsaureamplifikation und konventioneller Methoden in der Laboratoriumsdiagnostik der Tuberkulose. Pneumologie 50: 323–326

Lenci G, Gartenschläger M (1996) Aktuelle Aspekte der Halslymphknotentuberkulose. Pneumologie 50: 462–468

Menke B, Sommerwerck D, Schaberg T (2000) Therapieegebnisse bei der pulmonalen Tuberkulose: Outcome Monitoring im nördlichen Niedersachsen. Pneumologie 54: 92–96
Moffitt MP, Wisinger DB (1996) Tuberculosis. Recommendations for screening, prevention, and treatment. Postgrad Med 100: 201–212
Nolan CM (1996) Multidrug-resistant tuberculosis in the USA: the end of the beginning. Tubercol Lung Dis 77: 293–294
Park M, Davis AL, Schluger N, Cohen H, Rom WN (1996) Outcome of multidrug resistant tuberculosis patients, 1983–1993: Prolonged survival with appropriate therapy. Am J Respir Crit Care Med 153: 317–324
Rieder HL (1994) Tuberkulose und HIV-Infektion. Pneumologie 48: 144–150
Schaberg T, Forßbohm M, Hauer B, Kirsten D, Kropp R, Loddenkemper R, Magdorf K, Rieder H, Sagbiel D, Urbanczik R für das DZK (2001) Richtlinien zur medikamentösen Behandlung der Tuberkulose im Erwachsenen- und Kindesalter. Pneumologie 55: 494–511
Shafer RW, Edlin-BR (1996) Tuberculosis in patients infected with human immunodeficiency virus: perspective on the past decade. Clin Infect Dis: 22 683–704
Shafran SD, Singer J, Zarowny DP et al. (1996) A Comparison of two regimens for the treatment of mycobacterium avium complex bacteriemia in AIDS: Rifabutin ethambutol, and clarithromycin vs. rifampin, ethambutol, clofazimine, and ciprofloxacin. N Engl J Med 335: 377–383
Ständige Impfkomission am Robert-Koch-Institut (2001) Impfempfehlungen der ständigen Impfkomission am Robert-Koch-Institut (STIKO) Stand: Juli 2001. – Epidemiol Bull 28: 203–218
Stoll M, Behrens GMN, Schmidt RE (2001) Immunrekonstitutionssyndrom – Ein neues Krankheitsbild bei HIV-Infizierten unter wirksamer antiretroviraler Therapie. Dtsch Med Wochenschr 126: 1017–1022
Subcommittee of the Joint Tuberculosis Committee of the British Thoracic Society (2000) Management of opportunist mycobacterial infections: Joint Tuberculosis Committee guidelines 1999. Thorax 55: 210–218
Wyser C, Walzl G, Smedema JP et al. (1996) Kortikosteroids in the treatment of tuberculous pleurisy. Chest 110: 333–338

22.2 Tuberkulose bei Kindern

K. Magdorf

22.2.1 Einleitung

In Deutschland zeigt die Tuberkuloseinzidenz seit längerem eine rückläufige Tendenz. Weltweit gesehen ist die Tuberkulose jedoch weiterhin eine der häufigsten Todesursachen unter den Infektionskrankheiten, auch im Kindesalter.

In den meisten Industrienationen mit niedriger Tuberkuloseinzidenz und -prävalenz spielt die BCG-Impfung als Präventionsmaßnahme nur noch eine untergeordnete Rolle. Stattdessen steht dort v. a. die frühzeitige Detektion der primären Infektion mittels gezielter Tuberkulintestung sowie die Einleitung einer präventiven Chemotherapie bei Infizierten im Vordergrund.

22.2.2 Definition und Pathogenese

Die tuberkulöse Infektion erfolgt fast ausnahmslos aerogen durch Mycobacterium tuberculosis. Erwachsene mit offener Lungentuberkulose sind in den meisten Fällen die Infektionsquelle für Kinder. Das Erkrankungsrisiko infizierter Kinder ist besonders im Säuglings- und Kleinkindalter hoch (ca. 30%) (Donald u. Beyers 1998). Kinder selbst sind aufgrund der geringen Keimzahl und -dichte bei der Primärtuberkulose selten infektiös.

Nach der primären Deposition der 2–5 µm großen, vorwiegend durch Husten generierten infektiösen Aerosolpartikeln (»droplet nuclei«) in den Alveolen beginnt die immunologische Auseinandersetzung mit den Mykobakterien in den Alveolarmakrophagen und im lymphatischen Gewebe der Lunge. In direktem Anschluss an diese Primärinfektion kann sich eine pulmonale Primärtuberkulose manifestieren. Histologisch finden sich in der Lunge typische Epitheloidzellgranulome.

Mit einer ingestiven Primärinfektion im Bereich des Gastrointestinaltrakts (z. B. verursacht durch M. bovis) ist heute nur noch sehr selten zu rechnen.

Röntgenologisch stellt sich die Primärtuberkulose der Lunge im klassischen Fall als Primärkomplex dar, der aus dem Parenchymherd (Ghon-Herd), der Lymphangitis und der Lymphadenitis besteht (bipolares Stadium; ◻ Abb. 22-19).

Häufig ist der Primärherd nur für kurze Zeit nachweisbar, lediglich die Hiluslymphknotenvergrößerung persistiert, sodass die Primärtuberkulose meist als Hiluslymphknotentuberkulose imponiert.

Außerdem kann es im Rahmen der Primärinfektion, wenn auch selten, zu einer Frühgeneralisation, z. B. als Meningitis tuberculosa oder Miliartuberkulose, kommen.

Meist bleibt die Primärinfektion allerdings zeitlebens klinisch inapparent. Bei ca. 10% der infizierten Population kann es jedoch im Laufe des Lebens zu einer pulmonalen Reaktivierung kommen und in manchen Fällen zu einer hämatogenen und/oder lymphogenen Streuung, z. B. in die Meningen, in Knochen, in die Nieren und ableitende Harnwege und in periphere Lymphknoten, sowie zu einer disseminierten miliaren Aussaat (Starke u. Smith 1998). Es liegt dann eine postprimäre Tuberkulose vor (◻ Abb. 22-20), die man im Kindesalter allerdings nur selten antrifft.

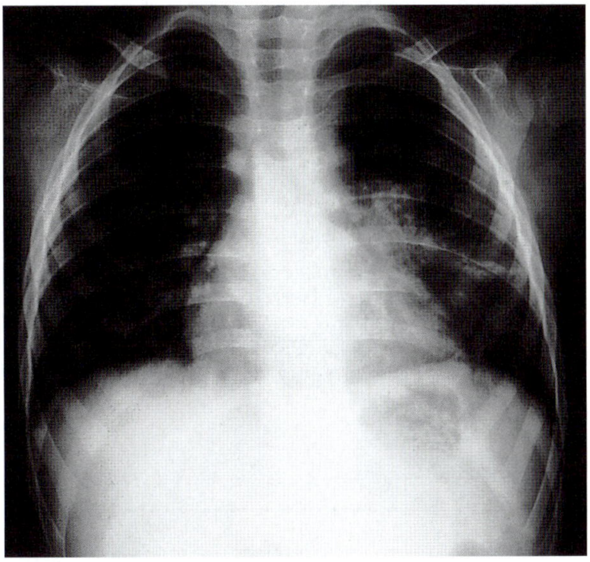

◻ **Abb. 22-19.** Primärtuberkulose links (bipolares Stadium)

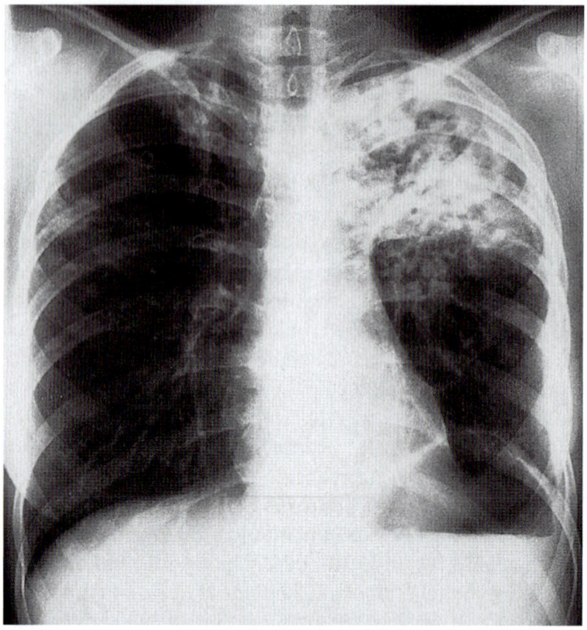

■ Abb. 22-20. Vorwiegend linksseitige postprimäre Oberlappentuberkulose mit kleinkavernösem Zerfall und Pleuritis

Den möglichen zeitlichen Ablauf der einzelnen tuberkulösen Organmanifestationen hat Wallgren bereits 1948 beschrieben (■ Abb. 22-21). Ein Sonderfall stellt die konnatale Tuberkulose dar. Für ein Kind, bei dessen Mutter während der Schwangerschaft eine aktive Tuberkulose diagnostiziert wurde, besteht die Gefahr, dass es hämatogen mit Erregern der Mutter infiziert wird. Der tuberkulöse Primärkomplex ist dann in der Regel in der Leber des Neugeborenen zu finden.

Bei einer subpartalen Infektion des Kindes, z. B. bei einer Urogenitaltuberkulose der Mutter, kommt es v. a. durch Aspiration zu einer primären Lungeninfektion des Neugeborenen.

Infektionen mit Umweltmykobakterien (d. h. MOTT, »mycobacteria others than tuberculosis bacilli«, z. B. M. avium) gehören definitionsgemäß nicht zum Formenkreis der Tuberkulose.

22.2.3 Epidemiologie

Im Jahr 2000 wurden in Deutschland 9064 neue Erkrankungsfälle an Tuberkulose registriert (Inzidenz 11,0/100.000). Die Zahl der erkrankten Kinder betrug 446 (Inzidenz 3,5/100.000), lediglich 9 dieser Kinder erkrankten an einer Meningitis tuberculosa. 60,7% aller neuerkrankten Kinder waren nicht deutscher Herkunft (Deutsches Zentralkomitee zur Bekämpfung der Tuberkulose 2002).

22.2.4 Klinische Symptome

Primäre Lungentuberkulose

Die klinische Symptomatik der primären Tuberkulose der Lunge ist im Kindesalter wenig charakteristisch: Husten, Inappetenz, Gewichtsverlust, Nachtschweiß, subfebrile Temperaturen, allgemeine Abgeschlagenheit, gelegentlich auch Hämoptoe können Hinweise für eine tuberkulöse Erkrankung sein.

! Auch bei unklaren persistierenden Erkrankungen des Respirationstrakts sollte differenzialdiagnostisch immer an eine tuberkulöse Genese gedacht werden.

Die klassische Trias, Fieber, Gewichtsverlust und Nachtschweiß, ist, wenn überhaupt, in der Regel nur bei älteren Kindern zu beobachten.

Extrapulmonale Tuberkuloseformen

Sie treten bei ca. 20% der infizierten Kinder auf und manifestieren sich häufig als periphere Lymphadenitis. Die extrapulmonalen Organtuberkulosen, z. B. unter Beteiligung von Knochen, Gelenken, Meningen und/oder Nieren, zeigen jeweils organbezogene Symptome.

Meningitis tuberculosa

Die tuberkulöse Meningitis beginnt zunächst unspezifisch mit Symptomen wie z. B. Irritabilität und Persönlichkeitsveränderung (Stadium I). Im weiteren Verlauf treten dann meningeale Symptome mit z. B. Schläfrigkeit und Hirndruckzeichen auf (Stadium II), die unbehandelt bis zum Koma (Stadium III) führen können.

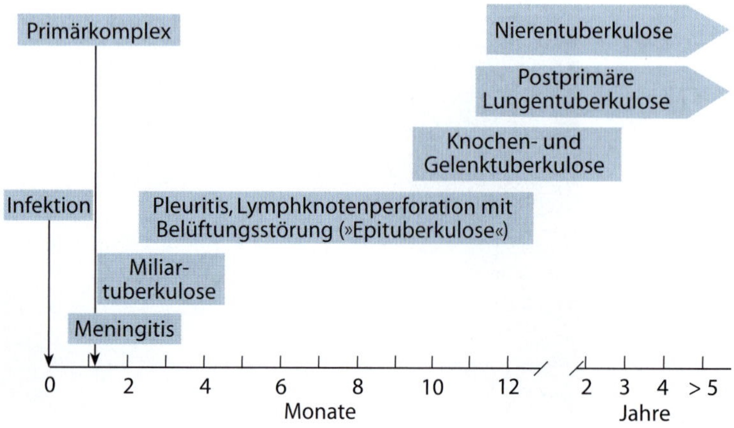

■ Abb. 22-21. Timetable der Tuberkulose. (Mod. nach Wallgren 1948)

Häufig findet sich dabei ein Syndrom der inadäquaten ADH-Sekretion mit entsprechenden Serumelektrolytverschiebungen (Hyponatriämie). Der Liquorbefund bei der Meningitis tuberculosa ist pathognomonisch. Es zeigt sich eine lymphozytäre Pleozytose, eine Verminderung des Liquorzuckers um mehr als die Hälfte im Vergleich zum Blutzucker und eine Liquoreiweißerhöhung.

Miliartuberkulose

Sie imponiert klinisch durch eine schwere Beeinträchtigung des Allgemeinzustands, Fieber, Inappetenz, Gewichtsverlust und Husten.

Konnatale Tuberkulose

Neugeborene mit einer konnatalen Tuberkulose fallen u. a. durch Hepatosplenomegalie und einen prolongierten Icterus neonatorum auf. Die Symptomatik eines Säuglings mit subpartal akquirierter Infektion der Lunge kann dem klinischen Bild eines Surfactantmangel-Syndroms ähneln.

22.2.5 Diagnostik

Um eine Tuberkulose nachweisen oder ausschließen zu können, bedarf es folgender diagnostischer Maßnahmen:

22.2.5.1 Hauttest

Nach einer Infektion mit M. tuberculosis entwickelt sich innerhalb von 6–12 Wochen eine durch T-Lymphozyten vermittelte Immunreaktion vom Typ IV nach Coombs u. Gell, die durch eine Sensibilisierung gegen Tuberkulin charakterisiert ist. Diese Immunantwort, Tuberkulinreaktion genannt, lässt sich mittels des Tuberkulintests nachweisen.

Bei nicht BCG-geimpften Kindern ist der Intrakutantest nach Mendel-Mantoux am besten geeignet, Infizierte zu identifizieren. Bei BCG-geimpften Kindern ist der Tuberkulintest wegen der postvakzinalen Sensibilisierung diagnostisch nur bedingt zu verwerten.

Die weit verbreiteten Tuberkulinstempeltests sind zur Diagnostik aufgrund ihrer geringeren Sensitivität und Spezifität wenig zweckmäßig (Centers for Disease Control 1995). Positive Stempeltestreaktionen müssen zudem in jedem Fall mit der Methode nach Mendel-Mantoux verifiziert werden.

Für den Intrakutantest nach Mendel-Mantoux steht in Deutschland gereinigtes Trockentuberkulin in unterschiedlichen Konzentrationen zur Verfügung. Es muss vor Anwendung in dem der Packung beigefügten Lösungsmittel gelöst und am gleichen Tag verwendet werden. Mit einer Tuberkulinspritze werden 0,1 ml der jeweiligen Tuberkulinkonzentration an der Volar- oder Dorsalseite des Unterarms streng intrakutan injiziert. Das Testergebnis ist nach 72 h, spätestens jedoch nach 1 Woche abzulesen. Maßgeblich ist dabei lediglich der Durchmesser der Induration; eine Rötung allein hat keinen diagnostischen Wert.

Als Standardtestdosis bei der Methode nach Mendel-Mantoux werden im Kindesalter 10 Tuberkulineinheiten gereinigten Tuberkulins (TE GT) verwendet (Magdorf 2001). Bei hochgradigem Verdacht auf eine floride Tuberkulose sollte zur Vermeidung einer zu starken lokalen Hautreaktion die Testung mit 1 TE GT begonnen werden. Eine positive Tuberkulinreaktion (Kriterien ■ s. Tabelle 22-23) weist auf eine Infektion hin.

Eine frische Infektion ist wahrscheinlich, wenn bei aktuellem Kontakt zu einer infektiösen Tuberkulose ein positiver Test festgestellt wird. Bei Testergebnissen, die jeweils schwächere Reaktionen (■ s. Tabelle 22-23) zeigen, müssen Kreuzreaktionen, verursacht durch Infektionen mit ubiquitär vorkommenden Umweltmykobakterien (z. B. M. avium), in Betracht gezogen werden. Eine negative Tuberkulintestung nach Mendel-Mantoux schließt bei immunkompetenten Individuen eine Infektion mit M. tuberculosis in der Regel aus.

Bei Hypo- bzw. Anergie (z. B. 6–8 Wochen nach Masern und anderen Virusinfektionen, nach Lebendimpfungen, bei malignen Erkrankungen, bei Sarkoidose und unter immunsuppressiver Therapie) kann die Tuberkulinreaktion trotz Infektion mit M. tuberculosis negativ ausfallen. Dasselbe gilt auch bei einer floriden Miliartuberkulose bzw. bei einer Meningitis tuberculosa.

22.2.5.2 Bakteriologische Diagnostik:

Bei Verdacht auf eine Lungentuberkulose sind zum Nachweis von M. tuberculosis Sputum- bzw. Nüchternmagensaftuntersuchungen an 3 aufeinander folgenden Tagen erforderlich. Das gewonnene Magensaftaspirat muss zum Erhalt der Vitalität der Mykobakterien neutralisiert werden, z. B. mit 2%iger Trinatriumphosphatlösung.

Da es sich bei der Tuberkulose im Kindesalter überwiegend um paucibazilläre Formen handelt, gelingt der färberische Nachweis säurefester Stäbchen im Direktpräparat (Ziehl-Neelsen) seltener als bei Erwachsenen. Nach wie vor stellt der kulturelle Nachweis von M. tuberculosis den »golden standard« der Tuberkulosediagnosik dar. Abhängig von der angewandten Methodik sind die Ergebnisse dabei nach ca. 2–6 Wochen zu erwarten. Bei kulturellem Nachweis von M. tuberculosis sollte grundsätzlich die Resistenz gegen Antituberkulotika bestimmt werden.

Zusätzliche molekularbiologische Untersuchungen der oben genannten Materialien mit Nukleinsäureamplifikationstechniken (NAT), z. B. mittels der »polymerase chain reaction«

■ Tabelle 22-23. Bewertung des Mendel-Mantoux-Tests (10 TE GT): Kriterien zur Intervention (Diagnostik und ggf. Chemoprävention)

Population	Interventions-Cut-off
Kinder mit aktuellem Kontakt zu infektiöser Tuberkulose	Induration >5 mm
Kinder mit häufigem Kontakt zu Tbc-Risikopopulationen	Induration >10 mm
Kinder <4 Jahren ohne Kontakt zu Tuberkulose bzw. Tbc-Risikopopulationen	Induration >10 mm
Kinder ≥4 Jahre ohne Kontakt zu Tuberkulose bzw. Tbc-Risikopopulationen	Induration >15 mm
BCG-geimpfte Kinder	Induration >15 mm

(PCR), können schnell verfügbare Hinweise für eine Infektion mit M. tuberculosis liefern.

22.2.5.3 Bildgebende Diagnostik

Bei einem erstmalig positivem Tuberkulintest ist eine Thoraxröntgenuntersuchung in 2 Ebenen notwendig, um eine pulmonale Tbc-Manifestation auszuschließen oder nachzuweisen (z. B. Hiluslymphknotenvergrößerung). CT- und NMR-Untersuchungen sind nur bei speziellen Indikationen, v. a. bei extrapulmonalen Manifestationen wie z. B. Meningitis tuberculosa, angezeigt.

Ein primär unauffälliges Röntgenbild der Lunge schließt bei positivem Tuberkulintest eine Lungentuberkulose jedoch noch nicht gänzlich aus. Außerdem können, v. a. bei Säuglingen und Kleinkindern, die röntgenologischen pulmonalen Befunde anfänglich untypisch erscheinen. Um ggf. später auftretende typische spezifische Veränderungen zu erfassen, ist nach 3 Monaten eine Kontrollröntgenaufnahme erforderlich.

Lediglich das Thoraxröntgenbild einer Miliartuberkulose zeigt bereits frühzeitig klassische Veränderungen, nämlich disseminierte bilaterale miliare Herde (»Schneegestöberlunge«).

22.2.5.4 Endoskopische und bioptische Diagnostik

Bronchoskopische Untersuchungen sind bei klinischem und/oder röntgenologischem Verdacht auf bronchiale Lymphknotenobturation bzw. -okklusion angezeigt. Mittels Bronchoskopie ist dann eine diagnostische Materialgewinnung und ggf. eine therapeutische Rekanalisation der Bronchien möglich. Das dabei entnommene Biopsiegewebe sollte grundsätzlich histologisch und zytologisch aufgearbeitet werden. Zur obligaten mikrobiologischen Untersuchung (färberisch und kulturell, PCR) müssen unfixierte Biopsate verwendet werden.

Eine Leberpunktion kann bei Verdacht auf eine konnatale Tuberkulose zur Diagnosesicherung beitragen.

22.2.6 Therapie

22.2.6.1 Antituberkulotische Chemotherapie

Kinder mit gesicherter Tuberkulose werden zunächst mit einer antituberkulotischen Dreifachkombination behandelt. Als wichtigste Antituberkulotika stehen hierfür Isoniazid (INH), Rifampicin (RMP), Pyrazinamid (PZA), Ethambutol (EMB) und Streptomycin (SM) zur Verfügung (Dosierungen ■ s. Tabelle 22-24).

Bei nachgewiesener Resistenz der Keime muss die Kombinationstherapie verlängert und unter Einsatz anderer Antituberkulotika, wie z. B. Protionamid, Capreomycin oder p-Aminosalicylsäure modifiziert werden. Die Behandlung solcher Fälle sollte nur in Kooperation mit erfahrenen Zentren erfolgen.

Generell sind bei der kombinierten antituberkulotischen Chemotherapie Laborkontrollen, z. B. Blutbild, Serumtransaminasen, Harnsäure (bei PZA-Gabe), Kreatinin und Harnstoff (bei SM-Gabe), zumindest nach 2, 4 und 8 Wochen erforderlich, um unerwünschte Arzneimittelwirkungen möglichst rechtzeitig zu erkennen. Bei Gabe von SM sollten 4-wöchentlich HNO-ärztliche Untersuchungen (Audiometrie), bei Gabe von EMB ebenfalls 4-wöchentlich ophthalmologische Untersuchungen (Farbsehprüfung) erfolgen.

Unkomplizierte Primärtuberkulose

Bei unkomplizierter Primärtuberkulose mit röntgenologischem Nachweis eines Primärkomplexes bzw. einer Hiluslymphknotenvergrößerung wird mit der Standarddreifachtherapie aus INH, RMP, PZA für 2 Monate und anschließend zweifach mit INH und RMP für weitere 4 Monate behandelt

■ **Tabelle 22-24.** Wichtigste Antituberkulotika: Dosierung und mögliche Nebenwirkungen

Medikament	Dosierung	Mögliche Nebenwirkungen
Isoniazid (INH)	200 mg/m² KOF, entspricht altersabhängig: 10–5 mg/kgKG, maximale Tagesdosis 300 mg	Akute INH-Hepatitis: INH nicht über 10 mg/kgKG dosieren (erhöhte Gefahr hepatotoxischer Nebenwirkungen).
Rifampicin (RMP)	350 mg/m² KOF entspricht altersabhängig: 15–10 mg/kgKG, maximale Tagesdosis 600 mg	Akute RMP-Hepatitis: Enzyminduktion führt zu Wechselwirkungen mit: Antikonvulsiva, Theophyllin, Kortikoiden, Cyclosporin, Digitoxin, Kontrazeptiva, Antikoagulanzien vom Cumarintyp, Azidothymidin, orale Antidiabetika, Propanolol. **Cave:** Bei Kombination von RMP mit Dideoxyinosin sind Todesfälle beschrieben worden.
Pyrazinamid (PZA)	30 mg/kgKG/Tag, maximale Tagesdosis 1,5 g bis 70 kgKG bzw. 2 g über 70 kgKG, maximale Therapiedauer: 2–3 Monate	Akute PZA-Hepatitis: asymptomatische Erhöhung der Harnsäure im Serum (>7 mmol/l), die ggf. eine Allopurinoltherapie (10 mg/kgKG/Tag) notwendig macht.
Ethambutol (EMB)	850 mg/m² KOF entspricht altersabhängig: (30 bis) 25 mg/kgKG, maximale Tagesdosis 1,75 g	Optikusneuritis, Frühsymptom: Störung des Rot-Grün-Farbsehens. Monatliches ophthalmologisches Monitoring (bei Kleinkindern besondere Farbtafeln verwenden).
Streptomycin (SM)	20 mg/kgKG/Tag, i.m. (ggf. i.v.), maximale Tagesdosis 0,75 g; Gesamtdosis: 30 g/m² KOF	Ototoxizität: Hörtestung vor, monatlich während und nach der Therapie. Nephrotoxizität; Nierenfunktionsparameter überwachen.

(American Thoracic Society 1994; WHO 1997, DZK 2001). Während der Phase der Zweifachtherapie kann die Gabe der Medikamente auch intermittierend 2- bzw. 3-mal pro Woche möglichst überwacht appliziert werden (McMaster u. Isaacs 2000).

Komplizierte Primärtuberkulose

Verläuft die Primärtuberkulose kompliziert, das heißt z. B. mit Einschmelzungen, spezifischen Pneumonien oder mit Belüftungsstörungen durch bronchiale Lymphknotenkompression oder -einbruch, wird mit einer Dreifachtherapie unter Verwendung von INH, RMP, PZA für 2 Monate und anschließend zweifach für 7 Monate mit INH und RMP behandelt, sodass man auf eine Gesamtbehandlungszeit von 9 Monaten kommt (DZK 2001).

Miliartuberkulose und Meningitis tuberculosa

Sie werden mit einer initialen Vierfachkombination bestehend aus INH, RMP, PZA, SM für 2–3 Monate behandelt. Anschließend erfolgt, allerdings abhängig von der Resistenz der Erreger und dem klinischen Verlauf, eine Weiterbehandlung mit INH und RMP bis zum Ablauf von zumindest 9–12 Monaten Gesamtbehandlungszeit (American Thoracic Society 1994; Scheinmann et al. 1997; DZK 2001). Die zusätzliche Gabe von Prednisolon (2 mg/kgKG/Tag) bzw. Dexamethason (0,6 mg/kgKG/Tag) bei der Meningitis in absteigender Dosierung ist dabei für mindestens 6 Wochen zu empfehlen (Alzeer u. FitzGerald 1993; Schoeman et al. 1997).

Periphere Lymphknoten-, Abdominal- und Knochentuberkulose

Die Therapie entspricht der Behandlung der komplizierten Primärtuberkulose, bei klinischer Indikation jedoch länger und ggf. unter Miteinbeziehung anderer Fachdisziplinen.

Konnatale Tuberkulose

Die konnatale Tuberkulose wird wie eine Miliartuberkulose behandelt. Bereits bei Verdacht muss bis zum Ausschluss der Erkrankung zumindest dreifach kombiniert behandelt werden.

22.2.6.2 Weitergehende Maßnahmen

Bei einer Pleuritis tuberculosa exsudativa muss man aus diagnostischen und therapeutischen Gründen den Pleuraraum punktieren. Außerdem kann eine Pleurasaugdrainagebehandlung u. a. zur Vermeidung von Schwartenbildung notwendig werden (◘ Abb. 22-22).

Bei der lymphadenogenen Bronchustuberkulose mit Lymphknoteneinbruch und Belüftungsstörung ist, wie erwähnt, eine therapeutische Bronchoskopie zur Bronchusrekanalisation erforderlich. Im Kindesalter sind chirurgische Interventionen bei der Tuberkulose heutzutage nur noch sehr selten und am ehesten bei multiresistenten Tuberkulosen erforderlich.

22.2.6.3 Rehabilitation

Im Regelfall sind Rehabilitationsmaßnahmen bei Tuberkulose im Kindesalter nicht notwendig. Ausnahmen stellen lediglich neurologische und orthopädische Folgeschäden nach Meningitis tuberculosa bzw. nach Knochentuberkulose dar.

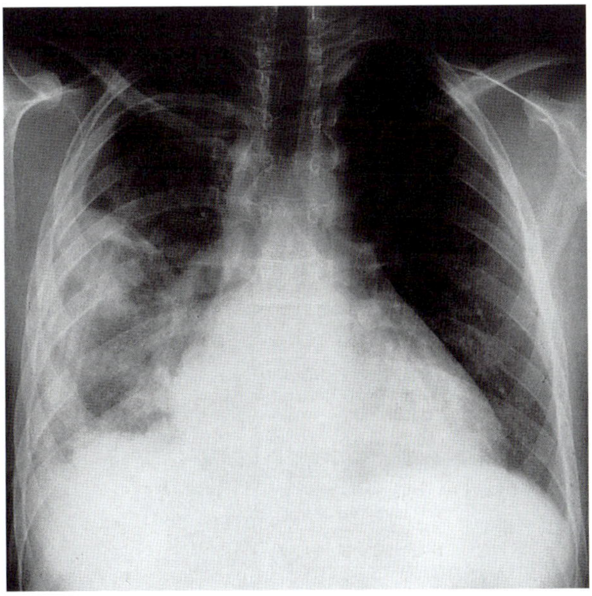

◘ **Abb. 22-22.** Pleuritis tuberculosa rechts mit Saugdrainage

22.2.7 Prophylaxe und Prävention

22.2.7.1 Impfung und Tuberkulintest

Aufgrund der ungünstigen Nutzen-Risiko-Relation wird die BCG-Impfung in Deutschland von der Ständigen Impfkommission am Robert-Koch-Institut (STIKO 1998) zur Prävention der Tuberkulose nicht mehr empfohlen. Stattdessen sollte der Infektionsanamnese entsprechend bei Personen mit engem Kontakt zu Tuberkulosekranken oder zu Risikopoulationen v. a. im Kleinkindalter eine möglichst gezielte Tuberkulintestung erfolgen.

Zu Risikopopulationen, d. h. zu Personengruppen, die eine erhöhte Tuberkuloseinzidenz haben, gehören u. a. Obdachlose, Asylbewerber, HIV-Infizierte, Drogen-und Alkoholabhängige und Personen aus Hochprävalenzländern (Centers for Disease Control 1995). Die gleiche gezielte Überwachung gilt für Kinder, die in schlechten sozialen Verhältnissen leben.

Bei Kindern ohne erhöhtes Infektionsrisiko und ohne klinische Hinweise ist eine regelmäßige Tuberkulintestung nicht notwendig.

! Allerdings sollten alle Kinder bei Tuberkulosekontakt bzw. bei hochgradigem Infektionsverdacht sofort eine Tuberkulintestung nach Mendel-Mantoux erhalten.

22.2.7.2 Präventive Chemotherapie und Chemoprophylaxe

Ist bei einem nicht BCG-geimpften Kind die Tuberkulinreaktion positiv und ist zumindest ein Risikokriterium erfüllt (◘ s. Tabelle 22-23), so liegt – nach röntgenologischem Ausschluss einer Tuberkulose – eine latente Tuberkuloseinfektion vor, die nach aktuellen Empfehlungen (American Thoracic Society 2000) für 9 Monate mit INH präventiv behandelt werden sollte(◘ s. Abb. 22-23).

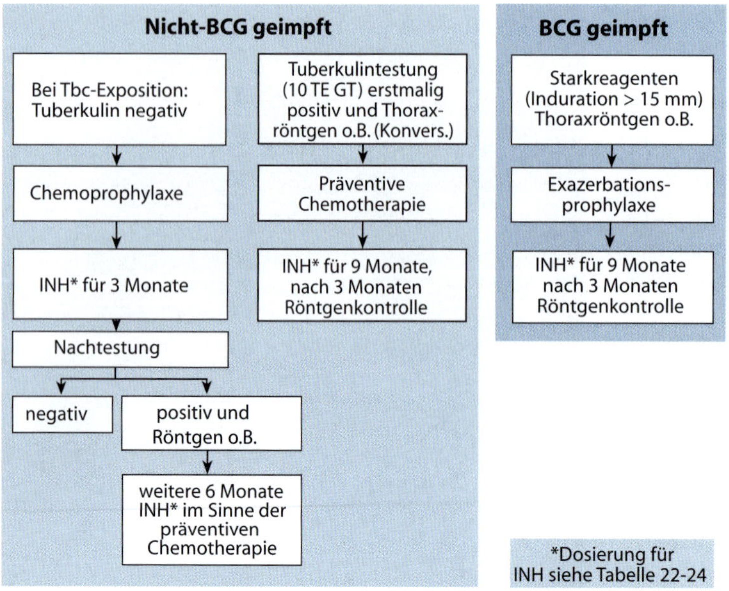

Abb. 22-23. Vorgehensweisen zur Tuberkuloseprävention (Chemoprophylaxe und Chemoprävention)

Im Kleinkindalter (<4 Jahre) gilt jede positive Tuberkulinreaktion (bei Kontakt >5 mm, ohne Kontakt >10 mm) als interventionsbedürftige Reaktion, die einer entsprechenden Diagnostik und Therapie bedarf.

Eine Starkreaktion (Induration >15 mm) wird sowohl bei nicht BCG-geimpften Kindern ohne Kontakt zu Tuberkulose als auch bei BCG-geimpften als eine interventionsbedürftige Reaktion gewertet. Diese Kinder sollten nach radiologischem Ausschluss einer Tuberkulose für 9 Monate mit INH behandelt werden (Abb. 22-23).

Neugeborene sowie tuberkulinnegative Kinder, die in engem sozialem Kontakt mit einer an offener Tuberkulose erkrankten Person leben, erhalten eine Chemoprophylaxe mit INH für 3 Monate und eine anschließende Tuberkulinnachtestung. Bei negativem Ergebnis der Nachtestung kann davon ausgegangen werden, dass eine Infektion verhindert werden konnte. Bei positivem Ausfall der Nachtestung muss – nach röntgenologischem Ausschluss einer Tuberkulose – die Behandlung mit INH um weitere 6 Monate im Sinne einer präventiven Chemotherapie verlängert werden (d. h. Gesamtbehandlungsdauer 9 Monate; Abb. 22-23).

Bei Unverträglichkeit oder bekannter Resistenz wird bei der Chemoprophylaxe bzw. präventiven Chemotherapie statt INH in ähnlicher Weise RMP für 6 Monate (American Thoracic Society 2000) verwendet (Dosierungen: s. Tabelle 22-24).

Wenngleich die Verträglichkeit von INH im Kindesalter sehr gut ist, sollte die Therapie laborchemisch überwacht werden, d. h., Blutbild und Serumtransaminasen sollten zumindest nach 4 und 8 Wochen kontrolliert werden.

22.2.7.3 Gesundheitsfürsorge

Diagnostik und Therapie der tuberkulösen Infektion und Erkrankung im Kindesalter sind primär Aufgabe der Ärzte für Kinder- und Jugendmedizin sowie der Kinderkliniken.

Bei pulmonalen Komplikationen bzw. multiresistenter Tuberkulose sollten pädiatrisch-pneumologische Zentren in die Diagnostik und Therapie einbezogen werden. Eine enge Kooperation mit anderen Fachdisziplinen ist bei extrapulmonalen Tuberkulosekomplikationen erforderlich.

Die Tuberkulose ist im Erkrankungs- und Todesfall meldepflichtig. Bei Auftreten einer Tuberkulose ist es Aufgabe des öffentlichen Gesundheitsdienstes, eine entsprechende Umgebungsuntersuchung durchzuführen.

Fazit für die Praxis

- Symptome und klinische Befunde:
  Oligosymptomatisch, ggf. Husten, Müdigkeit, Abgeschlagenheit, Gewichtsverlust, Nachtschweiß. Die latente Infektion ist in der Regel asymptomatisch.
- Diagnostik:
  Gezielte Tuberkulintestung nach klinischen bzw. epidemiologischen Gesichtspunkten, keine Regeltestung. Bei positivem Test: Thoraxröntgenuntersuchung, bei pathologischem Röntgenbefund bakteriologische Untersuchung von Sputum bzw. Magensaft (färberisch und kulturell, ggf. NAT).
- Verlaufskontrolle:
  Bakteriologische und radiologische Kontrolle je nach Ausdehnung des Befundes nach 4, 8, 12 Wochen, anschließend nach klinischen Gesichtspunkten.
  - Therapie:
  - Unkomplizierte Tuberkulose: Kombinationsbehandlung mit INH, RMP und PZA für 2 Monate, gefolgt von 4 Monaten Behandlung mit INH und RMP.
  - Komplizierte Tuberkulose: Kombinationsbehandlung mit INH, RMP und PZA für 2 Monate, gefolgt von 7 Monaten Behandlung mit INH und RMP.
- Epidemiologie:
  Im Jahr 2000 erkrankten 446 Kinder in Deutschland an Tuberkulose, Inzidenz: 3,5/100.000.

▼

- Prophylaxe:
  BCG-Impfung in Deutschland seit 1998 ausgesetzt. Gezielte Tuberkulintestung nach epidemiologischen und infektionsanamnestischen Gesichtspunkten. Chemoprophylaxe bei exponierten, noch tuberkulinnegativen Kindern mit INH für 3 Monate. Chemoprävention mit INH für 9 Monate bei Kindern mit latenter Tbc-Infektion.
- Meldepflicht:
  Erkrankung und Tod.

Literatur zu Kap. 22.2

Alzeer AH, FitzGerald JM (1993) Corticosteroids and tuberculosis: risks and use as adjunct therapy. Tubercle Lung Dis 74: 6–11

American Thoracic Society (1994) Treatment of tuberculosis and tuberculosis infection in adults and children. Am J Respir Crit Care Med 149: 1359–1374

American Thoracic Society (2000) Targeted tuberculin testing and treatment of latent tuberculosis infection. Am J Respir Crit Care Med 161: S221-S247

Centers for Disease Control (1995) Screening for tuberculosis and tuberculosis infection in high-risk populations. MMWR 44 (No. RR-11): 19–34

Deutsches Zentralkomitee zur Bekämpfung der Tuberkulose (2002) 27. Informationsbericht. pmi Verlagsgruppe, Frankfurt am Main

Deutsches Zentralkomitee zur Bekämpfung der Tuberkulose (2001) Richtlinien zur medikamentösen Behandlung der Tuberkulose im Erwachsenen- und Kindesalter. Pneumologie 55: 494–511

Donald PR, Beyers N (1998) Tuberculosis in childhood. In: Davis PDO (ed) Clinical tuberculosis, 2nd edn. Chapman & Hall Medical, London, pp 205–222

Magdorf K (2001) Prävention der Tuberkulose im Kindesalter. Monatsschr Kinderheilkd 149: 713–716

Magdorf K, Ertel M, Wahn U (1997) Tuberkulose im Kindesalter 1. Epidemiologie, Ätiologie, Diagnostik und Prävention. Pädiatr Prax 52: 65–75

Magdorf K, Ertel M, Wahn U (1997) Tuberkulose im Kindesalter 2. Tuberkuloseformen, Symptomatik und Therapie. Pädiatr Prax 52: 299–309

McMaster P, Isaacs D (2000) Critical review of evidence for short course therapy for tuberculous adenitis in children. Pediatr Infect Dis J 19: 401–404

Scheinmann P, Refabert L, Delacourt C, Le Bourgeois M, Paupe J, de Blic J (1997) Paediatric tuberculosis. Eur Respir Mon 4: 144–174

Schoeman JF, Van Zyl LE, Laubscher JA, Donald PR (1997) Effect of corticosteroids on intracranial pressure, computed tomographic findings, and clinical outcome in young children with tuberculous meningitis. Pediatrics 99: 226–231

Starke JR, Smith MHD (1998) Tuberculosis. In: Feigin RD, Cherry JD (ed) Textbook of pediatric infectious diseases, 4th edn. Saunders, Philadelphia, vol I, pp 1196–1239

Ständige Impfkommission am Robert Koch-Institut (STIKO) (1998): Impfempfehlungen. Epidemiologisches Bulletin des Robert-Koch-Instituts 15: 109–112

Wallgren A (1948) The time-table of tuberculosis. Tubercle 29: 245–251

World Health Organisation (WHO) (1997) Treatment of tuberculosis guidelines for national programmes. World Health Organisation, Geneva

Tropeninfektionen

T. Jelinek, T. Löscher, J. May, C. G. Meyer, H. D. Nothdurft

Einleitung

H. D. Nothdurft, T. Löscher

Epidemiologie

Reisetätigkeit und internationale Migration nehmen weiter zu. Als Folge davon wird der Arzt in Praxis und Klinik immer häufiger mit Patienten konfrontiert, die krank von einer Auslandsreise zurückkommen. Pro Jahr reisen derzeit ca. 5 Mio. Deutsche in tropische und subtropische Entwicklungsländer, in denen einerseits ein deutlich erhöhtes Risiko für Gesundheitsstörungen, v. a. infektiöser Genese, besteht und in denen andererseits zahlreiche Erkrankungen endemisch sind, die in Europa nicht oder nicht mehr vorkommen.

Moderne Transportmittel ermöglichen Reisen über große Distanzen innerhalb kürzester Zeit, sodass auch entlegenste Gebiete heute rasch erreichbar sind und Infektionen mit fehlender oder sehr kurzer Inkubation importiert werden können.

Einschleppungen von Infektionskrankheiten erfolgen nicht nur aus den Tropen, sondern sind bereits aus Südeuropa und der Türkei möglich. Dabei ist nicht nur an Infektionen zu denken, die hier nicht vorkommen (z. B. Leishmaniosen, Zeckenbissfieberrickettsiose, Malaria tertiana), sondern auch an solche, die heute selten geworden sind (z. B. Typhus abdominalis, Brucellosen).

Gelegentlich kommt es zu Erkrankungen durch importierte Infektionen, ohne dass sich der Patient selbst im Ausland aufgehalten hat, als Folge des Imports von Erregern über Tiere (z. B. Ornithose), Nahrungsmittel (z. B. Brucellosen, Trichinose) oder infektiöse Überträger (z. B. Flughafenmalaria durch Import infizierter Moskitos).

Bei einigen importierten Infektionskrankheiten besteht ein substanzielles Risiko der Weiterübertragung in Deutschland. Dies trifft v. a. auf Infektionen mit wesentlicher Kontagiosität und ubiquitärer Übertragbarkeit zu (z. B. Tuberkulose, infektiöse Enteritis, Typhus abdominalis, Virushepatitiden, venerische Infektionen). Bei bestimmten Infektionen ist sogar eine epidemische (z. B. Influenza) oder endemische (z. B. HIV-Infektion) Verbreitung möglich.

Demgegenüber sind die meisten Tropenkrankheiten nicht direkt von Mensch zu Mensch übertragbar, sondern auf Vektoren, Zwischenwirte oder andere regional begrenzte Übertragungsmechanismen angewiesen. Ausnahmen wie Übertragungen durch Blut (z. B. Transfusion, i.v.-Drogengebrauch, Laborinfektion) sind jedoch möglich (Plasmodien, Trypanosoma cruzi u. a.).

Obwohl das Risiko gering ist, muss auch mit importierten Erkrankungen durch Hochrisikopathogene (z. B. Ebola-Virus, Lassa-Virus, Yersinia pestis) gerechnet werden. Dabei ist die Möglichkeit einzelner Kontaktinfektionen nicht völlig auszuschließen. Das Risiko einer epidemischen Ausbreitung ist in Anbetracht der allgemeinen hygienischen und medizinischen Bedingungen in Mitteleuropa und der bereits bei begründetem Verdacht vorzunehmenden Infektionsschutzmaßnahmen jedoch sehr unwahrscheinlich.

Häufigkeit

Die Angaben zur Häufigkeit von Gesundheitsstörungen während und nach Fernreisen schwanken in verschiedenen Studien zwischen weniger als 10% und mehr als 80% in Abhängigkeit von Reiseziel, Aufenthaltsdauer und Reisestil. In einer Untersuchung bei schweizerischen Tropenreisenden mit kurzfristigen Aufenthalten (im Mittel 3 Wochen) klagten 75% der Reisenden über Beschwerden im Zusammenhang mit der Reise, 21,5% fühlten sich subjektiv krank, 4,5% waren bettlägerig, 5,3% suchten medizinische Hilfe auf und 0,7% wurden im Krankenhaus behandelt. Eine Studie zu Erkrankungen nach der Rückkehr aus tropischen Entwicklungsländern ergab, dass ca. 8% der Reisenden über Gesundheitsprobleme berichteten und sich ca. 5% in ärztliche Behandlung begaben.

Die häufigsten Erkrankungen sowohl während wie nach der Reise sind gastrointestinale Infektionen gefolgt von Infektionen der oberen Atemwege und im HNO-Bereich. Bei Reisen unter einfachen Bedingungen oder längerfristigen Aufenthalten in tropischen Entwicklungsländern sind auch intestinale Parasitosen (Giardiasis,

Amöbiasis, intestinale Wurminfektionen) nicht selten. Hepatitis A ist die häufigste durch eine Impfung vermeidbare Importerkrankung bei Reisenden. Insgesamt handelt es sich somit vorwiegend um Infektionskrankheiten mit ubiquitärer Verbreitung, die zwar in Tropen und Subtropen meist wesentlich häufiger vorkommen (tropentypische Erkrankungen), jedoch keine eigentlichen Tropenkrankheiten sind.

Die wichtigste tropenspezifische Erkrankung ist die Malaria, insbesondere bei Aufenthalten in Hochendemiegebieten und bei unzureichender Prophylaxe. Andere tropenspezifische Erkrankungen sind mit Ausnahme von Denguefieber und einigen anderen Arbovirusinfektionen bei Reisenden relativ selten oder mit speziellen Expositionsrisiken verbunden.

Häufigkeit und Spektrum importierter Infektionskrankheiten bei ausländischen Patienten und Immigranten unterscheiden sich in vieler Hinsicht von dem bei deutschen Reisenden und sind im Wesentlichen abhängig von Herkunftsland und Einreisegründen. Nicht nur typische Tropenkrankheiten, sondern auch zahlreiche ubiquitär verbreitete Infektionskrankheiten können bei diesen Populationen hohe Prävalenz- und Inzidenzraten aufweisen.

Eine der wichtigsten Erkrankungen ist die Tuberkulose. Insgesamt lag die Inzidenz in den letzten Jahren bei Immigranten 4-mal höher als bei Deutschen. Bei den 11.814 im Jahr 1996 gemeldeten Fällen waren in ca. 30% ausländische Mitbürger betroffen. Dabei zeigte sich, dass die Zahl der Tuberkulosefälle bei Immigranten wesentlich von der Zahl aktuell einreisender Asylbewerber, Kriegsflüchtlinge und Aussiedler abhängt. 41% der Erkrankten ausländischer Herkunft waren weniger als 1 Jahr in Deutschland, 32% zwischen 1 und 5 Jahren.

Eine erhöhte Prävalenz von HIV-Infektionen ist v. a. bei Einreisenden aus Hochendemiegebieten zu erwarten. 1997 stammten 18% der in Deutschland diagnostizierten HIV-Infizierten und 11% der Aids-Patienten aus Pattern-II-Ländern; insbesondere aus dem subsaharischen Afrika. Hohe Promiskuität (z. B. Prostitution) und vertikale Übertragung (Mutter–Kind) sind neben den auch in Deutschland vorrangigen Risikofaktoren (Homosexualität, i.v.-Drogenabusus) von besonderer Bedeutung.

In vielen Entwicklungsländern sind aufgrund derselben Risiken chronische Infektionen mit dem Hepatitits-B-Virus sehr häufig (bis über 20%), während bei den chronischen Hepatitis-C-Virusinfektionen die Ursachen der regional erhöhten Prävalenzen (bis über 5%) z. T. noch unklar sind.

Unter den typischen Tropenkrankheiten kommt auch bei den ausländischen Patienten der Malaria aufgrund ihrer Gefährlichkeit eine besondere Bedeutung zu. Der Anteil ausländischer Patienten bei den in Deutschland gemeldeten Malariaimportfällen lag 1997 bei 39%. Die meisten Patienten stammten aus Afrika (73%), gefolgt von Asien.

Intestinale Parasitosen sind v. a. bei Patienten, die aus ländlichen Gebieten tropischer Entwicklungsländer einreisen, sehr verbreitet und können Prävalenzen von über 50% erreichen. Am häufigsten sind Giardiasis, Amöbiasis, Ascariasis, Trichuriasis und Hakenwurminfektion sowie in einigen Regionen Südostasiens auch intestinale und hepatische Trematodeninfektionen. Schistosomiasis und Filariosen sind bei Patienten und Immigranten aus Hochendemiegebieten ebenfalls sehr häufig. Aktuelle Krankheitserscheinungen, die auf diese Infektionen zurückzuführen sind, bestehen allerdings nur bei einem Teil der Infizierten.

Schließlich muss bei ausländischen Patienten aus bestimmten Regionen auch mit Erkrankungen gerechnet werden, die bei deutschen Reisenden sehr selten sind (z. B. Lepra, Schlafkrankeit, Melioidose, Fleckfieber).

Anamnese

Von besonderer Bedeutung für die Abklärung bei Verdacht auf importierte Infektionskrankheiten ist das gezielte Erfragen spezieller Expositionsrisiken wie unsichere hygienische Bedingungen beim Essen und Trinken, Verzehr bestimmter Risikonahrungsmittel, ungeschützte Sexualkontakte, Insektenstiche oder -bisse, Süßwasserkontakt, Barfußlaufen, Tierkontakt und andere Risiken (▪ s. Übersicht). Bei vielen Erkrankungen können sich hieraus bereits entscheidende Hinweise ergeben. Andererseits lassen sich bestimmte Infektionen bei fehlender Exposition mit hoher Wahrscheinlichkeit ausschließen (z. B. Schistosomiasis bei fehlendem Süßwasserkontakt).

Wichtige Punkte zu Anamnese und Befund

- Eingehende Reiseanamnese:
  - Reiseland, Reisedauer, Reisestil?
  - Besondere Exposition (Insektenstiche, Süßwasserexposition, Barfußlaufen, Sexualkontakte, Ernährung)?
  - Impfstatus? Malariaprophylaxe? Ähnliche Symptomatik bei Mitreisenden?
- Körperliche Untersuchung:
  - Allgemeinszustand? Höhe des Fiebers?
  - Herz-Kreislauf-Befunde? Lunge?
  - Bewusstseinslage/Neurologie?
  - Gastrointestinaltrakt, Nieren/Harnwege?
  - Hepatomegalie? Splenomegalie?
  - Lymphadenopathie?
  - Hautbefunde? Exantheme, Ulzera etc.?

Ebenso wichtig ist die genaue Erfassung durchgeführter prophylaktischer Maßnahmen zur Vermeidung bzw. Reduktion von Risiken, insbesondere:
- Art und Konsequenz einer Malariaprophylaxe und
- Umfang und Aktualität durchgeführter Impfungen.

Dabei ist zu berücksichtigen, dass derzeit keine absolut sichere Malariaprophylaxe zur Verfügung steht und dass nicht alle Impfungen einen zuverlässigen Schutz bieten (z. B. Choleraimpfung, Typhusimpfungen, Hepatitis-B-Impfung, passive Immunisierung durch Immunglobulingabe).

Bei Kenntnis der Inkubationszeit, d. h. der Zeit zwischen Infektion und Auftreten erster Symptome, kann unter Berücksichtigung von Reiseanamnese, Krankheitsbeginn und Untersuchungszeitpunkt in vielen Fällen bereits die Möglichkeit bzw. Wahrscheinlichkeit verschiedener importierter Infektionskrankheiten eingegrenzt bzw. ausgeschlossen werden.

Inkubationszeit

Importierte Virusinfektionen haben meist eine klar begrenzte Inkubationszeit von 1–3 Wochen; so manifestieren sich Arbovirusinfektionen wie z. B. Denguefieber nicht später als 2 Wochen nach Rückkehr. Ausnahmen sind Virushepatitiden, HIV-Infektion und Tollwut.

Die meisten bakteriellen Infektionen haben ebenfalls eine kurze Inkubationszeit, die bei bakteriellen Darminfektionen zwischen wenigen Stunden und maximal 10 Tagen liegt. Die Erkrankung beginnt beim Typhus abdominalis in der Regel innerhalb von 3 Wochen, bei Rickettsiosen innerhalb von 2 Wochen. Variable Inkubationszeiten mit z. T. monate- bis jahrelangem Intervall bis zum Beginn von Krankheiterscheinungen sind möglich bei Lues, Lyme-Borreliose und Mykobakteriosen (Tuberkulose, Lepra).

Bei parasitären Infektionen ist die Inkubationszeit meist sehr variabel und kann Monate bis Jahre betragen (z. B. Amöbenleberabszesse, viszerale Leishmaniose, Trypanosomiasen, Schistosomiasis, Filariosen), sodass der Zusammenhang mit einem länger zurückliegenden Auslandsaufenthalt nicht mehr offensichtlich ist. Eine klinisch manifeste Malaria tritt frühestens 5 Tage nach Infektion auf, meist nach 1–3 Wochen, z. T. jedoch erst nach Wochen bis Monaten; bei Malaria quartana und tertiana gelegentlich erst nach Jahren.

Bei den meisten Helminthosen ist zudem die Präpatenzzeit bedeutsam. Dies ist die Zeit zwischen Infektion und Patenz, d. h. dem Beginn der Bildung bzw. Ausscheidung nachweisbarer Parasitenstadien oder Geschlechtsprodukte (Eier, Larven). Vor Ablauf der Präpatenzzeit ist ein direkter Parasitennachweis meist nicht möglich und die Diagnostik ist auf indirekte Verfahren (z. B. Immundiagnostik) und/oder das klinische Bild angewiesen. Die Präpatenzzeit kann erheblich von der Inkubationszeit differieren. Bei intestinalen wie gewebsinvasiven Wurminfektionen kann es im Rahmen initialer Invasions- bzw. Wanderungsphasen von Larven oder Präadulten bereits nach wenigen Tagen bis Wochen (lange vor der Patenz) zu Krankheitserscheinungen kommen; klinisch manifeste Folgen der etablierten Infektion treten bei den meisten Wurminfektionen jedoch erst nach Monaten bis Jahren auf (z. T. lange nach Beginn der Patenz).

Vorschläge zu einer rationellen Diagnostik

- Großes Blutbild mit Differenzierung:
  - Leukozytose, Leukopenie, Linksverschiebung?
  - Eosinophilie, Anämie, Thrombopenie?
- Malariadiagnostik:
  - Ausstrich und Dicker Tropfen.
- Blutkultur, Stuhl bakteriologisch und parasitologisch, Urinstatus.
- Klinische Chemie:
  - Leberenzyme, LDH, CK, Retentionswerte etc.?
- Abdominelle Sonographie
  - Leber-/Milzgröße? Abszess in der Leber?
- Thoraxröntgenaufnahme:
  - Infiltrate? Ergüsse?
- Gegebenenfalls zusätzlich serologische Untersuchungen:
  - Hepatitiden, EBV, HIV?, Dengue- u. a. Tropenviren,
  - Rikettsiosen, Lues u. a.,
  - Amöbiasis, viszerale Leishmaniose u. a.,
  - Schistosomiasis, Filariosen u. a.

Fazit für die Praxis

Die ärztliche Untersuchung und Begutachtung eines während oder nach einem Tropenaufenthalt Erkrankten muss stets im Auge behalten, ob mögliche Hinweise für eine spezifische Importkrankheit vorliegen. Nur so ist zu vermeiden, dass die zwar selteneren, aber häufig ernsten tropentypischen Krankheitsursachen übersehen oder zu spät erkannt werden.

23.1 Malaria

T. Jelinek

23.1.1 Definition

Der Name Malaria ist ein Sammelbegriff für eine Gruppe von Infektionskrankheiten, die durch mehrere einander verwandte Parasitenarten hervorgerufen werden. Die zum Genus Plasmodium gehörenden, durch Mücken der Gattung Anopheles übertragenen Malariaerreger sind sowohl morphologisch unterscheidbar als auch in der Einwirkung auf den menschlichen Körper verschieden. Den Arten P. vivax, P. malariae und P. falciparum entsprechen die Krankheitsformen Malaria tertiana, Malaria quartana und Malaria tropica. P. ovale verursacht klinisch ebenfalls das Bild einer Malaria tertiana.

In Ausnahmefällen kann Malaria auch über Bluttransfusionen und infizierte Nadeln erworben werden. Malaria ist weltweit die wichtigste parasitäre Infektionskrankheit, an der jedes Jahr ca. 200 Mio. Menschen erkranken und 1 Mio. sterben.

23.1.2 Ätiopathogenese

Die Infektion des Menschen mit Plasmodium spp. beginnt in dem Augenblick, in dem eine weibliche Anophelesmücke während ihrer Blutmahlzeit Sporozoiten aus ihren Speicheldrüsen in den Wirt inokuliert. Diese kleinen, beweglichen Entwicklungsformen der Plasmodien gelangen über den Blutstrom innerhalb kurzer Zeit zur Leber, wo es zur Invasion von Hepatozyten kommt, in denen eine ungeschlechtliche Reproduktion stattfindet. Während dieses Vorgangs, der als intrahepatische oder präerythrozytäre Schizogonie bezeichnet wird, entstehen aus einem einzigen Sporozoiten mehrere tausend Tochtermerozoiten. Die Ruptur der befallenen und im Verlauf dieses Prozesses massiv angeschwollenen Leberzelle führt zur Freisetzung der Merozoiten in den Blutkreislauf, die den Beginn der symptomatischen Infektion markiert.

Der Lebenszyklus von Plasmodien ist in Abb. 23-1 gezeigt.

Bei Infektionen durch P. vivax und ovale ist eine Besonderheit zu beobachten: nicht alle Sporozoiten beginnen sich sofort nach Invasion der Leberzelle zu vermehren. Ein Teil verbleibt in einem ruhenden Zustand für Monate, bevor die Vermehrung

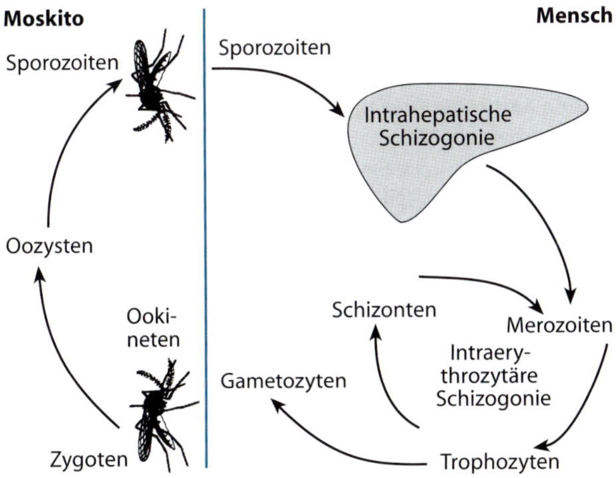

Abb. 23-1. Lebenszyklus von Plasmodien

beginnt. Diese »schlafenden« Formen oder Hypnozoiten sind die Ursache für Rückfälle (Relapse), die eine Infektion mit diesen beiden Spezies charakterisieren.

Nach Eintritt der Merozoiten in den Blutstrom dringen diese in Erythrozyten ein, wobei das Anheften an speziellen Oberflächenrezeptoren erfolgt. Das Oberflächenantigen, an dem Merozoiten von P. vivax andocken, ist verwandt mit den Duffy-Blutgruppen Fy^a und Fy^b. Auffällig ist, dass die meisten Menschen, die aus Westafrika stammen, den Duffy-negativen FyFy-Phänotyp aufweisen und somit resistent gegen eine Erkrankung durch P. vivax sind.

Für die Anlagerung von P. falciparum am Erythrozyten werden Glykoproteine als Oberflächenantigene angenommen. Während der Invasion des Erythrozyten bildet sich eine parasitophore Vakuole um den eindringenden Merozoiten. Während der Frühstadien der Entwicklung im Erythrozyten sind die kleinen »Ringformen«der jetzt entstehenden Trophozoiten der einzelnen Spezies mikroskopisch kaum zu unterscheiden.

Im Verlauf der weiteren Entwicklung vergrößern sich die Trophozoiten, speziesspezifische Unterschiede zeigen sich (s. Tabelle 23-1), Malariapigment wird im Erythrozyten sichtbar, und die Parasiten nehmen eine zunehmend amöboide Form an. Am Ende eines ca. 48 h dauernden Zyklus (72 h bei P. malariae) nimmt der Parasit den größten Teil der Wirtszelle ein.

In der Folge kommt es zur Schizogonie: Im Verlauf multipler Zellteilungen entstehen 6–24 Tochterzellen (Merozoiten), die durch eine Ruptur der Wirtszelle in den Blutstrom gelangen. Jeder Merozoit ist in der Lage, sofort je einen neuen Erythrozyten zu befallen, in dem sich der Zyklus wiederholt. Nach einer unbestimmten Zahl von Zyklen der ungeschlechtlichen Vermehrung entwickeln sich einige Parasiten im Erythrozyten in morphologisch unterschiedliche Geschlechtsformen, sog. Gametozyten, die sich relativ lange Zeit inert im Blut aufhalten können, ohne weitere Wirtszellen zu befallen.

Wird ein infizierter Mensch erneut von einer weiblichen Anophelesmücke gestochen, nimmt diese mit ihrer Blutmahlzeit männliche und weibliche Gametozyten auf, die im Darm des Insekts zu einer Zygote verschmelzen. Die Zygote reift zu einem Ookinet heran, die in die Darmwand des Moskitos eindringt und dort eine zystische Entwicklungsform bildet, die Oozyste. Die Oozyste dehnt sich durch ungeschlechtliche Teilung aus, bis sie schließlich rupturiert und Tausende von beweglichen Sporozoiten freisetzt, die aktiv in die Speicheldrüsen der Anophelide einwandern und auf die nächste Inokulation eines menschlichen Wirtes warten.

Krankheitserscheinungen bei Infektion durch die verschiedenen humanpathogenen Plasmodien sind direkt auf die Effekte der Erythrozyteninvasion und -zerstörung sowie

Tabelle 23-1. Charakteristika humanpathogener Plasmodien

Erkrankung	P. falciparum Malaria tropica	P. vivax M. tertiana	P. ovale M. tertiana	P. malariae M. quartana
Dauer der intrahepatischen Phase (Tage)	5,5	8	9	15
Freigesetzte Merozoiten pro infiziertem Hepatozyten	30.000	10.000	15.000	15.000
Dauer des intra-erythrozytären Zyklus (h)	48	48	50	72
Bevorzugte Erythrozyten	Jedes Alter	Retikulozyten	Retikulozyten	Ältere Zellen
Morphologische Charakteristika im Blutausstrich	Meist nur Ringformen; Parasitämie kann 2% überschreiten; Bananenform der Gametozyten; schwarzes Malariapigment	Unregelmäßig geformte, große Ringformen und Schizonten; vergrößerte Erythrozyten mit eosinophiler Tüpfelung (Schüffner-Tüpfelung); gelb-braunes Malariapigment	Unregelmäßig geformte, große Ringformen und Schizonten; vergrößerte und ovale Erythrozyten mit Schüffner-Tüpfelung; dunkelbraunes Malariapigment	Häufig Bandformen von Trophozoiten und Schizonten, braun-schwarzes Malariapigment
Auftreten von Rückfällen (Relapsen)	Nein	Ja	Ja	Nein

auf Reaktion des Wirtes auf diesen Vorgang zurückzuführen. Nach dem Eindringen in den Erythrozyten konsumiert und verdaut der heranreifende Parasit zunehmend intrazelluläre Proteine, v. a. Hämoglobin. Weiterhin wird die Oberflächenmembran der Wirtszelle durch Veränderungen der Transportfunktionen und Einbau von Parasitenproteinen modifiziert. In der Folge verliert der Erythrozyt seine sphärische Form und Elastizität.

Bei einer Infektion durch P. falciparum entstehen ca. 24 h nach Invasion der Wirtszelle elektronenmikroskopisch sichtbare Ausstülpungen (»knobs«) auf der Zelloberfläche. Diese »knobs« bestehen aus Ansammlungen von parasiteneigenen, histidinreichen Proteinen (HRP) und exprimieren ein stammspezifisches Adhäsionsmolekül von hohem Molekulargewicht, das zu einer hochspezifischen Anheftung des befallenen Erythrozyten an Rezeptoren des venösen und kapillären Endothels führt.

Dieser Vorgang der »Zytoadhärenz« bildet die Grundlage der Pathogenese der Malaria tropica. Er führt zur Sequestration von mit reifen Parasiten befallenen Erythrozyten in lebenswichtigen Organen (v. a. Gehirn, Lunge, Nieren und Herz), wo es zur nachhaltigen Beeinflussung von Mikrozirkulation und Organfunktion kommt. Aus diesem Grund sind bei der Malaria tropica nur junge Ringformen im peripheren Blutausstrich sichtbar, und die Bestimmung der Parasitämie stellt daher immer eine deutliche Unterschätzung der tatsächlich im Körper vorhandenen Zahl von P. falciparum dar.

Bei den anderen drei humanpathogenen Plasmodienspezies kommt es nicht zur Sequestration, daher sind regelmäßig alle Entwicklungsformen im peripheren Blutausstrich nachweisbar (◘ Abb. 23-2). Diese Spezies weisen eine deutliche Vorliebe für Retikulozyten oder alte Erythrozyten auf, daher kommt es selten zu Parasitämien, die 2% überschreiten. Im Gegensatz dazu dringt P. falciparum in Erythrozyten jedes Alters ein, sodass es z. T. zu sehr hohen Konzentrationen des Erregers im Blut kommen kann.

Die anfängliche Reaktion des nicht immunen Wirtes bei Infektion durch Plasmodien besteht in der Aktivierung unspezifischer Abwehrmechanismen. Die Filterfunktion der Milz für Erythrozyten wird drastisch erhöht, sodass infizierte und nicht infizierte Zellen in erheblichem Umfang aus dem Blutstrom entfernt werden. Infizierte Zellen, die dieser Selektion entkommen, werden bei der Ruptur des reifen Schizonten zerstört. Die plötzliche Freisetzung parasitären Materials führt zur Aktivierung von Makrophagen und Freisetzung von pyrogenen Zytokinen [u. a. Tumornekrosefaktor (TNF) und Interleukin-1 (IL-1)] aus mononukleären Zellen.

Temperaturen über 40°C sind schizontozid und führen zur Synchronisierung des Parasitenzyklus im Wirt, was wiederum das regelmäßige Auftreten von Fieberspitzen zur Folge hat, nach denen die verschiedenen Malariaformen benannt worden sind:

- Malaria tertiana:

Fieberschübe alle 2 Tage (d. h. jeden 3. Tag nach römischer Zeitrechnung),

- Malaria quartana:

Fieberschübe alle 3 Tage (d. h. jeden 4. Tag nach römischer Zeitrechnung).

Heutzutage werden diese spezifischen Fieberzyklen bei Patienten unter effektiver Therapie nur noch selten beobachtet.

Die sich allmählich, im Verlauf zahlreicher Infektionen im Wirt ausbildende spezifische Immunantwort gegen Plasmodien limitiert die Parasitämie und führt nach Exposition zu einer ausreichenden Anzahl von Plasmodienstämmen zu einer Semiimmunität, die einen Schutz vor Erkrankung, nicht jedoch vor weiteren Infektionen bildet. Daher sind häufig asymptomatische Parasitämien bei Erwachsenen nachweisbar, die in

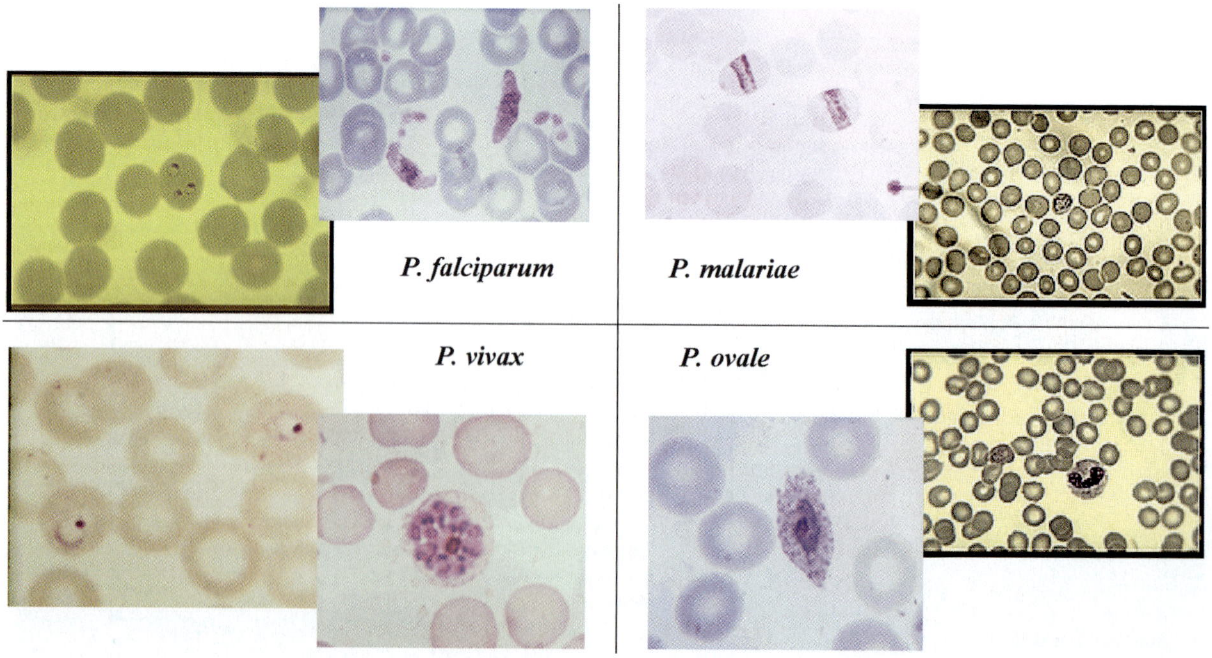

◘ **Abb. 23-2.** Vergleich humanpathogener Plasmodien im Blutausstrich

Malaria-Endemiegebieten leben. Diese erworbene Immunität ist sowohl spezies- als auch stammspezifisch und basiert auf humoralen und zellulären Komponenten.

Insgesamt haben die Komplexität der Immunantwort bei Malaria, die Fähigkeit des Parasiten zur »Antigenmimikri« durch Expression weit unterschiedlicher Zellantigene zu verschiedenen Zeitpunkten der Infektion, die enorme Stammvariation von Plasmodien und der Mangel an guten In-vitro-Modellen zur Erforschung der Immunantwort zum bisher enttäuschenden Fortgang der Entwicklung eines effektiven Impfstoffes beigetragen.

23.1.3 Epidemiologie

Heute ist Malaria in den meisten tropischen Gebieten der Erde endemisch. Während P. falciparum in Afrika, Papua-Neuguinea und Haiti überwiegt, ist P. vivax in Mittelamerika und dem indischem Subkontinent häufiger vertreten. Beide Spezies kommen in etwa gleich häufig in Südamerika, Ostasien und Ozeanien vor. P. ovale ist relativ selten außerhalb Afrikas zu finden, wohingegen P. malariae in niedriger Prävalenz in nahezu allen Malaria-Endemiegebieten vorkommt. Die weltweite Verbreitung der Malaria zeigt ◻ Abb. 23-3.

Die Epidemiologie der Malaria ist kompliziert und kann innerhalb relativ kleiner geographischer Gebiete erheblich variieren. Traditionell wird die Endemizität eines Gebietes anhand der »Milzraten« bei Kindern (entsprechend dem Prozentsatz von Kindern mit tastbarer Milz) definiert:

- hypoendemisch: Milzrate <10%,
- mesoendemisch: Milzrate 11–50%,
- hyperendemisch: Milzrate 51–75%,
- holoendemisch: Milzrate >75%.

Menschen, die in holo- und hyperendemischen Gebieten, wie z. B. weiten Teilen des tropischen Afrikas leben, werden während ihres Lebens immer wieder infiziert. Dies verursacht eine erhebliche Morbidität und Mortalität bei Kindern. Alle Individuen, die diesen massiven Selektionsdruck überleben, bilden nach und nach eine Semiimmunität aus, die bis zum Zeitpunkt der Pubertät zur weitgehenden Resistenz gegen die in diesem Gebiet vorkommenden Plasmodienstämme führt.

Hingegen sind die individuellen Chancen einer Neuinfektion in Gegenden mit geringem, fokal begrenztem oder variablem Infektionsdruck relativ gering. Daher bildet sich in der Bevölkerung solcher Gebiete keine Immunität aus, und es kann bei Menschen jeden Alters zur symptomatischen Malaria kommen. Für diese Situation hat sich der Begriff der »instabilen« Malaria eingebürgert, der sich von der »stabilen« Malaria in hyper- und holoendemischen Gebieten unterscheidet.

Kompliziert wird die Situation dadurch, dass es auch in Gegenden mit stabiler Malaria abhängig von der Regenzeit und

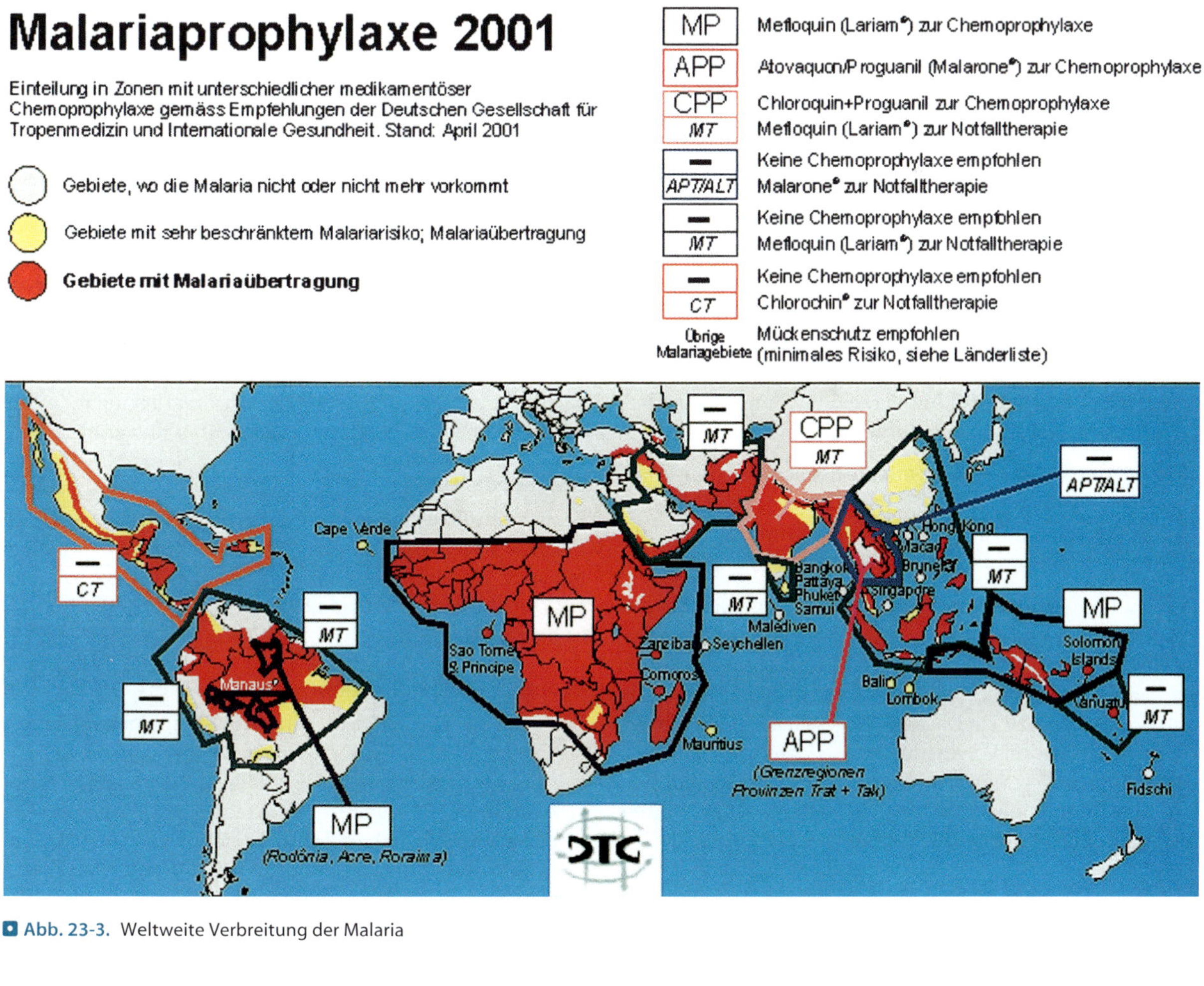

◻ Abb. 23-3. Weltweite Verbreitung der Malaria

der mit ihr verbundenen Vermehrung der Moskitopopulation zu erheblichen saisonalen Schwankungen der Endemizität kommen kann. Malaria kann als epidemischer Ausbruch in Erscheinung treten: Dies kommt v. a. in Situationen vor, bei denen Wanderungsbewegungen von Bevölkerungsgruppen aus nicht endemischen Gebieten in Endemiegebiete führen. Die fehlende Wirtsimmunität der Neuankömmlinge führt zu erheblicher Morbidität und Mortalität bei allen Altersgruppen.

Die wesentlichen Determinanten der Malaria-Epidemiologie eines Gebietes liegen in Lebensdauer, Dichte und Häufigkeit von Blutmahlzeiten des Vektors, der Anophelesmoskitos, begründet. Veränderungen des Ökosystems können nachhaltige Folgen auf die Endemizität haben: So führte der Bau von Kanälen und Bewässerungsanlagen in der Wüste Rajasthans in Nordindien zwar zu vermehrten Ernteerträgen, aber auch zu einer massiven Vermehrung der Anopheliden, die Plasmodien auf eine weitgehend nicht immune Bevölkerung übertrugen. Diese Situation kumulierte schließlich im Ausbruch einer Malaria-tropica-Epidemie mit hoher Letalität in den Jahren 1994–1995.

Die Lebenszeit von Anopheliden ist besonders wichtig für ihre Effektivität als Vektoren, da der extrinsische Zyklus vom Zeitpunkt der Aufnahme von Gametozyten bis zur erneuten Inokulation eines neuen menschlichen Wirtes mindestens 7 Tage benötigt. Um Malaria übertragen zu können, muss der Moskito also länger als diesen Zeitraum leben. Daher sind die effektivsten Vektoren (wie beispielsweise A. gambiense in Westafrika) relativ langlebig, kommen in hohen Populationsdichten vor und weisen eine hohe Frequenz an Blutmahlzeiten auf.

23.1.4 Symptomatik

23.1.4.1 Unkomplizierte Malaria

Die Inkubationszeit der Malaria beträgt 7–30 Tage, in seltenen Fällen auch länger. Die ersten Symptome sind in der Regel unspezifisch: Kopfschmerzen, allgemeines Unwohlsein, Erschöpfung und Myalgien, gefolgt von Fieber, können ebensogut auf grippale Infektion hinweisen wie die Vorboten einer Malaria sein. Gelegentlich können schwerste Kopfschmerzen, Myalgien, Arthralgien, aber auch ausgeprägte thorakale und abdominelle Schmerzen und Durchfall imponieren und zunächst andere Differenzialdiagnosen in den Vordergrund stellen.

! Die »klassischen« Fieberverläufe der verschiedenen Malariaformen mit alle 2–3 Tage auftretenden Fieberzacken sind selten: Ihr Fehlen darf keinesfalls als Ausschlusskriterium einer Malaria gewertet werden.

In nicht immunen Patienten bildet sich im Anschluss an den unspezifischen Symptombeginn irreguläres Fieber mit Temperaturen über 40°C aus, das von Schüttelfrost, Tachykardie und gelegentlich auch Delirium begleitet ist. Übelkeit, Erbrechen und Blutdruckabfall sind häufig. Abgesehen von diesen Beschwerden, einer milden Anämie und (gelegentlich) einer tastbaren Milzvergrößerung weisen die meisten Patienten im Verlauf einer unkomplizierten, akuten Malaria selten weitere Symptome und klinische Zeichen auf.

23.1.4.2 Komplizierte Malaria tropica

Zerebrale Malaria

Diese Verlaufsform einer Malaria tropica ist in ihrer schwersten Ausprägung durch Auftreten eines Komas charakterisiert und hat eine ernste Prognose: Auch unter intensivmedizinischer Therapie ist hier mit einer Mortalität von 20% zu rechnen. Daher sollten bereits leichtere Ausprägungen, die sich durch Benommenheit, Verhaltensauffälligkeiten und Somnolenz manifestieren, sehr ernst genommen werden und zu einer sofortigen Therapieeinleitung unter intensivmedizinischer Überwachung führen.

Der Beginn einer zerebralen Malaria, die auf dem Boden einer diffusen, symmetrischen Enzephalopathie entsteht, kann graduell sein oder sich schlagartig mit einem zerebralen Krampfanfall manifestieren. Fokale neurologische Zeichen sind ebenso wie Zeichen einer meningealen Reizung in der Regel nicht vorhanden. Bei ca. 15% der Patienten treten retinale Hämorrhagien auf, weniger als 5% weisen signifikante Blutungen oder andere Zeichen einer disseminierten intravasalen Koagulopathie (DIC) auf. Anhaltende Residuen im Sinne neurologischer Defizite sind bei ca. 10% der Überlebenden einer zerebralen Malaria mit Koma zu finden.

Hypoglykämie

Zum Auftreten von Hypoglykämie bei Malaria tropica kommt es durch ein weitgehendes Versagen der hepatischen Glukoneogenese und einen erhöhten Glukoseverbrauch durch Wirt und Parasiten. Diese Komplikation tritt häufig v. a. bei schwangeren Frauen und Kindern auf und ist ein ernstes prognostisches Zeichen. Erschwerend kommt hinzu, dass Chinin, das Mittel der Wahl zur Therapie der komplizierten Malaria tropica, ein effektives Stimulans der pankreatischen Insulinsekretion ist und somit die Situation noch verschärfen kann.

Laktatazidose

Laktatazidose tritt in der Regel gemeinsam mit Hypoglykämie auf. Die anaerobe Glykolyse in Geweben, deren Mikrozirkulation durch sequestrierte Parasiten geschädigt ist, Laktatproduktion durch die Parasiten und ein Versagen der hepatischen Laktatclearance führen gemeinsam zu erhöhten Laktatwerten im Blut. Bei insgesamt sehr schlechter Prognose kommt es zunächst zur kompensatorischen Hyperventilation, auf die oft relativ kurzfristig ein therapierefraktäres Kreislaufversagen folgt.

Lungenödem

Erwachsene Patienten mit komplizierter Malaria können noch mehrere Tage nach Therapiebeginn ein akutes Lungenödem mit einer Mortalität von 80% ausbilden. Die Pathogenese dieser Variante des ARDS (»adult respiratory distress syndrome«) ist bisher unklar.

Reduzierte Nierenfunktion

Wie auch das Lungenödem, tritt diese Komplikation häufiger bei Erwachsenen als bei Kindern auf. Die Pathogenese ist letztlich ungeklärt, jedoch wird eine Schädigung der renalen Mikrozirkulation durch sequestrierte Parasiten angenommen. Klinisch und pathologisch finden sich Zeichen einer akuten tubulären Nekrose. Obwohl die Prognose bei Auftreten eines akuten Nierenversagens ernst ist, kommt es bei Überwinden der Krise in aller Regel zur restitutio ad integrum.

Hämatologische Komplikationen

Neben der Zerstörung von Erythrozyten durch Plasmodien und einer erhöhten Filtration in der Milz führt auch eine direkte Knochenmarksuppression durch ausgeschüttete Zytokine mit nachfolgender, ineffektiver Erythropoese zur Anämie bei Malaria tropica. Bei komplizierten Verlaufsformen sind nicht selten Transfusionen notwendig.

Zu den regelmäßigen Erscheinungen einer Malaria tropica zählen Thrombopenie und eine geringgradige Koagulopathie. Hb-wirksame Blutungen als Zeichen einer DIC treten jedoch bei weniger als 5% aller Patienten mit zerebraler Malaria auf.

Sekundärinfektionen

Bakterielle Superinfektionen sind ein häufiges Phänomen auch bei ansonsten unkomplizierter Malaria. Hierbei sind insbesondere katheterinduzierte Harnwegsinfektionen, Pneumonien und spontane gramnegative Septikämien zu nennen.

Malaria in der Schwangerschaft

Malaria tropica ist eine wesentliche Ursache der intrauterinen Mortalität in Endemiegebieten. In hyper- und holoendemischen Gebieten bleibt die infizierte Mutter häufig symptomlos, während in der Plazenta eine massive Ansammlung von Parasiten zu finden ist, die zu erheblichen Störungen der lokalen Mikrozirkulation und somit der fetalen Sauerstoffversorgung führen. In Gebieten mit instabiler Endemiesituation kommt es bei schwangeren Frauen sehr viel häufiger zu komplizierten Verläufen als bei der Normalbevölkerung. Vor allem Anämie, Hypoglykämie und akutes Lungenödem führen zu einer massiven Stresssituation von Mutter und Kind, die sich häufig in Früh- und Totgeburten niederschlägt.

Malaria bei Kindern

Die meisten der geschätzten 1 Mio. Todesfälle pro Jahr treten bei Kindern auf. Während Lungenödem und Nierenversagen eher selten bei Kindern zu finden sind, stehen v. a. Komplikationen durch zerebrale Malaria mit Krampfanfällen und Koma, Hypoglykämie, Laktatazidose und schwere Anämie im Vordergrund der Symptomatik. Trotz des oft dramatischen klinischen Verlaufes sprechen Kinder in aller Regel gut auf eine Therapie an.

Chronische Komplikationen der Malaria

In aller Regel führt eine einmalig durchgemachte Malaria nicht zu Spätfolgen. Relativ seltene Ausnahmen stellen neurologische Residuen einer zerebralen Malaria dar, die jedoch auf die erfolgten Organschäden während der akuten Erkrankung und nicht auf chronische Effekte der Plasmodien zurückzuführen sind. Wiederholte Malaria-Infektionen können im Zusammenspiel mit weiteren, bisher unbekannten Faktoren zum Auftreten von 2 typischen, chronischen Komplikationen führen:

Tropisches Splenomegaliesyndrom

Chronische oder häufig wiederholte Malariainfektionen führen beim Wirt zu Hypergammaglobulinämie, normozytärer, normochromer Anämie und Splenomegalie. Bei einigen Individuen in Endemiegebieten führt dies zu einer atypischen immunologischen Reaktion mit massiver Hepatosplenomegalie, massiver Erhöhung des Serum-IgM und Lymphozytose. IgM-Aggregate und Immunkomplexe führen zur Bildung von Kryoglobulinen, die wiederum eine Hyperplasie des retikuloendothelialen Systems mit Splenomegalie induzieren. Patienten mit tropischem Splenomegaliesyndrom klagen über eine spürbare Masse im Bauchraum und stechende abdominelle Schmerzen.

In der Regel sind keine Malariaparasiten im Blut nachweisbar, jedoch findet sich regelmäßig eine Panzytopenie. Insgesamt besteht eine deutliche Anfälligkeit gegenüber respiratorischen und Hautinfektionen. Viele Patienten sterben an einer bakteriellen Sepsis. Das Syndrom spricht gut auf eine konsequent durchgeführte Malariaprophylaxe an.

Malarianephropathie

Chronische oder häufig wiederholte Infektionen mit P. malariae können durch die Bildung löslicher Immunkomplexe eine nachhaltige Schädigung der renalen Glomeruli mit Ausbildung eines nephrotischen Syndroms verursachen. Da nur eine kleine Anzahl aller Patienten, die mit P. malariae in Kontakt kommen, eine Nephropathie ausbildet, müssen weitere, bisher unbekannte Faktoren hinzukommen, um dieses Krankheitsbild zu verursachen. Histologisch findet sich das Bild einer fokalen oder segmentalen Glomerulonephritis mit subendothelialen Ablagerungen von Komplement und Immunglobulinen. Medikamentöse Therapie ist in der Regel ineffektiv.

23.1.5 Diagnostik

! Zur Diagnose der Malaria ist eine ausführliche Reiseanamnese essenziell.

Jeder Patient mit Fieber, der sich in den letzten Wochen (bis Monaten!) in einem Endemiegebiet aufgehalten hat, muss als möglicherweise infiziert eingestuft werden. Die Labordiagnose der Malaria basiert weiterhin auf dem Nachweis von Parasiten im peripheren Blutausstrich bzw. im »Dicken Tropfen«. Für beide Methoden ist ein Tropfen Blut aus der Fingerbeere des Patienten ausreichend. Hierbei wird der Blutausstrich getrocknet, mit Methanol fixiert und mit einer Romanowsky-Färbung gefärbt (s. Abb. 23-2). Bei der mikroskopischen Betrachtung des Ausstrichs wird die Parasitämie als Anzahl der infizierten Erythrozyten pro 1000 Erythrozyten errechnet und bei Bedarf auf die absolute Anzahl pro µl umgerechnet.

Der Vorhersagewert der Parasitämie für den klinischen Verlauf ist kompliziert und hängt von dem Status der Immunität des Patienten gegen Plasmodien ab. Insgesamt ist eine Parasitämie von 5% oder höher mit einer deutlich erhöhten Mortalität verbunden. Jedoch können nicht immune Patienten bereits bei wesentlich niedrigerem Befall sterben, während Semiimmune auch bei erheblich höheren Werten möglicherweise noch weitgehend symptomfrei sind.

Der »Dicke Tropfen« ist ein einfaches Anreicherungsverfahren, bei dem ein Tropfen Blut auf einem Objektträger getrocknet und ohne Fixierung gefärbt wird. Dies führt zur Auflagerung mehrerer Schichten von Erythrozyten übereinander, die während der Färbung lysiert werden. Die hiermit mögliche Konzentration von Parasiten verleiht dieser Methode eine deutlich höhere Sensitivität. Nachteilig ist das häufige Vorkommen von Artefakten: Zur sicheren Beurteilung eines Dicken Tropfens ist ein erfahrener Untersucher notwendig. Darüber hinaus ist die Bestimmung der Parasitämie aufgrund der erfolgten Lyse der Erythrozyten nur über den Umweg der Auszählung von Parasiten und Leukozyten und Umrechnung der Konzentration pro μl unter Berücksichtigung der absoluten Leukozytenzahl möglich.

In den letzten Jahren haben neuere Techniken zum Nachweis von Plasmodien-DNA mittels PCR und zum Nachweis parasitenspezifischer Proteine mittels ELISA erhebliche Fortschritte gemacht: In einigen Arbeiten konnten Sensitivität und Spezifität der Mikroskopie überboten werden. Während auf der PCR-Technologie basierende Methoden aufgrund des hohen logistischen, zeitlichen und finanziellen Aufwandes derzeit nicht zur Routinediagnostik der Malaria geeignet scheinen, wird zunehmend der Einsatz sog. »Schnelltests« für Labors mit geringem Aufkommen von plasmodienpositiven Proben und somit geringer Expertise diskutiert. Hierbei sind v. a. auf dem ELISA-Prinzip basierende Teststreifen zum Nachweis von parasitenspezifischem Histidin Rich Proteine 2 (HRP2) und parasitärer LDH (pLDH) im Gespräch.

Es muss dennoch betont werden, dass eine ausreichende Evaluation dieser Testmethoden bei Nichtimmunen bisher nicht stattgefunden hat und dass die Mikroskopie weiterhin der Standard für die Diagnose der Malaria bleiben sollte.

Differenzialdiagnosen

◘ Tabelle 23-2 zeigt Differenzialdiagnosen der Malaria bei Tropenrückkehrern mit Fieber. Selbstverständlich kommen neben diesen »tropenspezifischen« Differenzialdiagnosen alle weiteren Ursachen akuten Fiebers in Betracht.

23.1.6 Therapie

Malaria ist eine an sich einfach zu behandelnde Erkrankung. Frühzeitige Diagnose und ausreichende Ressourcen vorausgesetzt, müsste ihr weltweit kein einziger Mensch zum Opfer fallen.

Bei allen Patienten mit Malariaverdacht sollte ein Blutausstrich zur Sicherung der Diagnose durchgeführt werden. Wird eine Malaria tropica diagnostiziert, sollte aufgrund der potenziellen Komplikationen immer eine Therapie unter stationären Bedingungen durchgeführt werden. Ist eine Speziesdiagnose nicht sicher möglich, ist immer bis zum Beweis des Gegenteils davon auszugehen, dass eine Malaria tropica vorliegt.

Engmaschige Verlaufskontrollen unter Therapie sind essenziell: Initial sollte der Blutausstrich mindestens 2-mal täglich kontrolliert werden. Hierdurch kann eine Resistenz des Parasiten gegen die begonnene Therapie frühzeitig entdeckt werden.

Die klinische Resistenz wird in 3 Stufen eingeteilt:

- Die *RI-Resistenz* ist charakterisiert durch eine vorübergehende Parasitenelimination aus dem Blut, die von einer erneuten Parasitämie gefolgt ist (Rekrudeszenz).
- Bei der *RII-Resistenz* kommt es zu einer vorübergehenden, deutlichen Verminderung der Parasitendichte im Blut, jedoch nicht zu einer vollständigen Elimination innerhalb einer Woche.
- Bei der *RIII-Resistenz* findet innerhalb einer Woche lediglich ein Abfall der Parasitendichte um weniger als 25% der Ausgangsdichte statt.

Unterstützende Maßnahmen wie Flüssigkeitsersatz, Balance des Elektrolythaushalts, Hämodialyse, Transfusionen, mechanische Beatmung können den Verlauf bei Auftreten von Komplikationen entscheidend beeinflussen. In einigen Fällen mit sehr hoher Parasitämie kann die Durchführung einer Blutaustauschtransfusion lebensrettend sein, der Nutzen dieser Methode ist jedoch nicht letztlich geklärt. Die Gabe von Kortikosteroiden bei zerebraler Malaria wird nicht länger empfohlen, da sich hierbei kein wirklicher Nutzen gezeigt hat.

Therapieschemata mit derzeit in Deutschland zugelassenen Medikamenten sind in ◘ Tabelle 23-3 dargestellt. Die Wahl des Medikamentes zur Therapie einer Malaria hängt neben der Speziesdiagnose v. a. auch davon ab, wo die Infektion erworben wurde und in welchem klinischen Zustand sich der Patient befindet.

◘ **Tabelle 23-2.** Differenzialdiagnosen der Malaria bei Tropenrückkehrern mit Fieber

Erkrankung	Symptomatik	Reiseanamnese	Besonderheiten/Diagnose
Typhus/Paratyphus	Fieber, Kopfschmerzen, trockener Husten, abdominelle Schmerzen, Obstipation	Meist indischer Subkontinent	Aneosinophilie, Roseolen auf der Bauchhaut (in 20%); Diagnose durch Blutkultur
Dengue-Fieber	Fieber, Kopfschmerzen, Myalgien, Arthralgien, flüchtiges, erythematöses Exanthem an Extremitäten und Stamm	Meist Südostasien	Ausgeprägte Thrombopenie; meist serologische Diagnose
Afrikanisches Zeckenbissfieber	Fieber, Kopfschmerzen, flüchtiges, erythematöses Exanthem am Stamm	Südliches Afrika	Schwärzliche, krustöse Effloreszenz an der Einstichstelle der Zecke (»Eschar«); serologische Diagnose
Katayama-Syndrom (akute Schistosomiasis)	Fieber, Kopfschmerzen, häufig wässriger Durchfall, disseminierte, stark juckende Effloreszenzen an den Eintrittstellen der Zerkarien	Afrika, Kontakte mit Süßwasser (Seen, Flüsse, etc.)	Häufig Eosinophilie; serologische Diagnose
Kala Azar (viszerale Leishmaniasis)	Subfebrile Temperatur bis Fieber, Kopfschmerzen, ausgeprägte Hepatosplenomegalie, Benommenheit, Kachexie	Häufig Mittelmeerraum, arabische Halbinsel	Langwieriger Krankheitsverlauf, Panzytopenie; Diagnose durch Nachwies von Leishmanien im Knochenmarkpunktat

■ Tabelle 23-3. Therapie der Malaria

Indikation	Medikament	Dosierung	
		Erwachsene	Kinder
Unkomplizierte Infektion durch alle Spezies (außer chloroquinresistente P. falciparum)	Chloroquin p.o.	600 mg Base, gefolgt von 300 mg nach 6, 12, 24 und 48 h	10 mg/kgKG Base (maximal 600 mg), gefolgt von 5 mg/kgKG nach 6, 12, 24 und 48 h
Patient kann keine orale Medikation zu sich nehmen	Chloroquin i.m.	200 mg Base alle 6 h (maximal 3 Tage)	5 mg/kgKG Base alle 12 h (maximal 3 Tage)
Komplizierte Malaria tropica	Chinin-Dihydrochlorid i.v.[a]	10 (bis maximal 20) mg/kgKG über 2 h, gefolgt von 0,02 mg/kgKG/min Dauerinfusion; so früh wie möglich auf orale Therapie umstellen, Gesamtdauer 7–10 Tage	Siehe Erwachsenendosis
Unkomplizierte Malaria durch chloroquinresistente P. falciparum	Mefloquin p.o.	750 mg, gefolgt von 500 mg und 250 mg nach je 8 h	15–12 mg/kgKG als Einmaldosis
	Atovaquon/Proguanil p.o.	1000 mg Atovaquon + 400 mg Proguanil als Einzeldosis für 3 Tage	12–25 mg/kgKG Atovaquon + 5–12 mg/kgKG Proguanil als Einzeldosis für 3 Tage
	Artemether/Proguanil p.o.	3-tägige Therapie: initial 4 Tbl., nach 8 h weitere 4 Tbl. sowie je 4 Tbl. 2-mal täglich an den 2 folgenden Tagen	3-tägige Therapie: initial 1–3 Tbl. (je nach KG), entsprechende Wiederholung nach 8 h und 2-mal täglich an den 2 folgenden Tagen
	Halofantrin p.o.[b]	3-mal 500 mg alle 6 h	3-mal 8 mg/kgKG
	Sulfadoxin/Pyrimethamin p.o.[c]	Einmaldosis: 1 mg/kgKG Sulfadoxin + 20 mg/kgKG Pyrimethamin	Siehe Erwachsenendosis
Multiresistente, unkomplizierte Malaria tropica	Chinin-Hydrochlorid p.o. plus	3-mal 500 mg alle 8 h für 7–10 Tage	8–10 mg/kgKG alle 8 h für 7–10 Tage
	Tetrazyklin p.o. oder	4-mal 250 mg für 7 Tage	Kontraindiziert
	Doxycyclin p.o.	1-mal 2,5 mg/kgKG für 7 Tage	Kontraindiziert
Eradikation von P. vivax und P. ovale-Hypnozoiten	Primaquine p.o.	1-mal 15 mg Base für 14 Tage	1-mal 0,3 mg/kgKG Base für 14 Tage

[a] Bei Verdacht auf Multiresistenz Kombination mit Tetrazyklin oder Doxycyclin.
[b] Halofantrin sollte nur auf nüchternen Magen und bei regelmäßigem EKG mit QTc-Intervallen <430 ms eingenommen werden. Wegen unsicherer Resorption muss die Therapie nach 7 Tagen wiederholt werden.
[c] In Deutschland nicht im Handel aufgrund mehrerer Fälle von Stevens-Johnson-Syndrom.

Eine Übersicht der geographischen Verbreitung multiresistenter Stämme von P. falciparum findet sich in ■ Tabelle 23-4. Unter Therapie können Symptomatik und Parasitämie für mehrere Tage unverändert anhalten, jedoch sollte ein Abfall der Parasitenzahlen im Blut innerhalb von 48 h dokumentierbar sein. Sind nach 5 Tagen unter Therapie immer noch Parasiten im Blut nachweisbar, muss eine Resistenz in Betracht gezogen werden. In Fällen von niedriggradiger (RI-) Resistenz ist ein Wiederauftreten von Parasiten im Blut (Rekrudeszenz) bis zu 90 Tage nach initial erfolgreicher Therapie möglich.

Patienten mit einer Parasitämie von 5% und mehr sollten von vornherein als Fälle komplizierter Malaria behandelt und auch bei relativem klinischem Wohlbefinden intensivmedizinisch betreut werden. Das Auftreten einer zerebralen Malaria mit Koma kann bei einer solchen Parasitendichte innerhalb kürzester Zeit erfolgen. Bei der Therapie mit *Chinin* ist zu beachten, dass dieses Medikament aufgrund seiner kardiotoxischen und arrhytmogenen Wirkung nicht als i.v.-Bolus oder i.m. appliziert werden darf. Regelmäßige Kontrollen des klinischen Zustands, des EKG, der Blutglukose und der Parasitämie sollten erfolgen.

Eine Umstellung auf orale Chinintherapie ist so bald wie möglich zu empfehlen. Eine regelmäßig auftretende Nebenwirkung der Chinintherapie ist der »Cinchonismus« mit Abnahme des Hörvermögens, Tinnitus, Nausea, Kopfschmerzen und Sehstörungen.

Häufige Nebenwirkungen einer Therapie mit *Mefloquin* sind Übelkeit, Erbrechen und Schwindel. Seltener können neuropsychiatrische Reaktionen bis hin zu schweren psychotischen Zuständen auftreten.

Bei einer Therapie mit *Halofantrin* ist zu bedenken, dass über 13 Todesfälle gemeldet worden sind, die direkt mit der arrhytmogenen Potenz dieses Medikamentes assoziiert waren. Daher ist eine Therapie nur unter strikter klinischer Überwachung mit regelmäßigen EKG-Kontrollen empfehlenswert.

Tabelle 23-4. Geographische Verbreitung resistenter Plasmodienstämme

Medikament	Erreger	Verbreitung der Resistenz
Chloroquin	P. falciparum	Alle endemischen Regionen außer: Mittelamerika westlich des Panamakanals, Haiti, Dominikanische Republik, Mittlerer Osten
	P. vivax	Papua-Neuguinea
Sulfadoxin/Pyrimethamin	P. falciparum	Brasilien, Panama, Südostasien, Ostafrika, Papua-Neuguinea, Vanuatu
Mefloquin	P. falciparum	Südostasien, Westafrika
Halofantrin	P. falciparum	Südostasien
Chinin	P. falciparum	Einzelfallberichte aus Südostasien, Ost- und Westafrika, Brasilien
Atovaquone	P. falciparum	Einzelfallberichte aus Westafrika
Primaquine	P. vivax	Papua-Neuguinea

Bei der i.m.-Gabe von *Chloroquin* bei Kindern sind vereinzelt Todesfälle beobachtet worden. Aus diesem Grund sollte die Indikation für eine i.m.-Applikation dieses ansonsten sehr gut verträglichen Medikamentes zurückhaltend gestellt werden.

Die Gabe von *Primaquine* kann bei Patienten mit einem G-6-PD-Mangel eine hämolytische Anämie auslösen, daher sollte dieser Defekt vor Beginn der Therapie sicher ausgeschlossen sein.

Die Festkombination von *Atovaquon und Proguanil* ist seit kurzer Zeit in Deutschland zugelassen und bietet sicherlich eine interessante Alternativmöglichkeit bei der Therapie der unkomplizierten, chloroquinresistenten Malaria tropica. Umfangreiche Studien zu Therapieerfahrungen bei nicht immunen Patienten liegen jedoch noch nicht vor.

In Südostasien und Afrika sind zunehmend *Artemisinderivate* zur Therapie der Malaria erhältlich. Hierbei handelt es sich um Substanzen, die aus der Rinde von *Artemisia annua* gewonnen werden, einer Pflanze, die in China seit Jahrhunderten zur empirischen Therapie des Wechselfiebers eingesetzt wurde. Für einzelne Derivate konnte eine ausgezeichnete Effektivität v. a. auch bei komplizierter Malaria tropica demonstriert werden, die in etwa der von Chinin gleichsetzbar zu sein scheint.

Zu bedenken ist, dass bisher keine umfassenden Studien zur klinischen Sicherheit dieser Medikamente durchgeführt worden sind. Bei Ratten konnten dosisabhängige Nekrosen des Hirnstamms nach Gabe von Artemisinderivaten demonstriert werden, die sicherlich Anlass zu weiteren Untersuchungen geben sollten. Eine Zulassung in einer der westlichen Industrienationen ist derzeit nicht in Sicht.

Häufige Fehler beim Management der Malaria

- Verzögerter Beginn der Behandlung
- Falsche Medikamentenauswahl, falsche Applikationsform
- Keine Berücksichtigung
  - des Schweregrades der Infektion (Komplikationen, Parasitämie),
  - der Resistenzlage im Infektionsgebiet,
  - einer bereits durchgeführten Vorbehandlung oder Chemoprophylaxe,
  - besonderer Patientenrisiken (Schwangere, Kleinkinder)
- Unzureichende Kontrolle der antiparasitären Therapie
- Unzureichende Patientenüberwachung
- Fehleinschätzung von
  - bereits bestehenden Komplikationen,
  - drohenden Komplikationen
- Fehlende oder falsche supportive Therapie

Fazit für die Praxis

- *Empfehlungen:*
  - Jeder Rückkehrer aus einem Endemiegebiet mit Fieber gilt zunächst als malariaverdächtig.
  - Ein negativer Blutausstrich stellt keinen sicheren Ausschluss einer Malaria dar: Zu fordern sind mindestens 3 negative Untersuchungen von Ausstrich und Dickem Tropfen, die während des Fieberanstieges durchgeführt wurden.
  - Eine Infektion mit P. falciparum ist als infektiologischer Notfall ernst zu nehmen und muss immer stationär behandelt werden.
  - Bei komplizierter Malaria und/oder Parasitämie über 5% sollte immer eine intensivmedizinische Betreuung erfolgen.
  - Vor Einleitung der Therapie muss Klarheit bestehen über
    den klinischen Zustand des Patienten,
    die Speziesdiagnose,
    die Parasitämie,
    den Immunstatus des Patienten (nicht immun, semiimmun),
    das Gebiet, in dem die Infektion erworben wurde,
    das mögliche Vorliegen einer Multiresistenz,
    die aktuellen Therapieempfehlungen für die bestehende Situation.
  - Das regelmäßige Monitoring des Patienten und des Therapieerfolges ist essenziell.

- *Aktuelle Trends und Entwicklungen:*
  - Diagnostik
    Zunehmende Entwicklung von »Schnelltests« nach dem Teststreifenprinzip.
    Die Charakterisierung von Resistenzgenen bei P. falciparum wird möglicherweise in naher Zukunft neue diagnostische Möglichkeiten zur Medikamentenresistenz ermöglichen.
  - Therapie
    Die Zulassung einer Reihe neuer Malariamittel ist erfolgt oder steht unmittelbar bevor.
    Effektivität und v. a. Nebenwirkungen von Artemisinderivaten müssen noch geklärt werden.
    Der unkontrollierte Einsatz nahezu aller neuen Antimalariamittel in Endemiegebieten lässt befürchten, dass sich innerhalb kürzester Zeit Resistenzen ausbilden werden.
  - Prophylaxe
    Die Entwicklung eines effektiven Impfstoffes ist weiterhin nicht in Sicht.

23.2 Weitere wichtige tropische Infektionskrankheiten

C.G. Meyer, J. May

In den Tropen treten mit regional variabler Prävalenz und Inzidenz Infektionserkrankungen auf, die häufig an bestimmte Umwelt-, Erreger- sowie Zwischen- und Endwirtsbedingungen gebunden sind. Im Folgenden werden kursorisch Infektionen angesprochen, die ausschließlich oder gehäuft in den Tropen vorkommen. Viele dieser Erkrankungen können selten, gelegentlich oder häufig als importierte Infektionen auch in Industrienationen beobachtet werden.

23.2.1 Virale Erkrankungen

Unter den tropentypischen Viren sind besonders die von Arthropoden übertragenen Arboviren und solche, deren Übertragung mit Nagetieren assoziiert sind, von Bedeutung. Klinisch lassen sich bei tropenrelevanten Viren die folgenden Symptomgruppen unterscheiden:

- »fieberhafte Viruserkrankungen mit oder ohne Arthralgien bzw. mit oder ohne Exanthem«,
- »hämorrhagische Krankheitsbilder«,
- »Enzephalitiden«.

Viele der ubiquitären Virusinfektionen (z. B. Hepatitis B, HIV-Infektion, Masern, Tollwut u. a.) sind in tropischen Regionen häufiger und/oder stellen sich mit anderen klinischen Erscheinungen dar.

23.2.1.1 Fieberhafte Viruserkrankungen mit oder ohne Arthralgien bzw. mit oder ohne Exanthem

Chikungunya-Virus

Das Chikungunya-Virus (Asien, Indien, Ostafrika, oft in städtischen Gebieten) ist ein Arbovirus, das von Stechmücken übertragen wird und nach einer kurzen Inkubationszeit zu plötzlich einsetzendem Fieber, Kopfschmerzen, Arthralgien, gastrointestinalen Beschwerden, Lymphadenopathie und häufig einem Exanthem führt. Bis auf die Arthralgien sind die Symptome auf etwa 10 Tage begrenzt; Gelenkbeschwerden können monatelang anhalten.

Therapie

- Symptomatisch.

Ähnliche Beschwerden werden durch das *Ross-River-Virus* (epidemische Polyarthritis; Australien, Südpazifik), das *Mayaro-* und das *Oropouche-Virus* sowie die *Gruppe-C-Viren* (Südamerika, Karibik), das *Sindbis-Virus, O'Nyong-nyong-Virus,* das *West-Nil-Virus* sowie das *Sandfliegenfiebervirus* und eine Reihe seltenerer Viren verusacht.

Denguefieber

Auch das Denguefieber (Ost-/Westafrika, weite Regionen von Asien, Karibik, Zentral-/Südamerika, Pazifik) führt bei einer primären Infektion zunächst zu den geschilderten Symptomen, kann aber bei einer Zweitinfektion mit einem heterologen Serotyp zu dem besonders in Südostasien gefürchteten *hämorrhagischen Denguefieber* (Hämorrhagien) bzw. dem Dengueschocksyndrom führen. Die Komplikationen dieser Zweitinfektionen beruhen auf der fehlenden Virusneutralisation durch Antikörper, die sich nach der Erstinfektion gebildet haben und über das sog. »immune enhancement« besonders bei Kindern zu einer massiven Virusreplikation führen. In einigen asiatischen Regionen sind Denguezweitinfektionen eine wichtige Todesursache im Kindesalter.

23.2.1.2 Hämorrhagische Fieberviren

Bei den hämorrhagischen Fiebern kommt es aus bisher nicht endgültig geklärten Gründen zu einer gesteigerten Permeabilität der kleinen Gefäße und dadurch zu unterschiedlich stark ausgeprägter Blutungsneigung. Diese geht immer mit schweren Allgemeinsymptomen (Kopfschmerzen, gastrointestinale Symptome, oft Photophobie) und Hinfälligkeit einher.

Rift-Valley-Fieber

Das Rift-Valley-Fieber (Zentralafrika, Ägypten) wird über Stechmücken sowie den Kontakt mit infizierten Tieren und, z. B. bei Schlachtungen, als Aerosol übertragen. Nach 3–5 Tagen kommt es in der Regel zu einer unspezifischen fieberhaften Erkrankung; bei einem Teil der Infizierten können sich Symptome eines klassischen hämorrhagischen Fiebers entwickeln. Weiterhin sind eine Retinavaskulitis (ca. 10% der Fälle) und eine Enzephalitis besonders gefürchtet.

Therapie

- Die Infektion ist Indikation zur Behandlung mit Ribavirin.

Gelbfieber

Das Gelbfiebervirus (viele Regionen des tropischen Afrika und Südamerika) ist eine Zoonose von Affen (sylvatischer Zyklus) und kann über einen Artenwechsel der übertragenden Vektoren (zoophile und antropophile Stechmücken) auf Menschen übertragen werden und zu Epidemien führen. Klinisch kommt es bei foudroyanten Fällen zu Fieber, gastrointestinalen Symptomen sowie einem Befall weiterer Organe (multiples Organversagen), zu vaskulärer Instabilität mit Blutungen, Schock und häufig zu tödlichen Verläufen. Ein hochwirksamer attenuierter Lebendimpfstoff steht zur Verfügung, und eine Impfung ist für Endemiegebiete und einige gefährdete Länder vorgeschrieben.

Krim-Kongo-Fieber

Das hämorrhagische Krim-Kongo-Fieber (Afrika, Osteuropa, Mittlerer Osten, Westchina, ehemalige Sowjetunion) wird über Bisse von Zecken und über Kontakt mit Ausscheidungen infizierter Vertebraten (auch denen von Menschen) übertragen. Nach einer 3- bis 11-tägigen Inkubationszeit finden sich neben schwerer Allgemeinsymptomatik und gastrointestinalen Beschwerden petechiale Blutungen bis zu ausgedehnten Hämorrhagien, Blutdruckabfall und evtl. DIC. Leber- und Nierenfunktion können massiv eingeschränkt sein.

Therapie

- Die Infektion ist Indikation zur Behandlung mit Ribavirin.

Unter den hämorrhagischen Fieberviren finden sich auch hochpathogene Erreger, die über Ausscheidungen von Nagetieren oder Kontakt mit diesen Tieren übertragen werden und somit keine Arboviren sind.

Lassa-Virusinfektion

Das Lassa-Virus (Westafrika) beginnt nach einer Inkubationszeit von bis zu 3 Wochen mit Fieber und Allgemeinsymptomen und führt dann zu Gesichtsödem und Konjunktivitis, retrosternalen Schmerzen, Durchfall, Erbrechen und neurologischen Symptomen. Im Verlauf können erhebliche Blutungen auftreten, und es kann zu einem Verlust des Hörvermögens kommen. Insbesondere Schwangere sind gefährdet. Die Letalität ist hoch, wenn nicht rasch mit Ribavirin behandelt wird.

Andere hämorrhagische Fieber

Die Verläufe des argentinischen hämorrhagischen Fiebers (Junin-Virus), bolivianischen hämorrhagischen Fiebers (Machupo-Virus) sowie des venezolanischen und brasilianischen hämorrhagischen Fiebers sind vergleichbar. Lediglich regional von Bedeutung sind das hämorrhagische Kyasanur-Forest-Fieber (Staat Mysore in Indien) und das hämorrhagische Omsk-Fieber (ehemalige UdSSR); beide Infektionen werden durch Zecken übertragen und gehen mit Lymphadenopathie, schweren Allgemeinsymptomen und Blutungsneigung einher.

Hantavirusinfektion

Auch die regional unterschiedlichen Vertreter der Hantaviren (nahezu weltweites Vorkommen) werden durch Kontakt mit Ausscheidungen von Nagetieren übertragen. Das Hantaviruspulmonarsyndrom (Südstaaten der USA, Südamerika) ist mit einer hohen Letalität verbunden. Nach 1–4 Wochen kann eine Infektion zu hämorrhagischen Symptomen, jedoch auch zu akutem Lungenversagen führen. Das hantavirusassoziierte hämorrhagische Fieber mit renalem Syndrom (Europa, Asien; Inkubation bis zu 5 Wochen) ist eine schwere Manifestationsform mit Proteinurie, Nierenversagen, Thrombozytopenie und Schocksymptomatik.

Ebola- und Marburg-Virusinfektion

Die Übertragunswege des Ebola- und Marburg-Virus (Zentralafrika) sind nicht endgültig geklärt; von tierischen Reservoirs ist auszugehen. Nach plötzlichem Fieber und unter schwersten Allgemeinsymptomen kommt es zu Erbrechen, Durchfällen, Organversagen und zunehmenden Blutungen. Die Letalität beider Erkrankungen ist hoch.

23.2.1.3 Enzephalitisviren

Die meisten der arboviralen Enzephalitiden werden über Stechmücken übertragen. Von besonderer Bedeutung ist die *japanische Enzephalitis* (ländliche Gebiete vieler asiatischer Länder), da sie mit einer hohen Letalität und erheblichen Residualschäden nach Überstehen der Infektion assoziiert ist. Die Infektion ist impfpräventabel. Auch die *Murray-Valley-Enzephalitis* (Australien) und die *ostamerikanische Pferdeenzephalitis* (vorwiegend Ostküste des amerikanischen Kontinents, Karibik) zeigen oft tödliche Verläufe.

Daneben spielen die *westamerikanische* und *venezolanische Pferdeenzephalitis* sowie die *St.-Louis-* und *LaCrosse-Enzephalitis* eine Rolle. Bei schweren Infektionen durch Enzephalitisviren finden sich meningeale Zeichen und Fieber, gastrointestinale und Allgemeinsymptome und weitere neurologische Zeichen (Tremor, Krämpfe, Koma); die Letalität ist variabel.

Kausale Behandlungsmaßnahmen sind nicht verfügbar.

23.2.2 Bakterielle Infektionen

23.2.2.1 Rickettsien-, Ehrlichien-, Chlamydien- und Bartonelleninfektionen

Rickettsia-prowazekii-Infektionen

Rickettsia prowazekii ist Erreger des *epidemischen Fleckfiebers* (Mittel- und Südamerika, Afghanistan, Pakistan, China, Ost- und Zentralafrika) und wird über Kleiderläuse (Pediculus humanus) übertragen. Der Mensch ist Erregerreservoir. Höhere Temperaturen (z. B. Fieber) führen dazu, dass die Läuse ihren Wirt verlassen und Erreger auf weitere Wirte übertragen. Unhygienische Bedingungen und Menschenansammlungen begünstigen die Transmission.

Nach 1–2 Wochen kommt es zu Schüttelfrost, Fieber, Kopf-/Gliederschmerzen sowie neurologischen Symptomen (Enzephalitis, Wesensänderung, Somnolenz, zerebrale Vaskulitits, Photophobie, Meningismus, Koma). Im Verlauf tritt ein nicht konfluierendes Exanthem auf. Das Gesicht kann gerötet sein (Facies typhosa); das Allgemeinbefinden ist beeinträchtigt. Eventuell Pneumonie und Myokarditis. Gangränöse Veränderungen durch obstruierende Vaskulitiden (besonders Akren). Folgen können Tinnitus, Taubheit, Sehstörungen sein. Unbehandelt beträgt die Mortalität bis zu 35%.

Die *Brill-Zinsser-Krankheit* ist eine Sonderform einer R.-prowazekii-Infektion. Bei nachlassender Immunität können persistierende Erreger noch nach Jahren, oft bei reduziertem Immunstatus, Rezidive auslösen. Diese verlaufen milder als die Ersterkrankung.

Fleckfieber

R. typhi ist Erreger des murinen (endemischen) Fleckfiebers, das ebenfalls weltweit, besonders in warmen Ländern, auftritt. Die Erkrankung ist in China und Südostasien, Australien, Mittelamerika, Ägypten und Äthiopien endemisch; Erkrankungen kommen auch im Süden der USA vor. R. typhi wird über Rattenflöhe, seltener Läuse und Katzenflöhe, noch seltener aerogen übertragen. Reservoir sind Oppossums (USA), Nagetiere und gelegentlich Katzen. Die Erreger finden sich in Ausscheidungen der Vektoren und werden nach einer Blutmahlzeit in Stichläsionen eingerieben. 1–2 Wochen nach Infektion treten Beschwerden auf, die denen des epidemischen Fleckfiebers ähnlich sind. In $^3/_4$ der Fälle findet sich ein makulopapulöses Exanthem; neurologische Erscheinungen sind die Ausnahme. Die Erkrankung verläuft milder als das epidemische Fleckfieber (unbehandelt Letalität von 1%).

»Rocky Mountain spotted fever« und brasilianisches Fleckfieber

R. rickettsii ist Erreger des »Rocky Mountain spotted fever« und des brasilianischen Fleckfiebers (USA, Süd- und Mittelamerika). Die Übertragung erfolgt über Zecken; Hunde und Nager sind Reservoirs. Die Inkubationszeit beträgt einige Tage. Bei klinisch relevanten Infektionen treten grippale Symptome auf; häufig mit Augenbeteiligung und Pneumonien. Nach wenigen Tagen bildet sich ein makuläres Exanthem. Häufig sind Schleimhautblutungen, Splenomegalie und ZNS-Beteiligung (Meningitis, Enzephalitis, sensorische Ausfälle, Koma). Nach überstandener Erkrankung verbleiben oft Pigmentierungsstörungen. Unbehandelt beträgt die Mortalität ca. 20%; bei adäquater Therapie 5–10%. Todesursachen sind DIC und Schock.

Zeckenbissfieber (Boutonneuse-Fieber)

Verschiedene von Zecken übertragene Rickettsienarten verursachen Zeckenbissfieber (Boutonneuse-Fieber). Von Bedeutung sind R. conorii (Mittelmeerländer), R. africae (Afrika), R. sibirica (Schwarzes Meer, Indien, Nordasien) und R. australis (Australien). Reservoirs sind Hunde, Nager und Beuteltiere (Australien). Nach einer Inkubationszeit von 7–10 Tagen finden sich bei dem Zeckenbissfieber der Alten Welt ulzerierende Primärläsionen am Ort der Erregerinokulation (»tâche noire«) und Lymphadenitis, Fieber und grippeähnliche Symptome und nach wenigen Tagen ein Exanthem. Komplikationen sind selten; die Letalität ist gering.

Rickettsienpocken

R.-akari-Infektionen verursachen die Rickettsienpocken (fokal, oft in Städten der USA, Südafrikas, einige Regionen Asiens). Die Erreger werden von Nagern über Milben auf Menschen übertragen. Die Inkubationszeit beträgt 9–14 Tage, selten bis zu 4 Wochen. Nach Ausbildung einer Eschar und eines papulovesikulären Exanthems kommt es zu grippalen Symptomen mit Myalgien. Meist verlaufen die Rickettsienpocken komplikationslos.

Tsutsugamushi-Fieber

Orientia tsutsugamushi ist Ursache des Tsutsugamushi-Fiebers (Australien, Süd- und Ostasien, Pazifik). Übertragung über Laufmilbenlarven; neben Milben sind Nager Reservoir. Menschliche Infektionen sind zufällige Ereignisse. 4–21 Tage nach Erregerinokulation Primärläsion (Eschar), Fieber, Allgemeinsymptome, Lymphadenitis, Splenomegalie. Nach einigen Tagen treten bei einem Teil der Patienten Exanthem und evtl. Blutungen auf; evtl. neurologische Symptome (Wesensänderungen, sensorische Ausfälle, Meningismus). Unbehandelt beträgt die Letalität bis 25%; unter rechtzeitiger Behandlung besteht eine geringe Letalität. Gelegentlich wird die Infektion als importierte Erkrankung beobachtet.

Ehrlichiosen

Humane Ehrlichiosen sind selten. Ehrlichia-chaffeensis-Infektionen führen zur humanen monozytären Ehrlichiose, E. phagocytophila und E. equi zur humanen granulozytären Ehrlichiose. E.-ewingi- und E.-sennetsu-Infektionen sind sehr selten. Erkrankungen betreffen besonders die USA, Afrika, andere tropische Länder und Europa. E.-sennetsu-Infektionen sind auf Japan und Malaysia beschränkt.

Die Erreger werden über Zecken übertragen; dabei ist ein Reservoir nicht sicher bekannt. Die Inkuabationszeit beträgt 6–10 Tage. Die Erreger befallen weiße Blutzellen und Thrombozyten. Die Erkrankung beginnt mit fieberhaften Symptomen, Kopfschmerzen, evtl. makulärem Exanthem und Muskel-/Gelenkschmerzen. Herzbeteiligung (Dilatation), Niereninsuffizienz und neurologische Symptome (aseptische Meningitis, Krampfneigung, Koma) sind seltener. Bei etwa 50% der Fälle findet sich eine Leuko- und Thrombozytopenie und gelegentlich eine Transaminasenerhöhung. Bei E.-sennetsu-Infektionen kann es zu Leber- und Milzvergrößerungen und Lymphadenopathien kommen. Komplizierend sind gastrointestinale Blutungen und Mykosen.

Trachom

Das Trachom (vorwiegend in warmen Ländern) wird durch Chlamydia trachomatis (Serotypen A, B, Ba, C) hervorgerufen und über Fliegen und Schmierkontakte verbreitet. Es handelt sich um eine rezidivierende Infektion der Augen (follikuläre Konjunktivitis mit Narbenbildung, Keratitis, Vaskularisierung der Hornhaut, Trichiasis, bakterielle Superinfektionen) und die weltweit häufigste Ursache der Blindheit.

Therapie

- Tetracyclin, Erythromycin oder Azithromycin.

Lymphogranuloma venerum

Die Serotypen L_1–L_3 von C. trachomatis verursachen das Lymphogranuloma venerum (sexuell übertragene Infektion; in tropischen Ländern von Südostasien, Zentral- und Südafrika, Mittelamerika, Südstaaten der USA endemisch; sporadisch in Europa). Am Infektionsort (Genitalregion) 1–4 Wochen nach Infektion schmerzloses Knötchen, das sich zu einem oberflächlichen Geschwür entwickeln kann. Gleichzeitig evtl. Lymphangitis, Urethritis, Proktitis, Vaginitis, Zervizitis, Endometritis und, selten, Meningoenzephalitis. Regelhaft Fieber und Leukozytose. Nach 1–4 (8) Wochen kommt es zu Fieber, Kopfschmerzen, Krankheitsgefühl und regionaler Lymphadenitis mit wenig schmerzhaften Lymphknotenpaketen im Bereich des Leistenbandes (bei Frauen geringer ausgeprägt). Lymphknoten können einschmelzen und perforieren. Narbenbildungen verlegen die Lymphbahnen und führen zu Elephantiasis und Läsionen der Genitalien und des Analbereiches (Spätstadium). Gelegentlich sind Gelenke beteiligt. Eventuell Anorektalsyndrom mit Proktitis, blutig-purulenten Stuhlentleerungen, Fistelbildung und abdominellen Schmerzen.

Therapie

- Doxycyclin, Chinolone, Makrolide und TMS wirksam.

Weitere Chlamydienarten verursachen Einschlusskonjunktivitis und Pneumonie bei Neugeborenen, Ornithose, atypische Pneumonien und Urogenitalinfektionen.

> **! Alle Rickettsien-, Ehrlichien- und Chlamydieninfektionen werden mit Tetracyclin, Doxycyclin, Erythromycin oder Chinolonen behandelt.**

Bartonellose

Bartonella bacilliformis (Hochtäler der Anden) wird über Phlebotomenstiche übertragen und führt zu Fieber, schweren Allgemeinsymptomen, Lymphadenopathie und wegen des Erythrozytenbefalls zu Hämolyse und Anämie. Häufig begleitende Salmonelleninfektionen. Nach Wochen warzenartige erregerhaltige Hauterscheinungen (Verruga peruana). Häufig sind begleitende Salmonelleninfektionen.

Therapie

- Chloramphenicol, Tetracyclin, Streptomycin, Penicillin, TMS.

Wolhynisches Fieber

Bartonella quintana verursacht das Wolhynische Fieber (»trench fever«; selten Frankreich, Osteuropa, USA, Afrika, Südamerika). Übertragung über Kleiderläuse; Menschen sind Reservoir. Wenige Tage nach Infektion rezidivierende Fieberanfälle mit Allgemeinsymptomen. Späte Rezidive bei Erregerpersistenz sind möglich. Selten ist das Herz beteiligt (Endokarditis).

23.2.2.2 Infektionen durch Schraubenbakterien

Yaws

Die Krankheit Yaws (Frambösie; tropische Länder) wird durch Treponema pallidum ssp. pertenue über Hautkontakte übertragen; meist sind Kinder betroffen. Nach einer initialen Papel kommt es zu Erosionen, krustigen Belägen und Lymphadenopathie. Es entstehen multiple gummös-granulomatöse Sekundärläsionen und evtl. eine späte, chronische Krankheit, bei der Knochen betroffen sein können. Die Infektion wird mit Penicillin behandelt.

Pinta

Pinta (Lateinamerika) ist eine durch Kontakt mit Treponema carateum-haltigen Läsionen hervorgerufene Hautinfektion mit schmerzlosen Papeln und Lymphknotenbeteiligung. Die Inzidenz von Pinta ist rückläufig. Penicillin ist zur Therapie geeignet.

Leptospirose

Die Leptospirose (Leptospira-interrogans-Komplex; weltweit, besonders Lateinamerika und Südostasien) wird durch Kontakt mit erregerhaltigem Wasser erworben. Ikterische (M. Weil; schwere Verläufe) und anikterische Formen (mildere Verläufe) treten auf. Die schwere Form ist durch Fieber, Konjunktivitis und schwere Allgemeinsymptome gekennzeichnet. Im Verlauf Leber- und Nierenfunktionsstörungen, Lungenkomplikationen und Blutungsneigung.

Therapie

- Penicillin G und andere Antibiotika.

Rückfallfieber

Das Rückfallfieber (Läuse- und Zeckenrückfallfieber; verschiedene Borreliaarten, vor allem B. recurrentis, B. duttoni, B. hispanica) kommt weltweit vor, aktuelle Herde für B. recurrentis in Äthiopien, Sudan, Nord-/Zentralafrika, Südamerika; für B. duttoni in Afrika, B. hispanica in Tunesien, Algerien, Marokko, Spanien, Portugal. B. recurrentis wird über Kleiderläuse übertragen; Erkrankungen v. a. in Kriegsgebieten und bei engstem Zusammenleben unter reduzierten hygienischen Bedingungen (z. B. in Flüchtlingsunterkünften). B. duttoni wird über Zecken übertragen. Für B. recurrentis ist der Mensch einziges relevantes Reservoir, für B. duttoni sind Zecken und Nager Reservoirtiere.

Es kommt 2–14 Tage nach der Infektion zu Fieberschüben von 2–8 Tagen Dauer mit Kopfschmerzen, Exanthem, gastrointestinaler Symptomatik; oft petechiale Blutungen und Epistaxis. Häufig Leber- und Milzvergrößerung, Ikterus, Gelenk- und Lungenbeteiligung. Neurologische Symptome in ca. 25% der Fälle; evtl. Schädigungen der Hirnnerven und Koma.

Bi- oder multiphasischer Verlauf (Rückfallfieber): Intermittierende fieberfreie Phasen von 2–4 Tagen Dauer mit Erschöpfung und evtl. makulopapulösem Exanthem, danach erneute Fieberschübe nachlassender Intensität. Selten Milzruptur, gastrointestinale Hämorrhagien, Myokarditis, Iritis. Zeckenrückfallfieber verläuft schwerer als das Läuserückfallfieber.

Therapie

- Tetracycline, Penicillin und weitere Antibiotika.

Cancrum oris

Cancrum oris ist eine progressive nekrotisierende Infektion des Mund-/Gesichtsbereichs durch Treponema vincenti und/oder Bacillus fusiformis. Die Infektion wird meist bei unterernährten Kindern und assoziiert mit anderen systemischen Infektionen beobachtet.

Therapie

- Neben der Gabe von Penicillin häufig chirurgische Intervention notwendig.

23.2.2.3 Enteritische Infektionen

Cholera

Die Cholera (Nord-/Ostafrika, Indien, Mittlerer Osten, Südostasien) wird durch Vibrio cholerae hervorgerufen und in der Regel über kontaminiertes Wasser (auch über ungenügend gegarte Fische etc.) übertragen. Nach einer 1- bis 5-tägigen Inkubation kommt es zu massiven wässrigen Diarrhöen (Reiswasserstuhl) und Erbrechen. Die Symptome machen eine schnelle Rehydrierung und einen Elektrolytersatz notwendig, da es sonst rasch zu Dehydratation und Organversagen kommen kann. Tetracyclin/Doxycyclin verkürzt den Krankheitsverlauf.

Typhus und Paratyphus

Systemische fieberhafte Erkrankungen sind Typhus (impfpräventabel) und Paratyphus (weitverbreitet in warmen Ländern; Salmonella typhi, S. paratyphi), die über kontaminiertes Wasser oder Nahrungsmittel erworben werden. Die Inkubationszeit kann bis zu 2 Monate betragen. Das Fieber steigert sich konsekutiv bis zur sog. Kontinua; dazu kommen schwere Allgemeinsymptome, evtl. ein Exanthem (Roseolen) sowie Obstipation oder Durchfall und schwere Organmanifestationen (Bradykardie, Hepatosplenomegalie). Komplizierend sind Darmblutungen und Darmperforationen, Meningoenzephalitis, Delirium, Koma, Myokarditis, Pneumonien, Osteomyelitis (oft nach Monaten), Hepatitis und Thrombosen.

Therapie

- Nach Resistenzbestimmung: Chinolone; alternativ Cefotaxim, Ceftriaxon, Ampicillin, Amoxicillin, TMS.
- Zur Therapie des Dauerausscheidertums ist oft eine Cholezystektomie notwendig.

Shigellose

Die fäkal-oral übertragenen Erreger der Shigellose (weltweit, besonders in warmen Ländern) sind S. dysenteriae, S. flexneri, S. boydii und S. sonnei. Die Erreger produzieren ein Enterotoxin (Shigatoxin). Stunden bis Tage nach einer Infektion kommt es akut zu Fieber, abdominellen Krämpfen und schleimig-blutigen Durchfällen. Selten hämolytisch-urämisches Syndrom, toxisches Megakolon, Darmperforation und Enzephalopathie.

Therapie

- Chinolone, TMS, Ampicillin, Tetracycline, Cephalosporine und supportiv.

23.2.2.4 Mykobakteriosen

Lepra

Die Lepra (Afrika, Asien, Pazifikregion, Zentral-/Südamerika, Mexiko; seltener in anderen Regionen) wird durch das säurefeste Stäbchen Mycobacterium leprae wahrscheinlich über Tröpfcheninfektion bei andauernder Exposition verursacht. Die Inkuabationszeit dauert mehrere Jahre. Grundsätzlich lassen sich die beiden polaren Formen der lepromatösen (LL; hohe Bakterienlast bei supprimierter Immunität) und der tuberkuloiden Lepra (TT; niedrige Bakterienlast bei immunologischer Hyperreaktivtät) unterscheiden. Dazwischen gibt es Übergangsformen (Borderline Lepra; BL) und weitere Formen. Die LL führt zu ausgedehnten Haut- und Nervenschädigungen; Endstadium sind Mutilationen und erhebliche neurologische Symptome. Die TT führt zu einer chronischen Nervenschädigung.

Therapie

- Kombinationen von Dapsone, Clofazimin und Rifampicin.
- Besonders unter der Therapie kann es zu Antigen-Antikörper-Reaktionen kommen (Leprareaktion), die zu schweren Krankheitsbildern führen; diese Reaktionen werden mit Steroiden und Thalidomid behandelt.

Buruli-Ulkus

Das Buruli-Ulkus (Afrika, Australien) wird durch Mycobacterium ulcerans verursacht; die Erreger dringen wahrscheinlich durch Läsionen in die Haut ein und verursachen dort ausgedehnet Ulzerationen, die auch tiefer gelegenes Gewebe betreffen können. Ein tierisches Reservoir wird vermutet.

Therapie

- Chirurgisch-rekonstruktiv.

23.2.2.5 Weitere bakterielle Infektionen

Pest

Der Erreger der Pest (fokal in Amerika, Afrika, Asien), Yersinia pestis, wird durch den Stich von Flöhen, aerogen und beim Umgang mit infektiösem Material übertragen. Neben der Beulenpest (lokale Lymphadenitis) kann es zum Befall der Lungen (fulminante Pneumonie, Einschmelzungen) und zu einer generellen Disseminierung der Erreger (Septikämie mit Befall vieler Organe) kommen.

Therapie

- Rasch erforderlich.
- Viele Antibiotika geeignet: Doxycyclin, Streptomycin, Gentamycin u. a.

Melioidose

Die Melioidose (Burkholderia pseudomallei; Südostasien) ist primär eine meist aerogen erworbene Lungenerkrankung (Bronchitis, Pneumonie), kann aber, besonders bei Immunsuppression, nahezu alle Organe betreffen. Bei Kindern ist ein Parotisbefall häufig. Antibiotikaresistenzen sind verbreitet.

Therapie

- Die Behandlung kann mit Ceftazidim, evtl. kombiniert mit Trimethoprim-Sulfamethoxazol, Tetracyclinen oder Chloramphenicol, anschließend mit Amoxycillin-Clavulansäure erfolgen.
- Imipenem und Cefotaxim sind ebenfalls wirksam.

Rekrudeszenzen können Jahre nach Primärinfektionen auftreten.

Brucellose

Die Brucellose (Maltafieber; Brucella melitensis und weitere Spezies; weltweit, besonders Afrika, Asien, Mittlerer Osten) wird über kontaminierte Milch und Milchprodukte übertragen. In der Regel kommt es zu Fieber, Schweißausbrüchen, Knochenschmerzen und Lymphadenopathie. Organmanifestationen können in der akuten und chronischen Phase der Erkrankung auftreten. Sie betreffen Skelett, Herz, Lunge und Respirationstrakt, ZNS (Neurobrucellose), Knochenmark, Haut, Leber und Milz, Gastrointestinaltrakt und Gallenblase, Nieren, Hoden und Prostata.

Therapie

- Über längere Zeit mit antibiotischen Kombinationen (Doxycyclin, Streptomycin, Gentamycin, Rifampicin, TMS).

Gasbrand

Der Gasbrand (weltweit, höhere Inzidenzen in warmen Ländern) wird durch Clostridium spp. hervorgerufen, die sich in Erdböden, Wasser, Ausscheidungen, Lebensmitteln, Staub und landwirtschaftlichen Produkten befinden und über Traumen in den Organismus gelangen. Nach Stunden bis Wochen setzen Schmerzen und Schwellungen im Bereich der Wunden, Verfärbung und oft ein subkutanes Emphysem (»Knistern«) ein. Die Muskulatur wird nekrotisch; bei Einschnitten keine Blutungen. Im Verlauf systemische Erscheinungen (Schmerzen, Kreislaufstörungen, Hämoglobinurie, Hämolyse, Nierenversagen, Azidose, toxische Symptome); in der Folge Hypotension, Schock und Koma. Komplikationen durch Superinfektionen, ARDS, DIC, Thromboembolien und Herzbeteiligung. Die Mortalität ist hoch.

Therapie

- Rasches Débridement von Wunden und betroffenen Arealen.
- Eventuell Amputationen von Gliedmaßen.
- Zusätzlich Penicillin G, Tetracyclin, Metronidazol oder Clindamycin.

Enteritis necroticans

Der Infektionsweg der Enteritis necroticans [Clostridium perfringens (welchii) Typ C; Malaysia, Thailand, Indonesien, Papua Neuguinea, Uganda] ist nicht sicher bekannt. Es handelt sich um einen Dünndarmbefall (meist Ileum) mit Erythem, Exsudat und Ausbildung von Pseudomembranen und Nekrosen, die die gesamte Darmwand betreffen können. Komplikationen sind Darmwandinfarkte, Blutungen und Darmperforationen.

Therapie

- Die Behandlung erfolgt mit Penicillin G, evtl. chirurgisch.

Anthrax

Anthrax (Milzbrand; in warmen Regionen mit Viehzucht; Mittel-/Südamerika, Ostafrika, Demokratische Republik Kongo, China, Afghanistan, Philippinen, seltener Ost-/Südeuropa, Türkei, ehemalige UdSSR) wird durch Bacillus anthracis hervorgerufen. Erregersporen können über Jahrzehnte infektionstüchtig bleiben. Übertragung über Kontakt mit kontaminierten Tiermaterialien (Hautverletzungen), Staubpartikel und beim Schlachten; orale Übertragung über rohes Fleisch. Die Eintrittsorte liegen oft im Bereich der oberen Extremitäten und des Kopf- und Halsbereichs.

Meist Pustel und Ulzeration, die mit Schorf bedeckt ist; Rötung der Umgebung (Hautmilzbrand). Nach Disseminierung Allgemeinsymptome mit Fieber und Herzbeteiligung; dolente Lymphangitis/Lymphadenitis; evtl. Sepsis. Die Letalität beträgt bis zu 20%. Bei aerogener Infektion respiratorische Symptome und progredienter Verlauf [hämorrhagische Lymphadenitis, Pneumonie, Pleuraergüsse, Zyanose, Schüttelfrost, Schock (Lungenmilzbrand)]. Der Befall anderer Organe ist selten.

Therapie

- Penicillin G.
- Alternativ Gyrasehemmer, Erythromycin, Tetracycline oder Chloramphenicol.

Rotz

Der Rotz (Malleus; Burkholderia mallei) ist eine wichtige Zoonose in Asien, Afrika, Südamerika und im östlichen Mittelmeerraum. Übertragung durch Kontakt mit infizierten Tieren über Wundsekrete. Nach wenigen Tagen lokale, pulmonale oder septische und chronische Verläufe mit Papelbildung, Exanthem, Ulzerationen und Abszessbildungen in vielen Organen nach Disseminierung; Lymphadenitis.

Therapie

- Siehe oben: Melioidose.
- Alternativ Tetracycline oder Chloramphenicol, kombiniert mit Streptomycin.

Pyomyositis

Die Pyomyositis (Staphylococcus aureus, seltener Streptococcus pyogenes, weitere Streptokokkenarten; Infektion durch Inokulation in Wunden) ist häufig in Afrika und Asien, aber auch in der Karibik und in Ozeanien. In der Regel fokale, seltener septische Infektionen. Schwellungen der betroffenen Muskelareale und Fieber nach wenigen Tagen, meist ist ein großer Muskel der unteren Extremitäten oder der Bauchwand betroffen. Ausgedehnte solitäre oder multiple eitrige Abszesse und massive lokalisierte Schwellungen sind typisch. Komplizierend sind Osteomyelitis, Endokarditis, Perikarditis, Pneumonien und Meningitiden.

Therapie

- Läsionsdrainage, Débridement.
- Therapie gegen penicillinresistente Staphylokokken.
- Penicillin bei Streptokokkeninfektionen.
- Eventuell Cephalosporine.

Ulcus molle

Erreger des Ulcus molle (weicher Schanker; sexuell übertragene Infektion) ist Haemophilus ducreyi; hohe Inzidenzen in Afrika und in Asien, seltener in Europa; Anstieg der Inzidenzen in den USA. Wenige Tage nach der Infektion Papel in der Genitalregion am Ort der Inokulation; die Papel entwickelt sich zu einer schmerzhaften Ulzeration. Häufig Beteiligung der inguinalen Lymphknoten. Autoinokulation ist in jeder Körperregion möglich.

Therapie

- Therapeutikum der Wahl ist Ceftriaxon oder Azithromycin.
- Alternativ TMS, Erythromycin, Ciprofloxazin.

Granuloma inguinale

Das Granuloma inguinale (Callymmatobacterium granulomatis) wird sexuell übertragen (besonders Afrika, Mittel-/Südamerika, Karibik, Indien, Südostasien, Nordaustralien). Nach Tagen bis Monaten Papel in der Genitalregion, in der Folge Ulkus und Granulationen. Die Läsion ist schmerzlos und neigt zu Blutungen. Im Verlauf Vergrößerung der Ulzeration und Ausdehnung entlang der Faszien in die Lenden und das Perineum mit massiv granulierendem Gewebe. Komplikationen sind Genitaldestruktionen, Obstruktionen der lokalen Lymphgefäße mit z. T. massiven Ödemen der abhängigen Bereiche, Obstruktion der Urethra und Genital- und Analöffnungen, bakterielle Superinfektionen und Fistelbildungen.

Therapie

- TMS, Chloramphenicol, Tetracyclin, Streptomycin, Gentamycin, Rifampicin.

Meningokokkenmeningitis

Die Meningokokkenmeningitis (Neisseria meningitidis; weltweite Verbreitung) spielt in Afrika wegen ihres epidemischen Auftretens eine wichtige Rolle. Die Erkrankung ist *impfpräventabel* (nicht alle Subtypen); eine Impfung ist bei Reisen nach Mekka obligatorisch.

23.2.3 Protozoeninfektionen (außer Malaria)

Amöbiasis

Die Amöbiasis (vorwiegend in warmen Ländern), hervorgerufen durch die über Wasser und kontaminierte Nahrungsmittel übertragene Zystenform von Entamoeba histolytica, äußert sich nach variabler Inkubationszeit in blutigen Durchfällen, krampfartigen Abdominalbeschwerden und Fieber. Komplizierend kann es zu Darmperforationen und hämatogener Absiedlung der Erreger, meist in Form eines Amöbenleberabszesses, kommen. Auch das Herz, die Lungen und andere Organe können betroffen sein.

Therapie

- Behandlung mit Metronidazol.

Giardiasis

Die Giardiasis, hervorgerufen durch Giardia lamblia (weltweit, besonders in warmen Ländern) wird über mit Fäzes, kontaminietes Wasser oder Nahrungsmittel übertragen. Neben asymptomatischen Infektionen finden sich akute oder chronisch intermittierende Durchfallerkrankungen, die oft ein erhebliches Ausmaß annehmen können.

Therapie

- Metronidazol/Tinidazol sind Mittel der Wahl.

Kryptosporidiose

Die Kryptosporidiose (ubiquitär, gehäuft in den Tropen) wird durch Cryptosporidium spp. hervorgerufen und führt besonders bei Immunsuppression zu oft massiven Durchfällen. Eine kausale Therapie ist nicht verfügbar.

Balantidiasis

Die Balantidiasis (Balantidium coli; besonders Lateinamerika, Ostasien, Papua-Neuguinea) tritt bei niedrigem hygienischem Standard und Umgang mit Schweinen auf. Mensch-zu-Mensch-Übertragung durch fäkale Kontaminationen; Ausbrüche auch durch kontaminiertes Wasser. Die Erreger können als Darmlumenformen existieren oder in die Mukosa invadieren und mit erheblichen Durchfällen und Darmulzerationen einhergehen.

Therapie

- Tetracyclin.
- Eventuell Metronidazol, Paromomycin.

Nicht endgültig geklärt ist die klinische Relevanz von Blastocystis-hominis- und Dientamoeba-fragilis-Infektionen; die Therapie asymptomatischer Träger ist nicht notwendig.

Chagas-Krankheit

Die Chagas-Krankheit (amerikanische Trypanosomiasis in Lateinamerika, besonders Bolivien; Erreger: Trypanosoma cruzi) wird über den Kot von blutsaugenden Raubwanzen übertragen. Die Erreger befallen vorwiegend die Muskulatur. Nach initalen Allgemeinsymptomen, evtl. mit Myokarditis, kommt es nach einer oft jahrelang andauernden Latenzphase zur Ausbildung von sog. Megaorganen. Dabei sind insbesondere das Herz (Dilatation, Aneurysmen, Rhythmusstörungen etc.) und die Gastrointestinalorgane betroffen (Megaösophagus, Megakolon).

Therapie

- Die Behandlung erfolgt langfristig mit Nifurtimox und, wenn verfügbar, mit Benznidazol. Sie ist jedoch insgesamt unbefriedigend.

Schlafkrankheit

Ursache der Schlafkrankheit (afrikanische Trypanosomiasis) ist eine Infektion mit Trypanosoma brucei rhodesiene (Ost-/Südafrika) und T.b. gambiense (West-/Zentralafrika); Vektoren der Erreger sind Glossinen (Tsetse-Fliegen). T.b.-rhodesiense-Infektionen verlaufen schwerer als die westliche Form der Erkankung.

Nach dem initialen Trypanosomenschanker am Ort der Erregerinokulation kann es zum hämolymphatischen (nur T.b. rhodesiense) und meningoenzephalitischen Stadium der Infektion kommen. Der Schanker ist schmerzhaft und dauert bis zu 4 Wochen an. Im hämolymphatischen Stadium kommt es zur Disseminierung der Erreger (Myokarditis, Leberbeteiligung, Gewichtsverlust) und zum Befall des lymphatischen Gewebes (Lymphadenopathie, Splenomegalie). Das meningoenzephalitische Stadium ist durch Störungen des Schlaf-Wach-Rhythmus, sensorische und Sprachstörungen, Extrapyramidalzeichen und Koma gekennzeichnet.

Therapie

- In der Therapie werden Melarsoprol, Suramin, Eflornithin und Pentamidin verwendet. Dabei können erhelbiche Nebenwirkungen auftreten.

Leishmaniasis

Die Leishmaniasis wird durch verschiedene Leishmanien-arten verursacht und über Phlebotomen (Sandmücken) übertragen. Die Erreger parasitieren in Makrophagen. Viszerale Leishmaniosen (Kala-Azar; L. donovani) kommen in China, Indien, Bangladesh, Nepal und Ostafrika vor. In Mittelmeerländern, dem Vorderen Orient bis Afghanistan, Zentralasien und West- und Zentralafrika ist L. infantum und in Mittel-/Südamerika und der Karibik ist L. chagasi der verantworliche Erreger.

Kutane Leishmaniosen (Orientbeule) werden durch L. tropica (Indien, Zentralasien, Mittlerer Osten), L. major (Mittelmeerraum, Indien, Pakistan, Zentralasien, regional in Afrika), L. aethiopica (Äthiopien, Kenya), L. infantum (Mittelmeerraum) und die L.-brasiliensis- und L.-mexicana-Komplexe (USA, Südmamerika) verursacht. Die zuletzt genannten Erreger sind auch Ursache mukokutaner Leishmaniosen.

- Viszerale Leishmaniasis

Zunächst mäßiges Krankheitsgefühl und Fieber. Im Verlauf Hepato-/Splenomegalie, Lymphadenopathie, Anämie und Leuko-/Thrombozytopenie (evtl. Spontanblutungen), Husten, Stomatitis, Durchfälle, evtl. Aszites und progrediente Muskelhypotrophie. Komplikationen sind bakterielle Sekundärinfektionen (Gingivitis, Stomatitis, Otitis, Bronchopneumonie, Meningitis, Gastroenteritis, Tuberkulose, Sepsis) und Blutungen.
Eine viszerale Leishmaniasis verläuft unbehandelt häufig tödlich. Auch unter antiparasitärer Therapie beträgt die Letalität bis zu 10%. 2–10 Jahre nach inadäquat behandelter viszeraler Leishmaniasis kommt es evtl. zu einem dermalen Post-Kala-Azar-Leishmanoid (Depigmentierungen, knotige, parasitenhaltige, hypopigmentierte Hautveränderungen mit mononukleären Zellinfiltrationen).

- Kutane Leishmaniosen

Lokale Parasitenvermehrung führt wenige Wochen nach Infektion zu einer papulösen Hautveränderung, die spontan abheilt (häufig) oder ulzeriert. Es findet sich ein 2–4 cm großes flaches Ulkus (singulär oder multipel) mit aufgeworfenem Randwall und evtl. begleitender Lymphangitis. Die Läsionen können spontan abheilen. Ein Teil der Läsionen, die durch L. tropica hervorgerufen werden, entwickelt sich zu rezidivierenden Formen der Erkrankung. L. aethiopica kann zur diffusen kutanen Leishmaniasis führen.
Kutane Leishmaniosen Süd- und Mittelamerikas ulzerieren stärker und zeigen häufiger Satellitenläsionen, Lymphangitis und Metastasierung (z. B. im Nasopharynx). L.-mexicana-Infektionen können selbstlimitierend verlaufen. Beim Befall der Ohren können sie zum Bild des Chiclero-Ulkus mit Destruktionen führen.
Diffuse kutane Leishmaniose: Zunächst solitäre, nicht ulzerierende, knoten- und plaqueförmige Läsionen; später generalisierte Ausbreitung; regionale Lymphödeme und Lymphadenopathie sind möglich.

- Mukokutane Leishmaniose

Nekrotisierende, granulomatöse Entzündung meist der Nasenschleimhaut, häufig nach primärer kutaner Leishmaniose und Disseminierung der Erreger. Der Prozess zerstört die Schleimhaut und Bindegewebsstrukturen des Nasen-Rachen-Raums und der Lippen (Espundia). Die mukokutane Leishmaniasis verläuft unbehandelt oft letal.

Therapie

- In der Therapie der verschiedenen Formen der Leishmaniasis kommen 5-wertige Antimonpräparate, Amphotericin B (liposoma), Pentamidin, Paromomycin, Ketoconazol und IFN-γ zum Einsatz.

23.2.4 Helmintheninfektionen

23.2.4.1 Nematodeninfektionen

Askariasis

Die Askariasis ist die Infektion mit dem Spulwurm Ascaris lumbricoides. Die obligatorische Lungenwanderung der Wurmlarven in ihrem Entwicklungszyklus führt zu transienten Lungensymptomen, in der Folge besiedelt der 15–30 cm lange adulte Wurm den Darm und führt dort zu einer chronischen Symptomatik. Durch Einwanderung in den Gallen- und Pankreasgang kann es zu Komplikationen kommen.

Therapie

- Behandlung mit Mebendazol oder Albendazol.

Enterobiasis

Die Enterobiasis (Enterobius vermicularis; weltweit, bevorzugt in warmen Regionen) wird über infektiöse Eier, oft über Schmierkontakte, übertragen. Perianaler Juckreiz ist wichtigstes Symptom; selten Komplikationen durch Wanderungen der kleinen Würmer.

Therapie

- Die Behandlung (gesamter Haushaltsverbände) erfolgt in wiederholten Zyklen mit Mebendazol.

Trichiuriasis

Die Trichiuriasis (warme Länder) wird durch Trichuris trichiura hervorgerufen. Die Infektion erfolgt durch Aufnahme der Wurmeier und führt abhängig von der Parasitenlast, zu teilweise erheblichen gastrointestinalen Symptomen. Die Behandlung erfolgt mit Mebendazol oder Albendazol.

Capillaria-philippinensis-Infektionen

Capillaria philippinensis (Südostasien) wird über rohen Fisch übertragen und verursacht schwerste Durchälle, Malabsorption und systemische Symptome.

Therapie

- Über 3 Wochen mit Albendazol/Mebendazol.

Strongyloidiasis

Die Strongyloidiasis (Hautpenetration der Larven von Strongyloides stercoralis; in den Tropen weit verbreitet) führt zu teilweise erheblichen Hautmanifestationen durch wandernde Larven und Antigene der Würmer, zu gastrointestinalen Symptomen mit oft massiven Diarrhöen und zum Befall vieler Organe. Da der Wurm seinen Entwicklungszyklus auch innerhalb des Wirtes vollenden kann, sind besonders Immunsupprimierte (auch durch die nicht indizierte Gabe von Steroiden) durch oft massive Parasitenlasten gefährdet.

Therapie

- Mittel der Wahl ist Ivermectin.

Hakenwurminfektion

Die Erreger (Ancylostoma duodenale, Necator americanus; weit verbreitet in warmen Ländern) perforieren als Larvenstadien die Haut und wandern über die Lunge in den Dünndarm, wo sie an der Schleimhaut haften und Blut saugen. Dies führt, je nach Ausmaß des Befalls, zu Anämie und gastrointestinalen Beschwerden. Die ausgeschiedenen Eier entwickeln sich nach kurzer Zeit zu infektionstüchtigen Larven. Reinfektionen sind häufig.

Therapie

- Albendazol oder Mebendazol.
- Eventuell mit Eisenpräparaten.

Larva migrans cutanea

Larva migrans cutanea ist eine Hautinfektion durch tierpathogene Hakenwurmlarven, die ihren Entwicklungszyklus in Menschen nicht vollenden können. Die Infektion zeigt sich durch geschlängelte entzündliche Hautläsionen am Ort des Eindringens der Larve.

Therapie

- Topisch mit Thiabendazol.
- Eventuell systemisch mit Ivermectin.

Drakunkulose

Die Dracunculiasis (vorwiegend Westafrika und Sudan) ist eine Infektion durch die Filaria Dracunculus medinensis, deren Larve über mit Wasserkrebsen kontaminiertes Trinkwasser aufgenommen wird. Nach der Entwicklung zum Adultwurm wandert dieser, meist unter der Haut, und perforiert bei Kontakt mit kaltem Wasser die Haut (Ulzeration), um seine Larven ins Wasser zu entleeren. Der Wurm (bis 1 m) kann dann langsam extrahiert werden; die *zusätzliche antibiotische Behandlung* (Metronidazol) und die Tetanusimpfung sind indiziert. Bakterielle Superinfektionen sind häufig.

Parastrongylus-cantonensis- und Gnathostoma-spinigerum-Infektion

Diese Infektionen (besonders Asien) werden über ungekochtes Wasser und Zwischenwirte, die infektionstüchtige Larven enthalten, übertragen. 1–3 Wochen nach einer Infektion kommt es bei P.-cantonensis-Infektionen zur Larvenwanderung in innere Organe (häufig Gehirn), einem Larva-migrans-Syndrom bzw. einer Meningitis/Meningoenzephalitis, die durch eine eosinophile Reaktion gekennzeichnet ist.

Der Befall des Subkutangewebes durch G. spinigerum führt zu wandernden Schwellungen; andere Organe (Augen, Lunge, Gastrointestinal-, Urogenitaltrakt) können beteiligt sein. Erkrankungen verlaufen meist selbstlimitierend, neurologische Symptome können persistieren.

Therapie

- Bei G.-spinigerum-Infektionen Albendazol/Mebendazol.
- Bei P.-cantonensis-Infektionen symptomatisch.
- Operative Entfernung von Larven.
- Hydrozephalusprophylaxe.
- Steroide bei erhöhtem intrakraniellem Druck.
- Antihelminthika sind meist nicht indiziert.

Parastrongylus-costaricensis-Infektion

Parastrongylus-costaricensis-Infektionen kommen in Süd-/Mittelamerika und der Karibik nach Aufnahme der Larven über kontaminierte Nahrungsmittel oder Wasser vor. Die adulten Würmer leben in den Mesenterialgefäßen und führen zu eosinophilen Granulomen und intestinalen Arteriitiden. Es kann nach Thrombosierung zu Infarzierungen und Ileus kommen. Der Verlauf ist häufig selbstlimitierend.

Therapie

- Symptomatisch.
- Eventuell mit Thiabendazol.

Weitere Nematodeninfektionen

Unterschiedliche Nematoden, die über Insekten übertragen werden, führen zu Filarieninfektionen. Wuchereria bancrofti und Brugia malayi sind Ursache von Erkrankungen des lymphatischen Systems und können nach destruierenden Prozessen der Lymphbahnen und Lymphknoten zur Elephantiasis führen; Loa loa führt zur Kalabarschwellung und chronischen Prozessen des Subkutangewebes, und Onchocerca volvulus verursacht chronische Dermatitiden, Pigmentierungsstörungen und evtl. Blindheit.

Therapie

- Diethylcarbamazin, Ivermectin und Albendazol.

Weitere, über Gnitzen übertragene Filarieninfektionen sind die Mansonella-ozzardi-Infektion (Lateinamerika, meist unkomplizierte Verläufe), die Mansonella-perstans-Infektion (Afrika, Karibik, regional Zentral-/Südamerika; meist unkomplizierte Verläufe, aber auch Peritonitis und Haut-/Gelenkbeschwerden) und die Mansonella-streptocerca-Infektion (West-/Zentralafrika; meist symptomarm, aber auch Dermatitis und Lymphadenopathie).

Seltene Nematodeninfektionen sind die Trichostrongyliasis (Trichostrongylusarten; Iran, Indien, Japan, Indonesien, Zentralafrika; gastrointestinale Symptome, Anämie), die Capillaria-hepatica-Infektion (weltweit; Hepatitis), die Ternidens-deminutus-Infektion (Ostafrika, Zimbabwe; gastrointestinale Symptome) und die Ösophagostomiasis (Oesophagostomum-Arten; Afrika; gastrointestinale Symptome).

Therapie

- Mebendazol oder Albendazol.

23.2.4.2 Trematodeninfektionen

Schistosomiasis (Bilharziose)

Die Schistosomiasis ist mit einer Prävalenz von 200 Mio. Infizierten die häufigste Trematodeninfektion. Schistosomiasis kommt besonders in Afrika und Asien vor. 5 humanpathogene Schistosoma spp. (Pärchenegel) sind bekannt:

- S. haematobium (Blasenbilharziose),
- S. mansoni,
- S. japonicum,
- S. intercalatum,
- S. mekongi (Darmbilharziose).

Zur Infektion kommt es beim Eindringen von Larvenstadien (Zerkarien) durch die intakte Haut während eines Süßwasserkontaktes. Nach der Zerkarieninvasion kann es für 24–72 h zur Zerkariendermatitis mit Pruritus, Erythem und papulären Eruptionen kommen. Die Zerkarien bilden sich rasch in Schistosomula um, die innerhalb von 48 h das subkutane Gewebe durchdringen, die peripheren Lymphgefäße oder venösen Kanäle penetrieren und innerhalb von 5–7 Tagen in das rechte Herz und in die Lunge wandern.

Die adulten Würmer gelangen in den Blasenplexus (Blasenbilharziose) oder die Mesenterialvenen (Darmbilharziose), wo sie paarweise bis zu 25 Jahre zusammenleben und ständig große Mengen an Eiern produzieren. Die Eier gelangen in Blase oder Darm und werden teilweise ausgeschieden. Zu diesem Zeitpunkt, nach 3–5 Wochen, kann es zur akuten Schistosomiasis (Katayama-Fieber) mit Eosinophilie, Myalgien, Lymphadenopathie, Urtikaria, Anorexie, Diarrhö, Husten, Hepatosplenomegalie kommen.

Eine langdauernde Eiausscheidung kann zur Blasenbilharziose führen, die durch rekurrierende schmerzlose Hämaturie und Dysurie, später auch schmerzhafte Miktion, suprapubische Schmerzen und Inkontinenz geprägt ist. Im Verlauf kann es zu obstruktiver Uropathie, Hydronephrose und Niereninsuffizienz kommen. Die Darmbilharziose führt zu oft blutiger Diarrhö, gastrointestinalen Schmerzen, Übelkeit, Bauchkrämpfen, Polyposis, Hepatosplenomegalie und Aszites. Periportale Fibrose und portale Hypertension sind mit Glomerulonephritis und pulmonaler Hypertension (Cor pulmonale) assoziiert.

Therapie

- Praziquantel.

Paragonimiasis

Paragonimiasis (Asien, Lateinamerika, Afrika) ist die Infektion mit verschiedenen Paragonimusarten, die über unzureichend gegarte metazerkarienhaltige Süßwasserkrebse in den Organismus gelangen und in der Lunge parasitieren. Fieber, Husten, Pleuraergüsse und Hepatosplenomegalie sind Zeichen der akuten Infektion. Im chronischen Stadium kommt es zu Hämoptysen, Luftnot und Lungenschmerzen. Radiologisch finden sich Infiltrate, Zysten und Kavernen. Der Befall weitere Organe (z. B. ZNS) kommt vor.

Therapie

- Praziquantel.

Fascioliasis

Erreger der Fascioliasis sind Fasciola hepatica (Südeuropa, Nilregion, Kuba, Lateinamerika, Ostasien, fokal in Afrika) und F. gigantica (Gambia, Irak, Usbekistan, Hawaii, fokal in Asien). Nach Ingestion von Metazerkarien über kontaminierte Wasserpflanzen schlüpfen die Würmer, wandern durch Darmwand und Bauchhöhle und dringen in die Leber ein. Dort entwickeln sie sich zu Adultwürmern. Meist sind die Infektionen asymptomatisch. Während der Leberwanderung kommt es zur Destruktion von Lebergewebe, Abszessen, Schmerzen, Oberbauchbeschwerden und Fieber, Kopfschmerzen, Übelkeit und ausgeprägter Eosinophilie. Häufig urtikarielle Erscheinungen, gelegentlich Aszites und Ikterus. Oft schließt sich ein symptomloses Latenzstadium an.

Nach einigen Monaten Oberbauchkoliken, Fieber, Ikterus, Verdauungsbeschwerden, Erbrechen, Gewichtsabnahme und neurologische Ausfälle. Die Erhöhung der leberspezifischen Laborparameter weist auf eine Leberschädigung hin. Der Befall der Gallengänge verursacht eine sklerosierende Cholangitis, Ikterus, Stenosen, Cholezystitis mit Konkrementbildung und führt evtl. zu biliärer Zirrhose. Im Verlauf weitere Destruktionen des Leberparenchyms und Aszites, Cholestase, fibrotischer Umbau der Leber und oft bakterielle Superinfektionen.

Therapie

- Triclabendazol.

Clonorchiasis und Opisthorchiasis

Die Clonorchiasis (Clonorchis sinensis; Asien) wird über den Verzehr rohen Fisches erworben. Es handelt sich um eine Infektion der Gallenwege und der Leber, die zu Fieber, Abdominalbeschwerden, Lymphadenopathie, Eosinophilie und Gelenkschmerzen führt. Eventuell Gallengangsverschluss, Cholestase, Ikterus, Hepatomegalie, Cholangitis, Cholezystitis, Cholelithiasis, Pankreatitis, bakterielle Superinfektionen, Leberzirrhose, Cholangiokarzinome. Die Opisthorchiasis (Opistorchis felineus; Europa, Asien; O. viverrini; Südostasien) verursacht ähnliche klinische Erscheinungen.

Therapie

- Die Behandlung beider Infektionen erfolgt mit Praziquantel.

Intestinale Trematodeninfektionen

Intestinale Trematodeninfektionen werden durch Fasciolopsis buski (Südostasien), Heterophyes heterophyes (Ägypten, Südeuropa), Metagonimus yokogawai (Balkan, Sibirien) und weitere Erreger hervorgerufen, die über den Verzehr von unzureichend gegarten, mit Metazerkarien infizierten Zwischenwirten bzw. kontaminierten Wasserpflanzen übertragen werden.

Bei geringer Parasitenlast meist asymptomatischer Infektionsverlauf (außer bei F. buski). Auch Infektionen mit großen Wurmlasten können abortiv sein. Bei relevanten Erkrankungen mit Ulzerationen der Darmmukosa kommen gastrointestinale Symptome, Übelkeit, Erbrechen und Diarrhöen vor. Bei F.-buski-Infektionen evtl. generalisierte Ödeme, stärkste intestinale Beschwerden, progrediente Kachexie, Ileus und letale Verläufe.

Therapie

- Praziquantel.

23.2.4.3 Zestodeninfektionen

Rinder- und Schweinebandwurm

Durch ungekochtes Fleisch werden Rinderbandwurm (Taenia saginata) und Schweinebandwurm (T. solium) übertragen. Die Würmer erreichen eine Länge von bis zu 8 m und leben bis zu 25 Jahre im Darm des Menschen. Selten kommt es zu Gastrointesinalbeschwerden und Gewichtsverlust. Oft wird die Infektion erst durch bewegliche Proglottiden im Stuhl bemerkt.

Bei Aufnahme von T.-solium-Eiern durch mit Fäkalien kontaminierte Nahrung kann es zur Zystizerkose kommen.

Aus den Eiern schlüpfen im Darm Larven (Onkospheren) die in das Blutsystem gelangen und in verschiedene Organe, meist das Gehirn, geschwemmt werden und sich zu erbsengroßen Zystizerken entwickeln. Die Symptome sind abhängig von der Lokalisation der Zystizerken und umfassen epileptiforme Anfälle, Verhaltensänderungen, Paresen, obstruktive Hydrozephalis, Gleichgewichtsstörungen, Sehstörungen und Meningoenzephalitiden. Die Neurozystizerkose betrifft v. a. 30- bis 50-Jährige. Bei $^3/_4$ der Patienten mit Hirnbefall wird T. solium auch in der Muskulatur gefunden.

Therapie

- Der intestinale Tänienbefall wird einmalig mit Praziquantel behandelt.
- Eine Neurozystizerkose wird stationär mit Albendazol oder Praziquantel behandelt.
- Unter Umständen muss eine Begleitreaktion durch absterbende Erreger mit Steroiden gedämpft werden.
- Die okuläre Zystizerkose stellt eine Kontraindikation für eine antiparasitäre Therapie dar und erfordert eine Operation.

Echinokokkosen (Hydatidenkrankheit)

Die Echinokokkose bzw. Hydatidenkrankheit ist eine Bandwurminfektionen, bei denen es beim Menschen zu schweren Organmanifestationen kommen kann. Die Infektion entsteht durch die Aufnahme der Erreger beim Verzehr verunreinigter Nahrungsmittel. Die Larven durchdringen die Darmwand, gelangen in den Blutstrom und können von dort aus in jedes Organ verschleppt werden (meist Leber oder Gehirn), wo sich eine Hydatide bildet. Echinococcus granulosus (Hundebandwurm) kommt weltweit vor und verursacht die alveoläre Echinokokkose. Die Hydatide wird bis kindskopfgroß, ist außen glatt und zum Wirtsgewebe gut abgrenzbar.

Therapie

- Bei einer Exzision darf die Hydatide nicht verletzt werden, Probeexzisionen sind aufgrund der Verschleppungsgefahr der Protoscolices kontraindiziert.

Echinococcus multilocularis (Fuchsbandwurm) kommt in Nordeuropa, Nordamerika und der Insel Hokkaido (Japan) vor. Die Prävalenz bei Füchsen ist in Deutschland im Süden am höchsten und wird nach Norden hin geringer. Die Hydatide ist unregelmäßig, nicht klar vom Wirtsgewebe abgrenzbar und wächst mit kleinen Zellschläuchen infiltrierend.

- Oft ist nur eine weiträumige Exzision oder die Entfernung ganzer Organbereiche möglich.
- Prä- und postostoperativ wird Albendazol gegeben.

Rattenbandwurm

Hymenolepis nana (Rattenbandwurm) ist der kleinste und häufigste humanpathogene Bandwurm. Er wird fäkal-oral aufgenommen, Infektionen kommen v. a. in Gemeinschaftseinrichtungen vor. Alternativ kann sich der Mensch auch durch Mehlkäfer- oder Flohlarven, die Larven enthalten, infizieren. Bei starkem Befall kann es zur Anorexie, abdominalen Beschwerden und Diarrhö kommen.

Therapie

- Die einmalige Gabe von Praziquantel ist Therapie der Wahl.

Fischbandwürmer

Die Fischbandwürmer Diphyllobothrium latum (Europa, Nordamerika, Afrika, Asien, Papua-Neuguinea, Australien), D. pacificum (Japan, Chile, Peru) und Diplogonoporus grandis (Japan, Japanische See) sind Erreger der Diphyllobothriasis. Larven der Würmer sind das infektiöse Stadium, sie werden über Genuss unzureichend gegarter Fische übertragen. Nach deren Aufnahme entwickelt sich in wenigen Wochen der adulte Wurm, der bis zu 25 Jahren im Darm parasitieren und 4–20 m lang werden kann. Die Erscheinungen sind von der Parasitenlast abhängig; meist nur geringe Symptome. Bei symptomatischen Infektionen Durchfälle; evtl. intestinale Obstruktion und megaloblastäre Anämie.

Therapie

- Praziquantel.
- Alternativ Niclosamid.

Sparganose

Die Sparganose ist eine larvale Infektion durch Spirometraarten (Südostasien, Nordamerika, Ostafrika). Die Infektion erfolgt durch orale Aufnahme von Wasser, das mit erregerhaltigen Wasserflöhen kontaminiert ist. Menschen können nach dem Verzehr der Zwischenwirte (Frösche, Säuger) auch paratenische Wirte sein. Das Plerozerkoid (Sparganum) wandert in Subkutangewebe und wird von fibrotischem Gewebe in Knoten umgeben; es kann zu Abszedierungen kommen. Ein Befall der Konjunktiven führt zu akuter Konjunktivitis und Periorbitalödem; selten Hirnabszessen.

Therapie

- Meist ist die chirurgische Extraktion der motilen Parasiten möglich.
- Bei multiplem Befall zusätzlich Behandlung mit Praziquantel.

23.2.5 Mykosen

23.2.5.1 Oberflächliche Mykosen

Dermatophyteninfektionen

Dermatophyteninfektionen (Tinea; weltweit, häufiger in warmen Ländern) werden durch Trichophyton-, Microsporum- und Epidermophytonarten verursacht; Infektionsquellen sind Menschen, Tiere, Erdboden. Oft sind die Infektionen selbstlimitierend; chronische Verläufe können ebenfalls vorkommen. Klinisch sind die Tinea pedis (T. rubrum, T. interdigitale, Candidaarten), Tinea cruris (T. rubrum, E. floccosum), Tinea corporis (M. canis, T. rubrum), Tinea imbricata (T. concentricum; multiple Läsionen mit konzentrischen und Ringen), Tinea capitis (z. B. T. tonsurans, T. schoenleinii), Tinea favosa (meist T. schoenleinii; schwere Kopfhautmykose), Tinea barbae, Tinea faciei und die Onychomykose (besonders T. rubrum) von Bedeutung.

Therapie

- Es kommen Farbstoffe (z. B. Gentiana-Violett), Salicylsäure, weitere keratolytische Substanzen, evtl. systemische Antimykotika zum Einsatz.
- Bei invasiven Dermatophyteninfektionen Amphotericin B.

Pityriasis versicolor

Die Pityriasis versicolor (Malassezia furfur) ist extrem häufig in den feuchten Tropen. Es finden sich hypo- oder hyperpigmentierte Makulä mit oft polyzyklischer zentrifugaler Ausbreitung auf Unterarme, Gesicht, Abdomen und Penis. In behaarten Bereichen kann es zu granulierenden Abszessen (Majocchi-Granulome) und Haarausfall kommen. Insgesamt hat die Infektion geringen Krankheitswert.

Therapie

- 25%ige Natrium-Thiosulfat-Lösung oder 2,5%ige Selen-Sulfid-Lösung.
- Topisch Imidazol-Derivate.

Piedra und Tinea nigra

Die schwarze Piedra (Piedraia hortai) und die weiße Piedra (Trichosporon beigelii) sowie Tinea nigra (Exophiala werneckii) kommen in feucht-warmen tropischen Regionen fokal in Lateinamerika, Afrika, Indien und Südostasien vor. Bei der Piedra sind die Haarschäfte mit Ausbildung hyper- (schwarze Piedra) oder hypopigmentierter (weiße Piedra) Knoten betroffen. Bei Tinea nigra makulärer Befall der Fuß- und Handflächen, aber auch anderer Körperbereiche mit hyperpigmentierten Läsionen.

Therapie

- Topische Applikation verschiedener Antimykotika.

23.2.5.2 Subkutane Mykosen

Myzetom

Das Myzetom (weltweit, besonders Tropen) ist eine subkutane Infektion durch unterschiedliche Pilze oder aerobe Aktinomyzeten. Nach perkutaner Inokulation kann es zu destruierenden Haut-, Subkutan-, Faszien- und Knochenläsionen kommen. Meist sind die Füße betroffen (Madurafuß).

Therapie

- Streptomycin kombiniert mit TMS oder Dapsoe (bei bakterieller Ursache) oder mit Ketoconazol, Itraconazol oder Grisefoulvin (bei Mykosen).
- Chirurgische Interventionen oft notwendig.

Sporotrichose

Der Erreger der Sporotrichose, Sporothrix schenckii (Flussregionen des Mississippi und Missouri, Mexiko, Zentral-/Südamerika, seltener Japan, Afrika, Australien) findet sich im Erdboden, tierischen Ausscheidungen und abgestorbener Vegetation und wird über Hautläsionen inokuliert. Klinisch imponiert der Befall des Subkutangewebes und eine Knotenbildungen im Bereich oberflächlicher Lymphgefäße. Läsionen können ulzerieren oder abszedieren. Im Verlauf kommt es zu Hautknoten entlang der Lymphdrainage des Primäraffekts (lymphatische Sporotrichose) und zum Befall regionaler Lymphgefäße. Seltener Disseminierung in den Respirationstrakt, Knochen und Gehirn (systemische Sporotrichose).

Therapie

- Gesättigte Kalium-Jodidlösung.
- Bei systemischem Befall Amphotericin B, Flucytosin, Itraconazol, Ketoconazol.

Rhinosporidiose

Rhinosporidium seeberi, der Erreger der Rhinosporidiose (Asien, fokal Afrika, Südamerika), wird über Kontakt mit kontaminiertem Staub oder stehendem Wasser und über Wasservegetation, Fische und Wasserinsekten übertragen. Meist Befall der Nasenschleimhaut mit einseitigem, vaskulärem, polypoidem, manchmal ulzerierendem und obstruierendem Wachstum der Läsionen. Eventuell Obstruktion der Nebenhöhlen mit bakteriellen Sinusitiden. Gelegentlich sind Haut, Parotis, Kehlkopf, Trachea, Bronchien, Genitalorgane und Konjunktiven beteiligt.

Therapie

- Die chirurgische Behandlung führt zu guten Ergebnissen.

Zygomykose

Die Zygomykose (Basidiobolus haptosporus; Afrika, Indien, Indonesien, Südamerika, Karibik, Mittlerer Osten; vereinzelt in Europa) äußert sich durch subkutane, schmerzlose, begrenzte Schwellungen und Plaques meist im Bereich von Oberschenkeln und Gesäß. Selten Ulzerationen oder Beteiligung tieferer Schichten. Spontane Remissionen kommen vor.

Therapie

- Gesättigte Kaliumjodidlösung, evtl. kombiniert mit TMS.
- In refraktären Fällen Ketoconazol, Itraconazol, Amphotericin B.

Rhinoentomophthoromykose

Conidiobolus coronatus verursacht nach Inokulation die Rhinoentomophthoromykose (West-Afrika, besonders Nigeria, seltener Indien, Südamerika), eine chronische Mykose von Nase, Wangen und Oberlippe. Neben der Nasenschleimhaut können Nasolabialfalte, Oberlippe und Wangen involviert sein; es kommt dadurch zu einer Entstellung des Gesichts. Ulzerationen treten nicht auf. Der Prozess kann sich ausdehnen und zur Beteiligung des Pharynx führen.

Therapie

- Gesättigte Kaliumjodidlösung für mehrere Monate oral, evtl. kombiniert mit TMS.
- In refraktären Fällen Amphotericin B.
- Eventuell chirurgisch-plastische Korrektur der Nasenobstruktion.

Chromoblastomykose

Eine Chromoblastomykose (Fonsecaea-, Cladosporium-, Rhinocladiellaarten; Süd-/Zentralamerika, Karibik, Ost-/Südafrika, Australien, Indonesien, Japan, seltener in gemäßigten Regionen) wird durch Erregerinokulation in Verletzungen, meist der unteren Extremitäten, erworben. Die Organismen finden sich im Erdboden und an Pflanzen. Die Erkrankung beginnt mit nodulären Hautveränderungen, gefolgt von Satellitenläsionen und einer Ausbreitung der Erreger entlang der Lymphgefäße. Im Verlauf verruköse, ausgedehnte Läsionen. Diese Symptome können schmerzfrei andauern oder zu frühen bakteriellen Superinfektionen, Obstruktion der Lymphgefäße mit Elephantiasis und hämatogener Aussaat in das ZNS führen. Generalisierungen der Infektion sind selten.

Therapie

- Chirurgisch.
- In späteren Stadien und bei Disseminierung Amphotericin B und/oder Flucytosin.
- Alternativ Itraconazol oder Ketoconazol.

Lôbo-Mykose

Die Lôbo-Mykose (Lôboa lôboi; Brasilien, Panama, Costa Rica, Venezuela, Kolumbien, Guyana, Surinam) führt zu erythematös-nodulären, keloidähnlichen Hautläsionen der Extremitäten und des Gesichtes. Die Herde können fisteln; innere Organe sind nie betroffen. Normales Hautgewebe wird durch Granulome (Riesenzellen, Histiozyten, Pilzzellen) ersetzt. Disseminierungen und weitere Organmanifestationen kommen nicht vor.

Therapie

- Chirurgische Exzision früher Läsionen.
- Antimykotika sind unwirksam.

23.2.5.3 Systemische Mykosen

Histoplasmose

Die Histoplasmose (Histoplasma capsulatum var. capsulatum, amerikanische Histoplasmose vorwiegend in den USA; Histoplasma capsulatum var. duboisii, afrikanische Form der Infektion im tropischen Afrika) wird aerogen erworben. Erreger finden sich in Erde, besonders in der Nähe von Hühnerställen, alten Bäumen, Höhlen von Fledermäusen etc.

Nach 1–3 Wochen leichte, grippeähnliche Verläufe bei der amerikanischen Histoplasmose. Schwere septische Formen v. a. bei Immunsupprimierten und Kindern. Besonders bei der amerikanischen Histoplasmose sind thorakale Manifestationen mit Husten, Schmerzen und Atemnot sowie fieberhafte grippeähnliche Symptome, evtl. Lymphadenopathie und Erythema nodosum/multiforme, häufig; in einigen Fällen Lungeninfiltrate und Vergrößerung der Hiluslymphknoten. Komplizierend Lymphadenopathie, Mediastinitis und mediastinale Granulome mit Verengung von Ösophagus, Trachea und Pulmonalarterie. Perikarditis und Herzbeuteltamponade führen zu schwersten klinischen Erscheinungen.

Disseminierungen sind selten und kommen besonders bei sehr jungen und alten Patienten sowie gestörter zellulärer Immunität vor (Indikatorerkrankung für Aids). In akuten Fällen Fieber, Lymphknotenbefall, Hepatosplenomegalie, Panzytopenie; evtl. Knochenmarksuppression, Endokarditis, Meningitis, Beteiligung der Nebennieren, Ulzerationen in Oropharynx und Intestinaltrakt, evtl. mit intestinalen Raumforderungen und Polypen. Unbehandelt bei Organbeteiligung in 80–90% letale Verläufe.

Bei der afrikanischen Histoplasmose kommt es zur Beteiligung von Haut, Mundhöhle, Speiseröhre und Knochen mit papulären, evtl. ulzerierenden Knoten und Abszessen. Bei größeren und tieferen Läsionen Osteolysen. Selten Beteiligung anderer Organe, dann mit schlechter Prognose.

Therapie

- Die subklinische und akute Histoplasmose der Lunge verläuft oft selbstlimitierend und bedarf meist keiner antimykotischen Behandlung.
- Chronische pulmonale Histoplasmose: Itraconazol oder Ketoconazol. Disseminierungen der Infektion ohne ZNS-Symptome: monatelange bis jahrelange Gabe einer der beiden Substanzen, alternativ Amphotericin B.
- Bei Immunsupprimierten und foudroyanten Verläufen muss Amphotericin B gegeben werden; oft lebenslange Therapie mit Itraconazol, Ketoconazol oder Amphotericin B zur Sekundärprophylaxe.
- Solitäre Hautläsionen der afrikanischen Histoplasmose können chirurgisch entfernt werden. Gabe von Ketoconazol, Amphotericin B oder Sulfonamiden.

Blastomykose

Die Blastomykose (Blastomyces dermatitidis; regional in den USA, Kanada, Afrika, Mexiko) wird aerogen erworben und führt primär zu Pneumonien mit Hämoptysen, nach hämatogener Streuung jedoch zu multiplen destruierenden Absiedlungen besonders in Haut und Knochen. Andere Organe können betroffen sein.

Therapie

- Amphotericin B und Itraconazol.

Kokzidioidomykose

Coccidioides immitis verursacht die Kokzidioidomykose (USA, Mexiko, Zentral-/Südamerika) und wird aerogen übertragen. Pulmonale Symptome sind die Regel, es kann jedoch zur Disseminierung in Haut, Peritoneum, Leber, Knochen (Osteomyelitis), Gelenke und Urogenitaltrakt sowie zu einer ZNS-Beteiligung mit chronischer Meningitis kommen. Unbehandelt ist die Letalität hoch.

Therapie

- Amphotericin B, Fluconazol, Itraconazol.

Parakokzidioidomykose

Eine Parakokzidioidomykose (Paracoccidioides brasiliensis; Mexiko, Zentral-/Südamerika) wird durch Inhalation des Erregers und Inokulation in Hautläsionen erworben. Die Infektion kann sich als subakute Pneumonie oder mit mukokutanen Herden im Oropharynx mit granulomatösen Läsionen darstellen. Bei Immunsuppression Disseminierung der Erreger und jahrelange Progredienz. Dabei sind besonders Gesicht und Respirationstrakt betroffen. Meist Lymphadenopathie, Petechien und mukokutane Ulzerationen im Naso-Oropharynx, Schluckstörungen. Kehlkopf, Konjunktiven, Perianalregion, Leber, Milz, Darm und ZNS können beteiligt sein. Unbehandelt letaler Ausgang disseminierter Infektionen.

Therapie

- Itraconazol, Amphotericin B.

Kryptokokkose

Die Kryptokokkose (Cryptococcus neoformans; Australien, Asien, Afrika, Nord-/Südameriaka, Europa) ist eine Lungenmykose, kann aber, besonders bei Immunsupprimierten (Indikatorerkrankung bei HIV-Infektion), zur Disseminierung und Meningitis führen, die dann dauerhaft behandelt werden muss.

Therapie

- Amphotericin B, Flucytosin, Fluconazol.

23.3.5.4 Opportunistische Mykosen

Mukormykose

Die Mukormykose (meist Rhizopus arrhizus; weltweites Vorkommen) wird aerogen, durch Inokulation oder durch orale Aufnahme erworben. Eine besondere Prädisposition für die Erkrankung besteht bei Neutropenie und Diabetes mellitus. Häufig foudroyante invasive Erkrankung mit Befall größerer Blutgefäße; dadurch rasche Erregerdisseminierung. Der rhinozerebrale Befall (Kopfschmerzen, Tränenfluss, Persönlichkeitsveränderungen, Lethargie, Koma, Sinusthrombosen, Verschluss der Karotiden, Hemiplegie, Hirninfarkte, Meningitis, Osteomyelitis) ist häufigste Manifestation der Infektion.

Therapie

- Amphotericin B.
- Chirurgische Drainage.
- Entfernung von Nekrosen.

Penicillium-marneffei-Mykose

Die Penicillium-marneffei-Mykose (Hongkong, Singapur, Vietnam, Myanmar, Thailand, Indonesien) wird aerogen erworben. Meist inapparente Verläufe; von einer Symptomatik sind meist Immunsupprimierte betroffen. Primär Pneumonie; Erregerdisseminierung geht mit Fieber, Hepatosplenomegalie und Gewichtsverlust einher. Die Infektion ist Indikatorerkrankung bei Aids (bei HIV-Infektionen in Thailand nach Tuberkulose und Kryptokokkose dritthäufigste Infektionserkrankung).

Therapie

- Itraconazol, Amphotericin B.

23.2.6 Ektoparasitosen

Myiasis

Die Myiasis ist der Befall mit Fliegenlarven (Dermatobia hominis, Oestrusarten, Cordylobia anthropophaga, Wohlfahrtia magnifica, Sarcophagaarten, Cochliomyia hominivorax und weitere Fliegen). Vorkommen besonders bei reduziertem hygienischem Standard; Übertragung durch Ablage der Fliegeneier. Der Hautbefall führt zu beuligen Furunkeln; wandernde Larven graben entzündliche Gänge in die Haut. Bei Augenbefall kommt es zu Ophthalmomyiasis (Konjunktivitis, eiternde Entzündungen). Eine Beteiligung des Innenauges führt zu Uveitis, Chorioretinitis, erhöhtem Augeninnendruck, Sehstörungen/Blindheit und evtl. Verlust des Auges.

Die Larvenentwicklung in Ohren, Nase, Rachen, Anus, Geschlechtsorganen und Lunge wird als Körperhöhlenmyiasis bezeichnet. Es kommt zu Ausfluss, bakteriellen Entzündungen und Funktionseinschränkungen der Organe mit Komplikationen (Taubheit, Pneumonie, Durchbruch in die Schädelhöhle, erhebliche psychische Beeinträchtigung u. a.).

Therapie

- Verschluss des Atemlochs der Larvenhöhle durch Vaseline oder Öle, um die Auswanderung von Larven zu provozieren.
- Chirurgische Entfernung der Larven.
- Antibiotische Behandlung der Superinfektionen.
- Schnelle Intervention bei Befall des Innenauges, um Augenschäden zu vermeiden.

Tungiasis

Die Tungiasis (Afrika, Mittel-/Südamerika, Indien, Pakistan) ist der Befall mit Tunga penetrans (Sandfloh). Die Weibchen springen einen Wirt an und dringen in epidermale Schichten ein. Das Hinterende (Atem- und Exkretionsorgane) hat mit der Hautoberfläche Kontakt. Die Haut wird hyperkeratotisch, und es kommt zu der typischen weißlichen Läsion, die einen schwarzen Bereich (Genital- und Atemöffnung des Flohs) aufweist. Bei Druck können Eier und Sekret ausgepresst werden. Manipulationen können zu bakteriellen Superinfektionen führen. Unter Reifung der Eier kommt es innerhalb von 10 Tagen zu einer Größenzunahme (bis 1 cm); die Eier werden nach außen abgegeben, und das Weibchen stirbt ab. Dies kann purulente Entzündungen verursachen. Aus den Eiern entwickeln sich über Larven die Puppen und Nymphen.

Therapie

- Im Frühstadium Entfernung des Flohs mit einer Nadel.
- In späteren Stadien Exzision/Kürettage.

Skabies (Krätze)

Die skabiesverursachende Milbe (Sarcoptes scabiei var. hominis) dringt bei Hautkontakt in die Epidermis ein. Täglich werden einige Eier abgesetzt, aus denen sich wiederum Adulte entwickeln. Es handelt sich um eine pleomorphe Dermatose mit Knoten und Pruritus. Bläschen, Exkoriationen und Schuppung sowie Superinfektionen finden sich häufig im Bereich der Hände, an Fußkanten, in der Achsel- und Leistenregion und am Penis. Meist ist ein Patient mit nur wenigen Milben befallen. Eine Ausnahme ist die Scabies norvegica, bei der es zu mehreren Millionen parasitierenden Milben und ausgedehnten Hautveränderungen kommen kann. Diese Form der Infektion wird meist bei Immunsuppression und bei Pflegebedürftigen beobachtet und ist wegen der hohen Parasitenlast äußert kontagiös.

Therapie

- Hexachlorcyclohexan, Benzylbenzoat, Crotamiton, Sulfiram, Carbaril, Permethrin, Allethrin oder Ivermectin.

Fazit für die Praxis

Für Ärzte ohne eine spezielle tropenmedizinisch-infektiologische Zusatzausbildung, als Mindestanforderung einen der in Europa angebotenen Diplomkurse für Tropenmedizin, ist es nahezu unmöglich, die Differenzialdiagnosen der zahlreichen Infektionen zu überblicken.

Bestimmte Symptome, die in einem direkten, möglicherweise auch länger zurückliegenden Aufenthalt in warmen Regionen auftreten, sollten jedoch daran denken lassen, dass eine tropenmedizinisch relevante Infektion vorliegen könnte. Zu diesen Symptomen zählen besonders Fieber, Eosinophilie, Diarrhöen und neu aufgetretene Hauterscheinungen.

Zu Auskünften bezüglich klinischer Fragen und speziellem diagnostischem und therapeutischem Vorgehen, insbesondere bei Direktnachweisverfahren sowie serologischen und molekulargenetischen Untersuchungen, empfiehlt es sich, niedergelassene Tropenmediziner oder eines der Tropeninstitute zu konsultieren.

Weiterführende Literatur zu Kap. 23.2

Cook GC (Hrsg) (1996) Manson's tropical diseases, 20th edn. Saunders, Phildalphia London

Guerrant RL, Walker DH, Weller PF (eds) (1999)Tropical infectious diseases. Principles, Pathogens, and Practice. Churchill Livingstone, Philadelphia

Knobloch J (Hrsg) (1996) Tropen- und Reisemedizin. Fischer, Jena

Lang W, Löscher T (Hrsg) (2000) Tropenmedizin in Klinik und Praxis, 3. Aufl. Thieme, Stuttgart

Meyer CG (2001) Tropenmedizin: Infektionskrankheiten. Ecomed, Landsberg

Teil III
Erreger von Infektionskrankheiten

Zu Teil III

Infektionen und Infektionskrankheiten von Makroorganismen durch Mikroben und sub-zellulär strukturierte Viren und Prionen sind ein Phänomen der Evolution und im Wechselspiel von Virulenz- und Resistenzfaktoren einem ständigen Wandel unterworfen.

Der Infektionserreger ist zwar oft nicht die hinreichende, aber stets die notwendige Ätiologie der übertragbaren Krankheiten, die nach wie vor am meisten die Volksgesundheit belasten. Zur Aufklärung und Einschätzung einer Infektionskrankheit hat bereits Robert Koch die heute noch gültigen Postulate vorgegeben:

1) Eine definierte Infektionskrankheit hat stets denselben Infektionserreger.
2) Der Infektionserreger muss isolierbar (erforschbar) unter anderen Keimen sein (die oft genug ebenfalls da sind und die Diagnostik erschweren).
3) Der (so charakterisierte) Infektionserreger muss (unter anderem) das definierte Krankheitsbild verursachen können, nachprüfbar im Freiwilligenversuch oder Tierexperiment und in der klinisch kontrollierbaren Infektionskette mehrerer Patienten.

Dieser Buchteil ist dem Postulat Nr. 2 gewidmet. Gute Kenntnisse über Infektionserreger sind nach wie vor für jeden Arzt unverzichtbar. Ihre Erforschung hat in den vergangenen zwei Jahrzehnten durch die Molekularbiologie eine enorme Expansion und Vertiefung erfahren. Die Pathogenitäts- bzw. Virulenzfaktoren der Infektionserreger werden heute auf genetischer Grundlage definiert. Wir lernen, wie durch Übertragung solcher Gene zwischen den Mikroben oder Viren neue Infektionskrankheiten entstehen oder sogar künstlich herbeigeführt werden können – bis hin zu einem bioterroristischen Missbrauch. Freilich wird es immer schwieriger, in der Fülle des schnell wachsenden Detailwissens den Überblick zu wahren. Längst hat sich das traditionelle Fach »Hygiene und Mikrobiologie« in zahlreiche Spezialgebiete verzweigt, die selbst von den jeweiligen Experten kaum beherrscht werden. Umso schwieriger ist es für den Arzt in Klinik und Praxis, sinnvolle Kenntnisse über Virulenz und Epidemiologie der Infektionserreger für Diagnose, Therapie, Desinfektion und Prävention zu erwerben und bereit zu halten. Für dieses Anliegen wurde dieser Teil des Buches konzipiert.

Prof. Dr. H.W. Doerr (Frankfurt am Main)

Virale Erkrankungen durch DNA-Viren

J. J. Bugert, J. Cinatl Jr., G. Darai, E.-M. de Villiers, H.W. Doerr, K. Dörries, B. C. Gärtner, W. Gerlich, H. Link, S. Modrow, N. Mueller-Lantzsch, W. Preiser, P. Pring-Åkerblom, H. Scholz, J.-U. Vogel, P. Wutzler

Einleitung in die medizinische Virologie

H.W. Doerr

Virus und Virusinfektion

Viren sind subzellulär strukturierte Infektionserreger. Sie bestehen aus Erbgut [aus einer Ribo- oder Desoxyribonukleinsäure (RNA oder DNA)] und aus einer Außenhülle. Bei der umgebenden Hülle handelt es sich um eine Proteinkapsel mit oder ohne zusätzliches »Tegument« und Außenmembran, dem sog. Envelope. Einige Viren enthalten Enzyme für die initiale RNA- bzw. DNA-Transkription. Enzymatisch aktive Moleküle finden sich auch auf dem Envelope bestimmter Viren. Sie befähigen die Viren, sich an die Infektionszielzellen anzuheften oder Membranstrukturen aus ihnen freizusetzen.

Ein wesentliches Charakteristikum aller Viren ist die Unfähigkeit, einen eigenen Stoffwechsel zu betreiben. Um sich zu vervielfältigen, sind Viren darauf angewiesen, geeignete Zellen zu infizieren, um deren Metabolismus, mehr oder minder modifiziert, zur Synthese der replikationsnotwendigen Bausteine auszunutzen. Viren sind deshalb obligate Zellparasiten.

Im Unterschied zu Zellen und zellulär strukturierten Mikroben vermehren sie sich nicht durch Zweiteilung, sondern nach dem Baukastenprinzip.

Die infizierte Zelle produziert unter dem Einfluss des viralen Genoms vielfache Kopien des Erbguts und der Hüllbausteine, die sich dann spontan zusammensetzen (»self assembly«). In den Fällen, in denen für diesen Schritt virusgenomkodierte Enzyme nötig sind, besteht die Möglichkeit einer virusspezifischen, kausalen Therapie, wie z. B. bei Infektionen mit Herpesviren, HIV, Influenzaviren u. a.

In der Natur sind Viren ubiquitär verbreitet und an ihre Wirtszellen gut adaptiert. Wenn eine Virusinfektion den Wirt schädigt, spricht man von einer Infektionskrankheit. Evolutionsgenetiker vermuten, dass es sich bei den Viren um fortentwickelte Transposons handelt, wandernde genetische Elemente des zellulären Erbguts, oder um rückgebildete Mikroben. Viren mit niedrigem Manifestationsindex einer durch sie ausgelösten Krankheit seien viel älter als solche mit hohem Index.

Aus der Sicht der Pathologie besteht außer im Hinblick auf Erregerpersistenz und Pathogenese kein prinzipieller Unterschied zwischen DNA- und RNA-Viren.

Es sind in erster Linie die DNA-Viren, die neben akuten oder chronisch-aktiven auch latent persistierende Infektionen bei immunkompetenten Personen unterhalten können. Unter den RNA-Viren sind nur die Retroviren (HIV u. a.) dazu in der Lage, ihr Genom nach Infektion der Zelle in DNA umzuschreiben und in das Stadium einer proviralen Latenz (s. u.) einzutreten. Wegen ihrer Fähigkeit, ihr Genom integriert oder episomal im Zellkern zu etablieren, haben DNA- und Retroviren, insbesondere in nicht physiologischen Zielzellen, ein mehr oder minder großes onkogenes Potenzial.

Unter den übrigen RNA-Viren ist der Erreger der Virushepatitis C zur (produktiv-) chronischen Infektion befähigt. Ansonsten findet man nur im immunologisch abgeschirmten Körpergewebe wie dem Gehirn (subakute sklerosierende Panenzephalitis, SSPE, durch eine replikationsdefekte Variante des Masernvirus) und bei pränatal infizierten Kindern (Rötelnembryopathie) auch andere chronische RNA-Virusinfektionen. Einige ZNS-Infektionen beginnen schleichend und verlaufen oft irreversibel letal. Für die Ätiologie bestimmter »Slow-virus-Krankheiten« ist ein infektiöses Agens entdeckt worden, das sog. Prion (proteinaceous infectious organism), das als mutiertes Polypeptid einer (ZNS-)Zellmembran ohne Nukleinsäurematrize zur Selbstreplikation befähigt ist. Ein solche Agens entspräche dem originalen Virusbegriff (von lat. virus, infektiöses Gift) im Unterschied zu dem von Zellen sezernierten Toxin (von griech./lat. τοξικον/toxicum, Pfeilgift).

Virale Pathogenität

Viren verfügen über eine Reihe von Pathogenitätsmechanismen, die allein oder im Zusammenspiel zu krankmachenden Infektionen führen.

- Direkte Zytopathogenität

Direkt zytopathogen wirken die Erreger der infektiösen Poliomyelitis, der Virusgrippe und der viralen Gastroenteritis. Diese Viren zerstören die Zielzellen ihrer Infektion, die sie direkt oder von einer primär infizierten Eintrittspforte aus hämatogen und lymphogen erreichen. Ob und wie stark jemand erkrankt, hängt von der Infektionsdosis und der individuellen Immunreaktion ab.

Wenn die Frühdiagnose über den direkten Virusnachweis gelingt, ist es oft zu spät für eine antivirale Therapie. Viruskrankheiten dieser Art werden am besten durch Immunprophylaxe bekämpft. Um die Organpathologie zu verstehen und apathogene Impfviren zu entwickeln, müssen die viralen Zielzellrezeptoren untersucht werden. Viren haben eine Reihe von Fluchtmechanismen (engl. »escape mechanisms«) entwickelt, mit deren Hilfe sie sich der Immunabwehr entziehen können.

Dazu gehören Antigendrift und -shift, die die immunrelevante virale Außenstruktur verändern, außerdem die sog. Infektionslatenz, während der das Virusgenom persistiert, ohne Partikel zu produzieren (provirale Persistenz). Darüber hinaus gehört auch die Abschaltung einer lymphozyteninduzierten Apoptose zu den viralen Strategien, sich vor der Immunabwehr des Wirts zu schützen.

- Indirekte Pathogenitätsmechanismen

Über indirekte Pathogenitätsmechanismen wirken die Erreger der Virushepatitis, exanthematischer Viruskrankheiten und bestimmter Formen der parainfektiösen Virusenzephalitis. Auch die virusinduzierte Abstoßung von Organtransplantaten wird über indirekte Pathogenitätsmechanismen vermittelt.

Die die Erkrankung auslösenden Viren sind selbst nicht zytopathogen, lösen jedoch eine auf die infizierten Zellen gerichtete Immunreaktion aus. In anderen Fällen unterdrückt die Virusinfektion die Expression von immunologisch relevanten Präsentationsmolekülen, die von zytotoxischen Lymphozyten erkannt werden könnten oder sie induziert eine Lymphozytenapoptose. Erst durch Sekretion pathogener Zytokine wird eine pathogene Entzündungsreaktion induziert. In beiden Fällen handelt es sich um eine Immunpathogenese, die auch auf nicht infizierte Zellen übergreift. Zirkulierende Antigenantikörperkomplexe, die sich im Kapillarsystem ablagern und Hämorrhagien und Nierenschädigungen verursachen, sind weitere immunpathogenetische Mechanismen.

Labordiagnostisch kann über den Antikörpernachweis die Krankheit früh diagnostiziert werden. Die antivirale Chemotherapie ist oft nicht ausreichend und muss durch eine immunmodulatorische Behandlung ergänzt werden.

Bei Infektionen durch Viren, die über indirekte Pathogenitätsmechanismen schädigen, kann sich ein partieller Immundefekt sowohl positiv als auch negativ auswirken. Aids-Patienten sind oft Träger einer zuerst subklinischen chronischen HBV-Infektion (Hepatitis-B-Infektion), die jedoch schneller zirrhotisch wird; außerdem erleiden sie eine pathogene Reaktivierung latenter Herpesvirusinfektionen.

Aktuelle Forschungsperspektiven gelten dem besseren Verständnis der zytokingesteuerten Regulation des Immunsystems.

- Subakute sklerosierende oder spongiforme Enzephalopathien

Charakteristisch für diese Erkrankungen ist ein schleichend beginnender und progressiv irreversibler Verlauf (»slow virus disease«).

Ursache können einerseits Infektionen mit Varianten konventioneller Viren wie Masernviren (SSPE) oder Polyomaviren (progressive multifokale Leukenzephalopathie, PML) sein. Andererseits können auch unkonventionelle, DNA/RNA-freie Erreger, sog. Prionen, Slow-Virus-Erkrankungen auslösen (CJD beim Menschen, BSE bei Rindern etc.). Dann spricht man auch von übertragbaren, infektiösen Amyloidosen, die durch das Fehlen von Immun- und Entzündungsreaktionen charakterisiert sind. Bei den Prionerkrankungen stehen bisher nur Surrogatmarker für die Labordiagnose intra vitam zur Verfügung.

- Virale Onkogenität und Tumormodulation

Nichtstrukturproteine (»early antigens«) bestimmter Viren (z. B. Papillomavirus 16, 18 u. a.) agieren als Onkogenproteine, indem sie replikationsrelevante Regulatorproteine der infizierten Zelle (p53, Rb) blockieren. Chronische Infektionen mit HBV oder HCV können über die Bildung von Sauerstoffradikalen das Zellgenom schädigen und so zu einem hepatozellulären Karzinom führen.

Das EBV (Epstein-Barr-Virus) wird mit Burkitt- und Schmincke-Tumoren assoziiert. Dabei scheint es zur Interaktion mit dem c-myc-Onkogen zu kommen, das zur Induktion von bcl-2 und Abschaltung der Apoptose von B-Lymphozyten führt. Neuerdings wird berichtet, dass Neuroblastomzellen durch die Infektion mit CMV (Zytomegalievirus) in der Malignität und Resistenz gegen Zytostatika verstärkt werden. Beim Menschen gelten die Virusinfektionen als Kofaktoren der Tumorinduktion bzw. -modulation. Im Tierreich ist die direkte Onkogenität von Retrovirus- und Herpesvirusinfektionen eindeutig nachgewiesen.
In Kap. 24 werden die Infektionen mit DNA-, in Kap. 25 diejenigen mit RNA-Viren abgehandelt.

Literatur

Doerr HW (1999) Alte und neue Aspekte in der Pathogenese von Viruskrankheiten. In: Wacha H (Hrsg) Infektiologie heute – Zeit zum Umdenken. Zuckerschwerdt, München, S 77 ff.

24.1 Poxviridae

J.J. Bugert, G. Darai

24.1.1 Einleitung

Pockenviren bilden eine große Familie komplexer DNA-Viren, die im Zytoplasma von Vertebraten- und Insektenzellen replizieren. Die Familie Poxviridae umfasst die Unterfamilien Entomopoxvirinae (Insektenpocken) und Chordopoxvirinae (Wirbeltierpocken). Bei den Chordopoxvirinae unterscheidet man die Genera Orthopoxvirus, Parapoxvirus, Avipoxvirus, Capripoxvirus, Leporipoxvirus, Suipoxvirus, Molluscipoxvirus und Yatapoxvirus.

Das bekannteste Orthopockenvirus ist das Variolavirus, der Erreger der Pocken oder Blattern, einer epidemischen Infektionskrankheit mit hoher Letalität.

! Diese Erkrankung wird als Ergebnis einer globalen Impfkampagne seit 1980 weltweit nicht mehr beobachtet. Dies gilt als historisch erstes Beispiel der Ausrottung einer Infektionskrankheit durch Impfprophylaxe.

Pockenvirionen haben eine typische quaderförmige Partikelmorphologie und gehören mit einer Länge von bis zu 350 nm und einer Breite von 270–300 nm zu den größten animalischen Viren. Pockenvirionen beinhalten doppelsträngige DNA-Genome von 130–300 Kilobasenpaarenlänge mit terminal kovalent geschlossenen Enden. Sie sind in der Lage, autolog mRNA zu synthetisieren.

Eine ähnliche Genomstruktur wurde für das afrikanische Schweinefiebervirus und das Chlorellaalgenvirus beschrieben. Die DNA-Genome von Vaccinia- und Variolavirus sowie vom Molluscum-contagiosum-Virus (MCV) wurden vollständig sequenziert. Neben einer komplexen, zentral konservierten Maschinerie zur Virusvermehrung kodieren sie für eine Reihe von Proteinfaktoren, die die Wirtsimmunantwort beeinflussen.

! Pockenvirionen bleiben unter trockenen Bedingungen jahrelang infektiös. Als natürlicher Wirt und vermutlich einziges Reservoir von Variolavirus und Molluscum-contagiosum-Virus gilt der Mensch.

Neben Variolavirus und MCV verursachen Affenpockenvirus (Monkeypoxvirus), Kuhpockenvirus (Cowpoxvirus), Vacciniavirus sowie das Parapockenvirus Orf anthropozoonotische Erkrankungen beim Menschen. Das Reservoir des Affenpockenvirus sind verschiedene Altweltaffen.

Die Vertreter der großen Gruppe der Insektenpockenviren replizieren nicht in Vertebratenzellen, transkribieren jedoch frühe Gene. Aufgrund dieser Eigenschaft werden sie zur Zeit als mögliche alternative Impfvektoren zum Vacciniavirus erforscht.

24.1.2 Genus Molluscipoxvirus

Das Molluscum-contagiosum-Virus (MCV) ist das einzige Mitglied des Genus Molluscipoxvirus. MCV verursacht neben dem Variolavirus die einzige noch verbliebene humanspezifische Pockenviruserkrankung des Menschen. Die Erkrankung manifestiert sich in Form fleischfarbener Hautknötchen, die typischerweise eine zentrale kraterförmige Eindellung aufweisen. Die benignen Tumoren werden wegen dieses Aussehens auch als Dellwarzen bezeichnet. Sie enthalten eine kreideartige, wachsige Substanz, die sich aus Zelldebris und Pockenviruspartikeln zusammensetzt.

Ausgedehnte Befunde sowie besonders große Läsionen werden v. a. bei immunsupprimierten Patienten beobachtet. Die Molluskumknötchen finden sich bevorzugt im Gesicht, am Hals, an den Armen und im Genitalbereich. Bei Lokalisation an den Lidrändern kommt es zu Konjunktivitis und Keratitis. Die Knötchen können jahrelang persistieren, ohne Beschwerden zu bereiten.

Die klinische Diagnose des MC wird histologisch und durch Nachweis MCV-spezifischer Nukleinsäuresequenzen in den therapeutisch entfernten Hautläsionen gestellt. MCV wird direkt von Mensch zu Mensch durch Schmierinfektion, aber auch indirekt über Hygieneartikel übertragen.

Das MCV-Genom kodiert neben den Genen der Transkriptions- und Replikationsmaschinerie, die im Zentrum des Genoms mit hoher Aminosäurehomologie konserviert sind, auch eine Reihe von Genen, die mit der lokalen hautspezifischen Wirtsimmunantwort interferieren. Dazu gehören ein Mitglied der Familie der CC-Chemokine (M148R), ein Homolog der schweren Kette von MHC Typ 1 (MC080R), ein Glutathionperoxidasehomolog (MC066L), virale Homologe der menschlichen SLAM Proteine (MC002L, MC161R, MC162R), die T-Lymphozyten aktivieren, sowie ein Homolog zum humanen karzinoembryonalen Antigen (CEA; MC003L), dem eine Rolle bei der Zelladhäsion, insbesondere endothelialer Zelllinien zugesprochen wird.

Fazit für die Praxis zu Kap. 24.1.2

- Erreger und Epidemiologie:
  Weltweit verbreitet bei Kindern, Jugendlichen und Immunsupprimierten.
- Klinik:
  50 Tage Inkubationszeit. Dellwarzen, die zum Teil über Jahre persistieren. Keine systemische Reaktion. Gefahr der bakteriellen Superinfektion bei Juckreiz und Immunsuppression.
- Prophylaxe:
  Keine.
- Therapie:
  Kürretage, Cidofovircreme topisch bis zur Auflösung der Läsion.
- Meldepflicht:
  Keine.

24.1.3 Genus Orthopoxvirus

Zu diesem Genus gehören neben dem Kuhpockenvirus (Cowpoxvirus) als vermutlichem Vorläufervirus noch das Variola-, und Vacciniavirus sowie eine große Zahl tierspeziesspezifischer Virusvarianten einschließlich dem Affenpockenvirus.

24.1.3.1 Kuhpocken- und Vacciniavirus

Das Kuhpockenvirus ist seit hunderten von Jahren als Verursacher ulzerierender Läsionen an den Zitzen infizierter Kühe bekannt. Melker, die sich mit Kuhpockenvirus infizieren, sind gegen die durch Variola verursachten Pocken des Menschen immun. Diese Beobachtung veranlasste den englischen Landarzt E. Jenner, die Vakzination mit dem damaligen Kuhpockenvirus (lat. vacca, Kuh) als Impfprophylaxe gegen die Infektion mit Variolavirus einzuführen.

Das ursprüngliche Kuhpockenvirus hat sich im Laufe vieler Passagen in unterschiedlichen, meist bovinen Wirten zum Zweck der Impfstoffherstellung in verschiedenen Ländern, zum heutigen Vacciniavirus mit all seinen nationalen Varianten entwickelt [Stämme Copenhagen (Dänemark), Lister (England), Tian Tian (China), NYVAC (USA, New York), Western Reserve (USA), Modified Vaccinia Stamm Ankara (Türkei und Deutschland)].

Das heutige Kuhpockenvirus verursacht eine oder mehrere lokalisierte Läsionen an der Inokulationsstelle: Daumen, Zeigefinger, Vorderarm oder Gesicht. Sie haben wegen des viral kodierten Hautwachstumsfaktor EGF proliferativen Charakter und ähneln einer primären Vacciniainokulation mit einem vesikulären, einem pustulären Stadium und einem Borkenstadium. Lymphangitis, Lymphadenitis und Fieber persistieren für mehrere Tage. Bei Kindern ist das Erscheinungsbild manchmal schwerer. Starke lokale Ödeme und Postkuhpockenenzephalitis wurden beschrieben. Das Kuhpockenvirus hat einen breiten Wirtsbereich. Es verursacht häufig Endozoonosen unter wildlebenden Nagern, dem größten Tierreservoir, und Katzen sowie gelegentlich Epizoonosen beim Menschen.

! Trotz der traditionellen Verknüpfung der Kuhpockenvirusinfektion mit dem bovinen Wirt sind Hauskatzen heute ein wichtigeres Reservoir des Kuhpockenvirus.

Die genetische Ausstattung des Kuhpockenvirus umfasst eine große Anzahl von Faktoren, die mit der Immunantwort des Wirts interferieren. Dazu gehören Interferon-α, TNF-α, Interleukin- und Chemokinantagonisten, die verschiedene Komponenten der systemischen Wirtsimmunantwort moderieren. Unter den Orthopockenviren besitzt das Kuhpockenvirus die umfassendste genetische Ausstattung dieser Art und gilt deswegen als möglicher gemeinsamer Vorfahre aller Orthopockenviren.

24.1.3.2 Variolavirus

Erreger und Epidemiologie

Das Variolavirus ist auch als Poxvirus hominis, Erreger der »Pocken«, bekannt.

Die natürliche Pockenerkrankung wurde zuletzt in ländlichen Bereichen des indischen Subkontinents und im nördlichen Afrika beobachtet (Fenner 1996). Es gibt keine wissenschaftlich eindeutigen Informationen über ein Virusreservoir außerhalb des Menschen. 1977 wurde der letzte natürliche Pockenfall bei einem vorher erfolglos vakzinierten Bäckergesellen in Merca, Somalia, gemeldet. 1978 ereignete sich in Cambridge, England, die letzte Laborinfektion.

Meldepflicht

Für die Variolainfektion bestand Meldepflicht im Verdachts-, Erkrankungs- und Todesfall und Krankenhausabsonderungspflicht bei Verdacht und im Krankheitsfall.

Klinik

Das Variolavirus verursacht eine systemische Infektion mit typischem Hautbefund beim Menschen, der aufgrund der Läsionsgröße in den englischsprachigen Ländern als »smallpox« im Gegensatz zu den von der Syphilis verursachten »large pox« bezeichnet wird.

Bei der Infektion ungeimpfter Personen entwickeln 90% sog. ordinäre Pocken. Ordinäre Pocken, Variola major, haben eine Fallsterblichkeit von 10–50%. Hämorrhagische Pocken erleiden 5% der ungeimpften Personen. Diese Form verläuft zu 100% letal. Bei den letzten 5% Ungeimpfter kommt es zu einer milden Erkrankung, der »variola sine eruptione«, bei der gelegentlich nicht einmal ein Hautausschlag auftritt.

Eine ebenfalls abgemilderte Form der Pockenerkrankung (Variola minor) mit einer Fallsterblichkeit von unter 1% wird bei Personen mit länger zurückliegender Schutzimpfung beobachtet. Die Variola minor ist selten tödlich. Allerdings spielt sie eine wesentliche Rolle bei der Ausbreitung der Erkrankung, da die Betroffenen infektiös aber nicht bettlägerig sind und eine schwerere Pockenerkrankung bei Kontakten auslösen können (Fenner 1996).

! Das Überleben der Pockenerkrankung führt zu lebenslanger Immunität.

Der Verlauf der einzelnen Pockenerkrankung lässt sich in mehrere gut voneinander abgrenzbare Stadien einteilen. Einer gleichförmigen Inkubationszeit von 12–14 Tagen folgt ein Initialstadium von 4 Tagen mit hohem Fieber und allgemeinem schwerem Krankheitsgefühl (Kreuz- und Rückenschmerzen). Das Fieber kulminiert und endet trügerisch mit einem masernähnlichen Exanthem, das typischerweise zentrifugal verteilt ist, d. h., die Dichte der Läsionen nimmt in Richtung der Extremitätenenden zu. Alle Läsionen befinden sich im gleichen Stadium.

Im Eruptionsstadium steigt das Fieber langsam wieder, während sich gleichzeitig harte tiefsitzende Knötchen an Haut und Schleimhäuten ausbilden. Im hochinfektiösen Stadium vesiculosum klaren die Knoten zu gekammerten Bläschen auf und vereitern nach etwa 4 Tagen im sog. Suppurationsstadium zu Pusteln mit zentraler Delle. Die Pusteln fließen zu Borken zusammen, die im Falle des Überlebens nach 12–14 Tagen abfallen und die typischen tiefen dermalen Pockennarben hinterlassen.

Die Erkrankung ist 2–3 Tage vor Erscheinen des ersten Exanthems bis zum völligen Abheilen aller Haut- und Schleimhauteffloreszenzen ansteckend. Trockene Borken, ulzerierte Schleimhautpusteln und virushaltiges Aerosol führen zur Aufnahme des Erregers über die Atemwege (Herrlich 1967).

Prophylaxe

Die spezifische Prophylaxe, d. h. Impfung, gegen die Erkrankung mit Variola geht auf chinesische und persische Vorbilder des Altertums und auf europäische Verfahren des 18. Jahrhunderts zurück. In China wurden im 10. Jahrhundert getrocknete Pockenpusteln intranasal oder Pustelflüssigkeit unter die Haut (Variolation) appliziert. Diese Impfmethode erreichte über Persien schließlich Westeuropa (Herrlich 1967).

Edward Jenner impfte in Gloucestershire, England, am 14. Mai 1796 den 8-jährigen Jungen James Phipps erstmals mit Material von einer Kuhpockenläsion an der Hand der Milchmagd Sarah Nelmes. Dieses daher wahrscheinlich vom Kuhpockenvirus abgeleitete Viruspräparat muss als Vorläufer der Impfvakzine und des weitgehend apathogenen Vacciniavirus gelten.

1966 startete die Weltgesundheitsorganisation (WHO) ein Programm zur Eradikation der Pocken. 1980 wurde die Welt als Ergebnis einer 2-jährigen Untersuchung nach dem zuletzt festgestellten Pockenfall von der 33. Vollversammlung der WHO als pockenfrei erklärt. Infektiöse Variolaviren werden offiziell noch in Hochrisikolaboratorien der USA (Atlanta, Georgia) und in Russland (Institut für Viruspräparationen, Moskau) aufbewahrt.

Seit 1983 ist die Impfpflicht weltweit abgeschafft. Die Vernichtung aller noch vorhandenen Variolavirusbestände wird seit 1993 kontrovers diskutiert. Seit 1983 gibt es in Deutschland keine Pockenimpfpflicht mehr. Vorräte von Impfvirus sind nicht mehr vorhanden. Aufgrund der Ereignisse des 11. September 2001 hat die Bundesregierung die Anschaffung neuer Impfstoffvorräte in Auftrag gegeben.

Bekannteste Komplikation der Schutzimpfung gegen Pocken ist die postvakzinale Enzephalitis. Die Enzephalitis ist eine individuell unvorhersehbare Komplikation, besonders bei bestimmten Impfstämmen. Bei Neugeborenen unter 1 Jahr wurden 4 Fälle, davon 3 Todesfälle, bei 614.000 Impfungen beobachtet. Bei älteren Impflingen kam es bei 13 Mio. Impfungen zu 12 Enzephalitiden, von denen 1 tödlich endete. Die niedrigste Rate an Enzephalitiden gibt es bei Verwendung des modifizierten Vacciniavirusstamms Ankara (MVA, Mahnel u. Mayr 1994).

Weitere mögliche Komplikationen sind progressive Vaccinia (Vaccinia necrosa) bei Patienten mit Immundefizienz (5 Fälle, 2 mit Todesfolge pro 6 Mio. Erstvakzinationen und 6 Fälle, 2 mit Todesfolge bei 8,6 Mio. Wiederimpfungen), Eczema vaccinatum bei Patienten mit Eczema allergicum (Impfkontraindikation), Vaccinia generalisata typischerweise 6–9 Tage nach der Impfung, und akzidentelle okulare Vacciniainfektionen, die üblicherweise in 50% der Fälle mit einer Korneaschädigung einhergehen.

Therapie

Die Behandlung von Pockenerkrankungen, einschließlich der Variola, bestand neben symptomatischer Pflege und Verhinderung von Superinfektionen in der Gabe leider nur eingeschränkt wirksamer Virostatika, z. B. Thiosemicarbazon. Vor kurzem wurde die hohe Wirksamkeit azyklischer Nukleosidphosphonate als Hemmstoffe der DNA-Polymerase gezeigt. Hier zeichnet sich eine Möglichkeit zur erfolgreichen Therapie auch anthropozoonotischer Pockenviruserkrankungen ab (De Clercq 1997). Vacciniahyperimmunglobulin wird zur Behandlung des Eczema vaccinatum erfolgreich eingesetzt. Es hat keinen Effekt bei postvakzinaler Enzephalitis.

Fazit für die Praxis zu Kap. 24.1.3.2

- Erreger und Epidemiologie:
  1979 erklärt die WHO die Welt für pockenfrei.
- Klinik:
  12–14 Tage Inkubationszeit. Fieber, Kreuz- und Rückenschmerzen, morbilliformes, später pockentypisches Exanthem mit zentral eingedellten Pusteln und abfallenden Borken.
- Prophylaxe:
  Impfung mit Vacciniavirusstamm Lister, u.U. Vorimpfung mit Modified Vaccinia Virus Ankara (MVA).
- Therapie:
  Nukleosidphosphonate, z. B. Cidofovirantimetabolit, Virostatikum; 5 mg/kgKG i.v. 7 Tage ((S)- [2- (4- Amino- 1,2- dihydro- 2- oxopyrimidin- 1- yl)- 1- (hydroxymethyl)ethoxy]- methylphosphonsäure; HWZ: 2,2 h).
- Meldepflicht:
  Verdachts-, Erkrankungs- und Todesfall.

24.1.3.3 Affenpockenvirus

Der Ausbruch einer pockenähnlichen Erkrankung bei Cynomolgusaffen in Kopenhagen führte 1958 zur Erstbeschreibung einer neuen Spezies von Orthopockenviren. Diese Viren verursachten bis 1968 weitere Ausbrüche bei Cynomolgusaffen in Gefangenschaft.

Im August 1970 entwickelte ein Kind in einer Region Zaires, die seit 6 Monaten pockenfrei war, das klinische Bild einer Variolaerkrankung. Aus den Hautläsionen dieses Patienten wurde das Affenpockenvirus (Monkeypoxvirus) isoliert. Weitere Infektionen mit dem Affenpockenvirus traten seitdem sporadisch in Teilen von Zentral- und Westafrika, besonders in der Nähe tropischer Regenwälder, als eine von Affen und Eichhörnchen auf den Menschen übertragbare Zoonose auf.

Die Übertragung erfolgt durch Kontakt mit infiziertem Blut, insbesondere bei Bisswunden.

Die epidemiologische Entwicklung der Infektion mit Affenpockenvirus hat in den letzten Jahren die Diskussion über eine mögliche Gefährdung durch variolaähnliche Pockenviren neu entzündet.

Aufgrund ansteigender Fallzahlen von Affenpockenvirusinfektionen in der Demokratischen Republik des Kongo (»DRC«, früher Zaire) wurden in einer koordinierten Untersuchung zwischen Februar 1996 und Oktober 1997 vom Gesundheitsministerium Zaires und der WHO 511 Fälle von Monkeypoxvirus identifiziert (Cohen 1997; Mutombo et al. 1983). Im Vergleich dazu waren von 1970–1996 nur 404 Fälle aufgetreten. Die Affenpockenerkrankung präsentierte sich dabei mit einem neuen epidemiologischen Muster. Eine viel höhere Rate von Mensch-zu-Mensch-Übertragungen (78% gegenüber vorher 30%) und längere Infektionsketten verlängerten die Dauer des Ausbruchs auf über ein Jahr. Allerdings war der Anteil der tödlichen Infektionen (2%) niedriger als zuvor (10%). Tödliche Infektionen kamen nur bei Kindern vor.

Eine vorherige Vacciniaimpfung schützte nicht mehr wie früher (Fenner 1996) vor Infektion mit Monkeypox, milderte jedoch den Krankheitsverlauf. Der nachlassende Impfschutz in der Bevölkerung nach Beendigung der Impfpflicht gegen Variola Ende der 1970er-Jahre wird für die Größe des Ausbruchs und das höhere Durchschnittsalter der Infizierten verantwortlich gemacht (Cohen 1997; Mutombo et al. 1983).

Molekularepidemiologische Untersuchungen an Monkeypoxvirusisolaten werden zur Zeit durchgeführt, um mögliche genetische Ursachen der Phänotypveränderung aufzudecken (Esposito et al. 1984; Douglass et al. 1994; Neubauer et al. 1998).

Neue Berichte über das Vorkommen von retroviralen Elementen in Geflügelpockenvirusimpfstämmen (Fowlpoxvirus) belegen die außerordentliche genetische Variabilität der Pockenviren (Herrlich 1967, Hertig et al. 1997; Bugert u. Darai 1999).

! Angesichts des bei den Pockenviren offensichtlich vorhandenen Potentials zur genetischen Veränderung ist auch das Wiederauftauchen einer ausgerottet geglaubten Erkrankung kein völlig undenkbarer Vorgang.

24.1.4 Genus Parapoxvirus

Zum Genus Parapoxvirus gehören das Orf-Virus und das Pseudokuhpockenvirus (Pseudocowpoxvirus). Parapoxvirale Hauteffloreszenzen beim Menschen gelten als Berufskrankheit.

Orf ist ein altes angelsächisches Wort und bedeutet Schorf. Das Orf-Virus verursacht Hautläsionen bei Schafen und Ziegen und kann von dort auf den Menschen übertragen werden. Die Infektion erfolgt durch Hautabrasionen.

Orf-Läsionen sind großknotig, die umgebende Haut ist entzündet. Lokale Ödeme und Schwellung der ableitenden Lymphknoten gehen einher mit subfebrilen Temperaturen. Die Läsionen sind schmerzhaft, entwickeln bald eine Borke und heilen innerhalb von 4–6 Wochen narbenlos ab.

! Eine Orf-Infektion der Augen kann zu permanenter Blindheit durch Vernarbung führen.

Weitere Komplikationen sind Urtikaria, Erythema multiforme bullosum und bakterielle Superinfektion.

Die Läsionen von Pseudokuhpockenvirus wurden von Jenner als gelegentlich aberrante Form der Kuhpocken erkannt, die nicht zur Impfung gegen Variola taugen. Mit dem Pseudokuhpockenvirus stecken Menschen sich beim Melken an den Zitzen infizierter Kühe an. Die entstehenden kirschroten, halbrunden, festen Knoten von bis zu 20 mm Durchmesser heißen deshalb Melkerknoten (»milker's nodules«). Sie bestehen aus Granulationsgewebe, sind relativ schmerzlos, jucken aber gelegentlich. Die Knoten sind zwar gut vaskularisiert, ulzerieren jedoch nicht. Innerhalb von 3–4 Wochen werden sie resorbiert. Das einzige Zeichen der Virusausbreitung ist das Anschwellen ableitender Lymphknoten.

Parapockenvirusläsionen haben wie Orthopockenvirusläsionen einen proliferativen Charakter, der hier auf die Aktivität eines viral kodierten Endothelwachstumsfaktors zurückzuführen ist. Die typischen Gefäßknäuel aus hyperproliferierten Kapillaren und Venulen sind wie bei anderen Granulomen außerdem von infiltrierten Entzündungszellen, Monozyten und Lymphozyten umgeben.

24.1.5 Genus Yatapoxvirus

Zum Genus Yatapoxvirus gehören das Tanapockenvirus und das Yaba-Affen-Tumorpocken-Virus (Yaba Monkey Tumorpoxvirus).

Die Infektion mit Tanapockenvirus wurde zuerst als fiebrige Erkrankung mit pockenähnlichen, lokalisierten Hautläsionen bei Patienten vom Stromland des Tana-Flusses in Kenia beschrieben. Das Virus war bis 1981 endemisch in dieser Gegend. Fälle wurden auch im von der WHO intensiv überwachten Zaire (Demokratische Republik Kongo) beobachtet. Dieselbe Virusinfektion ist auch bekannt unter den Namen »Yaba ähnliche Erkrankung«, »Yaba verwandte Erkrankung« und »Oregon 1211«. Dieses Pockenvirus war der Erreger der Anthropozoonosen, die von Rhesusmakaken in 3 Primatenzentren der USA im Jahre 1966 ausgingen. Während jedes Ausbruchs wurden einige der Tierpfleger offenbar über Abrasionen ihrer Haut infiziert.

Tanapockenvirusläsionen sind kleine zirkuläre Makulä, die sich zu Papeln und über 7 Tage zu 10 mm weiten Arealen mit peripher ödematöser Haut entwickeln. Die lokale Lymphangitis geht einher mit subfebrilen Temperaturen, Kopfschmerz und einer ulzerierenden Nekrose der Läsionen, die üblicherweise Narben hinterlässt. Die Läsionen heilen innerhalb von 6 Wochen vollständig ab.

Das Yaba-Affen-Tumorvirus wurde zuerst von subkutanen Tumoren in einer Kolonie von Rhesusaffen in Nigeria isoliert. Histologisch handelt es sich dabei um subkutane Histiozytome, die nach neueren Untersuchungen wahrscheinlich keine echten Tumoren, sondern proliferativ-entzündliche Granulome darstellen. Appliziert man beim Menschen subkutaninfiziertes Material, entstehen auch hier Histiozytome. Von natürlichen Yaba-Tumorpockenvirusinfektionen beim Menschen wurde noch nicht berichtet.

Literatur zu Kap. 24.1

Bugert JJ, Darai G (1997) Recent advances in molluscum contagiosum virus research. Arch Virol (Suppl) 13: 35–47

Bugert JJ, Darai G (2000) In: Becker Y, Darai G (eds) Virus genes, special issue: Molecular evolution of viruses – past and present, part 3: Virus genes coding for proteins that affect the host immune system and viral homologues of cellular genes. Virus Genes 21:111–33

Camac LNB (ed) (1959) Classics of medicine and surgery. Dover, New York, pp 213–240

Cohen J (1997) The rise and fall of projet SIDA. Science 277: 312–313

De Clercq, E (1997) Acyclic nucleoside phosphonates in the chemotherapy of DNA virus and retrovirus infections. Intervirology 40: 295–303

Douglass NJ, Richardson M, Dumbell KR (1994) Evidence for recent genetic variation in monkeypox viruses. J Gen Virol 75 (Pt 6): 1303–1309

Esposito JJ, Knight JC (1984) Nucleotide sequence of the thymidine kinase gene region of monkeypox and variola viruses. Virology 135: 561–567

Fenner F (1996) The poxviruses. In: Fields N et al. (eds) Virology, 3rd edn. Raven, New York, vol 2, pp 2673–2702

Herrlich A (1967) Die Pocken, 2. Aufl. Thieme, Stuttgart

Hertig C, Coupar BE, Gould AR, Boyle DB (1997) Field and vaccine strains of fowlpox virus carry integrated sequences from the avian retrovirus, reticuloendotheliosis virus. Virology 235: 367–376

Mahnel H, Mayr A (1994) Experiences with immunization against orthopox viruses of humans and animals using vaccine strain MVA. Berl Münch Tierärztl Wochenschr 107:253–256.

Mercer A, Fleming S, Robinson A, Nettleton P, Reid H (1997) Molecular genetic analyses of parapoxviruses pathogenic for humans. Arch Virol (Suppl 13): 25–34

Moss B (1996) Poxviruses. In Fields BN, Knipe DM, Howley PM et al. (eds) Fields virology. Lippincott-Raven, Philadelphia New York, pp 2637–2671

Mutombo M, Arita I, Jezek Z (1983) Human monkeypox transmitted by a chimpanzee in a tropical rain-forest area of Zaire. Lancet 1: 735–737

Neubauer H, Reischl U, Ropp S et al. (1998) Specific detection of monkeypox virus by polymerase chain reaction. J Virol Methods 74: 201–207

24.2 Herpesviren

24.2.1 Einleitung

H.W. Doerr

Die Mitglieder der Herpesviridae gehören mit einem Durchmesser von 150–180 nm zu den größten Viren und haben eine recht komplexe Struktur. Ihr Genom besteht aus einer linearen, doppelsträngigen 124–235 kbp (Kilobasenpaare) langen DNA und befindet sich in einer Proteinkapsel (Ikosaedernukleokapsid), die von einem pleomorphen Tegumentprotein eingehüllt wird, das nach außen von einer Membran (»envelope«) abgegrenzt ist.

Genomstruktur und -funktion der humanspezifischen Herpesviren sind sehr gut erforscht. Zahlreiche Gene sind identifiziert. Das Genom setzt sich aus einem langen (U_L) und einem kurzen Segment (U_S) zusammen, die von kurzen, repetitiven Sequenzen flankiert werden. Man unterscheidet 3 Phasen der Transkription. Unter den replikationsfrühen Genprodukten befinden sich Enzyme, die für die Synthese der viralen Nukleinsäure essenziell sind (virusspezifische Kinasen und Polymerasen). Die Inhibition dieser Enzyme ermöglicht eine nebenwirkungsarme spezifisch antivirale Therapie einiger Herpesviruskrankheiten. Erst in der späten Replikationsphase entstehen die Bausteine des Viruskapsids. Das Envelope wird aus der virusspezifisch veränderten Kernmembran durch Ausknospung (»budding«) des im Zellkern zusammengesetzten Viruskapsids gebildet.

Herpesviren sind im Tierreich weit verbreitet. Beim Menschen sind 8 Spezies bekannt, die nach der Schnelligkeit ihres Replikationszyklusses in 3 Subfamilien (Alpha-, Beta-, und Gammaherpesvirinae) eingeteilt werden. Vertreter der Alphavirinae sind die Herpes-simplex-Viren (HSV) 1 und 2 und das Varizella-Zoster-Virus (VZV). Zu den Betavirinae gehören das Zytomegalievirus (CMV)und die Herpesviren hominis 6 und 7. Zur Subfamilie der Gammavirinae zählt man das Epstein-Barr-Virus (EBV) und das Herpesvirus hominis 8 (HHV-8). Als 9. humanpathogenes Herpesvirus ist das akzidentell von Affen übertragene Herpesvirus B anzusehen, das zur Subfamilie der Alphavirinae gerechnet wird.

Im Verlauf von Herpesvirusinfektionen kommt es neben spezifischen Immunreaktionen auch zu Autoimmunvorgängen, die krankheitsbestimmend sein können (z. B. die EBV-bedingte infektiöse Mononukleose).

! Die Übertragung der Infektion setzt mit Ausnahme der Windpocken einen engen körperlichen Kontakt voraus, wie er zwischen Mutter und Kleinkind und postpubertär in Partnerschaften besteht [(2-phasige Kinetik der Populationsdurchseuchung), (◻ Abb. 24-1)].

Die Infektionsbiologie der Herpesviren ist durch eine lebenslange Persistenz des Erregers in bestimmten Zellen des Wirtsorganismus gekennzeichnet. Man spricht dann von latenter Infektion, solange die Virusreplikation stoppt und keine Virusstrukturbestandteile synthetisiert werden. Das Virusgenom bildet während der Latenzphase im Zellkern ein ringförmig geschlossenes Episom, kann aber auch im Genom der Wirtszelle integriert sein.

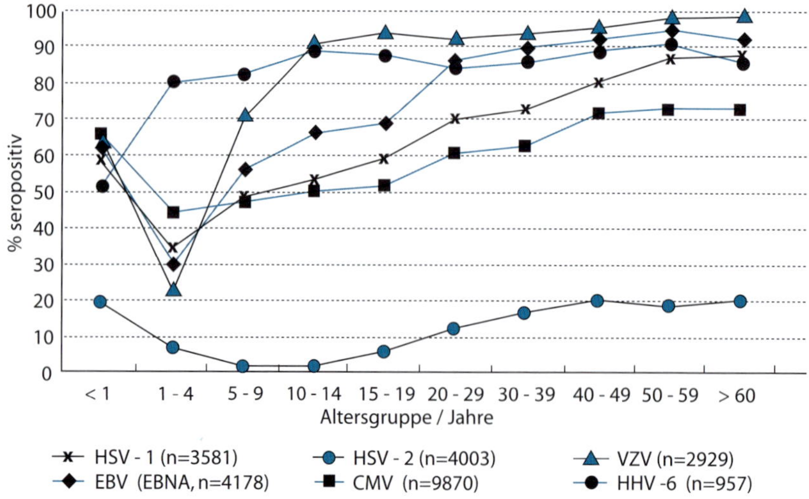

Abb. 24-1. Altersabhängige Seroprävalenz der humanen Herpesviren im Einsendegut des Instituts für Medizinische Virologie Frankfurt am Main (1999–2001)

Die latente Herpesvirusinfektion kann zur Onkogenese führen, die bei einigen tierischen Herpesviren zweifelsfrei bewiesen ist, bei humanen Herpesviren noch weiter erforscht wird (EBV, HHV-8). Bei den einzelnen Herpesviren unterschiedlich häufig, rekurriert die latente in eine produktive Infektion mit fakultativer Krankheitsexazerbation. Neben anderen Ursachen ist dafür eine Beeinträchtigung der zellvermittelten Immunreaktionen verantwortlich. Herpesviren sind daher Opportunisten der HIV-Infektion.

24.2.2 Herpes-simplex-Virus (HSV)

P. Wutzler

24.2.2.1 Erreger

Die beiden Typen des Herpes-simplex-Virus (HSV-1, HSV-2) gehören zur Familie der Herpesviridae, Subfamilie Alphaherpesvirinae. Der Durchmesser des ikosaederförmig aufgebauten HSV beträgt 120–180 nm. Das Genom aus linearer, doppelsträngiger DNA hat eine Größe von etwa 152 kbp und verfügt über mindestens 75 offene Leserahmen. Es setzt sich aus einer langen (U_L) und einer kurzen (U_S) Region zusammen, die von wiederholten, invertierten, jeweils zueinander homologen Sequenzen begrenzt werden. HSV-1 und HSV-2 haben zu etwa 85% homologe Sequenzen, die über das gesamte Genom verteilt sind. Die meisten virusspezifischen Polypeptide der beiden HSV-Typen weisen antigene Verwandtschaft auf. Für diagnostische Belange relevante Unterschiede bestehen im Glykoprotein G.

24.2.2.2 Epidemiologie

HSV-Infektionen sind weltweit verbreitet. Im Erwachsenenalter liegt die Durchseuchungsrate bei ca. 90%. Während die Durchseuchung mit HSV-1 schon im frühen Kindesalter einsetzt, treten HSV-2-Infektionen meist erst nach der Pubertät auf. Etwa 10–30% der Erwachsenen haben Antikörper gegen HSV-2, wobei eine steigende Tendenz festzustellen ist.

! Eine vorausgegangene HSV-1-Infektion bietet keinen Schutz vor einer HSV-2-Infektion und umgekehrt.

Bei der Ausbreitung des Virus spielen neben klinisch Kranken auch symptomfreie seropositive Personen eine Rolle, die Viren mit Speichel oder Genitalsekret ausscheiden können.

Neugeborene infizieren sich in der Regel unter der Geburt bei klinisch manifester oder asymptomatischer mütterlicher Infektion. Ein hohes Infektionsrisiko besteht bei primärem Herpes genitalis der Mutter.

24.2.2.3 Erkrankungen

Nach der Erstinfektion mit dem HSV, die in über 90% der Fälle inapparent verläuft, gelangen Viren vom Ort der Primärläsion in die freien Nervenendigungen und wandern zentripetal entlang der sensiblen und autonomen peripheren Nerven im Achsenzylinder zu den regionalen sensorischen Ganglien. Die Virusgenome werden anschließend in die Zellkerne der neuronalen Zellen »eingeschleust« und verbleiben dort wahrscheinlich lebenslang. Bei Infektionen mit HSV-1 sind bevorzugt die Kopfganglien, besonders das Ganglion semilunare (Ganglion Gasseri des N. trigeminus) sowie die Zervikal- und Vagusganglien befallen, bei Infektionen mit HSV-2 die Sakralganglien.

Durch verschiedene Provokationsfaktoren, wie fieberhafte Infekte, intensive Sonnen- bzw. UV-Bestrahlung, Menstruation, mechanische und psychische Traumen, Stress u. a. kann es zur endogenen Reaktivierung der in den Ganglien latent vorhandenen Herpes-simplex-Viren kommen. Die Viren wandern auf neuralem Weg vom Ganglion zentrifugal in die Haut oder in die Schleimhäute, wo in Epidermis- bzw. Epithelzellen wieder eine Replikation stattfindet. Die Folge sind ein Herpesrezidiv mit klinischen Erscheinungen oder eine asymptomatische Virusausscheidung.

Im klinischen Verlauf unterscheiden sich Primärinfektion und rekurrierende Herpesinfektion darin, dass letztere meist eine geringere Ausdehnung der Haut- und Schleimhautläsionen zur Folge hat und schneller abheilt. Ausnahmen bilden Erkrankungen bei Immunsupprimierten und ZNS-Infektionen.

Die durch HSV-1 und HSV-2 hervorgerufenen Krankheitsbilder sind in Tabelle 24-1 dargestellt.

Tabelle 24-1. Erkrankungen durch das Herpes-simplex-Virus

Erkrankung	Vorherrschender Virustyp	Primärinfektion (P)	Reaktivierung (R)
Mukokutaner Herpes			
– Gingivostomatitis herpetica	HSV-1	P	
– Keratoconjunctivitis herpetica	HSV-1	P	R
– Herpes labialis bzw. facialis	HSV-1		R
– Eczema herpeticatum	HSV-1	P	
– Herpes genitalis	HSV-2, HSV-1[a]	P	R
Infektionen des Zentralnervensystems			
– Herpesenzephalitis des Kindes und Erwachsenen	HSV-1	P	R
– Herpesenzephalitis des Neugeborenen	HSV-2	P	
– Neurologische Komplikationen bei Herpes genitalis (Myelitis, Meningitis)	HSV-2	P	R[b]
Disseminierter Herpes bei Immunsupprimierten			
– Viszeraler Herpes (Pneumonie, Ösophagitis, Hepatitis)	HSV-1, HSV-2	P	R
Prä- und perinataler Herpes	HSV-2, HSV-1		
– Herpes-simplex-Embryo-Fetopathie		P	
– Herpes neonatorum		P	

[a] Bis zu 30% der primären Herpes-genitalis-Erkrankungen werden durch HSV-1 hervorgerufen.
[b] In seltenen Fällen bei endogener Reaktivierung.

Im Kindesalter verläuft die Mehrzahl der etwa 1% klinisch manifesten HSV-1-Primärinfektionen als Gingivostomatitis herpetica. Die mit Abstand häufigste rezidivierende HSV-Erkrankung ist der Herpes labialis, an dem 15–30% der Bevölkerung leiden. Eine ungünstige Prognose haben rekurrierende HSV-Infektionen am Auge. Die mit Hornhautgeschwüren einhergehende Herpeskeratitis kann durch Vernarbung der Infektionsherde zur Beeinträchtigung des Sehvermögens führen.

Der Herpes genitalis, der vorwiegend durch HSV-2 hervorgerufen wird, ist eine der häufigsten sexuell übertragenen Infektionen. Der Primärerkrankung folgen meist zahlreiche Rezidive, die die Patienten psychisch stark belasten können.

HSV-Primärinfektionen während der Schwangerschaft können zu Spontanaborten, kongenitalem oder neonatalem Herpes führen. Die Übertragung der Viren auf das Kind erfolgt in erster Linie über eine aszendierende Infektion bei rupturierter Fruchtblase oder direkt intrapartal während der Passage durch den Geburtskanal. Transplazentare Infektionen sind äußerst selten.

Die Prognose des neonatalen Herpes ist trotz Aciclovirtherapie schlecht. Zwar lässt sich die Mortalitätsrate bei alleiniger neonataler ZNS-Manifestion von 90% in unbehandelten Fällen auf 12% mit der Aciclovirbehandlung reduzieren. An der disseminierten Infektion versterben aber trotz Behandlung noch ca. 50% der Kinder.

Die Herpesenzephalitis, eine hämorrhagisch-nekrotisierende Entzündung im frontomediobasalen und temporalen Bereich des Gehirn, ist mit einer Letalität von 70% bei unbehandelten Patienten die folgenschwerste HSV-Erkrankung. Sie tritt häufiger bei seropositiven Personen auf, was auf die endogene Reaktivierung latenter Viren schließen lässt. Daneben spielen wahrscheinlich auch exogene Reinfektionen eine Rolle. Die jährliche Inzidenz liegt hierzulande bei 0,2–0,5 Fällen pro 100.000 Einwohner. Die Herpesenzephalitis macht zwar nur 5–10% aller virusbedingten Meningoenzephalitiden aus, ist aber für etwa die Hälfte der letalen Verläufe verantwortlich.

Problematisch sind HSV-Infektionen bei Patienten, deren Immunabwehr infolge einer Grundkrankheit (z. B. Aids) oder nach Organtransplantation stark geschwächt ist. Bei diesen Personen treten häufig ausgedehnte, schlecht heilende Haut- und Schleimhautläsionen auf, und es werden innere Organe wie z. B. Lunge und Leber befallen.

24.2.2.4 Diagnostik

Typische mukokutane Herpesläsionen werden in der Regel klinisch diagnostiziert und bedürfen keiner Laboruntersuchung. Erforderlich ist die virologische Abklärung von uncharakteristischen Exanthemen, genitalen Infektionen und disseminierten, viszeralen Erkrankungen bei Immunsupprimierten.

HSV lassen sich problemlos in zahlreichen menschlichen und tierischen primären und permanenten Zellkulturen innerhalb von 1–3 Tagen anzüchten. Als Untersuchungsmaterial kommen v. a. Vesikelflüssigkeit aus frischen Läsionen, Abstriche vom Bläschengrund sowie Gewebeproben in Frage. Liquor ist zur Virusisolierung nicht geeignet, da bei der Herpesenzephalitis nur in Ausnahmefällen infektiöses Virus nachgewiesen werden kann.

Mittels Immunfluoreszenz kann man virale Proteine unter Verwendung monoklonaler Antikörper direkt nachweisen. Man umgeht auf diese Weise die Virusisolierung, und das Untersuchungsergebnis ist früher verfügbar. Die Empfindlichkeit der Zellkultur wird allerdings nur zu etwa 80% erreicht.

Der Nachweis viraler Nukleinsäuren mittels In-situ-Hybridisierung wird v. a. zur Untersuchung von Gewebeproben angewendet. Hat man, wie z. B. bei der Enzephalitis, nur sehr geringe Mengen viraler Nukleinsäure zur Verfügung, muss sie über die Polymerasekettenreaktion amplifiziert werden. Positive Resultate werden bei der Herpesenzephalitis frühestens ab dem 2. Tag nach Beginn der neurologischen Symptomatik beobachtet, wobei die stärksten Signale am 4.–5. Tag auftreten.

Die serologische Diagnostik hat v. a. zum Nachweis der Serokonversion nach Primärinfektion Bedeutung, bei der regelmäßig IgM-Antikörper nachzuweisen sind. Bei lokal begrenzten Rezidiven kommt es nur ausnahmsweise zum Auftreten von IgM-Antikörpern oder zum Titeranstieg des IgG. Die Bestimmung typenspezifischer Antikörper ist aufgrund der sehr engen antigenen Verwandtschaft von HSV-1 und HSV-2 nur mit dem Westernblot oder mit einem ELISA bzw. Immunoblot auf der Basis von gereinigtem oder rekombinantem Glykoprotein G von HSV-1 (gG1) und HSV-2 (gG2) möglich.

Die Bestimmung der im ZNS gebildeten Immunglobuline kann zur Diagnostik der Herpesenzephalitis herangezogen werden. Da intrathekale IgG-Antikörper erst ab etwa dem 8.–10. Tag nach Auftreten erster Krankheitssymptome nachweisbar sind, hat diese Methode jedoch keine Bedeutung für eine therapeutisch relevante Schnelldiagnostik.

24.2.2.5 Therapie

Zur Behandlung von HSV-Infektionen steht eine Reihe von Präparaten zur Verfügung, die spezifisch die Virusreplikation hemmen. Neben den nukleosidanalogen Verbindungen Aciclovir und Penciclovir wird auch das Pyrophosphatanalogon Foscarnet eingesetzt. Idoxuridin und Trifluridin werden nur topisch angewandt (Tabelle 24-2).

Gegenwärtig bereiten resistente HSV-Stämme nur bei immunsupprimierten Patienten Probleme. Bei Immunokompetenten wurde trotz der breiten Anwendung von Aciclovir über nahezu 20 Jahre keine klinisch relevante Resistenzentwicklung beobachtet. Dies liegt v. a. an der geminderten Virulenz resistenter Stämme und an ihrer Unfähigkeit, rekurrierende Infektionen auszulösen.

Tabelle 24-2. Antivirale Mittel zur Therapie von Herpes-simplex-Virus-Infektionen

Medikament	Applikation	Indikation
Aciclovir	i.v.	Enzephalitis, generalisierte Infektionen
	oral	Herpes genitalis
	lokal	Herpes labialis, Herpeskeratitis
Valaciclovir[a]	oral	Herpes genitalis
Penciclovir	lokal	Herpes labialis
Famciclovir[b]	oral	Herpes genitalis
Foscarnet	i.v.	Infektionen durch HSV-Tk⁻-Stämme[c]
	lokal	Herpes labialis
Trifluridin	lokal	Herpeskeratitis
Idoxuridin	lokal	Herpeskeratitis

[a] Oral applizierbares Prodrug von Aciclovir.
[b] Oral applizierbares Prodrug von Penciclovir.
[c] Tk: Thymidinkinasenegative Virusstämme (resistent gegenüber nukleosidanalogen Verbindungen).

24.2.2.6 Prävention

Für HSV-Infektionen gibt es bislang keine wirksame Immunprophylaxe. Um die Primärinfektion mit HSV zu verhindern, sollte der Kontakt mit infektiösen Sekreten vermieden werden. Das gilt besonders für den genitalen Herpes.

Zur Prävention der neonatalen Infektion werden Schwangere mit einem primären genitalen Herpes termingerecht durch Kaiserschnitt entbunden. Für das Vorgehen bei einem Rezidiv zum Zeitpunkt der Entbindung gibt es keine einheitlichen Empfehlungen. Diskutiert wird, ob man Schwangeren mit rezidivierendem genitalem Herpes in der Anamnese prophylaktisch Aciclovir vor dem Entbindungstermin geben soll, um ein Rezidiv zu verhindern.

Fazit für die Praxis zu Kap. 24.2.2

- Epidemiologie:
  Durchseuchung Erwachsene HSV-1: 90%, HSV-2: 10–30%, lebenslange Viruslatenz.
- Erkrankungen:
  Gingivostomatitis herpetica, Keratoconjunctivitis herpetica, Herpes labialis, Herpes facialis, Eczema herpeticatum, Herpes genitalis, Herpesenzephalitis, viszeraler Herpes, Herpes-simplex-Embryofetopathie, Herpes neonatorum.
- Diagnostik:
  - Virologie: Virusanzüchtung aus Vesikelflüssigkeit, Direktnachweis viraler Proteine, Nachweis viraler Nukleinsäuren im Liquor mittels PCR,
  - Serologie: Serokonversion, IgM, Titeranstieg IgG, typenspezifische IgG-Antikörper, intrathekal gebildete Antikörper.
- Therapie:
  Aciclovir i.v.: Enzephalitis, generalisierte Infektion; Aciclovir, Valaciclovir, Famciclovir oral: Herpes genitalis; Aciclovir, Penciclovir, Foscarnet lokal: Herpes labialis; Aciclovir, Trifluridin, Idoxuridin lokal: Herpeskeratitis; Foscarnet i.v.: Infektionen durch Tk⁻-Stämme.
- Prävention:
  Vermeidung von Kontakt mit infektiösen Sekreten, Entbindung durch Kaiserschnitt bei Schwangeren mit primärem Herpes genitalis.

Literatur zu Kap. 24.2.2

Baker DA (1992) Herpes simplex virus infections. Curr Opin Obstet Gynecol 4: 676–681

Chenot JF, Rabenau HF, Doerr HW (1999) Virologie, Epidemiologie und Diagnose des Herpes genitalis. Dtsch Med Wochenschr 124/12: 58–162

Desselberger U (1998) Herpes simplex virus infection in pregnancy: Diagnosis and significance. Intervirology 41: 185–190

Jacobs RF (1998) Neonatal herpes simplex virus infections. Semin Perinatol 22: 64–71

Pereira FA (1996) Herpes simplex: evolving concepts. J Am Acad Dermatol 35: 503–520

Wutzler P (1997) Antiviral therapy of herpes simplex and varicella-zoster virus infections. Intervirology 40: 343–356

Wutzler P, Doerr HW, Färber I, Eichhorn U et al. (2000) Seroprevalence of herpes simplex virus type 1 and type 2 in selected German populations- relevance for the incidence of genital herpes. J Med Virol 61: 201–207

Sauerbrei A, Eichhorn U, Hottenrott G, Wutzler P (2000) Virological diagnosis of herpes simplex encephalitis. J Clin Virol 17: 31–36

Subak-Sharpe JH, Dargan DJ (1998) HSV molecular biology: general aspects of herpes simplex virus molecular biology. Virus Genes 16: 239–51

24.2.3 Varizella-Zoster-Virus (VZV)

H.W. Doerr, H. Scholz

24.2.3.1 Erreger

Das Varizella-Zoster-Virus (VZV) ist ein streng humanspezifisches Herpesvirus. Taxonomisch gehört es in die Subfamilie der Alphaherpesvirinae bzw. zum Genus Varicellavirus. Elektronenoptisch kann das VZV nicht von anderen Herpesviren unterschieden werden. Sein Durchmesser beträgt ca. 150–180 nm. Abweichungen ergeben sich aus der recht pleomorphen, phosphoproteinreichen Außenhülle (Tegument), die von einer Membran (engl., »envelope«) eingeschlossen ist. Im Tegument befindet sich ein ca. 100 nm großes, ikosaederförmiges Nukleokapsid, aufgebaut aus 162 sog. Kapsomeren, die ihrerseits wieder aus definierten Polypeptiden regelmäßig zusammengesetzt sind. Im Nukleokapsid ist eine doppelsträngige lineare DNA als Genom eingelagert, die etwa 125 Kilobasenpaare (Molekulargewicht 80×10^{6}, 46% G+C) umfasst. Die Genomstruktur zeigt den typischen Aufbau eines Herpesvirus: ein kürzeres und ein längeres Segment (U_S und U_L), die jeweils von kurzen, repetitiven Basenpaarsequenzen eingerahmt sind.

Das Genom repliziert semikonservativ im Kern der infizierten Zelle, wobei sich die neuen NS-Stränge zusammenhängend entwickeln (»Konkatamere«) und dann jeweils zurechtgeschnitten werden. Die mRNA wird in 3 Phasen abgelesen. Nach Spleißung werden sehr frühe (»immediate early«), frühe (»early«) und späte (»late«) mRNA-Moleküle zu den Ribosomen in das Zytoplasma transportiert und dort in entsprechende Proteine, die IE-, E- und L-Antigene (IEA, EA, LA) translatiert. Die Bausteine werden wieder in den Kern gebracht. Dort übernehmen sie (IEA, EA) eine Zeit lang für die eigene Replikation bzw. diejenigen der infizierten Zelle cis- und transaktiv regulatorisch-enzymatische Funktionen.

Die neuen Nukleokapside akkumulieren zu einem lichtmikroskopisch nachweisbaren Einschlusskörperchen und verlassen dann den Zellkern über das intrazytoplasmatische System von Zisternen und Kanalikuli, an deren Membranen sie durch Ausknospen ihre Außenhülle gewinnen. Zu diesem Zeitpunkt ist die Zelle bereits durch Einbau viruskodierter Strukturelemente weitgehend verändert.

Die freigesetzten Viren sind nur zu einem kleinen Teil komplett konfiguriert und infektionstüchtig (Virionen). Die Virionen können entweder die Nachbarzellen oder nach Ausbreitung auf dem Blutweg (Virämie) die Zellen anderer Organe infizieren. Die Infektion erfolgt rezeptorgesteuert. Bei bzw. nach der Penetration wird das Nukleokapsid aus dem Tegument freigesetzt (»uncoating«) und gelangt über das endoplasmatische Retikulum zum Zellkern, in den das Genom eingebracht wird. Der Replikationszyklus verläuft wie bei allen Alphaherpesvirinae vergleichsweise schnell (Cohen u. Straus 1996; Wolff et al. 1999).

24.2.3.2 Infektionsbiologie, Pathologie und Epidemiologie

VZV ist ubiquitär mit hoher Populationsdurchseuchung verbreitetet. Mit 3 Jahren haben schon 50% der Kinder Antikörper gebildet. Im jungen Erwachsenenalter sind über 90% immun gegen eine exogene Reinfektion (Doerr u. Rabenau 1996; Buxbaum et al. 2001).

Die Erregerübertragung erfolgt durch Rachentröpfchen (»Wind«pocken), nicht nur wie bei den übrigen Herpesviren des Menschen durch engen Körperkontakt. Der Rachenring dient als Eintrittspforte, in der sich das Virus zunächst auch vermehrt. Nach einer Inkubationszeit von 2–3 Wochen nimmt die Virämie so zu, dass auf dem Blutweg meist subklinisch eine Reihe viszeraler Organe infiziert werden können. Hauptzielorgan ist die Haut, wo sich die charakteristischen Effloreszenzen bilden. Nebeneinander finden sich Makulä, Papeln, Vesikel und Pusteln, deren Bild zur Bezeichnung »bunte Sternenkarte« geführt hat.

! Mit Verschorfung der Pusteln endet die Infektiosität.

Ein kleiner Teil der Viren entzieht sich der Immunabwehr durch Infektion der Endfasern sensorischer Nerven. Mit dem Zytoplasmastrom dieser Neurone gelangen die Erreger zu den Spinalganglien. Das in den Kern der Spinalganglienzelle eingebrachte Virusgenom unterliegt hier einer neuronentypischen Replikationshemmung: Das Genom verbleibt latent als Episom in Ringform.

Der Suppressionsmechanismus ist ungeklärt. Man vermutet die Interaktion von Zytokinen aus T-Lymphozyten mit speziellen DNA-Transkripten, die im Latenzstadium typischerweise exprimiert werden. Sie lassen sich durch In-situ-Hybridisierung detektieren. Wenn Jahrzehnte nach der Primärinfektion kaum noch T-Gedächtniszellen gegen VZV übrig sind, wird die neuronenspezifische Suppression aufgehoben. Viruspartikel werden neu synthetisiert und entlang der Neuriten zum zugehörigen Dermatom der Körperdecke transportiert. Dort verursachen sie VZV-typische Entzündungspocken, die man als lokalisierte Windpocken verstehen kann. Auch das Spinalganglion kann sich entzünden.

Die Infektion mit VZV erfasst im Unterschied zu der mit HSV auch die Schwann-Scheidenzellen, breitet sich über den Liquor aus und verursacht eine Meningitis oder selten auch eine Meningoenzephalitis. Die Infektreaktivierung löst eine drastische Boosterung des Immunsystems aus, die in der Regel die Exazerbation anderer Spinalganglien unterdrückt. Bei schwerer Immunsuppression kann es jedoch auch zum Herpes zoster duplex, multiplex oder generalisatus kommen, der differenzialdiagnostisch mit Windpocken verwechselt werden kann, wenn er seltenerweise in jungen Jahren auftritt (Meister et al.

1998). Ansonsten ist der Herpes zoster im Unterschied zum häufig klinisch manifest rezidivierenden Herpes simplex eine typische, einmalige (selten zweimalige) Erkrankung des höheren Lebensalters. Umfangreiche epidemiologische Studien haben ergeben, dass der Herpes zoster überwiegend nach dem 35., meist sogar erst nach dem 55. Lebensjahr auftritt.

! Die primäre Windpockeninfektion kann während der Schwangerschaft auf die Leibesfrucht übertragen werden. Mit einer Wahrscheinlichkeit von bis zu 5% muss beim Neugeborenen mit einem kongenitalen Varizellensyndrom gerechnet werden. Am Ende der Schwangerschaft (Termin ± 14 Tage) steigt das Risiko der Übertragung mit fatalen Folgen (»Herpes neonatorum generalisatus« ähnlich wie bei der Infektion mit Herpes genitalis) drastisch auf über 80% an und reicht noch in die ersten 2 Wochen der Neonatalperiode (Sauerbrei 1998).

Wenn die pränatale VZV-Infektion subklinisch bleibt, entwickelt sich selten bei Neugeborenen in den ersten Lebenswochen bis -monaten ein Herpes zoster simplex, der erfahrungsgemäß folgenlos abheilt.

Von Zostereffloreszenzen geht eine starke Gefahr der Schmierinfektion auf seronegative Personen, meist Kleinkinder, aus. Die herpesvirustypische lebenslange Viruspersistenz und Infektreaktivierung im späteren Lebensalter ist die Ursache für die gleichbleibend hohe Durchseuchung der Bevölkerung.

24.2.3.3 Klinik und Symptomatik

Varizellen

Die meisten infizierten Personen erkranken. Prodrome sind selten. Unter Juckreiz treten innerhalb weniger Stunden rote Flecken, Papeln, Bläschen und Pusteln auf. Bläschen und Pusteln reißen ein, trocknen und verkrusten. Nicht jede Effloreszenz entwickelt alle Stadien. Da außerdem in den ersten Tagen weitere Schübe folgen können, ergibt sich das Bild des »Sternenhimmels«. Die Effloreszenzen sind am Kopf einschließlich des behaarten Teiles, am Rumpf, an den Extremitäten außer in den Handtellern und unter den Fußsohlen und auf den Schleimhäuten von Mundhöhle, Konjunktiven und Genitalen lokalisiert.

Die Intensität des Exanthems variiert. Es gibt Patienten, deren Körper mit einigen hundert Effloreszenzen unterschiedlicher Größe übersät ist. Andere sind nur von wenigen Bläschen betroffen. Das Exanthem bleibt etwa 5 Tage, bis es langsam abheilt. Bis zum Abfallen der Borken vergehen ca. 2 Wochen. Der Allgemeinzustand mit und ohne Fieber ist gewöhnlich gut.

Kongenitales Varizellensyndrom

Die häufigsten Fehlbildungen, zu denen das kongenitale Varizellensyndrom führt, sind Hautdefekte (Narben), Skelett- und Muskelhypoplasien, Augenanomalien (Mikrophthalmus, Anisochorie, Katarakt, Chorioretinitis) und ZNS-Anomalien (Atrophie, Ventrikeldilatation, Kleinhirnhypoplasie). Die intrauterine VZV-Infektion kann aber auch asymptomatisch bleiben.

Konnatale Varizellen

Konnatale Varizellen sind Windpocken, die Säuglinge in den ersten 10–12 Lebenstagen erleiden. Ursache ist eine perinatale, primäre VZV-Infektion der Mutter 5 Tage vor bis 2 Tage nach der Geburt. Die Krankheit beginnt bei den Neugeborenen meist zwischen dem 5. und 10. Lebenstag. Sie kann in ihrem Schweregrad von einzelnen Hautbläschen bis hin zu Organmanifestationen reichen. Die Prognose ist schlecht.

Zoster

Meist haben die Patienten zunächst Fieber, klagen über Abgeschlagenheit und Schmerzen im betroffenem Dermatom. Nach 3–4 Tagen treten Effloreszenzen wie bei Varizellen auf, jedoch sind sie auf ein oder mehrere Hautsegmente begrenzt. Einzelne aberrierende Effloreszenzen können vorkommen. Schwellung der regionären Lymphknoten und Störung der Sensibilität sind selten.

Bei über 50-Jährigen kann es zu einer schweren postzosterischen Neuralgie kommen. Sie äußert sich in heftigen Schmerzen, die noch 6 Wochen nach Erscheinen des Exanthems persistieren und monatelang anhalten können (Meister et al. 1998; Gilden et al. 2000). Kinder und Jugendliche sind davon nur selten betroffen.

Risikogruppen

Das VZV kann für einige Risikogruppen besonders gefährlich werden.

Personengruppen, die durch VZV besonders gefährdet sind

- Säuglinge und Patienten nach dem 16. Lebensjahr
- Abwehrgeschwächte Patienten mit angeborenem oder erworbenem T-Zelldefekt
- Patienten mit einer systemischen Corticosteroidtherapie oder unter immunsuppressiver Therapie
- Säuglinge mit konnatalen Varizellen und Krankheitsbeginn zwischen dem 5. und 12. Lebenstag
- Frühgeborene mit postnatal – in den ersten 6 Lebenswochen – erworbenen Varizellen bei negativer VZV-Anamnese der Mutter
- Vor der 28. Schwangerschaftswoche geborene Frühgeborene oder Neugeborene mit Geburtsgewicht <1000 g unabhängig von der VZV-Anamnese der Mutter
- Patienten mit Zoster im Kopfbereich (Zoster ophthalmicus, Zoster oticus) oder mit generalisiertem Zoster

24.2.3.4 Diagnostik

Die Diagnose ist in der Regel klinisch zu stellen. Hat der Patient nur wenig Effloreszenzen, sollte der Untersucher unbedingt nach Bläschen auf dem behaarten Kopf suchen. Im Zweifelsfall kann man Laboruntersuchungen einsetzen.

Labordiagnose

Zur Labordiagnostik der primären oder reaktivierten Infektion mit VZV bzw. der dadurch induzierten bzw. geboosterten Immunreaktion stehen alle gängigen Methoden der Virusdiagnostik und Serologie zur Verfügung (Doerr u. Rabenau 1996). Die Frühdiagnostik der Windpocken bedient sich des Virusnachweises aus den Hautvesikeln mittels EM, Antigentest, PCR oder Zellkulturversuch. Für die laufende Laboratoriumsdiagnostik genügt in der Regel der Serumantikörpernachweis von IgM bei akuter Infektion, von IgG bei überstandener Infektion oder bei Immunität gegen exogene Reinfektion. IgA-Titer größer als 1:320 sind ein sensitiver Hinweis auf Reaktivierung.

Cave:
Bei Erstinfektion kann IgG vor IgM nachweisbar werden, wenn man kommerzielle Testkits verwendet. Deshalb sollte zur sicheren Immunitätsbescheinigung im Fall der Infektexposition eine 2. Serumprobe im Abstand von 2–4 Tagen untersucht werden, auch wenn die Erstuntersuchung bereits Serum-IgG-Antikörper gegen VZV detektiert hat.

Bei Verdacht auf VZV-(Mit)infektion des ZNS kann man versuchen, im Liquor Antikörper nachzuweisen. Eine evtl. krankheitsbedingte Durchlässigkeit der Blut-Hirn-Schranke für Serumantikörper ist dabei zu berücksichtigen.

Untersuchungsmethode der Wahl ist der Virusnachweis mit der PCR, der ca. 1 Woche, bevor sich liquorständige Antikörper gebildet haben, positiv wird. Diese Methode dient darüber hinaus als Therapiemarker. Die PCR ermöglicht auch eine Pränataldiagnostik, um ein kongenitales Varizellensyndrom auszuschließen oder nachzuweisen. Als Untersuchungsmaterial dient amniozentetisch gewonnenes Fruchtwasser.

Differenzialdiagnosen

Differenzialdiagnostisch sind u. a. auszuschließen: Krankheiten mit vesikulärem Exanthem (Herpes simplex, Herpangina, Hand-Fuß-Mund-Krankheit etc.), Strophulus (behaarter Kopf und Mundschleimhaut sind frei), Insektenstiche, Urtikaria und Erythema exsudativum multiforme mit Blasenbildung. Varizellen sind differenzialdiagnostisch auch von Zoster generalisatus und Eczema herpeticatum, ein beginnender Zoster von Neuralgie, Pleuritis, Myositis, Erysipel und Herpes simplex abzugrenzen.

24.2.3.5 Therapie

Zur kausalen Therapie eignen sich Aciclovir, Famciclovir, Valaciclovir oder Brivudin (Scholz 2000). Indikationen sind Varizellen und Zoster mit ungünstiger Prognose (s. Risikogruppen), Komplikationen durch VZV wie Enzephalitis, nicht jedoch Zerebellitis, Pneumonie etc., und Zoster bei Patienten über 50 Jahre, Zoster mit Schleimhautbeteiligung und Zoster in mehr als 2 Segmenten oder mit mehreren aberrierenden Bläschen.

Die Dauer der virostatischen Therapie beträgt in der Regel 7 Tage. Aciclovir sollte möglichst i.v. gegeben werden. Kinder erhalten 30–45 mg/kgKG/Tag, maximal 2,5 g/Tag, Erwachsene 30 mg/kgKG/Tag in 3 Einzeldosen. Brivudin wird per os in 2 Einzeldosen von 15 mg/kgKG/Tag bzw. 500 mg/Tag gegeben. Famciclovir (3-mal 250 mg/Tag per os) und Valaciclovir (3-mal 1000 mg/Tag per os) sind bisher nicht für Kinder zugelassen. Wird Aciclovir ausnahmsweise oral verabreicht, ist es wegen seiner schlechten Bioverfügbarkeit mit 60–80 mg/kgKG/Tag hoch zu dosieren. Erwachsene erhalten 5-mal 800 mg/Tag.

Alle Virostatika müssen innerhalb von 48–72 h nach Krankheitsbeginn verabreicht werden. Ein späterer Beginn ist nur bei einer viszeralen Beteiligung zu vertreten oder wenn noch frische Bläschen erkennbar sind. Wenn man eine schlechte Prognose erwartet, behandelt man besser sofort. Sollte sich im Laufe der Behandlung der Verdacht als unbegründet herausstellen, bricht man die Therapie ab.

Unkomplizierte Varizellen und ein unkomplizierter Zoster werden symptomatisch behandelt, indem Juckreiz gelindert und auf optimale Fingernagelpflege geachtet wird. Lokal sollten Virostatika nicht angewendet werden. Corticosteroide können gegen Zosterschmerzen eingesetzt werden, wenn konventionelle Analgetika versagen. Vitamin B und Interferon haben keinen gesicherten therapeutischen Effekt. Auf Salicylate zur Fiebersenkung verzichtet man besser wegen der Gefahr, ein Reye-Syndrom auszulösen.

Bakterielle Sekundärinfektionen, gewöhnlich durch Streptokokken und Staphylokokken verursacht, sind antibiotisch zu behandeln.

24.2.3.6 Prognose

Die Komplikationsrate der Varizellen ist bei den Risikogruppen (s. oben) am höchsten. Am häufigsten sind bakterielle Sekundärinfektionen, Narbenbildung, Impetigo und Abszesse. Selten, aber gefürchtet sind die nekrotisierende Fasziitis, das Toxinschocksyndrom und die Enzephalitis. Weitere Komplikationen sind virale oder bakterielle Pneumonie, Thrombozytopenie, Hepatitis, Arthritis und Zerebellitis, die im Gegensatz zur Enzephalitis häufig vorkommt und eine gute Prognose hat.

Ob das Reye-Syndrom mit Varizellen assoziiert ist, ist nicht bewiesen.

Bei Patienten mit T-Zelldefekt sind Pneumonie, Enzephalitis, Hepatitis, Pankreatitis und andere Komplikationen besonders häufig und meist sehr schwer. Außerdem treten immer wieder Schübe mit frischen Effloreszenzen auf. Ein Zoster kann bei diesen Patienten generalisieren und ist dann kaum von Varizellen zu unterscheiden. Vereinzelt wird über Zweitvarizellen und rezidivierende VZV-Infektionen berichtet (Junker 1991).

Beim Zoster trüben die teilweise monatelang anhaltenden, schweren neuralgischen Schmerzen, die vorwiegend bei Erwachsenen auftreten, die Prognose. Weitere Komplikationen können bleibende Sehstörungen sein, wenn die Bläschen am Auge lokalisiert sind oder Hörstörungen, Fazialisparese und heftige Ohrschmerzen bei Bläschen am Ohr. Zoster in graviditate oder Zoster in der Perinatalperiode hat für das Neugeborene keine wesentlichen negativen Folgen.

24.2.3.7 Prophylaxe

Expositionsprophylaxe

Während eines stationären Aufenthalts sollten Patienten mit Varizellen oder Zoster isoliert werden. Weiterhin sollten alle exponierten empfänglichen, d. h. seronegativen Patienten vom 8.–21. Tag bzw. bei Gabe von VZV-Immunglobulin bis zum 28. Tag nach Beginn der Exposition sowie Neugeborene von Müttern mit Varizellen während der Perinatalperiode abgesondert werden. Neugeborene mit einem kongenitalen Varizellensyndrom brauchen nicht isoliert zu werden. Der Nutzen des »Lüftens« ist nicht bewiesen. Ein Besuch von Gemeinschaftseinrichtungen kann nach dem kontagiösen Stadium erlaubt werden.

Passive Immunprophylaxe

Man gibt innerhalb von 96 h nach Expositionsbeginn VZV-Immunglobulin (Recommendations of the ACIP 1996, Scholz 2000).

! Zu berücksichtigen ist dabei, dass Patienten mit Varizellen schon 1–2 Tage vor Exanthemausbruch kontagiös sind.

Indiziert ist die passive Immunprophylaxe u. a. für exponierte empfängliche Patienten mit Abwehrschwäche, gefährdete Neugeborene, postnatal exponierte Frühgeborene in den ersten 6 Lebenswochen in Abhängigkeit von der mütterlichen Anamnese und für exponierte Schwangere im letzten Schwangerschaftsmonat. Dosiert wird folgendermaßen: 1 ml/kgKG i.v. oder 0,2–0,5 ml/kgKG, maximal 5 ml i.m.

Ob das konnatale Varizellensyndrom durch VZV-Immglobulin verhindert werden kann, ist nicht bewiesen.

Impfung

Geimpft werden sollten gegenwärtig v. a. alle durch eine VZV-Infektion besonders gefährdeten Kinder, u. a. Kinder mit Leukämie in Remission oder mit malignem Tumor, Kinder, bei denen eine immunsuppressive Therapie geplant ist oder die unter Neurodermitis leiden. Darüber hinaus sollten seronegative Personen mit hohem Risiko, VZV auf gefährdete Kinder zu übertragen, geimpft werden. (Gershon 1998). Neuerdings wird angestrebt, die trivalente Durchimpfung der Kinder gegen Mumps, Masern und Röteln (MMR) um die Windpockenimpfung (MMRV) zu erweitern (Buxbaum et al. 2001).

Chemoprophylaxe

Die Chemoprophylaxe mit Aciclovir sollte Ausnahme bleiben. Der Arzt verordnet 40–80 mg/kgKG/Tag per os über 7 Tage ab Beginn der 2. Inkubationswoche (Suga 1993). Die Chemoprophylaxe ist bisher nur bei immunkompetenten Kindern erprobt. Bei immundefizienten Patienten kann sie nur ausnahmsweise empfohlen werden, z. B. wenn eine passive Immunprophylaxe wegen zu spät erkannter Exposition nicht mehr sinnvoll erscheint.

Fazit für die Praxis zu Kap. 24.2.3

- Erreger:
  VZV ist ein streng humanspezifisches Herpesvirus.
- Epidemiologie und Erkrankungen:
  Die sehr kontagiöse VZV-Infektion wird ab der frühen Kindheit erworben und verläuft meist klinisch manifest als Windpocken. Als Kinderkrankheit ist die Prognose i. allg. gut. Bei Erkrankung im späteren Lebensalter oder bei Immunkompromittierten kommt es zu z. T. lebensgefährlichen Komplikationen (Pneumonie, Enzephalitis).
  Das Rezidiv verläuft als Gürtelrose (Herpes zoster) lokalisiert auf einem oder (selten) mehreren Dermatomen (Hautbezirken), die von den sensorischen Neuronen eines Spinalganglions (latente Viruspersistenz!) innerviert sind. Der Zoster tritt gewöhnlich erst nach dem 50. Lebensjahr auf, wenn die zelluläre (nicht humorale) Immunität abgesunken ist (bei ca. 20% aller 60- bis 80-Jährigen).
  Früheres oder multilokales Auftreten spricht für eine Immundefizienz (z. B. bei Leukämie, Aids, Frühgeburt). Wesentliche Komplikation ist die »Ganglionitis« (oft mit Meningitis) und nachfolgender Defektheilung, die zu einer sehr schmerz- und dauerhaften postzosterischen Neuralgie führt. Wegen der hohen Populationsdurchseuchung mit VZV sind pränatale Infektionen (mit der Folge eines kongenitalen VZV-Syndroms) und perinatale Primärinfektionen (mit der Folge eines Herpes neonatorum generalisatus) selten. Die virostatische Therapie (mit Aciclovir, Famciclovir, Brivudin) soll möglichst frühzeitig erfolgen, insbesondere um den schweren Krankheitsverlauf zu verhindern.
- Diagnostik:
  In klinisch unklaren Fällen und zur Beurteilung des Therapieerfolgs steht eine wirksame Labordiagnostik zur Verfügung. Der Erregernachweis aus den Effloreszenzen gelingt mit PCR oder konventioneller Virusisolierung. Der Ig-Klassen-differenzierte Antikörpernachweis belegt eine Primärinfektion (IgM +++), die Immunität (IgG +) oder die endogene Infektreaktivierung (IgM +, IgA +++).
- Prävention:
  Zur Prävention der VZV-Infektion wird, insbesondere bei Risikoprobanden, die aktive Impfung mit einem attenuierten Virus oder – ex post – die passive Immunisierung mit einem Hyperimmunglobulin empfohlen.

Literatur zu Kap. 24.2.3

Buxbaum S, Doerr HW, Allwinn R (2001) Untersuchungen zur Immunitätslage der impfpräventablen Kinderkrankheiten Röteln, Masern, Mumps und Windpocken. Dtsch Med Wschr 126: 1289–1293

Cohen JI, Straus SE (1996) Varicella-zoster virus and its replication. In: Fields, BN et al. (eds) Virology. Lippincott-Raven, Philadelphia, pp 2547–2586

Doerr HW, Rabenau H (1996) Dermatotrope Herpesviren: Infektionsbiologie, Epidemiologie und Diagnostik. Chemother J 5: 1–11

Gershon AA, LaRussa PS (1998) Varicella vaccine. Pediatr Infect Dis J 17: 248–249

Gilden DH, Kleinschmidt-DeMasters BK, LaGuardia JJ, Mahalingam R, Cohrs RJ (2000) Neurologic complications of the reactivation of varicella-zoster virus. N Engl J Med 342: 635–645

Junker AK, Angus E, Thomas EE (1991) Recurrent varicella-zoster virus infections in apperently immunocompetent children. Pediatr Infect Dis J 10: 569–775

Meister W et al. (1998) Demography, symptomatology and course of disease in ambulatory zoster patients. Intervirology 41: 272–277

Recommendations of the Advisory Committee on Immunization Practices (ACIP) (1996). Varicella prevention. Morb Mortal Weekly Rep 45 (RR-11–37

Sauerbrei A(1998) Varicella-zoster virus infections in pregnancy. Intervirology 41: 191–196

Scholz H (2000) Varizellen-Zoster. In: Deutsche Gesellschaft für pädiatrische Infektiologie Handbuch. Infektionen bei Kindern und Jugendlichen, 3. Aufl. Futuramed, München, S 635–641

Suga S, Yoshikawa T, Ozaki T, Asano Y (1993) Effect of oral acyclovir against primary and secondary viraemia in incubation period of varicella. Arch Dis Childh 69: 639–643
Wolff MH, Schünemann S, Schmidt A (eds) (1999) Varicella-zoster virus: molecular biology, pathogenesis and clinical aspects. Karger, Basel (Contributions to Microbiology, vol 3)

24.2.4 Humanes Zytomegalievirus (HCMV)

H.W. Doerr, J. Cinatl Jr., H. Link, W. Preiser, J.-U. Vogel

24.2.4.1 Erreger

Das humane Zytomegalievirus (HCMV) gehört zur Familie der Herpesviridae, von denen derzeit 8 als humanspezifisch klassifiziert sind. Das Virion des HCMV, dessen Größe im reifen Zustand zwischen 150 und 200 nm beträgt, besteht aus einem bis 110 nm großen ikosaederförmigen Kapsid, das von einer Tegumentmatrix umgeben ist. Die abschließende äußere Hülle (»envelope«) ist eine Lipiddoppelmembran, die mit viralen Glykoproteinen, den sog. Spikes, besetzt ist. Im Inneren des Kapsids liegt das doppelsträngige, lineare DNA-Genom. Die Genomsequenz des HCMV-Laborstamms AD169 hat eine Länge von 229.354 bp mit einem G+C-Anteil von 57,2%. Das Genom enthält 208 potenzielle »open reading frames« (ORF), die größer als 100 bp sind.

Die HCMV-Gene werden in Abhängigkeit vom Zeitpunkt ihrer Expression in 3 Klassen unterteilt. Es sind die α-Gene oder »immediate early« (IE), die β1- und β2-Gene oder »delayed early« (DE) und die γ1- und γ2-Gene oder »late« (L) (Mocarski u. Courcelle 2001).

Die Replikation des HCMV verläuft verglichen mit anderen humanpathogenen Herpesviren relativ langsam, sodass erst nach 48–72 h neu synthetisierte Virionen aus der infizierten Zelle entlassen werden. Die Infektion einer Zelle beginnt mit dem Anheften viraler Hüllglykoproteine (z. B. gB [UL55], gH [UL75], gL [UL115]) an zelluläre membrangebundene Rezeptoren. Innerhalb weniger Minuten fusioniert die Virushülle mit der Wirtszellmembran, wodurch das Kapsid ins Zytoplasma gelangt. Messenger-RNA, die mit in den infektiösen Virionen verpackt ist, wird abgelesen, sobald das Virus in die Zelle eingetreten ist. Dieser Mechanismus der Genexpresssion ermöglicht es, dass virale Gene wirksam werden, bevor das virale Genom transkribiert wird (Bresnahan u. Shenk 2000). Das virale Nukleokapsid wird dann zu den Kernporen transportiert. Im Zellkern wird das Genom von der RNA-Polymerase II der Wirtszelle umgeschrieben. Bereits 20–30 min nach der Infektion kann mRNA der frühen HCMV-Gene nachgewiesen werden.

Obwohl verschiedene HCMV-Isolate hinsichtlich der Permissivität unterschiedlich sind, erfolgt bei allen die Bindung und der Eintritt in die meisten Zelltypen sehr effizient. Die Unterschiede sind durch eine ineffektive Translokation des Virusgenoms in den Nukleus der infizierten Zelle zu erklären (Sinzger et al. 2000). Ferner sind sie von der Fähigkeit des Virus abhängig, sein genetisches Programm durch Interaktion mit zelltypspezifischen »pathways« zu aktivieren (Scholz et al. 2001). Die Nukleokapside entstehen im Kern der Wirtszelle und aggregieren dort zum Kerneinschlusskörper, der im Lichtmikroskop als der typische zytopathische »Eulenaugeneffekt« (Abb. 24-2) zu sehen ist.

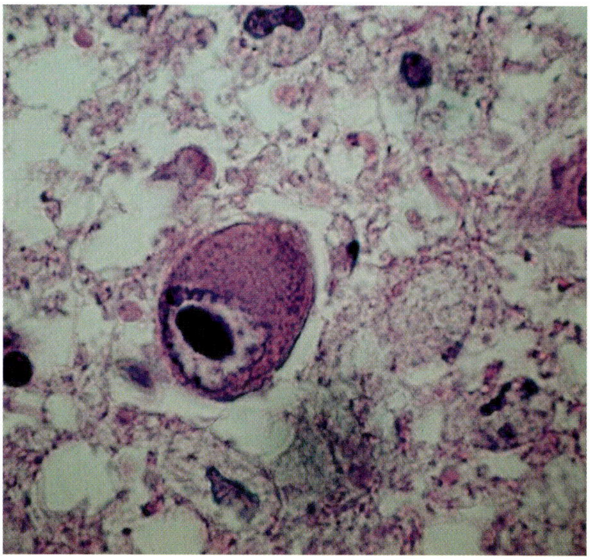

Abb. 24-2. HE-Färbung einer HCMV-Riesenzelle (Eulenauge) im Gehirn eines Aids-Patienten

Die reifenden Nukleokapside knospen durch die innere Kernmembran in den perinukleären Raum und gelangen von dort in zytoplasmatische Vesikel. Die Umhüllung stammt von der Kernmembran, die durch virale Glykoproteine, die später auch auf der Hülle reifer Viren zu finden sind, modifiziert ist (Radsak et al. 1990). Über den Golgi-Apparat werden sie schließlich zur Zelloberfläche transportiert und als infektiöse Virionen freigesetzt.

24.2.4.2 Epidemiologie

Das HCMV ist ubiquitär verbreitet. Die Primärinfektion kann sowohl vertikal als auch horizontal erfolgen. Postnatal ist eine 2-phasige Durchseuchung zu erkennen, weil zur Übertragung ein enger körperlicher Kontakt nötig ist, wie er erstmals zwischen Mutter und Kind und dann wieder postpubertär in Partnerschaften besteht (Doerr et al. 1985; Hamprecht et al. 2001).

Bei Heterosexuellen mit vielfach wechselnden Partnern und bei Homo- und Bisexuellen werden hohe Seropositivitätsraten von bis zu 80% gefunden (Weber u. Doerr 1994), wobei die Basisdurchseuchung der jeweiligen Bevölkerung offenbar vom sozioökonomischen Status abhängig ist. Seroepidemiologische Studien haben gezeigt, dass industrialisierte Staaten Nordamerikas und Mitteleuropas in Abhängigkeit vom Alter und der jeweiligen Bevölkerungsgruppe zu 40–60% mit HCMV durchseucht sind. Die Durchseuchung in Entwicklungsländern beträgt dagegen unverändert nahezu 100% (Krech et al. 1971; Doerr et al. 1985; Weber et al. 1995).

Wie alle Herpesviren verursacht das HCMV eine persistierende Infektion, die entweder vorwiegend in epithelialen Organen und Gefäßendothelien auf niedrigem Niveau produktiv abläuft oder proviral latent bleibt (evtl. in Monozyten). Seit der Erstisolierung des HCMV wurden zunächst auf serologischer, später auf molekularbiologischer Ebene verschiedene Subtypen des Virus postuliert (Doerr et al. 1979; Meyer-König et al. 1995).

24.2.4.3 Krankheitsbilder

Während die HCMV-Infektion bei immunkompetenten Erwachsenen überwiegend symptomfrei oder nur bei wenigen Personen mit dem Bild einer infektiösen Mononukleose verläuft, kann sie bei Personen mit geschwächtem Immunsystem zu schwerwiegenden Komplikationen führen (◻ Abb. 24-3).

Die durch das Virus verursachten Erkrankungen zeigen dabei eine sehr heterogene Symptomatik (◻ Tabelle 24-3).

Prä- und perinatale HCMV-Infektion

Bei Neugeborenen haben die diaplazentare HCMV-Transmission während der Schwangerschaft sowie die perinatale Infektion, bis zu 10 Tage vor oder nach der Geburt, einen besonderen Stellenwert.

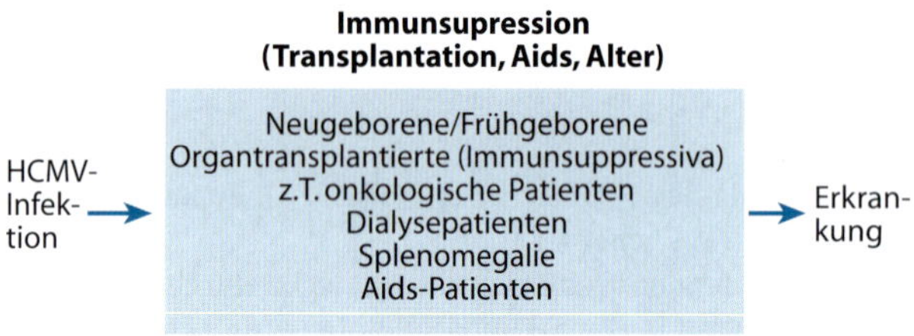

◻ Abb. 24-3. Risikogruppen für eine klinisch manifeste HCMV-Infektion

◻ Tabelle 24-3. Klinische Manifestationen der HCMV-Erkrankung bei Aids-Patienten und Organtransplantierten (Ljungmann und Plothin, 1995)

Pneumonie
– Röntgenologisch bestätigte Pneumonie oder Hypoxie mit pO_2<60 mmHg – Positiver HCMV-Nachweis in BAL oder Lungenbiopsie – Nur bei HIV-Patienten: kein anderer pathogener Erreger nachweisbar
Enteritis
– Diarrhö mit mehr als 4 Stühlen/Tag – Positive HCMV-Histologie oder HCMV-Nachweis in Darmbiopsie – Nur bei HIV-Patienten: kein anderer pathogener Erreger nachweisbar
Hepatitis
– Alaninaminotransferse (ALT) >50 U/1 – Positive HCMV-Histologie oder HCMV-Nachweis in Leberbiopsie
Retinitis
– Augenärztlich bestätigtes Bild einer HCMV-Retinitis
Neurologische Erkrankungen
– Enzephalitis oder Polyradikulitis – Positiver HCMV-Nachweis im Liquor

Bei gesunden Frauen konnte in den USA zu 3,5% HCMV im Urin nachgewiesen werden. In Studien aus Japan, Taiwan und Afrika wurde bei 10–20% der gesunden Frauen HCMV in der Zervix gefunden. Heutzutage stellen Erkrankungen durch HCMV die häufigsten prä- und perinatal erworbenen kindlichen Infektionen dar. Etwa 2–4% der seronegativen schwangeren Frauen machen eine primäre Infektion mit HCMV durch, während bei 10–20% der zuvor seropositiven Schwangeren rekurrente Infektionen ablaufen.

Jede 3. Primärinfektion führt zu einer vertikalen Transmission meist während der 2. Hälfte der Schwangerschaft. Quellen der vertikalen Erregerübertragung sind pränatal die mütterliche zellassoziierte Virämie sowie eine genital erworbene, aufsteigende Virusinfektion, perinatal die zervikale Sekretion und postnatal Muttermilch und Speichel (Doerr 1987). Bei ca. 10% der pränatalen Infektionen kommt es zu »kongenitalen« Manifestationen wie Ikterus, Hepatosplenomegalie, Hämorrhagie, Thrombozytopenie, inguinale Hernien, Pneumonie oder zu einer allgemeinen Unterentwicklung. Auch das ZNS kann in Mitleidenschaft gezogen werden. So können bei betroffenen Kindern Meningoenzephalitis, Taubheit, mentale Retardierung, Chorioretinitis, zerebrale Kalkablagerungen, Mikrozephalus und motorische Störungen auftreten (Pass et al. 1980; Doerr 1987).

Perinatal treten HCMV-Infektionen etwa 10-mal häufiger auf als pränatal. Auch die perinatale Infektion führt mit einer Wahrscheinlichkeit von 10% zur Erkrankung. Sie manifestiert sich als Pneumonie, die meist mit einer Pneumocystis-carinii-Infektion kombiniert ist, oder äußert sich in hämatologischen Störungen, Hepatitiden und Hepatosplenomegalien (Krech et al. 1971). Interessanterweise sind diese klinischen Manifestationen ähnlich denen von Aids-Patienten (Doerr 1987).

Aufgrund der schwerwiegenden Schädigungen, die durch die HCMV-Infektion hervorgerufen werden, spielt die Labordiagnostik der HCMV-Infektion bei Schwangeren und Neugeborenen eine bedeutende Rolle.

HCMV in der Transfusionsmedizin

Nachdem 1966 zum ersten Mal eine bluttransfusionsbedingte Übertragung des HCMV beschrieben und dabei eine Inkubationszeit von 7–8 Wochen ermittelt wurde (Kaariainen et al. 1966), konnte in den Folgejahren bei Neugeborenen nach Blutaustauschtransfusion das klinische Bild der HCMV-Infektion als interstitielle Pneumonie mit einer Inzidenz von 7% diagnostiziert werden. Das Virus stammte von Blutspendern, bei denen eine früher erworbene, dann latent persistierende HCMV-Infektion meist subklinisch reaktiviert worden ist. Übertragen wird HCMV mit der Leukozytenfraktion der Blutspende. Nachweisen lässt es sich dann in den Granulozyten, die virushaltiges Material, z. B. abgeschilferte, infizierte Endothelzellen, enthalten (Weber u. Doerr 1994). Daneben werden periphere Blutmonozyten als Virusreservoir und Ort der Persistenz angesehen (Prösch et al. 1998). Aufgrund der hohen HCMV-Prävalenz bei gesunden Blutspendern (ca. 50–60%) ist das Übertragungsrisiko entsprechend hoch.

Zur Prävention der durch Transfusion bedingten HCMV-Infektion haben sich 2 Methoden bewährt. Man verwendet entweder nur Blutprodukte HCMV-seronegativ getesteter Spender, oder man entfernt die Leukozyten (Scholz et al. 1997). Die

Tabelle 24-4. Indikationen zur Verwendung von HCMV-seronegativen Blutprodukten

1. *Bei HCMV-negativen Patienten mit folgenden Kriterien:*
   - Empfänger eines allogenen Stammzelltransplantats
   - Nach allogener Stammzelltransplantation, wenn auch der Spender HCMV-seronegativ ist
   - Nach autologer Stammzelltransplantation
   - Bei Patienten mit HIV-Infektion
   - Bei Schwangeren
2. *Bei In-utero-Transfusion sowie bei Neugeborenen*

Indikationen für Verabreichung von HCMV-seronegativen Blutprodukten sind in Tabelle 24-4 aufgeführt.

Die HCMV-Infektion bei immunkompromittierten Patienten

Besonders schwere Verläufe mit z. T. tödlichem Ausgang nehmen HCMV-Infektionen bei iatrogen immunsupprimierten und immuninkompetenten Personen. Neben an Aids erkrankten Patienten werden hauptsächlich Organtransplantierte von HCMV-Infektionen betroffen.

Eine Infektion bei diesen Patienten zeigt sich u. a. durch Fieber, Hepatitis, Organabstoßung, Retinitis, Leukopenie und Pneumonie. In Abhängigkeit vom transplantierten Organ liegt die Prävalenz für eine HCMV-Infektion zwischen 59% und 92% (Doerr et al. 1985; Emery et al. 2000). Bis zu 15% der Knochenmarktransplantierten sterben an interstitiellen HCMV-Pneumonien. Bei Nierentransplantierten ist eine aktive HCMV-Infektion in 20% aller Fälle in Abstoßungsreaktionen involviert und begründet 25% der Gesamtmortalität (Landini et al. 1988).

Durch eine Organtransplantation wird bei fast allen seropositiven Empfängern eine latente HCMV-Infektion reaktiviert (Emery et al. 2002). Primärinfektionen werden hauptsächlich durch Bluttransfusionen oder über das transplantierte Organ auf den Empfänger übertragen (Doerr et al. 1985). Besonders gefährdet sind Patienten nach allogener Knochenmark- bzw. Stammzelltransplantation, während nach Chemotherapie das Risiko wesentlich geringer ist (Preiser et al. 2001).

Bevor Aids-Patienten mit der »highly active antiretroviral therapy« (HAART) behandelt wurden, entwickelten 30–40% von ihnen eine HCMV-Retinitis (Abb. 24-4), die unbehandelt zur Erblindung führt (Robinson et al. 1999).

Andererseits wird neuerdings eine »Immunrekonstitutionsretinitis« beobachtet (Stone et al. 2002) und ihr pathogenetisches Prinzip erforscht (Cinatl et al. 2000; Cinatl et al. 2001).

Die bei Aids-Patienten häufig anzutreffende HCMV-Enzephalitis wird wegen ihrer schwierigen Diagnose meist erst postmortal erkannt. Da bei HIV-Infizierten in erster Linie das zelluläre Immunsystem gestört ist, kann das HCMV wegen mangelnder Kontrolle ungehindert replizieren (Reddehase et al. 1987). Das betroffene Organ wird dadurch direkt beeinträchtigt. Indirekt wird es durch HCMV-assoziierte inflammatorische Prozesse geschädigt, die trotz systemischer Immunsuppression ablaufen (Scholz et al. 1998).

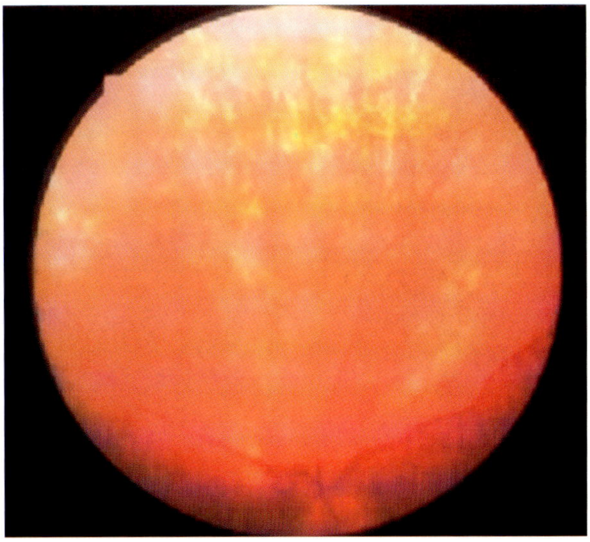

Abb. 24-4. Fundus des linken Auges eines Aids-Patienten mit HCMV-Retinitis. Progrediente HCMV-Retinitis und Begleitvaskulitis an der Grenze von Nekrose und intakter Netzhaut. (Mit freundlicher Genehmigung des Karger-Verlags, Basel)

! Eine antivirale Therapie kann deshalb bei Patienten mit Defekten im zellulären Immunsystem zwar die HCMV-Replikation hemmen, muss aber nicht unbedingt zu einer Verbesserung des klinischen Bildes führen.

Bei Patienten nach Organtransplantation beobachtet man häufig eine HCMV-Infektion gleichzeitig mit der Abstoßung des Transplantats und/oder z. B. mit einer Hepatitis oder einer Pneumonie (Abb. 24-5). Besonders gefürchtet ist die Zytomegalie bei Patienten nach Knochenmarktransplantation.

HCMV und Tumorassoziation

Infektionen mit HCMV wurden in seroepidemiologischen Studien mit einer Vielzahl verschiedener maligner Tumoren assoziiert (Angiosarkom, Kaposi-Sarkom, Kolonkarzinom, Prostataadenokarzinom, Zervixkarzinom sowie embryonale Tumoren wie Wilms-Tumor und Neuroblastom; Rosenthal u. Choudhury 1993; Nigro et al. 1995).

Darüber hinaus wurden HCMV-DNA, -mRNA und/oder HCMV-Antigene in 30–60% der Tumoren nachgewiesen. Da jedoch das Virus persistierende Infektionen ausbilden kann und die Durchseuchung der Bevölkerung mit HCMV relativ hoch ist, sind insbesondere seroepidemiologische Studien nur bedingt geeignet, die Bedeutung der HCMV-Infektion bei der Tumorentstehung zu klären. Andere neuere Studien belegen allerdings, dass HCMV bei der Tumormodulation eine wichtige Rolle spielen kann, indem das persistierende Virus das onkogene Potential von Tumorzellen steigert (Cinatl et al. 1998, 1999).

24.2.4.4 Diagnostik

Zur Diagnose einer HCMV-Infektion haben sich eine Vielzahl verschiedener Labormethoden bewährt.

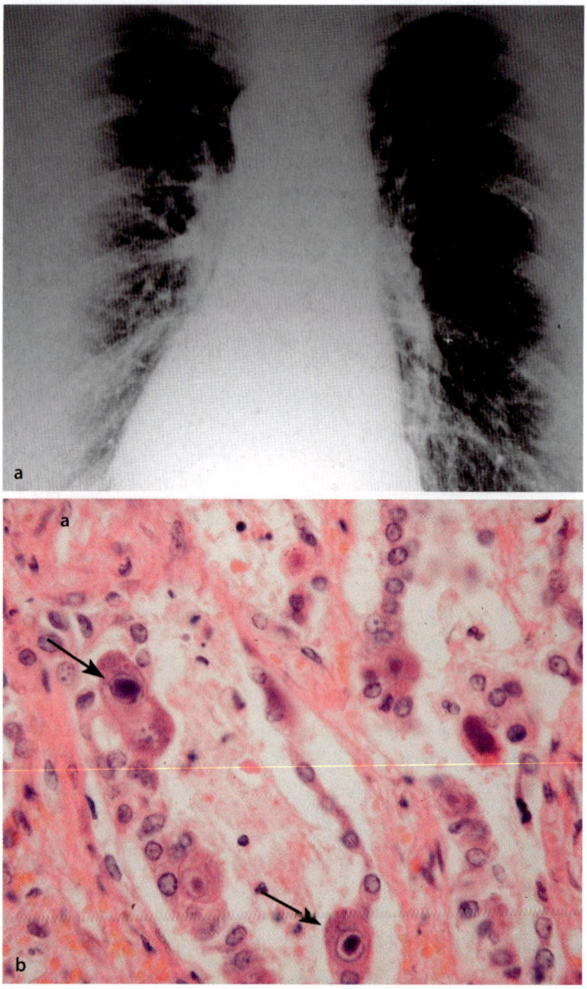

◘ Abb. 24-5a, b. Thoraxröntgenaufnahme (**a**) eines Patienten mit HCMV-Pneumonie. **b** Histologisches Bild einer HCMV-Pneumonie

Antikörperdiagnostik

Der Nachweis virusspezifischer Antikörper im Blutserum oder -plasma ist die einfachste und preiswerteste Untersuchungsmethode, um eine HCMV-Infektion zu diagnostizieren. Die Antikörper werden etwa 6–8 Wochen nach der Primärinfektion messbar und persistieren dann lebenslang. Der Infektionsnachweis über die Komplementbindungsreaktion (KBR) ist inzwischen von Festphasenimmunoassays abgelöst worden, wobei der Enzymimmunoassay den Immunofluoreszenztest weitgehend verdrängt hat.

Als Antigene werden Virusstrukturproteine und rekombinante virale Polypeptide eingesetzt. Beide Antigensorten haben sich im Immunoblot für immunologische Feinanalysen bewährt (Braun et al. 1993).

IgM-Antikörper zeigen beim Immunkompetenten zuverlässig sowohl die akute als auch die reaktivierte Infektion an, wenn auch mit einer gewissen zeitlichen Verzögerung bei den Rezidiven. Da IgG-Antikörper diaplazentar übertragen werden, ist der IgM-Test zur serologischen Abklärung einer pränatalen Infektion des Neugeborenen notwendig. Allerdings beträgt seine Sensitivität hier nur ca. 50–70% im Vergleich zum Nachweis einer Virurie des Neugeborenen.

Bei immunkompromittierten HIV-Trägern kann die reaktivierte HCMV-Infektion oft besser über den IgA-Test serologisch erkannt werden (Weber et al. 1993a). Bei Aids-Patienten mit Zytomegalie kann oft kein Serum-IgM nachgewiesen werden. Ebenso fehlt ein weiterer Anstieg der bereits hohen HCMV-IgG-Titer. Insgesamt ist die Serologie der konventionellen Virologie bzw. modernen Molekularbiologie zur Früh- und Verlaufsdiagnostik einer (opportunistischen) Zytomegalie unterlegen (Weber et al. 1992).

Virusnachweis

Der Virusnachweis in Urin, Speichel oder Bronchiallavage gelingt innerhalb von 24 h mit der Zentrifugationskultur (»shell vial culture«) von humanen Fibroblasten (Schacherer et al. 1988). Mit der gleichen Technik können infektneutralisierende Antikörper problemlos bestimmt werden, um die humorale Immunität exakter einzuschätzen oder um die Qualität von HCMV-Hyperimmunglobulin (Weber et al. 1993b) zu beurteilen. Neuerdings wurde alternativ ein Enzymimmunoassay empfohlen, in dem infektrelevante Virushüllglykoproteine als Antigene eingesetzt werden.

Bei der akuten und bei der reaktivierten Zytomegalie findet sich häufig eine an Leukozyten gebundene Virämie, die sich immunzytologisch anhand eines phagozytierten viralen Strukturantigens (pp65) in einem Blutzellausstrich leicht nachweisen lässt. Die Ergebnisse des Leukozyten-CMV-Antigentest korrelieren gut mit dem Auftreten und Verschwinden von CMV-Krankheitssymptomen. Die klinisch manifeste Zytomegalieerkrankung geht mit einer stärkeren Virämie einher als die subklinische Infektion (The et al. 1998).

Molekularbiologie

Molekularbiologische Methoden zum Nachweis von Virus-DNA oder -mRNA eignen sich insbesondere bei Risikopatienten wie Empfängern eines Knochenmark- oder Stammzelltranplantats zum Monitoring und frühzeitigen Nachweis (s. Therapie und Prävention, »Präemptive Therapie«) einer Zytomegalieinfektion. Als Untersuchungsmaterial dienen Vollblut, Leukozyten oder Plasma. Um eine aktive von einer latenten HCMV-Infektion unterscheiden zu können, setzt man quantitative molekularbiologische Methoden ein, z. B. Hybrid Capture Assay oder Amplicor CMV Monitor Test (Berger u. Preiser 2002).

Die Bedeutung der sog. Viruslast (»viral load«) und der Wahrscheinlichkeit, an HCMV zu erkranken, zeigte sich z. B. bei Transplantationen solider Organe. So wurden in einer Studie unter Verwendung einer quantitativen CMV-DNA-PCR (Amplicor Monitor) 97 Lebertransplantatempfänger über 12 Wochen nach Transplantation wöchentlich untersucht. Die Hochrisikopatienten, seronegative Empfänger, die das Organ eines seropositiven Spenders erhalten hatten, wurden 12 Wochen mit Ganciclovir behandelt und anschließend weitere 8 Wochen untersucht. Bei 61 Transplantatempfängern ließ sich eine HCMV-Infektion nachweisen. Von ihnen erkrankten 21 klinisch manifest.

Bei der Festlegung des »viral load cut-off« auf mehr als 400 Kopien/ml Plasma hatte die PCR eine Sensitivität von 100% mit einer Spezifität von 47,4%. Der positive prädikative Wert für eine HCMV-Erkrankung lag bei 34,4%, der negative bei 100%. Bei einer Optimierung des »cut-off« bei 2000–5000 Kopien/ml Plasma zeigte die PCR eine Sensitivität von 85,7% mit einer Spezifität von 86,8%. Bei mehr als 5000 Kopien/ml Plasma lag der positive prädikative Wert bei 64,3%, der negative bei 95,7% (Humar et al. 1999).

Bei einer vergleichbaren Studien an 52 Nierentransplantatempfängern wurde unter Verwendung eines Hybrid Capture Assays (Murex Diagnostics, Dartfort, UK) ein Anstieg des Risikos einer HCMV Erkrankung nach Transplantation von 1,5% (»virus load« 10^4 Kopien/ml) auf 73% (»virus load« 10^6 Kopien/ml) beschrieben (Aitken et al. 1999).

Molekularbiologische Methoden zeigten auch die Bedeutung der »Viruslast«, wenn nach antiviraler Therapie eine HCMV-Infektion wieder aufflammte. Von 24 Transplantationspatienten mit Herz-, Leber- und Nieren-Allograft-Transplantaten wiesen 8 nach 14-tägiger i.v.-Ganciclovirtherapie erneut eine HCMV-Infektion auf, die mit einem kontinuierlichen Nachweis von HCMV-DNA unter Therapie einherging (Sia et al. 2000).

Da man unterschiedliche Ausgangsmaterialien (Amplicor Monitor: Plasma; Murex Hybrid Capture Assay: Vollblut) in den verschiedenen Testsystemen einsetzte und da es keine Standardisierung gibt, ist eine Korrelation der »Viruslast« untereinander nicht möglich (Preiser 2001b).

Pränataldiagnostik

Als Zeichen einer pränatalen HCMV-Infektion scheiden die Neugeborenen massenhaft Viren mit dem Urin aus. Die Virurie kann mittels Kulturversuch problemlos aufgespürt werden. Eine erst nach der 1. Lebenswoche einsetzende Virurie spricht für eine peri- bzw. konnatale Infektion (Doerr 1987). Bei Verdacht auf eine akute Zytomegalie in der Schwangerschaft kann die vertikale Infektion am sensitivsten molekularbiologisch über eine PCR mit einem Fruchtwasserpunktat detektiert werden (Lazzarotto et al. 2000). Der Test auf HCMV-IgM-Antikörper an einer in der 21. oder 22. Schwangerschaftswoche entnommenen Fetalblutprobe hat nur noch ergänzende Bedeutung (Weber et al. 1992).

24.2.4.5 Therapie und Prävention

Die derzeitigen Anti-HCMV-Strategien lassen sich grob in 4 Kategorien unterteilen (◘ Tabelle 24-5).

Präventiv kann man impfen. Prophylaktisch wird behandelt, wenn labordiagnostisch noch kein Anzeichen einer Virusvermehrung vorliegt. Die präemptive Therapie zielt bei infizierten Patienten ohne klinische Manifestation einer HCMV-Erkrankung darauf ab, eine labordiagnostisch bestätigte Virusvermehrung medikamentös zu inhibieren. Klinisch manifeste HCMV-Erkrankungen können medikamentös therapiert werden.

Vakzination

Erste Versuche zur Prävention der HCMV-Infektion durch Vakzination mit attenuierten HCMV-Stämmen wurden bereits in den frühen 1970er-Jahren unternommen. Da HCMV eine latente Infektion verursacht und persistiert und weil es potenziell onkogen ist, arbeitet man heute verstärkt an der Entwicklung nichtinfektiöser viraler Subunit-Vakzine. Eines der Hauptziele ist es, die Produktion von Antikörpern gegen das immundominante HCMV-Glykoprotein B (gB) zu induzieren. Allerdings wurde beobachtet, dass die neutralisierende Aktivität der Antikörper virusstammspezifisch ist und deshalb eine solche Impfung nur z. T. wirksam sein kann. Herstellung und Anwendung von sicheren, effektiven attenuierten HCMV-Stämmen sowie nichtinfektiöser viraler Subunit-Vakzine befinden sich immer noch im Stadium der Entwicklung.

Die passive Immunisierung mit HCMV-Hyperimmunglobulin ergänzt die Chemotherapie.

Prophylaktische Therapie

HCMV-infizierte Hochrisikopatienten wie Aids-Kranke und Transplantatempfänger kann man prophylaktisch medikamentös behandeln. Obwohl das erste effektive Antiherpetikum Acicolovir nur wenig gegen HCMV wirkt, kann es insbesondere bei knochenmarktransplantierten Patienten appliziert werden, weil es kaum toxisch ist.

Auch das myelotoxische Ganciclovir hat sich in einigen Studien sowohl als Monotherapeutikum als auch in Kombination mit Anti-HCMV-Immunglobulinen als geeignetes Mittel zur vorbeugenden Behandlung von HCMV-Erkrankungen erwiesen.

Präemptive Therapie

Insbesondere durch die Entwicklung der schnellen und sensitiven molekularbiologischen Nachweismethoden, die eine HCMV-Infektion vor Ausbruch der Erkrankung diagnostizieren können, ist eine effiziente präemptive Therapie gerade bei Hochrisikopatienten möglich geworden (Nichols u. Boeckh 2000). Anhand von standardisierten quantitativen molekularbiologischen Methoden lässt sich dabei eine aktive Infektion von einer latenten unterscheiden, wobei die »Viruslast« eine wichtige Rolle bei der Voraussage einer HCMV-Erkrankung spielt. Dennoch ist der Vorteil einer präemptiven gegenüber der prophylaktische Therapie noch Gegenstand von Diskussionen (Singh 2001; Einsele et al. 2000).

Therapie der HCMV-Erkrankung

Zur Therapie der Zytomegalie sind derzeit nur wenige Medikamente zugelassen. Sie lassen sich aufgrund ihrer Wirkmechanismen sowie ihrer Anwendungsgebiete unterscheiden (Vogel

◘ Tabelle 24-5. Strategien zur HCMV-Chemotherapie

Therapie	Zeitpunkt der Behandlung	Erkrankungsrisiko	Akzeptable Toxizität	Medikamente
Immunisierung	Vor aktiver Infektion	Niedrig	Keine	IgG
Prophylaxe	Vor aktiver Infektion	Niedrig	Keine	IFN, ACV, GCV
Präemptive Therapie	Nach systemischem Virusnachweis	Hoch	Mittel	GCV, PFA, HPMPC
Behandlung	Bei Erkrankung	Etabliert	Hoch	GCV, PFA, HPMPC, Antisense, DFO

et al. 1997; s. a. Kap. 5.3.18). Das erste Medikament, das sich zur Behandlung von HCMV-bedingten Erkrankungen durchsetzte, war das Nukleosidanalogon Aciclovir (ACV), das heute jedoch nur eine untergeordnete Rolle spielt. Derzeit sind sowohl in Europa als auch in den USA das Nukleosidanalogon Ganciclovir (GCV), das Pyrophosphatanalogon Foscarnet (PFA), das Nukleotidanalogon Cidofovir (HPMPC) und das Antisense Oligonukleotid Fomivirsen (nur für die intravitreale Therapie; ISIS 2922) zur Behandlung von HCMV-Erkrankungen zugelassen (Field 1999).

Einen anderen vielversprechenden Therapieansatz stellt die adoptive Immuntherapie mit HCMV-spezifischen $CD8^+$-T-Zell-Klonen dar. In einer Studie konnte bei knochenmarktransplantierten Patienten, die auf diese Weise behandelt wurden, weder eine HCMV-Virämie noch eine HCMV-Erkrankung beobachtet werden (Walter et al. 1995).

Entwicklungen neuer Therapeutika

Die heute gängigen Anti-HCMV-Therapeutika sind in vieler Hinsicht verbesserungswürdig. So kann nach Absetzen der Therapie mit den HCMV-DNA-Syntheseinhibitoren Ganciclovir, Foscarnet und Cidofovir die HCMV-Erkrankung erneut aufflammen. Resistente Virusstämme entwickeln sich oft während der Erhaltungstherapie. Ganciclovir kann Neutropenien und Thrombozytopenien auslösen und Foscarnet und Cidofovir sind nephrotoxisch (Vogel et al. 1997). Deshalb stehen Medikamente, die eine verbesserte orale Verabreichung zulassen, Therapeutika mit geringeren Nebenwirkungen als auch Therapeutika mit neuen Wirkmechanismen und »Targets« (Scholz et al. 2001) bei der Entwicklung im Vordergrund (▣ Tabelle 24-6).

Eine ganz neue therapeutische Strategie liegt z. B. der Entwicklung des gentechnologisch hergestellten Serpins α-1-Antitrypsin Portland zugrunde (α-1-PDX) (Jean et al. 2000). Dieses Protein ist ein potenter und spezifischer Furininhibitor, der in die Herstellung der viralen Hüllglykoproteine eingreift. Ebenso stellt die Inhibition der HCMV-Serinprotease (UL80) durch Proteaseinhibitoren einen vielversprechenden Ansatz dar (Dhanak et al. 2000). Mit neuen Inhibitoren der HCMV-Polymerase wie dem Benzimidazolanalogon 1263W94 werden bereits in klinischen Studien HIV-infizierte Patienten mit HCMV-Infektion behandelt.

▣ Tabelle 24-6. In der Klinik zugelassene Anti-HCMV-Medikamenten und ausgewählte Chemotherapeutika, die in vitro eine Anti-HCMV-Wirkung besitzen

Wirkstoff (Handelsname)	Substanzgruppe
Zugelassene Medikamente	
Aciclovir (Zovirax), Valaciclovir (orales Prodrug)	Nukleosidanalogon
Ganciclovir (DHPG) (Cymeven), Valganciclovir (Cytovene)	Nukleosidanalogon
Foscarnet (Foscavir)	Pyrophosphatanalogon
Cidofovir (HPMPC) (Vistide)	Nukleotidanalogon
ISIS 2922 (Fomivirsen)	Phosphorothioat-Antisense-Oligonukleotid
HCMV-IgG (Cytoglobin)	Hyperimmunglobulin
Therapeutika in Entwicklung	
Lobucavir (R)-BHCG; Cygalovir, BMS-180-180, 194	Nukleosidanalogon
Adefovir (PMEA)	Nukleotidanalogon
Fiacitabin (FIAC)	Nukleosidanalogon
S2242	Nukleosidanalogon
OXT-G	Nukleosidanalogon
CHPMPC, zyklisches HPMPC	Nukleotidanalogon
HPMPA	Nukleosidanalogon
PMEDAP	Nukleotidanalogon
BDCRB	Benzimidazol
1263W94	Benzimidazol
Desferal (DFO)	Chelator
Antiron (CaDTPA)	Chelator
Alpha1-PDX	Serpin

Fazit für die Praxis zu Kap. 24.2.4

- Erreger:
  CMV ist ein streng humanspezifisches Herpesvirus (HCMV).
- Epidemiologie:
  CMV-Infektion weit verbreitet (Seroprävalenz 50–60%), CMV-Erkrankung jedoch selten bei Personen ohne Immundefizienz. Nach abgelaufener Primärinfektion lebenslange Persistenz in vielen Geweben (latent in Monozyten?); Reaktivierungen häufig, aber bei Immungesunden gewöhnlich subklinisch. Übertragungswege: prä- und perinatal, Stillen, Speichel- und Intimkontakt; Blutübertragung, Organtransplantation. Risikopersonen für klinisch manifeste primäre oder rekurrierende CMV-Infektionen sind Immundefiziente (z. B. Transplantierte, Aids-Patienten, Frühgeborene, Frischblutempfänger ohne Leukozytendepletion).
- Krankheitsbilder:
  Unspezifisches fieberhaftes »virales Syndrom«, Hepatitis, CMV-Mononukleose. Bei Neu- bzw. besonders Frühgeborenen: Thrombopenie, mentale Retardierung; bei Aids-Patienten: Retinitis, Enzephalitis, Kolitis; bei Transplantierten: Abstoßung, Pneumonitis, Kolitis. Besonders gefährlich: Primärinfektionen.
- Labordiagnostik:
  Ig-Klassen-differenzierte Antikörpertests geben Auskunft über: Infektionsstatus (IgG: wenn negativ, ggf. Risiko einer Primärinfektion; wenn positiv, Risiko einer Infektreaktivierung), akute Infektion (IgM ++, IgA +) und Reaktivierung (IgM +, IgA ++). Der Virusnachweis (in Blut, Speichel, Urin, Muttermilch) belegt und bewertet die aktive Infektion (Zellkulturversuch, Antigennachweis in Leukozyten oder quantitativer Genomnachweis (»Viruslast« in Plasma oder Vollblut ist Marker des Krankheitsverlaufs).
- Therapie und Prophylaxe
  mit Virostatika (Ganciclovir, Foscarnet u. a.), jedoch Vorsicht: oft toxisch, teuer und therapeutisch suboptimal; Viruselimination nicht möglich!

▼

Passive Immunisierung mit Hyperimmunglobulin umstritten. Bisher keine aktive Immunisierung verfügbar. Virostatika bei Risikopatienten: prophylaktisch versus suppressiv/präemptiv (erfordert regelmäßiges Monitoring mittels geeigneter Tests) versus therapeutisch.

Literatur zu Kap. 24.2.4

Aitken C, Barrett-Muir W, Millar C et al. (1999) Use of molecular assays in diagnosis and monitoring of cytomegalovirus disease following renal transplantation. J Clin Microbiol 37: 2804–2807

Berger A, Preiser W (2002) Viral genome quantification as a tool for improving patient management: the example of HIV, HBV, HCV and CMV. J Antimicrob Chemother 49/5:713–721

Braun W, Weber B, Moell U, Hamann A, Doerr HW (1993). Immunoglobulin A and M patterns to human cytomegalovirus during recurrent infection in patients with AIDS using a modified western blot. J Virol Methods 43: 65–76

Bresnahan WA, Shenk T (2000) A subset of viral transcripts packaged within human cytomegalovirus particles. Science 288: 2373–2376

Cinatl J Jr, Cinatl J, Vogel J-U et al. (1998) Persistent human cytomegalovirus infection induces drug resistance and alteration of programmed cell death in human neuroblastoma cells. Cancer Res 58: 367–372

Cinatl J Jr, Kotchetkov R, Scholz M et al. (1999) Human cytomegalovirus infection decreases expression of thrombospondin-1 independent of the tumor suppressor protein p53. Am J Pathol 155: 285–292

Cinatl J Jr, Blaheta R, Bittoova M, Scholz M, Margraf S, Vogel JU (2000) Decreased neutrophil adhesion to human cytomegalovirus-infected retinal pigment epithelial cells is mediated by virus-induced upregulation of Fas ligand independent of neutrophil apoptosis. J Immunol 165 (8): 4405–4413

Cinatl J Jr, Margraf S, Vogel JU, Scholz M, Cinatl J, Doerr HW (2001) Human cytomegalovirus circumvents NF-kappa B dependence in retinal pigment epithelial cells. J Immunol 167 (4): 1900–1908

Dhanak D, Burton G, Christmann LT et al. (2000) Metal mediated protease inhibition: design and synthesis of inhibitors of the human cytomegalovirus (hCMV) protease. Bioorg Med Chem Lett 10: 2279–2282

Doerr HW (1987) Cytomegalovirus infection in pregnancy. J Virol Methods 17: 127–132

Doerr HW, Braun R Munk K (1985) Human Cytomegalovirus Infection: Recent Developments in Diagnosis and Epidemiology. Klin Wochenschr 63: 241–251

Doerr HW, Kunzler A, Schmitz H (1979) Cytomegalovirus strain differentiation by DNA restriction analysis. Oncology 36: 245–247

Einsele H, Hebart H, Kauffmann-Schneider C et al. (2000) Risk factors for treatment failures in patients receiving PCR-based preemptive therapy for CMV infection. Bone Marrow Transplant 25: 757–763

Emery VC, Hassan-Walker AF, Burroughs AK, Griffiths PD (2002) Human cytomegalovirus (HCMV) replication dynamics in HCMV-naive and -experienced immunocompromised hosts. J Infect Dis 185/12: 1723–1728

Emery VC, Cope AV, Sabin CA et al. (2000) Relationship between IgM antibody to human cytomegalovirus, virus load, donor and recipient serostatus, and administration of methylprednisolone as risk factors for cytomegalovirus disease after liver transplantation. J Infect Dis 182:1610–1615

Hamprecht K, Maschmann J, Vochem M, Dietz K, Speer CP, Jahn G (2001) Epidemiology of transmission of cytomegalovirus from mother to preterm infant by breastfeeding. Lancet 357: 513–518

Humar A, Gregson D, Caliendo AM et al. (1999) Clinical utility of quantitative cytomegalovirus viral load determination for predicting cytomegalovirus disease in liver transplant recipients. Transplantation 68: 1305–1311

Jean F, Thomas L, Molloy SS, Liu G, Jarvis MA, Nelson JA, Thomas G (2000) A protein-based therapeutic for human cytomegalovirus infection. Proc Natl Acad Sci USA 97: 2864–2869

Kaariainen L, Klemola E, Paloheimo J (1966) Rise of cytomegalovirus antibodies in an infectious-mononucleosis-like syndrome after transfusion. BMJ 2: 1270–1272

Krech U, Jung M, Jung F (1971) CMV Infections of man. Karger, Basel

Landini MP, Michelson S (1988) Human cytomegalovirus proteins. Prog Med Virol 35: 152–185

Lazzarotto T, Varani S, Guerra B, Nicolosi A, Lanari M, Landini MP (2000) Prenatal indicators of congenital cytomegalovirus infection. J Pediatr 137: 90–95

Ljungmann P, Plothin SA (1995): Workshop of CMV disease: definitions, clinical severity scores, and new synchrones. Scand J Infect Dis Suppl 99: 87–89

Meyer-König U, Haberland M, von Laer D, Haller O, Hufert FT (1998) Intragenic variability of human cytomegalovirus glycoprotein B in clinical strains. J Infect Dis 177/5: 1162–1169

Mocarski ES Jr, Courcelle CT (2001) Cytomegaloviruses and their replication. In: Knipe DM, Howley PM (eds) Fields virology, vol 2, chap 76. 4th edn. Lippincott – Williams & Wilkins, Philiadelphia

Nichols WG, Boeckh M (2000) Recent advances in the therapy and prevention of CMV infections. J Clin Virol 16: 25–40

Nigro G, Schiavetti A, Booth JC et al. (1995) Cytomegalovirus-associated stage 4S neuroblastoma relapsed stage 4. Med Pediatr Oncol 24: 200–203

Pass RF, Stagno S, Myers GJ, Alford CA (1980) Outcome of symptomatic congenital cytomegalovirus infection: results of long-term longitudinal follow-up. Pediatrics 66: 758–762

Preiser W, Bräuninger S, Schwerdtfeger R et al. (2001) Evaluation of diagnostic methods for the detection of cytomegalovirus in recipients of allogeneic stem cell transplants. J Clin Viro. 20: 59–70

Prösch S, Volk HD, Reinke P, Pioch K, Döcke WD, Krüger DH (1998). Human cytomegalovirus infection in transplant recipients: Role of TNF-alpha for reactivation and replication of human cytomegalovirus. In: Scholz M, Rabenau H, Doerr HW, Cinatl J Jr (eds) CMV-related immunopathology. Karger, Basel (Monographs in virology, pp 29–41)

Radsak K, Brucher KH, Britt W, Shiou H, Schneider D, Kollert A (1990) Nuclear compartimentation of glycoprotein B of human cytomegalovirus. Virology 177: 515–522

Reddehase MJ, Mutter W, Münch K, Bührin H-J, Koszinowski UH (1987) CD8-positive T lymphocytes specific for murine cytomegalovirus immediate early antigens mediate protective immunity. J Virol 61: 3102–3108

Robinson MR, Ross ML, Whitcup SM (1999). Ocular manifestations of HIV infection. Curr Opin Ophthalmol 10: 431–437

Rosenthal LJ, Choudhury S (1993) Potential oncogenicity of human cytomegalovirus. In: Becker Y, Darai G, Huang ES (eds) Molecular aspects of human cytomegalovirus diseases. Berlin, Springer Heidelberg New York Tokio (Frontiers of virology, vol 2, pp 412–436)

Schacherer C, Braun W, Doerr HW (1988) Detection of cytomegalovirus in bronchial lavage and urine using a monoclonal antibody to an HCMV early nuclear protein. Infection 16: 288–292

Scholz M, Cinatl J Jr, Doerr HW (1997). Prophylaxis of cytomegalovirus disease in high-risk patients. Infection 25: 269–273

Scholz M, Vogel J-U, Blaheta RA, Doerr HW, Cinatl J Jr (1998) Cytomegalovirus, oxidative stress and inflammation as interdependent pathomechanisms: need for novel therapeutic strategies? In: Scholz M, Rabenau HF, Doerr HW, Cinatl J Jr (eds) CMV-related immunopathology. Karger, Basel

Scholz M, Doerr HW, Cinatl J Jr (2001) Inhibition of cytomegalovirus immediate early gene expression: a therapeutic option? Antiviral Res 49 (3): 129–145

Sia IG, Wilson JA, Groettum CM, Espy MJ, Smith TF, Paya CV (2000) Cytomegalovirus (CMV) DNA load predicts relapsing CMV infection after solid organ transplantation. J Infect Dis 181: 717–720

Singh N (2001) Preemptive Therapy Versus Universal Prophylaxis with Ganciclovir for Cytomegalovirus in Solid Organ Transplant Recipients. Clin Infect Dis 32: 742–751

Sinzger C, Kahl M, Laib K, Klingel K, Rieger P, Plachter B, Jahn G (2000) Tropism of human cytomegalovirus for endothelial cells is determined by a post-entry step dependent on efficient translocation to the nucleus. J Gen Virol 81: 3021–3035

Stone SF, Price P, Tay-Kearney ML, French MA (2002) Cytomegalovirus (CMV) retinitis immune restoration disease occurs during highly active antiretroviral therapy-induced restoration of CMV-specific immune responses within a predominant Th2 cytokine environment. J Infect Dis 185 (12): 1813–1817

The TH, Harmsen MC, van der Bij W, van den Berg AP, van Son WJ (1998) Relationship between monitoring the viral load in blood, human cytomegalovirus pathophysiology and management strategies of patients after transplantation. In: Scholz M, Rabenau H, Doerr HW, Cinatl J Jr (eds) CMV-related immunopathology. Karger, Basel, Monographs in Virology. 262–279

Vogel J-U, Scholz M, Cinatl J Jr (1997) Treatment of CMV diseases. Intervirology 40, 357–367

Walter EA, Greenberg PD, Gilbert MJ et al. (1995). Reconstitution of cellular immunity against cytomegalovirus in recipients of allogeneic bone marrow by transfer of T-cell clones of the donor. N Engl J Med 333: 1038–1044

Weber B, Doerr HW (1994) Diagnosis and epidemiology of transfusion-associated human cytomegalovirus infection: recent developments. Infusionsther. Transfusionsmed 21 (Suppl 1): 32–39

Weber B, Rabenau H, Berger A et al. (1995) Seroprevalence of HCV, HAV, HBV, HDV, HCMV and HIV in high risk groups. Zentralbl Bakteriol 282/1: 102–112

Weber B, Braun W, Cinatl J Jr, Doerr HW (1993a) Humoral immune response to human cytomegalovirus infection: diagnostic potential of immunoglobulin class and IgG subclass antibody response to human cytomegalovirus early and late antigens. Clin Invest 71: 270–276

Weber B, Hamann A, Ritt B, Rabenau H, Doerr HW (1992) Comparison of shell vial culture and serology for the diagnosis of human cytomegalovirus infection in neonates and immunocompromised subjects. Clin Invest 70: 503–507

Weber B, Klinghardt U, Lux A, Braun W, Rabenau H, Doerr HW (1993b) Detection of neutralizing antibodies against human cytomegalovirus: influence of strain variation. J Med Virol 40:28–34

24.2.5 Epstein-Barr-Virus (EBV)

B.C. Gärtner, N. Mueller-Lantzsch

24.2.5.1 Erreger

Das Epstein-Barr-Virus (EBV), auch als humanes Herpesvirus 4 (HHV-4) bezeichnet, gehört aufgrund seines Zelltropismus zu den Gammaherpesvirinae. Dort wird es in die Untergruppe der Lymphokryptoviren eingeordnet, deren einziger humanpathogener Vertreter es ist. Unter den humanpathogenen Herpesviren ist das EBV am nächsten mit dem humanen Herpesvirus 8 (HHV-8) verwandt.

24.2.5.2 Infektionsbiologie

Alle Herpesviren zeigen einen charakteristischen Infektionszyklus: Nach der Primärinfektion wird ein Latenzstadium etabliert. Daher wird das Virus niemals wieder aus dem Körper eliminiert. Die Primärinfektion erfolgt meist über die Infektion des Oropharynx mit lokaler Virusreplikation in der Schleimhaut (lytischer Zyklus).

Die nachfolgende Virämie führt zur latenten Infektion von B-Zellen, die dadurch immortalisiert werden. Während der Latenz werden nur wenige Proteine gebildet, und v. a. wird kein komplettes Virus produziert.

Die latente Integration des Virusgenoms in den Kern der Wirtszelle (Episom) ist entscheidend für die Tumorentstehung. ◘ Tabelle 24-7 gibt die wichtigsten Proteinkomplexe von EBV wieder.

24.2.5.3 Transmission

Da EBV die Epithelzellen des Oropharynx infiziert, wird infektiöses Virus meist über den Speichel übertragen (»kissing disease«). EBV konnte auch in Zervixsekreten nachgewiesen werden. Bisher lässt sich aber kein Anhalt für einen venerischen Übertragungsmodus finden. Auch parenterale Übertragungen im Zusammenhang mit Transplantationen und Bluttransfusionen sind beobachtet worden.

24.2.5.4 Epidemiologie

EBV findet sich weltweit. Der Zeitpunkt der Primärinfektion ist wie bei anderen Herpesviren auch von den sozialen und hygienischen Bedingungen abhängig. Je intensiver das Zusammenleben, desto früher findet die Primärinfektion statt. Im jungen Erwachsenenalter sind etwa 90% aller Menschen infiziert, ausgenommen die »upper class« z. B. in den infektophoben USA. Dort wurde auch die EBV-Infektion als Ursache der infektiösen Mononukleose erkannt.

24.2.5.5 Krankheitsbilder

Die Primärinfektion verläuft im Kindesalter häufig asymptomatisch, während mit zunehmendem Lebensalter eine infektiöse Mononukleose auftreten kann, deren Symptomatik schon vor mehr als 100 Jahren von Pfeiffer als »Lymphdrüsenfieber« beschrieben wurde: Nach einer Inkubationszeit von 30–50 Tagen kann es zu Fieberschüben, Lymphknotenschwellung sowie Hepatitis und Splenomegalie kommen. Seltener sind Thrombozytopenien und Anämien, ganz selten Pneumonien, Myo- und Perikarditiden sowie neurologische Komplikationen. Ein Arzneimittelexanthem tritt häufig nach Antibiotikagabe bei primären EBV-Infektionen auf.

Zu den typischen Abwehrreaktionen des Organismus gegen die EBV-infizierte Zelle gehört das vermehrte Auftreten mononukleärer Zellen, die der Erkrankung den Namen infektiöse Mononukleose gegeben haben. Selten kann es nach dem akuten Krankheitsbild zu atypischen chronisch manifesten EBV-Infektionen mit länger anhaltenden klinischen Symptomen kommen. Beim Immungesunden verlaufen Reaktivierungen symptomfrei.

Daneben ist EBV mit Tumorerkrankungen assoziiert, insbesondere mit dem Burkitt-Lymphom, dem Nasopharynxkar-

Tabelle 24-7. Funktion und Infektionszykluszuordung wichtiger Antigenkomplexe bei EBV

Antigene		Infektionszyklus	Funktion
VCA	Virus-Capsid-Antigene, späte Antigene	Lytisch	Struktur des Viruskapsids, Hülle,
EA	Early-Antigene, frühe Antigene	Lytisch	Regulation des lytischen Zyklus
LMP	Latente-Membran-Antigene	Latent	Onkogene, Transaktivatoren
EBNA	EBV-nukleäre-Antigene	Latent	Aufrechterhaltung der Latenz, Transaktivatoren

zinom und einigen B- und T-Zell-Lymphomen sowie mit dem M. Hodgkin. Kontrovers wird der Zusammenhang mit Magen- und Mammakarzinomen diskutiert. Hier wirkt EBV allenfalls als Kofaktor der Tumorentstehung.

Bei immunsupprimierten Patienten, z. B. bei Aids-Kranken, bei Patienten nach Transplantationen oder bei Personen mit einem sehr seltenen Immundefekt, dem sog. Duncan-Syndrom, bilden sich andere klinische Bilder aus. Es können sich bei ihnen bereits bei der Primärinfektion, ebenso auch bei Reaktivierungen Lymphome entwickeln.

Als eigenständiges Krankheitsbild wird noch die orale Haarleukoplakie v. a. bei HIV-Patienten beobachtet, die durch eine lokale EBV-Replikation, also durch eine lytische Infektion, am Zungenrand oder in der Mundschleimhaut verursacht wird.

24.2.5.6 Labordiagnostik

Eine EBV-Primärinfektion wird serologisch nachgewiesen. Anhand eines charakteristischen Antikörpermusters gegen bestimmte Virusproteine lassen sich frische Infektionen von alten oder reaktivierten unterscheiden. Die häufigsten Konstellationen sind in Tabelle 24-8 zusammengefasst.

Wichtig ist, dass mit dem Nachweis von EBNA-1-Antikörpern (latentes Antigen) eine Primärinfektion ausgeschlossen werden kann. IgM-Antikörper gegen VCA werden dagegen nicht in allen Fällen bei Primärinfektion gebildet und können auch bei Reaktivierungen auftreten, sind also in der Interpretation vieldeutiger. Zur Unterscheidung zwischen Primärinfektion und früher erworbener Infektion sind die Parameter VCA-IgG, VCA-IgM und EBNA-IgG ausreichend. Klassischerweise sind häufig bei Primärinfektionen und bei Reaktivierungen noch andere Antikörper gegen lytische Antigene wie z. B. EA erhöht.

Die zusätzliche Bestimmung von VCA-IgA ist von Bedeutung als Verlaufsparameter/Tumormarker beim Nasopharynxkarzinom. Der Paul-Bunnel-Test, bei dem Autoantikörper heterophil nachgewiesen werden, korreliert weniger mit einer EBV-Infektion als vielmehr mit klinischen Symptomen einer infektiösen Mononukleose. Daher ist erklärlich, dass der Paul-Bunnel-Test v. a. bei Kindern nur in etwa 50% aller EBV-Infektionen positiv ausfällt. Dagegen ist die Spezifität dieses sog. Mononukleoseschnelltests hoch. Darüber hinaus stellt er einen wichtigen Pathogenitätsmarker dar, da Patienten mit klinisch relevanter EBV-Infektion im Paul-Bunnel-Test im Allgemeinen positiv reagieren.

Um Virus direkt aus Biopsiematerial, Leukozyten oder Plasma nachzuweisen, sind molekularbiologische Verfahren wie Southern Blot, In-situ-Hybridisierungen und PCR (»polymerase chain reaction«) sinnvoll. Am sichersten kann eine EBV-Virusreplikation mittels einer quantitativen EBV-PCR erkannt werden. Zur Diagnose von EBV-Reaktivierungen v. a. bei Immunsupprimierten sind Antikörperuntersuchungen nicht geeignet, hier ist der EBV-Viruslastbestimmung z. B. mittels quantitativer PCR der Vorzug zu geben.

Tabelle 24-8. Serologische Basisdiagnostik bei EBV-Infektionen

	VCA-IgG	EBNA-IgG	VCA-IgM
Keine Infektion	–	–	–
Frische Infektion	+	–	+ (selten negativ)
Frühere Infektion	+	+	–

24.2.5.7 Therapie

Die infektiöse Mononukleose wird symptomatisch behandelt. Antivirale Substanzen wie Aciclovir oder Foscarnet sind in vitro effektiv und verkürzen in vivo auch die Dauer der Virusausscheidung, haben aber keinen signifikanten Einfluss auf die klinischen Symptome. Dies lässt sich durch die Pathogenese der EBV-Erkrankung erklären. Viele Symptome der infektiösen Mononukleose, z. B. die Hepatitis, sind nicht durch einen zytopathischen Effekt bei Virusvermehrung erklärbar. Einzig bei der Haarleukoplakie werden die Zellen direkt durch den lytischen Zyklus von EBV zerstört, so dass in diesem Fall Aciclovir als potentes Medikament eingesetzt werden kann. Ansonsten werden Organe indirekt durch die T-Zell-Reaktion des Immunsystems auf die latent infizierte B-Zelle geschädigt. Dagegen können antivirale Substanzen nicht eingesetzt werden, da sie nur die Replikation hemmen, aber die Virus-DNA selbst nicht eliminieren können.

Zur Therapie der EBV-assoziierten Tumorerkrankungen wird auf die gängigen Therapieschemata der Onkologie verwiesen. Bei Immunsupprimierten kann durch eine Beseitigung des Immundefekts versucht werden, eine Regression der Tumoren zu erreichen. Dies ist z. B. durch eine antiretrovirale Therapie bei HIV-Infizierten möglich oder kann durch Reduktion der medikamentösen Immunsuppression nach Transplantation erreicht werden oder durch Knochenmarktransplantation bei angeborenen Immundefekten.

Durchaus erfolgversprechend ist der sog. adoptive Immuntransfer bei EBV-assoziierten Tumorerkrankungen. Dabei wird versucht, dem EBV-infizierten Patienten (z. B. Knochenmarkempfänger) mit Hilfe von in vitro expandierten und stimulierten T-Zellen des Spenders eine Kontrolle der EBV-Infektion zu ermöglichen. Auch der Einsatz von monoklonalen Antikörpern gegen den CD20-Rezeptor von B-Zellen (Rituximab) bei B-Zell-Lymphomen ist effektiv.

24.2.5.8 Prävention

Es gibt noch keine zugelassenen Impfstoffe gegen EBV. Subunitvakzine (VCA-Protein) sind in der Erprobung. Ihre Effektivität und Sicherheit müssen noch untersucht werden.

Fazit für die Praxis zu Kap. 24.2.5

- Epidemiologie:
  Durchseuchung bereits 90% im Alter von ca. 20 Jahren.
- Klinische Manifestation:
  Primärinfektion: asymptomatisch oder infektiöse Mononukleose (Pharyngitis, Lymphknotenschwellung, Hepatosplenomegalie); Reaktivierung beim Immungesunden: symptomlos; EBV-assoziierte Tumorerkrankungen: Burkitt-Lymphom, Nasopharynxkarzinom, M. Hodgkin, diverse B- oder T-Zell-Lymphome insbesondere beim Immunsupprimierten (HIV, Transplantation; »X-linked-immunodeficiency syndrome«) und orale Haarleukoplakie.
- Diagnostik:
  Basisdiagnostik: VCA-IgG, EBNA-1-IgG, VCA-IgM, Paul-Bunnel-Test (heterophile Antikörper), quantitative EBV-PCR (Immunsupprimierte).
- Therapie:
  - Mononukleose: symptomatisch,
  - EBV-assoziierte Tumoren: onkologische Therapieschemata,
  - Immunsupprimierte: Verbesserung des Immunstatus.
- Prophylaxe:
  Keine Impfung oder medikamentöse Prophylaxe möglich.
- Meldepflicht:
  Keine.

Weiterführende Literatur zu Kap. 24.2.5

Kieff E (1995) Epstein-Barr Virus and its replication. In: Fields BN, Knipe DM Howley PM (eds) Fields virology, 3rd edn. Lippincott-Raven, Philadelphia, pp 2343–2396

Rickinson AB, Kieff E (1995) Epstein-Barr Virus. In: Fields BN, Knipe DM Howley PM (eds) Fields virology, 3rd edn. Lippincott-Raven, Philadelphia, pp 2397–2446

Schooley RT (1995) Epstein-Barr Virus (infectious mononucleosis). In: Mandell GL, Bennett JE, Dolin R (ed) Mandell, Douglas and Bennett's principles and practice of infectious diseases, 4th edn. Churchill Livingstone, Philadelphia, pp 1364–1377

24.2.6 Herpesvirus hominis 6 (HHV-6) und Herpesvirus hominis 7 (HHV-7)

H.W. Doerr

24.2.6.1 Erreger

Das Herpesvirus hominis 6 (HHV-6) wurde erstmals 1986 in Lymphozyten (mononukleäre Blutzellen) entdeckt, die aus der Blutprobe eines Aids-Patienten zur Kultur angesetzt worden waren. In der gleichen Weise wurde 4 Jahre später bei einer gesunden Kontrollperson zufällig das Herpesvirus hominis 7 (HHV-7) isoliert.

Beide Viren sind inzwischen morphologisch und molekularbiologisch gut charakterisiert. Zahlreiche Gene (»open reading frames«) sind identifiziert. HHV-6 und -7 bilden jetzt als eigene Spezies das neue Genus Roseolovirus in der Subfamilie der Betaherpesvirinae. CMV ist das am nächsten verwandte klassische Herpesvirus des Menschen innerhalb dieser Subfamilie. Die genomische Homologie dieser Viren zueinander beträgt etwa 40–80%. HHV-6 kommt in den 2 Typen A und B mit einer Genomhomologie von ca. 95–99% vor.

24.2.6.2 Epidemiologie

HHV-6 und HHV-7 werden durch Speichelkontakt übertragen. Beide Viren können eine Reihe verschiedener Körpergewebe und besonders die Speicheldrüsen infizieren. Sie persistieren sowohl in B- als auch in T-Lymphozyten. Die Durchseuchung der Bevölkerung beginnt im Säuglingsalter und ist bereits in der Jugend mit ca. 60–80% Antikörperträgern abgeschlossen. Ähnlich wie für CMV wurde auch für HHV-6 eine pränatale, intrauterine Erregertransmission beschrieben, bisher ohne pathologische Konsequenzen.

24.2.6.3 Krankheitsbilder

Zunächst als opportunistisches Virus bei Aids-Patienten entdeckt, stellte sich bald heraus, dass HHV-6 der Erreger einer seit langem bekannten Kinderkrankheit, des sog. Dreitagefiebers mit oder ohne Exanthema subitum, ist. Diese Roseola infantum tritt als milder Hautausschlag mit oder ohne Lymphadenopathie und Fieber in Erscheinung. Als Ursache wird in der Regel die Infektion mit dem HHV-6 B nachgewiesen.

HHV-7 wurde außer bei HIV-Infizierten bei Patienten mit chronischem Müdigkeitssyndrom (»chronic fatigue syndrome«) gefunden. Bei ihnen konnte es aus Lymphozyten isoliert werden. Später ließen sich auch HHV-6 und EBV nachweisen. Diese 3 Erreger gelten heute nicht als Ursache, sondern als Opportunisten eines larvierten Immundefekts ohne ernsthaften Krankheitswert.

HHV-6 A und B sowie HHV-7 können selten nach Primärinfektionen oder bei Infektreaktivierungen im ZNS, in Leber, Lunge und Niere Krankheitssymptome hervorrufen. Dies kommt am ehesten bei Personen vor, die z. B. nach Organtransplantation immunsuppressiv behandelt werden oder aus anderen Gründen, wie z. B. einer HIV-Infektion, unter einer Immundefizienz leiden. Die Krankheitssymptome können denen einer klinisch manifesten Zytomegalie ähneln.

Auch Transplantatabstoßungskrisen wurden mit HHV-6-Infektionen assoziiert.

24.2.6.4 Diagnostik

Das Krankheitsbild ist oft so typisch, dass Laboruntersuchungen zur Diagnose nicht benötigt werden. In weniger typischen Fällen wird die Diagnose mittels Virusisolierung, PCR oder Antikörpertest gesichert. HHV-6 kann auf verschiedenen Kulturzellen aus Speichelproben oder Lymphozyten einer EDTA-Blutprobe (5 ml) angezüchtet werden. Für HHV-7 werden wachstumsstimulierte Lymphozytenkulturen oder frische Nabelschnurblutlymphozyten seronegativer Spender benötigt.

Als Antikörpertest (2 ml Serum) dient der indirekte Immunfluoreszenz- oder der Enzymimmunassay. Die Titerwerte liegen gewöhnlich zwischen 1:10 und 1:160. Spezifische IgM-Antikörper lassen auf eine frische Infektion schließen, da sie bei Infektreaktivierung nur selten neu gebildet werden. Ohne Nachweis von IgM-Antikörpern kann die Virusisolierung oder die Bestimmung der viralen Genomkopiezahl, die sog. Viruslast, im Plasma einer EDTA-Blutprobe (Kopien/ml) mit der DNA-PCR weiterhelfen. Die PCR ist auch die Untersuchungsmethode der Wahl, wenn mit einer Liquorprobe eine ZNS-Infektion abgeklärt werden soll.

24.2.6.5 Therapie und Prävention

Bisher steht keine validierte kausal-therapeutische Medikation zur Verfügung. In Einzelfällen wurden Aciclovir (Virostatikum gegen HSV und VZV) und Ganciclovir (Virostatikum gegen CMV) eingesetzt.

Einen Impfstoff gegen HHV-6 und -7 gibt es bisher nicht.

Literatur zu Kap. 24.2.6

Hall CB, Caserta MT(1999) Exanthema subitum (roseola infantum). Herpes 6: 64–67

Stefan A, Menotti L, Capadelli-Fiume G (1999) The biology and natural history of two emerging pathogens: human herpesvirus 6 and 7. Herpes 6: 78–81

24.2.7 Herpesvirus hominis 8 (HHV-8)

H. W. Doerr

24.2.7.1 Erreger

Auf der Suche nach dem Onkogen des Kaposi-Sarkoms wurden DNA-Sequenzen gefunden, die typisch für ein Herpesvirusgenom sind. Vor ca. 10 Jahren wurde dieses Virus mit molekularbiologischen Methoden als das HHV-8 identifiziert. Das Kaposi-Sarkom, eine maligne Wucherung von arteriellen oder venösen Kapillaren, befällt gewöhnlich nur Personen, die im Rahmen einer Erkrankung wie z. B. Aids oder iatrogen durch immunsuppressive Therapie unter einer zellulären Immundefizienz leiden.

Eng verwandt mit dem HHV-8 ist das onkogene Herpesvirus saimiri bestimmter Affen und das Epstein-Barr-Virus (EBV) des Menschen (Herpesvirus hominis 5). Das HHV-8 wird daher mit dem EBV in das Genus Rhadinovirus innerhalb der Subfamilie Gammaherpesvirinae eingeordnet.

Wie von den anderen humanen und einigen animalen Herpesviren ist auch die Struktur, die Infektions- und Molekularbiologie des HHV-8 inzwischen sehr gut erforscht. Es wird außer in Endothel- und Spindelzellen des Kaposi-Sarkoms noch in B-Lymphozyten, B-Lymphomen und in sensorischen Ganglienzellen gefunden. Dort kann das Virus latent persistieren und Ausgangspunkt für eine Infektreaktivierung sein. Die Persistenz in sensorischen Ganglien erklärt, warum sich Kaposi-Tumoren in vielen Fällen gehäuft in einem bestimmten sensorischen Dermatom entwickeln.

Das Virus wurde auch in der Prostata und im Sperma nachgewiesen. Neuerdings liegt ein Bericht über ein neuroinvasives bzw. neuropersistentes Potential der HHV-8-Infektion vor.

B-Lymphozyten können durch die Infektion in vitro immortalisiert werden. Wie bei EBV wird dabei die Apoptose durch das Transkript eines bcl-2-ähnlichen viralen Gens abgeschaltet.

24.2.7.2 Epidemiologie

Es ist nicht ganz geklärt, auf welchem Weg HHV-8 übertragen wird. Denkbar ist die Infektion über Speichel und/oder Genitalsekret. Im Unterschied zu den anderen Herpesviren des Menschen ist die Durchseuchung der Bevölkerung mit HHV-8 eher als gering einzuschätzen. Patienten mit Kaposi-Tumoren allerdings haben regelmäßig Serumantikörper gegen HHV-8. Deshalb ist der positive Antikörpernachweis Risikomarker für diese Erkrankung. HHV-8 gilt als ätiologisches Agens für das Kaposi-Sarkom, ist aber allein nicht hinreichende Ursache. Die Tumoren entwickeln sich nur auf dem Hintergrund eines schon vorbestehenden zellulären Immundefekts. Gerade bei Aids sind Kaposi-Tumoren eine typische opportunistische Erkrankung. Sie bilden sich zurück, sobald es gelingt, das Immunsystem wieder zu stärken, z. B. indem man nach Organtransplantation die immunsuppressive Therapie verringert.

24.2.7.3 Krankheitsbilder

Beim Kaposi-Sarkom bilden sich charakteristische Hauteffloreszenzen. Man beobachtet unregelmäßige bläulich rote, unscharf begrenzte Papeln, die entfernt an einen Nävus erinnern. Außerdem wurden B-Zell-Lymphome mit Nachweis von HHV-8-Genomsequenzen in einem Teil der Zellen beschrieben, die dort mitunter neben EBV-Genen detektierbar sind (»body-cavity B-cell tumours«).

24.2.7.4 Diagnostik

Ein Kaposi-Sarkom kann meist eindeutig anhand der typischen Hauteffloreszenzen erkannt werden. Gesichert wird die Diagnose durch die Histologie, die ggf. durch eine In-situ-Hybridisierung oder besser durch eine PCR auf Virus-DNA ergänzt wird.

Das Virus kann in B-Lymphomzellkulturen propagiert und elektronenoptisch dargestellt werden.

Serumantikörper werden mit indirekter Immunfluoreszenz bestimmt.

24.2.7.5 Therapie und Prävention

Da die Tumorprogression mit dem zellulären Immunstatus korreliert, können die Tumoren des Kaposi-Sarkoms zurückgedrängt werden, wenn es gelingt, das Immundefizit auszugleichen. Auch zytostatisch kann für eine Zeitlang erfolgreich behandelt werden, bis Zellresistenzen auftreten.

Eine Impfprophylaxe steht nicht zur Verfügung.

Literatur zu Kap. 24.2.7

Chan PKS, NG H-K, Cheung JLK, Cheng AF (2000) Survey for the presence and distribution of human herpesvirus 8 in healthy brain. J Clin Microbiol 38: 2772–2773

Levy JA (1997) Three new human herpesviruses (HHV-6, 7 and 8). Lancet 349: 558–562

Mendez JC, Paya CV (2000) Kaposi's sarcoma and transplantation. Herpes 7: 18–23

Fazit für die Praxis zu Kap. 24.2.6 bis 24.2.7

- Erreger und Epidemiologie:
  HHV-7) sind mit hoher, das HHV-8 nur in sehr niedriger Populationsdurchseuchung ubiquitär verbreitet.
- Krankheitsbilder:
  HHV-6 und 7 sind Erreger des harmlosen Dreitagefiebers der Kinder (Exanthema subitum) und mit Transplantatabstoßungskrisen (HHV-6) assoziiert, wobei ihre Bedeutung nicht an die des CMV heranreicht. Das onkogene HHV-8 gilt als Ursache des Kaposi-Hauttumors (evtl. auch von bestimmten B-Lymphomen) bei immundefizienten Patienten.
- Diagnostik:
  Labordiagnostisch können alle 3 Viren mit der PCR in Blutlymphozyten und in den Zielorganen nachgewiesen werden. Der Antikörpernachweis hat epidemiologische Bedeutung und gilt bei HHV-8 als ernster Risikoindikator.
- Therapie und Prophylaxe:
  Eine Immunprophylaxe und validierte virostatische Therapie steht nicht zur Verfügung. In Einzelfällen wurden Aciclovir und Ganciclovir erprobt. Das Kaposi-Sarkom ist zytostatisch und v. a. durch Immunrekonstitution zu behandeln.

24.2.8 Herpesvirus B

H.W. Doerr

24.2.8.1 Erreger

Das Herpesvirus B ist eine dem Herpesvirus hominis 1 (Herpes-simplex-Virus, HSV-1) eng verwandte Spezies im Affenreich (Herpesvirus simiae). Wie das HSV gehört es zur Subfamilie der Alphaherpesvirinae und zum Genus Simplexvirus.

24.2.8.2 Epidemiologie

Das Herpesvirus B ist in vielen Affenarten der alten Welt außer Amerika verbreitet. Die Tiere sind zumeist subklinische Träger der lebenslang persistierenden Infektion, die gelegentlich unter Stress mit klinischer Manifestation exazerbieren kann. Bei den betroffenen Affen zeigen sich dann typische mukokutane Effloreszenzen.

Das Virus konnte aus verschiedenen Organgeweben, einschließlich spinaler Ganglien, isoliert werden. Vieles spricht für eine dem humanen Herpes-simplex-Virus ähnliche Infektionsbiologie. Die Erregerübertragung geschieht durch Speichelkontakt.

24.2.8.3 Erkrankung

Wenn der Erreger akzidentell durch Biss auf den Menschen übertragen wird, kommt es zu einer lokalen Entzündungsreaktion gegen die virusinfizierten Zellen. Vermutlich gelangt das Virus auf neuronalem Weg ins Gehirn und löst dort in den meisten Fällen eine zum Tode führende Enzephalitis aus.

24.2.8.4 Diagnostik

Entscheidend für die Diagnose ist die Symptomatik einer Virusenzephalitis mit der Anamnese eines Affenbisses oder sonstigen Speichelkontakts. Das Virus kann aus dem Exsudat der Bissstelle in gängigen Zellkulturen isoliert werden. Das muss unter Hochsicherheitsbedingungen geschehen. Die Labormethode der Wahl ist die PCR auf Virus-DNA mit einer Liquorprobe.

Serologisch lässt sich die Antikörperentwicklung bei Tier und Mensch mit der HSV-Antikörperkomplementbindungsreaktion gut erfassen, weil zwischen HSV und Herpesvirus B eine ausgesprochene Serokreuzreaktivität besteht. Wegen der hohen Seroprävalenz des HSV-1 beim Menschen ist diese Untersuchung jedoch nur beim Tier wirklich aussagekräftig. Sensitiver ist der ELISA mit homologem Virusantigen und Tracer-Antikörper.

24.2.8.5 Therapie und Prävention

Die Herpesvirostatika Aciclovir und Ganciclovir sind in Zellkultur und im Tierversuch auch gegen Herpesvirus B wirksam. Bei Patienten wurde in Einzelfällen eine erfolgreiche Therapie mit Aciclovir beschrieben, wobei wie bei der Behandlung der HSV-Enzephalitis ein frühzeitiger Beginn entscheidend ist.

! Wichtigste Ad-hoc-Maßnahme nach Affenbiss ist die chirurgische Wundversorgung mit Einsatz eines antiviral wirksamen Desinfektionsmittels.

Literatur zu Kap. 24.2.8

Whitley RJ (1996) Cercopithecine herpes virus 1 (B Virus). In: Fields virology, 3rd edn. Lippincott-Ravens, Philadelphia, pp 2623–2635

24.3 Adenoviridae

P. Pring-Åkerblom

24.3.1 Einleitung

Adenoviren wurden erstmals 1953 von Rowe et al. beschrieben. Seit 1976 wird die Familie der Adenoviridae in die beiden Genera Mast- und Aviadenovirus unterteilt. Das Genus Mastadenovirus umfasst die Adenoviren des Menschen und der Säugetiere.

24.3.2 Erreger

Adenoviren gehören zu den hüllenlosen DNA-Viren. Elektronenmikroskopisch stellen sie sich als Ikosaeder mit einem Durchmesser von 60–90 nm dar. Der elektronendichtere zentrale Kern wird von der DNA und den Coreproteinen gebildet. Der Kern ist vom Kapsid, einer Proteinhülle aus 252 Kapsomeren, umgeben. Flächen und Kanten der Dreiecke des Ikosaeders bilden 240 Hexonproteine. Die Eckpunkte der Dreiecke sind von 12 Pentonbasen besetzt. Auf der Pentonbasis sitzt die Fiber mit einer knopfartigen Verdickung am freien Ende.

Das Genom der Adenoviren besteht aus linearer doppelsträngiger DNA mit einem Molekulargewicht (MG) von 19×10^6 bis 24×10^6, entsprechend etwa 30×10^3 bis 36×10^3 Basenpaaren. Zwei Coreproteine geben der DNA eine chromatinähnliche Struktur. Am 5′-Ende der DNA befindet sich ein kovalent gebundenes Protein mit MG 55.000. Es ist viruskodiert und spielt eine Rolle bei der Replikation.

Das Genom ist in frühe und späte Transkriptionseinheiten organisiert. Durch jede der 6 frühen Transkriptionseinheiten werden verschiedene mRNA generiert, deren kodierte Polypeptide zur viralen Replikation, Transformation und Latenz in der infizierten Zelle benötigt werden. Die späten Transkriptionseinheiten kodieren zumeist Strukturproteine. Die genetische Variabilität humaner Adenoviren (HAdV) äußert sich in den bisher 51 anerkannten Serotypen, die in die Subgenera A bis F eingeteilt sind.

24.3.3 Epidemiologie

Infektionen durch Adenoviren haben eine hohe Wirtsspezifität und lassen sich weltweit in Menschen und in verschiedenen Tierarten nachweisen. Die Erreger werden durch Tröpfchen- oder Schmierinfektionen übertragen.

Von 135.702 Virusisolierungen im Zusammenhang mit einer Erkrankung des Respirationstrakts, die von 1967 bis 1976 der WHO gemeldet worden waren, betrug der Anteil an Adenoviren 13%. Aus Europa stammen Meldungen über 116.379 Virusisolierungen im Zeitraum von 1967 bis 1978 von Patienten mit Erkrankungen des Respirationstrakts. Der Anteil an Adenoviren lag bei 15%. Höher war nur die Isolationsrate an Influenzaviren. 70–80% der Adenoviren wurden bei Kindern nachgewiesen. Bei 95% der Isolate handelte es sich in abnehmender Häufigkeit um die Serotypen HAdV-2, -1, -7, -3, -5 und -6. Dem Robert-Koch-Institut (RKI) wurden 1999 insgesamt 546 Adenovirusnachweise gemeldet.

Über 50% der Adenovirusinfektionen verlaufen ohne charakteristische Symptome, und nur wenige der 51 Serotypen können überhaupt mit Erkrankungen in Verbindung gebracht werden. Während Subgenus-A-Serotypen (HAdV-12, -18, -31) nur 0,5% der isolierten Adenoviren ausmachen, sind mit 59% die Subgenus-C-Serotypen (HAdV-1, -2, -5, -6) die am häufigsten isolierten Adenoviren. Die als endemische Erreger geltenden Serotypen HAdV-1, -2, -3, und -5 scheinen charakteristischerweise über einen längeren Zeitraum im Stuhl ausgeschieden zu werden.

In einer Studie konnte gezeigt werden, dass über einen Zeitraum von 3 Jahren identische Genomtypen von HAdV-1 und HAdV-2 ausgeschieden wurden. Dieser Befund spricht gegen ständige Reinfektionen und deutet eher daraufhin, dass Adenoviren latent im Menschen persistieren. So lässt sich auch erklären, warum man das Virus aus scheinbar gesunden Tonsillen isolieren kann.

Die Isolierung von Serotypen des Subgenus B (HAdV-11, -34 und -35) aus Urinproben von immunsupprimierten Patienten lässt vermuten, dass die Niere ebenfalls von latenten Adenovirusinfektionen betroffen sein kann. Eine besondere Bedeutung kommt den Adenoviren als Erreger nosokomialer Infektionen zu. Sie verursachen v. a. in Augenarztpraxen, Krankenhäusern, Militäreinrichtungen und Sportstätten Erkrankungen, die sich epidemisch ausbreiten können.

24.3.4 Krankheitsbilder

Humane Adenoviren können die unterschiedlichsten Krankheitsbilder hervorrufen. Die Inkubationszeit beträgt in Abhängigkeit vom Serotyp und der Infektionsdosis 5–10 Tage. Klinisch bedeutend sind v. a. 3 verschiedene Erkrankungstypen.

! Am häufigsten sind Erkrankungen des Respirationstrakts, die sich als Pharyngitiden, Tonsillitiden, Bronchitiden und Pneumonien manifestieren können. Adenoviruspneumonien beim Kleinkind können auch ohne Superinfektion schwer verlaufen.

Die zweite wichtige Gruppe adenovirusbedingter Erkrankungen sind Gastroenteritiden.

! Adenoviren lassen sich nach Rotaviren am häufigsten als auslösendes virales Agens von Gastroenteritiden in der frühen Kindheit nachweisen.

Neben den Subgenus-F-Adenoviren HAdV-40 und HAdV-41 findet man in kleineren gastroenteritischen Ausbrüchen und bei immunsupprimierten Patienten auch HAdV-31 (Subgenus A).

Die dritte große Gruppe der durch Adenoviren verursachten Erkrankungen sind Infekte des Auges.

! Die hochkontagiöse Keratoconjunctivitis epidemica (KCE) wird von HAdV-8, -19 und -37 verursacht.

Es kommt zu subepithelialen Hornhautinfiltraten und einer Schwellung der Plica semilunaris und der Karunkel. Die betroffenen Patienten können lang anhaltend beeinträchtigt sein. Weitere Adenoviruserkrankungen des Auges sind die follikuläre Konjunktivitis und die Pharyngokonjunktivitis.

Tabelle 24-9. Adenovirusassoziierte Krankheitsbilder. (Nach Wadell 1990)

Organsystem	Syndrome	Haupttypen (HAdV-)	Risikogruppe
Respirationstrakt	Tonsillitis, Pharyngitis, Pneumonie	1, 2, 5, 3, 7	Kleinkinder
		4, 7, 14, 21	Militärrekruten
Auge	Pharyngokonjunktivalfieber	3, 7	Schulkinder
	Epidemische Keratokonjunktivitis	8, 19, 37	Überwiegend Erwachsene
	Follikuläre Konjunktivitis	3, 4, 7	Alle Altersgruppen
Gastrointestinaltrakt	Gastroenteritis	40, 41	Kleinkinder
	Darminvagination	1, 2, 5	Kleinkinder
Urogenitaltrakt	Genitale Ulzera	19, 37	Erwachsene
	Hämorrhagische Zystitis	11, 21	Kleinkinder
Sonstige	Unter anderem: Hepatitis, Nephritis, Enzephalitis	1, 2, 5, 7, 11, 31, 34, 35	Transplantierte

Adenoviren sollen auch an der Darminvagination und der mesenterialen Lymphadenitis des Kleinkindes beteiligt sein.

Gelegentlich sind Fälle von Meningitis und Enzephalitis durch Adenoviren beschrieben worden, ebenso auch eine hämorrhagische Zystitis. Adenoviren werden außerdem als ätiologisches Agens beim plötzlichen Kindstod (»sudden infant death syndrome«, SIDS) diskutiert.

Des Weiteren werden Adenoviren als Ursache von Myokarditiden bei Kindern beschrieben. Bei adulten Myokarditispatienten konnten allerdings keine Adenoviren in der Endomyokardbiopsie detektiert werden.

Bei immunsupprimierten Personen ist ein breites Spektrum von Erkrankungen auf Adenoviren zurückzuführen: respiratorische Erkrankungen, Parotitiden, Hepatitiden, Nephritiden, Enzephalitiden und neuronale Erkrankungen. Bei HIV-Infektionen ist auffällig, dass Serotypen und immunologische Varianten der Subgenera B und D dominieren.

Tabelle 24-9 fasst die klinische Bedeutung von Adenoviren zusammen und macht den ausgeprägten Organtropismus mancher Serotypen deutlich.

24.3.5 Diagnostik

Die meisten Adenoviren lassen sich u. a. in HeLa, -Hep2- oder A549-Zellen vermehren. Eine Ausnahme bilden die Enteritiserreger HAdV-40 und HAdV-41, die nur in Graham-293-Zellen isolierbar sind. Bei der Vermehrung zeigen Adenoviren einen charakteristischen zytopathischen Effekt (CPE), der lichtmikroskopisch nachgewiesen werden kann. Bei den häufig vorkommenden Serotypen HAdV-1 bis HAdV-7 ist er netzförmig, bei Serotypen des Subgenus D, zu denen die KCE-Erreger gehören, überwiegt ein Rundzellen-CPE.

Die Proteine des Viruskapsids bestimmen die Spezifität bei Antigen- und Antikörpernachweis. Das Hexon ist Träger der genusspezifischen α-Determinante. Die Pentonbasis hat eine weitere, ebenfalls genusspezifische Determinante β, die im sog. Hämagglutination-Enhancement-Test verwendet werden kann. Weiterhin sind Hexon und Fiber Träger typenspezifischer Determinanten. Auf dem Hexon ist die ε- und auf dem Fiberknopf die γ-Determinante zu finden. Bei der serologischen Diagnostik werden weitgehend genusspezifische Diagnostiktests wie KBR und der nicht immer zuverlässige ELISA benutzt.

Die klassischen serologischen Reaktionen, Neutralisation und Hämagglutinationshemmung (HAH), verlaufen häufig, aber durchaus nicht immer typenspezifisch. Virale Antigene können im Enzymimmunessay (EIA) und Latexagglutinationstest nachgewiesen werden. Zu bedenken ist jedoch, dass Rotavirusinfektionen im EIA zu falsch-positiven Ergebnissen führen können. Auch die Spezifität und Sensitivität der Latexagglutinationstests ist bislang nicht ausreichend.

Bei Stuhlproben ist der Nachweis von Adenoviren direkt im Elektronenmikroskop möglich. Die Typisierung von Adenoviren ist mittels der Neutralisation und HAH möglich, die sich an die Zellkultur anschließen. Seit den 1980er-Jahren wird zur Identifikation von Virusisolaten die DNA-Restriktionsanalyse angewendet. Dabei muss jedoch berücksichtigt werden, dass unterschiedliche Genomtypen beim gleichen Serotyp vorkommen.

Ein schneller Antigennachweis direkt aus Patientenmaterial (Augen-, Nasen-, Rachenabstriche, Stuhl, Liquor, Urin, Biopsiematerial) oder nach vorheriger Virusanzüchtung gelingt mit der Polymerasekettenreaktion (PCR). Es liegen Primer für eine genus-, subgenus- und typenspezifische PCR vor. Die Typisierung ist häufig für epidemiologische Fragestellungen von Interesse, war aber bisher sehr zeit- und arbeitsaufwendig, weil immer zunächst das Virus angezüchtet werden musste. Mit der typenspezifischen PCR kann bereits von allen wichtigen Krankheitserregern (HAdV-1, -2, -5, -3, -7, -8, -19, -31, -37, -40, -41) der Serotyp bestimmt werden.

Da sich viele Krankheitsbilder pathognomonisch auf die viralen Vertreter eines Subgenus zurückführen lassen, wurde eine subgenusspezifische PCR entwickelt. Besonders interessant ist diese PCR für die Klinik. Nur selten ist zwar für die Therapie eine genaue Typisierung notwendig, krankheitsbezogene PCR-Ergebnisse sind aber dennoch von wissenschaftlichem Interesse.

24.3.6 Therapie

Bis heute existiert keine gesicherte Therapie bei Erkrankungen, die durch Adenoviren hervorgerufen werden.

III. Erreger

24.3.7 Prävention

Bei nosokomialen Infektionen sollten umgehend Hygienemaßnahmen eingeleitet werden. Okuläre Adenovirusinfektionen stellen nach wie vor ein Problem für Augenkliniken und -praxen dar.

! Angesichts des Fehlens einer kausalen Therapie sind prophylaktisch-hygienische Maßnahmen zur Bekämpfung der KCE besonders wichtig.

Dazu gehört auch, Personal und Patienten über die Bedeutung der KCE und deren mögliche Übertragungswege ausreichend aufzuklären.

Fazit für die Praxis zu Kap. 24.3

- Erkrankungen des Respirationstrakts (Pharyngitis, Tonsillitis, Bronchitis, Pneumonie).
  - Symptome und klinische Befunde:
    Krankheitsgefühl, Husten, Heiserkeit, Schluckbeschwerden, Fieber.
  - Diagnostik:
    Untersuchungsmaterial: Nasal- oder Rachenabstriche
    (maximale Transportdauer: 4 Tage; Transporttemperatur: ungekühlt unbedenklich),
    Antigennachweis: Zellkultur (HeLa, A549, Hep2),
    Nachweis viraler Nukleinsäuren: PCR
    Serodiagnostik: KBR verbreitetste Routinediagnostik,
    ELISA-IgG-Nachweis.
  - Spezifische Maßnahmen:
    Symptomatische Behandlung (z. B. Lutschpastillen, fiebersenkende Mittel).
- Gastroenteritiden
  - Symptome und klinische Befunde:
    Durchfälle, manchmal auch Erbrechen, Fieber.
  - Diagnostik:
    Untersuchungsmaterial: Stuhl (maximal Transportdauer: 4 Tage; Transporttemperatur: ungekühlt unbedenklich),
    Antigennachweis: EM, Latexagglutination, EIA, Zellkultur (Graham 293),
    Nachweis viraler Nukleinsäuren: PCR,
    Serodiagnostik: KBR verbreitetste Routinediagnostik,
    ELISA-IgG-Nachweis.
  - Spezifische Maßnahmen:
    Ausreichende Flüssigkeitszufuhr
  - Epidemiologie und Prophylaxe:
    Sofortige Einleitung von Hygienemaßnahmen, Aufklärung des Pflegepersonals bzw. der Patienten über hygienische Verhaltensregeln; nach § 34 des Infektionsschutzgesetztes dürfen Kinder unter 7 Jahren während der Erkrankung Gemeinschaftseinrichtungen wie Kinderkrippen, Kindergärten, Schulen usw. nicht besuchen.

▼

- Keratoconjunctivitis epidemica
  - Symptome und klinische Befunde:
    Meist einseitig beginnend mit tränendem und juckendem Auge, Rötung und Schwellung der Plica semilunaris und der Karunkel, Schmerzen, Lichtscheu, korneal subepitheliale Infiltrate können folgen.
  - Diagnostik:
    Untersuchungsmaterial: Augenabstrich (maximal Transportdauer: 4 Tage; Transporttemperatur: ungekühlt unbedenklich).
  - Antigennachweis:
    Zellkultur (HeLa, A549, Hep2); Nachweis viraler Nukleinsäuren: PCR; keine Serodiagnostik.
  - Spezifische Maßnahmen:
    Symptomatische Behandlung mit künstlichen Tränen und kühlen Umschlägen (keine Kortisontropfen).
  - Epidemiologie und Prophylaxe:
    Sofortige Einleitung von Hygienemaßnahmen, Aufklärung des Pflegepersonals bzw. der Patienten und im Haushalt lebender Personen über hygienische Verhaltensregeln.

Literatur zu Kap. 24.3

1. Adrian T, Wigand R, Richter J (1987) Gastroenteritis in infants, associated with a genome type of adenovirus 31 and with combined rotavirus and adenovirus 31 infection. Eur J Pediatr 16: 38–40
2. Allard A, Girones R, Juto P, Wadell G (1990) Polymerase chain reaction for detection of adenoviruses in stool specimens. J Clin Microbiol 28: 2659–2667
3. Bajanowski T, Wiegand P, Cecchi R et al. (1996) Detection and significance of adenoviruses in cases of sudden infant death. Virchows Arch 428: 113–118
4. Berichtssystem zur Erfassung positiver (epidemiologisch auffälliger) Virusbefunde. DVV/RKI, Jahresbericht 1999
5. Bennett FM, Law BB, Hamilton W, McDonald A (1957) Adenovirus eye infections in Aberdeen. Lancet II: 670–673
6. Brandt CD, Kim HW, Rodriguez WJ et al. (1985) Adenovirus and pediatric gastroenteritis. J Infect Dis 151: 437–443
7. De Jong JC, Wermenbol AG, Verweij-Uijterwaal MW (1996) Adenoviruses from Aids patients, including candidate serotypes 50 and 51 of subgenus B1 and D, respectively. Xth International Congress of Virology 1996, PW48–4, p 231
8. Fox JP, Haall CE, Cooney MK (1977) The Seattle virus watch. VII. Observations of adenovirus infections. Am J Epidemiol 105: 362–386
9. Guyer B, O'Day DM, Hierholzer JC, Schaffner W (1975) Epidemic keratoconjunctivitis: a community outbreak of mixed adenovirus type 8 and 19 infection. J Infect Dis 132: 142–150
10. Hierholzer JC, Adrian T, Anderson LJ, Wigand R, Gold JWM (1988) Analysis of antigenically intermediate strains of subgenus B and D adenoviruses from AIDS patients. Arch Virol 103: 99–115
11. Horwitz MS (1990) Adenoviridae and their replication. In: Fields BN, Knipe DM, Chanock RM et al. (eds) Virology. Raven, New York, pp 1679–1721
12. Kidd AH, Jönsson M, Garwicz D et al. (1996) Rapid Subgenus Identification of Human Adenovirus Isolates by a General PCR. J Clin Microbiol 34: 622–627

13. Pring-Åkerblom P, Adrian T (1994) Type- and group-specific polymerase chain reaction for adenovirus detection. Res Virol 145: 25–35
14. Pring-Åkerblom P, Adrian T, Köstler T (1997) Polymerase chain reaction based detection and typing of human adenoviruses in clinical samples. Res Virol 148: 225–231
15. Pring-Åkerblom P, Trijssenaar FE, Adrian T, Hoyer H (1999) Multiplex polymerase chain reaction for subgenus-specific detection of human adenoviruses in clinical samples. J Med Virol 58: 87–92
16. Rowe WP, Huebner RJ, Gillmore LK, Parrot RH, Ward TG (1953) Isolation of a cytopathogenic agent from human adenoids undergoing spontaneous degeneration in tissue culture. Proc Soc Exp Biol Med 84: 570–573
17. Schmitz H, Wigand R, Heinrich W (1983) Worldwide epidemiology of human adenovirus infections. Am J Epidemiol 117: 455–466
18. Wadell G (1990) Adenoviruses. In: Zuckerman AJ, Banatvala JE, Pattison, JR (eds) Principles and practice of clinical virology. Wiley, Chichester, pp 267–287

24.4 Papovaviren[1]

24.4.1 Papillomviren

E.-M. de Villiers

24.4.1.1 Erreger

Das ikosaedrische Viruskapsid von Papillomviren hat einen Durchmesser von etwa 55 nm und enthält ein doppelsträngiges zirkuläres DNA-Genom mit 7.000–8.000 Basenpaaren.

Papillomviren infizieren Epithelzellen, in denen ihr Genom als episomales Molekül in der Basalzelle (Stratum basale) als latente Infektion verbleibt. Sobald eine Basalzelle in die Differenzierungsphase übergeht (Stratum spinosum), werden die für die virale DNA-Replikation und Kapsidgenproduktion verantwortlichen Gene aktiviert und exprimiert. In den oberen keratinisierenden Zellschichten (Stratum granulosum und Stratum corneum) werden vollständige Papillomviruspartikel produziert.

Da ihr Vermehrungszyklus differenzierungsabhängig ist, können Papillomviren nicht routinemäßig in der Zellkultur gezüchtet werden. Sie werden vielmehr charakterisiert, indem man ihre DNA-Genomsequenz, v. a. in dem besonders konservierten Bereich des sog. L1-Gens, bestimmt.

Außer den bisher bekannten humanpathogenen Papillomvirustypen (HPV) gibt es noch eine große Zahl von tierpathogenen. Rund 130 zusätzliche HPV-Typen wurden darüber hinaus ausschließlich anhand von DNA-Teilfragmenten mittels Polymerasekettenreaktion (PCR) identifiziert.

Das Papillomvirusgenom besteht aus offenen Leserahmen (ORF), die als Gene für spezifische Proteine kodieren. Ein kurzer Abschnitt zwischen den sog. frühen und späten ORF wird als »long control region« (LCR) bezeichnet. Dabei handelt es sich um verschiedene Strukturelemente, die die Funktion des restlichen Genoms kontrollieren. Die Produkte der späten Gene (»late«, L1 und L2) bilden das Viruskapsid, die der frühen kontrollieren die Virusreplikation (»early«, E1 und E2) und die Immortalisierung (E6 und E7, wahrscheinlich auch E5) von Zellen. Zudem binden die Proteine des E2-ORF an die LCR und üben eine teils stimulierende, teils aber auch inhibierende Funktion für die Transkription anderer früher Gene des Virus aus.

Das E4-Produkt akkumuliert nur in ausdifferenzierten Keratinozyten und wird daher als spätes Protein des HPV-Genoms betrachtet. Die DNA der Papillomviren verbleibt überwiegend in Form episomaler Moleküle in den Kernen infizierter Zellen, ist aber in der Mehrzahl der malignen genitalen Tumoren in das Wirtszellgenom integriert.

Die Produkte der E6- und E7-Gene sind für die maligne Entartung notwendig, aber nicht allein dafür ausreichend. Nur wenn zelluläre Gene ausgefallen sind, die in der Normalzelle die Funktionen des Virusgenoms unterdrücken, werden HPV-Gene in noch teilungsfähigen Zellen aktiviert. Mögliche Kofaktoren, die zur Inaktivierung zellulärer Kontrollgene für die HPV-Transkription führen können, sind z. B. mutagene Stoffwechselprodukte aus der Nahrung, aus Tabakrauch, aber auch von anderen Infektionen. Darüber hinaus können Hormone und Immunsuppression latente Papillomvirusinfektionen aktivieren.

24.4.1.2 Epidemiologie

Die ursächliche Beteiligung von HPV-Infektionen an der Entstehung von benignen und malignen anogenitalen Tumoren wird durch zahlreiche experimentelle und epidemiologische Daten unterstützt. In rund 99% aller malignen Tumoren des Gebärmutterhalses wurde HPV-DNA gefunden, die in diesen Zellen auch funktionell aktiv ist.

Mehr als 40 Typen von HPV konnten in genitalen Läsionen der Zervix, der Vulva und Vagina, des Penis und im Anal- und Perianalbereich nachgewiesen werden. Sie lassen sich aufgrund ihrer bevorzugten Präsenz in malignen oder benignen Tumoren, aber auch aufgrund molekularbiologischer Eigenschaften in 2 Risikotypen einteilen.

Die Hochrisikotypen (»high-risk«) findet man fast ausschließlich in prämalignen und malignen, die Niedrigrisikotypen (»low-risk«) dagegen nur in gutartigen Tumoren. Klinische Beobachtungen führten zu einer dritten intermediären Gruppe, die ein mögliches Risiko für maligne Entartung beinhaltet.

Frühere Daten hatten zur Differenzierung in kutane und genitale HPV-Typen geführt. Neuere Erkenntnisse zeigen aber, dass diese Eingruppierung nicht mehr aufrecht zu erhalten ist. Papillomvirusinfektionen sind wahrscheinlich überwiegend subklinisch sehr weit verbreitet. Obwohl eine zunehmende Zahl von HPV-Typen in benignen und malignen Tumoren der Haut, des Oralbereichs und des oberen Respirationstrakts nachgewiesen und isoliert wurden, gelang es bisher nicht, HPV-Typen zu identifizieren, die vorwiegend maligne Tumoren dieser Organe verursachen.

24.4.1.3 Krankheitsbilder

HPV-Primärinfektionen verlaufen ganz überwiegend subklinisch und persistieren als latente Infektionen. Auf der Haut werden unterschiedliche HPV-Typen in einem breiten Spektrum von klinischen Läsionen identifiziert. Darunter beobachtet man z. B. alle Arten von flachen bis vorgewölbten, zerklüfteten Warzen mit typenspezifischer Histologie, v. a. mit

[1] Neuerdings werden Papilloma- und Polyomaviren zwei getrennten Familien zugerechnet.

charakteristischen intrazytoloplasmatischen Einschlusskörperchen.

Eine größere Zahl von HPV-Typen, die früher nur bei Patienten mit der erblichen Epidermodysplasia verruciformis (EV) gefunden wurden, sind nach neuen Erkenntnissen weit verbreitet und vorwiegend unter Immunsuppression an der Entstehung von Tumoren beteiligt.

Anogenitale Primärinfektionen werden überwiegend sexuell übertragen. Bei Kindern allerdings können solche Läsionen gelegentlich auch durch kutane HPV-Typen hervorgerufen werden. Sie treten frühestens nach einer Latenzzeit von 4–6 Wochen auf und persistieren unbehandelt oft lange.

! Zwischen Primärinfektion und dem Auftreten zugehöriger maligner Tumoren verstreichen oft Zeiträume zwischen 20 und 40 Jahren.

Die langen Latenzperioden deuten darauf hin, dass mehrere Faktoren an der Krebsentstehung beteiligt sind.

24.4.1.4 Diagnostik

Im Anogenitalbereich werden HPV-Tumoren oder deren Vorstufen zytologisch, histologisch oder klinisch-kolposkopisch diagnostiziert. Der HPV-DNA-Nachweis kann in unklaren klinischen Fällen die Diagnose sichern. Anogenitale HPV-Infektionen bei jungen Frauen sind häufig transient, und nur selten persistiert das HPV bei ihnen.

Ungefähr 30–40% der erwachsenen Bevölkerung sind symptomfreie Papillomvirusträger, denen man zu einer engmaschigeren Überwachung raten kann.

HPV-DNA wird heute vorwiegend mittels der Polymeraskettenreaktion (PCR) nachgewiesen. Dieser molekularbiologische Nachweis wird dadurch erschwert, dass es sehr viele verschiedene HPV gibt, und die Mehrzahl der Tests nur eine begrenzte Zahl von HPV-Typen erkennt. Daher ist es fast immer unumgänglich, mehrere Tests zu machen, um alle Typen zu erfassen.

! Papillomvirusinfektionen sind nur wenig immunogen, und es kommt meist erst einige Monate nach einem HPV-DNA-Nachweis zur Serokonversion.

Aufgrund der DNA-Homologie zwischen HPV-Typen sind Kreuzreaktionen unter ihnen nicht auszuschließen. Serologische Nachweisverfahren für eine begrenzte Zahl von HPV-Typen sind zur Zeit in der Entwicklung und werden auch zunehmend in epidemiologischen Studien eingesetzt. Hierzu werden in-vitro-synthetisierte viruskapsidähnliche Moleküle, bestehend aus L1-Protein oder aus L1- und L2-Protein, als Antigene verwendet.

24.4.1.5 Therapie

Prämaligne und maligne Läsionen werden zumeist chirurgisch entfernt. Zurzeit wird an der Entwicklung von Substanzen gearbeitet, die hemmend auf die Papillomvirusgenexpression wirken sollen.

24.4.1.6 Prävention

Es gibt derzeit keine geeigneten Testverfahren, die die Wirksamkeit von Desinfektionsmitteln gegen Papillomviren nachweisen könnten. Man kann aber davon ausgehen, dass Desinfektionsmittel, die andere lipidfreie DNA-Viren inaktivieren, auch gegen Papillomviren erfolgreich eingesetzt werden können.

In Tiermodellen haben sich bereits präventive Vakzinen auf der Basis gentechnisch hergestellter nukleinsäurefreier Kapsidproteine (»L1-« und/oder »L2-virus-like particles«) bewährt, die neutralisierende Antikörper induzieren und Schutz gegen entsprechende Papillomvirusinfektionen bieten. Ähnliche prophylaktische Vakzinen gegen die genitalen HPV-Typen HPV16/18 und HPV6/11 befinden sich gerade in der klinischen Prüfung.

Chimäre Proteine oder »virus-like particles« (VLP), fusioniert aus dem Strukturprotein L1 und antigenen Domänen des frühen Proteins E7, induzieren sowohl humorale als auch zelluläre Immunität und können sowohl präventiv als auch therapeutisch eingesetzt werden.

Fazit für die Praxis zu Kap. 24.4.1

- Symptome und klinische Befunde:
  Plane oder verruköse Veränderungen der Haut oder Schleimhäute.
- Diagnostik:
  Nachweis von Papillomvirus-DNA ist heute das sicherste Verfahren, um eine typenspezifische Diagnose bei Paillomvirusinfektionen zu stellen. Der Nachweis von Genprodukten der Papillomviren mittels ELISA ist nur begrenzt für einzelne Papillomvirustypen möglich, weil nicht alle infizierten Patienten Antikörper entwickeln. Positive Befunde deuten auf lang persistierende oder auf kürzlich erworbene bzw. durchgemachte Infektionen hin.
- Verlaufskontrolle:
  Bei dem DNA-Nachweis von Hochrisikopapillomvirustypen sollten Untersuchungen in kürzeren Abständen, etwa alle 3 Monate, durchgeführt werden.
- Therapie:
  Entfernung einer klinisch sichtbaren Läsion. Weitere Therapiemaßnahmen befinden sich erst in der Entwicklung. Hierzu gehören auch Versuche, therapeutische Impfstoffe entwickeln.
- Epidemiologie und Prophylaxe:
  Prophylaktische Impfungen stehen zurzeit noch nicht zur Verfügung. Allerdings lassen die derzeit laufenden klinischen Tests erwarten, dass sie in den nächsten Jahren verfügbar werden.

Literatur zu Kap. 24.4.1

De Villiers E-M (1997) Papillomavirus and HPV typing. Clin Dermatol 15: 199–206

De Villiers E-M (1998) Human papillomavirus infections in skin cancers. Biomed Pharmacother 52: 26–33

Dillner J (1999) The serological response to papillomaviruses. Semin Cancer Biol 9: 423–430
Forslund O, Antonsson A, Nordin P, Stenquist B, Hansson BG. (1999) A broad range of human papillomavirus types detected with a general PCR method suitable for analysis of cutaneous tumours and normal skin. J Gen Virol 80: 2437–2443
Hildesheim A, Schiffman MH, Gravitt PE et al. (1994) Persistence of type specific human papillomavirus infection among cytologically normal women. J Infect Dis 169: 235–240
International Agency for Research on Cancer (IARC) (1995) Human papillomaviruses. IARC, Monogr Eval Carcinog Risks Hum (Lyon, France)
Stubenrauch F, Laimins LA (1999) Human papillomavirus life cycle: active and latent phases. Semin Cancer Biol 9: 379–386
Walboomers JM, Jacobs MV, Manos MM et al. (1999) Human papillomavirus is a necessary cause of invasive cervical cancer worldwide. J Pathol 189: 12–19
Zur Hausen H (1996) Papillomavirus infections – a major cause of human cancers. Biochim Biophys Acta 1288: F55–78
Zur Hausen H (1999) Viruses in human cancers. Eur J Cancer 35: 1174–1181

24.4.2 JC-Virus (JCV), BK-Virus (BKV) und andere Polyomaviren

K. Dörries

24.4.2.1 Einleitung

Die Familie der Polyomaviren setzt sich aus Spezies zusammen, die im Menschen, aber auch in so unterschiedlichen Tieren wie Vögeln, Mäusen und Affen entdeckt wurden. Die bedeutendsten Vertreter sind das Simian-Virus 40 (SV40), das bei Affen sowie JCV und BKV, die beim Menschen gefunden wurden. Nachdem 1953 das erste Virus der Familie Polyomaviridae bestimmt worden war, wurde 1960 SV40 aus einer Affennierenzelllinie isoliert. Da zwischen 1955 und 1961 diese Zelllinie zur Herstellung der Poliovakzine benutzt wurde, kamen Millionen von Impflingen mit dem Virus in Kontakt. Allerdings gibt es bis heute keine schlüssigen Beweise, dass die Exposition Folgen für die Geimpften hatte. Das lymphotrope Affenvirus (LPV) spielt dagegen beim Menschen keine Rolle. Im Jahr 1971 wurde das humane Polyomavirus JCV aus Hirngewebe von Patienten mit progressiver multifokaler Leukenzephalopathie (PML) und BKV aus dem Urin eines Patienten nach Nierentransplantation isoliert.

24.4.2.2 Erreger

Die Polyomaviren sind kleine Viren ohne Hülle, die in der Zelle einzeln oder auch in dichten kristallinen Bereichen auftreten. Sie haben eine ikosaedrische Kapsidstruktur von 28–45 nm Durchmesser, in die ein doppelsträngiges zirkuläres DNA-Genom von etwa 5.200 Basenpaaren mit zellulären Histonen verpackt ist. Das Genom besteht aus 2 Segmenten, die in überlappenden Leserastern auf gegenüberliegenden DNA-Strängen für die regulatorischen Proteine, das kleine und große Tumorantigen mit alternativen Splice-Formen, sowie für die 3 Kapsidproteine VP1, VP2, VP3 und das Agnogen kodieren.

Die Segmente werden von einer nichtkodierenden Region unterbrochen, in der regulatorische Elemente lokalisiert sind. Im Wesentlichen sind das der Ursprung, der »origin« der DNA-Replikation und die viralen Promotorelemente, die die Multiplikation der genomischen DNA, die Aktivität der viralen Transkription und den Ablauf des viralen Vermehrungszyklus kontrollieren und koordinieren. Die komplexe Strukturierung der Promotorelemente ermöglicht eine sehr feine Abstufung von Virus-Wirt-Interaktionen in den verschiedenen Phasen der Infektion.

Die nahe Verwandtschaft der Polyomavirus spp. untereinander wird nicht nur durch die genomische Struktur, sondern auch durch weitreichende Übereinstimmungen in der DNA-Sequenz bestimmt. Eine gemeinsame antigene gruppenspezifische Determinante auf dem viralen Hauptantigen, dem Viruskapsidprotein VP1, ist im Inneren des viralen Kapsids lokalisiert. Sie wird häufig zur Detektion von Polyomaviren verwendet.

Als auffällige Eigenschaft der Polyomaviren wird die genetische Varianz auf der Ebene der DNA-Sequenz angesehen. Sie hat zur Definition von viralen Subtypen geführt. Allerdings konnte die These, dass bestimmte Subtypen eine erhöhte Virulenz haben, für die Polyomaviren der Primaten bisher nicht bestätigt werden.

24.4.2.3 Epidemiologie

Infektionen mit JCV und BKV sind weltweit verbreitet. Heute geht man davon aus, dass in den Industrienationen 50% der Kinder im Alter von 3–4 Jahren Antikörper gegen BKV und im Alter von 10–14 Jahren solche gegen JCV haben. In Abhängigkeit vom sozioökonomischen Status kann die kindliche Infektionsrate auch deutlich höher liegen. Die Antikörperprävalenz bei Erwachsenen der höheren Altersgruppen liegt bei 80–90% für beide Viren.

! Neuere Untersuchungen sprechen dafür, dass im Alter von 20 Jahren nahezu die gesamte Bevölkerung mit beiden Viren Kontakt hatte.

Die Übertragungswege der Polyomaviren sind noch nicht vollständig geklärt.

Da freie Viren in großer Zahl im Urin ausgeschieden werden, wurde zunächst davon ausgegangen, dass Schmierinfektionen im Familienkontakt und auf Säuglingsstationen bei BKV die hauptsächliche Verbreitungsroute darstellen.

Der Nachweis hoher Viruskonzentrationen im Abwasser legt nahe, dass hier ein zusätzliches potenzielles Verbreitungsrisiko liegt. Die Entdeckung, dass Tonsillen und Zellen des Waldeyer-Rachenrings infizierbar sind, legt die Vermutung nahe, dass die Viren auch durch Tröpfcheninfektion verbreitet werden. Man geht daher heute davon aus, dass während des Primärkontakts eine Verbreitung durch Tröpfcheninfektionen stattfindet, während das Virus im Rahmen der persistierenden Infektion vermutlich oral aufgenommen wird.

24.4.2.4 Persistenz

Nach dem ersten Kontakt mit dem Virus persistiert die genomische Information in den Zielorganen. Zu ihnen gehören die Epithelien des Urogenitaltrakts, das ZNS, die primären und sekundären lymphoiden Organe mit dem Knochenmark, der Milz, den Tonsillen, den Lymphknoten und Zellen des peripheren Blutes. Zurzeit spricht alles dafür, dass nach oraler Aufnahme des Virus die Stromazellen der Tonsillen und in der Folge B-Lymphozyten infiziert werden.

Während die Infektion von Leukozyten vermutlich eine wesentliche Rolle bei der Verbreitung des Virus in die Zielorgane spielt, kann durch die Infektion der Epithelien des Urogenitaltrakts die Verbreitung des Virus in der Wirtspopulation sichergestellt werden. Da die Zielorgane der Persistenz bei BKV und JCV weitgehend übereinstimmen, kommt es immer wieder zu Koinfektionen, die aber den Verlauf der Infektion nicht beeinflussen.

24.4.2.5 Krankheitsbilder

In immunkompetenten gesunden Individuen verläuft die persistierende Infektion symptomfrei mit geringer oder keiner Expression viraler Proteine. Im Zusammenhang mit Veränderungen der Immunabwehr, die sowohl stimulatorischen als auch suppressiven Charakter haben können, werden Aktivierungen der persistierenden Infektion mit Präsenz des Virus im Urin, im Serum oder im Liquor cerebrospinalis beobachtet. Im gesunden Organismus wird dieser Zustand durch immunologische Kontrollmechanismen zeitlich limitiert, und die betroffenen Personen, z. B. Schwangere oder Patienten mit akuten inflammatorischen Erkrankungen bleiben symptomfrei. Kommt es dagegen über lange Zeit zu Ausfällen der immunologischen Abwehr, kann die kontrollierte Aktivierung in einer unkontrollierten Vermehrung des Virus enden, durch die das Gewebe der Zielorgane zytolytisch zerstört wird.

Zu den wesentlichen Risikogruppen für BKV-assoziierte Befunde gehören Patienten mit ererbten Immundefiziten oder lymphoproliferativen Erkrankungen und Empfänger von Knochenmark- und Nierentransplantaten. Von Infektionen mit JCV sind darüber hinaus Personen mit chronisch inflammatorischen Erkrankungen, langandauernden immunsuppressiven Therapien und HIV-Patienten betroffen. Zurzeit geht man davon aus, dass 55–85% aller PML-Fälle auf eine durch Aids verursachte Immunsuppression zurückzuführen sind. Etwa 5–10% der HIV-infizierten Patienten sind von PML betroffen. Damit ist die PML die bedeutendste Erkrankung, die von Polyomaviren induziert wird.

Der primäre Kontakt mit den humanen Polyomaviren verläuft meist asymptomatisch, und nur vereinzelt wurden Fälle von BKV-assoziierten respiratorischen Erkrankungen, von Tonsillitis, akuter Zystitis oder Enzephalitis beschrieben. Im Rahmen der Viruspersistenz erkranken fast ausschließlich Risikopatienten. Hier fielen einzelne Fälle von Glomerulonephritis auf. Als bedeutendste Erkrankung wird die hämorrhagische Zystitis (HC) nach Knochenmarktransplantation mit BKV in Verbindung gebracht, bei der das Virus die Blasenepithelien zytolytisch zerstört. Nach Nierentransplantationen wird in etwa 1–3% der Fälle eine BKV-assoziierte Nephropathie beschrieben, bei der sich die Viren extensiv im tubulären Epithel vermehren und schließlich die Nierenfunktion zerstören. Inwieweit die Erkrankung Folge der neuesten immunsuppressiven Therapeutika ist, muss noch geklärt werden. In Einzelfällen wurde BKV auch bei einer Meningoenzephalitis, interstitiellen Pneumonitis, Nephritis und Retinitis bei HIV-Patienten gefunden.

Der ätiologische Zusammenhang der JCV-Infektion von Oligodendrogliazellen und PML ist zweifelsfrei geklärt. Allerdings kann die frühe Phase der PML bisher nicht von einer möglicherweise persistierenden aktivierten ZNS-Infektion abgegrenzt werden, da JCV im Liquor auch ohne ausgeprägte PML nachgewiesen wurde. Kriterien für eine Abgrenzung von aktivierter persistierender Infektion und früher Erkrankung konnten bisher nicht gefunden werden.

! Ein ernster Hinweis auf eine PML sind subakut auftretende Defizite, die in über 50% aus Mono- und Hemiparesen sowie Sprech- und Sprachstörungen bestehen.

Ihnen folgen kognitive, visuelle und sensorische Störungen. Das makroskopische Bild der PML wird im Wesentlichen durch die multifokale Demyelinisierung bestimmt.

Veränderungen können überall in der weißen Substanz und im Grenzbereich des Kortex beobachtet werden. In Einzelfällen traten Läsionen in der grauen Substanz, im Zerebellum und im Hirnstamm auf. Das Rückenmark ist nur selten betroffen. Die Größe der Läsionen kann zwischen multiplen Zellstadien bis zu großen konfluierenden demyelinisierten Bereichen variieren, die vermutlich durch Verschmelzung vieler kleinerer Areale entstehen. Der Dreiklang von multifokaler Demyelinisierung, hyperchromatisch veränderten, vergrößerten Kernen der Oligodendrogliazellen und vergrößerten Astrozyten mit gelappten oder auch mitotischen Kernen bestimmt das histopathologische Bild der PML.

Die Topographie der Läsionen zeigt randständige vergrößerte Oligodendrogliazellen mit Einschlusskörpern, in denen JCV-Partikel elektronenmikroskopisch nachgewiesen werden können. Die Zellen werden mit fortschreitender Infektion zytolytisch zerstört, während im demyelinisierten Zentrum reaktive Astrozyten beobachtet werden, die JCV-Partikel enthalten können und dann vermutlich semipermissiv infiziert sind. In enger Verbindung mit Läsionen werden insbesondere bei Aids-assoziierter PML Infiltrate von mononukleären Zellen beschrieben, die ebenfalls Virusprodukte enthalten können.

24.4.2.6 Diagnostik

Die Diagnose polyomavirusassoziierter Erkrankungen wird nach der klinischen Beurteilung und der Bestätigung durch bildgebende Verfahren im Wesentlichen durch den Nachweis des Erregers und seiner Bausteine gesichert. Da es sich in den meisten Fällen um die Aktivierung einer bereits bestehenden Virusinfektion handelt, sind Analysen der humoralen Immunantwort im Serum bisher nicht aussagekräftig.

Der Liquor ist regelmäßig unauffällig und Untersuchungen ließen bisher nur Rückschlüsse auf die Grunderkrankung zu. Neueste Forschungsergebnisse deuten darauf hin, dass doch eine intrathekale virusspezifische Immunantwort gegen das Hauptkapsidprotein VP1 bei PML-Patienten generiert wird. Ziel muss in Zukunft sein, virusspezifische Antikörper im Liquor nachzuweisen und diagnostisch zu nutzen.

Der Erregernachweis in der Gewebekultur und im Elektronenmikroskop ist heute meist durch den Nukleinsäurenachweis ersetzt worden. Mit der Polymerasekettenreaktion (PCR) kann Polyomavirus-DNA in Körperflüssigkeiten qualitativ schnell nachgewiesen und die Viruslast direkt quantifiziert werden.

Bei der Diagnose der hämorrhagischen Zystitis wird die virale DNA mittels PCR im Urin nachgewiesen. In den Urothelzellen sieht man bei der histologischen Untersuchung typische Veränderungen. Außerdem lassen sich Virusprodukte in situ identifizieren, sodass die aktivierte virale Infektion zweifelsfrei gesichert werden kann.

Das Ziel diagnostischer Verfahren bei der PML ist es, eine treffende Diagnose ohne Biopsie zu erreichen. Obwohl es kein definiertes klinisches Bild der PML gibt, lässt das Auftreten der oben beschriebenen neurologischen Symptome in unterschiedlichen Kombinationen ein typisches, multifokales progredientes Bild entstehen. Die klinische Beurteilung wird durch radiologische Verfahren unterstützt, die die disseminierte Verteilung und das Ausmaß der Läsionen bestimmen. In der Regel korrelieren die radiologischen Befunde mit der klinischen Symptomatik.

Im ansonsten unauffälligen Liquor von Patienten mit PML kann man mit der PCR in etwa 75% der Fälle Nukleinsäure des JCV nachweisen. Neuere Untersuchungen haben gezeigt, dass in Liquorproben kurz nach dem ersten Verdacht, in der frühen Phase der Erkrankung also, häufig noch kein Virusnachweis gelingt. Über diese Beobachtung hinaus werden auch Verläufe gesehen, bei denen die Viruslast über die gesamte Erkrankungszeit immer wieder unter die Nachweisgrenze fällt, ohne dass klinisch Veränderungen auffielen.

Außerdem beobachtet man JCV-DNA im Liquor von etwa 15% der HIV-infizierten Patienten ohne die typischen klinischen und radiologischen PML-Befunde. Es ist nicht bekannt, ob es sich dabei um frühe Phasen der Erkrankung oder um die vorübergehende asymptomatische Aktivierung einer persistierenden Infektion des ZNS handelt. Inwieweit die Viruslast als diagnostischer Parameter herangezogen werden kann, ist bisher ebenso wenig geklärt. Daher empfiehlt es sich, in fraglichen Fällen Folgeproben zu untersuchen.

Man hat zwar in den letzten Jahren sehr viel mehr über virale Lebenszyklen gelernt und die technischen Standards der Testsysteme verbessert sowie Sensitivität und Spezifität der viralen PCR erhöhen können. Trotzdem ist die Untersuchung von stereotaktischen Biopsien, in denen man virale Antigene im Bereich der Läsionen und histologische Veränderungen zeigen kann, bis heute die sicherste Methode, eine PML zu diagnostizieren.

24.4.2.7 Therapie

Bisher liegen nur einzelne Fallberichte über BKV-assoziierte Erkrankungen der Lunge und des ZNS bei Patienten in fortgeschrittenem Stadium von Aids vor. Deshalb gibt es keine validen Aussagen über Prognose und Verlauf der Erkrankung.

Urogenitale Infektionen nach Nierentransplantation und ihre Folgen können erfahrungsgemäß verhindert werden, wenn das Schema der immunsuppressiven Therapie verändert oder reduziert werden kann. Häufig scheint die Infektion keinen wesentlichen Einfluss auf das Überleben des transplantierten Organs zu haben. Die HC tritt bei etwa 25% der Patienten mit Virurie nach Knochenmarktransplantation langandauernd, in Episoden und auch mit spontaner Auflösung der Symptome auf. Es ist noch nicht abschließend geklärt, ob die Viruslast im Urin ein direkter Marker für die klinische Entwicklung der HC ist. Außer der urinalen Viruslast sind keine Kriterien bekannt, die eine Prognose über den Verlauf der Erkrankung erlauben.

Nachdem die ersten neurologischen Symptome aufgetreten sind, verschlimmert sich die PML so rasch, dass die Überlebenszeit häufig nicht mehr als 1–6 Monate beträgt. Stabilisierung von Symptomen mit Überlebenszeiten von mehr als 12 Monaten sind in nicht mehr als 10% der PML-Fälle bei Aids beobachtet worden. Als Ursache dafür kann eine Verbesserung der immunologischen Kompetenz mit nachfolgender Reduktion der Viruslast im Liquor cerebrospinalis vermutet werden.

Für keine der polyomavirusassoziierten Erkrankungen einschließlich der PML gibt es bis heute anerkannte Therapiestrategien. Dies ist im Wesentlichen darauf zurückzuführen, dass die Ursachen der viralen Aktivierung in der Dysfunktion bisher unbekannter immunologischer Kontrollmechanismen liegen. Man geht davon aus, dass eine erfolgversprechende Therapie eine Verminderung der virusspezifischen zellulären Immunantwort bewirken müsste. Gleichzeitig ist aber nicht bekannt, welche spezifischen Interaktionen des Virus mit dem Immunsystem betroffen sind. Deshalb werden auch die bis heute versuchsweise eingesetzten Medikamente wie Foscarnet, AZT, Interferon-α oder auch die hochaktiven antiretroviralen Therapien mit Proteaseinhibitoren nur mit partiellem Erfolg eingesetzt.

Bei Aids-Patienten kann der PML vermutlich nur dann entgegen gewirkt werden, wenn die Therapie zu einem sehr frühen, bis heute aber noch nicht definierten Zeitpunkt der Erkrankung einsetzt. Neuerdings deutet sich an, dass eine Behandlung mit Cidofovir, das erfolgreich gegen CMV-Retinitis gegeben wird, zu partiellen Erfolgen führen kann. Für eine abschließende Wertung sind jedoch größere Patientenzahlen nötig. Ebenso wird ein therapeutischer Nutzen von Gyrasehemmern und von Adenine-Arabinosid als Inhibitor der DNA-Polymerase zur Behandlung von BKV-Infektionen diskutiert.

Bewertet man die heute bekannten Therapieansätze, gilt weiterhin, dass eine dauerhafte Wiederherstellung der Immunkompetenz die einzige Maßnahme ist, die zu einer Besserung führt.

Fazit für die Praxis zu Kap. 24.4.2

- Klinische Manifestation:
  Bei JCV: Progressive multifokale Leukenzephalopathie.
  Bei BKV: Hämorrhagische Zystitis, Nephropathien, Meningoenzephalitis, Nephritis, Retinitis, Pneumonitis.
  Erkrankung v. a. bei immunsuppressiven oder lymphoproliferativen Grunderkrankungen oder nach Transplantation.
- Symptome:
  Bei der PML zunächst subakut auftretende Defizite, die in etwa 50% der Fälle aus Mono-, Hemiparesen, Sprech- und Sprachstörungen bestehen, gefolgt von kognitiven, visuellen und sensorischen Störungen. In der Regel entsprechend der disseminierten Lage der zentralnervösen multifokalen Demyelinisierungsherde. Bei BKV-assoziierten Erkrankungen entsprechend dem jeweiligen Krankheitsbild.
- Diagnostik:
  Klinische und radiologische Beurteilung gefolgt von virologischer Labordiagnostik zum Nachweis von Virus in Liquor oder Urin. In der Regel Nachweis der DNA mit

▼

der PCR. Zur zweifelsfreien Diagnose die Biopsie der betroffenen Organe zum Nachweis der Gewebsschädigung und Präsenz viraler DNA oder Proteine.

- Verlaufskontrolle:
  Bei PML zur Absicherung der Diagnose PCR im Liquor nach ersten neurologischen Symptomen im Abstand von 2–4 Wochen. Generell zur Kontrolle eventueller Therapieansätze.
- Therapie:
  Bisher keine anerkannte Medikation. Man kann aber davon ausgehen, dass eine dauerhafte Wiederherstellung der Immunkompetenz durch Behandlung der Grunderkrankung zu einer Besserung führt. Daher erscheinen immunsuppressive Maßnahmen kontraindikativ.
- Epidemiologie und Prophylaxe:
  Erreger der PML ausschließlich JCV. Bei den anderen Erkrankungen ausschließlich BKV. Zurzeit keine Prophylaxe vorhanden.

Literatur zu Kap. 24.4.2

Arthur RR, Shah KV, Baust SJ, Santos GW, Saral R (1986) Association of BK viruria with hemorrhagic cystitis in recipients of bone marrow transplants. N Engl J Med 315: 230–234

Bedi A, Miller CB, Hanson JL et al. (1995) Association of BK virus with failure of prophylaxis against hemorrhagic cystitis following bone marrow transplantation. J Clin Oncol 13: 1103–1119

Berger JR, Concha M (1995) Progressive multifocal leukoencephalopathy: the evolution of a disease once considered rare. J Neurovirol 1: 5–18

Bofill-Mas S, Pina S, Girones R (2000) Documenting the epidemiologic patterns of polyomaviruses in human populatio ns by studying their presence in urban sewage. Appl Environ Microbiol 66: 238–245

Childs R, Sanchez C, Engler H Wt al. (1998) High incidence of adeno- and polyomavirus-induced hemorrhagic cystitis in bone marrow allotransplantation for hematological malignancy following T cell depletion and cyclosporine. Bone Marrow Transplant 22: 889–893

Dörries K (1996) Virus-host interactions and the diagnosis of human polyomavirus associated disease. Intervirology 39: 165–175

Dörries K (1998) Molecular biology and pathogenesis of humanpolyomavirus infections. Dev Biol Stand Basel 94: 67–75

Eggers C, Stellbrink HJ, Buhk T, Dörries K (1999) Quantification of JC virus DNA in the cerebrospinal fluid of patients with human immunodeficiency virus-associated progressive multifocal leukoencephalopathy – a longitudinal study. J Infect Dis 180: 1690–1694

Gardner SD, Knowles WA (1994) Human polyomaviruses. In: Zuckerman AJ, Banatvala JE and Pattison JR (eds) Principles and practice of clinical virology. Wiley, Chichester, pp 635–651

Happe S, Besselmann M, Matheja P et al. (1999) Cidofovir (vistide) in therapy of progressive multifocal leukoencephalopathy in AIDS. Review of the literature and report of 2 cases. Nervenarzt 70: 935–943

Raj GV, Khalili K (1995) Transcriptional Regulation: Lessons from the human neurotropic polyomavirus, JCV. Virology 213: 283–291

Shah KV (2000) Human polyomavirus BKV and renal disease. Nephrol Dial Transplant 15: 754–755

Vallbracht A, Löhler J, Gossmann J et al. (1993) Disseminated BK type polyomavirus infection in an AIDS patient associated with central nervous system disease. Am J Pathol 143: 29–39

Vianelli N, Renga M, Azzi A et al. (2000) Sequential vidarabine infusion in the treatment of polyoma virus-associated acute haemorrhagic cystitis late after allogeneic bone marrow transplantation. Bone Marrow Transplant 25: 319–20

von Giesen HJ, Neuen-Jacob E, Dörries K et al. (1997) Diagnostic criteria and clinical procedures in HIV-1 associated progressive multifocal leukoencephalopathy. J Neurol Sci 147: 63–72

Weber T, Major EO (1997) Progressive multifocal leukoencephalopathy: Molecular biology, pathogenesis and clinical impact Intervirology 40: 98–111

Weber T, Trebst C, Frye S et al. (1997) Analysis of the systemic and intrathecal humoral immune response in progressive multifocal leukoencephalopathy. J Infect Dis 176: 250–4

Zu Rhein GM (1969) Association of papova-virions with a human demyelinating disease (progressive multifocal leukoencephalopathy). Prog Med Virol 11: 185–247

24.5 Hepatitisviren

24.5.1 Hepatitis-B-Virus (HBV)

W. Gerlich

24.5.1.1 Erreger

Das HBV ist ein komplexes DNA-Virus, das aus einem Kern und einer Hülle besteht. Taxonomisch gehört es zur Virusfamilie Hepadnaviridae, zu der auch sehr ähnliche Viren bei Primaten, amerikanischen Waldmurmeltieren (»woodchuck«), bei Erdhörnchen (»ground squirrel«) und verschiedenen Vogelarten wie z. B. der Pekingente gehören. Aufgrund ihres Genomreplikationszyklus stehen die Hepadnaviren der Familie Retroviridae nahe.

Das Oberflächenantigen des HBV wurde 1963 von B. S. Blumberg zufällig als neuartiges Serumprotein bei einem australischen Ureinwohner entdeckt und Australia-Antigen genannt. Nachdem 1968 der Zusammenhang des Australia-Antigens mit der parenteral übertragbaren Hepatitis B erkannt worden war, wurde es HBsAg für Hepatitis-B-Surface-Antigen genannt.

HBsAg befindet sich nicht nur eingelagert in der Lipidhülle des HBV, sondern es bildet auch ca. 25 nm große, runde oder filamentöse subvirale Partikel, die in Mengen von bis zu 10^{13} Partikel bzw. 10^6 ng/ml im Serum vorliegen können (Abb. 24-6).

Das komplette HBV-Partikel hat einen Durchmesser von 45 nm in trockenem und 52 nm in hydratisiertem Zustand. Es kann Serumkonzentrationen von über 100 ng/ml bzw. über 10^{10} Viruspartikel/ml erreichen.

Innerhalb der HBsAg-Hülle befindet sich das Hepatitis-B-Core-Antigen (HBcAg) und innerhalb des HBcAg das virale Genom mit einer Länge von ca. 3200 Basen. Das Genom (Abb. 24-7) liegt im Viruspartikel als komplexes DNA-Molekül vor. Es weist einige charakteristische Eigenschaften auf.

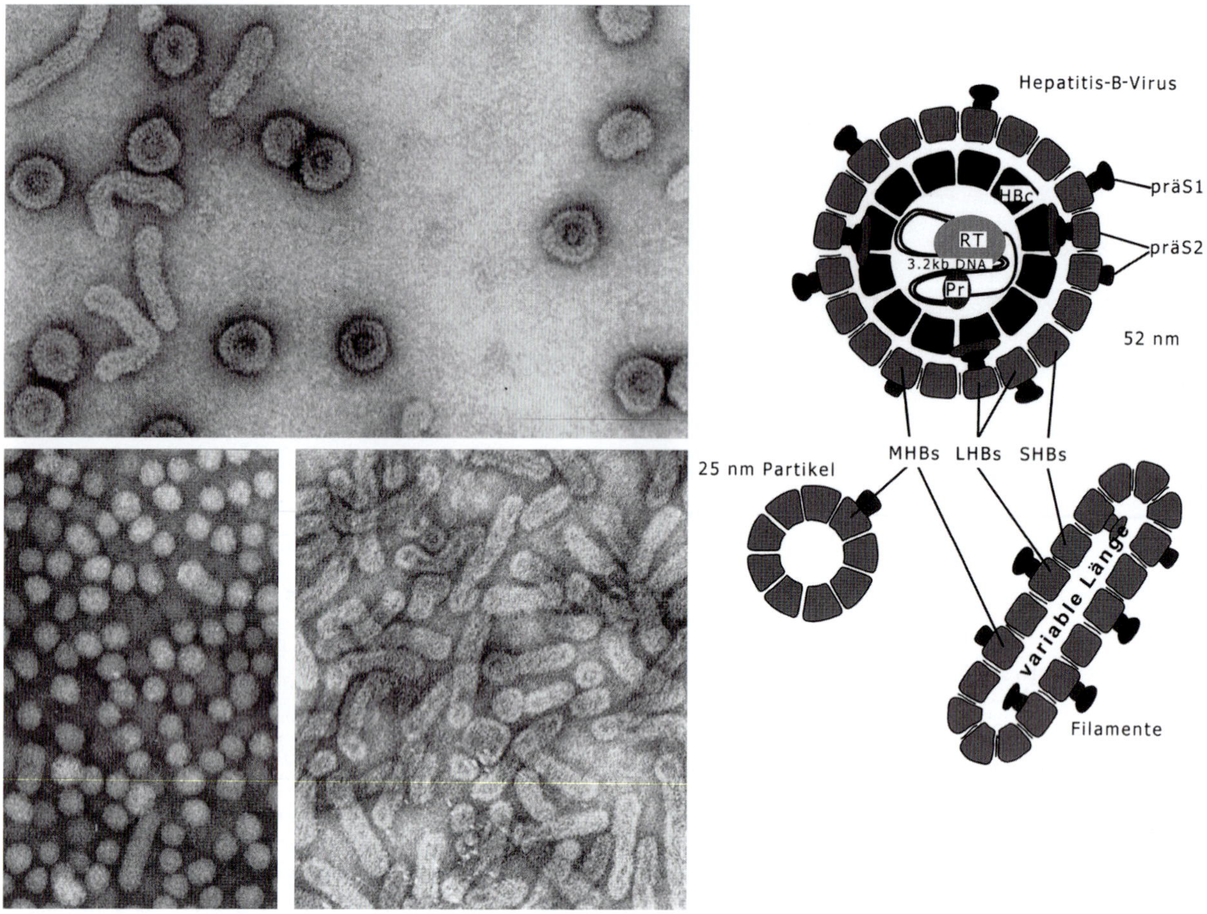

a b

Abb. 24-6a, b. Struktur des Hepatitis-B-Virus und der subviralen HBsAg-Partikel. **a** Elektronenmikroskopische Aufnahme der HBV-Partikel (*oben*), der HBsAg-Sphären (*links*) und der HBsAg-Filamente nach Negativkontrastierung in wasserfreiem Zustand. **b** Strukturmodell der in Abb. 24-6a gezeigten Partikel mit den 3 Hüllproteinen *SHBs, MHBs, LHBs*, dem Coreprotein *HBc*, der reversen Transkriptase *RT* und mit dem kovalent an die 3,2 Kilobasen lange DNA gebundenen Primerprotein (*Pr*). Die HBs-Proteine enthalten z. T. die *PräS2*- bzw. *PräS1*-Domäne. Die *PräS1*-Domäne weist z. T. nach innen, z. T. nach außen.

Eigenschaften des DNA-Moleküls des Hepatitis-B-Genoms

- Offen-zirkuläre Struktur durch überlappende Enden der Doppelstrang-DNA (dsDNA)
- Einzelstranglücke, die in vitro durch die im Corepartikel mitverpackte virale, d. h. endogene DNA-Polymerase aufgefüllt werden kann
- Kovalente Verknüpfung des virusproteinkodierenden DNA-Minusstrangs am 5′-Ende mit der viralen DNA-Polymerase
- Verknüpfung des DNA-Plusstrangs mit einem RNA-Primer

Diese ungewöhnliche Genomstruktur ist Ergebnis des viralen Replikationszyklus (Abb. 24-8).

24.5.1.2 Infektionsbiologie

Das Virus erreicht über die Blutbahn die Leberzelle, dringt mittels noch unbekannter Rezeptoren in sie ein und lässt sein Genom in den Zellkern transportieren. Dort wird es mit Hilfe zellulärer Reparaturenzyme in eine zirkuläre kovalent geschlossene Doppelstrang-DNA (»covalently closed circular DNA«, cccDNA) überführt und durch die zelluläre Genexpressionsmaschinerie, unterstützt von den viralen Enhancern und dem Promoter, zunächst als mRNA und dann als virale Proteine exprimiert. Die zweitlängste mRNA umfasst das gesamte Genom und ist zugleich Matrize für das Coreprotein und die virale DNA-Polymerase. Diese beiden Proteine setzen sich im Zytoplasma zum Corepartikel zusammen und verpacken dabei die eigene mRNA unter Mitwirkung des Verpackungssignals ε als RNA-Prägenom (»self assembly«).

Die virale DNA-Polymerase schreibt nun innerhalb des Corepartikels die RNA in DNA um, spaltet danach die RNA und erzeugt schließlich den viralen DNA-Plusstrang. Der Primer für den DNA-Minusstrang ist das Hydroxyl im Tyrosin 96 der DNA-Polymerase. Der Primer für den Plusstrang sind die verbliebenen 18 5′terminalen Basen des RNA-Prägenoms.

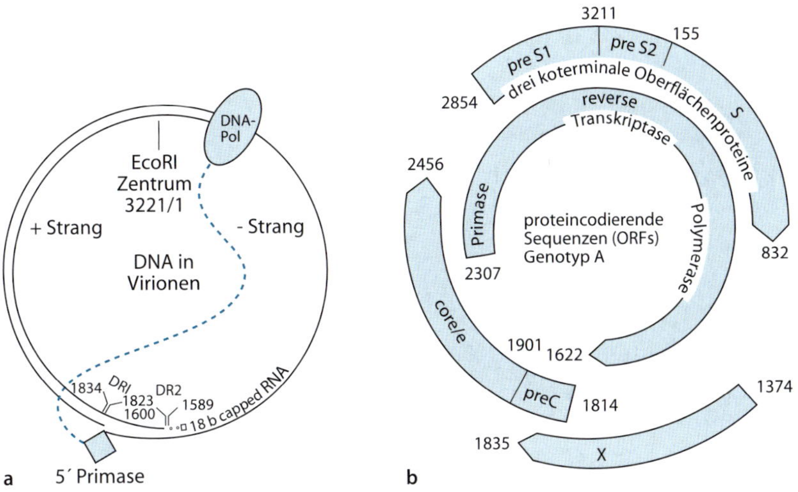

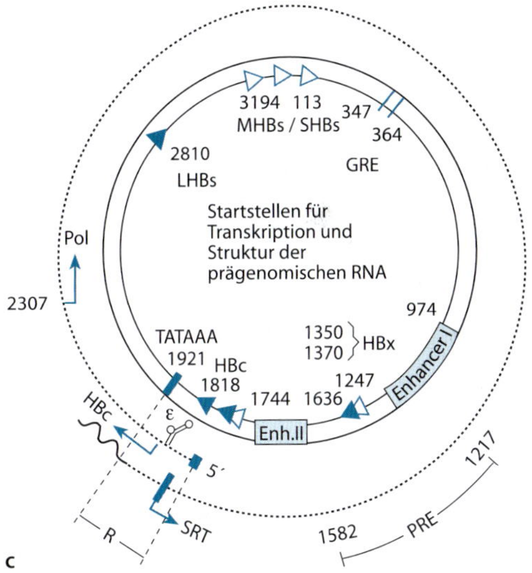

Abb. 24-7a–c. Genomstruktur des HBV. **a** (*Links oben*) Struktur der DNA mit dem 5′ kovalent gebundenen Primerprotein (Primase) und der DNA-Polymerase. *DR:* direkte Repetitionen von 11 Basen. 18 Basen langes RNA-Stück mit einer Capstruktur. **b** (*Rechts oben*) Offene Leserahmen im Minusstrang der HBV-DNA mit den relevanten Start- und Stoppkodons. **c** (*Unten*) Transkriptionsstartstellen (▶, ▷) in der HBV-cccDNA für die mRNA der entsprechenden Proteine, Enhancer (*Enh.*) Glukokortikoidresponseelemente (*GRE*), Prägenom-RNA (*äußerer Kreis*) mit terminaler Redundanz (*R*), Encapsidationssignal ε, Signal für reverse Transkription (*SRT*), posttranskriptionelles Regulationselement für den ungespleißten Transport der RNAs (*PRE*) und Startstellen der HBc- und Polymerasetranslation (9). ▷ Ubiquitäre Startstellen der Transkription, ▶ leberspezifische Startstellen

Parallel zur Genomreifung werden subgenomische mRNA exprimiert, die die 3 co-carboxyterminalen HBs-Proteine, S (»small«), M (»middle«) und L (»large«) mit den Domänen PräS1 (nur im L), PräS2 (in L und M), und S (in S, M und L) kodieren. Die HBs-Proteine sprossen als HBs-Partikel in das Lumen des endoplasmatischen Retikulums. Dabei kommt es auch zur Umhüllung des reifen Corepartikels, und das HBV wird gebildet. Das HBsAg und HBV werden über den Golgi-Apparat in das Blut sezerniert, wo es wie ein Plasmaprotein zirkulieren kann.

Außerdem kodiert das HBV die 2 Nichtstrukturproteine HBeAg und HBx. Das nicht essenzielle HBeAg ist eine sezernierte Form des HBcAg und wirkt vermutlich immunmodulierend. Das HBx-Protein verfügt über vielfältige Wirkungen auf die virale und zelluläre Genexpression.

Das HBV hat aufgrund seiner relativ ungenauen RNA-abhängigen DNA-Polymerase, der sog. reversen Transkriptase, die Fähigkeit, häufig zu mutieren. Durch die vermutlich sehr lange Adaptation an den Wirt kommen jedoch ohne Selektionsdruck ganz überwiegend bestimmte stabile Wildtypen vor. Zurzeit sind die 8 kreuzimmunitätinduzierenden Genotypen A bis H bekannt, von denen A und D in Europa vorherrschen. Unter Immunselektion entstehen HBeAg-negative Mutanten bzw. sogenannte Escapemutanten mit Mutationen in den HBs-Proteinen.

24.5.1.3 Pathogenese und Virus-Wirt-Beziehung

HBV und alle Hepadnaviren sind streng tierspeziesspezifisch und hepatozytotrop. Leukozyten und andere Zellen werden allenfalls in geringem Maß infiziert. Die Basis der Speziesspezifität ist unklar. Der Organzelltropismus wird zumindest teilweise durch die zellulären Transkriptionsfaktoren bestimmt, die mit der viralen cccDNA interagieren. Das HBV und seine Genprodukte sind bei ausgewogener Synthese unter normalen in-vivo-Bedingungen nicht zytopathogen, d. h. der HBV-Infizierte kann das Virus replizieren und große Mengen davon im Blut aufweisen, ohne erkennbar krank zu sein und ohne dass seine Leber geschädigt wird.

Die Leber ist ein immunologisch privilegierter Ort, da sie vom Immunsystem bei Infektionen nur verzögert attackiert wird.

! Das HBV besitzt noch nicht verstandene Mechanismen, die Immunantwort selbst bei völlig immunkompetenten Personen um Monate herauszuzögern.

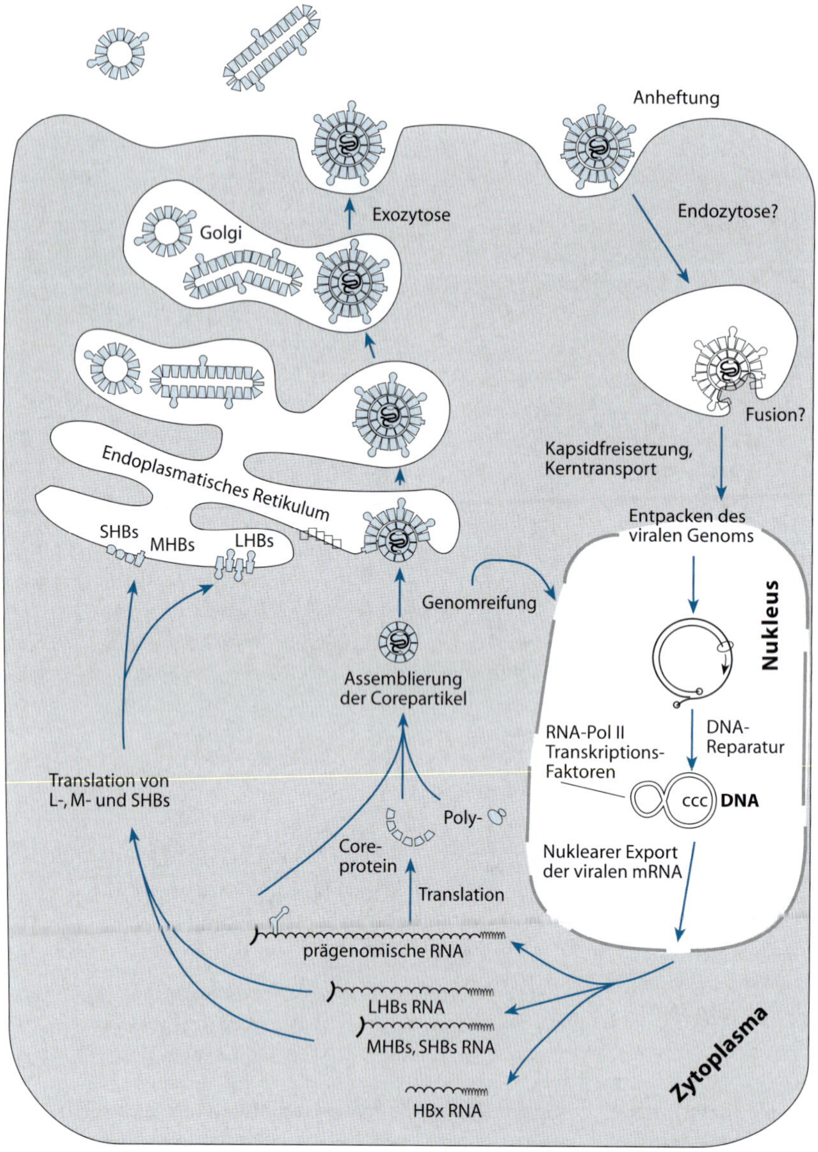

Abb. 24-8. Intrazellulärer Lebenszyklus des HBV. Die frühen Prozesse Endozytose, Fusion und Freisetzung der Cores sind hypothetisch. Die Synthese der Nichtstrukturproteine HBe und HBx ist zur Vereinfachung weggelassen

Bei Neugeborenen, Kleinkindern und Immundefizienten bleibt eine effiziente Immunantwort zunächst ganz aus, sodass eine symptomfreie persistierende Infektion mit hoher Virämie entsteht. Aber auch bei einem Teil der immunologisch kompetenten Erwachsenen ist eine solche Persistenz ohne manifeste Erkrankung möglich. Mit der Zeit bilden die meisten der so Infizierten aber doch eine milde zelluläre und humorale Immunreaktion aus, die je nach Art und Ausmaß zu einer mehr oder weniger ausgeprägten Leberzellschädigung führt und zugleich die HBV-Replikation, z. B. durch beschleunigten Abbau der viralen mRNA, unterdrückt. Die HBV-Synthese wird hierbei wirksamer gehemmt als die HBsAg-Synthese, sodass Betroffene oft HBsAg-Träger sind, während sich nur eine geringe oder mäßig hohe Virämie (meist unter 10^6/ml) nachweisen lässt.

Wird die ungehemmte HBV-Replikation durch die einsetzende Immunantwort des Körpers unterdrückt, kommt es oft gleichzeitig zur Serokonversion von HBeAg zu Anti-HBe. Jedoch gibt es auch Anti-HBe-positive HBsAg-Träger mit relativ starker Virämie. Der Übergang von einer weitgehend ungehemmten Virusreplikation zum kontrollierten Zustand mit nur noch geringer Virämie und Nachweis von HBsAg kann wiederum weitgehend symptomfrei erfolgen, aber auch in einer chronischen Hepatitis mit den möglichen Folgen Leberzirrhose und Leberkarzinom resultieren.

Eine wirklich effiziente Kontrolle der HBV-Replikation ist nur durch eine intensive zelluläre Immunreaktion unter Beteiligung von Interferon-γ möglich. Wenn diese Immunreaktion, wie z. B. oft nach geringen mukokutanen Infektionsdosen, so rasch eintritt, dass sich das Virus noch nicht stark vermehrt hat, kommt es zur stillen Feiung und zur natürlich entstandenen Immunität mit Ausbildung von Anti-HBc und Anti-HBs sowie einer messbaren zellulären Immunantwort.

Nach einer HBV-Infektion können also Krankheit oder aber 3 sehr unterschiedliche klinisch inapparente Zustände resultieren:

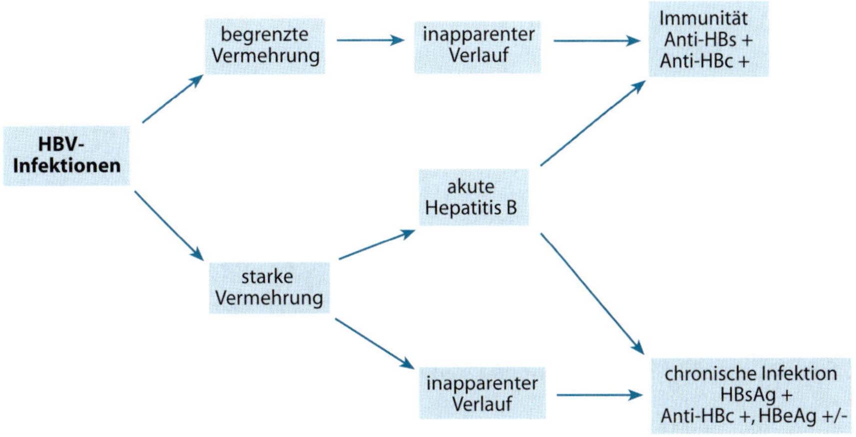

Abb. 24-9. Verlaufsformen der HBV-Infektion

- Immuntoleranz und hohe Infektiosität,
- teilweise Immunkontrolle mit HBsAg-Positivität und wechselnder, meist niedriger Infektiosität und
- natürlich erworbene Immunität (s. Abb. 24-9).

Die Effektormechanismen der zellulären Immunantwort können zwar die Virusreplikation weitestgehend hemmen, die cccDNA-Form des HBV aber meistens nicht vollständig aus allen Hepatozyten eliminieren.

! Daher kann bei Immunsuppression, z. B. während zytostatischer Behandlung, nach einer überstandenen HBV-Infektion die Virusreplikation aus einer Latenz heraus unbemerkt reaktivieren. Sobald die Immunsuppression wieder abgesetzt wird, kann es dann zu einer heftigen Immunreaktion und zu einer tödlichen fulminanten Hepatitis B kommen.

Ein Leberkarzinom entwickelt sich häufig bei HBV-infizierten Asiaten und Afrikanern im mittleren Lebensalter nach jahrzehntelanger Viruspersistenz. Die Wahrscheinlichkeit einer Tumorentwicklung wird durch Exposition mit Aflatoxin, aber auch durch Koinfektion mit HCV stark erhöht. Auch in Europa ist das Risiko, an einem hepatozellulären Karzinom zu erkranken, bei HBsAg-Trägern erhöht. Das Risiko liegt aber insgesamt unter dem für Personen in Hochendemiegebieten.

Die Tumorzellen sind meist nicht in der Lage, HBV zu replizieren, enthalten jedoch Fragmente des HBV-Genoms in Chromosomen integriert. Der Tumorentstehung liegt vermutlich kein einheitlicher Mechanismus zugrunde. Die integrierten Virus-DNA-Fragmente können zelluläre Onkogene aktivieren bzw. zelluläre Tumorsuppressorproteine inaktivieren. Daneben wird dem viralen HBx-Protein, aber auch aberrant gebildeten PräS2-Proteinen im Zusammenwirken mit weiteren onkogenen Mechanismen eine tumorpromovierende Wirkung zugeschrieben.

HBV und alle tierischen Hepadnaviren sind äußerst gut an voll differenzierte Hepatozyten innerhalb des intakten Organs adaptiert. Kulturen von primär menschlichen Hepatozyten oder von Primatenhepatozyten verlieren innerhalb von Stunden die Infizierbarkeit für HBV. Permanente Zellkulturen auch von menschlichen Hepatomzellen sind für HBV nicht suszeptibel, können jedoch nach Transfektion mit klonierter HBV-DNA HBV-Partikel produzieren.

24.5.1.4 Transmission

Die Übertragung erfolgt prinzipiell durch Blutkontakt. HBV-Infizierte, speziell auch symptomlose HBV-Träger, können jedoch so hohe Virusserumtiter haben, dass die geringen Mengen Plasma, die in Speichel, Sperma, Muttermilch, Vaginal- und Wundsekrete übertreten können, diese Körperflüssigkeiten ebenfalls infektiös machen. Umgekehrt kommen als Eintrittspforten auch intakte Schleimhäute und winzige Wunden in Frage. Der wirksamste Übertragungsweg ist die intravenöse Verabreichung oder der Bluteintrag in offene Wunden.

! In hochendemischen Gebieten ist die Übertragung von der Mutter auf das Kind von Bedeutung, insbesondere weil das Kind praktisch immer selbst Virusträger wird, ohne zu erkranken.

Die vertikale Infektion erfolgt entweder in utero am ehesten gegen Ende der Schwangerschaft oder bei der Geburt, wenn es bei aufgelockerter Plazentaschranke zu maternofetalen Mikrobluttransfusionen kommt.

In Afrika sind Übertragungen zwischen Kindern durch engen Kontakt häufig, und auch in Deutschland sind solche Übertragungen in Kindergärten, nicht aber in Schulen beobachtet worden.

Übertragungen durch heterosexuelle Intimkontakte und enge längerfristige Haushaltskontakte sind nur mäßig effizient, zahlenmäßig aber wohl am bedeutendsten. Homosexuelle Kontakte von Männern führen dagegen häufiger zur Übertragung. Tätigkeiten mit hoher Verletzungsgefahr, die gemeinsam mit anderen und unter Verwendung gleicher Geräte ausgeführt werden, sind übertragungsträchtig, insbesondere im medizinischen Bereich, aber auch bei invasiven kosmetischen Maßnahmen wie Piercing und Tätowierung.

Ein besonders hohes Infektionsrisiko besteht wegen der Immunsuppression in Klinken auf onkologischen Stationen oder dort, wo Transplantatpatienten versorgt werden, außerdem z. B. auf Stationen für Hämodialyse, wo viele Patienten versorgt werden und es zu häufigen Kontakten mit Blut kommt. Übertragungen von Patient auf Patient, von Patient auf Personal, aber auch vom Personal auf Patienten sind vielfach beschrieben worden.

Kontaminierte und unzureichend desinfizierte Geräte wie Endoskope sind eine ebenso denkbare Infektionsquelle wie kontaminierte Flächen. Unsaubere Injektionsmaterialien und mangelnde Hygiene insgesamt spielen bei intravenösem Drogengebrauch eine Rolle, z. T. aber auch heute noch in Gebieten mit begrenzten Ressourcen, wenn bei der medizinischen Versorgung hygienische Kautelen nicht beachtet werden.

24.5.1.5 Epidemiologie

Etwa die Hälfte der Weltbevölkerung hat Kontakt mit HBV gehabt, rund 10% der Infizierten werden HBV-Träger. Die WHO schätzt, dass es 350 Mio. HBsAg-Träger gibt. Hauptendemiegebiete mit z. T. völliger Durchseuchung sind Afrika südlich der Sahara, Südostasien mit Ozeanien und weite Bereiche Russlands und der früheren Sowjetunion. Mittlere Durchseuchung wird in Süd- und Osteuropa, Südamerika und Indien angenommen. Nordamerika, Australien, Nord-, Mittel- und Westeuropa gelten als Gebiete mit niedriger Endemie. Einzelne ethnische Gruppen in Ländern mit niedriger Durchseuchung sind hoch durchseucht, z. B. die australischen Ureinwohner, die Maori, Eskimos und die südamerikanischen Indianer.

Die Prävalenz aller bisherigen HBV-Infektionen in Deutschland wird durch den Anteil von ca. 8–9% Anti-HBc-positiven Personen erfasst; ca. 0,5% von ihnen tragen HBsAg, 6–7% Anti-HBs und ca. 1,5% Anti-HBc allein. Die Durchseuchung nimmt mit dem Alter zu und erreicht bei den über 60-Jährigen 15%. Die Prävalenz von Anti-HBc ist höher in den alten Bundesländern und in Großstädten. Blutspender sind mit 1–4% je nach Region und Alter aufgrund der Auswahlkriterien wesentlich seltener Anti-HBc-positiv. Immigranten aus hochendemischen Gebieten wie z. B. Russland sind entsprechend ihrer Herkunft höher durchseucht. Ebenfalls fördert Promiskuität eine hohe Durchseuchung. Besonders gefährdet sind wegen häufiger Blutkontakte auch Mitarbeiter in der Krankenversorgung.

Weniger genau als die Durchseuchung kann die Inzidenz der HBV-Infektion erfasst werden.

! Musste bis zum Jahr 2000 nur die akute Hepatitis B gemeldet werden, ist seit 2001 nach dem Infektionsschutzgesetz eine frische HBV-Infektion meldepflichtig, unabhängig davon, ob eine akute Hepatitis-B-Erkrankung vorliegt oder nicht.

In den 1990er-Jahren wurden jährlich mit leicht fallender Tendenz rund 5000 Hepatitis-B-Erkrankungen gemeldet. Das entspricht 6 Fällen pro Jahr pro 100.000 Einwohnern. Diese in den letzten Jahren gemeldete Inzidenz kann die beobachtete Prävalenz nicht erklären. Zum einen scheinen viele der HBV-Infektionen, die zur Anti-HBc- bzw. HBsAg-Positivität führten, vor 1990 stattgefunden zu haben. Zum anderen wird ein wesentlicher Teil der Infektionen nicht bemerkt, ein gewisser Teil wohl trotz gesicherter Diagnose nicht gemeldet.

Die Zahl der Todesopfer durch HBV wird weltweit auf etwa 1 Mio. pro Jahr geschätzt. Die meisten der Erkrankten sterben an den Folgen der Leberzirrhose wie Leberversagen, Ruptur von Ösophagusvarizen oder am hepatozellulären Karzinom, seltener durch eine fulminante akute Hepatitis. Die Zahl der Todesopfer in Deutschland ist nicht sicher anzugeben, dürfte aber größenordnungsmäßig bei 1000 pro Jahr liegen.

24.5.1.6 Krankheitsbilder

Die durch HBV hervorgerufenen Krankheiten sind entsprechend der oben geschilderten Immunpathogenese weit gefächert.

Durch HBV hervorgerufene Erkrankungen

- Nur durch Transaminasenerhöhung feststellbare leichte Leberschädigung bis zum fulminanten Leberversagen durch massiven Zelluntergang (Apoptose) bei der frischen Infektion
- Leichte, evtl. spontan ausheilende, chronische Hepatitis bis hin zur dekompensierten Leberzirrhose und zum hepatozellulären Karzinom bei Viruspersistenz
- Das Krankheitsbild dominierende extrahepatische Manifestationen wie Arthritis, Exantheme (relativ häufig in der Inkubationszeit einer akuten Hepatitis B), Glomerulonephritis oder Periarteriitis nodosa durch Immunkomplexe vorwiegend bei persistierender starker Virämie
- Eine akute Hepatitis mit hohen ALT-Werten und sichtbarem Ikterus nach (ungewollter) perkutaner Infektion mit einer mittelhohen Dosis von einigen Mikrolitern (µl) hochvirämischen Blutes ist nach einer Inkubationszeit von 2–7 Monaten typisch für den sonst gesunden erwachsenen Patienten
- Fulminante Verläufe sind selten (<1%)

Die Mehrzahl dieser klinisch ausgeprägten Krankheitsfälle heilt im Verlauf von Monaten aus und führt zur Immunität. Eine geringe Virusreplikation ist jedoch bei vielen Patienten mit sensitiven Methoden über viele Jahre weiter nachweisbar.

Chronizität entsteht oft nach einer symptomarmen, fehlenden oder nicht bemerkten akuten Krankheitsphase. In diesen Fällen wird die HBV-Infektion oft zufällig z. B. bei Personaluntersuchungen, bei der Blutspende, bei der Untersuchung wegen anderer Erkrankungen oder erst bei Auftreten der Symptome von Leberzirrhose bzw. Leberversagen diagnostiziert. Nicht selten wird die Infektion erkannt, weil Kontaktpersonen eine akute Hepatitis B entwickeln.

! Auch eine chronische Hepatitis B mit nur geringer Symptomatik bedarf einer entsprechenden Behandlung, weil einerseits die Progredienz für den Erkrankten schwerwiegend sein kann, andererseits Kontaktpersonen infiziert werden können.

24.5.1.7 Diagnostik

Gleichermaßen wichtig für Primär- und Verlaufsdiagnostik ist der Nachweis der HBV-Bestandteile und der Antikörper gegen die HBV-Proteine im Blut des Infizierten. Die Analyse der Leberbiopsie auf HBV-Strukturelemente ergänzt die histopathologische Untersuchung und wird hier nicht besprochen.

! Es ist nicht möglich, von nachgewiesenen virologischen Parametern auf die Entzündungsaktivität, auf evtl. vorhandene Fibrose und die Progredienz der Lebererkrankung zu schließen. Hierzu sind klinisch chemische und histopathologische Untersuchungen nötig.

Die Antikörper gegen HBV sind oft sehr lange nach überstandener Infektion nachweisbar, mitunter lebenslang. Anti-HBe verschwindet meistens am schnellsten, Anti-HBc, wenn überhaupt, am langsamsten. Anti-HBs nimmt eine Mittelstellung ein, kann jedoch auch weniger lang als Anti-HBe persistieren.

Die Untersuchung zellulärer Immunreaktionen ist für wissenschaftliche Zwecke u. U. sinnvoll. Periphere T-Lymphozyten gegen HBV-Antigene werden am Ende der akuten Phase in großer Zahl gefunden, kaum dagegen bei chronischer Hepatitis B.

Der Verlauf der serologischen HBV-Parameter ist in ◘ Abb. 24-10 dargestellt. Je nach Fragestellung und Vorbefunden sind unterschiedliche Parameter zu bestimmen (◘ Tabelle 24-10).

HBsAg

HBsAg im Serum ist der wichtigste Parameter, mit dem eine HBV-Infektion gesichert bzw. ausgeschlossen wird.

Der Nachweis erfolgt durch Enzymimmunassay (EIA) und ist sehr sensitiv (Nachweisgrenze <0,1 ng/ml) und im Allgemeinen sehr spezifisch (>99,9%). Unspezifische Befunde sind bei Fehlen anderer HBV-Marker und fehlender Neutralisierbarkeit durch Anti-HBs zu vermuten. Nach Impfung gegen Hepatitis B kann HBsAg ohne HBV-Infektion bis zu einer Woche lang im Serum nachweisbar sein. Falsch-negative Befunde durch sog. Escapemutanten sind sehr selten. HBsAg wird 4–8 Wochen vor Ausbruch der akuten Hepatitis B positiv, erreicht noch vor Krankheitsbeginn Höchstwerte meist zwischen 10.000 und 100.000 ng/ml und fällt mit Krankheitsbeginn rasch ab. Wegen der hohen Empfindlichkeit des HBsAg-EIA bleibt es erfahrungsgemäß monatelang nachweisbar.

! Da es einen geringen Prozentsatz akuter Fälle gibt, in denen HBsAg sehr rasch verschwindet, reicht der Nachweis von HBsAg allein für eine sichere Diagnose nicht aus, sondern muss durch die Untersuchung auf Anti-HBc-IgM ergänzt werden. Bleibt HBsAg länger als 6 Monate positiv, muss eine HBV-Persistenz angenommen werden.

HBV-DNA

DNA des HBV im Serum bzw. Plasma beweist, dass das Virus aktiv repliziert, HBV-Partikel in das Blut freigesetzt wurden und die betroffene Person infektiös ist.

Qualitative Untersuchungen auf HBV-DNA mit einer hochempfindlichen Nukleinsäureamplifikationstechnik (NAT) sind als Bestätigungstest für andere HBV-Marker von Interesse und eignen sich zur extrem empfindlichen Erkennung von HBV-in-

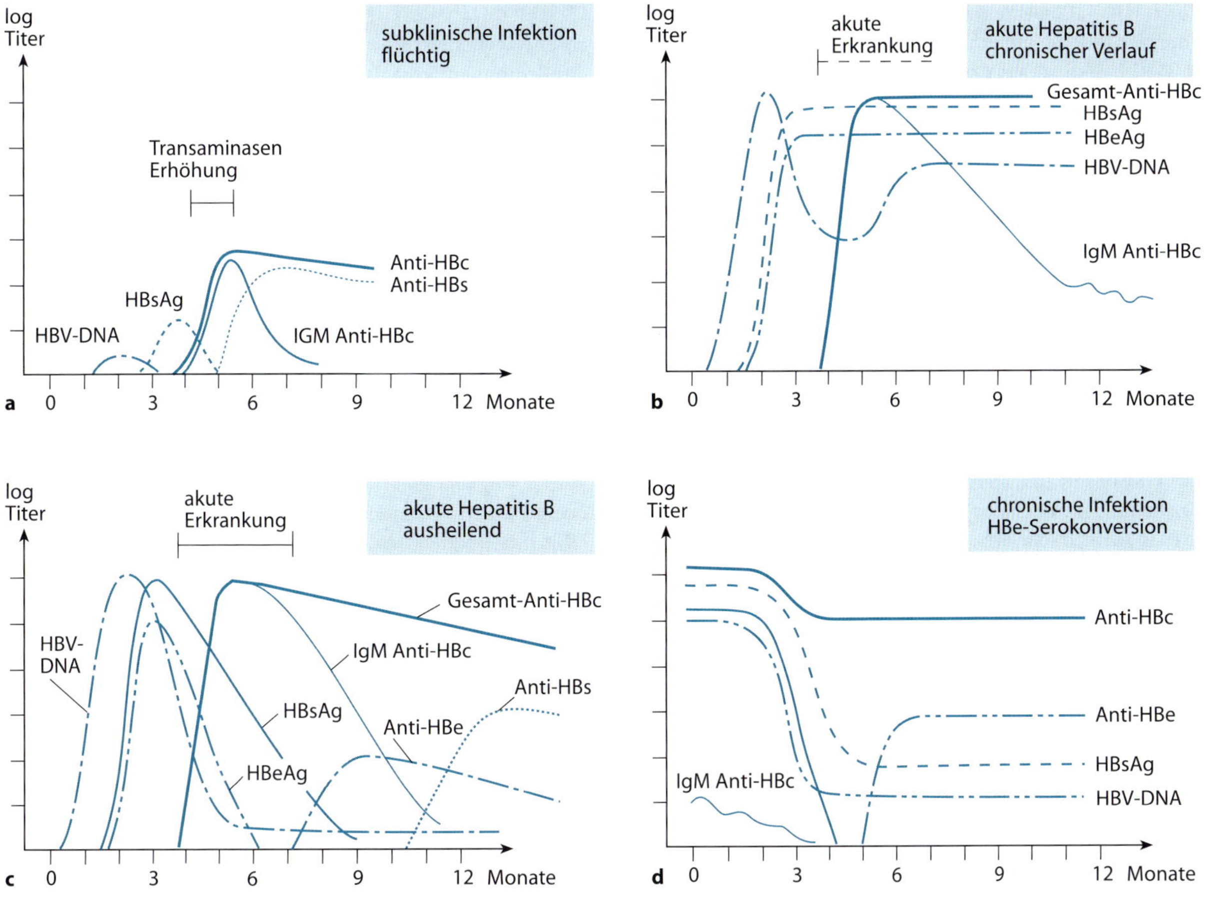

◘ **Abb. 24-10a–d.** Verläufe verschiedener HBV-Infektionsformen

Tabelle 24-10. Einsatz und Interpretation diagnostischer Tests auf HBV-Infektion

Fragestellung	Test	Ergebnis	Interpretation
Aktive HBV-Infektion?	HBsAg	+	Ja[a]
		∅	Nein[a]
Phase der HBV-Infektion?	Anti-HBc?	+	Akut, abklingend, ausgeheilt oder chronisch
		∅	Früh oder Immunsuppression
	Anti-HBc-IgM?	++	Akut
		+	Abklingend oder chronisch
		∅	Nicht akut
Replikationsaktivität, Infektiosität?	HBV-Genomzahl?	Hoch[b]	Aktiv, hochinfektiös
		Niedrig	Inaktiv, wenig infektiös
Verlaufskontrolle?	HBV-Genomzahl?	Zunehmend	Frühphase, Reaktivierung oder Resistenzentwicklung
		Abnehmend[b]	Beginnende Ausheilung, Therapieeffekt
Frühere Exposition?	Anti-HBc?	+	Ja[c]
		∅	Nein
Immunität?	Anti-HBs?	+>10 IE/l	Ja
		∅	Nein

[a] Ausnahmen s. Text.
[b] HBeAg bestimmen.
[c] Auf HBsAg und antiHBs untersuchen.

fizierten Blutspendern. HBV-DNA wird bei frisch Infizierten mittels NAT einige Tage bis maximal Wochen vor dem HBsAg im Serum nachweisbar. Auch HBV-Träger, bei denen HBsAg mutiert oder durch Anti-HBs maskiert ist, werden eventuell nur durch HBV-DNA erkennbar. Diese Fälle sind insgesamt selten, kommen jedoch gehäuft bei Probanden mit HCV- und/oder HIV-Koinfektion vor. Die klinische Bedeutung dieser »okkulten« HBV-Infektionen ist unklar.

Quantitative HBV-DNA-Befunde werden bevorzugt in »copies/ml« oder »Genomäquivalenten/ml« angegeben, daneben in Internationalen Einheiten, wobei einer IE 5 Genome entsprechen, oder in pg/ml mit rechnerisch 280.000 Genomen für 1 pg. Aufgrund methodischer Probleme wurden allerdings vor 1999 die Pikogramm (pg) um bis zum Faktor 100 zu niedrig gemessen.

Werte über 10^9 Genome/ml sind gegen Ende der Inkubationszeit und bei immuntoleranten HBV-Trägern normal. Höchstwerte bei Immunsupprimierten liegen zwischen 10^{10} und 10^{11}/ml.

Zu Beginn der akuten Hepatitis-B-Erkrankung ist die HBV-DNA-Konzentration bereits niedriger (10^6–10^8/ml) und fällt bei Ausheilung im Verlauf weniger Wochen auf sehr niedrige Werte ($<10^3$/ml) ab bzw. wird negativ.

Bei Chronifizierung steigen die Werte nach vorübergehendem Abfall meist wieder an. Je stärker die Symptome einer Hepatitis sind und je höher der ALT-Wert, umso niedriger sind die HBV-DNA-Konzentrationen im Blutplasma: Häufig bestehen Fluktuationen, wobei ein vorübergehender HBV-DNA-Anstieg einem ALT-Anstieg vorausgeht.

Am bedeutsamsten ist die quantitative HBV-DNA-Bestimmung für die Indikationsstellung und Verlaufsbeobachtung einer antiviralen Therapie.

Bis Ende der 1990er Jahre sind vorwiegend Methoden der weniger sensitiven Nukleinsäurehybridisierung verwendet worden. Zuverlässige quantitative NAT-Methoden, insbesondere die Echtzeit-PCR, erfassen heute einen weiten Konzentrationsbereich von 10^2–10^{11} Genomen/ml zuverlässig und genau. Internationale Ringversuche sichern die Qualität dieser aufwendigen Bestimmung.

HBeAg

HBeAg zeigt meist eine hohe Virämie und eine schwache zelluläre Immunantwort an und ergänzt die HBV-DNA-Bestimmung bei HBsAg-positiven Personen. Das Verschwinden des HBeAg ist eine notwendige, aber nicht hinreichende Bedingung für die Ausheilung einer akuten oder chronischen Hepatitis B. HBeAg sollte daher zur Verlaufskontrolle einer chronischen HBV-Infektion bestimmt werden.

HBcAg

HBcAg lässt sich in freier Form nicht im Serum, sondern nur in HBV-infizierten Leberbiopsien finden. Es ist von geringer diagnostischer Bedeutung.

HBsAg-Subtypisierungen

Subtypisierungen von HBsAg sind mittels monoklonaler Antikörper möglich, aber nur für die Analyse von Infektionsquellen bedeutsam. Vorzuziehen sind Genotypisierungen der HBV-DNA bzw. Sequenzanalysen.

Mutationen in HBV-DNA-Sequenzen

Der Nachweis von Mutationen in kodierenden oder regulatorischen HBV-DNA-Sequenzen, insbesondere im HBc/e-Bereich, ist vorwiegend von wissenschaftlichem Interesse. Mutationen werden gehäuft bei besonders schweren akuten bzw. chronischen Verläufen gefunden und sind vermutlich Ergebnis einer verstärkten Immunselektion, wenn gleichzeitig eine effiziente Viruselimination fehlt.

Anti-HBc

Anti-HBc ist die Bezeichnung für Antikörper gegen HBcAg unabhängig von der Immunglobulinklasse. Anti-HBc wird im EIA bestimmt, meist als Inhibitionstest, z. T. als IgG-Bindungstest an HBcAg. Der Test ist von guter, aber nicht perfekter Spezifität (ca. 99%) und mittlerer Sensitivität. HBcAg ist ein extrem potentes B-Zell-Immunogen. Entsprechend wird Anti-HBc vor den anderen HBV-Antikörpern schon zu Beginn der klinischen Symptome gebildet. Auch bei chronisch HBV-Infizierten wird es praktisch immer in hohen Titern gefunden.

Nur bei extremer Immundefizienz fehlt Anti-HBc auf Dauer. Ansonsten spricht ein negativer Anti-HBc-Befund zusammen mit bestätigt positivem HBsAg für die Inkubationsphase der Infektion. Anti-HBc bleibt auch nach Überstehen einer akuten Hepatitis B jahrelang, meist lebenslang positiv, es kann aber auch mit der Zeit verschwinden. Meist wird es auch bei stiller Feiung gebildet.

! Insgesamt gilt Anti-HBc als der universelle Marker einer überstandenen oder noch bestehenden HBV-Infektion, weil er nur während der Inkubationszeit und bei schwerer Antikörperdefizienz negativ ist. Anti-HBc wird daher bei epidemiologischen Studien, Umgebungsuntersuchungen, Voruntersuchung bei HB-Impfung und zur Überwachung von Risikogruppen bestimmt. Anti-HBc hat keine Schutzwirkung.

Anti-HBc-IgM

Anti-HBc-IgM dient zur Unterscheidung der prognostisch eher günstigen akuten Hepatitis B von der chronischen Form mit eher schlechter Prognose. Der Infektionszeitpunkt ist außerdem zur Aufklärung der Infektionsquelle bedeutsam. Verwendet wird fast immer ein Anti-μ-capture-EIA, der quantitativ ausgeführt werden sollte. Ein negatives Anti-HBc-IgM bei akuter, klinisch manifester Hepatitis schließt HBV als Ursache aus, selbst wenn HBsAg positiv sein sollte. Ein hoher Wert ist weitgehend beweiskräftig für HBV als Krankheitsursache, unklar sind niedrige oder mäßig hohe Werte, die auch bei chronischer Hepatitis B gefunden werden.

Anti-HBs

Anti-HBs ist der Antikörper gegen HBsAg. Er tritt meistens, aber nicht immer nach Verschwinden des HBsAg auf bzw. bei stiller Feiung auch ohne bekannte vorherige HBs-Antigenämie. Anti-HBs zeigt eine erfolgreiche HB-Impfung an und ist die schützende Komponente von Hepatitis-B-Immunglobulin (HBIG).

Der Nachweis erfolgt zumeist semiquantitativ durch EIA. Werte >10 IE/l gelten als protektiv. Die quantitative Bestimmung des Anti-HBs ist unter verschiedenen Bedingungen indiziert.

Indikationen zur Bestimmung des Anti-HBs-Titers

- Wenn ein positiver Anti-HBc-Suchtest vorliegt
- Wenn im Verlauf einer akuten oder chronischen Hepatitis B, HBsAg negativ geworden ist
- 4 Wochen nach der 3. Impfung von Risikopersonen (s. unten)
- Zur Kontrolle einer Behandlung mit HBIG bei Lebertransplantatempfängern

Wenn Anti-HBs bei chronischen HBV-Infektionen zusammen mit HBsAg gefunden wird, ist dieser Befund diagnostisch unbedeutsam, da HBsAg praktisch immer in großem Überschuss vorliegt. Anti-PräS-Antikörper gegen M- und L-Protein werden früher gebildet als Antikörper gegen S-Protein. Die meisten Anti-HBs-EIA erfassen Anti-PräS nicht.

Anti-HBe

Dieser Antikörper wird oft parallel zu HBeAg bestimmt. Sein Auftreten ist bei Verlaufskontrollen von akuter oder chronischer Hepatitis B bedeutsam, da er anzeigt, dass eine verstärkte Immunantwort gegen HBV eingesetzt hat. Anti-HBe schließt jedoch eine hohe Virämie oder chronische Hepatitis nicht aus. Anti-HBe ist u. U. zur Spezifitätssicherung eines isolierten Anti-HBc-Befundes, d. h. ohne HBsAg oder Anti-HBs, sinnvoll.

24.5.1.8 Therapie

Zur Therapie der Hepatitis B stehen heute verschiedene Substanzen zur Verfügung.

! Langfristig ist eine Ausrottung des HBV durch konsequente Impfung aller noch nicht immunen Menschen und durch effiziente Therapie der virämischen HBV-Infizierten denkbar.

Interferon-α

Die Wirkung von Interferon-α (IFN) auf HBV wurde Ende der 1970er Jahre entdeckt. IFN bewirkt bei den meisten Patienten ein rasches Absinken der Virämie und innerhalb von Tagen auch der ALT-Werte, während die HBs- und HBe-Antigenämie nur langsam, wenn überhaupt abnimmt. Setzt man das IFN ab, nehmen die Virämie und die Aktivität der chronischen Hepatitis oft erneut zu.

Ein bleibender Erfolg kann erhofft werden, wenn HBeAg zu Anti-HBe serokonvertiert hat, was je nach Patientenkollektiv bei 20–40% der Fall ist. Die Aussichten auf einen bleibenden Heilungserfolg sind umso höher, je höher die Entzündungsaktivität und die ALT-Werte sind und je niedriger die Virämie vor Beginn der Therapie ist, weil die cccDNA des HBV nur durch Zelluntergang entfernt werden kann.

Ein gewisser Teil der Patienten, die sog. Nonresponder, sprechen auf die Therapie überhaupt nicht an. Bei einem anderen Teil kommt es schon unter Therapie zu erneuter Virämie. Perinatal infizierte Personen zeigen praktisch keine Therapieantwort.

! IFN hat unangenehme grippeähnliche Nebenwirkungen, die eine Fortsetzung der Therapie nur rechtfertigen, wenn seine antivirale Wirkung durch Verlaufskontrollen der HBV-DNA erwiesen ist.

Standard ist die i.m.-Injektion von 3-mal 3–6 Megaeinheiten wöchentlich für 6 Monate. Eine bleibende Heilung ist anzunehmen, wenn ein zunächst positives HBeAg verschwunden ist und die HBV-DNA 6 Monate nach Therapieende mittels NAT nicht mehr nachgewiesen werden kann. Eine Serokonversion von HBeAg nach Anti-HBe kann gelegentlich noch nach Absetzen des IFN auftreten und ist meist mit einem vorübergehenden ALT-Anstieg verbunden.

Lamivudin

Wesentlich verträglicher als IFN ist das aus der HIV-Therapie bekannte Nukleosidanalogon Lamivudin (L-3'-Thia-Cytidin), das die reverse Transkriptase des HBV hemmt und so DNA-Kettenabbruch bewirkt. Ähnlich wie bei HIV kann die reverse Transkriptase im aktiven Zentrum vom Aminosäuremotiv YMDD zu YVDD bzw. YIDD mutieren und wird dann gegen Lamivudin resistent. Allerdings dauert es z. T. Jahre, bis sich die Resistenz ausbildet, und bei rund 10% der Patienten tritt pro Jahr eine Serokonversion von HBeAg zu Anti-HBe ein sowie eine bleibende Besserung des Infektionsverlaufs.

Besondere Bedeutung hat Lamivudin für die Reinfektionsproplylaxe nach Lebertransplantation und für den Fall, dass bei Immunsuppression eine HBV-Reaktivierung zu befürchten ist. Lamivudin unterbindet die Genomreifung und die HBV-Partikelsekretion. Die cccDNA kann zwar nicht direkt attackiert werden, lediglich die Bildung neuer cccDNA-Kopien kann unterbunden werden. Unbeeinflusst ist zunächst auch die HBsAg- und HBeAg-Synthese. Jedoch soll sich unter der Therapie auch die zelluläre Immunantwort gegen HBV konstituieren, was mittelfristig auch zur Hemmung der HBV-Genexpression führen kann.

Famciclovir, Ganciclovir

Andere Nukleosidanaloga wie die gegen Herpesviren wirksamen Famciclovir oder Ganciclovir haben nur eine geringe Wirkung auf HBV. Wirksamere und verträgliche Substanzen werden klinisch erprobt, sodass sie letztlich für Kombinationstherapien zur Verfügung stehen werden. Klinische Versuche finden auch zum therapeutischen Einsatz von HB-Impfstoffen bzw. anderen immunstimulatorischen Substanzen als Interferon statt.

Lebertransplantation

Solange jedoch die Therapie nicht perfekt ist und nicht umfassend angewendet wird, wird es durch HBV immer wieder zu Leberversagen oder zur Ausbildung hepatozellulärer Karzinome kommen. In diesen Fällen gilt die Lebertransplantation als einzige Therapie. Damit sie längerfristig erfolgreich ist, muss eine Reinfektion des transplantierten Organs verhindert werden.

24.5.1.9 Prävention

Prävention wird heute in Deutschland und anderen wohlhabenden Ländern auf mehreren Ebenen betrieben. Schon allgemeine Hygienemaßnahmen sind von Bedeutung.

Hygienemaßnahmen zur HBV-Prävention

- Vorsichtiger Umgang mit jeglichem menschlichem Blut und anderen Körperflüssigkeiten bzw. ihre rasche Beseitigung
- Verwendung von Einmalspritzen und ähnlichen Geräten in Medizin, aber auch vermehrt im Alltag
- Sterilisation und Desinfektion
- Vermeidung von Verletzungen

Die Erkennung symptomfreier Virusträger durch Testung auf HBsAg hat die Übertragung durch Blutprodukte auf ein Restrisiko weit unter 1:500.000 pro 500 ml Vollbluttransfusion vermindert.

! Plasmaproteinpräparate sind heute als sicher zu betrachten.

Medizinisches Personal und Patienten mit besonderem Risiko müssen bei Einstellung bzw. Einlieferung auf HBsAg und Anti-HBc untersucht und, wenn keine Immunität besteht, auch fortlaufend überwacht werden. Der Tätigkeitsbereich von HBsAg-positivem Personal muss ggf. eingeschränkt werden, HBsAg-positive Patienten, z. B. in der Hämodialyse, müssen u. U. isoliert werden.

! Schwangere sollen in der 32. Woche auf HBsAg untersucht werden, um evtl. das Neugeborene rechtzeitig zu immunisieren.

Zur Prävention gehört es, konsequent nach Infektionsquellen zu suchen, Kontaktpersonen von Virusträgern zu impfen und die Virusträger selbst aufzuklären und zu verantwortungsbewusstem Handeln anzuhalten. Eine Therapie muss zum Ziel haben, nicht nur die chronische Hepatitis B zu heilen bzw. zu verhindern, sondern auch die Infektiosität zu verringern oder zu beseitigen.

Die wichtigste Maßnahme ist die aktive Schutzimpfung aller Kleinkinder ab dem 3. Monat bzw. aller Jugendlichen im Alter zwischen 9 und 17 Jahren. Weltweit wird diese Impfung seit 1992, in Deutschland seit 1995 empfohlen. Die Akzeptanz dieser aktiven Immunisierung ist mit ca. 80% bei den Kleinkindern relativ hoch, bei den Jugendlichen mit ca. 35% noch unzureichend.

Daneben ist die Impfung seit Anfang der 1980er Jahre für Personen mit erhöhtem Risiko empfohlen. In Tabelle 24-11 sind die Personengruppen aufgelistet, denen die ständige Impfkommission (STIKO) 2001 wegen erhöhten Infektionsrisikos zur Impfung rät.

Der Impfstoff enthält HBsAg-Partikel als wirksamen Bestandteil und Aluminiumhydroxid bzw. -phosphat als Adjuvans sowie evtl. Konservierungsstoffe wie Formalin oder Thiomersal.

In Ländern mit begrenzten Ressourcen werden auch heute noch Impfstoffe angewendet, deren HBsAg-Partikel aus dem Plasma von HBV-Trägern gewonnen wurde. In den wohlhabenderen Ländern wird seit den 1980er-Jahren fast ausschließlich S-HBs-Protein des Genotyps A eingesetzt, das gentechnisch in Hefezellen produziert wurde. Daneben gibt es Impfstoffe, die in Säugerzellkulturen produziert wurden und z. T. noch PräS-Proteinsequenzen oder andere Genotypen enthalten. Diese Impfstoffe sind möglicherweise immunogener bzw. breiter in der protektiven Wirkung.

Neben der Normaldosis für Erwachsene (10 bzw. 20 µg) gibt es für Kinder niedrigere, für Personen mit geschwächter Immunantwort, z. B. Hämodialysepatienten, höhere Dosen. Die Grundimmunisierung umfasst 3 Dosen im Abstand von 6 Wochen und 6 Monaten nach der 1. Impfung, wobei die genaue Einhaltung der Fristen für den Impferfolg nicht entscheidend ist.

Bei Personen mit bereits länger bestehendem erhöhtem HBV-Risiko (s. Tabelle 24-11) ist eine Voruntersuchung auf Anti-HBc und eine Nachuntersuchung auf Anti-HBs ratsam.

Tabelle 24-11. Impfempfehlungen der Ständigen Impfkommission (STIKO) am Robert-Koch-Institut zur Hepatitis B; Stand Juli 2001 (Epid Bull 2001, Nr. 28)

Impfung gegen	Kategorie	Indikation	Anwendungshinweise (Packungsbeilage/Fachinfo beachten)
Hepatitis B (HB)	I	Präexpositionell:	
		1. HB-gefährdetes medizinisches und zahnmedizinisches Personal; Personal in psychiatrischen Einrichtungen oder vergleichbaren Fürsorgeeinrichtungen für Zerebralgeschädigte oder Verhaltensgestörte; andere Personen, die durch Blutkontakte mit möglicherweise infizierten Personen gefährdet sind, wie z. B. betriebliche bzw. ehrenamtliche Ersthelfer sowie Mitarbeiter von Rettungsdiensten, Polizisten, Sozialarbeiter und Gefängnispersonal mit Kontakt zu Drogenabhängigen 2. Dialysepatienten, Patienten mit häufiger Übertragung von Blut und Blutbestandteilen (z. B. vor Operationen unter Verwendung der Herz-Lungen-Maschine) 3. Patienten mit chronischen Lebererkrankungen sowie HIV-Positive, die HBsAg-negativ sind 4. Durch Kontakt mit HBsAg-Trägern in der Familie gefährdete Personen 5. Patienten in psychiatrischen Einrichtungen oder Bewohner vergleichbarer Fürsorgeeinrichtungen für Zerebralgeschädigte oder Verhaltensgestörte 6. Besondere Risikogruppen, wie z. B. homosexuell aktive Männer, Drogenabhängige, Prostituierte, länger einsitzende Strafgefangene 7. Durch Kontakt mit HBsAg-Trägern in einer Gemeinschaft (Kindergärten, Pflegestätten, Schulklassen, Spielgemeinschaften) gefährdete Personen	Hepatitis-B-Impfung nach den Angaben des Herstellers; im Allgemeinen nach serologischer Vortestung bei den Indikationen 1. bis 6.; Kontrolle des Impferfolges ist für die Indikationen unter 1. bis 4. erforderlich.
	R	Reisende in Regionen mit hoher Hepatitis-B-Prävalenz bei längerem Aufenthalt oder bei zu erwartenden engen Kontakten zur einheimischen Bevölkerung	
		Postexpositionell:	
		Medizinisches Personal bei Verletzungen mit möglicherweise erregerhaltigen Gegenständen z. B. Nadelstichexpostition	s. Epid Bull 2001, Nr. 28, S. 214
		Neugeborene HBsAg-positiver Mütter oder von Müttern mit unbekanntem HBsAg-Status	s. Epid Bull 2001, Nr. 28, S. 205

I: Indikationsimpfung, *R:* Reiseimpfung.

Kinder und junge Erwachsene reagieren am besten. Eine unzureichende (<10 IE/l) oder schwächere (<100 IE/l) Anti-HBs-Antwort wird gehäuft bei Knaben oder Männern, bei übergewichtigen Personen, bei Rauchern, bei Betagten, chronisch Kranken (z. B. auch oder HCV-Infizierten) und generell bei Immundefizienten beobachtet. Bei unzureichender Antwort können weitere Dosen verabreicht werden, jedoch lässt sich eine Antwort nicht erzwingen.

Bei Kleinkindern wird das HBsAg als Bestandteil von Kombinationsimpfstoffen, z. B. mit Diphtherie-, Tetanus-, inaktiviertem Poliovirus- und Haemophilus-influenza-B-Antigen verabreicht. Bei Erwachsenen ist eine Kombinationsimpfung zusammen mit Hepatitis-A-Antigen zu erwägen, insbesondere vor Reisen.

! Die postexpositionelle Prophylaxe durch aktiv-passive Impfung mit HBsAg und HBIG hat bei Neugeborenen von HBsAg-positiven Müttern gemäß den Richtlinien der STIKO (s. Tabelle 24-11) zu erfolgen, desgleichen bei nichtimmunen Personen nach Verletzungen mit HBV-kontaminierten Gegenständen. Das Ausbleiben einer HBV-Infektion ist durch Verlaufsbeobachtung des HBsAg und Bestimmung des Anti-HBs nach abgeschlossener Grundimmunisierung zu verifizieren.

Die Nebenwirkungen der Impfung sind gering und meist nur lokal. Eine angebliche Beziehung zu gehäuftem Auftreten von multipler Sklerose ist nicht bestätigt worden.

Ein Anti-HBs-Titer >10 IE/l ist mit Schutz verbunden, jedoch kommt es bei postexpositioneller Impfung von Neugeborenen mitunter zur Selektion von HBsAg-Mutanten, die durch Anti-HBs nicht länger neutralisiert werden (Escapemutanten). Die Impfung vor Exposition schützt jedoch auch vor Escapemutanten. Eine hochdosierte passive Immunprophylaxe wird sinnvollerweise HBV-Infizierten bei und nach Lebertransplantationen gegeben. Hier kommt es oft zur Selektion der Escapemutanten. Epidemiologisch gesehen, stellen die Escapemutanten (noch?) kein Problem dar.

Fazit für die Praxis zu Kap. 24.5.1

- Prophylaxe:
  Impfung muss bei Kleinkindern, Jugendlichen und allen Personen unter erhöhtem Risiko angeraten werden. Erkennung symptomfreier Träger: Suche nach HBsAG. Abschätzung der Infektiosität durch quantitativen Nachweis der HBV-DNA.
- Diagnostik:
  Aktive Infektion: HBsAG positiv; akute Infektion: IgM-Anti-HBc hoch; frühe Phase: HBsAg positiv, Anti-HBc negativ; Immunität nach Infektion: Anti-HBc positiv und AntiHB positiv; nach Impfung: AntiHBc negativ und AntiHBs positiv.
- Verlaufskontrolle:
  Bei Ausheilung der akuten Hepatitis B fällt HBsAg um >50% und HBV-DNA um einen Faktor >10^3 innerhalb von 4 Wochen ab. Völliges Verschwinden erfordert u. U. viele Monate.
- Therapie:
  Indiziert bei chronischer Hepatitis B mit nachgewiesener deutlicher Virämie und deutlicher Aminotransferasenerhöhung. Interferon-α und/oder Lamivudin. Bei Lamivudin Resistenzentwicklung. Bei Interferon Nebenwirkung, Nonresponse. Nach Absetzen oft Relaps.

Cave: HBV verbleibt latent in der Leber. Auch bei Anit-HBs- und Anti-HBc-positiven Personen kann HBV unter Immunsuppression reaktivieren. Bei nachfolgender Immunrekonstitution kann es zu fulminanter Hepatitis B kommen. Vor Immunsuppression auf Anti-HBc testen, bei Positivität HBsAg laufend kontrollieren und nötigenfalls Therapie einleiten.

24.5.2 Hepatitis-Delta-Virus (HDV)[2]

W. Gerlich

24.5.2.1 Erreger

Als erste Spur des Virus entdeckte M. Rizzetto 1975 in Leberbiopsien von Patienten mit chronischer Hepatitis B mittels Immunfluoreszenz ein neues Antigen, das sich von den damals bekannten Hepatitis-B-Virus-(HBV-)Antigenen HBsAg und HBcAg unterschied. Es wurde d-Antigen genannt, um den Unterschied zu den HBV-Antigenen herauszustellen. Später zeigte sich, dass das d-Antigen, heute meist als Hepatitis-D-Antigen (HDAg) bezeichnet, das Produkt eines neuen vom HBV-abhängigen Virus, dem HDV, ist. Das HDAg wird im HDV von den Hüllproteinen des HBV umschlossen (Abb. 24-11).

HDV enthält als Genom eine kleine, ca. 1700 Basen lange, kovalent geschlossene, zirkuläre einzelsträngige RNA, die über

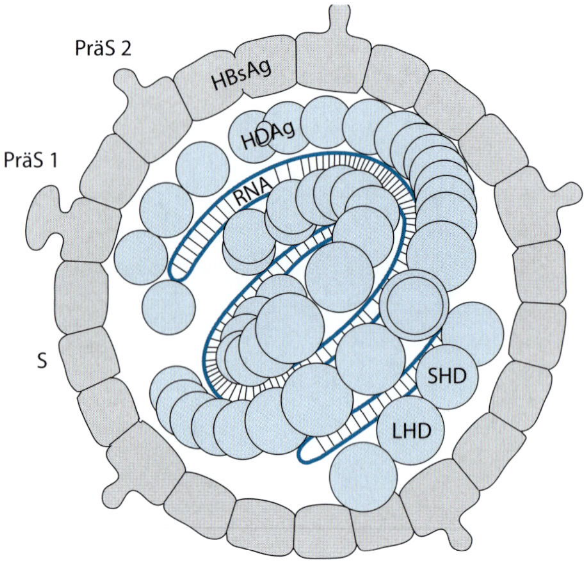

Abb. 24-11. Modell des HDV-Partikels. Die Hülle ist aus den 3 HBV-Hüllproteinen SHBs (nur S-Domäne), MHBs (S mit PräS2-Domäne) und LHBs (S mit Prä-S1+2-Domäne) aufgebaut (s. Kap. 24.5.1). Das HD-Antigen (HDAg) ist mit der HDV-RNA assoziiert, ohne ein geschlossenes Kapsid zu bilden. Es kommt als kleines (SHD) und etwas größeres (LHD) Protein vor, wobei LHD über eine kurze zusätzliche carboxyterminale Sequenz verfügt, die die Wechselwirkung des HDV-Nukleoproteins mit der HBs-Hülle vermittelt. Die ca. 1700 Basen lange RNA ist zirkulär und einzelsträngig. Aufgrund hoher Selbstkomplementarität bildet sie eine quasi doppelsträngige Struktur mit geschlossenen Enden

weite Bereiche selbstkomplementär und somit quasi doppelsträngig ist (Abb. 24-12).

Eine solche Genomstruktur wird bislang nur noch bei Viroiden gefunden. Viroide sind infektiöse, pathogene RNA-Moleküle ohne Proteinhülle oder proteinkodierendes Gen, die bei vielen Pflanzenarten vorkommen. Zusätzlich zu seinem viroidähnlichen Genomabschnitt hat HDV ein Gen, das das HDAg kodiert. HDV bildet ein etwa 38 nm großes rundes Partikel mit einer HBsAg-Hülle (s. Kap. 24.5.1), innerhalb der sich rund 70 HDAg Proteinmoleküle, assoziiert mit der HDV-RNA, befinden (Abb. 24-12).

HDAg existiert in einer kurzen Form, SHDAg mit 195 Aminosäuren (AS), und einer längeren, LHDAg mit 214 AS. SHDAg ist für die Replikation des HDV-Genoms notwendig. LHDAg inhibiert die Replikation, wird jedoch für die Umhüllung des HDV-Ribonukleoproteinkomplexes benötigt. LHDAg enthält an seinem Carboxyende ein Isoprenylierungssignal, das für seine Funktion erforderlich ist. Das Gen für das SHDAg enthält ein Stoppkodon, das durch die zelluläre Doppelstrang-RNA-abhängige Adenosindesaminase über die Folge Adenosin → Inosin → Guanosin in ein Tryptophankodon umgewandelt wird, was die Synthese des LHDAg ermöglicht (Abb. 24-12). HDV-Partikel können also SHDAg-kodierende Genome enthalten, die infektiös sind und LHDAg-kodierende Genome, die nicht infektiös sind, aber als Nebeneffekt der notwendigen LHDAg-Synthese mit auftreten.

Die HDV-Genomreplikation erfolgt wie bei den Viroiden im Zellkern durch eine nicht näher verstandene RNA-abhängige RNA-Polymeraseaktivität, wobei zunächst nach einem »Rolling-circle«-Modell ein kontinuierlicher Antigenom-RNA-Fa-

[2] Dieses RNA-Virus repliziert nur in Gegenwart von HBV und wird daher hier abgehandelt.

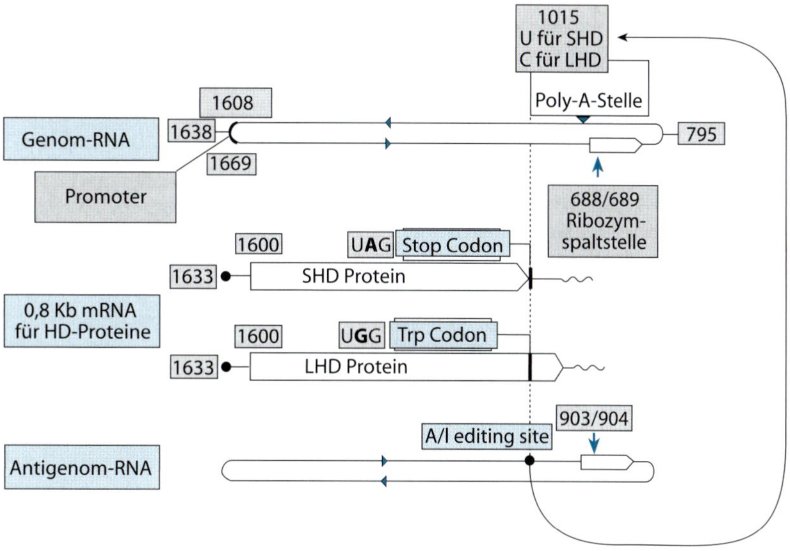

Abb. 24-12. Struktur, Kodierungskapazität und Editing der HDV-Genom- bzw. -Antigenom-RNA. Im Antigenom wird bei Base 1015 ein Teil der Adeninreste durch eine dsRNA-abhängige Adenosindesaminase in Inosin (I) übergeführt, wodurch Genom-RNA, die dort ein Stoppkodon kodiert, in ein Genom übergeführt wird, das ein Tryptophan kodiert und LHD anstatt SHD exprimiert

den erzeugt wird. Der viroidähnliche Abschnitt der HDV-RNA faltet sich zu einem Ribozym, das genomlange Stücke zurechtschneidet und diese zum zirkulären Antigenom ligiert. Am Antigenom erfolgt wiederum eine Synthese des Genoms nach dem »Rolling-circle«-Modell und auch dieser RNA-Strang faltet sich zu einem Ribozym, das schließlich die im HDV vorliegende genomische RNA erzeugt. Das HDV-Ribozym ist ein wichtiges Werkzeug der Molekularbiologie geworden, da es RNA-Moleküle punktgenau schneiden kann. Außerdem können HDV-Ribozymkonstrukte RNAs von anderen Pathogenen, z. B. HBV oder HCV, zerschneiden.

Taxonomisch wird in einigen Darstellungen HDV den Minusstrang-RNA-Viren zugeordnet, da die HDAg mRNA vom HDV-Genom transkribiert wird. Mit diesen Viren (z. B. Paramyxoviren) besteht jedoch keinerlei Verwandtschaft. HDV kann von Menschen auf Tiere, die Orthohepadnaviren (HBV-ähnliche Viren) besitzen, übertragen werden, z. B. auf Schimpansen oder Waldmurmeltiere. Es sind 3 Genotypen des HDV bekannt, von denen Typ III in Südamerika besonders pathogen ist, während Typ II in Ostasien mildere Infektionen hervorruft. Typ I hat mittlere Pathogenität und kommt weltweit vor.

24.5.2.2 Virus-Wirt-Beziehung und Erkrankung

Der Wirts- und Zelltropismus des HDV wird im Wesentlichen vom Helfervirus HBV bestimmt. Daher ist HDV hepatotrop und human- bzw. primatenspezifisch. HDV kann intrazellulär auch ohne HBV replizieren und sich in geringem Maß von Zelle zu Zelle ausbreiten, jedoch keine voll ausgeprägte Infektion entwickeln. Bei Superinfektion von chronischen HBV-Trägern kommt es häufig zu persistierenden HDV-Infektionen, bei Koinfektion mit HBV und HDV eher zu ausheilenden Infektionen. Die Pathogenität des HDV ist strittig, da einige Studien eine Zytotoxizität des SHDAg belegen, andererseits SHDAg-produzierende Zellkulturen lebensfähig sind. Der Hauptanteil der Pathogenität dürfte wie bei den anderen Hepatitisviren durch die zelluläre Immunreaktion gegen HDAg hervorgerufen werden. Die stärkste Vermehrung des HDV findet vor Ausbruch der klinischen Symptome statt, was gegen eine hohe direkte Pathogenität in vivo spricht.

HDV ist zwar zu 70% selbstkomplementär und damit weitgehend doppelsträngig, jedoch gibt es keine Genomsegmente mit mehr als 15 ununterbrochenen Basenpaaren, sodass HDV Interferon nicht induziert. Bei Patienten mit schwerer HDV/HBV-Infektion wird im Lebergewebe gehäuft eine mikrovesikuläre Steatose (Schaumzellen bzw. »Morula-Zellen«) gefunden. HDV scheint oft Autoantikörper zu induzieren, z. B. gegen eine mikrosomale UDP-Glucuronyltransferase. Asymptomatische HDV/HBV-Infektionen sind möglich, aber seltener als bei reinen HBV-Infektionen. Sowohl akute als auch chronische HDV/HBV-Infektionen verlaufen im Allgemeinen schwerer als HBV-Monoinfektionen.

Koinfektion

Bei Koinfektion wird eine Person gleichzeitig mit HDV und dem Helfervirus infiziert, was manchmal zu einem biphasischen Verlauf führt. Oft vermehren sich beide Viren parallel, wobei die HB-Virämie durch HDV im Allgemeinen etwas herabgesetzt wird. Der Verlauf der akuten Hepatitis ist aber nicht notwendigerweise schwerer als bei HBV-Monoinfektion. Die Persistenzrate ist nicht erhöht (s. dort).

Superinfektion

Ungünstiger ist das Bild bei Superinfektion eines HBsAg-Trägers. Je nach Genotyp des HDV kommt es gehäuft zur persistenten HDV/HBV-Infektion, die oft rasch progredient verläuft. HDV scheint bei dieser Konstellation dominant gegenüber HBV zu sein. Patienten mit chronischer HDV/HBV-Infektion entwickeln im Vergleich zu Hepatitis-B-Kranken ohne HDV 3-mal so häufig (60–70%) eine Leberzirrhose, und auch das Risiko, ein Leberkarzinom zu entwickeln oder an der Leberkrankheit zu versterben ist etwa 3-mal höher.

24.5.2.3 Transmission und Epidemiologie

HDV erreicht in der späten akuten Inkubationszeit sehr hohe Infektiositätstiter im Serum von bis zu 10^{11} infektiösen Dosen/ml. Für kurze Zeit ist daher der Infizierte sehr infektiös. In der akuten und chronischen Phase sinken die Titer auf Werte um 10^6/ml ab. Die hohe Infektiosität von 10^{11} infektiösen Dosen/ml in der frühen Phase besteht nur für HBV-infizierte Personen. Bei HBV-negativen Personen ist der HBV-Titer des HDV-haltigen Inokulums limitierend. Dieser ist durch das HDV meist erniedrigt und übersteigt 10^6 infektiöse Dosen i. Allg. nicht. Solche Titer reichen meist nicht, um bei Schleimhautkontakt oder Minimalverletzungen zur Übertragung zu führen. HDV ist also auf eine hohe HBV-Prävalenz angewiesen und wird außerdem weniger effizient übertragen. Sexuelle Kontakte und Haushaltskontakt führen seltener zu Übertragungen als bei HBV.

Perinatale Infektion ist möglich, sofern HBV übertragen wird. Typisch ist der Übertragungsweg durch unhygienische Injektionen (i.v.-Drogengebrauch!) oder auch durch Kontakt mit offenen Wunden in tropischen Regionen.

Den rund 350 Mio. HBsAg-Trägern stehen geschätzte 15 Mio. HDV-Träger gegenüber. Epidemiegebiete sind der Mittelmeerraum, Südost- und Osteuropa, Zentral- und Ostasien und lokale Bereiche im tropischen Südamerika und Afrika. Bei i.v.-Drogenabhängigen sind Koinfektionen von HDV mit HCV und HIV häufig. In vielen Ländern hat die Inzidenz und Prävalenz von HDV in den letzten 10 Jahren stark abgenommen.

24.5.2.4 Diagnostik

HDAg befindet sich im Inneren des HDV und kann mittels ELISA nach Detergensbehandlung des Serums für kurze Zeit nach Erscheinen des HBsAg und vor Erscheinen der Anti-HD-Antikörper in der Inkubationszeit und der frühen akuten Phase nachgewiesen werden. Wegen des kleinen Zeitfensters ist die Bedeutung dieses Tests gering. Die Dissoziation von HDAg-Anti-HD-Komplexen mit nachfolgendem Nachweis des HDAg im Western-Blot ist möglich, jedoch unüblich.

Der Nachweis von HDAg durch Immunhistologie in Leberbiopsien, der auch während der chronischen Phase gelingt, ist vorwiegend von historischem Interesse.

Nach Beginn der akuten Hepatitis ist der Anti-HD-Antikörper der Marker der Wahl, wobei die IgM-Antikörper nach einigen Monaten verschwinden, wenn die Infektion ausheilt und auch IgG-Anti-HD höchstens einige Jahre persistieren. Bei chronischer Hepatitis D bleiben IgM- und IgG-Anti-HD auf Dauer nachweisbar.

Der empfindlichste und zuverlässigste Nachweis einer aktiven (akuten oder chronischen) HDV-Infektion ist die PCR nach reverser Transkription der HDV-RNA im Serum. Die Suche nach Anti-HD ist bei schwer verlaufender akuter oder chronischer Hepatitis B angebracht, sowie bei entsprechender geographischer Herkunft bzw. Exposition (s. unten). Bei positivem Befund sollte auf HDV-RNA geprüft werden.

25.5.2.5 Therapie

Bislang gibt es keine überzeugenden Therapieansätze. Die Therapie der HBV-Infektion mit Interferon und/oder Lamivudin beeinflusst die chronische Hepatitis D meist nicht, da HDV nur das HBsAg benötigt. Dessen Synthese wird aber weder durch Interferon noch durch Lamivudin unterdrückt, auch wenn die virale Replikation vermindert wird.

Die fulminante Hepatitis D oder das terminale Leberversagen bei chronischer Hepatitis D ist nur durch eine Lebertransplantation zu therapieren. Die Reinfektionsrate des Transplantats mit HBV ist geringer als bei HBV-Monoinfektionen. Wenn die HBV-Reinfektion durch Lamivudin und Hyperimmunglobulin unterdrückt wird, ist die Prognose günstig. Ansonsten reaktiviert auch HDV.

25.5.2.6 Prävention

Die Maßnahmen entsprechen weitgehend denen bei HBV. Anti-HBs schützt auch gegen HDV. Eine Impfung von HBsAg-Trägern gegen HDV gibt es nicht.

Fazit für die Praxis zu Kap. 24.5.2

- Epidemiologie:
  HDV ist ein viroidähnliches Virus, das für seine Ausbreitung die Hülle des Hepatitis-B-Virus (HBsAg) benötigt. HDV kommt praktisch nur bei HBsAg-positiven Personen vor und auch hier nur selten.
- Diagnostik:
  Nachweis von Anti-HD im ELISA. Bei positivem Befund: HDV-RNA mittels RT/PCR. Indiziert bei Herkunft aus Endemiegebieten (Mittelmeerraum, Osteuropa, tropische Gebiete) oder i.v.-Drogengebrauch; auch bei schwer verlaufender akuter oder chronischer Hepatitis B.
- Therapie:
  Keine; daher vor Therapie einer chronischen Hepatitis B auf Anti-HD prüfen!

24.6 Parvoviridae

S. Modrow

24.6.1 Erreger

Die Parvoviridae bilden bis heute die einzige Virusfamilie, deren Genom aus einzelsträngiger, linearer DNA besteht.

Ihre tierpathogenen Vertreter wie das feline Parvovirus, das bei Katzen eine Diarrhö und Panleukopenie verursacht (»Katzenseuche«), sind als Erreger schwerer Tierseuchen schon lange bekannt. Der einzige bisher als humanpathogen gesicherte Vertreter, das Parvovirus B19, wurde dagegen erst 1975 von Yvonne Cossart und Mitarbeitern (Cossart et al. 1975) aus einer Blutkonserve isoliert und anschließend mit dem Krankheitsbild des Erythema infectiosum, das auch unter den Bezeichnungen fifth disease oder Ringelröteln bekannt ist, assoziiert (Anderson et al. 1983).

Vermutlich symptomfrei verlaufen Infektionen mit den adenoassoziierten Viren (AAV), die in der Bevölkerung weit verbreitet sind, und zusammen mit Adenovirusinfektionen auftreten.

Zur Familie der Parvoviridae gehören 2 Subfamilien: die Parvovirinae und die Densovirinae.

Einteilung der Parvoviridae

Unterfamilie	*Genus*	*Mensch*	*Tier*
Parvovirinae	Parvovirus		Felines Panleukopenie Virus (Katzenseuche), Canines Parvovirus, Minute Virus of Mice, Aleutian Mink Disease Virus, Schweineparvovirus
	Erythrovirus	Parvovirus B19	»parvovirus of cynomolgus monkey«
	Dependovirus	Adenoassoziierte Viren (AAV-2, -3, -5)	Bovines AAV, AAV-1, AAV-4 (Affen)
Densovirinae	Densovirus Iteravirus Contravirus		Densonucleosisvirus

Die Densovirinae umfassen, unterteilt in 3 Genera, die Parvoviren der Insekten. Ebenfalls in 3 Genera gliedert man die Parvovirinae.

Zu den Parvovirinae gehört auch das Genus Dependovirus, dessen Mitglieder nur bei gleichzeitig ablaufenden Infektionen der Zellen durch Helferviren wie Adeno-, Herpes- oder Pockenviren einen produktiven Infektionszyklus mit der Synthese von Nachkommenviren vollziehen können. Liegt eine solche Koinfektion mit den Helferviren nicht vor, dann etablieren die Dependoviren eine latente Infektion und integrieren ihre Erbinformation relativ ortsspezifisch in das Genom der Wirtszelle. Die Virustypen AAV-2, -3 und –5 sind Vertreter der Dependoviren, die auch den Menschen infizieren können.

Die Mitglieder der beiden anderen Genera, Erythro- und Parvovirus, sind hingegen in der Lage, sich autonom, d. h. ohne Koinfektion durch andere Viren, zu vermehren. Die Erythroviren zeichnen sich durch eine ausgeprägte Zellspezifität aus. Sie infizieren Erythroblasten, also die sich differenzierenden, teilungsaktiven Vorläuferzellen von Erythrozyten. Das humanpathogene Parvovirus B19 ist ein Vertreter dieses Genus.

Das Genus Parvovirus umfasst dagegen bis heute ausschließlich die säugetierpathogenen Infektionserreger wie die eng miteinander verwandten felinen und caninen Parvoviren oder das »minute virus of mice«.

Parvoviren zählen zu den kleinsten bekannten Viren, ein Merkmal, auf das bereits ihr Name hinweist (lat. parvus, klein). Die Viruskapside haben einen Durchmesser von 18–26 nm und sind nicht von einer Hüllmembran umgeben. Sie haben einen ikosaedrischen Aufbau und bestehen aus 60 Kapsomeren, die beim Parvovirus B19 zu 95% aus dem Strukturprotein VP2 (MG 58.000) und zu 5% aus dem VP1-Protein (MG 83.000) bestehen.

VP2 ist dabei mit dem carboxyterminalen Bereich von VP1 sequenzidentisch. Die Kapside vermitteln die Adsorption des Parvovirus B19 an seine Zielzellen, die Erythrozytenvorläuferzellen der Differenzierungsstadien BFU-E (»erythrocyte burst forming unit«), CFU-E (»erythrocyte colony forming unit«) und die Erythroblasten im Knochenmark sowie die Pronormoblasten in der fetalen Leber. Als Rezeptorstruktur auf der Zelloberfläche dient das Blutgruppenantigen P, ein Glykosphingolipid (Brown et al. 1993). Da dieses Molekül jedoch auch auf einer Reihe anderer Zellen vorhanden ist, müssen zusätzliche, noch unbekannte Faktoren für den ausgeprägten Tropismus der B19-Viren zur Infektion der oben erwähnten Zelltypen verantwortlich sein. Menschen, die aufgrund der Vererbung kein P-Antigen besitzen, können mit Parvovirus B19 nicht infiziert werden (Brown et al. 1994).

Das Spektrum der infizierbaren Zelltypen ist also sehr eng, und der einzige Wirt des Parvovirus B19 ist der Mensch. Die Vermehrung der Viren in vitro gelingt nur in menschlichen Knochenmarkzellen, und es existiert bis heute keine kontinuierlich wachsende Zelllinie, in der das Virus gezüchtet werden könnte.

Die lineare einzelsträngige DNA des Parvovirus B19 ist 5.600 Basen lang (Shade et al. 1986). Für die Infektiosität und Replikationsfähigkeit der Viren ist die Orientierung des Genoms ohne Einfluss. An den Enden der DNA-Moleküle finden sich palindromische Sequenzabschnitte, die zueinander komplementär sind und aus 383 Basen bestehen. Diese »inverted terminal repeats« (ITR) sind für die Ausbildung von teilweise doppelsträngigen T- oder Y-förmigen Sekundärstukturen verantwortlich, die als Primer bei der Replikation des Virusgenoms wichtig sind.

Auf dem genomischen Strang der DNA, d. h. dem, der zur gebildeten mRNA komplementär ist, findet man im Bereich des 3'-ITR einen aktiven Promotor, der die Transkription aller Virusgene kontrolliert (Abb. 24-13).

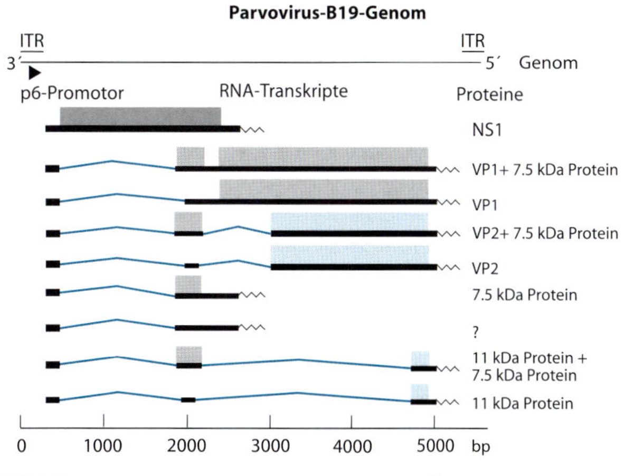

Abb. 24-13. Das Genom des Parvovirus B19 – Übersicht zur Transkription und Translation. Die *oberste Linie* stellt das Genom des Parvovirus B19 dar, zusätzlich ist die Lage der ITR-Elemente und des p6-Promotors angegeben. Die *darunter angegebenen Linien* repräsentieren die verschiedenen mRNAs, die für die Synthese der jeweiligen Proteine verwendet werden. Letztere werden durch die Balken angedeutet, wobei die verschiedenen Farben auf die unterschiedlichen Leseraster hinweisen sollen. Die Exons sind durch die *dicken Linien* dargestellt, die Introns, die durch RNA-Spleißen aus den Vorläufertranskripten entfernt werden, hingegen durch die *dünnen Linien*. Die *gezackten Symbole* deuten Polyadenylierungssignale an

Das Genom verfügt über 2 große offene Leserahmen: Der in der 3'-Hälfte gelegene kodiert für das Nichtstrukturprotein NS1 (MG 71.000). Es wirkt transaktivierend auf den Promotor und hat wichtige Aufgaben bei der Replikation der Virus-DNA, wobei es u. a. als Helikase fungiert. Außerdem leitet es in den infizierten Zellen die Apoptose ein.

Der zweite, in der 5'-Hälfte gelegene Leserahmen, ist für die Strukturproteine VP1 und VP2 kodiert. Da diese beiden Proteine aufgrund unterschiedlicher Startkodons von verschieden gespleißten mRNA-Spezies translatiert werden, besitzt das VP1 im Vergleich zum VP2 227 zusätzliche Aminosäuren am aminoterminalen Ende. Gegen diese Proteindomäne ist der Großteil der neutralisierenden Antikörper gerichtet, die während der Infektion im Patienten gebildet werden. In der Aminosäuresequenz dieser »VP1-unique region« findet sich ein Motiv, das dem katalytischen Zentrum von zellulären Enzymen vom Typ der Phospholipase A_2 ähnelt. Jüngst konnte diese Aktivität auch in In-vitro-Tests nachgewiesen werden. Daneben findet man 2 weitere kleine Leserahmen, die für die Synthese von 2 Nichtstrukturproteinen (MG 7500 bzw. MG 11.000) unbekannter Funktion mitverantwortlich sind.

Da beim Parvovirus B19 nur ein Promotor für die Regulation und Kontrolle der Genexpression vorhanden ist, erfolgt die Translation der verschiedenen virusspezifischen Proteine von unterschiedlich gespleißten mRNA-Molekülen. Dadurch unterscheiden sich die Erythroviren von den Dependoviren und den tierpathogenen, autonomen Parvoviren. Obwohl Genomaufbau und -organisation der 3 Genera sehr ähnlich sind, verfügen sie über einen zweiten Promotor im Zentrum des einzelsträngigen Genoms, der die Expression der Strukturproteingene kontrolliert.

24.6.2 Epidemiologie

Parvovirus B19 wird üblicherweise oral durch Tröpfcheninfektion übertragen. Im Blut akut infizierter Personen ist das Virus in z. T. sehr hohen Konzentrationen vorhanden (10^{11}–10^{13} Partikel/ml Blut). In dieser frühen Phase der Infektion, in der noch keine virusspezifischen Antikörper gebildet sind, konnte virale DNA auch im Speichel nachgewiesen werden.

Da Parvovirus B19 im Blut nachweisbar ist, kann es auch durch Schmierinfektionen von Blut und durch kontaminierte Blutkonserven übertragen werden. Die infektiösen Erreger können auch in gereinigten Blutprodukten vorkommen, weil sie keine Lipidmembran als Hülle haben und deshalb besonders stabil auch gegenüber chemischen und physikalischen Inaktivierungsmethoden sind. (Prowse et al. 1997).

Es konnte gezeigt werden, dass weder Erhitzen auf 80°C für 72 h oder auf 100°C für 30 min noch die üblicherweise zur Abtötung membranhaltiger Viren eingesetzte Behandlung mit Lösungsmitteln und Detergenzien die Infektiosität von Parvovirus B19 zerstören (Santagostino et al. 1997). Da durchschnittlich eine von 1000–2000 Blutspenden B19-Viren in z. T. sehr großen Mengen enthält, muss mit infektiösen Viren in Blutprodukten wie den Gerinnungsfaktoren VIII und IX, Albumin und weiteren aus menschlichem Blutplasma gewonnenen Präparaten gerechnet werden (Jordan et al. 1998; Yoto et al. 1995).

Pasteurisierung, d. h. der Einsatz von 60°C feuchter Hitze über 10 h, scheint bisher Methode der Wahl, um das Virus zu inaktivieren.

Infektionen durch Parvovirus B19 finden überwiegend in der frühen Kindheit statt. Daher kann man bereits bei 40–50% der Jugendlichen im Alter von 15 Jahren eine zurückliegende Infektion anhand von virusspezifischen Antikörpern nachweisen. Da aber auch Erwachsene infiziert werden, steigt die Durchseuchungsrate in der Bevölkerung auf etwa 70–80% bei den 40-Jährigen.

Eine Ausnahme stellt die Gruppe der Hämophiliepatienten dar, die mit Blutgerinnungsfaktoren behandelt werden. Insbesondere Patienten mit schweren Störungen der Blutgerinnung, die häufig mit Faktor VIII oder IX substituiert werden, zeigen bereits im Kindesalter eine Serokonversionsrate von fast 100% – auch ein deutlicher Hinweis dafür, dass B19-Viren über Blutplasmaprodukte übertragen werden können.

24.6.3 Immunreaktion

Im Verlauf der Parvovirus-B19-Infektion bilden immunkompetente Personen Antikörper der IgM- und IgG-Klasse, die gegen die Kapsidproteine VP1 und VP2 gerichtet sind. Die ersten IgM-Antikörper treten etwa 6–10 Tage nach der Inokulation des Erregers auf. Ab dem 12. Tag sind auch IgG-Antikörper nachweisbar. Da das Exanthem meist gleichzeitig mit den ersten nachweisbaren Antikörpern auftritt, geht man davon aus, dass es durch die Ablagerung der Immunkomplexe in den Kapillaren der Haut entsteht.

Die VP1- und VP2-spezifischen IgM-Antikörper nehmen im weiteren Verlauf in ihrer Konzentration ab und sind etwa 2–3 Monate nach der Infektion nicht mehr nachweisbar. Die Konzentration der IgG-Antikörper steigt hingegen an. Sie können lebenslang nachgewiesen werden und schützen vor Reinfektionen mit dem B19-Virus.

Virusneutralisierende Antikörper finden sich in der IgM- wie in der IgG-Klasse. Sie sind überwiegend gegen den VP1-spezifischen Anteil (»unique region«) der Strukturproteine gerichtet. Vermutlich werden die Parvoviren v. a. durch die Aktivität der neutralisierenden Immunglobuline aus dem Organismus eliminiert. Des Weiteren trägt auch die vorübergehende Zerstörung der erythroiden Vorläuferzellen und damit aller potenziellen Zielzellen zur Viruseliminierung so effektiv bei, dass 3–4 Wochen nach Infektionsbeginn bei etwa 80% der Infizierten kein Virus mehr im peripheren Blut zu finden ist.

Inwieweit die ebenfalls nachweisbaren CD4-positiven T-Lymphozyten an der Viruseliminierung beteiligt sind, ist unklar (v. Poblotzki et al. 1996).

Antikörper gegen das NS1-Protein des Parvovirus B19 werden bei durchschnittlich 20% der Personen nach Infektion gefunden (Hemauer et al. 1999).

Betrachtet man die Patientengruppen mit anhaltenden Arthritiden, chronischen Anämien und anderen Zytopenien findet man die NS1-spezifischen Immunglobuline in 80% der Fälle (v. Poblotzki et al. 1995). Sie sind erstmals etwa 4 Wochen nach der Infektion nachweisbar und treten bevorzugt dann auf, wenn das Virus nicht umgehend wie oben beschrieben aus dem Organismus eliminiert wird, sondern über mehrere Wochen oder Monate persistiert.

Man schätzt, dass sich in etwa 20% der B19-Infektionen aufgrund einer Immundefizienz, die auch passager sein kann, wie z. B. während der Schwangerschaft oder aufgrund von weiteren bisher noch nicht geklärten Faktoren, eine persistierende Virämie entwickelt.

24.6.4 Krankheitsbilder

Die Erkrankungen, die mit Parvovirus-B19-Infektionen einhergehen, sind vielfältig. Der Verlauf der Infektion und die Schwere der Erkrankungen sind vom hämatologischen und immunologischen Status der Patienten abhängig.

Klinische Manifestationen der Parvovirus-B19-Infektionen

- Ringelröteln (Erythema infectiosum)
- Akute Anämie
- Arthritis
- Transitorische aplastische Krise
- Chronische Arthritis
- Thrombozytopenie
- Neutropenie
- Erythroblastopenie (»pure red cell aplasia«, PRCA)
- Hydrops fetalis (bei Infektionen von schwangeren Frauen)
- Panzytopenie
- Chronische Anämie
- Chronische Erythroblastopenie
- Chronische Thrombozytopenie,
- Chronische Neutropenie
- Myokarditis, Perikarditis
- Hepatitis, akutes Leberversagen
- Virusassoziiertes hämophagozytäres Syndrom (VAHS)
- Meningitis, Enzephalitis
- Uveitis
- Vaskulitis
- Lungenentzündung

24.6.4.1 Immunkompetente Personen

Knapp ein Drittel der Infektionen durch das Parvovirus B19 verlaufen ohne Symptome.

Vor allem bei Kindern verursacht das Virus das Erythema infectiosum (Ringelröteln), im englischen Sprachraum auch als »slapped cheek disease« oder »fifth disease« bekannt. Der Ausdruck »fifth disease« bezieht sich auf die 5 Kinderkrankheiten, die mit einem Hautausschlag einhergehen: Masern, Röteln, Windpocken, Scharlach und eben die Ringelröteln.

Das Erythema infectiosum ist durch ein unspezifisches Prodromalstadium mit erkältungsähnlichen Symptomen wie Fieber, Kopfschmerzen, leichter Übelkeit und Durchfällen gekennzeichnet. Nach 2–5 Tagen erscheint der charakteristische, häufig girlanden- oder ringelförmige Ausschlag als feurig-rote Eruption auf den Wangen. Nach weiteren 1–4 Tagen folgt ein zweites Stadium mit erythematösem makulopapulösem Exanthem am Rumpf und an den Gliedmaßen. Bei Kindern verlaufen die Parvovirus-B19-Infektionen im Allgemeinen problemlos und mild.

Bei Erwachsenen können jedoch Komplikationen auftreten.

! Vor allem wenn erwachsene Frauen infiziert werden, findet man in 50% der Fälle Arthropathien überwiegend der kleinen Gelenke beider Füße und Hände (Reid et al. 1985; Naides et al. 1990).

Die Gelenkbeschwerden dauern in der Regel 1–3 Wochen, können jedoch bei etwa 20% der Patienten über 2 Monate bis hin zu Jahren andauern oder immer wiederkehren. In diesen Fällen bleibt auch das Virus längere Zeit in der Gelenkflüssigkeit und/oder im Blut nachweisbar.

Weil Parvovirus B19 v. a. erythroide Vorläuferzellen befällt und zerstört, kommt es im Infektionsverlauf zu akuten Anämien. Eine vorübergehende Abnahme der Retikulozyten und der Hämoglobinwerte als Hinweis auf die virusbedingte Zerstörung der Erythrozytenvorläufer findet man daher bei allen B19-Infektionen. Ähnlich wie die Arthritiden können auch die Anämien gelegentlich über längere Zeit bestehen oder rekurrieren (Kurtzman et al. 1987, 1988; Young 1988).

Außer diesen akuten Anämien treten bei immunkompetenten Personen aber auch Veränderungen in den Werten anderer Blutzellen auf. Man findet v. a. eine Abnahme der Thrombozyten und der neutrophilen Granulozyten (Saunders et al. 1986; Nagai et al. 1992). In diesem Zusammenhang wurden gelegentlich Schoenlein-Henoch-Purpura, idiopathische thrombozytopenische Purpura (M. Werlhof), chronische Neutropenien des Kindesalters sowie transitorische Panzytopenien als mögliche Folgen der B19-Infektionen beschrieben.

Bei einigen Patienten tritt zusammen mit der akuten Infektion das »papular-purpuric gloves and socks syndrome« auf, das insbesondere die Haut der Hände und Füße betrifft, sich aber auch auf andere Bereiche, z. B. das Gesicht, ausdehnen kann.

Auch werden Kranke beobachtet, die während der B19-Infektion ein virusassoziiertes hämophagozytäres Syndrom (VAHS) entwickeln. Es ist durch eine reversible Hyperplasie der Histiozyten sowie eine ausgeprägte Hämophagozytose und Zytopenie gekennzeichnet. Die Erkrankung verläuft meist gutartig und selbstlimitierend.

Außerdem werden Parvovirus-B19-Infektionen als Auslöser von Autoimmunerkrankungen diskutiert. Die Infektion kann in Einzelfällen bei zu Grunde liegendem systemischem Lupus erythematodes (SLE) neue Schübe dieser Autoimmunerkrankung auslösen. Auch sind B19-Infektionsverläufe beschrieben, die akutem SLE sehr stark ähneln (Hemauer et al. 1999; Moore et al. 1999).

Weiterhin konnte man vereinzelt in Leberbiopsien von Patienten mit Hepatitis oder akutem Leberversagen B19-Genome nachweisen. Inwieweit in diesen Fällen ein kausaler Zusammenhang zwischen der B19-Infektion und der Erkrankung besteht, ist nicht endgültig geklärt.

Patienten mit hämatologischen Erkrankungen

Zusammen mit Parvovirus-B19-Infektionen treten schwere akute Anämien v. a., aber nicht ausschließlich, bei Patienten mit erblichen Erkrankungen des blutbildenden Systems auf. Hierzu zählen beispielsweise die Sichelzellanämie, verschiedene Thalassämien, die erbliche Sphärozytose, aber auch die hämolytische Autoimmunanämie oder Enzymanomalien der roten Blutzellen wie Pyruvatkinasedefizienz. Bei solchen Vorerkrankungen werden durch die B19-Infektion plötzlich lebensbedrohende Anämien ausgelöst, die mit einem völligen Fehlen der Retikulozyten verbunden sein können.

Aplastische Krisen können jedoch auch ohne hämatologische Grunderkrankung bei Patienten mit erythroidem Stress auftreten, z. B. durch schwere Blutverluste bei Unfällen oder chirurgischen Eingriffen (Organtransplantationen) oder durch Eisenmangelanämien. Sie müssen möglichst umgehend mit Bluttransfusionen therapiert werden, um Dekompensationen zu vermeiden.

Schwangere Frauen

Parvovirus-B19-Infektionen in der Frühschwangerschaft werden mit Spontanaborten in Verbindung gebracht.

! Vor allem wenn Parvovirus B19 schwangere Frauen im 2. und 3. Trimenon der Schwangerschaft infiziert, können Hydrops fetalis, intrauteriner Kindstod oder Abort die Folgen sein.

Das Virus wird bei etwa einem Drittel der Infektionen schwangerer Frauen transplazentar auf den Fetus übertragen und vermehrt sich dort v. a. in den Pronormoblasten der fetalen Leber. Virale DNA findet sich aber auch im embryonalen Myokard und in der Lunge.

Die lytische Infektion der fetalen Erythrozytenvorläufer und die damit verbundene Unterbrechung der Bildung roter Blutkörperchen führt dann in fast allen Fällen zum Hydrops fetalis. Hinweise auf Schädigungen oder Missbildungen des Fetus als Folge der B19-Infektion gibt es bisher nicht (Public Health Working Party on Fifth Disease, 1990). Ausgenommen sind davon nur einige wenige Fälle von kongenitaler Anämie.

24.6.4.2 Immunsupprimierte Patienten

Bei immunsupprimierten Patienten, z. B. bei Personen mit angeborener Immundefizienz, bei Transplantations- und Tumorpatienten oder bei HIV-Infizierten, kann Parvovirus B19 nach der Infektion über lange Zeiträume, d. h. über Monate und Jahre, persistieren und schwere, lebensbedrohende Erkrankungen verursachen (Marchand et al. 1999). Hierzu zählen schwere chronische Anämien, Retikulozytopenien, Neutropenien, generelle Panzytopenien und Erythroblastopenien (»pure red cell aplasia«, PRCA).

Vor allem die Erythroblastopenie ist bei chemotherapeutisch immunsupprimierten Transplantationspatienten mit lebensbedrohenden Komplikationen verbunden. Bei dieser Patientengruppe sind außerdem Myokarditis, Perikarditis, akutes Herz- und Leberversagen, Meningitis und Enzephalitis beobachtet worden. Man schätzt die B19-assoziierte Mortalität von Transplantationspatienten auf etwa 7% (Schleuning et al. 1999).

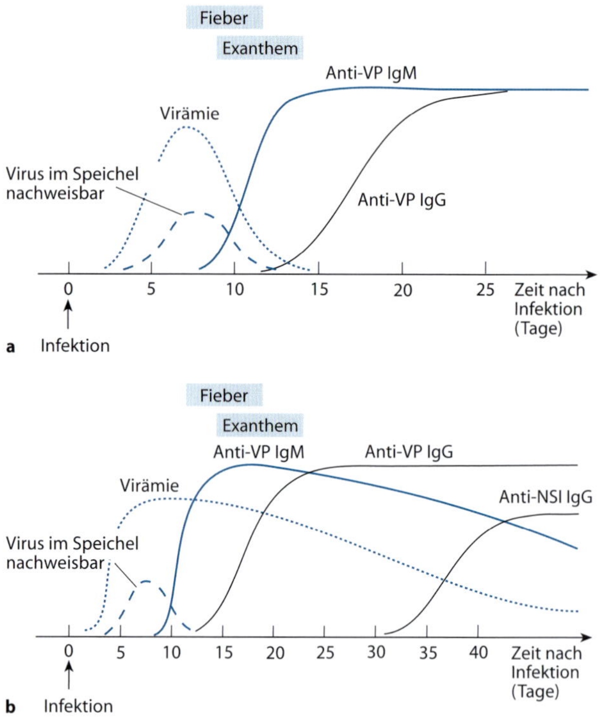

Abb. 24-14a, b. Virusvermehrung und Antikörperbildung. **a** Während der akuten Parvovirus-B19-Infektion; **b** während der persistierenden Parvovirus-B19-Infektion

24.6.5 Diagnose

In der ersten Infektionsphase, noch bevor IgM-Antikörper gebildet werden, sind große Mengen der B19-Viren (bis zu 10^{13} Genomäquivalente/ml) im peripheren Blut vorhanden. Sie werden durch Hämagglutinationstests, Antigen-Capture-ELISA oder durch die Polymerasekettenreaktion (PCR) nachgewiesen. ELISA- oder Western-Blot-Tests identifizieren Antikörper der IgM-Klasse gegen die VP1-und VP2-Proteine.

IgG-Antikörper gegen die Kapsidproteine und eine gleichzeitig negative PCR sind diagnostische Hinweise auf eine abgelaufenen B19-Infektion mit Eliminierung des Erregers aus dem peripheren Blut (Abb. 24-14a). Persistiert eine Infektion, bleiben die Virusgenome im peripheren Blut durch die PCR über längere Zeiträume nachweisbar, wenn auch mit 10^4–10^8 Genomäquivalenten/ml Blut in geringeren Konzentrationen als in den frühen Infektionsphasen. Außer bei immunsupprimierten Patienten werden gleichzeitig oft IgG-Antikörper gegen die Kapsidproteine und gegen das NS1-Protein gebildet (Abb. 24-14b).

24.6.6 Therapie

Bisher gibt es weder einen gegen das Parvovirus-B19 wirksamen Impfstoff noch antivirale Chemotherapeutika zur Behandlung der Infektion.

Patienten mit schweren Anämien und aplastischen Krisen muss möglichst umgehend Blut transfundiert werden.

Immunsupprimierte Patienten, die im Verlauf einer Organ- oder Knochenmarktransplantation akute oder persistierende B19-Infektionen und die damit verbundene Symptomatik entwickeln, werden mit Immunglobulinpräparaten therapiert, die hohe Konzentrationen B19-spezifischer neutralisierender Antikörper enthalten. In den meisten Fällen verbessert diese Behandlung die Situation der Patienten. (Cohen et al. 1997; Moudgil et al. 1997).

Ein besonderes Problem in der Therapie akuter B19-Infektionen stellen B19-negative schwangere Frauen dar, die nach Kontakt mit B19-infizierten Personen serokonvertieren. Unabhängig davon, ob die Frauen im Verlauf der akuten Infektion selbst Symptome einer frischen Parvovirusinfektion zeigen oder diese asymptomatisch verläuft, kann das Virus auf den Fetus übertragen werden. Der Embryo kann während des zweiten und dritten Trimenons der Schwangerschaft als Folge der Infektion einen Hydrops fetalis entwickeln, der in aller Regel zum Tod des werdenden Kindes und zum Abort führt.

Ist bei der schwangeren Frau eine akute B19-Infektion serologisch und/oder symptomatisch nachgewiesen, muss sonographisch engmaschig kontrolliert werden, ob der Fetus hydropische Ödeme ausbildet. Sobald solche Ödeme erkannt werden, muss der Embryo einer Blutaustauschtransfusion unterzogen werden, die die Kinder erfahrungsgemäß ohne Folgeerscheinungen rettet.

24.6.7 Referenzzentrum

Konsiliarlabor im infektionsepidemiologischen Netzwerk des Robert-Koch-Instituts:

Institut für Medizinische Mikrobiologie und Hygiene der Universität Regensburg, Prof. Dr. Susanne Modrow, Franz-Josef-Strauß-Allee 11, 93053 Regenburg, Telefon: 0941-944-6454; Sekretariat 0941-944-6401; Telefax: 0941-944-6402, E-Mail: susanne.modrow@klinik.uni-regensburg.de

Fazit für die Praxis zu Kap. 24.6

- Symptome und klinische Befunde:
  Erythema infectiosum, Ringelröteln, »papular purpuric gloves and socks syndrome (PPGSS), mäßiges Fieber, Krankheitsgefühl, Anämie; Arthritis, Thrombozytopenie, Neutropenie, Myokarditis; aplastische Krise; Spontanabort, Hydrops fetalis.
- Diagnostik:
  - Labor: Hb-Werte,
  - virologische Parameter: Parvovirus B19-DNA, VP1/2-IgM, VP1/2-IgG, NS1-IgG.
- Verlaufskontrolle:
  Bei schwangeren Frauen in 2- bis 3-wöchigem Abstand zur Abklärung der akuten Infektion. Bis zum Ende der Schwangerschaft wöchentliche Ultraschallkontrollen.
- Therapie:
  Bei aplastischer Krise: Bluttransfusion. Bei ersten Anzeichen von Hydrops fetalis: intrauterine Bluttransfusion. Bei immunsupprimierten Patienten: Immunglobulintherapie.
- Prophylaxe:
  Nicht verfügbar.
- Meldepflicht:
  Nein.

Literatur zu Kap. 24.6

Anderson MJ, Jones SE, Fisher-Hoch SP et al. (1983) The human parvovirus, the cause of erythema infectiosum (fifth disease)? Lancet I: 1378

Brown KE, Anderson SM, Young NS (1993) Erythocyte P antigen: cellular receptor for B19 parvovirus. Science 262: 114–119

Brown KE, Hibbs JR Gallinella G et al. (1994) Resistance to parvovirus B19 infection due to lack of virus receptor (erythrocyte P antigen). N Engl J Med 330: 1192–1196

Cohen BJ, Beard S, Knowles WA et al. (1997) Chronic anemia due to parvovirus B19 infection in a bone marrow transplant patient after platelet transfusion. Transfusion 37: 947–952

Cossart Y-E, Cant B, Field AM, Widdows D (1975) Parvovirus like particles in human sera. Lancet I: 72–73

Hemauer A, Beckenlehner K, Wolf H, Lang B, Modrow S (1999) Acute parvovirus B19 infection in connection with a flare of systemic lupus erythematodes in a female patient. J Clin Virol

Hemauer A, Gigler A, Searle K et al. (1999) Prevalence of NS1-specific antibodies in patients infected with parvovirus B19 and in pregnant women. J Med Virol

Jordan J, Tiangco B, Kiss J, Koch W (1998) Human parvovirus B19: prevalence of viral DNA in volunteer blood donors and clinical outcome of transfusion recicpients. Vox Sang 75: 97–102

Kurtzman GJ, Ozawa K, Cohen B, Hanson G, Oseas R, Young NS (1987) Chronic bone marrow failure due to persistent B19 parvovirus infections. N Engl J Med 317: 287–289

Kurtzman GJ, Cohen BJ, Meyers P, Amunullah A, Young NS (1988) Persistent B19 parvovirus infection as a cause of severe chronic amemia in children with acute lymphocytic leukemia. Lancet II: 1159–1162

Marchand S, Tchernia G, Hiesse C et al. (1999) Human parvovirus B19 infection in organ transplant recipients. Clin Transplant 13: 17–24

Moore TL, Bandlamudi R, Alam SM, Nesher G (1999) Parvovirus B19 infection mimicking systemic lupus erythematodes in a pediatric population. Semin Arthritis Rheum 28: 314–318

Moudgil A, Shidban H, Nast CC et al. (1997) Parvovirus B19 infection-related complications in renal transplant recipients: treatment with intravenous immunoglobulin. Transplantation 64: 1847–1850

Nagai K, Morohoshi T, Kudoh T, Yoto Y, Suzuki N, Matsunaga Y (1992) Transient erythroblastopenia of childhood with megakaryocytopenia associated with human parvovirus B19 infection. Brit J Hematol 80: 131–132

Naides SJ, Scharosch LL, Foto F, Howard, EJ (1990) Rheumatologic manifestation of human parvovirus B19 infection in adults. Arthritis and Rheumatism 33: 1297–1308

Poblotzki v A, Gigler A, Lang B, Wolf H, Modrow S (1995) Antibodies to parvovirus NS1 protein in infected individuals. J Gen Virol 76: 519–527

Poblotzki v A, Gerdes C, Reischl U, Wolf H, Modrow S (1996) Lymphoproliferative responses after infection with human parvovirus B19. J Virol 70: 7327–7330

Prowse C, Ludlam CA, Yap PL (1997) Human parvovirus B19 and blood products. Vox Sang 72: 1–10

Public Health Working Party on Fifth Disease (1990) BMJ 300: 116

Reid DM, Reid TM, Brown T, Rennie JA, Eastmond M (1985) Human parvovirus associated arthritis: a clinical and laboratory description. Lancet I: 422–425

Santagostino E, Manucci PM, Gringeri A et al. (1997) Transmission of coagulation factor concentrates exposed to 100 degrees C after lyophilization. Transfusion 37: 517–522

Saunders PW, Reid MM, Cohen BJ (1986) Human parvoviurs induced cytopenias: a report of five cases. Brit J Hematol 63: 407–410

Schleuning M, Jäger G, Holler E et al. (1999) Human parvovirus B19-associated disease in bone marrow transplantation. Infection 27: 114–117

Shade RO, Blundell MC, Cotmore SF, Tattersall P, Astell, CR (1986) Nucleotide sequence and genome organization of human parvovirus B19 isolated from the serum of a child during aplastic crisis. J Virol 58: 921–936

Yoto Y, Kudoh T, Haseyama K et al. (1995) Incidence of human parvovirus B19 DNA detection in blood donors. Br J Haematol 91: 1017–1018

Young N (1988) Hematological and hematopeitic consequences of parvovirus B19 infection. Semin Hematol 25: 159–172

Virale Erkrankungen durch RNA-Viren

R.W. Braun, H.W. Doerr, H. Feldmann, J. Forster, J. Hauber, R. Heckler, H. Holzmann, W. Jilg, U.G. Liebert, T. Popow-Kraupp, B. Pustowoit, M. Roggendorf, R.S. Roß, H. Schmitz, S. Schneider-Schaulies, H. Scholz, E. Schreier, F. Stein, A. Stelzner, H.-J. Streckert, V. ter Meulen

25.1 Reoviren

H.W. Doerr

Erreger

Die Reoviren bilden eine große Gruppe von Infektionserregern im

- R Respirations- und
- E Enteraltrakt mit z. T. unklarer klinischer Bedeutung (engl.
- O »orphan«, Waisenkind).

Die Viren haben als Besonderheit ein Ikosaederdoppelkapsid ohne Außenhülle. Es enthält eine dsRNA, die in 10 Segmenten vorliegt. Der Partikeldurchmesser beträgt ca. 70 nm. Zu der Familie der Reoviridae zählen die Gattungen (Genera) Orthoreovirus, Rotavirus, Orbivirus und Coltivirus. Im Folgenden werden die Orthoreoviren besprochen.

Epidemiologie

Reoviren sind in 3 Serotypen weltweit mit hoher Populationsdurchseuchung verbreitet. Sie werden durch Tröpfchen- und Schmierinfektionen übertragen. Die Erreger sind sehr stabil und können daher auch als Hospitalismuskeime (bei Immungeschwächten) in Erscheinung treten.

Erkrankung

Im Tierexperiment (Mäusemodell) wurde gezeigt, dass die Reoviren verschiedene Organe, einschließlich des ZNS, infizieren und schädigen können, wobei neben einer direkten Zytotoxizität auch pathogene Immunreaktionen auftreten können. Beim Menschen sind Erkältungskrankheiten und Enteritiden mit einer Reovirusinfektion assoziiert worden. Oft kann kein ätiologischer Zusammenhang zwischen Infektion und Krankheit hergestellt werden: »Orphan-virus-Infektion« (s. oben).

Diagnose

Nur bei schwereren Atemwegs- und Darmerkrankungen erfolgt eine differenzialdiagnostische Abklärung der Reovirusinfektion. Die Viren sind in verschiedenen Zellkulturen aus dem klinischen Material leicht anzüchtbar (Rachenabstrich, Sputum, Stuhlprobe). Für die Schnelluntersuchung des Stuhls dient die Elektronenmikroskopie. Der Nachweis von Serumantikörpern ist nur von wissenschaftlichem Interesse.

Therapie und Prävention

Die Therapie einer evtl. reovirusassoziierten Erkrankung der Atem- oder Darmwege erfolgt rein symptomatisch. Ebenso verfügen wir nicht über eine spezifische aktive oder passive Immunisierung.

Literatur zu Kap. 25.1

Franck S, Doerr HW (2001) Nosokomiale Virusinfektionen des Gastrointestinaltraktes. In: Rabenau HF, Thraenhart O, Doerr HW (HG): Nosokomiale Virusinfektion – Erkennung und Bekämpfung. Pabst, Lengerich, S. 201–213

Selb B, Doerr HW (1993) Die infektiöse Gastroenteritis. Chemother J 2 (Suppl 1): 94–100

Selb B, Weber B (1994) A Study of human reovirus IgG and IgA antibodies by ELISA and Western Blot. J Virol Meth 47: 15–26

Tyler KL, Fields B (1996) Reoviruses. In: Fields Virology, Lippincott-Raven, Philadelphia, pp 1597–1624

25.1.1 Orbiviren und Coltiviren

Erreger

Orbivirus und Coltivirus bilden 2 Genera innerhalb der Familie der Reoviridae, deren Struktur bereits beschrieben wurde (s. oben »Reoviren«). Serologisch lassen sich die Orbiviren in 5 Serotypgruppen einteilen, während das Coltivirus nur über einen Serotyp verfügt (Coloradozeckenfiebervirus).

Epidemiologie

Orbiviren kommen in verschiedenen Serotypen vor in Osteuropa, Asien, Australien, Nord- und Südamerika. Es handelt sich um typische Arboviren (»arthropode-borne viruses«), die von infizierten Insekten (Fliegen, Zecken) zwischen großen Säugetieren (darunter Pferde, Hunde, Schafe) übertragen werden, wo sie respiratorische, neurotrope u. a. Erkrankungen verursachen können (u. a. die Schafsmalaria oder »bluetongue disease«). Einige Serotypen des Orbivirus und das Coloradozeckenfiebervirus (CZF-Virus) rufen beim Menschen Infektionskrankheiten hervor. Das CZF kommt v. a. im Westen der USA vor.

Erkrankung

1–19 (meist 4) Tage nach der Infektion kommt es zu einer teils leichten, teils sehr schweren, fieberhaften Erkrankung mit enzephalitischer und hämorrhagischer Beteiligung. Die durch ein Insekt inokulierten Viren vermehren sich zunächst in lymphatischem Gewebe (Halsschmerzen durch Pharyngitis). Die Infektion generalisiert virämisch mit erythrozytärem und Kapillarendotheltropismus. Oft ist die Manifestation ein uncharakteristischer »grippaler Infekt«.

Die akute Krankheit als Folge einer überwiegend direkten Zytotoxizität der Infektion dauert ca. 5–10 Tage. In der Hälfte der Fälle kommt es zu einer über Wochen oder sogar Monate hinweg verzögerten Rekonvaleszenz mit allgemeinem Unwohlsein und Schwächegefühl. Die langfristige Prognose ist gut. Die 1–2 Wochen nach Krankheitsbeginn gebildeten Antikörper sind später mit Immunität korreliert. Die Abheilung selbst ist an ein intaktes zelluläres Immunsystem mit der Bildung erregerspezifischer zytotoxischer T-Lymphozyten gebunden.

Diagnose

Anamnestisch ist der Nachweis eines Moskitostichs oder Zeckenbisses wichtig. Das Virus kann während der virämischen Phase aus Erythrozyten aus EDTA-Blut isoliert werden. Am sensitivsten ist der Tierversuch (intrazerebrale Inokulation von säugenden Mäusen). Die Typisierung erfolgt serologisch mit monoklonalen Antikörpern oder molekularbiologisch (Elektrophoretypisierung der RNA-Genomsegmente, Gensequenzierung; vgl. Kap. 25.1.2 »Rotaviren«). Der Nachweis von Serumantikörpern mit KBR, IFT oder NT gelingt oft erst in der Rekonvaleszenzphase. Die KBR hat nur eine Sensitivität von 75%.

Therapie und Prävention

Die Therapie ist rein symptomatisch. Auch verfügen wir nicht über eine aktive oder passive Immunisierung. Als Prophylaxe wird Insektenschutz empfohlen (Einsatz von Repellenzien).

Literatur zu Kap. 25.1.1

Monath TP, Guirakhoo F (1996) Orbiviruses and coltiviruses. In: Fields virology. Lippincott-Raven, Philadelphia, pp 1735–1766

Rabenau H, Ohlinger V, Anderson J, Selb B et al. (1993) Contamination of genetically engineered CHO cells by epizootic hemorrhagic disease (EHD) virus. Biologicals 21: 207–215

25.1.2 Rotavirus

J. Forster

Erreger

Rotaviren gehören der Familie Reoviridae an. Ihre humanpathogenen Vertreter wurden 1973 in Enterozyten von Kindern mit akuter Gastroenteritis entdeckt. Pathogene Formen existieren für praktisch alle Warmblüterspezies.

Das Genom von Rotaviren besteht aus 11 Segmenten doppelsträngiger RNA von rund 18.500 Basenpaaren. Das Virus hat eine Ikosaedersymmetrie und 75 nm Durchmesser. Ein inneres Kapsid besteht aus 260 Trimeren des Virusproteins 6. Dieses Protein definiert die Gruppeneigenschaft A–E mit Kreuzreaktivität F und G als eigene Gruppe.

Das äußere Kapsid besteht aus 2 der Neutralisation zugänglichen Virusproteinen: Das VP7 wird aus 260 Trimeren gebildet. Bislang sind mindestens 14 unterschiedliche VP7-Spezifitäten definiert, die wegen der Glykoproteineigenschaft von VP7 als G-Typen bezeichnet werden. Das VP4 wird aus 60 Dimeren aufgebaut, bislang sind mindestens 19 Typen unterscheidbar, bezeichnet als P-Typen, da dies Protein durch eine Protease (vorzugsweise Trypsin) gespalten werden muss, bevor es das Virus zur Adhäsion befähigt. Für die G-Typen sind Sero- und Genotypen abgeglichen, d. h. sie werden mit einer gemeinsamen Zahl angegeben, die P-Genotypen sind vorläufig, stehen daher zusätzlich in eckiger Klammer.

Prinzipiell werden Rotaviren in der modernen Nomenklatur dual durch G- und P-Typ gekennzeichnet.

Epidemiologie

Rotaviren überspringen die Speziesgrenzen üblicherweise nicht. Die Infektion von Mensch zu Mensch ist fäkooral.

In der Neugeborenenzeit besteht ein gewisser Nestschutz vor schwerer Erkrankung durch mütterliche Antikörper. Eine Infektion Neugeborener ist jedoch möglich und in Neugeborenenabteilungen nahezu die Regel, überwiegend durch sog. »nursery strains«. Diese Kinder sind bei nachfolgender Reinfektion wiederum weniger krank als Erstinfizierte.

In Ländern mit gemäßigtem Klima tritt die Rotavirusgastroenteritis jährlich als Epidemie im Winter auf. Dies ist unabhängig von den lokal vorherrschenden Serotypen, die über die Jahre insgesamt recht konstant bleiben. In Mitteleuropa sind am häufigsten vertreten die Typen G1, G4, G2 und G3, überwiegend in Kombination mit den P-Genotypen [8] und [4] (entsprechend Serotypen 1A und 1B).

Die Inkubationszeit beträgt 1–3 Tage, die Ausscheidung sistiert im Durchschnitt in der 2. Erkrankungswoche (zeitgleich mit dem Auftreten von sekretorischen IgA-Antikörpern). Kinder mit schweren Erkrankungen und Immunsupprimierte können das Virus über mehrere Monate in wechselnder Stärke ausscheiden. Doppelinfektionen sind möglich und häufig (bis 10%). Sie bieten den Viren Möglichkeit zum Gen-Rearrangement.

Rotaviren sind der häufigste Grund für akute Gastroenteritis im Säuglings- und Kleinkindesalter in Deutschland. Die Hospitalisierungsrate von Kindern, die primär in der Praxis gesehen werden, beträgt 1–4%. Die genaue Zahl der Todesfälle ist unbekannt, in Analogie zu Ländern mit vergleichbaren Standards kann sie auf 10–30 Kinder pro Jahr geschätzt werden.

Erkrankung

Erstes Krankheitssymptom, 1–2 Tage nach Infektion, ist Erbrechen, dem sich binnen eines Tages Fieber und Durchfall hinzugesellen. Bei 50% der Fälle wird über unspezifische respiratorische Symptome (im Wesentlichen Tachypnoe) berichtet. Die Schwere der Erkrankung richtet sich nach der eintretenden Dehydratation. Diese ist individuell begründet und – nach heutiger Kenntnis – nicht durch den Virustyp.

Die Behandlung ist rein symptomatisch, in leichten Fällen mit oraler Rehydratation, in schweren Fällen durch i.v.-Substitution, Flüssigkeiten und Salzen. Probiotische Keime haben als Beigabe zur oralen Rehydratation eine statistisch signifikante, klinisch gering relevante Reduktion der Krankheitsdauer zur Folge.

Labor

Historischer Standard ist die (Immun)elektronenmikroskopie, welche aber wegen des Aufwands nicht mehr routinemäßig durchgeführt wird. Standardnachweisverfahren sind Enzymimmuntests aus Stuhlaufschwemmungen, die VP6 (inneres Kapsid) nachweisen und nach Angaben in der Literatur eine Sensitivität und eine Spezifität von jeweils 90–95% aufweisen. Die oben genannten Gruppen F und G werden nicht erfasst. PCR-Diagnostik ist partiell wissenschaftlich verfügbar, aber noch nicht evaluiert. Eine serologische Diagnostik ist nutzlos wegen der Zeitdauer einer spezifischen Antikörperbildung, z. T. auch nicht aussagekräftig wegen schon vorliegender Serumantikörper von vorausgegangenen Infektionen.

Prävention

Zur Vermeidung von nosokomialen Infektionen ist die Kohortierung rotavirusausscheidender Patienten eine probate Maßnahme. Im Umgang mit Kindern, die an Gastroenteritis erkrankt sind, sollen prinzipiell folgende Vorschriftsmaßnahmen durchgeführt werden: Handwaschen vor und nach jedem Patientenkontakt, Kittelpflege und Handschuhe bei absehbarem Kontakt mit Stuhl (Windelwechsel). Das Tragen von Masken ist nicht vonnöten.

Die Bettwäsche der Erkrankten ist hygienisch durch Kochwaschen zu reinigen, für die Flächendesinfektion (Wickelunterlage, Bett) sind geeignet: Desinfektionsmittel auf Phenol-, Formalin- und Iodoforbasis sowie 10%ige Haushaltsbleiche.

Die Prävention durch Schluckimpfungen zielt darauf ab, die symptomatischen Erkrankungen zu vermeiden. Zu diesem Zweck wurden und werden Viren tierpathogenen Ursprungs über Reassortierung mit humanen Serotypeigenschaften versehen oder primär humanpathogene Viren durch Attenuierung zu Impfviren modifiziert.

1998/1999 war eine tetravalente Vakzine auf der Basis eines Rhesus-Rotavirus in den USA zugelassen, wurde aber wieder vom Markt genommen, da in der Postmarketing-Surveillance eine zeitliche Assoziation mit Invaginationen des Darms festgestellt wurde.

Für den sehr seltenen Fall epidemischer Rotaviruserkrankungen bei Frühgeborenen kann eine Behandlung und Prävention durch die orale Verabreichung von normalem Humanglobulin (i.m.-Präparation) durchgeführt werden.

Fazit für die Praxis

- Symptome und klinische Befunde: Gastroenteritis, Exsikkose, sekundäre Laktaseinsuffizienz.
- Diagnostik: Bei unkompliziertem Verlauf keine. Antigennachweis aus dem Stuhl. Bei langwierigen Verläufen (über 1 Woche), Immunsupprimierten, nosokomialen Epidemien Verlaufskontrolle. Virusantigennachweis bei Immunsupprimierten und Frühgeborenen im Hinblick auf Hygienemaßnahmen/Isolierung im Krankenhaus.
- Meldepflichtig bei Erkrankung.
- Wiederzulassung zu Gemeinschaftseinrichtungen: »Wenn nach ärztlichem Urteil eine Weiterverbreitung der Erkrankung nicht mehr zu befürchten ist«, d. h. bei Ende der Gastroenteritis.

Literatur zu Kap. 25.1.2

American Academy of Pediatrics (2000) Infection control for hospitalized children. In: Pickering LK (ed) Red book: Report of the Committee on Infectious Diseases, 25th edn. Am Acad Pediat, Elk Grove Village, IL, p 127

Bernstein DI, Sack DA, Rothstein E et al. (1999) Efficacy of live, attenuated, human rotavirus vaccine 89–12 in infants: a randomised placebo-controlled trial. Lancet 354: 287–290

Desselberger U (1999) Rotaviruses: basic facts. In: Gray J, Desselberger U (eds)

Gomara MI, Green J, Gray J (1999) Methods of rotavirus detection, sero- and genotyping, sequencing, and phylogenetic analysis. In: Gray J, Desselberger U (eds) Methods in molecular medicine, vol 34: Rotaviruses: methods and protocols. Humana Press, Totowa/NJ, pp 189–216

Guandalini S, Pensabene L, Zikri MA et al. (2000) Lactobacillus GG administered in oral rehydration solution to children with acute diarrhea: a multicenter European trial. J Pediatr Gastroenterol Nutr 30: 54–60

Hammarstrom L (1999) Passive immunity against rotavirus in infants. Acta Paediatr (Suppl) 88: 127–132

Joensuu J, Koskenniemi E, Pang XL, Vesikari T (1997) Randomised placebo-controlled trial of rhesus-human reassortant rotavirus vaccine for prevention of severe rotavirus gastroenteritis. Lancet 350: 1205–1209

Methods in molecular medicine, vol 34: Rotaviruses: methods and protocols. Humana Press, Totowa/NJ, pp 1–8

MMWR (1999) Intussusception among recipients of rotavirus vaccine – United States, 1998–1999. Morb Mortal Weekly Rep 48: 577–581

MMWR (1999) Withdrawal of rotavirus vaccine recommendation. Morb Mortal Weekly Rep 48: 1007

Rhoads M (1999) Management of acute diarrhea in infants. J Parenter Enteral Nutr 23 (Suppl): S 18–9

25.2 Togaviridae

25.2.1 Alphaviren

H. Schmitz

Erreger

Aufgrund biologischer Eigenschaften (Insektenübertragung, Mäusepathogenität, Hämagglutination von Gänseerythrozyten) wurden die Alphaviren früher als Untergruppe »A« bei den Arboviren (»arthropod-borne viruses«) geführt. Aufgrund neuerer genetischer Daten war eine taxonomische Neubenennung notwendig geworden. Aus dem A wurde das griechische α. Heute werden die Alphaviren zusammen mit anderen nicht von Insekten übertragenen Viren (z. B. Pflanzenviren und Rubellavirus, das vielleicht vor Tausenden von Jahren ebenfalls durch Insekten übertragen wurde) in der Familie Togaviridae (»ummantelte« Viren) eingeordnet.

Von den Vertretern der Alphaviren sind die Viren der Pferdeenzephalitiden am besten bekannt, obwohl diese klinisch inzwischen eine untergeordnete Rolle spielen. Bereits 1930 wurde ihre Virusnatur durch Ultrafiltierbarkeit demonstriert. Die Alphaviren sind mit ca. 70 nm Durchmesser deutlich größer als die Flaviviren (50 nm). Sie enthalten Positivstrang-RNA, die in Zellen eingebracht infektiös ist.

Von der genomischen 49S-RNA (ca. 12000 Bp) der Alphaviren werden 4 verschiedene Nichtstrukturproteine (NSP1, 2, 3, 4) direkt hergestellt, die in Teilbereichen große Homologie zu Pflanzenviren zeigen und die u. a. für die Herstellung einer Negativstrang-49S-RNA sorgen. Von dieser wird ab dem Stopkodon des NSP4 eine 26S-RNA hergestellt, die für die Strukturproteine kodiert (Capsid und 2 größere Glykoproteine der Hülle). Entstehende Capside verbinden sich sofort mit der ebenfalls von der Negativstrang-RNA hergestellten genomischen Plusstrang-RNA.

Bei Alphaviren sind eine Reihe von Rekombinationen beobachtet worden. So lassen Genomanalysen vermuten, dass entwicklungsgeschichtlich das Capsid des Western-Equine-Enzephalitisvirus (WEE) von dem des Eastern-Equine-Enzephalitisvirus (EEE) abzuleiten ist, während die Glykoproteingene des WEE mit denen des Sindbis-Virus aus Europa/Afrika verwandt sind.

Epidemiologie, Übertragungswege

Vögel und Nager stellen das Hauptreservoir der Alphaviren dar. Die Virämie im Wirtstier muss hoch sein, um eine Infektion von Insekten zu ermöglichen. Wie auch bei den Flaviviren ist die Vermehrung der aufgenommenen Alphaviren in den Speicheldrüsen der Insekten Voraussetzung für eine effektive Infektion von Menschen. Auch ist eine hohe Insektendichte für ein epidemieartiges Auftreten von Alphavirusinfektionen beim Menschen eine wichtige Vorbedingung. Daher geht dem Auftreten der Krankheiten meist die Brutzeit der Insekten, d. h. zumeist die Regenzeit, voraus.

In Asien und Afrika am weitesten verbreitet ist das Chikungunya-Virus, das häufig ohne Zwischenwirt über Aedes von Mensch zu Mensch weitergegeben wird und so auch zu Massenerkrankungen (z. B. in Madras, Indien, 1955) geführt hat.

EEE-Fälle wurden an der gesamten Ostküste Nordamerikas beschrieben, sind aber in den letzten 20 Jahren nur noch sehr selten aufgetreten. Kleinere Infektionsherde in Vögeln werden immer wieder entdeckt. Neben der nordamerikanischen gibt es auch eine südamerikanische Variante.

WEE findet sich sowohl im Mittelwesten der USA als auch in Südamerika, wo noch mehr Pferde gehalten werden. Pferde sind ebenso wie der Mensch »dead end hosts«, die zwar ebenfalls schwer erkranken, aber die Infektion nicht dauerhaft unterhalten. Die Infektion wird von Vögeln, insbesondere Wasservögeln, aufrechterhalten, die durch verschiedene Culex-Stechmückenarten infiziert werden. Die Überwinterung des EEE- und WEE-Virus ist nicht geklärt.

VEE kommt an vielen Orten in Mittel- und Südamerika vor, gelegentlich auch im Süden der USA. Enzootische VEE-Stämme (ohne Infektion der Pferde) sind häufig als Naturherde in Nagern zu finden. Epizootische Stämme mit Pferdepathogenität, mit epidemieartiger Verbreitung und mit schwerer Krankheit beim Menschen entwickeln sich nur ca. alle 10 Jahre.

Tabelle 25-1 zeigt humanpathogene Alphaviren, deren Symptomatik undVerbreitung.

Klinik

Prinzipiell rufen Alphaviren beim Menschen nur 2 Krankeitsbilder hervor:

1. Fieber mit Arthralgien.

Im Gegensatz zum klinisch eng verwandten Denguefieber betreffen die Arthralgien vorwiegend die kleinen Gelenke und können monatelang persistieren. Während einer starken Verbreitung von Aedesarten können Alphavirusarthralgien auch mit einer Dengueinfektion kombiniert sein.

2. Meningitiden/Enzephalitiden, wie sie auch bei Flaviviren (Japan- oder St.-Louis-Enzephalitis) vorkommen.

Die wichtigsten mit Fieber mit *Arthralgien* assoziierten Erreger sind die Folgenden.

Chikungunya-Virus

Nach einer Inkubationszeit von 2–5 Tagen beginnt die Krankheit abrupt mit Kopfschmerzen, Fieber, Photophobie, Konjunktivitis. Schwere und lang anhaltende Arthralgien sind typisch. Ähnlich wie bei Dengue können nach einer Woche in einer 2. Krankheitsphase erneut Fieber mit Exanthem und sogar petechiale Blutungen auftreten. Antikörper in der einheimischen Bevölkerung finden sich häufig in Südostasien und vereinzelt in Afrika. Übertragen wird das Virus durch verschiedene Aedesarten.

O'nyong-nyong-Virus

Es ist mit dem Chikungunya-Virus eng verwandt und kommt vorwiegend in Afrika vor. Die letzte größere Epidemie war 1997 in Zaire.

Ross-River-Virus

Dieses Alphavirus ist in Australien und im Südpazifik weit verbreitet, während das Denguevirus dort seltener vorkommt. Diese Erkrankung, die bei Touristen aus Australien häufig diagnostiziert wird, zeichnet sich besonders durch ausgeprägte Gliederschmerzen und eine monatelange Arthritis aus. Überträger sind Culexarten, und als amplifizierender Wirt dient u. a. eine Känguruart.

Sindbis-Virus

Die durch dieses Virus verursachten Infektionen verlaufen vergleichsweise harmlos. Sie sind in Ägypten und im Sudan verbreitet, wo Wasservögel das Hauptreservoir bilden. Das Ockelbo-Virus, das in Schweden und Finnland vorkommt und ein leichtes Fieber verursacht, ist aufgrund von Sequenzdaten mit dem Sindbis-Virus weitgehend identisch.

Die wichtigsten humanpathogenen Alphaviren, die *Meningitiden/Enzephalitis* hervorrufen, sind die Erreger der Pferdeenzephalitis. Diese werden im amerikanischen Schrifttum relativ ausführlich abgehandelt. Es ist aber festzustellen, dass die Pferdeenzephalitidien in den USA selten geworden sind (10 Fälle/Jahr). Das ist nicht zuletzt auf den zahlenmäßigen Rückgang der Pferde zurückzuführen, die mit ihrer hohen Virämie für die zusätzliche Infektion von Insekten sorgen. Auch spielen Impfkampagnen und fortschreitende Besiedlung mit Trockenlegung von Sumpfgebieten eine wichtige Rolle.

Eastern- und Western-Equine-Enzephalitis (EEE, WEE)

Die Inkubationszeit dauert 1–2 Wochen. Die meisten Infektionen verlaufen asymptomatisch oder gehen nur mit Kopfschmerzen oder aseptischer Meningitis einher. Nur bei wenigen Menschen kommt es zu schweren Enzephalitiden, wobei oft leichtes Fieber über eine Woche den zentralnervösen Symptomen vorausgeht. Der akute Beginn einer Enzephalititis ist charakterisiert durch Kopfschmerzen, Fieber, meningeale Reizung. Es entwickeln sich Bewusstseinstrübung, Desorientiertheit, Tremor, Lähmungen. Häufig bleiben neurologische Dauerschäden zurück.

Bei diesen schweren Verläufen der Eastern-Equine-Enzephalitis (EEE) sterben die Hälfte der Patienten. Günstiger ist die Prognose bei der Western(WEE)-Pferdeenzephalitis (5% Letalität). Generell ist das Verhältnis von Erkrankten zu Infizierten gering. So ließen sich retrospektiv bei nur 5% der EEE-Seropositiven schwere Krankheitssymptome ermitteln. Bei der WEE zeigten 2% der serokonvertierenden Kinder und nur 0,1% der Erwachsenen überhaupt neurologische Symptome.

Venezuelan-Equine-Enzephalitis (VEE)

Hierbei handelt es sich um eine fieberhafte Erkrankung, die meistens epidemieartig auftritt, wenn sich Virusstämme mit

Tabelle 25-1. Humanpathogene Alphaviren, Symptomatik, Verbreitung

Virus	Symptomatik	Verbreitung
Chikungunya	Dengueartig	Indien, Südostasien
Ross-River	Dengueartig	Australien
O´nyong-nyong	Dengueartig	Afrika
Venezuela-Equine-Entephalitis (VEE)	Enzephalitis	Mittel- und Südamerika
Western Equine-E. (WEE)	Enzephalitis	Zentral-USA und Kanada
Eastern-Equine-Entephalitis (EEE)	Enzephalitis	Florida

III. Erreger

Pferdepathogenität ausbreiten (sog. epizootische Stämme). Wie bei der WEE zeigen Kinder (4%) häufiger als Erwachsene (0,4%) eine Enzephalitis. Die Mortalität ist gering (<0,6%). Eine Vakzine (attenuiertes Virus: TC83) steht für Menschen und Pferde zur Verfügung.

Diagnostik

Eine erregerspezifische, klinische Diagnose kann natürlich nur während einer Epidemie mit einiger Wahrscheinlichkeit gestellt werden. Sogar dann sind etwa 70% der fieberhaften Arthralgien oder Enzephalitiden nicht auf Alphavirusinfektionen zurückzuführen.

Die übliche Diagnose einer Alphavirusinfektion beim Menschen erfolgt über den spezifischen Antikörpernachweis. Sowohl IgG- als auch IgM-Antikörper lassen sich mit den verschiedenen serologischen Methoden erfassen. Als Standardmethode dient der Hämagglutinationshemmungstest mit Antigenen, die heute nicht mehr im Mäusegehirn, sondern in Gewebekulturzellen (z. B. Verozellen) produziert werden. Die infizierten Gewebekulturzellen können auch direkt für Immunofluoreszenzpräparate verwendet werden. Bei der Vielzahl der bei Alphavirusinfektionen in Frage kommenden Antigene ist es am einfachsten, ein diagnostisches Screening in Europa zu betreiben, wobei Folgendes berücksichtigt wird:

Die Kreuzreaktion der Antikörper ist beim Menschen bei Alphavirusinfektionen bei weitem nicht so ausgeprägt wie bei den Flaviviren. Auch lässt sich durch Angabe des Infektionsortes die Zahl der in Frage kommenden Viren stark einengen, sodass etwa bei einer Infektion mit Arthralgien, die in Australien erworben wurde, v. a. mit Ross-River-, dann auch mit Dengue- und evtl. mit Murray-Valley-Antigen getestet werden sollte. Serologische Kreuzreaktionen zwischen Alpha- und Flaviviren sind nicht zu beobachten.

Schließlich können Alphaviren auch aus Serum angezüchtet werden, allerdings nach längeren Einsendezeiten mit nur geringem Erfolg. Obwohl bisher wenige Studien vorliegen, zeichnet sich schon jetzt ab, dass für den Erregernachweis auch hier die RT-PCR zuverlässiger und schneller sein wird.

Therapie

Eine antivirale Therapie der Alphavirusinfektionen beim Menschen ist nicht vorhanden.

Prävention und Prophylaxe

Bei den Pferdeenzephalitiden stehen für Tiere verschiedene attenuierte Impfstoffe zur Verfügung, die dazu beigetragen haben, dass die Infektionsausbreitung begrenzt wurde. So ist z. B. für die VEE ein attenuierter Impfstamm für Pferde (TC82.3) in den USA erhältlich. Menschliche Totimpfstoffe, die eine gute Neutralisation induzieren, werden gegenwärtig erprobt.

Fazit für die Praxis

- Symptome und klinische Befunde:
  Meist grippeartiges Krankheitsbild mit Arthralgien. Gelegentlich Enzephalitis.
- Diagnostik:
  Bestimmung virusspezifischer IgM- und IgG-Antikörper.
- Therapie:
  Nur symptomatisch.
- Epidemiologie und Prophylaxe:
  Lokale Verbreitung beachten. Vermeidung von Insektenstichen in den Endemiegebieten.
- Meldepflicht:
  Nach Infektionsschutzgesetz keine Meldepflicht.

Literatur zu Kap. 25.2.1

Boughton CR (1996) Australian arboviruses, RACGP Services, Melbourne

Calisher CH (1994) Medically important arboviruses of the United States and Canada. Clin Microbiol Rev 7/1: 89–116

Johnston RE, Peters CJ (1995) Alphaviruses. In: Fields BN (ed) Virology, 3rd edn, chap 28. Raven, Philadelphia, pp 843 ff.

Schlesinger S, Schlesinger MJ (1995) Tagaviridae: The viruses and their replication. In: Fields BN (ed) Virology, 3rd edn, chap 27. Raven, Philadelphia, pp 825 ff.

Strizki JM, Repik PM (1995) Differenzial reactivity of immune sera from human vaccinees with field strains of eastern equine encephalitis virus. Am J Trop Med Hyg 53/5:564–570

25.2.2 Rubellavirus

B. Pustowoit

Erreger

Das 1962 erstmals durch Parkman isolierte Rötelnvirus besitzt ein 9757 Nukleotide umfassendes einzelsträngiges RNA-Genom mit Plusstrangpolarität. Diese virale RNA besitzt zwei offene Leserahmen (ORF), die für die 2 Nichtstrukturproteine p150 und p90 sowie die 3 Strukturproteine c, E1 und E2 kodieren.

Rötelnviren sind genetisch stabil und werden aufgrund der Charakteristika ihres Genoms in die Familie der Togaviridae, Genus Rubivirus, eingeordnet.

Epidemiologie

Vor Einführung der Impfprogramme fand die Rötelninfektion i. allg. in der Kindheit mit einem Häufigkeitsgipfel zwischen dem 5. und 9. Lebensjahr statt, sodass bei Eintritt der Geschlechtsreife 80–85% der Bevölkerung rötelnimmun geworden sind. Es handelt sich bei der Rötelninfektion um eine Tröpfcheninfektion mit saisonaler Häufung im Frühling und Sommer.

Krankheitsbilder

Die Eintrittspforte des Virus ist die Schleimhaut des oberen Respirationstraktes. Zunächst kommt es zur Virusvermehrung in den regionalen Lymphknoten und der Mukosa. Die Klinik der Rötelninfektion präsentiert sich meist mit einem kurzen Prodromalstadium (2–3 Tage), in dem es zu katarrhalischen Beschwerden der oberen Luftwege und schmerzlosen Lymphknotenschwellungen im Nackenbereich kommt. Dem voraus geht die lokale Vermehrung der Viren im Respirationstrakt über etwa 9–21 Tagen Inkubationszeit gefolgt von der hämatogenen Streuung der Viren. Das Fieber übersteigt selten 38,5°C.

In etwa der Hälfte der Erkrankungsfälle wird eine Lymphadenopathie und eine Splenomegalie beobachtet.

Die Rötelninfektion kann in 30–60% der Fälle subklinisch verlaufen. Das Rötelnexanthem ist typisch kleinfleckig und makulös. Die Genese des Rötelnexanthems ist noch nicht aufgeklärt. Zwar konnten Rötelnviren in exanthematisch veränderten Hautbiopsaten nachgewiesen werden; doch gelang der Nachweis zum einen auch in exanthemfreien Arealen, zum anderen bei einem Patienten mit inapparentem Infektionsverlauf. Dies spricht dafür, dass die Anwesenheit des Virus für die Pathogenese des Exanthems nur einen auslösenden Faktor darstellt.

Derzeit wird als Ursache für das Rötelnexanthem eine entzündliche Veränderung der Adventitia der Gefäße diskutiert, welche durch Aktivierung des Immunsystems zur Bildung von Immunkomplexen führt. Die Erkrankung ist jedoch in der Mehrzahl der Fälle schon nach wenigen Tagen mit leichter Beeinträchtigung des Allgemeinbefindens überstanden.

Das Rötelnexanthem ist nicht sicher klinisch diagnostizierbar. Bei Echo-, Coxsackie- und Masernviren sowie Infektionen mit EBV und Parvovirus B19 können ähnliche Hauterscheinungen vorkommen. Zur Erhärtung der klinischen Diagnose ist daher immer eine serologische Labordiagnostik nötig.

Zu den häufigsten Komplikationen einer Rötelninfektion zählen akute Arthralgien und Arthritiden, die bei erwachsenen Frauen in bis zu 60% nach einer Infektion mit dem Wildvirus zu beobachten sind. Viel seltener werden neurologische Komplikationen in Form von Karpaltunnelsyndromen oder Parästhesien bzw. eine ZNS-Beteiligung gefunden. Klinisch zeigt sich dies als akute Enzephalitis sowie in Form der äußerst selten vorkommenden progressiven Rötelnpanenzephalopathie.

Eine ernste Gefahr stellt eine Rötelnprimärinfektion der Mutter für den Embryo dar. Etwa 80% der Mütter, die eine Infektion im 1. Trimenon der Schwangerschaft durchmachen, gebären in unterschiedlichem Maße geschädigte Kinder (kongenitales Rötelnsyndrom – CRS). Im 1. Trimenon infizierte Kinder leiden bis zu 50 und 60% an Fehlbildungen: Herzmissbildungen (meist Pulmonalstenose) Augenmissbildungen (Mikrophthalmie, Katarakte) sowie Innenohrschwerhörigkeit (Gregg-Trias).

Die Wahrscheinlichkeit der Schädigung des Fetus bei Infektion der Mutter im 2. bzw. 3. Trimenon der Schwangerschaft sinkt rapide. Im 2. Trimenon infizierte Kinder zeigen oft nur eine isolierte Innenohrschwerhörigkeit. Intrauterine Hypotrophie mit bleibenden Wachstumsstörungen sowie psychomentale Retardierungen können Infektionen in jedem Trimenon folgen. Nahezu alle Organe können befallen sein.

Das Risiko zum CRS beträgt im 1. Schwangerschaftsmonat (SSM) 60–80%, im 2. SSM 30–40%, im 3. SSM 15–20% und im 4. Monat 7–10%. Ab der 17. Schwangerschaftswoche sinkt es unter 5% und nähert sich damit dem »normalen Risiko« während der Schwangerschaft.

Diagnostik

Eine rationale Rötelndiagnostik kann nur labormedizinisch unter Berücksichtigung anamnestischer Daten und klinischer Symptome erfolgen. Dabei sollte man wie folgt vorgehen:

Zunächst sind vor jeder serologischen Rötelnvirusdiagnostik anamnestische und klinische Daten durch den behandelnden Arzt zu erheben, wobei folgende Informationen von besonderem Gewicht für eine zuverlässige virologische Diagnostik sind:

- Rötelnkontakt:
  - Wann?
  - Wie intensiv?

  (Die Inkubationszeit von Röteln beträgt 9–21 Tage.)
- Klinische Symptome beim Patienten:
  - Exanthem?
  - Wann?
  - Lymphknotenschwellung im Nackenbereich?
  - Lokalisation?
  - Seit wann? usw.

  (Rötelninfektionen werden nur in ca. 50% klinisch manifest.)
- Rötelnimpfung:
  - Wann?
  - Impftiter, falls bekannt?
- Rötelnimmunität nach durchgemachten Röteln:
  - Wann?
  - Antikörpertiter?
- Schwangerschaft:
  - In welchem Monat?
  - Befunde?

Die Berücksichtigung dieser Daten für die Befundbeurteilung ist unabdingbar und unterstützt die Daten der serologischen und molekularbiologischen Befunde. Zur umfassenden Rötelndiagnostik kommt die in ◘ Tabelle 25-2 dargestellte Stufendiagnostik zum Einsatz. In ◘ Abb. 25-1 sind Antikörpertiter und Virusnachweis im Verlauf einer Rötelninfektion dargestellt. Zur eindeutigen Diagnosefindung der akuten Rötelninfektion, der Rötelnreinfektion sowie einer pränatalen Rötelninfektion sind in der ◘ Übersicht signifikante Befundkonstellationen aufgeführt.

Mögliche Befundkonstellationen bei Röteln und deren Interpretation

- Die akute Rötelninfektion ist eindeutig diagnostizierbar, wenn die folgenden Parameter zutreffen:
  - Klinik ist vorhanden/nicht vorhanden.
  - 2 unabhängige Röteln-IgM-Tests sind positiv.
  - Nachweis von niedrigaviden Röteln-IgG-Antikörpern gelingt.
  - Es sind keine Röteln-E2-IgG-Konformationsantikörper nachweisbar.
- Die Rötelnreinfektion ist erkennbar, wenn die folgenden Parameter zutreffen:
  - Klinik ist vorhanden/nicht vorhanden.
  - 2 unabhängige Röteln-IgM-Tests sind positiv.
  - Nachweis von hochaviden Röteln-IgG-Antikörpern.
  - Röteln-E2-IgG-Konformationsantikörper sind nachweisbar.
- Eine pränatale Infektion ist erkennbar, wenn das nachfolgende Patientenmaterial eine positive Beurteilung im entsprechenden Testsystem erbrachte:
  - 0–20 Tage nach Exanthem – Chorionzottenbiopsiematerial.
  - 20–40 Tage nach Exanthem – Amnionflüssigkeit.
  - 40–60 Tage nach Exanthem – Nabelschnurblut.

Tabelle 25-2. Rötelnstufendiagnostik – Möglichkeiten und Testkombinationen (*HHT* Hämagglutinationshemmungstest, *EIA* Enzymimmunoassay, *HIG* Radialhämolyse, *PCR* Polymerasekettenreaktion)

Basisdiagnostik	Erweiterte Basisdiagnostik	Spezialdiagnostik
Immunstatusbestimmung	Bei HHT 1:16: Durchführung des Röteln-IgG-EIA (grenzwertig 15–25 IU/ml); Kontrolle in 4–6 Wochen	Pränatale Frühdiagnostik; PCR aus Chorionzottenbiopsiematerial; Fruchtwasser
HHT		
HIG		
Röteln-IgG-EIA		
Erkennung von Primärinfektionen	Abklärung Primär-/Reinfektion oder langpersistierendes IgM	Pränatale Spätdiagnostik (22./23.SSW)
HHT im Serumpaar	Alternativer IgM-Test (Kombination aus direktem EIA und µ-Capture-Test)	IgM-Tests im Fetalblut; PCR aus Fetalblut; Immunoblot im Vergleich von mütterlichem und fetalem Blut
Röteln-IgM-EIA	Immunoblot- Nachweis von Röteln-E2-IgG-Konformations-antikörpern	Kongenitales Rötelnsyndrom; Abbau der mütterlichen Leihimmunität im Verlauf der ersten 6–9 Lebensmonate, Nachweis mittels EIA
HHT positiv+ HIG negativ	Aviditätstestung: IgG-Antikörper Hochavid-Infektion liegt mindestens 3 Monate zurück Niedrigavid-Infektion liegt weniger als 3 Monate zurück	PCR aus kindlichem Blut; IgM-Nachweis beim Kind; Virusnachweis im Urin; Nachweis von Röteln-E2-IgG-Antikörpern im Immunoblot

Therapie

Nach Rötelnkontakt einer seronegativen Schwangeren kann durch sofortige Hyperimmunglobulingabe die Infektion abgefangen werden. Eine antivirale Therapie ist nicht möglich.

Prävention

Das Antikörperscreening auf Röteln-IgG-Antikörper wird im Rahmen der Mutterschaftsrichtlinie der kassenärztlichen Vereinigung durchgeführt. Vor einer geplanten Schwangerschaft soll bei nachgewiesener Seronegativität bis zu 3 Monate vor dem Konzeptionstermin eine Rötelnschutzimpfung erfolgen. Als Vakzine dient attenuiertes Lebendvirus. Die Impfvirusinfektion hat in der Regel nur geringe Nebenwirkungen.

Eine versehentliche Impfung während einer nicht geplanten Schwangerschaft gilt aufgrund des bisher nicht gefundenen teratogenen Potenzials von attenuierten Rötelnimpfstoffen nicht als Grund für einen medizinisch indizierten Schwangerschaftsabbruch. Eine Schwangerschaft gilt jedoch weiterhin als Kontraindikation der Rötelnimpfung.

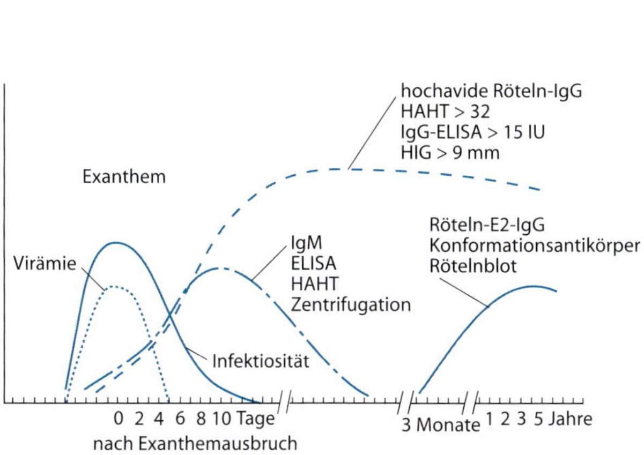

Abb. 25-1. Antikörpertiter und Virusnachweis im Verlauf einer Rötelninfektion

Literatur zu Kap. 25.2.2

Allwinn R, Doerr HW (1997) Viral exanthematic childhood diseases. Wien Med Wochenschr 147: 451–455

Balfour HH Jr, Groth KE, Edelman CK et al. (1981) Rubella viraemia and antibody responses after rubella vaccination and reimmunization. Lancet I: 1078–1080

Banatvala JE, Best J, O'Shea S, Dudgeon JA (1985) Persistence of rubella antibodies after vaccination. Detection after experimental chalenge. Infect Dis 7 (Suppl 1): 86–90

Bardeletti G, Tektoff J, Gautheron D (1979) Rubella virus maturation and production in two host cell systems. Intervirology 11: 97–103

Best J, Banatvala JE, Morgan-Capner P, Miller E (1989) Fetal infection after maternal reinfection with rubella: criteria for defining reinfection. BMJ 299: 773–775

Bosma TJ, Corbett KM, Eckstein MB et al. (1995) Use of PCR for prenatal and postnatal diagnosis of congenital rubella. J Clin Microbiol 33: 2881–2887

Cusi MG, Valensin PE, Cellesi C (1993) Possibility of reinfection after immunisation with RA 27/3 live attenuated rubella virus. Arch Virol 129: 337–340

Chaye HH, Mauracher CA, Tingle AJ, Gillam S (1992) Cellular and humoral immune responses to rubella virus structural proteins E1, E2, and C. J Clin Microbiol 30: 2323–2339

Enders G (1984) Akzidentelle Rötelnschutzimpfung in der Schwangerschaft. Dtsch Med Wochenschr z: 1806–1809

Frey TK (1994) Molecular biology of rubella virus. Adv Virol Res 44: 69–117

Gregg NM (1941) Congenital cataract following German measles in the mother. Trans Ophthalmol Soc Aus 3: 35

Hobman TC, Woodward I, Farquar MG (1994) Targeting of heterodimeric membrane protein complex to the Golgi rubella virus E2 glycoprotein contains a transmembrane Golgi retention signal. Mol Biol Cell 6: 7–20

Meitsch K, Enders G, Wolinsky JS, Faber R, Pustowoit B (1997) The role of rubella immunoblot and rubella peptide EIA for the diagnosis of the congenital rubella syndrome during the prenatal and newborn periods. J Med Virol 51: 280–283

Oker-Blom C, Kalkkinen V (1983) Rubella virus contains one capsid proteine and three envelope glycoproteins E1, E2a and E2b. J Virol Baltimore 46: 964–973

Pustowoit B, Grangeos-Keros L, Hobman T, Hofmann J (1996) Evaluation of recombinant rubella-like particles in a commercial immunoassay for detection of anti-Rubella IgG. Clin Diagn Virol 5: 13–20

Pustowoit B (1999) Rötelnvirus In: Haller OA, Mertens T (eds) Diagnostik und Therapie von Viruserkrankungen, Leitlinien der Gesellschaft für Virologie. Urban & Fischer, München, S 209–213

Pustowoit B, Liebert UG (1998) Predictive value of serological tests in rubella virus infections during pregnancy. Intervirology z: 170–177

Stewart GL, Parkman FH, Hopps HE et al. (1967) Rubella virus hemagglutination inhibition test. N Engl J Med 276:554–557

25.3 Flaviviridae

25.3.1 Flaviviren

H. Schmitz

Die Flaviviren (früher Gruppe B der Arboviren) sind 50 nm große, kugelförmige Viren mit einer Lipidhülle. Das Genom besteht aus Einzelplusstrang-RNA mit ca. 10.000 Basen und kann nach Eindringen der RNA Gewebekulturzellen direkt infizieren. Die Partikel enthalten neben der RNA noch zwei große Strukturproteine, das Caspidprotein und das Glykoprotein der Hül le, dessen Prozessierung (Trimere, Dimere) durch ein kleines M-Protein gesteuert wird. Außerdem kodiert die RNA noch für 7 Nichtstrukturproteine. Flaviviren haben einen außerordentlich breiten Tropismus und vermehren sich in Insekten-, Vogel- und Säugetierzellen.

25.3.1.1 Gelbfieber

Epidemiologie

Das Gelbfiebervirus ist der namensgebende Prototyp unter den Flaviriren (lat. flavus = gelb). Es kommt ursprünglich aus Afrika und wurde wahrscheinlich erst mit Sklaven nach Süd- und Mittelamerika gebracht. Man kennt 2 westafrikanische, einen ostafrikanischen Stamm sowie 2 südamerikanische Stämme mit vielen Isolaten. Der Krankheitsverlauf des Gelbfiebers mit den amerikanischen Varianten ist meist benigner.

Große Epidemien gab es im 19. Jahrhundert in vielen Teilen Zentralafrikas, beim Bau des Panamakanals und bei Kriegen um Kuba. Der kubanische Augenarzt Carlos Finlay hatte 1881 erstmals Versuche publiziert, die eine Übertragung des Gelbfiebers durch Insekten nahelegten. Seine Daten wurden allerdings über die folgenden 20 Jahre nicht ernst genommen. Erst nachdem 1904 die Übertragung der Malaria durch Insekten bewiesen wurde, kam man auf die alten Gelbfieberdaten von Finlay zurück.

Da das Gelbfieber in einer ganzen Reihe von Urwaldaffen überlebt, sind die von Affen bewohnten Urwälder Südamerikas und Afrikas die Hauptausbreitungsgebiete des Gelbfiebers. Obwohl die Überträgermücke Aedes aegypti in vielen Teilen Indiens und Südostasiens vorkommt, kann sich das Gelbfieber dort offenbar nicht ausbreiten, möglicherweise weil bei den Menschen in diesen Regionen Antikörper gegen das eng verwandte Denguevirus vorhanden sind, sodass bei einer Gelbfieberinfektion die Virämie geringer ist und die Insekten sich schlecht infizieren können. Die Einschleppung in diese Regionen stellt aber doch eine potenzielle Gefahr dar.

Wenn die Infektion im Dschungel auf einzelne Menschen übertragen wird, sind meist Aedes africanus (Afrika) oder Haemagogusarten (Südamerika) im Spiel, die das Virus durch Saugen an Affen aufgenommen haben. Man spricht hier vom Dschungelgelbfieber. Kommen infizierte, virämische Menschen in Siedlungen oder Städte mit vielen Ungeimpften, entwickelt sich das Städtegelbfieber, wobei Aedes-aegypti-Insekten die Viren auf Tausende von Menschen übertragen können.

Die Mücken nehmen das Virus vom 1. bis zum 3. Fiebertag auf. Die Inkubationszeit (bis die Mücken im Speichel infektiös sind) hängt stark von der Außentemperatur ab (12 Tage bei 18°C und 4 Tage bei 37°C). Auch eine transovarielle Übertragung ist beobachtet worden, was das Überleben des Virus in der Trockenzeit garantieren könnte.

Klinik

Nach einer Inkubationszeit von 3–6 Tagen stellen sich hohes Fieber und Kopfschmerzen ein. Bereits zu diesem Zeitpunkt findet man eine Erhöhung der Transaminasen und eine leichte Blutungsneigung. Die Leberwerte steigen über die nächsten Tage weiter an. Es besteht relativ zum hohen Fieber eine Bradykardie. Das Fieber kann abfallen und eine langsame vollständige klinische Besserung eintreten. In vielen Fällen kommt es aber nach der kurzzeitigen Besserung zu einer Beteiligung weiterer Organe.

Um den 4.–5. Krankheitstag kann sich eine rapide Verschlechterung des Allgemeinzustands einstellen. Meist entwickelt sich ein hepatorenales Syndrom. Die Temperatur steigt bei niedrigem oder fallendem Puls (bis 40/min) wieder an, es kommt zu Bluterbrechen (Vomito negro), Meläna oder Durchfällen, die frisches Blut enthalten, und auch zu Blutungen in Haut und Schleimhäuten. Trotz extrem hoher Leberwerte (■ s. Abb. 25-2) ist der Ikterus nicht sehr ausgeprägt. Die gestörten Leber- und Nierenfunktionen können um den 6.–8. Tag unter dem Zeichen einer Niereninsuffizienz oder Kreislaufschwäche (Blutdruckabfall, Hämokonzentration) zum Tod führen.

Bei Überstehen der Krankheit kommt es zu einer Rückbildung aller Leber- und Nierenschäden. Eine Herzschädigung kann allerdings bleiben und Spättodesfälle verursachen. Gelbfieber hinterlässt Immunität.

Die Letalität schwankt sehr und hängt auch von dem Virusstamm ab. Es können über 50% der Erkrankten sterben, die Durchschnittsletalität dürfte jedoch bei 5–10% liegen.

Das Virus schädigt epitheliale und myokardiale Zellen. Sie degenerieren und nekrotisieren. Entzündungsmerkmale fehlen. Dabei kommt es nach einer örtlichen Vermehrung des Erregers in den lokalen sekundären Lymphorganen zu einer Virämie und letztendlich als Folge dieser typischen zyklischen Virusallgemeininfektion zu Virusreplikation in Leber-, Herzmuskel- und Nierenepithelzellen. Hier löst die Virusvermehrung dann die entsprechenden pathologischen und klinischen

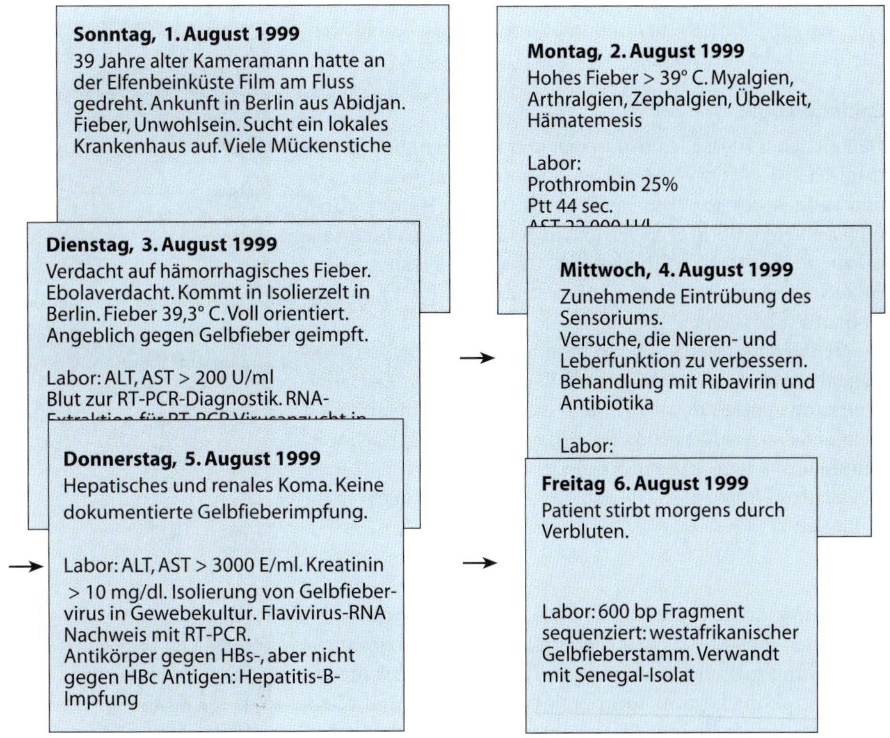

Abb. 25-2. Krankheitsverlauf bei importiertem Gelbfieber, Deutschland 1999

Symptome aus. Durch die Virusvermehrung kommt es zur Zerstörung von epithelialen Zellen (Leber, Myokard, Niere), wobei Entzündungszeichen fast vollständig fehlen.

Es kommt beim Gelbfieber neben einer fettigen Degeneration zu ausgedehnten Nekrosen der Leberzellen in der Intermediärzone der Läppchen (Councilman-Körperchen). Bei Todesfällen sind Leberzellen kaum mehr nachzuweisen. In den Nieren sieht man eine Glomerulus- und Tubulusnekrose. Auch sind bei Sektionen Degenerationen von Zellen im Herzmuskel und seinem Reizleitungssystem festzustellen. Die Pathogenese der hämorrhagischen Diathese beim Gelbfieber ist noch ungeklärt. Die Blutgerinnung (PTT, niedrige Thrombozytenzahl) ist aber massiv gestört.

Diagnostik

Die heute empfindlichste und zuverlässigste Labordiagnose einer Gelbfieberinfektion geschieht über den Nachweis der Virus-RNA aus Plasma oder Serum. Schon sehr früh (am 1. oder 2. Krankheitstag) kann die RT-PCR positiv ausfallen. Auch kann die Viruslast bestimmt werden, was für die Prognose von Bedeutung ist. Die Virusanzucht ist ebenfalls gut möglich, dauert aber etwas länger. Bei gutartigem Krankheitsverlauf können ab dem 5.–6. Krankheitstag Antikörper nachgewiesen werden. Bei letalen Verläufen findet sich oft keine Antikörperbildung. Problematisch ist auch, dass Antikörper gegen Denguevirus und andere Flaviriven mit Gelbfieberantigen kreuzreagieren können.

Differenzialdiganostisch kommen andere hämorrhagische Fieber und Malaria in Betracht.

Therapie

Eine spezifische Therapie gibt es noch nicht. Eine Stützung der Leber- und Nierenfunktion ist unbedingt notwendig. Eine Infektionsgefahr geht von Gelbfiebererkrankten kaum aus, insbesondere nicht für geimpftes Personal.

Prophylaxe

Der 17D-Impfstoff besteht aus lebendem, attenuiertem Gelbfiebervirus. Die Attenuierung wurde durch Passage eines hochvirulenten Virusisolates aus Ghana (Ashibi-Stamm) in Hühnerembryos (Bruteiern) ohne Nervengewebe erreicht. Der Stamm verlor daraufhin seinen Neurotropismus für Affen. Der Impfstoff liegt jetzt lyophilisiert vor und braucht nicht mehr tiefgefroren gelagert zu werden. Nebenwirkungen sind kaum vorhanden. Da der Impfstoff aus Hühnereiern gewonnen wird, ist bei Hühnereiweißallergie eine Impfung mit geringeren Dosen anzuraten. Der Impferfolg kann durch Bestimmung der Antikörper mit Gelbfieberantigen bestätigt werden. Antikörper werden bei nur ca. 80% der Impflinge gefunden.

Die Gelbfieberimpfung ist eine der effektivsten Impfungen überhaupt. Nach der korrekten Impfung sind praktisch alle Geimpften für mindestens 10 Jahre geschützt. Bei Impfungen in der Schwangerschaft ist Zurückhaltung geboten, weil eine gering erhöhte Abortrate berichtet wurde. Bei Gelbfieberepidemien (Städtegelbfieber) ist v. a. eine sofortige Impfung der Bevölkerung notwendig. In vielen Teilen Afrikas sind nur 10% der Bevölkerung geimpft.

25.3.1.2 Denguevirus

Vier miteinander eng verwandte Serotypen sind bekannt, die inzwischen in fast allen tropischen Regionen verbreitet sind. Antigene Beziehungen bestehen zum Gelbfieber- und West-Nil-Virus sowie zum Erreger der Japanischen Enzephalitis. Dies ist bei serologischen Untersuchungen zu beachten (s. unten). Es gibt keine Kreuzimmunität, sodass man 4-mal Denguefieber bekommen kann.

Epidemiologie

Denguefieber ist in allen tropischen und teilweise auch in subtropischen Gebieten verbreitet. Es kommt nicht nördlich des 30. und südlich des 40. Breitengrades vor. In den Hauptverbreitungsgebieten, wie in Ostasien und in der Karibik, kommen alle 4 Typen (»1–4«) vor. Auffallend ist, dass die afrikanische Bevölkerung häufig Antikörper aufweist, aber die Infektion relativ blande übersteht.

Dengueviren werden durch Insekten (Aedes aegypti) übertragen. Durch wieder zunehmende Verbreitung von Aedesmücken kann man seit den 1970er Jahren eine stetige Zunahme von Denguefieber bei Menschen feststellen. Durch Flugreisen werden mehr als 1000 Patienten mit Denguefieber pro Jahr nach Deutschland importiert. Die Zahl der Fälle weltweit geht in die Millionen.

Klinik

Die Inkubationszeit beträgt 4–10 Tage. Denguefieber ist bei Erwachsenen im Gegensatz zu Kindern keine lebensbedrohliche Erkrankung mit meist nur wenigen Tagen Krankheitsdauer. Die Erkrankung beginnt abrupt mit hohem Fieber und retrobulbärem Kopfschmerz. Es bestehen Glieder- und Muskelschmerzen. Gelegentlich (in ca. 4% der Fälle) werden auch Zeichen einer meist gutartigen Enzephalitis beobachtet. Meistens sind die Leberwerte leicht erhöht. Die Thrombozytenzahl ist fast immer erniedrigt ($<10^5/\mu l$). Bei einigen Patienten mit schwererem Verlauf ist die Fieberkurve zweigipfelig mit hämorrhagischem Exanthem in der ersten und einem masernähnlichen in der zweiten Phase einige Tage später. Nach Wochen tritt jedoch eine vollständige Genesung ein.

Schwerer kann der Verlauf des Denguefiebers bei Klein- und Schulkindern sein (hämorrhagisches Denguefieber, DHF; s. Abb. 25-3). Anfangs besteht hohes Fieber. Auffallend ist jedoch ein niedriger Pulsschlag. Mit einem Fieberabfall nach 3–4 Krankheitstagen und einsetzender Tachykardie deutet sich ein Kreislaufversagen an. Die Kinder klagen über Bauchschmerzen. Es besteht eine Leukopenie und Thrombopenie. Die Gerinnungszeiten sind verlängert, Fibrinogen erniedrigt. Es können sich petechiale Blutungen, Nasenbluten und gastrointestinale Blutungen einstellen. Zu beachten ist die drohende Hypovolämie. Der häufig niedrige Hämatokritwert bei Kindern in unterentwickelten Ländern steigt auf über 50% an.

Besonders bei Kindern in Südostasien entwickelt sich aus einem hämorrhagischen Denguefieber (DHF) das lebensbedrohliche Dengueschocksyndrom. Die Rekonvaleszenz dieser Patienten zieht sich häufig über Monate hin.

Pathogenese

DHF tritt vorwiegend als Folge einer Denguezweitinfektion auf und kommt besonders häufig bei Menschen in tropischen Regionen vor, wo sie sich mit mehreren Virustypen (Typ 1–4) infizieren können. Eine Zweitinfektion ist schon wenige Monaten nach einer Erstinfektion möglich. Gelegentlich werden allerdings auch schwere hämorrhagische Fieber nach Dengueerstinfektion (z. B. mit Typ 2) beobachtet. In den meisten Fällen liegen gar keine Daten über Dengueerst- oder -zweitinfektion vor.

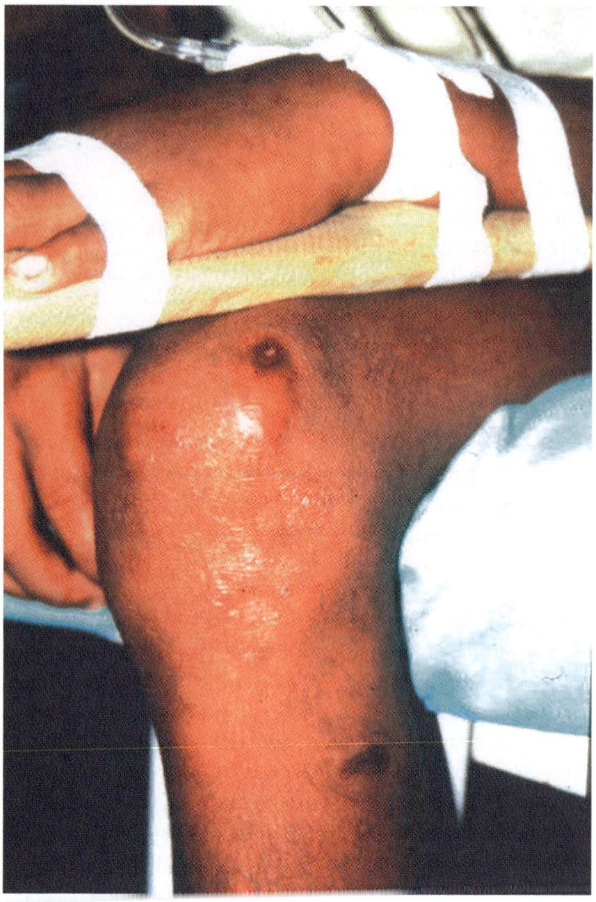

Abb. 25-3. Hämorrhagisches Denguefieber (DHF) bei Kind in Mindanao, Phillipinen

Die klinische Beobachtung einer schwerer verlaufenden Zweitinfektion wird durch In-vitro-Daten unterstützt. Menschliche Monozyten produzieren in Gewebekultur in Gegenwart heterologer Dengueantikörper mehr Virus als ohne diese Antikörper. Die heterologen, nicht neutralisierenden Antikörper führen möglicherweise zu einer besseren Aufnahme der Virusantikörperimmunkomplexe in die Zellen. Auch können Dengueimmunkomplexe (z. B. mit dem NS1-Dengueprotein) Komplement aktivieren und über Chemokine Gefäßschäden setzen. Dieses »Virus-Enhancement« könnte auch ein Risiko bei der Entwicklung eines Impfstoffs darstellen, da es schwierig sein kann, regelmäßig gegen alle 4 Stämme zugleich eine gute Immunität zu induzieren.

Für die hämorrhagische Diathese werden eine Schädigung der Gefäße, eine Störung der Blutzellbildung im Knochenmark (Thrombozytopenie) und Nekrosen in Leberzellen und Kupffer-Zellen (Fibrinogenmangel) verantwortlich gemacht.

Diagnostik

Antikörpertests (Immunofluoreszenz, ELISA) können bislang nicht zwischen verschiedenen Subtypen differenzieren und zeigen sogar Kreuzreaktionen mit anderen Flaviviren an (z. B. nach Gelbfieberimpfung). Es können IgM- und IgG-Antikörper nachgewiesen werden. Wegen des Problems der Kreuzreaktionen weisen Schnelltests IgG-Antikörper nur sehr unempfindlich nach. Gelegentlich können auch schwache unspezifische Banden auftreten.

Die Anzüchtung des Virus aus Serum oder Plasma gelingt nur in den ersten 3 Krankheitstagen. Ganz im Vordergrund des Virusnachweises steht heute die RT-PCR. Durch die weitgehend automatisierte Sequenzierung aus dem Amplifikat kann zuverlässig der Subtyp (Dengue 1–4) bzw. sogar der Topotyp bestimmt werden. Für zukünftige Reisen in die Tropen kann wegen des höheren Risikos bei Zweitinfektionen die Kenntnis des Seroptyps von Interesse sein. Durch gleichzeitige Anwesenheit von Dengue-IgG-Antikörpern und viraler RNA in einer frühen Serumprobe kann eine Zweitinfektion in einer einzelnen Probe wahrscheinlich gemacht werden.

Differenzialdiagnose

Differenzialdiagnostisch ist an andere Arbovirosen, wie Chikungunya-, Ross-River-, West-Nile-, Rift-Tal- und Sandfliegenfieber, Röteln-, Masern-, Influenza-, Parvovirus-B19-Infektion sowie an Malaria und Leptospirose zu denken.

Therapie

Bisher gibt es nur eine symptomatische Therapie. Wegen der Blutungsneigung soll keine Acetylsalicylsäure eingenommen werden. Beim DHF sind Infusionen zum Flüssigkeitsersatz angeraten (Glukose, Kochsalz, Plasmaexpander). Allerdings ist eine Überinfusion wegen eines drohenden Lungenödems zu vermeiden.

Prävention

Massenausbrüchen an Denguefieber kann man durch entsprechende Vektorenbekämpfung begegnen, wobei insbesondere die in der Nähe menschlicher Behausungen befindlichen Brutstätten von Aedes aegypti zu erfassen sind. Durch gezielte Vermehrung von bestimmten Wasserkrebsen versucht man, die Aedeslarven zu reduzieren.

An Dengueimpfstoffen gegen alle 4 Subtypen (Lebendvacccine, DNA-Vakzine, Glykoproteinvakzine etc.) wird intensiv gearbeitet.

Fazit für die Praxis

- Symptome und klinische Befunde:
  Meist grippeartiges Krankheitsbild mit Arthralgien. Hämorrhagisches Fieber. Gelegentlich Enzephalitis.
- Diagnostik:
  Bei Verdacht auf hämorrhagisches Fieber RT-PCR im Serum. Bestimmung virusspezifischer IgM- und IgG-Antikörper.
- Therapie:
  Nur symptomatisch. Bei Blutungsneigung evtl. Infusionen, keine Acetylsalicylsäure.
- Epidemiologie und Prophylaxe:
  Lokale Verbreitung beachten. Vermeidung von Insektenstichen in den Endemiegebieten.
- Meldepflicht:
  Nach Infektionsschutzgesetz Meldepflicht bei Verdacht auf hämorrhagisches Fieber (Dengue-, Gelbfieber).

Literatur zu Kap. 25.3.1

Loan HT, Day NP, Farrar J et al. (2000) Neurological manifestations of dengue infection. Lancet 355 (9209): 1053–1059

MonathTP, Heinz FX (1995) Flaviviruses. In: Fields BN (ed) Virology, 3rd edn. Raven, Philadelphia, chap 31, pp 961 ff.

Nam VS, Yen NT, Holynska M, Reid JW, Kay BH (2000) National progress in dengue vector control in Vietnam: survey for mesocyclops (copepoda), micronecta (corixidae), and fish as biological control agents. Am J Trop Med Hyg 62/1: 5–10

Raviprakash K, Kochel TJ, Ewing D et al. (2000) Immunogenicity of dengue virus type 1 DNA vaccines expressing truncated and full length envelope protein. Vaccine 18/22: 2426–2434

Rice CM, MonathTP, Heinz FX (1995) Flaviridae: The viruses and their replication. In: Fields BN (ed) Virology, 3rd edn, chap 30, 31. Raven, Philadelphia, pp 931 ff.

Teichmann D, Grobusch MP, Wesselmann H et al. (1999) A haemorrhagic fever from the Côte d'Ivoire. Lancet 354: 1608

Young PR, Hilditch PA, Bletchly C, Halloran W (2000) An antigen capture enzyme-linked immunosorbent assay reveals high levels of the dengue virus protein NS1 in the sera of infected patients. J Clin Microbiol 38/3: 1053–1057

25.3.2 Frühsommermeningoenzephalitisvirus (FSME-Virus)

H. Holzmann

Erreger

Das Frühsommermeningoenzephalitisvirus (FSME-Virus) gehört zum Genus Flavivirus innerhalb der Familie der Flaviviridae. Andere wichtige humanpathogene Vertreter dieses Genus sind die Dengueviren (Typ 1–4), das Gelbfiebervirus und das Japanische Enzephalitisvirus (Burke u. Monath 2001). Wie alle Flaviviren ist das lipidumhüllte FSME-Viruspartikel aus nur 3 Strukturproteinen aufgebaut (Abb. 25-4).

Das ikosaedrische Kapsid, in das das Genom, eine einzelsträngige RNA mit Messenger-RNA-Polarität, verpackt ist, besteht aus dem Kapsidprotein C. In die Lipidhülle sind zwei wei-

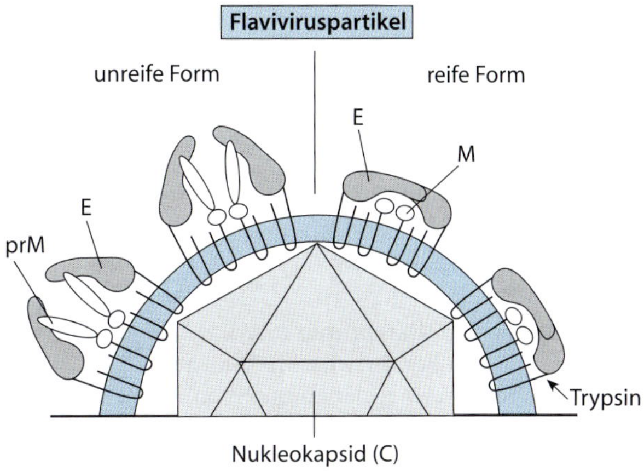

Abb. 25-4. Modell eines Flavivirus, das die unreife (intrazelluläre) und reife Form eines Viruspartikels zeigt, bestehend aus dem Capsidprotein (C) und den beiden in der Virushülle verankerten Proteinen *prM/M* (Membran) und *E* (»envelope«). (Nach Holzmann u. Heinz 2002)

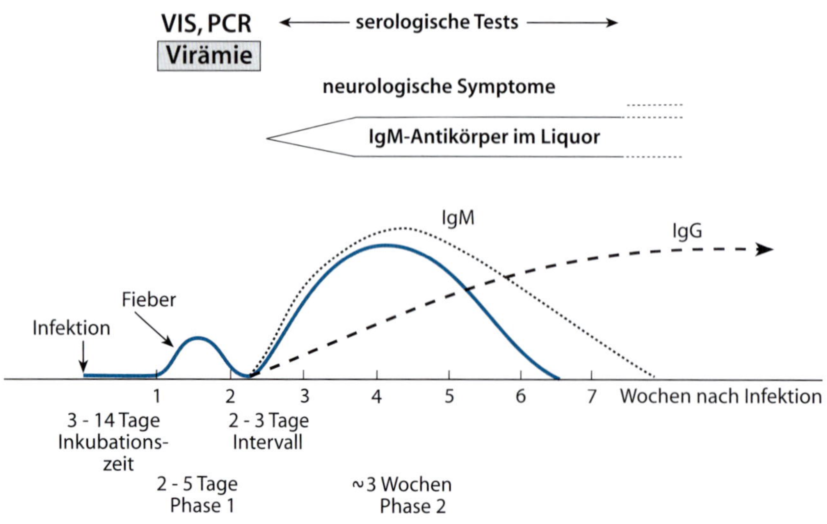

Abb. 25-5. Biphasischer Verlauf einer FSME-Infektion: Virusnachweis und Bildung von spezifischen Antikörpern in Serum und Liquor. VIS Virusisolierung; PCR Polymerasekettenreaktion. (Nach Holzmann u. Heinz 2002)

tere Strukturproteine eingebaut: das Membranprotein M und das Hüll- oder Envelopeprotein E. Das E-Protein ist das virale Hämagglutinin und besitzt für das Virus ganz besondere Funktionen während der frühen Virus-Zell-Interaktionen. Sowohl die Rezeptorbindung als auch die Fusion der Virusmembran mit der Endosomenmembran nach Aufnahme des Virus durch rezeptorvermittelte Endozytose werden durch dieses Protein E vermittelt, das auch neutralisierende Antikörper und somit eine protektive Immunität induziert.

Die virale genomische RNA kodiert weiter für eine Serie von Nichtstrukturproteinen (NS1, NS2A, NS2B, NS3, NS4A, NS4B, NS5), die für die Virusvermehrung wesentlich sind. Diese beinhalten die virale Protease (NS3) sowie eine Helikase (ebenfalls NS3) und eine RNA-abhängige RNA-Polymerase (NS5) zur Replikation des Genoms.

Epidemiologie

Das FSME-Virus ist das wichtigste durch Zecken übertragene humanpathogene Flavivirus und verursacht jährlich tausende von neurologischen Erkrankungen in den Endemiegebieten. Die Verbreitungsgebiete des FSME-Virus erstrecken sich über viele Länder Europas (nicht betroffen sind Großbritannien, die Benelux-Länder und die iberische Halbinsel), weite Teile der früheren Sowjetunion, Nordchina und Nordjapan (Hokkaido). Die Variation des Virus im gesamten geographischen Verbreitungsgebiet ist gering, allerdings können 3 miteinander nahe verwandte Subtypen unterschieden werden (Ecker et al. 1999):

- europäischer,
- sibirischer,
- fernöstlicher Subtyp.

Es besteht jedoch eine Kreuzprotektion.

Das Virus zirkuliert zwischen Zecken und im Wald lebenden kleinen Säugetieren regional begrenzt in sog. Naturherden. Dieses in der Natur zirkulierende Virus besitzt ein hohes Maß an Stabilität und scheint keinen größeren Antigenvariationen zu unterliegen.

Die FSME ist eine Erkrankung der warmen Jahreszeit, in der die Zecken aktiv sind (mehr als 90% der Infektionen während Freizeitaktivitäten erworben). Die Virusübertragung auf den Menschen erfolgt üblicherweise durch den Stich[1] infizierter Zecken, wobei ca. die Hälfte der Stiche nicht bemerkt werden. Hauptüberträger des europäischen Subtyps ist die Spezies Ixodes ricinus (gemeiner Holzbock), jener der fernöstlichen und sibirischen Subtypen Ixodes persulcatus. Allerdings ist eine Infektion auch durch den Genuss von nicht pasteurisierter Milch (insbesondere Ziegenmilch) und daraus hergestellten Milchprodukten möglich. Das Virus selbst schädigt weder die Zecken noch die natürlichen Wirte, allerdings kann es zu klinisch apparenten Infektionen bei Hunden, Pferden oder Gemsen kommen.

Erkrankung

In Europa verläuft ein Großteil der Infektionen klinisch inapparent, zu einer klinisch manifesten Erkrankung des ZNS kommt es in ca. 10–30% der Infektionen. Dabei ist der Krankheitsverlauf meist biphasisch, allerdings kann auch eines der beiden Stadien fehlen (Abb. 25-5). In typischen Fällen beginnt die Phase 1 (Stadium der Virämie) nach einer durchschnittlichen Inkubationszeit von etwa 1 Woche (3–14 Tage) mit einem fieberhaften grippalen Infekt. Die Temperaturerhöhung übersteigt selten 38°C und wird begleitet von uncharakteristischen Beschwerden wie Unwohlsein, Kopf-, Kreuz-, und Gliederschmerzen sowie katarrhalischen und evtl. auch gastrointestinalen Symptomen (Bauchschmerzen, Diarrhö). Dieses Stadium dauert meist nur wenige Tage, anschließend folgt ein symptomfreies Intervall von ca. 1 Woche (6–10 Tage).

In Einzelfällen geht das Prodromalstadium aber auch direkt in die Phase 2 (Stadium der Organmanifestation) über. In 10–30% der Fälle kommt es zu dieser 2. Erkrankungsphase (bei Kindern eher seltener) mit erneutem starkem Fieberanstieg (>38°C), schwerem Krankheitsgefühl und dem Auftreten von neurologischen Symptomen. Der Befall des ZNS kann sich als aseptische Meningitis (ca. 50%), Meningoenzephalitis (ca. 40%), Meningoenzephalomyelitis oder -radikulitis (ca. 10%) manifestieren (Kunz 1992; Kaiser 1996; Kaiser u. Holzmann 2000). Selten sind eine Begleithepatitis oder -myokarditis.

---

[1] Im österreichischen Sprachraum »Zeckenstich« anstelle von Zeckenbiss.

Die Letalitiät der enzephalitischen Verlaufsform beträgt in Europa 0,5–2% (im Fernen Osten liegt sie – bezogen auf die hospitalisierten Fälle – bei 20–30%). Die akute Meningitis besteht etwa 3–5 Tage und heilt fast immer ohne Folgen aus.

Bei den enzephalitischen Verlaufsformen können u. a. folgende Symptome auftreten:

- Sprach- und Bewusstseinsstörungen,
- Ataxie,
- Krampfanfälle,
- Hirnnervenausfälle,
- Ateminsuffizienz sowie
- Hemi- und Tetraparesen.

Falls es zu Lähmungen kommt, sind häufig Nacken, Schultergürtel und die oberen Extremitäten betroffen, da die vorderen Rückenmarkzellen im Bereich der Halswirbelsäule besonders empfindlich für die Infektion sind.

Bei 10–20% der Patienten können neurologische Residualzustände wie Kopfschmerzen, verringerte Leistungsfähigkeit, depressive Verstimmungen, aber auch schlaffe Lähmungen über lange Zeit oder sogar permanent bestehen bleiben (Kunz 1992). Die Schwere des Krankheitsbildes ist u. a. altersabhängig. Während bei Kindern die Meningitis überwiegt und schwere Verläufe, v. a. mit Lähmungen, selten sind, überwiegt ab dem 40. Lebensjahr die enzephalitische Form. Die natürliche Infektion hinterlässt eine lebenslange Immunität, unabhängig davon, ob sie klinisch manifest oder inapparent verlaufen ist.

Diagnostik

In der Anamnese sollte die Frage nach einem Aufenthalt in einem FSME-Endemiegebiet während der vorangegangenen 3 Wochen nicht fehlen.

Klinisch findet man im akuten Stadium meist pathologisch veränderte Entzündungsparameter in Serum und Liquor, einen erhöhten Liquordruck und eine Pleozytose. Häufig kommt es auch zu Blut-Liquor-Schrankenfunktionsstörungen und zu einer Erhöhung des C-reaktiven Proteins. Die Blutsenkung ist beschleunigt, und das Blutbild zeigt im Initialstadium der Erkrankung eine Leukopenie, in der 2. Phase besteht eine Leukozytose mit Werten von 10.000–15.000 Leukozyten. Bei der enzephalitischen Form können pathologische EEG-Veränderungen beobachtet werden und manchmal über lange Zeit bestehen bleiben.

Da aber das klinische Erscheinungsbild der FSME uncharakteristisch ist, wird die eigentliche Diagnose im virologischen Labor gestellt. Im Prinzip kann das Virus während der 1., virämischen Phase aus dem Blut isoliert oder mittels RT-PCR detektiert werden (▫ Abb. 25-5). In der Praxis hat dies jedoch kaum eine Bedeutung, da die Krankenhauseinweisung in der Regel erst in der 2. Erkrankungsphase, in der die neurologischen Störungen auftreten, erfolgt. Zu diesem Zeitpunkt ist jedoch das Virus bereits aus dem Blut (und auch aus dem Liquor) verschwunden, und spezifische IgM- und IgG-Antikörper sind schon nachweisbar, die sehr rasch auf hohe Titer ansteigen.

Daher ist die Methode der Wahl zur Sicherung der Diagnose FSME der Nachweis spezifischer IgM- und IgG-Antikörper im Serum des Patienten mittels Enzymimmunoassay (ELISA). Diese Antikörper sind bei Einsetzen der neurologischen Symptomatik fast immer detektierbar. Hingegen findet man kurz nach Auftreten der Symptome nur in 50% der Liquores spezifische Antikörper, sie werden aber bis zum 10. Erkrankungstag so gut wie immer nachweisbar. Nach Gabe eines speziellen FSME-Immunglobulins kann die Serokonversion (Bildung von FSME-spezifischen IgM- und IgG-Antikörpern) allerdings verzögert sein, sodass in diesen Fällen bei Vorliegen einer klinischen Symptomatik Kontrolluntersuchungen notwendig sind.

In Todesfällen nach einem enzephalitischen Verlauf kann das Virus aus dem Hirn und anderen Organen isoliert oder mittels RT-PCR nachgewiesen werden.

Zu den diagnostischen Besonderheiten zählt, dass nach Verabreichung der ersten beiden Teilimpfungen gegen FSME-spezifische IgM-Antikörper über einige Monate im Serum vorhanden bleiben und zu einer Fehldiagnose bei einer ZNS-Symptomatik anderer Genese führen können. Zudem ist bei den äußerst seltenen Impfdurchbrüchen trotz bestehenden immunologischen Gedächtnisses zu beachten, dass es in diesen Fällen zunächst zu einem raschen Anstieg der spezifischen IgG-Antikörper kommen kann, während die IgM-Antikörper erst langsam nachfolgen. Daher sollte bei klinischem Verdacht auf eine FSME, einer vorliegenden Impfanamnese und hohen IgG-Antikörpern zum Ausschluss eines solchen Impfdurchbruchs nach ca. 10 Tagen eine erneute serologische Kontrolle der IgM-Antikörper durchgeführt werden.

Nach einer natürlichen FSME-Infektion sind neutralisierende IgG -Antikörper im Serum lebenslang nachweisbar und verleihen eine Immunität. Aufgrund seiner einfachen, schnellen und z. T. automatisierten Durchführung wird für den Nachweis von FSME-spezifischen IgG-Antikörpern aus dem Serum in der Regel auch für Immunitätsbestimmungen nach durchgemachter Infektion als auch nach Impfung der ELISA verwendet.

Es konnte gezeigt werden, dass – sofern die FSME-Impfung der einzige Flaviviruskontakt des Impflings war – die Höhe der FSME-spezifischen IgG-Antikörper sehr gut mit Antikörpertitern im Hämagglutinationshemmtest (HHT) und v. a. im Virusneutralisationstest (NT) korreliert (Holzmann et al. 1996). Doch stößt der ELISA dann an seine Grenzen, wenn der Patient einen 2. Flaviviruskontakt hatte. Denn da alle Flaviviren immunologisch miteinander nah verwandt sind, können Antikörper gegen ein anderes Flavivirus sowohl im IgG-ELISA als auch im HHT ein positives Ergebnis bringen, ohne dass tatsächlich schützende Antikörper vorhanden sind (Kreuzreaktion). Falls daher anamnestisch Impfungen gegen andere Flaviviren (z. B. gegen das Gelbfieber- oder das japanische Enzephalitisvirus) bzw. durchgemachte Infektionen mit anderen Flaviviren (z. B. Dengueviren) erhebbar sind, ist zur Sicherung einer FSME-Immunitätslage die Durchführung eines FSME-Neutralisationstests (NT) erforderlich.

Therapie

Eine spezifische Therapie zur Behandlung der FSME steht derzeit nicht zur Verfügung, sie ist daher rein symptomatisch.

Prophylaxe

Aktive Immunisierung

Zum Schutz vor der Erkrankung stehen gut verträgliche und sehr effiziente, hochgereinigte formalininaktivierte Ganzvirustotimpfstoffe zur Verfügung, die eine protektive Immunität gegen alle Subtypen induzieren. Geimpft werden kann ab dem vollendeten 1. Lebensjahr, wobei für Kinder bis zum vollendeten 12. Lebensjahr eigene Kinderdosen zugelassen sind. Bei der FSME-Impfung handelt es sich um eine Indikationsimpfung in Abhängigkeit vom Expositionsrisiko. Das bedeutet, dass sie allen Personen mit zeitweiligem oder dauerhaftem Aufenthalt in einem Endemiegebiet während der Zeckenaktivität zu empfehlen ist.

Die Grundimmunisierung besteht in der Regel aus 3 Teilimpfungen, wobei die ersten beiden Impfungen im Abstand von 1–3 Monaten erfolgen sollten, die 3. Impfung 9–12 Monate nach der 2. Teilimpfung. Nach der 3. Teilimpfung erreicht die Serokonversionsrate 98–99%, bei Kindern sogar an die 100%. Soll ein schneller Impfschutz aufgebaut werden, so sind die Impfschemata den Fachinformationen der Hersteller zu entnehmen. Auffrischungsimpfungen werden in Intervallen von 3 Jahren empfohlen (Kunz 1992; Harabacz et al. 1992; Kaiser et al. 1998; Barrett et al. 1999; Holzmann 2000).

In Österreich, einem Land mit großen Endemiegebieten, konnte durch Erreichen und Erhalten einer hohen Durchimpfungsrate der Bevölkerung die Zahl der hospitalisierten FSME-Fälle um mehr als 90% verringert werden.

Passive Immunisierung

Für die postexpositionelle Prophylaxe nach Zeckenstich in einem verseuchten Gebiet ist für Personen ab dem vollendeten 14. Lebensjahr ein spezielles FSME-Immunglobulin in Verwendung, wobei das Ausmaß der Wirksamkeit nicht eindeutig geklärt ist. Der Abstand zwischen Zeckenstich und Immunglobulingabe sollte so kurz wie möglich sein, das zulässige Zeitintervall und die Dosierung der aktuellen Fachinformation entnommen werden. Zudem sollte die Indikation zu dieser Maßnahme sehr streng gestellt werden, da bei zu später Gabe die theoretische Möglichkeit der Infektionsverstärkung besteht.

Es sollte daher nicht für ungeimpfte Einwohner eines Endemiegebietes oder für Personen verwendet werden, die sich in den letzten 3 Wochen vor dem beobachteten Zeckenstich wiederholt in einem Risikogebiet aufgehalten haben (Kaiser et al. 1998), denn etwa 40% der Patienten mit einer manifesten FSME können sich nicht an einen Zeckenstich erinnern, und die Inkubationszeit kann bis zu 3 Wochen betragen. Für Kinder unter dem vollendeten 14. Lebensjahr ist dieses Präparat in Deutschland und Österreich nicht mehr zugelassen.

Fazit für die Praxis

- Klinische Manifestationen:
  Die Erkrankung verläuft meist biphasig.
  - Phase 1: fieberhafter grippaler Infekt; symptomloses Intervall.
  - Phase 2: ZNS Symptome, Meningitis, Meningoenzephalitis, Meningoenzephalomyelitis, -radikulitis.
- Diagnostik:
  - Labor:
    Entzündungsparameter in Serum und Liquor, Pleozytose.
    Virologische Parameter: anti-FSME-IgM und -IgG Antikörper in Serum (und Liquor)
- Therapie:
  Nur symptomatisch, eine spezifische Therapie ist nicht verfügbar.

▼

- Epidemiologie und Prophylaxe:
  Wichtigstes durch Zecken übertragenes humanpathogenes Flavivirus mit Verbreitungsgebieten in den meisten europäischen Ländern. Indikationsimpfung empfohlen bei Exposition für Erwachsene und Kinder ab dem 1. Lebensjahr (1.–12. Lebensjahr Kinderdosis).
- Meldepficht:
  - D: Nach § 6 IfSG ist von Seiten des Labors der Erregernachweis binnen 24 h namentlich an das Gesundheitsamt meldepflichtig.
  - A: Verdacht, Erkrankung und Tod bei Meningoenzephalitis.
  - CH: Infektionsnachweis durch Labor.

Literatur zu Kap. 25.3.2

Barrett PN, Dorner F, Plotkin SA (1999) Tick-borne encephalitis vaccine. In: Plotkin SA, Orenstein WA (eds) Vaccines, 3rd edn. Saunders, Philadelphia, pp 767–780

Burke DS, Monath TP (2001) Flaviviruses. In: Knipe DM, Howley PM et al. (eds) Field's virology, 4th edn. Lippincott-Raven, Philadelphia, pp 1043–1125

Ecker M, Allison SL, Meixner T, Heinz FX (1999) Sequence analysis and genetic classification of tick-borne encephalitis viruses from Europe and Asia. J General Virol 80: 179–185

Harabacz I, Bock H, Jüngst C, Klockmann U et al. (1992) A randomised phase II study of a new tick-borne encephalitis vaccine using three different doses and two immunization regimens. Vaccine 10/3: 145–150

Holzmann H, Kundi M, Stiasny K et al. (1996) Correlation between ELISA, hemagglutination inhibition and neutralization test after vaccination against tick-borne encephalitis. J Med Virol 48: 102–107

Holzmann H (2000) Frühsommermeningoenzephalitis. In: Kollaritsch H, Wiedermann G (Hrsg) Leitfaden für Schutzimpfungen. Springer, Wien New York, pp 143–151

Holzmann H, Heinz FX (2002) Flaviviren. In: Doerr HW, Gerlich WH (Hrsg) Medizinische Virologie. Thieme, Stuttgart, pp 226–239

Kaiser R (1996) Tick-borne encephalitis in southwestern Germany. Infection, 24: 398–399

Kaiser R, Holzmann H (2000) Laboratory findings in tick-borne encephalitis –correlation with clinical outcome. Infection 28: 78–84

Kaiser R und die Teilnehmer der Expertenkonferenz (1998) Frühsommermeningoenzephalitis und Lyme-Borreliose – Prävention vor und nach Zeckenstich. Dtsch Med Wochenschr 123: 847–853

Kunz C (1992) Tick-borne encephalitis in Europe. Acta Leidensia 60/2: 1–14

25.3.3 Hepatitis C

R. S. Roß, M. Roggendorf

Erreger

Das 1989 mit gentechnologischen Methoden erstmals identifizierte Hepatitis-C-Virus (HCV) besitzt ein ca. 9.600 Nukleotide umfassendes, einzelsträngiges RNA-Genom mit Plusstrangpolarität. Von dieser viralen RNA wird über einen durchgehenden, offenen Leserahmen (ORF) ein 3010–3033 Aminosäuren langes Polyprotein synthetisiert, aus dem posttransla-

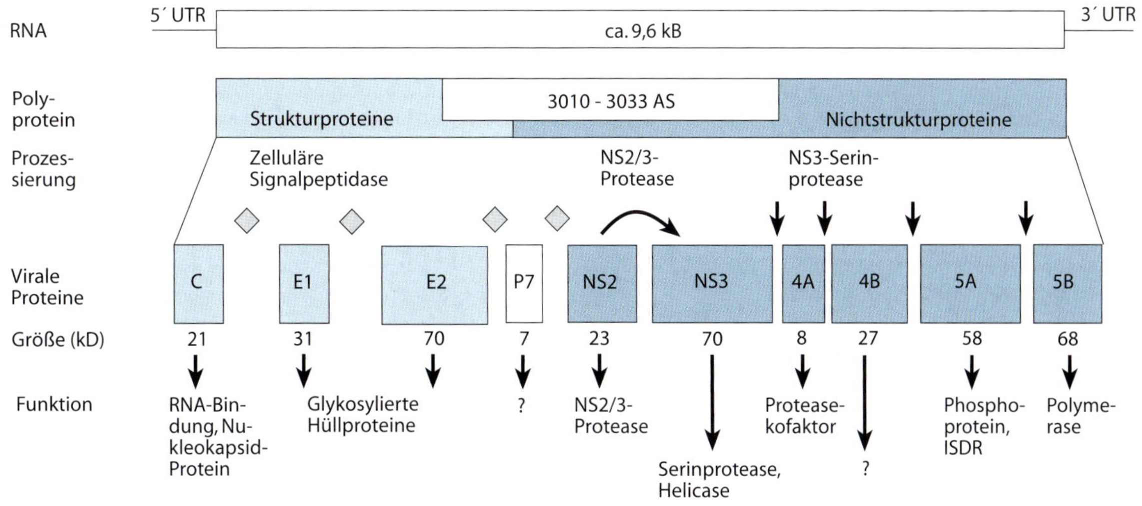

Abb. 25-6. Organisation des HCV-Genoms mit Angabe der HCV-kodierten Proteine und ihrer Funktion

tional durch eine zelluläre Signalpeptidase sowie 2 virale Proteasen 10 verschiedene Struktur- bzw. Nichtstrukturproteine entstehen (Abb. 25-6).

Durch Sequenzierung des HCV-Genoms und anschließende phylogenetische Analyse ließen sich bislang mindestens 6 Genotypen mit jeweils zahlreichen Subtypen identifizieren. Aufgrund der Charakteristika des Genoms wurde das HCV in die Familie der Flaviviridae eingeordnet.

Epidemiologie

Weltweit sind derzeit schätzungsweise rund 170 Mio. Menschen mit HCV infiziert. Die für die Bundesrepublik Deutschland angegebenen Zahlen belaufen sich auf 300.000–400.000. Epidemiologische Daten wie die hohe HCV-Prävalenz in bestimmten Risikogruppen, beispielsweise Hämophilen (60–90%), Dialysepatienten (1–34,7%, Europa) oder intravenös Drogenabhängigen (>80%), belegen den parenteralen Übertragungsweg der HCV-Infektion, auf die mehr als 90% der zuvor als Hepatitis non-A-non-B bezeichneten Fälle zurückgeführt werden können.

Im Vergleich zu HBV ist das Risiko einer HCV-Transmission durch sexuelle und enge familiäre Kontakte als gering einzustufen. Bei bis zu 40% der HCV-Infizierten lässt sich ein Übertragungsweg nicht verlässlich ausmachen.

Krankheitsbilder

Abhängig vom Modus der HCV-Infektion beträgt die durchschnittliche Inkubationszeit der Erkrankung 5–12 Wochen. Die akute Hepatitis C verläuft gewöhnlich mild. Nur in etwa 25% der Fälle stellt sich ein Ikterus ein. Gelegentlich lassen sich bei der akuten Hepatitis C extrahepatische Manifestationen wie Urtikaria, Purpura oder Arthralgien beobachten. In mehr als 70% der Fälle bildet sich eine chronische Infektion aus, die in den ersten Jahren ebenfalls durch einen überwiegend unauffälligen klinischen Verlauf gekennzeichnet ist. Nur rund $^1/_3$ aller chronisch HCV-Infizierten sucht wegen unspezifischer Beschwerden überhaupt medizinische Beratung und Hilfe, sodass die Diagnose oft eher zufällig gestellt wird. Die chronische HCV-Infektion kann nach Jahren in eine Leberzirrhose oder ein hepatozelluläres Karzinom übergehen.

Extrahepatische Manifestationen der chronischen HCV-Infektion umfassen die Bildung von Autoantikörpern, das Auftreten einer gemischten Kryoglobulinämie und Krankheitsbilder wie membranoproliferative Glomerulonephritiden, Polyartheriitis nodosa, das Sjögren-Syndrom oder die Porphyria cutanea tarda.

Diagnostik

Die Diagnose einer HCV-Infektion beruht wesentlich auf dem Nachweis von Antikörpern gegen das Core-Protein und die Nichtstrukturproteine NS3 bis NS5. Das Vorhandensein von Antikörpern erlaubt allerdings keine Aussage darüber, ob eine selbstlimitierende oder chronische Infektion vorliegt. Auch die Bestimmung von IgM-Antikörpern ermöglicht keine Unterscheidung der akuten von der chronischen Erkrankung.

Die HCV-Antikörper treten in der Regel im »Transaminasenpeak« der akuten Infektion auf. 10–15 Jahre nach Ausheilung der Hepatitis C sind sie mit den zzt. verwandten ELISAs im Serum häufig nicht mehr nachweisbar. Die qualitative Bestimmung der HCV-RNA dient der Feststellung der Virämie und somit der Diagnostik einer akuten HCV-Infektion (Frühphase) bzw. chronischen HCV-Erkrankung. Außerdem erlaubt sie Aussagen über die potenzielle Infektiosität und wird eingesetzt, um das Ansprechen auf eine antivirale Therapie zu beurteilen.

Die quantitative HCV-RNA-Bestimmung eignet sich für den »Zuschnitt« und zur Kontrolle einer antiviralen Behandlung. Bedeutsam ist sie darüber hinaus beispielsweise zur Abschätzung des Risikos einer HCV-Übertragung von der infizierten Mutter auf das Kind. Die HCV-Typisierung wird zur Abschätzung des potenziellen Erfolgs und der initialen Dauer einer antiviralen Therapie durchgeführt. Unverzichtbar ist sie zur Erkennung epidemiologischer Zusammenhänge und zur Aufdeckung von HCV-Infektionsketten.

Therapie

Der lange umstrittenen Frage, ob eine rechtzeitige Behandlung akuter HCV-Infektionen eine Chronifizierung der Erkrankung verhindern kann, ging eine im Jahr 2001 veröffentlichte prospektive Studie nach, die mit insgesamt 44 akut HCV-Infizierten eine repräsentative Patientenzahl einschloss. Die Erkrankten erhielten nach Diagnosestellung zunächst täglich 5 Mio. Einheiten konventionelles Interferon-α, wurden danach 3-mal wöchentlich für weitere 20 Wochen mit je 5 Mio. Einheiten Interferon-α behandelt und danach 6 Monate weiter beobachtet. Das Studiendesign sah keine Kontroll- bzw. Placebogruppe vor. 43 der ursprünglich eingeschlossenen akut mit HCV Infizierten konnten über 24 Wochen behandelt werden. 42 (98%) sprachen dauerhaft auf die Interferonmonotherapie an, wobei weder Alter, Geschlecht, der HCV-Genotyp noch der Übertragungsweg einen Einfluss auf die »response« hatten.

Die Ergebnisse dieser Studie belegten erstmals zweifelsfrei, dass die Behandlung akuter HCV-Infektionen mit hochdosierten Interferon-α-Gaben eine Chronifizierung der Erkrankung verhindern kann. Nach Ansicht der Autoren sollte eine Therapie daher immer dann angestrebt werden, wenn es gelingt, eine klinisch meist inapparent verlaufende akute HCV-Infektion rechtzeitig zu diagnostizieren.

Als Standardtherapie für zuvor unbehandelte, chronisch HCV-Infizierte empfahl die European Association for the Study of the Liver (EASL) 1999 die kombinierte Gabe von Interferon-α und Ribavirin, einem Guanosinanalogon. Bei Infektionen mit den Genotypen 2 oder 3 sollen Interferon-α und Ribavirin unabhängig von der Höhe der Virämie initial für 6 Monate verabreicht werden. Liegt eine Infektion mit dem Genotypen 1, 4 oder 5 vor, so richtet sich die Dauer der Kombinationsbehandlung nach der Zahl der Genomäquivalente: Bei weniger als 2 Mio. Kopien/ml (bzw. 800.000 IE/ml) ist die antivirale Medikation zunächst für 6 Monate, bei mehr als 2 Mio. (bzw. mehr als 800.000 IE/ml) für ein Jahr durchzuführen.

Sehr vielversprechend sind die bislang publizierten Ergebnisse der Behandlung chronischer HCV-Infektionen mit pegyliertem Interferon-α. Die Kopplung des Interferons an ein verzweigtkettiges Polyethylenglykolmolekül führt zu einer Verbindung, die sich im Vergleich zum chemisch nicht modifizierten Interferon durch eine länger andauernde Resorption, eine langsamere »Clearance« und eine entsprechend höhere Halbwertszeit auszeichnet. Peginterferon muss daher bei der Behandlung chronischer HCV-Infektionen nur noch einmal wöchentlich injiziert werden.

In einer ersten Studie zur Wirksamkeit der Monotherapie mit pegyliertem Interferon sprachen 39% der chronisch HCV-Infizierten dauerhaft auf die Behandlung an, sodasss sich pegyliertes Interferon-α allein als ebenso wirksam erwies wie die kombinierte Gabe von Standardinterferon und Ribavirin. Noch effizienter gestaltete sich die Therapie chronischer HCV-Infektionen mit pegyliertem Interferon und Ribavirin. Die einmal wöchentliche Gabe von 1,5 μg/kgKG Peginterferon und die tägliche Applikation von Ribavirin über insgesamt 48 Wochen führte zu einer Rate dauerhaften virologischen Ansprechens von 54%. Dieses Behandlungsregime wird u. U. wegen seiner besseren Wirksamkeit v. a. bei Infektionen mit dem ansonsten weitgehend therapieresistenten HCV-Genotyp 1 das bislang praktizierte Schema (Standardinterferon plus Ribavirin) zukünftig ersetzen.

Prävention

Eine aktive Impfung gegen HCV ist noch nicht möglich. Auch verhindern Immunglobulingaben nach Exposition die HCV-Infektion nicht sicher. Ein Schutz vor der Erkrankung lässt sich daher nur durch konsequente Expositionsprophylaxe erreichen. Nach Nadelstichverletzungen mit nachweislich HCV-kontaminierten Kanülen muss keine generelle postexpositionelle Interferonprophylaxe, sondern lediglich eine engmaschige Überwachung der betroffenen Person erfolgen. Ein ähnliches Vorgehen sollte bei Verdacht auf eine iatrogene HCV-Infektion eingeschlagen werden.

Fazit für die Praxis

- Symptome und klinische Befunde:
  Klinisch meist unauffälliger Verlauf. Müdigkeit, Abgeschlagenheit, Entwicklung eines Ikterus nur bei etwa 25% der akut Infizierten.
- Diagnostik:
  Kenngrößen der hepatozellulären Integrität, Bilirubin. Anti-HCV (ELISA und Bestätigungstest), qualitativer HCV-RNA-Nachweis, ggf. HCV-RNA-Quantifizierung und HCV-Genotypisierung.
- Therapie:
  - Akute Infektion: hochdosierte Gaben von Interferon-α.
  - Chronische Infektion: Interferon-α plus Ribavirin (zukünftig wahrscheinlich: pegyliertes Interferon-α plus Ribavirin).
- Epidemiologie und Prophylaxe:
  Bislang kein wirksamer Impfstoff verfügbar. Schutz daher nur durch konsequente Expositionsprophylaxe möglich.
- Meldepflichtig:
  Meldepflicht besteht nach §§ 6 und 7 Infektionsschutz-Gesetz, sofern die Befunde auf eine akute Infektion hinweisen.

Literatur zu Kap. 25.3.3

Centers for Disease Control (1998) Recommendations for prevention and control of hepatitis C virus (HCV) infection and HCV-related chronic disease. Morb Mortal Weekly Rep 47: 1–39

Choo QL, Kuo G., Weiner AJ, Overby LR, Bradley DW, Houghton M (1989) Isolation of a cDNA clone derived from a blood-borne non-A, non-B viral hepatitis genome. Science 244: 359–362

Cohen S (1999) The scientific challenge of hepatitis C. Science 285: 26–30

EASL Consensus Panel (1999) EASL international consensus conference on hepatitis C. Consensus statement. J Hepatol 30: 956–961

Jaeckel E, Cornberg M, Wedemeyer H, Santantonio T, Mayer J, Zankel M, Pastore G, Dietrich M, Trautwein C, Manns MP, and German Acute Hepatitis C Therapy Group (2001) Treatment of acute hepatitis C with interferon alfa-2b. N Engl J Med 345: 1452–1457

Manns MP, McHutchison JG, Gordon SC, Rustgi VK, Shiffman M, Reindollar R, Goodman ZD, Koury K, Ling M, Albrecht JK (2001) Peginterferon alfa-2b plus ribavirin compared with interferon alfa-2b plus ribavirin for initial treatment of chronic hepatitis C: a randomised trial. Lancet 358: 958–965

Meisel H., Reip A, Faltus B, Lu M, Porst M, Wiese M, Roggendorf M, Krüger DH (1995) Transmission of hepatitis C virus to children and husbands by women infected with contaminated anti-D-immunoglobulin. Lancet 345: 1209–1211

Palitzsch K-D, Hottenträger B, Schlottmann K, Frick E, Holstege A, Schölmerich J, Jilg W (1999) Prevalence of antibodies against hepatitis C virus in the adult German population. Eur J Gastroenterol Hepatol 11: 1215–1220

Roggendorf M, Roß RS (2000) Virale Hepatitis, 3. Aufl. In: Lang W, Löscher T (Hrsg) Tropenmedizin in Klinik und Praxis. Thieme, Stuttgart, S 398–412
Roß RS, Viazov S, Roggendorf M (2001) Virologische Diagnostik von HCV-Infektionen. Bundesgesundheitsblatt, Gesundheitsschutz, Gesundheitsforschung 44: 602–612
Schalm SW, Weiland O, Hansen BE, Milella M, Lai MY, Hollander A, Michielsen PP, Bellobuono A, Chemello L, Pastore G, Chen D-S, Brouwer JT (1999) Interferon-ribavirin for chronic hepatitis C with and without cirrhosis: analysis of individual patient data of six controlled trials. Gastroenterology 117: 408–413
Shimotohno K, Feinstone SM (1997) Hepatitis C virus and hepatitis G virus. In: Richman DD, Whitely RJ, Hayden FG (eds) Clinical virology, Churchill Livingstone, New York, pp 1187–1215
Thierfelder W, Hellenbrand W, Meisel H, Schreier E, Dortschy R (2001) Prevalence of markers for hepatitis A, B and C in the German population. Results of the German National Health Interview and Examination Survey 1998. Eur J Epidemiol 17: 429–435
Van der Poel CL, Ebeling F(1998) Hepatitis C virus: Epidemiology, transmission and prevention. In: Reesink HW (ed) Hepatitis C virus. Current studies in hematology and blood transfusion, 62. Karger, Basel et al, pp 208–236
Zeuzem S, Feinman SV, Rasenack J, Heathcote EJ, Lai MY, Gane E, O'Grady J, Reichen J, Diago M, Lin A, Hoffman J, Brunda MJ. (2000) Peginterferon alfa-2a in patients with chronic hepatitis C. N Engl J Med 343: 1666–1672

25.4 Coronaviren[2]

H.W. Doerr, H. Scholz

Erreger

Die Coronaviridae sind eine Familie von human- und veterinärmedizinisch relevanten RNA-Viren. Sie werden in 3 Genera eingeteilt: *Coronavirus* und *Torovirus* mit human- und tierspezifischen Spezies sowie das bei Insekten verbreitete *Arterivirus*. Der Name Corona (lat. »Krone«) deutet auf die Konfiguration der Außenhülle (»envelope«), welche charakteristische keulenförmige Ausstülpungen aufweist (Durchmesser des Virus 100–150 nm).

Nach Adsorption an und Penetration in die Zelle kann das einzelsträngige RNA-Genom wie eine mRNA direkt an den Ribosomen translatiert werden (+RNA). Mit ca. 30 kb ist es das größte bisher bekannte virale RNA-Genom, in dem sich eine Reihe von als »open reading frames« translatierbaren Genen für Struktur- und Non-Strukturproteine (darunter eine virale Polymerase) befinden. Die Virus-Polymerase generiert eine Negativ-RNA, von welcher wiederum das RNA-Genom transskribiert wird. Daneben wird auch subgenomische mRNA generiert. Ungewöhnlich für RNA-Viren mit einem nicht-segmentierten Genom ist eine hohe Rekombinationsfrequenz.

Das neu synthetisierte RNA-Genom wird helikal in virale Posphoproteine verpackt. Dieser Vorgang läuft ab an intrazytoplasmatischen Membranen, in welche virusspezifische Glyko- und Lipoproteine eingebaut sind. Das »envelope« entsteht durch Ausknospung (»budding«). Die Viruspartikel werden dann durch das Kanalsystem des Zytoplasmas ausgeschleust. Die produktive Infektion wirkt zytopathogen (Synzytienbildung). Daneben gibt es auch – je nach Art der infizierten Zellen – nonzytozydale Infektionen, die persistieren.

Epidemiologie

Die Coronaviren sind mit 3 Serotypen des Genus Coronavirus beim Menschen weltweit mit hoher Populationsdurchseuchung verbreitet. Aufgrund der hohen Rekombinationsfrequenz zirkulieren zahlreiche Varianten. Die Übertragung erfolgt als (Rachen)tröpcheninfektion, fäkooral mit kontaminierten Speisen und Getränken oder als Schmierinfektion.

Die Coronaviren gehören weltweit zu den häufigsten Viren, die eine Infektion des oberen Respirationstraktes verursachen. Das Haupterkrankungsalter ist das Säuglings- und Kleinkindesalter. Nach dem 5. Lebensjahr sind nahezu alle Kinder durchseucht. Saisonal kommen Coronavirusinfektionen v. a. im Winter und Frühjahr vor. Die humanen Coronaviren werden über Tröpfchen oder im Fall einer Enteritis fäkal-oral von Mensch zu Mensch übertragen. Der infizierte Mensch ist gewöhnlich während der ersten 2 (bis 4) Schnupfentage kontagiös. Das humane Enteritiscoronavirus kann über mehrere Monate ausgeschieden werden.

Die *Inkubationszeit* beträgt 1–3 Tage.

Krankheitsbilder

Coronaviren sind neben den Rhinoviren die häfigsten Erreger von typischen Erkältungskrankheiten, oft mit bronchitischer Beteiligung. Das zweite Zielorgan ist der Gastrointestinaltrakt. Allerdings ist die coronavirale Gastroenteritis im Vergleich zu den Infektionen mit Rota- und Adenoviren epidemiologisch von untergeordneter Bedeutung. Die Inkubationszeit beträgt wenige Tage. Die Ausheilung ist die Regel, von der es bei Immungeschwächten oder immunologisch unreifen Früh- bzw. Neugeborenen bemerkenswerte Ausnahmen gibt. Chronische Infektionen findet man v. a. bei Aids-Patienten im Gastrointestinaltrakt.

Klinik und Symptome

Etwa $^1/_3$ aller humanen Coronavirusinfektionen bleibt asymptomatisch. Die meisten erkrankten Personen klagen über Fieber, Kopfschmerzen und Halsschmerzen. Klinisch bestehen eine Rhinopharyngitis und eine zervikale Lymphadenopathie, Tonsillitis und Otitis media sind seltener. Bakterielle Sekundärinfektionen mit Beteiligung des unteren Respirationstraktes einschließlich Bronchitis und Pneumonie sind möglich, aber nicht häufig. Bei Erwachsenen scheint es eine Korrelation zwischen einer Coronavirusinfektion und der akuten Exazerbation der chronischen Bronchitis zu geben.

Nach der Krankheit besteht nur eine kurzfristige Immunität – durchseuchte Erwachsene sind nur zu ca. 85% seropositiv –, sodass Reinfektionen nicht selten sind. Diese nehmen jedoch mit dem Alter ab. Eine weitere Ursache für die Reinfektionen könnte eine große virale Antigenheterogenität sein.

Bei einer Infektion des Gastrointestinaltraktes klagen die Patienten über Erbrechen, Bauchschmerzen und Durchfall.

Diagnose

Die Coronavirusinfektionen des Respirationstraktes werden – ähnlich wie die der Rhinoviren – labordiagnostisch kaum untersucht, obwohl die Virusisolierung in speziellen Zellkulturen möglich ist. Die gastrointestinale Infektion wird elektro-

[2] Die SARS-Coronaviren werden auf den Seiten 296–300 behandelt.

nenoptisch mitabgeklärt. Weitere Untersuchungsmethoden wie reverse RNA-PCR oder Antigentest haben bisher nur wissenschaftliche Bedeutung erlangt. Auch eine Serologie, z. B. mit dem Hämagglutinationshemmtest, hat sich bisher nicht eingebürgert, zumal die Antikörper erst 1–2 Wochen nach dem Krankheitsbeginn gebildet werden.

Therapie und Prävention

Die Therapie ist symptomatisch. Bis auf die bewährten üblichen hygienischen Maßnahmen (Hände waschen und desinfizieren) gibt es keine Prophylaxe. Eine aktive oder passive Immunisierung ist nicht möglich.

Literatur zu Kap. 25.4

McIntosh K (1996) Coronaviruses. In: Fields BN (ed) Virology, 3rd edn. Lippincott-Raven, Philadelphia, pp 1095–1103

Selb B, Doerr HW (1993) Die infektiöse Gastroenteritis. Ätiologische Problematik und Bewertung virusdiagnostsicher Befunde bei »neuen« Infektionserregern. Chemother J 2 (Suppl 1): 94–100

25.5 Paramyxoviridae

Einleitung

U.G. Liebert

Paramyxoviren stellen eine bei Mensch und Tier vorkommende Familie von Infektionserregern mit hoher Speziesspezifität dar. Sie werden taxonomisch in 4 Genera eingeteilt. Beim Menschen kommen die folgenden Viren vor:

- Masernvirus (Genus Morbillivirus),
- Parainfluenzavirus Typ 1 und 3 (Genus Paramyxovirus),
- Mumpsvirus und Parainfluenzavirus Typ 2 und 4 (Genus Rubulavirus),
- Respiratory-Syncytial-Virus (RS-Virus; Genus Pneumovirus).

Beispiele der tierpathogenen Paramyxoviren, die teilweise Modellcharakter für die humanen Paramyxoviren haben, sind Sendaivirus (Maus), Simian Virus 5 (SV5), Newcastle-Disease-Virus (Geflügel), Canine-Distemper-Virus (Staupevirus der Hunde), Rinderpestvirus und Peste-des-petits-ruminants-Virus (Schaf, Ziege, Rind).

Aufgrund ähnlicher biologischer Eigenschaften ihrer Hüllproteine besteht eine enge Verwandtschaft der Paramyxoviren zu den Orthomyxoviren (z. B. Influenzavirus). Mit den Rhabdoviren (z. B. Tollwutvirus) teilen die Paramyxoviren Eigenschaften der Genomorganisation und -expression. Das negativsträngige virale RNS-Genom der Paramyxoviren hat zwei Funktionen:

- Zum einen dient es als Template für die Synthese der mRNS-Moleküle,
- zum anderen als Matrize für die Synthese von positivsträngiger Antigenom-RNS als Quelle für die Bildung neuer genomischer viraler RNS im Replikationszyklus.

Paramyxoviren kodieren und verpacken ihre eigene RNS-Transkriptase. Die Virusreplikation erfolgt erst nach Synthese von mRNS und wird von der Synthese viraler Proteine reguliert. Die Partikel von Paramyxoviren sind pleomorph und haben mittlere Durchmesser von 150–300 nm (Mumpsviren bis 600 nm). Eine Lipidhülle, in die 2 viruskodierte Glykoproteine inseriert sind, umgibt das helikale Nukleokapsid. Dieses enthält das etwa 15.500 Nukleotide lange nichtsegmentierte virale Genom. Die 6 sequenziell angeordneten Gene (7 bei Rubulaviren, 10 bei Pneumoviren) kodieren für 8–10 Proteine und werden flankiert durch ca. 50 Nukleotide lange extracistronische Sequenzen (als Leader bzw. Trailer), die essenziell für die Kontrolle von Transkription und Replikation sind.

Alle Paramyxoviren haben zwei Transmembranproteine: Das eine hat rezeptorbindende Funktion, das andere vermittelt die pH-abhängige Fusion von Virushülle und Zellmembran. Als Rezeptor für Parainfluenza- und Mumpsviren dienen sialinsäurehaltige Glykoproteine oder Glykolipide der Zellmembran. Zudem agglutiniert das rezeptorbindende virale Protein Affenerythrozyten und hat Neuraminidaseaktivität, weshalb es Hämagglutinin-Neuroaminidase (HN-Protein) genannt wird.

Auch Morbilliviren besitzen ein Hämagglutinin, das jedoch keine Neuraminidasefunktion aufweist (H-Protein). Als Rezeptor für das H-Protein des Masernvirus wirkt das komplementbindende CD46-Protein, wodurch die hohe Speziesspezifität bedingt ist. Für RS-Viren ist der Rezeptor noch nicht bekannt. Das entsprechende virale (G-)Protein weist weder hämagglutinierende noch Neuraminidaseaktivität auf.

Der charakteristische zytopathische Effekt der Paramyxoviren, die Ausbildung von mehrkernigen Riesenzellen, beruht auf der Eigenschaft des zweiten viralen Glykoproteins, eines Fusionsproteins. Dieses F-Protein ist für die Verschmelzung von Virushülle und Zellmembran und für die Einschleusung der viralen RNS entscheidend. Gegen beide virale Glykoproteine werden neutralisierende Antikörper gebildet. Das an die Innenseite der Virushülle angelagerte M-Protein spielt eine zentrale Rolle in der Morphogenese neuer Viruspartikel in infizierten Zellen und vermittelt zwischen den Glykoproteinen der Virushülle und dem Ribonukleoproteinkomplex (RNP).

Der RNP ist aus 3 Proteinen aufgebaut:

- Nukleokapsidprotein (N/NP),
- Phosphoprotein (P) und
- Large- bzw. Polymeraseprotein (L).

Das N-Protein hat verschiedene Aufgaben in der Virusreplikation, u. a. Kondensierung und Schutz des viralen Genoms (RNAse-Resistenz), Interaktion mit P- und L-Protein im Transkriptasekomplex sowie mit M-Protein bei der Morphogenese. Das P-Gen der Paramyxoviren ist ein Beispiel dafür, wie es Viren gelingt, ein Maximum an Information auf engstem Raum zu speichern. Mehrere Proteine werden unter Nutzung verschiedener überlappender Leseraster abgelesen; zudem ermöglicht ein »RNA-editing« genannter Prozess die Synthese eines weiteren nichtstrukturellen Proteins. Die Funktion der kleinen Nichtstrukturproteine aus dem Leseraster des P-Gens sowie der beiden nur bei Pneumoviren vorkommenen Nichtstrukturproteine NS1 und NS2 ist noch nicht völlig aufgeklärt; die verfügbaren Daten sprechen für eine Rolle in der Regulation der Umschaltung von Transkription zu Translation.

Literatur zu Kap. 25.5

Lamb RA, Klolakofsky D (1996) Paramyxoviridae: The viruses and their replication. In: Fields BN et al. (eds) Virology. Lippincott-Raven, Philadelphia New York, pp 1177–1204

25.5.1 Parainfluenzaviren

R.W. Braun

Erreger

Das erste Parainfluenzavirus (HPIV) wurde 1956 bei einem Kind mit Krupp-Symptomatik aufgefunden und isoliert, als es gelang, Paramyxoviren in Zellkultur zu züchten. Die weiteren bisher bekannten HPIV wurden dann innerhalb weniger Jahre beschrieben.

Bei den Parainfluenzaviren handelt es sich um Viren der Ordnung Mononegavirales. Innerhalb dieser Ordnung gehören sie zur Familie der Paramyxoviridae und zur Subfamilie Paramyxoviridae. Innerhalb der Paramyxovirinae gehören HPIV 1 und HPIV 3 zum Genus Respirovirus, HPIV 2, HPIV 4a und HPIV 4b zum Genus Rubulavirus, welches auch das Mumpsvirus beinhaltet.

Parainfluenzaviren sind polymorphe Viren mit einem Durchmesser von 150–300 nm. Sie enthalten ein helikales Kapsid mit einem Durchmesser von 12–16 nm und einer Länge bis zu 1 µm, welches von einer Lipidhülle mit Glykoproteinspikes umgeben wird. Ihr Genom besteht aus nicht segmentierter linearer Einzelstrang-RNA negativer Polarität und umfasst ca. 15.000–16.000 Nukleotide, die für mindestens 8 Proteine kodieren.

Bei der Replikation wird die Anheftung des Virus an die Wirtszelle zunächst vermittelt durch das HN-Protein, das zusammen mit dem F-Protein das einzige Oberflächenprotein des Virus darstellt. Hierdurch gelangt das F-Protein in enge räumliche Nähe zur Zellmembran und leitet die Fusion ein, die zur Freisetzung des Nukleokapsids in das Zytoplasma führt, wo die Replikation stattfindet. Für diese ist die Bildung des sog. Nukleoproteinkomplexes bestehend aus den Proteinen NP, P und L entscheidend.

Weiterhin werden neugebildete HN- und F-Proteine in die Zytoplasmamembran inseriert. Im Zytoplasma vorgeformte Nukleokapside sprossen dann an diesen Stellen durch die Zytoplasmamembran und erhalten so ihre Hülle.

Epidemiologie

Die Inkubationszeit der Infektion liegt bei 2–6 Tagen. Das Virus wird ca. 1–2 Tage vor Beginn der Symptome und danach für bis zu 10 Tage ausgeschieden. Bei Reinfektionen ist die Zeit der Ausscheidung deutlich kürzer.

Eine Übertragung der HPIV -Infektion erfolgt meist durch Tröpfcheninfektion oder Aerosole, ggf. auch durch direkten Kontakt. Zunächst werden die Schleimhäute von Nase und Rachen infiziert, von wo sich das Virus in Bronchien und Lunge ausbreitet. Die lediglich oberflächliche Infektion führt zur Ausschüttung verschiedener Entzündungsmediatoren und damit zu ödematöser Schwellung des Gewebes. Eine Virämie tritt lediglich bei Patienten mit zellulären Immundefekten auf.

Parainfluenzaviren des Typs 1–3 sind weltweit verbreitet, Typ 4 ist in Europa selten (◘ s. Tabelle 25-3). Ein Erkrankungsgipfel besteht für die Typen 1 und 2 alle 2 Jahre jeweils in den Herbst- und Wintermonaten, für Typ 3 jährlich im Winter und Frühjahr. Die Durchseuchung ist bereits in frühem Lebensalter hoch, sodass Kinder bis zum 5. Lebensjahr zu 90% eine Infektion mit HPIV 3 durchgemacht haben. Infektionen mit anderen HPIV -Subtypen sind mit 75% für HPIV 1, 60% für HPIV 2 und 50% für HPIV 4 seltener.

Die Immunität nach überstandener Infektion ist nur kurzdauernd (ca. 3 Monate), sodass es immer wieder zu Reinfektionen kommt, die jedoch wesentlich leichter verlaufen. Dies erklärt auch das in vielen Gegenden ganzjährig endemische Auftreten von HPIV 3. Bei Kindern zwischen 0,5 und 4 Jahren sind HPIV -Infektionen für über die Hälfte aller Fälle mit akuter Laryngotracheobronchitis verantwortlich.

HPIV 1–4 kommen nur beim Menschen vor. Nahe verwandte Viren gibt es jedoch bei Kälbern (BPIV-3), Mäusen (Sendai-Virus) oder Vögeln (Newcastle-Disease-Virus).

Krankheitsbilder

Typischerweise entwickeln Kinder bis 4 Jahre mit HPIV-Infektion eine Laryngotracheobronchitis (Krupp), Rhinitis, Pharyngitis, leichte Tonsillitis und eine Bronchitis können hinzutreten oder isoliert vorhanden sein (◘ Tabelle 25-3). Fieber besteht bei Typ 1 und 3 über 2–3 Tage bei ca. 39°C. Bei der Primärinfektion mit HPIV 3 kann eine leichte interstitielle Pneumonie hinzu-

◘ **Tabelle 25-3.** Epidemiologie und Klinik verschiedener HPIV -Infektionen

HPIV-Subtyp	Vorkommen	Hauptinfektionsalter	Symptome	Schwere Erkrankung	Maternale Antikörper	Nestschutz durch Reinfektion
1	Weltweit	1/2–4 Jahre	Laryngotracheobronchitis, Fieber	Bronchiolitis, Pneumonie	Ja	Weniger – häufig – leicht
2	Weltweit	1/2–4 Jahre	Pharyngitis, Bronchitis, häufig kein Fieber	Krupp, Pneumonie	Ja	Weniger – häufig – leicht
3	Weltweit	1–24 Monate	Bronchitis, Bronchiolitis, Fieber	Krupp, Pneumonie	Nein	Häufig
4	Hauptsächlich USA	>5 Jahre	Pharyngitis, Rhinitis	?		?

treten. Schwerere und länger verlaufende Infektionen werden nur selten beobachtet und sind dann häufig von einer Krupp-Symptomatik begleitet, die auch nach Abklingen der Infektion, ähnlich wie bei RSV, noch längere Zeit bestehen bleiben kann. Bei solchen Kindern finden sich erhöhte virusspezifische IgE-Antikörperspiegel sowie eine verstärkte Histaminausschüttung.

Später auch im Erwachsenenalter auftretende Reinfektionen mit Typ 1 und 2 sind häufig asymptomatisch.

Für die ersten Monate nach der Geburt besteht für HPIV 1 und 2, nicht jedoch für HPIV 3, in der Regel ein gewisser mütterlicher Nestschutz, der in dieser Zeit zu einem leichteren Verlauf der Erkrankung führt.

Bei immungesunden Kindern ist die Komplikationsrate niedrig und besteht im Wesentlichen aus einer häufig bakteriell superinfizierten Otitis media. Bei Patienten mit zellulären Immundefekten oder Immunsuppression kann es jedoch zu einer schweren interstitiellen Pneumonie, auch mit tödlichem Verlauf kommen. Auch hier ist das häufige Auftreten bakterieller Superinfektionen zu beachten.

Differenzialdiagnostisch kommen bei normalem Infektionsverlauf v. a. Infektionen mit Rhinoviren und Adenoviren sowie Coronaviren, Moraxella catarrhalis und Chlamydien in Betracht. Bei schwerer Symptomatik ist an Influenzaviren, RSV, Haemophilus influenzae, Pneumokokken und Mykoplasmen zu denken. Bei schwererem Verlauf ist die HPIV-3-Infektion klinisch von der RSV-Infektion nicht abzugrenzen.

Diagnostik

Zur Diagnostik der HPIV-Infektion ist grundsätzlich der direkte Virusnachweis serologischen Untersuchungsmethoden vorzuziehen. Als Untersuchungsmaterialien kommen bei Infektion der oberen Luftwege Nasen- und Rachenabstriche, bei tieferen Infektionen auch Sputum, Trachealsekret oder Bronchiallavage in Betracht. In der Praxis hat sich die RT-PCR zum Nachweis viraler Nukleinsäure weitgehend durchgesetzt, die allerdings von den gesetzlichen Krankenkassen nicht bezahlt wird. EIA-Tests zum Nachweis viralen Antigens liefern jedoch ebenfalls brauchbare Ergebnisse. Weitgehend verlassen ist die Virusisolierung, da keine zeitnahen Ergebnisse erwartet werden können.

Demgegenüber sind serologische Untersuchungsmethoden nur zur Diagnostik der Primärinfektion geeignet, da signifikante Antikörpertiteranstiege bei den häufigen Reinfektionen meist ausbleiben. Zusätzlich müssen hier starke Kreuzreaktionen mit dem Mumpsvirus bedacht werden.

Therapie und Prävention

Bei den in der Regel wenig schweren Verläufen ist normalerweise eine Therapie nicht notwendig. Kommt es zu ausgeprägter Krupp-Symptomatik, so können Kortikoide oder β-Mimetika indiziert sein. Bei Pneumonie kann eine Sauerstoffgabe notwendig werden. Der Versuch einer Inhalationstherapie mit Ribavirin bleibt nachgewiesenen und besonders schweren Infektionen bei immunsupprimierten Patienten vorbehalten. Spezifische und besser verträgliche antivirale Substanzen befinden sich in der Entwicklung.

Aktive oder passive Impfstoffe gegen HPIV existieren derzeit nicht und waren in der Vergangenheit wenig erfolgversprechend. Bei Infektionen im Krankenhaus wird zu gründlichen Desinfektionsmaßnahmen geraten. Bei Ausbrüchen von HPIV in Gemeinschaftseinrichtungen (Kindergärten, Schulen) sollen gefährdete Kinder diese Einrichtungen meiden.

Fazit für die Praxis

Die 4 Typen der humanpathogenen Parainfluenzaviren (HPIV 1–4) sind Erreger akuter, gutartig verlaufender meist oberer Respirationstraktinfektionen, v. a. bei Kindern. Sowohl klinisch als auch epidemiologisch stehen Infektionen mit HPIV 3 im Vordergrund. Infektionen mit Parainfluenzaviren hinterlassen lediglich eine kurzdauernde Immunität, sodass Reinfektionen häufig sind.

Spezifische Impfungen oder spezifische antivirale Substanzen gegen Parainfluenzaviren stehen bisher nicht zur Verfügung.

Referenzzentren

- Konsiliarlaboratorium für respiratorische Synzytialviren (RS), Parainfluenzaviren – Frau Dr. I. Chaloupka
Institut für Med. Mikrobiologische Immunologie und Hygiene der TU München, Abt. für Virologie, Biedersteiner Str. 29, 80802 München.
Telefon: 089–4140–3332,
Telefax: 089–4140–3243,
E-Mail: TBL1101@sunmail.lrz-muenchen.de.
- Konsiliarlaboratorium für respiratorische Infektionen (viral) – Prof. Dr. W. Slenczka
Institut für Virologie, Medizinisches Zentrum für Hygiene und Medizinische Mikrobiologie der Philipps-Universität Marburg, Robert-Koch-Str. 17, 35037 Marburg.
Telefon: 06421–28–4313, -5460
Telefax: 06421–28–8962.

Literatur zu Kap. 25.5.1

Apalsch AM (1995) Parainfluenza and influenza virus infections in pediatric transplant recipients. Clin Infect Dis 20: 394–399

Henrickson KJ, Kuhn SM, Savatski LL (1994) Epidemiology and cost of infection with human parainfluenza virus types 1 and 2 in young children. Clin Infect Dis 18: 770–779

Karron RA, O'Brian KL (1993) Molecular epidemiology of a parainfluenza type 3 virus outbreak on a pediatric ward. J Infect Dis 167: 1441–1445

Karron RA, Wright PF (1995) A live attenuated bovine parainfluenza virus type 3 vaccine is safe, infectious, immunogenic, and phenotypically stable in infants and children. J Infect Dis 171: 1107–1-1114]

Knott AM, Long CE, Hall CB (1994) Parainfluenza viral infections in pediatric outpatients: seasonal patterns and clinical characteristics. Pediatr Infect Dis J 13: 269–273

25.5.2 Mumpsvirus

U. G. Liebert

Erreger

Mumps ist bereits seit dem Altertum als eigenständige Erkrankung bekannt aufgrund der klassischen Beteiligung der Ohrspeicheldrüsen (Parotitis epidemica, Ziegenpeter). In der Regel

III. Erreger

handelt es sich um eine banale Kinderkrankheit. Der Erreger ist ein humanspezifisches Paramyxovirus des Genus Rubulavirus. Im Gefolge der Infektion kommt es aber regelmäßig zu einer Beteiligung weiteren Drüsengewebes und innerer Organe sowie des zentralen Nervensystems (ZNS), wodurch ernste Komplikationen entstehen können.

Darüber hinaus verläuft eine Mumpsinfektion im Erwachsenenalter zunehmend schwerer. Zur Prävention steht ein lebend attenuierter Impfstoff zur Verfügung, der seit Ende der 1960er-Jahre zu einem drastischen Rückgang der Erkrankungsfälle in den Industriestaaten geführt hat. In den sog. Entwicklungsländern ist Mumps jedoch nach wie vor sehr häufig.

Epidemiologie

Mumpsvirusinfektionen kommen ubiquitär vor. Eine relative Häufung von Erkrankungsfällen wird im Winter und Frühjahr beobachtet und alle 2–7 Jahre Epidemien bei Ungeimpften.Die Kontagiosität von Mumps ist deutlich geringer als bei Masern. Die mütterliche Leihimmunität schützt für 6–8 Monate zuverlässig vor einer Infektion der Säuglinge. Bei Infektion einer ungeimpften Frau im 1. Trimenon der Schwangerschaft kann es zum Abort kommen. Kongenitale Schäden sind nicht belegt. Im 6. Lebensjahr weisen ca. 50%, im 14. Lebensjahr 80% und im Erwachsenenalter ca. 90% Antikörper gegen Mumpsvirus auf.

Der Manifestationsindex einer Mumpsvirusinfektion beträgt lediglich ca. 50% (inapparenter Verlauf insbesondere bei Kindern unter 2 Jahren und bei älteren Erwachsenen über 60 Jahre).

Bei 10–20% der Mumpsinfektionen tritt eine Meningitis/Meningoenzephalitis auf, die in aller Regel einen kurzen gutartigen Verlauf zeitigt. Männer sind häufiger als Frauen betroffen, das Risiko steigt mit zunehmendem Lebensalter. Infolge einer Mumpsmeningitis kann eine bleibende Schwerhörigkeit entstehen. Bei symptomatischer Meningitis findet man regelhaft eine Pleozytose im Liquor, deren Maximum am 3. Tag mit >250 Zellen/mm^3 beobachtet wird. Die Pleozytose bildet sich nur langsam zurück, u. U. erst nach Monaten.

Als Folge der gestörten Blut-Hirn-Schranke (Q_{Alb} massiv erhöht) wird eine Eiweißerhöhung auf bis zu 750 mg/dl beobachtet, dazu eine intrathekale Synthese virusspezifischer Antikörper in etwa $^1/_3$ der Fälle. Letztere ist oft erst nach einigen Wochen (retrospektiv) nachweisbar.

Mumpsinfektionen sind weiterhin häufig in den nichtindustrialisierten Ländern. Impflücken entstehen auch in den Industrieländern bei nicht konsequent durchgeführter Impfung mit der Folge, dass komplizierte Krankheitsverläufe im Erwachsenenalter häufiger werden. Insbesondere besteht die Gefahr einer verzögerten Durchseuchung der Bevölkerung mit dem Ergebnis eines erhöhten Manifestationsindexes bei Infektion von Jugendlichen und jungen Erwachsenen (häufigeres Auftreten von schweren Meningitiden).

Eine Beteiligung von Mumpsvirusinfektionen in der Pathogenese des Diabetes mellitus Typ 1 (IDDM) ist nach wie vor letztlich nicht bewiesen. Sicher ist hingegen, dass Mumpsvirusinfektionen keine Bedeutung bei der Entstehung von Diabetes mellitus Typ 2 hat.

Krankheitsbilder

Es handelt sich bei Mumps um eine virale hochfieberhafte Entzündung von Speicheldrüsen, insbesondere der Parotis beidseits. Die Infektion verläuft akut und in der Regel selbstlimitiert.

Nach kurzen unspezifischen Prodromi bildet sich das Kardinalsymptom der Infektion aus: eine meist beidseitige (in 90%) Schwellung der Parotiden, seltener auch anderer Speicheldrüsen, meist von Fieber bis 40°C begleitet. Die Symptome klingen nach 10–14 Tagen ab. Beteiligung anderer Organe möglich: Hoden, ZNS, Epididymis, Prostata, Ovarien, Leber, Pankreas, Milz, Schilddrüse, Nieren, Augen, Innenohr, Thymus, Herz, Brustdrüsen, Lunge, Knochenmark, Gelenke.

Die gefürchteten Komplikationen betreffen v. a. die Entstehung einer Orchitis, die in der Regel jedoch einseitig verläuft (damit keine Gefahr der Sterilität). Das Risiko einer Orchitis steigt signifikant nach Erreichen der Pubertät und betrifft dann ca. 25% aller Erkrankten. Es etnsteht meist eine irreversible Gewebsnekrose aufgrund der entzündungsbedingten Schwellung bei straffer Kapsel. Die Ovariitis bzw. Oophoritis wird aufgrund der fehlenden Organkapsel folgenlos überstanden.

Eine Pankreatitis entwickelt sich nur gelegentlich im Gefolge einer Mumpsvirusinfektion. Selbstlimitierende akute Meningitiden/Meningoenzepahlitiden treten in bis zu 20% der Fälle auf. Nur sehr selten entsteht eine persistierende Infektionen des ZNS. Die durchgemachte Infektion führt zu lebenslanger Immunität. Eine Schutzimpfung unter Verwendung von lebend attenuiertem Virus (in der Regel als trivalente MMR-Impfung zusammen mit Masern und Röteln) gehört seit Jahrzehnten zu den von den STIKO empfohlenen Impfungen im Kindesalter.

Die Übertragung erfolgt als Tröpfcheninfektion. In der Schleimhaut des Nasen-Rachen-Raums und in drainierenden Lymphknoten erfolgt die primäre Virusreplikation, gefolgt von einer kurzen Virämie. Die eigentliche Virusvermehrung findet in Drüsengewebe, insbesondere der Ohrspeicheldrüse(n) statt. Von dort kommt es häufig zu einer Ausbreitung in weitere Organe und zur Einbeziehung der Testes ins Infektionsgeschehen. Die Virämie wird durch die entstehende virusspezifische humorale Immunantwort beendet.

Die Inkubationszeit beträgt 18–21 Tage. Die Virusausscheidung im Speichel (und Urin) erfolgt bereits vor Erkrankungsbeginn bis zum Auftreten von IgA-Antikörpern (etwa 10 Tage nach Erkrankungsbeginn). Im Laufe der Infektion kommt es möglicherweise zu einer produktiven Infektion von (aktivierten) T-Lymphozyten.

ZNS-Symptome mit Erbrechen, Kopfschmerzen und Krampfanfällen werden in 20–30% der Infektionen beobachtet. Eine Beteiligung des ZNS kommt auch vor der Entwicklung einer Parotitis und ganz ohne Parotitis vor. Dabei erfolgt die Infektion des ZNS wahrscheinlich über den Plexus chorioideus (infizierte Blutmonozyten und Lymphozyten, Plexusendothelzellen); in 50% aller Mumpsfälle findet man eine Pleozytose des Liquors. Die Symptome entstehen als Folge der direkten Mumpsvirusinvasion und -infektion und/oder einer virusinduzierten Autoimmunreaktionen gegen Hirnantigene.

Auch im Tiermodell kann eine Pankreatitis durch experimentelle Mumpsvirusinfektion ausgelöst werden, und in vitro sind humane β-Zellen des Pankreas mit Mumpsvirus infizierbar. In Einzelfällen einer Mumpspankreatitis ist die sekundäre Schädigung des Inselzellsystems beschrieben. Pathogenetisch ist möglicherweise die Induktion von Autoantikörpern gegen Inselzellen des Pankreas bedeutsam.

Diagnostik

Zusätzlich zu den viralen Parametern ist die Feststellung einer erhöhten Serum- und Urinamylase oft hilfreich. Die virologische Diagnostik stützt sich hauptsächlich auf den Nachweis virusspezifischer Antikörper. IgM-Antikörper sind bereits 2–4 Tage nach Symptombeginn für 2–3 Monate nachweisbar, das meist relativ niedrige Titermaximum nach 1 Woche. Bereits nach 2 Wochen ist der IgM-Test mitunter bereits negativ (vermeindlich falsch-negatives Untersuchungsergebnis). IgG-Antikörper sind nach einer natürlichen Infektion sehr lange nachweisbar und zeigen in der Regel Schutz vor Zweiterkrankung an (**Cave:** Diagnostische Probleme bereiten Kreuzreaktion von mumpsvirusspezifischen IgG-Antikörpern mit Parainfluenzavirus Typ 2).

Der Antigennachweis ist ohne größere Bedeutung, obwohl grundsätzlich Mumpsantigen aus Rachenabstrich nachgewiesen werden kann. Auch die Virusisolation ist ungebräuchlich, jedoch aus Liquor, Rachensekret und Urin (Material bei 4°C so rasch wie möglich ins Labor schicken) möglich. Der charakteristische zytopathische Effekt (Synzytien auf Verozellen) ist nach 3–4 Tagen ausgebildet und kann mit spezifischen Antiseren verifiziert werden.

Der molekularbiologische Erregernachweis erfolgt durch Polymerasekettenreaktion (PCR). Meist wird das SH-Gen amplifiziert. Ein Nachweis im Liquor ist beweisend für eine Beteiligung des ZNS und/oder der Hirnhäute am Infektionsgeschehen.

Differenzialdiagnose

Die klinische Diagnose ist in der Regel unproblematisch. Andere Ursachen für Parotisschwellung müssen u. U. ausgeschlossen werden, z. B. Jodempfindlichkeit, Thiazidtherapie, Tumoren, Sarkoidose, Sjögren-Syndrom, bakterielle Infektion mit atypischen Mykobakterien oder Streptokokken sowie andere virale Infektionen (Influenza-, Parainfluenza- 1&3, Coxsackie- und LCM-Viren).

Therapie und Prophylaxe

Eine spezifische Therapie ist nicht bekannt.

Zur Prophylaxe stehen verschiedene Impfstoffe zur Verfügung. Die meisten enthalten abgeschwächtes Lebendvirus Stamm Jeryl-Lynn. Sinnvollerweise erfolgt entsprechend der Empfehlungen der STIKO eine trivalente Impfung zusammen mit Röteln und Masern ab dem 12.–15. Lebensmonat mit einer Auffrischungsimpfung im 6.–7. Lebensjahr.

Über internationale Apotheken ist auch ein formalininaktivierter Mumpsimpfstoff verfügbar, der insbesondere bei Immunsupprimierten zur Anwendung kommt. Seine präventive Effizienz bezüglich Parotitis und Orchitis ist mit dem der lebendattentuierten Impfstoffe vergleichbar, allerdings ist die humorale (nicht aber die zelluläre) Immunreaktion weniger stark ausgeprägt. Die Entwicklung eines molekular definierten Komponentenimpfstoffs gegen Mumps scheint in den nächsten Jahren realisierbar. Die Wirkung der passiven Immunisierung durch Hyperimmunglobulin ist sehr unsicher.

Fazit für die Praxis

- Klinische Manifestationen:
  Parotitis epidemica, Beteiligung weiterer Organe, besonders Epididymis (!), Herzmuskel und ZNS. Mit zunehmendem Alter schwerere Verläufe.
- Diagnostik:
  Serum- und Urinamylase sowie spezifisch: IgM-Antikörper, ggf. nach einigen Tagen wiederholen, Mumpsvirus-PCR (bei Komplikationen, insbesondere ZNS-Beteiligung).
- Therapie:
  Symptomatisch, keine spezifische Therapie.
- Epidemiologie und Prophylaxe:
  Ubiquitärer Erreger, relative Häufung im Winter und Frühjahr, Manifestationsindex unter 50%, Impfung mit attenuiertem Lebendimpfstoff entsprechend STIKO-Empfehlung (im Kindesalter, aber auch bei Erwachsenen problemlos möglich).
- Meldepflicht:
  Verdacht, Erkrankung.

25.5.3 Respiratory-Syncytial-Viren (RS-Viren)

U.G. Liebert

Erreger

Das RS-Virus gehört zum Genus Pneumovirus der Paramyxoviren (s. Kap. 25.5).

Epidemiologie

Die Durchseuchung der Bevölkerung ist bereits im 2. Lebensjahr abgeschlossen. Ein tierisches Erregerreservoir ist nicht bekannt. Epidemien treten jährlich in den Wintermonaten auf. RS-Viren stellen eine wichtige Ursache von Pneumonien und Brochiolitiden bei Säuglingen und Kleinkindern dar. Nosokomiale Infektionen, die eine Mortalität bis 2% aufweisen (höher bei unterernährten bzw. geschwächten Säuglingen; bei Kindern mit Herzfehlern bis 35%), sind gefürchtet. Die Inkubationszeit beträgt 3–7 Tage, eine Virusausscheidung kann bis zu 3 Wochen beobachtet werden.

Wiederholte Infektionen auch mit Viren der gleichen Untergruppe sind häufig. Zunehmend werden Infektionen bei älteren Patienten und (Knochenmark-/Stammzell-)Transplantierten beobachtet. Die wichtigten Symptome sind in der folgenden ◘ Übersicht dargestellt.

Symptomatik der RS-Virusinfektion

- Säuglinge/Kleinkinder
  - Hohes Fieber, Rhinitis (70–90%)
  - Pharyngitis (>50%)
  - Tracheobronchitis, Krupp, Bronchiolitis, Pneumonie (15–40%)
  - Gastroenteritis, Konjunktivitis, Exanthem (ca. 10%)
  - Otitis media (20%)

▼

- Ältere Kinder/Erwachsene
  - »Banale« Erkältung
  - Selten Pneumonie (bei Immunsupprimierten, auch Altersheimbewohner)

Krankheitsbilder

Die durch RS-Viren verursachte Infektion bleibt auf den Respirationstrakt beschränkt. Die Infektion wird durch Tröpfchen-, Aerosol- und Schmierinfektion (kontaminierte Gegenstände) übertragen und weist einen Häufigkeitsgipfel während der Winter- und Frühjahrsmonate auf. Die Virusvermehrung findet lokal im Nasopharynx (Nase, Mund, Augen) mit bis zu 10^4–10^6 $TCID_{50}$/ml Nasen-Rachen-Sekret statt, gefolgt von einer Ausbreitung in die tieferen Luftwege. Der Mechanismus der Erregerausbreitung ist dabei unklar, möglicherweise spielt aspiriertes virushaltiges Sekret eine Rolle. Zudem kann sich RS-Virus von Zelle zu Zelle ausbreiten, ohne dass extrazelluläre Viruspartikel vorkommen. Eine Virämie wurde nicht beobachtet.

Gelegentlich werden RS-Viren in mononukleären Zellen des Blutes gefunden, und in vitro gelang der Nachweis einer geringgradigen viralen Replikation in diesen Zellen. Im Gewebe findet man bei einer RS-Viruspneumonie massiv virales Antigen, bei einer Bronchiolitis interessanterweise deutlich weniger. In den tiefen Abschnitten des Respirationstraktes lassen sich Nekrosen des bronchiolären Epithels sowie des submukösen und adventitiellen Gewebes nachweisen, die offensichtlich auf den direkten zytopathischen Effekt von RS-Virus zurückzuführen sind. Bei der Infektionsbegrenzung spielt neben lokal sezerniertem IgA v. a. das zellvermittelte Immunsystem mit der Ausbildung zytotoxischer T-Lymphozyten eine entscheidende Rolle. Serumantikörper werden etwa 8 Tage nach Krankheitsbeginn nachweisbar.

Bei Säuglingen treten schwere Erkrankungen trotz Gegenwart mütterlicher IgG-Antikörper auf, wobei offensichtlich die Konzentration entscheidend ist. Eine immunpathologische Komponente bei der Entstehung der RS-Virusbronchiolitis ist wahrscheinlich.

Diagnostik

Grundsätzlich ist in erster Linie der Antigennachweis aus zellhaltigem Nasen-Rachen-Sekret/Absaugmaterial, auch Rachenabstrich anzustreben. Der Nachweis von Antikörpern ist für die Diagnostik der akuten RS-Virusinfektion ohne Bedeutung. IgM-Antikörper sind relativ unzuverlässig einige Tage nach Symptombeginn nachweisbar. IgG-Antikörper sind sehr lange (über viele Jahre) nachweisbar und zeigen offensichtlich Schutz vor Zweiterkrankung an. Die Virusisolation ist schwierig, da das Virus sehr instabil ist (Transport auf kürzestem Weg, Probenmaterial gekühlt auf 4°C, aber nicht eingefroren). Eine zuverlässige Diagnostik ist mittels der PCR möglich, die insbesondere bei RSV-Pneumonie und RSV-Bronchitis immunsupprimierter Patienten oft richtungsweisend ist.

Differenzialdiagnose

Bei Kindern unter 6 Monaten muss an alle anderen Ursachen von akuten Infektionen des unterern Respirationstraktes gedacht werden, insbesondere an virale Infektion mit Parainfluenzavirus Typ 3, Adeno-, Influenza-, Rhino- und Enteroviren, aber auch an Infektionen mit Chlamydia trachomatis. Bei Immunsupprimierten sollten zudem Infektionen mit Pneumocystis carinii sowie bakterielle Pneumonien ausgeschlossen werden.

Therapie

Symptomatisch, ggf. Zuführung von Sauerstoff. Als einziges antiviral wirksames Medikament wird Ribavirin angewendet als Aerosol und ggf. systemisch bei Risikopatienten (insbesondere Kinder mit kardiopulmonaler Grunderkrankung).

Prophylaxe

Eine Immunglobulinprophylaxe ist theoretisch möglich, aber es besteht das Risiko, die Symptome zu aggravieren. Ein Impfstoff zur aktiven Stimulation des Immunsystems ist zur Zeit nicht verfügbar.

Die Verwendung eines formalininaktivierten Impfstoffs in den 1960er-Jahren hat nicht nur keine ausreichende Schutzwirkung entfaltet, sondern in vielen Fällen die RS-Virusinfektion verstärkt. Diese Verstärkung war offensichtlich immunvermittelt und hatte ihre Ursache in der unausgewogenen Immunreaktion als Antwort auf die Impfung. Mehrere Komponenten kamen zusammen:

1. Es wurde kein lokales IgA gebildet; damit erfolgte keine lokale spezifische Abwehr.
2. Antikörper mit Spezifität für das virale F-Protein wurden zwar in großer Menge gebildet, sie wiesen jedoch keine virusneutralisierende Wirkung auf. Damit wurde zum einen die Ausbreitung von RS-Viren von Zelle zu Zelle nicht wirksam unterbunden, zum anderen jedoch die Ablagerung von Immunkomplexen aus Viruspartikeln und spezifischen Antikörpern gefördert. Zudem wird die Infektionshäufigkeit und -schwere erhöht, wenn eine Zelle über Fc-Rezeptoren mit Immunkomplexen reagiert und auf diesem Weg eine Einschleusung der viralen RNS ins Zytoplasma erfolgt.
3. Virusneutralisierende Antikörper gegen das virale G-Protein wurden nur in unzureichendem Maße von Impflingen gebildet.
4. Die Proliferation von T-Lymphozyten war überschießend, jedoch war dabei der Anteil zytotoxischer CD8-T-Lymphozyten zu gering.

An der Entwicklungen eines (oralen) Impfstoffs wird gearbeitet. Auf absehbare Zeit ist jedoch noch nicht mit seiner Verfügbarkeit zu rechnen.

Fazit für die Praxis

- Klinische Manifestationen
  Bei Säuglingen und Kleinkindern hochfieberhafte Rhinitis und Pharyngitis, Krupp, Bronchiolotis und Pneumonie; bei älteren Kindern und Erwachsenen meist »banale« Erkältung
- Diagnostik:
  Antigennachweis im zellhaltigen Nasen-Rachen-Sekret oder -Abstrich, PCR bei Bronchitis und Pneumonie (immunsupprimierte Patienten, z. B. nach Stammzell- oder KMT).

▼

- Therapie:
  symptomatisch (Sauerstoff), u. U. auch Ribavirin als Aerosol oder systemisch (z. B. kardiopulmonal vorgeschädigte Kinder).
- Epidemiologie und Prophylaxe:
  Frühe Durchseuchung, nosokomiale Infektionen auf Säuglingsstationen, derzeit kein Impfstoff verfügbar.
- Meldepflicht.

25.5.4 Masernvirus

S. Schneider-Schaulies, V. ter Meulen

Masernvirus (MV) ist der Erreger der akuten Masern, die als selbstlimitierende Infektion normalerweise komplikationslos übstanden werden und eine lebenslange Immunität gegenüber Reinfektion induzieren. Die Verfügbarkeit einer effizienten Lebendvakzine sowie die strikte Humanspezifität des Erregers sind, ebenso wie die noch immer hohe Morbiditäts- und Mortalitätsrate der akuten Masern, die Grundlage für die von der WHO initiierten Programme zur Ausrottung des Erregers. In diesem Abschnitt werden kurz die wichtigsten virologischen, immunologischen und klinischen Aspekte der durch MV verursachten Erkrankungen und deren Prävention erläutert.

Erreger

Das Masernvirus (MV) weist ein einzelsträngiges, nicht segmentiertes RNA-Genom von negativer Polarität auf. Es besitzt keine virusassoziierte Neuraminidaseaktivität. Aufgrund dieser Merkmale zählt es zu den Morbilliviren, einer Untergruppe der Paramyxoviren. Die anderen dieser Untergruppe angehörenden Erreger sind nicht humanpathogen (◘ s. Tabelle 25-4).

Als typisches Paramyxovirus setzt sich das Virus aus zwei strukturellen Komponenten, einem mit Proteinen kondensierten RNA-Genom und einer der Wirtszelle entstammenden Lipidhülle, zusammen, in die die viralen Glykoproteine, das Fusions-(F-) und das Hämagglutinin-(H-)Protein, inseriert sind. Die beiden Komponenten sind durch das Matrix-(M-) Protein verbunden (◘ Abb. 25-7).

Die mit dem Genom assoziierten Proteine umfassen das Nukleokapsid-(N-)Protein sowie die Untereinheiten des viralen Polymerasekomplexes und sind essenziell für die Vermehrung des viralen Genoms in infizierten Wirtszellen. Den Hüllproteinen F und H kommt eine entscheidende Bedeutung für die Bindung an zelluläre Rezeptoren und die Fusion zwischen viraler Hülle und Wirtszellmembran bei der Virusaufnahme zu. Hauptantigene für die zelluläre wie humorale Immunreaktion sind das N-Protein sowie F- und H-Proteine. Vor allem H-spe-

◘ Tabelle 25-4. Morbilliviren

Virus	Natürlicher Wirt	Experimentelle Infektion
Masernvirus (MV)	Mensch	Primaten, Baumwollratten, Maus, Ratte, Frettchen, Hamster
Rinderpestvirus (RPV)	Rind, Schwein, Ziege, Schaf	Kaninchen
Peste-des-petits-ruminants-Virus (PPRV)	Ziege, Schaf	Schwein
Hundestaupevirus (CDV)	Hund, Fuchs, Frettchen, Löwe	Maus, Hamster, Schwein, Katze
Seehund-Distemper-Virus (PDV)	Seehund, Seelöwe	Hund, Nerz
Delphinmorbillivirus (DMV)	Delphin	Rind, Schaf, Ziege, Hund
Tümmlermorbillivirus (PMV)	Tümmler	Rind, Schaf, Ziege, Hund
Pferdemorbillivirus	Fledermaus	?

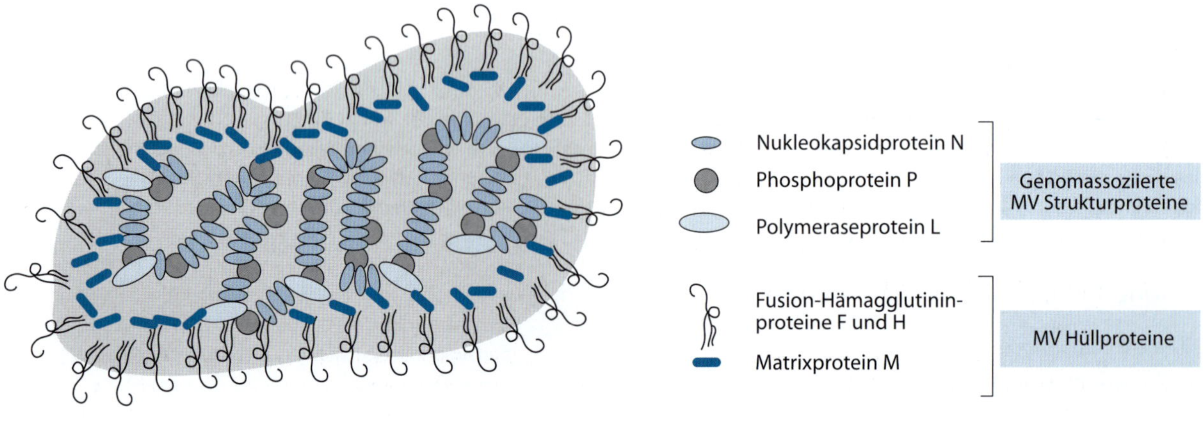

◘ Abb. 25-7. Schematische Darstellung des Masernvirus

zifische Antikörper sind neutralisierend, da sie die Bindung des Virus an die Wirtszelle hemmen. Antikörpern gegen das F-Protein hingegen kommt eine entscheidende Bedeutung für die Eindämmung der Virusausbreitung durch Zell-Zell-Fusion zu.

Natürlicher Wirt des MV ist nur der Mensch. Experimentell ist eine Übertragung nur auf nichthumane Primaten möglich. Ratten und Mäuse entwickeln nur eine ZNS-Erkrankung nach intrazerebraler Inokulation. In diesen Tiermodellen wurde die Pathogenese humaner ZNS-Komplikationen wie die akute Masernenzephalitis (AME), die subakute sklerosierende Panenzephalitis (SSPE) und die Maserneinschlusskörperchenenzephalitis (MIBE) untersucht.

Entscheidend für den Wirtsbereich des MV ist die Expression spezifischer Rezeptoren auf der Oberfläche von Zielzellen. Als Rezeptor vorwiegend für MV-Impfstämme wurde das menschliche CD46-Protein identifiziert, dessen physiologische Funktion der Schutz gesunder, nicht infizierter Zellen vor unspezifischer Komplementlyse ist.

CD150, das auf aktivierten Lymphozyten und Monozyten exprimiert wird, dient hingegen als Rezeptor für sowohl Impf- als auch Wildtypmasernviren und ist demnach allgemeiner MV-Rezeptor auf diesen Zellen. Es ist jedoch evident, dass neben der Präsenz spezifischer Rezeptoren auch bislang unbekannte intrazelluläre Faktoren für den Wirtsbereich des MV entscheidend sind.

Epidemiologie

MV wird ärosolisch durch Tröpfcheninfektion übertragen. Primär vermehrt sich das Virus im oberen Respirationstrakt und in den Konjunktiven. Nach Transport in die drainierenden Lymphknoten und dortiger Vermehrung erreicht es das retikuloendotheliale System. Einer zweiten virämischen Phase folgt die Infektion der Haut, des oberen Respirationstrakts sowie einer Reihe anderer Organe. Eine vertikale intrauterine Übertragung ist nicht nachgewiesen. Persistierende MV-Infektionen treten in seltenen Fällen im ZNS auf und sind nicht mit einer Virusausscheidung verbunden.

Die akuten Masern
Manifestationsindex vo
treten vorwiegend in W
ne saisonale Prävalenz
treten Masern vorwieg
menden Impfraten erfo
infektion auf ältere Kin
nicht. In Abhängigkeit v
Epidemien oder Einzel

Für eine akute MV-
duen, die keine viruss
Antikörper vermitteln
der allerdings transien
fung aufgebauten Imm
fenster, während dem
einer Impfung, jedoch
tion interferieren. Dies
hem Expositionsrisiko
kindern oft mit schwer

Da für die Überwi
Immunreaktion von en
Infektionen ein erhöht
mundefizienz dar.

Krankheitsbilder

Akute Masern

Die akuten Masern sir
Kindesalters und wer
sernvirus hervorgeruf
weist eine hohe antige
Masern konnte in de
Impfstrategien deutli
ländern ist diese Infek
mit einer hohen Mor
belle 25-5).

Nach einer Inkuba
rakteristische katarrh
sowie Fieber und ein

SEITE 8 · NR. 24
SAMSTAG, 29. JANUAR 2011

Deutschland verfehlt das Masern-Ziel klar

pps. FRANKFURT, 28. Januar. Im vergangenen Jahr ist die Zahl der Masernerkrankungen in Deutschland abermals gestiegen. Das Robert-Koch-Institut in Berlin verzeichnete 777 Fälle; im Jahr 2009 waren es noch 571 Fälle. Ein Drittel der Patienten musste im Krankenhaus behandelt werden, drei von ihnen mit einer schweren Entzündung des Gehirns (Enzephalitis). Die meisten Fälle verzeichneten Bayern (216), Nordrhein-Westfalen (185), Baden-Württemberg (151) und Berlin (92). Bis 2010 sollten die Masern eigentlich eliminiert werden, so das Ziel der Weltgesundheitsorganisation (WHO). Nun wird 2015 ins Auge gefasst. Nicht nur in Deutschland gibt es wieder mehr Impflücken. Die von der WHO angemahnte Impfrate von 95 Prozent für die erste und zweite Masern- und Röteln-Impfung wird auch in vielen anderen europäischen Ländern bei weitem nicht erreicht. Allein im zweiten Quartal 2010 wurden in Europa mehr als 12 000 Masernfälle registriert, fast 85 Prozent in Bulgarien. Sechs Personen starben an der Krankheit. In Deutschland sank die Zahl der Erkrankungen zwar seit 2001, als das RKI noch 6037 Fälle registrierte. Seit 2004 (123 Erkrankungen) ist sie aber klar wieder gestiegen. So gab es 2006, als es mehrere massive Ausbrüche gab und die Vereinigten Staaten im Fußball-WM-Sommer wegen der Masern sogar eine Warnung vor Reisen nach Deutschland aussprachen, mehr als 2300 Fälle. In Nord- und Südamerika wurden dank hoher Impfbereitschaft seit acht Jahren keine einheimischen Masernerkrankungen mehr registriert. Insgesamt konnte die WHO durch ihre Impfaktionen auf der Welt die Masern-Todesfälle von 2000 bis 2008 um fast 80 Prozent von mehr als 730 000 auf unter 165 000 senken.

Tabelle 25-5. MV-assoziierte Erkrankungen und ihre Pathogenese

Erkrankung	MV-Infektion	Pathoge
Akute Masern	Generalisiert	Akute, sel
Mitigierte Masern	Generalisiert	Akute Inf bei partie
Atypische Masern	Generalisiert	Akute Inf
Masernpneumonie (Riesenzellpneumonie)	Generalisiert, Lunge	Interstitie
Pneumonie, Bronchitis, Otitis media	Generalisiert	Opportun
Masernenzephalitis (AME)	Generalisiert; Virus im ZNS nicht nachweisbar	Virusinduz
Subakute sklerosierende Panenzephalitis (SSPE)	Zentrales Nervensystem	Persistierende MV Infektion von ZNS-Zellen
Maserneinschlusskörperchenenzephalitis (MIBE)[a]	Zentrales Nervensystem	Persistierende MV-Infektion von ZNS-Zellen in immunsupprimierten Patienten

[a] Die Maserneinschlusskörperchenenzephalitis (»measles inclusion body encephalitis«, MIBE) tritt nur in immunsupprimierten Patienten auf und damit mit geringerer Inzidenz als die SSPE. Sie weist virologisch und pathologisch große Ähnlichkeiten mit letzterer auf. Die Inkubationszeit ist in der Regel jedoch deutlich kürzer. Bedingt durch die bestehende Immundefizienz fehlt bei der MIBE die für die SSPE pathognomonische überschießende MV-spezifische Immunreaktion.

Flecken) auf. Aufgrund der Infektion der Darmschleimhaut entwickelt sich häufig Diarrhö. Nach Fortschreiten der Prodromalsymptomatik entwickelt sich etwa am 14.–15. Tag das typische Masernexanthem, welches dann nach etwa 3 Tagen abzublassen beginnt. Sowohl Enanthem wie Exanthem treten infolge einer allergischen Reaktion vom verzögerten Typ auf und können bei Patienten mit zellulären Immundefizienzen modifiziert sein. Bei bestehender Immunsuppression entwickeln sich häufig Riesenzellpneumonien mit bis zu Wochen persistierender ausgeprägter klinischer Symptomatik sowie gelegentlich Masernenzephalitiden.

Besondere Verlaufsformen

Mitigierte Masern können als abgeschwächte Verlaufsform der akuten Masern in Gegenwart von MV-spezifischen Antikörpern, v. a. bei Kleinkindern in Gegenwart maternaler Antikörper oder bei älteren Kindern nach passiver Impfung auftreten. Atypische Masern werden bei Patienten mit inkomplettem Impfschutz, v. a. nach Vakzinierung mit einer Totvakzine und anschließender Wildtypvirusexposition beobachtet. Die Symptomatik umfasst hohes Fieber, Kopf-, Brust- und Muskelschmerzen, ein atypisches Exanthem v. a. der distalen Extremitäten sowie relativ häufig eine Pneumonie mit Beteiligung der Pleura.

Komplikationen

Insbesondere bei Säuglingen und Kleinkindern treten als häufigste Komplikationen Masern-Krupp, Otitis media und Masernpneumonien auf. Letztere können sich als primäre interstitielle Viruspneumonie oder als sekundäre Pneumonien infolge bakterieller Superinfektionen manifestieren. Das Angehen opportunistischer Infektionen mit oft schweren Verlaufsformen wird durch eine während und bis zu Wochen nach Überstehen der akuten Masern bestehende Immunsusppression begünstigt.

Als frühe zentralnervöse Komplikation entwickelt sich bei 0,05–0,1% der Patienten mit akuten Masern die akute Masernenzephalitis (AME) mit uncharakteristischer Symptomatik, die sich pathologisch als Herdenzephalitis mit Entmarkungen manifestiert. Da virales Antigen im ZNS nicht nachweisbar ist, wird eine virusinduzierte Autoimmunreaktion als Ursache der AME vermutet.

Die subakute sklerosierende Panenzephalitis (SSPE) und die in immunsupprimierten Patienten auftretende Maserneinschlusskörperchenenzephalitis sind chronisch progrediente, entzündliche ZNS-Erkrankungen auf der Basis einer persistierenden MV-Infektion in Neuronen und Gliazellen. Mit einer Inzidenz von etwa 0,002% entwickelt sich die SSPE nach einer durchschnittlichen Inkubationszeit von 8–10 Jahren und verläuft fast immer letal.

Diagnostik

Während des Prodromalstadiums lässt sich das Virus aus Nasen-Rachen-Sekret, Konjunktivalabstrichen, peripheren Blutzellen sowie Urin in geeigneten Zellkultursystemen isolieren oder mittels der PCR dokumentieren. Virales Antigen kann immunhistochemisch in Zellen aus Nasen-Rachen-Abstrichen nachgewiesen werden. Serologisch lassen sich MV-spezifische Antikörper durch konventionelle Techniken wie die KBR, den Hämagglutinationshemmtest oder den Neutralisationstest nachweisen. Für den Nachweis von MV-spezifischem IgM oder IgG stehen ELISA zur Verfügung. Pathognomonisch für die SSPE ist das Vorliegen einer überschießenden humoralen masernspezifischen Immunreaktion in Serum und insbesondere im Liquor.

Therapie

Akute Masern sind eine selbstlimitierende Erkrankung, die bei komplikationsfreiem Verlauf nur symptomatisch therapiert wird. Eine Postexpositionsprophylaxe durch Gabe von menschlichen anti-MV-γ-Globulin ist nur bei Risikopatienten mit bestehenden zellulären Immundefizienzen bis spätestens 6 Tage nach Exposition sinnvoll. Bei einer MV-Pneumonie oder auftretenden opportunistischen Infektionen ist die Gabe von Antibiotika indiziert. Therapeutische Ansätze zur kausalen Behandlung der MV-Enzephalitis, der SSPE oder MIBE sind nicht bekannt.

Prävention

Für die Prävention der akuten Masern steht ein Lebendimpfstoff zur Verfügung, der entweder monovalent oder trivalent (zusammen mit Mumps und Röteln) gegeben wird. In Industrienationen mit bestehender hoher Seroprävalenz wird die Impfung im 15. Lebensmonat, in Entwicklungsländern in der Regel nach dem 9. Monat verabreicht. Um eine effiziente lebenslange Immunität zu induzieren, wird eine Zweitimpfung im 15.–23. Lebensmonat, frühstens 4 Wochen nach der Erstimmunisierung, spätestens bei Schuleintritt empfohlen. Impfkomplikationen treten in der Regel nicht auf. Eine HIV-Infektion stellt keine Kontraindikation für die Lebendimpfung dar.

Referenzzentrum

- Nationales Referenzzentrum (NRZ) Masern, Mumps, Röteln
Robert-Koch-Institut, Bundesinstitut für Infektionskrankheiten und nicht übertragbare Krankheiten, Berlin.
- WHO Global Reference Laboratory for Measles
Institut für Virologie und Immunbiologie der Universität Würzburg.

Literatur zu Kap. 25.5.4

Griffin DE, Bellini WJ (1996). Measles Virus. In: Fields BN, Knipe DM, Howler PM et al. (eds) Virology, 3rd edn. Raven, New York, pp 1267–1312

Schneider-Schaulies S, Dunster L, ter Meulen V (1997) Viral infections in the CNS. In: Collier L, Mahy BMJ (eds) Topley & Wilson's microbiology and microbial infections, 9th edn. E. Arnold, London, pp 835–971

Schneider-Schaulies S, Niewiesk S, ter Meulen V (1999) Molecular anatomy of viral persistence: measles virus. In: Ahmed R, Chen I (eds) Persistent viral infections. L. Wiley, Sussex, pp 297–318

Schneider-Schaulies S, ter Meulen V (1992) Molecular aspects of measles virus induced central nervous system diseases. In: Roos RP (ed) Molecular neurovirology. Humana Press, Totowa, NJ, pp 419–449

ter Meulen V, Billeter MA (1995) Measles virus. Current topics of microbiology and immunology, vol 191. Springer, Berlin Berlin Heidelberg New York Tokyo

ter Meulen V, Schneider-Schaulies S (1999) Measles. In: Zuckerman AAJ, Banatvala JE, Pattison JR (eds) Principles and practice of clinical virology, 4th edn. Wiley, Sussex

25.6 Rhabdoviridae, Rabies

R. S. Roß, M. Roggendorf

Erreger

Menschliche Tollwuterkrankungen werden durch Erreger aus der Familie Rhabdoviridae, Genus Lyssavirus hervorgerufen, und zwar beinahe ausschließlich durch das Rabiesvirus, ganz gelegentlich auch durch die sog. rabiesähnlichen Viren. Das Rabiesvirus besitzt eine geschossförmige Gestalt. Es ist durchschnittlich 180 nm lang, sein Durchmesser beträgt rund 75 nm. Das Virusgenom besteht aus einer rund 12.000 Nukleotide umfassenden, unsegmentierten, einzelsträngigen RNA mit Minusstrangpolarität. Auf ihr befinden sich in 3′-5′-Richtung 5 Gene, die für entsprechende posttranslational modifizierte virale Proteine kodieren: das phosporylierte Nukleoprotein, das Phosphoprotein M 1, das zwischen dem Nukleoprotein und der viralen Hülle gelegene Matrix-Protein (M, M 2), das von der Oberfläche des Virus nach außen ragende Glykoprotein G sowie schließlich das hochmolekulare »large« Protein als RNA-abhängige RNA-Polymerase.

Epidemiologie

Eine Übertragung des Tollwutvirus auf den Menschen ist durch alle rabiesinfizierten Tierspezies möglich. Typischerweise erfolgt sie durch eine penetrierende Bissverletzung sowie durch Kontamination einer Wunde oder der Schleimhäute mit virushaltigem Speichel des infizierten Tiers. 1998 wurden der Weltgesundheitsorganisation 33.373 Fälle menschlicher Tollwut gemeldet, wobei von einer erheblichen Dunkelziffer und somit von einer tatsächlich weitaus höheren Zahl der Erkrankungen auszugehen ist.

Rund 99% aller menschlichen Tollwutinfektionen ereigneten sich in Asien. Hauptsächlicher Vektor der Übertragung auf den Menschen war hier unverändert der rabiesinfizierte Hund. In Europa wurden 1998 insgesamt nur 7 menschliche Rabiesfälle bekannt, die sich alle in der Russischen Föderation ereigneten.

Erkrankung

◻ Abbildung 25-8 fasst wesentliche pathogenetische Ereignisse im Verlauf der Tollwuterkrankung zusammen. Die Inkubationszeit der Tollwutinfektion ist sehr variabel. Bei 25% der Fälle liegt sie unter 30 Tagen; in rund 50% beträgt sie 30–90 Tage. Bei 25% der menschlichen Rabieserkrankungen ließen sich längere Intervalle nachweisen.

Erste unspezifische Erscheinungen wie allgemeines Unwohlsein, Erbrechen, Kopfschmerzen, leichtes Fieber und lokale Missempfindungen im Bereich der Expositionsstelle entwickeln sich im Prodromalstadium der Erkrankung, das zwischen 2 und 10 Tagen dauert. Es schließt sich die 2–7 Tage währende akut neurologische Phase an. In etwa 80% der Fälle imponiert sie als sog. »*wilde Wut*« mit Zeichen einer Enzephalitis. Die Patienten präsentieren sich zunehmend verwirrt, nicht selten sehr aggressiv und halluzinieren bisweilen. Typischerweise stellen sich auch eine Aero- und Hydrophobie sowie die charakteristische Hypersalivation ein, die häufig überhaupt erst zur klinischen Verdachtsdiagnose Rabies führen.

In rund 20% der Fälle beobachtet man in der akut neurologischen Phase einen paralytischen Verlauf mit vorwiegender Beteiligung des Rückenmarks. Diese »*stille Wut*« dominiert bei Tollwutinfektionen, die durch den Biss von Fledermäusen übertragen werden. Die akut neurologische Phase der Infektion leitet über in ein Koma, das sich nach Beginn der klinischen Symptomatik unterschiedlich schnell ausbildet.

Trotz aller intensivmedizinischen Maßnahmen verläuft die Rabiesinfektion infaust; der Tod tritt meist durch zentral bedingtes Herz-Kreislauf-Versagen ein.

Diagnostik

In der überwiegenden Zahl der Fälle bereitet die virologische Intra-vitam-Diagnostik der Rabiesinfektion erhebliche Schwierigkeiten. Test der Wahl ist der direkte Virusantigennachweis mittels Immunfluoreszenztechnik. Als Probenmaterialien dienen neben Speichel bevorzugt direkt auf einem Objektträger angelegte Korneaabklatschpräparate oder Nackenhautbiopsien mit Haarfollikeln und Endigungen peripherer Nerven. Die PCR wird in der Routinediagnostik bisher nur selten eingesetzt.

Zu Beginn der klinisch apparenten Tollwuterkrankung beim Menschen fällt der direkte Antigennachweis in nur etwa 50% der Fälle positiv aus. Der Nachweis des Rabiesvirus ist intra vitam auch durch Zellkultur möglich. Hier werden Untersuchungsmaterialien wie Speichel, Liquor oder Korneaabstriche auf Neuroblastomzellen der Maus oder einer Nierenzelllinie des Hamsters kultiviert und so das Tollwutvirus isoliert. Tollwutspezifische Antikörper sind zur Intra-vitam-Diagnostik nur sehr bedingt geeignet, da sie sich – wenn überhaupt – in Serum

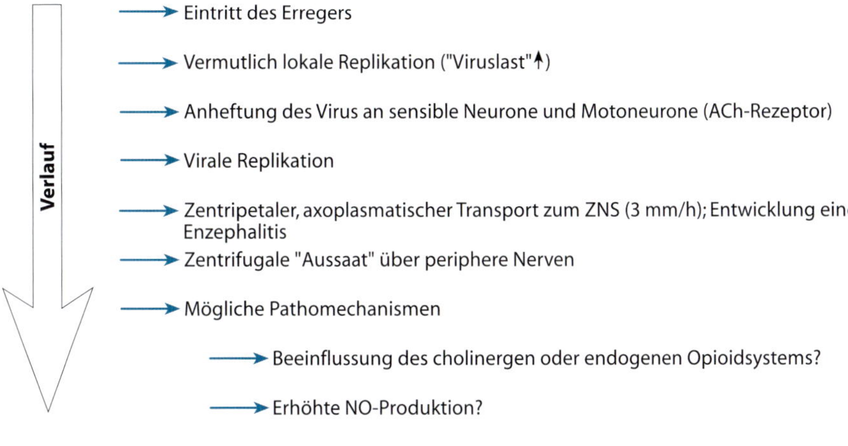
Verlauf
Eintritt des Erregers
Vermutlich lokale Replikation ("Viruslast"↑)
Anheftung des Virus an sensible Neurone und Motoneurone (ACh-Rezeptor)
Virale Replikation
Zentripetaler, axoplasmatischer Transport zum ZNS (3 mm/h); Entwicklung einer Enzephalitis
Zentrifugale "Aussaat" über periphere Nerven
Mögliche Pathomechanismen
Beeinflussung des cholinergen oder endogenen Opioidsystems?
Erhöhte NO-Produktion?

◻ **Abb. 25-8.** Pathogenetisch bedeutsame Ereignisse im Verlauf der Tollwuterkrankung (*ACh* Azetylcholin)

und Liquor erst vergleichsweise spät im Krankheitsverlauf nachweisen lassen.

In vielen Fällen ist eine zuverlässige Klärung erst postmortal möglich. Sie gelingt am schnellsten und sichersten durch den direkten Virusnachweis im Gehirn- (v. a. Ammonshorn, Kortex, Kleinhirn, Medulla oblongata) oder Speicheldrüsengewebe.

Therapie

Bis heute existiert keine spezifische Therapie der klinisch manifesten Tollwuterkrankung. Die gegenwärtig sinnvolle Behandlung erschöpft sich somit notwendigerweise in supportiven Maßnahmen und der Beherrschung eintretender Komplikationen, solange die Diagnose einer Rabiesinfektion noch nicht zweifelsfrei gestellt ist. Die Patienten sollten in ruhiger Umgebung intensivmedizinisch betreut und mit Sedativa versorgt werden. Da in absehbarer Zeit kaum mit einer klinisch einsetzbaren, spezifischen Tollwuttherapie zu rechnen ist, können gegenwärtig allein eine präexpositionelle Impfung oder die lege artis durchgeführte postexpositionelle Prophylaxe sicher vor der Erkrankung schützen.

Prävention

Personen mit einem permanent erhöhten Tollwutexpositionsrisiko wie Tierärzte, Tierheimpersonal, Jäger, Forstpersonal oder Angestellte in Laboratorien, die mit Tollwutviren arbeiten, sollten sich einer präexpositionellen Prophylaxe unterziehen. Auch Reisende in Regionen mit hoher Tollwutgefährdung stellen eine potenzielle Klientel für eine präexpositionelle Tollwutprophylaxe dar. Hierzu wird jeweils an den Tagen 0, 28 und 56 bzw. für eine schnelle Immunisierung an den Tagen 0, 7, 21/28 eine Impfdosis in den M. deltoideus verabreicht. Auffrischimpfungen sind nach einem Jahr und später dann erforderlich, wenn der Titer tollwutspezifischer Antikörper unter 0,5 IE/ml sinkt.

Die postexpositionelle Wutschutzbehandlung (PET) orientiert sich abhängig vom Expositionsgrad an den Empfehlungen der WHO und den von ihnen abgeleiteten Richtlinien der Ständigen Impfkommission beim Robert Koch-Institut, die in ◘ Tabelle 25-6 zusammengefasst sind. Sie sollte möglichst unverzüglich nach einer entsprechenden Exposition begonnen werden. Wichtigstes Einzelelement ist zweifellos die lokale desinfizierende Wundbehandlung zur Virusinaktivierung mit Seife, Detergenzien oder 70%igem Äthanol bzw. verdünnter Jodtinktur. Sie wird bei Tollwutexpositionen des Grades II ergänzt durch eine aktive Immunisierung mit Tollwutzellkulturimpfstoff (M. deltoideus) an den Tagen 0, 3, 7, 14 und 28 (»Essen-Schema«). Bei Grad-III-Expositionen ist eine Simultanprophylaxe mit Tollwutimmunglobulin zeitgleich zur 1. Impfdosis erforderlich. Im Rahmen der PET ist auch die Tetanusimpfdokumentation zu überprüfen und, falls notwendig, gleichzeitig eine Tetanusimmunprophylaxe durchzuführen.

Fazit für die Praxis

- Symptome und klinische Befunde:
  In der Anfangsphase der Erkrankung unspezifische Symptomatik. Bei unklaren neurologischen und psychiatrischen Krankheitsbildern sollte daher insbesondere nach vorangegangenen Auslandsaufenthalten differenzialdiagnostisch auch an die Möglichkeit einer Rabiesinfektion gedacht werden.
- Diagnostik:
  Die Intra-vitam-Diagnostik ist problematisch. Direkter Virusantigennachweis mittels Immunfluoreszenz aus Korneaabklatschpräparaten oder Nackenhautbiopsien. Immunitätsnachweis: Neutralisationstest.
- Therapie:
  Bislang ist keine spezifische Therapie der manifesten Erkrankung möglich. Daher nur supportive Maßnahmen.
- Epidemiologie und Prophylaxe:
  Die Übertragung erfolgt typischerweise durch Bisse rabiesinfizierter Tiere. Präexpositionelle Impfung und postexpositionelle Prophylaxe bieten sicheren Schutz vor der Erkrankung.
- Meldepflichtig:
  Krankheitsverdacht, Erkrankung und Tod sind nach §§ 6 und 7 des Infektionsschutz-Gesetzes meldepflichtig.

◘ **Tabelle 25-6.** Postexpositionelle Tollwutprophylaxe (*PET*) gemäß den Empfehlungen der Ständigen Impfkommission

Expositionsgrad	Art der Exposition		Postexpositionelle Prophylaxe
	Tollwutverdächtiges oder tollwütiges Tier	Tollwutimpfstoffköder	
I	Berühren, Füttern von Tieren, Belecken der intakten Haut	Berühren von Impfködern bei intakter Haut	Keine Impfung
II	Knabbern an der unbedeckten Haut, oberflächliche, nicht blutende Kratzer durch ein Tier, Belecken der nicht intakten Haut	Kontakt mit Impfflüssigkeit eines beschädigten Impfköders mit nicht intakter Haut	Aktive Immunisierung: Je eine Dosis Zellkulturvakzine an den Tagen 0, 3, 7, 14, 28 (M. deltoideus)
III	Jegliche Bissverletzung oder Kratzwunden, Kontamination von Schleimhäuten mit Speichel (z. B. durch Lecken, Spritzer)	Kontamination von Schleimhäuten und frischen Hautverletzungen mit Impfflüssigkeit eines beschädigten Impfköders	Aktive Immunisierung: Je eine Dosis Zellkulturvakzine an den Tagen 0, 3, 7, 14, 28 (M. deltoideus) und simultane passive Immunisierung: Einmal mit der 1. Impfdosis 20 IE/ kgKG autologes Tollwutimmunglobulin (Infiltration der Wunde; 2. Hälfte in den kontralateralen M. glutaeus)

Literatur zu Kap. 25.6

Bleck TP, Rupprecht CE (1997) Rhabdoviruses. In: Richman DD, Whitley RJ, Hayden FG (eds) Clinical virology. Churchill Livingstone, New York, Edinburgh, London, Madrid, Melbourne, San Francisco, Tokyo, pp 879–897

Dietzschold B, Rupprecht CE, Fu ZF, Koprowski H (1996) Rhabdoviruses. In: Fields BN, Knipe DM, Howley PM (eds) Virology, 3rd edn, vol 1. Lippincott-Raven, Philadelphia, New York, pp 1137–1159

Döhner L (1999) Tollwutschutzimpfung. In: Spiess H (ed) Impfkompendium 5. Aufl. Thieme, Stuttgart, New York, S 279–287

Haupt W (1999) Rabies – risk of exposure and current trends in prevention of human cases. Vaccine 17: 1742–1749

Hemachudha T (1997) Rabies. In: Roos KL (ed) Central nervous system diseases and therapy. Marcel Dekker, New York, Basel, Hong Kong, pp 573–600

Hemachudha T, Phuapradit P (1997) Rabies. Curr Opin Neurol 10: 260–267

Jackson AC (2000) Rabies. Can J Neurol Sci 27: 278–282

Meslin F-X, Kaplan MM (1996) An overview of laboratory techniques in the diagnosis and prevention of rabies and in rabies research. In: Meslin F-X, Kaplan MM, Koprowski H (eds) Laboratory techniques in rabies, 4th edn. World Health Organization, Geneva, pp 9–27

Plotkin SA (2000) Rabies. Clin Infect Dis 30: 4–12

Plotkin SA, Koprowski H (1994) Rabies vaccine. In: Plotkin SA, Mortimer jr EA (eds) Vaccines, 2nd edn. Saunders, Philadelphia, pp 649–670

Ross RS, Roggendorf M (1999) Rabies. In: Henkes H, Kölmel HW (Hrsg) Die entzündlichen Erkrankungen des Zentralnervensystem, 6. Erg. Lief. eco-med, Landsberg (Lech), S 1–33

Ross RS, Kruppenbacher JP, Schiller WG, Marcus I, Kirsch WD, Wiese M, Adamczak M, Roggendorf M (1997) Menschliche Tollwuterkrankungen in Deutschland. Dtsch Ärztebl 94: A-34 - A-37

Ständige Impfkommission am Robert Koch-Institut (STIKO) (2001) Impfempfehlungen der Ständigen Impfkommission – Stand: Juli 2001. Epidemiol Bull 28/2001: 203–218

Thraenhart O (2000) Tollwut. In: Lang W, Löscher T (Hrsg) Tropenmedizin in Klinik und Praxis, 3. Aufl. Thieme, Stuttgart, S. 389–397

Tordo N (1996) Characteristics and molecular biology of the rabies virus. In: Meslin F-X, Kaplan MM, Koprowski H (eds) Laboratory techniques in rabies, 4th edn. World Health Organization, Geneva, pp 28–51

World Health Organization (WHO) (2000) World survey of rabies No 34 for the year 1998 [WHO/CDC/CSR/APH/99.6]

25.7 Filoviridae

H. Feldmann

Erreger

Marburg- (MBG) und Ebolavirus (EBO) sind nichtsegmentierte, negativsträngige RNA-Viren und bilden die Familie Filoviridae innerhalb der Ordung Mononegavirales. Das Genus »*Marburg-like virus*« umfasst mehrere verwandte Isolate und zeigt wenig serologische Kreuzreaktivität mit EBO-Viren. Das Genus »Ebola-like virus« wird unterteilt in die Subspezies Elfenbeinküste, Reston, Sudan und Zaire, die serologische Kreuzreaktivität aufweisen.

Die Virionen sind filamentös und extrem polymorph. Ihre Länge variiert stark (<14.000 nm) im Vergleich zum einheitlichen Durchmesser (ca. 80 nm). Die Lipidhülle umgibt das Nukleokapsid, das aus genomischer RNA und 4 Strukturproteinen besteht:

- Nukleoprotein (NP),
- virales Strukturprotein (VP) 30,
- VP35 und
- virale Polymerase (L).

L katalysiert die Transkription und Replikation im Zytoplasma der Zelle, und VP35 scheint ein viraler Kofaktor der Polymerase zu sein. NP umhüllt die RNA und interagiert mit VP30, welches im Falle von Ebola als Transkriptionsfaktor fungiert. Virionen weisen ferner 3 membranassoziierte Proteine auf:

- Glykoprotein (GP),
- VP40 und
- VP24.

Das transmembranale GP bildet die »spikes« der Virionen und vermittelt die Initialschritte der Infektion (Virusadsorption, Fusion). VP40 fungiert als Matrixprotein; die Funktion von VP24 ist unbekannt. Das Genom ist 19 kb lang, nicht segmentiert, von negativer Polarität und nicht infektiös. Die 7 Gene haben die Anordung 3"-NP-VP35-VP40-GP-VP30-VP24-L-5'.

Epidemiologie

Filovirusbedingte hämorrhagische Fieber (MBG-HF, EBO-HF) traten erstmals 1967 in Europa (Marburg, Frankfurt, Belgrad) auf. Betroffen waren Laborarbeiter, die Kontakt mit aus Uganda importierten infizierten Affen (Ceropithecus aethiops) hatten. Insgesamt wurden 26 primäre und 6 sekundäre Infektionen registriert, wobei 7 der Primärinfizierten starben. Weitere Einzelfälle von MBG-HF sind aus Afrika (Zimbabwe 1975; Kenia 1980, 1987) und Russland (3 Laborinfektionen) bekannt. Der bislang einzige Ausbruch von MBG-HF in Afrika ereignete sich in Durba im Norden der Demokratischen Republik Kongo (1998–2000; ◘ Tabelle 25-7).

EBO-HF wurde erstmals 1976 während zweier Ausbrüche von viralem HF im Sudan (Nzara, Maridi, Juba) und der Demokratischen Republik Kongo (Yambuku) beschrieben. Insgesamt wurden 602 Fälle registriert, und die Letalität lag bei 53% bzw. 88%. 3 Jahre später (1979) kam es erneut zu einem Ausbruch von EBO-HF in Nzara, Sudan (34 Krankheitsfälle, Letalität 65%), sowie 1995 in Kikwit, Demokratische Republik Kongo (315 Krankheitsfälle, Letalität 77%). Von 1994–1997 wurden mehrere Ausbrüche von EBO-HF aus Gabun gemeldet mit insgesamt über 100 Fällen und ähnlich hoher Letalität.

Einzelfälle von EBO-HF wurden aus England (1976, Laborinfektion), Tandala, Demokratische Republik Kongo (1977), der Elfenbeinküste (1994) und Südafrika (1996) gemeldet. Mit EBO-Reston wurde 1989 in den USA erstmals ein Filovirus aus Cynomolgus-Affen (Macaca fascicularis) isoliert, welches von den Philippinen stammte (◘ Tabelle 25-7).

Die natürlichen Wirte sind der Mensch und andere Primaten. Experimentelle Wirte umfassen Meerschweinchen, Hamster und Maus, wobei häufig die primäre Infektion nicht letal verläuft.

Der initiale Übertragungsweg (Zoonose) ist ungeklärt. Die Transmission von Mensch zu Mensch erfolgt durch engen Kontakt mit Infizierten und deren Ausscheidungsprodukten (häufig nosokomial). Sexuelle, neonatale und aerogene Transmissionen sind möglich, aber epidemiologisch von geringer Bedeutung.

Tabelle 25-7. Marburg- und Ebola-hämorrhagisches Fieber beim Menschen

Land	Jahr	Virus/ Subspezies	Fälle (Letalität)	Epidemiologie
Deutschland, Jugoslawien	1967	MBG	32 (23%)	Infektionsquelle: importierte Affen (Cercopithecus aethiops) aus Uganda
Zimbabwe	1975	MBG	3 (33%)	Infektionsquelle: unbekannt/Indexfall in Zimbabwe infiziert (letal)/Sekundärinfektionen in Südafrika
Sudan	1976	EBO-Sudan	284 (53%)	Infektionsquelle: unbekannt/Transmission durch engen Kontakt/viele nosokomiale Infektionen
Demokratische Republik Kongo (Zaire)	1976	EBO-Zaire	318 (88%)	Infektionsquelle: unbekannt/Transmission durch engen Kontakt und kontaminierte Nadeln (nosokomial)
Demokratische Republik Kongo	1977	Ebola-Zaire	1 (100%)	Infektionsquelle: unbekannt/einzelne Infektion in Missionskrankenhaus (unklar, ob weitere Fälle)
Sudan	1979	EBO-Sudan	34 (65%)	Infektionsquelle: unbekannt/Ausbruch an gleicher Stelle wie 1976
Kenia	1980	MBG	2 (50%)	Infektionsquelle: unbekannt/Indexfall aus Westkenia (letal)
Kenia	1987	MBG	1 (100%)	Infektionsquelle: unbekannt/Reisen in Westkenia
USA	1989/90	EBO-Reston	4 (0%)	Infektionsquelle: importierte Affen (Macaca fascicularis) von den Philippinen/4 asymptomatische Infektionen
Italien	1992	EBO-Reston	0 (0%)	Infektionsquelle: importierte Affen (Macaca fascicularis) von den Philippinen/keine Infektionen von Personen
Elfenbeinküste	1994	EBO-Elfenbeinküste	1 (0%)	Infektionsquelle: toter Schimpanse/einzelne Infektion
Gabun	1994	EBO-Zaire	Unbekannt	Mögliche Infektionsquelle: nichthumane Primaten/ mehrere laborbestätigte Infektionen
Demokratische Republik Kongo	1998–2000	MBG	>100 (?)	Mögliche Infektionsquelle: unbekannt/Verlauf des Ausbruchs wie 1976
Gabun	1996	EBO-Zaire	50 (50%)	Mögliche Infektionsquelle: Kontakt und Verzehr eines toten Schimpansen
USA	1996	EBO-Reston	0 (0%)	Infektionsquelle: importierte Affen (Macaca fascucularis) von den Philippinen/keine Infektionen von Personen
Gabun	1996/97	EBO-Zaire	60 (75%)	Mögliche Infektionsquelle: nichthumane Primaten
Südafrika	1996	EBO-Zaire	2 (50%)	Importierte Infektion aus Gabun/Indexfall nicht letal/ Sekundärinfektion letal
Demokratische Republik Kongo	1998–2000	MBG	>100 (?)	Mögliche Infektionsquelle: Goldmine/Infektionen mit unterschiedlichen Virusstämmen/Letalität ähnlich hoch wie EBO
Uganda	2000/01	EBO-Sudan	425 (53%)	Infektionsquelle: unbekannt/viele intrafamiliäre und nosokomiale Infektionen
Gabun and Demokratische Republik Kongo	2001/02	EBO-Zaire	Unbekannt	Infektionsquelle: unbekannt/mangelnde Kooperation der Bevölkerung bei Ausbruchkontrolle
Demokratische Republik Kongo	1998–2000	MBG	>100 (?)	Mögliche Infektionsquelle: Goldmine/Infektionen mit unterschiedlichen Virusstämmen/Letalität ähnlich hoch wie EBO
Uganda	2000/01	EBO-Sudan	425 (53%)	Infektionsquelle: unbekannt/viele intrafamiliäre und nosokomiale Infektionen
Gabun and Demokratische Republik Kongo	2001/02	EBO-Zaire	Unbekannt	Infektionsquelle: unbekannt/mangelnde Kooperation der Bevölkerung bei Ausbruchkontrolle
Demokratische Republik Kongo (Zaire)	1999/00	MBG	Unbekannt	Mögliche Infektionsquelle: Goldmine/Infektionen mit unterschiedlichen Virusstämmen

Filovirusinfektionen zählen zu den Zoonosen, obwohl die natürlichen tierischen Reservoire weder für MBG noch EBO bekannt sind. Als mögliches Reservoir werden verschiedene Fledermausspezies diskutiert. Seroepidemiologische Studien belegen das endemische Vorkommen von Filoviren im zentralafrikanischen Raum. Ausgangspunkt der meisten Ausbrüche von MBG- und EBO-HF war die tropische Regenwaldzone zentralafrikanischer Länder. EBO-Reston scheint endemisch auf den Philippinen vorzukommen.

Aufgrund der unbekannten Reservoire lassen sich Risikogruppen für Primärinfektionen schwierig bestimmen. Während einer Epidemie sind die Hauptrisikogruppen das Krankenhauspersonal und Personen, die engen Kontakt zu Erkrankten haben.

Erkrankungen

Die Inkubationszeit beträgt 4–16 Tage. Im Anschluss an die Initialsymptome (Fieber, Schüttelfrost, Kopfschmerzen, Anorexie, Abgeschlagenheit, Myalgien) können sich Konjunktivitis, Übelkeit, Erbrechen, abdominale Beschwerden, Diarrhö, Hämorrhagien und ein makulopapulöses Exanthem entwickeln. Die Patienten sind häufig dehydriert, apathisch und desorientiert. Zeichen von Hämorrhagien (Petechien, konjunktivale Injektion) sind oft schon bei Einweisung vorhanden und können sich um den 5.–8. Tag zu schweren hämorrhagischen Manifestationen (Gastrointestinaltrakt, Lunge, Mund-Rachen-Raum) ausdehnen. Der Tod tritt zwischen dem 7.–16. Tag ein und ist oft mit hypovolämischem Schock assoziiert.

Eine infektionsbedingte Immunsuppression ist beschrieben worden. Ferner besteht ein erhöhtes Risiko für Aborte. Die Letalität ist hoch und variiert von 23% für einige MBG-Stämme bis zu 88% für EBO-Zaire. Während der Konvaleszenz können Athralgien, Myalgien, abdominale Schmerzen und Fatigue auftreten. Myelitis, Hepatitis, Psychosen, und Uveitis sind ebenfalls beschrieben worden. Chronische Verläufe sowie Reaktivierung wurden bislang nicht beschrieben. Eine kurzzeitige Viruspersistenz (z. B. im Samen) ist nicht auszuschließen. Neben schweren Verläufen wurden kürzlich leichtere sowie asymptomatische Infektionen mit EBO-Zaire and EBO-Sudan bekannt. EBO-Reston wird als humanapathogen eingestuft.

Bei letalen Verläufen werden generalisierte Hämorrhagien gefunden. Mikroskopische Veränderungen beinhalten Nekrosen in der Leber (stark betroffen), den lymphatischen Organen, den Nieren, den Hoden und den Ovarien, welche Auswirkungen der Virusreplikation vor Ort sind. Zudem lassen sich Zerstörungen in den parafollikulären Regionen von Lymphknoten und Milz nachweisen (dendritische Zellen). Post mortem findet man wenig monozytäre Infiltrationen in Bereichen von Parenchymnekrosen. Klinische und biochemische Parameter bestätigen diese Beobachtungen und weisen zusätzlich auf Permeabilitätsstörungen und Koagulopathien hin. Die Zellen des monozytären phagozytotischen Systems sind die primären Zielzellen. Später findet man eine Beteiligung weiterer Zelltypen, insbesondere von Endothelzellen. Als Ursache des Schocksyndroms wird eine virusinduzierte, mediatorvermittlelte vaskuläre Instabilität diskutiert. Die Hämorrhagien scheinen Folgen der direkten Zerstörung des Endothels durch Virusreplikation sowie indirekter Einwirkungen durch wirtsspezifische Abwehrreaktionen zu sein. Die Mechanismen sind ungeklärt.

Diagnostik

Die Diagnose einzelner Fälle ist schwierig. Krankenhausaufenthalte sowie Kontakt mit Erkrankten oder wilden Tieren in endemischen Ländern sind nützliche Hinweise. Bei Erkrankungshäufungen mit prodromalem Fieber gefolgt von hämorrhagischen Diathesen und dem Verdacht der Ausbreitung von Mensch zu Mensch sollte an virale HF gedacht werden. Differenzialdiagnostisch sind v. a. Malaria und Typhus auszuschließen.

Die Labordiagnose erfolgt primär über den Nachweis von Antigen (Blut, Serum, Gewebe) und sekundär über den Nachweis spezifischer Antikörper. Der Antigennachweis erfolgt über einen Antigen-ELISA (virale Proteine) und die PCR (virale RNA). Für die Post-mortem-Diagnostik sind der direkte Immunfluoreszenztest und die Immunhistochemie geeignet. Zum Antikörpernachweis werden μ-capture-IgM- und IgG-ELISA empfohlen.

Cave:
Der Antikörpernachweis kann in der frühen klinischen Phase negativ ausfallen!

Die starke Virämie und die typische Morphologie erlauben den Einsatz der Elektronenmikroskopie in der Diagnostik (◘ Tabelle 25-8).

Therapie

Die Therapie erfolgt symptomatisch und sollte in erster Linie auf das Bilanzieren des effektiven Blutvolumens und der Elektrolyte abgestellt sein. Schock, zerebrale Ödeme, Nierenversagen, Koagulopathien und sekundäre bakterielle Infektionen bestimmen maßgeblich den Verlauf/Ausgang der Erkrankung. Die Effektivität von Heparin (dissemnierte intravaskuläre Koagulopathie) und Interferon ist klinisch nicht belegt. Konvaleszentenplasma oder -blut wurde in Kikwit therapeutisch eingesetzt. Es gibt kein antivirales Therapeutikum.

Prävention

Weder eine chemische noch eine immunologische Prophylaxe sind verfügbar. Aufgrund des geringen Gefährdungspotenzials sind spezielle Schutzmabnahmen für Reisende in Endemiegebiete nicht erforderlich. Die wichtigsten Maßnahmen zur Prävention einer Transmission von Mensch zu Mensch sind die Isolierung von Patienten (notfalls Unterdruckraum), das Einhalten hygienischer Maßnahmen und der Schutz des medizinischen Personals (Mundschutz/Respirator, Handschuhe, Kittel, Gesichtsschutz). Ausscheidungsprodukte von Patienten und wiederverwendbare Materialien sollten chemisch (z. B. Hypochlorit) oder thermisch desinfiziert werden.

Bei importierten Affen müssen die Quarantänevorschriften eingehalten und ggf. eine gezielte Diagnostik angestrebt werden.

Tabelle 25-8. Diagnostische Nachweisverfahren (**Cave:** Konsiliarlaboratorien vorbehalten, s. unten). [Aus: Lenz et al. (1998) Epidemiologisches Bulletin, RKI, 45/98: S 317–19]

Verfahren	Ziel des Nachweises	Klinisches Material	Transport und Lagerung	Vorteile	Nachteile
A. Antigennachweis					
Antigen-ELISA[a]	Virales Antigen	Blut, Serum, Gewebe	Nativ/Trockeneis	Schnell und sensitiv	Nicht generell verfügbar
Immunfluoreszenztest, direkt (FA)	Virales Antigen	Gewebe (Leber)	Nativ/Trockeneis fixiert/Raumtemp.	Schnell und einfach	Subjektive Beurteilung, Sensitivität
PCR	Genomische RNA	Blut, Serum, Gewebe	Nativ/Trockeneis	Schnell und sensitiv	Kontaminationen
Elektronenmikroskopie	Virale Partikel	Blut, Serum, Gewebe	Nativ/Trockeneis fixiert/Raumtemp.	Einzigartige Morphologie	Weniger sensitiv
Immunhistochemie[a]	Virales Antigen	Gewebe (Haut, Leber)	Fixiert/Raumtemperatur		Keine Routinediagnostik, zeitaufwendig
Virusisolierung	Virale Partikel	Blut, Serum, Gewebe	Nativ/Trockeneis	Virus für Charakterisierung	Zeitaufwendig
B. Antikörpernachweis					
Immunfluoreszenztest, indirekt (IFA)	Virusspezifische Antikörper	Serum	Serummonovette/gekühlt	Einfache Durchführung	Subjektive Beurteilung
IgM-capture-ELISA, IgG-ELISA	Virusspezifische Antikörper	Serum	Serummonovette/gekühlt	Spezifisch, sensitiv und schnell	Kann in der akuten Phase negativ sein
Immunblot	Virusspezifische Antikörper	Serum	Serummonovette/gekühlt	Proteinspezifisch	Interpretation gelegentlich schwierig

[a] Verfahren in Deutschland nicht etabliert.

III. Erreger

Konsiliarlaboratorien

- Filoviren:
Institut für Virologie, Philipps-Universität, Robert-Koch-Str. 17, D-35037 Marburg, Telefon 06421-286-6253 oder 06421-28-3691 (-3692, -3693), Mobiltelefon 0172-6763502, Fax 06421-28-8962, E-Mail: klenk@mailer.uni-marburg.de
- Importierte Virusinfektionen:
Bernhard-Nocht-Institut für Tropenmedizin, Bernhard-Nocht-Str. 74, D-20359 Hamburg, Tel.: 040-31182-401, Fax: 040-31182-400, E-Mail: schmitz@rrz.uni-hamburg.de

Fazit für die Praxis

Filoviridae:

- Erreger: nichtsegmentiertes, negativsträngiges RNA-Virus, umhüllt, filamentöse Partikel.
- Genus: »Marburg-like virus« (1 Spezies); Genus: »Ebola-like virus« (4 Spezies: Sudan, Zaire, Elfenbeinküste, Reston).
- Epidemiologie: Zentralafrika; Zoonose (Reservoir unbekannt); Übertragung von Mensch zu Mensch durch engen Kontakt mit Infizierten und deren Ausscheidungsprodukten.
- Symptome: Fieber, abdominale Beschwerden, Diarrhö, makulopapulöses Exanthem, Hämorrhagien, Schock.
- Laborparameter: Leberfunktionsstörung, Thrombozytopenie.

▼

- Diagnostik: Antigennachweis (Antigen-ELISA), Nukleinsaeurenachweis (PCR).
- Therapie: Symptomatisch.
- Management: Isolierung; **Cave:** nosokomiale Infektionen; Übertragung von Mensch zu Mensch!
- Prophylaxe: Kein Impfstoff verfügbar.
- Meldepflicht: Bei Verdacht, Erkrankung und Tod.

Literatur zu Kap. 25.7

Centers for Disease Control and Prevention (1988) Management of patients with suspected viral hemorrhagic fever. MMWR 37: 1–16

Centers for Disease Control and Prevention (1990). Update: Ebola-related filovirus infection in nonhuman primates and interim guidelines for handling nonhuman primates during transit and quarantine. MMWR 39: 22–24, 29–30

Feldmann H, Klenk HD (1996) Filoviruses: Marburg and Ebola. In: Maramorosch, K, Murphy FA, Shatkin AJ (eds) Advances in virus research, vol 47. Academic Press, San Diego New York, London, pp 1–52

Feldmann H, Sanchez A, Klenk HD (1998) Filoviruses. In: Mahy BWJ, Collier L (eds) Microbiology & microbial infections, vol I: Virology, 9th edn. E. Arnold, London, pp 651–664

Klenk HD (1995) Marburg and Ebola viruses. Springer, Berlin Heidelberg New York Tokyo (Curr Top Microbiol Immunol, vol 235, pp 1–204)

Lenz O, Klenk H-D, Slenczka W, Feldmann H (1998) Infektionen durch Marburg- und Ebolavirus. Epidemiol Bull 45/98: 317–319

Martini GA, Siegert R (1971) Marburg virus disease. Springer, Berlin Heidelberg New York Tokyo, pp 1–237

Pattyn SR (1978) Ebola virus hemorrhagic fever. Elsevier/North-Holland, Amsterdam, 1–436
Peters CJ, LeDuc JW (1999) Ebola: the virus and the disease. J Infect Dis 179 (Suppl 1): 1–288
Peters CJ, Sanchez A, Feldmann H, Rollin PE, Nichol ST, Ksiazek TG (1994) Filoviruses as emerging pathogens. SeminVirol 5: 147–154
Peters CJ, Sanchez A, Rollin PE, Ksiazek, TG, Murphy FA (1996) Filoviridae: Marburg and Ebola viruses. In: Fields BN et al. (eds) Virology, 3rd edn. Raven, Philadelphia, pp 1161–1176
World Health Organization (1995) Viral haemorrhagic fever – management of suspected cases. Weekly Epidemiol Rec 70: 249–256

25.8 Orthomyxoviren

R. Heckler

Die Familie der Orthomyxoviren umfasst Viren, die ein segmentiertes RNA-Genom mit negativer Orientierung besitzen. Die Viren benötigen für die Replikation ein eigenes spezielles Enzym, eine RNA-abhängige RNA-Polymerase.

Zur Familie der Orthomyxoviren gehören 2 Genera:
- Influenzaviren (Typ A und B) und
- Influenzavirus C.

Die Genera unterscheiden sich in der Anzahl der Genomsegmente: Influenza A und B besitzen 8 Genomsegmente, Influenza C dagegen 7. Die Segmentierung erlaubt den Viren, bei Doppelinfektionen von Zellen neue Reassortanten zu bilden. Dadurch können neue Subtypen der Viren entstehen (Shiftmechanismus bei den Influenza-A-Viren).

25.8.1 Influenza

Erreger

Die Erreger der Influenza, der echten Virusgrippe, sind ca. 100 nm große RNA-Viren, wie oben erwähnt in 3 Typen eingeteilt, A, Bund C, die durch ein spezifisches Ribonukleoprotein (RNP) innerhalb der Virushülle gekennzeichnet werden. Viren des Typs B und C sind in der Regel nur für den Menschen infektiös, während Influenza A verschiedene Säugetiere und auch Vögel infizieren kann. Influenza C führt beim Menschen zu Erkrankungen, die meist wesentlich leichter verlaufen als bei der Influenza A und B.

Das Ribonukleoprotein wird von Matrixprotein umgeben. Die Außenhülle des Influenzavirus wird von einer Lipiddoppelmembran gebildet, in der sich die Oberflächenantigene Hämagglutinin (H) und Neuraminidase (N), beides Glykoproteine, und ein weiteres Matrixprotein (M2) befinden. Influenza-A-Viren werden durch ihre verschiedenen Oberflächenantigene N und H charakterisiert und in Subtypen eingeteilt.

Die Namensgebung und Einteilung in die Subtypen wie z. B. H3N2 ist historisch begründet. Das 1933 zuerst isolierte und charakterisierte Influenzavirus bekam die Bezeichnung A(H1N1). 1957 isolierte Influenza-A-Viren mit anderen antigenen Eigenschaften wurden entsprechend A(H2N2) genannt. Seitdem die Viren angezüchtet werden können, sind bisher 6 verschiedene Subtypen beim Menschen durch Kombination der H- und N-Proteine aufgetreten: H1N1, H1N2, H2N2, H3N2, H5N1 und H9N2. Bei insgesamt 9 N- und 16 H-Variationen, die bisher bekannt sind, gibt es theoretisch über 100 verschiedene Kombinationsmöglichkeiten für weitere Subtypen. Im Tierreich sind bisher über 70 Kombinationen gefunden worden. Ein großes Reservoir an unterschiedlichen Subtypen findet man bei einigen Vogelarten.

Epidemiologie

Die Influenzaviren sind als RNA-Viren in ihrem genetischen Material relativ instabil. Durch Punktmutationen kommt es zu einer großen Variabilität und damit zu einer Änderung, die sich in der Struktur der Oberflächenantigene (H und N) widerspiegelt. Diese kleinen Veränderungen an der Oberfläche führen zu einer sog. »Antigendrift«. Die Drift ermöglicht es den Viren, durch Ausbildung neuer Varianten die Immunität der Bevölkerung immer wieder zu unterlaufen und Epidemien auszulösen.

Wenn ein Individuum gleichzeitig von zwei verschiedenen Influenza-A-Subtypen infiziert wird, kann sich das genetische Material der Viren, das in 8 voneinander getrennten Genomsegmenten vorliegt, durch »reassortment« (Neuorganisation, Neuzusammensetzung) neu anordnen. Durch dieses sog. »Antigen-shift« kann es zu neuen Subtypen kommen, die Pandemien auslösen können. Eine Pandemie ist definiert als eine weltumspannende große Epidemie, die durch einen neuen oder einen wieder aufgetauchten Virussubtyp ausgelöst wird.

Im Verlauf des letzten Jahrhunderts ist es zu 4 Pandemien gekommen:

1918 (Spanische Grippe) A(H1N1),
1957 (Asiatische Grippe) A(H2N2),
1968 (Hongkong-Grippe) A(H3N2),
1977 (Russische Grippe) A(H1N1).

Die Pandemien waren durch hohe Morbidität und Mortalität gekennzeichnet.

Influenzaviren sind weltweit verbreitet. Es kommt meist in den Wintermonaten zu einer Häufung von Influenzaerkrankungen; auf der Südhalbkugel treten die Erkrankungen um ein halbes Kalenderjahr versetzt auf. Die Schwere der Influenzawellen ist sehr unterschiedlich; die Krankheiten können sporadisch auftreten und leicht verlaufen; es kann aber auch durch eine neue Driftvariante zu erheblichen Epidemien kommen.

Das Influenzageschehen wird weltweit wegen der Gefahr neuer Pandemien und schwerer Epidemien durch ein System von Influenzazentren beobachtet. Seit mehr als 50 Jahren koordiniert die WHO dieses System, das aus 110 Überwachungszentren in 80 Ländern und 4 WHO-Collaborating Centres in Atlanta (USA), London (UK), Melbourne (Australien) und Tokio (Japan) besteht. In Deutschland wird die Aufgabe von den »Nationalen Influenza-Referenzzentren« in Hannover und Berlin und der AGI (Arbeitsgemeinschaft Influenza) in Marburg übernommen. Die WHO legt aus den Erkenntnissen der Influenzaüberwachung 2-mal im Jahr, im Februar und September, die Komponenten der neuen Impfstoffzusammensetzung für die nördliche und südliche Hemisphäre fest.

Die Übertragung der Influenzaviren erfolgt hauptsächlich aerogen von Mensch zu Mensch, d. h. durch Tröpfcheninfektion. Die Infektion kann dabei sogar über Distanzen von einigen Metern erfolgen. Die Viren können aber auch leicht durch direkten Kontakt über die Hände und durch Schmierinfektion weitergegeben werden.

Im Gegensatz zu Influenza-B- und -C-Viren kommen Influenza-A-Viren auch im Tierreich vor (Säugetiere und Vögel). Die Übertragung ist auch z. B. vom Schwein zum Menschen und vom Vogel zum Menschen möglich. Die Infektion führt aber in der Regel nicht häufig zur starken Erregervermehrung und Erkrankung, da humanpathogene Viren an den Menschen angepasst (adaptiert) sein müssen.

Erkrankung

Das klinische Bild einer Influenzaerkrankung, die unterschiedlich schwer verlaufen kann, ist mitunter nicht sehr charakteristisch und ähnelt anderen viralen Atemwegserkrankungen. Der geübte klinische Blick kann aber doch Unterschiede sehen: Die Influenza beginnt häufig abrupt (»sudden onset«) mit plötzlichem schwerem Krankheitsgefühl und Fieber über 38,5°C. Die Inkubationszeit nach einer Infektion ist mit wenigen Stunden bis zu 2 Tagen recht kurz. Nach dem plötzlichen Beginn mit Unwohlsein, Appetitlosigkeit, Frösteln, und Fiebrigkeit, an den sich der Patient meist gut erinnert, kommen bald auch Myalgien, Muskel- und Gelenkschmerzen hinzu. Die Haut wird empfindlich gegen Berührung, und es kommt nicht selten zu einer Lichtüberempfindlichkeit der Augen. Bei der Racheninspektion kann der Arzt oft eine blaurote, livide, rautenförmige Verfärbung der Schleimhaut ohne Beläge, die »flammende Röte«, beobachten, die auf die gestauten Kapillaren zurückzuführen ist. Weitere Symptome wie Bronchitis, Pharyngitis, Kopfschmerzen und gastrointestinale Beschwerden wie Erbrechen und Durchfall können auftreten.

Das Fieber steigt bei einer ausgeprägten Erkrankung über 39°C und hält gleichmäßig etwa 3–4 Tage an. Am 3./4. Tag kann es zu einer Krise kommen, hier entscheidet sich der weitere Verlauf der Erkrankung. In der Regel werden die Patienten nach 6–10 Tagen wieder beschwerdefrei, es stellt sich aber nicht selten eine postgrippale Asthenie ein, ein Schwächegefühl, das mehrere Wochen anhalten kann.

Komplikationen der Influenzaerkrankung, die meist am 3./4. Tag in Erscheinung treten, können in jedem Lebensalter auftreten. Gefürchtet sind die Pneumonie, die Myokarditis und die Enzephalitis, die häufiger durch bakterielle Zweitinfektionen als durch eine disseminierte Virusausbreitung bedingt sind und das Krankheitsbild dramatisch verschlechtern können.

Diagnostik

In Epidemiezeiten, wenn die Influenza-Surveillance ein erhöhtes Aufkommen an Influenzaerkrankungen meldet, kann ein geübter Arzt bei entsprechenden Symptomen die Verdachtsdiagnose »Influenza« mit einer hohen Richtigkeitswahrscheinlichkeit stellen, sodass sich im Sinne einer schnellen Behandlung eine weitere Diagnostik erübrigt.

Treten Influenzafälle allerdings sporadisch auf oder kommt es zu schweren Einzelverläufen, ist eine schnelle Labordiagnostik sehr hilfreich. Zur schnellen Diagnostik sind Tests geeignet, die die viralen Antigene direkt nachweisen, wie Polymerasekettenreaktion (PCR), IFT und ELISA (s. Tabelle 25-9).

Die Influenzaviren lassen sich i. Allg. am 1.–10. Krankheitstag nachweisen, am besten gelingt der Nachweis aus Rachenabstrichen am 2.–4. Krankheitstag. Zur Schnelldiagnostik innerhalb von 10 min bis zu 1 h sind seit kurzem verschiedene Testkits im Handel, die u. U. einfach in der Praxis angewandt werden können.

Eine Influenza kann auch serologisch nachgewiesen werden durch IFT oder KBR (typenspezifisch), dazu werden idealerweise zwei Blutproben im Abstand von 14 Tagen untersucht. Ein Titeranstieg der spezifischen Antikörper in der KBR auf den 4fachen Ausgangswert ist beweisend für eine Influenzavirusinfektion. Der Hämagglutinationshemmtest (HHT) kann zur Überprüfung einer Immunität herangezogen werden (variantenspezifisch).

Therapie

Seit 1999 steht mit den Neuraminidasehemmern eine neue effektive kausale Therapiemöglichkeit der Influenza zur Verfügung. Die Neuraminidasehemmer blockieren sehr spezifisch die virale Neuraminidase der Influenza-A- und -B-Viren. Die Medikamente verhindern die Virusvermehrung im Körper, indem sie v. a. die Freisetzung neugebildeter Viren aus der infizierten Zelle unterbinden. Infizierte Zellen werden so vom Immunsystem erkannt und eliminiert. Zurzeit stehen 2 Substanzen zur Verfügung, Zanamivir und Oseltamivir, die inhalativ oder in Tablettenform gegeben werden.

In klinischen Studien haben die Neuraminidasehemmer eine gute Verträglichkeit und sehr rasche Wirkung gezeigt. Die

Tabelle 25-9. Nachweismethoden für Influenza

Parameter	Methode	Bemerkung
Antigennachweis in Rachenabstrichen, Bronchiallavage, Naso-/Pharyngealaspiraten	PCR	Schnelle Methode (2 h bis 2 Tage), aber relativ aufwendig und teuer, sehr sensitiv und spezifisch
	Virusanzucht	1–10 Tage, Möglichkeit der Typisierung und Variantenbestimmung
	IFT	Schnelle Methode, wenig sensitiv und spezifisch
	Schnelltests	Schnell, nicht so sensitiv wie die PCR
Antikörpernachweise im Serum	KBR	2 Blutproben im Abstand von 14 Tagen zum Nachweis eines Titeranstiegs
	HHT	Immunitätsnachweis
	Elisa	IgG-, IgM- und IgA-Nachweis, weniger zuverlässig als die KBR-Methode
	IFT	Ähnlich wie ELISA

Medikamente können am besten wirken, wenn sie möglichst zu Beginn der Erkrankung über ca. 5 Tage gegeben werden.

Bei Influenza A ist auch weiterhin eine Therapie mit Amantadin möglich; wegen der nicht unerheblichen Nebenwirkungen (ZNS-Toxizität) sollten die Medikamente auch in Hinblick auf die relativ rasche Resistenzentwicklung der Viren nur mit Vorsicht verwendet werden. Amantadin wirkt auf das Tunnelprotein M2 der Influenza-A-Viren.

Bei leicht verlaufenden Erkrankungen wird symptomatisch behandelt. Fiebersenkende Medikamente, Schmerzmittel gegen die Kopf- und Gliederschmerzen, Antihistaminika zur Abschwellung der Schleimhäute und Inhalationen zum Verflüssigen von zähem Schleim können sehr hilfreich sein. Dabei sind physikalische Maßnahmen der Chemie vorzuziehen, da das Fieber auch die Körperabwehr beschleunigen kann. Acetylsalicylsäure (ASS) sollte bei Patienten unter 12 Jahren wegen der möglichen Verbindung zum Reye-Syndrom nicht angewendet werden.

Während der akuten Phase der Influenzaerkrankung ist eine zusätzliche Belastung des Kreislaufs zu vermeiden, deswegen ist dringend Bettruhe anzuraten. Jeder Influenzakranke sollte auf eine ausreichende Trinkmenge achten. Besonders bei Fieber erhöht sich der Flüssigkeitsbedarf beträchtlich, sodass man mit der doppelten Menge des normalen Bedarfs rechnen muss.

Eine nachgewiesene sekundäre bakterielle Infektion sollte entsprechend mit Antibiotika behandelt werden.

Prävention

Eine Expositionsprophylaxe ist schwierig, da die Viren schon vor den ersten Krankheitszeichen durch Tröpfcheninfektion übertragen werden können. In Epidemiezeiten sollte im öffentlichen Leben auf besondere Hygiene geachtet werden, z. B. sollte der Begrüßungshandschlag vermieden werden, ebenso das Anhusten und Anniesen. Bei engem Kontakt mit Influenzakranken empfiehlt sich die häufige Händedesinfektion, evtl. kann auch das Anlegen von Mund- und Nasenschutz sinnvoll sein.

! Auch wenn heute Influenza kausal therapierbar ist, bleibt die Prophylaxe durch die Schutzimpfung die wichtigste Maßnahme gegen diese Viruserkrankung.

Die Impfstoffe enthalten inaktivierte, nicht vermehrungsfähige Influenza-A- und -B-Viren (Ganzvirusvakzine) oder die Oberflächenproteine Hämagglutinin und Neuraminidase (Spaltvakzine, Subunitvakzine). Die Impfung erfolgt intramuskulär vorzugsweise in den M. deltoideus oder subkutan. Je nach verwendetem Präparat und in Abhängigkeit vom Alter variiert die Dosis (0,25–0,5 ml) und die Anzahl der Injektionen (1 oder 2).

Die Impfung sollte vor einer Influenzawelle in den Monaten September bis Dezember gegeben werden; dann ist der Schutz für die Dauer einer Saison ausreichend. Wegen der Variabilität der Influenzaviren sollte die Schutzimpfung jedes Jahr erneuert werden. Die Impfung kann eine Erkrankung verhindern oder zumindest abschwächen; man geht von einer Schutzwirkung von ca. 70–90% aus.

Laut Empfehlung der STIKO (Ständige Impfkommission) am RKI (Robert-Koch-Institut in Berlin) sollten bevorzugt folgende Personen geimpft werden:

- Personen über 60 Jahre,
- Kinder, Jugendliche und Erwachsene mit erhöhter gesundheitlicher Gefährdung infolge eines Grundleidens wie z. B. chronischer Lungen-, Herz-Kreislauf-, Leber- und Nierenkrankheiten,
- Patienten mit Diabetes und anderen Stoffwechselkrankheiten,
- Patienten mit angeborenen und erworbenen Immundefekten (einschließlich immunsuppressiver Therapie) und bestimmten Neubildungen,
- Personen, die durch ihren Beruf in erhöhtem Maße einer Infektion ausgesetzt sind oder selbst die Infektion auf andere übertragen können, z. B. medizinisches Personal, Personen in Einrichtungen mit Publikumsverkehr.
- Außerdem soll entsprechend den Empfehlungen der Gesundheitsbehörden geimpft werden, wenn aufgrund epidemiologischer Beobachtungen Epidemien befürchtet werden.
- Bei Schwangeren sollten die Risiken durch eine Erkrankung gegen die möglichen Risiken durch eine Impfung abgewogen werden. In der Stillzeit sind Impfungen unbedenklich.

Eine Chemoprophylaxe durch Neuraminidasehemmer kann u. U. sinnvoll sein, z. B. zu einer Überbrückung nach Impfung bis zum Eintritt des vollen Impfschutzes nach 10–14 Tagen.

Meldepflicht

Eine namentliche Meldepflicht besteht für den direkten Nachweis von Influenzaviren (IfsG, § 7).

Weiterführende Literatur zu Kap. 25.8

Gubareva LV, Kaiser L, Hayden FG (2000) Influenza virus neuraminidase inhibitors. Lancet 355: 827–835

Lange W, Vogel GE, Uphoff H (1999) Influenza, Virologie, Epidemiologie, Klinik, Therapie und Prophylaxe. Blackwell, Berlin Wien

Nicholson KG, Webster RG, Hay AJ (eds) (1998) Textbook of influenza. Blackwell, Oxford

Vogel G, Lange W (2000) Influenza – Neue diagnostische und therapeutische Chancen. Thieme, Stuttgart

25.9 Bunyaviridae

H. Schmitz

Erreger

Sowohl klinisch wie auch epidemiologisch bilden die Familie Bunyaviridae eine sehr heterogene, v. a. taxonomische Einheit. Beim Menschen können Bunyaviren die Ursache für Nephritiden oder Pneumonien (Hantaviren), für hämorrhagische Fieber (Nairoviren) oder für Enzephalitiden (Phlebo- und Bunyaviren) sein. Übertragen werden sie vorwiegend durch Insekten, weshalb sie früher zur Familie der Arboviren gerechnet wurden, obwohl einige dieser Viren durch Nager oder Blutkontakt auf den Menschen gelangen (Tabelle 25-10).

Die Viren stellen sich im EM als sphärische Partikel mit ca. 100 nm Durchmesser dar. Die Hülle enthält 2 Glykoproteine; die Kapsomeren umhüllen 3 zirkuläre Negativ-RNA-Stränge (»small«, »medium«, »large«). Der kleine Strang kodiert für die Kapsomeren, der mittlere für je 2 Glykoproteine auf der

Tabelle 25-10. Übersicht über die Familie der Bunyaviridae (nur humanpathogene Genera sind angeführt)

Genus	Wichtige Stämme	Übertragung
Hantaviren	Puumala Hantaan Sin Nombre	Nager
Phleboviren	Sandfliegen Rift-Tal	Fliegen Insekten/Blut
Nairoviren	Krim-Kongo	Zecken
Bunyavirus	La Crosse-Enzephalitis	Mücken

Hülle, das lange Segment für die Polymerase, die auch in den Viruspartikeln enthalten ist. Durch die Segmentierung der RNA, die Rearrangements ermöglicht, erklärt sich möglicherweise die Vielfalt der Bunyavirusstämme auch innerhalb eines Genus.

25.9.1 Hantaviren

Erreger

Siehe oben (Kap. 25.9).

Epidemiologie

Die Hantaviren sind innerhalb der Bunyavirusfamilie die klinisch bedeutsamste Gruppe. Das klinische Bild der Hantavirusinfektion ist schon recht lange bekannt und wurde in großen Zahlen während der beiden Weltkriege als »Schützengrabennephritis« beschrieben. Auch während des Koreakrieges kamen, insbesondere bei den teilnehmenden amerikanischen Truppen, schwere, teilweise mit Blutungen einhergehende Nephritiden vor. Ein erstes Virusisolat aus Nagern wurde 1977 in Korea nach langen Blindpassagen in Verozellen erhalten. Es wurde nach dem Grenzfluss zwischen Nord- und Südkorea »Hantaanvirus« benannt.

Auch in Finnland und Schweden war eine ansteckende, interstitielle Nephritis unter dem Namen »Nephropathia epidemica« bekannt. Rekonvaleszenten zeigten eine spezifische, wenn auch schwache Antikörperreaktion mit dem Hantaan-Virus. Wiederum aus Nagern (Rötelmaus) wurde daraufhin ein Verwandter des Hantaanvirus, das Puumala-Virus, isoliert. Neben anderen mehr oder weniger humanpathogenen Virusisolaten wurde erst 1994 bei einer Pneumonieepidemie von Indios im Südwesten der USA das hoch menschenpathogene Sin-Nombre-Virus entdeckt. Weitere ähnlich pathogene Viren stammen aus Südamerika (Argentinien, Chile, Peru).

In Europa sind v. a. zwei Virusstämme anzutreffen, das Puumala-Virus und das Dobrava-Virus, wobei letzteres eng mit dem koreanischen Hataan-Virus verwandt ist.

Hantaviren verursachen symptomlose, chronische Infektionen bei den Nagern. Es besteht eine enge Beziehung zwischen Virus und Wirt, was die regionale Verbreitung der spezifische Krankheitsformen erklärt (Tabelle 25-11). Hausmäuse und Ratten scheinen in Europa aber keine Gefahr darzustellen.

Die Infektion wird vom Nager auf den Menschen durch virushaltige Aerosole übertragen. Die Nager sind latent infiziert und scheiden das Virus im Urin und Kot aus. Offenbar ist das

Tabelle 25-11. Wichtige Hantavirusinfektionen beim Menschen

Nager	Virus	Erkrankung
Rötelmaus oder Waldwühlmaus (Clethrionomys gl.)	Puumala	Nephropathia epidemica
Brandmaus (Apodemus agr.)	Dobrava (Hantaan)	Hämorrhagisches Fieber mit nephrotischem Syndrom (HFNS)
Peromyscus maniculatus u. a.	Sin-nombre-, Andes-, Oran-, Laguna-Negra-Virus	Hantapneumonie (Hanta-pulmonary-Syndrom)

Virus in diesen Materialien relativ stabil. Wir haben Infektionen in Deutschland besonders bei Menschen gesehen, die Entrümplungsaktionen in mit Nagerkot kontaminierten Räumen (Schuppen, Keller etc.) durchführten. Im Schützengraben ist natürlich auch ein besonders guter Kontakt zu Nagetierexkrementen gegeben (»Schützengrabennephritis«; s. oben). Beim Andes-Virus in Argentinien, das schwere Lungenentzündungen auslöste, wird eine Verbreitung von Mensch zu Mensch diskutiert.

Erwachsene sind von Hantavirusinfektionen häufiger betroffen als Kinder, Männer häufiger als Frauen (2:1). Wahrscheinlich verläuft eine je nach Erreger unterschiedliche Zahl (90% bei Puumala) asymptomatisch.

Erkrankungen

Das Virus wird durch die Lungen aufgenommen und verursacht pneumonische Infiltrate und häufig eine interstitielle Nephritis. Das Nierenversagen korreliert morphologisch mit hämorrhagischen und ischämischen Veränderungen, v. a. im Nierenmark. Die Viren vermehren sich selektiv im Lungengefäßendothel und rufen im Interstitium Infiltrate hervor, die aus aktivierten (CD8+) T-Zellen und Makrophagen bestehen. Allerdings gibt es einen auffallenden Gegensatz zwischen den geringen pathohistologischen Veränderungen und der schweren klinischen Symptomatik.

Auffallend ist die variable Inkubationszeit von 7–40 Tagen. Alle klinisch apparenten Hantavirusinfektionen beginnen mit hohem Fieber zwischen 38°C und 40°C und grippeartigen Symptomen, oft (einseitigen) Rückenschmerzen, Übelkeit, Diarrhö, Kopfschmerzen und Meningismus, gelegentlich auch Sehstörungen und konjunktivalen Injektionen. Je nach Hantavirusinfektion entwickeln sich dann in der 2. Krankheitsphase 3 verschiedene Krankheitsbilder:

- Den gutartigsten Verlauf zeigen die Puumala-Virusinfektionen. Auch hier kommt es im Anschluss an die anfänglichen grippalen Symptome meist am 7. Krankheitstag zu einer interstitiellen Nephritis mit Harnretention. Transiente Proteinurie (0,1 bis >20 g/l) und Mikrohämaturie werden fast immer gefunden. Die Kreatininwerte können massiv ansteigen, sodass bei ca. 20% der erwachsenen Patienten eine Dialyse notwendig wird. Nach einigen Tagen des Nierenversagens kommt es mit einer Harnflut zur Besserung der Symptome.

- Bei den Hantaan-(Dobrava-)Virusinfektionen ist das Krankheitsbild noch schwerer, weil zusätzlich noch enzephalitische und myokardiale Symptome hinzukommen. Außerdem besteht eine stärkere Blutungsneigung (Thrombozyten <100.000) bis hin zu hämorrhagischem Fieber. Auch kann sich ein Lungenödem ausbilden. Zu beachten ist, dass auch bei Puumala- und Dobrava-Virusinfektionen eine – allerdings nicht lebensbedrohliche – Lungenbeteiligung im Vordergrund des Krankheitsgeschehens stehen kann.
- Schließlich gibt es noch in den USA und in Südamerika, allerdings recht selten, Infektionen mit dem Sin-nombre-(Four-corner-)Virus (in Südamerika Andes-, Oran-, Laguna-Negra-Virus u. a.), die sehr schnell nach Krankheitsbeginn zu einer Pneumonie mit respiratorischer Insuffizienz führen. In den USA spricht man vom »Hantavirus pulmonary syndrome« (HPS). Die Mortalität liegt hier im Gegensatz zu Puumala-Infektionen (<1%) und Hantaan-Infektionen (10%) bei 60%. Das HPS beginnt mit Fieber und Myalgien, oft auch mit Schüttelfrost und gastrointestinalen Symptomen wie übelkeit, Erbrechen und Bauchschmerzen und Diarrhö, gefolgt von Dyspnoe, Thrombozytopenie, Kreislaufinstabilität und Lungenödem. Eine klinisch auffällige Blutungsneigung ist selten. Eine geringe Nierenfunktionseinschränkung lässt sich bei etwa 50% der Patienten feststellen.

Diagnostik
Die übliche Diganose der Hantavirusinfektion beim Menschen erfolgt über den spezifischen Antikörpernachweis. Sowohl IgG- wie IgM-Antikörper lassen sich mit den verschiedenen serologischen Methoden erfassen. Als Standardmethode dient die indirekte Immunofluoreszenz mit Antigenen, die in Gewebekulturzellen (z. B. Verozellen) produziert werden. Es gibt aber auch käufliche immunenzymatische Tests, die zumindest akute Infektionen anzeigen. Wegen der verschiedenen Virusstämme, die serologisch nur schwache Kreuzreaktionen zeigen, sollte für die europäische Situation mit Hantaan- und mit Puumala-Antigen gleichzeitig getestet werden.

Eine RT-PCR mit Konsensusprimern steht ebenfalls zur Verfügung, mit der im Serum oder Urin Virus-RNA nachgewiesen werden kann. Diese Methode kann besonders in frühen Krankheitsstadien von Bedeutung sein sowie zur Charakterisierung von Hantaviren in Nagern.

Therapie
Die Behandlung ist symptomatisch, die Nephritis kann auch eine Dialyse notwendig machen. Eventuell kann Ribavirin versucht werden (s. Kap. 25.10, Lassa-Virus).

Prävention
Impfstoffe gegen die verschiedenen Hantaviren stehen noch nicht zur Verfügung bzw. sind in Deutschland noch nicht zugelassen. Eine Hantaan-Vakzine wird aber sowohl in Korea als auch in China am Menschen erprobt.

25.9.2 Phleboviren

25.9.2.1 Sandfliegenfieber (Phlebotomusfieber, Pappatasi-, Papatasi-Fieber)

Erreger
Siehe oben (Kap. 25.9).

Epidemiologie
Es gibt 3 serologisch unterschiedlich reagierende Stämme, einen Sizilien-, einen Neapel- und einen Toskana-Stamm. Gegenwärtig werden die meisten Infektionen durch den Toskana-Stamm hervorgerufen.

Die Infektion wird durch 2–3 mm große Sandmücken (Phlebotomus papatasi und perniciosus), die vorwiegend in Steinmauern brüten, auf Nagetiere und evtl. Fledermäuse übertragen. Ein hohes Risiko besteht in den Weinbergen der Toskana. Jedoch kommen im ganzen Mittelmeerraum Infektionen vor. Die Bevölkerung in der Toskana hat zu 10% Antikörper.

Krankheitsbilder
Nach dem Stich der infizierten Insekten kommt es nach 3–14 Tagen mit Fieber, starken Kopfschmerzen und Nackensteifigkeit zu einer aseptischen Meningoenzephalitis, die überlicherweise ohne Residuen ausheilt. Die meningitische Komponente findet sich besonders bei den Infektionen mit dem Toskana-Stamm.

Diagnostik
Die Mückenstiche sind kaum zu übersehen, da sie wegen eines Toxins stark schmerzhaft sind. Antikörper lassen sich wenige Tage nach Krankheitsbeginn im Serum nachweisen. Wegen nur schwacher Kreuzreaktionen zwischen den einzelnen Stämmen empfiehlt sich bei Fällen, die nicht in Verbindung zur Toskana stehen, auch die Testung von Antikörpern gegen Sizilien- und Neapel-Antigen.

Für die Antikörperbestimmung gibt es neben Immunfluoreszenztests auch einen Immunoblot mit Toskana-Antigen. Man kann nach IgG- und IgM-Antikörpern differenzieren, wobei allerdings in Niedrigprävalenzgebieten wie Deutschland auch hohe IgG-Titer hinweisend sind. In bestimmten Fällen lässt sich Virus-RNA im Liquor mittels RT-PCR schon früh im Krankheitsverlauf nachweisen.

25.9.2.2 Rift-Valley-Fieber

Erreger
Siehe oben (Kap. 25.9).

Epidemiologie
Das Rift-Valley-Virus ist seit 1930 als hoch tierpathogener Erreger bekannt. Der Mensch ist nur gelegentlich betroffen, besonders, wenn infizierte Tiere geschlachtet werden. Das Blut der Tiere ist hochinfektiös für Menschen.

Zwischen Herdentieren (Rinder, Schafe, Kamele etc.) wird die Krankheit durch Insekten (Aedes) übertragen. Trächtige Tiere abortieren. Beim Menschen ist die Hauptinfektionsquelle das Blut von Schlachttieren. So kam es 1977 in Oberägypten zu einer Masseninfektion von Fellachen, die ihre erkrankten Haustiere schlachteten. Aus Schlachthöfen in Südafrika wurde von menschlichen Erkrankungen berichtet. Es gibt aber auch Hinweise für eine Übertragung durch Aedes auf den Menschen.

Krankheitsbilder

Je nach Virusstamm können sich beim Menschen drei Krankheitsbilder entwickeln: Es gibt dengueähnliche Symptome mit hohem Fieber und Gliederschmerzen, weiter eine enzephalitische Form, schließlich ein hämorrhagisches Fieber mit vielen Todesfällen. Bei der enzephalitischen Form steht manchmal eine Retinitis ganz im Vordergrund. Als Spätfolge kann ein Skotom auftreten.

Diagnostik

Antikörper werden mittels Hämagglutinationshemmungstest oder einfacher mittels Immunofluoreszenz nachgewiesen. Ein spezifischer Nachweis der viralen RNA mittels RT-PCR im Serum oder Liquor steht zur Verfügung.

Prävention

Für Herdentiere gibt es einen formalininaktivierten Impfstoff, der in Afrika aus Kostengründen allerdings wenig angewendet wird. Auch gibt es seit 1980 einen experimentellen Impfstoff aus den USA für Menschen, der neutralisierende Antikörper hervorruft.

25.9.2.3 La-Cross-(California-) Enzephalitis

Die Erkrankung kommt v. a. im Nordosten der USA vor und ist nach der St.-Louis-Enzephalitis die zweithäufigste Virusenzephalitis in den USA. Die Übertragung aus dem Wasservogelreservoir erfolgt wieder durch Insekten. Die Diagnostik besteht im Antikörpernachweis vorwiegend mit der Immunofluoreszenz.

25.9.2.4 Krim-Kongo-Fieber

Je nach Virusstamm kommen inapparente (Griechenland), aber auch sehr schwere Infektionen in Form eines hämorrhagischen Fiebers vor. Diese hochpathogenen Stämme finden sich v. a. in Afrika und im Vorderen Orient. Übertragen wird das Virus vom Wildreservoir (Hasen) auf Menschen durch Zecken (Ornithodorus), die zwar in nicht Nordeuropa, aber schon auf dem Balkan vorkommen. Gelegentlich ist es zu schweren nosokomialen Infektionen durch Blutkontakt von Patienten im Krankenhaus mit hoher Mortalität (z. B. in Pakistan) gekommen.

Antikörper können wieder mit der Immunfluoreszenz nachgewiesen werden. Auch eine RT-PCR steht zur Verfügung.

Fazit für die Praxis

- Symptome und klinische Befunde:
  Hämorrhagisches Fieber (Krim-Kongo-, Rift-Tal-Virus). Enzephalitis (Sandfliegenfiebervirus). Nephritis, Pneumonie (Hanta-Viren).
- Diagnostik:
  Bei Verdacht auf hämorrhagisches Fieber RT-PCR im Serum. Bestimmung virusspezifischer IgM- und IgG-Antikörper.

▼

- Therapie:
  Nur symptomatisch. Bei Nephritis evtl. Dialyse.
- Epidemiologie und Prophylaxe:
  Lokale Verbreitung beachten. Vermeidung von Insektenstichen in den Endemiegebieten.
- Meldepflicht:
  Nach Infektionsschutzgesetz Meldepfilcht bei Verdacht auf hämorrhagisches Fieber.

Literatur zu Kap. 25.9

Clement MD, Mac Kenna P, van der Groen G, Vaheri A, Peters CJ (1998) Hantaviruses, zoonoses textbook. Oxford Univ Press, Oxford

Gonzales-Scarano FG, Nathanson N (1995) Bunyaviridae. In: Fields BN (ed) Virology, 3rd edn. Raven, Philadelphia, chap 48, pp 11473 ff.

25.10 Arenaviren

H. Schmitz

Erreger

Die Viruspartikel sind polymorph (80–300 nm) und sehen im Elektronenmikroskop durch Einlagerung von Ribosomen wie mit Sand (lat. arena) bestreut aus. Das Virion enthält zwei helikale Kapside, die die ringförmige L-RNA (»*long*«) und S-RNA (»*short*«) umhüllen. Die 2 Kapside sind von einer Lipidhülle umgeben. Die Kapsomeren beider Strukturen bestehen aus dem N-Protein (Molekulargewicht ca. 60.000). Auf der Hülle befinden sich 2 Glykoproteine: G1 (MG ca. 44.000) und G2 (MG ca. 72.000). Das Virus vermehrt sich im Zytoplasma verschiedener Gewebekulturzellen von Nagern, Menschen und Affen und erreicht hohe Infektionstiter. Es bilden sich in großer Zahl nicht infektiöse interferierende Partikel aus.

Arenavirenpartikel enthalten je eine separate lange (L) und eine kurze (S) genomische RNA. Erstere kodiert für die große Polymerase (und ein im Partikel vorkommendes Z-Protein MG 14.000), während letztere die genetische Information für die Strukturproteine (GP1 und GP2 und NP) enthält. Die kurze RNA hat eine »Ambisense-Struktur«, bei der der kodierende Abschnitt für das NP Negativstrang- (3′-5′-) und der für die Glykoproteine kodierende Abschnitt Positivstrang- (5′-3′-) orientierung aufweist. Verschiedene Isolate von Arenaviren unterscheiden sich im NP- und GP-Bereich um ca. 50% auf Aminosäurenebene.

Häufige, schwere Erkrankungen beim Menschen kommen durch das Genus Lassa-Virus und das Genus Junin-Virus der Arenaviridae vor. Erkrankungen beim Menschen durch andere Arenaviren, wie das lymphozytäre Choriomeningitisvirus (LCMV), sind bezogen auf die Anzahl der Seropositiven selten.

Das Junin-Virus wurde 1958 als Erreger des lebensbedrohlichen argentinischen hämorrhagischen Fiebers (AHF) isoliert. Über ein ähnliches Fieber wurde 1969 bei Ordensschwestern in dem Ort Lassa im Norden Nigerias berichtet und der Erreger dieses Fiebers, das Lassa-Virus, wenig später in den USA in Gewebekultur isoliert. Der Nachweis des Virus im Nager (Masto-

Tabelle 25-12. Humanpathogene Areanviren mit den verschiedenen Wirten und regionaler Verbreitung

Erreger	Nager	Vorkommen/Land
LCMV	Mus musculus	Amerika, Europa
Lassa-Virus	Mastomys natalensis	Westafrika
Junin-Virus	Calomys laucha	Argentinien
Machupo-Virus	Calomys callosus	Bolivien

mys natalensis) gelang 1972. Das Virus der lymphozytären Choriomeningitis ist bereits seit 1935 bekannt (vgl. Tabelle 25-12).

Epidemiologie

Bei der Arenavirusinfektion der Nager in utero entwickelt sich eine Viruspersistenz ohne deutliche klinische Symptome, während bei erwachsenen Mäusen mit kompetentem Immunsystem schwere Krankheitssymptome und eine Elimination des Virus beobachtet werden. Ein Transfer von Immunzellen (T-Zellen) kann auch beim neonatal infizierten, immuntoleranten Tier zu Krankheit und Viruselimination führen.

In eigenen epidemiolgischen Studien konnten wir zeigen, dass das gefährlichste Risiko beim Lassa-Virus der Kontakt der afrikanischen Bevölkerung mit dem Blut der Nager (Zubereitung von Ratten als Proteinquelle) darstellt. Wahrscheinlich kommt es aber auch zu einer Infektion des Menschen durch Kontakt mit Nagetierexkrementen. In Endemiegebieten weisen bis zu 50% der Untersuchten Antikörper auf. Die Seroprävalenz ist eng an das Vorkommen infizierter Nager gebunden. Reinfektionen sind wohl ziemlich häufig, zeigen aber keine klinische Symptomatik. Neuere Schätzungen gehen beim Lassa-Fieber von 100.000 Erkrankungen mit ca. 5000 Todesfällen pro Jahr aus.

Das argentinische hämorrhagische Fieber wird seit 1958 nur in Argentinien hauptsächlich bei Landarbeitern diagnostiziert (Erntefieber). Insgesamt gilt ein Gebiet von 100.000 km^2 mit einer Bevölkerung von über 1 Mio. Menschen als endemisch. Nur etwa 4–6% der Landbevölkerung hat Antikörper gegen Junin-Virus.

Das Vorkommen von Arenavirusinfektionen kann durch eine konsequente Bekämpfung der Nager gesenkt werden. Die Bevölkerung endemischer Gebiete sollte angehalten werden, Nahrungsmittel vor Nagern sicher zu verwahren.

Erkrankungen

Nach Ansteckung am Nager kommt es nach einer Inkubationszeit von ca. 1–2 Wochen zu einem grippeartigen Krankheitsbild mit hohem Fieber, Kopfschmerzen, Halsschmerzen, gastrointestinalen Symptomen. Gegen Ende der ersten Krankheitswoche können sich Organmanifestationen (Hirn, Myokard, Niere) entwickeln. Oft bildet sich ein Ödem im Gesicht und in der Halsregion aus; auch kommt es zu Ateminsuffizienz. Fast immer besteht eine Hepatitis mit hohen Leberwerten. Je höher diese sind, desto schlechter ist die Prognose. Im Verlauf der Erkrankung kann sich eine Enzephalitis entwickeln.

In schweren Fällen kommt es zum hämorrhagischen Fieber mit Blutungsneigung (petechiale Blutungen in die Haut, Magen-Darm-Blutungen). Die Blutungsneigung ist beim AHF stärker ausgeprägt als beim Lassa-Fieber. Durch Schock und Herz-Kreislauf-Versagen kommt es bei ca. 10% der Patienten bei Lassa-Fieber und bei 20% der Personen mit AHF zum Tod, wenn keine spezifische Therapie eingeleitet wird.

Häufige Spätfolge bei Lassa-Erkrankungen ist wohl als Folge der Enzephalitis beidseitige Innenohrschwerhörigkeit. Seltene arenavirusbedingte hämorrhagische Fieber kommen durch das Machupo-Virus (bolivianisches hämorrhagisches Fieber), durch das Sabbia-Virus oder das Guanarito-Virus (Neuweltarenaviren) vor.

Eine Infektion mit LCMV führt beim Menschen nur selten zu klinischen Erscheinungen. Allerdings besitzen ca. 10% der Menschen in Europa durch Kontakt mit infizierten Mäusen (Mus musculus) Antikörper. Die seltenen schweren Fälle sind auf den besonders engen Umgang mit infizierten Hamstern oder Labormäusen zurückzuführen. Wie beim Lassa-Virus dürfte der Virusstamm und die aufgenommene Dosis für die Krankheitsentwicklung eine Rolle spielen. Gelegentlich wird auch über Chorioretinitis und Hydrozephalus nach LCMV-Infektion in der Schwangerschaft berichtet.

Diagnostik

Die Arenaviren können gut in Gewebekultur vermehrt werden. Lassa- und Junin-Virus lassen sich auf Verozellen aus dem Plasma/Serum akut Erkrankter anzüchten. Zur Identifizierung des Lassa-Virus stehen monoklonale Antikörper zur Verfügung. Schneller und zuverlässiger lässt sich das Virus in Serum oder Urin vom Patienten mit der RT-PCR nachweisen. Die RT-PCR eignet sich mit einem In-tube-Verfahren mit Fluoreszenzsignalmessung auch zur Bestimmung der Viruslast. Dies kann für das Monitoring der antiviralen Therapie von Bedeutung sein.

Der Nachweis der viralen RNA gelingt schon, bevor die Antikörper mit der indirekten Immunfluoreszenz nachweisbar sind. Diese treten meist ca. 1 Woche nach Krankheitsbeginn auf. Zur Antikörperbestimmung haben wir ein Dot-Blot-Verfahren mit gentechnisch hergestellten Lassa-Proteinen entwickelt, mit dem auch epidemiologische Studien durchgeführt werden können.

Therapie

Die Vermehrung des Lassa-Virus kann beim Patienten mit Ribavirin (i.v.: Virazole, oral: Rebetol) reduziert werden. Eine antivirale Therapie sollte nur bei Patienten mit hoher Virämie und möglichst in den ersten Krankheitstagen eingeleitet werden (Virazole, 30 mg/kgKG/als »loading dose«, dann nach 6 h 20 mg/kgKG/Tag); dann sinkt die Mortalität auf 25%. Bei Behandlungsbeginn am 5. Tag kann nur noch eine Reduktion auf die Hälfte erreicht werden. Im Gegensatz zum Lassa-Fieber hilft beim argentischen hämorrhagischen Fieber auch die Infusion von Rekonvaleszentenplasma.

Prävention

Ein attenuierter Impfstoff steht bislang nur für das argentinische hämorrhagische Fieber zur Verfügung. Beim Lassa-Virus ließen rekombinante Impfstoffe bei tierexperimentellen Prüfungen eine Schutzwirkung erkennen. Prophylaktische Gaben von Ribavirin für besonders exponierte Personen werden beim Lassa-Virus empfohlen (10 mg/kgKG oral alle 6 h über maximal 7 Tage).

Lassa- und Junin-Virus können auch von Mensch zu Mensch durch Blutkontakt, v. a. bei der Krankenpflege, weitergegeben werden. Bei sehr hoher Virämie konnten wir auch im Speichel virale RNA nachweisen.

Fazit für die Praxis

- Symptome und klinische Befunde:
  Hämorrhagisches Fieber, Enzephalitis, Pneumonie.
- Diagnostik:
  Bei Verdacht auf Lassavirusinfektion RT-PCR im Serum. Bestimmung virusspezifischer IgM- und IgG-Antikörper erst nach erster Krankheitswoche sinnvoll.
- Therapie:
  Ribavirin.
- Epidemiologie und Prophylaxe:
  Lokale Verbreitung beachten. Vermeidung von Nagerkontakt in den Endemiegebieten.
- Meldepflicht:
  Nach Infektionsschutzgesetz Meldepflicht bei Verdacht.

Literatur zu Kap. 25.10

Bishop DHL, McCormick JB(1995) Arenaviridae. In: Fields BN (ed) Virology. Raven, Philadelphia

Cummings D (1991) Arenaviral haemorrhagic fevers. Blood Rev 5: 129–137

Salvato M (1993) The Arenaviruses. Plemum, New York

25.11 Retroviridae

J. Hauber

Retroviren können im menschlichen Wirt schwerwiegende Krankheitsbilder hervorrufen. Dazu gehören vielfältige Tumorerkrankungen sowie die erworbene Immunabwehrschwäche (Aids). Hauptsächliches und damit namengebendes Merkmal der Retroviren ist die Tatsache, dass sie in ihrem genetischen Material die Information für das Enzym reverse Transkriptase enthalten, welches das virale RNA-Genom in doppelsträngige DNA umschreibt (»retrotranskribiert«). Ein weiteres besonderes Merkmal im retroviralen Lebenszyklus ist die stabile Integration einer DNA-Kopie des viralen Genoms in das Genom der Wirtszelle. Hierdurch kommt es zu einer lebenslangen Persistenz des Retrovirus in der infizierten Wirtszelle.

Die Morphologie der infektiösen Viren ist bei den verschiedenen Retroviren weitgehend ähnlich. Es handelt sich um sphärische Partikel mit einem Durchmesser von etwa 100 nm (◘ Abb. 25-9). Die Virushülle stammt von der infizierten Wirtszelle, in welche virusspezifische Glykoproteine, die Transmembranproteine (TM) und Oberflächenproteine (SU), an- bzw. eingelagert sind. Die Innenseite der Virushülle ist mit dem Matrixprotein (MA) verbunden. Das ikosaedrische oder konische virale Kapsid (CA) enthält zwei identische Kopien des linearen einzelsträngigen RNA-Genoms mit einer durchschnittlichen Länge von 8.000–10.000 Nukleotiden. Nukleokapsidproteine (NC) lagern sich an das virale RNA-Genom an und bilden mit diesem Ribonukleoproteinkomplexe. Die viralen Enzyme reverse Transkriptase (RT), Integrase (IN) und Protease (PR) sind ebenfalls Bestandteile des Kapsids.

Der retrovirale Lebenszyklus ist charakterisiert durch mehrere typische Merkmale (◘ Abb. 25-10). Nach Andocken des Viruspartikels an spezifische Rezeptoren der Wirtszelle kommt es zur Membranfusion und Freisetzung des viralen Kapsids in das Zytoplasma. Hier wird das virale RNA-Genom in DNA umgeschrieben. Es handelt sich um äußerst komplexe enzymatische Reaktionen, die durch die mit dem viralen Kapsid in die Wirtszelle eingebrachte reverse Transkriptase und deren RNAse H-Aktivität katalysiert werden. Über eine Zwischenstufe, die aus einem RNA/DNA-Hybridmolekül besteht, wird schließlich doppelsträngige DNA synthetisiert. Diese provirale DNA wandert in den Zellkern und integriert in das Wirtszellgenom. Auf diese Weise wird ein sog. Provirus etabliert, das fester Bestandteil des Wirtszellgenoms ist und bei der Zellteilung vererbt wird.

Sämtliche Vorgänge, bis zur Integration der proviralen DNA, finden in Ribonukleoproteinkomplexen statt, wobei viele mechanistische Aspekte noch ungeklärt sind. Bei der Aktivierung der viralen Genexpression spielen dann zelluläre Transkriptionsfaktoren eine wichtige Rolle. Diese binden spezifische Zielsequenzen im viralen Promotorelement und veranlassen allein oder in manchen Fällen zusammen mit viruseigenen Faktoren die Transkription der viralen Gene durch den zellulären RNA-Polymerase-II-Transkriptionskomplex.

Der retrovirale Promotor wie auch die Sequenzen für die Termination der Transkription (Polyadenylierungsstelle) befinden sich in einem Teil des viralen Genoms, das als sequenzidentische terminale Wiederholung den Beginn und das Ende der integrierten proviralen DNA kennzeichnet (»long-terminal-repeat-element«, LTR). Diese LTR-Sequenzelemente entstehen beim Vorgang der reversen Transkription und stellen deshalb ein charakteristisches Merkmal retroviraler DNA-Genome dar.

Nach erfolgter Transkription wird die neugebildete virale mRNA vom Zellkern in das Zytoplasma transportiert. Dort wird sie entweder während des Vorgangs der Translation zur Synthese der viralen Strukturproteine und Enzyme verwendet, oder sie dient als RNA-Genom bei der Bildung neuer Viren.

Bei allen Retroviren kodiert das *gag*-Gen für die gruppenspezifischen Antigene Matrixprotein (MA), Kapsidprotein (CA) und Nukleokapsidprotein (NC), die als ein gemeinsames Vorläuferprotein synthetisiert werden. Dieses Vorläuferprotein wird während der Virusreifung durch die virale Protease in die entsprechenden Einzelkomponenten prozessiert. Das *gag*-Gen grenzt im viralen Genom an den *pol*-Leserahmen, der für die viralen Enzyme Protease (PR), reverse Transkriptase (RT) und Integrase (IN) kodiert. Ein besonderes Merkmal hierbei ist es, dass zunächst ein Gag-/Pol-Fusionsvorläuferprotein gebildet wird, welches wiederum durch die virale Protease in die Einzelkomponenten proteolytisch gespalten wird.

Die *gag*- und *pol*-Sequenzen sind auf der viralen mRNA in verschiedenen Translationsleserastern zueinander angeordnet. Deshalb kommt es bei der Synthese des Gag-/Pol-Vorläuferproteins am Übergang der beiden Leserahmen zu einer Rasterverschiebung bei der Translation.

Ein weiteres Strukturgen, *env*, kodiert für die viralen Hüllglykoproteine, das Transmembranprotein (TM) und das Ober-

Abb. 25-9a–c. Struktur eines retroviralen Partikels (**a**). Die Virushülle stammt von der Wirtszelle, in welche virusspezifische Glykoproteine eingelagert sind (*SU* Oberflächenprotein, *TM* Transmembranprotein). An der Innenseite der Virushülle befindet sich das Matrixprotein (*MA*). Das virale Kapsid (*CA*) enthält das diploide RNA-Genom (*RNA*), das mit Nukleokapsidproteinen (*NC*) komplexiert ist. Im Kapsid befinden sich ebenfalls die viralen Enzyme reverse Transkriptase (*RT*), Integrase (*IN*) und Protease (*PR*). **b** und **c** Elektronenmikroskopische Bilder von Ultradünnschnitten von HIV-1 (Stamm NL4–3). Die konische Struktur des viralen Kapsids in den reifen viralen Partikeln ist deutlich zu erkennen. (**b**; Vergr. 91.000 : 1; Balken =200 nm. (**c**; Vergr. 152.000 : 1; Balken =100 nm. (Die elektronenmikroskopischen Aufnahmen wurden freundlicherweise von Dr. H. Hohenberg und Prof. Dr. H.-G. Kräusslich, Heinrich-Pette-Institut, Hamburg, zur Verfügung gestellt)

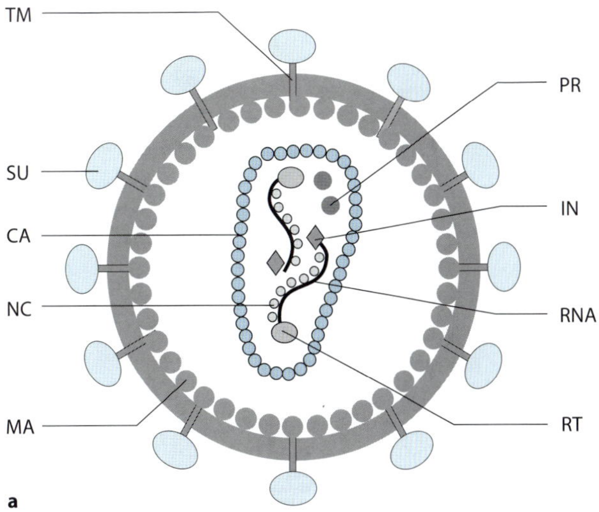

a

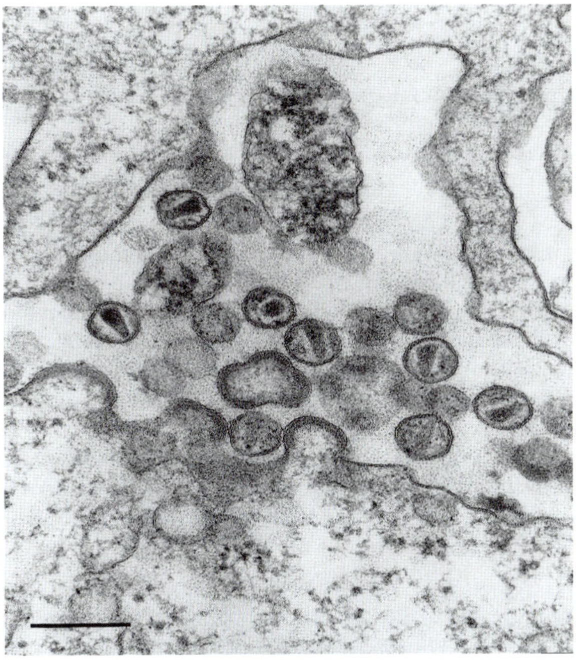

b

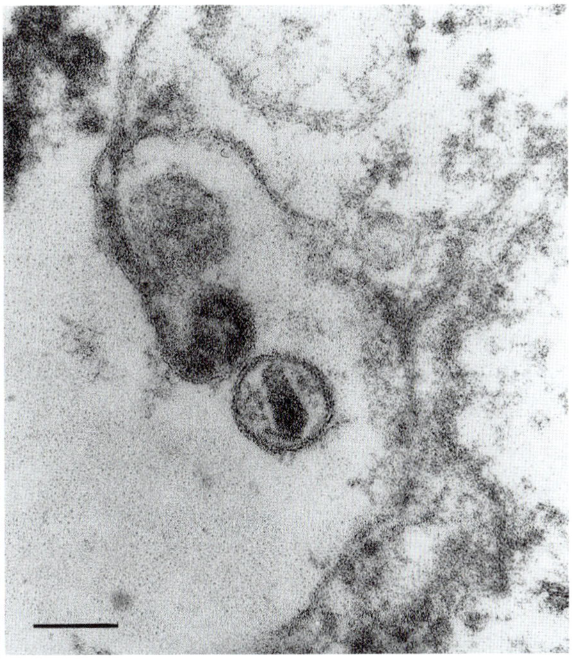

c

flächenprotein (SU). Nach der Transkription entsteht die *env*-spezifische mRNA durch Spleißen des primären Transkriptes. Die anschließende Translation führt dann ebenfalls zu einem vorläufigen Fusionsprodukt, das durch eine zelluläre Protease in Einzelkomponenten prozessiert wird.

Während des Transportes durch das endoplasmatische Retikulum und den Golgi-Apparat zur Zytoplasmamembran werden die Hüllproteine durch Anlagerung von Zuckerresten modifiziert. Neben den Strukturproteinen und Enzymen tragen manche Retroviren zusätzlich kodierende Sequenzen für unterschiedliche regulatorische Funktionen, deren Aktivitäten oftmals nur ansatzweise bekannt sind. Der Zusammenbau neuer Viren findet an der Zytoplasmamembran der Wirtszelle statt, bevor die viralen Partikel durch Knospung freigesetzt werden. Die Prozessierung der einzelnen viralen Strukturkomponenten aus den erwähnten Vorläuferproteinen ist dabei ein kontinuierlicher Prozess, der während der Virusneubildung in der Wirtszelle beginnt und erst nach Freisetzung in den neuen Viruspartikeln beendet wird.

Die Tatsache, dass es bei einer Retrovirusinfektion zur stabilen Integration einer Kopie des viralen Genoms in das Wirtszellgenom kommt, hat signifikante Bedeutung für potenzielle antiretrovirale Therapien. Es erscheint in einem überschaubaren Zeitraum nicht möglich zu sein, eine Therapie zu entwickeln, die das Überleben der infizierten Zelle bei gleichzeitiger Viruselimination sicherstellt. Andererseits ist der retrovirale Lebenszyklus durch einzigartige Funktionen und vielfältige Interaktionen von Virus und Wirt gekennzeichnet, die neuartige Ansatzpunkte zur Entwicklung spezifischer Inhibitoren bieten.

Ursprünglich wurden Infektionen durch Retroviren bei Wirbeltieren beschrieben. Diese können vielfältige Symptome hervorrufen, wie z. B. Tumoren des Bindegewebes und des hä-

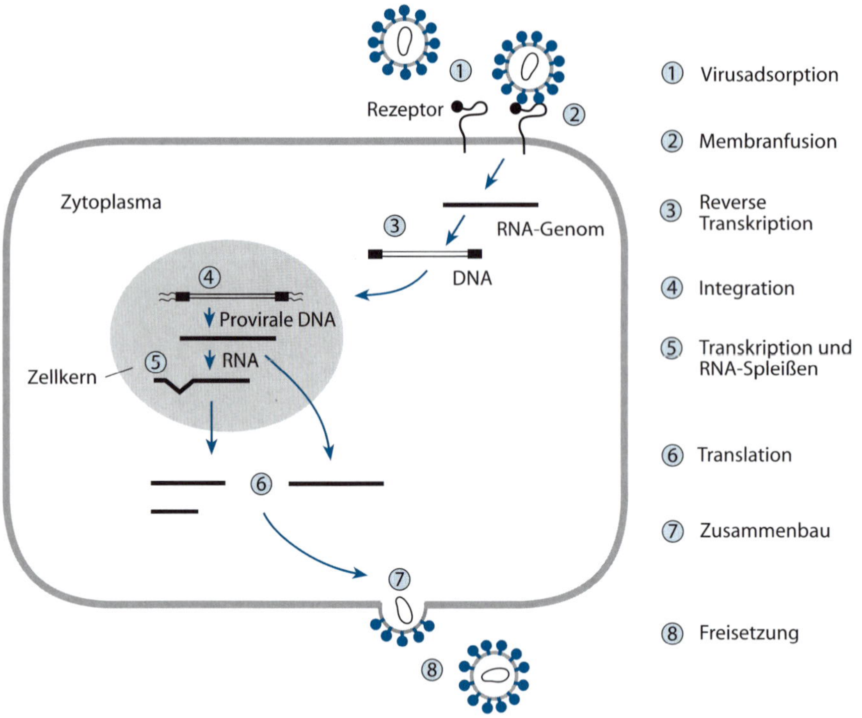

Abb. 25-10. Schematische Darstellung des retroviralen Lebenszyklus. Die typischen Merkmale einer Retrovirusinfektion sind hier gezeigt. Nach Infektion und Freisetzung des viralen Kapsids kommt es im Zytoplasma der Wirtszelle zur reversen Transkription des viralen RNA-Genoms. Die resultierende provirale DNA wird in den Zellkern transportiert und in das Wirtszellgenom stabil integriert. Nach Aktivierung der Transkription werden die verschiedenen viralen mRNAs in das Zytoplasma transportiert und translatiert. Der Zusammenbau viraler Partikel findet an der Wirtszellmembran statt. Es schließt sich deren Freisetzung und Reifung an

matopoietischen Systems, Enzephalopathien und Immundefizienzen.

Retroviren werden in 3 Unterfamilien eingeteilt:
- Onkoviren,
- Lentiviren und
- Spumaviren.

Onkoviren

Die Unterfamilie der Onkoviren umfasst hauptsächlich tierpathogene Leukämie- und Sarkomviren, die aufgrund ihrer morphologischen Unterschiede in weitere Subgruppen unterteilt werden (Tabelle 25-13). Das Genom der Sarkomviren besitzt zusätzliche Gene, sog. Onkogene, die für die tumorinduzierenden Eigenschaften des Virus verantwortlich sind. Bei diesen Onkogenen handelt es sich oftmals um Proteinkinasen, Wachstumsfaktoren oder Transkriptionsfaktoren, die aufgrund ihrer Überexpression die Wachstumsregulation der Zelle negativ beeinflussen.

Die viralen Onkogene sind homolog zu zellulären Genen mit ähnlicher Funktion und wurden vermutlich im Verlauf der Evolution während der Infektion und Replikation durch die Retroviren erworben. Der Erwerb zellulärer genetischer Infor-

Tabelle 25-13. Einteilung der Retroviren

Unterfamilie	Gruppe	Beispiel	Wirt	Krankheit
Onkoviren	B-Typ	Maus-Mamma-Tumorvirus (MMTV)	Maus	Mammakarzinom
	C-Typ (Vögel)	Rous-Sarkomvirus (RSV)	Huhn	Sarkom
	C-Typ (Säugetiere)	Moloney-Maus-Leukämievrus (Mo-MLV)	Maus	Leukämie
	D-Typ	Mason-Pfizer-Affenvirus (MPMV)	Rhesus-Affe	?
	HTLV/BLV-Gruppe	Humanes T-Zelllukämievrus Typ 1 (HTLV-1)	Mensch	T-Zellleukämie und neurologische Krankheitsbilder
		Humanes T-Zellleukämievirus Typ 2 (HTLV-2)	Mensch	T-Zellleukämie und neurologische Krankheitsbilder (selten)
		Rinderleukämievirus (BLV)	Rind	B-Zellleukose
Spumaviren	Spumaviren	Foamy-Viren	Primaten	–
Lentiviren	Lentiviren	Humanes Immundefizienzvirus Typ 1 (HIV-1)	Mensch	Aids
		Humanes Immundefizienzvirus Typ 2 (HIV-2)	Mensch	Aids
		Affenimmundefizienzvirus (SIV)	Affe	SAIDS (Immundefizienz)
		Visna-Maedi-Virus (VMV)	Schaf	Enzephalopathie

mationen hat auch oftmals zur Folge, dass Teile des retroviralen Genoms verloren gehen. Diese Viren sind deshalb unfähig, sich selbstständig zu vermehren. Sie brauchen dazu ein Helferretrovirus, das die verlorengegangenen Funktionen übernimmt. Die zur horizontalen Übertragung fähigen Retroviren werden auch exogene Retroviren genannt.

Ihnen stehen die endogenen Retroviren gegenüber. Bei diesen sind große Teile des Genoms verlorengegangen, und die verbliebenen proviralen Teilfragmente können nicht mehr zur Bildung infektiöser Viren aktiviert werden. Diese retroviralen Sequenzen werden ausschließlich durch Zellteilung übertragen.

Zur Unterfamilie der Onkoviren gehören, neben diesen die Wirbeltiere infizierenden Retroviren, auch eine Gruppe humanpathogener Vertreter. Es handelt sich hierbei um die humanen T-Zellleukämieviren Typ 1 und Typ 2.

Lentiviren

Die Unterfamilie der Lentiviren ist zunächst durch die Erforschung neurologischer Erkrankungen bei Ziegen, Schafen und Pferden bekannt geworden. Weitere Vertreter haben Katzen und Affen zum Wirt. Derzeit ist diese Unterfamilie hauptsächlich durch medizinisch bedeutsame Vertreter, wie die humanen Immundefizienzviren Typ 1 und Typ 2, charakterisiert.

Spumaviren

Die Spumaviren dagegen infizieren fast ausschließlich Tiere und spielen für die Humanpathologie eine vernachlässigbare Rolle. Neuere Erkenntnisse deuten an, dass sich der Mechanismus der Spumavirusvermehrung in entscheidenden Punkten von dem der Retroviren unterscheidet. Anscheinend findet der Vorgang der reversen Transkription nicht nach der Infektion, sondern erst während der Bildung neuer Spumaviruspartikel (»foamy virus particles«) statt. Daraus folgt, dass das Genom der Spumaviren aus DNA besteht. Der Lebenszyklus von Spumaviren entspricht deshalb nicht dem oben skizzierten retrovirustypischen Verlauf. Aus diesem Grund wäre es möglich, dass die Spumaviren zukünftig nicht mehr den Retroviren zugeordnet werden.

25.11.1 Menschliche T-Zellleukämieviren

Taxonomie

Die humanen T-Zellleukämieviren Typ 1 und Typ 2 (HTLV-1; HTLV-2) gehören zur Unterfamilie der Onkoviren und bilden hier eine eigene Gruppe, der auch das Affen-T-Zellleukämievirus (STLV-1) und das Rinderleukämievirus (BLV) zugeordnet werden.

Historie

Die Beschreibung des ersten humanpathogenen Retrovirus hängt eng mit dem Studium der in Japan relativ häufig auftretenden adulten T-Zellleukämie (ATL) zusammen. Im Jahr 1980 isolierte Robert C. Gallo (National Cancer Institute, Bethesda) aus Patienten mit Leukämien erstmals das Virus und bezeichnete es als HTLV-1. Bald darauf (1982) wurde ein eng verwandtes Retrovirus, das HTLV-2, aus Patienten mit einer seltenen Form der Haarzellleukämie isoliert.

Spezifische Merkmale

Das Genom der humanen T-Zellleukämieviren enthält neben den Genen, die für die Strukturproteine und Enzyme Gag, Pol und Env kodieren, eine zusätzliche Region, die zwischen dem *env*-Gen und dem 3'-LTR (■ Abb. 25-11) liegt (Cann u. Chen 1996). Dieser Bereich wurde ursprünglich pX-Region genannt und enthält die genetische Information für mehrere regulatorische Funktionen (Smith u. Greene 1991). Zur Translation der entsprechenden Proteine werden doppelt gespleißte mRNAs benutzt.

Die regulatorischen Proteine Tax und Rex sind *Trans*-Aktivatoren und essenziell für die Virusvermehrung. Die erst vor kurzer Zeit beschriebenen *tof*- und *rof*-Gene hingegen kodieren für Proteine, die für die Virusinfektion, Replikation und virale Genexpression entbehrlich sind. Ein weiteres nichtessenzielles Protein wird aufgrund seiner Masse als p21 bezeichnet. Hierbei handelt es sich um eine Variante von Rex, bei der die Translation der *rex*-spezifischen mRNA an einem internen Methionininitiationskodon beginnt. Das korrespondierende Protein entspricht demnach dem karboxyterminalen Bereich von Rex.

Das Tax-Protein ist ein Aktivator der viralen und zellulären Transkription und in infizierten Zellen primär im Zellkern lokalisiert. Die pathogenen Eigenschaften von HTLV-1 werden hauptsächlich mit der Tax-Aktivität in Verbindung gebracht (Grossman et al. 1995). Tax interagiert beispielsweise mit den zellulären Transkriptionsfaktoren CREB und NF-κB. Diese Wechselwirkung führt zur CREB-vermittelten Induktion der Transkription des HTLV-LTR (Kwok et al. 1996).

Des Weiteren können andere virale und zelluläre Gene aktiviert werden, deren Promotoren Bindungsstellen für diese Transkriptionsfaktoren enthalten. Zu diesen heterologen Genen gehören die zellulären Proto-Onkogene *c-fos* und *c-jun*, das Gen für die α-Kette des Interleukin-2-Rezeptors (IL-2Rα), diverse Zytokingene, der HIV-1-LTR und der »sehr frühe« (»immediate early«) Promotor des humanen Zytomegalievirus (CMV).

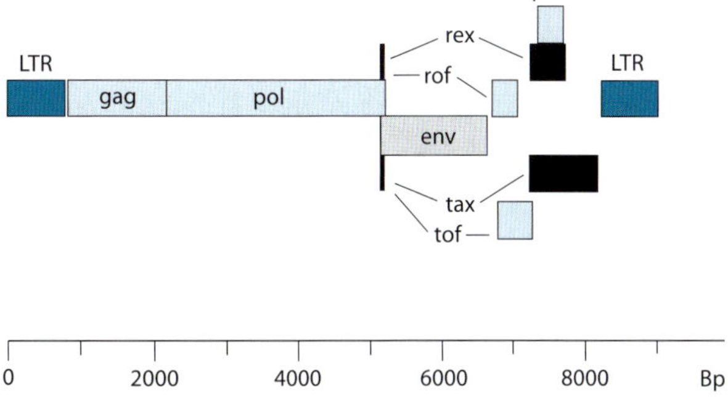

■ **Abb. 25-11.** Genkarte des humanen T-Zellleukämievirus Typ 1 (HTLV-1). Das provirale DNA-Genom mit den einzelnen Virusgenen ist dargestellt. Das Genom wird durch sequenzidentische terminale Wiederholungen (»long terminal repeats«, LTR) begrenzt. Diese enthalten die Signale für die Initiation (Promotor) und Termination der Transkription. Das *gag*-Gen enthält die genetische Information für das Matrixprotein (*MA*), Kapsidprotein (*CA*) und Nukleokapsidprotein (*NC*). Das sich anschließende *pol*-Gen kodiert für die viralen Enzyme Protease (PR), reverse Transkriptase (*RT*) und Integrase (*IN*). Die *env*-Region kodiert für die viralen Hüllglykoproteine, das Transmembranprotein (*TM*) und das Oberflächenprotein (*SU*). Die Funktionen der viralen Regulatorproteine sind im Text erklärt

Ferner induziert Tax die T-Zellproliferation, indem es die Aktivität der zyklinabhängigen Kinasen Cdk4 und Cdk6 stimuliert (Schmitt et al. 1998). Die Expression der DNA-Polymerase, eines Enzyms, das bei der DNA-Reparatur beteiligt ist, wird dagegen durch Tax inhibiert. Die kurze Auflistung lässt erkennen, dass Tax komplexe und vielfältige, direkte und indirekte Aktivitäten in HTLV-infizierten Zellen ausüben kann.

Im Gegensatz zu Tax übt das Rex-Regulatorprotein seine Funktion nach der Transkription aus. Rex ist ein intrazellulärer Transportfaktor, der sich zwischen Zellkern und Zytoplasma bewegt. Rex wird benötigt, um die mRNAs zur Translation der viralen Strukturproteine und Enzyme (Gag, Pol und Env) aus dem Zellkern zu transportieren. Dazu erkennt Rex im Zellkern einen spezifischen RNA-Abschnitt, der durch Sequenzen des 3'-LTR kodiert und RxRE (»rex response element«) genannt wird (Hauber 2001).

Nach Bindung an dieses RNA-Element bildet das Rex-Protein Homomultimere und interagiert mit zellulären Kofaktoren. Diese Komplexbildung führt zum Export der an das Rex-Protein gebundenen viralen RNA aus dem Zellkern (Kernexport) und deren Translation im Zytoplasma. Neben der Transportfunktion wurden für Rex noch weitere Aktivitäten im Bereich des Spleißens viraler mRNA beschrieben. Neuere Ergebnisse zeigen, dass das erwähnte p21 als Antagonist von Rex wirken kann. Dies lässt sich dadurch erklären, dass p21 die Rex-Domäne enthält, die mit zellulären Kofaktoren interagiert. Eine Bindung an p21 würde demnach die essenziellen Kofaktoren inaktivieren.

Wirtsbereich

Im menschlichen Wirt sind präferenziell $CD4^+$ T-Lymphozyten das Ziel von HTLV, wobei der zelluläre Rezeptor für das Virus noch unbekannt ist. Möglicherweise können auch Monozyten und Makrophagen von HTLV infiziert werden.

Transmission

HTLV kann beim Sexualverkehr, durch Kontakt mit infizierten Zellen bei Bluttransfusionen oder bei wiederholtem Gebrauch von Injektionsnadeln (Drogenabhängige) übertragen werden. Bei der vertikalen Transmission von der Mutter auf das Kind ist primär eine Übertragung durch infizierte Lymphozyten in der Muttermilch zu beobachten.

Epidemiologie

HTLV-1 ist bevorzugt in Südjapan, dem Südosten der USA, der Karibik, Neuguinea, Zentralafrika und Südafrika endemisch. Infektionen mit HTLV-2 werden in Mittelamerika beobachtet. HTLV-2-Infektionen in den Vereinigten Staaten kommen v. a. bei der indianischen Bevölkerung im Süden und Südwesten und bei i.v.-Drogenabhängigen vor. In Europa sind Infektionen mit HTLV eher selten.

Risikogruppen

Zu den Hauptrisikogruppen zählen die Bewohner von Endemiegebieten und Personen, die Drogen intravenös applizieren. Ein erhöhtes Infektionsrisiko haben auch Sexualpartner der beiden genannten Gruppen, wobei die Übertragungswahrscheinlichkeit vom Mann auf die Frau etwa 10-mal höher ist als der umgekehrte Infektionsweg. Kinder HTLV-infizierter Mütter gehören ebenfalls den Risikogruppen an.

Erkrankungen

Die HTLV-1-Infektion manifestiert sich nur bei 3–5% klinisch, führt also eher selten zu einer Erkrankung, die in der Regel erst nach mehreren Lebensjahrzehnten auftritt. Die Serokonversion korreliert nicht mit der klinischen Erkrankung.

Ein typisches Krankheitsbild ist die adulte T-Zellleukämie (ATL). Es handelt sich hierbei um ein T-Zelllymphom/-leukämie mit progressivem klinischem Verlauf. Die betroffenen klonalen $CD4^+$-T-Lymphozyten enthalten integrierte provirale DNA und sind durch Gen-Rearrangements gekennzeichnet. Die Expression des viralen Tax-Regulatorproteins führt zur Zelltransformation. Das klinische Bild ist charakterisiert durch eine generalisierte Lymphadenopathie, Hyperkalzämie, Hautläsionen, Osteolysen und Hepatosplenomegalie.

Die tropische spastische Paraparese (TSP) oder HTLV-1-assoziierte Myelopathie (HAM) ist eine chronisch progrediente Erkrankung des zentralen Nervensystems, die die langen Motoneuronen des Rückenmarks betrifft und oftmals zu Lähmungen der Beine führt (Levin u. Jacobson 1997). Die Pathogenese der Myelopathie scheint durch entzündliche Prozesse hervorgerufen zu werden.

Im Gegensatz zu HTLV-1- konnten HTLV-2-Infektionen bisher nicht eindeutig mit einer Erkrankung assoziiert werden. Vereinzelt wurde über HTLV-1-ähnliche Krankheitsbilder berichtet.

Diagnostik

Der Nachweis einer HTLV-Infektion wird primär durch die Serologie geführt. Hierbei werden Antikörper gegen HTLV-1 und -2 mittels eines In-vitro-Enzymimmunoassay (ELISA) qualitativ nachgewiesen und mit Western-Blot-Analysen (Immunoblots zum Nachweis spezifischer HTLV-Proteine) bestätigt. Diese proteinbiochemischen Nachweismethoden können durch eine auf der Polymerasekettenreaktion (PCR) beruhenden Nukleinsäureanalytik bestätigt werden. Hierbei wird integrierte provirale DNA in peripheren Blutzellen oder Zellen aus dem Liquor detektiert. Durch Verwendung bestimmter Oligonukleotide als Primer können HTLV-1- und HTLV-2-spezifische Sequenzen nach Durchführung einer PCR unabhängig voneinander nachgewiesen werden.

Therapie

Da die Infektion mit HTLV meist nicht zu einer Erkrankung führt, werden in der Regel nur akute Beschwerden therapiert. Aufgrund der sehr schlechten Prognose bei chronischer bzw. akuter ATL finden zunehmend auch experimentelle Therapien Anwendung (Gallo 1995). Es handelt sich hierbei um die aus der HIV-Therapie bekannten Inhibitoren der reversen Transkriptase (beispielsweise Zidovudin/RETROVIR) in Kombination mit Interferon-α. Diese Therapieansätze zeigen in manchen Fällen Erfolge, selbst bei Patienten, die auf eine konventionelle Chemotherapie nicht ansprechen.

Prävention

Vorbeugende Maßnahmen zur Verhinderung einer HTLV-Infektion konzentrieren sich auf die bekannten Übertragungswege. Ein Verzicht auf das Stillen Neugeborener HTLV-seropositiver Mütter und der Gebrauch von Kondomen beim Sexualverkehr mit Infizierten wird empfohlen.

Referenzzentrum

Nationales Referenzzentrum für Retroviren, Institut für Klinische und Molekulare Virologie, Universität Erlangen-Nürnberg, Schloßgarten 4, D-91054 Erlangen.

Telefon	09131/852–4010
Fax	09131/852 2101
E-mail	nrzretro@viro.med.uni-erlangen.de
Internet	http://www.virologie.uni-erlangen.de

Literatur zu Kap. 25.11.1

Cann AJ, Chen YSI (1996) Human T cell leukemia viruses I and II. In: Fields BN, Knipe DM, Howley MD (eds) Fields' virology, 3rd edn. Lipincott-Raven, Philadelphia New York, pp 1849–1880

Gallo RC (1995) A surprising advance in the treatment of viral leukemia. N Engl J Med 332: 1783–1785

Grossman WJ, Kimata JT, Wong FH, Zutter M, Ley TJ, Ratner L (1995) Development of leukemia in mice transgenic for the tax gene of human T-cell leukemia virus type I. Proc Natl Acad Sci USA 92: 1057–1061

Hauber J (2001) Nuclear export mediated by the Rev/Rex class of retroviral trans-activator proteins. In: Hauber J, Vogt PK (eds) Curr Top Microb Immunol 259. Springer, Berlin Heidelberg New York Tokyo, pp 55–76

Kwok RP, Laurance ME, Lundblad JR et al. (1996) Control of cAMP-regulated enhancers by the viral transactivator Tax through CREB and the co-activator CBP. Nature (London) 380: 642–646

Levin MC, Jacobson S (1997) HTLV-I associated myelopathy/tropical spastic paraparesis (HAM/TSP): a chronic progressive neurologic disease associated with immunologically mediated damage to the central nervous system. J Neurovirol 3: 126–140

Schmitt I, Rosin O, Rohwer P, Gossen M, Grassmann R (1998) Stimulation of cyclin-dependent kinase activity and G1- to S-phase transition in human lymphocytes by the human T-cell leukemia/lymphotropic virus type 1 Tax protein. J Virol 72: 633–640

Smith MR, Greene WC (1991) Molecular biology of the type I human T-cell leukemia virus (HTLV-I) and adult T-cell leukemia. J Clin Invest 87: 761–766

25.11.2 Lentiviren

Lentiviren stellen aufgrund ihrer genetischen Besonderheiten eine Untergruppe der Familie der Retroviren dar und sind für verschiedene neurologische und immunologische Erkrankungen verantwortlich. Typische Vertreter sind das Visna-Maedi-Virus der Schafe (VMV), das infektiöse Anämievirus der Pferde (EIAV) und das Arthritisenzephalitisvirus der Ziege (CAEV) sowie die Immundefizienzviren der Affen (SIV), Rinder (BIV) und Katzen (FIV). Humanpathogene Vertreter der Lentiviren sind die humanen Immundefizienzviren des Typs 1 und 2 (HIV-1, -2).

25.11.3 Menschliche Immundefizienzviren

Taxonomie

Die menschlichen Immundefizienzviren HIV-1 und HIV-2 gehören zu der Unterfamilie der Lentiviren. Augrund einer ausgeprägten genetischen Variabilität im Env- (V3-*loop*) und Gag-Protein (p17) werden sie in weitere Gruppen und Subtypen unterteilt. Derzeit sind für HIV-1 folgende 3 Gruppen mit insgesamt 11 Subtypen bekannt:

- Gruppe M (»Major«) mit den Subtypen A–J,
- Gruppe O (»Outlier«) mit dem Subtyp O,
- Gruppe N (*non* M-*non* O).

Bei HIV-2 gibt es gegenwärtig eine Unterteilung in die Subtypen A–E.

Historie

Im Jahr 1981 wurde in den Vereinigten Staaten eine ungewöhnliche Anhäufung seltener Hauttumoren (Kaposi-Sarkom) und atypischer Lungenentzündungen (Pneumocystis-carinii-Pneumonie; PcP) bei homosexuellen Männern beobachtet. Es stellte sich heraus, dass die Ursache dieser Erkrankungen eine erworbene zelluläre Immunabwehrschwäche war, die wahrscheinlich durch eine Virusinfektion hervorgerufen wurde. Diese These konnte bestätigt werden, nachdem zuerst 1983 das Labor von Luc Montagnier (Institut Pasteur, Paris) und 1984 das Labor von Robert C. Gallo (National Cancer Institute, Bethesda) ein neuartiges menschliches Retrovirus aus Aids-Patienten isolierten.

Dieses Virus wurde ursprünglich als Lymphadenopathie-assoziiertes Virus (LAV) oder humanes T-Zellleukämievirus Typ III bzw. humanes T-lymphotropes Virus Typ III (HTLV-III) bezeichnet, später allerdings einheitlich in humanes Immundefizienzvirus Typ 1 (HIV-1) umbenannt.

HIV-2, ein weiteres menschliches Retrovirus, wurde 1987 aus einem westafrikanischen Patienten isoliert. Dieses Virus ist genetisch eng mit einigen Immundefizienzviren der Affen (SIV) verwandt und ruft eher mildere Formen der erworbenen Immunabwehrschwäche hervor.

Spezifische Merkmale

Ein auffälliges Charakteristikum ist die Tatsache, dass das HIV-Genom eine für Retroviren außergewöhnlich hohe Anzahl von Genen enhält (Luciw 1996). Neben der genetischen Information für die Strukturproteine Gag, Env und Pol kodieren andere Gene für eine Reihe von Proteinen mit regulatorischen und akzessorischen Funktionen (◘ Tabelle 25-14; Emerman u. Malim 1998). Bei HIV-1 sind dies die Proteine Tat, Rev, Nef, Vif, Vpr und Vpu. Das HIV-2-Genom enthält nicht das *vpu*-Gen, besitzt aber einen zusätzlichen Leserahmen, der für das akzessorische Protein Vpx kodiert (◘ Abb. 25-12). Tat und Rev sind essenzielle Regulatorproteine der Virusvermehrung, während den anderen regulatorischen und akzessorischen Faktoren modulierende Eigenschaften zukommen.

Nach Aktivierung der integrierten proviralen DNA durch zelluläre Transkriptionsfaktoren, die an den 5′-LTR binden, kommt es zur Neusynthese viraler mRNAs (◘ Abb. 25-13). Interessanterweise ist dieser Vorgang sehr ineffizient und führt nur relativ selten zu RNA-Molekülen, die dem vollständigen HIV-Genom entsprechen.

Diese Transkripte werden im Zellkern 2fach gespleißt (2-Kb-Klasse) und im Zytoplasma zur Translation der regulatorischen Proteine Tat, Rev und Nef benutzt. Tat wird danach in den Zellkern transportiert und erhöht dort die virale mRNA-Syntheserate um das 100- bis 1000fache. Das Rev-Protein ist für den Kernexport einfach gespleißter (4-Kb-Klasse) und unge-

Tabelle 25-14. Funktion der regulatorischen und akzessorischen Genprodukte von HIV

Protein	Funktion
Tat	Aktivator der vom HIV-Promotor (HIV LTR) ausgehenden Transkription
Rev	Vermittelt den Kernexport einfach-gespleißter und ungespleißter viraler mRNAs
Nef	Hemmung der Oberflächenexpression des CD4-Rezeptors und MHC I-Moleküls durch Aktivierung der Endozytose, beeinflusst die Signaltransduktion und Zellaktivierung
Vif	Erhöht die Infektiösität neugebildeter Virionen
Vpr	Fördert den Kernimport der proviralen DNA, beeinflusst den Zellzyklus
Vpu (nur HIV-1)	Steigert die Virusfreisetzung, vermittelt den Abbau von CD4 im endoplasmatischen Retikulum (ER)
Vpx (nur HIV-2)	Fördert Virusreplikation in Makrophagen, fördert den Kernimport der proviralen DNA

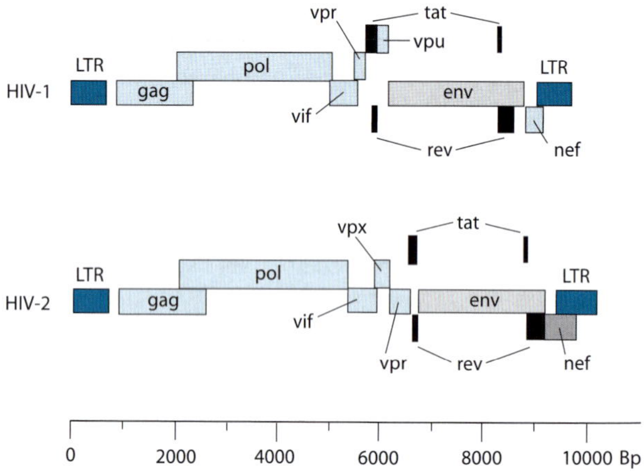

Abb. 25-12. Vergleich der proviralen Genkarten der menschlichen Immundefektviren HIV-1 und HIV-2. Das Genom menschlicher Immundefektviren ist durch eine Vielzahl regulatorischer und akzessorischer Gene charakterisiert, deren Funktionen im Text erläutert sind. Die *tat*- und *rev*-Leserahmen kodieren für Proteine, die für die Virusvermehrung essenziell sind

spleißter Transkripte (9-Kb-Klasse) verantwortlich (Pollard u. Malim 1998; Hauber 2001). Diese mRNAs kodieren für die restlichen viralen Proteine einschließlich der Strukturproteine und Enzyme Gag, Pol und Env.

Die ungespleißten viralen mRNAs dienen außerdem als Genome bei der Bildung neuer Viren. In Abwesenheit von Rev verbleiben diese Transkripte im Zellkern, um entweder zur Bildung der 2-Kb-mRNAs 2fach gespleißt oder durch Nukleasen abgebaut zu werden. Ist Rev jedoch vorhanden, bindet es direkt an seine RNA-Zielsequenz, die RRE (»rev response element«) genannt wird und sich im *env*-Gen befindet. Diese Anordung im *env*-Gen hat zur Folge, dass Rev nur mit einfach gespleißten viralen mRNAs (4-Kb-Klasse), die für die Proteine Env, Vif, Vpr und Vpu kodieren, und mit ungespleißten Transkripten (9-Kb-Klasse), die für Gag und Pol kodieren, wechselwirkt.

Nach direkter Bindung der RRE-Region multimerisiert Rev und interagiert mit verschiedenen zellulären Faktoren. Diese Komplexbildung führt zum intrazellulären Transport der an Rev gebundenen mRNAs vom Zellkern in das Zytoplasma. Daran schließt sich die Proteinsynthese, die Morphogenese und die Freisetzung neuer Viren an.

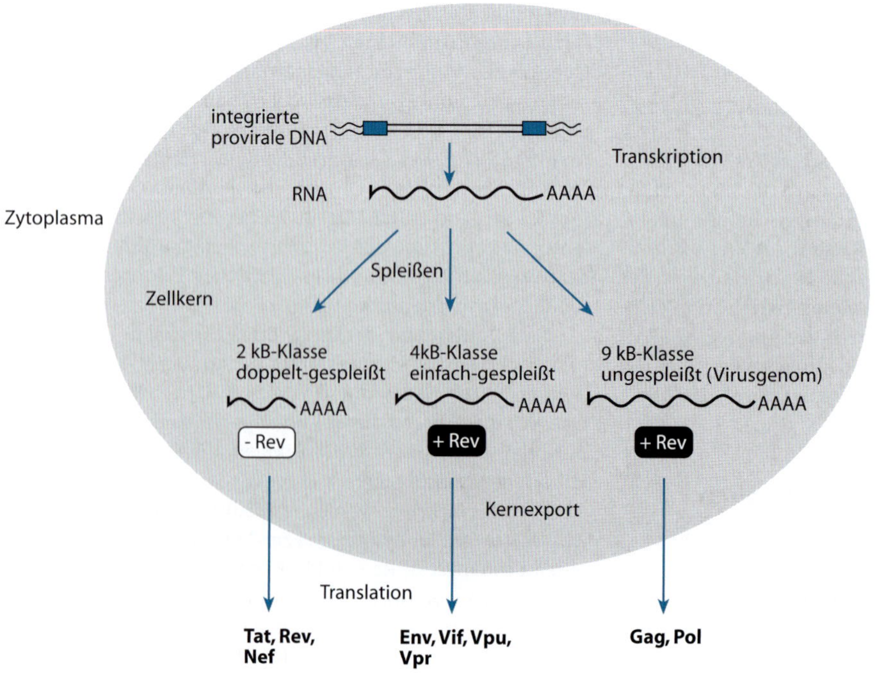

Abb. 25-13. Schematische Darstellung der posttranskriptionellen Regulation der HIV-Genexpression. Nach Transkription der integrierten proviralen DNA wird das virale Primärtranskript alternativ gespleißt. Es entstehen 3 virale mRNA-Klassen. Doppelt-gespleißte mRNA (2-Kb-Klasse) wird in das Zytoplasma transportiert und zur Translation der viralen Regulatorproteine Tat, Rev und Nef benützt. Zum Kernexport der einfach-gespleißten (4-Kb-Klasse) und ungespleißten mRNA (9-Kb-Klasse, Virusgenom) wird Rev benötigt. Die Rev-Funktion ermöglicht die Expression der viralen Strukturproteine und dadurch die Bildung neuer Viren

Neben den Regulatoren Tat und Rev sei hier noch die Nef-Funktion erwähnt. Obgleich Nef für die Virusvermehrung nicht essenziell ist, deuten Versuche an Rhesusaffen mit SIV darauf hin, dass Nef ein entscheidender Pathogenitätsfaktor ist. Es konnte gezeigt werden, dass ein intaktes *nef*-Gen für die Progression zur Immundefizienz wichtig ist. Das Nef-Protein akkumuliert primär an der Zytoplasmamembran der Wirtszelle, wird aber auch in freien Viren nachgewiesen.

In der Zwischenzeit wurden verschiedene Nef-Aktivitäten beschrieben. Es konnte beispielsweise gezeigt werden, dass Nef u. a. mit verschiedenen Kinasen interagiert, an die ξ-Kette des T-Zellrezeptors bindet und die Herabregulierung des CD4-Rezeptors auf der Oberfläche der Wirtszelle bewirkt. Diese kurze Auflistung deutet an, dass Nef auf vielfältige Art mit der Signalübertragung und dem Stoffwechsel der Wirtszelle interferieren kann.

Wirtsbereich

Menschen wurden erst vor relativ kurzer Zeit in Afrika mit HIV-1 und HIV-2 infiziert. Neuere Ergebnisse deuten an, dass HIV-1 aus Schimpansen und HIV-2 aus Mangaben stammt. Dabei führen Infektionen in den ursprünglichen Wirten interessanterweise nicht zur Erkrankung. Experimentell ist es möglich zu zeigen, dass HIV eine Vielzahl von Zellen infizieren kann, u. a. B-Lymphozyten, natürliche Killerzellen, Endothelzellen, Eosinophile, Megakaryozyten, Astrozyten und Gliazellen. Dennoch scheinen $CD4^+$-T-Lymphozyten, Makrophagen und dendritische Zellen (DC) die primären Zielzellen von HIV zu sein. Außer dem $CD4^+$-Oberflächenmarker, der als primärer HIV-Rezeptor fungiert, sind für eine erfolgreiche Infektion weitere Korezeptoren notwendig (Bieniasz u. Cullen 1998).

In den vergangenen Jahren fand man heraus, dass es sich dabei um Chemokinrezeptoren handelt. Als HIV-Korezeptor auf $CD4^+$-Makrophagen und dendritischen Zellen wurde das CCR5-Molekül, ein Rezeptor der Chemokine MIP-1α, MIP-1β und RANTES, identifiziert. CXCR4 dagegen, der Rezeptor für das Chemokin SDF-1, fungiert als HIV-Korezeptor auf $CD4^+$-T-Lymphozyten. Diese Zellen exprimieren zusätzlich auch das CCR5-Molekül. Dabei bestimmt die im viralen Env-Protein begründete Fähigkeit von HIV, selektiv mit dem CCR5- oder dem CXCR4-Molekül zu interagieren, den Zelltropismus. Neuere Untersuchungen zeigen auch, dass Immundefizienzviren neben CCR5 oder CXCR4 auch andere Chemokinrezeptoren zur Infektion von Wirtszellen benutzen.

Transmission

HIV wird horizontal durch direkte Exposition mit kontaminiertem Blut, Blutprodukten und/oder durch Genitalflüssigkeiten übertragen. Für die Verbreitung einer HIV-Infektion kennt man drei wesentliche Wege:
- sexuelle Übertragung,
- parenterale Übertragung und
- vertikale Übertragung.

Während die sexuelle Übertragung durch homo- bzw. heterosexuelle Kontakte stattfindet, kommt es bei der parenteralen Übertragung zur Infektion durch kontaminierte Injektionsnadeln intravenös Drogenabhängiger bzw. durch Verabreichung von kontaminierten Blutprodukten.

Aufgrund einer besseren Qualitätskontrolle der Blutspendeproben ist das Infektionsrisiko durch potenziell infektiöses Blut in weiten Teilen der westlichen Welt in der Zwischenzeit vernachlässigbar gering. Die vertikale Transmission beschreibt den Infektionsweg einer HIV-seropositiven Mutter auf das Neugeborene. Obgleich die Übertragung hierbei mehrheitlich während des Geburtsvorgangs stattfindet, kann das Virus auch schon in der Schwangerschaft bzw. nach der Geburt des Kindes durch das Stillen weitergegeben werden. Studien konnten zeigen, dass die durchschnittliche Transmissionsrate (in Deutschland derzeit bei etwa 1%) durch die Art der Entbindung (z. B. elektive Sektio) und mittels prophylaktischer Gaben von antiretroviralen Medikamenten um den Zeitpunkt der Geburt wesentlich verringert werden kann.

Eine Übertragung von HIV durch Tränenflüssigkeit, Speichel oder allgemeine soziale Kontakte (Umarmung, Händedruck etc.) konnte bisher nicht nachgewiesen werden.

Epidemiologie

Aids wurde 1981 zuerst in den Vereinigten Staaten und kurze Zeit darauf in Westeuropa bei Risikogruppen wie Homosexuellen und Drogenabhängigen beschrieben. Bis heute entwickelte sich die Infektion mit HIV zu einer Pandemie, wobei weltweit gesehen der heterosexuellen Übertragung die größte Bedeutung zukommt.

Nach Schätzungen von UNAIDS und der Weltgesundheitsorganisation (WHO) lebten bis Ende 2001 etwa 40 Mio. HIV-Infizierte, 90% davon in Ländern der Dritten Welt. Hier nimmt die Region südlich der Sahara mit 28,1 Mio. Infizierter einen Spitzenplatz ein. Beispielsweise sind in Namibia, Zimbabwe, Swaziland und Botswana zwischen 20 und 35% der Menschen im sexuell aktiven Alter mit HIV infiziert. In Asien sind bereits mehr als 7,1 Mio. Menschen mit HIV infiziert. In Lateinamerika und der Karibik leben etwa 1,8 Mio. Infizierte. In Nordamerika werden heute 940.000 und in Westeuropa 560.000 HIV-Infizierte geschätzt. Im Jahr 2001 starben weltweit 3 Mio. Menschen an Aids.

In Westeuropa und Nordamerika hat sich seit Einführung der antiretroviralen Therapie die Zahl der Aids-Fälle deutlich verringert, wobei die Neuinfektionsrate in diesen Ländern gleichblieb. Weltweit gesehen infizieren sich derzeit täglich etwa 15.000 Menschen mit HIV, wobei eine geradezu rasante Zunahme in Südafrika zu beobachten ist. Auch in Indien und China breitet sich die Epidemie zusehends aus.

In der Bundesrepublik Deutschland stellt sich die epidemiologische Situation nach Auskunft des Robert Koch-Instituts wie folgt dar (HIV/Aids-Bericht II/2001):

Ende 2001 wurde die Gesamtzahl der HIV-Infizierten seit Beginn der Epidemie auf etwa 60.000 geschätzt. Obwohl aufgrund neuer Therapiemöglichkeiten die Aids-Fälle deutlich abnehmen (ca. 700 Neuerkrankungen pro Jahr), scheint die Neuinfektionsrate mit etwa 2000 Fällen pro Jahr konstant zu bleiben. Hierbei stellen homosexuelle Kontakte bei Männern mit 50% den Hauptinfektionsweg dar. Es folgen Herkunft aus Hochprävalenzgebieten mit 21%, heterosexuelle Kontakte mit 18%, intravenöser Drogenmissbrauch mit 10% und die Mutter-zu-Kind-Übertragung mit derzeit <1%. Regional ist sowohl bei den HIV-Infektionen als auch bei den Aids-Fällen eine Konzentration in den großstädtischen Ballungsräumen Frankfurt am Main, Berlin, München, Köln, Düsseldorf und Hamburg zu beobachten.

Risikogruppen

Da HIV durch kontaminierte Körperflüssigkeiten übertragen wird, stellen allgemein promiskuitive Menschen, die auf sog. Safer-Sex-Praktiken (Gebrauch von Kondomen) verzichten, die größte Risikogruppe dar. Eine weitere signifikante Risikogruppe sind Drogenabhängige, die HIV-kontaminiertes Injektionsbesteck benutzen.

In Deutschland repräsentieren promiskuitive homo- und bisexuelle Männer die Gruppe mit dem höchsten Infektionsrisiko, wobei jedoch die Übertragung durch heterosexuelle Kontakte deutlich zunimmt. Dies ist in der Regel auf ungeschützten Sexualkontakt mit einer HIV-infizierten Person (oftmals Drogenabhängige bzw. Personen aus Endemiegebieten) zurückzuführen. Kinder HIV-infizierter Mütter und in medizinischen Berufen arbeitende Personen (berufliche Exposition) stellen weitere Risikogruppen dar.

Die statistische Wahrscheinlichkeit einer Infektion liegt für die unterschiedlichen Übertragungswege zwischen 1 Infektion pro 100 und 1000 Kontakten oder Expositionen.

Erkrankungen

Der Verlauf einer HIV-Infektion kann allgemein in 3 Phasen eingeteilt werden.

1. *Primärinfektion,*
2. *Phase der asymptomatischen klinischen Latenz,*
3. *Phase der symptomatischen klinischen Erkrankung.*

Das durch die HIV-Infektion hervorgerufene Krankheitsbild wird dabei durch die fortschreitende Zerstörung von $CD4^+$-T-Lymphozyten und die damit verbundene Schädigung des Immunsystems bestimmt (Hirsch u. Curran 1996). Möglicherweise kommt es zu zytopathischen Effekten, die durch die Fähigkeit der Viren zustande kommt, eine Fusion von infizierten mit nichtinfizierten Zellen zu multinukleären Riesenzellen (Synzytien) zu induzieren. Die Bildung dieser Riesenzellen konnte bisher nur in vitro nachgewiesen werden.

Zu Beginn der latenten HIV-Infektionsperiode können hauptsächlich langsam replizierende makrophagentrope Viren isoliert werden, die durch einen NSI-Phänotyp (»non syncytium inducing«) gekennzeichnet sind. Zu späteren Zeitpunkten des Infektionsverlaufs werden dann vermehrt T-zelllymphotrope SI-Isolate (»syncytium inducing«) nachgewiesen. Dieser Wechsel vom NSI- zum SI-Phänotyp ist meist mit einer rapiden Abnahme der $CD4^+$-T-Lymphozyten und dem Beginn des symptomatischen Infektionsverlaufs korreliert.

Für die markante Reduktion der $CD4^+$-Zellzahl in diesem Stadium scheinen gleichzeitig der durch das Virus ausgelöste programmierte Zelltod (Apoptose) und indirekte immunvermittelte zytopathische Effekte verantwortlich zu sein (Finkel u. Casella 1998).

Nach der Primärinfektion kommt es zu einer starken Virämie mit hohen Virusmengen (Viruslast) im Plasma. Die Zahl der $CD4^+$-T-Lymphozyten im peripheren Blut fällt kurzfristig unter den Normalwert (600–1200 Zellen/μl). Das klinische Bild ist oftmals unauffällig oder durch grippeähnliche Symptome gekennzeichnet, die nach kurzer Zeit wieder abklingen. Erst 4–8 Wochen nach dem Infektionsereignis sind HIV-spezifische Antikörper (Zeitpunkt der Serokonversion) bei gleichzeitigem Rückgang der Viruslast nachzuweisen. Trotz einer Abnahme der Viruslast im Plasma kann meist in jeder Phase der Infektion eine hohe Virusmenge im lymphatischen Gewebe nachgewiesen werden.

Die Zeitspanne der asymptomatischen klinischen Latenz bis zur symptomatischen Phase ist sehr variabel und kann von einigen Monaten bis zu mehr als 10 Jahren andauern. Während dieser Zeit bleibt in der Regel die Virusmenge im peripheren Blut eher niedrig, HIV-spezifische Antikörper sind nachweisbar, und die Infizierten erscheinen symptomfrei und gesund. Der durch die Virusreplikation im lymphatischen Gewebe bedingte Verlust an $CD4^+$-Zellen kann lange Zeit durch das Immunsystem ausgeglichen werden.

Ist dies nicht mehr möglich, nimmt die Zahl der $CD4^+$-T-Lymphozyten ab (<500 Zellen/μl Blut), und es beginnt die Phase der symptomatischen klinischen Erkrankung. Diese ist gekennzeichnet durch eine weitere Abnahme der $CD4^+$-T-Zellzahl, einen Anstieg der Viruslast (Virusmenge) im Plasma und das vermehrte Auftreten von Sekundärinfektionen.

Mit der Manifestation von Aids geht eine kontinuierliche Verschlechterung des klinischen Bildes einher. Neben einer allgemeinen Lymphadenopathie, die durch eine Lymphknotenschwellung von mindestens zwei peripheren Lymphknoten gekennzeichnet ist, sind Beschwerden wie Nachtschweiß, Gewichtsverlust und chronische Diarrhö zu beobachten. Das Aids-Stadium ist charakterisiert durch potenziell lebensbedrohende opportunistische Infektionen. Die Zahl der $CD4^+$-T-Lymphozyten beträgt nun meist <200 Zellen/μl Blut und kann bis unter die Nachweisgrenze abnehmen. Die Viruslast im Plasma der Patienten steigt in der Regel dramatisch an, und die gegen das HIV-1-p24-Kapsidprotein gerichtete Antikörperantwort wird oft schwächer.

Typische opportunistische Infektionen sind:
- Pneumocystis-carinii-Pneumonie (PcP),
- Toxoplasmaenzephalitis,
- systemische Candidainfektionen,
- pulmonale und extrapulmonale Tuberkulose,
- disseminierte Infektionen hervorgerufen durch atypische Mykobakterien.

Neben dem Auftreten maligner Tumoren (Lymphome, Kaposi-Sarkom) werden oftmals latente Infektionen mit Epstein-Barr-Virus (EBV), Herpes-simplex-Virus (HSV), Varicella-zoster-Virus (VZV) und Zytomegalievirus (CMV) reaktiviert. Neuere Forschungsergebnisse zeigen, dass für das Auftreten des Kaposi-Sarkoms eine zusätzliche Infektion mit dem humanen Herpesvirus Typ 8 (HHV8) notwendig ist.

Als hauptsächliche neurologische Manifestation der HIV-Infektion ist das Aids-Demenzsyndrom zu betrachten, das bei bis zu 25% der Patienten mit dem klinischen Vollbild Aids auftritt.

Zur Klassifikation von HIV-Infektionen wurden verschiedene Einteilungsschemata entwickelt. Das derzeit gebräuchlichste ist das CDC-Schema des Centers for Disease Control and Prevention, das aus 9 Einteilungsklassen besteht. Es werden hierbei 3 klinische Kategorien (A–C) mit Kategorien, die die $CD4^+$-Zellzahl wiederspiegeln (1–3), kombiniert. Die Definition der einzelnen klinischen Kategorien ist wie folgt:

A. akute HIV-Infektion, Lymphadenopathie, asymptomatische Latenz,

B. Krankheitssymptome, die durch die HIV-induzierte Immunschwäche bedingt sind (jedoch nicht unter die Kategorie C bzw. Aids fallen, z. B. chronische Diarrhö),
C. Krankheitsbild Aids, gekennzeichnet durch schwere opportunistische Infektionen, Kaposi-Sarkom, Lymphome.

Die $CD4^+$-Zellzahl wird wie folgt unterteilt:
1. >500 Zellen/µl Blut,
2. 200–499 Zellen/µl Blut,
3. <200 Zellen/µl Blut.

HIV-Patienten lassen sich demnach in die Kategorien A1–C3 einteilen.

Diagnostik

Zum Nachweis einer HIV-Infektion stehen verschiedene Immunoassay-Systeme zur Verfügung:
1) Assays zum Nachweis von HIV-Antikörpern auf ELISA- (= »enzyme-linked immunosorbent assay«-) Basis,
2) Bestätigungstests zum Nachweis von HIV-Antikörpern, differenziert nach einzelnen Virusproteinen (Western-Immunoblots),
3) Nachweis von HIV-Antigen (p24-Antigen-Assay).

Diese Immunoassays werden v. a. zum Testen von Blut- und Organspendern, zur serologischen Abklärung nach einer erfolgten HIV-Exposition und bei Erkrankungsbildern, bei denen eine HIV-Infektion differenzialdiagnostisch in Betracht kommt, eingesetzt. Zu beachten ist, dass Neugeborene seropositiver Mütter HIV-Antikörper der Mutter besitzen, die bis zu etwa einem Jahr nachweisbar bleiben können. Für die frühe Abklärung einer möglichen Infektion eignen sich die nachfolgend beschriebenen molekularen Methoden.

Neben der Bestimmung der Anzahl der $CD4^+$-T-Lymphozyten im Blut, die schon sehr lange als prognostischer Marker zur Beobachtung des Krankheitsverlaufs verwendet wird, ist die Bestimmung der Viruslast (Virusmenge) in der Zwischenzeit zu einem unentbehrlichen diagnostischen Parameter geworden. Hierzu stehen verschiedene Methoden zur Auswahl (RT-PCR, branched-DNA, NASBA), welche die direkte quantitative Bestimmung von HIV-Genomäquivalenten im peripheren Blut sowie im Liquor und anderen Körperflüssigkeiten von Infizierten ermöglichen.

Die Bestimmung der Viruslast kann zum Therapiemonitoring, d. h. zur Beurteilung eines Therapieerfolges nach Behandlungsbeginn oder Therapieumstellung jeweils unter Berücksichtigung des klinischen Bildes und der Anzahl der $CD4^+$-T-Lymphozyten routinemäßig durchgeführt werden. Die untere Nachweisgrenze der Testsysteme liegt derzeit bei <20–50 HIV-Genomäqivalente/ml Plasma. Ist keine Viruslast messbar, bietet der Nachweis integrierter proviraler DNA in peripheren Blutzellen eines Infizierten weitere diagnostische Möglichkeiten.

Im Zuge eines optimalen Therapiemonitorings gewinnt auch die Virusresistenzbestimmung an Bedeutung. Methodisch unterscheidet man hier die genotypische und die phänotypische Resistenztestung. Die genotypische Analyse resultiert aus der Bestimmung der DNA-Sequenz der für eine Resistenzentwicklung relevanten HIV-Genabschnitte. In Bezug auf eine Resistenzentwicklung gegenüber HIV-Proteaseinhibitoren sind jedoch oftmals die auf diese Weise identifizierten Mutationen nicht prädiktiv. In solchen Fällen liefert eine phänotypische Analyse wertvolle Informationen. Hierbei wird der *gag/pol*-Bereich eines zu testenden Patientenvirusisolates in rekombinante Viren integriert und anschließend in Gegenwart von antiviralen Medikamenten in Zellkultur propagiert.

Therapie

Die gegenwärtig angewandte antiretrovirale Therapie (ART) hat die Inhibition der Funktion der viralen Proteine reverse Transkriptase (RT) und Protease (PR) zum Ziel. Weiterhin sind verschiedene Medikamente in der klinischen Erprobung, welche die Hemmung verschiedenster viraler und zellulärer Funktionen verfolgen. Für die in den letzten Jahren zu beobachtenden Therapieerfolge ist die möglichst frühzeitige Verabreichung von 3 und mehr antiretroviral wirkenden Medikamenten verantwortlich (Montaner et al. 1998).

Mit dem Einsatz der Kombinationstherapie (»highly active anti-retroviral therapy«, HAART) ist die Rate der Aids-Erkrankungen bemerkenswert zurückgegangen.

Bei den Reverse-Transkriptase-Inhibitoren (RTI) stehen im Moment zur Verfügung:
- diverse Nukleosidanaloga (Zidovudin/Retrovir; Didanosin/Videx; Zalcitabin/Hivid; Stavudin/Zerit; Lamivudin/Epivir; Abacavir/Ziagen) und
- nichtnukleosidische RT-Inhibitoren (NNRTI), die gegen das katalytische Zentrum des Enzyms gerichtet sind (Nevirapin/Viramune; Efavirenz/Sustiva; Delavirdin/Rescriptor).
- Weiterhin sind Hemmer der viralen Protease (PI) verfügbar (Saquinavir/Fortovase bzw. Invirase; Indinavir/Crixivan; Ritonavir/Norvir; Nelfinavir/Viracept; Amprenavir/Agenerase; Lopinavir/Kaletra).

Trotz der großen Therapieerfolge kann die antiretrovirale Kombinationstherapie jedoch mit einer Reihe von Problemen assoziiert sein. Der oft komplizierte Einnahmemodus unterschiedlicher Medikamente setzt voraus, dass sich die Patienten diszipliniert bzw. »compliant« verhalten. Da durch eine unvollständige Medikamenteneinnahme die Selektion resistenter Viren gefördert wird, führt dies mit der Zeit zu einem Therapieversagen. Zudem kann bei einigen Patienten eine mangelnde Bioverfügbarkeit einzelner Medikamente bestehen. Aus diesem Grund werden immer häufiger auch die Wirkstoffspiegel überprüft.

Die Einnahme mehrerer Medikamente kann oftmals auch starke Nebenwirkungen hervorrufen. Beispielsweise werden Stoffwechselstörungen des Fetthaushalts und Umverteilungen des Körperfetts (Lipodystrophiesyndrom) aufgrund der Einnahme von Proteasehemmern beobachtet.

Prävention

Wie bereits erwähnt, ist der Austausch von Virus enthaltenden Körperflüssigkeiten für die Mehrzahl der Infektionen verantwortlich. Jede Präventionsmaßnahme, welche die Exposition mit diesen Körperflüssigkeiten ausschließt, vermindert deshalb signifikant das Risiko einer Neuinfektion. Dies betrifft hauptsächlich den einmaligen Gebrauch von Injektionsbesteck bei Drogenabhängigen und den Gebrauch von Kondomen (Safer-Sex-Praktiken) beim Sexualverkehr.

Referenzzentrum

Nationales Referenzzentrum für Retroviren, Institut für Klinische und Molekulare Virologie, Universität Erlangen-Nürnberg, Schloßgarten 4, D-91054 Erlangen.

Telefon	09131/852-4010
Fax	09131/852 2101
E-mail	nrzretro@viro.med.uni-erlangen.de
Internet	http://www.virologie.uni-erlangen.de

Literatur zu Kap. 25.11.2 und 25.11.3

Bieniasz PD, Cullen BR (1998) Chemokine receptors and human immunodeficiency virus infection. Frontiers Biosci 3: 44–58

Emerman M, Malim MH (1998) HIV-1 regulatory/accessory genes: keys to unraveling viral and host cell biology. Science 280: 1880–1884

Finkel TH, Casella CR (1998) AIDS and cell death. In: Lockshin RA, Zakeri Z, Tilly JL (eds) When cells die. Wiley-Liss, New York, pp 289–318

Hauber J (2001) Nuclear export mediated by the Rev/Rex class of retroviral trans-activator proteins. In: Hauber J, Vogt PK (eds) Curr Top Microbiol Immunol 259. Springer, Berlin Heidelberg New York Tokyo, pp 55–76

Hirsch MS, Curran JW (1996) Human immunodeficiency viruses. In: Fields BN, Knipe DM, Howley MD (eds) Fields' virology, 3rd edn. Lipincott-Raven, Philadelphia New York, pp 1953–1975

Luciw P (1996) Human immunodeficiency viruses and their replication. In: Fields BN, Knipe DM, Howley MD (eds) Fields' virology, 3rd edn. Lipincott-Raven, Philadelphia New York, pp 1881–1952

Malim MH (1998) The HIV-1 Rev protein. Annu Rev Microbiol 52: 491–532

Montaner JSG, Hogg R, Raboud J, Harrigan R, O'Shaughnessy M (1998) Antiretroviral treatment in 1998. Lancet 352: 1919–1922

25.12 Picornaviren

H.W. Doerr

Picornaviren sind eine in der Human- und Veterinärmedizin sehr wichtige Gruppe von Infektionserregern. In der wissenschaftlichen Klassifikation gehören zur Familie der Picornaviridae beim Menschen die Genera Rhinovirus, Enterovirus und Hepatovirus mit zahlreichen Spezies bzw. Typen, im Tierreich u. a. die Genera Aphthovirus und Cardiovirus.

Die Enteroviren des Menschen werden in zahlreiche Serotypen eingeteilt und diese wieder nach pathogenetischen Gesichtspunkten in Gruppen zusammengefasst. Neben die klassischen Polio-, Coxsackie-A-, Coxsackie-B- und Echo-Viren treten neue Enteroviren, die mit der Jahreszahl ihrer Erstisolierung vom Patienten bezeichnet werden (s. Tabelle 25-15 und Abb. 25-14).

Die Kurzbezeichnung Picorna wurde gewählt, weil es sich um sehr kleine (griech. picos) RNA-Viren handelt (Durchmesser ca. 25–30 nm). Darüber hinaus verweist

- P auf Poliovirus (als früher wichtigstem Enterovirus),
- i steht für insensitiv gegenüber einer Behandlung mit Ether (die Viren sind hoch stabil),
- c für Coxsackie-Viren (häufig vorkommende Enteroviren),
- o erinnert an »orphan« (engl. Waisenkind) und damit an den niedrigen Manifestationsindex vieler Infektionen,
- r an die Rhinoviren.

Tabelle 25-15. Familie der Picornaviridae. (Nach Rückert 1996)

Genus	Serotypen	Mitglieder
Rhinovirus	102	Humane Rhinoviren 1A-100, 1Bb, »Hanks«,
	3	Bovine Rhinoviren 1, 2, 3
Enterovirus	3	Humane Polioviren 1, 2, 3
	23	Humane Coxsackie-Viren A1-22, 24 (A23-Echovirus 9)
	6	Humane Coxsackie-Viren B1-6 (große Ähnlichkeit des Schweinevesiklarvirus mit Coxsackie B,
	30	Humane Echoviren 1-7, 11-27, 29-34, Echo 8 entspricht 1, Echo 10 entspricht Reovirus Typ 1, Echo 28 entspricht Rhinovirus 1A (s. oben)
	4	Humanew Enteroviren 68-71,
	1	Vilyuisk-Virus,
	18	Simiane Enteroviren 1-18,
	2	Bovine Enteroviren 1, 2
	8	Porzine Enteroviren 1-8
Aphthovirus	7	Maul- und-Klauen-Seuche-virus 1-7
Kardiovirus	2	Enzephalomyokarditisvirus (EMC), Theiler's murines Enzephalomyelitis
Hepatovirus	1	Humanes Hepatitis-A-Virus (früher Enterovirus 72)
Nicht eingruppiert	3	Equine Rhinoviren 1, 2 Cricket-Paralyse-Virus, Drosophila-C-Virus

Mit der Erforschung der Poliovirusinfektion als Verursacher der gefürchteten, epidemisch auftretenden infektiösen Kinderlähmung in Folge einer Poliomyelitis (nekrotisierende Entzündung der grauen Substanz im Vorderhorn des Rückenmarks; griech. polios = grau, myele = Mark) mit Zerstörung der die Extremitäten oder Thoraxmuskulatur innervierenden motorischen Neurone nahm die medizinische Virologie ihren Aufstieg zu einem anerkannten diagnostischen Zweig der mittelbaren Krankenversorgung.

Heute sind Morphologie, Molekular- und Infektionsbiologie der wesentlichen Picornavirusinfektionen sehr gut bekannt. Die Nukleotidsequenz des einzelsträngigen RNA-Genoms ist ermittelt und ermöglicht die exakte Konstruktion von Infektketten, Identifikation und Qualitätsicherung bei attenuierten Polioimpfviren, dank deren Einsatz die Poliomyelitis kurz vor ihrer weltweiten Eradikation steht.

Das Genom wird nach der rezeptorvermittelten Adsorption des Virus an die Zellmembran und seiner Penetration in das Zy-

Abb. 25-14. Verwandtschaftsgrad von 26 Picornaviren. Vergleich der Hüllproteinsequenzen

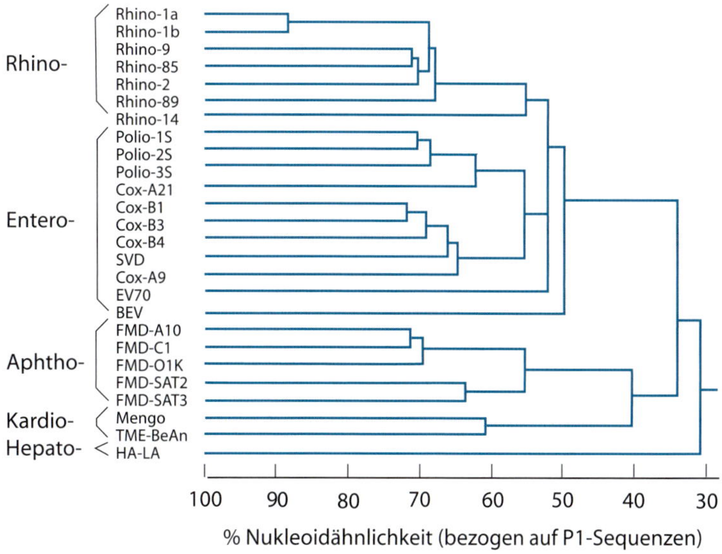

toplasma durch zellenzymatische Auflösung der ikosaedrischen Proteinkapsel freigesetzt und kann direkt als mRNA an Ribosomen translatiert werden. Aus einem großen Vorläuferpolyprotein werden Struktur- und Nichtstrukturproteine prozessiert. Darunter befindet sich eine Polymerase, die das Genom virusspezifisch abschreibt. Die Transskription zur entsprechenden Negativ-RNA und zurück zu einem neuen Virusgenom läuft allerdings recht fehlerhaft (eine Punktmutation/1000 Nukleotide), sodass mit neuen Varianten oder sogar neuen Serotypen gerechnet werden muß (s. oben).

Die Strukturproteine werden weiter prozessiert und unter Einschluss der durch die viruskodierte Polymerase nachsynthetisierten genomischen RNA spontan zu einem neuen Viruspatikel zusammengesetzt (»self assembly«). Einzelheiten sind dem Kapitel über die Coxsackie-Viren (Kap. 25.12.2) und das Hepatitis-A-Virus (Kap. 25.12.3) zu entnehmen. Die Freisetzung der neuen Viruspartikel führt zur Auflösung der Zelle: Die lytische Infektion ist das wesentliche pathogenetische Prinzip der Entero- und Rhinoviren. Demgegenüber ist die Infektion mit dem Hepatitis-A-Virus nur wenig zytopathogen. Die Zell- bzw. Organschädigung erfolgt durch die Immunreaktion, speziell erregerspezifischer zytotoxischer CD8-Lymphozyten im Sinne einer Immunpathogenese.

Medizinhistorisch sei angemerkt, dass die Untersuchung der Maul- und Klauenseuche des Rindes (MKS-Virus) durch Löffler und Frosch vor 100 Jahren die Virologie bei Mensch und Tier begründet hat. Das MKS-Virus des Rindes (Genus Aphthovirus) hat unter den humanpathogenen Enteroviren ein Pendant und verursacht beim Menschen die analoge »hand-foot-mouth-disease« (s. Abb. 25-14).

Literatur zu Kap. 25.12

Rueckert RR (1996) Picornaviridae: the viruses and their replication. In: Fields Virology, 3rd edn. Lippincott-Raven, Philadelphia (USA), pp 609–654

Zeichhardt H, Grünert H-P, Wutzler P (2002) Picornaviren. In: Doerr HW, Gerlich WH (Hrsg) Medizinische Virologie. Thieme, Stuttgart New York, S 251–277

25.12.1 Poliovirus

E. Schreier

Erreger

Polioviren gehören zur Familie der Picornaviridae und bilden mit den Coxsackie-Viren A und B, Echoviren und Enteroviren 68–71 den Genus Enterovirus. Die Polioviren werden in 3 differente Serotypen unterteilt. Das Virusgenom ist eine Einzelstrang-RNA mit Plusstrangpolarität von ca. 7500 Nukleotiden. Die RNA kodiert ein Polyprotein, das in Struktur- und Nichtstrukturproteine gespalten wird. Die 4 Strukturproteine, die als VP1, VP2, VP3, VP4 bezeichnet werden, bilden die Virusproteinhülle, in die das virale Genom verpackt ist. Definierte Bereiche in den Strukturproteinen VP1, VP2 und VP3 sind für die Neutralisation der Viruspartikel von Bedeutung. Die Nichtstrukturproteine enthalten insbesondere Protease- und Polymeraseaktivität. Polioviren lassen sich in vitro auf differenten Zellkultursystemen vermehren.

Epidemiologie

Die Poliomyelitis ist weltweit verbreitet, und der Mensch ist der einzige natürliche Wirt der Polioviren, d. h. es gibt für das Virus quasi kein tierisches Reservoir. Die Übertragung erfolgt insbesondere in Gebieten mit geringem Hygienestandard fäkal-oral, zumeist als fäkale Schmierinfektion. In Ländern mit einem hohen Lebensstandard dürfte die respiratorische Route prinzipiell in Frage kommen, auch wenn man davon ausgehen kann, dass das Poliovirus im Sekret des Nasen-Rachen-Raums nur kurzzeitig vorhanden ist und schnell inaktiviert wird. Durch die weltweite Einführung der Impfprophylaxe und deren konsequente Anwendung ist es gelungen, die Poliomyelitis in den letzten Jahrzehnten sehr erfolgreich zurückzudrängen.

Die Weltgesundheitsorganisation hat sich das Ziel gesetzt, das Poliowildvirus in den nächsten 1–2 Jahren zu eradizieren als eine der Voraussetzungen, die Polioimpfung langfristig einzustellen. Im weiteren Sinne sollten generell virulente Polioviren gemeint sein, denn die Freisetzung von Poliovirusmutanten nach Polioviruslebendimpfung ist bekannt. Insgesamt ist die Thematik sehr komplex, und es gibt dazu immer wieder kontroverse Diskussionen. Dies betrifft u. a. den Einsatz des attenuierten Lebendimpfstoffes nach Sabin (OPV), Fragen zur Persistenz von Polioviren in der Umwelt oder aber die Problematik von potenziellen Poliovirusdauerausscheidern, die es in Einzelfällen gibt.

Bei aller kritischen Diskussion konnte durch den konsequenten Einsatz der Polioimpfung erreicht werden, dass das letzte Poliowildvirus für den amerikanischen Kontinent 1991, für die Westpazifikregion 1996 und für Europa 2001 nachgewiesen wurde. Polioendemiegebiete sind derzeit nur noch die Region Südostasien und Gebiete in Afrika. Strategien der WHO zur Eradikation der Poliomyelitis bleiben sowohl die Immunisierungsprogramme als auch die Überwachung aller akut auftretenden schlaffen Lähmungen (Meldung und Untersuchung adäquater Proben auf eine Poliowildvirusinfektion in einem akkreditierten Labor).

Erkrankungen

Polioviren aller 3 Serotypen sind die Erreger der spinalen Kinderlähmung (Poliomyelitis). Das klinische Erscheinungsbild von Lähmungszuständen, insbesondere der unteren Extremitäten, dürfte nach einem ägyptischen Relief (Astarte-Tempel in Memphis) schon im Altertum bekannt gewesen sein.

Aber erst 1840 beschrieb der Arzt Jacob von Heine diese Erkrankung, die er vorwiegend an Kindern beobachtete und als spinale Kinderlähmung bezeichnete. 1909 postulierten dann Karl Landsteiner und Erwin Popper aus ihren Ergebnissen zur Übertragung der Poliomyelitis acuta auf Affen, dass die Ursache dieser Erkrankung ein Virus sein muss.

Die klinische Reaktion auf eine Poliovirusinfektion ist sehr unterschiedlich. Die Inkubationszeit beträgt in der Regel 7–14 Tage. In mehr als 90% der Infizierten verläuft die Infektion klinisch inapparent. Bei ca. 4–8% der Infizierten kommt es zu einer mild verlaufenden Erkrankung mit Symptomen eines grippalen Infektes (abortive Poliomyelitis). Diese Form der Poliovirusinfektion kann nicht unterschieden werden von anderen milden viralen Infektionen. Auch die aseptische Meningitis, die bei ca. 1% der Poliovirusinfizierten auftreten kann, lässt sich kaum von anderen virusbedingten aseptischen Meningitiden unterscheiden.

Bei ca. 0,1–1% der Infizierten entwickelt sich eine paralytische Erkrankung. Dabei treten nach präparalytischem Stadium mit häufig katarrhalischen Erscheinungen der oberen Luftwege oder des Darmkanals asymmetrische schlaffe Lähmungen (Paresen) unterschiedlicher Ausprägung und Lokalisation auf. Besonders gefürchtet sind die in schweren Fällen auftretenden Paresen von Zwerchfell- und Interkostalmuskulatur, die den Einsatz einer künstlichen Beatmung erforderlich machen.

Bei etwa $^1/_3$ der Poliomyelitisfälle persistieren die Lähmungen lebenslang. Eine Degeneration und Atrophie der betreffenden Muskulatur ggf. mit Störungen des Wachstums der betroffenen Gliedmaßen sind häufig die Folge.

Eine spezifische medikamentöse Therapie einer durch das Poliovirus verursachten paralytischen Erkrankung gibt es nicht. Es wird eine symptomatische Behandlung durchgeführt (Linderung der Krankheitssymptome, Bettruhe, ggf. Intensivpflege).

Diagnostik

Jede akut auftretende schlaffe Lähmung einer oder mehrerer Extremitäten mit verminderten oder fehlenden Sehnenreflexen bei intakter Sensibilität und intaktem Sensorium ist auf eine Poliomyelitis verdächtig, sofern traumatische oder infektiöse Ursachen der Parese(n) nicht unmittelbar erkennbar sind.

Der klinische Verdacht einer Poliomyelitis ist durch differenzialdiagnostische Untersuchungen zu ergänzen. Das sind insbesondere die Virusanzucht aus Stuhl (ggf. aus Liquor- und Rachenspülwasser) in der Regel auf permanenten Zellkulturen mit anschließender inter- (Poliovirus Typ 1, 2 oder 3) und intratypischer (Impf- oder Wildvirus) Differenzierung und der Nachweis eines signifikanten Antikörperanstiegs (Neutralisationstest) in einem Serumpaar.

Der Virusnachweis kann auch direkt bei Umgehung der Virusanzucht durch den molekularen Virusgenomnachweis erfolgen. Die Differenzierung zwischen Impf- und Wildvirus erfolgt durch biologische oder molekulare Techniken.

Immunität und Prävention

Die nach einer Poliovirusinfektion mit einem entsprechenden Serotyp gebildeten neutralisierenden Antikörper bleiben offensichtlich lebenslang erhalten und führen somit zu einer dauerhaften Immunität, bezogen auf den Serotyp. Eine heterologe Immunität zwischen den 3 Poliovirusserotypen besteht im Prinzip nicht.

Eine aktive Immunprophylaxe gegen die Poliomyelitis gibt es seit Mitte der 1950er-Jahre. Generell stehen heute zwei Impfstoffarten zur Verfügung:

- der inaktivierte Totimpfstoff nach Salk (IPV) und
- der attenuierte Lebendimpfstoff nach Sabin (OPV).

Dabei sind differente Vorgehensweisen möglich. Impfungen mit IPV (derzeit angewendet in Deutschland, Finnland, Frankreich, Niederlande, Norwegen, USA), die sequenzielle Impfung mit IPV/OPV (in Dänemark, Israel, Kanada, Litauen, Ungarn) und die Impfung mit OPV (übrige Länder).

Die ausschließliche Impfung mit OPV wird von vielen Ländern wegen eines geringen, aber doch zu beachtenden Risikos einer vakzineassoziierten paralytischen Poliomyelitis (VAPP) nicht mehr empfohlen. Die Inzidenz einer VAPP wird mit ca. 1:3 Mio. bei Impflingen und 1:11 Mio. bei Kontaktpersonen angegeben.

Die Grundimmunisierung sollte bis zum 15. Lebensmonat abgeschlossen sein. Dabei wird IPV bevorzugt als Kombinationsimpfstoff (z. B. auch gegen Diphtherie, Pertussis, Tetanus, Haemophilus influenzae) eingesetzt. Eine Wiederimpfung zwischen dem 11. und 18. Lebensjahr wird empfohlen. Eine routinemäßige Wiederimpfung ab dem vollendeten 18. Lebensjahr sollte nur für bestimmte Risikogruppen bzw. bei Reisen in Polioendemiegebiete gelten.

Fazit für die Praxis

- Symptome:
  Asymmetrische schlaffe Lähmungen unterschiedlicher Lokalisation und Ausprägung.
- Diagnostik:
  Speziallabor: Poliovirusnachweis durch Virusanzucht auf Zellkulturen und Serotypbestimmung; molekularer v-RNA-Nachweis durch RT/PCR; Differenzierung zwischen Polioimpf- und Wildvirus durch molekulare und immunologische Methoden. Ansprechpartner: Nationales und Europäisches Referenzlabor für Poliomyelitis und Enteroviren (Sitz: Robert-Koch-Institut, Berlin).
- Therapie:
  Keine spezifische medikamentöse Therapie, sondern symptomatische Behandlung.
- Prophylaxe:
  Impfung empfohlen für alle Personen bei fehlender oder unvollständiger Grundimmunisierung (ausschließlich IPV ; s. STIKO-Empfehlungen).
- Meldepflichtig:
  Bei Verdacht, Erkrankung, Tod.

25.12.2 Coxsackie-, Echo- und andere humanpathogene Non-Polio-Enteroviren

A. Stelzner, F. Stein

25.12.2.1 Enteroviren

Nach der zzt. verwendeten Klassifikation des »International Committee on Taxonomy of Viruses« werden zu den Picornaviren 9 Gattungen gerechnet:
- Aphthovirus,
- Cardiovirus,
- Enterovirus,
- Erbovirus,
- Hepatovirus,
- Kobuvirus,
- Parechovirus,
- Rhinovirus,
- Teschovirus.

Diese Klassifikation stützt sich v. a. auf physikochemische und strukturelle Analysen der Viruspartikel sowie auf molekulargenetische Daten von Sequenzanalysen der kodierenden Regionen der einzelnen Viren (Tabelle 25-16).

Enteroviren mit humanpathogenem Potenzial sind Polioviren, Coxsackie-A- und Coxsackie-B-Viren, Echo-Viren und die neueren Enteroviren 68–71, 73. Sie sind säurestabil und besiedeln nach fekal-oraler Infektion den Intestinaltrakt; die meisten können das Zentralnervensystem befallen (Tabelle 25-17).

Die Pathogenität von Enteroviren bezüglich ihres Replikationsmodus und ihrer molekularen Eigenschaften kann wie folgt charakterisiert werden: Die Virusvermehrung erfolgt primär im Rachenraum und im Dünndarm. In-vitro-Kultivierun-

Tabelle 25-16. Systematik der Picornaviren (ohne Affenviren)

Spezies		Serotypen	
Genus	**Anzahl**	**Name**	**Anzahl**
Aphthovirus	2	Maul- und Klauenseuche-virus	7
		Equines Rhinitis-A-Virus	1
Cardiovirus	2	Enzephalomyokarditisvirus	1
		Theilovirus	3
Enterovirus	8	Poliovirus	3
		Humanes Enterovirus A	15
		Humanes Enterovirus B	35
		Humanes Enterovirus C	15
		Humanes Enterovirus D	2
		Bovines Enterovirus	2
		Porzines Enterovirus A	1
		Porzines Enterovirus B	2
		Nicht klassifiziert	21
Erbovirus	1	Equines Rhinitis-B-Virus	1
Hepatovirus	2	Hepatitis-A-Virus	1
		AELV	1
Kobuvirus	1	Aichivirus	1
Parechovirus	2	Humanes Parechovirus	2
		Ljunganvirus	1
Rhinovirus	2	HRV-A	58
		HRV-B	17
	–	Nicht klassifiziert	28
Teschovirus	1	Porzines Teschovirus	11

Tabelle 25-17. Wichtige enterovirusbedingte Krankheitsbilder

Virus	Krankheitsbild
Poliovirus 1–3	Aseptische Meningitis Paralysis Unklares Fieber
Coxsackie-Virus A	Pharyngitis Aseptische Meningitis Exanthem Schnupfen
Coxsackie-Virus B	Aseptische Meningitis Myokarditis Perikarditis Diabetes
Echo-Virus	Aseptische Meningitis ARE Exanthem
Enterovirus	Aseptische Meningitis Akute Konjunktivitis

gen wurden mittels Affen- und Schweinenierenzelllinien sowie in anderen Gewebekulturen erfolgreich durchgeführt. Die Virusreplikation verläuft nach Adhäsion an spezifischen Rezeptoren der zu infizierenden Zelle (z. B. Herzmuskelzelle) in 6 aufeinanderfolgenden Schritten:

1. Die Viruspenetration in die Zelle geschieht mittels rezeptorvermittelter Endozytose, dabei wirkt ein »virion attachment protein« als Mediator.
2. Das »uncoating« läuft in zytoplasmatischen Vesikeln und/oder in Lysosomen ab.
3. Nach dem Freiwerden eines VPg genannten Proteins der genomischen RNA erfolgt die Proteinsynthese am rauhen endoplasmatischen Retikulum.
4. Mit Hilfe der viralen Replikase findet die RNA-Synthese in einem »Replikationskomplex« am glatten endoplasmatischen Retikulum statt.
5. Die virale Morphogenese sowie das Arrangieren der Plusstrang-RNA mit dem Kapsidprotein erfolgen an zytoplasmatischen Membranen.
6. Nach der Lyse der Wirtszelle läuft (als letzter Schritt) die Virusfreisetzung ab.

Über die Prozessierung der Kapsidproteine ist bisher wenig bekannt. Unter anderem wurde ein Polyprotein mit einem Molekulargewicht von 247.000 beschrieben, das eine exzessive Prozessierung durchläuft und die Kapsidproteine sowie eine Reihe anderer Proteine generiert.

Zum genauen Verständnis der Molekularbiologie der Enteroviren haben u. a. Kandolf und Mitarbeiter beigetragen. Das 5'-Ende der viralen RNA ermöglicht eine »Cap«-unabhängige Translation viraler Struktur- und Nichtstrukturproteine in infizierten Zellen. Die 5'-terminale nicht kodierende Region besitzt eine stark ausgebildete Sekundär- und Tertiärstruktur, an die zelluläre Kofaktoren der Proteinsynthese binden. Diese Struktur, auch als IRES (»internal ribosomal entry site«) bezeichnet, ermöglicht nach Abspaltung des VPg-Proteins die »Cap«-unabhängige Bindung von Ribosomen an die RNA. Das Ribosom wird auf der RNA so positioniert, dass es die Proteinsynthese korrekt initiiert. Anschließend wird das Translationsprodukt des 6,8 kb langen offenen Leserahmens im statu nascendi autokatalytisch in 11 virale Proteine gespalten. Dazu gehören die 4 Strukturproteine VP1 bis VP4, welche das virale Kapsid bilden, 2 Proteinasen 2A und 3C, das VPg (3B) und die virale Polymerase 3D.

Die Kapsidproteine VP2 und VP4 gehen aus der Spaltung von VP0 – einem Vorläuferprotein – hervor. Die viruskodierte RNA-abhängige RNA-Polymerase schreibt die genomische Plusstrang-RNA in komplementäre Minusstrang-RNA um, diese wiederum dient als Matrize für zahlreiche virale Plusstrang-RNA-Kopien. Die Blockierung der Proteinbiosynthese infizierter Zellen erfolgt durch eine vom viralen Protein 2A abhängige Spaltung des Initiationsfaktors eIF4G. Zusätzlich wird die zelluläre RNA-Synthese inhibiert. Dieser Prozess wird als »host cell shut off« bezeichnet. Somit werden v. a. virale Proteine und RNA im Zytoplasma der Zelle synthetisiert. Die Kapsidproteine werden zu Prokapsiden aggregiert, anschließend wird virale Plusstrang-RNA verpackt. Die reifen Viruspartikel werden in der Regel im Rahmen der virusinduzierten Zelllyse freigesetzt.

25.12.2.2 Coxsackie-Viren

Erreger

Coxsackie-Viren wurden 1947 von Dalldorf u. Sickles aus dem Stuhl zweier Kinder, die an einer poliomyelitisähnlichen Krankheit litten, als neue »Parapolioviren« isoliert. Der Name leitet sich ab aus dem Wohnort dieser Kinder, der Stadt Coxsackie bei Albany im Staate New York.

Coxsackie-Viren bilden 28–30 nm große ikosaederförmige Partikel ohne Lipidhülle. Für die Infektion permissiver Zellen ist die Bindung des Virus an zelluläre Rezeptorproteine Voraussetzung. Gegenstand intensiver Forschung sind derzeit das Coxsackie-Adenovirus-Rezeptorprotein (CAR), ein 46-kD-Transmembranprotein der Immunglobulinsuperfamilie mit Spezifität für Coxsackie-B-Viren und Adenoviren Typ 2 und 5 sowie ein weiteres Rezeptorprotein mit Spezifität für Coxsackie-Viren der Gruppe B, der »decay accelerating factor« (DAF, CD55).

Das Genom von Coxsackie-Viren (z. B. von CVB3) ist 7396 Nukleotide lang und kodiert für ein 2185 Aminosäuren langes Polyprotein. Zahlreiche Autoren beschrieben eine 740 Basenpaare lange, nichtkodierende Region am 5'-Ende der viralen RNA, die von einem Startkodon AUG an Position 741 gefolgt wird. Dieses Startkodon bildet den Anfang eines offenen Leserahmens, der die Aminosäuresequenz des Polyproteins kodiert. Das 3'-Ende ist 98 Nukleotide lang und besitzt einen Poly-A-Schwanz, der nicht zu den 7396 Nukleotiden des CVB3-Genoms hinzugerechnet wird.

Die Verteilung der einzelnen Nukleotidbasen ist dabei folgendermaßen:
A =28,8%,
C =23,3%,
G =24,5% und
U =23,4%.

Unterschiede sind bei den verschiedenen Stämmen von Coxsackie-Virus B3 jedoch zahlreich. Die genomische Organisation unterscheidet sich damit nicht von der anderer Enteroviren. Es wurde gefunden, dass die am meisten konservierten Regionen die für das VPg und für die virale Polymerase sind. Die Regionen für die Viruskapsidproteine VP1 bis VP3 sind weniger konserviert. Die hochkonservierten Regionen haben Bedeutung für die Replikation und Translation des Virus, während die anderen den speziellen Charakter der einzelnen Viren bestimmen.

Die virale RNA ist eine einzelsträngige Plusstrang-RNA, polyadenyliert am 3'-Ende. Das 5'-Ende ist kovalent an ein kleines Protein, VPg genannt, gebunden. Das geschätzte Molekulargewicht der viralen RNA beträgt 273.000. Die genomische Homologie zwischen den Enteroviren beläuft sich auf 5% generell, auf 20% zwischen den Gruppen und auf 30–50% innerhalb einer Gruppe (■ Abb. 25-15).

Das Proteinkapsid, das die virale Nukleinsäure umgibt, wird durch die 4 Strukturproteine VP1, VP2, VP3 und VP4 gebildet. Das größte Kapsidprotein ist VP1 mit einer Länge von 284 Aminosäuren. VP2 setzt sich aus 263 und VP3 aus 238 Aminosäuren zusammen. Das kleinste Kapsidprotein ist VP4, es besteht aus 69 Aminosäuren und befindet sich im Inneren des ikosaederförmigen Viruspartikels des CVB3 (■ Tabelle 25-18).

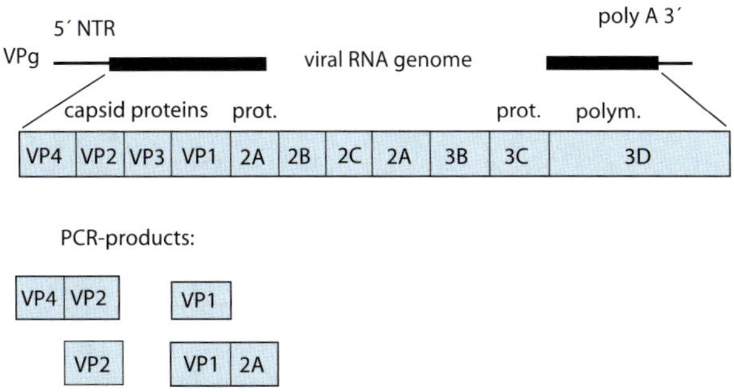

Abb. 25-15. Struktur des Picornavirusgenoms

Epidemiologie

Übertragung und Übertragungserreger von Coxsackie-Viren ähneln denen des Poliovirus. Meist erfolgt ein Erstkontakt des Menschen erst im mittleren bzw. höheren Alter. Betroffen werden i. Allg. nur Menschen; Schimpansen können inapparent infiziert werden. Bei neugeborenen Mäusen lösen Viren der Gruppe A eine Myositis aus, Viren der Gruppe B verursachen unterschiedliche Organerkrankungen, z. T. mit Todesfolge.

Krankheitsbilder

Die durch Coxsackie-Viren hervorgerufenen Krankheitssymptome sind sehr unterschiedlich. Sie reichen von Konjunktivitis und Herpangia bis hin zu Hepatitis und Myokarditis. Eine Übersicht findet sich in Tabelle 25-19.

Eine besondere Darstellung bedarf aufgrund der Aktualität und klinischen Bedeutung die *Coxsackie-virale Myokarditis*, welche insbesondere durch Coxsackie-Virus B3 (wenn auch nicht ausschließlich; s. Kap. 12.2: »Entzündliche Herzmuskelerkrankungen«) verursacht wird.

Coxsackie-Virus B3 (CVB3) ist ein weltweit verbreitetes humanes Pathogen. Es kann sowohl respiratorische Erkrankungen, eine aseptische Meningitis, eine Pankreatitis sowie akute und chronische Myokarditiden und Perimyokarditiden auslösen. Eine ätiologische Beteiligung bei weiteren chronischen Muskelerkrankungen wie der Polymyositis und Dermatomyositis wird diskutiert. Durch den breiten Organtropismus der Viren sind oft mehrere Organsysteme in das Krankheitsgeschehen einbezogen.

Die CVB3-bedingte Herzmuskelentzündung äußert sich sowohl in einer akuten Form als auch in chronischen Verläufen. Bei Kindern und Erwachsenen kann sie sich ebenfalls unterschiedlich manifestieren. Die Myokarditis ist bei Säuglingen oft tödlich, wenn die Infektion bei der Geburt erfolgt und die Mutter keine Antikörper gegen das Virus besitzt. Bei Erwachsenen verlaufen die CVB3-Infektionen hingegen häufig klinisch inapparent. Die Symptome können vielgestaltig sein und reichen von leichten Erkältungskrankheiten mit Lymphadenitis und Myalgien über Meningitis und Myokarditis bis hin zur akut auftretenden Herzinsuffizienz.

In seltenen Fällen kann es zu lebensbedrohlichen Herzrhythmusstörungen sowie zu schweren Lähmungen des zentralen Nervensystems kommen. Unmittelbar nach einer akuten Myokarditis oder nach einer Latenzperiode kann sich eine chronische Myokarditis mit progressiver Herzinsuffizienz unter dem Bild einer dilatativen Kardiomyopathie entwickeln.

Die Bedeutung der durch CVB3 induzierten viralen Myokarditis liegt v. a. in der Entwicklung eines Krankheitsbildes zur dilatativen Kardiomyopathie mit konsekutiver Herzinsuffizienz. Nach einer WHO/ISFC-Klassifikation werden die Kar-

Tabelle 25-18. Eigenschaften Coxsackie-viraler Proteine

Protein	AS	Funktion
VP4 myristyliert	69	Strukturprotein; im Partikelinneren
VP2	261	Strukturprotein
VP3	238	Strukturprotein
VP1	284	Strukturprotein
2A	147	Protease; spaltet das Protomer vom Polyprotein ab; induziert Degradierung des eIF4G (= p220)
2B	99	Beeinflusst Wirtsspezifität
2C, NTP-Bindung	329	Initiation der RNA-Synthese; Helikase?
3A	89	Hydrophober Teil der Verankerung des 3AB-Vorläufers in der Membran; beeinflusst Uridinylierung des VPG
3B	22	VPg; kovalent an das 5'-Ende des Genoms gebunden
3C	183	Protease; führt alle Spaltungen außer VPO zu VP4 und VP2 und Protomerabspaltung durch
3D	462	RNA-abhängige RNA-Polymerase

Tabelle 25-19. Durch Coxsackie-Virus bedingte Krankheitsbilder

Coxsackie-Virustyp	Erkrankungen
A24	Akute hämorrhagische Konjunktivitis
A2–6, A8, A10, A22	Herpangia
A4–6, A9, A16	Schleimhautläsionen
A1–2, A4–7, A9–10, A14, A16, A 22; B1–6	Aseptische Meningitis
A4, A7, A9, A10; B1–5	Lähmungen (seltener bei A-Typen)
A4, A9, B5	Hepatitis
A9–10, A16, A21, A24; B4–5	ARE
A10	Pharyngitis
A18, A20–22, A24, B5	Durchfallerkrankungen (bei Kindern)
B1–6	Fieber, grippale Infekte
B1–5	Pleurodyynie, Perikarditis. Myokarditis, systemische Infektionen bei Kindern, Meningoenzephalitis
B5	Hautausschläge (?)
B4	Diabetes mellitus

diomyopathien als Erkrankungen des Herzmuskels in Zusammenhang mit einer objektivierbaren kardialen Funktionsstörung neu definiert.

Man unterscheidet zur Zeit 5 Krankheitsbilder:

1. eine dilatative Kardiomyopathie (DCM),
2. eine hypertrophische Kardiomyopathie (HCM),
3. die restriktive Kardiomyopathie (RCM),
4. die arrhythmogene rechtsventrikuläre Kardiomyopathie (ARVC) und
5. eine nichtklassifizierbare (NKCM) Kardiomyopathie.

Der Begriff Kardiomyopathie umfasst somit alle kardialen Funktionsstörungen, die nicht direkt durch kardiovaskuläre, exogene (z. B. perikarditisch-konstriktive) oder rein valvuläre Veränderungen erklärbar sind. Mit dieser breiteren Kardiomyopathiedefinition werden sowohl primäre (idiopathische) als auch sekundäre Herzmuskelerkrankungen erfasst.

Bei allein klinisch diagnostizierter Myokarditis finden sich bei 12% der Patienten dilatative Veränderungen des Herzmuskels, bei Patienten mit bioptisch gesicherter Myokarditis liegen die Angaben um 38%.

Diagnostik

Die diagnostischen Möglichkeiten zur Erfassung von Coxsackie-Viruserkrankungen (inkl. Virusmyokarditis) sind zzt. begrenzt. Klinisch kann lediglich eine Verdachtsdiagnose gestellt werden. Die Sicherung bzw. der sichere Ausschluss einer Myokarditis erfordert die Endomyokardbiopsie mit histologischer, immunhistochemischer und molekularbiologisch-virologischer Befunderhebung.

Durch die WHO/ISFC wird der Nachweis von ≥14 Lymphozyten bzw. Makrophagen/mm³ für die histologische Befunderhebung gefordert. Der Nachweis von Virus-DNA bzw. -RNA erfolgt mittels In-situ-Hybridisierung und Polymerasekettenreaktion (PCR). Die Bedeutung der In-situ-Hybridi-sierung für die Untersuchung enteroviraler Herzerkrankungen gilt als erwiesen. Die PCR ist für die Detektion enteroviraler RNA in Gewebeproben in den letzten Jahren allergrößte Bedeutung erlangt, ebenso der Einsatz immunhistochemischer Untersuchungsverfahren, z. B. für das Kapsidprotein VP1.

Therapie, Prophylaxe, Prognose

Bezüglich der therapeutischen Möglichkeiten einer NB3-Infektion bzw. CVB3-bedingten Myokarditis gibt es bisher nur wenige hoffnungsvolle Ansätze. Empfohlen werden rein symptomatische Maßnahmen wie Dilatanzien (ACE-Hemmer), Diuretika und Digitalispräparate zur Therapie der begleitenden Herzinsuffizienz. Neu hinzugekommen ist die Behandlung mit Angiotensin-II-Rezeptorantagonisten. Auch die Gabe von β-Blockern und von Immunsuppressiva sowie eine Therapie mit monoklonalen Antikörpern zur Elimination von T-Lymphozyten (OKT3) sind diskutiert worden. Die Heilung einer chronifizierten Myokarditis ist jedoch mit allen beschriebenen Maßnahmen bisher nicht möglich.

Die Auffassungen zum Einsatz von Immunsuppressiva sind widersprüchlich. Unter anderem wurde festgestellt, dass es derzeit keine gesicherte Grundlage für eine immunsuppressive Therapie der Myokarditis gibt. Dennoch schien ein Teil der bisher behandelten Patienten durch eine Gabe von Kortikosteroiden zu profitieren, was sich klinisch in einer Besserung der Herzinsuffizienz – bezogen auf das NYHA-Stadium – zeigte.

Diese Aussage war jedoch nur für Patienten zu treffen, bei denen eine aktive immunologische Reaktion (immunhistologischer Nachweis lymphozytärer Infiltrate, erhöhte HLA-Klasse-I- und -II-Expression, Ablagerung von Immunglobulin IgG) im Herzmuskelgewebe nachweisbar war. Bei Patienten mit idiopathischer DCM und einem positiven Enterovirusnachweis wird von Figulla und Mitarbeitern eine Verbesserung der kardialen Leistungsfähigkeit durch Behandlung mit Interferon-β beschrieben.

Als letzte Möglichkeit bei chronischen Verläufen kommt derzeit die Herztransplantation in Frage.

Die Prognose einer akuten viralen Myokarditis ist meist günstig. In über 90% der Fälle kommt es zur funktionell vollständigen Wiederherstellung des Herzmuskels. Schwere Komplikationen in Form von Arrhythmien, Herzinsuffizienz und Tod sind bekannt, bei Erwachsenen jedoch selten.

Ein entscheidender prognostischer Faktor hierfür scheint der Nachweis von Virusgenomen in der Myokardbiopsie zu sein. Eine bei Kindern durchgeführte Studie hat z. B. einen signifikanten Zusammenhang zwischen dem positiven Virusnachweis und der Entwicklung einer Herzinsuffizienz zeigen können. Die Präsenz von Virusmaterial im Herzmuskelgewebe induziert einen aggressiveren Verlauf der Erkrankung mit rascher klinischer Verschlechterung.

Durch die Etablierung von relevanten tierexperimentellen Modellen hat in letzter Zeit sowohl die ätiopathogenetische als auch v. a. die therapeutisch prophylaktische Forschung einen erheblichen Aufschwung erfahren.

25.12.2.3 Echo-Viren und Enterovirus 68–71, 73

Erreger

Zur Zeit sind 31 Echo-Virustypen bekannt (1–9, 11–27, 29–33). Die früheren Typen 10 und 28 werden jetzt als Reovirus bzw. als Rhinovirus Typ 1A bezeichnet. Die Enteroviren 68–71, 73 besitzen Eigenständigkeit und werden daher taxonomisch gesondert geführt.

Epidemiologie

Echo-Virus- bzw. Enterovirusinfektionen 68–71, 73 treten in den gemäßigten Klimazonen i. allg. nur in der sog. wärmeren Jahreszeit auf; in den Tropen wurden ganzjährig Erkrankungen beobachtet. Die Ausscheidung der Viren über Rachen und Darm kann über mehrere Wochen hin erfolgen. Am häufigsten werden Echoviruserkrankungen durch die Typen 3, 4, 6, 7, 9, 11 und 30 beobachtet.

Im Allgemeinen entsprechen Vorkommen und Übertragungswege der Echo-Viren denjenigen der Coxsackie- und Polioviren.

Krankheitsbilder

Die meisten Echo-Viruserkrankungen bedingen leichte respiratorische Erkrankungen, viele Verläufe sind aber auch asymptomatisch. Eine typenspezifische Zuordnung einzelner Krankheitsbilder zu bestimmten Viren ist nicht möglich. Abgesehen von den asymptomatischen und leicht verlaufenden Echo-Viruserkrankungen gibt es vereinzelt schwerere Verlaufsformen:

Meningitis, Myelitis, Gastroenteritis, Dermatitiden u. a., chronische bzw. persistierende Infektionen sind möglich.

Enterovirus 68 und 69 verursachen leichte bis mittelschwere respiratorische Infektionen (ARE, Bronchitis, ggf. Pneumonie). Enterovirus 70 führt zur hämorrhagischen Kojunktivitis, Enterovirus 71 wird mit unterschiedlichen Erkrankungen in Verbindung gebracht (ARE, ZNS, Hautmanifestationen?).

Diagnostik

Virusisolierungen, PCR, nPCR, molekularvirologische Diagnostik sind angezeigt. Eine Serodiagnostik ist problematisch bzw. ohne verwertbare Aussage.

Therapie, Prophylaxe

Beide zzt. nicht möglich; sind Gegenstand der Forschung.

Literatur zu Kap. 25.12.2

Chapman NM, Romero JR, Pallansch MA, Tracy S (1997) Sites other than nucleotide 234 determine cardiovirulence in natural isolates of Coxsackievirus B3. J Med Virol 52: 258–261

Chatterjee NK (1988) Replication, molecular biology, and pathogenesis of Coxsackie-viruses. In: Schultheiß HP (ed) New concepts in viral heart disease. Springer, Berlin Heidelberg New York Tokyo

Gow J, Cash P, Behan W, McGarry F, Simpson K, Behan P (1995) Detection of picornavirus and template RNA strands by a novel semi-nested polymerase chain reaction-technique and agarose gel electrophoresis. Electrophoresis 16: 338–340

Henke A, Huber S, Stelzner A, Whitton JL (1995) The role of CD8+ T lymphocytes in Coxsackie-virus B3-induced myocarditis. J Virol 69: 6720–6728

Huber SA, Gauntt CJ, Sakkinen P (1998) Enteroviruses and myocarditis: viral pathogenesis through replication, cytokine induction, and immunopathogenecity. Adv Virus Res 51: 35–80

Kandolf R, Sauter M, Aepinus CC, Schnorr JJ, Selinka HC, Klingel K (1999) Mechanisms and consequences of enterovirus persistence in cardiac myocytes and cell of the immune system. Virus Res 62: 149–158

Leipner C, Borchers M, Merkle I, Stelzner A (1999) Coxsackie-virus B3-induced myocarditis in MHC class II-deficient mice. J Hum Virol 2: 102–114

Merkle I, Tonew M, Glück B, Schmidtke M, Egerer R, Stelzner A (1999) Coxsackie-virus B3-induced chronic myocarditis in outbred NMRI mice. J Hum Virol 2: 369–379

Modrow S, Falke D (1997) Molekulare Virologie. Spektrum Akademischer Verlag, Heidelberg

Murphy FA, Fauquet CM, Bishop DHL et al. (1995) Virus taxonomy – 6th Report of the International Committee on Taxonomy of Viruses. Springer, Wien New York, pp 329–330

Schmidtke M, Glück B, Merkle I, Hofmann P, Stelzner A, Gemsa D (2000) Cytokine profiles in heart, spleen, and thymus. During the acute stage of experimental Coxsackie-virus B3-induced chronic myocarditis. J Med Virol 61: 518–526

Reichmann DD, Whitley RJ, Haydeno FG (1997) Clinical virology. Churchill Livingstone, New York

Zell R, Stelzner A (1997) Application of genome sequence information to the classification of bovine enteroviruses: the importance of 5- and 3'-nontranslated regions. Virus Res 51: 213–229

25.12.3 Hepatitis-A-Virus

W. Jilg

Erreger

Das zur Familie der Picornaviren gehörende Hepatitis-A-Virus (HAV) ist ein kleines, unbehülltes Partikel von etwa 28 nm Durchmesser. Wie die ebenfalls zu dieser Virusfamilie gehörenden Rhino- und Enteroviren besitzt es ein ikosaedrisches (und damit annähernd kugelförmiges) Kapsid, das eine einzelsträngige, 7,5 kb lange RNA positiver Polarität enthält. Das HAV wurde ursprünglich dem Genus Enterovirus als Typ 72 zugewiesen. Wegen beträchtlicher Unterschiede gegenüber den anderen Enteroviren bezüglich Kapsidstruktur, Aminosäuresequenz einzelner Proteine und seines Replikationsverhaltens wird das HAV heute als einziger Vertreter der neu geschaffenen Gattung »Hepatovirus« der Familie der Picornaviren zugeordnet.

Eine besonders auffällige Eigenschaft des Erregers, die ihn von allen anderen Enteroviren unterscheidet, ist seine außergewöhnliche Stabilität: HAV bleibt auch bei pH-Wert 1 mehrere Stunden stabil, ist resistent gegenüber 20% Äther oder Chloroform und übersteht Erhitzen auf 60°C für ca. 60 min; selbst nach 10–12 h bei dieser Temperatur lässt sich noch Restinfektiosität nachweisen (Hollinger u. Ticehurst 1996).

Anhand genetischer Unterschiede lassen sich mehrere Genotypen unterscheiden, die aber alle dem gleichen Serotyp angehören und daher durch die gleichen Antikörper neutralisierbar sind. Eine immunologische Kreuzreaktion mit Enteroviren besteht nicht. Das Virus lässt sich in Kulturen von Primatenzellen einschließlich diploider menschlicher Fibroblasten züchten, vermehrt sich aber relativ langsam (Feinstone u. Gust 2000).

Epidemiologie

Das Hepatitis-A-Virus wird fäkal-oral übertragen. Es wird von Infizierten in großer Menge im Stuhl ausgeschieden, wobei sich die höchsten Viruskonzentrationen im Stuhl in der späten Inkubationsphase, kurz vor Ausbruch der klinischen Symptomatik, finden (◘ Abb. 25-16; Lemon 1997).

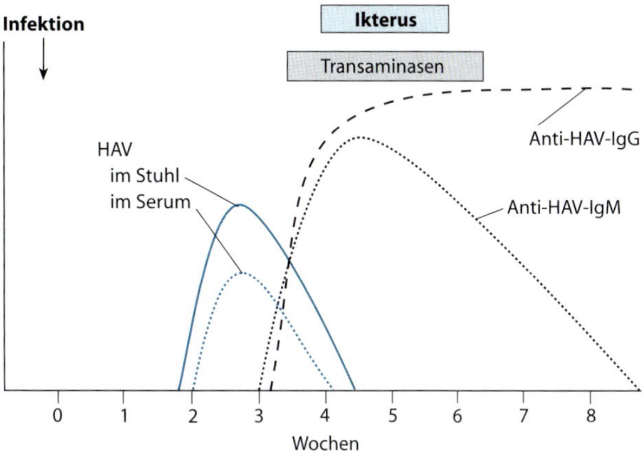

◘ **Abb. 25-16.** Verlauf einer akuten Hepatitis A. Virusvermehrung und -ausscheidung beginnen bereits etliche Tage vor dem ersten Auftreten erhöhter Transaminasenwerte als Hinweis auf eine Leberzellschädigung, die in erster Linie Folge zellvermittelter Immunreaktionen ist

Die Aufnahme erfolgt oral. Die häufigsten Übertragungswege sind der direkte Kontakt mit Infizierten, die Aufnahme fäkal kontaminierten Trinkwassers oder der Genuss kontaminierter Speisen. Von besonderer Bedeutung sind hier Muscheln, Austern und andere Schalentiere; diese Tiere können Hepatitis-A-Viren in hoher Konzentration enthalten, wenn sie in fäkal kontaminierten Gewässern wachsen. Roh oder nicht völlig durchgekocht gegessen stellen sie eine häufige Infektionsquelle dar (Feinstone u. Gust 2000). Eine parenterale Übertragung des Erregers ist möglich während der virämischen Phase gegen Ende der Inkubationszeit und zu Beginn der Erkrankung. Auf diese Weise übertragene Infektionen wurden als Transfusionsfolge bzw. nach der Gabe von kontaminierten Gerinnungspräparaten beschrieben. Sie sind insgesamt aber sehr selten und spielen epidemiologisch keine Rolle (Lemon 1997).

Die Hepatitis A ist weltweit verbreitet. Aufgrund seiner Übertragungsweise ist das Auftreten des Hepatitis-A-Virus eng an die vorherrschenden hygienischen Verhältnise geknüpft: Wo diese mangelhaft sind, ist der Erreger häufig (Hadler 1991). Die höchsten Durchseuchungsraten finden sich daher in Entwicklungsländern. In weiten Gebieten Afrikas, Indiens und Südostasiens haben nahezu alle 5-Jährigen bereits eine Hepatitis-A-Infektion durchgemacht. Da die Infektion bei Kleinkindern fast immer inapparent verläuft, stellt die Hepatitis A in diesen Gegenden der Welt für die Einheimischen kaum ein Problem dar; klinisch manifeste Infektionen sind selten. Auch in den meisten anderen Ländern der Tropen und Subtropen und in vielen Gegenden Osteuropas ist der Erreger endemisch.

Mit zunehmender Verbesserung der Hygiene verschiebt sich aber der Erstkontakt mit dem Virus in höhere Altersgruppen, in denen es häufiger zu ikterischen Verläufen kommt Deswegen ist in diesen sog. Schwellenländern die Hepatitis A eine vergleichsweise häufige Erkrankung, die immer wieder zu kleineren oder auch größeren Ausbrüchen führt (Halliday et al. 1991).

Für die Bewohner der westlichen Industrienationen ist die Hepatitis A in erster Linie eine Reisekrankheit (Steffen 1992). Ein gegenüber der Normalbevölkerung erhöhtes Risiko besteht auch für medizinisches Personal in der Pädiatrie, Betreuungspersonal in Kinderkrippen und Kindergärten, Personal in medizinischen Labors, in denen häufig Stuhluntersuchungen durchgeführt werden, sowie für Kanalisations- und Klärwerksarbeiter (Hofmann et al. 1990; Chriske et al. 1990). Erhöht Hepatitis-A-gefährdet sind auch Benutzer i.v. applizierter Drogen – in erster Linie wohl wegen der schlechten hygienischen Bedingungen, unter denen viele dieser Menschen leben – und männliche Homosexuelle (Lemon 1997).

In Deutschland muss mit jährlich 10.000–20 000 Hepatitis-A-Erkrankungen gerechnet werden, die in der überwiegenden Mehrzahl im Ausland erworben worden sein dürften (Anonymus 1999).

Erkrankungen

Die Infektion mit HAV erfolgt in der Regel durch orale Aufnahme; die Inkubationszeit der Erkrankung beträgt 2–6 Wochen. Eine primäre Virusvermehrung im Intestinaltrakt wird diskutiert, Hauptvermehrungsort des Virus ist aber die Leber. Die Leberschädigung ist dabei überwiegend Folge immunologischer Vorgänge, bei denen virusinfizierte Hepatozyten durch unspezifische (NK-Zellen) und spezifische zytotoxische T-Lymphozyten zerstört werden (Vallbracht et al. 1986). Eine direkte zytolytische Wirkung des HAV spielt, wenn überhaupt, nur eine untergeordnete Rolle.

Obwohl die Leberschädigung zur gleichen Zeit auftritt, zu der erstmals spezifische Antikörper im Serum nachweisbar sind, gibt es keinen Hinweis auf eine antikörpervermittelte Zellzerstörung. Das Virus wird bereits während der späten Inkubationsphase (1–2 Wochen vor Erkrankungsbeginn) in hohen Konzentrationen im Stuhl ausgeschieden; ist die Erkrankung ausgebrochen, ist Virusantigen lediglich noch bei etwa der Hälfte der Patienten im Stuhl vorhanden. In der 4. Krankheitswoche gelingt der immunologische Virusnachweis nur noch selten. Zum Zeitpunkt der höchsten Virusausscheidung gegen Ende der Inkubationsphase besteht auch eine vorübergehende Virämie (Lemon 1997; Feinstone u. Gust 2000).

Die akute Hepatitis A manifestiert sich klinisch als typische Virushepatitis und unterscheidet sich nicht von den durch die anderen hepatotropen Viren hervorgerufenen akuten Erkrankungen. Insgesamt ist der Verlauf der Hepatitis A i. Allg. mild. Bei Kindern bleibt die Infektion häufig inapparent; unter 5-Jährige erkranken zu weniger als 10%. Auch bei Erwachsenen verlaufen über 25% aller Infektionen klinisch stumm. Fulminante Hepatitiden sind insgesamt sehr selten und treten in weniger als 0,1% aller Infizierten auf. Allerdings nimmt die Zahl fulminanter Verläufe mit dem Alter deutlich zu; bei über 40-Jährigen liegt der Anteil tödlich endender akuter Hepatitis-A-Infektionen bereits bei ca. 2%. Auch Menschen mit chronischer Hepatitis B oder C oder aus anderen Gründen vorgeschädigter Leber sind durch eine Hepatitis A stärker gefährdet (Hadler 1991).

Die Erkrankung heilt mit Ausnahme der seltenen tödlichen Fälle immer aus. Chronische Verläufe kommen nicht vor. In etwa 10% aller Erkrankungen werden allerdings protrahierte Infektionen beobachtet, bei denen es nach einigen Wochen erneut zu Symptomen wie bei der akuten Erkrankung kommen kann. Ein derartiger Relaps kann auch wiederholt auftreten, spätestens nach einem Jahr ist aber mit einer endgültigen Ausheilung und dem Verschwinden aller Symptome zu rechnen (Sjögren et al. 1987). Eine Hepatitis-A-Infektion hinterlässt eine lebenslange Immunität.

Diagnostik

Die virologische Diagnose einer Hepatitis A erfolgt üblicherweise durch den Nachweis spezifischer Antikörper gegen den Erreger (Anti-HAV) mittels Enzymimmuntests. Der Nachweis von HAV im Stuhl mittels immunologischer (Enzymimmuntest) oder molekularbiologischer (Polymerasekettenreaktion) Methoden ist ebenfalls möglich, spielt aber für die Routinediagnostik keine Rolle.

Spezifische Antikörper der Klassen IgM und IgG werden bereits in der Prodromal- und frühen Erkrankungsphase gebildet (Lemon 1997). Methode der Wahl zum Nachweis einer akuten Hepatitis-A-Infektion ist die Bestimmung von Anti-HAV der IgM-Klasse (Anti-HAV-IgM). Diese Antikörper sind bereits bei Krankheitsbeginn nachweisbar, verschwinden aber in den nächsten Wochen bis Monaten relativ schnell wieder. Die Untersuchung einer Serumprobe auf Anti-HAV-IgM genügt daher i. Allg., um eine akute Hepatitis-A-Infektion zu beweisen oder auszuschließen. Spezifische Antikörper der Klasse IgG sind bei Erkrankungsbeginn meist ebenfalls schon vorhanden; sie persistieren in der Regel lebenslang (Jilg 1993; ◘ Abb. 25-16).

Tabelle 25-20. Diagnostische Marker einer Hepatitis-A-Infektion

Marker	Definition	Bedeutung
Anti-HAV	Antikörper gegen HAV (IgG und IgM)	Durchseuchungsmarker, zeigt Immunität gegen Hepatitis A an
Anti-HAV-IgM	IgM-Antikörper gegen HAV	Beweisend für akute Infektion
HA-Ag	Hepatitis-A-Virus-Antigen (Antigen der Virusoberfläche)	Infektionsmarker (im Stuhl), beweisend für akute Infektion
HAV-RNA	Ribonukleinsäure des Hepatitis-A-Virus	Direkter Virusmarker im Stuhl bzw. im Serum, beweisend für akute Infektion und Infektiosität

Anti-HAV-IgG (außerhalb der akuten Erkrankung) zeigt eine durchgemachte Hepatitis-A-Infektion an, findet sich aber auch nach Impfung gegen Hepatitis A. In beiden Fällen beweist es Immunität gegen eine Hepatitis-A-Infektion (Tabelle 25-20).

Therapie

Eine spezifische Therapie der Hepatitis A existiert bisher nicht.

Prävention

Zur Prävention stehen die passive und aktive Immunisierung zur Verfügung.

- Die passive Immunisierung erfolgt mit normalem, i.m. zu injizierendem Immunglobulin. In Deutschland für die Prophylaxe zugelassene Präparate enthalten spezifische Antikörper (Anti-HAV) in einer Konzentration von mindestens 100 IE/ml. Nach Kontakt mit Hepatitis-A-Virus kann die Gabe von Immunglobulin die Infektion oder zumindest eine Erkrankung verhindern. Diese Postexpositionsprophylaxe ist angezeigt bei nichtimmunen Personen mit engem Kontakt zu akut an Hepatitis A Erkrankten; sie ist bis zu 10 Tage nach Aufnahme des Virus sinnvoll. Die früher bei Reisen in Endemiegebiete durchgeführte Präexpositionsprophylaxe mit Immunglobulin hat nach Einführung des aktiven Impfstoffs ihre Bedeutung verloren (Jilg 1999).
- Die aktive Immunisierung wird mit einem Totimpfstoff durchgeführt. Er enthält in menschlichen Zellen gezüchtetes, mit Formalin inaktiviertes Hepatitis-A-Virus. Für eine Grundimmunisierung sind 2 Dosen notwendig, eine zu Beginn und eine zweite 6–12 Monate später. Mit einer Schutzwirkung ist bereits wenige Tage nach der ersten Impfung zu rechnen. Für einen Langzeitschutz ist die zweite (»Booster-«)impfung notwendig; derzeit geht man von einer Schutzdauer von wenigstens 10 Jahren aus (Maiwald et al. 1997).

Hauptindikation für eine Hepatitis-A-Impfung sind längere oder häufigere Aufenthalte in einem Endemiegebiet (s. oben); daneben sollten beruflich oder durch besondere Lebensumstände exponierte Menschen gegen diese Infektion geschützt werden. Darunter fallen Personal medizinischer Einrichtungen, z. B. in Pädiatrie, Infektionsmedizin, in Laboratorien für Stuhluntersuchungen; Personal in Kinderkrippen, Kindergärten und Kinderheimen, in Einrichtungen für geistig Behinderte sowie Kanalisations- und Klärwerksarbeiter (Jilg 1999).

Der Impfstoff ist sehr gut verträglich; spezifische Kontraindikationen gibt es nicht. Zeitabstände zu anderen Impfungen brauchen nicht eingehalten zu werden.

Literatur zu Kap. 25.12.3

Anonymus (1999) Zur Situation bei wichtigen Infektionskrankheiten im Jahr 1998. Teil 2: Virushepatitiden. Epidemiol Bull: 119–124

Chriske HW, Abdo R, Richrath R, Braumann S (1990) Hepatitis-A-Infektionsgefährdung bei Kanal- und Klärwerksarbeitern. Arbeitsmed Sozialmed Präventivmed 25: 285–287

Feinstone S, Gust I (2000) Hepatitis A Virus. In: Mandell G, Bennett J, Dolin R (eds) Principles and practice of infectious diseases, 5th edn. Churchill Livingstone, Philadelphia, pp 1920–1940

Hadler SC (1991) Global impact of hepatitis A virus infection changing patterns. In: Hollinger FB, Lemon SM, Margolis HS (eds) Viral hepatitis and liver disease. Williams & Wilkens, Baltimore, pp 14–20

Halliday ML, Kang LY, Zhou TK et al. (1991) An epidemic of hepatitis A attributable to the ingestion of raw clams in Shanghai, China. J Infect Dis164: 852–859

Hofmann F, Köster D, Schrenk C, Wehrle G, Berthold H (1990) Die Hepatitis A – Arbeitsmedizinisches Risiko bei Beschäftigten im Gesundheitsdienst? Arbeitsmed Sozialmed Präventivmed 25: 76–79

Hollinger FB, Ticehurst JR (1996). Hepatitis A virus. In: Fields BN (ed) Virology, 3rd edn. Lippincott-Raven, Philadelphia, pp 735–782

Jilg W (1993) Diagnostik der Virushepatitiden. Therapiewoche 43: 378–386

Jilg W (1999) Hepatitis-A- und Hepatitis-B-Schutzimpfung. In: Spiess H (Hrsg) Impfkompendium, 5. Aufl. Thieme, Stuttgart, S 236–253

Lemon SM (1997) Type A viral hepatitis: epidemiology, diagnosis, and prevention. Clin Chem 43: 1494–1499

Maiwald H, Jilg W, Bock HL, Löscher T, von Sonnenburg F (1997) Long term persistence of anti-HAV antibodies following active immunization with hepatitis A vaccine. Vaccine 15: 346–348

Sjogren MH, Tanno H, Fay O et al. (1987) Hepatitis A virus in stool during clinical relapse. Ann Intern Med 106: 221–226

Steffen R (1992) Risk of hepatitis A in travellers. Vaccine 10 (Suppl 1): S69-S72

Vallbracht A, Gabriel P, Maier K et al. (1986) Cell-mediated cytotoxicity in hepatitis A virus infection. Hepatology 6: 1308–1314

25.12.4 Rhinoviren

T. Popow-Kraupp

Erreger

Rhinoviren (RHV) wurden zum ersten Mal im Jahr 1954 von einem Patienten mit einer afebril verlaufenden Rhinitis isoliert. Sie gehören zu der Familie der Picornaviren, Genus Rhinoviren. Sie sind kleine (20–27 nm), nicht umhüllte RNS-Viren mit ikosaederförmiger Symmetrie bestehend aus 4 Strukturproteinen. RHV sind gegen Äther und Chloroform resistent und säurelabil.

Bis jetzt konnten 102 verschiedene Serotypen identifiziert werden. Intertypen und antigene Unterschiede zwischen verschiedenen Stämmen eines Serotyps sprechen für eine Antigendrift. Die Bindungstelle von RHV an den Zellrezeptor, dem interzellulären Adhäsionsmolekül 1 (ICAM-1), wird durch den sog. »canyon« an der Virusoberfläche gebildet, der durch Faltung der 3 Oberflächenproteine an deren Grenzfläche entsteht. Der «canyon« ist eine unabhängig vom Serotyp konservierte Struktur (Couch 1996).

Epidemiologie

Infektionen mit RHV treten weltweit auf, und 30–50% aller akuten Atemwegsinfektionen werden durch RHV hervorgerufen. In den gemäßigten Klimazonen können RHV während des ganzen Jahres isoliert werden. Ein Anstieg der Infektionen ist meist im Frühherbst und im späten Frühling zu beobachten, wobei meist mehrere Serotypen gleichzeitig zirkulieren. Die höchsten Infektionsraten finden sich bei Kindern, und die Häufigkeit von RHV-bedingten akuten Infektionen der Atemwege nimmt mit zunehmendem Alter ab.

RHV werden durch virushaltige Sekrete des Respirationstraktes direkt von Mensch zu Mensch übertragen. Die Infektion erfolgt entweder durch Inhalation von Aerosolen oder durch den Kontakt mit kontaminierten Gegenständen (z. B. Hände, Türklinken). RHV sind relativ widerstandsfähig und überleben einige Stunden auf kontaminierten Oberflächen. Neben der Familie (Einschleppen meist durch Kinder im Vorschulalter, Ansteckungsrate innerhalb der Familie ca. 50%) gelten Schulen und Kasernen als Hauptübertragungsorte für RHV-Infektionen (Dick et al. 1992).

Erkrankungen

Die Inkubationszeit von RHV-Infektionen beträgt 1–4 Tage, die höchsten Viruskonzentrationen findet man nach 2–3 Tagen im Nasensekret, wobei ein direkter Zusammenhang zwischen der Viruskonzentration und dem Auftreten von Symptomen bzw. dem Schweregrad der Erkrankung besteht. Die primären Zielzellen für RHV sind die Epithelzellen der Nasenschleimhaut.

Demensprechend verursachen RHV die typische Erkältungskrankheit, den sog. Schnupfen, deren Symptome bis zu 2 Wochen dauern können. Eine rinnende und verstopfte Nase, Halsschmerzen, Husten und Heiserkeit sind die häufigsten Beschwerden. Die für RHV-Infektionen charakteristische Hyperämie der Schleimhaut, das starke Ödem des subepithelialen Bindegewebes und die beträchtliche Transsudation von Serumproteinen in das Nasensekret werden z. T. durch Freisetzung vasoaktiver Peptide und Aktivierung neurologischer Reflexe hervorgerufen. Fieber und andere Allgemeinsymptome sind bei gesunden Erwachsenen eher ungewöhnlich (10–20%; Gwaltney u. Jordan 1964).

Eine Virämie im Rahmen einer RHV-Infektion konnte bis jetzt noch nicht nachgewiesen werden. Bei Säuglingen, Kleinkindern und immunsupprimierten Patienten können RHV auch Infektionen der tiefen Atemwege (Tracheobronchitis, Pneumonie) hervorrufen (Kellner et al. 1988). Infektionen mit RHV können zu einer akuten Verschlechterung chronischer Bronchitiden führen und Anfälle bei Asthmapatienten auslösen. Sinusitis und Otitis media, meist bedingt durch bakterielle Superinfektion, treten als Komplikationen von RHV-Infektionen auf.

Die Freisetzung von Interferon (v. a. Interferon-α), das Auftreten virusspezifischer zytotoxischer T-Zellen und die Bildung von virusneutralisierenden Antikörpern (Überdeckung des »canyon«) im Serum und Nasensekret führen zur Viruselimination und beenden die Infektion. Neutralisierende Antikörper bleiben über längere Zeit nachweisbar und schützen vor einer Reinfektion mit dem gleichen Serotyp.

Diagnostik

Die labordiagnostische Absicherung einer klinisch vermuteten RHV-Infektion beruht auf dem direkten Virusnachweis.

1) Virusisolierung:
Für den Virusnachweis mittels Virusisolierung werden RHV-sensitive Zelllinien mit abgesaugtem Nasen-Rachen-Sekret, Nasenspülflüssigkeit, Trachealsekret, Broncholavage, Obduktionsmaterial (Trachealsekret, Lungengewebe in Transportmedium oder steriler physiologischer NaCl-Lösung) inokuliert (Al-Nakib u. Tyrrell 1988). Die Identifizierung der Isolate erfolgt durch den Nachweis der Säurelabilität (Ausbleiben des zytopathischen Effektes nach Vorinkubation des Isolates bei pH-Wert 3).
Die Methode ist relativ aufwendig, und die Untersuchungen können bis zu 2 Wochen dauern. Die klinische Relevanz ist daher gering.

2) Nachweis virusspezifischer Nukleinsäuresequenzen mittels PCR in den respiratorischen Sekreten:
Dies ist eine sehr sensitive Methode, die durch Verwendung von Primern in der konservierten Region des viralen Genoms den Nachweis aller Rhinovirusserotypen ermöglicht. Da Entero- und Rhinoviren in der konservierten Region eine starke Sequenzhomologie aufweisen, kann es zu einer gleichzeitigen Amplifikation von enterovirusspezifischen Nukleinsäuresequenzen kommen. Dies kann jedoch durch einen zusätzlichen Differenzierungsschritt (Andeweg et al. 1999) oder durch eine sorgfältige Selektion der Primer und die Optimierung der Amplifikationsbedingungen ausgeschlossen werden (Steininger, Aberle und Popow-Kraupp 2001). Die Ergebnisse liegen üblicherweise innerhalb von 2 Tagen vor.

Der Nachweis von RHV-spezifischen Antikörpern ist für den Nachweis einer akuten RHV-Infektion nicht von praktischer Relevanz.

Therapie

Eine spezifische Therapie steht derzeit noch nicht zur Verfügung. Vielversprechende Ergebnisse wurden jedoch in klinischen Studien mit der oral verabreichten Substanz Pleconaril (Viropharma) erzielt. Diese Substanz wird in eine hydrophobe Tasche des Kapsids von Rhino- und Enteroviren integriert und hemmt somit eine Funktion des Viruskapsids, die für die Infektion von Zellen essenziell ist (»Canyon-Blocker«).

Prophylaxe

Die Prophylaxe von RHV-Infektionen besteht zur Zeit aus einer Kontaktprohylaxe und der Händehygiene.

Literatur zu Kap. 25.12.4

Al-Nakib W, Tyrrell DA (1988) Picornaviridae: Rhinoviruses-common cold viruses. In: Lennette EH, Halonen P, Murphy FA (eds) Laboratory diagnosis of infectious diseases, principles and practice, vol II. Springer, Berlin Heidelberg New York Tokyo, pp 723–742

Andeweg A, Bestebroer T, Huybreghs M, Kimman T, De Jong J (1999) Improved detection of rhinoviruses in clinical samples by using a newly developed nested reverse transscription-PCR assay. J Clin Microbiol 37: 524–530

Couch RB (1996) Rhinoviruses. In: Fields BN, Knipe PM, Howley et al. (eds) Field's virology, 3rd edn. Lippincott-Raven, Philadelphia, pp 713–734

Dick EC, Inhorn SL, Glezen WP (1992) Rhinoviruses. In: Feigin RD, Cherry JD (eds) Textbook of pediatric infectious diseases, vol II. Saunders, Philadelphia, pp 1839–1865

Gwaltney JM, Jordan WS (1964) Rhinoviruses and respiratory disease. Bacteriol Rev 28: 409–422

Kellner G, Popow-Kraupp T, Kundi M et al. (1988) Contribution of rhinoviruses to respiratory viral infections in childhood: A prospective study in a mainly hospitalized infant population. J Med Virol 25: 455–469

Steininger C, Aberle SW, Popow-Kraupp T (2001) Early detection of acute rhinovirus infections by a rapid RT-PCR assay. J Clin Microbiol 39: 129–133

25.13 Caliciviridae

H.-J. Streckert

Die Familie der Caliciviridae beinhaltet kleine, hüllenlose RNA-Viren. Das Genom hat Plusstrangpolarität und eine Größe von 7,4–7,7 kb. In der elektronenmikroskopischen Darstellung findet man Partikel mit einem Durchmesser unter 40 nm mit einem ikosaedrischen Bauprinzip. Häufig wird die namensgebende becherförmige Struktur (lat. calix = Becher) sichtbar. Das Kapsid ist aus 180 Proteinen zusammengesetzt, die jeweils als Dimer vorliegen und 90 Kapsomere mit T3-Symmetrie bilden. Für reife Virionen wurde eine Dichte zwischen 1,3 und 1,4 g/cm^3 im CsCl-Gradienten bestimmt.

Da die Viren keine Hülle besitzen, sind sie beständig gegenüber lipophilen Agenzien wie z. B. Ether; zudem bietet das Kapsid einen guten Schutz gegen Umwelteinflüsse. Aus diesem Gründen sind die Viren relativ stabil. Während der Replikation der Viren im Zytoplasma der infizierten Zelle wird ein Hauptstukturprotein mit einem Molekulargewicht (MG) von 60.000–70.000 synthetisiert.

In der Familie der Caliciviridae wird zwischen den klassischen humanen Caliciviren und den als »small round structured viruses« (SRSV) bezeichneten Viren unterschieden.

25.13.1 Norwalk-Virus und andere

H.-J. Streckert

Erreger

Das Norwalk-Virus verursacht beim Menschen Gastroenteritiden. Bereits 1972 beschrieb eine Gruppe um Albert Kapikian das Norwalk-Virus als 27 nm großes Partikel. Vorausgegangen war eine lokale Gastroenteritisepidemie in Norwalk, Ohio, USA. Mit einem Isolat wurde ein Freiwilliger infiziert; nach dem Einsetzen der Krankheitssymptome wurden mittels Elektronenmikroskopie die Viruspartikel identifiziert.

Mit modernen, hochauflösenden, elektronenmikroskopischen Techniken lassen sich heute Norwalk-Viruskapside als 38 nm große Partikel darstellen. Sie weisen die für Caliciviren typische ikosaedrische Symmetrie auf und sind aus 90 Dimeren des Strukturproteins (MG 58.000) aufgebaut. Die Erbinformation liegt als 7,6-kb-Plusstrang-RNA vor. Das Norwalk-Virus ist der Prototyp einer Gruppe von Viren mit analogen Merkmalen. Die Namensgebung berücksichtigt den Ort der ersten Isolierung. Die Serotypeinteilung wird durch Epitope des Kapsidproteins bestimmt.

Die Serotypklassifizierung ist bisher nicht eindeutig. Kapikian beschreibt 4 Serotypen mit den Stämmen

- Norwalk (ST1),
- Hawaii (ST2),
- Snow Mountain (ST3),
- Taunton (ST4).

Andere Wissenschaftler unterscheiden bis zu 9 verschiedene Serotypen. Eine Ursache für die Probleme der Serotypklassifizierung liegt in der mangelndenVerfügbarkeit monospezifischer, neutralisierender Antikörper.

Epidemiologie

Gastroenteritiden durch Caliciviren sind im humanmedizinischen Bereich, verglichen mit Rotaviren oder intestinalen Adenoviren, von geringerer Bedeutung. Es ist mit einem Anteil von 2,5–4% an virusinduzierten Gastroenteritiden für Caliciviren zu rechnen. Da Caliciviren in der Routinediagnostik kaum berücksichtigt werden, ist dieser Wert jedoch mit einer hohen Unsicherheit behaftet.

Serologische Untersuchungen zeigen, dass in den Industrienationen etwa 35% der 5-jährigen Kinder und 50% der Erwachsenen spezifische Antikörper gegen Norwalk-Viren haben. Dies zeigt, dass einerseits die Durchseuchung mit Norwalk-Viren geringer ist als mit Rotaviren, andererseits erfolgt der erste Kontakt mit Norwalk-Viren offensichtlich zu einem späteren Zeitpunkt. Die Durchseuchung scheint im Wesentlichen durch lokal begrenzte Epidemien zu erfolgen, die im Schulkind- und Erwachsenenalter erlebt werden. Eine jahreszeitliche Häufung von Infektionen analog zur Situation bei Rotaviren ist nicht bekannt.

Der Übertragungsweg ist fäkal-oral. Neben der direkten Übertragung von Mensch zu Mensch spielt die Übertragung durch kontaminiertes Wasser oder Lebensmittel eine wesentliche Rolle. Die Stabilität der Viren ist hier von Bedeutung.

Erkrankungen

Norwalk-Viren haben mit 10–51 h eine vergleichsweise kurze Inkubationszeit. Sie führen zu einer typischen Diarrhö, die mit Übelkeit, Erbrechen, Fieber, Kopfschmerzen und Myalgien einhergeht. Die Symptomatik klingt meist nach wenigen Stunden bereits wieder ab und bedarf i. allg. keiner besonderen Behandlung. Die Konsistenz der Stühle ist wässrig; Dehydratationen werden aber bei Norwalk-Virusinfektionen kaum beobachtet.

Die Replikation der Viren erfolgt in Epithelzellen des Dünndarms. Pathologische Veränderungen werden als Stauchungen der Darmzotten beschrieben, die Mukosa ist in der histologischen Darstellung intakt. Ein Einwandern von Entzündungszellen zeigt an, dass eine Immunreaktion initiiert wird.

Diagnostik

Es ist bisher nicht gelungen, Norwalk-Viren und Norwalk-ähnliche Viren in der Zellkultur anzuzüchten. Eine Virusisolierung ist deshalb nicht möglich. Durch rekombinante Techniken ist es aber möglich, das Kapsidprotein von Norwalk-Viren zu synthetisieren. Hiermit besteht die Grundlage für einen Antigen-Elisa, der bisher jedoch noch nicht kommerziell verfügbar ist. Die Elektronenmikroskopie und, falls Antiseren verfügbar sind, die Immunelektronenmikroskopie sind eine etablierte, aber instrumentell aufwendige und damit kostenintensive Nachweismethode für Norwalk-Viren. Die RT-PCR hat eher eine Bedeutung für wissenschaftliche Untersuchungen als für die Routinediagnostik.

Es sollte noch kritisch angemerkt werden, dass bei einer Studie in Südafrika ein Serotyp-2-Calicivirus (»Snow Mountain-like«) ca. 10-mal häufiger nachgewiesen wurde als der Serotyp 1 (»Norwalk-like«). Dies verdeutlicht, dass eine Verbesserung der diagnostischen Methoden offensichtlich notwendig ist.

Therapie

Eine virostatische Therapie existiert nicht. Die symptomatische Therapie entspricht dem von anderen intestinalen Viruserkrankungen bekannten Vorgehen.

Prävention

Hygienemaßnahmen, insbesondere unter Berücksichtigung der Trinkwasser- und Lebensmittelhygiene, stellen die zzt. beste Prävention dar. Eine aktive oder passive Immunisierung ist bisher nicht verfügbar.

Fazit für die Praxis

- Symptome und klinische Befunde:
  Durchfall, Übelkeit, Erbrechen, Fieber, Kopfschmerz, Myalgien.
- Diagnostik:
  IEM, RT-PCR.
- Therapie:
  Orale oder intravenöse Gabe von Elektrolytlösung, falls notwendig.
- Epidemiologie und Prophylaxe:
  Relativ häufiger Erreger epidemisch verlaufender gastrointestinaler Infektionen; allgemeine Hygienemaßnahmen zur Prophylaxe; keine Impfung verfügbar.
- Meldepflicht:
  In Deutschland nach § 7 IfSG meldepflichtig.

Literatur zu Kap. 25.13

Kapikian AZ (1997) Viral Gastroenteritis. In: Evans AS, Kaslow RA (eds) Viral infections of humans, 4 th edn. Plenum, New York London, pp 285–343

Kapikian AZ, Estes MK, Chanock RM (1996) Norwalk group of viruses. In: Fields BN et al. (eds) Virology, 3 rd edn. Lippincott-Raven, Philadelphia, pp 783–810

Lewis D, Ando T, Humphrey CD, Monroe SS, Glass RI (1995) Use of solid-phase immune elektron microscopy for classification of Norwalk-like viruses into six antigenic groups from 10 outbreaks of gastroenteritis in the United States. J Clin Microbiol 33: 501–504

Okada S, Sekine S, Ando T, Hayashi Y et al. (1990) Antigenic charakterization of small round-structured viruses by immune elektron microscopy. J Clin Microbiol 28: 1244–1248

Prasad BV, Hardy ME, Jiang X, Estes MK (1996) Structure of Norwalk virus. Arch Virol (Suppl) 12: 237–242

Wolfaardt M, Taylor MB, Booysen HF, Engelbrecht L, Grabow WO, Jiang X (1997) Incidence of human calicivirus and rotavirus infection in patients with gastroenteritis in South Africa. J Med Virol 51: 290–296

25.14 Astroviridae

H.-J. Streckert

Astrovirus stellt das einzige Genus in der Familie der Astroviridae dar. Astroviren sind kleine, hüllenlose RNA-Viren mit Plusstrangpolarität. Das Genom hat eine Größe von 6,8–7,9 kb. Elektronenmikroskopisch werden Partikel mit einem Durchmesser zwischen 27 und 34 nm beobachtet. Ein Teil der Viren zeigt ein für die Namensgebung charakteristisches sternförmiges Erscheinungsbild (griech. astron = Stern). Astroviren kommen beim Menschen und einer Reihe von Tierspezies vor.

25.14.1 Astrovirus

Erreger

Humane Astroviren verursachen Gastroenteritiden. Der Name Astrovirus wurde 1975 von Madeley und Cosgrove aufgrund des sternförmigen Erscheinungsbildes in der elektronenmikroskopischen Darstellung geprägt. Das Untersuchungsmaterial bildeten Stühle von erkrankten Kindern und Säuglingen. Das Kapsid der 28 nm großen humanen Astroviren ist ikosaedrisch strukturiert; eine Außenhülle ist nicht vorhanden. Nur bei etwa 10% der Viruspartikel wird die typische Sternform sichtbar. Im CsCl-Gradienten wird für Astroviren eine Dichte von 1,35–1,37 g/cm3 bestimmt. Das Genom weist eine 6,8 kb große RNA in Plusstrangpolarität auf.

Humane Astroviren sind in der Zellkultur anzüchtbar; sie können mit zufriedenstellenden Titern in primären und permanenten Zellen repliziert werden. Analog zu Rotaviren scheint eine tryptische Spaltung für die Infektion von Bedeutung zu sein. So werden dem Zellkulturmedium bei der Anzucht von Astroviren 10 µg Trypsin pro ml zugesetzt. Während der Replikation wird ein Protein mit einem MG von 90.000 gebildet, das in Gegenwart von Trypsin offensichtlich in Fragmente gespalten wird. Proteine mit MG 31.000, 29.000 und 20.000 werden im Beisein von Trypsin nachgewiesen. Zurzeit sind bei humanen Astroviren 7 Serotypen beschrieben. Es ist allerdings nicht bekannt, welche Determinanten den Serotyp bestimmen.

Epidemiologie

Neuere epidemiologische Untersuchungen zeigen, dass humane Astroviren zu den häufigeren Erregern von klinisch relevanten Durchfallerkrankungen zu rechnen sind. In einer klinischen Studie in Melbourne, Australien, wurden Astroviren bei 3–4% der Kinder nachgewiesen, die wegen einer Durchfallerkrankung klinisch behandelt werden mussten. Hiermit bilden Astroviren nach Rotaviren (positiver Nachweis bei 39,6% des Kollektivs) und intestinalen Adenoviren (6%) einen wichtigen viralen Erreger, dessen Bedeutung in dieser Studie im Bereich der erfassten bakteriellen Erreger liegt (Salmonella ssp. 5,8%; Campylobacter jejuni 3,4%).

Serologische Untersuchungen zeigen, dass die Durchseuchung mit Astroviren hoch ist und erste Infektionen bereits im Säuglings- und Kleinkindalter erfolgen. Im Alter von 5 Jahren zeigen typischerweise 70% der untersuchten Kinder eine Immunantwort gegen Astroviren. Hierbei scheint der Serotyp 1 mit einem Anteil von 65% zu dominieren. Eine Häufung der Erkrankungen in den Wintermonaten, die bei Rotaviren zu beobachten ist, ist für Astroviren nicht erkennbar. Die Übertragung der Astroviren erfolgt fäkal-oral durch Personenkontakte oder kontaminierte Lebensmittel und Trinkwasser.

Erkrankungen

Astrovirusinfektionen sind in ihrer Symptomatik kaum von Rotavirusinfektionen zu unterscheiden. Nach einer Inkubationszeit von 3–4 Tagen werden Durchfall, Erbrechen und Fieber beobachtet. Der Verlauf der Erkrankung ist jedoch im Vergleich zu einer Rotavirusinfektion eher mild. Dehydratationen sind selten; es sollte jedoch erwähnt werden, dass auch Astrovirusinfektionen in sehr wenigen Fällen einen letalen Verlauf nehmen können. Die Replikation der Viren erfolgt in den apikalen, reifen Enterozyten des Dünndarms. Die Krankheitsdauer ist mit 2–3 Tagen vergleichsweise kurz, eine Virusausscheidung konnte nur über 14–70 h nach Ausbruch der Erkrankung nachgewiesen werden.

Diagnostik

Humane Astroviren sind in der Zellkultur anzüchtbar; hiermit ist die Grundlage für eine Virusisolierung gegeben. Ein Antigen-ELISA für den Nachweis von Astroviren wird kommerziell vertrieben. Die RT-PCR für Astroviren ist verfügbar, aber analog zum elektronenmikroskopischen Nachweis vergleichsweise aufwendig und kaum zur Routinediagnostik geeignet. Die Elektronenmikroskopie bietet jedoch den prinzipiellen Vorteil, auch schlecht charakterisierte Viren zu erkennen. Dieser Punkt könnte auch beim Astrovirusnachweis von Bedeutung sein, da nicht hinreichend bekannt ist, in welchem Ausmaß serotypspezifische Faktoren den diagnostischen Nachweis der humanen Astroviren beeinflussen.

Therapie

Der Verlauf der astrovirusinduzierten Gastroenteritis ist i. allg. mild und bedarf keiner besonderen Behandlung. Eine kausale virostatische Therapie steht nicht zur Verfügung. Bei Kleinkindern oder Senioren kann bei einem schweren Krankheitsverlauf die orale oder intravenöse Zufuhr von Elektrolytlösung sinnvoll werden. Komplikationen sind im Fall von gastrointestinalen Vorerkrankungen, Unterernährung oder Immunschwäche zu erwarten.

Prävention

Eine Unterbrechung der Infektionskette ist durch Hygienemaßnahmen möglich. Hierbei muss berücksichtigt werden, dass Astroviren ähnlich stabil sind wie Rotaviren und einer Desinfektion mit 70% Ethanol längere Zeit wiederstehen können. Da Astroviren auch eine Rolle in Kinderkliniken spielen, wäre hier zudem eine routinemäßige Überwachung sinnvoll. Diese Maßnahme ist v. a. deshalb von Bedeutung, weil Astroviren analog zu Rotaviren häufig schon vor Beginn der ersten Krankheitssymptome im Stuhl ausgeschieden werden.

Eine aktive oder passive Immunisierung ist bisher nicht verfügbar.

Fazit für die Praxis

- Symptome und klinische Befunde:
  Durchfall, Erbrechen, Fieber, sehr selten Dehydratation.
- Diagnostik:
  Antigen-ELISA, RT-PCR, EM.
- Therapie:
  Orale oder intravenöse Gabe von Elektrolytlösung, falls notwendig.
- Epidemiologie und Prophylaxe:
  Relativ häufiger Erreger von Durchfallerkrankungen; allgemeine Hygienemaßnahmen zur Prophylaxe; keine Impfung verfügbar.

Literatur zu Kap. 25.14

Barnes GL, Uren E, Stevens KB, Bishop RF (1998) Etiology of acute gastroenteritis in hospitalized children in Melbourne, Australia, from April 1980 to March 1993. J Clin Microbiol 36: 133–138

Jonassen TO, Monceyron, Lee TW, Kurtz JB, Grinde B (1995) Detection of all serotypes of human astrovirus by the polymerase chain reaction. J Virol Methods 52: 327–334

Kapikian AZ (1997) Viral Gastroenteritis. In: Evans AS, Kaslow RA (eds) Viral infections of humans, 4th edn. Plenum, New York London, pp 285–343

Kapikian AZ, Estes MK, Chanock RM (1996) Norwalk group of viruses. In: Fields BN et al. (eds) Virology, 3 rd edn. Lippincott-Raven, Philadelphia, pp 783–810

Koopmans MPG, Bijen MHL, Monroe SS, Vinje J (1998) Age-stratified seroprevalence of neutralizing antibodies to Astrovirus types 1 to 7 in humans in The Neththerlands. Clin Diagn Lab Imunol 5: 33–37

Madeley CR, Cosgrove BP (1975) 28 nm particles in faeces in infantile gastroenteritis. Lancet II: 124

Matsui SM, Greenberg HB (1996) Astroviruses. In: Fields BN et al. (eds) Virology, 3rd edn. Lippincott-Raven, Philadelphia, pp 811–824

25.15 Nicht klassifizierte Viren[3]

W. Jilg

25.15.1 Hepatitis-E-Virus

Erreger

Der Erreger der Hepatitis E ist ein kleines unbehülltes Virus (Hepatitis-E-Virus, HEV) mit einem Durchmesser von 30–32 nm. Er besitzt ein ikosaedrisches Kapsid, das eine einzelsträngige RNA positiver Polarität von ca. 7,5 kb umschließt. Das Virus ist verhältnismäßig resistent gegenüber Umwelt- und chemischen Einflüssen. In Morphologie und Genomorganisation ähnelt es den Caliciviren (deren bekanntester humanpathogener Vertreter das Norwalk-Virus ist; s. Kap. 25.13), die RNA-Sequenz weist eine Verwandschaft zum Rötelnvirus auf; eine endgültige Klassifizierung des Erregers steht noch aus (Purcell u. Emerson 1999).

Derzeit werden 4 Genotypen des Virus unterschieden, die nach den Hauptverbreitungsgebieten als mexikanischer, US-amerikanischer, asiatisch-afrikanischer und taiwanesischer Genotyp bezeichnet werden (Purcell u. Emerson 1999; Hsieh et al. 1999). Alle bisher beschriebenen Genotypen weisen eine enge Verwandschaft auf und gehören dem gleichen Serotyp an.

Dem US-amerikanischen und dem taiwanesischen Typ sehr nahe verwandte Viren wurden in Schweinen entdeckt und lassen vermuten, dass zumindest in bestimmten Gegenden die HEV-Infektion eine Zoonose darstellt (Hsieh et al. 1999). Auch andere Tiere – verschiedene Alt- und Neuweltaffen, Ratten, Mäuse und Schafe – lassen sich mit HEV infizieren. In wildlebenden Ratten in den USA konnten kürzlich Antikörper gegen HEV nachgewiesen werden, wobei in einzelnen Gegenden eine Antikörperprävalenz von 60–90% gemessen wurde (Kabrane-Lazizi et al. 1999; Favorov et al. 2000); damit ist anzunehmen, dass auch diese Tiere als natürliche Wirte und damit als Reservoir des Erregers in Frage kommen.

Epidemiologie

HEV wird wie das Hepatitis-A-Virus (HAV) fäkal-oral übertragen. Das Virus wird im Stuhl ausgeschieden, wahrscheinlich aber in deutlich geringeren Mengen als HAV. Direkte Übertragungen von infizierten Personen auf Kontaktpersonen kommen daher wesentlich seltener vor als bei HAV; häufiger dürften Infektionen durch fäkal kontaminiertes Trinkwasser sein, die nicht selten in Form von kleineren oder größeren Epidemien auftreten. Derartige Hepatitis-E-Ausbrüche wurden berichtet aus Nord- und Westafrika, dem Mittleren Osten, Südost- und Zentralasien sowie Mittelamerika (Mexiko). In weiten Bereichen Asiens ist die Hepatitis E die häufigste Form der akuten Virushepatitis bei jungen Erwachsenen.

Die wenigen in den Industrienationen beschriebenen Fälle sind fast ausschließlich auf Reisende, die aus Hepatitis-E-Endemiegebieten zurückkehrten, beschränkt. Fallberichte von an Hepatitis E Erkrankten oder HEV-Seropositiven ohne vorausgegangenen Auslandaufenthalt lassen allerdings auch in Industrienationen mögliche Quellen für den Erreger, u. U. tierische Reservoire, vermuten (Schlauder et al. 1999).

Erkrankung

Die Mehrzahl aller HEV-Erkrankungen verläuft unter dem Bild der akuten Virushepatitis, die nach einer Inkubationszeit von 4–5 Wochen beginnt. Obwohl im Einzelfall ununterscheidbar von einer Hepatitis A, ist insgesamt der Verlauf der Hepatitis E schwerer; die Letalität wird mit bis zu 1% angegeben und ist besonders hoch bei Schwangeren, von denen bis zu 20% an einer Hepatitis E sterben. Abgesehen von den letal verlaufenden Fällen ist die Erkrankung aber selbstlimitierend und heilt folgenlos aus. Chronische Hepatitis-E-Virus-Infektionen sind nicht bekannt, allerdings wurden vereinzelt protrahierte Verläufe beschrieben. Ein großer Teil, möglicherweise die Mehrzahl aller Infektionen, dürften anikterisch oder gänzlich inapparent verlaufen (Aggarwal u. Krawczynski 2000).

Die Pathogenese der Erkrankung ist nur in groben Zügen bekannt. So ist gegenwärtig noch nicht klar, wie das Virus vom Darm aus die Leber erreicht. Etwa eine Woche vor Ausbruch der klinischen Erscheinungen kann der Erreger im Stuhl nachgewiesen werden, wo er bis zu 2 Wochen nach Ausheilung persistieren kann. HEV ist offenbar nicht direkt zytotoxisch; ähnlich wie im Fall der Hepatitis A, B und C scheint auch bei der Hepatitis E die Schädigung der Leberzellen eine Folge der Immunantwort auf den Erreger bzw. die infizierten Zellen zu sein (Soe et al. 1989). Gründe für den besonders schweren Verlauf der Erkrankung bei Schwangeren sind derzeit nicht bekannt.

Diagnostik

Zur Diagnose einer Hepatitis E stehen kommerzielle Tests auf ELISA- und Western-Blot-Basis zur Verfügung, mit denen sich Antikörper gegen den Erreger (Anti-HEV) bestimmen lassen. Anti-HEV der IgM und der IgG-Klasse ist bereits zu Beginn der Erkrankung nachweisbar; innerhalb der ersten 2–4 Wochen ist mit einem deutlichen Titeranstieg der spezifischen Antikörper zu rechnen. Spezifische IgM-Antikörper verschwinden nach einigen Wochen; Antikörper der Klasse IgG bleiben meist für Jahre vorhanden, allerdings meist mit wesentlich niedrigeren Titern als in der akuten Phase (Dawson et al. 1992; Bryan et al. 1994). Während der akuten Erkrankung lässt sich der

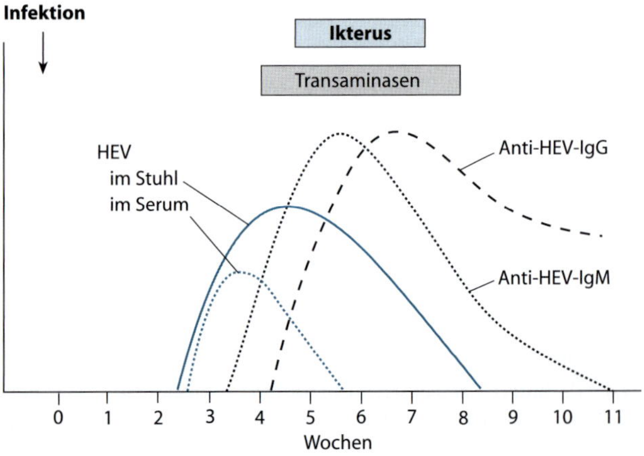

Abb. 25-17. Ablauf einer akuten HEV-Infektion

[1] Das Hepatitis D Virus wird wegen seiner Assoziation Hepatitis B unmittelbar im Anschluss an HBV (s. Kap. 24.5.2) abgehandelt.

Erreger in der Mehrzahl der Fälle mittels PCR im Stuhl nachweisen, zu Beginn der Erkrankung (und bereits in der späten Inkubationsphase) auch oft im Serum (Clayson et al. 1995; ◘ Abb. 25-17).

Therapie

Eine kausale Therapie der Hepatitis E ist derzeit nicht verfügbar.

Prävention

Untersuchungen während einer HEV-Epidemie in Pakistan zeigten, dass Menschen mit bereits vorbestehenden Antikörpern gegen HEV vor einer Erkrankung geschützt waren; dies ließ die Existenz neutralisierender Antikörper nach einer HEV-Infektion vermuten (Bryan et al. 1994), als deren Zielstruktur das Kapsidprotein des Virus dienen dürfte (Li et al. 2000). Der Herstellung eines konventionellen Impfstoffs steht allerdings das Fehlen eines effektiven Zellkulturverfahrens für den Erreger entgegen. Gentechnisch hergestellte Oberflächenproteine des HEV wurden als experimentelle Vakzine im Tierversuch erfolgreich eingesetzt (Tsarev et al. 1994) und konnten damit die prinzipielle Möglichkeit der Herstellung eines auch beim Menschen verwendbaren Impfstoffs belegen; die Entwicklung einer derartigen Vakzine dürfte allerdings noch einige Jahre in Anspruch nehmen.

Literatur zu Kap. 25.15

Aggarwal R, Krawczynski K (2000) Hepatitis E: an overview and recent advances in clinical and laboratory research. J Gastroenterol Hepatol 15: 9–20

Bryan JP, Tsarev SA, Iqbal M et al. (1994) Epidemic hepatitis E in Pakistan: patterns of serologic response and evidence that antibody to hepatitis E virus protects against disease. J Infect Dis 170: 517–21

Clayson ET, Myint KS, Snitbhan R et al. (1995). Viremia, fecal shedding, and IgM and IgG responses in patients with hepatitis E. J Infect Dis 172: 927–933

Dawson GJ, Chau KH, Cabal CM, Yarbough PO, Reyes GR, Mushahwar IK (1992) Solid-phase enzyme-linked immunosorbent assay for hepatitis E virus IgG and IgM antibodies utilizing recombinant antigens and synthetic peptides. J Virol Methods 38: 175–186

Favorov MO, Kosoy MY, Tsarev SA, Childs JE, Margolis HS (2000) Prevalence of antibody to hepatitis E virus among rodents in the United States. J Infect Dis 181: 449–455

Hsieh SY, Meng XJ, Wu YH, Liu ST, Tam AW, Lin DY, Liaw YF (1999) Identity of a novel swine hepatitis E virus in Taiwan forming a monophyletic group with Taiwan isolates of human hepatitis E virus. J Clin Microbiol 37: 3828–3834

Kabrane-Lazizi Y, Fine JB, Elm J et al. (1999) Evidence for widespread infection of wild rats with hepatitis E virus in the United States. Am J Trop Med Hyg 61: 331–335

Li F, Riddell MA, Seow HF, Takeda N, Miyamura T, Anderson DA (2000) Recombinant subunit ORF2.1 antigen and induction of antibody against immunodominant epitopes in the hepatitis E virus capsid protein. J Med Virol 60: 379–386

Purcell R, Emerson S (1999) Hepatitis E Virus. In: Mandell G, Bennett J, Dolin R (eds) Principles and practice of infectious diseases, 5th edn. Churchill Livingstone, Philadelphia, pp 1958–1970

Schlauder GG, Desai SM, Zanetti AR, Tassopoulos NC, Mushahwar IK (1999) Novel hepatitis E virus (HEV) isolates from Europe: evidence for additional genotypes of HEV. J Med Virol 57: 243–251

Soe S, Uchida T, Suzuki K, Komatsu K, Azumi J, Okuda Y, Iida F, Shikata T, Rikihisa T, Mizuno K et al. (1989) Enterically transmitted non-A, non-B hepatitis in cynomolgus monkeys: morphology and probable mechanism of hepatocellular necrosis. Liver 9: 135–45

Tsarev SA, Tsareva TS, Emerson SU, Govindarajan S, Shapiro M, Gerin JL, Purcell RH (1994). Successful passive and active immunization of cynomolgus monkeys against hepatitis E. Proc Natl Acad Sci USA 91: 10198–202

Chlamydien

E. Straube

26.1 Allgemeines

26.1.1 Erreger

Chlamydien sind obligat intrazelluläre, unbewegliche gramnegative Bakterien. Sie gehören einer eigenen Ordnung, den Chlamydiales, und innerhalb dieser Ordnung der Familie Chlamydiaceae an. Nach dem Vorschlag von Everett et al. (1999) werden anhand von 16S- und 23S-RNA-Analysen die 5 Genera Chlamydia, Chlamydophila, Parachlamydia, Simkania und Waddlia unterschieden (vgl. Tabelle 26-1). Diese Nomenklatur wird von Chlamydologen aus populationsgenetischen Gründen nicht akzeptiert. Deshalb wird es weiterhin die Bezeichnungen Chlamydia psittaci und Chlamydia pneumoniae geben (Schachter et al. 2001)

Chlamydien haben einen in der Bakteriologie bislang einzigartigen Entwicklungszyklus, an dessen Anfang sie als sog. Elementarkörperchen (»elementary bodies«, EB) vorliegen. EB sind sphärische Partikel mit einem Durchmesser von 0,25–0,35 µm, die metabolisch kaum aktiv sind. Sie besitzen eine vollständige gramnegative Zellwand mit einer äußeren Membran aus Lipopolysaccharid (LPS).

Tabelle 26-1. Taxonomievorschlag für die Ordnung Chlamydiales auf der Basis von 16S- und 23S-rRNA-Analysen. (Nach Everett et al. 1999)

Familie I: Chlamydiaceae
Gattung I: Chlamydia
Chlamydia muridarum
Chlamydia suis
Chlamydia trachomatis (Biovar trachoma; Biovar LGV)
Gattung II: Chlamydophila
Chlamydophila abortus
Chlamydophila caviae
Chlamydophila felis
Chlamydophila pecorum
Chlamydophila pneumoniae (Boviar TWAR; Boviar Koala; Boviar Equine)
Chlamydophila psittaci
Familie II: Simkaniaceae
Simkania negevensis
Familie III: Parachlamydiaceae
Parachlamydia acantamoebae
Familie IV: Waddliaceae
Waddlia chondrophila

Das LPS von Chlamydien unterscheidet sich von den Lipopolysacchariden anderer gramnegativer Bakterien (Mamat et al. 1993).

An der Oberfläche tragen die EB mehrere äußere Membranproteine (OMP), mit deren Hilfe sie sich an die epitheliale Wirtszelle anheften und schließlich in sie eindringen. Bei C. trachomatis ist das OMP1 immundominant und wird auch als »major outer membrane protein« (MOMP) bezeichnet.

Die EB adhärieren an heparansulfathaltigen Rezeptoren der Wirtszellen und werden durch Makropinozytose oder eine rezeptorabhängige Endozytose über Mannosereste bei C. trachomatis und dem Mannose-6-phosphat-IGF_2-Rezeptor bei C. pneumoniae internalisiert. Innerhalb der entstandenen Vakuole entwickeln sich in etwa 8 h metabolisch aktive Retikularkörperchen (»reticulate bodies«, RB) mit einem Durchmesser von 0,5–1 µm. Sie teilen sich rasch in den folgenden 18–24 h, sodass ein solcher Zelleinschluss mehrere hundert bis tausend RB enthalten kann. Dabei kann die RB-Vakuole einen großen Anteil des Wirtszellvolumens einnehmen, ohne dass die Zelle zunächst apoptotisch wird oder eine Fusion mit lysosomalen Granula stattfindet.

Nach 24–48 h entstehen aus den RB wiederum Elementarkörperchen über Mechanismen, die bislang noch nicht geklärt sind. Die infektiösen EB gelangen durch Ruptur der Wirtszelle auf die Schleimhautoberfläche, können aber auch basal oder lateral an benachbarte Zellen weitergegeben werden (Abb. 26-1).

Chlamydien sind mit genus-, spezies- und typspezifischen Antigenen ausgestattet. Genusspezifisch ist das Lipopolysaccharid der äußeren Bakterienmembran, dessen immunreaktiver Bestandteil wie bei anderen gramnegativen Bakterien Ketodesoxyoktansäure (KDO) ist. Bei der KBR, aber auch beim ELISA wird LPS oder auch rekombinantes Chlamydien-LPS als Antigen eingesetzt, sodass mit diesen Techniken nur genusspezifische Antikörper erkannt werden können.

Die äußeren Membranproteine präsentieren Antigene sowohl mit spezies- als auch mit typspezifischen Epitopen. Sie werden vorwiegend im Mikroimmunfluoreszenztest (MIF) nach Wang u. Grayston (1974) erkannt. Das MOMP von C. trachomatis ermöglicht die Unterscheidung von 15 Serovaren mit Hilfe monoklonaler Antiseren. Das zugehörige Gen kann nach

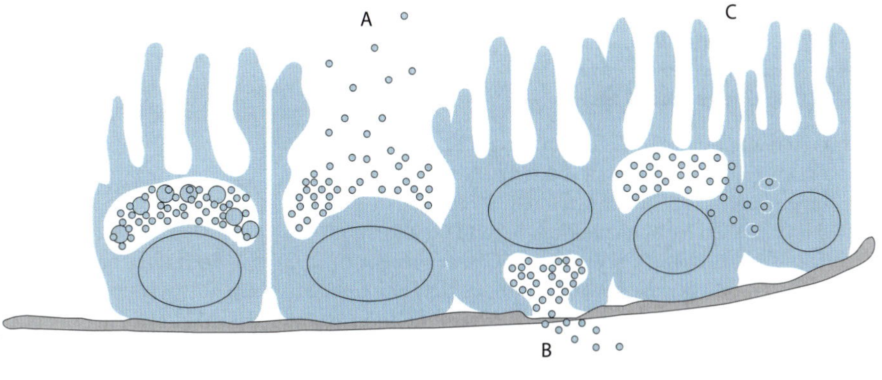

Abb. 26-1A–C. Freisetzung von Chlamydien aus infizierten Epithelzellen. **A** Appikale Ruptur des Einschlusskörperchens; **B** Penetration durch die Basalmembran; **C** Penetration in benachbarte Epithelzellen. (Nach Wyrick 1998)

Amplifikation in der Polymerasekettenreaktion (PCR) wegen seines Restriktionsfragmentlängenpolymorphismus (RFLP-Technik) ebenfalls in Genotypen eingeteilt werden, die mit den Serotypen weitgehend übereinstimmen. Während bei C. trachomatis, vermutlich auch bei Chlamydia psittaci, das MOMP als immundominantes Antigen betrachtet werden kann, sind es bei Chlamydia pneumoniae die äußeren Membranproteine OMP4 und OMP5 (Knudsen et al. 1999).

Infektionen mit Chlamydien neigen grundsätzlich zur Persistenz. Experimentell konnten dafür bislang 4 Mechanismen nachgewiesen werden.

Mechanismen, die die Persistenz von Chlamydien fördern

1. Chlamydiale Proteine verhindern die Fusion von Einschlusskörperchen mit Lysosomen der Wirtszelle. Beteiligt an dieser Hemmung sind Proteine wie IncA, IncD, IncE, IncF und IncG (Bannantine et al. 1998; Scidmore-Carlson et al. 1999).
2. In chlamydieninfizierten Zellen wird die interferonabhängige HLA-Klasse-II-Expression vermindert (Rödel et al. 1998, 2001; Zhong et al. 1999).
3. In Fibroblasten wird bei einer Infektion mit Chlamydien nicht nur Interferon-β, sondern auch Indolamin 2,3-Dioxygenase verstärkt exprimiert, wodurch die Teilung und Reifung, nicht aber die Vitalität der Chlamydien beeinträchtigt wird (Rödel et al. 1999; Beatty et al. 1995). Ergebnis sind metabolisch inaktive Einschlusskörperchen, die durch Antibiotika kaum beeinflusst werden können.
4. Es gibt Hinweise dafür, dass C. trachomatis zu einer verstärkten Apoptoseresistenz bei infizierten Fibroblasten führt (Fan et al. 1998). Diesen Ergebnissen ist widersprochen worden, da die Freisetzung von Chlamydien aus den Wirtszellen in der Folge der Apoptose weniger von Entzündungsreaktionen begleitet ist, was die Persistenz der Infektion begünstigt.

Die Genome von C. trachomatis der Serovare D, L2 und von C. pneumoniae, Stamm CWL 029 sind vollständig sequenziert und können im Internet unter http://chlamydia-www.berkeley.edu:4231/ eingesehen werden. Weitere Sequenzen von Chlamydien sind unter http:www.ucbi.nih.gov/ unter dem Stichwort »Chlamydia« zu finden.

26.1.2 Diagnostik

26.1.2.1 Erregernachweis

Voraussetzung für jeden Erregernachweis ist die Gewinnung von zellhaltigem Untersuchungsmaterial, da Chlamydien obligat intrazellulär sind. Die intrazellulären Einschlüsse können mit verschiedenen Färbungen, wie z. B. mit Lugol-Lösung, zur Darstellung der Glykogenspeicher bei C. trachomatis in den Einschlüssen oder durch Giemsa-Färbung sichtbar gemacht werden. Diese Verfahren sind allerdings wenig empfindlich und setzen eine hohe Dichte an Einschlusskörperchen voraus.

Eindeutiger ist der Nachweis von Elementarkörperchen und chlamydialen Einschlüssen mit Hilfe monoklonaler, mit Fluorescein-Isothiocyanit- (FITC-)markierten Antikörpern in der direkten Immunfluoreszenztechnik. Elementarkörperchen erscheinen in solchen Ausstrichen als punktförmige, apfelgrüne Strukturen. Die Antikörper sind gegen das MOMP und das LPS gerichtet, ermöglichen aber keine Unterscheidung der Spezies oder Serovare. Zudem finden sich in einem zellreichen Ausstrich von Patientenmaterial häufig viele Strukturen, die solche Antikörper unspezifisch binden. Deshalb erfordert die Bewertung der direkten Immunfluoreszenz sehr viel Erfahrung. Wegen der einfachen Handhabung ist das Verfahren bei ambulant tätigen Ärzten dennoch verbreitet, aber gerade hier auch mit einem hohen Anteil falsch-positiver Befunde belastet.

C. trachomatis lässt sich in der Zellkultur auf verschiedenen Zelllinien anzüchten. Geeignet sind insbesondere McCoy-Zellen, He-La-Zellen, BGM-Zellen oder HEp-2-Zellen, aber auch viele andere. Das Untersuchungsmaterial wird mit Glasperlen geschüttelt, aufgeschlossen und anschließend auf den konfluierenden Monolayer der Zellkultur bei etwa 3000 *g* aufzentrifugiert. Bewährt hat sich, scheibenförmige Deckgläschen zu verwenden, auf denen die Zellen angezüchtet werden und die, auf den Boden eines Zentrifugenröhrchens gelegt, sich gut mit Untersuchungsmaterial infizieren lassen (»shell vial culture«). Die Infektion von Zellkulturen kann aber auch in Zellkulturflaschen erfolgen. Zentrifugeneinsätze für Zellkulturflaschen sind für diesen Zweck vor kurzer Zeit entwickelt worden.

Chlamydien der Lymphogranuloma-venereum-Gruppe müssen nicht auf die Zellkultur aufzentrifugiert werden.

Chlamydien lassen sich auch in bebrüteten Hühnereiern anzüchten. Dazu wird der Dottersack von etwa 7 Tage lang bebrüteten Hühnereiern punktiert und mit dem Untersuchungsmaterial versehen. Die Eier werden dann bis zum 13. Tag weiter bebrütet. Zwischenzeitlich abgestorbene Eier müssen verworfen werden. Der Dottersack wird am 13. Tag aus dem Ei geborgen, zermörsert, in ein Zellzuchtmedium resuspendiert und hochtourig zentrifugiert. Der Überstand enthält üblicherweise eine sehr große Anzahl von Chlamydien. Dieses Verfahren wird heute weniger für die Diagnostik als zur Chlamydienvermehrung und zur Antigenherstellung für serologische Untersuchungen genutzt.

Wenn man die mit Chlamydien infizierten bebrüteten Hühnereier weiterverabeitet, besteht die Gefahr, dass das Personal durch Aerosolbildung einer hohen Erregerkonzentration ausgesetzt wird. Auch Erwachsene können, wenn sie ein solches Aerosol einatmen, eine schwere interstitielle Pneumonie entwickeln. Deshalb dürfen Chlamydien nur unter strengen Sicherheitsvorkehrungen (Klasse-II-Werkbank, verschließbare Zentrifugeneinsätze, Mundschutz, Kittelwechsel, Handschuhe) auf bebrüteten Hühnereiern angezüchtet werden.

26.1.2.2 Nachweis spezifischer Antigene

C. trachomatis kann auch mittels spezifischer Antigene mit ELISA-Techniken nachgewiesen werden. Diese Antigentests basieren auf polyklonalen oder monoklonalen Antikörpern gegen das Chlamydien-LPS und sind in vielen Ausführungen kommerziell erhältlich.

Die meisten Chlamydienenzymimmunoassays (EIA) sind weniger empfindlich als die Kultur. Dies trifft insbesondere für sog. Trocken-ELISA-Methoden zu, die auch als Schnelltests angeboten werden und nur eine unbefriedigende Sensitivität und Spezifität besitzen.

Chlamydia psittaci und Chlamydia pneumoniae können mit EIA nicht mit ausreichender Spezifität identifiziert werden. EIA haben für C. trachomatis eine Spezifität von höchstens 97% und sind deshalb allein für das Screening in einer Population mit niedriger Prävalenz, wie beispielsweise für schwangere Frauen in Deutschland, nicht geeignet. Sinnvoll sind EIA einsetzbar, wenn größere Bakterienzahlen detektiert werden sollen.

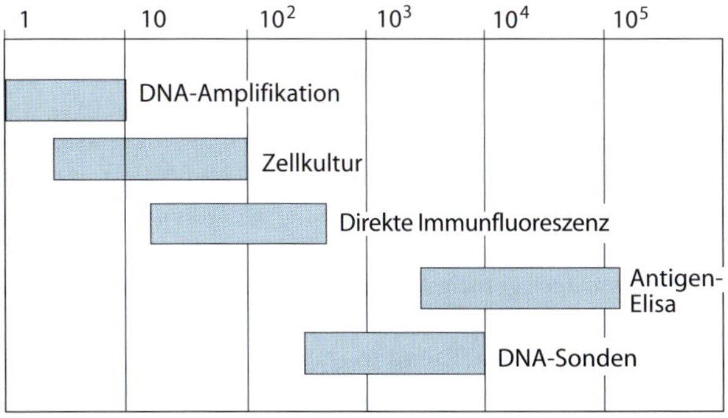

Abb. 26-2. Empfindlichkeit der Nachweismethoden von Chlamydia trachomatis aus Patientenproben. (Nach Black 1997)

26.1.2.3 DNA- oder RNA-Nachweis

Chlamydienspezifische DNA- oder RNA-Gensonden werden ebenfalls kommerziell angeboten, erreichen aber nur die Sensitivität guter Antigennachweismethoden. Durchgesetzt haben sich demgegenüber DNA-Amplifikationsmethoden. Verbreitet ist eine Polymerasekettenreaktion (PCR), die mit 2 Primern ein Fragment des C.-trachomatis-Plasmids umfasst. Die Funktion des Plasmids ist bislang unbekannt. Es kommt in den meisten C.-trachomatis-Stämmen in etwa 10 Kopien vor. Deshalb haben Amplifikationsmethoden, die sich auf das Plasmid beziehen, eine sehr hohe Sensitivität und sind in der Lage, 2–7 Chlamydien/ml zu erkennen (Lehmann et al. 1999).

Die PCR eignet sich auch, Sequenzen aus dem MOMP-Gen von C. trachomatis zu amplifizieren. Die MOMP-PCR ist zwar um den Faktor 10 weniger empfindlich als die Plasmid-PCR, bietet aber den Vorteil, auch plasmidfreie C.-trachomatis-Stämme aufzuspüren. Das MOMP-Gen kann in fast vollständiger Länge amplifiziert werden, und die Verdauung seines Amplifikats mit Restriktionsenzymen ergibt typische Fragmentmuster für die verschiedenen Serovare. Sie können für epidemiologische Untersuchungen genutzt werden, ohne dass eine Anzucht erfolgen und auf kaum noch verfügbare Antiseren zur Typisierung zurückgegriffen werden muss.

Ebenfalls als Zielsequenz für die PCR kann das 16S-RNA-Gen verwendet werden.

Die Taq-Polymerase kann durch verschiedene Substanzen in der Untersuchungsprobe gehemmt werden, darunter Nitride, β-HCG, Hämoglobine und verschiedene Kristalle. Sie verfälschen durchschnittlich 4,9% der Ergebnisse der C.-tachomatis-PCR (Mahony et al. 1998). Aus diesem Grund wurde die Ligasekettenreaktion (LCR) entwickelt, deren Proben nur in 2,6% der Fälle gehemmt werden, weil sie gegenüber Inhibitoren weniger empfindlich ist. Die LCR benutzt ebenfalls das C.-trachomatis-Plasmid als Zielsequenz und ist deshalb ähnlich empfindlich wie die C.-trachomatis-PCR.

Mit verschiedenen anderen Amplifikationsverfahren ist versucht worden, patentrechtliche Beschränkungen auf diesem Gebiet zu umgehen. Solche isothermen Verfahren sind z. B. die »transcription mediated amplification« (TMA), die eine reverse Transkriptase mit RNase-H-Aktivität und eine T7-Polymerase benutzt, weiterhin die »nucleic acid sequence-based amplification« (NASBA), die eine reverse Transkriptase, eine RNase H und die T7-Polymerase einsetzt sowie die »Q-β replicase-amplified hybridization« (QBRAH), die eine »Q-β replicase« verwendet.

TMA, NASBA, wie auch QBRAH amplifizieren DNA-Transkripte der 16S-rRNA, die in den Chlamydien in einer Vielzahl von Kopien vorliegt und damit eine hohe Empfindlichkeit dieser Methoden garantiert. Verbreitet sind aber zurzeit unter den Nukleinsäureamplifikationstechniken zum Nachweis von C. trachomatis nur die Plasmid-PCR und die LCR. Ein Vergleich der Empfindlichkeiten der Erregernachweismethoden ist in Abb. 26-2 dargestellt.

26.1.2.4 Nachweis von Antikörpern gegen Chlamydien

Wegen umfangreicher Antigenverwandtschaften zwischen C. trachomatis, Chlamydia psittaci und Chlamydia pneumoniae einerseits und wegen der regional relativ hohen Durchseuchung mit C. trachomatis wie auch mit C. pneumoniae andererseits, führen serologische Verfahren, bei denen genusspezifisches Antigen, also LPS, eingesetzt wird, meist zu verwirrenden Resultaten. Genusspezifische Methoden sind u. a. die Komplementbindungsreaktion (KBR), die in der Ornithoseserologie und insbesondere in der Veterinärmedizin verbreitet ist und der ELISA, der ein rekombinantes, kurzkettiges Chlamydien-LPS als Antigen verwendet. Außerdem gehören in diese Gruppe weitere Verfahren, die als Antigen vollständige oder solubilisierte Elementarkörperchen entweder in einem ELISA oder einer indirekten Immunfluoreszenztechnik einsetzen.

Serologische Verfahren erscheinen in der Chlamydiendiagnostik nur sinnvoll, wenn ein eindeutiges klinisches Korrelat besteht und wenn ein Serumpaar zur Verfügung steht. Ein klares klinisches Korrelat liegt beim Lymphogranuloma venereum vor. Da die betroffenen Patienten meist erst in fortgeschrittenen Stadien ihrer Erkrankung den Arzt aufsuchen, sind hier hohe IgG-Spiegel zu erwarten und für die Differenzialdiagnose verwendbar.

Als differenzialdiagnostisch wertvoll erweist sich die Chlamydienserologie auch in der Infertilitätssprechstunde oder bei der Aufklärung unklarer Unterleibsbeschwerden bei Frauen.

Beim Trachom werden Antikörper in der Tränenflüssigkeit, im Serum aber meist nicht gefunden. Bei der Neugeborenenpneumonie ist chlamydienspezifisches IgM von hohem diagnostischem Wert. Allerdings bilden Neugeborene kaum Antikörper gegen Chlamydien-LPS.

Bei der Diagnose der Ornithose kann die C.-psittaci-KBR (Ornithose-KBR) hilfreich sein. Beweisend für eine Ornithose ist aber nur der Erregernachweis oder der Antikörpernachweis im Mikroimmunfluoreszenztest mit Antigenen aller 3 Chlamydien spp.

Antikörpernachweise eignen sich auch zur Diagnose von Infektionen mit C. pneumoniae. Diese meist respiratorischen Infektionen kommen wegen ihres unspezifischen Beginns und langen Verlaufs so spät zur Untersuchung, dass mit höheren Antikörpertitern gerechnet werden kann. Die C.-pneumoniae-Serologie bei koronarer Herzkrankheit erbringt keine verwertbaren Resultate. Zur Therapiekontrolle ist die Chlamydienserologie meist ungeeignet, da die Antikörper persistieren können, auch wenn die Chlamydien nicht mehr nachweisbar sind.

Zum Nachweis speziesspezifischer Antikörper ist von Wang u. Grayston 1975 der Mikroimmunfluoreszenztest (MIF) entwickelt worden, für den auch ganze Elementarkörperchen verwendet werden. Er gilt heute als Standard für alle serologischen Verfahren zum Nachweis von Antikörpern gegen Chlamydien. Die Antigenspots werden auf den Objektträgern so angeordnet, dass in einem Gesichtsfeld des Fluoreszenzmikroskops bei 400facher Vergrößerung die Elementarkörperchen von C. trachomatis, C. psittaci und C. pneumoniae nebeneinander sichtbar und hinsichtlich der Fluoreszenzintensität des Musters beurteilbar sind. Dabei werden nach der Originalvorschrift die wichtigsten Serovare von C. trachomatis als Gemisch aufgetragen.

Vorteil des MIF ist, dass neben dem genusspezifischen LPS auch speziesspezifische OMP präsentiert werden, die eine Zuordnung der gemessenen Antikörper zu den verschiedenen Chlamydienspezies erlauben. Ein weiterer Vorteil besteht darin, dass man mittels indirekter Immunfluoreszenztechnik Antikörper der Klassen IgG, IgM und IgA messen kann.

Nachteil des MIF ist der hohe personelle, zeitliche und materielle Aufwand, sodass er großen und erfahrenen Laboratorien vorbehalten bleibt.

Neben dem MIF stehen seit kurzer Zeit serologische Verfahren zur Verfügung, bei denen gereinigte oder synthetische Peptide aus den äußeren Membranproteinen von Chlamydien als Antigen eingesetzt werden. Die Ergebnisse stimmen weitgehend mit denen des MIF überein. Der Vorteil dieser Peptid-ELISA liegt in ihrer Automatisierbarkeit.

26.1.3 Therapie von Chlamydieninfektionen

Chlamydien können nur innerhalb der Wirtszelle metabolisch aktiv sein und werden deshalb auch ausschließlich intrazellulär von Antibiotika erreicht. Intrazellulär werden angereichert: Tetracycline, Makrolidantibiotika und Chinolone. Damit ist bereits die Palette der gegen Chlamydieninfektionen wirksamen Antibiotika umrissen. Da Chlamydien zur Persistenz neigen, ist eine Therapiedauer von 14 Tagen bei ausreichend hoher Dosierung zu empfehlen. Gelegentlich muss wegen der Hartnäckigkeit der Erreger die Behandlung wiederholt werden.

!
- **Für Doxycyclin beträgt die Dosierung 2-mal 100 mg/Tag, für Ciprofloxacin 2-mal 250 mg/Tag, für Ofloxacin 2-mal 200 mg/Tag.**
- **Bei Schwangeren und Kindern sind Tetracycline und Chinolone nicht indiziert. Hier muss auf Makrolidantibiotika wie beispielsweise Erythromycin, Clarithromycin oder Roxithromycin zurückgegriffen werden. Die Dosierung beträgt für Erythromycin 1–2 g/Tag bzw. für Kinder 30–50 mg/kgKG/Tag in 2–4 Einzelgaben, für Clarythromycin täglich 2-mal 0,25 g, für Kinder 2-mal 8 mg/kgKG täglich, für Roxithromycin 2-mal täglich 0,15 g, bei Kindern 2-mal täglich 2,5 mg/kgKG.**
- **Bei der C.-trachomatis-Urethritis ist die Einmalbehandlung mit 1 g Azithromycin möglich. Die Mitbehandlung des Partners sollte angestrebt werden.**

Die Antibiotikatherapie der reaktiven Arthritis nach einer Infektion mit Chlamydien kann Vorteile bieten, wenn der Zusammenhang mit Chlamydien gesichert wurde und die Infektion klinisch noch nachweisbar ist (Sieper et al. 1999). Fehlt dieser Nachweis, ist die Antibiotikatherapie nicht indiziert.

26.1.4 Prävention

Die Prävention beruht auf allgemeinen Maßnahmen der Hygiene. Eine aktive oder passive Immunisierung stehen nicht zur Verfügung.

26.2 Klinisch bedeutende Chlamydien im Einzelnen

26.2.1 Chlamydia trachomatis

C. trachomatis wird in die Serovare A, B, Ba und C, die Erreger des Trachoms, D–K, die Erreger okulogenitaler Infektionen, und in die Serovare L1–L3, Erreger des Lymphogranuloma venereum, eingeteilt.

26.2.1.1 Trachom (C. trachomatis der Serovare A, B, Ba und C)

Epidemiologie

Das Trachom ist neben der Katarakt weltweit die häufigste Ursache für Erblindung. Es ist in tropischen und subtropischen Ländern endemisch und insbesondere in den ländlichen und ärmeren Gegenden Nordafrikas, Kleinasiens, Indiens, Südostasiens, in wenigen Gebieten Südamerikas, Australiens und auf den pazifischen Inseln verbreitet. Durch beengte Wohnverhältnisse und mangelnde Hygiene werden häufige Expositionen und Schmierinfektionen mit C. trachomatis gefördert. Die Infektion wird oft von Müttern auf ihre Kinder übertragen und umgekehrt. Deshalb sind Kinder zwischen 1–5 Jahren sehr häufig betroffen und Frauen zu einem größeren Prozentsatz als Männer.

Krankheitsbilder

Das Trachom ist eine chronische, granulomatöse (follikuläre) Entzündung, die in der Regel beide Konjunktiven befällt. Die Erkrankung kann in rezidivierenden Schüben ablaufen oder durch häufige Reinfektionen gekennzeichnet sein. Nicht alle infizierten Personen entwickeln die volle klinische Symptomatik.

Unbehandelt heilt das Trachom nur selten ab, führt vielmehr zu Vernarbungen und Pannusbildung auf der Hornhaut und damit zur Erblindung.

Die Bindehautentzündung geht mit einer papillären Hypertrophie einher, die die Granulome überdecken kann. Auch Bindehaut und Tarsus können vernarben. Mögliche Folgen sind Trichiasis, Entropium und Lidverkürzung. Die vernarbten Granulome im Bereich des Limbus werden auch als »Herbert's pits« bezeichnet.

Diagnose

Die Diagnose des Trachoms kann klinisch gestellt werden.

Klinische Symptome des Trachoms

- Granulomatöse Keratokonjunktivitis
- Bindehautnarben
- Vaskulärer Pannus
- Granulome im Bereich der Lidränder
- »Herbert's pits« (vernarbte Granulome im Bereich des Limbus)

Chlamydien können während des akuten Stadiums in zellhaltigen Bindehautabstrichen gefunden werden. Der Nachweis von Antikörpern ist wegen gleichzeitig häufig vorkommender genitaler Infektionen mit C. trachomatis wenig aussagekräftig.

Therapie

C. trachomatis ist gegenüber Tetracyclinen, Makrolidantibiotika und Chinolonen empfindlich. Beim Trachom hat sich bewährt, für 20 Tage lokal 1%igeTetracyclinaugensalbe zu verabreichen. Auch eine systemische Behandlung mit Tetracyclinen oder Sulfonamiden und die Kurzzeittherapie mit Azithromycin wird als erfolgreich beschrieben.

Der Prävention kommt bei der Trachombekämpfung die wichtigste Rolle zu. Sinnvoll ist, die Trachomvorsorge an sonstige Mutter-Kind-Maßnahmen anzuschließen (Klaus 1996).

26.2.1.2 Infektionen durch C. trachomatis der Serovare D–K

Epidemiologie

Infektionen mit C. trachomatis der Serovare D–K sind in den Industrieländern die häufigsten sexuell übertragenen Infektionen (Tabelle 26-2). Die Inzidenz liegt weit höher als die der Gonorrhö, der Syphilis, der Hepatitis B oder der HIV-Infektion. In unterschiedlichen Populationen hängt die Verbreitung der Infektion in hohem Maße von sozialen Bedingungen, sexuellen Gewohnheiten und vom Alter ab.

Während in verschiedenen Studien in den USA bis zu 18% der untersuchten Frauen mit C. trachomatis infiziert waren und bei 100.000 Frauen mit etwa 1750 Fällen von Adnexitis durch C. trachomatis gerechnet werden muss, liegt die Prävalenz in Skandinavien bei Frauen mit genitalen Beschwerden bei 13% und bei solchen ohne Beschwerden bei 5% (Shafer et al. 1999; Domeika et al. 1999).

In einer umfangreichen Studie an 4381 Personen in Freiburg i. Br. konnten Petersen et al. (1998) nachweisen, dass die

Tabelle 26-2. Durch Chlamydia trachomatis der Serovare D–K ausgelöste Krankheiten (*PDI* »pelvic inflammatory disease«)

Frauen	Neugeborene	Männer
– Urethritis	– Frühgeburt	– Urethritis
– Zervizitis		– Epidymitis
– Adnexitis/PDI	– Konjunktivitis	– Prostatitis
– Ektopische Schwangerschaft	– Pneumonie	– Infertilität?
– Infertilität		
– Perihepatitis		
– Reaktive Arthritis		– Reaktive Arthritis
– M. Reiter		– M. Reiter

Prävalenz von Infektionen durch C. trachomatis vom Alter der untersuchten Personen abhängt (s. Abb. 26-3). Danach hatten Mädchen zwischen 15 und 19 Jahren, also mit Beginn ihrer sexuellen Aktivität, mit über 7% die höchste, über 40-jährige Frauen mit weniger als 1% die niedrigste Prävalenz. Bei Frauen zwischen 25 und 29 Jahren, also in einem Alter, in dem in Deutschland die meisten Frauen ihre Kinder bekommen, lag die Prävalenz bei 2,4%. Die höchste Prävalenz bei Männern lag in dieser Studie in der Altersgruppe der 20- bis 24-Jährigen, ebenfalls mit sinkender Tendenz im höheren Lebensalter.

Diese Studie zeigt 3 entscheidende Befunde:

1. Die Prävalenz der genitalen Infektion ist klar von der sexuellen Aktivität abhängig. Deshalb sollten bereits junge Mädchen auf Chlamydien untersucht werden, wenn sie den Gynäkologen erstmals wegen Antikonzeptiva aufsuchen. Die heute in den Mutterschaftsrichtlinien erst für die Schwangerschaft vorgesehenen Screeninguntersuchungen erfolgen zu spät.
2. Das Screening müsste mehrfach wiederholt werden, um der Entwicklung chronischer Adnexitiden vorzubeugen.
3. Die in den Mutterschaftsrichtlinien vorgeschriebene Untersuchung zum Nachweis von Chlamydien erreicht nur eine

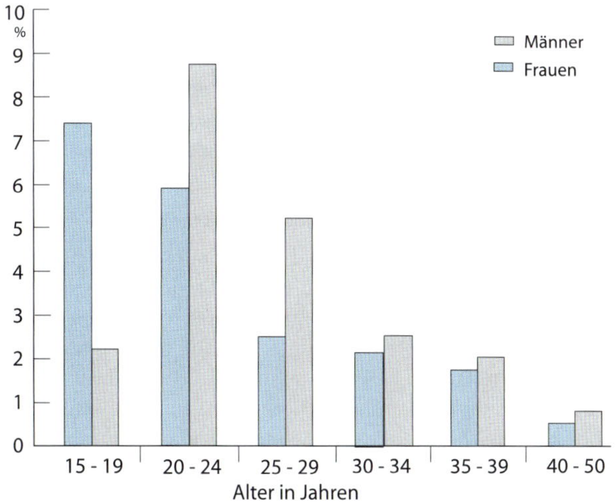

Abb. 26-3. Prävalenz von Chlamydia-trachomatis-Infektionen bei 4381 symptomlosen Personen im Raum Freiburg im Breisgau, Untersuchungen von Urinproben mit der LCR (Abbott). (Nach Petersen et al. 1998)

Population mit niedriger Prävalenz. Dort kann sie allenfalls verhindern, dass eine Chlamydieninfektion auf das Neugeborene übertragen wird. Dabei ist noch zu berücksichtigen, dass für die Infektion des Neugeborenen vermutlich so große Keimzahlen nötig sind, wie sie bei einer persistierenden mütterlichen Infektion nach den Erfahrungen mit dem Erregernachweis in der Zellkultur kaum erreicht werden.

Krankheitsbilder

Bei der Frau manifestiert sich zunächst eine Zervizitis oder/und eine Urethritis. Wenn die Infektion zugleich mit einer Gonorrhö akquiriert und nicht durch eine auf die Neisserien abzielende Antibiotikatherapie eradiziert wurde, nennt man sie auch postgonorrhoische Urethritis/Zervizitis (PGU). Steht die Urethritis nicht im Zusammenhang mit einer Gonorrhö, spricht man von nichtgonorrhoischer Urethritis (NGU) oder unspezifischer Urethritis.

Im Verlauf der Urethritis steigt die Infektion über das Endometrium auf, sodass sich eine Adnexitis entwickelt, bei der besonders die Tuben von einer eitrigen, obliterierenden Entzündung betroffen sind. Die Salpingitis führt regelmäßig zur Vernarbung der Tuben, die eine regelrechte Nidation behindert. Es kann zur sekundären Sterilität kommen oder auch zu Extrauteringraviditäten.

! Die meisten Frauen, die eine Infertilitätssprechstunde wegen sekundärer Sterilität aufsuchen, haben eine Chlamydieninfektion durchgemacht.

In einigen Fällen ist auch eine Perihepatitis durch C. trachomatis beschrieben worden. Die Infektion mit C. trachomatis verläuft mit Ausnahme der Urethritis und der Adnexitis bei Frauen meist schmerzlos und ist allenfalls von verstärktem Fluor begleitet. Aus diesem Grund sind fortgeleitete Infektionen mit C. trachomatis bei Frauen häufiger als bei Männern.

Bei Männern beginnt die Infektion als Urethritis und kann in die Nebenhoden oder die Prostata weitergeleitet werden. Wegen Beteiligung der Samenwege wird die Infektion mit C. trachomatis auch als eine Ursache für die Infertilität des Mannes diskutiert.

! Ursprünglich genitale Infektionen können auch auf die Bindehäute inokuliert werden oder z. B. bei Whirlpoolbenutzern in den Bindehautsack gelangen. Die Folge ist eine follikuläre Konjunktivitis, die auch als Paratrachom oder Schwimmbadkonjunktivitis bezeichnet wird.

Reaktive Arthritis nach Infektion mit C. trachomatis

Sowohl bei Frauen als auch und insbesondere bei Männern, kann es im Zusammenhang mit einer Infektion durch C. trachomatis zu einer reaktiven Arthritis, in seltenen Fällen sogar zum kompletten M. Reiter kommen. Häufig tritt die reaktive Arthritis bereits zwischen dem 16. und 23. Lebensjahr auf. Betroffen sind zu 60–100% periphere Gelenke, meist einseitig, aber auch Wirbelgelenke und Sehnenscheiden. Insbesondere kann es zur Tendovaginitis der Achillessehne kommen.

Im Blut der Patienten finden sich keine Rheumafaktoren. HLA-B27-positive Personen sind unter den Betroffenen zu 40–60% vertreten (Zeidler et al. 1992). Bei reaktiven Arthritiden nach Infektionen durch Salmonellen oder Yersinien werden trotz intensiver Suche keine vitalen Bakterien in den betroffenen Gelenken gefunden. Das ist bei Patienten mit reaktiver Arthritis nach Chlamydieninfektion anders. Bei ihnen konnte sowohl spezifische DNA (Berlau et al. 1998) als auch mRNA von offensichtlich vitalen Chlamydien, allerdings mit aberranter Genexpression, nachgewiesen werden (Gérard et al 1998).

Damit nehmen die reaktiven Arthritiden nach Infektion mit C. trachomatis aufgrund ihrer Genese, dann aber auch bei der Therapie eine gewisse Sonderstellung ein. Auch bei nachgewiesener Chlamydiengenese ist die reaktive Arthritis einer effektiven Therapie mit Antibiotika nicht mehr zugänglich, wenn die Chlamydien nicht mehr nachweisbar sind oder klinische Zeichen der Infektion fehlen. Allenfalls bewirkt sie eine marginale Besserung (Sieper et al. 1999). Deshalb kann angenommen werden, dass Antibiotika den Entwicklungszyklus der Chlamydien, der bei persistierenden Infektionen ohnehin zögerlich abläuft, noch weiter verlangsamen. Sie tragen demnach eher zur Persistenz der ansonsten sich selbst limitierenden Erkrankung bei.

Wenn dagegen die genitale Infektion mit C. trachomatis gerade in Populationen mit hoher Prävalenz an venerischen Infektionen und häufigem Vorkommen von HLA-B27-positiven Personen rechtzeitig erfasst und behandelt wird, kann die Inzidenz der reaktiven Arthritis von 37% auf 10% gesenkt werden (Bardin et al. 1992).

Infektionen durch C. trachomatis in der Schwangerschaft und beim Säugling

Eine durch Chlamydien verursachte Zervizitis kann durch lokale Sekretion von proinflammatorischen Zytokinen zur Auflockerung der Zervix und zur Frühgeburt führen. Da für einen solchen Mechanismus verschiedene Mikroorganismen einer pathologisch veränderten Vaginalflora (z. B. Gardnerella vaginalis, Enterobakterien oder Streptokokken der Gruppe B) verantwortlich gemacht werden können, ist der ätiologische Zusammenhang zwischen Chlamydieninfektion und Frühgeburtlichkeit nur in Einzelfällen beweisbar.

Beim Durchtritt durch den mit Chlamydien infizierten Geburtskanal kann sich das Neugeborene sowohl die Konjunktiven als auch den Respirationstrakt infizieren. Neonatale vaginale und enterale Infektionen wurden ebenfalls beschrieben.

Die Konjunktivitis verläuft beim Neugeborenen akut mit reichlicher, mukopurulenter Sekretion, mit Lidödem und Schwellung der Papillen. In der Regel sind beide Augen befallen. Granulome (Follikel) treten, wenn überhaupt, erst nach mehreren Wochen auf, wenn nicht behandelt wird. Zu Pannusbildung und Vernarbungen kommt es ebenfalls nur ohne Therapie. Die Credé-Prophylaxe der Gonoblennorrhö mit Silbernitratlösung wirkt nicht gegen Chlamydien.

Klinisch schwerwiegender als die Konjunktivitis ist die Pneumonie durch C. trachomatis bei Säuglingen. Sie wird ebenfalls beim Durchtritt durch den infizierten Geburtsweg akquiriert und ist die häufigste Neugeborenenpneumonie überhaupt. Meist geht der Pneumonie eine Konjunktivitis voraus, oder sie besteht immer noch, wenn die ersten Symptome der Pneumonie auftreten. Dazu kommt es meist in den ersten Lebenswochen oder innerhalb der ersten 3 Monate. Der Säugling ist bei einer Pneumonie durch Chlamydien häufig afebril oder subfebril, hat nur geringe Atemschwierigkeiten und hustet charakteristisch in stakkatoartigen Attacken, die nur kurz für die Inspiration unterbrochen werden.

Die Infektion imponiert als interstitielle, diffuse Pneumonie, die bei reifen Neugeborenen meist gutartig verläuft und auch spontan abheilen kann. Unreif geborene Kinder sind dagegen hochgradig gefährdet, an einer Pneumonie durch C. trachomatis zu sterben.

26.2.1.3 Lymphogranuloma venereum (C. trachomatis L_1–L_3)

Das Lymphogranuloma venereum (LGV) ist eine Infektion der Genitalschleimhäute, die sich über die Lymphwege ausbreitet und in den regionalen Lymphknoten manifestiert. Nach einer Inkubationszeit von 1–4 Wochen zeigt sich bei weniger als einem Viertel der Betroffenen eine Primärläsion der Genitalschleimhäute, die symptomarm ist und häufig nicht bemerkt wird. Wenn sich die Infektion nachfolgend in den regionalen Lymphknoten manifestiert, kommt es zum sog. inguinalen oder genitorektalen Syndrom. Die zugehörige Lymphadenitis ist schmerzhaft und geht mit Fieber und einer z. T. erheblichen Schwellung einher.

Die eitrigen Lymphknoten schmelzen meist ein und werden durch Fisteln drainiert. Bei Männern sind v. a. die inguinalen und perianalen Lymphknoten betroffen. Da bei Frauen eher die internen iliakalen Lymphknoten und sakralen Lymphbahnen befallen werden, werden ihre Symptome oft gar nicht dem Lymphogranuloma venereum zugeordnet. Eine hypertrophe Zervizitis mit mukopurulenter Sekretion kann dann aber auf die Diagnose hinweisen.

Das überstandene Lymphogranuloma venereum hinterlässt meist vernarbte Lymphknoten und obliterierte Lymphgefäße im Genitoanalbereich und führt so zur genitalen Elephantiasis. Daneben sind insbesondere Frauen und homosexuelle Männer von Strikturen im Bereich des Rektums betroffen. Auch Urethrastrikturen werden beschrieben.

Das Lymphogranuloma venereum ist eine tropische Geschlechtskrankheit, die vorwiegend in Afrika und Asien und nur sehr selten in Mitteleuropa vorkommt.

Für das Lymphogranuloma venereum besteht in Deutschland Meldepflicht mit anonymisierten Patientendaten. Wird die Behandlung verweigert, sind die Patienten namentlich zu melden.

Die Labordiagnostik erfolgt für das Lymphogranuloma venereum wie für die anderen Serovare von C. trachomatis.

26.2.2 Chlamydia psittaci

26.2.2.1 Epidemiologie und Erkrankungen

Infektionen mit C. psittaci sind Zoonosen. Unter Haus- und Nutztieren sind Infektionen mit Chlamydia psittaci weit verbreitet. Sie sind bei Schafen, Ziegen, Rindern und anderen Tieren für Aborte sowie für respiratorische Infektionen verantwortlich. Humanpathogen sind nur die aviären Stämme von Chlamydia psittaci.

Diese Chlamydien kommen nicht nur bei Papageien, sondern auch bei Tauben und insbesondere in Intensivhaltungen von Geflügel vor. Die Bakterien werden von den Vögeln mit dem Kot oder mit respiratorischen Sekreten ausgeschieden und können mit dem daraus entstehenden Staub in großer Menge von Personen in der näheren Umgebung eingeatmet werden. Der beschriebene Infektionsweg ist bei Kleinepidemien typisch, meist treten jedoch Einzelerkrankungen auf.

Die Psittakose oder Ornithose beginnt nach einer Inkubationszeit von 7–21 Tagen plötzlich mit Fieber, Kopfschmerzen und Husten und ist durch eine meist beidseitige interstielle Pneumonie gekennzeichnet. Selten wurden im Rahmen der Erkrankung Fälle von Myokarditis, Enzephalitis oder Hepatitis beschrieben.

Für den Verdacht, die Erkrankung selbst sowie den Tod an Ornithose besteht Meldepflicht bei beruflicher Exposition. Nach Infektionsschutzgesetz besteht eine namentliche Meldepflicht für den Erregernachweis im Zusammenhang mit einer akuten Infektion (Labormeldepflicht).

26.2.2.2 Diagnostik

Hinweisend auf die Ornithose ist eine erhöhte Ornithose-KBR bzw. ein signifikanter Antikörpertiteranstieg. Wegen Kreuzreaktionen sollte eine Kontrolle im MIF erfolgen. Der Nachweis der Erreger ist auch mit Hilfe der PCR möglich. Standardisierte Verfahren stehen aber bislang nicht zur Verfügung. Die Vermehrung von C. psittaci erfordert wegen hoher Infektiosität ein Sicherheitslabor der Klasse S3 (vormals L3) entsprechend der Gefahrstoffverordnung.

26.2.3 Chlamydia pneumoniae

26.2.3.1 Epidemiologie

Aufbau und Entwicklungszyklus von C. pneumoniae entsprechen dem allgemeinen Entwicklungszyklus der Chlamydien, allerdings mit dem Unterschied, dass C. pneumoniae in der Zellkultur nicht nur einen Einschluss, sondern meist mehrere Einschlüsse pro Zelle erzeugt, die zusammenfließen können. Im Gegensatz zu C. trachomatis bildet C. pneumoniae kein »major outer membrane protein« (MOMP) aus, besitzt aber verschiedene äußere Membranproteine, von denen OMP4 und OMP5 immundominant sind.

Da C. pneumoniae kaum anzüchtbar ist, existieren auch in Deutschland nur wenige von Patienten isolierte Stämme. Für diagnostische Zwecke greift man weltweit auf den Stamm TW183 zurück, der von einem taiwanischen Kind mit Konjunktivitis isoliert wurde. Serovare sind bei C. pneumoniae bislang nicht beschrieben worden. Allerdings werden neben dem Biovar TWAR (TW183) die Biovare Koala und Equine angegeben (Everett et al. 1999).

Erste Infektionen mit C. pneumoniae werden bereits im Kindesalter akquiriert. In seroepidemiologischen Studien konnte nachgewiesen werden, dass die Durchseuchung in den Industriestaaten mit steigendem Lebensalter bei Frauen bis zu 60% und bei Männern bis zu 80% erfasst. Mehrere Untersucher, insbesondere aus dem skandinavischen Raum, konnten Epidemien mit C. pneumoniae nachweisen.

Für epidemiologische Studien wird die Infektion mit C. pneumoniae mit Hilfe der Serologie nachgewiesen, weil die Erregeranzucht kaum gelingt und PCR-Protokolle nicht standardisiert sind.

26.2.3.2 Erkrankungen

C. pneumoniae gilt als Erreger von etwa 5–10% aller Pneumonien und ist damit zu den häufigen Erregern respiratorischer Infektionen zu rechnen. Die Erkrankungen können auch leicht verlaufen, sodass sie häufig weder diagnostiziert noch behandelt werden. Schwere Infektionen mit C. pneumoniae sind durch eine atypische Pneumonie mit trockenem Husten gekennzeichnet, die sich protrahiert meist über mehrere Wochen hinzieht.

C. pneumoniae kann auch zu sarkoidoseähnlichen Krankheitsbildern führen und wird als Auslöser des intrinsischen Asthmas (Hahn 1999) und aufgrund von Antigengemeinschaften mit dem Myosin der Herzmuskulatur als Verursacher einer reaktiven Myokarditis diskutiert (Bachmaier et al. 1999). Insbesondere Jugendliche können in der Folge einer Infektion mit C. pneumoniae von einer reaktiven Arthritis oder einem Erythema nodosum betroffen sein.

Aufgrund seroepidemiologischer Untersuchungen (Saikku et al. 1988) ist die Infektion mit C. pneumoniae mit der Entwicklung der Arteriosklerose und der koronaren Herzkrankheit (KHK) in Verbindung gebracht worden. Obwohl der Nachweis vitaler Chlamydien aus Atherektomiematerial von Koronararterien gelungen ist (Maass et al. 1998) und verschiedene Untersuchungen in Zellkulturen oder mit Versuchstieren einen Zusammenhang zwischen C. pneumoniae und der Arteriosklerose nahe legen, ist damit nicht gesichert, dass Arteriosklerose oder koronare Herzkrankheit Infektionskrankheiten sind. Zur Behandlung der Arteriosklerose mit Makrolidantibiotika laufen zur Zeit groß angelegte prospektive klinische Studien, aus denen sich bislang keine positive Wirkung der Antibiotikatherapie zur Prävention der koronaren Herzkrankheit ableiten lässt.

Dass C. pneumoniae in irgendeiner Form an der Genese der multiplen Sklerose beteiligt sein könnte, ist bis heute ebenfalls nicht erwiesen.

26.2.3.3 Diagnostik

Auch wenn es gelegentlich gelingt, C. pneumoniae in der Zellkultur nachzuweisen (◘ Abb. 26-4), lassen sich die meisten Isolate anschließend nicht weiterzüchten. Um die Diagnose einer C.-pneumoniae-Infektion zu sichern, ist die Zellkultur wenig geeignet. Der Erregernachweis gelingt mit der PCR, der Nested-PCR oder der Semi-nested-PCR mit Protokollen nach Gaydos et al. (1992) sowie Campbell et al. (1992). Keines dieser Verfahren ist standardisiert. Diese Verfahren nutzen das Pst-I-Fragment aus dem Chromosom von C. pneumoniae als Zielsequenz. Besser reproduzierbar sind PCR-Protokolle, die eine Sequenz aus dem OMP-1-Gen als Zielsequenz nutzen (Apfalter et al. 2001; Dowell et al. 2001).

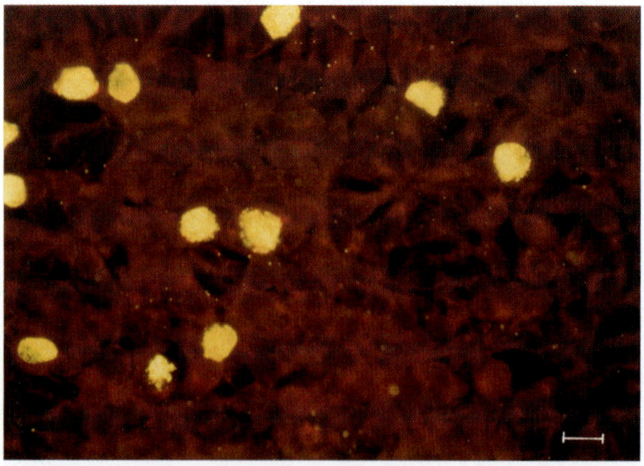

◘ **Abb. 26-4.** Direktnachweis von C. pneumoniae in der Zellkultur mit Hilfe eines FITC-markierten Antiserums. Neben den großen Fluoreszenzbereichen durch Einschlusskörperchen sind Elementarkörperchen als punktförmige, apfelgrüne Fluoreszenzen erkennbar

Eine erste Studie über eine kommerzielle LCR zum Nachweis von C. pneumoniae wurde kürzlich veröffentlicht (Chernesky et al. 2002). Als Untersuchungsproben eigenen sich durch BAL gewonnene Flüssigkeit, Rachenabstriche, Gurgelwasser oder Gewebsproben.

Zur Bestimmung von Antikörpern eignen sich nur speziesspezifische Verfahren wie der MIF oder seit kurzem auch bestimmte ELISA, bei denen Peptide von äußeren Membranproteinen als Antigene eingesetzt werden. Wie bei Infektionen mit C. trachomatis ist die Aussagekraft von einzelnen Antikörpertitern begrenzt, zumal die Definition von Grenztitern unsicher ist und die Werte zwischen verschiedenen Laboratorien meist nicht verglichen werden können. Aus diesen Gründen ist die Untersuchung von Serumpaaren zu empfehlen.

Da bei C. pneumoniae oft mit Reinfektionen gerechnet werden muss, ist die Bewertung der IgM-Spiegel nur bei Erstinfektionen sinnvoll. Bei Reinfektionen kommt es neben geringen IgM-Erhöhungen zu deutlichen Titeranstiegen von IgG und insbesondere IgA, die auch als Hinweis für eine persistierende Infektion zu werten sind.

Fazit für die Praxis

- Klinische Manifestation:
  Die 3 wichtigsten humanpathogenen Spezies: Chlamydia trachomatis, Chlamydia pneumoniae und Chlamydia psittaci lösen schleimhautassoziierte Infektionen aus. Chlamydia trachomatis: urogenitale Infektionen und Infektionen der Bindehaut; Chlamydia pneumoniae und Chlamydia psittaci: vorwiegend respiratorische Infektionen.
- Folgekrankheiten und weitere Infektionslokalisationen:
  C. trachomatis: reaktive Arthritis, sekundäre Sterilität, Pneumonie bei Neugeborenen. C. pneumoniae: Pneumonie, Zusammenhang mit Arteriosklerose und intrinsischem Asthma wird diskutiert. C. psittaci: Pneumonie, Myokarditis, Enzephalitis, Hepatitis.
- Diagnose:
  Erregernachweis durch Anzucht in Zellkultur oder besser Nukleinsäureamplifikationstechniken (NAT). Serologie nur sinnvoll bei Einsatz speziesspezifischer Techniken (z.B. MIF). Antikörper können lange persistieren.
- Therapie:
  Tetracycline, Makrolidantibiotika oder Chinolone. Antibiotische Therapie nur sinnvoll bei akuten Infektionszeichen oder nach erfolgreichem Erregernachweis, auffällige Serologie allein rechtfertigt keine Antibiotikatherapie!

▼

- Epidemiologie:
  - C. trachomatis – häufigste Ursache der unspezifischen Urethritis in Industrieländern, Inzidenz altersabhängig bis 8,5% bei Jugendlichen, unter 2% bei Erwachsenen über 35 Jahre.
  - C. pneumoniae – häufige Ursache ambulant erworbener Pneumonien, Prävalenz von Antikörpern mit dem Alter ansteigend bis 80%. C.-psittaci-Erkrankungen beim Menschen selten, meist bei beruflicher Exposition.
- Meldepflicht:
  C. psittaci: Labormeldepflicht bei direktem oder indirektem Erregernachweis, Meldung einer Berufskrankheit bei Verdacht, Krankheit und Tod.

Literatur zu Kap. 26

Apfalter P, Boman J, Nehr M et al. (2001) Application of blood-based polymerase chain reaction for detection of chlamydia pneumoniae in acute respiratory tract infections. Eur J Clin Microbiol Infect Dis 20/8: 584–586

Bachmaier K, Neu N, de la Maza LM, Pal S, Hessel A, Penninger JM (1999) Chlamydia infections and heart disease linked through antigenic mimicry. Science 283 (5406): 1335–1339

Bannantine JP, Stamm WE, Suchland RJ, Rockey DD (1998) Chlamydia trachomatis IncA is localized to the inclusion membrane and is recognized by antisera from infected humans and primates. Infect Immun 66/12: 6017–6021

Bardin T, Enel C, Cornelis F, Salski C, Jorgensen C, Ward R, Lathrop GM (1992) Antibiotic treatment of venereal disease and Reiter's syndrome in a Greenland population. Arthritis Rheum 35/2: 190–194

Beatty WL, Morrison RP, Byrne GI (1995) Reactivation of persistent chlamydia trachomatis infection in cell culture. Infect Immun 63/1: 199–205

Berlau J, Junker U, Groh A, Straube E (1998) In situ hybridisation and direct fluorescence antibodies for the detection of chlamydia trachomatis in synovial tissue from patients with reactive arthritis. J Clin Pathol 51/11: 803–806

Black CM (1997) Current methods of laboratory diagnosis of chlamydia trachomatis infections. Clin Microbiol Rev 10/1: 160–184

Campbell LA, Perez Melgosa M, Hamilton DJ, Kuo CC, Grayston JT (1992) Detection of chlamydia pneumoniae by polymerase chain reaction. J Clin Microbiol 30/2: 434–439

Chernesky M, Smieja M, Schachter J et al. (2002) Comparison of an industry-derived LCx chlamydia pneumoniae PCR research kit to in-house assays performed in five laboratories. J Clin Microbiol 40/7: 2357–2362

Domeika M, Bassiri M, Butrimiene I, Venalis A, Ranceva J, Vasjanova V (1999) Evaluation of vaginal introital sampling as an alternative approach for the detection of genital chlamydia trachomatis infection in women. Acta Obstet Gynecol Scand 78/2: 131–136

Dowell SF, Peeling RW, Boman J et al. (2001) C. pneumoniae Workshop Participants Standardizing chlamydia pneumoniae assays: recommendations from the Centers for Disease Control and Prevention (USA) and the Laboratory Centre for Disease Control (Canada). Clin Infect Dis 33/4: 492–503

Everett KD, Bush RM, Andersen AA (1999) Emended description of the order chlamydiales, proposal of Parachlamydiaceae fam. nov. and Simkaniaceae fam. nov., each containing one monotypic genus, revised taxonomy of the family chlamydiaceae, including a new genus and five new species, and standards for the identification of organisms. Int J Syst Bacteriol 49 Pt 2: 415–440

Fan T, Lu H, Hu H, Shi L et al. (1998) Inhibition of apoptosis in chlamydia-infected cells: blockade of mitochondrial cytochrome c release and caspase activation. J Exp Med 187/4: 487–496

Gaydos CA, Quinn TC, Eiden JJ (1992) Identification of chlamydia pneumoniae by DNA amplification of the 16S rRNA gene. J Clin Microbiol 30/4: 796–800

Gerard HC, Branigan PJ, Schumacher HR Jr, Hudson AP (1998) Synovial chlamydia trachomatis in patients with reactive arthritis/Reiter's syndrome are viable but show aberrant gene expression. J Rheumatol 25/4: 734–742

Hahn DL (1999) Chlamydia pneumoniae, asthma, and COPD: what is the evidence? Ann Allergy Asthma Immunol 83/4: 271–288

Klaus V (1996) In: Lang W (Hrsg) Tropenmedizin in Klinik und Praxis. Thieme, Stuttgart

Knudsen K, Madsen AS, Mygind P, Christiansen G, Birkelund S (1999) Identification of two novel genes encoding 97- to 99-kilodalton outer membrane proteins of chlamydia pneumoniae. Infect Immun 67/1: 375–383

Kuoppa Y, Boman J, Scott L, Kumlin U, Eriksson I, Allard A (2002) Quantitative detection of respiratory chlamydia pneumoniae infection by real-time PCR. J Clin Microbiol 40/6: 2273–2274

Lehmann M, Groh A, Rödel J, Nindl I, Straube E (1999) Detection of chlamydia trachomatis DNA in cervical samples with regard to infection by human papillomavirus. J Infect 38/1: 12–17

Maass M, Bartels C, Engel PM, Mamat U, Sievers HH (1998) Endovascular presence of viable chlamydia pneumoniae is a common phenomenon in coronary artery disease. J Am Coll Cardiol 31/4: 827–832

Mahony J, Chong S, Jang D et al. (1998) Urine specimens from pregnant and nonpregnant women inhibitory to amplification of chlamydia trachomatis nucleic acid by PCR, ligase chain reaction, and transcription-mediated amplification: identification of urinary substances associated with inhibition and removal of inhibitory activity. J Clin Microbiol 36/11: 3122–3126

Mamat U, Baumann M, Schmidt G, Brade H (1993) The genus-specific lipopolysaccharide epitope of chlamydia is assembled in C. psittaci and C. trachomatis by glycosyltransferases of low homology. Mol Microbiol 10/5: 935–941

Petersen EE, Obermann K, Graf von der Schulenburg J-M (1998) Health Care and Preventive measures via chlamydia screening. Geburtsh Frauenheilkd 58/8: 408–414

Rödel J, Groh A, Hartmann M, Schmidt KH et al. (1999, Expression of interferon regulatory factors and indoleamine 2,3-dioxygenase in chlamydia trachomatis-infected synovial fibroblasts. Med Microbiol Immunol (Berl) 187/4: 205–212

Rödel J, Groh A, Vogelsang H, Lehmann M, Hartmann M, Straube E (1998) Beta interferon is produced by chlamydia trachomatis-infected fibroblast-like synoviocytes and inhibits gamma interferon-induced HLA-DR expression. Infect Immun 66/9: 4491–4495

Rödel J, Assefa S, Prochnau D, Woytas M, Hartmann M, Groh A, Straube E (2001) Interferon-beta induction by chlamydia pneumoniae in human smooth muscle cells. FEMS Immunol Med Microbiol 32/1: 9–15

Saikku P, Leinonen M, Mattila K et al. (1988) Serological evidence of an association of a novel chlamydia, TWAR, with chronic coronary heart disease and acute myocardial infarction. Lancet II (8618): 983–986

Schachter J, Stephens RS, Timms P et al. (2001) Radical changes to chlamydial taxonomy are not necessary just yet. Int J Syst Evol Microbiol 51/1: 251–253

Scidmore-Carlson MA, Shaw EI, Dooley CA, Fischer ER, Hackstadt T (1999) Identification and characterization of a chlamydia trachomatis early operon encoding four novel inclusion membrane proteins. Mol Microbiol 33/4: 753–765

Shafer MA, Pantell RH, Schachter J (1999) Is the routine pelvic examination needed with the advent of urine-based screening for sexually transmitted diseases? Arch Pediatr Adolesc Med 153/2: 119–125

Sieper J, Fendler C, Laitko S et al. (1999) No benefit of long-term ciprofloxacin treatment in patients with reactive arthritis and undifferentiated oligoarthritis: a three-month, multicenter, double-blind, randomized, placebo-controlled study. Arthritis Rheum 42/7: 1386–1396

Wang SP, Grayston JT (1974) Human serology in chlamydia trachomatis infection with microimmunofluorescence. J Infect Dis 130/4: 388–397

Wyrick PB (1998) Cell biology of chlamydial infection: A journey in the host epithelial cell by the ultimate cellular microbiologist, in chlamydial infections. Proceedings of the 9th Internatinonal Symposium on Human Chlamydial Infection, Napa/CA, June 21–26, 1998

Zeidler H, Mau W, Khan MA (1992) Undifferentiated spondyloarthropathies. Rheum Dis Clin North Am 18/1: 187–202

Zhong G, Fan T, Liu L (1999) Chlamydia inhibits interferon gamma-inducible major histocompatibility complex class II expression by degradation of upstream stimulatory factor 1. J Exp Med 189/12: 1931–1938

Mykoplasmen

M. Abele-Horn

27.1 Einleitung

Mykoplasmen wurden im Jahr 1898 erstmals angezüchtet. Sie haben 3 Haupteigenschaften, die sie von den übrigen Bakterien unterscheiden.

Haupteigenschaften der Mykoplasmen

1. Mit einer durchschnittlichen Zellgröße von nur 0,3–0,8 μm repräsentieren Mykoplasmen die kleinsten aller selbständig vermehrungsfähigen Prokaryonten.
2. Sie haben ein sehr kleines Genom, dessen Größe von 580–2200 kbp (Kilobasenpaare) einem Bruchteil der Genomgröße von z. B. Escherichia coli beträgt. Ihre Enzymausstattung ist entsprechend reduziert, und sie können eine Reihe von Stoffwechselreaktionen nicht ausführen. Daher leben sie als extrazelluläre Parasiten auf der Oberfläche von Epithelzellen und beziehen von dort die nötigen Wuchsstoffe wie Cholesterin, Fettsäuren, Nukleotide und einige Aminosäuren.
3. Sie haben keine Zellwand und sind nur von einer zytoplasmaähnlichen Struktur umgeben. Mit der Gram-Färbung können sie deshalb gar nicht, mit der Giemsa-Färbung nur z. T. dargestellt werden. Eine Eigenschaft, die ebenfalls auf das Fehlen der Zellwand zurückzuführen ist, ist die primäre Resistenz gegen β-Laktamantibiotika und die Fähigkeit, sich eng an die Wirtszellen anzupassen.

Mykoplasmen werden taxonomisch in einer eigenen Klasse mit der Bezeichnung Mollicutes (die »Weichhäutigen«) zusammengefasst. Die Mollicutes bilden 3 Ordnungen, von denen eine die Ordnung der Mycoplasmatales darstellt. Diese umfasst 2 Familien, die Spiroplasmataceae und die Mycoplasmataceae.

Die Familie der Mycoplasmataceae besteht aus der Gattung Mycoplasma mit 100 Spezies und aus der Gattung Ureaplasma mit 7 Spezies. Bisher sind etwa 16 Mycoplasma spp. beim Menschen isoliert worden. Je nach Organlokalisation werden sie in respiratorische oder in urogenitale Mykoplasmen eingeteilt.

Die am häufigsten aus dem Respirationstrakt isolierten Mykoplasmen sind: M. pneumoniae, M. salivarium und M. orale. Im Urogenitaltrakt sind Ureaplasma urealyticum und M. hominis von Bedeutung. Als obligat humanpathogen ist M. pneumoniae einzustufen, während M. hominis und U. urealyticum eher zu den fakultativ pathogenen Mykoplasmen zu rechnen sind. M. salivarium und M. orale gehören zur kommensalen Flora der Mundhöhle.

27.2 Mycoplasma pneumoniae

27.2.1 Erreger

M. pneumoniae sind pleomorphe, strikt aerob wachsende Bakterien. Auf festen Kulturmedien wächst M. pneumoniae nach 7- bis 10-tägiger aerober Bebrütung in Form von randlosen, granulierten, maulbeerartigen Kolonien, die mit Hilfe der Immunfluoreszenz differenziert werden (s. Abb. 27-1).

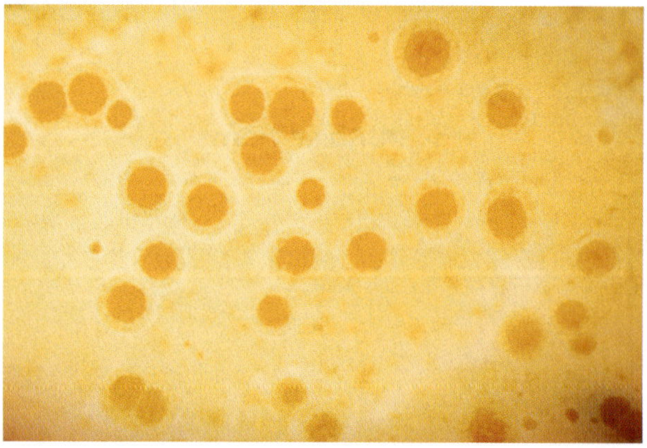

Abb. 27-1. Kolonien von M. pneumoniae auf Agarmedium, Durchlicht

Im flüssigen Milieu zeigen sie in Abhängigkeit vom Wachstumsstadium eine Vielzahl von Formen. Häufigste Grundform ist die kokkoide Zelle, daneben finden sich mit weiterem Wachstum fädige und verzweigte Formen unterschiedlicher Länge.

M. pneumoniae unterscheidet sich von anderen beim Menschen vorkommenden Mykoplasmen durch eine besondere Flaschenform mit einer Spitzenstruktur und einem Zellkörper. Sie ermöglicht den Bakterien eine gleitende Fortbewegung gegen den Sekretstrom der Atemwege und vermittelt gleichzeitig ihre Anheftung an die Membranen der respiratorischen Epithelien. Dort unterbrechen sie die Bewegung der Zilien und zerstören die Epithelzellen. Meist sind die Erreger nicht in der Lage, über das Epithel hinaus in den Organismus einzudringen, weil sie durch Serumfaktoren wie Antikörper und Komplement geschädigt oder abgetötet werden. Intakte, nicht durch Antikörper oder Komplement opsonisierte M.-pneumoniae-Zellen werden von Makrophagen kaum phagozytiert.

27.2.2 Epidemiologie

Infektionen durch M. pneumoniae sind weltweit verbreitet. Die Inzidenz der Pneumonie liegt bei etwa 1:1000. Die Rate an Infektionen der oberen Luftwege ist 10- bis 20-mal höher. Der Anteil von M. pneumoniae an allen Pneumonien wird auf 15–20%, bei Jugendlichen sogar auf 30–40%, geschätzt. Infektionen kommen v. a. im Spätsommer und im Herbst vor. Nach bisherigen Beobachtungen in mehreren Ländern treten Mykoplasmenminfektionen alle 4–7 Jahre gehäuft auf.

Die Mykoplasmenpneumonie wird als Tröpfcheninfektion übertragen. Die Empfindlichkeit des Erregers und seine mäßige Infektiosität erfordern meist einen intensiven Kontakt, bis es zur Infektion kommt. Sie breitet sich v. a. da aus, wo Menschen auf engem Raum zusammen sind, z. B. in Familien, Kindergärten, Kinderheimen, Schulen und militärischen Einrichtungen. Dort führt sie zu kleinen Epidemien.

Die Infektion kann in jedem Lebensalter auftreten. Der Erkrankungsgipfel liegt zwischen 5 und 15 Jahren, im Alter von über 40 Jahren ist die Erkrankung selten. Bei Kindern unter

5 Jahren verläuft die Infektion meist ohne Beschwerden oder nur mit leichten Symptomen einer Infektion der oberen Luftwege, während bei 5- bis 20-Jährigen häufig eine Pneumonie auftritt. Neugeborene, alte Menschen und immunsupprimierte Personen erkranken oft schwer. Todesfälle sind aber selten.

Trotz adäquater Therapie sind die Keime in der Regel bis zu 6 Wochen nach Krankheitsbeginn nachweisbar. In Einzelfällen können sie bis zu 4 Monaten persistieren, ohne dass es jedoch zu chronischen Verläufen kommt.

27.2.3 Krankheitsbilder

M. pneumoniae ruft primär eine interstitielle Pneumonie hervor. Die Erkrankung beginnt nach einer Inkubationszeit von 2–3 Wochen allmählich mit Unwohlsein, Kopfschmerzen, Fieber und einem hartnäckigen unproduktiven Husten.

! Es können 4 verschiedene Krankheitsbilder auftreten: Pneumonie, Tracheobronchitis, Pharyngitis und Myringitis.

Bei familiären Infekten entwickeln etwa $^1/_3$ der Familienmitglieder eine Pneumonie, bis zu 50% eine Tracheobronchitis, 10% eine Pharyngitis und 10% eine asymptomatische Infektion. Im Gegensatz zur Grippe sind Myalgien, gastrointestinale Symptome, Übelkeit und Erbrechen selten.

Auskultatorisch werden bei der Pneumonie häufig akzentuierte oder verminderte Atemgeräusche festgestellt, bei vielen Patienten finden sich feinblasige, jedoch nicht sehr ausgeprägte inspiratorische Rasselgeräusche. Pleurareiben und Pleuraergüsse kommen selten vor.

Im Röntgenbild sind die Infiltrate in mehr als der Hälfte der Fälle multilobulär und bilateral, gehen häufig vom Hilus aus, können aber auch isoliert in der Peripherie auftreten. Die Lungenunterlappen sind häufiger betroffen als die Oberlappen.

Differenzialdiagnostisch muss v. a. an Ornithose, Q-Fieber und Virusinfektionen gedacht werden.

Neben Erkrankungen der Luftwege kann M. pneumoniae kardiale, gastrointestinale und neurologische Beschwerdebilder, Haut- und Gelenksymptome sowie hämatologische Ausfälle hervorrufen.

Zu den Hauterscheinungen gehören makuläre, morbilliforme und papulovesikuläre Effloreszenzen sowie das Erythema nodosum und die Urtikaria. Bei 7% der Patienten mit einer Mykoplasmenpneumonie kommt es zu einem Erythema exsudativum multiforme majus, dem Stevens-Johnson-Syndrom. Es ist charakterisiert durch erythematöse Bläschen, Blasen und Plaques, v. a. an den Übergängen der Haut zur Schleimhaut. Weitere Läsionen können an der Bindehaut, dem Gastrointestinal- und dem Urogenitaltrakt beobachtet werden. Sie klingen in der Regel nach 1–2 Wochen wieder ab.

Zu den hämatologischen Auffälligkeiten zählen Raynaud-Phänomen, thrombopenische Purpura, hämolytische Anämien und/oder eine mehr oder weniger ausgeprägte Hämolyse durch die Bildung von Kälteagglutininen, die mit dem I-Antigen der Erythrozyten reagieren. Sie sind am Ende der ersten Krankheitswoche nachweisbar und verschwinden nach 2–6 Wochen wieder. Bei 63–83% der Patienten findet man geringradige Titererhöhungen, die in der Regel mit einer klinisch inapparenten Anämie einhergehen. In seltenen Fällen kann es 5–10 Tage nach Beginn der Mykoplasmeninfektion zu schweren hämolytischen Anämien mit hohen Kälteagglutinintitern kommen (≥1:320).

Weitere Manifestationen einer M.-pneumoniae-Infektion sind Verschlüsse der A. carotis interna sowie zerebrale Infarkte. Zu den kardialen Komplikationen, die bei 10% der Betroffenen zu finden sind, zählen Arrhythmie oder andere Rhythmusstörungen, kongestive Herzerkrankung, Myokarditis und Perikarditis. Gelenkmanifestationen sind Arthralgien, selten Arthritiden.

Unter den extrapulmonalen Infektionen durch M. pneumoniae stehen die neurologischen Erkrankungen an erster Stelle. Ihre Häufigkeit wird auf etwa 0,1% aller und etwa 7% der stationär behandelten Infektionen mit M. pneumoniae geschätzt. Von den mit einer akuten neurologischen Symptomatik in eine Klinik aufgenommenen Patienten sollen 5–10% eine M.-pneumoniae-Infektion haben. Der Anteil von M. pneumoniae an den ätiologisch erklärbaren Enzephalitiden wird mit ungefähr 10–13% angegeben.

Unter den beschriebenen Krankheitsbildern kommt die Meningoenzephalitis am häufigsten vor. Daneben werden Meningitis, Zerebellitis, Myelitis, zerebrale Infarkte, Guillain-Barré-Syndrom, periphere Nervenlähmungen, darunter die Fazialisparese, und psychotische Zustände genannt. Die neurologischen Symptome können bis zu 3 Wochen nach einem Atemwegsinfekt oder schon während der Erkrankung auftreten. In etwa 25% der Fälle geht der neurologischen Symptomatik jedoch überhaupt kein Infekt voraus. Der Liquorbefund ist variabel, in der Regel ist das Eiweiß leicht erhöht, die Glukose leicht erniedrigt. Die neurologischen Erkrankungen können leicht verlaufen oder aber zu langanhaltenden, über mehrere Monate dauernden Beschwerdebildern führen, von denen 10% letal enden. 10–15% der Patienten behalten bleibende neurologische Defizite.

Die sehr unterschiedlichen Komplikationen und Folgeerkrankungen, die M. pneumoniae auslösen kann, sind am ehesten auf immunologische Reaktionen des Wirts zurückzuführen.

27.2.4 Diagnostik

Die pulmonale Mykoplasmeninfektion wird anhand klinischer Kriterien, außerdem radiologisch, laborchemisch und mikrobiologisch diagnostiziert. Die Entzündungsparameter versagen bei der Diagnose der Mykoplasmeninfektion. Die Leukozytenzahl ist häufig im Normbereich, und das Differenzialblutbild ist kaum verändert, der CRP-Wert nur wenig erhöht. **Cave:** Fehlinterpretation als virales Geschehen möglich. Die BKS ist als einziger Infektionsparameter erhöht und diagnostisch verwertbar (23–63 mm/h).

Kälteagglutinine finden sich im Blut bei 33–76% der Patienten. Die Untersuchung ist aber wenig spezifisch und sollte deshalb nur in Ausnahmefällen wie der schweren hämolytischen Anämie, nicht aber routinemäßig eingesetzt werden.

Der mikrobiologische Nachweis von M. pneumoniae gelingt mittels kultureller Anzüchtung, direkten Antigennachweises oder mit Hilfe der PCR.

Geeignete Untersuchungsmaterialien sind Trachealsekrete, bronchoalveoläre Lavagen und Abstriche aus Rachen oder Nasopharynx. Weniger zweckmäßig ist dagegen Sputum.

Da Mykoplasmen keine Zellwand besitzen, sind sie sehr empfindlich gegen Umwelteinflüsse. Patientenmaterial muss innerhalb von 2 h untersucht werden oder in einem Transportmedium für anspruchsvoll wachsende Keime, am besten in Hayflick-Medium, ins Labor verschickt werden. Der kulturelle Nachweis von M. pneumoniae ist mit 12–14 Tagen zeitaufwendig und dabei wenig sensitiv (30–40%). Er spielt daher außer in epidemiologischen Untersuchungen keine Rolle mehr.

Erfolgversprechender und sensitiver (40–70%) sind Untersuchungen auf Mykoplasmenantigen. Dafür steht zur Zeit ein Capture-ELISA-Verfahren zur Verfügung (Virion, Würzburg), das spezifische Proteine von M. pneumoniae erfasst. Mit diesem Testkit lassen sich in Patientenmaterial innerhalb von 4–5 h M.-pneumoniae-Keimzahlen von 10^3–10^4 koloniebildende Einheiten/ml (KbE/ml) auffinden.

Die einzige Möglichkeit, M. pneumoniae aus Liquor zu bestimmen, ist heute die PCR, für die zurzeit keine kommerziellen Kits, sondern nur hausinterne Amplifikationsmethoden zur Verfügung stehen. Die Sensitivität dieser Verfahren liegt zwischen 70 und 95%, die Spezifität bei 99%. Als Zielsequenzen sind u. a. die 16S-RNA-Gensequenz, genomische Sequenzen von spezifischen Enzymen und die Gensequenz des P1-Adhäsins beschrieben.

Aufgrund des zeitaufwendigen und wenig sensitiven kulturellen Nachweises werden Infektionen durch M. pneumoniae bis heute vorwiegend serologisch mit der Komplementbindungsreaktion (KBR), dem Partikelagglutionationstest (PTA), dem ELISA oder dem Immunoblot diagnostiziert.

Mit der KBR werden etwa in der zweiten Krankheitswoche in erster Linie IgM-Antikörper gefunden, die relativ schnell nach dem Abklingen der Symptome wieder verschwinden. Junge Erwachsene ohne IgM-Antwort werden mit der KBR nicht erfasst. Beweisend für eine Infektion ist ein IgG-Titer von ≥1:40 in einem Einzelserum und ein 4facher IgG-Antikörperanstieg in einem Serumpaar. Die Sensitivität der Methode beträgt etwa 90%, die Spezifität etwa 94%. Beim PTA werden Gelatinepartikel, die mit Zellmembrankomponenten von M. pneumoniae sensibilisiert sind, zur Agglutination mit Serum eingesetzt. Dieser Test ist aufgrund seiner hohen Sensitivität gut als Screeningverfahren für M. pneumoniae geeignet. Titer mit Werten ≥1:40 in einem Einzelserum gelten als verdächtig und sollten mit dem ELISA oder mit dem Immunoblot bestätigt werden. Titer in der Höhe von ≥1:320 in einem Einzelserum sprechen für eine Mykoplasmeninfektion.

Mit dem ELISA können spezifische IgG- und IgM-Antikörper mit einer Sensitivität von 98% und einer Spezifität von 99% nachgewiesen werden. Der Immunoblort eignet sich darüber hinaus für IgA- Antikörper, die mit einer Sensitivität und Spezifität von 99% bestimmt werden.

Um die Diagnose einer Mykoplasemeninfektion zu sichern, ist es wichtig, die verschiedenen Antikörperklassen zu erfassen, weil das Spektrum der Antikörperreaktion je nach Lebensalter anders aussieht. Bei Kindern kommt es erfahrungsgemäß zu einer isolierten IgM-Antikörperantwort, später misst man erhöhte IgM- und IgG-Titer, und Erwachsene schließlich bilden vor allem IgG- und IgA- und keine IgM-Antikörper.

Das negative Ergebnis eines serologischen Tests schließt die Infektion mit M. pneumoniae nicht sicher aus, weil eine Immunantwort oft verzögert einsetzt, sodass in der Akutphase der Erkrankung auch mit dem sehr sensitiven Immunoblot keine Antikörper nachweisbar sind. Erst in einem Zweitserum kann in diesen Fällen die Diagnose bestätigt werden. Weiterhin versagt die Serologie bei Patienten mit einer reduzierten Immunabwehr.

Daher sollte neben der Serologie bei pulmonalen Infektionen stets ein Antigennachweis oder eine PCR, bei extrapulmonalen Infektionen stets eine PCR zur Diagnostik von M. pneumoniae eingesetzt werden.

27.2.5 Therapie

Antibiotika, die zur Therapie der M.-pneumoniae-Infektion eingesetzt werden können, beschränken sich aufgrund der speziellen Charakteristik der zellwandlosen Bakterien auf die Gruppe der Makrolide, der Tetracycline und Lincosamide und auf wenige Chinolone.

Da Mykoplasmeninfektionen meist selbstlimitierend sind, bedürfen sie oft keiner Behandlung. Bei schweren Verläufen verkürzen Antibiotika jedoch die Dauer der Krankheit und sind deshalb empfehlenswert. Mittel der ersten Wahl sind Makrolide wie Erythromycin, von dem Kinder 40–50 mg/kgKG/Tag in 2–3 Einzeldosen, Erwachsene 2 g/Tag in 4 Einzeldosen erhalten. Azithromycin nehmen Erwachsene in einer Dosierung von 250 mg täglich, von Clarithromycin werden 500 mg/Tag in 2 Einzeldosen verabreicht. Kinder ab 9 Jahren und Erwachsene können alternativ mit Doxycyclin behandelt werden, wobei Kinder 4 mg/kgKG in 1 Einzeldosis am 1. Tag und ab dem 2. Tag 2 mg/kgKG bekommen, Erwachsene 200 mg/Tag in 2 Einzeldosen. Die Dauer der Behandlung sollte wegen der Rezidivgefahr mindestens 2 Wochen betragen.

Ob die antibiotische Therapie auch neurologische Infektionen erfolgreich behandeln kann, ist bis heute nicht geklärt. Nach eigenen Erfahrungen sollte ein Therapieversuch mit Erythromycin oder Doxycyclin gemacht werden. Inwiefern Cortison das Krankheitsgeschehen positiv beeinflusst, ist ebenfalls unklar.

27.2.6 Prävention

Bisher sind im Tierversuch verschiedenste M.-pneumoniae-Präparationen als Impfstoffkomponenten eingesetzt worden. Keine davon konnte ausreichend vor der Infektion mit M. pneumoniae schützen. Die Prävention beschränkt sich daher auf die Reduzierung oder die Vermeidung von Kontakten zu Patienten mit respiratorischen Infektionen.

27.3 Mycoplasma hominis

27.3.1 Erreger

M. hominis sind sehr kleine Bakterien, die in serumhaltigen Spezialmedien bei einem pH-Optimum von 7,0 anzüchtbar sind. Sie wachsen auf festen Nährmedien unter anaerober Bebrütung nach 3–4 Tagen als 200–300 µm große, spiegeleiförmige Kolonien (■ s. Abb. 27-2).

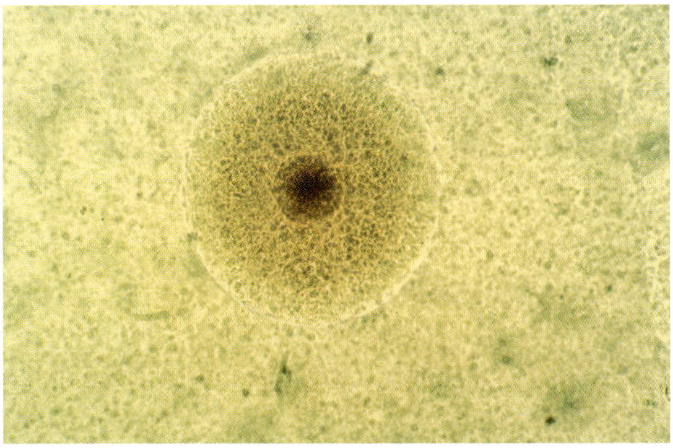

Abb. 27-2. Spiegeleiförmige Kolonien von M. hominis auf Agarmedium, Durchlicht

In flüssigen Medien zeigen sie sich als kokkoide, als fädige, stäbchenförmige und verzweigte Zellen. Während des Wachstums kommt es nicht zur Trübung, sondern zu einem Indikatorumschlag, wenn sich der pH-Wert beim Abbau des zur Differenzierung zugefügten Arginins ändert.

Bisher sind 7 Serotypen von M. hominis bekannt. Sie besitzen eine Reihe von charakteristischen Oberflächenproteinen, die als Adhäsine beschrieben sind und sich an die Körperzellen anlagern können. Nach neueren Untersuchungen sind die Adhäsine auch an der Antigenvariation beteiligt, bei der die Erreger ihre morphologischen und immunogenen Eigenschaften verändern, um so dem Immunsystem zu entkommen und chronische Infektionen zu unterhalten.

27.3.2 Epidemiologie

M. hominis sind fakultativ pathogene Keime, die häufig im Urogenitaltrakt gefunden werden und durch sexuellen Kontakt übertragen werden. 22–54% der sexuell aktiven Männer sind mit M. hominis besiedelt, wobei die Rate mit zunehmendem Lebensalter abnimmt.

Ob M. hominis im weiblichen Genitaltrakt nachgewiesen werden kann, hängt vom Lebensalter, vom Sozialstatus und von der sexuellen Aktivität der Frau ab. Mit der Zahl der Sexualpartner nimmt die Besiedlungsrate mit M. hominis zu, sie kann bis zu 50% betragen. Während der Schwangerschaft lassen sich bei 20–40% der Frauen M. hominis nachweisen. Die Mütter können die Keime mit einer Transmissionsrate von 20% auf reife Neugeborene und von bis zu 40% auf Frühgeborene übertragen. Die Keime werden entweder in utero, auch ohne vorzeitigen Blasensprung oder während der Geburt, auch bei der Entbindung durch Sektion übertragen.

27.3.3 Krankheitsbilder

M. hominis ist ätiologisch für 5–10% aller akuten Pyelonephritiden verantwortlich. Bei Frauen wird die chronische Salpingitis oder eine daraus resultierende Sterilität mit der M.-hominis-Besiedlung der Adnexen assoziiert. 10% der Fälle aller endoskopisch gesicherten Salpingitiden ließen sich ätiologisch auf M. hominis zurückführen. M. hominis kommt häufig mit anderen Mikroorganismen bei Patientinnen mit bakterieller Vaginose (BV) vor. In einer Studie konnte M. hominis aus Vaginalabstrichen bei 63% der Frauen mit einer BV isoliert werden.

Bei Schwangeren verursachen die Keime häufig eine postpartale Endometritis, Wundinfektionen nach Kaiserschnitt und Fieber nach Aborten oder post partum. Bei 10% der Frauen mit Fieber nach Abort ließ sich die erhöhte Körpertemperatur durch die Isolation der Keime aus Blutkulturen ätiologisch auf M. hominis zurückführen.

Bei Neugeborenen kann M. hominis gelegentlich eine leichte Konjunktivitis verursachen. Darüber hinaus wurden die Keime bei Meningitis und Hirnabszessen von Neu- oder Frühgeborenen isoliert. An diese Möglichkeit sollte gedacht werden, wenn bei Neu- und Frühgeborenen trotz entsprechender neurologischer Symptomatik kein Erregernachweis zu führen ist. Im Liquor finden sich gewöhnlich geringe Zellzahlen, ein erhöhter Eiweißgehalt sowie leicht erniedrigte Glukosewerte.

Bei Immunsupprimierten und Transplantationspatienten wurde M. hominis bei Septikämien, Gelenkinfektionen, ZNS-Infektionen, Infektionen des Respirationstrakts und bei Wundinfektionen nachgewiesen. Besonders häufig wurden die Keime aus Nahtinsuffizienzen im Bereich des Sternums nach Herz- oder Lungentransplantationen isoliert. Weiterhin sind chronische Osteomyelitiden, Sepsis und Peritonitis beschrieben. Bei Patientinnen mit einer Hypogammaglobulinämie wurde M. hominis aus der Synovialflüssigkeit bei postpartaler Arthritis isoliert.

27.3.4 Diagnostik

Die mikrobiologische Diagnose wird durch die kulturelle Anzüchtung der Erreger aus Körperflüssigkeiten oder Abstrichmaterial gesichert. Als Untersuchungsmaterialien kommen bei Erwachsenen Zervixabstriche, Urin, Blutkulturen, Punktate und Wundabstriche, bei Neu- und Frühgeborenen Trachealsekret, Rachen-, Ohr-, Vaginal- und Analabstriche sowie Liquor in Frage.

Die Kultur ist nur verlässlich, wenn das Abstrich- oder Sekretmaterial in geeigneten Transportmedien, z. B. Amies- oder Stuart-Medium oder 10B-Mykoplasmenbouillon, innerhalb von 2 h in ein Speziallabor gebracht und dort weiterverarbeitet wird. Die Kultur ist aufwendig, und man benötigt 48–72 h, um die Erreger auf festen oder in flüssigen Spezialmedien bei einem pH-Wert von 7,0 anzuzüchten. Die anschließende Differenzierung erfolgt mikroskopisch und biochemisch.

Für eilige oder unklare Fälle steht in Speziallaboratorien eine hausinterne PCR zur Verfügung, die man v. a. für den Nachweis von Mykoplasmen aus Liquor braucht. Empfindlichkeitsbestimmungen gegenüber Antibiotika werden von Referenzlaboratorien angeboten.

Serologische Methoden spielen aufgrund der hohen Durchseuchung zum Nachweis der akuten Infektion keine Rolle.

27.3.5 Therapie

Da Mykoplasmen keine Zellwand besitzen, ist das Spektrum der wirksamen Antibiotika auf wenige Substanzgruppen begrenzt. In Frage kommen Tetracycline und Clindamycin und

m. E. Chloramphenicol, Chinolone und Aminoglykoside. Chloramphenicol und Tetracyclin sind bei Neugeborenen und Säuglingen nur mit strengster Indikationsstellung einzusetzen. Aminoglykoside zeigen zwar eine gute In-vitro-Aktivität, sind aber in vivo nur mäßig wirksam. Gegen Makrolide ist M. hominis resistent.

Bei Erkrankungen von Kindern und Schwangeren ist Clindamycin Mittel der Wahl, bei Infektionen von urologischen Patienten und gynäkologischen Patientinnen ist es Doxycyclin. Gegen Clindamycin werden mit Ausnahme von wenigen Einzelfällen kaum Resistenzen beschrieben. Demgegenüber nimmt die Zahl der gegen Tetracycline resistenten Stämme ständig zu und beträgt gegenwärtig etwa 10%, sodass vor dem Einsatz von Tetracyclinen gegen M. hominis unbedingt die Erregerempfindlichkeit überprüft werden sollte.

Zur Behandlung der Pyelopnephritis wird Doxycyclin in einer Dosierung von 200 mg/Tag über 7 Tage empfohlen. Bei Stämmen, die resistent gegenüber Tetracyclinen sind, kann man einen Therapieversuch mit Chinolonen unternehmen.

27.4 Ureaplasma urealyticum

27.4.1 Erreger

U. urealyticum sind sehr kleine Bakterien, die in serumhaltigen Spezialnährmedien bei einem pH-Optimum von 5,5–6,5 anzüchtbar sind. Auf festen Nährmedien wachsen sie nach anaerober Bebrütung als kleine, braune Kolonien von 15–60 µm Durchmesser (◘ s. Abb. 27-3).

In flüssigen Medien zeigen sie sich als kokkoide Zellen. Sie verursachen bei Wachstum keine Trübung, sondern einen Indikatorumschlag, der entsteht, wenn sich der pH-Wert ändert, weil der zur Differenzierung zugefügte Harnstoff in Ammoniak umgewandelt wird.

Bisher sind 2 Biotypen, der T960- und der Parvo-Biotyp, außerdem 14 Serotypen von U. urealyticum bekannt. Da sich die 2 Biotypen in einigen nicht unerheblichen Eigenschaften, u. a. in der Größe ihres Genoms, unterscheiden, werden sie in Zukunft taxonomisch 2 verschiedene Spezies sein. Der T960-Biotyp mit dem größeren Genom wird dann U. urealyticum heißen,

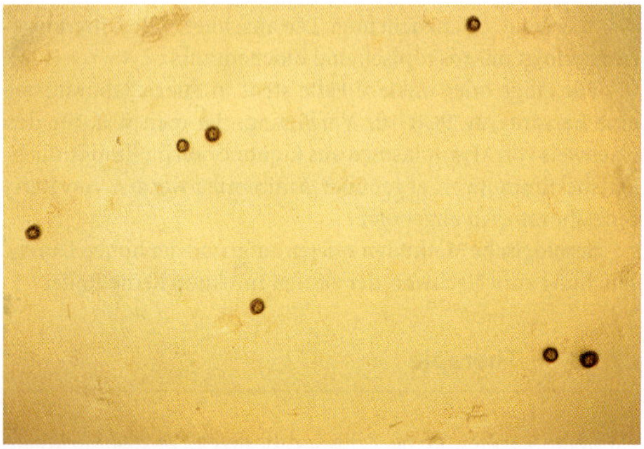

◘ Abb. 27-3. Kolonien von U. urealyticum auf Agarmedium, Durchlicht

und der Parvo-Biotyp wird wegen seines kleineren Genoms U. parvum genannt werden.

Beide Spezies kommen im Urogenitaltrakt des Menschen vor, U. parvum allerdings häufiger als U. urealyticum. Welche klinische Bedeutung den unterschiedlichen pathogenen Eigenschaften der 2 Spezies zukommt, müssen zukünftige Studien klären.

27.4.2 Epidemiologie

Ureaplasmen sind fakultativ pathogene Keime, die häufig den Urogenitaltrakt besiedeln und durch sexuelle Kontakte übertragen werden. Bei 34% aller sexuell aktiven Männer lässt sich der Keim nachweisen. Mit zunehmendem Lebensalter der Männer, findet man den Keim seltener. Ob Ureaplasmen im weiblichen Urogenitaltrakt siedeln, hängt vom Lebensalter, vom Sozialstatus und von der sexuellen Aktivität der Frau ab. Mit der Zahl der Sexualpartner nimmt die Besiedlungsrate zu, sie kann bis zu 60% ausmachen.

Während der Schwangerschaft finden sich Ureaplasmen bei 40–80% der werdenden Mütter. Die Keime können auf die Kinder übertragen werden, bei reifen Neugeborenen geschieht das in bis zu 50%, bei Frühgeborenen in bis zu 80% der Fälle. In Abhängigkeit von der untersuchten Population sind deshalb 15–50% aller Frühgeburten mit Ureaplasmen besiedelt.

Übertragen werden die Keime entweder schon in utero, auch ohne vorzeitigen Blasensprung oder erst unter der Geburt, auch bei Entbindung durch Kaiserschnitt. Reife Neugeborene, bei denen man Ureaplasmen nachweisen konnte, bleiben bis etwa 3 Monate nach der Geburt besiedelt. Anschließend fällt die Kolonisationsrate schlagartig auf weniger als 10% ab und steigt erst in der Pubertät wieder an. Kolonisierte Frühgeborene können dagegen über mehrere Jahre mit Ureaplasmen besiedelt bleiben.

27.4.3 Krankheitsbilder

Beim Mann ist U. urealyticum ätiologisch bedeutsam bei der Urethritis und möglicherweise auch bei Epididymitis und Prostatitis. Etwa 20–30% aller Fälle einer nichtgonorrhoischen Urethritis sind durch Ureaplasmen hervorgerufen. Bei der Frau spielen Ureaplasmen als Ursache für eine Salpingitis, eine Endometritis oder bei der Sterilität offensichtlich keine Rolle. Unumstritten ist die Tatsache, dass die zervikale Besiedlung auf die Plazenta, das Endometrium und auf die Amnionflüssigkeit übergreifen kann, ohne eine Schwangerschaft zu gefährden. Ist dagegen das Chorion besiedelt, kann sich eine Chorioamnionitis entwickeln, und als deren Folge kommt es häufig zum Abort oder zur Frühgeburt. Hohe Keimzahlen in der Vagina stellen ein Risiko für eine Chorioamnionitis und für Frühgeburtlichkeit dar.

Reife Neugeborene erkranken selten an einer Ureaplasmeninfektion. In Einzelfällen können die Keime jedoch eine konnatale Pneumonie auslösen, die klinisch der Pneumonie durch hämolysierende Streptokokken der Gruppe B gleicht und wie diese zu persistierender pulmonaler Hypertension und zum Tod führen kann.

Prädisponiert für Ureaplasmeninfektionen sind sehr kleine Frühgeborene mit einem Geburtsgewicht von weniger als 1000 g. Neben der konnatalen Pneumonie, die sich klinisch und radiologisch schwer vom primären Atemnotsyndrom unterscheiden lässt, kann die Pneumonie auch noch im ersten Lebensmonat auftreten.

! Da typische Infektionszeichen wie Temperaturschwankungen, Mikrozirkulationsstörungen, Leukozytose und CRP-Erhöhung fehlen können, ist es oft schwierig, die Ureaplasmeninfektion von einer sich gleichzeitig entwickelnden chronischen Lungenerkrankung Frühgeborener, etwa einer bronchopulmonalen Dysplasie (BPD), abzugrenzen.Die Diagnose ist deshalb ohne Erregerdiagnostik nicht möglich.

Nach neueren Studienergebnissen besteht zudem eine Assoziation zwischen der Ureaplasmenbesiedlung des unteren Respirationstrakts und einer erhöhten Inzidenz der BPD bei Frühgeborenen mit niedrigem Geburtsgewicht.

Ureaplasmen können bei Frühgeborenen auch im Blut gefunden werden und dann selten eine Sepsis auslösen. Auch im Liquor lassen sich die Erreger nachweisen, verursachen aber nicht unbedingt entzündliche Veränderungen wie Pleozytose und Eiweißerhöhung. In Einzelfällen waren Ureaplasmen mit einer Meningitis und einem sich daraus entwickelnden Hydrozephalus assoziiert. Bei Patienten mit Hypogammaglobulinämie und Arthritis wurde U. urealyticum in großer Zahl aus der Gelenkflüssigkeit isoliert. Auch andere extraurogenitale Manifestationen einer Ureaplasmeninfektion werden beschrieben.

Darüber hinaus können Ureaplasmen aufgrund ihrer Ureaseaktivität auch bei Gesunden zur Bildung von Kalziumphosphatsteinen in der Niere beitragen.

27.4.4 Diagnostik

Die mikrobiologische Diagnose wird gesichert, indem man den Erreger aus Körperflüssigkeiten oder aus Abstrichmaterial kulturell anzüchtet. Geeignet zur Untersuchung bei Erwachsenen sind Urethral- und Zervixabstriche, Amnionflüssigkeit und Gelenkpunktate, bei Neu- und Frühgeborenen Trachealsekrete, Rachen-, Ohr-, Vaginal- und Analabstriche.

Die Kultur ist nur verlässlich, wenn das Abstrich- oder Sekretematerial in einem geeigneten Transportmedium, z. B. Amies- oder Stuart-Medium oder 10B-Mykoplasmenbouillon, innerhalb von 2 Stunden in ein Speziallabor gebracht und dort weiterverarbeitet wird. Die kulturelle Anzüchtung auf festen oder in flüssigen Spezialmedien bei einem pH-Wert zwischen 5,5 und 6,0 ist aufwendig und benötigt 48–72 h.

Mikroskopisch stellen sich Ureaplasmen als kleine braune Kolonien dar. Für eilige oder unklare Fälle steht in Speziallaboratorien eine hausinterne PCR zur Verfügung, mit deren Hilfe die Erreger auch den beiden Biotypen bzw. den Spezies U. urealyticum und U. parvum zugeordnet werden können. Die Kenntnis der Biotypen und Spezies hat bisher klinisch keine Bedeutung. Dagegen ist es für eine erfolgreiche Therapie wichtig, die Empfindlichkeit gegenüber Antibiotika getestet zu haben.

Serologische Methoden zum Nachweis der akuten Infektion spielen aufgrund der hohen Durchseuchung der Bevölkerung mit Ureaplasmen keine Rolle.

Werden Ureaplasmen aus sterilen Kompartimenten isoliert, sind sie als Krankheitserreger anzusehen. Gehören sie zur Normalflora, muss bei positiven Befunden v. a. die Keimzahl interpretiert werden. Für die gesicherte Diagnose einer Urethritis durch Ureaplasma sollte die Erregermenge im Urethralsekret über 10^4/ml, bei Ureaplasmenprostatitis im Prostatasekret ebenfalls über 10^4/ml und im Exprimaturin über 10^3/ml betragen. Für andere Organmanifestationen sind entsprechende Zahlen nicht bekannt.

27.4.5 Therapie

Da Ureaplasmen keine Zellwand besitzen, ist das Spektrum der gegen sie wirksamen Antibiotika auf wenige Substanzgruppen beschränkt. In Frage kommen Makrolide, Tetracycline und m. E. Chloramphenicol, Chinolone und Aminoglykoside. Chloramphenicol und Tetracyclin sind bei Neugeborenen und Säuglingen nur mit strengster Indikationsstellung einzusetzen. Aminoglykoside zeigen zwar eine gute In-vitro-Aktivität, sind aber in vivo nur mäßig wirksam. Gegenüber Lincosamiden sind Ureaplasmen resistent.

Bei urologischen Patienten und gynäkologischen Patientinnen ist Doxycyclin das Mittel der Wahl. Zur Behandlung der Urethritis wird Doxycyclin über 7 Tage in einer Dosis von 200 mg/Tag empfohlen, bei Stämmen, die resistent gegenüber Tetracyclinen sind, gibt man 1 g Erythromycin pro Tag ebenfalls über 7 Tage. Während nur in Einzelfällen von Ureaplasmenstämmen berichtet wird, die gegen Makrolidantibiotika resistent sind, nimmt die Zahl der gegen Tetracycline resistenten Stämme zu. Deshalb sollte ein Antibiogramm vorliegen, bevor man mit der Therapie beginnt.

Für die antibiotische Behandlung von Ureaplasmeninfektionen bei Schwangeren und Neugeborenen gibt es bisher keine durch überzeugende Studien untermauerten Richtlinien. Als Mittel der Wahl bei Kindern und Schwangeren gilt zurzeit Erythromycin. Die neueren Makrolide sind für Schwangere und Säuglinge noch nicht zugelassen.

Eine Behandlung von Frühgeborenen ist möglicherweise indiziert, wenn man aus dem Trachealsekret eines beatmeten oder sauerstoffabhängigen unreifen Frühgeborenen Ureaplasmen isolieren kann und sich die pulmonale Situation des Kindes verschlechtert. Man verabreicht Erythromycin i.v. in 4 Einzeldosen für 14 Tage in einer Dosierung von 40 mg/kgKG/Tag, jeweils über 60 min.

Findet man bei Anzeichen einer Meningitis Ureaplasmen im Liquor, gibt man Chloramphenicol i.v. in einer Dosierung von 25 mg/kgKG/Tag bis zum Ende der 2. Lebenswoche, danach 50 mg/kgKG/Tag. Während der Therapie ist es unerlässlich, den Chloramphenicolserumspiegel zu bestimmen. Bei Resistenz gegen Chloramphenicol behandelt man mit Doxycyclin i.v. in einer Initialdosierung von 4 mg/kgKG/Tag, später 2 mg/kgKG/Tag. Erytrhromycin ist nur schlecht liquorgängig und deshalb zur Therapie einer Meningitis nicht geeignet.

27.4.6 Prophylaxe

Es ist bisher durch Studien nicht belegt, dass die prophylaktische Gabe von Erythromycin bei Schwangeren mit drohender

Frühgeburt und Ureaplasmenbesiedlung die Frühgeburtenrate senkt. Darüber hinaus muss bedacht werden, dass die Erythromycinbehandlung oft nicht die Ureaplasmen aus der Vagina eradizieren kann.

Weiterhin ist unklar, ob Frühgeborene mit einem Geburtsgewicht von weniger als 1000 g im Hinblick auf Inzidenz oder Schwere einer bronchopulmonalen Dysplasie profitieren, wenn ihnen prophylaktisch Erythromycin gegeben wird. Auf jeden Fall ist es empfehlenswert, die Geburtswege präpartal zu sanieren. Dafür ist Doxycyclin das Mittel der Wahl.

Fazit für die Praxis

- M. pneumoniae
  - Erreger: Aerobe, anspruchsvoll wachsende Bakterien ohne Zellwand.
  - Epidemiologie: Häufiger Erreger von Infektionen des oberen und unteren Respirationstrakts; insbesondere interstitielle Pneumonie bei Kindern und jungen Erwachsenen. Übertragung durch Tröpfchen bei intensivem Kontakt.
  - Krankheitsbilder: Pneumonie, Tracheobronchitis, Pharyngitis und Myringitis, selten extrapulmonale neurologische Infektionen wie Meningitis, Enzephalitis, periphere Nervenlähmungen oder kardiale Infektionen wie Myokarditis, Perikarditis sowie Gelenkmanifestationen.
  - Therapie: Makrolide, Tetracycline und Lincosamide.
- M. hominis
  - Erreger: Anaerob wachsende Bakterien ohne Zellwand.
  - Epidemiologie: Fakultativ pathogene Keime, die bei 20–40% der sexuell aktiven Frauen und Männer im Urogenitaltrakt vorkommen. Übertragung auf Neugeborene in utero oder während der Geburt.
  - Krankheitsbilder: Selten Pyelonephritis, bei Frauen selten Salpingitis, postpartale Endometritis; bei Neugeborenen selten Meningitis und Hirnabszesse; bei Transplantationspatienten Nahtinsuffizienz im Sternumbereich.
  - Therapie: Tetracycline und Lincosamide, Resistenz gegenüber Makroliden.
- U. urealyticum
  - Erreger: Anaerob wachsende Bakterien ohne Zellwand.
  - Epidemiologie: Fakultativ pathogene Keime, die bei 30–60% der sexuell aktiven Frauen und Männer im Urogenitaltrakt vorkommen; Übertragung auf Neugeborene in utero oder während der Geburt; Besiedlung bei Frühgeborenen bis zu 80%.
  - Krankheitsbilder: Beim Mann Urethritis, bei Frauen in hohen Keimzahlen Chorioamnionitis und Frühgeburtlichkeit, bei Frühgeborenen selten Pneumonien.
  - Therapie: Makrolide und Tetracycline; Resistenz gegenüber Lincosamiden.

Literatur zu Kap. 27

Abele-Horn M, Becher C, Bauernfeind A, Gerber B et al. (1996) Comparative in vitro susceptibility of ureaplasm urealyticum and mycoplasma hominis to macrolides, tetracyclines, 4-quinolones, chloramphenicol, gentamicin, and clindamycin. Antiinfect Drugs Chemother 14: 171–173

Abele-Horn M, Genzel-Boroviczény O, Uhlig T, Zimmermann A, Peters J, Scholz M (1998) Ureaplasma urealyticum colonization and bronchopulmonary dysplasia: a comparative prospective multicenter study. Eur J Pediatr 157: 1004–1011

Abele-Horn M, Busch U, Nitschko H et al. (1998) Molecular approaches to diagnosis of pulmonary diseases due to Mycoplasma pneumoniae. JCM: 36: 548–551

Baum SG (1995) Mycoplasma diseases. In: Mandell LG, Bennett JE, Dolin R (eds) Principles and practice of infectious diseases, 4th edn. (160/161: 1701–1713)

Blanchard A, Hentschel J, Duffy L, Baldus K (1993) Detection of Ureaplasma urealyticum by polymerase chain reaction in the urogenital tract of adults, in amniotic fluid, and in the respiratory tract of newborns. CID 17 (Suppl 1): S148–153

Broughton RA (1986) Infections due to mycoplasma pneumoniae in childhood. Pediatr Infect Dis J 5: 71–85

Cassell GH, Waites KB, Crouse DT (1997) Mycoplasmal infections. In: Remington JS, Klein JO (eds) Infectious diseases of the fetus and newborn infant. Saunders, Philadelphia, chap 14, pp 619–655

Cassell GH, Cole BC (1981) Mycoplasmas as agents of human disease. NEJ 304: 80–89

Cherry JD (1993) Anemia and mucocutaneous lesions due to Mycoplasma pneumoniae infections. CID 17 (Suppl 1): S47–51

Foy HM (1993) Infections caused by Mycoplasma pneumoniae and possible carrier state in different populations of patients. CID 17 (Suppl 1): S37–46

Jacobs E (1993) Serological diagnosis of Mycoplasma pneumoniae infections: a critical review of current procedures. CID 17 (Suppl 1): S79–82

Kenney RT, Li JS, Clyde WA et al. (1993) Mycoplasmal pericarditis: evidence of invasive disease. CID 17 (Suppl 1): S58–62

Koskiniemi M (1993) CNS manifestations associated with Mycoplasma pneumoniae Infections: summary of cases at the University of Helsinki and review. CID 17 (Suppl 1): S52–57

Koskiniemi M, Vaheri A (1989) Effect of measles, mumps, rubella vaccination on pattern of encephalitis in children. Lancet I: 31–34

Robertson JA, Vekris A, Bébéar C, Stenke WG (1993) Polymerase chain reaction using 16S rRNA gene sequences distinguishes the two biovars of ureaplasma ureaylyticum. J Clin Microbiol 31: 824–830

Taylor-Robinson D (1996) Infections due to species of mycoplasma and ureaplasma: an update. CID 23: 671–684

Taylor-Robinson D (1995) Ureaplasma urealyticum (T-strain mycoplasma) and mycoplasma hominis. In: Mandell LG, Bennett JE, Dolin R (eds) Principles and practice of infectious diseases, 4th edn. 162: 1713–1717

Tully JG (1993) Current status of the Mollicute flora of humans. CID 17 (Suppl 1): S2–9

Waites KB, Rudd PT, Crouse DT, Canupp KC, Nelson KG, Ramsey C (1988) Chronic Ureaplasma urealyticum and mycoplasma hominis infections of central nervous system in preterm infants Lancet I: 17–21

Wang EEL, Ohlsson A, Kellner JD (1995) Association of Ureaplasma urealyticum colonization with chronic lung disease of prematurity: results of a metaanalysis. J Pediatr 127: 640–644

Warris ME, Toikka P, Saarinen T et al. (1998) Diagnosis of Mycoplasma pneumoniae pneumonia in children. JCM 36: 3155–3159

Rickettsiosen und Ehrlichiosen

F. Ackermann, B. R. Ruf

28.1 Einleitung

Rickettsien sind weltweit verbreitete Erreger, deren Reservoir Säuger und Arthropoden sind. Bis auf Q-Fieber sind Berichte über Rickettsiosen aus Mitteleuropa spärlich. Es muss jedoch davon ausgegangen werden, dass Rickettsiosen und Ehrlichiosen unterdiagnostiziert sind. Der Mensch stellt außer für R. prowazekii, den Erreger des Fleckfiebers (Typhus exanthemicus), kein bedeutendes Reservoir dar.

Nosologisch werden die Gattungen Rickettsia, Coxiella und Orienta unterschieden. Ehrlichia ist eine differente Spezies, die jedoch phylogenetisch den Rickettsien verwandt ist. Für die Übertragung von Ehrlichiosen spielen jedoch nur Zecken eine wesentliche Rolle, während für Rickettsiosen verschiedenste Arthropoden, aber auch die Übertragung via Aerosol möglich sind.

Erreger und Eigenschaften

Rickettsien sind kleine gramnegative Stäbchen, die obligat intrazellulär leben. Sie sind 0,3–2 μm groß. Alle Rickettsien besitzen sowohl RNA als auch DNA sowie ein Enzymsystem zur Proteinsynthese und Energieproduktion. Rickettsien der Typhus- und Spotted-fever-Gruppe sind außerdem zur Endotoxinbildung in der Lage [1]. Die Einteilung in die Gattungen Rickettsia, Coxiella, Orienta und Ehrlichia erfolgte anhand der genomischen und Antigenstruktur sowie des Infektionsverhaltens.

Die Umweltpersistenz von Rickettsien außerhalb des Wirtes ist kurz, einzige Ausnahme stellt der Erreger des Q-Fiebers C. burnetii dar, der gegen äußere Einflüsse resistent ist, was auch seinen Übertragungsweg via Inhalation erklärt.

Epidemiologie

Die meisten Rickettsien leben in einem typischen Erreger-Wirts-Verhältnis. R. rickettsii, O. tsutsugamushi und R. akari werden vertikal in ihrem Vektor weitergegeben. Nur R. prowazekii (Fleckfieber) führt zum Tod seines Wirtes, der Menschenlaus. Endemisch kommen Rickettsiosen in Europa nur im östlichen Teil, in Gebieten der ehemaligen Sowjetunion vor. Über die weltweite Verbreitung, Überträger und Wirte gibt ◘ Tabelle 28-1 Aufschluss.

Pathogenese

Mit Ausnahme von C. burnetii verursachen alle Rickettsien eine Vaskulitis, hervorgerufen durch die Proliferation der Erreger im Endothel kleiner Gefäße. Ob die Bildung von Endotoxinen pathogenetisch eine Rolle spielt, ist bisher nicht bekannt. Das für Rickettsiosen typische Exanthem entsteht durch Austritt von Erythrozyten aus den lokal entzündeten oder thrombosierten Gefäßen. Hierbei scheinen ebenfalls Zytokine, insbesondere Interleukin 1, 6 und 8, eine Bedeutung zu haben.

Klinik und Diagnostik

Rickettsiosen sind überwiegend saisonal vorkommende Erkrankungen im Frühjahr und Sommer. Das Auftreten der Trias Fieber, Kopfschmerzen und Exanthem sollte an eine rickettsienvermittelte Erkrankung denken lassen, besonders wenn anamnestisch ein Zeckenbiss oder eine Exposition in einem Endemiegebiet erfolgt ist. Meist wird die Diagnose einer Rickettsienerkrankung jedoch erst serologisch im Verlauf gestellt.

Die Anfang des 20. Jahrhunderts von Weil und Felix entdeckte Kreuzreaktivität zwischen Proteus vulgaris und Lipopolysacchariden verschiedener Rickettsienspezies hat zur weltweiten Verbreitung der sog. Weil-Felix-Reaktion geführt. Mit der Entdeckung typspezifischer Antigene wurden eine Reihe spezifischerer Tests entwickelt, die die Weil-Felix-Reaktion in den Hintergrund gedrängt haben. Serologische Tests werden meist erst 2 Wochen nach Erkrankungsbeginn positiv. Immunfluoreszenztests aus Hautläsionen sowie auf PCR basierende Verfahren sind auch früher möglich, sollten aber in Referenzzentren durchgeführt werden.

! Eine Meldepflicht besteht für Rickettsien und Ehrlichien bei indirektem und direktem Erregernachweis.

28.2 Fleckfieber

Epidemiologie

Der Erreger des Fleckfiebers ist R. prowazekii. Synonyme sind epidemisches Fleckfieber, Typhus exanthemicus, Louse-borne-Typhus oder Brill-Zinsser-Krankheit. Die Erkrankung wird häufig in tropischen und subtropischen Ländern sowie Osteuropa gefunden, ist aber prinzipiell weltweit verbreitet. Heute ist die Erkrankung in Zentraleuropa selten. Vereinzelte Fälle von rekurrierendem Fleckfieber (Brill-Zinsser-Krankheit) mit endogener Reinfektion treten auf. Die Erreger können hier bis zu 30 Jahre persisieren [2].

Die Übertragung erfolgt über Kleiderläuse, deren Kot über Jahre kontagiös bleiben kann. Mit Ausnahme von Nordamerika, wo Flughörnchen als Zwischenwirte eine Rolle spielen, ist der Mensch das einzige Reservoir. Da die Verbreitung der Erkrankung von der der Kleiderlaus sowie Notlagen und engem Zusammenleben unter schlechten hygienischen Bedingungen abhängt, fanden die letzten großen Epidemien während der Weltkriege statt.

Klinik

Nach einer Inkubationszeit von 10–14 Tagen treten Kopf- und Gliederschmerzen und hohes Fieber mit Schüttelfrost oft über Wochen persistierend auf. Nicht selten liegt eine zentrale Beteiligung mit meningialer Reizung, Krämpfen oder Somnolenz vor. Das pathognomonische Exanthem tritt nach ca. 1 Woche auf und breitet sich von zentral nach peripher aus. Gesicht und Handflächen sowie Fußsohlen werden ausgespart. Eine pulmonale Symtomatik mit Husten, Bronchitis oder Pneumonie lässt sich in bis zu 70% nachweisen. Eine Splenomegalie wird fast immer gefunden.

Besonders in der Vorantibiotikaära war die Letalität mit 50% sehr hoch. Die häufigste Todesursache war eine Myokarditis. Bei früher Antibiotikagabe sind Komplikationen selten. Das Problem dürfte eher sein, dass aufgrund der Seltenheit der Erkrankung die Diagnose spät oder gar nicht gestellt wird.

Eine seltene Form der Erkrankung ist die sog. Brill-Zinsser-Krankheit, worunter man eine endogene Reinfektion bei Erregerpersistenz versteht. Meist zeigt diese Zweiterkrankung eine

Tabelle 28-1. Humanpathogene Rickettsien und Ehrlichien. (Nach [1; 3])

Krankheit	Erreger	Vektor	Wirt	Verbreitung	Exanthem
Fleckfiebergruppe					
Epidemisches Fleckfieber	R. prowazekii	Laus	Mensch, Flughörnchen	Afrika, Asien, Südamerika	Zentral nach peripher
Murines Fleckfieber	R. typhii	Floh	Ratten, Opossum	weltweit	Zentral nach peripher
Brill-Zinsser-Erkrankung	R. prowazekii	endogen	Mensch	weltweit	Selten
Tsutsugamushi-Fieber	Orienta tsutsugamushi	Milbenlarven	Nagetiere, selten Vögel	Südostasien, Australien	Zentral nach peripher
Zeckenbissfiebergruppe					
Rocky Mountain spotted fever	R. rickettsii	Zecke	Nager, Hunde	Nord- und Südamerika	Peripher nach zentral
Mediteranes Zeckenbissfieber	R. conorii	Zecke	Nager, Hunde	Mittelmeerländer, Afrika	Rumpf, Extremitäten, Gesicht
Queensland-Zeckenbissfieber	R. australis	Zecke	Nagetiere, Beuteltiere	Australien	Rumpf, Extremitäten, Gesicht
Nordasiatisches Zeckenbissfieber	R. sibirica	Zecke	Nagetiere	Osteuropa, Asien	Rumpf, Extremitäten, Gesicht
Rickettsienpocken	R. akari	Milbe	Mäuse, Ratten	weltweit	Vesikulär an Rumpf und Extremitäten
Ehrlichia					
Genogruppe I	E. chaffeensis	Zecke	Mensch, Rotwild, Hund	USA, Europa	Nein
Genogruppe II, humane granulozytäre Ehrlichiose	E. phagocytophila	Zecke	Mensch, Maus, Hund, Pferd, Rotwild	USA, Europa	Nein
Genogruppe III	E. sennetsu	Roher Fisch	Mensch	Japan	Nein
Andere					
Q-Fieber	C. burnetii	Zecke	Kuh, Schaf, Ziegen, Katzen	Weltweit	Nein

mildere Verlaufsform. Vorwiegend bei älteren Menschen (insbesondere Einwanderern aus Osteuropa) aus Gebieten, in denen diese Erkrankung häufig war, sollte sie differenzialdiagnostisch erwogen werden [2].

Nach durchgemachter Erkrankung besteht eine lebenslange Immunität.

Diagnose und Differenzialdiagnose

Meist wird die Diagnose bei klinischem Verdacht serologisch gestellt. Ein Mikroimmunfluoreszenztest oder Immunoblot sind die verbreitetsten Verfahren. Molekulargenetische Erregernachweise sind in Speziallaboratorien verfügbar. Die Weil-Felix-Reaktion ist nicht speziesspezifisch. Eine schnelle Diagnose kann auch histologisch aus einer Hautläsion gestellt werden. Hier kann sich das Bild einer Nekrose kleiner Blutgefäße mit perivaskulärer Entzündungsreaktion zeigen.

Differenzialdiagnostisch muss das heterogene Krankheitsbild insbesondere bei positiver Reiseanamnese von Malaria, hämorrhagischen Fiebern, Enterovirusinfektionen, einer Sepsis und anderen Rickettsiosen abgegrenzt werden. Bei Massentourismus und verhaltenerer Impfcompliance kommen bei Kindern und Jugendlichen auch exanthemische Kinderkrankheiten differenzialdiagnostisch in Frage.

Therapie

Mittel der Wahl ist Doxycyclin 100 mg 2-mal täglich bis 6 Tage nach Entfieberung, mindestens aber 14 Tage. In schweren Fällen ist die intravenöse Antibiotikagabe in Kombination mit 50 mg Prednisolon über einige Tage angezeigt. Eine 1-Dosis-Therapie mit 200 mg Doxycyclin ist besonders in Afrika verbreitet. Alle β-Laktamantibiotika sind wirkungslos. Wegen der Kontraindikation von Tetrazyklinen im Kindesalter können bei Abwägung aller Risiken alternativ Chloramphenicol, Chinolone und neuere Makrolide eingesetzt werden.

Prophylaxe

Ein während des II. Weltkriegs entwickelter aktiver Impfstoff mit gutem Schutz steht nicht mehr zur Verfügung, sodass die Beseitigung von Kleiderläusen und Behandlung Infizierter die wichtigste prophylaktische Maßnahme ist.

28.3 Murines Fleckfieber

Epidemiologie

Das murine Fleckfieber oder Rattenfleckfieber wird durch R. typhi verursacht. Erst Anfang des vergangenen Jahrhunderts wurde diese Erkrankung als eigene Entität entdeckt und ist in Ratten, Mäusen und Flöhen endemisch. Wie beim klassischen Fleckfieber kommt der obligat intrazelluläre Erreger weltweit vor, zeigt jedoch eine Häufung in wärmeren und subtropischen Gegenden. So werden beispielsweise in den USA die häufigsten Fälle von murinem Typhus aus Südtexas und Südkalifornien berichtet, wo Katzenflöhe ein bedeutender Vektor zu sein scheinen [3].

Während die Erkrankung in entwickelten Ländern kaum eine Rolle spielt, wird sie in Regionen mit niedrigem hygienischem Standard für bis zu 70% der ungeklärten Fieberfälle verantwortlich gemacht. Die Infektion kann sowohl horizontal (Floh–Mensch–Floh) als auch vertikal durch Infektion der reproduktiven Organe von Flöhen erfolgen. Für die Infektion von Menschen kann die Inhalation von Flohkot ausreichen.

Klinik

Die Erkrankung beginnt nach einer Inkubationszeit von 1–2 Wochen plötzlich mit Fieber, Schüttelfrost, Myalgien und starken Kopfschmerzen. Ein Exanthem wird im Gegensatz zum Fleckfieber nur in $^1/_5$ der Fälle beobachtet. Insgesamt ist der klinische Verlauf besonders im Kindesalter unkompliziert und mild. Laboruntersuchungen zeigen keine spezifischen Veränderungen, am häufigsten finden sich Leberenzymerhöhungen. Der Liquorbefund ist selbst bei neurologischer Beteiligung meist normal, im Schädel-MRT finden sich häufiger pathologische Veränderungen. Schwere Formen mit neurologischer Symptomatik, Nieren- und Leberversagen werden bei älteren Menschen berichtet. Die Letalität liegt unbehandelt unter 5%.

Diagnose

Die frühe Diagnose kann letztlich nur anhand von Klinik und Anamnese gestellt werden. Allgemeine Laboruntersuchungen sind unspezifisch. Der Nachweis von Antikörpern gelingt frühestens nach 1 Woche. Der indirekte Immunfluoreszenztest ist ausreichend sensitiv und spezifisch. Lediglich in Regionen mit hoher Inzidenz an Rickettsiosen können Kreuzreaktionen und Schwierigkeiten bei der Zuordnung auftreten. Die Weil-Felix-Reaktion ist nicht spezifisch.

Therapie

Therapie der Wahl ist Doxycyclin in einer Dosierung von 100 mg 2-mal täglich. Alternativ können Gyrasehemmer oder modernere Makrolide eingesetzt werden. Nur in schweren Fällen mit neurologischer Beteiligung sollte eine Komedikation mit Prednisolon zum Einsatz kommen.

Prophylaxe

Präventive Maßnahmen sollten sich an der Kontrolle der Vektoren orientieren. Ein Impfstoff ist derzeit nicht vorhanden. Die Infektion hinterlässt wahrscheinlich eine lebenslange Immunität.

28.4 Tsutsugamushi-Fieber

Epidemiologie

Der Erreger des Buschfiebers oder »scrub typhus« ist O. tsutsugamushi. Die Übertragung erfolgt durch verschiedene Milbenlarven. Befallen sind Nager und selten Vögel. Die Larven, die bevorzugt in Feuchtgegenden, aber auch Sandstränden vorkommen, saugen nur einmal. Aufgrund der nahezu hundertprozentigen vertikalen Transmission und der Standorttreue der Milben sind lokale Infektionsherde entstanden. Die Erkrankung ist in Fernost und Australien verbreitet, kommt aber auch in Indien und Pakistan vor. Ein besonderes Risiko scheint in diesen Regionen für militärisches Personal und in der Landwirtschaft Tätige zu bestehen [3].

Klinik

Meist finden sich durch Perivaskulitis bedingt Nekrosen an der Bissstelle. Klinische Symptome treten 1–2 Wochen nach dem Saugakt durch eine infizierte Larve auf. Die Symptomatik beginnt plötzlich mit Fieber, starken Kopfschmerzen und Myalgien. Eine lokale Lymphadenopathie findet sich regelmäßig. Nach einigen Tagen tritt ein makulopapulöses Exanthem auf, das sich von zentral nach peripher ausbreitet. Zu diesem Zeitpunkt besteht eine Hepatosplenomegalie und generalisierte Lymphadenopathie. Die Erkrankung dauert beim Unbehandelten 2 Wochen. Die Letalität wird zwischen 0 und 50% angegeben und ist meist durch eine kardiale und/oder pulmonale Beteiligung verursacht.

Die Infektion hinterlässt für den gleichen Serotyp eine gute Immunität. Infektionen mit anderen Serotypen sind möglich.

Diagnose und Differenzialdiagnose

Allgemeine Laboruntersuchungen sind unspezifisch. Die Frühdiagnose muss klinisch gestellt werden. Aus bioptischem Material von der Bissstelle kann der Erreger mittels Giemsa-Färbung dargestellt werden. Serologische Tests, wie die Weil-Felix-Reaktion, sind aufgrund der verschiedenen Serotypen nur mäßig sensitiv und spezifisch. Für den Nachweis einer Akutinfektion steht eine PCR zur Verfügung.

Differenzialdiagnosen sollten Typhus, Leptospirose, Brucellose, Flavivirusinfektionen sowie im Kindes- und Jugendalter infektiöse Mononukleose und Toxoplasmose beinhalten.

Therapie

Doxycyclin 100 mg 2-mal täglich über 14 Tage wird empfohlen und vermeidet Rückfälle. Im Norden von Thailand, wo Resistenzen gegen Chloramphenicol und Doxycyclin vorkommen, kann auf Chinolone oder neuere Makrolide ausgewichen werden [4].

Prophylaxe

Eine wirksame Schutzimpfung ist nicht vorhanden. Personen, die sich in Infektionsgebieten aufhalten, sollten sich durch angepasste Bekleidung schützen. Eine Chemoprophylaxe mit 200 mg Doxycyclin einmal wöchentlich ist nur für exponierte Personen, z. B. militärisches Personal, empfohlen [3].

28.5 »Rocky Mountain Spotted Fever« und andere Zeckenbissfieber

«Spotted fever« oder Zeckenbissfieber fassen eine große Gruppe durch Zecken und Milben übertragener Erkrankungen mit unterschiedlicher geographischer Verbreitung zusammen. Zu ihnen gehören »Rocky Mountain spotted fever« (RMSF), mediteranes Zeckenbissfieber (»fièvre boutonneuse«), Rickettsienpocken, Queensland-Zeckenbissfieber und sibirisches Zeckenbissfieber.

28.5.1 »Rocky Mountain Spotted Fever« (RMSF)

Die erste Beschreibung von RMSF erfolgte im 19. Jahrhundert in Nordamerika. Der Zusammenhang zwischen Zeckenbiss sowie dem saisonal gehäuften Auftreten von RSMF konnte erstmals 1908 belegt werden. Das ätiologische Agens R. rickettsiae wurde erst im 20. Jahrhundert gefunden.

Epidemiologie

Die Erkrankung ist über den ganzen nordamerikanischen Kontinent verbreitet und kommt dort mit einer Häufung in den Sommermonaten vor. Die besten epidemiologischen Daten liegen aus den USA vor, wo jährlich in Abhängigkeit von der Region bis zu 14 Erkrankungen auf 100.000 Einwohner auftreten. Das Risiko zu erkranken ist für Kinder besonders hoch, der Erkrankungsgipfel liegt zwischen 5 und 9 Jahren. In Gegenden mit vermehrter Zeckenexposition ist die asymptomatische Serokonversion hoch. Die Inzidenz der Erkrankung ist seit 1970 wieder im Steigen begriffen, was möglicherweise auf der selteneren Verordnung von Tetrazyklinen beruht.

Klinik

Die Inkubationszeit der Erkrankung variiert zwischen einigen Tagen bis zu 2 Wochen. Wie bei anderen Rickettsiosen sind Fieber, Kopfschmerzen und Myalgien die Hauptsymptome. Ein im Bereich der Hand- und Fußgelenke beginnendes hämorrhagisches Exanthem, das die Handflächen und Fußsohlen typischerweise nicht ausspart, ist in bis zu 50% der Fälle nachweisbar. Bei Älteren und Nichtkaukasiern ist ein Exanthem seltener nachweisbar. Mikrozirkulationsstörungen im Bereich der Haut, der Extremitäten und innerer Organe sind nicht selten [5]. Eine akute Niereninsuffizienz durch Tubulusnekrose ist eine gefürchtete Komplikation. Im Liquor findet sich auch bei fehlender neurologischer Symptomatik häufig eine Zellzahlerhöhung.

Die Prognose der Erkrankung ist insbesondere bei Nierenbeteiligung schlecht, die Letalität liegt unbehandelt bei bis zu 30%.

Diagnose und Differenzialdiagnose

Serologische Untersuchungen besitzen leider nur einen retrospektiven Wert. Die Immunhistochemie aus Hautläsionen kann jedoch in der akuten Phase durchgeführt werden. Eine nicht typspezifische Rickettsien-PCR ist möglich.

Anamnese und Klinik sollten an RMSF denken lassen. Aufgrund der variablen Symptome und des hämorrhagischen Exanthems kommen differenzialdiagnostisch auch Masern, Röteln, Enterovirusinfektionen, einige sexuell übertragbare Erkrankungen, Meningokokken, andere Rickettsiosen, aber auch nichtinfektiöse Erkrankungen wie Vaskulititen und Arzneimittelreaktionen in Betracht.

Therapie

Eine frühe antibiotische Therapie mit Doxycyclin 100 mg 2-mal täglich für mindestens 7 Tage sollte durchgeführt werden. Alternativ ist die Wirksamkeit von Ciprofloxacin und Clarithromycin belegt. Aufgrund der vaskulitischen Symptomatik ist eine simultane Steroidgabe sinnvoll. Die z. T. schwer kranken Patienten sollten engmaschig, ggf. auf einer Intensivstation überwacht werden. Bei Nierenbeteiligung sollte die Indikation zur Hämodialyse oder Hämofiltration frühzeitig gestellt werden [3].

Prophylaxe

Eine Vakzine ist in Entwicklung, jedoch noch nicht verfügbar. Schutz durch Bekleidung und Absuchen des Körpers nach Aufenthalt in Gegenden mit hohem Zeckenvorkommen sind die einzigen wirksamen Vorbeugemaßnahmen.

28.5.2 Andere Zeckenbissfieber

Insgesamt können 8 weitere humanpathogene Rickettsien Zeckenbissfieber verursachen (■ Tabelle 28-1). Mit Ausnahme von R. akari, dem Erreger der Rickettsienpocken, die über Milben übertragen werden, findet die Infektion via Zecken statt. Trotz geographischer Unterschiede verläuft die Erkrankung ähnlich wie RMSF, mit milderer Klinik (■ Tabelle 28-2). Dies mag v. a. an der hohen genetischen Konservierung der Erreger in der Spotted-fever-Gruppe liegen.

■ **Tabelle 28-2.** Häufige Symptome und Laborveränderungen bei Zeckenbissfiebern und Q-Fieber (*k. A.* keine Angaben). (Nach [3, 7–9])

Symptom	RMSF (%)	Mediterranes Zeckenbissfieber (%)	Q-Fieber (%)
Fieber	99–100	100	21
Kopfschmerzen	80–90	56	5–96
Exanthem	90	97	5–21
»Tache noire«	<1	72	0
Myalgien	70–80	36	5–69
Petechiale Blutungen	45–50	10	k. A.
Konjunktivitis	30	9	k. A.
Meningismus	18	11	1
Hepatosplenomegalie	12–16	6–9	4–30
Husten	33	10	24–90
Myokarditis	5–26	11	0,5–1
Erhöhte Serumtransaminasen	36–42	39	70
Thrombopenie	30–50	35	25
Anämie	5–24	k. A.	k. A.
Hyponatriämie	19–56	25	k. A.
Azidose	12–14	6	k. A.

Immer wieder sind in den letzten Jahren neue, genetisch jedoch sehr ähnliche Rickettsienspezies aus verschiedenen Teilen der Welt aus Zecken isoliert worden [3, 6]. Aufgrund des gehäuften Vorkommens in bestimmten Regionen sind eigene Entitäten entstanden. So wurden in den 1970er und -80er Jahren in Mittelmeerländern vermehrt Rickettsiosen (mediteranes Zeckenbissfieber oder »fièvre boutonneuse«) beobachtet. Bei meist benignem Verlauf fällt typischerweise eine Nekrose an der Bissstelle, eine sog. »tache noire« auf.

Lediglich die in Osteuropa und Äquatorialafrika vorkommenden Rickettsienpocken zeigen klinisch ein etwas anderes Bild. Das auch hier nach einigen Tagen entstehende Exanthem ist windpockenähnlich vesikulopapillär und spart Handflächen und Fußsohlen aus.

Auch in anderen Regionen konnten Rickettsien als Ursache für zeckenassoziierte Erkrankungen verantwortlich gemacht werden. So konnte kürzlich R. slovaca in Zentraleuropa isoliert werden, ein Erreger, der mit R. sibirica genetisch eng verwandt ist [3].

Weder diagnostisch noch therapeutisch bestehen wesentliche Unterschiede zu RMSF. Für das mediterane Zeckenbissfieber ist der Erfolg der Doxycyclin-Einmalgabe in Studien belegt.

28.6 Q-Fieber

Das Q-Fieber (»Queensland fever«, »nine mile fever«, Balkangrippe) ist eine akute, gelegentlich auch chronisch verlaufende fieberhafte Allgemeininfektion mit vorwiegend pulmonaler Manifestation. Es wird durch das sich obligat intrazellulär vermehrende Bakterium Coxiella burnetii hervorgerufen. Es handelt sich um eine Zoonose; Reservoire sind v. a. Nutztiere wie Rind, Schaf, Ziege, aber auch Wildtiere (Nagetiere, Vögel). C. burnetii wird durch Zecken übertragen.

C. burnetii wurde erstmals 1935 in Queensland, Australien, und zeitgleich in Nine Mile Creek in Montana, USA, identifiziert. Es handelt sich um ein kleines (0,3–0,7 µm) gramnegatives Stäbchen, das ausschließlich in eukaryonten Zellen wächst. Aufgrund phänotypischer Charakteristika wurde es als eigener Genus innerhalb der Familie Rickettsiazeen klassifiziert. Coxiellen können nur in Zellkulturen vermehrt werden. C. burnetii ist äußerst resistent gegen Umwelteinflüsse [3].

Epidemiologie

Das Q-Fieber kommt weltweit vor. Es ist die einzige auch in Mitteleuropa häufiger vorkommende Rickettsiose. Paarhufer (Schafe, Rinder) und Zecken bilden das wichtigstes Erregerreservoir. Sie scheiden Coxiellen – oft ohne selbst zu erkranken – mit Urin, Fäzes, Milch und besonders mit der Nachgeburt aus. Coxiellen vermehren sich auch im Verdauungstrakt der Zecken (in Deutschland Dermacentor marginatus), sodass auch Zeckenkot infektiös sein kann. Gelegentlich wird auch über Infektionen bei Labor- und Tierklinikpersonal berichtet.

In Deutschland wurden bis zu 100 Fälle pro Jahr gemeldet, zuletzt mit steigender Tendenz (2002: 294 Fälle).

Pathogenese

Die Infektion des Menschen erfolgt durch Inhalation kontaminierten Staubes oder erregerhaltiger Aerosole. Danach findet eine lokale Erregervermehrung in der Lunge statt. Die Inkubationszeit beträgt ca. 2–3 Wochen, die bei massiver Erregerexposition auch verkürzt sein kann. Danach entwickelt sich eine Generalisation (Rickettsiämie), die nach 4–8 Tagen mit der Organmanifestation (Bronchopneumonie) endet. Die lokale Inflammation resultiert in einer Aktivierung von Lymphozyten und Makrophagen mit einer charakteristischen Granulomformation (»doughnut granulom«).

Die Infektion resultiert in einer humoralen Immunität, die nicht dauerhaft ist, sodass Rezidive vorkommen. Autoantikörperphänomene (Phospholipidantikörper, SMA) können auftreten. Eine intrazelluläre Erregerpersistenz trotz wirksamer Therapie wird beobachtet.

Klinik

Eine typische klinische Symptomatologie existiert nicht, sodass der epidemiologische Hintergrund diagnoseweisend ist. Die Erkrankung beginnt akut mit Fieber bis 40°C, Schüttelfrost, Muskel- und Kopfschmerzen; auch asymptomatische Verläufe kommen vor. Ein makulopapulöses Exanthem wird bei bis zu 20% der Fälle beobachtet; viele Autoren schließen dies jedoch aus. In der 2. Krankheitswoche entwickelt sich häufig ein trockener Husten sowie radiologische Zeichen einer interstitiellen (»atypischen«) Pneumonie. Häufig zeigen sich multiple Rundherde.

An Laborbefunden finden sich:

- normale periphere Leukozytenzahl (90%),
- Thrombozytopenie (25%),
- erhöhte Leberwerte (70%),
- Autoantikörper (bis 65%).

In der Akutphase können auftreten:

- hämolytische Anämie,
- Pankreatitis,
- Erythema nodosum,
- Perikarditis, Hepatitis,
- Meningoenzephalitis.

Ein chronischer Verlauf manifestiert sich am häufigsten (70%) als Endokarditis (kulturnegative Endokarditis!), besonders bei vorgeschädigten Herzklappen. Besonders ist die Aortenklappe (50%) betroffen. Auch eine Hepatitis kommt bei chronischen Abläufen vor [8].

Die Letalität der unbehandelten Infektion beträgt ca. 1%.

Diagnose und Differenzialdiagnose

Die Diagnose stützt sich auf den Nachweis spezifischer Antikörper gegen C. burnetii. Man unterscheidet Antikörper gegen Phase-I- und Phase-II-Antigene, die mittels KBR (4facher Titeranstieg) bzw. Agglutinationstest nachgewiesen werden. Das Phase-I-Antigen reagiert nur in der Rekonvaleszenz und zeigt eine durchgemachte Infektion an, während sich eine positive Reaktion mit dem Phase-II-Antigen auch in der Akutphase findet. Der kulturelle Nachweis ist nicht routinemäßig verfügbar. Bei chronischen Infektionen kann ein Erregernachweis mittels PCR versucht werden (besonders Herzklappengewebe).

Differenzialdiagnostisch müssen atypische Pneumonien, Herpesvirusinfektionen, Hepatitiden und andere Endokarditisformen einbezogen werden.

Therapie

Tetrazykline sind Mittel der 1. Wahl. Alternativ sind Chloramphenicol, Makrolide, Kotrimoxazol und Chinolone verfügbar [8].

Prophylaxe

Vermeidung des Kontaktes zu infizierten Tieren (schwierig, da asymptomatische Erregeraussscheidung). Pasteurisieren der Milch, Schutzkleidung für Risikopersonal. Impfung von Tierbeständen und Risikopersonen.

28.7 Ehrlichiosen

Die Ehrlichiose ist eine durch Ehrlichia spp. hervorgerufene fieberhafte Allgemeininfektion. Natürliche Wirtstiere der Ehrlichien sind Wirbeltiere, v. a. Nager, Hund, Rotwild. Die Übertragung auf den Menschen erfolgt durch Schildzecken, in Deutschland bevorzugt durch den gemeinen Holzbock (Ixodes ricinus). Schon seit 1910 in der Veterinärmedizin bekannt, wurden die ersten Erkrankungen beim Menschen ab 1986 beschrieben.

Ehrlichien sind obligat intrazelluläre gramnegative Bakterien aus der Familie der Rickettsiaceae, die als Mikrokolonien in Phagosomen wachsen. Der Erreger wird basierend auf Sequenzanalysen des 16S-rRNA-Gens der Familie der Rickettsiaceae zugeordnet. Sie werden in drei genomische Gruppen unterteilt, die nach der jeweiligen Erstbeschreibung benannt sind (Tabelle 28-1).

Epidemiologie

Mit Ehrlichien infizierte Zecken sind in zahlreichen Ländern in unterschiedlicher Häufigkeit gefunden worden. Der Erreger der humanen granulozytären Ehrlichiose (HGE) wurde in den USA und Europa identifiziert. Dabei schwankte die Nachweishäufigkeit zwischen 0,5 und 24%; in Süddeutschland bis zu 4%. Serumantikörper beim Menschen finden sich in der europäischen Bevölkerung bei bis zu 3%, bei Menschen mit besonderer Exposition gegenüber Zecken bei bis zu 20%. In Endemiegebieten der USA steigt die Seroprävalenz auf bis zu 30%.

Eine Ehrlichiose ist in Europa noch immer eine Rarität. Der erste Fall einer monozytären Ehrlichiose (HME, E. chaffeensis) trat 1991 in Portugal auf; weitere Fälle fanden sich in Sardinien und Belgien. Eine humane granulozytäre Ehrlichiose konnte erstmals 1996 in Slowenien aufgedeckt werden [3].

Pathogenese

Nach der Inokulation gelangen die Erreger lymphogen oder hämatogen in das retikuloendotheliale System (Leber, Milz, Knochenmark). Dort werden sie durch Endozytose in Makrophagen oder Granulozyten aufgenommen und vermehren sich in Endosomen. Durch Teilung entsteht dann eine Morula, die bis zu 40 Bakterien enthalten kann. Durch aktive Freisetzung oder Zelltod gelangen die Ehrlichien in das umgebende Gewebe, befallen neue Zellen des RES und führen zur lokalen Gewebsschädigung mit granulomatöser Entzündungsreaktion. Eine Erregerpersistenz ist insbesondere bei Immunsupprimierten möglich [9].

Klinik

In ca. $^2/_3$ der Fälle verläuft die Ehrlichieninfektion asymptomatisch. Das initiale klinische Erscheinungsbild ist relativ uncharakteristisch und nicht geeignet, schon am Erkrankungsbeginn die Diagnose wahrscheinlich zu machen. Nach einer Inkubationszeit von Tagen bis mehreren Wochen (median 9 Tage) wird die Ehrlichiose mit grippeähnlichen Symptomen klinisch apparent.

Es dominieren Fieber, Abgeschlagenheit, Unwohlsein und Erbrechen, Myalgien, Arthralgien und teils heftige Kopfschmerzen. Etwa $^1/_3$ der Patienten entwickelt ein Exanthem (makulopapulös, petechial). Weitere Manifestation präsentieren sich mit unproduktivem Husten, Luftnot und interstitieller Pneumonie, überwiegend lymphozytäre Meningoenzephalitis mit Krampfneigung, Bewusstseinsstörungen, Nieren- und Leberbeteiligung. Bei alten und abwehrgeschwächten Patienten sind klinisch schwere Verläufe häufiger. Die Letalität liegt zwischen 2 und 5%.

Klinisch diagnoseweisend und markant sind Laborbefunde, v. a. die Thrombo- und Leukopenie und erhöhte Serumtransaminasen. Das Knochenmark ist mehrheitlich hyperplastisch und weist nicht verkäsende Granulome auf. Selten finden sich im peripheren Blut erregerhaltige Monozyten bzw. Granulozyten, Riesengranulab können jedoch in Leber, Milz, Niere, Lymphknoten, zerebrospinalem Liquor und Lunge nachgewiesen werden [3].

Diagnose und Differenzialdiagnose

Es handelt sich immer um eine klinische Verdachtsdiagnose, gestützt auf eine mögliche Exposition, unspezifische klinische Symptomatologie und relativ diagnostische Routinelaborwerte. Die Diagnosesicherung erfolgt mittels Nachweis spezifischer Antikörper (IFT, ELISA, Westernblot) und PCR, die in Speziallabors durchgeführt werden sollten. Zur Diagnose in der Akutphase ist die Serologie ungeeignet, da erst nach ca. 4 Wochen ein signifikanter Titeranstieg (4fach oder >1:64) auftritt. Der mikroskopische Erregernachweis in Blut bzw. Knochenmark erfordert viel Geduld und Erfahrung. Die Sensitivität dieser Methode wird für die HME mit 1% und für die HGE mit 20–80% angegeben

Da Zecken auch andere Erreger übertragen können, müssen im Verdachtsfall v. a. eine Borreliose, Babesiose und eine FSME differenzialdiagnostisch bedacht werden. Koinfektionen kommen selten vor. Die Durchseuchung der Zeckenpopulation mit Borrelien beträgt bis zu 30%. Aufgrund der unspezifischen Symptomatologie sind ebenfalls auszuschließen: Typhus abdominalis und Paratyphus, Rickettsiosen, Leptospirose, Tularämie, Brucellose, virale Infektionen und Autoimmunerkrankungen [9].

Therapie

In vitro sind Ehrlichien empfindlich auf Tetracycline, Chinolone und Rifampicin, jedoch resistent gegen β-Laktamantibiotika und Kotrimoxazol. Therapie der Wahl ist 2-mal 100 mg Doxycyclin für 5–7 Tage bzw. 3 Tage nach Entfieberung. Diese tritt in der Regel 24–48 h nach Therapiebeginn ein.

Prophylaxe

Die Prophylaxe besteht in der Vermeidung von Zeckenbissen bzw. dem unmittelbaren Entfernen einer Zecke. Eine Impfung gibt es nicht.

28.8 Referenzzentren für Diagnostik

- Nationales veterinärmedizinisches Referenzlabor für durch Zecken übertragene Erkrankungen,
Bundesinstitut für gesundheitlichen Verbraucherschutz und Veterinärmedizin (BgVV),
FG504/505,
Diedersdorfer Weg 1, 12277 Berlin.
Telefon: 030/8412–2261/-2204/-2256.
Ansprechpartner: Herr Priv.-Doz. Dr. Süss, Herr Dr. Schönberg
- Konsiliarlaboratorium für Ehrlichia,
Max von Pettenkofer-Institut für Hygiene und Medizinische Mikrobiologie,
Lehrstuhl für Bakteriologie, LMU München,
Pettenkoferstr. 9a, 80336 München.
Telefon: 089/5160–5231.
Ansprechpartnerin: Frau Priv.-Doz. Dr. B. Wilske.

Fazit für die Praxis

- Wie bei vielen seltenen Infektionen ist »daran denken« der vielleicht wichtigste Hinweis für die Praxis. Die Trias Kopfschmerz, Fieber und Exanthem sollte im Zusammenhang mit einer passenden Reiseanamnese (Frühjahr/Sommer in Endemiegebieten, Zeckenexposition) sensibilisieren.
- Eine rasche Gabe von 2-mal 100 mg Doxycyclin täglich ist die empfohlene Therapie. Alternativ können modernere Chinolone zum Einsatz kommen.
- Die definitive Diagnosestellung kann meist erst serologisch im Verlauf erfolgen.
- Ein Impfstoff steht in Deutschland nicht zur Verfügung.
- Eine Meldepflicht besteht für Rickettsien und Ehrlichien bei indirektem und direktem Erregernachweis.

III. Erreger

Literatur zu Kap. 28

1. Bredt W (2001) Obligat intrazelluläre Erreger. In: Köhler W (Hrsg) Medizinische Mikrobiologie. Urban & Fischer, München, S 470–475
2. Lutwick LI (2001) Brill-Zinser disease. Lancet 357: 1198–1200
3. Saah AJ et al. (2000) Rickettsioses and Ehrlichioses. In: Mandell, Douglas, and Bennett's principles and practice of infectious diseases. Churchill Livingstone, Philadelphia, pp 2033–2064
4. Watt G (1996) Scrub typhus infections poorly responsive to antibiotics in northern Thailand. Lancet 348: 86–89
5. Kirkland KB, Marcom PK, Sexton DJ, Dumler JS, Walker DH (1993) Rocky Mountain spotted fever complicated by gangrene: Report of six cases and review. Clin Infect Dis 16: 629–634
6. Nilsson K, Lindquist O, Liu AJ et al. (1999) Rickettsia helvetica in ixodes ricinus ticks in Sweden. J Clin Microbiol 37: 400–403
7. Raoult D, Fournier PE, Fenollar F et al. (2001) Rickettsia africae, a tick-borne pathogen in travellers to Sub-Saharan Africa. N Engl J Med 344: 1504–1510
8. Nilsson K, Lindquist O, Pahlson C (1999) Association of rickettsia helvetica with chronic perimyocarditis in sudden cardiac death. Lancet 354: 1169–1173
9. Maurin M, Raoult D (1999) Q Fever. Clin Microbiol Rev 12: 518–553
10. Dumler JS, Bakken JS (1995) Ehrlichial diseases of humans: Emerging tick-borne infektions. Clin Infect Dis 20: 1102–1110

Weiterführende Literatur zu Kap. 28

Abramson JS, Givner LB (1999) Rocky Mountain spotted fever. Pediatr Infect Dis J 18/6: 539–540

Mc Dade JE (1998) Rickettsial diseases. In: Collier L, Balows A, Sussmann M (eds) Topley and Wilson's microbiology and microbial infections. University Press, Oxford New York

Paddock CD, Olson JG (1999) Rickettsial and ehrlichial infections. In: Rakel RE (ed) Conn's current therapy. Saunders, Philadelphia

Saah AJ et al. (2000) Rickettsioses and Ehrlichioses. In: Mandell, Douglas, and Bennett's principles and practice of infectious diseases. Churchill Livingstone, Philadelphia

Bakterielle Infektionen

M. Allewelt, I. B. Autenrieth, W. Bär, E. Bailly, A. Bauernfeind, S. Engelhart, M. Exner, H. K. Geiss, S.-F. Hadlich, H.-J. Hagedorn, J. Heesemann, H. Hof, P. K. Kohl, R. Krausse, T. Krech, H. Lode, R. Lütticken, H. Mauch, S. Pleischl, R. R. Reinert, M. Riffelmann, A. Rodloff, K. P. Schaal, H. Schmidt, I. Schneider, H. Scholz, M. Stoll, S. Suerbaum, U. Ullmann, B. Wilske, C. H. Wirsing von König, W. Witte, L. T. Zabel

29.1 Erreger bakterieller Erkrankungen

H. Lode, H. Mauch

29.1.1 Einleitung

Bakterien leben in zahlreichen Formen in unserer Umwelt und werden als Prokaryonten klassifiziert. Prokaryonte Lebewesen haben im Gegensatz zu Eukaryonten eine DNA ohne Membran. Andere membrangebundene Organellen fehlen ihnen ganz.

Zu den Prokaryonten gehören einerseits die Archebakterien und andererseits die Eubakterien, die die Bakterien und die blaugrünen Algen umfassen. Bakterien verfügen mit Ausnahme weniger Spezies, wie z. B. Mykoplasma, über eine Bakterienzellwand, die Peptidoglykan enthält.

Über 2600 Bakterienspezies sind bekannt, und es ist sehr wahrscheinlich, dass nur ein Teil der in der Natur vorkommenden Spezies kultiviert und klassifiziert worden ist. *Bergy's Manual of Systematic Bacteriology* ist das Standardwerk für taxonomische Informationen. Neuentwicklungen im Bereich der bakteriologischen Klassifikationen werden im *International Journal of Systematic Bacteriology* regelmäßig publiziert.

Die moderne Klassifikation der Bakterien gründet sich auf Analysen von Homologien im Bereich der DNA und RNA und berücksichtigt phänotypische, biochemische und antigene Eigenschaften. Medizinisch relevante Bakterien werden basierend auf der Gram-Färbung, der mikroskopischen Morphologie und der Sauerstofftoleranz in größere Kategorien unterteilt.

29.1.2 Morphologie

Nach morphologischen Kriterien unterscheidet man die 3 verschiedenen Bakteriengrundformen Kokken, Bazillen und Spirochäten. Kokken sind rundlich oder kirschkernähnlich und i. Allg. nicht beweglich. Bazillen sind Stäbchen oder Zylinder, und Spirochäten haben eine flexible korkenzieherähnliche Form.

29.1.3 Sauerstofftoleranz

Hinsichtlich ihrer Sauerstofftoleranz werden anaerobe und aerobe Bakterien unterschieden. Aerobe Bakterien wachsen in Gegenwart von Luft auf der Oberfläche fester Kulturmedien, weil sie Sauerstoff benötigen. Fakultativ anaerobe Bakterien sind aerobe Erreger, die auch ohne Sauerstoff wachsen können.

29.1.4 Gram-Färbung

Die schon 1884 von Christian Gram in Dänemark beschriebene Gram-Färbung hat unverändert ihre Bedeutung, da der Unterschied zwischen grampositiven und gramnegativen Bakterien auf der unterschiedlichen Beschaffenheit der jeweiligen Zellwände beruht. Grampositive Bakterien enthalten in ihrer Zellwand reichlich Peptidoglykan (Murein), das die Zellform stabilisiert.

Da weder Pflanzen noch Tiere über die Mureinstruktur der Bakterien verfügen, haben zahlreiche wichtige Chemotherapeutika, wie β-Laktamantibiotika und/oder Glykopeptide, die Hemmung der Peptidoglykansynthese als Angriffspunkt.

Die Wand gramnegativer Bakterien ist wesentlich komplexer mit einer nur dünnen Peptidoglykanschicht außerhalb der zytoplasmatischen Membran sowie einer getrennten äußeren Membran, die typischerweise wenig Phospholipide und auch Lipipolysaccharide (LPS) enthält. Der Polysaccharidanteil der LPS hat wichtige antigene, der Lipidanteil (Lipid A) toxische Eigenschaften (Endotoxin). Zwischen der äußeren und der inneren (zytoplasmatischen) Membran gramnegativer Bakterien liegt ein zusätzliches Kompartiment, der periplasmatische Spalt.

29.1.5 Bakterielle Infektion

Einige Bakterienspezies sind in der Lage, im menschlichen Organismus, z. B. im Darm oder im Oropharynx, als Teil der normalen Flora zu verweilen und sich zu vermehren. Erst wenn solche Keime in primär sterile Bereiche vordringen, kann es zur Infektion kommen. Die Keiminvasion setzt in diesen Fällen eine Schädigung des Organismus voraus, die über spezifische bakterielle Eigenschaften, wie z. B. Adhäsine, Rezeptoren und Toxine, induziert wird. Der bakterielle Infektionsprozess läuft üblicherweise in 3 Stadien ab:

1) Aufnahme der Bakterien und Kolonisierung des Wirts,
2) bakterielle Invasion und – gleichzeitig mit der Produktion von toxischen Substanzen – Wachstum im Wirtsgewebe,
3) Wirtsantwort.

Die bakterielle Pathogenität kann man als die Fähigkeit eines Mikroorganismus verstehen, eine Erkrankung auszulösen. Sie stellt damit die Summe der pathogenetischen Eigenschaften und Virulenzfaktoren eines Bakteriums und deren Auswirkungen auf den Wirtsorganismus dar.

Pathogene Bakterien sind in der Lage, sich den Wirtsbedingungen anzupassen. So können sich einige Bakterienspezies wie Mykoplasmen und Chlamydien intrazellulär vermehren, während sich andere Erreger, z. B. Pneumokokken und Staphylokokken, vorwiegend extrazellulär aufhalten.

Offensichtlich stimulieren Bakterien in bestimmten Zellbereichen des Wirtsorganismus eine Vielzahl von Genen, die bei Laborstämmen nicht aktiv sind. Allmählich wächst einerseits das Verständnis dafür, wie Bakterien auf Umgebungssignale des Wirts reagieren und wie sie ihre physiologischen Eigenschaften verändern. Andererseits sind in den vergangenen Jahren auch große wissenschaftliche Erkenntnisse darüber gewonnen worden, wie die Wirtsantwort auf unterschiedliche bakterielle Produkte aussieht. Beides wird bei der Besprechung der einzelnen bakteriellen Krankheitsbilder eingehend erörtert.

Da Bakterien entwicklungsgeschichtlich schon mehrere hundert Millionen Jahre länger auf der Erde leben als Menschen, sollte man ihre Anpassungsfähigkeit, z. B. auch bei der Entwicklung von Schutzmechanismen, nicht unterschätzen.

Literatur zu Kap. 29.1

1. Woese CR, Kandler O, Wheels ML (1990) Towards a natural system of organisms: Proposal for the domains archea, bacteria, and eucarya. Proc Natl Acad Sci USA 87: 4576–4579
2. Holt FG III (ed) (1985) Bergey's manual of systematic bacteriology. Williams & Wilkins, Baltimore
3. Bruckner DA, Colonna P (1993) Nomenclature for aerobic and facultative bacteria. Clin Infec Dis 16: 598–605
4. Summanen P (1993) Microbiology terminology update: Clinically significant anaerobic gram-positive and gram-negative bacteria (excluding spirochetes). Clin Infect Dis 16: 606–609

29.2 Grampositive Kokken

29.2.1 Staphylococcus aureus

W. Witte

29.2.1.1 Einleitung

Kokken als Erreger von Wundinfektionen, die wir heute als Staphylokokken bezeichnen würden, wurden erstmals von Robert Koch, später auch von L. Pasteur beschrieben. Der Name Staphylococcus stammt von dem schottischen Chirurgen A. Ogston, der 1884 Ergebnisse einer intensiven Untersuchung über S. aureus als Erreger eitriger, abszedierender Infektionen mitteilte. Später unterscheidet der Göttinger Chirurg F.J. Rosenbach zwischen S. pyogenes aureus und S. pyogenes albus. Die Fähigkeit, Koagulase zu bilden, wurde 1926 von E. v. Daranyi eingeführt, um zwischen S. aureus und anderen, klinisch weniger bedeutsamen Staphylokokkenspezies, zu differenzieren.

29.2.1.2 Taxonomie

Das Genus Staphylococcus gehört zur Familie der Micrococcaceae, in der grampositive katalasepositive Kokken zusammengefasst sind. Die wichtigsten Merkmale für die Unterscheidung der 4 verschiedenen Genera in dieser Familie sind in ◘ Tabelle 29-1 aufgeführt.

Für die bakteriologische Routinediagnostik ist es wichtig, das Genus Staphylococcus vom Genus Micrococcus zu unterscheiden.

Die unterschiedlichen biochemischen Merkmalsprofile der zum Genus Staphylococcus gehörenden Spezies, wie z. B. das DNS-DNS-Hybridisierungsverhalten sind durch spezifische 16S-rRNA-Sequenzen definiert (◘ Abb. 29-1).

Aus Gründen der klinischen Relevanz werden Staphylokokken in koagulasepositive (S.-aureus-Gruppe) und -negative Arten eingeteilt. Koagulase besitzt Thrombokinaseaktivität und ist deutlich zu trennen vom Verklumpungsfaktor, einem Zellwand aufgelagerten Protein, das mit Fibrinmonomeren reagiert. Weiterhin spezifisch für S. aureus ist die Bildung einer hitzeresistenten Desoxyribonuklease.

Koagulasenegative Staphylokokken können nicht so gut wie S. aureus Säure aus verschiedenen Zuckern und bestimmte

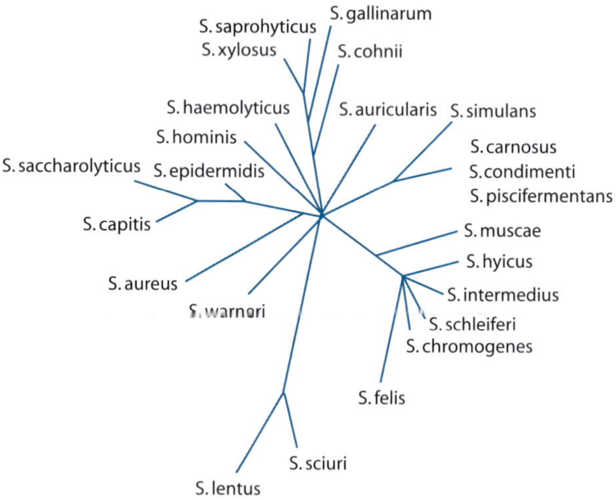

◘ **Abb. 29-1.** Aus 16S-rRNA-Sequenzen abgeleitete taxonomische Beziehungen von Spezies der Gattung Staphylococcus

◘ **Tabelle 29-1.** Unterscheidungsmerkmale der zur Familie der Micrococcaceae gehörenden Genera

	Planococcus	Micrococcus	Stomatococcus	Staphylococcus
Molekulare Merkmale:				
G+C-Gehalt der DNS [mol%]	40–51	70–75	50–60	30–35
Zusammensetzung der Interpeptidbrücke des Peptidoglykans (>2 mol Glycin/Mol Glutaminsäure)	–	–	–	+
Vorhandensein von Teichonsäure	–	–	–	+
Typ der Fruktose-1,6-Diphosphat-Aldolase	n.d.	II	II	I
Zytochrom C	n.d.	+	+	–
Diagnostische Merkmale:				
Wachstum noch bei 5% NaCl-Konzentration	n.d.	+	-	+
Lysostaphinempfindlichkeit	–	–	–	+
Furazolidonempfindlichkeit	n.d.	+	n.d.	–

n.d.: nicht ausreichend untersucht.

Enzyme des Primärmetabolismus bilden. In der Staphylokokkendiagnostik werden diese Unterschiede für biochemische Merkmalsreihen von Testkits genutzt.

29.2.1.3 Erregermerkmale

Wachstumseigenschaften

Staphylococcus aureus besitzt Auxotrophien für die Vitamine B_1 und B_{12} sowie für einige Aminosäuren, z. B. Cystein, Arginin und Prolin. Auf herkömmlichen Vollmedien kann S. aureus problemlos kultiviert werden. Auf festen Nährböden bildet das Bakterium runde, glänzende Kolonien, die wegen ihres unterschiedlichen Karotinoidgehaltes verschieden pigmentiert sind.

Am besten vermehrt sich S. aureus bei Temperaturen zwischen 35 und 37°C. Unter 10°C und über 43–45°C stellt der Erreger sein Wachstum ein.

Staphylokokken sind vergleichsweise resistent gegen äußere Einflüsse wie UV-Bestrahlung, Austrocknung und Hitze. Sie tolerieren pH-Werte zwischen 4,2 und 9,3 und Schwankungen der NaCl-Konzentration ihres Milieus von bis zu 10%. In Blut oder Serum überleben sie bei 100°C bis zu 15 Min.

Neben dem Verklumpungsfaktor besitzt S. aureus weitere der Zellwand aufgelagerte Proteine, die für die Phagozytoseabwehr und für die Adhärenz an Matrixproteine wichtig sind. (◘ s. Tabelle 29-1). Alle S.-aureus-Stämme können mehrerer Hämolysine bilden, außerdem Hyaluronidase und Leukozidin. Etwa 30% aller Stämme geben die Enterotoxine A–E ab. Von den 3 Enterotoxinen A, B und C, die als Superantigene wirken, ist Enterotoxin A das schwächste. Die Fähigkeit zur Bildung des Toxic-shock-syndrome-Toxins (TSST) sowie der exfoliativen Toxine A und B ist im Wesentlichen auf bestimmte klonal verwandte Gruppen von Stämmen innerhalb der Spezies begrenzt.

Anpassung an verschiedene Wirte

S. aureus ist weit verbreitet und besiedelt beim Menschen bestimmte Haut- und Schleimhautareale, z. B. das Vestibulum nasi. Ansonsten findet man den Erreger bei Tieren unterschiedlicher Organisationshöhe, bei Fischen, Reptilien, Vögeln und Säugetieren.

Aufgrund phänotypischer Merkmale lassen sich bestimmte, an den jeweiligen Wirt adaptierte Standortvarietäten unterscheiden. Tierspezifische S.-aureus-Arten infizieren Menschen offenbar eher selten.

29.2.1.4 Epidemiologie

Der wichtigste Übertragungsweg von S. aureus ist die Schmierinfektion, des Weiteren wird der Erreger durch Aerosole oder an Staub gebunden verbreitet.

S. aureus besiedelt bei etwa 30% der gesunden, nicht hospitalisierten Bevölkerung das Vestibulum nasi. In Abhängigkeit von bestimmten Prädispositionen können von hier autogene Infektionen ausgehen, sowohl außerhalb von Krankenhäusern als auch als endogene (autogene) Krankenhausinfektion.

Bei primär aseptischen Operationen liegt die Häufigkeit derartiger postoperativer Wundinfektionen um 0,5%. Exogene S.-aureus-Infektionen beruhen zumeist auf einer direkten Übertragung durch Schmierinfektionen infolge unzureichender Händehygiene. In den vergangenen 30 Jahren fand eine Evolution mehrfachresistenter S.-aureus-Stämme statt, die bisher nur im Krankenhausmilieu auftreten. Überregional werden bestimmte, epidemisch-virulente Hospitalstämme ausgebreitet, wenn mit diesen Stämmen besiedelte oder infizierte Patienten verlegt werden.

Risikogruppen

Im Vergleich zur weiten Verbreitung von S. aureus als Besiedler beim Menschen sind Infektionen ein eher seltenes Ereignis, das bestimmte Prädispositionen beim betroffenen Patienten erfordert.

Prädispositionen für die Infektion mit S. aureus

- Diabetes mellitus und gestörte renale Ausscheidung, weil bei beiden Erkrankungen die Funktion der neutrophilen Granulozyten vermindert ist
- Verletzungen der Haut als äußere Barriere gegen das Eindringen von S. aureus in tiefere Gewebeschichten
- Immunsuppression
- Influenzavirusinfektion
- Großflächige Verbrennungsareale

Aus den genannten Prädispositionen erklärt sich, warum S. aureus wichtigster Erreger postoperativer Wundinfektionen und häufiger Erreger von Hospitalinfektionen ist.

29.2.1.5 Erkrankungen

Infektionen mit S. aureus werden zweckmäßigerweise in invasive und toxinvermittelte Erkrankungen unterteilt. Invasive Infektionen können lokal-oberflächlich die Haut und ihre Anhangsgebilde wie Haarbälge und Schweißdrüsen betreffen und zur Abszessbildung führen. Eine tiefergehende Infektion der Mamillen ist die Mastitis puerperalis.

Sowohl durch Verletzungen infolge Fraktur als auch auf hämatogenem Weg kann eine Osteomyelitis entstehen. Die S.-aureus-Pneunomie, die noch immer mit einer hohen Letalität einhergeht, kann sich nach Aspiration z. B. als Beatmungspneumonie entwickeln. Ebenso wird sie als Folge einer Influenzavirusinfektion beschrieben, die besonders schwer verläuft, weil einerseits die Wirkung des Virushämagglutinins durch eine von S. aureus gebildete Proteinase verstärkt wird und andererseits das Virus »Schrittmacherfunktion« für die Invasion von S. aureus übernimmt.

Von allen lokalen Infektionen kann eine Bakteriämie ausgehen, die zur Ansiedlung in anderen Organen mit Abszessbildung, zur Sepsis oder auch zur Endokarditis führen kann. Die Sepsis kann einen häufig irreversiblen septischen Schock auslösen, der v. a. durch Makromoleküle mit Supraantigenwirkung, z. B. durch Peptidoglykan, Enterotoxin B oder Toxic-shock-syndrome-Toxin, vermittelt wird.

Ebenso wie die koagulasenegativen Staphylokokken vermag S. aureus sehr gut an die hydrophoben Oberflächen von Plastikmaterialien und Metallen zu adhärieren. Damit ist S. aureus ein wichtiger Erreger von Shuntinfektionen bei der Peritonealdialyse und bei Liquorableitungen sowie anderer Fremdkörperinfektionen, z. B. bei Gelenk- oder Herzklappenersatz.

Die exfoliative Dermatitis, auch »scaldet skin syndrome« (SSS) oder M. Ritter v. Rittershain genannt, und das TSS sind im Wesentlichen toxinbedingt.

Etwa 18–20% aller S.-aureus-Stämme der natürlichen Besiedler bilden TSST-1.

29.2.1.6 Diagnostik

Da Staphylokokken schon natürlicherweise weit verbreitet sind, ist bei Wundinfektionen eine Materialentnahme aus der Tiefe der Wunde unerlässlich, ebenso der Nachweis aus mehreren Blutkulturen. Obgleich eine Reihe extrazellulärer Produkte von S. aureus wie α-Hämolysin und DNase gute Antigene sind, sind sie für die Diagnostik nicht von großer Bedeutung, weil sie in vivo bei S.-aureus-Infektionen nur in 50% der Fälle exprimiert werden. Die Kultur von S. aureus auf Blutagar ist unproblematisch, besonderer Aufmerksamkeit bedürfen »small colony variants«. Für die Speziesdiagnostik ist der Nachweis gram- und katalasepositiver Haufenkokken mit Koagulasebildung ausreichendes Kriterium.

! Bei Verdacht auf TSS untersucht man, ob die isolierten Erreger TSST-1 produzieren und gleichzeitig Antikörper gegen das Toxin fehlen.

29.2.1.7 Therapie

S.-aureus-Stämme aus Infektionen, die außerhalb von Krankenhäusern erworben wurden, sind zu etwa 60% resistent gegen Benzylpenicillin und zumeist empfindlich gegen alle anderen staphylokokkenwirksamen antibakteriellen Chemotherapeutika. Multiresistente S.-aureus-Stämme mit Oxacillinresistenz sind zu 95% auch resistent gegen Fluorchinolone der Gruppe III und zu 60–70% gegen Gentamicin, Makrolide und Linkosamidine. Bisher wurde keine Resistenz gegen Glykopeptide nachgewiesen, in Einzelfällen aber verminderte Empfindlichkeit (»glycopeptide intermediate susceptible s. aureus« GISA).

Für die Behandlung von Infektionen mit penicillinempfindlichen Staphylokokken ist infolge der hohen Wirksamkeit Penicillin G Mittel der Wahl; Alternativen sind Cephalosporine der Gruppen I und II, Clindamycin und Makrolide. Für penicillinresistente, oxacillinempfindliche Erreger sind Flucloxacillin oder Cephalosporine der 1. und 2. Gruppe Therapeutika der 1. Wahl, Clindamycin sowie Makrolide Alternativen. Bei Nachweis oxacillinresistenter Stämme sind Vancomycin und Teicoplanin Mittel der 1. Wahl. Rifampicin oder Fusidinsäurenatrium als Alternativen sollten nur in Kombinationen, z. B. bei nachgewiesener Empfindlichkeit mit Trimethoprim/Sulfonamid eingesetzt werden, um Resistenzentwicklung zu vermeiden. Für die Behandlung der Endokarditis wird der Synergismus zwischen zellwandwirksamen Antibiotika wie β-Laktame, im Fall von oxacillinresistenten Stämmen Glykopeptide und Aminoglykosiden ausgenutzt.

Für die Behandlung des staphylogenen TSS hat sich die weitere Kombination eines zellwandwirksamen Antibiotikums mit Clindamycin, das die Proteinsynthese am Ribosom hemmt, als sehr wirksam erwiesen.

29.2.1.8 Prävention

Bemühungen um die Entwicklung einer gegen S.-aureus-Infektionen gerichteten Vakzine blieben bisher erfolglos. Shuntinfektionen bei Dialysepatienten hat man erfolgreich vorbeugen können, indem durch nasale Applikation von mupirocinhaltiger Salbe die mit S. aureus besiedelte Nasenschleimhaut saniert wurde.

29.2.2 Koagulasenegative Staphylokokken (KNS)

29.2.2.1 Einleitung

Rosenbach fasste 1884 die koagulasenegativen Staphylokokken (KNS) in der Spezies S. pyogenes albus zusammen. 1908 nannten Winslow und Winslow sie S. epidermidis. Baird-Parker unterschied 1963 5 Biotypen. Im Jahr 1974 wurde die Spezies S. saprophyticus durch Digranes u. Oeding abgegrenzt. Mit der Anwendung einer breiteren Palette von biochemischen Merkmalen sowie einer vertieften Analyse der Zellwandchemie und der Atmungskette durch Schleifer u. Kloos wurden die KNS ab 1975 in eine Vielzahl von Spezies differenziert.

KNS galten lange als apathogen. Erst seit parallel zu den Fortschritten der Medizin mehr und mehr Plastikmaterialien z. B in der Ersatzchirurgie oder auch als Katheter eingesetzt wurden, stieg die Bedeutung der KNS als Erreger von Krankenhausinfektionen. Die grundlegenden Arbeiten von Peters u. Locci sowie von Christensen zu Beginn der 1980er-Jahre zeigten die Adhärenz von KNS an hydrophobe Oberflächen und waren Ausgangspunkt für weitere Studien zur Pathogenese von Plastikinfektionen.

29.2.2.2 Taxonomie

Bisher wurden 30 KNS-Spezies voneinander abgegrenzt. Da sie sich eindeutig in den spezifischen Sequenzen der 16S-rRNA-Gene unterscheiden (■ s. Abb. 29-1), ist die Speziesdiagnostik auch mittels PCR möglich.

29.2.2.3 Erregermerkmale

Eine Reihe von Untersuchungen weist darauf hin, dass alle S.-epidermidis-Stämme aufgrund hydrophober Interaktionen an Kunststoffoberflächen adhärieren können. Nach diesem ersten Schritt der Fremdkörperinfektion wird in der sog. akkumulativen Phase ein Biofilm gebildet, und es kommt zu einer interzellulären Adhäsion der KNS-Zellen, an der ein Polysaccharidadhäsin sowie ein Oberflächenprotein mit dem Molekulargewicht (MG) von 60.000 beteiligt sind. Bei S. saprophyticus wurden als Pathogenitätsmerkmale die Urease sowie ein für die Plastikadhärenz und für die Bindung an Fibronektin verantwortliches Protein mit MG 140.000 gefunden.

29.2.2.4 Epidemiologie

KNS besiedeln die Haut und Schleimhäute beim Menschen, bei Säugetieren und auch bei Vögeln und Fischen mit verschiedenen Spezies und oft mit mehreren verschiedenen Stämmen einer Spezies. Neben einer Reihe von KNS-Spezies, die sowohl beim Menschen als auch beim Tier vorkommen, wurden be-

Tabelle 29-2. Koagulasenegative Staphylokokken und ihre Bedeutung als Infektionserreger

Staphylococcus	Bedeutung als Infektionserreger
S. epidermidis	Häufig bei Fremdkörperinfektionen und davon ausgehender Sepsis, bei CAPD-Peritonitis; Endophthalmitis, Harnwegsinfektionen im Zusammenhang mit Katheterisierung
S. saprophyticus	Harnwegsinfektionen
S. capitis, S. cohnii, S. haemolyticus, S. hominis, S. lugdenensis, S. schleiferi, S. simulans, S. warneri, S. xylosus[a]	Als Infektionserreger weniger häufig
S. arlettae[a], S. auricularis, S. caseolyticus[a], S. caprae, S. carnosus[a], S. delphini[a], S. equorum[a], S. falis[a], S. gallinarum[a], S. kloosi[a], S. lentus[a], S. muscae[a], S. pasteuri[a], S. piscifermentans[a], S. sciuri[a], S. vitulus[a]	Als Infektionserreger bisher unbekannt bzw. sehr selten

[a] Spezies, die hauptsächlich bei Tieren vorkommen.

stimmte Spezies bisher nur beim Tier bzw. in Lebensmitteln, die vom Tier stammen, gefunden. Eine Übersicht hierzu gibt Tabelle 29-2.

Übertragung

Infektionen mit KNS können von der körpereigenen Besiedelung der betroffenen Patienten ausgehen, sie können aber auch als Schmierinfektion verbreitet werden. Ebenso wie bei S. aureus kommt im Krankenhaus den Händen des Personals hier eine besondere Bedeutung zu.

Infektionen

Die überwiegende Mehrzahl nosokomialer KNS-Infektionen wird durch mehrfach resistente Hospitalstämme verursacht. KNS-Infektionen geht eine Kolonisierung von Patienten und Personal mit solchen Hospitalstämmen voraus. Bisher gibt es nur wenige Berichte über die klonale Ausbreitung bestimmter Hospitalstämme im Krankenhausmilieu.

Risikogruppen

Das Risiko, eine KNS-Infektion zu akquirieren, ist immer groß für Patienten mit Venenkathetern, Peritonealdialyse- oder Liquorshunts sowie für Personen, die in der Orthopädie oder Chirurgie mit Plastikmaterialien, z. B. für einen Gelenkersatz, versorgt wurden.

29.2.2.5 Erkrankungen

Außer für Harnwegsinfektionen durch KNS-Spezies brauchen Personen gewisse Prädispositionen, z. B. durch Vorerkrankungen und deren Behandlung, damit KNS eine Infektion hervorrufen kann. Die Mehrzahl der KNS-Infektionen steht als sog. Plastikinfektion in Verbindung mit intravasalen Kathetern und Shunts, mit Ableitungen bei kontinuierlicher ambulanter Peritonealdialyse (CAPD), mit Gelenkersatz, künstlichen Augenlinsen und mit Mammaplastiken. Begünstigt werden derartige Infektionen, wenn die Betroffenen z. B. wegen zytostatischer Therapie oder nach Transplantation immungeschwächt sind. Auch Neu- und besonders Frühgeborene sind stärker gefährdet.

Fremdkörperassoziierte Infektionen können zur Sepsis führen. Beim Einsatz künstlicher Herzklappen entwickelt sich in 1–3% der Fälle eine Endokarditis.

Von KNS-Infektionen künstlicher Gelenke und anderer in der Orthopädie und Traumatologie verwendeter Materialien können Osteomyelitiden ausgehen, die das umgebende Knochengewebe betreffen.

KNS sind mit 40–60% die häufigsten Erreger von Shuntinfektionen bei Hydrozephalusableitungen, v. a. bei Frühgeborenen mit verminderter Immunabwehr. Bei Dialysepatienten sind KNS häufige Erreger von Infektionen der CAPD-Ableitungen, die zu einer Peritonitis führen können. Die Bedeutung der einzelnen KNS-Spezies als Infektionserreger ist in Tabelle 29-2 zusammengestellt.

Bei Drogenabhängigen ist darüber hinaus eine Rechtsherzendokarditis mit KNS bekannt.

29.2.2.6 Diagnostik

Wegen der weiten Verbreitung von KNS ist es in der klinisch-mikrobiologischen Diagnostik sehr wichtig, zwischen KNS als Erreger einer Sepsis z. B. nach Fremdkörperinfektion und einer möglichen Kontamination zu untersuchender Blutkulturen zu unterscheiden. Es ist deshalb erforderlich, mehrere Blutkulturen zu verschiedenen Zeiten von unterschiedlichen Entnahmeorten zu bearbeiten. Findet man gleiche KNS-Spezies mit dem gleichen Antibiogramm, so ist das ein Hinweis auf KNS als Infektionserreger, der durch molekulare Typisierung bestätigt werden kann. Für die Speziesdiagnose werden heute überwiegend vorgefertigte Testpaletten für biochemische Merkmale eingesetzt, deren Ergebnisse mittels Kodebuch oder effizienter mittels Computer ausgewertet werden.

29.2.2.7 Therapie

Da Erkrankungen durch KNS vorwiegend Fremdkörperinfektionen sind, sollte man versuchen, das infizierte Material, z. B. einen Venenkatheter, zu entfernen. Grundsätzlich gelten für die Antibiotikabehandlung von Infektionen mit KNS die gleichen Kriterien wie für S.-aureus-Infektionen. Mehrfachresistenz von KNS, einschließlich der Oxacillinresistenz, beobachtet man in bis zu 60% der Fälle, also deutlich häufiger als bei S. aureus. Etwa 30% aller S.-haemolyticus-Stämme haben für Teicoplanin eine mittlere Hemmkonzentration (MHK) im intermediären Bereich. Ungefähr 1% der S.-epidermidis-Stämme sind unempfindlich gegen Glykopeptide.

29.2.2.8 Prävention

Da koagulasenegative Staphylokokken zur Hautflora gehören, ist eine allgemeine Prophylaxe von Katheterinfektionen kaum möglich. Bei Anlegen der Katheter sollte auf möglichst geringe physikalische Belastung der Eintrittsstelle geachtet werden. Für die Implantationschirurgie gelten besonders hohe aseptische Ansprüche.

Fazit für die Praxis

- Klinische Manifestationen:
  - S. aureus: Wundinfektionen, Furunkel, Karbunkel, Impetigo, Sepsis, Osteomyelitis, Pneumonie, Dermatitis exfoliativa, Toxinschocksyndrom. Nosokomial: Wundinfektion, Beatmungspneumonie, Sepsis, Fremdkörperinfektionen.
  - Koagulasenegative Staphylokokken: katheterassoziierte Sepsis, Fremdkörperinfektionen.
- Diagnostik:
  Gram-Präparat vom klinischen Originalmaterial, Erregernachweis. Bei toxischen S.-aureus-Infektionen Nachweis des Toxinbildungsvermögens mittels PCR-Nachweis relevanter Gene (eta, etv, tsth) bzw. für Toxinschocksyndromtoxin Agglutinationstest.
- Therapie:
  Bei Infektionen außerhalb der Krankenhäuser Flucloxacillin bzw. Cephalosporin der Gruppen I und II, Clindamycin oder Makrolide als Alternative. Bei nachgewiesener Empfindlichkeit: Penicillin G.
  Bei nosokomialen Infektionen und Wahrscheinlichkeit der Verbreitung von mehrfach resistenten S. aureus (MRSA) kalkuliert Glykopeptid, bei schweren Infektionen (Pneumonie mit S.-aureus-Sepsis) in Kombination mit Rifampicin. Weitere Alternativen sind Linezolid, Quinupristin/Dalfopristin, ggf. Änderung nach Vorliegen des Ergebnisses der Resistenzbestimmung.
- Epidemiologie und Prophylaxe:
  Wenn MRSA auftreten, Hygienemaßnahmen einleiten; Isolierpflege betroffener Patienten ist dabei unerlässlich; Information der Zieleinrichtung bei Verlegung. Prophylaxe von Shuntinfektionen bei dialysepflichtigen Patienten durch Sanierung des nasalen Trägertums (Mupirocinsalbe).
- Meldepflicht:
  Ausbrüche von Krankenhausinfektionen.

Literatur zu Kap. 29.2.1 und 29.2.2

Fleischer B (1994) The staphylococcal enterotoxins. In: Möllby R, Flock J-I, Nord C, Christinsson B (eds) Staphylococci and staphylococcal infections. G. Fischer, Stuttgart Jena New York

Herrmann M, Peters G (1997) Catheter associated infections caused by coagulase-negative staphylococci: clinical and biological aspects. In: Seifert H, Jansen B, Farr B (Hrsg) Catheter related infections. Dekker, New York Basel

Kloos W, Bannermann T (1994) Update on clinical significance of coagulase negative staphylococci. Clin Microbiol Rev 7: 117–140

Meyer W (Hrsg) (1984) Staphylokokken und Staphylokokken-Erkrankungen. VEB G. Fischer, Jena

Pulverer G (1996) Diagnostik von Staphylokokken. Nova Acta Leopoldina, NF 73, Nr. 296: 67–75

Witte W (1996) Koagulasenegative Staphylokokken, klinische Bedeutung und Besonderheiten bei der Sensibilitätstestung. Chemother J 5: 7–12

Witte W (1997) Recent epidemiological aspects of antibiotic resistance in staphylococci and enterococci. Biospektrum (Sonderausgabe): 9–13

29.2.3 Streptokokkenklassifikation

H. Scholz

Streptokokken können nach Lancefield in die Gruppen A bis W eingeteilt werden, wobei die Streptokokken der Gruppe D heute in der eigenen Gattung Enterococcus zusammengefasst werden. Streptokokken können auch entsprechend ihres Hämolyseverhaltens in α-, β- und γ-hämolysierende Streptokokken oder nach biochemischen Merkmalen klassifiziert werden.

Da keine Einteilung allen Ansprüchen genügt, unterscheidet man gegenwärtig am besten nur zwischen β-hämolysierenden und nicht-β-hämolysierenden Streptokokken. Zur ersten Gruppe gehören unter anderen S. pyogenes (A-Streptokokken) und S. agalactiae (B-Streptokokken). Die zweite Gruppe besteht aus Streptokokken der Viridans-Gruppe, Pneumokokken und Darmstreptokokken (Abb. 29-2).

Streptokokken sind in der Natur weit verbreitet, so im Wasser, im Boden, in Milch und Milchprodukten und im Gastrointestinaltrakt von Mensch und Tier. Es gibt mindestens 24 verschiedene Gruppen von Streptokokken. Die grampositiven, mikroskopisch in kurzen Ketten angeordneten, β-hämolysierenden Streptokokken der Gruppe A (GAS) sind neben Gruppe-B-Streptokokken und Pneumokokken die wichtigsten humanpathogenen Vertreter dieser Gattung.

29.2.4 Streptococcus pyogenes

29.2.4.1 Taxonomie

Streptococcus pyogenes gehört zu den β-hämolysierenden Streptokokken und nach der Lancefield-Einteilung zur Gruppe der A-Streptokokken.

29.2.4.2 Epidemiologie

GAS

Die β-hämolysierenden Gruppe-A-Streptokokken sind in der Natur weit verbreitet und können eine Vielzahl von Infektionskrankheiten verursachen. Bedeutungsvoll sind sie als Erreger der Tonsillopharyngitis, des Scharlachs, des Erysipels, einiger schwerer systemischer Infektionskrankheiten und von Haut- und Weichteilinfektionen.

Erkrankungen durch GAS

Infektionen durch GAS können in jedem Alter auftreten, besonders häufig sind sie im Alter von 4–10 Jahren. Zusammenleben auf engem Raum, z. B. in der Familie, in Kindergemeinschaftseinrichtungen oder Kasernen, erhöht die Morbidität. Scharlach gehört hierzulande zu den häufigsten bakteriellen Infektionskrankheiten. Etwa 10–20% der Tonsillopharyngitiden sind durch GAS bedingt. Der Häufigkeitsgipfel der GAS-Infek-

III. Erreger

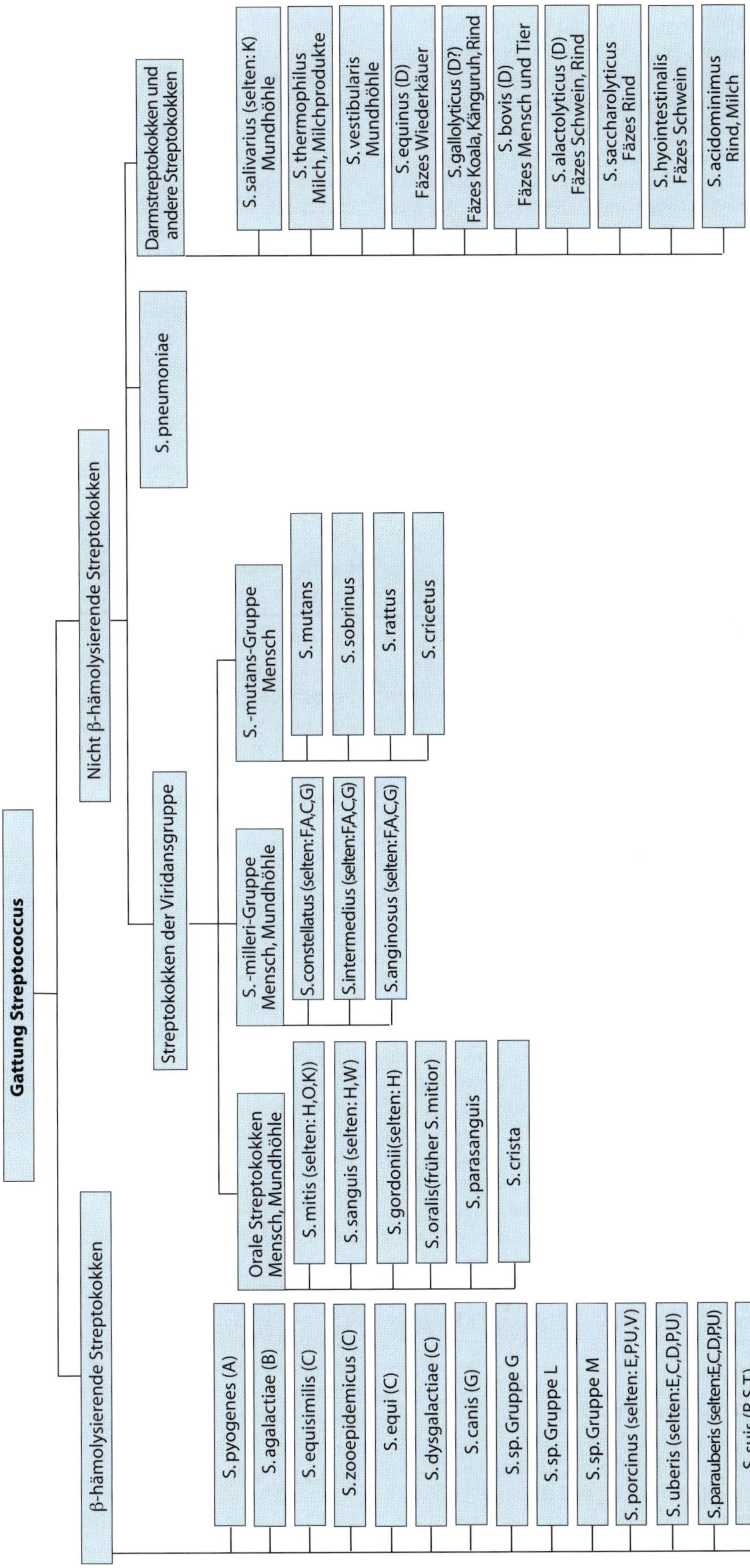

Abb. 29-2. Einteilung der Streptokokken

Hagen

Fr. 15.4.11
39°C „Mund tut weh"
Nach Paracetamol → Besserung

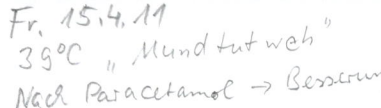

tionen liegt in den Wintermonaten und im Frühjahr. Da die Immunität typenspezifisch ist, sind wiederholte Infektionen möglich.

Streptokokken werden gewöhnlich von Kranken durch Tröpfchen und bei Hautinfektionen durch Kontakt übertragen. In Endemiezeiten kann bei bis zu 25% der Bevölkerung der Nasenenrachenraum mit GAS besiedelt sein. Die Wahrscheinlichkeit, dass diese Personen andere mit GAS anstecken, ist gegenüber vaginalen und analen Keimträgern eher gering. Vereinzelt kann eine GAS-Infektion auch von kontaminierten Lebensmitteln wie z. B. Milch ausgehen. Haustiere sind nur ausnahmsweise Vektoren. Kausal behandelte Patienten sind nach 24 Stunden nicht mehr kontagiös.

Das rheumatische Fieber, eine Folgeerkrankung der Streptokokkeninfektion, ist in den Industrieländern selten geworden. Man sollte aber immer damit rechnen, dass lokal die Inzidenz des rheumatischen Fiebers ebenso wie die der schweren invasiven GAS-Infektionen plötzlich ansteigen kann.

Die Inkubationszeit für GAS-Infektionen beträgt 2–4 Tage, für Impetigo etwa 1 Woche.

29.2.4.3 Pathogenese

Von GAS sind über 80 verschiedene M-Protein-Typen bekannt. M-Proteine sind der wichtigste Virulenzfaktor. Sie behindern die Phagozytose durch Monozyten und Granulozyten. M-Protein-Antikörper vermitteln nur eine spezifische Immunität gegen den zugehörigen M-Typ. Ein vermeintliches Rezidiv lässt sich somit nicht selten als Neuinfektion durch einen anderen M-Typ erklären.

GAS bilden Hämolysine, sog. Streptolysine, Enzyme wie Streptokinase, Hyaluronidase und Desoxyribonuklease und, wenn sie mit einem bestimmten Phagen infiziert sind, pyrogene Exotoxine, die früher als erythrogene Toxine bezeichnet wurden. Die pyrogenen Exotoxine sind für den Scharlach verantwortlich. Von ihnen gibt es wenigstens 2, die zudem keine lebenslange Immunität ausbilden. Ein Mensch kann somit mehrfach an Scharlach erkranken. Das pyrogene Toxin A ist mit dem streptokokkenbedingten toxischen Schocksyndrom assoziiert.

Die komplizierten Wechselwirkungen zwischen Bakterien und Wirtszellen, die zu den lebensbedrohlichen Krankheitsbildern des toxischen Schocksyndroms und seiner Untergruppen, der nekrotisierenden Fasziitis und der Myositis führen, sind heute ansatzweise bekannt. Bakterienzellwandprodukte und mikrobielle Proteine, die sog. Superantigene, bedingen eine überschießende Ausschüttung von Zytokinen und freien Radikalen (Stickoxid etc.), die letztendlich den Schock auslösen.

Die nekrotisierende Fasziitis (Low u. McGeer 1998) wird außer durch GAS manchmal auch durch andere Streptokokken, durch Staphylokokken, Vibrionen und Anaerobier verursacht. Nicht selten liegt eine Mischinfektion vor.

29.2.4.4 Krankheiten

Tonsillopharyngitis (Angina tonsillaris)

Die Patienten erkranken plötzlich mit Fieber und Schluckbeschwerden. Ihre Stimme wird kloßig, der Allgemeinzustand ist reduziert. Die Tonsillen sind gerötet und meist mit gelblichen Stippchen oder lakunären Belägen belegt. Die Kieferwinkellymphknoten sind schmerzhaft geschwollen.

Scharlach

Scharlach ist gekennzeichnet durch ein feinfleckiges Exanthem am ganzen Körper, das die Innenseiten der oberen und unteren Extremitäten bevorzugt (Schenkelbeugen) und die Mundpartie ausspart (blasses Munddreieck). Das Exanthem kann manchmal auch vielgestaltig sein (Scarlatina variegata) und mit Bläschenbildung einhergehen (Scarlatina miliaris). Weiterhin sind ein Enanthem, eine Tonsillitis/Angina und eine Himbeerzunge, die anfangs weißlich belegt ist, für den Scharlach charakteristisch. In der Rekonvaleszenz kommt es besonders an den Handinnenflächen und an den Fußsohlen zu einer klein- bis groblamellären Schuppung.

Eine Sonderform ist der Wundscharlach, bei dem das Exanthem von einer Wunde als Eintrittspforte ausgeht, Angina und Enanthem fehlen.

Erysipel

Das Erysipel ist eine lokale Infektion der Haut und des Unterhautfettgewebes. Es ist durch eine schmerzhafte, scharf abgegrenzte, erhabene Rötung der Haut gekennzeichnet. Die Patienten haben Fieber, ihr Allgemeinzustand ist reduziert. Das Erysipel kann rezidivieren oder in ein chronisches Stadium übergehen. Die Kontagiosität des Erysipels ist gering.

Andere Streptokokkeninfektionen

Von den Haut- und Weichteilinfektionen sind u. a. Impetigo, Phlegmone, postoperative Wundinfektionen, infizierte Verbrennungswunden, neonatale Omphalitis und perianale Dermatitis zu nennen. Seltener sind GAS Erreger bei Otitis media, Mastoiditis, Sinusitis, Lymphadenitis, Pneumonie, Arthritis, Osteomyelitis, Meningitis oder Sepsis.

Streptokokkentoxinschocksyndrom

Zu den besonders schweren Krankheiten gehören die nekrotisierende Fasziitis und das lebensbedrohliche Streptokokkentoxinschocksyndrom (STSS). Am STSS können Personen jeder Altersstufe erkranken. Als Risikofaktoren gelten chronische Organ- und schwere Grundkrankheiten, Diabetes mellitus, Varizellen, periphere Gefäßkrankheiten mit Ischämie und die Therapie mit Steroiden und mit nichtsteroidalen Antiphlogistika.

Fieber und vor allem Schmerzen unklarer Ätiologie sind Frühsymptome. Charakteristisch ist ein kleinfleckiges, diffuses Exanthem mit Schuppung. Schock und der Befall mehrerer Organe wie Niere, Leber, Gerinnungssystem, Lunge, Haut und Weichteile führen zum Multiorganversagen.

Nekrotisierende Fasziitis

Bei der nekrotisierenden Fasziitis (Kaul 1997; Low 1998) verfärbt sich die Haut über dem betroffenen Areal bläulich-rot bis bläulich-grau, und es bilden sich konfluierende Blasen mit visköser, rötlicher Flüssigkeit. Bei einem großen Teil der Patienten besteht ein Toxinschocksyndrom. Die Risikofaktoren ähneln denen für das Toxinschocksyndrom. Die Infektion entsteht oft durch ein Trauma. Kinder erkranken seltener, die Hälfte von ihnen leidet an Varizellen.

29.2.4.5 Diagnostik

Ein charakteristisches klinisches Bild reicht für die Diagnose der Tonsillopharyngitis oft aus. Die Differenzierung zwischen viraler und bakterieller Ätiologie ist aber nicht immer leicht. Selbst mit einem Streptokokkenschnelltest und/oder einer Kultur kann nicht sicher zwischen einer Streptokokkentonsillopharyngitis und einem Streptokokkenträger bei viraler Tonsillopharyngitis unterschieden werden. Der Nachweis von Antikörpern gegen Streptolysine und andere Antigene kann hilfreich sein, seine Bedeutung für die Praxis ist jedoch begrenzt. Weiterhin ist differenzialdiagnostisch an Herpangina durch Coxsackie-Viren, infektiöse Mononukleose, Leukämie, Agranulozytose und auch heutzutage immer an die Diphtherie zu denken.

Die Diagnose »Scharlach« wird ebenfalls weitgehend klinisch gestellt. Da Scharlach gegenwärtig häufig abortiv auftritt, sind Fehldiagnosen nicht zu vermeiden. Die Differenzialdiagnose des scarlatiniformen Exanthems schließt u. a. Viruskrankheiten wie Röteln, Ringelröteln, Exanthema subitum, infektiöse Mononukleose, Exantheme durch respiratorische und enterale Viren und allergische Exantheme, z. B. durch Arzneimittel, ein. Bei den Sonderformen sind auch Masern und Varizellen auszuschließen.

In der Differenzialdiagnose des Erysipels sind Erythema migrans, Erysipeloid und der Insektenstich zu beachten.

Das Streptokokkentoxinschocksyndrom ist definiert durch Hypotonie, Befall von mindestens 2 Organen und Nachweis von GAS aus normalerweise sterilem Gewebe. Bei Nachweis von Streptokokken aus nichtsterilem Gewebe und Ausschluss anderer Ursachen besteht begründeter Verdacht auf das Toxinschocksyndrom. Differenzialdiagnostisch ist zwischen nekrotisierender Fasziitis, Gasbrand (Clostridien), Myositis, Erysipel und dem Streptokokken- und Staphylokokkentoxinschocksyndrom zu unterscheiden. Die Diagnose wird primär klinisch gestellt.

Die nekrotisierende Fasziitis ist darüber hinaus gegen die Phlegmone abzugrenzen. Sonographisch lässt sich die Nekrose der Faszie erkennen, histologisch findet man am Ort des Geschehens eine massive polymorphkernige Infiltration, Bakterien, ein Ödem, Thrombosen der Kapillaren und Nekrosen des befallenen Gewebes. Der Nachweis der Streptokokken oder anderer Erreger durch Abstriche und Punktion von Hautblasen gilt als mikrobiologische Notfalldiagnostik und darf nicht zur Verzögerung der kausalen Therapie führen.

29.2.4.6 Therapie

Die Tonsillopharyngitis und andere Krankheiten durch GAS sollten mit Antibiotika behandelt werden. Die Antibiotikatherapie reduziert Krankheitsdauer, Dauer der Kontagiosität und Häufigkeit von Komplikationen und Folgekrankheiten (rheumatisches Fieber).

Mittel der Wahl in der Behandlung der Tonsillopharyngitis ist nach wie vor Penicillin V. Die Versagerquote ist jedoch hoch, v. a. wegen schlechter Compliance und zu niedriger Gewebespiegel. Deshalb sollte Penicillin V bei Kindern mit 100.000 IE/kg/Tag, max. 2 Mio. IE/Tag, und bei Erwachsenen mit 3 Mio. IE/Tag dosiert und in 2–3 Einzeldosen (Raz 1995) über 10 Tage (Bisno 1997) verabfolgt werden. Die Patienten bzw. die Eltern sind darauf hinzuweisen, dass mit dem Verschwinden der Symptome noch nicht gesichert ist, dass auch die Bakterien eliminiert worden sind. Als Alternative bei schlechter Compliance gelten Depotpenicilline und wegen ihrer hohen Wirksamkeit Oralcephalosporine mit schmalem Spektrum. Gibt man wegen Penicillinallergie Makrolidantibiotika, muss man beachten, dass die Resistenzrate in Deutschland gegenwärtig etwa 10% beträgt.

Wenn davon auszugehen ist, dass die Therapiedauer von 10 Tagen nicht eingehalten wird, sollte besser ein Antibiotikum gewählt werden, das eine Fünftagetherapie ermöglicht, z. B. Cefuroximaxetil, Loracarbef oder Amoxicillin-Clavulansäure (Adam et al. 2000) sowie Telithromycin. Azithromycin ist für eine Dreitagetherapie zugelassen, wegen der hohen Resistenzrate aber nur bedingt zu empfehlen.

Tonsillenabstriche nach der Behandlung sind nicht notwendig, außer bei Patienten mit frühem Rezidiv oder wenn in der Gemeinschaft des Patienten eine Person mit Zustand nach rheumatischem Fieber oder Glomerulonephritis oder mit Immundefizienz lebt. Symptomfreie Personen mit erneutem Nachweis von GAS brauchen bis auf die genannten Ausnahmen nicht ein 2. Mal behandelt zu werden.

Scharlach wird wie eine Tonsillopharyngitis behandelt. Bei einer Impetigo gibt man lokal und/oder systemisch Antibiotika, die gegen GAS und Staphylokokken wirksam sind.

Schwere Infektionen durch GAS werden mit Penicillin G i.v. therapiert. Kinder erhalten 250.000 IE/kg/Tag, Erwachsene 4- bis 6-mal 5 Mio. IE/Tag. Beim Streptokokkentoxinschocksyndrom und seinen Unterformen muss so früh wie möglich mit der Therapie begonnen werden. Man behandelt mit Penicillin G plus Clindamycin. Eine chirurgische Konsultation ist zu empfehlen, außerdem sind intensivmedizinische Maßnahmen einzuleiten. Manche Autoren glauben, dass eine hochdosierte i.v.-Gabe von Immunglobulinen die Prognose verbessern kann.

Prognose

Die meisten Infektionen durch GAS heilen bei einer kausalen Therapie schnell und komplikationslos. Nach einer Tonsillopharyngitis können sich Peritonsillar- und Retropharyngealabszess, purulente Lymphadenitis colli und Rezidive entwickeln. Die Letalität schwerer Streptokokkeninfektionen wie Toxinschocksyndrom, Fasziitis und Myositis ist trotz Antibiotikatherapie sehr hoch. Bei Vorliegen von mindestens einem Risikofaktor, hohem Alter und inadäquater chirurgischer Behandlung der Fasziitis ist die Prognose besonders schlecht.

Von den Folgekrankheiten einer Streptokokkeninfektion wird v. a. das rheumatische Fieber (Polyarthritis, Karditis etc.) gefürchtet. Die Prognose der Chorea minor und der Glomerulonephritis, die von manchen Autoren nicht mehr zu den Folgekrankheiten gerechnet wird, ist meist gut.

Nach einer akuten Tonsillopharyngitis kann sich eine sog. poststreptokokkenreaktive Arthritis entwickeln. Einige dieser Patienten können an einer Karditis erkranken. Daher ist eine sorgfältige Nachbetreuung über mehrere Monate erforderlich, die evtl. mit einer Penicillinprophylaxe bis zu einem Jahr kombiniert werden sollte.

Unter dem Begriff PANDAS werden neuerdings neuropsychiatrische Krankheiten, überwiegend Tics, das Tourette-Syndrom und Zwangssymptome beschrieben, die erstmals im Zusammenhang mit Erkrankungen durch GAS beobachtet wurden oder sich danach verschlechterten. Möglicherweise handelt es sich bei PANDAS um eine überwiegend neuropsychiatrische Form der Chorea.

29.2.4.7 Prophylaxe

Patienten mit einer akuten Streptokokkeninfektion können nach einer 24-stündigen Antibiotikabehandlung wieder Gemeinschaftseinrichtungen besuchen, wenn es ihr Allgemeinzustand erlaubt. Symptomfreie Kontaktpersonen brauchen weder mikrobiologisch untersucht noch behandelt zu werden, außer wenn in der Gemeinschaft eine Person mit Zustand nach rheumatischem Fieber oder Glomerulonephritis oder ein immundefizienter Patient leben. Gleiches gilt für symptomfreie Träger.

Patienten mit rheumatischem Fieber sollten für mindestens 5 Jahre, bei einem Rezidiv lebenslang, eine Chemoprophylaxe erhalten. Die Dosierung sollte für Kinder Penicillin V 2-mal 200.000–400.000 IE/Tag oder Benzathin-Penicillin 1,2 Mio. IE alle 4 Wochen betragen. Makrolide können nur noch eingeschränkt zur Rezidivprophylaxe eingesetzt werden. Patienten mit einem rheumatischen Herzklappenfehler sollten vor einem invasiven Eingriff (Zahnarzt, Operation etc.) eine Endokarditisprophylaxe erhalten.

Bei Patienten mit einem rezidivierenden Erysipel kann, wenn Risikofaktoren wie Varikosis, lymphatische Abflussstörung oder ekzematöse Hautveränderungen vorliegen, eine Langzeitprophylaxe mit Depotpenicillin sinnvoll sein.

Es gibt noch keine wirksame Schutzimpfung.

Fazit für die Praxis

Infektionen durch Gruppe A-Streptokokken (GAS) sind häufig und sollten möglichst immer mit Antibiotika behandelt werden. Mittel der Wahl sind Penicilline mit schmalem Spektrum. Als Alternative stehen Cephalosporine, Clindamycin und neuerdings Telithromycin zur Verfügung. Makrolide können aufgrund der Resistenzrate von etwa 10% nur noch bedingt empfohlen werden. Die meisten Infektionen durch GAS heilen komplikationslos.

Das Toxinschocksyndrom und die nekrotisierende Fasziitis erfordern eine frühe Diagnose: Fieber und Schmerzen unklarer Ätiologie sind diagnostisch hinweisend.

Literatur zu Kap. 29.2.3 und 29.2.4

Adam D, Scholz H, Helmerking M (2000) Short-course treatment of 4782 culture-proven cases of group A streptococcal tonsillopharyngitis and incidence of poststreptococcal sequelae. J Infect Dis 182: 509–516

Bisno AL, Gerber MA, Gwaltney JM, Kaplan EL, Schwartz RH (1997) Diagnosis and managment of group A streptococcal pharyngitis: A practice guidline. Clin Infect Dis 25: 574–583

Kaul R, McGeer A, Low DE, Green K, Schwartz B, Simor AE (1997) Population-based surveillance for group A streptococcal necrotizing fasciitis: clinical features, prognostic indicators, and microbiologic analysis of seventy-seven cases. Am J Med 103: 18–24

Low DE, McGeer A (1998) Skin and soft tissue infection: necrotizing fasciitis. Current opinion Infect Dis 11: 119–123

Raz R, Elchanan G, Colodner R, Reiss S, Schvartzman P, Tabenkin H, Leshem Y (1995) Penicillin V twice daily vs. four times daily in the treatment of streptococcal pharyngitis. Infect Dis Clin Practice 1: 50–54

29.2.5 Streptococcus pneumoniae

R. R. Reinert, R. Lütticken

29.2.5.1 Einleitung

Mehr als ein Jahrhundert ist vergangen, seitdem Sternberg in den USA und Pasteur in Frankreich erstmals Pneumokokken isolierten. Wahrscheinlich hat kein anderes grampositives Bakterium mehr zum Verständnis von bakteriellen Infektionen beitragen als der »Pneumococcus«. Die Bedeutung von Streptococcus pneumoniae als dem wichtigsten Erreger der Lungenentzündung wurde von Friedländer im Jahr 1882 erkannt. Damals bezeichnete man den Erreger noch als »Diplococcus pneumoniae«. Sternberg ordnete im Jahr 1897 den Diplococcus pneumoniae den Streptokokken zu.

Mit den Pneumokokken ist die Entwicklung der modernen Molekularbiologie eng verbunden. So konnte Griffith 1928 zeigen, dass Erbinformation von toten bekapselten auf lebende unbekapselte Stämme übertragen werden kann, sodass sie zur Kapselbildung befähigt werden. Die Entdeckung führte dazu, dass Avery, MacLeod und McCarty im Jahre 1944 die DNA als Träger der Erbinformation identifizierten.

29.2.5.2 Erregermerkmale und Taxonomie

Wie aus der ehemaligen Bezeichnung »Diplococcus pneumoniae« hervorgeht, sind Pneumokokken meist in einer Zweierformation gelagert. Pneumokokken (Streptococcus pneumoniae) sind taxonomisch eng mit vergrünenden Streptokokken, z. B. mit Streptococcus mitis oder Streptococcus oralis, verwandt. Sie wachsen auf Schafblutagar in aerober Atmosphäre mit einem deutlich sichtbaren Vergrünungshof (α-Hämolyse).

Je nach Konzentration des Kapselpolysaccharids sehen bekapselte Stämme mehr oder weniger schleimig aus. Ihre Empfindlichkeit gegenüber Optochin sowie ihre Gallelöslichkeit sind klassische Kriterien, um die Erreger mikrobiologisch zu identifizieren.

29.2.5.3 Epidemiologie

Pneumokokken finden sich bei etwa 10% der Erwachsenen und bei bis zu 60% der Kinder als Bewohner des Nasopharynx, ohne zur Erkrankung zu führen (symptomfreie Keimträger). In der Regel werden die Infektionserreger durch Tröpfchen übertragen. Pneumokokkeninfektionen treten mit einer jahreszeitlichen Häufung zwischen Dezember und April hauptsächlich auf der nördlichen Halbkugel auf.

! Das Risiko, an einer Pneumokokkeninfektion zu erkranken, ist besonders groß für kleine Kinder bis zum 5. und für ältere Erwachsene ab dem 60. Lebensjahr.

Zuverlässige epidemiologische Daten über Pneumokokkeninfektionen gibt es in Deutschland bislang nur von Kindern. Die Inzidenz der Pneumokokkenmeningitis beträgt in der Altersgruppe zwischen 0 und 5 Jahren etwa 4 Fälle pro 100.000 pro Jahr. Die Inzidenz invasiver Pneumokokkenerkrankungen wie Sepsis und Meningitis insgesamt bei Kindern dieser Altersgruppe beläuft sich auf etwa 20–40 Fälle pro 100.000. An invasiven Pneumokokkeninfektionen, insbesondere an Meningitiden, sterben ca. 5–10% der erkrankten Kinder.

! Unter den Überlebenden muss man in ca. 15% der Fälle damit rechnen, dass sie schwere Folgeschäden, z. B. Hörverlust, davontragen.

Die Inzidenz der Pneumokokkenpneumonien von Erwachsenen ist hierzulande vermutlich ähnlich hoch wie in den USA, wo von 100.000 Erwachsenen jährlich ca. 300 erkranken.

Immungeschwächte Personen wie HIV-positive Patienten haben gegenüber Gesunden ein bis zu 100fach höheres Risiko, an einer Pneumokokkensepsis zu erkranken.

Häufungen von Infektionen beobachtet man gelegentlich in Kindergärten und in räumlich beengten Lebensgemeinschaften, so z. B. in Gefängnissen und Altenheimen. Darüber hinaus ist bei einigen Volksgruppen wie den Eskimos und den Navajo-Indianern die Inzidenz von Pneumokokkeninfektionen deutlich erhöht.

29.2.5.4 Pathogenese

Wichtigster Pathogenitätsfaktor von Streptococcus pneumoniae ist die Polysaccharidkapsel, von der man heute 90 verschiedene Typen kennt. Die Kapseltypen werden mit der sog. Neufeld-Quellungsreaktion identifiziert und die Pneumokokken so in Serogruppen und -typen eingeteilt, die sich v. a. hinsichtlich ihrer Virulenz unterscheiden.

Die Polysaccharidkapsel sorgt dafür, dass polymorphkernige Granulozyten die Erreger nicht phagozytieren können.

Antikörper gegen das Kapselpolysaccharid sind in der Lage, vor Pneumokokkeninfektionen des gleichen Serotyps zu schützen. Wahrscheinlich besteht auch Kreuzprotektion zwischen verschiedenen Pneumokokkenserotypen einer Serogruppe, z. B. zwischen den Serotypen 19A und 19F.

In tierexperimentellen Studien wurde eine große Zahl weiterer für die Virulenz von Pneumokokken verantwortlicher Proteine identifiziert. Die wichtigsten sind das Pneumolysin, die Neuraminidase, die Hyaluronidase, das Pneumokokken-surface-Adhesin A (PsaA), die IgA_1-Protease und das auch als CbpA (»choline binding protein A«) oder SpsA (»pneumococcal secretory IgA binding protein« bekannte PspC (»pneumococcus surface protein C«). Da das komplette Pneumokokkengenom verfügbar ist, sind die Voraussetzungen gut, in den nächsten Jahren weitere Fortschritte zu machen, die genannten Virulenzfaktoren und ihre Bedeutung für die Pneumokokkenerkrankungen näher zu erforschen.

29.2.5.5 Erkrankungen

Meningitis

S. pneumoniae ist einer der wichtigsten Erreger der bakteriellen Meningitis sowohl im Kindes- als auch im Erwachsenenalter. Der Pneumokokkenmeningitis geht häufig eine Pneumokokkeninfektion der Atemwege mit begleitender Bakteriämie voraus.

! Die Letalität liegt bei Kindern mit 5–10% (s. oben) und bei älteren Erwachsenen und Risikopatienten mit bis zu 40% immer noch so hoch, dass die Pneumokokkenmeningitis nach wie vor eine äußerst gefürchtete Krankheit ist.

Pneumonie

Hinsichtlich Inzidenz und Morbidität bedeutsamstes Krankheitsbild bleibt die durch Pneumokokken verursachte, außerhalb des Krankenhauses erworbene Pneumonie, an der nach Schätzungen des Robert-Koch-Instituts in Deutschland pro Jahr 12.000 Menschen sterben.

Betroffen sind in erster Linie Patienten mit bestimmten Grundleiden, wie z. B. Karzinomerkrankungen, Diabetes mellitus, Alkoholkrankheit oder HIV-Infektion sowie anderen immunsuppressiven Erkrankungen.

Die Pneumokokkenpneumonie beeindruckt durch die rasche Progredienz des Krankheitsbildes. Die Patienten haben meist hohes Fieber, das von einer deutlichen Leukozytose begleitet wird. Im Verlauf der Pneumokokkenpneumonie kommt es in 20–40% der Fälle zu einer begleitenden Bakteriämie.

! Häufigste Komplikation der Pneumokokkenpneumonie ist das Pleuraempyem, an das man denken muss, wenn ein Patient nur verzögert auf die Therapie anspricht. Das Pleuraempyem muss in aller Regel drainiert werden.

Otitis media

Pneumokokken sind für etwa 30% aller akuten bakteriellen Mittelohrentzündungen verantwortlich. Eine Otitis media entwickelt sich häufig nach vorangegangener Virusinfektion. Bei Kindern ist die Otitis media eine der häufigsten Infektionserkrankungen überhaupt.

Sinusitis

Neben Haemophilus influenzae isoliert man als Erreger akuter Sinusitiden v. a. Pneumokokken.

OPSI-Syndrom

Das OPSI-Syndrom (»overwhelming post splenectomy infection syndrome«) ist eine besonders schwer verlaufende generalisierte Infektion splenektomierter Patienten. Die Erkrankung beginnt erfahrungsgemäß schleichend, verläuft dann plötzlich hochfieberhaft und endet in mehr als 50% der Fälle letal. In etwa der Hälfte der Fälle lassen sich Pneumokokken als Erreger nachweisen.

Seltene Erkrankungen

Pneumokokken können ferner eine Konjunktivitis verursachen, seltener weist man sie nach als Erreger von Endokarditis, Osteomyelitis, Haut- oder Weichteilinfektionen oder Peritonitis.

29.2.5.6 Diagnostik

Pneumonie

Das typische klinische Bild der Lobärpneumonie zeigen weniger als die Hälfte der Patienten mit Pneumokokkenpneumonien. Laborparameter wie Leukozytose und CRP-Erhöhung können keine spezifischen Hinweise auf den Infektionserreger geben, sodass auf die mikrobiologische Diagnostik nicht verzichtet werden sollte.

Für die mikrobiologische Untersuchung eignet sich Sputum, das wegen der hohen Kontaminationsgefahr durch die oropharyngeale Flora vom erfahrenen Untersucher bronchoskopisch oder durch transtracheale Aspiration gewonnen werden sollte. Anschließend muss es ohne Zeitverzögerung ins Labor gebracht werden, weil Pneumokokken ein Autolysin bilden und schnell absterben. Im Sputum sind die polymorphkernigen Granulozyten meist deutlich vermehrt.

Häufig sind die Infektionserreger bereits im Gram-Präparat als Diplokokken zu erkennen.

Von Pneumoniepatienten sollte immer eine Blutkultur angelegt werden, die erfahrungsgemäß in 20–40% der Fälle positiv ausfällt. Ist eine Therapie eingeleitet, kann die Diagnose vielfach nicht mehr gestellt werden, weil schon geringe Antibiotikagaben den kulturellen Erregernachweis unmöglich machen. Bei antibiotisch vorbehandelten Patienten kann der seit kurzem verfügbare Pneumokokkenantigennachweis aus dem Urin hilfreich sein.

Die Untersuchung auf Pneumokokkenantikörper im Rahmen der Pneumoniediagnostik ist nicht indiziert. Neuere molekularbiologische Methoden, wie z. B. die Pneumolysin-PCR aus dem Sputum, konnten im Rahmen von Studien erfolgreich eingesetzt werden, sind jedoch bislang nicht kommerziell erhältlich.

Meningitis

Bei Verdacht auf Pneumokokkenmeningitis sollte der Liquor umgehend mikroskopisch untersucht werden. Schon das Gram-Präparat kann Aufschluss über die Ätiologie der Erkrankung geben, weil sich die wichtigsten Meningitiserreger durchaus charakteristisch darstellen. Pneumokokken sind zahlreich vertreten und deutlich als lanzettförmige z.T. bekapselte Diplokokken zu erkennen.

Über die Standardnachweisverfahren Mikroskopie und Kultur hinaus kommen Antigennachweise, z. B. die Latexagglutination, zum Einsatz, deren diagnostische Wertigkeit in der Literatur jedoch nicht unumstritten ist. Auch neuere molekularbiologische Methoden sind vielversprechend, und sie werden in den nächsten Jahren sicherlich weiter verbreitet.

Die nichtkulturellen Verfahren zum Erregernachweis sind besonders nützlich bei Patienten, die bereits vor der mikrobiologischen Diagnostik Antibiotika erhalten haben.

Da in Deutschland zunehmende Antibiotikaresistenz von Pneumokokken beobachtet wird, sind alle Isolate schwerer Infektionen auf ihre Antibiotikasensibilität zu prüfen.

Otitis media

Die exakte mikrobiologische Diagnostik der Otitis media ist sehr schwierig. Obwohl neuere Arbeiten zeigen konnten, dass man aus Nasopharynxabstrichen den Erreger nicht zuverlässig isolieren kann, sind hierzulande invasive diagnostische Verfahren wie die Parazentese zur Gewinnung geeigneten Untersuchungsmaterials wenig gebräuchlich.

29.2.5.7 Therapie

Pneumokokkeninfektionen müssen unter Beachtung der lokalen Resistenzsituation behandelt werden. Auch in Deutschland sind in den vergangenen Jahren Pneumokokken mehr und mehr gegen Penicillin G resistent geworden. Verschiedene Studien zeigen einen Anteil von Stämmen mit verminderter Penicillinempfindlichkeit (MHK $\geq$0,1 mg/l) von 5–10%. Der Anteil von Isolaten, die hochgradig penicillinresistent (MHK $\geq$2 mg/l) sind, bleibt in Deutschland bisher mit $<$2% eher niedrig.

Makrolidresistente Pneumokokkenstämme haben dagegen in den vergangenen Jahren mit $\sim$15% bei Atemwegsinfektionen und $\sim$20–30% bei invasiven Infektionen deutlich zugenommen.

! Durch Pneumokokken hervorgerufene Atemwegsinfektionen sollten mit Penicillin G behandelt werden.

Aminopenicilline wurden ebenfalls erfolgreich eingesetzt, jedoch wirkt diese Substanzklasse gegen ein unnötig breites Erregerspektrum. Wenn nicht mit Penicillin behandelt werden kann, z. B. wegen einer Allergie, kann man nach vorangegangener Resistenzprüfung auf Makrolide ausweichen. Atemwegsinfektionen, die von intermediärempfindlichen Pneumokokken verursacht werden, können bis zu einer MHK von einschließlich 1 mg/l mit Penicillin G in hoher Konzentration therapiert werden. Aminopenicilline und Cephalosporine der Gruppe III sind in vitro geringfügig aktiver als Penicillin G und können wie neuere Fluorchinolone (Levofloxacin, Gatifloxacin oder Moxifloxacin) in Fällen verminderter Penicillinempfindlichkeit als Alternativen eingesetzt werden. Glykopeptide sollten nur bei gesicherter Resistenz gegen andere Substanzklassen, z. B. bei Infektionen durch multiresistente Stämme, verordnet werden.

! Auch in der Behandlung der Pneumokokkenmeningitis bleibt Penicillin G in hoher Dosierung (bei Erwachsenen 20 Mio. IE/Tag, bei Kindern 0,5 Mio. IE/kgKG, verteilt auf 4 Dosen täglich für 10–14 Tage) Therapie der Wahl.

Bei Pneumokokkensepsis oder -meningitis sollte die minimale Hemmkonzentration für Penicillin G und für ein Cephalosporin der Gruppe III bestimmt werden. Infektionen durch penicillinresistente Stämme können oft noch durch eine hochdosierte Cefotaximgabe (bis 300 mg/kgKG) ggf. in Kombination mit Vancomycin behandelt werden. In der Literatur finden sich Fallberichte, in denen Erfolge mit Rifampicinkombinationen und mit Carbapenemmonotherapien (z. B. Meropenem) erzielt wurden.

Ob die adjuvante Glucocorticoidtherapie der Pneumokokkenmeningitis wirklich einen positiven Effekt auf den Krankheitsverlauf hat, ist nicht geklärt. In Tierversuchen wurden durch diese Behandlung Neurone sogar stärker geschädigt.

29.2.5.8 Prävention

Die prophylaktische Antibiotikagabe ist nicht zuletzt aufgrund der bei Pneumokokken beobachteten Resistenzzunahme umstritten. Empfohlen wird sie derzeit von einigen Fachgesellschaften für Kinder mit Sichelzellenanämie sowie für splenektomierte Personen. Die Angaben über die Dauer der Antibiotikaprophylaxe variieren zwischen einigen Jahren und lebenslang.

Deutliche Fortschritte in der Infektionsprävention konnten in den letzten Jahren durch aktive Immunisierung gemacht werden. Ein Kapselpolysaccharidimpfstoff, der die 23 häufigsten Pneumokokkenserotypen umfasst, ist bereits seit Mitte der 1980er-Jahre in Deutschland verfügbar. Er schützt hierzulande vor etwa 90% aller für invasive Infektionen verantwortlichen Serotypen.

! Die ständige Impfkommission am Robert-Koch-Institut empfiehlt die Impfung aller Personen ab dem 60. Lebensjahr sowie Kindern und Erwachsenen vom vollendeten 2. bis zum 60. Lebensjahr, wenn sie unter bestimmten Risikofaktoren, wie z. B. chronischen Herz-Kreislauf-Erkrankungen, Diabetes mellitus und Immunschwäche jeglicher Genese, leiden.

Der Impfstoff kann im Rahmen großer Impfkampagnen ggf. gemeinsam mit der Influenzaimpfung eingesetzt werden. Neuere Arbeiten aus Schweden dokumentieren, dass die Impfung die Zahl der Neuerkrankungen an Pneumokokkenpneumonien und -bakteriämien deutlich verringert und auch die Letalität einmal Erkrankter senkt.

Da bei Patienten mit bestimmten Risikofaktoren, wie z. B. Splenektomie, die Immunantwort im Vergleich zu Gesunden deutlich vermindert ist, bleibt der Impfschutz bei ihnen zweifelhaft. Sicherheitshalber sollte man den Antikörpertiter dieses Personenkreises überprüfen und wenn möglich vor Splenektomie impfen.

Seit 2001 verfügen wir in Europa über einen 7-valenten Pneumokokkenkonjugatimpfstoff, der die Serotypen 4, 6B, 9V, 14, 18C, 19F und 23F einschließt. In einer großen amerikanischen Studie konnte die Vakzine mehr als 95% der invasiven Infektionen verhindern. Eine finnische Studie berichtet über einen 6%igen Rückgang von Otitis media bei geimpften Kindern.

Der 7-valente Impfstoff umfasst etwa 80% aller in Deutschland für invasive Infektionen bei Kindern bis zum 5. Lebensjahr verantwortlichen Serotypen. Die STIKO empfiehlt derzeit nur, Kinder mit bestimmten Risikofaktoren zu impfen. Es ist durchaus denkbar und zu hoffen, dass diese Empfehlung in den nächsten Jahren auf alle Kinder ausgedehnt wird.

Fazit für die Praxis

- Pneumokokkenmeningitis
  - Symptome und klinische Befunde:
    Kopfschmerzen, Erbrechen, hohes Fieber, Bewusstseinsstörung, Kernig-Zeichen, Brudzinski-Nackenzeichen, Opisthotonus, Augenmuskelstörungen, Stauungspapille. **Cave:** Bei Säuglingen können Symptome und klinische Zeichen fehlen; wichtigstes Zeichen: vorgewölbte, pralle Fontanelle.
  - Diagnostik:
    Liquoruntersuchung: Zellzahl (häufig mehr als 2000 Drittelzellen), mikrobiologischer Erregernachweis im Liquor, Antigennachweis im Liquor, Blutkultur.
  - Verlaufskontrolle:
    Gegebenenfalls mikrobiologische Kontrolluntersuchung des Liquors.
  - Therapie:
    Penicillin G oder Cephalosporine der 3. Generation in altersentsprechender (hoher) Dosierung, Kortikosteroide sind bei Pneumokokkenmeningitis umstritten.
  - Epidemiologie und Prophylaxe:
    Impfung empfohlen für Kinder und Erwachsene mit Risikofaktoren sowie für alle Erwachsenen ab dem 60. Lebensjahr.
  - Meldepflicht:
    Nach Infektionsschutzgesetz besteht keine Meldepflicht. Invasive Pneumokokkenerkrankungen im Kindesalter werden im Rahmen einer Vollerfassung in Deutschland an das Robert-Koch-Institut bzw. die ESPED gemeldet.
- Pneumokokkenpneumonie
  - Klinische Manifestation:
    Leitsymptome: Fieber, Husten, Auswurf, Thoraxschmerzen, häufig dramatischer Verlauf mit hohen Fieberkontinua (39–40°C), Tachypnoe, am 2. Krankheitstag rostbraunes Sputum; deutlich reduzierter Allgemeinzustand, am Ende der 1. Krankheitswoche Fieberabfall (Crisis), dazu passende charakteristische Auskultationsbefunde.
  - Diagnostik:
    Radiologischer Nachweis eines pulmonalen Infiltrates (Lobärpneumonie in ca. 50% der Fälle); Blutbild: Leukozytose mit Linksverschiebung; BSG: stark beschleunigt. Erregernachweis durch mikrobiologische Untersuchung von Sputum, Pleura- oder Bronchialsekret. Bei Kindern aufgrund der häufig vorkommenden Besiedelung des Respirationstraktes mit Pneumokokken kausale Diagnostik schwierig. Blutkultur nicht vergessen, Antigennachweis aus dem Urin bei Erwachsenen ist sehr zuverlässig.
  - Therapie:
    Penicillin G; bei Resistenz: Aminopenicilline oder Cephalosporine der Gruppe III (hochdosiert), Makrolide (nach Antibiogramm), neue Fluorchinolone (Moxifloxacin, Gatifloxacin), Glykopeptide.
  - Meldepflicht:
    Es besteht keine Meldepflicht.

Literatur zu Kap. 29.2.5

Austrian R (1981) Pneumococcus: the first one hundred years. Rev Infect Dis 3: 183–189

Christenson B et al. (2001) Effects of a large-scale intervention with influenza and 23-valent pneumococcal vaccines in adults aged 65 years or older: a prospective study. Lancet 357 (9261): 1008–1011

Kries R von, Siedler A, Schmitt HJ, Reinert RR (2000) Proportion of invasive pneumococcal infections in German children preventable by pneumococcal conjugate vaccines. Clin Infect Dis 31: 482–487

Musher DM (1992) Infections caused by S. pneumoniae: clinical spectrum, pathogenesis, immunity, and treatment. Clin Infect Dis 14: 801–807

Reinert RR, Al-Lahham A, Lemperle M et al. (2001) Emergence of macrolide and penicillin resistance among invasive pneumococcal isolates in Germany. J Antimicrob Chemother (in press)

Reinert RR (2002) Streptokokken-Erkrankungen-Prävention, Diagnostik und Therapie. Thieme, Stuttgart

Tettelin H et al. (2001) Complete genome sequence of a virulent isolate of Streptococcus pneumoniae. Science 293 (5529): 498–506

29.2.6 Enterokokken, Streptococcus bovis und Leuconostoc

R.R. Reinert, R. Lütticken

29.2.6.1 Enterokokken

Erregermerkmale und Taxonomie

Enterokokken gehören zur Familie der Streptococcaceae und sind grampositive, in kurzen Ketten gelagerte Kokken. In den 1980er-Jahren wurden sie zu einem gemeinsamen Genus Enterococcus zusammengefasst, dem insgesamt mindestens 24 Spezies zugeordnet werden. Alle Enterokokken tragen das Lancefield-Gruppe-D-Antigen. Sie sind umweltresistent und wachsen bei 6,5% NaCl, in Anwesenheit von Gallesalzen und auch noch bei hoher Temperatur. Die Erreger überleben 30 Min. bei 60°C.

Epidemiologie

Enterokokken gehören zur Intestinalflora des Menschen. Als transiente Flora können sie im Oropharynx, der Vagina, und selten auf der Haut vorkommen. Humane Infektionen werden zu 80–90% durch Enterococcus faecalis hervorgerufen. Zweitwichtigster Infektionserreger mit einem Anteil von bis zu 10% ist Enterococcus faecium, der zunehmend bei nosokomialen Infektionen anzutreffen ist. Die übrigen Enterokokken spp. werden nur äußerst selten aus menschlichem Untersuchungsmaterial isoliert.

Da praktisch alle Menschen Enterokokkenträger sind, entstehen die meisten Infektionen endogen. Nosokomiale Infektionen dagegen werden häufig durch medizinisches Personal oder kontaminiertes Gerät (Umweltresistenz) übertragen.

Zwar kommt es in Krankenhäusern häufiger zu Epidemien durch Staphylokokken, doch sind hierzulande schon Ausbrüche durch Enterokokken beschrieben worden. Unter den nosokomialen Infektionserregern nehmen die Enterokokken in Deutschland ähnlich wie in anderen europäischen Ländern die 4. Stelle ein.

Risikofaktoren für den Erwerb von Enterokokkeninfektionen sind schwere Grunderkrankungen, Aufenthalt auf einer Intensivstation, Neutropenie, Zustand nach Transplantationen oder ein liegender Blasenverweilkatheter. Besonders gefährdet sind außerdem Patienten, die zuvor mit Breitspektrumantibiotika, z. B. mit Cephalosporinen, behandelt wurden.

Multiresistente Erreger werden verbreitet, wenn sie mit der Nahrung, z. B. über kontaminiertes Geflügel, aufgenommen werden und anschließend das Intestinum besiedeln. Dem Antibiotikaeinsatz in der Tierzucht kommt daher bei der Selektion und Verbreitung dieser Erreger zunehmend eine entscheidende Rolle zu.

Erkrankungen

Harnwegsinfektion

Enterokokken spielen mittlerweile als Erreger von Harnwegsinfektionen eine wichtige Rolle und werden in ca. 4% der Fälle bei Blasenpunktionen nachgewiesen. Ihre klinische Wertigkeit ist wegen der möglichen Kontamination schwer zu beurteilen, wenn sie aus üblichen Untersuchungsmaterialien wie Mittelstrahlurin stammen. Unumstritten scheint jedoch, dass Enterokokken gehäuft als Erreger nosokomialer Infektionen vertreten sind, besonders bei liegendem Blasenkatheter oder nach instrumentellen Eingriffen. Infektionen durch multiresistente E. faecium können besonders hartnäckig sein.

Endokarditis

Gefürchtet ist die Enterokokkenendokarditis, die sich erfahrungsgemäß nach Infektionen der Harnwege oder des Darmes, nach Wund- oder Katheterinfektionen entwickelt. Prädisponierend sind hohes Lebensalter und vorgeschädigte Herzklappen. Die Enterokokkenendokarditis ist meist eine Linksherzendokarditis, bei der die Mitralklappe häufiger als die Aortenklappe betroffen ist. Da akute und perakute Verläufe selten sind, gleicht das klinische Bild am ehesten einer Endocarditis lenta. Dass dennoch so viele Patienten mit Enterokokkenendokarditis sterben, liegt am ehesten an den schon vorher bestehenden Grunderkrankungen.

Intraabdominale und andere Infektionen

Enterokokken können weiterhin verantwortlich sein für intraabdominale Infektionen, selten für Infektionen der Atemwege, außerdem für Wundinfektionen, bei denen sie meist Teil einer Mischflora mit Enterobakterien sind. Eine Rarität ist die Enterokokkenmeningitis, zu der es nach neurochirurgischen Eingriffen, nach Traumata oder als seltene Komplikation der Enterokokkenendokarditis kommen kann.

Diagnostik

Da viele Enterokokken antbiotikaresistent sind, ist v. a. bei lebensbedrohlichen Infektionen eine mikrobiologische Diagnostik anzuraten. Als Untersuchungsmaterialien eignen sich Blutkulturen, Wundabstriche und Proben von normalerweise sterilen Körperflüssigkeiten wie Pleuraflüssigkeit oder Liquor. Findet man Enterokokken in anderen Untersuchungsmedien, z. B. in Mittelstrahl-, in Katheterurin oder Sputum, sollte der Nachweis mehrfach geführt werden, um nicht fälschlicherweise Kontaminationskeime als Infektionserreger zu interpretieren.

Therapie

Da Enterokokken über eine Fülle von intrinsischen und erworbenen Resistenzen verfügen, steht zur Behandlung der durch sie verursachten Infektionen nur eine eingeschränkte Anzahl von Antibiotika zur Verfügung.

E. faecalis ist in der Regel empfindlich gegenüber Ampicillin (Resistenzrate in Deutschland: <1%) und Vancomycin (Resistenzrate in Deutschland: ~0,5%). Allerdings ist die hochgradige Gentamicinresistenz bei etwa 15% der Stämme auch in Deutschland schon weit verbreitet. Alle Enterokokken sind intrinsisch resistent gegen Cephalosporine und Lincosamide.

Gegen die seltener aus menschlichem Untersuchungsmaterial angezüchteten E.-faecium-Stämme sind Ampicillin in ~70% und Vancomycin in ~10% unwirksam, sodass es auch hierzulande vereinzelt Probleme mit multiresistenten E.-faecium-Stämmen gibt. Die Isolate sind fast ausschließlich mit der sog. VanA-Resistenz ausgestattet, die eine Teicoplanin- und fast immer eine Ciprofloxacinresistenz einschließt. Auch neuere Fluorchinolone sind gegen ciprofloxacinresistente Isolate nur deutlich eingeschränkt wirksam.

Setzt man Ampicillin als Monotherapie gegen Enterokokken ein, erzielt man nur eine schwach bakterizide Wirkung. Gegen schwere Enterokokkeninfektionen, besonders bei Enterokokkenendokarditis, muss ein zellwandaktives Antibiotikum (Ampicillin oder Vancomycin) mit Gentamicin oder Streptomycin kombiniert werden. Gegen streptomycin- und gentamicinsensible Stämme sollte man Penicillin G (20–30 Mio. IE/Tag) oder Ampicillin (12–16 g/Tag) zusammen mit Streptomycin (20 mg/kgKG/Tag) oder Gentamicin (3–5 mg/kgKG/Tag) verordnen. In der Regel reicht eine 4-wöchige Therapie aus. Nur Patienten mit langer Krankengeschichte (>3 Monate), bei denen möglicherweise eine vorangegangene Therapie schon versagt hat, und auch Kranke mit künstlicher Herzklappe sollten 6 Wochen behandelt werden.

Meist werden in der Therapie bakterieller Endokarditiden Aminoglykoside wegen ihrer Toxizität nur die ersten 14 Behandlungstage gegeben. Bei Enterokokkenendokarditiden dagegen sollte man auf Aminoglykoside die gesamte Therapiedauer über nicht verzichten.

Schwierig ist die Behandlung von Enterokokkenendokarditiden durch Stämme mit gleichzeitiger hochgradiger Streptomycin- und Gentamicinresistenz. In der Literatur finden sich Berichte über erfolgreiche Behandlungen mit Ampicillin (12–16 g/Tag) für 8–12 Wochen. Die Datenlage hierzu ist jedoch sehr dürftig.

Enterococcus-faecium-Infektionen bedürfen in der Regel der Behandlung mit Vancomycin, ggf. in Kombination mit Streptomycin oder Gentamicin. Sind die Stämme allerdings vancomycinresistent, kann man sich nur durch einige neuere Antibiotika noch einen Therapieerfolg versprechen. Die Streptograminkombination Quinupristin/Dalfopristin (nur bei E. faecium) wurde schon mit einer Erfolgsrate von bis zu 70% eingesetzt. Auch das neue Oxazolidinon Linezolid ist möglicherweise gut wirksam.

Literatur zu Kap. 29.2.6.1

Murray BE (1990) The life and times of the enterococcus. Clin Microbiol Rev 3: 46–65

Reinert RR, Conrads G, Schlaeger JJ et al. (1999) Survey of antibiotic resistance among enterococci in North Rhine-Westphalia, Germany. J Clin Microbiol 37: 1638–1641

Shaikh ZH, Peloquin CA, Ericsson CD (2001) Successful treatment of vancomycin-resistant enterococcus faecium meningitis with linezolid: case report and literature review. Scand J Infect Dis 33: 375–379

Sorensen TL et al. (2001) Transient intestinal carriage after ingestion of antibiotic-resistant enterococcus faecium from chicken and pork. N Engl J Med 345: 1161–6116

29.2.6.2 Streptococcus bovis

Erregermerkmale und Taxonomie

S. bovis sind grampositive Kokken, die wie Enterokokken mit dem Lancefield-Gruppe-D-Antigen ausgestattet sind. Dass S. bovis die Pyrrolidonylarylamidasereaktion fehlt und der Erreger nicht im salzigen Milieu mit 6,5% NaCl wächst, unterscheidet ihn von Enterokokken. Über die Prüfung dieser Kriterien hinaus können kommerzielle Identifizierungssysteme (z. B. Api Rapid Strep 32, BioMérieux) in der Diagnostik von S.-bovis-Infektionen hilfreich sein.

Epidemiologie und Erkrankungen

Besonders S.-bovis-Biotyp 1 wird gehäuft bei Endokarditis und Bakteriämie isoliert. In einer Untersuchung von 156 Streptokokkensepsen neutropenischer Patienten in Deutschland fand sich S. bovis in 4% der Fälle. Andere S.-bovis-Erkrankungen wie Harnwegsinfektionen oder Meningitiden sind sehr selten.

Die S. bovis-Sepsis wird in bis zu 50% der Fälle von einer Endokarditis begleitet, die klinisch am ehesten dem Bild einer Endocarditis lenta ähnelt. Ohne die genauen Zusammenhänge zu kennen, weiß man, dass bis zu 50% der Patienten mit S.-bovis-Sepsis von einer malignen Erkrankung des Darms, insbesondere vom Kolonkarzinom, betroffen sind. Deshalb sollte die Sepsisdiagnose immer eine sorgfältige Untersuchung nach sich ziehen, um eine mögliche Grunderkrankung zu eruieren.

Bei Patienten mit malignen Darmerkrankungen wird S.-bovis häufiger als bei Gesunden in den Fäzes nachgewiesen.

Therapie

Sowohl S.-bovis-Sepsis als auch -Endokarditis heilen erfahrungsgemäß nach einer Behandlungsdauer von 4 Wochen gut mit Penicillin G aus, ohne dass man in jedem Fall mit einem Aminoglykosid kombinieren müsste. Reagiert ein Patient allergisch auf Penicillin, ist Vancomycin eine therapeutische Alternative. Vancomycinresistente S.-bovis-Isolate sind nur sehr vereinzelt beschrieben worden.

Literatur zu Kap. 29.2.6.2

Ballet M, Gevigney G, Gare JP et al. (1995) Infective endocarditis due to streptococcus bovis. A report of 53 cases. Eur Heart J 16: 1975–1980

Klein RS, Recco RA, Catalano MT et al. (1977) Association of streptococcus bovis with carzinoma of the colon. N Engl J Med. 297: 800–802

Reinert RR et al. (2001) Nationwide German multicenter study on the prevalence of antibiotic resistance in streptococcal blood isolates from neutropenic patients and comparative in vitro activities of quinupristin-dalfopristin and eight other antimicrobials. J Clin Microbiol 39: 1928–1931

29.2.6.3 Leuconostoc

Erregermerkmale und Taxonomie

Leuconostoc spp. sind grampositive Kokken, die meist in kurzen Ketten wachsen und leicht mit Streptokokken verwechselt werden können. Insgesamt sind 4 humanpathogene Spezies bekannt. Im mikrobiologischen Labor fallen sie durch ihre intrinsische Vancomycinresistenz auf. Weiterhin werden die Stämme durch ihre Fähigkeit charakterisiert, in der Mann-Rugosa-Sharpe-Bouillon Gas aus Glukose zu bilden.

Kommerzielle Identifizierungsverfahren können in der Diagnostik der Leuconostocinfektionen hilfreich sein.

Epidemiologie und Erkrankungen

Leuconostocinfektionen sind sehr selten. In der Literatur gibt es nur einige wenige Einzelfallberichte. So sind Sepsisfälle bei neutropenischen Patienten, bei Patienten mit Meningitis oder odontogenen Infektionen beschrieben. Ganz überwiegend sind abwehrgeschwächte Patienten betroffen.

Therapie

Mit Ausnahme der intrinsischen Vancomycinresistenz sind Leuconostoc ähnlich antibiotikaempfindlich wie Streptokokken. Basierend auf den wenigen publizierten klinischen Fällen, dürften Penicillin G oder Ampicillin als Therapeutika der Wahl gelten.

Literatur zu Kap. 29.2.6.3

Bernaldo de Quiros JC, Munoz P, Cercenado E (1991) Leuconostoc species as a cause of bacteremia: two case reports and a literature review. Eur J Clin Microbiol Infect Dis 10: 505–509

29.2.7 Streptococcus agalactiae (Gruppe B)

W. Witte

29.2.7.1 Einleitung

Gruppe-B-Streptokokken wurden erstmals 1935 von Fry als Infektionserreger beim Menschen im Zusammenhang mit 3 letalen Fällen puerperaler Sepsis beschrieben. Davor hatte der gleiche Autor über ihren Nachweis aus post partum entnommenen Vaginalabstrichen berichtet.

Seit Beginn der 1970er Jahre gibt es in der Literatur häufiger Angaben über Infektionen mit B-Streptokokken bei frisch entbundenen Müttern und bei Neugeborenen.

29.2.7.2 Taxonomie und Erregermerkmale

Streptococcus agalactiae (Gruppe-B-Streptokokken) sind grampositive Diplokokken, die das für die Lancefield-Gruppe B spezifische Polysaccharidantigen besitzen. Sie bilden auf Blutagar flache, oft mukoide Kolonien, die von einem schmalen β-hämolytischen Hof umgeben sind.

Neben der speziesspezifischen C-Substanz (Polysaccharid) kann die Spezies aufgrund von typspezifischen S-Substanzen in 8 Serotypen unterteilt werden (Ia, Ib/c, Ia/c, II, III, IV, V, VI).

29.2.7.3 Epidemiologie

S. agalactiae wird im Genital- und/oder unteren Gastrointestinaltrakt bei schwangeren Frauen in einer Häufigkeit von 5–40% gefunden. Prädisponierend für die Besiedelung sind verschiedene Faktoren. So können in der ersten Zyklushälfte bei Frauen unter 20 Jahren, bei Frauen, die sexuell sehr aktiv sind, die ein Intrauterinpessar tragen oder zum ersten Mal schwanger sind, am ehesten S. agalactiae nachgewiesen werden.

Studien, in denen bei den gleichen Probandinnen anorektal die Bakterien häufiger isoliert wurden als vaginal, werden als Hinweis auf den Intestinaltrakt als das eigentliche Erregerreservoir diskutiert.

Übertragung

Bei 50% der Neugeborenen besiedelter Mütter erfolgt die Schleimhautkolonisation von der Mutter aus entweder aufsteigend schon in utero oder während der Geburt. Bei Müttern und Neugeborenen lassen sich dann gleiche Serotypen von S. agalactiae nachweisen.

Außer der vertikalen ist auch eine horizontale Übertragung über kontaminierte Hände in Entbindungseinrichtungen möglich. Außerhalb von Entbindungsstationen erwerben Säuglinge Gruppe-B-Streptokokken nur sehr selten (4,3%) innerhalb der ersten 2 Lebensmonate. Die Inzidenz von Early-onset-Infektionen ist bei Mehrlingsgeburten erhöht und auch, wenn es mehr als 18 h vor der Geburt zum Blasensprung kommt.

Neugeboreneninfektionen

Die Inzidenz von Early-onset-Infektionen bei Neugeborenen, bei denen die Symptome während der ersten 5 Lebenstage auftreten, liegt zwischen 0,7 und 3,7 pro 1000 Lebendgeborenen.

Infektionen mit Gruppe-B-Streptokokken treten nur bei Post-partum-Müttern häufiger auf und können hier fieberhafte Erkrankungen verursachen. Bei erkrankten Neugeborenen entspricht die Häufigkeitsverteilung der isolierten Serotypen (I, II, III) von S. agalactiae der bei den Müttern vorliegenden Verteilung der Keimbesiedelung.

Eine Ausnahme sind die Meningitiden, die unabhängig von der Besiedelung am häufigsten vom Serotyp III verursacht sind. Aus Tierexperimenten mit Transposonmutanten kann man folgern, dass das Kapselpolysaccharid für die Invasivität der Serotyp-III-Stämme verantwortlich ist.

Risikogruppen

Ein Neugeborenes hat ein erhöhtes Risiko, an einer Early-onset-Infektionen zu erkranken, wenn die Mutter jünger als 20 Jahre ist, wenn es in ihrer Vorgeschichte schon Aborte gibt oder auch wenn die Geburt vorzeitig einsetzt.

Unter Erwachsenen sind Diabetikerinnen, Frauen mit chronisch gestörter Leberfunktion, mit HIV-Infektionen oder unter immunsuppressiver Therapie in der Onkologie mehr gefährdet, sich eine Infektion mit S. agalactiae zuzuziehen.

29.2.7.4 Erkrankungen

Neugeborene erkranken an Meningitis oder Sepsis. Kinder und Erwachsene sind seltener betroffen. Bei ihnen führt die Infektion zu Endokarditis, Pneumonie oder Arthritis.

29.2.7.5 Diagnostik

Das für die bakteriologische Diagnostik mit einem Tupfer entnommene Material muss wegen der Erregerempfindlichkeit innerhalb von 2 h untersucht oder in einem geeigneten Transportmedium, etwa dem Stuart-Medium, aufbewahrt werden.

Einen ersten Hinweis auf den Erreger kann bereits das Gram-Präparat vom Tupferausstrich geben. Mit spezifischen Testkits lässt sich dann das B-Gruppen-Antigen nachweisen. Für die weitere Diagnostik müssen Kulturen auf Blutagar angelegt und unter erhöhter CO_2-Spannung bebrütet werden. Weitere biochemische Merkmale außer dem Gruppenantigen sind in ◘ Tabelle 29-3 zusammengestellt.

29.2.7.6 Therapie

Gruppe-B-Streptokokken sind gegen β-Laktamantibiotika außer Cefoxitin empfindlich. Benzylpenicillin wirkt am besten. Ebenso sind die Bakterien gegen Glykopeptide empfindlich. Bis zu 3% der Isolate sind resistent gegen Makrolide, nahezu 90% gegen Tetracycline. Gegen Trimethoprim/Sulfonamid und gegen Aminoglykoside besteht eine natürliche Resistenz.

! Für die Behandlung der Septikämie und der Meningitis bei Neugeborenen ist Ampicillin das Mittel der ersten Wahl, bei Osteomyelitis oder Endokarditis ist es Benzylpenicillin.

III. Erreger

Tabelle 29-3. Präsumptive Identifizierung von S. agalactiae und Abgrenzung von anderen β-hämolysierenden Streptokokken

Spezies/Gruppe	Serologische Gruppe	Biochemische Merkmale			
		VP	PYR	TRE	SORB
S. pyogenes	A	–	+	n.a.	n.a.
S. agalactiae	B	–	–	n.a.	n.a.
S. equi	C	–	–	–	–
S. equisimilis	C	–	–	+	–
S. zooepidemicus	C	–	–	–	+
Gruppe G		–	–	n.a.	n.a.
S. anginosus	A, C, F, G	+	–	n.a.	n.a.

VP Acetoin; *PYR* Pyrrolidonylarylamidase; *TRE* Säure aus Trehalose; *SORB* Säure aus Sorbit; *n.a.* nicht anwendbar.

Wenn Erwachsene allergisch auf Penicilline reagieren, sollten sie mit Glykopeptiden behandelt werden, sonst mit dem hochwirksamen Benzylpenicillin.

29.2.7.7 Prävention

Es ist belegt, dass man Mütter präventiv wirksam mit Ampicillin behandeln kann, um die Neugeborenen vor einer Sepsis zu schützen. Die Chemoprophylaxe sollte sich auf Mütter mit den genannten Risikofaktoren beschränken.

29.2.8 Streptokokken der Viridansgruppe

29.2.8.1 Taxonomie

Viridansstreptokokken bilden auf Blutagar eine vergrünende (α-)Hämolyse aus. Von den ebenfalls vergrünenden S. pneumoniae werden sie durch Resistenz gegen Optochin und das Fehlen der Lyse durch Deoxycholat unterschieden. Im Unterschied zu Enterokokken wird ihre Vermehrung in flüssigem Nährmedium durch Kochsalzzusatz (6,5%) gehemmt.

Gegenwärtig werden 13 Spezies in der Viridansgruppe zusammengefasst. Die einzelnen Spezies differenziert man anhand einer Reihe biochemischer Merkmale (Tabelle 29-4).

29.2.8.2 Erregermerkmale

Viridansstreptokokken gelten als nur schwach virulente Bakterien. Bisher sind weder extrazelluläre Produkte als Pathogenitätsfaktoren bekannt, noch konnte eine Beziehung zwischen der Bildung proteolytischer Enzyme und der Pathogenese belegt werden. Ein bekannter Virulenzfaktor, der eine entscheidende Funktion bei der Adhärenz an Endothelzellen übernimmt, ist die Fähigkeit, extrazelluläres Dextran zu produzieren.

Verschiedenen Spezies sind Zellwandproteine aufgelagert, die die Bindung an Matrixproteine vermitteln. S. mutans bindet über Glukan an die Zahnoberfläche, um dort kariogen wirksam zu sein.

29.2.8.3 Epidemiologie

Streptokokken der Viridansgruppe sind ein wichtiger ubiquitärer Bestandteil der mikrobiellen Flora des oberen Respirationstraktes, aller Bereiche des Gastrointestinal- sowie des weiblichen Genitaltraktes. Sie repräsentieren durchschnittlich 28% der kultivierbaren Flora der Mundhöhle, 45% der Zunge und 46% des Speichels.

In der Mundhöhle siedelt S. salivarius vorwiegend auf der Zunge, S. oralis auf der bukkalen Mukosa, S. mutans und S. salivarius findet man außerdem an Zahnstrukturen.

Dass Viridansstreptokokken des Menschen und verschiedener Tiere jeweils wirtsspezifische Ökovare bilden, ist anzunehmen, aber bisher unzureichend untersucht.

Übertragung

Eine Übertragung von Mensch zu Mensch ist sehr wahrscheinlich. Bekannt ist nicht, ob es bei gleichen Spezies Stämme mit besonderer Virulenz oder Ausbreitungsfähigkeit gibt.

Erkrankungen

In 2–3% aller positiven Blutkulturen lassen sich vergrünende Streptokokken nachweisen. Nur in 20% dieser Fälle kommen

Tabelle 29-4. Merkmale für die Differenzierung von Streptokokken der Viridansgruppe

Spezies	Hämolysinmuster	Acetonin	Hydrolyse von					Säurebildung aus			Bildung von		
			Aesculin	Arginin	H_2O_2	Sorbit	Mannit	Trehalose	Inulin	Raffinose	Alkalische Phosphatase	Dextran	Levan
S. mutans	α, β, γ	+	+	–	–	+	+	+	+	+	–	+	–
S. mitis	α	–	–	v	+	–	–	v	–	v	v	–	–
S. oralis	α	–	–	–	+	–	–	v	–	v	+	v	–
S. sanguis	α	–	v	+	+	v	–	+	+	v	–	+	–
S. gordonii	α	–	+	+	+	–	–	+	+	v	+	+	–
S. crista	α	–	–	v	+	–	–	+	–	–	–	v	n.b.
S. salivarius	α	+	+	–	–	–	–	v	v	+	v	–	+
S. vestibularis	α	v	+	–	+	–	–	v	–	–	v	–	–
S. parasanguis	α	–	v	+	+	–	–	v	–	+	+	–	–

+: ≥85% der Stämme positiv; –: ≤85% der Stämme negativ; *n.b.*: nicht bestimmt; *v:* variabel.

sie aber als Sepsiserreger in Frage. Betroffen sind hauptsächlich Patienten mit hämatologischen Grunderkrankungen.

Als Erreger von bakteriellen Meningitiden identifiziert man bei etwa 0,3–2,4% Viridansstreptokokken.

Vergrünende Streptokokken verursachen etwa 30–40% aller Endokarditisfälle. Offenbar werden Viridansstreptokokken häufiger aus Endokarditiden bei Patienten mit vorangegangener Herzerkrankung nachgewiesen als bei Personen ohne eine solche Vorerkrankung. Im Zusammenhang mit Endokarditiden bei Drogensüchtigen werden Viridansstreptokokken mit 5–6% seltener isoliert. Erkranken Personen mit künstlichen Herzklappen an einer Endokarditis, findet man Viridansstreptokokken in bis zu 30% der Fälle, wenn die Operation 1 Jahr und länger zurückliegt. Für Endokarditiden, die in zeitlich kürzerem Abstand auf die Operation folgen, sind erfahrungsgemäß Viridansstreptokokken nicht verantwortlich.

Risikogruppen

Gefährdet sind insbesondere Personen mit Immunschwäche, weil sich die Viridansstreptokokken bei ihnen auf normalerweise nicht besiedelte Epitope ausbreiten und Krankheiten auslösen können.

29.2.8.4 Erkrankungen

Viridansstreptokokken können Endokarditiden v. a. bei Patienten mit vorgeschädigten Herzklappen verursachen. Isoliert man die Erreger aus Liquor und zusätzlich aus Blutkulturen liegt wahrscheinlich eine Endokarditis als Grunderkrankung vor.

Auch in Kulturen aus Bronchialsekreten treten die Keime häufig auf, jedoch nur selten als Erreger von Pneumonien.

Andere Erkrankungen, bei denen Viridansstreptokokken als Reinkulturen nachgewiesen wurden, sind orofaziale und odontogene Infektionen, Endophthalmitis, Otitis media, Sinusitis und Peritonitis.

29.2.8.5 Diagnostik

In der bakteriologischen Diagnostik muss man die erhöhten Wachstumsansprüche der Viridansstreptokokken berücksichtigen. In der Regel aber reicht Blutagar für die zumeist fakultativ anaeroben Keime als Kulturmedium aus. Einige Stämme sind mikroaerophil. In Blutkulturen erscheinen sie als grampositive sphärische oder ovale Zellen, die Paare oder Ketten bilden. Sie sind unbeweglich.

Viridansstreptokokken verstoffwechseln Kohlenhydrate mit Säure-, aber ohne Gasbildung. Zwar gibt die vergrünende Hämolyse einen guten Hinweis auf die Gruppe. Die Speziesdiagnostik allerdings erfordert den Nachweis einer Reihe biochemischer Merkmale (◘ Tabelle 29-4).

29.2.8.6 Therapie

! Da Viridansstreptokokken bereits gegen sehr niedrige Penicillinkonzentrationen empfindlich sind (MHK <0,1 mg/l), ist Benzylpenicillin das therapeutische Mittel der Wahl.

Stämme mit einer MHK von 0,1 mg/l gelten als vermindert empfindlich. Sie werden zunehmend bei Kindern isoliert, die zuvor eine Penicillinprophylaxe erhielten.

Bisher eher selten, in bestimmten geographischen Regionen wie z. B. in Südafrika, aber häufiger (bis zu 10%), beobachtet man Stämme mit einer MHK für Benzylpenicillin ≥4 mg/l.

Andere Antibiotika mit guter Wirksamkeit gegen Viridansstreptokokken sind Vancomycin, Teicoplanin und Imipenem.

29.2.8.7 Prävention

Eine ausreichende Gebisssanierung und rechtzeitige Behandlung von lokalen Infektionen im Zahn-Kiefer-Bereich beugen am ehesten Infektionen mit vergrünenden Streptokokken vor.

29.2.9 Streptokokken der serologischen Gruppen C und G

29.2.9.1 Taxonomie

Die β-hämolysierenden Streptokokken der Serogruppen C und G stellen aufgrund von DNA-Homologiestudien eine eigene taxonomische Einheit dar. Innerhalb der Gruppe-C-Streptokokken werden aufgrund biochemischer Merkmale die Spezies S. dysgalactiae, S. equisimilis, S. zooepidemicus und S. equi unterschieden.

29.2.9.2 Erregermerkmale

S. equisimilis bildet Streptokinase und Streptolysin O. Da Gruppe-G-Streptokokken ein Streptolysin O produzieren, das dem des von A-Streptokokken gebildeten ähnlich ist, kann bei Patienten mit einer Gruppe-G-Streptokokken-Infektion auch ein Anstieg der Antikörper gegen das Gruppe-A-Streptolysin vorkommen. Gruppe-G-Streptokokken besitzen weiterhin eine Reihe verschiedener Typenantigene, z. B. M-Protein und Polysaccharide.

29.2.9.3 Epidemiologie

S. dysgalactiae hat sein Hauptreservoir bei Rindern und Ziegen und wird auch bei Mastitiden und Arthritiden dieser Tiere isoliert. Beim Menschen kommt diese Spezies nur selten vor. Während S. zooepidemicus nur bei Pferden, Kühen, Schafen und Schweinen nachgewiesen wird, findet man S. equisimilis sowohl bei Haustieren als auch beim Menschen. S. equi tritt hauptsächlich als Krankheitserreger bei jungen Pferden in Erscheinung.

Übertragung

Wie bei anderen Streptokokkengruppen auch, erfolgt die Transmission über Schmier- und Tröpfcheninfektionen. Infektionen des Menschen mit Gruppe-C- und G-Streptokokken sind vorwiegend endogener Natur, d. h. die Erreger stammen meist aus dem eigenen Nasopharynx, von der Haut oder aus dem Genitaltrakt. Gruppe-G-Streptokokken können auch den Gastrointestinaltrakt des Menschen besiedeln. Außerdem gibt es Hinweise, dass diese Streptokokken von Tieren auf den Menschen übertragen werden können.

Tabelle 29-5. Biochemische Merkmale von β-hämolysierenden Streptokokken (Gruppe C und G)

Spezies	Hämolyse	Säurebildung aus			Bildung von	
		Trehalose	Lactose	Sorbitol	Streptokinase	Streptolysin O
S. dysgalactiae	α oder β	+	±	±	–	–
S. equisimilis	β	+	±	–	+	+
S. zooepidemicus	β	–	±	+	–	–
S. equi	β	–	–	–	–	–

Risikogruppen

Infektionen mit Gruppe-C-Streptokokken betreffen v. a. Patienten mit Diabetes mellitus, mit chronischen Hauterkrankungen, Alkoholiker, Drogensüchtige sowie Immunsupprimierte. Infektionen mit Gruppe-G-Streptokokken treten vorwiegend bei Patienten mit Geschwulsterkrankungen auf.

29.2.9.4 Erkrankungen

Die am häufigsten durch Gruppe-C- und G-Streptokokken verursachte Infektion ist die Pharyngitis. Von ihr können bei C-Streptokokken schwerere Erkrankungen, wie insbesondere eine Glomerulonephritis, ausgehen. Eine reaktive Arthritis kann die Folge einer Pharyngitis mit G-Streptokokken sein.

Ausgehend von der Besiedelung der Haut können Gruppe-C- und -G-Streptokokken Auslöser einer Reihe von Infektionen der Haut (Pyodermien, Impetigo, Erysipel) und des Unterhautgewebes sein.

Gruppe-C- und -G-Streptokokken sind häufig Ursache von nicht durch Gonokokken verursachten infektiösen Arthritiden, von denen auch Patienten mit Gelenkersatz betroffen sein können.

Weitere Infektionen, bei denen Gruppe-C- und -G-Streptokokken bisher nachgewiesen wurden, sind Osteomyelitis, Endokarditis, Meningitis und in seltenen Fällen auch Sepsis.

29.2.9.5 Diagnostik

Für Materialentnahme und Transport gelten die gleichen Bedingungen wie für S. agalactiae. Nach der Bestimmung der Serogruppenzugehörigkeit geben neben dem Hämolysintyp biochemische Reaktionen Hinweise auf die Spezieszugehörigkeit (Tabelle 29-5).

29.2.9.6 Therapie

Benzylpenicillin ist therapeutisches Mittel der Wahl für die Behandlung von Infektionen mit Gruppe-C-Streptokokken.

Ohne dass bisher ausreichend klinische Erfahrungen vorlägen, weiß man von einer guten In-vitro-Empfindlichkeit gegen eine Reihe weiterer Antibiotika wie z. B. Cefazolin, Cefotaxim, Erythromycin und Vancomycin.

Ebenso besteht für Gruppe-G-Streptokokken eine gute Empfindlichkeit gegen die oben genannten Antibiotika.

Penicillin- wie Vancomycintoleranz kann durch Kombination mit Gentamicin begegnet werden.

29.2.9.7 Prävention

Da Gruppe-C- und -G-Streptokokken zur natürlichen Haut- und Schleimhautflora gehören, gibt es keine spezifischen Präventionsmaßnahmen. Bei Patienten mit den genannten Prädispositionen gelten erhöhte Anforderungen an die Krankenhaushygiene.

29.2.10 Sreptococcus-intermedius-Gruppe

29.2.10.1 Einleitung

In der Vergangenheit wurden die drei Spezies der S.-intermedius-Gruppe als S.-milleri- oder S.-anginosus-milleri-Gruppe oder einfach als S. anginosus klassifiziert. DNA-DNA-Hybridisierungsexperimente und Vergleichsuntersuchungen der biochemischen Merkmalsprofile haben dann zur Abgrenzung der Spezies S. constellatus, S. anginosus und S. intermedius als S.-intermedius-Gruppe geführt.

Aus der klinischen Erfahrung war schon lange bekannt, dass Streptokokken der Intermediusgruppe eine erhebliche Pathopotenz im Hinblick auf invasive pyogene Infektionen besitzen.

29.2.10.2 Taxonomie

Der S.-intermedius-Gruppe werden Streptokokken zugeordnet, die aufgrund des Hämolysemusters oder verschiedener Lancefield-Gruppenantigene keine eindeutige Zuordnung zuließen. Mit Hilfe verschiedener biochemischer Merkmale ist es aber möglich, die drei zu dieser Gruppe gehörenden Streptokokkenspezies gut zu unterscheiden (Tabelle 29-6).

Tabelle 29-6. Identifizierung von Spezies der S.-intermedius-Gruppe

Merkmal	S. constellatus	S. anginosus	S. intermedius
Sialidase	–	–	+
β-Fucosidase	–	–	+
β-N-Acetylglucosamidase	–	–	+
β-Galaktosidase	–	v	+
β-Glucosidase	+	+	v
Säure aus Mannit	–	v	v
Hyaluronidase	v	–	+

v: variabel.

29.2.10.3 Erregermerkmale

Streptokokken der Intermediusguppe benötigen CO_2 zum Wachstum. Sie bilden als Pathogenitätsfaktoren eine Reihe hydrolytischer Enzyme wie Hyaluronidase, DNase, Chondroitinsulfathydrolase und Sialidase. Als ein weiterer möglicher Virulenzfaktor gilt ein Protein mit Molekulargewicht (MG) 90.000, das die Proliferation von Lymphozyten und Fibroblasten hemmt.

29.2.10.4 Epidemiologie

Streptokokken der Intermediusgruppe besiedeln beim Menschen die Mundhöhle, insbesondere die Zahntaschen und Wurzelkanäle. Ausgehend von diesem Reservoir können sie auch aus der Darm- und Vaginalflora isoliert werden.

Übertragung

Eine Übertragung ist sowohl über Aerosole als auch durch Schmierinfektionen denkbar. Es muss jedoch davon ausgegangen werden, dass die meisten Infektionen endogener Natur sind.

Erkrankungen

Unter den Streptokokken als Ursache für Endokarditiden werden in 3–15% Streptokokken der Intermediusgruppe isoliert. In den letzten Jahren wurde vermehrt von Infektionen bei onkologischen Patienten berichtet.

Risikogruppen

Patienten mit immunsuppressiver Chemotherapie sind besonders gefährdet, eine Infektion mit Intermediusstreptokokken zu erleiden.

29.2.10.5 Erkrankungen

Außer als Auslöser für Endokarditiden kann man die Keime bei Zahnabszessen, Septikämien, ZNS-Infektionen (Gehirnabszessen), Pneumonien (Lungenabszesse möglich) und abdominalen Infektionen finden.

29.2.10.6 Diagnostik

Intermediusstreptokokken wachsen auf Blutagar unter CO_2-Atmosphäre. Im Gram-Präparat erscheinen sie als kugelige oder ovale Zellen, die paarweise oder in Ketten angeordnet sind. Die Kultur auf der Blutagarplatte hat einen karamelähnlichen Geruch. Durch folgende biochemische Eigenschaften unterscheiden sich Intermediusstreptokokken von anderen Streptokokkengruppen:

- Säurebildung:
Inulin –, Sorbit –, Salicin +
- Hydrolyse:
Hippurat –, Aesculin +, DNase –, Arginindihydrolase +

29.2.10.7 Therapie

Ursprünglich konnte sicher mit Penicillin G behandelt werden. Inzwischen wird über intermediäre Empfindlichkeit von 0,25–2,0 mg/l bei bis zu 30% der Stämme berichtet.

! Vancomycin und Clindamycin sind gut wirksam.

29.2.10.8 Prävention

Spezifische Präventionsmaßnahmen sind bisher nicht eingeführt.

Fazit für die Praxis

- Klinische Manifestationen:
Für Streptokokken der Viridans- und Intermediusgruppen: Sepsis (Neugeborene, Mütter) und Meningitis (Neugeborene) sowie selten bei Kindern und Erwachsenen Endokarditis, Pneumonie, Arthritis für S. agalactiae, orofaziale und odontogene Infektionen, Endophtalmitis, Otitis media, Sinusitis sowie davon ausgehend Endokarditis. Für Streptokokken der Serogruppen C und G: Pharyngitis und davon ausgehend Glomerulonephritis und reaktive Arthritis.
- Diagnostik:
Gram-Präparat vom klinischen Originalmaterial, Erregernachweis; kardiologische Abklärung bei Verdacht auf Endokarditis.
- Therapie:
Penicillin G, bei Endokarditis kombiniert mit Aminoglykosid. Bei Penicillinallergie: Glykopeptide, bei Gruppe-C- und Gruppe-G-Streptokokken auch Makrolide (nicht bei Endokarditis!).
- Epidemiologie und Prophylaxe:
Aminopenicillinbehandlung bei werdenden Müttern mit Risikofaktoren für Infektion mit S. agalactiae (Diabetikerinnen, chronische Lebererkrankung, HIV-Infektion, immunsuppressive Therapie). Endokarditisprophylaxe mit Benzylpenicillin bei tiefgehenden odontogenen Infektionen.
- Meldepflicht:
Ausbruch von Krankenhausinfektionen mit S. agalactiae (heutzutage sehr selten).

Literatur zu Kap. 29.2.7 bis 29.2.10

Beighton D, Hardie JM, Whiley RA (1991) A scheme for the identification of viridans streptococci. J Med Microbiol 35: 367–372

Bradley G, Gordon JJ, Braumgartner DD et al. (1991) Group C streptococcal bacteremia: analysis of 88 cases. Rev Infect Dis 13: 270–280

Frandsen EVG, Pedrazoli V, Kilian M (1991) Ecology of viridans streptococci in the oral cavity and pharynx. Oral Microbiol Immunol: 6 129–133

Gallis HA (1990) Streptococcus intermedius group (streptococcus anginosus-milleri group). In: Mandell GL, Douglas G, Bennett JE (eds) Principles and practice of infectious diseases. Churchill Livingstone, New York, pp 1572–1574

Gaunt PN, Seal DV (1987) Group C streptococcal infections. J Infect 15: 5–20

Gottoff SP, Boyer KM (1997) Prevention of early-onset neonatal group B streptococcal disease. Pediatrics 99: 866–869

Henricksen J, Ferrieri P, Jelinkova J et al. (1984) Nomenclature of antigens of group B streptococci. Int J System Bacteriol 34: 500

Mohr DN, Feist DJ, Washington JA II et al. (1979) Infections due to group C streptococci in man. Am J Med 66: 450–456

Roberts RB (1992) Streptococcal endocarditis: the viridans and beta-hemolytic streptococci. In: Kaye D (ed) Infective endocarditis, 2nd edn. Raven, New York, pp 191–1208

Ruoff KL (1988) Streptococcus anginosus (»streptococcus milleri«): the unrecognized pathogen. Clin Microbiol Rev 1: 102–108

Schuchat A (1998) Epidemiology of group B streptococcal disease in the United States shifting paradigms. Clin Microbiol Rev 11: 457–513

Von Hunolstein C, D'Ascenzi S, Wagner B et al. (1993) Immunochemistry of capsular type polysaccharide and virulence properties of type VI streptococcus agalactiae (group B streptococci). Infect Immunol 61: 1272–1282

29.3 Andere grampositive Bakterien

29.3.1 Corynebacterium diphtheriae

T. Krech

29.3.1.1 Einleitung

Die Diphtherie (griech. Lederhaut) ist eine der klassischen Seuchen der Menschheitsgeschichte.

Das Krankheitsbild mit Halsschmerzen, Bildung von Pseudomembranen und Tod durch Ersticken war schon zu Zeiten von Hippokrates bekannt. Epidemien größeren Ausmaßes von »Halskrankheit« wurden aber erst im 16. Jahrhundert beschrieben. Sie traten immer wieder in Intervallen von etwa 25 Jahren auf.

1821 schließlich beschrieb Bretonneau erstmals die typischen klinischen Merkmale und grenzte die Diphtherie von anderen Erkrankungen des oberen Respirationstraktes ab. Klebs fand 1883 Kokken in Ketten sowie Stäbchen, als er diphtherische Membranen mikroskopisch untersuchte. Im folgenden Jahr isolierte Loeffler das Diphtheriebakterium erstmals in Reinkultur und übertrug mit dem Keim die Krankheit experimentell auf Meerschweinchen. Damit war die Ätiologie der Diphtherie aufgedeckt.

Darüber hinaus konnte er zeigen, dass das Bakterium am Ort der Infektion im Rachen nicht tiefer ins Gewebe dringt und dass gesunde Keimträger existieren, die die Krankheit weiter übertragen können.

Roux und Yersin fanden 1888 heraus, dass selbst bakterienfreie Kulturfiltrate für Meerschweinchen tödlich waren, weil eine indirekte, toxische Wirkung vom Krankheitserreger ausgeht. Schließlich gelang es von Behring nachzuweisen, dass Antiserum gegen das Toxin im Tierversuch gegen den tödlichen Ausgang der Infektion schützt. Roux konnte 1894 durch Pferdeimmunserum bei Diphtheriekranken die Letalität um 50% reduzieren.

Im Jahre 1913 zeigte Schick, dass die Empfänglichkeit eines Individuums für die Diphtherie aufgrund der lokalen Hautreaktion nach Injektion von Diphtherietoxin vorhersagbar war. Smith und von Behring gelang die erfolgreiche Immunisierung von Kindern erstmals mit einer Mischung von Toxin und Antitoxin. 1923 verwendete Ramon dafür formalin-inaktiviertes Toxin, das sog. Toxoid. In der Folge wurden zwischen 1930 und 1945 in den meisten westlichen Ländern Impfprogramme bei Kindern eingeführt.

Aus diesem und anderen, teilweise unklaren Gründen hat seither die Inzidenz der Diphtherie weltweit, v. a. aber in der westlichen Welt, drastisch abgenommen, bis sie sich in den 1970er-Jahren durch ein Wiederaufflackern in einigen westlichen Ländern und ab 1990 in Form einer großen Epidemie in Russland zurückmeldete.

In den 1950er-Jahren entdeckte man, dass die Fähigkeit von C. diphtheriae, Toxin zu bilden, d. h. die Toxigenität, durch Bakteriophagen vermittelt wird [1, 2].

29.3.1.2 Erregermerkmale und Taxonomie

Der Erreger der Diphtherie, das Corynebacterium diphtheriae, ist der bekannteste Vertreter aus der Gattung der Korynebakterien. Die Gattung Corynebacterium (griech. koryne, Keule) wurde 1896 von Lehmann und Neumann ausgehend vom »Diphtheriebacillus« rein aufgrund morphologischer Kriterien definiert.

Als »koryneforme« oder »diphtheroide« Bakterien bezeichnet der klinisch tätige Mikrobiologe grampositive, aerob wachsende, unregelmäßig geformte, gerade oder leicht gebogene keulenförmige Stäbchen (◘ Abb. 29-3).

Moderne Methoden der Taxonomie beurteilen einerseits die physikochemischen Eigenschaften wie Zellwandbestandteile, zelluläre Fettsäuren, Zusammensetzung und Sequenz der DNA. Andererseits dienen dem klinisch tätigen Mikrobiologen phänotypische Kriterien wie Beweglichkeit, Kulturbedingungen, Pigmentbildung, mikroskopische und makroskopische Morphologie sowie metabolische Eigenschaften zur Differenzierung.

Im *Bergey's Manual of Systematic Bacteriology* wird die Gattung Corynebacterium auf Keime beschränkt, die meso-Diaminopimelinsäure, Arabino-Galactan-Polymere und kurzkettige, 22–36 Kohlenstoffatome enthaltende Mycolsäuren enthalten. Die zellulären Fettsäuren sind vorwiegend vom geradkettigen, gesättigten und einfach ungesättigten Typ. Korynebakterien sind üblicherweise katalasepositiv und unbeweglich [1, 5, 7].

29.3.1.3 Epidemiologie

Für C. diphtheriae ist der Mensch das einzige bekannte Reservoir. Während in Westeuropa v. a. erkrankte Personen die Bak-

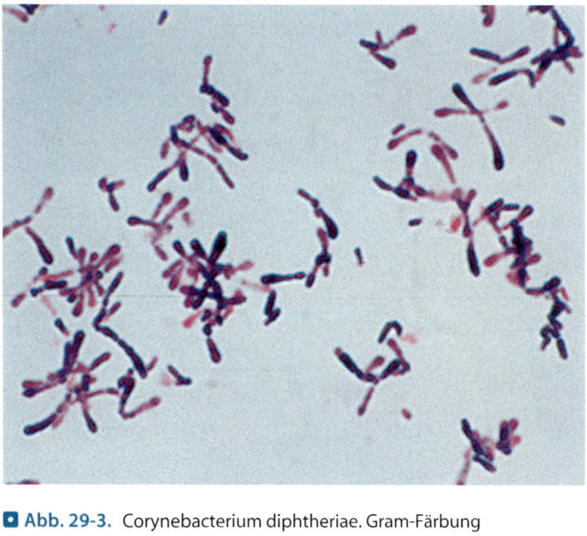

◘ Abb. 29-3. Corynebacterium diphtheriae. Gram-Färbung

terien übertragen, spielen in Schwellenländern auch gesunde Keimträger für die Ausbreitung der Infektion eine wichtige Rolle.

Die Rachendiphtherie ist eine Tröpfcheninfektion, d. h. C. diphtheriae wird in erster Linie durch Aerosole, die von hustenden Diphtheriekranken oder symptomfreien Trägern ausgestoßen werden, übertragen. Bei der Hautdiphtherie steht die Übertragung durch Schmierinfektion im Vordergrund.

Während noch zu Anfang dieses Jahrhunderts hauptsächlich Kinder unter 15 Jahren betroffen waren, erkrankten während neuerer Epidemien mehr Erwachsene.

Infektionen durch C. diphtheriae können weltweit beobachtet werden. Die meisten Erkrankungen des Respirationstraktes treten in den gemäßigten Klimazonen während der kälteren Monate auf. Die symptomfreien Träger perpetuieren die endemische wie die epidemische Form der Diphtherie. Die Immunisierung durch Impfung verhindert zwar den Trägerstatus nicht, reduziert aber dessen Wahrscheinlichkeit.

Inzidenz und Muster des Auftretens der Diphtherie haben sich in den letzten 50–75 Jahren dramatisch verändert. In der westlichen Welt sank die Inzidenz von 150 Erkrankungen pro 1 Mio. Einwohner (USA, 1920) auf weit unter 1 Erkrankung pro 1 Mio. Einwohner pro Jahr [2]. Obwohl auch in Entwicklungsländern ein Rückgang der Diphtherie beobachtet werden kann, ist die Krankheit in vielen Ländern, z. B. in Brasilien, Nigeria, in der östliche Mittelmeerregion, auf dem indischen Subkontinent, in Indonesien und auf den Philippinen immer noch endemisch.

In Russland und Teilen der früheren Sowjetunion ist in den 1990er-Jahren ein beunruhigender Anstieg zu verzeichnen gewesen. Raten von bis zu 17 Erkrankungen pro 1 Mio. Einwohner pro Jahr wurden in Moskau und St. Petersburg verzeichnet, wobei Erwachsene und Kinder gleichermaßen betroffen waren. Man vermutet, dass ein unzulänglicher Impfschutz Ursache der Epidemie war [3].

In westlichen Ländern sind überwiegend in Armut und schlechten hygienischen Verhältnissen lebende Menschen sozialer Randgruppen wie Alkoholiker und Drogensüchtige gefährdet, an Diphtherie zu erkranken. Aber auch in tropische und subtropische Länder oder nach Russland Reisende oder Personen, die mit Asylbewerbern in Kontakt kommen, laufen hierzulande ein erhöhtes Risiko [4].

Die Hautdiphtherie kommt v. a. in den Tropen, aber auch in westlichen Ländern, insbesondere bei gesellschaftlichen Randgruppen wie Obdachlosen, Alkoholikern und Drogensüchtigen vor. In den vergangenen Jahren waren i.v.-Drogenabhängige besonders gefährdet, an bakteriämischen Erkrankungen durch meist nicht toxigene Stämme zu erkranken.

29.3.1.4 Pathogenese

Die typische Diphtherie ist eine lokale Infektion mit systemischer Intoxikation. C. diphtheriae hat mit Ausnahme des Toxins kaum Virulenzfaktoren. Insbesondere besitzt das Bakterium nur eine schwache Fähigkeit zur Gewebeinvasion. Das von in der Schleimhaut sich vermehrenden Diphtheriebakterien produzierte Exotoxin hingegen ist ein sehr potenter Inhibitor der Proteinsysnthese in eukaryontischen Zellen. Zusammen mit einer Induktion der Apoptose führt seine Wirkung zum Zelltod. Die geschätzte tödliche Dosis für einen Menschen liegt im Bereich von 10–15 μg [2].

29.3.1.5 Erkrankung

Die klinischen Manifestationen der Diphtherie treten nach einer Inkubationszeit von 2–4 Tagen auf und können lokal begrenzt bleiben, typischerweise in Form von Pseudomembranen (◘ Abb. 29-4) im Nasopharyngealraum, laryngeal oder tracheobronchial.

Auch die Hautdiphtherie bleibt in der Regel lokalisiert.

Rachendiphtherie

Die Rachendiphtherie (◘ Abb. 29-5) ist oft verbunden mit systemischen Manifestationen, die auf die Wirkung des Diphtherietoxins zurückzuführen sind.

Bei Auftreten der folgenden Symptome muss an eine Rachendiphtherie gedacht werden:

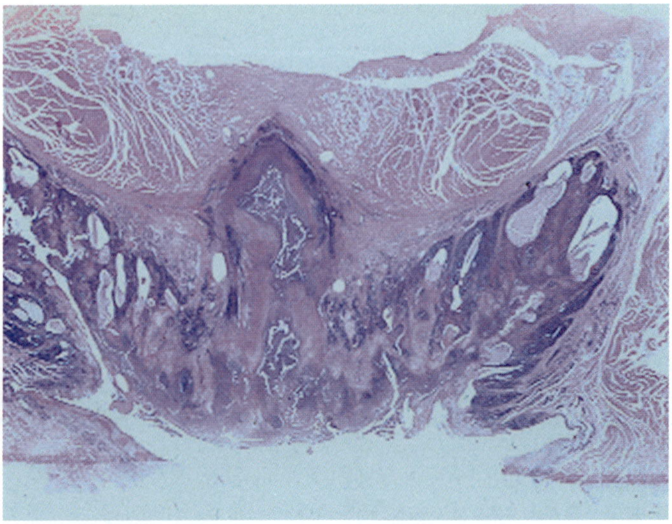

◘ **Abb. 29-4.** Histologische Darstellung einer diphtherischen Rachenmandel mit Pseudomembran. (Aufnahme: Prof. Vosteen)

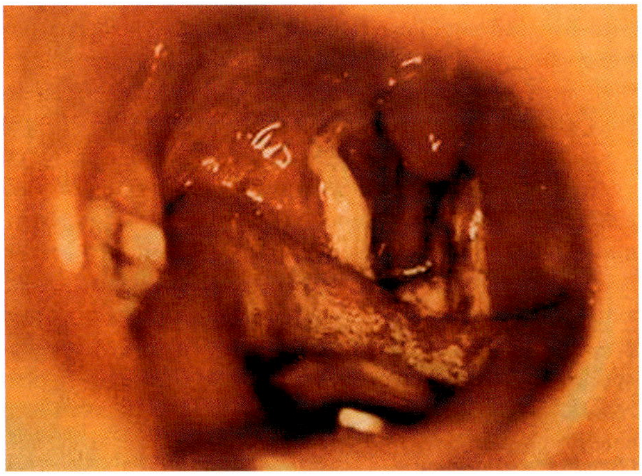

Abb. 29-5. Tonsillardiphtherie

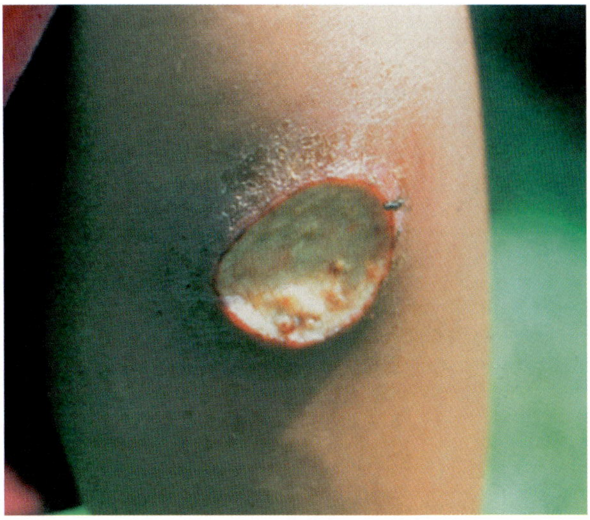

Abb. 29-6. Hautdiphtherie. Ulkus mit schmierig belegtem Grund. (Aufnahme: Prof. Ippen)

Diphtherietypische Symptome

- Eher milde Tonsillitis oder Pharyngitis mit graubraunen Belägen, v. a. bei Ausdehnung auf die Uvula und den weichen Gaumen
- Lymphknoten- und Halsschwellung, verbunden mit einer pseudomembranösen Pharyngitis und Zeichen systemischer Toxizität wie Blässe, Ödeme und Erbrechen
- Heiserkeit und Stridor
- Gaumensegellähmung
- Blutig-seröser Nasenausfluss mit Schleimhautbelägen

Die Wirkung des Toxins führt zunächst unmittelbar am Ort der Infektion zu sog. Pseudomembranen, bestehend aus Auflagerungen aus Fibrin, Leukozyten, Erythrozyten, abgestorbenen Epithelzellen und Bakterien. Sie können sich entweder eng lokalisiert auf die Tonsillen, den Rachen oder die Nase beschränken oder weit ausgedehnt Rachen und Trachea überdecken. Hebt man den Belag ab, findet sich darunter eine blutende, ödematöse Submukosa.

! Die Submukosa des Halses kann so massiv anschwellen, dass es ohne ärztliche Intervention zur Obstruktion der Atemwege, evtl. zur Aspiration des Belags und zum Ersticken, kommt.

Für die Schwere der Erkrankung ist weiterhin das systemisch absorbierte Toxin verantwortlich, dessen Menge direkt von der Größe der diphtherischen Membran abhängig ist.

! Obwohl es auf alle Zellen des Wirtsorganismus wirkt, werden v. a. das Herz, die peripheren Nerven und die Nieren geschädigt.
Typischerweise treten die ersten Zeichen einer Herzschädigung 1–2 Wochen nach Krankheitsbeginn auf. Das Spektrum reicht von diskreten Veränderungen im Elektrokardiogramm bis zu schweren Reizleitungsstörungen und zur Myokarditis mit einer Letalität von bis zu 90%.

Neurologische Störungen zeigen sich in den ersten Krankheitstagen als Lähmung des weichen Gaumens und der Rachenhinterwand. Weiter sind Lähmungen der Augen- und Gesichtsmuskulatur sowie des Rachens und der Stimmbänder möglich. Später, nach Tagen bis Wochen, können am ganzen Körper v. a. motorische Lähmungen leichten bis schweren Grades auftreten. In der Regel bilden sie sich aber wieder völlig zurück [3].

Hautdiphtherie

Die Hautdiphtherie (Abb. 29-6) manifestiert sich mit chronischen, schlecht heilenden Geschwüren.

Der Ulkusgrund ist von einer schmutzig grauen Membran überzogen. Häufig wird C. diphtheriae in den Läsionen zusammen mit S. aureus und Streptokokken der Gruppe A (Streptococcus pyogenes) gefunden. Zeichen der Intoxikation treten meist nicht auf.

Infektionen mit nichttoxigenen C.-diphtheriae-Bakterien

Während das Krankheitsbild der Diphtherie in der Regel nicht mit einer Bakteriämie vergesellschaftet ist, wurden in den letzten Jahren vermehrt systemische Infektionen, meist mit Endokarditiden und Osteomyelitiden, beschrieben. Für diese Manifestation sind praktisch ausschließlich nichttoxigene C.-diphtheriae-Bakterien verantwortlich. In erster Linie sind intravenös Drogensüchtige und ökosoziale Randgruppen betroffen.

29.3.1.6 Diagnostik

Eine rasche klinische (Verdachts)diagnose ist wichtig, weil die Krankheit umso milder verläuft, je eher man mit der Behandlung beginnt, die mikrobiologische Diagnose im Labor aber zu lange dauert.

Für die mikrobiologische Untersuchung wird am besten Abstrichmaterial von den diphtherieverdächtigen Auflagerungen eingesandt, damit aus ihnen der Erreger isoliert und dessen Toxinproduktion nachgewiesen werden kann. Der einsendende Arzt muss seinen Diphtherieverdacht dem Labor gegenüber explizit äußern, damit durch Beimpfung adäquater Nährböden der Keim nicht übersehen wird.

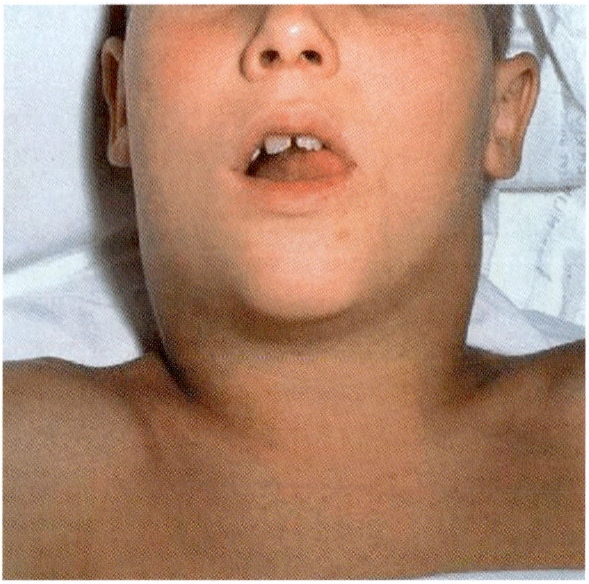

Abb. 29-7. Halsschwellung bei Diphtherie (Quelle: *Visual Red Book on CD-ROM-2000,* Red Book: 25th edn. Report of the Committee on Infectious Diseases)

In der Regel müssen alle Isolate in Referenzlabors auf ihre Toxigenität geprüft werden. Das historische Nachweisverfahren ist der Tierversuch im Meerschweinchen. Heute wird das Toxin zunehmend weniger im traditionell verwendeten Elek-Ouchterlony-Test, einem Immundiffusionstest, bei dem der Keim auf der Agarplatte in Gegenwart von spezifischem Antiserum angezüchtet wird, nachgewiesen. Vielmehr bevorzugt man die Zellkultur oder den direkten Nachweis des Toxingens mittels der Polymerasekettenreaktion (PCR) [7].

Differenzialdiagnose

Am häufigsten handelt es sich bei der Verdachtsdiagnose einer Diphtherie um eine infektiöse Epstein-Barr-Virus-Mononukleose. Während sich die grauen Beläge beim Pfeiffer-Drüsenfieber leicht ablösen lassen, sind sie bei der Diphtherie mit der Unterlage verwachsen und bluten beim Versuch, sie mit einem Spatel anzuheben.

Weiter muss die endemische Parotitis (Mumps) von der malignen Diphtherie mit ihrem Bild der Halsschwellung (Abb. 29-7) abgegrenzt werden [1, 2].

29.3.1.7 Therapie

Um das oberste Therapieziel, eine schnelle Eindämmung der Toxinwirkung, zu erreichen, verabreicht man Pferdehyperimmunglobulin.

! Da nur freies, extrazelluläres, noch nicht von der Zielzelle aufgenommenes Toxin inaktiviert werden kann, muss die Behandlung so früh wie möglich aufgrund einer vorläufigen klinischen Diagnose erfolgen. Durch eine gleichzeitig begonnene Antibiotikatherapie werden die toxinproduzierenden Keime eliminiert.

Eine Isolierung des Patienten ist in Erwägung zu ziehen, unter Antibiotikatherapie aber nicht zwingend notwendig. Bettruhe wird dringend empfohlen. Eventuelle Komplikationen machen weitere Interventionen, z. B. Intubation, Behandlung von Herzrhythmusstörungen oder Maßnahmen zur Stützung des Kreislaufs, erforderlich.

Diphtherieantitoxin ist in der Schweiz als Diphtherieserum *Berna* am Schweizerischen Serum- und Impfinstitut Bern erhältlich. In Deutschland produziert Chiron-Behring das Immunserum. Da beide »Heilseren« vom Pferd stammen, besteht bei sensibilisierten Personen die Gefahr einer allergischen Reaktion. Es empfiehlt sich, eine Intradermalprobe vorzunehmen und evtl. die Infusion mit stark verdünntem Serum zu beginnen. Maßnahmen zur Behandlung eines anaphylaktischen Schocks sollten vorbereitet sein. Einige Tage später kann auch eine Immunkomplexreaktion, die sog. Serumkrankheit, auftreten.

Die Dosierung beträgt in der Regel 500–1000 IE/kgKG, beim Erwachsenen also etwa 35.000–70.000 IE intramuskulär. Bei toxischer Diphtherie werden 2000 IE/kgKG gegeben, die Hälfte davon intravenös. Erfolgt der Beginn der Serumtherapie erst nach dem 3. Behandlungstag, ist eine Dosierung von 4000 IE/kgKG zu wählen. Tritt nach 2–3 Tagen keine deutliche Demarkation der diphtherischen Beläge ein, muss die Behandlung wiederholt werden.

Falls sich aus der Impfanamnese zuverlässig eine vollständige Grundimmunisierung mit drei Impfungen ergibt und die letzte Auffrischimpfung weniger als 10 Jahre zurückliegt, kann der Einsatz von Hyperimmunglobulin zurückhaltender erfolgen, da die Diphtherie in diesen Fällen selten schwer verläuft.

Gleichzeitig mit dem Beginn der Serumtherapie behandelt man mit Antibiotika z. B. mit 1,2 Mio. Einheiten Procain-Penicillin i.m., bis die diphtherischen Beläge verschwunden sind. Kinder unter 10 kgKG erhalten 0,04–0,06 Mio. IE/kgKG bzw. eine Tagesdosis von 0,2–0,5 Mio. IE/kgKG i.m. Schwer erkrankten Patienten sollte zu Beginn gleichzeitig eine Dosis Penicillin i.v. verabreicht werden. Bei Penicillinunverträglichkeit kann Erythromycin in einer Dosierung von täglich 50 mg/kgKG ebenfalls bis zur Demarkation der Beläge gegeben werden.

Kontaktpersonen werden mit Erythromycin in der gleichen Dosierung für etwa 7 Tage behandelt [2].

29.3.1.8 Prävention

Die Prophylaxe gegen die Diphtherie besteht in einer aktiven Immunisierung mittels formalinbehandeltem Diphtherietoxin, dem sog. Toxoid. Zum Aufbau der Immunität beginnt man im Säuglingsalter mit 2 i.m.-Injektionen im Abstand von 4 Wochen und einer Boosterimpfung nach etwa 1 Jahr. In der Regel wird sie als DPaT-Kombinationsimpfung (In der Schweiz: Di-Te-Pe-Kombinationsimpfung) verabreicht. Die Grundimmunisierung bietet einen etwa 95%igen Schutz vor schwerer Erkrankung [3].

Alle 10 Jahre wird eine Auffrischimpfung empfohlen. Da die Schutzrate im Erwachsenenalter bei uns auf inakzeptable 50% absinkt, sollte im Erwachsenenalter nicht nur gegen Tetanus allein, sondern immer in Kombination mit Diphtherieimpfstoff geboostert werden [4, 6]. Zwar eliminiert die Impfung das Erkrankungsrisiko nicht völlig. Wirklich gefährdet, an Diphtherie zu erkranken, sind aber ungeimpfte Individuen und solche, bei denen der Impfschutz im Erwachsenenalter nicht aufgefrischt wurde.

Bei Auftreten von Erkrankungen müssen Kontaktpersonen über 7–14 Tage aufmerksam beobachtet werden. Eine prophylaktische Verabreichung von Immunserum wird wegen des Nebenwirkungsrisikos (Serumkrankheit) nicht empfohlen. Stattdessen sollten in Umgebungsuntersuchungen Keimträger identifiziert und saniert werden.

Fazit für die Praxis

- An die Diphtherie muss differenzialdiagnostisch bei membranös belegtem Rachen immer gedacht werden.
- Besonders Immigranten und Reiserückkehrer sind gefährdet.
- Die antitoxische Therapie muss aufgrund des klinischen Bildes frühzeitig eingeleitet werden. Da die Überlebenschance steigt, je früher behandelt wird, kann das Ergebnis der mikrobiologischen Diagnostik nicht abgewartet werden. Eine erst nach dem 3. Krankheitstag einsetzende Serumtherapie ist nur noch von geringer Wirkung.
- Die Antibiotikatherapie ist sekundär. Vor dem Verabreichen der ersten Antibiotikadosis müssen die Proben für die mikrobiologische Diagnostik entnommen werden. In erster Linie kommen Abstriche von schmierig-eitrigen Haut- und Schleimhautbelägen in Frage.
- Für Erkrankungen mit Verdacht auf Diphtherie und bei Nachweis toxinbildender C. diphtheriae besteht nach dem Infektionsschutzgesetz Meldepflicht.

29.3.2 Andere Korynebakterien und Rhodococcus

29.3.2.1 Erregermerkmale und Taxonomie

Als Koryneforme werden aufgrund ihres mikroskopischen Aspekts gebogene, teils keulenförmig an den Enden aufgetriebene grampositive Stäbchenbakterien bezeichnet, die nicht zu den Diphtherieerregern gehören. Synonym wird oft der Begriff »Diphtheroide« verwendet [2, 5, 7]. Bekannte Vertreter sind Corynebacterium pseudodiphtheriticum, C. xerosis und C. striatum. In den letzten Jahren an Bedeutung gewonnen hat wegen seiner hochgradigen Antibiotikaresistenz C. jeikeium.

Folgende, ursprünglich zur Gattung Corynebacterium gezählte Diphtheroide werden jetzt als eigenständige Gattungen und Spezies geführt: Turicella, Arthrobacter, Propionibacterium, Rothia, Exiguobacterium, Cellulomonas, Sanguibacter, Microbacterium, Aureobacterium, »Corynebacterium aquaticum«, Rhodococcus, Arcanobacterium haemolyticum, Actinomyces pyogenes und Actinomyces neuii, Oerskovia spp., Dermabacter hominis sowie Brevibacterium spp.

Folgende Spezies innerhalb der Gattung Corynebacterium wurden neu definiert:

Neu definierte Spezies innerhalb der Gattung Corynebacterium

- C. urealyticum (früher CDC Gruppe D2)
- C. afermentans (früher CDC Gruppe ANF1)
- C. propinquum (früher CDC Gruppe ANF3)
- C. accolens (früher CDC Gruppe 6 und G1)
- C. amycolatum (früher CDC Gruppe F2 und I2)
- C. auris (früher CDC Gruppe ANF1-«like«)
- C. argentoratense
- C. glucuronolyticum
- C. macginleyi
- Daneben gelten aktuell noch die CDC Gruppen F1, und G [8, 9].

29.3.2.2 Epidemiologie

C. ulcerans wird hauptsächlich durch kontaminierte Milch und C. pseudotuberculosis durch direkten Kontakt mit erkrankten Tieren oder deren Fleisch übertragen. Erkrankungen beim Menschen wurden v. a. aus Australien berichtet. Die übrigen Korynebakterien lösen üblicherweise endogene Infektionen aus, und ihre exogene Übertragung ist von nur untergeordneter Bedeutung. Die Keime sind Bestandteil der physiologischen Haut- und Schleimhautflora. Über die Häufigkeit eines exogenen Infektionsweges liegen nur unzureichende Daten vor [2, 5, 7].

29.3.2.3 Erkrankungen

Die eigentlich tierpathogenen Spezies C. ulcerans und C. pseudotuberculosis führen beim Menschen selten zu Erkrankungen.

C. ulcerans kann Diphtherietoxin bilden und daher diphtherieähnliche Erkrankungen hervorrufen. C. pseudotuberculosis führt beim Menschen selten zu Lymphadenitiden. Die übrigen Spezies der Gattung Corynebacterium erlangen als Erreger nosokomialer Infektionen v. a. bei immunsupprimierten Patienten und im Zusammenhang mit Fremdmaterial wie Katheter und Endoprothesen eine zunehmende Bedeutung.

Besonders hervorzuheben ist C. jeikeium als Problemkeim bei Immunsupprimierten wegen seiner ausgesprochenen Antibiotikaresistenz.

Rhodococcus equi ist in erster Linie gefährlich für Aids-Patienten als Erreger von Pneumonien exogenen Ursprungs [2, 5, 7]. Der Keim kommt weit verbreitet in der Umwelt vor, v. a. in der Erde und in Schmutz.

Die häufigsten koryneformen Erreger und die von ihnen verursachten Krankheitsbilder sind in ◻ Tabelle 29-7 aufgeführt.

29.3.2.4 Diagnostik

Der Erregernachweis wird v. a. aus Abstrichmaterialien, Sekreten und Blut geführt. Da viele Korynebakterien zur Normalflora gehören und es oft schwierig ist, die Erreger zu identifizieren [8,9], sollte sich der Aufwand der bakteriologischen Diagnostik primär nach der zu erwartenden klinischen Relevanz richten.

Ob ein Isolat klinisch relevant sein könnte, hängt von den Umständen ab, unter denen es gewonnen wurde [7, 8].

Tabelle 29-7. Klinische Bedeutung einer Auswahl koryneformer Bakterien

Spezies oder Gruppe	Erwiesene oder wahrscheinliche Erkrankungen
Corynebacterium ulcerans	Pharyngitis, diphtherieähnliche Erkrankungen
C. pseudotuberculosis	Granulomatöse Lymphadenitis, Pneumonie
C. xerosis	Endokarditis, Pneumonie, Arthritis, Wundinfektionen, Sepsis
C. striatum	Pleuropneumonie, Lungenabszess
C. kutscheri	Chorioamnionitis, septische Arthritis
C. pseudodiphtheriticum	Endokarditis, Harnwegsinfektionen, Lymphadenitis, Pneumonie, Skin-graft-Infektionen
C. jeikeium	Wundinfektionen, Harnwegsinfektionen, Sepsis, Endokarditis, Meningitis, Peritonitis, Pneumonie
C. minutissimum	Erythrasma, Bakteriämie, Endokarditis, Retinopathie
C. aquaticum	Endokarditis, Meningitis, Harnwegsinfektionen, Peritonitis bei kontinuierlicher ambulanter Peritonealdialyse (CAPD), Sepsis
C. genitalium	Urethritis
C. matruchotii	Augeninfektionen
Arcanobacterium haemolyticum	Pharyngitis, diphtherie- oder scharlachähnliche Krankheitsbilder, Hautgeschwüre, Abszesse, Sepsis
Rhodococcus spp.	Wundinfektionen, Meningitis, Augeninfektionen
Rhodococcus equi	In der Regel Aids-assoziierte tuberkuloseähnliche Erkrankungen der Lunge, seltener Sepsis, Peritonitis, Osteomyelitis, Abszesse, Endophthalmitis
Oerskovia ssp.	Endokarditis, Pyonephrosis

III. Erreger

Für die klinische Relevanz eines Isolats sprechende Entnahmebedingungen

- Als dominierender oder als einer der dominierenden Keime aus einem korrekt entnommenem Sputum, aus einer Wunde, einem Abszess oder einer sonst sterilen Körperlokalisation
- Aus mindestens 2 Blutkulturen
- Mit mehr als 10^5 CFU(colony forming unit)/ml als dominierendes Isolat aus Urin

Als weitere Kriterien können herangezogen werden:
- Mikroskopie: Menge der grampositiven Stäbchenbakterien und ihre Lage zu evtl. vorkommenden Granulozyten; Beimengung anderer Mikroorganismen und Plattenepithelzellen als Zeichen einer Kontamination mit Normalflora
- Anzahl der Probenmaterialien, in denen der Keim gefunden wurde
- Klinische Informationen (Immunsuppression, schwere Grundkrankheit, Fremdkörper, Endoprothese)

29.3.2.5 Therapie

Die Antibiotikatherapie von Infektionen mit nichtdiphtherischen Korynebakterien muss sich nach dem Antibiogramm richten, da das Resistenzverhalten nicht voraussehbar ist. Meist sind β-Laktamantibiotika wirksam, und selten besteht eine Resistenz auf Vancomycin.

! Bei multiresistenten Keimen wie C. jeikeium und C. urealyticum ist Vancomycin oft das einzige noch wirksame Medikament. Bei Abszessbildung kann eine chirurgische Revision angezeigt sein, infizierte Katheter oder Prothesen müssen oft entfernt werden [5, 10].

Eine Therapie penicillinempfindlicher Keime kann mit 0,6–1,2 ME Procain-Penicillin i.m. täglich erfolgen. Kinder erhalten 0,04–0,06 Mio. IE/kgKG bzw. eine Tagesdosis von 0,2–0,5 Mio. IE/kgKG i.m. Bei Penicillinunverträglichkeit ist oft Erythromycin in einer Dosierung von 50 mg/kgKG pro Tag wirksam. Die Therapiedauer hängt von der Schwere des Krankheitsbildes ab. In der Regel kann die Therapie auf 5–7 Tage beschränkt werden. Vancomycin wird in einer Dosierung von 2-mal täglich 1 g intravenös verabreicht.

29.3.2.6 Prävention

Eine Prävention ist schwierig, da es sich in der Regel um Keime der normalen Körperflora handelt. Die Überwachung von körperfremden Materialien wie Endoprothesen und der regelmäßige Wechsel von Endokathetern können helfen, die Infektionsgefahr zu mindern.

Fazit für die Praxis

- Die meisten Infektionen mit Diphtheroiden sind endogener Natur. Eine wichtige Ausnahme stellen Rhodococcus spp. dar, die im Erdreich vorkommen.
- Die Beurteilung der klinischen Relevanz muss sich auf das direktmikroskopische Bild vom Probenmaterial und auf die Kultur stützen. Eine Erregerbedeutung

▼

kann bei hoher Keimzahl vermutet werden und wenn der Keim in Reinkultur oder zumindest als vorherrschende Spezies vorkommt. Eine Ausnahme bilden Rhodococcus spp., die im respiratorischen Sekret von immunsupprimierten Patienten immer als Pathogene zu betrachten sind.
- Eine genaue Identifizierung der Isolate von koryneformen Bakterien ist unter Routinebedingungen oft schwierig. Wichtig ist in der Praxis aus therapeutischen und epidemiologischen Gründen lediglich die Abgrenzung zu C. diphtheriae und C. ulcerans.
- Die Therapie der Diphtheroide muss sich nach dem Antibiogramm richten und gestaltet sich besonders bei C. jejkeium schwierig, da der Keim oft multiresistent ist. Praktisch immer ist Vancomycin gegen koryneforme Bakterien wirksam.

Literatur zu Kap. 29.3.1 und 29.3.2

1. Halsey N (1998) Corynebacteria. In: Gorbach SL, Bartlett JG, Blacklow NR (eds) Infectious diseases, 2nd edn. Saunders, Philadelphia, pp 1741–1747
2. Krech T (1994) Die Korynebakterien, Diphtherie. In: Brandis H, Eggers HJ, Kohler W, Pulverer G (Hrsg) Medizinische Mikrobiologie, 7. Aufl. G. Fischer, Stuttgart, S 506–515
3. Chen RT, Hardy IR, Rhodes PH, Tyshchenko DK, Moiseeva AV, Marievsky VF (2000) Ukraine, 1992: first assessment of diphtheria vaccine effectiveness during the recent resurgence of diphtheria in the Former Soviet Union. J Infect Dis 181 (Suppl 1): S178–183
4. Edmunds WJ, Pebody RG, Aggerback H et al. (2000) The sero-epidemiology of diphtheria in Western Europe. ESEN Project. European Sero-Epidemiology Network. Epidemiol Infect 125/1: 113–125
5. Krech T, Hollis DG (1991) Corynebycterium and Related Organisms. In: Hausler WJ, Herrmann KL, Isenberg HD, Shadomy HJ (eds) Manual of clinical microbiology, 5th edn. ASM Press, Washington D.C., pp 277–286
6. Naumann P, Hagedorn HJ, Paatz R (1983) Die Diphtherie – Immunität und ihre klinische Bedeutung. Dtsch Med Wochenschr 108/28–29): 1090–1096
7. Naumann P, Krech T (1992) Corynebacterium – Listeria – Erysipelothrix. In: Friedrich Burkhardt (Hrsg) Mikrobiologische Diagnostik. Thieme, Stuttgart, S 239–250
8. Funke G, von Graevenitz A, Clarridge JE, Bernard KA (1997) Clinical microbiology of coryneform bacteria. Clin Microbiol Rev 10/1: 125–159
9. Tang YW, Von Graevenitz A, Waddington MG et al. (2000) Identification of coryneform bacterial isolates by ribosomal DNA sequence analysis. J Clin Microbiol 38/4: 1676–1678
10. Troxler R, Funke G, Von Graevenitz A, Stock (2001) Natural antibiotic susceptibility of recently established coryneform bacteria. Eur J Clin Microbiol Infect Dis 20/5: 315–523

29.3.3 Listeria monocytogenes und andere Listerien

H. Hof

29.3.3.1 Einleitung

Listerien kommen überall in der Natur vor. Die meisten Arten sind apathogen. Allenfalls Stämme der Art Listeria monocytogenes sind in der Lage, beim Menschen und beim Tier Erkrankungen hervorzurufen. Zumeist tritt eine manifeste Krankheit nur bei prädisponierten Personen auf, z. B. bei Abwehrgeschwächten nach Organtransplantation, nach Krebserkrankung oder Leukämie oder bei älteren Menschen, Neugeborenen, bei Patienten mit Eisenüberladung, Diabetes mellitus oder Leberzirrhose.

Speziell in der Schwangerschaft kann L. monocytogenes eine Bedrohung darstellen, weil sie diaplazentar den Fetus infizieren und schädigen kann.

29.3.3.2 Erregermerkmale und Taxonomie

Listerien sind sporenlose grampositive Stäbchen. Gelegentlich können sie jedoch kokkoid erscheinen, sodass sie dann mit Streptokokken verwechselt werden. Bei den sog. rauen Stämmen und gelegentlich während Antibiotikatherapie kann auch filamentöses Wachstum beobachtet werden.

Neben der Art L. monocytogenes gibt es noch 5 weitere Arten, nämlich L. ivanovii, L. innocua, L. seeligeri, L. welshimeri und L. grayi, die allerdings als Krankheitserreger keine Rolle spielen. Da sie jedoch häufig in der Natur und beim Menschen vorkommen, müssen sie klar von den pathogenen L. monocytogenes abgegrenzt werden. Womöglich kommt ihnen wegen weitgehender Kreuzimmunogenität eine Bedeutung bei der Induktion einer stillen Feiung zu.

Die pathogenen und apathogenen Arten und Stämme unterscheiden sich hauptsächlich dadurch, dass die pathogenen ein Virulenzcluster, eine »Pathogenitätsinsel«, auf ihrem Genom besitzen und diese Information positiv nutzen.

Innerhalb der pathogenen Art L. monocytogenes gibt es darüber hinaus erhebliche graduelle Virulenzunterschiede zwischen einzelnen Isolaten.

29.3.3.3 Epidemiologie

Listerien sind geophile Keime und in der Natur weit verbreitet. Sie werden mit Schmutz und Staub ubiquitär verteilt.

! Die häufigste Ansteckungsquelle für den Menschen dürften mit Listerien verunreinigte Lebensmittel sein.

Die Kontaminationsrate hängt dabei von der Art des Nahrungsmittels ab (Tabelle 29-8).

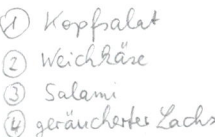

Erhitzte Speisen sind frei von Listerien, sofern sie nicht rekontaminiert werden, was z. B. bei ungeschützter Lagerung im Kühlschrank passieren kann, wenn ungegarte und gegarte Speisen nebeneinander aufbewahrt werden. Das Risiko einer Kontamination ist auch deshalb nicht zu unterschätzen, weil die Bakterien bei 4°C im Kühlschrank nicht einfach nur überleben, sondern sich bei dieser Temperatur noch vermehren können, wenn auch langsamer als in der Wärme. In manchen Lebens-

Tabelle 29-8. Häufigkeit von Listerien in Lebensmitteln*

Nahrung	Häufigkeit [%]
Rohmilch	1–5
Weichkäse	10–20
Fleisch	< 5
Wurst (Salami geräuchert)	<80
Streichwurst	<50
Geflügel	<60
Fisch und Krustazeen	<20
Kopfsalat	10–20
Pilze	10
Karotten	0
Tomaten	0
Äpfel	0

* Nicht alle Isolate gehören zu den pathogenen Arten.

Tabelle 29-9. Inzidenzraten für Listeriose bei bestimmten Risikogruppen (pro 100.000 Individuen pro Jahr). (Nach Hof 2000)

Risiko(gruppe)	Inzidenz
Normalbevölkerung	0,7
>70 Jahre	2
Alkoholismus	5
Diabetes	5
Eisenüberladung	5
Schwangerschaft	12
Karzinom	15
Cortisontherapie	20
Lupus erythematodes	50
Nierentransplantat	100
Chronisch-lymphatische Leukämie (CLL)	200
Aids	600
Leukämie (ALL+AML)	1000

mitteln sichert eine relative Salzresistenz den Listerien das Überleben.

Die Zahl der symptomlosen Träger unter Menschen und Tieren ist groß. In Bezug auf Listerien spricht die Tatsache, dass man bei ca. 3–5% aller Menschen die Keime z. B. im Stuhl nachweisen kann, weniger für eine entsprechend große Anzahl von Dauerausscheidern, als vielmehr dafür dass es durch repetitive Exposition zur passageren Besiedelung kommt.

! Auch eine Übertragung von Mensch zu Mensch ist bei Listerien demnach möglich. Bedeutung gewinnt dieser Infektionsweg allerdings nur in der Schwangerschaft, weil Listerien schon in utero (konnatale Infektion), sub partu und post partum von der Mutter auf das Kind übertragen werden können.

In den Einzelfällen, in denen Listerien als Ursache nosokomialer Infektionen nachgewiesen sind, werden extrem große Mengen von Bakterien verstreut. Nosokomiale Listeriosen können z. B. von einem Kind mit konnataler Infektion ausgehen und über das Personal, über Geräte oder Pflegemittel auf andere Kinder im Kreißsaal oder auf der Neugeborenenstation übertragen werden (Hof et al. 2000).

Über die Inzidenz von listerienbedingten Meningitiden, Enzephalitiden und anderen Manifestationen einer Listeriose liegen hierzulande erst seit kurzem exakte Angaben vor. Ähnlich wie in anderen europäischen und nordamerikanischen Ländern kann man in Deutschland mit mehreren Hundert Fällen pro Jahr rechnen. Die Inzidenz der Listeriose wird generell als niedrig betrachtet, weil gesunde Menschen im Verlauf einer Infektion allenfalls leichte Symptome wie Durchfall oder einen Fieberschub entwickeln, die keine gezielte Diagnostik nach sich ziehen.

! Da mehr als 65% aller Listeriosen als opportunistische Infektionen bei abwehrgeschwächten Personen auftreten, liegt die Letalität der Listeriose trotz gezielter Antibiotikatherapie mit ca. 30% Todesfällen unter allen manifest Erkrankten sehr hoch.

Besonders alte Menschen und auch Schwangere haben ein höheres Erkrankungsrisiko als Gesunde (Tabelle 29-9).

In den USA sterben etwa 7000 Personen jährlich an Listeriose. Bei deutlich niedrigerer Inzidenz im Vergleich zur Salmonellose ist damit die Listeriose aufgrund der größeren Letalität als Lebensmittelinfektion gefährlicher einzustufen als die Salmonellose. Die allermeisten Listeriosefälle treten sporadisch auf. Gelegentlich beobachtete kleine Epidemien, die von infizierten Lebensmitteln, wie Wurst, Käse oder Fisch (Lachs), ausgehen, ziehen immer wieder große Aufmerksamkeit auf sich (Schuchat et al. 1991).

29.3.3.4 Pathogenese

Adhäsion und Penetration

Listerien haben keine Fimbrien, um sich an spezifische Rezeptoren von Schleim- und Epithelzellen zu heften, sondern verwenden zur Adhäsion mehrere Oberflächenproteine, wie inlA und inlB oder das sehr häufig vorkommende Protein p60. Je nach Zellart gelingt die Bindung an diverse Oberflächenstrukturen, z. B. an E-Cadherine u. a. m., oder zumindest an einen ihrer Liganden.

Während die meisten Bakterien allenfalls mittels professioneller Phagozyten in die Wirtszelle gelangen, besitzen pathogene Listerien die Fähigkeit, in einem großen Spektrum von Wirtszellen die Internalisierung durch Invagination der Wirtszellmembran zu erzwingen.

Intrazelluläres Habitat

Listerien leben typischerweise intrazellulär. Grundsätzlich können sich pathogene Listerien in jeder Wirtszelle vermehren. In manchen finden die Keime allerdings bessere Bedingungen sowohl für die Adhärenz an Oberflächenrezeptoren als auch für die intrazelluläre Vermehrung.

Wie Listerien sich in einer Wirtszelle verhalten und sie schädigen, geschieht in einer für sie typischen Weise, die man »cell-to-cell spread« nennt.

Schädigung der Wirtszellen durch pathogene Listerien

1. Zunächst liegen die Listerien in einer Art Phagozytosevakuole, umgeben von einer Wirtszellmembran.
2. Noch bevor die Zelle mit einer massiven pH-Absenkung und mit Sauerstoff- und Stickstoffradikalen die Listerien attackieren kann, gelingt es den Bakterien, aus ihrer unwirtlichen Umgebung zu entweichen. Mit Hilfe des Listeriolysins, des Hämolysins der Listerien, erzeugen die Bakterien eine Lücke in der Vakuolenmembran und gelangen ins Zytoplasma der Wirtszelle. Dort sind sie vor der Attacke der unspezifischen Infektabwehr geschützt.
3. Sie überleben und vermehren sich in dieser Nische.
4. Der Virulenzfaktor Act A, ein Oberflächenprotein, polymerisiert v. a. an einem Pol der Bakterien zelluläres Aktin zu langen Filamenten.
5. Immer neues Aktin lagert sich zu einer Art Kometenschweif hinter den Bakterien an und schiebt sie im Zytoplasma vorwärts.
6. Wenn die Listerien während dieser ungerichteten Fortbewegung von innen an die Zellmembran der Wirtszelle stoßen, induzieren sie denselben Vorgang wie beim Eintritt in die Zelle, nur eben in die umgekehrte Richtung.
7. Die Zellmembran wird jetzt nach außen gestülpt. So entstehen lange, perpendikuläre Zellfortsätze, in denen Listerien eingepackt sind.
8. Berührt ein solcher Ausläufer eine Nachbarzelle, wird dort wieder die Invagination angeregt. Die zweite Zelle wird zum Kannibalismus gezwungen, indem sie den Fortsatz der ersten Wirtszelle samt den Listerien phagozytiert.
9. Mit Hilfe des Listeriolysins und einer Phospholipase wird die Doppelmembran von der ersten und der zweiten Wirtszelle aufgelöst und die Listerien entweichen in das Zytoplasma der zweiten Zelle.
10. Der Zyklus beginnt aufs Neue.

Außer zur intrazellulären Wirtszellschädigung sind pathogene Listerien befähigt, eine Wirtszelle z. B. durch Apoptose zu lysieren. Die Bakterien werden auf diese Weise freigesetzt und halten sich im extrazellulären Raum auf.

Ausbreitung

Pathogene Listerien können mit dem Mechanismus des »cell-to-cell spread« Epithelbarrieren überwinden und sich so auch über anatomische Schranken hinweg ausbreiten. So gelangen sie, vermutlich indem sie die Schwachstelle im Ependym nutzen, um in den Liquorraum der Ventrikel zu gelangen, über die Blut-Hirn-Schranke ins ZNS oder über die Plazenta in den Fetus.

Oft erscheinen die Bakterien für kurze Zeit im Blut. Während einer solchen septischen Phase sind sie entweder frei oder nutzen Makrophagen als Vehikel, die sie über anatomische Barrieren hinweg transportieren können. (Sheehan et al. 1994)

Abwehr

Unspezifische lokale Abwehrmechanismen, wie etwa die Magensäure oder das Cryptidin im Duodenum, verhindern die Penetration einer großen Anzahl von Listerien.

Für die Keime, denen eine Invasion gelingt, spielen zunächst die polymorphkernigen Granulozyten eine entscheidende Rolle. Die rasche Produktion von IL4 und v. a. von IL12 entscheidet über die effektive Rekrutierung von T-Zellen, die eine tragfähige Immunität ermöglichen. Diese können mit Hilfe von γ-Interferon (γ-IFN) die Makrophagen stimulieren, damit sie in einen erhöhten Funktionszustand versetzt werden.

Histologisch äußert sich die immunologische Abwehrreaktion als Granulom mit einem Zentrum aus epitheloiden Zellen, den aktivierten Makrophagen, und einem Saum von Lymphozyten, den T-Zellen.

Die durch B-Zellen vermittelte humorale Immunität, spielt bei der Abwehr der Listerien eine ganz untergeordnete Rolle. Immer wenn die zelluläre Immunabwehr ausgeschaltet ist, haben Listerien deshalb eine Chance zur Disseminierung (Unanue 1997).

29.3.3.5 Erkrankungen und Symptome

Enteritis

In den allermeisten Fällen werden die Listerien oral mit kontaminierter Nahrung aufgenommen. Umstritten ist noch, ob die pathogenen intrazellulär überlebenden Listerien die Darmbarriere über die Peyer-Plaques als Eintrittspforte oder direkt über die Enterozyten überwinden.

Für eine enteritische Phase der Ausbreitung spricht, dass sich anamnestisch bei Patienten mit manifester Listeriose oft eine vorausgegangene Durchfallepisode eruieren lässt. Deshalb bei jeder Enteritis nach Listerien zu suchen, ist bis heute allerdings nicht üblich (Hof 2001).

Sepsis

Oft allein auch ohne vorausgegangene oder weitere Symptomatik imponiert eine Listeriose als Sepsis mit Leukozytose und schleichendem Fieber, das in seltenen Fällen bis zu 40°C erreichen kann. Beim immunologisch Gesunden wird dieser Phase oft nicht einmal Krankheitswert beigemessen, weil das entzündliche Geschehen mit nur leichten, grippeähnlichen und flüchtigen Symptomen einhergeht. Dennoch kann die Sepsis ein Durchgangsstadium sein für nachfolgende Komplikationen wie Meningitis oder Plazentitis.

Meningitis

Nach einer prodromalen Phase von ca. 4 Tagen mit Fieber, Kopfschmerzen und Übelkeit treten Meningismuszeichen auf, evtl. Paresen und Hemiparesen. Später kommt es zu Krampfanfällen, die Patienten werden allmählich lethargisch und können eine respiratorische Insuffizienz ausbilden.

Die Liquorbefunde sind in der Regel nur mäßig pathologisch verändert. Die Leukozytenzahl ist selten über 300 Drittelzellen erhöht, wobei die polymorphkernigen Granulozyten überwiegen. Der Eiweißgehalt steigt über 40 mg/dl an. Die Glucose ist erniedrigt, und Werte unter 21 mg/dl sind prognostisch ungünstig (◘ Abb. 29-8).

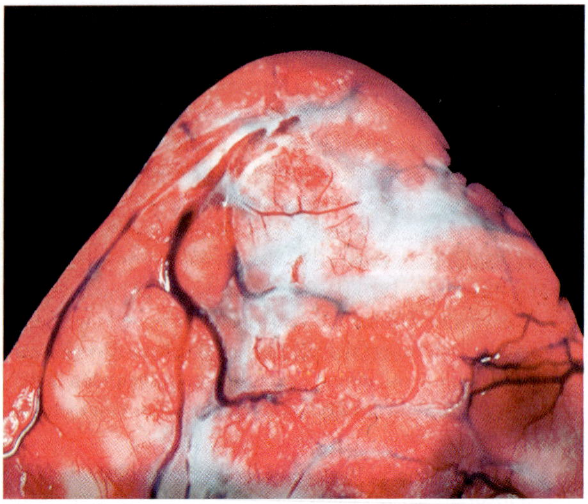

Abb. 29-8. Akute Listeriemeningitis mit tödlichem Verlauf bei einem Erwachsenen. Die Meningen sind stark gerötet; an manchen Stellen haben sich Eiterherde gebildet

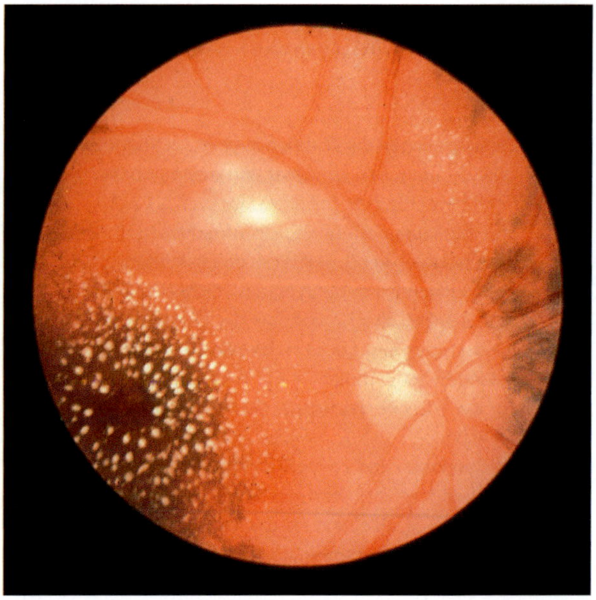

Abb. 29-10. Uveitis durch L. monocytogenes beim Erwachsenen

Enzephalitis

Eine Enzephalitis ohne weitere Manifestationen kann entstehen, wird jedoch meist von einer Meningitis begleitet. Da die Symptomatik sich oft nur langsam entwickelt, denkt man nicht unbedingt an ein Infektgeschehen, sondern z. B. eher an Hirnmetastasen bei einer vorbestehenden Krebserkrankung. Es ist deshalb anzunehmen, dass die Erkrankung viel häufiger auftritt, als sie diagnostiziert wird.

! Als Hinweis auf eine listerienbedingte Enzephalitis lassen sich Hirnnervenausfälle, Ataxie und Hemiparese als Ausdruck für ein krankhaftes Geschehen im Hirnstamm deuten. Abszesse bilden sich bei der Listerienenzephalitis hauptsächlich in der Pons.

Die neurologischen Ausfälle können von einzelnen, aber auch multiplen Herden ausgehen und bis hin zu reduzierter Ansprechbarkeit und zum Koma führen. (Abb. 29-9).

Wird die Diagnose richtig gestellt, können die Schäden unter einer gezielten Antibiotikatherapie schnell wieder behoben werden, sodass eine Restitutio ad integrum möglich ist, wenn die Infektion beherrscht wird.

Konjunktivitis, Chorioretinitis und Keratitis

Auch beim Menschen kann nach Schmierinfektion, z. B. bei Tierärzten, Landwirten oder Laborpersonal, eine Konjunktivitis oder ein Ulcus corneae mit Hypopyonbildung entstehen. Im Rahmen einer hämatogenen Ausbreitung kann sich unter anderen Krankheitszeichen eine Uveitis mit Kalkspritzerfiguren entwickeln (Abb. 29-10).

Im Tierversuch wird der klassische Anton-Test positiv. In Analogie zum Serenyi-Test mit Shigellen werden dafür lebende Listerien ins Auge eines Kaninchens geträufelt. Wenn die Bakterien in die Schleimhautzellen penetrieren können, sich dort vermehren und eine entzündliche, eitrige Infektion hervorrufen, handelt es sich um pathogene Listerien (Abb. 29-11).

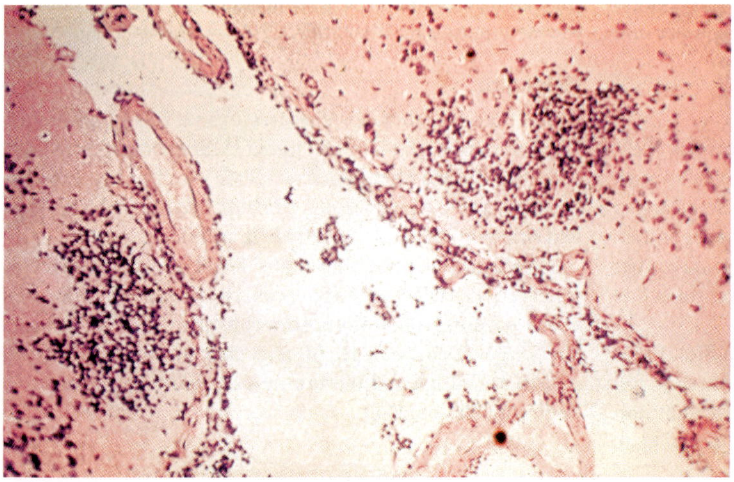

Abb. 29-9. Histologisches Bild (HE-Färbung) bei einem Patienten mit ZNS-Infektion durch L. monocytogenes. Die entzündlichen Infiltrate beschränken sich nicht nur auf die Meningen, sondern dehnen sich auch ins Hirnparenchym aus

Eiter in verschiedenen Organen

In Einzelfällen sind Infektionserreger auf nicht immer nachvollziehbare Weise in die unterschiedlichsten Organe gelangt. Berichtet wurde von Peritonitis, Cholezystitis, Endokarditis, Aneurysma, Osteomyelitis, septischer Arthritis, Hautabszessen, etc. Die Symptomatik dieser Listerieninfektionen unterscheidet sich nicht von anderen bakteriellen Infektionen gleicher Lokalisation (Abb. 29-12).

Konnatale Infektionen

Während einer Schwangerschaft ist die Anfälligkeit gegenüber Listerien erhöht (Tabelle 29-9). Zieht sich eine Schwangere eine Listerieninfektion zu, so wird sie selbst meist nicht schwer krank und kann sich im Nachhinein allenfalls an kurzzeitiges Fieber und grippeähnliche Symptome erinnern.

! Zu Schwangerschaftsbeginn kann die intrauterine Infektion zum Abort führen.

Da keine absolute Immunität erworben wird, kann sich ein solches Ereignis bei erneuter Exposition wiederholen. Allerdings sind habituelle Aborte wegen Listerieninfektion selten. Vielmehr entsteht ein Risiko eben immer dann, wenn sich eine Frau in der Frühschwangerschaft mit Listerien infiziert.

Zunächst entwickelt sich eine Plazentitis, die sich häufig durch den diaplazentaren Übertritt der Erreger zu einer systemischen Infektion des Fetus ausweitet.

! Infiziert sich eine Schwangere in der 2. Hälfte der Gravidität, kann es zur Früh- oder sogar zur Totgeburt kommen.

Grün verfärbtes Fruchtwasser deutet meist schon auf die Erkrankung des Feten hin. Lebende Neugeborene zeigen aufgrund der Überschwemmung des Körpers mit den Erregern multiple eitrige Herde und granulomatöse Gewebereaktionen in nahezu allen Organen, z. B. der Haut, in der Leber, in der Milz und der Lunge. Das Krankheitsbild wird als Granulomatosis infantiseptica bezeichnet (Abb. 29-13).

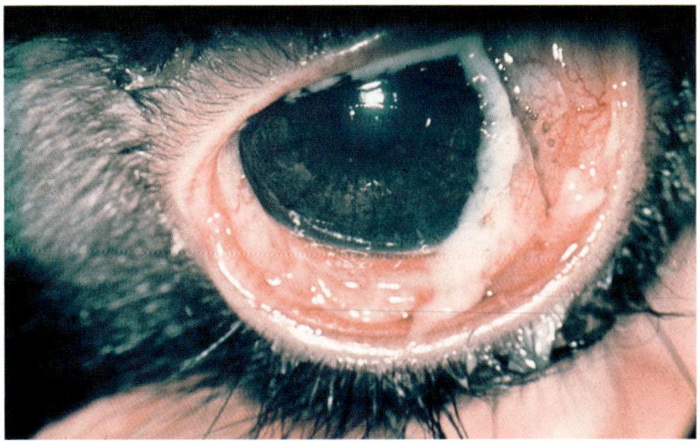

Abb. 29-11. Eitrige Konjunktivitis beim Meerschweinchen nach experimenteller Inokulation von L. monocytogenes

Darüber hinaus werden wie bei der Erkrankung von Erwachsenen meist noch Sepsis, Meningitis und Enzephalitis beobachtet.

Insgesamt haben die Early-onset-Listeriosen eine schlechte Prognose, und viele Kinder sterben wegen schwerer Manifestation schon wenige Stunden nach der Geburt. Als Spätschäden bleiben den Überlebenden oft geistige Entwicklungsstörungen.

Die Late-onset-Listeriosen, die ca. 4–5 Tage nach der Geburt auftreten, verlaufen dagegen erheblich gutartiger. Vermutlich erwirbt das Kind in diesen Fällen die Bakterien beim Durchtritt durch den listerienbesiedelten Geburtskanal oder durch Kontakt mit infiziertem mütterlichem Stuhl.

In seltenen Fällen werden die Erreger auch nosokomial übertragen. Die entzündlichen Reaktionen manifestieren sich dann primär als meist wenig beachtete Enteritis, aber auch als Sepsis, Meningitis oder Enzephalitis (Gellin u. Broome 1989).

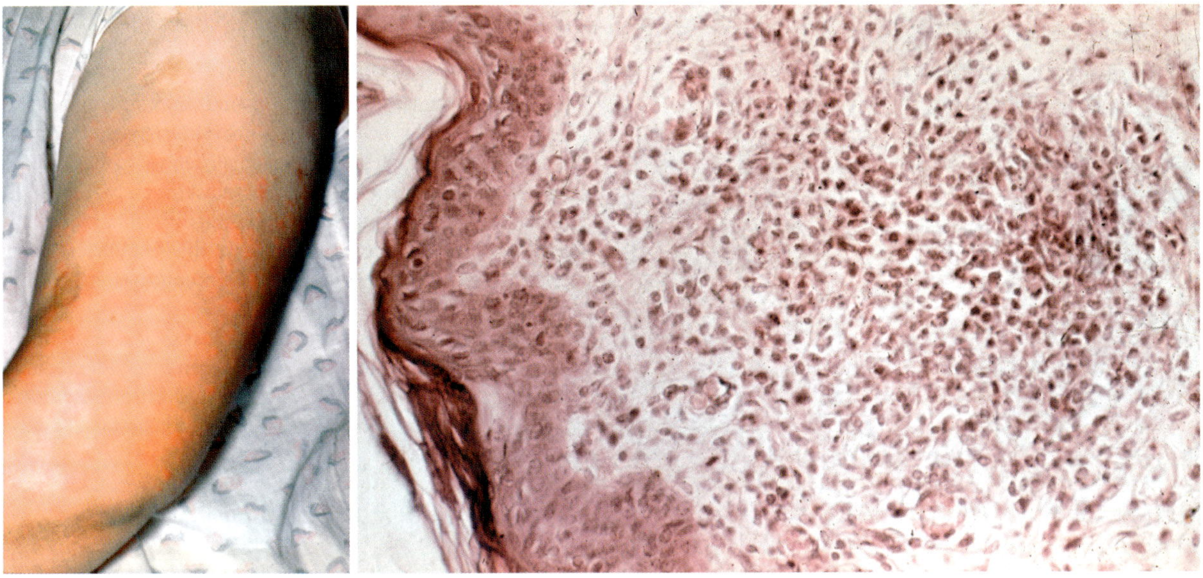

a b

Abb. 29-12. **a** Exanthem auf der Haut einer Bäuerin, die Kontakt mit einem listerieninfizierten Schaf hatte. **b** Die Histologie zeigt entzündliche Infiltrate, aus denen L. monocytogenes gezüchtet werden konnte

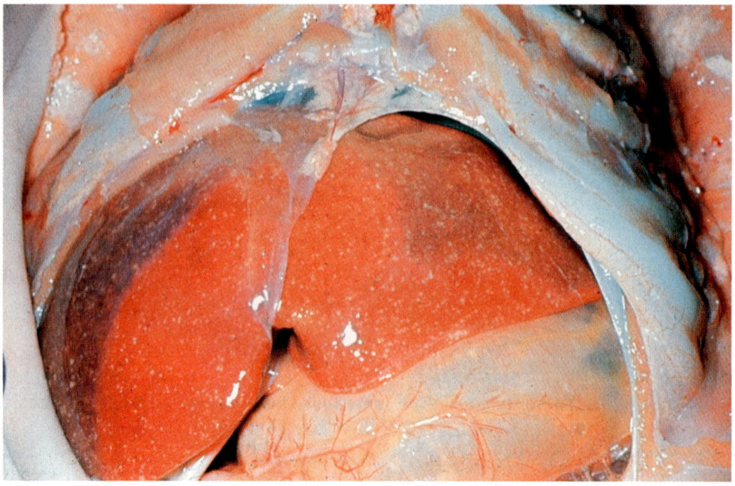

Abb. 29-13. Granulomatöse Infiltrate in der Haut und in der Leber bei einem intrauterin infizierten Neugeborenen (Granulomatosis infantiseptica)

29.3.3.6 Diagnostik

Da die Symptome von Listerieninfektionen wegen der verschiedenen Organmanifestationen und der variablen Intensität und Ausbreitungsgeschwindigkeit der Erkrankung sehr vielfältig sein können, muss man vermehrt bei Risikopersonen an eine Listeriose denken und versuchen, eine exakte Diagnose zu stellen.

Beim Neugeborenen lassen sich die Bakterien unter dem Mikroskop nach Gram-Färbung aus einer Mekoniumprobe als grampositive Stäbchen identifizieren. Bei Meningitis sind die Listerien im Liquor vom erfahrenen Untersucher leicht zu erkennen. Der Ungeübte kann sie evtl. mit Streptokokken, z. B. B Streptokokken, verwechseln. In der akuten Phase enthält der Eiter, ganz gleich welcher Lokalisation er entstammt, große Mengen an Bakterien. Die Schwierigkeit besteht allerdings wie bei der Enzephalitis oft darin, Material für die Untersuchung zu gewinnen.

Neben dem direkten mikroskopischen Erregernachweis kommt der Kultur in der Listeriendiagnostik eine wichtige Bedeutung zu. Bei Monoinfektion gestaltet sich die Anzüchtung aus pathologischem Material einfach. Für diesen Zweck werden die Listerien am häufigsten aus Liquor und Blut isoliert.

Bei einer isolierten Enzephalitis kommt es vor, dass im Liquor keine Bakterien nachweisbar sind und die Diagnose letztlich nicht eindeutig gesichert werden kann.

! Listerien wachsen als anspruchslose Keime unter aeroben Bedingungen bei 37°C in vielen verschiedenen flüssigen wie festen Nährböden, etwa auf Blutagar oder in handelsüblichen Blutkulturmedien.

Die kleinen, grauen Kolonien sind wenig typisch und können leicht mit Enterokokken verwechselt werden.

Bei Untersuchung von Nahrungsmitteln oder Proben mit polymikrobieller Kontamination, etwa Stuhl oder Lochialsekret, muss man Selektivnährböden verwenden, die z. B. verschiedene Antibiotika enthalten, um grampositive und gramnegative Begleitkeime zu unterdrücken. Will man ausnutzen, dass eine Kälteanreicherung den psychrophilen Listerien einen Wachstumsvorteil verschafft, muss man in Kauf nehmen, dass dabei erst nach mehreren Wochen ein endgültiges Untersuchungsergebnis vorliegen kann.

Schneller, dabei trotzdem sicher führt man heute in Spezialabors den Listeriennachweis mittels Gensonden oder mit PCR.

Serologische Untersuchungen sind für die Diagnose einer akuten Listeriose aus verschiedenen Gründen unzweckmäßig:

- Eine Antikörperproduktion setzt immer mit zeitlicher Verzögerung in Bezug auf den Infektionsbeginn ein.
- Meist sind Immungeschwächte erkrankt, die gar nicht in der Lage sind, Antikörper zu produzieren.
- Da >90% aller Erwachsenen schon eine Immunreaktion gegen Listerien durchgemacht haben, stammen gefundene Antikörper nicht sicher von der akuten Infektion.
- Einige grampositive Bakterien, wie z. B. G-Streptokokken haben zu Listerien kreuzreagierende Antigene.

Bei manchen Patienten ist es also nicht möglich, die Diagnose sicher über einen direkten oder indirekten Erregernachweis zu stellen.

Bei ZNS-Infektionen durch Listerien können bildgebende Verfahren das Ausmaß der Infektion objektivieren.

Differenzialdiagnosen

Die Manifestationen einer Infektion mit L. monocytogenes sind sehr vielfältig. Wegen der wenig charakteristischen Krankheitszeichen wird man in den meisten Fällen versuchen, die Infektion auszuschließen. Vor allem bei abwehrgeschwächten Risikopatienten muss man die erhöhte Anfälligkeit berücksichtigen. Im Rahmen von Epidemien ist die Diagnosestellung wegen der früheren Einordnung und Erkennung der Symptome leichter.

Speziell die Listerienenzephalitis muss gegen virale Infektionen abgegrenzt werden, aber auch gegen Infektionen durch Parasiten wie Toxoplasmen, Amöben und Encephalitozoon, durch Würmer wie z. B. Taenia solium und Echinococcus und gegen Pilzinfektionen.

Bei intrauterinen Erkrankungen muss differenzialdiagnostisch auch noch an Infektionen wie Zytomegalie, Röteln u. a. gedacht werden.

29.3.3.7 Therapie

In den vielen Fällen, in denen die Verdachtsdiagnose einer Listeriose nicht rasch genug bzw. nicht eindeutig bestätigt werden kann, muss eine kalkulierte Therapie erfolgen.

! Ein verzögerter Therapiebeginn verschlechtert die ohnehin nicht gute Prognose der bedrohlichen Infektion weiter.

Immerhin sterben noch 30% aller manifest Erkrankten trotz gezielter Chemotherapie.

Die klinischen Isolate sind in vitro gegen die allermeisten der üblichen Antibiotika empfindlich mit Ausnahme von Fosfomycin und Cephalosporinen der Gruppe III. Fluorchinolone haben nur eine mäßige Wirkung.

In vivo ist die Antibiotikawirksamkeit durch die intrazelluläre Lebensweise der Listerien eingeschränkt, weil nur wenige Antibiotika in der Lage sind, intrazellulär ihre volle Wirkung zu entfalten.

Manche Körperzellen haben zudem Exportpumpen, die auch Antibiotika transportieren. Listerien, die sich in solche Wirtszellen zurückgezogen haben, sind weitgehend geschützt, weil intrazellulär kein ausreichend hoher Wirkspiegel erreicht werden kann (Hof et al. 1997).

! Mittel der 1. Wahl zur Behandlung einer Listeriose ist Amoxicillin, das etwas besser wirkt als Ampicillin. Da keines der beiden hohe intrazelluläre Wirkspiegel erreicht, werden die Aminopenicilline meist mit dem synergistisch wirkenden Gentamicin kombiniert.

Insbesondere bei den häufigen ZNS-Infektionen müssen die Antibiotika hoch dosiert werden, weil sie die Blut-Hirn-Schranke nur schwer überwinden. Erwachsene erhalten z. B. 2–3 g Amoxicillin i.v., 3- bis 4-mal pro Tag. Je nach Schwere des Krankheitsbildes kann individuell auch eine noch höhere Dosis angeordnet werden. Wenn man mit Gentamicin. kombiniert, verabreicht man es in einer Dosis von 360 mg als 60-minütige Infusion.

Kinder sollten 200–400 mg Amoxicillin/kgKG verteilt auf 3–4 Dosen pro Tag erhalten.

Da von der Infektion in erster Linie abwehrgeschwächte Patienten betroffen sind, muss lange therapiert werden, um zu verhindern, dass Keime in versteckten Nischen überleben und nach Therapieende zu einer erneuten Exazerbation der Erkrankung führen. Selbst bei Besserung des klinischen Bildes sollte die Kombinationstherapie mindestens 14–21 Tage erfolgen.

In manchen Fällen ist es sinnvoll, einen weiteren Behandlungszyklus anzuschließen. Da die pathogenen Listerien so gut wie keine Resistenzen ausbilden, kann man das gleiche Therapieschema noch einmal verwenden. Gerade wegen der intrazellulären Lagerung der Keime wurde empfohlen, zusätzlich Rifampicin in einer Dosierung von 600 mg i.v. täglich für 14 Tage zu geben, um die Ausheilung zu erzwingen.

Als Mittel der 2. Wahl bei Penicillinallergie oder bei Therapieversagen aus besonderen Gründen gelten Cotrimoxazol oder Makrolide, wie etwa Erythromycin, das man z. B. in einer Dosierung von täglich 2 g i.v. über 2–3 Wochen verabreichen kann.

Früher hat man auch mit Chloramphenicol und mit Tetracyclinen gute Erfolge erzielt (Hof et al. 1997).

Parallel zur Antibiotikatherapie sollten die Abwehrkräfte des Patienten gestärkt werden, indem prädisponierende Faktoren, wenn eben möglich beseitigt werden. Eine immunsupprimierende Therapie, etwa mit Zytostatika, Kortikoiden oder Cyclosporin A, sollte wenigstens zeitweilig reduziert werden.

29.3.3.8 Prognose

Der Schweregrad einer Listeriose wird einerseits bestimmt durch die Virulenz des jeweiligen Isolats und andererseits von der Abwehrlage des Patienten.

Eine Listeriose setzt erfahrungsgemäß nicht abrupt, sondern eher schleichend ein. In den allermeisten Fällen, zumal bei Abwehrgeschwächten, fällt die entzündliche Reaktion entsprechend abgeschwächt aus. Mehr als 30% dieser Patienten versterben trotz exakter Diagnose und angemessener Therapie.

Eine Early-onset-Listeriose (s. oben) ist im Gegensatz zur Late-onset-Infektion (s. oben) nur sehr schwer antibiotisch zu bekämpfen und hat eine ganz besonders schlechte Prognose.

Bei einer Therapie, die zeitlich zu kurz oder zu niedrig dosiert war, kommt es erfahrungsgemäß zu rekurrierenden Infektionen. Dabei handelt es sich um Exazerbationen der nicht ausgeheilten Listeriose, ausgelöst durch Erreger, die sich während der inadäquaten Antibiotikatherapie in einer Nische versteckt gehalten hatten. Behandelt man in diesen Fällen ein zweites Mal mit demselben Antibiotikaregime in höherer Dosierung und/oder über einen längeren Zeitraum, sind die Erfolgsaussichten gut, weil es so gut wie keine Resistenzentwicklungen gibt.

Beim Abwehrtüchtigen tritt meist schon 1–2 Tage nach Beginn der Antibiotikatherapie eine Besserung ein, und er wird geheilt, ohne dass Residuen bleiben.

29.3.3.9 Prävention

Eine Impfung existiert nicht.

! Die wichtigste präventive Maßnahme besteht darin, Speisen mit hohem Kontaminationsrisiko zu meiden.

Kontrollen im Rahmen betrieblicher und behördlicher Lebensmittelüberwachung kommt in diesem Zusammenhang eine besondere Bedeutung zu. Öffentliche Warnungen, z. B. eine spezielle Charge eines Lebensmittels nicht zu essen, können ausgesprochen werden.

Man kann davon ausgehen, dass gesunde Erwachsene im Laufe ihres Lebens eine stille Feiung durchgemacht haben, möglicherweise auch durch den Kontakt mit apathogenen Arten. Lässt diese erworbene Immunität durch Alter oder Grundkrankheit nach, haben pathogene Keime eine Chance.

In ihrer Immunantwort Geschwächte oder andere Angehörige von Risikogruppen schützen sich am besten, indem sie auf bestimmte Nahrungsmittel (■ Tabelle 29-10) verzichten, die erfahrungsgemäß mit großer Wahrscheinlichkeit mit Listerien kontaminiert sind.

Manchmal reichen schon so einfache Maßnahmen, wie vor dem Verzehr von Weichkäse die Rinde abzuschneiden, weil sich Listerien während der Herstellung und Reifung bevorzugt dort niederlassen und zu richtigen Kolonien heranwachsen können.

Im Umgang mit potenziell verunreinigten Proben sollte eine Verschleppung, etwa im Kühlschrank, sorgfältig vermieden werden.

Um Streuquellen dingfest zu machen, gibt es nach § 7 des Infektionsschutzgesetzes (IFSG) eine namentliche Meldepflicht

Tabelle 29-10. Sichere bzw. risikobehaftete Nahrungsmittel

Ziemlich sicher	Besonders risikobehaftet
Frisch geöffnete Konserven	Wurstaufschnitt, Salami, Wurst- und Fleischpasteten
Frisch abgekochte und erhitzte Speisen	Speisen, die nach dem Kochen lange (>24 h) aufbewahrt wurden (kalte Platte)
Frisch pasteurisierte Milch	Rohes Fleisch (Tartar), speziell Hühnerfleisch
Hartkäse	Sandwich
Joghurt (aus Industrieproduktion)	Grüner Salat
Schokolade	Angebrochene Proben von Mayonnaisen und Salatdressing
Kekse	Rohe Milch und deren Produkte
Marmelade	Weichkäse wie Romadur, Roquefort, Camembert, Brie etc. (v. a. deren Rinde)
Rohe Karotten	Frischkäse (Ricotta, Feta)
Rohe Äpfel	Muscheln und andere Meeresfrüchte
Rohe Tomaten	

beim Nachweis von L. monocytogenes aus Blut, Liquor oder anderen normalerweise sterilen Proben sowie aus Abstrichen von Neugeborenen.

Fazit für die Praxis

- Meistens wird eine Listeriose über Lebensmittel erworben, wobei viele verschiedene Quellen möglich sind, z. B. Käse und Wurst, aber auch Rohkost.
- Gelegentlich werden die Erreger auch durch direkten Kontakt oder intrauterin übertragen.
- Anfällig sind Kleinkinder, alte Menschen, Schwangere und Abwehrgeschwächte.
- Sepsis und Meningitis sind die häufigsten Manifestationen mit einer immer noch erheblichen Mortalität.
- Antibiotikum der Wahl ist Amoxicillin evtl. kombiniert mit Aminoglykosiden. Die Therapie muss wegen der oft begleitenden Abwehrschwäche zumindest 14 Tage in ausreichender Dosierung durchgeführt werden.
- Da manchmal der direkte Erregernachweis nicht gelingt und die Serologie unzuverlässig ist, muss in solchen Fällen eine kalkulierte Antibiotikatherapie begonnen werden.

Literatur zu Kap. 29.3.3

Gellin BG, Broome CV (1989) Listeriosis. JAMA 261: 1313–1318

Hof H (2000) Defense mechansims in listeriosis: a model for cell-mediated immunity. Medicinski Razgledi (Ljubljana) 39 (Suppl) 4: 25–34

Hof H (2001) Listeria monocytogenes: a causative agent of gastroenteritis? Europ J Clin Microbiol Infect Dis 20: 369–373

Hof H, Nichterlein T, Kretschmar M (1997) Management of listeriosis. Clin Microbiol Rev 10: 345–357

Hof H, Lampidis R, Bensch J (2000) Nosocomial listeria gastroenteritis in a newborn, confirmed by random amplification of polymorphic DNA. Clin Microbiol Infect 6/12: 683–686

Schuchat A, Swaminathan B, Broome CV (1991) Epidemiology of human listeriosis. Clin Microb Rev 4: 169–183

Sheehan B, Kocks C, Dramsi S et al. (1994) Molecular and genetic determinants of the listeria monocytogenes infections process. Curr Topics Microbiol Immunol 102: 187–216

Unanue ER (1997) Studies in listeriosis show the strong symbiosis between the innate cellular system and the T-cell response. Immunol Rev 158: 11–25

29.3.4 Bacillus anthracis

Milzbrand
Anthrax

R.R. Reinert, R. Lütticken

29.3.4.1 Einleitung

Erste Beschreibungen von Anthrax finden sich im Schrifttum der Hindus, der Griechen und der Römer. Bei der Anthraxpandemie, die im 17. Jahrhundert hauptsächlich Europa heimsuchte, wurde erstmals der Begriff der sog. »Pustula maligna« geprägt.

Im Jahr 1876 gelang es Robert Koch, den kausalen Zusammenhang zwischen den Bakterien und der Milzbrandkrankheit aufzudecken. Da am Beispiel des Bacillus anthracis und des durch ihn verursachten Milzbrands erstmals die sog. Henle-Koch-Postulate erfüllt wurden, sehen viele das Jahr 1876 als Beginn der »Ära der Bakteriologie« an.

29.3.4.2 Erregermerkmale und Taxonomie

B. anthracis ist ein bis zu 10 µm langes und etwa 1,5 µm breites, aerob wachsendes, unbewegliches grampositives Stäbchenbakterium. Der Erreger bildet Sporen und führt zu schwer verlaufenden Infektionen bei Mensch und Tier.

In Ausstrichpräparaten aus Untersuchungsmaterial lässt sich eine sog. Bambusform erkennen, im Methylenblaupräparat wird eine Kapsel sichtbar.

B. anthracis stellt nur geringe Nährstoffansprüche, sodass die kulturelle Anzucht meist problemlos gelingt. Die flachen, rauen Kolonien senden von ihrem Rand charakteristische geschwungene Ausläufer von kettenförmig angeordneten Stäbchen aus, die bogenförmig zur Kolonie zurücklaufen und an ein »Medusenhaupt« erinnern.

Einige Referenzlaboratorien benutzen Immunfluoreszenztests oder die Empfindlichkeit gegenüber Phagen, um die Bakterien zu identifizieren. Auch molekularbiologische Differenzierungsmethoden werden in der Erregerdiagnostik zunehmend eingesetzt. Trotzdem kann B. anthracis oft nur schwer von den mittlerweile fast 40 bekannten apathogenen Bazillenstämmen abgegrenzt werden.

29.3.4.3 Epidemiologie

Milzbrand ist in erster Linie eine Erkrankung pflanzenfressender Tiere. Der Mensch ist eher ein Fehlwirt. In weiten Teilen Afrikas, aber auch in anderen Ländern (z. B. Pakistan) ist Anthrax verbreitet, während in Mittel- und Nordeuropa sowie Nordamerika bislang nur selten Infektionen auftreten.

! Bei der Mehrzahl der in Europa beschriebenen Fälle handelt es sich um berufsbedingten Hautmilzbrand. Gefährdete Personen sind Landwirte, Schlachter und Abdecker. Sporenbehaftete Haare oder Tierfelle können Infektionsquellen für Bürstenmacher und Kürschner sein.

In der Schweiz erkrankten Anfang der 1990er-Jahre 25 Arbeiter einer Textilfabrik an Milzbrand, nachdem sie aus Pakistan importiertes Ziegenhaar verarbeitet hatten. Der größte in der Literatur beschriebene Bericht eines Ausbruchs von Milzbrand stammt aus Simbabwe, wo sich zwischen 1979 und 1985 mehr als 10.000 Menschen infizierten. Im Herbst 2001 traten erstmals in den USA wieder vermehrt Fälle von Lungenmilzbrand auf, die wahrscheinlich bioterroristischen Ursprungs waren.

Der letzte in Deutschland gemeldete Fall von Hautmilzbrand stammt aus dem Jahr 1994.

Die Verbreitung von Anthrax wird besonders durch die hohe Umweltresistenz der Sporen begünstigt. Getrocknete Sporen können über Jahrzehnte im Erdboden überleben. Bei trockener Hitze werden Sporen erst nach 1 h bei 150°C abgetötet. Auch gegen viele Desinfektionsmittel sind die Sporen resistent.

29.3.4.4 Pathogenese

Bacillus anthracis hat 2 bedeutende Virulenzfaktoren, die aus Polyglutaminsäure bestehende Kapsel sowie den Anthraxtoxinkomplex. Virulente Erreger verfügen über 2 Plasmide. Das Plasmid pXO1 kodiert für die Toxinbildung, pXO2 für die Kapselgene, pXO1-negative Stämme sind avirulent. Ohne pXO2 sind Stämme deutlich weniger virulent als der Wildtyp.

Der Anthraxtoxinkomplex besteht aus 3 Proteinen, dem sog. protektiven Antigen, dem Ödemfaktor und dem Letalfaktor. Injiziert man Ratten den Letalfaktor, dauert es keine Stunde, bis sie gestorben sind.

29.3.4.5 Erkrankungen

Hautmilzbrand

Die häufigste Manifestation einer B.-anthracis-Infektion ist der Hautmilzbrand. Der Milzbranderreger kann bei direktem Kontakt mit erregerhaltigen tierischen Materialien über kleine Verletzungen in die Haut eindringen. Nach einer Inkubationszeit von 2–5 Tagen entwickelt sich innerhalb von 1–2 Tagen an der Infektionsstelle eine Papel mit aufgeworfenem Randsaum (Pustula maligna), die zentral nekrotisiert. Gelegentlich werden regionale Lymphangitis oder eine Lymphadenopathie beobachtet. Schreitet die Erkrankung weiter fort und kommt es zu Toxinämie und Bakteriämie, endet sie in 10–20% letal.

Lungenmilzbrand

Durch Einatmen von Anthraxsporen kommt es zum gefürchteten Lungenmilzbrand. Die Erkrankung verläuft in 2 Phasen. In den ersten 3 Erkrankungstagen stehen grippeähnliche Symptome mit niedrigem Fieber und trockenem Husten im Vordergrund. Danach kommt es schlagartig zu einer schweren Pneumonie mit hohem Fieber und Dyspnoe. Fast immer verläuft die Erkrankung innerhalb von 1–2 Tagen tödlich.

Auch im Liquor finden sich typischerweise Anthraxerreger.

Darmmilzbrand

Darmmilzbrand tritt sehr selten auf. Zu dieser meist schwer verlaufenden Erkrankung kommt es nach Ingestion des Erregers. Klassischerweise infizieren sich Menschen, wenn sie kontaminiertes Fleisch von an Anthrax verendeten Tieren essen.

Berichten aus Russland zufolge entwickeln sich nach einer Inkubationszeit von 3–7 Tagen unspezifische gastrointestinale Symptome. In der Regel sterben die Patienten innerhalb der ersten 5 Erkrankungstage.

29.3.4.6 Diagnostik

Der Schwerpunkt der mikrobiologischen Labordiagnose liegt darin, den Infektionserreger mikroskopisch darzustellen und anzuzüchten. Typische Strukturen lassen sich ggf. schon im Direktpräparat erkennen.

Bei Hautmilzbrand sollte der seröse Bläscheninhalt, bei Lungenmilzbrand Sputum, bei Darmmilzbrand Stuhl untersucht werden. Mit Hilfe molekularbiologischer Methoden kann der Erreger relativ kurzfristig identifiziert werden, indem einerseits chromosomale B.-anthracis-DNA, andererseits die plasmidkodierte Kapsel oder Toxingene nachgewiesen werden. Umweltproben werden nach Hitzebehandlung meist kulturell untersucht.

29.3.4.7 Therapie und Chemoprophylaxe

Penicillin G (i.v.) ist Mittel der Wahl, um B.-anthracis-Infektionen zu behandeln. Die Therapie soll aufgrund der ungünstigen Prognose schon bei klinischem Verdacht unverzüglich eingeleitet werden. Penicillin tötet innerhalb weniger Stunden die Erreger zuverlässig ab. Ciprofloxacin oder Tetracyclin sind therapeutische Alternativen.

! Im Fall von Anthraxausbrüchen oder nach vermutetem Biowaffeneinsatz soll Ciprofloxacin oral in einer Dosierung von 2-mal täglich 500 mg oder Doxycyclin oral 2-mal täglich 100 mg gegeben werden. Eine chirurgische Intervention ist bei Milzbrandläsionen streng kontraindiziert.

29.3.4.8 Prävention

Es gibt 2 Impfstoffe. In einigen Ländern der ehemaligen Sowjetunion verfügt man über eine attenuierte Lebendvakzine, während in den USA das Sterilfiltrat eines avirulenten nicht bekapselten Stammes verfügbar ist. Daten zur Effektivität dieser Impfungen sind bislang spärlich. Aufgrund der Möglichkeit, Anthrax als biologischen Kampfstoff einzusetzen, wurde Ende der 1990er Jahre in den USA beschlossen, Soldaten in großem Umfang zu impfen.

! Nach dem Infektionsschutzgesetz ist jeder Verdachts-, Erkrankungs- und Todesfall an Milzbrand sowie der direkte oder indirekte Nachweis von B. anthracis meldepflichtig.

Verdächtige oder als anthraxhaltig gesicherte Proben dürfen nur in Laboratorien der Sicherheitsstufe 3 (BSL 3) untersucht werden.

! Bei klinischem Verdacht auf Anthrax ist das genaue diagnostische Vorgehen (Probeentnahme, Transport) vorab mit dem mikrobiologischen Labor zu klären.

29.3.4.8 Bacillus-anthracis-Sporen als biologischer Kampfstoff

Anthrax ist als Biowaffe von Japan, Großbritannien, den USA, dem Irak und der (ehemaligen) Sowjetunion entwickelt worden. Bei einer Anthraxepidemie im Jahre 1979 in der Nähe eines sowjetischen mikrobiologischen Militärlabors in der Nähe von Sverdlovsk traten 77 Erkrankungen mit 66 Todesfällen auf.

B. anthracis hat ein hohes pathogenes Potenzial, ist relativ breit verfügbar und einfach zu handhaben, sodass es nicht nur als biologische Waffe für die Kriegführung geeignet erscheint, sondern auch für Terroranschläge in Frage kommen könnte. Ein Kilogramm Sporen wäre – über einer Großstadt verstreut – in der Lage, mehrere hunderttausend Menschen zu töten. Noch gar nicht einschätzen kann man heute das Gefahrenpotenzial, das entstehen könnte, wenn B. anthracis genetisch manipuliert würde.

Es scheint heute gesichert, dass zumindest einige der als Biokampfstoffe genutzten Anthraxstämme gegenüber β-Laktamantibiotika resistent sind. Im Jahr 2001 traten in den USA etwa 11 gesicherte Lungenmilzbrandfälle auf, von denen einige sicher durch in Briefen verschickte Sporen verursacht wurden Mindestens 4 Patienten verstarben an der Infektion. (Der genaue Hintergrund dieser bioterroristischen Anschläge war noch nicht geklärt, als dieser Beitrag verfasst wurde.)

Fazit für die Praxis

- Symptome und klinische Befunde:
  Hautmilzbrand: Pustula maligna mit regionaler Lymphangitis. Lungenmilzbrand: grippeähnliche Symptome, schwere Pneumonie, hohes Fieber, dramatischer, in der Regel letaler Verlauf.
- Diagnostik:
  Kulturelle mikrobiologische Diagnose (Gram-Präparat und Kultur), molekularbiologischer Erregernachweis (PCR auf pX01 und pX02).
- Therapie:
  Penicillin G schon bei klinischem Verdacht, alternativ Ciprofloxacin und Tetracyclin.
- Epidemiologie und Prophylaxe:
  Hautmilzbrand in Europa eine extreme Seltenheit, vereinzelte Fälle (Bioterrorismus in den USA im Jahr 2001).
- Meldepflicht:
  Verdacht der Erkrankung und Tod.

Literatur zu Kap. 29.3.4

Centers for Disease Control (2001) Interim recommendations for protecting workers from exposure to bacillus anthracis in work sites in which mail is handled or processed. MMWR Morb Mortal Wkly Rep 50: 961

Gold H (1955) Anthrax: a report of one hundred seventeen cases. Arch Intern Med 96: 387–3-96

John AJ et al. (2001) Bioterrorism-related inhalational anthrax: The first 10 cases reported in the United States. Emerg Infect Dis 7: 933–944

Meselson M, Guillemin J, Hugh-Jones M et al. (1994) The Sverdlovsk anthrax outbreak of 1979. Science 266: 1202–1208

Ramisse V, Patra G, Garrigue H, Guesdon JL, Mock M (1996) Identification and characterization of bacillus anthracis by multiplex PCR analysis of sequences on plasmids pXO1 and pXO2 and chromosomal DNA. FEMS Microbiol Lett 145: 9–16

Robert-Koch-Institut (2001) Merkblatt Milzbrand (Anthrax). Stand: Oktober 2001

29.3.5 Erysipelothrix rhusiopathiae

29.3.5.1 Einleitung

Bereits im Jahre 1878 isolierte Robert Koch Erysipelothrix rhusiopathiae aus Mäusen. Vier Jahre später erkannte Löffler, dass der Erreger Verursacher des Schweinerotlaufs ist. Rosenbach prägte für die Erkrankung den Begriff »Erysipeloid«, um sie vom ähnlich aussehenden Erysipel abzugrenzen, das durch β-hämolysierende Streptokokken der serologischen Gruppe A hervorgerufen wird.

29.3.5.2 Erregermerkmale und Taxonomie

Erysipelothrix rhusiopathiae ist ein schlankes, unbewegliches grampositives Stäbchenbakterium. Es bildet H_2S und ist katalase- und oxidasenegativ. Der Keim wächst auf Blutagar aerob oder unter erhöhter CO_2-Spannung. Die kleinen Kolonien sind glatt und grauweißlich mit leichter Hämolyse.

29.3.5.3 Epidemiologie

E. rhusiopathiae kommt ubiquitär als Erreger des Schweinerotlaufs vor. Zahlreiche Tierarten – von der Stubenfliege über Fische bis zu verschiedensten Säugetieren – beherbergen das Bakterium. Hauptreservoir ist das Hausschwein. Die Tiere infizieren sich per os oder über Hautverletzungen und kontaminieren anschließend die Umwelt über ihre Ausscheidungen.

E. rhusiopathiae kann auch außerhalb der Wirtstiere lange überleben, z. B. im Boden, im Abwasser und in Lebensmitteln tierischer Herkunft.

Menschen infizieren sich typischerweise beim Umgang mit Tieren oder mit Erzeugnissen infizierter Tiere. Besonders gefährdet sind beruflich exponierte Personen, die sich über Verletzungen und Läsionen der Haut, meist an den Händen, anstecken.

Die Zahl der in Deutschland jährlich auftretenden Erkrankungsfälle ist unbekannt.

! Das Erysipeloid ist als Berufskrankheit bei Tierärzten sowie Arbeitern in der fleisch- bzw. fischverarbeitenden Industrie anerkannt.

29.3.5.4 Erkrankung

Die Inkubationszeit des Erysipeloids beträgt 1–6 Tage. Beim Menschen äußert sich die Infektion dann am häufigsten als subakute umschriebene Weichteilentzündung. Meistens sind die Finger betroffen. An der Eintrittspforte sieht man eine juckende, schmerzende Schwellung, häufig mit blaurötlicher Verfärbung. Allgemeinerscheinungen wie Fieber treten nicht auf. Ein Drittel der Patienten entwickelt regionale Lymphknotenschwellungen, einige wenige leiden unter Arthritis der benachbarten Gelenke.

Nach 2–3 Wochen schuppt sich die Haut im betroffenen Areal, und die Infektion heilt ab.

Neben dem klassischen lokal begrenzten Verlauf kommt es sehr viel seltener vor, dass sich die Hauterscheinung diffus ausbreitet.

Durch E. rhusiopathiae hervorgerufene systemische Infektionen wie Sepsis und Endokarditis sind relativ selten. Die E.-rhusiopathiae-Endokarditis endet für bis zu 40% der Patienten tödlich. Aus den publizierten Fällen geht hervor, dass meistens die Aortenklappe betroffen ist.

Vereinzelt wurden Hirnabszesse, Osteomyelitiden oder chronische Gelenkentzündungen durch Erysipelothrix beschrieben.

29.3.5.5 Diagnostik

Die mikrobiologische Diagnose erfordert die Erregerisolierung und -anzüchtung. Da sich der Erreger in tieferen Gewebeschichten befindet, eignet sich die Hautbiopsie als Untersuchungsmaterial.

Besteht der Verdacht, die Keime könnten sich systemisch ausgebreitet haben, sollten mehrere Blutkulturen gewonnen werden. Serologische Tests oder Antigennachweise sind nicht verfügbar. Molekularbiologische Methoden zum Erregernachweis wurden beschrieben, werden bislang aber noch nicht routinemäßig eingesetzt.

29.3.5.6 Therapie

Für die kutane Form der Erkrankung ist Penicillin G in einer Dosierung von 4 Mio. E/Tag über 10 Tage das Antibiotikum der Wahl. Amoxicillin und Fluorchinolone eignen sich ebenfalls.

Bei schwerwiegenden Infektionen sollten die Patienten Penicillin G in höheren Gaben von 12–20 Mio. E/Tag erhalten.

Die E.-rhusiopathiae-Endokarditis sollte mindestens 4–6 Wochen behandelt werden.

29.3.5.7 Prävention

Gefährdeten Berufsgruppen wird empfohlen, bei der Arbeit Handschuhe zu tragen, um sich vor der Infektion zu schützen. Eine Lebendvakzine zur Impfung von Schweinen ist in Deutschland verfügbar.

Fazit für die Praxis

- Symptome und klinische Befunde:
  Juckende, schmerzende, blaurötliche Schwellung mit Lymphknotenbeteiligung, selten Endokarditis.
- Diagnostik:
  Mikrobiologische Kultur (am besten geeignet: Biopsiematerial).
- Therapie:
  Penicillin G.
- Epidemiologie und Prophylaxe:
  Erhöhte Gefährdung für beruflich exponierte Personen (Metzger, Tierärzte).
- Meldepflicht: Keine.

Literatur zu Kap. 29.3.5

Brooke CJ, Riley TV (1999) Erysipelothrix rhusiopathiae: bacteriology, epidemiology and clinical manifestations of an occupational pathogen. J Med Microbiol 48: 789–799

Grandsen WR, Eykyn SJ (1988) Erysipelothrix rhusiopathiae endocarditis. Rev Infect Dis: 10: 1228

Reboli AC, Farrar WE (1989) Erysipelothrix rhusiopathiae: An occupational pathogen. Clin Microbiol Rev 2: 354–359

Rosenbach FJ (1909) Experimentelle, morphologische und klinische Studie über die krankheitserregenden Mikroorganismen des Schweinerotlauf, des Erysipeloids und der Mäusesepsis. Z Hyg Infektionskr 63: 343–369

Venditti M, Gelfusa V, Tarasi A et al. (1990) Antimicrobial susceptibilities of erysipelothrix rhusiopathiae. Antimicrob Agents Chemother 34: 2038–2040

29.3.6 Infektionen durch seltene grampositive Erreger

29.3.6.1 Einleitung

Den im Folgenden beschriebenen Bakterienarten ist gemeinsam, dass sie nur selten humane Infektionen verursachen. Viele dieser Spezies sind deutlich weniger virulent als die übrigen klassischen grampositiven Erreger, wie z. B. Staphylococcus aureus, Streptococcus pneumoniae und Streptococcus pyogenes. Die mikrobiologische Differenzierung einiger Spezies ist aufwändig.

29.3.6.2 Stomatococcus mucilaginosus

Erregermerkmale

Stomatococcus mucilaginosus ist oxidase- und katalasenegativ und wächst weder auf Mueller-Hinton-Agar noch bei erhöhter Kochsalzkonzentration. In der Kultur fallen die grampositiven, nicht pigmentierten, nichthämolysierenden Kokken durch ihre Adhärenz zum Agarmedium auf. Im Tuschepräparat zeigen Stomatokokken eine deutliche Kapselbildung. Die Bakterien liegen ähnlich den Staphylokokken in Tetraden zusammen.

Epidemiologie

Stomatococcus mucilaginosus gehört zur Flora des oberen Respirationstrakts. Aus menschlichem Untersuchungsmaterial wird der Erreger nur selten isoliert.

Erkrankungen

In der Literatur finden sich Fallberichte über Peritonitis, katheterassoziierte Sepsis und auch über ZNS-Infektionen bei abwehrgeschwächten Patienten. Darüber hinaus werden tödlich verlaufende Sepsen und Endokarditiden berichtet.

Diagnostik

Nach Erregerisolierung können kommerzielle Testsysteme (ATB 32 Staph, BioMérieux) bei der Differenzierung hilfreich sein.

Therapie

Wertet man die wenigen publizierten Fälle und die zur Verfügung stehenden In-vitro-Daten aus, dürften Cephalosporine der Gruppe III und Vancomycin zur Therapie dieser Infektionen am besten geeignet sein.

Eine niedriggradige Aminoglykosidresistenz ist bei S.-mucilaginosus-Stämmen weit verbreitet. Zur Kombinationstherapie mit Aminoglykosiden fehlen bislang klinische Daten.

Literatur zu Kap. 29.3.6.2

Eiff, C von, Herrmann M, Peters G (1995) Antimicrobial susceptibility of stomatococcus mucilaginosus and of micrococcus spp. Antimicrob Agents Chemother 39: 268–270

Kaufhold A, Reinert RR, Kern W (1992) Bacteremia caused by stomatococcus mucilaginosus: report of seven cases and review of the literature. Infection 20: 213–220

29.3.6.3 Aerococcus spp.

Erregermerkmale und Taxonomie

Die Vertreter der Gattung Aerococcus aus der Familie der Streptococcaceae sind α-hämolysierende, unbewegliche, katalasenegative Kokken. In der Kultur wachsen sie bei erhöhter Kochsalzkonzentration. Im Gram-Präparat fällt auf, dass sie sich ähnlich lagern wie Staphylokokken.

Zur Gattung Aerococcus gehören 2 wichtige humanpathogene Spezies, Aerococcus viridans und Aerococcus urinae. Sie werden anhand ihrer unterschiedlichen Fähigkeit zur Produktion von Pyrrolidonyl-Arylamidase (PYR) und Leucin-Aminopeptidase (LAP) unterschieden. A. viridans (PYR+, LAP–) produziert Pyrrolidonyl-Arylamidase (PYR), aber keine Leucin-Aminopeptidase (LAP), bei A. urinae PYR–, LAP+) ist es umgekehrt.

Erkrankungen

Bisher belegen 2 publizierte Arbeiten, dass Aerococcus urinae in bis zu 0,5% bei Harnwegsinfektionen gefunden wird. Ausgehend vom Urogenitaltrakt kommt es zur Sepsis mit oder ohne Endokarditis.

Diagnostik

Aerococcus spp. lässt sich im Rahmen der Standardurinkultur auf den üblichen mikrobiologischen Nährmedien anzüchten. Gegebenenfalls kann Aerococcus spp. jedoch leicht mit Enterokokken oder Streptokokken verwechselt werden.

Therapie

Basierend auf den wenigen publizierten Fällen und auf In-vitro-Daten dürfte Penicillin G, in schweren Fällen in Kombination mit Gentamicin, als Therapie der Wahl gelten.

Literatur zu Kap. 29.3.6.3

Christensen JJ, Korner B (1996) Aerococcus urinae: a newcomer in clinical and microbiological practice. Antimicrob Infect Dis Newsl 15: 78–80

Facklam RR, Elliott JA (1995) Identification, classification, and clinical relevance of catalase negative, gram-positive cocci, excluding the streptococci and enterococci. Clin Microbiol Rev 8: 479–495

Skov R, Christensen JJ, Korner B, Frimodt-Moller N, Espersen F (2001) In vitro antimicrobial susceptibility of aerococcus urinae to 14 antibiotics, and time-kill curves for penicillin, gentamicin and vancomycin. J Antimicrob Chemother 48: 653–658

29.3.6.4 Grampositive anaerobe Kokken

Erregermerkmale und Taxonomie

Die für humane Infektionen relevanten Gattungen anaerober Kokken sind Peptostreptococcus, Peptococcus und Atopobium. Sie finden sich als Teil der physiologischen Flora im Respirations- und im Magen-Darm-Trakt sowie auf der Haut.

Die Taxonomie dieser Gattungen ist aufgrund neuerer molekularbiologischer Erkenntnisse im Fluss.

Diagnostik

Um die Diagnose zu sichern, werden die Erreger aus geeigneten Untersuchungsmaterialien wie Punktaten und Biopsien auf üblichen Anaerobiermedien angezüchtet. Da die Keime obligat anaerob sind, muss der Luftkontakt minimiert werden. Außerdem muss die Untersuchungsprobe in einem speziellen Transportmedium so schnell wie möglich ins Labor gebracht werden, damit die Anzucht gelingt.

Erkrankungen

Erfahrungsgemäß sind grampositive anaerobe Kokken an Mischinfektionen beteiligt. Peptostreptococcus micros findet sich vorwiegend bei oralen Infektionen, während Peptostreptococcus magnus hauptsächlich bei Haut- und Wundinfektionen vorkommt. Peptostreptococcus anaerobius wird gelegentlich aus intraabdominalen Infektionsprozessen angezüchtet.

Therapie

Die anaeroben grampositiven Kokken sind gut empfindlich für Penicillin G, das deshalb bei Monoinfektionen als Antibiotikum der Wahl gilt. Einige Stämme sind resistent gegen die klassischen »Anaerobierantibiotika« wie Metronidazol und Clindamycin.

Literatur zu Kap. 29.3.6.4

Conrads G, Soffner J, Pelz K, Mutters R (1997) Taxonomic update and clinical significance of species within the genus peptostreptococcus. Clin Infect Dis 25 (Suppl 2): S94–97

29.3.6.5 Abiotrophia und Granulicatella spp.

Erregermerkmale und Taxonomie

Die vormals zu den Streptokokken gerechneten Spezies wurden 1995 in das neue Genus Abiotrophia mit den Spezies Abiotrophia adiacens und Abiotrophia defectiva eingeordnet. Abiotrophia adiacens zählt man erst seit kurzem in das neue Genus Granulicatella. Es umfasst mittlerweile die 3 Spezies Granulicatella adiacens, Granulicatella elegans und Granulicatella balaenopterae.

Im Gram-Präparat stellen sich die Bakterien als pleomorphe grampositive Kokken dar. Auf Schafsblutagar zeigen sie keine oder eine nur schwache α-Hämolyse. Außerdem lässt sich ein Ammenphänomen beobachten, z. B. um Kolonien von Staphylococcus aureus herum.

Epidemiologie

Die Keime finden sich beim Menschen in der Flora des oberen Respirationstraktes, im Urogenital- und im Gastrointestinaltrakt.

Erkrankung

Ihre Bedeutung als Endokarditiserreger ist gut dokumentiert. In einigen Untersuchungen wurden sie in bis zu 5% aller bakteriellen Endokarditiden isoliert. Dass die Erreger nur vermindert gegenüber Standardantibiotika wie Penicillin empfindlich sind, scheint der Hauptgrund dafür zu sein, dass die Endokarditiden kompliziert verlaufen und relativ viele Patienten daran sterben.

Diagnostik

Zum Nachweis der Infektion müssen die Bakterien auf geeigneten Medien aus Untersuchungsmaterialien wie Blutkulturen oder anderen normalerweise sterilen Körperflüssigkeiten angezüchtet werden. Da die Keime (»nutritionally variant streptococci«) pyridoxal- oder thiolabhängig sind, wachsen sie nur auf Kulturmedien, die mit Pyridoxal-HCl oder L-Cystein angereichert sind.

Therapie

Die Hälfte der Stämme ist nur vermindert sensibel für Penicillin, andere sind komplett resistent. Im Tiermodell konnte ein Synergismus zwischen Penicillin G oder Vancomycin mit Aminoglykosiden gezeigt werden. Problematisch ist, dass Methoden zur Empfindlichkeitsprüfung bei diesen Spezies schlecht standardisiert sind und einige Untersucher keine Korrelation zwischen den Ergebnissen der Empfindlichkeitsprüfung und klinischen Verläufen zeigen konnten.

Empfohlen wird im Allgemeinen für 4–6 Wochen eine Kombinationstherapie aus Penicillin G und Gentamicin, wobei auch bei dieser Therapieform die Zahl der Versager hoch ist.

Literatur zu Kap. 29.3.6.5

Brouqui P, Raoult D (2001) Endocarditis due to rare and fastidious bacteria. Clin Microbiol Rev 14: 177–207

Christensen JJ, Facklam RR (2001) Granulicatella and abiotrophia species from human clinical specimens. J Clin Microbiol 39: 3520–3523

Collins MD, Lawson PA (2000) The genus abiotrophia (kawamura et al.) is not monophyletic: proposal of granulicatella gen. nov., granulicatella adiacens comb. nov., granulicatella elegans comb. nov. and granulicatella balaenopterae comb. nov. Int J Syst Evol Microbiol 1: 365–369

Tuohy MJ, Procop GW, Washington JA (2000) Antimicrobial susceptibility of abiotrophia adiacens and abiotrophia defectiva. Diagn Microbiol Infect Dis 38: 189–191

29.3.6.6 Gemella spp.

Erregermerkmale und Taxonomie

Zur Gattung Gemella gehören die 2 humanpathogenen Spezies Gemella haemolysans und Gemella morbillorum. Gemella morbillorum wurde lange Zeit dem Genus Streptococcus (Streptococcus morbillorum) zugerechnet.

Gemella spp. zeigen auf Schafsblutagar keine oder eine nur leichte α-Hämolyse. Alle produzieren Pyrrolidonyl-Arylamidase und bei einigen ist eine Leucin-Aminopeptidase nachweisbar.

Im Gram-Präparat sind Gemella häufig gramlabil, sodass sie leicht mit gramnegativen Kokken verwechselt werden können. Fehlendes Wachstum in Gegenwart von 6,5% Kochsalz grenzt Gemella von Enterokokken ab.

Die Virulenz der Gemella spp. ist der vergrünender Streptokokken vergleichbar.

Epidemiologie

Infektionen durch Gemella spp. sind sehr selten, jedoch liegen keine zuverlässigen Daten aus Deutschland hierzu vor.

Erkrankungen

Gemella haemolysans kann Endokarditis und Meningitis hervorrufen. In einem Fall wurde der Keim bei einem Patienten mit einer Gelenkinfektion isoliert. Gemella morbillorum kann Sepsis, Urogenital- und Wundinfektionen sowie Abszesse verursachen.

Diagnostik

Die Diagnose von Gemellainfektionen stützt sich auf die Erregerisolierung und Kultur. Als Untersuchungsmaterialien kommen am ehesten Blutkulturen oder andere normalerweise sterile Körperflüssigkeiten in Frage. Kommerziell erhältliche biochemische Testverfahren sind zur Identifizierung hilfreich. Die genaue Speziesidentifizierung bleibt häufig Speziallabors (z. B. Nationales Referenzzentrum für Streptokokken, Aachen) vorbehalten.

Therapie

Die wenigen bisher beobachteten Gemellainfektionen wurden mit Penicillin G behandelt.

Literatur zu Kap. 29.3.6.6

Lopez-Dupla M, Creus C, Navarro O, Raga X (1996) Association of gemella morbillorum endocarditis with adenomatous polyps and karzinoma of the colon: case report and review. Clin Infect Dis 22: 379–380

29.3.6.7 Helcococcus

Erregermerkmale und Taxonomie

Das Genus ähnelt dem Genus Aerococcus und umfasst als einzige humanpathogene Spezies Helcococcus kunzii. Hinweise zu Erregeridentifizierung können der Nachweis von Pyrrolidonyl-

Arylamidase bei fehlender Leucin-Aminopeptidase-Aktivität geben.

Epidemiologie

Infektionen durch Helcococcus sind sehr selten, es liegen nur einige wenige Fallberichte vor.

Erkrankungen

In der Literatur finden sich nur wenige Fallberichte zu Helcococcusinfektionen. Überwiegend wird über Wundinfektionen, häufig als Mischinfektionen, berichtet.

Diagnostik

Die Differenzierung bleibt in den meisten Fällen Speziallaboratorien vorbehalten.

Therapie

Der Erreger ist empfindlich gegenüber Penicillin und Vancomycin. Die Empfindlichkeitsprüfung ist aufgrund des langsamen Wachstums und fehlender Standardisierung schwierig.

Literatur zu Kap. 29.3.6.7

Caliendo AM, Jordan CD, Ruoff KL (1995) Helcococcus, a new genus of catalase-negative, gram-positive cocci isolated from clinical specimens. J Clin Microbiol 33: 1638

29.3.6.8 Alloiococcus otitidis

Bei Alloiococcus otitidis handelt sich um ein α-hämolysierendes Pyrrolidonyl-Arylamidase und Leucin-Aminopeptidase-positives Bakterium. Die Differenzierung gelingt häufig nur über Sequenzierung der 16S-rRNA. Der Erreger wurde bei Kindern mit chronischer oder persistierender Otitis media isoliert.

Literatur zu Kap. 29.3.6.8

Beswick AJ, Lawley B, Fraise AP, Pahor AL, Brown NL (1999) Detection of alloiococcus otitis in mixed bacterial populations from middle-ear effusions of patients with otitis media. Lancet 354: 386–389

29.4 Gramnegative Kokken

H.K. Geiss

Gramnegative Kokken bilden eine relativ kleine Gruppe innerhalb der humanpathogenen Bakterien. Die aeroben Vertreter werden in der Familie der Neisseriaceae zusammengefasst und umfassen die Gattungen Neisseria, Branhamella, Moraxella, Acinetobacter und Kingella. Davon besitzen lediglich die ersten beiden Gattungen eindeutig Kugelform, während die übrigen Gattungen als kokkoide Stäbchen beschrieben werden. Aus diesem Grund beschränkt sich dieses Unterkapitel auf die Gattungen Neisseria und Branhamella.

Von den Anaerobiern werden lediglich die beiden Gattungen Acidaminococcus und Megasphaera und die Familie der Veillonellaceae mit der einzigen Gattung Veillonella den gramnegativen Kokken zugeordnet. Die ersten beiden Gattungen spielen in der Humanmedizin praktisch keine Rolle. Veillonella spp. sind Bewohner des Darmes und werden in Zusammenhang mit aerob-anaeroben Mischinfektionen bei abdominalen Infektionen nachgewiesen, ohne dass ihnen eine hervorragende pathogenetische Bedeutung beigemessen werden kann.

29.4.1 Neisseria meningitidis

29.4.1.1 Erregemerkmale und Taxonomie

Meningokokken (Neisseria menigitidis) gehören zu der Familie der Neisseriaceae und sind gramnegative Kokken, die charakteristischerweise in Paaren (Kaffeebohnen- oder Semmelform) gelagert sind. Sie sind metabolisch anspruchsvoll und lassen sich nur auf Blut- bzw. Kochblutagar unter aeroben Bedingungen mit erhöhter CO_2-Spannung bei 35–37°C anzüchten.

Sie sind im Gegensatz zu der landläufigen Ansicht nicht kälteempfindlich und überleben bei Kühlschranktemperatur in geeigneten Transportmedien bis zu 8 Wochen. Dagegen sind sie außerordentlich empfindlich gegenüber Austrocknung und sterben innerhalb von wenigen Stunden ohne Feuchtigkeit ab.

Von den übrigen Neisserienarten der Rachenflora sowie von den Gonokokken lassen sie sich aufgrund ihrer charakteristischen biochemischen Merkmale ohne weiteres unterscheiden. Sie sind auf der Oberfläche mit einem variablen Lipooligosaccharid sowie mit unterschiedlichen Pili und Oberflächenadhäsinen ausgestattet, die der Adhärenz an menschliche Schleimhautzellen dienen.

Im Gegensatz zu den Gonokokken besitzen die Meningokokken eine Polysaccharidkapsel, die für die serologische Typisierung in 12 Gruppen (A, B, C, X, Y, Z, 29E, W135, H, I, K, L) herangezogen wird. Durch weitere serologische Untersuchungen mit monoklonalen Antikörpern gegen die äußeren Membranproteine der Klassen 2 und 3 (Porin B) sowie gegen Porin A lassen sich 14 Subserotypen unterscheiden. Allerdings ist die Serogruppierung kein absolut stabiles Merkmal, vielmehr kann es durch horizontalen Transfer des siaD Gens, das für die Polysialyltransferase kodiert, zu einem sog. Serogruppenswitching kommen. Deshalb muss man für zuverlässige epidemiologische Typisierungen andere Verfahren heranziehen, z. B. die Multilokusenzymelektrophorese (MLEE) bzw. die Multilokussequenztypisierung, bei denen die Keime sog. elektrophoretischen Typen (ET) zugeordnet werden.

29.4.1.2 Epidemiologie

Einziger Wirt der Meningokokken ist der Mensch, bei dem sie als Kommensalen der nasopharyngealen und genitalen Schleimhaut nachgewiesen werden können. In den industrialisierten Ländern liegt die Rate der Keimträger in Abhängigkeit vom Alter bei ca. 10%. Während sich N. meningitidis bis zum Alter von 3 Jahren praktisch nicht nachweisen lässt, kommt es dann zu einem Anstieg der Trägerhäufigkeit auf bis zu 30% gegen Ende des 2. und 3. Lebensjahrzehnts.

Übertragen werden die Meningokokken in erster Linie durch Schleimhautkontakt. Wie man in einer vor kurzem veröffentlichten Studie unter amerikanischen Collegestudenten hat zeigen können, reichen offensichtlich aber auch normale soziale Kontakte aus, um N. meningitidis weiterzuverbreiten. Geschlossene Lebensgemeinschaften wie Kasernen und Studentenwohnheime können eine Trägerrate von bis zu 80% bedingen. Ebenso sind Raucher deutlich öfter besiedelt als Nichtraucher. Welche Bedingungen die Dauer der Besiedelung bestimmen, ist unbekannt. Erfahrungsgemäß dauert sie zwischen 1 Monat und 1 Jahr.

Meningokokkeninfektionen kommen weltweit vor. Die höchste Inzidenz wird im sog. Meningitisgürtel beschrieben, der sich von Brasilien über die südlich der Sahara gelegenen zentralafrikanischen Länder und Äthiopien bis nach China erstreckt. Während es dort immer wieder zu Epidemien kommt, treten Meningokokkeninfektionen in den industrialisierten Ländern als Einzelerkrankungen, bestenfalls als lokale Ausbrüche auf. Die jährliche Inzidenz wird in den Industrieländern für die Gesamtbevölkerung mit 0,5–1/100.000 Einwohner angegeben.

In unseren Breiten tritt die Erkrankung einerseits jahreszeitlich gehäuft in den Wintermonaten bis zum Frühjahr auf, andererseits beobachtet man eine deutliche Altersabhängigkeit mit einem 1. Gipfel bei Kindern um 5 Jahre sowie mit einem 2. Gipfel im jungen Erwachsenenalter.

Weltweit werden Meningokokkeninfektionen zu über 90% durch die Serogruppen A, B, C und Y hervorgerufen, wobei im Meningitisgürtel Afrikas die alle 5–12 Jahre periodisch auftretenden Epidemien durch die Stämme der Serogruppe A verursacht werden.

! Etwa 70% der invasiven Meningokokkenerkrankungen in Deutschland werden durch Meningokokken der Serogruppe B ausgelöst. Bei weiteren 25% isoliert man N. meningitidis der Serogruppe C, die in den Industriestaaten zunehmend durch einen hochvirulenten Typ vertreten ist.

29.4.1.3 Erkrankung

Im ICD-10 werden invasive Meningokokkenerkrankungen unter A39.0–A39.9 kodiert.

Zirka 50–70% aller Meningokokkeninfektionen verlaufen als klassische Meningokokkenmeningitis (Meningitis epidemica, ICD-10 Code: A39.0), die sich primär nicht von anderen Formen der akuten purulenten Meningitis unterscheidet. Im Vordergrund stehen neurologische Symptome (Verwirrtheit mit Bewusstseinsstörungen und Nackensteifigkeit). Im Gegensatz hierzu wird die Meningokokkensepsis, d. h. die primär bakteriämisch verlaufende Form, mit einer relativen Häufigkeit von 5–20% beschrieben (ICD-10 Code A39.2–A39.4). Bei der Meningokokkensepsis werden die Erreger überwiegend in der Blutkultur und wesentlich seltener im Liquor nachgewiesen. Neurologische Veränderungen können völlig fehlen. Beide Krankheitsbilder können in eine Purpura fulminans, dem sog. Waterhouse-Friderichsen-Syndrom, übergehen (ca. 15%).

Nur in 1–2% der Fälle kommt es zur chronischen Meningokokkensepsis, in weiteren 3–5% zu lokalisierten Infektionen wie Pneumonie, Sinusitis, Otitis media, Konjunktivitis, Urethritis, Zervizitis oder Arthritis.

Die Inkubationszeit der Meningitis purulenta liegt bei 2–5, ausnahmsweise bei bis zu 10 Tagen. Der Hälfte der Erkrankungsfälle geht eine Infektion des Nasopharynx voraus. Mit gleicher Häufigkeit tritt die Erkrankung aber auch aus voller Gesundheit auf. Nach unspezifischen Prodromalsymptomen kommt es plötzlich zu schweren Krankheitszeichen wie Fieber, Schüttelfrost, Erbrechen, Durchfall, Bewusstseinsstörungen mit Kopfschmerzen, Nackensteifigkeit (positive Kernig- und Brudzinski-Zeichen) und fokal-neurologischen Ausfällen. Bei ca. 75% der Patienten treten als Symptome einer hämatogenen Erregeraussaat Hauterscheinungen mit petechialen oder purpuraähnlichen Blutungen auf, in denen sich die Erreger nachweisen lassen.

Warum es bei manchen Patienten zum Waterhouse-Friderichsen-Syndrom kommt, ist unklar. Es finden sich dabei klinische Zeichen des septischen Schocks mit disseminierter intravasaler Gerinnung (DIC), Verbrauchskoagulopathie, Hautblutungen (Suffusionen), massiven Einblutungen in die Nebennierenrinden mit nachfolgender Nekrose sowie einer akuten interstitiellen Myokarditis. Der Verlauf ist meist irreversibel, und der Tod tritt häufig 12–24 h nach Beginn der Erkrankung ein.

Während die Letalität der klassischen Meningokokkenmeningitis bei 10% liegt, steigt sie beim Waterhouse-Friderichsen-Syndrom auf bis zu 85% an. Die Sterblichkeit hängt u. a. wohl auch von bestimmten Serogruppen- bzw. ET-typischen Merkmalen ab. So zeigte eine retrospektive Analyse von invasiven Meningokokkeninfektionen in Kanada eine doppelt so hohe Sterblichkeit bei Infektionen mit Stämmen der Serogruppe C (14%) im Vergleich zu Isolaten der Serogruppe B (7%). Auch waren die infektionsbedingten Komplikationenraten bei den durch Meningokokken der Serogruppe C verursachten Erkrankungen deutlich höher (15% vs. 3%). Infektionsfolgen waren dabei in absteigender Häufigkeit narbige Entstellung der Haut, Extremitätenamputationen, Hörverlust und Nierenschäden.

Das Risiko, an einer invasiven Meningokokkeninfektion zu erkranken, steht in Zusammenhang mit bestimmten individuellen Faktoren, wobei v. a. ein angeborener Defekt in den terminalen Komplementsystemkomponenten, C3 und C5–C9, die an der Ausbildung des lytischen Komplexes beteiligt sind, mit einem etwa 10.000fach höheren Erkrankungsrisiko verknüpft ist.

Ebenso sind Patienten mit einer funktionellen und anatomischen Asplenie und Immunsupprimierte (HIV-Patienten) deutlich mehr gefährdet, eine fulminante Meningokokkensepsis zu erleiden. Weiterhin besteht bei Patienten mit einem Properdinmangel mit nahezu 75% ein dramatisch erhöhtes Sterblichkeitsrisiko.

29.4.1.4 Diagnostik

Eine eitrige Meningitis, insbesondere verursacht durch Meningokokken, stellt immer einen medizinischen Notfall dar, der umgehendes Handeln erfordert. Daher ist die zytologische und mikrobiologische Untersuchung immer eine Notfalldiagnostik, die keine Verzögerung erlaubt. Andererseits darf die diagnostische Abklärung einer Meningitis nicht verhindern, dass sofort mit der Antibiotikatherapie begonnen wird.

Die mikrobiologische Diagnostik umfasst 2 Schritte. Als Erstes sind beim Verdacht auf eine eitrige Meningitis mindestens 2 Blutkulturen zu gewinnen. Bei bakterieller Meningitis liegt die Trefferquote der Blutkulturdiagnostik bei über 50%. Diagnostisch ebenso wertvoll ist die mikrobiologische Liquoruntersuchung. Nach Methylenblau- und Gram-Färbung kann im Sinne einer Schnelldiagnostik das Präparat innerhalb kürzester Zeit mikroskopisch beurteilt werden, um zu einer Verdachtsdiagnose zu kommen. Kann man auf diese Weise Erreger identifizieren, lässt sich die Diagnose bestätigen, indem man den Liquor mittels eines hochsensitiven Agglutinationsverfahrens auf Antigene der häufigsten bakteriellen Meningitiserreger untersucht. Lassen sich dagegen im Liquor mikroskopisch keine Bakterien feststellen und liegen gleichzeitig nur niedrige Leukozytenzahlen vor, so ist auch der Antigennachweis ohne diagnostischen Wert. Dasselbe gilt für den immer wieder propagierten Antigennachweis im Urin.

29.4.1.5 Therapie

! Der wichtigste therapeutische Schritt besteht darin, bereits beim begründeten Verdacht auf eine Meningokokkenmeningitis unverzüglich, u. U. sogar vor der diagnostischen Liquorpunktion, eine Antibiotikatherapie einzuleiten.

Dies gilt insbesondere bei Kindern, wenn die Diagnose vom Hausarzt gestellt wird und der Patient in eine Klinik verlegt werden soll.

Meningokokken sind in Deutschland zu über 99% sensitiv gegen Penicillin G, und nur wenige Isolate zeigen eine intermediäre Empfindlichkeit gegen das Antibiotikum. Damit ist N. meningitidis ebenfalls empfindlich gegenüber Cephalosporinen der Gruppe III, Chinolonen und Rifampicin, Antibiotika, die für die Initialtherapie einer bakteriellen Meningitis empfohlen werden.

! Standardtherapie bei Kindern mit einer invasiven Meningokokkenerkrankung ist Penicillin G in einer Dosierung von 200.000–500.000 IE/kgKG/Tag in 4–6 Einzeldosen, bei Jugendlichen und Erwachsenen 20–30 Mio. IE/Tag.

Bei Verdacht auf penicillinresistente Stämme oder wegen Penicillinallergie ist die Behandlung mit Cefotaxim (200 mg/kgKG/Tag in 3 Einzeldosen; bei Jugendlichen und Erwachsenen 3–4 mal 2 g/Tag) oder Ceftriaxon (initial 100 mg/kgKG/Tag, dann 75 mg/kgKG/Tag als Einzeldosis; bei Jugendlichen und Erwachsenen 1-mal 2–4 g/Tag) angezeigt. Kreuzallergie ist sehr selten

Inzwischen wird bei der bakteriellen Meningitis allgemein empfohlen, zusätzlich zur ersten Antibiotikagabe Dexamethason als Adjuvans zu verabreichen.

29.4.1.6 Prävention

Expositionsprophylaxe

Patienten mit invasiver Meningokokkenerkrankung sollten bis 24 h nach Einleitung einer Antibiotikatherapie im Einzelzimmer isoliert werden. Außerdem sollten bei engem Patientenkontakt Sicherheitsmaßnahmen wie das Tragen von Schutzkleidung einschließlich Mund-Nasen-Schutz und Handschuhen eingehalten werden.

Impfprophylaxe

Impfstoffe gegen Meningokokken werden aus gereinigten Kapselpolysacchariden hergestellt, wobei die Polysaccharide der Serogruppe B nicht immunogen sind, da diese Kohlenhydratkonfiguration zum neuronalen Zelladhäsionsmolekül N-CAM strukturhomolog ist. Aus diesem Grund stehen derzeit nur Polysaccharidimpfstoffe der Serogruppen A/C (bivalent) und A/C/W135/Y (tetravalent) zur Verfügung. Obwohl sie seit rund 25 Jahren eingesetzt werden, beschränkt sich ihre Anwendung auf wenige Indikationen bzw. bestimmte Risikogruppen.

Risikogruppen, denen die Meningokokkenimpfung empfohlen wird

- Gesundheitlich Gefährdete: Personen mit Immundefekten, insbesondere Komplement-/Properdindefekte, Hypogammaglobulinämie; Asplenie
- Gefährdetes Laborpersonal bei Arbeiten mit N.-meningitidis-Aerosol
- Schüler/Studenten vor Langzeitaufenthalten in Ländern mit empfohlener allgemeiner Impfung für Jugendliche oder selektiver Impfung für Schüler/Studenten
- Reisende in epidemische/hyperendemische Länder, besonders bei engem Kontakt zur einheimischen Bevölkerung
- Pilger vor der Reise (Hadj)
- Alle Personen während gehäuften Auftretens (Cluster) oder bei Ausbrüchen

Dass die Impfempfehlungen auf ganz bestimmte kleine und wenige Personengruppen eingeschränkt sind, liegt einerseits daran, dass es gegen die bei uns am häufigsten vorkommende Serogruppe B keine Vakzine gibt. Andererseits spielt eine Rolle, dass auch die übrigen Impfstoffe nur wenig immunogen wirken. Denn isolierte Polysaccharide sind T-Zell-unabhängige Antigene, gegen die prinzipiell nur eine kurzlebige Immunantwort entwickelt wird. Auch eine Zweitimmunisierung bleibt ohne Boostereffekt und variiert in ihrer Ausprägung mit dem Alter des Impflings. In amerikanischen Studien konnte gezeigt werden, dass bei 2-Jährigen ein halbes Jahr nach Immunisierung mit dem Serogruppe-C-Polysaccharid keine Serumantikörper mehr nachweisbar waren und bei 6- bis 8-Jährigen nur noch rund 30% der Antikörperausgangskonzentration. Bei Kindern unter 18 Monaten blieb eine Antikörperantwort sogar vollständig aus, während das Serogruppe-A-Polysaccharid in dieser Altersgruppe einen Impfschutz für die Dauer von 3 Monaten verlieh. Bei Erwachsenen persistierte der Impfschutz für Gruppe-A- und -C-Polysaccharid für mindestens 3 Jahre, während bei Kindern unter 4 Jahren im gleichen Zeitraum die Effektivität von >90% bis <10% sank. Bei über 4-jährigen Kindern war dagegen nach 3 Jahren noch ein Impfschutz von immerhin 67% vorhanden.

Eine Verbesserung dieser Situation gelang – ähnlich wie bei Haemophilus influenzae – durch die Herstellung sog. Konjugatimpfstoffe, bei denen das Kapselpolysaccharid an ein Trägerprotein (z. B. Tetanustoxoid) gebunden wird, sodass eine T-Zell-abhängige Immunantwort mit IgG-Dominanz und gleichzeitiger Stimulation eines immunologischen Langzeitgedächtnisses induziert wird. Dieser Effekt wird ebenfalls bei Kleinkindern unter 2 Jahren erreicht, sodass die STIKO für diese Altersgruppe prinzipiell nur den Konjugatimpfstoff empfiehlt. Verfügbar ist derzeit nur ein Serogruppe-C-Konjugatimpfstoff.

Tabelle 29-11. Empfohlene Dosierungen für die Postexpositionsprophylaxe

Antibiotikum	Altersgruppe	Dosierung	Dauer und Art der Verabreichung
Rifampicin[a]	Kinder <1 Monat	5 mg/kgKG alle 12 h	2 Tage oral
	Kinder >1 Monat	10 mg/kgKG alle 12 h	2 Tage oral
	Erwachsene	600 mg alle 12 h	2 Tage oral
Ciprofloxacin	Erwachsene	500 mg	Einzeldosis oral
Ceftriaxon	Kinder <15 Jahre	125 mg	Einzeldosis i.m.
	Erwachsene	250 mg	Einzeldosis i.m.

Für alle hier aufgeführten Substanzen ist eine ausreichend hohe Eradikationsrate für N. meningitidis im Nasopharynx belegt.
[a] Rifampicin ist in der Schwangerschaft kontraindiziert.

Postexpositionsprophylaxe

Die antimikrobielle Prophylaxe für Personen, die engen Kontakt zu Patienten mit systemischer Meningokokkenerkrankung haben, ist eine der wichtigsten Maßnahmen, um zu verhindern, dass sich die Erreger über ein sporadisches Auftreten hinaus ausbreiten. Enge Kontaktpersonen sind:

- Haushaltsmitglieder erkrankter Personen,
- Kindergarten- oder Spielgruppenkinder und deren Betreuer,
- Personen, die direkt mit oropharyngealen Sekreten eines Erkrankten (z. B. durch Küssen, Mund-zu-Mund-Beatmung, endotracheale Intubation, endotracheales Absaugen) in Berührung kommen.

Die Befallsrate für Haushaltskontakte liegt bei 4 Fällen pro 1000 Exponierten und ist damit 500- bis 800-mal höher als für die Normalbevölkerung ohne diesen Kontakt. Die Erkrankungswahrscheinlichkeit für enge Kontaktpersonen ist in den ersten Erkrankungstagen des Quellpatienten am höchsten, sodass die antimikrobielle Prophylaxe möglichst frühzeitig verabreicht werden soll, idealerweise innerhalb von 24 h nach Auftreten der Primärerkrankung. Eine Prophylaxe ist in der Regel 7–10 Tage nach Erkrankungsbeginn des Indexpatienten nicht mehr sinnvoll. Ebenso sind Kontrollrachenabstriche bei Kontaktpersonen als Hinweis für die Notwendigkeit einer Prophylaxe nicht sinnvoll, weil unnötig wertvolle Zeit verstreicht, bis die Keime nachgewiesen sind.

In Tabelle 29-11 sind die derzeit empfohlenen Dosierungsschemata für die Postexpositionsprophylaxe aufgeführt.

Fazit für die Praxis

- Klinische Manifestationen:
  Meningitis, Sepsis, Waterhouse-Friderichsen-Syndrom.
- Diagnostik:
  Erregernachweis in Blutkultur und Liquorpunktat, evtl. in hämorrhagischen Hautinfiltraten.
- Therapie:
  Standardtherapie bei Kindern ist Penicillin G 200.000–500.000 IE/kgKG/Tag in 4–6 Einzeldosen. Alternativ Cephalosporine der Gruppe III.
- Epidemiologie und Prophylaxe:
  Jährliche Inzidenz 0,5–1/100.000 Einwohner mit einer deutlichen Altersabhängigkeit. Erster Gipfel im Kleinkindesalter zwischen 3 und 5 Jahren, ein zweiter Gipfel im jungen Erwachsenenalter. Jahreszeitliche Häufung in den späten Wintermonaten bis Frühjahr. Zirka 70% aller invasiven Meningokokkenerkrankungen in Deutschland werden durch Serogruppe B hervorgerufen. Impfung: Indikations- bzw. Reiseimpfungen gemäß STIKO-Empfehlungen.
- Meldepflicht:
  Gemäß IfSG § 6: Namentlich zu melden ist der Krankheitsverdacht, die Erkrankung sowie der Tod an Meningokokkenmeningitis und -sepsis; sowie nach § 7 besteht Meldepflicht für den direkten Nachweis von Neisseria meningitidis aus Liquor, Blut, hämorrhagischen Hautinfiltraten oder anderen normalerweise sterilen Substraten.

Literatur zu Kap. 29.4 und 29.4.1

CDC (1997) Control and prevention of meningococcal disease. MMWR 46 (RR-5): 1–8

Cuevas LE, Kazembe P et al. (1995) Eradication of nasopharyngeal carriage of Neisseria meningitidis in children and adults in rural Africa: a comparison of ciprofloxacin and rifampicin. J Infect Dis 171: 728–731

Erickson L, De Wals P (1998) Complications and sequelae of meningococcal disease in Quebec, Canada, 1990–1994. Clin Infect Dis 26: 1159–1164

Frosch M (1999) Meningokokken-Impfstoffe. Dtsch Ärztebl 96: A3306–3308

Harrison LH, Dwyer DM et al. (1999) Risk of meningococcal infection in college students. JAMA 281: 1906–1910

Hubert B, Caugant DA (1997) Recent changes in meningococcal disease in Europe. Eurosurveillance 2: 69–71

Kornelisse RF, Hazelzet JA et al. (1997) Meningococcal septic shock in children: Clinical and laboratory features, outcome, and development of a prognostic score. Clin Infect Dis 25: 640–646

Neal KR, Nguyen-Van-Tam JS et al. (2000) Changing carriage rate of neisseria meningitidis among university students during the first week of term: cross sectional study. Br Med J 320: 846–849

STIKO (2001) Mitteilung der Ständigen Impfkommission am Robert-Koch-Institut: Impfempfehlungen der Ständigen Impfkommission (STIKO) am Robert-Koch-Institut Epidemiologisches Bulletin Nr. 28

Schwartz B, Al-Tobaiqi A et al. (1988) Comparative efficacy of ceftriaxone and rifampicin in eradicating pharyngeal carriage of group A Neisseria meningitidis. Lancet I: 1239–1242

Vogel U, Achtman M et al. (1999) Epidemiologie der Meningokokken-Meningitis. Dtsch Ärztebl 96: A-3302–3305

Vogel U, Claus H et al. (2000) Rapid serogroup switching of Neisseria meningitidis. N Engl J Med 342: 219–220

29.4.2 Neisseria gonorrhoeae

P.K. Kohl, S.-F. Hadlich

29.4.2.1 Einleitung

N. gonorrhoeae ist der Erreger der Gonorrhö, einer sexuell übertragbaren Infektion der Schleimhäute des Urogenitaltraktes, des Rektums, des Rachens und der Konjunktiven.

29.4.2.2 Erregermerkmale

Gonokokken, N. gonorrhoeae, sind aerob wachsende, gramnegative Kokken, die vorwiegend als Diplokokken in der sog. Kaffebohnenform zusammen liegen.

29.4.2.3 Epidemiologie

Der Mensch ist der einzige Wirt von N. gonorrhoeae. Das Bakterium wird ausschließlich durch direkten Schleimhautkontakt meist beim Geschlechtsverkehr oder seltener unter der Geburt übertragen.

! Die Gonorrhö gehört in Deutschland leider nicht mehr zu den meldepflichtigen Geschlechtskrankheiten.

Ihr Erkrankungsgipfel liegt im 3. Lebensjahrzehnt. Die Inkubationszeit beträgt 1–6, in Ausnahmefällen bis zu 14 Tagen.

Nach einmaligem Verkehr mit einer infizierten Frau erkranken 20–35% der Männer. Das Infektionsrisiko für Frauen liegt mit 60–90% bei einmaligem Geschlechtsverkehr mit einem infizierten Mann wesentlich höher.

Dass die Erkrankung häufig symptomlos verläuft, ist entscheidend für die Weiterverbreitung der Gonorrhö. Ein weiteres epidemiologisches Problem ergibt sich aus der Zunahme antibiotikaresistenter Stämme.

Eine überstandene Gonorrhö verleiht keine Immunität, auch nicht wenn der Patient eine Allgemeininfektion durchgemacht hat.

29.4.2.4 Pathogenese

N. gonorrhoeae befällt bevorzugt die Zylinderepithelien der Urethra, des Zervikalkanals, des Rektums und der Konjunktiven. Während die von Plattenepithel ausgekleidete Vagina der erwachsenen Frau von den Erregern verschont bleibt, kann das höhere Epithel der Vagina präpubertärer Mädchen erkranken.

Gonokokken heften sich mit Oberflächenadhäsinen (Pilus- und Opaqueprotein) an schleimproduzierende Zellen des Genitaltraktes an. Gleichzeitig schädigen weitere Membranbestandteile des Erregers (Lipooligosaccharid, Peptidoglykan) umliegende Epithelzellen.

Nachdem die Bakterien von Pseudopodien der Epithelzellen umschlossen worden sind und ihr Porinprotein (Protein I) übertragen haben, werden sie in die Membran der Wirtszelle aufgenommen. Im submukösen Bindegewebe treffen sie auf leukotaktisch angelockte Granulozyten, die sie phagozytieren und wieder an die Schleimhautoberfläche befördern.

29.4.2.5 Erkrankungen

Eine Gonokokkeninfektion kann sich an unterschiedlichen Lokalisationen manifestieren.

Immer sollte man daran denken, an Gonorrhö Erkrankte serologisch auch auf Syphilis zu untersuchen. Zudem sollten die Patienten auf die Möglichkeit einer gleichzeitig erworbenen HIV-Infektion aufmerksam gemacht werden.

Urogenitale Gonorrhö der Frau

Die Mehrheit der infizierten Frauen, etwa 50–80%, bleibt symptomfrei.

Dagegen leiden 20–50% der Infizierten nach einer Inkubationszeit von 5–8 Tagen unter Fluor genitalis, Schmerzen und Brennen bei der Harnentleerung und unter Tenesmen bei bakterieller Begleitzystitis.

Gelegentlich werden Rötung und Schwellung der kleinen und großen Labien beobachtet. Zu Menorrhagie und Zwischenblutungen kann es bei Mitbeteiligung des Endometriums kommen.

Aufsteigende Gonorrhö der Frau

Bleibt die Gonorrhö der Frau über längere Zeit unbehandelt, steigt die Infektion auf, und es entwickeln sich Salpingitis (10–20%), Adnexitis und möglicherweise eine akute Entzündung des kleinen Beckens (pelvic inflammatory disease, PID). Schlimmstenfalls erkrankt die Patientin an einer Peritonitis.

Als Symptome stehen Dyspareunie und chronische Unterbauchbeschwerden im Vordergrund.

! Die aufsteigende Gonorrhö der Frau kann zu ektoper Schwangerschaft und schließlich auch zur Sterilität führen.

Urogenitale Gonorrhö des Kindes

Bei Mädchen mit urogenitaler Gonorrhö findet der Untersucher Rötung und Schwellung der Urethralmündung und der kleinen und großen Labien. Die Patientinnen leiden unter Juckreiz, Dysurie, eitrigem genitalem Fluor, unter reflektorischer Harnretention und Obstipation. Auch Allgemeinsymptome wie Appetit- und Schlaflosikgeit werden beobachtet.

Urogenitale Gonorrhö des Mannes

Etwa 15–30% der Männer mit urogenitaler Gonorrhö haben keine Beschwerden. Die übrigen entwickeln nach einer Inkubationszeit von 2–6 Tagen eine Dysurie mit urethralem Ausfluss.

Aufsteigende Gonorrhö des Mannes

Ohne Behandlung kommt es auch beim Mann zur aufsteigenden Infektion mit Prostatitis und Vesikulitis. Als schwerwiegendste Komplikation gilt beim Mann die Epididymitis, die mit hohem Fieber und erheblichem Krankheitsgefühl einhergehen kann.

! Tritt eine Epididymitis doppelseitig auf, kann sie später nach bindegewebiger Obliteration der Samenwege zur Zeugungsunfähigkeit führen.

Rektale Gonorrhö

Die rektale Gonorrhö verläuft häufig ohne Symptome und wird bei 50% der an Gonorrhö erkrankten Frauen beobachtet. Unter

Männern findet man diese Manifestation nur bei Homosexuellen, die Analverkehr praktizieren.

Pharyngeale Gonorrhö

Eine pharyngeale Gonorrhö setzt orogenitalen Kontakt voraus. Der Patient kann, muss aber nicht gleichzeitig an einer Urogenitalinfektion erkrankt sein. Über 90% der Fälle verlaufen asymptomatisch.

Ophthalmoblennorrhoea neonatorum

Intrauterin oder während des Geburtvorgangs erwirbt das Neugeborene die Gonokokkeninfektion der Augenbindehaut. Die Lider sind geschwollen, die Lidspalte verkrustet, Chemosis und eitriges Sekret werden beobachtet.

! Die eitrige Gonokokkenkonjunktivitis kann auch die Kornea erfassen und zu Komplikationen wie Ulcus corneae, Sekundärglaukom und Erblindung führen.

Ophthalmoblennorrhoea adultorum

Auch Erwachsene können von einer Gonokokkenblennorrhö betroffen sein. Die Erregerübertragung geschieht entweder durch direkten Kontakt, evtl. aber auch durch Autoinokulation.

Als Symptome klagen die Patienten über Augentränen, Lichtscheu, Rötung und Schwellung der Lider und der Konjunktiva und über eitrige Sekretion. Die Komplikationen Hornhautbefall, Perforation und Erblindung, sind denen der Neugeborenenblennorrhö vergleichbar.

Disseminierte Gonokokkeninfektion (DGI)

Eine DGI befällt ca. 0,5–3% der infizierten, meist symptomfreien Patienten, Frauen häufiger als Männer. Verantwortlich sind überwiegend Gonokokkenstämme des Protein-IA-Phänotyps. Die Erkrankung ist durch die Symptomentrias akute Polyarthritis, Fieberschübe und Hautveränderungen gekennzeichnet. Zu den typischen Hauterscheinungen gehören akral lokalisierte flohstichartige Hämorrhagien, entzündliche Papeln und hämorrhagische Pusteln mit zentraler Nekrose.

Eine DGI kann vorwiegend oligo- oder monosymptomatisch verlaufen. Dazu kommt es, wenn die akute Polyarthritis in eine Monarthritis gonorrhoica übergeht. Häufig ist ein Kniegelenk betroffen. Typischerweise zeigt sich im überwärmten Gelenk ein fluktuierender Erguss. Andere Manifestationen der DGI sind Perihepatitis, Blepharitis, Iritis und Iridozyklitis.

Bei Mitbeteiligung des Herzens entwickeln sich Endo-, Myo- und Perikarditis. Darüber hinaus kann es zu Meningitis und Osteomyelitis kommen.

29.4.2.6 Diagnostik

Mikroskopisches Präparat

Bei Männern fertigt man ein Abstrichpräparat aus der Urethra an, bei Frauen wird Material aus der Endozervix und der Urethra entnommen. Gegebenenfalls legt man Präparate mit pharyngealem und analem Abstrichmaterial an.

Das gewonnene Sekret wird in dünner Schicht auf einem Objektträger ausgestrichen, anschließend kurz über dem Bunsenbrenner fixiert und mit Methylenblau oder nach Gram angefärbt.

Beurteilung des mikroskopischen Ausstrichpräparats bei Verdacht auf Gonorrhö

Positiver Befund	*Fraglich-positiver Befund*	*Negativer Befund*
Intraleukozytär gelagerte Diplokokken	Extraleukozytär gelagerte Diplokokken (häufig bei symptomlosen Patienten)	Keine Diplokokken

Kultur

Zur Anzüchtung von Gonokokken benötigt man reichhaltige Nährmedien wie das Thayer-Martin-Selektivmedium. Nach der Inokulation wird es bei 35–36°C, hoher Luftfeuchtigkeit und einem pH von 6,75–7,5 in einer mit 4–6 Vol.-% CO_2 angereicherten Atmosphäre inkubiert.

Unter diesen Bedingungen wachsen nach 18–48 h kleine, runde, glänzend graue Kolonien. Zytochromoxidasereaktion und Kohlenhydratvergärung dienen der Kulturbestätigung. Alternativ zur Kohlenhydratvergärung kann man einen Koagglutinationtest (Phadebact) mit Protein-I-spezifischen monoklonalen Antikörpern heranziehen.

Direktnachweis

Gonokokken lassen sich im Untersuchungsmaterial auch direkt nachweisen. Je nach Test und Herkunft des Materials sind Sensitivität und Spezifität unterschiedlich.

Methoden zum Direktnachweis von N. gonorrhoeae

- Enzymimmunoassay (80–85% Sensitivität, 90–95% Spezifität)
- DNS-Hybridisierungstest (87% Sensitivität, 97% Spezifität)
- Ligasekettenreaktion (95% Sensitivität, 100% Spezifität)
- Polymerasekettenreaktion (92% Sensitivität, 100% Spezifität)

Serologie

Die Komplementbindungsreaktion (KBR) zur Untersuchung auf Antikörper spielt bei der Diagnose der lokalen und aufsteigenden Gonokokkeninfektion keine Rolle. Allenfalls kann sie in der Diagnostik der DGI hilfreich sein.

29.4.2.7 Differenzialdiagnosen

Bei Verdacht auf eine Gonorrhö muss man u. U. eine Vielzahl von Differenzialdiagnosen berücksichtigen.

Differenzialdiagnosen der Gonokokkeninfektion

Diagnosen	*Differenzialdiagnosen*
Urogenitale Gonorrhö der Frau	*Infektionen durch:* Chlamydia trachomatis, Trichomonas vaginalis, Candida albicans, Herpes-simplex-Virus
Aufsteigende Gonorrhö der Frau	Appendizitis, Hämatozele, Tubarabort, stielgedrehter Ovarialtumor, Cholezystitis
Urogenitale Gonorrhö des Kindes	*Infektionen durch:* Oxyuren, Candida albicans, Trichomonaden, Darmbakterien; Fremdkörper
Urogenitale Gonorrhö des Mannes	*Nichtgonorrhoische Urethritis durch:* Chlamydia trachomatis, Mykoplasma hominis, Ureaplasma urealyticum, Trichomonaden, Candida albicans, Herpes-simplex-Virus, Stapylococcus aureus, Streptokokken, E. coli
Aufsteigende Gonorrhö des Mannes	*Infektionen durch:* E coli, Streptococcus faecalis, Staphylococcus aureus, Chlamydia trachomatis, Ureaplasma urealyticum, Mycobacterium tuberculosis; Samenstrangtorsion, Mumpsorchitis, maligner Hodentumor
Rektale Gonorrhö	*Infektion durch:* Candida albicans
Pharyngeale Gonorrhö	*Infektion durch*: Candida albicans
Ophthalmoblennorrhoea neonatorum	*Infektionen durch:* Chlamydia trachomatis, Staphylococcus aureus, Hämophilus spp., Pneumokokken, Herpes-simplex-Virus
Ophthalmoblennorrhoea adultorum	*Infektionen durch:* Chlamydia trachomatis, Staphylococcus aureus, Hämophilus spp., Pneumokokken, Herpes-simplex-Virus
Disseminierte Gonokokkeninfektion	Vasculitis allergica, Morbus Reiter, rheumatoide Arthritis

29.4.2.8 Therapie

Wird bei einem Patienten eine Gonokokkeninfektion diagnostiziert, sollten auch seine Sexualpartner untersucht werden. Gegebenenfalls müssen alle behandelt werden.

Lange Zeit galt Penicillin G als Mittel der ersten Wahl gegen Gonokokkeninfektionen. Mittlerweile sind allerdings in Deutschland schon ca. 20% aller N.-gonorrhoeae-Stämme penicillinresistent. Darüber hinaus wird eine plasmidvermittelte Tetracyclinresistenz beobachtet.

Vorwiegend in Südostasien treten auch multiresistente N.-gonorrhoeae-Stämme auf, die z. B. weder gegen Ofloxacin und Ciprofloxacin noch gegen Spectinomycin sensibel sind.

! In den Vordergrund der Therapieempfehlungen sind heute neben Spectinomycin v. a. Cephalosporine der Gruppe III und Fluorchinolone der Gruppe II gerückt.

Therapieempfehlungen bei Gonorrhö

Lokalisation	*Therapie*
Urogenitale Gonorrhö	*Einzeitbehandlung:* Ofloxacin (Tarivid) 400 mg p.o. oder Ciprofloxacin (Cibrobay) 500 mg p.o., Spectinomycin (Stanilo) 2 g i.m., Ceftriaxon (Rocephin) 250 mg i.m.
Pharyngeale und rektale Gonorrhö	*Pharyngeal:* Ceftriaxon 250 mg i.m. *Rektal:* Ceftriaxon 250 mg i.m. oder Spectinomycin 2 g i.m.
Gonorrhö bei Kindern	<45 kgKG: Ceftriaxon 125 mg i.m. >45 kgKG: Ceftriaxon 250 mg i.m.
Gonorrhö in der Schwangerschaft	Cefotaxim (Claforan) 500 mg i.m. oder Ceftriaxon 250 mg i.m. – *Keine Tetracycline und keine Fluorchinolone!*
Ophthalmoblennorrhö	*Neugeborene:* Ceftriaxon (25–50 mg/kgKG) i.v. oder 2-mal tgl. Cefotaxim (25 mg/kgKG) i.v. oder i.m. über 7 Tage *Erwachsene:* Cefoxitin Mefoxitin (4-mal 1 g) i.v. oder Cefotaxim (4-mal 500 mg) i.v. oder Ceftriaxon 1 g i.v. über ca. 5 Tage *Bei Penicillinsensibilität:* 2-mal 10 Mio. IE Penicillin G tgl. i.v.
Aufsteigende Gonorrhö	*Stationäre Therapie* mit z. B. folgender Kombination: Cefoxitin 3-mal 2 g i.v., Doxycyclin (Vibramycin) 2-mal 100 mg i.v., Metronidazol (Arilin) 3-mal 500 mg i.v. über 7 Tage
Disseminierte Gonokokkeninfektion	Stationäre Therapie: Cefoxitin (4-mal 1 g) i.v. oder Cefotaxim (4-mal 500 mg) i.v. oder Ceftriaxon 1 g i.v. oder Spectinomycin 2-mal 2 g i.m. über ca. 5 Tage Bei Penicillinsensibilität: 2-mal 10 Mio. IE Penicillin G tgl. i.v. bis zur klinischen Besserung, anschließend Amoxicillin 4-mal 500 mg oder Ampicillin 4-mal 500 mg p.o., Gesamttherapiedauer ca. 7 Tage

Bei hoher Koinzidenz mit Chlamydieninfektionen: Tetracyclin (4-mal 500 mg), Doxycyclin (2-mal 100 mg) über 7 Tage oder Azithromycin (Zithromax) 1 g einmalig. In der Schwangerschaft Erythromycin.

Kontrolluntersuchung

Jede behandelte Gonokokkeninfektion sollte 4–7 Tage nach Therapieende noch einmal untersucht werden, um den Behandlungserfolg zu verifizieren.

Besteht eine Urethritissymptomatik fort, muss zuerst an Therapieversagen gedacht und eine bakteriologische Resistenzbestimmung durchgeführt werden. Des Weiteren könnte sich der Patient durch einen unbehandelten Partner eine Reinfektion zugezogen haben. Nicht zuletzt ist zu berücksichtigen, dass mit der Gonorrhö eine Koinfektion vorgelegen haben könnte, z. B. eine Chlamydieninfektion, die dann noch zu behandeln wäre.

29.4.2.9 Prävention

Verwendung von Kondomen; Anwendung bakterizider Substanzen.

Fazit für die Praxis

- Umfassende Diagnostik, inkl. Kultur.
- Alle Sexualpartner untersuchen!
- Anlegen einer Kontrollkultur 4–7 Tage nach Therapieende.
- Auf Koinfektion mit Chlamydia trachomatis, Treponema pallidum und HI-Virus achten.
- Kondomgebrauch.

Literatur zu Kap. 29.4.2

Altmeyer P et al. (1998) Klinikleitfaden Dermatologie. G. Fischer, Jena Stuttgart

Braun-Falco O, Plewig G, Wolff HH (1997) Dermatologie und Venerologie. Springer, Berlin Heidelberg New York Tokio

Fritsch P (1998) Dermatologie und Venerologie. Springer, Berlin Heidelberg New York Tokio

Leitlinien 2001 der Deutschen STD-Gesellschaft. Springer, Berlin Heidelberg New York Tokio

Petzoldt D, Gross G (2000) Diagnostik und Therapie sexuell übertragbarer Krankheiten. Leitlinien der Deutschen STD-Gesellschaft. Springer, Berlin Heidelberg New York Tokio

Sterry W, Merk H (1992) Checkliste Dermatologie und Venerologie. Thieme, Stuttgart

29.4.3 Moraxella (Branhamella) catarrhalis

H.K. Geiss

29.4.3.1 Erregermerkmale und Taxonomie

Moraxella (Branhamella) catarrhalis sind gramnegative Diplokokken, die nach der heute gültigen Klassifikation zum Genus Moraxella gehören. Pfeiffer beschrieb die Bakterien erstmals 1905 als Micrococcus catarrhalis. Die taxonomische Einordnung wechselte seither immer wieder zwischen den Genera Neisseria, Branhamella und Moraxella.

Dass M. catarrhalis auf der Grundlage antigenetisch verschiedener Lipooligosaccharide der Zellwand in Serotypen eingeteilt werden kann, hat keine klinische Bedeutung, weil die überwiegende Zahl untersuchter Erreger zu einer einzigen Serogruppe gehören. Komplexere DNA-Typisierungen weisen auf 2 Subpopulationen mit unterschiedlichen Virulenzeigenschaften hin.

29.4.3.2 Epidemiologie

M. catarrhalis ist Bestandteil der normalen Nasen-Rachen-Flora und wurde bislang ausschließlich beim Menschen nachgewiesen. Die Besiedelung des oberen Respirationstraktes zeigt stark altersabhängige, saisonale, lokale und umweltbedingte Variationen. In der frühen Kindheit liegt die Nachweisrate zwischen 60 und 100% und geht bis zum Erwachsenalter auf 1–5% zurück.

Untersuchungen zur Dynamik der Keimbesiedelung des Respirationstraktes bei Kindern zeigten, dass ein individueller Stamm von Moraxella innerhalb von 2–3 Monaten eliminiert wird. Dass es anschließend sehr schnell zur Wiederbesiedelung mit einem neuen Stamm kommt, lässt auf eine spezifische schleimhautassoziierte Immunantwort schließen.

Bei Kindern mit Neigung zu Otitis media werden höhere Besiedelungsraten gefunden, ohne dass man bisher weiß, welcher der beiden Befunde der bedingende Faktor ist. Auch unter den Erwachsenen mit chronischen Lungenerkrankungen sind deutlich mehr mit M. catarrhalis besiedelt als unter Lungengesunden.

29.4.3.3 Erkrankungen

Die häufigste Erkrankung, die gleichzeitig mit M. catarrhalis beobachtet wird, ist die Otitis media bei Kindern in den ersten 3 Lebensjahren. Sorgfältige mikrobiologische Untersuchungen von Mittelohrsekret ergaben, dass M. catarrhalis nach S. pneumoniae und H. influenzae in durchschnittlich 15% der Erkrankungsfälle am häufigsten gefunden wird.

! Bei Erwachsenen mit chronischen Lungenerkrankungen (COPD) spielt M. catarrhalis im Zusammenhang mit akuten Exazerbationen eitriger Bronchitiden und Pneumonien eine nicht zu unterschätzende ätiologische Rolle.

Da das Bakterium regelmäßig im Sputum von COPD-Patienten nachgewiesen werden kann, galt M. catarrhalis lange Zeit als Begleitkeim und weniger als echter Infektionsverursacher. Auch die Tatsache, dass Moraxellen kaum invasive Infektionen hervorrufen und damit nur selten ein Nachweis in Blutkulturen oder im Gewebe gelingt, führte zu dieser Einschätzung. Erweitert man jedoch die Diagnostik durch transtracheale Aspiration und sucht serologisch nach einer bakteriziden Antikörperantwort gegen den homologen Stamm, findet man eindeutige Hinweise, dass in bis zu 30% der Fälle M. catarrhalis als ätiologisches Agens auftritt.

Außer bei Otitis media und bei akuten Exazerbationen chronischer Lungenerkrankungen spielt M. catarrhalis nur in Einzelfällen als Krankheitsverursacher eine Rolle.

29.4.3.4 Diagnostik

Die Anzucht von M. catarrhalis gelingt auf nährstoffreichen Agarmedien in einer mit CO_2 angereicherten Atmosphäre.

Da man den Erreger im Sputum ganz überwiegend in einer Mischflora findet, kann ihm nur in den ausgesprochen seltenen Fällen, in denen er in Reinkultur oder als deutlich vorherrschender Keim des angezüchteten Erregerspektrums auftritt, ätiologisch Bedeutung beigemessen werden. Gleiches gilt auch vom Nachweis in einem nach Gram gefärbten Sputumpräparat, wo im positiven Fall gramnegative Diplokokken die eindeutig vorherrschende Keimart darstellen müssen.

! Die Anzucht von M. catarrhalis aus Mittelohrsekret ist in jedem Fall als pathologisch zu bewerten.

29.4.3.5 Therapie

Über 90% der heute weltweit isolierten M. catarrhalis weisen eine speziesspezifische BRO-β-Laktamase auf, sodass prinzipiell nur inhibitorgeschützte Penicilline für die Therapie in Frage kommen. Darüber hinaus sind orale und parenterale Cephalosporine, Makrolide oder Tetracycline für die Therapie geeignet.

29.4.3.6 Prävention

Zur Vorbeugung einer Infektion mit M. catarrhalis gibt es keine spezifischen Maßnahmen, ein Impfstoff ist nicht vorhanden.

Fazit für die Praxis

- Klinische Manifestationen:
  Otitis media bei Kindern in den ersten 3 Lebensjahren, akute Exazerbation eitriger Bronchitiden und Pneumonien bei Patienten mit chronischen Lungenerkrankungen (COPD).
- Diagnostik:
  Kultureller Nachweis aus Mittelohrsekret und Sputum.
- Therapie:
  Penicillinasefeste Penicilline, orale und parenterale Cephalosporine, Makrolide oder Tetracycline.
- Epidemiologie und Prophylaxe:
  M. catarrhalis ist Bestandteil der normalen Nasen-Rachen-Flora. Nach Pneumokokken und Haemophilus influenza dritthäufigster Erreger von Otitis media bei Kleinkindern. In bis zu 30% der akuten Exazerbation einer eitrigen Bronchitis bei COPD-Patienten als ätiologisches Agens nachgewiesen. Es sind keine speziellen Prophylaxemaßnahmen bekannt.

Literatur zu Kap. 29.4.3

Murphy TF (1996) Branhamella catarrhalis: Epidemiology, surface antigenic structure, and immune response. Microbiol Rev 60: 267–279

Walker ES, Neal CL, Laffan E, Kalbfleisch JH, Berk SL, Levy F (2000) Long-term trends in susceptibility of moraxella catarrhalis: a population analysis. J Antimicrob Chemother 45: 175–182

29.5 Andere gramnegative Bakterien

29.5.1 Cholera

U. Ullmann

29.5.1.1. Einleitung

Seit dem 6. Jahrhundert v. Chr. ist die Cholera in Indien bekannt. Sie breitete sich v. a. im Gangestal aus und gehört zu den großen historischen Seuchen.

Robert Koch gelang es zusammen mit seinen Assistenten Fischer und Gaffky 1883, den Erreger aus dem Darm eines Verstorbenen in Reinkultur zu isolieren und den Übertragungsweg aufzuklären. Bereits während der 2. Pandemie (1840–1862) konnte der Londoner Arzt J. Snow einen Pumpbrunnen als Infektionsquelle identifizieren.

29.5.1.2 Erregermerkmale und Taxonomie

Vibrio cholerae (V. cholerae) ist ein gebogenes gramnegatives Stäbchenbakterium von 0,5–0,8 µm Durchmesser und 1,4–2,6 µm Länge (Abb. 29-14).

Es ist monotrich mit einer polaren Geißel ausgestattet, die ihm eine lebhafte Beweglichkeit verleiht. Ähnlich den Angehörigen der Familie Enterobacteriaceae besitzt V. cholerae in der Zellwand neben dem H-Antigen ein Lipopolysaccharid, das O-Antigen, das eine Unterscheidung in verschiedene Serotypen erlaubt.

Von den 139-O-Antigen-Serotypen sind lediglich O1 und O139 für das Krankheitsbild der Cholera verantwortlich. V. cholerae O1 kann weiter unterteilt werden in den Serotyp Inaba mit den Antigenen A und C, in den Serotyp Ogawa mit den Antigenen A und B und in den seltenen Serotyp Hikojima mit den Antigenstrukturen A, B und C.

Vom O-Antigentyp 1 unterscheidet man die Biovarietäten »cholerae« und »eltor«, die nach der Quarantänestation El Tor auf der Halbinsel Sinai in Ägypten benannt ist, auf der der Erreger 1905 erstmals von erkrankten heimkehrenden Mekkapilgern isoliert wurde.

Choleravibrionen sind sehr empfindlich gegenüber saurem, dagegen ausgesprochen tolerant gegen alkalisches Milieu. Sie kommen in Brack- und Süßwasser vor und können dort bis zu 7 Tagen überleben.

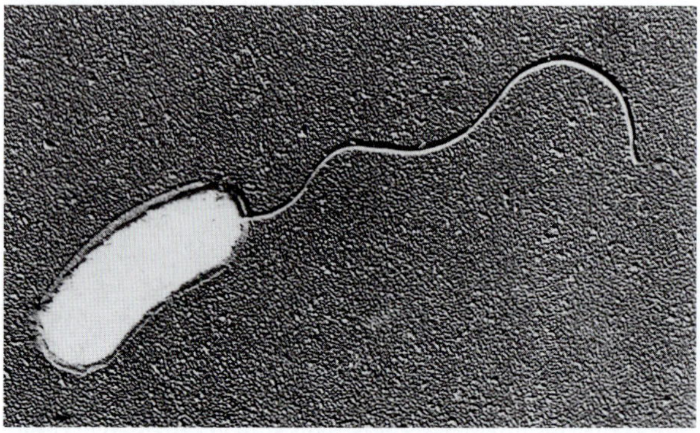

Abb. 29-14. Vibrio cholerae, Vergr. 16.500:1

Vibrio El Tor ist unter den Choleravibrionen der gegen Umwelteinflüsse widerstandsfähigste Typ.

29.5.1.3 Epidemiologie

Zu Beginn des 19. Jahrhunderts breitete sich die Cholera von Indien nach Europa aus. Es können 7 Pandemien unterschieden werden. Die letzte – verursacht durch den Biotyp El Tor – setzte 1960 ein. Sie breitete sich nach Südeuropa und Afrika aus und 1991 von Peru ausgehend in ganz Südamerika. Ende 1992 wurde erstmals der O139-Typ in Bangladesh und Indien beschrieben.

1998 wurden der Weltgesundheitsorganisation (WHO) 293.121 Choleraerkrankungen gemeldet, 10.586 der Infizierten verstarben. Die meisten Erkrankungen traten in Afrika auf (211.748), gefolgt von Südamerika (57.106) und Asien (24.212). Von Januar bis April 2000 kam es in Somalia zu 2232 Choleraerkrankungen, 230 verliefen letal.

V. cholerae ist ausschließlich für den Menschen pathogen und virulent.

! Der Übertragungsweg ist in erster Linie fäkal-oral, wobei die Erreger mit den Fäzes der Infizierten bei unzureichenden hygienischen Bedingungen, beispielsweise bei fehlender Wasser-, Abwasser- und Abfallhygiene, in die Umwelt, in das Trinkwasser und in die Nahrung gelangen.

Bei intakter Magensäure liegt die infektionstüchtige Dosis bei etwa 10^{11} Mikroorganismen. Wenn die Erreger zusammen mit der Nahrung aufgenommen werden oder bei reduzierter Magensäure reicht die Aufnahme von 10^4–10^6 Vibrionen, um eine Erkrankung auszulösen.

Als weitere Infektionsquellen wurden roher Fisch beschrieben, rohe Austern, frisches Gemüse und Früchte, die mit kontaminiertem Wasser in Berührung kamen.

29.5.1.4 Pathogenese

Haben die Choleravibrionen die Magensäure überwunden, siedeln sie sich im alkalischen Milieu des oberen Duodenums an und vermehren sich dort.

Aufgrund ihrer starken Beweglichkeit und der Produktion von muzinolytischen Enzymen, von Neuraminidase und Proteasen, durchdringen sie die Schleimschicht und docken mit Hilfe von Fimbrien an den Epithelzellen an. Hier produzieren die sich vermehrenden Vibrionen das Choleraenterotoxin, ein polymeres Protein, das aus der aktiven Untereinheit A besteht, die nichtkovalent mit den 5 identischen Peptidketten der Untereinheit B verbunden ist. Untereinheit B bindet das Toxin an einen spezifischen Rezeptor, ein Gangliosid (GM1), das auf der Oberfläche der Epithelzellen des menschlichen Intestinums lokalisiert ist. Untereinheit A besteht aus den 2 Komponenten A1 und A2, die durch Disulfidbrücken miteinander verbunden sind.

Die A1-Untereinheit aktiviert das membrangebundene Enzym Adenylatcyclase, das die Überführung von ATP in zyklisches Adenosinmonophosphat katalysiert. Durch den Anstieg des zyklischen AMP wird die Absorption von Natrium und Chlorid durch die Mikrovilli blockiert und die Sekretion von Chlorid und Wasser induziert. Resultat dieses Geschehens ist eine wässrige Diarrhö mit einer Elektrolytkonzentration ähnlich der des Plasmas.

In Untersuchungen an erwachsenen amerikanischen Freiwilligen konnte gezeigt werden, dass 5 µg Choleratoxin nach oraler Aufnahme mit Bikarbonat zu einer Absonderung von 1–6 l Wasser, 25 µg zu einer Absonderung von bis zu 20 l führen.

29.5.1.5 Erkrankung

Die Inkubationszeit beträgt einige Stunden bis zu 5 Tagen. Dann setzt die Erkrankung mit Übelkeit, Erbrechen und profusen wässrigen, reiswasserähnlichen Stuhlentleerungen ein. Der Flüssigkeitsverlust kann bis zu 20 l/Tag betragen. Werden Flüssigkeit und Mineralsalze nicht ersetzt, exsikkiert der Kranke mehr und mehr. Er leidet unter starken Wadenkrämpfen, Haut und Schleimhäute trocknen aus, die Augäpfel sind eingefallen, der Puls ist flach und der Blutdruck niedrig. Nierenversagen und Schock führen schließlich in 50–60% der Cholerafälle zum Exitus letalis. Besonders gefährlich ist die Infektion für Kinder.

Neben diesem dramatischen Verlauf werden auch milde Formen beobachtet, die klinisch nicht von Diarrhöen anderer Genese zu unterscheiden sind. Die Patienten klagen dann nur über leichte Bauchkrämpfe, und durch die wässrigen Durchfälle werden selten mehr als 1 l Flüssigkeit/Tag verloren, sodass keine wesentlichen Störungen des Flüssigkeits- und Elektrolytstoffwechsels auftreten. Die Krankheitsdauer beträgt 2 bis maximal 5 Tage.

! Die überstandene Cholera verleiht eine vollständige und langanhaltende Immunität.

29.5.1.6 Diagnostik

Das beste Untersuchungsmaterial ist nativer Stuhl. Rektalabstriche sind weniger geeignet. Sie müssen in ein Transportmedium überführt werden, da Choleravibrionen sehr empfindlich gegenüber Austrocknung sind.

Choleravibrionen werden in alkalischem (pH 8,6) Peptonwasser angereichert, das mit ca. 0,5 ml (0,5 g) Stuhl beimpft und unter aeroben Bedingungen ungefähr 8 h bebrütet wird.

Für einen Schnellnachweis kann ein Nativpräparat unter dem Dunkelfeld- oder Phasenkontrastmikroskop beurteilt werden. Zu sehen sind im positiven Fall massenhaft kommaförmige, lebhaft bewegliche Stäbchenbakterien. Wird ein O1-spezifisches Antiserum hinzugegeben, das im positiven Fall die Beweglichkeit aufhebt, so ist die Diagnose bestätigt.

Die Kultur gelingt im neutralen oder alkalischen Milieu unter aeroben Bedingungen bei 37°C und einem NaCl-Gehalt von 1%. Ein optimaler Nährboden für die Isolierung ist der selektive Thiosulfat-Citrat-Galle-Sukrose-Agar (TCGS), auf dem sich nach 18-stündiger Bebrütung gelbe flache Kolonien entwickeln.

An Kolonien, die auf Nähr- oder Blutagar gewachsen sind, kann die Oxidasereaktion geprüft und die serologische Untersuchung ausgeführt werden.

Eine Agglutinationsreaktion mit dem O1- bzw. O139-Antiserum ist unerlässlich, um die Diagnose zu sichern. Die mit den Seren nicht reagierenden Vibrionen bezeichnet man als nichtagglutinierbare Vibrionen (NAG).

Da V. cholerae und V. El Tor beide das Gruppenantigen O1 besitzen, können sie nicht mit Hilfe der Agglutinationsreaktion, sondern nur durch Überprüfung biochemischer Stoffwechselleistungen unterschieden werden. In der Bunten Reihe nutzt man dafür die Voges-Proskauer-Reaktion, die für V. El Tor positiv ist, für V. cholerae dagegen negativ ausfällt.

Der behandelnde Arzt sollte, bevor er Material zur Untersuchung einschickt, das Labor telefonisch über die Verdachtsdiagnose Cholera unterrichten, damit die entsprechenden Nährböden rechtzeitig bereitgestellt werden können.

29.5.1.7 Therapie

Oberstes Ziel der Therapie muss es sein, den Flüssigkeits- und Mineralsalzverlust auszugleichen. Die WHO hat hierfür eine Elektrolyt-Glukose-Lösung mit folgender Formel entwickelt:

– Glukose	20,0 g/l
– Natriumbikarbonat	2,5 g/l
– Natriumchlorid	3,5 g/l
– Kaliumchlorid	1,5 g/l

Es wird den Kranken empfohlen, stündlich 500–1000 ml von dieser Lösung zu trinken. Sie wird auch in Anwesenheit des Choleratoxins im Duodenum resorbiert.

Bei extremem Flüssigkeitsverlust, einhergehend mit hypovolämischem Schock, bei Patienten, die nicht schlucken können oder die orale Flüssigkeitszufuhr nicht vertragen, sollte mit der i.v.-Gabe von Ringer-Laktatlösung in einer Menge von 50–100 ml/kgKG/h behandelt werden.

! Allein durch die konsequente Substitution von Flüssigkeit und Elektrolyten konnte die Letalität der Cholera auf unter 1% gesenkt werden.

Der Einsatz von Antibiotika kann die Krankheitsdauer abkürzen und so die Behandlungskosten senken. Tetracyclin sollte in einer Dosierung von 500 mg über 3 Tage verabreicht werden. Von Doxycyclin gibt man 300 mg als Einzeldosis, Ciprofloxacin 250 mg täglich für 3 Tage bzw. einmalig 1 g. Cotrimoxazol, das auch für Kinder geeignet ist, sollte über 3 Tage eingenommen werden.

Ein Patient gilt erst dann als geheilt, wenn in 3 Stuhlproben, die im Abstand von 24 h untersucht werden müssen, keine Choleravibrionen mehr nachzuweisen sind.

29.5.1.8 Prävention

Um zu verhindern, dass sich die epidemische Cholera ausbreitet, ist es notwendig, Infektionsquellen zu ermitteln und dann den fäkal-oralen Übertragungsweg zu unterbrechen. Die Erkrankten müssen isoliert werden, ihre Ausscheidungen sind zu desinfizieren. Nach der Defäkation müssen die Hände gewaschen und desinfiziert werden (WHO: Cholera ist eine Quarantänekrankheit).

Es ist für sauberes Trinkwasser und einwandfreie Nahrungsmittel zu sorgen. In Endemiegebieten gilt für den Verzehr von Lebensmitteln die 3-S-Regel (schälen, spülen oder sieden) oder prägnanter: »Boil it, cook it, peel it or forget it.« Darüber hinaus muss darauf geachtet werden, dass gekochte Lebensmittel ordnungsgemäß gelagert und nicht durch rohe Nahrungsmittel, insbesondere Wasser und Eis, kontaminiert werden.

Eine Schutzimpfung ist mit abgetöteten Choleravibrionen möglich. Die Vakzine wird 2-mal subkutan appliziert. Der Impfschutz ist jedoch von geringer Dauer und unvollständig. In einigen Ländern ist ein oraler Impfstoff gegen V. cholerae O1 erhältlich, der für einige Monate sicher schützt.

! Nach § 6 Abs. 1 IfSG sind bei der Cholera der Krankheitsverdacht, die Erkrankung und der Tod namentlich zu melden.

Fazit für die Praxis

- Symptome und klinische Befunde:
  Inkubationszeit einige Stunden bis zu 5 Tagen: Übelkeit, Erbrechen, profuse reiswasserähnliche Stuhlentleerungen, Flüssigkeitsverlust bis zu 20 l/Tag.
- Diagnostik:
  Untersuchungsmaterial ist nativer Stuhl. Labor telefonisch über Verdachtsdiagnose »Cholera« informieren.
- Therapie:
  Konsequente Substitution von Flüssigkeit und Elektrolyten: 20 g Glukose, 2,5 g $NaHCO_3$, 3,5 g NaCl und 1,5 g KCl pro Liter Trinkwasser; Tetracyclin 500 mg über 3 Tage, Doxycyclin 300 mg Einzeldosis, Ciprofloxacin 250 mg über 3 Tage bzw. 1 g einmalig oder Cotrimoxazol 2-mal täglich 0,96 g über 3 Tage.
- Epidemiologie und Prophylaxe:
  Um in Endemiegebieten (Südamerika, Zentralafrika, Indien, Südostasien u. a.) die Ausbreitung von Cholera zu verhindern, gilt für Lebensmittel: »Boil it, cook it, peel it or forget it«. Über internationale Apotheke oraler Impfstoff gegen V. cholerae O1 zu beziehen.
- Meldepflicht:
  Nach § 6 Abs. 1 IfSG sind bei der Cholera der Krankheitsverdacht, die Erkrankung sowie der Tod namentlich zu melden.

Literatur zu Kap. 29.5.1

Albert MJ (1994) Minireview: Vibrio cholerae O139 Bengal. J Clin Microbiol 32: 2345–2349

Bockemühl J (1992) Vibrionaceae. In: Burkhardt F (Hrsg) Mikrobiologische Diagnostik. Thieme, Stuttgart New York, S 102–111

Butterton JR, Calderwood SB (1995) Vibrio cholerae O1. In: Blaser MJ, Smith PD, Ravdin J, Greenberg HB, Guerrant RL (eds) Infections of the gastrointestinal tract. Raven, New York, pp 649–670

Centers for Disease Control (1991) Update: Cholera – Western hemisphere, and recommendations for treatment of cholera. MMWR 40: 562–565

Centers for Disease Control (1995) Update: Vibrio cholerae O1 – Western hemisphere 1991–1994, and V. cholerae O139 – Asia, 1994. MMWR 44: 215–219

Guthmann JP (1995) Epidemic cholera in Latin America: spread and routes of transmission. J Trop Med Hyg 98: 419–427

Kaper JB, Morris jr JG, Levine MM (1995) Cholera. Clin Microbiol Rev 8: 48–86

Lacey SW (1995) Cholera: calamitous past, ominous future. Clin Infect Dis 20: 1409–1419

Mahalanabis D, Brayton JB, Mondal A, Pierce NF (1972) The use of Ringer's lactate in the treatment of children with cholera and acute noncholera diarrhea. Bull WHO 46: 311–319

Nair GB, Shimada T, Kurazono H (1994) Characterization of phenotypic, serological, and toxygenic traits of Vibrio cholerae O139 Bengal. J Clin Microbiol 32: 2775–2779

Seas C, Gotuzzo E (2000) Vibrio cholerae. In: Mandell GL, Bennett JE, Dolin R (eds) Principles and practice of infectious diseases. Churchill Livingstone, Philadelphia, pp 2266–2272

Winkler H, Ullmann U (1973) Experimentelle Infektionen durch Vibrionen. In: Eichler O, Fahra A, Herken H, Welch AD (Hrsg) Handbuch der experimentellen Pharmakologie. Springer, Berlin Heidelberg New York Tokio, S 56–184

Zafari Y, Zavifi A, Zomorodi F (1968) A comparative study of sea water and Cavy-Blair media for transportation of stool specimens. J Trop Med Hyg 71: 178–179

29.5.2 Enteritische Campylobacterarten

W. Bär

29.5.2.1 Einleitung

Die Gattung Campylobacter erregte zunächst in der Tiermedizin Aufmerksamkeit. Hier gelten McFadyean und Stockmann bis heute als Erstbeschreiber (McFadyean u. Stockmann 1909). Sie berichteten über vibrioähnliche Keime beim seuchenartigen Verwerfen von Schafen. Möglicherweise erwähnte aber schon 1886 T. Escherich in einer bisher unbeachteten Publikation (Kist 1986) die Gattung Campylobacter, als er campylobacterartige Bakterien direkt aus dem Stuhl von an Durchfall erkrankten Kindern und Katzen skizzierte.

Die ersten Isolate vom Menschen stammten überwiegend aus Blutkulturen. Nachdem der Erreger 1946 zunächst aus Blut und Stuhl eines enteritiskranken Patienten (Lévy 1946) isoliert worden war, wurde er in der Folgezeit immer wieder in Blutkulturen nachgewiesen. Berichte über Campylobacter aus anderen Materialien wie Liquor oder Eiter von Abszessen blieben seltener.

Elisabeth King differenzierte 1957 aufgrund der Temperaturoptima zwischen den überwiegend enteritischen und den bevorzugt systemischen Campylobacterarten. Der Begriff »Campylobacter« wurde erst 1973 von Veron und Chatelain geprägt.

Dekeyser et al. erkannten 1972 die pathogene Bedeutung von Campylobacter spp. als Diarrhöerreger beim Menschen (Dekeyser et al. 1972). Butzler et al. berichteten 1973 über die Prävalenz von Campylobacter und machten damit zum ersten Mal auf die weite Verbreitung dieses Erregers beim Menschen aufmerksam.

Skirrow stellte 1977 den ersten Selektivnährboden vor und ermöglichte damit die Anzucht des Erregers unter routinemäßigen Laborbedingungen (Skirrow 1977). Es folgten danach noch mehrere Verbesserungen der Nährböden, sodass Campylobacter seit langem weltweit isoliert und kultiviert werden kann.

Die heute gültige Nomenklatur stammt von Smibert aus dem Jahr 1984.

In den 1980er-Jahren wurden außerdem neue Arten von Campylobacter sowie campylobacterähnliche Organismen beschrieben. Besonders hervorzuheben ist 1984 die Beschreibung eines Vibrios (Marshall et al. 1984), der mit der Entstehung von Gastritis in Zusammenhang gebracht wurde. Er wird heute in der eigenständigen Gattung Helicobacter geführt.

Nach einem neueren bisher nicht revidierten Vorschlag gibt es eine Familie Campylobacteriaceae (On et al. 1996; Vandamme et al. 1991), zu der vorläufig die 2 Gattungen Campylobacter und Arcobacter gerechnet werden(◘ s. Tabelle 29-12).

Nach klinischen Gesichtspunkten werden die Campylobacter spp. in 2 Gruppen eingeteilt, in die Erreger intestinaler und extraintestinaler Infektionen (◘ s. Tabelle 29-13).

Campylobacter spp., die extraintestinale Erkrankungen auslösen, werden im Kapitel über systemische Infektionen abgehandelt.

◘ **Tabelle 29-12.** Alle bisher bekannten Campyolobacterarten und mit Campylobacter verwandten Arten. Die Einordnung beruht auf der Homologie der 16S-rRNA. (Aus On et al. 1996 und Vandamme et al. 1991)

Klasse: Proteobakterien
Unterklasse: Suprafamilie VI
Familie: Campylobacteriaceae
Genus I: Campylobacter (RNA-Cluster I)
- C. fetus ssp. fetus
- C. fetus ssp. veneralis
- C. hyointestinalis
- C. sputorum ssp. sputorum
- C. sputorum ssp. bubulus
- C. sputorum ssp. faecalis
- C. concisus
- C. jejuni ssp. jejuni
- C. jejuni ssp. doylii
- C. coli
- C. lari
- C. upsaliensis
- C. curvus
- C. rectus
- C. mucosalis
- Wolinella spp.

Genus II: Arcobacter (RNA-Cluster II)
- A. nitrofigilis
- A. cryoaerophila
- A. butzleri
- A. skirrowii

Genus III: Helicobacter (RNA-Cluster III)[a]
- H. pylori
- H. mustellae
- H. cinaedi
- H. feneliae
- H. felis
- H. nemestrinae
- H. acinonyx
- H. muridae

Species incertae sedis (RNA-Cluster IV)
Flexispira rappinii
Thiovolum spp.
Bacteroides gracilis
Bacteroides ureolyticus
»CLO3«
Frei lebende Campylobacterarten

[a] Zuordnung zur Familie »Campylobacteriaceae« noch nicht endgültig gesichert.

Tabelle 29-13. Klinische Manifestation von Campylobacter und Arcobacter

Intestinale Infektion	Extraintestinale Infektion
C. jejuni[a]	**C. fetus**
C. coli	C. jejuni
C. lari	C. coli
C. fetus	
C. upsaliensis	
A. butzleri	

[a] Häufige Erreger sind fett hervorgehoben.

29.5.2.2 Erregermerkmale

Campylobacter (griech. χαμπυ λοσ, gebogen, griech. βαχτρον, Stab, Stock) ist ein zartes, spiralig gebogenes gramnegatives Stäbchen mit bipolarer Begeißelung (Abb. 29-15).

Wenn es altert, bilden sich kokkoide Degenerationsformen aus. Der Keim zeigt eine charakteristische, korkenzieherartige Beweglichkeit. Er ist obligat mikroaerophil und kapnophil mit einem respiratorischen Metabolismus.

Die Leitreaktionen bei der Bestimmung sind:

1. Wachstum bei 25 °C und 42 °C,
2. Hippurathydrolyse,
3. Antibiotikaresistenz.

Eine Übersicht findet sich in Tabelle 29-14.

Die Serotypisierung der enteritischen Campylobacterarten erfolgt entweder mit dem Typisierungsschema nach Lior, dem hitzelabile Antigene zugrunde liegen (Lior et al. 1982) oder mit dem auf hitzelabilen Antigenen basierenden Schema nach Penner (Penner u. Hennessy 1980). Daneben verfügen Campylobacter spp. noch über Bakteriophagen, die für die Feintypisierung bisher keine Bedeutung haben.

Der Zellaufbau von Campylobacter entspricht weitgehend dem anderer gramnegativer Bakterien. Nach innen begrenzt die Zelle die zytoplasmatische Membran, über die sich der periplasmatische Raum mit der dünnen Mureinschicht lagert. Schließlich wird die Zelle von der äußeren Membran umgeben, die aus OMP (»outer membrane protein«) (Pei et al. 1991) und O-Antigenen (LPS) (Conrad u. Galanos 1990) besteht.

Ein besonders häufig vorkommendes Protein mit einem Molekulargewicht (MG) von ca. 45.000 ist vermutlich ein Porin und wird als mOMP (»major outer membrane protein«) bezeichnet (Pei et al. 1991). Daneben gibt es weitere OMP mit verschiedenen Molekulargewichten und meist unbekannter Funktion. Ein OMP mit MG 92.000 konnte inzwischen als Hamulin, das Protein des Geißelhakens, identifiziert werden (Glen-Calvo et al. 1994).

Ein weiteres wichtiges Protein stellt die Flagelle mit einem MG von ca. 62.000 pro Untereinheit dar (Lüneburg et al. 1998).

Tabelle 29-14. Differenzierung wichtiger humanpathogener Campylobacter- und Helicobacterarten

	Wachstum bei								Antibiotikaresistenz	
	25°C	37°C	42°C	Oxidase	Katalase	Urease	Nitratreduktion	Hippurathydrolyse	Nalidixinsäure	Cephalotin
C. jejuni ssp. jejuni	–	+	+	+	+	–	+	+	s	r
C. jejuni ssp. doylii	–	+	v	+	+	–	–	+	s	v
C. coli	–	+	+	+	+	–	+	–	s	r
C. lari	–	+	+	+	+	–	+	–	r	r
C. fetus ssp. fetus	+	+	–	+	+	–	+	–	r	s
H. pylori	–	v	v	+	+	+	–	–	u	u

s: sensibel; *r:* resistent; *v:* variabel; *u:* unbedeutend für die Diagnostik.

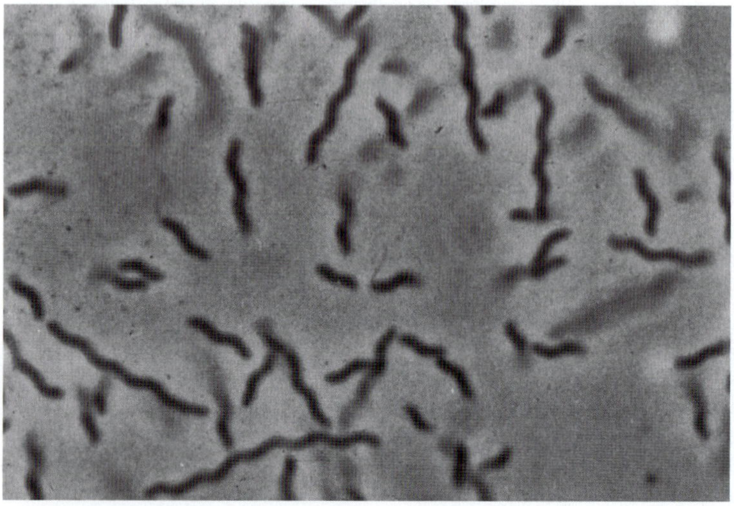

Abb. 29-15. Phasenkontrastmikroskopische Aufnahme von C. jejuni

Das LPS ähnelt chemisch dem der Enterobacteriaceae. Es ist von großer Heterogenität und besitzt Endotoxinaktivität (Logan u. Trust 1986).

29.5.2.3 Taxonomie

Die taxonomische Zuordnung von Campylobacter ist noch nicht endgültig geklärt, und der häufige Wechsel in der Nomenklatur (◘ Tabelle 29-15) macht deutlich, wie unsicher man bis heute dabei ist.

Campylobacter gehört zur Klasse der Proteobakterien (◘ Tabelle 29-12). Der Vergleich der 16S-rRNA zeigte, dass alle Campylobacter- und campylobacterähnlichen Arten in einer gemeinsamen Unterklasse, der Suprafamilie VI, zusammenzufassen sind. Bisher hatte man sie zwar zur Familie der Spirillaceae gerechnet. Es wurde aber bereits vorgeschlagen, eine eigene Familie der Campylobacteriaceae zu benennen (Vandamme u. Ley 1991; Vandamme et al. 1991).

29.5.2.4 Epidemiologie

Prävalenz der Campylobacterenteritis

Die enteritischen Campylobacterarten gehören mit zu den häufigsten bakteriellen Durchfallerregern. Die durch sie ausgelösten Erkrankungen haben in den Entwicklungsländern eine höhere Inzidenz als Shigellosen oder Salmonellosen (Blaser et al. 1985).

In Norddeutschland ist Campylobacter jejuni der nach Salmonella am häufigsten isolierte Erreger von Durchfallerkrankungen(Zhang 1989). In Deutschland insgesamt liegt C. jejuni mit Salmonella sogar an erster Position der Diarrhöerreger (Kist, persönliche Mitteilung).

Die meisten Campylobacterinfektionen treten in unseren Breiten in der warmen Jahreszeit auf.

In tropischen Ländern erkranken hauptsächlich Kinder im Alter von 1–5 Jahren (Blaser et al. 1985). In den industrialisierten Ländern findet sich die Infektion sowohl bei Kindern als auch bei jungen Erwachsenen mit einer Inzidenz von 1–30 Infektionen/100.000 Einwohner pro Jahr (Zhang 1989). Als auslösende Spezies wird C. jejuni wesentlich häufiger isoliert als C. coli.

Reservoir und Übertragung

Die Campylobacteriose ist eine Zooanthroponose, d. h. die Infektion wird von Tieren auf den Menschen übertragen. Tatsächlich wurden Campylobacter spp. sowohl bei vielen Wildtieren, insbesondere bei Vögeln, als auch bei Haus- und Nutztieren isoliert. Als besonders relevante Infektionsquellen für den Menschen kommen Zuchtgeflügel und Rinder in Frage.

Die Tiere sind inapparent mit Campylobacter spp. infiziert, und das Fleisch wird erst während der Schlachtung fäkal kontaminiert. Bei Kühen kommt zusätzlich noch eine Verschmutzung der Milch in Betracht. Die Übertragung dürfte sich hauptsächlich über kontaminierte Lebensmittel (Fleisch oder Milch) abspielen. Daneben gibt es eine direkte fäkal-orale Übertragungskette von Mensch zu Mensch (Chuma et al. 1997). Schließlich wurden auch Epidemien beobachtet, bei denen kontaminiertes Trinkwasser als Infektionsquelle nachgewiesen wurde.

Eine Besonderheit stellen die Infektionen in der Geburtshilfe dar, die zahlenmäßig nur eine untergeordnete Rolle spielen (Kist 1984). Es gibt sowohl diaplazentare als auch neonatale Infektionen durch fäkale Kontamination unter der Geburt.

! Die Infektion ist nach § 6 und 7 des IfSG meldepflichtig.

29.5.2.5 Pathogenese

Enteritische Campylobacterinfektionen sind durch die 3 Charakteristika wässrige Diarrhö, ruhrartige Diarrhö und Fieber gekennzeichnet. Im Einzelfall setzt sich das Krankheitsbild aus diesen Erscheinungen zusammen, wobei jedes der 3 Symptome verschieden stark ausgeprägt sein kann.

Ähnlich vielgestaltig sind die Infektionen, die enteropathogene E.-coli-Stämme auslösen können (Bär 1991). Die wässrige Diarrhö lässt in Analogie zur Cholera oder zur Infektion mit enterotoxischen E. coli an die Beteiligung eines Enterotoxins denken (Wassenaar 1997). Diese Beobachtung wird dadurch erhärtet, dass sich Antikörper gegen ein hitzelabiles Enterotoxin nachweisen lassen.

Es konnte gezeigt werden, dass die Ruhr das klinische Korrelat einer lokalen Erregerinvasivität ist, an der sowohl Zytotoxine als auch ein direkter Befall der enteralen Mukosa beteiligt sind (Sasayama et al. 1997).

Das Fieber schließlich wird als Ausdruck der systemischen Invasion aufgefasst. Zur Bakteriämie oder zur Sepsis scheint es zu kommen, wenn die Interaktion zwischen Keim und Immunsystem gestört ist (Sasayama et al. 1997).Tatsächlich ist es mehrfach gelungen, Campylobacter aus Blutkulturen zu isolieren (Guerrant et al. 1978; Malbec et al. 1997).

◘ **Tabelle 29-15.** Übersicht über die verschiedenen Nomenklaturen der Campylobacter spp. und der campylobacterverwandten spp. Nur in der Humanmedizin bedeutsame Arten wurden berücksichtigt. Selten benutzte Nomenklaturen sind nicht aufgeführt

Derzeit gültige Nomenklatur	King 1957	Veron u. Chatelain 1972	Australische Nomenklatur 1988
C. fetus ssp. veneralis	V. fetus ssp. veneralis	C. fetus ssp. fetus[a]	
C. fetus ssp. fetus[a]	V. fetus ssp. intestinalis	C. fetus ssp. intestinalis	
C. jejuni ssp. doylii			
C. jejuni ssp. jejuni	V. jejuni	C. fetus ssp. jejuni	CLO II
C. coli	V. coli		
C. lari		NARTC	
H. pylori			CLO I/C. pyloridis

[a] Man beachte, dass in den verschiedenen Systemen der gleiche Name für verschiedene Bakterien verwendet wird. *H:* Helicobacter; *V:* Vibrio; *C:* Campylobacter; *CLO:* Campylobacter-like Organism; *NARTC:* Nalidixic Acid resistent Campylobacter.

Ablauf der Infektion

C. jejuni kann grundsätzlich 2 extreme Formen der Diarrhö verursachen, die überwiegend enterotoxinbedingte und die eher enteroinvasive Variante. In der Praxis sieht man meistens eine Mischform (Bär 1994; Ketley 1997).

C. jejuni wird oral aufgenommen, überwindet die Säurebarriere des Magens und gelangt in den Darm. Welcher Darmabschnitt bevorzugt befallen wird, ob eher das Ileum oder das Kolon, ist wahrscheinlich stammspezifisch.

Campylobacter ist mit einem im Vergleich zu anderen beweglichen Bakterien äußerst kräftigen Geißelapparat ausgestattet. Da das Bakterium in Flüssigkeit sehr beweglich ist, indem der Geißelschlag den spiralförmigen Zellleib in eine Rotation um die eigene Achse versetzt, kann sich der Keim höchst effizient durch das Darmlumen »schrauben«. Die schraubende Bewegung ermöglicht es dem Bakterium, auch Flüssigkeiten verschiedener Viskosität relativ gut zu durchdringen.

Darüber hinaus ist C. jejuni zur Chemotaxis befähigt und kann sich in einem O_2- und Aminosäuregradienten orientieren. So findet er schnell seinen Weg aus dem Darmlumen in Richtung Wand, wo er sich zunächst am Oberflächenschleim »festhält«. Durch eventuell anwesende Antikörper, die mit Campylobacter spp. reagieren (z. B. durch Kreuzreaktion), kann die Adhäsion verstärkt werden.

Nachdem Proteasen die Schleimbarriere aufgelöst haben, ist der weiter vordringende Keim vor dem Ausspülen aus dem Darmlumen geschützt, sodass er aufgrund seiner Eigenbeweglichkeit in der Tiefe der Krypten bis zu den Enterozyten gelangt. Es ist nicht geklärt, ob Campylobacter über noch nicht charakterisierte Pathogenitätsfaktoren verfügt, die seine Adhäsion an die Enterozyten vermitteln oder ob dies einzig über Oberflächenladungen geschieht.

Wenn es sich um einen enterotoxinbildenden Stamm handelt, kann in dieser Phase der Infektion die Ausschüttung des Toxins zu einem vermehrten Flüssigkeitsaustritt führen, der klinisch als choleraartiges Bild imponiert.

Anschließend dringen die Erreger bei entsprechender Virulenz in die Mukosa ein, und es kommt zur lokalen Translokation, indem sie die regionalen Lymphknoten befallen. Histologisch erscheinen in der Darmmukosa schwere Destruktionen, für deren Entstehung v. a. das Zytotoxin verantwortlich zu sein scheint.

Auch makroskopisch wird das Kolonepithel durch die lokale Invasion geschädigt. Der Untersucher beobachtet massive Nekrosen und blutig-eitrige Geschwüre, während der Patient bei dieser Verlaufsform unter den Symptomen einer bakteriellen Ruhr leidet.

Bei der lokalen Translokation treffen die Keime auf die nächste Abwehrreihe, die M-Zellen, über die die erste Konfrontation mit dem Immunsystem stattfindet. Offensichtlich gelingt es je nach Virulenz einem hohen Prozentsatz von Keimen, die lokale Barriere zu durchbrechen und sich systemisch auszubreiten (systemische Translokation).

In dieser Phase setzt sich die systemische Immunabwehr mit den Erregern auseinander, d. h. die Granulozyten leiten die Elimination der Keime aus dem Blut ein und deponieren sie hauptsächlich in der Leber.

Die Bildung spezifischer Antikörper (IgM und IgG) wird angeregt, und es sind Entzündungsreaktionen des retikuloendothelialen Systems, in Leber und Milz, nachweisbar. Klinisch zeigen die Patienten das Bild der Sepsis, selten entwickelt sich sogar eine Meningitis. Als Ausdruck der Leberschädigung sind die Transaminasen erhöht. Sobald die angestoßene Immunantwort die Infektion unter Kontrolle bringt, normalisieren sich die Infektionsparameter.

Die Keime verbleiben aber im hepatobiliären System und werden weiterhin zurück in den Darm gestreut, wenn das RES der Leber sie nicht effizient abzutöten vermag. Deshalb ist anzunehmen, dass manche Bakterien den Zyklus »lokale Besiedelung, lokale und systemische Translokation und biliäre Ausscheidung« mehrmals durchmachen.

Nach Einsetzen der lokalen spezifischen Immunantwort, wenn IgA gebildet ist, lässt auch die Diarrhö nach. Der Patient hat zwar schließlich keine Symptome mehr, muss aber noch nicht völlig frei von Campylobacter sein. Oft kann man die Keime auch noch längere Zeit im Stuhl nachweisen, sodass der Patient zum chronischen Dauerausscheider geworden ist. Bei intakter Immunität ist der Patient in dieser Situation gegen eine erneute Infektion des gleichen Stammes geschützt. Bei anerger Immunlage des Patienten allerdings (z. B. durch Tumorleiden) kann es so jedoch zu Rezidiven kommen.

29.5.2.6 Erkrankungen

Klinik

Die verschiedenen Arten von Campylobacter können erfahrungsgemäß sowohl zu systemischen als auch zu intestinalen Infektionen führen. Meist dominieren bei den Darminfektionen die thermophilen Arten mit dem Leitkeim C. jejuni. Bei den andere Campylobacterarten kommt es überwiegend zu systemischen Manifestationen mit dem Leitkeim C. fetus (▫ s. Tabelle 29-13).

Nach einer Inkubationszeit von 1–7 Tagen erleben manche Patienten ein Prodromalstadium von 1–2 Tagen mit Fieber, Benommenheit und abdominalen Krämpfen. Es folgt dann die Phase der Diarrhö, die bis zu 7 Tagen dauern kann (▫ Abb. 29-16).

Die Symptomatik der Diarrhö kann zwischen 2 Extremzuständen wechseln. Die eine Form imponiert als Ileitis mit massiven wässrigen Durchfällen ähnlich einer Cholera. Die zweite Variante sieht wie eine typische Kolitis mit massiven schleimigblutigen Abgängen vom Typ der Shigellenruhr aus. In unseren Breitengraden dominiert eher die ruhrartige Form, während in den Tropen die choleraartige vorherrscht.

Bei Patienten mit normerger Immunitätslage ist die Erkrankung selbstlimitierend. Allerdings können einige Kranke nach Abklingen der Symptome zu Dauerausscheidern werden.

Vornehmlich bei prädisponierten Patienten, die unter konsumierenden Erkrankungen leiden, werden im Verlauf einer Campylobacterinfektion extraintestinale Komplikationen beschrieben. Gefürchtet sind in diesen Fällen Sepsis und Meningitis, die meist durch C. fetus verursacht werden (Jackson et al. 1997). Andere Komplikationen sind eine Seltenheit.

Als Spätfolgen der Gastroenteritis sind u. a. Reiter-Krankheit, reaktive Arthritis, hämolytisch-urämische Syndrome (Lacaille et al. 1996) und das Guillain-Barré-Syndrom beschrieben worden (Franco u. Bashir 1996; Gregson et al. 1997). Zudem tritt in Ostasien häufiger eine akute motorisch-axonale Neuropathie (AMAN) auf, ein neurologisches Syndrom, das mit Demyelini-

III. Erreger

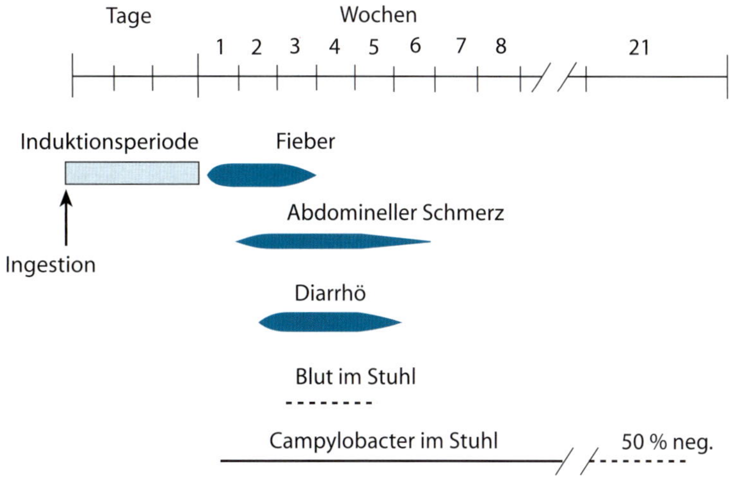

Abb. 29-16. Diagramm zum typischen klinischen Verlauf einer Campylobacterenteritis. (Aus Skirrow 1992)

sierung einhergeht und vom Guillain-Barré-Syndrom abgegrenzt werden muss (Lugaresi et al. 1997).

Immunantwort und Immunität gegen Campylobacter

Verschiedene Strukturen induzieren eine Immunantwort, die dem Wirtsorganismus eine Immunität gegen den Keim verleihen und für die serologische Diagnostik genutzt werden können.

Besonders immunogen sind Flagellen, das »major outer membrane protein« (Momp) und das LPS.

Bei Nachweis der Immunantwort wird häufig ein saurer Glycinextrakt als Antigen vorgelegt (On 1996). Meist beobachtet man zunächst einen passageren Anstieg des IgA, dem ein länger persistierender IgG-Titer folgt. Die Infektion hinterlässt eine partielle Immunität, wobei IgG einen gewissen Schutz gegen erneute Infektionen darstellt.

29.5.2.7 Diagnostik

Erregerisolation

Die Isolation von enteropathogenen Campylobacterarten gelingt meist problemlos, wenn man das Untersuchungsmaterial, meist eine Fäzesprobe, auf selektiven Blutagarplatten unter mikroaeroben Bedingungen kultiviert (Hermandez 1996).

Alternativ eignen sich Filtermethoden v. a. zum Nachweis atypischer Campylobacterarten, die häufig gegen die Antibiotika der Selektivnährböden sensibel sind. Aufgrund seiner Beweglichkeit und seines geringen Durchmessers kann Campylobacter im Gegensatz zur Begleitflora Filterporen bis zu einem Durchmesser von 0,65 µm durchdringen.

Die darmpathogenen Arten wachsen alle gut bei 42°C. Sie zeigen mikroskopisch die typische Korkenziehermorphologie und die charakteristische Beweglichkeit (s. Abb. 29-15).

Erregeridentifizierung

Es wachsen kleine tautropfenartige Kolonien von schmutzig bräunlichem Aussehen, die nach modrigem Heu riechen. In der Phasenkontrastmikroskopie sieht man schlanke, gewundene Stäbchen, die sich schnell hin und her bewegen. In älteren Kulturen dominieren kokkoide Formen. Weitere biochemische Reaktionen zur Differenzierung gehen aus Tabelle 29-14 hervor.

Für epidemiologische Untersuchungen wurden Systeme zur Serotypisierung der Isolate mit polyklonalen Antiseren publiziert (Jones et al. 1985). Sie basieren auf dem Nachweis hitzestabiler oder hitzelabiler Antigene. Auch molekularbiologische Methoden kommen zum Einsatz (Shi et al. 1996).

29.5.2.8 Therapie

Die campylobacterbedingte Diarrhö verläuft meist selbstlimitierend. Daher ist keine oder nur eine symptomatische Therapie mit ausreichend Flüssigkeits- und Elektrolytersatz indiziert.

Bei schweren Verläufen kann Erythromycin bzw. ersatzweise auch Tetracyclin verabreicht werden. Bei Sepsis sollten Aminoglykoside gegeben werden, bei Meningitis auch Chloramphenicol. Fluorchinolone scheinen wirksam zu sein (Tajada et al. 1996), Penicilline und Cephalosporine sind meist wirkungslos.

29.5.2.9 Prävention

Eine spezifische Immunprophylaxe ist bisher nicht bekannt. Schwerpunkt bleibt die Beachtung der üblichen Regeln der Hygiene. Eine Antibiotikaprophylaxe sollte nur unter äußerst strenger Indikation, z. B. bei immunsupprimierten Patienten, durchgeführt werden.

Fazit für die Praxis

- Klinische Manifestation:
  Campylobacter spp. verursachen meist eine Diarrhö. Selten führen sie zu Sepsis und Meningitis. Bei Schwangeren kann C. fetus einen septischen Abort auslösen.
- Diagnostik:
  Campylobacter kann kulturell aus Stuhl nachgewiesen werden.
- Therapie:
  Symptomatisch (Volumenersatz); nur in schweren Fällen Antibiotika.

▼

- Epidemiologie und Prophylaxe:
  Campylobacter spp. sind die zweithäufigsten bakteriellen Diarrhöerreger in Deutschland. Bei immunsupprimierten Patienten können sie auch zu Sepsis und Meningitis führen.
- Meldepflicht:
  Keimnachweis und Erkrankung sind nach § 6 und 7 des IfSG zu melden.

Literatur zu Kap. 29.5.2

Bär W (1991) Bakterielle Diarrhoe: Neue Systematik von alten Erregern. Therapiewoche 41: 1582–1583

Bär W (1994) Klinik und Pathogenese der enteritischen Campylobacterarten. Med Welt 45: 535–539

Blaser MJ, Black RE, Duncan DJ, Amer J (1985) Campylobacter jejuni – specific antibodies are elevated in healthy Bangladeshi children. J Clin Microbiol 21: 164–167

Chuma T, Yano K, Omori H, Okamoto K, Yugi H (1997) Direct detection of campylobacter jejuni in chicken cecal contents by PCR. J Vet Med Sci 59: 85–87

Conrad RS, Galanos C (1990) Characterization of campylobacter jejuni lipopolysaccharide. Curr Microbiol 21: 377–379

Dekeyser P, Gossuin-Detrain M, Butzler JP, Sternon J (1972) Acute enteritis due to related vibrio: First positive stool cultures J Infect Dis 125: 390–392

Franco DA, Bashir RM (1996) Current concepts in Guillain-Barré syndrome. Nebr Med J 12: 406–411

Glen-Calvo E, Bär W, Frosch M (1994) Isolation and characterization of the flagellar hook of campylobacter jejuni. FEMS Microbiol Letters 123: 299–304

Gregson NA, Rees JH, Hughes RA (1997) Reactivity of serum IgG anti GM1 ganglioside antibodies with the lipopolysaccharide fractions of campylobacter jejuni isolates from patients with Guillain-Barée syndrome (GBS) J Neuroimmunol 1-2: 28–36

Guerrant RL, Charlottesville V, Lahita RG, Winn WC, Roberts RB (1978) Campylobacteriosis in man: Pathogenic mechanisms and review of 91 bloodstream infections. Am J Med 65: 584–592

Hermandez F (1996) A simple and inexpensive method to generate a micro-aerophilic atmosphere for the isolation of campylobacter spec. Rev Inst Med Trop Sao Paulo 38: 241–242

Jackson CJ, Fox AJ, Wareing DR, Sutcliffe EM, Jones DM (1997) Genotype analysis of human blood isolates of campylobacter jejuni in England and Wales. Epidemiol Infect 118: 91–89

Jones DM, Sutcliffe EM, Abbott JD (1985) Phagocytosis of enteric campylobacter by human und murine granulocytes. Europ J Clin Microb 4: 562–565

Ketley JM (1997) Pathogenesis of enteric infection by campylobacter. Microbiology 143: 5–21

King EO (1957) Human infections with vibrio fetus and a closely related vibrio. J Infect Dis 101: 119–128

Kist MC (1984) Coli-Septikämie bei septischem Abort. Infection 12: 88–91

Kist M (1986) Wer entdeckte Campylobacter jejuni/coli. Eine Zusammenfassung bisher unberücksichtigter Literaturstellen. Zentralbl Bakt/Hyg A 261: 177–186

Lacaille A, Hilpert F, Fouet P, Manet P, Lepennec MP (1996) Hemolytic-uremic syndrome and campylobacter jejuni enteritis. Presse Med 25: 1349

Lévy AJ (1946) A gastro-enteritis outbreak probably due to a bovine strain of vibrio. Yale J Biol Med 18: 243–258

Lior H, Woodward DL, Edgar JA, Laroche LJ, Gill P (1982) Serotyping of campylobacter jejuni by slide agglutination based on heat-labile antigenic factors. J Clin Microbiol 15: 761–768

Logan SM, Trust TJ (1986) Location of epitopes on campylobacter jejuni flagella. J Bacteriol 168: 739–745

Lüneburg E, Glenn-Calvo E, Hartmann M, Bär W, Frosch M (1998) The central, surface-exposed region of the flagellar hook protein flgE of Campylobacter jejuni shows hypervariability among strains. J Bacteriol 180: 3711–3714

Lugaresi A, Ragno M, Torrieri F et al. (1997) Acute motor axonal neuropathy with high titer IgG and IgA anti-GD1a antibodies following campylobacter enteritis. J Neurol Sci 147: 193–200

Malbec D, Pioraud S, Dallot A, Boudon P (1997) Campylobacter jejuni septicemia with cutaneous sites in a patient with human immunodeficiency virus infection. Rev Med Interne 18: 257–258

Marshall BJ, Royce H, Annear DI et al. (1984) Original isolation of campylobacter pyloridis from human gastric mucosa. Microbios 25: 83–88

McFadyean J, Stockmann S (1909) Report of the Department Commitee appointed by the board of agriculture and fisheries to inquire into epizootic abortion. Her Majesty's Stationery Office, London I, p 156

On SL (1996) Identification methods for campylobacters, helicobacters, and related organisms. Clin Microbiol Rev 9: 405–422

On SL, Holmes B, Sackin MJ (1996) A probability matrix for the identification of campylobacters, helicobacters and allied taxa. J Appl Bacteriol 81: 425–432

Pei Z, Ellison RT, Blaser MJ (1991) Identification, purification, and characterization of major antigenic proteins of campylobacter jejuni. J Biol Chem 266: 16363–16369

Penner JL, Hennessy JN (1980) Passive hemagglutination technique for serotyping campylobacter fetus subsp. jejuni on the basis of soluble heat-stable antigens. J Clin Microbiol 12: 732–737

Sasayama Y, Kawano S, Tsuji S et al. (1997) Relationship between interleukin-8 levels and myeloperoxidase activity in human gastric mucosa. J Gastroenterol Hepatol 12: 104–108

Shi ZY, Liu PY, Lau YJ, Lin YH, Hu BS, Tsai HN (1996) Comparison of polymerase chain reaction and pulsed-field gel electrophoresis for the epidemiological typing of campylobacter jejuni. Diagn Microbiol Infect Dis 26: 103–108

Skirrow MB (1977) Campylobacter enteritis: A new disease. Br Med J 2: 9–11

Skirrow MB (1992) Camyplobacter and Helicobacter. In: Greenwood D, Slack R, Pentherer J (eds) Medical microbiology. A guide to microbial infections: pathogenesis, immunity, laboratory diagnosis and control. Churchill Livingstone, Edinburgh, pp 351–359

Tajada P, Gomez-Graces JL, Alos JI, Balas D, Cogollos R (1996) Antimicrobial susceptibilities of campylobacter jejuni and campylobacter coli to 12 beta-lactam agents and combinations with beta-lactamase inhibitors. Antimicrob Agents Chemother 8: 1924–1925

Vandamme P, de Ley J (1991) Proposal for a new family campylobacteriaceae. Int J Syst Bacteriol 41: 451–455

Vandamme P, Pot B, Kersters K (1991) Differentiation of campylobacters and campylobacter-like organisms by numerical analysis of one-dimensional electrophoretic protein patterns. System Appl Microbiol 14: 57–66

Veron M, Chatelaine R (1973) Taxonomic study of the genus campylobacter (sebald and veron) and designation of the neotype strain for the type species, campylobacter fetus (smith and taylor) sebald and veron. Int J Syst Bacteriol 23: 122–134

Wassenaar TM (1997) Toxinproduction by campylobacter spec. Clin Microbiol Rev 10: 466–476

Zhang WL (1989) Campylobacter-Infektionen häufiger als vermutet. Niedersächs Ärztebl 18: 22–24

29.5.3 Helicobacter pylori und verwandte Organismen

R. Krausse

29.5.3.1 Einleitung

Helicobacter pylori, zuerst als Campylobacter pyloridis und kurz danach als C. pylori bezeichnet, wurde 1982 zum ersten Mal aus menschlichen Magenbiopsien von den Australiern Warren und Marshall isoliert [80]. Aufgrund morphologischer, genomischer, und biochemischer Unterschiede zur Gattung »Campylobacter« wurde der Keim 1989 der neu geschaffenen Gattung »Helicobacter« zugeordnet. Der Name H. pylori leitet sich aus dem Griechischen (griech. *helix*, Spirale, Schraube und griech. *pylorós*, Magenausgang) ab.

Über lange Zeit war in Vergessenheit geraten, dass bereits 1893 und 1896 Bizzozero und Salomon über die mikroskopische Beobachtung spiralförmiger Bakterien im Magen verschiedener Säugetiere berichtet hatten [10, 116] und 1906 erstmals auch die bakterielle Besiedelung der menschlichen Magenschleimhaut nachgewiesen werden konnte [64].

Es gibt eine starke Assoziation der H.-pylori-Infektion mit der chronisch-atrophischen Gastritis, der gastroduodenalen Ulkuskrankheit sowie mit malignen Erkrankungen des Magens (Adenokarzinom, MALT-Lymphom) [18, 29, 47, 54, 70, 80, 86, 90–91, 98, 99, 107, 117, 129, 136]. Studien, v. a. seroepidemiologische Untersuchungen, belegen schon Anfang der 1990er-Jahre, dass die Besiedelung der Magenschleimhaut mit H. pylori das Risiko, an einem Adenokarzinom des Magens zu erkranken, um den Faktor 4–6 erhöht. Seit 1994 wird das Bakterium deshalb von der Weltgesundheitsorganisation (WHO) als Klasse-I-Karzinogen eingestuft [58].

Ebenfalls anerkannt ist heute, dass H. pylori ursächlich an der Entstehung von mehr als 80% aller chronischen Gastritiden, aller Duodenal- und der allermeisten Magenulzera beteiligt ist.

Die Entdeckung von H. pylori in der humanen Magenschleimhaut gehört zu den herausragenden Leistungen der Mikrobiologie und Gastroenterologie in der 2. Hälfte des 20. Jahrhunderts. Die Erkenntnis der pathophysiologischen Zusammenhänge der H.-pylori-Infektion hat die Lehre von den Gastropathien geradezu revolutioniert, auch wenn es noch immer zahlreiche unverstandene Phänomene gibt.

29.5.3.2 Erreger

Merkmale und biologische Eigenschaften

H. pylori ist ein gebogenes bis spiralförmiges, stark bewegliches, mikroaerophiles gramnegatives Bakterium von ca. 2,5–4 µm Länge und 0,5–1,0 µm Dicke mit einem relativ kleinen Genom von ca. 1,7 Mbp (Mio. Basenpaare) und G+C-Gehalt von 35–38 mol-%. Die Bakterien sind an einem Pol mit 4–7 von einer Hülle umgebenen Flagellen ausgestattet, die terminal charakteristischerweise verdickt sind. Diese sog. lophotrichische Begeißelung befähigt die Bakterien zu einer typischen korkenzieherartigen Bewegung (◘ Abb. 29-17).

Die Ureaseaktivität ist die wichtigste Eigenschaft des Bakteriums. H. pylori bildet große Mengen des Enzyms, das Harnstoff spaltet, Ammoniak freisetzt und so ein alkalisches Mikroklima schafft, das den Keim vor der Säure des Magens schützt.

H. pylori kommt vorwiegend innerhalb und unterhalb der Mukusschicht vor [29, 43, 47, 107, 129, 135]. Unter ungünstigen Umwelt- oder Kulturbedingungen bilden die Bakterien eine sphärische (kokkoide) Form, die möglicherweise für die Übertragung und Persistenz des Erregers von Bedeutung ist. Bislang blieb eine Kultivierung dieser »viable-non-culturable«- (VNC-) Form erfolglos [54, 134,135].

Mit verschiedenen molekularbiologischen Verfahren wie PCR, Pulsfeldgelelektrophorese oder der Sequenzierung variabler Regionen in mehreren Genen (DNS-Fingerprinting) lässt sich innerhalb der H.-pylori spp. eine ausgesprochen große Heterogenität nachweisen. Die unterschiedlichen Stämme gleichen sich zwar in vielen strukturellen, biochemischen und physiologischen Merkmalen, nicht aber in ihrer Virulenz. Plasmide in unterschiedlicher Größe kommen bei ca. 50% der Stämme vor. Über ihre Funktion ist nichts bekannt.

1997 wurde das komplett entschlüsselte Genom eines H.-pylori-Stammes, genannt H. pylori 26695, von Tomb et al. [124] veröffentlicht. Kurz darauf konnte ein weiterer Stamm, J199, se-

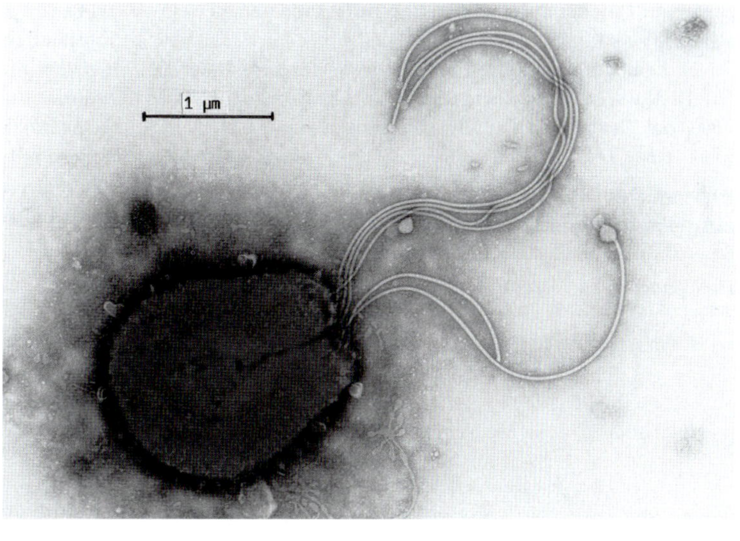

◘ **Abb. 29-17.** Elektronenmikroskopische Aufnahme von H. pylori (Wildstamm). (Nach U. Hammer-Uschtrin und R. Krausse, Kiel)

quenziert werden [3], sodass heute die Funktion mehrerer Gene bekannt ist [11, 27, 36, 43, 78].

Die Genomanalyse zeigt, dass H. pylori in der Lage ist, während seines Stoffwechsels die Substrate Harnstoff, Ammoniak und einige Aminosäuren als Stickstoffenergiequelle zu nutzen.

Mit Helicobacter pylori verwandte Organismen

Nach der Entdeckung von H. pylori als Erreger von Gastritis und Magenulzera wurden noch über 20 weitere Helicobacter spp. aus dem Gastrointestinaltrakt des Menschen und mehrerer Tiere isoliert. Die meisten von ihnen wurden als pathogene Erreger eingestuft. Bei einigen Spezies ist bis heute die Pathogenität ungeklärt [37–39, 85, 118, 128]. Während für H. pylori der Mensch der einzige Wirt ist, gibt es andere gastrische Helicobacter spp., die in speziellen Wirtstieren nachgewiesen werden konnten.

Gastrische Helicobacter spp. und ihre Wirtstiere

Gastrische Helicobacter spp.	*Wirt*
– H. mustelae	– Frettchen
– H. felis	– Katze, Hund
– H. acinonyx	– Gepard
– H. nemestrinae	– Makaken
– H. bizzozeronnii	– Hund
– H. heilmannii (früher »Gastrospirillum hominis«)	– Hund, Katze, Mensch

H. heilmannii, mit typischer korkenzieherartiger Struktur, ist sehr selten, in ca. 1% der Erkrankungsfälle, Gastritiserreger beim Menschen. Er kann gleichzeitig mit H. pylori vorkommen [52, 82].

Möglicherweise spielt dieser Erreger jedoch ähnlich wie H. pylori bei der Pathogenese des MALT- (»mucosa-associated-lymphoid-tissue«-)Lymphoms des Magens eine größere Rolle [92]. Er ist urease-, oxidase-, katalase- und nitratreduktasepositiv, wächst mikroaerophil und ist empfindlich gegenüber Cefalotin, aber resistent gegen Nalidixinsäure. Genetisch ähnelt der Keim H. pylori und H. felis [4]. Da man das Bakterium bis vor kurzem nicht in vitro kultivieren konnte, gibt es noch nicht genügend Daten, um seine klinische Bedeutung genauer einschätzen zu können.

H. heilmannii und intestinale Helicobacter spp. außer H. fennelliae werden wahrscheinlich im Sinne einer primären Zoonose vom Tier auf den Menschen übertragen [22, 37, 122, 137].

Helicobacter spp., ihre Wirte und beim Menschen ausgelöste Erkrankungen

Helicobacter spp.	*Wirt*	*Erkrankung beim Menschen*
– H. fennelliae	– Mensch	– Diarrhö, Sepsis (meist bei Immunschwäche)
– H. cinaedi	– Mensch, Hamster	– Diarrhö, Sepsis (meist bei Immunschwäche)
– H. canis	– Mensch, Hund, Katze	– Diarrhö, Sepsis (meist bei Immunschwäche)
– H. pullorum	– Mensch, Geflügel	– Diarrhö
– H. rappini (Flexispira rappini)	– Mensch, Hund	– Sepsis (meist bei Immunschwäche)
– H. westmeadii	– Mensch, Maus	– Sepsis (meist bei Immunschwäche)

Die Spezies H. hepaticus, H. canis, H. cholecystus, H. pullorum und H. bilis wurden aus tierischem Lebergewebe und/oder tierischen Gallenblasen isoliert. Ihre Mitbeteiligung an der Pathogenese von Erkrankungen des hepatobiliären Systems wurde diskutiert.

H. hepaticus ist so benannt, weil der Keim v. a. in Mäusen mit chronischer aktiver Hepatitis gefunden wurde und er Lebertumoren induzieren kann. H. bilis, H. pullorum, H. rappini und andere Helicobacter spp. wurden auch in Proben von Patienten mit Cholezystitis und Leberzirrhose meistens mittels PCR, aber auch kulturell nachgewiesen [22, 38, 40, 111]. Um die Vermutung zu beweisen, dass ein kausaler Zusammenhang zwischen Helicobacterbesiedelung und Erkrankungen des hepatobiliären Systems beim Menschen besteht, sind weitere Studien notwendig.

29.5.3.3 Epidemiologie

H. pylori ist weltweit verbreitet und nach seiner Entdeckung und Isolierung das am häufigsten in kurzer Zeit untersuchte Bakterium. Unter den menschenpathogenen Erregern werden nur Kariesbakterien häufiger angetroffen.

Heute ist nach zahlreichen Studien bekannt, dass Helicobacter die Hauptursache für peptische Ulzera ist, außerdem eine wesentliche Rolle in der Pathogenese gastrischer Lymphome und Karzinome spielt [2, 18, 29, 47, 54, 70, 80, 86, 90, 91, 98, 99, 117, 129, 136].

Es gibt deutliche geographische Unterschiede in der Infektionshäufigkeit. Mehr als 50% der Weltbevölkerung sind mit H. pylori infiziert. Während in den Industrieländern ca. 30% aller Einwohner betroffen sind, liegt der Anteil der mit Helicobacter Infizierten in ärmeren Regionen und in Entwicklungsländern mit ungünstigen hygienischen Verhältnissen weitaus höher. Der aktuell beobachtete Rückgang der Infektionsraten in den Industriestaaten v. a. bei jüngeren Personen ist demzufolge durch eine Verbesserung der sozioökonomischen Verhältnisse zu erklären. In Afrika und Südamerika z. B. sind 80–90% der Bevölkerung Helicobacterträger, in Australien nur rund 20% und in der Bundesrepublik ca. 35–40%. Die Prävalenz der Infektion nimmt mit steigendem Alter um ca. 0,8% pro Jahr zu.

Die Bakterien werden überwiegend im Kindesalter, meist zwischen dem 3. und 9. Lebensjahr erworben und können lebenslang im Magen persistieren. Die Prävalenz der Infektionen steigt mit dem Lebensalter sowie mit einem geringen sozialen

Status und liegt bei Männern etwas höher als bei Frauen [29, 45, 46, 115, 121, 129, 141]. Die Infektionsrate von Kindern in Deutschland liegt bei ca. 5%, während in den Entwicklungsländern bis 80% der Kinder unter 6 Jahren infiziert sind. Die Prävalenz der H.-pylori-Kolonisation beträgt weltweit bei gesunden Personen mit intakter Schleimhaut zwischen 0 und 10%, wobei in Hongkong und Italien höhere Werte (40 und 30%) festgestellt wurden.

Bei Erkrankungen des oberen Gastrointestinaltraktes ist die Prävalenz besonders hoch.

Assoziation von Erkrankungen des Gastrointestinaltraktes mit der Besiedelung durch H. pylori

Erkrankungen des Gastrointestinaltrakts	*Besiedelungsrate mit H. pylori [%]*
Akute und chronische B-Gastritis	80–90
Zwölffingerdarmgeschwür U. duodeni	90–100
Magenulkus (U. ventriculi)	75–80
Nichtulzeröse Dyspepsie [Non-Ulkus-Dyspepsie (NUD)]	45–65
Magenkarzinom	80–95
MALT-Lymphom	80–95

Die Prävalenz von H. pylori ist signifikant niedriger bei Patienten mit gastroösophagealem Reflux und Barrett-Ösophagus, außerdem liegt sie bei chronisch Niereninsuffizienten deutlich niedriger als bei symptomfreien gesunden Personen (56 vs. 78%) [13, 72, 80, 107, 121].

Obwohl der Hauptinfektionsweg für H. pylori bislang nicht eindeutig identifiziert werden konnte, sprechen mehrere Studien für eine fäkal-orale und/oder oral-orale Übertragung von Person zu Person, weil innerhalb von Familien häufig derselbe Stamm gefunden und in Einzelfällen im Stuhl, in Speichel und in Zahnplaque nachgewiesen werden konnte [45, 46, 97, 104, 109, 115, 134].

Es wird beobachtet, dass der Keim häufiger als von der Mutter zum Kind von einem Geschwister zum anderen gelangt. Allerdings sind Kinder von H.-pylori-positiven Müttern häufiger kolonisiert als Kinder nicht infizierter Mütter [46]. Kürzlich wurde eine gastral-orale Übertragung durch Erbrochenes v. a. bei Kleinkindern postuliert, weil der Erreger aus erbrochenem Material nachgewiesen werden konnte [69, 109].

Das wichtigste Erregerreservoir für H. pylori ist der Mensch, ein Tierreservoir ist nicht auszuschließen. So entdeckte man, dass fast 100% aller Schäfer auf Sardinien infiziert sind. Darüber hinaus konnte der Erreger mittels PCR in der Milch und in Magenbioptaten von Schafen ohne assoziierte Gastritis identifiziert werden [28].

Die Bedeutung von kontaminierten Nahrungsmitteln, von Trinkwasser und auch von Tieren als Vektoren in der Infektionskette ist noch ungeklärt [28, 134, 135]. Die Tatsache, dass H. pylori sich in Fliegen vermehren kann, ist ein Hinweis darauf, dass man auch an Insekten als Reservoir und als Vektoren denken muss [51].

! Eine Übertragung des Bakteriums durch kontaminierte Endoskope ist wahrscheinlich.

29.5.3.4 Pathogenese

Wichtige Faktoren für die Kolonisation des Erregers sind der Mikroaerophilismus, die bakterielle Form, die Flagellen für die Beweglichkeit und Chemotaxis, die Adhäsine, um sich an Mukosazellen anzuheften und die starke Ureaseaktivität, die durch die Harnstoffspaltung Ammoniak freisetzt und für ein alkalisches Mikromilieu im Magen sorgt. Die meisten Bakterien bewegen sich frei in der Mukusschicht, ein kleinerer Teil (ca. 20%) dagegen adhäriert direkt an den Magenschleimhautzellen und bildet sog »adherence pedestals«. Die Adhärenzmechanismen sind noch nicht völlig geklärt, einige potenzielle Adhäsine bzw. Hämagglutinine wurden aber beschrieben [27, 30, 36, 43, 54, 78].

Die Gewebeschädigung der Magenmukosa bei einer H.-pylori-Infektion ist einerseits Folge der direkten toxischen Wirkung bakterieller Stoffwechselprodukte, andererseits resultiert sie aus der chronischen Entzündung, mit der die Magenschleimhaut auf die Infektion reagiert. Urease spielt eine zentrale Rolle in der Pathogenese H.-pylori-assoziierter Erkrankungen. Sie ist essenziell für die Kolonisation, ist immunogen, und kann, wie auch Ammoniak, direkte Zellschädigungen bis zum Zelltod (Apoptose) hervorrufen [29, 36, 65, 123].

In die Gruppe der direkt zellschädigenden Substanzen gehören weiterhin das vakuolisierende Zytotoxin A (vacA-Zytotoxin), das Helicobacter für den intrazellulären Membranvesikeltransport benötigt, die Superoxiddismutase, die normalerweise vor toxischen Sauerstoffradikalen schützt, Lipopolysaccharide und wahrscheinlich weitere extrazelluläre Enzyme wie Phospholipase und Protease.

Darüber hinaus bewirken H.-pylori-Urease und vacA-Zytotoxin durch die Stimulierung gastrischer Epithelzellen eine vermehrte Produktion von proinflammatorischen Zytokinen [Interleukin-6 (IL-6), IL-8) und Tumornekrosefaktor-α (TNF-α)] im Magenepithel, die den Einstrom von Granulozyten in die Lamina propria auslösen [6, 16, 27, 43, 120].

Weitere potenzielle Pathogenitätsfaktoren sind Hitzeschockproteine (HspB und HspA), die der Proteinstabilisierung und dem Proteintransport dienen. Sie sind immunogen und werden für den Nickeleinbau in die Urease benötigt. Hitzeschockproteine können in vitro in Makrophagen die Zytokinsekretion induzieren und so T- und andere Immunzellen stimulieren.

Während die Mehrzahl der bislang charakterisierten Pathogenitätsfaktoren bei allen Isolaten vorhanden ist, sezernieren nur ca. 50–60% der H.-pylori-Stämme das toxische Protein vacA-Zytotoxin (vacA-Gen, Zytotoxin mit Molekulargewicht [MG] 87.000), das in der Magenschleimhaut des Menschen und der Maus wie auch in kultivierten Wirtszellen zu einer charakteristischen Vakuolisierung der Zellen führt und so die Apoptose auslöst [29, 36, 43, 65]. Die Gene des vacA-Toxins sind bei allen H.-pylori-Stämmen vorhanden, eine zytotoxische Aktivität weist aber nur ca. die Hälfte der Isolate auf. VacA-positive ($vacA^+$) Stämme sind mit Duodenalulkus assoziiert. Die Produktion des vacA-Toxins korreliert mit der Expression eines großen [Molekulargewicht (MG) 120.000–128.000], immunogenen Proteins, des sog. zytotoxinassoziierten Proteins (cagA-Protein). Die Rolle der Pathogenität von vacA und CagA ist bislang nicht vollständig geklärt. Die Beobachtung, dass cagA-positive ($cagA^+$) Stämme virulenter sind als cagA-negative ($cagA^-$), führte zur Identifizierung des cagA-Proteins als Virulenzmarker und zur Unterteilung der H.-pylori-Stämme in 2 Subtypen: Die aggressiveren Typ-I- ($vacA^+/cagA^+$) und die weniger aggressiven Typ-II-Stämme ($vacA^-/cagA^-$), die kein Toxin produzieren und kein cagA exprimieren.

Das cagA-Protein selbst ist nicht ursächlich an der Synthese des Zytotoxins beteiligt, doch die dem cagA-Gen benachbarte DNA-Region weist charakteristische Eigenschaften einer cag-Pathogenitätsinsel (cag-PAI) auf. Cag-PAI umfasst ca. 40 verschiedene Gene, die zwischen den H.-pylori-Stämmen eine große genetische Variabilität aufweisen. Sie spielt vermutlich eine wichtige Rolle für die Virulenz, da Isolate, die die cag-PAI tragen, signifikant häufiger mit dem Auftreten schwerer gastrointestinaler Erkrankungen assoziiert sind als solche ohne cag-PAI [6, 11, 27, 36, 43, 62, 88, 132, 142].

Molekularepidemiologische Studien konzentrieren sich immer mehr auf die Bedeutung der verschiedenen Typen des vacA-Gens und der cagA-PAI. Die genaue Funktion der cagA-Gene ist noch unbekannt. Bei Infektionen mit $cagA^+$-H.-pylori-Stämmen wird eine vermehrte Produktion von IL-8 beobachtet. In westlichen Ländern sind $cagA^+$-Stämme v. a. mit einer Atrophie der Magenschleimhaut und mit peptischen Ulzera vergesellschaftet. Auch gibt es Studien, die eine enge Assoziation von Magenkarzinomen und MALT-Lymphomen mit $cagA^+$-Stämmen aufzeigen [36, 88, 132, 142]. Eine über cagA-Protein erhöhte Proliferationsrate der Epithelzellen als mögliche Ursache für das erhöhte Karzinomrisiko wird angenommen.

Der genaue Stellenwert des Virulenzfaktors cagA im Gesamtpathomechanismus der verschiedenen durch H. pylori verursachten Erkrankungen wird heute noch kontrovers diskutiert [6, 33, 57, 82, 123, 132, 142]. Möglicherweise spielen weitere Faktoren, z. B. Umwelteinflüsse, Wirts- und geographische Faktoren eine Rolle, da die Gene der Pathogenitätsinsel variante Allele mit regional unterschiedlicher Verteilung aufweisen.

Unabhängig von den verschiedenen H.-pylori-Stämmen könnten die individuellen »host-reactions« der Infizierten die entscheidende Rolle bei der Krankheitsausprägung spielen [12, 70, 100, 108]. Diese patientenabhängigen Faktoren wurden in einem umfassenden Review von Doig et al. 1999 [27] als pathogenetisch höchst relevante Variablen im Krankheitsprozess der helicobacterassoziierten gastrointestinalen Störungen bewertet.

Ferner kann es durch die H.-pylori-Infektion zur Hypergastrinämie, d. h. zu einer erhöhten Sekretion von Gastrin, einem wichtigen Stimulanten der Parietalzelle, kommen, sodass über die vermehrte Säuresekretion die Entstehung duodenaler Ulzera gefördert wird. Das gegenteilige Phänomen, eine Hypochlorhydrie im Gefolge einer Helicobacterinfektion, wird ebenfalls beobachtet, weil die Infektion die Säuresekretion der Parietalzellen auch inhibieren kann [6, 33, 129].

29.5.3.5 Erkrankungen

Klinik der akuten Infektion

Die akute Infektion mit H. pylori verursacht gastrointestinale Symptome im Oberbauch verbunden mit Übelkeit und Schmerzen. Erbrechen sowie Fieber und Sodbrennen können ebenfalls auftreten. Da die Symptome uncharakteristisch sind und die Infektion in der Regel in der Kindheit stattfindet, wird sie selten diagnostiziert, und der Erreger kann jahrelang persistieren.

Eine Selbstheilung ist selten. H.-pylori-infizierte Personen entwickeln eine lokale und systemische Immunantwort, die aber nicht zur Eradikation des Erregers führt, jedoch für diagnostische Zwecke von Bedeutung ist.

B-Gastritis und Ulkuskrankheiten

Die Mehrzahl der H.-pylori-Infizierten bleibt lebenslang symptomfrei. Allerdings führt die Infektion in den meisten Fällen zur Entwicklung einer chronischen oberflächlichen Entzündung der Magenmukosa. Unbehandelt weitet sie sich erfahrungsgemäß zu einer chronisch-aktiven Gastritis (Typ B, bakteriell-infektiöse Gastritis) aus, die mit 80–90% den größten Anteil an allen Gastritiden hat. Lokalisiert ist sie vorwiegend im Magenantrum, wo sie charakteristischerweise die Submukosa mit Granulozyten, Lymphozyten und Plasmazellen infiltriert.

Nur bei einer Minderheit führen toxische bakterielle Stoffwechselprodukte innerhalb von Jahren dazu, dass auf dem Boden einer solchen B-Gastritis z. B. ein Duodenalulkus (Erkrankungswahrscheinlichkeit während des gesamten Lebens ca. 15–20%) und bei einem noch kleineren Anteil ein MALT-Lymphom oder ein Adenokarzinom (Erkrankungswahrscheinlichkeit während des gesamten Lebens ca. 0,1%) entstehen können [2, 18, 47, 54, 86, 107, 117, 119, 136]. Mehr als 90% der Patienten mit U. duodeni und ca. 50–80% der an U. ventriculi Erkrankten sind mit H. pylori besiedelt.

Gastritisklassifikation

Die Entdeckung des Bakteriums leitete eine neue Ära der Gastritisforschung ein, die u. a. zu einer neuen Gastritisklassifikation (ABC-Klassifikation), dem »Sydney-System«, geführt hat, das einerseits endoskopische und andererseits histologische Befunde bei der Einordnung berücksichtigt.

Magenschleimhautentzündungen und peptische Ulzera können aber nicht nur als Folge einer Infektion mit H. pylori, sondern auch als Folge einer Behandlung mit nichtsteroidalen Antiphlogistika (NSAR) oder mit Acetylsalicylsäure (ASS), dem Aspirinwirkstoff, (C-Gastritis ca. 7–15%) sowie durch Autoimmunprozesse (A-Gastritis ca. 3–6%) hervorgerufen werden [26].

Klinische Manifestation beeinflussende Faktoren

Für die unterschiedlichen klinischen Manifestationen der H.-pylori-Infektionen ist neben Umwelt- und Wirtsfaktoren die Virulenz des Erregers von Bedeutung. Für die Kolonisation und die damit verbundenen gastroduodenalen Läsionen werden verschiedene Pathogenitätsfaktoren als Ursachen diskutiert. Entscheidend könnten die virulenzassoziierten Bakteriengenotypen, insbesondere die Typen vacA s1 und m1 sein. Genotyp vacA m1 ist mit einer stärkeren inflammatorischen Reaktion verbunden und wurde häufiger bei Patienten mit peptischen Ulzera sowie Magenkarzinomen nachgewiesen [6, 11, 35, 88, 142].

Auch eine Reihe pathophysiologischer Veränderungen, die im Rahmen der chronischen H.-pylori-Gastritis auftreten, sind wahrscheinlich für die Magenkarzinogenese relevant [11, 86, 107, 136]. Weltweite Studien fanden die hohe Prävalenz des Magenkarzinoms in Populationen mit der höchsten H.-pylori-Prävalenz. Etwa 0,03% mit H. pylori infizierte Individuen entwickeln im Laufe ihres Lebens ein Magenkarzinom.

Die Epidemiologie lässt jedoch auch Fragen offen. Während z. B. die H.-pylori-Prävalenz keine wesentlichen Ge-

III. Erreger

schlechtsunterschiede zeigt, haben Männer ein 2- bis 3fach höheres Magenkarzinomrisiko. Ein Paradoxon ist, dass Patienten mit Duodenalulzera zwar in über 90% der Fälle mit H. pylori infiziert sind, aber im Vergleich zur Normalbevölkerung ein wesentlich niedrigeres Magenkarzinomrisiko aufweisen. Ungeklärt ist auch das sog. »Afrika-Enigma«, das in dem Widerspruch von eher niedriger Magenkarzinomprävalenz in Afrika bei gleichzeitig weiter Verbreitung von H. pylori besteht [68].

Die Entwicklung maligner Erkrankungen wird beeinflusst von mehreren Faktoren, wie Virulenz des Erregers, genetischer Prädisposition, Wirtsfaktoren (z. B. IL-1-Gene), Umwelteinflüsse, Geschlechtsunterschiede, niedrigem sozialem Status, falscher Ernährung mit verminderter Zufuhr von Vitamin C und E und auch durch Zigarettenrauchen, [12, 32, 33, 47, 70, 86, 100, 108, 117, 119, 141]. Weitere Studien zur Epidemiologie und Pathogenese von H. pylori sind notwendig, um die Assoziation von H. pylori und malignen Erkrankungen besser zu verifizieren.

Eine Infektion mit mehreren H.-pylori-Stämmen ist möglich, jedoch selten [35].

Magenkarzinom und MALT-Lymphom

Eine H.-pylori-Infektion erhöht das Risiko, an einem Magenkarzinom zu erkranken um den Faktor 3–6 im Vergleich zu Nichtinfizierten [2, 18, 107, 132, 136] und ist wesentlich an der Pathogenese des MALT-Lymphoms des Magens beteiligt [33, 54, 86, 90, 99, 107, 117, 123].

Wegen der weltweit nachgewiesenen engen Assoziation von H. pylori mit gastrointestinalen Erkrankungen, darunter auch Magenkarzinom und MALT-Lymphom, wurde das Bakterium 1994 als Erreger der Gastritis und peptischer Ulzera anerkannt [98] und als Karzinogen eingestuft [58].

Die ätiologischen Faktoren zur Entstehung des MALT-Lymphoms sind noch nicht völlig geklärt. Ältere sowie neuere Studien zeigen, dass beim niedriggradigen MALT-Lymphom eine Regression in ca. 80–90% der Fälle nach H.-pylori-Eradikation beobachtet werden konnte [90, 99]. Eine komplette Regression des hochmalignen MALT-Lymphoms des Magens (B-Zell-Lymphome) nach H.-pylori-Eradikation ist ebenfalls möglich, wurde aber nur in Einzelfällen beschrieben [91, 93]. Einzelne Studien berichten des Weiteren über Regression von MALT-Lymphomen in Duodenum, Rektum und Speicheldrüse nach einer antibakteriellen Therapie [9, 81, 95, 101, 114].

Gastrale Riesenfalten

Auch gastrale Riesenfalten mit und ohne Eiweißverlust gehören zum Spektrum der H.-pylori-Folgeerkrankungen [7, 25, 113].

Beim endoskopischen Nachweis von >10 mm breiten »Riesenfalten« muss zunächst durch Biopsien geklärt werden, ob es sich um neoplastische (Karzinom, Lymphom), hyperplastische (glanduläre Hyperplasie beim Zollinger-Ellison-Syndrom, diffuse foveoläre Hyperplasie bei M. Ménétrier) oder um entzündlich induzierte Riesenfalten handelt.

In den vergangenen Jahren ist herausgearbeitet worden, dass entzündlich bedingte Riesenfalten überwiegend durch Infektionen mit H.-pylori und weniger durch andere Erreger, wie z. B. das Zytomegalievirus, hervorgerufen werden. Im Vergleich zur H.-pylori-Gastritis ohne Riesenfalten ist die Entzündung der Schleimhaut im Rahmen der Riesenfaltengastritis sehr viel stärker ausgeprägt und aktiver, die Foveolae sind vielfach hyperplastisch [25, 136].

Bei der H.-pylori-induzierten Riesefaltengastritis kann es auch zum gastralen Eiweißverlustsyndrom – wie beim M. Ménétrier – kommen. Die Therapie der H.-pylori-Infektion führt nicht nur zur Heilung der Gastritis mit Verschwinden der Riesenfalten und zur Heilung des Eiweißverlustsyndroms [7, 25, 113], sondern dient auch der Differenzialdiagnose der Riesenfaltenbildungen, denn die Persistenz der Riesenfalten trotz Heilung der H.-pylori-Infektion kann ein Hinweis auf ein Neoplasma sein.

»Non-Ulcer-Dyspepsie« (NUD) und Refluxösophagitis

Die Rolle von H. pylori bei der »Non-Ulcer-Dyspepsie« (NUD) ist zurzeit nicht geklärt. NUD kommt bei H.-pylori-Infizierten nicht häufiger vor als bei Nichtinfizierten, und eine Eradikation führt häufig nicht zur Verbesserung. Der Erreger wurde in 41–78% der Erwachsenen mit NUD gefunden [19, 136].

Neuere Studien berichten über eine positive Korrelation zwischen H.-pylori-Kolonisation und gastroösophagealer Refluxkrankheit und Speiseröhrenkrebs. Über einen Zusammenhang der weltweit zu beobachtenden Zunahme des Ösophagusadenokarzinoms und der fallenden H.-pylori-Prävalenz wird spekuliert. Zwar gibt es auch einen protektiven Effekt für GORD, der aber eher mit virulenten H.-pylori-Stämmen (cagA$^+$-Stämme) korreliert [71, 73]. Über die Entstehung von gastroösophagealen Refluxerkrankungen nach H.-pylori-Eradikation bei Patienten mit U. duodeni liegen bis heute kontroverse Ergebnisse vor [11, 66, 72, 75, 127].

Extraintestinale Manifestationen

Über eine mögliche Beteiligung der H.-pylori-Infektion an extragastrointestinalen Erkrankungen, wie koronarer Herzkrankheit, ischämisch-zerebrovaskulären Erkrankungen, reaktiver Arthritis, Infektionen der Leber- und Gallengänge sowie chronischer Urtikaria, wird weiterhin kontrovers diskutiert [42, 79, 84, 94, 105, 138].

29.5.3.6 Assoziation mit malignen Erkrankungen

Die H.-pylori-Infektion ist eine der häufigsten chronischen bakteriellen Erkrankungen des Menschen. Helicobacter ist der Hauptverursacher peptischer Ulzera und gilt als karzinogen in Bezug auf das Adenokarzinom und das MALT-Lymphom des Magens. Magenkarzinome liegen heute in der Todesursachenstatistik unter den Krebserkrankungen hinter Darmkrebs an 2. Stelle.

Obwohl mehr als 50% der Weltbevölkerung mit H. pylori infiziert sind, erkranken nur wenige der infizierten Personen an peptischen Ulzera (15–20%) und noch weniger (0,03%) an Magenkarzinom oder -lymphom, während eine chronisch aktive Gastritis bei fast allen H.-pylori-positiven Personen [80–90%] histologisch nachgewiesen wird.

Magenkarzinom

Eine Reihe von Indizien, wie epidemiologische, tierexperimentelle und interventionelle Studien, sprechen dafür, dass H. pylori eine wichtige Rolle in der Pathogenese des Magenkarzinoms. v. a. im Antrum, auch im Korpus, jedoch nicht in der Kardia, spielt. Man geht davon aus, dass die H.-pylori-Gastritis im Sinne einer präkanzerösen Kondition im Laufe der Zeit mehr und mehr zur intestinalen Metaplasie und Atrophie der Magenschleimhaut führt und dass diese Transformation und deren Folgen das Risiko der Adenokarzinomentstehung auf das 3- bis 6fache erhöhen kann [2, 18, 33, 86, 136].

H. pylori begünstigt eine maligne Transformation über verschiedene Faktoren wie Senkung der Vitaminsekretion, vermehrte Entstehung von Sauerstoffradikalen, erhöhte Proliferation des Magenepithels, Überexpression von Wachstumsfaktoren, Dysregulation der Apoptose u. a. m. [11, 29, 36, 65, 86, 88, 119, 136].

H.-pylori-assoziierte Magenkarzinome sind mit bestimmten Virulenzfaktoren des Erregers (vacA s1, m1 genotype, zytotoxische Aktivität, cagA) assoziiert [88, 142]. Tatsache ist, dass nur ein kleiner Prozentsatz der H.-pylori-Infizierten ein Magenkarzinom entwickelt, sodass die von der WHO 1994 [58] attestierte Kanzerogenität des Erregers erst zusammen mit anderen Einflussfaktoren, z. B. mit genetischer und familiärer Prädisposition, sowie Umwelt- und Wirtsfaktoren, Ernährungsgewohnheiten u. a., im Sinne einer multifaktoriellen Ätiopathogenese des Magenkarzinoms wirksam wird [12, 27, 32, 33, 47, 70, 86, 100, 108, 141, 142]. Eine Reihe genetischer Veränderungen, wie z. B. Chromosomen- und Translokationsänderungen, sind als wichtige Faktoren in der Karzinogenese beschrieben worden. Eine generelle Empfehlung, den Keim zu eradizieren, um Krebs vorzubeugen, ist deshalb nicht sinnvoll.

Für H.-pylori-positive Verwandte von Karzinompatienten erhöht sich das Risiko für präkanzerogene Abnormalitäten wie Hypochlorhydrie und Atrophie [32, 33]. Personen mit einer familiären Anamnese von nicht in der Kardia lokalisiertem Magenkarzinom sollten einem nichtinvasiven H.-pylori-Screening (z. B. Ureaseatemtest oder Ag-Nachweis im Stuhl) unterzogen werden und bei positiven Ergebnissen therapiert werden.

MALT-Lymphom des Magens

Seroepidemiologische Studien, histologische Untersuchungen an Magenoperationspräparaten und -Biopsiematerial sowie Fall-Kontroll-Studien mit Blutseren, die längere Zeit vor der Entstehung von MALT-Lymphomen gewonnen wurden und Tierexperimente haben ergeben, dass die Infektion mit H. pylori zur Entwicklung des häufigsten Magenlymphomtyps, des malignen B-Zell-Lymphoms vom MALT-Typ führen kann. Eine H.-pylori-assoziierte Gastritis wird als eine Prä-MALT-Lymphom-Kondition angesehen.

! Für den kausalen Zusammenhang zwischen einer H.-pylori-Infektion und dem MALT-Lymphom sprechen ältere sowie neuere Langzeitstudien, die zeigen, dass es nach einer erfolgreichen Eradikation des Erregers bei Patienten mit MALT-Lymphom im frühen Stadium in 80–90% der Fälle zu einer kompletten Remission des niedrigmalignen Lymphoms kommt, die mehrere Jahre (Beobachtungszeit 2–6 Jahre) anhalten kann [90, 93, 99].

Durch die Eradikation des Erregers wird der Tumorklon unterdrückt, jedoch nicht völlig zerstört. Fraglich bleibt noch, ob ein erhöhtes Risiko besteht, einen zweiten, mit gastrischem MALT-Lymphom assoziierten Tumor zu entwickeln.

Bis heute ungeklärt ist, warum einige Patienten nicht auf die Therapie ansprechen. Man muss davon ausgehen, dass außer der Infektion mit Helicobacter andere zusätzliche Einflüsse in unterschiedlichem Maß an der Lymphomentstehung mitwirken [90]. Um welche pathogenetischen Faktoren es dabei speziell geht, weiß man heute nicht.

Über den Einfluss einer H.-pylori-Eradikation auf das hochmaligne MALT-Lymphom ist wenig bekannt [91, 93]. Prospektive Studien sind erforderlich, um solche Patienten zu selektieren, die auf eine Antibiotikatherapie ansprechen und deshalb vor anderen aggressiven Behandlungsmethoden geschont werden können [91].

Patienten mit lokalisiertem H.-pylori-assoziiertem niedrigmalignem MALT-Lymphom im Frühstadium sollten als Erstes einer Erregereradikationstherapie zugeführt werden. Üblicherweise behandelt man nach einem der beiden in Tabelle 29-16 aufgeführten Triple-Therapieschemata oder ggf. nach dem Quadruple-Schema. Anschließend ist eine langjährige Beob-

Tabelle 29-16. Behandlung von H.-pylori-Infektionen

Behandlung 1. Wahl: »Tripletherapie«

- *»Italienische« Tripletherapie*
  PPI + Clarithromycin (2-mal 250 mg/Tag) + Metronidazol (2-mal 400–500 mg/Tag) für 7 Tage
  H.-pylori-Eradikationsrate: ca. 90% (abhängig von Resistenz gegenüber Metronidazol und Clarithromycin)
  Nebenwirkungsrate: ca. 15%, Therapieabbruchrate: <5%
  Kosten: ca. 90 EUR
- *»Französische« Tripletherapie*[a]
  PPI+Clarithromycin (2-mal 500 mg/Tag) + Amoxicillin (2-mal 1 g/Tag) für 7 Tage
  H.-pylori-Eradikationsrate: ca. 90%
  Nebenwirkungsrate: ca. 30%, Therapieabbruchrate: <5%
  Kosten: ca. 110 EUR

Alternative Therapieschemata:
Quadruple- oder hochdosierte Dualtherapie

- *Quadrupletherapie*
  PPI (Omeprazol 2-mal 20 mg/Tag oder Lansoprazol 2-mal 30 mg/Tag) + Wismutsalz (4-mal 1/Tag) + Metronidazol (3- bis 4-mal 400 mg/Tag oder 3-mal 500 mg/Tag) + Tetracyclin (4-mal 500 mg/Tag) für 7 Tage
  H.-pylori-Eradikationsrate: >90%
  Nebenwirkungsrate: ca. 80%, Therapieabbruchrate: 5–10%
  Kosten: ca. 100 EUR
- *Dualtherapie*
  PPI (Omeprazol 3-mal 40 mg/Tag) + Amoxicillin (3-mal 1 g/Tag) für 14 Tage
  H.-pylori-Eradikationsrate: ca. 80% (?)
  Kosten: ca. 150 EUR
  Nebenwirkungsrate: ca. 30%, Therapieabbruchrate: <5%
  RBC (2-mal 400 mg/Tag) + Clarithromycin (2-mal 500 mg/Tag) für 14 Tage
  H.-pylori-Eradikationsrate: ca. 80–90%
  Kosten: ca. 170 EUR

[a] Empfohlen, wenn eine Resistenz gegen Metronidazol vermutet wird bzw. die Clarithromycinresistenz unter 15% liegt.
PPI: Protonenpumpeninhibitor: Omeprazol (2-mal 20 mg/Tag), Lansoprazol (2-mal 30 mg/Tag), Pantoprazol (2-mal 40 mg/Tag), oder Esomeprazol (2-mal 20 mg/Tag); *RBC:* Ranitidin-Wismutzitrat.

achtungszeit dringend erforderlich [91]. Tabelle 29-16 erläutert die Therapieschemata im Einzelnen.

29.5.3.7 Diagnostik

Für die Diagnose einer H.-pylori-Infektion stehen mehrere invasive und nichtinvasive Verfahren zum direkten und indirekten Nachweis des Erregers zur Verfügung.

Bei den invasiven Nachweisverfahren wird endoskopisch-bioptisch Material aus Magenkorpus und/oder -antrum entnommen, das einerseits histologisch zum Ausschluss einer malignen Erkrankung begutachtet und andererseits für die unterschiedlichen Tests auf H. pylori verwendet wird. Über die Materialgewinnung hinaus ermöglicht die Gastroskopie die makroskopische Beurteilung von Ulzera (Abb. 29-18) und Blutungen.

In Tabelle 29-17 sind u. a. die verschiedenen Möglichkeiten aufgeführt, mit denen bioptisch gewonnene Magenschleimhaut auf H. pylori untersucht werden kann (Abb.29-19).

Am kostengünstigsten ist der RUT, ein Ureaseschnelltest, mit dem der Erreger indirekt durch den Ureasenachweis aus dem Bioptat identifiziert wird. Der RUT ist zurzeit das schnellste und zuverlässigste Verfahren und wird deshalb auch am

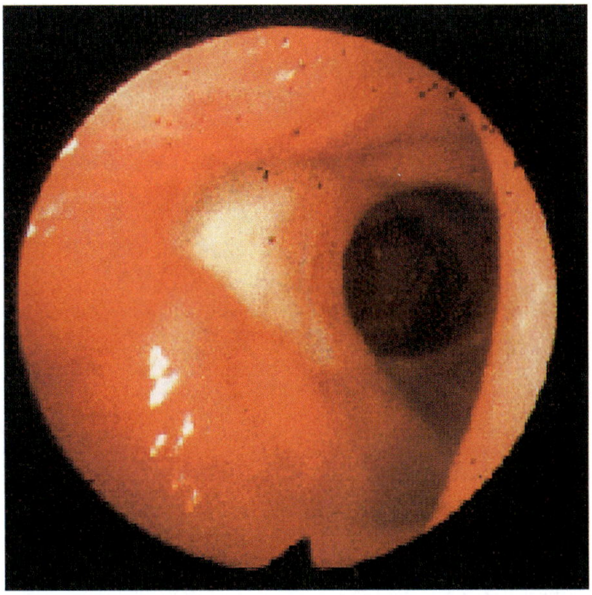

Abb. 29-18. Endoskopisches Bild bei einem Patienten mit Ulcus duodeni

Tabelle 29-17. Methoden zum H.-pylori-Nachweis

Methode Invasiv (Gastroskopie)	Beschreibung, Vorteile/Nachteile
Kultur	Resistenzbestimmung, Pathogenitätsfaktoren/zeitaufwendig, Ergebnisse in 2–5 Tagen, niedrige Sensitivität bei fehlender Erfahrung Sens./Spez.: 70–98/100%
Ureaseschnelltest	Zum Beispiel CLO (»Campylobacter-like Organism«), RUT: Schnell (Ergebnisse meistens innerhalb von 2 h, höhere Sensitivität bei längerer Bebrütung (24 h), einfach/falsch-pos. Ergebnisse wegen bakterieller Kontamination möglich. Sens./Spez.: 85–95/95–100%
Histologie	Hämatoxylin-Eosin- (HE), Giemsa- oder Silber-Färbung (z. B. Warthin & Starry); empfindlicher als Kultur, direkt makroskopischer Nachweis des Erregers, Gastritis, Malignität/nicht genug sensitiv bei niedriger Bakteriendichte (v. a. nach einer Eradikationstherapie), Ergebnisse in mehreren Tagen. Sens./Spez.: 85–96/95–100%
Direkte Mikroskopie	nach Gram- oder Giemsa-Färbung, Phasenkontrast- und Elekronenmikroskopie
Molekularbiologisch (Gensonde/PCR)	Direktnachweis des Erregers in Biopsiematerial, Speichel, Zahnbelag, Stuhl/nicht standardisiert (nur in Speziallabors), falsch-positive Ergebnisse wegen Inhibitoren möglich
Nichtinvasiv	
Harnstoffatemtest [»Urea-breath«-Test (UBT)] zum Nachweis der bakteriellen Urease-Aktivität	Nach Probenmahlzeit aus ^{13}C- oder ^{14}C-markiertem Harnstoff wir das durch die Urease freigesetzte markierte CO_2 in der Atemluft massenspektrometrisch oder infrarotspektrometrisch gemessen. Schnell, quantitativ; Eradikationskontrolle nach 4–6 Wochen/teuere Ausrüstung, weniger praktikabel als Serologie, Resistenzbestimmung nicht möglich. Sens./Spez.: 90–100/>95%
Serologie (nur IgG sinnvoll)	Antikörpernachweis im Serum mittels ELISA oder Western-Blot; schnell, quantitativ, preisgünstig/ Eradikationskontrolle erst nach 6 Monaten. Sens./Spez.: 85->95/75–95% (Serum), 67–83/75–91% (Vollblut)
Antigen im Stuhl[a] (z. B. HspA-ELISA)	Schnell, preisgünstig, bei Kindern vielversprechend, Screening für asymptomatische Personen? Eradikationskontrolle? Hohe Sens./Spez.: >94/>92% vergleichbar zu Atemtest

[a] Kommerziell erhältliche ELISA-Testkits zu H.-pylori-Direktnachweis im Stuhl bei Anwendung polyklonaler (Premier-Platinum-HpSA) oder monoklonaler Anti-H.-pylori-Antikörper (FemtoLab H. pylori Cnx).

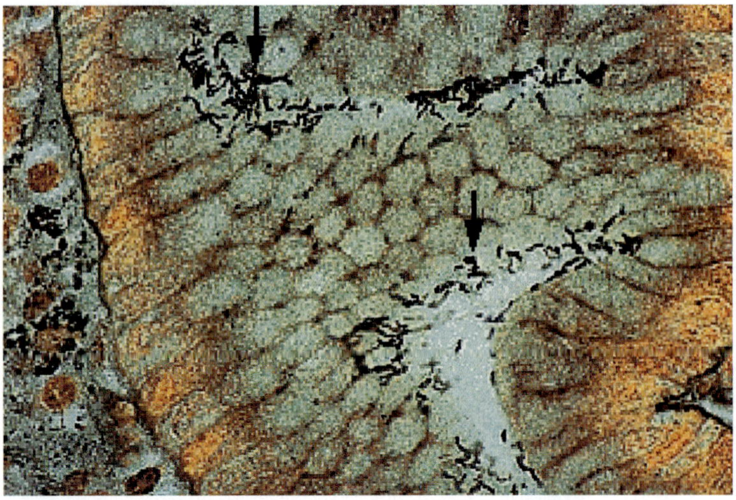

Abb. 29-19. Histologisches Bild aus einer Ulkusbiopsie. Nachweis von H. pylori nach Silberfärbung. (Nach Helicobacter Foundation)

Tabelle 29-18. Identifizierungsmerkmale von H. pylori

Morphologisch

Gram-Färbung:	gramnegatives, gebogenes/spiralförmiges Stäbchen
Kultur:	mikroaerophil, charakteristische Koloniemorphologie Wachstum bei 37 °C: +, bei 42 und 25 °C: –
Elektronenmikroskopie:	3–7 Geißeln mit Hülle

Biochemisch

Urease	++	Nitratreduktase	–
Katalase	+	Nalidixinsäure (30 µg)	R
Oxidase	+	Cefalotin (30 µg)	S
H_2S-Bildung	–	G+C-Gehalt (Mol-%)	35–38
Hippurathydrolyse	–		

R: resistent, *S:* sensibel, +: positiv, ++: stark positiv, –: negativ

häufigsten angewendet [8, 17, 29]. Wegen seiner niedrigen Sensitivität ist er für die Untersuchung von Patienten mit chronischer Niereninsuffizienz weniger gut geeignet [89].

Für den kulturellen Nachweis von H. pylori aus Biopsien eignen sich bluthaltige Selektiv- sowie Nichtselektivnährmedien, z. B. Kochblutagar. Die Platten werden für 2–5 Tage bei 37±1°C in einer mikroaerophilen Atmosphäre mit einem Sauerstoffgehalt von 5% inkubiert. Verdächtige Kolonien können durch die Oxidase-, Katalase- und Ureaseaktivität sowie durch die typische Zellform im Gram-Präparat als H. pylori identifiziert werden (s. Tabelle 29-18).

Die Kultur stellt zwar im Hinblick auf die Spezifität den »golden standard« der H.-pylori-Diagnostik dar, nimmt für den praktischen Gebrauch mit einer Dauer von 2–7 Tagen jedoch zu viel Zeit in Anspruch. Zudem hängt die Sensitivität des kulturellen Verfahrens stark von der Erfahrenheit des Untersuchers ab. Von großer Bedeutung ist die Kultur für die Resistenzbestimmung bei Therapieversagen sowie für unterschiedliche, v. a. molekularbiologische, Typisierungsmethoden, wenn epidemiologische Zusammenhänge geklärt werden sollen [8, 17, 29, 59, 83, 106, 133].

In der Primärdiagnostik spielt der histologische H.-pylori-Nachweis wegen seiner hohen Sensitivität und Spezifität eine wichtige Rolle. Ureasetest und histologische Untersuchungen können wegen der ungleichmäßigen Besiedelungsdichte des Magens mit H. pylori und auch bei vorbehandelten Patienten und beim blutenden Ulkus negativ ausfallen [8, 63, 133].

Molekularbiologische Methoden, z. B. die Polymerasekettenreaktion (PCR), zum direkten Erregernachweis aus Biopsiematerial [133] oder anderen Proben [8, 50] sind wegen fehlender Standardisierung für die Routinediagnostik kaum anwendbar. Die PCR gewinnt v. a. dann an Bedeutung, wenn man für epidemiologische Zwecke Genotypen und Resistenz von H.-pylori-Stämmen (Virulenzfaktoren) untersuchen will. Darüber hinaus ist sie wegen ihrer hohen Sensitivität für die Diagnose der H.-pylori-Infektion nach Eradikationstherapie geeignet [29, 50, 62, 120, 133].

Nichtendoskopische diagnostische indirekte und direkte Methoden sind für den Patienten weniger belastend. In Tabelle 29-17 werden sie im Einzelnen mit Vor- und Nachteilen beschrieben [1, 61, 74, 102, 104, 125, 126].Der ^{13}C- oder ^{14}C-Atemtest (»Urea-breath«-Test, UBT), der als nichtinvasives Standardverfahren gilt, eignet sich neben dem Einsatz zur Primärdiagnostik v. a.. dazu, den Eradikationserfolg bei nicht gastrischem Ulkus und bei symptomfreien Personen zu überprüfen.

In allen anderen Fällen muss zur Therapiekontrolle endoskopiert werden, um Biopsien aus Antrum und Korpus für RUT, Histologie und Kultur zu gewinnen.

Des Weiteren ist eine Endoskopie indiziert bei dyspeptischen Patienten über 45 Jahren, bei allen Patienten mit Alarmsymptomen sowie nach fehlgeschlagener Therapie der Infektion. Der ^{13}C-UBT kann als nichtinvasiver Test auch für epidemiologische Untersuchungen und v. a. zur Untersuchung von Kindern und Schwangeren eingesetzt werden [8, 14, 17, 24].

Für die Diagnose einer Infektion mit H. pylori sind die auf dem Markt befindlichen verschiedenen Testsysteme zum Antikörpernachweis im Serum (ELISA, Western-Blot) mit ihrer hohen Sensitivität und Spezifität v. a. bei IgG-Bestimmungen zuverlässig. Bei einem positiven Befund ist jedoch eine weitere diagnostische Klärung zu empfehlen. Dagegen zeigt der IgA-Nachweis große Variabilität mit ziemlich niedriger Spezifität (>60%), sodass der diagnostische Aussagewert der IgA-Bestimmung unter Routinebedingungen bei Verdacht auf eine Helicobacterinfektion zweifeln lässt [67].

Da der Antikörpertiter nach erfolgreicher H.-pylori-Therapie so langsam abfällt, dass erst nach ca. 6 Monaten eine Veränderung gemessen werden kann, kommt die Serologie nicht zur Kontrolle des Eradikationserfolges in Frage. Sie ist besonders als Suchtest geeignet, außerdem für epidemiologische Untersuchungen und bei Patienten mit Magenblutungen und H.-pylori-negativen Biopsieproben. Der Western-Blot wird v. a. bei zweifelhaften Ergebnissen mit dem ELISA verwendet oder um bakterielle Virulenzmarker festzustellen [53, 62, 112]. Die cagA-Serologie allerdings ist nicht der geeignete Test zur Selektion von Stämmen, die eradiziert werden sollten [6]. Während nämlich die Ausprägung der Erkrankung meistens mit $cagA^{+}$-H.-pylori-Stämmen assoziiert ist, korreliert sie in der Regel nicht mit einer cagA-positiven Serologie [62].

Die Bestimmung der IgG-Antikörper in Speichel und Vollblut ist ebenfalls möglich, aber nur wenig sensitiv [23, 110].

Zu dem neu entwickelten Schnelltest zur Anti-H.-pylori-Antikörperbestimmung (RAPIRUN H. pylori Antibody, Otsuka Pharmaceutical C., Ltd) im Urin (Sensitivität/Spezifität: 93,7–95,3/88,9–96,7] gibt es mittlerweile die ersten Studien [41, 49].

Ebenfalls seit kurzem verfügbar ist eine ELISA-Methode (Premier-Platinum-HpSA), die durch den Einsatz hochspezifischer polyklonaler »Anti-H.-pylori-capture-Antikörper« den direkten Nachweis des Erregers in Stuhlproben ermöglicht. Nach bisherigen Studien, die sich fast alle auf die Diagnostik bei Kindern konzentrieren, liegen Sensitivität und Spezifitität bei über 90% (94–96,4% bzw. 92–98%) [61, 102–104, 125, 126].

Der Test korreliert sowohl in der Primärdiagnostik als auch für das Therapiemonitoring gut mit den etablierten diagnostischen Standardverfahren, sodass er als kostengünstige Alternative zu invasiven Methoden verwendet werden kann. Er kann in jedem Labor eingesetzt werden und hat gegenüber dem Atemtest den Vorteil der einfacheren Probeentnahme und Ausführung.

Wenige Daten gibt es dagegen über den neueren ELISA-Test (FemtoLab H. pylori), der monoklonale Antikörper verwendet. Allerdings sprechen die bisherigen Ergebnisse für eine gute diagnostische Qualität und eine mit dem Atemtest vergleichbar hohe Sensitivität [1, 74, 77].

Weitere Studien sind notwendig, um den Stellenwert der beschriebenen Tests in der H.-pylori-Diagnostik (Primärdiagnostik, Screening, Therapiekontrolle) für die verschiedenen Patientenkollektive zu überprüfen.

29.5.3.8 Therapie

Indikationen

Eine erfolgreiche H.-pylori-Eradikationsbehandlung führt zur Abheilung der Gastritis und der Ulzera und vermindert drastisch Ulkusrezidive und -komplikationen [14, 63, 66, 76, 130].

! Dringend indiziert ist die Eradikation des Erregers zurzeit nur bei Patienten mit H.-pylori-assoziierten Ulkuserkrankungen (U. duodeni und U. ventriculi) und MALT-Lymphom im Frühstadium.

Empfohlen wird die Behandlung bei Patienten mit atrophischer Gastritis sowie Verwandten 1. Grades von Magenkarzinompatienten, Patienten mit funktioneller Dyspepsie und vor langfristiger Therapie mit Protonenpumpenhemmern (PPI). Des Weiteren sollte auf Wunsch des Patienten therapiert werden.

Eine Eradikation ist nicht angezeigt bei gastroösophagealer Refluxerkrankung und bei symptomfreien H.-pylori-positiven Personen zur Karzinomprophylaxe. Patienten mit genetischer Vorbelastung sind hier ausgenommen. Kontroverse Ergebnisse liegen bei nichtulzeröser (NUD), d. h. funktioneller Dyspepsie, vor, bei H.-pylori-positivem Ulkus während Einnahme nichtsteroidaler Antiphlogistika (NSAR) (ca. 30–50% der Fälle), bei erosiver H.-pylori-positiver Gastritis und bei Riesenfaltengastritis.

Durch vorherige H.-pylori-Eradikation wurde eine Verringerung der Ulkuskomplikationsrate einer Behandlung mit NSAR beobachtet. Außerdem kam es bei den meisten Patienten mit niedrigmalignem MALT-Lymphom nach Therapie zur Tumorregression [14, 19, 20, 21, 76, 90, 96, 99, 123].

Dass die Eradikationsbehandlung auch nachteilige Auswirkungen haben könnte, lassen neuere Daten vermuten. Möglicherweise ist die erfolgreiche Helicobactereliminierung für die zunehmende Inzidenz der ösophagealen Refluxkrankheit, der Refluxösophagitis oder sog. GORD (»gastro-oesophageal reflux disease«), verantwortlich. Die Refluxösophagitis wird heute als maßgebliche Grunderkrankung für das Adenokarzinom des distalen Ösophagus und das Kardiakarzinom diskutiert [66, 71–73, 75, 127].

Behandlung

H.-pylori-Stämme sind in vitro empfindlich gegenüber zahlreichen Antibiotika wie Amoxicillin, Makroliden, Tetracyclinen, Aminoglykosiden, Fluorchinolonen sowie Wismutsalzen.

! Für eine Eradikation des Erregers in vivo ist jedoch eine Kombinationstherapie unentbehrlich, bei der man Antibiotika zusammen mit Säuresekretionshemmern verabreicht.

Eine Reihe von Therapieschemata mit unterschiedlicher Eradikationsrate wurden in der Zwischenzeit entwickelt [14, 15, 20, 21, 48, 56, 96, 130, 139].

Anfang der 1990er Jahre wurde eine klassische Dreierkombination, die Wismut-Triple-Therapie [Wismutsalze (4-mal 120 mg/Tag) + Tetracycline (4-mal 250–500 mg/Tag) + Metronidazol (2-mal 200–500 mg/Tag)] über 7–14 Tage empfohlen. Trotz der guten Wirksamkeit von ca. 90% wurde sie wegen der hohen Nebenwirkungsrate (30–50%) nicht häufig angewendet.

Eine weitere Behandlungsmethode ist die Dualtherapie aus Protonenpumpeninhibitor (PPI) (H^{+}-K^{+} ATPase-Antagonist) meistens Omeprazol (2-mal 40 mg/Tag) plus Amoxicillin (2-mal 1 g bzw. 3-mal 750 mg/Tag) oder Clarithromycin (3-mal 500 mg) über 14 Tage. Die Dualtherapie wurde lange Zeit praktiziert und war weit verbreitet, weil sie gut toleriert wurde, schwankte jedoch in den erzielten Eradikationsraten weltweit zwischen 30 und 80% [55, 63, 130].

PPI (Omeprazol, Lansoprazol oder Pantoprazol) unterdrücken die Säureproduktion im Magen, sodass einerseits die Antibiotika besser wirken und sich andererseits das Beschwerdebild bessert. Der seit kurzer Zeit verfügbare PPI Esomeprazol (Nexium MUPS) zeigt eine effektive Säurehemmung sowie gute Erregereradikation und kann bei der H.-pylori-Therapie angewendet werden.

Eine effektive Therapie, die zur Zeit als Therapie 1. Wahl (»golden standard«) gilt, ist die sog. einwöchige Triple-Therapie, eine Kombination aus PPI und 2 Antibiotika (Clarithromycin und Amoxicillin oder Metronidazol) (■ Tabelle 29-16). Diese Therapie ist effektiver (Eradikationsrate über 90%) als die Dual-Therapie [14, 15, 20, 21, 31, 76, 87]. Die Kombination aus PPI, Clarithromycin und Metronidazol (»italienische« Triple-Therapie) ist ein sehr effektives und dazu das preisgünstigste Therapieregime mit den geringsten Nebenwirkungen. Es sollte an erster Stelle verabreicht werden, wenn metronidazolresistente Stämme nicht zu vermuten sind. Als Alternative steht mit ähnlich hohen Eradikationsraten die sog. »französische« Triple-Therapie zur Verfügung, bei der Metronidazol durch Amoxicillin (2-mal 1 g/Tag) ersetzt wird. Metronidazol kann auch durch Tinidazol (2-mal 250–500 mg/Tag) ausgetauscht werden und PPI durch Ranitidin-Wismutzitrat (RBC).

Das Therapieregime mit RBC zeigt gute Eradikationserfolge analog zur PPI-Triple-Therapie [15, 31, 60, 87]. Für gastrische Ulzera, die eine längere Heilungszeit benötigen, ist die Gabe von PPI für weitere 3 Wochen empfohlen [76]. Bei unkompliziertem U. duodeni ist dagegen eine Folgetherapie mit PPI für eine gute Eradikations- und Ulkusheilungsrate (>90%) nicht erforderlich.

Als Alternative bei Therapieversagen sind die Quadruple- [klassiche Wismutbasis-Triple-Therapie + PPI], die Dual-Therapie (PPI + Amoxicillin hoch dosiert) und die in den USA neue Kombination aus Ranitidin-Wismutzitrat plus Clarithromycin zu nennen (■ Tabelle 29-16).

Die Quadruple-Therapie ist eine sehr komplizierte, mit beträchtlich hohen Nebenwirkungen behaftete Behandlung, die allerdings mit Eradikationsraten von über 90% am effektivsten ist. Sie sollte bei noch bestehender Infektion an erster Stelle angewendet werden [14, 15, 20, 21, 31, 48, 60, 76, 87, 123, 129, 130]. Weitere Therapieschemata werden zur Zeit erprobt. Neuere Studien zeigen, dass durch die zusätzliche Gabe von Probiotika (z. B. Lactobacillus GG) die H.-pylori-Therapie-assoziierten Nebenwirkungen während der Behandlung minimiert werden können [5].

Die Entscheidung über die Therapieindikation bei Kindern mit gastrointestinaler H.-pylori-Infektion ist bis heute nicht eindeutig getroffen. Es ist nicht geklärt, ob nur symptomatische oder auch asymptomatische Infektionen einer Therapie zugeführt werden sollen. Weiterhin gibt es keine einheitlichen Richtlinien zur Wahl der Medikation und Dauer der Therapie. Ohne dass man sich bis heute auf ein optimales Therpieregime geeinigt hätte, erhalten Kinder meistens eine Triple-Therapie zur H.-pylori-Eradikation [34, 56, 102]. Nach neuen Empfehlungen sollen infizierte Kinder mit duodenalem und gastrischem Ulkus, mit Magenlymphom und atrophischer Gastritis mit intestinaler Metaplasie eine Eradikationsbehandlung erhalten [44].

Mehrere Faktoren, wie z. B. Lokalisation, mikrobielle Wachstumsphase und Resistenz des Erregers, können den Eradikationserfolg von H. pylori beeinflussen [48, 55, 60, 130]. Resistenzen v. a. gegenüber Metronidazol (10–80%) und Clarithromycin (ca. 3–10%) haben in den letzten Jahren deutlich zugenommen. Seltener stößt man auf H.-pylori-Isolate, die gegenüber Amoxicillin und Tetracyclin resistent sind [59, 83, 106, 140]. Die Heilungsrate kann bis zu 50% mit den meisten Therapieschemata bei Patienten mit nitroimidazol- und/oder clarithromycinresistenten H.-pylori-Stämmen abfallen.

Bei Therapieversagen ist ein Antibiogramm zu empfehlen. In Regionen mit bekannter höherer Resistenzrate ist eine Testung auf jeden Fall schon vor der Primärtherapie empfehlenswert, um die Entwicklung sekundärer Resistenz, die über 50% beträgt, zu minimieren. Resistenzen gegen Metronidazol kommen in Deutschland bei ca. 20–30% vor und gegen Clarithromycin in ca. 3% der Fälle. Eine höhere Prävalenz der Clarithromycinresistenz ist in Südeuropa beobachtet worden, während sie in den meisten anderen Ländern unter 5% liegt [55, 59, 83, 106, 140]. Fehlende Sensitivität gegen Metronidazol kann im Gegensatz zur Resistenz gegen Chlarithromycin häufig überwunden werden, indem man die Dosis erhöht und die Therapiedauer verlängert [48].

Über den Einsatz verschiedener Antibiotikastrategien und ihrer H.-pylori-Eradikationsrate bei Patienten mit metronidazol- und/oder clarithromycinresistenten Stämmen gibt es zahlreiche Reviews [14, 20, 21, 48, 55, 60, 139].

Nicht überprüft werden kann derzeit, ob die sog. kokkoide Form (VNC-Form) von H. pylori auf eine Therapie anspricht [134, 135]. Darüber hinaus wird noch über die vermutlich negativen Einflüsse der H.-pylori-Eradikation kontrovers diskutiert [66, 72, 75, 127].

Eine erfolgreiche Eradikationsbehandlung sollte mindestens 1 Monat nach Therapieende kontrolliert werden. Zu frühe Kontrollen führen oft zu falsch-negativen Ergebnissen. Eine Eradikation des Erregers ist erreicht, wenn aus dem Biopsiematerial weder histopathologisch noch kulturell, noch mit RUT oder mit dem Atemtest H. pylori nachweisbar ist.

Die derzeit empfohlene nichtinvasive Methode zur Kontrolle der Eradikation ist der ^{13}C-Ureaseatemtest, der auch in den Fällen als Standardmethode gilt, in denen eine 2. Endoskopie nicht erforderlich ist. Von gleicher diagnostischer Wertigkeit ist der neue kommerziell erhältliche ELISA-Test zum H.-pylori-Ag-Nachweis im Stuhl. Auch dieser Test kann zur Eradikationskontrolle und für das Screening empfohlen werden [87] Beim unkomplizierten Duodenalulkus ist es nicht erforderlich, die Therapieeffizienz zu überprüfen.

Bei Patienten mit Ulkuskomplikationen wie Blutung oder Perforation und bei Kranken mit Magenulzera zum Ausschluss einer Malignität sowie bei Hochrisikopatienten sollte der Erfolg der Eradikationstherapie durch erneute Gastroskopie immer überprüft werden [14]. Eine Reinfektion mit H. pylori nach erfolgreicher Therapie ist selten (ca. 1% pro Jahr) [131].

29.5.3.9 Prävention

Die Prävention ist wegen der zurzeit begrenzten Kenntnisse über den Übertragungsmodus von H. pylori nicht klar definierbar. Nach den bisherigen Daten sind hygienische Maßnahmen zur Verhinderung einer Fäkal- oder Gastralübertragung zu empfehlen. In der Endoskopie sollte genau darauf geachtet werden, hygienische Kautelen einzuhalten.

Eine Schutzimpfung ist zurzeit nicht verfügbar. Die Entwicklung eines Impfstoffs, der sowohl für eine prophylaktische als auch therapeutische Immunisierung geeignet ist, ist derzeit in Erprobung. Zwar zeigte eine Impfung in Tierexperimenten schon einen schützenden Effekt gegen eine H.-pylori-Besiedelung, weitere Studien sind dennoch notwendig, um einen optimalen Impfstoff mit guter Stimulation des Immunsystems und möglichst geringen Nebenwirkungen für den Menschen entwickeln zu können.

Fazit für die Praxis

- H. pylori besiedelt sehr häufig den Magen. Möglicherweise sind H.-pylori-Infektionen weltweit die häufigsten Infektionen überhaupt. Die Infektion ist direkt mit der Entwicklung peptischer Ulzera und höchstwahrscheinlich mit Magenkarzinomen assoziiert.
- Mehrere diagnostische Tests stehen heute zu Verfügung. Eine effektive Therapie kann Ulkusrezidiven vorbeugen und evtl. verhindern, dass Magenkarzinome entstehen.
- Die Frage der zwingendermaßen erforderlichen und anzustrebenden Eradikation ist noch nicht restlos geklärt, weil epidemiologische Phänomene darauf hindeuten, dass sie nicht nur Vorteile bringt.
- In diesem Zusammenhang spielen Untersuchungen zu bakterienspezifischen genetischen Dispositionen, die beispielsweise Virulenz und Resistenz determinieren, eine dominierende Rolle. Darüber hinaus sind bakterienabhängige Modulationen in der gastralen Mukosa lokal an Epithel- sekretorischen oder Immunzellen oder auch systemisch Gegenstand der Forschung. Von erheblichem Wert sind die pathophysiologischen Betrachtungen im Zusammenhang mit der Säureproduktion und ihrer Alteration durch pharmakologische oder wirtsabhängige pathologische Konstellationen.
- Des Weiteren sind Aspekte der humoralen und zellulären Immunantwort Gegenstand intensiver Forschung, deren besseres Verständnis u. a. Einfluss auf die Entwicklung eines wirksamen Impfstoffs haben könnten. Neuartige Labortechnologie und Möglichkeiten der komplexen Datenevaluierung lassen hier Fortschritte erhoffen.

Literatur zu Kap 29.5.3

1. Agha-Amiri K, Peitz U, Mainz D et al. (2001). A novel immunoassay based on monoclonal antibodies for the detection of helicobacter pylori antigens in human stool. Z Gastroenterol 39: 555–560
2. Alexander GA, Brawley OW (2000) Association of helicobacter pylori infection with gastric cancer. Milit Med 165: 21–27
3. Alm RA, Ling LS, Moir DT et al. (1999) Genomic-sequence comparison of two unrelated isolates of the human gastric pathogen helicobacter pylori. Nature 397: 176–180
4. Andersen LP. Boye K, Blom J, Holck S, Norgaard A, Elsborg L (1999) Characterization of a culturable »Gastrospirillum hominis« (helicobacter heilmannii) strain isolated from human gastric mucosa. J Clin Microbiol 37: 1069–1076
5. Armuzzi A, Cremonini F, Ojetti V et al. (2001). Effect of Lactobacillus GG supplementation on antibiotic-associated gastrointestinal side effects during helicobacter pylori eradication therapy: a pilot study. Digestion 63: 1–7
6. Atherton JC (1998) H. pylori virulence factors. Br Med Bull 54: 105–120
7. Bayerdorffer E, Ritter MM, Hatz R et al. (1994). Healing of protein losing hypertrophic gastropathy by eradication of helicobacter pylori-is helicobacter pylori a pathogenic factor in Ménétrier's disease? Gut 35: 701–704
8. Bazzoli F, Zagari RM, Pozzato P et al. (1999) Helicobacter pylori: Optimum diagnosis and test of cure. J Chemother 11: 601–605
9. Berrebi D, Lescoeur B, Faye A, Faure C, Vilmer E, Peuchmaur M (1998) MALT lymphoma of labial minor salivary gland in an immunocompetent child with a gastric helicobacter pylori infection. J Pediatr 133: 290–292
10. Bizzozero G (1893) Über die schlauchförmigen Drüsen des Magen-Darm-Kanals und die Beziehungen ihres Epithels zu dem Oberflächenepithel der Schleimhaut. Arch Mikr Anat 42: 82–152
11. Blaser MJ, Berg DE (2001) Helicobacter pylori genetic diversity and risk of human disease. J Clin Invest 107: 767–773
12. Brenner H, Arndt V, Stürmer T, Stegmaier Chr, Ziegler H, Dhom G (2000) Individual and joint contribution of family history and helicobacter pylori infection to the risk of gastric karzinoma. Cancer 88: 274–79
13. Brown LM (2000) Helicobacter pylori: Epidemiology and routes of transmission. Epidemiol Rev 22: 283–297
14. Chiba N, Bailey R, Bernucci B et al. (1998) Helicobacter pylori and peptic ulcer disease. Current evidence for management strategies. Can Fam Physician 44: 1481–1488
15. Chiba N, Hunt RH, Thomson AB (2001) Ranitidine bismuth citrate. Can J Gastroenterol 15: 389–398
16. Crabtree JE, Kersulyte D, Li SD, Lindlex IJD, Beg DE (1999) Modulation of helicobacter pylori induced interleukin-8 synthesis in gastric epithelial cells mediated by cag PAI encoded VirD4 homologue. J Clin Pathol 52: 653–657
17. Cutler AF (1997) Diagnostic tests for helicobacter pylori infection. Gastroenterol 5: 202–212
18. Danesh J (1999) Helicobacter pylori infection and gastric cancer: systematic review of the epidemiological studies. Aliment Pharmacol Ther 13: 851–856
19. Danesh J, Pounder RE (2000) Eradication of helicobacter pylori and non-ulcer dyspepsia. Lancet 355: 766–767
20. De Boer WA, Tytgat GN (2000) Regular review: treatment of helicobacter pylori infection. Br Med J 320: 31–34
21. De Boer WA, Tytgat GN (2001) Search and treat strategy to eliminate helicobacter pylori associated ulcer disease. Gut 48: 567–570
22. De Groote D, Ducatelle R, Haesebrouck F (2000) Helicobacters of possible zoonotic origin: a review. Acta Gastroenterol Belg 63: 380–387
23. De Pascalis R, Del Pezzo M, Nardone G, Budillon G, Lavitola A (1999) Performance characteristics of an enzyme-linked immunosorbent assay for determining salivary immunoglobulin g response to helicobacter pylori. J Clin Microbiol 37: 430–432
24. Deslandres C (1999.) ^{13}C urea breath testing to diagnose helicobacter pylori infection in children Can J Gastroenterol 13: 567–570
25. Di Vita G, Patti R, Aragona F, Leo P, Montalto G (2001) Resolution of Ménétrier's disease after helicobacter pylori eradicating therapy. Dig Dis 19: 179–183
26. Dixon M, Genta R, Yardley J, Correa P, and the Participants in the International Workshop on Histopathology of Gastritis, Houston 1994 (1996) Classification and grading of gastritis. The updated Sydney system. Am J Surg Pathol 20: 1161–1181
27. Doig P, Jonge BL, Alm RA et al. (1999) Helicobacter pylori physiology predicted from genomic comparison of two strains. Microbiol Mol Biol Rev 63: 675–707
28. Dore MP, Sepulveda AR, El-Zimaity H et al. (2001) Isolation of helicobacter pylori from sheep-implications for transmission to humans. Am J Gastroenterol 96: 1396–1401
29. Dunn BE, Cohen Blaser MJ (1997) Helicobacter pylori. Clinical Microbiol Rev 10: 720–741
30. Edwards NJ, Monteiro MA, Faller G et al. (2000) Lewis X structures in the O antigen side-chain promote adhesion of helicobacter pylori to the gastric epithelium. Mol Microbiol 35: 1530–1539

31. Ell C, Schoerner, Solbach W et al. (2001) The AMOR study: a randomized, double-blinded trial of omeprazole vs. ranitidine together with amoxycillin and metronidazole for eradication of helicobacter pylori. Eur J Gastroenterol Hepatol 13: 685–691
32. El-Omar EM, Chow WH, Rabkin CS (2001) Gastric cancer and H. pylori: Host genetics open the way. Gastroenterology 121: 1002–1005
33. El-Omar EM, Oien K, Murray LS et al. (2000) Increased prevalence of precancerous changes in relatives of gastric cancer patients: critical role of H. pylori. Gastroenterology 118: 22–30
34. Evans JS, Huffman S (1999) Update on medications used to treat gastrointestinal disease in children. Curr Opin Pediatr 11: 396–401
35. Figueiredo C, Van Doorn LJ, Nogueira C et al. (2001) Helicobacter pylori genotypes are associated with clinical outcome in Portuguese patients and show a high prevalence of infections with multiple strains. Scand J Gastroenterol 36: 128–135
36. Figura N, Valssina M (1999) Helicobacter pylori determinants of pathogenicity. J Chemother 11: 591–600
37. Foley JE, Marks SL, Munson L et al. (1999) Isolation of helicobacter canis from a colony of bengal cats with endemic diarrhea. J Clin Microbiol 37: 3271–3275
38. Fox JG (1997) The expanding genus of helicobacter: pathogenic and zoonotic potential. Semin Gastrointest Dis 8: 124–141
39. Fox, JG, Chien CC, Dewhirst FE et al. (2000) Helicobacter canadensis sp. nov Isolated from humans with diarrhea as an example of an emerging pathogen. J Clin Microbiol 38: 2546–2549
40. Fox JG, Dewhirst FE, Shen Z et al. (1998) Hepatic helicobacter species identified in bile and gallbladder tissue from Chileans with chronic cholecystitis. Gastroenterology, 114: 755–763
41. Fujisawa T, Kaneko T, Kumagai T et al. (2001) Evaluation of urinary rapid test for helicobacter pylori in general practice. J Clin Lab Anal 15: 154–159
42. Gala OG, Cuevas AM, Erias MP et al. (2001) Chronic urticaria and helicobacter pylori. Ann Allergy Asthma Immunol 86: 696–698
43. Ge Z, Taylor DE (1999) Contributions of genome sequencing to understanding the biology of helicobacter pylori. Ann Rev Microbiol 53: 353–387
44. Gold BD (2001) New approaches to helicobacter pylori infection in children. Curr Gastroenterol Rep 3: 235–247
45. Goodman KJ, Correa R (1995) The transmission of helicobacter pylori. A critical review of the evidence. Int J Epidemiol 95: 875–887
46. Goodman KJ, Correa R (2000) Transmission of helicobacter pylori among siblings. Lancet 355: 358–362
47. Graham DY (1997) Helicobacter pylori infection in the pathogenesis of duodenal ulcer and gastric cancer: a model. Gastroenterol 113: 1983–1991
48. Graham DY, Qureshi WA (2000) Antibiotic-resistant H. pylori infection and its treatment. Curr Pharm Des 6: 1537–1544
49. Graham DY, Reddy S (2001) Rapid detection of anti-helicobacter pylori IgG in urine using immunochromatography. Aliment Pharmacol Ther 15: 699–702
50. Gramley WA, Asghar A, Frierson HF, Powell SM (1999): Detection of helicobacter pylori DNA in Fecal Samples from infected individuals. J Clin Microbiol 37: 2236–2240
51. Grübel P, Hoffman J, Chong FK, Burstein NA, Mepani C, Cave DR (1997) Vector potential of houseflies (musca domestica) for helicobacter pylori. J Clin Microbiol 35: 1300–1303
52. Heilmann KL, Bochard F (1991) Gastritis due to spiral shaped bacteria other than helicobacter pylori: Clinical, histological and ultrasturctural findings. Gut 32: 137–140
53. Herbrink P & van Doorn LJ (2000) Serological methods for diagnosis of helicobacter pylori infection and monitoring of eradication therapy. Eur J Clin Microbiol Infect Dis 19: 164–173
54. Hirai Y, Hayashi S, Shimomura H, Oguma K, Yokota K (1999) Association of helicobacter pylori with gastroduodenal diseases. Jpn J Infect Dis 52: 183–187
55. Houben MHMG, Van de Beek D, Hensen EF et al. (1999) A systematic review of helicobacter pylori eradication therapy-the impact of antimicrobial resistance on eradication rates. Aliment Pharmacol Ther 13: 1047–1055
56. Hunt RH, Fallone CA, THomson AB (1999) Canadian Helicobacter Pylori Consensus Conference Update: infections in adults. Canadian Helicobacter Study Group. Can J Gastroenterol 13: 213–217
57. Hunt RH, Lam SK (1998) Helicobacter pylori: From art to a science. J Gastroenterol Hepatol 13: 21–28
58. International Agency for Research on Cancer (1994) Schistosomes, liver flukes and helicobacter pylori. IARC Monographs on the Evaluation of Carcinogenic Risks to Humans 61: 218–220
59. Kato M, Yamaoka, Y, Kim JJ et al. (2000) Regional differences in metronidazole resistance and increasing clarithromycin resistance among helicobacter pylori isolates from Japan. Antimicrob Agents Chemother 44: 2214–2216
60. Kearney DJ (2001) Retreatment of helicobacter pylori infection after initial treatment failure. Am J Gastroenterol 96: 1335–1339
61. Konstantopoulos N, Russmann H, Tasch B et al. (2001) Evaluation of the helicobacter pylori stool antigen test (HpSA) for detection of helicobacter pylori infection in children. Am J Gastroenterol 96: 677–683
62. Krausse R, Garten L, Harder T et al. (2001) Clinical relevance of CagA-specific antibodies related to CagA status of helicobacter pylori isolates using immunofluorescence test and PCR. Infection 29: 154–158
63. Krausse R, Müller G, Ullmann U (1993) Effect of a short-term therapy with omeprazole and amoxicillin on H. pylori eradication: ulcer healing and relapse in patients with peptic ulcer. Acta Gastroenterol Belg 56: 137
64. Krienitz W (1906) Über das Auftreten von Spirocheten verschiedener Form im Mageninhalt bei Carcinoma ventriculi. Dtsch Med Wochenschr 32: 872
65. Kuck D, Kolmerer B, Iking-Konert C, Krammer PH, Stremmel W, Rudi J (2001) Vacuolating Cytotoxin of helicobacter pylori induces apoptosis in the human gastric epithelial cell line AGS. Infect Immun 69: 5080–5087
66. Labenz J (2000) Consequences of helicobacter pylori cure in ulcer patients. Baillieres Best Pract Res Clin Gastroenterol 14: 133–45
67. Laheij RJF, Straatman H, Jansen JBMJ, Verbeek ALM (1998) Evaluation of commercially available helicobacter pylori serolgy kits: a Review. J Clin Microbiol 36: 2803–2809
68. Lamarque D, Gilbert T, Roudot-Thoraval F et al. (1999) Seroprevalence of eight helicobacter pylori antigens among 182 patients with peptic ulcer, MALT gastric lymphoma or non-ulcer dyspepsia. Higher rate of seroreactivity against CagA and 35-kDa antigens in patients with peptic ulcer originating from Europe and Africa. Eur J Gastroenterol Hepatol 11: 721–726
69. Leung WK, Siu KLK, Kwok CKL, Chan SY, Sung R, Sung JJY (1999) Isolation of H. pylori from vomitus in chlidren and its implications in gastro-oral transmission. Am J Gastroenterol 94: 2881–2884
70. Levenstein S (1999) Peptic ulcer at the end of the 20th century: Biological and psychological risk factors. Can J Gastroenterol 13: 753–759
71. Loffeld RJ, Wedmuller BF, Juster JG, Perez-Perez Gi, Blaser MJ, Kuipers EJ (2000) Colonization with cagA-positive helicobacter pylori strains inversely associated with reflux esophagitis and Barrett's esophagus. Digestion 62: 95–99
72. Lord RVN, Frommer DJ, Inder S, Tran D, Ward RL (2000) Prevalence of helicobacter pylori infection in 160 patients with barrett's oesophagus or Barrett´s adenokarzinoma. Aust N Z J Surg 70: 26–33
73. Lundell L (2001) Gastro-oesophageal reflux disease and helicobacter pylori or gastro-oesophageal reflux disease from helicobacter pylori? Eur J Gastroenterol Hepatol 13 (Suppl 1): S23–27

74. Makristathis A, Barousch W, Pasching E et al. (2000) Two Enzyme Immunoassays and PCR for detection of helicobacter pylori in stool specimens from Pediatric patients before and after eradication therapy. J Clin Microbiol 38: 3710–3714
75. Malfertheiner P, Gerards C (2000a) Helicobacter pylori infection and gastrooesophageal reflux disease: coincidence or association? Baillieres Best Pract Res Clin Gastroenterol 14: 731–741
76. Malfertheiner P, Leodolter A, Peitz U (2000b) Cure of helicobacter pylori-associated ulcer disease through eradication. Baillieres Best Pract Res Clin Gastroenterol 14: 119–132
77. Malfertheiner P, Vaira D, Bazzoli F, Gisbert J, Megraud F, Schütze K (2001) A novel assay for detection of helicobacter pylori antigens in human stool specimens by using monoclonal antibodies.: An Interim Analysis. European Helicobacter Pylori Study Group. Gut 49: A98–99
78. Marais A, Mendz GL, Hazell SL, Megraud F (1999) Metabolism and genetics of helicobacter pylori: the Genome Era. Microbiol Molecular Biol Reviews 63: 642–674
79. Markus HS, Mendall MA (1998) Helicobacter pylori infection: a risk factor for ischaemic cerebrovascular disease and carotid atheroma. J Neurol Neurosurg Psychiatry 64: 104–107
80. Marshall BJ, Warren JR (1984) Unidentified curved bacilli in the stomach of patients with gastritis and peptic ulceration. Lancet I: 1311–1315
81. Matsumoto T, Iida M, Shimizu M (1997) Regression of mucosa-associated lymphoid-tissue lymphoma of rectum after eradication of helicobacter pylori. Lancet 12: 115–116
82. McNulty CAM, Dent JC, Curry A et al. (1989) New spiral bacterium in gastric mucosa. J Clin Pathol 42: 583–585
83. Megraud F (1998) Epidemiology and mechanism of antibiotic resistance in helicobacter pylori. Gastroenterol 115: 1278–1282
84. Melby KK, Kvien TK, Glennâs A (1999) Helicobacter pylori – A trigger of reactive arthritis? Infection 29: 252–255
85. Melito PL, Munro C, Chipman PR et al. (2001) helicobacter winghamensis sp. nov., a novel helicobacter sp. isolated from patients with gastroenteritis. J Clin Microbiol 39: 2412–2417
86. Miehlke S, Bayerdörffer E, Ehninger G, Stolte M (2001a) Präkanzeröse Risikomarker der Helicobacter-pylori-Gastritis. Pathologe 22: 31–36
87. Miehlke S, Bayerdorffer E, Graham DY (2001b) Treatment of helicobacter pylori infection. Semin Gastrointest Dis 12: 167–179
88. Miehlke S, Yu J, Schuppler M et al. (2001c) Helicobacter pylori vacA, iceA, and cagA status and pattern of gastritis in patients with malignant and benign gastroduodenal disease. Am J Gastroenterol 96: 1008–1013
89. Misra V, Misra, SP, Dwivedi M et al. (1999) Decreased sensitivity of the Ultrarapid Urease Test for diagnosing helicobacter pylori in patients with chronic renal failure. Pathol 31: 44–46
90. Montalban C, Santon A, Boixeda D et al. (2001a) Treatment of low-grade gastric mucosa-associated lymphoid tissue lymphoma in stage I with helicobacter pylori eradication. Long-term results after sequential histologic and molecular follow-up. Haematologica 86: 609–617
91. Montalban C, Santon A, Boixeda D, Bellas C (2001b) Regression of gastric high grade mucosa associated lymphoid tissue (MALT) lymphoma after helicobacter pylori eradication. Gut 49: 584–587
92. Morgner A, Lehn N, Andersen LP et al. (2000) Helicobacter heilmannii-associated primary gastric low-grade MALT lymphoma: complete remission after curing the infection. Gastroenterology 118: 821–828
93. Morgner A, Miehlke S, Fischbact W et al. (2001) Complete remission of primary high-grade B-cell gastric lymphoma after cure of helicobacter pylori infection. J Clin Oncol 19: 2041–2048
94. Murray LJ, Bamford KB, Kee F et al. (2000) Infection with virulent strains of helicobacter pylori is not associated with ischaemic heart disease: evidence form a population-based case-control study of myocardial infarction. Atherosclerosis 149: 379–385
95. Nagashima R, Taked H, Maeda K, Ohno S, Takahashi T (1996) Regression of duodenal mucosa-associated lymphoid tissue lymphoma after eradication of helicobacter pylori. Gastroenterology 111: 1674–1678
96. Nakajima S, Graham DY, Hattori T, Bamba T (2000) Strategy for treatment of helicobacter pylori infection in adults. I. Updated indications for test and eradication therapy suggested in 2000. Curr Pharm Des 6: 1503–1414
97. Namavar F, Roosendaal R, Kuipers EJ et al. (1995) Presence of helicobacter pylori in the oral cavity, oesophagus, stomach and faeces of patients with gastritis. Eur J Clin Microbiol Infect Dis 14: 234–237
98. National Institutes of Helath (NIH) Consensus Conference (1994) Helicobacter pylori in peptic ulcer disease. NIH Consensus Development Panel on helicobacter pylori in peptic ulcer disease. JAMA 272: 65–69
99. Neubauer A, Thiede C, Morgner A et al. (1997) Cure of helicobacter pylori infection and duration of remission of low-grade gastric mucosa associated lymphoid tissue lymphoma. J Natl Cancer Inst 17: 1350–1355
100. Nguyen ThN, Barkun AN, Fallone CA (1999) Host determinants of helicobacter pylori infection and its clinical outcome. Helicobacter 4: 185–197
101. Nishimura M, Miyajima S, Okada N (2000) Salivary gland MALT lymphoma associated with helicobacter pylori infection in a patient with Sjogrem's syndrome. J Dermatol 27: 450–452
102. Oderda G, Rapa A, Bona G (2000a) A systematic review of helicobacter pylori eradication treatment schedules in children. Aliment Pharmacol Ther 14 (Suppl 3): 59–66
103. Oderda G, Rapa A, Marinello D, Ronchi B, Zavallone A (2001) Usefulness of helicobacter pylori stool antigen test to monitor response to eradication treatment in children. Aliment Pharmacol Ther 15: 203–206
104. Oderda G, Rapa A, Ronchi B et al. (2000 b).Detection of helicobacter pylori in stool specimens by non-invasive antigen enzymeimmunoassay in children: multicentre Italian study. Br Med J 320: 347–348
105. Ojetti V, Armuzzi A, De Luca A et al. (2001) Helicobacter pylori infection affects eosinophilic cationic protein in the gastric juice of patients with idiopathic chronic urticaria. Int Arch Allergy Immunol 125: 66–72
106. Osato MS, Reddy R, Reddy SG, Penland RL, Malaty HM, Graham DY (2001) Pattern of primary resistance of helicobacter pylori to metronidazole or clarithromycin in the United States. Arch Intern Med 14: 1217–1220
107. Parsonnet J (1998) Helicobacter pylori. Infect Dis Clin North Am 12: 185–197
108. Parsonnet J (2000) When heredity is infectious. Gastroenterology 111: 222–225
109. Parsonnet J, Shmuely H, Haggerty T (1999) Fecal and oral shedding of helicobacter pylori from healthy infected adults. J Am Med Assoc 282: 2240–2245
110. Quartero AO, Numans ME, De Melker RA, De Wit NJ (2000) In-practice evaluation of whole-blood helicobacter pylori test: its usefulness in detecting peptic ulcer disease. Br J Gen Pract 50. 13–16
111. Queiroz DM, Santos A (2001) Isolation of a helicobacter strain from the human liver. Gastroenterology 121: 123–124
112. Raymond J, Sauvestre C, Kalach N, Bergeret M, Dupont C (2000) Immunoblotting and serology for diagnosis of helicobacter pylori infection in children. Pediatr Infect Dis J 19. 118–121
113. Raderer M, Oberhuber G, Templ E et al. (1999) Successful symptomatic management of a patient with Ménétrier's disease with long-term antibiotic treatment. Digestion 60: 358–362
114. Raderer M, Pfeffel F, Pohl G, Mannhalter C, Valencak J, Chott A (2000) Regression of colonic low grade B cell lymphoma of the mucosa associated lymphoid tissue type after eradication of helicobacter pylori. Gut 46: 133–135

115. Rowland M (2000) Transmission of helicobacter pylori: is it all child's play? Lancet 355: 332–333
116. Salomon H (1986) Über das Spirillum des Säugetiermagens und sein Verhalten zu den Belegzellen. G. Fischer, Jena
117. Scheiman JM, Cutler AF (1999) Helicobacter pylori and gastric cancer. Am J Med 106: 222–226
118. Solnick JV, Schauer DB (2001) Emergence of diverse Helicobacter species in the pathogenesis of gastric and enterohepatic diseases. Clin Microbiol Rev 14: 59–97
119. Stolte M, Meining A (1998) Helicobacter pylori and gastric cancer. Oncologist 3: 124–128
120. Tanahashi T, Kita M, Kodama T et al. (2000) Cytokine expression and production by purified helicobacter pylori urease in human gastric epithelial cells. Infect Immun 68: 664–671
121. Taylor DN, Blaser MJ (1991) The epidemiology of helicobacter pylori infections. Epidemiol Rev 13: 42–59
122. Tee W, Jenney A, McPhee A, Mijch A, Dyall-Smith M (2001) »Helicobacter rappini« isolates from 2 homosexual men. Clin Infect Dis 33: e8–11
123. Thomson ABR, Chiba N, Sinclair P (1998) From bench to bedside and back – Report on the European Helicobacter Pylori Study Group Xth International Workshop on Gastroduodenal Pathology and Helicobacter Pylori. J Gastroenterol 12: 437–446
124. Tomb JF, White O, Kerlavage AR et al. (1997) The complete genome sequence of the gastric pathogen helicobacter pylori. Nature 388: 539–544
125. Vaira D, Malfertheiner P, Mégraud F et al., and the European Helicobacter Pylori HpSA Study Group (2000a) Noninvasive antigen-based assay for assessing helicobacter pylori eradication: A European multicenter study. Am J Gastroenterol 95: 925–929
126, Vaira D, Ricci C, Menegatti M, Gatta L, Geminiani A, Miglioli M (2000b) Clinical role of fecal antigen determination in the diagnosis of helicobacter pylori infection. Clin Lab 46: 487–491
127. Vakil N, Hahn B, McSorley D (2000) Recurrent symptoms and gastrooesophageal reflux disease in patients with duodenal ulcer treated for helicobacter pylori infection. Aliment Pharmacol Ther 14: 45–51
128. Vandamme P, Harrington CS, Jalava K, On SLW (2000) Misidentifying helicobacters: The helicobacter cinaaedi example. J Clin Microbiol 38: 2261–2266
129. Vandenplas Y, Badriul H (1999) Helicobacter pylori infection. Acta Paediatr Tw 40: 212–224
130. Van der Hulst RWM, Keller JJ, Rauws EAJ, Tytgat GNJ (1996) Treatment of helicobacter pylori infection: A Review of the World Literature. Helicobacter I: 6–19
131. Van der Hulst RWM, Rauws EAJ, Köycü B et al. (1997) Helicobacter pylori reinfection is virtually absent after successful eradication. J Infect Dis 176: 196–200
132. Van Doorn L-J, Figueiredo C, Sana R et al. (1998) Clinical Relevance of the cagA, vacA, and iceA Status of helicobacter pylori. Gastroenterol 115: 58–66
133. Van Doorn L-J, Henskens Y, Nouhan N et al. (2000) The Efficacy of laboratory diagnosis of helicobacter pylori infections in gastric biopsy specimens is related to bacterial density and vacA, gagA, and iceA genotypes. J Clin Microbiol 38: 13–17
134. Van Duynhoven YT, de Jonge R (2001) Transmission of helicobacter pylori: a role for food? Bull World Health Organ 79: 455–460
135. Velázquez M, Feirtag JM (1999) Helicobacter pylori: characteristics, pathogenicity, detection methods and mode of transmission implicating foods and water. Intern J Food Microbiol 53: 95–104
136. Warren JR (2000) Gastric pathology associated with helicobacter pylori. Gastroenterol Clin North Am 29: 705–751
137. Weir SC, Gibert CL, Cordin FM, Fischer SH, Gill VJ (1999) An uncommon helicobacter isolate from blood: Evidence of a group of helicobacter spp. pathogenic in AIDS patients. J Clin Microbiol 37: 2729–2733
138. Wierzbicki WB, Hagmeyer KO (2000) Helicobacter pylori, chlamydia pneumoniae, and cytomegalovirus: Chronic infections and coronary heart disease. Pharmacother 20: 52–63
139. Williamson JS (2001) Helicobacter pylori: current chemotherapy and new targets for drug design. Curr Pharm Des 7: 355–392
140. Wolle K, Nilius M, Leodolter A, Muller WA, Malfertheiner P, Konig (1998) Prevalence of helicobacter pylori resistance to several antimicrobial agents in a region of Germany. Eur J Clin Microbiol Infect Dis 17: 519–521
141. Woodward M, Morrison C, McColl K (2000) An investigation into factors associated with helicobacter pylori infection. J Clin Epidemiol 53. 175–181
142. Yamaoka Y, Dodama T, Gutierrez O et al. (1999) Relationship between helicobacter pylori iceA, cagA, and vacA status and clinical outcome: Studies in four different Countries. J Clin Microbiol 37, 2274–2279

Andere Quellen: Bücher

Goodwin CS, Worsleg BW (eds) (1993) Helicobacter pylori: Biology and clinical practice. CRC Press (ISBN: 0–8493–6451–5)

Malfertheiner P (Hrsg) (1996) Helicobacter pylori – Von der Grundlage zur Therapie. Eigenschaften, Pathogenese, Nachweis, Eradikation, 2. Aufl. Thieme, Stuttgart (ISBN: 3–13–127402–8)

Westblom TU, Czinn SJ, Nedrud JG (eds) (1998) Gastroduodenal disease and helicobacter pylori. Pathopysiology, diagnosis and treatment. Springer, Berlin Heidelberg New York Tokio (ISBN: 3–540–65084–9)

Scarpignato C, Bianchi Porro G (eds) (1999) Clinical pharmacology and therapy of helicobacter pylori infection. Karger, Basel (ISBN: 3–8055–6451–1)

Hunt RH, Tytgat GNJ (eds) (2000) Helicobacter pylori – Basic mechanisms to clinical cure. Kluver Academic Publ (ISBN: 0–7923–8764–3)

29.5.4 Pseudomonas aeruginosa

A. Bauernfeind

29.5.4.1 Taxonomie

Die Gattung Pseudomonas wurde 1894 von Migula für polar begeißelte, aerobe gramnegative Stäbchen definiert. Diese unscharfe Abgrenzung hatte zur Folge, dass zunächst über 100 Spezies gültig als Pseudomonasarten beschrieben wurden. Bei wiederholten Reklassifizierungen bis 1996 wurden dann ca. 70 Spezies in andere Gattungen ausgegliedert, darunter die ehemaligen Pseudomonasarten Chryseomonas oryzihabitans, Burkholderia cepacia, B. gladioli, B. pseudomallei, B. vietnamiensis, Ralstonia pickettii, Comamonas acidovorans, Stenotrophomonas maltophilia, Brevundimonas diminuta, Sphingomonas paucimobilis.

Zur bereinigten Gattung Pseudomonas gehören sowohl fluoreszierende als auch nichtfluoreszierende Arten. Sie sind überwiegend Saprophyten oder Phytopathogene, wie z. B. Pseudomonas syringae. Als Erreger beim Menschen werden neben Pseudomonas aeruginosa mit geringerer Häufigkeit u. a. P. putida, P. stutzeri, P. mendocina und P. fluorescens nachgewiesen. Alle Pseudomonasarten verursachen Infektionen so gut wie ausschließlich bei Patienten mit lokal oder systemisch geschwächter Abwehr.

29.5.4.2 Erregermerkmale

P. aeruginosa gehört zu den wenigen bakteriellen Spezies, deren Stämme ganz überwiegend bereits anhand ihres charakteristischen Wachstums auf unselektiven Agarmedien identifizierbar sind. Die Kolonien von P. aeruginosa sind typischerweise flach, unregelmäßig begrenzt, im Rand gezähnt, metallisch glänzend, durch Pigmente wie Pyocyanin oder Pyorubrin gefärbt und haben einen traubenartigen Geruch. P.-aeruginosa-Stämme sind oxidasepositiv und vermehren sich auch noch bei 42°C. Die Identifizierung atypischer Stämme und deren Abgrenzung z. B. von Pseudomonas fluorescens, Pseudomonas putida und Pseudomonas stutzeri gelingt zumeist mit kommerziellen Tests wie API 20 NE.

29.5.4.3 Das P.-aeruginosa-Genom

Struktur

Die Sequenz des kompletten Genoms des Stammes P. aeruginosa PAO1 wurde im August 2000 publiziert (Stover 2000). Mit 6,3 Mio. Basenpaaren (bp) ist das P.-aeruginosa-Genom das größte unter 25 bis heute sequenzierten Bakteriengenomen. Seine Komplexität ist mit 5570 offenen Leserahmen (»open reading frame«, ORF) dem des Eukaryonten Saccharomyces cerevisiae mit Genen für 6200 Proteine vergleichbar. Die meisten der ORF haben den für das P.-aeruginosa-Genom insgesamt charakteristischen hohen G+C-Anteil von 66,6%. Dass es jedoch auch 10 Regionen aus jeweils mindestens 3 Kilobasenpaaren (kbp) mit deutlich niedrigerem G+C-Gehalt enthält, weist auf horizontalen Gentransfer von anderen Spezies hin.

Vergleicht man die Genome von P. aeruginosa und Escherichia coli, wird klar, dass die Größe des Genoms von P. aeruginosa durch höhere Komplexität zustande kommt.

Es gelang, 54,2% der ORF einer Funktion zuzuordnen. Wie bei anderen Bakteriengenomen besteht der restliche Anteil des Genoms offensichtlich aus replikativer DNA ohne spezielle Aufgaben. Unter den 372 ORF mit zuordenbarer Funktion sind v. a. Gene für Enzyme der LPS-Biosynthese, für Virulenzfaktoren wie z. B. Exoenzyme und für proteinsekretierende Systeme sowie Proteine für Beweglichkeit und Adhäsion, weiterhin Gene für die DNA-Replikation, die Protein-, die Zellwandbiosynthese und für Intermediärstoffwechselwege.

Funktion von P.-aeruginosa-Genen

Regulatorgene

Unter allen bisher sequenzierten Bakteriengenomen weist P. aeruginosa den höchsten Anteil an Regulatorgenen auf. Insgesamt konnten 468 Gene mit Motiven aus bekannten Transkriptionsregulatoren oder Regulatoren für Umgebungssensoren identifiziert werden. Demnach sind 8,4% der P.-aeruginosa-Gene Regulationsmechanismen zuordenbar.

Generell nimmt der Anteil der Regulationsmotive mit der Größe des Genoms zu und entsprechend auch die Zahl der Regulatorproteine. Sie sind besonders häufig bei sehr anpassungsfähigen prototrophen Bakterien. So finden sich Motive für regulatorische Proteine in 5,8% der Escherichia-coli-Gene, aber nur in 3,0% des Genoms von Mycobacterium tuberculosis, einem hochspezialisierten Bakterium mit vergleichbarer Gesamtgenomgröße.

Beim Vergleich der Transkriptionsregulatoren von P. aeruginosa mit denen anderer Bakterien ergab sich, dass die LysR-, AraC-, ECF-σ- und Zweikomponenten-Regulatorfamilien am stärksten überrepräsentiert waren. Mit einer derartigen Ausstattung kann ein Organismus auf Veränderungen in seiner Umgebung besonders flexibel reagieren.

Gene für Proteine der äußeren Membran

Diese Proteine sind an der Zelloberfläche angeordnet und am Transport von Antibiotika, am Export von Virulenzfaktoren und der Verankerung von Strukturen für Adhäsion und Beweglichkeit beteiligt, und sie spielen eine besondere Rolle für Interaktionen mit der Umwelt. Etwa 150 Gene kodieren für »Outer-membrane«-Proteine, deutlich mehr als üblicherweise in bakteriellen Genomen. Sie gehören zu 3 »outer membrane protein«- (Opr-)Familien, der OprD-Familie für spezifische Porine mit 19 Proteinen, der TonB-Familie mit Proteinen für die Eisensiderophoraufnahme (34 Gene) und der OprM-Familie als Proteine der äußeren Membran, die für die Effluxfunktionen kodieren (18 Gene). Diese Proteine könnten für die Entwicklung neuer Antibiotika oder Vakzinen nützlich sein.

Gene für den Import von Substraten

Entsprechend seiner großen Anpassungsfähigkeit verfügt P. aeruginosa über etwa 300 zytoplasmatische Membrantransportsysteme, von denen zwei Drittel der Aufnahme von Nährstoffen oder anderen Molekülen dienen. Dass P. aeruginosa über eine große Zahl verschiedener Transporter für Mono-, Di- und Trikohlenhydrate, aber über ungewöhnlich wenige für den Zuckertransport verfügt, korreliert mit dem Fehlen eines intakten glykolytischen Pathways (keine Fermentation von Zuckern) und mit dem oxidativen Stoffwechsel des Bakteriums.

Gene für den oxidativen Stoffwechsel

P. aeruginosa kann ein breites Spektrum an Kohlenstoffverbindungen verwerten. Die Gene für diese β-oxidativen Proteine sind häufig zu Verbänden aus Genen verwandter Funktionen zusammengefasst.

Gene für intrinsische Antibiotikaresistenz

P. aeruginosa ist natürlicherweise resistent gegenüber einer Reihe von Antibiotika (vgl. unten), seine äußere Membran ist nur schwer permeabel, außerdem kann P. aeruginosa Antibiotika aktiv aus der Zelle transportieren. Bekannt sind 4 Multidrugeffluxsysteme, die zur Familie der »Resistance-nodulation-cell-Division«-(RND-)Familie gehören. Zudem scheint das P.-aeruginosa-Genom wie kaum ein anderes Bakterium für eine große Zahl weiterer Effluxsysteme, insbesondere der RND- und MFS- (»Major-facilitator-super-family«-)Systeme zu kodieren (■ s. Tabelle 29-19).

P. aeruginosa enthält viel mehr AcrB/Mex-type-RND-Effluxsysteme als E. coli.

Gene für Proteinsekretion

P. aeruginosa scheidet Toxine, Lipasen und Proteasen aus. Das Bakterium verfügt über Gene für 3 der 4 Proteinsekretionsmechanismen gramnegativer Bakterien. Neben dem prototypischen Typ-I-System enthält das PAO1-Genom 4 zusätzliche Typ-I-Systeme. Typ-II- sowie Typ-III-Sekretionsysteme wurden ebenfalls identifiziert.

Tabelle 29-19. Vergleich der Drugeffluxsysteme bei P. aeruginosa und anderen Spezies

Effluxsystem	E. coli	B. subtilis	M. tuberculosis	P. aeruginosa
RND	4	0	0	10
MFS	16	20	13	20

RND: »resistance/nodulation/cell division family«; *MFS:* »major facilitator superfamily«.

Weitere Genfunktionen

Das P.-aeruginosa-Genom enthält 2 extrem lange ORF (»open reading frames«) mit Sequenzähnlichkeit zu Adhäsinen anderer Bakterien. Es verfügt über das ausgeprägteste chemosensorische System aller bekannten Bakteriengenome mit 4 Loci für Chemotaxissignaltransduktionswege.

P. aeruginosa ist mit 4 Chemotaxissystemen ausgestattet, von denen wenigstens eines zur Fähigkeit des Erregers beiträgt, Biofilme auszubilden. Die Chemotaxissysteme erlauben es dem Bakterium, sich schnell auf günstige Bedingungen zuzubewegen und in besonderen Mikroenvironments festzusetzen. Kein anderes Bakterium als P. aeruginosa verfügt über einen so großen Anteil an Genen für Kommando- und Kontrollsysteme, wie z. B. Umgebungssensoren und Transkriptionsregulatoren.

! Die natürliche Resistenz ist möglicherweise das Ergebnis funktionaler Anpassungsprozesse, um natürlich vorkommenden antimikrobiellen Substanzen zu widerstehen. Mechanismen dafür sind Effluxsysteme sowie modulierte Expression von Drugtargets, modifizierenden Enzymen, Transportsystemen und von Umgehungsstoffwechselwegen.

Schließlich kann die Fähigkeit, ein breites Spektrum organischer Substanzen zu verstoffwechseln, dazu genutzt werden, Antibiotika enzymatisch zu modifizieren oder zu degradieren.

Insgesamt spiegeln Größe und Komplexität des Genoms den evolutionären Adaptationsprozess an das Überleben in unterschiedlichen ökologischen Nischen wider.

29.5.4.4 Epidemiologie

P. aeruginosa besetzt unter allen Bakterienspezies die größte Vielfalt ökologischer Nischen, weil es verschiedenste Substrate abbauen sowie mit Polysaccharidschleim umschlossene Mikrokolonien aufbauen kann. Die Mikrokolonien adhärieren an feuchten Oberflächen im Boden, im Wasser, auf Pflanzen und auch an menschlichen Epithelien. Demgegenüber sind frei schwimmende, planktonische Zellen selten anzutreffen.

P. aeruginosa wurde in zahlreichen Bodenproben gefunden, häufiger in kultivierten als in natürlichen Böden, in besonders hohen Konzentrationen z. B. in Blumenerde. Im Abwasser ist P. aeruginosa regelmäßig anzutreffen, wenn Fäkalien eingeleitet wurden, da etwa 10% der Normalbevölkerung intestinal mit P. aeruginosa kolonisiert sind. Strömende Gewässer weisen stromabwärts von Kliniken oder Schlachthöfen höhere Konzentrationen und einen größeren Anteil antibiotikaresistenter Stämme auf als stromaufwärts.

P. aeruginosa ist im Oberflächenwasser der nördlichen Hemisphäre nur nach Verunreinigung mit menschlichen oder tierischen Ausscheidungen zu finden. Trinkwasser enthält nur selten und in niedrigen Konzentrationen P. aeruginosa. Nicht selten jedoch ist er an Wasserhähnen nachweisbar. Gechlortes Trinkwasser ist frei von P. aeruginosa. In nicht ausreichend gechlorten Schwimmbädern tritt P. aeruginosa jedoch regelmäßig auf. Nosokomiale Infektionen gehen oft von destilliertem Wasser aus, in dem sich P. aeruginosa gut vermehren kann, weil er verschiedene wasserlösliche Substanzen aus der Luft aufnehmen und verwerten kann.

In Lösungen mit einer Glukosekonzentration zwischen 5 und 50%, in physiologischer Kochsalzlösung oder in Infusionslösungen mit Casein oder Aminosäuremischungen kann sich P. aeruginosa dagegen nicht vermehren.

P. aeruginosa braucht ein feuchtes Milieu. Seine Prävalenz im Stuhl liegt bei Krankenhauspatienten mit 20–30% deutlich über derjenigen der Normalbevölkerung mit 10%. Den Darm kann das Bakterium dauerhaft nur besiedeln, wenn ein anhaltender antibiotischer Selektionsdruck besteht und wenn es wiederholt mit kontaminierter Nahrung, z. B. mit Tomaten, aufgenommen wird.

Die Infektionshäufigkeit mit P. aeruginosa bei Verbrennungspatienten konnte durch Einführung einer kontrollierten, P.-aeruginosa-freien Diät von 32 auf 6% gesenkt werden. Der Hauptübertragungsweg für P. aeruginosa sind allerdings kontaminierte Hände. Die Luft als Übertragungsmedium spielt eine sehr untergeordnete Rolle.

29.5.4.5 Subtypisierung von P.-aeruginosa-Stämmen

Um zu klären, wie sich einzelne Pseudomonasstämme unter Patienten ausbreiten, werden Isolate mittels verschiedener phänotypischer und genotypischer Methoden auf klonale Identität oder Verwandtschaft untersucht.

Grundsätzlich lassen sich auf beiden Wegen valide Resultate erzielen (Spencker 2000). Hinweise darauf, dass sich ein Stamm unter Patienten ausbreitet, erkennt man im Diagnostiklabor an der Übereinstimmung von Kolonieformen und Resistenzmuster. Wird nur nach Phänotypen unterschieden, sollten 2 voneinander unabhängige Merkmale eines Stammes beurteilt werden. Neben den Resisto- (vgl. unten Resistenzmuster) eignen sich die Pyocintypen mit dem größten diskriminatorischen Potenzial und auch die Serotypen, von denen im »International Antigenic Typing System« 20 verschiedene differenziert werden.

Das Genotypiestandardverfahren bestimmt das Muster der nach Länge geordneten DNA-Schneideprodukte, nachdem die Bakterien-DNA von einer selten schneidenden Restriktionsendonuklease, wie z. B. Spe I (Abb. 29-20), verdaut wurde.

29.5.4.6 Virulenzfaktoren

Bedeutung bei P. aeruginosa

Virulenz ist zumeist multifaktoriell und das Ergebnis der Wechselwirkung von erreger- und wirtsseitigen Faktoren.

! Für Infektionen mit opportunistischen Keimen wie P. aeruginosa ist generell der Immunstatus des Wirts entscheidender als die Virulenz des potenziellen Erregers.

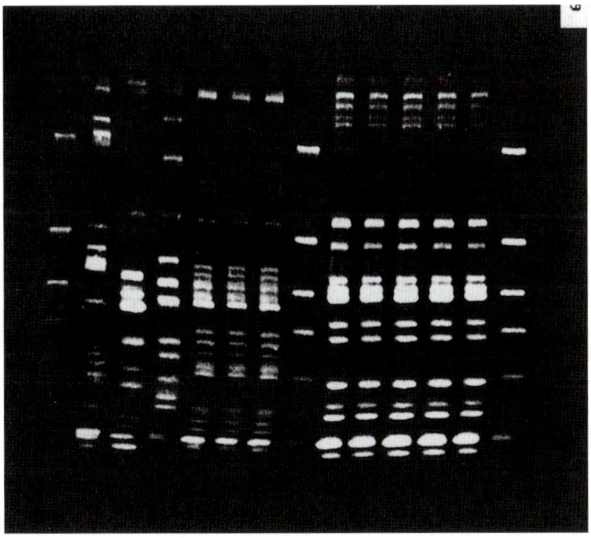

Spur	1	2	3	4	5	6	7	8	9	10	11
Pyocintyp	23u	35w	116e	2f	2f	2f	38g	38g	38g	38g	38g
RFLP-Typ	A	B	C	D	D	D	F	F	F	F	F

Abb. 29-20. RFLP-und Pyocintypen der Isolate eines Mukoviszidosepatienten

P. aeruginosa verursacht in der Regel erst dann Infektionen, wenn die normalen Abwehrmechanismen beeinträchtigt sind. Ist z. B. die Integrität der Haut oder Schleimhaut durch Katheter oder endotracheale Tuben zerstört, oder sind spezielle Immunabwehrmechanismen wie bei Neutropenie, Hypogammaglobulinämie, Komplementmangel, bei gezielter Immunsuppression oder Aids geschwächt, kann es leicht zu einer Pseudomonadeninfektion kommen.

Ein breites Spektrum von Produkten und Bestandteilen von P. aeruginosa gilt als mögliche Virulenzfaktoren. Sie sind für verschiedene pathogenetische Mechanismen und Krankheitsbilder mitverantwortlich, z. B. für Sepsis bei Neutropenie, chronische Lungeninfektionen bei zystischer Fibrose (CF), für Endokarditis bei Heroinsüchtigen, Dermatitis nach Thermalbädern und für Otitis externa maligna bei Diabetikern.

Die Infektionen laufen jeweils nach demselben Schema ab. P. aeruginosa adhäriert an den Zielzellen, um sie zu kolonisieren. Dann folgen Invasion und Ausbreitung mit systemischer Infektion. Der Ablauf kann auf jeder Stufe stoppen. Für jede Phase sind bestimmte Virulenzfaktoren charakteristisch. Eine Übersicht gibt Tabelle 29-20 (Woods u. Vasil 1994).

Adhäsine

Pili, Geißeln, Exoenzym S sowie das Lipopolysaccharid (LPS) und 2 Lektine ermöglichen es P. aeruginosa, sich an die Epithelzellen der Trachea, des Oropharynx oder an das Muzin der Atemwege anzuheften. Die Adhäsionsfaktoren, z. B. Liganden wie galaktose- oder mannosebindende Lektine, binden an korrespondierende Rezeptoren auf den Wirtszellen. Trypsin oder Elastase aus neutrophilen Granulozyten oder fehlendes Fibronektin legen neue Rezeptoren für die Pili von P. aeruginosa frei. Nach Pier et al. (1996) stellt das CFTR-Protein (»cystic fibrosis transmembrane regulator protein«) selbst den wichtigsten Rezeptor für P. aeruginosa dar.

Enzyme, Toxine

Die alkalische Protease und Elastase verdauen Kollagen, Elastin, Laminin und Fibronektin und degradieren Interferon-γ. Ähnlich wie das Diphtherietoxin hemmt Exotoxin A die Translation, indem es den Elongationsfaktor inaktiviert. Seine Expression ist stark abhängig von der Eisenkonzentration im Nährmedium.

Während des Übergangs von der initialen Besiedelung zur initialen Infektion mit P. aeruginosa können bei der zystischen Fibrose alkalische Protease, Elastase, Exotoxin A und Exoenzym S eine Rolle spielen, indem sie den Ablauf einer lokalen unspezifischen Immunantwort behindern.

In einem späteren Stadium werden spezifische Antikörper gegen die bakteriellen Toxine und Enzyme produziert, die eine bronchopulmonale Entzündungsreaktion mit Immunkomplexbildung und konsekutiver Gewebezerstörung hervorrufen. Eine Schlüsselrolle bei der Destruktion der Bronchialwand sowie der elastischen und interstitiellen Strukturen der Lunge kommt der Neutrophilenelastase zu. Sie ist auch die potenteste sekretagoge Substanz und stimuliert die IL-8-Produktion der respiratorischen Epithelzellen.

Immunkomplexe aktivieren die neutrophilen Granulozyten, und lysosomale Enzyme werden freigesetzt. Die Elastase spaltet freies Immunglobulin, sodass u. a. phagozytosehemmende IgG-Fragmente entstehen. Bei zystischer Fibrose verhält sich die Konzentration von Immunkomplexen umgekehrt proportional zur Aktivität der Elastase aus neutrophilen Granulozyten. Dieser Regulationsmechanismus könnte der Grund für das Auftreten zyklischer Remissionen und Relapse bei Mukoviszidosepatienten sein.

Rhamnolipid

Das hitzestabile Hämolysin Rhamnolipid hemmt in vitro die Lymphozytenproliferation, beeinträchtigt die mukoziliäre Clearance und regt die polymorphkernigen Granulozyten an, Superoxidradikale zu bilden.

Siderophore

Eisen, das P. aeruginosa benötigt, um sich im Wirtsorganismus zu vermehren, bindet das Bakterium über Siderophore, wie z. B. Pyochelin und Pyoverdin. Insgesamt enthält das P.-aeruginosa-Genom 34 Siderophorgene.

Farbstoffe

Die Synthese von Farbstoffen ist charakteristisch für P. aeruginosa. Das rote Pyorubin und Pyocyanin, das Eiter oder Sputa blaugrün verfärbt, werden ausschließlich von P. aeruginosa produziert. Die Phenazinpigmente Pyocyanin und 1-Hydroxyphenazin reduzieren die ziliäre Schlagfrequenz und die Oberflächenspannung, indem sie die intrazelluläre cAMP- und ATP-Konzentrationen reduzieren. Hydroxyphenazin verstärkt die Freisetzung von Elastase aus neutrophilen Granulozyten und fördert zugleich die Inaktivierung des die Elastase hemmenden α1-Proteinaseinhibitors.

Weitere wasserlösliche Pigmente wie Pyomelanin und Pyoverdin können von P. aeruginosa und auch von anderen Pseudomonasarten produziert werden. Pyomelanin ist braun, Pyo-

Tabelle 29-20. Virulenzfaktoren bei P. aeruginosa

Virulenzfaktor	Wirkungsmechanismus	Bedeutung bei Mukoviszidose
Adhäsine		
Pili (Fimbrien)	Bindebrücke zu Epithelzellen; Liganden reagieren mit Rezeptoren	Initiale Kolonisierungsschritte, antiphagozytär (?); Adhärenz an Muzin
Nonpili		
Geißel (eine polare); diverse Serotypen	Beweglichkeit	Chemotaxis, Invasion
Eisenbedarf		
Eisenbindende Proteine	Hohe spezifische Bindungsaffinität an Eisen	Überleben im eisenlimitierten Wirtsmilieu
Siderophore (z. B. Pyochelin, Pyoverdin)	Aufnahme von komplexgebundenem Eisen	
Proteasen		
LasA	Proteolyse der elastinvernetzenden Peptide; proteolytischer Abbau durch LasA vorgeschädigten Elastins	Gewebeinvasion und Zerstörung von unspezifischen Abwehrmechanismen (z. B.: Opsonin, Komplement, Fibronectin)
LasB		
Alkalische Protease	Proteolytischer Abbau durch LasA vorgeschädigten Elastins	
Andere Proteasen	Proteolyse	
Hitzestabiles Hämolysin	Detergensähnliche Eigenschaften	Abtötung von Leukozyten, ziliostatisch, Verstärkung der hämolytischen Phospholipase-C-Aktivität
Phospholipase C		
Hämolytische Phospholipase C (hitzelabiles Hämolysin)	Abbau von Phosphatidylcholin und Sphingomyelin; Bildung von Diacylglycerol oder Ceramid und Phosphorylcholin	Abbau von Lungensurfactant, Stimulation inflammatorischer Mediatoren, Schutz von Erregern vor hohem osmotischem Druck (z. B. Lunge bei CF, Harnwege), C-, N-, und Pi-Quelle, Stimulation von Schleim
Nichthämolytische Phospholipase C	Abbau von Phosphatidylcholin und Phosphatidylserin; Bildung von Diacylglycerol und Phosphorylcholin oder Phosphorylserin	Abbau von Lungensurfactant, Stimulation inflammatorischer Mediatoren, Schutz von Erregern vor hohem osmotischem Druck, C-, N-, und Pi-Quelle
Zytotoxin	Porenbildung in Zellmembranen	Gewebeentzündung und -zerstörung
Exoenzym S	ADP-Ribosylierung von Vimentin und $P21^{c\text{-}H\text{-}ras}$-Proteinen in Eukaryontenzellen	Ausbreitung von Erregern, Gewebezerstörung, Adhäsion
Exotoxin A	ADP-Ribosylierung des eukaryontischen Elongationsfaktors 2; Hemmung der Proteinsynthese	Gewebezerstörung; Abtötung von Makrophagen; Superantigen
Alginat, Mukoexopolysaccharid	Physikalische Abgrenzung	Antiphagozytär, trägt bei zur chronischen Infektion bei CF

verdin im alkalischem Milieu gelb, im sauren farblos. Einige der Pigmente, z. B. Pyocyanin, wirken antimikrobiell sowohl gegen Bakterien, z. B. gegen Vibrio cholerae oder Staphylokokken, als auch gegen Protozoen, z. B. Amöben, von denen sie im Gegensatz zu anderen Pseudomonasarten nicht phagozytiert werden. Diese Pigmente tragen nicht zur Pathogenität der Spezies bei.

Mukoexopolysaccharid

Bakterien können zwar als frei lebende, planktonische Einzelzellen existieren, in der Natur treten sie aber meistens als Verbände einer größeren Zahl auf, die von einer Matrix zusammengehalten, umhüllt und an Oberflächen fixiert werden. Die Biofilmpopulation ist ein hochorganisiertes bakterielles System mit interzellulärer Kommunikation und Koordination aus Zellen einer oder mehrerer Spezies. Biofilme mit P. aeruginosa sind im Rahmen von sog. Implantatinfektionen oft zusammen mit Staphylokokken an Urindauerkathetern, Endotrachealschläuchen und Kontaktlinsen nachgewiesen worden.

Nichtimplantatinfektionen, bei denen P.-aeruginosa-Biofilmen Bedeutung zukommt, sind Infektionen Mukoviszidosekranker und die chronische Otitis media. Wie ein P.-aeruginosa-Biofilm entsteht, ist in Abb. 29-21 veranschaulicht.

Mit Hilfe von Geißeln nähern sich die Bakterien Oberflächen, mit denen sie durch LPS und äußere Membranproteine in Kontakt treten. Hat sich ein Monolayer gebildet, vermitteln Pili den Aufbau von Mikrokolonien. Die Pilisynthese wird durch Crc- (»Catabolite-repressor«-Protein-)vermittelte Signale reguliert und der Geißelproduktion angepasst. Zell-Zell-Signalmoleküle [Acyl-Homoserin-Lakton (acylHSLs)] und Alginat sind notwendig, damit ein reifer Biofilm aufgebaut werden kann.

Bei CF treten mit zunehmender Krankheitsdauer bei immer mehr Patienten mukoide Stämme von P. aeruginosa auf. Sie bilden Alginat (Mukoexopolysaccharid, MEP), ein Polymer aus β-1,4-glykosidisch verbundener azetylierter D-Mannuron- und L-Guluronsäure, das wesentlich am Aufbau von Biofilmen be-

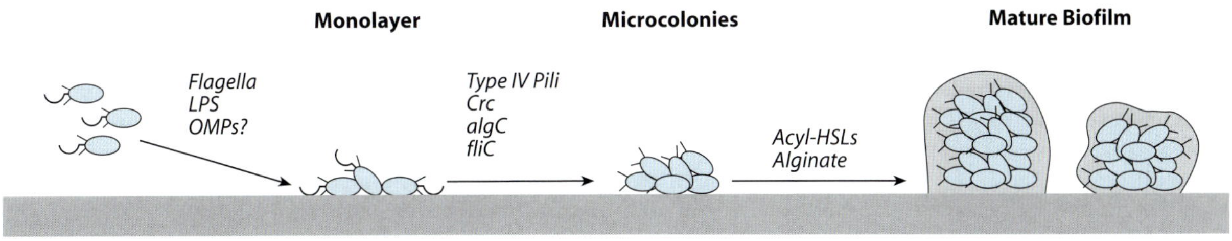

Abb. 29-21. Bildung von Biofilmen

teiligt. Die Regulation der Alginatsynthese ist abhängig vom endobronchialen Sauerstoffgehalt.

Neben Alginat exprimieren mukoide Stämme keine anderen Virulenzfaktoren. Ihre Zellen bilden Mikrokolonien, die an Muzine, den Hauptbestandteil des Mukus in den Atemwegen, adhärieren und zusammen mit Entzündungszellen den Biofilm aufbauen, der bei zystischer Fibrose in den Alveoli zu finden ist.

! Der Biofilm beeinträchtigt Abwehrmechanismen des Patienten wie die mukoziliäre Clearance der Atemwege, die antikörpervermittelte opsonisierende und nichtopsonisierende Phagozytose und reduziert die Bakterizidie von Aminoglykosiden.

Da in Biofilm eingeschlossene Bakterien eine bis auf ein Tausendstel verminderte Antibiotikaempfindlichkeit haben, können Mukoviszidosepatienten diese Stämme nicht mehr aus ihrem Bronchialsystem entfernen.

Ein Biofilm entwickelt sich in einer bestimmten Schrittfolge und im Zusammenspiel einzelner Faktoren, deren Bedeutungen durch Defektmutanten aufgeklärt werden konnten. So war z. B. eine Mutante, die sich nicht mehr mit der Geißel bewegen konnte, auch nicht in der Lage, sich an Oberflächen zu verankern. Sie war eine »*s*urface-*a*ttachment«-*d*efekte oder sog. »*sad*«-Mutante. Nach demselben Prinzip wurden auch die weiteren Schritte im Aufbau eines Biofilms analysiert.

Nachdem P. aeruginosa sich mit Hilfe seiner Geißel zur Bindeoberfläche bewegt und Kontakt mit ihr hergestellt hat, tragen sowohl das LPS als auch die OMP (»outer membran proteins) dazu bei, die Bindung zu festigen. Stämme mit Verlust des B-Banden-, jedoch nicht des A-Banden-LPS binden schwächer. Der Monolayer aggregiert zur Mikrokolonie durch Typ-IV-Pilus-vermittelte Drehbewegungen. Die Piliexpression wird über das »Catabolite-repressor«-Protein (Crc) reguliert.

Zugleich wird die Alginatproduktion auf- und die Geißelsynthese niederreguliert. Für endgültige Reifung des Biofilms sind noch Zell-Zell-Signale über Acyl-Homoserin-Lakton und weitere Alginatsynthese erforderlich (vgl. Abb. 29-21).

Lipopolysaccharide von P. aeruginosa

Struktur und Funktion

Das LPS von P. aeruginosa ist ähnlich aufgebaut wie das anderer gramnegativer Stäbchen. Komplettes LPS setzt sich aus 3 Komponenten zusammen: Das hydrophobe Lipid A verankert das Gesamt-LPS in der äußeren Membran und ist zur Zelloberfläche hin mit der 2. Komponente verbunden, dem Kern- oder Core-Oligosaccharid, an das sich nach außen das O-Oligosaccharid (O-Antigen) anschließt. LPS aus allen 3 Bestandteilen wird als »smooth« (S) bezeichnet, LPS ohne den O-Antigenteil als raues oder R-LPS entsprechend dem Aussehen der zugehörigen Kolonien auf Agarmedien.

P.-aeruginosa-Stämme mit komplettem S-LPS haben sich in verschiedenen Tierinfektionsmodellen als deutlich virulenter erwiesen als Stämme, die R-LPS produzieren. So war die LD 50 bei verbrennungsgeschädigten Mäusen für Raumutanten über 1000-mal höher als für den Wildtypstamm (Cryz et al. 1984). Über ähnliche Ergebnisse berichten Preston et al. bei Hornhautinfektionen von ausgewachsenen (Preston et al. 1995) sowie Tang et al. bei Infektionsversuchen mit neonatalen Mäusen (Tang et al. 1996).

P.-aeruginosa-Mutanten mit inkompletter O-Antigensynthese werden im Gegensatz zu Wildtypen mit komplettem LPS in nativem Humanserum abgetötet, weil sie serum- und komplementsensitiv sind.

Freigesetztes LPS wird im Patienten an Protein gebunden und so zu den CD14-Rezeptoren an Makrophagen transportiert, wo es die Sekretion von TNF-α, IL-1, IL-6, IL-8 und IL-10 induziert. Während normalerweise die Freisetzung dieser Entzündungsmediatoren die Infektionsabwehr stärkt, führt die überschießende Stimulation des Immunsystems durch LPS zum septischen Schock.

P. aeruginosa produziert zweierlei LPS-Antigene, das homopolymere A-Banden-und das heteropolymere B-Banden-LPS. Die A-Bande setzt sich zusammen aus 23 Repetitionen eines Trisaccharids aus D-Rhamnose. Sie ist kürzer als die B-Bande. Die B-Bande besteht aus mindestens 50 sich wiederholenden Di- bis Pentasacchariden aus unterschiedlichen Monosacchariden. Stämme mit nur A-LPS sind serumsensitiv im Gegensatz zu den serumresistenten B-LPS-Stämmen. Gegen B-LPS, nicht jedoch gegen A-LPS gerichtete Antikörper sind protektiv.

Im Verlauf einer Infektion mit P. aeruginosa ändert sich auch der LPS-Phänotyp. P.-aeruginosa-Isolaten aus chronisch infizierten Patienten mit Mukoviszidose fehlt die B-Bande des O-Antigens ganz oder teilweise, während das A-LPS unverändert exprimiert wird. Lam fand unter 250 P.-aeruginosa-Isolaten bei 68% A-Banden-LPS und bei keinem B-Banden-O-Antigen (Lam et al. 1989). Derartige Stämme sind häufig nicht serotypierbar oder polyagglutinabel.

Da das LPS an der Grenzfläche zur Umgebung lokalisiert ist, gilt es als Kandidat für Vakzinen.

Im Verlauf einer Infektion wird A-LPS unbeeinträchtigt weiter und B-LPS immer weniger exprimiert. So wird die Abwehr umgangen, weil A-LPS nur gering immunogen ist. Zudem führt der Verlust von B-LPS zur Permeationsresistenz gegenüber Aminoglykosiden. Auch bei Atemwegsinfektionen von HIV-Patienten wurde eine Konversion zur Serumsensitivität parallel mit Nichttypisierbarkeit oder Polyagglutination beobachtet.

Genetik

Die Gene für die A-Banden-LPS (wb) wurden aus P. aeruginosa PAO 1 (Serotyp O 15) kloniert und sequenziert. Sie bilden einen Konvoi aus 8 Genen. Die für die Synthese des A-Bandenzuckers D-Rhamnose verantwortlichen Gene, rmd, gmd und wbpW, liegen am Anfang des Verbandes. Auf sie folgen die Gene für ein ATP Bindekassettentransportsystem, wzm und wzt, und die für die Anordnung der repetitiven D-Rhamnose-Einheiten verantwortlichen Gene, wbpX, wbpY und wbpZ.

Aus der Genkarte von P. aeruginosa PAO1 wird ersichtlich, dass die Gencluster für das A- und B-Bandenpolysaccharid in deutlichem Abstand voneinander angeordnet sind.

Während des Aufbaus von Biofilmen verändert sich der LPS-Phänotyp von P. aeruginosa von A^+B^+ zu A^+B^-. Dem entspricht die Abnahme der Expression von B-LPS-Banden mit zunehmender Dauer der P.-aeruginosa-Infektion bei CF.

P.-aeruginosa-PAO1 produziert gleichzeitig A-Banden- und B-Banden-LPS, 2 chemisch und antigenetisch verschiedene LPS-Moleküle. Sie werden nur von 6 der 20 O-Serotypstämme, von O7, O12, O13, O14, O15 und O16, nicht gebildet. A-Banden-(Rhamnose-)LPS konnte auch nachgewiesen werden bei P. syringae, B. cepacia und S. maltophilia, Spezies, die ebenfalls bei CF auftreten können.

29.5.4.7 Empfindlichkeit gegenüber antimikrobiellen Substanzen

Primäre und sekundäre Resistenz

Wildtypstämme von P. aeruginosa sind zumeist sensitiv gegenüber Penicillinderivaten, wie z. B. Piperacillin, Azlocillin, Ticarcillin, gegenüber Cephalosporinen, wie Ceftazidim, Cefoperazon, Cefsulodin, Cefepim und Cefpirom, gegen das Monobaktam Aztreonam, die Carbapeneme Imipenem und Meropenem, die Aminoglykoside Tobramycin oder Amikacin, gegenüber Ciprofloxacin, dem Fluorchinolon mit der höchsten Anti-P.-aeruginosa-Aktivität, sowie z. T. gegen Fosfomycin. P.-aeruginosa-Wildtypen sind primär (intrinsisch) resistent gegen alle übrigen β-Laktamantibiotika sowie deren Kombinationen mit β-Laktamaseinhibitoren wie Clavulansäure, Sulbactam oder Tazobactam, außerdem gegen Tetracycline, Chloramphenicol, Makrolide (vgl. unten), Trimethoprim/Sulfamethoxazol, Rifampicin, Fusidinsäure, Clindamycin u. a.

Obwohl Makrolide nach gängigen MHK-Grenzkonzentrationen als unwirksam gegen P. aeruginosa gelten, lassen Berichte aus Japan darauf schließen, dass insbesondere Erythromycin sehr wohl von therapeutischem Nutzen sein kann (Kobayashi 1995). Dieses Makrolid wurde in Japan in den vergangenen 15 Jahren erfolgreich gegen die diffuse Panbronchiolitis, eine chronische Lungeninfektion mit P. aeruginosa, eingesetzt.

Möglicherweise beruhen die Therapieerfolge darauf, dass subinhibitorische Makrolidkonzentrationen die Synthese des Mukoexopolysaccharids hemmen.. Als Folge werden weniger Immunkomplexe gebildet. Weiterhin wird die Antibiotikawirkung verstärkt, weil weniger neue Mikrokolonien entstehen und bereits vorhandene aufgelöst werden. Wenn Makrolide über längere Zeit gegeben werden, haben sie zusätzlich einen immunsuppressiven Effekt (Labro 1998) und vermindern die Gewebedestruktion, die durch überschießende Immunreaktion verursacht wurde.

Die im Krankenhaus erworbenen P.-aeruginosa-Stämme sind in unterschiedlichen Anteilen resistent gegenüber einem oder mehreren der Antibiotika, die üblicherweise erfolgreich gegen den Erreger wirksam sind. Die Resistenz erwerben sie sekundär, meist durch chromosomale Mutation entweder in dem Patienten, von dem sie isoliert oder in einem anderen, von dem sie per Kreuzinfektion übertragen wurden.

Um das Risiko der Selektion resistenter Stämme zu vermindern, sollten 2 Antibiotika mit unterschiedlichen Wirkmechanismen eingesetzt werden. bevorzugt ein β-Laktamantibiotikum und ein Aminoglykosid. Bei einer Mutationsfrequenz von 10^{-9} für jedes einzelne der beiden Antibiotika liegt die Wahrscheinlichkeit für einen gegen beide Antibiotika gleichzeitig resistenten Stamm bei 10^{-18}.

Resistenzhäufigkeit in verschiedenen klinischen Bereichen

Die Resistenzhäufigkeit von P. aeruginosa ist vom klinischen Bereich abhängig, aus dem die untersuchten Stämme isoliert wurden und von den dort üblichen Therapieschemata. Dies veranschaulicht ein Vergleich der Resistenzhäufigkeiten aus einer PEG- (Kresken et al. 2000) und einer MYSTIC-Studie (Goossens et al. 2000) (◘ Tabelle 29-21).

Die Resistenzsituation von P.-aeruginosa-Stämmen von Mukoviszidosepatienten beschreibt eine Untersuchung aus dem Jahr 1998 (Bauernfeind 2000, unpublished results). Einbezogen wurden 235 Isolate von 100 Patienten. Der Anteil gegen einzelne Antibiotika resistenter Stämme ergab sich zu 9,8% für Meropenem, 18,7% für Ceftazidim, 15,3% für Tobramycin, 52,4% für Fosfomycin und 12,8% für Ciprofloxacin. Keine der Substanzen erfasste demnach alle Isolate. Bei dieser allgemein üblichen Auswertung wird die durchschnittliche Wirksamkeit einzelner Substanzen beim untersuchten Stammkollektiv charakterisiert. Aus den Daten kann man nicht schließen, welche Zweierkombinationen bei wie vielen und welchen Einzelstämmen – vollsensitive Stämme ausgenommen – wirksam sind. Um eine solche Aussage treffen zu können, müssen die Resistenzen nach den Resistenzmustern der Einzelstämme analysiert werden. Dabei ergaben sich unter den 235 Stämmen 75 verschiedene Muster (◘ Tabelle 29-22).

Sensitiv gegen alle untersuchten Antibiotika waren 18,3%, während 25% (= 59) der Stämme gegen keines oder nur gegen

◘ Tabelle 29-21. Vergleich der Resistenzhäufigkeiten aus der PEG-Studie 1998 und der MYSTIC-Studie 1997–1999

	PEG 1998 Alle Stationen	MYSTIC 1997–1999	
		Intensivstationen	Zystische Fibrose
	n = 859	n = 117	n = 101
Resistente Isolate [%]			
Meropenem (MER) (≥16)	2,0	7,7	8,8
Ceftazidim (≥32)	1,2	14,5	20,8
Ciprofloxacin (CIP) (≥4)	10,5	25,6	65,4
Gentamicin (≥8)	9,3	40,2	58,4
Piperacillin/Tazobactam (≥64)	4,2	5,1	8,9

Tabelle 29-22. Resistenzmuster unter 235 P.-aeruginosa-Stämmen

Zahl der Stämme	[%]	Resistenzmuster				
		Meropenem (MER)	Tobramycin (TOB)	Fosfomycin (FOS)	Ceftazidim (CAZ)	Ciprofloxacin (CIP)
43	18,3	S	S	S	S	S
20	8,5	S	S	*R*	S	S
20	8,5	S	I	R	S	S
13	5,5	S	I	S	S	S
9	3,8	S	S	I	S	S
8	3,4	S	*R*	S	S	S
7	3,0	S	I	I	S	S
7	3,0	S	*R*	*R*	S	S
5	2,1	S	S	*R*	S	I
5	2,1	S	I	*R*	S	I
5	2,1	S	*R*	R	S	I
4	1,7	S	*R*	S	S	I
4	1,7	I	I	*R*	*R*	*R*
4	1,7	*R*	*R*	R	R	R
3	1,3	S	R	R	R	S
78	33,2	Verschiedene Resistenzmuster bei jeweils nur 1–2 Stämmen				

S = empfindlich; R = resistent; I = intermediär empfindlich.

eines der ersten 4 Antibiotika sensitiv waren. Für sie wäre demnach eine Zweierkombination nicht mehr offen.

Wenn man Kombinationswirkungen von Antibiotika untersucht, stellt man allerdings fest, dass die Aktivität eines Antibiotikums oft erhöht wird, wenn es mit einem 2. kombiniert wird. In der erwähnten Studie wurde aufgrund des beschriebenen Mechanismus für 48 der 59 Stämme die Möglichkeit einer Kombinationstherapie eröffnet. Von den verbleibenden 11 Stämmen waren 4 sensitv gegenüber Ciprofloxacin, einer gegen Ciprofloxacin und Tobramycin. Die restlichen 6 waren nur noch gegen Colistin empfindlich.

Mechanismen der Antibiotikaresistenz von P. aeruginosa

Alle Stämme von P. aeruginosa exprimieren in unterschiedlichem Ausmaß primäre Resistenz und sind deshalb gegen die meisten Antibiotika weniger empfindlich als Enterobacteriaceae. Die primäre Resistenz beruht auf dem Zusammenspiel von Impermeabilität und Multidrugefflux, der durch den MexA-MexB-OprM-Komplex vermittelt wird. Das MexB-Protein ist eine Pumpe mit breitem Substratspektrum in der Zytoplasmamembran, das OprM ein porenbildendes Protein, das eine Pforte in der äußeren Membran bildet. Verbunden sind beide über das MexA-Protein.

Die Aufregulation von MexA-MexB-OprM tritt mit hoher Frequenz als Folge der nalB-Mutation im mexR-Locus auf. Sie erhöht die MHK-Werte gleichzeitig für Penicilline, Cephalosporine, Chinolone, Tetracycline und Chloramphenicol, nicht aber für Imipenem. Solche Stämme wurden in vivo besonders unter Carbenicillin und Ticarcillin selektiert. Da MexA-MexB-OprM eine sehr breite Substratspezifität hat, liegt es nahe, dass seine natürliche Funktion darin besteht, amphipathische Substanzen aus der Zelle zu entfernen, die Struktur und Funktion der Zytoplasmamembran stören würden. Neuerdings eröffnen sich Perspektiven, die effluxbedingte Resistenz von P. aeruginosa, z. B. gegenüber Fluorchinolonen, durch Effluxpumpeninhibitoren zu überwinden (Lomovskaya et al. 2001).

Bonfiglio analysierte die Mechanismen der Resistenz gegenüber β-Laktamen bei 325 Isolaten von P. aeruginosa (Bonfiglio et al. 1998) mit MHK-Werten für Meropenem und Imipenem >4 mg/l, Carbenicillin >128 mg/l, Ceftazidim >8 mg/l, Piperacillin und Ticarcillin/Clavulansäure >64 mg/l. Der häufigste Resistenzmechanismus war intrinsische Resistenz bei 183 Isolaten, gefolgt von Resistenz durch β-Laktamaseproduktion bei 111 Stämmen. Derepression von Ambler-Class-C-β-Laktamasen wurde in 64 Stämmen gefunden. Sie waren gegen Ceftazidim und Piperacillin resistent, aber gegen Meropenem empfindlich.

Plasmidkodierte β-Laktamasen konnten bei 34 Isolaten mit Resistenz gegenüber Carboxy- und Ureidopenicillinen und Empfindlichkeit gegenüber Carbapenemen identifiziert werden. 12 Stämme hatten mehr als eine plasmidische β-Laktamase, zugleich war ihre chromosomale Class-C-β-Laktamase dereprimiert. Die Resistenz gegenüber Carbapenemen war unabhängig von der gegenüber anderen β-Laktamen. 24 Stämme waren nur gegen Imipenem resistent und 8 gegenüber Meropenem und Imipenem.

Imipenem wird vom MexA-MexB-OprM-System nicht effluiert, da es keine lipophilen phenyl- oder heterozyklischen Seitenketten hat. Es selektiert demgegenüber resistente Mutanten von P. aeruginosa, denen das OprD-Protein (D2-Porin) fehlt. Die natürliche Funktion dieses Proteins ist die passive Aufnahme basischer Aminosäuren durch die äußere Membran. Dieselben Poren sind jedoch auch permeabel für Carbapeneme, nicht aber für andere β-Laktame. Die MHK-Werte für Imipenem steigen von 1–2 auf 8–32 mg/l an, die für Meropenem hingegen von 0,12–0,5 auf 2–4 mg/l. Meropenem kommt zwar wie Imipenem durch die OprD-Porine in die Zelle, wird aber dort erkannt und durch den MexB-vermittelten Efflux ausgeschieden.

Imipenem selektiert mit hoher Frequenz $OprD^-$-Mutanten, die aber gegen andere Antibiotika voll sensitiv bleiben. Meropenemresistenz schließt dagegen β-Laktam- sowie Fluorchinolonresistenz ein und wird von der Aufregulierung von MexA-MexB-OprM mitbestimmt. Da für die Meropenemresistenz 2 Mutationen (der Verlust von OprD und Aufregulation von MexA-MexB-OprM) notwendig sind, ist sie viel seltener als Imipenemresistenz, für die nur eine Mutation verantwortlich ist. Die Resistenz gegen Penicilline und Cephalosporine wird in erster Linie durch Derepression der chromosomalen AmpC-β-Laktamase ausgelöst (Livermore 2001).

Carbapenemehydrolisierende β-Laktamasen finden sich in den Ambler-Klassen A, B und D. Die Carbapenemasen von P. aeruginosa gehören zur Subklasse B I (Galleni et al. 2001). Resistenzen durch Produktion der Carbapenemase IMP-1 wurden u. a. bei Enterobacteriaceae und P. aeruginosa seit 1980 zunächst in Südostasien gefunden, neuerdings auch in Großbritannien, Italien und Portugal. Die Carbapenemase VIM-1 wurde 1997/1998 bei Isolaten von P. aeruginosa aus Verona nachgewiesen. (Cornaglia et al. 2000). Die MHK-Werte für den VIM-1 produzierenden P.-aeruginosa-Stamm waren für Imipenem, Meropenem, Ceftriaxon, Ceftazidim, Cefepim, Piperacillin/Tazobactam und Ticarcillin/Clavulansäure ≥128 mg/l.

Die Stämme waren zudem resistent gegenüber Aminoglykosiden und Ciprofloxacin. Alle VIM-1^+-Stämme waren $OprD^-$, verfügten demnach über 2 Resistenzmechanismen.

Kationische Peptide

Aminoglykoside lösen einen Aufnahmemechanismus für sich selbst aus, der auch Polymyxine und Azithromycin einschließt. Dabei interagieren Aminoglykoside mit den Bindestellen divalenter Kationen des LPS, zu denen sie eine um 2–4 Größenordnungen höhere Affinität haben. Wenn die Aminoglykoside die Kationen aus ihrer Bindung verdrängen, dehnt sich die Fläche der äußeren Membran aus und wird permeabler, z. B. für kleine basische Proteine wie Lysozym und auch für kationische Peptide.

Antimikrobielle kationische Peptide werden von Bakterien, Pflanzen und Tieren – Säugetiere eingeschlossen – produziert und tragen wesentlich zur Infektionsabwehr bei. Anhand struktureller Merkmale werden 4 Klassen von kationischen Peptiden unterschieden.

Gemeinsam ist ihnen die positive Ladung sowie der amphipathische Charakter mit einer hydrophilen, positiv geladenen und einer hydrophoben Seite. Sie können gegen grampositive, gramnegative oder gegen beide Bakteriengruppen aktiv sein. Ihre Aktivität ist deutlich niedriger als die von Antibiotika und gleich gegenüber antibiotikaresistenten und -empfindlichen Stämmen, z. B. von P. aeruginosa. Die Gewinnung größerer Mengen kationischer Peptide ist schwierig, ihre Produktion mit Hilfe rekombinanter DNA-Technologie steckt noch in der Entwicklung.

Kationische Peptide sind einerseits selbst bakterizid. Andererseits sollten sie die äußere Membran von P. aeruginosa, die normalerweise bestimmte Substanzen nicht penetrieren lässt, permeabel machen, sodass sie mit zuvor unwirksamen Antibiotika synergistisch wirken. Von pathogenetischer Relevanz ist, dass kationische Peptide die Induktion der TNF-Produktion von Makrophagen hemmen und damit das Risiko eines Endotoxinschocks reduzieren. Die klinische Perspektive kationischer Peptide wird noch evaluiert.

29.5.4.8 Infektionen mit P. aeruginosa

Nichtnosokomiale Infektionen

Außerhalb des Krankenhauses können Infektionen durch Kontakt mit kontaminiertem Wasser entstehen, z. B. in Thermalbädern oder Whirlpools. Die Infektionen bleiben in diesen Fällen meist lokalisiert und äußern sich charakteristischerweise als Follikulitis.

Von den oberflächlichen Infektionen des Ohrkanals bei Wassersportlern ist die Otitis externa maligna älterer Patienten, bevorzugt Diabetikern, zu unterscheiden. Bei dieser nekrotisierenden Otitis dringt P. aeruginosa tiefer ins Gewebe ein, sodass es zu Nervenschädigungen und Osteomyelitis kommen kann. P.-aeruginosa-Infektionen des Auges setzen Verletzungen der Kornea voraus. Sie treten öfter bei Kontaktlinsenträgern auf, wenn die Linsen in kontaminierten Flüssigkeiten gereinigt wurden.

P. aeruginosa ist ein häufiger Erreger von Osteomyelitiden des Felsenbeins. Bei Drogenabhängigen kommt es zu Endokarditiden nach i.v.-Injektionen mit kontaminierten Spritzen.

Nosokomiale Infektionen

P. aeruginosa ist primär ein Erreger nosokomialer Infektionen. Diese werden z. B. von der National Nosocomial Infections Surveillance, NNIS, der Centers for Disease Control and Prevention, CDC, erfasst.

Demnach nahm die Inzidenz der P.-aeruginosa-Infektionen von 1985 bis 1991 von 4,8 auf 3,4 pro 1000 Entlassungen ab. P. aeruginosa war während dieses Untersuchungszeitraums mit 10,1% der vierthäufigste Erreger nosokomialer Infektionen überhaupt. Als Erreger nosokomialer Pneumonien lag er mit 16,8% an 1. Stelle, bei nosokomialen Harnwegsinfektionen an 3. und bei chirurgischen Infektionen an 5. Stelle. Auf Intensivstationen war er mit 12,4% häufigster Infektionserreger. Zudem ist P. aeruginosa verantwortlich für Klinikinfektionen von Wunden, Peritonitis bei Dialysepflichtigen und mit einer Letalität zwischen 40 und 50% als vierthäufigster Erreger für Pneumonien bei intubierten Patienten. Pseudomonasinfektionen von Verbrennungspatienten werden zwar nicht so häufig beobachtet wie Infektionen mit S. aureus, führen aber nicht selten zu einer Sepsis mit hoher Letalität.

Ein mukoider Phänotyp von P. aeruginosa ist typisch für Patienten mit zystischer Fibrose.

P. aeruginosa bei Mukoviszidose

Der Anteil der Patienten mit P. aeruginosa nimmt mit deren Alter kontinuierlich bis auf über 90% zu (Bauernfeind u. Przyklenk 1997). Bereits bei etwa 25% der 1-Jährigen und jüngeren Patienten ist P. aeruginosa nachweisbar. Ab etwa dem 7. Lebensjahr wird er deutlich häufiger isoliert als S. aureus (◘ vgl. Abb. 29-22).

Mit kombinierten kulturellen und serologischen Methoden findet man P. aeruginosa bis zum 3. Lebensjahr bei 97,5% der Patienten (Burns et al. 2001).

Das war nicht immer so. Früher dominierte unter den aus Autopsiematerial isolierten Erregern mit Abstand S. aureus. Er wurde erst in den 1950er Jahren von P. aeruginosa abgelöst, weil Antibiotika entwickelt worden waren, die S. aureus besser eradizieren. Als später potente Antibiotika gegen P. aeruginosa eingeführt wurden, erhöhte sich zwar die Lebenserwartung der Patienten, der Keim selbst wurde aber nicht wesentlich zurück-

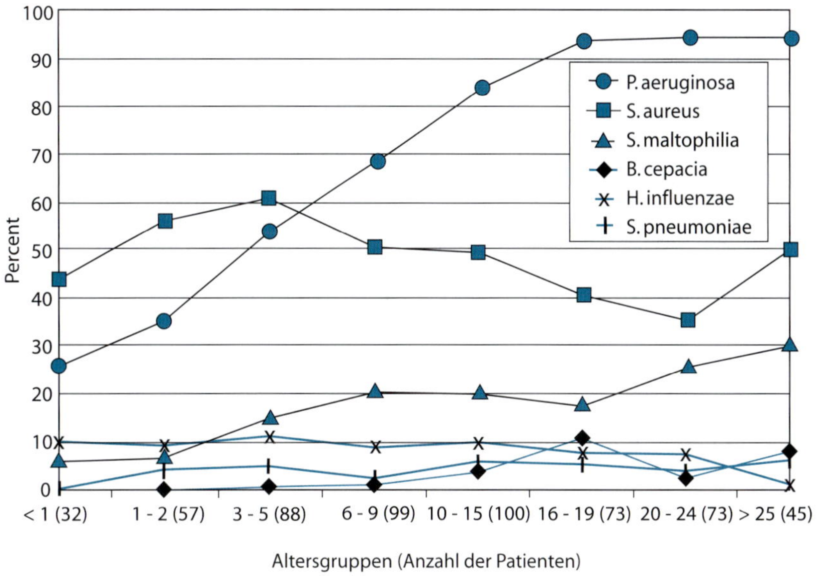

Abb. 29-22. Altersabhängigkeit der Prävalenz mukoviszidoserelevanter bakterieller Erreger

gedrängt, weil P. aeruginosa sehr viel seltener als S. aureus unter Antibiotikatherapie eliminierbar ist.

Die Zehnjahresprävalenz (1985–1995) von 6 mukoviszidoserelevanten Spezies für 283 Patienten wurde nach 8 Altersgruppen analysiert (Abb. 29-22). Mit dem Alter nahm bei P. aeruginosa und bei S. maltophilia die Prävalenz kontinuierlich zu, während bei S. aureus und bei Burkholderiaarten nach einem initialen Anstieg ein Rückgang zu verzeichnen war. Besonders bemerkenswert ist, dass sich die Dominanz von S. aureus und P. aeruginosa bei etwa 10 Jahren umkehrt. Die Prävalenz von Haemophilus influenzae und Streptococcus pneumoniae war nicht ausgeprägt altersabhängig.

29.5.4.9 Reservoirs für und Kreuzinfektionen mit P. aeruginosa

Im Krankenhaus gehen P.-aeruginosa-Infektionen häufig von kolonisierten oder infizierten Patienten aus oder von kontaminierten Instrumenten, z. B. von Endoskopen (Helm et al. 1984), Blasenkathetern oder Beatmungsgeräten. Selbst Leitungswasser kann Pseudomonasinfektionsquelle werden. So fand Trautmann in einer 7-monatigen prospektiven Studie über längere Zeitabschnitte hin verschiedene P.-aeruginosa-Genotypen an allen Wasserhähnen einer chirurgischen Intensivstation (Trautmann et al. 2001). Im Untersuchungszeitraum wurden 5 (29%) von 17 Patienten mit Genotypen infiziert, die auch im Leitungswasser auftraten.

Eine weitere Studie konnte zeigen, dass schwere Pseudomonasinfektionen durch kontaminiertes Whirlpoolwasser ausgelöst werden können. Während eines 14-monatigen Beobachtungszeitraums wurden 7 Patienten mit akuter myeloischer Leukämie mit ein und demselben multiresistenten P.-aeruginosa-Stamm infiziert (Resistenzmuster: Tobramycin R, Gentamicin R, Ticarcillin R, Piperacillin R, Amikacin S, Ceftazidim S, Imipenem S, Ciprofloxacin S).

Erregerreservoir war der Stationswhirlpool, dessen Ablauf 25 mm unter dem Sieb mit dem Epidemiestamm kontaminiert war. Sobald man für einen Patienten frisches – pseudomonasfreies – Wasser einlaufen ließ, wurde der Keim durch die nicht abdichtende Verschlusskonstruktion in das Badewasser hochgespült.

Von den 7 infizierten Patienten verstarben 4 (57%) mit positiven Blutkulturen des P.-aeruginosa-Epidemiestamms und mit Sepsissymptomen, jedoch ohne die für Whirlpoolinfektionen sonst charakteristische Follikulitis. Von 28 Kontrollpatienten, die ohne kulturellen Nachweis des P.-aeruginosa-Epidemiestamms im selben Zeitraum wie die Infizierten auf derselben Station waren, verstarben dagegen nur 14%. Die Erkrankten hatten signifikant häufiger den Whirlpool benutzt.

Auf urologischen Stationen ist der Transfer von P.-aeruginosa-Stämmen von einem Patienten zum anderen nur schwer vermeidbar. So fanden Wagenlehner et al. (2002) bei 144 katheterisierten Patienten mit signifikanter Bakteriurie 33 Stämme von P. aeruginosa, von denen 18 (54,6%) bei mehr als einem Patienten auftraten.

29.5.4.10 Antibiotikatherapie von P.-aeruginosa-Infektionen

P. aeruginosa kann an Infektionen der unteren Atemwege wie z. B. der ambulant erworbenen Pneumonie beteiligt sein. Deshalb empfehlen die American Thoracic Society und die Canadian Guidelines (Hatchette et al. 2000), auf strukturellen Veränderungen der Lunge, wie z. B. Bronchiektasen, beruhende Pneumonien mit Antibiotika zu behandeln, deren Wirkspektrum P. aeruginosa einschließt. Zu den empfohlenen Mitteln gehören die Carbapeneme Imipenem-Cilastatin und Meropenem, die Kombinationen aus Penicillinen und β-Laktamaseinhibitoren Piperacillin-Tazobactam sowie Ticarcillin-Clavulansäure, Ceftazidim und Ciprofloxacin.

Noch diskutiert wird, ob die duale Kombinationstherapie aus einem β-Laktam und einem Aminoglykosid befürwortet werden soll. Zwar überlebten mit P. aeruginosa infizierte Meerschweinchen, die mit einem β-Laktam und Tobramycin therapiert wurden, nicht länger als diejenigen, die eine Monotherapie mit Tobramycin erhielten. Bei neutropenischen Tieren dagegen erwiesen sich gegenüber der Monotherapie Kombinationstherapien aus Ticarcillin, Azlocillin oder Cefta-

Tabelle 29-23. Tobramycin: Serum- und Sputumkonzentrationen nach inhalativer oder parenteraler Gabe

Quelle	Zahl der Patienten	Vernebler	Dosierung	Mittlere maximale Serumkonzentration [µg/ml]	Mittlere maximale Sputumkonzentration [µg/g]
Eisenberg et al.	60	Pari LC	300 mg bid/aerosol	0,57±0,38	687±663
	60	Sidestream	300 mg bid/aerosol	0,74±0,43	489±402; p = 0,02
Ramsey et al.	247	Pari LC Plus	300 mg bid/aerosol	1,01±0,57	1199,2
Mendelman et al.	10		6,0–10,8 mg/kg/IV	7,5	82

zidim mit Tobramycin als überlegen. Die Monotherapie mit β-Laktamen kann resistente Stämme selektieren. Kombiniert man 2 β-Laktame, so ist ihre Wirkung nicht synergistisch wie Kombinationen aus einem β-Laktam und einem Aminoglykosid.

Bei 200 konsekutiven Fällen mit P.-aeruginosa-positiven Blutkulturen war die Überlebensrate unter Kombinationstherapie signifikant höher als unter einer Monotherapie: 52% bei Aminoglykosid plus β-Laktam gegenüber 32% bei Aminoglykosidmonotherapie (Hilf et al. 1989).

Für die Behandlung von Pseudomonaspneumonien gilt die Monotherapie mit einem Aminoglykosid als ungeeignet, weil die Substanzgruppe das Lungengewebe nur ungenügend penetriert.

Eine orale Antibiotikatherapie von P.-aeruginosa-Infektionen ist derzeit nur mit Fluorochinolonen möglich, unter denen Ciprofloxacin über die höchste Aktivität verfügt. Seit pseudomonasinfizierte Mukoviszidosepatienten mit Ciprofloxacin behandelt werden, ist die Anzahl der ciprofloxacinsensitiven Stämme um etwa ein Drittel von 93% im Jahr 1983 auf 64% im Jahr 1997 zurückgegangen. Das Risiko, resistente Mutanten zu selektieren, kann vermindert werden, wenn gleichzeitig Colistin inhalativ gegeben wird. Mit Colistin stieg die Ciprofloxacin-MHK bei nur 4,2% der Stämme auf das mindestens 4fache gegenüber 13,9% bei Ciprofloxacinmonotherapie (Bauernfeind et al. 1996).

Aerosoltherapie

Die bei parenteraler Administration und gängiger Dosierung im Lungengewebe erreichbaren Konzentrationen von Aminoglykosiden oder Colistin reichen erfahrungsgemäß nicht aus, um P. aeruginosa zu eradizieren. Die Obergrenze der parenteralen Dosierung beider Substanzgruppen wird durch deren Nephro- und Ototoxizität eng limitiert. Per Aerosol können bei deutlich niedrigerer systemischer Toxizität größere Mengen in die Lunge eingebracht werden, weil die Substanzen kaum resorbiert werden (Tabelle 29-23).

Aerosoltherapie mit Aminoglykosiden wird für unterschiedliche Infektionen der unteren Atemwege diskutiert (Cole 2001). Bei CF hat sich mittlerweile etabliert, die Patienten gegen P. aeruginosa Tobramycin inhalieren zu lassen. Gentamicin wird wegen geringerer Wirksamkeit nicht empfohlen. Neuerdings wird Tobramycin in Form einer speziell für die Inhalation hergestellten Präparation ohne Zusatzstoffe wie z. B. Phenol (TOBI) mit 2-mal/Tag 300 mg höher dosiert, um so im Sputum Konzentrationen zu erreichen, mit denen P. aeruginosa auch in Biofilmen abgetötet werden kann. Dazu sollte die MHK um das mindest 25fache überschritten werden, weil erst dann die antagonistische Wirkung von Sputum gegen Aminoglykoside ausgeglichen werden kann.

Bei mittleren Sputummaximalkonzentrationen von 1200 mg/l (Ramsey et al. 1999) sollten damit P.-aeruginosa-Stämme bis zu einer MHK von 32 mg/l erreicht werden. Der Grenzwert für Resistenz wäre demnach bei 64 mg/l anzusetzen. Dementsprechend wären unter 320 P.-aeruginosa-Stämmen, die 1998 und 1999 aus CF-Sputa isoliert wurden, nur noch 6,3% bei hochdosierter Tobramycinaerosoltherapie resistent (Bauernfeind 2000). Erste klinische Erfahrungen mit der TOBI-Behandlung, bei der jeweils auf einen Monat mit Inhalation ein Monat ohne Inhalation folgt, weisen auf eine gegenüber der Placebogruppe signifikante Stabilisierung der Lungenfunktion hin (van Deventer 1999; Ramsey et al. 1999).

Fazit für die Praxis

- P. aeruginosa ist sowohl bei nosokomialen Infektionen insgesamt als auch bei im Krankenhaus erworbenen Pneumonien beatmeter Patienten der vierthäufigste Erreger.
- P.-aeruginosa-Infektionen betreffen üblicherweise nur abwehrgeschwächte Personen, wie Patienten mit Immunsuppression, Verbrennungen, Aids oder Mukoviszidose.
- P. aeruginosa zeichnet sich durch primäre (intrinsische) Resistenz gegenüber einer Reihe von Antibiotika und Desinfektionsmitteln aus. Sein komplexes, mit 6,3 Mio. bp größtes aller bisher sequenzierten Bakteriengenome befähigt Pseudomonas, sich an die verschiedensten Umweltbedingungen anzupassen.
  Im Vergleich mit anderen Bakteriengenomen enthält das Pseudomonasgenom einen überdurchschnittlich hohen Anteil regulatorischer Gene sowie von Genen für den Katabolismus, Transport und Efflux organischer Verbindungen und für Chemotaxissysteme.
  P. aeruginosa ist gerade wegen seiner Fähigkeit, unter verschiedensten Bedingungen zu überleben, nicht zu einem auf den Menschen spezialisierten Parasiten degeneriert, wie etwa Mycobacterium tuberculosis oder Helicobacter pylori, sondern er ist ein vielseitiger Opportunist geblieben.

Literatur zu Kap. 29.5.4

Bauernfeind A, Eberlein E, Reinhardt D et al. (1996) Comparative Microbiological effects of combination therapy with ciprofloxacin plus colistin vs. monotherapy with ciprofloxacin or colistin against pseudomonas aeruginosa. International Cystic Fibrosis Symposium, München, Abstr. P12. Monatsschr. Kinderheilkd. 144: 1042
Bauernfeind A, Przyklenk B (1997) Microbiological Background for Anti-Pseudomonas aeruginosa Vaccination in Cystic Fibrosis. Behring Inst. Mitt. 98: 256–261
Bonfiglio G et al (1998) Mechanisms of β-lactam Resistance amongst pseudomonas aeruginosa isolated in an Italian survey. J Antimicrob Chemother 42: 697–702
Burns JL et al (2001) Longitudinal assessment of pseudomonas aeruginosa in young children with cystic fibrosis. J Infect Dis 183: 444–452
Cole, P. J. (2001) The Role of Nebulized Antibiotics in Treating Serious Respiratory Infections. J Chemother 13/4: 354–362
Cornaglia G et al (2000) Hospital Outbreak of carbapenem-resistant pseudomonas aeruginosa producing VIM-1, a novel transferable metallo-β-lactamase. Clin Infect Dis 31: 1119–1125
Cryz SJ et al. (1984) Role of lipopolysaccharide in virulence of pseudomonas aeruginosa. Infect Immun 44: 508–513
Goossens H et al (2000) MYSTIC (Meropenem Yearly Suscseptibility Test Information Collection) – Results from Europe: Comparison of antibiotic susceptibilities between countries and centre types. J Antimicrob Chemother 46: 39–52
Davey ME et al. (2000) Microbial Biofilms: from ecology to molecular genetics. Microbiol Mol Biol Rev 64: 847–867
Devanter V et al. (2000) Effect of tobramycin solution for inhalation (TOBI®) on lung function decline in pseudomonas aeruginosa-infected cystic fibrosis patients with mild to moderate lung disease. 14th Annual North American Cystic Fibrosis Conference, Baltimore/MD
Galleni M et al (2001) Standard Numbering Scheme for Class B β-lactamases. Antimicrob Agents Chemother 45: 660–663
Hatchette TF et al (2000) Pseudomonas aeruginosa community-aquired pneumonia in previously healthy adults: Case report and review of the literature. Clin Infect Dis 31: 1349–1356
Helm EB, Bauernfeind A, Frech K, Hagenmüller F (1984) Pseudomonas-Septikämie nach endoskopischen Eingriffen am Gallengangsystem. Dtsch Med Wochenschr 109: 697–701
Hilf M, Yu VL, Sharp J et al (1989) Antibiotic therapy for pseudomonas aeruginosa bacteremia: outcome correlation in a prospective study of 200 patients. Am J Med 87: 540–546
Kobayashi H.(1995) Biofilm disease: Its clinical manifestation and therapeutic possibilities of macrolides. Am J Med 99: 26S–30S
Kresken M et al. (2000) Resistenzsituation bei klinisch wichtigen Infektionserregern gegenüber Chemotherapeutika in Mitteleuropa. Chemother J 9: 51–86
Labro MT (1998) Anti-inflammatory activity of macrolides: a new therapeutic potential? J Antimicrob Chemother 41: 37–46
Lam MYC et al. (1989) Occurence of a common lipopolysaccharide antigen in standard and clinical strains of pseudomonas aeruginosa. J Clin Microbiol 27: 962–967
Livermore DM (2001) Of pseudomonas, porins, pumps and carbapenems. J Antimicrob Chemother 47: 247–250
Lomovskaya O et al. (2001) Identification and characterization of inhibitors of multidrug resistance efflux pumps in pseudomonas aeruginosa: Novel agents for combination therapy. Antimicrob Agents Chemother 45: 101–116
Pier GB et al. (1996) How mutant CFTR may contribute to pseudomonas aeruginosa infection in cystic fibrosis. Am J Respir Crit Care Med 154: 175–182
Pier GB et al. (1996) Role of mutant CFTR in hypersusceptibility of cystic fibrosis patients to lung infections. Science 271: 64–67
Preston MJ et al. (1995) Rapid and Sensitive Method for evaluating pseudomonas aeruginosa virulence factors during corneal infections in mice. Infect Immun 63: 3497–3501
Ramsey BW, Pepe MS, Quan JM et al. (1999) Intermittant administration of inhaled tobramycin in patients with cystic fibrosis. N Engl J Med 340: 23–30
Rocchetta HL et al. (1999) Genetics of O-antigen biosynthesis in pseudomonas aeruginosa. Microbiol Mol Biol Rev 63: 523–553
Stover CK et al. (2000) Complete genome sequence of pseudomonas aeruginosa PAO1, an opportunistic pathogen. Nature 406: 959–964
Spencker FB et al. (2000) Epidemiologic characterization of pseudomonas aeruginosa in patients with cystic fibrosis. Clin Microb Infect 6: 600–607
Tang HB et al. (1996) Contribution of specific pseudomonas aeruginosa virulence factors to the pathogenesis of pneumoniae in a neonatal mouse model of infection. Infect Immun 64: 37–43
Trautmann M et al. (2001) Tap water colonization with pseudomonas aeruginosa in a Surgical Intensive Care Unit (ICU) and Relation to pseudomonas infections of ICU patients. Infect Control Hosp Epidemiol 22: 49–52
Wagenlehner FM, Krcmery S, Held C, Witte W, Bauernfeind A, Schneider I, Naber KG (2002) Epidemiological analysis of the spread of pathogens from a urological ward using genotypic, phenotypic and clinical parameters. Int J Antimicrob Agents: 19 (6): 583–591
Woods DE, Vasil ML (1994) Pathogenesis of pseudomonas aeruginosa infection. In: Baltch AL, Smith RP (eds) Pseudomonas aeruginosa infections and treatment. Dekker, New York Basel, pp 21–50

29.5.5 Burkholderia spp.

A. Bauernfeind, I. Schneider

Die Gattung Burkholderia wurde 1992 eingerichtet. Bis dahin rechnete man die in ihr vertretenen Bakterien zur Familie der Pseudomonadaceae. Im Juni 2001 gehörten ihr 24 Spezies an (◘ Tabelle 29-24)

Den ersten 9 in ◘ Tabelle 29-24 aufgeführten Spezies (B. cepacia GV I bis B. mallei) kommt Bedeutung als Infektionserreger beim Menschen zu, insbesondere bei Mukoviszidose und

◘ **Tabelle 29-24.** Burkholderia spp. (Nach Coenye et al. 2001)

- B. cepacia Genomovar (GV) – I, III und VI
- B. multivorans (GV II)
- B. stabilis (GV IV)
- B. vietnamiensis (GV V)
- B. ambifaria (GV VII)
- B. gladioli (einschließlich B. cocovenenans und P. antimicrobia)
- B. pseudomallei
- B. thailandensis
- B. mallei
- B. andropogonis (einschließlich P. woodsii)
- B. caledonica
- B. carabensis
- B. caryophylli
- B. fungorum
- B. glathei
- B. glumae
- B. graminis
- B. kururiensis
- B. phenazinium
- B. plantarii (einschließlich B. vandii)
- B. pyrrocinia
- B. ubonensis

chronischer Leukozytopenie, sowie als Erreger der Melioidose (Pseudorotz, B. pseudomallei) und des Malleus oder Rotzes (B. mallei).

29.5.5.1 Burkholderia bei Mukoviszidose

In den meisten Zentren für CF (zystische Fibrose) können bei einigen Mukoviszidosepatienten, in der Regel bei weniger als 10%, verschiedene Burkholderiaarten nachgewiesen werden. Gefunden werden die Genomovare I–VII, insbesondere GV III und B. multivorans, selten B. pseudomallei (Bauernfeind et al. 2000; Bauernfeind u. Schneider 2001). Die Lebenserwartung der mit Burkholderia spp. infizierten Mukoviszidosepatienten ist gegenüber burkholderiafreien signifikant reduziert. Etwa 20% der Kranken verschlechtern sich nach der Infektion klinisch rapide. Erst neuerdings konnte die Prognose durch antibiotische Kombinationstherapie, z. B. mit Meropenem und Fosfomycin, verbessert werden.

29.5.5.2 Melioidose

Erreger

B. pseudomallei, der Erreger der Melioidose, ist ein gramnegatives, bipolares, bewegliches Stäbchen mit polaren, multitrichen Geißeln. Von anderen Burkholderiaarten lässt sich B. pseudomallei abgrenzen, weil es nach 48 h z. B. auf MacConkey- oder Trypton-Soja-Agar meist runzelige, erdig-faulig riechende Kolonien bildet.

Epidemiologie

Wurde die Melioidose ursprünglich lediglich als Zoonose der Nager (Hamster, Meerschweinchen) betrachtet, konnte B. pseudomallei mittlerweile in vielen anderen Säugetieren und auch bei Vögeln und Reptilien nachgewiesen werden.

B. pseudomallei ist in den Tropen und Subtropen ein weit verbreiteter Umweltsaprophyt und kann nach Kontakt mit Erde, Schlamm (z. B. von Reisfeldern) oder kontaminiertem Wasser über Läsionen der Haut oder der Schleimhäute in den menschlichen Organismus gelangen. Ebenfalls wurden Infektionen nach Inhalation von Aerosolen beschrieben.

Die Inkubationszeiten sind anscheinend sehr variabel. Es wurden Zeiträume zwischen 2 Tagen und 26 Jahren beobachtet.

Besonders gefährdet, sich mit B. pseudomallei zu infizieren, sind abwehrgeschwächte Personen wie Diabetiker, Patienten mit eingeschränkter Nierenfunktion oder Karzinomen, Kranke unter immunsuppressiver Therapie, Alkoholiker und Schwangere. Chronische Verläufe und Rezidive sind häufig, wahrscheinlich als Folge der intraphagozytären Lokalisation.

Melioidose ist in tropischen und subtropischen Regionen, etwa zwischen dem 20. Grad nördlicher und südlicher Breite, endemisch. Betroffen sind also Länder wie Malaysia, Vietnam, Kambodscha, Thailand, Indonesien und auch Australien (Queensland und Northern Territory). Dort tritt die Infektion gehäuft während der Regenzeit auf.

Vereinzelte Erkrankungsfälle im Anschluss an Reisen nach Südostasien wurden in Indien, Afrika, Mittel- und Lateinamerika, im Iran sowie in Europa beschrieben (Riecke et al. 1997; Bauernfeind et al.2000; Visca et al. 2001).

Klinik

Die Symptomatik der Melioidose ist vielgestaltig und uncharakteristisch. Am häufigsten verläuft die Erkrankung asymptomatisch, sodass sie nur an der Serokonversion erkannt wird.

Die schwerste klinische Form ist die akute, rasch fortschreitende Sepsis mit einer Letalität von 40–75% trotz frühzeitiger Antibiotikabehandlung. Auch subakute oder chronische, lokale oder disseminierte Manifestationen mit Abszedierungen in Lunge, Leber, Milz, Lymphknoten, in die Haut und ins Bindegewebe werden beschrieben. Bei Kindern entwickelt sich öfter eine eitrige Parotitis. Zu ZNS-Manifestationen (Silbermann et al.1997) oder Prostatitiden kommt es nur selten (Bauernfeind et al. 1998 a).

Die mittlere Sterblichkeit für Melioidose liegt bei 40%, bei den lokalisierten Infektionen mit negativer Blutkultur beträgt sie etwa 20%.

Diagnose

Phänotypisch wird der Keim mit API 20 NE (Analytischer Profilindex; NE, »non enterics«) oder mit Latexagglutinationstest (Steinmetz et al. 1999) identifiziert, genotypisch mittels PCR.

Der IgM-Antikörpernachweis per ELISA mit LPS-Antigen ist diagnostisch insbesondere in nichtendemischen Regionen hilfreich.

Für die definitive Diagnose ist die kulturelle Anzüchtung von B. pseudomallei unverzichtbar.

Therapie

B. pseudomallei ist resistent gegenüber Aminoglykosiden, Polymyxinen, Penicillinen und Cephalosporinen der Gruppe I. In vitro sind CoAmoxiclav, Ceftazidim, Carbapeneme (nicht Ertapenem) und Chloramphenicol wirksam. Doxycyclin und Ciprofloxacin erwiesen sich im Tierversuch bei Mäusen als therapeutisch ungeeignet (Russell et al. 2000).

Behandlungserfolge erzielte man mit Chloramphenicol, Ceftazidim allein oder in Kombination mit Cotrimoxazol i.v., mit CoAmoxiclav parenteral und mit Carbapenemen (nicht Ertapenem).

! Wenn die Therapie der Melioidose mit geeigneten Substanzen konsequent über mehrere Monate durchgeführt wird, kann die Letalität bei schweren Verläufen auf 40–50% reduziert werden. Die Rezidivrate liegt bei 10% (Suputtamongkol u. Chaowagul 1994).

Mindestens die ersten 2 Wochen appliziert man die Antibiotika i.v. Die anschließende orale Erhaltungstherapie wird für 3–5 Monate fortgesetzt.

! Bis vor kurzem behandelte man mit einer Kombination aus Cotrimoxazol und Doxycyclin, die während des ersten Monats von Chloramphenicol ergänzt wurden. Erst neuerdings wird das Kombinationsregime wegen unerwünschter Nebenwirkungen durch die Monotherapie mit CoAmoxiclav ersetzt.

Die Therapie mit diesen Substanzen konnte die Letalität bei schweren Fällen auf 40–50% reduzieren.

29.5.5.3 Malleus (Rotz)

Erreger

Der Malleus oder Rotz (lat. malleus, bösartige Krankheit, Epidemie; engl. glanders, farcy) wurde bereits von Hippokrates um 450 v. Chr. beschrieben. Sein Erreger ist B. mallei, ein Bakterium, das in vielen Merkmalen mit B. pseudomallei übereinstimmt, jedoch unbeweglich ist.

Epidemiologie

Die Erkrankung tritt bevorzugt bei Einhufern wie Pferden, Eseln und Maultieren auf und wurde bisher nie bei Rindern oder Schweinen, wohl aber bei Ziegen, Katzen und Hunden beobachtet.

Bei Pferden äußert sich der Malleus entweder als systemische Infektion mit Lungenbeteiligung, oder es bilden sich subkutane Infiltrationen mit Lymphknotenschwellung (Neubauer et al. 1997). Heute kommt Rotz nur noch in den Gebieten Asiens, Afrikas, Mittel- und Lateinamerikas vor, wo Pferde noch häufig als Transporttiere eingesetzt werden.

Infektionen beim Menschen sind extrem selten. In der Türkei wurde die Erkrankung 1983 bei 5 Löwen im Zoo von Istanbul diagnostiziert, nachdem sie mit infiziertem rohem Pferdefleisch gefüttert worden waren. Als die Erreger zur Diagnosesicherung Meerschweinchen intraperitoneal inokuliert wurden, infizierte sich ein Labortechniker, der nach 3-monatiger Antibotikakombinationsbehandlung geheilt wurde (Alibasoglu et al. 1986).

Ein Infektionsrisiko per Inhalation besteht im Labor. Zuletzt wurde in den USA erstmals seit 1945 wieder ein Fall von Rotz beim Menschen diagnostiziert. Ein Mikrobiologe hatte sich im Labor eines U.S. Army Medical Research Instituts infiziert (MMWR 2000; Srinivasan et al. 2001).

Da B. mallei als Kandidat für B-Waffen eingestuft wird und der Malleus natürlicherweise sehr selten auftritt, gibt es nur wenig Literatur über den Erreger und die Infektion. Was veröffentlicht wurde, ist überwiegend in Russisch geschrieben.

Klinik

Der klinische Verlauf kann sehr vielgestaltig sein. Begleitende Allgemeinsymptome sind Fieber, Myalgie, Rigor, Müdigkeit, Kopf- und Brustschmerzen.

Haut- oder Schleimhautinfektionen führen nach 1- bis 5-tägiger Inkubation zu Ulzera an der Eintrittspforte und zu lymphogenen Nah- und Fernmetastasen mit regionaler Lymphangitis.

Akute oder chronische, lokale Vereiterungen der Haut und Schleimhäute, die auch in Leber und Milz beobachtet werden können, sind charakteristisch für die Infektion. Bei chronischem Verlauf treten multiple subkutane und intramuskuläre Abszesse an Armen und Beinen auf.

Es kann zur akuten Lungeninfektion kommen und schließlich zu septischen Verläufen, die nach 11–14 Tagen tödlich enden.

Typisch für Infektionen der Schleimhäute sind weiterhin mukopurulente Sekrete an Augen, Nase und Lippen, teilweise gefolgt von schweren eitrigen Läsionen und systemischen Reaktionen wie papulösen Erosionen und Pusteln.

Diagnose

Die Diagnose wird mithilfe intradermaler und serologischer Tests mit Malleoprotein gesichert (Verma et al. 1994).

Therapie

Klinische Erfahrung mit der Therapie von B.-mallei-Infektionen fehlt weitgehend. In vitro werden die ebenfalls gegen B. pseudomallei wirkenden Antibiotika CoAmoxiclav, Ceftazidim, Carbapeneme (nicht Ertapenem) und Doxycyclin erfolgreich gegen B. mallei eingesetzt. Auch gegenüber Gentamicin und Azithromycin, gegen die B. pseudomallei resistent ist, ist der Erreger des Malleus sensibel (Kenny et al. 1999; Heine et al. 2001).

Im Tierinfektionsmodell mit Hamstern erwies sich Doxycyclin prophylaktisch und therapeutisch als wirksam, es kam jedoch zu Rezidiven (Russel et al. 2000). Aminoglykoside müssen aufgrund ihrer minimalen Zellgängigkeit trotz guter In-vitro-Aktivität gegen B. mallei als therapeutisch fragwürdig beurteilt werden.

> **Fazit für die Praxis**
>
> Normalerweise laufen Menschen nur Gefahr, an Rotz zu erkranken, wenn sie direkten Kontakt zu infizierten Tieren haben oder wenn Ausscheidungen solcher Tiere in Hautläsionen oder auf Schleimhäute gelangen.

Literatur zu Kap. 29.5.5

Alibasoglu M, Yesildere T, Calislar T, Inal T, Calsikan U (1986) Malleus-Ausbruch bei Löwen im Zoologischen Garten Istanbul. Berl Münch Tierärztl Wochenschr 99:057–063

Bauernfeind A, Beer JH, Friedl A et al. (1998a). A case of prostatitis caused by burkholderia pseudomallei. Internatinonal Congress on Melioidosis. Bangkok, Thailand, p 85

Bauernfeind A, Roller C, Meyer D, Jungwirth R, Schneider I (1998b) Molecular procedure for rapid detection of burkholderia mallei and burkholderia pseudomallei. J Clin Microbiol 36: 2737–2741

Bauernfeind A, Schneider I, Przyklenk B, Schülin T, App EM (2000) Detection of burkholderia pseudomallei in a cystic fibrosis patient. 7th Scientific Meeting of ESCid, Sorrent, Italy

Bauernfeind A, Schneider I (2001) Burkholderia-Arten bei cystischer Fibrose. In: Reinhardt D, Götz M, Kraemer R, Schöni MH (Hrsg) Cystische Fibrose. Springer, Berlin Heidelberg New York Tokio, S 90–94

Coenye T, Vandamme P, Govan JW, LiPuma JJ (2001) Taxonomy and identification of the burkholderia cepacia complex. J Clin Microbiol 39: 3427–3436

Heine, HS, England MS, Waag D, Byrne WR (2001) In vitro antibiotic susceptibilities of burkholderia mallei (causative agent of glanders) determined by Both microdilution and e-test. Antimicrob Agents Chemother 45: 2119–2121

Kenny, DJ, Russell P, Rogers D, Eley SM, Titball RW (1999) In vitro susceptibilities of burkholderia mallei in comparison to those of other pathogenic burkholderia spp. Antimicrob Agents Chemother 43: 2773–2775

MMWR (2000) Laboratory-acquired human glanders – Maryland, May 2000. Morb Mortal Wkly Rep 49/24: 532–535

Neubauer H, Meyer H, Finke EJ (1997) Human glanders. Rev Int Services Santé Forces Armées 70: 258–265

Riecke K, Wagner S, Eller J, Lode H, Schaberg T (1997) Pulmonale Melioidose bei einem deutschen Südostasientouristen. Pneumologie 51: 499–502

Russell P, Eley SM, Green M, Bell DL, Kenny DJ, Titball RW (2000) Comparison of efficacy of ciprofloxacin and doxycycline against experimental melioidosis and glanders. J Antimicrob Chemother 45: 813–818

Silbermann MH, Gyssens IC, Endtz HP et al. (1997) Two patients with recurrent melioidosis after prolonged antibiotic therapy. Scand J Infect Dis 29: 199–201

Srinivasan A, Kraus CN, DeShazer D et al. (2001) Glanders in a military research microbiologist. N Engl J Med 345: 256–258

Steinmetz I, Reganzerowski A, Brenneke B et al. (1999) Rapid identification of burkholderia pseudomallei by latex agglutination based on an exopolysaccharide-specific monoclonal antibody. J Clin Microbiol 37: 225–228

Suputtamongkol Y, Chaowagul W (1994) Management and therapy of melioidosis. In: Selected papers from the 1st International Symposium of Melioidosis, SP-Muda Printing, Kuala Lumpur, Malaysia, pp 200–204

Verma RD, Venkateswaran KS, Sharma JK, Agarwal GS (1994) Potency of partially purified malleo-proteins for mallein test in the diagnosis of glanders in equines. Veterin Microbiol 41: 391–397

Visca P, Cazzola G, Petrucca A, Braggion C (2001) Travel-associated burkholderia pseudomallei infection (melioidosis) in a patient with cystic fibrosis: A case report. Clin Infect Dis 32: e15–e16

29.5.6 Acinetobacter

A. Bauernfeind

29.5.6.1 Erregermerkmale und Taxonomie

Die Gattung Acinetobacter gehört zur Familie der Moraxellaceae. Acinetobacter spp. sind gramnegativ, im Vermehrungsstadium stäbchenförmig, in der stationären Phase hingegen kokkoid. Sie sind unbeweglich (...daher der Name!) und bekapselt, aerob, anspruchslos und daher in der Lage, vielerlei Substrate als Kohlenstoff- und Energiequellen zu nutzen. Von Neisserien und Moraxellen lassen sich Acinetobacter spp. zuverlässig abgrenzen, weil ihre Oxidasereaktion negativ ist, von Enterobacteriaceae, weil ihr Stoffwechsel streng aerob ist und Acinetobacter außerdem Nitrat nicht reduzieren kann.

Die konvexen, 1–2 mm großen Acinetobacterkolonien sind mukoid und unpigmentiert. Mittels DNA-DNA-Hybridisierung wurden zunächst 19 Spezies (Dijkshoorn 1997) unterschieden; 7 von diesen ließen sich phänotypisch identifizieren und tragen bereits Speziesnamen (◻ Tabelle 29-25).

Die Übrigen werden als Genospezies nummeriert, 2 sind noch nicht definitiv eingeordnet (Tjernberg 1989). Mittlerweile wurden weitere Spezies abgegrenzt (Nemec et al. 2000).

◻ **Tabelle 29-25.** Acinetobacter spp.

- A. calcoaceticus
- A. baumannii
- A. haemolyticus
- A. junii
- A. johnsonii
- A. lwoffii
- A. radioresistans
- Acinetobacter spp. strains 3, 6, 9–11, 13–17

Die Spezies 3, 13, A. calcoaceticus und A. baumannii, erweisen sich als phänotypisch, z. B. mit API 20 NE, schwer diskriminierbar. Im Allgemeinen begnügt man sich deshalb damit, solange keine einfachen molekularen Identifizierungstests zur Verfügung stehen, sie als A.-calcoaceticus-A.-baumannii-(Acb-)Komplex zusammenzufassen.

29.5.6.2 Epidemiologie

Aufgrund ihrer bescheidenen Ansprüche sind die Acinetobacter spp. in der belebten und unbelebten Natur weit verbreitet. Sie wurden in vielen menschlichen Untersuchungsmaterialien überwiegend als harmlose Kontaminanten gefunden. Bei intakter Abwehr verursachen Acinetobacterarten erfahrungsgemäß keine Infektionen.

29.5.6.3 Erkrankungen

Acinetobacter wurde als Erreger komplizierter Harnwegsinfektionen, Zystitiden oder Pyelonephritiden bei Patienten mit Dauerkatheter oder Nierensteinen, isoliert. Außerdem identifizierte man die Bakterien bei Meningitiden im Zusammenhang mit neurochirurgischen Eingriffen. Der Keim kann darüber hinaus Ursache von Infektionen am und im Auge sein, von Endokarditiden – überwiegend bei Klappenersatz, von Osteomyelitiden, septischer Arthritis sowie Leber- und Pankreasabszessen.

Am häufigsten manifestieren sich Acinetobacterinfektionen als nosokomiale Pneumonien bei endotracheal intubierten Patienten oder bei Kranken, die mit bestimmten Antibiotika, z. B. mit Fluorchinolonen, vorbehandelt wurden. Aber auch schon das längere Liegen auf einer Intensivstation kann Risikofaktor für eine nosokomiale Acinetobacterpneumonie sein. Ambulant erworbene Pneumonien betreffen bevorzugt Raucher, Alkoholiker oder Patienten mit Diabetes mellitus. Kreuzinfektionen verschiedener Patienten durch denselben Stamm (Klon) sind infolge Ausbreitung eines Klons häufig beschrieben worden (z. B. von Wisplinghoff 2000).

Acinetobacterinfektionen von Haut- und Bindegewebe können nach Verletzungen, Verbrennungen und chirurgischen Eingriffen auftreten und zur Sepsis führen.

Sepsis durch Acinetobacter

Schwerwiegendste Form der Infektion mit Acinetobacter spp. ist die Sepsis. Wisplinghoff et al. (2000) analysierten umfassend Klinik und Epidemiologie von Acinetobactersepsis.

Zwischen 1995 und 1998 wurden in 24 von 49 (49%) Kliniken in den USA über Acinetobacter-spp.-Septikämien berichtet. Sie waren an allen nosokomialen Sepsisfällen mit 1,5% beteiligt. Unter den 129 isolierten Stämmen waren 111 A. baumannii und 18 andere Acinetobacter spp.

Verglichen mit anderen Patienten mit gramnegativer nosokomialer Sepsis waren diejenigen mit A. baumannii häufiger auf Intensivstationen (84,7 vs. 69%) und wurden öfter beatmet (58 vs. 30%). Die Sterblichkeit für A.-baumannii-Infektionen betrug 32%. Die Ausbreitung eines Klons konnte in 5 Kliniken nachgewiesen werden. Zur Übertragung von einer Klinik zur anderen kam es allerdings nicht. Die sich ausbreitenden Klone stammten aus kontaminierten Beatmungsgeräten, intravenösen Zugängen, von den Händen des Personals oder von kontaminierten Betten.

Auffallend war, dass Acinetobacter spp. lange in der Umgebung von Patienten überleben können.

Die Antibiotikasensitivität der Stämme war (MHK_{90}, % empfindlich): Imipenem 1 mg/l, 100%, Amikacin 8 mg/l, 96%, Tobramycin 4 mg/l, 92%, Doxycyclin 4 mg/l, 91%.

30% der Stämme waren multiresistent, d. h. resistent gegen mindestens 4 Antibiotika aus unterschiedlichen Klassen.

29.5.6.4 Diagnostik

Isoliert man bei einem Patienten Acinetobacter spp., steht man oft vor dem schwierigen Problem, zu entscheiden, ob der Keim Infektionsverursacher ist oder ob es sich nur um eine Kolonisierung handelt. Die Frage kann dann nur anhand der klinischen Symptomatik beantwortet werden.

29.5.6.5 Therapie

Die Auswahl an Antibiotika zur Therapie von Acinetobacterinfektionen hat sich infolge weltweiter Selektion resistenter Stämme, insbesondere von A. baumannii, verkleinert (Bergogne-Berezin u. Joly-Gouillou 1991; Bauernfeind et al. 1997). Häufig, jedoch nicht vorhersagbar wirksam sind Carbapeneme (nicht Ertapenem), Ceftazidim, Cotrimoxazol, Fluorochinolone, Amikacin, Doxycyclin sowie die Aminopenicillin-Sulbactam-Kombinationen.

Mittel der Wahl bei schweren Acinetobacterinfektionen sind Meropenem oder Imipenem, wenn auch Resistenzen gegen Carbapeneme weltweit zunehmen. Ursachen für Resistenzen können einerseits nichtenzymatische Mechanismen sein und andererseits enzymatische, die auf hydrolytische Spaltung durch β-Laktamasen der Klassen D (OXA-23–27; Afzal-Shah, 2001) oder B (IMP-1–4; Chu et al. 2001) zurückzuführen sind. Die Resistenz schließt alle β-Laktame mit Ausnahme der Aminopenicillin-Sulbactam-Kombinationen ein. Ihre Wirkung ist wesentlich auf die Aktivität des Sulbactams zurückzuführen (Bauernfeind et al. 1997). Resistenz gegen Fluorchinolone wird durch kontinuierlichen Einsatz auf einer Station erhöht (Bauernfeind et al. 1997) und ist bei epidemischen Stämmen häufiger als bei sporadischen (Heinemann et al. 2000).

Fazit für die Praxis

- Infektionen durch Acinetobacterarten treten ebenso wie Infektionen durch andere Non-Fermenter wie P. aeruginosa oder Burkholderiaarten fast ausschließlich bei Patienten mit geschwächter Abwehr auf. In den meisten Fällen ist die Abgrenzung zur Kolonisation schwierig.
- Da sich das Resistenzverhalten nicht vorhersagen lässt, sollten für eine erfolgreiche Therapie Antibiotika gezielt nach Antibiogramm ausgesucht werden.

Literatur zu Kap. 29.5.6

Afzal-Shah M, Woodford N, Livermore DM (2001) Characterization of OXA-25, OXA-26, and OXA-27, molecular class D beta-lactamases associated with carbapenem resistance in clinical isolates of acinetobacter baumannii. Antimicrob Agents Chemother 45: 583–588

Bauernfeind A, Kljucar S, Jungwirth R (1997) Overview of antibiotic resistance problems in acinetobacter spp. In: Towner KJ (ed) Clinical importance and antibiotic resistance of acinetobacter spp. J Med Microbiol 46: 721–746

Bergogne-Berezin E, Joly-Guillou ML (1991) Antibiotic resistance mechanisms in acinetobacter. In: Towner KJ, Bergogne-Berezin E, Fewson CA (eds) The biology of acinetobacter. FEMS Symposium No. 57. Plenum Press, New York

Chu Y-W, Afzal-Shah M, Houang ETS et al. (2001) IMP-4, a novel metallo-beta-lactamase from nosocomial acinetobacter spp. Collected in Hong Kong between 1994 and 1998. Antimicrob Agents Chemother. 45: 710–714

Dijkshoorn L (1997) Species identification, typing and epidemiology of acinetobacter spp. In: Towner KJ (ed) Clinical importance and antibiotic resistance of acinetobacter spp. Med Microbiol 46: 721–746

Heinemann B, Wisplinghoff H, Edmond M, Seifert H (2000) Comparative activities of ciprofloxacin, gatifloxacin, gemifloxacin, levofloxacin, moxifloxacin, and trovafloxacin against epidemiologically defined acinetobacter baumannii strains. Antimicrob Agents Chemother 44: 2211–2213

Nemec A, Dijkshoorn L, Jezek P (2000) Recognition of two novel phenons of the genus acinetobacter among non-glucose-acidifying isolates from human specimens. J Clin Microbiol 38: 3937–3941

Tjernberg I, Ursing J (1989) Clinical strains of acinetobacter classified by DNA-DNA hybridization. APMIS 97: 595–605

Wisplinghoff H, Edmond MB, Pfaller MA et al. (2000) Nosocomial bloodstream infections caused by acinetobacter species in United States hospitals: Clinical features, molecular epidemiology and antimicrobial susceptibility. Clin Infect Dis. 31: 690–697

29.5.7 Haemophilus influenzae

A. Rodloff

29.5.7.1 Erregermerkmale und Taxonomie

Haemophilus influenzae ist ein feines, 1 × 0,3 µm großes, pleomorphes gramnegatives Stäbchen. Das Bakterium wurde erstmals 1892 von Pfeiffer beschrieben und fälschlicherweise für den Erreger der Influenza gehalten.

Haemophilus spp. können aerob oder anaerob wachsen. Viele Stämme vermehren sich am besten bei 37 °C und mikroaerophilen Bedingungen (Luft mit 5–10% CO_2). H. influenzae stellt erhebliche Nährstoffansprüche, und sein aerobes Wachstum ist insbesondere von den im Blut vorhandenen Faktoren X und V abhängig. Beim X-Faktor handelt es sich um eisenhaltige Pigmente wie z. B. das Hämatin der Erythrozyten, Faktor V wird durch NAD oder NADP zur Verfügung gestellt.

H.-influenzae-Stämme können mit einer Reihe von Virulenzfaktoren ausgestattet sein, wie z. B. Fimbrien, die der Adhäsion dienen, IgA-Proteasen, β-Laktamasen und Faktoren, die in der Lage sind, den Zilienschlag des Epithels im Respirationstrakt zu inhibieren. Als wichtigster Virulenzfaktor ist die Fähigkeit anzusehen, eine Polysaccharidkapsel vom Serotyp b bilden zu können. Sie besteht aus Polyribosephosphat (PRP) und verleiht den Stämmen Phagozytoseresistenz. So bekapselte Stämme sind besonders virulent und treten als Erreger von schweren invasiven Infektionen v. a. bei Kindern ohne entsprechende opsonisierende Antikörper in Erscheinung. Stämme mit den Kapseltypen a und c–f sind dagegen nur selten als Krankheitserreger zu finden. Unbekapselte Stämme werden auch als nicht typisierbare H. influenzae bezeichnet und sind häufig für nichtinvasive Erkrankungen verantwortlich.

29.5.7.2 Epidemiologie

H. influenzae ist optimal an den menschlichen Organismus angepasst. Ein Vorkommen außerhalb dieses Wirts ist nicht bekannt.

Haemophilus spp. kolonisieren bis zu 80% aller Menschen, insbesondere den Oropharynx, seltener die Konjunktiven oder die Genitalschleimhaut. Die meisten Stämme sind unbekapselt, und Kapseltyp b ist nur in bis zu 5% der Fälle vertreten.

Die Bakterien werden durch Tröpfchen übertragen.

29.5.7.3 Erkrankungen

H. influenzae ist ein häufiger Krankheitserreger. Grundsätzlich werden invasive und nichtinvasive Formen der Infektionen unterschieden. Die invasiven Infektionen werden in der Regel durch Typ-b-kapseltragende Stämme hervorgerufen und treten charakteristischerweise bei Kindern in den ersten Lebensjahren auf.

Neben der in ungeimpften Populationen relativ häufigen Meningitis kommen auch Epiglottitis, septische Arthritis, Weichteilinfektionen und Sepsis vor. Pneumonien durch bekapselte Erreger sind eher selten und treten im Kindesalter meist gleichzeitig mit anderen Infektionslokalisationen, z. B. im ZNS, auf.

! Seitdem die Impfprophylaxe eingeführt und empfohlen wurde, ist die Zahl schwerster invasiver Erkrankungen dramatisch zurückgegangen. Selbst die Kolonisationsrate ist bei geimpften Kindern erheblich vermindert.

Ob nichttypisierbare und damit nicht durch die Impfung bekämpfbare Stämme in Zukunft häufiger als invasive Erreger in Erscheinung treten werden, bleibt abzuwarten.

Häufige nichtinvasive Infektionen, die durch kapsellose H.-influenzae-Stämme hervorgerufen werden, sind die akute Exazerbation einer chronischen Bronchitis, Otitis media, Sinusitis und Konjunktivitis. Unbekapselte Stämme verursachen auch einen erheblichen Teil der ambulant erworbenen Pneumonien sowohl bei jungen als auch und v. a. bei alten Menschen.

29.5.7.4 Diagnostik

Die mikrobiologische Diagnostik der Haemophilusinfektionen ist dadurch erschwert, dass die Erreger gleichzeitig häufige Kolonisationskeime der Schleimhäute sind.

! Am aussagefähigsten für die Untersuchung sind daher üblicherweise sterile Materialien wie Liquor, Blutkultur, Sinuspunktat oder durch Tympanozentese gewonnenes Mittelohrsekret.

Die Erreger lassen sich häufig bereits im Gram-Präparat nachweisen. Im Liquor und im Serum kann mit verschiedenen Methoden das Kapselantigen b mit hoher Sensitivität und Spezifität bestimmt werden. Bei der kulturellen Anzucht ist zu beachten, dass der Erreger erhebliche Nährstoffansprüche stellt. Ein geeignetes Medium ist Kochblutagar, der unter erhöhter CO_2-Spannung bebrütet werden sollte. Selbst auf konventionellem Blutagar wächst Hämophilus nur in der Hämolysezone von zusätzlich inokuliertem Staphylococcus aureus. Diese als Ammenphänomen bezeichnete Eigenschaft dient der vorläufigen Identifizierung.

Zur weiteren Differenzierung werden X- und V-Faktor-Bedürftigkeit und die biochemische Leistungsprüfung herangezogen. Auf eine Serotypisierung wird im Routinelabor meist verzichtet.

29.5.7.5 Therapie

! Unbehandelt kann eine invasive Hämophilusinfektion schnell tödlich verlaufen. Es bedarf daher einer unverzüglichen Antibiotikatherapie.

Zwar verfügt in Deutschland bisher nur ein geringer Prozentsatz der Isolate über eine β-Laktamase, schwere Infektionen sollten aber trotzdem vorzugsweise mit β-laktamasestabilen Cephalosporinen behandelt werden. Gute In-vitro-Aktivität zeigen auch Fluorchinolone und Aminopenicillin-β-Laktamase-inhibitor-Kombinationen. Diese Substanzgruppen kommen insbesondere für die Therapie der Atemwegsinfektionen in Betracht. Makrolide wirken dagegen auf Hämophilus nur bakteriostatisch und können zu Therapieversagen führen.

29.5.7.6 Prävention

Zur Vorbeugung invasiver Infektionen durch H.-influenzae Typ b ist von der Ständigen Impfkommission (STIKO) eine 1. Impfung für Kinder im Alter von 2 Monaten empfohlen. Unterschiedlich zusammengesetzte Impfstoffe mit gereinigten Kapselsacchariden, die mit verschiedenen Proteinen konjugiert wurden, stehen zur Verfügung. Weiterhin sind Impfstoffkombinationen unter Einbeziehung von Hämophilus Typ b erhältlich.

Literatur zu Kap. 29.5.7

Biedenbach DJ, Jones RN (2000) Fluoroquinolone-resistant haemophilus influenzae: frequency of occurrence and analysis of confirmed strains in the SENTRY antimicrobial surveillance program (North and Latin America). Diagn Microbiol Infect Dis 36: 225–229

Davies TA, Kelly LM, Hoellmann DB, Ednie LM, Clark CL, Bajaksouzian S, Jacobs MR, Appelbaum PC (2000) Activities and postantibiotic effects of gemifloxacin compared to those of 11 other agents against haemophilus influenzae and moraxella catarrhalis. Antimicrob Agents Chemother 44:633–639

Marre R, Trautmann M, Ambulant erworbene Atemwegsinfektionen. Aktuelle Daten zur Wirksamkeit und Resistenzsituation verschiedener Antibiotikagruppen gegenüber den wichtigsten bakteriellen Spezies. Med Klin 94: 609–613

Murphy TF (2000) Haemophilus influenzae in chronic bronchitis. Semin Respir Infect 15: 41–51

Nye KJ, Fallon D, Gee B, Messer S, Warren RE, Andrews N (1999) A comparison of blood agar supplemented with NAD with plain blood agar and chocolated blood agar in the isolation of streptococcus pneumoniae and haemophilus influenzae from sputum. Bacterial Methods Evaluatuion Group. J Med Microbiol 48: 1111–1114

Peltola H (1999) Prophylaxis of bacterial meningitis. Infect Dis Clin North Am 13: 685–710

Peltola H (2000) Worldwide haemophilus influenzae type b disease at the beginning of the 21st century: global analysis of the disease burden

25 years after the use of the polysaccaride vaccine and a decade after the advent of conjugates. Clin Microbiol Rev 13: 302–317
Rao VK, Krasan GP, Hendrixson DR, Dawid S, St Geme JW 3rd (1999) Molecular determinants of the pathogenesis of disease due to non-typable Haemophilus influenzae. FEMS Microbiol Rev 23: 99–129
Rittenhouse S, McCloskey L, Broskey J, Niconovich N, Jakielaszek C, Poupard J, Coleman K (2000) In vitro antibacterial activity of gemifloxacin and comparator compounds against common respiratory pathogens. J Antimicrob Chemother 45 (Suppl 1): 23–27
Sahm DF, Jones ME, Hickey ML, Diakun DR, Mani SV, Thornsberry C (2000) Resistance surveillance of streptococcus pneumoniae, haemophilus influenzae and moraxella catarrhalis isolated in Asia and Europe, 1997–1998. J Antimicrob Chemother 45: 457–466
Shann F (1999) Haemophilus influenzae pneumonia: type b or non-type b? Lancet 354: 1488–1490

29.5.8 Weitere Haemophilus spp.

29.5.8.1 Erregermerkmale und Taxonomie

Neben H. influenzae gibt es eine Reihe weiterer Haemophilus spp., die als Erreger humaner Infektionen in Erscheinung getreten sind. Während H. parainfluenzae, H. aphrophilus, H. paraphrophilus, H. aegypticus (Koch-Weeks-Bazillus) und H. haemolyticus gleiche oder ähnliche Infektionskrankheiten hervorrufen wie H. influenzae, verursacht H. ducreyi ein völlig eigenständiges Krankheitsbild, das sog. Ulcus molle (Kankroid, weicher Schanker).

Wie der Name verdeutlicht, verfügt H. haemolyticus im Gegensatz zu anderen Haemophilus spp. über ein Hämolysin, das sichtbar wird, wenn man den Keim auf bluthaltigen Medien kultiviert. Wie H. influenzae benötigt H. haemolyticus sowohl den X- als auch den V-Faktor.

H. aphrophilus und H. ducreyi sind nur auf den X-Faktor, H. parainfluenzae und H. paraphrophilus nur auf den V-Faktor angewiesen. H. aphrophilus und H. paraphrophilus wachsen ausschließlich unter erhöhter CO_2-Spannung. Da H. ducreyi erhebliche Ansprüche an das Nährstoffangebot stellt, sollte es auf speziellen Medien angezüchtet werden.

29.5.8.2 Epidemiologie

Mit Ausnahme von H. ducreyi finden sich die genannten Haemophilus spp. als Teil der Kolonisationsflora im Oropharynx und – seltener – auf den Genitalschleimhäuten. Demgemäß sind sie als opportunistische Krankheitserreger einzustufen.

H. ducreyi ist der Erreger einer sexuell übertragbaren Infektion, die vorwiegend in tropischen und subtropischen Gebieten und unter schlechten sozioökonomischen Verhältnissen und geringen Hygienestandards auftritt. Gleichwohl wurden Ausbrüche auch in den USA und in Kanada beschrieben. In Mitteleuropa ist die Erkrankung selten.

29.5.8.3 Erkrankungen

Mit Ausnahme von H. ducreyi verursachen die hier genannten Haemophilus spp. ähnliche nichtinvasive Infektionen wie die kapsellosen H.-influenzae-Stämme. Insbesondere sind die akute Exazerbation einer chronischen Bronchitis, Pneumonie, Otitis media, Sinusitis und Konjunktivitis zu nennen. Darüber hinaus wurden Haemophilus spp. bei einer Vielzahl unterschiedlicher Infektionen wie Weichteilinfektionen, Osteomyelitis, Meningitis und Sepsis beschrieben. Schließlich treten Haemophilus spp. der HACEK-Gruppe (Haemophilus aphrophilus, Actinobacillus actinomycetemcomitans, Cardiobacterium hominis, Eikenella corrodens, Kingella kingae) als Endokarditiserreger in Erscheinung.

Ulcus molle

Das Ulcus molle wird nach einer Inkubationszeit von durchschnittlich 5–7 Tagen symptomatisch. In den meisten Fällen entstehen zunächst an den Genitalen und nur in Ausnahmefällen extragenital entzündliche und schmerzempfindliche Papeln, die im weiteren Verlauf geschwürig aufbrechen. Im Unterschied zu syphilitischen Ulzerationen sind die Geschwüre beim Ulcus molle weich und schmerzhaft.

Bei etwa der Hälfte der Patienten sind die regionären Lymphknoten ebenfalls betroffen. Sie indurieren anfangs schmerzhaft, um später eitrig einzuschmelzen und nach außen durchzubrechen.

Das Ulcus molle wird bei Männern sehr viel häufiger diagnostiziert als bei Frauen. Nicht geklärt ist, ob die Durchseuchungsrate bei Männern auch höher liegt, weil z. B. eine symptomfreie erkrankte Prostituierte sehr viele Männer anstecken kann, oder ob bei Frauen die Erkrankung tatsächlich eher blande verläuft.

29.5.8.4 Diagnostik

Die Erreger werden in der Regel durch kulturelle Anzucht nachgewiesen. Wie für H. influenzae verwendet man am besten Kochblutagar, der unter erhöhter CO_2-Spannung bebrütet werden sollte. Um die Bakterien weiter zu differenzieren, wird untersucht, inwieweit sie der X- und V-Faktoren bedürfen. Außerdem zieht man die biochemische Leistungsprüfung zur genauen Identifizierung heran.

H. ducreyi stellen sich im Gram-Präparat typischerweise als fischzugartig gelagerte, feine gramnegative Bakterien dar. Die Anzucht gelingt auf einem mit IsoVitaleX angereicherten Kochblutagar. Es ist hilfreich, dem Medium Vancomycin zuzufügen, um die grampositive Begeleitflora zu hemmen.

29.5.8.5 Therapie

Für die Therapie von Erkrankungen, die durch Haemophilus spp. ausgelöst werden, kommen v. a. Cephalosporine und Fluorchinolone in Frage. Auch Ampicillin kann bei β-Laktamase-negativen Stämmen eingesetzt werden. In vitro sind Kombinationen aus Aminopenicillin und β-Laktamase-Inhibitoren gut wirksam.

Bei H. ducreyi wird mittlerweile häufig über Resistenzen gegenüber Tetracyclinen und Cotrimoxazol berichtet.

29.5.8.6 Prävention

Dem Ulcus molle kann durch Expositionsprophylaxe und durch den Gebrauch von Kondomen vorgebeugt werden.

Fazit für die Praxis zu Kap. 29.5.7 bis 29.5.8

- H. influenzae und andere Subspezies
  - Klinische Manifestationen:
    Häufige Erreger von unspezifischen Atemwegsinfektionen, seltener bei Otitis media, Konjunktivitis und Meningitis.
  - Diagnostik:
    Kultureller Nachweis aus Atemwegsmaterialien, Augenabstrich, Tympanozentesematerial, Liquor. Bei Meningitis zusätzlich Blutkultur und Antigennachweis aus dem Liquor.
  - Therapie:
    Ampicillin plus β-Laktamaseinhibitor, Chinolon, Cephalosporin. Bei Meningitis Cephalosporin.
  - Epidemiologie und Prophylaxe:
    Ubiquitär verbreitet, Kolonisation der Atemwege ohne Infektionszeichen häufig. Impfung gegen H. influenzae Typ b ab dem 2. Lebensmonat.
  - Meldepflicht:
    Namentlich bei Nachweis von H. influenzae in Blut oder Liquor.
- Haemophilus ducreyi
  - Klinische Manifestationen:
    Erreger des Ulcus molle: Genitale, seltener extragenitale schmerzhafte entzündliche Papeln, die im Verlauf ulzerös aufbrechen.
  - Diagnostik:
    Mikroskopischer und kultureller Nachweis aus Abstrichmaterial.
  - Therapie:
    Einmalgabe von Ceftriaxon oder eines Chinolons. Partnerbehandlung!
  - Epidemiologie und Prophylaxe:
    Sexuell übertragbare Erkrankung in tropischen und subtropischen Gebieten. Prophylaxe durch Kondomgebrauch.
  - Meldepflicht:
    Keine.

Literatur zu Kap. 29.5.8

Adeyemi-Doro FA, Hui AC, Ho FN, Ip M (1998) Haemophilus aphrophilus meningitis complicated by hydrocephalus in an immunocompetent adult. Infection 26: 405–407

Bruisten SM, Cairo I, Fennema H, Pijl A et al. (2000) Diagnosing genital ulcer disease in a clinic for sexually transmitted diseases Amsterdam, The Netherlands. J Clin Microbiol 39: 601–605

Chadwick PR, Malnick H, Ebizie AO (1995) Haemophilus paraphrophilus infection: a pitfall in laboratory diagnosis. J Infect 30: 67–69

Coll-Vinent B, Suris X; Lopez-Soto A, Miro JM, Coca A (1995) Haemophilus paraphrophilus endocarditis: case report and review. Clin Infect Dis 20: 1381–1383

Frederiksen W, Tonning B (2000) Possible misidentification of Haemophilus aphrophilus as Pasteurella galli. Clin Infect Dis 32: 987–989

Hart AJ, Thompson P, Casey AT, Davies AP, Stannard AJ (1998) Haemophilus paraphrophilus; a rare cause of intracranial abscess. J Infect 37: 75–76

Hill SL, Mitchell JL, Stockley RA, Wilson R (2000) The role of haemophilus parainfluenzae in COPD. Chest 117: 5, (Suppl 1): 293

Hung CC, Hsueh PR, Chen YC et al. (1997) Haemophilus aphrophilus bacteraemia complicated with vertebral osteotomy and spinal epidural abscess in a patient with liver cirrhosis. J Infect 35: 304–308

Kuklinska D, Kilian M (1984) Relative proportions of Haemophilus species in the throat of healthy child and adults. Eur J Clin Microbiol 3: 249–252

Poullis A, Gould SR, Lim AG (2001) It could only happen to a doctor-Haemophilus aphrophilus septicaemia complicated by a prevertebral infection after dental work. Postgrad Med J 77: 906

Schmidt ME, Smith MA, Levy CS (1993) Endophthalmitis caused by unusual gram-negative bacilli: three case reports and review. Clin Infect Dis 17: 686–690

Sethi S, Murphy TF (2001) Bacterial infection in chronic obstructive pulmonary disease in 2000: a state-of-the-art review. Clin Microbiol Rev 14: 336–363

White DR, Mukherji SK, Mangum ME, Hamrick HJ (2000) Recurrent cervical lymphadenitis caused by Haemophilus aphrophilus. Clin Infect Dis 30: 627–629

Wilson CM, Reiss-Levy EA, Sturgess AD, Au TC (1994) Haemophilus paraphrophilus vertebral osteomyelitis. Med J Aust 160: 512–514

29.5.9 Gardnerella vaginalis und Mobiluncus spp.

29.5.9.1 Erregermerkmale und Taxonomie

Das Genus Gardnerella beinhaltet nur die eine Spezies G. vaginalis. Es handelt sich um ein fakultativ anaerobes, pleomorphes, dünnes Stäbchen, das nach Gram-Färbung sowohl grampositiv als auch gramnegativ imponieren kann. Der Zellwandaufbau ähnelt dem grampositiver Bakterien, allerdings mit einer nur dünnen Peptidoglykanschicht. Zellwandextrakte haben positive Ergebnisse im Limulus-Amoebocyte-Lysate-Assay hervorgerufen, obwohl kein Lipoid A nachweisbar ist.

G. vaginalis ist kapsellos und unbeweglich, katalase- und oxidasenegativ und stellt erhebliche Nährbodenansprüche. Sie kann ein Zytotoxin, ein Hämagglutinin und eine Phospholipase bilden und ist serumresistent.

Mobiluncus spp. sind obligat anaerobe, gebogene gramvariable bis gramnegative Stäbchen. Ihr Zellwandaufbau entspricht dem grampositiver Bakterien.

M. curtisii ist nur wenig gebogen und mit einer Länge von 1,5–1,7 µm eher klein, M. mulieris sieht halbmondförmig aus und ist 2,9–3,0 µm lang. Beide Spezies besitzen mehrere subpolare Flagellen und sind damit beweglich. Sie sind katalase- und oxidasenegativ und stellen erhebliche Ansprüche an das Nährstoffangebot.

29.5.9.2 Epidemiologie

Sowohl G. vaginalis als auch Mobiluncus spp. besiedeln die Vagina und weniger häufig die Urethra und das Rektum von Primaten. Während Gardnerella bei gesunden Frauen in bis zu 69% in der Vagina nachweisbar ist, kann Mubiluncus nur in weniger als 10% gefunden werden. Bei Frauen mit bakterieller Vaginose ist G. vaginalis fast immer vorhanden, während Mubiluncus spp. in 50–97% anzüchtbar ist. Die Erreger werden offenbar sexuell übertragen, andererseits kommen sie auch bei Kindern vor, ohne dass Hinweise auf sexuellen Missbrauch vorlägen.

29.5.9.3 Erkrankungen

Alle 3 Spezies sind mit der sog. bakteriellen Vaginose der Frau assoziiert. Die Pathomechanismen, die zu der Erkrankung führen, sind im Einzelnen nicht bekannt. Unklar ist auch, welche Rolle die anderen bei diesem Syndrom regelmäßig nachweisbaren obligat anaeroben Bakterien, wie z. B. Prevotella spp., spielen.

Die Vaginose ist durch vermehrten fischig übelriechenden Ausfluss gekennzeichnet. Juckreiz oder Brennen treten in aller Regel nicht auf, ebenso wenig sind die Leukozyten vermehrt.

! Ein Zusammenhang zwischen Vaginose und vorzeitigem Blasensprung und Frühgeburtlichkeit wird postuliert.

In seltenen Fällen tritt G. vaginalis als Erreger von Harnwegsinfektionen in Erscheinung. Darüber hinaus wurde der Keim bei Frauen mit septischem Abort oder postpartaler Endometritis beschrieben. In diesen Fällen sind auch Bakteriämien beobachtet worden.

Mobiluncus spp. können ebenfalls an Infektionen des Genitaltrakts beteiligt sein. Weiterhin wurde G. vaginalis bei Mammaabszessen und bei eitrigen Nabelinfektionen nachgewiesen. Bei schweren Infektionen wurden Blutkulturen positiv.

29.5.9.4 Diagnostik

Die bakterielle Vaginose kann klinisch ggf. unter Zuhilfenahme eines Gram-Präparats diagnostiziert werden. Charakteristisch sind die dicht mit Bakterien besetzten Epithelzellen, sog. »clue cells«. Ein spezifischer Nachweis von Gardnerellen bzw. Mobiluncus gelingt fluoreszenzmikroskopisch mittels markierter Antikörper. Die Erreger können auch angezüchtet werden. Gardnerella wird auf einem humanbluthaltigen zweischichtigen Agar angezüchtet, der 48 h bei einer CO_2-Spannung von 5% inkubiert wird.

Mobiluncus spp. wachsen auf bluthaltigem Columbia-Agar unter anaeroben Bedingungen, wenn sie 2–3 Tage bebrütet werden.

29.5.9.5 Therapie

Gegen die bakterielle Vaginose gilt Metronidazol als therapeutisches Mittel der Wahl. Dass Mubiluncus nicht und Gardnerella nur mäßig sensibel gegen Metronidazol sind, verdeutlicht, dass die pathogenetische Bedeutung dieser Mikroorganismen für die Entstehung und Unterhaltung der bakteriellen Vaginose nicht abschließend geklärt ist.

Andere Infektionen können mit Ampicillin behandelt werden.

Fazit für die Praxis zu Kap. 29.5.9

- Klinische Manifestationen:
  Erreger der bakteriellen Vaginose, die durch übelriechenden Ausfluss gekennzeichnet ist.
- Diagnostik:
  Mikroskopischer und kultureller Nachweis aus Abstrichmaterial.
- Therapie:
  Metronidazol oral 2-mal 500 mg/Tag für 7 Tage.
- Epidemiologie und Prophylaxe:
  An Primaten adaptierte Bakterien, opportunistische Erreger.
- Meldepflicht:
  Keine.

Literatur zu Kap. 29.5.9

Gatti M (2000) Isolation of Mobiluncus species from the human vagina. Zentralbl Bakteriol 289: 869–878

Gonzalez Pedrazava Aviles A, Ortiz Zaragoza MC, Irigoyen Coria A (1999) Bacterial vaginosis a »broad overview«. Rev Latinoam Microbiol 41: 25–34

Hellberg D, Nilsson S, Mardh PA (2001) The diagnosis of bacterial vaginosis and vaginal flora changes. Arch Gynecol Obstet 265: 11–15

Hillier SL, Critchlow CW, Stevens CE et al. (1991) Microbiological, epidemiological and clinical correlates of vaginal coloni by Mobiluncus species. Genitourin Med 67: 26–31

Hillier SL (1993) Diagnostic microbiology of bacterial vaginosis. Am J Obstet Gynecol 169: 455–459

Mikamo H, Kawazoe K, Izumi K et al. (1996) Bacteriological epidemiology and treatment of bacterial vaginosis. Chemotherapy 42: 78–84

Schmidt H, Hansen JG (2000) Diagnosis of bacterial vaginosis by wet mount identification of bacterial morphotypes in vaginal fluid. Int J STD AJDS 11: 150–155

29.5.10 Brucella spp.

29.5.10.1 Erregermerkmale und Taxonomie

Brucellen sind kleine (0,5–1,5 μm), kokkoide gramnegative Stäbchen. Das Genus umfasst die Spezies B. melitensis, abortus, suis, canis, ovis, neotomae und maris, die sich genetisch so ähnlich sind, dass sie unter taxonomischen Gesichtspunkten zu einer einzigen Spezies zusammengefasst werden müssten. Nicht zuletzt aufgrund der epidemiologischen Unterschiede aber sollen die Namen in der Infektionsmedizin dennoch erhalten bleiben.

Die obligat aeroben Brucellen wachsen langsam und stellen erhebliche Nährstoffansprüche. Die primäre Anzucht vieler Stämme gelingt nur bei Inkubation in CO_2-haltiger Atmosphäre.

Brucellen sind unbeweglich und bilden keine Kapsel. Sie sind katalase- und meist oxidasepositiv und reduzieren Nitrat. Als fakultativ intrazelluläre Erreger können sie in Makrophagen und polymorphkernigen Granulozyten persistieren. Ihr wesentlicher Virulenzfaktor ist das Lipopolysaccharid der Zellwand. Sogenannte raue Stämme, denen Teile des Polysaccharids fehlen, büßen an Virulenz ein und sind empfindlicher gegenüber bakteriziden Serumbestandteilen.

29.5.10.2 Epidemiologie

Brucellen lösen chronische Infektionen bei einer Reihe von Tieren aus. B. abortus infiziert Rinder, aber auch Büffel, Kamele und Yaks, B. melitensis Ziegen, Schafe und Kamele, B. suis der Biovare 1–3 Schweine, B. suis des Biovar 4 Rentiere und Karibus, B. canis Hunde, B. ovis Schafe, B. neotomae Nager und B. maris im Wasser lebende Säugetiere. Infizierte Tierbestände finden sich insbesondere in den Mittelmeeranrainerstaaten, auf der arabischen Halbinsel, in Zentral- und Südamerika und in Indien.

B. ovis, neotomae und maris sind als Erreger humaner Infektionen bisher nicht in Erscheinung getreten.

! Die Infektion des Menschen mit B. melitensis wird als Maltafieber, die durch B. abortus als M. Bang bezeichnet.

Brucellen werden auf den Menschen v. a. durch orale Aufnahme von kontaminierter, nicht pasteurisierter Milch oder von Milchprodukten übertragen. Auch durch direkten Kontakt mit infizierten Tieren können Menschen erkranken, wenn Erreger über (Mikro)läsionen der Haut oder der Schleimhäute aufgenommen oder inhaliert werden.

Eine sexuelle Übertragung von Mensch zu Mensch ist beschrieben. Aufgrund der häufigsten Übertragungswege sind v. a. Personen wie Jäger, Schäfer, Bauern, Tierärzte und weitere in der Milchwirtschaft oder der Fleischproduktion beschäftigte gefährdet. Außerdem sind Laborinfektionen häufig.

29.5.10.3 Erkrankungen

Die Brucellose beginnt nach einer Inkubationszeit von 2–8 Wochen entweder akut oder subakut, meist sogar subklinisch. Folgende Symptome können beobachtet werden: Fieber (89%), Schüttelfrost (69%), allgemeines Krankheitsgefühl und Schwäche (64%), Schmerzen und Schweißausbrüche (61%), Kopfschmerzen (51%), Gewichtsverlust (41%) und Anorexie (39%) (nach Erhebungen des Centers for Disease Control and Prevention). Das Fieber hat ganz überwiegend undulierenden Charakter.

Wie der Typhus ist die Brucellose eine systemische Erkrankung, auch wenn Organmanifestationen im Vordergrund stehen können. Da Brucellen häufig oral aufgenommen werden, ist vielfach der Gastrointestinaltrakt mit entzündlichen Veränderungen der Mukosa und der Peyer-Plaques betroffen. Die Patienten leiden unter abdominellen Schmerzen, unter Erbrechen und Diarrhö oder Konstipation.

Aufgrund der intrazellulären Lebensweise der Brucella spp. manifestiert sich die Erkrankung meist an Leber und Milz. Während eine Hepatosplenomegalie mit Granulomen oder Abszessen in der Regel nachweisbar ist, sind die Leberfunktionstests meist nur geringgradig verändert.

Komplizierend werden häufig Knochen und Gelenke durch Arthritiden, insbesondere durch Sakroiliitis, Osteomyelitis und Spondylitis mit Paravertebralabszess, die Lunge durch miliare Granulombildung oder hiläre Adenopathie in Mitleidenschaft gezogen. Selten kommt es zu Komplikationen, die das blutbildende System betreffen und sich als Anämie, Leukopenie oder Thrombozytopenie äußern.

Weniger oft sind auch die Genitalorgane beteiligt. In diesen Fällen können Brucellen Epidydimitis, Orchitis und bei Schwangeren einen Abort auslösen. Zu Affektionen des ZNS, Meningitis, Enzephalitis, Radikulitis oder Depression, der Augen, der Haut (Papeln) und des Herzen (Endokarditis) kommt es ebenfalls selten. Letal enden Brucellosen nur in Ausnahmefällen und nur, wenn sie zu einer Endokarditis geführt hatten.

Brucellosen sind in ihrer Symptomatik eher unspezifisch und lassen eine Vielzahl unterschiedlichster Differenzialdiagnosen zu.

29.5.10.4 Diagnostik

Da sich Brucellosen mit eher unspezifischen Symptomen äußern, muss v. a. die Anamnese sorgfältig auf mögliche Hinweise überprüft werden.

Routinelaborparameter sind nicht zielführend. Die Leukozytenzahl ist eher normal oder geringfügig erniedrigt, die BSG variabel. Wird moderne Technologie eingesetzt, kann der Erreger in bis zu 90% der Fälle aus Blutkulturen angezüchtet werden, sofern sie ausreichend lange – mindestens 21 Tage – inkubiert werden.

Die Kultur von Knochenmarkbioptaten ist der Blutkultur möglicherweise überlegen. Zur Subkultur sind nährstoffreiche Medien, wie z. B. Blut- oder Kochblutagar, geeignet, auf denen die kleinen, glatten, leicht gelblichen Kolonien nach 2–4 Tagen Inkubationszeit sichtbar werden.

Die Identifikation der Erreger gelingt mittels spezifischer Agglutinationsreaktionen. Molekulare Methoden zur Diagnostik stehen bisher nicht allgemein zur Verfügung. Die Verdachtsdiagnose wird auch weiterhin serologisch mit Agglutinationstests und ELISA bestätigt, in denen spezifische IgM- und IgG-Antikörper nachgewiesen werden.

Kreuzreaktionen mit Francisella spp., Vibrio spp. und Yersinia spp. sind bekannt und müssen jeweils ausgeschlossen werden. Falsch-negative Reaktionen werden nach ungenügender Verdünnung des Serums beobachtet (Prozonenphänomen). Steigende IgG-Titer nach Therapie weisen auf ein nicht seltenes Rezidiv der Erkrankung hin.

29.5.10.5 Therapie

Für die Therapie einer Brucellose müssen mindestens 2 Antibiotika kombiniert und über ungewöhnlich lange Zeit verabreicht werden, um die Rezidivrate zu minimieren. Empfohlen wird Doxycyclin (200 mg/Tag) plus Rifampicin (600–900 mg/Tag) für mindestens 6 Wochen. Alternativ können TMP/SMZ und Gentamicin eingesetzt werden. Zur Therapie der Meningitis werden Kombinationen aus Doxycyclin, TMP/SMZ und Rifampicin empfohlen. Ähnliches gilt für die Endokarditis, die in der Regel frühzeitig chirurgisch saniert werden muss.

29.5.10.6 Prävention

Bei der Prävention von Brucellosen steht die Sanierung infizierter Tierbestände im Vordergrund. Der umfangreiche Einsatz von Lebendimpfstoff mit B. abortus bzw. B. melitensis hat in Mitteleuropa nahezu zur Ausrottung der Erreger geführt.

Fazit für die Praxis zu Kapitel 29.5.10

- Klinische Manifestationen: Unspezifische systemische Erkrankung mit undulierendem Fieber.
- Diagnostik: Nachweis spezifischer Antikörper.

▼

- Therapie:
  Kombinationsbehandlung mit Doxycyclin und Rifampicin für 6 Wochen.
- Epidemiologie und Prophylaxe:
  Aufnahme vor allem durch nicht pasteurisierte Milch und Milchprodukte in endemischen Gebieten.
- Meldepflicht:
  Namentlich der direkte oder indirekte Nachweis.

Literatur zu Kap. 29.5.10

Akova M; Guer D; Livermore DM; Kocagoez T; Akalin HE (1999) In vitro activities of antibiotics alone and in combination against brucella melitensis at neutral and acidic pHs. Antimicrob Agents Chemother 43: 1298–1300

Al-Shamahy HA; Wright SG (1998) Enzyme-linked immunosorbent assay for brucella antigen detection in human sera. J Med Microbiol 47: 169–172

Fiori PL, Mastrandrea S. Rappelli P, Cappuccinelli P (2000) Brucella abortus infection acquired in microbiology laboratories. J Clin Microbiol 38: 2005–2006

Guer D; Kocagoez S; Akova M; Unal S (1999) Comparison of E test to microdilution for determining in vitro activities of antibiotics against Brucella melitensis (letter). Antimicrob Agents Chemother 43: 2337

Malik GM (1998) Early clinical response to different therapeutic regimens for human brucellosis. Am J Trop Med Hyg 58: 190–191

Memish Z; Mah MW; Al Mahmoud S; Al Shaalan M; Khan MY (2000) Brucella bacteramia: clinical and laboratory observations in 160 patients. J Infect 40: 59–63

Milionis H; Christou L; Elisaf M (2000) Cutaneous manifestations in brucellosis: case report and review of the literature. Infection 28: 124–126

Solera J; Lozano E; Martinez-Alfaro E et al. (1999) Brucellar spondylitis: review of 35 cases and literature survey. Clin Infect Dis 29: 1440–1449

Yagupsky P; Peled N; Riesenberg K; Banai M (2000) Exposure of hospital personnel to Brucella melitensis and occurrence of laboratory-acquired disease in an endemic area. Scand J Infect Dis 32: 31–35

29.5.11 Francisella tularensis

29.5.11.1 Erregermerkmale und Taxonomie

Francisella tularensis ist ein kleines (0,2–0,7 µm), pleomorphes, kokkoides gramnegatives Stäbchen. Es wächst langsam, obligat aerob und stellt erhebliche Ansprüche an das Nährstoffangebot. Die Anzucht wird durch Inkubation in einer Atmosphäre mit erhöhter CO_2-Spannung gefördert. Francisellen sind unbeweglich, katalasepositiv und reduzieren Nitrat nicht.

Die Spezies F. tularensis wird in 3 Biovare, tularensis oder Typ A, palearctica oder Typ B und novicida, eingeteilt. Daneben existiert die Spezies F. philomiragia. Diese Einteilung ist klinisch relevant, weil die Virulenz von F. tularensis, Biovar tularensis, als hoch, von Biovar palearctica als intermediär und von Biovar novicida und F. philomiragia als gering eingeschätzt wird.

Die Zellwand von Francisellen hat einen ungewöhnlich hohen Anteil an langkettigen Fettsäuren. Eine lipidreiche Kapsel ist mit Virulenz assoziiert, Exotoxine werden nicht gebildet.

Wie Legionellen können Francisellen in Amöben überleben und sich vermehren. Francisellen sind fakultativ intrazelluläre Erreger, die in Makrophagen, Hepatozyten und Endothelzellen persistieren können.

29.5.11.2 Epidemiologie

Francisellen sind im Wesentlichen nur auf der nördlichen Hemisphäre verbreitet. In Afrika, Südamerika, Australien und Großbritannien kommen sie nicht vor.

Das Reservoir der Francisellen stellen verschiedenste Tierarten dar. In Nord- und Osteuropa sind es v. a. Wühlmäuse, Mäuse, Hamster und Hasen, in Nordamerika ebenfalls Wühlmäuse sowie Eichhörnchen, Bisamratten und Biber. Außerhalb von tierischen Wirten können Francisellen lange im Wasser und in Feuchtgebieten überleben.

In Europa und Asien werden Infektionen vorwiegend durch Biovar palearctica verursacht, Biovar tularensis kommt vorwiegend in Nordamerika vor.

Francisellen können auf unterschiedlichen Wegen auf den Menschen übertragen werden. Nach direktem Kontakt mit infizierten Tieren oder kontaminiertem Wasser oder sogar mit Staub können die Erreger über (Mikro)läsionen der Haut, durch Eintrag in die Konjunktiven oder aerogen aufgenommen werden. Auch gastrointestinale Infektionen nach Verzehr von ungenügend gegartem Wild sind möglich.

Häufiger werden Francisellen jedoch durch Vektoren übertragen. Während in Europa dabei Mücken im Vordergrund stehen, sind es in Nordamerika Stechfliegen und Zecken. Direkt von Mensch zu Mensch wird der Erreger nicht übertragen.

Vor allem Jäger, Schäfer, Bauern, Tierärzte und in der Fleischproduktion Beschäftigte sind gefährdet, sich eine Infektion zuzuziehen. Außerdem kommt es häufig zu Laborinfektionen. Die Mehrzahl der Infektionen wird während der Sommermonate und der Jagdsaison beobachtet.

29.5.11.3 Erkrankungen

Die Inkubationszeit der Tularämie ist sehr variabel, kann bis zu 21 Tagen dauern und beträgt im Mittel 3–5 Tage. Der Erkrankungsverlauf hängt von der Virulenz der Erreger, von deren Eintrittspforte und von der Abwehrlage des Patienten ab. Es gibt Infektionen, die keine Symptome verursachen, aber auch solche, die akut mit einer Sepsis einsetzen und zum Tod führen.

Häufig beginnt die Erkrankung abrupt mit unspezifischen Symptomen wie Fieber, Schüttelfrost und Kopfschmerzen. Das Fieber kann nach einigen Tagen zurückgehen, um mit neuen Krankheitszeichen wieder aufzutreten. Die verschiedenen Verlaufsformen sind von den Centers for Disease Control and Prevention in den USA kategorisiert worden.

Verlaufsformen der Tularämie

- Ulzeroglandulär (Hautulzeration mit Befall der regionalen Lymphknoten)
- Glandulär (Lymphknotenbefall ohne Ulzeration)
- Okuloglandulär (Konjunktivitis u. U. mit Ausbildung kleiner konjunktivaler Ulzerationen und mit Befall der periaurikulären Lymphknoten)

▼

- Oropharyngeal (Stomatitis, Pharyngitis oder Tonsillitis mit Befall der zervikalen Lymphknoten)
- Intestinal (Schmerzen, Erbrechen und Diarrhö)
- Pneumonie (primäre pleuropulmonale Infektion)
- Typhös (Fieber zunächst ohne lokale Manifestationen)

In den USA wird am häufigsten die ulzeroglanduläre Form beobachtet, die typischerweise nach einem Zeckenbiss auftritt. Die schwersten Verläufe werden bei den pneumonischen und typhösen Formen gesehen, insbesondere bei alten und multimorbiden Patienten.

Im Verlauf der Erkrankung schmelzen die betroffenen Lymphknoten oft schmerzhaft eitrig ein. Bei ca. $^1/_3$ der Patienten finden sich sekundäre Hauterscheinungen, die diffus makulo- oder vesikulopapulär, als Erythem oder als Urtikaria imponieren können.

Schwere Komplikationen können eine disseminierte intravasale Gerinnung, Hepatitis mit Gelbsucht, Nierenversagen, Rhabdomyolyse und in seltenen Fällen Meningitis, Enzephalitis, Perikarditis, Peritonitis und Osteomyelitis umfassen. Auch nach adäquater Therapie kann die Tularämie zu monatelanger Morbidität führen.

Die vielfältigen Erscheinungsformen der Tularämie lassen eine Vielzahl von unterschiedlichsten Differenzialdiagnosen zu.

29.5.11.4 Diagnostik

Die Diagnose einer Tularämie muss in aller Regel klinisch gestellt werden. Übliche Laborparameter sind nicht zielführend.

Im Gram-Präparat von Untersuchungsmaterialien werden die besonders kleinen und schlecht färbbaren Erreger meist nicht gesehen. Fluoreszenzmarkierte Antikörper verbessern deren Detektion und sind beim CDC erhältlich. Die Bakterien können u. U. aus Lymphknotenbioptaten, Blutkulturen, Pleurapunktatflüssigkeit oder Sputum angezüchtet werden, sofern die erforderlichen nährstoffreichen Kulturmedien eingesetzt werden.

Geeignet sind ein mit IsoVitaleX supplementierter Kochblutagar oder ein modifizierter Holzkohlehefeextraktagar. Kleine, weiße, glatte Kolonien sind erst nach 2–4 Tagen Inkubationszeit sichtbar. Im Rahmen einer großen Studie war die Kultur nur in 10% der Fälle erfolgreich.

Molekulare Methoden zur Diagnostik stehen bisher nicht allgemein zur Verfügung. Zur Bestätigung der Verdachtsdiagnose werden daher weiterhin serologische Untersuchungen wie Agglutinationstests und ELISA eingesetzt, die spezifische IgM-und IgG-Antikörper nachweisen sollen. Kreuzreaktionen mit Brucella spp., Proteus spp. und Yersinia spp. sind bekannt und müssen jeweils ausgeschlossen werden. Der Antikörpernachweis gelingt meist erst 1–2 Wochen nach Krankheitsbeginn. Die höchsten Titer können nach 4–5 Wochen erwartet werden.

29.5.11.5 Therapie

Die umfangreichsten Erfahrungen gibt es mit der Streptomycintherapie. Es werden je nach Schweregrad der Erkrankung 7,5–15 mg/kgKG alle 12 h i.m. für 7–14 Tage verabreicht. Alternativ kann Gentamicin mit täglich 3–5 mg/kgKG i.v. ebenfalls für 7–14 Tage gegeben werden. Da Aminoglykoside nur schlecht in den Liquor diffundieren, wurden sie in der Vergangenheit mit Chloramphenicol kombiniert, wenn eine Meningitis behandelt werden musste.

In-vitro-Testergebnisse lassen erwarten, dass z. B. auch Cephalosporine, Carbapeneme, Chinolone und Rifampicin wirksam sind. Einzelfallberichte bestätigen dies für Ciprofloxacin und Imipenem, während unter Ceftriaxon Therapieversager auftraten. Neben der antibiotischen Therapie kann es gelegentlich erforderlich sein, einschmelzende Lymphknoten chirurgisch zu drainieren.

29.5.11.6 Prävention

Eine spezifische Prävention der Tularämie ist bisher nur unvollständig möglich. Todimpfstoffe haben sich als unwirksam erwiesen. Ursächlich dafür ist offenbar die Tatsache, dass Antikörper allein nicht vor der Infektion schützen. Zur Abwehr des Erregers sind aufgrund der fakultativ intrazellulären Lebensweise Mechanismen der zellulären Infektabwehr erforderlich. Das Militär der USA verfügt über einen attenuierten Impfstoff, der allerdings auch nur unvöllig vor der Erkrankung schützt.

In Endemiegebieten kann es helfen, Zeckenbissen bzw. Mückenstichen durch entsprechende Kleidung und Repellents entgegenzuwirken. Kontakt mit kranken oder toten Tieren sollte gemieden werden. Wo es erforderlich ist, sollte man sich entsprechend durch Tragen von Spezialkleidung, von Schutzbrille, Nasen- und Mundschutz sowie Handschuhen schützen.

Fazit für die Praxis zu Kapitel 29.5.11

- Klinische Manifestationen:
  Schwere unspezifische Infektion, bei der Fieber, Schüttelfrost und Kopfschmerzen im Vordergrund stehen.
- Diagnostik:
  Nachweis spezifischer Antikörper.
- Therapie:
  Aminoglykoside über 7–14 Tage.
- Epidemiologie und Prophylaxe:
  Die Erreger sind auf die nördliche Hemisphäre beschränkt und werden von Tieren oft über Vektoren auf den Menschen übertragen.
- Meldepflicht:
  Namentlich der direkte oder indirekte Nachweis.

Literatur zu Kap. 29.5.11

Grunow R, Splettstosser W, Hirsch FW, Kleemann D, Finke EJ (2001) Differential diagnosis of tularemia. Dtsch Med Wochenschr 126: 408–413

Maurin M, Mersali NF, Raoult D (2000) Bactericidal activities of antibiotics against intracellular Francisella tularensis. Antimicrob Agents Chemother 44: 3428–4331

29.5.12 Pasteurella spp.

29.5.12.1 Erregermerkmale und Taxonomie

Pasteurellen sind 1–2 µm große, kokkoide gramnegative Stäbchen, die fakultativ anaerob ohne besondere Nährstoffansprüche auf verschiedensten Medien wachsen. Die Anzucht wird durch blut- oder serumhaltige Medien und die Inkubation in 5% CO_2-haltiger Atmosphäre gefördert. Pasteurellen sind unbeweglich und oxidase- und katalasepositiv.

Bisher wurden in der Gattung etwa 20 Spezies zusammengefasst. Neuere taxonomische Untersuchungen haben jedoch zu Veränderungen geführt, die weiterhin im Fluss sind. In der Gattung Pasteurella sensu strictu ist der im Wesentlichen humanpathogene Vertreter P. multocida mit den Subspezifizierungen multocida, septica und gallicida verblieben. P. haemolytica wurde hingegen kürzlich als Mannheimia haemolytica und weitere Mannheimia spp. reklassifiziert.

Pasteurellen können serologisch auch mittels Lysotypie und PCR-Fingerprinting differenziert werden. Sie können Toxine produzieren, eine Neuraminidase und Hyaloronidase haben sowie eine Kapsel bilden.

29.5.12.2 Epidemiologie

Pasteurellen kommen ubiquitär vor. P. multocida finden sich einerseits als Kommensalen im Nasopharynx und Gastrointestinaltrakt von wilden und domestizierten Säugetieren sowie Vögeln. Andererseits können P. multocida und andere Pasteurella spp. eine Vielzahl von schweren und bei Nutztieren ökonomisch bedeutsamen Erkrankungen, z. B. hämorrhagische Sepsis bei Rindern, verursachen.

Menschen infizieren sich daher meist an Tieren. Gefährdet sind insbesondere Halter von Haustieren sowie Personen, die beruflich mit Tieren umgehen. Nur bei 5–15% der Patienten kann kein vorangegangener Tierkontakt eruiert werden. Entsprechend wichtig sind anamnestische Angaben des Patienten.

Am häufigsten kommen Infektionen mit P. multocida nach Katzen- oder Hundebissverletzungen vor.

29.5.12.3 Erkrankungen

Nach Bissverletzungen treten typischerweise innerhalb von Stunden Erythem, Schwellung und Schmerzen auf. Im weiteren Verlauf werden häufig blutig-seröse Sekretionen beobachtet. Weiterhin entwickeln ca. 10–20% der Patienten Lymphangitis und Lymphadenitis. Komplikationen wie Gelenkinfektionen, Bursitis und Osteomyelitis sind häufig. Schließlich kann es zur bakteriämischen Streuung mit anschließender Absiedlung vorzugsweise in Lunge, Niere oder im ZNS kommen.

! Weichteilinfektionen nach Bissverletzungen sollten einer schnellen mikrobiologischen Diagnostik zugeführt werden, weil eine Vielzahl von Erregern mit unterschiedlicher Antibiotikaempfindlichkeit als Auslöser in Frage kommen.
Differenzialdiagnostisch muss immer eine Gasbrandinfektion ausgeschlossen werden.

Seltener können Pasteurellainfektionen auch ohne Bissverletzungen, z. B. durch einfaches Lecken der Tiere entstehen (z. B. Superinfektion von Ulcera crura). Beschrieben wurden auch Infektionen der Atemwege, intraabdominelle Infektionen insbesondere bei Patienten mit Leberzirrhose oder nach Endoskopie sowie Endokarditiden. Als Ausgangspunkt dieser Infektionen wird eine Kolonisation der oberen Atemwege vermutet.

29.5.12.4 Diagnostik

Im Fall von Wundinfektionen nach Tierbissverletzungen sollte immer an eine mögliche Pasteurellose gedacht werden. Um die Erreger mikrobiologisch nachzuweisen, sollte vorzugsweise bioptisches Material beim Débridement gewonnen werden. Oberflächliche Abstriche sind weniger geeignet, weil mit einer geringeren Sensitivität für die differenzialdiagnostisch wichtigen Anaerobier gerechnet werden muss. Verläuft die Infektion septisch, kann der Erreger in üblichen Blutkulturen angezüchtet werden.

29.5.12.5 Therapie

Penicillin gilt weiterhin als Mittel der Wahl gegen Pasteurellainfektionen. In vitro sind auch Ampicillin, Cefuroxim, Chinolone, Tetracycline und TMP/SMZ gut wirksam.

29.5.12.6 Prävention

Humanen Pasteurellainfektionen kann wahrscheinlich nur durch Meiden von Tierkontakten vorgebeugt werden. Ob nach Bissverletzungen Antibiotika prophylaktisch verabreicht werden sollten, wird kontrovers diskutiert.

Fazit für die Praxis zu Kapitel 29.5.12

- Klinische Manifestationen:
  Typischer Erreger von Wundinfektionen nach Tierbissverletzungen.
- Diagnostik:
  Kultureller Nachweis aus Bioptat- oder Abstrichmaterialien.
- Therapie:
  Penicillintherapie möglich, soweit keine Mischinfektion z. B. mit Anaerobiern vorliegt.
- Epidemiologie und Prophylaxe:
  Erreger kommt als Kommensale im Oronasopharynx von Säugetieren und Vögeln vor.
- Meldepflicht:
  Keine.

Literatur zu Kap. 29.5.12

Frost AJ; Adler B (2000) Pasteurella multocida: the elusive determinants of virulence and immunity. Vet Microbiol 72: 1–2

Lion C; Lozniewski A; Rosner V; Weber M (1999) Lung abscess due to beta-lactamase-producing Pasteurella multocida. Clin Infect Dis 29: 1345–1346

Mortensen JE; Giger O; Rodgers GL (1998) In vitro activity of oral antimicrobial agents against clinical isolates of Pasteurella multocida. Diagn Microbiol Infect Dis 30: 99–102

Wade T; Booy R; Teare EL; Kroll S (1999) Pasteurella multocida meningitis in infancy – (a lick may be as bad as a bite). Eur J Ped 158: 875–878

29.5.13 Bordetella pertussis und weitere Bordetella spp.

C.H. Wirsing von König, M. Riffelmann

29.5.13.1 Erregermerkmale und Taxonomie

Der Erreger des Keuchhustens, Bordetella pertussis, ist ein kleines, stäbchenförmiges gramnegatives Bakterium, das keine Sporen bildet, biochemisch relativ inaktiv ist, unter aeroben Bedingungen kultiviert werden kann und im Vergleich zu anderen bakteriellen Krankheitserregern viele mehr oder minder gut charakterisierte Virulenzfaktoren (◘ Tabelle 29-26) bildet.

In der äußeren Lipiddoppelschicht der Bakterienzelle sind »outer membrane proteins« (OMP) eingelagert. Das Membranlipopolysaccharid von B. pertussis wird wegen seiner Molekülstruktur gelegentlich als Lipooligosaccharid (LOS) bezeichnet.

Virulenzfaktoren

Die serologisch als Agglutinogene (AGG) bezeichneten Fimbrien (Typ 1 und Typ 2) und das Pertactin, ein Protein mit einem Molekulargewicht (MG) von 69.000, sind Adhäsionsfaktoren von B. pertussis.

! Die Tatsache, dass das Filamenthämagglutinin (FHA) von den Bakterien sezerniert und somit auch für andere Bakterien als Adhäsin fungieren kann, erklärt, warum sich Keuchhustenkranke zusätzlich oft mit Pneumokokken, Haemophilus influenzae und anderen Keimen infizieren.

Ein wesentlicher Virulenzfaktor ist das Pertussistoxin (PT), das wegen seiner verschiedenartigen biologischen Wirkungen früher auch als lymphozytoseproduzierender Faktor (LPF), als histaminsensibilisierender Faktor (HSF) oder als inselzellaktivierendes Protein (IAP) bezeichnet wurde. Die biologischen Wirkungen sind durch die enzymatische Aktivität von PT als ADP-Ribosyltransferase von G-Proteinen erklärlich.

Ein anderer Virulenzfaktor ist das Adenylcyclasetoxin (ACT), das die phagozytierenden Effektorzellen des Wirtsorganismus hemmt und möglicherweise die Schleimproduktion der Tracheaepithelzellen steigert. Ein weiteres, kleinmolekulares Toxin, das Tracheazytotoxin (TCT), führt in relativ kurzer Zeit zur Nekrose fast aller zilientragenden Epithelzellen.

Schließlich verfügt B. pertussis über ein hitzelabiles Toxin (HLT), das auch »dermonecrotic toxin« oder »mouse lethal toxin« genannt wird. Welche pathogenetische Bedeutung dem HLT für den Keuchhusten zukommt, ist unklar. Möglicherweise ist es an der initialen Besiedlung der Atemwege beteiligt, indem es eine Vasokonstriktion von Arteriolen in der Trachea herbeiführt.

◘ **Tabelle 29-26.** Virulenzfaktoren von B. pertussis/B. parapertussis in der Pathogenese des Keuchhustens

Ereignis	Virulenzfaktor/en
Tröpfcheninfektion	Ganze Zellen von B. pertussis/B. parapertussis
Adhäsion im Nasopharynx	Fimbrien (FIM) Filamenthämagglutinin (FHA) Pertactin (PER)
Kolonisation der Trachea	Fimbrien Filamenthämagglutinin Pertactin Pertussistoxin (PT) (nur B. pertussis)
Umgehen der lokalen Abwehr	Pertussistoxin (nur B. pertussis) Adenylcyclasetoxin (ACT) Tracheazytotoxin (TCT)
Zellschädigung	Tracheazytotoxin Dermonekrotisches Toxin

Weitere Bordetella spp.

Bakterien der Spezies Bordetella parapertussis können ein klinisch nicht sicher vom Keuchhusten unterscheidbares Krankheitsbild verursachen, das insgesamt etwas milder verläuft. Der wesentliche Unterschied zu B. pertussis besteht darin, dass B. parapertussis kein PT exprimiert.

Die Spezies Bordetella bronchiseptica ist als Erreger von Atemwegsinfektionen bei vielen Tieren verbreitet. In Einzelfällen können die Bakterien auch beim Menschen, insbesondere bei Immunsupprimierten, Atemwegsinfektionen verursachen. Andere Bordetellen, wie B. avium, B. hinzii, B. holmesii und B. trematum, werden nur selten bei Immunsupprimierten gefunden.

29.5.13.2 Epidemiologie

Während für B. pertussis der Mensch der einzige bekannte Wirt ist, ist B. parapertussis außer bei humanen Infektionen auch bei Schafen isoliert worden.

Die Bakterien werden durch Tröpfchen übertragen, wobei eine Infektionsdosis von etwa 100 koloniebildenden Einheiten als Inokulum ausreicht. Die Ansteckungsrate bei ungeimpften Kindern liegt zwischen 60 und 80%. Symptomfreie Träger scheinen für die Epidemiologie keine Rolle zu spielen.

! In einer ungeimpften Population ist der Keuchhusten eine typische Kinderkrankheit mit einem Altersgipfel bei 3–4 Jahren. Die Erkrankung ist für Säuglinge, die etwa 10% der Betroffenen ausmachen, besonders gefährlich und durch Apnoen lebensbedrohend.

Die Pertussisinzidenz in Ländern, in denen nicht geimpft wird, liegt bei ca. 100–200 Fällen pro 100.000 Einwohner und Jahr. Die Epidemiologie in impfenden Ländern zeigt mit 50% der Fälle einen Erkrankungsgipfel im 1. Lebensjahr. Etwa 20% der Pertussisfälle treten im Adoleszenten-und Erwachsenenalter auf. Die Inzidenz von Pertussis laut WHO-Definition liegt in impfenden Ländern mit Meldepflicht bei 1–5/100.000/Jahr.

! Eine Infektion mit B. pertussis hinterlässt entgegen früherer Auffassung keine lebenslange Immunität. Untersuchungen in Haushalten mit Pertussiskontakten zeigen, dass Erwachsene etwa 20 Jahre nach erinnerlichem Keuchhusten erneut erkranken können.

Daten zur Epidemiologie des Keuchhustens bei Erwachsenen sind sehr dürftig. Die vorliegenden Schätzungen zur Häufigkeit einer symptomatischen Infektion mit B. pertussis bei Erwachsenen schwanken unabhängig vom Durchimpfungsgrad zwischen 70 und 500/100.000/Jahr. Geht man von den vorliegenden Zahlen aus, sind für die Bundesrepublik Deutschland bis zu 80.000 Fälle von Keuchhusten bei Erwachsenen pro Jahr zu erwarten.

Die Erkrankung tritt sowohl in impfenden wie auch in nichtimpfenden Regionen in 3-bis 4-jährigen Verdichtungswellen auf.

Eine strikte jahreszeitliche Abhängigkeit besteht nicht, eine Häufung wird in den frühen Wintermonaten gefunden. Mädchen und Jungen sind gleich häufig betroffen. Im Erwachsenenalter erkranken Frauen häufiger.

In Deutschland ist Keuchhusten außer in einigen »neuen« Bundesländern nicht meldepflichtig. Die Zahl der letalen Pertussisfälle schwankte in den letzten Jahren zwischen 2 und 10/Jahr. In den USA wird die »Case-fatality-rate« bei Säuglingen unter 1 Monat auf etwa 1%, bei älteren Säuglingen im Alter von 2–11 Monaten auf etwa 0,3% geschätzt. Aufgrund der untypischen Symptomatik im Säuglingsalter ist jedoch davon auszugehen, dass nicht alle Erkrankungsfälle erkannt und gemeldet werden.

29.5.13.3 Erkrankung

Die WHO-Definition fordert als klinisches Hauptsymptom der Pertussis einen anfallsartigen Husten von 21 oder mehr Tagen Dauer mit inspiratorischem Einziehen und/oder Erbrechen. Die Diagnose gilt als gesichert, wenn entweder die Infektion serologisch nachgewiesen werden kann oder wenn der Kontakt zu einem kulturpositiven Fall bestätigt wird. Das amerikanische Bundesgesundheitsamt (CDC) fordert für die gesicherte Keuchhustendiagnose eine Hustendauer von 14 oder mehr Tagen.

Nach einer mittleren Inkubationszeit von 7–10 Tagen (Zeitspanne 6–28 Tage) beginnt die Krankheit mit milden katarrhalischen Symptomen, mitunter begleitet von einer Rhinorrhö (Stadium catarrhale). Dieses Stadium dauert etwa 1–2 Wochen. Anschließend kommt es zunehmend zu anfallsartigen Hustenattacken (Stadium convulsivum), die im Mittel 2–6 Wochen anhalten, aber auch bis zu 14 Wochen dauern können. In dieser Phase wird häufig das charakteristische inspiratorische Einziehen am Ende der Attacke (engl. »whoop«) beobachtet (◘ Abb. 29-23).

Außerdem würgen oder erbrechen die Kinder nicht selten während oder nach den Anfällen. Fieber fehlt fast immer. Die Attacken sind nachts häufiger als tagsüber. Im sog. Stadium decremti werden die Attacken allmählich seltener. Die Gesamtdauer der Pertussis beträgt erfahrungsgemäß 6–10 Wochen.

Je nach epidemiologischer Situation zeigen bis zu 50% der Kinder einen atypischen Verlauf mit einer Hustendauer von weniger als 6 Wochen.

Als Komplikation einer Pertussis wird häufig eine Pneumonie und eine Otitis media beobachtet. Krampfanfälle treten bei stationär behandelten Kindern in 2–4% auf, die Pertussisenzephalopathie mit unklarer Ätiologie und erheblichen Residualschäden tritt bei etwa 0,5% der kindlichen Fälle auf.

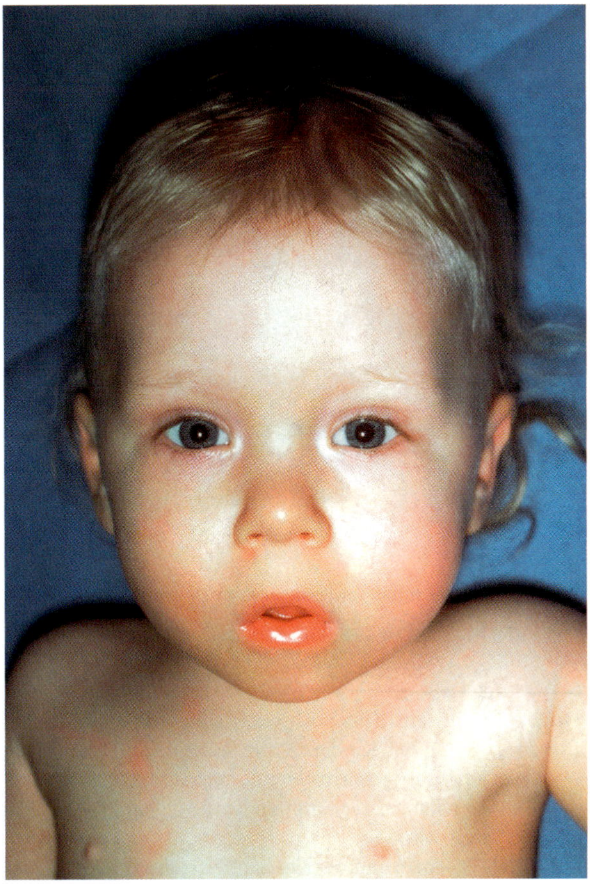

◘ **Abb. 29-23.** Säugling mit Keuchhusten am Ende einer Hustenattacke

Bei Säuglingen werden typische Hustenanfälle selten gefunden, häufig sind Apnoen das einzige Symptom eines Keuchhustens.

Das Leitsymptom bei Erwachsenen und Adoleszenten ist ein länger dauernder Husten (>14 Tage), der nicht wie bei Kindern von inspiratorischem Einziehen (»whoops«) begleitet sein muss. Er kann mehrere Monate anhalten. Komplikationen bei erwachsenen Pertussispatienten können infektiös bedingt sein (Pneumonie, Otitis media) oder durch mechanische Überlastungen aufgrund des länger dauernden Hustens auftreten (Leistenhernie, Rippenfraktur, Inkontinenz).

29.5.13.4 Diagnostik

Direktnachweis der Bakterien

Aus nasopharyngealen Abstrichen oder Sekreten sind Bordetellen auf Spezialmedien (Regan-Lowe-Medium, Bordet-Gengou-Medium) anzüchtbar (◘ Abb. 29-24).

Abstrich oder Sekret sollten tief im Nasopharynx entnommen und die Probe möglichst umgehend in einem speziellen Medium (Amies mit Holzkohle, Regan-Lowe-Medium) transportiert werden, sodass sie ohne erhebliche Zeitverzögerung untersucht werden kann, damit ein sensitiver Nachweis der Bakterien gewährleistet ist.

Die Sensitivität des kulturellen Nachweises nimmt mit dem Alter der Patienten und der Hustendauer ab. Bei ungeimpften

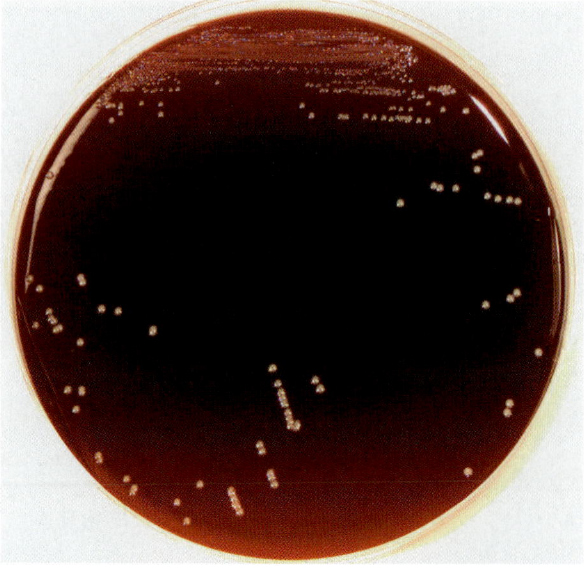

Abb. 29-24. Wachstum von Bordetellen auf Holzkohle-Blut-Agar (Regan-Lowe-Medium)

Säuglingen findet man ein positives Resultat in bis zu 80%, bei älteren ungeimpften Kindern kann es sein, dass man nach 3 Wochen anfallsartigem Husten nur noch in 10–20% die Erreger kultivieren kann. Bei geimpften Kindern gelingt der kulturelle Nachweis selten.

Mittels PCR oder anderer Nukleinsäureamplifikationstechniken lässt sich Bordetella-DNA besonders bei älteren Kindern, Adoleszenten, Erwachsenen und Geimpften mit hoher Sensitivität im Direktnachweis identifizieren. Bei Adoleszenten und Erwachsenen ist der Nachweis mittels NAT der Kultur in jedem Fall vorzuziehen.

Der direkte Nachweis der Bakterien mit immunologischen Techniken (direkte Immunfluoreszenz etc.) ist wegen erheblicher Raten an falsch-positiven und falsch-negativen Ergebnissen nicht zu empfehlen.

Serologische Methoden

IgG-und IgA-Antikörper gegen Antigene von B. pertussis (meist PT und FHA) werden mittels ELISA bestimmt. Um zu beurteilen, ob ein gemessener Antikörpertiter mit einem akuten Infekt korreliert, muss mit altersentsprechenden Referenzwerten verglichen werden. Bei ungeimpften Kindern findet man Antikörper frühestens 2–3 Wochen nach Hustenbeginn, bei Säuglingen ggf. noch später. Bei Erwachsenen stellt die Serologie häufig die einzige Möglichkeit dar, die Verdachtsdiagnose zu bestätigen.

Als Differenzialdiagnosen zum Keuchhusten kommen Erkrankungen in Frage, die durch Adenoviren, Parainfluenzaviren, in der Wintersaison durch respiratorische Synzitialviren (RSV) sowie durch Mycoplasma pneumoniae und Chlamydia pneumoniae ausgelöst werden können.

Eine absolute Lymphozytose im Blutbild hat bei Kindern keine hohe Spezifität für die Diagnose Pertussis.

29.5.13.5 Therapie

Als übliche Therapie wird Erythromycin in einer Dosis von 40 mg/kgKG/Tag als Estolat, aufgeteilt in 2 Tagesdosen, oder als Ethylsuccinat in einer Dosierung von 50–60 mg/kgKG/Tag, aufgeteilt in 3 Tagesdosen, verabreicht. Die Therapiedauer beträgt mindestens 2 Wochen. Clarithomycin ist gleich gut wirksam. Andere Makrolide (Roxithromycin etc.) sind wahrscheinlich auch wirksam, Studien hierzu fehlen.

Bei Makrolidunverträglichkeit ist eine Therapie mit Trimethoprim/Sulfamethoxazol (Cotrimoxazol) möglich. In einer Dosierung von 6–8 mg Trimethoprim/kgKG/Tag in 2 Tagesdosen sollte es gleichfalls 2 Wochen gegeben werden.

Beginnt man die Therapie im Stadium catarrhale ist zu erwarten, dass man die Symptomatik bessern und die Krankheitsdauer verkürzen kann. Setzt die Antibiotikagabe erst im Stadium convulsivum ein, lässt sich zwar die Infektiosität herabsetzen. Die Symptome werden aber nicht mehr gemildert, und auch die Dauer der Erkrankung bleibt unbeeinflusst.

Kinder wie Erwachsene mit Haushaltskontakten zu Pertussiskranken sollten behandelt werden, sobald sie zu husten beginnen.

Die Gabe von β-adrenergen Substanzen (Salbutamol) wird in Einzelfällen als hilfreich beschrieben. Therapieversuche mit Kortikosteroiden sind gleichfalls als effektiv beschrieben worden. Studien allerdings fehlen.

29.5.13.6 Prävention

Die Vakzination gegen Pertussis gehört zu den von der STIKO empfohlenen Routineimpfungen im Säuglingsalter. Der in Deutschland üblicherweise verwendete azelluläre Impfstoff wird in Kombination mit Diphtherie-und Tetanustoxoid (DTaP) und anderen Antigenen (Haemophilus influenzae b, HBs-Antigen, Polioviren) ab dem 3. Lebensmonat (9. Lebenswoche) in 3 monatlich aufeinander folgenden Injektionen appliziert. Jeweils im 2. und zwischen dem 9.und 17. Lebensjahr sollte eine Auffrischungsimpfung erfolgen.

Azelluläre Impfstoffe sind ebenso wirksam wie Ganzzellimpfstoffe. Alle in Deutschland zugelassenen Vakzinen enthalten Pertussistoxoid und Filamenthämagglutinin und je nach Hersteller gelegentlich zusätzlich Pertactin oder Fimbrienantigene.

Nebenwirkungen der (Kombinations)impfungen sind Rötung und Schmerzhaftigkeit an der Impfstelle, die nach wenigen Tagen verschwinden. Fieber über 38°C wird selten beobachtet. Nur in Ausnahmefällen kommt es unmittelbar nach der Impfung kurzfristig zu einer schockartigen sog. »hypoton-hyporesponsiven Episode« (HHE), die ohne erkennbare Spätfolgen bleibt. Die lokalen Nebenwirkungen nehmen mit der Anzahl der applizierten Impfdosen zu.

Über die Indikation von Impfungen im Erwachsenenalter wird derzeit diskutiert.

! Die EG-Biostoffverordnung sieht eine Impfung für gefährdetes medizinisches Personal vor. Die STIKO empfiehlt eine Impfung für Personal in der Pädiatrie und in Gemeinschaftseinrichtungen für das Vorschulalter und in Kinderheimen.

Der Impfschutz beginnt nach der 2. Impfung, und erreicht nach der 3. zwischen 80 und 90%. Nach natürlicher Infektion hält der

Impfschutz maximal 20 Jahre, sodass Erwachsene erneut erkranken können. Die Dauer der Schutzwirkung nach azellulären Impfstoffen beträgt mehr als 5 Jahre.

Fazit für die Praxis zu Kap. 29.5.13

- Kinder sind zunehmend gegen Keuchhusten geimpft, sodass die Erkrankung heute v. a. bei sehr jungen Säuglingen sowie bei Heranwachsenden und Erwachsenen auftritt.
- Keuchhusten kann für Säuglinge lebensbedrohlich werden, sodass oft eine stationäre Behandlung erforderlich ist. Bei Jugendlichen und Erwachsenen sollte bei einem länger als 2 Wochen andauernden Husten differenzialdiagnostisch an Pertussis gedacht werden und die Erkrankung ausgeschlossen werden.

Literatur zu Kap. 29.5.13

Bordet J, Gengou U (1906) Le microbe de la coqueluche. Ann Inst Pasteur 20: 48–68

Brown F et al (eds) (1997) Pertussis vaccine trials. Dev Biol Stand 89. Karger, Basel

Cherry JD, Robbins JD (eds) (1999) Pertussis in adults: Epidemiology, signs, symptoms, and implication for vaccination. Clin Infect Dis 28: S91–S150

Empfehlungen der Ständigen Impfkommission (STIKO) (2002) Epidemiologisches Bulletin, 12.07.2002. Robert-Koch-Institut, Berlin

Hewlett EL (1997) Pertussis: current concepts of pathogenesis and prevention. Ped Infect Dis J 16: S78–84

Wardlaw AC, Parton R (eds) (1988) Pathogenesis and immunity in pertussis. Wiley, Chichester

Wirsing von König CH, Postels-Multani S, Bock HL, Schmitt HJ (1995) Pertussis in adults: frequency of transmission after household exposure. Lancet 346: 1326–1329

29.5.14 Streptobacillus moniliformis und Spirillum minus

L.T. Zabel, I.B. Autenrieth

29.5.14.1 Erregermerkmale und Taxonomie

Bakterien der Spezies Streptobacillus moniliformis sind gramnegative, in der Kultur oft pleomorphe Stäbchen, die bis zu 150 µm lange Ketten bilden und sich spontan in L-Formen umwandeln.

Spirillum minus ist ein 0,2 µm dickes und 4 µm langes gramnegatives Schraubenbakterium mit 2–6 Windungen. Es ist beweglich und nicht sporenbildend.

29.5.14.2 Epidemiologie

Streptobacillus moniliformis gehört zur Flora des Nasopharynx von Wild- und Laborratten.

S. minus und S. moniliformis werden durch Ratten-, Mäuse- und Katzenbisse übertragen und sind Auslöser des Rattenbissfiebers.

Als weitere mögliche Infektionsquelle gelten mit S. moniliformis kontaminierte Lebensmittel wie Rohmilch. Die auf diesem Weg ausgelöste Erkrankung wird als Haverhill-Fieber oder Erythema arthriticum epidemicum bezeichnet und kann gleichzeitig zahlreiche Personen betreffen, die sich über dieselbe Infektionsquelle angesteckt haben. Wiederholt werden Infektionen von Laborpersonal beschrieben, das mit Ratten, aber auch mit Mäusen und Katzen umgegangen ist.

29.5.14.3 Erkrankung

Nach dem Biss entwickeln sich uncharakteristische Entzündungszeichen an der Eintrittspforte, die ausheilen können, ohne dass es zu einer typischen Symptomatik käme. Nach unterschiedlichen Inkubationszeiten, die im Mittel bei 3–10 Tagen liegen, gelegentlich aber mehrere Monate dauern, können Schüttelfrost mit hohem Fieber, heftigen Kopfschmerzen, Myalgien und Erbrechen bei heftigem Krankheitsgefühl auftreten. Häufig wird die Erkrankung von einem kleinfleckigen, masernartigen oder petechialen Exanthem auf den Handflächen und Fußsohlen begleitet. Arthritiden mit Gelenkschwellungen und -ergüssen treten ebenfalls auf.

Nicht selten wird die Erkrankung durch Endokarditis, Pneumonie und Abszessbildung kompliziert. Wird nicht adäquat therapiert, können die Symptome über Wochen und Monate persistieren oder wiederholt auftreten.

Bei der Erkrankung durch S. minus, auf Japanisch als Sodoku bezeichnet, entsteht 1–3 Wochen nach dem Biss ein schankerähnliches Anfangsgeschwür, gefolgt von einer Lymphangitis. Die Kranken entwickeln meist ein Exanthem und leiden ebenfalls unter einem monatelang remittierenden Fieber. Die Letalität des Sodoku beträgt unbehandelt 5–10%.

29.5.14.4 Diagnostik

Der Nachweis von S. moniliformis wird aus dem Blut, aus Gelenkergussflüssigkeit, Abszesspunktaten und Abstrichen aus betroffenen Regionen geführt.

Im Originalmaterial sind gramnegative Stäbchen zu sehen, die ca. 0,3–0,5×1–5 µm groß und an den Enden abgerundet oder zugespitzt sind. Sie liegen meist einzeln, können aber auch in Ketten angeordnet sein.

Anzüchten lassen sich die Erreger bei 36°C auf Nährmedien mit Blut- oder Serumzusatz in einer Atmosphäre mit 5–10% CO_2-Spannung (Burkhard 1992). Nach 2- bis 3-tägiger Inkubation sind auf Festmedien 1 mm große, flach gewölbte, glänzende Kolonien von butterartiger Konsistenz zu sehen. Dazwischen können winzige mykoplasmaartige, spiegeleiförmige Kolonien mit eingewachsenem dunklem Zentrum und durchscheinendem Außenbereich liegen.

Am sensitivsten weist man S. moniliformis molekularbiologisch mit der Polymerasekettenreaktion (PCR) nach.

Antikörper gegen S. moniliformis können mittels Agglutination bestimmt werden. Da die Antigene nicht kommerziell vertrieben werden, bleibt das Verfahren Speziallaboratorien vorbehalten. Mindestens 2 Seren, die im Abstand von 1 Woche abgenommen wurden, sollten untersucht werden. Titer ab 1:80 sind krankheitsverdächtig.

S. minus ist auf künstlichen Nährböden nicht anzüchtbar. Der mikroskopische Erregernachweis gelingt dagegen in der

Regel im Reizserum aus der Bissstelle (Müller 1950) und manchmal auch aus dem Blut, wenn hohe Erregerzahlen erreicht werden. Das Material wird bei Dunkelfeldbeleuchtung oder im Phasenkontrast beurteilt.

29.5.14.5 Therapie

Sowohl gegen S. moniliformis als auch gegen S. minus wird Penicillin G als Antibiotikum der 1. Wahl eingesetzt. Eine Behandlung über 3 Wochen führt zur Heilung. Penicillinrefraktäre Fälle durch L-Formen von S. moniliformis konnten mit einer Kombination von Penicillin und Streptomycin oder mit Tetracyclinbehandlung geheilt werden. Listerformen waren auf Amoxicillin/Clavulansäure empfindlich (Freunek et al. 1997).

Fazit für die Praxis zu Kap. 29.5.14

- Symptome und klinische Befunde:
  Häufig Biss von Ratten, Mäusen oder Katzen, bei Sodoku Anfangsgeschwür mit Lymphangitis. Schüttelfrost, Fieber, bei Sodoku remittierend, Kopfschmerzen, Myalgien, Erbrechen, kleinfleckiges, masernartiges, petechiales Exanthem auf Handflächen und Fußsohlen, Arthritiden. Komplikationen: Endokarditis, Pneumonie, Abszessbildung.
- Diagnostik:
  - *Labor:* Kulturelle Anzüchtung aus Gelenkergussflüssigkeit, Abszesspunktaten, Abstrichen betroffener Körperteile. DNA-Nachweis mittels PCR. Bei Sodoku Mikroskopie von Reizserum aus Bissstelle.
- Therapie:
  Penicillin G, wegen L-Formen auch Kombination mit Streptomycin.
- Epidemiologie und Prophylaxe:
  Nasopharynx von Wild- und Laborratten. Expositionsvermeidung.

Literatur zu Kap. 29.5.14

Burkhardt F (1992) Streptobacillus moniliformis. In: Burkhardt F (Hrsg) Mikrobiologische Diagnostik. Thieme, Stuttgart New York, S 178–180

Freunek K, Turnwald-Maschler A, Pannenbecker J (1997) Rattenbißfieber – Infektion mit Streptobacillus moniliformis. Monatsschr Kinderheilkunde 145: 473–476

Reiner Müller (1950) Spirillen. In: Müller R (Hrsg) Medizinische Mikrobiologie. Urban & Schwarzenberg, München Berlin, S 316–317

29.5.15 Legionella pneumophila und andere Legionella spp.

M. Exner, E. Bailly, S. Engelhart, S. Pleischl

29.5.15.1 Erregermerkmale und Taxonomie

Die Familie der 1977 entdeckten Legionellaceae umfasst nach heutigem Kenntnisstand mindestens 42 beschriebene Spezies mit 64 Serogruppen. Legionellaceae sind aerobe, nicht

Tabelle 29-27. Humanpathogene Legionellen spp. außer Legionella pneumophila. (Nach Muder [18])

- L. micdadei
- L. bozemannii
- L. dumoffii
- L. longbeachae
- L. wadsworthii
- L. hackeliae
- L. maceachernii
- L. oakridgensis
- L. feelii
- L. birminghamensis
- L. cincinnatiensis
- L. jordanis
- L. gormanii
- L. anisa
- L. tusconensis
- L. sainthelensi
- L. lansingensis
- L. parisiensis

sporenbildende gramnegative Bakterien, die durch eine oder mehrere polare oder subpolare Flagellen beweglich sind [4,18, 25, 32].

Alle Legionellen sind bei entsprechender Exposition als potenziell humanpathogen anzusehen. Legionella pneumophila, das 90% aller Infektionen verursacht, wird in 15 Serogruppen unterteilt, von denen die Serovarietäten 1, 4 und 6 am häufigsten isoliert werden.

Legionella pneumophila kann biochemisch, molekularbiologisch und serologisch sowie mittels Fettsäure- und Ubiquinonanalyse von anderen Mitgliedern der Familie der Legionellaceae unterschieden werden [4, 18, 25, 32].

Neben Legionella pneumophila wurden 18 weitere Spezies aufgrund der Isolierung aus klinischem Material als Ursache humaner Infektionen beschrieben. Übrige Isolate der Familie der Legionellaceae stammen bisher ausnahmslos aus dem Boden und aus Wasser [18].

In Tabelle 29-27 werden außer L. pneumophila Legionellen spp. aufgeführt, die im Zusammenhang mit humanen Infektionen stehen.

29.5.15.2 Epidemiologie

Erregerverbreitung

Das natürliche Habitat für Legionellaceae sind aquatische Biotope. Legionellen werden weltweit in Flüssen und Seen nachgewiesen und überleben dort bei Temperaturen zwischen 0 und 63°C und in einem pH-Bereich zwischen 5 und 8,5.

Eine Wassertemperatur von 2–8°C können Legionellaceae über Jahre tolerieren.

Legionellen können in geringen Konzentrationen auch Wasseraufbereitungsverfahren, z. B. Chlorung, überstehen und in niedriger Zahl in Wasserverteilungsnetze gelangen [1, 8, 32]. In technischen Systemen wie Rückkühlwerken oder Wasserverteilungssystemen können sie sich vermehren, wenn die Umgebungsbedingungen (z. B. erhöhte Wassertemperatur) günstig oder gleichzeitig symbiotische Mikroorganismen wie Amöben und Wasserbakterien anwesend sind. Der Temperaturbereich zwischen 25 und 50°C scheint für das Wachstum von Legionellen besonders förderlich zu sein [1, 8, 25, 32].

Infektionsreservoire und -quellen der Legionellaceae

- Rückkühlwerke
- Raumlufttechnische Anlagen mit Umlaufsprühbefeuchtung
- Hausinstallationssysteme, insbesondere in Großgebäuden (Krankenhäuser, Hotels etc.)
- Hot-Whirlpools
- Dentaleinheiten u. a.

Übertragung

Menschen infizieren sich meist mit größeren Mengen von Erregern, wenn bakterienhaltiges Wasser als Aerosol (z. B. beim Duschen) eingeatmet oder kontaminiertes Wasser (z. B. aus Hot-Whirlpools) aspiriert wird [14, 27].

Durch Trinken legionellenhaltigen Wassers sind lediglich abwehrgeschwächte, nicht jedoch immunkompetente Personen gefährdet. Patienten, die unter Schluckstörungen leiden, können sich infizieren, wenn kontaminiertes Wasser beim Trinken aspiriert wird. Wundinfektionen wurden nach Kontakt von Wunden mit legionellenkontaminiertem Wasser beschrieben [8, 32].

Direkt von Mensch zu Mensch können die Bakterien wahrscheinlich nicht übertragen werden.

Epidemiologie der Legionellose

Mehrere Studien zählen Legionella pneumophila zu den 3 häufigsten bakteriellen Erregern hospitalisierungsbedürftiger ambulant erworbener Pneumonien. Nach Angaben von Stout u. Yu [28] werden nur 3% der sporadischen Legionellosefälle korrekt diagnostiziert.

Legionellen führen nur selten zu nicht hospitalisierungsbedürftigen Pneumonien und gelten als wichtige Ursache schwerer Pneumonien, die einer intensivmedizinischen Behandlung bedürfen.

Im Krankenhaus ist die Inzidenz nosokomialer Pneumonien abhängig vom Ausmaß der Kolonisation des Warmwasserversorgungssystems mit Legionellen, der Anzahl immunsupprimierter Patienten und der Verfügbarkeit und Anwendung geeigneter diagnostischer Verfahren [11, 13, 29, 32].

Der Anteil von Legionellen als Erreger ambulant erworbener Pneumonien wird mit 0,5–5% angegeben [32]. Die sporadisch oder im Rahmen von Ausbrüchen auftretenden Erkrankungen werden während des ganzen Jahres, jedoch gehäuft in den Sommer- und Herbstmonaten diagnostiziert. In Deutschland liegen keine systematischen Untersuchungen über Inzidenz und Prävalenz von Legionellenpneumonien vor. Schätzungen liegen bei 6.000–10.000 Neuerkrankungen an Legionellenpneumonien pro Jahr.

Nach Angaben des Robert-Koch-Instituts wird bei etwa 1–5% der in Krankenhäusern behandelten Pneumonien eine Legionellose diagnostiziert [25]. In den vergangenen Jahren sind vermehrt reiseassoziierte Legionellenerkrankungen v. a. von Hotelgästen bekannt geworden.

Für den Erwerb einer Legionellose sind bestimmte prädisponierende Risikofaktoren bekannt.

Prädisponierende Faktoren für den Erwerb einer Legionellose

- Alkohol- und Nikotinabusus
- Chronische Lungenerkrankungen
- Fortgeschrittenes Alter und männliches Geschlecht
- Immunsuppression (v. a. Kortikosteroidbehandlung; Zustand nach Organtransplantation; bei Aids eher selten)
- Zustand nach größeren chirurgischen Eingriffen

Im Gegensatz zu früheren Annahmen können auch Kinder erkranken. Ganz überwiegend handelt es sich bei den Betroffenen um Neugeborene, die sich im Krankenhaus infizieren, um immunsupprimierte Kinder und um Kinder mit vorbestehenden Lungenerkrankungen [32].

Zur Legionellose bei Schwangeren liegen kaum Literaturdaten vor. Eine intrauterine Legionellose wurde bislang nicht beschrieben.

Aids-Patienten infizieren sich nur selten mit Legionellen. Wenn sie sich infizieren, verläuft die Erkrankung jedoch oft progredient mit extrapulmonalen Manifestationen, insbesondere mit Nieren- und Lungenabszessen.

29.5.15.3 Erkrankungen

Legionelleninfektionen treten in 2 verschiedenen Formen, als sog. Pontiac-Fieber oder als Pneumonie (Legionärskrankheit) auf. Man vermutet, dass die Konzentration des Inokulums, die Art der Übertragung und wirtsspezifische Faktoren dafür verantwortlich sind, in welcher der beiden Ausprägungen sich die Legionelleninfektion manifestiert.

Pontiac-Fieber

! Das Pontiac-Fieber ist eine akute, selbstlimitierende influenzaähnliche Erkrankung ohne Pneumonie.

Die Inkubationszeit beträgt 24–48 h. Mehr als 90% der Exponierten erkranken klinisch manifest. Die vorherrschenden Symptome sind Unwohlsein, Myalgie, Fieber, Schüttelfrost und Kopfschmerzen. Milder Husten, Schwindel und Übelkeit werden ebenso beobachtet. Eine symptomatische Therapie ist ausreichend und führt in der Regel innerhalb von einer Woche zur vollständigen Ausheilung.

Legionellenpneumonie (klassische Legionellose)

! Die Pneumonie ist die häufigste klinische Manifestation der klassischen Legionellose.

Die Erkrankung umfasst ein breites Spektrum von unterschiedlichen Verlaufsformen mit leichtem Husten und Fieber bis hin zu Pneumonien mit ausgedehnten Lungeninfiltraten, Stupor und Multiorganversagen.

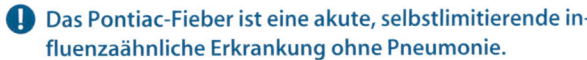

Die Inkubationszeit der klassischen Legionellose beträgt 2–10 Tage. Zu Beginn der Erkrankung kommt es innerhalb weniger Stunden zu Thoraxschmerzen und Schüttelfrost. Die Körpertemperatur steigt auf 39–40,5°C, in 20% der Fälle noch höher. Im Thoraxröntgenbild sieht man mit zunächst fleckiger Infiltration und später zunehmender Verdichtung ganzer Lungenlappen deutliche Zeichen einer Pneumonie. Der obere Respirationstrakt ist nur selten beteiligt. In prospektiven vergleichenden Studien lassen sich Legionella-pneumophila-Pneumonien klinisch nicht von Pneumonien durch andere Legionella spp. unterscheiden [26].

In der Frühphase der Erkrankung kommt es zu unspezifischen Symptomen einschließlich Fieber, Unwohlsein, Myalgie, Übelkeit, Kopfschmerzen und mildem Husten mit Auswurf, der gelegentlich leicht blutig tingiert ist. Schwere Hämoptysen sind selten. Bei einigen Patienten treten thorakale Schmerzen in den Vordergrund, die entweder pleuritisch sind oder als Hinweis auf ein embolisches Geschehen gedeutet werden müssen.

Unter einer Diarrhö mit vorwiegend wässrigen, selten blutigen Stühlen leiden 25–50% der Erkrankten. Gelegentlich geht die Diarrhö allen anderen Krankheitszeichen voran, sodass differenzialdiagnostisch nicht an eine Legionellose gedacht wird. Über Übelkeit, Erbrechen und Abdominalbeschwerden klagen ungefähr 10–20% der Patienten [4, 32].

Neurologische Symptome treten in der Hälfte der Fälle auf und umfassen Kopfschmerzen und Lethargie bis hin zur Enzephalopathie. Verhaltensänderungen in Form von emotionaler Labilität, Desorientiertheit, Halluzinationen, Verwirrtheit, Benommensein und Bewusstlosigkeit zählen zu den häufigsten neurologischen Auffälligkeiten.

Eine Hyponatriämie (Serumnatrium <130 mmol/l) scheint signifikant häufiger bei der klassischen Legionellose als bei anderen Pneumonien aufzutreten [32], während andere klinisch-chemische Laborparameter wie Hypophosphatämie, pathologische Leberfunktionstests, Hämaturie und hämatologische Abnormitäten keine weitere Differenzierung der Pneumonie erlauben [32].

Obwohl das klinische Bild unspezifisch ist, gibt es einige Hinweise, denen bei Patienten mit unklaren Krankheitszuständen im Hinblick auf eine Legionellose unbedingt nachgegangen werden sollte.

Hinweise auf Legionellenpneumonie

1. Im Gram-Präparat von respiratorischem Sekret werden Neutrophile in hohen Konzentrationen nachgewiesen, aber nur vereinzelt oder gar keine Mikroorganismen.
2. Hyponatriämie (Serumnatrium <130 mmol/l)
3. Persistenz der Pneumonie trotz Gabe von β-Laktamantibiotika (Penicillin oder Cephalosporine) oder Aminoglykosiden.

Eine extrapulmonale Beteiligung wird hauptsächlich bei immunsupprimierten Patienten beschrieben. Durch hämatogene Streuung kann es zu Sinusitis, perirektalen Abszessen, Perikarditis, Pyelonephritis, Peritonitis, Pankreatitis und Endokarditis kommen [4, 32].

29.5.15.4 Diagnostik

Da Legionellosen schwierig zu diagnostizieren sind, kann man davon ausgehen, dass Inzidenz und Prävalenz unterschätzt werden. Nach Angaben von Stout u. Yu [28] werden nur 3% der sporadisch auftretenden Legionellenerkrankungen richtig erkannt. Wegen fehlender spezifischer klinischer und radiologischer Zeichen sind mikrobiologische Laboruntersuchungen notwendig, um die Diagnose abzusichern. Für die Routinediagnostik stehen mehrere Methoden zur Verfügung.

Die Spezifität und Sensitivität der unterschiedlichen labordiagnostischen Tests ist Tabelle 29-28 zu entnehmen.

Kultureller Nachweis

Als beweisend für die Diagnose einer Legionelleninfektion gilt die positive Kultur auf Spezialnährmedien. Das Standardselektivnährmedium für die Legionellenisolierung aus klinischem Material ist gepufferter Kohlehefeextrakt- (BCYE-)Agar, dem Polymyxin, Anisomycin, Vancomycin und bestimmte Farbstoffe zugegeben werden. Die Organismen wachsen langsam bei 37°C Bebrütungstemperatur und benötigen in der Regel 3–5 Tage, um makroskopisch sichtbare Kolonien zu bilden.

Während Sputum sich weniger eignet, gelingt der kulturelle Nachweis gut aus Bronchialflüssigkeit, Aspirat, Biopsiematerial und Sektionsmaterial. Die transtracheale Aspiration gilt mit einer Sensitivität von 90% vor der Bronchoskopie (Sensitivität 80%) [32] als Probenahmeverfahren mit der höchsten Nachweisrate, weil eine Kontamination durch die oropharyngeale Flora vermieden wird.

Direkter Fluoreszenzantikörpertest (DFA)

Auch der direkte Erregernachweis mit Hilfe von mono- oder polyklonalen fluoreszenzmarkierten Antikörpern ist möglich. Die für das rasche diagnostische Screening gedachte Untersuchung ist weniger sensitiv als die Kultur, da positive Ergebnisse hohe Legionellenzahlen in der Probe voraussetzen. Als Untersuchungsmaterial eignet sich am besten durch bronchoalveoläre Lavage (BAL) gewonnenes Material.

Der DFA wird häufiger dann positiv, wenn im Thoraxröntgenbild multilobäre Infiltrate sichtbar sind. Kreuzreaktionen zu anderen Organismen treten selten auf. DFA-Reagenzien zum

Tabelle 29-28. Sensitivität und Spezifität unterschiedlicher Nachweisverfahren von Legionellen. (Nach Yu [32])

Verfahren	Sensitivität [%]	Spezifität [%]
Sputumkultur[a]	80	100
Direkter fluoreszenzmikroskopischer Nachweis im Sputum	33–70	96–99
Urin-Antigen-Nachweis[b]	70	100
Antikörperserologie[c]	40–60	96–99

[a] Verwendung spezifischer Nährmedien.
[b] Derzeit abgesichert für L. pneumophila, Serogruppe 1.
[c] IgG- und IgM-Bestimmung sowohl für Serum aus der Akutphase wie der Rekonvaleszenzphase. Bei einem Patienten mit Pneumonie kann ein einzelner Titer >1:128 als »auffällig« angesehen werden und sollte kontrolliert werden, ein 4facher Titeranstieg ist »beweisend« für eine Infektion.

Nachweis neuerer Legionellen spp. sind derzeit kommerziell noch nicht verfügbar.

Indirekter Immunfluoreszenztest

Indirekte Immunfluoreszenzantikörperuntersuchung und ELISA sind die in der Diagnostik am häufigsten eingesetzten Verfahren.

! Es werden Seren aus der Akut- und Konvaleszenzphase benötigt, weil Antikörper oft erst in der 6.–8. Krankheitswoche gebildet werden. Ein 4facher Titeranstieg gilt als beweisend für eine Infektion.

Einzelne Titer ≥ 1:256 bei bestehender Pneumonie und/oder in einer Region mit bekanntermaßen geringer Seroprävalenz von Legionellaantikörpertitern können Ausdruck einer akuten Infektion sein und sollten kontrolliert werden.

Nur bei 25–40% der Patienten lassen sich schon in der 1. Krankheitswoche erhöhte Titer messen. Die Serologie ist daher für epidemiologische Studien sinnvoll, für die Sofortdiagnose einer klinisch akuten Legionellose jedoch weniger hilfreich.

Selten werden indirekte Immunfluoreszenztests falsch-positiv aufgrund kreuzreagierender Antikörper gegen andere gramnegative Mikroorganismen. Die Verwendung von IgM- und IgG-Tests gewährleistet maximale Sensitivität, wobei IgM-Antikörper während der Akutphase signifikant höher sind.

Legionellaantigen im Urin

Beweisend für eine Infektion ist auch der RIA- oder ELISA-Nachweis eines Legionella-pneumophila-Lipopolysaccharidantigens im Urin. Die kommerziell angebotenen Testkits erfassen zurzeit zwar nur Antigene der Serogruppe 1 sowie einige kreuzreagierende andere Serogruppen. Da Legionella pneumophila der Serogruppe 1 aber in mindestens 80% aller Legionellosen nachgewiesen wird, kann dieser Aspekt bei der Diagnostik zunächst vernachlässigt werden.

Bereits 24 h nach Krankheitsbeginn setzt die Antigenausscheidung ein und persistiert über einige Wochen, in seltenen Fällen auch über Monate. Die Sensitivität ist mit der anderer Nachweisverfahren vergleichbar. Der große praktische Vorteil des Tests liegt darin, dass Urinproben ungleich leichter zu gewinnen sind als adäquates Untersuchungsmaterial aus dem Respirationstrakt. Darüber hinaus kann das Ergebnis innerhalb von Stunden vorliegen.

Polymerase Chain Reaction (PCR)

Der Nachweis von Legionella-DNA mittels PCR oder anderer Amplifikationstechniken ist heute möglich, aber derzeit Speziallabors vorbehalten. Sensitivität und Spezifität können zum jetzigen Zeitpunkt noch nicht exakt beurteilt werden. Mittels PCR werden Legionellen auch in Wasserproben gefunden, allerdings ohne dass zwischen lebenden und abgestorbenen Bakterien unterschieden werden könnte.

29.5.15.5 Therapie

Gegen Legionellen werden Antibiotika verwendet, die hohe intrazelluläre Konzentrationen erreichen, weil sich die Erreger im Körper in Alveolarmakrophagen vermehren. Da nur in Tierversuchen und in In-vitro-Testsystemen, nicht aber in klinisch kontrollierten prospektiven Studien gezeigt wurde, dass Makrolide, Chinolone, Rifampicin, Trimethoprim/Sulfamethoxazol und Tetracycline gut gegen Legionellen wirken, stützt sich die Standardtherapie weiterhin auf die Erfahrungen vom Ausbruch in Philadelphia 1976 [9].

Tabelle 29-29. Medikamentöse Therapie der Legionellose

	Substanz	Tagesdosis
Standardtherapie	Erythromycin	4-mal 0,5–1,0 g i.v.
Zusätzlich bei schweren Fällen	Rifampicin	600 mg
Alternativen	Ciprofloxacin	2-mal 300–400 mg i.v. oder 2-mal 750 mg p.o.
	Ofloxacin	2-mal 400 mg i.v./p.o.
	Weitere: Levofloxacin, Azithromycin	

Bei erwiesener Legionellose ist die intravenöse Gabe von Erythromycin in einer Dosierung bis maximal 4 g/Tag immer noch die Therapie der 1. Wahl (Tabelle 29-29).

Unter der Behandlung bessert sich das klinische Bild meist innerhalb weniger Tage. Nach Entfieberung kann sie oral bis zu einer Gesamtdauer von mindestens 3 Wochen (Rezidivgefahr) bei immunkompetenten und über 4–6 Wochen bei immunsupprimierten Patienten fortgesetzt werden.

Besonders schwer Erkrankten, immunsupprimierten Patienten oder solchen, die auf die Erythromycinbehandlung nicht schnell ansprechen, gibt man zusätzlich Rifampicin in einer Dosierung von 10–20 mg/kgKG. Eine Monotherapie mit Rifampicin wird wegen der Gefahr der Resistenzentwicklung nicht empfohlen und ist auch nicht üblich.

Auch wenn Rückfälle, über die berichtet wurde, vermutlich eher Neuerkrankungen von Personen waren, die weiterhin oder erneut legionellenkontaminiertem Wasser exponiert waren, sollte die Rezidivgefahr bedacht und deshalb unbedingt konsequent therapiert werden.

Wichtigste Alternative zur Standardtherapie sind Chinolone wie beispielsweise das Ciprofloxacin, Ofloxacin und Levofloxacin, die ebenfalls für mindestens 3 Wochen verabreicht werden. Sie sind dann indiziert, wenn Erythromycin und Rifampicin z. B. wegen Leberfunktionsstörungen oder nach Organtransplantationen nicht angewendet werden können oder wenn die Kombinationstherapie mit Erythromycin und Rifampicin versagt.

Die neueren Makrolide, insbesondere Azithromycin, zeigen in experimentellen Studien ebenfalls sehr gute Resultate bei gleichzeitig geringeren Nebenwirkungen im Vergleich zu Erythromycin. Obwohl zu diesen Substanzen bisher ebenfalls keine umfangreichen vergleichenden Studien vorliegen, sollte eine einmal damit eingeleitete Therapie fortgesetzt werden. Die Behandlungsdauer beträgt mindestens 3 Wochen.

! Wird frühzeitig und sachgerecht therapiert, ist die Letalität der Legionellose niedrig.

Bei nosokomialen Infektionen kann sie allerdings bis zu 50%, bei Immunsupprimierten sogar bis zu 80% betragen, insbesondere dann, wenn die Grunderkrankung und/oder die Legionelleninfektion besonders weit fortgeschritten sind [5].

29.5.15.6 Prävention

Um sinnvolle Prävention gegen Legionellosen betreiben zu können, muss man berücksichtigen, was man bisher über die Ausbreitung der Infektionen weiß.

> **Bei der Prävention von Legionellosen zu berücksichtigende Prämissen**
>
> - Legionellen werden ausschließlich von exogenen Quellen akquiriert und wurden noch nie von gesunden Personen isoliert. Deshalb ist eine positive Kultur immer beweisend für eine Legionelleninfektion [25].
> - Als exogene Infektionsquellen sind anhand der heute verfügbaren genotypischen Identifizierungsverfahren v. a. wasserführende technische Systeme gesichert [10, 11, 13, 15, 17].
> - Unter diesen Systemen bedeuten insbesondere kontaminierte Rückkühlwerke sowie warmwasserführende Hausinstallationen in Großgebäuden (z. B. Krankenhäusern) ein höheres Expositions- und Infektionsrisiko [8, 11, 28, 32].
> - Ausbrüche von Legionellenerkrankungen konnten unter Kontrolle gebracht werden, wenn es gelang, die Erregerkonzentration in den als Infektionsquelle ursächlich abgesicherten wasserführenden Systemen zu vermindern [4, 8, 10, 17, 28].

Die novellierte Verordnung über die Qualität von Wasser für den menschlichen Gebrauch (Trinkwasserverordnung) ist in Deutschland die maßgebliche Rechtsgrundlage für Maßnahmen zur Prävention der Legionellose. Der z. T. in den USA praktizierte, von den CDC [3, 31] gestützte und auch in Deutschland vereinzelt empfohlene Ansatz, erst dann tätig zu werden, wenn bereits nosokomiale Legionelleninfektionen aufgetreten sind, steht nicht im Einklang mit der Trinkwasserverordnung.

Ziel aller Maßnahmen muss es sein, Legionellen in wasserführenden technischen Systemen auf so niedrige Konzentrationen zu begrenzen, dass sie bei exponierten Personen nicht zu einer Infektion führen [1, 6, 8, 10, 19, 24]. In technischen Regeln und Normen ist festgelegt worden, welche Maßnahmen bei Planung, Wartung und Betrieb derartiger Systeme zu berücksichtigen sind, damit eine Gefährdung durch Legionellen vermieden werden kann [6, 7, 24, 30].

Trinkwassererwärmungs- und Leitungsanlagen (Hausinstallation)

Zur Minderung einer Legionellenkontamination bei neu zu planenden Trinkwassererwärmungs- und Leitungsanlagen gilt die technische Regel W 551 des DVGW (Deutscher Verband des Gas- und Wasserfachs e. V.). Das Arbeitsblatt bezieht sich auf Großanlagen mit mehr als 3 l Warmwasser in der Leitung oder Speichern mit mehr als 400 l. Es wird nicht unterschieden hinsichtlich der verschiedenen Nutzungsbedingungen z. B. in Krankenhäusern, Hotels oder anderen öffentlichen Gebäuden. Wasser in Anlagen gemäß DVGW W 551 darf an keiner Stelle im Verteilungssystem kälter als 55°C sein [6].

Für Wasserversorgungssysteme in Krankenhäusern gilt die Richtlinie für Krankenhaushygiene und Infektionsprävention [24]. Hinweise zu Betrieb und ggf. Sanierung von bereits existierenden Trinkwassererwärmungs- und Leitungsanlagen, die nicht den Anforderungen von DVGW W 551 entsprechen, gibt die technische Regel W 552 des DVGW. Darin werden auch Hinweise zur möglichen Dekontamination von Trinkwasserverteilungsanlagen gegeben, in denen ein erhöhtes Legionellenwachstum festgestellt wurde [6].

Rückkühlwerke

Für Planung, Wartung und Betrieb von Rückkühlwerken, die als Infektionsquelle sowohl für nosokomiale als auch für ambulant erworbene Pneumonien mit z. T. letalem Ausgang beschrieben wurden [2], gibt es in Deutschland bislang keine technischen Bestimmungen. Es wird deshalb auf die englischen Empfehlungen [12] verwiesen, die eine gute Orientierung über Planung, Wartung und Betrieb derartiger Anlagen geben.

Raumlufttechnische Anlagen

Bei raumlufttechnischen Anlagen sind die Anforderungen der DIN 1946 (Krankenhäuser) und VDI 6022 (Büro- und Versammlungsräume) zu erfüllen [30]. Kritische Punkte bei raumlufttechnischen Anlagen ohne endständige Filtration sind

- Ansaugung legionellenkontaminierter Aerosole,
- Anfeuchtung der Raumluft mit Umluftsprühbefeuchtern, insbesondere nach längeren Stagnationsphasen.

Als hygienisch sicher gelten Systeme mit Dampfbefeuchtern.

Warmsprudelbecken und Badebecken

Planung, Wartung und Betrieb von Badebecken inkl. Warmsprudelbecken (Whirlpools) erfolgen entsprechend DIN 19643 [7, 20].

Zahnärztliche Einheiten

In zahnärztlichen Einheiten kann es im Kühlwasser zu einer erheblichen Vermehrung von Legionellen und auch von Pseudomonas aeruginosa kommen. Grundlage für den Betrieb derartiger Systeme ist die Anlage der Richtlinie für Krankenhaushygiene und Infektionsprävention: »Zahnärztliche Hygiene« [24].

Hygienisch-mikrobiologische Umgebungsuntersuchungen

Hygienisch-mikrobiologische Untersuchungen dienen verschiedenen Zielen unter den Oberbegriffen Qualitätssicherung und Prävention. Im Einzelnen sollen sie Expositionsrisiken ermitteln, Kriterien für den Betriebs- und Wartungszustand aufstellen und helfen, Infektionsquellen nach Auftreten von Legionelleninfektionen aufzuspüren.

Hausinstallationssysteme

In Deutschland sind routinemäßige Wasseruntersuchungen im Krankenhaus entsprechend der Richtlinie für Krankenhaushygiene und Infektionsprävention vorgesehen. Um die Anforderungen der Hygiene an die Wasserversorgung zu erfüllen, werden Untersuchungen auf Koloniezahl, E. coli, Pseudomonas aeruginosa und Legionellen in halbjährlichem Abstand empfohlen [24]. Eine geeignete standardisierte Nachweismethode steht zur Verfügung [23].

Auch die Trink- und Badewasserkommission hat mittlerweile Hygieneempfehlungen entwickelt [21]. Für die Bewertung der festgestellten Legionellenkonzentration in Krankenhäusern wurden Vorschläge von Exner erarbeitet, die heute allgemein akzeptiert und angewendet werden [8, 19].

Badebecken

Für Badebecken inkl. Warmsprudelbecken (Hot-Whirlpools) mit einer Temperatur >23°C wird eine Untersuchung des Wassers nach DIN 19643 empfohlen. Diese Empfehlung wird in der zukünftigen Badewasserverordnung berücksichtigt und für Legionellen ein Grenzwert festgelegt. In 1 ml Badebeckenwasser dürfen dann Legionellen nicht nachweisbar sein [7, 20].

Meldepflicht

Nach dem Infektionsschutzgesetz (IfSG) ist entsprechend § 7 (Meldepflichtige Nachweise von Krankheitserregern) der direkte oder indirekte Nachweis von Legionellen namentlich meldepflichtig [22]. Nicht namentlich zu melden ist gemäß § 6 IfSG das gehäufte Auftreten nosokomialer Legionellosen, bei denen ein epidemischer Zusammenhang wahrscheinlich ist oder vermutet wird.

Fazit für die Praxis zu Kap. 29.5.15

- Klinische Manifestationen:
  Inkubationszeit 2–10 Tage, (hoch)fieberhafte Pneumonie, Thoraxschmerz, z.T. neurologische und gastrointestinale Begleitsymptome. Pontiac-Fieber: influenzaähnliche Erkrankung ohne Pneumonie.
- Diagnostik:
  Kultureller Nachweis, evtl. direkter Nachweis mit fluoreszenzmarkierten AK, Antigennachweis im Urin (bereits ein Tag nach Krankheitsbeginn!), serologisch: 4facher Titeranstieg von Legionellen-AK (oft erst nach 6–8 Wochen).
- Therapie:
  Erythromycin bis 4-mal 1 g/Tag. Ggf. zusätzlich Rifampicin 600 mg/Tag. Alternativ: Chinolone, neuere Makrolide.
- Epidemiologie und Prophylaxe:
  Ausschließlich exogene Quellen! (Rückkühlwerke, Hauswasserinstallationen, Warmsprudelbecken, Dentaleinheiten u. a.) Keine Mensch-zu-Mensch-Übertragung. Technische Präventionsmöglichkeiten ausschöpfen. Hohe Dunkelziffer.
- Meldepflichtig. Einzelerkrankung (namentlich gemäß § 7 IfSG), nosokomiale Häufungen (nicht-namentlich gemäß § 6 IfSG).

Literatur zu Kap. 29.5.15

1. Althaus H, Bösenberg H, Borneff HJ et al. (1987) Empfehlungen des Bundesgesundheitsamtes zur Verminderung eines Legionella-Infektionsrisikos. Bundesgesundheitsbl: 252–253
2. Castellani Pastores M, Ciceroni L, Lo Monaco et al. (1997) Molecular epidemiology of an outbreak of Legionnaires' disease associated with a cooling tower in Genova-Sestri Ponente, Italy. Eur J Clin Microbiol Infect Dis 16: 883–892
3. Centers for Disease Control and Prevention (1997) Guidelines for prevention of nosocomial pneumonia. MMWR 46: 31–34
4. Chin J (2000) Control of communicable diseases, 17th edn. Am Publ Health Assoc: 281–283
5. Dedicoat M, Venkatesan P (1999) The treatment of Legionnaires' disease. J Antimicrob Chemother 43: 747–752
6. DVGW-Arbeitsblätter: W 551 (1993) Trinkwassererwärmungs- und Leitungsanlagen; Technische Maßnahmen zur Verminderung des Legionellenwachstums. W 552 (1996) Trinkwassererwärmungs- und Leitungsanlagen; Technische Maßnahmen zur Verminderung des Legionellenwachstums. Wirtschafts- und Verlagsgesellschaft Gas und Wasser, Bonn
7. DIN 19643–1 (1997) Aufbereitung von Schwimm- und Badebeckenwasser, Teil 1: Allgemeine Anforderungen. Deutsches Institut für Normung/Deutschland
8. Exner M (1991) Verhütung und Bekämpfung von Legionelleninfektionen im Krankenhaus. Forum Städtehygiene 42: 178–191
9. Frazer DW, Tsai TR, Orenstein W et al. (1977) Legionnaires' disease: description of an epidemic of pneumonia. N Engl J Med 297: 1189–1197
10. Freiji MR, Barbaree JM (1996) Legionellae control in health care facilities – a guide for minimizing risk. HC Information Resources, Indianapolis
11. Goetz AM, Stout JE, Jacobs SL et al.(1998) Nosocomial legionnaires disease discovered in community hospitals following cultures of the water system: Seek and you shall find. Am J Infect Control 26: 8–11
12. Health Technical Memorandum 2040 (1993). The control of legionellae in healthcare premises – a code of practice: part 1–5. HMSO Publ, London
13. Hoebe CJP, Cluitmans JJM, Wagenvoort JHT (1998) Two fatal cases of nosocomial legionella pneumophila pneumonia associated with a contaminated cold water supply. Eur J Clin Microbial Infect Dis 17: 740–749
14. Jernigan DB, Hofmann J, Cetron MS et al. (1996) Outbreak of legionnaires' disease among cruise ship passengers exposed to a contaminated whirlpool spa. Lancet 347: 494–499
15. Köhler JR, Maiwald M, Lück PC, Helbig JH, Hingst V, Sonntag H-G (1999) Detecting legionellosis by unselected culture of respiratory tract secretions and developing links to hospital water strains. J Hosp Inf 41:301–311
16. Kool JL, Carpenter Jc, Fields BS.(1999) Effect of monochloramine disinfection of municipal drinking water on risk of nosocomial legionnaires disease. Lancet 353: 272–277
17. Linde HJ et al (1995) Sanierung von Warmwassersystemen mit Legionellenbefall – Dokumentation eigener Erfahrungen mit thermischer Desinfektion. Zentralbl Hyg 197: 441–451
18. Muder RR (2000) Other legionella species. In: Mandell GL, Bennett JE, Dolin R (eds) Principles and practice, 5rd edn. Churchill Livingston, Philadelphia, London, pp. 2435–2441
19. N.N. (1991) Marburger Gespräche zur Krankenhaushygiene. Mikrobiologische Untersuchungen auf Legionellen in Wassersystemen und Bewertung von Legionellenbefunden; 16: 373–375
20. N.N. (1997) Hygienische Überwachung öffentlicher und gewerblicher Bäder durch Gesundheitsämter (Amtsarzt). Mitteilung der Badewasserkommission des Umweltbundesamtes 40: 435–440
21. N.N. (2000) Empfehlung des Umweltbundesamtes nach Anhörung der Trink- und Badewasserkommission des Umweltbundesamtes:

Nachweis von Legionellen in Trinkwasser und Badebeckenwasser. Bundesgesundheitsbl 43: 911–915
22. N.N. 2000) Infektionsschutzgesetz. Bundesgesetzbl 33: 1045–1077
23. Pleischl S, Frahm E et al. (1999) Ergebnisse eines Ringversuchs zum Vergleich zweier Nachweisverfahren für Legionellen in Wasserproben aus dem DIN ad hoc-Arbeitskreis »Legionellen«. Bundesgesundheitsbl 42: 650–656
24. RKI (Stand 1999) Richtlinie für Krankenhaushygiene und Infektionsprävention. Urban & Fischer, München
25. RKI (1999) Ratgeber Infektionskrankheiten. 10. Folge in: Legionellose Epidem Bull 49: 369–372
26. Sopena N, Sabria-Leal M, Pedro-Botet ML et al. (1998) Comparative study of the clinical presentation of legionella pneumonia and other community-aquired pneumonias. Chest 113: 1195–1200
27. Steenbergen van JE, Slikerman FAN, Speelman P (1999) The first hours of investigation and intervention of an outbreak of legionellosis in the Netherlands. Eurosurveillance 4:112–115
28. Stout JE, Yu VL (1997) Legionellosis. N Engl J Med 337: 682–687
29. Straus W et al. (1996) Risk factors for domestic acquisition of legionnaires disease. Arch Intern Med 156: 1685–1692
30. VDI 6022 (1998) Hygienebewusste Planung, Ausführung, Betrieb und Instandhaltung raumlufttechnischer Anlagen. Verein Deutscher Ingenieure. Deutschland (Nr. 23)
31. Yu VL (1998) Resolving the Controversy on environmental cultures for Legionella: A Modest proposal. Inf Control Hosp Epidem 19: 893–897
32. Yu VL (2000) Legionella pneumophila (legionnaires' disease). In: Mandell GL, Bermett JE, Dolin R (eds) Principles and practice of infectious diseases, 5rd edn. Churchill Livingston, Philadelphia, London, pp 2424–2435

29.5.16 Capnocytophaga

L.T. Zabel, I.B. Autenrieth

29.5.16.1 Erregermerkmale und Taxonomie

Capnocytophaga spp. ähneln morphologisch den Fusobakterien. Es sind dünne, spindelförmige gramnegative Stäbchen von 1–3 µm Länge, die anaerob oder aerob in einer Atmosphäre mit 5–10% CO_2-Spannung wachsen. Auf bluthaltigen Nährmedien erreichen die Kolonien nach 2- bis 4-tägiger Inkubation eine Größe von 2–3 mm. Die Kolonien sind konvex oder flach mit unregelmäßig auslaufenden Rändern.

29.5.16.2 Epidemiologie

C. gingivalis, C. granulosa, C. haemolytica, C. ochracea und C. sputigena gehören zur normalen menschlichen Rachenflora. C. canimorsus und C. cynodegmi kolonisieren die Mundhöhle von Hunden und Katzen. Die humanen Arten sind opportunistische Krankheitserreger und wurden sowohl bei Zahnfleischentzündungen isoliert als auch bei systemischen Infektionen immunsupprimierter Patienten gefunden.

29.5.16.3 Erkrankungen

C. gingivalis und C. ochracea sind ätiologisch an der juvenilen Parodontitis beteiligt (Conrads et al. 1998), während C. sputigena mit der Parodontitis Erwachsener assoziiert ist. C. granulosa und C. haemolytica haben ihren Standort in der supragingivalen Plaque Erwachsener.

Capnocytophaga spp. verursachen gelegentlich lokalisierte Entzündungen, z. B. Abszesse im HNO-Bereich, und insbesondere bei immunsupprimierten Patienten auch systemische Erkrankungen wie Sepsis, Peritonitis, Endokarditis und Osteomyelitis.

! C. canimorsus und C. cynodegmi werden bei Infektionen nach Tierbissen isoliert, wobei C. cynodegmi lokale Wundinfektionen verursacht, während C. canimorsus häufig zu systemischen Infektionen führt.

29.5.16.4 Diagnostik

Ganz überwiegend werden Capnocytophaga spp. durch kulturelle Anzucht nachgewiesen. Die Bakterien wachsen problemlos auf bluthaltigen Nährmedien, die bei 5–10% CO_2-Spannung oder anaerob bei 35–37°C inkubiert werden. Phänotypisch werden die Spezies über den Nachweis von Fermentationsleistungen identifiziert, wobei aufgrund ähnlicher Reaktionsausfälle C. gingivalis, C. ochracea und C. sputigena schwierig zu differenzieren sein können.

Alternative, aber aufgrund der aufwendigen Methodik nicht weit verbreitete Differenzierungsverfahren sind DNA-Homologieanalysen (Williams u. Hammond 1979), Untersuchung des Restriktionsfragmentlängenpolymorphismus (Wilson et al. 1995) und die Analyse der zellulären Proteine (Kwhaja et al. 1990).

Serologische Verfahren haben in der Diagnostik von Capnocytophagainfektionen keine Bedeutung.

29.5.16.5 Therapie

! Bei lokalen Capnocytophagainfektionen wird in der Regel das betroffene Gewebe chirurgisch saniert. Systemische Infektionen werden antibiotisch behandelt.

Wirksam sind Breitspektrumcephalosporine, Carbapeneme, Gyrasehemmer, Clindamycin, Makrolidantibiotika. Resistent sind Capnocytophaga spp. gegen Aminoglykoside, Trimethoprim, Aztreonam und Metronidazol. Da einige Capnocytophaga β-Laktamase produzieren können, sollten Penicillinderivate mit β-Laktamasehemmern kombiniert werden.

Literatur zu Kap. 29.5.16

Conrads G, Mutters R, Seyfarth I, Pelz K (1998) DNA-probes for the differentiation of Capnocytophaga species. Mol Probes 11: 323–328
Kwhaja KJ, Parish P, Aldred MJ, Wade WG (1990) Protein profiles of Capnocytophaga species. J Appl Bacteriol 68: 385–390
Williams BLC, Hammond BF (1979) Capnocytophaga: new genus of gram-negative gliding bacteria. IV. DNA basecomposition and sequence homology. Arch Microbiol 122: 29–33
Wilson MJ, Wade WG, Weightman AJ (1995) Restriction fragment length polymorphism analysis of PCR-amplified 16S riosomal DNA of human capnocytophaga. J Appl Bacteriol 78: 394–401

III. Erreger

29.5.17 Andere gramnegative Bazillen

29.5.17.1 Actinobacillus

Erregermerkmale und Taxonomie

Actinobacillus spp. sind sporenlose gramnegative Stäbchen von 0,4–1,0 µm Länge. Sie wachsen aerob und anaerob bei Temperaturen um 36°C.

Kolonien auf Schafblut sind mit einem Durchmesser von 1–2 mm eher klein. Sie können v. a. bei Erstisolation eine klebrige Konsistenz haben.

Pathogenitätsfaktoren sind die Produktion von Leukotoxinen und Kollagenasen.

Erkrankung

Einige Actinobacillus spp. wie A. ureae und A. hominis gehören zur normalen Flora des Respirations- und Urogenitaltrakts und verursachen erst dann Erkrankungen, wenn sie durch ein Trauma in andere gesunde Gewebe gelangen

Der Nachweis von A. actinomycetemcomitans hat dagegen immer Krankheitsrelevanz. A. actinomycetemcomitans wurde zuerst bei einer zervikofazialen Aktinomykose zusammen mit Actinomyces israelii isoliert. Die primäre ökologische Nische für A. actinomycetemcomitans ist die dentale Plaque. Genomanalysen zeigten, dass der Erreger innerhalb von Familien übertragen werden kann (Übersicht bei Zambon 1996). Er wird als parodontogen eingeschätzt, ist nicht nur der häufigste Erreger der juvenilen Parodontitis (Müller u. Flores-de Jacoby 1985), sondern wird auch bei systemischen Infektionen wie Endokarditis und bei Abszedierungen, z. B. bei Hirnabszessen, isoliert.

Diagnostik

Zur Untersuchung geeignet sind Trachealsekret, bronchoalveoläre Lavage, Wundaspirat, Liquor, Gewebe und Blut. Die Anzucht erfordert nährstoffreiche Medien wie Schafblutagar, die mit 5% CO_2-Spannung oder anaerob bei 37°C inkubiert werden sollten. Nach 2- bis 3-tägiger Bebrütung sind Kolonien von A. actinomycetemcomitans 1–3 mm groß. Die Kolonien sind grauweißlich, rund und zentral gefältelt.

Molekulare Techniken wie die PCR oder Kulturhybridisierung erleichtern Detektion und Identifizierung (Übersicht bei Conrads 1999).

Therapie

A. actinomycetemcomitans ist penicillinresistent. Andere β-Laktamantibiotika wie Cephalosporine, Carbapeneme sowie Kombinationen von Penicillinen mit β-Laktamasehemmern und auch Gyrasehemmer wirken dagegen gut.

Bei der Therapie der durch A. actinomycetemcomitans verursachten Parodontose wurden neben dem subgingivalen Débridement adjuvant Tetracycline und Metronidazol erfolgreich eingesetzt.

Literatur zu Kap. 29.5.17.1

Conrads G (1999) Molekularbiologische Verfahren in der Anaerobier-, speziell Parodontitiserreger-Diagnostik. Mikrobiologe 9: 165–169

Müller HP, Flores-de-Jacoby L (1985) The composition of the subgingival microflora of young adults suffering from juvenile periodontitis. J Clin Periodontol 12: 113–123

Zambon JJ (1996) Periodontal diseases: microbial factors. Ann Periodontol 1: 879–925

29.5.17.2 Cardiobacterium hominis

Erregermerkmale und Taxonomie

Cardiobacterium hominis ist ein fakultativ anaerobes, unbewegliches gramnegatives Stäbchen von 1–3 µm Länge. Gelegentlich stellen sich die Keime im mikroskopischen Präparat auch als fadenförmige Strukturen mit aufgetriebenen Enden dar, die in einer Art Rosettenform angeordnet sind. Die aufgetriebenen Enden und die mittleren Abschnitte der Stäbchen können grampositiv erscheinen (Bolze 1992).

Erkrankung

C. hominis ist Bestandteil der normalen Oropharyngealflora und kann als Erreger von Endokarditiden hauptsächlich kardial vorerkrankter Patienten isoliert werden (Wormser et al. 1983).

4,8% der gramnegativen Endokarditiden sollen durch C. hominis verursacht werden (Cohen et al. 1979). Kunstklappen scheinen nur selten betroffen zu sein (Currie et al. 2000).

! Die Erreger formen große bröckelige Vegetationen an den Herzklappen, die mit einem erhöhten Risiko für zerebrale Embolien (30% der Fälle; Wormser et al. 1983) assoziiert sind.

Diagnostik

Bei Endokarditis werden die Erreger im Blut nachgewiesen. Blutkulturen müssen, bis die Bakterien wachsen, manchmal bis zu 14 Tagen inkubiert werden.

Die Subkultur des Erregers gelingt auf Blutagar, der in einer Atmosphäre mit 5% CO_2-Spannung und hoher Luftfeuchtigkeit bebrütet wird. Nach 48-stündiger Inkubation bei 37°C haben die Kolonien einen Durchmesser von ca. 1 mm. Sie sind glatt und konvex. Gelegentlich graben sie sich in den Nährboden ein.

Mit der konventionellen Bunten Reihe, bei der flüssige Peptonmedien mit Serumzusatz als Basismedien verwendet werden, können die Erreger identifiziert werden. Kohlenhydratspaltung lässt sich auf diese Weise nach 2–5 Tagen durch Säurebildung nachweisen.

Indolbildung und Oxidase grenzen C. hominis von anderen Erregern der HACEK-Gruppe (Haemophilus spp., Actinobacillus actinomycetemcomitans, Eikenella corrodens und Kingella spp.) ab.

Therapie

C. hominis ist empfindlich gegenüber Penicillin, Cephalothin, Aminoglykosiden, Chloramphenicol, Tetracyclin und Colistin.

Die Endokarditis durch C. hominis bedarf einer 3-wöchigen Therapie mit Amoxicillin, am besten in Kombination mit einem Aminoglykosid (Currie et al. 2000).

Literatur zu Kap. 29.5.17.2

Bolze HJ (1992) Sonstige, überwiegend langsam wachsende gramnegative Stäbchen. In: Burkhardt F (Hrsg) Mikrobiologische Diagnostik. Thieme, Stuttgart New York, S 181–187

Cohen PS, Maguire JH, Weinstein (1980) Infective endocarditis caused by gram-negative bacteria: a review of the literature, 1945–1977. Prog Cardiovasc Dis 22: 205–243

Currie PF, Codispoti M, Mankad PS, Godman MJ (2000) Late aortic homograft valve endocarditis caused by cardiobacterium hominis: a case report and review of the literature. Heart 83: 571–581

Wormser GP, Bottone EJ (1983) Cardiobacterium hominis: review of microbiologic and clinical features. Reviews Infect Dis 5: 680–691

29.5.17.3 Eikenella corrodens

Erregermerkmale und Taxonomie

Die einzige Spezies der Gattung Eikenella, E. corrodens, sind gramnegative schlanke Stäbchen mit einer Länge von 1,5–4 µm. E. corrodens ist unbeweglich, oxidasepositiv und katalasenegativ.

Epidemiologie

E. corrodens ist Teil der normalen Mund- und Darmflora und wird gelegentlich auch im Urogenitaltrakt gefunden.

Erkrankung

Als Krankheitserreger wird E. corrodens am häufigsten bei Mischinfektionen des Oropharynx und aus Bisswunden isoliert.

In Reinkultur wird E. corrodens als Auslöser von Osteomyelitis, Meningitis, Endokarditis, Arthritis sowie von Hirn- und Leberabszessen nachgewiesen.

Die Symptomatik der Erkrankungen richtet sich nach Art und Lokalisation der Infektion.

Diagnostik

Untersucht werden Gewebestücke, Abstriche, Eiter aus befallenem Gewebe und Blutkulturen.

E. corrodens wächst auf bluthaltigen Nährmedien in aerober Atmosphäre mit einer CO_2-Spannung von 5%. Nach 24 h erscheinen winzige Kolonien von 0,5–1,0 mm Durchmesser. Gut sichtbares Wachstum ist erst nach mehrtägiger Inkubation erreicht. Die Kolonien graben sich (korrodieren) in charakteristischer Weise in die Nährbodenoberfläche ein und bilden einen Randsaum (■ Abb. 29-25).

Therapie

E. corrodens ist empfindlich gegenüber Penicillin, Amoxicillin/Clavulansäure, Chinolonen und Tetracyclinen und resistent gegen Clindamycin.

Da Monoinfektionen sehr selten vorkommen, muss bei der Antibiotikaauswahl die Begleitflora mitkalkuliert werden.

Fazit für die Praxis zu Kap. 29.5.16 und Kap. 29.5.17

- Symptome und klinische Befunde:
  Endogene Infektionserreger, juvenile Parodontitis, orofaziale Entzündungen, Infektionen nach Tier- und Menschenbissen, Sepsis, Endokarditis, Osteomyelitis.
- Diagnostik:
  Labor: Kultur, evtl. PCR.
- Therapie:
  Bei lokaler Infektion chirurgische Sanierung, sonst Breitsprektrumpenicilline, Cephalosporine, Fluorchinolone, Carbapeneme.
- Epidemiologie und Prophylaxe:
  Normale Oropharyngealflora, Mundhygiene.

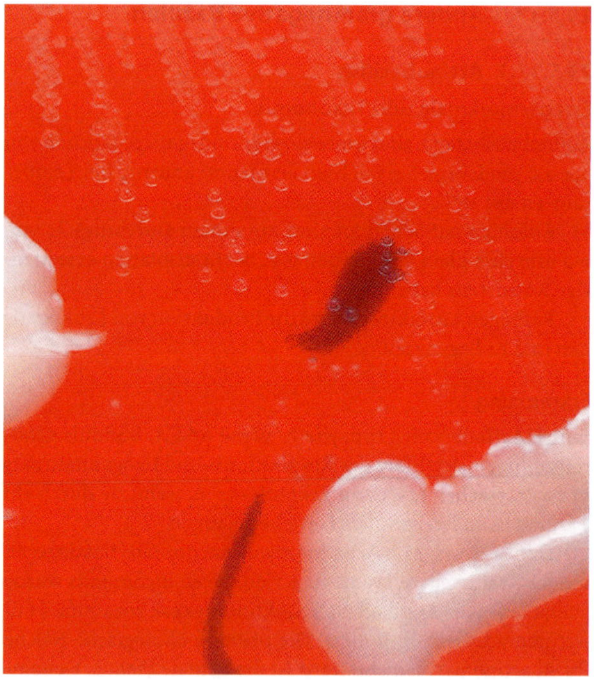

■ **Abb. 29-25.** Kultur von Eikenella corrodens nach 4-tägiger Inkubation neben einer S.-aureus-Strichkolonie (*weiß*). Deutlich zu erkennen, dass sich die E.-corrodens-Kolonien in die Nährbodenoberfläche eingegraben, sie »korrodiert«, haben. Um sie herum gut sichtbar ein Randsaum

29.5.18 Enterobacteriaceae

H. Schmidt

Die Familie der Enterobacteriaceae besteht aus zahlreichen Gattungen von gramnegativen, fakultativ anaeroben Stäbchen mit einem Durchmesser von 0,3–1,0 µm und einer Länge von 1,0–6,0 µm. Enterobacteriaceae können durch mono- bis peritriche Begeißelung beweglich sein. Sie können Glukose und andere Zucker sowohl oxidativ als auch fermentativ spalten, sind oxidasenegativ und bis auf Shigella dysenteriae Typ 1 katalasepositiv. Mit Ausnahme einiger Stämme von Erwinia und Yersinia können Enterobacteriaceae Nitrat zu Nitrit reduzieren.

Zur Klassifizierung der einzelnen Spezies der Enterobacteriaceae werden ihre Stoffwechselleistungen in verschiedenen biochemischen Reaktionen getestet. Neben der klassischen Bunten Reihe werden industrielle standardisierte Verfahren eingesetzt, durch die biochemische Muster in einem numerischen Code erfasst und meist computergestützt ausgewertet werden können. Ein wichtiger Parameter ist die Verwertung von Laktose durch das Enzym β-Galaktosidase.

Laktosepositive Enterobacteriaceae gehören in der Regel zur physiologischen Darmflora und sind als fakultativ pathogen einzustufen, weil sie v. a. als opportunistische Erreger Infektionskrankheiten verursachen können. Sie werden in der mikrobiologischen Diagnostik häufig ohne weitere Speziesdifferenzierung als koliforme Keime bezeichnet.

Laktosenegative Enterobacteriaceae müssen dagegen identifiziert werden, weil Shigellen und Salmonellen zu dieser Gruppe gehören. Die serologische Differenzierung konzentriert sich meist auf die Bestimmung der O- (Lipopolysaccharid), H- (Geißelantigen), F- (Fimbrien) und K-Antigene (Kapsel).

Die Hälfte der Erreger nosokomialer Infektionen entstammt den Enterobacteriaceae. Unter ihnen finden sich auch obligat pathogene Spezies wie Salmonella spp., Shigella spp., Yersinia spp. und darmpathogene Escherichia coli, die neben einer intestinalen Symptomatik auch extraintestinale Krankheitsbilder verursachen.

Die Taxonomie der Enterobacteriaceae ist in ständigem Fluss, da verbesserte Techniken zu einer detaillierteren Differenzierung der Mikroorganismen geführt haben. Im Folgenden wird daher hauptsächlich auf die medizinisch bedeutsamen Enterobacteriaceae eingegangen.

Für die vollständige Beschreibung aller Spezies eines Genus wird auf die ständig aktualisierte Homepage der *Deutschen Sammlung für Mikroorganismen und Zellkulturen GmbH* (http://www.dsmz.de) verwiesen.

29.5.19 Fakultativ pathogene Enterobacteriaceae

29.5.19.1 Klebsiella

Erregermerkmale und Taxonomie

Bakterien der Gattung Klebsiella sind unbegeißelt und daher unbeweglich. Die meisten Stämme tragen Fimbrien (Pili) und sind bekapselt. Aufgrund der Bekapselung wachsen sie auf festen Nährmedien als muköse Kolonien. Klebsiella spp. sind oxidasenegativ und bis auf K. oxytoca indolpositiv. Die meisten Stämme können Glukose und Zitrat als alleinige Kohlenstoffquelle nutzen. Sie produzieren Lysin-, aber keine Ornithindecarboxylase. In der Regel ist der Voges-Proskauer-Test positiv.

Die Spezies K. pneumoniae und K. oxytoca sind medizinisch am bedeutsamsten. Die früher als eigene Spezies bezeichneten K. ozaenae und K. rhinoscleromatis werden heute in die Subspezies K. pneumoniae ssp. ozaenae bzw. ssp. rhinoscleromatis eingeteilt.

Epidemiologie

Klebsiellaarten kommen in der Umwelt ubiquitär vor, hauptsächlich in Oberflächen- und Abwasser, im Boden und auf Pflanzen und auch auf den Schleimhäuten von Säugetieren.

Beim Menschen findet man K. pneumoniae relativ selten als Saprophyt im Nasopharynx, häufiger im Intestinaltrakt. Die Trägerraten variieren zwischen 1 und 6% im Nasopharynx bzw. zwischen 5 und 38% in Stuhlproben und können bei hospitalisierten Patienten drastisch ansteigen. Häufig geht der Kolonisation mit Klebsiella spp. eine Antibiotikatherapie voraus.

Der Gastrointestinaltrakt der Patienten und die Hände des Personals werden als wichtigste Reservoire für die Klebsiellentransmission angesehen. Wenn sich die Keime schnell verbreiten, kann es zu nosokomialen Ausbrüchen, besonders auf Intensiv-, Wach- oder Neugeborenenstationen kommen.

Es sind auch multiresistente Stämme beschrieben worden, die epidemische Hospitalinfektionen verursachen können. Diese Stämme produzieren ESBL (»extended spectrum β-lactamases«), die zu multiplen Antibiotikaresistenzen, z. B. gegen Penicilline, Aminoglykoside, Chinolone und gegen Cephalosporine mit verbreitertem Wirkspektrum (»extended spectrum cephalosporins«) wie Ceftazidim, führen. In manchen geographischen Regionen bilden bis zu 40% der Isolate ESBL.

Erkrankungen

Klebsiellaarten können eitrige Lokalinfektionen und Sepsis hervorrufen. Bereits 1883 wurde Klebsiella pneumoniae von Friedländer als Erreger der postoperativen bakteriellen Pneumonie (Friedländer-Pneumonie) beschrieben. Klebsiellainfektionen treten überwiegend als nosokomiale Erkrankungen auf. Als opportunistisches Pathogen attackiert Klebsiella pneumoniae hauptsächlich immunkompromittierte Patienten sowie Patienten mit schweren Grunderkrankungen wie Diabetes mellitus oder chronischer pulmonaler Obstruktion.

Typische durch Klebsiella verursachte Infektionen sind Harnwegsinfektion, Pneumonie, Bronchitis, Pleuritis, Wundinfektion, Sinusitis, Otitis, Cholangitis, Cholezystitis, (neonatale) Sepsis, Endokarditis, Osteomyelitis und Meningitis.

Vermutlich als Sekundärkeim wird K. pneumoniae ssp. ozaenae bei Ozaena (Stinknase) isoliert, einer chronisch-atrophischen Rhinitis, die mit übelriechender Sekretion einhergeht. K. pneumoniae ssp. rhinoscleromatis verursacht neben dem Rhinosklerom, einer chronisch granulomatöse Erkrankung der Nase, Erkrankungen der Nasennebenhöhlen, des Pharynx, des Mittelohrs und der Epithelschicht des Respirationstrakts.

Therapie

Die Therapie von Infektionen durch Klebsiella wird dadurch erschwert, dass die Keime natürlicherweise resistent sind gegen Benzylpenicillin und Aminopenicilline und darüber hinaus häufig über R-Plasmide vermittelte Mehrfachresistenzen auftreten. Daher sollte nur gezielt nach Testung der Antibiotikaempfindlichkeit behandelt werden.

Leichte Infektionen können mit Aminopenicillinen, z. B. Ampicillin, oder mit Breitspektrumpenicillinen, z. B. Mezlocillin oder Piperacillin, immer in Kombination mit einem β-Laktamaseinhibitor therapiert werden.

Bei schweren Infektionen sind Cephalosporine der 3. Generation Mittel der Wahl, ggf. in Kombination mit Aminoglykosiden, sofern ESBL ausgeschlossen sind. Gegen Infektionen durch ESBL-produzierende Stämme wirken Carbapeneme, z. B. Imipenem oder Meropenem, oder Chinolone, z. B. Levofloxacin oder Ciprofloxacin.

29.5.19.2 Proteus

Erregermerkmale und Taxonomie

Aus historischer Sicht werden die 3 Gattungen Proteus, Providencia und Morganella innerhalb der Proteeae zusammengefasst. Bakterien der Gattung Proteus sind durch eine starke peritriche Begeißelung beweglich. Die meisten Proteusstämme schwärmen in periodischen Zyklen auf bestimmten Agarmedien oder können sich in einem gleichmäßigen Film über feuchte Oberflächen ausbreiten.

Sie können Phenylalanin und Tryptophan oxidativ desaminieren, Harnstoff abbauen und Schwefelwasserstoff produzieren. Laktose können sie nicht verwerten. Derzeit werden 4 Spezies der Gattung Proteus zugerechnet, P. mirabilis, P. penneri, P. vulgaris und P. myxofaciens.

Epidemiologie

Proteus, Providencia und Morganella kommen ubiquitär in der Natur vor und gehören zur gastrointestinalen Normalflora des Menschen. Proteusinfektionen treten v. a. sporadisch auf und kommen gelegentlich als Hospitalinfektionen vor.

Erkrankungen

Proteusbakterien rangieren auf Platz 3 der am häufigsten bei Harnwegsinfektionen und Prostatitis isolierten Bakterien. Durch Proteus ausgelöste Hospitalinfektionen sind seltener. In den USA ist P. mirabilis für 3% der nosokomialen Infektionen verantwortlich.

P. mirabilis wird sporadisch bei Empyemen und Osteomyelitiden nachgewiesen. P. penneri und P. vulgaris isolierte man bei Bakteriämien, aus Abszessen neutropenischer Patienten und bei nosokomialer Urosepsis. P. penneri kann an der Ausbildung von Nierensteinen beteiligt sein. Auch aus Stuhlproben und von der Konjunktiva von Patienten als Folge einer Krankenhausinfektion wurde P. penneri isoliert.

P.-vulgaris-Stämme werden häufig als sekundäre Infektionserreger bei Dekubitalulzera, Ulcus cruris oder nekrotisierenden Tumoren gefunden.

Therapie

Indolnegative P.-mirabilis-Stämme sind empfindlicher gegenüber Antibiotika als P. vulgaris oder P. penneri. P. mirabilis ist natürlicherweise resistent gegen Nitrofurantoine und Tetracycline und in der Regel empfindlich gegen Amino- und Ureidopenicilline, Cephalopsorine, Aminoglykoside, Imipenem, Ciprofloxacin und Cotrimoxazol.

Durch P. mirabilis verursachte Harnwegsinfektionen können fast immer mit Aminopenicillinen in Kombination mit einem β-Laktamaseinhibitor oder Cephalosporinen der 1. oder 2. Generation, z. B. Cefazolin, behandelt werden. Cefoxitin, Ceftriaxon und Imipenem sind erfahrungsgemäß wirksam. Auch Fluorchinolone sind wirksame Medikamente bei Proteusinfektionen.

Als Mittel der Wahl bei Proteusinfektionen gelten Cephalosporine der 3. Generation und Chinolone. Es können auch Carbapeneme eingesetzt werden, jedoch ist deren Affinität zu Proteus geringer als die der Cephalosporine der 3. Generation.

Ein Antibiogramm ist für eine sinnvolle Therapie unerlässlich.

29.5.19.3 Providencia

Erregermerkmale und Taxonomie

Providencia spp. sind peritrich begeißelt und beweglich, doch schwärmen sie nicht. Sie können Phenylalanin und Tryptophan desaminieren. Laktose können sie nicht verwerten. Sie produzieren Säure aus Inosit, Mannit, Adonit, D-Arabit, Erythrit und Mannose. Die Keime sind indolpositiv und können Zitrat verwerten und Harnstoff spalten. Die Gattung Providencia umfasst die Spezies P. alcalifaciens, P. heimbachae, P. rettgeri, P. rustigianii und P. stuartii.

Epidemiologie

Providencia spp. können vom Perineum, aus Urin, Sputum, Stuhl, Blut und Wunden von Patienten isoliert werden. Harnwegsinfektionen mit Providencia spp. kommen häufig bei älteren Menschen mit Blasenverweilkatheter vor. Infektionen des Respirationstrakts können sich bei beatmeten Patienten manifestieren.

Septikämien werden häufig als Folge einer Harnwegsinfektion beobachtet. Die Letalität bei Sepsis kann bis zu 6% betragen und ist bei polymikrobiellen Infektionen erhöht, wenn auch Providencia spp. nachgewiesen wurde. Patienten mit Grunderkrankungen, wie z. B. Diabetes mellitus, sind stärker gefährdet, sich eine Providenciainfektion zuzuziehen.

Erkrankungen

Providenica spp. sind v. a. Erreger noskomialer Sepsis und Krankenhausinfektionen des Respirationstrakts und der Harnwege. P. rettgeri und P. stuartii werden bei diesen Erkrankungen am häufigsten isoliert. P. stuartii ist als Erreger von Harnwegsinfektionen bei Patienten mit Blasenverweilkatheter bekannt und kann Bakteriämien verursachen.

P. alcalifaciens ist als Erreger von Durchfallerkrankungen beschrieben.

Therapie

Providencia spp. weisen eine Reihe von natürlichen Resistenzen und Mehrfachresistenzen auf. P. rettgeri und P. stuartii sind resistent gegen Gentamicin und Tobramycin, aber empfindlich gegen Amikacin. Urinisolate sind meist gegen orale Breitspektrumpenicilline und -cephalosporine, Chinolone und Carbapeneme empfindlich. Infektionen mit Providencia spp. können also in der Regel mit Cephalosporinen der 3. Generation wie Ceftazidim, Cefotaxim oder Ceftriaxon, mit Breitspektrumpenicillinen wie Mezlocillin oder Piperacillin und mit Carbapenemen wie Imipenem oder Meropenem oder auch mit Cotrimoxazol (nur nach Antibiogramm) behandelt werden.

Besonders bei P. stuartii sind Resistenzen, z. B. gegen Ciprofloxacin, beschrieben. Providencia spp. können induzierbare β-Laktamasen bilden, die Breitspektrumpenicilline und -cephalosporine hydrolysieren. Kombiniert man diese Antibiotika mit Aminoglykosiden, kann dennoch mit Erfolg therapiert werden.

Für eine sinnvolle Therapie von Infektionen mit Providencia spp. wird ein Antibiogramm benötigt.

29.5.19.4 Morganella

Erregermerkmale und Taxonomie

Morganella spp. sind durch peritriche Begeißelung beweglich, einige Stämme bilden oberhalb 30°C keine Geißeln aus. Laktose können sie nicht verwerten. Sie können Tryptophan und Ornithin oxidativ desaminieren, sind urease- und indolpositiv und können Ornithin decarboxylieren. Aus Mannose können sie Säure produzieren.

Die Gattung Morganella besteht aus einer Spezies, Morganella morganii, mit den Subspezies morganii und sibonii.

Epidemiologie

Morganella kommen ubiquitär in der Natur vor und gehören zur gastrointestinalen Normalflora des Menschen.

Erkrankungen

Morganella morganii kann Septikämien, Harnwegsinfekte und selten Infektionen des Respirationstrakts hervorrufen. M. morganii ist ein opportunistischer Sekundärkeim, den man sporadisch auch bei Durchfällen, neonataler Sepsis, Gehirnabszessen, Chorioamnionitis bei Immungeschwächten, Ulcus cruris bei Diabetikern oder bei arteriellen Verschlusskrankheiten, bei Pyomyositis, Perikarditis und Meningitis bei Aids-Patienten isoliert hat.

Therapie

Morganella morganii ist häufig ein- oder mehrfach resistent gegen Sulfonamide, Aminopenicilline und Cephalosporine der 1. und 2. Generation. Sensibel ist der Keim erfahrungsgemäß gegen Cephalosporine der 3. Generation (z. B. Ceftazidim und Cefepim), gegen das Monobactam Aztreonam, gegen Carbapeneme (Imipenem), Chinolone (Ciprofloxacin) und Aminoglykoside (Tobramycin und Gentamicin). Für eine erfolgreiche Therapie sollte ein Antibiogramm erstellt werden.

29.5.19.5 Enterobacter

Erregermerkmale und Taxonomie

Bakterien der Gattung Enterobacter sind durch peritriche Begeißelung beweglich. Die meisten Stämme können Laktose abbauen, sind positiv im Voges-Proskauer-Test und negativ im Methylrottest. Zitrat und Malonat können in der Regel als alleinige Kohlenstoffquelle verwertet werden. DNase, Tween 80 Esterase und Lipase werden nicht gebildet.

E. aerogenes, E. cloacae, E. sakazakii und E. agglomerans (Pantoea agglomerans) sind medizinisch am wichtigsten, während E. taylorae, E. gergoviae, E. asburiae und E. amnigenus nur selten aus klinischen Proben isoliert werden.

Epidemiologie

Enterobacter spp. kommen ubiquitär in der Natur vor. Man findet die Keime in den Fäzes von Mensch und Tier, in Wasser, in Pflanzen, Insekten, und Milchprodukten.

Sie spielen zunehmend als Erreger nosokomialer Infektionen eine wichtige Rolle. Die Erreger werden in 5–10% der Krankenhausinfektionen aus dem Respirationstrakt, aus Operationswunden, aus dem Harntrakt und aus dem Blut isoliert. Neben Patienten mit langen Klinkaufenthalten und Kranken auf Intensivstationen tragen wahrscheinlich das höchste Risiko für eine Enterobacterinfektion solche Personen, bei denen durch eine vorangegangene Antibiotikatherapie Enterobacter spp. selektiert wurden.

Der Gastrointestinaltrakt wird ebenfalls häufig durch Selektion nach einer Antibiotikatherapie kolonisiert. Besonders gefährdet, sich eine Enterobacterinfektion zuzuziehen, sind auch Patienten mit Grunderkrankungen wie Tumoren, Verbrennungen und Diabetes mellitus.

Am häufigsten treten endogene Infektionen aus dem Darm auf. Ausbrüche konnten auch auf kontaminierte Endoskope, Hände des Personals, Stethoskope sowie kontaminiertes destilliertes Wasser und Hydrotherapiewasser zurückgeführt werden.

Erkrankungen

Enterobacter spp. sind hauptsächlich Erreger von nosokomialen Infektionen. Am häufigsten tritt E. cloacae auf, gefolgt von E. aerogenes, E. agglomerans (P. agglomerans) und E. sakazakii. Enterobacter spp. können Bakteriämien, Infektionen des unteren Respirationstrakts, Bronchitis, Lungenabszesse, Pneumonien und Empyeme verursachen.

Weiterhin können sie Infektionen der Weichteile wie Zellulitis, Fasziitis, Abszesse, Empyeme, Myositis und Wundinfektionen verursachen. Auch Endokarditiden bei Drogenabhängigen sind beschrieben worden. Darüber hinaus sind Enterobacter spp. gelegentlich für intraabdominale Infektionen verantwortlich, aber auch für Bakteriämien mit gastrointestinalem Ursprung, z. B. bei Patienten nach Lebertransplantationen. Vereinzelt treten Erkrankungen des zentralen Nervensystems, wie Meningitis, Ventrikulitis und Gehirnabszesse, bei einer Infektion mit Enterobacter spp. auf. Weitere Erkrankungen sind ophthalmische Infektionen, septische Arthritis und Osteomyelitis.

Therapie

Die Empfindlichkeit gegenüber verschiedenen Antibiotika variiert erheblich innerhalb der einzelnen Spezies. Natürliche Resistenzen bestehen gegenüber Aminopenicillinen, Cephalosporinen der 1. und teilweise auch gegen Cephalosporine der 2. Generation. Am wirksamsten sind Carbapeneme wie Imipenem und Meropenem. Mit Aminoglykosiden und Chinolonen werden in der Regel ebenfalls gute Therapieerfolge erreicht.

29.5.19.6 Serratia

Erregermerkmale und Taxonomie

Bakterien der Gattung Serratia sind durch peritriche Begeißelung beweglich. Serratiakolonien erscheinen undurchsichtig, meist ein wenig schillernd und sind entweder weiß, pink oder in Rottönen gefärbt. Serratia spp. können 2 Farbstoffe bilden, Prodigiosin, das die rote und Pyrimin, das die pinkfarbene Anfärbung der Kolonien verursacht. Prodigiosin wird von den beiden S.-marcescens-Biovaren A1 und A2 und den meisten Stämmen von S. plymuthica und S. rubidea gebildet. Pyrimin wird von einigen S.-marcescens-Stämmen des Biovars A4 produziert.

Annähernd alle Serratiastämme wachsen in einem Temperaturspektrum von 10–36°C bei pH 5–9 in einer Kochsalzlösung mit einem Gehalt von 0–4% NaCl. Sie sind katalasepositiv und können Acetoin aus Pyruvat bilden. Zitrat wird verwertet, H_2S nicht gebildet. Serratia spp. produzieren extrazelluläre DNasen, Lipasen und Proteasen. Weiterhin können die meisten Stämme o-Nitrophenyl-β-D-galactopyranosid (ONPG) hydrolysieren.

In der Gattung Serratia sind derzeit die 6 Spezies, S. marcescens, S. plymuthica, S. odorifera, S. rubidea, S. liquefaciens und S. ficaria bekannt. Medizinisch bedeutsam sind v. a. S. marcescens und S. liquefaciens.

Epidemiologie

Natürlicher Standort der Serratiaarten sind Wasser, Erdboden und Nahrungsmittel. Infektionen mit Serratia spp. treten v. a. als Hospitalinfektionen auf.

Erkrankungen

Serratia spp. werden hauptsächlich als Erreger nosokomialer Harn- und Atemwegsinfektionen, bei Wundinfektionen und Sepsis isoliert. Zu Harnwegsinfektionen kommt es häufig durch Blasenverweilkatheter und zur Lungenentzündung durch Trachealkanülen. Auch Lungenabszesse, Empyeme, Endokarditis, Osteomyelitis, Peritonitis, Sinusitis und septische Arthritis können auftreten und werden v. a. von S. marcescens hervorgerufen.

Therapie

Serratiaarten sind natürlicherweise gegen viele Antibiotika, z. B. gegen Aminopenicilline und Cephalosporine der 1. Generation, resistent. Mittel der Wahl sind Cephalosporine der 3. Generation wie Cefotaxim, außerdem Carbapeneme wie Imipenem und Meropenem. Gut wirksam sind darüber hinaus Aminoglykoside. Amikacin hat dabei die stärkste Aktivität und sollte als Reserveantibiotikum eingesetzt werden. Auch mit Chinolonen kann erfolgreich therapiert werden.

Bevor man mit einer Therapie beginnt, sollte unbedingt ein Antibiogramm erstellt werden.

29.5.19.7 Citrobacter

Erregermerkmale und Taxonomie

Citrobacter spp. sind meist durch peritriche Begeißelung beweglich. Sie können in der Regel Zitrat als alleinige Kohlenstoffquelle verwerten, sind oxidasenegativ und katalasepositiv. Nitrat wird zu Nitrit reduziert, Lysin wird nicht decarboxyliert, die Voges-Proskauer-Reaktion ist negativ und die Methylrotreaktion positiv. Nicht einheitlich werden Schwefelwasserstoff sowie Indol aus Tryptophan gebildet. Innerhalb der Gattung Citrobacter werden die Spezies C. freundii, C. koseri (C. diversus) und C. amalonaticus am häufigsten isoliert.

Epidemiologie

Citrobacter spp. kommen im Intestinaltrakt von Mensch und Tier vor, auch im Erdboden, in Oberflächen- und Abwasser und in Lebensmitteln sind sie zu finden.

Neugeborene und immunkompromittierte Personen jeden Alters gehören zu den Risikogruppen für eine Citrobacterinfektion. Neonatale Citrobacterinfektionen sind zwar selten, tragen aber ein hohes Risiko, dass sich aus ihnen eine Meningitis und/oder ZNS-Abszesse entwickeln. Dass die Infektion vertikal von der Mutter auf das Kind übertragen wird, ist zwar wahrscheinlich, kann derzeit wegen nicht ausreichender Daten aber nicht sicher beurteilt werden.

Bisher wurde eine Reihe von nosokomialen Ausbrüchen beobachtet, die am häufigsten von den kontaminierten Händen des Krankenhauspersonals ausgingen und die zu Erkrankungen oder Kolonisierung führten. Die meisten Fälle von Neugeboreneninfektionen sind jedoch als sporadische Infektionen anzusehen.

Erkrankungen

Citrobacterarten sind Erreger von Harnwegsinfektionen, Erkrankungen des Respirationstrakts und von Wundinfektionen. Bei Neugeborenen können sie Atemwegsinfektionen, Sepsis und in seltenen Fällen Meningitis verursachen.

Auch Endokarditis, Gehirnabszesse, Knochen- und Gelenkentzündungen sind als Folge von Citrobacter-spp.-Infektionen beschrieben. Bei Meningitis und ZNS-Abszessen wird am häufigsten C. koseri isoliert, seltener C. freundii.

Therapie

Citrobacter diversus und C. freundii sind annähernd immer resistent gegenüber Aminopenicillinen, die Empfindlichkeit gegen Aminoglykoside ist variabel. C. koseri hingegen ist typischerweise empfindlich gegenüber Gentamicin und anderen Aminoglykosiden. Wirksam sind in der Regel Ureidopenicilline, Cephalosporine der 3. Generation (Cefotaxim und Ceftriaxon) und auch Carbapeneme (Imipenem) und Chinolone. Auch die Empfindlichkeit gegenüber Trimethoprim/Sulfamethoxazol ist gut. Kombinationen eines β-Laktamantibiotikums (Ureidopenicillin oder Cephalosporin der 3. Generation) mit einem Aminoglykosid werden erfolgreich bei schweren Infektionen eingesetzt.

Für eine sinnvolle Therapiestrategie muss ein Antibiogramm erstellt werden.

29.5.19.8 Hafnia

Erregermerkmale und Taxonomie

Die Gattung Hafnia umfasst nur eine Art, Hafnia alvei. Die Bakterien sind durch peritriche Begeißelung beweglich und haben keine besonderen Nährstoffansprüche. Sie sind oxidasenegativ und katalasepositiv. Die Mehrheit der Stämme kann Zitrat, Azetat und Malonat als alleinige Kohlenstoffquelle nach 3–4 Tagen Inkubation verwerten. Sie bilden Lysin- und Ornithindecarboxylase, aber keine Arginindihydrolase. Glukose wird unter Gasbildung fermentiert. Hafnia alvei kann Nitrat zu Nitrit reduzieren und Schwefelwasserstoff produzieren. Die Laktoseverwertung ist meist negativ.

Epidemiologie

H. alvei kommt in Wasser, Abwasser, im Boden, und in den Fäzes von Mensch und Tier vor. Man hat den Keim im Respirations-, Gastrointestinal- und Urogenitaltrakt, aus Blutkulturen, aus zentralvenösen Kathetern und auf der Haut von Patienten nachweisen können.

Erkrankungen

H. alvei tritt bei immunsupprimierten Patienten als opportunistischer Krankheitserreger auf und kann Sepsis, postoperative Wundinfektionen, Wundheilungsstörungen, Pneumonien, Abszesse, Harnwegsinfektionen und Peritonitis verursachen.

Therapie

Die Erreger sind in der Regel resistent gegen Aminopenicilline. Cephalosporine der 3. Generation, Aminoglykoside, Chinolone und Imipenem sind in der Regel wirksam. Die Erstellung eines Antibiogramms ist sinnvoll.

29.5.19.9 Uropathogene E. coli

Erregermerkmale und Taxonomie

Uropathogene E. coli (UPEC) werden zu den fakultativ pathogenen E. coli gezählt. Sie verursachen ca. 60–80% der akuten und ca. 40–50% der chronischen Harnwegsinfekte. Außerdem werden sie am häufigsten bei nosokomialen urologischen Infekten isoliert.

Nicht selten treten sie bei immunkompromittierten Patienten als Infektionserreger auf.

Epidemiologie

Harnwegsinfektionen sind in den meisten Fällen endogene Infektionen aus der eigenen Darmflora. Häufige Verursacher von Harnwegsinfektionen sind E. coli der Serogruppen O1, O2, O4, O6, O7 und O75. Frauen erkranken etwa 2-mal häufiger als Männer.

Pathogenese und Erkrankung

UPEC können an die Epithelzellen der Schleimhäute von Harnröhre und -blase adhärieren und diese invadieren. Sie bilden hierzu P-, S-, F1C- und Typ-1-Fimbrien. Nach heutiger Vorstellung können sie durch die Invasion zunächst die konstitutive Wirtsabwehr überwinden.

Der Invasionsprozess führt zur Induktion von Wirtsantworten wie Exfoliation und Apoptose sowie der Induktion von Chemo- und Zytokinen. Im Folgenden lösen sich oberflächliche Epithelzellen ab, und inflammatorische Zellen werden rekrutiert. Die UPEC können sich nicht nur in den absterbenden Uroepithelzellen vermehren und von dort aus streuen, sondern produzieren darüber hinaus Toxine wie das Hämolysin und den zytotoxisch-nekrotisierenden Faktor (CNF1). Die Bildung von Aerobactin sowie eine Polysaccharidkapsel und das Lipopolysaccharid der UPEC sind ebenfalls an der Pathogenese beteiligt.

Für aufsteigende Harnwegsinfektionen sind in erster Linie E.-coli-Stämme verantwortlich, die ein mannoseresistentes (MR) Adhäsin bilden. Die Pathogenitätsfaktoren der UPEC sind auf besonderen genetischen Elementen im Bakterienchromosom, den sog. Pathogenitätsinseln (PAI), kodiert.

Diagnose

Eine Harnwegsinfektion gilt als gesichert, wenn im Mittelstrahlurin eine Bakteriurie mit einer Keimzahl $>10^5$/ml nachgewiesen wird. Gewinnt man den Urin mit Katheter, Nephrostomieschläuchen oder durch suprapubische Punktion, können auch kleine Keimzahlen bedeutsam sein, da hier die Gefahr der Kontamination mit der physiologischen Bakterienflora gering ist.

Therapie

Bei jüngeren Frauen mit akuten unkomplizierten Harnwegsinfektionen (z. B. Zystitis) ist erfahrungsgemäß eine Einmaltherapie ausreichend. Neben Cotrimoxazol, Trimethoprim, Oralcephalosporinen und Fluorchinolonen sind zur Einmaltherapie auch Ceftriaxon und Gentamicin geeignet.

Bei Männern mit Harnwegsinfektionen und bei allen komplizierten Harnwegsinfektionen (mit Abflusshindernis) behandelt man über mindestens 20 Tage. Fluorchinolone sind erfolgversprechender als Cotrimoxazol, Ampicillin oder Oralcephalosporine. Bei leichteren Pyelonephritiden kann mit Cotrimoxazol oder bei Erwachsenen mit Fluorchinolonen behandelt werden.

Bei schwereren Erkrankungen kann eine parenterale Therapie mit Cephalosporinen oder Acylaminopenicillinen evtl. in Kombination mit einem Aminoglykosid erforderlich sein. Bei rezidivierenden Infektionen ist eine Resistenzbestimmung der Keime unerlässlich.

Prävention

Die Hauptinfektionsquelle ist der Darm. Die Übertragung erfolgt durch Schmierinfektionen. Daher stehen individualhygienische Maßnahmen für die Prävention im Vordergrund. Auch die Reduktion oder Elimination disponierender Faktoren sollte angestrebt werden.

29.5.19.10 Andere Enterobacteriaceae

Unter den bisher nicht aufgeführten Gattungen der Enterobacteriaceae werden die unten aufgeführten Stämme sporadisch bei Erkrankungen isoliert. Es ist bisher nicht geklärt, ob sie ein eigenes pathogenes Potenzial aufweisen oder ebenfalls als Opportunisten auftreten.

Budvicia

Budvicia mit seiner einzigen Spezies Budvicia aquatica kommt normalerweise im Wasser vor. Einige Stämme wurden vereinzelt aus menschlichen Stuhlproben isoliert. Über Erkrankungen wurde bisher nicht berichtet.

Cedecea

Zur Gattung Cedecea gehören 5 Spezies. Nur 3 wurden bisher benannt: C. davisae, C. lapagei und C. neteri. In seltenen Fällen wurden diese Organismen aus Sputum von hospitalisierten Patienten isoliert, auch Bakteriämien sind sporadisch aufgetreten. Einige Stämme von C. neteri sind resistent gegen Breitspektrum-β-Laktame.

Edwardsiella

Zur Gattung Edwardsiella gehören die 3 Spezies E. tarda, E. hoshinae und E. ictaluri. Nur E. tarda konnte bisher v. a. in tropischen und subtropischen Klimagebieten mit Infektionserkrankungen in Verbindung gebracht werden.

Als vorherrschendes klinisches Bild der Edwardsiellainfektion tritt eine Durchfallerkrankung auf, die einer Salmonellenenteritis gleicht. Sie kann in allen Altersgruppen beobachtet werden, betrifft aber vornehmlich junge und alte Menschen. Weiterhin können posttraumatische Wundinfektionen, Septikämien, Meningitiden und Abszesse verursacht werden, häufig in Verbindung mit Grunderkrankungen.

Erwinia und andere

Mitglieder der Gattung Erwinia kolonisieren normalerweise Pflanzen. Nur in einem Fall wurde bisher E. persicinus bei einer Harnwegsinfektion isoliert.

Auch Vertreter der Gattungen Ewingella, Kluyvera, Leclercia, Leminorella, Moellerella, Photorhabdus, Rahnella, Tatumella, Trabulsiella und Yokenella wurden vereinzelt aus klinischen Proben von Patienten isoliert. Die Bedeutung dieser Keime als Infektionserreger ist bisher nicht ausreichend geklärt.

Weiterführende Literatur zu Kap. 29.5.19

1. Manual of Clinical Microbiology (1999) ASM Press, Washington, D.C.
2. O'Hara CM, Brenner FW, Miller JM (2000) Classification, identification, and clinical significance of proteus, providencia, and morganella. Clin Microbiol Rev 13: 534–546
3. Podschun R, Ullmann U (1998) Klebsiella spp. as nosocomial pathogens: epidemiology, taxonomy, typing methods, and pathogenicity factors. Clin Microbiol Rev 11:5 89–603
4. Sanders WE, Sanders CC (1997) Enterobacter spp.: pathogens poised to flourish at the turn of the century. Clin Microbiol Rev 10: 220–241

29.5.20 Obligat pathogene Enterobacteriaceae

29.5.20.1 Darmpathogene Escherichia coli

Einleitung

Escherichia coli ist ein gramnegatives, fakultativ anaerobes Stäbchen, das natürlicherweise peritrich begeißelt ist, aber auch als unbegeißelte Variante vorkommen kann. Sein Lebensraum ist der Darmtrakt des Menschen und vieler Tiere. Mit Keimzahlen von 10^6–10^8/g Darminhalt beträgt der Anteil von E. coli an der Dickdarmflora ca. 1%.

E. coli ist einer der häufigsten Erreger bakterieller Infekte des Menschen. Innerhalb der Spezies E. coli gibt es sowohl fakultativ als auch obligat pathogene Erreger intestinaler und extraintestinaler Infektionskrankheiten. E. coli tritt extraintestinal v. a. als Erreger von Harnwegsinfekten, von Sepsis und neonataler Meningitis auf.

Infektionen mit fakultativ pathogenen E. coli können sich als Peritonitis, Cholangitis, Appendizitis und Cholezystitis äußern. Weiterhin können E.-coli-Infektionen Durchfallerkrankungen unterschiedlicher klinischer Ausprägung verursachen. Infektionen durch enterohämorrhagische E. coli können postinfektiös zum hämolytisch-urämischen Syndrom führen.

E. coli kann aerob aus Stuhlkulturen auf Selektivmedien wie MacConkey-Agar bei 37°C angezüchtet und ebenso wie die anderen Vertreter der Enterobacteriaceae durch biochemische Reaktionen, z.B. in der Bunten Reihe, dem API-Test oder mit dem VITEK-System, identifiziert werden.

E. coli kann Glukose und in der Regel Laktose abbauen. Zitrat, Harnstoff und Phenylalanin können nicht verwertet werden. Die Methylrotreaktion fällt immer positiv aus, die Indolreaktion ebenfalls bei 99% der Isolate. H_2S-Bildung und Voges-Proskauer-Reaktion sind negativ.

Für weiterführende bakteriologische und epidemiologische Untersuchungen werden Einzelkolonien isoliert und mit biochemischen, serologischen oder molekularbiologischen Methoden charakterisiert.

Pathogene E. coli werden aufgrund der von ihnen verursachten klinischen Symptome, ihrer Ausstattung mit Virulenzgenen und ihrer Oberflächenstruktur (Serotyp) in verschiedene Pathovare unterteilt (▫ Tabelle 29-30), von denen die am besten charakterisierten im Folgenden beschrieben werden.

Die Unterteilung von E. coli in Pathovare erfolgte lange Zeit in erster Linie durch die O:H-Serotypisierung. Auch heute nimmt sie einen wichtigen Platz in der Diagnostik ein, obgleich die Zugehörigkeit zu einer »pathogenen« Serogruppe nicht notwendigerweise das Pathovar definiert.

! Nach § 7 IFSG sind direkter oder indirekter Nachweis von enterohämorrhagischen und anderen darmpathogenen E. coli namentlich beim zuständigen Gesundheitsamt zu melden, soweit man von einer akuten Infektion ausgehen muss.

Enteropathogene E. coli (EPEC)

Erregermerkmale

EPEC sind die typischen Erreger von Durchfallerkrankungen bei Säuglingen und Kleinkindern unter 2 Jahren (Säuglingsdyspepsie). Die Keime verursachen charakteristische Läsionen

▫ Tabelle 29-30. Charakteristische Eigenschaften pathogener E. coli und assoziierte Serovare

Pathovar	Abkürzung	Klinische Symptome	Charakteristische Virulenzmerkmale	Wichtige Serogruppen
Uropathogene E. coli	UPEC	Urethritis, Zystitis, Pyelonephritis	P-, S-, F1C-, Typ-1-Fimbrien, α-Hämolysin, Aerobactin, zytotoxisch-nekrotisierender Faktor (CNF1)	O1, O2, O4, O6, O7, O75
Enteropathogene E. coli	EPEC	Säuglingsdyspepsie, persistierende Durchfälle	Lokalisierte Adhärenz, Attaching and effacing-Läsionen (A/E), Bfp, LEE (*eae*), häufig EAF-Plasmid	O55, O86, O111, O119, O125ac, O126, O127, O128, O142
Enteroaggregative E. coli	EAEC	Persistierende Durchfälle, Reisediarrhö, Wachstumsstörungen	Aggregative Adhärenz, hitzestabiles Enterotoxin 1 (EAST1), aggregative Adhärenzfimbrien (AAF/I)	O3, O15, O44, O86, O77, O111, O127
Enterohämorrhagische E. coli	EHEC	Wässrige bis wässrig-blutige Durchfälle, hämorrhagische Kolitis (HC), hämolytisch-urämisches Syndrom (HUS), thrombotisch thrombozytopenische Purpura (TTP)	Shiga-Toxin (Stx), Attaching and effacing Läsionen, LEE (eae), EHEC-Hämolysin	O26, O111, O113, O103, O145, O91, O157
Enterotoxische E. coli	ETEC	Säuglingsdiarrhö, Reisediarrhö	Kolonisationsfaktorantigene (CFA), Hitzestabile Enterotoxine (ST), Hitzelabile Enterotoxine (LT)	O6, O8, O11, O15, O20, O25, O27; O78, O128, O148, O149, O159, O173
Enteroinvasive E. coli	EIEC	Wässrige bis ruhrartige Durchfälle	Invasionseigenschaften (ial, ipa)	O28ac, O29, O112, O124, O136, O143, O144, O152, O159, O164, O167

am Darmepithel (A/E-Läsionen) und sind für den Phänotyp der lokalisierten Adhärenz an HEp-2-Zellen verantwortlich. EPEC tragen die chromosomale Pathogenitätsinsel »Locus of enterocyte effacement« (LEE) mit dem *eae*-Gen. Shiga-Toxine bilden sie nicht.

Epidemiologie

EPEC-Infektionen kommen in erster Linie bei Kindern unter 2 Jahren vor. Repräsentative EPEC-Serotypen wie O55:H6, O111:H2 oder O119:H6 werden weltweit als Erreger von Durchfallerkrankungen bei Kleinkindern isoliert.

EPEC spielen heute besonders in Entwicklungsländern eine große Rolle, kommen aber auch sporadisch in Industrienationen vor. Die Mortalitätsrate bei EPEC-Infektionen in Entwicklungsländern kann bis zu 30% betragen, in den Industrienationen ist sie wesentlich geringer. Vereinzelt wurden sporadische Fälle bei Erwachsenen mit Grunderkrankungen, wie z. B. Diabetes mellitus, nachgewiesen.

EPEC werden fäkal-oral durch Schmierinfektionen übertragen. Einzig bekanntes Erregerreservoir ist der Mensch. Wichtig für die Verbreitung scheinen symptomfreie Ausscheider zu sein, deren Prävalenz bis zu 20% betragen kann.

Auf Säuglingsstationen sind Infektionen auch durch kontaminierte Säuglingsnahrung oder Bettwäsche möglich.

Pathogenese

Die Pathogenese der EPEC-Infektionen wird durch mehrere Stufen charakterisiert.

Zunächst bilden EPEC den Adhärenzphänotyp der lokalisierten Adhärenz (LA) an HEp-2-Zellen aus, indem sie sich der Plasmamembran der Epithelzellen bis auf ca. 10 nm nähern und sich mit Hilfe der sog. »bundle-forming pili« dort anheften. Direkt unter der Anheftungsstelle lösen sich die Mikrovilli (»attaching and effacing«-Läsionen; A/E) auf. Die Enterozyten formen an dieser Stelle einen becherförmig eingestülpten Sockel aus, an dem die Bakterien adhärieren. Direkt unter der Anheftungsstelle findet durch Signaltransduktionsprozesse ein Rearrangement von Elementen des Zytoskeletts der Enterozyten statt.

Die Expression des AE-Phänotyps ist von mehreren Genen abhängig, die meisten davon befinden sich auf dem LEE (»*l*ocus of *e*nterocyte *e*ffacement«), einer 35 kb großen Pathogenitätsinsel im EPEC-Chromosom.

Erkrankung

Eine EPEC-Infektion kann breiige bis wässrige Durchfälle mit 10–20 Entleerungen pro Tag zur Folge haben. Die Durchfallsymptomatik ist häufig begleitet von subfebrilen Temperaturen und Erbrechen. Während die Diarrhö in der Regel 1–3 Wochen dauert, wurden auch über 3–16 Wochen persistierende Durchfälle beobachtet.

Die A/E-Läsionen der EPEC gehen mit einer Störung des Verdauungsenzymsystems einher und können zur Malabsorption von Nährstoffen und so zu Wachstumsstörungen führen.

Diagnostik

Aus Stuhlproben isolierte E.-coli-Kolonien können mit polyvalenten und monovalenten O- und K-Seren auf charakteristische EPEC-Serogruppen untersucht werden. Im Speziallabor werden EPEC durch den mikroskopischen Nachweis des Adhärenzphänotyps (lokalisierte Adhärenz), mit dem Fluoreszenz-Aktin-Färbetest (FAS) oder mit molekularbiologischen Methoden nachgewiesen. Mit Hilfe der Polymerasekettenreaktion wird das *eae*-Gen und ein Fragment des EPEC-Adhärenzfaktorplasmids (EAF-Plasmid) bestimmt.

Therapie

Das primäre Ziel der Therapie ist der Ausgleich des Elektrolyt- und Flüssigkeitshaushalts. Bei milderen Verläufen kann oral, bei schweren muss parenteral rehydriert werden.

Die Antibiotikatherapie wird kontrovers diskutiert und richtet sich nach dem Schweregrad der Erkrankung.

Prävention

Für die Prävention der EPEC-Infektionen sind hygienische Nahrungsmittelzubereitung und die Beseitigung disponierender Erkrankungen bei Kindern wie Mangelernährung oder Begleitinfektionen (z. B. Malaria) von Bedeutung.

Enterohämorrhagische E. coli (EHEC)

Erregermerkmale

Infektionen mit EHEC können ein breites Spektrum an intestinalen und extraintestinalen Krankheitsbildern hervorrufen, aber auch asymptomatisch bleiben. In erster Linie verursachen EHEC Durchfallerkrankungen bei Kindern unter 6 Jahren, die in unterschiedlichen Schweregraden von milden wässrigen Durchfällen bis hin zu schweren hämorrhagischen Kolitiden verlaufen können.

EHEC bilden Zytotoxine mit AB_5-Struktur, die als Shiga- oder Verotoxine bezeichnet werden. Shiga-Toxine hemmen als rRNA-N-Glykosidasen die Proteinbiosynthese von eukaryontischen Zielzellen, die den Oberflächenrezeptor Globotriaosylceramid (Gb_3) exprimieren und verursachen so den Zelltod. Sie wirken nicht nur zytotoxisch, sondern verursachen auch Apoptose. Shiga-Toxine sind bifunktionelle Proteine, die aus einer enzymatisch wirksamen A-Untereinheit und 5 B-Untereinheiten bestehen, die die Bindung an Gb_3 vermitteln.

Innerhalb der heterogenen Familie der Shiga-Toxine werden 2 Hauptgruppen unterschieden. Shiga-Toxin 1 (Stx1) ist nahezu identisch mit dem Shiga-Toxin von S. dysenteriae. Shiga-Toxin 2 (Stx2) zeigt nur ca. 55% bzw. 57% Sequenzübereinstimmung in den A- bzw. B-Untereinheiten zu Stx1 und wird nicht von Anti-Shiga-Toxinantiserum neutralisiert. Daneben existieren Varianten der Stx2-Gruppe, die als Stx2c, Stx2d, Stx2e und Stx2f bezeichnet werden. Studien haben gezeigt, dass Stx1-bildende EHEC signifikant häufiger mit Durchfallerkrankungen assoziiert sind als Stx2-Produzenten, die signifikant häufiger bei HUS Patienten gefunden werden.

EHEC besitzen ebenfalls einen LEE, der mit ca. 42 Kilobasen länger ist als der LEE der EPEC. Über einen ähnlichen Mechanismus wie der LEE von EPEC führt der EHEC-LEE zu histologisch nachweisbaren Läsionen am Darmepithel. Zusätzlich tragen nahezu alle EHEC ein 90 kb großes Plasmid, das die genetische Information für das EHEC-Hämolysin, eine exportierte Serinprotease, eine Katalaseperoxidase und ein Typ-II-Transportsystem beherbergt.

Epidemiologie

Der weltweit wichtigste EHEC-Serotyp ist O157:H7. In Deutschland werden vermehrt sog. Non-O157-Serotypen wie O26:H11/H, O111:H, O103:H und O145:H isoliert.

Das Hauptreservoir der EHEC sind landwirtschaftliche Nutztiere, insbesondere Rinder. Die Übertragung der EHEC-Infektionen findet durch kontaminierte Lebensmittel, durch verunreinigtes Wasser und fäkal-oral durch Schmierinfektionen statt.

! Die meisten Fälle werden durch die Aufnahme kontaminierter Lebensmittel, insbesondere Rindfleischprodukte, aber auch durch Mayonnaise, nichtpasteurisierten Apfelsaft, Salami oder Alfalfasprossen verursacht.

Die Infektionsdosis für Erkrankungen durch EHEC ist gering und beträgt ähnlich wie bei den Shigellen zwischen 10^1 und 10^2 Keimen. Im Jahr 1999 wurden dem Robert-Koch-Institut ca. 1000 EHEC-Infektionen gemeldet. Die geschätzte Anzahl der wirklich stattgehabten Infektionen liegt um den Faktor 10 höher.

Erkrankung

Typischerweise beginnt die EHEC-Infektionserkrankung nach einer Inkubationszeit von 3–5 Tagen mit wässriger Diarrhö und abdominalen Krämpfen. Nach weiteren 1–3 Tagen häufen sich die Stuhlentleerungen und können mit schmerzhaften Tenesmen verbunden sein. In den Stühlen finden sich dann oft Beimengungen von Blut. Die blutigen Stühle halten ca. 2–4 Tage an, bis an den Tagen 6–8 die Gesundung beginnt, die in der Regel nach 10 Tagen abgeschlossen ist.

Die Symptomatik der hämorrhagischen Kolitis spielt sich hauptsächlich im Zäkum und im Colon ascendens ab. Neben Ödemen und Hämorrhagien in der Lamina propria entwickeln sich Schleimhautulzerationen und Pseudomembranen. Zu weiteren charakteristischen Zeichen der Schleimhautschädigung kommt es durch Thrombosen im Mikrogefäßsystem der Lamina propria mit Nekrosen der oberen Schichten der Kolonmukosa, die die tiefen Krypten aussparen.

Obwohl blutige Durchfallerkrankungen die namengebende Symptomatik einer EHEC-Infektion darstellen, verursacht der Keim überwiegend nichtblutige wässrige Durchfälle. Eine Studie aus dem Jahr 1996 berichtet über EHEC-Infektionen in Deutschland, von denen 80% mit wässrigen und nur 20% mit blutigen Durchfällen verliefen. Das Auftreten blutiger Stühle wird als Risikofaktor für die Entwicklung eines HUS angesehen, das mit einer Latenzzeit von durchschnittlich 5–10 Tagen nach Abklingen der Diarrhö auftreten kann.

! In etwa 5–10% der Fälle kommt es zu extraintestinalen Komplikationen wie dem enteropathischen hämolytisch-urämischen Syndrom (HUS), von dem hauptsächlich Kinder betroffen sind. Bei Erwachsenen wird dagegen eher die dem HUS verwandte thrombotisch thrombozytopenische Purpura (TTP) beobachtet.

Die Leitsymptome des HUS sind akutes Nierenversagen, mikroangiopathische hämolytische Anämie und Thrombozytopenie. Werden nicht alle genannten Leitsymptome ausgebildet, spricht man vom inkompletten HUS. Die hämolytische Anämie ist durch intravasale Hämolyse und Hämoglobinurie gekennzeichnet und äußert sich zudem in schweren morphologischen Veränderungen der Erythrozyten. Im Blutausstrich sind Erythrozyten mit »Eierschalenform«, sog. Fragmentozyten oder Schistozyten, zu erkennen.

Das zweite und den schweren Verlauf des HUS bestimmende Hauptsymptom ist das akute Nierenversagen. Die Patienten geraten häufig in eine Oligurie, die bis zur Anurie fortschreiten kann. Weiterhin sind Albuminurie, Hämaturie und Pyurie charakteristisch. Die dabei auftretenden blutchemischen Veränderungen korrelieren mit einer vollständigen Ausschaltung der Nieren.

Die Lumina glomerulärer Kapillaren verengen sich, weil die renalen Endothelzellen anschwellen, sich der subendotheliale Raum ausdehnt und die Mesangialzellen hypertrophieren. Wenn dann intraluminale Thrombozytenaggregate entstehen und sich mit Fibrinpolymeren verbinden, verschließen sich die bereits verengten glomerulären Kapillaren und afferenten Arteriolen vollends. Der komplette Verschluss der renalen Mikrokapillaren führt zur Nekrose von Glomeruli und Tubuli.

Über die klassischen HUS-Symptome hinaus entwickeln sich bei einigen Patienten zusätzlich Bluthochdruck, zerebrale Krampfanfälle oder multiple Organschädigungen. Zwischen 10 und 30% der HUS-Erkrankungen enden mit einer terminalen Niereninsuffizienz, die Letalität liegt bei 1–5%.

Weiterhin sind Einzelfälle von M. Crohn, Colitis ulcerosa, Harnwegsinfektionen, Rektumvorfall, Invagination und Appendizitis im Gefolge von EHEC-Infektionen beschrieben worden.

Diagnostik

Aufgrund ihrer phänotypischen Eigenschaften können EHEC nicht sicher auf Selektivnährböden unterschieden werden. Zudem erschwert die große Zahl möglicher Serovare ihre kulturelle Identifizierung. Da der EHEC-Anteil innerhalb der physiologischen Flora oft gering ist, werden molekularbiologische Methoden eingesetzt, um die Keime in Stuhlkulturen oder Lebensmitteln aufzuspüren.

Nach Anreicherungskultur und entsprechender Kultivierung auf Selektivmedien können die Shiga-Toxine der EHEC entweder phänotypisch durch einen ELISA, durch einen Verotoxintest oder genotypisch mit der PCR nachgewiesen werden. Auch mit der immunmagnetischen Separationstechnik können E. coli O157:H7 effizient angereichert werden. Die Bakterien werden dazu an paramagnetische Kügelchen (Beads) gebunden, die an Antikörper gegen das EHEC-O157:H7-Lipopolysaccharid gekoppelt sind. Die Bakterien-Bead-Komplexe können mit Hilfe eines Magneten aus der Suspension isoliert werden.

Bei extraintestinalen EHEC-Manifestationen kann die Diagnose auch serologisch, z. B. mit dem Immunoblot, gesichert werden, indem im Serum spezifische IgM- und IgG-Antikörper gegen das EHEC-Lipopolysaccharid nachgewiesen werden. Diese Methode ist bisher nur für E. coli O157:H7 ausreichend evaluiert.

Therapie

Bei HUS wird symptomatisch behandelt. Dialyse, Hämofiltration, Erythrozytentransfusionen und Thrombozyteninfusionen werden bei Nierenschädigung benötigt. In schwereren Fällen bleibt als Ultima Ratio nur die Nierentransplantation.

Obwohl EHEC gegen die meisten Antibiotika empfindlich sind, wird eine antibakterielle Chemotherapie bei Erkrankungen durch Shiga-Toxin-produzierende Enterobacteriaceae nicht empfohlen. In-vitro-Beobachtungen lassen nämlich darauf schließen, dass bestimmte Antibiotika dazu führen, dass die Bakterien vermehrt Toxin ausschütten. Klinische Untersuchungen stärken diesen Verdacht, weil die Antibiotikagabe das Risiko postinfektiöser Komplikationen erhöht.

! In einer prospektiven Kohortenstudie, in der das Risiko, nach Antibiotikatherapie ein hämolytisch-urämisches Syndrom zu entwickeln, bei Kindern unter 10 Jahren untersucht wurde, erkrankten jene Patienten signifikant häufiger an einem HUS, die von Anfang an Antibiotika erhalten hatten.

In klinischen Prüfungen wird derzeit an sog. Rezeptoranaloga gearbeitet, die das Toxin im Körper absorbieren sollen.

Prävention

Rindfleischprodukte sollte man nur ausreichend gegart zu sich nehmen. Rohmilch sollte man entweder meiden oder vor dem Genuss 10 Min. kochen.

Da die Infektionsdosis für EHEC sehr gering ist, sollte auch bei Verarbeitung von möglicherweise mit EHEC kontaminiertem Fleisch Vorsorge getroffen werden. Um Übertragungen innerhalb einer Familie zu verhindern, müssen Hygienemaßnahmen, v. a. die Händedesinfektion, eingehalten werden. Auch beim Besuch von Bauernhöfen oder Streichelzoos ist an die Gefahr der Übertragung durch Schmierinfektionen zu denken.

Zurzeit sind keine Vakzinen verfügbar, die eine EHEC-Infektion verhindern können.

Enteroaggregative E. coli (EAEC)

Erregermerkmale

EAEC werden durch ihre besondere Art, sich an humane Epithelzelllinien anzuheften, charakterisiert. Bei dieser sog. aggregativen Adhärenz lagern sich die Bakterien in unregelmäßigen Haufen wie geschichtete Ziegelsteine an die Zellen oder Objektträger an.

Die Adhärenzeigenschaften der EAEC, d.h. die Ausbildung von Fimbrien, werden von einem Plasmid mit einem Molekulargewicht (MG) von ca. 65×10^6 kodiert. Diese sog. »aggregativen Adhärenzfimbrien I (AAF/I)« können bündelförmige Strukturen ausbilden und bestehen aus 2–3 nm dicken Fasern. AAF/I sind weiterhin mit der Hämagglutination humaner Erythrozyten und der Autoagglutination in Kulturbrühe assoziiert.

EAEC produzieren das hitzestabile Enterotoxin EAST1, dessen genetische Information (*astA*) auf einem ca. MG. 60×10^6 großen Plasmid lokalisiert ist. EAST1 ist ein Polypeptid von 38 Aminosäuren, das 4 Cysteinreste enthält. Zudem können EAEC ein extrazelluläres Toxin bilden, das intrazelluläre Kalziumspiegel von HEp-2-Zellen verändern kann, ein Kontakthämolysin und das plasmidkodierte Toxin Pet, das die Mukusbildung verstärkt und die Exfoliation von Zellen verursacht. Die molekulare Pathogenese der EAEC-Erkrankungen ist allerdings weitgehend unbekannt.

Epidemiologie

EAEC verursachen bei Kindern sporadische Fälle von akuter wässriger Diarrhö, die bis zu 5 Monate persistieren kann. EAEC-Infektionen treten v. a. in Entwicklungsländern auf und sind dort für anhaltende Diarrhöen, aber auch für Reisediarrhö verantwortlich. Auch größere Ausbrüche sind beschrieben worden. In einer Studie aus Würzburg wurde die Inzidenz der EAEC-Infektionen bei hospitalisierten Kindern mit Durchfallerkrankungen mit 16% bestimmt.

Einziges Reservoir ist der Mensch. Die Übertragung erfolgt vermutlich durch Schmierinfektionen und durch Lebensmittel.

Erkrankung

Infektionen mit EAEC sind die Hauptursache für das Auftreten persistierender Durchfallerkrankungen von >2 Wochen bei Kindern in Entwicklungsländern. In Deutschland kommen EAEC v. a. als Erreger von akuten wässrigen und chronischen Diarrhöen bei Kindern unter 16 Jahren vor. Die Durchfälle sind sekretorischer Natur und können schleimig sein.

Die Erkrankung kann mit Abdominalschmerzen einhergehen, Fieber und Erbrechen werden selten beobachtet. Dass EAEC-Infektionen für kindliche Wachstumsstörungen verantwortlich sind, wurde vermutet, ist allerdings nicht eindeutig erwiesen Auch immunkompromittierte Erwachsene können an EAEC-Infektionen erkranken. Außerdem wurden EAEC als Erreger von Reisediarrhö identifiziert.

Neben der Verkürzung der Mikrovilli und der Nekrose ihrer Spitzen tritt bei Infektion mit EAEC eine milde Entzündungsreaktion mit Ödem und mononukleärer Infiltration der Submukosa auf. Die Architektur der Mikrovilli bleibt, anders als bei EHEC- und EPEC-Infektionen, erhalten.

Diagnostik

Der Nachweis von EAEC in Stuhlkulturen stützt sich auf HEp-2-Zelladhärenztests und auf molekulare Methoden. Ein ca. 1 kb großes Restriktionsfragment aus dem Plasmid der EAEC dient als DNA-Sonde (pCVD432) oder als Zielsequenz für die Polymerasekettenreaktion. Mit einer Sensitivität von 86% und einer Spezifität von >99% ist die EAEC-PCR den Hybridisierungsverfahren überlegen.

Darüber hinaus ist die Diagnose einer EAEC-Infektion gesichert, wenn sich auf der Oberfläche einer mit den Keimen beimpften Müller-Hinton-Bouillon eine Kahmhaut bildet.

Der HEp-2-Adhärenztest wird als »golden standard »angesehen.

Therapie

Neben dem Ausgleich des Flüssigkeits- und Elektrolythaushalts sollte bei persistierender Diarrhö eine antibiotische Therapie mit Cotrimoxazol oder Ciprofloxacin eingeleitet werden. Da Antibiotikaresistenzen unter den EAEC weit verbreitet sind, sollte nicht ohne vorheriges Antibiogramm mit der Behandlung begonnen werden.

Prävention

Zur Prävention gehört einerseits die Individualhygiene und andererseits die genaue Beachtung von Hygienevorschriften in der Lebensmittelzubereitung.

Enterotoxische E. coli (ETEC)

Erregermerkmale

ETEC verfügen über 2 die molekulare Pathogenese bestimmende Virulenzfaktoren, über Fimbrienantigene und über die Fähigkeit, Enterotoxine zu produzieren. Dass ETEC-Infektionen sehr unterschiedlich verlaufen können, liegt wahrscheinlich an den verschiedenen Ausprägungen der beiden Virulenzfaktoren und an den vielen Möglichkeiten, wie sie miteinander kombiniert sein können.

Mittlerweile sind mehrere serologisch unterschiedliche Fimbrienantigene charakterisiert worden, die als »colonization factor antigens« (CFA) bezeichnet werden. Unter humanen ETEC-Isolaten unterscheidet man CFA, wie z. B. CFA/I, CFA/II, CFA/III, CFA/IV.

Die von ETEC produzierten Enterotoxine können hitzestabil (ST) oder hitzelabil (LT) sein. STa und LT-I sind mit humanen und tierischen Erkrankungen assoziiert, während STb und LT-II nur Tiererkrankungen hervorrufen. Humane ETEC-Isolate produzieren entweder STa alleine, LT-I alleine oder beide Toxine zusammen.

STa ist ein cysteinreiches 18–19 Aminosäuren umfassendes Polypeptid mit MG 2000. Die genetische Information für STa, *estA* genannt, liegt innerhalb eines Transposons auf dem ETEC-Virulenzplasmid. STa wird als Präpropeptid von 72 Aminosäuren synthetisiert und durch eine Kombination von posttranslationeller Spaltung der Signalsequenz und weiterer extrazellulärer Prozessierung in seine endgültige Form gebracht.

Die Mitglieder der STa-Familie besitzen einige besondere physikochemische Eigenschaften. Sie behalten ihre volle biologische Aktivität, auch wenn sie für mehrere Stunden auf 60°C oder 15 Min. auf 100°C erhitzt werden, sie lassen sich durch Säurebehandlung nicht zerstören, sind resistent gegen Detergenzien und unempfindlich gegen viele Proteasen.

LT bilden eine Familie hochmolekularer Proteine, die strukturell und funktionell mit dem Choleratoxin verwandt sind. In der LT-I-Familie gibt es 2 Subtypen, das humane LTh-I und das bei Schweinen vorkommende LTp-I. LT-I besteht aus einer einzelnen enzymatisch aktiven A-Untereinheit, die von 5 rezeptorbindenden B-Untereinheiten umgeben ist. Da LT-I und Choleratoxin zu 80% homolog sind, wird LT-I von Antiserum gegen Choleratoxin neutralisiert.

LT werden auch von anderen Bakterien wie Klebsiella spp., Enterobacter spp., Aeromonas spp., Campylobacter spp., oder Salmonella spp. gebildet.

Epidemiologie

In Deutschland kommen ETEC selten vor. In warmen Klimazonen hingegen sind ETEC endemisch und verursachen häufig schwere, z. T. lebensgefährliche Durchfallerkrankungen bei Säuglingen und Kleinkindern. Die Angaben über die Häufigkeit sporadischer endemischer Säuglingsdiarrhöen variieren zwischen 10 und 30%. Bei Schulkindern und Erwachsenen ist die Inzidenz der ETEC-Infektionen geringer.

ETEC werden hauptsächlich mit fäkal kontaminierten Lebensmitteln und mit verunreinigtem Wasser übertragen. Die Infektionsdosis liegt bei 10^8 Keimen. 20–60% der Reisenden in Gebiete, in denen ETEC endemisch sind, erkranken an einer Reisediarrhö.

Pathogenese

ETEC besiedeln zunächst die Mukosa des Dünndarms mit Hilfe von Kolonisationsfaktorantigenen (CFA) und lassen dabei, anders als EPEC, die Ultrastruktur der Bürstensaummembran der Enterozyten intakt. Anschließend bilden sie hitzestabile (ST) und/oder hitzelabile Enterotoxine(LT).

STa bindet an einen Proteinrezeptor (Guanylatcyclase, Typ C, GC-C) der intestinalen Epithelzellen des Bürstensaums. Die Dichte der Rezeptoren, die man sowohl im Dick- als auch im Dünndarm findet, nimmt mit zunehmendem Alter ab. Wenn nach Bindung von STa die GC-C aktiviert wird, erhöht sich der extrazelluläre zyklische 3,5-Adenosinmonophosphat-(cAMP-)Spiegel, der die Chloridsekretion und NaCl-Absorption stimuliert. Die Folge ist eine Flüssigkeitssekretion in das Darmlumen.

Das dem Choleratoxin verwandte LT-I induziert den Flüssigkeitsverlust im Darm, indem es in einer Nicotinamid-Adenin-Dinukleotid-Phosphat-(NAD-)abhängigen Reaktion die Adenylatzyklase aktiviert. Die A-Untereineit enthält eine NAD-Bindestelle und hat Ähnlichkeit mit dem Diphterietoxin. Der Rezeptor für LT-I ist nicht nur das Gangliosid GM1, sondern auch ein Glykoprotein der intestinalen Bürstensaummembran mit MG 130–140×10^3.

Erkrankung

ETEC verursachen wässrige nichtblutige Durchfallerkrankungen, die erfahrungsgemäß selbstlimitierend nach 1–2 Wochen abklingen. Auch schwere sekretorische choleraähnliche Diarrhöen können vorkommen. Fieber und Erbrechen treten nur bei wenigen Patienten auf. Die Inkubationszeit beträgt zwischen 14 h und 2 Tagen.

In Entwicklungsländern verursachen ETEC in erster Linie Säuglingsdiarrhöen. Die typische ETEC-Erkrankung bei Erwachsenen ist die Reisediarrhö.

Diagnostik

Hitzestabile Enterotoxine wies man früher fast ausschließlich mit dem Babymaustest nach. Für den Test werden neugeborenen SWISS-CD4-Mäusen perkutan Kulturüberstände von Stuhlisolaten injiziert, um anschließend die durch die Erreger ausgelöste Flüssigkeitssekretion zu beobachten. Zwar ist der Test zuverlässig und reproduzierbar, er ist aber auch teuer und zeitaufwendig.

Die beiden Standardtests, mit denen heute auf LT untersucht wird, sind der Y1-Adrenal-Zelltest und der immunologische Biken-Test.

Neben Gensonden und PCR-Verfahren, die heute als Methoden der Wahl zum Nachweis der hitzestabilen und hitzelabilen Toxine gelten, haben auch serologische Verfahren wie ELISA und Latexagglutination ihren Stellenwert in der ETEC-Diagnostik. Der Vergleich verschiedener Gensonden mit dem Babymaustest erbrachte einen positiven prädiktiven Wert von 95%.

Therapie

Die Therapie besteht bei Säuglingen und Kleinkindern in erster Linie in ausreichender Flüssigkeits- und Elektrolytsubstitution.

! Zur Antibiotikatherapie bei Reisediarrhö können Fluorchinolone, Doxycyclin oder Cotrimoxazol eingesetzt werden. Sie verkürzen die Dauer der Erkrankung und limitieren die Ausscheidung der Erreger.

Prävention

Bei Reisen in warme Länder ist auf die Einhaltung hygienischer Grundregeln bei der Nahrungsmittelaufnahme zu achten.

Enteroinvasive E. coli (EIEC)

Erregermerkmale

Neben Shigella spp. sind EIEC wichtige Erreger der bakteriellen Dysenterie. Sie infizieren die Mukosa des Kolons und können in die Epithelzellen eindringen.

Epidemiologie

EIEC-Ausbrüche treten vorwiegend in warmen Ländern auf und werden meist durch kontaminierte Lebensmittel oder Trinkwasser verursacht, aber auch durch Schmierinfektionen. Das einzig bekannte Erregerreservoir ist der Mensch. Die Infektionsdosis ist etwas höher als die von Shigella spp. Die Inzidenz von EIEC-Erkrankungen ist in den Industrieländern gering.

Erkrankung

EIEC-Infektionen manifestieren sich in mehr als 90% der Fälle als wässrige, sekretorische Diarrhöen und ähneln damit den durch ETEC verursachten Erkrankungen. Nur wenige Patienten entwickeln eine bakterielle Dysenterie mit häufigen Entleerungen von mit Blut und Schleim vermischtem Stuhl. Die Kranken haben Fieber und leiden unter Tenesmen. An den Folgen solch schwerer Verlaufsform der EIEC-Infektion sterben schätzungsweise weltweit jährlich bis zu 600.000 Menschen.

Shigella spp. und EIEC sind eng miteinander verwandt. Beide Krankheitserreger besitzen ein Plasmid (pInv) mit MG 140×10^6, das zusammen mit chromosomalen Merkmalen für die invasiven Eigenschaften verantwortlich ist. Das Hauptpathogenitätsmerkmal der EIEC liegt in der Fähigkeit, in Epithelzellen einzudringen und sich dort zu vermehren. Die plasmidkodierten Invasionseigenschaften der Shigellen und der EIEC sind nahezu identisch. Der invasive Prozess der EIEC kann in 4 Phasen eingeteilt werden:

1. Invasion der Bakterien in Epithelzellen,
2. intrazelluläre Vermehrung,
3. intra- und interzelluläre Verbreitung,
4. Abtötung der Wirtszelle.

Beteiligt an dem Invasionsprozess sind u. a. die Gene *ipaA*,-*B*,-*C* und -*D*, die sich auf dem sog. »invasion associated locus« (*ial*) des Virulenzplasmids pInv befinden, und das vom *ial* weiter entfernt liegende *ipaH*-Gen.

Was genau die wässrigen Durchfälle bei EIEC-Infektionen auslöste, war für lange Zeit unklar. Seit der Entdeckung und Charakterisierung mehrerer Enterotoxine bei den EIEC, schließt man auf eine toxinvermittelte Genese. In Kulturfiltraten von EIEC wurde ein potenzielles Toxin gefunden, das als EIET (enteroinvasives Enterotoxin) bezeichnet wird. Weitere enterotoxische Aktivität in EIEC-Kulturüberständen konnte dem plasmidkodierten Toxin ShET2, das auch von Shigella flexneri gebildet wird, zugeschrieben werden.

Diagnostik

EIEC sind mit klassischen Methoden schwer zu isolieren, da ihre biochemischen Eigenschaften sehr variabel sind. Sie sind meist laktose- und lysindecarboxylasenegativ. Der Sereny-Test oder Plasmidanalysen können zwar verwendet werden, um EIEC zu charakterisieren, eignen sich aber nicht fürs diagnostische Labor.

Unter den r
gesetzt. Verwen
gion des *ial*-ode
tifizierung der E
hier auch nicht
biotikatherapie,

Therapie

Die wichtigste T
sigkeits- und Ele
wachsene mit k
Cephalosporine
moxazol behand

Prävention

EIEC-Infektion
ringen Hygiene
kochte Speisen
nehmen.

Fazit für di

Bei intestinal
der Diarrhö,
lusts, im Vor
schweren un
testinalen Inf
nach Resister
EHEC-Bakteri
fohlen.

Salmonellen in fast acht Prozent der Hähnchen

40 FAZ Fr. 29.10.10

BERLIN, 28. Oktober (dpa). Fast acht Prozent der Hähnchen im Handel sind mit Salmonellen belastet – das haben Kontrollen der Länder ergeben. In frischem Hähnchenfleisch seien im vergangenen Jahr wesentlich mehr Salmonellen nachgewiesen worden als bei Putenfleisch und Hackfleisch vom Schwein, teilte das Bundesamt für Verbraucherschutz und Lebensmittelsicherheit am Donnerstag in Berlin mit. Die Prüfer fanden die Bakterien in 7,6 Prozent der Proben von frischem Hähnchenfleisch, während es bei frischem Putenfleisch 5,8 Prozent und bei Hackfleisch fünf Prozent waren. In frischem Schweinefleisch entdeckten die Kontrolleure nur in 1,4 Prozent der Proben Salmonellen. Noch stärker belastet war frisches Hähnchenfleisch mit dem Durchfallerreger Campylobacter – nämlich 47 Prozent der Proben. Bei Hähnchenfleisch-Zubereitungen fanden die Prüfer solche Erreger in rund 23 Prozent der Proben, bei frischem Putenfleisch in knapp 20 Prozent. Die Kontrolleure untersuchten rund 5500 Proben von frischem Fleisch und von Fleischzubereitungen in Erzeugerbetrieben, Schlachthöfen und im Einzelhandel.

29.5.20.2 Salmonella

S. Suerbaum

Erreger

Taxonomie. Salmonellen sind eine Gattung gramnegativer Stäbchen und gehören zur Familie der Enterobacteriaceae. Die Gattung Salmonella umfasst 2 Spezies, Salmonella enterica und Salmonella bongori. Salmonella enterica hat 6 Subspezies mit insgesamt ca. 2400 Serovaren. Praktisch alle klinisch relevanten Salmonellen sind Serovare von Salmonella enterica ssp. enterica.

Üblicherweise wird die vollständige Bezeichnung eines Salmonellenserovars, z. B. Salmonella enterica ssp. enterica serov. Typhimurium, abgekürzt als Salmonella Typhimurium geschrieben, wobei die Großschreibung anzeigt, dass es sich bei Typhimurium nicht um einen Speziesnamen handelt. Die Diskussion um die korrekte Taxonomie und Namensgebung der Salmonellen ist im Übrigen noch nicht abgeschlossen, und weitere Änderungen sind möglich.

Merkmale

Die Unterscheidung der Serovare beruht auf Lipopolysaccharidantigenen (O-Antigene), Geißelantigenen (H-Antigene) und in einigen Fällen auf Kapselantigenen (Vi-Antigen von S. Typhi). Die meisten Salmonellenserovare können 2 verschiedene Flagelline bilden und haben daher 2 H-Phasen. Das jährlich aktualisierte und erweiterte Kauffmann-White-Schema enthält eine Liste sämtlicher bekannter Salmonellenserovare und ihrer Antigenformeln.

Salmonellen werden aufgrund ihres pathogenen Potenzials für den Menschen in 2 Gruppen eingeteilt: S. Typhi und S. Paratyphi A, B und C verursachen regelmäßig systemische Erkrankungen (Typhus und Paratyphus), während die anderen Salmonellenserovare in erster Linie selbstlimitierende Durchfallerkrankungen (Gastroenteritis und Enterokolitis) auslösen.

Die Pathogenitätsmechanismen von Salmonellen sind seit Jahrzehnten intensiv untersucht worden. Eine gute Übersicht gibt die Arbeit von Ohl u. Miller (2001). Ein zentrales Element der Pathogenität von Salmonellen ist ihre Fähigkeit, an Zellen des Darmepithels (Enterozyten und M-Zellen) zu adhärieren und dann massive Veränderungen an deren Zytoskelett zu induzieren (»membrane ruffling«), die zur bakterieninduzierten Phagozytose, also zur Aufnahme der Salmonellen in die Zellen, führen. Dadurch verändern sich Zellfunktionen, wie z. B. die Elektrolyt- und Flüssigkeitssekretion, und Entzündungsmediatoren werden freigesetzt.

Salmonellen können mittels der sog. Transzytose die Epithelbarriere überwinden, indem sie nach der Aufnahme in M-Zellen oder Epithelzellen diese am basalen Pol wieder verlassen. Sie verfügen außerdem über die Fähigkeit, in Makrophagen zu überleben und zu replizieren.

Für die Fähigkeit der Salmonellen, die eigene Phagozytose zu induzieren und intrazellulär zu überleben, sind 2 sog. Pathogenitätsinseln (SPI-1 und SPI-2) verantwortlich. Sie kodieren für molekulare Injektionssysteme (Typ-III-Sekretionssysteme), mit denen die Salmonellen Effektorproteine von außen in die Wirtszelle (SPI I) und von innerhalb des Phagosoms in das Wirtszellzytoplasma (SPI II) translozieren können.

Enteritissalmonellen

Epidemiologie

Salmonellen sind im Tierreich weit verbreitet und besiedeln in den meisten Fällen den Darm. Die meisten Salmonellenserovare haben ein breites Wirtsspektrum. Nur wenige sind, wie Salmonella Typhi an den Menschen, an einen einzigen Wirt adaptiert. Für die Übertragung von Enteritissalmonellen auf den Menschen sind verschiedene Wirtstiere von Bedeutung.

Humanpathogene Enteritissalmonellen und zugehörige Wirtstiere

Wirtstier	*Salmonellenserovar*
– Geflügel	– vor allem S. Enteritidis; fast alle anderen Serovare
– Rinder	– vor allem S. Dublin und S. Typhimurium
– Schweine	– unter anderen S. Typhimurium, S. Infantis

Salmonellen können auch in der Umwelt lange überleben. In Wasser können sie über Wochen und in Bodenproben sogar über Jahre nachweisbar bleiben.

Menschen infizieren sich durch orale Aufnahme der Erreger. Die für eine klinisch manifeste Erkrankung Erwachsener notwendige Infektionsdosis ist im Regelfall mit $>10^5$ Bakterien eher hoch. Im Einzelfall hängt sie vom Immunstatus und von der Magensäuresekretion des Betroffenen ab. Außerdem wird sie von der Art des kontaminierten Lebensmittels, mit dem die Bakterien aufgenommen werden, beeinflusst.

Am häufigsten werden Salmonellen über kontaminierte Lebensmittelzutaten wie Eier oder Geflügelfleisch eingebracht. Auch in der Lebensmittelverarbeitung beschäftigte Salmonellendauerausscheider können Ursache für die Kontamination von Speisen sein; dies spielt aber offensichtlich eine untergeordnete Rolle.

Eine genügend hohe Infektionsdosis wird fast ausschließlich dadurch erreicht, dass die Bakterien sich vor dem Verzehr im Lebensmittel vermehren konnten, beispielsweise durch ungenügende Kühlung oder unzureichende Erhitzung.

Salmonellen gehören in Europa zu den häufigsten Ursachen für infektiöse Enteritiden. Im Jahr 1999 wurden in Deutschland 85.146 und im Jahr 2000 79.535 Salmonellenenteritiden gemeldet. Es wird geschätzt, dass die tatsächliche Zahl der Erkrankungsfälle mit über 1 Mio. pro Jahr 10-mal so hoch liegt. In den letzten Jahren wurden in Deutschland am häufigsten die Serovare S. Enteritidis und S. Typhimurium isoliert, die zusammen ca. 85% aller Infektionen verursachten (s. Tabelle 29-31).

Erkrankungen

Nach oraler Aufnahme der Salmonellen entwickeln sich 12–36 h (selten 6–48 h) später meist wässrige, seltener blutige Diarrhöen, die in der Regel von mäßig hohem Fieber (38–39°C), Bauchkrämpfen und Erbrechen begleitet sind. Die Krankheit ist im Regelfall selbstlimitierend, und die Diarrhöen sistieren nach 4 bis maximal 10 Tagen. Fieber haben die Patienten meist nicht länger als 3 Tage lang.

Aufgrund klinischer Kriterien lässt sich eine Salmonellenenteritis nicht sicher von anderen bakteriell bedingten Gastroenteritiden (z. B. Infektionen mit Campylobacter jejuni, Yersinia enterocolitica) abgrenzen. Weniger als 5% der immunkompetenten Erwachsenen entwickeln eine Salmonellenbakteriämie oder andere systemische Manifestationen.

Das Risiko schwerer klinischer Verläufe und extraintestinaler Komplikationen ist bei Säuglingen und Kleinkindern, alten Menschen sowie immunsupprimierten Patienten (Tumorerkrankungen, Transplantationspatienten, Aids, M. Crohn/Colitis ulcerosa) erhöht.

! Enteritissalmonellen können auch systemische Infektionen mit Bakteriämie oder Abszessen verursachen.

Für solche invasiven Verläufe sind bestimmte Serovare (zum Beispiel S. Dublin, S. Virchow, S. Choleraesuis, S. Enteritidis, S. Typhimurium) häufiger verantwortlich als andere. Besonders gefährdet, einen schweren Infektionsverlauf zu erleiden, sind Säuglinge, alte Menschen über 70 Jahre, Patienten mit Granulozytopenie, mit Tumorerkrankungen, mit entzündlichen Darmerkrankungen, Diabetiker und Kranke unter Steroidtherapie.

Aids-Patienten entwickeln häufig rekurrierende Salmonellenseptikämien, die seit 1993 zu den Aids-definierenden Erkrankungen zählen. Patienten mit Sichelzellenanämie erkranken nicht selten an schwer zu behandelnden Osteomyelitiden oder Gelenkinfektionen durch Salmonellen.

Tabelle 29-31. Antigenformeln (Kauffmann-White-Schema) der typhösen Salmonellen und in Deutschland häufiger Enteritissalmonellen

Serovar	O-Antigen[a]	H-Antigen 1. Phase	H-Antigen[b] 2. Phase	Häufigkeit der Isolierung 1999[c] [%]
Typhus-/Paratyphussalmonellen				
S. Typhi	*9, 12*, [Vi]	d	–	
S. Paratyphi A	*1, 2*, 12	a	–	
S. Paratyphi B	*1, 4*, [5], *12*	b	1, 2	
S. Paratyphi C	*6, 7*, [Vi]	c	1, 5	
Enteritissalmonellen				
S. Typhimurium	*1, 4*, [5], *12*	i	1, 2	28
S. Enteritidis	*1, 9, 12*	g, m	[1, 7]	58
S. Infantis	*6, 7*	r	1, 5	1
S. Hadar	*6, 8*	z_{10}	e, n, x	0,7
S. Derby	*1, 4*, [5], *12*	f, g	[1, 2]	0,7
S. Virchow	*6, 7*	r	1, 2	0,5

[a] Kursiv gedruckte O-Antigene können fehlen. Faktoren in eckigen Klammern sind unregelmäßig vorhanden.
[b] H-Antigene in eckigen Klammern sind nur in Ausnahmefällen vorhanden.
[c] Nur Enteritissalmonellen.

Diagnostik

Eine sichere Diagnose kann nur durch kulturellen Nachweis der Salmonellen im Stuhl gestellt werden. Bei schweren Verläufen sollten zusätzlich Blutkulturen angelegt werden. Serologische Diagnostik ist nicht sinnvoll.

Nach Abklingen der Symptomatik sind Kontrolluntersuchungen notwendig, bis sichergestellt ist, dass keine Salmonellen mehr ausgeschieden werden.

Therapie

Unkomplizierte Salmonellenenteritiden sind selbstlimitierend und bedürfen in der Regel keiner antibiotischen Therapie. Patienten mit erhöhtem Risiko für eine invasive Infektion sollten mit Fluorchinolonen (nur Erwachsene), Ceftriaxon, bei nachgewiesener Empfindlichkeit der Erreger auch mit Ampicillin oder Cotrimoxazol behandelt werden.

! Invasive Infektionen durch Enteritissalmonellen wie Bakteriämie oder Organabsiedelungen können wie Typhus mit Fluorchinolonen (z. B. Ciprofloxacin, Ofloxacin) oder Cephalosporinen der 3. Generation (z. B. Ceftriaxon, Cefotaxim) über 14 Tage behandelt werden.

Bei Aids-Patienten mit rekurrierender Salmonellenbakteriämie kann eine sekundäre Langzeitprophylaxe mit Ciprofloxacin, Ampicillin oder Cotrimoxazol indiziert sein. Zidovudin ist in vitro aktiv gegen die Erreger und ein prophylaktischer Effekt auf das Vorkommen von Salmonellenbakteriämien wurde beschrieben.

Prävention

Eine Impfung gegen Salmonellenenteritiden steht nicht zur Verfügung. Entscheidend für die Prophylaxe dieser Infektionen sind die Verminderung der Lebensmittelkontamination und Maßnahmen, um die Vermehrung von Salmonellen in Lebensmitteln zu vermeiden bzw. die Erreger vor dem Verzehr abzutöten. In fast allen Bereichen der Lebensmittelherstellung, von der Tierhaltung über die Schlachtung, von der nachfolgenden Prozessierung und Lagerung der Produkte bis zur Verarbeitung in der Küche kann dazu beigetragen werden. Wichtig ist auch, Salmonellendauerausscheider zu identifizieren, damit sie nicht im Bereich der Lebensmittelherstellung arbeiten.

! Salmonellenenteritiden sind nach § 6 des Infektionsschutzgesetzes nur dann meldepflichtig, wenn eine Person betroffen ist, die in der Lebensmittelherstellung beschäftigt ist, oder wenn 2 oder mehr Fälle aufgetreten sind, bei denen ein epidemiologischer Zusammenhang vermutet wird. Alle direkten und indirekten Salmonellennachweise im Labor müssen, sofern sie auf eine akute Infektion hindeuten, nach § 7 des Infektionsschutzgesetzes vom untersuchenden Mikrobiologen/Laborarzt gemeldet werden.

Typhöse Salmonellen

Epidemiologie

Salmonella Typhi wird nur beim Menschen gefunden. Das wichtigste Reservoir sind Dauerausscheider. Die Infektionsdosis ist mit 10^3 Bakterien niedriger als bei Enteritissalmonellen (ca. 10^5), sodass die Erreger auch direkt von Mensch zu Mensch übertragen werden können. Die wichtigsten Infektionsquellen sind dennoch Trinkwasser und Lebensmittel.

Infektionen mit S. Typhi in Deutschland sind meist importiert, am häufigsten aus Südostasien, aber auch aus Afrika und Mittel- und Südamerika. Im Jahr 2000 wurden in Deutschland 77 Typhusfälle gemeldet. Weltweit erkranken jährlich 12–21 Mio. Menschen, von denen ca. 700.000 an der Infektion sterben.

Auch die Paratyphussalmonellen S. Paratyphi A und B sind weitgehend an den Menschen adaptiert und werden nur selten bei Tieren gefunden. Einige Stämme von S. Paratyphi B verhalten sich wie Enteritissalmonellen.

Im Jahr 2000 wurden in Deutschland 64 ebenfalls meist importierte Fälle von Paratyphus gemeldet.

Erkrankungen

Typhus und Paratyphus sind generalisierte hochfieberhafte Infektionen des retikuloendothelialen Systems und des intestinalen Lymphgewebes, die mit einer Bakteriämie einhergehen. Der Erreger des Typhus ist S. Typhi, Paratyphus kann durch S. Paratyphi A, B oder C verursacht werden. Klinisch sind die beiden Erkrankungen nicht zu unterscheiden und werden im Folgenden gemeinsam diskutiert. Paratyphus verläuft in der Regel leichter als Typhus. Aber beide Infektionen können in den unterschiedlichsten Schweregraden, von asymptomatisch bis lebensbedrohlich, auftreten.

Die Inkubationszeit beträgt 8–15, im Extremfall wahrscheinlich auch bis zu 40 Tagen. Die Krankheit beginnt meist schleichend mit Fieber, Kopfschmerzen, allgemeinem Krankheitsgefühl und gelegentlich mit respiratorischen Symptomen wie Husten. Nur 10% der Patienten erkrankt hochakut.

Kurz nach Erregeraufnahme kann der Patient unter einer Enteritis leiden, die meist abgeklungen ist, bevor sich für den Typhus typische Symptome ausgebildet haben. Praktisch alle Kranken bekommen Fieber, charakteristisch ist in der 1. Woche ein langsamer treppenförmiger Temperaturanstieg auf Werte zwischen 39 und 40°C. Anschließend beobachtet man eine Kontinua, die bis zu 2 Wochen anhält. Ein diagnostisches Zeichen, das sich allerdings bei weniger als 50% der Patienten findet, ist eine »relative Bradykardie«, d. h. ein im Verhältnis zur Körpertemperatur unerwartet langsamer Pulsschlag.

Bei etwa einem Drittel der Patienten erscheint auf der Bauchhaut ein makulopapulöses Exanthem mit zart lachsfarbenen, z. T. schwer sichtbaren Effloreszenzen, den sog. Roseolen. Röntgenaufnahmen der Lunge sind normal. Eine Hepatosplenomegalie ist häufig (ca. 50%).

Neuropsychiatrische Symptome wie Verwirrtheit und Psychosen kommen bei 5–10% der Patienten vor, in schweren Fällen können die Patienten komatös werden.

! Bei rechtzeitig eingeleiteter antibiotischer Therapie liegt die Letalität des Typhus unter 1%. Unbehandelt endet die Infektion für 10–15% der Erkrankten letal.

Die Überlebenden entfiebern nach 3–4 Wochen, und auch die anderen Symptome bilden sich innerhalb dieser Zeit zurück. Komplikationen sind intestinale Blutungen und Darmperforationen infolge massiver Hyperplasie und nachfolgender Ulzeration und Nekrose der Peyer-Plaques.

Seltene Komplikationen sind Perikarditis, Leber-, Milz-, Knochen- oder andere Abszesse. 10–20% der Patienten, die sich ohne Therapie vom Typhus erholt haben, erleiden einen oder mehrere Rückfälle. Nach adäquater Therapie geht das Fieber meist innerhalb von 3–5 Tagen zurück.

! Rezidive muss man trotz Therapie einkalkulieren.

Wird mit Fluorchinolonen oder Ceftriaxon behandelt, sind nach neueren Studien Rückfälle jedoch deutlich seltener als nach den in Entwicklungsländern noch angewendeten Behandlungsschemata mit Chloramphenicol oder Ampicillin.

Trotz erfolgreicher Therapie werden 1–4% der Patienten zu Dauerausscheidern. Bei ihnen ist S. Typhi oder S. Paratyphi für mehr als 1 Jahr im Stuhl oder Urin nachweisbar. Die Sanierung von Dauerausscheidern ist schwierig. Erfolgsraten von ca. 75% wurden mit einer 6-wöchigen hochdosierten Ciprofloxacintherapie oder einer 4-wöchigen Norfloxacintherapie erreicht. Häufig sind Gallenblasensteine oder chronisch-entzündliche Veränderungen der Harnblase durch Bilharziose dafür verantwortlich, dass die Bakterien nicht eliminiert werden können. Bei Dauerausscheidern mit Gallensteinleiden kann eine elektive Cholezystektomie helfen, eine Sanierung zu erreichen. Typhus und Paratyphus hinterlassen keine zuverlässige Immunität.

Diagnostik

Voraussetzung für eine sichere Diagnose ist die kulturelle Anzüchtung der Erreger. In der 1. Erkrankungswoche sind die Erreger am häufigsten aus Blutkulturen zu isolieren, ab der 2. Woche gelingt häufig auch der Nachweis aus Stuhl oder Urin. Die größte Sensitivität hat die gleichzeitige Untersuchung von Blutkulturen, Stuhl und Knochenmarkaspirat.

Eine Resistenzbestimmung sollte in jedem Fall erfolgen. Nach Therapieende sollten solange Stuhlproben untersucht werden, bis sichergestellt ist, dass keine Salmonellen mehr ausgeschieden werden.

Die Widal-Reaktion zum Nachweis spezifischer Antikörper gegen S. Typhi oder S. Paratyphi gehört zu den ältesten serologischen Testverfahren. Sie ist jedoch wegen ihrer geringen Spezifität und Sensitivität nur von geringem praktischem Nutzen. Titer ≥1:200 in der O-Agglutination oder H-Agglutination und >1:10 in der Vi-Agglutination sind als positiv, Titer ≤1:50 in der O- und H-Agglutination und <1:10 in der Vi-Agglutination als negativ zu bewerten. Ein Titeranstieg oder -abfall um mindestens 2 Stufen in einem Verlaufskontrollserum spricht für eine Infektion. Bei Geimpften muss eine Titerbewegung in O- und H-Agglutination vorliegen, weil die Impfung relativ hohe und lange persistierende Titer in der H-Agglutination induzieren kann.

Therapie

Zur Therapie werden Fluorchinolone (nur bei Erwachsenen, z. B. Ciprofloxacin 2-mal 500 mg p.o. für 10–14 Tage) oder Ceftriaxon 2 g i.v./Tag über 10–14 Tage eingesetzt. Die Kranken entfiebern in der Regel innerhalb von 3–5 Tagen. Rückfälle kommen vor.

In Entwicklungsländern wird weiterhin auch die frühere Standardtherapie mit Chloramphenicol sowie Cotrimoxazol und Ampicillin angewendet, obwohl Resistenzen gegen die 3 Antibiotika weit verbreitet sind. Gegen Fluorchinolone und Ceftriaxon sind noch fast alle Salmonellen sensibel. Neben der antibiotischen und supportiven Therapie hat sich in schweren Fällen, insbesondere bei ausgeprägter neuropsychiatrischer Symptomatik, Koma oder Schock, in der Frühphase der Krankheit die Gabe von Glucocorticoiden für bis zu 3 Tagen (z. B. 3 mg Dexamethason/kgKG einmalig, dann 1 mg/kgKG alle 6 h für 48 h) bewährt.

Prävention

Für die Immunisierung gegen Typhus steht der Lebendimpfstoff Typhoral L mit dem attenuierten S.-Typhi-Stamm Ty21a zur Verfügung. Er wird in 3 Dosen an den Tagen 1, 3, und 5 oral genommen. Darüber hinaus gibt es die 2 parenteral applizierbaren Totvakzine Typherix und TYPHIM Vi, die das Vi-Kapselpolysaccharid enthalten. Sie werden einmalig i.m. verabreicht. Alle 3 Impfstoffe sollen erst ab dem 2. Lebensjahr gegeben werden.

Die orale Impfung sollte 10 Tage vor Reiseantritt abgeschlossen sein. Die Injektionsimpfung sollte spätestens 14 Tage vor Reiseantritt erfolgen. Eine Wiederimpfung ist bei erneutem Expositionsrisiko mindestens nach 3 Jahren erforderlich.

Obwohl die Schutzwirkung der Impfstoffe in verschiedenen Feldstudien nur zwischen 42 und 74% lag, ist eine Impfung vor Reisen in Endemiegebiete zu empfehlen, insbesondere wenn damit zu rechnen ist, dass die Reisenden sich in Regionen mit geringem Hygienestandard aufhalten werden. Die Reisenden sollten unbedingt darauf hingewiesen werden, dass die Impfung nicht vollständig schützt und dass es deshalb von großer Bedeutung ist, trotz Impfung potenziell kontaminierte Lebensmittel oder Trinkwasserquellen zu meiden.

Entscheidend für die Prävention von Typhuserkrankungen ist es, Erkrankte und Dauerausscheider zu erkennen und zu behandeln.

! Erkrankungsverdacht, Erkrankung und Tod an Typhus und Paratyphus müssen nach § 6 des Infektionsschutzgesetzes namentlich vom behandelnden Arzt gemeldet werden. Der direkte und indirekte Nachweis von S. Typhi oder S. Paratyphi muss nach § 7 vom Labor gemeldet werden.

Fazit für die Praxis zu Kap. 29.5.20.2

- Klinische Manifestationen:
  - *S. Typhi, S. Paratyphi A, B, und C:*
    Hochfieberhafte generalisierte Erkrankung (Typhus, Paratyphus);
  - *Enteritissalmonellen*:
    Selbstlimitierende Enteritis; bei Patienten mit reduziertem Immunstatus auch generalisierte Infektionen möglich.
- Diagnostik:
  Typhus/Paratyphus: Kultur aus Blut, Stuhl, Urin.
- Therapie:
  - *Salmonellenenteritis:*
    Ersatz- von Wasser- und Elektrolytverlusten; in der Regel keine antibiotische Therapie. Bei Risikopatienten Fluorchinolone (z. B. Ciprofloxacin, nur bei Erwachsenen), Ceftriaxon, bei nachgewiesener Empfindlichkeit auch Ampicillin oder Cotrimoxazol.
  - *Typhus/Paratyphus:*
    Fluorchinolone (z. B. Ciprofloxacin, nur bei Erwachsenen), Ceftriaxon.
- Epidemiologie und Prophylaxe:
  Fäkal-orale Übertragung; Typhus/Paratyphus fast immer importiert; Impfung gegen Typhus/Paratyphus bei Reisen in Endemiegebiete.
- Meldepflicht:
  Typhus/Paratyphus: Verdacht, Erkrankung und Tod nach § 6 IfSG, alle Salmonellen: Erregernachweis nach § 7 IfSG.

Literatur zu Kap. 29.5.20.2

Blaser MJ, Newman LS (1982) A review of human salmonellosis: I. Infective dose. Rev Infect Dis 4: 1096–1105

Bockemühl J (1992) Enterobacteriaceae. In: Burkhardt F (Hrsg) Mikrobiologische Diagnostik. Thieme, Stuttgart

Forsyth JLR (1998) Typhoid and paratyphoid. In: Collier L et al. (eds) Topley & Wilson's microbiology and microbial infections. Arnold, London

Hohmann EL (2001) Nontyphoidal salmonellosis. Clin Infect Dis 32: 263–269

Kist M (2000) Salmonellosen. In: Thomas L (Hrsg) Labor und Diagnose. TH Books, Frankfurt am Main

Miller SI et al. (1995) Salmonella (including salmonella typhi). In: Mandell GL et al. (eds) Mandell, Douglas and Bennett's principles and practice of infectious diseases. Churchill Livingstone, New York

Ohl ME, Miller SI (2001) Salmonella: A model for bacterial pathogenesis. Ann Rev Med 52: 259–274

Old DC, Threlfall EJ (1998) Salmonella. In: Collier et al. L (eds) Topley & Wilson's microbiology and microbial infections. Arnold, London

29.5.20.3 Shigella

Taxonomie

Shigellen bilden eine Gattung gramnegativer Bakterien aus der Familie der Enterobacteriaceae. Ihre Entdeckung im Jahr 1898 wird dem japanischen Bakteriologen Kiyoshi Shiga zugeschrieben. Zur Gattung Shigella gehören die 4 Spezies Sh. dysenteriae, Sh. boydii, Sh. sonnei und Sh. flexneri. Die weitere Unterteilung in insgesamt 40 Serogruppen hat nur epidemiologische Bedeutung.

Die Gattungen Shigella und Escherichia sind so eng miteinander verwandt, dass sie zu einem Genus zusammengefasst werden könnten. Die Trennung wird jedoch wegen der besonderen Pathogenität und Epidemiologie der Shigellen aufrechterhalten.

Erregermerkmale

Shigellen sind fakultativ anaerob, nicht sporenbildend und im Gegensatz zu den meisten Escherichia-coli-Stämmen unbeweglich. Sie bilden kein Gas aus Kohlenhydraten und sind biochemisch wenig aktiv. Die Abgrenzung der Shigellen von biochemisch inaktiven E.-coli-Stämmen kann sehr schwierig sein, zumal manche E.-coli-Stämme, v. a. die enteroinvasiven E. coli (EIEC), ein von der Shigellenruhr nicht zu unterscheidendes klinisches Bild auslösen können.

Die 4 Shigellenspezies werden aufgrund unterschiedlicher biochemischer und serologischer Eigenschaften differenziert. Da Shigellen keine Geißeln und damit keine H-Antigene besitzen, werden sie serologisch allein aufgrund der O-Antigene typisiert.

Shigellen sind resistent gegen Säure, und ein großer Teil der Bakterien überlebt daher die Magenpassage unbeschadet. Ein zentrales Element ihrer Pathogenität ist – wie bei den Salmonellen – die bakterieninduzierte Phagozytose, d. h. die Fähigkeit, in Zellen der intestinalen Barriere (Epithelzellen, M-Zellen, Makrophagen und neutrophile Granulozyten) einzudringen. Sie heften sich an Darmepithelzellen und M-Zellen an, injizieren mittels einer »molekularen Spritze« (Typ-III-Sekretionssystem) Effektorproteine und induzieren damit solche Veränderungen im Zytoskelett der Wirtszelle, dass die Bakterien in die Zellen aufgenommen werden. Nach Lyse der Phagosommembran liegen die Shigellen frei im Zytoplasma.

Die Mehrzahl der Bakterien, die die Magenpassage überleben, wird offenbar, wie beschrieben, mittels bakterieninduzierter Phagozytose über den apikalen Zellpol von M-Zellen aufgenommen und tritt am basolateralen Zellpol wieder aus (Transzytose). Von der basolateralen Seite des Epithels aus können Shigellen sehr effizient in andere Darmepithelzellen eindringen, sodass größere Bereiche des Epithels infiziert werden. Wie Listerien verfügen Shigellen außerdem über die Fähigkeit, sich im Zytoplasma der Epithelzelle durch Rekrutierung zellulären Aktins an einem Zellpol voranzuschieben (Kometenschweifbildung) und so von einer Zelle in die benachbarten Zellen einzudringen.

Ein weiteres Pathogenitätsmerkmal von Shigellen ist ihre Fähigkeit, die Apoptose von Makrophagen auslösen zu können.

Darüber hinaus bildet Sh. dysenteriae Typ I Shigatoxin, das sog. Verotoxin, ein hochaktives Zytotoxin, das ebenfalls Apoptose induzieren kann. Shigatoxin hemmt wie die verwandten Toxine der EHEC die Proteinbiosynthese eukaryontischer Zielzellen, indem es ein Adenin aus der rRNA der 28S-Ribosomenuntereinheit entfernt. (Zum Wirkungsmechanismus von Shigatoxinen s. auch Kap. 29.5.20.1.)

Die Gene, die für die Invasivität von Shigellen verantwortlich sind, sind auf einem 214 kbp großen Virulenzplasmid lokalisiert.

Epidemiologie

Shigellen werden nur beim Menschen und bei einigen Affenarten gefunden. Die Übertragung auf den Menschen erfolgt durch orale Aufnahme. Für eine klinisch manifeste Infektion bei Erwachsenen reichen schon 10–200 Bakterien, weil Shigellen eine hohe Resistenz gegen Säure haben und die Magenpassage gut überstehen können.

Die Shigellose wird deshalb im Unterschied zu den meisten anderen infektiösen Enteritiden häufig durch direkten Kontakt von einem Menschen auf den anderen übertragen, wahrscheinlich vorwiegend über die Hände. Deshalb kommt es auch in Deutschland in der Folge einer importierten Shigellenruhr nicht selten zu Sekundärinfektionen und kleineren sog. Kontaktepidemien. Große Ausbrüche kommen eher nach fäkaler Kontamination von Trinkwasser oder Lebensmitteln zustande. Shigelleninfektionen haben in Endemiegebieten im Sommer einen Erkrankungsgipfel.

Endemisch sind Shigellen vorwiegend in den tropischen und subtropischen Regionen. Sh. dysenteriae kommt hauptsächlich in Zentralamerika, Bangladesh und Ostafrika vor, Sh. boydii in Südasien und im Mittleren Osten. In Europa sind Sh.-sonnei- und Sh.-flexneri-Infektionen am häufigsten und Sh.-dysenteriae- und Sh.-boydii-Infektionen praktisch immer importiert.

Auf der ganzen Welt erkranken jährlich ca. 165 Mio. Menschen an Shigellosen, von denen 1,1 Mio. sterben. Die Altersgruppe der Kinder unter 5 Jahren ist mit 60–70% aller Erkrankungen und Todesfälle am stärksten betroffen.

In Deutschland wurden im Jahr 1999 1601 und im Jahr 2000 1321 Shigellosefälle gemeldet. Die Reiseländer, aus denen 1995–1999 mit 40% der analysierten Fälle die meisten Erkrankungen importiert wurden, waren Ägypten, Tunesien, die Türkei und die Dominikanische Republik.

In den ersten 20 Jahren des 20. Jahrhunderts war Sh. dysenteriae Typ I global der dominierende Serotyp, verbreitete sich pandemisch und verursachte sehr schwere Erkrankungen mit hoher Mortalität. Ab 1920 trat Sh. dysenteriae Typ 1 in den Hintergrund, und Sh. flexneri wurde die weltweit dominierende Shigellenspezies und ist es in Entwicklungsländern noch immer. In Europa ist Sh. sonnei seit dem 2. Weltkrieg, in den USA seit ca. 1970 vorherrschend. Aus welchen Gründen sich die Shigellenepidemiologie seit der Entdeckung der Erreger so verändert hat, ist nicht bekannt.

Erkrankung

Shigellen sind Erreger der bakteriellen Ruhr (Dysenterie), einer fieberhaften Durchfallerkrankung, für die blutig-schleimige Stuhlentleerungen und schmerzhafte Bauchkrämpfe charakteristisch sind.

Die Schwere des Krankheitsbildes ist variabel und abhängig von der Shigellenspezies und der Infektionsdosis.

! Die in Deutschland mit Abstand am häufigsten vorkommenden Infektionen mit Sh. sonnei verlaufen überwiegend als wässrige Durchfälle ohne das charakteristische Bild der Ruhrerkrankung, während bei Sh. dysenteriae ca. 80% und bei Sh. flexneri ca. 50% der Infizierten eine Ruhrsymptomatik entwickeln.

In einer US-amerikanischen Studie, in der Freiwilligen 1000 oder 100 Sh. flexneri verabreicht wurden, war die mittlere Inkubationszeit 44 h. Über 90% derjenigen, die die höhere Dosis aufgenommen hatten, entwickelten Dysenterie und Fieber >39°C. In der Gruppe der Probanden, die nur 100 Bakterien aufgenommen hatten, betrug die Inkubationszeit 58 Stunden, nur 48% entwickelten eine Dysenterie und nur 28% bekamen Fieber >39°C.

In der ersten Krankheitsphase, wenn sich die Bakterien zunächst vorwiegend im Dünndarmlumen vermehren, leiden die Patienten unter Fieber und Bauchkrämpfen und haben wässrige Diarrhö. Im weiteren Verlauf der Erkrankung kommt es zum Befall der Kolonschleimhaut, der zu einem Bild führt, das klinisch-endoskopisch von chronisch-entzündlichen Darmerkrankungen anderer Ursache, z. B. von Colitis ulcerosa, schwer zu unterscheiden ist. Der Befall der Kolonschleimhaut beginnt im Bereich von Rektum und Sigma und breitet sich von dort retrograd aus. Die Ausdehnung der Kolitis nimmt mit der Dauer der dysenterischen Symptomatik zu.

Bakteriämien werden außer bei Aids-Patienten bei Shigellosen selten beobachtet.

Shigellosen sind, obwohl normalerweise selbstlimitierende Erkrankungen, mit erheblicher Mortalität assoziiert. In einer großen Studie in Bangladesh betrug die Mortalität 10%. Letal endeten die Infektionen v. a. für Säuglinge sowie für mangelernährte Patienten. Nach Infektionen mit den shigatoxinproduzierenden Sh. dysenteriae Typ I kann sich, wie nach Infektion mit EHEC, ein hämolytisch-urämisches Syndrom (HUS) entwickeln (s. Kap. 29.5.20.1). Bei HLA-B27-positiven Patienten kann nach einer Shigellenruhr ein M. Reiter auftreten.

Nach einer überstandenen nicht mit Antibiotika behandelten Shigellose werden normalerweise nicht länger als 1–4 Wochen lang Erreger im Stuhl ausgeschieden. Eine durchgemachte Shigellose hinterlässt eine serotypspezifische Immunität, sodass erneute Infektionen milder verlaufen als bei nichtimmunen Personen. Die Dauer der Immunität ist nicht bekannt.

Diagnostik

Für die Diagnose einer Shigellenruhr müssen die Erreger kulturell aus geeigneten Materialien wie Stuhl oder Rektalabstrichen angezüchtet werden. In allen Fällen muss ein Antibiogramm bestimmt werden. Da Shigellen empfindlich sind gegen Austrocknung und erhöhte Temperatur und durch konkurrierende Begleitflora leicht verdrängt werden, müssen für die Untersuchung gewonnene Proben auf dem schnellsten Weg ins Labor gebracht werden. Für Rektalabstriche sollte ein Transportmedium verwendet werden.

Wenn die Therapie beendet ist, sollte durch Stuhluntersuchungen an mehreren Tagen nachgewiesen werden, dass keine Shigellen mehr ausgeschieden werden.

Serologische Methoden sind zur Diagnostik der akuten Ruhrerkrankung ungeeignet. Sie können allenfalls helfen, eine Diagnose retrospektiv zu bestätigen, wenn keine Kultur angelegt wurde.

Therapie

Wie bei allen Durchfallerkrankungen ist der Ersatz von Flüssigkeits- und Elektrolytverlusten das zentrale Element der Behandlung. Die antibiotische Therapie verkürzt die Erkrankungsdauer von durchschnittlich 7–9 Tagen auf 3 Tage und verkürzt den Zeitraum, in dem noch Erreger ausgeschieden werden.

Daher sollten alle Fälle von Shigellenruhr mit Antibiotika behandelt werden. Zur Therapie Erwachsener werden Fluorchinolone, z. B. Ciprofloxacin in einer Dosierung von 2-mal 500 mg/Tag über 3 Tage eingesetzt. Cotrimoxazol kann auch Kindern und Jugendlichen verabreicht werden. Die Kinderdosis ist abhängig vom Alter und vom Körpergewicht. Erwachsene und Jugendliche über 13 Jahre erhalten Cotrimoxazol 2-mal 960 mg/Tag über 3–5 Tage.

Da Antibiotikaresistenzen bei Shigellen weit verbreitet sind, sollte in jedem Fall eine Resistenzbestimmung erfolgen.

In Kombination mit einer wirksamen Antibiotikabehandlung reduziert Loperamid die Zahl der Stuhlentleerungen um ca. 60%.

Prävention

Eine Impfung gegen Shigellen steht trotz intensiver Forschung bisher noch nicht zur Verfügung. Entscheidend für die Prophylaxe der Shigellenruhr ist die Unterbrechung der Transmission durch adäquate Lebensmittel- und Trinkwasserhygiene, Fliegenbekämpfung, konsequente Therapie von Erkrankten und hygienische Entsorgung der Ausscheidungen von Ruhrpatienten.

! Alle direkten und indirekten Nachweise von Shigellen im Labor müssen nach § 7 des Infektionsschutzgesetzes vom untersuchenden Mikrobiologen/Laborarzt namentlich gemeldet werden, wenn die Nachweise auf eine akute Infektion hindeuten.

Fazit für die Praxis zu Kap. 29.5.20.3

- Klinische Manifestationen:
  Shigellenruhr (bakterielle Dysenterie): blutig-schleimige Diarrhö mit Fieber und Bauchkrämpfen.
- Diagnostik:
  Stuhlkultur, Rektalabstriche; Erreger sind äußerst empfindlich, daher sofortiger Transport ins Labor und spezielle Transportmedien erforderlich.
- Therapie:
  Ersatz von Wasser- und Elektrolytverlusten; immer Antibiotikatherapie: Fluorchinolone (z. B. Ciprofloxacin, nur bei Erwachsenen), Cotrimoxazol; Antibiotikaresistenzen häufig, daher in allen Fällen Resistenzbestimmung.
- Epidemiologie und Prophylaxe:
  Fäkal-orale Übertragung; hohe Infektiosität wegen niedriger Infektionsdosis. Wasser- und Lebensmittelhygiene, Fliegenbekämpfung; in Deutschland Indexfälle meist importiert, aber Kontaktinfektionen häufig. Keine Impfung verfügbar.
- Meldepflicht:
  Erregernachweis nach § 7 IfSG.

Literatur zu Kap. 29.5.20.3

Altwegg M, Bockemühl J (1998) Escherichia and shigella. In: Collier L et al. (eds) Topley & Wilson's microbiology and microbial infections. Arnold, London

Bennish ML et al. (1990) Death in shigellosis: incidence and risk factors in hospitalized patients. J Infect Dis 161: 500–506

Bockemühl J (1992) Enterobacteriaceae. In: Burkhardt F (Hrsg) Mikrobiologische Diagnostik. Thieme, Stuttgart

DuPont HL (1995) Shigella species (bacillary dysentery). In: Mandell GL et al. (eds) Mandell, Douglas and Bennett's principles and practice of infectious diseases. Churchill Livingstone, New York

Hale TL (1998) Bacillary Dysentery. In: Collier L et al. (eds) Topley & Wilson's microbiology and microbial infections. Arnold, London

Kotloff KL et al. (1999) Global burden of Shigella infections: Implications for vaccine development and implementation of control strategies. Bull World Health Organ 77: 651–666

Sansonetti PJ (2001) Microbes and microbial toxins: Paradigms for microbial-mucosal interactions. III: Shigellosis: from symptoms to molecular pathogenesis. Am J Physiol Gastrointest Liver Physiol 280: G319–323

29.5.20.4 Enteropathogene Yersinien und der Pesterreger

J. Heesemann

Einleitung

Die Pest gehört als eine der gefürchtetsten Infektionskrankheiten der Vergangenheit an. Über 100 Mio. Menschen fielen den 3 großen Pandemien (Justinianische Pest: 6. Jahrhundert; Schwarzer Tod: 14. Jahrhundert; Hongkong-Pest: Ende des 19. Jahrhunderts) in Europa zum Opfer. Der Pesterreger Y. pestis wurde 1894 von Alexandre Yersin in Hongkong entdeckt und beschrieben; 5 Jahre vorher entdeckte Pfeiffer Yersinia pseudotuberculosis (Bacillus pseudotuberculosis rodentium) bei einem erkrankten Meerschweinchen. 1954 beschrieben Knapp und Masshof Y. pseudotuberculosis als Erreger der humanen retikulozytären abszedierenden mesenterialen Lymphadenitis.

Erst in den 1930er Jahren wurde Y. enterocolitica von erkrankten Menschen isoliert. Die Bezeichnungen für den Erreger wechselten in den folgenden Jahren mehrmals von Bacterium enterocoliticum (1947) über Pasteurella X (1963) bis schließlich zu Y. enterocolitica (1964).

Erreger

Taxonomie

Die Gattung Yersinia umfasst inzwischen 11 verschiedene Arten: Y. pestis, Y. pseudotuberculosis, Y. enterocolitica, Y. fredericksenii, Y. intermedia, Y. kristensenii, Y. mollareti, Y. bercovieri, Y. aldovae, Y. rhodei und Y. ruckeri. Die ersten 3 genannten Arten haben humanmedizinische Bedeutung.

Yersinien gehören zur Familie der Enterobacteriaceae. Y. pestis und Y. pseudotuberculosis sind phylogenetisch einer Art zuzuordnen.

Merkmale

Yersinien sind gramnegative Stäbchen. Y. pseudotuberculosis und Y. enterocolitica sind bei Raumtemperatur beweglich, nicht aber bei 37°C. Y. pestis ist unbeweglich.

Die biochemischen Merkmale werden bei 28°C getestet. Für Y. pestis ergeben sich 3 (antiqua, mediaevalis und orientalis) und für Y. enterocolitica 6 Biovarietäten (IA, IB, II-V). Das äsulinpositive Biovar IA gilt als apathogen. Alle pathogenen Yersinien tragen ein verwandtes Virulenzplasmid (pYV), das für sezernierte Pathogenitätsfaktoren, sog. »Yersinia outer proteins« (Yop), und ein Adhäsin (YadA) kodiert. Y. pseudotuberculosis kann in über 10 und Y. enterocolitica in über 50 Serotypen (verschiedene O- und H-Antigenkombinationen) differenziert werden. Yersinien sind psychrophil und wachsen in einem Temperaturbereich zwischen 0 und 40°C.

Epidemiologie

Yersinien haben ein breites Wirtsspektrum. Y. pseudotuberculosis kommt besonders in Wildgeflügel und Wildnagetieren wie Ratten, Hasen u. a. vor.

Die pathogenen Y. enterocolitica werden am häufigsten von Wild- und Schlachtschweinen isoliert und gelegentlich von anderen Haustieren. Die infizierten Tiere sind häufig symptomfrei.

Y. pestis wird von Flöhen auf Wildnagetiere übertragen und umgekehrt. Der Mensch steckt sich mit Y. pestis meist durch den Biss infizierter Flöhe an, selten durch infizierte Haus- und erlegte Wildtiere. Bei Pestepidemien wurden auch Übertragungen durch Atemluft beschrieben (Lungenpest).

Y. enterocolitica und Y. pseudotuberculosis werden in der Regel mit kontaminierten Lebensmitteln, wie z. B. rohem Schweinefleisch und Milch, aufgenommen. Gelegentlich wird Y. enterocolitica bei der Transfusion von Erythrozytenkonzentraten übertragen, wenn der Blutspender eine asymptomatische Bakteriämie hatte.

Die meisten Pestfälle werden aus Afrika, speziell von Madagaskar, aus Tansania und Zaire, gemeldet. Aber auch in Peru, den USA, Indien und besonders in Vietnam sind Pestfälle relativ häufig (Letalität der Beulenpest: 13–20%).

Die enteropathogenen Yersinien kommen gehäuft in den gemäßigten Klimazonen wie Europa, Nordamerika und Nord-, Zentral- und Ostasien, Australien und Südafrika vor. In Nord- und Mitteleuropa zählen Infektionen durch Y. enterocolitica der Serotypen O3, O9 und O5,27 nach Salmonellen und Campylobacter jejuni zu den dritthäufigsten Enteritiserregern. Yersinia-pseudotuberculosis-Infektionen werden beim Menschen selten nachgewiesen. In Europa kommen hauptsächlich die Serotypen OI, OII und OIII vor.

Risikogruppen

Zu den Risikogruppen für Y.-pestis-Infektionen zählen Touristen, die sich in Endemiegebieten aufhalten. Besonders gefährdet, eine Y.-enterocolitica-Infektion zu erwerben, sind Kleinkinder und in Fleischbetrieben Beschäftigte. Extraintestinale Y.-enterocolitica-Infektionen mit septischen Krankheitsbildern treten gehäuft bei Patienten mit hämolytischen Anämien (z. B. Thalassämie), Dialysepatienten, bei Kranken mit Leberzirrhose und bei Personen mit Eisenspeicherkrankheiten, besonders unter Desferaltherapie, auf. HLA-B27-positive Personen haben ein erhöhtes Risiko, nach Yersiniainfektion chronisch-rezidivierende Gelenkentzündungen (Spondylarthritiden) zu entwickeln.

Erkrankungen

Pest

Die Y.-pestis-Infektion manifestiert sich proximal zum Flohbiss als eitrige Lymphadenitis, als sog. Beulenpest. In seltenen Fällen entwickelt sich eine Pestsepsis mit Pneumonie, die hochinfektiös ist, weil sie als Tröpfcheninfektion aerogen weiter übertragen wird. Pestpneumonien enden häufig letal.

Yersiniosen

Enteropathogene Yersinien verursachen bei Kleinkindern eine Gastroenteritis mit Fieber, Erbrechen, wässrigen und manchmal blutigen Durchfällen. Bei Schulkindern steht häufig eine mesenteriale Lymphadenitis mit appendizitisähnlicher Symptomatik im Vordergrund (Pseudoappendizitis). Nicht selten leiden die Kinder gleichzeitig unter einer Pharyngitis.

Bei Erwachsenen kommen häufig unspezifische Verläufe vor mit rezidivierenden abdominalen Beschwerden und grippeähnlicher Symptomatik. Bei abwehrgeschwächten Patienten können die enteropathogenen Yersinien extraintestinale Infektionen wie Sepsis, Leber- und Milzabszesse, Meningitis, Pankreatitis u. a. verursachen.

Jugendliche und Erwachsene entwickeln Folgeerkrankungen wie reaktive Arthritis (Häufigkeit 10–30%), Erythema nodosum, Uveitis anterior, Thyreoiditis, Glomerulonephritis, Sweet-Syndrom, Neuritis, Guillain-Barré-Syndrom u. a.

Diagnostik

Je nach Erkrankungsbild wird bei Verdacht auf Pest Bubonenaspirat, Blut, Sputum und ggf. Liquor zur Anzucht und zur spezifischen Färbung (Wayson-Färbung, Immunfluoreszenz mit Anti-F1-Serum, *F*luoreszenz-*in*-*s*itu-*H*ybridisierung, FISH) gewonnen. Für die mikrobiologische Diagnostik der Yersiniosen stehen die Kultivierung der Erreger aus Stuhl (Kälteanreicherung), Biopsien und Blut sowie serologische Verfahren (Widal-Agglutination, IgG/IgA-Immunoblot/ELISA mit Virulenzantigen/Yops) zur Verfügung.

III. Erreger

Der direkte Nachweis von Erregern oder Antigen aus Biopsien mittels immunologischer Verfahren oder FISH-Technik ist für die Routinediagnostik zu aufwendig.

Therapie

Pestinfizierte müssen sofort mit Antibiotika therapiert werden. Die ersten multiresistenten Pesterreger wurden 1997 in Madagaskar isoliert.

Als Therapieempfehlungen gelten Streptomycin (30 mg/kgKG, i.m., 8- bis 12-h-Intervall), Gentamicin (Erwachsene 3–5 mg/kgKG, Kinder 6–7 mg/kgKG i.v./i.m., 8-h-Intervall), Doxycyclin (200 mg initial, dann 100 mg p.o., 6-h-Intervall) oder Chloramphenicol (25 mg/kgKG initial dann 50 mg/kgKG i.v., 6-h-Intervall). Auch Trimethoprim/Sulfamethoxazol ist therapeutisch wirksam. Über eine Chinolontherapie liegen keine Erfahrungen vor. Als unwirksam haben sich β-Laktamantibiotika erwiesen.

Eine Antibiotikatherapie bei Yersiniosen ist dann indiziert, wenn es sich um extraintestinale Infektionen handelt. Y. enterocolitica und Y. pseudotuberculosis sprechen gut an auf eine Kombination von Cephalosporinen der 3. Generation und Aminoglykosiden, auf Fluorchinolone, Trimethoprim/Sulfamethoxazol (TMZ) oder Tetracycline.

Prävention

Yersinia-pestis-Infektionen können am besten verhütet werden, wenn man die bekannten Wildpestherde meidet. Die aktive Impfung mit Ganzzelltotimpfstoff ist von geringer Effektivität.

Patienten mit Verdacht auf Pestpneumonie müssen bis 48 h nach Beginn der Antibiotikatherapie isoliert werden. Zur Prophylaxe können Antibiotika eingenommen werden (Doxycyclin 100–200 mg p.o., 12-h-Intervall oder TMZ 1,6–3,2 g p.o., 12-h-Intervall). Für die Prophylaxe von Yersiniosen gibt es keine Empfehlung.

Fazit für die Praxis zu Kap. 29.5.20.4

- Die Häufigkeit der Yersiniosen wird in der Regel wegen der uncharakteristischen klinischen Symptomatik beim Erwachsenen und der defizienten Stuhldiagnostik im Labor (Kälteanreicherung anfordern!) unterschätzt.
- Die serologische Diagnostik mittels Widal-Agglutination ist zwar sehr spezifisch, aber wenig sensitiv. Der IgG/IgA-Immunoblot ist dagegen sehr sensitiv, aber weniger spezifisch hinsichtlich der Differenzierung zwischen einer bestehenden und einer vor kurzer Zeit (6 Monate) durchgemachten Yersiniose.
- Der direkte oder indirekte Nachweis von Yersinien ist nach dem IfSG namentlich zu melden, soweit der Nachweis auf eine akute Infektion hinweist.

Literatur zu Kap. 29.5.20.4

Aleksi S, Bockemühl J (1990) Mikrobiologie und Epidemiologie der Yersiniosen. Immun Infekt 18: 178–185

Bottone EJ (1997) Yersinia enterocolitica: The charisma continues. Clin Microbiol Rev 10: 257–276

Galimand M, Guiyoule A, Gerbaud G et al. (1997) Multidrug restistance in yersinia pestis mediated by a transferable plasmid. N Engl J Med 337: 667–680

Heesemann J (1990) Enteropathogene Yersinien: Pathogenitätsfaktoren und neue diagnostische Methoden. Immun Infekt 18: 186–191

Hoogkamp-Korstanje JAA, de Koning J (1990) Klinik, Diagnostik und Therapie von Yersinia enterocolitica-Infektionen. Immun Infekt 18: 192–197

Mäki-Ikola O, Heesemann J, Lahesmaa R, Toivanen A, Granfors K (1991) Combined use of released proteins and lipopolysaccharide in enzyme-linked immunosorbent assay for serologic screening od yersinia infections. J Infect Dis 163: 409–412

Perry RD, Fetherston JD (1997) Yersinia pestis – Etiologic agent of plague. Clin Microbiol Rev 10: 35–66

Trebesius K-H, Harmsen D, Rakin A, Schmelz J, Heesemann J (1998) Development of rRNA-targeted PCR and in situ hybridization with fluorescently labelled oligonucleotides for detection of yersinia species. J Clin Microbiol 36: 2557–2564

29.6 Spirochäten

Einleitung

B. Wilske

Aufgrund von 16S-rRNA-Analysen werden die Spirochäten einer separaten Abteilung (Division D) im Reich der Eubakterien zugeordnet. Auch in der Morphologie unterscheiden sie sich von allen anderen Bakterien. Sie haben einen Durchmesser von nur 0,1–0,5 µm und sind mit 5–40 µm ungewöhnlich lang. Allen Spirochäten ist eine einzigartige Zellanatomie gemeinsam: Endoflagellen, die unter der äußeren Membran liegen und subterminal an den beiden Enden des Protoplasmazylinders inserieren, befähigen sie, schraubenförmige Bewegungen auszuführen und sich so effektiv in hochviskösen Medien, z. B. in extrazellulärer Matrix, fortzubewegen.

Zur Ordnung Spirochaetales gehören die Familie Spirochaetaceae mit den humanmedizinisch bedeutsamen Genera Borrelia und Treponema sowie die Familie Leptospiraceae mit dem humanmedizinisch wichtigsten Genus Leptospira.

29.6.1 Treponema pallidum

H.-J. Hagedorn

29.6.1.1 Erreger

Treponema pallidum subspecies pallidum ist der Erreger der Syphilis und gehört zur Familie der Spirochaetaceae. Wie andere humanpathogene Treponemen lässt sich der Keim in vitro bisher nicht anzüchten.

T. pallidum ist weder morphologisch noch immunologisch von den Erregern der nichtvenerischen Treponematosen (s. Kap. 29.6.2) abzugrenzen, und auch molekulargenetisch unterscheiden sich diese Spirochäten nur geringfügig (Miller et al. 1992; Stamm 1999).

29.6.1.2 Epidemiologie

T. pallidum gilt als ausschließlich humanpathogen. Eine Übertragung auf Labortiere, z. B. auf Kaninchen, ist zwar möglich, natürliches Erregerreservoir ist aber allein der Mensch.

Der Syphiliserreger wird in der Regel durch sexuelle Kontakte übertragen. Infizierte Personen im Primär- und Sekundärstadium sind hochinfektiös, solange nässende Läsionen der Haut oder Schleimhaut bestehen.

! Nichtsexuelle Übertragungswege, z. B. Bluttransfusion oder auch Schmierinfektion, sind sehr selten. Noch weniger wahrscheinlich ist es, dass sich Personen auf indirektem Weg, z. B. über kontaminierte Gegenstände, infizieren, weil T. pallidum gegen Umwelteinflüsse sehr empfindlich ist.

Die konnatale Syphilis ist Folge einer diaplazentaren Infektion des Fetus (Singh u. Romanowski 1999).

Die Syphilis ist weltweit auch heutzutage von großer Bedeutung. Nach Schätzungen der WHO geht man z. B. für das Jahr 1995 von 12 Mio. Neuinfektionen aus. In Deutschland ist die Zahl der Neuinfektionen seit 1950 von 85 auf 1,3 pro 100.000 Einwohner im Jahre 1997 zurückgegangen. Vergleichbare Zahlen gelten für andere west- und nordeuropäische Länder.

In den USA wurde nach einem erheblichen Rückgang in den 1980er Jahren ein Wiederanstieg der Infektionshäufigkeit registriert. Auch in Osteuropa beobachtet man zurzeit einen dramatischen Anstieg der Syphilisinzidenz. Wegen der gegenwärtigen Bevölkerungsbewegung von Ost nach West, mit der auch steigende Zahlen osteuropäischer Prostituierte in den Westen kommen, und aufgrund des wachsenden Osttourismus ist in Zukunft in Westeuropa ebenfalls mit mehr Infektionen zu rechnen (Singh u. Romanowski 1999).

29.6.1.3 Erkrankungen

T. pallidum ssp. pallidum durchdringt meist durch Mikroverletzungen die natürlichen Schutzbarrieren von Haut und Schleimhaut. An der Infektionsstelle bildet sich im Primärstadium nach 5–21 (bis max. 90) Tagen zunächst eine Papel, dann eine Erosion und schließlich ein schmerzfreies Ulkus (Ulcus durum, ◘ Abb. 29-26).

Parallel findet sich eine schmerzlose Schwellung der regionalen Lymphknoten (Primäraffekt, Schanker).

Etwa ab der 9. Woche nach Infektion beginnt das Sekundärstadium als Folge einer hämatogenen und lymphogenen Streuung des Erregers in den gesamten Organismus. Es ist durch formenreiche Haut- und Schleimhautveränderungen (Syphilide) gekennzeichnet, die sich meist als makulo-papulöses Exanthem darstellen (◘ Abb. 29-27 und 29-28).

Ausprägung und zeitlicher Verlauf des Sekundärstadiums sind wahrscheinlich von der systemischen Immunität abhängig. Erfahrungsgemäß dauert das Sekundärstadium Wochen bis Monate. Dann bilden sich die Hautveränderungen spontan wieder zurück.

Rezidive sind möglich in den ersten 2 Jahren nach Infektion, selten auch später (Frühlatenz). Nach 2–3 Jahren hat der Wirtsorganismus die Treponemeninfektion in der Regel immunologisch so weit unter Kontrolle, dass klinische Erscheinungen nicht mehr auftreten. Jetzt spricht man von Spätlatenz.

! Einerseits kann der Erreger lebenslang im Organismus persistieren, ohne dass weitere Symptome auftreten. Andererseits können nach einer Latenzzeit von 1–20 Jahren und länger die unterschiedlichen Manifestationsformen der tertiären Syphilis auftreten, die heute sehr seltene gummöse Syphilis (◘ Abb. 29-29), die kardiovaskuläre Syphilis und die Neurosyphilis. Diese Spätkomplikationen betreffen ca. ein Drittel der unbehandelten Syphilispatienten (Braun-Falco et al. 1997; Musher 1999; Sparling 1999; Swartz et al. 1999).

Die konnatale Syphilis ist Folge der diaplazentaren Infektion des Fetus, zu der es bereits früh in der Schwangerschaft kommen kann. Gewebedestruktionen finden sich jedoch erst ab

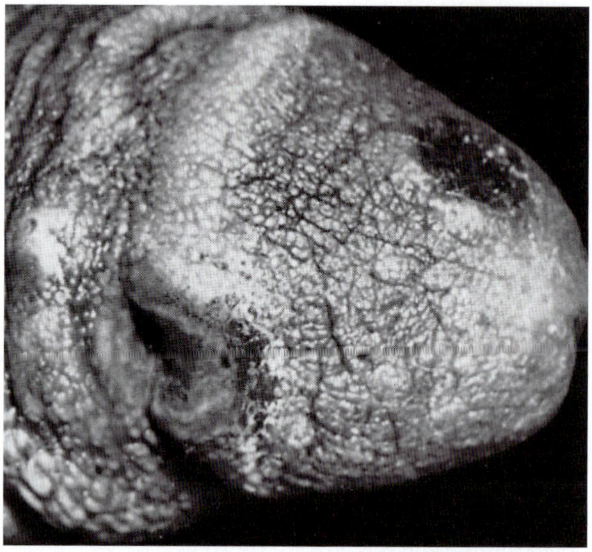

◘ **Abb. 29-26.** Primärstadium der Syphilis: Ulcera dura an der Glans penis und im Sulcus coronarius. (Nach Nasemann u. Sauerbrey 1987)

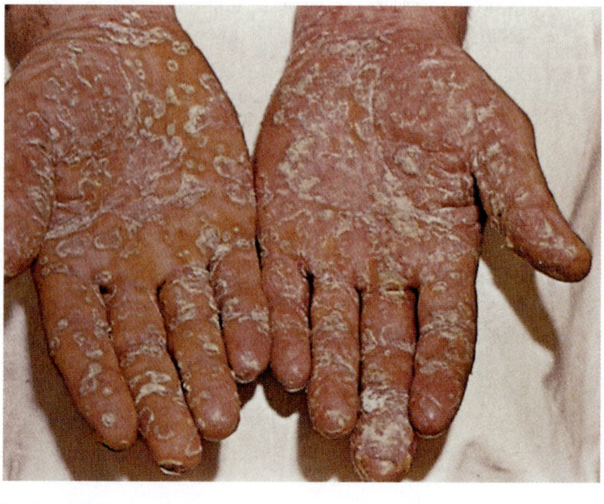

◘ **Abb. 29-27.** Psoriasiformes papulosquamöses Syphilid in den Handinnenflächen (Prädilektionsstelle). (Nach Nasemann u. Sauerbrey 1987)

dem 4.–5. Schwangerschaftsmonat als Folge der Auseinandersetzung des kindlichen Immunsystems mit dem Erreger (Ingall et al. 1995; Hagedorn et al. 1983).

! Das Übertragungsrisiko hängt entscheidend vom Infektionsstatus der Mutter ab. Je länger die Infektion zurückliegt, desto geringer sind das Infektionsrisiko und die Krankheitsausprägung beim Kind.

Syphilis und HIV-Infektion

Der bekannte Verlauf der Syphilis kann durch eine HIV-Infektion beschleunigt werden. Das klinische Bild des Primär- und Sekundärstadiums an sich wird nicht unbedingt verändert, aber beide Stadien gehen mit rascherer Progredienz zu Manifestationsformen der Spätstadien, v. a. der Neurosyphilis, über.

Die humorale Immunantwort auf die Treponemeninfektion kann durch das HI-Virus modifiziert sein. So gibt es Einzelfallberichte über klinisch gesicherte Syphilis-II-Fälle mit verzögert reagierender oder negativer Serologie. Wesentlich für die Ausprägung der humoralen Immunantwort ist wahrscheinlich der Grad der individuellen Schädigung des Immunsystems. Haas et al. (1990) beschreiben, dass abhängig vom Grad der CD4-Zellverminderung der Treponema-pallidum-Hämagglutinations- (TPHA-) und der Fluoreszenz-Treponemen-Antikörper-Absorptions- (FTA-ABS-) Test nach Therapie negativ werden können. In den meisten Fällen jedoch gewinnt man auch bei HIV-positiven Patienten aus der Serologie zuverlässige Informationen (Stamm 1999).

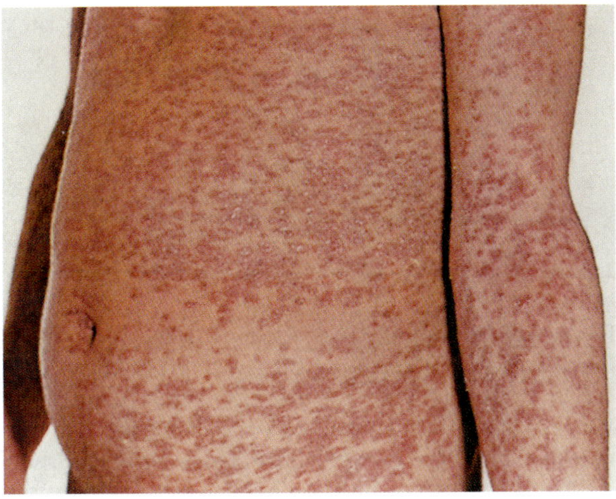

Abb. 29-28. Papulosquamöses Syphilid von Stamm und Extremitäten, psoriasiform. (Nach Nasemann u. Sauerbrey 1987)

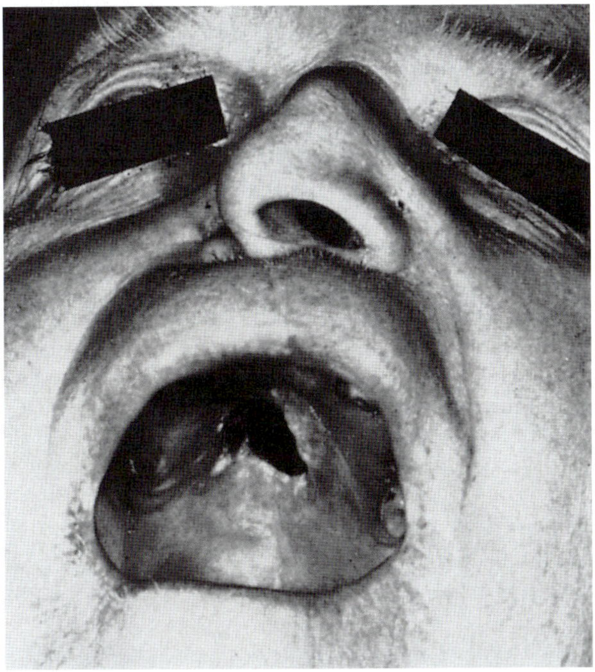

Abb. 29-29. Tertiäre Syphilis: Perforiertes Gumma am harten Gaumen. (Nach Nasemann u. Sauerbrey 1987)

29.6.1.4 Diagnostik

Der Erregernachweis mit der klassischen Methode der Dunkelfeldmikroskopie ist in der Praxis nur sinnvoll, wenn Reizsekret aus Primärläsionen direkt beurteilt werden kann (Abb. 29-30).

Alternativ können fixierte Ausstriche mit Fluorescein-Isothiocyanit-markierten (FITC-markierten) Antikörpern mittels Immunfluoreszenz untersucht werden.

Seit wenigen Jahren ist es zwar auch möglich, T. pallidum-DNA mit der PCR aus Blut, Liquor cerebrospinalis, Amnionflüssigkeit oder Gewebebiopsien nachzuweisen, der diagnostische Stellenwert der molekularbiologischen Methoden ist derzeit aber noch nicht sicher einzuordnen (Larsen et al. 1995; Müller u. Hagedorn 1998).

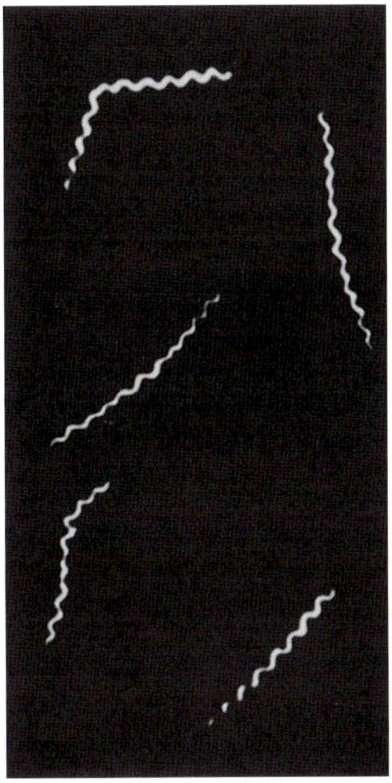

Abb. 29-30. Syphilisspirochäten im Dunkelfeldpräparat, teils mit typischer Abknickbewegung. (Nach Nasemann u. Sauerbrey 1987)

Tabelle 29-32. Stufendiagnostik der Treponemeninfektion (Erstuntersuchung). (Nach Nasemann u. Sauerbrey 1987)

Methoden/Konzept	Anmerkungen
Screeningtest	
TPHA-/TP-PA-Test oder EIA polyvalent → negativ	Keine weiteren Untersuchungen. Bei weiter bestehendem klinischen Verdacht auf eine kürzliche Infektion Befundkontrolle nach 2 Wochen.
fraglich oder positiv	Auch bei nur angedeuteter Reaktivität des Screeningtests Folgeverfahren anschließen.
↓	
Bestätigungstest	
FTA-ABS-Test, polyvalent → negativ	Meist unspezifischer Befund des Suchtests. Ggf. T. pallidum-Western-Blot zur Absicherung.
↓	
schwach positiv, positiv →	Falls aus klinischer Sicht nicht plausibel, T. pallidum-Western-Blot.
↓	
Beurteilung der Aktivität der Infektion	
19S-IgM-FTA-ABS (IgM-EIA) ↓ positiv ↓ Quantifizierung; ↓ negativ — Lipoidantikörper (VDRL-Test oder analoge Tests) ↓ positiv ↓ Titerbestimmung; ↓ negativ	
Beurteilung des Gesamtbefunds unter Berücksichtigung der klinischen Fragestellung, der Infektions- und ggf. Behandlungsanamnese.	

Methode der Wahl zur Labordiagnose der Syphilis ist die Serologie. Sie erfolgt in Deutschland seit Ende der 1970er-Jahre weitgehend einheitlich nach den Empfehlungen des ehemaligen Bundesgesundheitsamtes (Anonym 1979). Im Sinne einer Stufendiagnostik (Tabelle 29-32) wird zunächst ein erregerspezifischer Antikörpersuchtest, meist der TPHA-Test, der T.-pallidum-Partikel-Agglutinations- (TPPA-)Test oder ein polyvalenter Enzymimmunoassay angesetzt.

Fällt der Suchtest negativ aus, kann auf weitere Untersuchungen verzichtet werden. Bei fraglichem oder positivem Befund schließt sich der FTA-ABS-Test als Bestätigungsreaktion an. Ist auch der positiv, gilt eine spezifische Immunantwort gegen Treponemen als gesichert.

Die genannten Screeningtests werden ca. 2–3 Wochen nach der Infektion positiv und bleiben es meist – auch nach ausreichender Therapie – lebenslang.

Um die mögliche Aktivität bzw. Behandlungsbedürftigkeit der gesicherten Erkrankung beurteilen zu können, sowie für Verlaufskontrollen nach Therapie stehen der Nachweis spezifischer IgM-Antikörper (19S-IgM-FTA-ABS-Test, IgM-EIA) und die quantitative Lipoidantikörperdiagnostik (VDRL-Test, Cardiolipin-KBR) zur Verfügung. IgM-Antikörper werden in der Frühphase der Infektion als erste Antikörper gebildet. Ein positiver Befund gilt als Hinweis auf eine aktive Infektion bzw. Erregerpersistenz.

Lipoidantikörpertests werden wenige Wochen nach der Infektion positiv, und Titeranstiege oder hohe Titer sprechen für eine behandlungsbedürftige Infektion. Nach Therapie soll der IgM-Antikörperbefund negativ werden und der Lipoidantikörpertiter eine signifikant rückläufige Tendenz zeigen, was abhängig vom Zeitintervall zwischen Infektion und Behandlungsbeginn innerhalb weniger Monate bis zu 2 Jahren beobachtet werden kann (Müller u. Hagedorn 1998).

Neurosyphilis

Für die Diagnose der Neurosyphilis ist die ergänzende Untersuchung des Liquor cerebrospinalis erforderlich. Ein negativer Liquorbefund spricht gegen eine Neurosyphilis. Der Nachweis einer spezifischen lokalen Antikörperproduktion im ZNS stützt die Verdachtsdiagnose. Da dieses immunologische Phänomen jedoch auch nach ausreichender Therapie über Jahre nachweisbar bleiben kann, ergibt sich daraus allein noch keine Behandlungsindikation. Für eine mögliche aktive Infektion sprechen ein positiver IgM- oder Lipoidantikörperbefund im Liquor.

! Letztlich entscheidend für die Indikation zur Therapie bei Verdacht auf Neurosyphilis sind allgemeine Laborparameter der Liquordiagnostik, wie z. B. Zellzahl und Gesamteiweiß, sowie die klinische Beurteilung (Müller u. Hagedorn 1998; Prange 1995).

Konnatale Syphilis

Basis der Diagnose einer konnatalen Syphilis ist der spezifische IgM-Antikörpernachweis im Blut des Kindes. Die Reaktivität aller weiteren Tests der Syphilisserologie kann durch diaplazentar übertragene IgG-Antikörper der Mutter bedingt sein.

Retrospektiv kann die Diagnose gestützt werden, wenn IgG-Antikörper im Blut des Kindes persistieren, weil maternale diaplazentar übertragene IgG-Antikörper mit einer Halbwertszeit von ca. 21 Tagen aus dem kindlichen Organismus eliminiert werden (Müller u. Hagedorn 1998; Hagedorn et al. 1983).

29.6.1.5 Therapie

! Mittel der Wahl zur Therapie der Syphilis ist Penicillin.

Für eine erfolgreiche Therapie sollte ein kontinuierlich hoher Wirkstoffspiegel von mehr als 0,03 IE Penicillin/ml Blut über mindestens 7–10 Tage aufrecht erhalten werden. Zu anderen wahrscheinlich ebenfalls gut wirkenden Antibiotika, z. B. Ceftriaxon, reichen die vorliegenden Studienergebnisse nicht aus, um eine Empfehlung zu formulieren.

Frühsyphilis

Standardtherapie für die Frühsyphilis, zu der man die primäre und sekundäre Syphilis sowie die Lues latens seropositiva bis zum Ende des 1. Jahres rechnet, ist die tägliche i.m.-Injektion von 1,0 Mio. IE Clemizol-Penicillin G. Hat der Patient eine Penicillinallergie, kann mit Doxycyclin in einer Dosierung von 100 mg/Tag 2-mal täglich für 2 Wochen therapiert werden.

Zwar wird von den Centers for Disease Control (CDC) und der Weltgesundheitsorganisation (WHO) als Behandlung der Wahl die einmalige i.m.-Injektion von 2,4 Mio. IE Benzathin-Penicillin G empfohlen. Dennoch sollte nur in Ausnahmefällen nach diesem Regime behandelt werden, weil Therapieversager beschrieben wurden und weil nicht geklärt ist, wie es trotz Therapie zu Serorezidiven bei asymptomatischer Neurosyphilis kommen konnte.

Spätsyphilis

Bei der Spätsyphilis oder wenn der potenzielle Infektionszeitpunkt nicht eruierbar ist, soll die Therapie mit Clemizol-Penicillin G in einer Dosierung von 1,0 Mio. IE täglich i.m. oder bei Penicillinunverträglichkeit mit Doxycyclin 100 mg 2-mal täglich über 21 Tage erfolgen.

Neurosyphilis

Für die Neurosyphilis wird die stationäre Infusionstherapie mit 6-mal 5 Mio. E Penicillin G täglich über 14–21 Tage empfohlen. Bei Penicillinallergie ist eine Hyposensibilisierungsbehandlung zu erwägen, da die Wirksamkeit anderer Antibiotika bisher nur unzureichend dokumentiert ist.

Syphilis in der Schwangerschaft

Die in der Schwangerschaft zu verabreichende Penicillindosis richtet sich nach dem Stadium der Erkrankung. Bei Penicillinallergie ist auch in diesem Fall eine Desensibilisierungbehandlung in Betracht zu ziehen. Aufgrund der Kontraindikation für die Anwendung von Tetracyclinen kommt alternativ nur die Behandlung mit Erythromycin, insbesondere mit Erythromycinethylsuccinat 2 g/Tag oral, in Betracht. Wegen der schlechten Plazentagängigkeit der Makrolide wird geraten, nachfolgend unbedingt das Neugeborene mit Penicillin zu behandeln.

Die konnatale Syphilis sollte ausschließlich stationär mit Penicillin therapiert werden. Vom 1.–7. Lebenstag wird die i.v.-Gabe von 2-mal 50.000 IE/kgKG und nachfolgend vom 8.–10. Lebenstag die i.v.-Gabe von 3-mal 50.000 IE/kgKG empfohlen (Braun-Falco et al. 1997; Singh u. Romanowski 1999; Brockmeyer 2001).

29.6.1.6 Prävention

Für durch Erregernachweis oder Serologie diagnostizierte aktive Syphilisinfektionen und die konnatale Syphilis besteht eine Meldepflicht durch das den Befund erhebende Labor gemäß § 7 Abs. 3 Infektionsschutzgesetz. Mögliche Kontaktpersonen sollten ermittelt und bei verdächtiger Klinik oder auffälligem serologischem Befund behandelt werden. Die konsequente Aufklärung über die Möglichkeiten zur Prophylaxe sexuell übertragbarer Infektionen kann die Inzidenz der Syphilis senken.

Fazit für die Praxis zu Kap. 29.6.1

- Methode der Wahl zur Diagnose der Syphilis ist der Antikörpernachweis im Rahmen einer Stufendiagnostik bestehend aus Suchtest, Bestätigungsreaktion und Verfahren zur Beurteilung der Aktivität und ggf. Behandlungsbedürftigkeit.
- Die Standardtherapie ist die parenterale Gabe von Penicillin stadienabhängig über 2–3 Wochen.

Literatur zu Kap. 29.6.1

Anonym (1979) Richtlinien 1979 für die Serodiagnose der Syphilis. Bundesgesundheitsbl 22: 398–400

Braun-Falco O, Plewig G, Wolff HH (1997) Dermatologie und Venerologie, 4. Aufl. Springer, Berlin Heidelberg New York Tokio, S 3537–3559

Brockmeyer NH (2001) Syphilis. In: Petzoldt D, Gross G (Hrsg) Diagnostik und Therapie sexuell übertragbarer Krankheiten. Leitlinien 2001 der Deutschen STD-Gesellschaft. Springer, Berlin Heidelberg New York, Tokio, S 101–111

Haas JS, Bolan G, Larsen SA (1990) Sensitivity of treponemal tests for detecting prior treated syphilis during human immunodeficiency virus infection. J Infect Dis 162: 862–866

Hagedorn HJ, Kraminer-Hagedorn A, Wiegel U (1983) Prophylaxe und Diagnostik der Syphilis connata aus immunologischer Sicht. Dtsch Med Wochenschr 108: 142–145

Hook EW, Marra CM (1992) Acquired syphilis in adults. N Engl J Med 326: 1060–1069

Ingall D, Sanchez PJ, Musher DM (1995) Syphilis. In: Remington JS, Klein JO (eds) Infectious diseases of the fetus and the newborn infant, 4th edn. Saunders, Philadelphia, pp 529–564

Larsen SA, Steiner BM, Rudolph AH (1995) Laboratory diagnosis and interpretation of tests for syphilis. Clin Microbiol Rev 8: 1–21

Miller JN, Smibert M, Norris SJ (1992) The genus treponema. In: Balows A et al.(eds) A handbook on the biology of bacteria: Ecophysiology, isolation, identification, applications, 2nd edn. Springer, New York Berlin Heidelberg, pp 3537–3559

Müller F, Hagedorn HJ (1998) Syphilis. In: Thomas L (Hrsg) Labor und Diagnose, 5. Aufl. TH-Books, Frankfurt am Main, S 1232–1241

Musher DM (1999) Early syphilis. In: Holmes KK, Sparling PF, Mardh PA et al. (eds) Sexually transmitted diseases, 3rd edn. McGraw-Hill, New York, pp 479–485

Prange H (1995) Neurosyphilis. In: Prange H (Hrsg) Infektionskrankheiten des ZNS. Chapman & Hall, London Weinheim, S 237–250

Singh AE, Romanowski B (1999) Syphilis: Review with emphasis on clinical, epidemiologic, and some biologic features. Clin Microbiol Rev 12: 187–209

Sparling PF (1999) Natural history of Syphilis. In: Holmes KK, Sparling PF, Mardh PA et al. (eds) Sexually transmitted diseases, 3rd edn. McGraw-Hill, New York, pp 473–478

Stamm LV (1999) Biology of treponema pallidum. In: Holmes KK, Sparling PF, Mardh PA et al. (eds) Sexually transmitted diseases, 3rd edn. McGraw-Hill, New York, pp 467–472

Swartz MN, Healy BP, Musher DM (1999) Late syphilis. In: Holmes KK, Sparling PF, Mardh PA et al. (eds) Sexually transmitted diseases, 3rd edn. McGraw-Hill, New York, pp 487–509

29.6.2 Treponema spp. (Yaws, Pinta, Bejel)

29.6.2.1 Einleitung

Yaws, Pinta und Bejel (endemische Syphilis) werden im Gegensatz zu der sexuell übertragenen Syphilis (s. Kap. 29.6.1) als nichtvenerische Treponematosen klassifiziert.

29.6.2.2 Erreger

Die Erreger der nichtvenerischen Treponematosen werden in dem Genus Treponema 2 ausschließlich humanpathogenen Spezies zugeordnet:

1. Treponema pallidum mit den Subspezies endemicum (endemische Syphilis) und pertenue (Yaws),
2. Treponema carateum, dem Erreger der Pinta.

Die Treponemen sind weder morphologisch noch mit immunologischen Methoden zu unterscheiden. Da sich die Erreger in vitro nicht anzüchten lassen und für T. carateum kein geeignetes Tiermodell bekannt ist, sind auch molekularbiologische Analysen erschwert. Für die beiden Erreger der Spezies T. pallidum findet sich eine DNA-Homologie >95%. Molekulargenetisch unterscheiden sich die Genome allein in der Variation einzelner Aminosäuren auf der 1-bp-Ebene. Nur zu T. carateum sind die Unterschiede etwas größer (Miller et al. 1992; Norris and the Treponema Pallidum Research Group 1993).

29.6.2.3 Epidemiologie

Die nichtvenerischen Treponematosen kommen ganz überwiegend in ländlichen Gegenden der Tropen und Subtropen vor, wo sie in der Regel durch enge soziale Kontakte im Kindesalter übertragen werden.

! Wesentlich für die Krankheitshäufigkeit sind insbesondere sozioökonomische Einflussgrößen wie Armut, Überbevölkerung und mangelnde Hygiene.

Vor 1950 betrug die geschätzte Zahl der Erkrankungen für Yaws 160 Mio., für Bejel 1 Mio. und für Pinta 0,7 Mio. Durch Bekämpfungsprogramme der WHO zwischen 1954 und 1963 konnte die Zahlen drastisch reduziert werden. In der Folge nahm jedoch in bestimmen Gebieten Asiens und Afrikas die Erkrankungshäufigkeit wieder zu, weil die sozioökonomischen Verhältnisse nicht dauerhaft hatten verbessert werden können (Csonka 1990; Guthe 1969; Hoeprich 1994; Meheus 1992).

29.6.2.4 Erkrankungen

Yaws

Epidemiologie

Yaws (auch Frambösie, Framboesia tropica, Pian, Paru, Parangi, Bouba und Buba) waren bereits in vorchristlicher Zeit im afroasiatischen Bereich bekannt. Die chronische Infektion wurde wahrscheinlich von afrikanischen Sklaven im 16. Jahrhundert in die Karibik und auf den amerikanischen Kontinent eingeschleppt. Sie blieb nahezu auf die Bevölkerung afrikanischen Ursprungs begrenzt.

Heute ist Yaws v. a. in der Sahelzone in Ghana, Togo, Benin, Sierra Leone und der Zentralafrikanischen Republik verbreitet. Erkrankungsfälle werden auch aus Gabun berichtet, aus Senegal, Burkina Faso, Saudi-Arabien sowie aus Indien, Thailand, Malaysia, Indonesien und Papua-Neuguinea. In Südamerika findet sich die Infektion in Brasilien, Kolumbien, Venezuela, Ekuador, Guayana, Suriname sowie in der Karibik, z. B. in Haiti (Csonka 1990; Guthe 1969; Hoeprich 1994).

Yaws betreffen gleichermaßen beide Geschlechter. Sie werden im direkten Kontakt von Mensch zu Mensch übertragen und in den Endemiegebieten infizieren sich erfahrungsgemäß schon die Kinder, am häufigsten zwischen dem 6. und 10. Lebensjahr.

! Der Infektionsweg über sexuelle Kontakte erscheint weitgehend ausgeschlossen und indirekte Übertragung über kontaminierte Gegenstände bedeutungslos (Csonka 1990; Hoeprich 1994).

Frauen im gebärfähigen Alter sind in der Regel nicht mehr infektiös, sodass kongenitale Infektionen nicht zu erwarten sind. Tierexperimentelle Untersuchungen deuten darauf hin, dass der Erreger die Plazenta nicht passieren kann (Wicher et al. 2000).

Erkrankung

Eintrittspforte des Erregers sind meist Hautverletzungen an den Beinen. Nach einer mittleren Inkubationszeit von 3 Wochen bilden sich im Frühstadium der Infektion warzenartige Papillome mit einem Durchmesser von 20–50 mm. Krustenbildung oder Ulzeration sind möglich. Nach einigen Monaten heilen die Läsionen spontan ab, meist ohne eine Narbe zurückzulassen.

Ähnlich wie bei der Syphilis kommt es im Frühstadium zu einer hämatogenen Streuung des Erregers und nachfolgend zu einer generalisierten Infektion mit himbeerartigem Hautausschlag, Papeln und rötlich-gelben Papillomen, am ganzen Körper, die der Krankheit den Namen Frambösie gegeben haben (frz. framboise, Himbeere). Bereits in dieser Phase klagt ein Teil der Patienten über Knochenschmerzen als Symptom einer nichtdestruierenden Periostitis.

Ohne Therapie können Rezidive auftreten. In der Folge geht die Krankheit in ein Latenzstadium über, das in den meisten Fällen lebenslang anhält. Bei ca. 10% der Patienten treten nach 3–10 Jahren die Symptome des Spätstadiums auf – papilläre Läsionen mit Tendenz zur Ulzeration sowie palmaren und plantaren Hyperkeratosen und Fissuren. Narbenbildung ist möglich. Am Knochen manifestiert sich das Spätstadium als gummatöse Periostitis, Osteitis und Osteomyelitis. Betroffen sind auch die Arme, Hände und die Schädelknochen. Oftmals beobachtet man nur eine singuläre Läsion, die zur Hautulzeration neigt. Heilt das Spätstadium ab, bleiben charakteristische Verdickungen des Knochens zurück. (Csonka 1990; Hoeprich 1994).

Pinta

Epidemiologie

Pinta (auch Mal del pinto, Azul, Carate) existierte schon in Zentral- und Südamerika, bevor die spanischen Konquistadoren in diese Länder kamen. Die Spanier hielten die Krankheit für eine Variante der Lepra und töteten die Betroffenen. So wurde Pinta fast ausschließlich auf Indianerstämme beschränkt, die sich in die abgelegenen Gebiete der Urwälder zurückgezogen hatten.

Später trat sie auch bei Schwarzen auf, die in der Nähe der Indianeransiedlungen lebten.

Heute existieren Endemiegebiete der Pinta in Zentral- und Südamerika hauptsächlich in Flusstälern, z. B. bei Indianerstämmen im oberen Amazonasgebiet.

Ein mangelndes Bewusstsein für Individualhygiene scheint der wesentliche Faktor für die Übertragung der Erkrankung zu sein (Csonka 1990; Hoeprich 1994).

Erkrankung

Pinta ist eine Hautkrankheit. Andere Organsysteme sind nicht betroffen. Die Primärinfektion betrifft überwiegend Kinder und Jugendliche unter 16 Jahren.

Nach der Inkubationszeit, die bis zu mehreren Monaten beträgt, entwickelt sich die initiale Läsion meist an exponierter Stelle, z. B. an den Armen, den Beinen oder im Gesicht. Es entsteht eine kleine Papel, die sich langsam zu einem schuppigen zirkulären Plaque (Pintid) ausdehnt. Die regionalen Lymphknoten sind oft vergrößert.

Nach einigen Monaten bilden sich an anderer Stelle, insbesondere auf lichtexponierter Haut, ringförmige Papeln oder papulosquamöse Plaques, die möglicherweise über Jahre persistieren. Die Hautveränderungen können im Laufe der Zeit unterschiedlich pigmentiert sein. Anfangs sind sie oft rötlich violett, später eher bläulich. Im Spätstadium der Erkrankung sind betroffene Areale depigmentiert weiß, und die Haut ist atrophisch. Die Pigmentveränderungen der verschiedenen Stadien der Pinta können auch simultan bestehen. Hyperkeratosen der Handflächen und Fußsohlen sind möglich (Csonka 1990; Hoeprich 1994).

Bejel

Epidemiologie

Der Ursprung von Bejel (auch endemische nichtvenerische Syphilis, Firjal, Loath, Njovera, Skerjevo, Dichuchwa) ist wahrscheinlich in Afrika zu suchen. Über Epidemien auch in Europa wurde seit dem 15. Jahrhundert berichtet.

Die endemische nichtvenerische Syphilis trifft man v. a. in West- und Ostafrika sowie im Mittleren Osten an, z. B. bei Beduinenstämmen in Saudi-Arabien. Einzelne Herde sind auch aus Südostasien und dem westlichen Pazifik bekannt.

! Wie bei der Pinta infizieren sich hauptsächlich Kinder innerhalb ihrer Familien. Als wesentliche Übertragungsquelle werden mit Treponemen kontaminierte gemeinsam benutzte Trinkgefäße angesehen (Csonka 1990; Hoeprich 1994).

Erkrankung

Die Erkrankung verläuft ähnlich wie die Syphilis. Die Primärinfektion ist oft asymptomatisch. Am häufigsten werden Effloreszenzen des Sekundärstadiums in Form muköser Plaques an den Lippen, an der Zunge, am Gaumen oder im Larynx beobachtet. In der Analregion bilden sich bei Kindern häufig Kondylome. Nicht selten kommt es zu einer generalisierten Lymphknotenschwellung.

Späte Manifestationsformen sind zwar selten, dennoch entwickeln sich gelegentlich auch schon bei Kindern vor der Pubertät Gummata auf der Haut und im Nasopharynx (Abb. 29-29).

Eine Knochenbeteiligung ist oft nachweisbar und manifestiert sich am häufigsten als Periostitis und als Osteitis mit Gummabildung. Kardiovaskuläre und neuronale Läsionen treten selten auf. Die durch Bejel induzierte Neurosyphilis verläuft im Allgemeinen mild. Kongenitale Infektionen sind, wenn es sie überhaupt gibt, extrem selten (Csonka 1990; Hoeprich 1994).

29.6.2.5 Diagnostik

Die Diagnose der nichtvenerischen Treponematosen außerhalb der Endemiegebiete ist oftmals schwierig. Zwar ist es in den Frühstadien grundsätzlich möglich, die Erreger aus Biopsiematerial zu isolieren (Engelkens et al. 1993), doch haben selbst Experten oft Probleme, die Treponemen morphologisch zu klassifizieren.

! Die Syphilisserologie ist in der Regel positiv (Fohn et al. 1988; Backhouse u. Hudson 1995; Backhouse et al. 1998) und bleibt auch nach Therapie reaktiv. Entscheidend für die Diagnose sind anamnestische und klinische Kriterien (Csonka 1990; Hoeprich 1994).

29.6.2.6 Therapie

! Mittel der Wahl zur Therapie der Treponematosen ist Penicillin G.

Für die Behandlung der Yaws und der Pinta hat sich die i.m.-Einmalgabe von Benzathin-Penicillin G mit 1,2 Mio. IE für Erwachsene und 600.000 IE für Kinder bewährt. Für Bejel gelten die Behandlungsempfehlungen der Syphilis.

Hat ein Patient eine Penicillinallergie, kann alternativ wie gegen Syphilis mit Doxycyclin 2-mal täglich 100 mg oral, mit Tetracyclin 4-mal täglich 500 mg oder mit Erythromycinethylsuccinat 2 g/Tag oral über mindestens 14 Tage behandelt werden (Csonka 1990; Hoeprich 1994).

29.6.2.7 Prävention

Dort, wo man erreicht, die hygienischen und sozioökonomischen Lebensverhältnisse zu verbessern, kann auch die Inzidenz der Treponematosen gesenkt werden. Entscheidende Maßnahmen in der Prophylaxe dieser Erkrankungen sind darüber hinaus die frühzeitige Erkennung und Behandlung Infizierter.

Fazit für die klinische Praxis zu Kap. 29.6.2

- Entscheidend für die Diagnose der nichtvenerischen Treponematosen sind anamnestische und klinische Kriterien.
- Eine Abgrenzung gegen die venerische Syphilis mit serologischen Methoden ist wegen der weitgehenden Identität der Antigenstrukturen nicht möglich.
- Die Therapie entspricht den Empfehlungen zur Behandlung der Syphilis.

Literatur zu Kap. 29.6.2

Backhouse JL, Hudson BJ (1995) Evaluation of immunoglobulin G enzyme immunoassay for serodiagnosis of yaws. J Clin Microbiol 33: 1875–1878

Backhouse JL, Hudson BJ, Hamilton PA, Nesteroff SI (1998) Failure of penicillin treatment of yaws on Karkar Island, Papua New Guinea. Am J Trop Med Hyg 59: 388–392

Csonka GW (1990) Endemic nonvenereal treponematoses: Yaws, Bejel, Pinta. In: Csonka G, Oates JK (eds) Sexually transmitted diseases. Bailliere Tindall, London, pp 371–381

Engelkens HJ, ten Kate FJ, Judanarso J et al. (1993) The localisation of treponemes and characterisation of the inflammatory filtrate in skin biopsies from patients with primary or secondary syphilis, or early infectious yaws. Genitourin Med 69: 102–107

Fohn MJ, Wignall S, Baker-Zander SA, Lukehart SA (1988) Specificity of antibodies from patients with pinta for antigens from treponema pallidum subspecies pallidum. J Infect Dis 157: 32–37

Guthe TH (1969) Clinical, serological and epidemiological features of framboesia tropica (Yaws) and its control in rural communities. Acta Derm Venereol 49: 343–368

Hoeprich PD (1994) Nonsyphilitic treponematoses. In: Hoeprich PD, Jordan MC, Ronald AR (eds) Infectious diseases, 5th edn. Lippincott, Philadelphia, pp 1018–1028

Meheus A, Antal GM (1992) The endemic treponematoses: not yet eradicated. World Health Stat Q 45: 228–237

Miller JN, Smibert M, Norris SJ (1992) The genus treponema. In: Balows A, Trüper HG, Dworkin M, Harder W, Schleifer KH (eds) The prokaryotes, 2nd edn. Springer, New York Berlin Heidelberg, pp 3537–3559

Nasemann T, Sauerbrey W (1987) Lehrbuch der Hautkrankheiten und venerischen Infektionen, 5. Aufl. Springer Berlin Heidelberg New York

Norris SJ and the Treponema Pallidum Research Group (1993) Polypeptides of treponema pallidum: Progress towards understanding their structural, functional and immunological roles. Microbiol Rev 57: 750–779

Wicher K, Wicher V, Abbruscato F, Baughn RE (2000) Treponema pallidum subsp. pertenue displays pathogenetic properties different from those of T. pallidum subsp. pallidum. Infect Immun 68: 3219–3225

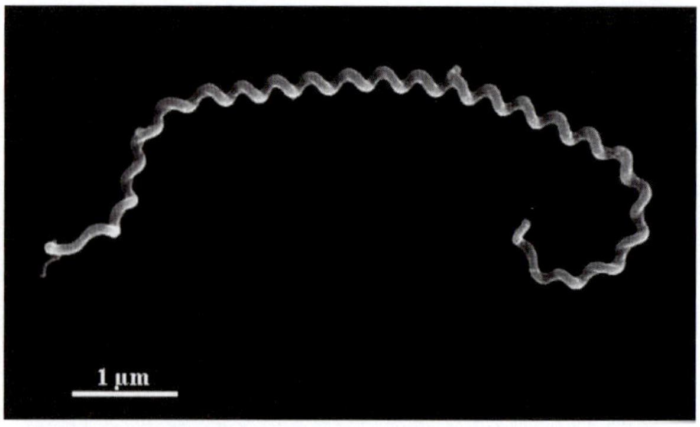

Abb. 29-31. Leptospira interrogans, Rasterelektronenmikroskopie. (Mit frdl. Genehmigung von Gerhardt Wanner)

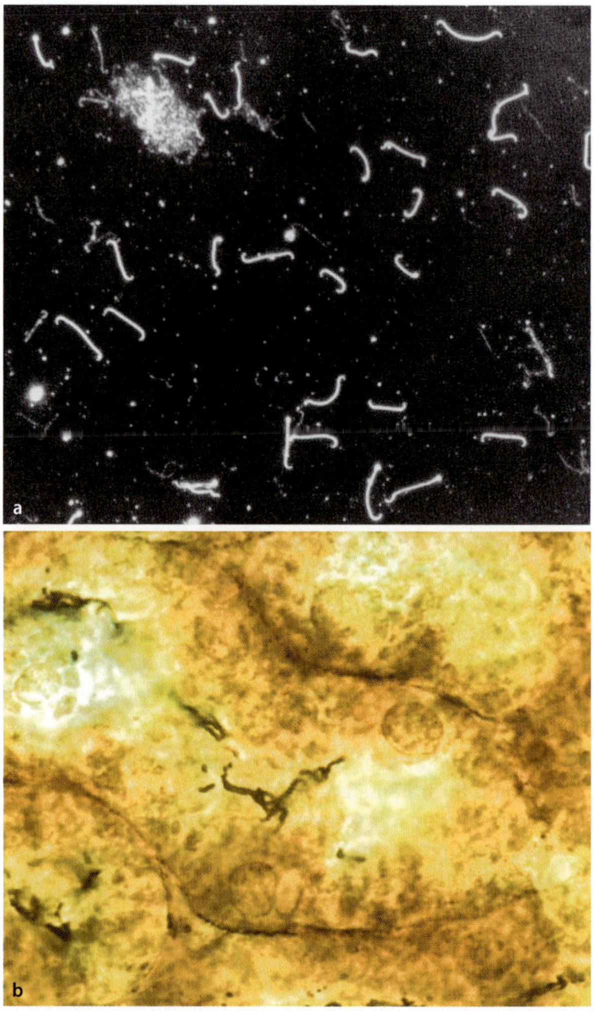

Abb. 29-32 a, b. Leptospiren **a** im Dunkelfeld und **b** im Nierenschnitt (Silberfärbung)

29.6.3 Leptospira spp.

B. Wilske

29.6.3.1 Einleitung

Leptospiren wurden 1915 von Inada et al. in Japan und unabhängig kurz danach von Uhlenhut und Fromme in Deutschland (»Spirochaeta icterohaemorrhagiae«) als Ursache des M. Weil beschrieben.

29.6.3.2 Erregermerkmale und Taxonomie

Leptospiren sind 6–20 µm lang und ca. 0,1 µm dick. Sie haben im Vergleich zu Treponemen und Borrelien sehr enge Windungen (Abb. 29-31) und sind daher lichtmikroskopisch nur im Dunkelfeld (Abb. 29-32a) oder mit bestimmten Färbetechniken, wie z. B. Silberfärbung, (Abb. 29-32b) darstellbar.

Leptospiren sind strikt aerob und brauchen ein feuchtes Milieu, um zu überleben.

Zurzeit werden molekulargenetisch 7 humanpathogene Spezies (Genospezies) unterschieden: L. borgpetersenii, L. inadai, L. interrogans, L. kirschneri, L. noguchii, L. santarosai, und L. weilii. Zur saprophytären, d. h. nichtpathogenen Gruppe gehören 3 Spezies: L. biflexa, L. hollandia und L. wolbachia [1]. Vor der Entwicklung molekularer Methoden wurden die Leptospiren serologisch klassifiziert und dabei ca. 250 Serovare beschrieben (Beispiele: Tabelle 29-33).

Tabelle 29-33. Beispiele für Serovare

Genospezies	Serovar (Beispiele)
L. borgpetersenii:	hardiobovis, ballum, balcanica, javanica
L. interrogans:	australis, bataviae, bratislava, pomona, copenhageni, canicola, hardjo, icterohaemorrhagiae
L. kirschneri:	cynopteri, grippotyphosa
L. noguchii:	fortbragg
L. santarosai:	shermanii
L. weilii:	cheledoni

Die humanpathogenen Leptospiren wurden als gemeinsame Spezies L. interrogans, die apathogenen unter der Spezies L. biflexa zusammengefasst, die beide von den gleichnamigen Genospezies (s. oben) unterschieden werden müssen. Einige Serovare kommen in mehr als einer Genospezies vor, d. h. dasselbe serovarspezifische Antigen kann von verschieden Genospezies exprimiert werden [1].

29.6.3.3 Epidemiologie

Die Leptospirose ist eine weltweit verbreitete Zoonose, die zahlreiche Spezies von Wild- und Haustieren befallen kann (Tabelle 29-34).

Warmblütige Tiere dienen als Reservoir, sie scheiden die Erreger mit dem Urin aus. Wildtiere sind ein wichtiges Reservoir für die Infektion von Haustieren, die wiederum in engem Kontakt mit den Menschen leben. Infizierte Menschen spielen als Überträger keine Rolle.

! Häufigste Infektionsquellen für den Menschen sind durch Urin infizierter Tiere kontaminiertes Wasser oder kontaminierter Schlamm [2].

Man kann die Erreger über Wochen oder sogar Monate in stehenden Gewässern oder in feuchtem Boden nachweisen, wenn der pH alkalisch ist. Erst in zweiter Linie steckt sich der Mensch direkt an infizierten Tieren an, z. B. über den Kontakt zu Schlachtvieh, das Reservoir für das Serovar hardjo ist.

Tabelle 29-34. Die wichtigsten Leptospirenserovare bei Leptospirose des Menschen in Europa. (Nach [7])

Krankheitsbild	Serovar	Hauptreservoir
Feldfieber	grippotyphosa	Maus
Kanikolafieber	canicola	Hund
Schlammfieber	grippotyphosa	Maus
Erntefieber	bataviae	
Schweinehüterkrankheit	pomona, arassovi	Schwein, Maus
M. Weil	icterohaemorrhagiae	Ratte
	hardjo	Rind
	bratislava	Igel

Leptospirosen können einerseits während Freizeitaktivitäten wie Camping, Schwimmen oder Bootfahrten erworben werden. Andererseits sind bestimmte Berufsgruppen wie Bauern, Landarbeiter, Veterinäre und Kanalarbeiter besonders gefährdet, sich während ihrer Arbeit zu infizieren [3]. Die Leptospirose ist als Berufskrankheit außer für die genannten Berufsgruppen auch für Laborpersonal anerkannt.

Die Leptospirose ist eine saisonale Erkrankung mit Häufung der Fälle im Sommer und Frühherbst.

29.6.3.4 Pathogenese

Nachdem der Erreger die intakte Schleimhaut der Konjunktiva oder des Oro- und Nasopharynx oder kleine Hautläsionen penetriert hat, verbreitet er sich rasch über das Blut in alle Organe einschließlich ZNS und Augen. Insbesondere in Leber und Niere wird das Kapillarendothel geschädigt, und es kommt zur Vaskulitis. In der Lunge können wahrscheinlich durch Kapillarendothelschädigung schwere Blutungen auftreten.

Auf molekularer Ebene ist die Pathogenese der Leptospirosen weitgehend unklar. Bekannt ist ein Leptospirenglykoprotein (GLP) mit hohem Anteil toxischer Lipide, das für Labortiere letal ist. Es konnte immunhistologisch in infizierten Geweben nachgewiesen werden. In den Lungenendothelzellen Erkrankter fand man, assoziiert mit Thrombozytenadhäsion, immunhistologisch aktiviertes Endothel und Leptospirenantigen.

29.6.3.5 Erkrankungen

Klinisch werden die anikterische und die schwerer verlaufende ikterische Form (M. Weil) (Abb. 29-33, mod. nach [3]) der Leptospirose unterschieden.

Die Inkubationszeit beträgt im Mittel 1–2 Wochen und kann im Extremfall 2 oder 26 Tage dauern. Typischerweise beginnt die Erkrankung mit einer akuten leptospirämischen Phase, an die sich außer bei leichten Verläufen eine leptospiurische »Immunphase« anschließt.

Die anikterische Form zeichnet sich durch einen biphasischen Verlauf aus. Zunächst bestimmt eine influenzaähnliche Symptomatik (s. Abb. 29-33) das Bild. Dann beobachtet man nach ca. 1 Woche eine kurze Erholungsphase von 1–3 Tagen, nach der gleichzeitig mit dem Erscheinen von Antikörpern Organmanifestationen auftreten. Etwa 15% der Patienten haben Meningitis, noch häufiger finden sich Liquorpleozytosen ohne klinische Symptomatik. Nicht selten leiden die Patienten unter Iritis, Iridozyklitis oder Chorioretinitis, die einige Jahre persistieren können. Im Übrigen heilt die Leptospirose folgenlos aus, hinterlässt allerdings nur eine serotypspezifische Immunität, sodass Infektionen mit anderen Serovaren später durchaus möglich sind.

Die ikterische Form, der sog. M. Weil, beginnt ähnlich wie die anikterische, verläuft aber meistens nicht biphasisch. Stattdessen entwickelt sich rasch ein schweres Krankheitsbild mit Ikterus, Leber- und/oder Nierenbeteiligung und Hämorrhagien. Die Schwere des klinischen Bildes ist wahrscheinlich durch das Ausmaß der Kapillarschädigung bedingt. Die Nierenfunktion wird erfahrungsgemäß meist wieder hergestellt, es kann jedoch gelegentlich zu tubulären Nekrosen kommen.

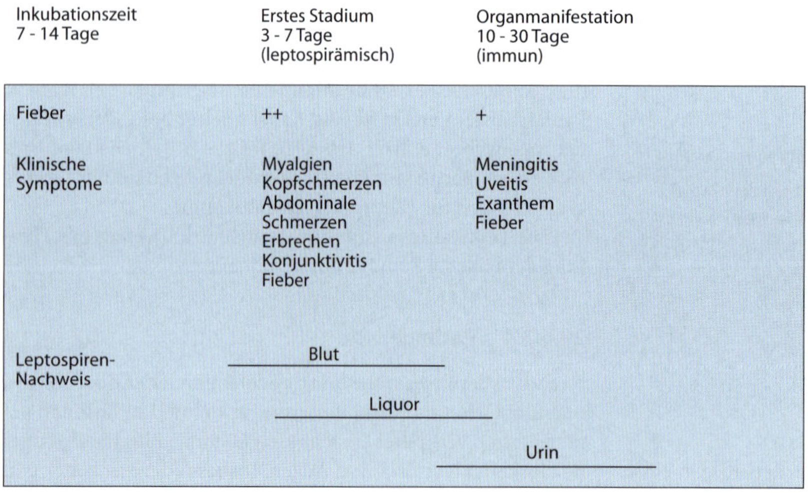

a

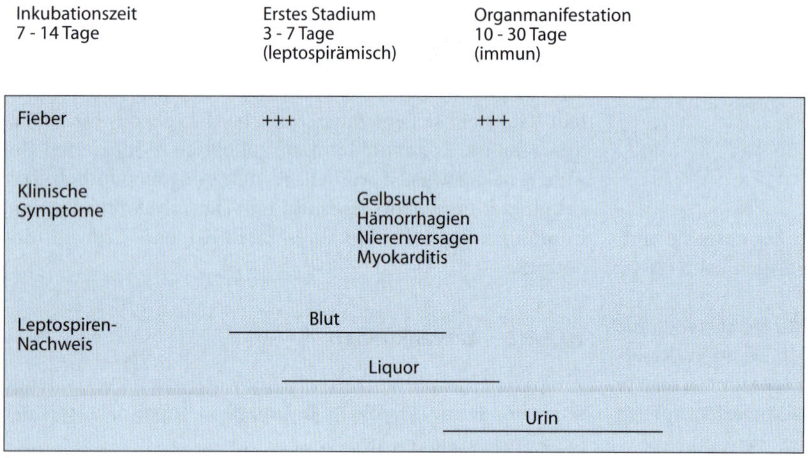

b

Abb. 29-33a, b. Klinischer Verlauf der Leptospirose. **a** Anikterischer Verlauf; **b** ikterischer Verlauf (Weil-Krankheit)

! Die Mortalität der ikterischen Form war früher sehr hoch und liegt heute trotz optimaler intensivmedizinischer Betreuung noch bei 5–10%.

29.6.3.6 Diagnostik

Als Material für die mikrobiologische Diagnostik sollte sofort nach klinischem Verdacht und mehrmals anschließend jeweils im Abstand von 1 Woche Serum für den Antikörpernachweis gewonnen werden (s. Abb. 29-33).

Anfangs lässt sich der Erreger aus dem Blut isolieren, später aus dem Urin und ggf. aus Liquor, Biopsie- oder Autopsiematerial. Bei Verdacht auf Leptospirose sollte sofort Kontakt mit dem mikrobiologischen Labor aufgenommen werden.

Erregernachweis

Für den kulturellen Erregernachweis sind nur Speziallabors ausgerüstet. Wenn es nicht möglich ist, das Untersuchungsmaterial sofort ins Labor zu bringen, sollte die Probe für den Transport in ein Isoliermedium gegeben werden [7]. Leptospiren lassen sich am besten in flüssigen Spezialmedien (z. B. EMJH-Medium) anzüchten, die rasch nach der Materialentnahme mit kleinen Inokula beimpft werden.

Da sich die Erreger langsam vermehren, ist mit der Nachweisbarkeit meist erst nach 7–14 Tagen, gelegentlich schon früher oder auch erst nach mehren Wochen, zu rechnen. Sobald das Wachstum der Leptospiren als feine Trübung sichtbar wird, können die Keime mikroskopisch im Dunkelfeld identifiziert und serologisch typisiert werden.

Ebenfalls in Speziallaboratorien werden Leptospiren mittels PCR nachgewiesen. Mit dieser Methode detektiert man Leptospiren-DNA im Urin bereits 8 Tage nach Beginn der klinischen Symptomatik [9].

Antikörpernachweis

Standard- und Referenzmethode ist der Mikroagglutinationstest (MAT), der agglutinierende Antikörper gegen lebende Leptospiren nachweist. Der MAT ist aufwendig und wird deshalb in Speziallaboratorien ausgeführt. Das Patientenserum wird für den MAT mit 10–15 verschiedenen lebenden Leptospirenserovaren getestet, die unter Berücksichtigung der epidemiologischen Situation ausgesucht wurden. Dieses Vorgehen ist notwendig, weil wegen der geringen Kreuzreaktivität die Wahrscheinlichkeit zunimmt, die Patientenantikörper mit ausreichender Sensitivität zu erfassen, je mehr Leptospirenserovare eingesetzt werden.

Für die serologische Diagnostik stehen auch KBR und ELISA zur Verfügung. Sie sind aber weder so sensitiv noch so spezifisch wie der MAT [4]. Der ELISA hat allerdings den Vorteil, IgM- und IgG-Antikörper differenzieren zu können.

Tabelle 29-35. Therapie der Leptospirose. (Nach [8])

Klinik	Antibiotikum/Dosierung[a]
Leichte Leptospirose	Doxycyclin, 100 mg oral, 2-mal täglich - oder Ampicillin, 500–750 mg oral, 4-mal täglich - oder Amoxicillin, 500 mg oral, 4-mal täglich
Mittelschwere/schwere Leptospirose	Penicillin G, 1,5 Mio. IE i.v., 4-mal täglich - oder Ampicillin, 1 g i.v., 4-mal täglich - oder Erythromycin, 500 mg i.v., 4-mal täglich

[a] Dauer der Therapie bei allen Therapieformen 7 Tage.

29.6.3.7 Therapie

! Die Antibiotikatherapie ist umso erfolgreicher, je früher der Patient behandelt wird. Schon ab dem 5. Tag nach Erkrankungsbeginn nimmt ihre Wirksamkeit deutlich ab.

In Abhängigkeit vom Verlauf werden die in Tabelle 29-35 dargestellten Therapieschemata empfohlen.

29.6.3.8 Prävention

Da zahlreiche Tiere, darunter auch Wildtiere wie Rehe, Hirsche, Hasen und auch Ratten, für lange Zeit völlig symptomlos mit Leptospiren infiziert sein können, die Erreger in ihren Nieren persistieren und mit dem Urin ausgeschieden werden, ist es extrem schwierig, die Infektion unter Kontrolle zu bringen.

Orales Doxycyclin in einer Dosis von 200 mg 1-mal pro Woche ist eine wirksame Prophylaxe für beruflich Exponierte mit hohem Infektionsrisiko. Ein Impfstoff aus einer Mischung verschiedener abgetöteter Serovare ist als Hundevakzine erhältlich und wirksam, wenn die epidemiologisch relevanten Serovare enthalten sind.

Für Menschen gibt es in Deutschland bisher keinen Impfstoff. Vor kurzem wurde ein hochkonserviertes oberflächenexponiertes Leptospirenprotein, LipL41, beschrieben, das möglicherweise für eine rekombinante Vakzine genutzt werden kann [6].

Nach dem Bundesseuchengesetz (BseuchG) waren die Erkrankung und der Tod an Leptospirose meldepflichtig. 1999 wurden dem Robert-Koch-Institut insgesamt 45 Leptospiroseerkrankungen gemeldet, darunter 21 M. Weil, 1998 waren es 40 mit 17 Fällen von M. Weil [5].

Nach dem neuen Infektionsschutzgesetz (IfSG) ist nur noch der labordiagnostische Nachweis der Infektion mit Leptospiren vom feststellenden Arzt an das Gesundheitsamt zu melden, und zwar entsprechend den Falldefinitionen des RKI [kultureller oder immunologischer (IFT) Erregernachweis oder Nachweis von IgM-Antikörpern oder eines 4fachen IgG-Antikörpertiteranstiegs].

Fazit für die Praxis zu Kap. 29.6.3

- Die Leptospirose ist eine saisonale Zoonose mit einer leichten anikterischen und einer schweren ikterischen (M. Weil) Verlaufsform.
- In Deutschland infizieren sich Menschen nur selten (Berufsexposition, Freizeitaktivitäten).
- Besonders für die ikterische Form (M. Weil), an der auch heute noch ca. 10% der Patienten sterben, ist die Früherkennung wichtig, weil der Behandlungserfolg hauptsächlich vom rechtzeitigen Beginn der Antibiotikatherapie abhängt.

Literatur zu Kap. 29.6.3

1. Faine S (1998) Leptospirosis. In: Topley & Wilson's microbiology and microbial infections, 9th edn. Arnold, London, pp 849–869
2. Faine S (1998) Leptospira. In: Topley & Wilson's microbiology and microbial infections, 9th edn. Arnold, London, pp 1287–1303
3. Farrar WE (1995) Leptospira species (leptospirosis). In: Mandell GL, Bennett JE, Dolin R (eds) Mandell, Douglas and Bennett's principles and practice of infectious diseases, 4th edn. Churchill Livingstone, New York, pp 2137–2141
4. Kaufmann AF, Weyant RS (1995) Leptospiraceae. In: Murray PR, Baron EJ, Pfaller MA, Tenover FC, Yolken RH (eds) Manual of clinical microbiology, 6th edn. ASM Press, Washington D.C., pp 621–625
5. Robert-Koch-Institut (1999) Jahresstatistik ausgewählter meldepflichtiger Infektionskrankheiten 1999. Epidemiol Bull 15: 122–123
6. Shang ES, Summers TA, Haake DA (1996) Molecular cloning and sequence analysis of the gene encoding LipL41, a surface-exposed lipoprotein of pathogenic leptospira species. Infect Immun 64: 2322–2330
7. Schönberg A (1992) Gattung Leptospira. In: Burkhardt F (Hrsg) Mikrobiologische Diagnostik. Thieme, Stuttgart New York, S 304–308
8. Speelmann P (1998) Leptospirosis. In: Harrison's principles of internal medicine. McGraw-Hill, New York, pp 1036–1038
9. Vinetz JM (1997) Leptospirosis. Curr Opin Infect Dis 10: 357–361

29.6.4 Rückfallfieberborrelien

29.6.4.1 Erregermerkmale und Taxonomie

Genus Borrelia

Borrelien sind 5–25 μm lang und 0,2–0,5 μm dick (Abb. 29-34).

Sie haben weniger Windungen und sind deutlich dicker als Treponemen und Leptospiren. Borrelien fallen auf durch ihr ca. 1000 kb kleines lineares Chromosom mit einem niedrigen G+C-Gehalt von ca. 30%. Eine Vielzahl linearer und zirkulärer

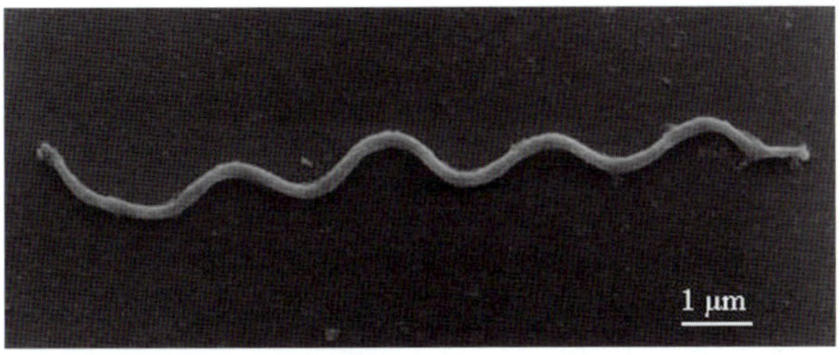

Abb. 29-34. Borrelia (Elektronenmikroskopie). (Freundlicherweise zur Verfügung gestellt von Prof. Gerhard Wanner, München)

Plasmide tragen Gene, die für zahlreiche variabel exprimierte Membranproteine kodieren. Man vermutet, dass die Membranproteine für Immune-escape-Mechanismen gegenüber dem Säugetierwirt und für Adaptationsprozesse beim Wirtswechsel verantwortlich sind [2, 4, 9].

Borrelien gelten als mikroaerophil bis anaerob. Sie benötigen langkettige Fettsäuren zum Wachstum und fermentieren Glukose zu Milchsäure.

Sie haben ein breites Spektrum an Reservoirtieren und werden grundsätzlich durch Arthropoden übertragen, wobei Zecken die Hauptrolle spielen. In ◘ Tabelle 29-36 sind die humanmedizinisch wichtigen Borrelia spp. (Rückfallfieberborrelien und die Erreger der Lyme-Borreliose) zusammengefasst.

Rückfallfieberborrelien

Virchows Assistent Obermeier veröffentlichte 1873 eine Arbeit über den Erreger des Läuserückfallfiebers, B. recurrentis, den er 1868 aus Patientenblut isoliert hatte [7]. Heute sind über 15 Arten bekannt, die beim Menschen Rückfallfieber verursachen können (◘ s. Tabelle 29-36).

Besonders gut molekularbiologisch untersucht ist B. hermsii, da sie auf einem künstlichen Nährmedium, dem sog. Kelly-Medium, anzüchtbar ist [2, 6]. Bei B. hermsii entdeckte man, dass Rückfallfieberborrelien von ausgesprochener Antigenvariabilität sind.

! Es ließ sich zeigen, dass aus einer einzigen Borrelienzelle mehr als 20 verschiedene Serotypen entstehen können.

Rekombinieren sich Plasmide einer Borrelienzelle, so werden vmp-Gene aus »stillen« Genorten zu Expressionsgenorten transloziert. Die variable Expression von Borrelienproteinen (»variable major proteins«, VMP) wird als Ursache von Immune-escape-Mechanismen angesehen, und auch für das Phänomen des Rückfallfiebers scheint sie verantwortlich zu sein [2].

29.6.4.2 Epidemiologie

Man unterscheidet je nach den Vektoren, Laus oder Zecke, 2 Arten von Rückfallfieber. Die durch Läuse übertragene Infektion wird auch epidemisches, die durch Zecken übertragene auch endemisches Rückfallfieber genannt [3, 5].

Für B. recurrentis, den Erreger des epidemischen Rückfallfiebers, ist der Mensch der einzige Wirt, der Vektor ist die Körperlaus Pediculus humanus humanus, die ihr Leben lang infi-

◘ Tabelle 29-36. Charakteristik und Verteilung der durch Arthropoden übertragenen Borrelien (Rückfallfieber – Borrelien und Borrelia burgdorferi sensu lato). (Mod. nach [1] und [9])

Borrelia spp.	Vektor	Reservoir	Geographische Verteilung	Erkrankung
B. recurrentis	P. humanus humanus	Mensch	Weltweit	Läuserückfallfieber
B. duttonii	Ornithodorus moubata	Mensch	Zentral-, Ost-, Südafrika	Zeckenrückfallfieber
B. hispanica	O. erraticus	Nagetiere	Spanien, Portugal, Marokko, Algerien, Tunesien	Zeckenrückfallfieber
B. croccidurae	O. erraticus	Nagetiere	Marokko, Libyen, Ägypten, Türkei, Senegal, Kenia	Zeckenrückfallfieber
B. persica	O. tholozani	Nagetiere	Westchina, Kaschmir, Irak, Ägypten, frühere USSR, Indien	Zeckenrückfallfieber
B. caucasica	O. verrucosus	Nagetiere	Kaukasus bis Irak	Zeckenrückfallfieber
B. hermsii	O. hermsii	Nagetiere	Westliche USA	Zeckenrückfallfieber
B. turicatae	O. turicatae	Nagetiere	Südwestliche USA, Zentral-, Südamerika	Zeckenrückfallfieber
B. parkeri	O. parkeri	Nagetiere	Westliche USA	Zeckenrückfallfieber
B. mazzottii	O. talajae	Nagetiere	Südliche USA, Mexiko, Zentral-, Südamerika	Zeckenrückfallfieber
B. venezuelensis	O. rudis (venezulensis)	Nagetiere	Zentral-, Südamerika	Zeckenrückfallfieber
B. burgdorferi sensu stricto	Ixodes scapularis I. pacificus I. ricinus	Nagetiere Nagetiere Nagetiere	Östliche und Mittlere USA Westliche USA Europa	Lyme-Borreliose
B. garinii	*I. ricinus, I. uriae, I. persulcatus*	Nagetiere	Europa, Asien	Lyme-Borreliose
B. afzelii	I. ricinus, I. persulcatus	Nagetiere	Europa, Asien	Lyme-Borreliose
B. lusitaneae	I. ricinus	Nagetiere	Europa, Nordafrika	?
B. valaisiana	I. ricinus	Nagetiere	Europa	?
B. bissettii	I. scapularis, I. pacificus	Nagetiere	USA	?
B. andersonii	I. dentatus	Kaninchen	USA	?
B. japonica	I. ovatus	Nagetiere	Japan	?
B. tanuki	I. tanuki	Nagetiere	Japan	?
B. turdi	I. turdi	Nagetiere	Japan	?

III. Erreger

ziert bleibt. Menschen stecken sich an, wenn sie die Läuse zerquetschen und die Borrelien in die Bissstelle gelangen.

In Europa und Nordafrika kam es im 2. Weltkrieg zu großen Epidemien mit mehr als 50.000 Toten. Heute ist das Läuserückfallfieber selten geworden und nur noch in den Anden Südamerikas (Bolivien, Peru) sowie im Hochland Zentral- und Ostafrikas, insbesondere in Äthiopien, endemisch. In Deutschland wurden seit dem Jahr 1997 dem Robert-Koch-Institut 4 importierte Infektionen von Läuserückfallfieber, davon 2 aus Afrika, gemeldet [11]. Autochthone Fälle sind hierzulande nicht zu erwarten.

Das Zeckenrückfallfieber wird durch Borrelien aus Lederzecken (Ornithodorusarten) übertragen. Für die meisten Zeckenborrelien sind Nager die Reservoirtiere, nur für B. duttonii ist der Mensch einziger Wirt. Zeckenrückfallfieber tritt endemisch in den Verbreitungsgebieten der zugehörigen Zeckenarten auf. Seit dem Jahr 1997 wurden ein gesicherter Fall von endemischem Rückfallfieberfall nach Aufenthalt in Zentralamerika und ein wahrscheinlicher nach Aufenthalt in Ägypten und Israel nach Deutschland importiert [11]. Die Speziesbezeichnungen der Rückfallfieberborrelien richten sich im Wesentlichen nach ihren Zeckenwirten (z. B. O. hermsii, Wirt für B. hermsii) (Tabelle 29-36).

Lederzecken stechen ihre Opfer meist nachts und saugen ihre Blutmahlzeit schmerzlos und schnell innerhalb von 5–30 Min. Sie übertragen die Borrelien v. a. mit ihrem Speichel, seltener mit ihren Exkrementen. Zecken selber haben einen kleinen Bewegungsradius, können aber durch Mäuse und andere Nagetiere in die menschlichen Wohnungen eingeschleppt werden.

29.6.4.3 Erkrankung

Rückfallfieber beginnt meist plötzlich nach einer Inkubationszeit von 4–18 Tagen. Die Patienten fühlen sich insbesondere beim Läuserückfallfieber schwer krank, und leiden unter wiederkehrenden Fieberschüben mit Schüttelfrost und starken Kopfschmerzen. Verschiedene charakteristische Symptome treten bei beiden Arten des Rückfallfiebers auf, jeweils aber in unterschiedlicher Häufigkeit.

Häufigkeit der Symptome beim Zecken- und beim Läuserückfallfieber (Modifiziert nach [5])

Symptome	*Häufigkeit des Auftretens [%] bei Zeckenrückfallfieber*	*Häufigkeit des Auftretens [%] bei Läuserückfallfieber*
– Splenomegalie	41	77
– Hepatomegalie	17	66
– Gelbsucht	7	36
– Respiratorische Symptome, v. a. Husten	16	34
– ZNS-Beteiligung	9	30
– Letalität	2–5	4–40

Weitere mögliche Symptome sind Arthralgien, Myalgien und abdominelle Schmerzen. Die über 3–7 Tage anhaltenden Fieberattacken werden von fieberfreien Intervallen gefolgt, die einige Tage bis Wochen dauern können. Beim epidemischen Rückfallfieber kommt es im Mittel zu mehr Rückfällen als beim endemischen. Bei einem Patienten wurden 13 Fieberschübe beobachtet.

Die Rückfallfieberborrelien, insbesondere B. recurrentis, können darüber hinaus zu konnatalen Infektionen führen.

29.6.4.4 Mikrobiologische Diagnostik

Während der Fieberattacken zirkulieren die Erreger im Blut, und zwar während der ersten Schübe in hoher Keimdichte (10^6–10^9), sodass sie in diesen Phasen mittels Dunkelfeldmikroskopie in 70% der Fälle nachgewiesen werden. Während afebriler Perioden gelingt die Erregeridentifizierung dagegen nur selten. Im Blutausstrich oder im »Dicken Tropfen« lassen sich Borrelien auch nach Giemsa- oder Karbolfuchsin-Färbung darstellen (Abb. 29-35), [8, 9, 12].

Die kulturelle Anzucht ist bei einigen Arten möglich, ebenso wie Tierversuch und Serologie aber Speziallaboratorien vorbehalten [8].

Wegen der Antigenvariabilität der Erreger und weil insbesondere zwischen Rückfallfieberborrelien und B. burgdorferi Kreuzreaktionen vorkommen, ist die Diagnose mittels Antikörpernachweis unsicher.

Die Diagnose wird klinisch und epidemiologisch gestellt. Beweisend ist allein der Erregernachweis im Blut während eines Fieberschubs.

29.6.4.5 Therapie

Rückfallfieber kann erfolgreich mit Tetracyclinen, Doxycyclin, Chloramphenicol, Penicillin, Ceftriaxon und Erythromycin behandelt werden. Tetracycline (Einzeldosis von 500 mg) gelten als Mittel der Wahl beim Läuserückfallfieber. Eine alternative Therapie ist Erythromycin (1 Einzeldosis von 500 mg), das auch Schwangeren und Kindern unter 8 Jahren gegeben werden kann. Tetracycline sind für Kinder unter 8 Jahren kontraindiziert. Bei Zeckenrückfallfieber wird wegen der höheren Rückfallrate eine längere Therapie empfohlen (Dosen von 500 mg Tetracycline oder Erythromycin alle 6 Stunden für 5–10 Tage).

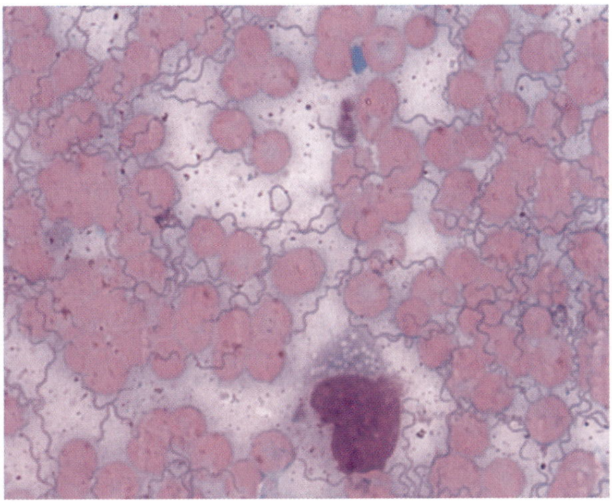

Abb. 29-35. Borrelien im Blut (Borrelia recurrentis, Giemsa-Färbung)

Die erste Dosis aller dieser Medikamente, v. a. die erste Penicillin-G-Gabe, induziert häufig eine Jarisch-Herxheimer-Reaktion, die durch Leukopenie, Temperaturanstieg und Blutdruckabfall sowie durch vorübergehenden Anstieg von TNF, Il-6 und Il-8 gekennzeichnet ist. Vorbeugen kann man der Reaktion, indem man die Antibiotikadosen so niedrig wie möglich hält. Cortisongaben helfen nicht [3, 5].

29.6.4.6 Prävention

Da es nicht möglich ist, die borrelientragenden Vektoren, Läuse und v. a. Zecken, auszurotten, kann man nur Zeckenstich und Läusebefall meiden, um Borrelieninfektionen wie Rückfallfieber vorzubeugen. Schützende Kleidung und Zeckenrepellents können das Risiko von Zeckenstichen mindern. Gleichzeitig sollte man dafür Sorge tragen, dass befallene Nagetiere wie Mäuse nicht in Wohnungen gelangen.

Mit Läusebefall ist v. a. dort zu rechnen, wo Menschen aufgrund von Armut gezwungen sind, in unhygienischen Verhältnissen und auf engstem Raum miteinander zu leben. Präventivmaßnahmen gegen das Läuserückfallfieber müssen deshalb darauf gerichtet sein, Bedingungen zu schaffen, die ausreichende persönliche Hygiene ermöglichen. Entlausungsprozeduren und Insektizideinsatz können notwendig werden.

! Vakzinen gegen Rückfallfieber sind nicht verfügbar und können wegen der hohen Antigenvariabilität kaum entwickelt werden.

Nach dem Bundesseuchengesetz (BseuchG) war der Verdacht, die Erkrankung und der Tod an Rückfallfieber meldepflichtig. Nach dem neuen Infektionsschutzgesetz (IfSG) ist nur noch der im Zusammenhang mit einer akuten Erkrankung geführte Nachweis von B. recurrentis durch den feststellenden Arzt anzuzeigen [11].

Fazit für die Praxis zu Kap. 29.6.4

- Das Rückfallfieber ist eine nicht einheimische Zoonose, die entsprechend ihren übertragenden Vektoren in Läuse- und Zeckenrückfallfieber unterteilt wird. Beide Formen können außerhalb Europas durch Reisen in Endemiegebiete erworben werden, insbesondere unter schlechten hygienischen Bedingungen.
- Daher muss auch hierzulande bei passender Reiseanamnese und Symptomatik (z. B. wiederholte Fieberschübe) an diese Infektionskrankheit gedacht werden. Die sicherste diagnostische Nachweismethode ist die Dunkelfeldmikroskopie von Blut, das dem Patienten während eines Fieberschubs abgenommen wurde.
- In der Therapie gelten Tetracycline außer für Schwangere und Kinder als Mittel der Wahl. Antibiotikatherapie, insbesondere Therapie mit Penicillin G, induziert häufig eine Jarisch-Herxheimer-Reaktion.

Literatur zu Kap. 29.6.4

1. Baranton G, Marti Ras N, Postic D (1998) Molecular epidemiology of the aetiological agents of Lyme borreliosis. Wien Klin Wochenschr 110: 850–855
2. Barbour AG, Hayes SF (1986) Biology of borrelia species. Microbiol Rev 50: 381–400
3. Johnson RC (1998) Borrelioses. In: Collier LH, Topley WW (eds) Topley & Wilson's microbiology and microbial infections, 9th edn. Arnold, London, pp 955–967
4. Johnson RC(1998) Borrelia. In: Collier LH, Topley WW (eds) Topley & Wilson's microbiology and microbial infections, 9th edn. Arnold, London, pp 1277–1286
5. Johnson WD (1995) Borrelia species (relapsing fever). In: Mandell GL, Bennett JE, Dolin R (eds) Mandell, Douglas and Bennett's principles and practice of infectious diseases, 4th edn. Churchill Livingstone, New York, pp 2141–2143
6. Kelly RT (1971) Cultivation of Borrelia hermsii. Science 173: 443–444
7. Obermeier O (1873) Vorkommen feinster, eine Eigenbewegung zeigender Fäden im Blut von Recurrenskranken. Zentralbl Med Wiss 11: 145–147
8. Preac-Mursic V, Wilske B (1992) Flexible Schraubenbakterien – Gattung Borrelia. In: Burkhardt F (Hrsg) Mikrobiologische Diagnostik. Thieme, Stuttgart, S 289–295
9. Schwan TG, Burgdorfer W, Rosa PA (1995) Borrelia. In: Murray PR, Baron EJ, Pfaller MA, Tenover FC, Yolken RH (eds) Manual of clinical microbiology, 6th edn. ASM Press, Washington D.C., pp 626–635
10. Wilske B, Fingerle V, Hauser U, Rössler D (1997) Borrelien. Diagn Bibliothek 48: 1–12
11. Robert-Koch-Institut (2000) Rückfallfieber: Bericht über vier importierte Erkrankungsfälle und Übersicht. Epidemiol Bull 44: 349–352
12. Wilske B, Schriefer M (2003) Borrelia. In: Murray PR, Baron EJ, Pfaller MA, Tenover FC, Yolken HR (eds) manual of clinical microbiology, 8th edn. ASM Press, Washington D.C.

29.6.5 Borrelia burgdorferi (Lyme-Borreliose)

29.6.5.1 Einleitung

Der Erreger der Lyme-Borreliose wurde 1981 von Willy Burgdorfer entdeckt [2], als neue Borrelienart B. burgdorferi identifiziert und zunächst als einheitliche Art angesehen. Erste Hinweise auf Heterogenität lieferte die immunologische Analyse europäischer Isolate.

29.6.5.2 Erregermerkmale und Taxonomie

Aufgrund molekulargenetischer Analysen sind bisher 10 Genospezies beschrieben, darunter die 3 sicher humanpathogenen B. burgdorferi sensu stricto (s. s.), (■ s. auch Tabelle 29-36), B. garinii und B. afzelii [1]. B. valaisiana wird als weitere humanpathogene Spezies diskutiert. Die verschiedenen Genospezies werden unter dem Oberbegriff B. burgdorferi sensu lato (s. l.) zusammengefasst.

Zum Genus Borrelia gehören als humanpathogene Vertreter neben B. burgdorferi sensu lato auch die Rückfallfieberborrelien (s. Kap. 29.6.4). Aufgrund der Heterogenität des äußeren Membranproteins OspA wurden mindestens 7 verschiedene OspA-Serotypen definiert, die eng mit der genetischen Speziesklassifikation korrelieren. OspA-Serotyp 1 entspricht der Spezies B. burgdorferi s. s., OspA-Serotyp 2 der Spezies B. afzelii und die OspA-Serotypen 3–7 der Spezies B. garinii [25].

Die Verteilung der einzelnen OspA-Serotypen und somit auch der Spezies ist in menschlichen Haut- und Liquor- sowie in Zeckenisolaten unterschiedlich. Verschiedene OspA-Serotypen befallen bevorzugt bestimmte Organe und verteilen sich unterschiedlich in Zecke und Patient.

In der Haut wird ganz überwiegend die Spezies B. afzelii gefunden, während Isolate von Zecken und humane Liquorisolate heterogen sind. B. garinii wurde am häufigsten aus Liquor isoliert, und der B.-garinii-assoziierte OspA-Serotyp 4 konnte bisher nur aus Liquor und nicht aus Zecken angezüchtet werden [21, 26]. Mittels OspA-Typ-spezifischer PCR wurde in Gelenkpunktaten von Patienten mit Lyme-Arthritis nachgewiesen, dass auch die Erreger der Lyme-Arthritis heterogen sind [4, 17].

29.6.5.3 Epidemiologie

Bisher konnten B. afzelii und B. garinii nicht in den USA und B. burgdorferi s. s. nicht in Japan isoliert werden. B. valaisiana fand man nur in Europa.

B. burgdorferi s. l. wird im Gegensatz zu Rückfallfieberborrelien durch Schildzecken (Ixodesarten) übertragen, im Osten der USA durch I. scapularis und im Westen durch I. pacificus, in Europa und Asien durch I. ricinus und I. persulcatus. Prinzipiell kommt ricinus im Westen (Europa) und I. persulcatus im Osten (Asien) vor. Ihre Verbreitungsgebiete überlappen sich in Osteuropa, v. a. in Russland.

! Die Lyme-Borreliose ist die häufigste zeckenübertragene Infektionskrankheit der nördlichen Hemisphäre.

In Europa gibt es keine offiziellen Zahlen über ihre Inzidenz, weil sie nur in wenigen Staaten meldepflichtig ist. Schätzungen liegen bei 16–140 Neuerkrankungen pro 100.000 Einwohner jährlich [9]. Eine prospektive Studie an >4500 Gesunden in Bayern ergab allerdings Hinweise auf eine deutlich höhere Inzidenz als bisher angenommen (0,7%) sowie eine Serokonversionsrate nach subklinischen Infektionen von 0,8% [12].

Stark zeckenexponierte Personen wie Waldarbeiter haben häufig signifikant erhöhte Antikörpertiter. Da es in ihrer Anamnese meist keinen Hinweis auf einer Lyme-Borreliose gibt, verlaufen bei ihnen die Mehrzahl der Infektionen vermutlich subklinisch und führen zur stillen Feiung.

In Europa liegt die durchschnittliche Infektionsrate für I. ricinus bei 10–20%, wobei es Unterschiede in der Durchseuchungsrate der Entwicklungsstadien gibt. Eine süddeutsche Untersuchung von über 3000 Zecken konnte bestätigen, dass Zecken die Borrelien im Laufe des Entwicklungszyklus erwerben und sie nur selten transovariell infiziert werden. Adulte Tiere waren in ca. 20%, Nymphen in ca. 10% und Larven nur in ca. 1% Borrelienträger [5].

In dem breiten Wirtsspektrum von I. ricinus, zu dem z. B. Mäuse, Vögel, Eidechsen, Reh- und Rotwild, Füchse, Kaninchen und Haustiere wie Rinder, Schafe, Hunde und Katzen gehören, sind Mäuse vermutlich das wichtigste Erregerreservoir. Da die Nager oft von Hunderten von Larven befallen werden, spielen transovariell erworbene Infektionen für die Transmission im Wirtsreservoir wahrscheinlich eine bisher unterschätzte Rolle.

Im Gegensatz zur ebenfalls durch I. ricinus übertragenen virusbedingten Frühsommer-Meningoenzephalitis (FSME), die nur auf bestimmte Endemiegebiete beschränkt ist, deckt sich in Europa die Verbreitung von I. ricinus mit dem Auftreten der Lyme-Borreliose [8]. Doppelinfektionen mit Borrelien und FSME-Virus sind selten.

29.6.5.4 Pathogenese

Die Osp-Proteine spielen möglicherweise eine Rolle als Adhäsine und Induktoren proinflammatorischer Zytokine [25]. Die Expression der OspA- undOspC-Proteine variiert mit dem Habitat (Zecke/Säugetier). In nüchternen I. ricinus exprimieren Borrelien nur OspA. Erst bei Blutkontakt beginnt die Borrelie, noch während die Zecke saugt, OspC-Protein zu exprimieren. Beim Menschen und anderen Säugetierwirten findet man v. a. OspC- und nur selten OspA-Antiköper. Es ist daher anzunehmen, dass OspA und OspC den Borrelien dazu dienen, sich an die unterschiedlichen Habitate, Zecke und Säugetier, anzupassen. Im Einzelnen sind die Auslöser der Expression und die Genregulation unbekannt.

Die Heterogenität von OspA und OspC hat wichtige Implikationen für die Vakzineentwicklung in Europa (s. unten, [21]). Beide Proteine waren als Impfstoff im Tierversuch wirksam, und OspA-Antikörper töten Borrelien bereits in der Zecke ab.

Borrelien können extrazellulär (z. B. zwischen Kollagenfasern bei Acrodermatitis chronica atrophicans) oder gelegentlich intrazellulär in Makrophagen und Fibroblasten überleben und so über lange Zeit im Säugetierwirt persistieren. Darüber hinaus wurden neuerdings hochvariable Antigene (Vls) entdeckt, die für Immune-escape-Mechanismen verantwortlich sein könnten.

29.6.5.5 Erkrankung

Verlauf der unbehandelten B.-burgdorferi-Infektion

Unbehandelte B.-burgdorferi-Infektionen können sehr unterschiedlich verlaufen [3, 10, 15, 18]. Es kann jede der im Folgenden genannten klinischen Manifestationen isoliert oder in Kombination mit den anderen auftreten. In den meisten Fällen ist die Erkrankung selbstlimitierend. Allerdings kann B. burgdorferi – selbst nach Antibiotikatherapie – mit oder ohne Symptome im Gewebe persistieren.

Die Lyme-Borreliose ist eine Multisystemkrankheit, die sich überwiegend als lokalisierte Hautinfektion, als Erythema migrans, manifestiert. Innerhalb von Tagen bis Wochen kann es zu einer Dissemination der Borrelien in andere Organe, am häufigsten in das ZNS, die Gelenke oder seltener in das Myokard kommen (Abb. 29-36).

Frühmanifestationen

Die klinischen Bilder werden in Früh- und Spätmanifestationen bzw. in die Stadien I, II und evtl. III eingeteilt. Die häufigste Frühmanifestation und das Leitsymptom der Lyme-Borreliose ist das Erythema migrans. Tage bis Wochen nach dem Zeckenstich bildet sich eine makulöse oder papulöse Effloreszenz, die im weiteren Verlauf meist als zentral abblassendes, peripher wanderndes Ringerythem imponiert (Abb. 29-37).

Es kann in Ausdehnung, Farbintensität und Dauer variieren. Zusätzlich können Allgemeinsymptome wie Fieber, Myalgien und Kopfschmerzen und selten ein Meningismus auftreten. In Europa gelegentlich, in Amerika häufiger kön-

Klinische Manifestationen

- **früh**

Stadium I (Tage bis Wochen nach dem Zeckenstich)
E. migrans - lokalisiert

Stadium II (Wochen bis Monate nach dem Zeckenstich)
E. migrans - multiple Läsionen
Lymphadenosis benigna cutis (Lymphozytom)
Karditis
Meningitis, Meningoradikulitis (Bannwarth-Syndrom)
Meningoenzephalitis

- **spät**

Stadium III (Monate bis Jahre nach dem Zeckenstich)
Chronisch progrediente Enzephalomyelitis
Chronische Arthritis (Lyme- Arthritis)
Akrodermatitis chronica atrophicans (ACA)

Saisonale Prävalenz

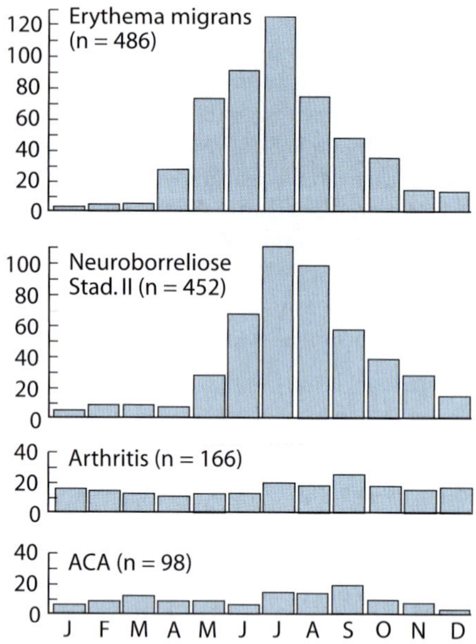

■ **Abb. 29-36.** Klinik und saisonale Prävalenz der Lyme-Borreliose

nen bei hämatogener Aussaat multiple Erytheme beobachtet werden.

Das seltene Borrelienlymphozytom imponiert als rötlich livider Tumor an typischen Lokalisationen wie Ohrläppchen, Mamille oder Skrotum und findet sich am ehesten bei Kindern (■ Abb. 29-37).

Im Stadium II kommt es am häufigsten zur Neuroborreliose, die sich meist als lymphozytäre Meningoradikulitis (LMR, Bannwarth-Syndrom) mit typischer Symptomatik manifestiert. Leitsymptome sind Hirnnervenparesen und quälende brennende radikuläre Schmerzen, die v. a nachts exazerbieren (■ Abb. 29-37). Seltener treten Extremitäten- und Rumpfparesen auf. Kinder erkranken häufiger als Erwachsene an einer Meningitis oder einer isolierten Fazialisparese ohne meningitische Symptomatik [3]. Der charakteristische Liquorbefund mit lymphozytärer Pleozytose (zwischen 30/3 und 3000/3 Zellen/μl) und Liquoreiweißerhöhung ist diagnostisch wegweisend.

Weitere klinische Manifestationen des Stadiums II sind die Lyme-Karditis, die sich klinisch in AV-Blockierungen unterschiedlichen Grades und anderen Rhythmusstörungen äußert. Zudem können Patienten im Stadium II eine Augenborreliose mit Iritis und Chorioretinitis entwickeln.

Spätmanifestationen

Die häufigsten Manifestationen des Stadium III sind die Lyme-Arthritis und die Acrodermatitis chronica atrophicans (ACA) (■ Abb. 29-38).

Die Lyme-Arthritis kann monoartikulär oder oligoartikulär, intermittierend oder seltener chronisch verlaufen, wobei sich akute Krankheitserscheinungen mit symptomfreien Intervallen abwechseln. Spontanremissionen sind häufig, Übergänge in ein chronisches Stadium eher selten.

Bevor die Diagnose einer Lyme-Arthritis gestellt wird, ist eine ausgedehnte rheumatologische Differenzialdiagnostik erforderlich. Bei Patienten mit ACA kommt es nach monate- bis jahrelanger Inkubationszeit zu einem initial infiltrativen Stadium, gefolgt von den charakteristischen Veränderungen des atrophischen Stadiums: zigarettenpapierdünne gefältelte Haut, livide Verfärbung und plastisches Hervortreten der Gefäße. Bemerkenswert ist, dass die ACA praktisch nur in Europa und in erster Linie bei älteren Frauen beobachtet wird.

Sehr selten leiden Patienten im III. Stadium an Para- und Tetraparesen als Symptome einer chronisch-progredienten Borrelienenzephalomyelitis. Der typische Liquorbefund ist eine ausgeprägte Proteinerhöhung bei gering- bis mäßiggradiger Liquorzellzahlerhöhung. Wichtigste Differenzialdiagnose ist die multiple Sklerose, von der die Erkrankung durch den Nachweis von im Liquorraum gebildeten erregerspezifischen Antikörpern abgegrenzt werden kann [20, 27].

Saisonale Präferenz

Die frühen Manifestationen der Lyme-Borreliose, Erythema migrans und akute Neuroborreliose, treten bevorzugt analog zur Zeckenaktivität vom Frühsommer bis zum Herbst auf. Spätmanifestationen der Lyme-Borreliose gibt es dagegen das ganze Jahr über (■ Abb. 29-36).

29.6.5.6 Diagnostik

Mikrobiologie

Materialgewinnung

In der Praxis werden oft die einfacher anzuwendenden serologischen Verfahren dem direkten Erregernachweis vorgezogen.

! Vor allem in diagnostisch schwierigen Fällen sollte aber angestrebt werden, die Diagnose über den Erregernachweis zu stellen (■ Tabelle 29-37).

Auch wenn wertvolles Biopsiematerial zur Verfügung steht, sollte diese diagnostische Möglichkeit genutzt werden. Zweckmäßig für den Direktnachweis sind Körperflüssigkeiten wie Li-

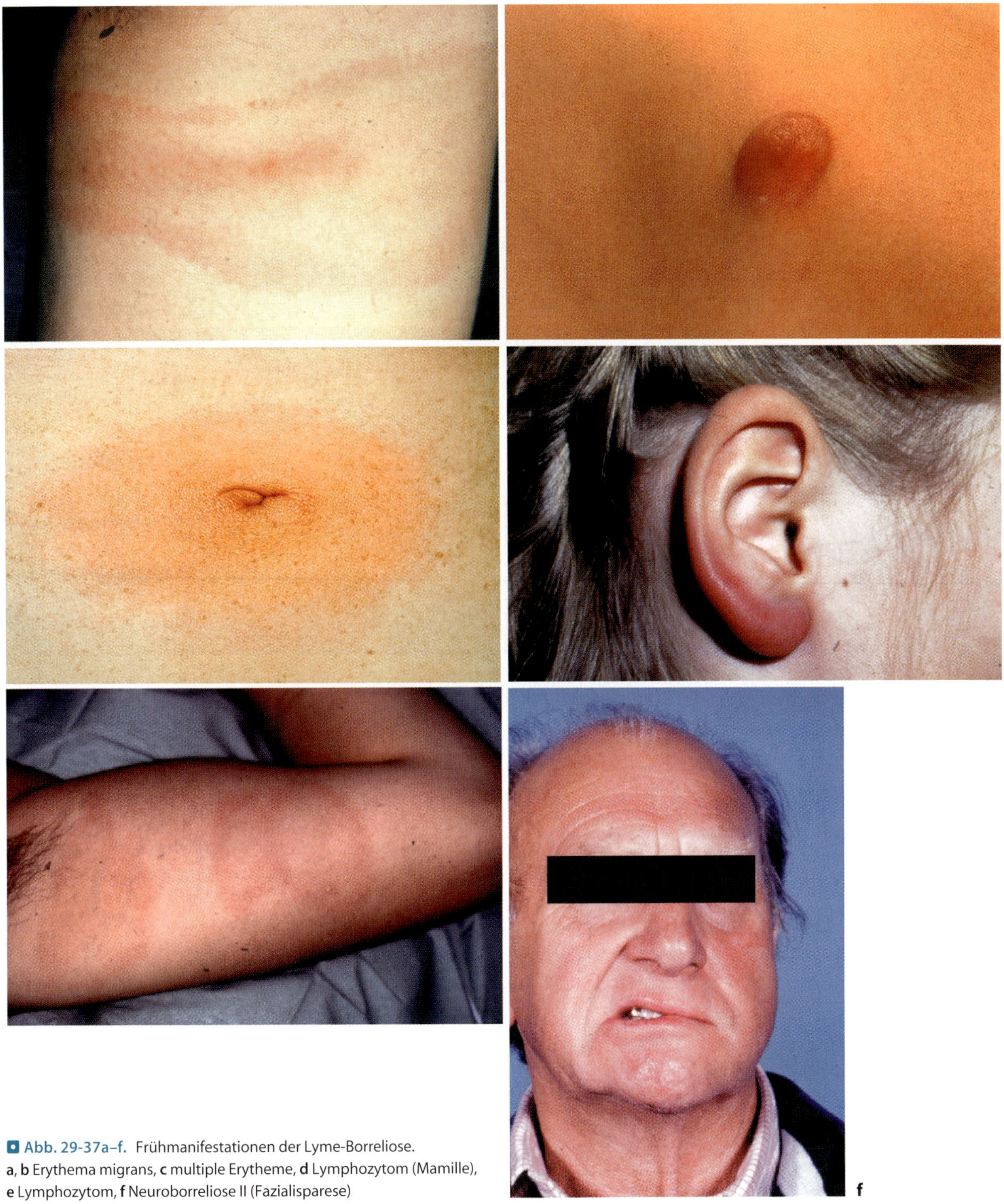

Abb. 29-37a–f. Frühmanifestationen der Lyme-Borreliose. a, b Erythema migrans, c multiple Erytheme, d Lymphozytom (Mamille), e Lymphozytom, f Neuroborreliose II (Fazialisparese)

quor cerebrospinalis oder Gelenkpunktat sowie Biopsien von Haut, Synovia und in besonderen Fällen vom Herz oder vom Gehirn.

Antikörper lassen sich normalerweise aus dem Serum bestimmen. Aus Gelenkpunktat erhält man erfahrungsgemäß ähnliche Untersuchungsbefunde. Bei Verdacht auf Neuroborreliose sollte grundsätzlich ein Liquor-Serum-Paar vom selben Tag untersucht werden. Die Detektion von Antigen im Urin sowie die Urin-PCR haben sich klinisch nicht bewährt.

Erregernachweis

Mit Silberfärbung oder immunhistologischen Verfahren (Immunfluoreszenz) lassen sich Borrelien zwar in Biopsiematerial identifizieren, wegen der geringen Keimzahl ist der Nachweis für diagnostische Zwecke aber zu unempfindlich. Bewährt haben sich Immunfluoreszenzverfahren, wenn für epidemiologische Untersuchungen Borrelien in Zecken nachgewiesen werden sollen. Zecken von Patienten auf Borrelien zu untersuchen, um eine Therapieindikation festzustellen wird nicht empfohlen [8, 13, 27].

a c b d

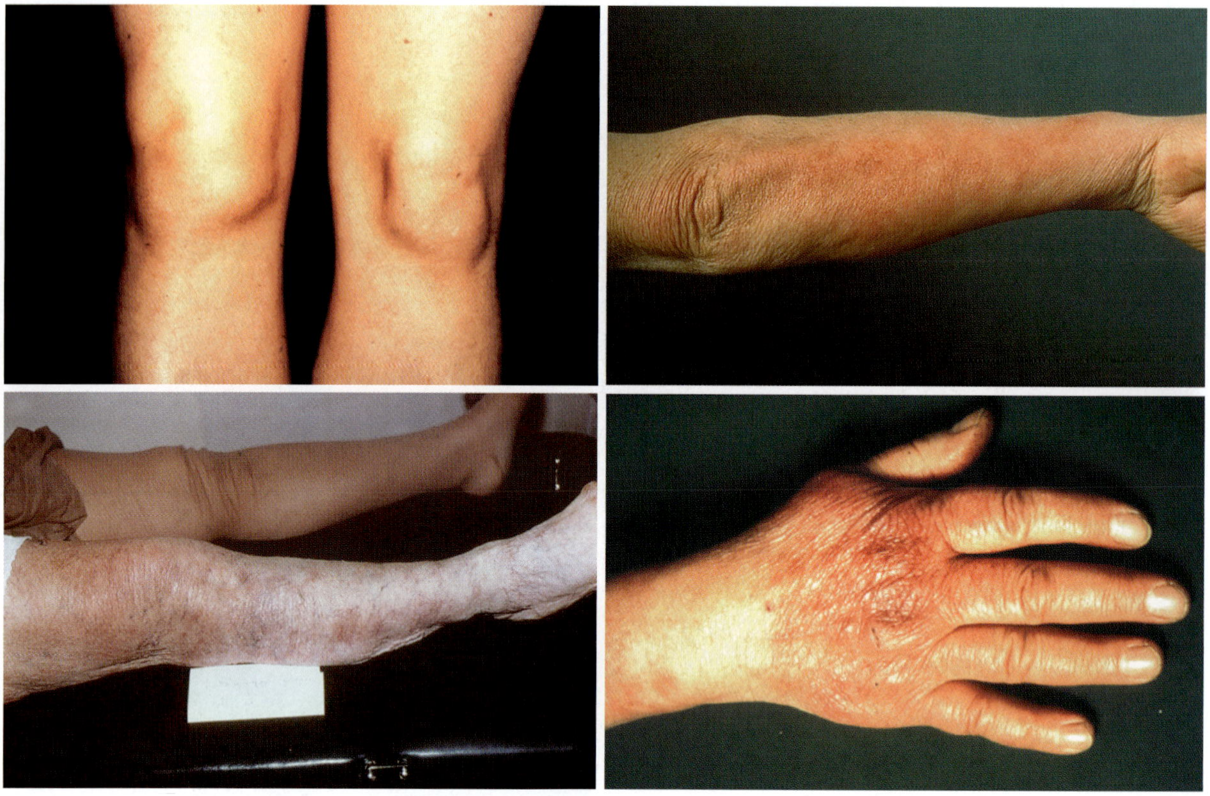

Abb. 29-38a–d. Spätmanifestationen der Lyme-Borreliose. **a** Arthritis, **b–d** Acrodermatitis chronica atrophicans

Tabelle 29-37. Mikrobiologische Diagnostik

Zu erwartende positive Ergebnisse beim Erregernachweis

Haut (E. migrans, ACA):	50–70% mit Kultur oder PCR
Liquor (Neuroborreliose II):	10–30% mit Kultur oder PCR
Gelenkpunktat[a] (Lyme-Arthritis):	50–70% mit PCR (Kultur extrem selten positiv)

Anmerkung:
[a] Höhere Sensitivität des Erregernachweises aus Synoviabiopsie.

Zu erwartende positive Ergebnisse beim Antikörpernachweis

Stadium	Seropositiv	IgM vs. IgG
I	20–50%	Vorwiegend IgM-Antikörper bei kurzer Krankheitsdauer
II	70–90%	Vorwiegend IgG-Antikörper bei langer Krankheitsdauer
III	nahezu 100%	In der Regel nur IgG

Zur Interpretation serologischer Befunde.
Der positive Antikörpernachweis kann Ausdruck einer klinisch manifesten oder einer zurückliegenden, ausreichend behandelten bzw. spontan ausgeheilten Infektion sein. Mit einem signifikanten Rückgang des Antikörpertiters ist auch nach klinisch erfolgreicher Therapie erst im Verlauf von Monaten oder erst von Jahren zu rechnen. Hinweise auf eine aktive Infektion geben ein positiver IgM-Antikörpernachweis, ein signifikanter Antikörperanstieg oder eine Serumkonversion. Cave: IgM-Antikörper können auch bei klinisch erfolgreicher Therapie über Monate, evtl. sogar Jahre persistieren. Ein isolierter IgM-Befund spricht gegen eine Spätmanifestation!

Um B. burgdorferi in Proben von Lyme-Borreliose-Patienten mit hoher Sensitivität nachzuweisen, sollten die Borrelien in modifiziertem Kelly-Medium angezüchtet werden.

Da sich heute mit der hochempfindlichen Polymerasekettenreaktion (PCR) geringste Mengen erregerspezifischer DNA detektieren lassen, wird diese Methode zunehmend auch in der Lyme-Borreliose-Diagnostik eingesetzt. Sie sollte ebenso wie die Kultur Speziallaboratorien vorbehalten bleiben [27]. Für die spezifische Amplifikation von B.-burgdorferi-DNA werden verschiedenste DNA-Sequenzen als Zielsequenz verwendet. Plasmid-DNA-assoziierte Gene wie ospA scheinen als Targetsequenzen für die Diagnostik der Lyme-Arthritis anderen Genen überlegen zu sein und erlauben nach Sequenzierung der Amplikons auch die Spezies- und Subspeziesdiagnose (OspA-Typ) [4, 22, 27].

Sensitivität des Erregernachweises

Die Sensitivität des Erregernachweises hängt vom Untersuchungsmaterial, vom Stadium der Erkrankung und der Art der klinischen Manifestation ab. Die Erfolgsaussichten, den Erreger zu isolieren, liegen für Gewebeproben höher als für Körperflüssigkeiten. Die Sensitivität der PCR und der Kultur sind in etwa gleich, nur bei der Untersuchung von Gelenkpunktaten auf Lyme-Arthritis ist die PCR der Kultur überlegen (Tabelle 29-37).

Indikationen für den Erregernachweis sind atypische Hautmanifestationen und der Verdacht auf Lyme-Arthritis. Noch besser zur Untersuchung geeignet als Gelenkpunktat ist in diesem Fall eine Synoviabiopsie.

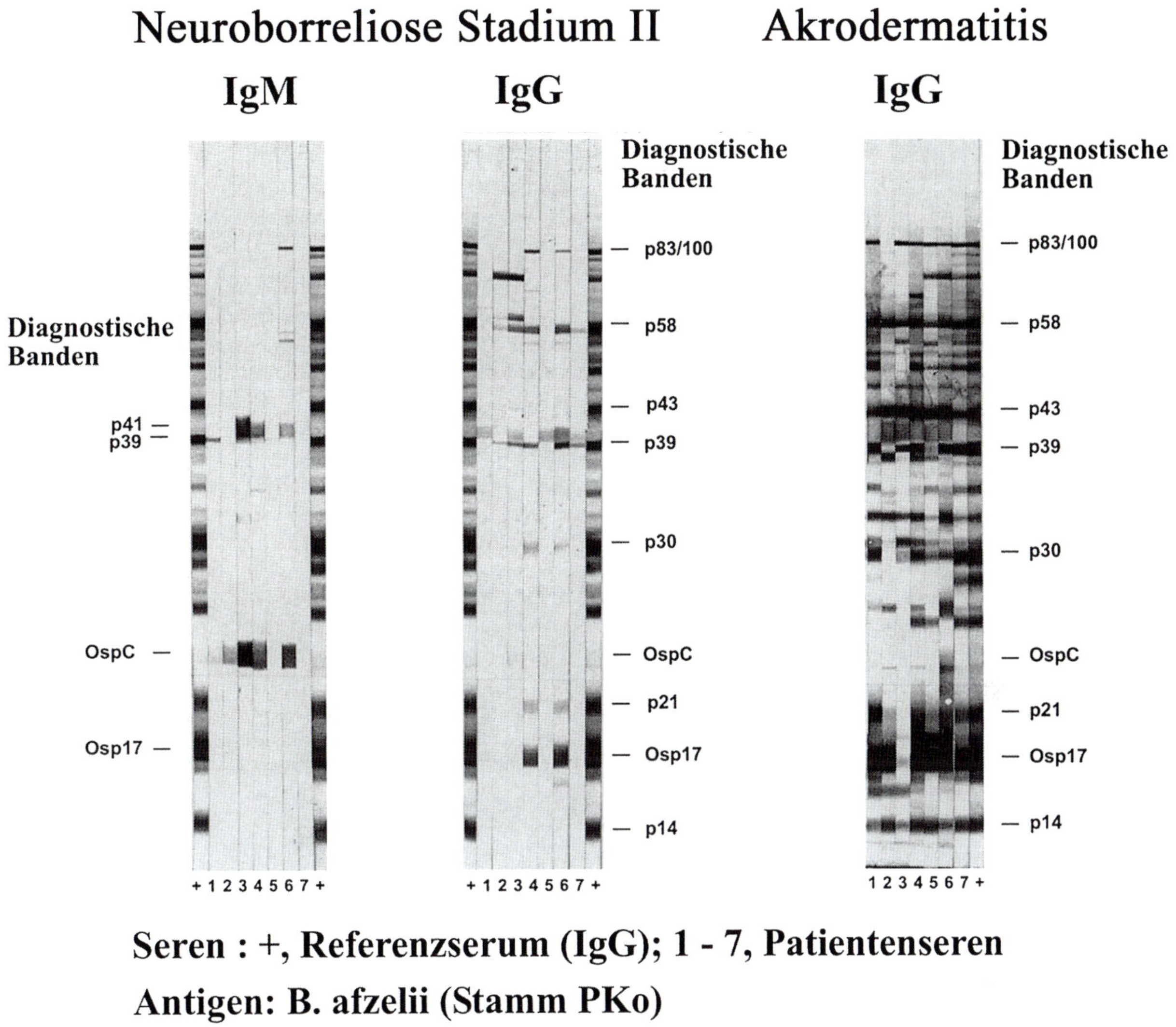

Abb. 29-39. Gesamtantigen-Immunblot

Die PCR aus Urin und Blut wird nach dem derzeitigen Wissensstand nicht für die Diagnostik empfohlen [8, 27, 28].

Antikörpernachweis

Serologische Untersuchungen sollen stufenweise vorgenommen werden [13, 22, 27, 28]. Als 1. Stufe wird ein Ig-Klassen-spezifischer ELISA empfohlen, erst in der 2. Stufe der Immunoblot. Es sollten ELISA der 2. oder 3. Generation mit hoher Sensitivität bei gleichzeitig guter Spezifität verwendet werden, um so die Spezifität insgesamt zu verbessern. Im Nationalen Referenzzentum für Borrelien in München haben wir zusätzlich zum ELISA v. a. bei Neuroborrelioseverdacht mit dem Immunfluoreszenzantikörperabsorptionstest (IFA-ABS) gute Erfahrungen.

Die Standardisierung der serologischen Tests, insbesondere des Immunoblots ist ein Problem. Denn die Verwendung rekombinanter Antigene erlaubt zwar eine zuverlässige Identifikation immunreaktiver Borrelienproteine [23]. Die Sensitivität der derzeit kommerziell erhältlichen rekombinanten Blots erreicht jedoch noch nicht die Sensitivität des konventionellen Blot mit Ganzzelllysatantigen. Mit Einführung neuer rekombinanter Antigene (p58, VlsE) kann jedoch die Sensitivität des rekombinanten Blots wesentlich verbessert werden [24]. Werden dagegen Ganzzelllysate eingesetzt, ist die Identifikation spezifischer Borrelienproteine schwieriger als beim rekombinanten Blot. Die Identifikation diagnostischer Banden mit dem Ganzzelllysatblot erfordert eine standardisierte Immunoblottechnik mit langen Gelen und das Mitführen monoklonaler Antikörper und Referenzseren (Abb. 29-39), [7].

Die angebotenen kommerziellen konventionellen Immunoblottests entsprechen leider häufig nicht den Qualitätsanforderungen.

Die für amerikanische Patienten geltenden Kriterien sind auf Europa nicht übertragbar, weil sie nur mit B. burgdorferi s. s. und amerikanischen Seren entwickelt wurden [7]. Generell finden sich bei Frühmanifestationen wenige und bei Spätmanifestationen zahlreiche Banden im Immunoblot (Abb. 29-39).

Serologische Befunde

Bei Patienten mit kurzer Krankheitsdauer oder mit lokalisierter Infektion lassen sich häufig keine Antikörper nachweisen.

Erfahrungsgemäß sind IgM-Antikörper früher als IgG-Antikörper nachweisbar. Berichte über Erythema migrans und akute Neuroborreliose mit positivem IgG-Befund ohne IgM-Antikörpernachweis sind eher selten.

Gelegentlich können IgM-Antikörper Monate oder sogar Jahre auch bei erfolgreicher Therapie persistieren. Isolierte IgM-Befunde ohne IgG-Antikörpernachweis werden im Rahmen polyklonaler Aktivierungen beobachtet, z. B. während frischer EBV-Infektion oder anderer Herpesvirusinfektionen. Ein isolierter IgM-Befund spricht gegen die Diagnose einer chronischen Lyme-Borreliose (■ Tabelle 29-37, [13, 22, 2]).

Serologische Verlaufskontrollen

Serologische Verlaufskontrollen werden besonders zur Diagnostik der Frühmanifestationen angeraten. Eine frühe Antibiotikatherapie kann die Bildung von Antikörpern hemmen, aber in einem Teil der Fälle kommt es nach Beginn der Therapie doch noch zur Serokonversion. Bei Verlaufskontrollen von unbehandelten und mit Penicillin behandelten Fällen mit akuter Neuroborreliose hat man vergleichsweise längere Antikörperpersistenz bei den unbehandelten Fällen beobachtet. Die Eignung der Serologie zur Therapiekontrolle ist aber im Einzelfall fraglich (s. Laborkontrolle der Therapie).

Zur Therapiekontrolle im Einzelfall eignen sich serologische Verfahren eher nicht (s. Laborkontrolle der Therapie].

Nachweis der intrathekalen Antikörperproduktion

Für die Diagnose der Neuroborreliose ist der erregerspezifische Liquor-Serum-Index entscheidend. Es müssen Liquor und Serum vom selben Tag untersucht werden [10, 27]. Der IgG-Antikörpergehalt wird mit dem ELISA quantitativ bestimmt und auf identische Gesamt-IgG-Konzentrationen in Liquor und Serum bezogen. Der bloße Nachweis von Antikörpern im Liquor ist nicht aussagekräftig, weil Antikörper auch aus dem Serum passiv auf den Liquor übertragen werden können. Vor allem bei kurzer Krankheitsdauer kann die intrathekale Immunantwort bereits vor der Serumimmunantwort nachweisbar sein.

! Der erhöhte erregerspezifische Liquor-Serum-Index ist der wichtigste mikrobiologische Parameter, um die Diagnose der chronisch progredienten Neuroborreliose zu sichern und sie gegen die multiple Sklerose abzugrenzen.

29.6.5.7 Therapie

Jede Manifestation der Lyme-Borreliose muss antibiotisch therapiert werden [18, 19]. Je früher das geschieht, desto größer ist der klinische Erfolg und desto sicherer werden Spätmanifestationen vermieden.

! Ist das klinische Bild (Erythema migrans, LMR) typisch, behandelt man sofort, ohne den mikrobiologischen Befund abzuwarten. Fällt die mikrobiologische Untersuchung später negativ aus, wird die Therapie trotzdem fortgesetzt.

Antibiotikum und Art der Applikation, Dosierung und Therapiedauer, richten sich nach dem klinischen Bild und dem Stadium der Erkrankung ([13, 19]; ■ Tabelle 29-38).

Erythema migrans

Das Erythema migrans bildet sich normalerweise ohne Behandlung zurück. Eine Antibiotikatherapie ist aber sinnvoll, weil sie in ca. 97% der Fälle verhindern kann, dass sich weitere Stadien einer Borrelieninfektion ausbilden.

! Patienten mit behandeltem Erythema migrans entwickeln in 1–2% der Fälle eine Neuroborreliose und in ca. 1% eine Arthritis.

Das Erythema migrans verschwindet in der Regel nach wenigen Tagen bis einigen Wochen nach Therapiebeginn. In randomisierten Studien fanden sich keine signifikanten Unterschiede zwischen verschiedenen Antibiotika in ihrer Eigenschaft, Spätfolgen zu verhindern.

Neuroborreliose Stadium II

Auch die Neuroborreliose im Stadium II heilt erfahrungsgemäß spontan aus, ebenso normalisiert sich der Liquorbefund innerhalb weniger Monate. Es kann jedoch in seltenen Fällen zu Spätformen der Neuroborreliose kommen. Vorzugsweise verordnet man bei akuter Neuroborreliose Cephalosporine i.v. oder hochdosiertes Penicillin G. Ceftriaxon hat den praktischen Vorteil, dass es nur einmal täglich appliziert werden muss und eine ambulante Therapie möglich ist.

Radikuläre Schmerzen, Kopfschmerzen und Meningismus sprechen rasch auf Antibiotika an, während Muskelparesen sich mit Therapie nicht signifikant schneller zurückbilden als ohne.

Karditis

Zwar fehlen sowohl für die Behandlung der Lyme-Karditis als auch der Augenmanifestationen einer Borrelieninfektion systematische Studien, empfohlen werden aber dieselben Antibiotika und dieselbe Therapiedauer wie für die Neuroborreliose im Stadium II.

Acrodermatitis chronica atrophicans (ACA)

Die ACA ist eine chronische Hauterkrankung, die selten spontan ausheilt. In ihrer Behandlung werden seit Jahren Penicillin und Tetracycline erfolgreich eingesetzt. Sie führen allerdings nicht immer zu Komplettremissionen, und auch Rückfälle können gelegentlich auftreten.

Doxycyclin, Amoxicillin oder Cefuroxim sollen 3 Wochen lang oral gegeben werden. Alternativ verabreicht man Cephalosporine i.v. Die klinische Symptomatik bessert sich nur langsam über Wochen bis Monate.

Lyme-Arthritis

Nach Monaten bis Jahren kommt es meist auch zur Spontanremission der Lyme-Arthritis. Dennoch sind Antibiotika indiziert, um die Heilung zu beschleunigen. Eine orale Therapie mit Tetracyclinen für 4 Wochen kann effektiv sein. Bei Nonrespondern sollte man auf Cephalosporine i.v. ausweichen. Wenn eine initiale Therapie versagt, lohnen sich wiederholte Antibiotikagaben. Kortikosteroide verabreicht man erst nach der antibiotischen Therapie. Bleiben alle Behandlungsversuche erfolglos, kann den Patienten manchmal durch eine Synovektomie geholfen werden.

Tabelle 29-38. Therapie der Lyme-Borreliose

Klinische Manifestation	Antibiotikum	Dosierung (pro Tag)	Applikation	(Tage)
Erythema migrans (EM), Borrelienlymphozytom	Doxycyclin[a]	1-mal 200 mg	p.o.	14
	Amoxicillin[a]	2-mal 1000 mg	p.o.	14
	Azithromycin[a]	2-mal 500 mg	p.o.	1. Tag
		dann 1-mal 500 mg	p.o.	2.–5. Tag
		oder		
	Azithromycin[a]	1-mal 500 mg	p.o.	10
	Minocyclin[a]	2-mal 100 mg	p.o.	14
	Cefuroxim[a]	2-mal 500 mg	p.o.	14
	Penicillin V[a]	3-mal 1 g	p.o.	14
Akute Neuroborreliose, Karditis	Ceftriaxon[a]	1-mal 2 g	i.v.	14
	Cefotaxim[a]	3-mal 2 g	i.v.	14
	Penicillin G[a]	4-mal 3 g	i.v.	14
	Doxycyclin[a]	1-mal 200 mg	p.o.	14
Arthritis	Ceftriaxon[a]	1-mal 2 g	i.v.	21
	Cefotaxim[a]	3-mal 2 g	i.v.	21
	Penicillin G[a]	4-mal 3 g	i.v.	21
	Doxycyclin[a]	1-mal 200 mg	p.o.	21
Acrodermatitis chronica atrophicans	Doxycyclin[a]	1-mal 200 mg	p.o.	21
	Amoxicillin[a]	2-mal 1000 mg	p.o.	21
	Ceftriaxon[a]	1-mal 2 g	i.v.	21
	Cefotaxim[a]	3-mal 2 g	i.v.	21
	Penicillin G[a]	4-mal 3 g	i.v.	21
Chronische Neuroborreliose	Ceftriaxon[a]	1-mal 2 g	i.v.	21
	Cefotaxim[a]	3-mal 2 g	i.v.	21
	Penicillin G[a]	4-mal 3 g	i.v.	21

[a] Jeweils alternativ; *i.v.:* intravenös; *p.o.:* oral.
Probenecid kann zusätzlich zu Penicillin V oder Amoxicillin gegeben werden.
Kinder unter 10 Jahren und Schwangere dürfen keine Tetracycline (Doxycyclin) einnehmen. Cephalosporine dürfen Schwangeren nicht im 1. Trimenon gegeben werden (genauere Angaben zu Antibiotika und Dosierung s. Text).

Tertiäre Neuroborreliose

Die späte Enzephalomyelitis und die periphere Neuropathie heilen nicht spontan. 60–90% der Patienten mit peripherer Neuropathie können erfolgreich mit Penicillin i.v., hochdosiert oder mit Ceftriaxon behandelt werden. Vor dem Einsatz der i.v.-verabreichten Antibiotika sollte jedoch ein Therapieversuch mit oralen Antibiotika wie Doxycyclin unternommen werden.

Da die späte Enzephalomyelitis ausgesprochen selten auftritt, gibt es keine fundierten Daten zur Therapie. Empfohlen werden die gleichen Antibiotika wie für die frühe Neuroborreliose. Allerdings werden sie für mindestens 3 Wochen verordnet.

Therapie bei Kindern und Schwangeren

Schwangere und Kinder unter 10 Jahren dürfen keine Tetracycline einnehmen. Die Dosierung aller Antibiotika muss bei Kindern dem Körpergewicht angepasst werden. Schwangeren sollte Penicillin nicht oral gegeben werden.

Mögliche Therapieschemata während der Schwangerschaft sind: Bei Erythema migrans oder Borrelienlymphozytom verordnet man 500 mg Amoxicillin 4-mal täglich oder 500 mg Cefuroxim 2-mal täglich. Gegen systemische Infektion (Stadium II und III) kann intravenöses Penicillin G verabreicht werden. Darüber hinaus kommen Ceftriaxon oder Cefotaxim zur Behandlung in Frage. Cephalosporine sollten jedoch nicht vor dem 2. Trimenon gegeben werden.

Es kann nicht ausgeschlossen werden, dass B. burgdorferi diaplazentar übertragen werden kann. Ein wissenschaftlicher Beweis für die konnatale Lyme-Borreliose steht nach wie vor aus.

Laborkontrolle der Therapie

Generell sinken Antikörpertiter bei Frühmanifestationen rascher als bei Spätmanifestationen. Bei Spätmanifestationen können hohe Antikörpertiter sogar über Jahre persistieren. Da die individuellen Titerverläufe beträchtlich schwanken, gibt der Rückgang der klinischen Symptome zuverlässiger Aufschluss über den Therapieerfolg als serologische Verlaufskontrollen.

29.6.5.8 Prävention

Vermeidung der Exposition

Die wirksamste Prophylaxe der Lyme-Borreliose ist die Vermeidung der Zeckenexposition. Repellents wie Autan (Diethyltoluamid) wirken ca. 2 h.

Da die Zahl der übertragenen B. burgdorferi mit der Dauer des Saugens zunimmt, ist die rasche Entfernung angesogener Zecken ebenfalls unter die Präventivmaßnahmen der Borreliose zu rechnen. Die Zecke soll vorsichtig mit der Pinzette, ohne Anwendung von Öl, Klebstoff oder dergleichen, herausgedreht oder gezogen werden. Man sollte darauf achten, dass dabei das fälschlicherweise oft als Kopf bezeichnete Hypostom mitentfernt wird, weil es Fremdkörperreaktionen hervorrufen kann. Das Risiko einer Borrelieninfektion wird durch den Verbleib des Hypostoms nicht erhöht.

Grundsätzlich wird von einer prophylaktischen Antibiotikatherapie nach Zeckenstich abgeraten. Unter besonderen Umständen, z. B. bei überängstlichen Patienten, kann als Prophylaxe Doxycyclin oder Amoxicillin für etwa 1 Woche verordnet werden. In jedem Fall muss der Patient über die möglichen Symptome einer Lyme-Borreliose aufgeklärt werden, damit er im Krankheitsfall einen Arzt aufsucht. Außerdem ist daran zu denken, dass mit einem Zeckenstich weitere Erreger übertragen werden können: z. B. das FSME-Virus in den entsprechenden Endemiegebieten.

Im Blut von süddeutschen Waldarbeitern konnten erhöhte Antikörpertiter gegen das Agens der humanen granulozytären Ehrlichiose (HGE) gemessen werden. Mit diesem Befund steht in Einklang, dass mittels PCR in Zecken aus Süddeutschland HGE-Agens nachgewiesen wurde [6]. Dies sind Hinweise, dass dieser oder ein verwandter Erreger auch bei uns vorkommt. Deshalb sollte bei atypischen Fällen von Lyme-Borreliose (Transaminasenerhöhung, Thrombozytopenie) auch an Ehrlichiose gedacht werden, zumal bei Ehrlichiose die häufig bei Borreliose eingesetzte Cephalosporintherapie unwirksam ist.

Impfung

In den USA wurde eine am Menschen anwendbare Vakzine gegen B. burgdorferi zugelassen (rekombinantes OspA), die allerdings aus kommerziellen Gründen wieder zurückgezogen wurde [16]. Rekombinante Vakzinen auf der Basis von OspA und OspC waren im Tierversuch nur im homologen System sicher wirksam [11, 14]. Daher muss für Europa wegen der großen Heterogenität der Osp-Proteine der europäischen Stämme eine viel komplexere Vakzine entwickelt werden. An der Entwicklung solcher Vakzinen wird derzeit gearbeitet.

Fazit für die Praxis zu Kap. 29.6.5

- Die Lyme-Borreliose ist hierzulande die häufigste zeckenübertragene Infektionskrankheit. Sie ist in ganz Deutschland entsprechend dem Vorkommen der Zecke I. ricinus verbreitet.
- Das klinische Bild ist sehr vielfältig und umfasst u. a. Erkrankungen der Haut (Erythema migrans, Borrelienlymphozytom, Acrodermatitis chronica atrophicans), der Gelenke (Arthralgien, Arthritis), des Herzens (Karditis) und des Nervensystems (lymphozytäre Meningitis und Meningoradikulitis, progrediente Enzephalomyelitis).
- Serologische Untersuchungen sollen grundsätzlich als Stufendiagnostik erfolgen (1. Stufe ELISA, 2. Stufe Immunoblot).
- Patienten mit Erythema migrans (Stadium I) sind nur in 20–50% seropositiv, Patienten mit Neuroborreliose Stadium II in 70–90%, und Patienten mit Spätmanifestationen haben fast alle positive Antikörpertiter.
- Intrathekal gebildete Antikörper sind ein wichtiges Kriterium für die Diagnose der Neuroborreliose.
- Grundsätzlich muss der serologische Befund im Zusammenhang mit der klinischen Symptomatik interpretiert werden. Das zufällige Zusammentreffen eines Durchseuchungstiters und einer Krankheit anderer Ursache ist bei atypischer Symptomatik wahrscheinlicher als die Lyme-Borreliose.
- In differenzialdiagnostisch schwierigen Fällen kann versucht werden, den Erreger mittels PCR oder Kultur direkt nachzuweisen (z. B. aus Haut, Liquor oder Gelenkpunktat).
- Tetracycline, Penicillin und Cephalosporine haben sich in der Therapie bewährt. Art des Antibiotikums, Applikation und Therapiedauer richten sich nach Stadium und Schwere des Krankheitsbildes.
- Derzeit steht keine kommerziell erhältliche Borrelienvakzine zur Verfügung. Vermeidung von Zeckenstichen und die möglichst rasche sachgerechte Entfernung von Zecken sind die wichtigsten prophylaktischen Maßnahmen zur Vermeidung der Lyme-Borreliose.

Literatur zu Kap. 29.6.5

1. Baranton G, Marti Ras N, Postic D (1998) Molecular epidemiology of the aetiological agents of Lyme borreliosis. Wien Klin Wochenschr 110: 850–855
2. Burgdorfer W, Barbour A G, Hayes SF et al. (1982) Lyme disease – a tick-borne spirochetosis? Science 216: 1317–1319
3. Christen H-J, Hanefeld F, Eiffert H, Thomssen R (1993) Epidemiology and clinical manifestations of Lyme borreliosis in childhood. A prospective multicentre study with special regard to neuroborreliosis. Acta Paediatr 82 (Suppl) 386: 1–76
4. Eiffert H, Karsten A, Thomssen R, Christen H-J (1998) Characterization of borrelia burgdorferi strains in Lyme arthritis. Scand J Infect Dis 30: 265–268
5. Fingerle V, Bergmeister H, Liegl G, Vanek E, Wilske B (1994) Prevalence of borrelia burgdorferi sensu lato in ixodes ricinus in Southern Germany. J Spiroch Tick Dis 1: 41–45
6. Fingerle V, Munderloh UG, Liegl G, Wilske B(1999) Coexistence of ehrlichiae of the phagocytophila group with borrelia burgdorferi in ixodes ricinus from Southern Germany. Med Microbiol Immunol 188 145–149
7. Hauser U, Lehnert G, Lobentanzer R, Wilske B (1997) Interpretation criteria for standardized western blots for three European species of borrelia burgdorferi sensu lato. J Clin Microbiol 35: 1433–1444
8. Kaiser R und Teilnehmer der Expertenkonferenz (1998) Frühsommermeningoenzephalitis und Lyme-Borreliose-Prävention vor und nach Zeckenstich. Dtsch Med Wochenschr 123: 847–853
9. O'Connell S, Granström M, Gray J S, Stanek G (1998) Epidemiology of European Lyme borreliosis. Zentralbl Bakteriol 287: 229–240
10. Pfister H-W, Wilske B, Weber K (1994) Lyme borreliosis: basic science and clinical aspects. Lancet 343: 1013–1016
11. Preac-Mursic V, Wilske B, Patsouris E et al. (1992) Active immunization with pC protein of borrelia burgdorferi protects gerbils against borrelia burgdorferi infection. Infection 20: 342–349
12. Reimer B, Marschang A, Fingerle V et al. (1999) Epedimiology of Lyme borreliosis in South-Eastern Bavaria (Germany). Zentralbl Bakteriol 289: 653–654
13. RKI – Robert-Koch-Institut (1998) Empfehlungen zur Diagnostik und Therapie der Lyme-Borreliose. Epidemiol Bull 22: 159–164
14. Schaible UE, Kramer MD, Eichmann K (1990) Monoclonal antibodies specific for the outer surface protein (OspA) prevent Lyme borreliosis in severe combined immunodeficiency (scid) mice. Proc Natl Acad Sci USA 87: 3768–3772

15. Steere AC (1989) Medical progress – Lyme disease. N Engl J Med 321: 586–596
16. Steere AC, Sikand VK, Meurice F (1998) The Lyme Disease vaccine study group: Vaccination against Lyme disease with recombinant borrelia burgdorferi outer-surface lipoprotein A with adjuvant. N Engl J Med 339: 209–215
17. Vasiliu V, Herzer P, Rössler D, Lehnert G, Wilske B (1998) Heterogeneity of borrelia burgdorferi sensu lato demonstrated by an ospA-type-specific PCR in synovial fluid from patients with Lyme arthritis. Med Microbiol Immunol 187: 97–102
18. Weber K, Burgdorfer W (eds) (1993) Aspects of Lyme borreliosis. Springer, Berlin Heidelberg New York Tokio
19. Weber K, Pfister H-W (1994) Clinical management of Lyme borreliosis. Lancet 343: 1017–1020
20. Wilske B, Bader L, Pfister HW, Preac-Mursic V (1991) Diagnostik der Lyme-Neuroborreliose (Nachweis der intrathekalen Antikörperbildung). Fortschr Med 109: 441–446
21. Wilske B, Busch U, Fingerle V (1996) Immunological and molecular variability of OspA and OspC. Implications for borrelia vaccine development. Infection 24: 208–212
22. Wilske B, Fingerle V, Hauser U, Rössler D (1997): Borrelien. Diagnostische Bibliothek 48: 1–12
23. Wilske B, Fingerle V, Herzer P et al. (1993) Recombinant immunoblot in the serodiagnosis of Lyme borreliosis. Med Microbiol Immunol 182: 255–270
24. Wilske B, Habermann C, Fingerle V et al. (1999) An improved recombinant IgG immunoblot for serodiagnosis of Lyme borreliosis. Med Microbiol Immunol 188: 139–144
25. Wilske B, Pfister H-W (1995) Lyme borreliosis research. Curr Opin Infect Dis 8: 137–144
26. Wilske B, Preac-Mursic V, Göbel UB et al. (1993) An OspA serotyping system for borrelia burgdorferi based on reactivity with monoclonal antibodies and OspA sequence analysis. J Clin Microbiol 31: 340–350
27. Wilske B, Zöller L, Brade V et al. (2000) MIQ 12 Lyme-Borreliose. In: Mauch H, Lütticken R, Gatermann S (eds) Qualitätsstandards in der mikrobiologisch-infektiologischen Diagnostik. Urban & Fischer, Stuttgart (Englische Version zugänglich über die Homepages des NRZ Borrelien: http: //alhpa1.mpk.med.uni-muenchen.de/bak/nrz-borrelia/nrz-borrelia.html – und der DGHM: http: //www.dghm.org/red/index.html?cname=MIQ
12. Wilske B, Schriefer M (2003) Borrelia. In: Murray PR, Baron EJ, Pfaller MA, Tenover FC, Yolken HR (eds) manual of clinical microbiology, 8th edn. ASM Press, Washington D.C.

29.7 Anaerobe Bakterien

W. Bär

29.7.1 Einleitung

Anaerobe Bakterien sind Keime, die bei einem Sauerstoffpartialdruck von weniger als 0,1 kPa leben können. Man unterscheidet bezüglich der Sauerstoffaffinität 3 Gruppen.

Einteilung der anaeroben Bakterien entsprechend ihrer Sauerstoffaffinität

1) Fakultativ anaerobe Keime: Sie sind überwiegend aerob. Wenn es nötig ist, können sie in einer Atmosphäre mit geringem Sauerstoffpartialdruck wachsen (Beispiel: E. coli).
2) Mikroaerophile Keime: Sie wachsen weder bei dem natürlichen Sauerstoffgehalt der Luft noch bei völliger O_2-Freiheit, sondern am besten bei reduzierten Sauerstoffpartialdrücken (z. B. 5%) und erhöhter CO_2-Spannung von 5–10% (Beispiel: Campylobacter spp.).
3) Obligat anaerobe Keime: Für sie ist Sauerstoff und seine Folgeprodukte toxisch. In der Regel fehlen ihnen Enzyme wie Katalase und Superoxiddismutase, die Sauerstoffradikale entgiften (s. Abb. 29-40).

Obligat und fakultativ anaerobe Bakterien generieren ihre Energie unter O_2-Abschluss grundsätzlich über 2 verschiedene Wege:

a) Gärung:

Die Keime gewinnen ihre Energie (ATP) durch Substratphosphorylierung. Es werden dabei reduzierte organische Moleküle (Tabelle 29-39) als Stoffwechselendprodukte ausgeschieden, die für einzelne Gattungen sehr charakteristisch sind. Für den starken Geruch bei Anaerobierinfektionen sind meist diese Stoffwechselendprodukte verantwortlich. Die Energieausbeute

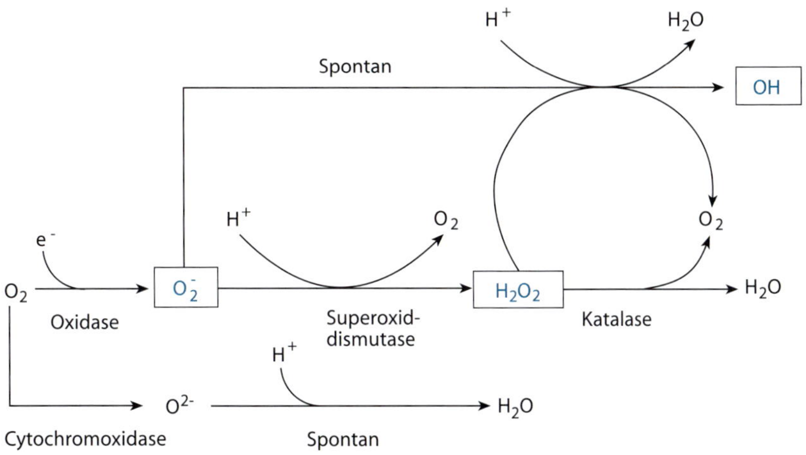

Abb. 29-40. Metabolismus des Sauerstoffs

Zytotoxische Sauerstoffradikale sind blau hervorgehoben.

Tabelle 29-39. Typische Stoffwechselendprodukte der anaeroben Gärung

- CO_2
- H_2
- Alkohol
- Ameisensäure (Formiat)
- Essigsäure (Acetat)
- Propionsäure (Propionat)
- Buttersäure (Butyrat)
- Milchsäure (Lactat)
- Bernsteinsäure (Succinat)

ist im Vergleich zur Atmung relativ gering (*Beispiele:* Laktobazillen, Propionibakterien).

b) Anaerobe Atmung:
Wie bei der normalen Zellatmung wird die Energie durch Elektronentransport gewonnen. Lediglich als terminaler Elektronenakzeptor fungieren Nitrat oder Sulfat. Die Energieausbeute ist höher als bei der Gärung. Die »Nitratatmung« wird überwiegend von fakultativ anaeroben Bakterien unter anaeroben Bedingungen (*Beispiel:* Bacillus spp.), die Sulfatatmung nur von anaeroben Bakterien (z. B. Desulfovibrio spp.) genutzt. Eine Übersicht über den bakteriellen Stoffwechsel findet sich in Abb. 29-41.

29.7.1.1 Pathogenese

Anaerobierinfektionen werden durch Keime der Normalflora des Patienten verursacht. Nur in Ausnahmefällen (Clostridien) kommen die auslösenden Bakterien von außen.

Wird z. B. ein gut durchblutetes Gewebe durch Erkrankungen wie Diabetes, Angiopathie oder durch eine Perfusionsstörung so verändert, dass der Sauerstoffpartialdruck sinkt, können Anaerobier dort eine Infektion verursachen. Zudem können anaerobe mit aeroben Keimen kooperieren. Die Aerobier veratmen den Sauerstoff und schaffen auf diese Weise günstige Lebensbedingungen für die Anaerobier (s. auch Tabelle 29-40).

Weitere Faktoren, die zum Schweregrad von aerob-anaeroben Mischinfektionen beitragen, sind in Tabelle 29-40 aufgeführt.

29.7.1.2 Diagnostik

Die Diagnostik von Infektionen durch Anaerobier ist schwierig, eben weil die Keime sauerstoffempfindlich sind und weil ihre Generationszeit lang ist [1].

Sowohl bei der Gewinnung von Untersuchungsmaterial als auch während des Transports muss der Sauerstoffzutritt verhindert werden. Flüssiges Probenmaterial, z. B. Pus, sollte entweder luftblasenfrei, z. B. in einer Spritze, oder in besonderen Transportmedien verschickt werden.

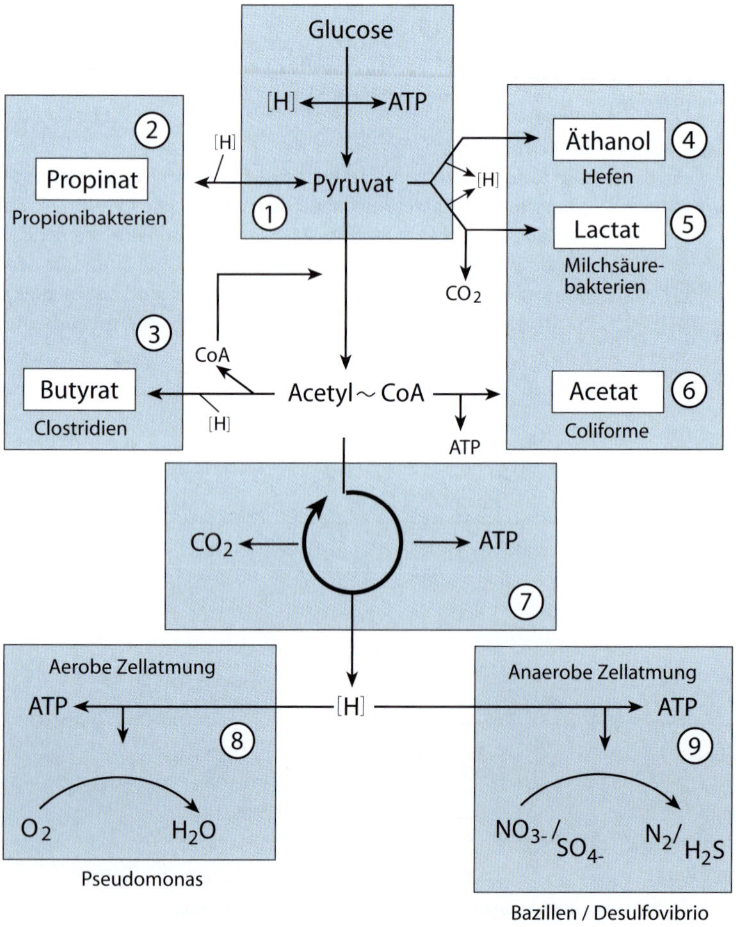

Abb. 29-41. Übersicht über den bakteriellen Stoffwechsel. *1:* Glykolyse, *2:* Propionsäuregärung, *3:* Buttersäuregärung, *4:* Alkoholgärung, *5:* Milchsäuregärung, *6:* Essigsäuregärung, *7:* Tricarbonsäurezyklus, *8:* Aerobe Zellatmung (»Sauerstoffatmung«), *9:* Anaerobe Zellatmung (»Nitratatmung«, »Sulfatatmung«). *Abk.: [H]:* Reduktionsäquivalente (energiereiche Elektronen); *ATP:* Adenosintriphosphat (energiereicher Metabolit); *CoA:* Koenzym A; *Ac:* Acetat (Essigsäure); *Ac ~ CoA:* aktivierte Essigsäure

Tabelle 29-40. Beiträge verschiedener Bakterien zur Virulenz aerob-anaerober Mischinfektionen

Aerober Keim	Anaerober Keim
Verhältnis zum Sauerstoff	
Veratmung von O_2	Eliminierung von Sauerstoffradikalen (Superoxiddismutase)
Verhältnis zu Antibiotika	
β-Laktamasebildung (Bush-Gruppe 1+2b); Zerstörung von Metronidazol (Enterokokken)	β-Laktamasebildung (Bush-Gruppe 2e+4); natürliche Resistenz gegen Aminoglykoside
Auswirkung auf das Immunsystem	
Proinflammatorische Wirkung durch LPS	Reduzierte Phagozytose durch modifizierte LPS und durch Bildung von Succinat; Abszessbildung durch modifizierte LPS; Prostaglandinfreisetzung aus neutrophilen Granulozyten

Die allgemeine bakteriologische Diagnostik stützt sich auf biochemische Reaktionen der *Bunten Reihe*. Darüber hinaus werden die Stoffwechselendprodukte gaschromatographisch analysiert, weil Angehörige der gleichen Gattung in der Regel auch gleiche Stoffwechselendprodukte ausscheiden (Abb. 29-42a–e).

29.7.1.3 Therapie

Allgemeine Maßnahmen

Abszessspaltung und Débridement sind die wichtigsten Maßnahmen bei lokalen Infektionen. Tiefer liegende Abszesse, die, wie z. B. Hirn- und Leberabszess, einer chirurgischen Intervention nicht zugeführt werden können, werden konservativ behandelt. Obwohl es keine klinischen Studien gibt, die einen positiven Einfluss der hyperbaren Sauerstofftherapie bestätigen, ist es möglicherweise sinnvoll, sie als adjuvante Maßnahme einzusetzen.

Antibiose

Anaerobierinfektionen werden am häufigsten durch B. fraglilis verursacht. Da es sich zudem bei B. fragilis um einen Keim mit stärksten Antibiotikaresistenzen handelt (Tabelle 29-41), sollte er unbedingt bei der Antibiotikaauswahl berücksichtigt werden.

Zu bedenken gilt auch, dass Anaerobierstämme immer öfter Laktamase bilden können. Grundsätzlich mit guten Ergebnissen werden in der Behandlung Metronidazol, Clindamycin, Monobaktame und β-Laktamase-geschützte Penicilline eingesetzt (Tabelle 29-41, [2, 3)]). Metronidazol ist besonders gut wirksam gegen Sporenbildner und gramnegative Anaerobier einschließlich B. fragilis. Clindamycin und Penicillin wirken gut auf grampositive und gramnegative Anaerobier außer gegen Keime der B.-fragilis-Gruppe.

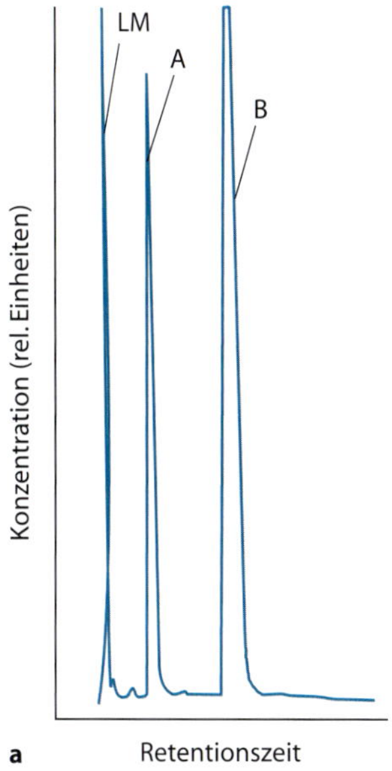

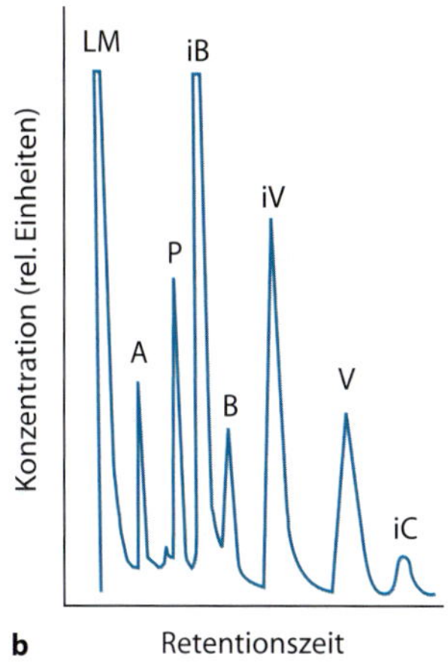

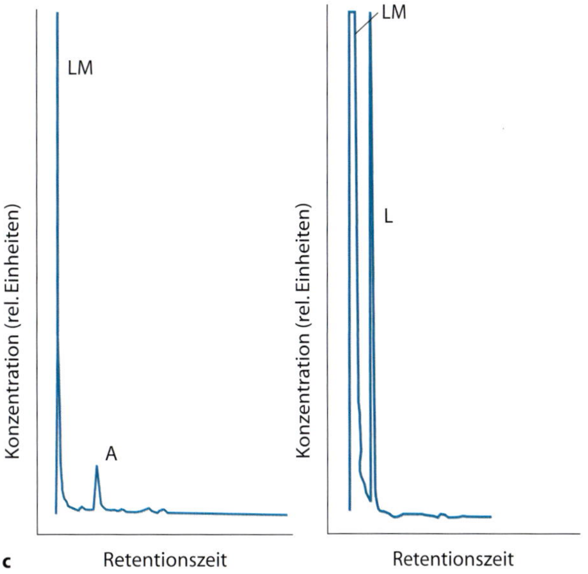

Abb. 29-42 a–e. *(Legende s. Seite 1068)*

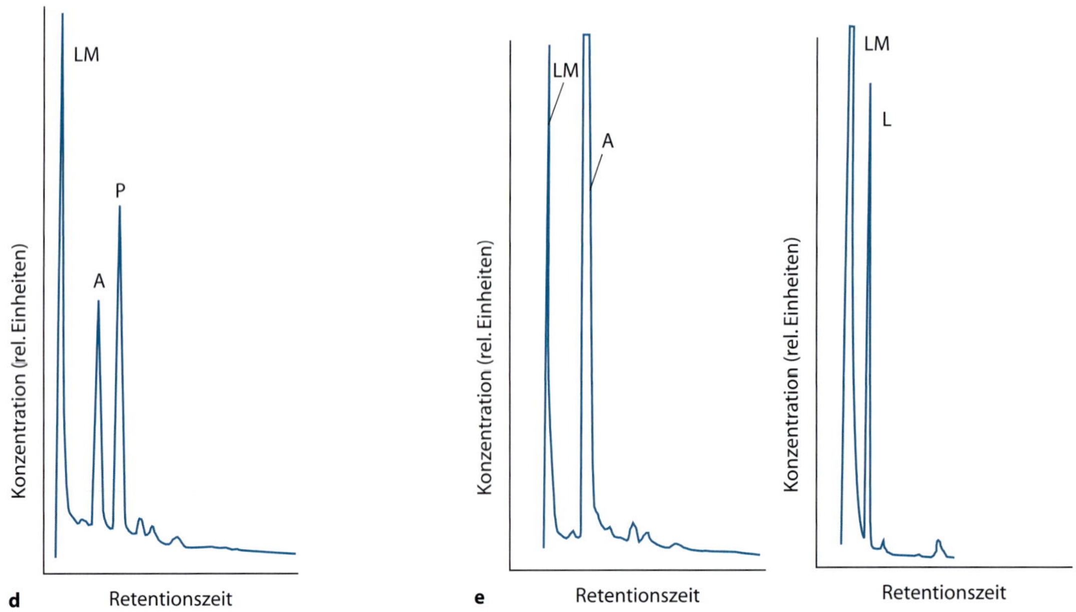

Abb. 29-42 a–e. Typische Gaschromatogramme verschiedener anaerober Keime. Die kurzkettigen Fettsäuren werden direkt detektiert; Milchsäure wird separat als Ester nachgewiesen. Anzucht im Pepton-Hefe-Glukose-Medium (*A:* Essigsäure; *P:* Propionsäure; *iB:* iso-Buttersäure; *B:* Buttersäure; *iV:* iso-Valeriansäure; *V:* Valeriansäure; *iC:* iso-Capronsäure; *L:* Milchsäure; *LM:* Lösungsmittelpeak). Retentionszeit, Konzentration (rel. Einheiten). **a** Clostridium perfringens, **b** Clostridium difficile, **c** Lactobacillus plantarum, **d** Propionibacterium acnes, **e** Bifidobacterium spp.

Tabelle 29-41. Antibiotische Empfindlichkeit von Bacteroidaceae gegen Antibiotika

	B. fragilis	Bacteroides spp (außer B. fragilis)	Prevotella/ Porphyromonas	Fusobacterium
Metronidazol	+++	+++	+++	+++
Acylureidopenicilline	+++	++	+++	+++
Acylureidopenicillin + β-Laktamase-Inhibitor	+++	+++	+++	+++
Monobactame	+++	+++	+++	+++
Clindamycin	++	++	+++	+++
Cephalosporine 3[a]	++	+	++	+++
Moxifloxacin	+++	+++	+++	+++
Levofloxacin	+++	++	++	++
Ciprofloxacin	+	+	++	++

[a] Cephalosporine der 3. Generation; *+++:* >90% sensibel; *++:* 50–90% sensibel; *+:* <50% sensibel.

Aufgrund der diagnostischen Schwierigkeiten werden anaerobe Infektionen »kalkuliert« therapiert. Als Faustregel gilt: Gegen Infektionen oberhalb der Gürtellinie verabreicht man Clindamycin oder Penicillin, Infektionen unterhalb der Gürtellinie behandelt man mit Metronidazol, Cephalosporinen (außer Cephamycine) und Makroliden.

Eine Antibiotikatestung ist nur in Ausnahmen sinnvoll, weil es je nach angewandter Technik der Resistenztestung zu Diskrepanzen zwischen dem In-vitro-Ergebnis und der In-vivo-Empfindlichkeit kommen kann.

Neuere Gyrasehemmer sind im Gegensatz zu vorausgehenden Generationen ebenfalls sehr gut wirksam [4, 5].

29.7.2 Clostridium tetani

29.7.2.1 Erregermerkmale und Taxonomie

C. tetani, ein obligat anaerobes grampositives Stäbchen, ist der Erreger des Wundstarrkrampfs (Tetanus). Es neigt dazu, tennisschlägerförmige Sporen zu bilden (Abb. 29-43).

29.7.2.2 Epidemiologie

C.-tetani-Sporen kommen ubiquitär vor. Bei Verletzungen dringen sie in die Wunde ein, vermehren sich lokal und bilden ein Neurotoxin.

Die Inzidenz des Wundstarrkrampfs beträgt in Entwicklungsländern ca. 0,1 Infektionen pro 100.000 Einwohner pro Jahr. In der BRD erkranken jährlich ca. 10–20 Personen [6].

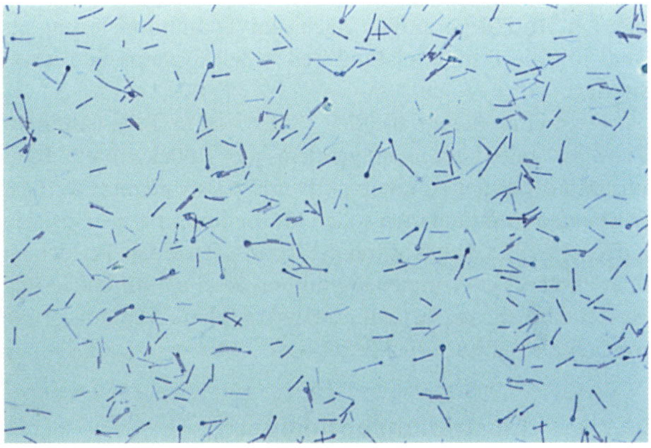

Abb. 29-43. Gram-Präparat von Clostridium tetani

29.7.2.3 Pathogenese

Die Sporen keimen aus, sobald sie in die Wunde gelangt sind und dort in einigen Arealen der Sauerstoffpartialdruck abgefallen ist. Gleichzeitig bilden die Clostridien ein Toxin (Tetanospasmin bzw. Tetanustoxin), das teils sezerniert, teils nach dem Absterben der bakteriellen Zelle freigesetzt wird. Extrazellulär wird das Toxin durch Peptidasen in 2 unterschiedlich schwere Einheiten gespalten, die nur durch eine Sulfidbrücke verbunden sind (s. auch Botulinumtoxin). Die schwere Kette vermittelt die Bindung an und den Transport in die neuronalen Zellen. Das Toxin bewegt sich mit einer Geschwindigkeit von 3–10 mm/h retrograd entlang dem Axon zum Motoneuron.

Das eigentlich toxische Agens ist die leichte Kette. In Hirnstamm und Rückenmark diffundiert sie in den präsynaptischen Spalt der inhibitorischen Zellen und behindert die Ausschüttung der Neurotransmitter Glycin und GABA. Als Folge kommt es zu einer unkontrollierten Hyperaktivität der motorischen Vorderhornganglien, was klinisch als Muskelspasmus imponiert.

C. tetani bildet darüber hinaus ein Hämolysin, das Tetanolysin, dessen pathogene Bedeutung noch umstritten ist.

Da die Information für das Tetanustoxin plasmidkodiert ist, sind nur plasmidhaltige Stämme pathogen.

29.7.2.4 Erkrankung

Der Tetanus ist eher eine Intoxikation als eine Infektion. Während die Keime nur lokal die Wunde besiedeln und eine leichte Entzündungsreaktion hervorrufen, wird das Toxin resorbiert und systemisch wirksam. Klinisch unterscheidet man 4 Formen:

- generalisierter Tetanus,
- lokalisierter Tetanus,
- zephalischer Tetanus,
- neonataler Tetanus.

Generalisierter Tetanus

Am häufigsten manifestiert sich der Tetanus in der generalisierten Form. Er beginnt meist mit Trismus (Zahnschluss) und »Risus sardonicus«, einem Spasmus der Mm. masseter und orbicularis oris. Anschließend entwickelt sich ein Spasmus der gesamten Körpermuskulatur, gekennzeichnet durch Opisthotonus, Extension der Beine und Flexion der Arme (Abb. 29-44).

Die tetanischen Spasmen sind bereits durch schwache sensorische Stimuli auslösbar und können so stark sein, dass unter der Anspannung Knochen brechen. Da die Verkrampfung alle Muskeln befällt, resultiert die typische Haltung der Tetanuskranken aus dem Überwiegen der stärksten Muskelgruppe, d. h. der Muskeln, die gegen die Erdschwere arbeiten. Am Arm des Menschen dominiert der M. biceps, am Bein die Streckmuskulatur. Bei tetrapoden Tieren dagegen beobachtet man an allen Extremitäten eine Extension.

Schwerer Wundstarrkrampf führt zur Obstruktion der Atemwege oder zu einem Spasmus des Diaphragmas, sodass die Patienten durch Atemstillstand sterben. Das Bewusstsein der Kranken bleibt während der ganzen Zeit ungetrübt. Die Körpertemperatur kann durch die erhebliche Muskelarbeit auf 40°C erhöht sein.

Lokalisierter Tetanus

Der lokalisierte Tetanus manifestiert sich zunächst an einer Muskelgruppe, die in der Nähe der infizierten Wunde liegt. Steigt die Toxinlast, generalisiert die Erkrankung.

Zephalischer Tetanus

Der zephalische Tetanus betrifft bevorzugt die kranialen Nerven.

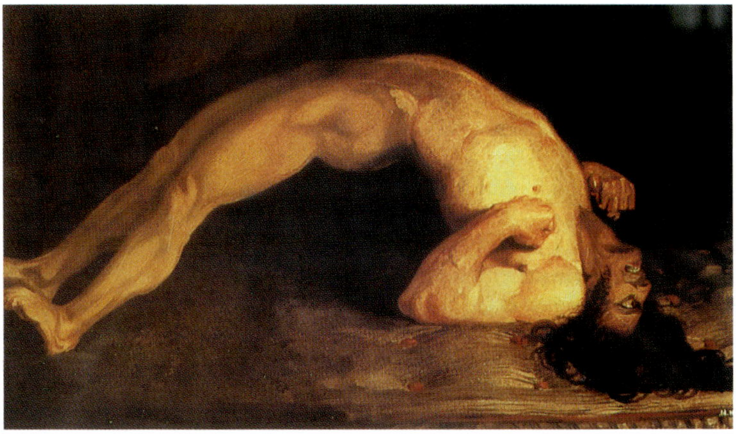

Abb. 29-44. Opisthotonus nach Clostridium-tetani-Intoxikation, dargestellt auf einem Gemälde von Sir Charles Bell. (Royal College of Surgeons of Edinburgh)

Neonataler Tetanus

Der neonatale Tetanus wird durch unsachgemäße hygienische Maßnahmen mit Kontamination der Nabelvene verursacht. Die Inkubationszeit beträgt 2 Tage bis 3 Wochen. Je kürzer sie ist, desto schlechter ist die Krankheitsprognose [7].

29.7.2.5 Diagnostik

! Das klinische Bild – in Kombination mit einer vorausgegangenen Bagatellverletzung und fehlender Immunisierung – ist typisch.

Die Kultur ist ohne Bedeutung, weil sie zu lange dauert und der Keimnachweis schwierig ist. Aussagefähig ist der Tierversuch, bei dem das Patientenserum Mäusen i.p. gespritzt wird. Die Tiere versterben in der »Robbenstellung«, einer extremen Abduktion der Gliedmaßen. Differenzialdiagnostisch ist an eine Strychninvergiftung zu denken.

29.7.2.6 Therapie

! Zunächst muss die Atmung sichergestellt werden, ggf. durch Intubation. Bewährt hat sich weiterhin die Sedierung und Spasmolyse mit Benzodiazepinen (GABA-Agonist) in hohen Dosen von 0,2 mg/kgKG. Zur Spasmolyse wurde auch Botulinumtoxin A, B oder F erfolgreich eingesetzt [8].

Frei zirkulierendes Toxin kann durch passive Immunisierung mit Immunglobulin (Tetagam) gebunden werden, Verlauf und Dauer der Erkrankung können dadurch allerdings nur abgeschwächt werden, da das schon im Axon aufsteigende Toxin nicht mehr erfasst wird.

Während die Wunde chirurgisch saniert werden muss, um den Nachschub an Toxin zu blockieren, ist die antibiotische Therapie von untergeordneter Bedeutung und dient v. a. dazu, Sekundärinfektionen zu verhindern. Metronidazol scheint für diese Indikation besser geeignet zu sein als Penicillin, weil Penicillin als GABA-Antagonist das klinische Bild eher verstärkt [9].

Die Prognose der Erkrankung hängt vom Schweregrad ab. Die Mortalität kann bis zu 60% betragen.

29.7.2.7 Prävention

Dem Wundstarrkrampf lässt sich durch aktive Immunisierung gezielt vorbeugen. Ein Antikörper-Spiegel von 10 mU/ml ist protektiv. Es sollte bereits ab dem 2. Lebensmonat erstmalig geimpft werden. Die 1. Auffrischung erfolgt nach 5, alle weiteren jeweils nach 10 Jahren.

Für die Immunisierung wird ein Toxoid eingesetzt, ein modifiziertes Toxin, das seine toxischen Eigenschaften verloren hat, aber immunologisch mit dem natürlichen Toxin kreuzreagiert. Die Impfung wird gut toleriert. Wenn es zu Unverträglichkeitsreaktionen kommt, sind sie milde. Die Impfansprechrate beträgt fast 100%, und nur bei Patienten mit bekannter Immundefizienz, z. B. durch HIV oder Leukämie, ist mit einem Ausbleiben der Immunantwort zu rechnen.

Andererseits kann bei Patienten nach Immunsuppression, z. B. bei Leukämiepatienten nach zytostatischer Therapie, der Antikörperaufbau nach aktiver Immunisierung als Maß für die Immunleistung des B-Zell-Systems betrachtet werden.

Nach einer penetrierenden Verletzung (z. B. Holzsplitter, Tierbiss) sollte bei ungenügendem oder unbekanntem Tetanusantikörpertiter simultan aktiv und passiv geimpft werden. Die beiden Komponenten sollen für die Impfung in 2 Spritzen aufgezogen und dann kontralateral injiziert werden. Bei kleinen oder glatten Verletzungen (Schnitten) ist eine Immunisierung verzichtbar, ebenso wenn die letzte komplette Immunisierung weniger als 5 Jahre zurückliegt.

29.7.3 Clostridium botulinum

29.7.3.1 Erregermerkmale und Taxonomie

Clostridium botulinum ist ein obligat anaerobes, sporenbildendes grampositives Stäbchen und Auslöser des Botulismus. Die häufigsten humanpathogenen C.-botulinum-Stämme sind Typ A und B. Nur selten wurden C. baratii oder C. butyricum als Botulismuserreger nachgewiesen.

! Während die Sporen stundenlanges Kochen überstehen können, wird das Toxin bei 80 °C nach 10 min zerstört.

29.7.3.2 Epidemiologie

Da sich C.-botulinum-Sporen in Staub, Erde und Sedimenten von Gewässern finden, werden landwirtschaftliche Produkte leicht kontaminiert. Eine häufige Infektionsquelle für den Menschen sind sporenkontaminierte Lebensmittel in Büchsen. Wenn die Lebensmittel unzureichend erhitzt wurden, werden sie anaerob und bieten noch vitalen Sporen das ideale Milieu, um auszukeimen und Toxin zu bilden.

Der Botulismus hat seinen Namen von »botulus« (lat. für Wurst), weil der Landarzt Kerner um 1820 in Süddeutschland beobachtete, dass Paralysen bei Menschen auftraten, die zuvor Wurst hergestellt oder verzehrt hatten. Fälle von Botulismus – am häufigsten durch den Genuss kontaminierter Nahrungsmittel ausgelöst – werden hierzulande nur noch selten gesehen [10].

29.7.3.3 Pathogenese

Der Botulismus ist in seiner typischen Ausprägung eine Intoxikation und weniger eine Infektion, weil nicht die Aufnahme der Bakterien, sondern die Ingestion des Toxins die Erkrankung auslöst.

Botulinumtoxin ist mit einer letalen Dosis, die für den Menschen unter 0,1 ng/kgKG liegt, die giftigste bekannte Substanz, die bisher identifiziert wurde. Das bedeutet, dass mit ca. 40 g Gift die ganze Menschheit ausgerottet werden könnte[11].

Ähnlich den Tetanusclostridien bilden die Botulismuserreger zunächst ein Prätoxin, das erst durch eine bakterieneigene Protease gespalten und aktiviert wird. Die beiden Toxinuntereinheiten sind ebenfalls wie beim Tetanustoxin lediglich durch eine Sulfidbrücke verbunden. Die schwere Komponente ist für die Zellanheftung verantwortlich, die kleinere mit der Funktion einer Endoprotease ist das eigentliche Toxin.

Nach Aufnahme gelangt das Gift in die Blutbahn, wandert in die Synapsen ein und verhindert dort die Acetylcholinaus-

III. Erreger

schüttung, sodass die neuromuskuläre Übertragung blockiert wird. Der Patient erleidet eine schlaffe Lähmung.

Beim seltenen Säuglingsbotulismus (ca. 40 Fälle pro Jahr in den USA) kommt es zur Sporenaufnahme meist aus Honig. Die Erkrankung wird bei Kindern über 1 Jahr nicht beobachtet. Vermutlich gelingt es den Keimen, den Darm der Kinder zu kolonisieren, weil das Immunsystem noch unreif und die Darmflora noch nicht stabilisiert ist. Die Patienten nehmen nach der Besiedlung ständig kleine Mengen des Toxins auf, sodass man von einem »chronischen Botulismus« sprechen könnte.

Ähnlich verhält es sich beim äußerst seltenen Wundbotulismus (bisher ca. 200 Fälle weltweit). Die Keime besiedeln die Wunde, sind für die lokale Entzündung verantwortlich und lösen gleichzeitig eine systemische Botulismussymptomatik aus.

29.7.3.4 Erkrankung

Nach dem Center of Disease Control, Atlanta (CDC) definiert sich der Botulismus durch 5 Kardinalsymptome.

Kardinalsymptome des Botulismus

1. Kein Fieber (außer beim Wundbotulismus)
2. Die neurologischen Symptome sind symmetrisch
3. Der Patient bleibt bei Bewusstsein
4. Herz und Kreislauf funktionieren normal
5. Keine sensorischen Defizite (außer eingeschränkter Sehfähigkeit)

Etwa 12–36 h nach Aufnahme des Toxin treten die ersten Symptome auf. Besonders schwere Erkrankungen beobachtet man nach Inhalation des Toxins.

! Die Patienten leiden aufgrund der Toxinwirkung auf das Vegetativum unter trockenem Mund, Durchfall und Pupillendilatation. Die Beeinträchtigung der Hirnnerven (III, IV und VI) schlägt sich in Dysphagie und Dysarthrie nieder. Später tritt die allgemeine Muskelschwäche dazu.

Die Atemmuskulatur ist so geschwächt, dass die Kranken zu diesem Zeitpunkt wegen ausgeprägter respiratorischer Dysfunktion ohne künstliche Beatmung sterben würden.

Man unterscheidet aufgrund einer unterschiedlichen Ausprägung 2 Formen des Botulismus, die jeweils durch einen der beiden Toxinsubtypen A und B ausgelöst werden (Symptome in Tabelle 29-42).

Der Säuglingsbotulismus verläuft ähnlich wie der Lebensmittelbotulismus, allerdings nicht so schwer und eher protrahiert. Neben den genannten Symptomen sind die Säuglinge konstipiert.

Der Wundbotulismus wird wegen der lokalen Infektion oft von Fieber begleitet, unterscheidet sich ansonsten aber in der Symptomatik nicht vom Botulismus nach Ingestion des Toxins.

Tabelle 29-42. Symptome bei Botulismus

Symptom	Typ A [%]	Typ B [%]
Dysphagie	96	97
Mundtrockenheit	83	100
Dysarthrie	100	69
Extremitätenschwäche	80	64
Verschwommene Sicht	100	42
Dyspnoe	91	34
Übelkeit und Erbrechen	73	65
Diarrhö	35	8
Ptosis	96	55
Fazialisparese	84	48
Nystagmus	44	4
Ataxie	24	14

29.7.3.5 Diagnostik

! Die Symptomatik sowie die anamnestischen Angaben über den Verzehr von ungekochten und unter hygienisch nicht einwandfreien Bedingungen hergestellten Lebensmitteln (Fischkonserven, Hausmacherwurst etc.) geben die ersten Hinweise.

Differenzialdiagnostisch muss an Myasthenia gravis, Guillain-Barré-Syndrom, Polio, Diphtherie und Vergiftungen durch Magnesium und Organophosphate gedacht werden.

Labordiagnostisch kann sowohl die Keimanzucht aus Lebensmitteln und Erbrochenem als auch der Toxinnachweis aus Lebensmitteln und Patientenserum im ELISA [12] oder im Tierversuch angestrebt werden. In vivo weist man das Toxin gewöhnlich in der Labormaus nach. Typischerweise zeigt das verendete Tier eine »Wespentaille«, die dadurch entsteht, dass sich der Brustkorb aufgrund der Muskelatonie derart ausdehnt, dass die Abdominalorgane z. T. in die Thoraxhöhle aufgenommen werden.

29.7.3.6 Therapie

! Die wichtigste Maßname ist die frühzeitige Zufuhr eines Botulinumantitoxins, des trivalenten Anti-A-, -B-, -E-Pferdeserums. Da das Antitoxin nur freies Botulinumgift neutralisieren kann, muss zusätzlich durch Magenspülungen versucht werden, die weitere Resorption zu verhindern.

Über Substanzen, die die Acetylcholinausschüttung stimulieren, liegen bisher keine Erfahrungen vor.

Bei schwerem Verlauf kann eine lang andauernde Atemassistenz notwendig werden. Nur gegen den Säuglingsbotulismus ist es sinnvoll, Antibiotika einzusetzen. Es werden Penicillin G oder Metronidazol empfohlen. Aminoglykoside und Tetracycline sind kontraindiziert, da sie den Kalziumeinstrom in die Nerven behindern.

Der Wundbotulismus erfordert zudem eine chirurgische Wundpflege.

29.7.3.7 Prävention

Die wichtigste Maßnahme ist die korrekte Verarbeitung von Nahrungsmitteln, um Sporen abzutöten.

Verdorbene Lebensmittel, ungenügend geräucherte oder gesalzene Fisch- und Fleischwaren sollten nicht zum Verzehr kommen. Ist eine Konservendose nach außen gewölbt, »bombiert«, muss sie verworfen werden.

Wegen der Hitzelabilität der Toxine sind frisch gekochte Speisen unbedenklich. Ein durchgemachter Botulismus hinterlässt keine Immunität, da die Toxine bereits in geringen Konzentrationen toxisch sind, bevor sie immunogen wirken. Eine Immunisierung mit rekombinantem Botulinumtoxin scheint möglich zu sein [13].

29.7.3.8 Botulinumtoxin als Therapeutikum

Die muskelrelaxierende Wirkung des Toxins kann bei primärer oder sekundärer muskulärer Hyperaktivität therapeutisch genutzt werden [14, 15], z. B. in der Behandlung von Spasmen im Darm und an den Extremitäten, in der Therapie des Parkinsonismus, des Strabismus, des Blepharospasmus und des Torticollis spasticus. Die Liste der Indikationen wächst ständig. Derzeit wird ein Toxin-A-Präparat i.m. appliziert und ist dort 3 Monate wirksam (Botox [Merz], Dysport [Ipsen Pharma]). Die Dosierung richtet sich nach der Indikation.

Bisher wurden keine systemischen Intoxikationen, sondern nur lokale Nebenwirkungen beobachtet, die sich als Beeinflussung benachbarter Muskeln, z. B. als Ptosis, als Einschränkung der Sehfähigkeit oder als Dysphagie, darstellten. Da möglicherweise Antikörper gebildet werden, können nach mehrfachen Applikationen allergische Reaktionen entstehen, oder die Therapie wird unwirksam.

Weitere Botulinumtoxine sind derzeit in der Erprobung.

29.7.3.9 C. botulinum als biologischer Kampfstoff

Immer wieder waren Botulinusclostridien und auch das reine Toxin als Waffe in der biologischen Kriegsführung im Gespräch und in einzelnen Fällen auch in Vorbereitung [16].

29.7.4 Clostridium perfringens

29.7.4.1 Einleitung

Der Zusammenhang zwischen der Gasbranderkrankung und einem Keim wurde erstmals 1892 von Welch erkannt – daher der alte Name »Clostridium welchii«.

C. perfringens ist bedeutendster Vertreter der sog. Gasödemgruppe, zu der u a. C. novyi, C. septicum und C. histolyticum gehören.

29.7.4.2 Erregermerkmale und Taxonomie

C. perfringens ist ein plumpes, unbewegliches grampositives Stäbchen mit einer polysaccharidhaltigen Kapsel (Abb. 29-45).

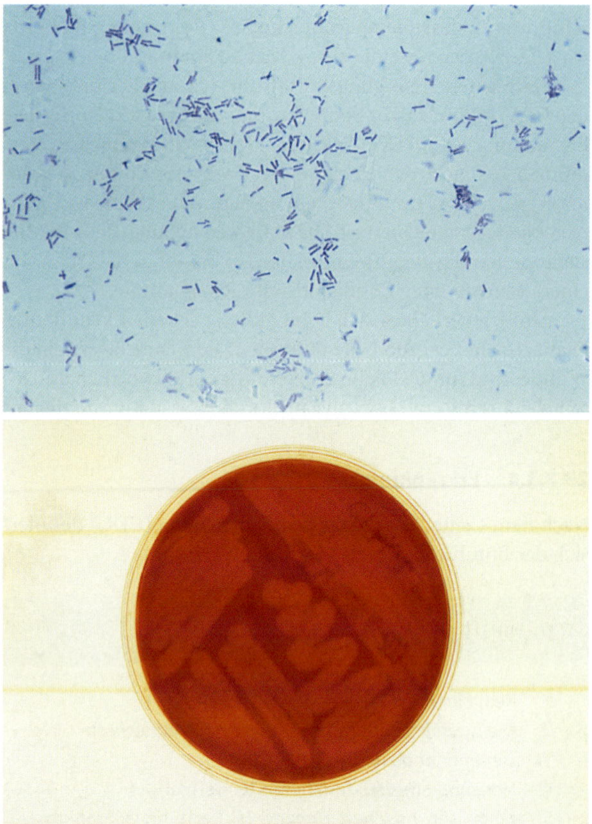

a

b

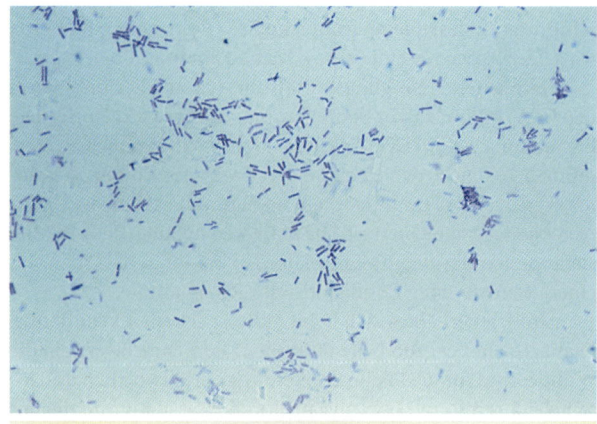

Abb. 29-45. a Gram-Präparat von Clostridium perfringens; b kulturelles Wachstum von Clostridium perfringens auf Blutagar. Deutlich ist die doppelte Hämolyse zu sehen

29.7.4.3 Epidemiologie

Gasbrandclostridien kommen ubiquitär, im Darm von Mensch und Tier, im Meer- und Seewasser, im Erdboden und in Staub, vor. Von dort gelangen sie in Verletzungen und vermehren sich im nekrotisierenden Gewebe unter anaeroben Bedingungen.

Aufgrund der schweren Kriegsverletzungen und der schlechten Versorgungsmöglichkeiten hat C. perfringens insbesondere im 1. Weltkrieg eine besondere Bedeutung erlangt. Bis zu 5% der Verletzten verstarben an der Erkrankung.

Im Zusammenhang mit Verletzungen und operativen Eingriffen kommt der Gasbrand auch heute in Deutschland noch vereinzelt vor [18].

29.7.4.4 Pathogenese

In ca. 80% der Gasbrandfälle ist C. perfringens der Auslöser. An 2. Stelle findet sich C. septicum [19]. Seltener trifft man auf C. sordelli, C. histolyticum u. a. [17].

Da die Keime obligat anaerob sind, ist ihr Wachstum an geringe Sauerstoffpartialdrücke geknüpft, und sie finden in schwer zerstörtem Gewebe mit Nekrotisierung beste Wachstumsbedingungen.

C. perfringens Typ A besitzt die höchste humanpathogene Potenz. Es exprimiert die 2 letalen Faktoren [22] α- und Θ-Toxin. Das Hauptgift, das α-Toxin, ist die hämolytisch wirkende Phos-

Tabelle 29-43. Clostridium-perfringens-Toxine

Letale Toxine	Biologische Wirkung	Typ
α	Phospholipase C, Hämolysin	A–E
β	Nekrotisierend	B, C
ι	Dermonekrotisch, ADP – ribosylierend	E
ε	Nekrotisierend	B, D
δ	Hämolysin	B, C
θ	Hämolysin, Zytolysin	A–E
κ	Kollagenase, Gelatinase	A–E
Akzessorische Toxine	**Biologische Wirkung**	**Typ**
λ	Protease	B, D, E
ÿ	Hyaluronidase	A–E
γ	DNAse	A–E
Neuraminidase		A–E
Enterotoxine		A, C, D

pholipase C. Sie zerstört Thrombozyten und Leukozyten und erhöht die kapillare Permeabilität.

Θ-Toxin ist ebenfalls ein Hämolysin, das dem Zytolysin strukturell sehr ähnlich ist. Es wirkt zytopathisch und zerstört die endotheliale Integrität. Außerdem führt es zur Plättchenaggregation, sodass sich mikrovaskuläre Zirkulationsstörungen ausbilden. Weitere Toxine sind in Tabelle 29-43 zusammengestellt.

29.7.4.5 Krankheitsbild

Der durch anaerobe Sporenbildner ausgelöste Gasbrand ist eine klinische Entität und umfasst ähnliche Krankheitsbilder, denen die Ansammlung von Gas in weichen Geweben gemeinsam ist. Die Infektion kann sich auf die oberen Hautschichten (Haut, subkutanes Bindegewebe) beschränken (Gasbrandzellulitis) oder auch tiefere Schichten einbeziehen, sodass sich eine schwere Dermatomyositis (Clostridienmyonekrose) ausbildet, die dem Vollbild des Gasbrands entspricht. Der Erreger ist meistens C. perfringens [17].

Gasbrand im engeren Sinn ist eine fulminant verlaufende Infektion, gekennzeichnet durch die lokale Gasbildung und schwere systemische Toxizität [19].

Typische Situationen, die zum Gasbrand führen

- Traumatische Verletzungen mit starker histologischer Lazeration und den Folgen Anoxie und Nekrose des Gewebes
- Operationen, meist mit Eröffnung des Verdauungstrakts
- Septischer (krimineller) Abort
- Spontaner Gasbrand als Folge von Kolonkarzinomen, Divertikulitis, immunsuppressiver Krankheiten u. ä.
- Enteritis necroticans (s. unten)

Nach einer Inkubationszeit zwischen 1–4 Tagen, wird das Krankheitsbild von den lokalen Schmerzen durch die massive Gasansammlung im Gewebe bestimmt. Innerhalb weniger Stunden sind die Patienten dann desorientiert und delirant bei gleichzeitig fortschreitendem Multiorganversagen.

29.7.4.6 Diagnostik

Der Verdacht auf die Erkrankung wird klinisch gestellt. Die Haut ist blass und abgelöst durch hämorrhagische Bullae.

! Bei der Palpation lassen sich oft Krepitationen durch die Luftansammlungen nachweisen [20, 21]. Der Wunde entströmt ein unangenehmer, süßlicher Geruch. Hinweisend sind außerdem der typische Infektionshergang (s. oben) und zundrig zerfallendes Muskelgewebe bei der operativen Sanierung.

Im mikroskopischen Direktpräparat nach Gram-Färbung erkennt der Untersucher Zellreste sowie plumpe grampositive Stäbchen ohne Sporen (hauptsächlich C. perfringens). Charakteristischerweise fehlen Leukozyten im Blickfeld.

Kulturelle Methoden (Abb. 29-45a, b) dienen der Bestätigung und der Feindiagnostik (Speziesbestimmung, Resistenzbestimmung, Toxinbestimmung).

29.7.4.7 Therapie

! Nach einer schnellen Sicherung der Diagnose ist eine radikale chirurgische Intervention, ggf. Amputation, vorrangig.

Weitere Maßnahmen sind umstritten. Penicillin G wird in hohen Dosen empfohlen und soll in seiner Wirksamkeit durch die Kombination mit Clindamycin, Metronidazol oder Rifampicin verbessert werden können [24]. Die Aufsättigung des Gewebes mit Antibiotika soll die weitere Ausbreitung der Keime behindern. Darüber hinaus unterdrücken die Proteinsynthesehemmer die Bildung des α-Toxins. Der Einsatz der hyperbaren Sauerstoffkammer bleibt umstritten [25].

In den beiden Weltkriegen wurde auch Antiserum zur Therapie verwendet. Da die Wirksamkeit in klinischen Studien nicht belegt werden konnte und es außerdem zu einer relativ hohen Rate an allergischen Begleitreaktionen (Pferdeserum!) kam, wurde das Serum vom Markt genommen [26].

Prognose

! Der meist die Gliedmaßen betreffende traumatisch entstandene Gasbrand hat trotz optimaler Versorgung immer noch eine Mortalität von ca. 25%.

Bei spontanem Gasbrand ist die Prognose deutlich schlechter, weil er häufig den Körperstamm und innere Organe befällt, die eine radikale chirurgische Sanierung nicht zulassen.

Enteritis necroticans

Die Enteritis necroticans ist eine im Jugendlichen- und Erwachsenenalter anzutreffende, auch als »Darmbrand« bezeichnete Jejunitis. Während im Nachkriegsdeutschland Epidemien beschrieben wurden [27], tritt die Erkrankung heute in Europa und Nordamerika nur ganz sporadisch auf.

Ein ähnliches Krankheitsbild sieht man heute noch in Neuguinea nach reichlichem Genuss von Schweinefleisch (»Pig bel«). Als Erreger wird C. perfringens Typ C angenommen, der das α-und β-Toxin bildet [28]. Es wird vermutet, dass durch Proteinmangel Verdauungsproteasen im Darmlumen fehlen, die normalerweise das β-Toxin inaktivieren [29].

Klinisch zeichnet sich die Infektion durch Anorexie, Erbrechen, abdominalen Schmerz und blutige Diarrhö aus. Mittels Typ-C-Antiserum lässt sich die Letalität von 43% auf 19% senken; häufig ist eine Darmresektion indiziert [27]. Über antibiotische Interventionen gibt es keine Angaben.

Differenzialdiagnostisch muss man zunächst an alle Diarrhöen infektiöser Genese denken. Bei chronischen Verläufen, die mit antimikrobiellen Maßnahmen nicht zu beeinflussen sind, müssen Ursachen nichtinfektiöser Genese abgeklärt werden.

29.7.4.8 Prophylaxe

Bei Traumen mit hochgradiger Verschmutzung ist ein chirurgisches Débridement und desinfizierende Reinigung (H_2O_2) angezeigt. Eine Antibiotikaprophylaxe kann erwogen werden. Eine Schutzimpfung steht nicht zur Verfügung.

29.7.5 Clostridium difficile und pseudomembranöse Kolitis

29.7.5.1 Erregermerkmale und Taxonomie

C. difficile ist ein obligat anaerober Sporenbildner. Erst in den vergangenen Jahren identifizierte man C. difficile als Diarrhöerreger und als Auslöser der pseudomembranösen Kolitis [30].

29.7.5.2 Epidemiologie

Das Bakterium findet sich zu 3–10% im Stuhl gesunder Personen. Bei Krankenhauspersonal und hospitalisierten Patienten kann die Trägerrate bis auf 30% ansteigen, Patienten mit Diarrhö sind in 50–90% betroffen. Der Keim ist somit einerseits als Teil der normalen Fäkalflora anzusehen, andererseits muss man die C.-difficile-bedingte Enterokolitis als Hospitalismusinfektion betrachten.

Säuglinge sind bis zu 45% C.-difficile-Träger. Doch obwohl man z. T. sogar Toxin nachweisen kann, bleibt die Besiedlung oft symptomlos, da die Toxinrezeptoren im Darm während der ersten Lebensmonate noch nicht genügend ausgebildet sind.

Zwar findet sich der Keim auch bei Wild- und Haustieren. Die epidemiologische Bedeutung von Tieren als Streuquelle scheint aber eher gering zu sein.

29.7.5.3 Pathogenese

Die pseudomembranöse Enterokolitis tritt meist im Anschluss an eine Antibiotikatherapie auf. Die häufigsten Auslöser sind Clindamycin und Cephalosporine [33]. Einerseits führen antimikrobielle Substanzen zur Störung der Darmflora, sodass die Überwucherung durch pathogene Keime begünstigt wird. Andererseits kann speziell Clindamycin bei pathogenen Spezies zur Verstärkung der Toxinbildung führen.

Toxinogene Stämme bilden in der Regel 2 Toxine. Toxin A ist mit MG 308.000 eines der größten bekannten von Bakterien ausgeschiedenen Giftstoffe und wirkt als Enterotoxin, Toxin B ist zytotoxisch [32].

Der Pathomechanismus ist bisher nicht im Detail verstanden. Obwohl Toxin A zur Gruppe der Enterotoxine gehört, unterscheidet es sich im Wirkmechanismus von anderen wie z. B. dem Choleratoxin. Es bindet über Carbohydratantigene, die den Antigenen der Lewis-Blutgruppen entsprechen, an humanes intestinales Gewebe. Die Tatsache, dass sich die gleichen Antigene auch auf der Oberfläche von Granulozyten finden, könnte erklären, dass es zu der beobachteten starken inflammatorischen Antwort kommt, weil Toxin A mit diesen Granulozytenoberflächenantigenen interagiert.

Nachdem Toxin A durch Endozytose in die intestinale Zelle aufgenommen worden ist, lagert es sich dort an die Endosomen an. Die Membranpermeabilität verändert sich, und es kommt zur intestinalen Sekretion. Da bisher kein eigenständiger Toxin-B-Rezeptor gefunden werden konnte, geht man davon aus, dass Toxin B zusammen mit Toxin A in die Zelle eingeschleust wird. Dort wirkt es mit an der Depolymerisierung des Aktins. Das Zellskelett wird zerstört, und die Zelle stirbt. Möglicherweise wird diese Aktivität durch ein weiteres Toxin unterstützt, das die ADP-Ribose des NAD auf Aktin überträgt.

29.7.5.4 Erkrankung

Die pseudomembranöse oder »antibiotikabedingte« Enterokolitis ist gekennzeichnet durch eine mäßige bis schwere Diarrhö, die 2 Tage bis mehrere Wochen nach Beginn einer antibiotischen Therapie einsetzt. Dass sich eine pseudomembranöse Enterokolitis auch ohne vorausgehende Antibiotikagabe entwickeln kann, weiß man, weil das Krankheitsbild schon vor der Antibiotikaära bekannt war.

Gewöhnlich hat der Patient kleinvolumige, wässrig-schleimige Stühle (70%), die von abdominellen Krämpfen (22%), Fieber (28%) und Leukozytose begleitet sind.

Je nach Ausprägung der Infektion unterscheidet man eine unspezifische und eine spezifische Form, die sich endoskopisch gut beschreiben lassen.

Unspezifische Form

Man erkennt eine ödematöse, gerötete, leicht verletzliche und manchmal feingranulierte Mukosa. Die Gefäßarchitektur der Schleimhaut ist nicht mehr zu erkennen, und die Oberfläche ist mit Schleim bedeckt. Der Schleim muss zur weiteren Diagnostik vorsichtig abgetupft werden, um eventuelle feine Pseudomembranen sichtbar zu machen.

Spezifische Form

Bei der spezifischen pseudomembranösen Enterokolitis unterscheidet man eine milde von einer schweren Form. Die milde Form ist durch gelblich weiße, der Mukosa pilzartig aufsitzende Plaques mit einem Durchmesser von 1–5 mm charakterisiert. Auf den ersten Blick kann man die Plaques als mukösen oder flüssigen Stuhlanteil fehlinterpretieren. Entfernt man die Plaques, sieht man darunter aphthöse Ulzera, die meist einen Durchmesser von 1–2 mm haben und leicht übersehen werden.

Die schwere Form ist dadurch gekennzeichnet, dass die Plaques in größere, meist konfluierende Beläge aus Fibrin, Leukozyten, Schleim und angelagerten nekrotischen Zellen übergehen. Entnimmt man eine Biopsie und löst dabei die Plaques (Pseudomembranen) ab, zeigen sich oberflächliche Erosionen, die sich zu größeren Ulzerationen ausdehnen können.

29.7.5.5 Diagnostik

Lediglich in 53% der Verdachtsfälle kann eine eindeutige Diagnose gestellt werden. Charakteristisch sind die aus Fibrin, Mukosa, Leukozyten und nekrotischem Material bestehenden Pseudomembranen, die pilzförmig an der Mukosa angeheftet sind. Wird bei der Biopsie diese Stellen nicht getroffen, so erscheint im Präparat lediglich eine abgehobene Pseudomembran.

Die Mukosa unter der Pseudomembran ist entzündlich verändert.

Man erkennt zahlreiche neutrophile Granulozyten. In einigen Biopsien wurden erweiterte Drüsen gefunden. In schweren Fällen waren die Mukosagefäße mit Fibrinthromben verschlossen. Die Entzündung ist in der Regel lokal und flächenhaft, und die angrenzende Mukosa ist selten mitentzündet.

Die Differenzialdiagnose anderer Ursachen einer pseudomembranösen Kolitis, z. B. akute Ischämie, Schock, Sepsis und die Staphylokokkenenterokolitis, ist endoskopisch schwer zu treffen. Für eine ischämische Ursache spricht meist eine abrupte Grenze zwischen Pseudomembran und gesunder Mukosa.

Keimisolation und Identifikation

C. difficile wächst anaerob unproblematisch auf verschiedenen Nährböden, z. B. auf Blut- oder Eigelbagar. Aus Stuhl muss der Keim selektiv angezüchtet werden, um ihn von der fäkalen Normalflora zu isolieren. Bewährt hat sich z. B. die Selektion auf Cycloserin-Cefoxitim-Fructose-Agar (CCF-Agar). Vorausgehendes Pasteurisieren (10 min bei 80 °C) steigert die Ausbeute, da alle vegetativen Keime abgetötet werden und nur die Sporen überleben [31].

Die Identifizierung stützt sich auf die typische Kolonieform, den Nachweis der Sporenbildung und des charakteristischen »Tigerstallgeruchs«, der von der Fähigkeit des Keimes rührt, neben Essig- und Buttersäure große Mengen anderer kurzkettiger Fettsäuren zu bilden (◘ Abb. 29-42b).

Zur schnellen Orientierung kann die Agglutination mit einem Antiserum erfolgen, das jedoch auch mit anderen Clostridien (z. B. C. sordellii) reagiert. Mit der Bunten Reihe findet die Keimidentifikation ihren Abschluss.

Toxinnachweis

Da die Isolation von C. difficile auch ein Normalbefund sein kann, muss zur Diagnosesicherung einer pseudomembranösen Kolitis unbedingt der Toxinnachweis geführt werden. Am meisten verwendet wird hierzu die Latexagglutination. Der Test ist einfach in der Ausführung und weist das Toxin direkt aus Stuhl nach. Nachteile sind die geringe Sensitivität und Spezifität, die bei 86% bzw. 89% liegen. Mit dem Test kann nur das Toxin A nachgewiesen werden. Außerdem gibt es mit anderen Proteinen wie z. B. der Glutamatdehydrogenase eine Kreuzreaktion, die zu falsch-positiven Ergebnissen führt.

Die langwierige und arbeitsaufwendige Zellkultur (z. B. mit CHO-Zellen) kann Toxin B mit einer Empfindlichkeit von 1 pg nachweisen und gilt als »golden standard«.

◘ **Tabelle 29-44.** Methoden zum Nachweis von Clostridium difficile

Methode	Nachweis	Beurteilung
Kultur	Clostridium difficile	Geringe Sensibilität, kein Nachweis der Toxinbildung
Latexagglutination	Glutamat-dehydrogenase	Schnell, sonst wie Kultur
Toxinnachweis (Zellkultur, ELISA)	Toxin A/B	Sensitiv, Zellkultur langsam, z. T. unspezifisch positiv

! Der ELISA mit monoklonalen Antikörpern wird meist zum Nachweis von Toxin A (oder Toxin A und B) eingesetzt. Die ELISA-Tests sind mit einer Sensitivität und Spezifität von 85–90% empfindlicher als die Latextests, dauern etwas länger, sind aber durchaus für den Einsatz im Routinelabor geeignet.

Ein Vergleich der Identifikationsmethoden findet sich in ◘ Tabelle 29-44.

29.7.5.6 Therapie

Als erste Maßnahmen muss man die laufende Antibiose absetzen und Elektrolyt- und Flüssigkeitsverluste ausgleichen.

! Eine antiperistaltische Therapie ist kontraindiziert, da sich ein toxisches Megakolon mit der Gefahr von Darmrupturen entwickeln kann.

Auch mit Teicoplanin kann man behandeln. Eine für die i.v.-Injektion vorgesehene Lösung kann in einer Dosis von 200 mg/Tag oral zugeführt werden. Es findet ebenfalls keine systemische Resorption statt. Die Rückfallquote scheint im Vergleich zu Vancomycin geringer zu sein. Neuerdings wird wieder die Behandlung mit Metronidazol favorisiert, weil Vancomycin im Vergleich relativ teuer ist und die Gefahr der Selektion vancomycinresistenter Enterokokken besteht. Metronidazol wird bevorzugt oral, falls unumgänglich auch i.v., in einer Dosierung von 4-mal 500 mg/Tag angewendet. Die Erfolgs- und Rückfallquote entspricht der Vancomycinbehandlung. Da Metronidazol auch systemisch wirkt, ist seine Nebenwirkungsquote höher und eine Anwendung bei Schwangeren kontraindiziert.

Als Reserveantibiotikum steht das nicht resorbierbare Vancomycin als Mittel der Wahl zur Verfügung. Die i.v.-Applikation ist unzuverlässig, da nicht immer ein ausreichender Wirkspiegel im Darm erreicht wird. Der Patient erhält deshalb oral 4-mal 125–500 mg/Tag. Die Rückfallquote liegt bei ca. 10%.

Alternativ zu Vancomycin oder Metronidazol kann Bacitracin gegeben werden. Es führt jedoch nur langsam zur klinischen Besserung, und wird darüber hinaus wegen seines schlechten Geschmacks nur ungern von den Patienten genommen.

29.7.6 Bacteroidaceae

29.7.6.1 Erregermerkmale und Taxonomie

Die Familie der Bacteroidaceae besteht aus 4 klinisch relevanten Gattungen, den Bacteroides, Prevotella, Porphyromonas und den Fusobakterien) ([34]; ◘ s. Tabelle 29-45 und Abb. 29-46 bis 29-48).

Vertreter der Familie Bacteroidaceae sind sporenlose, obligat anaerobe gramnegative Stäbchen.

29.7.6.2 Epidemiologie

Sie kommen z. T. sehr zahlreich in verschiedenen Lokalisationen des Körpers und als Teil der Normalflora vor. Klinisch besonders bedeutsam ist die Bacteroides-fragilis-Gruppe.

29.7.6.3 Pathogenese

Anaerobe Infektionen sind in der Regel Mischinfektionen mit aeroben Partnern. Daher kommt der durch Kooperation gesteigerten Virulenz der Keime eine besondere Bedeutung zu (◘ Tabelle 29-40). Außerdem bilden gramnegative Anaerobier noch Kapselpolysaccharide (Phagozytoseschutz), Fimbrien (Adhäsion), Endotoxin und Enzyme (Gewebezerstörung).

Das Kapselpolysaccharid besteht aus einem Zucker mit 6 und einem weiteren mit 4 Untereinheiten (Typ A, Typ B; ◘ Abb. 29-49).

Die Polysaccharide spielen eine wichtige Rolle bei der Abszessbildung. Im Tiermodell konnte sogar durch alleinige Gabe der Polysaccharide ein Abszess hervorgerufen werden. Besonders wichtig scheinen dabei die polaren Enden (–COOH; $-NH_3^+$, s. ◘ Abb. 29-46) zu sein. Wenn man sie abspaltet oder chemisch modifiziert, wird ihre abszessbildende Eigenschaft stark gemindert (◘ Tabelle 29-46) [35].

Das Lipopolysaccharid der äußeren Membran von B. fragilis ist für die Pathogenese ebenfalls von Bedeutung. Es entspricht grundsätzlich dem Aufbau der LPS von Enterobakterien, ist aber an einigen Stellen chemisch modifiziert und hat v. a. nur 5 anstatt 6 langkettige Fettsäuren. Es besitzt eine wesentlich geringere pyrogene Potenz, weil es die Freisetzung von Entzündungsmediatoren wie Tumornekrosefaktor, Interleukin etc. bremst. Diese antiinflammatorische Wirkung ist sogar nachweisbar, wenn ein Gemisch aus B. fragilis und E. coli vorliegt. Andererseits werden Prostaglandine stärker induziert.

Tierexperimentell konnte gezeigt werden, dass sich bei einer Mischinfektion mit Keimen aus der Familie der Bacteroi-

◘ **Tabelle 29-45.** Klinisch wichtige anaerobe gramnegative Stäbchen

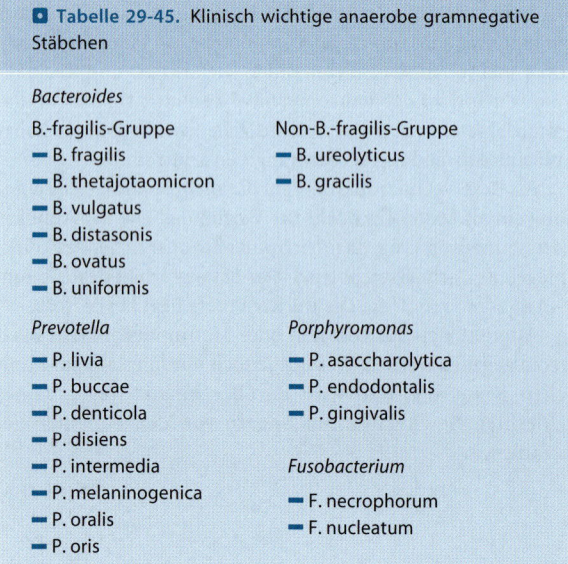

Bacteroides	
B.-fragilis-Gruppe	Non-B.-fragilis-Gruppe
– B. fragilis	– B. ureolyticus
– B. thetajotaomicron	– B. gracilis
– B. vulgatus	
– B. distasonis	
– B. ovatus	
– B. uniformis	
Prevotella	*Porphyromonas*
– P. livia	– P. asaccharolytica
– P. buccae	– P. endodontalis
– P. denticola	– P. gingivalis
– P. disiens	
– P. intermedia	*Fusobacterium*
– P. melaninogenica	– F. necrophorum
– P. oralis	– F. nucleatum
– P. oris	

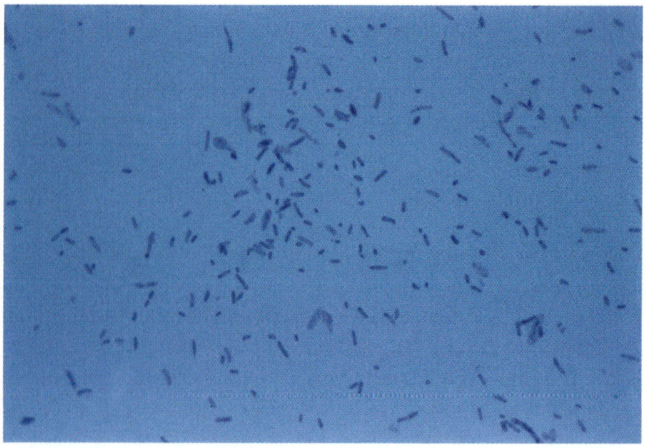

◘ **Abb. 29-46.** Gram-Präparat von Bacteroides fragilis

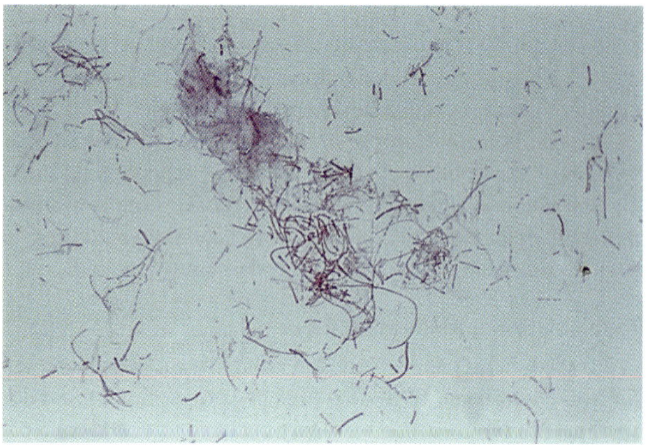

◘ **Abb. 29-47.** Gram-Präparat von Fusobacterium necrophorum

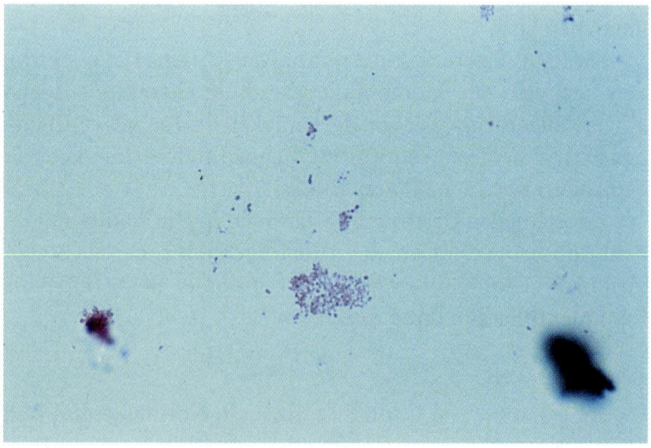

◘ **Abb. 29-48.** Gram-Präparat von Prevotella spp.

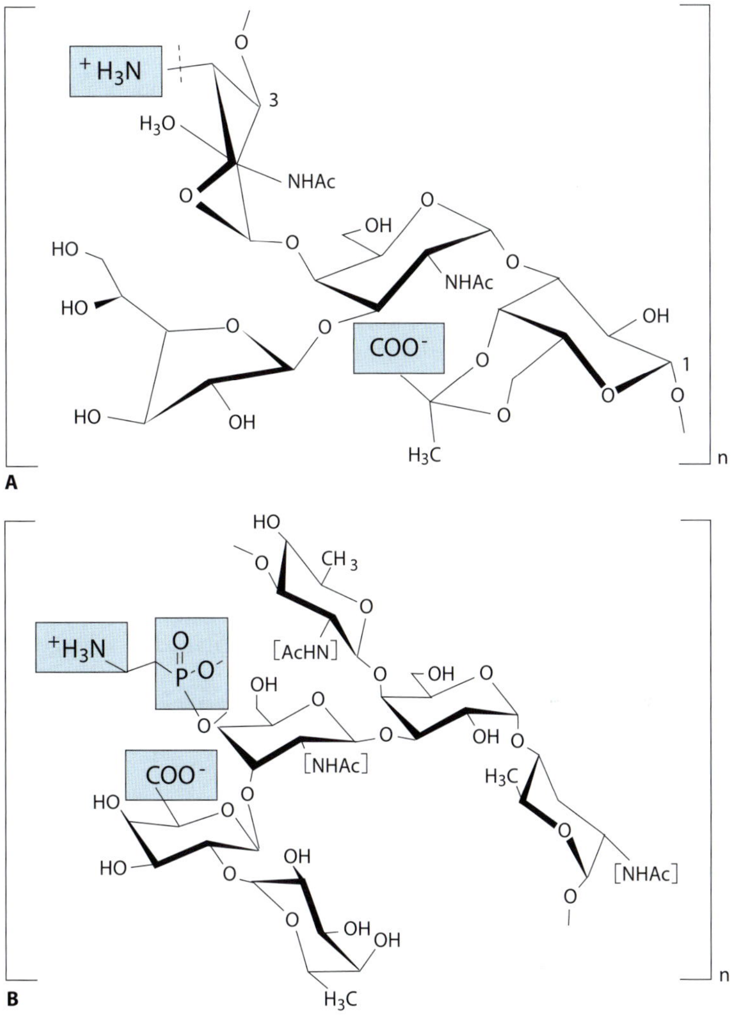

Abb. 29-49. Kapselpolysaccharide A und B von Bacteroides fragilis. (Aus [6])

Tabelle 29-46. Abszessbildende Potenz von Polysaccharid A von B. fragilis. Gemessen wird die abszessbildende Dosis bei 50% der Mäuse (AD50). (Aus [5])

Polysaccharid	AD50
1. nativ	1,3 µg
2. Maskierung des -COOH	>200 µg
3. Maskierung des -NH_3	>200 µg
4. Abspaltung des -NH_3	>200 µg

Tabelle 29-47. Stärke der LPS bei der endotoxischen Aktivität (gemessen im Limulus-Amöbozytenlysat-Assay- (LAL-)Test und der proinflammatorischen Aktivität (TNF-Induktion)

LPS	Relative Aktivität	
	LAL	TNF
B. fragilis	228	19
B. vulgatus	16	2,6
B. ovatus	4,3	9
E. coli	22	99

daceae regelmäßig ein 2-phasiger Verlauf zeigt: Während der ersten, der septischen Phase, die durch E. coli verursacht wird, ist die Letalität hoch. 5–7 Tage später bildet sich bei den überlebenden Tieren ein intraabdomineller Abszess, dessen Inhalt fast ausschließlich aus B. fragilis besteht. Durch Vergleich mit Negativkontrollen kann belegt werden, dass B. fragilis für die Abszessentstehung verantwortlich ist.

Im Hinblick auf die endotoxische und proinflammatorische Wirkung unterscheiden sich die verschiedenen Bacteroides spp. untereinander und im Vergleich auch von E. coli (Tabelle 29-47).

Neuerdings wird auch beschrieben, dass B. fragilis ein Toxin bildet, das zur Klasse der Enterotoxine gehört, jedoch nicht mit bisher beschriebenen Enterotoxinen verwandt ist. Es handelt sich um eine Metallprotease, die in vivo Aktin als Substrat hat. Sie ist für eine wässrige Diarrhö verantwortlich, von der am häufigsten Kinder zwischen 1 und 5 Jahren betroffen sind.

29.7.6.4 Erkrankungen

Infektionen des Zentralnervensystems

Für Meningitiden spielen Anaerobier ursächlich kaum eine Rolle. Große Studien zeigen, dass bei dokumentierter Meningitis B. fragilis in weniger als 1% der Fälle beteiligt war, in der Regel bei unreifen Neugeborenen. Bei Hirnabszessen findet man Anaerobier in 40–50% der Fälle. Am häufigsten werden B. fragilis und B. melaniogenicus isoliert. Unter den aeroben Keimen kommen am häufigsten vergrünende Streptokokken, koliforme Bakterien und S. aureus vor. In 20–40% der Fälle entsteht der Abszess durch eine fortgeleitete Infektion ausgehend von einer chronischen Sinusitis oder Otitis, seltener hämatogen (z. B. Endokarditis).

Infektion von Mund, Rachen und oberen Atemwegen

Der Rachenraum ist stark mit einer Reihe von Anaerobiern besiedelt, die nicht selten von einer Kolonisation zur Infektion führen. Am häufigsten sind die Gattungen Prevotella und Fusobacterium am Infektgeschehen beteiligt. B. fragilis wird in der Regel nicht im Rachen angetroffen.

Ausgehend von Infektionen der Zahntaschen und periapikalen Abszessen gelangen die Keime entlang den Faszien in die Tiefe und führen z. T. zu schwersten Infektionen (Ludwig-Angina). Oberflächlich kommt es zur chronischen Gingivitis mit Zahnfleischbluten, Kieferknochendestruktion und Zahnverlust. Differenzialdiagnostisch ist von der Ludwig-Angina die Plaut-Vincent-Angina abzugrenzen, eine akut nekrotisierende Gingivitis, die durch eine Mischinfektion von oralen Spirochäten und Fusobakterien ausgelöst wird.

Bei der chronischen Sinusitis werden in 30% Anaerobier angetroffen. Die häufigsten anaeroben Erreger sind Fusobakterien, Prevotella und Bacteroides (Non-fragilis-Gruppe).

Pulmonale Infektionen

! Aspirationspneumonie, Lungenabszess und nekrotisierende Pneumonie gehören zu den häufigsten Infektionen mit anaerober Beteiligung.

Sie entstehen hämatogen oder direkt durch Aspiration von Magen- und Racheninhalt. Die Bakteriologie ähnelt den odontogenen Infektionen. Keime der Bacteroides-fragilis-Gruppe spielen für die pulmonalen Infektionen nie eine Rolle. Vielmehr findet sich häufig eine Mischpopulation aus Prevotella, Fusobacterium und vergrünenden Streptokokken.

Intraabdominelle Infektionen

Intraabdominelle Abszesse oder Peritonitiden sind die Folge des Eintritts von Bakterien in die primär sterile Bauchhöhle. Die Peritonitis wird i. Allg. entsprechend ihrer Genese in 3 Gruppen unterteilt [36].

Einteilung der Peritonitiden nach ihrer Genese

1. Die primäre Peritonitis entsteht meist hämatogen oder lymphogen. Sie ist in der Regel eine Monoinfektion mit pathogenen Aerobiern (z. B. Streptococcus pyogenes oder E. coli). Insgesamt wird die primäre Peritonitis nur selten beobachtet.
2. Die sekundäre Peritonitis ist meist Folge von pathologischen Prozessen im Bauchraum (Ischämie, Tumoren, Darmrupturen etc.). Man findet regelmäßig eine aerob-anaerobe Mischflora, die der fäkalen Flora gleicht. In 70% der Fälle lässt sich ein Gemisch aus Bacteroides spp., koliformen Keimen und Enterokokken nachweisen. Als Folge der Peritonitis entwickeln sich abdominelle Abszesse und durch Besiedlung über die Gallengänge auch Leberabszesse.
3. Die tertiäre Peritonitis kann aus der sekundären Peritonitis hervorgehen, bzw. durch chirurgische Maßnahmen gesetzt werden. Sie kann auch durch Kontamination des OP-Gebiets ausgelöst werden. Man könnte sie somit als »nosokomiale« Peritonitis auffassen. Auch bei der Entstehung der Anastomoseninsuffizienz und der daraus resultierenden Peritonitis scheinen Bakterien eine Rolle zu spielen [22].

Die Therapie richtet sich nach der Einteilung und dem Schweregrad der Peritonitis.

Darüber hinaus werden bei Infektionen des Bauchraums, v. a. nach perforierter Appendizitis, Bilophila wadsworthia isoliert [25]. B. wadsworthia ist ein asaccharolytisches, katalase-positives gramnegatives Stäbchen. Es ist resistent gegen 20% Galle im Medium und bildet eine β-Laktamase. Taxonomisch gehört es zur Familie der Desulfovibrionen. Da der Keim langsam wächst, müssen die Medien meistens eine Woche inkubiert werden. Zur Therapie können Monobaktame, Clindamycin oder penicillinasefeste β-Laktamantibiotika verwendet werden [37].

Infektionen des weiblichen Genitaltrakts

Die vaginale Schleimhaut ist massenhaft von Anaerobiern wie Prevotella und Laktobazillen kolonisiert. Als passagere aerobe Besiedler findet man vergrünende Streptokokken, Enterokokken, E. coli und B-Streptokokken. Entwickeln sich Entzündungen, handelt es sich meist um aufsteigende Mischinfektionen aus dieser Flora. Bis zu 20% der Infektionen bei Bartholin-Abszessen, Tuboovarialabszessen, Endometritis, Amnionitis und postoperativen Wundinfektionen werden durch diese bakteriellen Mischpopulationen verursacht. Für die übrigen genitalen Infektionen sind spezifische Erreger wie N. gonorrhoeae, Chlamydien oder Trichomonas vaginalis verantwortlich. Sie sind Auslöser von Vaginitiden.

! Von der Vaginitis gilt es das Bild der bakteriellen Vaginose zu unterscheiden, bei der es sich um eine quantitative Veränderung der vaginalen Keimflora handelt. Etwa 20% der Frauen mit gynäkologischen Beschwerden leiden unter einer bakteriellen Vaginose.

Intrauterin angewendete Kontrazeptiva führen häufiger zu diesem Krankheitsbild, bei dem die Patientinnen unter einem übel riechenden Ausfluss bei erhöhtem vaginalen pH (ca. 7,0–7,5) leiden. Der Vaginalflora fehlen die Laktobazillen. Dafür findet man Gardnerella vaginalis, Mobiluncus spp., ein anaerobes gebogenes Stäbchen, und Prevotella spp.

Der mikroskopische Nachweis von »clue cells«, einem massenhaften Besatz von gramnegativen Stäbchen auf vaginalen Epithelzellen, ist ein wertvoller Hinweis auf die Vaginose. Ebenso hilfreich für die Diagnostik ist der KOH-Test, bei dem 10%ige KOH auf Vaginalsekret gegeben wird und sich ein fischartiger Geruch entwickelt.

Da man in der Vaginosetherapie erfolgreich anaerobierwirksame Antibiotika einsetzt, muss man davon ausgehen, dass die aerobe G. vaginalis zwar als Leitkeim in dieser Situation fungiert, aber pathogenetisch nicht die entscheidende Bedeutung hat [30].

Darüber hinaus werden im Zusammenhang mit bakterieller Fehlbesiedlung der Vagina immer wieder frühzeitige, spontane Beendigungen von Schwangerschaften beobachtet.

! Man schätzt, dass bis zu 80% der frühen Aborte durch bakterielle Infektionen ausgelöst werden [38].

Meist findet man in dieser Situation B. fragilis und Prevotella spp. in Scheidenabstrichen. Frauen mit wiederholten Spontanaborten konnten folglich dann unter antibiotischem Schutz ihre Schwangerschaft regelgerecht beenden.

Weichteilinfektionen

Anaerobier – außer Propionibakterien – gehören nicht zur Normalflora der Haut. Sie sind hier erst als Folge von Operationen, Verletzungen, Bissen und chronischen Hautschäden (diabetisches Ulkus, Dekubitus etc.) zu finden. In über 90% dieser Fälle kann man eine Mischflora nachweisen, zu deren anaerober Seite fast immer B. fragilis gehört. Bei Infektionen oberhalb der Gürtellinie trifft man zusätzlich eine grampositive Mischflora und Prevotella spp., unterhalb der Gürtellinie dagegen eher ein Keimgemisch ähnlich der fäkalen Flora, eingeschlossen B. fragilis, P. melaninogenica und andere Prevotella spp.

29.7.7 Anaerobe Kokken

29.7.7.1 Taxonomie

Es gibt 3 Gruppen von anaeroben Kokken, die humanmedizinisch bedeutsam sind.

Humanmedizinisch bedeutsame Kokken

1. Veillonellen sind gramnegativ. Sie kommen als Kommensale auf Schleimhäuten vor und sind als Krankheitserreger unbedeutend. Zur Familie der Veillonellen werden auch Acidaminococcus spp. und Megasphera elsdenii gezählt.
2. Mikroaerophile Streptokokken stehen taxonomisch den vergrünenden Streptokokken nahe.
3. Die früher existierenden verschiedene Gattungen an grampostiven Kokken (Peptococcus spp., Peptostreptococcus spp., Gaffkya spp.) wurden alle der Gattung Peptostreptococcus spp. (außer Streptococcus niger) zugeordnet.

29.7.7.2 Epidemiologie

Man findet sie regelmäßig als Bewohner von Schleimhäuten, und in ca. 25% aller anaeroben Isolationen werden Peptostreptokokken nachgewiesen [39].

29.7.7.3 Pathogenese

Ihre Pathogenität beruht zum einen auf ihrer Kapsel (Phagozytoseschutz) und zum anderen auf ihrer Fähigkeit, synergistisch mit anderen Bakterien zu wachsen. Sie werden deshalb häufig in polymikrobiellen Mischinfektionen gesehen. In einer Studie werden nur 8% aller Isolate an anaeroben Kokken in Reinkultur angetroffen.

Tabelle 29-48. Krankheiten, die zu Infektionen mit anaeroben Kokken prädisponieren

- Chirurgische Eingriffe
- Fremdkörperverletzungen
- Diabetes mellitus
- Immunsuppressive Therapie
- Karzinom
- Erkrankungen mit Immundefizienz (HIV-Infektion, Leukämie etc.)

29.7.7.4 Erkrankungen

Es kommt nur auf dem Boden von prädisponierenden Faktoren (Tabelle 29-48) zu Infektionen mit anaeroben Kokken.

! Anaerobe Kokken sind häufig beteiligt an Otitis media (53%), Hirnabszessen (45%), Osteomyelitis und Arthritis (39%) geburtshilflichen und gynäkologischen Infektionen (35%) sowie chronischer Sinusitis, peritonsillären und zahnassoziierten Abszessen (30–40%).

Seltener (<20%) werden sie bei pleuropulmonalen und intraabdominellen Infektionen und bei Haut- und Bindegewebsinfektionen nachgewiesen. Ausgehend von diesen Foki kann es im Verlauf einer Infektion zu Bakteriämien kommen, die wegen der Sauerstoffempfindlichkeit aber eher eine Rarität sind.

29.7.7.5 Diagnostik

Die mikrobiologische Differenzierung ist schwierig, da sie langsam wachsen und wenig Zucker vergären. Der gaschromatographische Nachweis von Acetat, Butyrat und Lactat ist hierbei hilfreich. Die häufigsten Isolate sind: P. anaerobius, P. asaccharolyticus, P. magnus und P. prevotii.

29.7.7.6 Therapie

Anaerobe Kokken sind gegen viele Antibiotika sensibel. Alle Penicilline (inkl. Penicillin G) und die Basiscephalosporine sowie Clindamycin, Vancomycin und Monobaktame sind gut wirksam. Auch die neuen Fluorchinolone wirken gut.

Metronidazol ist nicht sicher wirksam. Makrolide und Aminoglykoside sind überwiegend unwirksam. Bei der Therapie ist immer die Resistenzlage der Begleitflora zu bedenken. Anaerobe Kokken bilden selbst keine β-Laktamasen, werden aber durch die β-Laktamasen der Begleitflora geschützt.

29.7.8 Anaerobe, nicht sporenbildende grampositive Stäbchen (außer Aktinomyces)

Vertreter der anaeroben grampositiven Stäbchen gehören beim Menschen häufig zur normalen Schleimhautflora, z. B. des Verdauungstrakts und der Vagina (Tabelle 29-49).

Tabelle 29-49. Zur humanen Schleimhautflora gehörige anaerobe grampositiven Stäbchen

Nichtsporenbildende Stächen

- Eubacterium
- Bifidusbacterium
- Lactobacillus
- **Propionibacterium**
- **Actinomyces**
- Mobiluncus

Sporenbildende Stäbchen

- **Clostridium**

In den fett hervorgehobenen Spezies finden sich typische pathogene Vertreter.

Die meisten dieser Keime sind apathogen und zudem wichtig zur Aufrechterhaltung der »Eubiose«. Sie stellen deshalb im Verdauungstrakt (Bifidobakterien, Eubakterien) und in der Vagina (Laktobazillen) die Mehrheit der besiedelnden Bakterien. Auf der Haut finden sich häufig Propionibakterien.

Da diese Keime ubiquitär den Körper besiedeln, werden sie nicht selten in der Begleitflora von Infektionen isoliert. Um ihre pathogenetische Bedeutung abzuschätzen, sollte eine Differenzierung angestrebt werden. Ihre fermentative Aktivität ist z. T. sehr gering, sodass die Genuszugehörigkeit besser durch gaschromatographischen Nachweis von Stoffwechselendprodukten gelingt (Tabelle 29-50 und Abb. 29-42c–e).

Die Bakterien dieser Gruppe sind in der Regel sensibel gegen Penicillin G und weitere Antibiotika, die die Zellwandsynthese beeinflussen. Ebenfalls wirksam sind Clindamycin und Rifampicin. Obwohl es sich bei diesen Keimen um obligate Anaerobier handelt, ist Metronidazol nur zum Teil wirksam.

29.7.8.1 Ausgewählte Bakterien

Propionibacterium

Außer P. acnes sind Propionibakterien als apathogen zu betrachten. Sie siedeln auf der gesunden Haut und sind sowohl in Material von der Haut als auch in Blutkulturen meistens als Kontaminanten zu betrachten. P. acnes wird aus inflammatorischen Prozessen der Haut, z. B. bei »Akne«, isoliert. Der Keim wirkt immunstimulierend auf das Komplementsystem und auf neutrophile Granulozyten.

Andere Infektionen mit Propionibacterium spp. (z. B. Endokarditis, Osteomyelitis, Hirnabszesse) wurden vereinzelt beschrieben, sind insgesamt aber eine Rarität.

Eubacterium

Das Genus Eubacterium kolonisiert natürlicherweise den Intestinaltrakt des Menschen und findet sich im Darm zahlreicher Tiere. Der Keim wird häufig aus Mischkulturen isoliert, seine pathogene Bedeutung wird als sehr gering eingeschätzt. Bei Patienten mit prädisponierenden Faktoren wurden vereinzelt Infektionen gesehen (Abszesse, Wundinfekte).

Bifidobakterien

Bifidobakterien sind integraler Bestandteil der Darmflora. Die außerhalb des Darms isolierten Spezies sind als Kontaminanten ohne pathologische Bedeutung zu betrachten. Sie besitzen aber eine große Bedeutung beim Aufbau der enteralen Normalflora des Neugeborenen.

Laktobazillen

Laktobazillen sind kokkoide oder schlanke grampositive Stäbchen, die oft in langen Ketten vorliegen und als charakteristisches metabolisches Endprodukt Milchsäure bilden (Abb. 29-42c). Sie geben damit sowohl morphologisch als auch biochemisch ihre nahe Verwandtschaft zu den Streptokokken zu erkennen. Streng genommen ist die Bezeichnung als Lacto*bacillus* nicht korrekt, weil üblicherweise in der Mikrobiologie nur Sporenbildner als »Bazillen« bezeichnet werden. Da Laktobazillen Normalbewohner des Darms und der Vagina (»Döderlein-Stäbchen«) sind, sind sie in Untersuchungsmaterial meistens als harmlose Kontaminanten zu betrachten.

Sie kommen aber auch in der Umwelt vor und sind an der Herstellung von Lebensmitteln (z. B. Joghurt) beteiligt. Solche Stämme unterscheiden sich von den Laktobazillen aus der Normalflora des Menschen. Sie sind nicht an das Milieu im Menschen adaptiert und benötigen beispielsweise andere Temperatur- und pH-Optima. Deshalb ist durch Zufuhr von Joghurt (Nahrung, vaginale Applikation etc.) keine dauerhafte menschliche »Normalflora« aufzubauen.

Zur Prävention der bakteriellen Vaginose sind nur H_2O_2-produzierende Laktobazillen geeignet [40].

Nur bei entsprechender Prädisposition wurden Endokarditiden und andere seltene Infektionen beschrieben. Da Laktobazillen häufig vancomycinresistent sind und auf nichtselektiven

Tabelle 29-50. Orientierende Bestimmung von grampositiven anaeroben Stäbchen

Genus	Beweglichkeit	Katalase	Indolbildung	Nitratreduktion	Metabolische Endprodukte
Actinomyces	–	–/(+)	–	+/-	A, s
Propionibacterium	–	–/(+)	+/–[b]	+/–	A, P
Eubacterium	–/(+)[a]	–	–	+/–	A, B[a]
Bifidobacterium	–	–	–	–	A, L
Lactobacillus	–	–	–	–	a, L
Mobiluncus	+	–	–	+/-	A, L, S
Clostridium	–	–	–/(+)	–	A, B

[a] Speziesabhängig verschieden;
[b] stammabhängig verschieden; *A*, a:* Acetat; *B:* Butyrat; *P:* Propionat; *L, l:* Lactat; *S, s:* Succinat.
* Große Buchstaben bezeichnen metabolische Hauptprodukte.

Nährböden morphologisch wie Enterokokken wachsen, sind sie fälschlicherweise als vancomycinresistente Enterokokken fehldiagnostiziert worden.

Mobiluncus

Mobiluncus mulieris ist ein gebogenes Stäbchen, das sich in der Gram-Färbung oft negativ bis variabel darstellt. Trotzdem gehört es seinem Zellwandaufbau zufolge zu den grampositiven Bakterien (keine LPS, vancomycinempfindlich).

Es siedelt auf der Vaginalschleimhaut und im Rektum. Möglicherweise ist der Darm das natürliche Reservoir, und die vaginale Besiedlung nimmt von dort ihren Ausgang. Bei bakterieller Vaginose tritt es vermehrt auf, ohne dass seine pathogene Bedeutung in diesem Zusammenhang bisher geklärt wäre. Es ist in der Lage, Trimethylamin zu bilden, das den fischartigen Geruch bei dieser Erkrankung verursacht. Extragenitale Infektionen (z. B. Bakteriämie, Brustabszesse) sind eher selten.

Fazit für die Praxis zu Kap. 29.7

- Klinische Manifestation:
  Anaerobe Sporenbildner rufen typische Krankheitsbilder hervor:
  - C. perfringens: Gasbrand
  - C. botulinum: Botulismus
  - C. tetani: Tetanus
  - C. difficile: antibiotikaassoziierte Diarrhö; pseudomembranöse Kolitis

  Die gramnegativen Anaerobier (Bacteroides, Fusobacteria etc.) und grampositiven Kokken (Peptostreptokokken) führen zu Mischinfektionen mit aeroben Partnern. Im ZNS verursachen sie Hirnabszesse, im Mund führen sie zu Gingivitis und Kieferinfektionen, in den Atemwegen zu Lungenabszessen, intraabdominell zu Peritonitis. Sie lösen Infektionen des weiblichen Genitales und Weichteilinfektionen nach Tierbissen aus.
- Diagnostik:
  Anaerobier werden i. A. kulturell identifiziert. Darüber hinaus werden C. botulinum und C. tetani im Tierversuch nachgewiesen, C. perfringens wird direkt mikroskopisch und C. difficile durch direkten Toxinnachweis bestimmt.
- Therapie:
  Meist steht die chirurgische Sanierung im Vordergrund. Als Antibiotika kommen in Frage: Metronidazol, Clindamycin, β-Laktamase-geschützte Penicilline, Monobaktame und moderne Chinolone.
- Epidemiologie und Prophylaxe:
  Die clostridienbedingten Infektionen sind (außer C. difficile) selten geworden. Die aerob-anaeroben Mischinfekte sind in den chirurgischen Fächern weiterhin häufig anzutreffen. Prophylaxe sind gute hygienische Verhältnisse bei Operationen (Gasbrand, aerob-anaerobe Mischinfektionen) sowie eine sorgfältige Lebensmittelherstellung (C. botulinum). Für Tetanus steht eine hochwirksame aktive und passive Immunisierung zur Verfügung und C. difficile kann durch Disziplin bei der antibiotischen Therapie kontrolliert werden.
- Meldepflicht:
  Nach § 6 des IfSG ist Botulismus meldepflichtig.

Literatur zu Kap. 29.7

1. Van Horn KG, Warren K, Baccaglin EJ (1997) Evaluation of the AnaeroPack system for growth of anaerobic bacteria. J Clin Microbiol 35: 2170–2173
2. Von Rosenstiel NA, Grimm H (1996) Antibiotic profile – Piperacillin/Tazobactam. Antiinfect Drugs Chemother 14: 187–199
3. Brismar B, Malmborg AS, Tunevall G et al. (1992) Piperacillin-tazobactam vs imipenem-cilastatin for treatment of intra-abdominal infections. Antimicrob Agents Chemother 36: 2766–2727
4. Citron DM, Appleman MD (1997) Comparative in vitro activities of trovafloxacin (CP-99,219) against 221 aerobic and 217 anaerobic bacteria isolated from patients with intra-abdominal infections. Antimicrob Agents Chemother 41: 2312–2316
5. Aldridge KE, Ashcraft D, Bowman KA (1997) Comparative in vitro activities of trovafloxacin (CP 99,219) and other antimicrobials against clinically significant anaerobes. Antimicrob Agents Chemother 41: 484–487
6. Rasch G, Schönberg I (1998) Tetanus in Deutschland – Ergebnisse der Einzelfallerfassung seit 1995. Bundesgesundheitsblatt 98/2: 67–69
7. Puig de Centorbi O, Centorbi HJ, Demo N, Pujales G, Fernadez R (1998) Infant Botulism during a one year period in San Luis, Argentina. Zentralbl Bakteriol 287: 61–66
8. Greene PE, Fahn S (1993). Use of botulinum toxin type F injections to treat torticollis in patients with immunity to botulinum toxin type A. Mov Disord 8: 479–483
9. Sanford JP (1995) Tetanus – forgotten but not gone. N Engl J Med 332: 812–813
10. Anonym (1997) Fallbericht: Botulismus nach Verzehr von Räucherfisch. Epid Bulletin des RKI 25: 167–169
11. Gill DM (1982) Bacterial toxins: table of lethal amounts. Microbiol Rev 46: 86–94
12. Doellgast GF, Brown JE, Koufman JA, Hathewey CL (1997) Sensitive assay for measurement of antibodies to clostridium botulinum neurotoxins A, B and E: Use of a hapten-labeled-antibody elution to isolate specific complexes. J Clin Microbiol 35: 578–583
13. Kiyatkin N, Maksymowach AB, Simpson LL (1997) Induction of an immune response by oral administration of recombinant botulinum toxin. Infect Immun 65: 4586–4591
14. Jankovic J, Hallet M (eds) (1994) Therapy with botulinum toxin. Dekker, New York
15. Moore P (ed) (1995) Handbook of botulinum toxin treatment. Blackwell Science, Oxford
16. Zilinskas RA (1997) Iraq's biological weapons. The past as future? JAMA 278: 418–424
17. Hatheway CL (1990) Toxigenic clostridia. Clin Microb Rev 3: 66–98
18. Rasch G, Schöneberg I, Apitzsch L (1998) Gasbrand – Einzelfallerfassung der Erkrankungs- und Sterbefälle in den neuen Bundesländern und Berlin 1992 bis 1997. Bundesgesundheitsblatt 5: 203–207
19. Heimbach RD (1980) Gas gangrene: Review and update. HBO Rev 1: 41–49
20. Cline KA, Turnbull TL (1985) Clostridial myonecrosis. Ann Emerg Med 14: 459–66
21. Stevens DL, Mandell GL (eds) 1995 Clostridial infections. Atlas of infectious diseases. Churchill Livingstone, New York, pp 13.1–13.9
22. Stevens DL, Bryant AE (1997) Pathogenesis of clostridium perfringens infection: mechanisms and mediators of shock. Clin Infect Dis 25 (Suppl 2): S 160–164
23. Bryant AE, Bergstrom R, Zimmermann GA et al. (1993) Clostridium perfringens invasivness is enhanced by effects of the theta toxin upon PMNL structure and function. FEMS Immunol Med Microbiol 7: 321–336

24. Stevens DL, Maier KA, Laine BM, Mitten JE (1987) Comparison of clindamycin, rifampicin, tetracycline, metronidazole, and penicilline for efficacy in prevention of experimental gas gangrene due to Clostridium perfringens. J Infect Dis 155: 220–228
25. Trivedi DR, Raut VV (1990) Role of hyperbaric oxygen therapy in the rapid control of gas gangrene infection and its toxaemia. J Postgrad Med 36: 13–15
26. Altemeier WA, Fullen WD (1971) Prevention and treatment of gas gangrene. JAMA 217: 806–813
27. Lawrence GW (1997) The pathogenesis of enteritis necroticans. In: Rood JI, McClane BA, Songer JG, Titball RW et al. (eds) The clostridia. Academic Press, New York, pp 197–207
28. Katahira J, Sugiyama H, Inoue N et al. (1997) Clostridium perfringens enterotoxin utilizes two structurally related membrane proteins as functional receptors in vivo. J Biol Chem 272: 26652–26658
29. Kumar R, Banks PA, George PK, Tandon BN (1975) Early recovery of exocrine pancreatic function in adult protein-caloric malnutrition. Gastroenterology 68: 1593
30. Riley TV (1998) Clostridium difficile: A pathogen of the nineties. Eur J Clin Microbiol Infect Dis 17: 137–141
31. Lahn M, Tyler G, Däubner W, Hadding U (1993) Improvement of Clostridium difficile isolation by heat shock and typing of the isolated strains by SDS-PAGE. Eur J Epidemiol 9: 327–334
32. Chaves-Olarte E, Weidmann, M, Eichel-Streiber C, Thelestam M (1997) Toxins A und B from Clostridium difficile differ with respect to enzymatic potencies, cellular substrate specificites, and surface binding to cultured cells. J Clin Invest 100: 1734–1741
33. Lai KK, Melvin ZS, Menard MJ, Kotilainan HR, Baker S (1997) Clostridium difficile-associated diarrhea: epidemiology, risk factors, and infection control. Inf Control Hosp Epidemiol 18: 628–632
34. Summanen P (1993) Microbiology terminology update: Clinically significant anaerobic gram-positive and gram-negative bacteria (excluding spirochetes). Clin Infect Dis 16: 606–609
35. Tzianabos AO, Kasper DL, Onderdonk AB (1995) Structure and function of Bacteroides fragilis capsular polysaccharides: Relationship to incluction and prevention of abscesses. Clin Infect Dis 20 (Suppl 2): S132–S140
36. Johnson CC, Baldessarre J, Levison ME (1997) Peritonitis: Update on pathophysiology, clinical manifestation, and management. Clin Infect Dis 24: 1035–1047
37. Summannen PH, Jousimies-Somer H, Manley S, Bruckner D (1995) Bilophilia wadsworthia isolates from clinical specimen. Clin Infect Dis 20 (Suppl 2): S210–211
38. Sherman DJ, Tovbin J, Lazarovic T et al. (1997) Chorioamnionitis caused by gram-negative bacteria as an etiologic factor in preterm birth. Eur J Clin Microbiol Infect Dis 16: 417–423
39. Murdock DA (1998) Gram-positive anaerobe cocci. Clin Microbiol Rev 11: 81–120
40. Rostenstein IJ, Fontaine EA, Morgan DJ et al. (1997) Relationship between hydrogen peroxide-producing strains of Lactobacilli and vaginosis-associated bacterial species in pregnant women. Eur J Clin Microbiol Infect Dis 16: 517–522

29.8 Verschiedene Bakterien

29.8.1 Bartonella spp.

L.T. Zabel, I.B. Autenrieth

29.8.1.1 Erregermerkmale und Taxonomie

Bartonellen (■ Abb. 29-50) sind kleine, 0,6–1 µm lange gramnegative Stäbchen, die sich im Gram-Präparat oft leicht gekrümmt darstellen.

Sie sind oxidasenegativ, bilden aus Kohlenhydraten keine Säure und benötigen nährstoffreiche Wachstumsmedien. Alle Spezies der Gattung Bartonella wachsen auf bluthaltigen Nährmedien aerob oder unter 5%iger CO_2-Spannung. Die optimale Wachstumstemperatur liegt für B. bacilliformis zwischen 25 und 30°C und für B. henselae, B. quintana und B. elizabethae zwischen 35 und 37°C.

Unter den 11 derzeit bekannten Bartonella spp. gibt es 5 humanpathogene Arten: B. bacilliformis, B. quintana, B. henselae, B. clarridgeiae und B. elizabethae.

29.8.1.2 Epidemiologie

Siehe ■ Tabelle 29-51.

B. bacilliformis ist der Erreger der Carrión-Krankheit, die nur in Südamerika auftritt, während die Spezies B. quintana und B. henselae weltweit verbreitet sind und Erkrankungen wie Katzenkratzkrankheit, bazilläre Angiomatose und Peliosis hepatis verursachen. B. quintana ist zudem der Erreger des Fünftagefiebers (Trench-Fieber, Grabenfieber), das im 1. Weltkrieg über 1 Mio. Soldaten befiel.

B. henselae, B. clarridgeiae und B. elizabethae wurden erst vor wenigen Jahren als sog. »new emerging pathogens« und Krankheitserreger beschrieben. Während B. henselae und B. clarridgeiae wiederholt bei vorgenannten Erkrankungen nachgewiesen wurden, konnte B. elizabethae bislang nur einmal – bei Endokarditis – isoliert werden.

In den letzten Jahren zeichnete sich ab, dass Bartonella spp. auch an Bakteriämien, Endokarditiden und chronischen Lymphadenopathien beteiligt sind und zur Organbeteiligung an Leber, Lunge, ZNS sowie Augen und Knochen führen.

B. bacilliformis kommt in den südamerikanischen Anden endemisch vor. Als Vektoren sind Arthropoden (Sandfliegen, wie Lutzomya verrucarum und Phlebotomusarten) lange bekannt (Herrer u. Christensen 1975). In Endemiegebieten sind 8–15% der Patienten, die das akute Oroya-Fieber überlebt haben, B.-bacilliformis-Träger und somit Reservoir für diesen Keim. Andere Reservoire wurden bislang nicht entdeckt, obwohl neben dem Menschen z. B. kleine Nagetiere in Betracht kommen, da die Carrión-Krankheit auch in Gegenden mit sehr niedriger Populationsdichte verbreitet ist.

Die Prävalenz von bartonellaspezifischen Antikörpern in der Bevölkerung von Peru ist hoch. Die Seren aus endemischen Gebieten reagierten zu 22–64% mit B. bacilliformis-Antigenen (Knobloch et al. 1985; Gray et al. 1990). Kreuzreaktionen zu LPS von Chlamydien und unspezifische Reaktionen mit Hitzeschockproteinen erschweren allerdings die Interpretation der

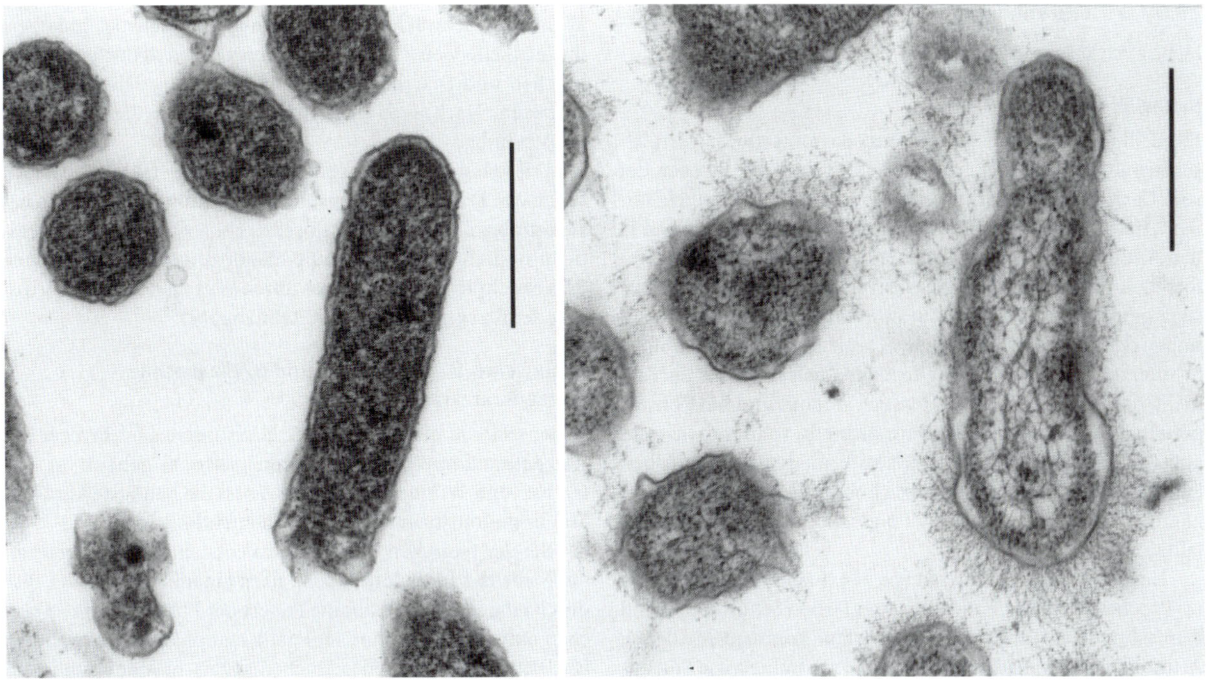

a b

Abb. 29-50 a, b. Transmissionselektronenmikroskopie von **a** pilitragenden und **b** nichtpilitragenden Bartonella-henselae-Isolaten (Eichstrich = 0,5 μm). (Mit freundlicher Genehmigung von Herrn Dr. Volkhard Kempf)

Tabelle 29-51. Epidemiologie verschiedener Bartonella spp. und deren Erkrankungen beim Menschen. (Nach Autenrieth et al. 1998)

Spezies	Verbreitung	Reservoir	Übertragung	Erkrankung
B. bacilliformis	Peru, Ecuador, Kolumbien	Menschen	Sandfliege, Zecken?	Carrión-Krankheit (akut: Oroya-Fieber; chronisch: Veruga peruana)
B. quintana	Weltweit	Menschen	Kleiderlaus	Fünftagefieber, Bakteriämien, Katzenkratzkrankheit, bazilläre Angiomatose, Endokarditis, chronische Lymphadenitis, systemische Manifestationen in inneren Organen, Knochen und ZNS
B. henselae	Weltweit	Katzen	Katzenkratzer oder -bisse, Katzenflöhe, Zecken?	Katzenkratzkrankheit, bazilläre Angiomatose, Peliosis hepatis, Bakteriämien, Endokarditis, chronische Lymphadenopathien, systemische Manifestationen in inneren Organen, Knochen und ZNS
B. clarridgeiae	Weltweit?	Katzen	Katzenkratzer oder -bisse, Katzenflöhe, Zecken?	Katzenkratzkrankheit, bazilläre Angiomatose, Peliosis hepatis, Bakteriämien, Endokarditis, chronische Lymphadenopathien, systemische Manifestationen in inneren Organen, Knochen und ZNS
B. elizabethae	Unbekannt	Unbekannt	Unbekannt	Endokarditis (1 Fall)

Seroprävalenzstudien (Knobloch et al. 1985; Knobloch u. Schreiber 1990).

B. henselae, B. quintana und B. clarridgeiae sind weltweit verbreitet. Epidemiologisch bedeutsam sind schlechte Hygiene und Kontakte mit Katzen, der natürlichen Reservoire für B. henselae.

Bis zu 41% der Katzen haben symptomlose Bakteriämien durch B. henselae (Sander et al. 1997; Koehler et al. 1994; Heller et al. 1997). Die Seroprävalenz von Antibartonellenantikörpern bei Katzen variiert zwischen 3,7 und 54,6% (Übersicht bei Breitschwerdt u. Kordick 2000).

Als Vektor für die Übertragung von B. henselae unter den Katzen wurde der Katzenfloh (Ctenocephalides felis) beschrieben (Chomel et al. 1996), während die Übertragung auf den Menschen in der Regel auf einen Katzenbiss oder Kratzer zurückzuführen ist.

29.8.1.3 Erkrankungen

Siehe auch ◘ Tabelle 29-51.

B. bacilliformis

B. bacilliformis wurde von Alberto Barton 1909 in Peru beschrieben. Er identifizierte B. bacilliformis als Erreger der sog. Carrión-Krankheit. Daniel Carrión war ein Medizinstudent, der 1885 die Ätiologie der schon lange bekannten und in den Anden endemischen Krankheit, der Verruga peruana, erforschen wollte und sich im Selbstversuch infizierte. Die Verruga peruana manifestiert sich in multiplen nodulären Eruptionen der Haut und Schleimhäute, begleitet von rheumatoiden Schmerzen und Fieber. Unglücklicherweise wusste Carrión nicht, dass die Erkrankung biphasich verläuft und die Verruga peruana das chronische Stadium darstellt, während sich das akute Stadium als septische Verlaufsform, dem Oroya-Fieber, äußert. Das Akutstadium wird von hohem Fieber und schwerer hämolytischer Anämie begleitet und ist mit einer hohen Mortalität verbunden.

Nach einer Inkubationszeit von 2–6 (manchmal auch bis zu 14) Wochen leiden die Patienten unter Fieber, Schüttelfrost und Kopfschmerzen. Im Erkrankungsverlauf kommen Myalgien, Arthralgien, Lymphadenopathie sowie zentralnervöse Störungen hinzu. Komplikationen sind die Meningoenzephalitis, kardiovaskuläre Symptomatik, z. B. Angina pectoris, und Dyspnoe. B. bacilliformis invadiert in Erythrozyten; die dazu benötigten Genloci wurden identifiziert und kloniert (Minnick et al. 1996). Befallene Erythrozyten werden im weiteren Verlauf zerstört. Der Tod tritt daher in der akuten Phase der Hämolyse ein oder resultiert aus zusätzlichen Septikämien durch andere bakterielle Erreger, z. B. Salmonellen (Cuadra 1956). Das Oroya-Fieber verläuft in 90% der unbehandelten Fälle tödlich (Gray et al. 1990). Auch Daniel Carrión starb daran.

Die Verruga peruana betrifft überwiegend die Haut. Nach einigen Monaten post infectionem erscheinen vaskuloproliferative Läsionen, die als schmerzlose Papeln sowie als Teleangiektasien imponieren und bevorzugt im Gesicht, Nacken und an den Extremitäten lokalisiert sind. Die Läsionen können außerdem auf den Schleimhäuten und in inneren Organen auftreten. Histopathologisch zeigt sich eine noduläre Vaskulitis mit Endothelzellproliferation. Bakterien können in diesen Läsionen auch histologisch nachgewiesen werden. Nach Monaten oder Jahren werden die Läsionen fibrotisch umgebaut oder verschwinden spontan.

B. quintana

B. quintana ist der Erreger des Fünftagefiebers oder wolhynischen Fiebers, einer selbst limitierenden Erkrankung. Das Epitheton »quintana« resultiert aus den 5-Tage-Intervallen (4–8 Tage) zwischen den Fieberschüben, die in der Regel ebenfalls 5 Tage anhalten.

Bedingt durch die schlechten hygienischen Verhältnisse und die hohe Durchseuchung mit dem Überträger, der Kleiderlaus (Pediculus humanus), erkrankten im ersten Weltkrieg über 1 Mio. Soldaten an der Febris quintana.

Nach einer Inkubationszeit von 2–3 Wochen treten milde bis schwere Symptome einschließlich Fieber, Kopfschmerzen, tibiabetonte Beinschmerzen sowie Myalgien auf. Ein makulopapuläres Exanthem kann die Symptomatik begleiten (McNee et al. 1916). Symptome einer generalisierten Erkrankung sind allgemeine Schwäche, Splenomegalie und Gelenkschmerzen, die möglicherweise Ausdruck einer reaktiven Arthritis sind. Erbrechen und Diarrhö können beim Fünftagefieber ebenfalls auftreten. Nach 4–6 Wochen verschwinden die Symptome selbstständig.

Das klassische Fünftagefieber kommt heutzutage nur noch selten vor. Das Erscheinungsbild der B.-quintana-Infektion hat sich zur bazillären Angiomatose, zu Bakteriämien, Endokarditiden und chronischen Lymphadenopathien verändert, ohne dass ersichtlich wurde, ob dies durch Wirtsfaktoren oder Virulenz der Erreger bedingt war (Relman 1995).

B. henselae, B. clarridgeiae und B. elizabethae (Katzenkratzkrankheit u. a.)

B. henselae, B. quintana und B. clarridgeiae sind Erreger der Katzenkratzkrankheit. Sie kommt saisonal gehäuft in den Herbst- und Wintermonaten vor. Es ist die häufigste klinische Manifestationsform von Bartonellainfektionen.

Bei der typischen Verlaufsform entsteht nach 1 Woche an der Stelle der Inokulation, z. B. nach einem Kratzer oder Biss durch eine Katze, eine kutane Papel oder Pustel. Nach 1–7 Wochen entwickelt sich eine regionale Lymphknotenschwellung. Ein Drittel der Patienten hat Fieber. Atypische Manifestationen der Katzenkratzkrankheit sind die Parinaud-Konjunktivitis, eine nichteitrige Konjunktivitis mit präaurikulärer Lymphadenitis, oder selbstlimitierende Formen von granulomatöser Hepatitis, Splenitis, Retinitis oder Enzephalitis (Margileth et al. 1987). In der Regel heilt die Katzenkratzkrankheit nach 2–4 Monaten spontan aus.

Zu komplizierten Verläufen, der bazillären Angiomatose (◘ Abb. 29-51) und Peliosis hepatis, kann es bei immunsupprimierten Patienten kommen (z. B. nach Knochenmarktransplantation oder bei HIV-Infektion).

Die bazilläre Angiomatose ist eine neovaskuläre Proliferation, bei der neben der Haut und regionalen Lymphknoten parenchymatöse Organe wie Leber (Peliosis hepatis), Milz, Lunge, ZNS und Knochen betroffen sind. Die Gewebe enthalten

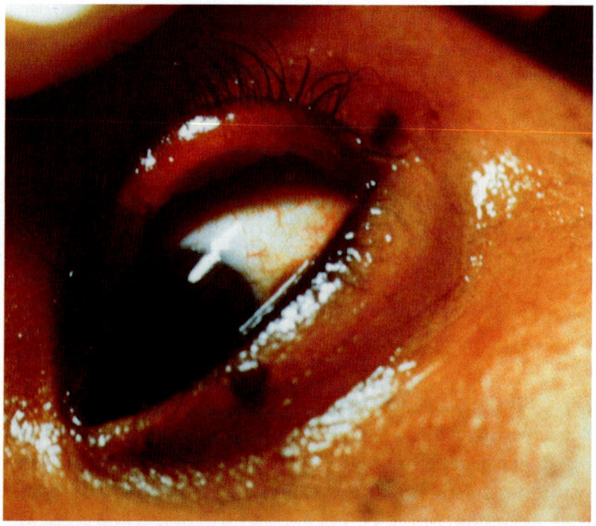

◘ **Abb. 29-51.** Bazilläre Angiomatose am unteren Lidrand bei einer 50-jährigen thailändischen Prostituierten mit Aids. (Mit freundlicher Genehmigung von Herrn Dr. Volkhard Kempf)

unzählige blutgefüllte, von Endothelzellen ausgehende zystische Strukturen sowie Entzündungszellen, dilatierte Kapillaren und Bakterien.

Endokarditis kann durch B. quintana, B. henselae und B. elizabethae (Daly et al. 1993; Drancourt et al. 1995; Spach et al. 1995; Holmes et al. 1995; Jalava et al. 1995) verursacht werden. Bartonellen werden für ca. 5% der »kulturnegativen« Endokarditiden verantwortlich gemacht. Risikofaktoren sind Immundefizienz, z. B. Wohnsitzlosigkeit, Alkoholkrankheit, Nikotinabusus und HIV-Infektion.

Die Symptomatik gleicht der Endokarditis anderer bakterieller Erreger mit Fieber, Gewichtsverlust, allgemeine Schwäche, Nachtschweiß, Splenomegalie, Hepatomegalie, Herzgeräuschen, Anämie und Thrombozytopenie. Laborchemisch zeigt sich eine Leukozytose mit Linksverschiebung und erhöhte Entzündungsparameter. Komplikationen sind Glomerulonephritis mit Proteinurie und Hämaturie (Daly et al. 1993; Drancourt et al. 1995; Spach et al. 1995; Holmes et al. 1995; Jalava et al. 1995). In den meisten Fällen mussten die betroffenen Herzklappen ersetzt werden.

29.8.1.4 Diagnostik

Die Diagnose der Katzenkratzkrankheit lässt sich über den direkten kulturellen Erregernachweis, histologisch, den DNA-Nachweis durch PCR aus Gewebeproben oder auch serologisch mit dem Immunfluoreszenztest führen.

Bei der direkten mikroskopischen Untersuchung von Biopsaten betroffener Patienten werden mittels Warthin-Starry-Silberfärbung Bakterien nachgewiesen. Immunzytochemische Methoden zum Nachweis von Bartonellen sind verfügbar (Reed et al. 1992), aber aufgrund der aufwendigen Färbetechnik nicht weit verbreitet. Kulturisolate lassen sich in der Giemsa-Färbung besser darstellen als nach Gram.

Die Amplifikation von Bartonellen-DNA aus Gewebe, Eiter oder Hautläsionen mittels PCR war bei den meisten Patienten mit Katzenkratzkrankheit erfolgreich (Avidor et al. 1997) und stellt damit eine schnelle und zuverlässige Nachweismethode dar (Relman 1990; Dauga 1996).

Da die meisten Isolate für den kulturellen Nachweis wesentlich länger als 7 Tage inkubiert werden müssen, bis sichtbare Kolonien gebildet werden, ist die Anzucht von Bartonellen v. a. bei Erkrankungen wie Endokarditis, Enzephalitis, Lymphadenitis, Fieber unklarer Genese und bei atypischen Verlaufsformen der Katzenkratzkrankheit wenig erfolgversprechend. Bei Patienten mit bartonellaassoziierter Endokarditis wurde B. quintana und B. henselae mit konventionellen Methoden auf Nähragar, aber wesentlich effizienter in Endothelzelllinien angezüchtet (LaScola u. Raoult 1999; Kempf et al. 2000).

Die Diagnose der Katzenkratzkrankheit kann in der Regel nicht über den kulturellen Erregernachweis, sondern besser mittels PCR gesichert werden. Bei der bazillären Angiomatose ist der Kulturversuch sinnvoll.

Patienten mit Bartonellenendokarditis können hohe Bartonellenantikörpertiter bis zu 10.000facher Verdünnung im Serum haben, sodass die Verdachtsdiagnose meist serologisch erhärtet werden kann, wenn die Kultur negativ blieb. Bei der Katzenkratzkrankheit sind Antikörpertiter von >1:256 bis maximal 1:1000 im Immunfluoreszenztest charakteristisch.

29.8.1.5 Therapie

Die typische Verlaufsform der Katzenkratzkrankheit bedarf wegen ihrer guten Prognose meist keiner Therapie. Bei atypischen und schweren Verlaufsformen wird eine Behandlung mit Makroliden oder Tetracyclinen, evtl. auch in Kombination, empfohlen. Auch Fluorchinolone in Kombination mit Rifampicin sind für die Therapie einsetzbar. Die Behandlungsdauer bei Immundefizienten sollte mindestens 4 Wochen betragen (Heizman et al. 1996).

Immunsupprimierte Patienten sollten prophylaktisch ihre Katze untersuchen lassen.

Literatur zu Kap. 29.8.1

Avidor B, Kletter Y, Abulafia S, Golan Y, Ephros M, Giladi M (1997) Molecular diagnosis of cat scratch disease: a two-step approach. J Clin Microbiol 35: 1924–1930

Autenrieth IB, Haimerl M (1998) Human diseases – apart from cat-scratch disease, bacillary angiomatosis, and peliosis – and carriership related with bartonella and afipia species. In: Schmid A (ed) Bartonella and afipia species emphasizing bartonella henselae. Karger, Basel, S 63–76

Breitschwerdt EB, Kordick DL (2000) Bartonella infection in animals: carriership, reservoir, potential, pathogenicity, and zoonotic potential for human infection. Clin Microbiol Rev 13: 428–438

Chomel BB, Kasten RW, Floyd-Hawkins K et al. (1996) Experimental transmission of bartonella henselae by the cat flea. J Clin Microbiol 34: 1952–1956

Cuadra M (1956) Salmonellosis complication in human bartonellosis. Tex Biol Med 14: 97–113

Daly JS, Worthington MG, Brenner DJ et al. (1993) Rochalimaea elizabethae sp. nov. isolated from a patient with endocarditis. J Clin Microbiol 31: 872–881

Dauga C, Miras I, Grimont PA (1996) Identification of bartonella henselae and b. quintana 16 s rDNA sequences by branch-, genus- and species-specific amplification. J Med Microbiol 45: 192–199

Drancourt M, Mainardi JL, Brouqui P et al. (1995) Bartonella (Rochalimaea) quintana endocarditis in three homeless men. N Engl J Med 332: 419–423

Gray GC, Johnson A, Thornton SA et al. (1990) An epidemic of Oroya fever in the Peruvian Andes. Am J Trop Med 42: 215–221

Heizman WR, Scholasta G, Moling O, Pegoretti S (1996) Katzenkratzkrankheit. Dtsch Med Wochenschr 121: 622–626

Heller R, Artois M, Xemar V, DeBriel D et al. (1997) Prevalence of bartonella henselae and bartonella clarridgeiae in stray cats. J Clin Microbiol 35: 1327–1331

Herrer A, Christensen HA (1975) Implication of Phlebotomus sand flies as vectors of bartonellosis and leishmaniasis as early as 1764. Science 190: 154–155

Holmes AH, Greenough TC, Balady GJ et al. (1995). Bartonella henselae endocarditis in an immunocompetent adult. Clin Infect Dis 21: 1004–1007

Jalava J, Kotilainen P, Nikkari S et al. (1995) Use of polymerase chain reaction and DNA sequencing for detection of bartonella quintana in the aortic valve of a patient with culture-negative infective endocarditis. Clin Infect Dis 21: 891–896

Kempf VAJ, Schaller M, Behrendt S et al. (2000) Interaction of bartonella henselae with endothelial cells results in rapid bacterial rRNA synthesis and replication. Cell Microbiol 2: 431–441

Knobloch J, Schreiber M (1990) Bb65, a major immunoreactive protein of bartonella bacilliformis. Am J Trop Med Hyg 43: 373–379

Knobloch J, Solano L, Alvarez O, Delgado E (1985) Antibodies to bartonella bacilliformis as determined by fluorescence antibody test, indirect haemagglutination and ELISA. Trop Med Parasitol 36: 183–185

Koehler JE, Glaser CA, Tappero JW (1994) Rochalimaea henselae infection: A new zoonosis with the domestic cat as reservoir. JAMA 271: 531–535
LaScola B, Raoult D (1999) Culture of bartonella quintana and bartonella henselae from human samples: a 5 year experience (1993–1998). J Clin Microbiol 37: 1899–1905
Margileth AM, Wear DJ, English CK (1987) Systemic cat-scratch disease: Report of 23 patients with prolonged or recurrent severe bacterial infection. J Infect Dis 155: 390–402
McNee JW, Renshaw A, Brunt EH (1916) Trench fever: A relapsing disease occurring with the British forces in France. Br Med J 12: 225–234
Minnick MF, Mitchell SJ, McAllister SJ (1996) Cell entry and the pathogenesis of bartonella infections. Trends Microbiol 4: 343–347
Reed J, Brigati DJ, Flynn SD et al. (1992) Immunocytochemical identification of rochalimaea henselae in bacillary (epithelioid) angiomatosis, parenchymal bacillary peliosis, and persistent fever with bacteremia. Am J Surg Pathol 16, 650–657
Relman DA (1995) Has trench fever returned? N Engl J Med 332: 463–464
Relman DA, Loutit JS, Schmidt TM, Falkow S, Tompkins LS (1990) The agent of bacillary angiomatosis. An approach to the identification of uncultured pathogens. N Engl J Med 323: 1570–1580
Sander A, Bühler C, Pelz K, Cramm E, Bredt W (1997) Detection and identification of two bartonella henselae variants in domestic cats in Germany. J Clin Microbiol 35: 584–587
Spach DH, Kanter AS, Daniels NA et al. (1995) Bartonella (Rochalimaea) species as a cause of apparent »culture negative« endocarditis. Clin Infect Dis 20: 1044–1047

29.8.2 Calymmatobacterium granulomatis

29.8.2.1 Erregermerkmale und Taxonomie

Calymmatobacterium granulomatis ist der Erreger der Donovanose (Granuloma inguinale), die 1882 von McLeod in Madras als serpiginöses Ulkus zuerst beschrieben wurde. 1905 berichtete Donovan von intrazellulären Körpern in Zellen von Patienten mit Granuloma inguinale.

1913 wurden dann bekapselte, den Donovan-Körpern ähnelnde Bakterien angezüchtet, die als Calymmatobacterium granulomatis beschrieben wurden und heute phylogenetisch der Gattung Klebsiella zugeordnet werden (Carter et al. 1999). Es handelt sich dabei um sporenlose, unbewegliche, bekapselte gramnegative Stäbchen von 0,5–0,7 µm Durchmesser und 0,6–1,0 µm Länge.

29.8.2.2 Epidemiologie

Die Donovanose (Granuloma inguinale) ist eine chronische ulzerative Erkrankung, die meistens an den Genitalien lokalisiert ist. Es erkranken deutlich mehr Männer als Frauen (2,3:1–6,8:1). Die altersspezifische Inzidenz, die Häufigkeit des gleichzeitigen Auftretens der Syphilis, die Prädilektion der genitalen Involvierung bei Heterosexuellen sowie anorektale Infektionen bei Homosexuellen und das Zurückführen von Ausbrüchen gehäufter Donovanosen auf eine Person weisen auf die sexuelle Übertragbarkeit hin.

29.8.2.3 Erkrankung

Die Inkubationszeit variiert von 3 Tagen bis zu 3 Monaten. Üblicherweise entwickelt sich an der Inokulationsstelle zuerst eine kleine Papel, ein subkutaner Knoten oder ein Ulkus. Diese enthalten sich vermehrende Bakterien, die durch die Lymphbahnen in die regionalen Lymphknoten gelangen. Die ursprünglichen Läsionen entwickeln sich zu fleischfarbenen roten Ulzera, die sich an den Schweißfalten der Genitalien entlang verbreiten können oder sich direkt oder durch Autoinokulation in angrenzende Hautoberflächen ausdehnen.

Subkutan können unter Einbeziehung von regionalen Lymphknoten Abszesse entstehen, die sog. Pseudobubonen, die nach Eröffnung ulzerieren.

Klinisch-histologisch werden 4 Erscheinungsbilder unterschieden (Hart u. Rao 1999)

Erscheinungsbilder der Donovanose

1. Ulzerativer Typ:
   Häufigste Form, bei der sich ein einziges, gut abgegrenztes, fleischfarbenes, bröckeliges, unempfindliches und nicht induriertes Ulkus mit Granulationsgewebe zeigt, das bei Berührung blutet.
2. Nekrotischer Typ:
   Tritt besonders bei Patienten mit chronischer Donovanose auf; es kommt oft zur Superinfektion mit anderen Bakterien.
3. Hypertrophierter Typ:
   Ulkusbasis erhebt sich über das Hautniveau. Es findet sich ein rotes warziges Granulationsgewebe und ein abgerundeter Ulkusrand.
4. Sklerotischer Typ:
   Ungewöhnliche Form, bei der früh und übermäßig viel fibröses Gewebe gebildet wird.

Komplikationen der Donovanose können Lymphödeme sowie eine genitale Elephantiasis sein. Es kann zu genitalen Verstümmelungen in Verbindung mit chronischen Läsionen kommen. Weitere Komplikationen entstehen aus narbigen Veränderungen, wie z. B. urethrale, anale und vaginale Stenosen.

29.8.2.4 Diagnostik

Obwohl C. granulomatis kultiviert werden kann und es auch PCR-Verfahren zum Gennachweis gibt, werden diese Methoden nicht routinemäßig für die Diagnostik des Erregers angewendet. Die Diagnose wird gestellt, wenn mittels Giemsa-Färbung oder Silberimprägnationsfärbung die Donovan-Körper in Gewebeproben vom Rand oder vom Grund des Ulkus nachgewiesen werden können.

! Differenzialdiagnostisch müssen der primäre Schanker, Condylomata lata der Syphilis, und das Lymphogranuloma venereum abgegrenzt werden. Epitheliale Proliferationen können Karzinomen der Anal- und Genitalregion ähneln.

29.8.2.5 Therapie

Die Donovanose ist durch die Gabe von Tetracyclin, Erythromycin oder Cotrimoxazol zu therapieren. Die Behandlung erstreckt sich über 7 Tage und wird erneut begonnen, sofern die Reepithelisierung nicht vollständig ist. Tiefe Ulzerationen und genitale Läsionen bedürfen manchmal, besonders bei chronischer Donovanose, der operativen Revision (Bozbora et al. 1998).

Fazit für die Praxis zu Kap. 29.8

- Symptome und klinische Befunde:
  - Carrión-Krankheit:
    akute Form (Oroya-Fieber), Sepsis, hohes Fieber, Schüttelfrost, Kopfschmerzen, schwere hämolytische Anämie; chronische Form (Verruga peruana), noduläre Papeln, Teleangiektasien in Gesicht, Nacken, Extremitäten, rheumatoide Schmerzen, Fieber.
  - Fünftagefieber:
    5 Tage anhaltende Fieberschübe in 5-Tage-Intervalle (4–8 Tage), Kopfschmerzen, tibiabetonte Beinschmerzen, makulopapulöses Exanthem.
  - Katzenkratzkrankheit:
    Kutane Papel oder Pustel als Erstmanifestation, nach 1–7 Wochen regionale Lymphknotenschwellungen, evtl. Fieber.
  - Bazilläre Angiomatose:
    Komplikation der Katzenkratzkrankheit, neovaskuläre Proliferation von Haut, regionalen Lymphknoten und parenchymatösen Organen.
  - Donovanose:
    Papeln, Ulzera lokale Verbreitung über Lymphknoten oder an Schweißfalten.
- Diagnostik:
  - Labor: Bartonellenkultur bei Endokarditis, Enzephalitis, Lymphadenitis, Fieber unklarer Genese, atypischen Verlaufsformen der Katzenkratzkrankheit. DNA-Nachweis mit PCR bei Gewebeproben. Serologisch: Bei Endokarditis hohe Antikörpertiter bis 10.000facher Verdünnung, bei Katzenkratzkrankheit Titer von >1:256 bis maximal 1:1000 im Immunfluoreszenztest.
  - Bei Donovanose Mikroskopie (Giemsa-Färbung) vom Ulkusrand.
- Therapie:
  - Bei Katzenkratzkrankheit keine Antibiotika;
  - bei Komplikationen Makrolide, Tetracycline. Behandlungsdauer 4 Wochen.
  - Bei Donovanose Tetracycline, Makrolide oder Cotrimoxazol über 7 Tage.
- Epidemiologie und Prophylaxe:
  Carrión-Krankheit in Peru, Ekuador, Kolumbien. Fünftagefieber, Katzenkratzkrankheit, bazilläre Angiomatose weltweit. Prophylaxe durch Bekämpfung von Vektoren (soweit bekannt) und Hygiene.

Literatur zu Kap. 29.8.2

Bozbora A, Erbil Y, Berber E, Özarmagan S, Özarmagan G (1998) Surgical treatment of granuloma inguinale. Br J Dermatol 138: 1079–1081

Carter JS, Bowden FJ, Bastian I, Myers GM, Sriprakash KS, Kemp DJ (1999) Pylogenetic evidence for reclassification of calymmatobacterium granulomatis as klebsiella granulomatis comb. nov. Int J Syst Bacteriol 49: 1695–1700

Hart CA, Rao SK (1999) Donovanosis. J Med Microbiol 48: 707–709

29.9 Mykobakterien

29.9.1 Mycobacterium tuberculosis

M. Allewelt, H. Lode

29.9.1.1 Erregermerkmale und Taxonomie

Tuberkulose bezeichnet eine Infektion mit Bakterien des Mycobacterium-tuberculosis- (MTB-)Komplexes, zu dem das Mycobacterium tuberculosis und geographische Varianten wie M. africanum gehören. Auch M. bovis und das Bacille-Calmette-Guérin, ein attenuierter Stamm von M. bovis, sowie das fast ausschließlich tierpathogene M. microti werden zum MTB-Komplex gezählt.

Mykobakterien sind obligat aerobe, unbewegliche Stäbchenbakterien. M. tuberculosis zeichnet sich durch die Stabilität seiner wachsartig aufgebauten Zellwand aus, die von entscheidender Bedeutung für die Pathogenität des Erregers ist und auch sein Färbeverhalten beeinflusst [4]. Da bestimmte Farbstoffe auch nach Säure- und Alkoholbehandlung im Bakterium verbleiben, werden Mykobakterien als säurefeste Stäbchen bezeichnet.

Die Übertragung von M. tuberculosis erfolgt ausschließlich von Mensch zu Mensch.

29.9.1.2 Epidemiologie

Weltweite Situation

Die Tuberkulose ist die weltweit am häufigsten zum Tode führende Infektionskrankheit. Nach Schätzungen der Weltgesundheitsorganisation (WHO) sind etwa 1,7 Mrd. Menschen oder ein Drittel der Weltbevölkerung mit M. tuberculosis infiziert. Es wird geschätzt, dass in der Zeit von 1990–1999 über 88 Mio. Menschen an einer aktiven Tuberkulose erkrankt sind. In jedem Jahr werden etwa 100 Mio. Menschen mit M. tuberculosis infiziert. Im Jahr 2000 haben mehr als 10 Mio. Personen eine aktive Tuberkulose entwickelt und schätzungsweise 3,5 Mio. sind daran verstorben [5].

Die Bevölkerungsexplosion mit ihren deletären sozioökonomischen Folgen und die Entwicklung der Aids-Endemie haben dazu geführt, dass in den letzten 10 Jahren des 20. Jahrhunderts wohl mehr Menschen an der Tuberkulose verstorben sind als in irgendeiner Dekade der Weltgeschichte zuvor [10].

Die überwiegende Zahl der Erkrankungen findet sich in Entwicklungsländern. Niedrige Hygienestandards, große Populationsdichte, ein ausgeprägtes Migrationsverhalten, mangelnde ökonomische Ressourcen zur Erkennung der Erkrankung und Gewährleistung einer adäquaten Behandlung sowie insbesondere die Ausbreitung von HIV-Erkrankungen tragen wesentlich zur hohen Inzidenz der Tuberkulose in diesen Regionen bei.

HIV und Tuberkulose

HIV-Infizierte haben in jedem Stadium ihrer Infektion ein erhöhtes Risiko, an einer Tuberkulose zu erkranken. Die Tuberkulose ist daher eine Aids-definierende Erkrankung. In Ländern mit hoher Prävalenz sowohl für Tuberkulose als auch für

HIV-Infektionen erlangt die Koinfektion durch beide Erkrankungen eine zunehmende Bedeutung.

Während die Tuberkulose in den Industrienationen überwiegend eine Erkrankung der älteren Menschen ist, sind insbesondere in den afrikanischen Ländern südlich des Äquators und in den süd- und südostasiatischen Ländern einerseits bereits ein großer Teil der 20- bis 50-Jährigen mit M. tuberculosis infiziert, andererseits ist genau dieser Bevölkerungsanteil auch die Hauptrisikogruppe für eine HIV-Infektion.

Die WHO schätzt für das Jahr 2000, dass weltweit 14% der neu erworbenen Tuberkulosen einer Aids-Erkrankung zugerechnet werden müssen. 80% der Koinfektionen treten in den afrikanischen Ländern südlich des Äquators und in Südostasien auf [5]. In den USA hatten in den Jahren 1985–1992 Patienten mit einer HIV-Infektion ein 59fach erhöhtes Risiko, gleichzeitig an einer Tuberkulose erkrankt zu sein, und Tuberkulosepatienten hatten ein 204fach höheres Risiko eines positiven HIV-Tests [3].

Situation in Deutschland

Im Jahr 1998 wurden in der Bundesrepublik Deutschland 10.440 neue Tuberkulosefälle registriert. Das entspricht einer Inzidenz von 12,7/100.000 Einwohner. Damit setzte sich der in den Jahren zuvor beobachtete rückläufige Trend der Neuerkrankungen fort. Die Inzidenz bei der in Deutschland lebenden ausländischen Bevölkerung war mit 44,4/100.000 Einwohner allerdings deutlich höher als die Inzidenz in der deutschen Bevölkerung, die bei 9,6/100.000 lag.

Zu 84,3% war die Lunge allein oder mitbetroffen, wobei in den meisten Fällen ein kultureller Nachweis von M. tuberculosis gelang. Ein Drittel der tuberkulösen Neuerkrankungen konnten durch direkten Nachweis von säurefesten Stäbchen im Sputum nachgewiesen werden und machte den Hauptanteil der infektiösen Erkrankungen aus.

Männer erkranken etwa doppelt so häufig an einer Lungentuberkulose wie Frauen. Extrapulmonale Manifestationen werden dagegen in der Mehrzahl bei Frauen diagnostiziert. Die Mortalität der Tuberkulose lag 1998 bei 5,2% und bestätigte damit den Trend zu einer geringgradigen Abnahme der tuberkulosebedingten Sterbefälle [14].

Resistenz gegen Antituberkulotika

Die Klassifizierung des Resistenzverhaltens von M. tuberculosis unterscheidet zwischen primärer und sekundärer Resistenz. Werden resistente Erreger bei einem Patienten nachgewiesen, der bislang nicht antituberkulös behandelt wurde, spricht man von primärer Resistenz, während sekundäre Resistenz bei Patienten vorliegt, bei denen sich erst unter Therapie Medikamentenresistenzen entwickeln.

Ebenso werden Einfach- und Mehrfachresistenzen unterschieden. Der Begriff der »multiresistenten« Tuberkulose ist den Fällen vorbehalten, in denen mindestens eine kombinierte Resistenz gegen die beiden wichtigsten antituberkulösen Substanzen, Isoniazid und Rifampicin, vorliegt. Häufig ist diese Art der Resistenz mit einer verminderten Empfindlichkeit gegen eine Vielzahl von antituberkulösen Medikamenten vergesellschaftet. Multiresistenz, die gehäuft bei Patienten mit HIV-Infektion auftritt, geht mit einer besonders ungünstigen Prognose einher.

Es bestehen Hinweise darauf, dass Medikamentenresistenzen zu einer Verminderung der Pathogenität der Erreger führen können [13]. Besonders Patienten in Entwicklungs- und Schwellenländern wie den Staaten der GUS, Indien, Brasilien, Thailand und anderen, sind durch die Ausbreitung resistenter Erreger von M. tuberculosis gefährdet. In diesen Ländern, in denen 95% der Tuberkuloseerkrankungen auftreten, fehlt häufig eine ausreichende medizinische und programmatische Infrastruktur, häufig sind auch wirksame Erst- und Zweitlinientherapeutika aus finanziellen Gründen nicht verfügbar. »Directly observed treatment short-course« (DOTS), eine überwachte Therapie mit den 5 Erstlinienantituberkulotika ohne vorherige Sensibilitätstestung, wurde von der WHO daher insbesondere für diese Länder empfohlen. Obwohl mittlerweile 119 Länder ihre Therapieprogramme an den WHO-Richtlinien orientieren, scheint eine DOTS konventioneller Art bei einer großen Zahl von Patienten mit resistenten M. tuberculosis keine ausreichenden Therapieerfolge zu bringen [6].

Resistenz

Weltweit haben resistente M. tuberculosis, insbesondere multiresistente Erreger, in den 1990er Jahren zugenommen. Eher selten beobachtet man Multiresistenz in Entwicklungsländern, in denen insbesondere Rifampicin für die Therapie vermindert verfügbar ist. Stärker dagegen sind Ballungszentren in Industrienationen betroffen sowie in Staaten, in denen zwar Tuberkulosemedikamente zur Verfügung stehen, in denen jedoch keine ausreichende staatliche Lenkung des Gesundheitssystems existiert, z. B. in den GUS-Staaten, in Argentinien, der Dominikanische Republik und in Teilen von Indien oder Thailand [2].

In Deutschland haben Einfach- oder Mehrfachresistenzen gegen antituberkulöse Medikamente seit 1991 nur gering zugenommen. Die in Deutschland am häufigsten vorkommende Einfachresistenz gegen Isoniazid wird in 7,1% der gesamten Fälle beobachtet. Besonders bedacht werden muss die hohe Zahl von resistenten Erregern bei Patienten aus den Staaten der GUS (■ Tabelle 29-52) [14].

Übertragungswege der Tuberkulose

Die Übertragung von M. tuberculosis erfolgt von Mensch zu Mensch durch Tröpfcheninfektion. Dabei liegt die Größe der Aerosole zwischen 1 und 5 µm und enthält nur wenige M.-tuberculosis-Organismen. Diese Partikel sind so klein, dass sie durch die natürlichen Luftströmungen lange Zeit schwebend gehalten werden und mit dem Atemfluss die Alveolen erreichen. Die ebenfalls von Patienten mit offener Lungentuberkulose durch Husten, Sprechen etc. freigesetzten größeren Partikel mit weitaus mehr infektiösem Material, erreichen nicht die Alveolen und scheiden deshalb als Infektionsquelle aus.

Eine Invasion intakter Mukosa oder intakter Haut durch M. tuberculosis findet nicht statt. Durchschnittlich infiziert ein Patient mit offener Lungentuberkulose während eines Jahres 10 Kontaktpersonen [12].

29.9.1.3 Pathogenese

Trotz der immensen Bedeutung der Tuberkulose als eine der häufigsten zum Tode führenden Infektionskrankheiten gelingt es einem intakten Immunsystem in der Mehrzahl der Fälle, nach einer Infektion ein Gleichgewicht von Virulenz des Erregers und Immunantwort zu erreichen und beizubehalten. Meist wird eine Erstinfektion mit M. tuberculosis sowohl klinisch als

Tabelle 29-52. Resistenz gegen antituberkulöse Substanzen in Deutschland 1998, entsprechend dem Herkunftsland der Patienten. (Nach [14])

Herkunftsland	Resistenz gegen [%]							
	INH	RMP	PZA	SM	EMB	PTH	INH+RMP	Jegliche Resistenz
Deutschland	3,9	1,2	2,3	3,1	1,1	2,6	0,8	7,0
Westeuropa	11,5	2,6	1,4	11,3	1,3	0	2,6	15,4
GUS-Staaten	30,6	15,4	7,6	29,3	10,9	13,0	14,8	37,3
Türkei	10,9	0	0,7	5,1	2,6	8,8	0	12,7
(Ex-)Jugoslawien	7,0	2,5	1,4	1,4	1,9	2,3	2,5	9,3
Sonstiges Osteuropa	8,7	2,9	0	4,3	2,0	10,5	1,9	9,6
Asien, Afrika, Amerika	9,8	2,6	1,6	10,6	1,0	3,4	2,0	16,3
Gesamt	**7,1**	**2,2**	**2,2**	**5,9**	**1,7**	**3,6**	**1,8**	**10,6**

auch radiologisch nicht bemerkt. In diesen Fällen besteht lediglich die Möglichkeit, über eine Konversion des Tuberkulinhauttests eine durchgemachte Infektion nachzuweisen.

Erfolgt nach einer Infektion keine spezifische Therapie, entwickeln schätzungsweise 10% der Betroffenen im weiteren Verlauf ihres Lebens eine aktive Tuberkulose, davon etwa die Hälfte innerhalb der ersten 2 Jahre nach Infektion.

Allgemeines

Makrophagen sind die primären Zielzellen von M. tuberculosis. Sie sind sowohl Wirtszellen des typischerweise intrazellulär vorkommenden M. tuberculosis als auch wesentliche Mediatoren der immunologischen Reaktion des befallenen Organismus. Da M. tuberculosis in seinem intrazellulären Milieu nicht durch spezifische Antikörper erkannt werden kann, erklärt sich die weitgehende Unwirksamkeit des humoralen Immunsystems in der Infektabwehr.

Lymphozyten, insbesondere CD4-T-Zellen, kommt als Träger der erworbenen Immunität daher die entscheidende Bedeutung in der immunologischen Reaktion des Organismus zu. M. tuberculosis besitzt keine bekannten Endo- oder Exotoxine, sodass es keinen direkt schädigenden Effekt auf die Wirtszelle ausübt. Die typischen morphologischen Veränderungen stellen demnach die Wirkung der immunologischen Antwort des infizierten Organismus dar.

Ablauf der Immunantwort

Der Verlauf der Tuberkulose lässt sich in 4 Stadien einteilen.

Im Initialstadium, das etwa 1 Woche dauert, treten nach der Inhalation der Mykobakterien zunächst unspezifische Abwehrmechanismen in Kraft. Man geht davon aus, dass ein Großteil der Bakterien im Mukus gebunden und durch die mukoziliäre Clearance aus dem Bronchialsystem befördert werden kann.

Die individuelle Variabilität der unspezifischen Reaktionsbereitschaft der Alveolarmakrophagen, ihre Bereitschaft zur Phagozytose und ihre bakterizide Aktivität ist offenbar von genetischen Faktoren abhängig. Die folgende Phase der Symbiose umfasst etwa die 2. und 3. Woche nach Infektion und beschreibt ein logarithmisches Wachstumsverhalten von M. tuberculosis. Gelingt es den Makrophagen nicht, einmal aufgenommene Bakterien zu eliminieren, vermehren sich die Keime in ihnen ungehemmt. Auf diese Weise werden die Makrophagen zerstört und die Bakterien freigesetzt, parallel dazu weitere Makrophagen aus dem Blut rekrutiert.

Da sich M. tuberculosis in der Regel nur alle 25–32 h teilt, setzt eine spezifische zellvermittelte Immunreaktion erst nach einer Latenz von 2–12 Wochen im 3. Stadium der immunologischen Kontrolle ein. Jetzt übernehmen es u. a. sowohl CD4- als auch CD8-T-Zellen, infizierte Makrophagen zu eliminieren. Dabei werden Mykobakterien und Produkte der aktivierten Makrophagen freigesetzt, wodurch die Umgebungszellen geschädigt und in Folge die für die Tuberkulose typischen Nekrosezonen und Granulome gebildet werden. Die Granulome erscheinen morphologisch als verkäsende Areale, in deren Randbereichen Epitheloidzellen angeordnet sind. Epitheloidzellen verschmelzen zu mehrkernigen Langhans-Riesenzellen mit charakteristischer Anordnung ihrer Zellkerne.

Meist gelingt dem intakten Immunsystem in diesem Stadium eine Kontrolle der Infektion, und es bildet sich ein immunologisches Gleichgewicht heraus. Im weiteren Verlauf sind die entstandenen Granulome rückläufig, eine narbige Abkapselung und Verkalkung der Herde wird beobachtet. Die Abläufe bis zu diesem Stadium entsprechen der typischen primären Tuberkulose.

Liegen jedoch Faktoren vor, die die Effizienz der Infektabwehr vermindern, geht die Erkrankung in ein 4. Stadium über, in die Liquefaktion oder Kavernenbildung. Dieses 4. Stadium wird als postprimäre Tuberkulose bezeichnet und vorwiegend im Rahmen einer endogenen Reaktivierung oder seltener durch exogene Reinfektion eingeleitet.

Durch weitgehend ungehemmtes Wachstum der Bakterien führt die ausgeprägte immunologische Reaktion des Organismus zur Ausbildung umfangreicher Nekrosen, die bei Beteiligung von Lungenparenchym mit der Zeit Kontakt zum Bronchialsystem erlangen, drainiert werden und so die charakteristische Formation von Kavernen hinterlassen. Wird bakterienreiches Nekrosematerial in das Bronchialsystem entleert, besteht die Gefahr einer bronchogenen Streuung.

Eine lymphogene Streuung von M. tuberculosis kann in jedem Stadium der Erkrankung auftreten. Sie führt über die Beteiligung der lokoregionären Lymphknoten, in denen immunologisch die gleichen Vorgänge ablaufen wie im peripheren Lungengewebe, zur Ausbildung des typischen Primärkomplexes.

Immunologische Aspekte

Der erste Schritt einer immunologischen Reaktion des infizierten Organismus ist die Phagozytose von M. tuberculosis durch Makrophagen. Die Erkennung und Aufnahme der Erreger wird sowohl durch spezielle Oberflächenmerkmale der Mykobakterien als auch durch gebundene körpereigene Faktoren, z. B. Komplement, vermittelt. Durch Ansäuerung des entstehenden Phagosoms und Fusion mit Lysosomen entsteht das Phagolysosom, das in der Lage ist, das Wachstum von Mykobakterien zu hemmen. Durch ihre wachsartige Kapsel und die Möglichkeit, die ATP-abhängige Konzentration von Säure in den Phagolysosomen zu hemmen, sind Mykobakterien allerdings in gewissem Maß vor einer Lyse geschützt.

Im nächsten Schritt wird eine T-Zell-vermittelte Immunreaktion eingeleitet. Proteine des infizierenden Organismus werden nach Lyse prozessiert und als Peptide zusammen mit einem körpereigenen MHC-Klasse-II-Molekül (MHC: »major histocompatibility complex«) auf der Oberfläche der Makrophagen den CD4-T-Zellen präsentiert. Auch CD8-T-Zellen werden auf einem ähnlichen Weg über eine Kopräsentation mit MHC-Klasse-I-Molekülen aktiviert. Daneben finden sich sog. unkonventionelle T-Zellen, insbesondere γδ-T-Zellen, deren Wirkung letztendlich noch nicht geklärt ist, denen aber eine Bedeutung in der Kontrolle der Mykobakterieninfektion zugeschrieben wird.

T-Lymphozyten können 2 unterschiedliche Funktionen erfüllen. Durch direkten Zellkontakt können zytotoxische T-Zellen, meist CD8-T-Zellen, infizierte Wirtszellen abtöten. CD4-T-Helfer- (Th-)Zellen dagegen stimulieren durch Produktion von Zytokinen andere immunologisch aktive Zellen. Th1-Lymphozyten sind entsprechend des von ihnen exprimierten Zytokinmusters, insbesondere Interferon-γ (IFN-γ) und Tumornekrosefaktor β (TNF-β), entscheidend für die zellvermittelte Immunität. Th2-Zellen aktivieren dagegen über IL-4 und IL-5 antikörperproduzierende Plasmazellen, die für die Tuberkuloseabwehr eine untergeordnete Rolle spielen.

Es bildet sich ein komplexes Wechselspiel zwischen pro- und antiinflammatorischen Mediatoren aus, deren reibungsloser Ablauf entscheidend für eine erfolgreiche Kontrolle der Infektion ist. IL-1-Expression durch infizierte Makrophagen induziert die Bildung von IL-2 und IL-2-Rezeptoren und die klonale Expansion von CD4-T-Zellen, während das IL-12 der Makrophagen zur Ausschüttung von Interferon-γ (IFN-γ) durch CD4- und CD8-T-Zellen führt. IL-12 ist auch ein wesentlicher Faktor in der Differenzierung von T-Helfer-Zellen in die IFN-γ-produzierenden Th1-Lymphozyten. IFN-γ wiederum stimuliert die Aktivierung von Makrophagen. Somit besteht über die Wirkung von IL-12 und IFN-γ ein wichtiger Rückkopplungsmechanismus zwischen Makrophagen und T-Zellen. Neben IL-1 treten IL-6 und – und TNF-β und -α als proinflammatorische Zytokine in Aktion, während IL-4, IL-10 und »transforming growth factor β« (TGF-β) die für eine Infektion ebenso wichtige Begrenzung der Inflammation regulieren.

Die verzögerte Hypersensitivitätsreaktion (»delayed-type hypersensitivity«, DTH) ist charakteristisch für die immunologische Antwort auf lösliche Antigene von M. tuberculosis bei der sog. Tuberkulinreaktion. Werden solche Antigene intrakutan appliziert, aktivieren spezifische CD4-Th-Zellen durch Zytokinausschüttung Makrophagen und andere unspezifische Entzündungszellen, die zu der typischen Inflammation und Induration der Haut führen.

HIV und Tuberkulose

CD4-T-Zellen und Makrophagen sind bevorzugte Zielzellen des HI-Virus. Daher ist das Ausmaß einer Herabminderung der zellulären Immunität durch die HIV-Infektion korreliert mit dem vermehrten Auftreten einer Tuberkuloseerkrankung. Dies gilt sowohl für eine Reaktivierung als auch für eine exogene Reinfektion in Gegenden mit hoher Tuberkuloseprävalenz [11]. Da sowohl die zelluläre Immunität als auch die verzögerte Hypersensitivitätsreaktion vermindert ist, kann die Diagnose durch untypische klinische oder radiologische Präsentation und durch einen negativen Tuberkulintest erschwert werden. Eine Koinfektion führt zu einer Beschleunigung der HIV-Vermehrung und zu einer beschleunigten Ausbreitung von M. tuberculosis. Während das Risiko, nach einer Infektion an Tuberkulose zu erkranken, für HIV-Negative bei einem lebenslangen Risiko von 10% liegt, beträgt die Wahrscheinlichkeit für HIV-Infizierte 10% pro Jahr [7].

29.9.1.4 Stadien und Manifestation der Tuberkulose

Siehe auch Kap. 22.1.9.

Zeitlicher Verlauf einer Tuberkulosemanifestation

Obwohl im Einzelfall ein zeitlicher Zusammenhang zwischen primärer Infektion und Manifestation einer Erkrankung schwer herzustellen ist, kann nach Tabelle 29-53 eine Eingrenzung des Verlaufs vorgenommen werden.

29.9.1.5 Diagnostik

Die klinische Präsentation der Tuberkulose ist ausgesprochen vielgestaltig, und insbesondere die frühen Symptome sind häufig unspezifisch, sodass der entscheidende Schritt in der Diagnose einer Tuberkulose ihre Einbeziehung in die differenzialdiagnostische Überlegung ist. Obwohl sich die Diagnose einer Tuberkulose aus mehreren Bausteinen zusammensetzt, ist letztendlich ausschließlich der direkte Erregernachweis beweisend.

Klinische Symptome und LaborDiagnostik

Viele Patienten mit Tuberkulose entwickeln über eine Organbeteiligung hinaus systemische Symptome. Subfebrile oder febrile Temperaturen, ungewollter Gewichtsverlust, Nachtschweißneigung, Inappetenz und allgemeine Abgeschlagenheit werden häufig berichtet, sind aber in keiner Weise spezifisch.

Eine milde Leukozytose mit Linksverschiebung kommt ebenso vor wie eine hypochrome Anämie. Auch leukämische

Tabelle 29-53. Zeitlicher Verlauf der Tuberkulose. (Nach [15])

Manifestation der Tuberkulose	Latenzzeit
Meningitis tuberculosa	2 Wochen bis 3 Monate
Miliartuberkulose	1–4 Monate
Pleuritis tuberculosa	3–12 Monate
Knochentuberkulose	6 Monate bis 4 Jahre
Kavernöse Lungentuberkulose	1–4 Jahre
Nierentuberkulose	4 bis mehr als 10 Jahre

Verläufe und Leukopenien werden beobachtet. Eosinophilie oder eine Erhöhung der Zahl peripherer Monozyten können auftreten. Die Blutsenkung ist in der Regel beschleunigt, ebenso kann das C-reaktive Protein gering- bis mäßiggradig erhöht sein.

Husten, zunächst überwiegend unproduktiv, später aber bei zunehmender inflammatorischer Reaktion und Gewebsnekrose produktiv, ist häufig ein wegweisendes Symptom der Tuberkulose. Hämoptysen unterschiedlichen Ausmaßes sind nicht selten ein erstes klinisches Zeichen der Tuberkulose, bedeuten aber nicht unbedingt ein aktives Krankheitsgeschehen. Häufig besteht trotz eines ausgedehnten röntgenologischen Befundes eine erstaunlich geringe Dyspnoe, obwohl respiratorisches Versagen im Rahmen der Tuberkulose durchaus auftritt.

Tuberkulintestung

Siehe Kap. 22.1.10.5

Radiologische Diagnostik

Da sich die überwiegende Zahl der Tuberkuloseerkrankungen in der Lunge abspielen, ist die Thoraxübersichtsaufnahme in 2 Ebenen von entscheidender diagnostischer Bedeutung. Dies gilt für die Diagnosestellung ebenso wie für die Verlaufsbeobachtung.

Die Beurteilung, ob eine Veränderung als alt oder frisch eingestuft werden muss, gelingt erfahrungsgemäß nur durch den Vergleich mit früheren Aufnahmen. Bei primären tuberkulösen Verläufen sind vorwiegend die basalen Abschnitte der Lunge betroffen, postprimäre Veränderungen sind meist in den apikalen oder posterioren Abschnitten der Lungenoberlappen lokalisiert. Eine uni- oder bilaterale hiläre oder mediastinale Lymphadenopathie und Atelektasen treten überwiegend bei primärer Tuberkulose auf, ebenso tuberkulöse Pleuraergüsse oder eine miliare Manifestation.

Ein typischer Primärkomplex wird eher bei Kindern als bei Erwachsenen gesehen. Das radiologische Bild der postprimären Tuberkulose zeigt häufig Bereiche akuter pneumonischer Veränderungen im Sinne multipler, unscharf begrenzter fleckförmiger Verschattungen und Abschnitte, in denen fibrotische Umbauten im Rahmen einer Konsolidierung stattfinden.

In jedem Stadium der Erkrankung können kavernöse Veränderungen auftreten. Solitäre Kavernen sind in den meisten Fällen von einem entzündlichen Infiltrat umgeben. Obwohl die konventionelle Röntgenübersichtsaufnahme in der Regel ausreicht, eine weiterführende Diagnostik auf den Weg zu bringen, können zur Darstellung diskreter Veränderungen und aus differenzialdiagnostischen Erwägungen weiterführende Untersuchungen mittels CT indiziert sein.

Mikrobiologische Diagnostik

Untersuchungsmaterialien

Bei der Gewinnung von Untersuchungsmaterialien muss berücksichtigt werden, dass während dieses Prozesses von infektiösen Patienten mykobakterienhaltige Aerosole freigesetzt werden können. Daher sollte der Untersucher immer entsprechende Schutzmaßnahmen treffen. Um die Wahrscheinlichkeit eines positiven Erregernachweises zu erhöhen, werden 3 Proben an aufeinander folgenden Tagen gewonnen. Zur Verminderung eines Überwucherns mit schnell wachsenden Keimen müssen die Proben in sterilen Probengefäßen rasch ins Labor transportiert werden. Bei Verzögerungen ist eine Lagerung bei 4°C empfehlenswert.

Für die Untersuchung auf Mykobakterien geeignetes Material

- Sputum, 2–10 ml aus tiefer Expektoration, maximal über 1–4 h gesammelt, bevorzugt Morgensputum
- Induziertes Sputum, z. B. nach Inhalation von 5%iger erwärmter NaCl-Lösung
- Bronchialsekret, 2–5 ml
- Bronchoalveoläre Lavage- (BAL-)Flüssigkeit, 10–30 ml
- Postbronchoskopisches Sputum
- Magennüchternsekret, 20–30 ml, vorwiegend bei Kindern geeignet, Neutralisierung durch 1–2 ml gesättigtes Natriumphosphat bzw. 100 mg Natriumkarbonat
- Pleurapunktat, 10–30 ml
- Liquor, mindestens 5 ml für Kultur, 2–5 ml zusätzlich für PCR
- Urin, 30–50 ml
- Biopsien; nicht mit Formalin fixieren, weil kulturelle Verfahren sonst unmöglich

Mikroskopische Untersuchung

Die mikroskopische Untersuchung ist die schnellste und preiswerteste Methode zum Nachweis von Mykobakterien. Die Sensitivität ist gering, und es kann erst bei Konzentrationen von 10^4 Mykobakterien/ml Untersuchungsmaterial mit einem mikroskopischen Nachweis gerechnet werden. Eine Differenzierung verschiedener Mykobakterienspezies ist nicht möglich. Insbesondere Urin und Magenspülwasser sind daher wegen des häufigen Vorkommens anderer Arten von Mykobakterien für die mikroskopische Diagnostik wenig geeignet. Sofern der Nachweis säurefester Stäbchen mit entsprechenden klinischen und radiologischen Veränderungen einhergeht, spricht er mit hoher Wahrscheinlichkeit für eine Tuberkulose.

Lichtmikroskopisch werden die Bakterien entweder direkt oder nach Anreicherung der Erreger durch Fluoreszenzfärbung mit Auramin oder Auramin-Rhodamin bzw. in der konventionellen Färbung nach Ziehl-Neelsen oder nach Kinyoun nachgewiesen. Säurefeste Stäbchen stellen sich vor hellblauem bzw. hellgrünem Hintergrund rot gefärbt dar. Die Angabe des Befundes erfolgt quantitativ (■ Tabelle 29-54).

Kulturelle Verfahren

Die Kultur ist wegen ihrer Sensitivität und Spezifität »golden standard« in der Diagnostik der Tuberkulose. Die untere Nachweisgrenze der kulturellen Verfahren liegt bei etwa 10–100 Mykobakterien/ml. Feste und flüssige Kulturmedien stehen zur Verfügung. Die kombinierte Kultur auf 2 festen und 1 flüssigen Kulturmedium gehören zum diagnostischen Standard. Der kulturelle Nachweis gelingt in flüssigen Medien rascher als auf festen.

Radiometrische (z. B. Bactec) und verschiedene nichtradiometrische Flüssigkulturverfahren ermöglichen eine schnel-

Tabelle 29-54. Bewertungsschema für die mikroskopische Beurteilung säurefester Stäbchen in Untersuchungsmaterialien. (Nach [8])

Menge säurefester Stäbchen		Befund
Fluoreszenzmikroskopie (Auramin-, Auramin-Rhodaminfärbung) [Vergr. 450 : 1]	Lichtmikroskopie (Ziehl-Neelsen-, Kinyoun-Färbung) [Vergr. 1000 : 1]	
1–3 säurefeste Stäbchen/Ausstrich	1–3 säurefeste Stäbchen/Ausstrich	Kontrollbedürftig
4–9 säurefeste Stäbchen/Ausstrich	4–9 säurefeste Stäbchen/Ausstrich	+
5–49 säurefeste Stäbchen/10 Gesichtsfelder	1–9 säurefeste Stäbchen/10 Gesichtsfelder	++
5–49 säurefeste Stäbchen/Gesichtsfeld	1–9 säurefeste Stäbchen/Gesichtsfeld	+++
≥50 säurefeste Stäbchen/Gesichtsfeld	≥10 säurefeste Stäbchen/Gesichtsfeld	++++

lere und sensitivere Diagnostik. Allerdings ist eine Quantifizierung der Keimmenge und eine Beurteilung der Koloniemorphologie nur auf festen Medien möglich. Eine entsprechende Nachbeurteilung positiver Flüssigkulturen auf festen Nährmedien ist daher immer notwendig. Bleibt nach 8 Wochen ein Wachstum von Mykobakterien aus, werden die Kulturen als negativ betrachtet. Bis zu 12 Wochen werden Kulturen bebrütet, wenn kulturelle und mikroskopische bzw. klinische Ergebnisse diskrepante Befunde ergeben.

Nachweis durch Amplifikation von Nukleinsäuren (NAT)

Durch neuere Verfahren zur Amplifizierung bakterieller DNA und RNA können spezifische Nukleinsäuresequenzen von Mykobakterien nachgewiesen werden. Gängige Methoden sind u. a. die PCR (»polymerase chain reaction«) und die LCR (»ligase chain reaction«). Vorteile dieser Verfahren liegen in der Schnelligkeit ihrer Durchführung sowie in ihrer Spezifität. Falsch-positive und falsch-negative Ergebnisse sind dennoch nicht selten. Wiederholte Untersuchungen erhöhen daher die Aussagekraft der Methode.

Die Diagnose einer Tuberkulose bzw. deren Ausschluss kann nicht allein durch Amplifizierungsverfahren erfolgen und erfordert immer eine Bestätigung durch konventionelle Verfahren. Amplifizierungsverfahren erlauben keine Differenzierung von lebenden und abgestorbenen Mykobakterien bzw. Nukleinsäurefragmenten und eignen sich daher nicht zur Verlaufsbeobachtung einer Erkrankung unter antituberkulöser Chemotherapie.

Obwohl die Validität der Methode eingeschränkt ist, haben Amplifizierungsverfahren in der Diagnostik der Meningitis tuberculosa ihre wesentliche Indikation. Darüber hinaus werden Amplifizierungsverfahren als ergänzende Untersuchung bei klinisch-radiologischem TBC-Verdacht und negativen oder fraglichen mikroskopischen Befunden sowie zur Differenzierung mikroskopisch nachgewiesener säurefester Stäbchen bei Aids-Patienten sinnvoll eingesetzt [1].

Resistenztestung

In jedem Fall einer nachgewiesenen Tuberkuloseerkrankung müssen die Bakterien auf ihre Empfindlichkeit gegenüber Antibiotika getestet werden. Wenn 2 Monate nach Therapiebeginn M. tuberculosis noch kulturell nachzuweisen ist, sollte die Resistenztestung wiederholt werden, um eine Resistenzentwicklung zu erfassen oder auszuschließen. Auch zur Empfindlichkeitsprüfung stehen feste und flüssige Kulturmedien zur Verfügung. Die Ergebnisse der Flüssigkulturverfahren liegen zwar in kürzerer Zeit vor, als Referenzmethode gilt jedoch die Testung auf Festnährböden.

Pyrazinamid (PZA) ist für eine direkte Resistenztestung wegen seines niedrigen Wirk-pH nicht geeignet. Die Antibiotikaempfindlichkeit von PZA testet man indirekt, indem man Pyrazinamidase nachweist und die Kreuzresistenz von PZA und Nicotinsäureamid in der konventionellen Technik berücksichtigt. Fragliche Ergebnisse sollten in Speziallaboratorien überprüft werden [9].

Serologische Verfahren

Untersuchungen auf spezifische Antikörper haben in der Tuberkulosediagnostik derzeit keine Bedeutung. Insbesondere in Ländern mit niedriger Prävalenz der Erkrankung ist die Sensitivität und Spezifität solcher Tests für eine zuverlässige Diagnosestellung zu gering.

29.9.1.6 Therapie

Siehe auch Kap. 22.1.13

Wirkweise der Antituberkulotika

Es werden 3 Gruppen von M. tuberculosis mit unterschiedlichem Wachstumsverhalten unterschieden. Die größte Gruppe besteht aus extrazellulär wachsenden Organismen, die eine hohe Teilungsfrequenz aufweisen. Weitaus kleinere Populationen wachsen deutlich langsamer entweder im sauren pH innerhalb der Makrophagen oder im neutralen pH der verkäsenden Nekrose.

Rifampicin (RMP) wirkt als einzige Substanz bakterizid auf alle 3 Populationen. Isoniazid (INH) ist bakterizid gegen sich schnell teilende extrazelluläre Organismen und in saurem pH gegen intrazellulär lokalisierte Bakterien.

Pyrazinamid (PZA) wirkt nur gegen intrazelluläre Mykobakterien, und Streptomycin (SM) sowie andere Aminoglykoside haben bakterizide Effekte auf extrazellulär liegende Organismen. Ethambutol (EMB) wirkt konzentrationsabhängig bakterizid. RMP und PZA wirken stärker als INH auch auf Tuberkulosebakterien mit eingeschränktem Stoffwechsel (»dormant persisters«) und besitzen damit »sterilisierende« Eigenschaften.

Fazit für die Praxis zu Kap. 29.9.1

- Die Tuberkulose ist weltweit eine der wichtigsten Infektionskrankheiten. Da klinisches und radiologisches Bild der Tuberkuloseerkrankung unspezifisch sein können, ist der wichtigste Diagnoseschritt die Einbeziehung in die Differenzialdiagnose.
- Mikroskopischer Nachweis säurefester Stäbchen und der DNA-Nachweis sind wichtige diagnostische Methoden, dennoch ist nur die Kultur beweisend für eine Tuberkulose.
- Der Tuberkulintest gibt entscheidende Hinweise auf eine Infektion mit M. tuberculosis und die Ausbildung einer spezifischen zellvermittelten Immunität.
- Die Therapie besteht immer aus der Gabe einer Kombination mehrerer Medikamente über einen Zeitraum von Monaten, wobei eine suffiziente Behandlung zu Beginn und die Berücksichtigung von Risikofaktoren und Resistogramm entscheidend sind für den gesamten Therapieerfolg. Medikamentenresistenzen, insbesondere eine Multiresistenz mit fehlender Sensibilität gegen die wichtigsten antituberkulösen Substanzen INH und RMP, erschweren und verlängern die Therapie. Niemals darf eine einzelne Substanz bei klinischem Versagen der Behandlung in die Therapie aufgenommen werden.
- Eine wirksame Impfung gegen die Tuberkulose existiert derzeit nicht.

Literatur zu Kap. 29.9.1

1. Barnes P (1997) Rapid diagnostic tests for tuberculosis. Progress but no gold standard. Am J Respir Crit Care Med 155: 1497–1498
2. Bastian I., Colebunders R (1999) Treatment and prevention of multidrug-resistant tuberculosis. Drugs 58(4), 633–661
3. Cantwell M, Snider D, Cauthen G, Onorato I (1994) Epidemiology of tuberculosis in the United States, 1985 through 1992. JAMA 272: 535–539
4. Daffé M, Etienne G (1999) The capsule of mycobacterium tuberculosis and its implications for pathogenicity. Tubercle Lung Dis 79/3: 153–169
5. Dolin P, Raviglione M, Kochi A (1994) Global tuberculosis incidence and mortality during 1990–2000. Bull WHO 72: 213–220
6. Espinal M, Kim S, Suarez P et al. (2000) Standard short-course chemotherapy for drug-resistant tuberculosis. Treatment outcomes in 6 countries. JAMA 283/19: 2537–2545
7. FitzGerald M, Houston S (1999) Tuberculosis: 8. The disease in association with HIV infection. CMAJ 161/1: 47–51
8. Graham N, Nelson K, Solomon L et al. (1992) Prevalence of tuberculin positivity and skin test anergy in HIV-1 seropositive and seronegative intravenous drug users. JAMA 267: 369–373
9. Küchler R, Pfyffer G, Rüsch-Gerdes S, Beer J, Roth A, Mauch H (1998) Tuberkulose, Mykobakteriose. In: Mauch H, Lütticken R, Gatermann S (Hrsg) MiQ 5. Quailtätsstandards in der mikrobiologisch-infektiologischen Diagnostik. G. Fischer, Stuttgart
10. Lauzardo M, Ashkin D (2000) Phthisiology at the dawn of the new century. Chest 117/5: 1455–1473
11. Small P, Shafer R, Hopewell P, Singh S, Murphy M, Desmond E (1993) Exogenous reinfection with multidrug-resistant mycobacterium tuberculosis in patients with advanced HIV infection. N Engl J Med 328: 1137–1144
12. Styblo K (1990) Transmission of tubercle bacilli. Epidemiology of tuberculosis . Royal Netherlands Tuberculosis Association,The Hague
13. Telenti A, Iseman M (2000) Drug-resistant tuberculosis. What do we know? Drugs 59/2: 171–179
14. Zentralkomitee zur Bekämpfung der Tuberkulose (1999) 25. Informationsbericht. Deutsches Zentralkomitee zur Bekämpfung der Tuberkulose, Frankfurt am Main
15. Zentralkomitee zur Bekämpfung der Tuberkulose (1996) Richtlinien für die Umgebungsuntersuchung bei Tuberkulose (Nachdruck 1997: Gesundheitswesen 58: 657–665)

29.9.2 Lepra

M. Stoll

29.9.2.1 Einleitung

Lepra ist eine seit dem Altertum bekannte Infektionskrankheit von meist chronischem Verlauf. Ihr Erreger, Mycobacterium leprae, ist ein langsam wachsendes, nach Ziehl-Neelsen anfärbbares säurefestes Stäbchenbakterium. Noch vor der Erstbeschreibung von M. tuberculosis durch Robert Koch gelang G.H. Armauer-Hansen 1873 erstmalig der Nachweis des Lepraerregers.

Obwohl man heute weiß, dass die Kontagiosität gering ist, hat die Furcht vor Ansteckung seit alters her dazu geführt, dass die durch ihre Hautveränderungen stigmatisierten Leprakranken rigoros ausgegrenzt wurden. Die synonyme Krankheitsbezeichnung »Aussatz« reflektiert diese Situation. Noch stärker als bei anderen mykobakteriellen Erkrankungen sind klinisches Erscheinungsbild und Verlauf von der individuellen Balance zwischen Erregerlast und wirtsseitiger Immunität geprägt.

29.9.2.2 Epidemiologie

Bis in das späte Mittelalter war die Lepra bis nach Nordeuropa endemisch. Heute ist sie bei abnehmender Prävalenz fast ausschließlich in subtropischen und tropischen Gebieten verbreitet. Mehr als zwei Drittel aller Neuerkrankungen betreffen die Region Südostasien. Daneben sind besonders die afrikanische Subsahararegion und Südamerika betroffen. Es ist nicht geklärt, ob der Rückgang der Lepra – lange vor Einführung wirksamer Therapien – allein aufgrund veränderter Lebensbedingungen oder aber zumindest teilweise auf genetische Selektion zurückzuführen ist. Für Selektion könnte die Beobachtung sprechen, dass paucibazilläre Verlaufsformen mit bestimmten Histokompatibilitätsantigenen (HLA-DR 3) korrelieren.

Mitte der 1980er Jahre wurde die Prävalenz der Lepra weltweit noch auf 10–12 Mio. Fälle geschätzt. Seither nimmt die Prävalenz jährlich um 8–10% ab. Dies wird einerseits auf verbesserte Behandlungsstrategien zurückgeführt. Andererseits handelt es sich aber nicht um einen wirklichen Rückgang der Leprainfektionen, denn die weltweite jährliche Inzidenz ist in der letzten Dekade des 20. Jahrhunderts nach den Angaben der WHO bei 0,5–0,7 Mio. Fällen in etwa konstant geblieben.

Die zugleich sinkende Prävalenz ist Folge geänderter Therapiestrategien. Bis Anfang der 1990er Jahre wurde die Lepra lebenslang therapiert und blieb so lange auch »prävalent«. Inzwischen übliche Therapien sind potenter und daher zeitlich begrenzt. Dementsprechend ist mit Beendigung der antimyko-

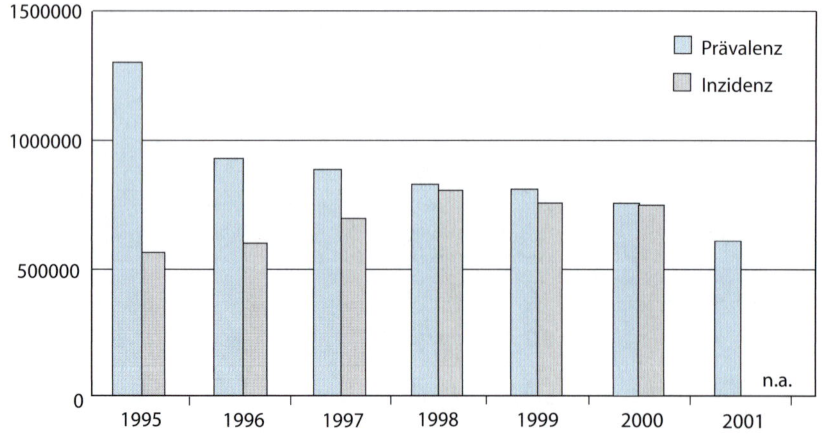

Abb. 29-52. Registrierte Inzidenz und Prävalenz der Lepra weltweit. [Nach WHO-Daten: Anonymous 002; <url>http://www.who.int/wer</url>]

bakteriellen Therapie jedes Jahr ein gewisser Anteil der Leprafälle dann nicht mehr prävalent. Zusätzlich zu den derzeit von der WHO registrierten 0,6 Mio. prävalenten Fällen gibt es 2 Mio. durch Leprafolgen behinderte Personen (Abb. 29-52).

Als importierte Erkrankung spielt die Lepra auch hierzulande eine gewisse Rolle: In Deutschland gab es 73 Erkrankungsfälle in der Zeit von 1981 bis 1992, die zu über 90% Ausländer betrafen. Alle 6 Fälle im Jahre 1999 und der einzige im Jahr 2000 in Deutschland erfasste Fall von Lepra waren aus Endemiegebieten in Südostasien, Afrika und Südamerika importiert.

Übertragung

Die Kontagiosität der Lepra ist gering, d. h. der Kontakt mit einer infektiösen Person führt nur selten zur Ansteckung und zudem nur bei einer Minderheit nach der Infektion zu einer manifesten Erkrankung. Der genaue Übertragungsweg ist nicht völlig geklärt. Vor allem das Nasensekret, aber auch lepromatöse Hautläsionen sind als kontagiös anzusehen. Prädisponierende Faktoren sind enger und lang anhaltender Kontakt sowie die Menge der Erreger in den Läsionen. Die höchste Erregerdichte findet sich in Läsionen von Fällen mit lepromatöser Lepra.

29.9.2.3 Pathogenese

Mycobacterium leprae ist ein humanpathogenes, obligat intrazelluläres säurefestes Stäbchen mit einem besonders langen Generationszyklus von 10–14 Tagen. Als einziges Erregerreservoir gilt der Mensch. Die Zielzellen sind hauptsächlich Makrophagen und die Schwann-Zellen der Nerven. Der Erreger konnte bisher nur in einigen Tierspezies (Neunbindengürteltier, Maus) aber nicht auf Nährböden angezüchtet werden. Für ein optimales Wachstum braucht er eine Temperatur von weniger als 37°C, was die peripher gelegenen Prädilektionsstellen der klinischen Manifestationen erklärt. Wie bei den anderen mykobakteriellen Infektionen (Tuberkulose, nichttuberkulöse Mykobakteriosen) werden die Infektiosität und das variable klinische Krankheitsbild von der wirtsseitigen Immunität bestimmt. Hingegen werden vom Erreger keine Toxine oder andere extrazelluläre Faktoren gebildet, die Einfluss auf die Virulenz hätten.

Von den Infizierten erkranken nach einer langen Inkubationszeit von meist 2–5 Jahren nur wenige klinisch manifest. In-

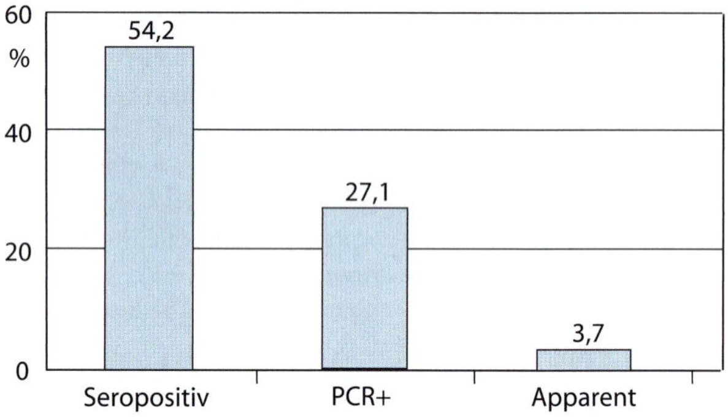

Abb. 29-53. Prävalenz der Lepra in hyperendemischen Regionen in Indonesien. Angaben in % für Personen mit Antikörpern gegen lepraspezifische Antigene, für Personen mit positivem Nachweis von M. leprae mittels PCR auf der Nasenschleimhaut und für klinisch apparente Fälle. (Nach Izumi et al. 1999)

apparente (»latente«) Infektionen können auch noch nach Jahrzehnten in apparente Infektionen übergehen, sodass die Inkubationszeiten zwischen 9 Monaten und 40 Jahren variieren können. Sowohl inapparente als auch manifeste Erkrankungen können spontan abheilen. Wie bei der Tuberkulose kann zwischen kontagiösen (»offenen«) und nicht kontagiösen Fällen unterschieden werden (Abb. 29-53).

Im Verlauf der Infektion entwickelt sich eine spezifische zelluläre Immunität, die mit Granulombildung einhergeht. Sie bestimmt einerseits über die immunologische Kontrolle des Erregers und andererseits über das vielgestaltige inflammatorische Krankheitsbild. Eine klinisch apparente Erkrankung entwickelt sich über eine zunehmende Verschiebung der Balance zunächst aus einer instabilen Grenzform (BB: Borderline-Lepra) je nach Immunitätslage zur paucibazillären tuberkuloiden oder multibazillären lepromatösen Form.

29.9.2.4 Erkrankungen

Die inzwischen gebräuchlichste Stadieneinteilung zur Festlegung der von der WHO empfohlenen Chemotherapie unterscheidet nur zwischen den polaren Formen von erregerarmer und erregerreicher Lepra, deren Definition und Charakteristika hier zusammengefasst werden. Die detailliertere und für das pathophysiologische Verständnis geeignetere alternative Einteilung nach Ridley und Jopling ist weiter unten erläutert.

Paucibacilläre Lepra (PB)

Tuberkuloide Lepra und erregerarme Varianten
- Klinik:
  - Oft selbstlimitierend.
  - *Haut:* Limitierte Anzahl umschriebener, asymmetrisch verteilter hypopigmentierter oder erythematöser Läsionen.
  - *Nerven:* Umschriebene Sensibilitätsstörungen, lokale Anhydrosis, isolierte palpable Auftreibung peripherer Nerven.
- Histologie und Mikrobiologie:
  In 3 Exzisionen von verschiedenen Lokalisationen fehlender oder minimaler Erregernachweis. Typische Histologie mit Lepromen (entspricht TT und einem Teil von BT nach Ridley und Jopling).

Multibazilläre Lepra (MB)

Lepromatöse Lepra und erregerreiche Varianten
- Klinik:
  - Meist progredient.
  - *Haut und Nerven:* Disseminierte Läsionen, symmetrisch (■ Abb. 29-54).
- Histologie und Mikrobiologie:
  Nachweis von mehr als nur vereinzelten Mykobakterien im Abstrich oder der Histologie (z. B.: typische Histologie mit Globi) (entspricht LL, BL und einem Teil von BT nach Ridley und Jopling).

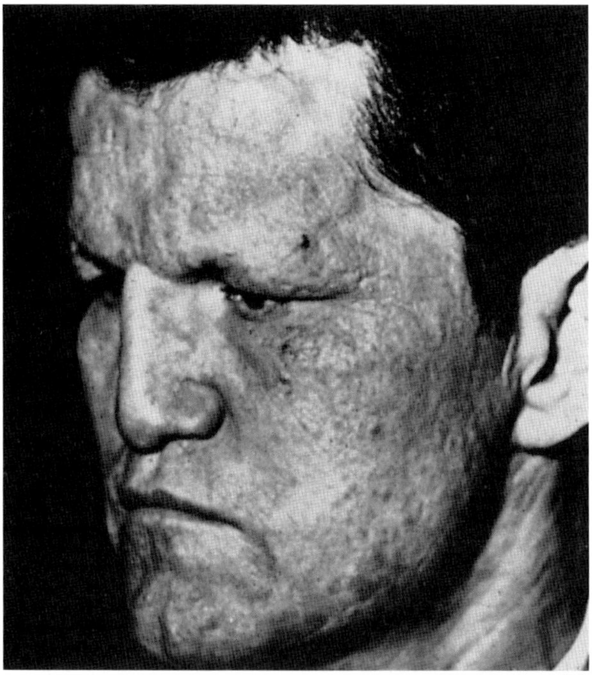

■ **Abb. 29-54.** Lepra lepromatosa: Facies leonina. (Nach Nasemann u. Sauerbrey 1987)

Alternative Stadieneinteilung

Die klinisch apparente Erkrankung wird nach der Einteilung von Ridley und Jopling (1966) anhand immunologischer Abwehrlage und Erregeranzahl in 5 Untergruppen eingeteilt.

5 Untergruppen der Lepra

TT: Tuberkuloide Lepra
BT: Borderline tuberculoid
BB: Borderline-Lepra
BL: Borderline lepromatous
LL: Lepromatöse Lepra

Charakteristika der 5 Untergruppen der Lepra

- TT: Tuberkuloide Lepra
  - *Klinisches Bild*: Wenige, einzelne Läsionen, asymmetrisch verteilt, scharf begrenzt. Zentrale Schuppung und Hypopigmentierung. Tastbar indurierter peripherer Nerv. Typischerweise besteht Anästhesie als Ausdruck der peripheren Neuropathie
  - *Prädilektionsorte für Läsionen*: Peripherie der Extremitäten, Gesicht, Gesäß
  - *Beteiligte Organe*: Haut, Nerven
  - *Erregeranzahl*: Niedrig (paucibazillär)
  - *Immunität*: Stark
  - *Lepromintest*: Reaktiv
  - *CD4⁺-T-Zellen*: Normal
  - *PGL-I-Antikörper*: <50% der Fälle nachweisbar
  - *Direkter Erregernachweis*: Oft negativ
  - *Histologie*: Leprome
  - *Prognose*: Günstig
- BT: Borderline tuberculoid
  - *Klinisches Bild*: Mehr Läsionen als bei TT. Um größere Hautläsionen können »Satellitenläsionen« bestehen
- BB: Borderline-Lepra
  - Initiale instabile Grenzform, entwickelt sich zu BT, TT, BL oder LL (■ Abb. 29-55)
- BL: Borderline lepromatous
  - *Klinisches Bild*: Disseminierte, zahlreiche, unscharf begrenzte Läsionen
- LL: Lepromatöse Lepra
  - *Klinisches Bild*: Zahlreiche Läsionen, oft symmetrisch angeordnet; intermittierende Fieberschübe. »Facies leonina«, Ausfall von Augenbrauen, Wimpern
  - *Beteiligte Organe*: Neben Haut- und Nervenbeteiligung auch Disseminierung in retikuloendotheliales System (RES) und parenchymatöse Organe; Nervenbeteiligung oft vergleichsweise gering und erst später im Verlauf
  - *Kontagiosität*: Von allen Formen am höchsten
  - Erregeranzahl: Hoch
  - *Immunität*: Gering
  - *Lepromintest*: Oft nicht reaktiv
  - CD4⁺-T-Zellen: Subnormal

▼

- *PGL-I-Antikörper*: >90% der Fälle nachweisbar
- *Direkter Erregernachweis*: Säurefeste Stäbchen positiv
- *Histologie*: In Makrophagen/Histiozyten Aggregate säurefester Stäbchen im Zytoplasma (Globi)
- *Prognose*: Unbehandelt schlecht. Potenzielle Todesursachen: Nierenversagen, Begleitinfektionen, Begleittuberkulose

Typischerweise stammen Betroffene aus einem Endemiegebiet oder haben sich zumindest für längere Zeit dort aufgehalten. Bei der tuberkuloiden Form gehen die neurologischen Ausfälle wie umschriebene Hypästhesie, Anästhesie, Anhydrie und motorische Ausfälle in der Regel der Hautläsion voraus. Bei der lepromatösen Form sind Allgemeinsymptome einer Infektionskrankheit häufiger, und es können die (multiplen) Hautläsionen auch ohne neurologische Defizite imponieren.

Entsprechend der polaren Einteilung der Lepra ergeben sich unterschiedliche, aber typische klinische Konstellationen sowohl bei Diagnosestellung als auch im Nebenwirkungsspektrum nach Einleitung einer Kombinationschemotherapie.

Komplikationen

Mutilationen

Verstümmelnde Verletzungen entstehen durch die Sensibilitätsausfälle der Patienten (◘ s. Tabelle 29-55). Durch die motorischen neurologischen Ausfälle kommt es zu charakteristischen Krankheitsbildern. Superinfektionen der Läsionen werden durch die neurologischen Störungen begünstigt.

Ophthalmologische Komplikationen

Augenerkrankungen und konsekutive Blindheit bewirken eine besondere Morbidität bei der Lepra. Unterschiedliche Mechanismen wie direkte neurologische Beteiligung und verschiedene Formen einer »Begleitophthalmitis« bei den Leprareaktionen können zur Schädigung der Augen führen.

Periphere Nervenläsionen und Hautläsionen

Sie sind verbunden mit tastbar verdicktem entzündlich verändertem Nerv. Je nach Lokalisation besteht ein kombinierter Ausfall von Sensibilität und Motorik. Typische Beispiele:

- Fazialisparese mit Lagophthalmus,
- Ulnarisparese mit Krallenhand,
- Medianusparese mit Schwurhand,
- Peronäusparese mit Fußheberschwäche.

Die Nervenläsionen können makulös, papulös oder nodulär sein und auch als flächenhafte Indurationen imponieren. Sie liegen typischerweise im Bereich peripherer neurologischer Ausfälle und sind dann schmerzunempfindlich. Sie führen häufig zur Zerstörung der Hautanhangsgebilde (Haarfollikel) und zu Pigmentstörungen. Bei Dunkelhäutigen entwickeln sich typische zentrale Hypopigmentierungen.

Die paucibazilläre TT manifestiert sich anfangs v. a. durch neurologische Symptome. Hautläsionen sind einzeln, scharf begrenzt und asymmetrisch verteilt.

Bei der multibazillären LL können neurologische Symptome fehlen oder den ausgeprägteren, oft symmetrischen, weniger scharf begrenzten Hautläsionen folgen. Alleinige und disseminierte neurologische Defizite ohne Hautbeteiligung können bei der Lepra ebenfalls vorkommen. Im initialen Stadium leiden Patienten mit LL oft unter einer behinderten Nasenatmung. Die Sekrete der Nasenschleimhaut sind in dieser Situation besonders kontagiös.

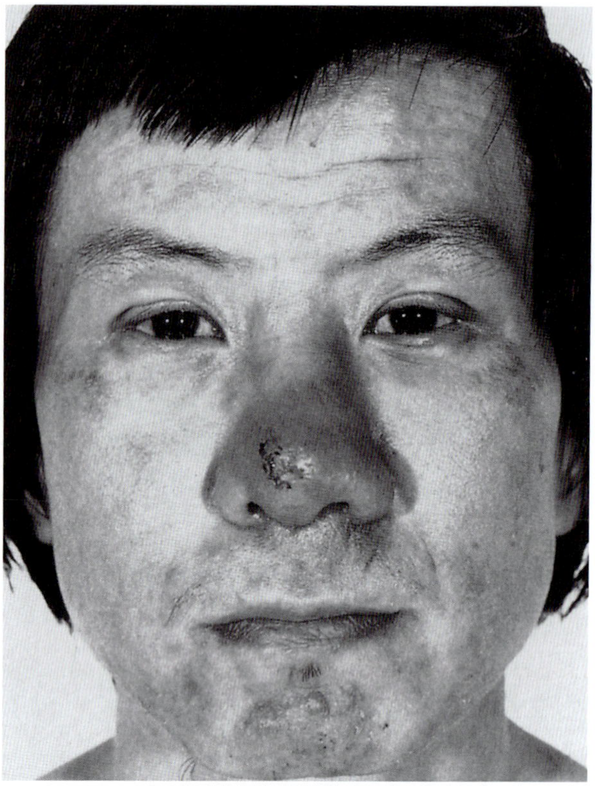

◘ Abb. 29-55. Borderline-Typus oder dimorphe Lepra. (Nach Nasemann u. Sauerbrey 1987)

Begleitkrankheiten, Superinfektionen

Eine begleitende Tuberkulose verschlechtert den Verlauf und die Prognose der Lepra. Lepraendemiegebiete sind großenteils auch Gebiete mit hoher Prävalenz für HIV-Infektionen. Bemerkenswerterweise sprechen – ganz anders als bei der Tuberkulose – die bisher bekannten Daten gegen eine Häufung von Lepraerkrankungen bei HIV-Infizierten. Umgekehrt scheint auch der Verlauf der Lepra nicht wesentlich von der HIV-In-

◘ Tabelle 29-55. Prävalente Leprafälle (nach Regionen) im Jahr 2000 und Angabe der anteiligen Fälle mit Behinderungen. (Nach WHO-Daten: Anonymous 2002)

WHO-Region	Fälle	Mit Behinderungen [%]
Afrika	52.399	11
Amerika	973	5
Naher Osten	5412	21
Europa	25	32
Südostasien	606.671	3
West-Pazifik-Region	7.543	12
Gesamt	**673.023**	**4**

fektion bestimmt zu sein, obwohl in einzelnen Studien über einen Trend zugunsten gehäufter multibazillärer Lepraverläufe bei HIV-Infizierten berichtet wird.

Befunde unter ChemoTherapie

Unter Therapie kommt es zu einer Verschiebung der Balance zwischen Erregern und wirtsseitiger Immunität, sodass sich durch das Überwiegen zellulärer Abwehrmechanismen das Krankheitsbild in charakteristischer Weise zunächst verändern und verschlimmern kann. Diese sog. Leprareaktionen müssen antiinflammatorisch mit nichtsteroidalen Antiphlogistika (NSAID) und/oder Kortikosteroiden behandelt werden.

Leprareaktionen

- Typ-I-Reaktion (»Umkehrreaktion«)
- Typ-II-Reaktion [»Erythema nodosum leprosum« (ENL), Sonderform: Luciolepra]

Typ-I-Reaktion (»Umkehrreaktion«)

Betroffen sind insbesondere Fälle von BT und BB. Es bilden sich entzündliche, ödematöse Läsionen meist im Gesicht und in der Peripherie der Extremitäten. Zur Therapie reichen nichtsteroidale Antiphlogistika oft aus, z. B. 4-mal/Tag 500 mg Acetylsalicylsäure. In dieser Situation fürchtet man v. a. eine Beteiligung des N. facialis, die zum Lagophthalmus, zur Keratitis und schließlich zur Erblindung führen kann. Bei okulärer Beteiligung sind neben lokalen Maßnahmen systemische Kortikosteroide indiziert.

Typ-II-Reaktion (ENL)

Betroffen sind insbesondere Fälle von LL. Klinisch imponiert das Bild einer (vaskulitischen) Systemerkrankung mit
- allgemeinem Krankheitsgefühl,
- Fieber,
- Schmerzen,
- Arthritis, Myositis, Pannikulitis,
- Lymphadenitis,
- Episkleritis, Uveitis,
- Orchitis.

Eine extreme Variante ist die Luciolepra mit ausgedehnten vaskulitischen Nekrosen.

Die Typ-II-Reaktion wird mit systemischen Gaben von Kortikosteroiden behandelt. Beim ENL ist Thalidomid wirksam, dessen immunsuppressive Wirkung auch in anderen Bereichen der Medizin in letzter Zeit eine gewisse Bedeutung erfahren hat.

29.9.2.5 Diagnostik

Lepra ist vorwiegend eine klinische Diagnose. Hierzulande ist dabei insbesondere auch die Bedeutung der Anamnese im Hinblick auf Herkunft aus oder Aufenthalt in Endemiegebieten hervorzuheben. Daneben spielen histologische, mikrobiologische, molekularbiologische und im geringeren Umfang auch immunologische und serologische Testverfahren eine Rolle.

Kultur und Tierversuch

Die In-vitro-Kultivierung von M. leprae ist bisher nicht möglich. Es besteht nur die Möglichkeit, spezifische Granulome (Leprome) im Tiermodell, z. B. in der Mauspfote, zu induzieren. Der klassische Tierversuch ist der im Neunbindengürteltier.

Lepromintest

Die intrakutane Testung mit M.-leprae-Antigen (Suspension abgetöteter Leprabakterien) ähnelt dem Tuberkulintest. Bei positiver Reaktion entwickelt sich eine Induration. Einerseits beweist ein positiver Test noch nicht eine bestehende Infektion mit M. leprae (▣ Abb. 29-53). Andererseits fällt der Lepromintest bei der lepromatösen Lepra typischerweise negativ aus.

Lepraspezifische PGL-I-Antikörper

Die Bestimmung bietet das Armauer-Hansen-Institut kostenlos an. Antikörper sind evtl. auch bei Gesunden aus Lepraendemiegebieten nachweisbar. Bei paucibazillärer Lepra fehlen Antikörper häufig.

PGL-I-Antigen

Verfahren zur Steigerung der Sensitivität des mikroskopischen Direktnachweises. Das PGL-I-Antigen ist mittels ELISA aus Biopsien auch bei negativer Histologie auffindbar. Bei paucibazillären Formen ist der ELISA oft nicht hinreichend sensitiv.

Genamplifikationsmethoden

Mit spezifischen Sonden und unterschiedlichen Methoden (PCR, »nucleic acid sequence-based amplification« [NASBA]) kann die Sensitivität des Erregernachweises bei paucibazillärer Lepra gesteigert werden. Es bestehen angesichts der vorhandenen Infrastruktur in den meisten Endemiegebieten hohe Anforderungen an die Entnahme- und Versandbedingungen. Aufgrund der hohen Sensitivität ist ein positives Testergebnis in Endemiegebieten am häufigsten ohne klinisch apparente Infektion beschrieben. (▣ Abb. 29-53).

Da die Lepra gerade in einigen sehr armen Regionen endemisch ist und die dortigen Gesundheitssysteme kaum ausreichende konventionelle Diagnostik bieten können, werden die zwar vielversprechenden, aber sehr teuren Genamplifikationsmethoden dort weiterhin in der Praxis noch eine untergeordnete Rolle spielen. Bei der extrem niedrigen Prävalenz in Mitteleuropa ist kaum mit »inapparenten carriern« zu rechnen, sodass die PCR hier bei bestehendem klinischem Verdacht als sensitivstes diagnostisches Instrument eine höhere Bedeutung hat.

Apparative Basisdiagnostik

Lepra ist eine Erkrankung, deren Diagnostik sich gerade in den Endemiegebieten ganz wesentlich auf das Erkennen der vielfältigen, aber auch typischen klinischen Bilder stützt. Die Läsionen an Haut und Nerven sind sichtbar und/oder tastbar. Spezielle neurologische Funktionsdiagnostik, dermatologische und ophthalmologische Untersuchungen sind neben der infektiologischen Diagnostik erforderlich.

Mikroskopie

Biopsien für die Histologie sollen aus dem Rand der Läsion entnommen werden, da dies die Sensitivität des Erregernachweises erhöht. Die TT zeigt nichtverkäsende (tuberkuloide) Granulome. Histologisches Charakteristikum der LL sind Histiozyten (Schaumzellen) und intrazelluläre Aggregate von säurefesten Stäbchen (Globi). Bei der LL können säurefeste Stäbchen auch mittels zytologischer Untersuchung aus Hautabstrichen nachgewiesen werden. Die Zytologie hat eine geringere Sensitivität als die Histologie.

Differenzialdiagnose

Hierzulande wird die Lepra am ehesten deswegen differenzialdiagnostische Schwierigkeiten bereiten, weil sie extrem selten ist.

Befunde und Erkrankungen, bei denen differenzialdiagnostisch eine Lepra in Betracht kommt

- Unklare Hautläsionen
- Unklare periphere neurologische Defizite
- Ätiologisch unklare Augenerkrankungen (insbesondere Keratitis, Uveitis, Episkleritis)
- Kollagenosen
- Vaskulitiden
- Sarkoidose
- Hauttuberkulose
- Atypische Mykobakteriosen (z. B. mit M. marinum oder M. ulcerans)
- Variabler Immundefekt mit granulomatöser Entzündung
- Lues
- Parainfektiöse Veränderungen bei
  - HIV-Infektion
  - Herpes zoster
  - Toxoplasmose
  - Kutanem T-Zelllymphom (± Meningeosis lymphomatosa)

29.9.2.6 Therapie

Wie bei den anderen mykobakteriellen Erkrankungen hat sich nach den Empfehlungen der WHO die Kombinationschemotherapie als überlegenes Konzept bewährt. Die Therapieoption ist kurativ. In zahlreichen Studien konnte ein verschwindend geringes Rezidivrisiko der Kombinationschemotherapien gezeigt werden.

Bei der Therapie ist zu berücksichtigen, dass die Lepra überwiegend Menschen aus ländlichen Gebieten mit niedrigem Entwicklungsstandard betrifft und deshalb eine engmaschige medizinische Überwachung von Nebenwirkungen und Patientenadhärenz nur eingeschränkt möglich ist.

Mit Rücksicht auf die unterschiedlich hohe Erregerlast und die Möglichkeit der (unerwünschten) Leprareaktionen während der Therapie wird ein abgestuftes Vorgehen bei paucibazillären und multibazillären Lepraformen gewählt.

Es ist besonders zu beachten, dass die Dosierungen der gegen M. lepra wirksamen antimykobakteriellen Substanzen verglichen mit der Dosierung bei Tuberkulose und atypischen Mykobakteriosen z. T. erheblich niedriger liegen.

Stadienabhängige Therapieplanung

Siehe Tabelle 29-56.

Paucibazilläre Lepra

- Therapiedauer: mindestens 6 Monate:
  - Rifampicin 600 mg (1-mal/Monat unter ärztlicher Aufsicht),
  - Dapson (100 mg/Tag).

Multibazilläre Lepra

- Therapiedauer: mindestens 12 Monate:
  - Rifampicin 600 mg (1-mal/Monat unter ärztlicher Aufsicht),
  - Dapson (100 mg/Tag),
  - Clofazimin (300 mg 1-mal/Monat unter ärztlicher Aufsicht und 50 mg/Tag als Selbstmedikation).

Wichtige Therapeutika

Vergleiche Tabelle 29-57. Die geschilderten Nebenwirkungs- und Risikoprofile der Therapeutika sollen einen Überblick geben, können die detaillierten Produktinformationen der Hersteller aber nicht ersetzen.

Tabelle 29-56. Antimykobakterielles Therapieschema gemäß WHO-Empfehlungen. Eine zusätzliche Therapie der immunologischen Reaktionen kann unter Therapie je nach klinischem Bild erforderlich werden

		MB: Multibazilläre Lepra		PB: Paucibazilläre Lepra	Isolierte Hautläsion
Rifampicin	Einzeldosis	600 mg		600 mg	600 mg
	Dosisintervall	1-mal/ Monat		1-mal/Monat	–
	Dauer	12 Monate		6 Monate	Einmalig
Dapson	Einzeldosis	100 mg		100 mg	–
	Dosisintervall	1-mal/Tag		1-mal/Tag	–
	Dauer	12 Monate		6 Monate	–
Clofazimin	Einzeldosis	sowohl 50 mg	als auch 300 mg	–	–
	Dosisintervall	1-mal/Tag	1-mal/Monat	–	–
	Dauer	12 Monate	12 Monate	–	–
Ofloxacin	Einzeldosis	–		–	400 mg
	Dauer	–		–	einmalig
Minocyclin	Einzeldosis				50 mg
	Dauer				einmalig

Tabelle 29-57. Chemotherapeutika zur antimykobakteriellen Behandlung der Lepra

Kategorie	Name	Standarddosis (Erwachsene)
1. Wahl	Rifampicin	600 mg/**Monat**
	Dapson	100 mg/Tag
	Clofazimin	50 mg/Tag
2. Wahl	Minocyclin	100 mg/Tag
	Clarithromycin	500 mg/Tag
	Roxithromycin	300 mg/Tag
	Ofloxacin	400 mg/Tag
	Perfloxacin	
	Sparfloxacin	
Reserve	Prothionamid	250–500 mg/Tag
	Cotrimoxazol	
	Isoniazid	
Unwirksam	β-Laktame[a]	
	Aminoglykoside	
	Doxycyclin, Tetracyclin	
	Erythromycin	
	Azithromycin	
	Ciprofloxacin	

[a] β-Laktamantibiotika +β-Laktamaseinhibitor (z. B.: Clavulansäure +Amoxicillin oder Sultamicillin) haben sich (z. T. hochdosiert) als wirksam erwiesen.

N.B.: Nicht alle Vertreter einer Substanzklasse sind gleich wirksam gegen M. leprae. So ist unter den *Chinolonen* Ciprofloxacin unwirksam im Gegensatz zu Ofloxacin, Sparfloxacin, Pefloxacin, Temafloxacin, Iomefloxacin.

Von den *Tetracyclinen* ist nur das Minocyclin wirksam.

Unter den *Makroliden* sind Erythromycin und (das gegen atypische Mykobakterien ansonsten wirksame) Azithromycin gegen M. leprae unwirksam.

Rifampicin

- Standarddosis:

1-mal/Monat 10 mg/kgKG.

- Bemerkungen:

Mittel der 1. Wahl, leprozid.

- Nebenwirkungen:

Hepatotoxizität, Thrombopenie, Anämie, »Flu-like«-Symptome bei hoher Dosis; färbt den Urin rot.

- Wichtige Arzneiinteraktionen:

Potenter Induktor des Cytochrom-p450-Systems. Spiegel reduziert von: Tolbutamid, Diazepam, Haloperidol, Phenytoin, Methadon, oralen Kontrazeptiva, Vitamin-K-Antagonisten, Ketoconazol, Fluconazol, Dapson, Theophyllin, Ciclosporin A, β-Blocker, Digoxin, Digitoxin, Antiarrhythmika, Ca-Antagonisten. Gibt man Rifampicin nur 1-mal/Monat unterbleibt die Enzyminduktion weitgehend, sodass Dapson und ggf. Kortikosteroide in Standarddosis einsetzbar sind.

- Untersuchungen vor Therapiebeginn:

Leberfunktionstest, Blutbild mit Thrombozyten, Beratung z. B. über Alternativen zur hormonellen Antikonzeption.

- Untersuchungen während der Therapie:

Leberfunktionstests, Blutbild.

Dapson

- Standarddosis:

100 mg/Tag.

- Bemerkungen:

Mittel der 1. Wahl, leprostatisch.

- Nebenwirkungen:

Hämolyse (bei Glucose-6-Phosphatdehydrogenasemangel), Methämoglobinämie, Anämie, gastrointestinale Störungen.

- Wichtige Arzneiinteraktionen:

Bei täglicher Rifampicingabe: Dapsonspiegel vermindert.

- Untersuchungen vor und während Therapie:

Blutbildkontrollen.

Clofazimin

- Standarddosis:

50 (–100) mg/Tag. Als Immunsuppressivum bei Leprareaktionen: 300 mg/Tag.

- Bemerkungen:

Mittel der 1. Wahl, leprostatisch, wirksam auch zur Behandlung der Leprareaktionen Typ I und Typ II. In Deutschland nicht zugelassen. (Als Lamprene über die internationale Apotheke zu beziehen).

- Nebenwirkungen:

Bei 50 mg/Tag kaum Nebenwirkungen. In höherer Dosis: Verfärbungen der Haut, Schleimhaut, Konjunktiven; gastrointestinale Störungen.

- Untersuchungen vor und während Therapie:

Leberfunktionstest, Retentionswerte.

Langzeittherapie, Rezidivprophylaxe, Nachsorge

Die früher angewandte Dapsonmonotherapie ist heute obsolet, weil sie zu erheblichen Resistenzraten geführt hat. Der Erfolg der Kombinationstherapie wird anhand des klinischen Bildes überwacht. Gegebenenfalls müssen im Verlauf wiederholte Hautbiopsien entnommen werden, um das bakteriologische Ansprechen histologisch zu sichern.

Mit Raten von etwa 1% sind Rückfälle nach Kombinationstherapien selten. Kommt es zum Rückfall oder versagt die Therapie, gelten die gleichen Kautelen wie bei der antimykobakteriellen Kombinationstherapie der Tuberkulose: Es wäre ein Fehler bei einem versagenden Schema nur eine einzelne Substanz auszutauschen. Primär rifampicinresistente M.-leprae-Stämme sind bisher selten. Die wirksamste Rezidivprophylaxe besteht daher in der konsequenten initialen Mehrfachtherapie.

Rezidivtherapie

Im Falle eines Rezidivs oder bei Therapieversagen sind aufgrund ihrer Wirksamkeit und Verträglichkeit die beiden Substanzen

- Minocyclin (100 mg/Tag) und
- Ofloxacin (400 mg/Tag)

in erster Präferenz als Alternative zu Dapson und Rifampicin zu erwägen. Das auch gegen die Leprareaktionen wirksame Clofazimin sollte weiterhin gegeben werden. Die Dauer der Behandlung richtet sich nach dem klinischen Ansprechen. Auch andere Substanzen der 2. Wahl (s. Tabelle 29-55) können alternativ eingesetzt werden.

Therapie krankheitsspezifischer Komplikationen

Rehabilitation und langfristige Behandlung der z. T. irreversiblen neurologischen Schäden sind neben der kausal wirksamen und sehr effizienten Chemotherapie die Stützen der Leprатherapie. Sie erfordern ein abgestimmtes therapeutisches Konzept aus sozialer und beruflicher Rehabilitation, physikalischer Therapie und spezieller fachärztlicher, insbesondere augenärztlicher Überwachung.

Präventive Maßnahmen

- Physiotherapie bei Paresen und (drohenden) Kontrakturen
- Augentropfen und Salben zur Prävention einer Austrocknung
- Hautpflege
- Vermeidung von (Bagatell-)Verletzungen bei gestörter Sensibilität (Handschuhe, Abpolsterungen, Einlagen, Umbaumaßnahmen im Haushalt, Wärmeisolierungen an Haushaltsgeräten und Heizkörpern und dgl. mehr)

Rehabilitative Maßnahmen

Neben einer umfassenden sozialen und beruflichen Rehabilitation sind in Abhängigkeit vom klinischen Bild diverse chirurgische Eingriffe in Betracht zu ziehen (Nervendekompression, plastisch chirurgische Wiederherstellung, Arthrodesen, operative Verlagerungen von Sehnenansätzen).

Therapie der Leprareaktionen

Typ I

Bei alleinigen entzündlichen Hautveränderungen/Schmerzsymptomatik:
- Acetylsalicylsäure 500 mg 4-mal/Tag.

Bei neurologischer/ophthalmologischer Mitbeteiligung (Neuritis):
- Kortikosteroide (bis 1 mg Prednisolonäquivalent/kgKG/Tag, langsam über Monate ausschleichend je nach klinischem Bild);
- Clofazimin (Dosissteigerung bis 300 mg/Tag).

Typ II

- Kortikosteroide (1 mg Prednisolonäquivalent/kgKG/Tag, langsam über Monate ausschleichend je nach klinischem Bild);
- Thalidomid (100–400 mg/Tag abends (hohes teratogenes und neurotoxisches Potenzial: bei Frauen unter Konzeptionsschutz, u. a. in Deutschland keine Zulassung):
- Clofazimin (erhöhte Dosis von 200–300 mg/Tag).

Bei der Luciolepra gilt allein die systemische Gabe von Kortikosteroiden als wirksam.

29.9.2.7 Prognose

Lepra verläuft am häufigsten klinisch inapparent und selbstlimitierend. Insbesondere die Prognose der paucibazillären TT ist daher günstig. Die LL-Form hat unbehandelt eine ungünstige Prognose. Wegen des Auftretens von möglicherweise schweren Leprareaktionen muss die Therapie engmaschig überwacht werden, um die Prognose durch die therapieassoziierte Toxizität nicht zu verschlechtern.

29.9.2.8 Prävention

Da der Mensch das einzig bekannte Erregerreservoir darstellt und mit hochwirksamen neuen Therapien eine kurative Therapieoption besteht, ist die wesentliche präventive Maßnahme die frühzeitige Erkennung, Diagnose und effektive Therapie der an Lepra Erkrankten. Unterstützt durch Programme der Weltgesundheitsorganisation (WHO), steht das öffentliche Gesundheitswesen in Regionen mit hoher Prävalenz vor großen Herausforderungen im Hinblick auf Fallfindung und Überwachung. Noch Ende der 1990er Jahre ging die WHO davon aus, dass ab dem Jahr 2000 keine neuen Leprafälle mehr auftreten würden. Dieses Ziel ist nicht aufgegeben, sondern zunächst auf 2005 verschoben worden.

Als eine weitere hochwirksame präventive Maßnahme ist die Verbesserung des allgemeinen Lebensstandards anzusehen. Dieser Erkenntnis muss aber vor allem außerhalb der Medizin, z. B. in einer global orientierten Politik, ausreichend Rechnung getragen werden.

! Nach dem neuen Infektionsschutzgesetz (IfSG) besteht nach § 7 Abs. 1 nur noch eine namentliche Labormeldepflicht für den Erregernachweis von M. leprae. (Gemäß dem bis Ende 2000 gültigen BseuchG waren noch meldepflichtig der Krankheitsverdacht, die Erkrankung sowie der Tod an Lepra).

Im *Bundesgesundheitsblatt* (Sonderheft Mai 1991, S. 24 f.) wird lediglich bei lepromatöser Lepra mit offenen Hautläsionen im Krankenhaus die Einzelunterbringung und Kittelpflege empfohlen. Mundschutz oder eine spezielle Schlussdesinfektion sind nicht erforderlich.

Die BCG-Impfung bewirkt bei der Lepra – wie bei der Tuberkulose – einen relativen Schutz und eine Verschiebung zu mehr paucibazillären Verläufen. Im Hinblick auf die Indikationsstellung einer BCG-Impfung ergeben sich durch die Lepra aber keine Erweiterungen zu den allgemeinen – und national unterschiedlichen – Impfempfehlungen.

29.9.2.9 Adressen von Selbsthilfegruppen, Laienverbänden etc.

- Deutsches Aussätzigen Hilfswerk e. V., DAHW/GLRA, c/o Prof. Dr. V. Sticht-Groh, Armauer-Hansen-Institut, Postfach 9062, 97090 Würzburg, (bzw. Hermann-Schell-Str. 7; 97074 Würzburg). Das Armauer-Hansen-Institut bietet auch diagnostische Verfahren an (z. B. Histologie von Biopsaten und Untersuchung auf PGL-I-Antikörper in Serum).
- Selbsthilfegruppen:

Angesichts der niedrigen Prävalenz von Lepra gibt es (derzeit) keine krankheitsspezifischen Selbsthilfegruppen. Je nach spezieller Problematik müssten lokale Selbsthilfegruppen erfragt werden über: Deutsche Arbeitsgemeinschaft Selbsthilfegruppen e.V., Selbsthilfebüro Niedersachsen, Bödekerstr. 85, 30161 Hannover, Tel.: 0511–391928 oder im Internet, Übersichten unter:<url>http://www.btonline.de/selbsthilfe/gruppen.html</url>

oder <url>http://www.arzt-und-gesundheit.de/start-arzt-und-gesundheit/selbsthilfegruppen/frinfo-selbsthilfegruppen.htm</url>.

Fazit für die Praxis zu Kap. 29.9.2

- Lepra (Aussatz) ist eine gering kontagiöse, in Deutschland extrem seltene und importierte Infektionskrankheit aus Endemiegebieten und stellt daher hierzulande eher ein differenzialdiagnostisches Problem dar.
- Die seit einiger Zeit eingeführten Therapien gewähren bei stadiengerechter und konsequenter Anwendung eine sehr hohe kurative Option. Weltweit besteht die Hoffnung, durch effektive Erkennung und Behandlung die Lepra in absehbarer Zeit zu eliminieren.
- Für den Einzelfall bedeutet die frühzeitige Diagnose und die adäquate Therapie die Vermeidung von hoher Morbidität und dauerhafter Behinderung durch die Vorbeugung der vielfältigen neurologischen Krankheitsbilder und deren Spätfolgen.

Literatur zu Kap. 29.9.2 mit zukunftweisenden Aspekten

Anonymous (2002) Leprosy – global situation: Wkly Epidemiol Rec 77: 1–8

Banerjee DK; McDermott-Lancaster RD; McKenzie -S (1997) Experimental evaluation of possible new short-term drug regimens for treatment of multibacillary leprosy. Antimicrob Agents Chemother 41: 326–330

Croft RP, Nicholls PG, Steyerberg EW, Richardus JH, Cairns W, Smith S (2000): A clinical prediction rule for nerve-function impairment in leprosy patients. Lancet 355 (9215): 1603–1606

Desikan-KV (1997) The risk of relapse after multidrug therapy in leprosy. Lepr Rev 68: 114–116

Gebre S, Saunderson P, Messele T, Byass P (2000) The effect of HIV status on the clinical picture of leprosy: a prospective study in Ethiopia. Lepr Rev 71: 338–343

Hoal EG (2002): Human genetic susceptibility to tuberculosis and other mycobacterial diseases. IUBMB Life 53: 225–229

Izumi, S, Budiawan, T, Saeki, K, Matsuoka M, Kawatsu K (1999) An epidemiological study on mycobacterium leprae infection and prevalence of leprosy in endemic villages by molecular biological technique. Ind J Leprosy 71: 37–43

Lewallen S (1997) Prevention of blindness in leprosy: an overview of the relevant clinical and programme-planning issues. Ann Trop Med Parasitol 91: 341–348

Li-HY, Hu LF, Huang-WB, Liu-GC et al. (1997) Risk of relapse in leprosy after fixed-duration multidrug therapy. Int J Lepr Other Mycobact Dis 65: 238–245

Lienhardt C, Kamate B, Jamet P et al. (1996) Effect of HIV infection on leprosy: a three-year survey in Bamako, Mali. Int J Lepr Other Mycobact Dis 64: 383–391

Mane I. Cartel JL, Grosset JH (1997) Field trial on efficacy of supervised monthly dose of 600 mg rifampin, 400 mg ofloxacin and 100 mg minocycline for the treatment of leprosy; first results. Int J Lepr Other Mycobact Dis 65: 224–229

Meyerson MS (1996) Erythema nodosum leprosum. Int J Dermatol 35: 389–392

Moses AE, Adelowo KA, Nwankwo EA (2001) Effect of HIV infection on the clinical spectrum of leprosy in Maiduguri. Niger Postgrad Med J 8: 74–7

Nasemann T, Sauerbrey W (1987) Lehrbuch der Hautkrankheiten und venerischen Infektionen, 5. Aufl. Springer Berlin Heidelberg New York

Ramos-e-Silva M, Rebello PF (2001) Leprosy. Recognition and treatment. Am J Clin Dermatol 2: 203–211

Sticht Groh V, Bretzel G (1997): Aktuelle Aspekte der Lepra. Hautarzt 48: 297–302

Wichitwechkarn J, Karnjan S, Shuntawuttisettee S et al. (1995) Detection of Mycobacterium leprae infection by PCR. J Clin Microbiol 33: 45–49

Young DB, Duncan K (1995) Prospects for new interventions in the treatment and prevention of mycobacterial disease. Annu Rev Microbiol 49: 641–673

Zaheer SA, Beena KR, Kar HK et al. (1995) Addition of immunotherapy with mycobacterium vaccine to multidrug therapy benefits multibacillary leprosy patients. Vaccine 13: 1102–1110

29.9.3 Nichttuberkulöse Mykobakterien

29.9.3.1 Einleitung

Nichttuberkulöse »atypische säurefeste Mikroorganismen« wurden erst 1935 von M. Pinner beschrieben, mehrere Jahrzehnte nachdem M. leprae (1873) und M. tuberculosis (1882) entdeckt worden waren. Nichttuberkulöse Mykobakteriosen können durch eine Vielzahl ubiquitär vorkommender Mykobakterien ausgelöst werden (◘ Tabellen 22-4 bis 22-6, Tabellen 29-58 und 29-59.

Die Bakterien sind überwiegend apathogen oder nur fakultativ pathogen, sodass erst lokale oder systemische resistenzmindernde Faktoren des Wirts zur Ausbildung eines apparenten klinischen Krankheitsbilds prädisponieren. Typischerweise können auch nichttuberkulöse Mykobakterien zu granulomatösen, tuberkelähnlichen histologischen Veränderungen führen, jedoch ohne verkäsende Nekrose.

Durch die weltweite HIV-Epidemie hatten generalisierte nichttuberkulöse Mykobakteriosen als Aids-definierende opportunistische Erkrankungen Bedeutung bekommen. Mit der Verfügbarkeit hochwirksamer antiretroviraler Therapien seit Mitte der 1990er Jahre ist deren Inzidenz inzwischen zurückgegangen.

29.9.3.2 Terminologie

Weitgehend synonym werden bisher uneinheitliche Begriffe für diese Erregergruppe verwendet.

In Abgrenzung zum *Erreger* der Tuberkulose:

- NTM: nichttuberkulöse Mykobakterien,
- MOTT: »mycobacteria other than tuberculosis«.

Da diese Terminologie sprachlich am wenigsten irreführend ist, wird in diesem Kapitel die Bezeichnung *nichttuberkulöse Mykobakterien (NTM)* bevorzugt verwendet, auch wenn die Verneinung den Begriff etwas umständlich macht.

In Abgrenzung zum *Krankheitsbild* der Tuberkulose:

- atypische Mykobakterien/atypische Mykobakteriosen.

Im deutschsprachigen Raum wird diese Bezeichnung vermutlich am häufigsten verwendet. Kritisiert wurde am Begriff *atypische Mykobakterien/atypische Mykobakteriosen*, dass weder die so bezeichneten Mykobakterien ungewöhnlich oder selten noch die hervorgerufenen klinisch charakteristischen Krank-

Tabelle 29-58. Erregertypische Krankheitsbilder von Mykobakterien. (Mod. nach Böttger 1995)

Bakterium	Pathogenität[a]	Erkrankung
M. tuberculosis	P	Lungen- und extrapulmonale Tuberkulose
M. bovis	P	Lungen- und extrapulmonale Tuberkulose
M. africanum	P	Lungen- und extrapulmonale Tuberkulose
M. bovis BCG		Lymphadenitis, Osteomyelitis
M. leprae	P	Lepra
M. ulcerans	P	Hautinfektionen
M. avium	O	Lunge und extrapulmonale Infektion Disseminiert bei Immunsuppression
M. intracellulare	O	Lunge und extrapulmonale Infektion
M. genavense	O	Disseminiert bei Immunsuppression
M. interjectum	O	Lymphadenitis, Lungeninfektion
M. malmoense	O	Lymphadenitis, Lungeninfektion
M. haemophilum	O	Hautinfektion
M. marinum	O	Hautinfektion
M. kansasii	O	Lungeninfektion
M. simiae	O	Lungeninfektion
M. scrofulaceum	O	Lymphadenitis, Lungeninfektion
M. chelonae	O	Wund-, Weichteil-, Lungeninfektion
M. abscessus	O	Wund-, Weichteil-, Lungeninfektion
M. fortuitum	O	Wund-, Weichteil-, Lungeninfektion
M. xenopii	O	Osteomyelitis, Lungeninfektion

[a] *P:* Obligat pathogen; *O:* Opportunist (fakultativ pathogen).

heitsbilder im Sinne des Wortes *atypisch* sind. Die Bezeichnung *atypisch* für die vorwiegend nur fakultativ pathogenen Mykobakterien in Abgrenzung zu den obligat pathogenen Erregern (M. tuberculosis, M. leprae, M. bovis) ist ebenfalls nicht ganz scharf, da einzelne Vertreter der NTM (M. ulcerans) ebenfalls als obligat pathogen gelten.

- In Abgrenzung zur *Verbreitung* anderer humanpathogener Mykobakterien:
- ubiquitäre Mykobakterien,
- Umweltmykobakterien (»environmental mycobacteria«).

Genaugenommen sind einzelne Mykobakterienspezies nicht ubiquitär verbreitet, sondern es zeigen sich erhebliche geographische Unterschiede und Restriktionen. Außerdem gehören Erreger in diese Gruppe, deren Erregerreservoir ein bestimmter Wirt und nicht »die Umwelt« ist.

29.9.3.3 Epidemiologie und Übertragungswege

Nichttuberkulöse Mykobakterien kommen im Erdreich, in Gewässern, im Trinkwasser und als Aerosol in der Luft vor. Einzelne Spezies zeigen starke regionale Unterschiede in der Verbreitung (z. B. M. kansasii, M. malmoense, M. ulcerans). Andere Spezies (u. a. M.-avium-Komplex, M. fortuitum, M. scrofulacaeum) wurden weltweit isoliert. Einige nichttuberkulöse Mykobakterien, (z. B. M.-avium-Komplex, M. genavense, M. marinum) sind pathogen für Wild- und Haustiere (Bercovier 2001). Epidemiologische und serologische Studien haben jedoch gezeigt, dass diese Wirte als Infektionsquelle für den Menschen kaum eine Rolle spielen. Auch die Übertragung von Mensch zu Mensch spielt – wenn überhaupt – eine untergeordnete Rolle. Isolationsmaßnahmen sind daher als überflüssig anzusehen.

Als wichtigster Übertragungsweg wird die enterale Aufnahme von kontaminiertem Wasser und – an vermutlich zweiter Stelle – die aerogene Infektion über Aerosole angenommen. Da die Erreger im Trinkwasser vorkommen, hat es mehrere Serien von nosokomialen Infektionen gegeben, z. B. pulmonale Infektionen mit M. xenopii oder Hautinfektionen nach chirurgischen Eingriffen (Phillips 2001).

29.9.3.4 Pathogenese

Aufgrund der ubiquitären Verbreitung kommt der Mensch häufig mit nichttuberkulösen Mykobakterien in Kontakt. Überwiegend handelt es sich dabei um für den Menschen nur wenig virulente Krankheitserreger.

Familiäre Häufungen von NTM-Infektionen bei genetisch determinierten zellulären und bei erworbenen sekundären Immundefekten, wie z. B. bei Aids, belegen, dass für die Virulenz vornehmlich wirtsseitige Faktoren verantwortlich sind. Mechanismen der zellulären Immunität und dabei insbesondere die Zytokine γ-Interferon und TNF-α gelten in der Kontrolle mykobakterieller Infektionen als kritisch. Andererseits spielen erregerseitige Faktoren eine wichtige Rolle: Einige NTM-Spezies gelten als apathogen (z. B. M. gordonae), andere sind fakultativ pathogene Opportunisten mit Präferenz für bestimmte Organmanifestationen. Im Mausmodell waren Interferon-γ-defiziente Tiere nach parenteraler Inokulation im Gegensatz zu immunkompetenten Mäusen suszeptibel für Infektionen mit einigen NTM-Spezies. Andere nichttuberkulöse Mykobakterien konnten sowohl von immunkompetenten als auch von immundefizienten Tieren eliminiert werden (Ehlers 2001). Das Modell spricht für den wechselseitigen Evolutionsdruck zwischen Erreger und Wirt.

In einer großen afrikanischen Studie konnte mittels Hauttestung eine protektive Kreuzimmunität zwischen schnell wachsenden nichttuberkulösen Mykobakterien und M. tuberculosis und M. leprae belegt werden (Fine 2001). Auch umgekehrt gibt es Hinweise auf eine mögliche Kreuzimmunität gegen NTM nach BCG-Impfung: BCG-geimpfte Europäer zeigten seltener eine Besiedlung des Gastrointestinaltrakts mit

■ Tabelle 29-59. Krankheitsbilder durch nichttuberkulöse Mykobakterien. (Mod. nach: ATS – American Thoracic Society 1997)

Häufigere Erreger	Verbreitung	Morphologie/Kultur
A. Pulmonale Erkrankungen		
M.-avium-Komplex[a]	Weltweit	Nichtpigmentiert, langsamwachsend
M. kansasii	USA/Europa (Gebiete mit Kohlebergbau)	Pigmentiert, mikroskopisch: groß und aneinandergereiht
M. abscessus	Weltweit, vorwiegend USA	Nichtpigmentiert, schnellwachsend
M. xenopii	Europa, Kanada	Pigmentiert, langsamwachsend
M. malmoense	Großbritannien, Skandinavien, Mitteleuropa	Nichtpigmentiert, langsamwachsend
Seltenere Erreger:		
M. simiae, M. szulgai, M. fortuitum, M. celatum, M. asiaticum, M. shimodii, M. haemophilum, M. smegmatis		
B. Lymphadenitis		
M.-avium-Komplex[a]	Weltweit	Nichtpigmentiert, langsamwachsend
M. scrofulaceum	Weltweit	Pigmentiert
M. malmoense	Großbritannien, Skandinavien, Mitteleuropa	Nichtpigmentiert, langsamwachsend
Seltenere Erreger:		
M. fortuitum, M. chelonae, M. abscessus, M. kansasii, M. haemophilum		
C. Hauterkrankungen		
M. marinum	Weltweit	Photochromogen, wächst bei 28°–30°C
M. fortuitum	USA und weltweit	Nichtpigmentiert, schnellwachsend
M. chelonae	USA	Nichtpigmentiert
M. abscessus	Weltweit, vorwiegend USA	Nichtpigmentiert, schnellwachsend
M. ulcerans	Australien, Afrika, Südostasien, Tropen	Pigmentiert, langsamwachsend
Seltenere Erreger:		
M.-avium-Komplex, M. kansasii, M. nonchromogenicum, M. smegmatis, M. haemophilum		
D. Disseminierte Erkrankungen		
M.-avium-Komplex[a]	Weltweit	Isolate von Patienten mit Aids überwiegend pigmentiert, langsamwachsend
M. kansasii	USA/Europa	
M. chelonae	USA	Nichtpigmentiert
M. haemophilum	USA, Australien	Nichtpigmentiert
Seltenere Erreger:		
M. abscessus, M. xenopii, M. malmoense, M. genavense, M. simiae, M. conspicium, M. marinum, M. fortuitum		

[a] Mycobacterium-avium-Komplex: M. avium und M. intracellulare.

M. avium als die nichtgeimpfte Kontrollgruppe (Collins 2000, ■ Tabelle 29-60)).

Bei der Auseinandersetzung zwischen humanem Wirt und nichttuberkulösen Mykobakterien sind im Prinzip die folgenden Varianten möglich:

1) Komplette Elimination der NTM:
Hierfür spielen unspezifische Mechanismen (z. B. Schleimhautbarriere, mukoziliare Clearance u. a.) und die Entwicklung einer spezifischen zellulären Immunität eine Rolle.

2) Kolonisation (»Besiedlung«) und lokalisierte Infektion:
Sie kann entweder ohne Krankheitswert sein (z. B. eine asymptomatische Besiedlung des Respirations- oder Gastrointestinaltrakts) oder eine lokalisierte Erkrankung hervorrufen (z. B.: symptomatische Lokalinfektion einer »ausgeheilten« tuber-

■ Tabelle 29-60. Prädisposition für mykobakterielle Infektionen

Wirtsseitig	Erregerseitig
Immunstatus	Infektionsroute
Unspezifische Abwehrmechanismen	Infektionsdosis
Spezifische Hypersensitivität bzw. Kreuzimmunität gegen andere Mykobakterienspezies	Virulenz
Alter	
Allgemeinzustand	
Ernährungszustand	

kulösen Kaverne durch nichttuberkulöse Mykobakterien). In jüngerer Zeit deuten einige Untersuchungen auf eine Beteiligung von NTM in der Pathogenese entzündlicher Darmerkrankungen wie Colitis ulcerosa und M. Crohn hin (Collins 2000). Eine ätiologisch bisher nicht völlig aufgeklärte starke Häufung von Diarrhöen bei HIV-Infizierten wurde auch als möglicher Effekt einer postulierten vermehrten lokalen NTM-Kolonisation des Intestinaltrakts diskutiert.

3) Generalisierte Infektion:

Bei schwerer Immundefizienz, z. B. bei Aids, sind schwerste disseminierte und fatale Verläufe nicht ungewöhnlich.

Als Infektionsweg für generalisierte nichttuberkulöse Mykobakteriosen wird angenommen, dass ein Nachlassen der Immunsurveillance in der Mukosa des Gastrointstinaltrakts die Dissemination ermöglicht.

Bei einigen immunkompromittierten Patienten fanden sich nichttuberkulöse Mykobakterien vor dem Nachweis einer Dissemination im Respirationstrakt, aber nicht im GI-Trakt. Dies spricht für die seltenere Möglichkeit einer vom Respirations- und nicht vom Gastrointestinaltrakt ausgehenden disseminierten Mykobakteriose (Tabelle 29-61 und 29-62).

Tabelle 29-61. Symptome generalisierter nichttuberkulöser Mykobakteriosen. (Nach Benson 1993)

Symptom	Vorkommen [%]
Fieber	87
Nachtschweiß	78
Diarrhö	47
Bauchschmerz	35
Übelkeit, Emesis	26
Gewichtsverlust	38
Lymphknotenvergrößerung (abdominell)	37
Lymphknotenvergrößerung (mediastinal)	10
Hepatosplenomegalie	24
Anämie <8,5 g/dl	85
Erhöhte alkalische Phosphatase	53

Tabelle 29-62. Medianes Überleben nach Erstdiagnose einer HIV-assoziierten disseminierten nichttuberkulösen Mykobakteriose. [Nach Rutschmann et al. (1995) 5th European Conference on Clinical Aspects and Treatment of HIV Infection, Kopenhagen, 26.09.1995]

Risikofaktor	Überleben in Tagen (Median)	Patientenzahl (n)
Zytopenie (im Blutbild) und erhöhtes Ferritin	108	35
Zytopenie oder erhöhtes Ferritin	278	41
Keine Zytopenie, kein erhöhtes Ferritin	350	22

Zytopenie: Hb<12 g/dl, Thrombozyten <150.000, Leukozyten <4000; »hohes« Ferritin: >810 µg/l; medianer Wert für CD4-Zellen aller Patienten (n=98): 10/µl.

29.9.3.5 Erkrankungen

Stadieneinteilung und klinische Bilder

Aus klinischen, differenzialdiagnostischen und -therapeutischen Überlegungen ist eine Unterscheidung sinnvoll zwischen:

1) Kolonisation
2) Lokalisierter Infektion als
   a) Pulmonaler Affektion
   b) Lymphadenopathie/Lymphadenitis
   c) Hautläsion
   d) andere lokalisierte Affektion (z. B. Spondylodiszitis)
3) Generalisierter bzw. disseminierter Infektion
4) Immunrekonstitutionssyndrom

Diese Stadien können als mögliche Eskalation eines chronologischen Ablaufs verstanden werden: Nach erfolgter Kolonisation können bei lokaler Resistenzminderung oder bei einer schwerwiegenden Kompromittierung der zellulären Immunität nichttuberkulöse Mykobakterien zunächst lokal begrenzte Erkrankungen hervorrufen wie z. B. Lymphadenitis oder Spondylodiszitis (s. Abb. 29-56).

Alternativ kommt die Besiedlung bei lokaler Resistenzminderung, z. B. bei präexistenten Kavernen in der Lunge oder bei Hautläsionen in Betracht (Tabelle 29-58).

Schließlich können sich, insbesondere beim erworbenen Immundefektsyndrom (Aids) mit stark erniedrigten Helferzellen, generalisierte Infektionen bevorzugt in der Milz (Splenomegalie, Hypersplenismus), der Leber (Hepatomegalie, Cholestase), im Knochenmark (Panzytopenie), in Lymphkno-

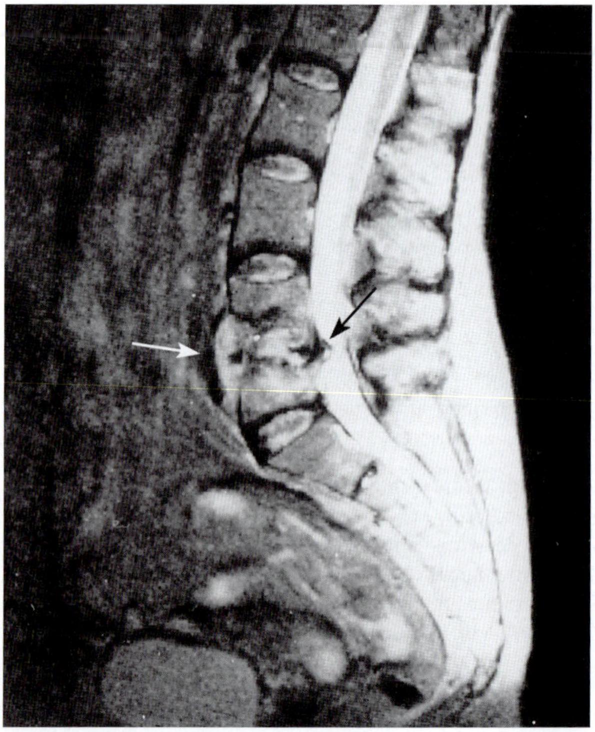

Abb. 29-56. Spondylodiszitis mit knöchernen Destruktionen von L4 und L5 und Raumforderung (*Pfeil*) nach prävertebral und in den Spinalkanal durch eine atypische Mykobakteriose (M. xenopii). Die Patientin erhielt aufgrund eines systemischen Lupus erythematodes mehrere Jahre lang eine systemische Kortikosteroidtherapie

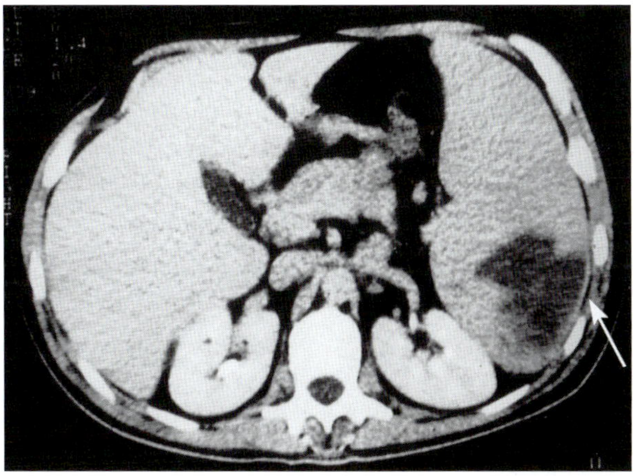

Abb. 29-57. Ausgeprägte Hepatosplenomegalie mit Infarzierung (*Pfeil*) der Milz bei disseminierter nichttuberkulöser Mykobakteriose mit M. genavense bei Aids (CDC-Stadium III, C3)

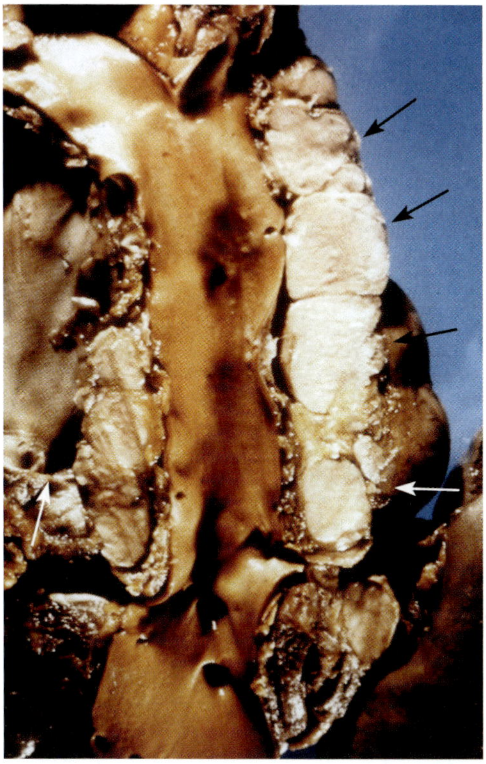

Abb. 29-58. Disseminierte nichttuberkulöse Mykobakteriose (M.-avium-Komplex) bei einem Patienten mit Aids (CDC-Stadium III, C3); multiple paraaortale Lymphome (*Pfeile*). (Makroskopisches Präparat von Priv.-Doz. Dr. T. Buhr, Abt. Pathologie, Medizinische Hochschule Hannover)

ten und in der Darmwand (exsudative Enteropathie) manifestieren.

Die betroffenen Patienten leiden meist unter Allgemeinsymptomen wie Fieber und erheblichem Gewichtsverlust (Tabelle 29-61). Die massive Ansammlung von intrazellulär gelegenen nichttuberkulösen Mykobakterien kann in fortgeschrittenen Fällen von disseminierten nichttuberkulösen Mykobakteriosen 10–20% des Körpergewichts eines Patienten überschreiten (Abb. 29-57 bis 29-59).

Im Falle einer Immunrekonstitution können sich inflammatorische Reaktionen manifestieren oder an Stärke zunehmen. Dieser Effekt ähnelt den »Umkehrreaktionen« bei der Leprabehandlung (s. Kap. 29.2).

Kolonisation

Wird der Magen-Darm-Trakt kolonisiert, sind Krankheitssymptome nicht obligat. Es können aber auch anhaltende sekretorische Diarrhöen auftreten, die auf eine entzündliche Mitbeteiligung der Mukosa hindeuten. Es entwickeln sich Zeichen der Malabsorption und Malassimilation. Unerwünschter Gewichtsverlust und Fieber können dann auftreten. Wenn NTM den Respirationstrakt besiedeln, kann es zu quälendem produktivem Husten vorwiegend mit glasigem Sekret kommen.

Lokalisierte Infektion

Mit Ausnahme des Fehlens von »käsiger Nekrose« bieten lokalisierte Infektionen durch nichttuberkulöse Mykobakterien ein Bild, das von den tuberkulösbedingten nicht zu unterscheiden ist (vgl. tuberkulöse Lymphadenitis, Lupus vulgaris, Spondylodiszitis, Superinfektion tuberkulöser Kavernen). Die Tuberku-

Abb. 29-59 a–c. Selber Patient wie in Abb. 29-58 mit Aids (CDC-Stadium III, C3) und disseminierter nichttuberkulöser Mykobakteriose (M.-avium-Komplex); Rotfärbung der intrazellulär gelegenen atypischen Mykobakterien; **a** im Jejunum (intestinaler Befall); **b** im Knochenmark (Knochenmarkinfiltration); **c** im Lymphknoten (Lymphknotenbeteiligung). (Präparate von Priv.-Doz. Dr. T. Buhr, Abt. Pathologie, Medizinische Hochschule Hannover)
(Abb. 29-59b, c s. Seite 1106)

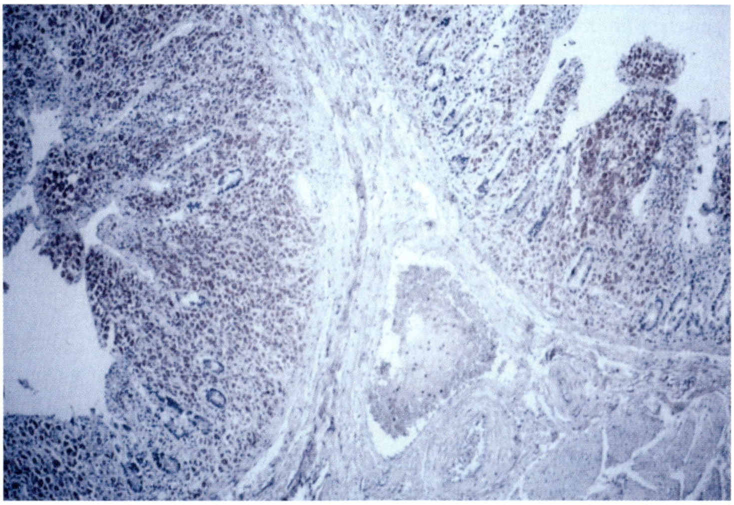

a

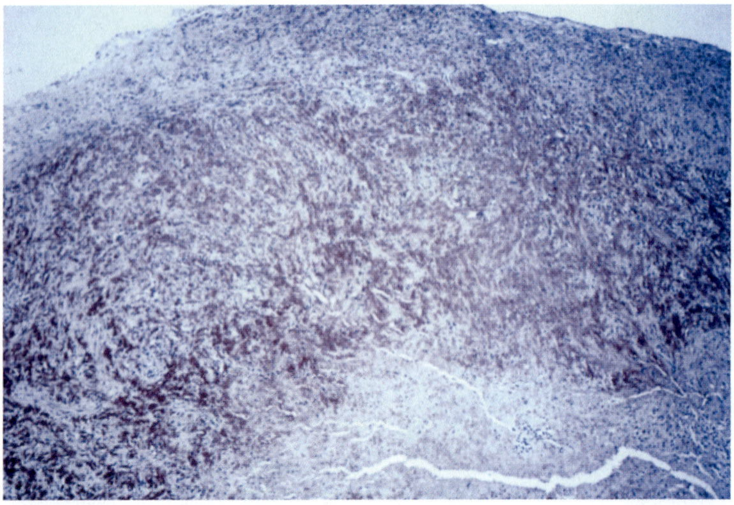
b

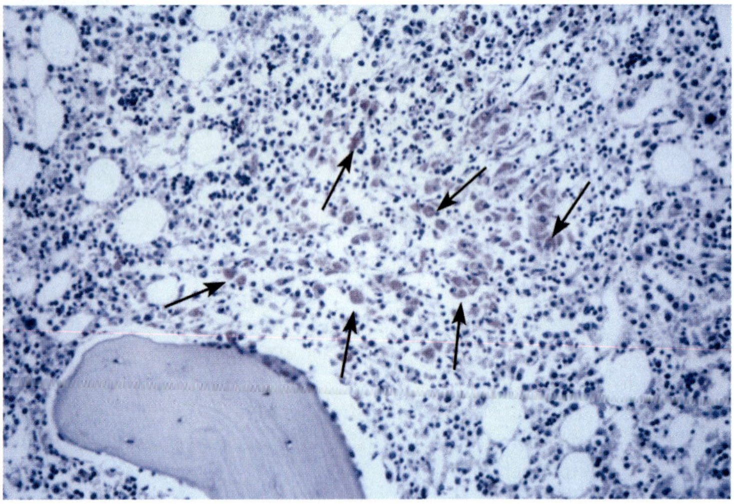
c

Abb. 29-59 b, c *(Legende s. Seite 1105)*

lose ist daher die wichtigste Differenzialdiagnose zur Infektion mit NTM.

Pulmonale Affektionen

In zunehmendem Ausmaß werden NTM als Auslöser von tuberkuloseähnlichen Lungenerkrankungen identifiziert. Die typische Röntgenmorphologie besteht in Kavernenbildungen.

Eine klassische Risikogruppe sind ältere männliche Patienten mit vorbestehenden Lungen- oder Allgemeinerkrankungen. Jüngere Frauen ohne bekannte Vorerkrankung bilden eine zweite Risikogruppe, was durch geschlechtertypische Hustentechniken zu erklären versucht wurde (Reich 1992). Die 3. Risikogruppe sind HIV-Infizierte. Hier kann das gleichzeitige Bestehen von hilären Lymphomen in der Differenzialdiagnose gegenüber anderen Lungenerkankungen (einschmelzende pneumonische Prozesse, Veränderungen nach Pneumocystis-carinii-Pneumonie) richtungweisend sein (Aviram 2000; s. Tabelle 29-58).

Lymphadenopathie/Lymphadenitis

Am häufigsten kommen kraniozervikale Lymphadenitiden bei Kindern im Vorschulalter vor, die sich unilateral bzw. asymmetrisch manifestieren. Fistelung und ein langwieriger Verlauf sind möglich. In einigen, aber nicht allen Fällen ist ein Immundefekt fassbar. Außerdem kommen nichttuberkulöse Lymphadenitiden bei immunkompromittierten Erwachsenen vor (Abb. 29-60).

Wegen der höheren Gefahr von dauerhaft fistelnden Prozessen nach diagnostischen Punktionen und Probebiopsien wird bevorzugt zur Lymphknotenexstirpation geraten (s. Tabelle 29-58).

Hautläsionen

An der Haut kommen umschriebene oder disseminierte Infektionen, z. B. durch M. marinum, vor (Schwimmbad- oder Aquariengranulom), die zur Ulzeration neigen, makulös und livide verfärbt sind oder als granulomatöser Defekt mit erhabenem Randwall imponieren. Die peripheren Körperregionen (Akren) sind bei kutanen Manifestationen wegen des niedrigen Temperaturoptimums einiger NTM (Werte von etwa 30°C) bevorzugt betroffen.

Die Veränderungen können auch von einer vorbestehenden Läsion (banale Verletzung) oder als nosokomiale Wundinfektion im Rahmen chirurgischer Eingriffe oder nach Anlage von Venenkathetern ausgehen.

Ein Sonderfall stellen Infektionen mit dem in den Tropen endemischen M. ulcerans dar. Dieses sog. Buruli-Ulkus kann zu

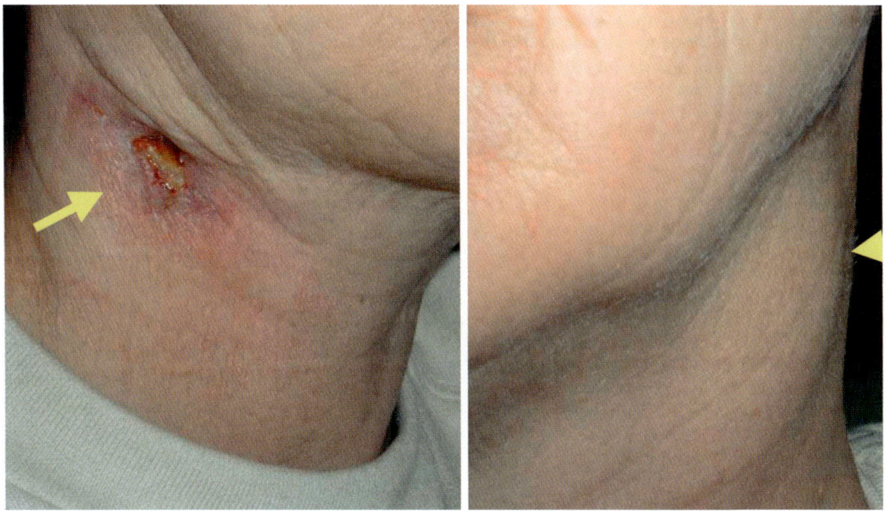

Abb. 29-60. Zervikale Lymphadenitis mit M. avium nach Stammzelltransplantation bei Non-Hodgkin-Lymphom (*links*: Fistelung, *rechts*: Lymphom)

schwersten mutilierenden entzündlichen Veränderungen führen (Tabelle 29-58).

Andere lokalisierte Affektionen (z. B. Spondylodiszitis)

Wie bei den Hautinfektionen sind posttraumatische und nosokomiale Infektionen nach Weichteilchirurgie (z. B. Mammaplastik), Bypassoperationen, Katheteranlagen oder -untersuchungen beschrieben.

Generalisierte Infektion

Je nach Ausprägung des Immundefekts kommt es zu schweren septischen Krankheitsbildern. Führende Symptome sind Wasting, Fieber, Hepatosplenomegalie, Diarrhö und Panzytopenie (s. Tabelle 29-61). Die Prognose ist ungünstig (s. Tabelle 29-62 und 29-62).

Immunrekonstitutionssyndrome

Wird eine immunsuppressive Therapie abgesetzt oder eine antiretrovirale Behandlung bei HIV-Infizierten mit fortgeschrittenem Immundefekt eingeleitet, können sich Immunrekonstitutionssyndrome entwickeln. Durch die dann zunehmenden inflammatorischen Reaktionen gegenüber NTM können inflammatorische Allgemeinsymptome auftreten und aufschießende multiple Lymphome entstehen, die gegen eine antimykobakterielle Therapie refraktär sind. Abdominelle Manifestationen sind gehäuft.

Krankheitsverlauf

Angesichts des variablen Einflusses der individuellen Abwehrlage gibt es kaum verbindliche Anhaltswerte zum »durchschnittlichen« zeitlichen Verlauf nichttuberkulöser Mykobakteriosen. Bei schwerer zellulärer Immundefizienz, wie in fortgeschrittenen Stadien der HIV-Infektion mit CD4-Zellzahlen unter 50/µl, erlitten in Studien aus der Zeit vor Einführung antiretroviraler Kombinationsbehandlungen innerhalb eines Jahres zwischen 10 und 50% aller Patienten generalisierte nichttuberkulöse Mykobakteriosen, die sie unbehandelt im Mittel nur 3–4 Monate überlebten.

Seit der Einführung von hochwirksamen antiretroviralen Kombinationstherapien (HAART) Mitte der 1990er-Jahre werden nichttuberkulöse Mykobakteriosen seltener beobachtet (Bari 2000). Eine erhöhte Inzidenz besteht in den ersten Monaten nach Beginn einer HAART, wobei es sich bei einigen dieser Krankheitsbilder um Immunrekonstitutionssyndrome handelt. Auch die Überlebenszeit nach Diagnose einer disseminierten NTM-Infektion hat sich seit Mitte der 1990er-Jahre deutlich verlängert, und eine vollständige Restitution aller klinischen Symptome ist ebenso möglich wie das Absetzen der antimykobakteriellen Erhaltungstherapie, die bis vor einiger Zeit noch lebenslang empfohlen wurde. Es ist nicht klar abzugrenzen, ob die positiven Entwicklungen auf die verbesserten antimykobakteriellen Therapiemöglichkeiten oder auf die potentere Immunrekonstitution unter den neuen antiretroviralen Kombinationstherapien zurückzuführen sind.

Die Beobachtung dauerhafter Remissionen unterstreicht in jedem Fall die überragende Bedeutung und Effizienz der T-zellulären Immunität bei der Kontrolle nichttuberkulöser Mykobakterien.

29.9.3.6 Diagnostik

Das ubiquitäre Vorkommen nichttuberkulöser Mykobakterien einerseits und die geringe Inzidenz nichttuberkulöser Mykobakteriosen andererseits stellen ein grundsätzliches Problem in der Diagnostik dar. Dem alleinigen Nachweis nichttuberkulöser Mykobakterien in unsterilen Kompartimenten wie Stuhl oder Sputum kommt keine pathognomonische Bedeutung zu (Tabelle 29-63), weil die NTM nicht pathogen sein müssen und normalerweise nicht in der Lage sind, die Barriere des mit Mukosa oder Bronchus assoziierten Immunsystems (»*m*ucosa-/*b*ronchus-*a*ssociated *l*ymphoid *t*issue«, MALT bzw. BALT) zu passieren.

Eine höhere Spezifität hat der Nachweis in »sterilen« Kompartimenten (z. B.: Gewebeproben, Blutkulturen), obwohl hier mit immer sensitiveren Methoden auch öfter sekundäre Verunreinigungen oder für das klinische Krankheitsbild nicht relevante »innocent bystander« nachgewiesen werden. In der Praxis besteht daher das paradoxe Problem, dass Infektionen mit NTM einerseits unterschätzt werden können, wenn sie als mögliche, aber seltene Differentialdiagnose nicht ausreichend bedacht werden. Andererseits ergibt sich die Gefahr einer Überschätzung des positiven Nachweises von NTM, dem nach einer

Tabelle 29-63. Nachweis nichttuberkulöser Mykobakterien in Fällen von generalisierter nichttuberkulöser Mykobakteriose. (Nach Benson 1993)

Lokalisation	Vorkommen [%]
Knochenmark	52
Respirationstrakt	50
Leber	43
Fäzes	42
Gastrointestinaltrakt	30
Lymphknoten	29
Urin	27
Liquor/ZNS	21
Sonstiges Gewebe	11

Studie nur bei einer Minderheit von Patienten mit vereinbarer klinischer Erkrankung entsprechende Relevanz zukam (Raju 2000, Tabelle 29-63).

Labor

Grundsätzliche Hürden bei der mikrobiologischen Diagnostik von NTM:

- NTM werden als Differenzialdiagnose nicht in Erwägung gezogen.
- Die Verdachtsdiagnose NTM wird dem Labor nicht mitgeteilt.
- Die geringe Sensitivität direkter Erregernachweise von NTM wird überschätzt.
- Die geringe Spezifität direkter Erregernachweise von NTM wird überschätzt.
- Unzureichende Technik der Probengewinnung.
- Falsche Lagerung und Versandbedingungen.
- Erhebliche Latenzzeiten zwischen Einsendung und abschließendem Ergebnis, die wegen der langen Kultivierungszeiten einzukalkulieren sind, werden nicht abgewartet.

Zu bevorzugen ist die Diagnostik aus sterilen Kompartimenten. Dafür besonders geeignet sind wegen der vergleichsweise hohen Sensitivität:

- Leberbiopsien,
- Knochenmarkbiopsien,
- Lymphknoten,
- Blutkulturen.

Wie bei der Tuberkulose ist wegen der geringen Sensitivität bei fortbestehendem klinischem Verdacht auf eine NTM-Infektion eine mehrfache Diagnostik aus wiederholten Proben erforderlich.

Die klinische Verdachtsdiagnose »nichttuberkulöse Mykobakteriose« sollte dem Labor schon deshalb gezielt mitgeteilt werden, weil die Entnahme- und Versandbedingungen und der manchmal erforderliche Zusatz von Antikoagulanzien je nach Labor unterschiedlich sind.

Mikrobiologie

Die Untersuchungen auf NTM erfordern spezielle und teilweise innovative Techniken. Es sollte daher mit den Untersuchungen unbedingt ein in der Fragestellung erfahrenes mikrobiologisches Labor beauftragt werden. Die Bedingungen für die Probenentnahme und Aufarbeitung sind ähnlich wie für Untersuchungen auf M. tuberculosis, allerdings sind NTM empfindlicher gegenüber NaOH. Wegen der langen Inkubationszeiten ist die Gefahr von Interferenzen mit bakteriellen Kontaminationen besonders hoch.

Direktpräparate

Zur Färbung säurefester Stäbchen eignen sich im Direktpräparat dieselben Techniken wie für M. tuberculosis (z. B.: Auramin, Runyon). Die Sensitivität ist gering.

Kulturen

Für die besonderen Kulturtechniken sind spezielle Nährmedien erforderlich. Unterschiedliche Spezies von NTM bedürfen unterschiedlicher Nährmedien, Kulturtechniken, -temperaturen und -zeiten. Eine meist nur vorläufige und grobe Differenzierung erfolgt anhand von Wachstumsgeschwindigkeit, Färbeverhalten und Morphologie der Kulturen (s. Tabelle 29-59), u. a. nach den Runyon-Kriterien.

Runyon Klassifikation nichttuberkulöser Mykobakterien

- Gruppe I: photochromogen; langsamwachsend
- Gruppe II: scotochromogen; langsamwachsend
- Gruppe III: nichtphotochromogen; langsamwachsend
- Gruppe IV: schnellwachsend

Die endgültige Differenzierung im Fall einer positiven Kultur erfolgt inzwischen mittels PCR-Technik.

Resistenztestungen

Bisher fehlen validierte Testmöglichkeiten. Aus nicht bekannten Gründen sind – anders als für M. tuberculosis – aus den Resistenztestungen in vitro derzeit praktisch keine Vorhersagen über die Wirksamkeit antimykobakterieller Substanzen gegenüber NTM in vivo möglich (Heginbothom 2001). Aus den In-vitro-Empfindlichkeitstestungen erhaltene Ergebnisse sollten daher mit Vorsicht interpretiert werden. Insbesondere sollte eine klinisch wirksame Kombinationstherapie deswegen nicht allein aufgrund der Ergebnisse einer Resistenztestung abgeändert werden.

Gen-Amplifikationsmethoden

Es werden unterschiedliche Methoden verwendet. Für einige NTM-Spezies sind speziesspezifische PCR-Sonden verfügbar. Die Sequenzierung der 16S-r-RNA erlaubt derzeit die umfassendste Differenzierung der NTM, ist aber nur in spezialisierten Labors durchführbar. Der Zeitaufwand für diese Techniken ist mit einigen Stunden bis zu wenigen Tagen vergleichsweise gering (Gillman 2001). Eine PCR aus dem Direktpräparat ist wegen der geringeren Sensitivität und der mangelhaften Spezifität nur in Ausnahmefällen angezeigt. Die PCR erfolgt daher in der Regel aus zuvor kultivierten Materialien, sodass die Zeit bis zur mikrobiologischen Diagnose weiterhin durch diese zeitaufwändige Kulturtechnik bestimmt wird.

Mikroskopie

Es finden sich granulomatöse Entzündungen ohne verkäsende Nekrose. Die säurefesten Erreger liegen typischerweise intrazellulär.

Ergänzende Untersuchungen

Entzündungsparameter sollten bestimmt und ein Blutbild angefertigt werden. Außerdem empfiehlt sich die Messung von Ferritin, Albumin und alkalischer Phosphatase, insbesondere bei Verdacht auf eine disseminierte nichttuberkulöse Mykobakteriose (■ s. Tabelle 29-61 und 29-62). Zur Abschätzung eines vorbestehenden Immundefekts sollte die Impf-, die Infektions- und die Familienanamnese gezielt erhoben werden. Für einen ggf. nötigen HIV-Antikörpertest ist Einverständnis einzuholen.

Differenzialblutbild, Eiweißelektrophorese, Immunfluoreszenzanalyse zur Differenzierung von Lymphozytensubpopulationen, BCG-Testung und/oder Multiimpfstempeltest und In-vitro-Untersuchungen zur Analyse des zellulären Immunstatus können die Diagnostik ergänzen.

Serologische Tests zum Nachweis von Infektionen mit NTM sind bisher nicht etabliert.

Bei vermuteten generalisierten Infektionen ist die Abdomensonographie die wesentliche apparative Untersuchung zum Staging abdomineller Lymphome, einer Hepatosplenomegalie oder zum Nachweis verdickter Darmwände. Bei fieberhaften Infektionen von immunkompromittierten Risikopatienten ist eine Thoraxröntgenuntersuchung obligat, zumeist aber für eine nichttuberkulöse Mykobakteriose nicht richtungweisend.

Differenzialdiagnosen

Kolonisation

Je nach Lokalisation:
- Sprue, Colitis anderer Genese, M. Crohn,
- chronisch obstruktive Lungenerkrankungen,
- Tuberkulose, Abszess.

Lokalisierte Infektion

Alle anderen Infektionen mit vergleichbarer Klinik, insbesondere tuberkulöse Affektionen.
- Tuberkulose,
- Staphylokokken-/Streptokokkeninfektionen,
- Lymphome und andere Malignome,
- lymphotrope Virusinfektionen (z. B. EBV, HIV),
- Sarkoidose,
- Kollagenosen.

Generalisierte Infektion und Immunrekonstitutionssyndrome

- Septische Erkrankungen,
- Tuberkulose,
- virale Infektionen,
- Systemerkrankungen,
- Lymphome.

29.9.3.7 Therapie

Verbindliche Therapieprinzipien nichttuberkulöser Mykobakteriosen stoßen derzeit an folgende Grenzen:
- Klinische Studien sind aufgrund der geringen Inzidenz und der Heterogenität der Erreger nur begrenzt verfügbar.
- In-vitro-Testungen zur Suszeptibilität von NTM gegen antimykobakterielle Therapeutika sind für das Ansprechen in vivo nicht vorhersagefähig.
- Der Erkrankungsverlauf hängt in besonderem Ausmaß vom Grad der individuellen zellulären Immunkompetenz ab.

Die HIV-Pandemie hat eine Zunahme schwerer disseminierter Fälle bewirkt, sodass – vorwiegend aus der Zeit vor der Verfügbarkeit von HAART – einige kontrollierte Studien durchführbar waren und diese zu neuen Therapieprinzipien geführt haben. Insbesondere sind die neuen Makrolide als belegbar wirksame Substanzen eingeführt worden (Shafran 1996; Dunne 2000). Ungeklärt sind weiterhin u. a. der Stellenwert der neuen Fluorchinolone und des (teuren) Rifabutin gegenüber dem verwandten Rifampicin.

Im Folgenden soll anhand der stadienabhängigen Therapiebeschreibungen und anhand der tabellarisch zusammengefassten Empfehlungen der American Thoracic Society (ATS) (■ Tabelle 29-64) und der British Thoracic Society (BTS) (■ Tabelle 29-65) ein Überblick gegeben werden:

Für viele klinische Situationen und Erreger fehlen ausreichende Studien und Konsensusempfehlungen.

Lokalisierte Infektionen

- *Lymphadenitis*:

Von der britischen Fachgesellschaft wird primär ein chirurgisches Vorgehen empfohlen, das erst bei Rezidiv durch eine Chemotherapie ergänzt wird.
- *Lokalisierte pulmonale Infektion ohne zelluläre Immundefizienz*:

Auch hier ist ein chirurgisches Vorgehen zur Exzision des Fokus zu erwägen.
- *Disseminierte Infektionen*:

Eine Kombinationschemotherapie ist indiziert.

Nach 2–4 Wochen sollte ein klinisches Ansprechen zu sehen sein. Nach 6–8 Wochen kann die 3fach kombinierte Induktionsbehandlung auf eine Zweifachtherapie umgesetzt werden. Über die notwendige Dauer der Therapie besteht noch Unklarheit. Anders als in den britischen Empfehlungen wird in Deutschland Rifabutin bei HIV-Infizierten mit NTM gegenüber Rifampicin favorisiert, weil weniger Arzneiinteraktionen, insbesondere mit den antiretroviralen Medikamenten, zu erwarten sind.

Es wird inzwischen nicht mehr davon ausgegangen, dass in allen Fällen bei Aids-Patienten mit gesicherter systemischer nichttuberkulöser Mykobakteriose eine lebenslange Erhaltungstherapie erforderlich ist. Bei über 3–6 Monate anhaltender guter immunologischer Rekonstitution (>200 $CD4^+$-Zellen/µl) und anhaltender virologischer Kontrolle kann die Erhaltungstherapie vermutlich gefahrlos abgesetzt werden.

Disseminierte Mykobakteriosen

■ Siehe Tabelle 29-66.

Zusammenstellung antimykobakterieller Chemotherapeutika

Diese Zusammenstellung soll nur einen Überblick über wichtige Eigenschaften und Nebenwirkungen der antimykobakteriellen Chemotherapeutika geben. Zusätzliche Informationen sind den Fachinformationen der Hersteller zu entnehmen.

Tabelle 29-64. Antimykobakterielle Substanzen. (Mod. nach ATS 1997)

Mykobakterium (Spezies oder Gruppe)	Nachweisbarer Nutzen/ klinisch relevant	Unsicherer Nutzen	Suszeptilitätstestung ohne Nutzen
Langsam wachsende Mykobakterien			
M.-avium-Komplex	Neue Makrolide[a, b]	Amikacin, Ciprofloxacin, Ethambutol, Ethionamid, Rifabutin, Rifampin, Streptomycin	Isoniazid, Pyrazinamid
M. kansasii	Rifampicin	Amikacin, Ciprofloxacin, neue Makrolide[a], Ethambutol, Isoniazid, Rifabutin, Streptomycin	Pyrazinamid
M. marinum	Doxycyclin oder Minocyclin, Ethambutol, Rifampicin, Sulfonamide	Amikacin, Ciprofloxacin, neue Makrolide[a], Rifabutin	Isoniazid, Pyrazinamid
Andere langsamwachsende Mykobakterien			
M. haemophilum, M. malmoense, M. simiae, M. szulgai, M. xenopii	Neue Makrolide[a, c], Ethambutol[c], Rifampin[c]	Amikacin, Ciprofloxacin, Isoniazid, Rifabutin, Streptomycin	Pyrazinamid
Schnellwachsende Mykobakterien			
M. abscessus, M. chelonae, M. fortuitum, M. mucogenicum, M. smegmatis	Amikacin, Cefoxitin, Ciprofloxacin, Clarithromycin[a], Doxycycline, Minocycline, Sulfonamides	Cefmetazole, Imipenem, Ofloxacin, Tobramycin (M. chelonae only)	Clofazimine, Ethambutol[b], Isoniazid, Pyrazinamide, Rifampin, Streptomycin

[a] Clarithromycin, Azithromycin, Roxithromycin.
[b] Ethambutol ist klinisch wirksam bei M. smegmatis.
[c] Wirksamkeit bei einigen aber nicht allen Spezies dieser Gruppe.

Tabelle 29-65. Antimykobakterielle Therapieschemata. (Mod. nach BTS 2000)

Erkrankung	Regime	Dauer
HIV-negative Patienten		
Pulmonale Erkrankung		
M. kansasii	Rifampicin + Ethambutol	9 Monate
M.-avium-Komplex, M. malmoense, M. xenopii	Rifampicin + Ethambutol +/-Isoniazid	2 Jahre
Andere[a] (M. chelonae, M. fortuitum, M. abscessus, M. gordonae, M. simiae, M. szulgai, M. ulcerans, M. genavense, M. haemophilum)	Rifampicin + Ethambutol + Clarithromycin (+/– Chinolone, Sulfonamide, Amikacin, Cefoxitin, Imipenem)	– ? –
Lymphadenitis		
M. kansasii, M. malmoense, M. xenopii	Exzision. Bei Reizidiv: Erneute Exzision + Gabe von Rifampicin + Ethambutol	2 Jahre
M.-avium-Komplex	Exzision. Bei Reizidiv: Erneute Exzision + Gabe von Rifampicin + Ethambutol + Clarithromycin[b]	2 Jahre
HIV-positive Patienten		
Pulmonale oder disseminierte Erkrankung		
M.-avium-Komplex, M. kansasii, M. malmoense, M. xenopii	Rifampicin (oder Rifabutin) + Ethambutol + Clarithromycin[b]	Lebenslang[c]

[a] Unsichere Datenlage.
[b] Nach neueren Studien Azithromycin mindestens gleichwertig zu Clarithromycin.
[c] Nach anderen Empfehlungen: Deeskalation (z. B. auf Makroliod + Ethambutol) nach 4–8 Wochen. Bei guter Immunrekonstitution ist ein Absetzen der lebenslangen Erhaltungstherapie unter klinischer Kontrolle möglich. Bei Unverträglichkeit für Ethambutol oder Rifampicin: Substitution durch Clarithromycin und/oder Ciprofloxacin.

Tabelle 29-66. Kurzprotokolle (Therapieschemata zur Behandlung/Suppression disseminierter Mykobakteriosen)

Induktionsbehandlung (6–8 Wochen)	»Primäre« Chemoprophylaxe[b]	Erhaltungstherapie/ sekundäre Rezidivprophylaxe
Clarithromycin 2-mal 500 mg/Tag oder Azithromycin 1-mal 600 mg/Tag	Clarithromycin 2-mal 500 mg/Tag	Clarithromycin 2-mal 500 mg/Tag plus Ethambutol 15 mg/kgKG/Tag
Rifabutin[a] 1-mal 300 mg/Tag	Azithromycin 1200 mg/Woche	Azithromycin 1-mal 600 mg/Tag plus Ethambutol 15 mg/kgKG/Tag
Ethambutol 15 mg/kgKG/Tag	Azithromycin 1200 mg/Woche + Rifabutin 300 mg/Tag	Clarithromycin 2-mal 500 mg/Tag plus Rifabutin 1-mal 300 mg/Tag Azithromycin 1-mal 600 mg/Tag plus Rifabutin 1-mal 300 mg/Tag

[a] Primärprophylaxe gegen NTM-Infektionen bei HIV-positiven Patienten mit beeinträchtigtem Immunstatus (<70 $CD4^+$-Zellen/µl): Amerikanische Empfehlungen der CDC plädieren für eine primäre Prophylaxe mit Azithromycin oder Clarithromycin. Die zu dieser Frage vorliegenden Studien stammen aus Nordamerika. Dort werden MAC-Infektionen etwa doppelt so häufig beobachtet wie in Deutschland. Bedenklich muss stimmen, dass nicht in allen Studien mit der erfolgreichen Prophylaxe auch die Überlebenszeit verbessert werden konnte. Zudem war ein Teil der Prophylaxeversager bei Diagnosestellung der Mykobakteriose resistent auf das zur Prophylaxe verwendete Medikament. Angesichts der fehlenden therapeutischen Alternativen ist diese Beobachtung bei der Indikationsstellung für eine Prophylaxe zu bedenken.
Eine generelle Empfehlung für eine Prophylaxe nichttuberkulöser Mykobakteriosen für Deutschland kann daher derzeit nicht gegeben werden. Zudem sind seit Einführung hochwirksamer antiretroviraler Kombinationstherapien in die klinische Routine nichttuberkulöse Mykobakteriosen bei HIV-Infizierten seltener geworden. Es gibt andererseits keinen gut belegten Grund, eine solche Prophylaxe einem HIV-Infizierten mit weniger als 70 $CD4^+$-Zellen vorzuenthalten, wenn er eine solche Prophylaxe ausdrücklich wünscht.
[b] Bei Gabe von Azithromycin kann möglicherweise in der Induktionsphase auf die Gabe von Rifabutin verzichtet werden.

Ethambutol (EMB)

- Standarddosis:

15–25 mg/kgKG, meist 1200–1500 mg absolut (bei intermittierender Therapie 50 mg/kgKG).
Maximale Tagesdosis: 2,5 g.

- Bemerkungen:

Bakterizid. Wirkt gut synergistisch mit anderen Mitteln, da es die Penetrationsfähigkeit anderer Antituberkulotika in die Zelle erleichtert.

- Nebenwirkungen:

Retrobulbäre Neuritis, selten Allergie, periphere Neuropathie, Hyperurikämie.

- Untersuchungen vor Therapiebeginn:

Ophtalmologisches Konsil (Farbvisus, Visus, Fundus), Retentionswerte.

- Untersuchungen während der Therapie:

Augenärztliche Untersuchungen (monatlich), Blutbild, Harnsäure, Retentionswerte (1-mal/Quartal).

Rifabutin (RBT)

- Standarddosis:
  - Tuberkulose: (150 bis) 300–450 mg,
  - nichttuberkulöse Mykobakteriosen: Therapie mit 450–600 mg; bei gleichzeitiger Gabe von Clarithromycin 300 mg, Prophylaxe nichttuberkulöser Mykobakteriosen bei Aids (für Europa umstritten): 300 mg. Jeweils als Einzeldosis.
- Bemerkungen:

Wirkt noch auf einen Teil RMP-resistenter Tuberkulosefälle.

- Nebenwirkungen:

Dosisabhängig Uveitis, Übelkeit, Anämie, Thrombopenie, Leukopenie; selten Allergie. Rotfärbung des Urins; Diese Verfärbungen sind waschecht; dauerhafte Verfärbungen von Kontaktlinsen sind möglich.

- Wichtige Arzneiinteraktionen:

Wie Rifampicin. Offenbar weniger starke Enzyminduktion, deswegen für HIV-Patienten mit Proteaseinhibitorentherapie, nicht nukleosidalen Inhibitoren der reversen Transkriptase oder Methadonsubstituierte geeigneter.

- Untersuchungen vor Therapiebeginn: Wie RMP.
- Untersuchungen während der Therapie: Wie RMP.

Amikacin (AM)

- Standarddosis:

Als Einzeldosis 15 mg/kgKG 1-mal täglich, nur parenteral zu geben, langsam infundieren.
Maximale Tagesdosis: 1 g.

- Bemerkungen:

Reservemedikament für multiresistente Tuberkulosen und Zweitlinientherapie nichttuberkulöser Mykobakteriosen.

- Nebenwirkungen:

Ototoxisch und nephrotoxisch. Toxizität durch Drugmonitoring zu mindern. Nicht mit anderen ototoxischen Substanzen kombinieren.

- Untersuchungen vor Therapiebeginn:

Retentionswerte, ggf. Audiometrie.

- Untersuchungen während der Therapie:

Drugmonitoring. Engmaschige Kontrollen der Retentionsparameter.

Ciprofloxacin (Gruppe: Gyrasehemmer, Chinolone)

- Standarddosis:

2-mal 750 mg p.o. oder 2-mal 400 mg i.v. (Erwachsene), bei schlechter Verträglichkeit auch geringer.

- Bemerkungen:

Zweitlinienmedikament in der Therapie der nichttuberkulösen Mykobakteriose.

- Nebenwirkungen:

Neurotoxizität wegen der hohen Dosierung häufiger; gastrointestinale Störungen.

Ofloxacin: (Gruppe: Gyrasehemmer, Chinolone)

- Standarddosis:

2-mal 400 mg p.o. (Erwachsene).

- Bemerkungen:

Wie Ciprofloxacin.

Moxifloxacin: (Gruppe: Gyrasehemmer, Chinolone)

- Standarddosis:

1-mal 400 mg p.o. (Erwachsene).

- Bemerkungen:

Wie Ciprofloxacin. (Nach In-vitro-Untersuchungen möglicherweise deutlich wirksamer als andere Chinolone. Klinische Daten stehen dazu noch aus.)

Clarithromycin (Gruppe: Makrolide)

- Standarddosis:

2-mal 500 mg.

- Maximale Tagesdosis:

Kurzfristig 2–4 g; 1 g bei längerer Therapiedauer. Bei HIV-Patienten höhere Letalität in der Gruppe von Patienten mit Tagesdosis von 2 g trotz besserer Wirksamkeit auf MAC.

- Bemerkungen:

Meilenstein in der Therapie nichttuberkulöser Mykobakteriosen.

- Nebenwirkungen:

Gastrointestinale Störungen, bitterer Geschmack der Tabletten; Erhöhung der Leberenzyme, Herzrhythmusstörungen. Dosisreduktion um 50% bei Kreatininclearance <30 ml/min erforderlich.

- Wichtige Arzneiinteraktionen:

Timozid, Astemizol, Terfenadin: Gefahr von Herzrhythmusstörungen!

Azithromycin (Gruppe: Makrolide)

- Standarddosis:

600 mg/Tag. (1200 mg p.o. pro Woche in der Prophylaxe).

- Nebenwirkungen:

Wie Clarithromycin, Innenohrschwerhörigkeit bei Langzeittherapie, meist reversibel nach Absetzen.

Therapie bei Resistenzen, bei Kontraindikationen oder Nebenwirkungen

Nebenwirkungen/Unverträglichkeit

Ein wichtiges Indikationsgebiet zur Therapie von NTM-Infektionen betrifft die disseminierten Infektionen, die in der Regel bei polymorbiden Patienten auftreten. Bei ihnen ist oft eine Kombinationschemotherapie nicht im erforderlichen Umfang möglich. Angesichts der vielfach begrenzten Prognose dieser Patienten muss hier individuell verfahren werden.

Bei Patienten in schlechtem Allgemeinzustand ist es oft schwierig, eine orale Therapie durchzuführen. Hier kann initial die Verabreichung einer parenteralen Therapie (ggf. mit Reservemedikamenten) notwendig sein. Dafür verfügbar sind:

- Amikacin (10–15 mg/kgKG i.v./Tag)
- Ethambutol (20 mg/kgKG i.v./Tag
- Ofloxacin (2-mal 600 mg i.v./Tag)
- Ciprofloxacin [2-mal (bis 3-mal) 400 mg i.v./Tag]

Wenn immer möglich, sollte auf ein wirksames Makrolid (Azithromycin oder Clarithromycin) nicht verzichtet werden. Clarithromycin kann seit kurzem auch parenteral gegeben werden und ist wie Azithromycin auch als Saft verfügbar, der per Magensonde appliziert werden kann und oft auch bei Unverträglichkeit der (extrem bitteren!) Filmtabletten vertragen wird.

Rezidivtherapie

Rezidiv nach Absetzen einer Therapie

Von einer Wirksamkeit der initialen Therapie darf ausgegangen werden. Die Therapie des Rezidivs sollte daher wie die primäre Induktionsbehandlung erfolgen.

Rezidiv unter Sekundärprophylaxe/ Primäres Therapieversagen

Analog zu den Erfahrungen in der Therapie der Tuberkulose und der Lepra sollte auch bei nichttuberkulösen Mykobakteriosen eine Kombinationschemotherapie gefordert werden. Insofern wäre der Austausch nur eines Medikaments bei Therapieversagen nicht ausreichend, da dies funktionell einer Monotherapie mit dann möglicher rascher Resistenzselektion entspräche.

Die Möglichkeiten einer Zweitlinientherapie sind aber bei der nichttuberkulösen Mykobakteriose so begrenzt, dass hier im Einzelfall Kompromisse geschlossen werden müssen. Ethambutol wirkt gut synergistisch mit anderen intrazellulär wirksamen Chemotherapeutika und sollte daher in Nachfolgetherapien nach Möglichkeit erhalten bleiben.

Therapie krankheitsspezifischer Komplikationen

Disseminierte nichttuberkulöse Mykobakteriosen sind oft begleitet von schlechtem Allgemeinzustand des Patienten, Gewichtsverlust (Wasting-Syndrom), Diarrhö, Fieber, Dekubitus, Pneumonien. Der palliative Effekt der kausal wirksamen Chemotherapie darf nicht unterschätzt werden. Das schwere Krankheitsbild sollte also nicht dazu veranlassen, die Chemotherapie hinauszuzögern.

Initial muss zusätzlich oft auch palliativ und supportiv therapiert werden.

Gewichtsverlust (Wasting-Syndrom)

1) Ernährungssonden,
2) Perkutane endoskopische Gastrostomie,
3) Falls 1) oder 2) nicht möglich: parenterale Ernährung.

Diarrhö

Diverse symptomatische Maßnahmen sind möglich, bewährt haben sich Loperamid, Opiumtinktur, Quellstoffe.

Fieber

Antipyretika, physikalische Maßnahmen.

Panzytopenie

Transfusionen, enterale Dekontamination und/oder die vorübergehende Gabe von G-CSF bei extremer Neutropenie.

29.9.3.8 Prognose: unbehandelte Erkrankung, Erkrankung abhängig von Stadium und Therapie

Kolonisationen des Respirations- oder Magen-Darm-Trakts sind oft ohne Krankheitswert. Bei entsprechendem Befund mit ausgeprägter Kolonisation sollte nach prädisponierenden Faktoren (Immundefekt) gefahndet werden. Die Prognose lokalisierter Infektionen mit nichttuberkulösen Mykobakterien ist oft gutartig und kann spontan ausheilen. Das in den Tropen endemische Buruli-Ulkus hingegen führt zu schwerwiegenden Defekten. Disseminierte nichttuberkulöse Mykobakteriosen sind Ausdruck eines per se prognostisch ungünstigen Immundefekts. Unbehandelte Aids-definierende Infektionen mit M.-avium-Komplex zeigten ein medianes Überleben von 3–4 Monaten. Zur Abschätzung des Risikos haben sich der klinische Zustand des Patienten und Surrogatmarker bewährt (Ferritin, Blutbildveränderungen: ■ s. Tabelle 29-62).

29.9.3.9 Meldepflicht

Da der Erkrankte selbst nicht infektiös ist, entfällt die Notwendigkeit entsprechender gesetzgeberischer Maßnahmen. Eine Ausnahme nach dem Infektionsschutzgesetz (IfSG) könnte bei nosokomialer Infektion gegeben sein; hierzu der Auszug aus dem Gesetzestext § 6 Abs 3:

»Dem Gesundheitsamt ist unverzüglich das gehäufte Auftreten nosokomialer Infektionen, bei denen ein epidemischer Zusammenhang wahrscheinlich ist oder vermutet wird, als Ausbruch nichtnamentlich zu melden.«

Weiterhin könnte eine Meldeverpflichtung sich *hypothetisch* daraus ergeben, dass im IfSG auch eine Meldepflicht für nicht in § 6 und 7 namentlich aufgeführte Erkrankungen im Fall zusammenhängender Ausbrüche oder bei Gefährdung definiert wird. Auszüge aus dem Gesetzestext:

§ 6 Abs 2, Satz 5 IfSG: »... meldepflichtig, das Auftreten a) einer bedrohlichen Krankheit oder b) von zwei oder mehr gleichartigen Erkrankungen, bei denen ein epidemischer Zusammenhang wahrscheinlich ist oder vermutet wird, wenn dies auf eine schwerwiegende Gefahr für die Allgemeinheit hinweist ...«;

§ 7 Abs 2 IfSG: »Namentlich sind ... Krankheitserreger zu melden, soweit deren örtliche und zeitliche Häufung auf eine schwerwiegende Gefahr für die Allgemeinheit hinweist.«

Für Aids-definierende Erkrankungen gibt es das Aids-Fall-Register des Robert-Koch-Instituts (RKI, Nordufer 20, 13353 Berlin, Tel.: (ohne Ortsvorwahl) 1888 754–0; Fax: 1888754–2328). Es besteht keine gesetzliche Berichtspflicht, aber der Appell für umfassende Meldungen, wenn eine disseminierte nichttuberkulöse Mykobakteriose im individuellen Krankheitsfall das *erste* Aids-definierende Ereignis ist.

29.9.3.10 Adressen von Selbsthilfegruppen, Laienverbänden etc.

- Lokale Selbsthilfegruppen sind zu erfragen über: Deutsche Arbeitsgemeinschaft Selbsthilfegruppen e. V., Selbsthilfebüro Niedersachsen, Bödekerstr. 85, 30161 Hannover, Tel.: 0511–391928
- Eine Zusammenfassung von Selbsthilfegruppen bietet online das Unfallopfer-Hilfswerk: <url>http://www.unfallopfer.de</url>
- AIDS-Aufklärung e. V., Ludwig Landmann Str. 7, 60488 Frankfurt, Tel.: 069–762933, <url>http://www.aidsauf.org</url>
- Nationales AIDS-Zentrum, Reichspietschufer 74, 10785 Berlin
- Deutsche AIDS-Hilfe – Bundesverband, Dieffenbachstr. 33, 10967 Berlin Tel.: 030–6900870, (keine Einzelfallberatung, dafür lokale AIDS-Hilfen anfragen (bundesweite einheitliche Beratungstelefone in vielen Ortsnetzen unter Tel.: 19411)
- Deutsche AIDS-Stiftung (Nationale AIDS-Stiftung), Markt 26, 53111 Bonn, Tel. 0228–214098 (bietet materielle Einzelfallhilfe für Betroffene und Angehörige)

Fazit für die Praxis zu Kap. 29.9.3

- Nichttuberkulöse Mykobakteriosen sind vergleichsweise seltene Erkrankungen.
- Sie können durch eine Vielzahl von ubiquitären mykobakteriellen Spezies hervorgerufen werden. Aufgrund der geringen Pathogenität sind vorwiegend Personen mit lokaler oder allgemeiner Immundefizienz von den Opportunisten betroffen. Lokale Infektionen können aber auch ohne fassbare begünstigende Faktoren vorkommen.
- Während der Verlauf von lokalisierten Infektionen in der Regel gutartig ist, und die Krankheit ohne antimykobakterielle Therapie zur Ausheilung kommen kann, haben disseminierte Infektionen bei schweren Immundefekten eine sehr schlechte Prognose und müssen konsequent mit einer Kombinationschemotherapie behandelt werden.
- Neue Makrolide und Ethambutol bilden bei einigen Formen derzeit den »golden standard« der Chemotherapie. Die unzureichende Studienlage, die Vielzahl möglicher Spezies als Erreger, der oft schwierige Erregernachweis und die fehlenden Möglichkeiten einer Resistenztestung in vitro können die langfristige Behandlung erschweren.

Literatur zu Kap. 29.9.3

ATS – American Thoracic Society (1997) Diagnosis and treatment of disease caused by nontuberculous mycobacteria. Respir Crit Care Med 156 (Suppl 2): S1–S25

Aviram G, Fishman JE, Sagar M (2001) Cavitary lung disease in AIDS: Etiologies and correlation with immune status. AIDS Patient Sare STDS 15: 353–361

Baril L, Jouan M, Agher R, Cambau E, Caumes E, Bricaire F, Katlama C (2000) Impact of highly active antiretroviral therapy on onset of mycobacterium avium complex infection and cytomegalovirus disease in patients with AIDS. AIDS 14: 2593–2596

Benson CA, Ellner JJ (1993) Mycobacterium avium complex infection and AIDS: advances in theory and practice. Clin Infect Dis 17: 7–20

Bercovier H, Vincent V (2001) Mycobacterial infections in domestic and wild animals due to Mycobacterium marinum, M. fortuitum, M. chelonae, M. porcinum, M. farcinogenes, M. smegmatis, M. scrofulaceum, M. xenopi, M. kansasii, M. simiae and M. genavense. Rev Sci Tech 20.1: 265–290

Böttger EC (1995) Mykobakterien und Mykobakteriosen. Pneumologie 49/3: 636–642

BTS – British Thoracic Society (2000) Management of opprtunist mycobacterial infections: Joint Tuberculosis Committee Guidelines 1999. Thorax 55: 210–218

Collins MT, Lisby G, Moser C et al. (2000) Results of multiple diagnostic tests for mycobacterium avium subsp. paratuberculosis in patients with inflammatory bowel disease and in controls. J Clin Microbiol 12: 4373–4381

Dunne M, Fessel J, Kumar P et al. (2000) A randomized, double-blind trial comparing azithromycin and clarithromycin in the treatment of disseminated mycobacterium avium infection in patients with human immunodeficiency virus. Clin Infect Dis 31: 1245–1252

Ehlers S, Richter E (2001) Differential requirement for interferon-gamma to restrict the growth of or eliminate some recently identified species of nontuberculous mycobacteria in vivo. Clin Exp Immunol 124/2: 229–238

Fine,PEM, Floyd S, Stanford JL et al. (2001) Environmental mycobacteria in northern Malawi: implications for the epidemiology of tuberculosis and leprosy. Epidemiol Infect 126: 379–387

Gillman LM et al. (2001) Identification of mycobacterium species by multiple-fluorescence PCR-single-strand conformation polymorphism analysis of the 16S rRNA gene. J Clin Microbiol 39.9: 3085–3091

Heginbothom ML (2001) The relationship between the in vitro drug susceptibility of opportunist mycobacteria and their in vivo response to treatment. Int J Tuberc Lung Dis 6: 539–545

Phillips MS, Reyn von (2001) Nosocomial infections due to nontuberculous mycobacteria. Clin Infect Dis 33.8: 1363–1374

Raju B, Schluger NW (2000) Significance of respiratory isolates of mycobacterium avium complex in HIV-positive and HIV-negative patients. Int J Infect Dis 4.3: 134–139

Reich, JM, Johnson RE (1992) Mycobacterium avium complex pulmonary disease presenting as an isolated lingular or middle lobe pattern. The Lady Windermere syndrome. Chest 101: 1605–1609

Shafran SD, Singer J, Zarowny DP et al. (1996) A comparison of two regimens for the treatment of mycobacterium avium complex bacteremia in AIDS: rifabutin, ethambutol, and clarithromycin versus rifampin, ethambutol, clofazimine, and ciprofloxacin. Canadian HIV Trials Network Protocol 010 Study Group. N Engl J Med 335: 377–383

Stoll M, Behrens GMN, Schmidt RE (2001) Immunrekonstitutionssyndrom – Ein neues Krankheitsbild bei HIV-Infizierten unter wirksamer antiretroviraler Therapie. Dtsch Med Wochenschr 126: 1017–1022

Zumla A, Grange J (2002) Infection and disease caused by environmental mycobacteria. Curr Opin Pulm Med 8: 166–172

29.9.4 Mycobacterium ulcerans

W. Bär

29.9.4.1 Einleitung

Mycobacterium-ulcerans-Infektionen sind nach Tuberkulose und Lepra die häufigsten mykobakteriellen Erkrankungen immunkompetenter Personen [5]. Ulzerationen durch M. ulcerans wurden erstmals 1937 in Bairnsdale, Victoria (Australien) beschrieben [9]. Daher stammt die Bezeichnung »Bairnsdale-Ulkus«. Seit 1958 wurden diese Ulzera in Afrika zunächst in Uganda, (Buruli-Distrikt, daher »Buruli-Ulkus«) und in den folgenden Jahren häufig im ganzen tropischen Afrika [14] beobachtet (▫ Abb. 29-61).

Vereinzelt werden auch in Amerika (Mexiko) [10] und in Asien (Indonesien, Neu-Guinea) [16, 18] Fälle von Buruli-Ulkus (BU) beschrieben.

29.9.4.2 Erregermerkmale

M. ulcerans ist ein säurefestes Stäbchen, das nahe mit M. marinum und M. haemophilum verwandt ist [19]. Es ist das bisher einzige bekannte Mykobakterium, das ein Exotoxin (Zytotoxin) bildet [13, 14].

29.9.4.3 Epidemiologie

M. ulcerans wurde bisher außer beim Menschen nur bei Koalas nachgewiesen [14]. Da die Krankheit im Allgemeinen nur in feuchten Regionen vorkommt, ist anzunehmen, dass Wasser und feuchte Erde Bakterienreservoire sind [14]. Tatsächlich wurde M. ulcerans molekularbiologisch auch direkt aus Wasser nachgewiesen [17].

Menschen infizieren sich wahrscheinlich, wenn kontaminierte Erde direkt in die Haut eingebracht wird. Für diesen Infektionsweg spricht auch, dass gewöhnlich unbekleidete Körperteile (Arme, Unterschenkel) das BU tragen ([7]; ▫ Abb. 29-62). Die direkte Übertragung von einem auf den anderen Menschen ist bisher nicht belegt.

29.9.4.4 Erkrankung

Während das BU oft die Extremitäten befällt, manifestiert es sich am Stamm eher selten (▫ Abb. 29-63). Nach traumatischer Hautverletzung schwankt die Inkubationszeit zwischen 2 Wochen und 3 Jahren. Es bilden sich zunächst umschriebene juckende Knötchen im subkutanen Gewebe. Bei weiterem Fortschreiten der Erkrankung entwickeln sich offene zentral nekrotisierte Ulzerationen mit typischem unterminiertem Rand [12]. Darin finden sich massenhaft säurefeste Stäbchen.

Die Ulzerationen überschreiten in der Regel nicht die Faszie und können narbig ausheilen. Bei inadäquater Therapie kann es zu Defektheilungen und Kontrakturen kommen [11].

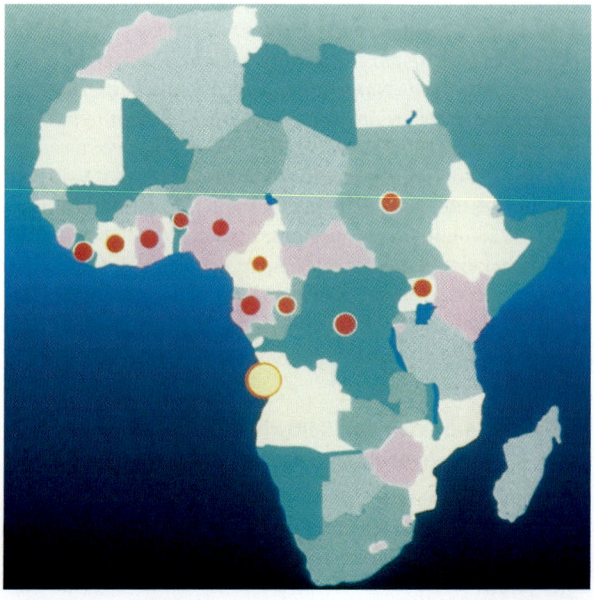

▫ **Abb. 29-61.** Afrika: Die Länder mit Nachweis von Buruli-Ulkus sind mit einem *roten Punkt* markiert. Als letztes Land mit Buruli-Ulkus ist Angola nachgewiesen worden (*gelber Punkt*)

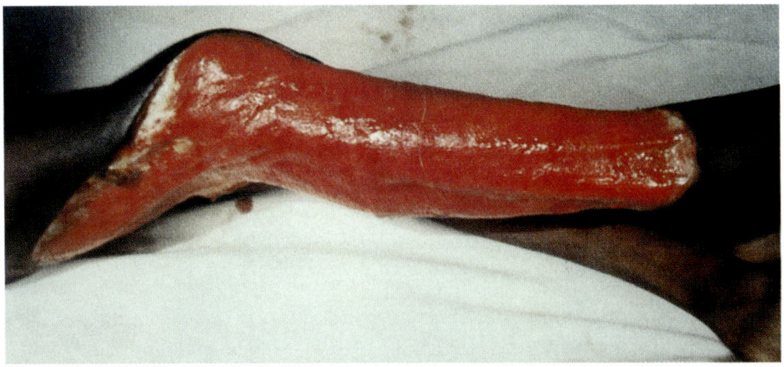

Abb. 29-62. Buruli-Ulkus am Bein eines Kindes. Deutlich sind die unterminierten Ränder der Ulzeration zu sehen

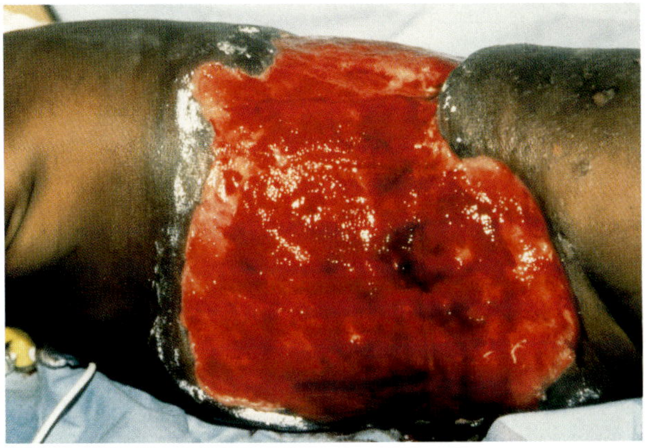

Abb. 29-63. Ausgedehnte Ulzeration durch M. ulcerans bei einem Kind an der linken Thoraxwand. Typisch die unterminierten Ränder

Am häufigsten sind Kinder und Jugendliche von der Infektion betroffen [2].

Eine Assoziation mit Grundkrankheiten wie z. B. einer HIV-Infektion ist bisher nicht beschrieben.

29.9.4.5 Diagnostik

Kultur

Bei der kulturellen Anzucht von M. ulcerans müssen einige Besonderheiten beachtet werden [3]. Es wächst am besten zwischen 28° und 32°C. Bei 37°C vermehrt es sich nicht mehr. Deshalb muss der Verdacht auf M. ulcerans dem Labor mitgeteilt werden. Die Inkubation auf künstlichen Nährböden kann länger als 3 Monate dauern, wobei der Zusatz von Mycobactin die kulturellen Ergebnisse verbessert. Weitere diagnostische Maßnahmen wie Tierversuch oder Serologie sind nicht etabliert.

Die sonst übliche Vorbehandlung der Proben mit N-Acetyl-l-Cystein ist der Vorbehandlung mit HCl unterlegen. Die metabolische und physiologische Charakterisierung ist in Tabelle 29-67 wiedergegeben.

Tabelle 29-67. Phänotypische Charakterisierung von M. ulcerans (afrikanische Stämme). (Aus [10])

Pigmentation	–
Wachstum bei 37°C	–
Wachstum auf Peptonagar	–
Wachstum in Gegenwart von:	
– Isoniazid (10 µg/ml)	+
– Thiophen-2-carbonylhydrazid	++
– Hydroxylamin (250 µg/ml)	+
– p-Nitrobenzol (500 µg/ml)	+
– NaCl 5%	–
Enzymatische Eigenschaften:	
– Katalase, >45 mm Schaum	–
– Tween 80 Hydrolyse (10 Tage)	–
– Ureaseaktivität	(–)
– Niacinbildung	(–)
– Saure Phosphate	–
– Nitratreduktion	+
Mycolattypen	
– α-Mycolat	++
– α'-Mycolat	–
– Methoxymycolat	++
– Ketomycolat	+
– ω-Carboxymycolat	–

–: <15% der Stämme positiv; (–): 15–49% der Stämme positiv; +: 50–85% der Stämme positiv; ++: >85% der Stämme positiv.

Elektronenmikroskopie und Molekularbiologie

Wegen der Schwierigkeiten bei der Anzucht sind auch elektronenmikroskopische [4] und besonders molekularbiologische Nachweisverfahren zu empfehlen [15].

Histopathologie

Die Histologie bietet ein charakteristisches Bild. Die Epidermis am Rand der Läsionen ist ulzeriert, teilweise reepithelisiert. In Dermis und subkutanem Gewebe sieht man extensive Koagulationsnekrosen (Abb. 29.-64) mit deutlicher Verdickung der interlobären Septen im Panniculus.

Die Fettzellen sind abgestorben (Abb. 29-65). Die Zellwände vieler Blutgefäße sind nekrotisch und die Lumina verschlossen. In den Nekrosen finden sich deutliche Mineralisationen. Nach der Ziehl-Neelsen-Färbung werden z. T. säurefeste Stäbchen sichtbar, und in einigen Foci erkennt man Langerhans-Zellen und Epitheloidzellen [3, 8, 12,].

29.9.4.6 Therapie

Neben der allgemeinen lokalen Behandlung und der antibiotischen Therapie von Sekundärinfektionen kommen je nach Lokalisation und Schweregrad verschiedene Behandlungen in Betracht.

Nekrotisches Gewebe wird chirurgisch abgetragen und Haut autolog transplantiert (Meshgraft, [2, 3]). Bei der beglei-

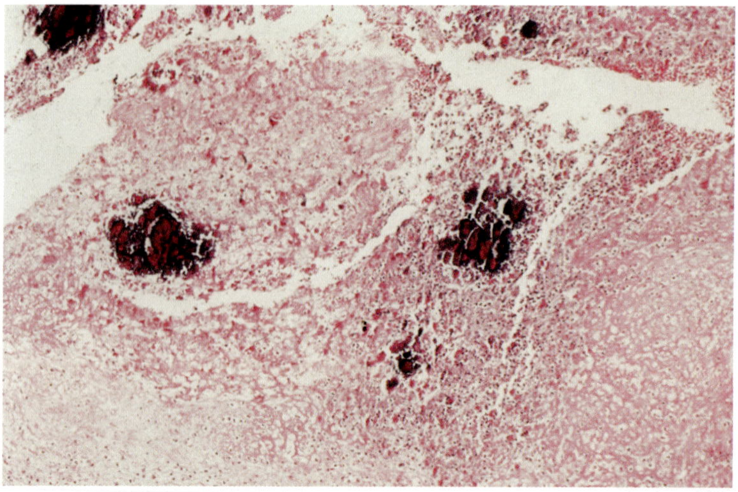

Abb. 29-64. M.-ulcerans-Infektion der Haut. Koagulationsnekrose mit relativ wenigen Entzündungszellen. Die dunklen Foci stellen Mineralisationen dar

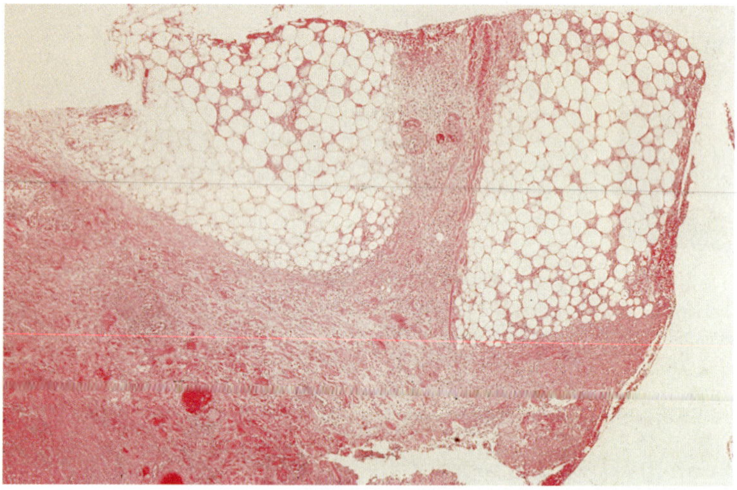

Abb. 29-65. M.-ulcerans-Infektion der Haut mit Fettzellen (»ghosts«) und verdicktem nekrotischem interlobärem Septum

tenden Antibiose wird eine Kombination aus Rifabutin und Clarithromycin verwendet [3]. Ebenfalls wurde über Behandlungserfolge durch Kombinationen aus Clofazimin und Streptomycin oder Rifampicin bzw. Bactrim und Rifampicin berichtet [5]. Gegen Isoniazid ist M. ulcerans resistent. Andere Tuberkulostatika sind zwar in vitro sensibel, in der Klinik aber nicht erprobt [5]. Der Stellenwert der Chinolone in der M.-ulcerans-Therapie ist ebenfalls umstritten [2, 3].

Einer weiteren Behandlungsmethode, der »Helio«- oder »Wärmetherapie«, liegt die Annahme zugrunde, dass M. ulcerans über 33°C nicht mehr vermehrungsfähig ist [5]. Da die befallenen Körperteile täglich mehrere Stunden auf 40°C erhitzt werden, kommt sie nur für die Extremitäten, nicht aber für den Stamm in Frage. Vereinzelt wird auch durch topische Applikationen von Phenytoin eine verbesserte Wundheilung beschrieben [1]. Die Wirksamkeit traditioneller afrikanischer Behandlungsmethoden wurde bisher nicht evaluiert [6].

Bei adäquater chirurgischer Versorgung und antibiotischer Therapie ist die Prognose günstig.

Fazit für die Praxis zu Kap. 29.9.4

- Klinische Manifestation:
  Ulzerationen an den Extremitäten und (seltener) am Stamm.
- Diagnostik:
  - Mikrobiologisch:
    Direktpräparat: säurefeste Stäbchen, PCR auf M. ulcerans.
  - Kultur:
    Inkubation bei 30°C bis zu 6 Monate.
- Therapie:
  Antibiose (Rifabutin und Clarithromycin) und Wärmetherapie.
- Epidemiologie:
  Vorkommen meist bei jungen Patienten aus Zentralafrika.

Literatur zu Kap. 29.9.4

1. Adjei O, Evans MRW, Asiedu A (1998) Phenytoin in the treatment of Buruli ulcer. Transact Roy Soc Trop Med Hyg 92: 108–109
2. Aguiar J, Stenou C (1997) Les ulcères de Buruli en zone rurale au Bénin: Prise en charge de 635 cas. Méd Trop 57: 83–90
3. Bär W, Rüsch-Gerdes S, Richter E et al. (1998) Mycobacterium ulcerans infection in a child from Angola: Diagnosis by direct detection and culture. Trop Med Intern Health 3: 189–196
4. Bork K, Dücker M, Burchard GD (1993) Histologische und elektronenoptische Untersuchungen bei 21 Patienten mit Buruli-Ulkus. In: Hornstein OP (Hrsg) Virale und bakterielle Infektionskrankheiten der Haut. Perimed-Spitta/Med Verlags-Ges., Balingen
5. Goutzamanis JJ, Gilbert GL (1995) Mycobacterium ulcerans infection in Australian children: Report of eight cases and review. Clin Infect Dis 21: 1186–1192
6. Guédénon A, Cotonou MD, Zinsou BC et al. (1995) Traditional treatment of Buruli ulcer in Bénin. Arch Dermatol 131: 741–742
7. Hayman J (1991) Postulated epidemiology of mycobacterium ulcerans infection. Int J Epidemiol 4: 1093–1098
8. Hayman J (1992) Out of Africa: Observations on the histopathology of mycobacterium ulcerans infection. Department of Pathology Melbourne/Australia
9. Hayman J, McQueen A (1995) The pathology of mycobacterium ulcerans infection. Pathology 17: 594–600
10. Lavalle AR, Iturribarria FM, Middlerbrook G (1953) Un case de infeccion humana por mycobacterium ulcerans en el hemiferio occidental. Int J Leprosy 21: 469–476
11. Marston BJ, Diallo MO, Horsburgh RJR et al. (1995) Emergence of Buruli ulcer disease in the Dalo Region of Côte d'Ivoire. Am J Trop Med Hyg 52/3: 219–224
12. Meyers WM, Tignokpa N, Priuli GB, Portaels F (1996) Mycobacterium ulcerans infection (Buruli ulcer): first reported patients in Togo. Br J Dermatol 134: 1116–1121
13. Pimsler M, Sponsler TA, Meyers WM (1988) Immunosuppressive properties of the soluble toxin from mycobacterium ulcerans. J Infect Dis 157: 577–580
14. Portaels F (1989) Epidemiologie des ulcères à mycobacterium ulcerans. Ann Soc Belge Méd Trop 69: 91–103
15.. Portaels F, Aguiar J, Fissette K et al. (1997) Direct detection and identification of mycobacterium ulcerans in clinical specimens by PCR and oligonucleotide-specific capture plate hybridization. J Clin Microbiol 5: 1097–1100
16. Radford AJ (1974) Mycobacterium ulcerans infection in Papua New Guinea. Papua N Guinea Med J 17: 145–149
17. Roberts B, Hirst R (1997) Immunomagnetic seperation and PCR for detection of mycobacterium ulcerans. J Clin Microbiol 10: 2709–2711
18. Shattock FM (1965) Mycobacterial skin ulceration. East Afr Med J 42: 548
19. Tønjum T, Welty DB, Jantzen E, Small PL (1998) Differentiation of mycobacterium ulcerans, mycobacterium marinum, and mycobacterium tuberculosis by fatty acid profile analysis, DNA-DNA hybridization, and 16S rRNA gene sequence analysis. J Clin Microbiol 4: 918–925

29.10 Aktinomyzeten

K. P. Schaal

29.10.1 Einleitung

Aktinomyzeten – »Strahlenpilze« – sind trotz ihres historisch bedingten Namens Mitglieder des prokaryontischen »Urreichs« Bacteria, also klassische Bakterien. Allerdings sind sie zumindest potenziell in der Lage, Fadenformen und sogar verzweigte Geflechte ähnlich dem Myzel echter Pilze auszubilden [6]. Diese rein morphologische Begriffsbestimmung der Aktinomyzeten ist deutlich enger als die moderne, molekulargenetisch-phylogenetische Definition der Ordnung Actinomycetales, umschreibt aber recht vollständig die in diesem Kapitel zu besprechenden menschlichen Krankheitserreger.

Aus ökologischer und physiologischer, aber auch pathogenetischer und epidemiologischer Sicht lassen sich die Aktinomyzeten in 2 ungleich große, gut gegeneinander abgegrenzte Gruppen unterteilen [6].

Aktinomyzeten mit fermentativem Kohlenhydratstoffwechsel

Sie haben ihren natürlichen Standort praktisch ausschließlich auf den Schleimhautoberflächen warmblütiger Wirtsorganismen. Zur optimalen Vermehrung benötigen sie eine erhöhte CO_2-Spannung und zuweilen auch eine Absenkung der atmosphärischen Sauerstoffspannung. Sie wachsen also als Kapnophile oder fakultative Anaerobier und haben recht komplexe Nährstoffbedürfnisse.

Aktinomyzeten mit oxidativem Kohlenhydratstoffwechsel

Sie leben primär in der freien Natur und stellen einen zahlenmäßig und funktionell wichtigen Bestandteil der Mikroflora der oberen Schichten des Erdbodens dar. Zur Vermehrung benötigen sie volle atmosphärische Sauerstoffspannung und sind demnach obligate Aerobier. An die sonstigen Kulturbedingungen stellen sie wesentlich geringere Ansprüche als die fermentativen Aktinomyzeten.

29.10.2 Aktinomyzeten mit fermentativem Kohlenhydratstoffwechsel

29.10.2.1 Erregermerkmale

Aktinomyzeten mit fermentativem Kohlenhydratmetabolismus sind morphologisch wenig differenziert, auch wenn gerade einige der typischen humanpathogenen Arten auf festen Nährböden wenigstens ein ziemlich stabiles Substratmyzel entwickeln können [4–7]. Konidien werden nicht gebildet, und Luftmyzel entsteht nur ausnahmsweise und rudimentär. Das primär oft deutlich vorhandene Substratmyzel (»spider-like microcolonies«) zerfällt im Laufe der Kulturalterung zumeist mehr oder weniger vollständig in stäbchenförmige oder kokkoide Fragmente, sodass ältere Kolonien von denen anderer Bakterien kaum noch zu unterscheiden sind. Myzelbildung erfolgt nicht nur auf festen Nährböden, sondern auch in flüssigen Medien und sogar in vivo im befallenen Gewebe.

Tabelle 29-68. Fermentative Aktinomyzeten mit humanmedizinischer Bedeutung als Erreger der aufgeführten Erkrankungen

Aktinomykosen	Canaliculitis lacrimalis	Karies und Parodontitis	Unspezifische Eiterungen, Septikämien
Actinomyces israelii	Actinomyces israelii	Actinomyces naeslundii	Actinobaculum schaalii
Actinomyces gerencseriae	Actinomyces gerencseriae	Actinomyces odontolyticus	Actinomyces europaeus
Actinomyces meyeri	Actinomyces naeslundii	Actinomyces radicidentis	Actinomyces funkei
Actinomyces naeslundii	Actinomyces viscosus	Actinomyces viscosus	Actinomyces graevenitzii
Actinomyces odontolyticus	Propionibacterium propionicum	(Actinomyces meyeri)	Actinomyces meyeri
Actinomyces viscosus			Actinomyces naeslundii
Bifidobacterium dentium			Actinomyces neuii
Propionibacterium propionicum			Actinomyces radingae
			Actinomyces turicensis
			(Actinomyces urogenitalis)
			Actinomyces viscosus
			Arcanobacterium bernardiae
			Arcanobacterium haemolyticum
			Arcanobacterium pyogenes
			Bifidobacterium dentium

Fermentative Aktinomyzeten mit humanmedizinischer Bedeutung finden sich sowohl in den lange etablierten Gattungen Actinomyces, Propionibacterium und Bifidobacterium als auch in den neu aufgestellten Genera Arcanobacterium und Actinobaculum, die teils der Familie Actinomycetaceae, teils auch den Familien Propionibacteriaceae und Bifidobacteriaceae zugeordnet werden [4, 5]. Für die Bifidobacteriaceae wurde sogar die eigene Ordnung Bifidobacteriales geschaffen. Alle genannten Gattungen sind heute molekularbiologisch durch genusspezifische Signaturnukleotide eindeutig definiert.

Unter den vielen kürzlich neu beschriebenen Spezies dieser Genera kommen nicht wenige ausschließlich im Tierreich vor und müssen deshalb im vorliegenden Zusammenhang nicht berücksichtigt werden. Fermentative Aktinomyzeten, die in menschlichem Untersuchungsmaterial auftreten können und denen im Einzelfall ätiologische Bedeutung zukommen kann, sind in Tabelle 29-68 zusammengestellt.

29.10.2.2 Epidemiologie

Die meisten der durch fermentative Aktinomyzeten hervorgerufenen Krankheitszustände entstehen endogen – von dem Kuriosum einer Infektion nach Menschenbiss oder Faustschlagverletzung einmal abgesehen. Die Erreger stammen demnach aus der körpereigenen, fakultativ pathogenen bakteriellen Schleimhautoberflächenmikroflora. Erkrankungen durch fermentative Aktinomyzeten sind deshalb sporadisch weltweit verbreitet, zeigen keine jahreszeitlichen, regionalen oder ethnischen Häufungen und sind nicht ansteckend.

Die Aktinomykosen als das ätiologisch, klinisch, therapeutisch und prognostisch besonders charakteristische, »spezifische« Entzündungssyndrom haben in Deutschland – mit langsam fallender Tendenz – eine Inzidenz von 1:40.000 bis 1:80.000 pro Jahr bei auffälliger Geschlechterdisposition (Männer : Frauen = 2,5:1). Der Altersgipfel liegt bei Männern zwischen dem 2. und 4. und bei Frauen zwischen dem 1. und 3. Lebensjahrzehnt. Grundsätzlich können Aktinomykosen aber in allen Altersgruppen auftreten und zeigen allenfalls eine gewisse Korrelation zu ungenügender Zahnpflege [4–6, 9].

Eine epidemiologische Ausnahme unter den fermentativen Aktinomyzeten ist Arcanobacterium pyogenes, das als Zoonoseerreger primär insbesondere Haustiere befällt. Von infizierten Tieren kann dieser Erreger und vielleicht ausnahmsweise auch Arcanobacterium haemolyticum im Sinne einer exogenen Infektion auf den Menschen übertragen werden [6].

29.10.2.3 Erkrankungen

Fermentative Aktinomyzeten sind ätiologisch an einer Reihe verschiedener Erkrankungen des Menschen beteiligt. Die Inkubationszeit der meisten durch fermentative Aktinomyzeten verursachten Erkrankungen ist – wegen ihres endogenen Entstehungsmodus – nicht genormt. Bei den Aktinomykosen soll sie in der Regel 4 Wochen dauern, kann aber offenbar wesentlich länger oder deutlich kürzer sein [6].

Auch bei Erkrankungen wie Karies, Parodontitis, Entzündungen der Tränenkanälchen (Canaliculitis lacrimalis) und anderen Augeninfektionen, Infektionen im Zusammenhang mit der Verwendung von Intrauterinpessaren sowie bei verschiedenen anderen, unspezifischen Entzündungsprozessen können fermentative Aktinomyzeten ätiologisch eine Rolle spielen [5].

Aktinomykosen

Aktinomykosen sind polyätiologische Infektionssyndrome, die auf ein häufig sehr komplexes Kollektiv verschiedener Erregerarten zurückgehen. Darin repräsentieren bestimmte fermentative Aktinomyzeten die sog. Leitkeime, von denen das klinische Bild im Spätstadium, der Verlauf und die Prognose der Erkrankung abhängen. Die immer vorhandene, aber von Fall zu Fall wechselnde synergistische Begleitflora ist unerlässlich, um durch Sauerstoffzehrung die »Initialzündung« der anaeroben aktinomykotischen Infektion zu ermöglichen oder um die relativ geringe Invasionskraft der pathogenen Aktinomyzeten durch aggressive Enzyme und Toxine zu stärken [3–7].

Typische Aktinomykoseerreger des Menschen sind Actinomyces israelii, A. gerencseriae und Propionibacterium propionicum. Seltener bis sehr selten findet man auch Actinomyces naeslundii, A. viscosus, A. meyeri, A. odontolyticus oder Bifidobacterium dentium (Tabelle 29-68). Die Mitglieder der Begleitflora stammen ebenfalls aus der physiologischen residenten oder transienten Schleimhautoberflächenflora des betroffenen Patienten.

In wenigstens der Hälfte der Fälle sind es ausschließlich Anaerobier oder Kapnophile, unter denen Actinobacillus actinomycetemcomitans, schwarz pigmentierte Bacteroidaceae, Fusobacterium spp., sog. »mikroaerophile« Streptokokken (Streptococcus-milleri-Gruppe), kutane Propionibakterien, Leptotrichia buccalis, anaerobe Streptokokken, nichtpigmentierte Prevotella und Bacteroides spp. sowie Eikenella corrodens besonders charakteristisch sind. Zu den aerob wachsenden Begleitbakterien gehören koagulasenegative Staphylokokken, vergrünende Streptokokken und Staphylococcus aureus, bei abdominalen und genitalen Manifestationsformen auch Enterobakteriazeen und Enterokokken [5, 6, 9].

! Klinisch imponieren Aktinomykosen als subakute bis chronische, granulomatös-eitrige Entzündungsprozesse, die unzulänglich oder nicht behandelt zu langsamer Ausbreitung, multipler Abszedierung und Fistelbildung neigen.

Als endogene Infektionskrankheiten entwickeln sie sich bevorzugt in der Nachbarschaft der physiologischerweise besiedelten Schleimhautoberflächen, sodass sich charakteristische Prädilektionsstellen ergeben [5–7].

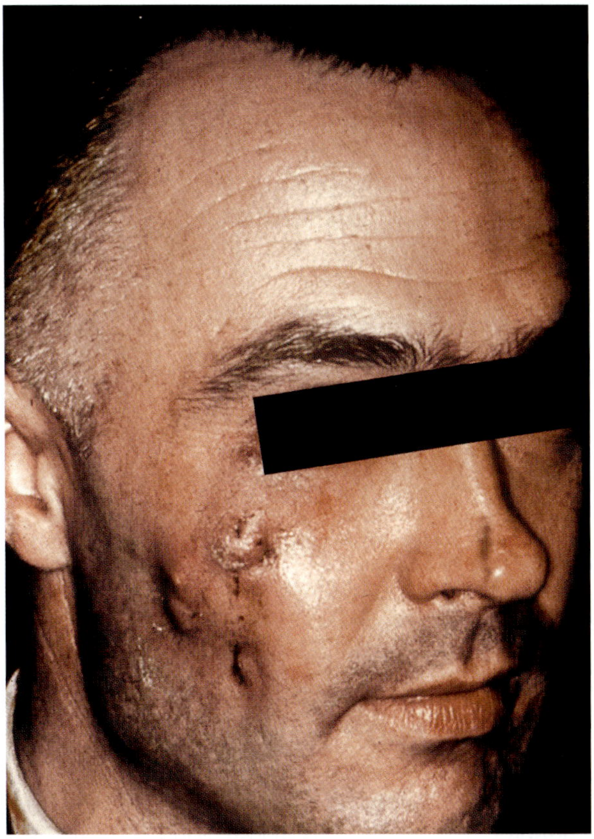

Abb. 29-66. Zervikofaziale Aktinomykose bei einem 45-jährigen Patienten mit mehreren, teils inzidierten, teils vor dem spontanen Aufbrechen stehenden Abszessen, multiplen Fisteln und zentraler eingezogener Vernarbung

Zervikofaziale Aktinomykosen

Aktinomykosen des Gesichtsschädels, ggf. unter Beteiligung des Halses, sind wenigstens in Deutschland mit Abstand die häufigsten aktinomykotischen Erkrankungsformen. Zahnextraktionen, tiefe kariöse Läsionen, Kieferbrüche, periodontale Abszesse, in die Mundschleimhaut eingedrungene Fremdkörper (z. B. Fischgräten, Knochensplitter) oder vereiterte Tonsillenkrypten lösen eine solche Erkrankung aus.

Der Beginn kann akut (odontogener Abszess, Mundbodenphlegmone) oder primär chronisch (derbe, livide verfärbte, schmerzarme Schwellung) sein. Im weiteren Verlauf nähern sich beide Formen in ihrem klinischen Erscheinungsbild immer mehr einander an: Entwicklung multipler Abszesse, Rückbildung und Vernarbung zentraler Herde bei gleichzeitigem Fortschreiten harter, livider, schmerzloser Infiltrate in der Peripherie, Fistelbildung (spontan oder nach Inzision; Abb. 29-66) und Entstehung eines vielkammerigen Höhlensystems, das kaum auf konventionelle Behandlungsmaßnahmen wie Inzisionen oder Gaben »üblicher« Antibiotika anspricht.

Bleibt die Erkrankung unerkannt, breitet sie sich deshalb meist ohne Rücksicht auf Organgrenzen langsam per continuitatem weiter aus und kann durch Einbruch in das Schädelinnere, das Mediastinum oder die Blutbahn akut lebensbedrohlich werden [5–7].

Thorakale Aktinomykosen

Aktinomykosen der Lunge und des Brustraums sind, wenigstens in Deutschland, wesentlich seltener als die zervikofazialen Formen. In der Regel entstehen sie als Folge von Aspirationen, bei denen Mundhöhlenbakterien (z. B. mit Zahnbelägen oder Zahnteilen, mit Tonsillenkrypteninhalt oder eingespeichelten Fremdkörpern) in die Lunge gelangen. Nur ausnahmsweise entwickelt sich diese Aktinomykoseform auch durch unmittelbare Fortleitung aus dem Zervikofazialbereich, nach Perforation des Zwerchfells bei einem intraabdominalen Prozess oder hämatogen.

Erste klinische Zeichen einer Lungenaktinomykose können ein Mediastinaltumor, bronchopneumonische oder tumorähnliche Infiltrate, eine nekrotisierende Pneumonie oder ein Lungenabszess sein. Das Röntgenbild zeigt häufig einzelne dichte oder multiple fleckige Verschattungen (Abb. 29-67), in denen gelegentlich kavernöse Hohlräume erkennbar sind.

Subjektives Krankheitsgefühl tritt meist erst bei fortgeschrittenen Prozessen auf und äußert sich in Brustschmerzen, Fieber, Husten mit und ohne Auswurf und ggf. Gewichtsverlust. Blutiger Auswurf ist untypisch [5, 6]. Im weiteren Verlauf kann die Krankheit in den Pleuraspalt, zum Mediastinum oder bis unter die Haut von Brust oder Rücken durchbrechen, oder sie kann sogar als paravertebral fortgeleiteter Senkungs- oder Psoasabszess in der Leistenbeuge erstmals klinische Aufmerksamkeit erregen.

Abdominale Aktinomykosen und Aktinomykosen des kleinen Beckens

Aktinomykotische Entzündungen des Bauchraums und der Anorektalregion sind sehr selten. Sie entstehen meist nach Perforationen bei Entzündungen der Darmwand (Appendizitis, Divertikulitis, ulzerativen Entzündungen) sowie nach chirurgi-

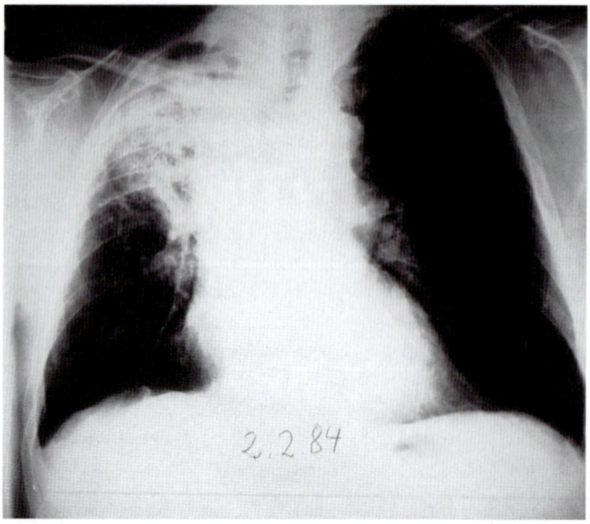

■ Abb. 29-67. Röntgenbild der pulmonal-thorakalen Aktinomykose eines 62-jährigen Patienten mit ausgedehnten fleckigen Verschattungen im rechten Oberlappen. Die Krankheit wurde als vermeintliches Bronchialkarzinom fast ein Jahr lang erfolglos mit Bestrahlung und Chemotherapie behandelt, bis sich im Bereich der rechten Schulter ein großer Abszess entwickelte, dessen Eiter eine typische aktinomykotische Mischflora enthielt. Die dann eingeleitete spezifische Antibiotikabehandlung führte zur vollständigen Ausheilung innerhalb von 6 Wochen

scher oder akzidenteller Traumatisierung einschließlich der Darmverletzungen durch verschluckte Knochensplitter oder Fischgräten [5, 6].

Als zusätzliche Ursache von Aktinomykosen des Abdomens und des kleinen Beckens wurde in den letzten beiden Jahrzehnten die Benutzung von Intrauterinpessaren (IUP) zur Empfängnisverhütung ausgemacht. Bei 15–20% der Frauen, die ein IUP tragen, ist v. a. der Zervikalkanal entlang des Fadens der »Spirale« mit einer Mikrobenflora besiedelt, die weitgehend der aktinomykotischen Mischflora entspricht und die sich bei Frauen ohne IUP praktisch nie nachweisen lässt.

Dennoch handelt es sich dabei in den allermeisten Fällen um eine bloße Kolonisation oder Oberflächeninfektion, die allenfalls milde und unspezifische Symptome wie Ausfluss oder vermehrte Menstruationsbeschwerden verursacht. Gelegentlich entwickelt sich aus einer solchen Kolonisation eine invasive Aktinomykose, die sich im parametranen Bindegewebe, in die Uterusmuskulatur, auf die Adnexe, in die Harnblasenwand oder das Rektum ausbreiten kann und meist als Malignom verkannt wird.

Zu Beginn sind die Symptome meist uncharakteristisch und nicht besonders gravierend. Im weiteren Verlauf können sich Fieber, Abgeschlagenheit und auch Schmerzen einstellen, die langsam, aber stetig zunehmen. In fortgeschritteneren Fällen wird die Symptomatik von den langsam größer werdenden Tumoren bestimmt, die man kaum von malignen Neubildungen unterscheiden kann. Erst große subkutane Abszesse oder ausgedehnte livide Infiltrationen sowie Fistelbildung mit körniger Eiterabsonderung lenken schließlich den Verdacht auf eine Aktinomykose.

! Ohne ausreichende Behandlung können sich alle abdominellen Erkrankungsformen auf die benachbarten Gewebe und Organe wie Leber, Milz, Nieren, Eileiter, Ovarien, Harnblase, Hoden, Rektum oder Bauchwand ausbreiten, und sie können sogar hämatogen metastasieren.

Aktinomykosen des Zentralnervensystems

Aktinomykosen des Gehirns und des Rückenmarks sind ebenfalls sehr selten. Sie entstehen entweder hämatogen, z. B. von der Lunge oder den Abdominalorganen aus, oder greifen unmittelbar aus der infizierten Nachbarschaft, z. B. aus der Zervikofazialregion, auf das Zentralnervensystem über [5, 6]. Die häufigste Manifestationsform ist der aktinomykotische Hirnabszess. Seine Symptome hängen von der Lokalisation ab und beruhen auf der Verdrängung und/oder Zerstörung von Nervengewebe. Übliche, aber unspezifische Krankheitserscheinungen sind Kopfschmerzen, erhöhter intrakranieller Druck, fokale Krampfanfälle, Halbseitenlähmung, Aphasie, Ataxie oder von der Norm abweichendes Reflexverhalten.

Aktinomykosen von Haut und Knochen

Im Gegensatz zur Rinderaktinomykose durch Actinomyces bovis, bei der es regelmäßig zur Knochenbeteiligung mit massiven osteoklastischen und osteoblastischen Veränderungen kommt, ist Knochenbefall beim Menschen extrem selten, obwohl eine diskrete ätiologische Mitbeteiligung von Aktinomyzeten an der Bruchspaltostitis der Mandibula gelegentlich vorzukommen scheint. Wenn die Infektion von einem angrenzenden Weichteilprozess auf den Knochen übergreift, entsteht zunächst eine Periostitis, aus der sich Knochenherde mit zentraler Zerstörung bei peripher erhöhter Knochendichte entwickeln können. Vorwiegend werden Mandibula, Rippen oder Wirbelsäule befallen [5, 6].

Auch die primären Aktinomykosen der Haut kommen nur äußerst selten vor und gehen üblicherweise auf Wundverunreinigungen mit Speichel oder Zahnbelagmaterial nach Menschenbissen oder Faustschlagverletzungen zurück. Klinisches Bild und Verlauf der kutanen Aktinomykosen gleichen weitgehend denen der zervikofazialen Form.

Canaliculitis lacrimalis und andere Augeninfektionen

Eine häufige, nichtinvasive Erkrankung, die durch fermentative Aktinomyzeten hervorgerufen wird, ist die Canaliculitis lacrimalis. Sie kann, muss aber nicht von einer Konjunktivitis begleitet sein, und ist in erster Linie durch die Bildung gelblicher bis bräunlicher Konkremente innerhalb des Tränenkanals und ein Eiterpünktchen im inneren Augenwinkel gekennzeichnet. Unter den in ■ Tabelle 29-68 alphabetisch aufgeführten Erregern dieser Erkrankung ist Propionibacterium propionicum neben Actinomyces israelii besonders häufig und charakteristisch. Begleitbakterien kommen vor, sind aber nicht obligatorisch. Zu ihnen gehören bei Augeninfektionen auch Streptococcus pneumoniae und Haemophilus influenzae [4].

Neben der Kanalikulitis können fermentative Aktinomyzeten am Auge auch für Konjunktivitis, Keratitis, Dakryozystitis, Hordeolum und sogar periorbitale und intraokulare Infektionen verantwortlich sein.

Karies und Parodontitis

In der langen und komplexen Kausalkette, die nach heutiger Anschauung bis zur Manifestation von Karies und Parodontitis durchlaufen werden muss, stellen Mikroorganismen nur ein Glied dar, und fermentative Aktinomyzeten sind noch nicht einmal die wichtigsten Bakterien, deren ursächliche Rolle heute diskutiert wird. Immerhin gibt es zuverlässige Hinweise darauf, dass neben kariogenen Streptokokken auch Actinomyces viscosus, A. naeslundii, A. odontolyticus und evtl. A. meyeri sowie die ebenfalls fermentativen und filamentösen Arten Rothia dentocariosa und Corynebacterium (Bacterionema) matruchotii an der Pathogenese beider Erkrankungen beteiligt sein können. Actinomyces radicidentis ist möglicherweise ein nicht seltener Erreger von Entzündungen des dentalen Wurzelkanals [4].

Weitere Erkrankungen durch fermentative Aktinomyzeten

Vor allem die in den letzten Jahren neu beschriebenen Actinomycesarten, aber auch die Mitglieder der Gattungen Arcanobacterium und Actinobaculum sind zwar phylogenetisch nahe mit den klassischen fermentativen Spezies verwandt, verhalten sich aber pathogenetisch hinsichtlich der erzeugten Krankheitsbilder und teils auch epidemiologisch völlig anders.

Der Zoonoseerreger Arcanobacterium pyogenes ruft typischerweise bei Kühen Euterentzündungen (Mastitiden) und bei Schweinen Peritonitiden oder Pleuritiden hervor, die sich auch epidemisch ausbreiten können. Beim Menschen führt A. pyogenes zu eher uncharakteristischen Entzündungen von Pharynx oder Urethra oder zu kutanen und subkutanen Eiterungen. Infektionen mit Arcanobacterium haemolyticum können sich ebenfalls als akute Pharyngitiden oder Hauteiterungen äußern.

Actinomyces europaeus, A. funkei, A. graevenitzii, A. neuii, A. radingae, A. turicensis sowie Arcanobacterium bernardiae und Actinobaculum schaalii wurden bisher nur vereinzelt als Erreger verschiedener opportunistischer Infektionen, ausgedehnter Eiterungen und Abszedierungen sowie akuter bis subakuter Endokarditiden oder Septikämien beobachtet. Actinomyces urogenitalis kann möglicherweise Entzündungen im Urogenitaltrakt und von diesem ausgehende Eiterungen verursachen [6, 7].

29.10.2.4 Diagnostik

Klinische Symptome, die auf eine Erkrankung durch fermentative Aktinomyzeten hinweisen könnten, finden sich nur in fortgeschrittenen Stadien der Aktinomykosen, wenn sie oberflächlich lokalisiert (zervikofaziale und kutane Formen) oder nach außen durchgebrochen sind (fistelnde Leisten- oder Brustwandabszesse). In diesen Fällen begründen livide, harte, schmerzarme Infiltrate, Fistelbildung und körniger Eiter sowie ausgeprägte Rezidivneigung oder Therapieresistenz bei Standardbehandlung die Verdachtsdiagnose »Aktinomykose«.

Die Verdachtsdiagnose wird weiter erhärtet, wenn der Fistel- oder Abszesseiter gelbliche bis rötlich braune derbe Körnchen von bis zu 1 mm Durchmesser, die sog. Actinomycesdrusen, enthält, die in so großer Zahl vorkommen können, dass sie den Eiter zuweilen wie Grießsuppe aussehen lassen. Drusen sind bei 20- bis 50facher Vergrößerung unter dem Mikroskop durch ein blumenkohlartiges Aussehen gekennzeichnet. Bei 50- bis 100facher Vergrößerung und vorsichtiger Quetschung unter einem Deckglas wird erkennbar, dass sie aus einem Konglomerat von kleinen, kugelabschnittförmigen, in vivo gebildeten, fädigen Kolonien bestehen, die insgesamt von einem breiten Leukozytenwall umgeben sind (◘ Abb. 29-68).

Erst bei starker Vergrößerung (500- bis 1000fach) nach vollständiger Zerquetschung des Körnchens und Gram-Färbung zeigt sich, dass es neben den Leukozyten nicht nur aus Nestern verzweigter grampositiver Fäden von bis zu 1 μm Dicke, den fermentativen Aktinomyzeten, sondern zusätzlich aus einer Vielzahl weiterer grampositiver und gramnegativer Kokken und Stäbchen, der obligatorischen Begleitflora, besteht [4–7].

Nur wenn im histologischen Schnittpräparat des infizierten Gewebes diese Begleitflora eindeutig zusammen mit verzweigten Fäden passenden Durchmessers identifiziert werden kann, ist die histologische Diagnose »Actinomycesdruse« als ausreichend gesichert zu betrachten. Da dies oft nicht gelingt oder nicht versucht wird, ist die histologische Diagnose von Drusen nicht selten falsch. Außerdem können sich drusenähnliche Strukturen ohne Hinweis auf eine behandlungsbedürftige Aktinomykose in Schleimhautvertiefungen, etwa in Mandelkrypten, finden.

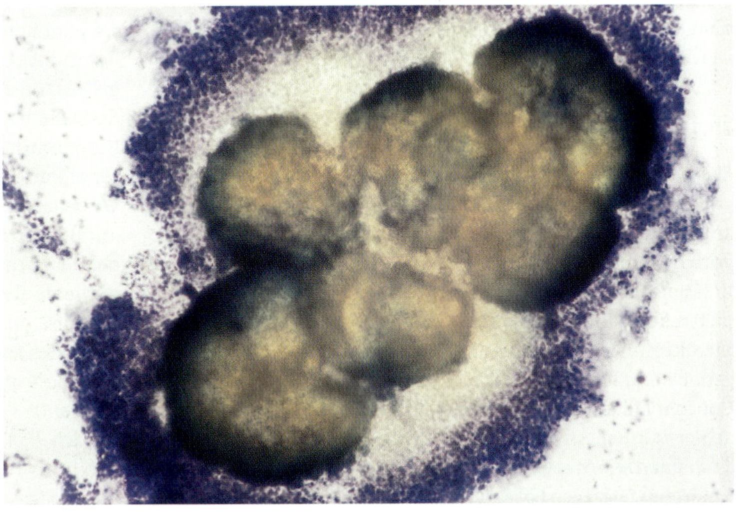

◘ **Abb. 29-68.** Actinomycesdruse. Mikrophotographie (Vergr. ca. 50:1) nach Einbettung in Methylenblaulösung und leichtem Andrücken des Deckglases: blau gefärbter Leukozytenwall in der Peripherie, mehrere bräunliche, sich voneinander trennende, kugelabschnittförmige Mikrokolonien von Actinomyces israelii im Zentrum

Wegen der v. a. im Frühstadium und bei Lokalisationen außerhalb des Gesichtsschädels uncharakteristischen klinischen Symptomatik und wegen der beträchtlichen Fehleranfälligkeit der Histologie ist die Aktinomykosendiagnose sicher nur durch Nachweis der ursächlichen Erreger im mikrobiologischen Laboratorium zu stellen.

Gleiches gilt für die anderen, durch fermentative Aktinomyzeten verursachten Erkrankungen mit Ausnahme von Karies und Parodontitis, die der Zahnarzt an den äußerlich sichtbaren Veränderungen erkennt.

Zum direkten Erregernachweis eignen sich die klassischen bakteriologischen Methoden der Kultur und Identifizierung besser als die heute zunehmend verwendeten molekularbiologischen Techniken. Denn abgesehen von fortbestehenden Lücken und Fehlern bei der molekulargenetischen Charakterisierung der fermentativen Aktinomyzeten gehört zur sicheren Diagnose die möglichst vollständige, gleichzeitige Erfassung der Begleitflora, die am ökonomischsten aus denselben Kulturansätzen möglich ist. DNA-Sonden oder Sequenzierung der 16S-rDNA können allerdings bei der häufig schwierigen Identifizierung angezüchteter Aktinomyzeten und bei der Parodontitisdiagnostik wertvolle Hilfe leisten.

Als Materialien für die bakteriologische Untersuchung eignen sich Eiter, Fistel- und Bronchialsekret und Granulationsgewebe sowie bei einigen neu beschriebenen Arten Blutproben (in Blutkulturflaschen). Um Fehldiagnosen zu vermeiden, muss bei der Gewinnung der Proben unbedingt darauf geachtet werden, dass sie nicht mit der artengleichen Schleimhautoberflächenflora kontaminiert werden. Deshalb müssen je nach Lokalisation geeignete Entnahmeverfahren gewählt werden. Vor der Materialgewinnung durch Außenpunktion oder -inzision, transtracheale Sekretaspiration, durch transthorakale Lungenpunktion oder – evtl. im Rahmen der interventionellen Radiologie – durch perkutane Nadelbiopsie ist außerdem die Haut sorgfältig zu desinfizieren.

Die aeroben und anaeroben Kulturansätze sind wegen der relativ geringen Vermehrungsgeschwindigkeit der fermentativen Aktinomyzeten bis zu 14 Tagen zu bebrüten, obwohl bei ausreichender Erregerdichte auch schon nach 48 h qualifizierte Verdachtsdiagnosen möglich sind. Die endgültige Identifizierung der Erreger bis zur Speziesebene benötigt weitere Zeit, ohne dass dadurch aber die spezifische Behandlung verzögert werden muss.

29.10.2.5 Therapie

Die Behandlung aller durch fermentative Aktinomyzeten hervorgerufenen Entzündungszustände stützt sich in erster Linie auf geeignete antibakterielle Pharmaka, die die möglicherweise vorhandene synergistische Begleitflora zuverlässig mit erfassen müssen. Ihre Auswahl erfordert dennoch in den allermeisten Fällen keine individuelle Empfindlichkeitsprüfung, da sowohl für die pathogenen Aktinomyzeten als auch für die überwiegende Mehrzahl der Begleitbakterien über Jahrzehnte keine ins Gewicht fallenden Änderungen des Resistenzverhaltens beobachtet wurden. Ausnahmen stellen höchstens aerob wachsende Trabanten wie Staphylococcus aureus bei zervikofazialen oder Enterobakteriazeen bei abdominalen Erkrankungsformen dar. Ihre Antibiotikaempfindlichkeit ist nicht ohne weiteres vorauszusagen [3, 5–7].

Bei allein auf Penicillin G oder andere Schmalspektrumpenicilline ausgerichteten amerikanischen Therapieempfehlungen blieb jahrzehntelang die Begleitflora gänzlich unberücksichtigt. Das hatte gelegentlich zur Folge, dass auch die Aktinomyzeten durch antibiotikainaktivierende Enzyme der Begleitbakterien vor dem Angriff der verwendeten Substanzen geschützt waren und letztere für sich allein die Entzündung weiter unterhielten, selbst wenn die Aktinomyzeten chemotherapeutisch eliminiert wurden [3].

Unter Berücksichtigung der häufigsten und wichtigsten Begleitbakterien ist das Mittel der Wahl zur Behandlung der zervikofazialen Aktinomykosen die Kombination von Amoxicillin und Clavulansäure in einer Dosierung für Erwachsene von 3-mal 2,2 g/Tag (3-mal 30 mg Amoxicillin und 3-mal 3 mg Clavulansäure pro kgKG/Tag) für mindestens 2 Wochen; eine Therapiedauer von mehr als 3 Wochen ist nur ausnahmsweise erforderlich.

Vergleichbare Wirksamkeit dürfte von den Kombinationen Ampicillin/Sulbactam und Piperacillin/Tazobactam sowie von Imipenem oder Meropenem zu erwarten sein, obwohl mit diesen Substanzen bisher kaum klinische Erfahrungen vorliegen.

Bei Penicillinallergie kann man alternativ Clindamycin plus Tetracycline, Tetracycline plus Metronidazol oder auch Cefoxitin versuchen. Vor Monotherapien mit Metronidazol oder Clindamycin ist zu warnen, da ersteres Chemotherapeutikum völlig unwirksam gegen Aktinomyzeten ist und letzteres unzuverlässig gegen Actinobacillus actinomycetemcomitans wirkt [5, 6].

Thorakale und abdominale Aktinomykosen können je nach Zusammensetzung der Begleitflora Kombinationen von Amoxicillin und Clavulansäure mit Clindamycin, Metronidazol oder Aminoglykosiden, von Acylureidopenicillinen mit Clindamycin oder Metronidazol und Aminoglykosiden sowie den Einsatz von Carbapenemen erforderlich machen. Sollte einmal ein methicillinresistenter Staphylococcus aureus (MRSA) zur Begleitflora gehören, kann auch die Kombination mit Vancomycin angezeigt sein.

Seit die vorstehend dargestellten Therapieschemata eingesetzt werden, werden die früher als charakteristisch gefürchteten Therapieversager und Rezidive der Aktinomykosen praktisch nicht mehr beobachtet.

Zur Ausheilung der Canaliculitis lacrimalis reicht in der Regel aus, die Konkremente zu entfernen, evtl. mit antibiotischer Spülung der Tränenkanälchen. Für die Therapie von Karies und Parodontitis gelten besondere Gesichtspunkte, deren detaillierte Darstellung zahnmedizinischen Lehr- und Handbüchern vorbehalten bleibt.

Bei den klinisch unspezifischen Infektionen durch die neu beschriebenen Arten fermentativer Aktinomyzeten hängt die optimale Behandlung davon ab, ob Begleitbakterien vorhanden sind oder nicht. Gibt es Begleitbakterien, gelten die oben dargestellten Therapierichtlinien. Liegt eine Monoinfektion vor, kann ggf. mit einem Schmalspektrumpenicillin in ausreichender Dosierung oder nach Antibiogramm behandelt werden.

III. Erreger

29.10.2.6 Prophylaxe

Da Infektionen mit fermentativen Aktinomyzeten ganz überwiegend endogen entstehen, sind sie kaum einer Expositions- und bisher auch keiner Impfprophylaxe zugänglich. Sorgfältige Mundhygiene scheint die Häufigkeit zervikofazialer Erkrankungen senken zu können.

! Bei Frauen, die langfristig Intrauterinpessare tragen, ohne sie zwischenzeitlich zu wechseln, wird die Entstehung von Aktinomykosen des kleinen Beckens begünstigt.

Die Gefahr von Aktinomykosen nach Menschenbiss oder Faustschlagverletzung lässt sich durch optimale chirurgische Wundtoilette mindern. Nur bei Arcanobacterium pyogenes und möglicherweise auch Arcanobacterium haemolyticum dürfte die Vermeidung des Kontakts mit erkrankten Tieren (oder Menschen?) einen prophylaktischen Effekt haben.

29.10.3 Aktinomyzeten mit oxidativem Kohlenhydratstoffwechsel

29.10.3.1 Erregermerkmale

Aktinomyzeten mit oxidativem Kohlenhydratmetabolismus sind morphologisch wie taxonomisch wesentlich heterogener als ihre fermentativen Verwandten. Arten mit rudimentärer oder passagerer Myzelbildung kommen ebenso vor wie Spezies mit permanentem Substrat- und Luftmyzel sowie Konidienbildung, die sogar in komplexen Strukturen – »Sporangien« – erfolgen kann. Nur einige Arten in wenigen Gattungen dieser primär in der freien Natur lebenden Bakterien haben medizinische Bedeutung als Infektionserreger oder potente Allergene erlangt.

Die wichtigsten Gattungen, deren Mitglieder menschliche Infektionskrankheiten verursachen können, sind Nocardia und Actinomadura.

Seltener werden Infektionen durch Vertreter der Gattungen Amycolatopsis, Dermatophilus, Gordonia, Lechevalieria, Nocardiopsis, Oerskovia, Pseudonocardia, Rhodococcus, Streptomyces und Tsukamurella beobachtet. Alle diese Genera sind heute wie die fermentativen Aktinomyzeten durch gattungsspezifische Signaturnukleotide eindeutig definiert [1, 2, 8, 9].

Die Gattung Nocardia

Mitglieder der Gattung Nocardia (Familie Nocardiaceae) bilden in frühen Kulturstadien – und im befallenen Gewebe – myzeliale Geflechte aus, die bei Oberflächenvermehrung mehr oder weniger zahlreiche Lufthyphen tragen können. Beim weiteren Wachstum zerfallen die Geflechte unterschiedlich vollständig in stäbchenförmige bis kokkoide Fragmente. Letztere verhalten sich für die Verbreitung der Erreger wie Konidien. Echte Konidien entstehen aber erfahrungsgemäß nicht.

In ihrer äußeren Zellumhüllung besitzen Nocardien wie Mykobakterien Mykolsäuren und den von diesen abgeleiteten Cord-Faktor (Trehalose-6,6-Dimycolat), die sowohl ein wichtiges Diagnostikum als auch einen zentralen Pathogenitätsfaktor darstellen. Ihre Zellwand enthält meso-Diaminopimelinsäure (DL-DAP), Arabinose und Galaktose (Zellwandtyp IV und Zuckermuster A nach Lechevalier).

Die Gattung Nocardia umfasst gegenwärtig 29 Arten, von denen wenigstens 13 humanmedizinische Bedeutung haben oder haben könnten (▣ Tabelle 29-69). Einige der kürzlich neu beschriebenen Spezies sind hinsichtlich ihrer Herkunft schlecht definiert, oder es sind Einzelisolate, sodass ihre Rolle als Krankheitserreger noch endgültig zu klären bleibt (s. Einträge in Klammern in ▣ Tabelle 29-69).

Die klassischen humanpathogenen Arten sind N. asteroides, N. farcinica, und N. brasiliensis. Auch N. otitidiscaviarum, N. transvalensis, N. nova und N. pseudobrasiliensis sind als menschliche Krankheitserreger gut belegt. Die kürzlich neu beschriebenen Arten N. abscessus, N. africana, N. cyriacigeorgici und N. paucivorans wurden bisher nur vereinzelt als Krankheitserreger identifiziert, sind aber überwiegend aus dem heterogenen N.-asteroides-Komplex hervorgegangen und dürften deshalb ebenfalls humanpathogenes Potenzial besitzen. Das gilt insbesondere für N. abscessus, die inzwischen immer häufiger in klinischem Untersuchungsmaterial aufgefunden wird. N. brevicatena und N. veterana wurden zwar aus menschlichem Untersuchungsmaterial isoliert, abschließende Hinweise auf ihre Erregerrolle fehlen aber [1, 2, 6, 8, 9].

Die Gattungen Rhodococcus, Gordonia und Tsukamurella

Obwohl die Gattungen Rhodococcus (Familie Nocardiaceae), Gordonia (Familie Gordoniaceae) und Tsukamurella (Familie Tsukamurellaceae) verschiedenen Familien angehören, sind sie morphologisch, chemotaxonomisch und hinsichtlich ihrer medizinischen Bedeutung so nahe miteinander verwandt, dass sie gemeinsam besprochen werden können. Ihre Mitglieder wachsen kaum oder nur in frühen Vermehrungsstadien myzelial oder nur scheinbar myzelial (Tsukamurella) und fragmentieren dann vollständig in kokkoide (Rhodococcus, Gordonia) oder stäbchenförmige (Tsukamurella) Elemente. Alle 3 Gattungen besitzen Mykolsäuren, die sich allerdings hinsichtlich ihrer Molekülgröße (Zahl der C-Atome) voneinander unterscheiden, und gehören dem Zellwandtyp IV und dem Zuckermuster A nach Lechevalier an [2, 6, 8].

Zur Gattung Rhodococcus gehören gegenwärtig 14 Spezies, von denen nur R. equi als klassischer tierischer und menschlicher Krankheitserreger anzusehen ist, obwohl gelegentlich auch andere Rhodococcusarten aus menschlichem Untersuchungsmaterial nachgewiesen werden können (▣ Tabelle 29-69).

Die Gattung Gordonia besteht inzwischen ebenfalls aus 14 Arten, unter denen v. a. G. bronchialis, G. aichiensis und G. sputi als mögliche Erreger menschlicher Erkrankungen in Betracht kommen (▣ Tabelle 29-69). Das Genus Tsukamurella wurde lange nur durch die Spezies T. paurometabola repräsentiert. Inzwischen wurden zusätzlich die Arten T. inchonensis, T. pulmonis und T. tyrosinosolvens beschrieben, die deutlichere medizinische Bedeutung zu besitzen scheinen als T. paurometabola (▣ Tabelle 29-69).

Die Gattungen Actinomadura, Streptomyces und Nocardiopsis

Die 3 Gattungen Actinomadura (Familie Thermomonosporaceae), Streptomyces (Familie Streptomycetaceae) und Nocardiopsis (Familie Nocardiopsaceae) zeichnen sich durch konstant myzeliales Wachstum und Konidienbildung aus. Myzelfragmentation findet sich nur bei Nocardiopsis. Nocardiopsis und Actinomadura gehören dem Zellwandtyp III nach Lechevalier (DL-DAP, keine Arabinose oder Galaktose) an, unterscheiden sich aber durch ihr Ganzzellzuckermuster (Actino-

Tabelle 29-69. Obligat aerobe Aktinomyzeten mit humanmedizinischer Bedeutung als Ursachen der aufgeführten Erkrankungen

Nocardiosen	Aktinomyzetomen	Nosokomiale Infektionen	Unspezifische Entzündungsprozesse	Exogen allergische Alveolitis
Nocardia asteroides	Nocardia brasiliensis	Nocardia farcinica	Nocardia farcinica	Saccharopolyspora rectivirgula
Nocardia farcinica	Nocardia transvalensis	Nocardia asteroides	Nocardia asteroides	Thermoactinomyces vulgaris
Nocardia nova	Nocardia asteroides		Rhodococcus equi	Thermoactinomyces sacchari
Nocardia brasiliensis	(Nocardia farcinica)	Actinomadura madurae	Rhodococcus erythropolis	Thermoactinomyces dichotomicus
Nocardia abscessus	Nocardia otitidiscaviarum	Gordonia bronchialis	Rhodococcus rhodochrous	Saccharomonospora viridis
Nocardia otitidiscaviarum	(Nocardia nova)	Gordonia terrae	Actinomadura madurae	
Nocardia pseudobrasiliensis	Actinomadura madurae	Rhodococcus equi	Gordonia bronchialis	
Nocardia africana	Actinomadura pelletieri	Tsukamurella paurometabola	Gordonia sputi	
Nocardia transvalensis	Streptomyces somaliensis	Tsukamurella inchonensis	Gordonia rubripertincta	
(Nocardia cyriacigeorgici)	»Streptomyces paraguayensis«	Tsukamurella tyrosinosolvens	Pseudonocardia autotrophica	
(Nocardia paucivorans)			Amycolatopsis orientalis	
(Nocardia veterana)			Lechevalieria aerocolonigenes Tsukamurella pulmonis Tsukamurella inchonensis Tsukamurella tyrosinosolvens Nocardiopsis dassonvillei Oerskovia turbata Oerskovia xanthineolytica	

madura – Zuckermuster B = Madurose als charakteristischem Zucker; Nocardiopsis – Zuckermuster C = keine charakteristischen Zucker).

Die Gattung Streptomyces ist chemotaxonomisch durch LL-DAP und Fehlen charakteristischer Zucker in Ganzzellextrakten (Zellwandtyp I und Zuckermuster NC) charakterisiert. Humanmedizinische Bedeutung kommt den Spezies Actinomadura madurae, A. pelletieri, Streptomyces somaliensis und evtl. Nocardiopsis dassonvillei zu (Tabelle 29-69) [2, 6].

Die Gattungen Amycolatopsis, Lechevalieria und Pseudonocardia

Die Gattungen Amycolatopsis, Lechevalieria und Pseudonocardia gehören den Familien Pseudonocardiaceae und Actinosynnemataceae an. Chemotaxonomisch sind Amycolatopsis und Pseudonocardia durch den Zellwandtyp IV und das Zuckermuster A bei Fehlen von Mykolsäuren charakterisiert. Lechevalieria gehört zum Zellwandtyp III mit Mannose, Galaktose und Spuren von Rhamnose als diagnostischen Zuckern. Bei Mitgliedern aller 3 Gattungen fragmentieren Substrat- und Luftmyzel zu unbeweglichen Elementen, die bei Pseudonocardia zylindrisch sind. Arten, die eher ausnahmsweise in klinischem Untersuchungsmaterial angetroffen werden, sind Amycolatopsis orientalis, Lechevalieria aerocolonigenes und Pseudonocardia autotrophica (Tabelle 29-69; [2, 6]).

Die Gattung Oerskovia

Die Gattung Oerskovia unterscheidet sich von den anderen in diesem Kapitel besprochenen Aktinomyzeten durch ihre Fähigkeit, Kohlenhydrate sowohl oxidativ als auch fermentativ zu metabolisieren. Außerdem bilden die meisten ihrer Mitglieder aus dem stark verzweigten vegetativen Myzel Fragmentationsformen, die begeißelt und deshalb beweglich sind. Menschliche Infektionen durch Oerskovia turbata oder O. xanthineolytica sind ausgesprochen selten (Tabelle 29-69; [2, 6]).

Die Gattung Dermatophilus

Dermatophilus congolensis ist ein Aerobier, der Kohlenhydrate nicht fermentiert, aber auch unter reduzierter Sauerstoffspannung wachsen kann. Morphologie und Entwicklungszyklus des Erregers sind unverwechselbar: In vivo wie in vitro bildet D. congolensis zunächst 1–5 µm dicke, verzweigte Fäden, die sich longitudinal und transversal mehrfach teilen. Durch die Teilung entstehen mehrere parallele Reihen kokkoider Zellen, die im Laufe der weiteren Entwicklung als bewegliche, lophotrich begeißelte Zoosporen freigesetzt werden [6].

29.10.3.2 Epidemiologie

Da der natürliche Standort aller Aktinomyzeten mit oxidativem Kohlenhydratmetabolismus bis auf Dermatophilus congolensis die freie Natur ist, entstehen menschliche Infektionen – meist als sporadische Einzelerkrankungen – in der überwiegenden Mehrzahl der Fälle durch unmittelbare Aufnahme reproduktiver Elemente der Erreger aus der Umwelt. Sowohl die Fragmentationsformen als auch die Konidien der Aktinomyzeten weisen eine hohe Resistenz gegen Austrocknung auf, sodass sie in oberflächlichen Bodenschichten trocknen und dann mit Luftbewegungen (Inhalation) oder durch direkten Kontakt (Wundkontamination) an oder in den menschlichen Körper gelangen können.

Wegen ihrer geringen Virulenz kommen Ansteckungen von Mensch zu Mensch oder von Tier zu Mensch außer mit Dermatophilus congolensis nicht vor. In jüngster Vergangenheit wurden zwar nosokomiale Häufungen von Nocardiosen beobachtet. Sie waren aber eher auf eine gemeinsame Infektionsquelle aus der Umwelt als auf Übertragung zwischen Patienten zurückzuführen [9].

Viele aerobe Aktinomyzeten kommen ubiquitär vor, und so sind auch die von ihnen hervorgerufenen Krankheiten weltweit verbreitet. Das gilt insbesondere für Nocardia asteroides, N. farcinica, N. nova, N. otitidiscaviarum und Actinomadura madurae. Demgegenüber werden Nocardia brasiliensis, Actinomadura pelletieri und Streptomyces somaliensis unter natürlichen Bedingungen v. a. in tropischen und subtropischen, meist trockenen Regionen angetroffen.

Vor einigen Jahren wurde eine nachweislich in Deutschland erworbene Infektion durch Nocardia brasiliensis beobachtet, die sich allerdings auf eine Wundinfektion nach Verletzung durch den Stachel einer tropischen Zimmerpflanze (Kaktus) zurückführen ließ. Zur Beurteilung des Verbreitungsgebietes der neu beschriebenen Arten bedarf es noch aussagekräftiger ökologischer Untersuchungen [6].

Die meisten aeroben Aktinomyzeten sind Opportunisten, die abwehrgeschwächte Menschen als Wirte bevorzugen, obwohl sie auch völlig Gesunde befallen können [1, 2, 8, 9].

! Deshalb zeichnet sich mit den Fortschritten der modernen Medizin (Organtransplantationen, Verlängerung der Überlebenszeit bei malignen Erkrankungen, Steroiddauerbehandlung) und mit Auftreten von Aids seit den 1960er Jahren eine deutliche Zunahme der humanen Infektionen mit aeroben Aktinomyzeten ab.

Für die USA wurde die Zahl der menschlichen Nocardiosen auf 500–1000 Fälle pro Jahr geschätzt. Für Deutschland dürfte die jährliche Inzidenz bei wenigstens 100–200 Fällen liegen. Außerdem scheint hier die seit langem bekannte Bevorzugung des männlichen Geschlechts in den letzten Jahren ebenso abzunehmen wie das mittlere Alter der Patienten [9].

Zu den prädisponierenden Faktoren, die das »Angehen« einer Infektion durch Nocardien oder andere aerobe Aktinomyzeten begünstigen, gehören eine Reihe verschiedener auszehrender oder spezifisch abwehrschwächender Grundkrankheiten wie maligne Tumoren, Leukämien, M. Hodgkin, Lupus erythematodes, Diabetes mellitus, Tuberkulose und heute insbesondere das erworbene Immundefizienzsyndrom (Aids). Aber auch Alkoholabusus, Dauermedikation mit Steroiden oder die immunsuppressive Behandlung im Zusammenhang mit Organtransplantationen erhöhen das Risiko einer Infektion durch aerobe Aktinomyzeten, insbesondere einer pulmonalen oder systemischen Nocardiose oder einer Rhodococcus-equi-Infektion [1, 2, 9].

Demgegenüber können an den superfizialen oder lymphokutanen Nocardiosen, an den Aktinomyzetomen oder den nosokomialen Infektionen durch aerobe Aktinomyzeten auch zuvor völlig Gesunde erkranken. Superfiziale Nocardiosen und Aktinomyzetome finden sich sogar typischerweise bei gesunden, kräftigen Erwachsenen, die sich im Rahmen ihrer Arbeit über meist kleinere Verletzungen infizieren [1, 8].

Die Erkrankungen, die durch Dermatophilus congolensis hervorgerufen werden (Dermatophilose, Streptotrichose), sind primär Zoonosen und werden nur gelegentlich auf den Menschen übertragen. Sie sind eindeutig kontagiös, scheinen aber in gemäßigten Klimazonen für Mensch und Tier weniger ansteckend zu sein als in feuchtwarmen Regionen.

29.10.3.3 Erkrankungen

Die durch obligat aerobe Aktinomyzeten verursachten menschlichen Erkrankungen lassen sich unter ätiologischen, klinischen und epidemiologischen Gesichtspunkten in folgende nosologische Einheiten unterteilen:
- Nocardiosen,
- Aktinomyzetome,
- nosokomiale Infektionen,
- unspezifische, in der Regel opportunistische weitere Infektionszustände,
- exogen allergische Alveolitis.

Darüber hinaus ist als eigenständige Infektionskrankheit die Dermatophilose zu nennen [6].

Nocardiosen

Nocardiosen sind akute oder chronische, zur Generalisation neigende Infektionskrankheiten, die durch verschiedene Arten der Gattung Nocardia hervorgerufen werden können, stets exogen entstehen und keiner synergistischen Begleitflora bedürfen. Wichtigste Erreger in Mitteleuropa sind Nocardia asteroides, N. farcinica, N. nova und wahrscheinlich N. abscessus. N.-otitidiscaviarum-Infektionen sind in Deutschland extrem selten, und die praktische klinische Bedeutung der primär aus Europa stammenden neuen Spezies N. paucivorans und N. cyriacigeorgici bleibt noch zu klären.

Demgegenüber scheinen die Arten N. brasiliensis, N. pseudobrasiliensis und N. africana ihren natürlichen Standort außerhalb Europas, überwiegend in tropischen und subtropischen Trockengebieten, zu haben, sodass die entsprechenden Nocardioseformen, von besonderen Ansteckungsmechanismen abgesehen, bei uns höchstens als Einschleppungsfälle zu erwarten sind [1, 8].

Unter klinischen, anatomischen und prognostischen Gesichtspunkten werden die Nocardiosen traditionell in pulmonale, systemische und superfiziale Verlaufsformen unterteilt. Die Inkubationszeit der Erkrankungen schwankt zwischen wenigen Tagen und mehreren Wochen.

Pulmonale Nocardiosen

Die Lungennocardiose entsteht durch Inhalation luftgetragener Fragmentationsformen pathogener Nocardiaarten oder kontaminierter Staubpartikel. Sie kann als fulminante, diffus nekro-

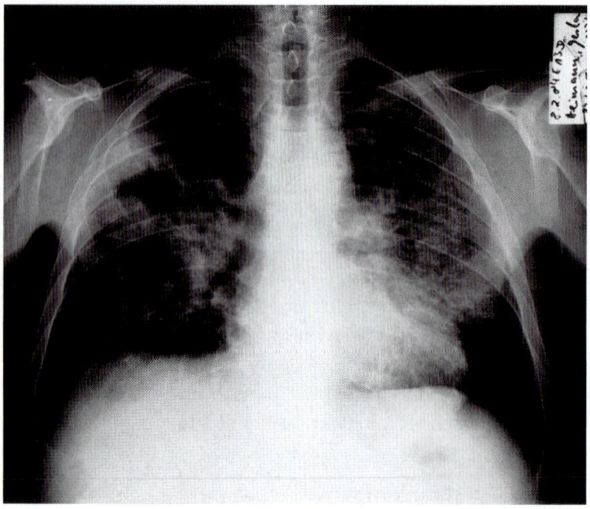

Abb. 29-69. Röntgenbild einer durch Nocardia farcinica hervorgerufenen, pulmonalen Nocardiose bei einem 49-jährigen Patienten mit chronischer lymphatischer Leukämie als Grundkrankheit. Neben pneumonischen Infiltraten in beiden Lungen ist eine große Kaverne im rechten Mittellappenbereich erkennbar. Der klinisch wie röntgenologisch gravierende Befund ging unter einer Behandlung mit Amoxicillin plus Clavulansäure und Amikacin vollständig zurück

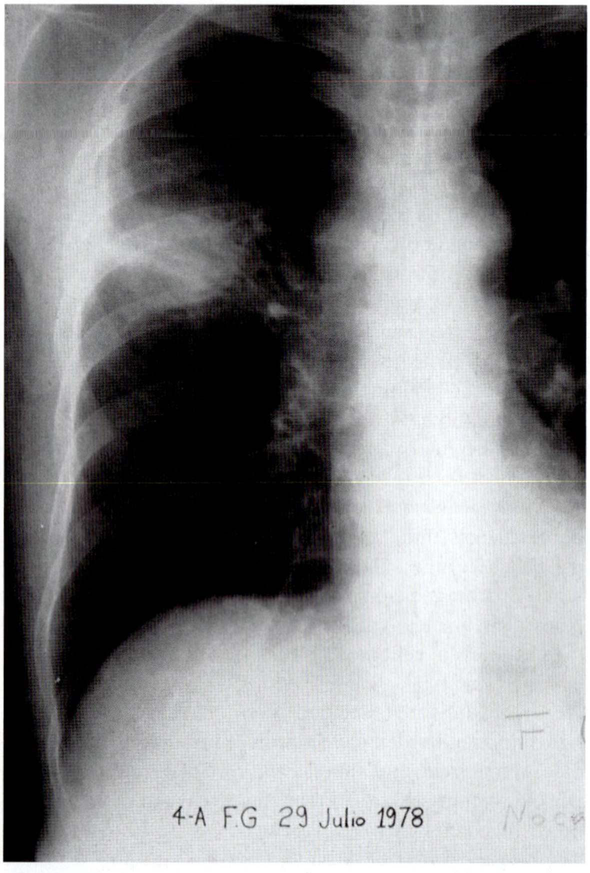

Abb. 29-70. Röntgenbild einer durch Nocardia asteroides hervorgerufenen Lungennocardiose bei einem 60-jährigen Patienten ohne erkennbare prädisponierende Grundkrankheit: schleichend entstandener Prozess im rechten Mittelfeld mit sichtbarer Lymphknotenbeteiligung

tisierende Pneumonie (Abb. 29-69) beginnen, die gelegentlich noch vor der diagnostischen Abklärung zum Tod führt.

Wesentlich häufiger jedoch entwickelt sie sich schleichend als symptomarmes Lungeninfiltrat (Abb. 29-70), das nicht selten zunächst als Tuberkulose oder Bronchialkarzinom verkannt wird und im weiteren Verlauf zu Abszess-, Empyem- oder Kavernenbildung neigt. Heilt es nicht spontan aus, was ausnahmsweise möglich zu sein scheint, oder wird unzureichend behandelt, breitet sich die Infektion per continuitatem oder hämatogen aus, und es resultiert die generalisierende oder systemische Nocardiose [1, 2, 6, 8].

Systemische Nocardiosen

Ausgangspunkte systemischer Nocardiosen können neben Lungenaffektionen auch andere Primärherde, z. B. postoperative Wundinfektionen, sein. Zuweilen lassen sich Eintrittspforte und Erstansiedlungsort der Erreger nicht auffinden. Prinzipiell kann im Rahmen der Generalisation jedes Organ mit multiplen Abszessen befallen werden.

Besonders häufig und typisch ist der Nocardiahirnabszess (in etwa 30% der Fälle). Die Endokarditis, insbesondere die Klappenprothesenendokarditis durch Nocardien, kann im Rahmen einer Generalisation von einem bekannten Primärherd aus oder als selbstständiges Krankheitsbild spontan oder nosokomial entstehen.

! Pulmonale und systemische Nocardiosen hatten bis vor kurzem, auch wegen ihres häufig opportunistischen Charakters, mit einer Letalität von 40–80% eine ausgesprochen ungünstige Prognose. Erst die Abkehr von der v. a. in den USA bis heute propagierten Sulfonamidtherapie hat die Heilungschancen deutlich verbessert [1, 2, 6, 8].

Superfiziale Nocardiosen

Superfiziale Nocardiosen gehen meist von erd- oder staubverschmutzten kleineren oder größeren Wunden aus oder von Stichverletzungen durch Dornen oder Stacheln, etwa bei der Garten- oder Feldarbeit. Klinisch imponieren sie entweder als subakute oder chronische uncharakteristische Entzündungsprozesse der Haut und des Unterhautbindegewebes mit und ohne Abszessbildung oder Beteiligung des regionären lymphatischen Systems.

Hoch charakteristisch ist dagegen das lymphokutane Syndrom, das überwiegend durch N. brasiliensis hervorgerufen wird und klinisch eine Pilzinfektion, die Sporotrichose, imitiert (sporotrichoide Nocardiose). N. abscessus wurde bisher v. a. aus Abszessen und Empyemen isoliert.

Die superfizialen Nocardiosen, soweit sie nicht generalisieren oder Folge einer Generalisation sind, sind wesentlich gutartiger als die beiden anderen genannten Nocardioseformen. Sie heilen häufiger schon nach chirurgischer Behandlung ohne spezifische Antibiotikatherapie aus [1, 2, 6, 8, 9].

Nosokomiale Wundinfektionen durch Nocardia

Besondere Aufmerksamkeit haben in den letzten Jahren postoperative Wundinfektionen erregt, die vornehmlich durch N. farcinica, seltener auch durch N. asteroides verursacht worden waren. Sie traten bevorzugt nach größeren herz- und gefäßchirurgischen Eingriffen, seltener nach Transplantationen auf und führten mit einer Inkubationszeit von 4–6 Wochen zunächst zu Narbenabszessen, die aber ohne spezifische Antibiotikatherapie zur lokalen und systemischen Ausbreitung neigten [6, 9].

Aktinomyzetome

Aktinomyzetome sind chronische, granulomatös-eitrige, tumoröse Infektionen der Haut und des subkutanen Bindegewebes, die dazu neigen, Periost und Knochen zu befallen. Klinisch sind sie nicht von den durch echte Pilze hervorgerufenen, analogen Erkrankungen (Myzetomen im engeren Sinne) zu unterscheiden (◘ Abb. 29-71).

Wie die superfizialen Nocardiosen gehen sie in der Regel auf Hautverletzungen durch Dornen, Stacheln oder Holzsplitter bei der Garten- oder Feldarbeit oder auf Hautabschürfungen beim Tragen erdverschmutzter Säcke mit Feldfrüchten zurück [2, 6].

Die Ätiologie dieser Erkrankungen ist erheblich komplexer als die der Nocardiosen: Neben N. brasiliensis als in Mittel- und Südamerika häufigstem Aktinomyzetomerreger werden N. transvalensis, Actinomadura madurae, Actinomadura pelletieri und Streptomyces somaliensis in Abhängigkeit von ihrem jeweiligen Verbreitungsgebiet in der freien Natur ebenfalls nicht selten beobachtet. Gelegentlich wurden auch Aktinomyzetome durch Nocardia otitidiscaviarum, N. asteroides, andere Nocardiaarten sowie weitere Streptomyzeten (»Streptomyces paraguayensis«) beschrieben.

Klinisch beginnen sie am Ort der traumatischen Erregerinokulation als schmerzloses Knötchen, das nur langsam größer wird und schließlich eitrig einschmilzt. Wie die Aktinomykosen breiten sich die Aktinomyzetome per continuitatem aus und führen schließlich zu multiplen Abszessen, tumorartiger Schwellung der betroffenen Körperregion und schweren destruktiven und proliferativen Knochenveränderungen. Aufgrund ihres Entstehungsmodus sind bevorzugt die unteren Extremitäten (»Madurafuß«) befallen. Rücken und obere Extremitäten können ebenfalls betroffen sein. Die Inkubationszeit scheint äußerst variabel zu sein und soll zwischen 1 Woche und mehreren Monaten liegen.

Im Gegensatz zu den Nocardiosen enthält der Abszess- und Fisteleiter der Aktinomyzetome häufig drusenartige Körnchen, die aber anders als die Actinomycesdrusen nur aus einem Konglomerat der myzelialen Mikrokolonien des jeweiligen Erregers ohne jede Begleitflora bestehen. Größe (Durchmesser größer oder kleiner als 1 mm), Farbe (weiß, gelblich, rötlich, rot, braun oder schwarz) sowie Konsistenz und Form (weich oder hart, gelappt oder nichtgelappt) dieser Körnchen erlauben nicht nur die Verdachtsdiagnose »Aktinomyzetom«, sondern können sogar einen relativ zuverlässigen Hinweis auf die ursächliche Erregerart geben [2, 6].

Die Prognose der Erkrankung hängt quoad vitam von ihrer Lokalisation ab: Prozesse des Körperstamms haben etwa dieselbe Letalität wie die systemischen Nocardiosen. Bei Befall der Extremitäten kann die Amputation das Leben der Betroffenen retten, wenn konservative Therapieversuche scheitern.

Andere nosokomiale oder opportunistische Infektionen durch obligat aerobe Aktinomyzeten

Neben den postoperativen Nocardiawundinfektionen wurden Nocardien und andere aerobe Aktinomyzeten sporadisch als Erreger nosokomialer oder opportunistischer Katheterinfektionen, Septikämien, Peritonitiden (nach Peritonealdialyse), unspezifischer Lungeninfektionen, Wundinfektionen oder infizierter Herzschrittmachertaschen nachgewiesen (◘ Tabelle 29-69). Die Quelle dieser Infektionen blieb bisher fast immer ungeklärt. Häufiger werden außerdem Augeninfektionen (intraokulare Infektionen, Infektionen von Horn- und Bindehaut oder Lidern) beobachtet [2].

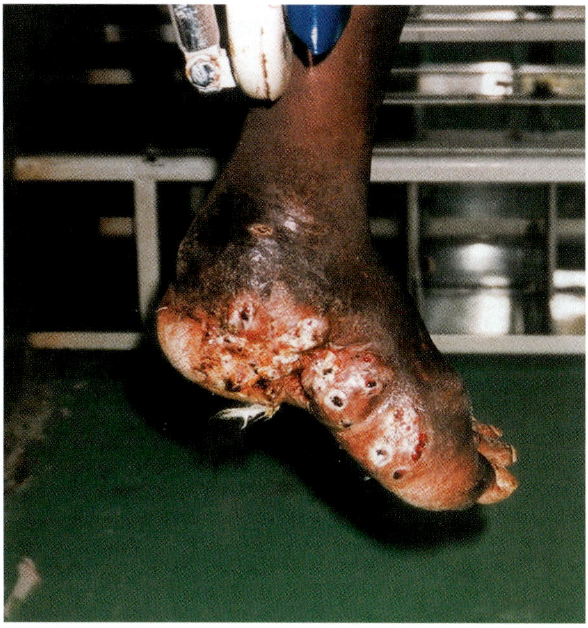

◘ **Abb. 29-71.** Madurafuß – fortgeschrittenes (Aktino)myzetom bei einem afrikanischen Landarbeiter: chronischer Prozess mit destruktiver und proliferativer Knochenbeteiligung, multiplen Fisteln und nicht heilenden Gewebedefekten. Gelegentlich lassen sich aus solchen Herden Aktinomyzeten und Pilze gleichzeitig nachweisen, was therapeutisch zu berücksichtigen ist

Dermatophilose

Die Dermatophilose ist eine exsudativ-pustulöse Zoonose, die weltweit bei Rindern, Schafen, Pferden und anderen Haus- und Wildtieren auftritt. Beim Menschen zeigt sie sich als pustulöse, furunkulöse oder ekzematöse Dermatitis, die meist an Händen oder Unterarmen lokalisiert ist und auch ohne Behandlung in 2–3 Wochen spontan abheilt [6].

Exogen allergische Alveolitis

Neben den vorstehend besprochenen Infektionskrankheiten können aerobe Aktinomyzeten auch nichtinvasive, allergische Lungenaffektionen auslösen. Sie entwickeln sich unter dem klinischen Bild einer interstitiellen Pneumonie im Anschluss an die Inhalation großer Mengen in die Atemluft gelangter Konidien einiger aerober Aktinomyzetenarten.

Meist werden die zur Krankheitsentstehung benötigten Luftkonzentrationen nur im Zusammenhang mit bestimmten beruflichen Tätigkeiten erreicht, sodass die exogen allergische Alveolitis vorwiegend als Berufskrankheit einzustufen ist. In Abhängigkeit von den jeweiligen auslösenden beruflichen Aktivitäten wird sie auch als Farmerlunge, Bagassose, Pilzarbeiterlunge oder Byssinose bezeichnet. Heute spielt sie außerdem bei Arbeiten in Kompostierungsanlagen für organische Abfälle eine gewisse Rolle [6].

Die in Tabelle 29-69 genannten Aktinomyzetenarten, die besonders häufig als Ursache allergischer interstitieller Pneumonien nachgewiesen wurden, können sich massiv in landwirtschaftlichen Produkten oder Abfällen wie Heu, Getreide, Baumwolle, Zuckerrohrbagasse und Pilzkompost sowie gelegentlich auch in kompostiertem Hausmüll vermehren. Wenn die entsprechenden Materialien umgelagert, aufgewirbelt oder aufgeschüttelt werden, können hohe Konidienkonzentrationen in die Luft gelangen, insbesondere wenn die entsprechenden Arbeiten in geschlossenen, nicht technisch belüfteten Räumen ausgeführt werden.

Die ausgelöste allergische Reaktion ist vom verzögerten Typ und entwickelt sich wegen der Größe der eingeatmeten Partikel (<1 µm im Durchmesser) bevorzugt im Bereich der Alveolen. Im akuten Stadium führt sie zu Dyspnoe, Fieber, Gasaustauschstörungen, diskreten röntgenologischen Lungenveränderungen und Abgeschlagenheit. Bei wiederholter Exposition kann es zu Gewichtsverlust und dauerhaften Lungenveränderungen im Sinne einer Lungenfibrose kommen. Ein einmaliger Erkrankungsschub heilt demgegenüber ohne weitere Exposition folgenlos ab.

29.10.3.4 Diagnostik

! Wegen des Fehlens ausreichend charakteristischer klinischer und röntgenologischer Symptome lassen sich die Nocardiosen ebenso wie die anderen nosokomialen und opportunistischen unspezifischen Erkrankungen durch obligat aerobe Aktinomyzeten zuverlässig nur mit bakteriologischen Methoden diagnostizieren.

Eine Ausnahme stellt lediglich das lymphokutane Syndrom durch N. brasiliensis dar, das man klinisch vermuten kann, das aber von der Sporotrichose abgegrenzt werden muss.

Je nach Lokalisation der Infektionen eignen sich Sputum, Bronchialspülflüssigkeit, Exsudate, Eiter, Augenabstrichmaterial, Liquor, Urin sowie bioptisch oder autoptisch gewonnenes Gewebe zum Erregernachweis. Mikroskopische Untersuchungsverfahren können allenfalls einen Hinweis auf eine Aktinomyzeteninfektion, aber nicht auf die therapeutisch unerlässliche Identität auf Speziesebene geben. Außerdem sind sogar Verwechslungen der partiell säurefesten Nocardien mit den nahe verwandten Mykobakterien möglich [6, 8, 9].

Wegen ihrer geringen Ansprüche an die Kulturbedingungen ist die diagnostische Anzüchtung der meisten aeroben Aktinomyzeten nicht schwierig. Aufgrund ihrer relativ langen Generationszeit benötigen sie aber ausreichend bemessene Bebrütungszeiten (wenigstens 7 Tage). Außerdem kann sie von schneller wachsenden Vertretern der physiologischen Schleimhautflora oder Kontaminanten überwuchert werden und sich dadurch dem Nachweis entziehen, wenn keine Selektivmedien eingesetzt werden. Die exakte Artdiagnose ist nicht nur zur Abgrenzung ätiologisch belangloser Aktinomyzeten als »Anflugkeimen« aus der Umwelt, sondern auch zur optimalen Therapieplanung unerlässlich. Auch molekularbiologische Verfahren haben für die Spezieserkennung, nicht aber für den unmittelbaren Erregernachweis aus klinischem Material eine gewisse Bedeutung erlangt.

Aktinomyzetome in fortgeschrittenem Stadium sind differenzialdiagnostisch eigentlich nur von den klinisch nahezu identischen Eumyzetomen abzugrenzen. Als Untersuchungsmaterialien eignen sich Eiter, Fistelsekret oder Biopsiematerial. Vor allem aber ist in Eiter und Sekreten nach drusenartigen Körnchen zu fahnden, die allein schon durch ihre Beschaffenheit wichtige diagnostische Hinweise geben. Darüber hinaus sind Aktinomyzetomdrusen bestes Untersuchungsmaterial für den kulturellen Erregernachweis, der wie bei den Nocardiosen geführt wird. [1, 2, 6, 8].

Die charakteristische und einmalige Morphologie von Dermatophilus congolensis erlaubt eine zuverlässige Diagnose der Dermatophilose allein durch mikroskopische Untersuchung geeigneter Proben. Als solche gelten Pusteln (in toto exzidiert), Exsudat, Krusten oder Hautgeschabsel. Der Transport der Materialien zur Untersuchungsstelle soll trocken und ohne Kühlung erfolgen. Bei geringer Erregerdichte kann eine Anreicherung über den Tierversuch oder unter Ausnutzung der chemotaktischen Anziehung der Zoosporen durch Kohlendioxid nützlich sein. Die Identifizierung von D. congolensis im Versuchstier oder in der Kultur erfolgt wieder anhand der typischen Morphologie [6].

Da es sich bei der exogen allergischen Alveolitis nicht um eine Infektionskrankheit, sondern um ein allergisches Geschehen handelt, spielt der Erregernachweis am Patienten bei dieser Krankheit keine Rolle. Diagnostisch verwertbar sind vielmehr zirkulierende Antikörper, die mit Hilfe verschiedener Präzipitationstechniken (z. B. Immunelektrophorese) oder anderer serologischer Verfahren nachgewiesen werden können. Es fehlen allerdings immer noch gut definierte Antigene aller als Ursache der Alveolitiden in Betracht kommenden Aktinomyzetenarten, sodass eine umfassende Diagnostik nur in Speziallaboratorien möglich ist [6].

29.10.3.5 Therapie und Prophylaxe

In Ermangelung wirksamerer Pharmaka galten lange Zeit Sulfonamide oder Cotrimoxazol als Mittel der Wahl zur Behandlung der Nocardiosen. Wenigstens für die in Deutschland vorherrschenden Nocardiaarten mit N. farcinica als besonders häufigem Erreger ist diese Empfehlung, die primär aus Amerika stammt, aber längst überholt.

Denn detaillierte In-vitro- (Abtötungskinetik) und In-vivo- (Nocardiose-Mausmodell-)Untersuchungen haben ebenso wie vielfache klinische Beobachtungen gezeigt, dass Infektionen durch N. farcinica, N. asteroides, N. nova und N. abscessus zuverlässig auf die hoch dosierte Kombination von Imipenem und Amikacin (4 g Imipenem/Tag plus Amikacindosierung nach Serumspiegelbestimmung) für 2–4 (bis 6) Wochen ansprechen. Sulfonamide oder Cotrimoxazol dagegen führen bei den in Deutschland auftretenden Nocardiosen nahezu niemals, auch nicht bei Langzeitbehandlung, zur Ausheilung.

Austausch von Imipenem gegen Meropenem ist nicht zu empfehlen, da letzteres Antibiotikum wenigstens in vitro erheblich schlechter gegen Nocardien wirkt. Bei Unverträglichkeit oder unzureichender Wirkung von Imipenem im Einzelfall können als Kombinationspartner für Amikacin, das ohnehin die Grundlage der Chemotherapie darstellt, je nach Ergebnis der individuellen Empfindlichkeitsprüfung Amoxicillin plus Clavulansäure oder Minocyclin, gegen N. nova vielleicht auch ein Cephalosporin der 3. Generation eingesetzt werden [2, 5, 6, 8].

Durch N. brasiliensis oder N. otitidiscaviarum verursachte Nocardiosen sowie die Aktinomyzetome sprechen ebenfalls auf Amikacin und auch auf weitere Aminoglykoside an. Als mögliche Kombinationspartner kommen bei diesen Erkrankungen aber eher Cotrimoxazol oder Minocyclin, bei Aktinomyzetomen möglicherweise auch noch Sulfone, in Frage. Im fortgeschrittenen Stadium benötigen die letztgenannten Erkrankungen in der Regel zusätzlich zur antibakteriellen Chemotherapie eine möglichst radikale chirurgische Sanierung der befallenen Körperregionen [6].

Wie Einzelbeobachtungen gezeigt haben, vermag die Kombination aus Imipenem und Amikacin auch Rhodococcus-, Gordonia- und Tsukamurellainfektionen auszuheilen. Insgesamt sind diese Erreger sowohl hinsichtlich ihres Resistenzverhaltens als auch ihrer In-vitro-Testbarkeit günstiger zu beurteilen als die Nocardien [6].

Die menschliche Dermatophilose bedarf wegen ihres selbstlimitierenden Charakters keiner spezifischen Therapie. Die Behandlung der exogen allergischen Alveolitis erfolgt antiallergisch-symptomatisch, etwa mit Kortikosteroiden. Wichtiger noch als eine Therapie ist bei dieser Erkrankung die möglichst rasche Identifizierung des auslösenden Allergens, um eine weitere Exposition vermeiden zu können.

Da es sich bei den exogen allergischen Alveolitiden fast ausschließlich um Berufskrankheiten handelt, erfordert eine solche Expositionsprophylaxe häufig einen Berufs- oder zumindest einen Arbeitsplatzwechsel. Sind die Natur des Allergens oder seine Quelle nicht zu ermitteln, ist eine antiallergische Dauermedikation zu erwägen, um die fortschreitende Funktionsverschlechterung der Lunge zu verhindern oder wenigstens zu verzögern [6].

Da das erkrankte Tier das einzige bekannte Reservoir für Dermatophilus congolensis ist, sind die Vermeidung von Tierkontakten oder der hygienisch bewusste Umgang (Schutzhandschuhe) mit erkrankten Tieren prophylaktisch wirksam. Die aus der Umwelt erworbenen, sporadisch auftretenden Nocardiosen sind einer spezifischen Prophylaxe in der Regel nicht zugänglich. Eine Ausnahme stellen höchstens die nosokomialen Nocardia- und anderen Aktinomyzeteninfektionen dar, die sich prinzipiell durch lückenlose krankenhaushygienische Maßnahmen verhüten lassen. Dabei ist zu berücksichtigen, dass die meisten pathogenen Nocardien ausgesprochen resistent sind gegen Austrocknung und gegen verschiedenste Chemikalien. Wird im Krankenhaus nicht auf konsequente Flächendesinfektion geachtet, reichern sich die Erreger auf Fußböden und anderen Oberflächen an [6]. Alkohole und Tenside sind völlig unwirksam.

Die wichtigste Prophylaxe gegen Aktinomyzetome besteht im Tragen festen Schuhwerks, strapazierfähiger Oberbekleidung und evtl. von Handschuhen, um die Haut vor allfälligen Verletzungen zu schützen und den Kontakt mit Erde oder erregerhaltigem Staub zu minimieren.

Fazit für die Praxis zu Kap. 29.10

- Die Prognose der menschlichen Erkrankungen, die durch fakultativ anaerobe und obligat aerobe Aktinomyzeten hervorgerufen werden können, hat sich in den vergangenen 3. Jahrzehnten entscheidend verbessert. Dies gilt nicht nur für die Aktinomykosen und andere durch fermentative Aktinomyzeten verursachte Infektionszustände, deren Letalität inzwischen von deutlich mehr als 10% gegen 0% geht, wenn die Krankheiten rechtzeitig diagnostiziert und adäquat therapiert werden.
  Es gilt auch für die pulmonalen und systemischen Nocardiosen sowie für die Aktinomyzetome, deren Letalität bis vor kurzem noch zwischen 20 und 50%, bei manchen Manifestationsformen sogar bei bis zu 80% lag. Heute können diese Erkrankungen in vielen Fällen nahezu problemlos ausgeheilt werden.
- Damit diese Fortschritte den betroffenen Patienten uneingeschränkt zugute kommen können, müssen alle erdenklichen Anstrengungen unternommen werden, die verschiedenen Aktinomyzetenerkrankungen so rasch, genau und zuverlässig wie möglich zu diagnostizieren und so optimal wie möglich zu behandeln.
  Dazu ist einerseits die grundsätzliche Einbeziehung dieser Krankheiten in die differenzialdiagnostischen Überlegungen bei entzündlichen und tumorösen Prozessen nötig.
  Andererseits ist die Zusammenarbeit mit mikrobiologisch-diagnostischen Laboratorien erforderlich, die nicht nur über die nötige Erfahrung im Umgang mit Aktinomyzeten verfügen, sondern die auch bereit sind, zeitlich, personell und materiell aufwändigere Untersuchungsverfahren routinemäßig einzusetzen.
- Nur die genaue Befolgung der oben beschriebenen modernen Therapieempfehlungen ermöglicht optimale Heilungschancen. Unerkannt oder falsch behandelt bleiben Aktinomykosen, Nocardiosen und Aktinomyzetome Erkrankungen, die das Leben der betroffenen Patienten gefährden oder ihre Gesundheit auf Dauer beeinträchtigen können.

Literatur zu Kap. 29.10

1. Beaman BL, Boiron P, Beaman L et al. (1992) Nocardia and nocardiosis. J Med Vet Mycol 30 (Suppl 1): 317–331
2. McNeil MM, Brown JM (1994) The medically important aerobic actinomycetes: Epidemiology and microbiology. Clin Microbiol Rev 7: 357–417
3. McNeil MM, Schaal KP (1998) Actinomycoses. In: Yu VL, Merigan TC Jr, Barriere SL (eds) Antimicrobial therapy and vaccines. Williams & Wilkins, Baltimore, pp 14–22
4. Schaal KP (1992) The genera actinomyces, arcanobacterium, and rothia. In: Balows A, Trüper HG, Dworkin M, Harder W, Schleifer KH (eds) The prokaryotes. A handbook on the biology of bacteria: Ecophysiology, isolation, identification, applications, 2nd edn, vol 1. Springer, New York Berlin Heidelberg, pp 850–905
5. Schaal KP (1996) Actinomycoses. In: Weatherall DJ, Ledingham JGG, Warrell DA (eds) Oxford textbook of medicine, 3rd edn, vol 1. Oxford University Press, Oxford New York, pp 680–686

6. Schaal KP (1998) Actinomycoses, actinobacillosis and related diseases. In. Collier L, Balows A, Sussman M (eds) Topley & Wilson's microbiology and microbial infections, 9th edn, vol 3: Bacterial infections. Arnold, London, pp 777–798
7. Schaal KP (2000) Aktinomykosen. In: Scholz H, Belohradsky BH, Heininger U, Kreth W, Roos R (Hrsg) DGPI-Handbuch – Infektionen bei Kindern und Jugendlichen, 3. Aufl. Futuramed, München, S 161–164
8. Schaal KP (2000) Nocardiosen. In: Scholz H, Belohradsky BH, Heininger U, Kreth W, Roos R (Hrsg) DGPI-Handbuch – Infektionen bei Kindern und Jugendlichen, 3. Aufl. Futuramed, München, S 461–464
9. Schaal KP, Lee HJ (1992) Actinomycete infections in humans – a review. Gene 115: 201–211

Mykosen

M. Ruhnke

30.1 Infektionen durch Sprosspilze

30.1.1 Candidose und Erkrankungen durch Candida-Arten

30.1.1.1 Erreger

Die Candidose wird durch Erreger der Gattung der Sprosspilze, den Candida-Arten ausgelöst. Die 4 wichtigsten humanpathogenen Candida-Arten sind (Bodey 1993):
- C. albicans,
- C. tropicalis,
- C. glabrata (identisch mit Torulopsis glabrata),
- C. krusei.

Seltener können andere Candida-Arten Erkrankungen besonders bei immunsupprimierten Patienten auslösen wie C. pseudotropicalis, C. parapsilosis, C. lusitaniae, C. guilliermondi, C. rugosa oder C. dubliniensis (neue Spezies, die bisher mit konventionellen Methoden nicht diagnostiziert wurde).

30.1.1.2 Krankheitsbilder

Bei den Erkrankungen durch Candida spp. (»Candidose« oder angloamerikanisch als »candidiasis« bezeichnet) unterscheidet man zunächst mukokutane und systemische Candidosen (Unterteilung mod. nach Bodey et al. 1993; Odds et al. 1992).

Mukokutane Candidosen

- Akute oropharyngeale Candidose (»Mundsoor«)
  - Erythematöse Candidose
  - Hyperplastische Candidose
  - Pseudomembranöse Candidose
  - Interlabialcandidose (= Angulus infectiosus oder Perleche)
- Chronische mukokutane Candidose bei angeborenem Immundefekt
- Ösophageale Candidose (»Soorösophagitis«; s. unten)
- Genitalcandidose
  - Vulvovaginale Candidose = »Scheidensoor« bei der Frau – oder
  - Candidose des Penis = Candidabalanitis beim Mann)
- Gastrointestinale Candidose
- Haut- und Nagelinfektionen (u. a. intertriginöse Candidose, Onychomykose, Paronychie, Follikulitis)
- Windeldermatitis bei Säuglingen
- Keratokonjunktivitis

Systemische Candidosen

- Fungämie bzw. Candidämie
- Chronisch invasive Candidose (z. B. hepatolienale Infektion)
- Akute disseminierte Candidose (z. B. Sepsis, Endokarditis, Peritonitis, Endophthalmitis, Meningitis, Osteomyelitis, Arthritis, Phlebitis u. a.)
- Soorösophagitis
- Harnwegsinfektion (Nierenabszess, »fungus ball« im Urether) und Candidurie (Einordnung der Bedeutung schwierig, wenn asymptomatisch)

Diese Definitionen sind bislang nicht einheitlich, die Unterteilung erfolgte modifiziert nach Bodey et al. (1993) und Odds et al (1992).

Synonyme für mukokutane Candidosen sind oberflächliche (engl. »superficial«) Candidainfektion oder Candidose der Haut und Schleimhäute. Synonyme für systemische Candidosen sind: Candidaendomykose, disseminierte Candidose (engl. »deep candidiasis«, »hematogenously disseminated candidiasis«).

30.1.1.3 Ätiopathogenese

Eine Kolonisierung bzw. Infektion mit Candida-Arten findet bereits im Neugeborenen-/Kleinkindalter statt. Diese Erreger gehören zur »normalen« Flora der Mundhöhle, des Gastrointestinaltrakts, besonders des Dickdarms, der Vagina und der Haut. Bei einer Infektion handelt es sich um eine primär endogene Infektion durch die kolonisierenden Hefepilze und nur seltener durch eine exogene Infektion (hierbei in erster Linie parenterale Infektion im Sinne einer Katheterinfektion oder i.v.-Drogenkonsum etc.). Eine Mensch-zu-Mensch- Übertragung ist möglich und potenzielle Ursache von nosokomialen Infektionen. Diverse Virulenzfaktoren sind bisher identifiziert worden. Wesentliche Voraussetzung zur Auslösung einer Infektion bzw. Verhinderung ist eine intakte Haut-/Schleimhautbarriere.

Erregerbezogene Faktoren (= Virulenzfaktoren; nach Cutler 1991)

- Hyphenbildung
- Phänotypwechsel (»weiße Form zur opaque Form«)
- Thigmotropismus (sog. »contact sensing«, womit Hyphen den Weg durch Poren in das Gewebe finden)
- Proteinasen, Phospholipasen
- Adhäsine (Mannoproteine)
- Rezeptoren (z. B. Komplementrezeptor iC3b)
- Hydrophobe Oberflächen
- Molekulares Mimikry

Patientenbezogene Faktoren

- Mukokutane Infektionen
  - Schleimhautepithel allgemein
  - Speichelflussrate
  - lokale IgA-Produktion im Speichel (sIgA; IgA_1, IgA_2)
  - lokale Interaktion mit Bakterien
  - Sekretion von Lysozymen im Speichel
  - fungistatische Wirkung von Lactoferrin und Lactoperoxidase
  - Verhinderung der Adhärenz durch Speichelglykoproteine
- Systemische Infektionen
  - Dauer eines stationären Krankenhausaufenthaltes
  - Anlage von Venenkathetern (ZVK, Dialysekatheter)
  - Durchführung einer parenteralen Ernährung (hochprozentige Glukoselösungen, Fettlösungen)
  - Behandlung mit Breitbandantibiotika
  - abdominalchirurgische Operationen
  - Frühgeborene und Säuglinge
  - Umfang einer Kolonisierung mit Candida Spezies
  - Tumorerkrankung
  - Ausmaß und Dauer einer Neutropenie (z. B. zytostatikaassoziiert)
  - Intensität und Dauer einer immunsuppressiven Therapie
  - durchgemachte systemische Mykose
  - Einschränkung der T-zellkontrollierten Immunantwort wie bei HIV-Infektion
  - Zerstörung der Haut- Schleimhautbarriere (z. B. Mukositis)

30.1.1.4 Epidemiologie

Mukokutane Candidose

Siehe ◘ Tabelle 30-1 sowie Powderly (1994).

Das Auftreten einer mukokutanen Candidainfektion bei Patienten mit HIV-Infektion ist eng korreliert mit der Zahl der CD4-positiven Lymphozyten. Bei Frauen ist die »Hierarchie« wie folgt (Imam et al. 1990): vaginale Candidose bei CD4+-Zahl von 506±151/µl, orale Candidose bei CD4+-Zahl von 230±87/µl, ösophageale Candidose bei CD4+-Zahl von 30±24/µl.

◘ **Tabelle 30-1.** Häufigkeit von HIV/Aids und Soorösophagitis

	Häufigkeit [%]
Asymptomatische HIV-Infektion	0–62
Symptomatische HIV-Infektion	42–78
Aids	54–93
Soorösophagitis	10–20

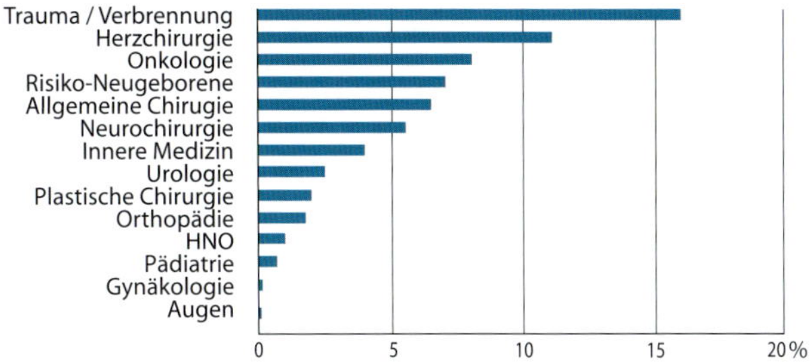

◘ **Abb. 30-1.** Inzidenz von nosokomialen Candida-Infektionen in den USA. (Mod. nach Fridkin u. Jarvis 1996)

Systemische Candidose

Die Inzidenz von nosokomialen Candidainfektionen in den USA ist in ◘ Abb. 30-1 verdeutlicht. ◘ Tabelle 30-2 zeigt die Häufigkeit nosokomialer Pilzinfektionen bei Risikokollektiven (Ruhnke u. Beyer 1997); die ◘ Tabelle 30-3 bei immunsupprimierten Patienten (Meunier 1989)

30.1.1.5 Symptomatik

Schleimhautinfektionen

Orale Candidose

Bei der pseudomembranösen Form bestehen oberflächliche, abstreifbare weißliche Beläge (◘ Abb. 30-2) auf der Wangenschleimhaut, dem Gaumen oder der Zunge mit Nachweis von C. albicans. Typische Beschwerden sind Geschmacksstörungen, Brennen, Durstgefühl, pelziges Gefühl im Mund. Die Symptome bei der erythematösen bzw. atrophischen Form sind weniger ausgeprägt, insbesondere liegen keine weißlichen Beläge vor. Bei chronisch-rezidivierendem Verlauf, z. B. bei HIV-positiven Patienten, sind die Symptome häufig nur gering ausge-

◘ **Tabelle 30-2.** Häufigkeit nosokomialer Pilzinfektionen bei Risikokollektiven

Risikofaktor	Candida albicans	Nicht-albicans-Candida[a]	Aspergillus[b]	Andere Pilzspezies
Neutropenie	++	+	+	Fusarium, Mucor
Immunsuppression	++	+	+	
Allogene KMT	+++	+	++	Fusarium, Mucor
Organtransplantation[c]	++	+	±	
HIV-Infektion	+++	++	±	Histoplasma, Coccidioides

±: selten; +: gelegentlich; ++: = häufig; +++: sehr häufig.

[a] Unter einer Prophylaxe oder Therapie mit Fluconazol werden Nicht-albicans-Candida-spp. häufiger beobachtet.

[b] Während Bautätigkeit kann es zu epidemieartiger Häufung von Infektionen mit Aspergillus Spezies kommen.

[c] Die Häufigkeit variiert je nach transplantiertem Organ.

Tabelle 30-3. Häufigkeit von Candidainfektionen bei immunsupprimierten Patienten

Tumorpatienten	
– Fungämie bei Leukämie, NHL	2%
– Fungämie bei soliden Tumoren	1%
Disseminierte Infektion	
– Leukämie	10–30%
– Hochmalignes Lymphom (NHL)	ca. 10%
– Solide Tumoren	ca. 5%
Frühgeborene Kinder	3%

prägt, sodass erst die genaue Inspektion der Mundhöhle zur Diagnose führt. Bei HIV-positiven Patienten ist ein Verlauf im Sinne einer chronisch-rezidivierenden Candidose häufig. Im Unterschied hierzu stellt die chronisch mukokutane Candidose eine Sonderform dar, die ausschließlich bei Patienten mit primärem Immundefekt beschrieben wurde und fast immer zusammen mit Finger- und Fußnagel- sowie Hautveränderungen auftritt.

Differenzialdiagnose

- Differenzialdiagnose Haarleukoplakie = EBV-assoziierte Infektion mit nicht abstreifbaren Belägen

Ösophageale Candidose

Typische Symptome sind Dysphagie, retrosternale Beschwerden bzw. Brennen beim Trinken von Fruchtsäften bzw. alkoholischen oder kohlensäurehaltigen Getränken. Seltener Ursache von unklarem Fieber (v. a. bei Aids). Symptome können aber bei HIV-positiven und Tumorpatienten gering ausgeprägt sein. Hier eher Inappetenz oder mäßige Schluckbeschwerden. Endoskopisch lässt sich die klinische Verdachtsdiagnose bereits makroskopisch sichern durch das Erkennen von weißlichen abstreifbaren Belägen sowie Nachweis von Sprosspilzmyzelien in der Biopsie (Abb. 30-3).

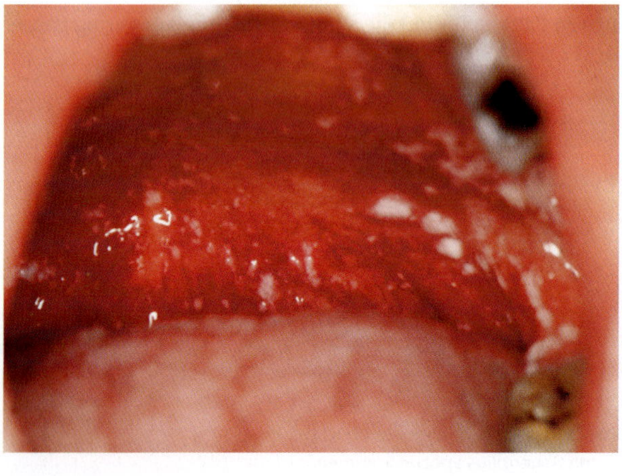

Abb. 30-2. Orale Candidose bei einem Patienten mit Aids

Differenzialdiagnose

- Differenzialdiagnose zu:
  - Refluxösophagitis
  - kardialen Beschwerden

Genitale Candidose

Bei der vulvovaginalen Candidose besteht meist lokaler hartnäckiger Pruritus, weißlicher Ausfluss, evtl. Beschwerden bei der Miktion oder beim Geschlechtsverkehr, selten lokale Schmerzen. Eine Partnerübertragung ist durch Geschlechtsverkehr möglich.

Die Erreger sind im Unterschied zur oralen Candidose C. albicans oder C. glabrata.

Differenzialdiagnose

- Differenzialdiagnose zu anderen Geschlechtskrankheiten wie:
  - Gonorrhö
  - Trichomonaden

Bei der *Candida-Balanitis* (Differenzialdiagnose Herpes genitalis) sind weißliche Beläge verbunden mit Pruritus, Brennen oder lokalen Schmerzen leicht zu erkennen.

Intestinale Candidose

Bei der intestinalen Candidose oder besser dem Candidahypersensitivitätssyndrom handelt es sich um ein unscharf umschriebenes Syndrom bestehend aus diversen (unspezifischen) Symptomen wie Völlegefühl, Flatulenz, Durchfall, diffusen abdominelle Beschwerden, analem Pruritus (diese »Krankheit« ist eine Ausschlussdiagnose, und es gibt keine Hinweise, dass

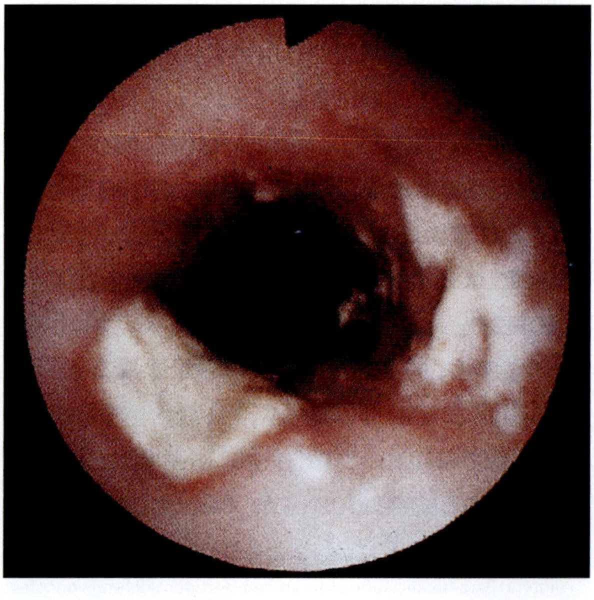

Abb. 30-3. Endoskopisches Bild einer Soorösophagitis Grad II

eine antimykotische Behandlung die Beschwerden günstig beeinflussen würde!).

Bei ca. 50% der gesunden Bevölkerung lassen sich Candida-Arten im Stuhl nachweisen, ohne dass eine Krankheitssymptomatik vorliegt. Auch die Existenz einer Candidaenterokolitis wird im Gegensatz zur Soorösophagitis bezweifelt, da es nicht zu makroskopisch erkennbaren Läsionen kommt. Eine Candida-assoziierte Diarrhö ist als eine protahierte Durchfallserkrankung (über Wochen) mit bis zu 10 Stuhlentleerungen täglich verbunden mit abdominellen Krämpfen und Nachweis von $>10^6$ KBE Candida/g Stuhl (Levine et al. 1995).

Systemische Infektionen

In der Regel bestehen unklare subfebrile bis febrile (z. T. sepsisähnliches Krankheitsbild) ohne zunächst weitere spezifische Symptomatik. Typischerweise lassen sich keine bakteriellen Erreger nachweisen, und eine ungezielte Antibiotikatherapie ist nicht erfolgreich. Bei einer *Fungämie* besteht eine klinische Symptomatik wie bei Bakteriämie. Bei Endokarditis, Endophthalmitis, Osteomyelitis, Pneumonie, Meningitis, Wundinfektion zeigt sich die entsprechende Organsymptomatik. Verläufe können sich bei granulozytopenischen und nicht granulozytopenischen Patienten sehr unterscheiden (akute vs. chronische Infektion).

Besonderheit bei granulozytopenischen Patienten

Eine Hautbeteiligung bei Fungämie mit z. T. knotigen lividen Läsionen ist möglich. Eine Candida-Endophthalmitis (Symptom: rasche Visusverschlechterung) tritt erst mit deutlicher Verzögerung von bis zu 8 Wochen nach einer Fungämie und nach Normalisierung der Leukozytenzahl auf. Ferner ist ein antibiotikarefraktäres Fieber oder rekurrentes Fieber nach zunächst erfolgreicher Behandlung durch Antibiotika stark verdächtig auf eine systemische Candidose (Differenzialdiagnose andere systemische Pilzinfektion, z. B. Aspergillose, s. Abschn. 30.2.1).

! Bei unklarem Fieber ohne eindeutigen Erregernachweis und Versagen einer Breitbandantibiotikatherapie an eine Pilzinfektion denken!

Hepatolienale Candidose

Hepatolienale Candidosen treten vorwiegend bei hämatologisch-onkologischen Patienten auf, und zwar in der Regel erst 1–3 Wochen *nach* Erholung aus der Granulozytopenie.

Mögliche Symptome sind:
- unklare Oberbauchbeschwerden,
- Hepatosplenomegalie,
- anhaltend subfebrile bis febrile Temperaturen,
- Erhöhung der alkalischen Serumphosphatase.

Andere Lokalisationen

Harnwegsinfektion

Eine Candidurie kann sowohl Zeichen einer durchgemachten Fungämie mit Ausscheidung von Erregern im Urin sein als auch Zeichen einer lokalen Infektion. Kofaktoren für die lokale Infektionen sind langdauernde Antibiotikaeinnahme und Blasenkatheter (DK) bzw. häufige Blasenkatheterisierung, anatomische Missbildungen oder Diabetes mellitus. Eine aufsteigende Infektion mit Nierenbeteiligung im Sinne einer Pyelonephritis ist sehr selten, dagegen kann eine Nierenbeteiligung (Mikroabszesse, dann Ultraschall!) Folge einer Fungämie sein. Eine asymptomatische Candidurie (Richtwerte zur Definition einer signifikanten Keimzahl im Urin liegen nicht vor) sistiert häufig spontan nach Entfernen des DK. Eine Candidazystitis (meist $>10^4$ KBE/ml Urin) kann zystoskopisch diagnostiziert werden.

Candidameningitis

Die Candidameningitis ist eine Erkrankung bei untergewichtigen frühgeborenen Kindern mit Candidämie, seltener bei Patienten mit hämatologisch-onkologischen Erkrankungen oder nach neurochirurgischen Operationen (z. B. Shuntoperationen). Die Diagnose bei Säuglingen wird meist nur im Rahmen einer Meningitisdiagnostik (Lumbalpunktion) gestellt.

Endophthalmitis

Diese Erkrankung kann bei 10(–30?)% der Patienten mit unbehandelter Candidämie (mit C. albicans) auftreten. In der Regel kommt es erst ca. 2 Wochen nach Fungämie (bei granulozytopenischen Patienten bis zu 4 Wochen nach Leukozytenregeneration) zur Augeninfektion. In 50% einseitige Infektion. Pathologische Untersuchungsbefunde können vor Auftreten von Symptomen (Visusverschlechterung) erhoben werden, wenn engmaschige Untersuchungen nach einer Fungämie erfolgen. Bei nicht erkannter bzw. unbehandelter Erkrankung droht Erblindung.

30.1.1.6 Diagnostik

Labor

Bei den mukokutanen Candidosen ist meist eine Blickdiagnose bei entsprechender Erfahrung des Untersuchers möglich.

Zur Sicherung sind die mykologische Untersuchung von Abstrichmaterial, Urin, Liquor, Mundspülungen (mit 10 ml isotoner Kochsalzlösung und semiquantitativer Kultur), BAL-Material von verdächtigen Arealen und Nachweis einer signifikanten Keimzahlmenge (z. B.: $\geq 10^4$ KBE/ml aus der Mundspülung) von C. albicans notwendig. Andere Candidaspezies (C. glabrata, C. krusei) können insbesondere unter Therapie mit *Azolen* (Selektion primär resistenter Erreger) zusätzlich nachgewiesen werden. Diese durch eine Azoltherapie selektierten azolresistenten Spezies können Fungämien auslösen. C. glabrata oder C. krusei sind aber kausal nur selten Ursache für mukokutane Infektionen (außer Vaginitis).

! Problem: Die Unterscheidung zwischen einer relevanten Infektion und einer Kolonisierung ist aus Abstrichmaterial schwierig.

Nachweismethoden

- Mikroskopisch durch KOH-Präparat, Methylenblau- oder Gramfärbung.
- Kultur auf Nährmedien wie 2%-Glukose-Sabouraud-Agar, Kimmig-Agar oder kommerziellen Fertigmedien mit Farbstoffzusätzen wie dem CHROMagar (Fa. Mast Diagnostika), ID-Agar (Fa. Pasteur) u. a., die bereits aufgrund der Farbentwicklung eine makroskopische Unterscheidung zwischen C. albicans und Nicht-C. albicans ermöglichen.

- Schnelldifferenzierung durch Keimschlauchtest (Ausbildung von Hyphen in 2–4 h bei 37 °C).
- Makroskopische Differenzierung einer Subkultur auf Reisagar (Chlamydosporenbildung ist diagnostisch für C. albicans).
- Differenzierung auf Speziesebene durch eine »bunte Reihe« über Kohlehydratassimilationstests (z. B. API20Caux, API32ID, Fa. Pasteur).
- Blutkulturnachweis mit Standardmedien (z. B. Septi-Check Roche, Bactec, BacT/Alert u. a.) ist um ca. 1 log-Stufe schlechter in der Ausbeute als mit Spezial(anreicherungs)methoden wie der Lysiszentrifugation (z. B. Dupont Isolator System), die dafür aber deutlich aufwendiger sind (Empfindlichkeit ca. 10 KBE/ml Blut für Lysiszentrifugation im Vergleich zu ≥100 KBE/ml Blut für Standardsysteme). Längere Bebrütungszeiten als bei Bakterien beachten! Positiver Nachweis bei systemischer Candidose generell unter 50%. Versuch des Nachweises einer katheterassoziierten Infektion über semiquantitative Kultur (nach Maki 1977).
- Als serologische Untersuchungen stehen Antikörpertests (IHA-Test oder IF-Test, Fa. LD Labordiagnostika = 4facher Titeranstieg im Verlauf ist signifikant oder Titer >1:2560) und Antigentests mit nicht näher definiertem Candidazellwandantigen (z. B. Cand-Tec, Fa. Ramco; Titer >1:4 ist signifikant oder Titerverlauf) zur Verfügung. Alternativ Latexantigentests (z. B. Pastorex Candida, Fa. Pasteur) oder ELISA-Tests zum Nachweis von IgA/IgM/IgG-Antikörper (z. B. Fa. Virion, Fa. Pasteur). Nachweis von Candidastoffwechselprodukten wie d-Arabinitol oder Enolase haben sich nicht durchgesetzt und sind nicht kommerziell verfügbar. Verschiedene prospektive Studien erbrachten mit diesen Tests enttäuschende Resultate, da v. a. die Sensitivität selten >75% liegt. Die Spezifität ist nur mit den ELISA-Systemen befriedigend (Mitsutake et al. 1996; Reiss u. Morrison 1993). Für den Routineeinsatz können einzelne Testkits nicht empfohlen werden.
- Experimentell ist noch der molekularbiologische Nachweis von Pilz-DNS im Blut (»buffy coat«, Serum, Plasma), Liquor oder Bronchiallavage entweder mit spezifischem Primer (»nested« PCR, z. B. komplettes ssu rRNS-Gen) oder Suchprimer (z. B. Amplifikation von Teilen des »pilzspezifischen« 18 s rRNS-Gens; Lanosterol 14-α-Demethylase-Gen, ITS-Genregion) und anschließender Hybridisierung mit einer speziesspezifischen Sonde. Der Stellenwert dieser Methoden für die Klinik ist noch unklar und wird derzeit v. a. für die Diagnostik bei immunsupprimierten Patienten untersucht (Hopfer et al. 1993; Einsele et al. 1997).
- Histologischer Nachweis von Pilzmyzel im Gewebebiopsat mit Spezialfärbungen (z. B. Grocott-Methenamin-Silber- oder Kinyounfärbung; Calcofluorweiß ist einfach durchführbar und sehr empfindlich) zum Nachweis von Candidamyzel im Gewebe.

! Problem: Gängige serologische Testsysteme sind häufig unzuverlässig zum Nachweis einer Pilzinfektion v. a. bei immunsupprimierten Patienten.

Bildgebenden Verfahren

- Die Sonographie ist sehr hilfreich zur Erkennung von renalen und lienalen Abzessen, jedoch in der Erkennung einer hepatischen Candidose problematisch.
- Die Computertomographie (besonders Spiraltechnik) hat die beste Auflösung zur Erkennung einer hepatolienalen Candidose und zur Abgrenzung unklarer pulmonaler Befunde v. a. bei granulozytopenischen Patienten nach Chemotherapie.

Endoskopie

- Die Bronchoskopie mit BAL bringt oft positive Befunde über die mykologische Kultur aufgrund von Kontamination durch die Mundhöhle bei Intubation, sodass die Wertigkeit von positiven Kulturbefunden nur in Abhängigkeit von der Klinik interpretiert werden darf. Auch bei beatmeten Patienten auf der Intensivstation bringt der Nachweis von Candida spp. in BAL keinen Aufschluss auf das Vorliegen einer pulmonalen Candidose. Lediglich eine Gewebebiopsie ist beweisend.
- Die Ösophagoduodenoskopie (ÖGD) erlaubt die makroskopische Diagnose einer Soorösophagitis, die durch eine positive Histologie aus einer Gewebebiopsie unterstützt wird.
- die Candidaendophthalmitis wird durch Fundoskopie vom Augenarzt aufgrund des gelb-weißen Netzhautexsudats bzw. eitrigen Sekrets im Kammerwasser erwogen (Aspiration und Kultur!).

30.1.1.7 Therapie

Orale Candidose

- Lokale Therapie nach »Switch-and-swallow-Prinzip« (im Mund verteilen + schlucken) mit:
  - Amphotericin B-Lutschtabletten/-Lösung 5-mal 100 mg/Tag
  - Nystatin-Tropfen 6-mal 1 ml/Tag (entspricht 6-mal 100.000 IE/Tag)
- oder systemische Therapie mit
  - Fluconazol-Kapseln 50–100 mg/Tag (initial 1-mal 200 mg) p.o., Saft (entspricht 10–20 ml/Tag) für 5-(14) Tage. Einmalgabe 200 mg ist effektiv.
  - Itraconazol-Kapseln 100 mg/Tag p.o., Saft (entspricht 10 ml/Tag; Sempera Liquid als orale Lösung mit 10 mg/ml).

Ösophageale Candidose

- Fluconazol 200 mg/Tag p.o. oder i.v. (initial 1-mal 400 mg) für 14 Tage
- Itraconazol 200–400 mg/Tag p.o. Kapsel/Saft für 14 Tage
- Amphotericin B 0,3–0,5 mg/kgKG/Tag i.v. für 10–14 Tage bei Versagen von Fluconazol oder Itraconazol

Vaginale Candidose

- Clotrimazol Vaginaltabletten und -creme für 6 Tage je 1-mal einführen
- Fluconazol 150 mg 1-mal 1 Kapsel p.o.

Systemische Candidose

- Fungämie bei nicht neutropenischen Patienten
  - Fluconazol 400–800 mg/Tag i.v. (außer C. glabrata, C. krusei) für mindestens 2 Wochen nach der letzten positiven Blutkultur, und, falls katheterassoziierte Infektion: ZVK entfernen!
  - Alternativ Amphotericin B 0,5–0,7 mg/kgKG/Tag für 2 Wochen nach der letzten positiven Blutkultur, und, falls katheterassoziierte Infektion: ZVK entfernen!
  - Alternativ Caspofungin 50 mg/Tag i.v. für 2 Wochen nach der letzten positiven Blutkultur, und, falls katheterassoziierte Infektion: ZVK entfernen!
- Fungämie bei neutropenischen Patienten
  - Amphotericin B 0,5–1 mg/kgKG/Tag in einer Dosis, evtl. + Flucytosin 75–100(–150) mg/kgKG/Tag aufgeteilt auf 4 Dosen für 2–4 Wochen nach der letzten positiven Blutkultur und Erholung von Neutropenie. Falls katheterassoziierte Infektion: ZVK entfernen!
- Systemische Candidose außer Fungämie
  - Amphotericin B 0,5–1 mg/kgKG/Tag in einer Dosis (Gesamtdosis 1 g) + Flucytosin 100(–150) mg/kgKG/Tag aufgeteilt auf 4 Dosen für 6 (bis 12?) Wochen (Dauer nicht gut untersucht). Kombination v. a. bei Infektion durch Nicht- C.-albicans-Arten sowie hepatolienale Candidose, Meningitis, Endokarditis, Arthritis, Endophthalmitis, »fungus ball« Pyelonephritis
  - Caspofungin 50 mg/Tag i.v. (alle Candidaspezies)
  - Voriconazol 4 mg/kg KG 2-mal i.v./p.o. (alle Candidaspezies)
  - Fluconazol 400 mg/Tag i.v./p.o. (außer C. glabrata, C. krusei)
  - Liposomales Amphotericin B [z. B. AmBisome 3(–5) mg/kgKG/Tag]. Stellenwert im Vergleich zu konventionellem Amphotericin B v. a. wegen Kosten unklar (Reserveoption)
  - Bei Endophthalmitis intravitreale Injektion von Amphotericin B 5 mg +Amphotericin B 1 mg/kgKG/Tag i.v.; evtl. Vitrektomie
  - Bei Harnwegsinfektion Fluconazol 200 mg/Tag i.v./p.o.; alternativ Flucytosin; bei Persistenz durch Dauerkatheter: häufiger Katheterwechsel und lokale Amphotericin-B-Instillation 10 mg für 2 h 1- bis 2-mal/Tag an 2 Tagen.
  - Bei Candidaperitonitis
    Im Rahmen einer CAP-Dialyse intraperitoneale Injektion von Amphotericin B (1,5–4 mg/l Dialysat) evtl. + Flucytosin (50 mg/l Dialysat)
    In Abdominalchirurgie neben lokaler Drainage und Spülungen: Amphotericin B 0,5–0,7 mg/kgKG/Tag i.v. oder Fluconazol 400 mg/Tag i.v.
  - Bei Neugeborenen mit akut disseminierter Candidose: Amphotericin B 1 mg/kgKG + Flucytosin 100 mg/kgKG i.v. oder Fluconazol 5 mg/kgKG/Tag i.v. (Walsh et al. 1996)

!
- **Bei Vorliegen einer katheterassoziierten Pilzinfektion muss der Katheter gezogen werden.**
- **Therapie mit Flucytosin *nie* in der Monotherapie (außer evtl. Harnwegsinfektion) wegen Resistenzentwicklung. Plasmasypiegelkontrollen durchführen, da Hämatotoxizität bei Plasmaspiegeln unter 100 mg/l vermieden werden kann.**
- **Zur Reduktion der Nephrotoxizität von Amphotericin B Kochsalzinfusionen und Elektrolytsubstitution (Kalium!) beachten. Bei Fieber/Schüttelfrost ist Prämedikation mit Dolantin (25–50 mg i.v.) und/oder Prednisolon (25–50 mg) wirksam. Prophylaxe mit Antihistaminikum; Steroide möglichst vermeiden. Zur Vermeidung einer Phlebitis evtl. Heparin in die Infusion geben.**

30.1.2 Kryptokokkose und Infektionen durch Cryptococcus neoformans

30.1.2.1 Erreger

Die Kryptokokkose wird durch Cryptococcus neoformans aus der Gattung der Sprosspilze ausgelöst. Es wurden 4 unterschiedliche Serotypen: A, B, C, und D identifiziert, die zwei verschiedenen Varietäten eines Erregers zugeordnet werden:
- Cryptococcus neoformans var. neoformans (Serotypen A+D),
- Cryptococcus neoformans var. gattii (Serotypen B+C).

30.1.2.2 Krankheitsbilder

Aufgrund des verstärkten Auftretens von Erkrankungen bei HIV-positiven Patienten kann unterschieden werden zwischen der Aids-assoziierten Kryptokokkose und der nicht Aids-assoziierten Kryptokokkose. Dies hat v. a. Konsequenzen hinsichtlich der Therapie, da es bei Aids-Patienten gehäuft zu Rezidiven kommt.

Vorkommen von C. neoformans (»Kryptokokkose«)

- Zerebrale Infektion (häufigste Erkrankungsform!)
  - Meningitis bzw. Meningoencephalitis
  - Kryptokokkom (= fokales Granulom)
- Pulmonale Infektion
  - Pneumonie, Pleuritis mit Pleuraerguss, ARDS-Syndrom
- Andere Infektionen
  - Haut
  - Knochen
  - Auge
  - Niere und Prostata

30.1.2.3 Ätiopathogenese

Eine Infektion kann nach Inhalation von C. neoformans aus der Umgebungsluft stattfinden. Der Erreger lässt sich weltweit ohne enge geographische Beschränkung v. a. in Taubenexkrementen (seltener Hühnerexkrementen) nachweisen und dem hierdurch kontaminierten Erdboden, ohne dass die Vögel nachweislich infiziert sind.

Die Serotypen A, B, C, D werden unterschieden, wobei die Serotypen A+D (C. neoformans var. neoformans) weltweit isoliert werden können, die Serotypen B+C fast ausschließlich in den Tropen und Subtropen (C. neoformans var. gattii). Sehr selten kommt es zu einer primär kutanen Infektion (z. B. über offene Wunden). Eine Mensch-zu-Mensch-Übertragung ist nicht bekannt. Nach Kolonisierung im Bronchialsystem kann es zu einer pulmonalen Infektion kommen mit sekundärer hämatogener Streuung und Disseminierung v. a. in das ZNS.

Die Hauptrisikofaktoren, an einer disseminierten Kryptokokkose zu erkranken, sind folgende Erkrankungen:

- fortgeschrittene HIV-Infektion bzw. Aids (CD4+-Lymphozyten <50/µl);
- malignes Lymphom oder chronische lymphatische Leukämie;
- idiopathische CD4-T-Zelllymphopenie.

Bei intakter zellulärer Abwehr (CD4-positive Lymphozyten) ist eine Erkrankung sehr selten. Als mögliche Virulenzfaktoren gelten:

- Zellkapsel (ermöglicht eine bessere Anpassung an die Umgebung);
- Phenoloxidase [Pilzenzym, das zur Braunfärbung (durch Melaninproduktion) auf Guizotia-abyssinica-Agar führt];
- Unterschiede zwischen Varia C. neoformans var. neoformans (kommt fast nur bei Aids-Patienten vor) und C. neoformans var. gattii (kommt fast nur bei Nicht-Aids-Patienten vor; Speed u. Dunt 1995).

Die Kryptokokkose ist die häufigste opportunistische Aids-definierende Pilzerkrankung bei HIV-Infektion. Sie ist bisher keine meldepflichtige (da nicht von Mensch zu Mensch übertragbare) Erkrankung.

30.1.2.4 Epidemiologie

C. neoformans kommt ubiquitär und weltweit in der Umwelt vor. Aufgrund von Hauttestungen wird von einer breiten Durchseuchung der Allgemeinbevölkerung ausgegangen, die eine spezifische Immunität erworben haben. Bei Aids-Patienten ist die Prävalenz einer Kryptokokkenmeningitis in Deutschland <5%, ca. 5–10% in den USA und ca. 10–20% in Afrika südlich der Sahara. Vor dem Auftreten von Aids war diese Erkrankung sehr selten, und heutzutage sind >80% aller an einer Kryptokokkose Erkrankten HIV-positiv. Kryptokokkosen bei Tieren sind nicht auf den Menschen übertragbar. Rezidive nach erfolgreicher Therapie bei Aids-Patienten werden molekularepidemiologisch meist durch den gleichen Genotyp ausgelöst (Powderly 1993).

30.1.2.5 Symptomatik

Zerebrale Infektion

Meningitis bzw. Meningoencephalitis

Hauptsymptome sind (s. auch Tabelle 30-4):

- Fieber,
- Kopfschmerzen,
- Übelkeit, Erbrechen.

Tabelle 30-4. Symptome und Laborbefunde der Kryptokokkenmeningitis bei Patienten mit/ohne Aids. (Nach Chuck u. Sande 1989; White et al. 1992)

Symptome	Kein Aids [%]	Aids [%]	Parameter	Kein Aids [%]	Aids [%]
Kopfschmerzen	87	81	Positive Blutkultur	?	30–63
Fieber	60	88	Kryptokokken-Ag i. S. positiv	66	99
Übelkeit, Erbrechen	53	38	Liquoröffnungsdruck >220 mm H_2O	72	62
Vigilanzstörungen	52	19	Glucose i. L. <40 mg/dl	73	33
Meningismuszeichen	50	31	Eiweiß i. L. >45 mg/dl	89	58
Sehstörungen	33	19	Leukozyten i. L. >200	70	23
Krampfanfall	15	8	Tuschepräparat positiv	60	74
Keine Symptome	10	12	Liquorkultur positiv	96	95
			Kryptokokken-Ag i. L. positiv	86	91–100

i. S.: im Serum; i. L.: im Liquor; Ag: Antigen.

Eine wichtige Komplikation ist der Hydrozephalus mit starker Hirndrucksteigerung und Entwicklung einer Stauungspapille (Cave: Erblindung!).

Kryptokokkom (= fokales Granulom)

Die Symptome des Kryptokokkoms sind fokal neurologische Defizite (z. B. Krampfanfall, Paresen; s. auch Differenzialdiagnose ZNS-Raumforderung).

Pulmonale Infektion

Pneumonie, Pleuritis mit Pleuraerguss, ARDS-Syndrom

Es bestehen typische Symptome wie bei bakterieller Pneumonie mit:
- Husten, häufig unproduktiv,
- Dyspnoe,
- evtl. atemabhängiger Thoraxschmerz.

Kutane Infektion

Kutane Infektionen machen höchstens 10% aus und zeigen sich durch folgende Symptome:
- livide noduläre Infiltrate oder Papeln (schmerzlos),
- Ulzera mit prominenten Randsaum.

Andere Lokalisationen

Diese sind sehr selten und machen <5% aller Kryptokokkosen aus. Betroffen sind:
- Knochen (Arthritis, Osteomyelitis, »Knochentumor«),
- Auge (Chorioretinitis, Konjunktivitis u. a.),
- Niere und Prostata (Langzeitausscheidung möglich).

Differenzialdiagnosen

- Differenzialdiagnose bei pulmonaler Infektion: endemische Pilzinfektion wie Blastomykose, Histoplasmose
- Differenzialdiagnose bei Meningitis: Meningitis tuberculosa, evtl. Listerienmeningitis
- Differenzialdiagnose bei ZNS-Raumforderung + HIV: ZNS-Toxoplasmose, malignes Lymphom
- Differenzialdiagnose bei Hautinfektion: abgrenzen von Windpocken (Biopsie!), TBC, Pyodermie, Ulzera anderer Genese

30.1.2.6 Diagnostik

Labor

Zum definitiven Nachweis wird das kulturelle Wachstum von C. neoformans gefordert. Grundsätzlich ist der Versuch eines mikroskopischen Nachweises im Tuschepräparat ebenfalls fast beweisend, aber deutlich mit Problemen behaftet (Fehlinterpretation möglich; z. B. Verwechslung mit Lymphozyten!).

Als Untersuchungsmaterial sind besonders geeignet: Liquor, Blut, Sputum, Urin (v. a. nach einer Prostatamassage), Biopsien, z. B. der Haut.

Nachweismethoden

Die *zytologische* und *laborchemische* Untersuchung von Liquor erfolgt wie bei Meningitisverdacht generell. Typischerweise ist der Liquordruck erhöht, Liquoreiweiß erhöht, Liquorglukose erniedrigt, und eine lymphozytäre Pleozytose mit Zellzahlen von 100(–500) Zellen/μl besteht in bis zu 60% der Erkrankungen, d. h. eine Liquorzellzahlerhöhung muss selbst bei aktiver Meningitis nicht vorliegen!
- *Mikroskopisch* durch ein Direktpräparat insbesondere von Liquor (sog. Tuschepräparat = Mischen des Liquorsediments mit einem Tropfen schwarzer Tusche zum Nachweis der 5–8 μm großen *bekapselten* Zellen). Wichtig bei der Untersuchung von Liquor ist eine ausreichende Liquormenge (3–5 ml). Bei 25–50% aller Patienten mit Meningitis gelingt so der Nachweis im Liquor.
- *Kultur* von Liquor oder Bronchialsekreten auf *Nährmedien* wie 2%-Glucose-Sabouraud-Agar zeigt weißliche Kolonien, während auf Spezialnährmedien wie Guizotia-abyssinica-Vogelsaat-Agar (sog. »Staib-Agar«) oder Negersaat-Agar durch eine *Braunfärbung* eine Unterscheidung gegenüber anderen Sprosspilzen gelingt.
- Ein *Blutkulturnachweis* ist meist nur bei Patienten mit HIV-Infektion möglich. Übliche Standardmedien (s. Abschn. 30.1.1.6)) sind oft unbefriedigend im Nachweis. Verbessert wird der Nachweis unter Verwendung der Lysiszentrifugationstechnik (ist aber nur in wenigen mikrobiologischen Labors etabliert).
- Zur *serologischen Diagnostik* aus Liquor oder Serum steht ein zuverlässiger Latex-Agglutinations-Antigentest (Nachweis von Kryptokokken-Polysaccharid-Kapsel-Antigen) zur Verfügung. Bei bestehender Meningitis ist die Sensitivität in Liquor oder Serum bei >90%, und dieser Test gehört deshalb zur Standarddiagnostik (guter Screeningtest, kann aber nicht zwischen Serotypen unterscheiden; Goodman et al. 1971). *Cave:* Kreuzreaktion mit Antigen von Trichosporon beigelii.
- *Histologischer Nachweis* von bekapselten Pilzzellen im Gewebebiopsat mit Spezialfärbungen (z. B. Grocott-Methenamin-Silber- oder PAS-Färbung) möglich (nicht aber mit HE-Färbung). Nachweis in Gewebebiopsie gilt als *beweisend für invasive Infektion* (z. B. ist der kulturelle Nachweis im Sputum bei Nicht-Aids-Patienten nicht zwangsläufig Zeichen einer behandlungsbedürftigen Erkrankung).

Bildgebende Verfahren

Die Diagnose einer Kryptokokkose kann weder durch Sonographie, Röntgenaufnahme des Thorax oder andere radiologische Untersuchungen gestellt werden. Kultur bzw. der mikroskopische Erregernachweis sind notwendig!

! Bei Nachweis von C. neoformans in einem Material (z. B. Liquor) sollten zusätzlich immer auch andere Proben wie Sputum, Blut und Urin kultiviert sowie serologische Tests durchgeführt werden.

30.1.2.7 Therapie

Da sich die klinischen Verläufe und das Ansprechen auf die Therapie bei Patienten ohne und mit Aids deutlich unterscheiden, muss dies als wesentliche Voraussetzung in die Therapieentscheidung, insbesondere auch für die Erhaltungstherapie bzw. Sekundärprophylaxe, einbezogen werden. Ansonsten unterscheiden sich die Therapieoptionen nicht wesentlich hinsichtlich der Krankheitslokalisation.

Nicht-Aids-Patienten

Meningoenzephalitis

- Amphotericin B 0,5–0,7 mg/kgKG/Tag i.v. + Flucytosin 75–100 mg/kgKG/Tag aufgeteilt in 4 Einzeldosen über 6 Wochen, mindestens bis zur Sterilisation des Liquor, dann weitere Therapie mit Fluconazol 200 mg/Tag für weitere 4–6 Wochen.
- Monotherapie mit Amphotericin B 0,5–0,7 mg/kgKG/Tag i.v. über 10 Wochen, wenn die Toxizität von Flucytosin zu hoch sein sollte, oder bei Patienten mit Hämodialyse (Monotherapie ist nur 2. Wahl).
- Monotherapie mit Fluconazol 400 mg/Tag p.o. über 10 Wochen bei leichter Erkrankung.

Andere Lokalisation

- Amphotericin B 0,3 mg/kgKG/Tag i.v. + Flucytosin 75–100 mg/kgKG/Tag aufgeteilt in 4 Einzeldosen über 6 Wochen.
- Monotherapie mit Amphotericin B 0,5–0,7 mg/kgKG/Tag i.v. bis zum klinischen Therapieansprechen mit anschließendem Wechsel auf Fluconazol 400 mg/Tag über insgesamt 10 Wochen.
- Monotherapie mit Fluconazol oder Itraconazol 400 mg/Tag p.o. über 8–10 Wochen bei leichter Erkrankung.

Aids-Patienten

Alle Infektionen

- Amphotericin B 0,5–0,1 mg/kgKG/Tag i.v. + Flucytosin 75–100 mg/kgKG/Tag aufgeteilt in 4 Einzeldosen über 6 Wochen, mindestens bis zur Sterilisation des Liquor, dann *lebenslange Sekundärprophylaxe* mit Fluconazol 200 mg/Tag.
- Alternativ kann bei raschem Therapieansprechen nach 2 Wochen Amphotericin B + Flucytosin bereits auf Monotherapie mit Fluconazol 400 mg/Tag p.o. umgesetzt werden.
- Amphotericin B 0,5–0,75 mg/kgKG/Tag i.v. + Flucytosin 150 mg/kgKG/Tag aufgeteilt in 4 Einzeldosen i.v./p.o. + Fluconazol 400 mg/Tag i.v. oder p.o. über 6 Wochen (Schema lt. Universitätsklinik Frankfurt a. M.; Just-Nübling 1994), mindestens bis zur Sterilisation des Liquors, dann weitere *lebenslange Erhaltungstherapie* mit Fluconazol 200 mg/Tag.
- Monotherapie mit Fluconazol oder Itraconazol 400 mg/Tag p.o. über 8–10 Wochen bei leichter Erkrankung.
- Monotherapie mit liposomalem Amphotericin B (AmBisome) 3–5 mg/kgKG/Tag i.v. über 3 Wochen, dann Erhaltungstherapie oder Amphotericin B Lipid Complex (= ABLC; Abelcet) 5 mg/kgKG/Tag i.v. über 2–3 Wochen, dann weiter 3-mal pro Woche für weitere 4 Wochen (bisher nur begrenzte Erfahrungen).

!
- **Die Kombinationstherapie aus 2–3 Antimykotika (Amphotericin B + Flucytosin + evtl. Fluconazol) gilt als »golden standard« in der Initialtherapie der Kryptokokkenmeningitis bei Aids-Patienten.**
- **Monotherapien grundsätzlich nur bei leichten Verläufen oder Niereninsuffizienz bzw. Toxizität.**
- **Nach Sterilisierung des Liquors (nicht unbedingt Normalisierung des Antigentiters!) muss bei Aids-Patienten immer eine lebenslange Erhaltungstherapie mit Fluconazol oder (evtl. Itraconazol) erfolgen, wobei die Wirksamkeit von Itraconazol nicht so gut belegt wurde.**
- **Die Prostata gilt als Erregerreservoir, sodass Urinkulturen zum Therapiemonitoring gehören.**

Fazit für die Praxis

Candida spp. kolonisieren in der Regel vor Erkrankung bereits im Gastrointestinaltrakt und gehören zur normalen Darmflora. Die invasive Candidose ist eine opportunistische Infektion bei einem immunsupprimierten Patienten. Candida albicans ist der häufigste Erreger und Auslöser der Schleimhautcandidosen und invasiven Candidosen.

In den letzten Jahren ist eine deutliche Zunahme von Nicht-C.-albicans-Arten (C. glabrata, C. tropicalis) beschrieben worden. Risikofaktoren für eine invasive Infektion sind Antibiotikatherapie, zentraler Venenkatheter, zytostatikaassoziierte Neutropenie und Mukositis, Organtransplantation mit immunsuppressiver Therapie. Die definitive Diagnose der invasiven Candidose erfordert den histologischen Nachweis in einer Gewebebiopsie.

Cryptococcus neoformans ist ein weltweit verbreiteter Hefepilz, der v. a. in Tauben- und in Hühnerexkrementen nachweisbar ist. Typischerweise findet beim Menschen die Infektion durch Inhalation der Erreger statt und nicht von Mensch zu Mensch. Die Kryptokokkose ist eine vital bedrohliche opportunistische Infektion bei HIV-positiven und seltener Patienten mit hämatologischen Erkrankungen (z. B. M. Hodgkin). C. neoformans var. neoformans ist der häufigste Erreger und löst bei HIV-positiven und seltener nicht-HIV-infizierten Patienten eine Meningitis aus.

Typische Symptome sind: Fieber, Kopfschmerzen, Übelkeit und evtl. neurologische Störungen. C. neoformans var. gattii wurde nur bei nicht immunsupprimierten Patienten beschrieben und kann neben einer Meningitis zu einer fokalen ZNS- oder pulmonalen Infektion führen. Die Diagnose erfolgt über den Erregernachweis im Liquor (Blut, BAL u. a. und Tuschepräparat sowie Serodiagnostik in Liquor und/oder Blut.

30.2 Infektionen durch Schimmelpilze

30.2.1 Aspergillose und Infektionen durch Aspergillusarten

30.2.1.1 Erregerspektrum

Die Aspergillose wird durch Erreger der Gattung der Schimmelpilze, den Aspergillusarten, ausgelöst. Die 4 wichtigsten humanpathogenen Aspergillusarten sind:

- Aspergillus fumigatus (verantwortlich für >80% aller Infektionen),
- Aspergillus flavus,
- Aspergillus niger,
- Aspergillus terreus.

Sehr selten können andere Aspergillusarten Erkrankungen beim Menschen und hier in erster Linie bei immunsupprimierten Patienten auslösen wie: A. versicolor, A. nidulans, A. oryzae, A. restrictus, A. candidus.

30.2.1.2 Krankheitsbilder

Erkrankungen durch Aspergillus spp. (Aspergillose) kommen vor als:

- Kutane oder lokale Aspergillose.
- Nichtinvasive Aspergillose:
  - allergische bronchopulmonale Aspergillose (ABPA) mit 5 Stadien (nach Patterson): akut, Remission, Exazerbation, kortikoidabhängiges Asthma bronchiale, Fibrose,
  - Aspergillom.
- Invasive Aspergillose (IA):
  - akute invasive Aspergillose (z. B. pulmonale Aspergillose = IPA; ZNS),
  - chronisch-nekrotisierende Aspergillose.

30.2.1.3 Ätiopathogenese

Umweltbezogene Faktoren

- Exposition gegenüber Aspergillussporen in der Umgebungsluft
  - bei Bautätigkeit,
  - durch Pflanzen (keine Pflanzen im Krankenzimmer!),
  - durch Nahrungsmittel.

Patientenbezogene Faktoren

- Dauer eines stationären Krankenhausaufenthaltes,
- Ausmaß und Dauer einer Granulozytopenie,
- Intensität und Dauer einer immunsuppressiven Therapie,
- durchgemachte Systemmykose.

Eine Infektion kann nach Inhalation von *Aspergillussporen* stattfinden, die ubiquitär (in der Luft) vorhanden sind. Wesentlich seltener kommt es zu einer primär kutanen Infektion (offene Wunden, »kontaminierte« Wundverbände). Eine Mensch-zu-Mensch-Übertragung ist nicht bekannt. Nach Kolonisierung im Bronchialsystem kann es zu einer endobronchialen oder pulmonalen Infektion im Sinne einer invasiven Infektion kommen. *Virulenzfaktoren* ähnlich wie bei den Candida-Arten sind bisher nicht konkret identifiziert worden (evtl. Proteasen oder Toxine), sodass es sich um einen »echten« opportunistischen Erreger handelt.

Die Aspergillose keine meldepflichtige (da nicht übertragbare) Erkrankung.

30.2.1.4 Epidemiologie

Aspergillusspezies kommen ubiquitär und weltweit in der Umwelt vor. Bevorzugt findet man Aspergillussporen in Komposthaufen, Heuhaufen, verwesender Vegetation, im Erdboden oder Dünger. Wiederholt wurde über ein gehäuftes Auftreten von Aspergillusinfektionen in Krankenhäuser berichtet, v. a. in Zusammenhang mit Bauarbeiten auf dem Krankenhausgelände, insbesondere bei granulozytopenischen Patienten mit hämatologisch-onkologischen Erkrankungen und nach Knochenmark- oder Organtransplantation. Die Inzidenz an autoptisch gesicherten IA nimmt unabhängig von der Art des Krankenhauses zu (anteilig gestiegen von 17% aller systemischen Pilzinfektionen im Jahr 1978 auf 60% im Jahr 1992 in Frankfurt a. M.; Groll et al. 1996).

30.2.1.5 Symptomatik

Lokale Aspergillose

Bei kutaner Aspergillose sind Hautinfiltrate vorhanden, die nicht schmerzhaft sind und eine erythematös-violette Farbe haben mit einer zentralen Nekrose, die ulzerieren kann. Von dieser Eintrittspforte ist eine Dissemination möglich (Abb. 30-4). Bei Bestehen einer Otomykose Symptome wie bei Otitis externa. Bei granulozytopenischen Patienten ist per continuitatem Mastoid- oder ZNS-Infektion möglich. Bei Keratitis oder Endophthalmitits der Augen nach lokalem Trauma oder Operation treten Symptome wie Sehverschlechterung etc. auf.

Nichtinvasive Aspergillose

Allergische bronchopulmonale Aspergillose

Die allergische bronchopulmonale Aspergillose wird beobachtet bei Patienten mit allergischer Diathese, die mit einem Asthmaanfall allergisch auf die Inhalation von Aspergillussporen reagieren. Sie ist bekannt für Patienten mit zystischer Fibrose. *Symptome wie bei Asthma bronchiale* (Giemen, Bronchospasmus, akute Dyspnoe, Eosinophilie, IgE erhöht, aspergillusspezifische IgG- und IgE-Antikörper positiv).

Aspergillom

Ein Aspergillom tritt bei Patienten mit bereits bestehender Lungenkaverne auf, z. B. als Folge einer Defektheilung nach Lungentuberkulose, seltener Sarkoidose oder rheumatoider Arthritis, in der sich das Aspergillom bildet. Symptome können sein: Hämoptysen, Verschlechterung der Atemfunktion ohne andere Ursache.

Hiervon abzugrenzen ist eine sekundäre Aspergillussuperinfektion bei bestehendem bakteriellem Lungenabzess.

Invasive Aspergillose

Lunge

Wichtigstes Erkrankungsorgan und Haupteintrittspforte ist die Lunge (invasive pulmonale Aspergillose, IPA).

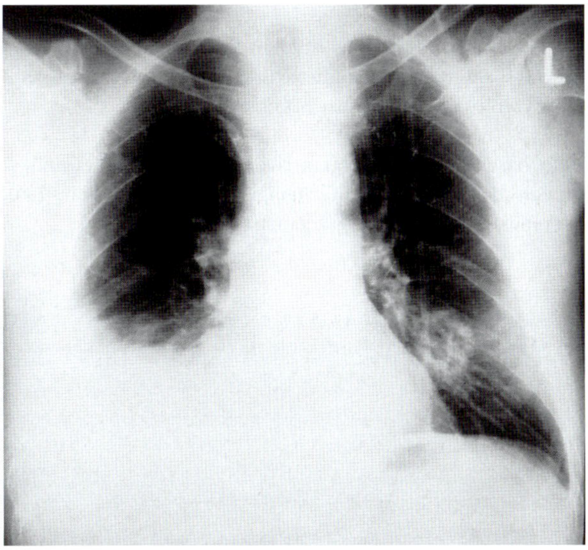

Abb. 30-4. Invasive pulmonale Aspergillose im Mittelfeld der linken Lunge bei Patienten nach Lebertrasplantation unter Immunsuppression

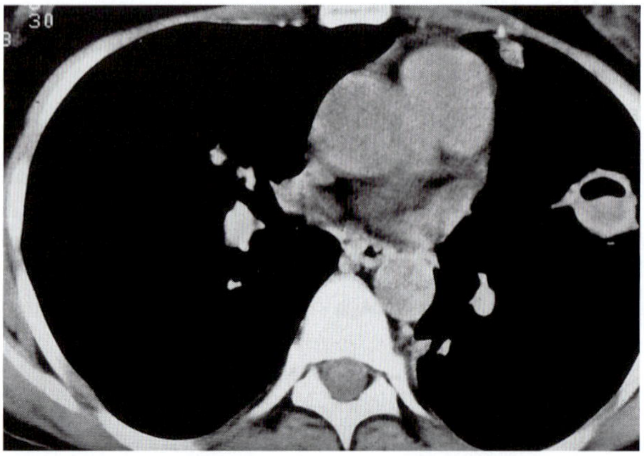

Abb. 30-5. CT-Thoraxbild des Patienten mit invasiver pulmonaler Aspergillose nach Lebertransplantation (s. Abb. 30-4)

Wegweisende Symptome sind hier:
- Dyspnoe und Tachypnoe,
- unproduktiver Husten,
- atemabhängige (pleuritische) thorakale Schmerzen
- Hämoptysen,
- Fieber (unklarer Genese).

Beschrieben sind zwei Varianten der IPA:
- Ulzerative oder pseudomembranöse Tracheobronchitis (bei Patienten mit Aids oder hämatologisch-onkologischen Erkrankungen): Zunächst wenig Symptome, später treten trockene Rasselgeräusche auf (Giemen), Bronchospasmus (Bronchoskopie zur Diagnosesicherung notwendig).
- Chronisch-nekrotisierende Aspergillose (bei Patienten ohne Granulozytopenie, aber Kofaktoren wie Kachexie, chronische Steroidbehandlung, Diabetes mellitus, Alkoholismus oder chronische Lungenerkrankung).

3 Verlaufsformen kommen bei immunsupprimierten Patienten vor:
- lokale Lungeninfiltrate mit/ohne Kavernenbildung (Abb. 30-5),
- diffuse pulmonale Infektion mit rascher Progredienz,
- von Beginn an disseminierte Erkrankung mit ZNS-Beteiligung (zerebrale Aspergillose hat eine Mortalität >95%!).

Eine Disseminierung erfolgt rasch bei 25–50% aller (granulozytopenischen) Patienten mit Beteiligung von ZNS, Augen, Haut, Nieren, Herz und anderen Organen.

Differenzialdiagnose

- Differenzialdiagnose zu Pneumonien anderer Genese (s. auch Tabelle 30-5), z. B.
  - bakteriell
  - viral
  - TBC

Falls die Eintrittspforte primär die Nase und Nasennebenhöhlen (NNH) sind, können folgende Symptome auftreten:
- Kopfschmerzen,
- lokaler Klopfschmerz und Infarzierung im Bereich der NNH,
- Befall per kontinuitatem der Orbita(e), Cave: Erblindung,
- selten Nasenbluten.

Falls die Eintrittspforte primär die Haut ist [z. B. Infektion von offenen Wunden) können Hautinfiltrate vorhanden sein (s. oben: »Lokale Aspergillose«).

Aspergillusendokarditis

Die Aspergillusendokarditis ist eine mögliche Infektion nach Herzklappenersatz in der Herzchirurgie. Der Infektionsweg ist unklar. Die Aspergillusendokarditis tritt auch bei i.v.-Drogenkonsum auf, vermutlich durch infizierte Drogen, und ist seltene Ursache der blutkulturnegativen Endokarditis bei Patienten ohne erkennbare Immunsuppression.

30.2.1.6 Diagnostik

Labor

Zur mykologischen Untersuchung Abstrichmaterial von Nasengang, Wunden oder aus Abszessen sowie Atemwegsmaterial wie Sputum oder bronchoalveoläre Lavage asservieren. Folgende Probleme können dabei auftreten:
- Die Sicherung einer invasiven Aspergillose ist äußerst schwierig. Zur Sicherung der Diagnose ist eine Histologie erforderlich mit Nachweis von Hyphen.
- Unterscheidung zwischen einer relevanten Infektion und einer Kolonisierung ist aus Abstrichmaterial schwierig.
- Ein positiver Wachstumsnachweis aus Atemwegsmaterialien gelingt selbst bei invasiver pulmonaler Aspergillose nur in 10–30%.

Tabelle 30-5. Differenzialdiagnostik bei immunsupprimierten Patienten mit Fieber und Lungeninfiltraten

Infektiöse Ursachen	Nichtinfektiöse Ursachen
»Normale« bakterielle Pneumonie	Tumoren
Legionellenpneumonie	Strahlenpneumonitits
Nokardienpneumonie	medikamentös induzierte Pneumonitis (Zytostatika wie Busulfan u. a.)
Tuberkulose	Lungenembolie
Virusinfektion (z. B.: CMV, Herpes simplex, Influenza)	Intrapulmonale Blutung
Pneumocystis-carinii-Pneumonie	Lungenödem
Seltene Erreger, z. B. Toxoplasmose	Leukostasesyndrom

Nachweismethoden

- Mikroskopisch durch Calcofluorweiß- oder Grampräparat.
- Kultur auf Nährmedien wie 2-%-Glucose-Sabouraud-Agar, Kimmig-Agar (beste Ergebnisse auf Malzagar, Czapek-Dox-Agar), aber auch konventionellen Agarnährmedien zeigt ein Wachstum in 2–4 Tagen. Erschwert wird die Bedeutung von Wachstum von Aspergilluskolonien auf der Agarplatte im Labor, da häufige Kontamination möglich ist. Makroskopische Unterscheidung der Schimmelpilzspezies anhand Morphologie (z. B. Farbe).
- Mikroskopische Differenzierung der Aspergillusspezies (u. a. Konidiophorenmorphologie, Hyphenstruktur) durch Betrachtung eines Quetschpräparates mit Lactophenol-Blaufärbung.
- Blutkulturnachweis mit Standardmedien oder Spezial(anreicherungs-)methoden wie der Lysiszentrifugation (z. B. Dupont Isolator System) gelingt fast nie.
- Als serologische Untersuchungen stehen Antikörpertests (IHA-Test, Fa. Hoffmann-La Roche) und Antigentests mit Nachweis von Aspergillus-Galactomannan mittels eines Sandwich-ELISA (z. B. Platelia Aspergillus, Fa. Biorad) oder der Latexagglutination (z. B. Pastorex Aspergillus, Fa. Biorad) zur Verfügung sowie verschiedene nicht kommerzielle ELISA-Tests zum Nachweis diverser Aspergillusantigene im Serum oder Urin. Antikörpertests sind nicht zum Nachweis einer invasiven Aspergillose geeignet, sie sind vielmehr für die Diagnostik der ABPA hilfreich. Die Antigentests sind bei Hochrisikopatienten (z. B. nach Knochenmarktransplantation) ebenfalls nur von begrenztem Nutzen, da sie meistens – wenn überhaupt – erst sehr spät positiv werden (Sensitivität schlecht). Der Platelia-Aspergillus-ELISA weist die höhste Sensitivität und Spezifität auf und sollte derzeit verwendet werden (Verweij et al. 1996, 1998).
- Experimentell ist noch der molekularbiologische Nachweis von Aspergillus-DNA im Blut (»buffy coat«, Plasma), Liquor oder Bronchiallavage entweder mit spezifischem Primer (»nested« PCR) oder Suchprimer (z. B. Amplifikation von Teilen des »pilzspezifischen« 18 s rRNs-Gens) und anschließender Hybridisierung mit einer speziesspezifischen Sonde. Der Stellenwert für die Klinik dieser Methoden ist noch unklar und wird derzeit v. a. für die Diagnostik bei immunsupprimierten Patienten untersucht (am besten für BAL-Material untersucht).
- Histologischer Nachweis von Pilzmyzel im Gewebebiopsat mit Spezialfärbungen (z. B. Silber- oder Kinyounfärbung; Calcofluorweiß ist einfach durchführbar und sehr empfindlich) zum Nachweis von Aspergillusmyzel im Gewebe. Nachweis in der Gewebebiopsie gilt als beweisend für invasive Infektion.

Es bleibt zu beachten, dass gängige serologische Testsysteme häufig unzuverlässig beim Nachweis einer invasiven Aspergillusinfektion v. a. bei immunsupprimierten Patienten sind. Molekularbiologische Techniken sind vielversprechend.

Bildgebende Verfahren

- Die Computertomographie – besonders Spiraltechnik oder HR-Technik (»High-resolution-Technik«) – hat einen festen Stellenwert für die Diagnostik der invasiven pulmonalen Aspergillose (weniger bei zerebraler Aspergillose) und sollte bei Risikopatienten mit einer unklaren pulmonalen Symptomatik früh eingesetzt werden (Caillot et al. 1997). Als typische Zeichen gelten:
  - das »Halo-Zeichen« (milchglasartige Trübung um ein dichtes Infiltrat),
  - das »Crescent-of-air-Zeichen« innerhalb der Läsion (Lufteinschluss in einer Einschmelzung),
  - kleine noduläre Infiltrate.
- Die MRT-Diagnostik kann hilfreich sein bei der Erkennung einer zerebralen Aspergillose. Die Unterscheidung zu Abszessen durch andere Erreger ist aber schwierig.
- Die Sonographie kann ebenfalls nicht zwischen bakteriellen oder mykotischen Abzessen unterscheiden.

Endoskopie

Die *Bronchoskopie* mit BAL bringt selbst bei invasiver pulmonaler Aspergillose oft negative Befunde über die mykologische Kultur, sodass die Indikation v. a. bei granulozytopenischen Patienten kritisch gesehen werden muss. Sie dient eher zum Ausschluss anderer Infektionen. Lediglich eine Gewebebiopsie ist hilfreich oder die molekularbiologische Untersuchung der BAL (nur sehr eingeschränkt verfügbar). Hilfreiche Technik bei der ulzerierenden Tracheobronchitis oder bei der chronisch nekrotisierenden Aspergillose.

! Bei unklarem Fieber ohne eindeutigen Erregernachweis und Versagen einer Breitbandantibiotikatherapie an eine Pilzinfektion denken.

30.2.1.7 Therapie

Allergische bronchopulmonale Aspergillose

Prednison 1 mg/kgKG bis zur Normalisierung des Thoraxröntgenbildes, dann Reduktion auf 0,5 mg/kgKG für 2 Wochen sowie 0,25 mg/kgKG für bis zu 6 Monate.

Aspergillom

- Operative Entfernung bei starken Hämoptysen.
- Die Wirksamkeit von Itraconazol 200–400 mg/Tag ist beschrieben.

Invasive Aspergillose

- Voriconazol: Tag 1: 2-mal 6 mg/kgKG i.v. gefolgt von 2-mal 4 mg/kgKG bis zum Verschwinden aller Zeichen und Symptome der invasiven Aspergillose.
- Bei neutropenischen Patienten: Amphotericin B 1(–1,5) mg/kgKG/Tag i.v. (Dauer unklar! Bis zu einer kumulativen Gesamtdosis von 2–3 g möglich) evtl. + Flucytosin 75–100 mg/kgKG/Tag i.v.; evtl. thoraxchirurgische Resektion bei bedrohlichen Hämoptysen (auch in der Panzytopenie erfolgreich möglich).
- Bei nichtneutropenischen Patienten: Amphotericin B 0,7–1 mg/kgKG/Tag i.v. (Dauer unklar! Bis zu einer kumulativen Gesamtdosis von 2 g möglich) evtl. + Flucytosin 75–100 mg/kgKG/Tag i.v.; Umstellung in der Erhaltungstherapie auf Itraconazol (oral) möglich.
- Itraconazol 400 mg/Tag p.o. nach initial 600–800 mg/Tag über 3–4 Tage »loading«. i.v.-Applikation wird derzeit entwickelt.
- AmBisome, Amphocil oder Abelcet (3–5 mg/kgKG/Tag i.v.); bislang ist unklar, welche »liposomale« Präparation wirksamer ist, wobei die besten Daten für AmBisome vorliegen.

- Operative Behandlung wichtig bei zerebraler oder ossärer Aspergillose sowie Aspergilluserndokarditis, da bei alleiniger medikamentöser Therapie sehr hohe Letalität (75–100%) besteht.

Chronisch-nekrotisierende Aspergillose

Amphotericin B 0,5–1,2 mg/kgKG/Tag i.v. (Therapiedauer nach klinischem Ansprechen).

! **– Bei hochgradigem Verdacht auf eine invasive Aspergillose ist auch ohne eindeutigen Erregernachweis v. a. bei immunsupprimierten granulozytopenischen Patienten ein schneller Therapiebeginn entscheidend.**
– Bei Therapiebeginn kann auf das früher empfohlene einschleichende Dosieren von Amphotericin B über mehrere Tage bis zur gewünschten Tagesdosis verzichtet werden. Nach einer initialen Testdosis von 10 mg Amphotericin i.v. über 30 min zur Beurteilung der Fieberreaktion oder Schüttelfrost kann am gleichen Tag auf die Tagesmaximaldosis gesteigert werden.

Fazit für die Praxis

Aspergillus spp. kommen ubiquitär in der Umwelt vor. Die *Aspergillose* ist eine lebensbedrohliche Erkrankung insbesondere bei durch eine Granulozytopenie immunsupprimierten Patienten. Hier spricht man von einer Erkrankung durch einen opportunistischen Erreger (Nr. 1 = Aspergillus fumigatus), der zu einer invasiven Aspergillose (IA) führt. Die Erkrankungen manifestieren sich v. a. als pulmonale Infektion und können von hier zu einer disseminierten Infektion mit Beteiligung fast aller Organ (z. B. ZNS, Nasennebenhöhlen, Augen, Haut) führen.
Symptome können sein: atemabhängige thorakale Schmerzen, Hämoptysen, unproduktiver Husten, unklares Fieber, unklare Hautinfiltrate. Bereits bei Verdacht auf eine IA ist eine schnelle Diagnostik und Therapiebeginn entscheidend. Bei nicht immunsupprimierten Patienten kann die Aspergillose als allergische Erkrankung (v. a. bronchopulmonal) auftreten. Die definitive Diagnose einer invasiven Aspergillose erfordert den Nachweis in einer Gewebebiopsie.

30.2.2 Mukormykose und Infektionen durch Mucoraceen

30.2.2.1 Erregerspektrum

Die Mukormykose (Zygomykose, Begriff wird aufgrund von taxonomischen Kriterien synonym verwendet) wird durch Erreger der Klasse der Zygomyzeten, v. a. den Mucoraceen ausgelöst. Allerdings handelt es sich um einen Oberbegriff, unter dem unterschiedliche Erreger subsumiert werden. Die 4 wichtigsten humanpathogenen Arten sind:

- Rhizopus (R. oryzae identisch mit R. arrhizus u. a.),
- Absidida (A. corymbifera),
- Rhizomucor (pusillus u. a.),
- Mucor (circinelloides).

Andere Arten, die ebenfalls eine Mukormykose auslösen können und diesem Oberbegriff untergeordnet werden, sind:

- Cunninghamella-Arten (C. bertholletiae kann disseminierte und/oder pulmonale Erkrankungen auslösen),
- Saksenaea-Arten (S. bertholletiae, S. vasiformis können Wundinfektionen bei Patienten mit Polytraumata oder Verbrennungen auslösen).

30.2.2.2 Krankheitsbilder

- Rhinozerebrale Infektion (wichtigster Manifestationsort bei Diabetikern)
- Pulmonale Infektion (wichtigster Manifestationsort bei Tumorpatienten)
- Disseminierte Infektion
- Andere Infektionen:
  - Haut
  - Gastrointestinaltrakt
  - Fallberichte über Endokarditis, Osteomyelitis, Nieren- bzw. Blaseninfektion, Mediastinitis

30.2.2.3 Ätiopathogenese

Die Mukormykose ist eine sehr seltene Pilzinfektion, die zu Lebzeiten der Patienten kaum diagnostiziert wird und fast ausschließlich bei schwer immunsupprimierten Patienten vorkommt. Eine Infektion kann nach Inhalation von Mucoraceensporen besonders im Bereich der Nasennebenhöhlen und der tiefen Atemwege zu Erkrankungen führen. Pilzsporen können aber auch im Bereich von offenen Wunden oder Verletzungen sowie durch »kontaminierte« elastische Binden zu primär kutanen Infektionen führen. Das klinische Bild ist oft fulminant.

Als wesentliche *Risikofaktoren* gelten:

- diabetische Ketoazidose oder unkontrollierte Hyperglykämie,
- Neutropenie bei Patienten in der Hämatologie/Onkologie oder nach Organtransplantation mit deutlicher Einschränkung der Phagozytosefähigkeit der Granulozyten,
- Deferroxaminbehandlung im Rahmen der chronischen Hämodialyse,
- schwere Eiweißmangelernährung.

! **Ein immunkompetenter Mensch erkrankt nicht an einer Mukormykose!**

Ähnlich einer invasiven Aspergillose findet sich histopathologisch ein Eindringen der Pilzhyphen in Blutgefäße, wodurch es typischerweise zu einer Thrombosierung des zuführenden Gefäßes, zu Blutung und Infarzierung des Gewebes kommt. Histologisch kann man diese Erreger von den Aspergillusarten durch die breiten, nicht septierten Hyphen unterscheiden, die sich (spärlich) rechtwinklig verzweigen. Im Infektionsbereich entsteht typischerweise ein schwärzliches Exsudat.

Als ein wichtiger Virulenzfaktor wird die Wachstumsbeschleunigung durch erhöhte Mengen an Eisen angesehen, das u. a. durch Deferroxamin mobilisiert wird. Weitere Faktoren werden vermutet, sind bisher aber nur unzureichend (z. B. bei diabetischer Ketoazidose) erklärt (Sugar 1992).

30.2.2.4 Epidemiologie

Mucoraceensporen kommen weltweit in der Natur als Saprophyten auf verwesender Vegetation (Laub etc.) vor. Diese Sporen sind nicht im engeren Sinne infektiös, sondern lösen eine Erkrankung nur bei bestimmten Patientengruppen nach Inhalation der Sporen aus. Insgesamt sind die Mukormykosen äußerst seltene systemische Pilzinfektionen und werden dadurch oft nicht in die Differenzialdiagnostik einbezogen.

Bei Patienten mit Hämoblastosen stellen die Mukormykose n die dritthäufigste systemische Pilzerkrankung dar (Häufigkeit <2% aller Pilzinfektionen in dieser Gruppe). Die rhinozerebrale Infektion kommt v. a. bei Diabetikern mit Ketoazidose vor, während die pulmonale Infektion in erster Linie bei Patienten mit Hämoblastosen beschrieben wurde.

30.2.2.5 Symptomatik

Rhinozerebrale Infektion

Die Erkrankung beginnt meist in den Nasennebenhöhlen und breitet sich per continuitatem in die Orbita (Zeichen: Erblindung, Exophthalmus, schwarzes Sekret) bzw. Orbitae und schließlich Gehirn (aufsteigender Ausfall von Hirnnerven, zunächst II., dann III.–IV. Hirnnerv) aus. Führende Symptome sind:

- Fieber,
- Kopfschmerzen,
- Lethargie,
- Visusverlust (Zentralarterienverschluss, Sinus-cavernosus-Thrombose),
- schwarzes Nekroseareal in der Nase oder am harten Gaumen.

Pulmonale Infektion

Die Symptome sind (Differenzialdiagnose invasive pulmonale Aspergillose, s. Kap. 30.2.1.5):

- Husten ohne Auswurf,
- Fieber,
- Thoraxschmerz,
- Luftnot durch Lungeninfarkt bzw. Lungeneinblutung.

Disseminierte Infektion

Die Erkrankung kann sich besonders bei Patienten mit Hämoblastosen nach anfänglich pulmonaler Infektion über hämatogene Streuung ausbreiten und führt typischerweise durch den Angiotropismus zur Gefäßthrombose, Blutung und Infarzierung im Gewebe. Eine Beteiligung von Milz, Nieren, Leber, Herz, Magen wurde beschrieben beschrieben.

Andere Infektionen

Hier ist die Haut zu nennen:

- primär kutan (= lokale schmerzhafte Nekrose mit Absonderung von schwarzem Sekret),
- sekundär kutan durch hämatogene Streuung (Fungämie, z. B. Aspergillose; s. Abschn. 30.2.1)

30.2.2.6 Diagnostik

Die einzige zuverlässige Möglichkeit, die Diagnose einer Mukormykose zu stellen, ist die Gewebeentnahme zur histopathologischen Untersuchung (Verdachtsdiagnose!). Untersuchungen von Nasenabstrichen oder schwarzem Sekret sind nicht hilfreich. Als schnelle Unterscheidungsmöglichkeit bietet sich die Calcofluorweißfärbung des Biopsates an, ansonsten alle routinemäßigen histologischen Färbung oder auch Grocott-Methenamin-Silberfärbung. Kulturen sind auf Standardpilznährmedien möglich, aber zu unempfindlich (nur ca. 50% positiv) für den sicheren Nachweis aus infiziertem Gewebe.

Ein Blutkulturnachweis ist so gut wie unmöglich, höchstens wenn der Patient präfinal ist. Serologische Untersuchungen sind nicht etabliert.

! Die Diagnose wird mikroskopisch gestellt.

30.2.2.7 Therapie

- Lokale Therapie:
  - bei umschriebenen Infektionen der Haut oder anderer befallener Gebiete so früh wie möglich radikale chirurgische Entfernung,
  - evtl. hyperbare Oxygenierung bei pulmonaler Infektion im Sauerstoffzelt.
- Antimykotische Therapie:
  - Amphotericin B 1,0–1,5 mg/kgKG/Tag i.v. (Gesamtdosis 2,5–4,0 g; die Therapiedauer ist unklar, richtet sich nach klinischen Ansprechen).
  - Alternativ liposomale Präparationen von Amphotericin B (z. B. AmBisome 5 mg/kgKG/Tag, weiteres s. Abschn. 30.2.1 »Aspergillose und Infektionen durch Aspergillusarten«).

!
- **Der frühzeitige Therapieeinsatz bei klinischem Verdacht ist entscheidend für das Überleben des Patienten!**
- **Höchstens 25% der Patienten überleben die Erkrankung Mukormykose !**
- **Derzeit erhältliche Azolderivate haben keinen Stellenwert zur Behandlung der Mukormykose .**
- **Für den Therapieerfolg sind zusätzlich entscheidend:**
  - **rasche Korrektur der Ketoazidose,**
  - **Beendigung der Deferroxaminbehandlung oder**
  - **Regeneration aus der Granulozytopenie.**

Fazit für die Praxis

Mucoraceen kommen ubiquitär in der Umwelt vor. Die Mukormykose ist eine lebensbedrohliche Erkrankung insbesondere bei diabetischer Ketoazidose, Deferroxaminbehandlung im Rahmen der chronischen Hämodialyse oder schwerer Granulozytopenie immunsupprimierter Patienten. Die Erkrankungen manifestieren sich v. a. als rhinozerebrale, pulmonale oder kutane Infektion, die per kontinuitatem mit Gefäßthrombosierung und Gewebedestruktion fortschreitet. Es kann zu einer disseminierten Infektion mit Beteiligung fast aller Organ kommen. Symptome können sein: unklares Fieber, Kopfschmerzen, Visusverlust, umschriebene Nekro-
▼

se, »schwarzer Eiter«, thorakale Schmerzen, unproduktiver Husten, unklare Hautinfiltrate.
Bereits bei Verdacht auf eine Mukormykose ist eine schnelle Diagnostik und Therapiebeginn entscheidend.
Die definitive Diagnose einer Mukormykose erfordert den Nachweis in einer Gewebebiopsie. Die Kultur ist wenig hilfreich.
Hohe Letalität!

Literatur zu Kap. 30

Bodey GP (ed) (1993) Candidiasis – pathogenesis, 2nd edn. Raven, New York

Bodey GP, Anaissie EJ, Edwards JE Jr (1993) Definitions of candida infections. In: Bodey GP (ed) Candidiasis, 2nd edn. Raven, New York, pp 407–408

Caillot D, Casasnovas O, Bernard A et al. (1997) Improved management of invasive pulmonary aspergillosis in neutropenic patients using early thoracic computed tomographic scan and surgery. J Clin Oncol 15: 139–147

Chuck SL, Sande MA (1989) Infections with Cryptococcus neoformans in the acquired immunodeficiency syndrome [see comments]. N Engl J Med 321: 794–799

Cutler JE (1991) Putative virulence factors of candida albicans. Annu Rev Microbiol 45: 187–218

Einsele H, Hebart H, Roller G et al. (1997) Detection and identification of fungal pathogens in blood by using molecular probes. J Clin Microbiol 35: 1353–1360

Fridkin SK, Jarvis WR (1996) Epidemiology of nosocomial fungal infections. Clin Microbiol Rev 9: 499–511

Goodman JS, Kaufman L, Koenig MG (1971) Diagnosis of cryptococcal meningitis. N Engl J Med 285: 434–6

Groll AH, Shah PM, Mentzel C et al. (1996) Trends in the postmortem epidemiology of invasive fungal infections at a university hospital. J Infect 33: 23–32

Hopfer RL, Walden P, Setterquist S, Highsmith WE (1993) Detection and differentiation of fungi in clinical specimens using polymerase chain reaction (PCR) amplification and restriction enzyme analysis. J Med Vet Mycol 31: 65–75

Imam N, Carpenter CC, Mayer KH, Fisher A, Stein M, Danforth SB (1990) Hierarchical pattern of mucosal candida infections in HIV-seropositive women [see comments]. Am J Med 89: 142–146

Just-Nübling G (1994)[Therapy of candidosis and cryptococcosis in AIDS. Mycoses 37 (Suppl 2): 56–63

Levine J, Dykoski RK, Janoff EN (1995) Candida-associated diarrhea: a syndrome in search of credibility. Clin Infect Dis 21: 881–886

Meunier F (1989) Candidiasis. Eur J Clin Microbiol Infect Dis 8: 438–447

Mitsutake K, Miyazaki T, Tashiro T et al. (1996) Enolase antigen, mannan antigen, Cand-Tec antigen, and beta-glucan in patients with candidemia. J Clin Microbiol 34: 1918–1921

Odds FC, Arai T, Disalvo AF et al. (1992) Nomenclature of fungal diseases: a report and recommendations from a Sub-Committee of the International Society for Human and Animal Mycology (ISHAM) J Med Vet Mycol 30: 1–10

Powderly WG (1993) Cryptococcal meningitis and AIDS. Clin Infect Dis 17: 837–842

Powderly WG (1994) (chap 22:) Fungi. In: Broder S, Merigan TC, Bolognesi D (eds) Textbook of AIDS medicine. Williams & Wilkins, Baltimore, pp 345–357

Reiss E, Morrison CJ (1993) Nonculture methods for diagnosis of disseminated candidiasis. Clin Microbiol Rev 6: 311–23

Ruhnke M, Beyer J (1997) Antimykotische Prophylaxe bei neutropenischen und immunsupprimierten Patienten. Med Klin 92: 28–36

Speed B, Dunt D (1995) Clinical and host differences between infections with the two varieties of Cryptococcus neoformans. Clin Infect Dis 21: 28–34 [discussion 35–36]

Sugar AM (1992) Mucormycosis. Clin Infect Dis 14 (Suppl 1): S126–S129

Verweij PE, Donnelly JP, De-Pauw B, Meis JF (1996) Prospects for the early diagnosis of invasive aspergillosis in the immunocompromised patient. Rev Med Microbiol 7: 105–113

Verweij PE, Erjavec Z, Sluiters W et al. (1998) Detection of antigen in sera of patients with invasive aspergillosis: intra- and interlaboratory reproducibility. The Dutch Interuniversity Working Party for Invasive Mycoses. J Clin Microbiol 36: 1612–1616

Walsh TJ, Gonzalez C, Lyman CA, Chanock SJ, Pizzo PA (1996) Invasive fungal infections in children: recent advances in diagnosis and treatment. Adv Pediatr Infect Dis 11: 187–290

White M, Cirrincione C, Blevins A, Armstrong D (1992) Cryptococcal meningitis: outcome in patients with AIDS and patients with neoplastic disease. J Infect Dis 165: 960–963

III. Erreger

Protozoen

R. Heller, J. Knobloch, H. M Seitz, F. C. Sitzmann

Einleitung

F.C. Sitzmann

Protozoen, die zur großen Gruppe der Parasiten gehören, sind eukaryotische Organismen mit einem einzigen Nukleus, deren Zellmasse sehr unterschiedlich ist. Resistente Zysten können auch ungünstige Verhältnisse lange Zeit überleben. Der pathogene Effekt, der meist durch Ingestion aufgenommenen Erreger hängt sehr von deren Virulenz ab. Während diese einerseits den Organismus nur unbedeutend schädigen, können sie aber andererseits auch schwerverlaufende Erkrankungen hervorgerufen. Eine Anpassung an den Wirt ist möglich, jedoch kann es bei Störungen der Immunabwehr zu hoch akuten, nicht selten tödlich verlaufenden Erkrankungen kommen.

Die Vermehrung der Protozoen kann geschlechtlich wie auch ungeschlechtlich erfolgen. Besonders durch die ungeschlechtliche Vermehrung bilden sich im Organismus massenhaft neue Erreger, die so zur vermehrten Übertragung auf neue Wirte beitragen. Ihr Lebenszyklus ist sehr komplex. Sie werden in verschiedenen Infektionsstadien durch kontaminiertes Trinkwasser oder Nahrung (auch Pflanzen) aufgenommen.

Die Speziesdifferenzierungen bereiten oft Schwierigkeiten, da die Erreger ihre Morphologie ändern können, je nach Alter, Wirtsorganismus oder auch Ernährung, sodass nicht selten für den gleichen Erreger sogar unterschiedliche Benennungen existieren. Molekularbiologische und immunologische Untersuchungsmethoden haben in den vergangenen Jahren jedoch wesentlich zur Klärung morphologischer Unterschiede und Veränderungen in Form und Funktion beigetragen. Viele Gene werden für diese Veränderungen stimuliert, aber auch supprimiert, um die entsprechende Information zu bewirken. Vieles ist diesbezüglich aber noch unbekannt.

Durch die Zunahme des Massentourismus – auch in jene Länder, in denen viele der in den folgenden Beiträgen aufgeführten Protozoen endemisch sind, da die Bedingungen für ihren Lebenszyklus dort optimal sind – werden Erkrankungen in unsere Breiten eingeschleppt. Sie waren früher bei uns selten, ja unbekannt (z. B. Leishmania donovani mit den vielen Untergruppen und unterschiedlichen klinischen Manifestationen, Plasmodien als Erreger der verschiedenen Malariaarten, Babesiose, Tryponosomen (West-/Ostafrika, Südamerika), Onchozerkosen, Erkrankungen durch Zestoden, Trematoden und viele andere Würmer).

Ärzte hierzulande sollten diese bei uns nicht mehr so seltenen Erkrankungen in ihre Differenzialdiagnose mit einbeziehen und insbesondere diesbezüglich eine genaue und ausführliche Anamnese erheben (Auslandsaufenthalte, v. a. Ort, Dauer und Art, Ernährung, Kontakte zur einheimischen Bevölkerung u. a.). Parasitologisch erfahrene Ärzte (v. a. an Tropeninstituten und -kliniken) sollten umgehend bei Verdacht auf das Vorliegen einer parasitären Infektion zu Rate gezogen werden, damit möglichst rasch, nach gesicherter Diagnose, die wirksamste Therapie ohne Zeitverzug eingeleitet wird, die oft wesentlich über die Prognose einer solchen schweren Erkrankung entscheidet.

31.1 Entamoeba histolytica

F.C. Sitzmann

Erreger

Eine Infektion mit Entamoeba histolytica Schaudinn (Synonym: Ruhramöbe) kann man sich weltweit überall durch Aufnahme von Zysten, die im feucht-warmen Milieu bis zu 2 Wochen lebensfähig sind, zuziehen. Diese Zysten, 10–18 µm groß, enthalten in typischer Weise im reifen Zustand 4 Kerne. Unter den verschiedenen Entamoebaerregern ist diese die einzige pathogene für den Menschen.

Der Erreger kann bei >50°C abgetötet werden. Die Zyste ist resistent gegenüber Magensalzsäure und Verdauungsenzymen. Im alkalischen Darmmilieu jedoch kommt es zur Auflösung, und es entstehen 4 bzw. durch weitere Teilung 8 Trophozoiten von 10–25 µm. Diese Vegetativformen treten bei klinisch inapparent Infizierten ausschließlich in der sog. Darmlumenform (»Minutaform«) auf, bei akuter Amöbiasis in der Gewebsform (»Magnaform«). Sie verursachen die typischen dysenterischen Stadien der Erkrankung. Was den intraluminalen Trophozoiten zum invasiven Gewebstrophozyten werden lässt, ist noch nicht eindeutig bekannt. Möglicherweise spielt ein genetisch nicht funktionstüchtiges Lectin auf der Erregeroberfläche der nicht pathogenen Trophozoiten eine Rolle sowie Interferone und sekretorisches IgA.

Epidemiologie

Erregerreservoir ist der Mensch. Die höchste Erkrankungsfrequenz findet man in den Tropen, v. a. in Afrika, Indien, Indochina, aber auch in Lateinamerika und im Mittelmeerraum. Etwa 500 Mio. Menschen sind Träger dieser Erreger (überwiegend apathogene E. histolytica = E. dispar), wovon 50 Mio. jährlich klinisch erkranken; 50.000–100.000 sterben pro Jahr. Die fäkal-orale Übertragung ist der wesentliche Infektionsweg; die Infektion ist aber auch durch Fliegen und Schaben möglich. In der Altersverteilung der klinisch-manifesten Erkrankungen besteht eine zweigipfelige Kurve mit einer ersten Häufigkeit zwischen dem 2. und 3. Lebensjahr (Letalitätsrate 20%) und einer zweiten nach dem 40. Lebensjahr (Letalitätsrate 70%). Die Prävalenz in den meisten mitteleuropäischen Ländern liegt bei <2%.

Eine Vielzahl der Erkrankten, auch der Kinder, gehört zu bestimmten Risikogruppen für diese Infektion und Erkrankung, nämlich solche, die lange Zeit institutionalisiert sind (z. B.Gefängnisse o. ä.), geistig Retardierte, Homosexuelle (Promiskuität, v. a. bei Männern), Emigranten von endemischen Gebieten und Reisende in solche, Menschen aus niedrigen sozioökonomischen Gruppen.

Die Infektion kann auch über asymptomatische und daher nicht behandelte Carrier erfolgen.

Erkrankung

Nach 10- bis 14-tägiger Inkubationszeit treten langsam über 3–4 Wochen zunehmend durchfällige, blutig-eitrige Stühle (Rektokolitis) auf, verbunden mit Bauchschmerzen (Tenesmen), Übelkeit und Druckgefühl, jedoch meist ohne Fieber (nur etwa 1/3 der Fälle, v. a. bei Leberabszess). Diese Amöbenkolitis betrifft alle Altersstufen, v. a. Kinder im Alter von 2–5 Jahren.

Gefürchtet sind Abszesse der Leber, Lunge (Pleura) mit möglichem Einbruch in das Bronchialsystem und Gehirn; sie entstehen durch hämatogene Streuung. Aus lokalisierten granulomatösen Entzündungen in der Wand des Dickdarms können sich sog. Amöbome entwickeln. Auch das Kniegelenk kann betroffen sein. Der Leberbefall kommt in <1% aller infizierten Personen vor, aber in 10–50% der Erwachsenen mit invasiver intestinaler Amöbiasis und in 1–7% bei Kindern.

Bei der *fulminanten Amöbiasis* tritt in etwa 50% eine Aussaat der Erreger in die Leber auf. Der Amöbenabszess findet sich bei Männern häufiger als bei Frauen (16:1); diese Geschlechtsdifferenz gilt aber nicht für das Kindesalter. Bei schwerem Leberzellschaden kann in seltenen Fällen der Leberabszess sogar rupturieren.

Diagnostik

Die Diagnose kann aufgrund der klinischen Symptome und der Epidemiologie gestellt werden. Der mikroskopische Nachweis der beweglichen Amöben gelingt in einer körperwarmen Stuhlprobe, die spätestens innerhalb von 10–20 min nach der Abnahme zu untersuchen ist (Magnaform!). Stuhl oder blutig-schleimige Materialproben (z. B. gewonnen durch Rektoskopie) werden in einer Lösung eines Polyvinylalkoholgemischs oder in einer SAF-Lösung (Na-Acetat, Eisessig, Formalin) konserviert. Hiermit können später die Trophozoiten und Zysten (>10 μm) gut diagnostiziert werden. Eine Proktoskopie (ulzeröse Kolitis, narbige Abheilung mit Obstruktionen) ist für die Diagnosestellung selten erforderlich.

Es gibt auch verschiedene immunologische Tests, wie z. B. den indirekten Immunfluoreszenztest, ELISA- oder indirekten Hämagglutionationshemmtest, die aber wenig hilfreich sind. Während der primären Infektion werden Antikörper gebildet.

Neuerdings kann auch eine Polymerasekettenreaktion (PCR) angewendet werden. Damit ist eine Differenzierung in pathogene und apathogene Stämme möglich.

Therapie

Alle, die Entamoeba-histolytica-Trophozoiten und/oder -zysten im Stuhl aufweisen, sollen behandelt werden, auch wenn sie klinisch unauffällig sind.

Kinder

- Metronidazol:

35–50 mg/kgKG/Tag in 3 Dosen für 8–10 Tage.
Bei i.v.-Gabe alle 8 h 500 mg (entspricht etwa 7,5 mg/kgKG bei Jugendlichen und Erwachsenen); bei Kindern <12 Jahren alle 8 h 7–10 mg/kgKG langsam als Infusionslösung i.v.). Diese Infusionslösung ist vor Lichtexposition zu schützen. Für die im Handel befindlichen verschiedenen Präparationen sind die Angaben des Herstellers (Fachinformation) zu beachten. Metronidazol ist das Mittel der Wahl, da es sehr gut wirksam ist und i. allg. nur wenige Nebenwirkungen aufweist.

- Tinidazol:

(zugelassen erst ab 6 Jahren!) 50–60 mg/kgKG/Tag in 1 Dosis für 3 Tage (bei nicht ausreichender Wirksamkeit 5 Tage).

- Diloxanidfuroat:

(über internationale Apotheke) 20 mg/kgKG in 3 Dosen für 3 Tage (meist im Anschluss an eine Metronidazoltherapie; es wirkt nur im Darmlumen). Das Medikament ist nicht zugelassen für Kinder <2 Jahren. Diloxanidfuroat wird bei schweren Verläufen und rupturierten Abszessen gegeben, zusammen mit Dehydroemetin.

Erwachsene

- Metronidazol:

3-mal 750 mg/Tag oral für 8–10 Tage (= 3-mal 10 mg/kgKG/Tag) oder Tinidazol (30–50 mg/kgKG/Tag).

- Diloxanidfuroat:

3 Tage (10 Tage oral) 3-mal 500 mg/Tag. für 3 Tage.

- Dehydroemetin:

1–1,25 mg/kgKG 1-mal täglich über 5 Tage (maximal 10 Tage) i.m. in 2 Dosen (maximal 60 mg/Tag). Relativ viele Nebenwirkungen wie Brechreiz, Tachyarrhythmien, verlängertes QT-Intervall, Proteinurie u. a.

Außerdem können verwendet werden: Tetracycline, Paromomycin (ein Aminoglykosid: 25–35 mg/kgKG/Tag in 3 Dosen über 7 Tage oral) sowie: Erythromycin (es ist allerdings im Darmlumen nur schwach wirksam). Es kann v. a. im Säuglingsalter eingesetzt werden.

Leberabszesse werden weder aus diagnostischen noch aus therapeutischen Gründen punktiert!

Stuhlkontrollen sind frühestens 6 Wochen nach Beendigung der Therapie angezeigt.

Prophylaxe

Da die einzige Möglichkeit der Infektion über mit Zysten verunreinigte Nahrungsmittel und Trinkwasser gegeben ist, sind präventive Maßnahmen relativ einfach: Der fäkal-orale Kontakt muss gemieden werden. Trinkwasser ist abzukochen, Gemüse, Salate, Obst sind gründlich zu waschen, und bereits zubereitete Speisen sollen aus Garküchen stammen.

Eine medikamentöse Prophylaxe ist nicht wirksam; einen Impfstoff gegen Amöbiasis gibt es nicht. Eine Stuhluntersuchung nach der Rückkehr aus den Tropen wird empfohlen.

31.2 Leishmania

J. Knobloch

Erreger

Leishmanien (Leishmania spp.) sind obligat intrazelluläre Protozoen, die sich in Makrophagen durch Teilung vermehren (◻ Abb. 31-1). Sie verursachen verschiedene Formen der Leishmaniasis, die summarisch auch als Leishmaniasen oder Leishmaniosen bezeichnet werden. Die Differenzierung in Leishmanienspezies gelingt biochemisch und molekularbiologisch. Sie ist prognostisch und therapeutisch bedeutsam, wenn aufgrund der anamnestischen und klinischen Kriterien die Klassifizierung zweifelhaft ist. Die Taxonomie ist im Umbruch und international nicht verbindlich geregelt. Gegenwärtig unterscheidet man im Wesentlichen 12 Arten (◻ Tabelle 31-1).

Epidemiologie

Leishmanien sind weltweit mit unterschiedlichen Arten vertreten (◻ Tabelle 31-1). In Australien, den Nordstaaten der USA sowie in weiten Teilen Europas und Ostasiens wurden die Leishmaniosen bisher nicht als endemisch beobachtet.

Kürzlich wurde der erste thailändische Fall einer autochthonen viszeralen Leishmaniasis beschrieben (Thisyakorn et al.

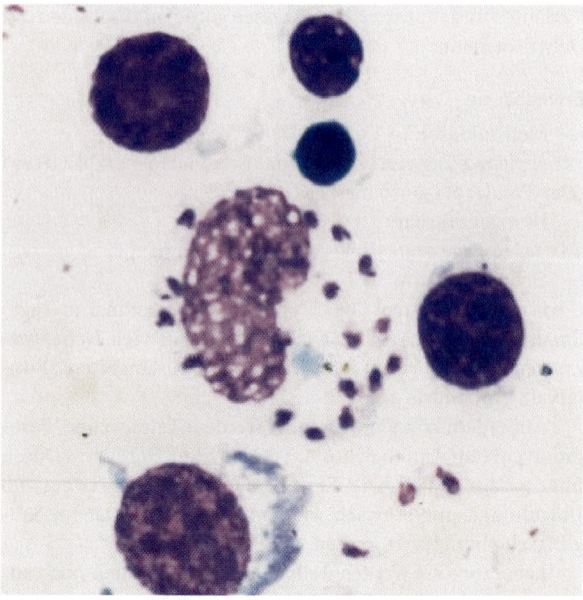

Abb. 31-1. Leishmanien in einem Knochenmarkmakrophagen

1999). Verbreitungsgebiete, die insbesondere bei der Kala-Azar-Anamnese berücksichtigt werden sollen, sind der indische Subkontinent, Pakistan, Nepal, Zentral- und Südwestasien, China, Nord- und Subsahara-Afrika, der Nahe und Mittlere Osten, die Mittelmeeranrainerstaaten und Lateinamerika. Eine Ausbreitung der Kala-Azar wird beobachtet in Folge von Waldrodung und neuen landwirtschaftlichen Nutzflächen sowie auch von Urbanisierung. Derzeit wird die globale Inzidenz auf 500.000–1.000.000 Kala-Azar-Fälle pro Jahr geschätzt.

Viele verschiedene Säugetiere beherbergen Leishmanien, insbesondere streunende Hunde und Nagetiere. Für Leishmania tropica konnte allerdings bisher kein Tierreservoir ermittelt werden. Ebenso gilt der Mensch in Indien und Ostafrika als einzige Infektionsquelle. Sonst stellen Tiere das Erregerreservoir dar, aus dem sich die Überträgermücke bedient. Dabei handelt es sich um tag- und nachtaktive Schmetterlingsmücken (Phlebotomen, Sandmücken, »sandflies«), die mit der Blutmahlzeit die unbegeißelten amastigoten 2–5 µm großen Parasiten aufnehmen. Nach Weiterentwicklung im Mückendarm wandern die 12–25 µm langen begeißelten Promastigoten in die Speicheldrüse, die als infektiöse Stadien in die Haut inokuliert werden, wo sie in dendritischen Zellen und Makrophagen ihre Geißeln internalisieren und zu Amastigoten werden (Abb. 31-1).

Weitere Übertragungswege betreffen parenterale oder schleimhautvermittelte Infektionen mit amastigoten oder promastigoten Leishmanien im Rahmen von Laborunfällen, Blut- oder Organtransplantationen. Es gibt zudem konnatale Infektionen, wobei eine latente Infektion der Mutter als Infektionsquelle ausreicht.

Erkrankung

Die Manifestation einer Leishmaniasis wird beim Immunkompetenten wesentlich durch die Spezies bestimmt (Tabelle 31-1). Beim Immundefekt können auch solche Leishmanien invadieren und disseminieren, die üblicherweise nur Lokalinfektionen verursachen. Die minimale Inkubationszeit beträgt 10 Tage, die maximale wird üblicherweise durch die spezifische Abwehr bestimmt und kann Jahrzehnte betragen. Lebensbegleitende latente Infektionen sind nicht ungewöhnlich.

Im Einzelnen werden die folgenden 6 Krankheitsbilder unterschieden:

1. Die kutane Leishmaniasis (CL, Aleppobeule, Orientbeule, amerikanische kutane Leishmaniasis) entwickelt sich langsam aus einzelnen Papeln, deren Anzahl durch die infizierten Mückenstiche bestimmt wird. Typisch sind daher Effloreszenzen im Bereich unbedeckter Hautpartien. Die Papeln ulzerieren im Verlauf von Wochen oder Monaten und bilden üblicherweise einen Randwall aus. Das Ulkus verschorft oder sezerniert serös (Abb. 31-2). Die Manifestation am Ohr wird nach den südamerikanischen Kautschukarbeitern als Chicleroulkus be-

Tabelle 31-1. Verbreitung und Manifestation der Leishmaniosen

Leishmania-Art (alphabetisch)	Verbreitung	Manifestation
L. aethiopica	Äthiopien, Kenia, Sudan	Kutane und diffuse kutane Leishmaniasis
L. amazonensis	Brasilien	Kutane und diffuse kutane Leishmaniasis
L. braziliensis	Mittel- und Südamerika	Kutane und mukokutane Leishmaniasis
L. donovani chagasi	Mittel- und Südamerika	Kala-Azar
L. donovani donovani	Asien und Afrika	Kala-Azar, Post-Kala-Azar-Hautleishmanoid
L. donovani infantum	Mittelmeerländer, Naher und Mittlerer Osten, Äthiopien	Kala-Azar, kutane und mukokutane Leishmaniasis
L. guayanensis	Amazonien	Kutane und mukokutane Leishmaniasis
L. major	Afrika, Naher und Mittlerer Osten	Kutane Leishmaniasis
L. mexicana	Texas, Mittel- und Südamerika	Kutane Leishmaniasis
L. panamensis	Mittel- und Südamerika	Kutane und mukokutane Leishmaniasis
L. peruviana	Südamerika	Kutane Leishmaniasis
L. tropica	Mittelmeerländer, Naher und Mittlerer Osten	Kutane Leishmaniasis, Leishmaniasis recidivans, diffuse kutane Leishmaniasis, Kala-Azar

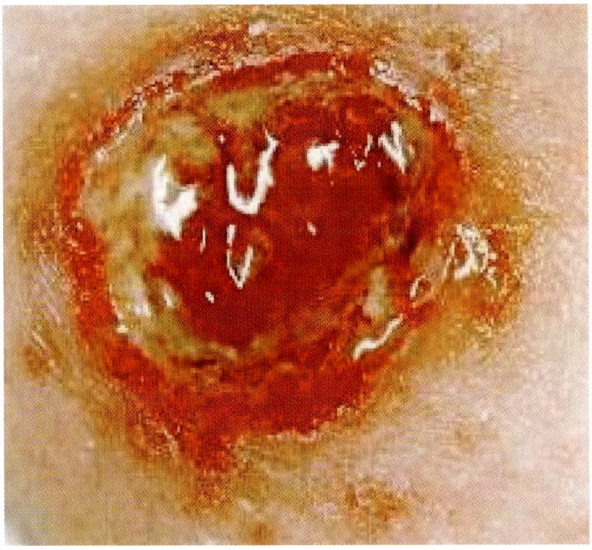

Abb. 31-2. Amerikanische kutane Leishmaniasis

zeichnet. Die kutane Leishmaniasis heilt üblicherweise im Verlauf von Monaten narbig aus.

2. Bei der mukokutanen Leishmaniasis (MCL, Espundia) breiten sich die Läsionen auf die Schleimhäute aus. Sie ist typisch für die Infektion mit südamerikanischen Leishmanienarten. Hier kann nicht mehr auf die Anzahl der infizierten Phlebotomenstiche geschlossen werden, weil neue Infiltrate per continuitatem oder durch hämato- und lymphogene Streuung entstehen. Die mukokutane Leishmaniasis neigt nicht zur Spontanheilung, sondern führt unbehandelt häufig zu funktionell wesentlich beeinträchtigenden Destruktionen im Bereich der oberen Luftwege und des Ösophagus. Die MCL ist in der Reisemedizin selten.

3. Die Leishmaniasis recidivans (LR, lupoide Leishmaniasis) ist eine seltene Sonderform der Infektion mit Leishmania tropica, bei der sich von der Primärläsion aus eine fortschreitende knotige oder ulzerative Hautentzündung entwickelt, die eine ausgedehnte Narbenspur hinterlässt. Die Infiltrate sind üblicherweise auf die Haut beschränkt.

4. Die diffuse kutane Leishmaniasis (DCL) ist gekennzeichnet durch eine papulöse, großflächige, subkutane Infiltration, wobei im Bereich der unbedeckten Hautareale grobe und im Bereich der bedeckten Hautareale feine Knoten entstehen. Nur ausnahmsweise finden sich Infiltrationen außerhalb des Hautorgans. Diese Leishmaniasisform ist typisch für die Infektion mit Leishmania aethiopica. Bei Infektionen mit anderen Arten handelt es sich um Einzelfälle, bei denen bestimmte Immundefekte angenommen werden müssen, die aber nicht offensichtlich sind. Die diffuse kutane Leishmaniasis ist klinisch von der lepromatösen Lepra nicht zu unterscheiden.

5. Die Kala-Azar (VL, viszerale Leishmaniasis) ist eine chronische fieberhafte Krankheit, die auch beim offensichtlich Immunkompetenten unbehandelt typischerweise innerhalb von Monaten zum Tod führt. Üblich, aber nicht obligat ist das zweigipfelige Fieber: morgens und abends ein Fiebergipfel, Fieberabfall über Mittag. Der Allgemein- und Ernährungszustand reduziert sich kontinuierlich, Leber und v. a. Milz werden zunehmend größer, und im Laufe von Monaten fällt eine zunehmende Anämie auch klinisch auf. Beim Immundefekt, insbesondere beim zunehmenden T-Helferzellmangel im Verlauf von Aids, sind auch fulminante Verläufe mit rascher Todesfolge möglich.

6. Das Post-Kala-Azar-Hautleishmanoid (PKDL) ist eine knotige Hautinfiltration, die in Einzelfällen Wochen bis Jahre nach einer Kala-Azar auftritt. Die statistische Wahrscheinlichkeit der PKDL-Inzidenz korreliert positiv mit der Höhe des CRP-Wertes bei Kala-Azar.

Welche der genannten Krankheiten entsteht, wird sowohl von der Leishmanienart als auch von der Immunabwehrlage des Infizierten bestimmt. Besonders gefährdet sind Personen mit Immundefekten, wie sie insbesondere im Verlauf von Aids auftreten. In der Reisemedizin sind am häufigsten die kutane Leishmaniasis und die Kala-Azar.

Die Leishmanien gehören zu den persistierenden Mikroorganismen, d. h. die Infektion kann lebensbegleitend latent verlaufen und erst im Verlauf von erworbenen Immundefekten klinisch manifest oder reaktiviert werden. Von besonderer Bedeutung ist hierbei eine intakte Th1-Antwort des Wirtes, wodurch die Infektion im Bereich des Monozyten-Makrophagen-Systems latent gehalten wird. Die spezifische Abwehr ist demnach der von Mykobakteriosen (Tuberkulose, Lepra) sehr ähnlich.

Diagnostik

Für die Diagnose der Leishmaniasis sollen spezialisierte Laboratorien bemüht werden. Hier stehen die Mikroskopie nach Giemsa-Färbung (Abb. 31-1), die Kultur, die Immundiagnostik und die PCR zur Verfügung. Im Rahmen der Immundiagnostik sind spezifische Serumantikörper nur bei den invasiven Leishmaniasisformen zu erwarten. Die kutane Leishmaniasis induziert üblicherweise keine messbaren Serumantikörper. Kreuzreaktionen sind wesentlich nur mit Trypanosomen-Antigenen, was bei Infektionen in Schlafkrankheit- oder Chagas-Krankheitgebieten zu beachten ist. Die Kultivierung ist einfach durchzuführen (z. B. in Blutschrägagar in Brain-heart-Infusion), aber meistens überflüssig. Bei der Mikroskopie des Kultursediments ist zu beachten, dass sich begeißelte Formen entwickeln.

1. Die Diagnose der kutanen Leishmaniasis wird mit optimalen Ergebnissen durch kombinierte histologisch-mikroskopische und PCR-Untersuchung einer Stanze aus dem Ulkusrand gestellt. Vielfach gelingt auch die Darstellung der Leishmanien in Aspirat vom Ulkusgrund.

2. Die mukokutane Leishmaniasis wird in ähnlicher Weise wie die kutane Leishmaniasis diagnostiziert. Wegen der relativen Erregerarmut sollen in jedem Fall alle diagnostischen Maßnahmen bemüht werden.

3. Die Leishmaniasis recidivans ist besonders erregerarm. Auch die PCR ist zuweilen nicht sensitiv genug. Deshalb sollen bei entsprechendem Verdacht mehrere oder große Hautproben aus den aktiven Arealen gewonnen werden.

4. Die diffuse kutane Leishmaniasis ist vergleichsweise erregerreich. Hautproben können beliebig aus den klinisch sichtbar befallenen Hautarealen entnommen werden. Die Diagnose ist daher mit den genannten Methoden leicht zu stellen, wenn sich die diagnostischen Bemühungen nicht einseitig auf eine Mykobakteriose konzentrieren.

5. Die Kala-Azar induziert üblicherweise eine kräftige spezifische Serumantikörperbildung. Die kommerziell verfügbare indirekte Immunfluoreszenz zum Nachweis von Serumantikörpern gegen Leishmania donovani ist daher ein geeigneter Suchtest. Nur bei Kleinkindern und Immundefizienten sind die Antikörperbefunde gelegentlich nicht eindeutig. In jedem Fall sollte die Diagnose mit Hilfe von Proben aus dem Monozyten-Makrophagen-System gesichert werden. Am besten geeignet sind Knochenmarkaspirate, weil der Eingriff im Vergleich zur Leber- und Milzpunktion wenig risikoreich ist.
Für die PCR ist zu beachten, dass die Probe in EDTA und nicht in Heparin aufgenommen wird. Hinweisend auf eine Kala-Azar ist neben dem rezidivierenden Fieber und der Hepatosplenomegalie insbesondere die zunehmende Panzytopenie. Die Patienten werden daher nicht selten in hämatologisch-onkologischen Fachabteilungen versorgt, weil die klinischen und labortechnischen Befunde den Verdacht auf eine entsprechende Systemerkrankung lenken. Eine weitere wesentliche Differenzialdiagnose ist die Histoplasmose.
Bei bekanntem Immundefekt kann eine Reaktivierung einigermaßen verlässlich vorausgesagt werden, wenn mittels PCR Leishmanien im peripheren Blut nachgewiesen werden können (Pizzuto et al. 2001).
Im Einzelnen soll bei der Diagnostik die entsprechende Leitlinie der Deutschen Gesellschaft für Tropenmedizin und Internationale Gesundheit berücksichtigt werden (DTG 2000).
6. Das Post-Kala-Azar-Hautleishmanoid wird wie die kutane Leishmaniasis diagnostiziert. Die Krankheit ist allerdings hierzulande eine Rarität.

Therapie

Eine Therapie ist für alle Leishmaniasisformen möglich. Sie sollte möglichst mit Hilfe tropenmedizinischer Einrichtungen durchgeführt werden. Dabei werden die gelegentlichen bakteriellen Sekundärinfektionen gesondert entsprechend der Sensibilitätsprüfung behandelt. Sensibilitätsprüfungen für Leishmanienisolate stehen nicht zur Verfügung. Deshalb muss der Therapieerfolg im Rahmen einer klinischen und parasitologischen Verlaufskontrolle verifiziert werden. Als Prinzipien stehen die antiparasitäre systemische und lokale Chemotherapie sowie die Immuntherapie mit Interferon-γ zur Verfügung.

Die kutane Leishmaniasis wird lokal mit Meglumin oder Stibogluconat (z. B. wöchentliche intraläsonale Injektionen) und/oder mit Paromomycinharnstoff behandelt. Additiv kann Interferon-γ s.c. größere Ulzerationen verhindern oder schneller zur Abheilung bringen.

Die amerikanische kutane Leishmaniasis soll, wenn ihr Erreger zur Invasion oder Disseminierung neigt (■ Tabelle 31-1), prinzipiell auch systemisch wie die mukokutane, diffuse kutane oder viszerale Leishmaniasis behandelt werden. Dazu stehen Amphotericin B (vorzugsweise liposomal), Pentamidin, Allopurinol sowie Ketoconazol und andere Azole zur Verfügung. Die systemische Therapie mit Meglumin oder Stibogluconat ist im unteren Prozentbereich letal und sollte daher hierzulande nicht als erste Wahl appliziert werden. Auch hier kommen additive Interferon-γ-Gaben in Betracht, insbesondere bei Immundefekt.

Die intravenös zu infundierende Gesamtdosis von liposomalem Amphotericin B beträgt 20–30 mg/kgKG, verteilt auf mindestens 5 Einzeldosen von jeweils 3–4 mg/kgKG über einen Zeitraum von 10–21 Tagen, z. B. 3 mg/kgKG täglich an den Tagen 0, 1, 2, 3, 4, 5, 14 und 21 bei Immunkompetenten oder 4 mg/kgKG täglich an den Tagen 0, 1, 2, 3, 4, 5, 10, 17, 24, 31 und 38 bei Immunsupprimierten.

Miltefosin als Möglichkeit der oralen Kala-Azar-Therapie wurde in Indien in einer Dosierung von 2,5 mg/kgKG/Tag für 4 Wochen erfolgreich in Studien eingesetzt (Jha et al. 1999), die über das Special Programme for Research and Training in Tropical diseases (TDR) von UNDP, Weltbank und WHO gefördert werden (TDR 1999). In diese Therapie werden große Erwartungen beim Einsatz in Entwicklungsländern gesetzt, zumal die Kosten vergleichsweise gering sind (Herwaldt 1999).

Im Einzelnen soll bei der Therapie der Kala-Azar die entsprechende Leitlinie der Deutschen Gesellschaft für Tropenmedizin und Internationale Gesundheit berücksichtigt werden (DTG 2000).

Prävention

Eine medikamentöse Prophylaxe oder Schutzimpfungen sind gegenwärtig noch nicht verfügbar, wenn auch in der Entwicklung. Die Vorbeugung besteht im Mückenschutz: Schlafen unter einem Moskitonetz in mückenfreien und -dichten Räumen, hautbedeckende Kleidung, Behandlung der Haut und der Kleidung mit mückenabweisenden Lösungen (Repellents). Schmetterlingsmücken sind sehr klein und können daher grobmaschige Moskitonetze passieren. Sie halten sich überwiegend in Bodennähe auf, weshalb der in oberen Stockwerken Schlafende weniger infektionsgefährdet ist.

Literatur zu Kap. 31.2

Burbach G et al. (1999) Leishmaniosen. Grundlagen, Klinik, Diagnostik und Therapie. Dtsch Med Wochenschr 124: 88–93

DTG: Diagnostik und Therapie der viszeralen Leishmaniasis (Kala-Azar). http://www.uni-duesseldorf.de/WWW/AWMF/ll/trop004.htm, November 2000

Herwaldt BL (1999) Miltefosine – the long-awaited therapy for visceral leishmaniasis? N Engl J Med 341: 1840–1842

Jha TK et al. (1999) Miltefosine, an oral agent, for the treatment of Indian visceral leishmaniasis. N Engl J Med 341: 1795–1800

Pizzuto M et al. (2001) Role of PCR in diagnosis and prognosis of visceral leishmaniasis in patients coinfected with human immunodeficiency virus type 1. J Clin Microbiol 39: 357–361

TDR (1999) Public/private partnership: developing an oral treatment for visceral leishmaniasis. TDR News 60: 1–2

Thisyakorn U et al. (1999) Visceral leishmaniasis: the first indigenous case report in Thailand. Trans R Soc Trop Med Hyg 93: 23–24

31.3 Trypanosoma spp.

J. Knobloch

Unter dem Begriff Trypanosomiasis werden die in Afrika vorkommende Schlafkrankheit und die in Lateinamerika verbreitete Chagas-Krankheit zusammengefasst. Erreger der Schlafkrankheit sind Trypanosoma brucei gambiense und Trypanosoma brucei rhodesiense (■ Abb. 31-3). Der Erreger der Chagas-Krankheit ist Trypanosoma cruzi.

III. Erreger

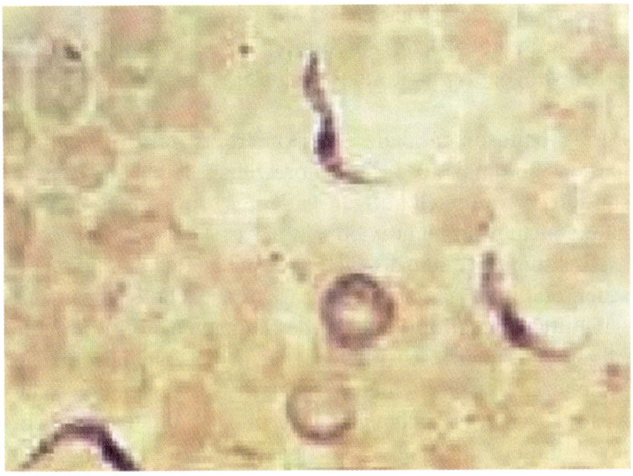

Abb. 31-3. Trypanosoma brucei rhodesiense im peripheren Blut

Trypanosomen sind Einzeller. Sie besitzen eine Geißel, die in Form einer undulierenden Membran vom Hinterende zum Vorderende zieht und in der Regel in ein frei schwingendes Geißelende ausläuft. Nahe am Ursprung der Geißel befindet sich eine länglich ovale, DNS-haltige Zellorganelle, der Kinetoplast, als Aussackung des Mitochondriums. Er gibt der Ordnung Kinetoplastidae ihren Namen, der u. a. die Trypanosomen zusammen mit den Leishmanien angehören. Seine Funktion besteht wahrscheinlich in der Bereitstellung von Enzymen für die Mitochondrien.

Die Feintypisierung von Trypanosomenstämmen oder -isolaten wird entweder mit Hilfe elektroforetisch darstellbarer Enzymmuster oder molekulargenetisch (Stothard et al. 1998) durchgeführt. In bestimmten Fällen ist es in Südamerika möglich, die klinische Ausprägung der Chagas-Krankheit mit Isoenzym- oder Lektinmustern zu korrelieren.

31.3.1 Trypanosoma brucei gambiense und rhodesiense

Erreger

Trypanosoma brucei (T. b.) rhodesiense und Trypanosoma brucei gambiense sind in Patientenisolaten morphologisch nicht zu unterscheiden, beide unterscheiden sich aber von Trypanosoma cruzi durch die Größe des Kinetoplasten und durch ihre Form. Im fixierten Präparat erscheinen T. b. gambiense und rhodesiense eher gestreckt-geschlängelt (Abb. 31-3), während Trypanosoma cruzi U-förmig gekrümmt ist.

Epidemiologie

Überträger der Schlafkrankheit sind blutsaugende Fliegen der Gattung Glossina (Tsetse-Fliegen). Die Trypanosomen gelangen mit dem Stich der Tsetse-Fliege ins Blut. Die Übertragungsrate wird wesentlich durch die regionalen Glossinenarten, ihre Sauggewohnheiten, ihre Wirtsspezifität und das verfügbare Nutztierreservoir bestimmt (Gouteux et al. 1993).

T. b. rhodesiense und T. b. gambiense haben ein viele Arten umfassendes Säugetierreservoir und werden von Arthropoden auf den Menschen übertragen. Dabei durchlaufen sie verschiedene, auch morphologisch unterschiedliche Entwicklungsstadien. T. b. rhodesiense findet sich überwiegend in Wildtieren, T. b. gambiense auch in Hausschweinen.

Die Schlafkrankheit kommt im tropischen Afrika vor. Sie beschränkt sich auf das Gebiet zwischen dem 15. nördlichen und 20. südlichen Breitengrad, entsprechend der Verbreitung der Tsetse-Fliege. In den letzten Jahren ist es insbesondere aufgrund kriegerischer Auseinandersetzungen in vielen Teilen Afrikas wieder zu einer deutlichen Zunahme der Schlafkrankheit gekommen, z. B. in Kongo/Zaire (Ekwanzala et al. 1996), Südsudan, Angola und Uganda (Smith et al. 1998). Man rechnet gegenwärtig mit über 300.000 Neuerkrankungen pro Jahr.

In der Reisemedizin ist die Schlafkrankheit eine Rarität. Neuerdings wird aber von zunehmenden Einzelfällen unter Serengetitouristen berichtet.

Erkrankung

Die Erreger der Schlafkrankheit zirkulieren extrazellulär im Blut. Die individuelle Empfänglichkeit für die Infektion ist sehr unterschiedlich und scheint sowohl von Wirtsfaktoren als auch von der Virulenz des Erregers abhängig zu sein. Der Immundefekt bei Aids scheint die Entwicklung der Schlafkrankheit aber nicht zu begünstigen (Meda et al. 1995).

Immunologie und Pathogenese der Schlafkrankheit sind nur z. T. bekannt. Der Mensch versucht die Infektion mittels humoraler und zellulärer Immunreaktionen zu kontrollieren. Wahrscheinlich als Reaktion auf ein Produkt der Trypanosomen (»T-lymphocyte triggering factor«, TLTF) wird verstärkt Interferon-γ gebildet, welches Makrophagen aktiviert (Vaidya et al. 1997). Der wesentliche Mechanismus zur Eliminierung der Trypanosomen scheint die Opsonisierung und Zerstörung durch Lebermakrophagen zu sein (Donelson et al. 1998).

Tierexperimentell wurde gezeigt, dass auch eine Th1-Antwort zur Resistenz gegen Trypanosomen beiträgt (Hertz et al. 1998). Während der Immunantwort gegen die Trypanosomen kommt es zusätzlich zu einer intensiven polyklonalen B-Zell-aktivierung, das auslösende Mitogen ist aber nicht bekannt. Es werden in großen Mengen IgM und nachfolgend Immunkomplexe gebildet, die wiederum zu einer Hyperplasie des Monozyten-Makrophagen-Systems führen. Andererseits resultiert auch eine Suppression humoraler und zellulärer Abwehrfunktionen, die sich in einer erhöhten Anfälligkeit gegenüber opportunistischen Infektionen zeigt.

Demgegenüber besitzen afrikanische Trypanosomen effektive Immunevasionsmechanismen in Form von variablen Obenflächenantigenen. Diese Glykoproteine werden als VSG (»variable surface glycoproteins«) bezeichnet, weil sie im Verlauf einer Infektion nacheinander in Hunderten von verschiedenen Variationen exprimiert werden können, die jedesmal vom Immunsystem neu erkannt werden müssen und die vorangegangene Immunantwort ineffektiv werden lassen (Borst et al. 1997).

Das Trypanosomengenom enthält eine Vielzahl von Genen, die für verschiedene VSG kodieren. Aus dem Repertoire der VSG-Gene wird jeweils eines zur Expression gebracht, indem es verdoppelt und in die Nähe eines Telomers verlagert wird. Andere Mechanismen der Trypanosomen zur Evasion der Immunantwort liegen in ihrer Toleranz gegenüber hohen Konzentra-

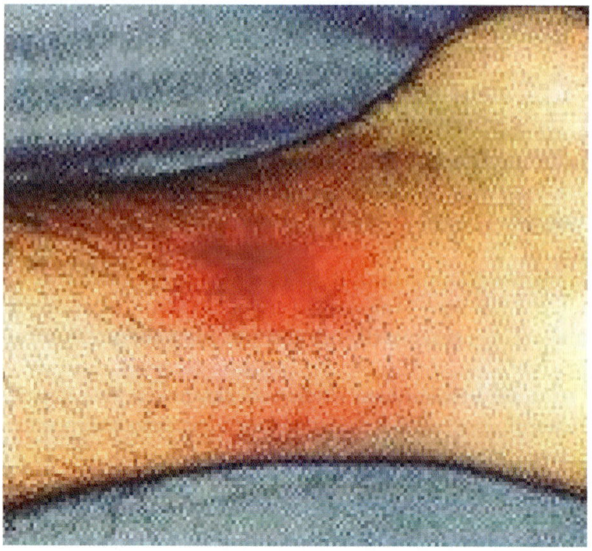

Abb. 31-4. Trypanosomenschanker

tionen von Interferon-γ und in ihrer Komplementresistenz (Donelson et al. 1998).

Zunächst vermehren sich die Trypanosomen lokal und führen zu einer entzündlichen Reaktion, dem Trypanosomenschanker (Abb. 31-4). Nach etwa 3–10 Tagen verlassen die Trypanosomen den Schanker und gelangen über Blut- und Lymphgefäße in die inneren Organe. Die Symptome in den frühen Stadien der Schlafkrankheit werden zurückgeführt auf die Ablagerung von Immunkomplexen, eine Aktivierung des Kininsystems und auf das Auftreten von Autoantikörpern gegen Erythrozyten und Myokard. Pathologisch-anatomisch finden sich eine Hyperplasie des Monozyten-Makrophagen-Systems und eine Vaskulitits der kleinen Gefäße. Dadurch kommt es zu einer erhöhten Gefäßpermeabilität. Hiervon ist häufig auch das Herz betroffen. Histologisch findet sich eine interstitielle Myokarditis mit mononukleärer Infiltration und ausgeprägtem Ödem.

Im weiteren Verlauf können die Erreger die Blut-Hirn-Schranke passieren. T. b. rhodesiense tritt nach Wochen, T. b. gambiense nach Monaten im Liquor auf, wo sie gelegentlich noch jahrelang nachgewiesen werden können. Zunächst kommt es zu einer Infiltration der Pia und der Arachnoidea. Die Infiltrate bestehen vorwiegend aus B-Zellen, Plasmazellen und sog. Mott-Zellen, degenerierte Plasmazellen, die eosinophiles Material enthalten.

Die Entzündung breitet sich über die Virchow-Robin-Räume aus, es kommt zu den pathognomonischen perivaskulären Infiltraten, die in der weißen Substanz stärker ausgebildet sind. Aus einer Endarteriitis resultiert dann eine zerebrale Degeneration, histologisch zeigen sind Gliaproliferationen und manchmal Demyelinisierung.

T. b. rhodesiense verursacht in Ost- und Zentralafrika eher akute, T. b. gambiense in West- und Südafrika eher chronische Verlaufsformen. Die Übergänge zwischen den klinischen Verlaufsformen sind regional jedoch fließend. Die Schlafkrankheit verläuft unbehandelt üblicherweise in Monaten oder Jahren letal. Das klinische Bild ist vielgestaltig. Ensprechend den pathologischen Veränderungen lassen sich auch klinisch 3 Stadien unterscheiden:

- Trypanosomenschanker (Abb. 31-4),
- hämolymphatisches Stadium,
- meningoenzephalitisches Stadium.

Der Trypanosomenschanker imponiert als rötliche, schmerzhafte, papulomakulöse Hauteffloreszenz (Abb. 31-4). Insbesondere von dunkelhäutigen Patienten wird dieses Stadium häufig nicht wahrgenommen.

Bis zum Auftreten des Fiebers bestehen im hämolymphatischen Stadium manchmal uncharakteristische Prodromalerscheinungen mit Kopf- und Gliederschmerzen und allgemeiner Abgeschlagenheit. Fieber tritt auf, wenn die Trypanosomen im peripheren Blut erscheinen, meist nach 5–21 Tagen. Einen charakteristischen Fiebertyp gibt es nicht. Die initialen Temperaturen dauern meist 2–3 Wochen an, im weiteren Verlauf können dann intermittierende Fieberschübe immer wieder auftreten.

Eines der Leitsymptome ist eine Lymphknotenschwellung, die Lymphknoten sind indolent und prallelastisch (»prûnes mures«), häufig betroffen sind die Lymphknoten im seitlichen Halsdreieck (Winterbottom-Zeichen). Weitere Zeichen sind Tachykardie mit Palpitationen, Hypotonie und Splenomegalie, die sich nach längerem Verlauf manchmal als Hypersplenismus mit entsprechenden hämatologischen Konsequenzen manifestieren kann. Auf heller Haut können flüchtige anuläre Erytheme beobachtet werden (Trypanide). Viele Patienten klagen über Juckreiz. Oft ist die Schmerzempfindlichkeit an den distalen Enden der langen Röhrenknochen gesteigert (Kerandel-Zeichen).

Patienten im meningoenzephalitischen Stadium der Schlafkrankheit zeigen die Symptomatik einer chronischen Enzephalitis, die mit Hilfe verschiedener EEG-Profile objektiviert werden kann (Hamon et al. 1995). Manchmal kommt es schon früh zu Veränderungen des Verhaltens und der Persönlichkeit. Eine Reihe von neurologischen Ausfällen können auftreten. Es kommt schrittweise zur Symptomatik einer Pyramidenbahnläsion mit Hyperreflexie, Spastizität, positiven Babinski-Zeichen und ausgeprägter Frontalhirnsymptomatik (positiver Schnauzreflex, positiver Palmomentalreflex, positive Greifreflexe; Schmutzhard 1998).

Möglich sind auch sensomotorische Störungen, Krampfanfälle, extrapyramidale Störungen, z. B. Tremor der Finger und der Zunge sowie zerebelläre Ataxie. Paresen sind selten und vermutlich Folge von Polyneuritis und Myositis (Damian et al. 1994). Der Kranke wird schwach, hinfällig, geistig träge oder reizbar. Eine Vielzahl von psychiatrischen Symptomen bis zu Psychosen können auftreten. Schlafstörungen mit Schlaflosigkeit und einer charakteristischen Umkehr des Schlaf-Wach-Rhythmus sind häufig (Buguet et al. 1993).

In terminalen Stadien herrscht oft eine Lethargie vor. Auch Störungen des Appetits und des Sexualverhaltens können vorkommen. Seltener sind pseudopsychotische Symptome mit Agitiertheit, aggressivem Verhalten oder Halluzinationen. Der Tod wird häufig durch interkurrente Infektionen oder Mangelernährung herbeigeführt.

Diagnostik

Im Blutbild sind oft schon früh Anämie und Thrombozytopenie nachweisbar. Zeichen der verstärkten polyklonalen Immunglobulinproduktion sind erhöhte Gesamt-IgM-Konzentrationen im Serum, z. T. auch im Liquor, die jedoch nicht mit der spezifischen IgM- und IgG-Antikörperkonzentration korrelieren. Der IgM-Nachweis im Liquor gilt in endemischen Gebieten als pathognomonisch.

Die Diagnose wird nach Möglichkeit parasitologisch gesichert (Miezan et al. 1994): Im hämolymphatischen Stadium sind Trypanosomen im peripheren Blut und in Lymphknotenaspiraten, im Spätstadium auch im Liquor nachweisbar. In Blutproben werden die Trypanosomen mit Hilfe des Dicken Tropfens oder der Mikrohämatokritanreicherung (QBC-Methode) wie beim Verdacht auf Malaria angereichert und mikroskopiert.

Etwas aufwendiger ist die Anionenaustauschchromatographie nach Lanham, die in Form von Minisäulen (»minimal anion exchange chromatography for trypanosomiasis«, m-AECT) auch für den Feldgebrauch erhältlich ist (Truc et al. 1998). Weiterhin stehen Transport- und Kulturmedien für Feldisolate zur Verfügung. Dabei sind moderne oder aufwendige Verfahren dem traditionellen Dicken Tropfen nicht immer überlegen (Truc et al. 1994). Jeder Patient mit einer Schlafkrankheit muss lumbalpunktiert werden, zur Anreicherung der Trypanosomen reicht die Zentrifugation.

Ein Nachweis spezifischer Antikörper ist mit verschiedenen Methoden möglich. Der Beginn der Schlafkrankheit ist gekennzeichnet durch mittlere Antikörpertiter, die ansteigen, wenn das meningoenzephalitische Stadium erreicht wird. Anti-Trypanosomen-Serumantikörper finden sich jedoch auch bei Personen aus Gebieten ohne Schlafkrankheit. Sie werden wahrscheinlich durch interkurrente Übertragungen von nicht humanpathogenen Trypanosomen induziert. Zudem sind Kreuzreaktionen mit Leishmanien- und ggf. mit anderen Trypanosomenantigenen zu beachten.

Der CATT-Test (»card agglutination test for trypanosomiasis«) ist ein einfacher, kommerziell erhältlicher Feldtest zum Nachweis von Antikörpern gegen Trypanosoma brucei gambiense. Ein neuerer Test zum Antigennachweis ist in der Erprobung (»card indirect antigen test for trypanosomiasis«, CIATT-Test).

Therapie

Die Medikamente zur antiparasitären Behandlung der Trypanosomen haben beträchtliche Nebenwirkungen, die Therapie sollte daher stationär unter fachtropenmedizinischer Beratung durchgeführt werden. Die Arzneimittel sind auch international nur inkonstant verfügbar. Die Therapie der Schlafkrankheit wird erreger- und stadienspezifisch durchgeführt.

Im hämolymphatischen Stadium ist Suramin wirksam. Suramin wird nach Vortestung mit 5 mg/kgKG in verschiedenen Dosierungsschemata gegeben. Es führt in seltenen Fällen zu schweren Reaktionen mit Erbrechen, Krampfanfällen und Schock, weitere Nebenwirkungen sind Knochenmarkdepression und exfoliative Dermatitis. Unter einer Suramintherapie muss die Nierenfunktion kontrolliert werden. Eine gleichzeitig bestehende Onchocerciasis soll zuerst behandelt werden.

In den frühen Stadien vornehmlich der T. b.-gambiense-Infektion kann auch Pentamidin verwendet werden. Die Dosierung beträgt 4 mg/kgKG/Tag Pentamidin-Base i.m. täglich für 7–10 Tage oder jeden 2. Tag über 14–20 Tage. Nebenwirkungen sind sterile Glutäalabszesse, schwerer Kreislaufkollaps insbesondere nach versehentlicher i.v.-Gabe, Polyneuropathien, gelegentlich leichte Nephropathie, Hypersalivation, Pankreasschäden mit Hypoglykämie durch Insulinfreisetzung und folgendem Insulinmangel, selten Hypokalziämie, Nierenversagen, Verwirrtheitszustände, Arrhythmien, Thrombozytopenie, Leukozytopenie, Anstieg der Tansaminasenwerte und Stevens-Johnson-Syndrom.

Im mengoenzephalitischen Stadium wird das Arsenpräparat Melarsoprol eingesetzt. Alternativ kommt bei der T. b.-gambiense-Infektion auch Eflornithin in Frage.

Die ZNS-Beteiligung wird objektiviert durch Nachweis von Trypanosomen im Liquor, vermehrtes Liquoreiweiß (> 37 mg/dl) oder eine Pleozytose (>5 Zellen/mm^3; WHO 1998). Melarsoprol ist das Mittel der Wahl, verschiedene Therapieschemata sind möglich. Ein großer Nachteil ist die extrem hohe Toxizität mit toxischer Neuropathie und Enzephalopathie bei einer Letalität von bis zu 5% (Pepin et al. 1995).

Die Enzephalopathie beginnt 3–10 Tage nach Therapiebeginn zunächst mit Kopfschmerzen, Tremor, verwaschener Sprache und motorischer Exzitation, dann mit Krämpfen und Koma. Es wird empfohlen, Melarsoprol mit Prednisolon zu kombinieren, um das Risiko einer schweren Enzephalopathie zu senken (WHO 1998). Andere Nebenwirkungen des Melarsoprols sind Albuminurie, exfoliative Dermatitis, Agranulozytose und Myokardschaden.

Mittel der zweiten Wahl für das menigoenzephalitische Stadium der T. b.-gambiense-Infektion, insbesondere für Rezidive nach Melarsoprol, ist Di-fluormethylornithin (DFMO) = Eflornithin. Die Dosierung beträgt 100 mg/kgKG i.v. alle 6 h für 14 Tage (bei Kindern 150 mg/kgKG i.v. alle 6 h für 14 Tage), kürzere Therapiedauern über 7 Tage sind in Erprobung (WHO 1998). Nebenwirkungen sind Blutbildveränderungen, abdominelle Beschwerden, osmotische Diarrhöen, Krämpfe, selten Krampfanfälle, Alopezie, Exantheme.

Prävention

Wesentliche Säulen der Bekämpfung der Schlafkrankheit sind neben der Tsetse-Fliegenvernichtung die medizinische Überwachung der Exponierten und ihre Frühbehandlung. Die Tsetse-Fliegenbekämpfung wird regional mit Hilfe einfacher Fliegenfallen unterstützt. Das Fehlen medizinischer Überwachungsprojekte insbesondere in Zeiten politischer und militärischer Auseinandersetzungen führt regional immer wieder zu Epidemien und Entvölkerung mit erheblichen sozioökonomischen Konsequenzen, nachdem in der Kolonialzeit zu Beginn der 1950er-Jahre die Schlafkrankheit weitgehend ausgerottet war. Forschung, Entwicklung und Bekämpfung werden gegenwärtig fast ausschließlich über WHO-Vorhaben finanziert.

Literatur zu Kap. 31.3.1

Ayed Z et al. (1997) Detection and characterization of autoantibodies directed against neurofilament proteins in human African trypanosomiasis. Am J Trop Med Hyg 57: 1–6

Borst P et al. (1997) Mechanisms of antigenic variation in African trypanosomes. Behring Inst Mitt 99: 1–15

Buguet A et al. (1993) Sleep-wake cycle in human African trypanosomiasis. J Clin Neurophysiol 10: 190–196

Damian MS et al. (1994) Polyneuritis und Myositis bei Trypanosoma-gambiense-Infektion. Dtsch Med Wochenschr 119: 1690–1693

Donelson JE et al. (1998) Multiple mechanisms of immune evasion by African trypanosomes. Mol Biochem Parasitol 91: 51–66

Dumas M et al. (1997) Actualité des trypanosomoses. Méd Trop 57 (Suppl 3): 65–69

Ekwanzala M et al. (1996) In the heart of darkness: sleeping sickness in Zaire. Lancet 348: 1427–1430

Gouteux JP et al. (1993) Man-fly contact in the Gambian trypanosomiasis focus of Nola-Bilolo (Central African Republic). Trop Med Parasitol 44: 213–218

Hamon JF et al. (1995) Trypanosomiase: détermination de groupes de patients à partir de données cliniques et électroencéphalographiques. Neurophysiol Clin 25: 196–202

Hertz CJ et al. (1998) Resistance to the African trypanosomes is IFN-gamma dependent. J Immunol 161: 6775–6783

Hove D van (1997) Sleeping sickness in Zaire. Lancet 349: 438

Meda HA et al. (1995) Human immunodeficiency virus infection and human African trypanosomiasis: a case-control study in Côte d'Ivoire. Trans R Soc Trop Med Hyg 89: 639–643

Mhlanga JD et al. (1997) Neurobiology of cerebral malaria and African sleeping sickness. Brain Res Bull 44: 579–589

Miezan TW et al. (1994) Evaluation des techniques parasitologiques utilisées dans le diagnostic de la trypanosomose humaine à trypanosoma gambiense en Côte-d'Ivoire. Bull Soc Pathol Exot 87: 101–104

Odiit M et al. (1997) Duration of symptoms and case fatality of sleeping sickness caused by trypanosoma brucei rhodesiense in Tororo, Uganda. East Afr Med J 74: 792–795

Pepin J et al. (1995) Risk factors for encephalopathy and mortality during melarsoprol treatment of trypanosoma brucei gambiense sleeping sickness. Trans R Soc Trop Med Hyg 89: 92–97

Smith DH et al. (1997) Human African trypanosomiasis in south-eastern Uganda: clinical diversity and isoenzyme profiles. Ann Trop Med Parasitol 91: 851–856

Smith DH et al. (1998) Human African trypanosomiasis: an emerging public health crisis. Br Med Bull 54: 341–355

Sternberg JM (1998) Immunobiology of African trypanosomiasis. Chem Immunol 70: 186–199

Stevens JR et al. (1992) A simplified method for identifying subspecies and strain groups in Trypanozoon by isoenzymes. Ann Trop Med Parasitol 86: 9–28

Truc P et al. (1994) A comparison of parasitological methods for the diagnosis of gambian trypanosomiasis in an area of low endemicity in Côte d'Ivoire. Trans R Soc Trop Med Hyg 88: 419–421

Truc P et al. (1998) Parasitological diagnosis of human African trypanosomiasis: a comparison of the QBC and miniature anion-exchange centrifugation techniques. Trans R Soc Trop Med Hyg 92: 288–289

Vaidya T et al. (1997) The gene for a T lymphocyte triggering factor from African trypanosomes. J Exp Med 186: 433–438

WHO (1998) Report on a meeting of the product development team for African trypanosomiasis chemotherapy to review the comparative study of 14-day vs. 7-day treatment of late stage T. b. gambiense African trypanosomiasis with eflornithine. WHO, Geneva, 14 July 1998

WHO (1998) Control and suveillance of African trypanosomiasis. Technical Report Series 881.WHO, Geneva

31.3.2 Trypanosoma cruzi

Erreger

Der Erreger der Chagas-Krankheit, Trypanosoma cruzi, ist nur in Amerika endemisch. Er ist verwandt mit anderen Trypanosomen wie den Erregern der Schlafkrankheit sowie mit Leishmanien. In Pseudozysten kann der Erreger vermutlich lebensbegleitend in seiner amastigoten Form im Menschen persistieren.

Epidemiologie

Die Chagas-Krankheit kommt vorzugsweise in Lateinamerika außerhalb der Karibik vor. In den Südstaaten der USA ist zumindest mit einem Tierreservoir zu rechnen. Schätzungsweise 16–18 Mio. Menschen sind infiziert. Davon entwickeln etwa 30% eine Kardiomyopathie und 8% Megaviszera. Allerdings scheinen diesbezüglich große regionale Unterschiede zu bestehen. In den letzten Jahren ist es gelungen, die Übertragung deutlich zu senken, damit wird auch die Prävalenz der Erkrankung abnehmen. In Uruguay und in Chile ist eine Übertragung bereits jetzt nicht mehr nachweisbar (WHO 1999).

Die chronische Chagas-Krankheit spielt eine kleine Rolle in der Immigrantenmedizin (Hagar et al. 1991; Shulman et al. 1997). In Deutschland rechnet man mit etwa 1200 Infizierten (Frank et al. 1997). In der Reisemedizin ist die Chagas-Krankheit aber eine Rarität

Die Chagas-Krankheit ist eine Anthropozoonose, Trypanosoma cruzi hält sich mit Hilfe von Hunden, Katzen, Ratten, Opossums, Fledermäusen und anderen Tieren in ländlichen wie auch in urbanisierten Regionen. Überträger sind Raubwanzen (Triatoma, Rhodnius, Panstrongylus spp.). Die Trypanosomen werden beim Saugakt der weiblichen Wanzen mit den Fäzes ausgeschieden und können dann über kleine Verletzungen oder die Schleimhäute eindringen. Einige Arten dieser Raubwanzen scheinen sich gut an menschliche Behausungen adaptiert zu haben, möglicherweise weil ihr natürlicher Lebensraum durch Abholzung eingeschränkt wurde. Sie verstecken sich gern in den Ritzen einfach konstruierter Wohnräume, von wo aus sie sich nachts zum Saugakt über die Schlafenden hermachen

Neben der Übertragung durch Vektoren können konnatale oder transfusionsbedingte Infektionen auftreten (Wendel 1998). Es sind auch Infektionen über die Muttermilch oder durch Organtransplantationen beschrieben worden.

Erkrankung

Die Erreger der Chagas-Krankheit zirkulieren zunächst frei im Blut, können dann aber von Makrophagen phagozytiert werden oder aktiv in andere Wirtszellen eindringen. Dabei zeichnet sich Trypanosoma cruzi durch einen ausgeprägten Tropismus aus, die Wirtszellen werden über spezifische Rezeptoren erkannt. Die Trypanosomen können in den Makrophagen das Phagolysosom verlassen, sich im Zytoplasma vermehren, aus den Zellen austreten und andere Zellen infizieren. Zum Teil werden die Trypanosomen auch in den Makrophagen abgetötet, dabei sind Stickoxide beteiligt.

Abbauprodukte der Trypanosomen aus den Phagolysosomen werden auf der Zelloberfläche mit MHC-II-Molekülen den T-Helferzellen präsentiert, Abbauprodukte aus dem Zytoplasma mit MHC-I-Molekülen den zytotoxischen T-Zellen. An der Immunantwort gegen Trypanosoma cruzi sind humorale und zelluläre Mechanismen beteiligt. Die Th1-Subpopulation der T-Helferzellen übernimmt hierbei eine zentrale Rolle (Hoft et al. 2000).

Die Mehrzahl der Infektionen verursacht nach der akuten Phase keine weiteren Schäden (indeterminierte Form). An der Abwehr der akuten Infektion sind wesentlich zytotoxische T-Zellen beteiligt, nicht aber in der chronischen Phase. Hier dominieren sie die zellulären Infiltrate der chronischen Chagas-

Myokarditis und beteiligen sich möglicherweise an der Zytolyse und Fibrose des Myokards.

Die pathologischen Veränderungen werden zum einen durch den Parasiten direkt hervorgerufen, zum anderen durch die Wirtsreaktion. Trypanosoma cruzi produziert eine Reihe von Enzymen, die Wirtsgewebe schädigen können, wie Proteasen, Kollagenasen und Neuraminidase. Infizierte Blutzellen produzieren vermehrt Zytokine (IL-1 β, IL-6), die ebenfalls zur Gewebsschädigung beitragen. Die Ruptur von infizierten Zellen mit Freisetzung der Trypanosomen führt zu entzündlichen Infiltraten mit Destruktion kleiner Blutgefäße, wodurch weitere Schäden entstehen.

Die chronische Chagas-Krankheit ist vorwiegend gekennzeichnet durch eine Megabildung des Gastrointestinaltrakts und durch eine dilatative Kardiomyopathie. Die Megabildungen sind auf eine Zerstörung der Nervenplexus in der Darmwand zurückzuführen. Diese Nervenplexus werden wahrscheinlich schon während der akuten Infektion von den Parasiten geschädigt. Zusammen mit altersbedingten degenerativen Veränderungen resultiert dann im Laufe der Jahrzehnte die Zerstörung des Auerbach- und des Meißner-Plexus.

In gleicher Weise kommt es zu einer Schädigung des Reizleitungssystems des Herzens. Da auch bei chronischer Chagas-Kardiomyopathie Trypanosomen im Myokard nachgewiesen wurden (Jones et al. 1993, Bellotti et al. 1996), wird angenommen, dass für die Progredienz des Herzmuskelschadens die Anwesenheit von Parasiten erforderlich ist.

Neben den Herzmuskelzellen können auch Endothelzellen von Trypanosoma cruzi befallen sein. Hieraus können Mikrozirkulationsstörungen resultieren. Darüber hinaus sind bei der chronischen Chagas-Kardiomyopathie möglicherweise Autoimmunvorgänge beteiligt (Kierszenbaum 1999). Autoimmunprozesse am Herz und an den Nerven können auf gemeinsame Epitope des Parasiten mit Gewebe zurückgeführt werden.

Frauen sind resistenter gegen die Infektion als Männer. Eine Schwangerschaft scheint keinen nachteiligen Einfluss auf den Verlauf zu haben. Die Folgen einer Plazentainfektion für den Fetus sind ungenügend bekannt, allerdings sind Frühgeburten und gelegentliche Aborte offenbar vermehrt mit den häufigen konnatalen Infektionen assoziiert. Ebensowenig sind die immunologischen Konsequenzen der plazentar präsentierten Trypanosoma-cruzi-Antigene für das Neugeborene und sein weiteres Leben bekannt (Brabin 1993).

HIV-Infektionen wirken offenbar aggravierend. Jedenfalls wurden bei Aids-Patienten Reaktivierungen einer chronischen Chagas-Krankheit beobachtet, diese manifestieren sich klinisch oft als intrazerebrale Raumforderungen (Ferreira et al. 1997).

Nur ein kleiner Prozentsatz der Infizierten wird akut, ein noch kleinerer Anteil wird chronisch krank. Die unterschiedlichen Verläufe werden sowohl durch die Erregervirulenz als auch durch die Wirtsreaktion bestimmt.

Die akute Chagas-Krankheit ist charakterisiert durch einen kurzen Krankheitsverlauf mit Fieber und Entzündungen in den Geweben, in denen sich die Trypanosomen aufhalten. Schwere Verläufe werden insbesondere bei jüngeren Kindern gesehen. Ähnlich wie bei der Schlafkrankheit kann zunächst eine ödematöse Entzündung im Bereich der Eintrittspforte auftreten, das Chagom. Bei Infektion im okulären Bereich entsteht das Romaña-Zeichen mit einseitigem Lidödem. Die Höhe des dann auftretenden Fiebers korreliert mit dem Ausmaß der Parasitämie. Weitere Symptome sind Muskelschmerzen, Übelkeit, Anorexie, gelegentlich Diarrhöen.

Etwa 2 Wochen nach der Infektion kann ein generalisiertes Exanthem auftreten, in seltenen Fällen entwickeln sich bei Kindern schmerzhafte subkutane Knoten, die Lipochagome. Bei der körperlichen Untersuchung sind eine generalisierte Lymphadenopathie und eine leichte Hepatosplenomegalie nachweisbar. Zeichen einer Myokarditis lassen sich fast immer zeigen (Parada et al. 1997), im EKG sind am häufigsten ein AV-Block I. Grades, unspezifische Endstreckenveränderungen oder eine Niedervoltage. Neurologische Symptome treten häufig auf, bei Kindern insbesondere Schlaflosigkeit und Krämpfe.

Bei schweren Verläufen kann eine Meningoenzephalitis auftreten, die zum Tod führen kann. Vereinzelt werden Struma oder Orchitis beobachtet. Konnatale Infektionen führen gelegentlich zu Frühgeburten, seltener zu Aborten. Hinweisend sind Fieber und Hepatosplenomegalie beim Neugeboreren, manchmal auch eine Meningoenzephalitis (Lowichik et al. 1995).

Der akuten Chagas-Krankheit kann eine asymptomatisch persistierende Infektion folgen, die sog. indeterminierte Form der Erkrankung, bis dann 10–30 Jahre später die chronische Chagas-Krankheit auftritt (WHO 1991). Die wichtigsten Manifestationen der chronischen Chagas-Krankheit sind eine dilatative Kardiomyopathie, Megabildungen am Gastrointestinaltrakt und Schädigungen des Nervensystems.

Zeichen der Chagas-Kardiomyopathie sind eine Linksherzinsuffizienz mit zunehmender Dyspnoe oder eine Rechtsherzinsuffizienz mit Aszites und Ödemen, oder es treten Rhythmusstörungen mit Schwindel, Palpitationen und Synkopen auf. Hinweisend sind auch atypische Thoraxschmerzen, die nicht auf Nitroglycerin ansprechen. Myokardinfarkte im Rahmen der Kardiomyopathie sind selten, Durchblutungstörungen des Herzmuskels scheinen aber häufiger vorzukommen (Marin-Neto et al. 1992). Der Herzspitzenstoß ist nach lateral verlagert, häufig ist eine Mitralinsuffizienz auskultierbar.

Symptomfreie Patienten fallen häufig zuerst durch EKG-Veränderungen auf (Zicker et al. 1990; de Andrade et al. 1998), die zuweilen nur im Belastungs- oder His-Bündel-EKG nachweisbar sind. Sie korrelieren positiv mit der Funktionseinschränkung des linken Ventrikels und bestehen aus Arrhythmien, Überleitungsstörungen und Endstreckenveränderungen. Häufig liegen ein Rechtsschenkelblock, polymorphe ventrikuläre Extrasystolen und T-Wellenveränderungen gemeinsam vor. Auch ein bifaszikulärer Block wird häufig gesehen. Lebensbedrohliche ventrikuläre Arrhythmien können auftreten, auch wenn kein Aneurysma vorliegt.

Ventrikuläre Tachykardien sind wahrscheinlich vorwiegend für die Fälle von plötzlichem Herztod verantwortlich, der gelegentlich spektakulär bei körperlicher Belastung als sog. Fußballerkrankheit eintritt. Echokardiographisch findet sich eine Dilatation des linken Ventrikels, verminderte Kontraktionen des Septums und der Hinterwand, ein E-IVS-Abstand von >6 mm und eine Verkürzungsfraktion von <20%.

Auch wenn noch keine Dilatation sichtbar ist, lassen sich schon Dyskinesien nachweisen (Patel et al. 1998). Die Bedeutung der Echokardiographie liegt somit im Erfassen früher Veränderungen, in der Verlaufskontrolle und im Nachweis intrakavitärer Thromben. Charakteristisch für die Chagas-Kardiomyopathie sind apikale Aneurysmen, die sich ebenfalls im

2D-Mode gut darstellen lassen. Patienten mit einer linksventrikulären Ejektionsfraktion unter 0,30 haben eine schlechte Prognose (Carrasco et al. 1994; Bestetti et al. 1996).

Die Prävalenz von Megabildungen ist geografisch sehr unterschiedlich. Betroffen sind vorwiegend der Ösophagus und das Sigma (Kirchhoff 1996b, de Oliveira et al. 1998). Frühe Symptome des Ösophagusbefalls sind Dysphagie, Odynophagie und Dyspepsie. Es entwickelt sich das Bild wie bei einer Achalasie. Röntgenologisch ist zunächst eine verzögerte Entleerung festzustellen, dann eine Dilatation und ein Verlust der normalen Peristaltik. Beim Sigmabefall kann eine Obstipation auftreten, Komplikationen sind ein Volvulus oder eine Perforation. Eine Magenbeteiligung kann zu einer chronischen Gastritis führen, ein Megaduodenum zu uncharakteristischen Beschwerden im Oberbauch, ein Befall der Gallenblase prädisponiert zur Steinbildung.

Neurologische Symptome können das zentrale, periphere oder autonome Nervensystem betreffen in Form von Paresen, sensorischen Ausfällen, Krämpfen, Schädigungen des Kleinhirns und psychiatrischen Störungen. Lungenmanifestationen der chronischen Chagas-Krankheit sind die Aspirationspneumonie bei Megaösophagus, Lungenembolien infolge der Kardiomyopathie, die Megatrachea, Megabronchien und Bronchiektasen. Gelegentlich besteht eine Vergrößerung der Speicheldrüsen mit Hypersalivation.

Diagnostik

Das Blutbild bei der akuten Chagas-Krankheit zeigt eine leichte Anämie und eine Granulozytopenie oder Lymphozytose. Oft sind aktivierte mononukleäre Zellen nachweisbar. Laborchemisch zeigen sich mäßig erhöhte Transaminasenkonzentrationen im Serum.

Der direkte Parasitennachweis gelingt im akuten Stadium aus Blutproben mit Hilfe des Dicken Tropfens, der Mikrohämatokritanreicherung (QBC-Methode) oder mit Kulturverfahren. Dabei muss Trypanosoma cruzi von der apathogenen Trypanosoma rangeli unterschieden werden, die man gelegentlich in Blutproben findet. Das ist mit biologischen, immunologischen und molekularbiologischen Methoden in Speziallabors möglich. Die Xenodiagnose zum Nachweis von Trypanosoma cruzi beruht darauf, dass sich mit einer Blutmahlzeit aufgenommene Trypanosomen in der Laborraubwanze vermehren und dann im Wanzenkot nachgewiesen werden können.

Der spezifische Antigennachweis mittels monoklonaler Antikörper wurde erprobt, gilt jedoch nicht als eingeführt (Corral et al. 1996).

Die Amplifikation mittels Polymerasekettenreaktion (PCR) und anschließende Detektion parasitenspezifischer DNA scheint die empfindlichste Nachweismethode zu sein (Kirchhoff et al. 1996a). Mittels PCR lassen sich manchmal auch bei Patienten mit chronischer Chagas-Krankheit noch Erreger im Blut nachweisen (Carriazo et al. 1998). Die PCR ist auch bei der Aufarbeitung von Gewebeproben hilfreich, sie ist empfindlicher als der mikroskopische Nachweis der Parasiten. Zudem ist die Unterscheidung der geißellosen, amastigoten Parasitenstadien, die in Form von abgegrenzten Nestern als Pseudozysten gesehen werden, von Leishmanien und bestimmten Pilzen, insbesondere Histoplasma capsulatum, schwierig.

Kommerziell verfügbare Trypanosoma-cruzi-Rohantigene sind geeignet, spezifische Serumantikörper nachzuweisen (Oeleman et al. 1998). Unspezifische Reaktionen bei Autoantikörpern im Serum sollen berücksichtigt werden. Für die Diagnose der akuten Chagas-Krankheit spielt die Immundiagnostik nur als Suchtest eine Rolle. Wenn in späteren Stadien keine Erreger mehr nachweisbar sind, kann die Immundiagnostik aber zur Diagnose beitragen. Kreuzreaktionen mit Leishmanien- und ggf. Auch mit anderen Trypanosomenantigenen sind dabei zu berücksichtigen.

Therapie

Alle Patienten mit akuter Chagas-Krankheit müssen antiparasitär behandelt werden. Es stehen 2 Medikamente zur Verfügung:

- Nifurtimox:

Nifurtimox 8–10 mg/kgKG/Tag bei Erwachsenen und 15 mg/kgKG/Tag bei Kindern für 60–90 Tage (verteilt auf 3 Dosen).

- Benznidazol.

Die Dosierung beträgt für Benznidazol 5 mg/kgKG/Tag bei Erwachsenen und 5–10 mg/kgKG/Tag bei Kindern für 60 Tage (verteilt auf 3 Dosen).

Nebenwirkungen sind häufig: Nifurtimox verursacht gastrointestinale Symptome, periphere Neuropathien und Psychosen, Benznidazol Übelkeit, photosensitive Exantheme und sensorische Neuropathien.

Die Therapie mit Allopurinol befindet sich noch im Versuchsstadium.

Der Therapieerfolg wird mikroskopisch-parasitologisch, besser mittels PCR verifiziert (Britto et al. 1995; Russomando et al. 1998). Trypanosomenspezifische Serumantikörpertiter fallen posttherapeutisch ab, können aber manchmal jahrelang persistieren (Galvao et al. 1993). Routinemäßige Sensibilitätsprüfungen stehen nicht zur Verfügung. Die Empfindlichkeit einzelner Isolate gegenüber verschiedenen Arzneimitteln variiert erheblich (Laurent u. Swindle 2000).

Für Kinder im intermediären Stadium, die seropositiv sind, wird eine antiparasitäre Behandlung empfohlen (de Andrade et al. 1996; Sosa Estani 1998). Auch bei chronischer Chagas-Krankheit sollte noch eine antiparasitäre Therapie durchgeführt werden. Langzeituntersuchungen haben ergeben, dass z. B. EKG-Veränderungen nach Benznidazolbehandlung rückläufig waren (Viotti et al. 1994).

Im übrigen stehen symptomatische Maßnahmen im Vordergrund. Bei Herzinsuffizienz sind körperliche Schonung, Einschränkung der Natriumaufnahme, Diuretika und ACE-Hemmer angezeigt. Bei Bradyarrhythmien kann eine Schrittmacherimplantation erforderlich werden. Bei Tachyarrhythmien sind Antiarrhythmika angezeigt, allerdings ist die Therapie oft wegen des Befalls des Reizleitungssystems schwierig. Bei Leitungsstörungen im AV-Knoten sollten Antiarrhythmika der Klasse II und IV nicht gegeben werden. Häufig eingesetzt wird Amiodaron, das weder negativ inotrop noch negativ dromotrop ist. Alternativ werden auch implantierbare Kardioverterdefibrillatoren eingesetzt. In fortgeschrittenen Stadien kommt häufig nur noch eine Herztransplantation in Frage (Bestetti 1997).

Die Beschwerden beim Megaösophagus lassen sich oft durch eine Ballondilatation des unteren Ösophagussphinkters beheben, ansonsten lassen sich die Megabildungen des Intestinums aber nur chirurgisch behandeln.

Prävention

Die Bekämpfung der Chagas-Krankheit richtet sich im Wesentlichen gegen die Vektoren. Dabei kann die Chagas-Krankheit bei konsequenter Durchführung allein durch repetitive Sprühprogramme mit Kontaktinsektiziden weitgehend eliminiert werden. Als Maß der Effektivität dient die Haushaltsbefallsrate mit Raubwanzen. Hilfreich sind glatte Wände in Wohnräumen, um den Vektoren die Verstecke zu nehmen. Möglicherweise bieten imprägnierte Moskitonetze einen zusätzlichen Schutz (Kröger et al. 1999). Blutbanken bedienen sich üblicherweise des Nachweises spezifischer Antikörper mittels ELISA (Saez-Alquezar et al. 1998).

Literatur zu Kap. 31.3.2

Bellotti G et al. (1996) In vivo detection of trypanosoma cruzi antigens in hearts of patients with chronic Chagas' heart disease. Am Heart J 131: 301–307
Bestetti RB et al. (1996) Predictors of sudden cardiac death for patients with Chagas' disease: a hospital-derived cohort study. Cardiology 87: 481–487
Bestetti RB (1997) Heart transplantation as a treatment for patients with end-stage Chagas' heart disease. Circulation 96: 2744–2745
Brabin L (1993) trypanosoma cruzi infection in women. Parasitol Today 9: 198–199
Britto C et al. (1995) Polymerase chain reaction detection of trypanosoma cruzi in human blood samples as a tool for diagnosis and treatment evaluation. Parasitology 110: 241–247
Carrasco HA et al. (1994) Prognostic implications of clinical, electrocardiographic and hemodynamic findings in chronic Chagas' disease. Int J Cardiol 43: 27–38
Carriazo CS et al. (1998) Polymerase chain reaction procedure to detect trypanosoma cruzi in blood samples from chronic chagasic patients. Diagn Microbiol Infect Dis 30: 183–186
Corral RS et al. (1996) Detection and characterization of antigens in urine of patients with acute, congenital, and chronic Chagas' disease. J Clin Microbiol 34: 1957–1962
de Andrade A et al. (1996) Randomised trial of efficacy of benznidazole in treatment of early trypanosoma cruzi infection. Lancet 348: 1407–1413
de Andrade AL et al. (1998) Early electrocardiographic abnormalities in trypanosoma cruzi-seropositive children. Am J Trop Med Hyg 59: 530–4
Ferreira MS et al. (1997) Reactivation of Chagas' disease in patients with AIDS: report of three new cases and review of the literature. Clin Infect Dis 25: 1397–400
Frank M et al. (1997) Prevalence and epidemiological significance of trypanosoma cruzi infection among Latin American immigrants in Berlin, Germany. Infection 25: 355–358
Galvao LM et al. (1993) Lytic antibody titre as a means of assessing cure after treatment of Chagas' disease: a 10 years follow-up study. Trans R Soc Trop Med Hyg 87: 220–223
Hagar JM et al. (1991) Chagas' heart disease in the United States. N Engl J Med 325: 763–768
Hoft DF et al. (2000) Involvement of CD4+ Th1 cells in systemic immunity protective against primary and secondary challenges with trypanosoma cruzi. Infect Immun 68: 197–204
Jones EM et al. (1993) Amplification of a trypanosoma cruzi DNA sequence from inflammatory lesions in human chagasic cardiomyopathy. Am J Trop Med Hyg 48: 348–357
Kierszenbaum F (1999) Chagas' disease and the autoimmunity hypothesis. Clin Microbiol Rev 12: 210–23
Kirchhoff LV et al. (1996a) Comparison of PCR and microscopic methods for detecting trypanosoma cruzi. J Clin Microbiol 34: 1171–1175
Kirchhoff LV (1996b) American trypanosomiasis: (Chagas' disease). Gastroenterol Clin North Am 25: 517–533
Kröger A et al. (1999) Bednet impregnation for Chagas' disease control: a new perspective. Trop Med Int Health 4: 194–198
Laurent JP, Swindle J (2000) trypanosoma cruzi: sensitivity to selective drugs in phylogenetically unrelated stocks. Exper Parasitol 94: 60–61
Lowichik A et al. (1995) Parasitic infections of the central nervous system in children. Part 1: Congenital infections and meningoencephalitis. J Child Neurol 10: 4–17
Marin-Neto JA et al. (1992) Myocardial perfusion abnormalities in chronic Chagas' disease as detected by thallium-201 scintigraphy. Am J Cardiol 69: 780–784
Oelemann WM et al. (1998) Evaluation of three commercial enzyme-linked immunosorbent assays for diagnosis of Chagas' disease. J Clin Microbiol 36: 2423–2427
de Oliveira RB et al. (1998) Gastrointestinal manifestations of Chagas' disease. Am J Gastroenterol 93: 884–889
Parada H et al. (1997) Cardiac involvement is a constant finding in acute Chagas' disease: a clinical, parasitological and histopathological study. Int J Cardiol 60: 49–54
Patel AR et al. (1998) Echocardiographic analysis of regional and global left ventricular shape in Chagas' cardiomyopathy. Am J Cardiol 82: 197–202
Russomando G et al. (1998) Treatment of congenital Chagas' disease diagnosed and followed up by the polymerase chain reaction. Am J Trop Med Hyg 59: 487–491
Saez-Alquezar A et al. E(1998) valuation of the performance of Brazilian blood banks in testing for Chagas' disease. Vox Sang 74: 228–231
Schmutzhard E (1998) Neurologische Erkrankungen. In: Burchard GD (Hrsg) Erkrankungen bei Immigranten. Fischer, Stuttgart
Shulman IA et al. (1997) Specific antibodies to trypanosoma cruzi among blood donors in Los Angeles/CA. Transfusion 37: 727–731
Sosa Estani S et al. (1998) Efficacy of chemotherapy with benznidazole in children in the indeterminate phase of Chagas' disease. Am J Trop Med Hyg 59: 526–529
Stothard JR et al. (1998) On the molecular taxonomy of trypanosoma cruzi using riboprinting. Parasitology 117: 243–247
Viotti R et al. (1994) Treatment of chronic Chagas' disease with benznidazole: clinical and serologic evolution of patients with long-term follow-up. Am Heart J 127: 151–62
Wendel S (1998) Transfusion-transmitted Chagas' disease. Curr Opin Hematol 5: 406–411
WHO (1991) Control of Chagas' disease. Technical Report Series 811. WHO, Geneva
WHO (1999) Chagas' disease, Chile: interruption of transmission. WER 74: 9–11
Zicker F et al. (1990) Exercise electrocardiogram tests in manual workers with and without antibodies to trypanosoma cruzi: a population-based study. Trans R Soc Trop Med Hyg 84: 787–791

31.4 Pneumocystis jiroveci

H. M. Seitz, R. Heller

Erreger

Moderne DNS-Analysen haben ergeben, dass sich Pneumocystis vom Menschen wesentlich unterscheidet von Pneumocystis aus der Ratte. Der Name Pneumocystis carinii wurde für den Rattenparasiten kreiert, Pneumocystis vom Menschen musste deshalb einen neuen wissenschaftlichen Namen erhalten (Stringer 2002). Dies ist Pneumocystis jiroveci entsprechend einem Vorschlag von Frenkel.

Pneumocystis jiroveci ist ein taxonomisch nicht leicht einzuordnender Eukaryot, der aufgrund von Antigen- und Enzymverwandtschaften, die sich auch in den Nukleinsäuresequenzen widerspiegeln, inzwischen zu den Pilzen (Ascomyzeten) gezählt wird. Allerdings wird P. jiroveci wohl weiterhin eine Sonderstellung einnehmen, da andere Eigenschaften wie seine Morphologie, bestimmte Stoffwechselleistungen und die Tatsache, dass P. jiroveci auf Antibiotika, nicht aber auf Antimykotika anspricht, eher protozoentypisch sind. Im Folgenden werden die herkömmlichen parasitologischen Stadienbezeichnungen verwendet.

Der Lebenszyklus von P. jiroveci ist bisher nicht vollständig erforscht. Der gesamte Entwicklungszyklus spielt sich extrazellulär ab. Die 1–5 mm großen haploiden Trophozoiten heften sich dicht an Pneumozyten Typ I an und inserieren tubuläre Strukturen in die Zelle, um Nährstoffe aufzunehmen. Durch asexuelle und sexuelle Teilung entwickeln sich über die Zwischenform der »Präzyste« rundliche 5–8 µm große Zysten mit bis zu 8 ca. 1 µm großen intrazystischen Körperchen, die nach ihrer Freisetzung wiederum zu Trophozoiten werden.

Hervorzuheben ist die strenge Wirtsspezifität von P. jiroveci. Da Pneumozystisformen bei verschiedenen Tieren sowie beim Menschen vorkommen, vermutete man lange Zeit, das die Pneumozystisinfektion eine Zoonose sein könnte, inzwischen weiß man aber, dass die einzelnen Formen genotypisch unterschiedlich sind (Mazars 1998) und Kreuzinfektionen nicht vorkommen.

Epidemiologie

Bezüglich der Prävalenz besteht wahrscheinlich ein Nord-Süd-Gefälle. In Amerika und Nordeuropa haben die meisten Erwachsenen Antikörper gegen P. jiroveci, in Afrika weniger (Lundgren 1995). Der Erreger selbst ist bei symptomlosen Seropositiven in der Regel aber nicht nachweisbar. Bis auf seltene Ausnahmen manifestiert sich die Infektion nur bei immunsupprimierten Patienten, v. a. bei HIV-Infizierten mit niedrigem Helferzellstatus, seltener auch bei Patienten mit Immundefekten anderer Genese (angeborene Immundefekte, schwere Mangelernährung, Kortikosteroidtherapie und immunsuppressive Therapie bei Wegener-Granulomatose oder anderen Kollagenosen, nach Organtransplantationen sowie bei malignen Tumoren und Leukämien) als Erkrankung.

Patienten können wiederholt erkranken. Früher ging man davon aus, dass diese erneuten Episoden echte Rezidive seien; da inzwischen aber häufig genotypisch unterschiedliche Erreger nachgewiesen werden können, sind sie wenigstens z. T. auch als Neuinfektionen anzusehen (Hughes 1998; Latouche 1998).

Der genaue Übertragungsweg ist nicht bekannt. HIV- und P.-jiroveci-koinfizierte Paare weisen nicht unbedingt den gleichen P.-jiroveci-Genotyp auf (Latouche 1997). Bei Patienten, die nie vorher mit Sulfamethoxazol behandelt worden waren, wurden P.-jiroveci-Mutanten gefunden, deren Genveränderungen mit Sulfamethoxazolresistenzen korrelieren (Helweg-Larsen 1999). Wahrscheinlich sind Infektionen durch direkten Kontakt mit infizierten Patienten ebenso möglich wie die Aufnahme der Erreger aus der Raumluft (Bartlett 1997).

Pathophysiologie

Manifestationsort der Infektion ist fast stets die Lunge. Die Infektion bleibt i. allg. auf die Atemwege beschränkt und führt beim immundefizienten Patienten zu einer typischen interstitiellen Pneumonie (Pneumozystispneumonie = PcP), deren klinisches Erscheinungsbild in Kap. 17.4.4, S. 581 und 17.7.1, S. 594–596 beschrieben ist (Abb. 31-5a, b).

Pathophysiologisch liegt der Entzündungsreaktion die oben erwähnte direkte Anheftung der Trophozoiten an Pneumozyten Typ I zugrunde. Dies führt zu einer Hemmung der Pneumozytenproliferation sowie zu strukturellen Veränderungen der Zelle (Höffken 1999; Martin 1998). Der Degeneration der Pneumozyten folgt eine Störung der Alveolar-Kapillar-Membran mit fibrotischem Umbau. Die Zusammensetzung der Surfaktantphospholipide ist verändert (Prévost 1998).

Beim Immunkompetenten werden die Erreger von Alveolarmakrophagen phagozytiert. Bei HIV-infizierten Patienten mit niedrigem Helferzellstatus ist die Expression des hierzu notwendigen Mannoserezeptors auf den Alveolarmakrophagen aber herabreguliert (Koziel 1998), sodass dieser Mechanismus gestört ist. Vor allem spielt aber auch die bei Aids-Patienten verminderte Abwehr durch CD4-positive Lymphozyten und eine Verminderung der zytokinvermittelten Immunität eine Rolle.

Infektionen anderer Organe und disseminierte Verlaufsformen sind beschrieben (Cohen 1991; Patel 1999; Latouche 1998).

Diagnostik

Das klinische Erscheinungsbild, biochemische und radiologische Befunde geben erste Hinweise auf eine PcP (s. Kap. 17.4.4, S. 581). Für die mikroskopische Diagnostik muss Material aus den Alveolarräumen gewonnen werden. Dies geschieht mittels einer bronchoalveolären Lavage (BAL) oder seltener einer transbronchialen Lungenbiopsie. Sowohl Trophozoiten als auch Zysten können im BAL-Material nachgewiesen werden. Im spontan geförderten Sputum sind die Erreger fast nie und auch im induzierten Sputum nicht ausreichend zuverlässig nachzuweisen, ein negatives Ergebnis der Mikroskopie eines Sputumpräparates schließt also eine PcP nicht aus.

Von der zentrifugierten Lavageflüssigkeit werden Tropf-Saug-Präparate angefertigt, die nach Fixierung gefärbt werden. In der klassischen Giemsa-Färbung sind die sehr kleinen roten Zellkerne und das blaue Zytoplasma der Trophozoiten zu erkennen. Die Zystenwand färbt sich nicht an, hinterlässt aber runde Aussparungen, sofern sie sich auf gefärbtem Hintergrund befinden. Sensitiver ist eine Silberfärbung nach Grocott

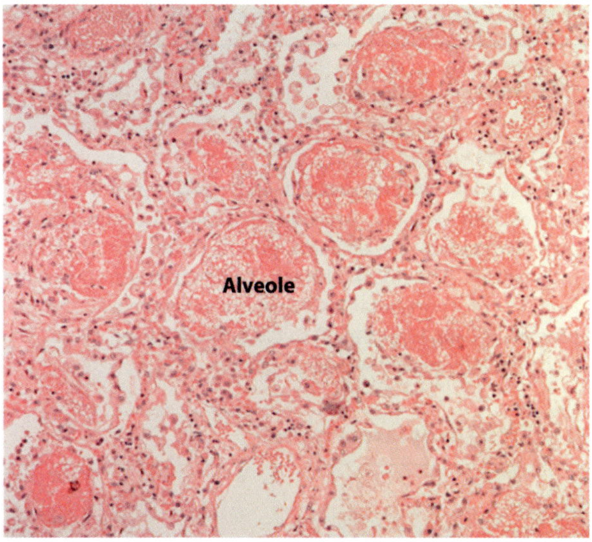

a

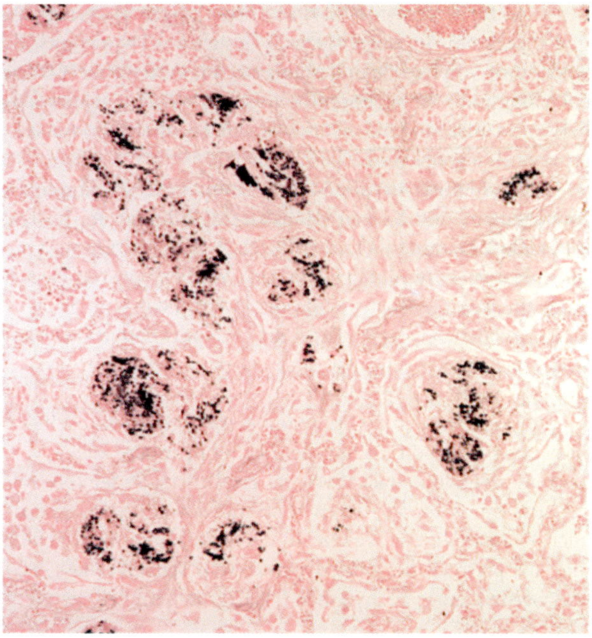

b

■ **Abb. 31-5a, b.** Pneumocystis jiroveci. HIV-Infektion, menschliche Lunge, HE-Färbung. Die Alveolen sind von einem schaumartigen Material ausgefüllt. Dieses besteht aus Zysten und Zystenhüllen sowie Trophozoiten, die bei der HE-Färbung (**a**) jedoch nicht sichtbar sind. Deutlich wird, dass das parasitenhaltige Material fest in den Alveolen verankert ist. Deshalb erscheint es nicht im spontan geförderten Sputum. Die Alveolarsepten sind verdickt. **b** Grocott-Färbung. Die Silberfärbung stellt im Alveoleninhalt zahlreiche Zysten von Pneumocystis dar

(■ Abb. 31-6), die zuverlässig sowohl die Zystenwände als auch die für Pneumocystis typischen klammerartigen Strukturen in der Zystenwand erkennen lässt, deren Nachweis eine Verwechslung mit anderen Pilzen ausschließt.

Trophozoiten lassen sich mit der Grocott-Färbung nicht anfärben. Sowohl für die Diagnostik in der BAL als auch in histologischen Gewebsschnitten kommen neben Giemsa- und Grocott- auch andere Färbungen sowie Immunfluoreszenzmethoden zur Anwendung. Ein geübter Untersucher kann P. jiroveci auch im ungefärbten, nativen Sediment einer BAL im Phasenkontrast- oder Interferenzkontrastmikroskop nachweisen (■ Abb. 31-6).

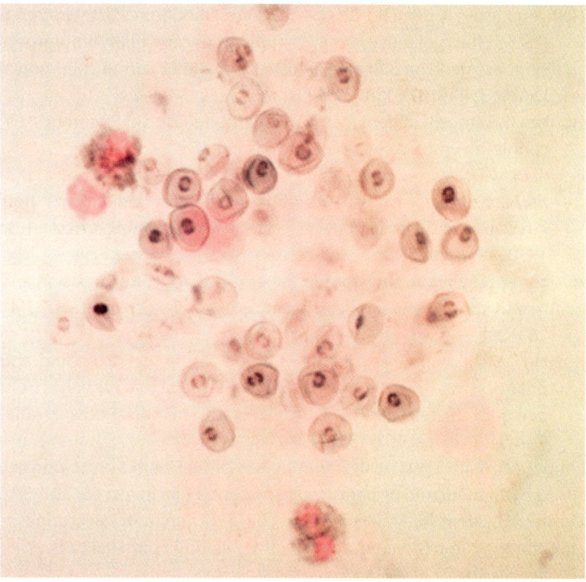

■ **Abb. 31-6.** Pneumocystis jiroveci. Material aus einer bronchoalveolären Lavage. Die Silberfärbung nach Grocott stellt die Wände der Zysten dar. In ähnlicher Weise würden sich Pilzzellen anfärben. Zum Unterschied von diesen sind bei Pneumocystis jedoch zwei symmetrisch angeordnete klammerartige Strukturen zu erkennen, die bei Pilzen nicht auftreten. Durchmesser der Zysten 4–6 µm

Die Diagnostik mittels PCR ist in vielen Laboratorien inzwischen möglich, allerdings schränkt die außerordentlich hohe Sensitivität bei geringerer Spezifität mit der Gefahr falschpositiver Befunde die diagnostische Aussagekraft ein. Eine klinisch relevante Infektion mit P. jiroveci ist in der Regel mikroskopisch diagnostizierbar.

Kultursysteme sind für die Diagnostik bisher nicht etabliert.

Therapie und Prävention

Siehe Kap. 17.7.1, S. 594–596.

Fazit für die Praxis

Beim immunsupprimierten Patienten mit interstitieller Pneumonie muss schnellstmöglich eine PcP durch Erregernachweis diagnostiziert oder ausgeschlossen werden. Ein starker klinischer Verdacht auf eine PcP gilt als Behandlungsindikation (s. auch Kap. 17.4.4, S. 581 und 17.7.1, S. 594–596).

Literatur zu Kap. 31.4

Bartlett MS, Vermund SH, Jacobs R et al. (1997) Detection of pneumocystis carinii in air samples: likely environmental risk to susceptible persons. J Clin Microbiol 35/10: 2511–2513

Cohen OJ, Stoeckle MY (1991) Extrapulmonary pneumocystis carinii infections in the acquired immunodeficiency syndrome. Arch Intern Med 151: 1205–1214

Hellweg-Larsen J, Benfield T, Eugen-Olsen J, Lundgren JD, Lundgren B (1999) Effects of mutations in pneumocystis carinii dihydropteroate synthase gene on outcome of AIDS-associated P carinii pneumonia. Lancet 354 (9187): 1347–1351

Höffken G, Bäthge G, Kiderlen AF (1999) Pathogenese der Pneumocystis-carinii-Pneumonie. Pneumologie 53: 530–538

Hoffman AGD, Lawrence MG, Ognibene FP et al. (1992) Reduction of pulmonary surfactant in patients with human immunodeficiency virus infection and Pneumocystis carinii pneumonia. Chest 102: 1730–1736

Hughes W (1998) Current issues in the epidemiology, transmission and reactivation of Pneumocystis carinii. Semin Respir Infect 13(4): 283–288

Koziel H, Eichbaum Q, Kruskal Ba et al. (1998) Reduced binding and phagocytosis of Pneumocystis carinii by alveolar macrophages from persons infected with HIV-1 correlates with mannose downregulation. J Clin Invest 102: 1332–1344

Limper AH, Martin WJ (1990) Pneumocystis carinii: inhibition of lung cell growth mediated by parasite attachment. J Clin Invest 85: 391–397

Limper AH, Edens M, Anders RA, Leof EB (1998) Pneumocystis carinii inhibits cyclin-dependent kinase activity in lung epithelial cells. J Clin Invest 101/5:1148–1155

Latouche S, Poirot JL, Maury E et al. (1997) Pneumocystis carinii hominis sequencing to study hypothetical person-to-person transmission. AIDS 11: 549

Latouche S, Rabodonirina M, Mazars E (1998) Pneumocystis: the »carrier state«: epidemiology and transmission of human pneumocystosis. FEMS Immun Med Microbiol 22: 123–128

Lundgren JD, Barton SE, Lazzarin A, et al (1995) Factors associated with the development of Pneumocystis carinii pneumonia in 5025 European patients with AIDS. Clin Infect Dis 2: 106–113

Martin WJ (1998) Pneumocystis carinii: The art and science of survival in the hostile environment of the alveolar spaces. Sem Respir Infect 13/4: 348–352

Mazars E, Dei-Cas E (1998) Epidemiological and taxonomic impact of Pneumocystis carinii biodiversity. FEMS Immunol Med Microbiol 22: 75–80

Orihel TC, Ash LR (1994) Parasites in human tissues. ASCP Press, Chicago/IL

Patel SK, Philpott JM, Mcpartlin DW (1999) An unusual case of Pneumocystis carinii presenting as an aural mass. J Laryngol Otol 113/6: 555–557

Prévost MC, Escamilla R, Aliouat EM et al. (1998) Pneumocystis pathophysiology. FEMS Immun Med Microbiol 22: 123–128

Russian DA, Stewart JL (2001) Pneumocystis carinii pneumonia in patients without HIV infection. Am J Med Sci 321/1: 56–65

Schliep TC, Yarrish RL (1999) Pneumocystis carinii pneumonia. Semin Respir Infect 14/4: 333–343

Stringer JR, Beard CB, Miller RF et al. (2002) A new name (Pneumocystis jiroveci) for Pneumocystis from humans. Emerging Infectious Diseases 8: 891–896

Torres J, Goldman M, Wheat LJ et al. (2000) Diagnosis of pneumocystis carinii pneumonia in human immunodeficiency virus-infected patients with polymerase chain reaction: a blinded comparison to standard methods. Clin Inf Dis 30: 141–5

31.5 Kokzidieninfektionen

H. M. Seitz, R. Heller

Taxonomie

Die Klasse der Coccidea gehört zum Unterstamm der Apicomplexa, Stamm Alveolata. Im Folgenden sollen die humanpathogenen Kokzidien Toxoplasma gondii (Fam. Sarcocystidae, Unterfamilie Toxoplasmatinae), Cryptosporidium parvum (Fam. Cryptosporidiidae), Cyclospora cayetanensis und Isospora belli (Fam. Eimeriidae) sowie Sarcocystis spp. (Fam. Sarcocystidae) dargestellt werden.

31.5.1 Toxoplasma gondii

Erreger

Der Name Toxoplasma gondii setzt sich aus den griechischen Begriffen für Bogen (toxon) und Körper (plasma) zusammen und beschreibt die bogenförmige Gestalt des Protozoons. Es wurde 1908 von Nicolle und Manceaux aus dem Gundi (Ctenodactylus gundi), einem nordafrikanischen Wüstennagetier, isoliert und zunächst den Leishmanien zugeordnet, ein Jahr später aber als eigenes Genus beschrieben.

T. gondii nutzt fast alle Säugetiere und viele Vogelarten als Zwischenwirt und Katzen (Hauskatzen, Wildkatzen, Luchse und andere Felidae) als Endwirt. Der Zwischenwirt nimmt die Toxoplasmen entweder in Form von Gewebezysten aus Fleisch eines anderen Zwischenwirtes oder in Form von vom Endwirt ausgeschiedenen Oozysten oral auf. Die sporulierten Oozysten sind etwa 12,5×11 µm groß und enthalten je 2 Sporozysten (8,5×6 µm) mit je 4 Sporozoiten.

Im Darm werden die Sporozoiten freigegeben und dringen aktiv zunächst in die Darmzellen, später in andere Zellen, v. a. des retikuloendothelialen Systems, ein. Innerhalb der Zelle bildet sich eine Vakuole, deren Membran sowohl parasitäre als auch Wirtszellanteile enthält. In der Vakuole vermehren sich die Toxoplasmen per Endodyogenie sehr schnell (alle 5–9 h) und werden daher Tachyzoiten (gr. ταχηψσ, schnell) genannt (Abb. 31-7).

Die Tachyzoiten sind 6–8×2–4 µm groß und werden frei, sobald die Wirtszelle aufplatzt. Über Blut- und Lymphbahnen können sie in Zellen aller Organe gelangen. Dort vermehren sie sich weiter. Mit Einsetzen einer wirksamen Immunreaktion wird die Vermehrungsgeschwindugkeit langsamer, sodass jetzt sog. Bradyzoiten (gr. βραδψσ, langsam) entstehen (Stadienkonversion). Sie werden von einer dichten Wand umschlossen und bilden Gewebezysten (5–100 µm, bei manchen Toxoplasmastämmen bis zu 300 µm groß), die mehrere Tausend Bradyzoiten enthalten und vermutlich lebenslang im Zwischenwirt überdauern können. Am häufigsten findet man diese in Gehirn-, Herz- und Skelettmuskelgewebe sowie im Auge (Retina). Der Endwirt Katze infiziert sich durch orale Aufnahme von Oozysten oder von Gewebezysten eines Zwischenwirtes.

Die Sporozoiten aus den Oozysten bzw. die Bradyzoiten aus den Gewebezysten werden im Dünndarm der Katze frei und vermehren sich einerseits durch Endodyogenie wie im Zwischenwirt, z. T. differenzieren sie sich aber auch zu ge-

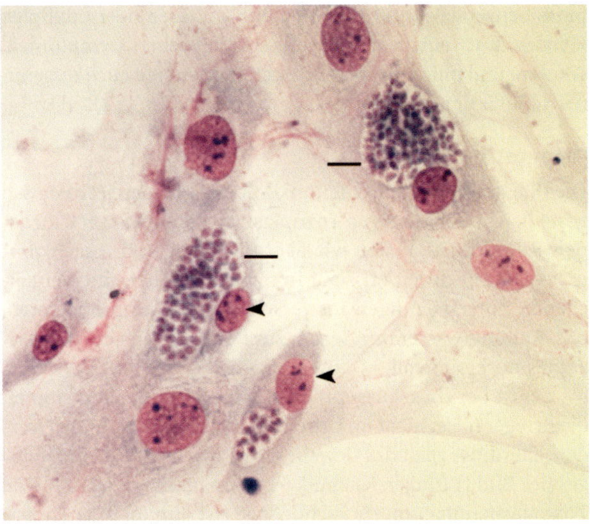

Abb. 31-7. Toxoplasma gondii. Fibroblastenkultur, Giemsa-Färbung. Im Zytoplasma der Wirtszellen parasitophore Vakuolen *(Striche)* mit zahlreichen Toxoplasmen. Dies ist ein frühes Stadium nach der Invasion der Zelle. Die Parasiten vermehren sich, bis die Zelle zerstört ist *(Pfeile* Zellkerne der Fibroblasten)

schlechtsreifen Zellen, die sich zu unsporulierten Oozysten vereinigen. Diese werden mit dem Kot in großer Anzahl (einige Millionen Oozysten pro Tag!) ausgeschieden. Nach etwa 2–3 Wochen sistiert die Zystenproduktion. Im allgemeinen besteht bei der Katze anschließend eine Immunität, in seltenen Fällen kann es aber auch später zu einem erneuten Ausscheiden von Oozysten kommen, wobei dies sowohl auf eine Reaktivierung als auch auf eine Neuinfektion zurückzuführen sein kann.

Die Oozysten sporulieren abhängig von der Umgebungstemperatur erst nach einiger Zeit im externen Milieu. Bei 24°C sporulieren sie nach 2–3 Tagen, unter 4°C und über 37°C sporulieren sie nicht. Oozysten sind sehr widerstandsfähig gegenüber Wärme, Kälte und diversen Desinfektionsmitteln und können mehr als ein Jahr lang infektiös bleiben.

Nimmt ein Zwischenwirt Gewebezysten auf (aus rohem oder ungenügend gegartem Fleisch), entwickeln sich aus den im Darm freiwerdenden Bradyzoiten erneut Tachyzoiten, die den oben beschriebenen Zwischenwirtszyklus fortsetzen.

Epidemiologie

Toxoplasmen sind ubiquitär. Da die Sporulationsfähigkeit der Oozysten temperaturabhängig ist, ist die Prävalenz in trockenen und kalten Ländern am niedrigsten. In einer zusammenfassenden Arbeit wurden aus Westeuropa (Österreich, Belgien, Deutschland, Frankreich, Schweiz) bei Frauen in gebärfähigem Alter Seroprävalenzen von 37–58% berichtet. Ähnliche Zahlen ergaben Untersuchungen in Kroatien, Polen, Slowenien, Australien und Nordafrika (Tenter 2000). Die Seroprävalenz kann regional auch innerhalb eines Landes sehr unterschiedlich sein, abhängig von der Durchseuchung der Katzen und den lokalen Essgewohnheiten.

Etwa 30% der in Deutschland aufgewachsenen Frauen in gebärfähigem Alter haben Toxoplasmaantikörper. Die Inzidenz einer Erstinfektion in der Schwangerschaft beträgt hier etwa 0,7%, die einer pränatalen Toxoplasmainfektion wird auf etwa 0,35% geschätzt.

Infektionsquellen für den Menschen sind sowohl Oozysten aus dem Kot infizierter Katzen, die über Erde, Wasser oder kontaminierte Nahrung (Obst, Gemüse, Salate) übertragen werden können, als auch Gewebezysten in rohem oder nicht ausreichend gegartem Fleisch (v. a. Schweine- und Schaffleisch). In Deutschland spielte Schweinefleisch lange Zeit die weitaus größte Rolle, inzwischen ist die Prävalenz bei Schweinen, die in den 1960er Jahren noch bei 90% lag, aber durch die veränderten Haltungsbedingungen deutlich gesunken.

Die Gewebezysten können bei 4°C (d. h. im Kühlschrank) wochenlang infektiös bleiben. Selbst in gesalzenem, gepökeltem oder geräuchertem Fleisch können sie evtl. überleben. Kochen (>67°C) oder Tieffrieren (–20°C) tötet sie ab. Rindfleisch enthält nur selten infektiöse Zysten, da diese im Rind nicht lange persistieren können. Eine Infektion durch Tachyzoiten in Rohmilch frisch infizierter Rinder ist unwahrscheinlich, aber nicht ausgeschlossen. Pasteurisierte Milchprodukte und Käse gelten als nicht infektiös. Toxoplasmen können in seltenen Fällen bei Organtransplantationen übertragen werden. In Kanada trat 1994/95 eine Kleinepidemie durch oozystenverunreinigtes Trinkwasser auf (Schoenen 2001).

Erkrankung

Erworbene Toxoplasmose des immunkompetenten Patienten

Bei immunkompetenten Patienten verläuft die Erstinfektion mit T. gondii meist inapparent oder mit nur geringen klinischen Zeichen. Die Inkubationszeit beträgt wenige Tage bis zwei Wochen. Am häufigsten treten zervikale, manchmal auch axilläre und inguinale, derbe, schmerzlose Lymphknotenschwellungen auf. Ein diskretes Enanthem sowie flüchtige Hautausschläge können vorkommen, außerdem geringes Fieber. Im Blutbild fällt eine diskrete Monozytose auf. Manifestationen am Auge (Retinitis, Chorioretinitis, Uveitis) sind selten, Organmanifestationen wie Enzephalitis, Myokarditis, Hepatitis und/oder septische Verlaufsformen eine Rarität.

Eine erste humorale Immunantwort erfolgt nach 7–10 Tagen. Nach einer durchgemachten Erstinfektion besteht i. Allg. eine lebenslange Immunität. Eine Therapie ist in den meisten Fällen nicht nötig.

Pränatale Toxoplasmose

Auch bei schwangeren Patientinnen verläuft die Infektion symptomarm oder symptomlos, sodass die Diagnose oft nicht oder nur retrospektiv gestellt wird. Bei einer Erstinfektion der Schwangeren können die Tachyzoiten in die Plazenta gelangen und während der akuten Phase der Infektion das Ungeborene infizieren (Abb. 31-8). Die Wahrscheinlichkeit einer Transmission steigt mit der Dauer der Schwangerschaft. So ist eine Übertragung bei einer Erstinfektion im 1. Trimenon in nur 4–15% der Fälle zu erwarten, im 3. Trimenon hingegen in über 60% der Fälle.

Klinische Manifestationen treten bei nur 10% der T.-gondii-infizierten Neugeborenen auf. Je früher in der Schwangerschaft die Transmission stattgefunden hat, desto ausgeprägter sind die pathologischen Veränderungen. Eine Infektion zu Beginn der Schwangerschaft kann zum intrauterinen Tod führen oder zur – meist verfrühten – Geburt eines Kindes mit schweren Nekrosen und Hämorrhagien, die i. Allg. letal sind.

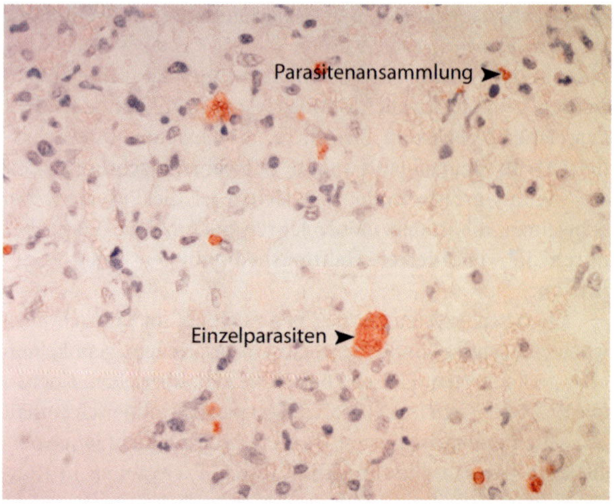

Abb. 31-8. Toxoplasma gondii. Lunge bei pränataler Toxoplasmainfektion, spezifische Immunperoxydasefärbung. Das Gewebe enthält sowohl Einzelparasiten wie auch Zysten, die zahlreiche Parasiten enthalten

Wird das Kind während des 2. Trimenons infiziert, können schwere neurologische und okuläre Schäden entstehen (Hydrozephalus, Mikrozephalus, Meningoenzephalitis, intrakranielle und intraokuläre Verkalkungen, Mikrophthalmie, Chorioretinitis, Katarakt). Klinisch äußert sich dieses Krankheitsbild in schweren Entwicklungsstörungen, Krampfanfällen und Sehbehinderungen. Je früher das Kind infiziert wurde und je ausgeprägter die Symptome sind, desto schlechter ist die Prognose.

Im 3. Trimenon infizierte Kinder sind bei der Geburt häufig oligo- oder asymptomatisch. In vielen Fällen fällt die Infektion erst später durch Seh- und Hörbehinderungen und Entwicklungsrückstände auf. Sie kann auch asymptomatisch bleiben oder erst im Adoleszenten- oder Erwachsenenalter durch Spätschäden wie Chorioretinitiden auffallen. Von einer evtl. später erworbenen Toxoplasmose sind letztere u. U. nur mit Hilfe von serologischen Vorbefunden zu unterscheiden.

Toxoplasmose bei Aids-Patienten

Dieses Krankheitsbild, das meist nicht durch eine Erstinfektion, sondern durch die Reaktivierung einer latenten Toxoplasmainfektion entsteht, tritt hauptsächlich bei Aids-Patienten mit weniger als 200 CD4-Zellen/µl auf. Typisch ist eine Toxoplasmaenzephalitis (Abb. 31-9) mit solitären oder multiplen Herden und entsprechenden neurologischen Symptomen. Okuläre und pulmonale Manifestationen, selten auch disseminierte Infektionen, kommen vor (s. hierzu Kap. 17.4).

Diagnostik

Die Diagnose wird beim Immunkompetenten meist serologisch gestellt. Antikörper gegen Toxoplasmen können in verschiedenen Körperflüssigkeiten wie Serum, Liquor und Augenkammerwasser nachweisbar sein. In manchen Fällen sind vergleichende Untersuchungen aus verschiedenen Kompartimenten, z. B. Kammerwasser und Serum zur Diagnostik einer Augentoxoplasmose, sinnvoll.

Selbst bei einer ausgeprägten Lymphadenopathie können die Erreger meist nicht im Lymphknotengewebe gefunden werden, allerdings zeigt das Gewebe ein charakteristisches histologisches Bild (Piringer-Kuchinka-Lymphadenitis), das auf eine Toxoplasmainfektion rückschließen lässt. Ein direkter Parasitennachweis (Mikroskopie, PCR) wird insbesondere bei Immunsupprimierten angestrebt, da serologische Untersuchungen hier manchmal keine zuverlässigen Befunde liefern können, v. a. weil die typische Dynamik der Antikörperbildung fehlt. Toxoplasmen können u. U. aus Blut, Organbiopsien und bronchoalveolärer Lavage isoliert werden. Bei infizierten Schwangeren können sie im Fruchtwasser nachgewiesen werden und nach der Geburt in Eihaut, Plazenta, Nabelschnur und Nabelschnurblut sowie im peripheren Blut des Neugeborenen, sofern dieses infiziert ist.

Diagnostik der pränatalen Toxoplasmose

Bei allen Frauen sollte zu Beginn einer Schwangerschaft ein Screening-Test [Nachweis von Anti-Toxoplasma-Antikörpern mittels ELISA, Sabin-Feldman-Test (SFT) oder indirektem Immunfluoreszenztest (IIFT)] durchgeführt werden, sofern eine evtl. vorhandene Immunität nicht schon bekannt ist. In diesem Fall ist keine weitere Diagnostik nötig, da nur die Erstinfektion während der Schwangerschaft zu einer Transmission führen kann. Bei seronegativen Frauen sollte die Untersuchung auf toxoplasmosespezifische Antikörper in regelmäßigen Abständen (alle 4–8 Wochen) wiederholt werden. Eine Serokonversion während der Schwangerschaft ist eine absolute Indikation zur Therapie.

Bei positivem Ergebnis des ersten Screeningtests muss dieser wiederholt und zusätzlich IgM bestimmt werden. Da

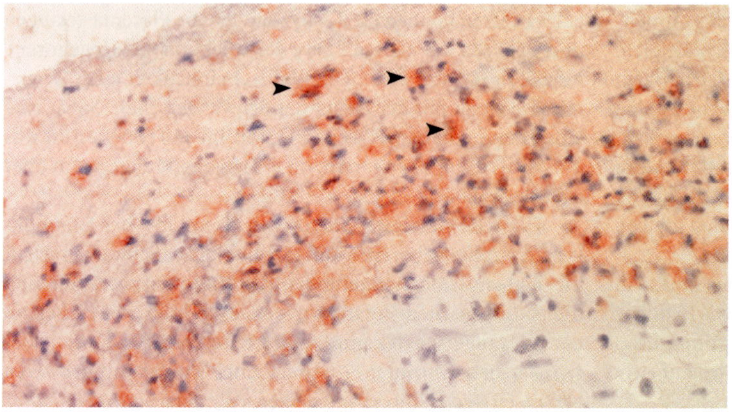

Abb. 31-9. Toxoplasma gondii. Menschliches Gehirn, Immunperoxydasefärbung. Unter Verwendung eines spezifischen polyklonalen Antiserums lassen sich im Gehirn eines HIV-Infizierten zahlreiche Parasitenansammlungen erkennen *(Pfeile)*. Bei Fortschreiten der Parasitenvermehrung entsteht eine Nekrose

IgM-Persistenzen nicht selten sind, ist ein positives IgM noch kein Beweis für eine Primärinfektion. Um diese zu diagnostizieren, müssen in Speziallaboratorien quantitative Bestätigungstests durchgeführt werden (z. B. IgG-Avidity-Test, IgM- und IgA-ISAGA, IgM-IFT u. a.). Bei Verdacht auf eine akute Infektion sollte die Therapie unverzüglich eingeleitet werden.

Zur weiteren Diagnostik kann eine Amniozentese durchgeführt werden (Parasitennachweis aus dem Fruchtwasser), ein negatives Ergebnis schließt aber eine Infektion des Kindes nicht sicher aus, sodass bei entsprechender mütterlicher Antikörperkonstellation in jedem Fall behandelt werden sollte. Sonographisch kann der Verdacht auf eine intrauterin erworbene Toxoplasmose ab der 22. Schwangerschaftswoche erhoben werden, wenn erweiterte Ventrikel und Verkalkungen im Gehirn vorliegen. Zentrale Verkalkungen im Gehirn weisen eher auf eine frühe, periventrikuläre Läsionen eher auf eine spätere Infektion hin.

Bei Verdacht auf eine intrauterine Infektion müssen nach der Geburt auch mit kindlichem Blut serologische Tests durchgeführt werden sowie der Versuch eines direkten Parasitennachweises aus peripherem Blut und Nabelschnurblut, Nabelschnurgewebe, Eihaut und/oder Plazenta unternommen werden. Hier kommen Mikroskopie und PCR sowie In-vivo- und In-vitro-Kultivierung zur Anwendung.

Ein direkter Parasitennachweis, der Nachweis von Neoantikörpern im Immunoblot (im Vergleich zum mütterlichen Serum) oder positive Titer für Anti-Toxoplasma-IgM und/oder IgA (beide nicht plazentagängig) gelten als beweisend für eine Infektion des Neugeborenen, wobei die serologischen Testsysteme hier besonders sensitiv sein müssen. Umgekehrt schließt der fehlende Nachweis von Parasiten, toxoplasmaspezifischen IgM und IgA und Neoantikörpern eine Infektion nicht sicher aus. Infizierte Feten sind häufig nicht in der Lage, Immunglobuline zu bilden. Je früher in der Schwangerschaft die Infektion stattgefunden hat, desto unwahrscheinlicher ist das Vorhandensein von kindlichem Anti-Toxoplasma-IgM und -IgA bei der Geburt.

Ist das Kind einer während der Schwangerschaft infizierten Mutter bei Geburt klinisch unauffällig, ergeben Augenhintergrunduntersuchungen und die Sonographie des Schädels keinen pathologischen Befund und lässt sich mit allen oben genannten Methoden kein direkter oder indirekter Parasitennachweis herbeiführen, so ist i. allg. von einer Behandlung des Kindes zunächst abzusehen. Ausführliche neurologische und augenärztliche Untersuchungen sind aber in regelmäßigen Abständen durchzuführen, da z. B. Chorioretinitiden oft erst sehr spät symptomatisch werden. Serologische Untersuchungen sollten mindestens bis zum Verschwinden der mütterlichen Leihantikörper (nach 6–12 Monaten) alle 6–8 Wochen durchgeführt werden, erst danach ist eine Infektion des Kindes mit hinreichender Sicherheit auszuschließen. Im Regelfall kontrolliert man über ein Jahr. Bei Titeranstieg muss eine Therapie eingeleitet werden.

Therapie

Außerhalb von Schwangerschaft oder Immunsuppression bedarf eine Toxoplasmainfektion i. allg. keiner spezifischen Therapie. Zur Behandlung einer Toxoplasmose bei Aids-Patienten s. Kap. 17.4.

Besteht während der Schwangerschaft der Nachweis oder ein durch quantitative Bestätigungstests erhobener dringender Verdacht auf eine Erstinfektion mit T. gondii, muss behandelt werden. Die Therapie sollte immer in Absprache mit einem spezialisierten Zentrum erfolgen. Die im Folgenden genannten Empfehlungen entsprechen den Richtlinien des Robert Koch-Institutes. Vor der 16. Schwangerschaftswoche wird Spiramycin [3 g/Tag in 3 Teildosen (=9 MU/Tag)] gegeben. Ab der 16. Woche wird, unabhängig von einer evtl. vorausgegangenen Therapie mit Spiramycin, eine Kombination aus Pyrimethamin (Ladedosis von 50 mg an Tag 1, dann 25 mg/Tag), Sulfadiazin (50 mg/kgKG/Tag bis 4 g/Tag in 4 Teildosen) und Folsäure (10–15 mg/Tag) empfohlen. Bei Sulfonamidallergien kann alternativ Spiramycin verabreicht werden.

Die Therapiedauer beträgt 4 Wochen. Bei begründetem Verdacht oder gesicherter fetaler Infektion ist eine Dauerbehandlung bis zum Ende der Schwangerschaft zu erwägen. Hierbei werden Behandlungszyklen mit Pyrimethamin/Sulfadiazin und mit Spiramycin im 4-wöchigen Wechsel gegeben. Zur Überwachung der Knochenmarktoxizität sind wöchentliche Blutbildkontrollen vonnöten.

Bei wahrscheinlicher oder gesicherter pränataler Infektion wird das Neugeborene ebenfalls behandelt (Pyrimethamin 2 mg an Tag 1, dann 1 mg/kgKG/Tag, Sulfadiazin 50–100 mg/kgKG/Tag, Folsäure 10 mg/Woche). Bei akuten entzündlichen Prozessen (Chorioretinitis oder erhöhtes Liquorprotein) sollten Kortikosteroide bis zum Abklingen dieser Symptome dazugegeben werden.

Regelmäßige Blutbildkontrollen sowie Medikamentenspiegelbestimmungen sind erforderlich. Die Dauer der Therapie muss individuell unter Einbeziehung aller serologischen, klinischen und biochemischen Befunde in Zusammenarbeit mit einer spezialisierten Beratungsstelle entschieden werden. Im Allgemeinen wird, ggf. im Wechsel mit Spiramycin (4-wöchige Behandlungszyklen) bis zu einem Jahr behandelt. Mögliche Alternativen zur genannten Standardmedikation sind in Erprobung (Clindamycin, Azithromycin, Atovaquon).

Serologische sowie augenärztliche und neurologische Untersuchungen sollten auch nach Ende der Therapie in regelmäßigen Abständen vorgenommen werden. Wenn bei Geburt kindliche Antikörper vorhanden waren und unter der Therapie absinken, steigen diese in der Regel nach Absetzen der Therapie wieder an (»serological rebound«), ohne dass dies Ausdruck einer Reaktivierung der Toxoplasmose sein muss. Ein Wiederansteigen der Titer sollte aber immer zu gründlichen klinischen Untersuchungen Anlass geben.

Im Adoleszenten- oder Erwachsenenalter diagnostizierte Chorioretinitiden werden mit Pyrimethamin-Sulfadiazin, Clindamycin oder Atovaquon behandelt, zusätzlich werden Kortikosteroide gegeben.

Prävention

Schwangere und seronegative Immunsupprimierte sollten ausführlich über alle Ansteckungswege informiert werden. Obst und Gemüse sollte vor dem Verzehr gründlich gewaschen werden. Fleisch darf nur gut durchgegart gegessen werden. Achtung auch bei der Zubereitung von rohem Fleisch. Nach Gartenarbeit sollten die Hände gründlich gewaschen werden, da sie evtl. mit in der Erde liegenden Oozysten in Kontakt gekommen sind. Katzen müssen nicht unbedingt aus dem Haushalt entfernt werden, das Katzenklo muss aber täglich gereinigt werden.

Fazit für die Praxis

- Eine Infektion mit T. gondii ist für den Immunkompetenten weitgehend harmlos, kann bei immunsupprimierten Patienten jedoch ein schweres Krankheitsbild mit Enzephalitis hervorrufen. Pränatale Infektionen können beim Fetus zu schweren Erkrankungen und Entwicklungsstörungen führen.
- Erkrankung und Tod an einer pränatalen Toxoplasmose müssen direkt an das Robert Koch-Institut gemeldet werden (nichtnamentliche Meldung).

31.5.2 Cryptosporidium parvum

Erreger

Cryptosporidium parvum existiert außerhalb eines Wirtes als Dauerform, der sog. Oozyste, die nur etwa 5 µm groß ist. Der Mensch infiziert sich durch die orale Aufnahme der Oozysten. Im Dünndarm werden wahrscheinlich mittels parasiteneigenen Proteasen jeweils 4 Sporozoiten frei, die sich an die Oberfläche der Mikrovilli von Epithelzellen anheften. Sie dringen dann durch Auseinanderdrängen und z. T. durch Zerstörung der Mikrovilli in die Wirtszelle ein und bilden eine Vakuole zwischen Zellmembran und Zytoplasma der Wirtszelle, wobei diese durch eine Ankerplatte getrennt werden. Über 2 Schizontengenerationen und geschlechtliche Zwischenformen entstehen dort neue Oozysten mit je 4 Sporozoiten. 20% der neu gebildeten Oozysten haben nur eine dünne Wand und geben ihre Sporozoiten noch im Darm ab. Diese dringen wieder in Darmepithelzellen ein und sichern die weitere Vermehrung im Wirt.

Der Zyklus dauert etwa 3 Tage. Die verbleibenden 80% der Oozysten sind dickwandig und damit sehr widerstandsfähig. Sie werden ausgeschieden und können außerhalb eines Wirtes bis zu 2 Jahre infektiös bleiben. Sie sind unempfindlich gegen Chlor und andere Desinfektionsmittel; durch Kochen und Tieffrieren (–70°C) sind sie aber abzutöten. Bei Temperaturen von –20°C bleiben sie über mehr als 8 h infektionstüchtig (Fayer 1996). Neben C. parvum gibt es noch andere Kryptosporidienarten, die beim Menschen nur selten vorkommen (C. felis, C. meleagridis).

Epidemiologie

Kryptosporidien kommen ubiquitär vor. C. parvum wurde bei über 40 verschiedenen Säugern gefunden. Es gilt als wichtigste humanpathogene Kryptosporidienart. Bei immunkompetenten Patienten mit Durchfall konnte in industrialisierten Ländern in etwa 2% und in Entwicklungsländern in etwa 6% der Stuhlproben C. parvum nachgewiesen werden. Bei Patienten mit Aids lagen diese Zahlen bei 14 bzw. 24% (Adal 1994). In den letzten Jahren ist eine Abnahme der Prävalenz zu beobachten.

Da die Zysten auch außerhalb eines Wirtes lange persistieren können, spielen neben der direkten Übertragung von Mensch zu Mensch (und auch von Tier zu Mensch) v. a. Kontaminationen des Trinkwassers und der Nahrung eine große Rolle. C. parvum konnte z. B. in Rohmilch, Wurstprodukten, Eiswürfeln und Cidre nachgewiesen werden (Bonnin 1998) sowie in Meeresfrüchten und auf rohem Gemüse (Fayer 2000). Oozysten können auch über Fliegen und andere Insekten übertragen werden (Graczyk 1999). In deutschen Trinkwasseraufbereitungsanlagen wurden im Rohwasser in 44,7% und im Trinkwasser in 36,4% der Proben Oozysten von C. parvum gefunden (bis zu 320 Oozysten/100 l im Roh- und bis zu 21 Oozysten/100 l im Trinkwasser; Karanis 1996). Ähnliche Zahlen sind auch aus den USA berichtet worden (Fayer 2000).

Zwischen 1984 und 1999 sind 37 Epidemien (v. a. aus Großbritannien und Amerika) mit jeweils über 100 Betroffenen bekanntgeworden (Schoenen 2001). Die größte bisher bekanntgewordene Epidemie mit über 400.000 Erkrankten trat 1993 in Milwaukee auf (MacKenzie 1994).

Erkrankung

Beim immunkompetenten Patienten ist die Kryptosporidieninfektion in den meisten Fällen entweder asymptomatisch oder eine sich selbst limitierende Erkrankung. Sofern Krankheitssymptome auftreten, kommt es nach einer Inkubationszeit von 3–12 Tagen zu wässrigen Durchfällen, die nach 1–2 Wochen spontan sistieren. Krampfartige Bauchschmerzen sowie Fieber, Kopf- und Gliederschmerzen, Appetitlosigkeit, Übelkeit und Erbrechen können vorkommen. Selten wurde über respiratorische Symptome, akute Pankreatitiden, Cholezystitiden, sklerosierende Cholangitiden, reaktive Arthritiden oder ein hämolytisch-urämisches Syndrom berichtet (Bonnin 1998). Die Symptome klingen in der Regel innerhalb von weniger als 2 Wochen ab. Eine Zystenausscheidung kann noch länger beobachtet werden.

Obwohl es Hinweise gibt, dass die Schwere der Infektion u. a. auch mit einem Mangel an IgA oder IgG assoziiert sein könnte (Bonnin 1998), spielt die zelluläre Immunität hier doch die größere Rolle. Wahrscheinlich wird die Infektion beim Immunkompetenten durch CD4-positive T-Zellen, die über Interferon-α und andere Zytokine eine Immunantwort induzieren, limitiert (Waters 1996). Bei immunsupprimierten Patienten (vorrangig bei Patienten mit Aids, aber auch bei Patienten mit Krebserkrankungen, immunsuppressiver Medikation oder chronischer Unterernährung) verläuft die Infektion häufig chronisch, mit schweren Durchfällen und starkem Gewichtsverlust. Neben dem Darm sind besonders häufig die Gallengänge befallen, Kryptosporidien können aber in vielen Organen zu finden sein (gesamter Intestinaltrakt, Leber, Lunge, Pankreas u. a.; s. auch Kap. 17.4).

Das pathophysiologische Korrelat der intestinalen Symptome ist in einer partiellen Atrophie der Mikrovilli mit Reduktion der Disaccharidasen und einer Kryptenatrophie zu sehen (Orihel 1994; Farthing 1996). Diese Veränderungen sind unterschiedlich ausgeprägt und nicht immer vorhanden. Möglicherweise spielen zusätzlich sekretionsauslösende Toxine eine Rolle (Bonnin 1998), dies konnte aber bisher nicht bestätigt werden (Farthing 1996). Auch eine Verminderung der glukosevermittelten Natrium- und Wasserrückresorption sowie eine erhöhte Chloridsekretion wird diskutiert (Argenzio 1990).

Diagnostik

Kryptosporidien lassen sich direkt mikroskopisch nachweisen. Die mit SAF (»sodium acetate formalin«) angereicherten Stuhl-

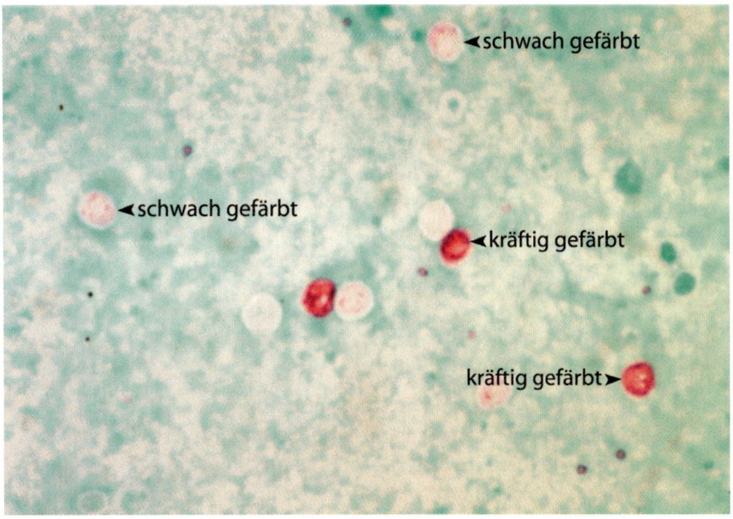

Abb. 31-10. Kryptosporidien. Stuhlausstrich, Kinyoun-Färbung. Immunsupprimierte Patienten scheiden bei einer Kryptosporidieninfektion gewöhnlich große Mengen von Oozysten aus. Diese sind mit der Kinyoun-Färbung im Stuhlausstrich gut darzustellen, wenn die differenzierende Entfärbung sorgfältig durchgeführt wird. Das Präparat der Abbildung wurde etwas überdifferenziert, deswegen sind nur noch wenige Kryptosporidien kräftig gefärbt, die Mehrzahl ist weitgehend entfärbt

proben werden sowohl ungefärbt als auch nach Färbung mit modifizierten Ziehl-Neelsen-Färbungen wie z. B. Kinyoun- oder DMSO-Karbol-Fuchsinfärbungen, die die Zysten rot färben, untersucht (Abb. 31-10).

Im HE-, PAS- oder Giemsa-gefärbten histologischen Präparat aus Darmbiopsien stellen sie sich als kleine (ca. 5 µm), runde Partikel dar, die häufig in Reihen im Bürstensaum liegen (Abb. 31-11). Die Binnenstruktur der Zysten ist nur in guten Präparaten und bei hoher Auflösung (1250x) zu erkennen. Die Zysten können auch mit monoklonalen Antikörpern markiert werden. Am häufigsten sind sie im distalen Jejunum nachweisbar, sie können aber im gesamten Intestinaltrakt (sowie auch in anderen Organen, s. oben) vorkommen.

Neben der direkten mikroskopischen Untersuchung gibt es auch immunologische Tests zum Nachweis von Kryptosporidienantigenen im Stuhl [»enzyme immunoassays« (EIA) und Immunfluoreszenztests (IFT)]. Die Angaben zur Sensitivität und Spezifität dieser Tests sind unterschiedlich, manche sollen

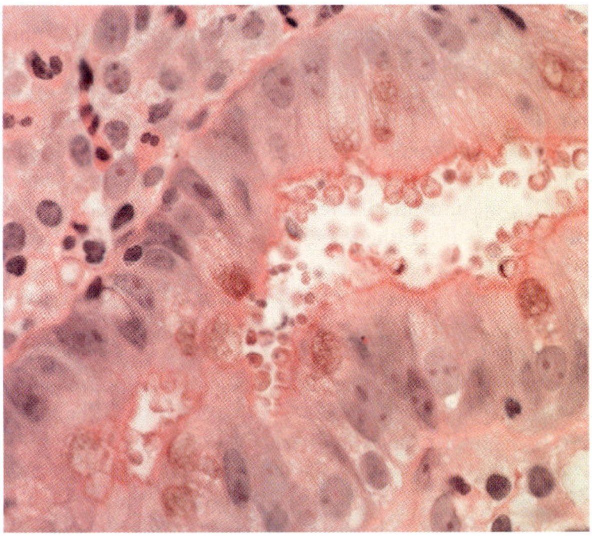

Abb. 31-11. Kryptosporidien. Dünndarmbiopsie, HE-Färbung. Im Bürstensaum der Epithelien sind zahlreiche Kryptosporidien in unterschiedlichen Entwicklungsstadien zu erkennen

Werte von 98–99 bzw. 100% erreichen (Clark 1999). Auch mit Hilfe der PCR kann C. parvum nachgewiesen werden, über falsche Ergebnisse, u. a. durch Hemmungsfaktoren im Stuhl, wurde aber gehäuft berichtet (Fayer 2000). Serologische Untersuchungen spielen in der Routinediagnostik keine Rolle.

Therapie

Eine spezifische Therapie der C.-parvum-Infektion ist nicht bekannt. Möglicherweise ist C. parvum durch die spezielle Lage in einer abgeschirmten Vakuole zwischen Zellmembran und Zytoplasma der Wirtszelle vor dem direkten Angriff von Medikamenten geschützt.

Bei immunkompetenten Patienten ist in der Regel außer eventuellen Rehydrierungsmaßnahmen keine Therapie erforderlich. Bei Patienten mit Aids kann mit Paromomycin manchmal eine Linderung der Symptome erzielt werden. Octreotid kann in manchen Fällen der Diarrhö entgegenwirken. Über die Wirksamkeit von Nitazoxanide, Azithromycin oder bovinem Hyperimmunkolostrum wird diskutiert (Clark 1999). Über 80 weitere Medikamente wurden erprobt und erwiesen sich als unwirksam (s. hierzu auch Kap. 17.4).

Prävention

Auf individuelle Hygiene muss insbesondere beim Umgang mit Kleinkindern und Haustieren geachtet werden. Beim Baden in Seen und Flüssen sollte möglichst kein Wasser geschluckt werden. Haushaltswasserfilter verringern die Infektionsgefahr durch Leitungswasser nicht sicher. Durch Erhitzen auf 60°C (3 min) werden Kryptosporidien abgetötet. Vor allem immunsupprimierte Patienten müssen über die Ansteckungsmöglichkeiten ausführlich informiert werden.

31.5.3 Cyclospora cayetanensis

Erreger

Bevor in den 1980er-Jahren Cyclosporainfektionen auch beim Menschen beobachtet wurden, waren Cyclosporaspezies als Parasiten von Reptilien und anderen Tieren bekannt. Die Oozysten sind etwa 8–10 µm groß und enthalten 2 Sporozysten mit jeweils 2 Sporozoiten, die nach oraler Aufnahme im Dünndarm frei werden. Sie dringen in die Epithelzellen ein und bilden eine parasitophore Vakuole, in der sie sich vermehren. Das Jejunum ist am häufigsten betroffen.

Nach ungeschlechtlichen Vermehrungsstadien kommt es zur Ausbildung von Geschlechtsformen. Durch Fusion entstehen aus diesen neue, noch unsporulierte Oozysten, die mit dem Stuhl ausgeschieden werden. Sie sporulieren 1–2 Wochen später außerhalb des Wirtes und können erst dann in Form von Sporozysten über Wasser und Nahrung übertragen werden. Die Geschwindigkeit der Sporulation ist temperaturabhängig.

Epidemiologie

Cyclosporainfektionen sind ubiquitär. Sie kommen vermehrt bei Tropenrückkehrern vor, sind aber nicht auf tropische Länder beschränkt. Mehrere Kleinepidemien durch kontaminierte Nahrungsmittel sind beschrieben, z. B. konnte man 1996 mindestens 1/3 der beschriebenen Cyclosporainfektionen auf aus Guatemala importierte Himbeeren (Curry 1998) und 1999 zwei lokale Epidemien in Missouri auf frisches Basilikum zurückführen (Lopez 2001). In Deutschland trat Ende 2000 eine Kleinepidemie nach Betriebsfeiern in einem Restaurant auf, als Infektionsquelle konnten Blattsalate aus Südfrankreich bzw. Italien ermittelt werden (Anonymus 2001).

Infektionen treten gehäuft in feuchtwarmen Klima auf, was mit der besseren Sporulationsfähigkeit der Oozysten bei höheren Temperaturen zusammenhängt. In temperierten Gebieten betrifft dies die Monate zwischen April und September.

Erkrankung

Nach einer Inkubationszeit von 1–7 Tagen kann relativ plötzlich eine starke, wässrige Diarrhö mit Krämpfen, Übelkeit und Erbrechen auftreten. Beim Immunkompetenten verläuft die Infektion aber häufig subklinisch und limitiert sich meist innerhalb von 6 Wochen selbst. Die klinische Besserung geht in den meisten Fällen mit einer Eliminierung der Oozysten einher. Beim Immunsupprimierten sind die Symptome i. Allg. ausgeprägter. Wie die Kryptosporidiose kann auch eine Cyclosporainfektion hier sowohl mit chronischen Diarrhöen mit Malabsorptionssyndrom als auch mit extraintestinalen Symptomen (Infektion der Gallenblase und -gänge) einhergehen. Pathophysiologisch liegt der Diarrhö eine Entzündung der Darmschleimhaut zugrunde, Atrophien der Mikrovilli und Kryptenhyperplasien können auftreten.

Diagnostik

Die Diagnostik erfolgt mikroskopisch zunächst im mit SAF angereicherten und zur Kontrastierung mit Lugol-Lösung versetzten Stuhlpräparat (◻ Abb. 31-12). In einer modifizierten Kinyoun- oder Ziehl-Neelsen-Färbung erscheinen Cyclosporazysten wie Kryptosporidien rot bis rosafarben, können aber von diesen anhand ihrer Größe unterschieden werden. Manche Oozysten lassen sich in dieser Färbung aber auch gar nicht oder kaum anfärben. Diese Heterogenität ist typisch für Cyclospora. Im Fluoreszenzmikroskop leuchten sie bei einer Wellenlänge von 340–380 nm hellblau.

In histologischen Präparaten von Dünndarmbiopsien können die Parasiten (bis zu 16 Merozoiten) in einer intraenterozytären supranukleären Vakuole gefunden werden. Manchmal sind Entzündungszeichen, Atrophien der Mikrovilli und Kryptenhyperplasien zu beobachten.

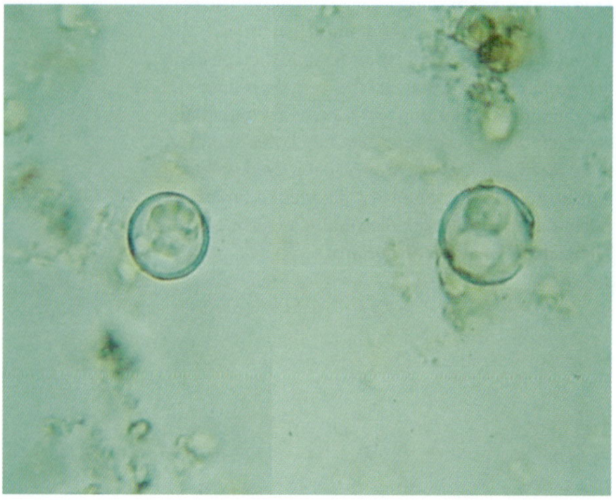

◻ Abb. 31-12. Cyclospora, Stuhlsuspension. Zwei Oozysten in unterschiedlichem Sporulationsgrad. Durchmesser der Oozysten 10–12 µm

Therapie

Zur Therapie wird das Kombinationspräparat Trimethoprim/Sulfamethoxazol (160/800 mg/Tbl.) in der Dosierung von 2 Tbl. täglich für 7 Tage eingesetzt (Madico 1993; Hoge 1995; Verdier 2000). Bei immunsupprimierten Patienten muss länger (10 Tage) behandelt und die Dosis meist verdoppelt werden, hier kommt es auch häufiger zu Rezidiven, sofern keine Sekundärprophylaxe erfolgt. Die üblicherweise bei Aids-Patienten verschriebene Prophylaxe mit Trimethoprim-Sulfamethoxazol schützt auch vor Infektionen mit Cyclospora. Auch mit Ciprofloxacin (2-mal 500 mg/Tag über 7 Tage) wurden Erfolge erzielt, sodass es als Alternative bei Allergie oder Unverträglichkeit von Trimethoprim-Sulfamethoxazol angesehen werden kann (Verdier 2000).

31.5.4 Isospora belli

Erreger

Neben Isospora natalensis, das wohl nur in Südafrika vorkommt, ist I. belli die einzige humanpathogene Isospora spp. Die Oozysten von I. belli sind oval, 20–33 µm lang und 10–19 µm (◻ Abb. 31-13). Vollständig entwickelte Oozysten enthalten je 2 Sporozysten mit je 4 Sporozoiten. Nach oraler Aufnahme der Oozysten werden im Dünndarm des Wirtes (distales Duodenum und proximales Jejunum) die Sporozoiten frei und dringen in Epithelzellen ein. Hier werden über 3 Schizontengenerationen mit nachfolgender Gametozytenbildung unsporulierte neue Oozysten gebildet, die mit dem Stuhl ausgeschieden werden und je einen oder 2 Sporoblasten enthalten.

Die Präpatenzzeit, d. h. die Spanne zwischen Infektion und Zystenausscheidung, beträgt 9–15 Tage. Die Sporulation findet erst nach einigen Tagen im externen Milieu statt.

Epidemiologie

I. belli kommt weltweit, aber vorrangig in tropischen und subtropischen Gebieten vor. Die Erreger werden durch Wasser oder kontaminierte Nahrung übertragen. Erregerreservoir ist der Mensch. Vor dem Auftreten der HIV-Epidemie wurde die

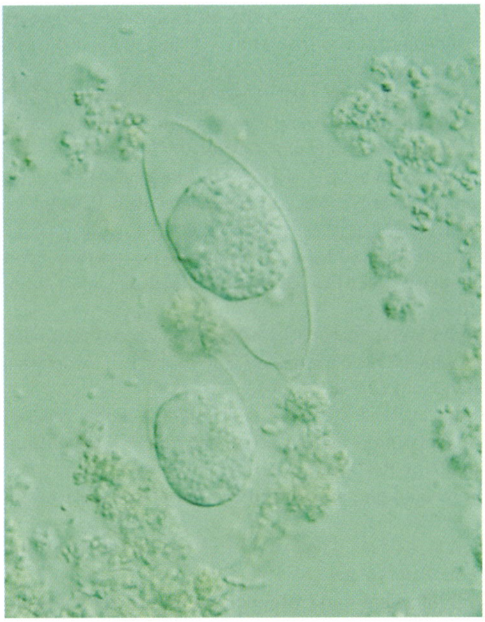

■ Abb. 31-13. Isospora belli. Stuhlsuspension. Zwei nicht sporulierte Oozysten. Dies ist die in frisch abgesetzten Stühlen zu beobachtende Form. Wenn der Stuhl vor der Untersuchung längere Zeit lagert, setzt die Sporulation ein. Zunächst entwickeln sich 2 Sporoplasten, dann zwei Sporozysten mit je 4 Sporozoiten. Größe der Zysten 20–33 x 10–19 µm

Infektion nur selten diagnostiziert. Inzwischen gilt I. belli als opportunistischer Erreger bei Patienten mit Aids, wobei auch hier v. a. die Bewohner der tropischen Länder sowie Tropenreisende betroffen sind.

Erkrankung

Nach einer Inkubationszeit von 2–3 Tagen bis zu einer Woche tritt eine wässrige Diarrhö mit Übelkeit und Schmerzen im Oberbauch auf. Beim Immunkompetenten limitieren sich die Symptome meist von selbst, sofern die Infektion nicht überhaupt asymptomatisch verläuft. Bei immunsupprimierten Patienten kann eine chronische oder chronisch-rezidivierende Diarrhö mit Malabsorptionssyndrom resultieren, dem eine unterschiedlich ausgeprägte Atrophie der Mikrovilli des Dünndarms zugrunde liegt. Leichtes Fieber kann auftreten. Übelkeit, Anorexie und Gewichtsverlust sind häufig. Beteiligung anderer Organe (z. B. Cholezystitis) sowie disseminierte Infektionen bei Aids-Patienten sind beschrieben (Benator 1994; Michiels 1994; Restrepo 1987).

Diagnostik

Im mit SAF angereicherten und mit Lugol-Lösung versetzten Stuhl sind Oozysten von I. belli gut zu erkennen. Mit modifizierten Ziehl-Neelsen-Färbungen, z. B. nach Kinyoun, färbt sich die Zystenwand rot und der Sporoblast dunkel. Im histologischen Präparat von Dünndarmbiopsien können die Oozysten in Epithelzellen sowie Atrophien der Mikrovilli, Kryptenhyperplasien und eosinophile Infiltrate in der Lamina propria beobachtet werden. Hier sieht man manchmal auch intrazelluläre Oozysten mit einer dicken Wand, deren Bedeutung noch nicht ganz geklärt ist. Möglicherweise sind sie für eventuelle Therapieresistenzen verantwortlich (Curry 1998). Die Infektion mit I. belli kann mit einer Bluteosinophilie einhergehen.

Therapie

I.-belli-Infektionen lassen sich i. Allg. gut mit Trimethoprim-Sulfamethoxazol behandeln. Eine Dosierung von 4 Tbl. (160/800 mg) pro Tag gilt als Standardtherapie (Pape 1989). Bei Allergie kann auch Ciprofloxacin (2-mal 500 mg/Tag über 7 Tage) eingesetzt werden, allerdings mit einer etwas geringeren Erfolgsrate (Verdier 2000). Auch Pyrimethamin (50–75 mg/Tag) ist wirksam. Bei immunsupprimierten Patienten muss mit Rezidiven gerechnet werden. Daher sollte hier eine Sekundärprophylaxe in Betracht gezogen werden.

31.5.5 Sarcocystis spp.

Erreger

Sarcocystis suihominis und S. bovihominis benötigen zur Vervollständigung ihres Lebenszyklus einen Zwischenwirt (Schwein im Fall von S. suihominis, Rind im Fall von S. bovihominis). Der Mensch infiziert sich durch Zysten, die sich im Muskelfleisch des Schweins bzw. Rindes befinden. Gelangen diese in den Darm des Menschen, dringen die aus den Zysten freigesetzten Einzelparasiten in die Enterozyten ein, bilden die für Kokzidien typische parasitophore Vakuole und entwickeln dort (ohne Schizogoniephase) Geschlechtsformen, die durch Fusion Oozysten bilden. Die Zelle im Inneren der Oozyste teilt sich, es entstehen 2 Sporozysten mit je 4 infektiösen Sporozoiten. Die Sporozysten werden im Stuhl ausgeschieden (■ Abb. 31-14).

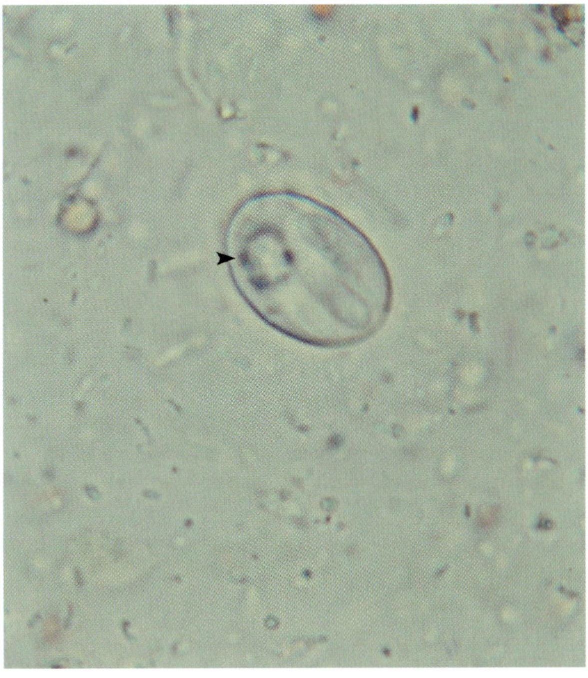

■ Abb. 31-14. Sarcocystis sp. Stuhlsuspension, nativ. Die ovale Sporozyste (Größe der Zysten 14–19 µm) einer nicht näher bestimmbaren Sarcosporidienart lässt 3 Sporozoiten erkennen (der 4. findet sich nicht in der Fokussierungsebene), außerdem einen ringförmigen Restkörper *(Pfeil)*

Die Präpatenzzeit beträgt 5–10 Tage. Die Oozysten werden über kontaminiertes Wasser oder kontaminierte Nahrung vom Zwischenwirt aufgenommen und machen dort (im Endothel kleiner Arterien) asexuelle Vermehrungsstadien durch. Die entstehenden Merozoiten penetrieren in Muskelzellen und bilden Gewebszysten.

Anekdotisch sei erwähnt, dass selten auch Zysten von Sarcocystis spp. (S. lindemanni) im Muskel des Menschen gefunden werden können. In diesen Fällen ist der Mensch ein Fehlzwischenwirt. Ein flüchtiges Ödem sowie Myalgien können auftreten.

Epidemiologie

Sarcocystis spp. kommen ubiquitär vor. Beim Menschen ist die Infektion selten. Sie ist nicht HIV-assoziiert.

Erkrankung

Wenn die Erkrankung symptomatisch verläuft, treten wenige Tage nach der Infektion meist leichte intestinale Beschwerden mit Übelkeit und Durchfall auf, die ohne spezifische Therapie meist innerhalb eines Tages wieder abklingen. Selten können leichtes Fieber, Erbrechen und Atembeschwerden hinzukommen. S. suihominis scheint geringfügig pathogener zu sein als S. bovihominis (Orihel 1994).

In einem Infektionsversuch von 8 freiwilligen Probanden kam es nach einer Mahlzeit von Sarcocystis-suihominis-haltigem Schweinefleisch nach 6–24 h zu einem akuten Krankheitsgeschehen mit Durchfall und Erbrechen, z. T. mit Fieber und Allgemeinsymptomen wie Kältegefühl, Bauchschmerzen, Schwindel und Ohrensausen, in einem Fall kam es sogar zum Kollaps. Innerhalb von 24 h waren die Symptome bei allen Probanden abgeklungen, bei einigen trat aber nach 2–3 Wochen (Hauptausscheidungsphase der Sporozysten) erneut Durchfall auf (Piekarski 1978). Infektiöse Zysten können noch lange nach Abklingen der Symptome ausgeschieden werden.

Diagnostik

Die Diagnose erfolgt mikroskopisch im Stuhlpräparat. Die technische Aufbereitung und Färbung erfolgt wie bei I. belli. Eine Bluteosinophilie kann vorkommen.

Fazit für die klinische Praxis

- Bei Durchfallerkrankungen sollte man immer auch an eine Kokzidieninfektion denken.
- Symptomatische Infektionen mit Kryptosporidien oder Isospora belli sind häufig HIV-assoziiert.
- Kryptosporidieninfektionen müssen namentlich an das zuständige Gesundheitsamt gemeldet werden.

Literatur zu Kap. 31.5

Adal KA (1994) From Wisconsin to Nepal: cryptosporidium, cyclospora, and microsporidia. Curr Opin Infect Dis 7: 609–615

Ambroise-Thomas P, Petersen E (eds) (2000) Congenital toxoplasmosis. Springer France, Paris

Anonymus (1999) Toxoplasmose bei Mutter und Kind – Erkennung, Behandlung und Verhütung. Bundesgesundheitsbl Gesundheitsforsch Gesundheitsschutz 42: 606–609

Anonymus (2001) Cyclospora cayetanensis – erster Nachweis als Erreger lebensmittelbedingter Gastroenteritis – Gruppenerkrankungen. Epid Bull 20 (Robert Koch-Institut)

Argenzio RA, Liacos JA, Levy ML et al. (1990) Villous atrophy, crypt hyperplasia, cellular infiltration, and impaired glucose-Na absorption in enteric cryptosporidiosis of pigs. Gastroenterology 104: 440–447

Benator DA, French A, Baudet L et al. (1994) Isospora belli infection associated with acalculous cholecystitis in a patient with AIDS. Ann Intern Med 121: 663

Bonnin A, Dubremetz JF, Lopez J et al. (1998) Infections à cryptosporidies et cyclospora. Encycl Méd Chir (Elsevier, Paris). Maladies infectieuses: 8-501-A-10

Bowie WR, King AS, Werker DH et al. (1997) Outbreak of toxoplasmosis associated with municipal drinking water. The BC Toxoplasma Investigation Team. Lancet 350 (9072): 173–177

Burnett AJ, Shortt SG, Isaac-Renton J et al. (1998) Multiple cases of acquired toxoplasmosis retinitis presenting in an outbreak. Ophthalmology 105/6: 1032–1037

Clark DP (1999). New Insights into Human Cryptosporidiosis. Clin Microbiol Rev 12/4: 554–563

Curry A, Smith HV (1998) Emerging pathogens: Isospora, cyclospora and microsporidia. Parasitology 117: S143–S159

Dei-Cas E (1994) Infections à microsporidies, isospora et sarcocystis. Editions Techniques. Encycl Méd Chir (Paris-France). Maladies infectieuses: 8-503-A-10

Farthing MJG, Cevallos A-M, Kelly P (1996) Intestinal protozoa. In: Manson's tropical diseases, 20th edn. Saunders, Philadelphia London

Fayer R, Nerad T (1996) Effects of low temperature on viability of cryptosporidium parvum oocysts. Appl Environ Microbiol 62: 1431–1433

Fayer R, Morgan U, Upton SJ (2000) Epidemiology of cryptosporidium: Transmission, detection and identification. Int J Parasitol 30: 1305–1322

Fortier B, Dao A, Ajana F (2000) Toxoplasme et toxoplasmoses. Encycl Méd Chir (Elsevier, Paris). Maladies infectieuses: 8-509-A-10, Pédiatrie: 4-330-A-10

Gorgolas M, Fortes J, Guerrero MLF (2001) Cyclospora cayetanensis cholecystitis in a patient with AIDS. Ann Intern Med 134/2: 166

Graczyk TK, Cranfield MR, Fayer R, Bixler H (1999) House flies (musca domestica) as transport hosts of cryptosporidium parvum. Am J Trop Med Hyg 61: 500–504

Hoge CW, Shlim DR, Ghimire M et al. (1995) Placebo-controlled trial of cotrimoxazole for cyclospora infections among travellers and foreign residents in Nepal. Lancet 345: 691–693

Holliman RE (1996) Toxoplasmosis. In: Manson's tropical diseases, 20th edn. Saunders, Philadelphia London

Janitschke K (1999) Pränatale Übertragung der Toxoplasmen von der Mutter auf das Kind. Bundesgesundheitsbl Gesundheitsforsch Gesundheitsschutz 42: 548–552

Karanis P, Seitz HM (1996). Vorkommen und Verbreitung von Giardia und Cryptosporidium im Roh- und Trinkwasser von Oberflächenwasserwerken. GWF Wasser, Abwasser 137/2: 94–100

Lopez AS, Dodson DR, Arrowood MJ et al. (2001) Outbreak of cyclosporiasis associated with basil in Missouri in 1999. Clin Inf Dis 32/7: 1010–1017

Lucius R, Loss-Frank B (1997) Parasitologie. Grundlagen für Biologen, Mediziner und Veterinärmediziner. Spektrum Akademischer Verlag, Heidelberg Berlin

MacKenzie WR, Hoxie NJ, Proctor ME et al. (1994) A massive outbreak in Milwaukee of cryptosporidium infection transmitted through the public water supply. N Engl J Med 331: 161–167

Madico G, Gilman RH, Miranda E et al. (1993) Treatment of cyclospora infections with cotrimoxazole. Lancet 342: 1222–1223

Michiels JF, Hofman P, Bernard E et al. (1994) Intestinal and extraintestinal isospora belli infection in an AIDS patient. A second case report. Pathol Res Pract 190/11: 1089–1093

Nicolle D, Manceaux L (1908) Sur une infection à corps de Leishman (ou organismes voisins) du gondi. C R Acad Sci (Paris) 147: 763

Orihel TC, Ash, LR (1994) Parasites in human tissues, ASCP Press, Chicago/IL
Pape JW, Verdier RI, Johnson WD (1989) Treatment and prophylaxis of isospora belli infection in patients with the acquired immunodeficiency syndrome. N Engl J Med 320: 1044
Piekarski G, Heydorn AO, Aryeetey ME et al. (1978) Klinische, parasitologische und serologische Untersuchungen zur Sarkosporidiose (Sarcocystis suihominis) des Menschen. Immun Infekt 6: 153–159
Restrepo C, Macher AM, Radany EH (1987) Disseminated extraintestinal isosporiasis in a patient with acquired immune deficiency syndrome. Am J Clin Pathol 87/4:536–542
Rosenblatt JE, Sloan LM (1993) Evaluation of an enzyme-linked immunosorbent assay for detection of Cryptosporidium spp. In stool specimens. J Clin Microbiol 6: 1468–1471
Schoenen D, Karanis P (2001) Beobachtungen über parasitenbedingte Ausbrüche durch Trinkwasser und Maßnahmen zu deren Vermeidung. Bundesgesundheitsbl Gesundheitsforsch Gesundheitsschutz 44: 371–376
Seitz HM (1994) In: Pohle HD, Remington JS (Hrsg) Toxoplasmose – Erreger und Krankheit. Socio medico, Gräfelfing
Tenter AM, Heckeroth AR, Weiss LM (2000) Toxoplasma gondii: from animals to humans. Int J Parasitol 30: 1217–1258
Verdier RI, Fitzgerald DW, Johnson WD, Pape JW (2000) Trimethoprim-sulfamethoxazole compared with ciprofloxacin for treatment and prophylaxis of Isospora belli and cyclospora cayetanensis infections in HIV-infected patients. A randomized, controlled trial. Ann Intern Med 132/11: 885–888
Weber R, Deplazes P (1995) Neue parasitäre Erkrankungen beim Menschen: Infektionen durch Mikrosporidien und Cyclospora species. Schweiz Med Wochenschr 125: 909–923
Waters WR, Harp JA (1996) Cryptosporidium parvum infection in T-cell receptor (TCR)-α- and TCR-δ-deficient mice. Infect Immun 64: 1854–1857

31.6 Mikrosporidien

H. M. Seitz, R. Heller

Erreger

Mikrosporidien gelten als die phylogenetisch ursprünglichsten Parasiten, da sie weder Mitochondrien noch einen Golgi-Apparat oder Geißeln besitzen. Es gibt etwa 1000 Mikrosporidienarten. Sie kommen bei Tieren sowie beim Menschen vor. Mikrosporidien sind oval, etwa 1–5 µm groß und in der Gram-Färbung positiv. Von allen bisher bekannten Eukaryoten besitzen sie das kleinste Genom. Sie haben eine dünne Außen- und eine dickere, chitinhaltige Innenwand. Im Inneren befindet sich das infektiöse Sporoplasma sowie ein mehrere 100 µm langer aufgerollter Polfaden, der aus einer Ankerscheibe am Vorderpol entspringt.

Mikrosporidien infizieren ihren Wirt auf eine sehr spezielle Art und Weise. Nach oraler Aufnahme gelangen die Sporen in den Darm des Wirtes. Dort wird das Sporoplasma mittels des ausgeschleuderten Polfadens, der nadelartig in einen Enterozyten eindringt, direkt in die Zelle injiziert. In der Zelle erfolgt die ungeschlechtliche Vermehrung, die zur Bildung zahlreicher Merozoiten führt. Diese werden im nächsten Entwicklungsschritt, der Sporogonie, zu Sporonten, Sporoblasten und schließlich zu Sporen.

Manche Arten, z. B. Enterocytozoon bieneusi, machen zu Beginn der Sporogonie auch sexuelle Entwicklungsstadien durch. Die neu entstandenen Sporen können weitere Zellen desselben Wirtes befallen oder aber ausgeschieden werden, monatelang außerhalb eines Wirtes infektionstüchtig bleiben und neue Wirte infizieren. Wird ein mit Mikrosporidien besiedeltes Tier von einem anderen gefressen, kann sich letzteres auch auf diesem Wege infizieren.

Mindestens 17 verschiedene Mikrosporidienspezies wurden bisher beim Menschen nachgewiesen (zusammengefasst bei Weiss 2001). Die wichtigste humanpathogene Spezies ist Enterocytozoon bieneusi, das als opportunistischer Erreger bei immunsupprimierten Patienten gilt. Aber auch Encephalitocoon cuniculi, Enc. hellem und Enc. intestinalis (früher Septata intestinalis), Trachipleistophora spp., Brachiola spp., Microsporidium spp., Nosema ocularum und Vittaforma corneae wurden als seltene Erreger von Infektionen verschiedener Organe bzw. auch von disseminierten Infektionen beschrieben (Anonymus 1996, Mathis 2000).

Phylogenetische Forschungen ergaben, dass Mikrosporidien in vieler Hinsicht Ähnlichkeit mit Pilzen aufweisen und daher – wie Pneumocystis jiroveci – eher als hochentwickelte Pilze denn als primitive Eukaryoten angesehen werden können (Weiss 2001).

Epidemiologie

Vor dem Auftreten der Aids-Pandemie ist den Mikrosporidien wenig Beachtung geschenkt worden. Es wurden einige wenige Mikrosporidieninfektionen bei immunkompetenten Patienten beschrieben (Gumbo 2000; Lopez-Velez 1999), eine epidemiologische Bedeutung gewannen sie aber erst im Zusammenhang mit Aids. Auch bei Immunsuppression anderer Ursache, z. B. nach Transplantationen, können sie eine Rolle spielen (Goetz 2001; Gumbo 1999), soweit wir wissen, ist dies aber sehr selten.

Mikrosporidien kommen ubiquitär vor, so wurden z. B. Antikörper gegen Encephalitocoon spp. bei 6/69 gesunden Erwachsenen in England, 38/39 Nigerianern mit Tuberkulose, 33/92 Ghanaern mit Malaria sowie bei 13/70 Filarieninfizierten aus Malaysia nachgewiesen (Singh 1982). In Bonn wurden in 6/479 Stuhlproben von 212 HIV-infizierten Patienten mit Durchfall Mikrosporidien nachgewiesen (Chioralia 1998). In Frankreich trat 1995 eine wahrscheinlich wasserassoziierte Epidemie auf, bei der 200 Personen betroffen waren (Cotte 1999).

Die wichtigsten humanpathogenen Mikrosporidienspezies sind E. bieneusi (>1000 beschriebene Fälle), Enc. intestinalis (<200 Fälle), Enc. hellem (<50 Fälle) und Enc. cuniculi (<20 Fälle; Desplazes 2000). Als Erregerreservoir gelten Säuger und Vögel. Mikrosporidien können über kontaminiertes Trinkwasser und kontaminierte Nahrung sowie wahrscheinlich auch aerogen und über direkten Kontakt übertragen werden.

Erkrankung

Nach oraler Aufnahme besiedelt E. bieneusi das Dünndarmepithel (v. a. distales Duodenum und Jejunum) sowie das subepitheliale Gewebe und die Lamina propria, konnte aber auch in anderen Organen nachgewiesen werden (Gallenblase und -wege, Pankreasgang, Bronchialepithel, Trachea, Nasenschleimhaut). Man nimmt an, dass Infektionen mit E. bieneusi beim Immunkompetenten in den meisten Fällen inapparent oder als sich selbst limitierende Erkrankung verlaufen, wobei die zelluläre Immunantwort eine größere Rolle spielt als die humorale (Weber 1995).

Bei Patienten mit defizitärer zellulärer Immunfunktion (Patienten mit Aids, CD4-Helferzellen meist unter 100/µl) wird das klinische Bild meist von einer profusen Diarrhö mit Malabsorption und häufig auch cholangitischen Zeichen beherrscht. Das Ausmaß der Diarrhö ist sehr unterschiedlich. Übelkeit, Erbrechen und krampfartige Bauchschmerzen können vorkommen. Koinfektionen mit anderen Erregern sind häufig. Pathophysiologisch liegt der Diarrhö eine Degeneration der befallenen Enterozyten mit nachfolgender Herauslösung aus dem Zellverband zugrunde. Im Lumen lösen sie sich auf und geben die Sporen wieder frei. Aus der Enterozytolyse kann eine Atrophie der Villi resultieren. E. intestinalis kann Mukosaatrophien, akute und chronische Entzündungen sowie Ulzera verursachen.

Andere Mikrosporidienspezies wurden mit Keratokonjuktivitiden, Sinusitiden, Atemwegserkrankungen, Prostataabszessen (Enc. hellem), Hepatitis, Enzephalitis (Enc. cuniculi), Nephritis, Zystitis, Peritonitis (Enc. spp.), Myositis (Trachipleistophora hominis), disseminierten Infektionen und weiteren seltenen Erkrankungen assoziiert (Weiss 2001).

Diagnostik

Generell können Mikrosporidien in jeder Körperflüssigkeit und in jedem Organgewebe zu finden sein. E. bieneusi und Enc. intestinalis werden im Stuhl gefunden, eine Untersuchung von Duodenalsaft ist aber ebenso möglich. Von der nativen Stuhlprobe werden Ausstriche angefertigt und in Methanol fixiert. Ein Ausstrich wird mit Calcofluor White M2R inkubiert und mit 0,5% Evans Blue gegengefärbt. Werden hierin fluoreszenzmikroskopisch kleine ovale, hellgrün fluoreszierende Strukturen nachgewiesen, wird ein weiterer Ausstrich mit einer Trichromfärbung (Chromotropfärbung nach Weber) angefärbt. Bei 1000facher Vergrößerung kann man die mit Chromotrop rot angefärbten, lichtbrechenden ovalen Mikrosporidien erkennen, die typischerweise eine band- oder gürtelförmige, ebenfalls rotgefärbte Innenstruktur zeigen (Abb. 31-15). Sporen von Enc. intestinalis sind etwas größer als Sporen von E. bieneusi.

Zur Untersuchung von Duodenalsaft wird dieser zunächst scharf zentrifugiert, anschließend werden aus dem Sediment Ausstriche angefertigt, die ebenfalls fixiert und wie oben beschrieben gefärbt werden.

Dünndarmbiopsien werden zusätzlich zu den Routinefärbungen mit einer speziellen Gram-Färbung nach Brown-Brenn und mit einer modifizierten Silberfärbung nach Warthin-Starry angefärbt und mikroskopisch untersucht. Auch in der Giemsa-, PAS- oder Toluidinblaufärbung sind Mikrosporidien erkennbar. Die Sporen sind intrazellulär und können die Enterozyten fast völlig ausfüllen. Die befallene Zelle ist vakuolisiert und kann alle Stadien der Entwicklung der Mikrosporidien enthalten. Sie kann noch im Gewebeverband oder abgelöst im Lumen zu sehen sein.

Die höchste diagnostische Sensitivität und Spezifität wird mit der Elektronenmikroskopie erreicht. Weder die Kultivierung von E. bieneusi noch die PCR werden für die Routinediagnostik eingesetzt. Serologische Untersuchungen (Nachweis von Antikörpern gegen Encephalitozoon spp.) spielen nur in der Epidemiologie eine Rolle. Für E. bieneusi ist bisher kein spezifischer serologischer Test entwickelt worden (Weiss 2001).

Encephalitozoon spp. kann im Konjunktivalabstrich und/oder im Urin nachgewiesen werden.

Therapie

Mikrosporidieninfektionen werden hauptsächlich bei Patienten mit Aids diagnostiziert und sind von Ausnahmen abgesehen auch nur hier behandlungsbedürftig. Es gibt keine gesicherte spezifische Therapie. Albendazol (400–800 mg/Tag über einen Monat oder länger) kann wirksam sein (Blanshard 1992; Rosenblatt 1999). Über erfolgreiche Therapieversuche mit Nitazoxanide (2000 mg/Tag über 2 Monate) und Fumagillin (60 mg/Tag über 2 Wochen) wurde berichtet (Bicart-Sée 2000; Molina 2000). Die wohl am sichersten wirksame Behandlung besteht in einer antiretroviralen Therapie mit Verbesserung der Immunitätslage (Miao 2000).

Fazit für die Praxis

- Bei chronischer Diarrhö ohne offensichtliche Ursache sollte v. a. bei immunsupprimierten Patienten eine Mikrosporidieninfektion in Betracht gezogen werden.
- Eine spezifische Therapie gibt es leider (noch) nicht.

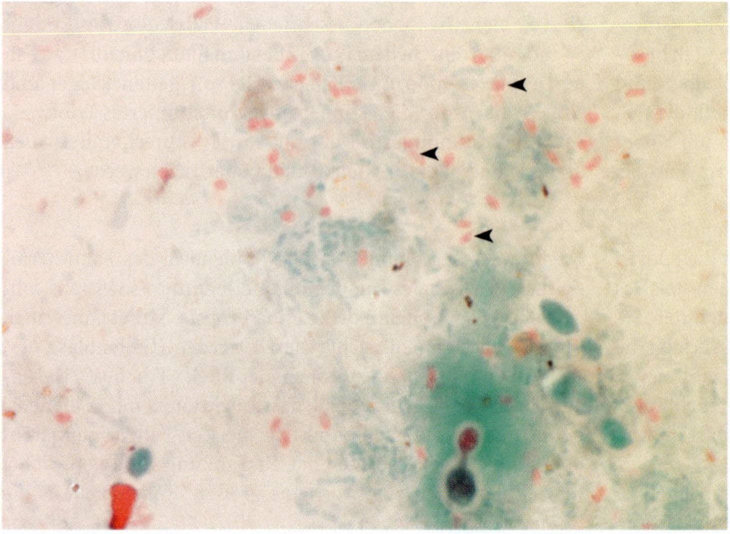

Abb. 31-15. Mikrosporidien. Stuhlausstrich, Trichrom-Färbung. Der Stuhl enthält massenhaft Enzephalitozoon intestinalis *(Pfeile)*.Der Nachweis dieser winzigen Parasiten (1,5 µm) setzt eine gute Färbung voraus. Dann ist in einem Teil der Parasiten eine charakteristische dichtere, oft gürtelförmige Zone zu erkennen

Literatur zu Kap. 31.6

Anonymus (1996) Empfehlungen zur Laboratoriumsdiagnostik von Infektionen mit Mikrosporidien. Bundesgesundhbl 9/96

Bicart-Sée A, Massip P, Linas MD, Datry A (2000) Successful treatment with Nitazoxanide of Enterocytozoon bieneusi microsporidiosis in a patient with AIDS. Antimicrob Agents Chemother 44/1: 167–168

Blanshard C, Ellis DS, Tovey DG et al. (1992) Treatment of intestinal microsporidiosis with albendazole in patients with AIDS. AIDS 6: 311

Chioralia G, Trammer T, Kampen H, and Seitz HM (1998) Relevant criteria for detecting microsporidia in stool specimens. J Clin Microbiol 36/8: 2279–2283

Cotte L, Rabodonirina M, Chapuis F et al. (1999) Waterborne outbreak of intestinal microsporidiosis in persons with and without human immunodeficiency virus infection. J Infect Dis 180/6: 2003–2008

Dei-Cas E (1994) Infections à Microsporidies, isospora et sarcocystis. Editions Techniques. Encycl Méd Chir (Paris-France). Maladies infectieuses, 8-503-A-10

Desplazes P, Mathis A, Weber R (2000) Epidemiology and zoonotic aspects of microsporidia of mammals and birds. In: Petry F (ed) Cryptosporidiosis and microsporidiosis. Karger, Basel

Farthing MJG, Cevallos A-M, Kelly P (1996) Intestinal protozoa. In: Manson's tropical diseases, 20th edn. Saunders, Philadelphia London

Goetz M, Eichenlaub S, Pape GR, Hoffmann RM (2001) Chronic diarrhea as a result of intestinal microsporidiosis in a liver transplant recipient. Transplantation 71/2: 334–337

Gumbo T, Hobbs RE, Carlyn C, Hall G, Isada CM (1999) Microsporidia infection in transplant patients. Transplantation 67/3: 482–484

Gumbo T, Gangaidzo IT et al. (2000) Enterocytozoon bieneusi infection in patients without evidence of immunosuppression: two cases from Zimbabwe found to have positive stools by PCR. Ann Trop Med Parasitol 94/7: 699–702

Lopez-Velez R, Turrientes MC et al. (1999) Microsporidiosis in travelers with diarrhea from the tropics. J Travel Med 6/4: 223–227

Lucius R, Loss-Frank B (1997) Parasitologie. Grundlagen für Biologen, Mediziner und Veterinärmediziner. Spektrum Akademischer Verlag, Heidelberg Berlin

Mathis A (2000) Microsporidia: emerging advances in understanding the basic biology of these unique organisms. Int J Parasitol 30: 795–804

Miao YM, Awad-El-Kariem FM, Franzen C et al. (2000) Eradication of cryptosporidia and microsporidia following successful antiretroviral therapy. J Acquir Immune Defic Syndr 25/2: 124–129

Molina JM, Goguel J, Sarfati C et al. (2000) Trial of oral fumagillin for the treatment of intestinal microsporidiosis in patients with HIV infection. ANRS Study Group. AIDS 14/10: 1341–1348

Orihel TC, Ash, LR (1994) Parasites in human tissues. ASCP Press, Chicago/IL

Rosenblatt JE (1999) Antiparasitic agents. Mayo Clin Proc 74: 1161–1175

Seitz HM, Trammer T (1998) Opportunistic infections caused by protozoan parasites. Tokai J Exp Clin Med 23/6: 249–257

Singh M, Kane GJ, Mackinlay L et al. (1982) Detection of antibodies to Nosema cuniculi (protozoa: microsporidia) in human and animal sera by the indirect fluorescent antibody technique. Southeast Asia J Trop Med Publ Health 13: 110

Weber R, Deplazes P (1995) Neue parasitäre Erkrankungen beim Menschen: Infektionen durch Mikrosporidien und Cyclospora species. Schweiz Med Wochenschr 125: 909–923

Weiss LM (2000) Microsporidia: emerging pathogenic protists. Acta Trop 78/2: 89–102

31.7 Giardia intestinalis

H. M. Seitz, R. Heller

Erreger

Giardia intestinalis (Synonyme: G. lamblia und G. duodenalis) ist ein Protozoon, das zur Gattung Sarcomastigophora, Familie Hexamitidae, Ordnung Diplomonadida, Klasse Diplomonadea, Stamm Retortamonada gehört. Weitere Giardien ohne Pathogenität (oder mit fraglicher Pathogenität) für den Menschen sind die Vogelparasiten G. ardeae und G. psittaci sowie G. agilis (Parasit von Amphibien) und G. muris (Parasit von Nagern, Vögeln und Reptilien).

Giardien sind aerotolerante Anaerobier. Wie bei allen parasitischen Formen der Diplomonadida sind die Organellen doppelt angelegt. Mitochondrien fehlen.

Giardien treten in Form von Zysten (Dauerform) und Trophozoiten (vegetative Form) auf. Aus peroral aufgenommenen Zysten entwickeln sich im Duodenum des Menschen je 2 Trophozoiten, die sich mit Hilfe einer Haftscheibe an den apikalen Mikrovillussaum des Darmepithels anheften (◘ Abb. 31-16). Dadurch können sie pathophysiologische Vorgänge auslösen, die zu morphologischen und funktionellen Veränderungen im Darm führen können. Sie sind nicht invasiv. Die Trophozoiten sind 12–18 µm lang und 5–9 µm breit und haben 4 Geißelpaare. Die Nahrung besteht aus Detritus, Schleim und Bakterien und wird durch Glykolyse verstoffwechselt.

Die Trophozoiten vermehren sich im Dünndarm durch Zweiteilung. Durch den Kontakt mit Gallensalzen und Pankreasfermenten sowie durch pH-Veränderungen und Wasserentzug im distalen Dünn- sowie im Dickdarm wird die Enzystierung ausgelöst. Die Zysten werden mit dem Stuhl ausgeschieden. Sie haben in der Regel 4 Kerne und eine Länge von 10–12 µm. Sie sind sehr widerstandsfähig und können auch außerhalb eines Wirtes monatelang überleben. Bei starkem Befall und akuter Diarrhö werden auch Trophozoiten ausgeschieden. Diese können ab dem 7. Tag nach der Infektion, die Zysten nach 2–4 Wochen im Stuhl nachgewiesen werden.

Epidemiologie

Giardien sind ubiquitär und gelten als die am weitesten verbreiteten Parasiten überhaupt. Sie werden über Wasser und Nahrung sowie durch zwischenmenschlichen Kontakt übertragen. Auch Fliegen können Zysten verschleppen.

In Entwicklungsländern liegt die Prävalenz der Giardieninfektion beim Menschen bei 20–60%, wobei sie in der Kindheit stetig ansteigt und erst nach Abschluss der Adoleszenz wieder abfällt. In Slumgebieten kann die Prävalenz bei Kindern über 80% betragen. Vor dem 6. Lebensmonat ist die Erkrankung selten. In industrialisierten Ländern liegt die Prävalenz bei 2–5%. Vornehmlich breitet sich G. intestinalis in Form von lokal begrenzten Epidemien aus. Kinderkrippen, Kindergärten und Pflegeheime sind prädestiniert für Kleinepidemien durch Übertragung von Mensch zu Mensch. In vielen Fällen ist kein Indexfall auszumachen, da die Giardiasis häufig oligo- oder asymptomatisch verläuft. Man geht davon aus, dass in Kinderkrippen in den USA etwa 25% der Kontaktpersonen eines Zystenausscheiders infiziert werden (Thompson 2000). In Ländern

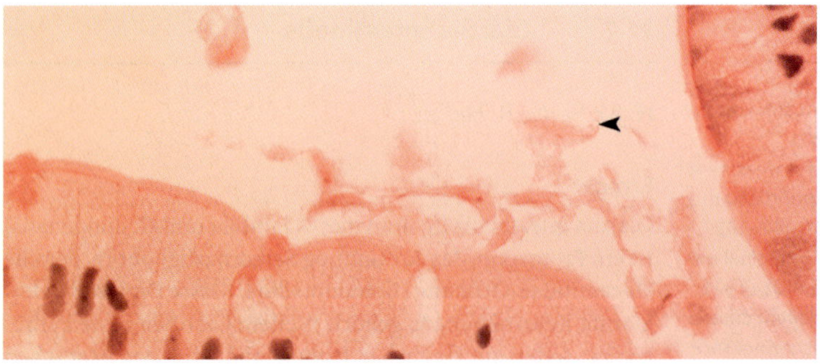

Abb. 31-16. Giardia lamblia. Duodenalbiopsie, HE-Färbung. In unmittelbarer Nähe des Bürstensaums liegen sichelförmig erscheinende Gebilde, die sich nur wenig anfärben. Dies sind die Trophozoiten von Giardia lamblia, die in Biopsien leicht übersehen werden können. In guten Präparaten sind die Geißeln der Parasiten zu erkennen *(Pfeil)*

mit niedrigerem hygienischen Standard liegt dieser Prozentsatz deutlich höher.

Die Rolle von Haustieren bei der Verbreitung von G. intestinalis war lange Zeit umstritten. Durch molekulargenetische Untersuchungen ließ sich aber feststellen, dass die Giardien von Tieren und Menschen nicht in allen Fällen genetisch unterschiedlich sind und dass z. B. bei Hunden, Katzen, Bibern und Kälbern humanpathogene Giardien vorkommen (Thompson 2000; Slifko 2000; Robertson 2000). Es liegt hier ein bedeutendes Erregerreservoir vor. Ein infiziertes Kalb z. B. scheidet ca. 1×10^5 bis 1×10^6 Zysten pro g Fäzes aus, sodass, wenn diese Zysten ins Wasser gelangen, von einem einzigen Tier eine enorme Bedrohung ausgehen kann (Xiao 1994).

Die erste dokumentierte, auf verunreinigtes Trinkwasser zurückgeführte Epidemie trat 1965/66 bei Besuchern eines Skisportzentrums in Colorado auf. Auch die erste dokumentierte Epidemie in Deutschland war auf eine Kontamination des Trinkwassers zurückzuführen (Gornik 2001). Weltweit sind über 160 wasserassoziierte Epidemien mit Giardien und Kryptosporidien beschrieben, wobei die meisten Berichte aus den USA und Großbritannien stammen (Slifko 2000).

Die üblichen Trinkwasseraufbereitungsanlagen filtern zwar Partikel heraus, haben aber keine speziellen Möglichkeiten zur vollständigen Eliminierung von Giardien. Auch reicht die normale Chlorierung nicht aus, alle Zysten abzutöten. Selbst in Schwimmbädern können Giardien überleben. Bei einer Temperatur von >60°C sterben sie ab. Sporadische Untersuchungen im Zeitraum 1993–1996 in 6 Trinkwasseraufbereitungsanlagen in Deutschland konnten im Rohwasser aller Anlagen Giardien nachweisen. In den Zwischenstufen der Aufbereitung wurden immer noch Zysten gefunden, allerdings deutlich weniger, von den Trinkwasserproben waren noch 7/33 (21,2%) positiv (Karanis 1996).

Erkrankung

10 Zysten gelten als minimale Infektionsdosis. Das klinische Erscheinungsbild variiert stark. Viele Infizierte sind völlig asymptomatisch, andere wiederum schwer krank. Diese Variabilität hängt mit unterschiedlichen Faktoren zusammen, die einerseits wirtsabhängig, andererseits parasitenabhängig sind.

Beim symptomatischen Infizierten tritt in der Regel einige Tage bis Wochen nach der oralen Aufnahme der infektiösen Zysten ein intermittierender breiiger Durchfall auf, der keine Blutbeimengungen enthält. Eine Steatorrhö ist häufig. Krampfartige abdominelle Schmerzen und Übelkeit können vorkommen. Vor allem bei Kindern kann Fieber und Erbrechen auftreten. Die Peristaltik ist hörbar gesteigert. Die akute Erkrankung dauert in der Regel nur 1–2 Wochen, länger andauernde Verläufe sind aber möglich. Bei ca. 25% der Tropenreisenden halten die Symptome bis zu 7 Wochen an. Beim Immunkompetenten limitiert sich die Krankheit in 50–70% der Fälle selbst.

Unbehandelt kann das akute Krankheitsbild aber auch in eine chronische Phase mit starker Flatulenz und intermittierenden Durchfällen unterschiedlichen Ausmaßes übergehen. Im Duodenum kommen Abflachungen der Dünndarmvilli und Zerstörungen des Bürstensaumes vor, sind aber nicht immer nachweisbar (Farthing 1996; Oberhuber 1997). Diese morphologischen Veränderungen können mit einer Verminderung der Enzymaktivität der Disaccharidasen assoziiert sein. Eine generelle, durch Xylose- und andere Tests objektivierbare Malabsorption kann entstehen, wobei im besonderen die Malabsorption von Vitamin A, B_{12} und Folsäure zu erwähnen ist (Dedieu 1981).

Eine sog. Post-Giardia-Laktoseintoleranz soll bei ca. 20–40% der symptomatischen Patienten vorkommen und kann auch nach erfolgreicher Behandlung der Infektion noch mehrere Wochen bestehen (Duncombe 1987; Gardner 2001). In Ländern mit niedrigem Hygienestandard findet man viele Kinder mit auf eine chronische Giardieninfektion zurückzuführendem Malabsorptionssyndrom, welches zu Gedeihstörungen und Gewichtsverlust führt. Pathophysiologisch sind diese Vorgänge einerseits durch direkte Anheftung der Parasiten an die Mukosa zu erklären, andererseits spielen vielleicht auch zytotoxische Substanzen (Lectine, Proteinasen), die von den Giardien abgegeben werden, sowie die Reaktion des Wirtsgewebes mit Zytokinausschüttung eine Rolle (Farthing 1996). Eine bakterielle Überwucherung ist häufig mit einer Giardieninfektion assoziiert und trägt zur Zerstörung der Mikrovilli bei (Tomkins 1978).

IgA hat wahrscheinlich eine protektive Wirkung, indem es die Anheftung der Parasiten an das Darmepithel hemmt (Heyworth 1992). Daher erkranken Patienten mit IgA-Mangel oder mit einem globalen Immunglobulinmangel schwerer als Patienten mit normaler Immunglobulinproduktion. Sekretorisches IgA kommt auch in der Muttermilch vor und schützt Säuglinge vor einer Infektion. HIV-infizierte Patienten scheinen für eine Giardiasis nicht anfälliger zu sein als die Allgemeinbevölkerung. Allerdings ist durch die fäkal-orale Übertragung eine Häufung unter homosexuellen Patienten möglich.

Neben der üblichen Besiedelung des Dünndarms gibt es auch gastrische Lokalisationen. Eine Erhöhung des pH-Werts im Magen scheint hier Vorraussetzung für eine Besiedelung mit Giardia lamblia zu sein. Häufig findet man eine Koinfektion mit Helicobacter pylori (Doglioni 1992).

Immunität

Eine einzige Infektion mit Giardia lamblia hinterlässt keine andauernde Immunität, allerdings gibt es Hinweise, dass wiederholte Infektionen auf Dauer zu einem gewissen Schutz führen.

Diagnostik

Die Standardmethode zur Diagnostik ist die mikroskopische Untersuchung von Stuhlproben nach einem speziellen Anreicherungsverfahren. Hier kommen verschiedene Verfahren zur Anwendung, bewährt hat sich eine Anreicherung mit SAF (Sodium acetate formalin) mit zusätzlicher Zugabe von Lugol-Lösung zur Kontrastierung. Bei der Untersuchung von 3 Proben von unterschiedlichen Tagen erreicht ein erfahrener Mikroskopiker mit dieser Methode eine Sensitivität von über 90%. In Stuhlausstrichen lassen sich die Zysten auch mit einer Eisen-Hämatoxylin- oder Trichromfärbung gut darstellen (◘ Abb. 31-17a). Bei starkem Befall mit akutem Durchfall sind im nativ untersuchten frischen Stuhl Trophozoiten nachweisbar (◘ Abb. 31-17b).

Auch im endoskopisch gewonnenen Duodenalsaft können Parasiten gefunden werden. Früher gab es die sog. »Fadenmethode«, bei der der Patient eine Kapsel an einem Faden schlucken musste, dessen distales Ende 4 h oder länger im Duodenum liegen musste, bevor er wieder herausgezogen wurde, um die anhaftenden Sekrete mikroskopisch auf Giardien zu untersuchen.

In Mukosaaustrichen oder im histologischen Präparat aus Dünndarmbiopsien von infizierten Patienten sind die Trophozoiten meist gut zu erkennen. Allerdings ist die typische Tropfenform selten zu sehen, meist erscheinen sie als flache Auflagerungen auf der Darmschleimhaut (◘ Abb. 31-16).

Neben der mikroskopischen Diagnostik kommen inzwischen Methoden zum indirekten Antigennachweis zur Anwendung. Diese sind weniger untersucherabhängig und gelten als sensitiver, sind allerdings auch teurer. Falsch-positive Ergebnisse können vorkommen. Sowohl Stuhl als auch Duodenalsaft kann mit diesen Methoden untersucht werden. Verbreitung gefunden haben hier ELISA-Tests, die Giardienantigene mittels monoklonaler oder polyklonaler Antikörper nachweisen. Insbesondere für Laboratorien in Regionen mit geringer Prävalenz können diese Assays eine gute Ergänzung zur Mikroskopie darstellen.

Es sind auch Schnelltests entwickelt worden, die bei einfacher Anwendung innerhalb von 15 min Auskunft über eine Infektion mit G. intestinalis, Kryptosporidien oder Amöben geben sollen. Serologische Tests spielen in der Routinediagnostik nur eine untergeordnete Rolle, da sie kaum aussagekräftig sind und nur wenig mit dem klinischen Status korrelieren. In Endemiegebieten waren die Titer auch bei vielen Nichtinfizierten erhöht (Farthing 1987).

Therapie

- Nitroimidazole

Das schon klassisch zu nennende Metronidazol wird in einer Dosierung von 750 mg/Tag (bei Kindern 15 mg/kgKG/Tag) über 5 Tage eingesetzt. Alternativen sind Tinidazol (2 g/Tag an 2 aufeinanderfolgenden Tagen, für Kinder unter 14 Jahren nicht zugelassen), Nimorazol (1 g/Tag, 5–7 Tage, bei Kindern 20–30 mg/kgKG/Tag) oder Secnidazol (2 g als Einzeldosis, Widerholung am 15. Tag, bei Kindern 30 mg/kgKG). Secnidazol ist in Deutschland nicht verfügbar, kann aber über Apotheken bestellt werden. Alle Nitroimidazole haben bei oraler Aufnahme eine sehr gute Bioverfügbarkeit.

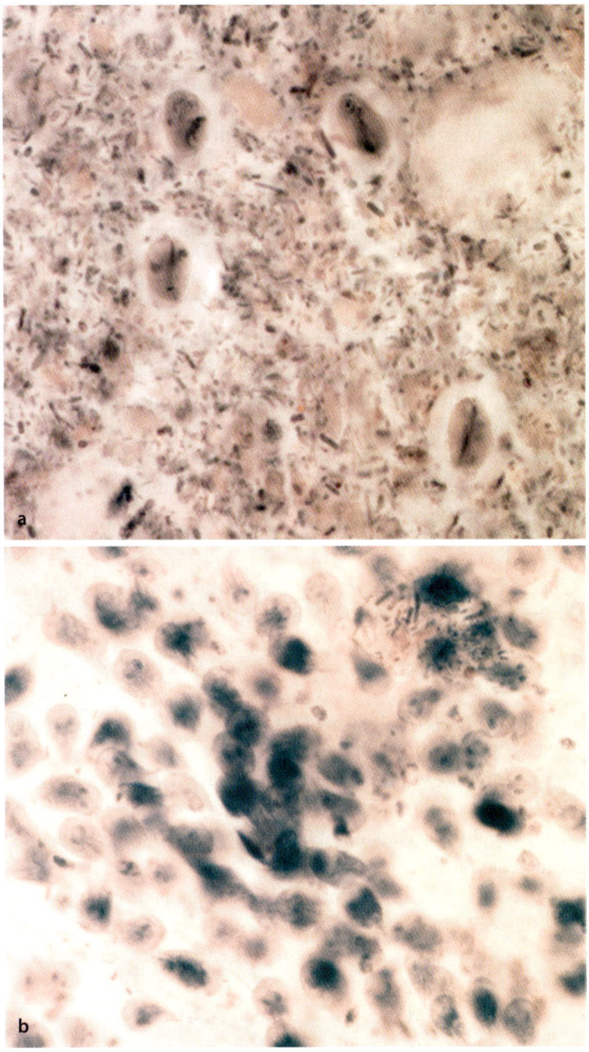

◘ **Abb. 31-17a, b.** Giardia lamblia. Stuhlausstriche, Färbung nach Heidenhain. Zahlreiche Trophozoiten von Giardia lamblia, bei Frontalsicht erscheinen sie tropfenförmig. Charakteristisch ist für die Parasiten der Besitz von 2 Zellkernen und von mehreren Geißeln. Trophozoiten in größerer Zahl kommen nur in durchfälligen Stühlen vor (**b**). In geformten Stühlen sind meist nur Zysten zu finden (**a**). Größe der Zysten 8–12 x 7–10 µm

- Quinacrin (Mepacrin, Atebrine), welches zunächst als Antimalariamittel entwickelt und eingesetzt wurde, galt in den USA lange Zeit als hochwirksames Mittel gegen G. intestinalis. Es wurde aber mehr und mehr von den Nitroimidazolen verdrängt. In den USA wird es seit 1992 nicht mehr hergestellt, heute kann man es nur noch über einen Hersteller in der Schweiz beziehen. Zugelassen ist es in Deutschland nicht, gewinnt aber durch das Auftreten von metronidazolresistenten Stämmen wieder an Bedeutung. Es werden 300 mg/Tag (Kinder 6 mg/ kgKG/Tag) über 5–7 Tage gegeben.
- Furazolidone ist in Deutschland nicht zugelassen, in den USA aber v. a. in der Pädiatrie weit verbreitet, da es als flüssige

Suspension erhältlich ist. Es wird über 7–10 Tage in einer Dosierung von 400 mg/Tag (6 mg/kgKG) pro Tag gegeben.

- Benzimidazole

Mebendazol und Albendazol können ebenfalls eingesetzt werden, allerdings sind sie in Deutschland für diese Indikation (noch) nicht zugelassen.

- Verschiedene weitere Medikamente wurden und werden erprobt, darunter Bacitracin Zink, Nitazoxanide, Ivermectin, Disulfiram und Phytotherapeutika wie Geranium nivem und Pippali rasayana etc. Von klinischer Bedeutung ist bisher keines dieser Medikamente.

Resistente Giardienstämme sind beschrieben, wobei die Ergebnisse der In-vitro-Tests nicht immer mit den klinischen Befunden korrelieren. Bei Verdacht auf Resistenzen sollte nach Überprüfung, ob das initial verschriebene Mittel auch lege artis eingenommen wurde, auf ein Medikament einer anderen Klasse zurückgegriffen werden. Auch eine Kombinationstherapie kann versucht werden.

! Nach erfolgreicher Therapie sollten innerhalb von 3–5 Tagen keine Parasiten mehr nachweisbar sein. Die Symptome gehen meist innerhalb einer Woche zurück.

Prävention

Die einzige Art der individuellen Prävention ist eine sorgfältige Hygiene. In Endemiegebieten sollte man auf nicht abgekochtes Wasser (auch Eiswürfel!) sowie auf Salate, Gemüse etc. unsicherer Herkunft verzichten. Durch Erhitzen auf über 60°C, eine Jodzugabe oder spezielle Filter kann zystenfreies Trinkwasser hergestellt werden.

In Endemiegebieten muss nicht jeder asymptomatische Zystenausscheider behandelt werden, in Regionen, in denen Giardien nicht endemisch sind, ist dies aber sinnvoll, um weitere Infektionen zu verhindern.

Fazit für die Praxis

Bei Tropenreisenden mit Durchfall muss differenzialdiagnostisch immer auch an eine Infektion mit G. intestinalis gedacht werden, auch bei Patienten ohne Tropenreise sind Infektionen möglich. Mittel der Wahl sind 5-Nitroimidazolpräparate.

Literatur zu Kap. 31.7

Dedieu P, Gibon M (1981) Parasitoses et malabsorption. Gastroenterol Clin Biol 5: 456–468

Doglioni C, Deboni M et al. (1992) Gastric giardiasis. J Clin Pathol 45: 964–967

Duncombe VMT, Bolin TD, Davis AE, Crouch RL (1987) Histopathology in giardiasis: a correlation with diarrhea. Aust N Z J Med 8: 392–396

Farthing MJG, Cevallos A-M, Kelly P (1996) Intestinal protozoa. In: Manson's tropical diseases, 20th edn. Saunders, Philadelphia, London

Farthing MJG, Goka AKJ, Butcher PD, Arvind AS (1987) Serodiagnosis of giardiasis. Serodiagn Immunother 1: 233–238

Gardner TB, Hill, DR (2001) Treatment of giardiasis. Clin Microbiol Rev 14/1: 114–128

Gornik V, Behringer K, Kölb B, Exner M (2001) Erster Giardiasisausbruch im Zusammenhang mit kontaminiertem Trinkwasser in Deutschland. Bundesgesundheitsbl Gesundheitsforsch Gesundheitsschutz 44: 351–357

Hanson K, Cartwright CP (2001) Use of an enzyme immunoassay does not eliminate the need to analyze multiple stool specimens for sensitive detection of Giardia lamblia. J Clin Microbiol 39/2: 474–477

Heyworth MF (1992) Immunology of giardia and cryptosporidium infections. J Infect Dis 166: 465–472

Karanis P & Seitz HM (1996) Vorkommen und Verbreitung von Giardia und Cryptosporidium im Roh- und Trinkwasser von Oberflächenwasserwerken. AWF Wasser, Abwasser 137/2: 94–100

Karanis P, Opiela K, Al-Arousi M, Seitz HM (1996) A comparison of phase contrast microscopy and an immunofluorescence test for the detection of giardia spp. In faecal specimens from cattle and wild rodents. Trans R Soc Trop Med Hyg 90: 250–251

Lucius R, Loss-Frank B (1997) Parasitologie. Grundlagen für Biologen, Mediziner und Veterinärmediziner. Spektrum Akademischer Verlag, Heidelberg Berlin

Magne D, Chochillon C, Savel J, Gobert JG (1996) Flagelloses intestinales. Encycl Méd Chir (Elsevier, Paris). Maladies infectieuses, 8-515-A-10

Maraha B, Buiting AGM (2000) Evaluation of four enzyme immunoassays for the detection of giardia lamblia antigen in stool specimens. Eur J Clin Microbiol Infect Dis 19: 485–487

Oberhuber G, Kastner N, Stolte M (1997) Giardiasis: a histologic analysis of 567 cases. Scand J Gastroenterol 32/1: 48–51

Robertson ID, Irwin PJ et al. (2000) The role of companion animals in the emergence of parasitic zoonoses. Int J Parasitol 30/12–13: 1369–1377

Rosenblatt JE (1999) Antiparasitic agents. Mayo Clin Proc 74: 1161–1175

Thompson RC (2000) Giardiasis as a re-emerging infectious disease and its zoonotic potential. Int J Parasitol 30/12–13: 1259–1267

Tomkins AM, Drasar BS, Bradley AK, Williamson WA (1978) Bacterial colonization of jejunal mucosa in giardiasis. Trans R Soc Trop Med Hyg 72: 33–36

Slifko TR, Smith HV, Rose JB (2000) Emerging zoonoses associated with water and food. Int J Parasitol 30/12–13: 1379–1393

Xiao L (1994) Giardia infection in farm animals. Parasitol Today 10: 436–438

31.8 Balantidium coli

H. M. Seitz, R. Heller

Erreger

Balantidium coli gehört zur Klasse der Litostomatea, Unterstamm Ciliophora, Stamm Alveolata. Es ist das größte der humanpathogenen Protozoen und der einzige humanpathogene Ziliat. Es gibt Trophozoiten und Zystenformen. Die Trophozoiten sind 50–200 µm lang und 40–70 µm breit und unregelmäßig oval. Sie sind fast vollständig von einem Wimpernkleid bedeckt, mit dessen Hilfe sie sich zielgerichtet bewegen können. Sie besitzen ein großes Zytostom, das der Nahrungsaufnahme dient, sowie einen Makronukleus und einen diesem anliegenden Mikronukleus. Die Trophozoiten dringen wahrscheinlich mit Hilfe einer parasitären Hyaluronidase in die Mukosa und Submukosa von Kolon und Appendix ein und vermehren sich dort durch Längsteilung.

Die Zysten, die im Stuhl von a- oder oligosymptomatisch Infizierten gefunden werden können, haben einen Durchmesser von etwa 50–80 µm. Sie können im feuchten Milieu wochenlang infektiös bleiben. Unter heißen, trockenen Umweltbedingungen sterben sie ab. Die Trophozoiten werden nur mit durchfälligen Stuhl ausgeschieden. Außerhalb des Wirtes gehen sie schnell zugrunde.

Epidemiologie

B. coli kommt weltweit, aber am häufigsten in tropischen und subtropischen Regionen, vor. Viele Tiere sind infiziert, v. a. bei Schweinen treten B.-coli–Infektionen häufig auf. Menschen, die viel Kontakt mit Schweinen haben (z. B. Metzger), erkranken häufiger als die Normalbevölkerung. Insgesamt bleibt die Erkrankung aber selten, abgesehen von Kleinepidemien, die durch kontaminiertes Wasser möglich sind. So trat z. B. 1971 auf einer im Pazifik gelegenen Insel nach einem schweren Sturm, der die lokale Wasserversorgungsanlage zerstört hatte, eine Balantidienepidemie auf, bei der 110 Personen betroffen waren (Walzer 1973).

Erkrankung

Das Krankheitsbild ist sehr variabel und reicht von völliger Symptomlosigkeit bis zur fulminanten Kolitis. Klinisch ist die Erkrankung dann von einer akuten Amöbenruhr nicht zu unterscheiden. Es treten starke Diarrhöen mit Blut- und Schleimbeimengungen sowie Bauchschmerzen, Übelkeit, Erbrechen und manchmal auch Fieber auf. Durch die Invasion der Trophozoiten in die Mukosa und Submukosa, manchmal auch in tiefere muskuläre Schichten, können große Schleimhautulzera sowie Abszesse auftreten und zur Perforation führen.

Neben dieser akuten und u. U. letalen Form gibt es auch chronisch infizierte Patienten, bei denen sich Episoden der Diarrhö und der Konstipation abwechseln. Blutige Durchfälle treten hier nur manchmal auf. Sowohl Trophozoiten als auch Zysten von B. coli können in diesen Fällen ausgeschieden werden.

Extraintestinale Infektionen (Leber, Urogenitaltrakt, Peritoneum) sind selten.

Diagnostik

Im Nativpräparat der frischen Stuhlprobe eines Patienten mit akutem Durchfall sind die Trophozoiten wegen ihrer Größe und ihrer Beweglichkeit sowie ihrer charakteristischen Morphologie (s. oben) leicht zu erkennen (Abb. 31-18). Im geformten oder nicht ganz frischen Stuhl kommen nur Zysten vor.

Auch im histologischen Präparat aus Biopsien der Darmulzera sind Trophozoiten sichtbar. Sie lassen sich mit den üblichen Färbungen (z. B. Hämatoxilin-Eosin) gut anfärben.

Therapie

Zur Behandlung werden Tetracycline eingesetzt (4-mal 500 mg über 10 Tage). Auch eine Therapie mit Metronidazol kann erfolgreich sein. Bei Perforationen oder ausgedehnten Ulzera muss chirurgisch behandelt werden.

Fazit für die Praxis

Die Balantidiose ist eine sehr seltene Ursache der Diarrhö. Infektionsquelle sind häufig Schweine. Zur Behandlung werden Tetracycline eingesetzt.

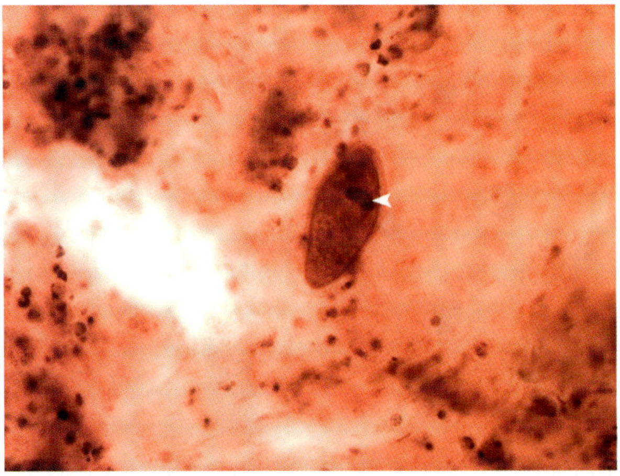

Abb. 31-18. Balantidium coli. Stuhlausstrich, Heidenhain-Färbung. Ein Trophozoit von Balantidium coli in blutig-schleimigem Stuhl. Typisch für diese Parasiten ist die für Einzeller ungewöhnliche Größe (in der Abb. 110 µm) und der Besitz eines großen länglichen Zellkerns des Makronukleus. Ein sehr kleiner weiterer Kern (Mikronukleus) ist nur in Ausnahmefällen zu erkennen *(Pfeil)*

Literatur zu Kap. 31.8

Farthing MJG, Cevallos A-M, Kelly P (1996) Intestinal protozoa. In: Manson's tropical diseases, 20th edn. Saunders, Philadelphia London

Lucius R, Loss-Frank B (1997) Parasitologie. Grundlagen für Biologen, Mediziner und Veterinärmediziner. Spektrum Akademischer Verlag, Heidelberg Berlin

Orihel TC, Ash, LR (1994) Parasites in human tissues. ASCP Press, Chicago/IL

Seitz HM (1991) Protozoeninfektionen. In: Hornbostel H, Kaufmann W, Siegenthaler W (Hrsg) Innere Medizin in Praxis und Klinik, 4. Aufl, Bd 3. Thieme, Stuttgart New York

Walzer PD, Judson FN, Murphy KB et al. (1973) Balantidiasis outbreak in Truk. Am J Trop Med Hyg 22/1: 33–41

31.9 Trichomonas vaginalis

H. M. Seitz, R. Heller

Erreger

Trichomonas vaginalis ist ein Einzeller, der zur Ordnung Trichomonadida, Klasse Parabasalea, Stamm Axostylata gehört. Trichomonaden besitzen 5 Geißeln (4 freie und eine an die Zelloberfläche gebundene) und einen Achsenstab (Axostyl), der als Bewegungs- und Stützorganell dient. Sie sind 10–25 × 8–15 µm groß, in der Regel tropfenförmig, aber verformbar. Sie vermehren sich durch Längsteilung. Die Nahrung wird durch Pinozytose aufgenommen. Trichomonaden sind aerotolerante Anaerobier und besitzen keine Mitochondrien, wohl aber sog. Hydrogenosomen, die zur Energiegewinnung durch Pyruvatabbau dienen. In der Kultur vermehren sie sich am besten unter anaeroben Bedingungen bei einem pH-Wert zwischen 5,4 und 6,0 und einer Temperatur von 28°C.

T. vaginalis besiedelt die Oberfläche der Genitalschleimhäute des Menschen (Abb. 31-19). Die Übertragung erfolgt

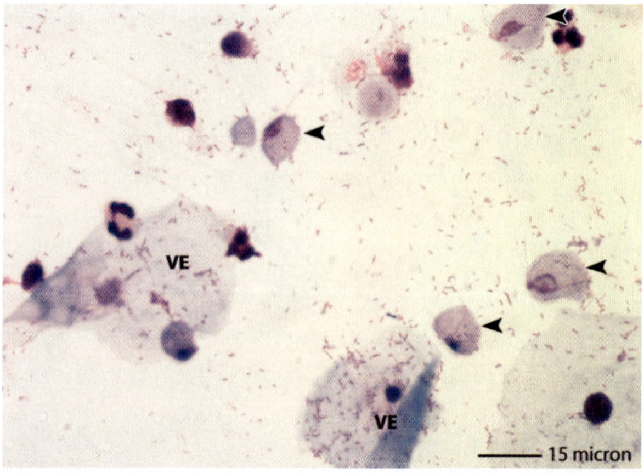

Abb. 31-19. Trichomonas vaginalis. Scheidenabstrich, Giemsa-Färbung. Zwischen Zellen aus der Scheidenschleimhaut (*VE*) und Bakterien liegen die Trophozoiten von Trichomonas vaginalis *(Pfeile)* mit Zellkern, Achsenstab und Geißeln

i. allg. durch direkten Kontakt von Mensch zu Mensch. In Ausnahmefällen kann die Infektion auch über Zwischenobjekte wie Waschlappen u. a. weitergegeben werden. Eine vertikale Transmission kann während der Geburt erfolgen. Zystenformen sind nicht bekannt.

Neben T. vaginalis gibt es noch 2 weitere den Menschen besiedelnde Trichomonaden: T. tenax kommt in der Mundhöhle, T. hominis im Kolon vor. Beide sind meist harmlos.

Epidemiologie

Weltweit sind weit über 100 Mio. Frauen infiziert, wobei weniger als die Hälfte der Infizierten klinische Symptome zeigen. In Deutschland machen Patientinnen mit Trichomonadenkolpitis 0,1–1% der Frauen in der gynäkologischen Sprechstunde aus (Petersen 1997). Die Hauptquelle von Neuinfektionen sind asymptomatische Sexualpartner. Bei 30–40% der Partner von infizierten Frauen kann T. vaginalis nachgewiesen werden.

Bei mit T. vaginalis infizierten Patientinnen sind weitere Geschlechtskrankheiten in höherem Maße vertreten als in der Allgemeinbevölkerung. Auch die Prävalenz der HIV-Infektion ist höher, hier spielt einerseits eine möglicherweise erhöhte Anzahl an Sexualpartnern eine Rolle, andererseits wird die Transmission von HIV-1 durch eine T.-vaginalis-Infektion erleichtert (Laga 1993).

Erkrankung

Die Inkubationszeit beträgt in der Regel etwa eine Woche (4–20 Tage). Das klinische Erscheinungsbild ist sehr variabel. Häufig verläuft die Infektion völlig asymptomatisch, es kann aber zu einer akuten Vaginitis sowie auch zu einer ausgedehnteren urogenitalen Infektion kommen. Die klassischen Symptome sind Juckreiz und Brennen sowie dünnflüssiger, manchmal schaumiger, gelblicher Fluor. Bei der gynäkologischen Untersuchung können Hyperämien und petechiale Hämorrhagien auffallen (Colpitis granularis). Ohne Behandlung kann die Erkrankung chronifizieren und auch zu aufsteigenden Infektionen der Urethra, des Uterus und der Eileiter führen.

Bei Männern gilt die Trichomoniasis i. Allg. als asymptomatische Erkrankung, in seltenen Fällen kann aber auch eine Urethritis sowie bei schwerem Verlauf eine Adnexitis (Urethra, Hoden, Nebenhoden) resultieren.

Diagnostik

Ein erhöhter pH-Wert des Scheidenmilieus kann bereits diagnostische Hinweise liefern. Die schnellste und am weitesten verbreitete diagnostische Methode zum Nachweis von T. vaginalis ist die mikroskopische Untersuchung des nativen Abstrichmaterials unter Zugabe eines Tropfens physiologischer Kochsalzlösung. Die Parasiten sind an den typischen Bewegungen gut zu erkennen, sofern das Material frisch ist und sofort untersucht wird. Auch im Urin sind Trichomonaden manchmal zu finden. Sowohl in Papanicolaou- als auch in Giemsa-gefärbten Präparaten können Trichomonaden nachgewiesen werden (Abb. 31-19).

Bei negativer Nativuntersuchung sollte eine T.-vaginalis-Kultur angelegt werden (35°C, tägliche Beobachtung über 6–7 Tage). Hier stehen verschiedene Kulturmedien zur Verfügung. Zum sicheren Ausschluss einer Trichomoniasis gehört ein negatives Kulturergebnis. Weitere diagnostische Methoden sind ELISA, direkter Fluoreszenztest und PCR.

Bei Männern wird vorwiegend Prostatasekret sowie Urin untersucht.

Therapie

Zur Anwendung kommen die 5-Nitroimidazole Metronidazol (2 g als Einmaldosis oder 750 mg/Tag p.o. über 7–10 Tage) Nimorazol (2 g als Einmaldosis p.o.) oder Tinidazol (2 g als Einmaldosis p.o.). Furazolidon (1 Ovulum 2-mal/Tag über mindestens 6 Tage) wird zur lokalen Behandlung gegeben. Auch metronidazolhaltige Cremes und Vaginalkapseln haben sich bewährt. Bei Therapieresistenz kann die Dosis der 5-Nitroimidazole auf 2–3 g/Tag über 5–10 Tage erhöht werden. Ein Ansäuern des Vaginalmilieus mittels Milchsäurepräparaten oder Vitamin C ist sinnvoll. Auf eine gleichzeitige Mitbehandlung der Sexualpartner, auch wenn diese keine Symptome zeigen, muss unbedingt geachtet werden.

> **Fazit für die Praxis**
>
> Die Trichomonadeninfektion ist eine recht häufige Geschlechtskrankheit mit sehr variablem Erscheinungsbild. Sie sollte mit 5-Nitroimidazolpräparaten behandelt werden (s. auch auch Kap. 18.3 und 18.4).

Literatur zu Kap. 31.9

Gulmezoglu AM, Garner P (1998) Trichomoniasis treatment in women: a systematic review. Trop Med Int Health 3/7: 553–558

Laga M, Manoka A, Kivuvu M et al. (1993) Non-ulcerative sexually transmitted diseases as risk factors for HIV-1 transmission in women: results from a cohort study. AIDS 7/1: 95–102

Lucius R, Loss-Frank B (1997) Parasitologie. Grundlagen für Biologen, Mediziner und Veterinärmediziner. Spektrum Akademischer Verlag, Heidelberg Berlin

Patel SR, Wiese W et al. (2000) Systematic review of diagnostic tests for vaginal trichomoniasis. Infect Dis Obstet Gynecol 8/5–6: 248–257

Petersen EE (1997) Infektionen in Gynäkologie und Geburtshilfe 3. Aufl. Thieme, Stuttgart

31.10 Babesien

H. M. Seitz, R. Heller

Erreger

Babesien sind intraerythrozytäre Parasiten, die zur Gattung Apicomplexa, Ordnung Piroplasmida gehören. Neben verschiedenen veterinärmedizinisch relevanten Arten sind inzwischen einige auch für den Menschen pathogene Arten bekannt. Babesia microti und Babesia divergens sind hier die wichtigsten Vertreter. Sie unterscheiden sich sowohl in ihrer geographischen Verteilung als auch im klinischen Bild der von ihnen ausgelösten Erkrankung.

Babesien werden von Zecken übertragen. Bei einer Blutmahlzeit am infizierten Tier werden Babesien aufgenommen. Im Zeckendarm findet eine ca. 2–3 Wochen dauernde sexuelle Vermehrung statt, indem sich Geschlechtsformen entwickeln, die anschließend zu einer beweglichen Zygote fusionieren. Diese gelangt in Ovar, Fettzellen, Nephrozyten und Speicheldrüsen der Zecke. Hier erfolgt nun eine asexuelle Vermehrung. Zecken können die Infektion an ihre Nachkommen weitergeben, sodass Larven und Nymphen infektiös sein können, ohne jemals infiziertes Blut aufgenommen zu haben.

Beginnt die infizierte Zecke mit einer Blutmahlzeit, wandern die sog. Kineten in die Speicheldrüsen der Zecke ein und bilden Tausende von infektiösen Sporozoiten, die am Ende der Blutmahlzeit in den neuen Wirt gelangen. Entweder auf direktem Wege oder bei bestimmten Babesienarten evtl. auch nach einer ersten Teilungsstufe in Lymphozyten gelangen sie in die roten Blutkörperchen, wo sie sich durch Teilung (Merogonie) vermehren. Die typische »Malteserkreuzform« (4 ring- oder birnenförmige Formen in einem roten Blutkörperchen) ist pathognomonisch, aber nicht immer nachweisbar. Einige der Trophozoiten vermehren sich nicht, sondern werden nur größer (amöboide Formen) und bilden möglicherweise die Vorläufer der Geschlechtsformen, die sich später im Zeckendarm weiterentwickeln.

Neben der Übertragung durch Zecken gibt es auch Berichte über transfusionsbedingte und maternofetale Infektionen (Linden 2000; New 1997).

Intraerythrozytäre Ringformen sind 1–3 µm groß und ähneln morphologisch Plasmodien, bilden aber kein Pigment. Da auch junge Trophozoiten von Plasmodium spp. kein Pigment aufweisen, besteht hier, solange keine diagnostisch hinweisenden älteren Trophozoiten, Schizonten oder Gamonten von Plasmodium spp. auftreten, eine Verwechslungsgefahr.

Epidemiologie

- B. divergens

B. divergens ist seit langem als Erreger einer v. a. Rinder, aber auch andere Tiere betreffenden Zoonose bekannt (Gray 1985). 1957 wurde B. divergens erstmals bei einem splenektomierten Bauern aus Jugoslawien diagnostiziert (Skrabalo 1957). Seitdem sind über 30 menschliche Babesiosen in Europa bekannt geworden, bei denen in über 80% der Fälle B. divergens als auslösendes Agens gesichert werden konnte (Gorenflot et al. 1998; Berry 2001). Die meisten Beschreibungen stammen aus Frankreich und Großbritannien. B. divergens wird von Ixodes ricinus übertragen, dessen Verbreitungsgebiet der europäische Raum ist. In Einzelfällen kann die Vektorfunktion aber auch von anderen Zeckenarten übernommen werden. Infektionen des Menschen mit B. divergens scheinen bisher weitgehend auf Europa beschränkt zu sein, allerdings wurde in Missouri eine Infektion mit einer phylogenetisch B. divergens ähnelnden Babesienart (MO1) beschrieben (Herwaldt 1996). Eine weitere Fallbeschreibung stammt von den Kanarischen Inseln (Olmeda 1997). Menschliche sowie tierische Infektionen treten v. a. im Sommer (Mai bis September) auf, was der Hauptaktivitätszeit der Zecken entspricht. Das Erregerreservoir bilden v. a. Rinder.

- B. microti

Die Infektion mit B. microti wurde zunächst als »Nantucket fever« bekannt, da die ersten Fälle auf der Insel Nantucket vor der Küste von Massachussetts auftraten (Scholtens 1968). Im Folgenden wurde in den USA über mehr als 300 Erkrankungen beim Menschen berichtet. Einzelne Fälle wurden auch aus Ländern aller anderen Kontinente beschrieben (Gorenflot et al. 1998). In Europa kommt B. microti v. a. bei Nagern vor, Erkrankungen des Menschen sind hier selten. Da die Infektion häufig inapparent verläuft, ist eine höhere Infektionsrate aber nicht ausgeschlossen (Krause 1994). Als Vektor gilt hauptsächlich Ixodes scapularis, der im Übrigen auch Überträger sowohl der Ehrlichiose als auch der Lyme-Borreliose sein kann.

- Andere Babesienarten

Einige wenige Fälle von menschlichen Infektionen mit anderen Babesienarten sind berichtet worden. Hier sind v. a. die Infektionen mit Babesien vom CA1- und WA1-Typ zu erwähnen, die an der Westküste der USA auftraten [Kalifornien (CA1) und Washington (WA1)], sowie der oben beschriebene Fall aus Missouri (MO1). CA1 und WA1 ähneln morphologisch B. microti, die Genomstruktur ist aber eher mit einer caninen Babesienart vergleichbar. Auch die tierpathogenen Babesien B. bovis und B. canis können möglicherweise Erkrankungen beim Menschen hervorrufen (Gorenflot et al. 1998).

Im Allgemeinen ist vorstellbar, dass die Babesiose in Malariaendemiegebieten aufgrund der morphologischen und klinischen Ähnlichkeit mit Malaria zu selten diagnostiziert wird.

Erkrankung

Eine vorangegangene Splenektomie gilt als der wichtigste Risikofaktor für eine B.-divergens-Erkrankung. Fast alle Patienten mit gesicherter B.-divergens- Infektion waren splenektomiert (Gorenflot et al. 1998; Kjemtrup 2000; Berry 2001). In einigen Fällen wurde eine Parasitämie von bis zu 70% beobachtet.

1–3 Wochen nach Infektion mit B. divergens tritt ein akutes Krankheitsbild mit hohem Fieber, Schüttelfrost, Kopf- und Gliederschmerzen, Durchfall und Erbrechen auf, dabei ist in den meisten Fällen eine starke Anämie durch intravaskuläre Hämolyse mit Hämoglobinurie festzustellen. Die Leberwerte sind erhöht, eine Hepatosplenomegalie sowie Ikterus sind nicht selten. Wie bei der Malaria tropica kann auch hier eine intravaskuläre Stase durch erhöhte Erythrozytenadhärenz aufgrund der veränderten Erythrozytenmembran auftreten. Sofern nicht sofort behandelt wird, liegt die Letalität bei etwa 40%, der Tod tritt durch Multiorganversagen ein. Möglicherweise sind autoimmune Vorgänge hier ursächlich beteiligt.

Das klinische Bild der Erkrankung ist nur schwer von dem einer akuten Malaria oder in manchen Fällen auch einer Leptospirose abzugrenzen.

Die Infektion mit B. microti verläuft nach einer Inkubationszeit von 1–6 Wochen i. Allg. deutlich milder, oft subklinisch oder mit unspezifischen grippeähnlichen Symptomen. Bei älteren oder immunsupprimierten Patienten, im besonderen auch hier bei Splenektomierten, kann sie aber schwerer verlaufen und wie die Infektion mit B. divergens ebenfalls zu Multiorganversagen führen. Die Parasitämie liegt i. allg. unter 20%, bei einem splenektomierten Patienten wurde aber auch eine Parasitämie von 85% beobachtet (Rosner 1984). Laborchemisch kann sich eine Erhöhung der Leberwerte, eine Panzytopenie mit relativer Lymphozytose sowie eine polyklonale Hyperglobulinämie zeigen. Die Komplementfaktoren C3 und C4 sind häufig erniedrigt.

Eine gleichzeitige Infektion mit Borrelia burgdorferi kann zur Verschlimmerung des Krankheitsbildes beitragen. In einer Studie aus New York State wurde die Koinfektion mit B. burgdorferi mit 23% angegeben (Meldrum 1992).

Die wenigen beschriebenen Infektionen mit Babesien vom WA1- und CA1-Typ verliefen unterschiedlich schwer, in einem Fall letal. Serologische Reihenuntersuchungen wiesen auch bei vielen symptomlosen Patienten Antikörper gegen WA1 auf (Fritz 1997).

Elektronenmikroskopische Untersuchungen von mit Babesien infizierten Erythrozyten zeigten Protrusionen und Perforationen der Membranen (Sun 1983; Aikawa 1985; Igarashi 1988). Möglicherweise können diese (ähnlich wie die »knobs« der Membranen von mit Plasmodium falciparum infizierten Erythrozyten) zur verbesserten Adhäsion an kapilläre Endothelzellen und damit zur Verschlechterung des Krankheitsbildes insbesondere bei zerebraler Babesiose beitragen.

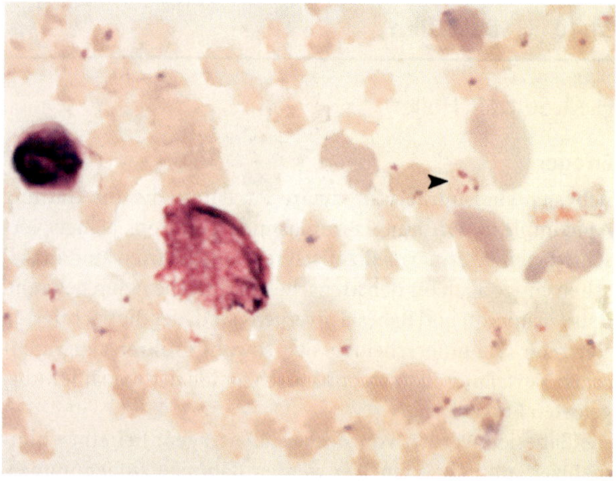

Abb. 31-20. Babesia divergens. Blutausstrich, Giemsa-Färbung. Ein Teil der roten Blutkörperchen ist durch Parasiten befallen, die Malariaparasiten sehr ähnlich sein können, mit rotem Chromatin und blauem sichelförmigen Zytoplasma. Die mikroskopische Differenzialdiagnose kann schwierig sein, besonders wenn nur wenige Parasiten zu finden sind. Wichtig ist, dass Babesien kein Pigment bilden, wie dies für Malariaparasiten eines bestimmten Entwicklungsstadiums typisch ist

Diagnostik

Wie in der Malariadiagnostik gilt der Giemsa-gefärbte Blutausstrich (Abb. 31-20) als »golden standard«. Im Dicken Tropfen sind Babesien allerdings aufgrund ihrer geringen Größe nur schwer zu erkennen. Im Ausstrich zeigen sich einzelne Ring- oder Birnenformen, Paarformen, Tetraformen (»Malteserkreuz«) und vereinzelt gelegentlich extraerythrozytäre Merozoiten. Außerdem sind u. U. sog. amöboide Formen zu sehen. Bei geringer Parasitämie sind nicht selten wiederholte Ausstriche im Abstand von mehreren Stunden zur Diagnostik nötig.

Andere Methoden des direkten Parasitennachweises sind QBC (»quantitative buffy coat«), Inokulation in Hamster und PCR.

Zum Nachweis von Antikörpern gegen B. microti steht ein indirekter Fluoreszenztest (IFT) zur Verfügung, der eine Spezifität von 90–100% und eine Sensitivität von 88–96% aufweist (Krause 1994). Antikörper gegen B. divergens treten erst relativ spät im Verlauf der Infektion auf (ca. 1 Woche nach Beginn der Hämoglobinurie), sodass der IFT hier meist nur noch retrospektiv eine diagnostische Bedeutung hat. Kreuzreaktionen mit anderen Babesienarten und Plasmodien können vorkommen.

Therapie

Zur Therapie der amerikanischen Babesiose ist derzeit Clindamycin i.v. (10 mg/kgKG alle 8 h) + Chinin p.o. (10 mg/kgKG alle 8 h) über 7 Tage Standard. In einer in Nantucket, Massachusetts, durchgeführten Studie wurde ebenso erfolgreich mit Atovaquone (1500 mg/Tag) + Azithromycin (500 mg am 1. Tag, dann 250 mg/Tag) über den gleichen Zeitraum behandelt (Krause 2000). In New York wurden HIV-infizierte Patienten erfolgreich mit 600 mg Azithromycin und 1500 mg Atovaquone pro Tag behandelt (Weiss 2001).

Rekrudeszenzen können auch nach zunächst erfolgreicher Therapie vorkommen. In einer Studie aus Connecticut war die DNS von B. microti bei 22% der Patienten noch bis zu einem Monat nach Behandlung nachweisbar (Krause 2000). Bei Immunsuppression scheint die Standardtherapie nicht immer ausreichend zu sein. HIV-infizierte Patienten profitieren u. U. von einer Langzeittherapie mit Doxycyclin und Azithromycin (Falagas 1996; Ong 1990).

Eine Infektion mit B. divergens muss in den meisten Fällen mit Austauschtransfusionen und antibiotischer Therapie behandelt werden. Auch hier kommen Clindamycin und Chinin in oben genannter Dosierung zum Einsatz, ohne Austauschtransfusion verlaufen schwere Infektionen (Parasitämie >10%) aber häufig letal. Chinin allein ist nicht wirksam, ebenso wenig wie Chloroquin, Mefloquin, Pyrimethamin oder Pentamidin (Gorenflot et al. 1998). Möglicherweise ist die erfolgreiche antibiotische Behandlung allein dem Einsatz von Clindamycin zuzuschreiben (Bourée 1996; Brasseur 1996; Denes 1999).

Prävention

Um Zeckenbissen vorzubeugen, sollte in endemischen Gebieten Kleidung getragen werden, die möglichst wenig Hautfläche unbedeckt lässt, außerdem werden insektenabweisende Lotionen empfohlen. Da die Babesien erst am Ende der Blutmahlzeit, die 2–3 Tage dauern kann, von den Zecken abgegeben werden, kann man Infektionen in den meisten Fällen verhindern, indem man den Körper am Abend nach Zecken absucht und sie schonend entfernt.

Zur Verminderung der Zeckenpopulation wurden mit unterschiedlichem Erfolg Insektizide eingesetzt. Auch wurde in bestimmten Gebieten versucht, die Hauptwirte der Zecken zu eliminieren, dies führte aber nicht zum gewünschten Erfolg.

Fazit für die Praxis

Babesieninfektionen sind selten. Die in Europa vorrangig auftretende Infektion mit B. divergens kann aber besonders für splenektomierte Patienten lebensbedrohlich sein. Die v. a. in den USA vorkommenden Infektionen mit B. microti verlaufen in der Regel milder.

Literatur zu Kap. 31.10

Aikawa M, Rabbege J, Uni S et al. (1985) Structural alteration of the membrane of erythrocytes infected with babesia bovis. Am J Trop Med Hyg 34/1: 45–49

Berry A, Morassin B, Kamar N, Magnaval JF (2001) Clinical picture: human babesiosis. Lancet 357 (9253): 341

Bourée P, Marsaudon E et al. (1996) Babésiose grave d'évolution favorable, dans l'Indre. Bull Soc Franç Parasitol 14: 172–178

Brasseur P, Lecoublet S et al. (1996) Quinine in the treatment of babesia divergens infections in humans. Eur J Clin Microbiol Inf Dis 15: 840–841

Chiodini PL (1996) Babesiosis. In: Manson's tropical diseases, 20th edn. Saunders, Philadelphia London

Denes E, Rogez JP, Dardé ML, Weinbreck P (1999) Management of Babesia divergens babesiosis without a complete course of quinine treatment. Eur J Clin Microbiol Infect Dis 18: 672–673

Falagas ME, Klempner MS (1996) Babesiosis in patients with AIDS: A chronic infection presenting as fever of unknown origin. Clin Inf Dis 22: 809–812

Fritz CL, Kjemtrup AM et al. (1997) Seroepidemiology of tickborne infectious diseases in a Northern Californian community. J Inf Dis 175: 1432

Gorenflot A, Moubri K, Precigout E, Carcy B, Schetters TP (1998) Human babesiosis. Ann Trop Med Parasitol 92/4: 489–501

Gray JS, Harte LN (1985) An estimation of the prevalence and economic importance of clinical bovine babesiosis in the Republic of Ireland. Ir Vet J 39: 75–78

Herwaldt BL, Persing DH et al. (1996) A fatal case of babesiosis in Missouri: identification of another piroplasm that infect humans. Ann Intern Med 124: 643–650

Healy GR, Ruebush TK (1980) Morphology of babesia microti in human blood smears. Am J Clin Pathol 73: 107–109

Homer MJ, Bruinsma ES, Lodes MJ et al. (2000) A polymorphic multigene family encoding an immunodominant protein from Babesia microti. J Clin Microbiol 38: 362–368

Homer MJ, Aguilar-Delfin I et al. (2000) Babesiosis. Clin Microbiol Rev 13/3: 451–469

Igarashi I, Aikawa M, Kreier JP (1988) Host cell-parasite interactions in babesiosis. In: Ristic M (ed): Babesiosis in domestic animals and man. CRC Press, Florida

Kjemtrup AM, Conrad PA (2000) Human babesiosis: an emerging tickborne disease. Int J Parasit 30: 1323–1337

Krause PJ, Telford SR, Ryan R et al. (1994) Diagnosis of babesiosis: evaluation of a serologic test for the detection of babesia microti antibody. J Infect Dis 169: 923–926

Krause PJ, Lepore T. et al. (2000) Atovaquone and azithromycin for the treatment of babesiosis. N Engl J Med 343/20: 1454–1458

Linden JV, Wong SJ et al. (2000) Transfusion-associated transmission of babesiosis in New York State. Transfusion 40: 285–288

Meldrum SC, Birkhead GS et al. (1992) Human babesiosis in New York State: an epidemiological description of 136 cases. Clin Infect Dis 15: 1019–1023

New DL, Quinn JB, Qureshi MZ, Sigler SJ (1997) Vertically transmitted babesiosis. J Pediatr 131/1: 163–164

Olmeda AS, Armstrong PM, et al (1997) A subtropical case of human babesiosis. Acta Trop 67/3: 229–234

Ong KR, Stavropoulos C, Inada Y (1990) Babesiosis, asplenia and AIDS. Lancet 336: 112

Rosner F, Zarrabi MH et al. (1984) Babesiosis in splenectomized adults: review of 22 reported cases. Am J Med 76: 696–701

Scholtens RG, Braff EH et al. (1968) A case of babesiosis in man in the United States. Am J Trop Med Hyg 17: 810–813

Skrabolo Z, Deanovic Z (1957) Piroplasmosis in man. Doc Med Geogr Trop 9: 11–16

Sun T, Tenenbaum MJ, Greenspan et al. (1983) Morphologic and clinical observations in human infection with babesia microti. J Infect Dis 148/2: 239–248

Weiss, LM, Wittner M, Tanowitz HB (2001) The treatment of babesiosis. N Engl J Med 344: 773–774

Helminthen

K. Janitschke

Einleitung

Helminthen kommen weltweit vor. Insbesondere die klimatischen und hygienischen Verhältnisse bestimmen, um welche Arten es sich handelt und wie häufig sie sind. Bestimmte Arten können wegen der notwendigen Zwischenwirte nur in tropischen und subtropischen Gegenden vorkommen, wie z. B. Schistosoma, eine Gattung, die bestimmte Zwischenwirtschnecken benötigt. Die Verbreitung bestimmter Wurmarten, die nicht an Zwischenwirte gebunden sind, kann dennoch wesentlich durch die klimatischen Verhältnisse begünstigt bzw. begrenzt sein.

Die Hakenwürmer Ancylostoma und Necator entwickeln sich direkt, d. h. ohne Zwischenwirte, benötigen aber eine gewisse Feuchtigkeit und Wärme, um als freie Larven in der Umwelt überleben und infektiös bleiben zu können. Beim Spulwurm (Ascaris) sind es v. a. die hygienischen Verhältnisse, die für die mehr oder weniger starke Verbreitung dieses Parasiten von Bedeutung sind. Die dicke Schale der Eier schützt die embryonierte Larve vor Austrocknung, und die klebrige Oberfläche des Eis begünstigt deren Anheftung z. B. an Nahrungsmittel. Die kontinuierliche Versorgung mit sauberem Wasser sowie die unschädliche Beseitigung des Stuhls begrenzen entscheidend die Ausbreitung von Ascaris.

Der Bau von Staudämmen und Bewässerungsanlagen kann in erheblichem Maße zur Verbreitung von Parasiten, z. B. Schistosomen, beitragen.

Die größte gesundheitliche und damit soziale Bedeutung besitzen die Helmintheninfektionen v. a. in den warmen Ländern. Hierbei ist jedoch zu bedenken, dass es nicht nur die klinisch manifesten Erkrankungen sind, die den Menschen belasten, sondern v. a. die sich nicht in klinischen Symptomen manifestierende Belastung des Menschen durch Nahrungskonkurrenz, Minderung der Arbeitskraft und der Lebensfreude. Etwa 1,5 Mrd. Menschen sind mit Spulwürmern befallen, intestinale Beschwerden und Malnutrition treten jedoch im Wesentlichen nur bei stärkerem Befall auf. Die klinische Bedeutung des Hakenwurmbefalls, an der etwa 1,3 Mio. Menschen leiden, ist jedoch erheblich größer, denn häufig kommt es zu einem schweren chronischen Krankheitsbild mit deutlicher Eisenmangelanämie, allgemeiner Schwäche und Malnutrition.

Wesentlich geringer ist dagegen der Befall des Menschen mit den verschiedenen Schistosoma-Arten. Er beträgt etwa 200 Mio., jedoch ist die klinische Bedeutung der Schistosomiasis höher einzuschätzen als bei den vorgenannten Helminthosen. Hierbei sind es v. a. die Veränderungen in der Leber bzw. in der Harnblase, die die Patienten belasten und die sogar zum Tode führen können. Eine erhebliche soziale Bedeutung haben auch die in den tropischen und subtropischen Ländern verbreiteten Filariosen.

Mit Würmern der Gattung Onchocerca sind etwa 17,5 Mio. Menschen befallen, wobei Augenstörungen bis hin zur Erblindung klinisch im Vordergrund stehen. An lymphatischer Filariose steht v. a. die Lymphangitis mit entsprechenden Folgen klinisch im Vordergrund. Einwohner endemischer Gebiete oder Langzeittouristen, die nach Mitteleuropa kommen bzw. zurückkommen, können tropische Helminthosen mitbringen, die dann diagnostiziert und therapiert werden müssen.

Im Gegensatz zur Häufigkeit der Helmintheninfektionen in den warmen Ländern ist der Wurmbefall in Mitteleuropa von sehr untergeordneter Bedeutung. Im Wesentlichen ist es hier die Infektion mit dem Rinderbandwurm Taenia saginata, ein Befall, der unter 1% liegen dürfte. Zunehmende Beachtung gewinnt in Mitteleuropa der kleine Fuchsbandwurm (Echinococcus multilocularis), da der Endwirt Fuchs teils bis zu 80% befallen ist und zunehmend als Nahrungsopportunist in die Wohngebiete des Menschen eindringt; so konnte im Stadtgebiet von Zürich ein Befall des Fuchses mit diesem Bandwurm von 47% festgestellt werden. Welche epidemiologische und klinische Bedeutung diese Tatsache für den Menschen hat, ist derzeit noch nicht abzuschätzen.

In den nachfolgenden Abschnitten soll nun auf die bedeutenderen Wurminfektionen des Menschen eingegangen werden.

32.1 Intestinale Nematoden (Rundwürmer)

Nematoden sind runde, gestreckte Würmer unterschiedlicher Länge und Dicke. Sie sind nicht wie Bandwürmer gegliedert, weisen Mundöffnungen, einen Verdauungskanal mit einem subterminalen Anus auf. Die Nematoden sind getrenntgeschlechtlich.

Neben nur extraintestinal lebenden Nematoden gibt es solche, die zumindest als adulte Stadien im Darmlumen vorkommen. Nachfolgend werden die Gattungen Trichuris, Strongyloides, Ancylostoma und Necator, Enterobius und Ascaris beschrieben.

32.1.1 Trichuriose

Erreger

Trichuris trichiura (Peitschenwurm) ist ein Rundwurm von 3–5 cm Länge, er besteht aus einem langen, fadenförmigen Vorderteil und einem kürzeren, dickeren Hinterabschnitt.

Epidemiologie

Der Wurm ist v. a. in den wärmeren Regionen der Erde stark verbreitet. Es wird geschätzt, dass etwa 1 Mrd. Menschen Träger von Trichuris sind, wobei die Prävalenz in bestimmten Gebieten über 80% erreichen kann. Die mit dem Stuhl ausgeschiedenen Eier embryonieren innerhalb von 2–4 Wochen und sind dann infektiös. Durch Schmutz- und Schmierinfektion v. a. über kontaminierte Nahrungsmittel und Wasser werden die Infektionen verbreitet. Nach oraler Aufnahme schlüpfen im Dünndarm die Larven, dringen dann in die Dünndarmwand ein und wandern nach etwa 3–10 Tagen in das Lumen zurück, um geschlechtsreif zu werden. Die Präpatenz beträgt etwa 70–90 Tage, und die mittlere Lebenszeit wird mit 3 Jahren angegeben.

Erkrankung

Die adulten Würmer dringen mit ihrem dünnen Vorderteil tief in die Dickdarmschleimhaut ein, wobei an den Eindringstellen entzündliche Prozesse entstehen. Die Ausbildung klinischer Symptome ist jedoch selten und hängt im Wesentlichen von der Zahl der vorhandenen adulten Würmer ab. Neben uncharakteristischen abdominellen Beschwerden kann es aber auch zu chronischen Durchfällen, Anämie, Erbrechen und Gewichtsverlust kommen. Schwerere Verläufe werden v. a. bei Kindern

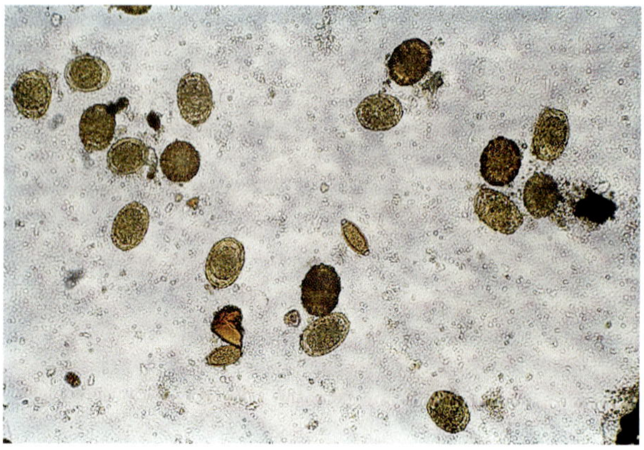

Abb. 32-1. Anreicherung von Ascariseiern, zentral ein Ei von Trichuris trichiura

in tropischen Ländern beobachtet. Insbesondere Bewohner endemischer Gebiete oder Personen nach Auslandsaufenthalt, die allgemeine intestinale Störungen aufweisen, sollten auf Trichuris untersucht werden.

Hierzu muss eine Stuhlanreicherung nach dem SAF-Verfahren angewandt werden. Findet man keine Eier, besteht aber weiterhin ein Verdacht, sind mindestens zwei folgende Stuhlproben auf Trichuriseier zu untersuchen (s. Abb. 32-1).

Therapie

Zur Behandlung der Infektion sollten Kinder und Erwachsene 2-mal täglich über 3 Tage 100 mg Mebendazol erhalten. Die Gabe ist bei Schwangeren im 1. Trimenon kontraindiziert, ebenso wie in der Stillzeit. Auch Albendazol kann in einer Dosis von 1-mal 400 mg gegeben werden, bei Personen unter 60 kgKG 15 mg/kgKG/Tag. Kontraindiziert ist die Gabe bei Kindern unter 6 Jahren sowie Schwangeren.

32.1.2 Strongyloidose

Erreger

Strongyloides stercoralis (Zwergfadenwurm) ist ein 2–5 mm langer Nematode, der als Adultstadium im Dünndarm lebt.

Epidemiologie

Zwergfadenwürmer sind in den warmen Regionen der Erde teils stark verbreitet. Die im Darm lebenden Weibchen produzieren parthenogenetische Eier, aus denen noch im Darm rhabditiforme Larven entstehen und die sich noch im Stuhl zu filariformen Larven weiterentwickeln. Diese können entweder in das Epithel des Darms (Endo-Autoinvasion) oder an der Haut des Afters (Exo-Autoinvasion) erneut in den Wirt eindringen oder mit dem Stuhl ins Freie gelangen und sich zu männlichen oder weiblichen Adulten entwickeln.

Hier kann ebenfalls eine Entwicklung der aus den Eiern geschlüpften Larven zu filariformen Stadien stattfinden. Diese sind für den Menschen infektiös. Nach kutaner Einwanderung (Barfußlaufen) gelangen sie in die Lunge, werden aufgehustet und abgeschluckt und besiedeln dann das Lumen des Dünndarms. Nach etwa 3–4 Wochen kommt es zur Bildung bzw. Ausscheidung von Eiern bzw. Larven.

Erkrankung

Durch perkutanes Eindringen und der wenige Tage andauernden kutanen Wanderung der Larven kann es zu einem Erythem kommen. Die wandernden Larven können in der Lunge eine auf wenige Tage begrenzte Pneumonie hervorrufen. Die im Dünndarm sitzenden Larven bzw. Adulten führen zu abdominellen Symptomen mit teils blutigem oder schleimigem Durchfall. Auch Übelkeit und Erbrechen können auftreten.

Eine besondere Problematik besteht darin, dass es durch die Autoinfektionen zu einem massiven generalisierten Befall vieler Organe kommen kann, wobei schwere Pneumonien im Vordergrund stehen, aber auch zentral nervöse Symptome auftreten können. Im Fall von Immunsuppression (Aids) werden sowohl die Autoinfektionen als auch die Weiterentwicklung im Gewebe ruhender Larven begünstigt, was zu einer Hyperinfektion mit Todesfolge führen kann.

Diagnostik

Patienten aus Endemiegebieten mit hämorrhagischer Gastroenteritis sowie Lungenbefall und immunsupprimierte Patienten sollten auf Strongyloides untersucht werden. Hierzu wird Stuhl auf Larven eingesandt. Zur Anwendung kommen Auswanderverfahren wie die Harada-Mori-Technik oder das sog. Baermann-Trichter-Verfahren. In Fachlaboratorien kann dann eine Differenzierung der festgestellten Larven vorgenommen werden, und zwar dahingehend, ob es sich um Strongyloides, Ancylostoma, Necator oder Trichostrongylus handelt. Dabei müssen morphologische Merkmale bestimmt werden (Länge von Körper, Ösophagus, Schwanz, Vorhandensein einer Scheide, Darmverlauf, Form des Schwanzendes).

Therapie

Zur Anwendung kommt Albendazol in einer Dosierung von 2-mal täglich 400 mg über 3–7 Tage. Eine längere Behandlung ist v. a. bei Aids-Patienten mit massivem Befall durchzuführen. Zu beachten ist, dass Stuhl und Sputum der Befallenen für die Umgebung infektiös sind.

32.1.3 Hakenwurmerkrankung

Erreger

Die beiden Hakenwurmarten Ancylostoma duodenale und Necator sind etwa 5–13 mm lang und durch die Morphologie der Mundkapsel zu unterscheiden.

Epidemiologie

In den mit dem Stuhl des Menschen ausgeschiedenen nicht embryonierten Eiern entwickelt sich innerhalb von 1–2 Tagen eine Larve. Diese schlüpft im Freien aus und entwickelt sich nach mehreren Häutungen im Verlauf von durchschnittlich 1 Woche zu einer infektiösen Larve, die im Freien in Abhängigkeit von der Feuchtigkeit mehrere Monate überleben kann. Kommt der Mensch mit derartigen Larven in Berührung (Barfußgehen), dringen sie in die Haut ein und gelangen auf dem Blutweg in die Lunge, durchbohren die Alveolarwand, werden aufgehustet und abgeschluckt und entwickeln sich nach etwa 5–6 Wochen im Dünndarm zu adulten Hakenwürmern.

Unter ungünstigen hygienischen Verhältnissen und feuchtwarmem Milieu kann es zu einer massiven Kontamination der

Umwelt und damit zu einem großen Infektionsrisiko für den Menschen kommen. In früheren Zeiten bedeutete die Kontamination von Bergwerken für die dort arbeitenden Menschen eine erhebliche gesundheitliche Gefahr.

Erkrankung

Entsprechend der Wanderung der Larven kann es zu entzündlichen Reaktionen der Haut, Infiltrationen in der Lunge und schließlich durch die Anheftung der Adulten an der Dünndarmwand zu Ulzerationen kommen. In Abhängigkeit vom Grad des Befalls entstehen Oberbauchbeschwerden, Obstipation oder Durchfall sowie durch das Blutsaugen eine hochgradige Eisenmangelanämie mit entsprechenden Symptomen.

Diagnostik

Personen nach Aufenthalt in tropischen oder subtropischen Gebieten mit gastrointestinalen Störungen, Anämie und Bluteosinophilie sollten untersucht werden. Zur mikroskopischen Stuhluntersuchung eignet sich die SAF-Methode. Gelingt kein Nachweis von Eiern, besteht jedoch der Verdacht weiterhin, kann Stuhl mit der Harada-Mori-Technik oder dem Baermann-Trichter-Verfahren auf Larven untersucht werden. Werden Larven nachgewiesen, ist durch Erfahrene eine Unterscheidung zwischen Hakenwurm-, Strongyloides- und Trichostrongyluslarven zu empfehlen.

Therapie

Zur Behandlung der Hakenwurminfektion sollte 2-mal täglich über 3 Tage jeweils 100 mg Mebendazol oder 1-mal 400 mg Albendazol verabreicht werden. Die Eisenmangelanämie ist durch entsprechende Substitution zu therapieren.

32.1.4 Enterobiose (Oxyuriose)

Die Enterobiose wird durch den weltweit vorkommenden Wurm Enterobius vermicularis (Madenwurm) hervorgerufen. Er ist rund, von weißlicher Farbe und in Abhängigkeit vom Geschlecht 2–13 mm lang.

Epidemiologie

Werden die embryonierten Eier oral aufgenommen, entstehen nach einer Entwicklungszeit von 35–50 Tagen geschlechtsreife Adulte, die im Dickdarm vorkommen. Etwa 3–6 Wochen nach der Begattung der Weibchen kommt es zur Bildung von Eiern. Zur Ablage dieser wandern nachts die Weibchen aus dem After aus und legen perianal Eier ab und sterben danach (◘ Abb. 32-2).

Das Umherwandern der Madenwürmer führt zu Analjucken, in deren Folge sich der Patient kratzt, und es kann zum einen zur oralen Autoinfektion kommen, zum anderen zur Übertragung auf andere Personen der Umgebung, sodass die Enterobiose insbesondere in Kindergärten und Schulen gehäuft auftreten kann.

Erkrankung

Durch Kratzen in der Analregion können sich entzündliche Reaktionen ausbilden, die auch in den Vaginalbereich übergehen können.

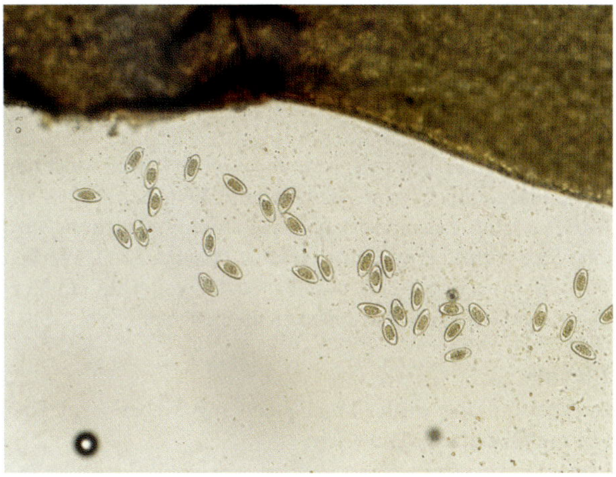

◘ Abb. 32-2. Aus der Geschlechtsöffnung von Enterobius vermicularis austretende Eier

Diagnose

Insbesondere Kinder mit den oben beschriebenen Symptomen sollten untersucht werden. Hierzu ist ein Klarsichtklebestreifen vor der morgendlichen Reinigung auf den After zu kleben, abzuziehen und auf einen Objektträger aufzutragen. Die großen larvenhaltigen Eier sind leicht nachweisbar.

Therapie

Zur Therapie werden als Einmalgabe entweder 100 mg Mebendazol oder 400 mg Albendazol mit hohem Wirkungsgrad angewandt. Ein Problem stellen die Reinfektionen dar. Hierzu ist es notwendig, gründliche hygienische Maßnahmen zu ergreifen, d. h. striktes Händewaschen, Kochen der Leib- und Bettwäsche sowie Behandlung anderer befallener Personen.

32.1.5 Askaridose

Erreger

Die Infektion wird durch den Spulwurm Ascaris lumbricoides ausgelöst. Es sind rundliche, etwa bleistiftdicke 15–40 cm lange Würmer.

Epidemiologie

Der Spulwurm ist weltweit verbreitet. Die im Dünndarm lebenden Würmer produzieren Eier, die mit dem Stuhl ausgeschieden werden. Innerhalb von 1–2 Monaten bildet sich darin eine infektionsfähige Larve. Werden diese embryonierten Eier aufgenommen, schlüpft im Dünndarm die Larve aus, gelangt in die Lunge, durchbohrt die Alveolarwand, wird aufgehustet und abgeschluckt und entwickelt sich dann über 6–10 Wochen zu geschlechtsreifen Adulten. Die dickschaligen Eier sind vor Austrocknung weitgehend geschützt und kontaminieren Lebensmittel und nicht sauber gewonnenes Wasser.

Erkrankung

Die durch die Lunge wandernden Larven führen zu pneumonieähnlichen Symptomen sowie asthmaähnlichen Zuständen. Bei starkem Befall des Gastrointestinaltraktes treten uncharakteristische, wie adominelle Schmerzen, und kolikartige Symptome auf. Durch Einwanderung von adulten Würmern kann es zu Obstruktionen der Gallengänge und des Pankreasgangs kommen.

Diagnostik

Gastrointestinale Beschwerden, insbesondere nach längerem Auslandsaufenthalt, sowie Bluteosinophilie geben Anlass zur Untersuchung. Zur mikroskopischen Stuhluntersuchung wird eine SAF-Anreicherung durchgeführt (▪ Abb. 32-1). Werden keine Eier nachgewiesen, besteht jedoch weiterhin ein Verdacht, sind erneute Stuhlproben zu untersuchen.

Therapie

Zur Behandlung wird einmalig 200 mg Mebendazol oder 400 mg Albendazol verabreicht.

32.2 Gewebenematoden (Trichinellose, Dracunculose, Filariosen)

32.2.1 Trichinellose

Erreger

Die Trichinellose wird durch den Rundwurm Trichinella spiralis verursacht.

Epidemiologie

Die Trichinellose kommt weltweit vor. Neben dem Menschen sind insbesondere Fleisch- und Allesfresser wie Schwein, Wildschwein und Bär Träger des Parasiten. Der Befall des Menschen in Deutschland ist äußerst gering und die Infektion im Wesentlichen im Ausland durch den Verzehr von Fleisch und Fleischprodukten erworben.

Die Infektion des Menschen kommt durch die Aufnahme von rohem oder ungenügend erhitztem Fleisch, insbesondere von Schwein, Wildschwein, Pferd, Bär und Robben zustande. Nach der oralen Aufnahme der eingekapselten Larven werden diese im Dünndarm frei, durchdringen die Darmwand und gelangen auf dem Blut- und Lymphweg in die Muskulatur (▪ Abb. 32-3). Dort kapseln sie sich ab und können nach Monaten bis einem Jahr verkalken. Die Lebensfähigkeit wird mit bis zu 30 Jahren angegeben. Die adulten Stadien im Darm sterben nach einigen Wochen ab.

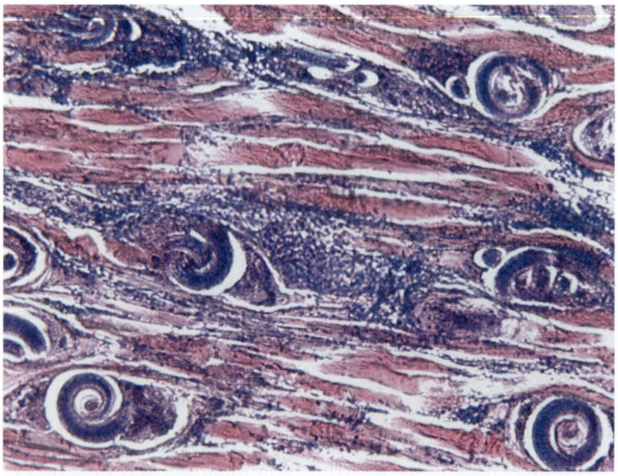

▪ **Abb. 32-3.** Histologisches Präparat (HE-Färbung) der Muskulatur eines Schweines mit eingekapselten Trichinellen (Aufnahme: Dr. Nöckler)

Erkrankung

Der Mensch ist sehr empfänglich für Trichinen. Die Ausbildung eines klinischen Verlaufs hängt von der Menge der aufgenommenen Larven ab. Hohe Larvenzahlen führen innerhalb einer Woche zu einem schweren Krankheitsverlauf mit Mattigkeit, Schlaflosigkeit, Fieber, gastrointestinalen Symptomen. Ab der 2.–4. Woche stellen sich Krankheitszeichen wie Muskelverhärtung, Muskelschmerzen, Heiserkeit, Ödeme, Sehstörungen und Herzveränderungen ein, an denen die Patienten sterben können.

Erkrankung und labordiagnostischer Nachweis einer Trichinellose sind meldepflichtig.

Diagnostik

Das gehäufte Auftreten ähnlicher Krankheitsverläufe im Zusammenhang mit dem Verzehr von rohem Fleisch oder Fleischprodukten sowie eine hohe Eosinophilie können auf eine Trichinellose hindeuten. Bei akuter Erkrankung kann hämolysiertes Blut gefiltert und mikroskopisch auf Trichinellen untersucht werden. In der Phase der Muskeltrichinellose gelingt der mikroskopische Nachweis der Larven in gequetschter oder histologisch aufgearbeiteter Muskulatur. Für den Nachweis von Antikörpern eignen sich der indirekte Immunfluoreszenztest und der Enzymimmunoassay.

Therapie

Es wird Mebendazol über 14 Tage in einer Dosis von 3 mal 20 mg/kgKG verabfolgt, wobei auch eine Reduzierung der verkapselten Larven möglich ist. Albendazol wird ebenfalls angewendet, und zwar über 14 Tage in einer Dosierung von 2-mal 400 mg täglich.

Prävention

Das Fleisch von Haus- und Wildtieren sowie anderen Tieren, die Träger von Trichinen sein können und das dem Genuss von Menschen dient, unterliegt der amtlichen Trichinenschau. Innerhalb der EU ist davon auszugehen, dass untersuchtes Fleisch frei von Trichinen ist.

32.2.2 Dracunculose

Die Infektion wird durch den Medinawurm Dracunculus medinensis hervorgerufen.

Epidemiologie

Der Wurm ist hauptsächlich in den trockenen Gebieten des tropischen Afrika sowie im westlichen Indien und einigen weiteren kleinen Endemiegebieten verbreitet. Die adulten Weibchen leben in der Unterhaut v. a. der Beine und gelangen bis an die Oberfläche der Haut. Hier setzt das Weibchen bei Kontakt mit Wasser Larven ab. Werden diese von Kleinkrebsen aufgenommen, entwickelt sich in ihnen nach etwa 2 Wochen ein infektiöses Larvenstadium. Wird derartiges Wasser verschluckt, gelangen die Larven über den Dünndarm in das Unterhautbindegewebe.

Erkrankung

Etwa ein Jahr nach der Infektion kann es zu uncharakteristischen Symptomen wie Fieber, Übelkeit, Erbrechen und Urtikaria kommen, und an der Stelle, an der der Wurm die Hautoberfläche durchdringt, entsteht zunächst eine kleine Blase, die dann aufplatzen kann. Das Ulkus heilt in der Regel schnell ab, es kann aber auch zu bakteriellen Infektionen kommen.

Diagnostik

Das Krankheitsbild der Dracunculose ist ohne Probleme makroskopisch zu stellen.

Therapie

Seit alters her wird der Wurm durch vorsichtiges Herausziehen entfernt. Hierbei ist darauf zu achten, dass keine Teile im Menschen verbleiben. Zusätzlich können auch Metronidazol in einer Dosierung von 400 mg über 10–20 Tage verabreicht werden.

Prävention

Durch Bekämpfungsprogramme der Weltgesundheitsorganisation ist man einer Ausrottung der Dracunculose nahe gekommen. In den Endemiegebieten ist es zu empfehlen, Trinkwasser entweder abzukochen oder zu filtern.

32.2.3 Filariosen

Erreger

Die Filariosen werden durch verschiedene Nematoden hervorgerufen, die durch Insekten übertragen werden. Im Blut nachweisbare Arten sind im Wesentlichen Wuchereria bancrofti, Brugia malayi und Loa loa. In der Haut ist die Art Onchocerca volvulus am häufigsten.

Epidemiologie

- Im Blut nachweisbare Arten:

Wuchereria bancrofti kommt in den meisten tropischen Ländern vor, während Brugia malayi insbesondere im indisch-malayischen Raum auftritt; Loa loa ist in den tropischen Waldgebieten Afrikas anzutreffen. Die erstgenannten beiden Arten kommen als Adulte im Lymphsystem vor, während Loa loa sich im subkutanen Bindegewebe aufhält.
Die Weibchen produzieren Larven, sog. Mikrofilarien, die im Blut vorkommen. Beim Stich durch spezifische Mückenarten wie Culex, Anopheles, Aedes sowie Bremsen der Gattung Chrysops werden Larven aufgenommen, entwickeln sich über mehrere Stadien bis zur infektionstüchtigen Larve und können dann bei erneutem Stich übertragen werden.

- Die in der Haut lebende Art Onchocerca volvulus kommt v. a. im tropischen Afrika und Amerika vor. Die im subkutanen Gewebe lebenden, zumeist aufgeknäuelten Würmer produzieren Mikrofilarien, die in der Haut nachweisbar sind. Sie werden durch Kriebelmücken (Simulien) übertragen.

Bei der Infektion mit Wuchereria und Brugia kommt es zur Lymphadenitis, Lymphangitis begleitet von Fieber. Es kann zur Ausbildung massiver Ödeme bis hin zur Elephanthiasis kommen. Das Krankheitsbild der Loa-Filariose ist durch die Ausbildung von juckenden Knötchen und später von Anschwellungen (Calabar) und Ödemen gekennzeichnet (▪ Abb. 32-4). Auch dabei kann eine Elephanthiasis entstehen.

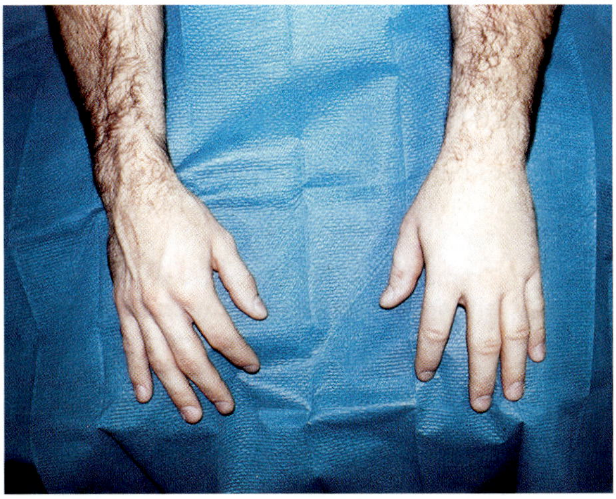

▪ Abb. 32-4. Kalabarschwellung im Bereich des linken Handrückens mit distalem Unterarm und Fingern, verursacht durch Loa loa (Aufnahme: Prof. Löscher)

Bei der Onchocercose steht die Bildung von subkutanen Knoten, in denen sich die Adulten befinden, im Vordergrund. Durch die Mikrofilarien kann es zu einer Dermatitis und Lymphadenopathie kommen. Gefürchtet sind die Veränderungen in den Augen, die zu einer völligen Erblindung führen können.

Diagnostik

Patienten aus Endemiegebieten mit entsprechenden Symptomen sind zu untersuchen. Hierzu sind Blutausstriche und dicke Tropfen anzufertigen, und zwar sollte die Blutabnahmezeit bei den Gattungen Wuchereria und Brugia zwischen 22.00 und 24.00 Uhr und bei Loa in der Mittagszeit liegen. Nach Giemsa-Färbung sind die Mikrofilarien leicht nachweisbar. Es können aber auch andere Verfahren wie die Mikrohämatokritmethode, die Membranfiltration oder eine Knott-Anreicherung durchgeführt werden. Die Differenzierung der Arten ist aufgrund morphologischer Merkmale möglich.

Bei Verdacht auf Onchocercose sind mm-große Hautstückchen abzunehmen (»skin snip«) und diese nach Zusatz von physiologischer Kochsalzlösung mikroskopisch auf Mikrofilarien zu untersuchen.

Eine Diagnostik der genannten Filariosen ist auch serologisch mittels indirektem Immunfluoreszenztest und Enzymimmunoassay möglich.

Therapie

Bei den im Blut vorkommenden Filarien ist Diaethylcarbamazin wirksam. Es kann in einer Dosis von 72 mg/kgKG (Wuchereria) oder 36 mg/kgKG (Brugia) gegeben werden. Im Fall der Loa-Infektion werden von dem Mittel 3-mal täglich 2 mg/kgKG zunächst über 3 Wochen verabfolgt. Mit erheblichen Nebenwirkungen durch die abgestorbenen Filarien muss gerechnet werden. Im Fall der Onchocercose hat sich die einmalige Gabe von 100–200 mg/kgKG Ivermectin sehr bewährt.

Prävention

Hierbei ist auf die Minderung von Stichen übertragender Insekten zu achten, Infektionen bei Touristen kommen jedoch selten vor. Die Bekämpfung der Filariosen geschieht durch die großflächige Anwendung von Insektiziden sowie v. a. durch die chemotherapeutische Behandlung der Bewohner von Endemiegebieten.

32.3 Trematoden (Schistosomiasis und andere Erkrankungen durch Egel)

32.3.1 Schistosomiasis (Bilharziose)

Erreger

Die Schistosomiasis oder Bilharziose wird durch verschiedene Arten von Schistosoma verursacht. Auslöser der intestinalen Schistosomiasis sind v. a. die Gattungen Schistosoma mansoni und Schistosoma japonicum. Bei der urogenitalen Schistosomiasis ist Schistosoma haematobium der Erreger.

Epidemiologie

Die Arten Schistosoma mansoni und Schistosoma japonicum leben als adulte Stadien v. a. in Mesenterialvenen. Durch ulzerative Prozesse gelangen die Eier dieser beiden Arten in den Stuhl. Schistosoma haematobium lebt als adultes Stadium in dem Venenplexus v. a. der Harnblase, damit gelangen die Eier in den Harn. Stuhl und Harn werden in den Endemiegebieten häufig am oder im Wasser abgesetzt oder gelangen durch Regengüsse in Süßgewässer. Aus den Eiern schlüpfen Wimperlarven (Mirazidien).

Diese frei schwimmenden Stadien leben 24 h und müssen in dieser Zeit auf die entsprechenden Zwischenwirtschnecken treffen. Das sind die Schneckenarten Biomphalaria für Schistosoma mansoni, Oncomelania für Schistosoma japonicum und Bulinus für Schistosoma haematobium. In diesen Schnecken kommt es zu einer ungeschlechtlichen Vermehrung des Parasiten, und nach 4–7 Wochen verlassen diese die Schnecke in Form von Gabelschwanzlarven (Zerkarien). Diese Larven leben 48 h und müssen auf den Endwirt (Mensch) treffen. Dort dringen sie perkutan ein und werfen den Schwanzteil ab. Sie wandern als sog. Schistosomula über das Herz und die Lunge zu den oben genannten Venenkomplexen. Nach 6–12 Wochen sind die Adulten ausgebildet und produzieren Eier.

Voraussetzung für die Verbreitung des Parasiten ist, dass Stuhl und Harn in Süßgewässer kommen, in denen sich die entsprechenden Zwischenwirtschnecken befinden. Durch Kontakt mit Wasser (Baden, Waschen) wird der Parasit übertragen. Besondere Bedeutung für die Prävalenz des Parasiten hat der Bau von Bewässerungssystemen, die zu einer erheblichen Verbreitung der Parasitose beitragen.

Erkrankung

Die Schwere der Erkrankung hängt sowohl von der Anzahl der Parasiten als auch vom Immunstatus des Wirtes ab. Nach Eindringen der Gabelschwanzlarven kann es zu einer Zerkariendermatitis kommen. 1–2 Monate danach treten weitere Symptome auf wie Fieber, Mattigkeit, Kopf- und Gliederschmerzen, Urtikaria (Katajama-Syndrom). Das akute Krankheitsstadium

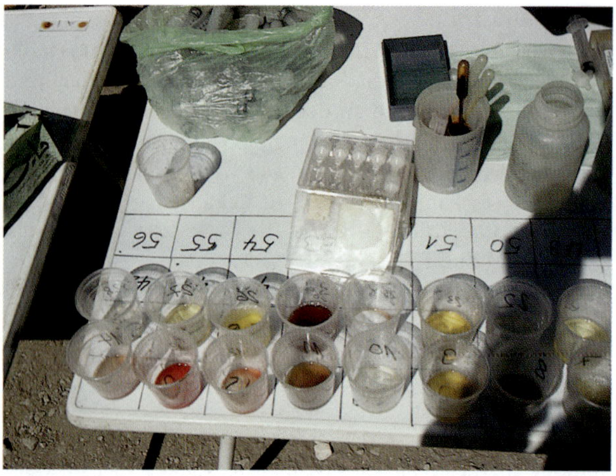

Abb. 32-5. Harnproben, teils mit Hämaturie, von Schulkindern im Jemen

geht danach in das chronische über, wobei verschiedene Verlaufsformen zu unterscheiden sind. Bei der Darmbilharziose, ausgelöst durch Schistosoma mansoni, Schistosoma japonicum, mitunter auch Schistosoma haematobium, steht eine Kolitis mit flüssigen Stühlen sowie Blut- und Schleimbeimengungen im Vordergrund. Später kommt es dann zu fibrösen Veränderungen des Darms und Mesenteriums.

Bei der Leber-Milz-Bilharziose (Schistosoma mansoni, Schistosoma japonicum) stehen die Leber- und Milzschwellung sowie portale Stauung und Aszites im Vordergrund. Bei der Blasenbilharziose (Schistosoma haematobium) kommt es v. a. zu einer Hämaturie, einer Knötchenbildung in der Harnblasenwand, zu fibrösen Veränderungen und Fisteln der harnableitenden Wege (Abb. 32-5). Bakterielle Infektionen und ein Blasenkarzinom können hinzukommen.

Diagnostik

Patienten mit den oben beschriebenen Symptomen nach Aufenthalt in den Endemiegebieten sollten auf Schistosomiasis untersucht werden. Bei einem Verdacht auf Darm-Leber-Bilharziose ist Stuhl zu untersuchen. Mittels SAF-Anreicherung können die Eier nachgewiesen oder ein Mirazidienschlüpfverfahren angewendet werden. Bei Verdacht auf Blasenbilharziose ist Harn, insbesondere um die Mittagszeit, zu untersuchen. Die Eier können im Sediment nachgewiesen werden. Als weitere Möglichkeiten der Untersuchung auf Bilharziose stehen für den Antikörpertest ein ELISA, Immunfluoreszenz- oder Hämagglutinationstest zur Verfügung. Auch Biopsiematerial aus der Blasen- oder Rektumschleimhaut kann histologisch untersucht werden.

Therapie

Patienten, bei denen Schistosomaeier bzw. Antikörper nachgewiesen wurden, sind zu behandeln. Hierzu eignet sich v. a. Praziquantel in einer einmaligen oralen Gabe von 40 mg/kgKG. Bei Befall mit Schistosoma japonicum ist eine 3-malige Gabe von 20 mg/kgKG an einem Tag zu empfehlen.

Prävention

In den Endemiegebieten ist es notwendig, sauberes Leitungswasser zur Verfügung zu stellen, den Bau von Toiletten zu fördern sowie gesundheitliche Aufklärung durchzuführen. Touristen aus Europa ist zu raten, nicht in Süßgewässern, ausgenommen Swimmingpools, zu baden.

32.3.2 Andere Trematoden

Unter den zahlreichen Egelarten, die im Menschen parasitieren können sind einige von größerer Bedeutung.

In den Gallengängen parasitieren die weitverbreiteten großen und kleinen Leberegel (Fasciola, Dicrocoelium), verschiedene Arten von Opisthorchis und in Ost- und Südostasien der Leberegel des Menschen Clonorchis. In Ostasien, Südasien, Zentral- und Westafrika sowie in Lateinamerika ist der Lungenegel Paragonimus verbreitet. Der Riesendarmegel (Fasciolopsis) kommt v. a. in Südzentralasien, Südostasien, Ostasien und im Pazifikraum vor.

Die genannten Egel haben ebenfalls wie Schistosoma Schnecken als Zwischenwirte. Die Infektion des Menschen kommt, je nach Gattung, durch den Verzehr kontaminierten Gemüses bzw. Fisch- oder Krebsfleisches zustande. Die Symptome entsprechen im Wesentlichen dem Sitz der Parasiten im Menschen. Die Diagnostik geschieht durch den Nachweis der entsprechenden Eier.

Therapeutisch kommt v. a. Praziquantel zur Anwendung. Zur Prävention ist auf die Risiken beim Verzehr von Gemüse bzw. Krebs- oder Fischfleisch hinzuweisen.

Eine besondere Form der Trematodeninfektion beim Menschen ist die sog. Badedermatitis, die bei uns verbreitet auftritt. Diese wird durch Schistosomaarten, deren Endwirte Vögel sind, ausgelöst. Die im Wasser vorhandenen Zerkarien dringen in die Haut ein, führen zu entsprechenden allergischen Reaktionen und sterben dann ab. Auf das Baden in Gewässern mit bekanntem Auftreten der Dermatitits sollte daher verzichtet werden.

32.4 Zestoden (Bandwürmer)

Erreger

Bandwürmer besitzen einen Kopf (Skolex) mit Haftorganen wie Hakenkränzen, Sauggruben oder Saugnäpfen, daran schließt sich ein Halsteil an, aus dem die Glieder (Proglottiden) sprossen. Diese enthalten keine Verdauungsorgane, aber Geschlechtsorgane und somit Bandwurmeier. Die Größe der Würmer kann von 5 cm bis zu 20 m betragen. Der Mensch ist v. a. Träger des Rinderbandwurms (Taenia saginata), des Schweinebandwurms (Taenia solium), des Fischbandwurms (Diphylobothrium latum) und des Zwergbandwurms (Hymenolepis nana).

Der Mensch kann aber auch nur Träger von ungeschlechtlichen Entwicklungsstadien von Bandwürmern sein. In diesem Fall fungiert er als Zwischenwirt. Echinoccocus granulosus vermehrt sich in Form von Zysten, und Echinococcus multilocularis wächst turmorartig.

Epidemiologie

Die genannten Bandwurmarten sind weltweit verbreitet, in Deutschland tritt v. a. der Rinderbandwurm auf, während der Schweinebandwurm nur sehr selten nachgewiesen wird. Leben Bandwürmer als Adulte im Darm des Menschen, werden mit dem Stuhl eihaltige Proglottiden oder Eier ausgeschieden. Als Zwischenwirte fungieren für Taenia saginata das Rind und für Taenia solium das Schwein. In deren Muskulatur entwickeln sich Larven (auch Finnen), die nach Verzehr rohen Fleisches auf den Menschen übergehen. Im Menschen können sich in verschiedenen Organen auch Larven von Taenia solium entwickeln (endogene Autoinfektion).

Zwischenwirt für den Fischbandwurm sind sowohl Kleinkrebse als auch Fische (Fischfleischverzehr). Beim Zwergbandwurm kann der Mensch zugleich End- und Zwischenwirt sein. Eine Autoinfektion ist möglich, und eine Übertragung kann auch durch den zufälligen Verzehr larventragender Zwischenwirte (Flöhe und andere Insekten) erfolgen.

Für die beiden Bandwurmarten Echinococcus granulosus und Echinococcus multilocularis sind insbesondere Hunde bzw. Füchse Endwirte, und der Mensch fungiert als Zwischenwirt. Die Infektion kommt durch die Aufnahme von Eiern aus der Umwelt (Kontakt mit Hunden und Füchsen sowie Waldfrüchten, die mit Fuchslosung kontaminiert sind) zustande. Der Parasit kommt in Gesamtdeutschland vor, mit besonders hoher Verbreitung in der Schwäbischen Alb.

Erkrankung

Die klinische Bedeutung adulter Bandwürmer ist gering. Im Wesentlichen stellen sie für den Menschen Nahrungskonkurrenten dar. Gelegentlich kann es zu Appendizitis, Cholezystitis oder Pankreatitis durch in die Ausführungsgänge einwandernde Proglottiden kommen. Im Fall einer Infektion mit Taenia solium können aus den Eiern schlüpfende Larven auch im Sinne einer Autoinfektion durch die Darmwand hindurchdringen, in die Blutbahn und damit in verschiedene Organe, z. B. unter die Haut, ins Auge oder ins Gehirn, einwandern und die entsprechenden klinischen Erscheinungen (Zystizerkose) verursachen.

Eine große klinische Bedeutung hat der Befall mit Echinococcus granulosus und E. multilocularis. Die Schwere der Erkrankung hängt von der Echinokokkenart, dem Sitz und der Wachstumsgeschwindigkeit der Prozesse ab (Abb. 32-6). Am häufigsten kommt es zur Leberechinokokkose, bei der eine Lebervergrößerung, Oberbauchbeschwerden und Icterus auftreten. Ein Befall der Lunge ist zumeist ein Zufallsbefund. Durch Platzen von Echinokokkenzysten (Echinococcus granulosus)

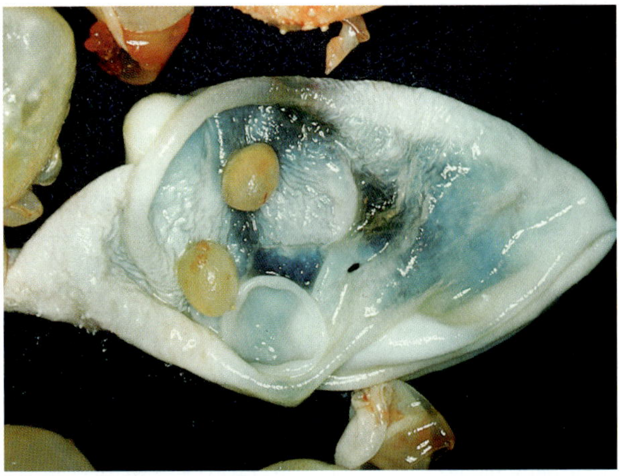

Abb. 32-6. Eröffnete Zyste von E. granulosus, mehrere Tochterzysten enthaltend

können allergische Reaktionen auftreten. Lebensbedrohend kann v. a. der Echinococcus-multilocularis-Befall sein, da es zu ungehemmt wachsenden tumorösen Prozessen kommt, die nicht selten zum Tode führen.

Diagnose

Bei Verdacht auf den Befall mit adulten Bandwürmern ist Stuhl auf Proglottiden zu untersuchen. An ihnen und ggf. am Bandwurmkopf sind die verschiedenen Arten zu unterscheiden. Freie Eier sind nicht immer im Stuhl nachzuweisen, ggf. kann eine SAF-Anreicherung vorgenommen werden.

Personen mit Erkrankungen der Leber oder Raumforderung in der Leber oder anderen Organen können auf Echinokokkose untersucht werden. Hierzu sind serologische Tests (Immunfluoreszenz, Hämagglutination, ELISA) vorzunehmen. Mittels ELISA-Tests ist auch eine Differenzierung der beiden Arten möglich. Ein Direktnachweis des Parasiten ist möglich durch die Untersuchung von Zystenflüssigkeit mittels PCR oder durch mikroskopischen Nachweis der Larven (Protoskolizes) bzw. der germinativen Membran der Zystenwand.

Der labordiagnostische Nachweis einer Echinokokkose sind meldepflichtig.

Therapie

Zur Behandlung des Befalls mit adulten Bandwürmern werden Niclosamid oder Praziquantel oral angewandt. Im Fall der Zystizerkose hat sich Albendazol bewährt. Bei der Echinokcokkose ist die Radikaloperation die Methode der Wahl. Ist diese nicht möglich oder kam es zum Platzen einer Zyste, ist eine Langzeittherapie mit Albendazol oder Mebendazol angeraten. Eine Chemotherapie kann bei Echinococcus multilocularis-Befall zu einer klinischen Besserung und einer Hemmung des Parasitenwachstums führen, bei Echinococcus granulosus werden Rückbildungen der Prozesse beobachtet.

Prävention

Zur Prävention gegenüber Rinder-, Schweine- oder Fischbandwurm ist eine sichere Beseitigung von Stuhl bzw. Abwässern notwendig. Durch die Vermeidung des Verzehrs rohen Fleisches von Rind, Schwein bzw. Fisch kann den entsprechenden Infektionen vorgebeugt werden. Im Fall des Zwergbandwurms spielt die persönliche Hygiene eine besondere Rolle.

In Bezug auf eine Echinokokkose ist der Kontakt zu Hunden im Ausland zu meiden. Es sollten in den Endemiegebieten für den Fuchsbandwurm keine rohen Waldfrüchte genossen werden.

32.5 Viszerale Larva migrans und andere ungewöhnliche Helmintheninfektionen

Das Syndrom Larva migrans cutanea ist in den vorigen Abschnitten behandelt worden. Ein typischer Vertreter der Larva migrans visceralis ist die Gattung Toxocara. Eine Übergangsform zwischen subkutanem und viszeralem Syndrom sind die Gnathostomen. Als weitere ungewöhnliche Helmintheninfektionen werden hier besprochen: Angiostrongylus und Anisacis. Informationen über weitere bei uns mehr oder weniger ungewöhnliche Helmintheninfektionen sind der Spezialliteratur zu entnehmen.

32.5.1 Toxocara

Erreger

Toxocara canis und Baylisascaris procyonis sind Spulwurmarten von Hund bzw. Waschbär, die auch auf den Menschen übergehen können.

Epidemiologie

Hunde und Waschbären können mit dem Kot Eier der beiden Spulwurmarten Toxocara canis bzw. Baylisascaris procyonis ausscheiden. Unter günstigen Bedingungen wie Feuchtigkeit und Wärme kann sich innerhalb von mindestens 2 Wochen eine infektiöse Larve in den Eiern entwickeln. Nach oraler Aufnahme und Auflösung der Eihüllen im Magen-Darm-Trakt wird die Larve frei und wandert, nach Durchdringen der Darmwand, auf dem Blutweg in verschiedene Organe. Der Mensch ist nichtspezifischer, sog. paratenischer Wirt. Es kommt daher nicht zu einer weiteren Entwicklung der Spulwurmlarven hin zu adulten Würmern.

Erkrankung

Serologische Untersuchungen belegen, dass die Infektion mit Toxocara beim Menschen häufig ist (2–45%). Im Gegensatz dazu besteht wesentlich seltener eine klinische Symptomatik, eine Toxocariasis. Diese ist v. a. durch Fieber, Husten, abdominelle Schmerzen, Milz- und Leberschwellung gekennzeichnet. Sehr häufig kann eine Eosinophilie festgestellt werden. Ein seltenes Phänomen ist der Befall des Auges, bei dem es zur Endophthalmitis und Uveitis kommen kann.

Diagnostik

Insbesondere bei Kindern sollte auch an eine Toxocariasis gedacht werden. Differenzialdiagnostisch einzubeziehen sind Kinder mit Beeinträchtigung der Atmung, Wachstumsstörung, Anämie, abdominalen Schmerzen, Hepato- und Splenomegalie, einer generalisierten Lymphadenopathie sowie einer Eosinophilie.

Der direkte Nachweis von wandernden Larven ist in der Regel nicht möglich. Diagnostisch wird daher ein ELISA-Test aus exkretorisch-sekretorischem Antigen verwendet. Wegen der häufigen Verbreitung dieser Spulwurminfektion kann aus einem Nachweis spezifischer Antikörper nicht der Schluss gezogen werden, dass eine Toxocariasis vorliegt. Entsprechende klinische Symptome, eine Eosinophilie und ein erhöhter IgE-Spiegel geben jedoch einen Hinweis, dass es sich um eine Infektion mit Spulwurmlarven handeln kann.

Therapie

Zur Chemotherapie können Albendazol (2-mal 400 mg täglich über 2–4 Wochen) oder Diaethylcarbamazin (6–9 mg/kg täglich über 2–3 Wochen) gegeben werden. Entzündliche Reaktionen können durch die zusätzliche Gabe von Kortikosteroiden zurückgedrängt werden. Die Heilungschancen nach Chemotherapie sind nicht sicher zu belegen, es kommt jedoch nach Monaten oder Jahren zu einem Absterben der Larven und damit zu einem langsamen Verschwinden der Symptome.

Prävention

Die wichtigste Prävention ist die regelmäßige Behandlung und ggf. Entwurmung der Hunde, der hygienische Umgang mit

Hunden, insbesondere Welpen, sowie das Fernhalten der Hunde von Sandspielkästen sowie der mindestens jährliche Austausch des Sandes in diesen Kästen.

32.5.2 Gnathostoma

Erreger
Gnathostomaarten gehören zu den Nematoden, die im Menschen als Larven wandern.

Epidemiologie
Gnathostoma lebt in der Magenwand von Hunden- und Katzenarten. Gelangen die mit dem Kot ausgeschiedenen Eier in Gewässer, schlüpfen die Larven aus und werden von Kleinkrebsen aufgenommen. Als weitere Zwischenwirte fungieren Fische, Amphibien, Reptilien und Vögel. In der Muskulatur dieser Tiere persistieren die Larven, bis sich der Zyklus über die katzen- und hundeartigen Raubtiere schließt. Nach oraler Aufnahme rohen oder ungenügend erhitzten Fleisches der oben genannten Zwischenwirte kann sich auch der Mensch infizieren.

Erkrankung
Die oral aufgenommenen Larven durchdringen die Magenwand und können nun zum einen zu einem Larva-migrans-cutanea-Syndrom führen, das v. a. durch Ödeme gekennzeichnet ist, oder zu einem viszeralen Larva-migrans-Symptom, bei dem die Ausbildung von Krankheitserscheinungen von der Zahl der aufgenommenen oder eingedrungenen Larven abhängt. Häufigste Symptome sind abdominelle und thorakale Schmerzen, Atemstörung, Hämoptysen und Hämaturie. Selten kann es auch zu einer zerebralen Gnathostomiasis kommen.

Diagnostik
Der direkte Nachweis von Larven gelingt nur selten, daher sollte mittels ELISA auf Antikörper untersucht werden.

Therapie
Zur Anwendung kommt Albendazol in einer Dosierung von 400 mg täglich über 3 Wochen.

Prävention
Gnathostoma ist hauptsächlich in Südostasien verbreitet. Dort sollte möglichst der Verzehr von rohem oder ungenügend erhitztem Fleisch von Fischen, Fröschen, Vögeln, Reptilien und Amphibien vermieden werden.

32.5.3 Angiostrongylus

Erreger
Angiostrongylus costaricensis und Angiostrongylus cantonensis sind Nematoden, die in Blutgefäßen von Ratten vorkommen und auf den Menschen übergehen können.

Epidemiologie
Angiostrongylus costaricensis kommt in Südamerika vor, während Angiostrongylus cantonensis in Südostasien, in Ostasien im pazifischen Raum verbreitet ist. Ratten scheiden mit dem Kot Larven der genannten Arten aus. Schnecken nehmen sie auf, und es kommt zu einer weiteren Entwicklung. Bei Angiostrongylus costaricensis werden die infektiösen Larven von den Schnecken ausgeschieden und kontaminieren Wasser, Boden, Pflanzen, also auch Nahrungsmittel. Der Mensch infiziert sich dann durch den Verzehr von rohen Salaten und Gemüsen. Im Fall von A. cantonensis geschieht die Infektion des Menschen durch den Verzehr roher oder ungenügend erhitzter Schnecken, Krebse und anderer möglicher Wirte, aber auch durch kontaminiertes Gemüse.

Erkrankung
Im Fall von A. costaricensis dringen die Larven in das Lymph- und Mesenterialvenensystem ein und führen dort zur Bildung von Granulomen. Die Ausbildung uncharakteristischer abdomineller Beschwerden sind die Folge. Auch im Fall von A. cantonensis entstehen uncharakteristische abdominelle Beschwerden (abdominale Angiostrongyliasis). Die Larven dringen in das Zentralnervensystem ein, wobei die Ausbildung klinischer Symptome (zentralnervöse Angiostrongyliasis) von der Anzahl der aufgenommenen Larven abhängt. Im Wesentlichen kommt es dabei zu Kopfschmerzen, Nausea und Erbrechen.

Diagnostik
Im Fall von A. costaricensis kommt es zwar zur Ausbildung von Adulten, jedoch nicht zu einer Ausscheidung von Larven oder Eiern mit dem Stuhl. Bei A. cantonensis ist der Nachweis von Larven im Liquor eine Ausnahme. Bei beiden Infektionen kann daher im Wesentlichen ein Nachweis spezifischer Antikörper versucht werden.

Therapie
Über die Wirksamkeit der üblichen Anthelminthika liegen keine gesicherten Befunde vor, sodass in der Regel nur eine symptomatische Therapie versucht werden kann.

Prävention
In den Endemiegebieten sollte auf den Verzehr roher Salate, Gemüse sowie von Schnecken, Fischen, Krabben und anderem Tieren verzichtet werden.

32.5.4 Anisakis

Erreger
Unter den Spulwürmern gehören zu der Unterfamilie Anisakinae verschiedene Gattungen.

Epidemiologie
Die Anisakinae leben im Darmkanal von Meeressäugern (Endwirt), als Zwischenwirte können alle Seefische und Garnelen fungieren. Werden diese wiederum von Meeressäugern aufgenommen, schließt sich der Kreislauf. Nimmt der Mensch durch den Verzehr rohen oder ungenügend erhitzten Fischfleisches (z. B. Sushi) Larven auf, so entwickeln diese sich im Magen-Darm-Kanal aber nicht bis zur Geschlechtsreife. Fischfleisch ist sehr häufig von Wurmlarven befallen, ohne dass es zu einer Veränderung des Fleisches kommt. Eine ungenügende Salzung führt nicht zum Absterben der Larven, jedoch überleben sie höhere Salzkonzentrationen sowie Heißräucherung nicht.

Erkrankung

Das Krankheitsbild (Heringswurmkrankheit), das entstehen kann, ist uncharakteristisch. Abdominelle Beschwerden mit Gastroenteritis, teils mit Durchfall, Erbrechen und leichtem Fieber, können als Symptome auftreten.

Diagnose

Die genannten Symptome sowie eine Eosinophilie und Leukozytose können auf eine Anisakiasis hindeuten. Durch eine Gastro- bzw. Duodenoskopie können mitunter die Larven nachgewiesen werden. Auch im histologischen Material von Dünndarmbiopsat gelingt gelegentlich der Nachweis von Larven. Auch Antikörpertests (ELISA) sind möglich.

Therapie

Da es nicht zur Entwicklung von Adulten kommt, ist die Infektion zumeist selbstlimitierend. Wirksame Anthelminthika sind nicht bekannt.

Prophylaxe

Durch Erhitzen, Gefrieren und starkes Salzen der Fische bei der industriellen Verarbeitung kommt es zu einer Verringerung bzw. zur Abtötung infektiöser Larven. Auch im Haushalt kann durch das Braten oder Kochen von Fisch sowie durch den Verzicht auf den Verzehr rohen, unbehandelten Fischfleisches eine Anisakisinfektion vermieden werden.

Fazit für die Praxis

- Infektionen mit Helminthen treten v. a. bei Langzeittouristen oder Ausländern auf.
- Je nach Parasitenart kann es zu sehr unterschiedlichen Krankheitsbildern kommen. Der Befall des Darms verläuft bei unseren Patienten in der Regel symptomlos. Hautveränderungen, Veränderungen innerer Organe können ebenfalls durch Helminthen ausgelöst werden.
- Zunächst sollte versucht werden, Parasiten direkt im Untersuchungsmaterial nachzuweisen, für bestimmte Helmintheninfektionen stehen auch indirekte, d. h. serodiagnostische Verfahren zur Verfügung.
- Meldepflichtig sind die Erkrankung und der labordiagnostische Nachweis einer Trichinellose sowie nur der labordiagnostische Nachweis einer Echinokokkose.

Literatur zu Kap. 32

Bundesinstitut für gesundheitlichen Verbraucherschutz und Veterinärmedizin, Robert-Koch-Institut (1999) Trichinellose, Erkennung, Behandlung und Verhütung, Merkblatt für Ärzte Stand 13.08.1999. Bundesgesundheitsbl 42: 893–896

Burkhardt F (Hrsg) (1992) Mikrobiologische Diagnostik. Thieme, Stuttgart New York, S 9–452

Janitschke K, Kimmig P, Seitz HM, Frosch M, Groß U, Hlobil H, Reiter-Owona I (1998) In: Parasitosen. Qualitätsstandards in der mikrobiologisch-infektiologischen Diagnostik. MiQ 4. Fischer, Stuttgart, S 9–85

Jordan P, Webbe G, Sturrock F (1993) Human schistosomiasis. CAB International, Wallingford Oxon

Kern P, Reuter S, Buttenschoen K, Kratzer W (2000) Diagnostik der zystischen Echinokokkose. Dtsch Med Wochenschr 125: 20–24

Kern P, Reuter S, Buttenschoen K, Kratzer W (2000) Therapie der zystischen Echinokokkose. Dtsch Med Wochenschr 126: 51–54

Kociecka W: Trichinellosis (2000) Human disease, diagnosis and treatment. Vet Parasit 93: 365–383

Lang W, Löscher T (Hrsg) (2000) In: Tropenmedizin in Klinik und Praxis. Thieme, Stuttgart New York, S 9–204

Melhorn H, Eichenlaub D, Löscher T, Peters W (1995) Diagnostik und Therapie der Parasitosen, 2. Aufl. Fischer, Stuttgart, Bd 1: S 1–667, Bd 2: S. 1–678

Peters W, Gilles HM (1989/1991) In: A colour atlas of tropical medicine & parasitology, 3rde edn. Wolfe, London

Robert-Koch-Institut, Bundesinstitut für gesundheitlichen Verbraucherschutz und Veterinärmedizin (1997) Echinokokkose, Erkennung, Verhütung und Bekämpfung, Merkblatt für Ärzte. Bundesgesundheitsblatt 40: 104–106

Robert-Koch-Institut, Bundesinstitut für gesundheitlichen Verbraucherschutz und Veterinärmedizin (2000) Erkennung, Behandlung, Verhütung und Bekämpfung der Rinder Bandwurm Infektion beim Menschen. Bundesgesundheitsblatt 43: 650–652

Ektoparasiten

J. Ackermann-Simon, P.K. Kohl

Ektoparasitosen sind Dermatosen, die durch Parasiten hervorgerufen werden, die auf der Hautoberfläche oder in der oberen Epidermis, im Stratum granulosum und Stratum corneum, verbleiben und dort zu Krankheitserscheinungen führen. Die in Europa wichtigsten Erkrankungen sind Infestationen mit Läusen (*Pedikulose)* und mit Milben. Unter den Milbenerkrankungen stellt die *Skabies* (Krätze) die häufigste Erkrankung dar. Seltener sind andere Milbenerkrankungen wie die *Trombidiose* (Erntekrätze) und die *Cheyletiellosis.*

In Mitteleuropa kommen Ektoparasitosen, die durch Larven hervorgerufen werden, selten vor und treten insbesondere bei Touristen auf, die von Fernreisen zurückkehren. Darunter sind die kutane Larva migrans, die durch Larven der Faden- und Hakenwürmer verursacht wird, sowie die Myiasis, die durch Fliegenlarven hervorgerufen wird, von klinischer Bedeutung.

33.1 Pedikulose

Erreger

Bei der Pedikulose unterscheidet man 3 Erregerarten:

- Pediculus capitis – Kopflaus,
- Pediculus vestimentorum – Kleiderlaus,
- Pediculus pubis – Filzlaus.

Läuse gehören zu den Insekten. Sie verfügen über 3 Paar Beine mit scharfen Krallen, mit denen sie sich an den Haaren (Pediculosis capitis bzw. pubis) oder der Wäsche (Pediculosis vestimentorum) festhalten. Hier legen die Weibchen ihre Eier, oder auch Nissen genannt, ab, die zur Geschlechtsreife heranwachsen.

Läuse ernähren sich durch Biss und Saugen von Blut. Dabei injizieren sie Speichel in die Haut des Wirtes, wodurch die Hautveränderungen ausgelöst werden (Chosidow 2000). Erwachsene Läuse können nur etwa 3 Tage ohne Nahrung, die Nissen hingegen ca. 10 Tage ohne Kontakt zum menschlichen Körper überleben.

Epidemiologie und Ausbreitung

Bei der Pedikulose handelt es sich um weltweit verbreitete Krankheiten, die von Mensch zu Mensch übertragen werden. Darunter stellt die Pediculosis capitis die häufigste Variante dar. Es ist jährlich von Hunderten von Millionen Erkrankungsfällen weltweit auszugehen. Da nur wenige epidemiologische Studien existieren, wird die Häufigkeit der Pedikulose besonders in den entwickelten Ländern vermutlich unterschätzt.

Insgesamt ist ein Anstieg der Prävalenz der Pediculosis capitis zu verzeichnen. Es werden insbesondere Kinder und deren Mütter aller sozioökonomischen Schichten befallen. Es kommt nicht selten zu Epidemien in Kindergärten oder Schulen. Die Erkrankungsraten bei Schulkindern variieren international von 3,7–49%. Interessanterweise werden in den USA Kinder schwarzer Hautfarbe seltener befallen als Kinder weißer Hautfarbe, was durch die unterschiedliche Haarbeschaffenheit und -dichte erklärt wird. Dabei wird bevorzugt zylindrisches Haar befallen (Chosidow 2000).

Über die Ausbreitung der *Pediculosis capitis* existieren nur wenig Daten mit z. T. widersprüchlichen Ergebnissen. Vermutlich erfolgt sie überwiegend durch Kopf-zu-Kopf-Kontakt. Es wird jedoch auch eine Übertragung durch statische Elektrizität der Haare, Wind sowie das gemeinsame Benutzen von Mützen, Handtüchern oder Kämmen diskutiert (Bundesgesundheitsblatt 1998; Speare u. Buettner 2000; Burkhart u. Burkhart 2000).

Die *Pediculosis pubis* hingegen wird meist durch Geschlechtskontakt übertragen und geht nicht selten mit anderen sexuell übertragbaren Infektionen einher. Kinder infizieren sich mit Pediculus pubis meist durch befallene Eltern. Eine Übertragung erfolgt in diesen Fällen über Körperkontakt, aber auch über befallene Kleidung, Handtücher oder Bettwäsche (Chosidow 2000; Petzoldt u. Gross (2000).

Die *Pediculosis vestimentorum* ist in geordneten sozialen Verhältnissen nur selten anzutreffen. Sie tritt insbesondere bei Obdachlosen oder in Flüchtlingsnotunterkünften auf, wenn Kleidung nicht regelmäßig gewechselt und gewaschen werden kann. Insbesondere in diesen Patientenkollektiven treten die unterschiedlichen Läusearten mitunter gleichzeitig auf (Chosidow 2000).

Klinik

Leitsymptom aller Formen der Pedikulose ist der Juckreiz an den Prädilektionsstellen (Chosidow 2000). Prädilektion der *Pediculosis capitis* ist das Kapillitium. Scham- und Barthaare sind nur selten befallen. An den Haaren kleben knospenartig die weißlichen Nissen. Durch den Biss der Läuse entstehen erythematöse, urtikarielle Papeln. Diese werden durch den starken Juckreiz häufig aufgekratzt, wodurch insbesondere im Nacken das charakteristische Läuseekzem entsteht. Es besteht aus roten Papeln, die exkoriiert und häufig bakteriell superinfiziert sind. Bei bakterieller Superinfektion imponieren zusätzlich Krusten und ein Verfilzen der Haare. (s. Abb. 33-1). Eine reaktive Lym-

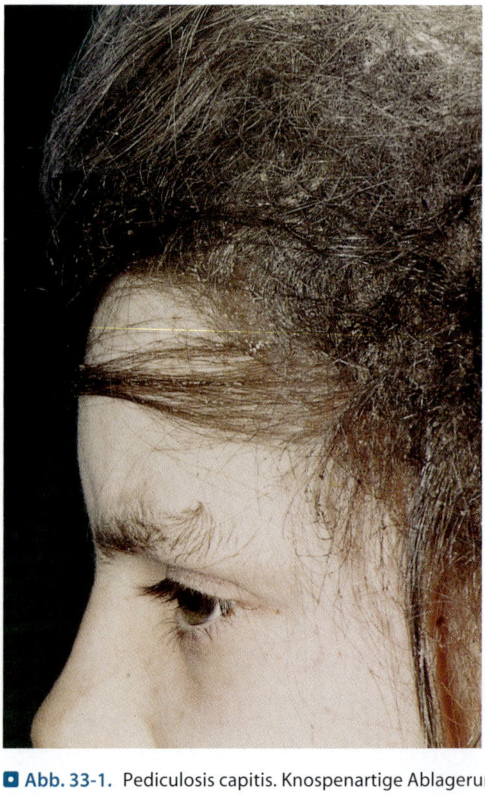

Abb. 33-1. Pediculosis capitis. Knospenartige Ablagerung von Nissen an den Haaren

phadenopathie okzipital und zervikal kann begleitend hinzutreten.

Differenzialdiagnostisch muss an ein Kontaktekzem, eine Psoriasis capitis und an eine Impetigo contagiosa gedacht werden (Chosidow 2000; Bundesgesundheitsblatt 1998).

Bei der *Pediculosis pubis* werden bevorzugt der Genitoanalbereich, die Schambehaarung und die Achselbehaarung befallen. Bei ausgedehnterem Befund können auch Brust- und Bauchhaare involviert sein. Bei Kindern findet sich häufig ein Befall der Wimpern und Augenbrauen. Der Juckreiz bei der Pediculosis pubis ist häufig geringer ausgeprägt als bei der Pediculosis capitis. Charakteristisch für die Pediculosis pubis sind die durch Biss entstehenden *Maculae coeruleae*. Diese imponieren als unscharf begrenzte bläuliche bis gräuliche, linsengroße Flecken auf der Haut (Petzoldt u. Gross 2000; European guidelines for the Management of Pediculosis Pubis (2001).

Der Biss von *Pediculus vestimentorum* führt zu Rötung und Entstehung von urtikariellen Papeln und Knoten, die sehr stark jucken. Es kann das gesamte Integument befallen sein. Klinisch entsteht die sog. Vagantenhaut *(Cutis vagantium)*. Hier imponieren neben den genannten Primäreffloreszenzen – die nicht selten sekundär impetigenisieren – strichförmige Kratzeffekte, die vernarben und von großflächigen Hypo- und Hyperpigmentierungen umgeben sind.

Infizierte Kleiderläuse können durch ihren Biss andere Erkrankungen wie z. B. Typhus, Rickettsiosen und Rückfallfieber übertragen. Differenzialdiagnostisch kommen Ekzeme, Alters- oder diabetischer Pruritus sowie Hautveränderungen bei Malignomen, wie z. B. Lymphomen, in Frage (Chosidow 2000).

Diagnostik

Entscheidend für die Diagnose einer Pedikulose ist allein der Nachweis von Läusen oder Nissen. Bei der *Pediculosis capitis* sucht man die Nissen vorzugsweise an den retroaurikulär gelegenen Haarpartien. Die Nissen werden am Haaransatz abgelegt und können durch das Wachstum der Haare im Verlauf der Erkrankung auch weiter distal nachgewiesen werden. Man kann sie von Kopfschuppen dadurch unterscheiden, dass sie nicht abstreifbar sind.

Hilfreich beim Nachweis der Läuse ist das Kämmen des nassen Haars mit einem feinzinkigen Kamm und eine genaue Inspektion der Kopfhaut unter Verwendung einer Lupe mit einer 10-fachen Vergrößerung (Chosidow 2000; Bundesgesundheitsblatt 1998; De Maeseneer et al. 2000).

Bei der *Pediculosis pubis* sind die Maculae coeruleae diagnostisch wegweisend. Auch hier sucht man nach Läusen und Nissen an den Prädilektionsstellen (Petzoldt u. Gross 2000; European guidelines for the Management of Pediculosis Pubis (2001).

Bei der *Pediculosis vestimentorum* legen die Weibchen die Nissen in den Säumen und Nähten der Wäsche ab; hier gelingt der Nachweis. Auf der Haut sind Kleiderläuse und deren Nissen i. Allg. nicht nachweisbar (Chosidow 2000).

Therapie

Das Ziel der Therapie der Pedikulose ist das Abtöten der Läuse und Nissen. Grundsätzlich müssen alle Kontaktpersonen untersucht und zeitgleich behandelt werden. Als allgemeine Maßnahmen sollte die Kleidung und Wäsche heiß gewaschen und gebügelt werden (Bundesgesundheitsblatt 1998). Das gilt insbesondere für die Therapie der Pediculosis vestimentorum.

Bei der Pediculosis capitis empfiehlt sich die Verwendung eines Läusekamms, mit dem die Nissen mechanisch entfernt werden. Diesen kann man in Apotheken oder gut sortierten Drogerien erhalten. Für die mechanische Entfernung kann das Haar mit einem Gemisch aus Speiseessig (1 Teil) und Wasser (2 Teile) vorbehandelt werden. Dadurch lassen sich die Nissen und Läuse leichter lösen (Chosidow 2000; Bundesgesundheitsblatt 1998).

In Deutschland erfolgt die Standardtherapie häufig mit Lindan, als Monotherapeutikum (Quellada H Hexachlorcyclohexan Shampoo, Delitex Haarwäsche N) oder in einer Kombination mit Benzylbenzoat (Jakutin). Auf der Haut wird es als Emulsion und an den Haaren als Gel oder Lösung angewendet.

Jakutin wird an 3 aufeinanderfolgenden Tagen auf das Haar und die befallenen Hautpartien aufgetragen und für 6–8 h belassen und dann abgewaschen. Quellada H Hexachlorcyclohexan Shampoo und Delitex Haarwäsche N hingegen werden nur einmal aufgetragen. Sie werden für 4 min in das trockene Haar und die Kopfhaut bis zur Schaumbildung einmassiert und wieder ausgewaschen. Sie sollten maximal 2-mal pro Woche angewendet werden.

Lindan ist ein Neurotoxin und kann insbesondere bei erodierter Haut von Säuglingen und Kleinstkindern resorbiert werden und zu akuten Vergiftungserscheinungen führen. Daher wird von der Weltgesundheitsorganisation (WHO) als Therapeutikum der Wahl bei Pedikulose das ebenso wirksame, jedoch weniger toxische und somit besser verträgliche *Permethrin* empfohlen.

Permethrin gehört wie auch Goldgeist forte in die Gruppe der Pyrethrumextrakte. Im Gegensatz zum Goldgeist forte, das ein pflanzliches Extrakt der Chrysanthemen ist, stellt Permethrin ein synthetisches Pyrethroid dar, das eine höhere Eradikationsrate aufweisen soll. Permethrin ist jetzt auch in Deutschland im Handel als InfectoPedicul-Lösung erhältlich. Ein weiterer wesentlicher Vorteil von Permethrin im Gegensatz zu Lindan ist, dass es nicht nur die Läuse abtötet, sondern auch ovozid ist.

Permethrin wird in das frisch gewaschene, frottierte Haar und die Kopfhaut einmassiert und für 30 min im Haar belassen und dann mit warmem Wasser ausgespült. Danach sollte das Haar für 3 Tage nicht gewaschen werden, um die nachhaltige Wirkung des Permethrins nicht aufzuheben (Chosidow 2000; Petzoldt u. Gross 2000; European guidelines for the Management of Pediculosis Pubis 2001; Burkhart et al. 1998; Guidelines for the Management of Sexually Transmitted Infections 2001).

Goldgeist forte wird wie auch Permethrin in das gewaschene, frottierte Haar einmassiert und für 30 min im Haar belassen, bevor es wieder ausgespült wird. Die Anwendung wird nach einer Woche wiederholt (Rote Liste 2001).

Benzylbenzoat (Antiscabiosum), Crotamiton (Crotamitex) oder Allethrin (Jakutin N, Spregal) können ebenfalls bei der Behandlung der Pedikulose verwendet werden (Burkhart et al. 1998). Eine Übersicht über Therapiemodalitäten bei der Pedikulose zeigt ◘ Tabelle 33-1.

Da alle antiparasitären Medikamente eine stark irritative Wirkung auf die Haut haben, ist ein Kontakt mit den Schleimhäuten, insbesondere den Augen, unbedingt zu vermeiden.

Tabelle 33-1. Übersicht über die Therapie der Pedikulose

Lindan + Benzylbenzoat (Jakutin Gel/Emulsion)
- Abends dünn auf das Haar und die befallenen Hautpartien auftragen
- Über Nacht für 6–8 h belassen
- Morgens mit Wasser und Seife abwaschen
- An 3 aufeinanderfolgenden Tagen anwenden
- Nach einer Woche erneute Behandlung empfohlen

Lindan (Delitex-Haarwäsche N)
- Trockenes Haar mit der Lösung gut befeuchten
- Mit etwas Wasser 4 min bis zur Schaumentwicklung einmassieren
- Gründliches Spülen des Haars mit klarem Wasser
- Einmalige Anwendung
- Nach einer Woche erneute Untersuchung, ggf. erneute Behandlung

Natürliches Pyrethrumextrakt (Goldgeist-forte-Lösung)
- Auftragen auf gewaschenes, frottiertes Haar
- 30 min Einwirkzeit
- Spülen des Haars mit klarem Wasser
- Haar für 3 Tage nicht waschen
- Nach einer Woche erneute Behandlung empfohlen

Synthetisches Pyrethroid/Permethrin (InfectoPedicul-Lösung)
- Auftragen auf gewaschenes, frottiertes Haar
- 30 min Einwirkzeit
- Spülen des Haars mit klarem Wasser
- Haar für 3 Tage nicht waschen
- Nach einer Woche erneute Behandlung empfohlen

Außerdem ist mitunter eine antiekzematöse Nachbehandlung der Haut notwendig.

Bei der Anwendung auf stark entzündlicher, erodierter Haut ist mit einer verstärkten Resorption zu rechnen. Dann muss mitunter die Dauer der Einwirkzeit verkürzt werden, um toxische Nebenwirkungen zu vermeiden.

Bei Befall der Wimpern und Augenbrauen sollten die erwähnten Therapeutika nicht angewendet werden. Hier können zur Abtötung mehrfach täglich weiße Vaseline oder Pflanzenöl aufgetragen und anschließend die Nissen einzeln mit der Pinzette entfernt werden (European guidelines for the Management of Pediculosis Pubis 2001).

Bei Schwangeren und stillenden Frauen, Neugeborenen und Säuglingen sollte die Therapie der Pedikulose dem Spezialisten überlassen werden und in Zusammenarbeit mit Gynäkologen, Pädiatern und Dermatologen, wenn möglich während eines stationären Aufenthaltes, erfolgen.

Fazit für die Praxis

- Das Leitsymptom der 3 Formen der Pedikulose ist der Pruritus sowie ekzematöse Hautveränderungen. Prädilektionsstellen sind das Kapillitium bei der Pediculosis capitis, der Genitoanalbereich und die Achselbehaarung bei der Pediculosis pubis sowie das gesamte Integument bei der Pediculosis vestimentorum.
- Entscheidend für die Diagnose der Pedikulose ist der Nachweis von Läusen und Nissen.
- Als Mittel der Wahl zur Therapie der Pedikulose wird in der Literatur wegen der guten Wirksamkeit bei gleichzeitig guter Verträglichkeit Permethrin angesehen. Alternativ kann natürlicher Pyrethrumextrakt, der eine etwas geringere Eradikationsrate aufweist, sowie Lindan als Monotherapeutikum oder in Kombination mit Benzylbenzoat verwendet werden.
- Zur antiekzematösen Nachbehandlung eignet sich die kurzzeitige Anwendung steroidhaltiger Externa.

33.2 Milben

33.2.1 Skabies

Erreger

Die Krätze wird durch *Sarcoptes scabiei hominis* hervorgerufen. Die Krätzemilbe ist ein obligat humaner Parasit. Sie besitzt 4 Paar Beine und kräftige Mundwerkzeuge, mit denen sich die Weibchen in das Stratum corneum eingraben. In den so entstehenden Milbengängen ernähren sie sich von Horn und Hornbestandteilen, Zellflüssigkeit und Lymphe. Am Ende der Milbengänge legt das Milbenweibchen ihre Eier ab. Hier schlüpfen die Larven, die dann an die Hautoberfläche wandern und sich zu Nymphen und geschlechtsreifen Milben weiterentwickeln. In sog. Bohrtaschen, Mulden an der Hautoberfläche, findet die Begattung der Milbenweibchen statt, die sich dann wieder in die Tiefe des Stratum corneum eingraben und erneut ihre Eier ablegen (Bundesgesundheitsblatt 2000). Außerhalb der Haut können Milben nur etwa ein bis 4 Tage überleben.

Epidemiologie und Ausbreitung

Jedes Jahr erkranken mehrere Hundert Millionen Menschen weltweit mit einer steigenden Tendenz. In sich entwickelnden Ländern ist die Skabies bei Kindern mitunter häufiger als die infektiöse Diarrhö oder Infektionen des oberen Respirationstraktes (Chosidow 2000). In Mitteleuropa tritt die Skabies wie auch die Pedikulose häufiger im Winter als im Sommer auf. Es werden alle Altersgruppen befallen, gehäuft jedoch Kinder und jüngere Erwachsene. Nicht selten kommt es zu Epidemien in Pflegeheimen, Kindertagestätten oder Schulen. In Städten tritt die Skabies häufiger auf als in ländlichen Gegenden (Downs et al. 1999; Chosidow 2000).

Die Skabies wird meistens durch direkten Körperkontakt, nicht selten auch als sexuell übertragbare Erkrankung (Guidelines for the Management of Sexually Transmitted Infections 2001), bei beengten Wohnverhältnissen, in Kindergärten, Schulen, Pflegeheimen und Krankenhäusern oder auf Reisen durch begattete Milbenweibchen übertragen. Schlechte sozioökonomische und hygienische Verhältnisse begünstigen die Ausbreitung. Da lebende Milben im Staub und an leblosen Gegenständen nachgewiesen wurden, scheint eine Übertragung durch den gemeinsamen Gebrauch von Wäsche und anderen Gebrauchsgegenständen ebenso möglich (Burkhart et al. 2000).

Klinik

Der Pruritus stellt neben den typischen Hautveränderungen das Leitsymptom der Skabies dar. Es wird vermutet, dass eine allergische Reaktion für die Entstehung der Symptomatik und der Hautveränderungen verantwortlich ist. Diese stellt sowohl eine Typ-I-Reaktion (Sofortreaktion) als auch eine Typ-IV-Reaktion (T-zellvermittelte Hypersensitivität vom verzögerten Typ) nach Coombs u. Gell dar. Dabei kommen Milbenkot, Reste abgestorbener Milben oder Milbeneier als Allergene in Frage (Burkhart et al. 2000).

Das erklärt, warum bei einer Primärinfestation der starke Pruritus und die Hautveränderungen häufig erst nach einer Inkubationszeit von bis zu 4 Wochen auftreten. In dieser Zeit kommt es im Rahmen der Typ-IV-Reaktion zur Sensibilisierung und Entwicklung spezifischer T-Lymphozyten. Bei einer Reinfestation hingegen tritt durch Aktivierung von sensibilisierten, spezifischen T-Zellen eine rasche Immunantwort ein; die Symptome setzen häufig bereits nach 1–3 Tagen ein (Bundesgesundheitsblatt 2000; Chosidow 2000).

Klinisch imponieren kommaartige und gewundene, mehrere Millimeter lange, erythematös-papulöse Milbengänge (■ Abb. 33-2). Des Weiteren können ekzematisierte und impetigenisierte Hautveränderungen mit Papulovesikeln, Bläschen, Krusten und Exkoriationen auftreten (■ Abb. 33-3). Es werden bevorzugt die Interdigitalflächen von Händen und Füßen, die medialen Fußränder, die Achselhöhlen, die Mamillenregion, die Nabelregion, der Penisschaft und die Analfalte befallen. Bei Säuglingen sind häufig auch der Kopf, das Gesicht sowie Palmae und Plantae involviert. Nacken und Rücken sind nur selten befallen. Mitunter verläuft die Skabies bei Neugeborenen und Säuglingen unter Ausbildung von Krusten, Vesikeln oder Blasen und Pusteln (Bundesgesundheitsblatt 2000; Chosidow 2000).

Eine Variante stellt die krustöse Skabies (Scabies norwegica) dar. Sie tritt insbesondere bei chronisch Kranken, immunsupprimierten Patienten oder hospitalisierten Menschen auf und ist häufig durch eine hohe Zahl von Milben in der Haut und hohe Kontagiosität gekennzeichnet. Klinisch imponieren neben den oben genannten Hautveränderungen Hyperkeratosen und psoriasiforme Krusten, die durch eine vermehrte Hornbildung hervorgerufen sind. Bei dieser Form sind bei Erwachsenen auch das Gesicht, das Kapillitium, die Fingerkuppen und die Nägel betroffen. Der Juckreiz kann milder ausgeprägt sein als bei der klassischen Variante. Die Scabies norwegica wird mitunter als Psoriasis vulgaris fehldiagnostiziert (Chosidow 2000).

Eine weitere Variante stellt die bullöse Form einer Skabies dar, die gehäuft bei älteren Patienten jenseits des 65. Lebensjahrs auftritt. Bei dieser Form imponieren einzeln oder gruppiert stehende Vesikel und Bullae neben den für die Skabies charakteristischen Papeln und Exkoriationen. Pathogenetisch kommt es bei der bullösen Skabies im Rahmen der Sensibilisierung von T-Lymphozyten und daraus resultierenden Entzündungsreaktion durch Freisetzung von proteolytischen Enzymen zu einer Akantholyse und Spaltbildung mit Blasenbildung.

Klinisch bereitet die Unterscheidung der bullösen Skabies von einem initialen bullösen Pemphigoid mitunter große Schwierigkeiten, zumal diese miteinander vergesellschaftet sein können. So gibt es Hinweise dafür, dass der Befall mit Milben einerseits blasenbildende Erkrankungen wie das bullöse Pemphigoid auslösen, andererseits aber auch im Sinne eines Köbner-Phänomens zu einer Exazerbation einer bereits bestehenden Erkrankung führen (Bornhövd et al. 2001; Haustein 1995; Veraldi et al. 2000).

Schwierigkeiten kann die Diagnose einer durch antiekzematöse Therapie »gepflegten« Skabies bereiten. Hier besteht häufig eine ausgeprägte Symptomatik bei nur gering ausgeprägten Hautveränderungen.

Differenzialdiagnostisch kommen bei der Skabies pruriginöse Arzneimittelexantheme, das atopische Ekzem, Kontaktekzeme, seniler Pruritus oder eine Impetigo in Frage. Bei einer atypischen Manifestation können klinisch Ähnlichkeiten mit

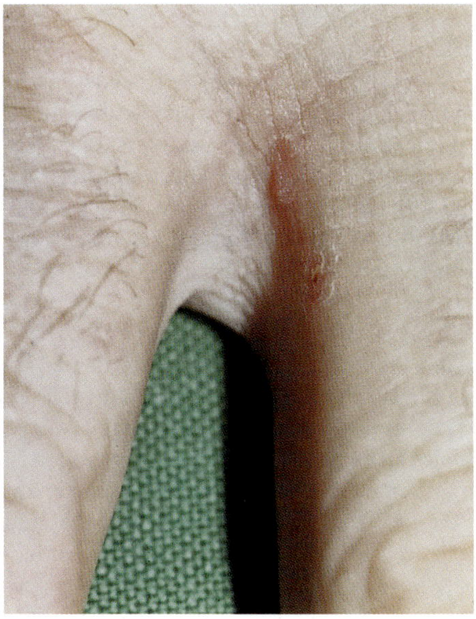

■ **Abb. 33-2.** Skabies. Milbengang im Fingerzwischenraum

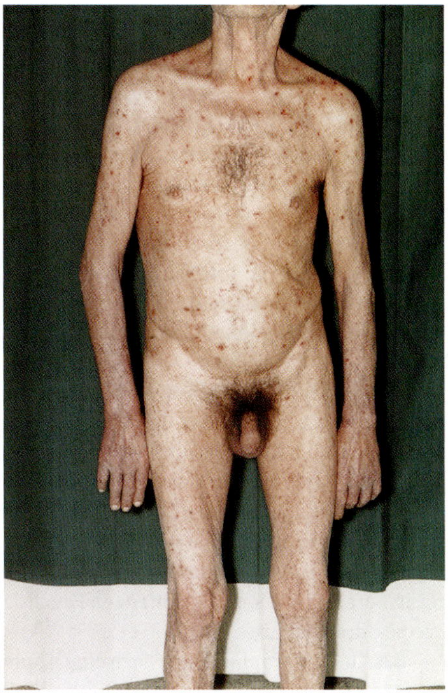

■ **Abb. 33-3.** Skabies. Ekzematöse Hautveränderungen

einer Urtikaria, einer Psoriasis vulgaris, einer Dermatitis herpetiformis Duhring, einer transitorischen akantolytischen Grover-Dermatose oder mit einem bullösen Pemphigoid bestehen.

Diagnostik

Richtungsweisend für eine Skabies sind Milbengänge an den Prädilektionsstellen, starker und häufig nächtlicher Juckreiz sowie Juckreiz bei Kontaktpersonen. Für die Diagnose einer Skabies entscheidend hingegen ist nur der Nachweis von Milben, Milbeneiern oder Milbenskybala (Kotballen; Chosidow 2000). Dafür sucht man nach den Milbengängen. Am Ende wird mit einer Injektionskanüle oder einem Skalpell tangential die Hornschicht entfernt. Man überträgt das gewonnene Material auf einen Objektträger, versetzt es mit 10% Kaliumhydroxid und kann die Milben, Eier oder Skybala bei schwacher Vergrößerung lichtmikroskopisch nachweisen (Petzold u. Gross 2001; European guidelines for the Management of Scabies 2001).

Eine gleichwertige Alternative für den Geübten besteht darin, die Milbe mit dem Dermatoskop auflichtmikroskopisch bei einer 10- bis 40fachen Vergrößerung direkt in der Haut darzustellen. Dies ist insbesondere bei Kindern, bei denen eine Entnahme von Hautschuppen mit dem Skalpell häufig nicht möglich ist, eine hilfreiche Nachweismethode. In der Videodermatoskopie können mit einer 500- bis 1000fachen Vergrößerung sogar Milbeneier oder Kotballen dargestellt werden, die man mit geringerer Vergrößerung leicht übersieht (Micali et al. 1999; Argenziano et al. 1997).

Zur Differenzierung der bullösen Skabies vom bullösen Pemphigoid oder der Dermatitis herpetiformis Duhring kann die Durchführung einer Probebiopsie mit anschließender histologischer sowie immunfluoreszenzmikroskopischer Untersuchung hilfreich sein. Anhand der Lokalisation der Spaltbildung und der charakteristischen fluoreszierenden Ablagerungen können diese Erkrankungen gut voneinander unterschieden werden (Bornhövd et al. 2001).

Therapie

Alle bei der Pedikulose einsetzbaren Therapeutika sind auch gut gegen die Skabies wirksam. Insbesondere *Lindan* und *Benzylbenzoat*, für die in Deutschland die längsten klinischen Erfahrungen bestehen, werden häufig verwendet. Auf die Gefahr der perkutanen Resorption von *Lindan* ist bereits bei der Pedikulose hingewiesen worden. Die Gefahr der Resorption ist bei der Skabies bedeutsamer als bei der Pedikulose, da es großflächig auf das gesamte Integument aufgetragen wird. Wenn die Haut stark erodiert und exkoriiert ist, muss vermehrt mit einer perkutanen Resorption und systemischen unerwünschten Wirkungen gerechnet werden.

In Deutschland ist *Jakutin-Emulsion* bzw. *-Gel* vielfach das Standardtherapeutikum bei der Therapie der Skabies. Es enthält als antiskabiöse Wirkstoffe 0,3% *Lindan (Hexachlorcyclohexan)* und 2,5% *Benzylbenzoat* und wird an 3 aufeinanderfolgenden Tagen abends dünn auf die Haut aufgetragen und über Nacht belassen. Der Kopf wird ausgespart. Jeweils morgens wird es mit Seife und Wasser abgewaschen und tagsüber eine Basistherapie mit einer rückfettenden Feuchtigkeits- oder Fettcreme durchgeführt.

Bei Kindern empfiehlt sich auch eine Applikation auf wechselnde Körperquadranten, um die Gefahr der Resorption so gering wie möglich zu halten. Nach 7 Tagen sollte eine erneute Untersuchung erfolgen und ggf. die Therapie mit Lindan wiederholt werden, da es nicht ovozid wirksam ist und ein erneutes Heranreifen von Milben erfolgen kann (Bundesgesundheitsblatt 2000; Rote Liste 2001).

Bei Resistenz gegen Lindan, die insgesamt nur selten vorkommt, kann alternativ *Permethrin*, das der Literatur zufolge eine höhere Eradikationsrate als das Lindan aufweisen soll, angewendet werden. Permethrin wird von der WHO und zunehmend auch in Deutschland als Therapeutikum der Wahl bei der Therapie der Skabies angesehen (Föster-Holst et al. 2000; Petzold u. Gross 2000; European guidelines for the Management of Scabies 2001). Es wird auch für die Therapie der Skabies bei Säuglingen und Kleinkindern, Schwangeren oder in der Stillzeit sowie aufgrund der geringen Neurotoxizität auch bei neurologischen Grunderkrankungen empfohlen.

Es wird abends auf die Haut aufgetragen und am nächsten Morgen mit Wasser und Seife abgewaschen. Beim *Permethrin* genügt meist eine einmalige Anwendung. Dennoch sollte vorsichtshalber, wie auch bei der Verwendung von *Lindan*, nach ein bis zwei Wochen eine erneute Inspektion der Haut erfolgen und ggf. eine erneute Behandlung durchgeführt werden (Chosidow 2000).

! Permethrin 5%
Rp.: Permethrin 25% Rk InfectoPharm 20,0
Ungt. emuls. aquos. ad 100,0

Dabei ist zu bemerken, dass in Deutschland bisher kein permethrinhaltiges Fertigarzneimittel für die Therapie der Skabies zugelassen ist. Es kann jedoch als freie Rezeptur verschrieben oder über die internationale Apotheke als *Lyclear* bezogen werden. Bei Kindern wird es 2,5%ig und bei Erwachsenen 5%ig angewendet (Petzold u. Gross 2000).

! Permethrin 2,5%
Rp.: Permethrin 25% Rk InfectoPharm 10,0
Ungt. emuls. aquos. ad 100,0

Des Weiteren können alternativ *Benzylbenzoat, Crotamiton, Allethrin, Ivermectin* oder *schwefelhaltige Präparate* angewendet werden.

Die Anwendung von *Benzylbenzoat* als Monotherapeutikum mit *Antiscabiosum Mago KG Emulsion* (10% oder 25%) erfolgt wie bei der Therapie mit Jacutin an 3 aufeinanderfolgenden Tagen. Es kann ein bis 2-mal täglich vom Hals abwärts auf die Haut aufgetragen werden. Es wird jedoch erst nach Abschluss der 3tägigen Behandlungsdauer abgewaschen. Nach 7 Tagen sollte ein zweiter Behandlungszyklus erfolgen. Erwachsene werden mit einer 25%igen und Kinder mit einer 10%igen Emulsion behandelt (Bundesgesundheitsblatt 2000; Rote Liste 2001; Fölster-Holst et al. 2000; Petzold u. Gross 2000; European guidelines for the Management of Scabies 2001).

Das organische Säureamid *Crotamiton* ist im Handel als *Crotamitex Creme, -Salbe* oder *-Gel* erhältlich. Die Therapie der Skabies mit Crotamiton entspricht der Behandlung mit Benzylbenzoat. Im Vergleich zu den oben genannten Antiskabiosa ist es etwas weniger gut wirksam. Crotamiton ist der Literatur zufolge am ehesten für die Behandlung der Skabies bei Früh- und Neugeborenen geeignet. Die Behandlung sollte jedoch dem Spezialisten überlassen werden. Eine stationäre Behandlung ist in diesen Fällen anzustreben (Bundesgesundheitsblatt 2000; Rote Liste 2001; Fölster-Holst et al. 2000; Petzold u. Gross 2000).

Tabelle 33-2. Übersicht über die häufigen Therapiemodalitäten bei der Skabies

Lindan + Benzylbenzoat (Jakutin Gel/Emulsion)
- Abends dünn auf Haut vom Hals abwärts auftragen
- Über Nacht für 6–8 h belassen
- Morgens mit Wasser und Seife abwaschen
- An 3 aufeinanderfolgenden Tagen anwenden
- Tagsüber Basistherapie mit einer rückfettenden Creme
- Nach einer Woche erneute Behandlung empfohlen

Benzylbenzoat (Antiscabiosum Mago KG Emulsion 10% oder 25%)
- An 3aufeinanderfolgenden Tagen 1- bis 2-mal täglich dünn auf die Haut vom Hals abwärts auftragen
- 25%ig bei Erwachsenen, 10%ig bei Kindern
- Am 4. Tag erstmals mit Wasser und Seife abwaschen
- Nach einer Woche erneute Behandlung empfohlen

Crotamiton (Crotamitex-Creme)
- An 3 aufeinanderfolgenden Tagen 1-mal täglich dünn auf die Haut vom Hals abwärts auftragen
- Am 4.Tag erstmals mit Wasser und Seife abwaschen
- Nach einer Woche erneute Behandlung empfohlen

Permethrin (Creme als freie Rezeptur oder Lyclear Creme – über die internationale Apotheke erhältlich)
- Zurzeit in Deutschland nicht zugelassen
- In der Regel einmalig abends dünn auf die Haut auftragen
- 5%ig bei Erwachsenen, 2,5%ig bei Kindern
- Morgens mit Wasser und Seife abwaschen
- Nach einer Woche erneute Inspektion der Haut, ggf. erneute Behandlung

Allethrin/Piperonylbutoxid (Spregal, Jacutin N)
- In der Regel einmalig abends auf die Haut auftragen
- Einwirkzeit 12 h
- Mit Wasser gründlich abwaschen
- Nach einer Woche erneute Inspektion der Haut, ggf. erneute Behandlung

Ebenfalls zugelassen und gut wirksam ist *Allethrin*, das in Kombination mit *Piperonylbutoxid* als Spray *(Spregal, Jacutin N)* angewendet wird. Es wird abends aufgetragen und für 12 h zum Einwirken auf der Haut belassen und am nächsten Tag gründlich abgewaschen (Petzold u. Gross 2000; Paasch u. Haustein 2001).

Schwefelhaltige Präparate, die eine zuverlässige antiskabiöse Wirkung besitzen (Bundesgesundheitsblatt 2000), finden aufgrund des unangenehmen Geruchs und der Verschmutzung von Wäsche nur noch selten bei Kindern und Jugendlichen Verwendung.

In Deutschland nicht für die Behandlung der Skabies zugelassen, aber gut wirksam – insbesondere bei der Scabies norwegica und endemischer Skabies in Institutionen –, ist die systemische Anwendung von *Ivermectin (Mectizan* oder *Stromectol)*. Ivermectin wurde zunächst bei Parasitosen wie der Filariasis oder der Onchozerkose therapeutisch eingesetzt, bevor die Wirksamkeit gegen Skabiesmilben erkannt wurde. Es wird i. allg. bei der Skabies einmalig peroral in einer Dosis von 200 μg/kgKG eingenommen. In Einzelfällen kann eine zweite Anwendung im Abstand von einer Woche indiziert sein (Chosidow 2000; Paasch et al. 2001; Petzoldt u. Gross 2000).

Eine Zusammenfassung über die Therapie mit häufig angewendeten Antiscabiosa ist in Tabelle 33-2 aufgeführt. Es ist zu beachten, dass alle antiparasitären Medikamente eine irritative Wirkung besitzen und bei der topischen Anwendung die Möglichkeit der perkutanen Resorption besteht. Daher ist der Kontakt mit den Schleimhäuten dringend zu vermeiden.

Insbesondere bei der Anwendung auf stark entzündeter, erodierter Haut oder nach Vorbehandlung mit Bädern oder Cremes ist eine erhöhte Toxizität durch eine vermehrte Resorption zu berücksichtigen. Mitunter muss in diesen Fällen die Einwirkzeit der Medikamente verkürzt werden. An Allgemeinmaßnahmen empfiehlt es sich des Weiteren, während der Behandlungsdauer die Leib- und Bettwäsche täglich zu wechseln, heiß zu waschen und zu bügeln.

In den meisten Fällen ist nach Abschluss der antiskabiösen Therapie eine antiekzematöse Nachbehandlung indiziert (Bundesgesundheitsblatt 2000).

Um eine Ausbreitung sowie eine Reinfestation der Skabies zu verhindern, müssen alle Kontaktpersonen zeitgleich mitbehandelt werden, unabhängig vom Nachweis einer floriden Erkrankung. Des Weiteren sollte eine gründliche Reinigung der häuslichen Umgebung stattfinden (Bundesgesundheitsblatt 2000; Petzoldt u. Gross 2000).

Eine Herausforderung stellt die Behandlung von Skabiesepidemien, z. B. in Pflegeheimen, dar. Neben der konsequenten Therapie aller Erkrankten und Kontaktpersonen ist es ratsam, eine ausgiebige Reinigung von Matratzen, Leib- und Bettwäsche, Teppichen, Vorhängen und Polstermöbeln durchzuführen und den Kontakt der Heimbewohner mit Mitbewohnern und Angehörigen auf ein Minimum zu reduzieren (Paasch et al. 2001).

Eine Zusammenfassung über die in Deutschland zur Zeit erhältlichen Externa zur Behandlung der Pedikulose und der Skabies zeigt Tabelle 33-3 (Rote Liste 2001).

Fazit für die Praxis

- Charakteristisch für Skabies sind erythematöse papulourtikarielle Milbengänge und ekzematöse Hautveränderungen, die mit ausgeprägtem, vermehrt nächtlichem, generalisiertem Pruritus einhergehen. Prädilektion sind Fingerzwischenräume, Mamillen, mediale Fußränder sowie die Periumbilikalregion.
- In der Literatur wird Permethrin als Therapie der Wahl empfohlen. In Deutschland ist ein permethrinhaltiges Fertigarzneimittel z.Zt. nicht erhältlich. Es kann jedoch als freie Rezeptur verschrieben werden. Alternativ kann Benzylbenzoat als Monotherapeutikum oder in Kombination mit Lindan eingesetzt werden.
- Bei stark erodierter Haut ist mit einer perkutanen Resorption der Antiskabiosa zu rechnen, sodass mitunter die Einwirkzeit der Medikamente verkürzt werden muss, um systemische Nebenwirkungen zu vermeiden.
- Eine Basistherapie ist nach Abschluss der Behandlung häufig indiziert.
- Um eine Ausbreitung der Skabies zu verhindern, müssen alle Kontaktpersonen unabhängig von einer Infestation mit Milben zeitgleich mitbehandelt werden.

Tabelle 33-3. Übersicht über die in Deutschland zugelassenen antiparasitär wirksamen Fertigarzneimittel. (Nach Rote Liste 2002)

Wirkstoff	Produktbezeichnung	Indikation	Grundlage	Menge	Preis (Euro)
Benzylbenzoat	Antiscabiosum 10%	Skabies	Emulsion	200 g	12,95
	Antiscabiosum 25%			200 g	14,04
Lindan	Delitex Haarwäsche N	Pedikulose	Gel	50 g	9,05
Kombinatiospräparat: Lindan/Benzylbenzoat	Jacutin	Skabies, Pedikulose	Emulsion	200 ml	13,47
			Gel	50 g	8,14
Natürlicher Pyrethrumextrakt	Goldgeist forte	Pedikulose	Lösung	75 ml	7,54
Permethrin	Infectopedicul	Pedikulose	Lösung	100 ml	14,38
Allethrin	Jacutin N	Pedikulose	Spray	90 g	11,31
	Spregal			80 g	14,99
Crotamiton	Crotamitex	Skabies	Gel	200 g	30,75
		Pedikulose	Lotio	200 ml	38,30
			Salbe	200 g	38,30

III. Erreger

33.2.2 Trombidiose

Erreger

Erreger der Erntekrätze ist die Laufmilbe oder Herbstmilbe Trombicula autumnalis. Sie kommt insbesondere im feuchten Spätsommer und Herbst in Mitteleuropa vor. Laufmilben leben an Bäumen, Gräsern und Sträuchern. Bei Aufenthalt auf Wiesen und Feldern gelangen die Larven auf die Haut des Menschen, wo sie Blut saugen, die charakteristischen Hautveränderungen hinterlassen und dann wieder von der Haut abfallen (Franz 2001).

Epidemiologie

Es fehlen epidemiologische Studien mit Angaben über die Inzidenz der Trombidiose.

Klinik

Es werden bevorzugt die von Kleidung bedeckten Hautareale befallen, insbesondere dort, wo die Kleidung eng auf der Haut aufliegt, wie am Hosenbund, Gürtel oder Büstenhalter. Mit einer Latenz von einigen Stunden nach der Exposition entstehen erythematöse Makeln und Quaddeln, die sich nach 1–2 Tagen zu stark juckenden Papeln oder Seropapeln umwandeln (Abb. 33-4). Der Juckreiz hält für gewöhnlich etwa eine Woche an, während die Hautveränderungen etwas länger weiterbestehen. Dann heilen sie jedoch spontan und ohne Narbenbildung ab (Farkas 1979).

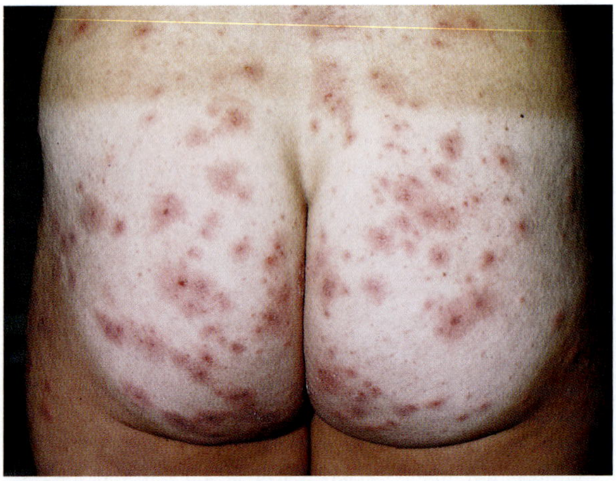

Abb. 33-4. Trombidiose. Erythematöse, papulo-urtikarielle Hautveränderungen gluteal

Diagnostik

Der Nachweis der Laufmilben und der Larven gelingt meist nicht. Die Diagnose ergibt sich aus der charakteristischen Anamnese: Jahreszeit, Aufenthalt im Freien und plötzlicher Beginn der Hautveränderungen an den Prädilektionsstellen.

Therapie

Eine symptomatische Therapie ist normalerweise ausreichend. In einzelnen Fällen kann mit *Lindan* behandelt werden.

Fazit für die Praxis

- Die Trombidiose ist eine selbstlimitierende Erkrankung, die mit stark pruriginösen, erythematösen, makulourtikariellen Hautveränderungen einhergeht.
- Typisch ist die Anamnese mit Aufenthalt auf Feldern und Wiesen im späten Sommer und Herbst.
- Eine symptomatische Therapie ist in der Regel ausreichend.

33.2.3 Cheyletiellosis

Erreger

Bei der Cheyletiellosis handelt es sich um eine von Tieren auf den Menschen übertragene Milbeninfestation. Die Cheyletiellamilben befallen primär kleine Säugetiere oder Tauben. Auf der Haut dieser Tiere reifen die Milben über ein Larven- und Nymphenstadium heran. Sie graben sich nicht in die Epidermis ein, sondern verbleiben auf der Hautoberfläche, wo sie sich von

Zelldebris und Gewebsflüssigkeit ernähren und die erneute Eiablage am Haarschaft stattfindet.

Der Mensch stellt nur einen vorübergehenden Wirt dar, bei dem die Ernährung der reifen Milben durch Biss, jedoch kein Reproduktionszyklus erfolgt. Bei den Cheyletiellamilben werden sechs Arten unterschieden (Quadripur u. Kant 1996).

Die 6 Arten der Cheyletiellamilben

- Ch. parasitovorax bei Kaninchen
- Ch. yasgouri bei Hunden
- Ch. blakei bei Katzen
- Ch. furmani bei Füchsen
- Ch. strandmanni bei Hasen
- Ornithocheletia hallae bei Tauben

Pruritus ist das Leitsymptom der Cheyletiellosis, jedoch sind befallene Tiere häufig asymptomatisch. Auffallend sind lediglich die weißlichen Milben, die wie eine ausgeprägte Schuppung des Fells insbesondere am Rücken imponieren. Die Fortbewegung der Milben hat zu dem Begriff »walking dandruff« (laufende Schuppen) geführt (Tsianakas et al. 2000).

Epidemiologie und Ausbreitung

Die Cheyletiellosis kommt weltweit vor. Sie wird durch direkten Kontakt mit befallenen Haustieren auf den Menschen übertragen. Eine Infestation kann jedoch auch durch Milben und Eier, die mit dem Tierhaar über leblose Gegenstände wie Decken oder Matratzen auf den Menschenübertragen werden, erfolgen (Wagner u. Stallmeister 2001). Daten über die Häufigkeit der Cheletiellosis beim Menschen fehlen.

Klinik

Beim Menschen treten nach Kontakt mit den befallenen Tieren multiple, erythematöse Papeln oder Urticae, kleine Vesikel und Bullae auf, die mit starkem Pruritus einhergehen. Ältere Läsionen wandeln sich mitunter nekrotisch um. Prädilektion der Hautveränderungen sind die Körperstellen, die Kontakt mit den Tieren hatten. Das sind häufig Unterarme, Brust und Oberschenkel, wo ein Kontakt durch Streicheln, Tragen oder Halten der Tiere erfolgt (Quadripur u. Kant 1996; Cvancara u. Elston 1997; Wagner u. Stallmeister 2001).

Diagnostik

Bei klinischem Verdacht sollten die Tiere mit einem feinzinkigen Kamm gekämmt werden und abgebürstete Debris unter dem Mikroskop untersucht werden. Mikroskopisch können so die Milben nachgewiesen werden. Beim Menschen gelingt ein Nachweis der Milben in der Regel nicht (Wagner u. Stallmeister 2001).

Therapie

Beim Menschen reicht i. Allg. eine symptomatische Therapie mit lokalen Antipruriginosa, z. B. *Thesit 5%* in Lotio alba aus, da die Hautveränderungen spontan nach etwa 3 Wochen abheilen, wenn der Kontakt zu den befallenen Tieren abgebrochen wird (Wagner u. Stallmeister 2001). In ausgeprägten Fällen kann eine Therapie mit Antiskabiosa, z. B. *Permethrin* oder *Benzylbenzoat* (Tsianakas et al. 2000) durchgeführt werden. Zeitgleich sollte eine Therapie der Haustiere durch den Veterinär erfolgen. Um eine Reinfestation zu vermeiden, sollte eine gründlich Reinigung von Wäsche, Decken, Kissen und Matratzen erfolgen.

Fazit für die Praxis

- Die Cheyletiellosis ist eine durch Cheyletiellaspezies hervorgerufene und von Haustieren auf den Menschen übertragene Milbeninfestation.
- Durch Biss der Milben entstehen beim Menschen erythematöse Papeln, Urticae, Vesikel und Bullae, die mit starkem Pruritus einhergehen.
- Eine symptomatische Therapie ist in der Regel ausreichend, da es sich um eine selbstlimitierende Erkrankung handelt.

33.3 Myiasis

Erreger

Die Myiasis ist eine Infestation durch Larven von verschiedenen Spezies von Zweiflüglern. Man unterscheidet im Wesentlichen zwei Formen der Myiasis:

- Die *Myiasis externa* stellt eine sekundäre Besiedelung von ulzerierenden Wunden durch Larven dar. Als Erreger kommen Larven aller Fliegenspezies vor, wie auch die der gewöhnlichen Stubenfliege *Musca domestica*.
- Die *furunkulöse Myiasis* hingegen wird durch obligat pathogene Larven verschiedener Zweiflügler hervorgerufen, die die Haut penetrieren und subkutan zu furunkelähnlichen Hauterscheinungen führen. Am häufigsten kommen Larven der Tumbufliege *Cordylobia anthropophaga* oder *Dermatobia hominis* (Botfliege) vor. Seltener wird die *furunkulöse Myiasis* durch Befall mit Hypoderma lineatum ausgelöst (Jelinek et al. 1995).

Epidemiologie und Ausbreitung

Die *Myiasis externa* ist eine in Mitteleuropa vorkommende sekundäre Besiedelung durch Fliegenmilben. Die Hausfliege legt »zufällig« Eier in Ulzera, exulzerierenden Tumoren oder anderen ulzerierenden und nekrotischen Wunden ab, wo es bei mangelnder Hygiene und Wundpflege zu einer Reifung der Milben kommt, die sich von nekrotischem Material ernähren.

In Europa kommen die Erreger der furunkulösen Myiasis nicht vor. C. anthropophaga ist in tropischen Regionen von Afrika und D. hominis in Mittel- und Südamerika heimisch. Entsprechend tritt die furunkulöse Myiasis in Europa bei Touristen auf, die aus den genannten Regionen zurückkehren. Infestationen von Hypoderma lineatum sind aus Nepal berichtet worden.

Die Larven von D. hominis werden über Mücken oder Zecken übertragen. Die Fliegenweibchen beladen die Mücken oder Zecken mit Eiern, die beim Stich oder Biss auf den Menschen übertragen werden. Die Weibchen der Tumbufliege hingegen legen ihre Eier im warmen Sand und in der Erde, aber auch auf Bett- oder Leibwäsche ab. Bei direktem Hautkontakt mit den Larven von C. anthropophaga penetrieren diese durch die intakte Epidermis in die Subkutis, wo sie über 8–20 Tage heranreifen und sich von Gewebsflüssigkeit ernähren. Dann winden sie sich aus der Haut heraus, fallen zu Boden, wo sie ihren Lebenszyklus beenden (Jelinek et al. 1995; Lucchina et al. 1997; and Arthropods of Public Health Importance).

Angaben über die Inzidenz der Myiasis gibt es nicht.

Klinik

Die furunkulöse Myiasis beginnt am Ort der Eintrittspforte mit einer solitären, wenige Millimeter durchmessenden, erythematösen Papel, die rasch an Größe zunimmt, bis sich ein 1–2 cm großer, indurierter, seltener fluktuierender Knoten mit erythematösem Randsaum bildet. Am Pol des Nodus sind kleine Ulzera sichtbar, die den Atmungsorganen der Larven entsprechen. Eine mehr oder weniger starke Exsudation kann begleitend hinzutreten.

Subjektiv beklagen die Patienten Brennen und Schmerzen sowie Sensationen von Krabbeln und Bewegung in den Hautveränderungen (Veraldi et al. 1998). Selten treten multiple Hautläsionen auf. Prädilektionsorte sind die Extremitäten und der Stamm (Jelinek et al. 1995).

Differenzialdiagnostisch kommen ein pyogener Abzess oder Furunkel in Frage, und bei einem ulzerierenden Verlauf muss an eine Tungiasis oder ein tropisches Ulkus gedacht werden (Lucchina et al. 1997). Die Myiasis externa weist ein charakteristisches klinisches Bild auf: Auf einem bestehenden Ulkus sind multiple kleine bewegliche, weiße Maden sichtbar.

Diagnostik

Entscheidend für die Diagnose der furunkulösen Myiasis ist die Reiseanamnese und die Angabe eines Gefühls von Krabbeln in der Hautläsion. Beweis einer furunkulären Myiasis ist die Exprimierung von Maden aus den Hautveränderungen.

Therapie

Therapeutisch erfolgt sowohl bei der Myiasis externa als auch bei der furunkulösen Myiasis eine manuelle Entfernung der Larven mit der Pinzette aus der Hautläsion. Bei der furunkulösen Myiasis kann durch leichten seitlichen Druck auf den Nodus versucht werden, die Larven zu exprimieren. Mitunter ist jedoch eine kleine Inzision in Lokalanästhesie notwendig. Die Wunde sollte ausreichend desinfiziert werden, um eine sekundäre Pyodermie zu vermeiden.

Fazit für die Praxis

- Unter der Myiasis sind Infestationen mit Larven von verschiedenen Fliegenspezies zusammengefasst.
  - Die Myiasis externa beschreibt eine sekundäre Besiedelung von präexistierenden Ulzera durch Larven der Stubenfliege bei unzureichender Wundpflege.
  - Die furunkulöse Myiasis tritt bei Reisenden auf, die aus Afrika oder Mittel- und Südamerika zurückkehren. Sie ist durch Larven der Tumbu- oder Botfliege hervorgerufen, die bei direktem Kontakt zur Ausbildung von schmerzhaften Knoten führt, in denen die Larven heranreifen. Der Patient spürt neben Brennen und Schmerzen häufig die Bewegung der Larven in der Haut.
- Diagnostisch und therapeutisch erfolgt die manuelle Entfernung der Larven mit der Pinzette.

33.4 Kutane Larva migrans

Erreger

Die kutane Larva migrans ist die Bezeichnung eines charakteristischen Krankheitsbildes, das in der Regel auf die Haut beschränkt ist und durch eine Reihe von verschiedenen Nematodenlarven (Larven der Faden- oder Hakenwürmer) ausgelöst wird. Typische Erreger stellen Ancylostoma brasiliensis und Ancylostoma caninum dar. Seltener kommen Uncinaria stenocephala, Bunostomum phlebotum, Gnathostoma spinigerum, Strongyloides procyonis oder Dirofilaria repens ursächlich in Frage (Davies et al. 1993).

Diese Nematodenarten stellen nichthumanpathogene Spezies dar, für die der Mensch ein Fehlwirt ist. Im Gegensatz zur viszeralen Larva migrans (ausgelöst durch humanpathogene Nematoden wie Ancylostoma duodenale oder Nector americans), dessen Larven nach Penetration der Haut in der Subkutis ins Blut übertreten, in die Lunge gelangen, die Alveolarwand durchdringen, abgehustet und schließlich verschluckt werden und so in den Darm gelangen, wo die Würmer zur Geschlechtreife heranwachsen und schließlich erneut Eier mit den Fäzes ausgeschieden werden, verbleiben die Larven bei der kutanen Larva migrans in der Haut. Ein Übertreten ins Blut, die Lunge und den Darm findet nicht statt. Daher können diese nichthumanpathogenen Nematodenspezies ihren Reproduktionszyklus im menschlichen Darm nicht fortsetzen. Sie gehen vor der Geschlechtsreife in der Kutis zugrunde (Lucchina et al. 1997).

Epidemiologie und Ausbreitung

Die kutane Larva migrans ist eine weltweit vorkommende Erkrankung. Insbesondere in den feucht-warmen Gegenden der Tropen und Subtropen wie Zentral- und Südamerika, Karibik, Afrika, Indien, Südostasien und USA, aber auch in Südeuropa tritt die kutane Larva migrans auf. In Deutschland ist sie selten, und betroffen sind insbesondere Touristen, die aus den oben genannten Ländern zurückkehren (Davies et al. 1993; Lucchina et al. 1997).

Bei der kutanen Larva migrans erfolgt die Reifung der Larven zu Haken- oder Fadenwürmern im Darm von Hunden, Katzen, Rindern oder anderen Säugetieren. Mit den Fäzes dieser Tiere werden die Eier ausgeschieden, aus denen insbesondere im Sand an Stränden oder in der Muttererde die Larven schlüpfen. Eine Infektion des Menschen erfolgt durch direkten Kontakt der Haut mit kontaminierter Erde oder Sand. Die Larven dringen über die intakte Haut in den menschlichen Organismus ein, wo sie sich in der Epidermis zwischen Stratum germinativum und Stratum corneum fortbewegen. In der Epidermis gehen Larven unbehandelt in der Regel nach 1–6 Monaten zugrunde, und es kommt zu einer spontanen Heilung (Davies et al. 1993; Bouchaud et al. 2000).

Daten über die Inzidenz der kutanen Larva migrans fehlen.

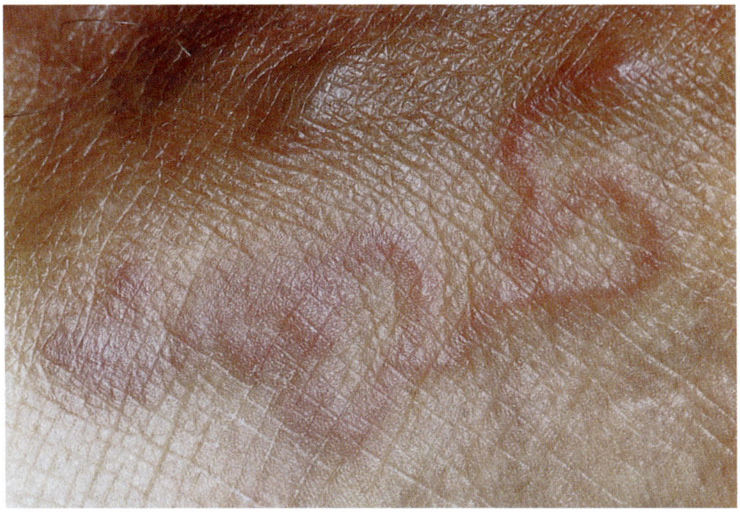

Abb. 33-5. Kutane Larva migrans. Gewundener Milbengang

Klinik

Die Hautveränderungen bei der kutanen Larva migrans sind charakteristisch. Prädilektion ist die Haut der Füße und Unterschenkel, aber auch Stamm, Gesäß, Genitalien und Hände können befallen sein – die Körperteile, die bei Spaziergängen, Sitzen, Liegen oder Spielen am Strand direkten Kontakt mit dem Sand oder der Erde haben. An der Eintrittspforte tritt zunächst eine stark juckende erythematöse, papulovesikulöse Dermatitis auf. Mit dem Fortschreiten in der Haut hinterlassen die Larven die charakteristischen bizarren, fadenförmig gewundenen, 3 mm weiten Gänge, die sich um etwa 1–2 cm pro Tag verlängern (Abb. 33-5).

Sie können einzeln oder multifokal auftreten. Die Gänge entstehen sekundär als lokale, allergische und entzündliche Reaktion und nicht, wie angenommen werden könnte, durch die Migration der Larve in der Haut. Begleitend können, durch den Pruritus hervorgerufen, mehr oder minder ausgeprägte Exkoriationen mit entzündlichen Infiltrationen oder sekundäre Impetiginisierungen auftreten.

Insbesondere der starke Pruritus wird von den Patienten als störend empfunden, aber auch Schmerzen können auftreten. Eine Paraklinik mit reduziertem Allgemeinzustand, Fieber, Exanthem oder Lymphadenitis besteht in der Regel nicht (Davies et al. 1993; Bouchaud et al. 2000).

Vor allem in der Anfangsphase, bevor die charakteristischen Gänge sichtbar sind und die ekzematösen Hautveränderungen dominieren, kommen differenzialdiagnostisch andere Wurmerkrankungen, wie die kutane Myiasis oder die Loiasis, aber auch ein Kontaktekzem oder eine Skabies, in Frage. Treten die girlandenartigen Gänge auf, kann es sich differenzialdiagnostisch um eine Strongyloidiasis handeln (Davies et al. 1993; Lucchina et al. 1997).

Diagnostik

Die kutane Larva migrans wird primär klinisch diagnostiziert. Wegweisend sind die gewundenen Gänge, die stetig an Länge zunehmen und mit starkem Pruritus, aber ohne wesentliche Allgemeinsymptomatik einhergehen. Laboruntersuchungen sind nicht erforderlich. Eine Bluteosinophilie ist lediglich bei etwa 20% der Patienten nachweisbar, sonstige Laborparameter sind meist unauffällig.

Die Zuverlässigkeit der Auflichtmikroskopie in der Diagnostik der kutanen Larva migrans ist fragwürdig (Veraldi u. Rizzetelli 1999; Veraldi et al. 2000). Bei dieser Methode ist zu bedenken, dass sich die Larven nicht am Ende des Gangs befinden, sondern einige Zentimeter weiter im Umfeld, wo die Inspektion mit dem Dermatoskop erfolgen sollte. Als mögliche Ursache für eine mangelnde auflichtmikroskopische Nachweisbarkeit der Larven in der Haut geben die Autoren an, dass eine 10fache Vergrößerung nicht für den Nachweis ausreichend sei (Veraldi et al. 2000). Zusammenfassend bedeutet das, dass bei einem klinisch ausreichenden Verdacht auch ohne Nachweis der Milben die Diagnose der kutanen Larva migrans gestellt werden kann und eine Therapie erfolgen sollte.

Therapie

Die kutane Larva migrans stellt eine selbstlimitierende Erkrankung dar. Die Dauer einer spontanen Heilung kann jedoch Wochen bis Monaten dauern. Eine spezifische Therapie dient der Verkürzung des Krankheitsverlaufs durch Abtöten der Larven sowie der Linderung der Beschwerden wie Juckreiz oder Schmerzen (Lucchina et al. 1997). Für die Therapie der kutanen Larva migrans kommen im Wesentlichen 4 Anthelmintika in Frage:

- Thiabendazol,
- Albendazol,
- Mebendazol und
- Ivermectin.

Als Fertigarzneimittel ist *Thiabendazol*, welches lokal oder systemisch angewendet werden kann und eine gute Wirkung bei der Therapie der kutanen Larva migrans hat, in Deutschland derzeit nicht erhältlich. Für eine lokale Anwendung kann es als freie Rezeptur verschrieben werden:

Thiabendazol 15%
Rp.: Thiabendazol 15,0
Ungt. Alcohol. Lanae Aquosum ad 100,0

Empfohlen werden unterschiedliche Wirkstoffkonzentrationen, die zwischen 2 und 40% je nach Grundlage variieren. Eine Anwendung mit 15%iger Konzentration Thiabendazol in Unguentum alcoholicum lanae aquosum wird 2- bis 3-mal täglich über 5 Tage oder einmal täglich in Okklusion über die Dauer von 3–5 Tagen aufgetragen.

Diese Therapie stellt die Therapie der Wahl bei einem limitierten kutanen Befall dar, da keine systemischen Nebenwirkungen auftreten. Sie hat in mehreren Untersuchungen in mehr als 98% der Fälle zu einer Abheilung geführt. Bereits nach 48 h war bei einer Vielzahl der Patienten die Symptomatik vollständig zurückgegangen. Bei insgesamt guter Verträglichkeit treten als mögliche unerwünschte Wirkungen gelegentlich Brennen sowie ein Erythem oder Ödem am Applikationsort auf (Davies et al. 1993; Chatel et al. 2000).

Eine systemische Therapie für die Behandlung der kutanen Larva migrans ist nur bei ausgedehntem Befall oder einem Nichtansprechen auf die Lokaltherapie indiziert. Thiabendazol per oral wurde lange Zeit für die Behandlung der kutanen Larva migrans empfohlen. In Deutschland muss es als *Mintezol* über die Internationale Apotheke bezogen werden und erschwert den therapeutischen Einsatz. Auch schwere unerwünschte Wirkungen unter der systemischen Therapie mit Thiabendazol wie Tinnitus, bedrohliche Hyperglykämien oder Hypotonien, die insgesamt zwar selten auftreten, haben in der Vergangenheit dazu geführt, dass Thiabendazol trotz einer zuverlässigen Wirksamkeit systemisch nur zurückhaltend zur Therapie der kutanen Larva migrans verwendet wurde.

Die Dosierungsempfehlungen variieren beträchtlich. Es kann in einer Dosierung von 500 mg Thiabendazol 2-mal täglich verordnet werden. Diese Dosis kann bei Bedarf gesteigert werden. Bei einer Einzeldosis von 50 mg/kgKG pro Tag über 3–4 Tage kam es einer Untersuchung nach zu Heilungsraten von 87%. Eine Tageshöchstdosis von 3 g bei Erwachsenen sollte jedoch wegen des vermehrten Auftretens von Nebenwirkungen nicht überschritten werden. Häufige, jedoch reversible Nebenwirkungen stellen Übelkeit, Erbrechen, Schwindel, Müdigkeit oder Kopfschmerzen dar (Davies et al. 1993; Caumes et al. 2000).

Wegen der besseren Verträglichkeit bei einer zuverlässigen Wirkung wird zunehmend als Alternative zur systemischen Gabe von Thiabendazol bei der kutanen Larva migrans *Albendazol* (*Eskazole*) empfohlen. Albendazol ist auch in Deutschland erhältlich. Die Angaben über die Dosierung bei der kutanen Larva migrans variieren in der Literatur. In der Regel werden 1- bis 2-mal täglich 200–400 mg Albendazol oral für 3–7 Tage empfohlen. Darunter waren Untersuchungen zufolge Heilungsraten von bis zu 100% zu verzeichnen (Loughrey et al. 1997).

Eine einmaligen Gabe von 400 mg Albendazol scheint der Literatur nach bei einer Vielzahl von Patienten nicht ausreichend für eine Therapie der kutanen Larva migrans zu sein. In Untersuchungen mit 11 bzw. 24 Patienten konnte bei einer Dosierung von 400 mg Albendazol täglich über die Dauer von 7 Tagen eine Heilung in 100% ohne Rezidiv erreicht werden. Die Wirkung von Albendazol trat zügig ein. Bereits nach 3–5 Tagen waren Pruritus und nach 6–7 Tagen die Hautveränderungen nahezu vollständig abgeklungen. Bei der Behandlung der kutanen Larva migrans ist Albendazol sehr gut verträglich gewesen (Caumes et al. 2000; Rizzitelli et al. 1997; Veraldi u. Rizzitelli 1999).

Nicht in Deutschland für die Behandlung der kutanen Larva migrans zugelassen, aber über die Apotheken beziehbar, ist *Ivermectin (Mectizan* oder *Stromectol)*, das eine sehr gute therapeutische Wirksamkeit bei der kutanen Larva migrans besitzt. Eine Einmalgabe von 200 µg/kgKG wie auch bei der Therapie der Skabies ist in der Regel ausreichend und führt den Untersuchungen nach in 80–100% der Fälle zu einer Abheilung. Sollte diese nach einer Einmalgabe nicht eintreten, kann eine 2. oder 3. Dosis gegeben werden.

Die Symptomatik ist nach 3–7 Tagen bei der Mehrheit der Patienten fast vollständig zurückgegangen. Nebenwirkungen sind unter dieser Therapie der kutanen Larva migrans bisher nicht beschrieben worden (Van den Enden u. McClure Blaum 1998; Bouchaud et al. 2000; Caumes et al. 2000).

Der erschwerte Zugriff auf Thiabendazol und das Nebenwirkungsspektrum haben in Deutschland dazu geführt, dass vielfach *Mebendazol (Vermox)* alternativ bei der systemischen Therapie verwendet wurde. Die Verträglichkeit von Mebendazol scheint gegenüber Thiabendazol besser zu sein, allerdings wird über eine weniger zuverlässige Wirksamkeit von Mebendazol im Vergleich zu Thiabendazol, Ivermectin oder Albendazol berichtet. Unter einer Therapie mit Mebendazol 100 mg 2-mal täglich über 3 Tage sind Heilungen der kutanen Larva migrans berichtet worden (Zeglat u. Pambor 1998). Eine Zusammenfassung der Therapiemodalitäten bei der kutanen Larva migrans ist in ◘ Tabelle 33-4 aufgeführt.

Von einem Versuch der mechanischen Entfernung der Larven aus der Haut sowie der Kryotherapie ist abzuraten (Davies

◘ **Tabelle 33-4.** Übersicht über die häufigen Therapiemodalitäten bei der kutanen Larva migrans

Lokaltherapie mit Thiabendazol
(freie Rezeptur mit 15% Thiabendazol)

- An 5 aufeinanderfolgenden Tagen 2- bis 3-mal täglich auf das befallene Hautareal auftragen und einwirken lassen
  - oder in Okklusion:
- An 3 aufeinanderfolgenden Tagen 1-mal täglich auf das befallene Hautareal auftragen, mit Klarsichtfolie bedecken und mit Pflaster abkleben
- Über Nacht belassen
- Am nächsten Morgen abwaschen und gut abtrocknen und erneut auftragen
- Gegebenenfalls in niedriger Konzentration (5- bis 10%ig) anwenden

Thiabendazol systemisch (Mintezol)

- Thiabendazol 500 mg 2-mal täglich per os über 3–4 Tage
- Gegebenenfalls bei fehlendem Ansprechen Steigerung der Einzeldosis auf 50 mg/kgKG möglich
- Eine Tageshöchstdosis von 3 g nicht überschreiten

Albendazol systemisch (Eskazole)

- Albendazol 400 mg 1-mal täglich per os über 3 Tage
- Gegebenenfalls bei fehlendem Ansprechen Therapie auf 7 Tage verlängern

Mebendazol systemisch (Vermox)

- Mebendazol 100 mg 2-mal täglich per os über 3 Tage

Ivermectin systemisch (Mectizan oder Stromectol)

- Einmalige Gabe von Ivermectin 200 µg/kgKG p.o.
- Gegebenenfalls eine 2. und 3. Dosis bei fehlendem Ansprechen

et al. 1993; Van den Enden u. McClure Blaum 1998; Caumes 2000). Die Larven befinden sich nicht am Ende der Gänge, sondern 1–2 cm im Umkreis, wo sie makroskopisch nicht zu identifizieren sind. Daher gelingt der Versuch, sie in der Haut aufzuspüren, meist nicht, und diese Therapieformen führen nur selten zum Erfolg. Des Weiteren sind sie für die Patienten schmerzhaft und vergleichsweise belastend. Bei der Kryotherapie ist außerdem mit Nebenwirkungen wie Blasenbildung und sekundärer Bildung von Ulzera oder De- bzw. Hyperpigmentierungen zu rechnen.

Begleitend zu einer spezifischen antiparasitären Therapie kann eine Basistherapie mit steroidhaltigen Externa zur Linderung der Entzündung und des Juckreizes sowie mit pflegenden Feuchtigkeits- oder Fettcremes indiziert sein.

Fazit für die Praxis

- Die kutane Larva migrans stellt ein Krankheitsbild dar, das durch Larven der Haken- oder Fadenwürmer ausgelöst wird.
- Charakteristisch sind die girlandenförmigen, sich täglich verlängernden, roten Gänge an der Haut.
- Bei einem limitierten Befall sollte zunächst eine Lokaltherapie mit Thiabendazol durchgeführt werden. Bei Versagen einer externen Therapie oder bei einem multilokulären Befall ist eine systemische Therapie indiziert. Albendazol und Ivermectin stellen gut verträgliche und zuverlässig wirksame Medikamente dar. Im Vergleich weisen Thiabendazol per oral ein erhöhtes Nebenwirkungsprofil und Mebendazol eine etwas geringere Wirksamkeit auf.

33.5 Zecken

Erreger

Ixodes (Zecken) gehören zu der Klasse der Arachnidae, den Spinnentieren. Sie sind flügellose Arthropoden, die einen zweigliedrigen Körper, bestehend aus Cephalothorax und Abdomen, sowie 4 Paar Beine und Mundwerkzeuge aufweisen. Es sind etwa 40 verschiedene Zeckenspezies beschrieben worden, von denen 4 von klinischer Bedeutung sind, da sie häufige Vektoren für die Übertragung der Lyme-Borreliose, des Rückfallfiebers, von Rickettsiosen, der Frühsommermeningoenzephalitis (FSME) und anderen Erkrankungen darstellen (McGarry et al. 2001). In den verschiedenen Regionen der Erde kommen unterschiedliche Spezies vor:

Europa:	Ixodes ricinus (Holzbockzecke),
Asien:	Ixodes persulcatus,
USA (mittlerer Westen und Nordosten)	Ixodes scapularis (*Synonym:* I. dammini),
USA (Westküste)	Ixodes pacificus.

Zecken reifen über ein Larven- und ein Nymphenstadium zu adulten Tieren heran. Sie ernähren sich nach Biss und Injektion von Speichel von Blut. Auf diesem Weg erfolgt auch die Übertragung von bakteriellen und viralen Infektionen. Nach der Nahrungsaufnahme fallen sie vom Wirt ab und setzen ihren Entwicklungszyklus fort (European Union Concerted Action On Lyme Borreliosis 2001; und University of Missouri, College of Veterinary Medicine at the University of Missouri).

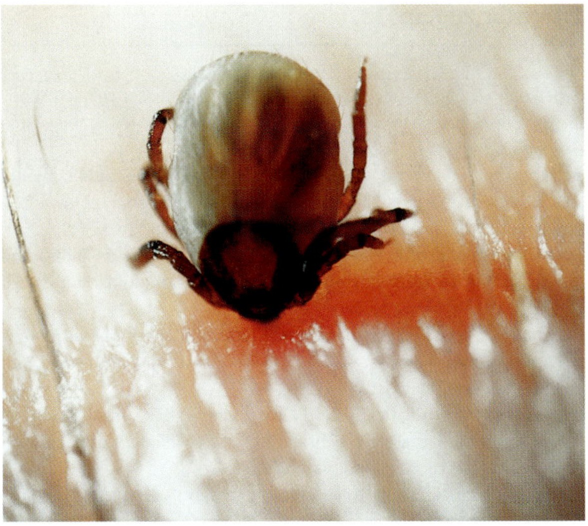

Abb. 33-6. Ixodes ricinus (Holzbockzecke)

Ixodesspezies kommen weltweit vor. Sie leben auf Gräsern und Sträuchern, von wo sie auf den Wirt übertreten. Der Mensch stellt nur einen Wirt dar. Ebenfalls befallen werden Haustiere und kleine Säugetiere. Epidemiologische Daten beziehen sich auf die Inzidenz der Lyme-Borreliose und der FSME. Daten über die Häufigkeit von Zeckenbissen existieren nicht.

Klinik

Der eigentliche Zeckenbiss macht nur wenig Beschwerden. Die Patienten beklagen geringen Juckreiz oder leichtes Brennen. In der Umgebung der saugenden Zecke (Abb. 33-6) kann ein Erythem sowie eine leichte Schwellung auftreten (McGarry et al. 2001). Verbleiben nach Entfernung der Zecke Teile in der Haut, kann eine Fremdkörperreaktion mit Bildung eines Fremdkörpergranuloms entstehen. Dieses imponiert als rötlich oder hautfarbender, subkutaner Knoten. Weiterhin kann eine sekundäre Besiedelung mit pyogenen Bakterien hinzutreten.

Therapie

Die Zecke wird aus der Haut entfernt. Dafür wird die Zecke mit einer Pinzette möglichst am Mundwerkzeug gefasst und vorsichtig herausgezogen. Anschließend sollte unter dem Mikroskop kontrolliert werden, dass die Zecke vollständig extrahiert wurde. Ist das nicht erfolgt, sollten die Reste mit einer kleinen Exzision oder Stanzbiopsie entfernt werden. Auf die Applikation von Öl, Klebstoff oder Alkohol auf die Zecke oder auf ein Drehen sollte verzichtet werden, da dies zu einer vermehrten Speichelinjektion und einem erhöhten Risiko der Transmission von Krankheitserregern führt.

Zur Vorbeugung von Zeckenbissen können Repellenzien angewendet sowie bedeckende Kleidung getragen werden (University of Missouri, College of Veterinary Medicine at the University of Missouri). Grundsätzlich sollte im Sommer nach Aufenthalten auf Wiesen oder im Wald die Haut nach Zecken abgesucht werden. Das gilt insbesondere für Borreliose- und FSME-Endemiegebiete.

Literatur zu Kap. 33

Argenziano G, Fabbrocini G, Delfino M (1997) Epilumiscence microscopy – A new approach to in vivo detection of sarcoptes scabiei. Arch Dermatol 133: 751–753

Arthropods of Public Health Importance. www.public-health: uiowa.edu.fuorte/63111/arthrop/index.htm; University of Iowa, College of Public Health

Bornhövd E, Partscht K, Flaig MJ, Messer G (2001) Bullöse Skabies und durch Skabiesbefall getriggertes bullöses Pemphigoid. Hautarzt 52: 56–61

Bouchaud O, Houzé S, Schiemann R et al. (2000) Cutaneous larva migrans in travellers: A prospective study, with assessment of therapy with ivermectin; Clin Infect Dis 31: 493–498

Bundesgesundheitsblatt – Gesundheitsforschung – Gesundheitsschutz; März 1998, Aktualisiert: Februar 2001: www.rki.de; Kopflausbefall (Pediculosis capitis), Merkblatt für Ärzte

Bundesgesundheitsblatt – Gesundheitsforschung – Gesundheitsschutz (2000) Krätzemilbenbefall (Skabies) – Erkennung, Behandlung und Verhütung; Merkblatt für Ärzte 43: 550–554

Burkhart CG, Burkhart CN, Burkhart KM (1998) An assessment of topical and oral perscription and over-the-counter treatments for head lice. J Am Acad Dermatol 38/6: 979–982

Burkhart CN, Burkhart CG (2000) The route of head lice transmission needs enlightment for proper epidemiologic evaluations. (Correspondence). Int J Dermatol 30: 878–879

Burkhart CG, Burkhart CN, Burkhart KM (2000) An epidemiologic and therapeutic reassessment of scabies. Cutis 65: 233–240

Caumes E (2000) Treatment of cutaneous larva migrans. Clin Infect Dis 30: 811–814

Chatel G, Scolari C, Gulletta M, Casalini C, Carosi G (2000) Efficacy and tolerability of thiabendazole in a lipophil vehicle for cutaneous larva migrans; Arch Dermatol 136/9: 1174–1175

Chosidow O (2000) Scabies and pediculosis. Lancet 355: 819–826

Cvancara J, Elston DM (1997) Bullous eruption in a patient with systemic lupus erythematosus; mite dermatitis caused by cheyletiella blakei. J Am Acad Dermatol 37/2: 265–267

Davies HD, Sakuls P, Keystone JS (1993) Creeping eruption. Arch Dermatol 129: 588–591

De Maeseneer J, Blokland I, Willems S, Stichele RV, Meersschaut F (2000) Wet combing vs. traditional scalp inspection to detect head lice in schoolchildren: observational study. BMJ 321: 1187–1188

Downs AM, Harvey I, Kennedy CT (1999) The epidemiology of head lice and scabies in the UK. Epidemiol Infect 122/3: 471–477

European Union Concerted Action On Lyme Borreliosis (2001) www.dis.strath.ac.uk.vie/lymeEU/disease-overview_1.html. Last update: August 2001

Farkas J (1979) Zur Prädilektionslokalisation der Erscheinungen der Trombidiose. Dermatol Monatsschr 165: 858–861

Fölster-Holst R, Rufli T, Christophers E (2000) Die Skabiestherapie unter besonderer Berücksichtigung des frühen Kindesalters, der Schwangerschaft und Stillzeit. Hautarzt 51: 7–13

Franz JT (2001) Gras-Ernte-Herbst-Südstadtmilbe. Universität Paderborn, Fachbereich Biologie. www.milbenforschung.de

Haustein UF (1995) Bullous scabies. Dermatology 190: 83–84

Jelinek T, Nothdurft HD, Rieder N, Löscher T (1995) Cutaneous myiasis: Review of 13 Cases in travelers returning from tropical countries. Int J Dermatol 34/9: 624–626

Loughrey MB, Irvine AD, Girdwood RWA, McMillan JC (1997) Cutaneous larva migrans: the case for routine oral treatment. Br J Dermatol 137: 155–156

Lucchina LC, Wilson ME, Drake LA (1997) Dermatology and the recently returned traveler: Infectious diseases with dermatological manifestations. Int J Dermatol 36: 167–181

McGarry JW, McCall PJ, Welby S (2001) Arthropod dermatoses aquired in the UK and overseas. Lancet 357 (9274): 2105–2106

Micali G, Lacarrubba F, Lo Guzzo G (1999) Scraping versus videodermatoscopy for the diagnosis of scabies: A comparative study. Acta Dermatol Venerol 79/5: 396

Paasch U, Haustein U-F (2001) Behandlung der endemischen Skabies mit Allethrin, Permethrin und Ivermectin. Hautarzt 52: 31–37

Petzoldt D, Gross G (Hrsg) (2000) Diagnostik und Therapie sexuell übertragbarer Krankheiten – Leitlinien 2001 der Deutschen STD-Gesellschaft Springer, Berlin Heidelberg New York Tokio (Kap. 4 Epizoonosen, S 19–23

Quadripur SA, Kant U (1996) Cheyletiellose. Dtsch Ärztebl 93/13: 651–652

Rizzitelli G, Scarabelli G, Veraldi S (1997) Albendazole: a new therapeutic regimen in cutaneous larva migrans. Int J Dermatol 36: 700–703

Rote Liste (2002) Editio Cantor, Aulendorf

Speare R, Buettner TG (2000) Hard data needed on head lice transmission.(Correspondence). Int J Dermatol 30: 877–878

Tsianakas P, Polack B, Pinquier L, Klotz L, Prost-Squarcioni C (2000) Cheyletiella dermatitis: an uncommon cause of vesiculobullous eruption. Ann Dermatol Venerol 127: 826–829

University of Missouri, College of Veterinary Medicine at the University of Missouri. www.parasitology.org/essays/webpage.htm

Van den Enden E, McClure Blaum J (1998) Treatment of cutaneous larva migrans (correspondence). N Engl J Med 339/17: 1246–1247

Veraldi S, Rizzitelli G (1999) Effectiveness of a new therapeutic regimen with albendazole in cutaneous larva migrans. Eur J Dermatol 9: 352–353

Veraldi S, Gorani A, Schianchi R (1998) Guess what! Non-inflammatory cutaneous myiasis caused by the larva of cordylobia anthropophaga. Eur J Dermatol 8/2: 133–134

Veraldi S, Scarabelli G, Zerboni R, Pelosi A, Gianotti R (2000) Bullous Scabies. Acta Dermatol Venerol 76: 167–168

Veraldi S, Schianchi R, Carrera C (2000) Epiluminescence microscopy in cutaneous larva migrans. Acta Dermatol Venerol 80/3: 233

Wagner R, Stallmeister N (2001) Cheyletiella dermatitis in humans, dogs and cats. Br J Dermatol 143/5: 1110–1112

Wolf P, Ochsendorf FR, Milbradt R (1993) Aktuelle Therapiemöglichkeiten bei der Larva migrans cutanea. Hautarzt 44: 462–465

Zeglat I, Pambor M (1998) Creeping disease – systemische Therapie mit Mebendazol. Akta Dermatol 1998: 356–357

III. Erreger

Kawasaki-Syndrom

H. Cremer

1967 beschrieb T. Kawasaki bei Kindern eine akute, exanthematöse Erkrankung, die durch anhaltendes therapieresistentes hohes Fieber, Hyperämie der Schleimhäute, zervikale Lymphknotenschwellung und periunguale Hautschuppung charakterisiert war (Kawasaki 1967). Im Verlauf der Erkrankung entwickelten sich bei vielen der betroffenen Kinder Aneurysmen und Thrombosen vorwiegend im Bereich des Koronarsystems.

Dieses Krankheitsbild erhielt, entsprechend den vorherrschenden Symptomen, zunächst die Bezeichnung »mukokutanes Lymphknotensyndrom« (MCLS). Aufgrund der Verdienste von Dr. Kawasaki zur Entdeckung und Erforschung dieses Krankheitsbildes wurde dann die heute international gebräuchliche Bezeichnung Kawasaki-Syndrom (KS) eingeführt. Die ersten Erkrankungsfälle an KS in der BRD wurden 1979 publiziert (Cremer 1979), bis 1998 wurden 1900 Erkrankungsfälle in Deutschland erfasst (Cremer 1995).

34.1 Pathogenese und Ätiologie

Morphologisch liegt dem Kawasaki-Syndrom eine systemische Vaskulitis zugrunde. Weltweit gilt es inzwischen als die häufigste Vaskulitis des Kindesalters. Der entzündliche Prozess betrifft im Anfangsstadium kleine Gefäße und breitet sich im Verlauf der Erkrankung auf große Gefäße aus, unter bevorzugtem Befall der Koronararterien.

Nach wie vor ist die eigentliche Ursache des Kawasaki-Syndroms ungeklärt. Eine Vielzahl unterschiedlichster Ursachen wurde bisher für die Entstehung des Kawasaki-Syndroms diskutiert. Die unterschiedliche Rasseninzidenz spricht für eine genetisch bedingte Prädisposition. Klinisches Bild und Laborbefunde legen ein erregerbedingtes Geschehen nahe. Diskutiert wurden auslösend sowohl virale Infektionen (Retroviren, Ebstein-Barr-Virus, Parvovirus B-19), bakterielle Infektionen (Propionibakterium acnes, Spirochäten, Streptokokken), sowie Bakterientoxine (Toxine des Streptococcus sanguis; Akiyama u. Yashiro 1993). Auch Kontakt mit Teppichshampoo wurde als mögliche auslösende Ursache vermutet, ohne dass gezielte Untersuchungen diese Annahme bestätigen konnten.

Zwar wurden gehäufte Geschwistererkrankungen vereinzelt beschrieben, jedoch ergab sich bisher kein eindeutiger Hinweise auf eine Übertragbarkeit der Erkrankung.

Wichtig für die Pathogenese scheinen immunologische Mechanismen zu sein (Leung et al. 1982). Interessanten Hinweisen dafür, dass möglicherweise die Bildung von Superantigenen unter Toxineinwirkung eine wichtige Rolle in der Pathogenese des Kawasaki-Syndroms spielt (Leung et al. 1993), blieb aber bis heute eine eindeutige Bestätigung versagt.

34.2 Epidemiologie

Nach der Erstbeschreibung in Japan wurde das Kawasakisyndrom weltweit beobachtet und beschrieben.

- Das Kawasaki-Syndrom ist eine Erkrankung des *frühen Kindesalters*. 50% aller Kinder sind jünger als 3 Jahre, ca. 25% der Kinder erkranken im 1. Lebensjahr.
- Die *Geschlechterverteilung* ergibt ein Überwiegen des männlichen Geschlechtes (Relation m:w = 1,4–1,7:1).
- Eine eindeutige *jahreszeitliche* Bevorzugung ist nicht erkennbar.

Inzidenz

Inzidenzangaben beim Kawasaki-Syndrom beschreiben die Zahl der jährlich beobachteten Erkrankungen, bezogen auf jeweils 100.000 Kinder unter 5 Jahren. Es ergeben sich starke rassische Abweichungen. So beträgt die Inzidenz in Japan 150–200 (Nakamura et al. 1989), in China und Korea etwa 100 (Lee 1989), bei der farbigen Bevölkerung in Amerika ca. 25 und bei der weißen Bevölkerung in Amerika 8–10 (Newburger u. Burns 1989). In der BRD sind es ca. 9 Neuerkrankungen, bezogen auf jeweils 100.000 Kinder, sodass in Deutschland jährlich mit ca. 350–400 Neuerkrankungen zu rechnen ist (Cremer 1995). Dies entspricht auch der mutmaßlichen Inzidenz in Europa.

34.3 Klinik und Diagnostik

Hauptsymptome

Das *komplette Kawasaki-Syndrom* ist charakterisiert durch 6 Hauptsymptome. Für das Vorliegen eines kompletten KS wird das Vorhandensein von *5 Hauptsymptomen* bei gleichzeitigem Ausschluss anderer differenzialdiagnostisch in Frage kommender Erkrankungen (Scharlach, STILL-Syndrom, M. Wissler, Erythema exudativum multiforme u.a) *oder von 4 Hauptsymptomen bei gleichzeitigem Nachweis von Koronaraneurysmen gefordert.*

Die 6 Hauptsymptome des kompletten Kawasaki-Syndroms

1. Fieber
   Es handelt sich um meist abrupt auftretendes Fieber septischen Charakters, welches ohne eine gezielte Therapie (keinerlei Ansprechen auf eine antibiotische Therapie) 1 – 2 Wochen anhält.
2. Verstärkte konjunktivale Injektionen
   Eine ohne Exsudatbildung oder Ödembildung einhergehende konjunktivale Injektion tritt in der 1. Krankheitswoche auf und hält meist 1–2 Wochen an (■ Abb. 34-1). Die verstärkte Gefäßinjektion kann sowohl die Schleimhaut des Bulbus wie der Lider betreffen. In verschiedenen Untersuchungen wurde in der Frühphase der Erkrankung zusätzlich eine Iridozyklitis und Uveits beobachtet.
3. Veränderungen im Bereich der Mundschleimhaut
   Im Bereich der Lippen kommt es zur Rötung (»Lacklippen«), (■ Abb. 34-2) Trockenheit und Bildung von Fissuren, mitunter infolge kleiner Blutungen auch von Blutkrusten.
   Die Mundschleimhaut ist diffus gerötet (■ Abb. 34-3). Im Bereich der Zunge kommt es zur Ausbildung einer Erdbeerzunge mit deutlicher Rötung und Erhabenheit der Papillen.
4. Veränderungen im Bereich der Extremitäten distal
   An den Extremitäten tritt im akuten Stadium ein Ödem
   ▼

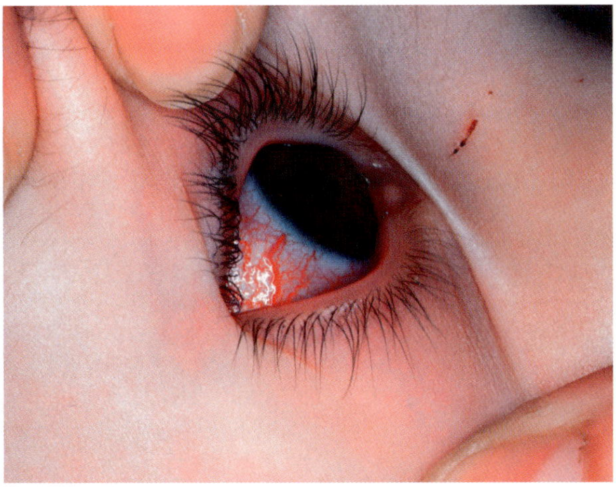

Abb. 34-1. Verstärkte Füllung der Konjunktivalgefäße

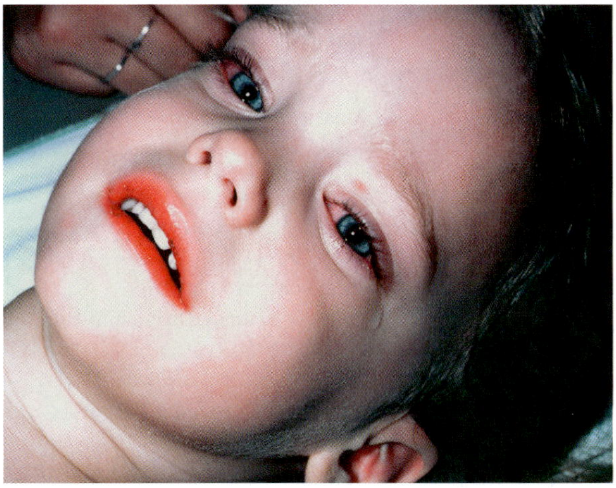

Abb. 34-2. Hochrote Lippen (»Lacklippen«) und Rötung der Konjunktiven

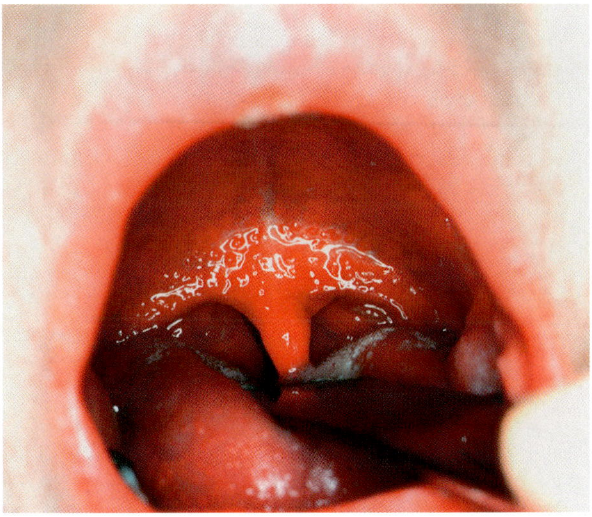

Abb. 34-3. Enanthem mit diffuser Rötung der Rachenhinterwand

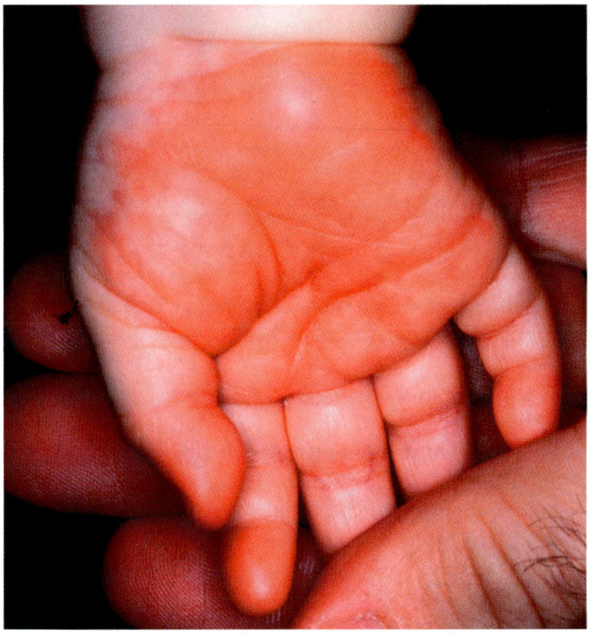

Abb. 34-4. Konfluierendes flächiges Palmarerythem bei einem Kleinkind

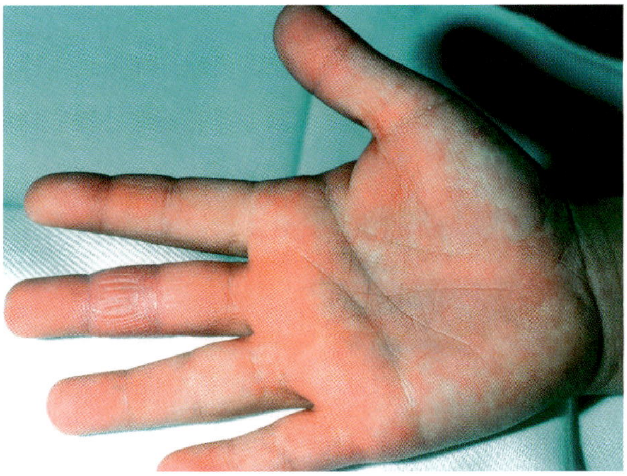

Abb. 34-5. Fleckiges Palmarerythem bei einem Schulkind

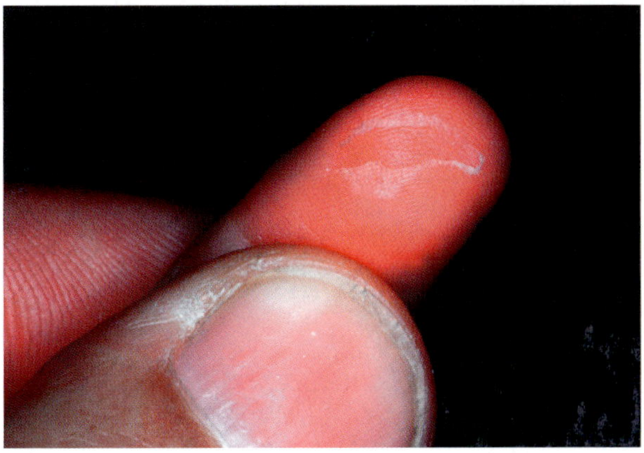

Abb. 34-6. Beginnende Schuppung der Fingerspitzen

der Hände und Füße auf mit Rötung der Handflächen (Palmarerythem; ◘ Abb. 34-4, 34-5) und einem Plantarerythem.
In der 2.-3. Krankheitswoche wird oft eine halbmondförmige Hautablösung an den Finger- und Zehenspitzen beobachtet (◘ Abb. 34-6, 34-7).
Oft Wochen nach Abklingen der Erkrankung bezeugen Nagelrillen eine im Rahmen der akuten Erkrankung aufgetretene Wachstumsstörung (◘ Abb. 34-8).

5. Exanthematische Hautveränderungen im Stamm- und proximalen Extremitätenbereich
   Das Exanthem erscheint meist innerhalb der ersten Krankheitstage mit einem variablen Erscheinungsbild. Neben Hautveränderungen wie beim Erythema exsudativum multiforme (◘ Abb. 34-9, 34-10) finden sich morbilliforme und skarlatiniforme Exantheme (◘ Abb. 34-11). Selten fanden sich auch – als Ausdruck einer ausgeprägten exsudativen Diathese – verkrustende Exantheme. Auch Hautablösungen im Genitalbereich – wie beim bakteriellen Lyell-Syndrom – wurden beobachtet (◘ Abb. 34-12).
6. Vergrößerung der Zervikallymphknoten
   Für die meist zervikal auftretende Lymphknotenschwellung wird als Kriterium ein Durchmesser von mindestens 1,5 cm gefordert (◘ Abb. 34-13). Charakteristischerweise kommt es nicht zu einer Einschmelzung.

Differenzialdiagnostisch kann v. a. zu Beginn eine Abgrenzung zu Erkrankungen des rheumatischen Formenkreises Probleme bereiten.

Nebensymptome

Neben den Hauptsymptomen finden sich beim Kawasaki-Syndrom in unterschiedlicher Häufigkeit eine Reihe von Nebensymptomen, welche nicht beweisend sind, aber hinweisend auf das Vorliegen eines Kawasaki-Syndroms sein können.

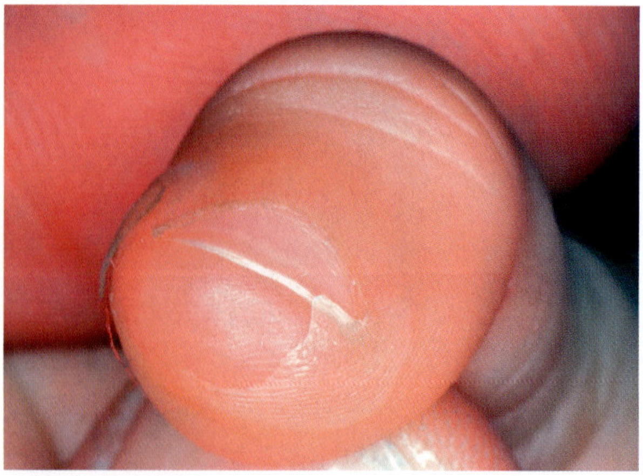

◘ **Abb. 34-7.** Halbmondförmige Schuppung der Fingerspitzen (begann 5 Tage vorher)

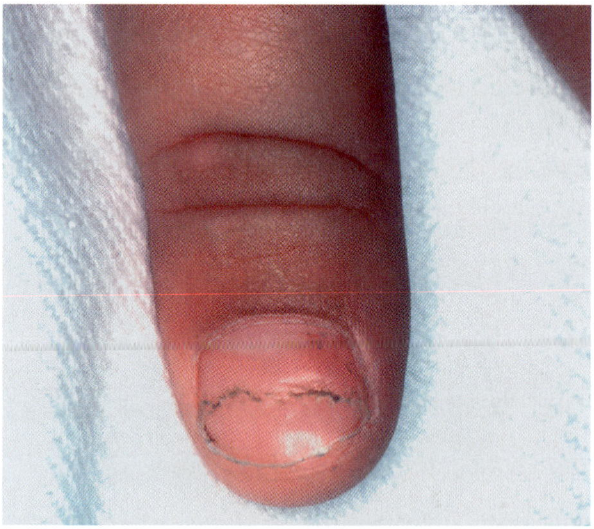

◘ **Abb. 34-8.** Querrillen im Nagelbereich bei einem Kleinkind 2 Monate nach KS

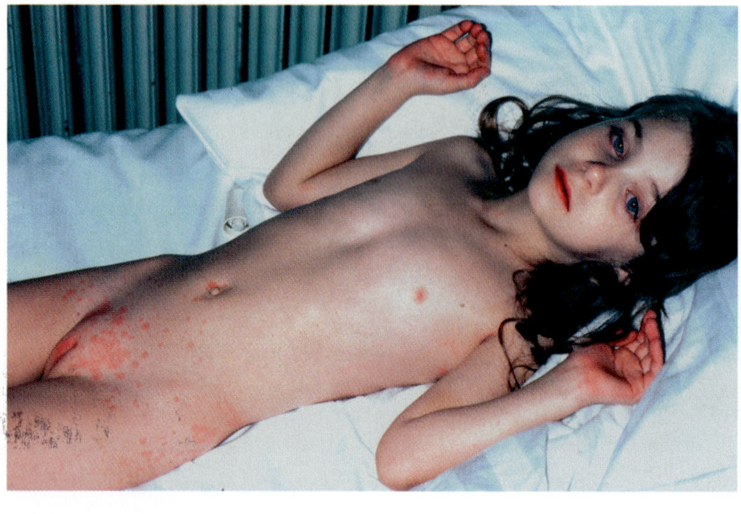

◘ **Abb. 34-9.** Exanthem wie bei »Erythema exsudativum multiforme« (beachte auch »Lacklippen«, Palmarerythem und Rötung der Konjunktiven)

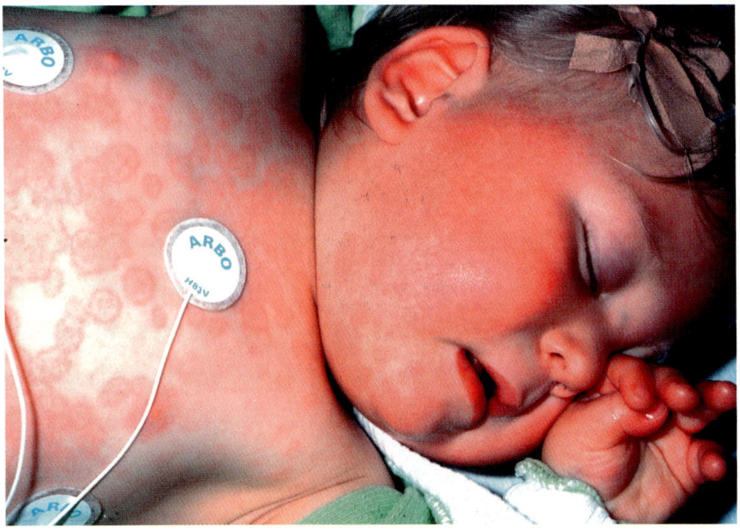

Abb. 34-10. Exanthem wie bei Erythema exsudativum multiforme am Stamm bei einem Säugling

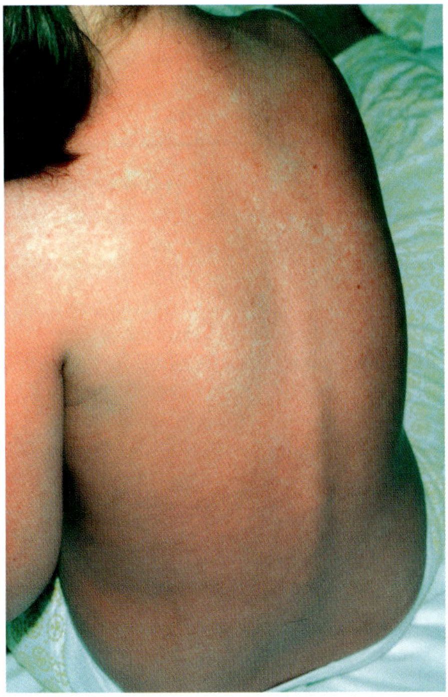

Abb. 34-11. Skarlatiniformes Exanthem bei einem Schulkind

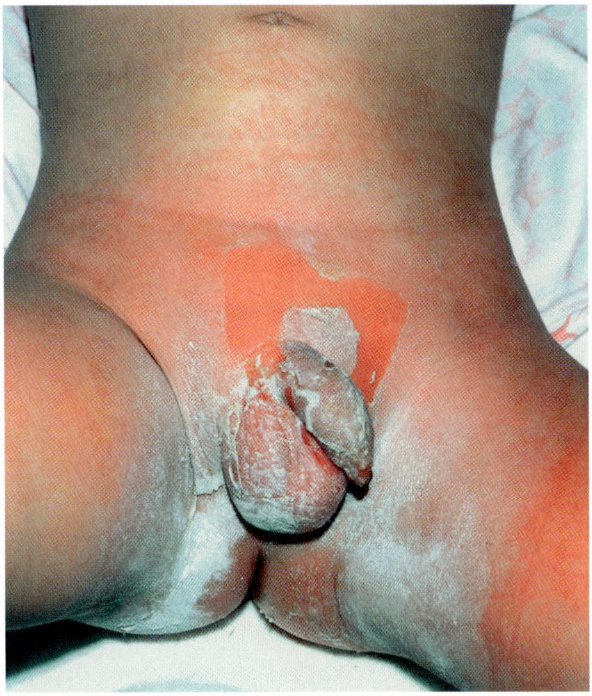

Abb. 34-12. Hautablösung im Genitalbereich wie bei staphylogenem Lyell-Syndrom bei einem Kleinkind

Die 8 Nebensymptome des kompletten Kawasaki-Syndroms

1. Nierenbeteiligung
   Während der akuten Phase der Erkrankung kann es zu einer Nierenbeteiligung in Form einer leichten Leukozyturie oder geringen Proteinurie kommen. Die Nierenbeteiligung ist in der Regel geringfügig, ein pathologischer bakteriologischer Befund besteht nicht.

▼

2. Arthritis
   Ein meist in der 1. Krankheitswoche polyartikulär auftretender Befall der Knie-, Fuß- und Handgelenke kann bis zur 3. Woche anhalten. Nur selten tritt eine Gelenkbeteiligung erst später auf, wobei dann öfter ein längeranhaltender Befall mit einer Dauer bis zu 3 Monaten zu beobachten ist.
3. Aseptische Meningitis
   Meist besteht nur eine geringe Eiweiß- und/oder Zellzahlerhöhung. Häufig fehlen meningitische Zeichen. Es

▼

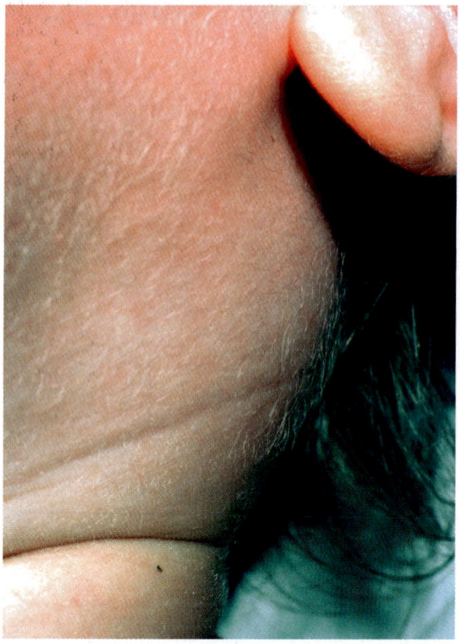

Abb. 34-13. Vergrößerung der seitlichen Halslymphknoten bei einem Schulkind

kann aber auch umgekehrt ein Meningismus ohne Liquorbeteiligung vorliegen.

4. Zentralnervenbeteiligung
Enzephalitische Erscheinungsbilder bis hin zum Koma mit pathologischen EEG-Veränderungen wurden zwar vereinzelt beschrieben, stellen jedoch die Ausnahme dar.
5. Gastrointestinale Symptome
Gastrointestinale Symptome (Durchfall und Bauchschmerzen) sind häufig, dominieren aber nur selten das Krankheitsbild.
6. Hepatische Dysfunktionen
Häufig lassen sich pathologische Leberwerte nachweisen (Erhöhung von Transaminasen und Serumbilirubin), wobei diese auch Therapiefolge (ASS in hoher Dosierung) sein können.
7. Gallenblasenhydrops
Ein nicht selten ausgeprägter Gallenblasenhydrops kann das Bild eines akuten Abdomens vortäuschen und gibt dadurch gelegentlich Anlass zur chirurgischen Interventionen. Die Ursache des meist in der subakuten Krankheitsphase auftretenden Gallenblasenhydrops ist ungeklärt.
8. Kardiovaskuläre Manifestationen
Durch echokardiographische und angiographische Untersuchungen konnte nachgewiesen werden, dass ungefähr 20% der Patienten mit Kawasaki-Syndrom Koronaranomalien entwickeln (Kato u. Ichinose 1984). Morphologisch handelt es sich um eine systemische Vaskulitis. Der entzündliche Prozess betrifft im Anfangsstadium kleine Gefäße und breitet sich im Verlauf der Erkrankung auf große Gefäße, insbesonders die Koronararterien, aus.
Eine Myokarditis, Perikarditis sowie entzündliche Veränderungen auf Klappenebene werden häufig beobachtet. Die Koronarveränderungen können fortschreiten und durch Aneurysmenbildung mit nachfolgender Thrombosierung zum plötzlichen Herztod führen. In Langzeituntersuchungen konnte nachgewiesen werden, dass es in 50% der Fälle zu einer Rückbildung der Aneurysmen kommt, wobei diese Rückbildung meist kleinere Aneurysmen betrifft, bei denen frühzeitig eine Therapie begonnen wurde (Usami et al. 1987). Zur Bildung von Aneurysmen kommt es meist zwischen dem 9.–15. Tag nach Beginn der Erkrankung (Kato u. Ichinose 1984).

Laborparameter

Pathologische Laborparameter sind zwar unspezifisch, in ihrer Kombination aber doch recht charakteristisch für das Kawasaki-Syndrom.

Labor bei Kawasaki-Syndrom

1. Leukozytose
Charakteristisch ist eine mäßige bis starke Leukozytose mit Überwiegen der neutrophilen Zellen und einer deutlichen *Linksverschiebung* in der 1. Krankheitswoche.
2. BKS-Erhöhung
Fast ausnahmslos ist die BKS stark beschleunigt. Differenzialdiagnostisch erlaubt dies meist eine Abgrenzung gegenüber viralen Infektionen und allergischen Arzneimittelreaktionen. Hinweis auf ein akutes entzündliches Geschehen ergeben auch andere Entzündungsparameter wie das CRP und ein erhöhtes α_1-Antitrypsin. Diese bleiben nicht selten über Wochen bestehen.
3. Hämoglobin-Erniedrigung
Eine leichte normozytäre, normochrome Anämie ohne Hämolyse oder Retikulozytose, die sich im weiteren Verlauf spontan zurückbildet, zeigt sich in 30% der Fälle.
4. Thrombozytose
Die anfänglich normalen Thrombozytenwerte steigen ab der 2. Krankheitswoche, um dann in der 3. Krankheitswoche ihren Gipfel zu erreichen. Die Thrombozytose begünstigt die Bildung von Thromben.
5. Gerinnungsstörungen
Gerinnungsphysiologisch sind beim Kawasaki-Syndrom eine verstärkte Gerinnbarkeit und eine vermehrte Thrombozytenaggregation nachweisbar. Diese noch Monate nach Abklingen der Erkrankung nachweisbaren Störungen stellen einen Risikofaktor für die Ausbildung von Thrombosierungen dar.
6. Immunologische Veränderungen
Zirkulierende Immunkomplexe sind bei den meisten Patienten vorhanden, sie werden pathogenetisch auch

▼

mit der vermehrten Thrombozytenaggregation in Ver bindung gebracht. Berichte über immunregulatorische Störungen beinhalten Erniedrigung der zirkulierenden CD8+-Suppressorzellen, Erhöhung der aktivierten CD4+-Helferzellen und eine Erhöhung der IgG und IgM produzierenden aktivierten B-Zellen.
Die Bedeutung dieser Immunveränderungen für die Pathogenese und Behandlung des Kawasaki-Syndroms sind zzt. noch unklar.

Kardiologische Diagnostik

EKG und Echokardiographie gehören zu den Standarduntersuchungen. In etwa der Hälfte der Fälle finden sich in der Anfangsphase der Erkrankung EKG-Veränderungen im Sinne einer Verlängerung der PR- und QT-Strecke sowie ST-Streckenerhöhungen. Allerdings schließen Normalbefunde eine Aneurysmenbildung nicht aus. Angiographische Untersuchungen sollten bei begründetem Verdacht auf das Vorliegen von Aneurysmen erfolgen.

34.4 Krankheitsverlauf

Der Verlauf der Erkrankung beim Kawasaki-Syndrom kann in 3 Phasen unterteilt werden:

1. Akute febrile Phase
Sie dauert i. Allg. 7–14 Tage an, ist gekennzeichnet durch ein schweres Krankheitsgefühl mit Fieber, verstärkter konjunktivaler Injektion, Veränderungen im Mund- und Lippenbereich, Schwellung der Hände und Füße, Exanthembildung und Lymphadenopathie, häufig verbunden mit aseptischer Meningitis, Durchfall und Leberdysfunktion. Die betroffenen Kinder sind in dieser Phase missmutig und mitgenommen durch das hohe Fieber und eine generelle Schmerzhaftigkeit v. a. der kleinen Gelenke.
2. Subakute Phase
In der subakuten Phase (3.–5. Woche) bilden sich Fieber, Exanthem und Lymphadenopathie zurück, während Reizbarkeit, Anorexie und konjunktivale Injektion bestehen bleiben können. In dieser Phase kommt es häufig zu einer Schuppung der Finger- und Zehenspitzen. Regelmäßig findet sich eine Thrombozytose.
3. Rekonvaleszenzphase
Die 3. Phase beginnt, wenn sich alle akuten klinischen Zeichen zurückgebildet haben, meist 6–10 Wochen nach Krankheitsbeginn.

Vereinzelt kommt es zu *Rezidiven* mit einem erhöhten Risiko für Koronarveränderungen.

34.5 Komplikationen

Die für die Prognose des KS entscheidenden Komplikation sind:
- Im akuten Zustand die Entwicklung einer *Pankarditis*
- und im weiteren Verlauf die Ausbildung von *Koronaraneurysmen*.

Diese sind Folge einer akuten Koronararteriitis während der ersten Krankheitswochen. Die arteriitischen Veränderungen, die mit Aneurysmenbildung und nachfolgender Thrombosierung einhergehen können, betreffen bevorzugt die proximalen Abschnitte der Herzkranzgefäße. Zur Ausbildung solcher Aneurysmen kommt es bei ca. 20% der Patienten, wobei ein frühzeitiger Therapiebeginn und eine optimale Therapiewahl die Inzidenz hierfür wesentlich vermindern.

In 50% der Fälle kommt es zu einer spontanen Rückbildung der Aneurysmen. Aus der weltweiten Fachliteratur ist bekannt, dass v. a. Aneurysmen bis zu einer Größe von 8 mm eine sehr gute Rückbildungstendenz haben (Akagi et al. 1992). Große Aneurysmen (>8 mm) bilden sich wesentlich seltener zurück. Eine eigene Auswertung von Erkrankungsfällen in Deutschland ergab in 6% Aneurysmen, die größer waren als 8 mm (Cremer 1995).

Aufgrund autoptischer Befunde an Herzen von Patienten mit Kawasaki-Syndrom erfolgt die Stadieneinteilung der Angiitis wie in ◘ Tabelle 34-1 gezeigt.

34.6 Therapie

Die Therapie erfolgt derzeit – entsprechend den von Furusho et al. (1984) gegebenen Empfehlungen – mit γ-Gglobulinen (mit intaktem FC-Segment) als einmalige Gabe von 2 g/kgKG, kombiniert mit Aspirin (40–50 mg/kgKG bis zur Entfieberung, dann

◘ Tabelle 34-1. Stadieneinteilung der Angiitis

Stadium	Zeitraum	Befunde
1	1.–2. Krankheitswoche	Vaskulitis und Perivaskulitis der kleinsten Gefäße, kleiner Arterien und Venen, Intimaentzündung mit Ödem und Leukozyten- und Lymphozyteninfiltrationen im Bereich mittlerer und größerer Arterien
2	2.–4. Krankheitswoche	Abnahme der Entzündungsvorgängen in den kleinsten Gefäßen, Panvaskulitis der mittelgroßen Arterien, Ausbildung von Aneurysmen mit Thrombenbildung und Stenosierung vorwiegend der Koronararterien
3	4.–7. Krankheitswoche	Abnahme der Entzündung in den kleinen Gefäßen, Granulationsbildung in den mittelgroßen Gefäßen
4	Nach der 7. Krankheitswoche	Narbenbildung und Intimaverdickung mit Ausbildung von Aneurysmen, Thromben und Stenosen in den mittelgroßen Arterien ohne akute Entzündungszeichen

Langzeittherapie mit 3–5 mg/kgKG über mindestens 6 Wochen).

! Wichtig ist hierbei v. a. ein möglichst frühzeitiger Therapiebeginn und damit eine frühzeitige Diagnosestellung, da sich gezeigt hat, dass das Risiko einer Koronarbeteiligung mit abhängig ist vom Zeitpunkt des Einsetzens der Therapie.

Eigene Untersuchungen (Cremer u. Cremer 2000) ergaben, dass es bei verzögertem Behandlungsbeginn zu einem dramatischen Anstieg der Häufigkeit von Aneurysmenbildungen kommt. So scheint ab der 3. Krankheitswoche – unabhängig von der Therapieform – kein therapeutischer Einfluss mehr gegeben zu sein. Dies unterstreicht eindrucksvoll die Bedeutung einer möglichst raschen Diagnosestellung.

Vor Therapiebeendigung ist in jedem Fall die nochmalige Durchführung einer zweidimensionalen Echokardiographie erforderlich, die im Verdachtsfall durch eine Koronarangiographie ergänzt werden muss. Beim Nachweis aneurysmatischer Veränderungen empfiehlt sich eine Langzeittherapie mit Acetylsalicylsäure in niedriger Dosierung (3–5 mg/kgKG/Tag) mit vierteljähriger echokardiographischer und jährlicher angiographischer Kontrolle bis zur Befundnormalisierung.

34.7 Prognose

Die Prognose des Kawasaki-Syndroms wird weitgehend bestimmt vom Ausmaß einer kardiovaskulären Beteiligung und hier wiederum v. a. durch die Bildung von Aneurysmen. Arteriitische Veränderungen an der Intima können auch nach Rückbildung der Aneurysmen bestehen bleiben und einen Risikofaktor für die Entwicklung einer Arteriosklerose im späteren Lebensalter darstellen.

Ob die Häufigkeit einer Ausbildung von Aneurysmen vom Alter und vom Geschlecht beeinflusst ist, wird unterschiedlich diskutiert. Studien in Japan ergaben, dass sich Aneurysmen umso häufiger bilden, je jünger das Kind zum Zeitpunkt der Erkrankung ist. Außerdem hatten männliche Kinder nicht nur ein erhöhtes Erkrankungsrisiko, sondern neigten auch vermehrt zu Aneurysmenbildung. Kontrovers wird ebenfalls diskutiert, ob die Fieberdauer einen Einfluss hat.

Ganz entscheidend wird die Prognose aber beeinflusst vom Zeitpunkt des Therapiebeginns und damit vom Zeitpunkt der Diagnosestellung. Auch die Therapieform selbst ist von wesentlichem Einfluss auf die Prognose.

Die *Mortalitätsrate* liegt derzeit zwischen 0,1 und 1% . Die meisten Todesfälle ereignen sich zwischen der 2. und 12. Woche nach Beginn der Krankheit durch Thrombosebildung innerhalb der Koronararterien mit Infarzierung. Selten kommt es durch Ruptur eines Koronaraneurysmas zur Bildung eines Hämoperikards.

34.8 Inkomplettes Kawasaki-Syndrom

Vor allem im frühen Säuglingsalter und Kleinkindesalter wurden wiederholt Krankheitsbilder beschrieben, die nur einen Teil der für das Kawasaki-Syndrom charakteristischen Symptome zeigten und daher nicht den Kriterien für die Einstufung als komplettes Kawasaki-Syndrom genügten (Boven et al. 1992). Da sich bei diesen Kindern aber im weiteren Verlauf ein weitgehend mit dem Vollbild des Kawasaki-Syndroms identischer Verlauf mit Ausbildung von Koronaraneurysmen ergab, wird inzwischen weltweit gefordert, derartige Erkrankungsfälle als *inkomplettes Kawasaki-Syndrom* zu bezeichnen und ebenso zu behandeln wie das komplette Kawasaki-Syndrom. Die Häufigkeit des Auftretens solcher »inkompletten« Verlaufsformen wird mit ca. 7–11% aller Erkrankungsfälle angegeben.

Haupt- und Nebensymptome sowie Laborbefunde sind prinzipiell gleichartig wie beim kompletten Kawasaki-Syndrom, allerdings mit geringerer Häufigkeit. Die Prognose wird durch die oft verspätete oder völlig unterbleibende Diagnosestellung und dadurch verzögerte oder völlig unterbleibende gezielte Therapie ungünstig beeinflusst. So fanden sich beim inkompletten Kawasaki-Syndrom häufiger Aneurysmen als beim kompletten Kawasaki-Syndrom (25%/11%; Cremer 1995; Cremer u. Cremer 2000). Eine gewisse Rolle könnte außerdem auch die Tatsache spielen, dass ein vergleichsweise höherer Prozentsatz der Kinder, die ein inkomplettes KS entwickeln, im 1. Lebensjahr erkrankte, da sich bei dieser Altersgruppe generell ein gehäuftes Auftreten von Aneurysmen nachweisen lässt.

Fazit für die Praxis

- Weltweit ist das Kawasaki-Syndrom (KS) die häufigste Vaskulitis des Kindesalters. Auch wenn bei der europäischen Bevölkerung die Inzidenz der Erkrankung weit geringer ist als in Ländern mit asiatischer Bevölkerung, ist doch auch in Deutschland mit jährlich ca. 350–400 Neuerkrankungen zu rechnen.
- Das KS ist eine Erkrankung des frühen Kindesalters. Kinder, die an KS erkranken, sind in erster Linie gefährdet durch die Möglichkeit einer Ausbildung von Koronaraneurysmen.
- Wichtig ist eine möglichst rasche Diagnosestellung, da die Prognose dieser Erkrankung weitgehend abhängig ist vom Zeitpunkt des Therapiebeginns. Nur bei frühzeitigem Therapiebeginn – noch in der 1. Erkrankungswoche – kann mit hoher Wahrscheinlichkeit die Ausbildung von Koronaraneurysmen verhindert werden.
- Therapie der Wahl ist γ-Gglobulin in einer Dosierung von 2 g/kgKG als einmalige Infusion über ca. 8 h, kombiniert mit einer oralen Gabe von Acetylsalicylsäure (ASS; 40–50 mg/kgKG bis zur Entfieberung, dann 3–5 mg/kgKG/Tag über 6 Wochen). Die ASS-Behandlung sollte aber erst dann beendet werden, wenn echokardiographisch keine Koronaraneurysmen mehr nachweisbar sind.
- Vor allem im Säuglingsalter verläuft die Erkrankung oft uncharakteristisch, es findet sich nicht selten das Bild eines »inkompletten KS«, bei dem nicht alle Hauptsymptome nachweisbar sind. Diese Kinder sind dann wegen oft verspäteter Diagnosestellung in besonderem Maße gefährdet durch die Ausbildung von Koronaraneurysmen.
- Bei allen Kindern, die mit anderweitig nicht erklärbarem hohem Fieber erkranken, muss an die Möglichkeit des Vorliegens eines KS gedacht werden.

Literatur zu Kap. 34

Akagi T, Rose V, Benson LN, Newman A, Freedom RM (1992) Outcome of coronary artery aneurysms after Kawasaki disease AD: Department of Paediatrics, Hospital for Sick Children, Toronto, Ontario, Canada. J Pediatr 121 (5 Pt 1): 689–694

Akiyama T, Yashiro K (1993) Probable role of Streptococcus pyogenes in Kawasaki disease. Eur J Pediatr 152/2: 82–92

Boven K, De Graeff Meeder ER, Spliet W, Kuis W (1992) Atypical Kawasaki disease: an often missed diagnosis. Eur J Pediatr 151/8: 577–580

Cremer HJ (1979) Akutes febriles mukokutanes Lymphadenopathiesyndrom auch in Deutschland? Pädiatr Prax 21, 75–82

Cremer J (1995) Das Kawasaki Syndrom in der Bundesrepublik Deutschland. Med Dissertation, Ruhr-Universität Bochum

Cremer HJ, Cremer J (2000) Das Kawasaki Syndrom; Rückblick, Ergebnis, Ausblick. Marseille, München

Furusho K, Kamija T, Nakano H (1984) High dose intravenous gammaglobulin for Kawaski disease. Lancet II: 1055–1058

Kato H, Ichinose E (1984) Cardiovascular involvement in Kawasaki disease Acta Paediatr Jpn 26: 132–145

Kawasaki T (1967) M.C.L.S – Clinical observation of 50 cases. Jpn J Allerg 16: 178

Lee DB (1989) Kawasaki disease in Korea. The 3rd International Kawasaki Disease Symposium, Tokyo/Japan, Dec 1988. Proceedings, pp 27–34

Leung DYM, Siegel RL, Grady S et al. (1982) Immunoregulatory abnormalities in mucocutaneuos lymph node syndrome. Clin Immunol 23: 100

Leung DYM et al. (1993) Toxic shock syndrome, toxin from staphylococcus aureus (a superantigen) and Kawaski syndrome. Lancet 342: 1385–1388

Nakamura Y, Fujita Y, Nagai M et al. (1989) Epidemiology of Kawasaki disease in Japan. The 3rd International Kawasaki Disease Symposium, Tokyo/Japan, Dec 1988. Proceedings, pp 23–26

Newburger JW, Burns JC (1989) Kawaski syndrome. Cardiol Clin 7: 453–456

Usami H, Harada K, Okuni M (1987) Can early treatment provide better prognosis in Kawasaki disease? Prog Clin Biol Res 250: 577–578

Teil IV
Spezieller Teil

Zu Teil IV

Infektionen treten unter bestimmten Bedingungen häufiger oder in veränderter Form auf. Das Infektionsrisiko erhöht sich unter Voraussetzungen, die nicht denen des Alltagslebens bei ansonsten körperlich gesunden Personen entsprechen. Als entscheidende Veränderung der Umgebungsbedingungen muss jede Situation im Krankenhaus angesehen werden, wodurch die dort erworbenen »nosokomialen« Infektionen auch besonderen diagnostischen und therapeutischen Bedingungen unterliegen. Veränderungen der klinischen Situation des Patienten können das Risiko für Infektionen entscheidend erhöhen und deren Verlauf entsprechend beeinflussen. Dazu zählen postoperative Infektionen, Infektionen bei Fremdkörpern, venöse Zugänge, immobilisierten Patienten u. a.

Eine besondere Rolle spielen Infektionen, die bei Patienten mit Immunsuppression, humoralem oder zellulärem Immundefekt, bei Neutropenie, nach Organtransplantation und im Rahmen der allogenen oder autologen Stammzelltransplantation entstehen.

Weitere Querschnittsthemen wie Infektionen Drogenabhängiger, Zoonosen oder Bissverletzungen werden in diesem Buchteil zusammengefasst. Inhaltliche Überschneidungen mit den erregerbezogenen Kapiteln der Teile I–III sind bewusst vorgesehen. Im Detail sind dort weiterführende Darstellungen zu speziellen Erregern zu finden. Fachübergreifende Themen wie Infektionsprophylaxe, Impfungen, Infektionsprävention u. a. runden diese Buchsektion IV ab.

Prof. Dr. H. Link (Kaiserslautern)

Nosokomiale Infektionen

G. Caspari, F. Daschner, P. Gastmeier, D. Mlangeni, , K. G. Naber, M. Seewald, U. Theuretzbacher, F. M. E. Wagenlehner

Einleitung
D. Mlangeni, F. Daschner

Nosokomiale Infektionen sind ein erhebliches Problem im klinischen Alltag und eine ständige Herausforderung für Kliniker und Hygienefachpersonal. Nach Becker et al. (1987) beträgt beispielsweise ihr Anteil an allen Komplikationen medizinischer Behandlungen bei geriatrischen Patienten ca. 50%. Die erste vom Bundesgesundheitsministerium im Rahmen eines Qualitätssicherungsprogramms geförderte repräsentative nationale Prävalenzstudie von Rüden et al. (1997) an nahezu 15.000 Patienten in 72 deutschen Kliniken ergab eine durchschnittliche Rate nosokomialer Infektionen in Deutschland von 3,5%.

Besonders gravierend ist es, wenn nosokomiale Infektionen zu erheblicher Verlängerung der Verweildauer oder sogar zum Tod führen bzw. mit zum Tod beitragen. So verdoppelt bis verdreifacht sich das Todesrisiko bei Patienten mit nosokomialer Pneumonie im Vergleich zu Patienten ohne Pneumonie, für die nosokomiale Sepsis wird das 2- bis 4fache Risiko angegeben (Bregenzer et al. 1995).

Krankenhausinfektionen verursachen aber nicht nur zusätzlich erhebliche Kosten, sondern bedeuten auch einen Imageverlust für die Kliniken. Es muss deshalb alles Notwendige und Sinnvolle getan werden, um nosokomiale Infektionen zu vermeiden. Im Folgenden werden für die bedeutendsten Krankenhausinfektionen die wichtigsten Maßnahmen zusammengefasst.

35.1 Infektionskontrolle

D. Mlangeni, F. Daschner

35.1.1 Übertragungswege

Der direkte Kontakt ist der wichtigste Übertragungsweg nosokomialer Infektionen. Beispielsweise können bei pflegerischen Tätigkeiten wie Betten und Lagern des Patienten Mikroorganismen zwischen Patient und dem Pflegepersonal übertragen werden. Zusätzlich kann eine Übertragung zwischen den einzelnen Patienten stattfinden. Auch bei indirektem Kontakt, z. B. Umgang mit kontaminierten Gegenständen wie Instrumenten, Nadeln, Verbänden usw., werden Mikroorganismen übertragen.

Einen weiteren Übertragungsweg stellen infektiöse Tröpfchen dar. Diese entstehen beim Niesen, Husten, Reden und bei besonderen Tätigkeiten wie endotrachealem Absaugen oder bei der Bronchoskopie. Es handelt sich allerdings um relativ große Tröpfchen (0,1–2 mm), die in einem Bereich <1,5 sedimentieren. Die aerogene Übertragung, bei der es sich um kleinere Tröpfchen (≤5 μm) handelt, die über längere Zeit in der Luft suspendiert schweben und über weite Strecken transportiert werden können, spielt nur bei wenigen Infektionen (z. B. Tuberkulose, Varizellen) eine Rolle.

35.1.2 Standardhygienemaßnahmen

Das Wichtigste bei der Infektionskontrolle ist die Etablierung und konsequente Einhaltung der Standardhygienemaßnahmen. Diese müssen rationell und wissenschaftlich belegt sein. Da Standardhygienemaßnahmen (»standard precautions«) nicht krankenhausspezifisch sind, stellen sie die Basis einer jeden Infektionskontrolle dar (Garner et al. 1996) Daher werden sie auch als universelle Maßnahmen (»universal precautions«) bezeichnet. Im Wesentlichen befassen sich die Standardhygienemaßnahmen mit Verhaltensregeln bei Kontakt mit Blut, allen Körperflüssigkeiten, Sekreten und Exkreten (außer Schweiß), nichtintakter Haut und Schleimhäuten.

35.1.2.1 Händehygiene

Die gründliche Händehygiene stellt die wichtigste Maßnahme dar, um das Risiko einer Übertragung von Erregern zu minimieren. Sie ist insbesondere wichtig beim Umgang mit Patienten, die mit multiresistenten Errergern kolonisiert oder infiziert sind (Boyce 1993; Flaherty u. Weinstein 1996; French u.Phillips 1996). Die Händehygiene beinhaltet das Händewaschen und die Händedesinfektion.

- Das *Händewaschen* mit Seife wird bei Beginn der Arbeit, nach dem Toilettenbesuch, Husten, Niesen und vor dem Essen bzw. Essenverteilen durchgeführt. Die Reinigung der Hände muss auch nach Kontakt mit einem nicht infizierten Patienten (z. B. Bettenmachen, ärztliche Untersuchung) durchgeführt werden. Weiterhin müssen die Hände beim Verlassen des Patientenzimmers gewaschen werden.
- Die *Händedesinfektion*, z. B. mit 60- oder 70%igem Alkohol, hingegen ist bei Tätigkeiten mit Kontaminationsgefahr wie Bereitstellung von Infusionen und Aufziehen von Medikamenten unerlässlich. Ebenfalls wichtig ist die Händedesinfektion bei infektionsgefährdenden Tätigkeiten wie endotrachealem Absaugen, Verbandswechsel oder Manipulationen am Venen- bzw. Blasenkatheter. Sie ist weiterhin durchzuführen bei invasiven Maßnahmen wie Punktionen, Endoskopie, Angiographie etc., und zwar unabhängig davon, ob Handschuhe getragen werden.

Oft werden nach diesen Tätigkeiten die sichtbar verschmutzten Handschuhe ausgezogen und die anschließende Händedesinfektion unterlassen. Untersuchungshandschuhe haben nicht selten kleine, nicht sichtbare Löcher, durch die bei Kontamination der Handschuhe Mikroorganismen penetrieren können, ohne die Hände sichtbar zu beschmutzen. Bei Kontakt mit Blut, Exkreten und Sekreten ist die Händedesinfektion logischerweise unerlässlich. Bei der Behandlung und Pflege von abwehrgeschwächten Patienten werden die Hände vor und nach Patientenkontakt desinfiziert.

35.1.2.2 Handschuhe

Einmalhandschuhe (unsteril, puderfreies Latex) sollten immer dann getragen werden, wenn bei pflegerischen und ärztlichen Tätigkeiten am Patienten der Kontakt mit Blut, Schleimhäuten, Köperflüssigkeiten, Sekreten und Exkreten wahrscheinlich ist. Sie müssen beim Wechsel zu einer anderen Körperstelle und nach Kontakt mit potenziell infektiösem Material auch am gleichen Patienten gewechselt werden. Nach dem Gebrauch werden sie ohne Berührung von Gegenständen und Oberflächen ausgezogen und entsorgt und die Hände anschließend, v. a. wenn die Handschuhe verschmutzt waren, gewaschen bzw. desinfiziert.

35.1.2.3 Masken

Man unterscheidet zwischen der chirurgischen Maske und der Feinstaubmaske.

- Die *chirurgische Maske* besitzt eine mäßige Filterleistung und erfasst nur Partikel von >5 μ. Der Hauptverwendungszweck sind die Verhinderung der Freisetzung resipiratorischer Tröpfchen in die Raumluft und der Eigenschutz z. B. durch Blutspritzer. Sie ist im Krankenhaus die am häufigsten eingesetzte Maske. Beim Tragen dieser Maske muss jeder Händekontakt mit deren kontaminierten Oberfläche vermieden werden. Sie wird getragen bei operativen Eingriffen und bei allen anderen Tätigkeiten, bei denen es zu einem Verspritzen von Blut, Sekreten und Exkrementen kommen kann.
- Die *Feinstaubmaske* (FFP 2S) schützt vor der Inhalation von Mikrotröpfchen (z. B. bei Tuberkulose und vor Staubpartikeln. Sie ist gekennzeichnet durch eine sehr gute Filterleistung, die Partikel von <1 μm zurückhält. Im Krankenhaus kommen solche Masken v. a. bei der Pflege von Patienten mit offener Lungentuberkulose zum Einsatz. Damit die Maske ihren Sinn erfüllt, muss beim Tragen darauf geachtet werden, dass sie fest anliegt und keine Lecks entstehen, beispielsweise an der Nase und an den Wangen.

35.1.2.4 Schutzkittel

Ist bei ärztlichen Tätigkeiten bzw. pflegerischen Tätigkeiten mit einer Kontamination der Arbeitskleidung mit Blut, Köperflüssigkeiten, Sekreten oder Exkreten zu rechnen, muss ein Schutzkittel getragen werden. Ein flüssigkeitsdichter Schutzkittel ist bei Tätigkeiten, die zu einer Exposition mit größeren Köperflüssigkeitsmengen führen können, wie beispielsweise bei einer Sectio ceasarea oder bei urologischen Operationen empfehlenswert.

Bei den übrigen Tätigkeiten ist ein sauberer unsteriler Baumwollkittel ausreichend. Hat man es mit Patienten, die mit multiresistenten Erregern infiziert bzw. kolonisiert sind, zu tun, dann ist das Tragen eines Schutzkittels unerlässlich. Dieser kann bei demselben Patienten mehrmals verwendet werden. Am besten lässt man den Schutzkittel im Patientenzimmer hängen. Ein sichtbar verschmutzter Kittel wird sofort entsorgt und die Hände anschließend gewaschen bzw. desinfiziert.

Mancherorts werden Besucher, insbesondere auf Intensivstationen, dazu angehalten, Schutzkittel zu tragen. Diese Maßnahme ist entbehrlich, da von Privatkleidung kein besonderes Kontaminations- bzw. Infektionsrisiko ausgeht.

35.1.2.5 Allgemeine Arbeits- und Bereichskleidung

- Die *Arbeitskleidung* auf einer normalen Station und Intensivstation dient dem Schutz des Personals vor einer Kontamination mit Patientenmaterial. Sie wird entweder anstelle der Privatkleidung oder über der Privatkleidung getragen. Auf einer pyschiatrischen Station ist es nicht erforderlich, Arbeitskleidung zu tragen. Die Arbeitskleidung soll häufig gewechselt werden, wobei auf einer Intensivstation ein täglicher Wechsel und auf der normalen Station ein Wechsel bei sichtbarer Kontamination bzw. alle paar Tage ausreichend ist.
- Es ist in vielen Krankenhäusern üblich, dass das OP-Personal eine sog. *Bereichskleidung* trägt. Diese unterscheidet sich in der Regel in der Farbe von der allgemeinen Arbeitskleidung. Ihr primäres Ziel ist die sichtbare Abgrenzung der OP-Abteilung vom übrigen Krankenhaus. Man beobachtet aber häufig, dass das OP-Personal diese Bereichskleidung meistens unter einem weißen Kittel auch außerhalb des Operationssaals trägt. Dieses nicht wünschenswerte Verhalten birgt aber keine konkrete Hygienegefahr in sich. Lediglich wenn der Operateur mit dieser Kleidung auf seiner Station Visite macht und z. B. Verbände wechselt, kann es zur Kontamination der Bereichskleidung kommen. Wenn dann beim nächsten Einsatz im Operationssaal die Kleidung nicht gewechselt wird, besteht ein Infektionsrisiko für den Patienten.

In vielen Krankenhäusern wird von Besuchern verlangt, dass sie beim Betreten der Intensivstationen einen Schutzkittel oder auch Überschuhe anziehen. Diese Maßnahmen leisten keinen Beitrag zur Infektionsprävention. Von der Privatkleidung der Besucher geht kein Infektionsrisiko für den Patienten aus. Ebenso verhält es sich bei den Überschuhen, die das Einschleppen von Keimen in die Intensivstation verhindern sollen. Der Fußboden stellt kein Reservoir für Infektionen dar. Es ist außerdem bewiesen worden, dass auch beim Tragen der Überschuhe die Kontamination des Fußbodens nicht verhindert werden kann (Humphreys et al. 1991).

Dagegen sind *Bereichsschuhe* nur in den Situationen erforderlich, bei denen der Schutz des Personals vor Kontamination mit potenziell infektiösem Material notwendig ist. Dies ist beispielsweise im OP der Fall. Da Bereichsschuhe von vielen Personen getragen werden, ist aus ästhetischen und hygienischen Gründen eine regelmäßige Reinigung erforderlich, eine Desinfektion nur, wenn die Schuhe sichtbar mit potenziell infektiösem Material, wie z. B. Blut, verunreinigt sind.

Literatur zu Kap. 35.1

Becker PM, McVey LJ, Feussner JR, Cohen MJ (1987) Hospital-acquired complications in a randomized controlled clinical trial of a geriatric consultation team. JAMA 257: 2313–2317

Boyce JM (1993) Should we vigorously try to contain and control methicillin-resistant Staphylococcus aureus? Infect Control Hosp Epidemiol 12: 46–54

Bregenzer T, Widmer A, Conen D (1995) Routine replacement of peripheral catheters is not necessary: a prospective study. Can J Infect Dis 6 (Suppl C): 247 C (Abstract)

Flaherty JP, Weinstein RA (1996) Nosocomial Infection caused by antibiotic-resistant organisms in the intensive care unit. Infect Control Hosp Epidemiol 17: 236–248

French GL, Phillips I (1996) Antimicrobial resistance in hospital flora and nosocomial infections. In: Mayhall CG (ed) Hospital epidemiology and infection control. Williams & Wilkins, Baltimore, pp 980–999

Garner JS, The Hospital Infection Control Advisory Committee (1996) Guideline for Isolation Precautions in Hospitals. Infect Control Hosp Epidemiol 17: 54–80

Humphreys H, Marshall RJ, Ricketts VE, Russell AJ, Reeves DS (1991) Theatre over-shoes do not reduce operating theatre floor bacterial counts. J Hosp Infect 17: 117–123

Rüden H, Gastmeier P, Daschner F, Schumacher M (1997) Nosocomial and community-acquired infections in Germany. Summary of the results of the first national prevalence study (NIDEP). Infection 25: 199–202

35.2 Isolierungsmaßnahmen

D. Mlangeni, F. Daschner

Isolierungsmaßnahmen stellen eine der wesentlichen Maßnahmen der Infektionskontrolle dar. Sie sind beim Umgang mit Patienten, die mit hochkontagiösen oder multiresistenten Erregern kolonisiert bzw. infiziert sind, unerlässlich. Wichtig dabei ist, dass die Isolierungsmaßnahmen rational und wissenschaftlich belegt sind. Man soll den Patienten nicht unnötigerweise zusätzlich sozial isolieren. Zusätzlich zu den in ◘ Tabelle 35-1 beschriebenen Isolierungsmaßnahmen ist stets die Einhaltung von Standardhygienemaßnahmen unerlässlich. Wie bereits an anderer Stelle erwähnt (s. Kap. 35.1) sind diese Standardhygienemaßnahmen bei allen Patienten einzuhalten und nicht erst bei einer isolierungsbedürftigen Infektion bzw. Kolonisierung mit multiresistenten Erregern.

35.2.1 Unterbringung des Patienten

Die Unterbringung des Patienten in einem Einzelzimmer ist eine wichtige Komponente der Isolierungsmaßnahmen. Optimal ist bei der Konzeption einer Station die Einrichtung von Einzelzimmern, in denen Patienten isoliert werden können. Ist ein solches Isolierungszimmer nicht vorhanden, wird der Patient allein in einem Mehrbettzimmer untergebracht. Die Isolierung ist bei allen Patienten mit hochkontagiösen oder epidemiologisch bedeutsamen multiresistenten Erregern notwendig.

Das Isolierungszimmer muss über eine eigene Nasszelle mit Toilette verfügen, im Zimmer selbst muss ein Waschbecken angebracht sein, damit die Pflegepersonen keine zu langen Wege zum Waschbecken zurückzulegen haben. Die Zusammenlegung von Patienten im Rahmen von Epidemien mit dem gleichen Erreger auf einer Station oder in einem Bereich einer Station nennt man Kohortierung. Kohortenisolierung ist insbesondere bei Ausbruchsituationen notwendig, bei denen nicht genügend Einzelzimmer zur Verfügung stehen.

35.2.2 Transport kolonisierter bzw. infizierter Patienten

Um die Ausbreitung von multiresistenten Erregern bzw. hochkontagiösen Infektionen zu verhindern, sollte der Patient nur bei unbedingt notwendigen Untersuchungen das Zimmer verlassen. Diagnostische Maßnahmen wie beispielsweise Ultraschalluntersuchungen sollten im Patientenzimmer durchgeführt werden. Muss aber der Patient unbedingt das Zimmer verlassen, so sind folgende Maßnahmen unerlässlich:

1. Bei aerogen bzw. über Tröpfchen übertragbaren Krankheiten muss der Patient eine Maske tragen. Diese Maßnahme ist beispielsweise bei einer A-Streptokokken-Pharyngitis, offener Lungentuberkulose, Keuchhusten und pharyngealer Diphtherie notwendig.
2. bei Wundinfektionen muss ein undurchlässiger Verband getragen werden.
3. Das Personal, das den Patienten behandelt, muss über die Infektion und die erforderlichen Hygienemaßnahmen informiert werden.
4. Das Transportgeräte (z. B. Trage) muss mit einem frischen Bettuch abgedeckt sein, das nach dem Transport entsorgt wird.
5. Der Patient muss ebenfalls über die erforderlichen Hygienemaßnahmen informiert sein, sodass sein Mitwirken bei der Infektionsverhütung gesichert ist.

35.2.3 Masken, Augen, Gesichtsschutz und Schutzkleidung

Ist bei diagnostischen und therapeutischen Maßnahmen am Patienten mit Verspritzen von Blut, Köperflüssigkeiten, Sekreten und Exkreten zu rechnen, müssen Masken, Augen- und Gesichtsschutz getragen werden. Diese Maßnahmen sind v. a. beim endotrachealen Absaugen von beatmeten Patienten notwendig. In den meisten Fällen ist eine chirurgische Maske ausreichend. Bei einer offenen Lungentuberkulose muss eine Feinstaubmaske (FFP 2S) getragen werden. Für den Augenschutz gibt es spezielle für diesen Zweck konstruierte Brillen.

Die Schutzkleidung dient der Verhinderung der Kontamination der Arbeitskleidung und der Haut des Personals. Der Schutzkittel darf mehrmals am gleichen Patienten verwendet werden. Er wird nach der Tätigkeit ausgezogen und im Patientenzimmer bis zum nächsten Gebrauch aufgehängt. Bei grober Kontamination wird der Kittel sofort ausgezogen und in die Wäsche gegeben (s. auch Kap. 35.1).

35.2.4 Gegenstände der Patientenversorgung

Spitze oder scharfe Gegenstände wie Kanülen und Einmalskalpelle werden, um Verletzungen des Personals zu vermeiden, sofort in durchstichfesten Containern entsorgt. Artikel, bei denen keine Verletzungsgefahr besteht, werden in die üblichen Abfallsäcke gegeben. Wiederverwendbare Gegenstände werden sofort nach Gebrauch zum Aufbereitungsort transportiert. Dort werden sie je nach Beschaffenheit und Verwendungszweck entweder sterilisiert oder desinfiziert. Bei der Betreuung von Patienten, die mit mulitresistenten Erregern kolonisiert sind, wie z. B. MRSA, ist es wichtig, dass Stethoskope, Blutdruckmanschetten und andere häufig verwendete Utensilien nur patientbezogen verwendet werden. Diese Maßnahme dient der Verhinderung von Kreuzkontaminationen. Am besten lässt man diese Instrumente im Patientenzimmer liegen.

35.2.5 Wäsche

Das von Krankenhauswäsche ausgehende Infektionsrisiko ist minimal (Barrie 1994; Martin 1993; Pugliese u. Hunstiger 1992). Die infektiöse Wäsche muss laut Unfallverhütungsvorschrift (UVV) getrennt gesammelt werden. Entsprechend der UV-Vorschrift wird die Wäsche in verschiedene Kategorien eingeteilt.

■ Tabelle 35-1. Erkrankungsspezifische Isolierungsmaßnahmen. (Adaptiert nach CDC-Empfehlungen 1996)

Abszess

Einzelzimmer: Ja (bei starker Sekretion: kein Verband bzw. Verband nimmt Eiter nicht vollständig auf)

Kittel/Handschuhe: Ja, wenn Kontamination bzw. Berührung infektiösen Materials möglich

Mundschutz: Nein

Infektiöses Patientenmaterial: Eiter

Zeitraum: Dauer der Erkrankung

Adenovirus

Einzelzimmer: Ja

Kittel/Handschuhe: Nur Kittel bei Kontaminationsgefahr

Mundschutz: Nein

Infektiöses Patientenmaterial: Respiratorisches Sekret

Zeitraum: Dauer der Erkrankung

Bemerkungen: Bei Epidemien Kohortenisolierung möglich

Aids

Einzelzimmer: Nein, nur bei mangelhafter Patientenhygiene

Kittel/Handschuhe: Ja, wenn Kontamination bzw. Berührung infektiösen Materials möglich

Mundschutz: Nein

Infektiöses Patientenmaterial: Blut und Körperflüssigkeiten

Zeitraum: Dauer der Erkrankung

Amoebiasis

Einzelzimmer: Nein, nur bei mangelhafter Patientenhygiene

Kittel/Handschuhe: Ja, wenn Kontamination bzw. Berührung infektiösen Materials möglich

Mundschutz: Nein

Infektiöses Patientenmaterial: Fäzes

Zeitraum: Dauer der Erkrankung

Bemerkungen: Bei Leberabszess keine Isolierung notwendig

Aspergillose

Einzelzimmer: Nein

Kittel/Handschuhe: Nein

Mundschutz: Nein

Infektiöses Patientenmaterial: Kein spezielles infektiöses Material, keine Übertragung von Mensch zu Mensch

Botulismus

Einzelzimmer: Nein

Kittel/Handschuhe: Nein

Mundschutz: Nein

Infektiöses Patientenmaterial: Kein spezielles infektiöses Material, keine Übertragung von Mensch zu Mensch

Zeitraum: –

Bronchiolitis

Einzelzimmer: Nein

Kittel/Handschuhe: Nein

Mundschutz: Nein

Infektiöses Patientenmaterial: Respiratorische Sekrete

Zeitraum: Dauer der Erkrankung

Campylobacter jejuni/coli

Einzelzimmer: Ja, bei mangelhafter Patientenhygiene

Kittel/Handschuhe: Ja, wenn Kontamination bzw. Berührung infektiösen Materials möglich

Mundschutz: Nein

Infektiöses Patientenmaterial: Fäzes

Zeitraum: Dauer der Ausscheidung

Candidiasis

Einzelzimmer: Nein

Kittel/Handschuhe: Nein

Mundschutz: Nein

Infektiöses Patientenmaterial: Kein spezielles infektiöses Material, keine Übertragung von Mensch zu Mensch

Chlamydieninfektionen

A) Konjuktivitis

Einzelzimmer: Nein

Kittel/Handschuhe: Nein, Handschuhe nur, wenn Berührung infektiösen Materials möglich

Mundschutz: Nein

Infektiöses Patientenmaterial: Augensekret

Zeitraum: Dauer der Erkrankung

B) Respiratorisch

Einzelzimmer: Nein

Kittel/Handschuhe: Nein, Handschuhe nur, wenn Berührung infektiösen Materials möglich

Mundschutz: Nein

Infektiöses Patientenmaterial: Respiratorische Sekrete

Zeitraum: Dauer der Erkrankung

C) Genital

Einzelzimmer: Nein

Kittel/Handschuhe: Nein, Handschuhe nur, wenn Berührung infektiösen Materials möglich

Mundschutz: Nein

Infektiöses Patientenmaterial: Genitaler Ausfluss

Zeitraum: Dauer der Erkrankung

Clostridium difficile

Einzelzimmer: Ja, bei mangelhafter Patientenhygiene

Kittel/Handschuhe: Ja, wenn Kontamination bzw. Berührung infektiösen Materials möglich

Mundschutz: Nein

Infektiöses Patientenmaterial: Fäzes

Zeitraum: Dauer der Erkrankung

Creutzfeld-Jakob-Krankheit

Einzelzimmer: Nein

Kittel/Handschuhe: Nein

Tabelle 35-1 (Fortsetzung)

Mundschutz: Nein

Infektiöses Patientenmaterial: Hirn-/Nervengewebe, Augengewebe und Liquor

Zeitraum: Standardhygienemaßnahmen über die Dauer des stationären Aufenthalts

Cryptosporidium spp.

Einzelzimmer: Ja, bei mangelhafter Patientenhygiene

Kittel/Handschuhe: Ja, wenn Kontamination bzw. Berührung infektiösen Materials möglich

Mundschutz: Nein

Infektiöses Patientenmaterial: Fäzes

Zeitraum: Dauer der Ausscheidung

Cytomegalie s. Zytomegalie

Diphtherie

A) Pharyngeal

Einzelzimmer: Ja

Kittel/Handschuhe: Ja, nur wenn Kontakt mit infektiösem Material möglich

Mundschutz: Ja

Infektiöses Patientenmaterial: Respiratorische Sekrete

Zeitraum: Bis 2 Abstriche negativ sind

B) Kutan

Einzelzimmer: Ja

Kittel/Handschuhe: Ja, nur wenn Kontakt mit infektiösem Material möglich

Mundschutz: Nein

Infektiöses Patientenmaterial: Wundsekret

Zeitraum: Bis zwei Abstriche negativ sind

Enteritis Salmonellen

Einzelzimmer: Ja, wenn Patientenhygiene mangelhaft

Kittel/Handschuhe: Ja, wenn Kontamination bzw. Berührung infektiösen Materials möglich

Mundschutz: Nein

Infektiöses Patientenmaterial: Fäzes

Zeitraum: Dauer der Ausscheidung

Enzephalitis

Einzelzimmer: Ja, wenn Patientenhygiene mangelhaft

Kittel/Handschuhe: Ja, wenn Kontamination bzw. Berührung infektiösen Materials möglich

Mundschutz: Nein

Infektiöses Patientenmaterial: Fäzes

Zeitraum: Dauer der Erkrankung oder bis 7 Tage nach Beginn (je nachdem, was kürzer ist)

Erythema infectiosum (Ringelröteln)

Einzelzimmer: Ja

Kittel/Handschuhe: Ja, wenn Kontamination bzw. Berührung infektiösen Materials möglich

Mundschutz: Bei engem Kontakt (<2 m)

Infektiöses Patientenmaterial: Respiratorische Sekrete

Zeitraum: Bis 7 Tage nach Beginn, bei Immunsuppression Dauer der Erkrankung

Escherichia coli (EHEC, EIEC, EPEC, ETEC)

Einzelzimmer: Ja, wenn Patientenhygiene mangelhaft

Kittel/Handschuhe: Ja, wenn Kontamination bzw. Berührung infektiösen Materials möglich

Mundschutz: Nein

Infektiöses Patientenmaterial: Fäzes

Zeitraum: Krankheitsdauer oder bis 7 Tage nach Ausbruch, je nachdem, was kürzer ist

Furunkulose durch S. aureus

Einzelzimmer: Nein

Kittel/Handschuhe: Ja, wenn Kontamination bzw. Berührung infektiösen Materials möglich

Mundschutz: Nein

Infektiöses Patientenmaterial: Eiter

Zeitraum: Dauer der Erkrankung

Furunkulose bei Neugeborenen

Einzelzimmer: Ja

Kittel/Handschuhe: Ja, wenn Kontamination bzw. Berührung infektiösen Materials möglich

Mundschutz: Nein

Infektiöses Patientenmaterial: Eiter

Zeitraum: Dauer der Erkrankung

Bemerkungen: Bei Ausbruchssituationen Kohortisolierung möglich

Gasbrand

Einzelzimmer: Nein

Kittel/Handschuhe: Nein

Mundschutz: Nein

Infektiöses Patientenmaterial: Kein spezielles infektiöses Material

Zeitraum: –

Hämorrhagisches Fieber (Ebola-, Lassa-)

Einzelzimmer: Ja

Kittel/Handschuhe: Ja, wenn Kontamination bzw. Berührung infektiösen Materials möglich

Mundschutz: Ja, ggf. Augenschutz

Infektiöses Patientenmaterial: Blut und Körperflüssigkeiten

Zeitraum: Dauer der Erkrankung

Bemerkungen: In der deutschen Fachliteratur wird das Tragen von speziellen Anzügen und Helmen empfohlen. Ob diese Maßnahmen erforderlich sind, ist zweifelhaft

Hepatitis A, E

Einzelzimmer: Ja, bei mangelhafter Patientenhygiene

Kittel/Handschuhe: Ja, wenn Kontamination bzw. Berührung infektiösen Materials möglich

▪ Tabelle 35-1 (Fortsetzung)

Mundschutz: Nein

Infektiöses Patientenmaterial: Fäzes

Zeitraum: Dauer der Erkrankung

Bemerkungen: Kontgiosität am stärksten vor Symptomatik und Gelbsucht

Hepatitis B, D

Einzelzimmer: Nein; ggf. bei starken Blutungen

Kittel/Handschuhe: Ja, wenn Kontamination bzw. Berührung infektiösen Materials möglich

Mundschutz: Nein

Infektiöses Patientenmaterial: Blut und Körperflüssigkeiten

Zeitraum: Bis Patient Hbs-AG-negativ ist

Bemerkungen: Kontgiosität am stärksten vor Symptomatik und Gelbsucht

Hepatitis C, G

Einzelzimmer: Nein; ggf. bei starken Blutungen

Kittel/Handschuhe: Ja, wenn Kontamination bzw. Berührung infektiösen Materials möglich

Mundschutz: Nein

Infektiöses Patientenmaterial: Blut und Körperflüssigkeiten

Zeitraum: Dauer des Krankenhausaufenthaltes

Bemerkungen: Gegenwärtig ist ein Zeitraum der Ansteckungsgefahr noch unbekannt, möglicherweise lebenslang

Herpes simplex

A) Enzephalitis

Einzelzimmer: Nein

Kittel/Handschuhe: Nein

Mundschutz: Nein

Infektiöses Patientenmaterial: Kein spezielles infektiöses Material

Zeitraum: –

B) Herpes simplex: Schwere oder generalisierte primäre Haut und Schleimhautläsionen

Einzelzimmer: Nein, dürfen aber nicht mit abwehrgeschwächten Patienten liegen

Kittel/Handschuhe: Ja, wenn Kontamination bzw. Berührung infektiösen Materials möglich

Mundschutz: Nein

Infektiöses Patientenmaterial: Sekrete von Läsionsherde

Zeitraum: Dauer der Erkrankung

C) Herpes simplex: Rezidivierende Haut und Schleimhautinfektionen

Einzelzimmer: Nein, dürfen aber nicht mit abwehrgeschwächten Patienten liegen

Kittel/Handschuhe: Ja, wenn Kontamination bzw. Berührung infektiösen Materials möglich

Mundschutz: Nein

Infektiöses Patientenmaterial: Sekrete von Läsionsherde

Zeitraum: Bis alle Läsionen verkrustet sind

D) Herpes simplex: Neonatal

Einzelzimmer: Ja

Kittel/Handschuhe: Ja, wenn Kontamination bzw. Berührung infektiösen Materials möglich

Mundschutz: Nein

Infektiöses Patientenmaterial: Sekrete von Läsionsherde

Zeitraum: Dauer der Erkrankung

Bemerkungen: Dieselben Maßnahmen sind angezeigt für Kinder, die entweder vaginal oder durch Kaiserschnitt (wenn Fruchtblase mehr als 4–6 h zuvor geplatzt war) von Müttern mit aktiver H.-simplex-Infektion entbunden wurden. Bei Kindern, die von Müttern mit aktiver genitaler H.-simplex-Infektion durch Kaiserschnitt geboren wurden, bevor die Fruchtblase geplatzt ist, oder wahrscheinlich auch 4–6 h danach, ist das Risiko einer Infektion minimal, dennoch sollten dieselben Isolierungsmaßnahmen gelten

Impetigo

Einzelzimmer: Ja, bei Kindern oder wenn Patientenhygiene mangelhaft

Kittel/Handschuhe: Ja, wenn Kontamination bzw. Berührung infektiösen Materials möglich

Mundschutz: Nein

Infektiöses Patientenmaterial: Eitriges Sekret

Zeitraum: Bis 24 h (A-Streptokokken) bzw. 48 h (S. aureus) nach Therapiebeginn

Keratoconjuctivitis epidemica

Einzelzimmer: Ja, wenn Patientenhygiene mangelhaft

Kittel/Handschuhe: Ja, wenn Kontamination bzw. Berührung infektiösen Materials möglich

Mundschutz: Nein

Infektiöses Patientenmaterial: Augensekret

Zeitraum: Dauer der Erkrankung

Läusebefall

Einzelzimmer: Ja, bei ausgedehntem Befall

Kittel/Handschuhe: Ja, wenn Kontakt bzw. Berührung befallener Körperstellen möglich

Mundschutz: Nein

Infektiöses Patientenmaterial: Hautläsionen

Zeitraum: Bis 24 h nach Beginn einer effektiven Therapie

Bemerkungen: Kleidung, Bettwäsche und Handtücher sollen nach jeder Behandlung gewechselt werden. Die Privatkleidung des Patienten in einen Plastiksack packen und verschließen. Die im Plastiksack verschlossene Wäsche ist nach 4 Tagen nicht mehr infektiös. Wäsche, Kamm und Haarbürste werden nach Benutzung thermisch desinfiziert

Legionellose

Einzelzimmer: Nein

Kittel/Handschuhe: Nein, nur Standardhygienemaßnahmen

Mundschutz: Nein, nur Standardhygienemaßnahmen

Infektiöses Patientenmaterial: Kein spezielles infektiöses Material

Zeitraum: –

Tabelle 35-1 (Fortsetzung)

Listeriose

Einzelzimmer: Nein

Kittel/Handschuhe: Nein, nur Standardhygienemaßnahmen

Mundschutz: Nein, nur Standardhygienemaßnahmen

Infektiöses Patientenmaterial: Kein spezielles infektiöses Material

Zeitraum: –

Malaria

Einzelzimmer: Nein

Kittel/Handschuhe: Nein, nur Standardhygienemaßnahmen

Mundschutz: Nein, nur Standardhygienemaßnahmen

Infektiöses Patientenmaterial: Kein spezielles infektiöses Material

Zeitraum: –

Masern

Einzelzimmer: Ja

Kittel/Handschuhe: Nein, nur Standardhygienemaßnahmen

Mundschutz: Ja, bei nahem Kontakt (<2 m)

Infektiöses Patientenmaterial: Kein spezielles infektiöses Material

Zeitraum: –

Meningitis

A) Abakterielle oder virale

Einzelzimmer: Ja, wenn Patientenhygiene mangelhaft

Kittel/Handschuhe: Ja, wenn Kontamination bzw. Berührung mit infektiösem Material möglich

Mundschutz: Nein

Infektiöses Patientenmaterial: Fäzes

Zeitraum: Bis 7 Tage nach Beginn

B) Bakterielle, gramnegative bei Neugeborenen

Einzelzimmer: Nein

Kittel/Handschuhe: Nein

Mundschutz: Nein

Infektiöses Patientenmaterial: Möglicherweise Fäzes

Zeitraum: –

C) Haemophilus influenzae

Einzelzimmer: Nein

Kittel/Handschuhe: Nein

Mundschutz: Ja, bei nahem Kontakt (<2 m)

Infektiöses Patientenmaterial: Respiratorische Sekrete

Zeitraum: Bis 24 h nach Therapiebeginn

D) Listerien

Einzelzimmer: Nein (außer in der Geburtshilfe)

Kittel/Handschuhe: Nein, nur Standardhygienemaßnahmen

Mundschutz: Nein

Infektiöses Patientenmaterial: Kein spezielles infektiöses Material

Zeitraum: –

E) Meningokokken

Einzelzimmer: Ja

Kittel/Handschuhe: Nein, nur Standardhygienemaßnahmen

Mundschutz: Ja, bei nahem Kontakt (<2 m)

Infektiöses Patientenmaterial: respiratorische Sekrete

Zeitraum: –

F) Mycobacterium tuberculosis

Einzelzimmer: Nein

Kittel/Handschuhe: Nein, nur Standardhygienemaßnahmen

Mundschutz: Nein

Infektiöses Patientenmaterial: Kein spezielles infektiöses Material

Zeitraum: –

G) Pneumokokken

Einzelzimmer: Nein

Kittel/Handschuhe: Nein, nur Standardhygienemaßnahmen

Mundschutz: Nein

Infektiöses Patientenmaterial: Kein spezielles infektiöses Material

Zeitraum: –

Mumps

Einzelzimmer: Ja

Kittel/Handschuhe: Nein, nur Standardhygienemaßnahmen

Mundschutz: Ja, bei engem Kontakt (<2 m)

Infektiöses Patientenmaterial: respiratorische Sekrete

Zeitraum: Bis 9 Tage nach Auftreten der Parotisschwellung

Mykosen

Einzelzimmer: Nein

Kittel/Handschuhe: Nein, nur Standardhygienemaßnahmen

Mundschutz: Nein

Infektiöses Patientenmaterial: Kein spezielles infektiöses Material

Zeitraum: Bis 9 Tage nach Auftreten der Parotisschwellung

Nekrotisierende Fasziitis

Einzelzimmer: Nein

Kittel/Handschuhe: Nein, nur Standardhygienemaßnahmen

Mundschutz: Nein

Infektiöses Patientenmaterial: Wundsekret

Zeitraum: Dauer der Erkrankung

Pertussis (Keuchhusten)

Einzelzimmer: Ja

Kittel/Handschuhe: Nur wenn Kontakt mit infektiösem Material möglich ist, ansonsten Standardhygiene

Mundschutz: Ja, bei engem Kontakt (<2 m)

Infektiöses Patientenmaterial: respiratorische Sekrete

Zeitraum: Bis 3 Wochen, wenn keine Therapie oder bis 7 Tage nach Beginn einer Therapie

Tabelle 35-1 (Fortsetzung)

Pneumonien

A) Chlamydien

Einzelzimmer: Nein

Kittel/Handschuhe:Nur wenn Kontakt mit infektiösem Material möglich ist, ansonsten Standardhygiene

Mundschutz: Nein

Infektiöses Patientenmaterial: Respiratorische Sekrete

Zeitraum: Dauer der Erkrankung

B) Legionellen

Einzelzimmer: Nein

Kittel/Handschuhe: Nein

Mundschutz: Nein

Infektiöses Patientenmaterial: Kein spezielles infektiöses Material

Zeitraum: –

C) Meningokokken

Einzelzimmer: Ja

Kittel/Handschuhe: Nur wenn Kontakt mit infektiösem Material möglich ist, ansonsten Standardhygiene

Mundschutz: Ja, bei engem Kontakt (<2 m)

Infektiöses Patientenmaterial: Respiratorische Sekrete

Zeitraum: Bis 24 h nach Beginn einer Therapie

D) Mycoplasma pneumoniae

Einzelzimmer: Nein

Kittel/Handschuhe: Nur wenn Kontakt mit infektiösem Material möglich ist, ansonsten Standardhygiene

Mundschutz: Nein

Infektiöses Patientenmaterial: Möglicherweise respiratorische Sekrete

Zeitraum: –

E) Mycoplasma pneumoniae

Einzelzimmer: Nein

Kittel/Handschuhe: Nur wenn Kontakt mit infektiösem Material möglich ist, ansonsten Standardhygiene

Mundschutz: Nein

Infektiöses Patientenmaterial: Möglicherweise respiratorische Sekrete

Zeitraum: –

F) Pneumocystis carinnii

Einzelzimmer: Nein, aber nicht zusammen mit abwehrgeschwächten Patienten

Kittel/Handschuhe: Nur wenn Kontakt mit infektiösem Material möglich ist, ansonsten Standardhygiene

Mundschutz: Nein

Infektiöses Patientenmaterial: Möglicherweise respiratorische Sekrete

Zeitraum: –

G) Pneumokokken

Einzelzimmer: Nein

Kittel/Handschuhe: Nur wenn Kontakt mit infektiösem Material möglich ist, ansonsten Standardhygiene

Mundschutz: Nein

Infektiöses Patientenmaterial: Möglicherweise respiratorische Sekrete

Zeitraum: Bis 24 h nach Beginn einer Therapie

H) Staphylococcus aureus

Einzelzimmer: Nein, außer bei abszedierender Pneumonie

Kittel/Handschuhe: Nur wenn Kontakt mit infektiösem Material möglich ist, ansonsten Standardhygiene

Mundschutz: Ja, bei engem Kontakt (<2 m)

Infektiöses Patientenmaterial: Möglicherweise respiratorische Sekrete

Zeitraum: Bis 48 h nach Beginn einer Therapie

I) A-Streptokokkken

Einzelzimmer: Nein

Kittel/Handschuhe: Ja, wenn Kontamination bzw. Berührung infektiösem Material möglich

Mundschutz: Ja, bei engem Kontakt (<2 m)

Infektiöses Patientenmaterial: Möglicherweise respiratorische Sekrete

Zeitraum: Bis 24 h nach Beginn einer Therapie

***J)* – Viral (Neugeborene und Kleinkinder)**

Einzelzimmer: Nein

Kittel/Handschuhe: Nur wenn Kontakt mit infektiösem Material möglich ist, ansonsten Standardhygiene

Mundschutz: Nein

Infektiöses Patientenmaterial: Respiratorische Sekrete

Zeitraum: –

***J)* – Viral (Erwachsene)**

Einzelzimmer: Nein

Kittel/Handschuhe: Nur wenn Kontakt mit infektiösem Material möglich ist, ansonsten Standardhygiene

Mundschutz: Nein

Infektiöses Patientenmaterial: Respiratorische Sekrete

Zeitraum: –

Psittakose (Ornithose)

Einzelzimmer: Nein

Kittel/Handschuhe: Nur wenn Kontakt mit infektiösem Material möglich ist, ansonsten Standardhygiene

Mundschutz: Nein

Infektiöses Patientenmaterial: Möglicherweise respiratorische Sekrete

Zeitraum: –

Q-Fieber

Einzelzimmer: Nein

Kittel/Handschuhe: Nur wenn Kontakt mit infektiösem Material möglich ist, ansonsten Standardhygiene

Mundschutz: Nein

Infektiöses Patientenmaterial: Gewebe, Blut und möglicherweise respiratorische Sekrete

Zeitraum: –

Tabelle 35-1 (Fortsetzung)

Röteln

Einzelzimmer: Ja

Kittel/Handschuhe: Nur wenn Kontakt mit infektiösem Material möglich ist, ansonsten Standardhygiene

Mundschutz: Ja, bei engem Kontakt (<2 m)

Infektiöses Patientenmaterial: Respiratorische Sekrete und Urin

Zeitraum: Bis 7 Tage nach Auftreten des Exanthems

Scabies (Krätze)

Einzelzimmer: Ja, bei mangelhafter Patientenhygiene

Kittel/Handschuhe: Nur wenn Kontakt mit befallene Hautareale möglich ist, ansonsten Standardhygiene

Mundschutz: Nein

Infektiöses Patientenmaterial: Kein spezielles Material, nur befallene Hautstellen

Zeitraum: Bis 24 h nach Beginn einer Therapie

Scharlach

Einzelzimmer: Ja

Kittel/Handschuhe: Nur wenn Kontakt mit befallene Hautareale möglich ist, ansonsten Standardhygiene

Mundschutz: Ja, bei engem Kontakt (<2 m)

Infektiöses Patientenmaterial: Respiratorische Sekrete

Zeitraum: Bis 24 h nach Beginn einer Therapie

Shigellen

Einzelzimmer: Ja, wenn Patientenhygiene mangelhaft

Kittel/Handschuhe: Ja, wenn Kontamination bzw. Berührung infektiösem Material möglich

Mundschutz: Nein

Infektiöses Patientenmaterial: Fäzes

Zeitraum: Dauer der Ausscheidung

Staphylococcus-aureus-Infektionen

A) Haut, Wunden und Verbrennungen (ausgedehnt)

Einzelzimmer: Ja

Kittel/Handschuhe: Nur wenn Kontamination bzw. Berührung mit infektiösem Material möglich ist

Mundschutz: Nein

Infektiöses Patientenmaterial: Wundsekret

Zeitraum: Dauer der Ausscheidung

B) Haut, Wunden und Verbrennungen (klein oder begrenzt)

Einzelzimmer: Nein

Kittel/Handschuhe: Nur wenn Kontamination bzw. Berührung mit infektiösem Material möglich ist

Mundschutz: Nein

Infektiöses Patientenmaterial: Wundsekret

Zeitraum: Dauer der Erkrankung

C) Lungenabszess

Einzelzimmer: Ja

Kittel/Handschuhe: Nur wenn Kontamination bzw. Berührung mit infektiösem Material möglich ist

Mundschutz: Bei engem Kontakt (<2 m)

Infektiöses Patientenmaterial: Wundsekret

Zeitraum: Dauer der Erkrankung

D) Syndrom der verbrühten Haut (M. Ritter von Rittershain)

Einzelzimmer: Ja

Kittel/Handschuhe: Nur wenn Kontakt mit infektiösem Material möglich ist

Mundschutz: Nein

Infektiöses Patientenmaterial: Wundsekret

Zeitraum: Dauer der Erkrankung

E) Toxisches Schocksyndrom

Einzelzimmer: Ja

Kittel/Handschuhe: Nur wenn Kontakt mit infektiösem Material möglich ist

Mundschutz: Nein

Infektiöses Patientenmaterial: Vaginalsekret bzw. Wundsekret

Zeitraum: Dauer der Erkrankung

A-Streptokokkeninfektionen

A) Haut (z. B. Erysipel)

Einzelzimmer: Ja,bei ausgedehnten Infektionen

Kittel/Handschuhe: Nur wenn Kontakt mit infektiösem Material möglich ist

Mundschutz: Nein

Infektiöses Patientenmaterial: Wundsekret

Zeitraum: Bis 24 h nach Beginn einer Therapie

B) Pharyngitis (eitrige Angina)

Einzelzimmer: Ja, bei mangelhfter Patientenhygiene

Kittel/Handschuhe: Nur wenn Kontakt mit infektiösem Material möglich ist

Mundschutz: Nur bei engem Kontakt (<2 m)

Infektiöses Patientenmaterial: Respiratorische Sekrete

Zeitraum: Bis 24 h nach Beginn einer Therapie

B-Streptokokkeninfektionen (Neugeborene)

Einzelzimmer: Ja

Kittel/Handschuhe: Nur wenn Kontakt mit infektiösem Material möglich ist

Mundschutz: Nein

Infektiöses Patientenmaterial: Möglicherweise Fäzes

Zeitraum: Bis 24 h nach Beginn einer Therapie

Toxoplasmose

Einzelzimmer: Nein

Kittel/Handschuhe: Nein

Mundschutz: Nein

Infektiöses Patientenmaterial: Kein spezielles infektiöses Material

Zeitraum: –

■ Tabelle 35-1 (Fortsetzung)

Tuberkulose

A) Extrapulmonal (szernierende Läsionen)

Einzelzimmer: Nein

Kittel/Handschuhe: Nur bei Kontakt mit infektiösem Material, ansonsten Standardhygiene

Mundschutz: Nein

Infektiöses Patientenmaterial: Wundsekret

Zeitraum: Dauer der Sekretion

B) Pulmonal (gesichert oder Verdacht)

Einzelzimmer: Ja

Kittel/Handschuhe: Standardhygiene. Kittel nur, wenn Kontamination möglich

Mundschutz: Feinstaubmaske wenn Aerosolbildung möglich, z. B. endotracheales Absaugen und Husten

Infektiöses Patientenmaterial: Aerosol von respiratorischem Sekret

Zeitraum: gewöhnlich 2–3 Wochen nach Beginn einer Therapie oder bis kein Nachweis von säurefesten Stäbchen im respiratorischen Sekret bzw. begründeter Infektionsverdacht ausgeschlossen ist

Typhus/Paratyphus

Einzelzimmer: Ja

Kittel/Handschuhe: Nur wenn Kontakt mit infektiösem Material möglich ist, ansonsten Standardhygiene

Mundschutz: Nein

Infektiöses Patientenmaterial: Fäzes

Zeitraum: Dauer der Ausscheidung

Windpocken (Varizellen)

Einzelzimmer: Ja

Kittel/Handschuhe: Nur wenn Kontakt mit infektiösem Material möglich ist, ansonsten Standardhygiene

Mundschutz: Nur bei engem Kontakt (<2 m)

Infektiöses Patientenmaterial: Sekret von Hautläsionen und respiratorisches Sekret

Zeitraum: Bis alle Läsionen verkrustet sind

Zoster (Herpes zoster)

A) Lokalisiert

Einzelzimmer: Nein

Kittel/Handschuhe: Nur wenn Kontakt mit infektiösem Material möglich ist, ansonsten Standardhygiene

Mundschutz: Nein

Infektiöses Patientenmaterial: Sekret von Hautläsionen

Zeitraum: Bis alle Läsionen verkrustet sind

B) Generalisiert oder immunsupprimierter Patient

Einzelzimmer: Ja

Kittel/Handschuhe: Ja

Mundschutz: Nein

Infektiöses Patientenmaterial: Sekret von Haut- und Schleimhautläsionen

Zeitraum: Dauer der Erkrankung

Zytomegalie

Einzelzimmer: Nein

Kittel/Handschuhe: Ja,nur wenn Kontakt mit infektiösem Material möglich

Mundschutz: Nein

Infektiöses Patientenmaterial: Urin oder respiratorische Sekrete

Zeitraum: Standardhygienemaßnahmen über die Dauer des stationären Aufenthalts

Bemerkungen: Schwangere sollen Kontakt mit infizierten Patienten vermeiden

Hochinfektiöse Wäsche

Hierbei handelt es sich um Wäsche von Patienten mit hochkontagiösen Krankheiten wie hämorragisches Fieber (Ebola, Lassa). Diese Wäsche muss bereits am Sammelort desinfiziert werden.

Infektiöse Wäsche

Hierzu gehört Wäsche aus der Infektionsstation, die in der Wäscherei desinfizierend gewaschen wird. Der Hauptanteil der Wäsche in dieser Kategorie stammt von Patienten mit sog. meldepflichtigen Infektionskrankheiten. Die Anforderung an desinfizierendes Waschen ist dann erfüllt, wenn die Mittel und Verfahren nach den Richtlinien des Robert-Koch-Instituts zur Anwendung kommen und wenn der Desinfektionsvorgang vor dem erstmaligen Ablassen der Flotte abgeschlossen ist.

Infektionsverdächtige Wäsche

Hierzu gehört die sonstige Krankenhauswäsche. Sie soll »desinfizierend« gewaschen werden. Diese Forderung ist dann erfüllt, wenn beispielsweise Durchlaufmaschinen verwendet werden und der Desinfektionsvorgang vor Beginn der Spülphase beendet ist. Das Waschverfahren muss nicht unbedingt nach den RKI-Empfehlungen durchgeführt werden, sondern kann mit dem Krankehaushygieniker festgelegt werden.

35.2.6 Geschirr

In einer Spülmaschine, die mit 60°C reinigt und mit 80°C im letzten Spülgang wäscht, wird auch ohne Zusatz eines Desinfektionsmittels eine sichere thermische Desinfektion erreicht. Dies bedeutet, dass auch das Geschirr von Patienten mit meldepflichtigen Infektionskrankheiten mit dem der übrigen Patienten zur Aufbereitung transportiert und gemeinsam in der Geschirrspülanlage gereinigt und thermisch desinfiziert werden kann. Eine Aufbereitung und Desinfektion des Geschirrs auf einer Infektionsstation ist nicht notwendig.

Literatur zu Kap. 35.2

Barrie D (1994) How hospital linen and laundry services are provided. J Hosp Infect Control 27: 219–235

Martin MM (1993) Nosocomial infections related to patient care support services: Dietetic services, central services department, laundry respiratory care, dialysis, and endoscopy. In: Wenzel RP (ed) Prevention and control of nosocomial infections, 2nd edn. Williams & Wilkins, Baltimore, pp 93–138

Pugliese G, Hunstiger CA (1992) Central services, linens, and laundry. In: Bennett JV, Brachman PS (eds) Hospital infections, 3rd edn. Little, Brown, Boston, pp 335–344

35.3 Sterilisation und Desinfektion

D. Mlangeni, F. Daschner

35.3.1 Definitionen

Sterilisation

Die Sterilisation schließt die Abtötung aller vermehrungsfähigen Mikroorganismen einschließlich bakterieller Sporen ein.

Desinfektion

Ziel der Desinfektion ist die Abtötung aller pathogenen Keime, wobei die Zahl der Krankheitserreger auf Flächen und Gegenständen soweit reduziert wird, dass davon keine Infektion bzw. Erregerübertragung mehr ausgehen kann. Sporenbildende Bakterien bleiben bei diesem Verfahren unbeeinflusst.

Entsprechend ihrer Wirksamkeit gegenüber verschiedenen Infektionserregern werden Sterilisations- und Desinfektionsverfahren in 4 Gruppen eingeteilt:

A: Abtötung der vegetativen Bakterienformen und Pilze,
B: Inaktivierung der Viren,
C: Abtötung der Sporen von Bacillus anthracis,
D: Abtötung der Sporen von Clostridium perfringens.

Gruppe D ist nur für die Sterilisation bedeutsam.

Als besonders widerstandsfähig gelten die Prionen, die für die Auslösung der übertragbaren Form der Creutzfeld-Jakob-Erkrankung verantwortlich sind.

35.3.2 Sterilisation

Für jedes Sterilisationsverfahren gilt der Grundsatz, dass das Sterilisationsgut vor der Sterilisation gründlich gereinigt werden muss, da z. B. Eiweißreste oder Salzkristalle als Schutzhülle für Mikroorganismen dienen können und deren Abtötung erschweren. Außerdem müssen die Materialien trocken sein.

35.3.2.1 Sterilisation mit feuchter Hitze (Wasserdampf)

Sie stellt das wichtigste Sterilisationsverfahren dar. In Dampfsterilisatoren (Autoklaven) wird gesättigter, gespannter Wasserdampf von in der Regel 121°C (2,05 bar, Abtötungszeit 15–20 min) oder 134°C (3,04 bar, Abtötungszeit 5 min) verwendet. Bezüglich der Resistenz gegen feuchte Hitze lassen sich Mikroorganismen in verschiedene Resistenzstufen (I–IV) einteilen (Tabelle 35-2).

Tabelle 35-2. Resistenzstufen von Mikroorganismen gegenüber feuchter Hitze

Stufe	Temperatur [°C]	Zeit	Erreger
I	100	s bis min	Vegetative Bakterien, Pilze inkl. Pilzsporen, Viren, Protozoen
II	105	5 min	Bakterielle Sporen niederer Resistenz (z. B. Milzbrand)
III	100 121 134	5–10 min 15 min 3 min	Bakterielle Sporen höherer Resistenz (z. B. Gasbrand, Tetanus)
IV	134	bis zu 6 h	Bakterielle Sporen hoher Resistenz (apathogene thermophile, native Erdsporen, Prionen)

Der Autoklav arbeitet mit gesättigtem, gespanntem Wasserdampf, der auf die oben genannte Temperatur erhitzt wird. Seine Wirkung enfaltet er durch Freisetzung von Energie bei der Kondensation zu Wasser. Diese Energie tötet Mikroorganismen der Resistenzstufen I, II, und III ab. Das Verfahren ist jedoch nur dann erfolgreich, wenn alle Parameter erfüllt sind (gesättigter, gespannter Wasserdampf, ausreichende Temperatur und Einwirkungszeit). Die häufigsten Fehler bei der Sterilisation im Autoklaven lassen sich folgendermaßen zusammenfassen:

- Durch ungenügende Vorreinigung des Sterilisationsguts wird die Keimzahl nicht genügend reduziert; durch Schleim-, Blut und Serumreste, besonders in englumigen Schläuchen, werden Mikroorganismen eingehüllt und entziehen sich so dem sterilisierenden Wasserdampf.
- Bei der Verwendung von porösem Material (Wäsche z. B., die sehr häufig sterilisiert worden ist, wird porös) wird der kondensierende Wasserdampf nicht aufgesogen, und es bildet sich Wasser. Dabei wird aber nicht die Temperatur erreicht, die zur Sterilisation notwendig ist, sodass Materialien nicht steril werden.
- Auch bei der Sterilisation von Metallgegenständen, besonders Instrumenten, kann sich Kondenswasser bilden (v. a. wenn das Gewicht pro Sieb ca. 8 kg übersteigt)
- Die Verpackung des Sterilgutes ist fehlerhaft. Sie muss so gewählt werden, dass die Luft entweichen und der Dampf eindringen kann (z. B. Sterilisationspapier mit wasserdampf- und luftdurchlässiger Polyamidfolie, DIN 58946).
- Es werden Behälter verwendet, die das Eindringen des Dampfes erschweren oder unmöglich machen (z. B. Büchsen). Container müssen einen perforierten Deckel bzw. Boden haben, und die Filter müssen regelmäßig gewechselt werden (Gefahr der Verfilzung, die das Eindringen des Dampfes erschwert). Heute werden daher meist Einwegfilter benützt.

- Die Sterilisationscontainer werden zu dicht beschickt, sodass der Dampf nicht alle Stellen erreichen kann. In Wäschecontainern muss eine flache Hand zwischen die Tücher passen.
- Die Innenwände des Apparates werden vom Sterilisiergut berührt, sodass die Verpackung festkleben kann und beim Leeren der Kammer beschädigt wird.

35.3.2.2 Sterilisation mit trockener Hitze

Da trockene Luft eine wesentlich geringere Wärmekapazität als gesättigter Wasserdampf hat, sind zur Sterilisation im Heißluftsterilisator (»Heißlüfter«) höhere Temperaturen und längere Einwirkungszeiten erforderlich:
- 160°C – 200 min,
- 180°C – 30 min,
- 200°C – 10 min.

Im Heißluftsterlisator können nur hitzestabile Materialien wie Metalle, Glas, Porzellan, Öle, Fette oder Pulver, aber keine Tücher oder Papier sterilisiert werden (Brandgefahr). Ebenfalls können keine Flüssigkeiten sterilisiert werden (Explosionsgefahr durch Überdruck in der Flasche).

Die Sterilisation im Heißlüfter ist sehr einfach zu handhaben. Trotzdem bzw. deswegen werden häufig Fehler gemacht. Eine Sterilisation mit trockener Hitze soll daher nur dann angewandt werden, wenn Autoklavieren nicht möglich ist. Die häufigsten Fehler im einzelnen:
- Beladen eines noch zu heißen Geräts unter Nichtbeachtung der Ausgleichszeit,
- Öffnen und zusätzliches Beladen bei laufender Sterilisation,
- Sterilisation mit geöffneten Behältern (außer, wenn Deckel mit Luftschlitzen verwendet werden, die nach der Sterilisation verschlossen werden),
- zu dichte Beschickung und dadurch verbleibende Luftinseln, sodass die Sterilisiertemperatur nicht überall erreicht wird.

Heißlüfter sollten heute nicht mehr verwendet werden, da es bessere und zuverlässigere Sreilisationsverfahren gibt.

35.3.2.3 Sterilisation mit Ethylenoxid

Ethylenoxid (EO) ist ein sehr reaktionsfähiges, brennbares Gas, das mit Luft ein explosives Gemisch bildet. Es wird deshalb zusammen mit inerten Gasen, wie z. B. CO_2, in Kartuschen oder Gasflaschen geliefert. EO reizt die Atemwege und ist kanzerogen (Marquardt u. Schäfer 1994; Scherrer u. Daschner 1995). Es wird v. a. zur Sterilisation von thermolabilen Materialien verwendet. EO kann Schmutz, Proteine oder Salzkristalle nicht durchdringen, das Sterilisiergut muss daher vorher sorgfältig gereinigt werden.

Der Sterilisationserfolg wird durch eine ausreichende EO-Konzentration (1000–1200 mg/l), Temperatur (in der Regel 50–60°C), Feuchtigkeit (55–85%), Druck (bzw. Vakuum) und Einwirkungszeit garantiert. Bei niedrigen Temperaturen sind längere Einwirkungszeiten nötig. Die Sterilisierzeit ist von den oben genannten Parametern abhängig und beträgt zwischen 20 min und 6 h.

Die häufigsten Fehler bei der EO-Gassterilisation sind:
- Die Materialien werden vor der Sterilisation nicht ausreichend gereinigt, Hohlräume oder Lumina sind durch z. B. Blut oder Schleim verstopft, sodass das Gas nicht durchdringen kann.
- Zur Reinigung wird Leitungswasser mit hohem Mineralgehalt verwendet. Die Mineralien können bei der Gassterilisation auskristalisieren. EO kann Mineralien nicht durchdringen, die Salzkristalle bilden eine Schutzhülle um die Mikroorganismen.
- Das Sterilisiergut ist noch feucht oder sogar nass.
- Die Verpackung ist nicht durchlässig für EO. (Es sind Klarsichtsterilisierverpackungen nach DIN 58953 zu verwenden.)

35.3.2.4 Plasmasterilisation

Dieses Niedertemperatursterilisationsverfahren nutzt die Bildung hochreaktiver Hydroperoxy- und Hydroxyradikale in einem Wasserstoffperoxidplasma, die mikrobizide Eigenschaften besitzen (Geiss et al. 1994; Jordy 1993). Hierzu wird in einem Hochvakuum stark verdünntes, dampfförmiges Wasserstoffperoxid durch Anlegen eines hochfrequenten elektromagnetischen Feldes in den Plasmazustand versetzt (= 4. Aggregatzustand, u. a. in Leuchtstoffröhren; Crow u. Smith 1995). Nach dem Abschalten der Hochfrequenz rekombiniert das Plasma zu molekularem Sauerstoff und Wasser, sodass keine toxische Substanzen zurückbleiben (Scherrer u. Daschner 1995).

Das Verfahren arbeitet bei Temperaturen unter 50°C und ermöglicht so die Sterilisation von vielen empfindlichen thermolabilen Medizinprodukten wie Optiken, Endoskopen und elektronischen Instrumenten. Die Behandlung absorbierender Materialien (wie z. B. Papier, Baumwolle, Polyurethan) und von Gegenständen mit blind endenden, engen Lumina ist nicht möglich. Eine gründliche Reinigung und Trocknung vor der Sterilisation ist auch bei diesem Verfahren erforderlich.

Dieses 1993 in den USA von der Food and Drug Administration (FDA) zugelassene Verfahren umfasst nach Beladung anschließend folgende mikroprozessorgesteuerten Phasen:
- Vakuumphase,
- Injektion von Wasserstoffperoxid (Druckanstieg),
- passive Diffusion des Gases auf alle Oberflächen,
- Plasmaphase (Hochvakuum, Plasmaerzeugung durch Hochfrequenz),
- Belüftungsphase.

Nach dem maximal 90 min dauernden Prozess sind keine Auslüftzeiten einzuhalten. Von Vorteil ist neben der fehlenden Toxizität und einfachen Installation auch die Tatsache, dass ggf. thermolabile und thermostabile Materialien (z. B. Sets chirurgischer Instrumente) gemeinsam sterilisiert werden können, ohne dass es bei letzteren zu Korrosionserscheinungen kommt (Förtsch et al. 1993).

Die Leistungsgrenzen bei der zzt. verfügbaren Niedertemperaturplasmasterilisation (NTP) zeigen sich bei der mikrobiziden Wirksamkeit in Instrumenten mit längeren inneren Hohlräumen. Da nicht mit einem Wirkstoffüberschuss gearbeitet wird, muss bei der Sterilisation von solchen Gegenständen ein sog. Difussionsverstärker eingesetzt werden (Booster). Nach derzeitgem Untersuchungsstand ist das Verfahren mit folgenden Materialien und Größen sicher anwendbar (Borneff et al. 1995):
- V4A-Stahl:
  - 1 mm Durchmesser bis 10 cm Länge,
  - 2 mm Durchmesser bis 25 cm Länge,

  - 3 mm Durchmesser bis 40 cm Länge,
  - 1 mm Durchmesser bis 50 cm Länge (mit Diffusionsverstärker).
- Teflon:
  - 1 mm Durchmesser bis 2 m Länge,
  - 2 mm Durchmesser bis 3 m Länge,
  - 1 mm Durchmesser bis 3 m Länge.

Bei aus verschiedenen Materialien zusammengesetzten Medizingeräten (z. B. flexiblen Endoskopen) sind entsprechende Praxisversuche notwendig. Im Falle eines Koloskops (3 Kanäle-1,3 m lang) fand sich mit Diffusionsverstärker ein sicherer Sterilisationserfolg (Kyi et al. 1995).

35.3.3 Desinfektion

35.3.3.1 Thermische Desinfektion

Auskochen

Das einfachste Verfahren ist das Auskochen in Wasser unter Zusatz von 0,5% Na_2CO_3, wobei eine 3-minutige Einwirkungszeit Mikroorganismen der Gruppen A und B (vegetative Bakterienformen, Viren und Pilze) und ein weiteres 15-minutiges Auskochen zusätzlich Sporen von B. anthracis (Gruppe C) abtötet.

Reinigungs- und Desinfektionsautomaten

Für vollautomatische Reinigungs- und Desinfektionsmaschinen sind gemäß RKI-Liste zur Abtötung von Mikroorganismen der Gruppen A und B eine Temperatur von 90°C und eine Einwirkungszeit von 10 min einzuhalten. Die Mittel und Verfahren der RKI-Liste müssen allerdings nur auf Anordnung des Amtarztes eingesetzt werden.

Unverständlicherweise werden immer noch die meisten Maschinen zur routinemäßigen Desinfektion bei diesen hohen Temperaturen und Einwirkungszeiten betrieben, was erhebliche Energie- und Geldverschwendung zur Folge hat. Zur routinemäßigen Desinfektion in Reinigungs- und Desinfektionsautomaten genügen 75°C (Haltezeit 10 min) bei thermischen bzw. 60°C bei chemothermischen Verfahren (Haltezeit 15 min).

Dampfdesinfektion

Eine Desinfektion mit Dampf erfolgt im Dampfströmungsverfahren, im drucklosen Dampfkreislaufverfahren oder vorzugsweise im fraktionierten Dampf-Vakuum-Verfahren. Beim Dampfströmungsverfahren wird mit gesättigtem Wasserdampf von 100°C ähnlich wie beim Auskochen desinfiziert. Mit dem drucklosen Dampfkreislaufverfahren werden bei 95–105°C mit einem Dampf-Luft-Gemisch innerhalb von 15 min Bakterien, Viren und Pilze (A und B) inaktiviert. Beim fraktionierten Dampf-Vakuum-Verfahren erfolgt die Desinfektion bei 75–95°C im Unterdruck- oder bei 105°C im Überdruckverfahren. Die Einwirkungszeiten betragen bei 75°C 20 min (Gruppen A und B) bzw. bei 105°C 1 min (A und B) oder 5 min (A–C).

35.3.3.2 Chemische Desinfektion

Wann immer möglich, sollte die Desinfektion mit physikalischen Verfahren der chemischen Desinfektion vorgezogen werden. Die Nachteile der chemischen Desinfektion sind:

- Wirkungslücken und Kontamination chemischer Desinfektionsmittel,
- primäre bakterielle Resistenz, Adaptation (Biofilmbildung),
- Möglichkeit der Keimverbreitung im Krankenhaus (Zentralanlagen),
- Konzentrations-, Temperatur- und pH-Abhängigkeit,
- Zersetzbarkeit und Wirkungverlust,
- Seifen-, Eiweißfehler,
- eingeschränktes Durchdringungsvermögen von organischem Material,
- Rekontaminationsgefahr beim Spülen mit unsterilem Wasser,
- Verbleib von Restchemikalien im Gegenstand (z. B. im Gummi)
- Gesundheitsbelastung für Personal und Patient (Allergisierung, Toxizität, Kanzerogenität, Mutagenität),
- Arbeitsplatz- und Umweltbelastung (Raumluft, Abwasser),
- Erhöhung des Müllvolumens.

Die Entwicklung standardisierter Untersuchungsmethoden für die Erfassung der mikrobiziden Aktivität gegen problematische Infektionserreger, z. B. (atypische) Mykobakterien, ist Gegenstand wissenschaftlicher Diskusssion. Neben der Auswahl möglichst wirksamer Substanzen sind beim Einsatz in der Praxis auch die Anwendungseigenschaften (Lieferung als flüssiges Konzentrat, als Pulver oder als gebrauchsfertige Lösung) und die Umweltverträglichkeit zu beachten. Im Folgenden werden die wichtigsten Desinfektionsmittel kurz beschrieben.

Alkohole

Sie werden je nach Art des Alkohols (Äthanol, Propanol oder Iso-Propanol) in einer Konzentration von 50–80% eingesetzt. Alkohol tötet Sporen nicht ab, auch ist eine ausreichende Wirkung gegen unbehüllte Viren (z. B. Polioviren) nicht vorhanden. Hepatitisviren und HIV werden jedoch inaktiviert. Für eine sichere Wirkung bei Mykobakterien wird der Zusatz von z. B. o-Phenylphenol (0,1%) empfohlen (Eggensperger 1995). Alkohole werden v. a. zur Hautdesinfektion, aber auch zur Desinfektion von kleinen Flächen verwendet (bei großflächiger Anwendung besteht Brandgefahr). Zu bedenken ist der hohe Eiweißfehler (Koagulation von Eiweiß, das darin eingeschlossene Keime schützt).

Aldehyde

Aldehydische Desinfektionsmittel werden zur Instrumenten- und Fläschendesinfektion empfohlen. Der Eiweißfehler ist gering. Neben Formaldehyd werden Substanzen wie Glutaraldehyd und Glyoxal eingesetzt.

- Formaldehyd

Die Substanz ist ein sehr wirksames Desinfektionsmittel mit einem breiten Wirkungsspektrum unter Einschluss unbehüllter Viren und bei höherer Konzentration (8%) und längerer Einwirkungszeit auch gegen bakterielle Sporen (Power u. Russell 1990). Der Einsatz von Formaldehyd ist in den letzten Jahren aufgrund seiner kanzerogenen Wirkung, die jedoch nicht für den Menschen nachgewiesen wurde, stark eingeschränkt worden. Die stark allergisierende Wirkung von Formaldehyd ist unbestritten, und eine gute Be- und Entlüftung ist Voraussetzung für seine Verwendung.

- Glutaraldehyd
Diese in Flächendesinfektionsmitteln und für die Desinfektion von Instrumenten häufig eingesetzte Verbindung ist als 2%ige Lösung im pH-Wertbereich von 7,5–8,5 umfassend und sporizid wirksam (Power u. Russell 1990; Wallhäußer 1995). In jüngerer Zeit wurden allerdings glutaraldehydresistente atypische Mykobakterien isoliert (van Klingeren u. Pullen 1993). Die Substanz wirkt korrodierend auf Metalle.
- Quaternäre (quartäre) Ammoniumverbindungen (QAV)
Bei den QAV (z. B. Benzalkoniumchlorid, Dimethyldistearylammoniumchlorid oder Cetylpyridiniumchlorid) handelt es sich um oberflächenaktive Verbindungen, die wegen ihrer geringen Humantoxizität v. a. zur Desinfektion im Küchenbereich eingesetzt werden. Sie weisen jedoch nicht nur gegen Viren, sondern teilweise auch gegen Bakterien (z. B. einige gramnegative Bakterien, Mykobakterien) Wirkungslücken auf, sodass ihr Einsatz begrenzt bzw. nur in Kombination sinnvoll möglich ist (z. B. Phenoxypropanol und Benzalkoniumchlorid). Sie können nicht zusammen mit anionischen Tensiden eingesetzt werden. Das Abbauverhalten im Abwasser ist eingeschränkt (Elimination v. a. durch Adsorption, Anreicherung im Klärschlamm).
- Halogene
Chlor-, brom- und jodspaltende Verbindungen haben eine sehr gute Wirksamkeit gegen Bakterien, Pilze und Viren bei guter Materialverträglichkeit. Die Hautdesinfektion mit chlorhaltigen Präparaten (z. B. Chloramin) führt zu Hautschäden und ist klinisch nur in ganz wenigen Ausnahmefällen relevant. Wegen der hohen Toxizität und Umweltbelastung (Persistenz organischer Chlorverbindungen im Abwasser) sollten chlorhaltige Desinfektionsmittel insbesondere zur Wäschedesinfektion nicht mehr eingesetzt werden.
- Glucoprotamin
Dieser neue Desinfektionsmittelwirkstoff besitzt in Konzentrationen bis 2% (Flächendesinfektionsmittel) bzw. 5% (Instrumentendesinfektionsmittel) ein breites Wirkungsspektrum gegen Bakterien, einschließlich Mykobakterien, Pilzen, Viren, Hepatitis-B-Virus und HIV. Neben behüllten Viren werden auch unbehüllte Viren mit lipophilen Eigenschaften inaktiviert (Jülich et al. 1993).

Das potenzielle Infektionsrisiko durch den Umgang mit Gegenständen zur Patientenversorgung kann nach der in Tabelle 35-3 dargestellten Risikoabstufung eingeteilt werden (Überschneidungen sind möglich; Daschner et al. 1980).

Tabelle 35-3. Infektionsrisiko durch den Umgang mit Gegenständen zur Patientenversorgung

Minimales Risiko	Gegenstände in weiterer Entfernung vom Patienten wie Wände, Decken, Fußböden; aber auch in der Regel Bettgestell, Nachtkästchen, Blumenvasen
Geringes Risiko	Gegenstände, die in Kontakt mit der intakten Haut kommen, z. B. Stethoskop, Blutdruckmanschette, Geschirr, Besteck, Telefonhörer
Mäßiges Risiko	Gegenstände, die in Kontakt mit intakter Schleimhaut kommen z. B. Narkose- und Beatmungszubehör, Endoskope, Thermometer
Hohes Risiko	Gegenstände mit engem Kontakt mit geschädigter Haut bzw. Schleimhaut (z. B. Verbände) und Gegenstände, die in Kontakt mit normalerweise sterilen Körperregionen kommen, z. B. Kanülen und Katheter, chirurgische und endoskopische Instrumente, Implantate

35.3.4 Flächendesinfektion

Fußböden, Decken, Wände und Oberflächen von Einrichtungsgegenständen sind immer mikrobiell kontaminiert. Ob und inwieweit diese Kontaminationen krankenhaushygienisch relevant sind, d. h. zur Entstehung von Infektionen beitragen, ist umstritten. Solange Gegenstände, mit denen die Patienten an infektionsgefährdeten Körperstellen in Kontakt kommen, regelrecht desinfiziert bzw. sterilisiert sind, ist die mikrobielle Kontamination von Flächen, die nicht mit infektionsgefährdeten Körperstellen in Kontakt kommen, krankenhaushygienisch von untergeordneter Bedeutung. Deshalb sind routinemäßig lediglich gründliche Reinigungsmaßnahmen erforderlich.

Selbst bei routinemäßigen Flächendesinfektionsmaßnahmen ist nach wenigen Stunden die Ausgangskeimzahl wieder erreicht, weshalb es sich bei diesen Desinfektionsmaßnahmen um einen für Personal, Patienten und Umwelt unnötig belastenden Einsatz chemischer Substanzen handelt (Daschner et al. 1980). Unberührt von diesen Überlegungen bleibt natürlich die Notwendigkeit der gezielten Desinfektion nach sichtbarer Kontamination von Flächen mit potenziell infektiösem Material.

Routinemäßig wischdesinfiziert werden sollten lediglich die patientennahen Flächen auf Intensivstation, Infektionsstation und auf Stationen mit immunsupprimierten Patienten. Auch eine Kolonisierung/Infektion mit krankenhaushygienisch bedeutsamen Erregern – methicillinresistente Staphylococcus aureus, MRSA (Boyce et al 1997), vancomycinresistente Enterokokken (VRE), Clostridium difficile – erfordert neben Eradikationsmaßnahmen bzw. Behandlung des Patienten lediglich eine tägliche Desinfektion zumindest der patientennahen horizontalen Oberflächen.

Interessanterweise konnte jedoch kürzlich gezeigt werden, dass eine Reduktion der Umgebungskontamination viel mehr von der Reinigungsfrequenz als von der Tatsache abhängt, ob Desinfektionsmittel eingesetzt wurden oder nicht (Dharan et al. 1999). Die einzige effektive Methode der Flächendesinfektion ist die Wischdesinfektion. Auf ein Versprühen von Desinfektionsmittel sollte vollständig verzichtet werden. Zur Flächendesinfektion werden vorwiegend aldehyd- bzw. glucoprotaminhaltige Präparate empfohlen. Für kleinere Flächen sind alkoholische Desinfektionsmittel sehr gut geeignet.

35.3.5 Fußbodendesinfektion

Auf Allgemeinstationen ist eine routinemäßige Desinfektion des Fußbodens nicht erforderlich. Selbst für Intensivstationen wurden keine unterschiedlichen Infektionsraten gefunden, wenn der Boden mit Desinfektionsmittel oder aber mit Detergenzien allein gereinigt wurde (Daschner et al. 1980).

Darüber hinaus konnten Maki et al. bereits 1982 zeigen, dass das Ausmaß der mikrobiellen Kontamination von Flächen in der Klinik nicht mit nosokomialen Infektionsraten korrelierte. In letzterer Untersuchung brachte der Zusatz von Desinfektionsmittel zum Reiniger auch keine bleibende Reduktion der Umgebungskontamination. Das hängt damit zusammen, dass es nach erfolgter Flächendesinfektion sehr schnell zu einer Rekontamination kommt.

Für eine Reduktion des Einsatzes von Desinfektionsmitteln spricht nicht nur die Kostenersparnis, sondern auch die Tatsache, dass das Allergisierungspotenzial und die Umweltbelastung geringer werden. Die Centers for Disease Control and Prevention empfehlen selbst im Operationssaal eine Flächendesinfektion einschließlich des Fußbodens nur bei sichtbarer Kontamination (Mangram et al. 1999).

35.3.6 Bettendesinfektion

Bettgestelle stellen kein Infektionsrisiko dar, eine Reinigung ist deshalb in fast allen Fällen die angemessene Methode der Aufbereitung. Ist ein Bettgestell mit (potenziell) infektiösem Material kontaminiert, wird es gezielt desinfiziert. Eine routinemäßige Desinfektion aller Bettgestelle ist jedoch mit hygienischen Argumenten nicht zu rechtfertigen. Deshalb ist auch die Einrichtung von sog. Bettenzentralen unsinnig.

Als praktische Lösung für den klinischen Alltag kann man vorschlagen, nur sichtbar kontaminierte Bettgestelle und solche von Patienten mit Infektionen, wie z. B. Salmonellosen, zu desinfizieren. Auch die Bettgestelle von Patienten, die mit multiresistenten Keimen (MRSA, VRE) besiedelt sind, Betten von Patienten auf Intensivstationen und von immunsupprimierten Patienten sollten routinemäßig nach Entlassung bzw. Verlegung des Patienten desinfiziert werden. Bei den restlichen Betten genügt eine gründliche Reinigung (sog. Hotelbetten). Damit kann erreicht werden, dass nur noch ein sehr kleiner Anteil der Bettgestelle desinfiziert wird (Kappstein et al. 1991). Die gesamte Bettenaufbereitung soll so nah wie möglich am Stationsbereich vorgenommen werden. Bettenzentralen sind schon wegen der langen Transportzeiten nicht zu empfehlen.

35.3.7 Matratzendesinfektion

Matratzen sollten feuchtigkeitsundurchlässige, waschbare Schonbezüge tragen, die nach Entlassung bzw. Verlegung des Patienten im Wischverfahren gereinigt bzw. bei Kontamination mit potenziell infektiösem Material desinfiziert werden. Eine routinemäßige Matratzendesinfektion entfällt dadurch.

35.3.8 Nicht sinnvolle Desinfektionsmaßnahmen in Krankenhäusern

Viele v. a. in deutschen Kliniken oft noch durchgeführte Maßnahmen wie die routinemäßige Desinfektion von Fußböden, Waschbecken und Toiletten in Patietenzimmern sind nicht nur unwirksam, sondern gefährden zusätzlich noch Patienten, Personal und die Umwelt durch toxische Chemikalien (Daschner u. Dettenkofer 1997). Zudem wird eine falsche Sicherheit suggeriert, die Nachlässigkeiten im Hygieneverhalten des Personals fördert. Das in der Praxis oft durchgeführte alleinige Versprühen von Desinfektionsmittel ist unwirksam, und eine Formaldehydvernebelung in Krankenzimmern ist nicht erforderlich. In der unten stehenden Übersicht sind typische Beispiele nicht sinnvoller Desinfektionsmaßnahmen aufgeführt.

Die z. T. immer noch verwendeten (Plastik)überschuhe sind ein Beispiel für eine infektionsprophylaktisch sogar kontraproduktive Maßnahme: Gerade beim Überstreifen ist die Gefahr einer Kontamination der Hände gegeben (Ayliffe 1991). Durch den Verzicht auf eine solche unsinnige Maßnahme können erhebliche Kosten und Umweltbelastung (PVC) vermieden werden.

Die feste Zuordnung von aseptischen, potenziell septischen und septischen Operationen zu bestimmten Operationseinheiten (OP, Wasch,- Einleitungs- und Ausleitungsraum) ist nicht notwendig (Bengtsson et al. 1997). Die Luft- und Bodenkeimzahlen in septischen und aseptischen Operationseinheiten sind identisch (Hübner et al. 1991). Bereits 1962 wurde von Thom u. White nachgewiesen, dass bei der Inzision in ein septisches Operationsgebiet keine signifikante Streuung von Mikroorganismen in die Umgebung erfolgt, sondern nur während der Entfernung eines kontaminierten Verbandes (Thom u. White 1962). Zudem ist ein gereinigter Fußboden kein relevantes Erregerreservoir für postoperative Infektionen im Operationsgebiet (Weber et al. 1976).

Sobald nach der Wischdesinfektion das Desinfektionsmittel angetrocknet ist, kann die nächste Operation beginnen. Eine erneute Einschleusung, d. h. ein routinemäßiger Wechsel der Bereichskleidung nach Benutzung des WC, ist nicht erforderlich.

Beispiele für nicht sinnvolle Desinfektionsmaßnahmen in Kliniken

- Routinemäßige Desinfektion von Fußböden, Waschbecken, Toiletten, Siphons, Bodenabläufen
- Routinemäßige Betten- und Matratzendesinfektion
- Desinfektions- und Klebematten
- Formaldehydvernebelung in Räumen zur Tuberkuloseprophylaxe
- Luftdesinfektion mit UV-Lampen
- Routinemäßige, thermische Desinfektion nach BGA-Programm (93°C, 10 min)
- Nach Betriebsende im OP tägliche Desinfektion aller Flächen bis zu einer Höhe von ca. 2 m sowie des gesamten Inventars einschließlich der Ein- und Ausleitungsräume sowie der Waschräume

35.3.9 Entsorgung infektiöser Abfälle

Gemäß Abfallgesetz müssen Abfälle, die nach Art, Beschaffenheit oder Menge in besonderer Weise gesundheitsgefährdend sind, besonders entsorgt werden. Die Grundlage hierfür liefert die Richtlinie über die ordnungsgemäße Entsorgung von Abfällen aus Einrichtungen des Gesundheitsdienstes (LAGA-AG; s. Arbeitsgruppe Entsorgung von Abfällen aus dem Gesundheitsdienst 2002).

Das bedeutet aber keineswegs, dass alle Abfälle aus dem Krankenhaus oder der Arztpraxis besonders gefährlich (oder gar infektiös) sind. Gründsätzlich müssen im Krankenhaus folgende Abfallgruppen entsorgt werden:

1. Hausmüllähnliche Abfälle:
Diese Abfälle sind problemlos zu entsorgen. Die Abfälle dieser Gruppe entsprechen im Wesentlichen den üblichen kommunalen Abfällen. Hierbei anfallende Wertstoffe wie Glas, Papier und Kunstsoffe werden dem Recycling zugeführt.
2. Krankenhausspezifische Abfälle ohne Infektionsrisiko:
Diese Abfälle können prinzipiell wie hausmüllähnliche Abfälle entsorgt werden. Sie stellen außerhalb des Krankenhauses keine Infektionsgefahr dar (z. B. Wundverbände, Gipsverbände, Stuhlwindeln).
3. Krankenhausspezifische Abfälle mit Infektionsrisiko (infektiöse Abfälle):
Diese Abfälle definieren sich nach Art der Krankheitserreger unter Berücksichtigung ihrer Ansteckungsgefahr, der Überlebensfähigkeit, des Übertragungsweges, des Ausmaßes und der Art der Kontamination sowie der Menge des Abfalls.
4. Abfälle, an deren Entsorgung aus umwelthygienischer Sicht besondere Anfoderungen zu stellen sind (chemische Abfälle).
5. Körper- und Organteile sowie Versuchstiere.

Bei der Einteilung der infektiösen Abfälle sind auf jeden Fall die Art und das Ausmaß der Kontamination zu berücksichtigen. So kann beispielsweise Typhus ausschließlich durch Stuhl übertragen werden, das bedeutet, nur sichtbar und massiv mit Stuhl kontaminierter Abfall eines Patienten, der an Typhus erkrankt ist, ist infektiöser Abfall. Mit Blut oder Sekreten kontaminierter Abfall des gleichen Patienten ist normaler Hausmüll, unkontaminierte Wertstoffe können sogar problemlos verwertet werden. Es ist beispielsweise auch völlig unsinnig, alle Abfälle bei der Pflege und Behandlung eines Patienten mit Hepatitis B als infektiösen Abfall zu entsorgen, nur der mit Blut verschmierte Abfall ist möglicherweise infektiös (vgl. Tabelle 35-4).

Tabelle 35-4. Einteilung infektiöser Abfälle

Übertragung durch	Krankheit
Blut und Sekret	Hepatitis B Milzbrand Creutzfeld-Jakob-Krankheit Tularämie
Fäzes	Paratyphus A, B, C Poliomyelitis Typhus abdominalis
Sekret	Brucellose Diphtherie Q-Fieber Tollwut Offene Tuberkulose
Fäzes, Sekret	Meningitiden (je nach Erreger)
Blut, Fäzes, Sekret	Virales hämorrhagisches Fieber

Infektiöse Abfälle müssen als besonders überwachungsbedürftige Abfälle (Abfallschlüsselnummer 180103) entsorgt werden. Ausnahmen sind möglich, wenn die Abfälle im Krankenhaus behandelt werden. Dabei sind 2 Verfahren möglich:

- Hauseigene Verbrennung

Dieses Verfahren war früher weit verbreitet, mit dem Inkrafttreten verschiedener Verordnungen zum Bundesimmisionsschutzgesetz konnten die strengen Immisionsgrenzwerte nicht mehr eingehalten werden. Die noch betriebenen Anlagen wurden entweder nachgerüstet oder vollständig neu errichtet. Der Betrieb von nachgerüsteten oder neu errichteten Anlagen verursacht erhebliche Kosten und dürfte ökonomisch nur bei der gleichzeitigen Benutzung durch mehrere Krankenhäuser möglich sein.

- Desinfektion

Bei diesem Verfahren werden die Krankheitserreger im Abfall abgetötet, anschließend gelten diese Abfälle als hausmüllähnliche Abfälle und können relativ problemlos entsorgt werden. Bei der Desinfektion ist zu beachten, dass nur vom Robert-Koch-Institut zugelassene Verfahren verwendet werden dürfen (mindestens 105°C, Einwirkungszeit 25 min).
Diese Verfahren sind in der Liste der vom RKI geprüften und anerkannten Desinfektionsmittel und -verfahren gelistet. Dabei handelt es sich zzt. ausschließlich um thermische Verfahren nach dem Vakuum-Dampf-Vakuum-Prinzip. Die thermische Desinfektion kann sowohl in stationären als auch in mobilen Anlagen durchgeführt werden.
Eine *chemische Desinfektion* ist nicht zugelassen, außerdem extrem umweltbelastend und noch dazu unwirksam, weil z. B. chemische Desinfektionsmittel in englumige Schläuche oder Kanülen gar nicht eindringen können.
Beim *Mikrowellenverfahren* wirkt nicht die Mikrowellenstrahlung selbst desinfizierend. Mit Mikrowellen wird nur die im Abfall enthaltene Feuchtigkeit erhitzt, und diese Hitze wirkt dann desinfizierend.

Infektiöse Abfälle, die Erreger der TSE (transmissible spongiforme Enzephalopathie) enthalten, müssen auf jeden Fall verbrannt werden, da die Desinfektionsverfahren nicht wirksam gegen diese Erreger sind.

Literatur zu Kap. 35.3

Arbeitsgruppe Entsorgung von Abfällen aus dem Gesundheitsdienst (2002) Richtlinie über ordnungsgemäße Entsorgung von Abfällen aus Einrichtungen des Gesundheitsdienstes. In: Länderarbeitsgemeinschaft Abfall (Hrsg) Mitteilungen der Länderarbeitsgemeinschaft Abfall (LAGA). Schmidt-Verlag, Berlin, S 3–43

Ayliffe GAJ (1991) Role of the environment of the operating suite in surgical wound infection. Rev Infect Dis 13: S800–S804

Bengtsson S, Hambraeus A, Laurell G (1979) Wound infections after surgery in a modern operating suite: clinical, bacteriological and epidemiological findings. J Hyg 83: 41–57

Borneff M, Ruppert J, Okpara J et al. (1995) Wirksamkeitsprüfung der Nieder-Temperatur-Plasmasterilisation (NTP) anhand der praxisnaher Prüfkörpermodelle. Zentral-Sterilisation 3: 361–371

Boyce JM, Potter-Bynoe G, Chenevert C, King T (1997) Environmental contamination due to Methicillin-resistant Staphylococcus aureus: Possible infection control measures. Infect Control Hosp Epidemiol 18: 622–627

Crow S, Smith JH (1995) gas plasma sterilisation – application of space-age technology. Infect Control Hosp Epidemiol 16: 483–487

Daschner F, Dettenkofer M (1997) Protecting the patient and the environment- new aspects and challenges in hospital infection control. J Hosp Infect 36: 7–15

Daschner F, Rabbenstein G, Langmaack H (1980) Flächendesinfektion zur Verhütung und Bekämpfung von Krankenhausinfektionen. Dtsch Med Wochenschr 10: 325–329

Dharan S, Mourouga P, Copin P, Bessmer G, Tschanz B, Pittet D (1999) Routine disinfection of patients environmental surfaces. Myth or reality? J Hosp Infect 42: 113–117

Eggensperger H (1995) Zur Wirkung chemischer Desinfektionsmittel gegen typische und atypische Mykobakterien – Teil 2. Krankenhaushyg Infektionsverhüt 17: 72–81

Förtsch M, Prüter J-W, Draeger J, Helm F, Sammann A, Seibt H, Ahlborn H (1993) H_2O_2-Niedertemperatur-Plasmasterilisation (NTP) – Neue Möglichkeiten für den Einsatz augenchirurgischer Instrumente. Ophthalmologe 90: 754–764

Geiss HK, Heid H, Hirth R, Sonntag H-G (1994) Plasmasterilisation – ein alternatives Niedertemperatur-Sterilisationsverfahren. Zentral-Sterilisation 2: 385–393

Hübner J, Habel H, Farthmann EH, Reichelt A, Daschner F (1991) Der Einfluss der Richtlinien des Bundesgesundheitamtes auf die Luft-, Flächen- und Bodenkeimzahl in einer allgemeinchirurgischen und einer orthopädischen Operationsabteilung. Chirurg 62: 871

Jordy A (1993) Die Bewertung der NTP- Sterilisation im Krankenhaus aufgrund der Gutachtenlage. Zentral-Sterilisation 1: 45–54

Jülich W-D, v. Rheinbaben F, Steinmann J, Kramer A (1993) Zur viruziden Wirksamkeit chemischer und physikalischer Desinfektionsmittel und -verfahren. Hyg Med 18: 303–326

Kappstein I, Matter H-P, Frank U (1991) Routinemäßige Bettendesinfektion unnötig – Bettenzentralen umweltschädlich. Klinikarzt 20: 566–574

Kyi MS, Holton J, Ridgway GL (1995) Assessment of the efficacy of a low temperature hydrogen peroxide gas plasma sterilisationsystem. J Hosp Infect 31: 275–284

Maki DG, Alvardo CJ, Hassemer CA, Zilz MA (1982) Relation of the inanimate hospital environment to endemic nosocomial infection. N Engl J Med 307: 1652–1566

Mangram JA, Horan TC, Pearson ML, Silver LC, Jarvis WR (1999) The Hospital Infection Control Practices Advisory Committe. Guideline for prevention of surgical site infection, 1999. Infect Control Hosp Epidemiol 4: 247 –278

Marquardt H, Schäfer SG (1994) Lehrbuch der Toxikologie. BI-Wissenschaftsverlag, Mannheim Leipzig Wien Zürich

Power EGM, Russell AD (1990) Sporicidal action of alkaline glutaraldehyde: factors influencing activity and a comparison with other aldehydes. J Appl Bacteriol 69: 261–268

Scherrer M, Daschner F (1995) Vergleich der human- und ökotoxikologischen Wirkungen verschiedener Sterilisationsverfahren für thermolabile Materialien. Hyg Med 20: 410–420

Thom B, White RG (1962) The dispersal of organisms from minor septic lesions. J Clin Pathol 15: 559

Van Klingeren B, Pullen W (1993) Glutaraldehyd resistant mycobacteria from endoscope washers. J Hospital Infect 25: 147–149

Wallhäußer KH (1995) Praxis der Sterilisation – Desinfektion – Konservierung – Keimidentifikation – Betriebshygiene, 5 Aufl. Thieme, Stuttgart New York

Weber DO, Gooch JJ, Wood WR, Britt EM, Kraft RO (1976) Influence of operating room surface contamination on surgical wounds. Arch Surg 111: 484

35.4 Infektionen durch perkutane intravaskuläre Zugänge, Gefäßzugänge

M. Seewald, U. Theuretzbacher

35.4.1 Definitionen

Siehe auch [1].

Phlebitis

Entzündung (Rötung, Schwellung, Druckschmerzhaftigkeit) an der Eintrittsstelle eines peripheren Katheters, mit oder ohne Thrombose.

Katheterkolonisation

Positive quantitative Kultur des Katheters, keine lokalen Entzündungszeichen, keine Symptome einer systemischen Infektion.

Lokale Katheterinfektion (Exit-site-Infektion)

Negative (oder keine) periphere Blutkultur zusammen mit anderen Faktoren: Eiteraustritt an der Punktionsstelle oder Zellulitis über dem Katheter oder positive quantitative Kultur des Katheters $\geq$15 KBE (koloniebildende Einheiten; Methode n. Maki) – + Phlebitis oder Fieber $\geq$38°C oder positive Blutkultur durch den Katheter abgenommen und Phlebitis oder Fieber $\geq$38°C.

Katheterbedingte Bakteriämie/Sepsis

Isolierung derselben Erreger aus lokalem Eiter und peripherer Blutkultur und/oder Zellulitis über dem Katheter und primäre Bakteriämie und/oder positive quantitative Kultur des Katheters + periphere Kultur mit demselben Erreger und/oder Keimzahl im Katheterblut 5-mal höher als im peripher entnommenen Blut.

Katheterassoziierte Bakteriämie/Sepsis bei zentralvenösem Katheter

Primäre Bakteriämie und liegender zentralvenöser Katheter.

Infusionsbakteriämie/-sepsis

Kulturen mit demselben Erreger aus peripherem Blut wie aus Infusionslösung und keine andere Infektionsquelle eruierbar.

Tunnelinfektion

Rötung, Schmerzen, Verhärtung über einem subkutan getunnelten Katheter. Das Infiltrat muss >2 cm von der Katheteraustrittsstelle entfernt sein.

35.4.2 Einleitung

Intravaskuläre Zugänge werden zur intravasalen Verabreichung von Flüssigkeiten, Medikamenten, Blutprodukten, parenteraler Ernährung, zur Überwachung von Patienten oder zu diagnostischen Zwecken gebraucht.

Infektionen durch Kunststoffkatheter sind besonders zu einem eigenen Problembereich geworden in Spezialpflegebereichen wie:

- Intensivstationen,
- Hämatoonkologische Abteilungen,
- Zentren für Schwerbrandverletzte,
- Perinatalzentren.

Implantierte Venenverweilkatheter sind weit verbreitet für:

- kontinuierliches hämodynamisches Monitoring,
- medikamentöse Therapie einschließlich Zytostatika,
- totale parenterale Ernährung (TPE),
- Nierenersatzverfahren.

Das durch die Grundkrankheit und z. T. durch die Therapie bedingte hohe Infektionsrisiko wird durch die ständige Durchbrechung physiologischer Keimbarrieren weiter erhöht. 90% der Katheterinfektionen sind mit zentralen Venenkathetern assoziiert, selten mit periphervenösen Verweilkanülen [2].

Gefäßkatheterassoziierte Septikämien gehören zu den häufigsten nosokomialen Sepsisfällen im intensivmedizinischen Bereich (NNIS 1997). Die Septikämierate pro 1000 Kathetertage und die damit in ursächlichem Zusammenhang stehende Letalitätserhöhung zeigen deutliche Unterschiede in den verschiedenen Kliniken [3, 4].

Häufige Komplikationen von intravasalen Kathetern:

- lokale Infektionen wie Zellulitis, Abszess und Thrombophlebitis,
- systemische Infektionen wie septische Thrombophlebitis, katheterassoziierte Bakteriämie oder Sepsis.

Katheterassoziierte Infektionen gehen mit einer erhöhten Morbidität und Letalität einher, bedeuten einen verlängerten Krankenhausaufenthalt und erhöhte Kosten [5].

35.4.3 Ätiopathogenese

Es gibt zwei wichtige Infektionswege:

- Extraluminal entlang der Oberfläche des Katheters mit Keimen, die von der Hauteintrittsstelle stammen [6, 7]. Die perkutane Venenpunktion kann ausreichen zur Initiierung dieses Infektionsweges [8, 9]. Er ist häufig bei Kurzzeitkathetern (≤1 Woche Liegezeit) zu finden.
- Intraluminale Ausbreitung von Katheteransatzstücken oder anderen Konnektionsstellen des Infusionssystems [10, 11]. Dieser Infektionsweg über Manipulation an den Verbindungsstücken ist überwiegend bei längerer Katheterliegezeit (>1 Woche) und bei getunnelten Systemen zu finden.

Selten sind Katheterinfektionen durch retrograde Besiedlungen des Katheters infolge hämatogener Infektion der Katheterspitze über passagere Bakteriämien entfernt liegender Infektionsherde oder einer Translokation aus dem Darmtrakt [12]. Kontaminierte Infusionslösungen können eine weitere seltene Ursache für eine Katheterbesiedlung darstellen [13].

Der Ablauf einer Katheterinfektion wird durch die Reaktion des Körpers auf den Katheter, von mikrobiellen Faktoren und vom Kathetermaterial bestimmt.

Ablauf einer Katheterinfektion

- Kunststoffimplantation führt zu lokaler Gewebereaktion
- Adhäsion von Mikroorganismen durch unspezifische physikochemische Kräfte und spezifische Bindungen z. B. über Fibrinogen, Fibronektin, Bildung eines Biofilms
- Dauerhafte Kolonisation des Fremdkörpers
- Infektionssymptome

Die mikrobielle Kolonisation und Bildung eines Biofilms ist universell und kann schon einen Tag nach Anlegen des Katheters feststellbar sein. Sowohl an der Außen- als auch an der Innenseite des Katheters, besonders an den subkutanen Teilen, ist der Biofilm ausgebildet [14]. Die Entstehung eines Biofilms muss nicht in jedem Fall zur sekundären Streuung und zur Infektion führen.

35.4.4 Epidemiologie/Risikofaktoren

Insgesamt liegt die Inzidenz der Sepsis bei Patienten mit intravaskulären Kathetern zwischen <1% und 47% und ist damit um ein Vielfaches höher als bei Patienten ohne intravaskuläre Katheter. Für periphervenöse Katheter wird die Inzidenz von Septikämien mit 0–2% aller Anwendungen angegeben [15].

In Deutschland beträgt die Inzidenz der nachgewiesenen Bakteriämien bei Patienten mit venösen Kathetern in Abhängigkeit vom Kathetermaterial und individuellen Risikofaktoren zwischen 0,1 und 0,8 pro 100 Kathetertagen, die Häufigkeit vermuteter Infektionen ist wesentlich höher.

In einer Untersuchung mit 677 neonatologischen Patienten aus Deutschland wird die katheterassoziierte Sepsisrate mit 12,5 pro 1000 Kathetertage angegeben [16].

Nach einer prospektiven Studie aus Australien [17] liegt die Rate der katheterbedingten nosokomialen Bakteriämien bei ca. 40%. ◘ Tabelle 35-5 zeigt die Häufigkeit von katheterbedingten nosokomialen Bakteriämien 1995 [18].

Risikofaktor Katheter

Kathetermaterial als Fremdkörper führt lokal in der mittelbaren Gewebe-/Organnachbarschaft zu einer Beeinträchtigung der lokalen Abwehr. Die physikalisch-chemischen Oberflächeneigenschaften des Materials beeinflussen die initiale Adhäsion von Keimen [19, 20].

Silikon, Polyvinylchlorid (PVC) und Polyethylen bewirken eine stärkere Adhäsion von Keimen mit einer höheren Rate infektiöser Komplikationen. Demgegenüber weisen Kunststoffe auf der Basis Polytetrafluorethylen (PTFE, »Teflon«) oder Polyurethan deutlich niedrigere Infektionsraten auf [21, 22].

Die Inzidenz einer lokalen oder systemischen Katheterinfektion hängt zusätzlich von der Lokalisation des Katheters ab.

Tabelle 35-5. Häufigkeit von katheterbedingten nosokomialen Bakteriämien, 1995. (Nach [(18])

	Anzahl Bakteriämien	Anzahl Krankenhaustage	Bakteriämierate pro 1000 Krankenhaustage
Intensivstation			
Allgemein	26	5,2	5
Knochenmarktransplantation	9	2,5	4
Innere Intensivstation			
Allgemein	13	2,2	6
Hämatologie	7	3,4	2

Tabelle 35-6. Inzidenz von Katheterinfektionen nach Lokalisation (gerundete Zahlen: [15, 23, 25])

	Häufigkeit lokaler Infektion[%]	Häufigkeit systemischer Infektion [%]
Periphervenöse Katheter	6	<2
Kubitalvenenkatheter	17,0	5,0
Zentralvenöse Katheter	8	5

Infektiöse Komplikationsrate Erwachsener

- Untere Extremität >obere Extremität bei zentralvenösem Katheter [27].
- Unterarm/Ellbogen >Handrücken bei periphervenösem Katheter [23].

Tabelle 35-6 zeigt die Inzidenz von Katheterinfektionen nach Lokalisation (gerundete Zahlen) [15, 23, 25]. Das Infektionsrisiko liegt bei V.-jugularis-interna- und V.-subclavia-Katheter bei 3–7% [24, 25]. Femoralkatheter haben demgegenüber eine höhere Inzidenz an Infektionen [26, 27].

Risikofaktoren (Katheter) [24, 25, 38, 45]

- Liegedauer (ab >72 h erhöhtes Risiko)
- Lokalisation (zentral >peripher)
- Anzahl der Katheterlumina (nicht gesichert)
- Lagetyp (getunnelt >vollständig implantiert)
- Katheteranlage (unter Notfall >elektives Vorgehen)
- Katheterpflege (Beachten von Standards; ausgewogener Patienten-/Personalschlüssel)
- Routiniertheit des ärztlichen und pflegerischen Katheterteams
- Häufigkeit der Kathetermanipulationen.

Risikofaktoren Patient [29]

- Lebensalter (<1 Jahr, >60 Jahre)
- Immunsuppression (Neutropenie, Zustand nach immunsuppressiver Chemotherapie)
- Anzahl und Schwere der Begleiterkrankungen
- Hypalbuminämie
- Hyperglykämie
- Hautdefekte

35.4.5 Erreger

Erreger von Katheterinfektionen gehören typischerweise der Hautflora an. Trotz Hautdesinfektion können an ca. 15% der Katheterspitzen und 50% der Führungsdrähte nach Setzen des Katheters Hautkeime nachgewiesen werden. Tabelle 35-7 zeigt die Häufigkeit von Isolaten bei katheterassoziierter Sepsis [30, 31].

Sehr selten werden Pseudomonas aeruginosa, Acinetobacterarten und atypische Mykobakterien nachgewiesen. Bei Nachweis von Pseudomonasarten sollte Wasser oder Hautkontamination als Infektionsquelle berücksichtigt werden. Bakteriämien mit Corynebacterium jeikeium treten fast ausschließlich bei stark immunsupprimierten Patienten mit Verweilkathetern auf, die Breitspektrumantibiotika bekommen haben. Bei Lipidinfusionen ist das Risiko katheterassoziierter Infektionen mit Malassezia furfur erhöht [32].

Abb. 35-1 zeigt die prozentuale Verteilung der Isolate aus zentralvenösen Gefäßkathetern einer Intensivstation 1996;

Tabelle 35-7. Häufigkeit von Isolaten bei katheterassoziierter Sepsis. (Mod. nach [30, 31])

Erreger	Häufigkeit [%]
Staphylococcus aureus	5–40
Koagulasenegative Staphylokokken	20–95
Streptococcus viridans	20
Enterococcus sp.	2–10
Corynebacterium sp.	5
Gramnegative Stäbchen	20–30
Pilze	10–20

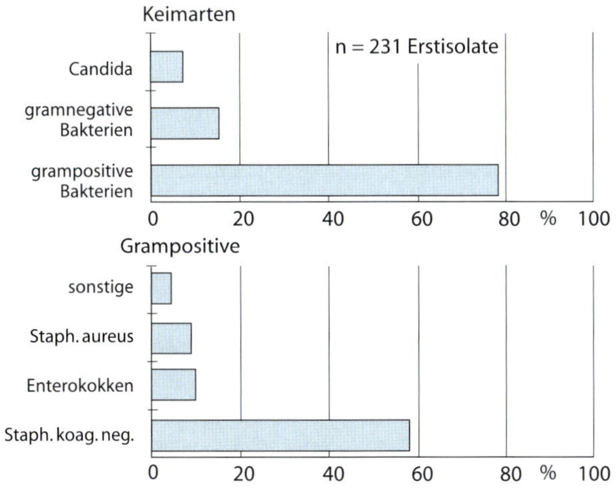

Abb. 35-1. Prozentuale Verteilung der Isolate aus zentralvenösen Gefäßkathetern von Intensivstationen 1996, Hygieneinstitut des Ruhrgebietes, Abt. Mikrobiologie

Abb. 35-2 das Keimspektrum infizierter Portsysteme aus hämatoonkologischen und HIV-Ambulanzen in der Zeit von Juli 1998 bis Juli 1999.

35.4.6 Symptomatik

- Lokale Symptome:

Bei peripher angelegten Kathetern für eine kurzzeitige Verweildauer tritt i. allg. nur eine lokale Phlebitis auf, bei zentralem Katheter Rötung an der Eintrittsstelle, seltener mit Schwellung und Druckschmerzhaftigkeit.

- Katheterassoziierte Sepsis:

Bei zentralen Kathetern sind klinische Zeichen wie Rötung der Eintrittsstelle für die Diagnose Kathetersepsis nicht ausreichend. Sie tritt nur in 30% der Fälle als Begleitsymptom auf. Periphervenöse Zugänge imponieren durch Rötung, Eiteraustritt an der Einstichstelle, Druckschmerzhaftigkeit.

Typische Allgemeinsymptomatik einer signifikanten Bakteriämie wie Fieber, Schüttelfrost, erhöhte Atemfrequenz, arterielle Hypotonie, Leukozytose und Anstieg des CRP treten in der Regel frühestens einige Tage nach Katheterimplantation, evtl. jedoch auch erst Wochen oder Monate später auf. Fieber kann als alleiniges Symptom bei katheterassoziierter Septikämie auftreten.

Klinisch wird zwischen Früh- und Spätinfektionen unterschieden.

Keime mit geringerer Virulenz – koagulasenegative Staphylokokken, Corynebakterien jeikeium – zeigen mildere Verläufe, oft zunächst larviert und dominieren bei den Spätinfektionen.

Wichtig ist der Ausschluss anderer Infektionsquellen wie z. B. Harnwegsinfektion oder Pneumonie.

35.4.7 Mikrobiologische Diagnostik

Da die häufig vorkommenden Keime typischerweise zur Hautflora gehören, ist die Unterscheidung zwischen Kontamination,

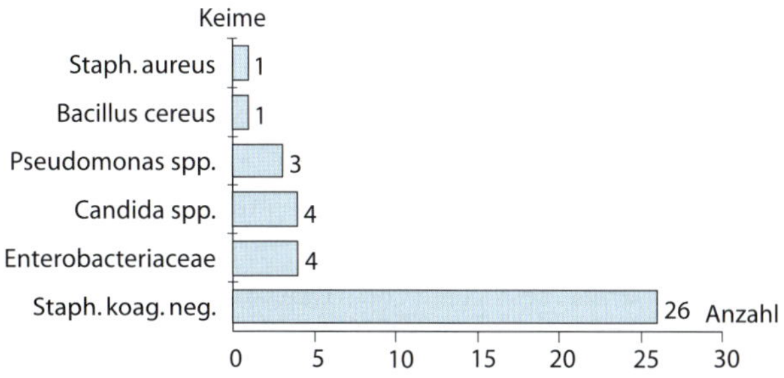

Abb. 35-2. Keimspektrum infizierter Portsysteme, aus hämatoonkologischen und HIV-Ambulanzen Juli 1998 bis Juli 1999, Laborzentrum Berlin, Mikrobiologische Abt. (n = 30 Patienten; 21 Monoinfektionen; 9 polymikrobielle Infektionen)

Kolonisation und Infektion schwierig. Allgemeingültige Definitionen für Katheterinfektionen gibt es nicht. Die klassische Bouillonkultur erlaubt keine Keimzahlbestimmung; klinisch nicht signifikante Inokulationen führen zu positiven Kulturen.

Bakteriologische Untersuchungen der Katheterspitze [33]

- Mikroskopie
- Kultur
- Resistenzbestimmung

Zur mikrobiologischen Diagnostik Katheterspitze nach gründlicher Hautdesinfektion entfernen, Katheterspitze mit einer sterilen Schere abschneiden und in ein steriles Röhrchen geben. Bei Transportzeit >6 h ggf. halbfestes Transportmedium verwenden. Bei längeren Lagerungs- und Transportzeiten ist Kühlung möglich.

Wird zusätzlich zu der semiquantitativen Kultur ein Grampräparat oder eine Acridine-Orange-Färbung der Katheterspitze durchgeführt, so kann die Diagnose schneller gestellt werden [34]. Allerdings erfordert dies einen deutlich höheren Personal- und Zeitaufwand.

Der Nachteil dieser Methoden ist, dass der Katheter für die Diagnostik entfernt werden muss, obwohl dies bei 60–80% der Fälle unnötig ist [35].

Vergleichende quantitative und/oder qualitative Blutkulturen

Die Anzahl unnötiger Katheterentfernungen konnte in Studien durch Einsatz der Lysis-Zentrifugations-Methode (Isolator: qualitatives + quantitatives Blutkulturverfahren) um mindestens 50% gesenkt werden [36]. Die Keimdichte im Katheterblut wird mit der Keimdichte des peripheren Blutes verglichen, als diagnostischer Grenzwert für die Keimdichte gilt die 5fach höhere Keimzahl im Katheterblut gegenüber peripherem Blut [37]. In mehreren Studien wurde gezeigt, dass die quantitative Auswertung gepaarter Blutkulturen innerhalb 24 h wertvolle Daten auch ohne vorherige Katheterentfernung [37–39] liefert.

Negative Blutkulturen aus dem Katheter schließen eine katheterassoziierte Bakteriämie oder Sepsis mit hoher Wahrscheinlichkeit aus [40].

Vorgehen bei Verdacht auf Katheterinfektion

- Abstriche von der Einstichstelle des Katheters bei sichtbarem Sekret/Eiter
- Abstriche vom Katheteransatzstück
  (beide haben eine gute Aussagekraft, wenn sie negativ sind, jedoch eingeschränkte Aussagekraft bei Nachweis von Hautkeimen)
- Blutkulturen aus dem liegenden Katheter und aus peripherem Blut im quantitativen Vergleich
- Wenn der Katheter entfernt wird: qualitative und quantitative bakteriologische Untersuchung der Katheterspitze

35.4.8 Therapie

Siehe auch [41].

Bis auf einzelne Besonderheiten gibt es bisher wenig verbindliche Strategien (s. Übersichten).

Lokale Infektion

- Haut- und Wundpflege
- Periphervenöse Katheter entfernen

Systemische Infektion

- Periphervenöse Katheter entfernen, mikrobiologische Diagnostik je nach Schweregrad der klinischen Infektion, zusätzlich Blutkulturen
- Zentrale Katheter ohne lokale Infektzeichen: ggf. Katheter belassen und vergleichende Blutkulturdiagnostik oder Katheter entfernen und mikrobiologisch untersuchen, zusätzlich Blutkulturen
- Nicht getunnelte Katheter mit lokalen Infektzeichen und/oder zunehmender klinischer Infektsymptomatik: Katheter entfernen und mikrobiologisch untersuchen, ggf. Abstrich von der Eintrittsstelle bei sichtbarem Eiteraustritt, kalkulierte Antibiotikatherapie
- Getunnelte oder vollständig implantierte Katheter: Blutkulturdiagnostik:
  - Bei unkompliziertem Verlauf und Nachweis nicht so virulenter Keime (z. B. Staphylokokken koagulasenegativ, Corynebakterien) Versuch der gezielten systemischen Antibiotikatherapie, ggf. »antibiotic lock technique«
  - Bei anderen Keimnachweisen (gramnegative Bakterien, atypische Mykobakterien, hefeartige Pilze) kann in Abhängigkeit zur Klinik bei liegendem System der Versuch einer systemischen Antibiotika- bzw. Antimykotikatherapie gemacht werden
  - Bei atypischen Mykobakterien kann zusätzlich eine chirurgische Exzision des infizierten Hauttunnels notwendig sein [42]

  Infektionen chirurgisch eingesetzter Katheter
  - Hickman oder Broviac – sollten bei Tunnelinfektion, septischer Thrombophlebitis oder Thrombose trotz antiinfektiver Therapie und weiterbestehender Bakteriämie oder Candidämie von mehr als 3 Tagen Dauer entfernt werden
- Bei komplizierter katheterassoziierter Sepsis den Katheter immer entfernen und mikrobiologisch untersuchen, zusätzlich Blutkulturdiagnostik
- Wenn die Infektion nach Katheterwechsel und Beginn einer systemischen Antibiose >48 h persistiert, ist dringend eine Endokarditis oder eine septische Thrombose auszuschließen

35.4.8.1 Antibiotikatherapie

Siehe auch [41].

Grundsätzlich ist die antibiotische Therapie von Infektionen des Katheterlumens problematisch, da die häufigsten Keime – schleimproduzierende koagulasenegative Staphylokokken – an der Entstehung eines Biofilms beteiligt sind.

Die initiale Therapie ist in der Regel eine kalkulierte Antibiotikatherapie. Sie kann mit Vancomycin oder – bei günstiger Resistenzlage – mit Cephalosporinen der Gruppen 1 oder 2 (z. B. Cefazolin, Cefuroxim) durchgeführt werden. Bei lebensbedrohlichen infektiösen Komplikationen ist die Kombination von einem Glykopeptid (z. B. Vancomycin) mit einem Chinolon Gruppe 2 (z. B. Ciprofloxacin) oder einem Carbapenem (z. B. Meropenem) zu diskutieren. Zur optimalen Therapiedauer liegen keine Daten vor.

Spezifische Antibiotikatherapie

Die regionale bzw. klinikspezifische Resistenzsituation ist bei der Auswahl der Substanzen zu berücksichtigen. Die Antibiotika sind je nach Schwere der Infektion über 7–14 Tage parenteral zu applizieren. Bei günstiger Pharmakokinetik ist eine orale Therapie möglich (z. B. Chinolone). Hat sich bereits ein Biofilm ausgebildet, so ist dieser kaum mit den üblichen Antibiotikakonzentrationen zu beeinflussen. Erste Untersuchungen zu Quinopristin/Dalfopristin (Synercid) und zu Ciprofloxacin zeigen eine sehr verlangsamte antibakterielle Wirkung auch im Biofilm. Weitere Untersuchungen sind abzuwarten.

- Staphylococcus aureus:
  - Je nach lokaler Resistenzlage: Cephalosporin der Gruppen 1 oder 2, z. B. Cefazolin oder Cefuroxim.
  - Bei gehäuftem Auftreten von MRSA: Glykopeptid – z. B. Vancomycin – ggf. + Rifampicin.
- Staphylokokken koagulasenegativ:

Glykopeptid – Vancomycin oder Teicoplanin; in speziellen Situationen ist eine Kombination Vancomycin + Rifampicin sinnvoll [44].

- Streptokokken:
Penicillin G + Aminoglykosid.
- Enterokokken:
Aminopenicillin + Aminoglykosid.
- Gramnegative Bakterien:
  - Gruppe-3-Cephalosporine (z. B. Cefotaxim oder Ceftriaxon oder Ceftazidim) + Carbapenem (Imipenem oder Meropenem).
  - Bei Nachweis von Pseudomonas spp. ggf. in Kombination mit einem Aminoglykosid.

Resistenzsituation

Die Resistenzsituation ist regional bzw. lokal sehr unterschiedlich. In jedem Krankenhaus sollte die Resistenzsituation ermittelt und überwacht werden. ◻ Tabelle 35-8 zeigt die Anzahl und Häufigkeit der Infektionen mit voll sensiblen grampositiven Erregern bei zentralvenösen Kathetern 1996.

Anhand der Resistenzdaten sind folgende Problemkeime zu identifizieren: Es konnten 17% gegen Methicillin (Oxacillin) resistente Staphylococcus-aureus-Stämme (MRSA) nachgewiesen werden. Diese Isolate sind nicht nur gegen alle β-Laktamantibiotika und Carbapeneme resistent, sondern zeigen auch gegen Aminoglykoside und Chinolone vergleichbar hohe Resistenzraten. 1% der koagulasenegativen Staphylokokken zeigt erhöhte MHK-Werte gegenüber dem Glykopeptidantibiotikum Teicoplanin.

Bei den gramnegativen Keimen stehen multiresistente Pseudomonas-aeruginosa-Stämme im Vordergrund. Die aktivsten Substanzen sind Gentamicin (92%), Chinolone (Ciprofloxacin 83%) sowie Carbapeneme (83%). ◻ Tabelle 35-9 zeigt die

◻ **Tabelle 35-8.** Zentralvenöse Katheter Intensivstationen 1996: Häufigkeit (%) voll sensibler grampositiver Erreger; Hygieneinstitut des Ruhrgebietes, Abt. Mikrobiologie (DIN 58940–5, DIN 58940–8; *Amp/Sulb* Ampicillin/Sulbactam, *Pip/Tazo* Piperacillin/Tazobactam, *CTM/CXM* Cefotiam/Cefuroxim, *CTX/CTR* Cefotaxim/Ceftriaxon)

n = 181	Staphylokokken koagulasenegativ n = 135 75%	Enterokokken n = 21 12%	Staphylococcus aureus n = 18 10%	Vergrünende Streptokokken n = 4 2%	Corynebakterien n = 3 1%
Penicillin	7	0	22	100	0
Oxacillin	38	0	83	75	0
Ampicillin	7	100	22	100	0
Amp/Sulb	38	100	83	100	0
Pip/Tazo	38	100	83	100	0
CTM/CXM	60	0	22	100	0
Gentamicin	40	0	78	0	0
Ciprofloxacin	38	0	89	0	0
Imipenem	35	86	83	100	0
Meropenem	35	62	83	100	0
Vancomycin	100	100	100	100	100
Teicoplanin	99	100	100	100	100

◻ **Tabelle 35-9.** Zentralvenöse Katheter, Intensivstationen 1996: Häufigkeit (%) voll sensibler gramnegativer Erreger; Hygieneinstitut des Ruhrgebietes, Abt. Mikrobiologie (DIN 58940–5, DIN 58940–8; *Amp/Sulb* Ampicillin/Sulbactam, *Pip/Tazo* Piperacillin/Tazobactam, *CTM/CXM* Cefotiam/Cefuroxim, *CTX/CTR* Cefotaxim/Ceftriaxon)

n = 35	Pseudomonas aeruginosa n = 12 34%	Klebsiella sp. n = 7 20%	E. coli. n = 14%	Enterobacter sp. n = 14%	Proteus sp.[a] n = 2%	Proteus mirabillis n = 6%
Amp/Sulb	0	86	100	40	50	100
Piperacillin	75	0	40	80	75	100
Pip/Tazo	75	100	100	80	100	100
CTM/CXM	0	86	80	80	0	100
CTX/CTR	0	100	100	80	100	100
Cefepim	75	100	100	100	100	100
Ceftazidim	75	100	100	80	100	100
Gentamicin	92	86	100	100	100	100
Ciprofloxacin	83	86	100	100	100	100
Imipenem	83	100	100	100	100	100
Meropenem	83	100	100	100	100	100

[a] Proteus vulgaris, Morganella morganii, Providencia rettgeri.

Anzahl und Häufigkeit der Infektionen mit voll sensiblen gramnegativen Erregern bei zentralvenösen Kathetern auf Intensivstationen 1996.

In 7% der Fälle ließen sich hefeartige Pilze nachweisen. Bei den 20 Isolaten handelte es sich um 12 Candida albicans, 4 Candida glabrata, 3 Candida tropicalis und 1 Candida krusei. Es gab keine Resistenz von Candida albicans gegenüber Fluconazol.

Strategien in Abhängigkeit von nachgewiesenen Erregern

Siehe auch [41].

- Koagulasenegative Staphylokokken:

Neuere Untersuchungen zeigen, dass bei einer Bakteriämie dieser Keime auch ohne Entfernung des Katheters eine systemische Antibiotikatherapie versucht werden kann [46]. Wird der Katheter belassen, so kommt es allerdings in 20% zu einem Rezidiv gegenüber 3%, wenn der Katheter entfernt wurde [47].

- Staphylococcus aureus:
  - Unkomplizierte Infektionen:
    Je nach Resistenzlage Vancomycin für mindestens 10 bis maximal 14 Tage.
  - Schwere Infektion mit Komplikationen:
    Wenn Fieber und/oder Bakteriämie länger als 3 Tage nach Entfernung des Katheters weiterbesteht: Vancomycin (+ ggf. Rifampicin) über mindestens 4 Wochen.
    Bei Nachweis von Staphylococcus aureus sollte die Entscheidung, den Katheter zu entfernen, schneller getroffen werden als bei Infektionen durch koagulasenegative Staphylokokken. Ein Belassen des Katheters hat eine höhere Rezidivrate und sepsisassoziierten Tod, als wenn der Katheter entfernt wird.
- Katheterassoziierte Candidämie:
  - Unkomplizierte Fälle:
    Therapie mit Amphotericin B (0,5 mg/kgKG/Tag für 10–14 Tage) [48]. Es gibt keine gesicherten Daten, ob die Entfernung des Katheters notwendig ist. Entfernung erwägen, wenn 96 h nach Therapiebeginn kein Ansprechen oder weiter nachweisbare Candidämie über mehr als 48 h persistiert.
  - Schwere Candidämien:
    Mehr als 2 Tage Candidämie trotz Entfernung des Katheters und spezifischer antimykotischer Therapie: Therapiedauer auf >14 Tage verlängern in Abhängigkeit zum klinischen Befund.
- E. coli, Klebsiella pneumoniae, Acinetobacter sp.:

Therapie mit Gruppe-3-Cephalosporinen (z. B. Cefotaxim, Ceftriaxon, Ceftazidim), Carbapenemen (z. B. Meropenem, Imipenem) oder Chinolonen (z. B. Levofloxacin, Ciprofloxacin). In Abhängigkeit zur Klinik ist über die Therapiedauer und den Einsatz von Kombinationstherapien zu entscheiden. Wenn möglich, ist der Katheter zu wechseln.

- Pseudomonas sp.:

Katheter muss entfernt werden. Therapie mit Chinolonen [49].

- Corynebacterium jeikeium:

Katheterentfernung wird empfohlen, Therapie mit Vancomycin oder Teicoplanin.

- Atypische Mykobakterien:

Bei Infektionen mit Mycobacterium fortuitum und Mycobacterium chelonae ist die Katheterentfernung unerlässlich. Parenterale Therapie mit Cefoxitin + Amikacin [42, 50, 51]. In-vitro-Wirksamkeit von neueren Chinolonen (z. B. Sparfloxacin, Moxifloxacin); es existieren aber noch keine klinischen Studien.

35.4.8.2 Prävention

Zur Prävention nosokomialer Infektionen werden auf nationaler Ebene Leitlinien/Empfehlungen auf der Basis wissenschaftlicher Studien und Publikationen von verschiedenen Fachgesellschaften bzw. Expertengruppen und Organisationen herausgegeben. Im Sinne einer evidenzbasierten Medizin sollten diese Empfehlungen die Evidenzgrade, ihre Kategorisierung (s. Abschn. 35.4.9 »Glossar«) und die zugrundeliegenden wissenschaftlichen Quellen benennen.

Von der Kommission für Krankenhaushygiene und Infektionsprävention am Robert Koch-Institut (RKI) ist in Anlehnung an die von der amerikanischen CDC bzw. vom HICPAC herausgegebenen Empfehlungen die Richtlinie »Prävention gefäßkatheter-assoziierter Infektionen« erarbeitet worden [52]. Unter Beachtung der klinikspezifischen Situation (Personal-, Sach-, Finanzressourcen), der individuellen Patientenbesonderheiten ist eine Umsetzung, ggf. Modifizierung im Rahmen der internen Qualitätssicherung zu empfehlen [52–54]. Einige Maßnahmen sind als Auszug aus diesen Empfehlungen (RKI, CDC/HICPAC) aufgeführt.

Standardisierte Technik beim Setzen und Pflegen eines Katheters

Um ein standardisiertes Vorgehen zu sichern, sollte ein Formblatt über das Setzen und die Pflege des Katheters geführt werden. Für die in der Abteilung etablierten Katheterarten (periphervenöse, zentrale Katheter, Hickman-Katheter, Kanülen, Pulmonaliskatheter etc.) ist ein gesondertes Protokoll zu erstellen.

! Die prophylaktische Gabe von Antibiotika beim Legen des Katheters hat zu keiner nachweisbaren Reduktion von infektiösen Komplikationen geführt [57, 58].

Werden die Katheter von einem speziell ausgebildeten Team gesetzt und gepflegt, so wird die Rate von Katheterinfektionen reduziert [55, 56].

Eine regelmäßige Schulung auf der Basis dieser Protokolle und des Hygieneplanes (IB) ist notwendig.

Katheter setzen und pflegen

- Setzen des Katheters
  - Periphervenöse Zugänge:
    Hygienische Händedesinfektion (IA)
    Desinfektion der Einstichstelle (IB)
    Einmalhandschuhe steril oder unsteril (IV)
  - Zentralvenöse Zugänge:
    Steriler, langärmeliger Mantel, Mundschutz und Kopfhaube (IA)
    Vor Anlegen der Schutzkleidung hygienische Händedesinfektion (IB)
    Desinfektion der Einstichstelle (IB)
    Großzügiges Abdecken mit sterilen Tüchern (IA).

▼

- Pflege des Katheters
  - Verband der Einstichstellen:
    Die transparenten Polyurethanfolienverbände sind semipermeabel, haben den Vorteil, dass die Einstichstelle beobachtet werden kann und bieten mehr Komfort für den Patienten. Große Studien haben bei peripheren intravenösen Kathetern keinen signifikanten Unterschied zwischen der Rate lokaler Infektionen bei Polyurethanfolien verglichen mit Kompressenverbänden zeigen können [62, 63].
  - Lokalantiseptika an der Insertionsstelle zeigen in einigen Studien einen positiven infektionspräventiven Effekt [59, 60].
  - Punktionsstelle steril abdecken (IB)
  - Täglich Verbände inspizieren und palpatorische Kontrolle durch den Verband (IB)
  - Katheterpflege mit sterilen Handschuhen oder Non-touch-Technik (IB)
  - Täglicher Verbandswechsel bei eingeschränkter Kooperation des Patienten, wenn der Verband die Einstichstelle nicht beurteilen lässt (IB)
  - Verbandswechsel bei Verschmutzung, Durchfeuchtung oder Ablösung (IB)
  - Bei Transparentverbänden keine Salben verwenden (IB)
- Spülen des Katheters
  Das Spülen des Katheters soll eine Katheterthrombose, die ein wichtiger Faktor in der Entstehung von Infektionen bei Kathetern ist, verhindern [61]. Koagulasenegative Staphylokokken scheinen jedoch durch Heparin besser zu wachsen, und Heparin kann auch in niedrigen Dosierungen eine Thrombozytopenie induzieren.
  - Wenn notwendig, Spülen des Katheters mit steriler physiologischer Elektrolytlösung (IA)
- Wechsel des Katheters
  - Keine routinemäßigen Wechselintervalle (IB)
  - Wechsel von Kathetern, die unter eingeschränkten aseptischen Notfallsituationen gelegt werden (IB)

35.4.8.3 Infusionstherapie

- Mischinfusionslösungen sind unter aseptischen Bedingungen herzustellen, möglichst in der Apotheke, ansonsten patientenfern.
- Lipidlösungen sollten innerhalb von 12 h infundiert werden. Das dazugehörige Infusionssystem sollte nach jeder Lipidinfusion, spätestens aber nach 24 h gewechselt werden (IB).
- Infusionsgemische für die totale parenterale Ernährung (TPN) sollten innerhalb von 24 h infundiert werden. Ein Wechsel der Infusionssysteme ist wie bei kristalloiden Lösungen nur alle 72 h erforderlich (IB).
- Bei Wechsel der Infusionen der Infusionssysteme ist vor der Diskonnektion/Konnektion bei Neuanschluss eine hygienische Händedesinfektion durchzuführen (IB).
- Der Verschlussstopfen muss nach jeder Diskonnektion verworfen werden und ein neuer steriler benutzt werden (IB).
- Bei Einsatz von Mehrdosisbehältern ist das Anbruchdatum mit Uhrzeit zu vermerken. Bei jeder Punktion ist eine neue Spritze und Kanüle zu nehmen. Vor Punktion ist die Membran des Mehrdosisbehälters zu desinfizieren (IB).

35.4.9 Glossar

- CDC:

Center for Disease Control and Prevention, Atlanta.
Zentrale Institution des amerikanischen Gesundheitsministeriums; zuständig für Infektionsprävention, Infektionsbekämpfung, Erarbeitung evidenzbasierter Empfehlungen.

- Evidenzbasierte Empfehlungen:

Empfehlungen auf der Basis externer, klinisch relevanter Forschungsergebnisse.

  - Qualität der Evidenz:
    I: mindestens eine randomisierte Studie,
    II: gutes Design mindestens einer nicht randomisierten Studie, multizentrische Untersuchungen, Fallstudien,
    III: Meinungsbildner, Konsenskonferenzen.
  - Kategorisierung
    gute Evidenz; Umsetzung generell empfohlen,
    mittlere Evidenz; Umsetzung ggf. empfohlen,
    geringe Evidenz; keine generelle Empfehlung.
  - Einteilung (BGA 10, 1999)
    Kategorie IA: nachdrückliche Empfehlung für alle Krankenhäuser: basierend auf gut konzeptionierten Studien.
    Kategorie IB: nachdrückliche Empfehlung für alle Krankenhäuser: Empfehlung von Experten und Konsensbeschluss der Kommission für Krankenhaushygiene am RKI; Einteilung kann auch erfolgen, wenn wissenschaftliche Studien noch nicht durchgeführt werden.
    Kategorie II: Empfehlungen, die in einigen, aber nicht in allen Kliniken anzuwenden sind; hinweisende klinische und/oder epidemiologische Studien liegen vor.
    Kategorie III:ungelöste Fragen, keine Empfehlungen.
    Kategorie IV: Maßnahmen, Anforderungen aufgrund gesetzlicher Regelungen (z. B. Unfallverhütungsvorschriften, Biogefahrstoffverordnung, Transfusionsrichtlinie).

- HICPAC:

Hospital Infection Control Practices Advisory Committee.
Unabhängige Expertengruppe, die auf der Basis publizierter Daten Empfehlungen zur Prävention nosokomialer Infektionen herausgibt.

- Inzidenz

Verhältnis Neuerkrankte zu Patienten, die im zeitlichen Verlauf unter Risiko stehen.

- KISS:

Krankenhaus-Infektions-Surveillance-System.
Standardisiertes System zur Erfassung nosokomialer Infektionen; Koordination über das RKI.

- NIDEP:

Nosokomiale Infektionen in Deutschland – Erfassung und Prävention.
Studie zur Prävalenz und zum Qualitätsmanagement nosokomialer Infektionen.

- NNIS:

National-Nosocomial-Infections-Surveillance.
Erfassung und Analyse definierter nosokomialer Infektionen zur krankenhausinternen Qualitätssicherung.

- Prävalenz

  Verhältnis Erkrankte zu untersuchter Bevölkerungsgruppe.

- Liegedauer

Mit zunehmender Liegedauer der Katheter steigt die Wahrscheinlichkeit einer katheterassoziierten Infektion um 0,5 –0,7 pro Kathetertag [64, 65]. Nach mehr als 12 Tagen steigt das Risiko einer Katheterinfektion signifikant an. Die medizinische Notwendigkeit von liegenden Kathetern ist täglich neu zu überprüfen [66–68]. Routinemäßiges Wechseln der zentralvenösen Katheter senkt nicht die Inzidenz lokaler oder systemischer Infektionen [69, 70].

- Katheterlumen

Es ist noch nicht eindeutig geklärt, ob mehrlumige zentrale Venenkatheter ein höheres Infektionsrisiko haben als einlumige. Pemberton [71] zeigte ein höheres Risiko dreilumiger Katheter, während Miller [72] keinen signifikanten Unterschied in der Infektionsrate nachweisen konnte. Bei strenger Indikationsstellung und konsequentem Hygienemanagement scheint das Infektionsrisiko vergleichbar [73, 74].

- Lagetyp
  - Bei Kurzzeitkathetern ist die Bakteriämierate für V.-jugularis- und V.-femoralis-Katheter bei getunnelten Systemen gegenüber nicht getunnelten niedriger [75].
  - Das Infektionsrisiko für Langzeitkatheter (getunnelte/implantierte) wird unterschiedlich beurteilt. In einer größeren prospektiven Beobachtungsstudie mit 1630 Langzeitkathetern sind die lokalen und systemischen Infektionen mit komplett implantierten Systemen (Portsysteme) am niedrigsten [76].
- Hypalbuminämie

Nair et al. [77] wiesen für Patienten mit Albuminwerten <25 g/l und einer Reduktion von mehr als 9 g/l im Laufe des stationären Aufenthaltes ein signifikant erhöhtes Risiko für eine Katheterinfektion nach. Möglicherweise besteht ein Zusammenhang zwischen niedrigen Albuminspiegeln und der Besiedlung der Haut mit antibiotikaresistenten Bakterien [78].

- Tupfpräparate der Katheterspitze
  - Grampräparat (Bakterien, hefeartige Pilze).
  - Acridine-Orange-Färbung (Bakterien, hefeartige Pilze).
  - Lactophenol blau (hefeartige Pilze, Schimmelpilze).
- Kultur
  - Qualitative Bouillonkultur: >90% Sensitivität, 50% Spezifität.
  - Semiquantitative (SQ-)Kultur nach Maki [7]: >90% Sensitivität, 80% Spezifität.
  - Gramfärbung + SQ-Kultur.
  - Quantitative Dilution nach Cleri [26].

  Für die semiquantitative bakteriologische Kultur wird die Katheterspitze nach Entfernung auf einer Agarplatte ausgerollt und 12–72 h bebrütet.

Semiquantitative bakteriologische Auswertung der Katheterspitze

- <15 KBE (= koloniebildende Einheit), keine lokalen oder systemischen Zeichen einer Infektion: Kontamination bzw. Kolonisation wahrscheinlich
- 15 KBE, keine lokalen oder systemischen Zeichen einer Infektion: Kolonisation wahrscheinlich, Infektion unwahrscheinlich
- >15 KBE, lokale oder systemische Zeichen einer Infektion: katheterassoziierte Infektion wahrscheinlich

  Für die quantitative Dilution nach Cleri wird die Katheterspitze mit Nährbouillon gespült und daraus Kulturen angelegt. Hierdurch werden auch Keime aus dem Lumen des Katheters erfasst. Bei weniger als 10^3 KBE/ml ist eine Kontamination wahrscheinlich, bei mehr als 10^3 KBE/ml eine Kolonisation [26].

  Durch zusätzliche Ultraschallbehandlung des Kathetersegments lösen sich die Mikroorganismen besser vom Katheter und erhöhen somit die Sensitivität der Untersuchung. Von den kulturellen Möglichkeiten stellt es das aufwendigste Verfahren mit der günstigsten Spezifität dar. Bakteriologische Kulturen sind nur bei klinischem Verdacht auf eine Infektion anzulegen; eine rein qualitative Kultur ist nicht mehr zu empfehlen.
- Standardblutkultur:
  - Qualitatives Verfahren.
  - Manuell, ohne Detektionssystem.
  - Automatisiert mit Detektionssystem, je nach Automat CO_2-Bildung.
  - Fluoreszenzmessung.
  - Automatenflaschen: Transport und Lagerung bei Raumtemperatur!

    Aus dem zeitlichem Vergleich bis zum Positivwerden der Flaschen (Blutkultur aus Katheter/Blutkultur durch perkutane Punktion) sind akzeptable Rückschlüsse auf die Infektlokalisation möglich. Getunnelte Katheter geben vergleichbare Ergebnisse zu quantitativen Blutkulturverfahren; katheterbedingte Septikämien führen zu einem schnelleren »Positivwerden« der über den Katheter gewonnenen Automatenflaschen [79].
- Isolatormethode
  - Quantitatives Verfahren.
  - Manuelles System.
  - Maximale Lagerungs- und Transportzeit ca. 8 h.

    Blut wird in Spezialröhrchen mit hämolysierenden Zusätzen gegeben. Nach Zentrifugation wird das Sediment auf feste Kulturmedien aufgebracht.

    Die präanalytischen Vorgaben und der hohe Personal- und Sachkostenaufwand haben zu keiner weiten Verbreitung des Systems geführt.
- Rifampicin
  - Im tierexperimentellen Modell erwies sich eine Kombination mit Rifampicin der Monotherapie mit Vancomycin, Teicoplanin oder einem Chinolon

▼

IV. Spezieller Teil

überlegen [80]. In einem In-vitro-Experiment konnte gezeigt werden, dass Rifampicin die Diffusion von Vancomycin durch den Biofilm erleichtert [81]. Rifampicin ist innerhalb von Stunden in der Lage, den Aufbau des Biofilms zu stören.
- Allein angewandt führt es schnell zur Selektion hochresistenter Stämme [82]. Die Selektion wird durch die Kombination mit Glykopeptiden oder β-Laktamantibiotika verhindert.
- Die synergistische Wirkung der Kombination Vancomycin + Rifampicin gegen Staphylococcus epidermidis ist nicht generell, sondern stammabhängig [81]. Rifampicin zeigt mit Minozyklin, Sparfloxacin und Streptomycin ähnliche synergistische Effekte wie mit Vancomycin [83].
- Insulin, Gentamicin und Heparin antagonisieren die Wirkung von Rifampicin [84–86].

- Biofilm
  - Mikroorganismen zeigen eine deutliche Neigung, an Oberflächen zu haften. Verschiedene Faktoren ermöglichen die Adhäsion. Die Produktion von extrazellulärer Schleimhautsubstanz (Glycocalyx) erleichtert die Bindung von in Schleim eingebetteten Mikrokolonien und die Haftung an Oberflächen [87, 88].
  - Wenn Mikrokolonien größer werden und zusammenfließen, bilden sie einen Biofilm. Außerdem tragen Thrombin, Kollagen, Plasma- und Gewebeproteine, die als Reaktion auf den Fremdkörper »Katheter« das Lumen überziehen, zum Aufbau des Biofilms bei.
  - Grampositive wie gramnegative Keime sind im Biofilm zentralvenöser Katheter nachzuweisen [89].
  - Die Fähigkeit der Kolonisation und Produktion von Biofilm ist spezies- und stammspezifisch.
  - Aus der Wechselwirkung von auf der Katheterfläche abgelagerten Plasma-/Gewebeproteinen (»loading«) und auf der Zelloberfläche der Bakterien lokalisierten Bindungsstrukturen, ggf. von Signalmolekülen, kommt es zur Proliferation zusammenhängender Zellverbände und Bildung des Biofilms [90, 91, 92].
  - Die Interaktion der Bakterien mit dieser Proteinmatrix ist unterschiedlich: Staphylococcus aureus, einige Candidaspezies können an Albumin, Fibrinogen, Fibronectin effektiv haften, während die Adhäsion koagulasenegativer Staphylokokken herabgesetzt ist [93, 94].
  - Die Einbettung in die extrazelluläre Schleimsubstanz schützt die Mikroorganismen vor Opsonierung und nachfolgender Phagozytose durch neutrophile Granulozyten, vor Antibiotika und Antikörper [95, 96, 97].
  - Im Biofilm kommt es aufgrund von zunehmendem Sauerstoffmangel und verändertem Milieu zu einer Verlangsamung des bakteriellen Stoffwechsels, was eine verminderte Wirksamkeit von β-Laktam- und Glykopeptidantibiotika zur Folge hat [98].

▼

  - Die MHK-Werte von planktonisch wachsenden Zellen unterscheiden sich daher erheblich von denen, die im Biofilm wachsen; die Empfindlichkeit von solchen sessilen Bakterien gegenüber Antibiotika kann im reifen Biofilm (>7 Tage) um den Faktor 500–5000 vermindert sein [99]. Aus diesem Grund kann ein ausreichend hoher Antibiotikumspiegel für Zellen im Biofilm häufig nicht erreicht werden.
  - Clarithromycin und Erythromycin können die Permeabilität des Schleims und damit das Eindringen von Antibiotika in diesen Biofilm begünstigen [112].
  - Biofilmzellen von Staphylococcus aureus entwickeln schnell eine Resistenz gegenüber Gentamicin, da das Antibiotikum vermindert im Bakterium kumuliert wird. Diese Resistenz bleibt auch bei Zellen bestehen, die aus dem Verband des Biofilms herausgelöst sind. Die Resistenz von Bakterien gegenüber Chinolonen wird durch eine zunehmende Undurchdringbarkeit des Biofilms verursacht.
  - Die fungizide Wirkung von Amphotericin B und Azolen gegenüber Pilzen, die an den Kathetern anhaften, ist herabgesetzt.
  - Zusammenfassend gilt, dass mit der zunehmenden Ausbildung des Biofilms die Abwehrmechanismen des Patienten und die chemotherapeutischen Interventionen oft nur eine vorübergehende Suppression des infektiösen Geschehens bewirken.

! Die Sanierung des infizierten Katheters gelingt in der Regel nicht.

Schleimbildende Mikroorganismen (Beispiele)

- Staphylococcus aureus
- Staphylococcus epidermidis
- Enterococcus faecalis
- Pseudomonas aeruginosa
- E. coli
- Proteus mirabilis
- Bacteroides sp.
- Candida sp.
- Kathetermaterialien
  - Polymere mit antiadhäsiven Eigenschaften aufgrund einer hydrophilen Oberfläche konnten zwar in vitro das Anheften von Staphylococcus epidermidis im Vergleich zu hydrophoben Polyurethankathetern verringern, klinisch konnte jedoch kein Vorteil gezeigt werden.
  - In den letzten Jahren wurde in mehreren Studien nachgewiesen, dass durch Beschichtung der Katheteroberflächen oder das Vermischen des Materials mit Antibiotika, Metallsalzen, Antiseptika oder Silber die Adhäsion von Keimen erschwert und damit

▼

die Häufigkeit der von katheterassoziierten Infekten reduziert wird [101].
- Der Einsatz von Kathetersystemen, die mit Silbersulfadiazin, Chlorhexidin oder beidem imprägniert sind, verhindert zwar nicht die Kolonisation oder das Auftreten lokaler Infektionen, führt jedoch zu signifikant geringeren Keimzahlen als bei materialidentischen Kontrollkathetern und zur Reduktion von katheterassoziierten Infektionen [101–103]. Die Inzidenz von Phlebitiden ist ebenfalls reduziert.
- Kosten-Nutzen-Analysen sprechen bei speziellen Patientengruppen für den Einsatz solcher beschichteten Katheter [104]. Die positiven Effekte reduzieren sich allerdings bei längerer Liegezeit (>5 Tage). Eine endgültige Beurteilung zum Routineeinsatz dieser Systeme ist noch nicht möglich.
- Die Bindung von Antibiotika wie Rifampicin in Kombination mit Gyrasehemmer oder Cefazolin an zentrale venöse und arterielle Katheter reduziert die Anzahl von Infektionen mit Staphylococcus epidermidis signifikant [105]. Ähnliches gilt für die Kombination Rifampicin + Minozyklin (Rif + Mino) [106]. Die Reduktion der infektiösen Komplikation der antibiotisch beschichteten Katheter (Rifampicin/Minozyklin) ist vergleichbar mit der durch Standardantiseptika beschichteten [107]. Bei Liegezeiten >1 Woche hat der antibiotikabeschichtete Katheter etwas günstigere Ergebnisse. Rifampicinresistente Stämme kolonisieren stärker an diesen Rif+Mino-Kathetern als an den antiseptisch beschichteten Kunststoffen.
- Eine weitere Möglichkeit ist die Beschichtung von Kathetern mit TDMAC (Tridodecylmethylammoniumchlorid), an die dann anionische Antibiotika wie Cephalosporine und Penicilline gebunden werden [105].
- Intraluminale Antibiotikabeschichtungen vermindern jedoch nicht die Inzidenz von Keimkolonisationen an der Einstichstelle.
- Die Aussagen zur Resistenzentwicklung bei Einsatz antibiotikabeschichteter Katheter sind kontrovers [109].
- Antiseptische/antibiotische Beschichtungen von Polyurethankathetern scheinen eine Infektion effektiver zu verhindern als Beschichtungen von Silikonkathetern.
- Teicoplanin und Vancomycin verhinderten im Lumen von Polyurethankathetern eine Kolonisation mit Staphylococcus aureus und Staphylococcus epidermidis besser als in Silikonkathetern [108].

- Katheterwechsel
  - Kein routinemäßiger Wechsel von konventionellen Kathetern.
  - Jeweils individuelle Entscheidung über die Häufigkeit des Katheterwechsels und Art des Katheters.
  - Bei nachgewiesener Infektion kein Katheterwechsel über einen Führungsdraht, neue Punktionsstelle wählen.

▼

Schleimproduzierende Staphylokokken
- Staphylokokken können extrazelluläre Polysaccharide bilden, sog. Schleim, der u. a. die Adhäsion an Polymere und die Ausbildung des Biofilms unterstützt.
- Neben verschiedenen Zuckern wie Glukose und Fruktose ist als eine weitere Komponente des Schleims das intrazelluläre Polysaccharid Adhäsin (PIA) charakterisiert worden [43].

- »Antibiotic lock technique«
  - »Antibiotic lock treatment« (ALT).
  - Eine Methode zur Behandlung von katheterassoziierten Infektionen. Eingesetzt wird sie bei Langzeitkathetern und Portsystemen. Ein Heparin-Antibiotikum-Gemisch wird in das Lumen gespritzt und verbleibt dort 12–24 h. Es erlaubt es – bei geringer systemischer Belastung des Patienten –, im Lumen des Katheters sehr hohe Antibiotikakonzentrationen einzusetzen. Mit diesem Verfahren soll trotz Biofilm eine antibakterielle Wirksamkeit erreicht werden.
  - In speziellen Fällen konnte bei implantierten Kathetern diese Technik erfolgreich angewandt werden [111]; es ist kein allgemein empfohlenes Verfahren.
  - Wegen Zunahme grampositiver glykopeptidunempfindlicher Keime sowie der Möglichkeit der zunehmenden Resistenzentwicklung mit nachfolgender Selektion sollte der Einsatz von Vancomycin/Teicoplanin bei dieser Technik äußerst restriktiv geregelt werden.

Literatur zu Kap. 35.4

1. Sheretz RJ (1996) Surveillance for infections associated with vascular catheters. Inf Control Hosp Epidemiol 17:746–752
2. Collignon PJ (1994) Intravaskular catheter associated sepsis: a common problem. Med J Aust 161: 374–378
3. Byers K, Adal K, Anglim A, Farr B (1995) Case fatality rate for catheter-related bloodstream infections (CRBSI) a metaanalysis [Abstract]. Inf Control Hosp Epidemiol 16 Suppl. 2: 23
4. Gastmeier P, Weist K, Rüden H (1999) Catheter-associated primary bloodstream infections: epidemiology and preventive methods-Infection Supp. 1: 1–6
5. Pittet D, Tarara D, Wenzel RP (1994) Nosocomial bloodstream infection in critically ill patients. Excess lenght of stay, extra costs, and attributable mortality. JAMA 271: 1598–1601
6. Bjornson HS, Colley R (1982) Association between microorganism growth at the catheter in patients receiving total parenteral nutrition. Surgery 92: 720–7
7. Maki DG, Weise CE, Sarafin HW (1977) A semiquantitative culture method for identifying intravenous-catheter-related infection. N Engl J Med 296: 1305–9
8. Elliot TS, Moss HA, Tebbs SE et al. (1997) Novel approach to investigate a source of microbial contamination of central venous catheters. Eur J Clin Microbiol Infect Dis 16: 210–213
9. Livesly MA, Tebbs SE, Moss HA et al. (1998) Use of pulsed field gel elektropheresis to determine the source of microbial contamination of central venous catheters. Eur J Clin Microbiol Infect Dis 17: 108–112

IV. Spezieller Teil

10. Sitges-Serra A, Linares J (1984) Tunnels do not protect against catheter-related sepsis. Lancet I: 459–60
11. Sitges-Serra A, Puig P, Linares J, Perez JL et al. (1984) Hub colonization as the inital step in an outbreak of catheter-related sepsis due to coagulase-negative staphylococci during parenteral nutrition. J Parent Enteral Nutr 8: 668–72
12. Mc Andrew HF, Lloyd DA, Rintala R, van Saene HK (1999) Intravenous glutamine or shortchain fatty acids reduce central venous catheter infection in a model of total parenteral nutrition. J Pediato Surg 34: 281–5
13. Moro ML, Maffei C, Manso E et al. (1990) Nosokomial outbreaks of systemic Candidosis associated with parenteral nutrition. Infect Control Hosp Epidemiol 11: 27–33
14. Anaissie E, Samonis G, Kontoyiannis D, Costerton J, Sabharwal U, Bodey G, Raad I (1995) Role of Catheter Colonisation and Infrequent Hematogenous Seeding in Catheter-Related Infections. Eur J Clin Microbiol Infect Dis 14: 134–37
15. Ena J, Cerenado E, Martinez D, Bouza E: Cross-Sectional epidemiology of phlebitis and catheter-related infections. Infect Control Hosp Epidemiol 1992, 13: 15 - 20
16. Gastmeier P (2000) Möglichkeiten und Grenzen eines Surveillance-Systems. RKI Heft 19: 15–20
17. McGregor AR, Collignon PJ (1993) Bacteriaemia and fungaemia in an Australian general hospital-associations and outcomes. Med J Aust 158: 671–4
18. Cookson ST, Ihrig M, O´Mara EM, Hartstein AI, Jarvis WR (1998) Use of an estimation Method to Derive an appropiate Denominator to Calculate Central Venous Catheter-Associated Bloodstream Infection Rates. Inf Control Hosp Epidemiol 19: 28–31
19. Absdom DR (1988) The role of bacterial hydrophobicity in infection: bacterial adhesion and phagocytic ingestion. J Microbiol 15: 391–6
20. Jansen B, Kohnen W (1995) Prevention of biofilm formation by polymer modification. J Ind Microbiol 15: 391–6
21. Sheth NK, Rose HD, Franson TR, Buckmire FL et al. (1983) Colonisation of bacteria on polyvinyl chloride and Teflon catheters in hospitalized patients. J Clin Microbiol 18: 1061–3
22. Sherertz RJ, Carruth WA, Marosok RD et al. (1995) Contribution of vaskular catheter material to the pathogenesis of infection: the enhanced ris of silicone in vivo. J Biomed Mater Res 29: 635–45
23. Maki DG, Ringer M (1991) Risk factors for infusion-related phlebitis with small peripheral venous catheters. A randomised trial. Ann Intern Med 114: 845–54
24. Ricket H, Hubert B, Nitemberg G et al. (1990) Prospective multicenter of vaskular-catheter-related complications and risk factors for positive central-catheter cultures in intensive care unit patients. J Clin Microbiol 28: 2520–5
25. Maki DG, Ringer M, Alvarado CJ (1991) Prospective randomized trial of povidoneiodine, alcohol and chlorhexidine for prevention of infection associated with central venous and arterial catheters. Lancet 338: 339–43
26. Cleri DJ, Corrado ML, Seligman SJ (1980) Quantitative culture of intravenous catheters and other intravascular inserts. J Infect Dis 141: 781–6
27. Goetz AM, Wagner MM, Miller JM et al. (1998) Risk of Infection due to central venous catheters: Effect of site of Placement and catheter Type. Infect Control Hosp Epidemiol 19: 842–5
28. Maki D (1981) Epidemic nosocomial bacteriemias. In: Wenzel R ed. Handbook of Hospital Aquired Infections. Boca Raton. Fl: CRC Press: 317–512
29. Baxter JK, Babineau TJ, Apovian CM et al. (1990) Perioperative glucose control predicts increased nosokomial infection in diabetics. Crit Care Med 18: S207
30. Gosbell IB (1994) Central venous catheter-related sepsis: epidemiology, pathogenesis, diagnosis, treatment and prevention. Intensive Care World 11 (2) 54–58
31. Jarvis WR, Martone WJ (1992) Predominant pathogens in hospital infections. J Antimicrob Chemother 29: 19–24
32. Barber GR, Brown AE, Kiehn TE et al. (1993) Catheter-related Malassezia furfur fungemia in immunocompromised patients. Am J Med 95: 370
33. Seifert H, Shah P, Ullman U et al. (1997) Sepsis-Blutkulturdiagnostik. MiQ 3: 32–35
34. Cooper GL, Hopkins CC (1977) Rapid diagnosis of intravascular catheter-associated infection by direct gram staining of catheter segments. N Engl J Med 296: 1305–09
35. Plauth M, Jenss H, Harrtmann F, Heizmann WR (1997) Stellenwert quantitativer Blutkulturen in der Diagnostik der Infektion zentralvenöser Katheter. Chemother J 6 Suppl 17: 21–25
36. Benezra D, Kiehn TE, Gold JW, Brown AE et al. (1988) Prospective study of infections in indwelling central venous catheters using quantitative blood culture. Am J Med 85: 495–8
37. Mosca R, Curms S, Forbes B, Meguid MM (1987) The benefits of isolator cultures in the management of suspected catheter sepsis. Surgery 102: 718–23
38. Raucher HS, Hyatt AC, Barzilui A, Harris MB et al. (1988) Quantitative blood cultures tube for diagnosis of catheter related infection. J Clin Microbiol 26: 1045–6
39. Flynn PM, Barrett FF (1988) Differenzial quantitation with a commercial blood culture tube for diagnosis of catheter related infection. J Clin Microbiol 26: 1045–6
40. Des Jardin J (1999) Clinical utility of blood cultures drawn from indwelling central venous catheters in hospitalized patients with cancer. Ann Intern Med 131: 641–7
41. Mermel LA, Farr BM, Sherertz RJ et al. (2001) Guidelines for the management of intravascular catheter-related infections. Infect Control Hosp Epidemiol 22: 222–42
42. Raad II, Vartivarian S, Khan A, Bodey GP (1991) Catheter-related infections caused by the Mycobacterium fortuitum complex: 15 cases and review. Rev Infect Dis 13: 1120–5
43. Cramton SE, Gerke C, Schnell NF et al. (1999) The intercellular adhesion (ica) locus is present in Staphylococcus aureus and is required for biofilm formation. Infect Immun 67: 5427–33
44. Simon VC, Simon M (1990) Antibacterial Activity of Teicoplanin and Vancomycin in Combination with Rifampicin, Fusidic Acid or Fosfomycin against Staphylococci on Vein Catheters. Scand J Infect Dis, Suppl 72: 14–19
45. Armstrong CW, Mayhall CG, Miller KB et al. (1986) Prospektive study of catheter replacement and other risk factors of infection of hyperaliemntation catheters. J Infect Dis 154: 808–16
46. Wang EEL, Prober CG, Ford-Jones L, Gold R (1984) The management of central intravenous catheter infections. Pediatr Infect Dis J 3: 110–3
47. Raad II, Davis S, Kahn A, Tarrand J, Boley GP(1992) Catheter removal affects recurrence of catheter-related coagulase-negative staphylococci bacteriemia (CRCNSB). Infect Control Hosp Epidemiol 13: 215–21
48. Raad II, Bodey GP (1992) Infectious Complications of Indwelling Vascular Catheters. Clin Infect Dis 15: 197–210
49. Ishida H, Ishida Y, Kurosaka Y et al. (1998) In vitro and in vivo activities of Levofloxacin against biofilm-producing Pseudomonas aeruginosa. Antimicrob Agents Chemother 42: 1641–5
50. Holland DJ et al. (1994) : Mycobacterium neoaurum Infection of a Hickman catheter in an immunosuppressed patient. J Clin Infect Dis 18: 1002–1003
51. Moreno A et al. (1996) : Mycobacterium fortuitum bacteremia in an immunocompromised patient with a long-term venous catheter. Eur J Clin Microbiol Infect Dis 15: 423–424
52. Pearson ML, Hospital Infection Control Practices Advisoray Committee (HICPAC) (1996) Guideline for prevention of intravascular-device related infections. Infect Control Hosp Epidemiol 17: 438–73

53. Rüden H, Daschner F, Gastmeier P (2000) Krankenhausinfektionen. 117–26
54. Hirschmann H, Wewalka G (1997) Periphere Venenverweilkanülen: Hygienemaßnahmen und Komplikationen. Hyg Med 22: 605–613
55. Scalley RD, Van CS, Cochran RS (1992) The Impact of an IV team on the occurence of intravenous-related phlebitis. A 30 month study. J Intraven Nurs 15: 100–109
56. Nelson DB, Kein CL, Mohr B, Frank S, Davis SD (1986) Dressing changes by specialized personel reduce infection rates in patients receiving central venous parenteral nutrition. J Parenter Enteral Nutr 10: 220–22
57. Ranson MR, Oppenheim BA, Jackson A, Kamthan AG, Scarffe JH (1990) Double-blind placebo controlled study of vancomycin prophylaxis for central venous catheter insertion in cancer patients. J Hosp Infect 15: 95–102
58. McKee R, Dunsmuir RR, Whitby M, Garden OJ (1985) Does antibiotic prophylaxis at the time of catheter insertion reduce the incidence of catheter-related sepsis in intravenous nutrition? J Hosp Infect 6: 419–425
59. Mermel LA (2000) Prevention of intravaskular catheter-related infections. Ann Intern Med 132: 391–402
60. Maki DG, Band JD (1981) A comparative study of polyantibiotic and iodophor oinment in prevention of vascular catheter-related infection. Am J Med 70: 739–44
61. Raad II, Luna M, Khalil SA, Costerton JW, Lam C, Bodey GP (1994) The relationship between the thrombotic and infectious complications of central venous catheters. JAMA 271: 1014–16
62. Craven DE, Lichtenberg A, Kunches LM et al. (1985) A randomized study comparing a transparent polyurethane dressing to a dry gauze dressing for peripheral intravenous catheter sites. Infect Control 6: 361–66
63. Kelsey MC, Gosling M (1984) A comparison of the morbidity associated with occlusive and non-occlusive dressings to peripheral intravenous devices. J Hosp Infect 5: 313–21
64. Damen J (1988) The microbiologic risk of hemodynamic monitoring in open heart patients requiring prolonged ICU treatment. Int Care Med 14: 156–60
65. Widmer AF (1997) Intravenous-related infections. In: Pine J, Mullen ML, Prevention and control of nosokomial infections, 3. Edition: Williams & Wilkins, pp 771–805
66. Parenti CM, Lederle FA, Impola CL, Peterson LR(1994) Reduction of unnecessary intravenous catheter use. Internal medicine house staff participate in a successful quality improvement project. Arch Intern Med 154: 1829–32
67. Eggimann P, Harbarth S, Constantin MN et al. (2000) Impact of a prevention strategy targeted at vascular-access care on incidence of infections acquired in intensiv care. Lancet 355: 1864–8
68. Sherertz RJ, Ely EW, Westbrook DM et al. (2000) Education of physicians-in-training can decrease the risk for vascular catheter infection. Ann Intern Med 132: 641–8
69. Cook D, Randolph A, Kernermann P et al. (1997) Central venous catheter replacement strategies: a systematic review of the literature. Crit Care Med 25: 1417–24
70. Timsit JF (2000). Scheduled replacement of central venous catheters is noch necessary. Infect Control Hosp Epidemiol 21: 371–4
71. Pemberton LB, Lyman B, Lauder V et al. (1986) Sepsis from triple vs-single-lumen catheters during total parenteral nutrition in surgical or critically ill patients. Arch Surg 121: 591–594
72. Miller JJ, Venus B, Matthew M (1984) Comparison of the sterility of longterm central catheterization using single-lumen, triple-lumen and pulmonary artery catheters. Crit Care Med 12: 634–637
73. Farhas JC, Lin N, Bleriot JP et al. (1992) Single-vs. triple lumen central catheter-related sepsis: a prospective randomized study in a critically ill population. Am J Med 93: 277–282
74. Howell PB, Walters PE, Donnowitz GR et al. (1995) Risk factors for infection of adult patients with cancer who have tunneled central venous catheters. Cancer 75: 1367–1375
75. Timsit JF, Bruneel F et al. (1999) Subcutaneous tunneling is effective in preventing femoral catheter-related sepsis in intensiv care unit patients: a prospective randomized multicenter study. Ann Intern Med 130: 729–735
76. Groeger JS, Lucas AB, Thaler HT et al. (1993) Infectiond morbidity associated with long-term use of venous access devices in patients with cancer. Ann Intern Med 119: 1168–1174
77. Nair S, Ramaswamy R, Corpuz M (1997) Central Venous Catheter Infections: Identification of High-Risk Patients . Inf Dis Clin Pract 6: 334–339
78. Terpenning MS, Bradly SF, Wan JY et al. (1994) Colonization and infection with antibiotic resistant bacteria in a long term care facility. J Am Geriatr Soc 42: 1062–1069
79. Blot F, Schmidt E, Nitenberg G et al. (1998) Earlier positivity of central venous vs. peripheral blood cultures is highly predictive of catheter-related sepsis. J Clin Microbiol 36: 105–109
80. Zimmerli W, Frei R, Widmer AF, Rajacic Z (1994) Microbiological tests to predict treatment outcome in experimental device-related infections due to Staphylococcus aureus. J Antimicrob Chemother 33: 959–967
81. Dunne WM, Mason EO, Kaplan SL (1993) Diffusion of rifampicin and vancomycin through a Staphylococcus epidermidis biofilm. Antimicrob Agents Chemother 37: 2522–6
82. Richards GK, Gagnon RF, Prentis J (1991) Comparative rates of antibiotic action against Staphylococcus epidermidis biofilms. ASAIO Transactions. 37: M160–162
83. Pascual AJ, Garcia E, de Arellano ER et al. (1995) Activity of sparfloxacin on staphylococcus epidermidis attached to plastic catheters. J Antimicrob 36: 425–430
84. Gagnon RF, Richards GK, Obst G (1993) The modulation of rifampicinaction against Staphylococcus epidermidis biofilms by drug additives to peritoneal dialysis solutions. Perit Dial Int 13 Supp 2: 345–347
85. Richards GK, Morcos RJ, Gaynon RF (1994) The differenzial activity of aminoglykoside antibiotics with rifampicin explored in a kinetic in vitro model of implant-associated infection Staphylococcus epidermidis. 10: 183–188
86. Gaynon RF, Harris AD, Prentis J et al. (1989) The effects of Heparin on Rifampicin activity against Staphylococcus epidermidis biofilms. Ado Perit Dial 5: 138–42
87. Christensen GD, Simpson WA, Bisno AL, Beachey EH (1982) Adherence of slime-producing strains of Staphylococcus epidermidis to smooth surfaces. Infect Immun 37: 318–326
88. Falcieri E, Vaudaux P, Huggler E, Lew D, Waldvogel F (1987) Role of bacterial exopolymers and host factors on adherence and phagocytosis of Staphylococcus aureus in foreign body infection. J Infect Dis 155: 524–31
89. Donlan RM, Murga R, Bell M et al. (2001) Protocol for detection of biofilms on needless connectors attached to central venous catheters. J Clin Microbiol 39: 750–753
90. Stickler DJ, Morris NS, Mc Lean RJ, Fuqua C (1998) Biofilms on indwelling urethral catheters produce quorum-sensing signal molecules in situ and in vitro. Appl Environ Microbiol 64: 3486–3490
91. Hussain M, Herrmann M, von Eiff C, Perdreau Remington F, Peters G (1997) A 140-Kilodalton extracellular protein is essential for the accumulation of Staphylococcus epidermidis strains on surfaces. Infect Immun 65: 519–524
92. Francois P, Vaudaux P, Lew PD (1998) Role of plasma and extracellular matrix proteins in the physiopathology of foreign body infections. Ann Vasc Surg 12: 34–40
93. Vadaux P, Pittet D, Haeberli A et al. (1989) Host factors selectively increase staphylococcal adherence on inserted catheters: a role for fibronectin and fibrinogen or fibrin. J Infect Dis 160: 865–75

94. Patti JM, Aden BL, McGavin MJ, Höök M (1994) MSCRAMMs mediate adherence of microorganisms to host tissues. Annu Rev Microbiol 48: 585–617
95. Sheth NK, Franson TR, Sohnle PG (1985) Influence of bacterial adherence to intravascular catheters on in vivo antibiotic suspectibility. Lancet II: 1266–8
96. Farber BF, Kaplan MH, Clogston AG (1990) Staphylococcus epidermidis extraced slime inhibits the antimicrobial action of glycopeptide antibiotics. J Inf Dis 161: 37–40
97. Anwar, H, Strap JL, Costerton W (1992) Establishment of aging biofilms: possible mechanism of bacterial resistance to antimicrobial therapy. Antimicrob Agents Chemother 36: 1347–1351
98. Brown MR, Collier PJ, Gilbert P (1990) Influence of growth rte on suspecitibility to antimicrobial agents: modification of the cell envelope and batch and continuous culture studies. Antimicrob Agents Chemoth 34: 1623–1628
99. Khoury AE, Lam K, Ellis B, Costerton JW : Prevention and control of bacterial infections associated with medical devices. ASAIO J 38: M174–178
100. Tebbs SE, Elliott TS (1994) Modification of Central Venous Catheter Polymers to Prevent in Vitro Microbial Colonisation. Eur J Clin Microbiol Infect Dis 13: 111–17
101. Maki DG, Stolz SM, Wheelers et al. (1997) Prevention of central venous catheter-related bloodstream Infection by use of an antiseptic-impregnated catheter. Ann Intern Med 127: 257–66
102. Sherertz RJ, Stephens JL, Marosok RD et al. (1997) The risk of peripheral vein phlebitis associated with chlorhexidine-coated catheters: a randomized, double blind trial. Infect Control Hosp Epidemiol 18: 230–236
103. Veenstra DL, Saint S, Sullivan SD (1999) Cost-Effectiveness of Antiseptic-impregnated central venous catheters for the prevention of catheter-related bloodstream Infection. JAMA 282: 554–560
104. Saint S, Veenstra DL, Lipsky BA (2000) The clinical and economic consequences of nosokomial central venous catheter-related infection: Are antimicrobial catheters useful? Infect Control Hosp Epidemiol 21: 375–380
105. Kamal GD, Pfaller MA, Rempe LE, Jebson PJ: Reduced intravascular catheter infection by antibiotic bonding. JAMA 1991, 265: 2364–2368
106. Raad II, Darouiche, R., Hachem, R et al. (1995) Antibiotics and prevention of microbial colonization of catheters. Antimicrob Agents Chemother 38: 2397–2400
107. Daroviche RO, Raad II, Heard SO et al. (1999) A comparison of two antimicrobial-impregnated central venous catheters. N Engl J Med 340: 1–8
108. Kropec A, Huebner J, Wursthorn M, Daschner FD (1993) In Vitro Activity of Vancomycin and Teicoplanin against Staphylococcus aureus and Staphylococcus epidermidis Colonizing Catheters. Eur J Clin Microbiol Infect Dis 12: 545–8
109. Sampath LW, Tambe SM, Modak SM (2001) In vitro and in vivo efficacy of catheters impregnated with antiseptics or antibiotics: Evaluation of the risk of bacterial resistance to the antimicrobials in the catheters. Infect Control Hosp Hosp Epidemiol 22: 640–646
110. Messing B, Man F, Climan R et al. (1990) Antibiotic lock technique is an effective treatment of bacterial catheter-related sepsis during parenteral nutrition. Clin Nutr 9: 220–223
111. Johnson DC, Johnson FL, Goldmann S (1994) Preliminary results treating persistent central venous catheter infections with antibiotic-lock technique in pediatric patients. Pediatr Infect Dis J 13: 930–931
112. Yasuda H, Ajiki Y, Koya T et al. (1994) Interaction between clarithromycin and biofilms formed by Staphylococcus epidermidis. Antimicrob Agents Chemother 38: 138–141

35.5 Nosokomiale Harnwegsinfektionen (HWI)

F. M. E. Wagenlehner, K.G. Naber

Harnwegsinfektionen (HWI) sind für 40–60% aller nosokomialen Infektionen verantwortlich. Dieser hohe Anteil ist u. a. durch das hohe Durchschnittsalter der hospitalisierten Patienten bedingt, die eine Multimorbidität und verstärkte Infektionsdisposition haben. Aber auch im Säuglingsalter sind nosokomial erworbene HWI ernste Erkrankungen und können schwerwiegende Komplikationen verursachen. In jeder klinischen Sparte ist mit nosokomialen HWI zu rechnen. Eine adäquate Behandlung kann Komplikationen minimieren und damit Geld einsparen.

35.5.1 Definitionen

Nosokomial erworbene HWI sind fast ausnahmslos den komplizierten HWI zuzurechnen. Hierbei handelt es sich um eine heterogene Gruppe, die als gemeinsames Merkmal das Vorhandensein komplizierender Faktoren aufweist, z. B.

- Uropathien mit anatomischen, strukturellen oder funktionellen Veränderungen im Harntrakt, welche die Urodynamik wesentlich beeinflussen, (z. B. Stents, Harnabflussstörungen, Instrumentation, Steine, Tumoren, Querschnittslähmung, Polyneuropathien);
- Beeinträchtigung der Nierenfunktion durch Parenchymerkrankungen sowie durch prä- oder postrenale Nephropathien (z. B. Analgetikaabusus, Niereninsuffizienz, Herzinsuffizienz);
- Begleiterkrankungen, welche die Immunabwehr des Patienten vermindern oder aufheben (z. B. Diabetes mellitus, Leberinsuffizienz, Immunsuppression, Aids, Unterkühlung).

Das Erregerspektrum ist vielfältig, wobei auch mit multiresistenten Erregern zu rechnen ist. Die alleinige antibiotische Therapie ist oft nicht ausreichend. Begleitend sollten die zugrunde liegenden komplizierenden Faktoren, soweit möglich, therapiert werden. Rezidive mit dem gleichen Erreger sind häufig.

35.5.2 Pathophysiologie

Nosokomiale HWI entstehen am häufigsten aszendierend aus dem Harntrakt. Die Erreger stammen aus der endogenen (fäkalen) Flora oder aus dem nosokomialen Pool. Seltener haben sie einen hämatogenen Ursprung, ausgehend von Hautabszessen oder bakteriellen Endokarditiden.

Der Beginn der Infektion besteht in der Adhäsion virulenter Bakterien am Uroepithel. Hierzu benötigen die Bakterien Haftfaktoren (z. B. Adhäsine, Fimbrien), wodurch sie die Distanz der negativen Oberflächenspannung überbrücken können.

Die Mukosazellen des Harntrakts besitzen selektive Rezeptoren für bestimmte Haftfaktoren, woran Bakterien, welche diese Faktoren besitzen, binden und deshalb nicht mehr ausgewaschen werden. Sie können sich nun vermehren und weiter aszendieren. Am Ureter verursachen sie eine Paralyse und konsekutive Dilatation sowie eine Abflachung der Nierenpapillen.

Hierbei kann es zu einem pyelotubulären Rückfluss infizierten Urins kommen, welcher den Bakterien erlaubt, an Nierentubuli zu binden und das Parenchym zu infiltrieren (Roberts 1997).

35.5.3 Diagnose

Die Diagnostik umfasst Anamnese, Symptomatik, körperliche Untersuchung, mikrobiologische Untersuchung von Urin, Abstrichmaterial und Blutkulturen, Blut- und Serumparameter, sonografische, ggf. auch radiologische und endoskopische Untersuchungen sowie eine Einschätzung bzw. Messung der Organfunktionen.

Nach den CDC-Vorschlägen (Großer 1991) werden HWI in symptomatische und asymptomatische Infektionen eingeteilt.

Symptomatische HWI

Ein Patient mit einer symptomatischen HWI muss neben der positiven Urindiagnose (s. unten) ein oder mehrere Symptome oder Befunde aufweisen, wobei z. B. bei analgosedierten Patienten eine der HWI ursächliche Temperaturerhöhung diagnoseweisend ist. Eines der folgenden 4 Kriterien muss erfüllt sein:

1. Eines der folgenden Symptome:
   - Fieber (>38°C),
   - häufiger Harndrang,
   - Pollakisurie,
   - Dysurie,
   - suprapubische Berührungsempfindlichkeit,
   - Flankenschmerzen oder klopfschmerzhaftes Nierenlager,
   - kultureller Nachweis eines Erregers mit $\geq 10^5$ KBE/ml Urin mit maximal 2 verschiedenen Arten von Mikroorganismen.
2. Zwei der folgenden Symptome:
   - Fieber (>38°C),
   - häufiger Harndrang,
   - Pollakisurie,
   - Dysurie,
   - suprapubische Berührungsempfindlichkeit,
   - Flankenschmerzen oder klopfschmerzhaftes Nierenlager und einer der folgenden Befunde:

   positiver Dipsticktest für Leukozyten-Esterase und/oder Nitrat,
   Pyurie (≥ 10 Leukozyten/mm^3 oder ≥ 3 Leukozyten/Gesichtsfeld bei 400facher Vergrößerung von unzentrifugiertem Urin),
   mikroskopischer Erregernachweis (Grampräparat) von unzentrifugiertem Urin,
   2 Urinkulturen mit dem gleichen uropathogenen Erreger mit $\geq 10^2$ KBE/ml von korrekt entnommenen Proben,
   Reinkultur mit $\leq 10^5$ KBE/ml Urin von Patienten mit passender antimikrobiellen Therapie gemäß Antibiogramm.
3. Ein Patient im 1. Lebensjahr zeigt eines der folgenden Symptome:
   - Fieber (>38°C),
   - Hypothermie (<36,5°C),
   - Apnoe,
   - Bradykardie,
   - Dysurie,
   - Lethargie oder
   - Erbrechen,
   - Urinkultur mit $\geq 10^5$ KBE/ml Urin mit maximal 2 verschiedenen Arten von Mikroorganismen.
4. Ein Patient im 1. Lebensjahr zeigt eines der folgenden Symptome:
   - Fieber (>38°C),
   - Hypothermie (<36,5°C),
   - Apnoe,
   - Bradykardie,
   - Dysurie,
   - Lethargie oder
   - Erbrechen
   - und einen der folgenden Befunde:

   positiver Dipsticktest für Leukozytenesterase und/oder Nitrat,
   Pyurie,
   mikroskopischer Erregernachweis (Grampräparat) von unzentrifugiertem Urin,
   2 Urinkulturen mit dem gleichen uropathogenen Keim (Keimzahl $\geq 10^2$ KBE/ml Urin) in korrekt entnommenen Proben,
   Reinkultur mit $\leq 10^5$ KBE/ml Urin von Patienten mit passender antimikrobiellen Therapie gemäß Antibiogramm.

Asymptomatische HWI

Für die Diagnose einer asymptomatischen HWI ist die positive Urinkultur wegweisend. Es müssen folgende Kriterien erfüllt werden:

1. Ein Urinkatheter liegt seit mindestens 7 Tagen vor der Urinkulturentnahme, und der Patient hat weder Fieber (>38°C) noch Harndrang, häufiges Wasserlassen, Dysurie, suprapubische Berührungsempfindlichkeit, Flankenschmerzen oder klopfschmerzhaftes Nierenlager. Die Urinkultur zeigt jedoch eine Keimzahl von $\geq 10^5$ KBE/ml Urin mit maximal 2 verschiedenen Erregern.
2. Der Patient hatte keinen Urinkatheter oder weniger als 7 Tage vor der ersten der beiden Urinkulturentnahmen mit $\geq 10^5$ KBE/ml Urin und dem gleichen Erreger (maximal 2 verschiedene Arten), und der Patient hat weder Fieber (>38°C) noch Harndrang, häufiges Wasserlassen, Dysurie, suprapubische Berührungsempfindlichkeit, Flankenschmerzen oder klopfschmerzhaftes Nierenlager.
3. Bei Fehlen klinisch verwertbarer Zeichen, z. B. bei analgosedierten Patienten, ist von einer Infektion auszugehen, falls Erreger in relevanter Zahl nachweisbar sind (Katheterurin $\geq 10^5$ KBE/ml; jeder Keimnachweis im Punktaturin), wobei nicht mehr als 2 Keimarten nachzuweisen sind.

Andere Infektionen der Harnwege (Nieren, Ureter, Blase, Urethra oder umgebendes Gewebe des retroperitonealen und perinephralen Raums) müssen eines der folgenden 4 Kriterien erfüllen:

1. Kulturelle Isolierung eines Erregers aus steril entnommenen Flüssigkeiten (nicht aus Urin) des betroffenen Körperbereiches.
2. Feststellung eines Abszesses oder anderer Beweise einer Infektion bei der direkten Untersuchung, während einer Operation oder durch histopathologische Untersuchung.
3. Bei Vorliegen zweier der genannten Symptome:
   - Fieber (>38°C),
   - lokale Schmerzen oder

- Berührungsempfindlichkeit im betroffenen Körperbereich

und einem der folgenden Befunde:
- eitriger Ausfluss aus dem betroffenen Körperbereich,
- kulturelle Isolierung eines Erregers aus der Blutkultur,
- Hinweise auf eine Infektion bei Anwendung geeigneter bildgebender Verfahren.

4. Ein Patient im 1. Lebensjahr zeigt eines der folgenden Symptome:
   - Fieber (>38°C),
   - Hypothermie (<36,5°C),
   - Apnoe,
   - Bradykardie,
   - Dysurie,
   - Lethargie oder
   - Erbrechen
   - und einen der folgenden Befunde:

   eitriger Ausfluss aus dem betreffenden Körperbereich, kulturelle Isolierung eines Erregers aus der Blutkultur, Hinweise auf eine Infektion bei Anwendung geeigneter bildgebender Verfahren.

35.5.4 Erregerspektrum

35.5.4.1 Katheterassoziiert

Etwa 80% der nosokomialen HWI sind mit dem Gebrauch von harnableitenden Kathetern assoziiert, und weitere 5–10% entstehen nach anderen urogenitalen Manipulationen. Es gibt 2 Infektionswege, über die HWI bei Harnröhrenkatheterträgern auftreten können:

1. Durch die kanalikuläre Keimaszension durch das Katheterlumen. Bei einer permanent geschlossenen Harnableitung und freiem Abfluss ist dieser Infektionsweg minimiert. Ein Miktionstraining bei liegendem transurethtralem Katheter sollte wegen der Gefahr der Keimaszension nicht durchgeführt werden.
2. Entlang der mukopurulenten Membran als Leitschiene zwischen Katheterwand und Urethralschleimhaut. Dieser Infektionsweg dauert 3–8 Tage (Brehmer 1972).

Vor allem bei Frauen ist durch die anatomische Nähe zum Rektum eine Prädisposition für das Aufsteigen endogener fäkaler Bakterien bei transurethralen Kathetern gegeben. Jedoch findet im Krankenhaus über die Hände von Ärzten und Pflegepersonal auch eine Übertragung der exogenen Bakterienflora statt. Sogar nach dem Entfernen eines Katheters entwickeln innerhalb von 24 h 11% der Patienten eine Bakteriurie.

Die Zusammensetzung und Resistenzlage der fäkalen Flora variiert je nach Art und Dauer der antibiotischen Vortherapie. Bei zunehmendem antibiotischem Druck kommt es zu einer Selektion resistenter Erreger, die eine HWI verursachen können (Wagenlehner 1999). Es kommt hierbei zu einer Änderung des Erregerspektrums (s. auch Tabelle 9-1). Dabei ist auf multiresistente Erreger zu achten. Diese sind entweder primär gegen viele Antibiotika resistent, z. B. P. aeruginosa gegen die meisten β-Laktamantibiotika, außer Piperacillin und Ceftazidim, und S. maltophilia gegen alle β-Laktamantibiotika einschließlich der Carbapeneme. Bei beiden Spezies liegt der Resistenz gegen β-Laktame u. a. eine Veränderung der äußeren Membranproteine, die den Einstrom der Antibiotika regeln, zugrunde (Livermore 1988).

Oder man beobachtet Spezies, die sekundär eine Multiantibiotikaresistenz erworben haben. Hierzu gehören z. B. methicillinresistente S. aureus (MRSA), die oft multiresistent sind, oder gramnegative Spezies mit »extended spectrum β-lactamase« (ESBL), wie z. B. K. pneumoniae oder E. coli. Beim MRSA liegt ein verändertes Penicillinbindeprotein vor, sodass kein β-Laktamantibiotikum mehr binden kann (Witte 1997). Bei Spezies mit einer ESBL liegt eine plasmidkodierte β-Laktamase vor, die Penicilline und Cephalosporine der 1.–3. Generation hemmt (Jarlier 1988). Um MRSA und ESBL nachweisen zu können, müssen zusätzliche Labormethoden angewendet werden.

Ein besonderes Merkmal der katheterassoziierten HWI ist die Biofilminfektion. Jedoch kann sich eine Biofilminfektion nicht nur auf Harnwegskathetern und Schienen bilden, sondern sie kann ebenso mit Urolithiasis, Narben- oder Nekrosengewebe, obstruktiven Uropathien und chronisch bakterieller Prostatitis assoziiert sein. Das Bakterienwachstum im Biofilm unterscheidet sich signifikant von dem von planktonen oder frei flottierenden Zellen im selben Ökosystem. Bakterien im Biofilm sind in Massen in anorganischem und organischem Material eingebunden. Sie können miteinander kommunizieren, und sie können Genbereiche abschalten, die u. U. für Antibiotikazielstrukturen kodiert haben, sodass eine Antibiotikaresistenz daraus erfolgen kann (Costerton 1999). In der Regel wird durch die alleinige Chemotherapie keine Eradikation der Erreger erreicht. Eine Entfernung des infektiösen Biofilms (z. B. Katheterwechsel, Steinentfernung) muss angestrebt werden.

Eine Candidurie liegt etwa bei 5–10% der katheterisierten Patienten vor und kann eine Katheterkolonisation darstellen oder ein u. U. füher Befund einer Candidämie sein.

Die Katheterliegedauer orientiert sich an der von Patient zu Patient unterschiedlichen Inkrustationstendenz und den verwendeten Materialien (Naber 1995). Ein Katheterwechsel sollte vorgenommen werden, bevor durch Inkrustation der Urinfluss stark eingeschränkt ist.

35.5.4.2 Erkrankungsassoziiert

Diabetes mellitus

Diabetes mellitus begünstigt HWI durch die gestörte Granulozytenfunktion sowie durch eine verminderte antibakterielle Wirkung des Urins (verminderte Ausscheidung von Tamm-Horsfall-Protein). Zusätzlich scheinen die Blasenepithelzellen von Patienten mit Diabetes mellitus eine erhöhte adhäsive Kapazität zu besitzen (Obana 1991). Parenchymatöse Infektionen der oberen Harnwege sind bei Diabetikern 5-mal häufiger als bei Nichtdiabetikern (Wheat 1980). K. pneumoniae und β-hämolysierende Streptokokken der Gruppe B kommen häufig bei Patienten mit Diabetes mellitus vor (Hacker 1998; Farley 1993).

Urolithiasis

Etwa 15% aller Steine im Harntrakt bestehen aus Magnesium-Ammonium-Calcium-Phosphatelementen (Struvitstein) und haben ureaseproduzierende Bakterien (Proteus spp., M. morganii, P. rettgeri, Klebsiella spp.) als Ursache. Die Urease spaltet Harnstoff in Ammonium, und der Urin-pH-Wert wird so in den alkalischen Bereich gehoben, sodass das Löslichkeitsprodukt der oben angeführten Elemente überschritten wird. Die Struvitsteine sind röntgendicht, einen indirekten Hinweis auf Urease produzierende Bakterien liefert die Verschiebung des Urin-pH-Werts in den alkalischen Bereich.

Renale papilläre Nekrose und zystische Nierenerkrankungen

Eine renale papilläre Nekrose ist assoziiert mit Diabetes mellitus, Obstruktion des Harntrakts, Sichelzellanämie und Analgetikaabusus. In den nekrotischen Papillen können Bakterien persistieren. Deshalb sollten nekrotisierte Papillen entfernt werden (Melekos 2000).

30–60% der Patienten mit polyzystischer Nierendysplasie leiden an einer HWI, die zu ernsten Komplikationen, einschließlich eines perinephritischen Abszesses, führen kann. Patienten mit infizierten Zysten sind chronisch krank mit Flankenschmerzen und Sepsissymptomen. Die antibiotische Behandlung muss mit lipophilen Substanzen (z. B. Trimethoprim/Sulfamethoxazol oder Fluorchinolone) erfolgen, welche das Zystenepithel überwinden können. Aminoglykoside oder β-Laktamantibiotika können die Zystenwand nicht penetrieren (Sklar 1987).

HIV-Infektion

20% der Aids-Patienten haben mindestens eine HWI-Episode während ihrer Erkrankung, abhängig von der Anzahl an CD4-Zellen. Patienten, die mit HIV-1 infiziert sind und deren CD4+-Zellen bei <200 mm³ liegen, haben ein erhöhtes Risiko für eine Bakteriurie. Jedoch sind nur 60% der Keimepisoden symptomatisch. Das Risiko für eine HWI wird auch von der Dauer der Hospitalisierung bestimmt (van Dooyeweert 1997).

35.5.5 Nosokomiale HWI in speziellen Fachbereichen

35.5.5.1 Geriatrie

Mit zunehmendem Alter der Patienten steigt das Risiko, wegen einer urologischen Grunderkrankung (z. B. Prostatahyperplasie) katheterisiert zu werden. So nimmt die Häufigkeit einer Bakteriurie von 0,03% bei Schuljungen (Kunin 1962) bis 20% bei Männern über 70 Jahren zu (Kaitz 1960). Bei Frauen nimmt die Häufigkeit einer Bakteriurie stetig um 1% pro Lebensjahrzehnt zu. Ab dem 70. Lebensjahr steigt die Häufigkeit wesentlich stärker an (Dontas 1981).

Zusätzlich haben die häufig multimorbiden alten Patienten eine Infektionsdisposition durch begleitende Erkrankungen wie Diabetes mellitus, Arteriosklerose, senile Kachexie, Exsikkose oder Altersdemenz (Brocklehurst 1977). Oftmals sind ältere Patienten mit einer Bakteriurie asymptomatisch oder zeigen unspezifische Symptome einer HWI wie z. B. Benommenheit oder Verwirrtheit.

Falls eine asymptomatische HWI ohne Hinweis auf eine behandlungsbedürftige Anomalie vorliegt, bedarf dies keiner Antibiotikatherapie. Eine symptomatische unkomplizierte HWI sollte mit einer Kurzzeittherapie von bis zu 3 Tagen behandelt werden. Eine länger dauernde Therapie kann das erneute Auftreten einer Bakteriurie in der Regel auch nicht verhindern (Nicolle 1985). Liegen Symptome einer Pyelonephritis vor, ist eine sofortige Behandlung erforderlich, da bei solchen Patienten v. a. bei zusätzlichen Urinabflussstörungen eine Urosepsis drohen kann.

In einer Autopsiestudie (Warren 1988) an geriatrischen Patienten, die in einem Pflegeheim lebten, wiesen 38% der katheterisierten Patienten im Vergleich zu 5% der Nichkatheterisierten akute Entzündungsreaktionen im Nierenparenchym auf. Bei geriatrischen Patienten überwiegen signifikant Bakteriurien mit Enterokokken. Eine transurethrale Langzeitkatheterversorgung sollte wegen der vielen Komplikationen (Striktur, Perforation, HWI, Prostatitis, Epididymitis, Steinbildung; s. unten: Abb. 35-4), wenn immer es möglich ist, vermieden werden.

35.5.5.2 Gynäkologie

In der Gynäkologie stellen HWI während der Schwangerschaft, im Puerperium, postoperativ sowie im Rahmen gynäkologisch-onkologischer Erkrankungen ein Risiko dar. Sie sind für 0,91% der nosokomialen Infektionen verantwortlich (Hauer 1996). Während der Schwangerschaft sind HWI der Mutter mit Amnionitis, Präeklampsie, maternaler Anämie und einer erhöhten Rate an Frühgeburten (<37 Wochen Gestationsdauer) und Totgeburten vergesellschaftet (Schieve 1994). Für das Neugeborene können hieraus ein erniedrigtes Geburtsgewicht (<2500 g) und Frühreife resultieren (Mittendorf 1992).

Nur etwa 7% der Frauen ante und post partum mit einer Bakteriurie haben typische Symptome einer HWI, sodass eine routinemäßige Urinuntersuchung ante partum durchgeführt werden sollte. Im Puerperium ist der Mittelstrahl- oder Katheterurin häufig durch die Lochialsekretion kontaminiert, sodass bei diesen Frauen eine suprapubische Blasenpunktion empfohlen wird (Gerber 1994). Ein erhöhtes Risiko, eine HWI zu erwerben, haben Patientinnen, die vaginal-operativ oder durch Sektio entbunden haben oder sub partu katheterisiert wurden.

Zur antibiotischen Therapie in der Schwangerschaft stehen folgende Antibiotika zur Verfügung: Penicillin G, Penicillin V, Amoxicillin, Cephalosporine, Erythromycin, Ethambutol, Fusidinsäure und Isoniazid (Simon u. Stille 2000).

Eine besondere Stellung im Erregerspektrum der HWI in der Gynäkologie nehmen die β-hämolysierenden Streptokokken der Gruppe B ein: Sie kommen bei ca. 20% der Schwangeren in der Vagina vor, sind für die Mutter relativ harmlos, können aber für das Kind gefährlich werden, wobei es auf Erregermenge und Ausbreitung im Urogenitaltrakt ankommt. Eine Bakteriurie mit Streptokokken der Gruppe B, die bei ca. 25% während und nach der Schwangerschaft vorkommt, ist mit einem erhöhten Risiko für die Infektion des Kindes assoziiert (Wood 1981). Wenn nach dem Blasensprung das Kind große Bakterienmengen aufnimmt, können ernste Infektionen des Kindes entstehen: Bakteriämie, Pneumonie, Meningitis, septischer Schock bei der Frühinfektion (erste 5 Tage post partum) und Bakteriämie mit begleitender Meningitis bei der Spätinfektion (7 Tage bis 3 Monate post partum).

Patientinnen, die vor der Schwangerschaft einen zystoureterorenalen Reflux aufweisen, haben ein erhöhtes Risiko, an einer Pyelonephritis zu erkranken, mit oder ohne erfolgreiche Ureterreimplantation. Jedoch profitieren Patientinnen mit einer bereits bestehenden Refluxnephropathie von einer Ureterozystoneostomie, da schwere Schwangerschaftskomplikationen wie Präeklampsie, Frühgeburt oder akute Niereninsuffizienz dann seltener auftreten. Diese Patientinnen müssen lebenslang in Nachsorge bleiben (Bukowski 1998).

35.5.5.3 Pädiatrie

HWI stellen mit einer Prävalenz von etwa 0,7% der hospitalisierten Kinder 10% der nosokomialen Infektionen bei Kindern. 48% der HWI waren in einer Studie als katheterassoziiert angegeben (Davies 1992)). Eine sekundäre Bakteriämie konnte in 2,9% nachgewiesen werden. Bei Frühgeborenen liegt die Prävalenz einer HWI bei 4–25%. Das Erregerspektrum ist z. T. gegenüber dem bei Erwachsenen deutlich verschoben (Klebsiella spp. 59%, Enterobacter spp. 11%). Frühgeborene mit einem Geburtsgewicht <1000 g haben häufiger HWI mit Candida spp. (Candida albicans 15%; Eliakim 1997).

Auch über eine horizontale Verbreitung von P. aeruginosa auf einer pädiatrisch-chirurgischen Station durch infiziertes Leitungswasser wurde berichtet (Ferroni 1998). In dieser Patientengruppe hat man häufig resistente Erreger zu erwarten. Zum Beispiel besitzt Enterobacter spp. eine chromosomal kodierte β-Laktamase, welche Resistenz gegen die meisten β-Laktamantibiotika, außer den 4.-Generations-Cephalosporinen und -Carbapenemen, verleiht.

Klinisch wichtig ist die Klassifikation in febrile und afebrile HWI, wobei febrile HWI mit der Diagnose einer Pyelonephritis gleichgesetzt wird (Winberg 1982). Die möglichen ungünstigen Auswirkungen einer Pyelonephritis (Urosepsis, Nierenparenchymverlust, Niereninsuffizienz, arterielle Hypertonie) können nur bei rechtzeitiger, effektiver antibiotischer Therapie begrenzt werden, d. h. 24–48 h nach Entzündungsbeginn (Bachmann 1998). Weiterhin muss nach Harntransportstörungen gefahndet werden, die evtl. eine Reinfektionsprophylaxe notwendig machen, wenn sie nicht beseitigt werden können. Eine HWI mit Proteus spp. ist selten, wird jedoch gelegentlich bei 1- bis 2-jährigen Jungen mit Phimose und ektatischer Harntransportstörung beobachtet und ist dann häufig mit Infektsteinen assoziiert (s. oben).

35.5.5.4 Onkologie

HWI bei stark immunsupprimierten Patienten, z. B. nach Knochenmarktransplantation oder Nierentransplantation, können neben bakteriellen Erregern auch durch Pilze und Viren verursacht sein. Die virusassoziierte, hämorrhagische Zystitis wird gewöhnlich durch Adenoviren oder Polyomaviren verursacht (Kawakami 1997; Takashi 1995). Einzelne Fallbeispiele mit hämorrhagischen Zystitiden, verursacht durch Viren der Herpesgruppe, wurden beschrieben (Mc Clanahan 1994; Broseta 1993).

Die Zahl der durch Pilze bedingten HWI hat sich in den letzten 10 Jahren verdreifacht. Häufigster uropathogener Keim ist Candida albicans. Zunehmend finden sich jedoch Candida-albicans-Stämme, die gegen Fluconazol resistent sind. Darüber hinaus treten heute häufiger sog. Non-albicans-Candidaarten (z. B. Candida krusei, Candida lusitaniae) auf, welche artspezifisch Resistenzen gegen verschiedene Antimykotika ausbilden (Hacker 1998).

35.5.5.5 Intensivmedizin und Transplantationsmedizin

HWI-begünstigende Zustände bei postoperativen und Traumapatienten sind Hypothermie, parenterale Ernährung, Katabolie oder Gewebehypoxie. Durch die schocktypischen hämodynamischen Störungen können Funktionsstörungen der Nieren mit verminderter Clearencefunktion sowie Durchblutungsstörungen der Schleimhäute auftreten. Bei Verwendung von transurethralen Latexkathetern in diesen kritischen Situationen (z. B. Operationen mit der Herz-Lungen-Maschine) ist auch das Risiko von Harnröhrenstrikturen stark erhöht (Elhilali 1986).

Bei Patienten mit HWI nach Transplantationen (Herz-, Lungen-, Leber-, Pankreas-, Darmtransplantation) steht neben der katheterassoziierten HWI die durch Immunsuppression bedingte HWI im Vordergrund. Bei Patienten im postoperativen Verlauf der Nierentransplantation sind die Immundefizienz sowie urologische Komplikationen zu berücksichtigen.

Patienten nach Nierentransplantation haben ein hohes Risiko, eine Bakteriurie zu entwickeln, welche für den Patienten und das Transplantat gefährlich ist. Frühinfektionen (1.–3. Monat nach Transplantation) werden von Spätinfektionen (nach 3 Monaten) unterschieden. Die jährliche Inzidenz beträgt 6–31% (Sarramon 1983). Frühinfektionen präsentieren sich üblicherweise asymptomatisch. Eine verdeckte Pyelonephritis, Bakteriämie (bei 60% der Bakteriämien nach Nierentransplantation stammen die Erreger aus dem Urogenitaltrakt), Allograftdysfunktion und eine hohe Rate an bakteriellen Relapsen nach konventioneller Antibiotikatherapie kennzeichnen diese Infektionsart.

Neben persistierenden Infektionen der Restnieren oder der Transplantatnieren sowie intraoperativ erworbenen Infektionen ist die Dauer der Harnableitung die wichtigste Infektionsquelle. Infektionen in diesem Zeitraum bedürfen einer 6-wöchigen antimikrobiellen Therapie. Das Antibiotikum darf keine Nierentoxizität besitzen und nicht mit den immunsupprimierenden Medikamenten interferieren. Geeignete Antibiotika erscheinen Fluorchinolone und Cotrimoxazol zu sein. Spätinfektionen haben in der Regel eine gute Prognose, soweit keine anatomischen oder funktionellen Hindernisse bestehen, und müssen meistens lediglich 10–14 Tage therapiert werden (Cuvelier 1985).

Eine Infektion mit Candida spp. ist in der Regel asymptomatisch, trägt jedoch speziell bei Nierentransplantierten in Verbindung mit Diabetes mellitus das Risiko des Entstehens von obstruierenden Candidakonglomeraten mit der Gefahr einer Candidapyelonephritis und Candidasepsis oder einer Anastomoseninsuffizienz. Unter diesem Aspekt sollte beim Nierentransplantierten auch eine asymptomatische Candidaurie therapiert werden. Liegt der HWI beim Nierentransplantierten eine anatomische oder funktionelle Störung zugrunde (z. B. vesikorenaler Reflux, Ostruktion), muss diese beseitigt werden.

35.5.6 Schwere nosokomiale Erkrankungen des Urogenitaltrakts

35.5.6.1 Schwere Erkrankungen des unteren Urogenitaltrakts

Kavernitis

Eine Kavernitis ist eine phlegmonöse Entzündung der Corpora cavernosa. Durch Dauerkatheter und Einblutungen nach Beckentraumen kann sich eine Kavernitis per continuitatem oder hämatogen entwickeln. Geschwollene, stark schmerzhafte Schwellkörper und phlegmonöser Verlauf sind typisch. Die Behandlung erfolgt durch suprapubische Harnableitung und Breitspektrumantibiotika (Alken 1992).

Fournier-Gangrän

Die Fournier-Gangrän ist eine nekrotisierende Fasziitis der Tunicae dartos et colles. Die Infektionsausbreitung erfolgt entlang anatomisch präformierter Faszienräume in einen nach ventral offenen und nach kraniodorsal und lateral abgeschlossenen Bereich (Colles-Raum). Im Gegensatz zum Gasbrand werden die Faszienbegrenzungen bei der Ausdehnung der Gangrän nicht überschritten. Es besteht eine bakterielle Mischflora aus grampositiven Kokken, gramnegativen Aerobiern (Enterobakterien) und anaeroben Bakterien. Durch ausgeschüttete Endotoxine kommt es zur Thrombozytenaggregation mit Komplementbindung und durch die Heparinaseproduktion der Anaerobier zu einer beschleunigten vaskulären Thrombosierung mit reaktiver Nekrosenbildung (Prokop 1994; Sponholz 1990).

Gekennzeichnet ist die Erkrankung durch eine foudroyante Entwicklung und hohe Toxizität bis zum schweren septischen Schock. Einem subkutanen Emphysem des Perineums und Skrotums folgend, bildet sich eine Gewebenekrose, z. T. unter Freilegung des Skrotalinhalts aus. Durch den Gewebsuntergang ist die Gefahr eines akuten Nierenversagens zusätzlich verstärkt. Die Therapie besteht in einer großzügigen chirurgischen Exzision aller Nekrosen und betroffenen Faszien. Die Anlage eines suprapubischen Katheters ist anzuraten. Die antimikrobielle Therapie besteht in einer Antibiotikakombination aus β-Laktamantibiotika, Aminoglykosiden und Nitroimidazolen (Metronidazol). Der Nutzen der hyperbaren O_2-Therapie ist umstritten (Grist 1994).

Akute Prostatitis und Prostataabszess

Die akute Prostatitis ist eine bakterielle Entzündung der Prostata . Der häufigste Infektionsweg besteht in der kanalikulären Aszension mit Influx infizierten Urins in die Prostatakanälchen. Darüber hinaus ist ein hämatogener Weg sowie eine lymphogene Ausstreuung bei Infektionen im perianalen Raum oder eine Abszessbildung nach einer Prostatabiopsie möglich. Ursächlich findet man eine infravesikale Abflussbehinderung in Verbindung mit immunschwächenden Erkrankungen. In 60% der Fälle findet man keine Ursache (Vahlensieck 1994).

Das Erregerspektrum besteht aus 53–80% E. coli und anderen Enterobakterien, 19% grampositiven Bakterien und 17% Anaerobiern (B. fragilis; Meares 1975). Eine Komplikation stellt der Prostataabszess dar, der sich in 3% der Fälle in das umgebende Weichteilgewebe entlang der pubovesikalen Ligamente bis zur prävesikalen Faszie ausbreiten oder das Rektum penetrieren kann.

Klinisch zeigt sich hohes Fieber (>39°C), Schüttelfrost, starke Miktionsbeschwerden, u. U. akuter Harnverhalt, Schmerzen in der Dammregion, im Lendenbereich sowie Defäkationsschmerzen und Rektumtenesmen. Die rektale Palpation ergibt in 75% eine vergrößerte, schmerzhafte Prostata sowie eine Fluktuation in 21–88% (Brawe 1992).

Die Diagnose wird durch den transrektalen Ulltraschall gestellt, CT und MRT sind hilfreich. Die Prostatamassage ist kontraindiziert, die Erregergewinung erfolgt durch Blutkultur, Urinkultur (bei abgekapselten Prozessen kann der Urin keimfrei sein) sowie in Einzelfällen durch eine perineale Punktion.

Die antibiotische Therapie sollte aus einer Aminoglykosid-Fluorchinolon-β-Laktam-Kombination bestehen. Der Prostataabszess benötigt zusätzlich eine chirurgische Drainage. In seltenen Fällen kann sich ein epiduraler Abszess entwickeln, an den bei persistierenden Rückenschmerzen gedacht werden sollte.

35.5.6.2 Schwere Erkrankungen des oberen Urogenitaltrakts und der angrenzenden Gebiete

Pyelonephritiden

Die hohe Osmolarität des Nierenmarks wirkt sich negativ auf die Leukozytenfunktion aus, deshalb ist das Interstitium des Nierenmarks bei der Pyelonephritis stärker beteiligt als die Nierenrinde. Klinische Symptome sind ein- oder beidseitige Flankenschmerzen, Algurie, Dysurie und Pollakisurie sowie Fieber >38°C.

Die fokale Nephritis ist analog zur Lobärpneumonie auf einen oder mehrere Nierenlappen beschränkt. Sonographisch findet sich eine umschriebene Raumforderung, mit unterbrochenen Echos, welche die normale Rinden-Mark-Gliederung durchbrechen. Im Kontrast-CT finden sich typische keilförmige, schwach berandete Areale verminderter nephrographischer Dichte. Differenzialdiagnostisch kommen Nierenabszess, Tumor oder ein Niereninfarkt in Frage.

Die emphysematöse Pyelonephritis ist eine Infektion der Nieren, welche durch Gasformation im Nierenparenchym und perirenal gekennzeichnet ist. Die Mortalität liegt bei 11–54% (Michaeli 1984). Diabetes mellitus oder eine Harnwegsobstruktion sind prädisponierende Faktoren. Am häufigsten finden sich E. coli, K. pneumoniae und E. cloacae.

Bei der Fermentation von Glukose sind bei den Enterobakterien über Pyruvat als Zwischenprodukt zwei unterschiedliche Stoffwechselwege möglich: Die gemischte Säurenfermentation und die Butylen-Glykol-Fermentation. Bei der ersteren bilden sich hauptsächlich organische Säuren, wobei sich bei letzterem Stoffwechselweg vornehmlich Alkohole unter starker CO_2-Produktion bilden (Koneman 1997). Zu letzterer Gruppe gehört die Klebsiella-Enterobacter-Hafnia-Serratia-Gruppe, jedoch auch E. coli ist imstande, auf diesem Weg Gas zu bilden. Eine Infektion mit gasbildenden Bakterien geht einher mit einer schlechten Gewebeperfusion. Die kontralaterale Seite ist häufig mitbetroffen.

Nierenabszess und perinephritischer Abszess

Die klinischen Symptome sind Schüttelfrost, Fieber, Rücken- oder Bauchschmerzen, Berührungsempfindlichkeit des kostovertebralen Winkels, Raumforderung und Rötung der Flanke,

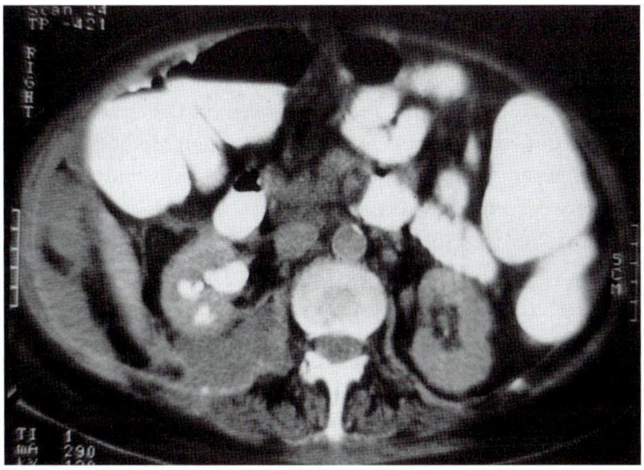

Abb. 35-3. Nativ-CT einer 67-jährigen Patientin mit einem ausgedehnten perinephritischen Abszess rechts. Zu erkennen der Nierenbeckenausgussstein *rechts* nach chronischer Harnwegsinfektion mit Proteus mirabilis. Die Patientin war Dauerkatheterträgerin aufgrund einer Blasenentleerungsstörung wegen mulatipler Sklerose. Begleitend ein massiver paralytischer Ileus *(kontrastierte Darmschlingen)*. Bei der Eröffnung des Retroperitonealraums fand sich Eiter von der Leber bis in das kleine Becken reichend. Das Nephrektomiepräparat zeigte eine schwere Entzündung der Niere und der angrenzenden Strukturen sowie einen Nierenbeckenausgussstein

Schonung der oberen lumbalen und paraspinalen Muskeln. Symptome können aber auch sehr subtil vorhanden sein, v. a. bei bettlägerigen Patienten. Hier können respiratorische Insuffizienz, hämodynamische Instabilität oder ein reflektorischer paralytischer Ileus im Vordergrund stehen. Auf eine abszedierende Infektion der Niere hindeutend sind Fieber und Leukozytose für mehr als 72 h, trotz antiobitischer Therapie. Die Urinkultur kann in 14–20% negativ sein (Elkin 1975). Die häufigsten isolierten Erreger sind E. coli, K. pneumoniae, Proteus spp., bei hämatogener Streuung S. aureus.

Nach kaudal sind die beiden Gerota-Faszienblätter offen, und das perirenale Fett steht in Verbindung mit dem Fettgewebe des Beckens. Aus diesen anatomischen Gegebenheiten heraus kann ein perinephritischer Abszess innerhalb der Faszie nach kaudal in die Leiste oder in das perivesikale Gewebe wandern oder auf die Gegenseite übergehen und hierbei das Peritoneum perforieren.

Aufgrund der unterschiedlichen Ausprägung können ein paralytischer Ileus (Abb. 35-3), pleuritische Schmerzen, Hüftschmerzen oder Leistenschmerzen im Vordergrund stehen. Im weiteren Verlauf kann sich eine Hautphlegmone mit einer Flankenrötung entwickeln, die sich u. U. bis auf die Oberschenkel, Rücken, Gesäß und Unterbauch ausbreiten kann. Durch Verzögerung der Diagnose bedingt liegt die Mortalität bei bis zu 57%. Blutkulturen sind in 10–40% positiv, Urinkulturen in 50–80% (Sheinfeld 1987).

35.5.6.3 Urosepsis

Bei ca. 20–30% aller septischen Erkrankungen ist der septische Fokus im urogenitalen Bereich lokalisiert. Häufigste Ursachen für eine Urosepsis sind obstruktive Harnabflussstörungen wie Harnleitersteine, Anomalien, Stenosen oder tumoröse Veränderungen. Aber auch nach Eingriffen im Urogenitaltrakt oder nach Infektionen der parenchymatösen Organe des Urogenitaltrakts kann es zu einer Sepsis kommen. Die Diagnose einer Sepsis wird durch das Vorliegen einer Infektion und systemischen Entzündungszeichen gestellt. Als schwere Sepsis wird die Entwicklung einer Hypoperfusion mit Organdysfunktion bei einem septischen Patienten bezeichnet, als septischer Schock Hypoperfusion und persistente Hypotension.

Das Erregerspektrum bei Urosepsis setzt sich aus 50% E. coli, 15% Proteus spp. 15% Enterobacter und Klebsiella spp., 5% P. aeruginosa und 15% grampositiven Erregern zusammen (Menninger 1998). Bei reduzierter Abwehrlage können gering pathogene Erreger wie Enterokokken oder koagulasenegative Staphylokokken eine Sepsis verursachen.

Neben der lokalisierten Infektion, die durch Antibiotika- und chirurgische Therapie behandelt wird, steht die systemische Entzündung im Vordergrund: Eine initial überschießende Entzündungsreaktion, aktiviert durch Mediatoren, wie z. B. Bakterientoxine, ist begleitet von einer Periode der Immundepression. Proinflammatorische Zytokine von stimulierten Makrophagen, wie z. B. TNF-α und Interleukin-1, können direkt oder indirekt über sekundäre Mediatoren Organfunktionen beeinträchtigen.

Über die induzierbare Stickstoffmonoxid- (NO-)Synthetase kommt es zu einem Tonusverlust der Arteriolen und Venolen des Körperkreislaufs und damit zu einer Erniedrigung des systemischen vaskulären Gefäßwiderstands und zu einem venösen Pooling des Intravasalvolumens. Der mittlere arterielle Druck fällt ab. Im Lungenkreislauf kommt es zu einem Anstieg des pulmonalen vaskulären Wiederstands, z. T. wegen einer erniedrigten linksventrikulären Compliance und folgender Dilatation. Neben einer erhöhten Kapillarpermeabilität, rheologischen Störungen, arteriovenösen Shunts, die über die Hypoperfusion den Zellmetabolismus beeinträchtigen, können Entzündungsmediatoren wie z. B. TNF-α, NO, Endotoxin oder Interleukin-1 die Zellen direkt über eine Störung des oxidativen Metabolismus schädigen (Astiz 1998).

Somit besteht die Therapie aus der effektiven Behandlung des Infektherdes, einer differenzierten intensivmedizinischen Behandlung der Gewebehypoperfusion, und in Zukunft wird vielleicht eine antiinflammatorische Komponente in die Behandlung mit eingehen.

Eine richtige Antibiotikawahl konnte ein verbessertes Auskommen im septischen Schock zeigen (Kreger 1980). Um ein möglichst breites Spektrum zu erreichen, werden Antibiotikakombinationen eingesetzt. Ein Cephalosporin der Gruppen 3a, b (Einteilung nach der Konsensuskonferenz der PEG 1994), z. B. Ceftazidim, in Verbindung mit Aminoglykosiden oder Flurchinolonen hat sich bewährt. Alternativ zu den Cephalosporinen können Acylaminopenicilline mit Wirksamkeit gegen Pseudomonas spp. und Enterokokken (z. B. Azlozillin, Piperacillin) in Verbindung mit einem β-Lakatamasehemmer eingesetzt werden. Bei nosokomialen Infektionen mit mehrfachresistenten Erregern sind Carbapeneme indiziert.

Unbedingt muss ein mikrobiologischer Erregernachweis erzwungen werden (Urin-, Blut-, Gewebekultur), da multiresistente Erreger, z. B. MRSA, heutzutage eine große Rolle spielen und Wirkungslücken nur nach Resistenztestung geschlossen werden können.

35.5.7 Therapie

Bei den komplizierten HWI kann eine Antibiotikatherapie auf Dauer nur erfolgreich sein, wenn die komplizierenden Faktoren beseitigt oder die urodynamischen Abläufe weitgehend wiederhergestellt werden können. Deshalb erfordern komplizierte HWI neben einer effektiven antibakteriellen Chemotherapie eine spezielle urologische Diagnostik und Therapie.

35.5.7.1 Antibiotikatherapie

Antibiotikatherapie allgemein

Zur Therapie komplizierter, nosokomialer HWI muss ein Antibiotikum die geeigneten pharmakodynamischen und pharmakokinetischen Voraussetzungen besitzen, d. h. möglichst hohe Ausscheidung in unveränderter Form über die Niere, mit guter antibakterieller Aktivität, sowohl im sauren als auch im alkalischen Urin. Da man bei nosokomialen HWI häufiger mit resistenten, gelegentlich auch multiresistenten Erregern rechnen muss, ist eine dementsprechende Erweiterung des Antibiotikaspektrums erforderlich. Um den Selektionsdruck für resistente Erreger zu verringern, sollten Antibiotika aus verschiedenen Gruppen zum Einsatz kommen.

Antibiotikatherapie speziell

Für die Therapie der komplizierten HWI stehen multiple Substanzen zur Verfügung (s. auch Tabelle 9-2): Cephalosporine der Gruppen 1–5, Acylureidopenicilline mit β-Laktamaseinhibitor, Monobactame, Carbapeneme. Zur empirischen antibiotischen Therapie schwerer HWI, z. B. bei drohender Urosepsis, sollten Breitspektrumantibiotika (Breitspektrumpenicilline mit β-Laktamaseinhibitoren, Cephalosporine der 3. Gruppe, Fluorchinolone, Carbapeneme) eingesetzt werden. Eine synergistische Therapie, z. B. mit Aminoglykosiden oder Fluorchinolonen ist u. U. zur Initialtherapie nach Abwägung der Nebenwirkungen sinnvoll.

35.5.7.2 Urologische Therapie

Die urologisch-chirurgische Therapie der komplizierten HWI teilt sich in eine Soforttherapie bei drohender oder manifester Urosepsis mit instabilen Vitalfunktionen und in eine endgültige Sanierung des Harntrakts. Die Primärtherapie hat zum Ziel, eine Harntransportstörung unter geringer Patientenbelastung (Vermeidung von Einschwemmung infizierten Urins in die Blutbahn) zu beseitigen. Hierzu werden in der Regel Katheter und Drainagen verwendet. Die endgültige Sanierung des Harntrakts (z. B. Lithotomie, Prostataresektion, Ureterreimplantation) erfolgt mit differenzierten urologischen Methoden häufig erst in einer 2. Sitzung, nach Stabilisierung des Patienten und nach mehreren Tagen bis Wochen.

35.5.8 Prophylaxe

Zur Prävention der nosokomialen HWI hat das Robert-Koch-Institut Richtlinien entworfen. Diese sind in Kap. 9 unter »Harnwegsinfektionen« (Abschn. 9.8) aufgeführt.

Da 80–90% der nosokomialen HWI mit dem Einsatz von Urinkathetern oder einer Instrumentation des Urogenitaltrakts assoziiert sind, besteht die beste Prophylaxe in der Vermeidung eines Katheters. Ist er jedoch nötig, so muss unbedingt die Liegedauer minimiert werden. Weitere Komplikationen eines transurethralen Harnblasendauerkatheters sind Harnröhrenstriktur (Abb. 35-4), Harnröhrenperforation und Epididymitis (Abb. 35-5). Verschiedene Möglichkeiten, eine Katheterinfektion zu vermindern, sind in Gebrauch:

Die Silberbeschichtung von Kathetern kann einen bakteriziden Effekt ausüben, jedoch muss die Konzentration der freien Silberionen hoch und der Kontakt zu Albumin und Chloridionen niedrig sein, da Silber-Chlorid-Komplexe ausfallen können (Schierholz 1999). Durch den suprapubischen Katheter konnte die Rate der HWI von 40% auf 18% gesenkt werden (Horgan 1992), da der enge Kontakt zur Analregion fehlt und die Reizung der Harnröhrenmukosa und damit die mukopurulente Schleimstraße entfällt. Bei den Urindrainagesystemen sollte ein geschlossenes System verwendet werden, wobei weder zur Urinuntersuchung noch zur Urinentleerung die Kontinuität des Systems unterbrochen werden darf.

Die Urinentnahmestellen sollten plane Muffen besitzen, sodass eine ausreichende Desinfektion durchgeführt werden kann. Eine starre, belüftete Tropfkammer mit vertikaler Ausrichtung sollte am Ablaufbeutel vorhanden sein (Drehsen 1998). Auf allgemeine hygienische Maßnahmen, wie z. B. aseptische Katheteranlage, Tragen von Einmalhandschuhen und eine hygienische Händedesinfektion (Händewaschen ist nicht ausreichend) zur Vermeidung von Kreuzinfektionen ist zu achten.

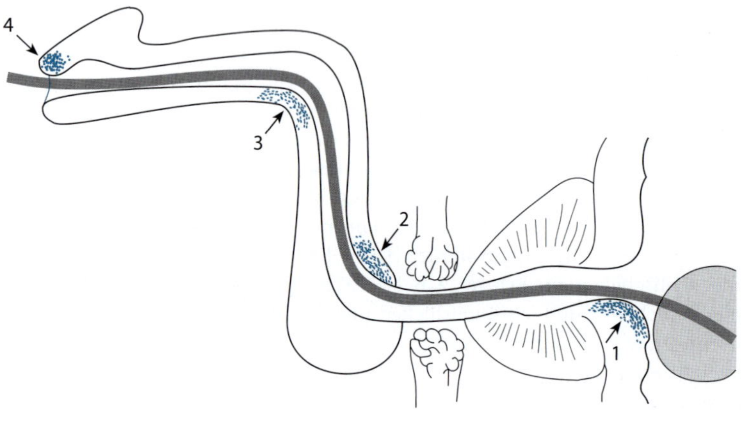

Abb. 35-4. Schematische Darstellung der Prädilektionsstellen von Harnröhrenstriktur und Harnröhrenperforation bei transurethralen Harnblasenverweilkathetern (*1* Harnblasenhals, *2* bulbäre Urethra, *3* penile Urethra, *4* Meatus urethrae)

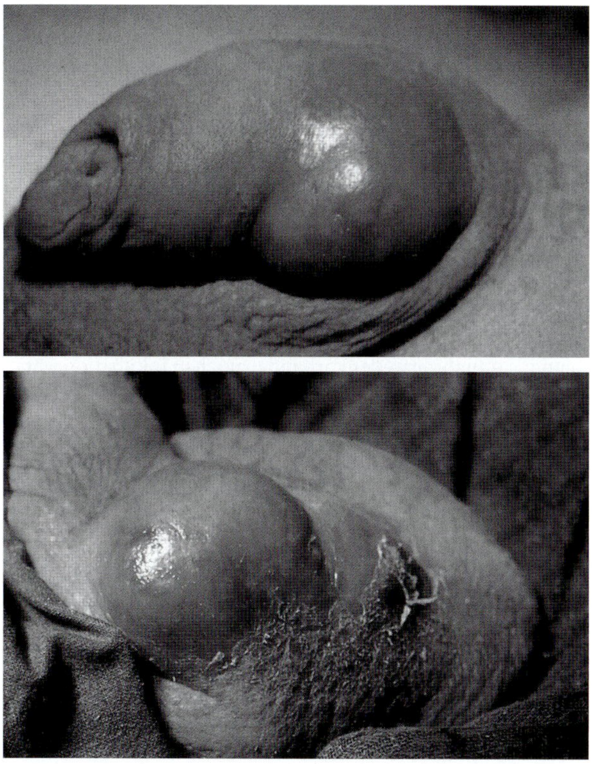

a

b

Abb. 35-5a, b. Eitrig abszedierende Epididymitis bei einem Patienten nach transurethralem Harnblasenverweilkatheter. Bei einer solchen Komplikation muss der transurethrale Katheter in einen suprapubischen Katheter umgewandelt werden. Eine Progredienz der Infektion kann bis zur Fournier-Gangrän führen

Literatur zu Kap. 35.5

Alken P, Walz PH (1992) Urologie. VCH, Weinheim, S 132–152, 460–461

Astiz ME, Rackow EC (1998) Septic shock. Lancet 351: 1501–1505

Bachmann HJ (1998) Harnwegsinfektionen bei Kindern. Pädiatrische Aspekte. In: Hofstetter A (Hrsg) Urogenitale Infektionen. Springer, Berlin Heidelberg New York Tokio, Kap 7.1, S 140–153

Brawe MK (1992) Acute prostatitis and prostatic abscess. In: Drach GW (ed) Common problems in infections and stones. Mosby, Baltimore, pp 99–105

Brehmer B, Madsen PO (1972) Route and prophylaxis of ascending bladder infection in male patients with indwelling catheters. J Urol 108: 719–721

Brocklehurst JC, Bee P, Jones D, Palmer MK (1977) Bacteriuria in geriatric hospital patients. Its correlates and management. Age Ageing 6: 240–245

Broseta E, Osca JM, Morera J, Martinez-Agullo E, Jimenez-Cruz JF (1993) Urological manifestations of Herpes zoster. Eur Urol 24: 244–247

Bukowski TP, Betrus GG, Aquilina JW, Perlmutter AD (1998) Urinary tract infections and pregnancy in women who underwent antireflux surgery in childhood. J Urol 159/4: 1286–1289

Costerton JW (1999) Introduction to Biofilm. Int J Antimicrob Agents 11: 217–221

Cuvelier R, Pirson Y, Alexandre GPJ, Van Ypersele de Strihou (1985) Late urinary tract infection after transplantation: Prevalence, predisposition and morbidity. Nephron 40: 76–78

Davies HD, Jones EL, Sheng RY, Leslie B, Matlow AG, Gold R (1992) Nosocomial urinary tract infections at a pediatric hospital. Pediatr. Infect Dis J 11/5: 349–354

Dontas AS, Kasviki-Charvati P, Papagnoyioton PC, Marketos SG (1981) Bacteriuria and survival in old age. N Engl J Med 304: 939–943

Drehsen U, Schumacher M, Daschner F (1998) Vergleichende Prüfung von geschlossenen Urindrainagesystemen mit Urimeter. Hyg Med 23: 204–210

Elhilali MM, Hassouna M, Abdel-Hakim AMR, Tejeira J (1986) Urethral stricture following cardiovascular surgery: role of urethral ischemia. J Urol 135: 275–277

Eliakim A, Dolfin T, Korzets Z, Wolach B, Pomeranz A (1997) Urinary tract infection in premature infants: the role of imaging studies and prophylactic therapy. J Perinatol 17/4: 305–308

Elkin M (1975) Renal cysts and abscesses. Curr Probl Radiol 5: 1–56

Farley MM, Harvey C, Stull Z et al. (1993) A population based assessment of invasive disease due to group B streptococcus in non-pregnant adults. N Engl J Med 328: 1807–1811

Ferroni A, Nguyen L, Pron B, Quesne G, Brusset MC, Berche P (1998) Outbreak of nosocomial urinary tract infections due to Pseudomonas aeruginosa in a paediatric surgical unit associated with tap-water contamination. J Hosp Infect 39/4: 301–307

Gerber B, Schmidt H, Ohde A (1994) Diagnose von Harnwegsinfektionen im Puerperium. Geburtsh Frauenheilkd 5/9: 524–528

Grist NR, Ho-Yen DO, Walker E, Williams GR (1994) Diseases of infection. Oxford Med Publ, New York, p 68

Großer J (1991) Einführung der Übersetzung der CDC-Definitionen für nosokomiale Infektionen 1988. Z Ärztl Fortbild 85: 817–827

Hacker J (1998) Virulenzfaktoren aus mikrobiologischer Sicht. In: Hofstetter A (Hrsg) Urogenitale Infektionen. Springer, Berlin Heidelberg New York Tokio, Kap 4, S 75–96

Hauer T, Huzly D, Gastmeier P et al. (1996) Hospital infections in gynaecology and obstetrics. An inclusive prevalence study in Germany. Geburtsh Frauenheilkd 56/10: 546–549

Horgan AFB, Prasad D, Waldron D, Sullivan D (1992) Acute urinary retention. Jarlier V, Nicolas M-H, Fournier G, Philippon A (1988) Extended broad-spectrum ß-lactamases conferring transferable resistance to newer β-lactam agents in Enterobacteriaceae: hospital prevalence and susceptibility patterns. Rev Infect Dis 10: 867–878

Kaitz AL, Williams EJ (1960) Bacteriuria and urinary-tract infections in hospitalized patients. N Engl J Med 262: 425–430

Kawakami M, Ueda S, Maeda T et al. (1997) Vidarabine therapy for virus-associated cystitis after allogeneic bone marrow transplantation. Bone Marrow Transplant 20: 485–490

Koneman EW, Allen SD, Janda WM, Schreckenberger PC, Winn WC (1997) Diagnostic microbiology, 5th edn, chap 4: The enterobacteriaceae carbohydrate utilization, pp 172–176. Lippincott, Phildadelphia New York

Kreger BE, Craven, DE, McCabe WR (1980) Gram-negative bacteremia. IV. Re-evaluation of clinical features and treatment in 612 patients. Am J Med 68/3: 344–355

Kunin CM, Zacha E, Paquin AJ Jr (1962) Urinary-tract infections in school children. Prevalence of bacteriuria and associated urologic findings. N Engl J Med 226: 1287–1296

Livermore DM (1988) Permeation of β-lactam antibiotics into escherichia coli, Pseudomonas aeruginosa, and other gramnegative bacteria. Rev Infect Dis 10: 691–698

McClanahan C, Grimes MM, Callaghan E, Stewart J (1994) Hemorrhagic cystitis associated with Herpes simplex virus. J Urol 151: 152–153

Meares EM (1975) Prostatitits-a review. Urol Clin N Am 2: 3

Melekos MD, Naber KG (2000) Complicated urinary tract infections. Int J Antimicrob Agents 15/4: 247–256

Menninger M (1998) Urosepsis. Klinik, Diagnostik, Therapie. In: Hofstetter A (Hrsg) Urogenitale Infektionen. Springer, Berlin Heidelberg New York Tokio, Kap 24.1, S 521–536

Michaeli J, Mogle P, Perlberg S, Heiman S, Caine M (1984) Emphysematous pyelonephritis. J Urol 131: 203–208

Mittendorf R, Williams MA, Kass EH (1992) Prevention of preterm delivery and low birth weight associated with asymptomatic bacteriuria. Clin Infect Dis 14/4: 927–932

Naber KG, Liedl B (1995) Harnwegsinfektionen bei geriatrischen Patienten unter besonderer Berücksichtigung des Harnblasenkatheters als Infektionsquelle. Bericht über die 15. Fortbildungstage »Praktische Geriatrie« in Lübeck, 4.–6. Mai '95

Nicolle LE, Bjornson J, Harding GKM, MacDonell JA (1985) Bacteriuria in elderly institutionalized men. N Engl J Med 309: 1420–1425

Obana Y, Shibata K, Nishino T (1991) Adherence of serratia marcescens in the pathogenesis of urinary tract infections in diabetic mice. J Med Microbiol 35: 93–97

Paul-Ehrlich-Gesellschaft (1994) Konsensuskonferenz zur Einteilung parenteraler Cephalosporine. Chemother J 3: 101–115

Prokop A, Gawenda M, Witt J, Schmitz-Rixen T (1994) Die Fournier-Gangrän. Langenbecks Arch Chir 379: 224–228

Roberts JA (1997) Tropism in bacterial infections: Urinary tract infections. Infectiology 1: 98–105

Sarramon JP, Lhez JM (1983) Urinary infection in renal transplantation. In: Francois B, Perrin P (eds) Urinary infection: Insight and prospects. Butterworth, Woburn/MA, pp 161–173

Schierholz JM, Lucas LJ, Rump A, Pulverer G (1998) The efficacy of silver coating of medical devices. J Hosp Infect 40/4: 257–262

Schieve LA, Handler A, Hershow R, Persky V, Davis F (1994) Urinary tract infection during pregnancy: ist association with maternal morbidity and perinatal outcome. Am J Public Health 84/3: 405–410

Sheinfeld J, Erturk E, Spataro RF, Cockett ATK (1987) Perinephric abscess: Current concepts. J Urol 137: 191–194

Simon C, Stille W (2000) Antibiotikatherapie in Klinik und Praxis, 10. Aufl. Schattauer, Stuttgart New York (Antibiotikatherapie in der Schwangerschaft, S 622–624)

Sklar AH, Caruana RJ,Lammers JE, Strauser GD (1987) Renal infections in autosomal dominant polycystic kidney disease. Am J Kidney Dis 10: 01–00

Sponholz F, Drawz G (1990) Die Fourniersche Gangrän. Z Urol Nephrol 83: 129–131

Takashi Y, Teruhiro N, Kota T, Hiroshi T, Kazuo O, Hiromasa Y (1995) Acute hemorrhagic cystitis caused by adenovirus after kidney transplantation. Urol Int 54: 142–146

Vahlensieck W, Hofstetter AG (1994) Acute prostatitis and prostatic abscess. In: Weidner W, Madsen PO, Schiefer HG (eds) Prostatitis. Etiopathology, diagnosis and therapy. Springer, Berlin Heidelberg New York Tokyo, pp 133–148

Van Dooyeweert DA, Schneider MME, Borleffs JCC, Hoepelmann AIM (1997) Bacteriuria in male patients infected with human immunodeficiency virus type 1. In: Bergan T (ed) Urinary tract infections. Karger, Basel (Infectiology 1, pp 37–45)

Wagenlehner FME, Stöwer-Hoffmann J, Schneider-Brachert W, Naber KG, Lehn N (2000) Influence of a prophylactic single dose of ciprofloxacin on the level of resistance of Escherichia coli to fluoroquinolones in urology. Int J Antimicrob Agents 15: 207–211

Warren JW, Muncie HL Jr, Hall-Craggs M (1988) Acute pyelonephritis associated with bacteriuria during long-term catheterization: a prospective clinicopathological study. J Infect Dis 158: 1341–1346

Wheat U (1980) Infections in diabetes. Diab Care 3: 187–197

Winberg J, Bollgren I, Källenius G et al. (1982) Clinical pyelonephritis and focal renal scarring. Pediatr Clin North Am 29: 801

Witte W, Kresken M, Braulke C, Cuny C (1997) Increasing incidence and widespread dissemination of methicillin-resistant Staphylococcus aureus (MRSA) in hospitals in central Europe, with special reference to German hospitals. Clin Microbiol Inf 3/4: 414–422

Wood EG, Dillon HC (1981) A prospective study of group B streptococcal bacteriuria in pregnancy. Am J Obstet Gynecol 140: 515–520

35.6 Prävention bei nosokomialer Pneumonie

P. Gastmeier

35.6.1 Epidemiologie

35.6.1.1 Nosokomiale Pneumonien bei beatmeten Patienten

Nosokomiale Pneumonien – d. h. Pneumonien, die bei Krankenhausaufnahme weder vorhanden noch in Inkubation waren – sind die häufigsten Krankenhausinfektionen bei Intensivpatienten. Besonders bei beatmeten Patienten werden sie sehr oft beobachtet. Nach den Daten des Krankenhaus-Infektions-Surveillance-Systems (KISS) kann man von ca. 10 Pneumonien pro 1000 Beatmungstage auf deutschen Intensivstationen ausgehen, wobei selbstverständlich Unterschiede nach der Art der Intensivstation existieren und auch zwischen den verschiedenen Intensivstationen eine große Variabilität gegeben ist (▣ Tabelle 35-10).

Somit ist mit etwa 30.000 Fällen von beatmungsassoziierten Pneumonien auf Intensivstationen pro Jahr in Deutschland zu rechnen, und sie sind damit auch die am häufigsten zum Tod führenden nosokomialen Infektionen. Verschiedene Studien ermittelten eine den nosokomialen Pneumonien zuzuschreibende Letalität von 0–27% (▣ Tabelle 35-11). Für Hochrechnungen wird in der Regel 10% zusätzliche Letalität wegen nosokomialer Pneumonie zugrunde gelegt. Dementsprechend ist eine Anzahl von jährlich ca. 3000 wegen nosokomialer Pneumonien auf Intensivstationen gestorbenen Patienten in Deutschland wahrscheinlich.

Auch die Behandlungsdauer auf Intensivstationen verlängert sich wegen nosokomialer Pneumonien erheblich, man kann von ca. 5–25 Tagen pro Fall ausgehen (▣ Tabelle 35-11). Somit verursachen nosokomiale Pneumonien ca. 300.000 zusätzliche Behandlungstage auf Intensivstationen pro Jahr in Deutschland und entsprechende Kosten.

35.6.1.2 Nosokomiale Pneumonien bei nicht beatmeten Patienten

Nosokomiale Pneumonien sind auch bei nicht beatmeten Patienten auf Intensivstationen und auf anderen Stationen, insbesondere bei postoperativen Patienten, zu beobachten. Nach den Daten der nationalen Prävalenzstudie (NIDEP 1) ist ihre Prävalenz dort allerdings etwa 10- bis 20-mal geringer (▣ Tabelle 35-12; Rüden u. Daschner 2000).

Das gilt ebenso für die Inzidenz und noch mehr für die Inzidenzdichte, wie auf der Basis der bei chirurgischen und Intensivpatienten durchgeführten NIDEP-2-Studie für den Vergleich zwischen beiden Patientengruppen gezeigt wurde (Rüden u. Daschner 2000; ▣ Tabelle 35-13).

35.6.1.3 Erregerspektrum

Nach dem Zeitpunkt des Auftretens unterscheidet man Early-onset-Fälle, die innerhalb von 48–72 h nach der Intubation auftreten und v. a. durch Erreger wie S. aureus, H. influenzae,

Tabelle 35-10. Beatmungsassoziierte Pneumonien nach der Art der Intensivstation (KISS 12/99)

Art der Intensivstation	Beatmungstage	Beatmungsassoziierte Pneumonierate (pro 1000 Beatmungstage)		
		Gepoolter Mittelwert	Median	75. Perzentile
Interdisziplinär (n = 54)	124064	9,9	7,4	14,9
Medizinisch (n = 28)	29187	8,4	6,3	13,1
Chirurgisch (n = 37)	82801	12,5	9,7	15,3
Neurochirurgisch (n = 5)	11574	12,7	11,5	13,5

Tabelle 35-11. Zusätzliche Letalität und Verlängerung der Verweildauer wegen nosokomialer Pneumonie nach den Daten verschiedener Fallkontrollstudien

Studie	Art der Intensivstation	Zuschreibbare Letalität [%]	Zusätzliche Aufenthaltstage wegen Pneumonie auf der Intensivstation bei Überlebenden
Craig u. Connelly 1984	Interdisziplinär	14,8	8
Leu et al. 1989	Keine Angabe	6,8	9,2
Kappstein et al. 1992	Chirurgisch	Nicht untersucht	10
Fagon et al. 1993	Medizinisch	27	13
Baker et al. 1996	Traumatologisch	0	9
Papazian et al. 1996	Interdisziplinär	1	8,8
Aznar et al. 1996	Respiratorisch	16,7	25
Heyland et al. 1999	Multizentrisch	5,8	4,7

Tabelle 35-12. Prävalenz der nosokomialen Pneumonien im Vergleich zu mitgebrachten Pneumonien. (Nach Rüden et al. 1995)

Patientengruppe	Prävalenz [%]	
	Nosokomiale Pneumonie	Mitgebrachte Pneumonie
Intensivpatienten (n = 515)	5,8	4,8
Internistische Patienten (n = 6862)	0,5	4,8
Chirurgische Patienten (n = 5377)	0,3	0,2

Tabelle 35-13. Inzidenzdichte nosokomialer Pneumonien in chirurgischen und Intensivstationen im Vergleich. (Nach Rüden u. Daschner 2000)

Nosokomiale Pneumonien	Inzidenz [%]	Inzidenzdichte (pro 1000 Patiententage)
Intensivpatienten (n = 1859)	4,5	9,1
Chirurgische Patienten (n = 10609)	0,26	0,26

Tabelle 35-14. Häufigste Isolate bei Patienten mit beatmungsassoziierten nosokomialen Pneumonien nach den KISS-Daten. (Nach Steinbrecher et al. 2000)

Erregerart	Anteil an allen nosokomialen Pneumonien [%] –(n = 3954 bei 2658 beatmungsassoziierten Pneumonien
S. aureus	16,6
P. aeruginosa	11,1
C. albicans[a]	9,8
Klebsiella spp.	9,5
E. coli	7,4
Enterobacter spp.	6,0

[a] Der hohe Anteil von C.-albicans-Isolaten ist auf häufige simultane Kontamination der Atemsekrete mit diesem Erreger bei gleichzeitigem Vorliegen der wahrscheinlich auslösenden Infektionserreger zurückzuführen.

S. pneumoniae bedingt sind, von den später auftretenden Late-onset-Fällen, die v. a. durch P. aeruginosa, Acinetobacter spp. und Enterobacter spp. hervorgerufen werden und mit einer deutlich höheren Letalität verbunden sind.

Tabelle 35-14 zeigt die häufigsten Isolate bei beatmeten Patienten mit nosokomialen Pneumonien auf deutschen Intensivstationen nach Daten des Krankenhaus-Infektions-Surveillance-Systems (KISS).

35.6.1.4 Cluster und Ausbrüche nosokomialer Pneumonien

Teilweise treten nosokomiale Pneumonien nicht nur auf dem endemischen Niveau einer Abteilung auf, sondern es kommt zu epidemischem Auftreten. ◻ Tabelle 35-15 gibt eine Übersicht über Ausbrüche nosokomialer Pneumonien in den 1990er-Jahren auf Intensivstationen und liefert einen Hinweis auf die häufigsten Infektionsquellen bei Ausbrüchen.

35.6.2 Pathogenese und Risikofaktoren

35.6.2.1 Pathogenese

Für die Entwicklung von nosokomialen Pneumonien müssen 2 wesentliche Voraussetzungen gegeben sein:

- die bakterielle Kolonisation des Respirations- bzw. Gastrointestinaltrakts;
- die Aspiration der kontaminierten Atemsekrete in die unteren Atemwege.

In der Vergangenheit hat man besonders dem Magen als Reservoir für Pneumonieerreger eine große Bedeutung beigemessen: Durch Stressulkusprophylaxe und enterale Ernährung kommt es zum Anstieg des Magen-pH-Werts und damit zum mikrobiellen Wachstum. In der letzten Zeit wird die Rolle dieses Infektionsweges allerdings vermehrt in Frage gestellt und in der oropharyngealen Kolonisation mit gramnegativen Erregern die wesentliche Ursache für die Infektionsentstehung gesehen. Entscheidend dabei ist, dass die Cuffmanschette am Endotrachealtubus nicht hinreichend dicht zur Trachea abdichtet und somit die sich oberhalb des Cuffs im Atemsekret ansammelnden Erreger die unteren Atemwege erreichen.

35.6.2.2 Risikofaktoren

Um die Pathogenese der beatmungsassoziierten Pneumonien noch besser zu verstehen, Patienten mit besonderen Risikofaktoren rechtzeitig zu identifizieren und bei ihnen besonders effektive Präventionsmaßnahmen anzuwenden, wurden in einer Reihe von Studien Risikofaktorenanalysen durchgeführt (◻ Tabelle 35-16).

Während teilweise von einem relativ konstanten täglichen Risiko der Pneumonienentwicklung von 1% pro Beatmungstag ausgegangen wurde (Fagon et al. 1989), haben andere Untersucher inzwischen ermittelt, dass in den ersten 5 Tagen das Risiko erhöht ist (3,3% pro Tag) und danach auf ca. 1,3% pro Tag sinkt (Cook et al. 1998). Das ist auch in Übereinstimmung mit der allgemeinen Beobachtung, dass die meisten beatmungsassoziierten Pneumonien innerhalb der ersten 10 Beatmungstage auftreten (van Niieuuwenhhhoven et al. 1999).

◻ Tabelle 35-15. Chronologische Übersicht über Ausbrüche nosokomialer Pneumonien 1990–2000 auf Intensivstationen

Erreger	Patienten	Infektionsquelle/Transmission	Identifikation	Literatur
A. baumannii	41	Befeuchter	Kulturen	Schlosser et al. 1990
A. baumannii	6	Verbindungsschlauch	Kulturen, Typisierung	Cefai et al. 1990
A. baumannii	48	Temperatursonden des Beatmungssystems	Kulturen	Cefai et al. 1990
A. baumannii	3	Kein Handschuhwechsel zwischen den Patienten, In-line-Vernebler	Kulturen, Typisierung + epidemiologisch	Patterson et al. 1991
E. cloacae	8	Destilliertes Wasser für die Befeuchtung	Kulturen, Typisierung	Wang et al. 1991
B. cepacia	Keine Angabe	Temperatursonden des Beatmungssystems	Kulturen, Typisierung	Bertelot et al. 1993
B. cepacia	127	Temperatursonden des Beatmungssystems	Kulturen	Weems 1993
A. baumannii	36	Nicht aufgeklärt	Kulturen	Okpara u. Maswoswe 1994
A. baumannii	7	Strömungsmessgerät	Kulturen, Typisierung + epidemiologisch	Ahmed et al. 1994
B. cepacia	42	Kontaminiertes Albuterol zur Inhalation	Kulturen, Typisierung + epidemiologisch	Hamill et al. 1995
P. aeruginosa	10	Siphons, Wasserhähne, Schlauchverbindungen	Kulturen, Typisierung	Kerr et al. 1995
P. aeruginosa	keine Angabe	Kontaminierter Lebensmittelfarbstoff	Kulturen, Typisierung	File et al. 1995
B. cepacia	40	Inhalationstherapie	epidemiologisch	Pegues et al. 1996
B. cepacia	44	Kontaminiertes Albuterol zur Inhalation	Kulturen, Typisierung	Reboli et al. 1996
MRSA	6	Nicht aufgeklärt	Typisierung	Müller-Premru u. Muzlovic 1998
A. baumannii	15	Nicht aufgeklärt	Kulturen	Cox et al. 1998
A. baumannii	9	Nicht aufgeklärt	Kulturen, Typisierung	Biendo et al. 1999
A. baumannii	15	Nur 10% Compliance bei Händedesinfektion	epidemiologisch + Typisierung	Husni et al. 1999
MRSA	41	Bronchoskopie	Epidemiologisch	Pujol et al. 1998

Tabelle 35-16. Wichtige Risikofaktoren für die Entwicklung von beatmungsassoziierten Pneumonien. (Nach van Niieuuwenhhhoven et al. 1999)

Risikofaktoren	
– hinsichtlich Basiszustand der Patienten:	– Dauer der Intubation – Erkrankungsschwere – COPD-Anamnese Folgende Primärdiagnosen: – Erkrankungen des ZNS – ARDS – Trauma – Verbrennung – kardiale und pulmonale Erkrankungen – Thorax- oder Abdominalchirurgie – hohes Alter
– hinsichtlich möglicher Präventionsmaßnahmen:	– Beobachtete Aspiration – Gabe von Muskelrelaxanzien – Reintubation – Enterale Ernährung – Antazida oder H_2-Antagonisten – Vorausgegangene Antibiotikagabe
– vereinzelt identifiziert und/oder noch weitere Untersuchungen erfordernd:	– Transport weg von der Intensivstation – Tracheostoma – Nicht adäquater Cuffdruck – Inhalationstherapie – Männliches Geschlecht – Veränderungen im MOD-Score (»multiple organ dysfunction«)

35.6.3 Prävention

35.6.3.1 Basis für Präventionsempfehlungen

Entsprechend der Pathogenese der nosokomialen Pneumonien ist nur ein gewisser Anteil der Infektionen vermeidbar, nach verschiedenen Studien zur Optimierung der Präventionsmaßnahmen kann ein Anteil von 13–27% angenommen werden (Haley et al. 1985; Kelleghan et al. 1993; Gaynes u. Solomon 1996).

Dieser Anteil korrespondiert auch mit molekularbiologischen Untersuchungen zum Auftreten von Infektionsübertragungen auf Intensivstationen. Beispielsweise wiesen Bergmans et al. (1998) für ihre Intensivstation mit einem endemischen Infektionsniveau durch Anwendung von molekularbiologischen Typisierungsverfahren nach, dass 50% der Kolonisationen und 25% der Fälle von P.-aeruginosa-bedingten beatmungsassoziierten Pneumonien das Ergebnis von Kreuzinfektionen waren.

Aufgrund der pathogenetischen Faktoren sind neben der Vermeidung der invasiven Beatmung – wenn immer möglich – die Präventionsmaßnahmen v. a. auf die Verminderung der bakteriellen Kolonisation und die Aspiration kontaminierter Sekrete ausgerichtet.

Dabei ist teilweise die Anzahl der für die Beurteilung verschiedener Präventionsempfehlungen zur Verfügung stehenden randomisierten kontrollierten Studien (RCT) begrenzt bzw. sie haben methodische Probleme, sodass auch rationale theoretische Überlegungen und die Erfahrung der Experten Basis für Präventionsempfehlungen sein müssen (Tabelle 35–17). Nur für die mit Pharmaka assoziierten Präventionsverfahren existiert eine größere Anzahl von RCT sowie teilweise sogar eine Reihe von Metaanalysen, um durch Poolen der Daten von Einzelstudien die Aussagefähigkeit zu erhöhen.

Die folgenden Präventionsempfehlungen beziehen sich v. a. auf die Empfehlungen des amerikanischen Hospital Infection Control Advisory Committee (HICPAC; Tablan et al. 1994) und die Empfehlungen der Kommission für Krankenhaushygiene und Infektionsverhütung des Robert-Koch-Instituts (Anonym 2000).

35.6.3.2 Präventionsempfehlungen für beatmete Patienten

Intubation und Extubation

Wegen der besonderen Bedeutung der Intubation für die Entwicklung von Pneumonien ist die strenge Indikationsstellung für die Intubation und die baldmögliche Extubation selbstverständlich. Alternativ zur Intubation sollte auch immer die Möglichkeit zur noninvasiven Beatmung überprüft werden. Eine Metaanalyse zu diesem Thema hat gezeigt, dass die nichtinvasive Beatmung auch erfolgreich bei akut exazerbierter COPD eingesetzt werden kann (Keenen et al. 1997) und bei diesen und anderen Patienten zur Reduktion der Pneumonie-Inzidenz führt (Antonelli et al. 1998).

Ein eindeutiger Vorteil der oralen Intubation konnte bisher nicht nachgewiesen werden, das Sinusitisrisiko kann dadurch allerdings reduziert werden (Holzapfel et al. 1993).

! Bei der Auswahl des Tubus ist die Anwendung von Tuben mit subglottischer Absaugung in Erwägung zu ziehen, die das intermittierende oder kontinuierliche Absaugen des Atemsekrets, das sich über dem Cuff ansammelt, erlauben (Mahul et al. 1992; Vallés et al. 1995).

Vor der Intubation ist eine Händedesinfektion zu empfehlen, nach Überziehen von Einmalhandschuhen wird der Tubus steril angereicht. Nach der Intubation ist eine erneute Händedesinfektion notwendig.

Der optimale Zeitpunkt der Tracheotomie sowie der Effekt auf die Pneumonieinzidenz konnten bisher nicht gezeigt werden (Livingston 2000).

Sofern eine Tracheotomie notwendig ist, sollte sie ebenso wie die Wechsel der Tracheotomietuben unter aseptischen Bedingungen erfolgen. Die Tuben sollten danach durch Desinfektion oder Sterilisation aufbereitet werden.

Auch für die Extubation sind Handschuhe zu empfehlen. Dabei wird der Patient sorgfältig über den Tubus und im Rachenraum abgesaugt, anschließend wird der Tubus unter Sog entblockt und entfernt, abschließend ist erneut der Mund-Rachen-Raum des Patienten abzusaugen.

Endotracheales Absaugen

Alternativ können offene Einmalabsaugsysteme oder geschlossene Mehrfachabsaugsysteme verwendet werden (Deppe et al. 1990; Johnson et al. 1994). In jedem Fall ist vor allen Manipulationen am Absaugkatheter und Beatmungssystem eine Händedesinfektion durchzuführen.

Tabelle 35-17. Übersicht über die »Evidence« für verschiedene zur Pneumonieprävention diskutierte Empfehlungen. (Mod. und erweitert nach Cook et al. 1998)

Präventionsmaßnahme	Anzahl RCT	Anzahl Metaanalysen	Literatur
Nichtinvasive vs. invasive Beatmung	1	0	Antonelli et al. 1998
Orale vs. nasale Intubation	1	0	Holzapfel et al. 1993
Tuben mit subglottischer Absaugung	2	0	Mahul et al. 1992; Vallés et al. 1995
Offenes vs. geschlossenes tracheales Absaugen	2	0	Deppe et al. 1990; Johnson et al. 1994
Wechselfrequenz von geschlossenen Absaugsystemen	1	0	Kollef et al. 1997
Wechsel der Beatmungssysteme	3	0	Dreyfuss et al. 1991; Kollef et al. 1995; Long et al. 1996
HME (heat and moisture exchanger) vs. Dampfbefeuchtung	5	0	Martin et al. 1990; Roustan et al. 1992, Dreyfuss et al. 1995; Hurni et al. 1997; Kirton et al. 1997
Wechselfrequenz von HME	3	0	Davis et al. 2000; Kollef et al. 1998; Richard et al. 2000
HME mit Bakterienfilter	1	0	Thomachot L et al. 1998
Körperposition	1	0	Drakulovic et al. 1999
Kinetische Betten	5	0	Gentiletto et al. 1988; Summer et al. 1989; Fink et al. 1990; de Boisblanc et al. 1993; Whiteman et al. 1995
Antiseptische orale Spülungen	1	0	DeRiso et al. 1996
Stressulkusprophylaxe	63	>2	Cook et al. 1996; Tryba 1991
Selektive Darmdekontamination (SDD)	33	>4[a]	Selective Decontamination of the Digestive Tract Trialists' Group 1993; Kollef 1994; D'Amico et al. 1998; Nathens u. Marshall 1999

[a] Nicht nur den Studienendpunkt Pneumonie untersucht, sondern auch die Letalität.

Sofern offene Absaugsysteme verwendet werden, sind für jeden Absaugvorgang sterile Katheter zu verwenden. Für das Anspülen bei zähem Sekret sind nur sterile Flüssigkeiten zu verwenden, ehe der Absaugkatheter erneut eingeführt wird. Nach jedem Gebrauch ist das Absaugsystem mit frischem Leitungswasser durchzuspülen. Mit Ausnahme der Kurzzeitversorgung sind Absaugschläuche und Sekretauffangbehälter zwischen verschiedenen Patienten zu wechseln. Für die Wechselintervalle der geschlossenen Absaugsysteme gibt es noch keine sicheren Empfehlungen, eine Studie hat keinen Unterschied der Pneumonieinzidenz zwischen kurzen und langen Wechselintervallen gezeigt (Kollef et al. 1997).

Umgang mit Beatmungssystemen und Befeuchtung

Beatmungssysteme sind frühestens alle 7 Tage zu wechseln. Eventuell sind noch längere Standzeiten möglich. Wenn das System an einen Beatmungsfilter (»heat and moisture exchangers«, HME) gekoppelt ist, soll gar kein Wechsel erfolgen, solange es bei einem Patienten benutzt wird.

Beatmungsschläuche müssen nicht sterilisiert werden, eine thermische oder chemische Desinfektion ist ausreichend. Das gilt ebenso für die Aufbereitung der Beatmungsbeutel zwischen zwei Patienten. Kondenswasser im Beatmungssystem muss periodisch entleert werden, dabei sollten Einmalhandschuhe getragen werden, um einer Übertragung von nosokomialen Infektionserregern auf andere Patienten vorzubeugen. Außerdem soll darauf geachtet werden, dass kein Kondensat zum Patienten zurückfließt.

Ein eindeutiger Vorteil der alternativen Verwendung von Beatmungsfiltern im Vergleich zur Befeuchtungskaskade konnte bisher nicht nachgewiesen werden. In einer randomisierten kontrollierten Studie wurde allerdings eine signifikante Reduktion der Pneumonieinzidenz gefunden (Kirton et al. 1997). Sofern nicht Patienten mit starker Produktion von Atemwegssekreten zu beatmen sind, spricht deshalb vieles für diese Befeuchtungsmethode, zumal sie auch kostengünstiger ist.

Unter den Beatmungsfiltern kann zwischen den hygroskopischen und den hydrophoben unterschieden werden, die zusätzlich zur Eigenschaft der Befeuchtung auch in der Lage sind, Bakterien und Viren aus der Einatmungsluft herauszufiltern (Tabelle 35-18). Ein eindeutiger Vorteil der Verwendung dieser spezifischen Bakterien- und Virenfilter (»heat and moisture exchanger filters«, HMEF) konnte bisher nicht gezeigt werden (Thomachot L et al. 1998).

Kürzlich publizierte Studien zeigen, dass Beatmungsfilter wahrscheinlich auch problemlos bis zu 7 Tage ohne Wechsel verwendet werden können, wodurch die Anzahl der Manipulationen am Beatmungssystem weiter reduziert und die Kosteneffizienz zusätzlich verbessert werden kann (Kollef et al. 1998; Richard et al. 2000; Davis et al. 2000).

Tabelle 35-18. Vergleich der grundsätzlichen Eigenschaften von Beatmungsfiltern. (Nach Ruef u. Troillet 2000)

Parameter	Hygroskopische Filter	Hydrophobe Filter
Filtermembran	Polypropylen	Keramikfasern
Kondensationsoberfläche	$CaCl_2$-imprägniertes Papier (= hygroskopische Imprägnierung)	Hydrophobes Resin, z. T. elektrostatisch geladen
Haupteigenschaft	Befeuchtung der Inspirationsluft	Filtrierung von Bakterien, evtl. Viren
Nebeneigenschaft	Partikelfiltration, zumindest Bakterien	Befeuchtung, partiell

Verneblung

! Für die Verneblung sind ausschließlich sterile Flüssigkeiten zu verwenden, Medikamente sollten möglichst nur aus Einzelampullen benutzt werden. Medikamentenverneblertöpfchen (»in-line« und tragbare Vernebler) sollten zwischen Behandlungen bei demselben Patienten desinfiziert, mit sterilem Wasser gespült oder luftgetrocknet werden. Beim Wechsel der Vernebler zwischen den Patienten sind sie zu sterilisieren oder zu desinfizieren.

Körperposition und kinetische Betten

Seit Jahren wird auch empfohlen, bei Patienten ohne entsprechende Kontraindikationen durch eine halbaufrechte Position im Bett (30–45°) das Aspirationsrisiko zu minimieren. Inzwischen wurde in einer randomisierten Vergleichsstudie der Vorteil dieses Verfahrens nachgewiesen (Drakulovic 1999).

Zur Anwendung von kinetischen Betten liegen insgesamt 5 Studien vor, 4 davon zeigten einen Trend zu geringeren Infektionsraten in der Studiengruppe, eine Studie hat einen Vorteil für diese Betten gezeigt (Gentiletto 1988; Summer 1989; Fink 1990; de Boisblanc 1993; Whiteman 1995). Allerdings ist bei der betroffenen Patientenpopulation schwer einzuschätzen, wie sich diese Methode auf das Befinden der Patienten auswirkt, darüber hinaus kann sie zu Pflegeproblemen führen. Deshalb werden sie zzt. nur bei besonderen Patientengruppen (z. B. polytraumatisierte Patienten) empfohlen.

Stressulkusprophylaxe

Wenn möglich, sollte auf eine Stressulkusprophylaxe verzichtet werden, denn in der letzten Metaanalyse zu diesem Thema wurde ein Trend zu höheren Pneumonieraten bei Histamin$_2$-Rezeptorantagonisten im Vergleich zu keiner Prophylaxe gefunden (Cook et al. 1996). Wenn eine Stressulkusprophylaxe unbedingt notwendig ist, sind Medikamente zu bevorzugen, die nicht zur Alkalisierung des Magensaft-pH-Wert führen.

Selektive Darmdekontamination (SDD)

Darunter wird die Anwendung von oralen Antibiotika bzw. Antimykotika (Aminoglycosid + Polymyxin E + Amphotericin B) bzw. die zusätzliche Gabe von intravenösen Antibiotika (z. B. Cefotaxim) zur Reduktion von Pneumonien mit gramnegativen Erregern und Candida spp. verstanden. Dabei unterscheidet man die nur topische Applikation der Antibiotika von der Kombination der topischen Anwendung mit der systemischen Gabe von Antibiotika. Während frühere Metaanalysen zwar den signifikanten Effekt von SDD auf die Reduktion der Pneumonieraten zeigen konnten, war ein Vorteil auf die Letalität nicht nachzuweisen.

Im Unterschied dazu hat die letzte Metaanalyse nicht nur den Vorteil von SDD im Hinblick auf die Pneumoniereduktion, sondern auch hinsichtlich der damit verbundenen Letalität belegt (D'Amico et al. 1998; Nathens u. Marshall 1999). Trotzdem wird SDD sehr in Frage gestellt, u. a. wegen des ungeklärten Einflusses auf die Resistenzentwicklung und wegen der erheblichen Kosten.

35.6.3.3 Präventionsempfehlungen für nicht beatmete Patienten

Präoperative Vorbereitung

Im Fall geplanter Operationen sollten prädisponierende Grunderkrankungen behandelt werden (z. B. chronische Atemwegserkrankungen), der Ernährungszustand optimiert und das Rauchen möglichst eingestellt werden. Ein präoperatives Atemtraining ist ebenfalls sinnvoll.

Perioperative Maßnahmen

Wegen des Risikofaktors der eingeschränkten Bewusstseinslage ist die präoperative Dosierung von Sedativa sorgfältig individuell anzupassen. Bei Narkoseeinleitung ist auf die Vermeidung einer Aspiration zu achten, der Trachealtubus ist unter aseptischen Bedingungen zu legen. Vor der Extubation ist die sorgfältige Absaugung von Atemsekret sehr wichtig.

Zwischen aufeinanderfolgenden zu operierenden Patienten sollen die Narkosesysteme (Schlauch und Kreissystem) ausgetauscht werden. Alternativ ist es auch möglich, die Systeme zu belassen und für jeden Patienten einen neuen Beatmungsfilter davorzuschalten.

Antiseptische orale Spülungen

Nach den Ergebnissen einer randomisierten Vergleichsstudie bei herzchirurgischen Patienten hatten die mit oralen Chlorhexidinspülungen behandelten Patienten eine signifikant geringere Häufigkeit an unteren Atemwegsinfektionen und eine geringere Letalität (DeRiso et al. 1996), sodass diese Präventionsmethode sehr vielversprechend klingt.

Schmerztherapie

Auch damit Schmerzen Husten und tiefes Einatmen nicht behindern und eine frühzeitige Mobilisation der Patienten erreicht wird, ist eine suffiziente Schmerztherapie erforderlich. Dabei sind nicht sedierende Verfahren zu bevorzugen.

Physiotherapeutische Maßnahmen

Postoperativ sind die Patienten zum Abhusten und tiefen Atmen anzuhalten. Eine intensive Atemtherapie unter krankengymnastischer Anleitung ist v. a. bei Risikopatienten zu empfehlen. Für die Anwendung von Medikamentenverneblern gelten die entsprechenden Empfehlungen wie bei beatmeten Patienten.

35.6.3.4 Weitere Präventionsempfehlungen

Surveillance und gezielte Intervention

Eine regelmäßige Surveillance des Auftretens von Pneumonien, insbesondere bei beatmeten Patienten, wird gefordert, um Infektionsprobleme zu erkennen und die Aufmerksamkeit für dieses Thema konstant auf einem hohen Niveau zu halten. Dafür sind verschiedene Methoden möglich, es ist jedoch sinnvoll, dieselben Methoden wie nationale oder internationale Surveillance-Systeme zu verwenden, um die Möglichkeit zur Orientierung an diesen Referenzdaten nicht zu verlieren.

In Deutschland ist inzwischen das Krankenhaus-Infektions-Surveillance-System (KISS) etabliert. Es verwendet die Definitionen der Centers for Disease Contol and Prevention (CDC) für die Diagnostik der nosokomialen Pneumonien (Garner et al. 1988) und berechnet für verschiedene Arten von Intensivstationen »beatmungsassoziierte Pneumonieraten«, um unabhängig von der Beatmungsrate in verschiedenen Intensivstationen Orientierungsdaten zu liefern (◘ s. auch Tabelle 35-10):

$$\text{Beatmungsassoziierte Pneumonierate} = \frac{\text{Pneumonien bei beatmeten Patienten*}}{\text{Beatmungstage}}$$

* Beatmung des Patienten innerhalb von 48 h vor Auftreten der Pneumoniesymptome.

◘ Abbildung 35-6 zeigt die Verteilung der beatmungsassoziierten Pneumonierate unter 127 teilnehmenden Intensivstationen. Für den Vergleich mit anderen Intensivstationen kann der Wert der 75. Perzentile als Schwellenwert für mögliche Infektionsprobleme angesehen werden. Selbstverständlich muss bei über diesem Wert liegenden Infektionsraten sorgfältig analysiert werden, ob dieser hohe Wert durch geringe Spezifität der Pneumoniediagnostik oder nicht vergleichbare Erkrankungsschwere der Patienten bzw. ein noch zu kurzes Beobachtungsintervall zu erklären ist. Sofern diese Faktoren ausgeschlossen werden, setzt in den meisten Intensivstationen eine intensive Diskussion über die Optimierung der bisherigen Präventionsmaßnahmen ein.

Nach unseren Erfahrungen ist es in diesen Fällen sehr hilfreich, ein Team aus ärztlichem und Pflegepersonal der Intensivstation sowie dem Hygienepersonal des Krankenhauses zu bilden, um die Situation zu analysieren, Vorschläge für Veränderungen des bisherigen Vorgehens zu entwickeln und die Umsetzung der genannten Empfehlungen zu überprüfen.

Von besonderer Bedeutung ist in jedem Fall die Überprüfung der Compliance zur hygienischen Händedesinfektion. Während sie vor und nach allen Manipulationen am Tubus und Beatmungssystem eindeutig indiziert ist, wurden bei Beobachtung auf verschiedenen deutschen Intensivstationen sehr unterschiedliche Complianceraten zwischen 27% und 80% gefunden (Eckmanns et al. 2000).

Aus- und Weiterbildung

Auch im Fall vergleichsweise guter Surveillanceraten soll das medizinische Personal regelmäßig zum Thema nosokomiale Pneumonien und sinnvolle Präventionsmaßnahmen geschult werden.

> **Fazit für die Praxis**
>
> Nosokomiale Pneumonien sind die wichtigsten und häufigsten nosokomialen Infektionen in der Intensivmedizin. Obwohl ein hoher Anteil dieser Erkrankungen auf endogenem Weg zustande kommt, gibt es doch eine Reihe von Präventionsmaßnahmen, deren Nutzen gut belegt ist und die regelmäßig beachtet werden sollten. Durch eine kontinuierliche Surveillance der Fälle beatmungsassoziierter Pneumonien und den Vergleich mit Referenzdaten kann die ständige Vigilanz für die Einhaltung der Präventionsmaßnahmen stimuliert werden.

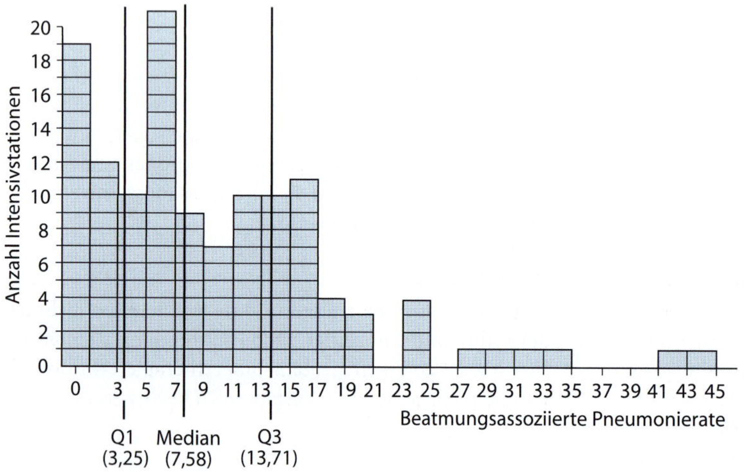

◘ **Abb. 35-6.** Verteilung der beatmungsassoziierten Pneumonierate unter 127 teilnehmenden KISS-Intensivstationen

Literatur zu Kap. 35.6

Ahmed J, Brutus A, D'Amato-RF, Glatt A (1994) Acinetobacter calcoaceticus anitratus outbreak in the intensive care unittraced to a peak flow meter. Am J Infect Control 22: 319–21

Anonym (2000) Prävention der nosokomialen Pneumonie. Bundesgesundheitsbl 43: 302–309

Antonelli M, Conti G, Rocco M et al. (1998) A comparison of noninvasive positive-pressure ventilation and conventional mechanical ventilation in patients with acute respiratory failure. New Engl J Med 339: 429–435

Aznar E, Torres JM, Gatell R, Rodriguez-Roisin, Soriano E (1996) Attributable mortality and costs of ventilator associated nosocomial pneumonia (VANP). 36th Interscience Conference on Antimicrobial Agents and Chemotherapy. New Orleans

Baker AM, Meredith JW, Haponik EF (1996) Pneumonia in intubated trauma patients: microbiology and outcomes. Am J Resp Crit Care Med 153: 343–349

Bergmans D, Bonten M, van Tiel F et al. (1998) Cross-colonization with P. aeruginosa of patients in an intensive care unit. Thorax 53: 1053–58

Bertelot P, Grattard F, Mahul P et al. (1993) Ventilator temperature sensors: an unusual source of Pseudomonas cepacia in nosocomial infection. J Hosp Infect 25: 33–43

Biendo M, Laurans G, Lefebvre J, Daoudi F, Eb F (1999) Epidemiological study of an Acinetobacter baumannii otbreak by using a combination of antibiotyping and ribotyping. J Clin Microbiol 37: 2170–75

Bonten M, Gaillard C, van Tiel F, Smeets H, van der Geest S, Stobberingh E (1994) The stomach is not a source for colonization of the upper resiratory tract and pneumonia in ICU patients. Chest 105: 878–884

Cardenosa Cendrero J, Sole-Violan-J, Bordes Benitez A, Catalan-J N, Arroyo Fernandez J, Saavedra Santan P, Rodriguez de Castro F (1999) Role of different routes of tracheal colonization in the development of pneumonia in patients receiving mechanical ventilation. Chest 116: 462–470

Cefai C, Richards J, Gould F, McPeake P (1990) An outbreak of Acinetobacter respiratory tract infection resulting from incomplete disinfection of ventilator equipment. J Hosp Infect 15: 177–182

Chevret S, Hemmer M, Carlet J (1993) Incidence and risk factors of pneumonia acquired in intensive care units: results from a multi center prospective study on 966 patients -European Cooperative Group on Nosocomial Pneumonia. Intensive Care Med 19: 256–264

Cook D, De Jonghe B, Brochard L, Brun-Buisson C (1998) Influence of airway management on ventilaton associated pneumonia: evidence from randomized trials. JAMA 279: 781–87

Cook D, Reeve B, Guyatt G, Heyland D, Griffith L, Buckingham L, Tryba M (1996) Stress ulcer prophylaxis in critically ill patients. resolving discordant meta-analyses. JAMA 275: 308–314

Cook DJ, Walter SD, Cook RJ, Griffith LE, Guyatt GH, Leasa D, Jaeschke RZ, Brun-Buisson C (1998) Incidence and risk factors for ventilator-associated pneumonia in critically ill patients. Ann Intern Med 129: 433–440

Cox T, Roland W, Dolan M (1998) Ventilator-related Acinetobacter outbreak in an intensive care unit. Mil Med 163: 389–91

Craig CP, Connelly S (1984) Effect of intensive care unit nosocomial pneumonia on duration of stay and mortality. Am J Infect Control 12: 233–238

Cunnion KJ, Weber DJ, Broadhead WE, Hanson LC, Pieper CF, Rutala WA (1996) Risk factors for nosocomial pneumonia: Comparing adult critical-care populations. Am J Resp Crit Care Med 153: 158–162

D'Amico R, Pfifferi S, Leonetti Cea (1998) Effectiveness of antibiotic prophylaxis in critically ill adult patients: systematic review of randomised controlled trials. BMJ 316: 1275–1285

Davis K, Evans S, Campbell R, Johannigman J, Luchette F, Porembka D, Branson R (2000) Prolonged use of heat and moisture exchangers does not affect device efficacy of frequency rate of nosocomial pneumonia. Crit Care Med 28: 1412–18.

de Boisblanc B, Castro M, Everret B, Grender J, Walker C, Summer, WR (1993) Effect of air-supported, continuous postural oscillation on the risk of early ICU pneumonia in nontraumatic critical illness. Chest 103: 1543–1547

Deppe SA, Kelley JW, Thoi LL et al. (1990) Incidence of colonization, nosocomial pneumonia, and mortality in critically ill patients using TrachCare closed-suction system vs. an open-suction system: prospective, randomized study. Crit Care Med 18: 1389–1393

DeRiso AI, Ladowski J, Dillon T et al. (1996) Chlorhexidin gluconate 0.12% oral rinse reduces the incidence of total nosocomial respiratory infection and nonprophylactic systematic antibiotic use in patients undergoing heart surgery. Chest 109: 1556–1561

Drakulovic M, Torres A, Bauer T, Nicolas J, Nogue S, Ferrer M (1999) Supine body position as a risk factor for nosocomial pneumonia in mechanically ventilated patients. Lancet 354: 1851–1858

Dreyfuss D, Djedaini K, Gros I et al. (1995) Mechanical ventilation with heated humidifiers or heat and moisture exchangers: effects on patient colonization and incidence of nosocomial pneumonia. Am J respir Crit Care med 151: 986–992

Dreyfuss D, Djedaini K, Weber P, Brun P, Lanore JJ, Rahmani J, Boussougart Y, F C (1991) Prospective study of nosocomial pneumonia and of patient and circuit colonization during mechanical ventilation with circuit changes every 48 hours vs no change. Am Rev Respir Dis 143: 738–743

Eckmanns T, Rath A, Rüden H, Gastmeier P, Daschner F (2000) Compliance with hand disinfection/hand washing: Is there really any relation to understaffing? Infect Control Hosp Epidemiol 21: 305–306

Fagon J, Chastre J, Domart Y et al. (1989) Nosocomial pneumonia in patients receiving continuous mechanical ventilation: prospective analysis of 52 episodes with use of a protected specimen brush and quantitative culture technique. Am Rev Respir Dis 139: 877–84

Fagon JY, Chastre J, Hance AJ, Montravers P, Novara A, Gilbert C (1993) Nosocomial pneumonia in ventilated patients: a cohort study evaluating attributable mortality and hospital stay. Am J Med 94: 281–288

File T, Tan J, Thompson R, Stephens C, Thompson P (1995) An outbreak of Pseudomonas aeruginosa ventilator-associated respiratory infections due to contaminated food coloring dye- further evidence of the significance of gastric colonization preceding nosocomial pneumonia. Infect Control Hosp Epidemiol 16: 417–18

Fink M, Helsmoortel C, Stein K, Lee P, Cohn S (1990) The efficacy of an oscillating bed in the prevention of lower respiratory tract infection in critically ill victims of blunt trauma: a prospective study. Chest 97: 132–137

Garner JS, Emori WR, Horan TC, Hughes JM (1988) CDC definitions for nosocomial infections. Am J Infect Control 16: 128–140

Gaynes RP, Solomon S (1996) Improving hospital-acquired infection rates. J Qual Improv 22: 457–467

Gentiletto L, Thompson D, Tonnesen A et al. (1988) Effect of rotating bed on the incidence of pulmonary complications in critically ill patients. Crit Care Med 16: 783–786

Haley RW, Culver DH, White JW, et al. (1985) The efficacy of infection control programs in preventing nosocomial infections in U.S. hospitals. Am J Epidemiol 212: 182–205

Hamill RJ, Houston ED, Georghiou RR, Wright CE, Koza MA, Cadle RM, Goepfert PA, Lewis DA, Zenon GJ, Clarridge JE (1995) An outbreak of Burkholderia (former Pseudomonas) cepacia respiratory tract colonization and infection associated with nebulized albuterol therapy. Ann Intern Med 122: 762–66

Heyland D, Cook D, Grifffith L, Keenan S, Brun-Buisson (1999) The attributable morbidity and mortality of ventilator-associated pneumonia in the critically ill patient. Am J Respirat Crit Care Med 159: 1249–1256

Holzapfel L, Chevret S, Madinier G et al. (1993) Influence of long-term oro or nasotracheal intubation on nosocomial maxillary sinusitis and pneumonia: results of a prospective randomized trial. Crit Care Med 21: 1132–1138

Hurni JM, Feihl F, Lazor R, Leeuenberger P, Perret C (1997) Safety of combined heat and moisture exchanger filters in long-term mechanical ventilation. Chest 111: 686–691

Husni R, Goldstein L, Arroliga A, Hall G, Fatica C, Stoller J, Gordon S (1999) Risk factors for an outbreak of multi-drug-resistant Acinetobacter nosocomial pneumonia among intubated patients. Chest 115: 1378–82

Johnson KL, Kearney PA, Johnson SB et al. (1994) Closed vs. open endotracheal suctioning: costs and physiologic consequences. Crit Care Med 22: 658–666

Kappstein I, Schulgen G, Beyer U, Geiger K, Schumacher M, Daschner F (1992) Prolongation of hospital stay and extra costs due to ventilator-associated penumonia in an intensive care unit. Eur J Clin Microbiol Infect Dis 11: 504 508

Keenen S, Kernerman P, Cook D, Martin C, McCormick D, Sibbald W (1997) Effect of noninvasive positive pressure ventilation on mortality in patients admitted with acute respiratory failure: a meta-analysis. Crit Care Med 25: 1685–1692

Kelleghan SI, Salemi C, Padilla S et al. (1993) An effective continuous quality improvement approach to the prevention of ventilator-associated pneumonia. Am J Infect Control 21: 322–330

Kerr J, Moore J, Curran M et al. (1995) Investigation of a nosocomial outbreak of Pseudomonas aeruginosa in an intensive care unit by random amplification of polymorphic DNA assay. J Hosp Infect 30: 125–131

Kirton OC, De Haven B, Morgan J, Morejon O, Civetta J (1997) A prospective randomized comparison of an in-line heat moisture exchange filter and heated wire humidifiers: rates of ventilator-associated early-onset (community acquired) or late-onset (hospital-acquired) pneumonia and incidence of endotracheal tube occlusion. Chest 112: 1055–1059

Kollef M (1994) The role of selective digestive tract decontamination on mortality and respiratory tract infections. A meta-analysis. Chest 105: 1101–1108

Kollef M, Shapiro S, Boyd V et al. (1998) A randomized clinical trial comparing an extended-use hygroscopic condenser humidifier with heated water humidification in mechanically ventilated patients. Chest 113: 759–67

Kollef MH, Prentice D, Sharpiro SD, Fraser V, Silver P, Trovillion E, Weilitz P (1997) Mechanical ventilation with or without daily changes of in-line suction catheters. Am J Respir Care 156: 466–472

Kollef MH, Silver P, Murphy DM, Trovillion E (1995) The effect of late-onset ventilator-associated pneumonia in determing patient mortality. Chest 108: 1655–62

Kollef MH, Steven DS, Fraser VJ, et al. (1995) Mechanical ventilation with or wothout 7 day circuit changes. Ann Intern Med 123: 168–174

Kropec A, Schulgen G, Just HJ, Geiger K, Schumacher M, Daschner F (1996) A scoring system for nosocmoial pneumonia in intensive care units. Intens Care Med 22: 1155–61

Leu HS, Kaiser DL, Mori M, Woolson RF, Wenzel RP (1989) Hospital acquired pneumonia–Attributable mortality and morbidity. Am J Epidemiol 129: 1258–1267

Livingston D (2000) Prevention of ventilator-associated pneumonia. Am J Surg 179 (2 Suppl 1): 12–17

Long M, Wickstrom G, Grimes A, Benton C, B B, Stamm A (1996) Prospective, randomized study of ventilator-associated pneumonia in patients with one vs. three ventilator circuit changes per week. Infect Control Hosp Epidemiol 17: 14–19

Mahul P, Auboyer C, Jospe R et al. (1992) Prevention of nosocomial pneumonia in intubated patients: respective role of mechanical subglottic secretions drainage and stress ulcer prophylaxis. Intens Care Med 18: 20–25

Martin C, Perrin G, Gevaudan MJ, Saux P, Gouin F (1990) Heat and moisture exchangers and vaporizing humidifiers in the intensive care unit. Chest 97: 144–149

Müller-Premru M, Muzlovic I (1998) Typing of consecutive methicillin-resistant Staphylococcus aureus isolates from intensive care unit patients and staff with pulsed-field gel electrophoresis. Int J Antimicrob Agents 10: 309–12

Nathens A, Marshall J (1999) Selective decontamination of the digestive tract in surgical patients: a systematic review of the evidence. Arch Surg 134: 170–76

Nourdine K, Combes P, Carton M, Beuret P, Cannamela A, Ducreux J (1999) Does noninvasie ventilation reduce the ICU nosocomial infection risk? A prospective clinical survey. Intens Care Med 25: 567–573

Okpara A, Maswoswe J (1994) Emergence of multidrug-resistant isolates of Acinetobacter baumannii. Am J Hosp Pharm 51: 2671–2675

Papazian L, Bregeon F, Thirion X, Greggolre R, Saux P, Denis J-P, Charrel J, Dumaon J-F, Affray J-P, Gouin F (1996) Effect of ventilateor-associated pneumonia on mortality and morbidity. Am J Respir Crit Care Med 154: 91–97

Patterson J, Vecchio J, Pantelick E, Farrel P, Mazon D, Zervos M, Hierholzer W (1991) Association of contaminated gloves with transmission of Acinetobacter calcoaceticus var. anitratus in an intensive care unit. Am J Med 91: 479–483

Pegues CF, Pegues DA, Ford DS, Hibberd PL, Carson LA, raine CM, Hooper DC (1996) Burkholderia cepacia respiratory tract acquistion: epidemiology and molecular characterization of a large nosocomial outbreak. Epidemiol Infect 116: 309–317

Pujol M, Corbella X, Pena C, Pallares R, Dorca J, Verdaguer R, Diaz-Prieto A, Ariza J, Gudiol F (1998) Clinical and epidemiological findings in mechanically-ventilated patients with Methicillin-resistant Staphylococcus aureus pneumonia. Eur J Clin Microbiol Infect Dis 17: 622–628

Reboli AC, Koshinski R, Arias K, Austin-Marks K, Stieritz D, Stull TL (1996) An outbreak of Burkholderia cepacia lower respiratory infections associated with contaminated albuterol nebulization solution. Infect Control Hosp Epidemiol 17: 741–743

Richard J, Le Miere E, Markowicz P et al. (2000) Efficacy and safety of mechanical ventilation with a heat and moisture exchanger changed only once a week. Am J Resir Crit Care Med 161: 104–109

Roustan JP, J K, Aubas P, Aubas S, du Cailar J (1992) Comparison of hydrophobic heat and moisture exchangers with heated humidifiers during prolonged mechanical ventilation. Intens Care Med 18: 97–100

Rüden H, Daschner F (2000) Nosokomiale Infektionen in Deutschland – Erfassung und Prävention (NIDEP-Studie); Teil 2: Studie zur Einführung eines Qualitätsmanagmentprogrammes. Nomos-Verlag, Baden-Baden.

Rüden H, Daschner F, Schumacher M (1995) Nosokomiale Infektionen in Deutschland – Erfassung und Prävention (NIDEP-Studie). Band 56 der Schriftenreihe des Bundesministeriums für Gesundheit. Nomos-Verlag, Baden-Baden

Ruef C, Troillet N (2000) Stellenwert der Filter bei mechanischer Beatmung. Swiss Noso 7: 4–5

Schlosser R, Laufkoetter E, Lehners T, Mietens C (1990) An outbreak of Acinetobacter calcoaceticus infection in a neonatal care unit. Infection 18: 230–233

Selective Decontamination of the Digestive Tract Trialists' Group (1993) Meta-anaalysis of randomised controlled trials of selective decontamination of the digestive tract. BMJ 307: 525–532

Steinbrecher E, Sohr D, Nassauer A, Daschner F, Rüden H, Gastmeier P (2000) Die häufigsten Erreger bei Intensivpatienten mit nosokomialen Infektionen: Ergebnisse des Krankenhaus-Infektions-Surveillance-Systems (KISS) 2000. Chemother J 9: 179–183

Summer W, Curry P, Haponik E, Nelson S, Elston R (1989) Continuous mechanical turning of intensive care unit patients shortens length of stay in some diagnostic-related groups. J Crit Care 4: 45–53

Tablan OC, Anderson LJ, Arden NH, et al. (1994) Guideline for prevention of nosocomial pneumonia. Infect Control Hosp Epdemiol 15: 587–627

Thomachot L, Viviant X, Arnaud S, Boisson C, Martin C D (1998) Comparing two heat and moisture exchangers, one hydrophobic and one hygroscopic, on humidifying efficary and the rate of nosocomial pneumonia. Chest 114: 1383–89

Tryba M (1991) Prophylaxis of stress ulcer bleeding: a metaanalysis. J Clin Gastroenterol 13 (Suppl 2): 544–555

Vallés J, Artigas A, Rello J, et al. (1995) Continuous aspiration of subglottic secretions in preventing ventilator-associated pneumonia. Ann Intern Med 122: 179–186

Van Niieuuwenhhhoven C, Bergmanns D, Bonten M (1999) Ventilator-associated pneumonia: risk factors and patient mortality. Hospital Med 60: 558–563

Vincent J-L, Bihari D, Suter PM et al. (1995) The prevalence of nosocomial infections in intensive care units in Europe. JAMA 274: 639–644

Wang C, Chu M, Ho L, Hwang R (1991) Analysis of plasmid pattern in pediatric intensive care unit outbreaks of nosocomial infection due to Enterobacter cloacae. J Hosp Infect 19: 33–40

Weems J (1993) Nosocomial outbreak of Pseudomonas cepacia associated with contamination of reusable electronic ventilator temperature probes. Infect Control Hosp Epidemiol 14: 583–86

Whiteman K, Nachtmann L, Kramer D, Sereiika S, Bierman M (1995) Effects of continuous lateral rotation therapy on pulmonary complications in liver transplant patients. Am J Crit Care 4: 133–139

35.7 Nosokomiale und iatrogene Infektionen durch Viren

G. Caspari

Übersichten: s. Gerth (2001) und Weber (2001).

Einleitung

Nosokomiale virale Infektionen werden im Krankenhaus erworben, d. h. man muss ausschließen, dass der Patient die Infektion bei der Krankenhausaufnahme schon hatte oder inkubierte. Auch Infektionen in Zusammenhang mit ambulanter medizinischer Behandlung werden als nosokomial bezeichnet. Iatrogene Infektionen gehen direkt von ärztlichem Handeln aus.

Da es weder im Oropharynx noch im Darm noch auf der Haut eine natürliche Virusflora gibt, werden zahlreiche für Bakterien typische *endogene* nosokomiale Infektionen, wie postoperative Wundinfektionen, intravasal und blasenkatheterassoziierte Infektionen sowie intubationsassoziierte Sinusitiden und Pneumonien nicht durch Viren verursacht. Reaktivierungen von latenten Herpesvirusinfektionen und der Polyomaviren JC und BK unter Immunsuppression sowie von eigentlich ausgeheilten HBV-Infektionen unter *schwerer* Immunsuppression werden gemeinhin nicht als nosokomial bezeichnet. Sie können aber sekundär zu nosokomialen Infektionen bei anderen Patienten führen.

Dennoch gibt es zahlreiche nosokomiale Virusinfektionen. *Infektionsquellen* sind:
- medizinisches Personal
- Mitpatienten und
- Besucher

Übertragen werden die Infektionen:
- aerogen
- fäkal-oral bzw. durch direkten Kontakt und
- parenteral.

Von Bedeutung für ihre Verbreitung sind:
- bauliche Gegebenheiten des Krankenhauses einschließlich Klimatisierung und Abluft sowie spezieller Maßnahmen für besonders gefährdete Patienten,
- Infektions- und Impfstatus des Personals,
- Hygieneverhalten des Personals,
- mögliche Kontamination von Geräten und Umgebung.

Infektionen durch die Transfusion von Blutprodukten waren vor 1970 sehr häufig. Sie sind spätestens seit der wegen HIV sehr viel strengeren Auswahl der Blutspender und der Testung auf HCV sehr selten geworden (s. Kap. 36.7 »Infektionen durch Bluttransfusionen«); meist handelt es sich bei in Zusammenhang mit Transfusionen diagnostizierten Infektionen um vorbestehende Infektionen; mitunter spielen auch andere nosokomiale Infektionswege eine Rolle.

Die Überwachung nosokomialer Infektionen ist von wesentlicher Bedeutung im Qualitätsmanagement eines Krankenhauses. Nosokomiale Infektionen sind nach Infektionsschutzgesetz zu melden (s. Kap. 35.7.6 »Meldepflicht für nosokomiale Infektionen«). Aus den Einflussfaktoren für die Verbreitung nosokomialer Infektionen ergeben sich auch die Ansatzpunkte für ihre Bekämpfung:
- Herstellung der baulichen Voraussetzungen für die Unterbringung der Patienten,
- konsequente Impfung des Personals,
- Einschränkung der operativen Tätigkeit für chronisch HBV- oder HCV-infizierte Chirurgen *mit hoher Viruslast*,
- Schulung *aller* Mitarbeiter in Bezug auf Hygieneverhalten (auch Chefärzte können Viren übertragen),
- Hygienepläne,
- Auswahl von Geräten unter dem Gesichtspunkt der Desinfizier- bzw. Sterilisierbarkeit (Endoskope, Dialysemaschinen).

35.7.1 Nosokomiale Virusinfektionen nach Übertragungsweg

35.7.1.1 Aerogen übertragene nosokomiale Virusinfektionen

Die Verbreitung von respiratorischen Viren erfolgt durch Sekrettröpfchen, die beim Niesen, Husten und Sprechen abgegeben werden. Große Tröpfchen enthalten viel Virus und sind daher infektiöser, sinken aber viel schneller zu Boden, kleinste Tröpfchen können länger in der Schwebe verbleiben und die Infektion über größere Strecken transportieren.

Hält der Patient beim Niesen oder Husten die Hand vor Nase und Mund, kann er die Verbreitung der Tröpfchen sehr wirksam verhindern. Allerdings ist auch eine indirekte Weiterverbreitung von den Respirationstrakt befallenden Viren über kontaminierte Hände möglich.

Wichtige Erreger sind RSV, Influenza, Parainfluenza und Adenoviren (s. entsprechende Kapitel in diesem Buch). Personal mit akuten Infektionen des Respirationstraktes sollte nicht zur Pflege von Hochrisikopatienten eingesetzt werden. Patienten mit Influenza-, Parainfluenza-, RS-Virus und symptomatischen Adenovirusinfektionen sind zu isolieren. Bei epidemischem Auftreten können Patienten mit gleicher Infektion zusammengelegt werden (Gerth 2001).

Auch Masern-, Mumps- und Rötelnviren, Parvovirus B19 (Ringelröteln), Varizellen und einige Enteroviren werden vorwiegend respiratorisch übertragen.

35.7.1.2 Fäkal-oral und durch Kontakt übertragene nosokomiale Virusinfektionen

Übersicht: s. Frank u. Doerr (2001).

Die viralen Erreger von lokalen Infektionen des Verdauungstraktes werden in hoher Konzentration im Stuhl ausgeschieden. Gegen Umwelteinflüsse sind sie sehr resistent. Die Übertragung erfolgt direkt fäkal-oral durch Schmierinfektion oder sekundär über kontaminiertes Wasser oder kontaminierte Lebensmittel. Von Bedeutung sind in der Pädiatrie besonders Rotaviren (Pina 2000; Rouget 2000; Widdowson 2000). Übertragungsmöglichkeiten gibt es besonders beim Wechseln der Windeln (Gerth 2001). Weitere relevante Erreger sind das Norwalk-Virus (CDC 2001a) als Prototyp einer Gruppe von kleinen, nackten, sphärischen Viren (»small round structured viruses«, SRSV), enterische Adenoviren (Typ 40 und 41), Astroviren (Traoré 2000) und gelegentlich Toroviren. Seltener stellt Hepatitis-A-Virus ein Problem dar.

Durch Schmierinfektion werden im Bereich der Ophtamologie übertragen: bestimmte Adeno-, Echo und Coxsackievirustypen und evtl. Herpes-simplex-Virus (s. Kap. 35.7.3.7 »Nosokomiale Virusinfektionen bei ophtamologischen Patienten«).

Schließlich werden auch die im Rahmen von akuten Infektionen oder Reaktivierungen dauernd oder intermittierend im Speichel ausgeschiedenen Herpesviren Zytomegalievirus (CMV) und Epstein-Barr-Virus (EBV) durch engen Kontakt übertragen.

35.7.1.3 Parenteral übertragene nosokomiale und iatrogene Virusinfektionen

Die wichtigsten parenteral übertragenen Erreger nosokomialer Infektionen sind Hepatitis-B- und -C-Virus (HBV und HCV) und in seltenen Fällen das humane Immundefizienzvirus (HIV). Die Übertragung erfolgt bei invasiven, apparativen und chirurgischen Eingriffen von Patient zu Patient (s. Kap. 35.7.4.2) oder Operateur zu Patient (s. Kap. 35.7.4.1), oft über kontaminierte Instrumente, Medikamentenflaschen usw. (s. Kap. 35.7.5).

Bis Mitte der 1980er-Jahre wurden viele Hundert kleinwüchsige Patienten mit natürlichem (aus Leichen gewonnenem) Wachstumshormon behandelt, das mit dem Erreger der klassischen Creutzfeldt-Jakobs-Erkrankung kontaminiert war. Einige sind bereits an der Infektion gestorben. Im Bereich der Neurochirurgie wurden Übertragungen des Erregers der klassischen Creutzfeldt-Jakobs-Erkrankung durch EKG-Elektroden und Instrumente, die bei stereotaktischen Eingriffen benutzt wurden, nachgewiesen (Übersicht: s. Brown 2000).

Es besteht die Sorge, dass die neue Variante der Creutzfeldt-Jakobs-Erkrankung z. B. bei Tonsillektomien und Appendektomien über kontaminierte Instrumente von Patient zu Patient übertragen werden kann (Übersicht: Gemeinsame Information des RKI 2001).

35.7.2 Epidemiologische Hinweise auf nosokomiale Genese bestimmter Infektionen

Die bedeutendsten Risikofaktoren für HCV-Infektionen sind i.v.-Drogenkonsum und Transfusion von zellulären Blutprodukten vor Beginn der Anti-HCV-Testung Anfang der 1990er-Jahre. Für 12% (Flamm 1998) bis 50% (Laufs 1994) der Infizierten ist jedoch ein solcher Infektionsweg nicht bekannt. Befragungen von Gruppen Infizierter und Fallkontrollstudien ergaben bei den Infizierten ohne »klassisches« Risiko einheitlich hohe Raten invasiver diagnostischer und therapeutischer Eingriffe in der Vergangenheit (Elghouzzi 2000; Merle 1999; Kim 1996; Trepo 1996; Andrieu 1995). Nach diesen epidemiologischen Untersuchungen könnte mehr als ein Viertel der HCV-Infektionen nosokomial übertragen worden sein. Oft liegen diese Eingriffe Jahrzehnte zurück.

35.7.3 Nosokomiale Virusinfektionen nach Stationen/Patientengruppen

35.7.3.1 Nosokomiale Virusinfektionen in der Pädiatrie

Übersicht: s. Aho (2000).

Die wichtigsten Erreger nosokomialer Virusinfektionen in der Pädiatrie sind Rotaviren (Pina 2000; Rouget 2000; Widdowson 2000) und das Respiratory Syncytial Virus (RSV; Gross 2000; Hall 2000; Maccartney 2000; Mlinaric-Galinovic 2000; Greenough 2001; Karanfil 1999). Sie treten auch zusammen auf (Grassano 2000; Maille 2000).

Weitere respiratorische Infektionserreger sind Influenza- (Munoz 1999) und Parainfluenzaviren. Gelegentlich können auch Infektionen mit Rhinoviren zu schweren Verläufen führen. Respiratorische Infektionen werden möglicherweise durch das gleichzeitige Zirkulieren von CMV-Infektionen begünstigt (Chomel 2001). Weitere gastrointestinale Erreger sind Adenoviren, Caliciviren und Astroviren. Auf pädiatrischen onkologischen Stationen stellen wie in der allgemeinen Onkologie HBV- und HCV-Infektionen ein Problem dar (Repp 1993; Knoll 2001; Widell 1999).

35.7.3.2 Nosokomiale Virusinfektionen bei immunsupprimierten Patienten

Indexpatienten können eine latente HBV-Infektion unbemerkt reaktivieren, auch wenn sie zuvor anti-HBc- und anti-HBs-positiv waren, die Infektion nach klassischem Verständnis also eigentlich ausgeheilt war. Die Hepatitis und die daraus folgende Symptomatik sind immunvermittelt. Unter Immunsuppression (durch Hochdosischemotherapie, bei Organ- oder Knochenmarktransplantation) verläuft die Infektion oligo- oder asymptomatisch, aber mit sehr hohen Virustitern (bei HBV bis >10^8 infektiöse Partikel/ml). Bei sehr starker Immunsuppression kann sogar der Anti-HBc-Test negativ bleiben. Da proliferierende antigenspezifische B- und T-Lymphozyten durch Chemotherapie und Immunsuppression deletiert werden, ist das Risiko einer Chronifizierung deutlich erhöht. Nach Beendigung der Immunsuppression besteht wegen des starken Virusbefalls der Leber und der dann einsetzenden Immunantwort das Risiko einer fulminanten Hepatitis.

Personal mit akuten Infektionen des Respirationstraktes sollte nicht zur Pflege von stark immunsupprimierten Patienten eingesetzt werden.

35.7.3.3 Nosokomiale Virusinfektionen bei Patienten in der Hämatologie/Onkologie

Übersicht: s. Vannetzel (1999).

Im Bereich der Hämatologie/Onkologie können spezifische Risikofaktoren wie die große Häufigkeit perkutaner Eingriffe und intravenöser Katheter die Verbreitung parenteral übertragbarer Erreger erleichtern (Petrosillo 2000). Auch respiratorische Viren wie RSV (Mazulli 1999) und Influenza haben wegen ihres Effektes auf Morbidität und Mortalität eine große Bedeutung als nosokomiale Infektionen bei immunsupprimierten Patienten (s. Kap. 35.7.3.2).

35.7.3.4 Nosokomiale Virusinfektionen bei Organtransplantierten

Organtransplantierte sind häufiger mit bestimmten, v. a. parenteral übertragbaren Viren infiziert als die entsprechende Allgemeinbevölkerung. Dabei ist die Infektion entweder der Grund für die Organtransplantation (z. B. Lebertransplantation bei chronischer und fulminanter HBV- und HCV Infektionen), oder die Infektionen tragen zumindest zur Schwere der Erkrankung bei (Nephropathie bei HIV-Infektion), oder die Infektion wurde als nosokomiale Infektion durch invasive Diagnostik und Therapie, z. B. Herzkatheteruntersuchungen oder Dialyse, erworben (s. Kap. 35.7.5).

Infektionen durch das Spenderorgan sind im Kap. 36.3 (»Infektionen bei Organ- und Gewebetransplantationen«) abgehandelt. Reaktivierungen von Infektionen unter Immunsuppression sind keine nosokomialen Infektionen im eigentlichen Sinn, die dabei möglichen sekundären Übertragungen sind aber von größerer Bedeutung als nosokomiale Infektionen (s. auch Kap. 35.7.3.2).

35.7.3.5 Nosokomiale Virusinfektionen bei Patienten mit Knochenmark- oder Stammzelltransplantation

In Bezug auf nosokomiale Virusinfektionen gibt es keinen wesentlichen Unterschied zwischen Organtransplantierten und Knochenmark- oder Stammzelltransplantierten. Im Folgenden sind einige neue und wichtige Literaturstellen zu diesem Thema zusammengestellt:

- HSV-1: Venard (2001)
- Parainfluenza: Hohenthal (2001), Zambon (2000)
- RSV: Taylor (2001), Jones (2000), Gracia (1997)
- Adenoviren: Venard (2000)
- Influenza A: Weinstock (2000)
- Infektionskontrolle und Prävention: Dykewicz (2001a, b)

Siehe auch Kap. 35.7.3.2.

35.7.3.6 Nosokomiale Virusinfektionen bei chirurgischen und gynäkologischen Patienten

Chirurgische und gynäkologische Patienten haben i. allg. keinen Immundefekt, der sie für bestimmte Infektionen besonders anfällig macht. Für aerogen und fäkal-oral übertragene Infektionen sind sie anfällig, soweit nicht eine erworbene Immunität vorliegt (s. Kap. 35.7.1). Die Übertragung speziell im chirurgischen Bereich erfolgt vom medizinischen Personal auf den Patienten (s. Kap. 35.7.4.1) oder von Patient zu Patient (s. Kap. 35.7.4.2).

Relevante Erreger sind HBV, HCV, HIV, CJD in der Neurochirurgie und möglicherweise die neue Variante von CJD (Gemeinsame Information des RKI 2001).

35.7.3.7 Nosokomiale Virusinfektionen bei ophtamologischen Patienten

Verschiedene Viren können das äußere Auge befallen: einige Typen von Adenoviren, Enterovirus Typ 70 und 71, Herpes-simplex-Virus und die Coxsackie-Virustypen A24 und B2. Das äußere Auge kann beteiltigt sein bei Allgemeininfektionen mit Masernviren, Varizellen und HTLV-1.

Von allen nosokomialen Infektionen betreffen weniger als 1% die Augen. In Mitteleuropa sind solche Infektionen fast ausschließlich durch Adenoviren verursacht und äußern sich dann als epidemische Keratokonjunktivitis (Typ 8, 19 und 37) oder als pharyngeokonjunktivales Fieber (Typ 3 und 4). Typisch für die epidemische Keratokonjunktivitis ist der Befall von zunächst einem Auge mit Rötung, Juckreiz und Fremdkörpergefühl. In den meisten Fällen wird auch das 2. Auge nach 2–3 Tagen befallen. Für die Details der Symptomatik wird auf das entsprechende Erregerkapitel verwiesen. Die Erkrankung heilt in der Regel folgenlos aus. Beim pharyngeokonjunktivalen Fieber finden sich Fieber zwischen in der Regel 38,5 und 40°C, eine Pharyngitis und eine follikuläre Konjunktivitis in einem oder beiden Augen. Bei beiden Syndromen ist eine präaurikuläre Lymphknotenschwellung typisch.

Die nosokomiale Infektion erfolgt durch Schmierinfektion über Konjunktivalsekret, das hohe Viruskonzentrationen enthält, und zwar über Handtücher und Waschlappen, gemeinsam benutzte Augentropfen, Salben oder Lokalanästhetika, ophthalmologische Instrumente wie Kontaktgläser, Tonometerköpfe und u. U. auch Spaltlampen, hauptsächlich aber über die Hände des Untersuchers (Montessori 1998). Die Übertragung auf das 2. Auge erfolgt im Wesentlichen durch Autoinokulation. Das infektiöse Virus kann für etwa 8 Tage aus Konjunktivalsekret angezüchtet werden. Der Nachweis erfolgt dann im Neutralisationstest. Der serologische Nachweis wird durch einen Titeranstieg geführt.

Den Patienten sollte sorgfältig erklärt werden, dass ihre Erkrankung hochansteckend ist. Sie sollten Waschlappen, Handtücher, Augentropfen und Salben nicht mit Mitpatienten bzw. Familien- oder Haushaltsmitgliedern teilen und das infizierte Auge nicht reiben. Wenn sie hospitalisiert bleiben müssen, sollten sie in ein eigenes Zimmer gelegt werden. Da sich gezeigt hat, dass auch nach korrekter hygienischer Händewaschung das Virus noch häufig an der Hand nachgewiesen werden kann, sollte medizinisches Personal unbedingt Handschuhe tragen. Auf Desinfektion und Sterilisation von augenärztlichen Instrumenten und Hilfsmitteln, die direkt mit dem Auge in Kontakt kommen, wie Kontaktgläser, Spekula und Tonometerköpfe, ist besondere Sorgfalt zu verwenden (Hutchinson 2000; Gottsch 1999; Montessori 1998; Warren 1989).

Eine weitere möglicherweise nosokomial zu übertragende Augeninfektionen ist die akute hämorrhagische Konjunktivitis durch Echovirus 70 und 71 (Aoki 1986) und Coxsackie-Virus A24, die jedoch bisher in Mitteleuropa nur eine geringe Rolle spielt.

Nosokomiale Augeninfektionen durch HSV sollten nur in Regionen der Dritten Welt mit deutlich niedrigerem Hygienestandard vorkommen.

35.7.3.8 Nosokomiale Virusinfektionen bei Brandverletzten

Herpes-simplex-Virus-Infektionen (HSV) bei Brandverletzten, besonders bei Kindern, sind in der Regel reaktiviert und damit keine nosokomialen Infektionen. Primärinfektionen sind in seltenen Einzelfällen berichtet worden. HSV-Infektionen schaffen die Basis für bakterielle nosokomiale Infektionen, besonders mit Pseudomonaden (s. Kap. 29.5.4).

35.7.3.9 Nosokomiale Infektionen im Wartezimmer/auf Warteflächen

Hochkontagiöse aerogen übertragene Infektionen können besonders während Ausbrüchen auch in Wartezimmern oder Warteflächen innerhalb der Kliniken übertragen werden. Dies gilt insbesondere für Windpocken und Masern (Mirinda 1994), aber auch für Mumps, Röteln und Parvovirus B19. Kontaktinfektionen v. a. mit Herpesviren (HSV-1, CMV, HHV-6 und -7) sind über bespeicheltes Spielzeug möglich.

35.7.4 Nosokomiale Virusinfektionen nach Infektionsquelle

35.7.4.1 Medizinisches Personal zu Patient

Es sind mehrere Hundert Fälle dokumentiert, in denen HBV-Infektionen (Hasselhorn 1998; The Incident Investigation Team 1997; Harpaz 1996; Haerem 1981), Dutzende, in denen HCV-Infektionen (Robert Koch-Institut 2001; Duckworth 1999; Hasselhorn 1998; Guyader 1997; Esteban 1996) und einige, in denen HIV-Infektionen (Ou 1992; Blanchard 1998; Lot 1999) im Rahmen von operativen Eingriffen von medizinisch tätigem Personal auf die behandelten Patienten übertragen wurden. Die unterschiedliche Häufigkeit der übertragenen Infektionen ergibt sich aus

- ihrer Prävalenz bei operativ tätigem Personal,
- den maximal erreichbaren Virustitern während der chronischen Infektion und
- aus der Wahrscheinlichkeit, dass diese Infektionen aufgrund klinischer Symptomatik und durch Labortests erkannt und mit der Behandlung in Verbindung gebracht werden.

Die zumindest früher deutlich erhöhte Prävalenz von parenteral übertragbaren Infektionen war durch Übertragungen von Patienten auf den Chirurgen bedingt. Neuinfektionen mit HBV sollten aber nach Einführung der Impfung selten geworden sein. Die Konzentration an infektiösen Viruspartikeln kann bei chronischen HBV-Infektionen 10^9/ml Blut erreichen, bei HCV zumindest zeitweise $>10^7$/ml und bei HIV $>10^6$/ml.

Früher wurden die meisten Infektionen nach einem operativen Eingriff der gleichzeitig durchgeführten Bluttransfusion zugerechnet. Diese sind aber durch die immer empfindlicher werdende Labortestung sehr selten geworden. Heute können bei durch die Infektion des Blutempfängers ausgelösten Rückverfolgungsverfahren, bei denen alle in Frage kommenden Spender nachuntersucht werden, diese in den allermeisten Fällen als Ursache der Infektion des Blutempfängers ausgeschlossen werden.

Wenn der Zusammenhang zwischen Infektion des Operateurs und der frischen Infektion beim operierten Patienten hergestellt wurde, dann in der Regel aufgrund einer Häufung von Fällen. Gelegentliche Infektionsübertragungen sind epidemiologisch kaum zu erfassen. Zusätzliche Hinweise bot der Serotyp des Virus. Inzwischen ist es möglich, das Virusgenom in Teilen, die sich von Virus zu Virus unterscheiden, zu sequenzieren und dadurch die Übereinstimmung der Virusisolate bei Operateur und operierten Patienten mit an Sicherheit grenzender Wahrscheinlichkeit festzustellen (z. B. Esteban 1996).

Besonders häufig sind Übertragungen bei verletzungsträchtigen Tätigkeiten wie

- Operationen in beengtem Umfeld
- Operieren mit unterbrochener Sichtkontrolle
- Operationen mit langer Dauer
- Operationen, bei denen mit den Fingern/Händen in der Nähe scharfer/spitzer Gegenstände gearbeitet wird
- Operationen mit manueller Führung bzw. Tasten der Nadel
- Verschluss der Sternotomie (Deutsche Vereinigung zur Bekämpfung von Viruskrankheiten 2001).

Direkte Konsequenz sind regelhafte Untersuchungen medizinisch tätigen Personals auch auf parenteral übertragbare Erreger und differenzierte Tätigkeitseinschränkungen für infiziert gefundenes Personal (s. unten). Eine wichtige, noch weitgehend ungelöste Frage ist die Lastenverteilung für die Tätigkeitseinschränkung. Zwar hat operativ tätiges Personal sicher kein Recht darauf, die Patienten einem nennenswerten Infektionsrisiko auszusetzen; solange aber das Bekanntwerden der Infektion entgegen bestehenden Empfehlungen undifferenziertes, v. a. finanziell nicht kompensiertes Tätigkeitsverbot bedeutet, ist die Neigung zur Offenbarung solcher Infektionen sicher gering (s. Kap. 35.7.7).

Grundsätzlich ist die Übertragung von Varizella-zoster-Virus (VZV) während der Primärinfektion und der Reaktivierung als Zoster vom medizinischen Personal auf die Patienten möglich, die eine Primärinfektion noch nicht durchgemacht haben. Wegen der Empfänglichkeit der Patienten hat die mögliche Übertragung auf Kinderstationen die größte Bedeutung. Bei Immunsupprimierten, die eine Primärinfektion noch nicht mitgemacht haben, ist eine schwere generalisierte Verlaufsform der Infektion möglich. Medizinisches Personal auf den entsprechenden Stationen sollte also auf das Vorliegen von Varizellenantikörper untersucht und bei Fehlen von Kontraindikationen geimpft werden.

Ebenso ist eine Überprüfung der Immunität auf Röteln, Masern und Mumps und eine eventuelle Nachimpfung sinnvoll. Bei Röteln schützt eine solche Nachimpfung auch das meist weibliche Personal im Fall einer Schwangerschaft.

In sehr seltenen Fällen sind Infektionsübertragungen auch durch kriminelles Handeln von medizinischem Personal möglich. Die Zeitschrift Lancet berichtete den Fall eines HCV-infizierten opiatabhängigen spanischen Anästhesisten, der offenbar postoperativ vor der Opiatgabe an den Patienten sich selbst einen Teil der Spritze verabreichte und auf diese Weise mindestens 217 Patienten mit HCV infizierte (Bosch 1998).

35.7.4.2 Patient zu Patient

Parenterale Übertragungen von HBV, HCV und HIV sind auch von Patient zu Patient möglich. In der Regel geschehen solche Übertragungen bei bestimmten, besonders (infektions-)risikobehafteten Eingriffen wie Endoskopie, Herzkatheteruntersuchungen oder Dialyse (s. unten). Für bestimmte Prozeduren hat sich in Einzelfällen die erhöhte Infektionsgefährdung herausgestellt, z. B.

- die Verwendung von Vorratsbehältern für Medikamente zur parenteralen Anwendung (Insulin, Heparin, Lokalanästhetika),
- die Verwendung von Systemen zur kapillären Blutentnahme aus dem Finger,
- die Anwendung einiger alternativmedizinischer Methoden, z. B. der Ozoneigenblutbehandlung.

Diese erhöhte Infektionsgefährdung wurde dann durch breitere Untersuchungen bestätigt, ohne dass dem medizinischen Personal das Risiko ausreichend bewusst war (s. Kap. 35.7.5). Jedoch sind auch einige Infektionsübertragungen von Patient zu Patient dokumentiert, die entweder nur auf allgemeine Nachlässigkeit im Hygieneverhalten zurückgeführt werden konnten oder für die gar kein spezifischer Grund festgestellt werden konnte (z. B. Hayashi 1995).

Übersichten zur iatrogenen Übertragung von CJD s. Brown (2000), zur befürchteten Möglichkeit der Übertragung von vCJD s. Gemeinsame Information des RKI (2001).

35.7.4.3 Patient zu medizinischem Personal

Infektionsübertragungen vom Patienten auf das medizinische Personal sind Gegenstand der Arbeitsmedizin.

35.7.5 Nosokomiale Infektionen durch apparative Eingriffe/in speziellen Settings

35.7.5.1 Endoskopie

Übersicht: s. Cowan (2001).

Bis vor etwa 15 Jahren wurde der Übertragung von Infektionserregern im Rahmen endoskopischer Untersuchungen und Eingriffe eine geringe Bedeutung beigemessen. Übertragungen von Bakterien waren zahlreich bekannt. Die Übertragung von Hepatitisviren wurde zwar seit Mitte der 1970er-Jahre diskutiert, aber zunächst für sehr unwahrscheinlich gehalten. Eine Übertragung von HBV wurde 1983 von Birnie (1983) veröffentlicht, Übertragungen von HCV u. a. von Tennenbaum (1993) und Bronowicki (1997). Eine Übersicht über Infektionen durch endoskopische Verfahren gibt Schembre (2000). Die geringe Häufigkeit an viralen Infektionen mag auch dadurch bedingt sein, dass es schwierig ist, eine konkrete Infektion mit dem endoskopischen Eingriff in Verbindung zu bringen.

Epidemiologisch wurde bei HCV-Infektionen, für die keine klassische Erklärung gefunden wurde, häufig in der Krankengeschichte eine Endoskopie gefunden (s. Kap. 35.7.2). Deswegen wird z. B. Blutspendern mit Endoskopie ein Risiko für parenteral übertragbare Infektionen zuerkannt, und sie werden für 6–12 Monate von der Blutspende ausgeschlossen.

Die Annahme eines Infektionsrisikos ist auch dadurch gerechtfertigt, dass man bei aufbereiteten Endoskopen immer wieder verschiedenste bakterielle Erreger fand, die auf eine unzureichende Desinfektion/Sterilisation des Instruments hindeuten. Voraussetzung für eine ordnungsgemäße Desinfektion/Sterilisation ist die Reinigung des Instruments von allen Blut- und Geweberesten. Für die Aufbereitung von Endoskopen gibt es detaillierte Vorschriften (Alvarado 2000; Tandon 2000). Qualitätskontrolliert ist die Aufbereitung der Endoskope nur in automatischen Anlagen möglich. Ein besonderes Problem bei der Aufbereitung stellen Zubehörteile wie z. B. Biopsiezangen dar.

35.7.5.2 Herzkatheter

In einer deutschen Klinik wurden Ende der 1980er-Jahre $^1/_4$ der 243 betreuten herztransplantierten Patienten HBsAg-positiv. Der gemeinsame Serotyp deutete auf eine gemeinsame Ursache, was später durch Sequenzierung der Isolate bestätigt wurde. Die Übertragungen fanden statt, wenn nach einem HBsAg-positiven Patienten am gleichen Tag im gleichen Raum ein weiterer Patient am Endomyokard biopsiert wurde. Die Autoren nehmen als wahrscheinlichsten Übertragungsweg eine Kontamination von Instrumenten und/oder Medikamentenflaschen durch verteilte Blutspuren an (Drescher 1994; Petzold 1999).

35.7.5.3 Dialyse

Dialysepatienten sind sehr viel häufiger als die Allgemeinbevölkerung mit bestimmten parenteral übertragbaren Viren infiziert. Mögliche Ursachen sind:

- Bluttransfusionen, die Dialysepatienten wegen ihrer renalen Anämie vor einer breiten Einführung von Erythropoetin Anfang der 1990er Jahre oft benötigten,
- nosokomiale Infektionen im Rahmen der Dialysetherapie.

Das Risiko einer Übertragung von Viren durch Transfusionen wurde ganz wesentlich durch die Einführung entsprechender Screening-Tests in der Transfusionsmedizin beeinflusst. Der HBsAg-Test wurde als Screening-Test Anfang der 1970er-Jahre in die Transfusionsmedizin eingeführt, der Anti-HIV-Test 1985 und der Anti-HCV-Test Anfang/Mitte 1990. Zumindest vor der Einführung entsprechender Tests waren polytransfundierte Patienten einem hohen Risiko für diese Infektionen ausgesetzt.

Möglichkeiten für nosokomiale Infektionen im Rahmen der Dialysetherapie durch Kontamination der Umgebung gibt es beim Herstellen und Lösen der Verbindung zwischen Patient und Dialysegerät. Ein bedeutendes und nicht völlig gelöstes Problem ist die Kontamination des Systems und damit die Sterilisationsfähigkeit der Maschine. Eine Übersicht über die Problematik findet sich bei Caspari u. Gerlich (2001).

HBV-Infektionen bei Dialysepatienten haben durch die strenge Abtrennung der virämischen Patienten und die Möglichkeit der Impfung stark abgenommen.

Zahlreiche Arbeiten haben die Ursächlichkeit der Bluttransfusion für HCV-Infektionen im Rahmen der Dialysetherapie mit der engen Korrelation zwischen der Zahl von Transfusionen und der Häufigkeit von Infektionen begründet (Literatur s. Caspari u. Gerlich 2001). Die Bedeutung der Dialysetherapie an sich wurde mit dem Zusammenhang mit der Dauer der bisherigen Therapie (= Expositionszeit) begründet. Da aber auch Expositionszeit und Transfusionshäufigkeit eng korrelieren, sind solche Studien nur sehr begrenzt aussagefähig. In den Studien, in denen versucht wurde, beide Einflussfaktoren zu trennen, wurde in der Regel nicht berücksichtigt, dass Transfusionen seit 1990 auch auf HCV getestet werden.

Ein starker epidemiologischer Hinweis auf die Bedeutung nosokomialer Infektionen ist die Tatsache, dass die HCV-Prävalenz auch bei nicht transfundierten Dialysepatienten mit der Dauer der Therapie ansteigt. Als weiterer Hinweis auf Infektionen durch die Dialysetherapie wird die Tatsache gewertet, dass die HCV-Infektionsrate bei CAPD-Patienten deutlich geringer ist. Durch Sequenzierung der Virusisolate von verschiedenen Patienten konnte von mehreren Autoren gezeigt werden, dass es sich tatsächlich um Ausbreitung des gleichen Virus innerhalb eines Dialysezentrums handelt. (Literatur bei Caspari u. Gerlich 2001, zusätzlich Abacioglu 2000; De Castro 2000; Hosokawa 2000; Schneeberger 2000)

Die Inzidenz von HCV-Infektionen bei Dialysepatienten ist mit etwa 1% gegenüber der Übertragungsrate durch Blut (<1:1.000.000) erschreckend hoch. Sie ist proportional zur Häufigkeit der Infektion im jeweiligen Zentrum (u. a. Petrosillo 2001). In keiner der uns bekannten publizierten Untersuchungen ließ sich der konkrete Grund für die Infektionsübertragungen feststellen. Diskutiert werden Infektionen durch Dialyse an der gleichen Maschine und durch gelegentliche Nichtbeachtung von Hygienevorschriften bei Dialyse an benachbarten Maschinen, im gleichen Bereich, aber auch zwischen entfernteren Dialyseplätzen. Alfurah et al. (2000) untersuchten die Hände von Personal, das HCV-positive Patienten dialysierte, und stellte bei 1/4 eine Kontamination der Hände mit HCV-RNA fest. Es konnte gezeigt werden, dass die strikte Betonung und konsequente Durchsetzung der Hygienevorschriften die Inzidenz von 1,4% auf 0 reduzieren kann (Jadoul 1998).

Frische HCV-Infektionen stellen eine besondere Gefahr dar, da die Viruskonzentration im Serum und die Infektiosität des Patienten vor der Nachweisbarkeit von Antikörpern am höchsten ist. Vergleiche zwischen HCV- und der noch höheren GBV-C-Inzidenz in Dialysezentren lassen die Vermutung zu, dass nicht nur der positive Anti-HCV-Test als Warnung an das Personal verstanden wird, sondern auch der negative Test als Entwarnung. Die Phase, in der ein Patient mit einer frischen HCV-Infektion durch die im Zentrum regelmäßig durchgeführten Anti-HCV-Tests noch nicht als infektiös erkannt wird, kann bei dann noch sorglosem Personal ausreichend sein, zahlreiche Patienten des Zentrums zu infizieren (Grethe 2000).

Die von Patienten mit der Möglichkeit einer frischen HCV-Infektion, z. B. nach Endoskopien, größeren Operationen oder Feriendialyse, ausgehende Infektionsgefährdung kann entweder durch eine zusätzliche RNA-Testung oder einen HCV-Antigentest eingeschränkt werden oder dadurch, dass man den Patienten so behandelt, als sei er infiziert. So ist z. B. bei der Hämofiltration eine Kontamination des Gerätes ausgeschlossen.

Vorschläge für die Verhütung der Übertragung von Patient zu Patient sind:

1. eine eigene Dialysemaschine für infizierte Patienten,
2. räumliche Trennung infizierter von nicht infizierten Patienten,
3. getrenntes Personal.

Vorschlag 1 soll die Übertragung durch die Maschine verhindern. Normalerweise wird aber der HCV-infizierte Patient keine individuelle Maschine erhalten, sondern es wird eine Maschine für mehrere HCV-infizierte Patienten verwendet. Zwar ist bei neueren Dialysemaschinen dem Problem der Infektionsübertragung konstruktiv Rechnung getragen, aber Superinfektionen eines HCV-Trägers wären in der Routinediagnostik gar nicht zu erkennen. Gefährden würden sie den Patienten gleichwohl.

Die Vorschläge 2 und 3 können helfen, eine indirekte Kontamination über das Personal zu verhindern. Da sie bei konsequenter Anwendung mit hohen Kosten verbunden sind, werden sie unterschiedlich interpretiert. (Amerikanische Empfehlungen zur Infektionsprophylaxe: CDC 2001b).

35.7.5.4 Vorratsbehälter für die mehrfache Entnahme von Medikamenten zur parenteralen Anwendung

Durch die Verwendung von Mehrfachampullen wurde nachweislich HIV (Katzenstein 1999) und HBV (Kidd-Ljunggren 1999; Oren 1989; Alter 1983) übertragen. Bei Kontrollen der Verwendung und Sterilität solcher Ampullen fand sich bei 1 von 69 Flaschen eine Kontamination mit roten Blutzellen (Melnyk 1993).

35.7.5.5 Systeme zur kapillären Blutentnahme (»fingerstick-devices«)

Mindestens 5 unabhängige Ausbrüche von HBV sind publiziert, in denen die epidemiologischen Ergebnisse deutlich darauf hinweisen, dass die Infektion durch Verwendung von Systemen zur kapillären Blutentnahme bei Diabetikern von Patient zu Patient übertragen wurde (Quale 1998; CDC 1997; Polish 1992; CDC 1990; Douvin 1990)

35.7.5.6 Ozoneigenblutbehandlung

Zahlreiche Kleinepidemien durch HCV wurden nach HCV-Eigenblutbehandlungen berichtet (Daschner 1997; Gabriel 1996; Slenczka 1990, 1991).

35.7.5.7 Künstliche Befruchtung/In-vitro-Fertilisation

Übersicht über Infektionen bei der In-vitro-Fertilisation: s. Steyaert (2000).

Obwohl seit mindestens 1986 wegen möglicher Infektionsübertragung im serologischen Fenster Bedenken bestehen gegen die Verwendung frischen Samens zur künstlichen Besamung (Mascola 1986), wurde noch mehr als 10 Jahre später durch frischen Samen HIV übertragen (Matz 1998; Ross 1998, s. auch Anonymus 1994). Die Weitergabe von Sperma eines bekannt infektiösen Spenders hat in Italien zur Strafverfolgung der Verantwortlichen geführt (Simini 1997).

Bei der In-vitro-Fertilisation wurden HBV-Infektionen durch das im Kulturmedium verwendete menschliche Serum übertragen (Quint 1994). Schließlich wurden auch bei der Durchführung der assistierten Konzeption HCV-Infektionen nosokomial von Patient zu Patient übertragen (Lesourd 2000).

35.7.5.8 Frischzelltherapie

In einer gemeinsamen Erklärung des Bundesinstituts für Arzneimittel und Medizinprodukte und des Paul-Ehrlich-Instituts vom 4. April 2001 wird die Frischzellzubereitung im Sinne von § 5 AMG als bedenklich eingestuft. Neben anderen Risiken wird die Gefahr der Übertragung von spongiformen Enzephalopathien für real gehalten.

35.7.6 Meldepflicht für nosokomiale Infektionen

Als Novum gegenüber dem Bundesseuchengesetz wird im IfSG folgende Legaldefinition der nosokomialen Infektion gegeben: »eine Infektion mit lokalen oder systemischen Infektionszeichen als Reaktion auf das Vorhandensein von Erregern oder ihrer Toxine, die im zeitlichen Zusammenhang mit einer stationären oder einer ambulanten medizinischen Maßnahme steht, soweit die Infektion nicht bereits vorher bestand«. Das gehäufte Auftreten (sog. Ausbruch) nosokomialer Infektionen, bei denen ein epidemischer Zusammenhang wahrscheinlich ist oder vermutet wird, ist nichtnamentlich (§ 6 Abs. 3) an das Gesundheitsamt zu melden. Zusätzlich sind die vom Robert Koch-Institut nach § 4 Abs. 2 Nr. 2 Buchstabe b festgelegten nosokomialen Infektionen und das Auftreten von Krankheitserregern mit speziellen Resistenzen und Multiresistenzen krankenhausintern aufzuzeichnen, zu bewerten (Surveillance) und auf Verlangen dem Gesundheitsamt vorzulegen.

35.7.7 Umgang mit infiziertem medizinischem Personal

Gemäß § 36 IfSG sind in medizinischen Einrichtungen in Hygieneplänen innerbetriebliche Verfahrensweisen zur Infektionsprävention festzulegen. Das trifft in besonderem Umfang bei festgestellter Infektiosität der Mitarbeiter für HIV, HBV und HCV zu, muss aber auch bei anderen relevanten Infektionskrankheiten berücksichtigt werden. In diesem Fall sind folgende Maßnahmen zu beachten:

- Einhaltung der Meldepflicht an das Gesundheitsamt gemäß § 6 und 7 IfSG,
- Festlegung zum weiteren beruflichen Einsatz des betreffenden Mitarbeiters in Abstimmung mit dem Gesundheitsamt gemäß § 28 und 31 IfSG, das diesen Kranken, Krankheitsverdächtigen, Ansteckungsverdächtigen und Ausscheidern die Ausübung beruflicher Tätigkeit ganz oder teilweise untersagen kann. Für diese Festlegungen gibt es detaillierte Empfehlungen (Caspari 1997; Gerlich u. Caspari 2001; Doerr 2001; Deutsche Vereinigung zur Bekämpfung von Viruskrankheiten 1999, 2001; Robert Koch-Institut 1999; Ristinen 1998).

35.7.8 Prävention nosokomialer Infektionen

Einige der Ansätze für die Prävention der dargestellten nosokomialen Infektionen ergeben sich aus der Kenntnis ihrer Möglichkeit und infektiologischen Grundsätzen. Im Übrigen wird auf die Lehrbücher der Hygiene verwiesen. Eines der wichtigsten Probleme ist die Wirksamkeit von Desinfektionsmitteln, da nicht jedes Mittel gegen jeden Erreger gleich wirksam ist. Die Wirksamkeit ist durch entsprechende Versuche zu prüfen. Auch mit wirksamen Desinfektionsmitteln ist die Desinfektion nur bei korrekter Anwendung erfolgreich (Rabenau et al. 2001).

Literatur zu Kap. 35.7

Abacioglu YH, Bacaksiz F, Bahar IH, Simmonds P (2000) Molecular evidence of nosocomial transmission of hepatitis C virus in a haemodialysis unit. Eur J Clin Microbiol Infect Dis 19: 182–186

Aho LS, Simon I, Bour JB, Morales-Gineste L, Pothier P, Gouyon JB (2000) Epidemiologie des infections nosocomiales virales en pédiatrie. Pathol Biol (Paris) 48: 885–892

Alfurayh O, Sabeel A, Al Ahdal MN, Almeshari K, Kessie G, Hamid M, Dela Cruz DM (2000) Hand contamination with hepatitis C virus in staff looking after hepatitis C-positive hemodialysis patients. Am J Nephrol 20: 103–106

Alter MJ, Ahtone J, Maynard JE (1983) Hepatitis B virus transmission associated with a multiple-dose vial in a hemodialysis unit. Ann Intern Med 99: 330–333

Alvarado CJ, Reichelderfer M (2000) APIC guideline for infection prevention and control in flexible endoscopy. Association for Professionals in Infection Control. Am J Infect Control 28: 138–155

Andrieu J, Barny S, Colardelle P, Maisonneuve P, Giraud V, Robin E, Breart G, Coste T (1995) Prevalence et facteurs de risque de l'infection par le virus de l'hépatite C dans une population hospitalisée en Gastroenterologie. Role de biopsies per-endoscopiques. Gastroenterol Clin Biol 19: 340–345

Anonymus (1994) Transmission of the human immunodeficiency virus (HIV) by artificial insemination. Birth 21: 177

Aoki K, Kawana R, Matsumoto I, Wadell G, de Jong JC (1986) Viral conjunctivitis with special reference to adenovirus type 37 and enterovirus 70 infection. Jpn J Ophthalmol 30: 158–164

Birnie GG, Quigley EM, Clements GB, Follet EA, Watkinson G (1983) Endoscopic transmission of hepatitis B virus. Gut 24: 171–174

Blanchard A, Ferris S, Chamaret S, Guetard D, Montagnier L (1998) Molecular evidence for nosocomial transmission of human immunodeficiency virus from a surgeon to one of his patients. J Virol 72: 4537–4540

Bosch X (2001) Hepatitis C outbreak astounds Spain. Lancet 351: 1415–1415

Bronowicki JP, Venard V, Botte C, Monhoven N, Gastin I, Chone L, Hudziak H, Rihn B, Delanoe C, LeFaou A, Bigard MA, Gaucher P (1997) Patient-to-patient transmission of hepatitis C virus during colonoscopy. N Engl J Med 337: 237–240

Brown P, Preece M, Brandel JP, Sato T, McShane L, Zerr I, Fletcher A, Will RG, Pocchiari M, Cashman NR, d'Aignaux JH, Cervenakova L, Fradkin J, Schonberger LB, Collins SJ (2000) Iatrogenic Creutzfeldt-Jakob disease at the millennium. Neurology 55: 1075–1081

Caspari G, Gerlich WH (1998) Mandatory hepatitis B virus testing for doctors. Lancet 352: 991

Caspari G, Gerlich WH (2001) Nosokomiale Infektionen bei Dialysepatienten. In: Rabenau HF, Thraenhart O, Doerr HW (Hrsg) Nosokomiale Virusinfektionen – Erkennung und Bekämpfung. Pabst, Lengerich, S 130–165

CDC (1990) Nosocomial transmission of hepatitis B virus associated with a spring-loaded finger stick device – California. MMWR Morb Mortal Wkly Rep 39: 610–613

CDC (1997) Nosocomial hepatitis B virus infection associated with reusable fingerstick blood sampling devices–Ohio and New York City, 1996. MMWR Morb Mortal Weekly Rep 46: 217–221

CDC (2001a) »Norwalk-like Viruses«. Public health consequences and outbreak management. MMWR Morb Mortal Wkly Rep 50 (RR-9): 1–17

CDC (2001b) Recommendations for preventing transmission of infections among chronic hemodialysis patients. MMWR Recommendations and Reports 50: RR-5

Chomel JJ, Allard JP, Floret D, Honneger D, David L, Lina B, Aymard M (2001) Role of cytomegalovirus infection in the incidence of viral acute respiratory infections in children attending day-care centers. Eur J Clin Microbiol Infect Dis 20: 167–172

Cowen AE (2001) The clinical risks of infection associated with endoscopy. Can J Gastroenterol 15: 321–331

Daschner FD (1997) Hepatitis C and human immunodeficiency virus infection following ozone autohaemotherapy. Eur J Clin Microbiol Infect Dis 16: 620

De Castro L, Araujo NM, Sabino RR, Alvarenga F, Yoshida CF, Gomes SA (2000) Nosocomial spread of hepatitis B virus in two hemodialysis units, investigated by restriction fragment length polymorphism analysis. Eur J Clin Microbiol Infect Dis 19: 531–537

Deutsche Vereinigung zur Bekämpfung von Viruskrankheiten (1999) Empfehlungen zur Verhütung der Übertragung von Hepatitis-B-Virus durch infiziertes Personal im Gesundheitsdienst. Epidemiol Bull 1999: 222–223

Deutsche Vereinigung zur Bekämpfung von Viruskrankheiten (2001) Empfehlungen zur Verhütung der Übertragung von Hepatitis-C-Virus durch infiziertes Personal im Gesundheitsdienst. Epidemiol Bull 2001: 15–16

Doerr HW, Gerlich WH, Roggendorf M (2001) Virologische Empfehlungen zur Verhütung einer iatrogenen/nosokomialen Übertragung von HIV, HBV oder HCV. In: Rabenau HF, Thraenhart O, Doerr HW (Hrsg) Nosokomiale Virusinfektionen – Erkennung und Bekämpfung. Pabst, Lengerich, S 117–119

Douvin C, Simon D, Zinelabidine H, Wirquin V, Perlemuter L, Dhumeaux D (1990) An outbreak of hepatitis B in an endocrinology unit traced to a capillary-blood-sampling device. N Engl J Med 322: 57–58

Drescher J, Wagner D, Haverich A, Flik J, Stachan-Kunstyr R, Verhagen W, Wagenbreth I (1994) Nosocomial hepatitis B virus infections in cardiac transplant recipients transmitted during transvenous endomyocardial biopsy. J Hosp Infect 26: 81–92

Duckworth GJ, Heptonstall J, Aitken C (1999) Transmission of hepatitis C virus from a surgeon to a patient. The Incident Control Team. Commun Dis Public Health 2: 188–192

Dykewicz CA (2001a) Hospital infection control in hematopoietic stem cell transplant recipients. Emerg Infect Dis 7: 263–267

Dykewicz CA (2001b) Summary of the Guidelines for Preventing Opportunistic Infections among Hematopoietic Stem Cell Transplant Recipients. Clin Infect Dis 33: 139–144

Elghouzzi MH, Bouchardeau F, Pillonel J, Boiret E, Tirtaine C, Barlet V, Moncharmont P, Maisonneuve P, du Puy-Montbrun MC, Lyon-Caen D, Courouce AM (2000) Hepatitis C virus: routes of infection and genotypes in a cohort of anti-HCV-positive French blood donors. Vox Sang 79: 138–144

Esteban JI, Gomez J, Martell M, Cabot B, Quer J, Camps J, Gonzalez A, Otero T, Moya A, Esteban R,. (1996) Transmission of hepatitis C virus by a cardiac surgeon. N Engl J Med 334: 555–560

Flamm SL, Parker RA, Chopra S (1998) Risk factors associated with chronic hepatitis C virus infection: limited frequency of an unidentified source of transmission. Am J Gastroenterol 93: 597–600

Frank S, Doerr HW (2001) Nosokomiale Infektionen des Gastrointestinaltrakts. In: Rabenau HF, Thraenhart O, Doerr HW (Hrsg) Nosokomiale Virusinfektionen – Erkennung und Bekämpfung. Pabst, Lengerich, S 201–213

Gabriel C, Blauhut B, Greul R, Schneeweis B, Roggendorf M (1996) Transmission of hepatitis C by ozone enrichment of autologous blood. Lancet 347: 541

Garcia R, Raad I, Abi-Said D, Bodey G, Champlin R, Tarrand J, Hill LA, Umphrey J, Neumann J, Englund J, Whimbey E (1997) Nosocomial respiratory syncytial virus infections: prevention and control in bone marrow transplant patients. Infect Control Hosp Epidemiol 18: 412–416

Gemeinsame Information des Robert Koch-Institutes des Bundesinstitutes für gesundheitlichen Verbraucherschutz und Veterinärmedizin (BgVV) des Paul-Ehrlich-Institutes und des Bundesinstitutes für Arzneimittel und Medizinprodukte (BfArM) (Stand: 5.März 2001) (2001) Die bovine spongiforme Enzephalopathie (BSE) des Rindes und deren Übertragbarkeit auf den Menschen. Bundesgesundheitsbl Gesundheitsforsch Gesundheitsschutz 44: 421–431

Gerlich WH, Caspari G (2001) Hepatitis-B-Virus-Infektionen bei medizinischen Personal – Wie erkennen, wie beurteilen? In: Rabenau HF, Thraenhart O, Doerr HW (Hrsg) Nosokomiale Virusinfektionen – Erkennung und Bekämpfung. Pabst, Lengerich, S 120–129

Gerth H-J (2001) Nosokomiale Infektionen durch Viren. In: Kramer A, Heeg P, Botzenhardt K (Hrsg) Krankenhaus- und Praxishygiene. Urban & Fischer, München, S 45–92

Gottsch JD, Froggatt JW, III, Smith DM, Dwyer DM, Borenstein P, Karanfil LV, Vitale S, Goldberg MF (1999) Prevention and control of epidemic keratoconjunctivitis in a teaching eye institute. Ophthalmic Epidemiol 6: 29–39

Grassano MA, de Champs C, Lafeuille H, Meyer M (2000) Nosocomial intestinal infections in an infant ward. The importance of phone inquiries of the families. Arch Pediatr 7: 1059–1063

Greenough A (2001) Recent advances in the management and prophylaxis of respiratory syncytial virus infection. Acta Paediatr Suppl 90: 11–14

Grethe S, Gemsa F, Monazahian M, Bohme I, Uy A, Thomssen R (2000) Molecular epidemiology of an outbreak of HCV in a hemodialysis unit: direct sequencing of HCV-HVR1 as an appropriate tool for phylogenetic analysis. J Med Virol 60: 152–158

Gross M, Brune T, Jorch G, Rabe H, Hentschel R (2000) Significance of respiratory syncytial virus (RSV) infection in the 1st year of life. Infection 28: 34–37

Guyader D (1997) Transmission du virus de l'hépatite C du chirurgien au malade. Gastroenterol Clin Biol 21: 636–638

Haerem JW, Siebke JC, Ulstrup J, Geiran O, Helle I (1981) HBsAG transmission from a cardiac surgeon incubating hepatitis B resulting in chronic antigenemia in four patients. Acta Med Scand 210: 389–392

Hall CB (2000) Nosocomial respiratory syncytial virus infections: the »Cold War« has not ended. Clin Infect Dis 31: 590–596

Harpaz R, Von Seidlein L, Averhoff FM, Tormey MP, Sinha SD, Kotsopoulou K, Lambert SB, Robertson BH, Cherry JD, Shapiro CN (1996) Transmission of hepatitis B virus to multiple patients from a surgeon without evidence of inadequate infection control. N Engl J Med 334: 549–554

Hasselhorn HM, Hofmann F (1998) Nosokomiale Hepatitis-B-Virus-, Hepatitis-C-Virus- and HIV-Infektionen durch infektiöses medizinisches Personal. Gesundheitswesen 60: 545–551

Hayashi J, Kishihara Y, Yamaji K, Yoshimura E, Kawakami Y, Akazawa K, Kashiwagi S (1995) Transmission of hepatitis C virus by health care workers in a rural area of Japan. Am J Gastroenterol 90: 794–799

Hohenthal U, Nikoskelainen J, Vainionpaa R, Peltonen R, Routamaa M, Itala M, Kotilainen P (2001) Parainfluenza virus type 3 infections in a hematology unit. Bone Marrow Transplant 27: 295–300
Hosokawa N, Esumi M, Iwasaki Y, Yanai M, Enomoto A, Kawano K (2000) Phylogenetic evidence, by multiple clone analysis of hypervariable region 1, for the transmission of hepatitis C virus to chronic haemodialysis patients. J Viral Hepat 7: 276–282
Hutchinson AK, Coats DK, Langdale LM, Steed LL, Demmler G, Saunders RA (2000) Disinfection of eyelid specula with chlorhexidine gluconate (Hibiclens) after examinations for retinopathy of prematurity. Arch Ophthalmol 118: 786–789
Jadoul M, Cornu C, van Ypersele dS (1998) Universal precautions prevent hepatitis C virus transmission: a 54 month follow-up of the Belgian Multicenter Study. The Universitaires Cliniques St-Luc (UCL) Collaborative Group. Kidney Int 53: 1022–1025
Jones BL, Clark S, Curran ET, McNamee S, Horne G, Thakker B, Hood J (2000) Control of an outbreak of respiratory syncytial virus infection in immunocompromised adults. J Hosp Infect 44: 53–57
Karanfil LV, Conlon M, Lykens K, Masters CF, Forman M, Griffith ME, Townsend TR, Perl TM (1999) Reducing the rate of nosocomially transmitted respiratory syncytial virus. Am J Infect Control 27: 91–96
Katzenstein TL, Jorgensen LB, Permin H, Hansen J, Nielsen C, Machuca R, Gerstoft J (1999) Nosocomial HIV-transmission in an outpatient clinic detected by epidemiological and phylogenetic analyses. AIDS 13: 1737–1744
Kidd-Ljunggren K, Broman E, Ekvall H, Gustavsson O (1999) Nosocomial transmission of hepatitis B virus infection through multiple- dose vials. J Hosp Infect 43: 57–62
Kim YS, Ahn YO, Kim DW (1996) A case-control study on the risk factors of hepatitis C virus infection among Koreans. J Korean Med Sci 11: 38–43
Knoll A, Helmig M, Peters O, Jilg W (2001) Hepatitis C virus transmission in a pediatric oncology ward: analysis of an outbreak and review of the literature. Lab Invest 81: 251–262
Laufs R, Polyvka S, Feucht HH, Ebeling M, Iske L, Friedrich K, Oehler G, Keitel M, Nolte H, Thiele B (1994) Was bedeutet der Befund »HCV-Antikörper positiv?«. Dtsch Ärzteblatt 91: A-285-A-287
Lesourd F, Izopet J, Mervan C, Payen JL, Sandres K, Monrozies X, Parinaud J (2000) Transmissions of hepatitis C virus during the ancillary procedures for assisted conception. Hum Reprod 15: 1083–1085
Lot F, Seguier JC, Fegueux S, Astagneau P, Simon P, Aggoune M, van Amerongen P, Ruch M, Cheron M, Brucker G, Desenclos JC, Drucker J (1999) Probable transmission of HIV from an orthopedic surgeon to a patient in France. Ann Intern Med 130: 1–6
Macartney KK, Gorelick MH, Manning ML, Hodinka RL, Bell LM (2000) Nosocomial respiratory syncytial virus infections: the cost- effectiveness and cost-benefit of infection control. Pediatrics 106: 520–526
Maille L, Beby-Defaux A, Bourgoin A, Koulmann L, Eucher V, Cardona J, Oriot D, Agius G (2000) Infections nosocomiales à rotavirus et à virus respiratoire syncytial en milieu pédiatrique: étude sur une periode de 2 ans. Ann Biol Clin (Paris) 58: 601–606
Mascola L, Guinan ME (1986) Screening to reduce transmission of sexually transmitted diseases in semen used for artificial insemination. N Engl J Med 314: 1354–1359
Matz B, Kupfer B, Ko Y, Walger P, Vetter H, Eberle J, Gurtler L (1998) HIV-1 infection by artificial insemination. Lancet 351: 728
Mazzulli T, Peret TC, McGeer A, Cann D, MacDonald KS, Chua R, Erdman DD, Anderson LJ (1999) Molecular characterization of a nosocomial outbreak of human respiratory syncytial virus on an adult leukemia/lymphoma ward. J Infect Dis 180: 1686–1689
Melnyk PS, Shevchuk YM, Conly JM, Richardson CJ (1993) Contamination study of multiple-dose vials. Ann Pharmacother 27: 274–278
Merle V, Goria O, Gourier-Frery C, Benguigui C, Michel P, Huet P, Czernichow P, Colin R (1999) Facteurs de risque de contamination par le virus de l'hépatite C. Etude cas-temoin en population générale. Gastroenterol Clin Biol 23: 439–446
Miranda AC, Falcao J, Dias JA, Nobrega SD, Rebelo MJ, Pimenta ZP, Saude MD (1994) Measles transmission in health facilities during outbreaks. Int J Epidemiol 23: 843–848
Mlinaric-Galinovic G, Varda-Brkic D (2000) Nosocomial respiratory syncytial virus infections in children's wards. Diagn Microbiol Infect Dis 37: 237–246
Montessori V, Scharf S, Holland S, Werker DH, Roberts FJ, Bryce E (1998) Epidemic keratoconjunctivitis outbreak at a tertiary referral eye care clinic. Am J Infect Control 26: 399–405
Munoz FM, Campbell JR, Atmar RL, Garcia-Prats J, Baxter BD, Johnson LE, Englund JA (1999) Influenza A virus outbreak in a neonatal intensive care unit. Pediatr Infect Dis J 18: 811–815
Oren I, Hershow RC, Ben Porath E, Krivoy N, Goldstein N, Rishpon S, Shouval D, Hadler SC, Alter MJ, Maynard JE,. (1989) A common-source outbreak of fulminant hepatitis B in a hospital. Ann Intern Med 110: 691–698
Ou CY, Ciesielski CA, Myers G, Bandea CI, Luo CC, Korber BT, Mullins JI, Schochetman G, Berkelman RL, Economou AN,. (1992) Molecular epidemiology of HIV transmission in a dental practice. Science 256: 1165–1171
Petrosillo N, Ippolito G, Solforosi L, Varaldo PE, Clementi M, Manzin A (2000) Molecular epidemiology of an outbreak of fulminant hepatitis B. J Clin Microbiol 38: 2975–2981
Petrosillo N, Gilli P, Serraino D, Dentico P, Mele A, Ragni P, Puro V, Casalino C, Ippolito G (2001) Prevalence of Infected Patients and Understaffing Have a Role in Hepatitis C Virus Transmission in Dialysis. Am J Kidney Dis 37: 1004–1010
Petzold DR, Tautz B, Wolf F, Drescher J (1999) Infection chains and evolution rates of hepatitis B virus in cardiac transplant recipients infected nosocomially. J Med Virol 58: 1–10
Pina P, Le Huidoux P, Lefflot S, Araujo E, Bellaiche M, Harzig M, Allouch PY, Foucaud P (2000) Infections nosocomiales à rotavirus dans un service de pédiatrie générale: epidemiologie, typage moleculaire et facteurs de risque. Arch Pediatr 7: 1050–1058
Polish LB, Shapiro CN, Bauer F, Klotz P, Ginier P, Roberto RR, Margolis HS, Alter MJ (1992) Nosocomial transmission of hepatitis B virus associated with the use of a spring-loaded finger-stick device. N Engl J Med 326: 721–725
Quale JM, Landman D, Wallace B, Atwood E, Ditore V, Fruchter G (1998) Déjà vu: nosocomial hepatitis B virus transmission and fingerstick monitoring. Am J Med 105: 296–301
Quint WG, Fetter WP, van Os HC, Heijtink RA (1994) Absence of hepatitis B virus (HBV) DNA in children born after exposure of their mothers to HBV during in vitro fertilization. J Clin Microbiol 32: 1099–1100
Rabenau HF, Traenhart O, Doerr HW (Hrsg) (2001) Nosokomiale Virusinfektionen – Erkennung und Bekämpfung. Pabst, Lengerich
Repp R, von Horsten B, Csecke A, Kreuder J, Borkhardt A, Willems WR, Lampert F, Gerlich WH (1993) Clinical and immunological aspects of hepatitis B virus infection in children receiving multidrug cancer chemotherapy. Arch Virol Suppl 8: 103–111
Ristinen E, Mamtani R (1998) Ethics of transmission of hepatitis B virus by health-care workers. Lancet 352: 1381–1383
Robert Koch-Institut (1999) Zur Verhütung von Hepatitis-B-Virusinfektionen im Gesundheitsdienst. Epidemiol Bulletin 1999: 221–222
Robert Koch-Institut (2001) Fallbericht: Look-back-Untersuchung bei 2.285 Patientinnen nach einer im Krankenhaus erworbenen HCV-Infektion. Epidemiol Bull 2001: 71–73
Ross RS, Elgas M, Roggendorf M (1998) HIV-1 transmission through artificial insemination. Lancet 351: 1812–1813
Rouget F, Chomienne F, Laurens E, Radet C, Seguin G (2000) Evaluation d'un programme de lutte contre les infections nosocomiales à rotavirus dans un service de pédiatrie. Arch Pediatr 7: 948–954
Routine practices and additional precautions for preventing the transmission of infection in health care (1999). Can Commun Dis Rep 25 Suppl 4: 1–142

Schembre DB (2000) Infectious complications associated with gastrointestinal endoscopy. Gastrointest Endosc Clin N Am 10: 215–232

Schneeberger PM, Keur I, van Loon AM, Mortier D, de Coul KO, van Haperen AV, Sanna R, Der Heijden TG, van Den HH, van Hamersvelt HW, Quint W, van Doorn LJ (2000) The prevalence and incidence of hepatitis C virus infections among dialysis patients in the Netherlands: a nationwide prospective study. J Infect Dis 182: 1291–1299

Simini B (1997) Hepatitis-C-Virus risk from Italian fertility centre. Lancet 350: 1689

Slenczka W (1990) Hepatitis C nach Ozon-Eigenblut-Behandlung. Dtsch Ärztebl 87: A-3950

Slenczka W (1991) Hepatitis-Risiko der Ozon-Eigenblut-Behandlung. Dtsch Ärztebl 88: A490

Steyaert SR, Leroux-Roels GG, Dhont M (2000) Infections in IVF: review and guidelines. Hum Reprod Update 6: 432–441

Tandon RK, Ahuja V (2000) Non-United States guidelines for endoscope reprocessing. Gastrointest Endosc Clin N Am 10: 295–318

Taylor GS, Vipond IB, Caul EO (2001) Molecular epidemiology of outbreak of respiratory syncytial virus within bone marrow transplantation unit. J Clin Microbiol 39: 801–803

Tennenbaum R, Colardelle P, Chochon M, Maisonneuve P, Jean F, Andrieu J (1993) Hépatite C après cholangiographie rétrograde. Gastroenterol Clin Biol 17: 763–764

The incident investigation team and others (2001) Transmission of hepatitis B virus to patients from four infected surgeons without hepatitis B e antigen. N Engl J Med 336: 176–184

Traore O, Belliot G, Mollat C, Piloquet H, Chamoux C, Laveran H, Monroe SS, Billaudel S (2000) RT-PCR identification and typing of astroviruses and Norwalk-like viruses in hospitalized patients with gastroenteritis: evidence of nosocomial infections. J Clin Virol 17: 151–158

Trepo C, Bailly F (1996) Magnitude and management of HCV infection in France. Dig Dis Sci 41: 22S-26S

Vannetzel JM (2000) Infections nosocomiales en cancerologie. Pathol Biol (Paris) 48: 721–724

Venard V, Carret A, Corsaro D, Bordigoni P, Le Faou A (2000) Genotyping of adenoviruses isolated in an outbreak in a bone marrow transplant unit shows that diverse strains are involved. J Hosp Infect 44: 71–74

Venard V, Dauendorffer JN, Carret AS, Corsaro D, Edert D, Bordigoni P, Le Faou A (2001) Investigation of aciclovir-resistant herpes simplex virus I infection in a bone marrow transplantation unit: genotyping shows that different strains are involved. J Hosp Infect 47: 181–187

Warren D, Nelson KE, Farrar JA, Hurwitz E, Hierholzer J, Ford E, Anderson LJ (1989) A large outbreak of epidemic keratoconjunctivitis: problems in controlling nosocomial spread. J Infect Dis 160: 938–943

Weber D, Rutala W (2001) Risks and prevention of nosocomial transmission of rare zoonotic diseases. Clin Infect Dis 32: 446–456

Weinstock DM, Eagan J, Malak SA, Rogers M, Wallace H, Kiehn TE, Sepkowitz KA (2000) Control of influenza A on a bone marrow transplant unit. Infect Control Hosp Epidemiol 21: 730–732

Widdowson MA, van Doornum GJ, van der Poel WH, de Boer AS, Mahdi U, Koopmans M (2000) Emerging group-A rotavirus and a nosocomial outbreak of diarrhoea. Lancet 356: 1161–1162

Widell A, Christensson B, Wiebe T, Schalen C, Hansson HB, Allander T, Persson MA (1999) Epidemiologic and molecular investigation of outbreaks of hepatitis C virus infection on a pediatric oncology service. Ann Intern Med 130: 130–134

Zambon M, Bull T, Sadler CJ, Goldman JM, Ward KN (1998) Molecular epidemiology of two consecutive outbreaks of parainfluenza 3 in a bone marrow transplant unit. J Clin Microbiol 36: 2289–2293

35.8 Hygienemaßnahmen in der Hämatologie und Onkologie (Kooperation zwischen Klinik, Mikrobiologie und Hygiene)

D. Mlangeni, F. Daschner

Einleitung

Die Grunderkrankung der Patienten auf hämatologischen und onkologischen Behandlungseinheiten erfordern eine besonders sorgfältige Beachtung hygienischer Kautelen. Bei diesem Patientenkollektiv besteht eine hohe Gefährdung durch endogene und exogene Infektionen.

Wichtigste Erregerreservoire für endogene Infektionen sind die Flora des Oropharynx, des Magen-Darm-Trakts und der Haut der Patienten. Bei exogenen Infektionen liegt das Erregerreservoir meist in der belebten und sehr viel seltener in der unbelebten Umgebung des Patienten. Die Hauptrolle spielen dabei die Hände des Personals, selten kommen kontaminierte Gegenstände und die Luft in Betracht. Im Folgenden wird ein Überblick über die wichtigsten Hygienemaßnahmen gegeben, und es werden die wesentlichen Voraussetzungen für eine gute Zusammenarbeit mit dem mikrobiologischen Labor beschrieben.

35.8.1 Allgemeine Hygienemaßnahmen

35.8.1.1 Unterbringung der Patienten

Immunsupprimierte Patienten sollen vorzugsweise in einer getrennten Einheit ohne Passantenverkehr behandelt werden. Durch den erhöhten Antibiotikaverbrauch und die immunsuppressiven Therapien sind die Patienten auch durch fakultativ pathogene Keime (z. B. Schimmelpilze wie Aspergillus fumigatus) gefährdet. Vor allem bei Patienten, die eine Knochenmarktransplantation bzw. eine Stammzelltransplantation erhalten haben, kommt es nicht selten zu letal verlaufenden Infektionen. Um dieses aerogene Risiko herabzusetzen, sollen die Zimmer, in denen die Patienten in der Phase der extremen Neutropenie untergebracht sind, mit einer raumlufttechnischen Anlage (RLT-Anlage) mit dreistufiger Filterung mit endständigem Schwebstofffilter ausgestattet sein. Besonders geeignet sind beispielsweise RLT-Anlagen mit HEPA-Filter der Klasse H12. Diese Anlagen müssen in regelmäßigen Abständen hygienisch überprüft werden.

Die extrem abwehrgeschwächten Patienten sollen beim Verlassen des Zimmers eine sog. Feinstaubmaske anlegen und Gemeinschaftseinrichtungen bzw. Menschenansammlungen meiden. In klimatisierten Zimmer müssen die Fenster geschlossen bleiben, um den Effekt der Luftfilterung dieser RLT-Anlagen nicht zu beeinträchtigen. Die Unterbringung von weniger immunsupprimierten Patienten kann auch in einem Mehrbettzimmer ohne RLT-Anlage erfolgen.

Infizierte Patienten, deren Erreger in der Umgebung gestreut werden können (z. B. MRSA oder vancomycinresistente Enterokokken) müssen jedoch in einem Einzelzimmer untergebracht werden und deren Pflege auf wenige Personen beschränkt sein. Diese Maßnahmen dienen der Vermeidung von Keimübertragungen.

Es ist nicht zwingend, dass jedes Einzelzimmer über eine Umkleideschleuse für Personal und Besucher verfügt, die Zimmertüren dürfen aber nicht unnötig lange offenstehen. Isolierte Patienten sollen das Zimmer möglichst nicht oder nur für kurze Zeit verlassen.

Das Patientenzimmer soll mit eigenem Badezimmer und Toilette ausgestattet sein. Die Mitnahme von persönlichen Gegenständen muss eingeschränkt werden, sollte aber mit dem Patienten besprochen und individuell auf ihn abgestimmt werden. Vorzugsweise sollten alle Gegenstände leicht zu reinigen und ggf. zu desinfizieren sein. Topfpflanzen, Schnittblumen und Trockensträuße sollen weder in den Patientenzimmern noch in den Funktionsräumen oder auf dem Flur der Station stehen.

Bei Bautätigkeiten in der Nähe der Station mit Erdbewegungen und Anfall von Bauschutt ist ganz besondere Vorsicht angebracht. Auch bei sorgfältiger Abschottung der Baustelle ist ein Umzug der Patienten in einen anderen Trakt zu bevorzugen. Auf jeden Fall müssen bei Außenarbeiten die Fenster fugendicht verschlossen werden.

35.8.1.2 Körperpflege

Patienten, die sich selbst versorgen können, müssen über den Sinn einzelner Hygienemaßnahmen aufgeklärt und über die Durchführung instruiert werden.

Händehygiene

Bei einer Kontamination der Hände mit potenziell infektiösem Material nach dem Toilettengang, nach Husten oder Niesen und bei Betreten und Verlassen des Zimmers (z. B. nach einer Untersuchung) sollen die Hände gewaschen bzw. desinfiziert werden.

Körperwaschung

Eine Reduktion der Kontamination des Leitungswassers mit Wasserkeimen wird erzielt, indem man das in den Wasserleitungen stehende Wasser durch einen kurzen Wasservorlauf von ca. 1 min entfernt. Ebenfalls wichtig ist die regelmäßige einmal wöchentliche Reinigung der Strahlregler. Die Reinigung geschieht beispielsweise durch das Ausspülen unter fließendem Wasser. Es können auch endständige Wasserfilter, die allerdings regelmäßig sterilisiert und auf Dichtigkeit geprüft werden müssen, eingebaut werden.

Nicht bettlägrige Patienten sollen täglich mit PVP-Jodseife duschen. Dem Waschwasser bettlägriger Patienten wird (1:100 verdünnt) PVP-Jodlösung zugesetzt. Diese Maßnahmen dienen nicht nur der Reduktion der körpereigenen Hautflora, sondern vielmehr der Reduktion von Wasserkeimen. Bei Patienten mit intakter Haut ist es jedoch fraglich, ob diese Maßnahme einen Einfluss auf die Infektionsrate hat. Bei länger dauernden und großflächigen Anwendungen sollen die Schilddrüsenwerte regelmäßig kontrolliert werden. Bei Patienten mit Schilddrüsenfunktionsstörungen stellt Octenidin eine Alternative dar.

Mundpflege

Eine sorgfältige, gründliche und regelmäßige Mundpflege ist unerlässlich. Für die Reduzierung der Mundflora ist nicht das verwendete Mundantiseptikum, sondern die Häufigkeit und Gründlichkeit der mechanischen Reinigung entscheidend. Die hierbei eingesetzten antimikrobiell oder antimykotisch wirkenden und pflegenden Substanzen sollen in Absprache mit dem Patienten unter Berücksichtigung seiner Vorlieben und der Verträglichkeit ausgesucht werden. Zum Zähneputzen werden weiche Zahnbürsten unter Vermeidung von Verletzungen der Schleimhaut benutzt. Mundspülungen werden nicht mit Leitungswasser, sondern mit sterilem Aqua dest. durchgeführt. Das im Zimmer vorrätige Aqua dest. soll nach 24 h erneuert werden. Die Mundpflege muss so durchgeführt werden, dass eine Kontamination der Mundspüllösungen vermieden wird.

Verwendete Utensilien wie z. B. Klemmen, Gläser und Becher werden nach jeder Benutzung mit 70% Alkohol ausgerieben. Das gesamte Mundpflegeset wird täglich mindestens einmal im Reinigungs- und Desinfektionsautomaten oder in einer Haushaltsgeschirrspülmaschine im 60°C-Programm aufbereitet.

Wäsche

Nachthemd, Handtücher und Waschlappen sollen nach dem täglichen Duschen bzw. Waschen und bei Bedarf ausgewechselt werden. Die persönliche Wäsche des Patienten wird bei 60°C mit einem handelsüblichen Waschmittel gewaschen. Ein routinemäßiger Wechsel der Bettwäsche alle 2–3 Tage oder bei Verschmutzung ist ausreichend.

Hautpflege

Haut- und Schleimhautdefekte stellen potenzielle Eintrittspforten für Infektionserreger dar. Aus diesen Gründen ist eine sorgfältige Hautpflege unerlässlich. Nach Möglichkeit sollen Finger- und Fußnägel in der Phase der Neutropenie nicht oder nur sehr vorsichtig geschnitten werden. Bei der Rasur sollten elektrische Rasierapparate bevorzugt und Nassrasierer vermieden werden.

35.8.1.3 Ernährung

Nur in der Klinik zubereitete, gekochte Nahrung soll den Patienten geboten werden. Zum Verzehr nicht geeignet sind Speisen mit einer hohen natürlichen mikrobiellen Kontamination wie frische Salate, nicht schälbares Obst, Rohmilch- oder Schimmelkäse. Abgepackte oder abgefüllte Lebensmittel sollen nur in kleinen Mengen geliefert und direkt nach dem Öffnen verzehrt werden. Auf keinen Fall sollen Patienten Lebensmittel aufbewahren, um diese später zu verzehren. Besteck und Geschirr werden in üblicher Weise in der Krankenhausküche gereinigt. Spezielle Desinfektionsmaßnahmen sind nicht erforderlich.

Die Getränke, die dem Patient angeboten werden, müssen keimarm sein. Für das Kochen von Tee soll das Wasser für mindestens 3 min abgekocht werden. Mineralwässer, insbesondere kohlensäurearme Wässer und Heilwässer, sind häufig mit gramnegativen Keimen kontaminiert. Ihre hygienische Qualität muss regelmäßig überprüft werden. Aus sog. Softdrinks sind immer wieder Sproßpilze isoliert worden, die im sauren Milieu gut überleben können.

Daher sollte beim Einkauf vom Hersteller gefordert werden, dass in entsprechenden Chargen seines Produkts die Gesamtkeimzahl den Grenzwert der Mineral- und Tafelwasserverordnung nicht überschreitet. In der Regel wird Mineralwasser binnen 12 h nach Abfüllung mikrobiologisch untersucht, beim späteren Transport und der Lagerung aber können sich auch primär sehr geringe Keimzahlen insbesondere gramnegativer

Bakterien stark vermehren. Auf keinen Fall darf Mineralwasser Pseudomonas aeruginosa, Schimmelpilze oder Legionellen enthalten. Die Getränke sind in kleinen Abfüllmengen anzubieten und sollten nach dem Öffnen nicht längere Zeit bei Zimmertemperatur stehen.

35.8.1.4 Personal

Wegen der hohen Gefahr einer Übertragung sollten Personen mit Erkrankungen der Atemwege, Durchfallerkrankungen und infektiösen Hautkrankheiten keinen Kontakt mit abwehrgeschwächten Patienten haben. Eine gründliche Händehygiene ist bei der Versorgung immunsupprimierter Patienten eine Grundvoraussetzung zur Vermeidung nosokomialer Infektionen. Sie ist durchzuführen vor und nach jedem Patientenkontakt, vor infektionsgefährdenden Tätigkeiten und zwischen verschiedenen Tätigkeiten am selben Patienten.

Handschuhe müssen bei besonderer Kontaminationsgefahr für den Patienten oder das Personal getragen werden, z. B. zur Mundpflege, bei Manipulationen an Venenkathetern, Blasenkathetern, zum Verbandswechsel usw. Nur bei engem Patientenkontakt und bei Kontaminationsgefahr mit potenziell infektiösem Material sollen Schutzkittel oder Schürze getragen werden. Die Schutzkleidung bleibt im Zimmer und wird nach jeder Schicht und bei Verschmutzung gewechselt.

Ständiges Tragen von Masken bei Patientenkontakt ist nicht notwendig. Ist aus Personalmangel der Einsatz von erkältetem Personal nicht zu umgehen oder besteht die Gefahr eine Kontamination durch Verspritzen von potenziell infektiösem Material, soll eine Maske getragen werden. Nicht erforderlich sind das Tragen von speziellen Bereichs- oder Überschuhen oder einer Haube. Die Möglichkeit des 1- oder 2-täglichen Wechsels der Bereichskleidung ist wünschenswert, aus hygienischen Gründen aber nicht zwingend notwendig. In der Übersicht sind die wichtigsten Hygienemaßnahmen zusammengefasst.

Wichtigste Hygienemaßnahmen für das Personal

- Händedesinfektion (mindestens 30 s lang)
  - vor und nach jedem Patientenkontakt
  - vor und nach infektionsgefährdenden Tätigkeiten (z. B. Verbandswechsel, Injektionen)
  - nach Kontamination mit potenziell infektiösem Material
  - zwischen verschiedenen Tätigkeiten am selben Patienten
- Schutzkittel
  - nur bei engem Patientenkontakt (z. B. Körperwäsche)
- Schürze
  - bei Kontaminationsgefahr mit potenziell infektiösem Material
- Mundschutz
  - bei Gefahr von Verspritzen von potenziell infektiösem Material
  - bei Atemwegserkrankung des Personals

▼

- Haube
  - nicht erforderlich
- Bereichsschuhe/Überschuhe
  - nicht erforderlich

35.8.1.5 Besucher

Die Zahl der Besucher soll in der Phase der stärksten Immunsuppression auf die nächsten Angehörigen und die wichtigsten Bezugspersonen beschränkt sein. Jeder Besucher muss über die einzelnen Isolierungsmaßnahmen informiert und in ihrer Durchführung angeleitet werden. Wichtigste Maßnahme ist die gründliche Händehygiene. Sie muss durchgeführt werden vor jedem Handkontakt mit dem Patienten, nach jedem Niesen, Husten, Schneuzen und Kontakt mit potenziell infektiösem Material.

Personen mit infektiösen Darmerkrankungen, Hautausschlägen und Infektionen der Atemwege sollen die Patienten nicht besuchen. Leicht erkältete Erwachsene können den Patienten besuchen, sofern sie sich diszipliniert verhalten, eine Maske anlegen, auf gründliche Händehygiene achten, engen Körperkontakt meiden und ca. 1,5 m Abstand vom Patienten halten. Grundsätzlich ist der Besuch von Kindern möglich, sofern nicht der Verdacht auf infektiöse Kinderkrankheiten bei dem Kind selbst oder in seinem Umfeld besteht. Da von Kindern die Einhaltung der Hygienemaßnahmen nicht erwartet werden kann, sollen auch Kinder mit leichten Erkältungskrankheiten den Patienten möglichst nicht besuchen.

Beim Betreten des Zimmers sind Schutzkittel, Überschuhe und Masken nicht erforderlich. Die Besucher sollen keine Lebensmittel, Blumen und Pflanzen mitbringen (s. Übersicht).

Wichtigste Hygienemaßnahmen für Besucher

- Händedesinfektion
  - vor jedem Patientenkontakt
  - nach jedem Husten, Niesen, Schneuzen und Kontakt mit potenziell infektiösem Material
- Schutzkittel
  - nicht erforderlich
- Mundschutz
  - nur erforderlich bei Atemwegserkrankungen des Besuchers
- Überschuhe
  - nicht erforderlich

35.8.2 Spezielle Hygienemaßnahmen

35.8.2.1 Katheter und Drainagen

Anlage und Pflege von zentralen Venenkathetern

Für das Legen und Pflegen von Kathetern und Drainagen gelten die üblichen Hygieneregeln. Beim Legen eines zentralen Venenkatheters soll immer eine assistierende Person vorhanden sein.

Dafür benötigt man folgendes Material:

- großes steriles Lochtuch,
- sterile Handschuhe und
- sterilen Kittel.

Die Notwendigkeit des Tragens von Maske und Kopfschutz beim Legen von zentralen Venenkathetern ist bislang unklar, wird jedoch von einigen Fachleuten empfohlen. Eine hygienische Händedesinfektion ist vorher vom Personal durchzuführen. Sterile Tupfer und alkoholisches Hautdesinfektionsmittel mit einer Einwirkzeit von mindestens 1 min werden zur Hautdesinfektion verwendet.

Eine Haarentfernung ist aus hygienischen Gründen nicht erforderlich. Ist jedoch eine Haarentfernung notwendig, so ist ein Trockenrasierer bzw. Haarentfernungscreme dem Nassrasieren vorzuziehen. Nassrasieren birgt die Gefahr von Hautverletzungen in sich und damit verbunden die Kolonisation der Einstichstelle mit potenziell pathogenen Keimen.

Verbandswechsel

In der Regel wird der Venenkatheterverband alle 72 h gewechselt. Die Einstichstelle wird täglich durch den intakten Verband palpiert, dabei wird auf Schmerzreaktionen des Patienten, die auf eine Infektion deuten können, geachtet. Bei Intensivpatienten, die auf Schmerzreize nicht reagieren können, wird häufig der Verbandswechsel täglich vorgenommen. Eine Alternative besteht in der Verwendung eines atmungsaktiven transparenten Klebeverbands, der mehrere Tage auf der Einstichstelle verbleiben kann und gleichzeitig die Inspektion auf Infektionszeichen erlaubt. Beim Verbandswechsel wird in der Regel ein Desinfektionsmittel (PVP-Jodlösung, Alkohol oder Chlorhexidin) auf die Einstichstelle aufgetragen.

Manipulationen am Infusionssystem

Eine Händedesinfektion muss vor jeder Manipulation am Infusionssystem, z. B. Umstecken einer Flasche oder Injektion eines Medikamentes über einen 3-Wege-Hahn, durchgeführt werden. Zugänge zum Infusionssystem werden vor Gebrauch mit Alkohol desinfiziert. Da Medikamenten- und Blutreste ein gutes Nährmedium für Keime darstellen, müssen 3-Wege-Hähne oder sonstige Zuspritzstellen nach Gebrauch freigespült werden. Danach wird immer ein neuer steriler Stöpsel verwendet.

Infusionssystemwechsel

Infusionssysteme einschließlich der 3-Wege-Hähne müssen nur alle 72 h gewechselt werden. Systeme von leergelaufenen Infusionsflaschen sollen in der Regel sofort weiter verwendet werden. Wenn in der Zwischenzeit nicht diskonnektiert wird, sind längere Pausen (einige Stunden) bis zum Anschluss neuer Infusionslösungen möglich.

Bei Kurzinfusionen muss das System nicht notwendigerweise nach jeder Medikamentengabe entsorgt werden, sonder kann bis zur nächsten Gabe (z. B. bei 3-mal täglicher Antibiotikagabe) mit einem sterilen Verschluss am Infusionsständer hängenbleiben, bis es wieder benötigt wird. Ein Wechsel des Systems alle 24 h scheint jedoch in diesen Fällen nötig zu sein, weil die Kontaminationsgefahr möglicherweise höher ist als bei einem kontinuierlich angeschlossenen System.

Implantierte Katheter

Zur Erhaltung der Funktionstüchtigkeit der Membran von vollimplantierten Kathetersystemen müssen die Punktionen mit speziellen Nadeln durchgeführt werden. Regelmäßige Inspektionen und Palpationen der Einstichstelle mit Handschuhen sind notwendig, um rechtzeitig Infektionen zu erkennen. Die Punktionen müssen nach Hautdesinfektion (mindestens 30 s Einwirkzeit) unter aseptischen Bedingungen vorgenommen werden. Die Händesdesinfektion wird mindestens 30 s lang durchgeführt, wobei ganz besonders darauf zu achten ist, dass alle Teile der Hand, auch die Fingerzwischenräume und der Daumen, sorgfältig desinfiziert werden.

Bei der Pflege von Kathetersystemen mit extrakorporaler Injektionsstelle muss die Kathetereintrittstelle regelmäßig auf Infektionszeichen kontrolliert werden. Eine Diskonnektion des Kathetersystems soll so selten wie möglich und immer unter aseptischen Bedingungen vorgenommen werden. Eine sterile Kompresse wird hierbei unter die Diskonnektionsstelle gelegt. Die Desinfektion des Katheterzugangs nach Diskonnektion erfolgt mit Hautdesinfektionsmittel (Einwirkungszeit mindesten 1 min) und sterilem Tupfer.

35.8.3 Kooperation mit dem mikrobiologischen Labor

Von dem für die Routinediagnostik verantwortlichen mikrobiologischen Labor muss gefordert werden, dass es in regelmäßigen Abständen (z. B. halbjährlich) eine Erregeranalyse der wichtigsten Infektionen (Sepsis, Pneumonie, Harnwegsinfektionen) und eine Resistenzstatistik anfertigt. Dies ist die Voraussetzung für die Wahl der Antibiotika zur empirischen Therapie. Das mikrobiologische Labor muss darüber hinaus auf problematische Erreger mit auffälliger Resistenzlage aufmerksam machen und epidemiologisch auffällig häufige Keime für evtl. spätere Typisierung aufbewahren (◘ Tabelle 35-19).

Es muss über die aktuellsten und v. a. schnellsten Methoden zur Isolierung und Identifizierung von Sepsiserregern, Pneumonieerregern einschließlich Mycobacterium tuberculosis, Sprosspilzen, Legionellen, Pneumocystis carinii und über modernste Methoden der schnellen virologischen Diagnostik einschließlich molekularbiologischer Methoden verfügen.

Mikrobiologen, die nur schriftliche Befunde liefern und ansonsten nur für Telefonkonsile zur Verfügung stehen, sind nur zweite Wahl. Eine direkte Konsultation oder regelmäßige Besprechung mit den klinisch tätigen Ärzten ist wesentlich effektiver. Der Krankenhaushygieniker erhält, wie auch von den übrigen Patienten einer Klinik, von allen positiven Befunden eine Kopie, sodass er bei epidemiologisch auffälligen Befunden (z. B. Isolierung multiresistenter Erreger) sofort aktiv werden kann.

Eine enge Zusammenarbeit zwischen Klinikern, Mikrobiologen und Krankenhaushygienikern ist bei der Betreuung hämatologisch-onkologischer Patienten unerlässlich. Der Mikrobiologe oder der infektiologisch-mikrobiologisch ausgebildete Krankenhaushygieniker diskutiert täglich oder mindesten 2- bis 3-mal pro Woche alle wichtigen mikrobiologischen Befunde, v. a. Blutkulturergebnisse, Ergebnisse der BAL usw. mit dem Kliniker und stellt sein gesamtes Know-how auch zu bestimmten Zeiten an Wochenenden zur Verfügung.

Tabelle 35-19. Auffällige Antibiogramme

Erreger	Resistenz gegen
1. Grampositive	
S. aureus	Oxacillin
E. faecium	Vancomycin
Pneumokokken	Penicillin/Cephalosporine
2. Gramnegative[a]	
Klebsiella pneumoniae	Cephalosporine der 3. Generation[b] (Cefotaxim, Ceftriaxon, Ceftazidim); Chinolone (Ciprofloxacin, Ofloxacin, Nofloxacin); Imipenem
Escherichia coli	Cephalosporine der 3. Generation[b] (s. oben); Chinolone (s. oben); Imipenem
Pseudomonas aeruginosa	Piperacillin, Ceftazidim, Chinolone (s. oben); Aminoglykoside; Imipenem
Serratia marcescens – Enterobacter cloacae – Citrobacter freundii – Morganella morganii – P. vulgaris	Breitspektrumpenicilline; Imipenem; Aminoglykoside; Cotrimoxazol; Chinolone
Stenotrophomonas maltophilia[c]	Cotrimoxazol und/oder Chinolone (s. oben)

[a] Resistenz gegen ≥3 der angegebenen Antibiotika

[b] Unabhängig von der Anzahl der Resistenzen.

[c] Resistenz gegen eines der beiden Antibiotika bedeutsam.

Extrem abwehrgeschwächte Patienten müssen nicht nur von den Klinikern, sondern auch von den Mikrobiologen an jedem Tag der Woche betreut werden. Mikrobiologen, die keine Patienten sehen und keine Diskussionen mit den Klinikern führen, verlieren sehr schnell den Praxisbezug und das Gefühl für die Bedürfnisse von Klinikern, deren Therapieerfolg bei neutropenischen Patienten überwiegend vom Erfolg der Infektionsbekämpfung bzw. Verhütung abhängt. Die krankenhaushygienische Betreuung darf sich nicht auf Abklatschuntersuchungen, Luftkeimzahlmessungen oder die meist überflüssige routinemäßige Suche nach Legionellen im Trinkwasser beschränken. Vielmehr muss das Krankenhaushygienepersonal regelmäßig Visiten auf den Stationen abhalten. Bei den Visiten wird das Verhalten des Personals beobachtet und dokumentiert.

Etwaige Hygienefehler werden vor Ort besprochen und korrigiert. Protokolle über die Visiten werden angefertigt und der Stationsleitung ausgehändigt. Regelmäßige Hygieneschulungen, bei denen Maßnahmen zur Vermeidung der Übertragung von Infektionen erläutert werden, sind unerlässlich. Bei epidemiologisch auffallenden Erregerisolaten sind die notwendigen gezielten Untersuchungen durchzuführen. Diese beinhalten beispielsweise die gezielte Suche nach einer gemeinsamen Quelle der Infektion, z. B. im Leitungswasser, Pflegeutensilien und Pflegemitteln, Nahrungsmitteln etc. Ungezielte Untersuchungen am Patienten sind eine reine Zeit- und Ressourcenverschwendung.

Literatur zu Kap. 35.8

Daschner F (1997) Hygienische Gefahren durch Mineralwasser. Onkologie 20: 70–71

Daschner F (Hrsg) (1997) Praktische Krankenhaushygiene und Umweltschutz, 2. Aufl. Springer, Berlin Heidelberg New York Tokio

Hibberd PI, Rubin RH (1992) Infection in transplant recipients. In: Bennett JV, Brachman PS (eds) Hospital infections, 3rd edn. Little, Brown, Boston, pp 899–921

Hughes WT, Flynn PM, Williams BG (1996) Nosocomial infections in patients with neoplastic diseases. In: Mayhall CG (ed) Hospital epidemiology and infection control. Williams & Wilkins, Baltimore, pp 618–631

La Rocco MT, Burgert SJ (1997) Infection in bone marrow transplant recipient and role of the microbiology labaratory in clinical transplantation. Clin Microb Rev: 277–297

Maki DG (1992) Infections due to infusion therapy. In: Bennett JV, Brachman PS (eds) Hospital infections, 3rd edn. Little, Brown, Boston, pp 849–898

Martin MM (1996) Nosocomial infections in organ transplant recipients. In: Mayhall CG (ed) Hospital epidemiology and infection control. Williams & Wilkins, Baltimore, pp 631–653

Mooney BR, Reeves, SA, Larson (1993) Infection control and bone marrow transplantation. Am J Infect Control 21: 131–138

Pittet D (1993) Nosocomial bloodstream infections. In: Wenzel RP (ed) Prevention and control of nosocomial infections, 2nd edn. Williams & Wilkins, Baltimore, pp 512–555

Raad II, Hohn DC, Gilbreath J et al. (1994) Prevention of central venous catheter-related infections by using maximal sterile barrier precautions during insertion. Infect Control Hosp Epidemiol 15: 231–238

Wey SB (1993) Nosocomial infection in compromised host. In: Wenzel RP (ed) Prevention and control of nosocomial infections, 2nd edn. Williams & Wilkins, Baltimore, pp 923–957

Widmer AF (1993) IV-related infections. In: Wenzel RP (ed) Prevention and control of nosocomial infections, 2nd edn. Williams & Wilkins, Baltimore, pp 556–579

35.9 Prinzipien der hygienischen Überwachung im Krankenhaus

D. Mlangeni, F. Daschner

35.9.1 Hygienekomission

Hygienekomissionen können das hygienische Qualitätsmanagement wesentlich unterstützen, sie sind v. a. in Krankenhäusern ohne hauptamtlichen Krankenhaushygieniker sinnvoll und erforderlich. Die für das Qualitätsmanagement wichtigsten Aufgaben sind:

- Empfehlung von Surveillanceaktivitäten für verschiedene Abteilungen oder
- bestimmte Infektionsarten,
- Einladung von Experten zur Analyse von komplizierten Problemen,
- Autorisierung erarbeiteter hauseigener Leitlinien und Empfehlungen,

- organisatorische Festlegungen über alle die Hygiene betreffenden Angelegenheiten (z. B. Abfallentsorgung, Zentralsterilisation).

35.9.2 Krankenhaushygieniker

Bei ihm liegt die zentrale Rolle im hygienischen Qualitätsmanagement. Er oder sie hat in der Regel eine Weiterbildung zum Arzt/Ärztin für Hygiene. Die Hauptaufgabe des Krankenhaushygienikers ist es, die Diagnose, Prävention und Therapie nosokomialer Infektionen zu organisieren.

Folgende Voraussetzungen haben sich für seine Tätigkeit im Qualitätsmanagement als wesentlich erwiesen und sind in ähnlicher Weise auch in der Literatur beschrieben worden (Daschner1997; Wenzel 1997; Rüden et al. 2000):

- Wesentliche fachliche Voraussetzungen für den Hygienearzt
  - epidemiologische Kenntnisse, um Surveillancedaten fachgerecht analysieren und interpretieren zu können;
  - Kenntnisse über die Durchführung und Beurteilung von klinischen Studien, um das Krankenhauspersonal über die Wertigkeit neuer Studien für die Umsetzung im eigenen Krankenhaus sinnvoll beraten zu können;
  - ökonomische und ökologische Kenntnisse, um im Sinne von Kosten-Nutzen-Analysen die Krankenhausleitung fachgerecht beraten zu können.
- Managementkenntnisse
  - Kenntnis der Entscheidungsstrukturen des Krankenhauses;
  - Organisation und Durchsetzung der Surveillance;
  - Durchführung von Ausbruchsuntersuchungen;
  - Entwicklung von krankenhauseigenen bzw. klinikspezifischen Leitlinien und Empfehlungen für die Infektionsprävention;
  - Fähigkeit zur Darstellung der Arbeit des Hygienefachpflegepersonals innerhalb des Krankenhauses.
- Didaktische und kommunikative Fähigkeiten
  - Durchführung von Fortbildungen, Seminaren, Qualitätszirkeln;
  - kontinuierliche Fortbildung der hygienebeauftragten Ärzte des Krankenhauses;
  - Leitung des Hygieneteams des Krankenhauses.

Entsprechende Voraussetzungen für das erfolgreiche Qualitätsmanagement sind demzufolge regelmäßige Anwesenheitszeiten vor Ort und ständige Erreichbarkeit auch bei Notfällen.

Sofern das Krankenhaus einen speziellen Qualitätsmangagementbeauftragten beschäftigt, empfiehlt es sich selbstverständlich, engen Kontakt zu halten, da viele Aktivitäten koordiniert oder konzentriert werden können und müssen. Auch zum medizinischen Mikrobiologen (und Virologen) des Krankenhauses ist ein enger Kontakt unabdingbar, da die mikrobiologischen Befunde eine wichtige Ausgangsinformation für die Surveillance liefern und bei der Erkennung und Aufklärung von Ausbrüchen wesentlich sind.

35.9.3 Hygienefachschwester/-pfleger

Hygienefachschwestern/-pfleger müssen als Voraussetzungen für ihre Tätigkeit auf dem Gebiet des Qualitätsmanagements genügend klinische Erfahrung und Autorität unter den Kollegen und bei der Krankenhausleitung einbringen können. Darüber hinaus sind folgende Vorausetzungen für das Qualitätsmanagement erforderlich:

- Wesentliche fachliche Voraussetzungen
  - Kenntnisse über epidemiologische Prinzipien und Infektionskrankheiten;
  - Kenntnisse über Mikroorganismen und ihre Übertragungswege;
  - Kenntnisse und Erfahrungen in der Patientenpflege.
- Managementkenntnisse
  - Kooperation mit den Stationen bei der Durchführung der Surveillance;
  - Mitarbeit bei der Durchführung von Ausbruchsuntersuchungen;
  - Mitarbeit bei der Entwicklung von krankenhauseigenen bzw. klinikspezifischen Leitlinien und Empfehlungen für die Infektionsprävention.
- Didaktische und kommunikative Fähigkeiten
  - Durchführung von Fortbildungen, Seminaren, Qualitätszirkeln;
  - kontinuierliche Fortbildung der hygienebeauftragten Schwestern/Pfleger des Krankenhauses.

35.9.4 Hygienebeauftragte Ärzte

Die Funktion der hygienebeauftragten Ärzte hängt davon ab, ob es einen hauptamtlichen Krankenhaushygieniker gibt. Wenn das der Fall ist, sind die hygienebeauftragten Ärzte v. a. Ansprechpartner für die speziellen Probleme der verschiedenen Kliniken eines Krankenhauses. Sie sollen

- spezielle krankenhaushygienische Probleme der Klinik erkennen bzw. das Hygienepersonal dabei unterstützen,
- bei der Analyse der Ursachen helfen, v. a. auch die Ursachen für die Nichtbeachtung verschiedener Empfehlungen klären und
- eine aktive Rolle bei den erforderlichen Interventionsmaßnahmen wahrnehmen.

Sie bringen dabei ihr Wissen über die besonderen Bedingungen der jeweiligen Kliniken für das Qualitätsmangagement ein. Sofern das Krankenhaus einen hauptamtlichen Krankenhaushygieniker beschäftigt, kommt den hygienebeauftragten Ärzten eine besondere aktive Rolle zu, denn in diesen Fällen sind sie die wichtigsten Ansprechpartner für das Hygienefachpflegepersonal im Krankenhaus.

35.9.5 Hygienebeauftragte Schwestern/Pfleger (»Link Nurses«)

Diese Personen sind Mitglieder des Pflegepersonals, die sich mit hygienerelevanten Themen beschäftigen. Sie stehen in ständiger Verbindung zum Hygienefachpersonal. In England werden hygienebeauftragte Schwestern/Pfleger als »link nurses«

bezeichnet. Sie spielen dort seit einigen Jahren erfolgreich eine gestaltende Rolle in der Krankenhaushygiene (Teare u. Peacock 1996).

Im einzelnen werden ihnen folgende Aufgaben zugeordnet:

- Verbindung zwischen Stationspersonal und Hygienepersonal,
- Identifizierung von Infektionsproblemen,
- Unterstützung von Interventionsmaßnahmen,
- Unterstützung der Surveillance.

35.9.6 Mikrobiologische Umgebungsuntersuchungen

Bei mikrobiologischen Umgebungsuntersuchungen muss zwischen Routineuntersuchungen und gezielten Untersuchungen unterschieden werden. Durch Routineumgebungsuntersuchungen wird in regelmäßigen Abständen kontrolliert, ob z. B. Desinfektionsgeräte zuverlässig funktionieren. Gezielte mikrobiologische Untersuchungen kommen erst dann zum Einsatz, wenn ein konkreter Verdacht auf eine Infektionsquelle z. B. im Rahmen einer Epidemie besteht.

In vielen Krankenhäusern werden routinemäßig zahlreiche kostenintensive, aber unnötige mikrobiologische Umgebungsuntersuchungen von Flächen und Gegenständen durchgeführt. Die Ergebnisse von Umgebungsuntersuchungen sind häufig nicht interpretierbar, was oft dazu führt, dass falsche Schlüsse daraus gezogen werden.

Untersuchungen, die *nicht* routinemäßig, allenfalls im Zusammenhang mit einer Ausbruchsuntersuchung, durchgeführt werden sollen:

- Kontrollen der hygienischen und chirurgischen Händedesinfektion sowie der Durchführung allgemeiner hygienischer Maßnahmen;
- Kontrollen der Instrumenten- und Flächendesinfektion;
- hygienische Untersuchungen des Patientenumfeldes;
- Untersuchung von Wasser aus Anlagen der Hausinstallation, Trinkwasserbehandlungsanlagen, für Sprühlanzen und Mundduschen in zahnärztlichen Einheiten (nur bei spezieller Fragestellung, z. B. zur Aufklärung einer Legionellenepidemie auf einer Station). Routinemäßige Trinkwasseruntersuchungen zum Nachweis von Legionellen sind überflüssig, nur bei gehäuftem Auftreten von mehreren Legionellenerkrankungen sollten diese erfolgen.
- Hygienische Untersuchungen jeder Charge der im Krankenhaus hergestellten Arzneimitteln auf Sterilität und Pyrogenität;
- Rückstellproben von Lebensmitteln: Sie werden zwar aufbewahrt, aber nur bei Verdacht untersucht.

Nur wenige Bereiche in der Umgebung des Patienten kommen als Quelle für eine Infektion überhaupt in Frage; daher müssen nur wenige Gegenstände (z. B. Endoskope) regelmäßig untersucht werden. In ◘ Tabelle 35-20 sind die vom Nationalen Referenzzentrum für Krankenhaushygiene empfohlenen Routineuntersuchungen aufgeführt.

35.9.7 Surveillance nosokomialer Infektionen

Definition

Surveillance ist die fortlaufende, systematische Erfassung, Analyse und Interpretation der Gesundheitsdaten, die für das Planen, die Einführung und Evaluation von medizinischen Maßnahmen notwendig sind. Dazu gehört die aktuelle Übermittlung der Daten an diejenigen, die diese Informationen benötigen (z. B. behandelnde Ärzte, Pflegepersonal; Gaynes u. Horan 1995).

Ziele

Im einzelnen kann die Surveillance u. a. folgendes leisten:

- Sie führt zur Feststellung der endemischen Rate nosokomialer Infektionen.
- Sie zeigt Veränderungen der Häufigkeit bzw. der Arten von nosokomialen Infektionen (NI) auf.
- Sie führt zur Einleitung von Interventionsmaßnahme im Falle von vergleichweise hohen endemischen Infektionsraten oder eines Anstieges der NI. Dabei kann zwischen geplanten

◘ Tabelle 35-20. Routinemäßige Umgebungsuntersuchungen nach Angaben des Nationalen Referenzzentrums (NRZ) für Krankenhaushygiene

Bereich	Untersuchung
Aufbereitung von Endoskopiegeräten	Arbeitskanal des Endoskops vierteljährlich mit steriler NaCl-Lösung vor Einsatz am Patienten oder nach Aufbereitung durchspülen
Hygienische Untersuchung von Wasser für die Dialyse: Dialysat	Vierteljährlich
In Schwimm-, Bade-, Warmsprudel-, Therapie- und Bewegungsbecken	Alle 4 Monate
Zur Herstellung von Arzneimitteln	Nach Deutschem Arzneimittelbuch
Sterilisatoren	Prüfung mit Bioindikatoren vor Inbetriebnahme, nach Reparatur und halbjährlich bzw. alle 400 Chargen
Reinigungs- und Desinfektionsautomaten	Prüfung mit Bioindikatoren halbjährlich, vor Inbetriebnahme und nach Reparaturen
Dezentrale Dosieranlagen für Desinfektionsmittel	Prüfung halbjährlich
RLT-Anlagen	Vor Inbetriebnahme, einmal jährlich (nur OP: Luftkeim- und Luftpartikelmessungen)

Tabelle 35-21. Verschiedene indikatorgestützte Methoden zur Identifizierung von nosokomialen Infektionen. (Mod. nach Pottinger et.al. 1997)

Untersuchung auf der Basis	Sensitivität [%]	Untersuchung/Literatur
– der mikrobiologischen Befunde	77–94	Wenzel et al 1976 Gross et al. 1980
– des Symptoms Fieber (>37,8°C)	9–56	Wenzel et al. 1976 Gross et al. 1980
– einer Antibiotikatherapie	57	Wenzel et al. 1976
– des Symptoms Fieber und einer Antibiotikatherapie	70	Wenzel et al. 1976
– der Berichte des Personals, dass eine Infektion vorliegt	62	Glenister et al. 1991
– der mikrobiologischen Befunde und der Berichte des Personals, dass eine Infektion vorliegt	76–89	Glenister et al. 1991
– vorliegender Risikofaktoren für Infektionen	50–89	Glenister et al. 1991

und zielgerichteten Interventionsmaßnahmen nach Analyse der Daten und mehr oder weniger unbewussten Verhaltensänderungen unterschieden werden. Die letztgenannten Veränderungen, die durch die Beobachtung an sich zustande kommen, werden auch als Hawthorne-Effekt bezeichnet.

- Sie weist nach, ob Interventionsmaßnahmen effektiv waren.

Durchführung

Surveillance sollte vorzugsweise prospektiv durchgeführt werden, nicht nur, weil dadurch schneller neue Probleme identifiziert werden können, sondern auch, weil man bei der retrospektiven Methode auf die Vollständigkeit und Genauigkeit der Patientenunterlagen angewiesen ist und keine Möglichkeit mehr besteht, den Patienten selbst zu sehen und über den Fall mit dem medizinischen Personal zu diskutieren.

Die Diagnostik der nosokomialen Infektionen muss mit ausreichender Sensitivität erfolgen, um nicht zu viele NI zu übersehen. Auf der anderen Seite müssen der erforderliche Zeitaufwand und die erforderliche Sensitivität für die Anwendung zur Qualitätssicherung in einem ausgewogenen Verhältnis stehen.

Deshalb werden häufig verschiedene *Indikatoren* für NI angewendet, um auf diese Weise für NI »suspekte« Patienten vorher zu selektieren, die dann intensiver untersucht werden. Dadurch kann der Zeitaufwand für die Diagnostik erheblich reduziert werden. Pottinger et al. (1997) haben Daten über die in verschiedenen Untersuchungen mit einem bestimmten Zeitaufwand ermittelten Sensitivitäten zusammengestellt, die in Tabelle 35-21 verkürzt dargestellt werden.

Surveillance darf nicht zum Selbstzweck durchgeführt werden, das Ziel muss immer die Reduktion nosokomialer Infektionen sein. Der Beginn von Surveillanceaktivitäten setzt somit immer voraus, dass alle Beteiligten auch bereit sind, als Ergebnis der Surveillance geeignete Interventionsmaßnahmen durchzuführen.

Literatur zu Kap. 35.9

Daschner F (Hrsg) (1997) Praktische Krankenhaushygiene und Umweltschutz, 2. Aufl. Springer, Berlin Heidelberg New York Tokio

Gaynes PR, Horan TC (1995) Surveillance of nosocomial infections. In: Mayhall CG (ed) Hospital epidemiology and infection control. Williams & Wilkins, Baltimore, pp 1017–1031

Glenister H, Taylor L, Bartlett C, Cooke M, Sedgwick J, Leigh D (1991) An assessment of selective surveillance methods for detecting hospital-acquired infection. Am J Med 91: 121S–124S

Gross PA, Beaugard A, Antwerpen C van (1980) Surveillance of nosocomial infections: Can the source of data be reduced? Infect Control 1: 233–236

Pottinger JM, Herwaldt LA, Perl TM (1997) Basics of surveillance – an overview. Infect Control Hosp Epidemiol 18: 513–160

Rüden H, Daschner F, Gastmeier P (2000) Krankenhausinfektionen. Empfehlungen für das Hygienemanagement. Springer, Berlin Heidelberg New York Tokio

Teare EI, Peacock A (1996) The development of an infection control link-nurse programme in a district general hospital. J Hosp Infect 34: 267–278

Wenzel RP (ed) (1997) Healthcare reform and the hospital epidemiologist. Prevention and control of nosocomial infections. Williams & Wilkins, Baltimore, pp 47–54

Wenzel RP, Osterman CA, Hunting KJ, Gwaltney JM (1976) Hospital-acquired infections. I. Surveillance in a university hospital. Am J Epidemiol 103: 251–260

Infektionen bei speziellen Patienten

R. Abel, M. Backmund, G. Caspari, D. Eichenlaub, K. Hager, E.-R. Kuse, H. Link

36.1 Therapie und Prophylaxe von Infektionen bei Neutropenie

H. Link

Die zytostatische Chemotherapie bösartiger Erkrankungen führt häufig zum Abfall der neutrophilen Granulozyten und zur mehrtägigen Granulozytopenie bzw. Neutropenie. Das Risiko einer Infektion nimmt unterhalb von 1000 neutrophilen Granulozyten pro Mikroliter signifikant zu. Ausmaß und Dauer der Neutropenie beeinflussen ebenfalls die Wahrscheinlichkeit von Infektionen. Patienten mit einer länger als 10 Tage anhaltenden schweren Neutropenie (<100/µl) entwickeln in 80% der Fälle Infektionen.

Die erhöhte Anfälligkeit für Infektionen durch pathogene Keime und opportunistische Krankheitserreger ist unterschiedlich stark ausgeprägt, abhängig von zusätzlich betroffenen Abwehrsystemen des Körpers. Im Vordergrund steht jedoch die Neutropenie, und erst in zweiter Linie folgt der Mangel an Lymphozyten oder Antikörpern. Häufig ist die Neutropenie begleitet von einer ausgeprägten chemotherapieinduzierten Schädigung der Schleimhäute. Die Zerstörung von Abwehrbarrieren von Haut und Schleimhäuten durch Tumorwachstum erleichtert ebenfalls die Penetration von Infektionserregern aus dem Magen-Darm-Trakt.

Bei der intensiven Chemo- und/oder Strahlentherapie stellen Schädigungen der Schleimhäute im Mund und Magen-Darm-Trakt sogar einen wesentlichen Risikofaktor dar. Insbesondere nach myeloablativer Therapie tritt für 7–10 Tage eine schwere Mukositis mit massiver Keimeinschwemmung und Blutungsgefahr auf. Das zeitgleiche Auftreten von Neutropenie, Lymphozytopenie und Schleimhautschädigungen nach myeloablativer Therapie erhöht das Risiko schwerer Infektionen um ein Vielfaches, verglichen mit der üblichen Intensivdosischemotherapie.

Fieber ist bei neutropenischen Patienten oft das einzige Zeichen einer Infektion. 50% der neutropenischen Patienten mit Fieber haben initial eine dokumentierte Infektion, während bei den anderen Patienten keine Infektion lokalisierbar ist. Auch wenn es nicht gelingt, den Infektionsort zu definieren, muss unverzüglich eine antibiotische Therapie eingeleitet werden, um einen lebensbedrohlichen Infektionsverlauf zu vermeiden.

Die empirische Therapie richtet sich nach den Erregern, die bei nachgewiesener Infektion gefunden werden, und nach Ergebnissen von Studien sowie nach der aktuellen Erreger- und Resistenzlage [1]. Prinzipiell müssen die relevanten gramnegativen und grampositiven Erreger abgedeckt werden (s. unten: ■ Tabelle 36-4).

In Deutschland wurden seit 1986 2 multizentrische Therapiestudien von der Paul-Ehrlich-Gesellschaft für Chemotherapie durchgeführt (PEG-Studien I und II), mit dem Ziel, die Behandlungsstrategien bei neutropenischen Patienten mit Fieber zu verbessern [2, 3]. Die PEG-Studie I zeigte, dass die jeweiligen Zweierkombinationen (Duotherapien) von Acylaminopenicillinen mit Cephalosporinen der 3. Generation oder Aminoglykosiden bei der Initialtherapie gleichwertig sind [2]. Unter dieser Therapie kann bei fieberhafter Neutropenie mit einer Ansprechrate von 60–70% gerechnet werden, wie auch von vielen anderen Autoren berichtet [4–6]. Die Monotherapie mit Cephalosporinen der 3. und 4. Generation oder Carbapenemen wurde seit einigen Jahren ebenfalls erfolgreich eingesetzt, sodass verschiedene Behandlungsalternativen verfügbar sind [7].

Die initiale Therapie mit zusätzlichem Glykopeptid (Vancomycin oder Teicoplanin) bringt keine Vorteile, außer bei Patienten mit penicillinresistenten oder -toleranten Stämmen von Steptokokkus viridans, bei denen rasche und tödliche Verläufe bekannt sind [8, 9]. In Kliniken ohne solche problematischen Infektionen soll auf eine initiale Glykopeptidtherapie verzichtet werden, um die Entstehung von vancomycinresistenten Enterokokken zu vermeiden [10].

Wenn im Krankenhaus häufiger schwere grampositive Infektionen auftreten, kann ein Glykopeptid initial verwendet werden, das abgesetzt werden soll, wenn nach 3–4 Tagen in relevanten mikrobiologischen Kulturen keine resistenten grampositiven Erreger nachgewiesen wurden. Auch wenn der verursachende Keim nachgewiesen wurde, darf das breite Wirkspektrum der Therapie nicht auf diesen Erreger eingeengt werden, sondern muss weiterhin, auch bei angepasster Therapie, erhalten bleiben [11].

Die Modifkation der Therapie bei Nichtansprechen wird noch kontrovers diskutiert.

Unter anderem zeigten die PEG-Studien I und II, dass eine frühe empirische Antimykotikatherapie bei gleichzeitiger Veränderung der antibakteriellen Therapie zu einer höheren Ansprechrate führt. Patienten mit Lungeninfiltraten haben eine ungünstige Prognose, insbesondere, wenn Pilze die Lungenentzündung hervorgerufen haben [12]. Die empirische antimykotische Therapie mit Amphotericin B bei Lungeninfiltraten verbessert das Ergebnis und vermindert die Zahl der Todesfälle [3].

36.1.1 Risikofaktoren, Definitionen, Ursachen

Neutropenie als Risikofaktor für eine Infektion

Das Risiko der Infektion wird entscheidend durch Ausmaß und Dauer der Neutropenie bedingt.

Risikogruppen

Die Risikozuordnungen für den Verlauf der Infektion nach der zu erwartenden Gesamtdauer der Neutropenie zeigt ■ Tabelle 36-1.

Niedrigrisiko, Beschreibung

Seit etwa 10 Jahren haben sich verschiedene Arbeitsgruppen bemüht, weitere, risikoadaptierte Konzepte in die empirischen Therapieentscheidungen einzuarbeiten [13–17]. Im Bereich der sog. Niedrigrisikogruppe handelt es sich dabei um 2 Konzepte: ambulante Betreuung und Therapie mit oralen Antibiotika. Die bisherigen Definitionen sind nicht befriedigend, können jedoch zur Orientierung dienen. Die verwendeten Definitionen von Niedrigrisiko umfassen allgemeine Kriterien und solche für die orale Therapie bzw. ambulante Therapie (■ Tabelle 36-2).

Bei nicht ausgewähltem Krankengut können etwa 30–40% aller febrilen neutropenischen Episoden als Niedrigrisiko eingruppiert werden. Die Risikozuordnung kann sich im Verlauf der Infektion verändern. Ein Patient, der initial den Kriterien für Niedrigrisiko nicht genügt, könnte sich 12–24 h nach Behandlungsbeginn so stabilisiert haben, dass eine ambulante

Tabelle 36-1. Ausmaß und Dauer der Neutropenie und Kategorien des Infektionsrisikos

Neutropenie (Granulozytopenie)	
Neutrophile Granulozyten (Segment- und Stabkernige)	<500/μl, oder <1000/μl mit zu erwartendem Abfall unter 500/μl innerhalb der nächsten 2 Tage
Risikozuordnung für den Verlauf der Infektion nach der zu erwartenden Gesamtdauer der Neutropenie	
Niedrigrisikopatient	Neutropeniedauer ≤5 Tage ohne einen der in Tabelle 36-2 aufgeführten Parameter für eine höhere Risikogruppe
Standardrisikopatient	Neutropeniedauer 6–9 Tage
Hochrisikopatient	Neutropeniedauer ≥10 Tage

Tabelle 36-2. Niedrigrisikogruppen; Ein-/Auschlusskriterien für orale und ambulante Therapie

Neutropeniedauer: Insgesamt maximal 5 Tage zu erwarten	
Allgemein:	Keine Hinweise auf ZNS-Infektion, schwere Pneumonie, Katheterinfektion ECOG-Performance Score 0, 1, 2 (3) Keine Zeichen von Sepsis oder Schock
Keine der folgenden Kontraindikationen durch Begleiterkrankungen	Ausgeprägte abdominelle Beschwerden (±Diarrhöen), intravenöse Supportivtherapie (z. B. Ernährung), Dehydratation, rezidivierendes Erbrechen, Notwendigkeit der ständigen oder engmaschigen Überwachung (z. B. entgleister Diabetes mellitus, Hyperkalzämie)
Orale Antibiotika	Keine Chinolonprophylaxe, -therapie innerhalb der letzten 4 (bis 7) Tage Orale Medikation medizinisch vertretbar Compliance mit oraler Medikation zu erwarten

orale Weiterbehandlung vertretbar erscheint. Patienten mit hämatologischen Neoplasien werden von einigen Untersuchern grundsätzlich nicht der Niedrigrisikogruppe zugeordnet.

Die MASCC (Multinational Association for Supportive Care in Cancer) entwickelte einen Risikoindex an unausgewählten, konsekutiven Patienten mit febriler Neutropenie, nach dem Niedrigrisikopatienten so definiert wurden, dass sie unter antibiotischer Therapie entfieberten, ohne eine der folgenden Komplikationen zu entwickeln [18]:

- Blutdruckabfall: systolisch unter 90 mmHg oder blutdruckstabilisierende Therapie;
- Ateminsuffizienz: $p_aO_2$unter 60 mmHg bei Raumluft oder Notwendigkeit der mechanischen Beatmung;
- Verlegung auf eine Intensivstation;
- disseminierte intravasale Koagulation (DIC);
- Verwirrtheitszustand oder veränderter Mentalstatus;
- behandlungsbedürftige Herzinsuffizienz;
- transfusionsbedürftige Blutungsneigung
- behandlungsbedürftige Arrhythmie oder EKG-Veränderungen;
- diagnose- oder therapiebedürftige Niereninsuffizienz;
- andere schwerwiegende Komplikation nach Beurteilung des Untersuchers (außer dokumentierter Infektion).

Tabelle 36-3. Einteilung von Neutropeniepatienten nach Risikofaktoren: Eine höhere Punktzahl steht für geringes Risiko

a)	Schweregrad der aktuellen Erkrankung einschließlich des Fiebers: gering[a]	5
b)	Keine Hypotension	5
c)	Keine chronische obstruktive Lungenerkrankung	4
d)	Solider Tumor oder keine frühere Pilzinfektion	4
e)	Keine Dehydratation	3
f)	Wenige Symptome aktuelle Erkrankung[a]	3
g)	Ambulanter Patient	3
h)	Alter unter 60 Jahre	2

[a] Punkte bezogen auf den Erkrankungsgrad (a und f) konnten nicht kumuliert werden.

Die multivariate Analyse ergab aus sehr vielen untersuchten Faktoren die in Tabelle 36-3 genannten Risikofaktoren, die nach einem Punktesystem gewichtet wurden, wobei eine höhere Punktzahl für geringes Risiko stand:

Die Patienten mit 21 und mehr Punkten in diesem MASCC-Index konnten gut der Niedrigrisikogruppe zugeordnet werden. Der positive prädiktive Wert betrug 91%, die Spezifität 68% und die Sensitivität 71%. Die oft verwendete verbleibende Dauer der Neutropenie als Risikofaktor konnte in dem vorliegenden Modell aufgrund schlechter Korrelation zur tatsächlichen Neutropeniedauer nicht verwendet werden.

Zusätzliche Risikofaktoren für Infektionen bei Neutropenie

- Intensität und Toxizität der Therapie für Knochenmark und Schleimhäute, maligne Systemerkrankung, Knochenmarkinfiltration, zytostatische Vortherapie, Antikörpermangel.
- Chronische Neutropenie, CD4-Lymphopenie; zusätzliche Immunsuppression.
- Bronchialobstruktion, chronische Lungenerkrankungen, chronische Darmerkrankungen, vorbestehende chronische Infektion, vorbestehende Haut- oder Schleimhautverletzungen, zentrale Venenzugänge, parenterale Ernährung, Operationen, sonstige schwere Begleiterkrankung.
- Alter >60 Jahre.
- Zustand nach myeloablativer und bekannt schleimhauttoxischer Therapie, Zustand nach allogener Knochenmark- bzw. Stammzelltransplantation, akute oder chronische Graft-vs.-host-Reaktion (GvHD), akute oder chronische Virusinfektion mit Knochenmarksuppression, fortgeschrittenes Stadium des myelodysplastischen Syndroms, schwere (SAA) oder sehr schwere aplastische Anämie (VSAA).
- Vorbestehende Kolonisation mit bekannt problematischen Erregern: Pseudomonas aeruginosa, Stenotrophomonas, Streptokokken der Viridansgruppe, Sprosspilze (insbesondere non albicans), multiresistente Staphylokokken.

Bei länger dauernder Neutropenie, Immunsuppression oder Immundefizienz besteht das Risiko der Reaktivierung persistierender oder latenter Erreger, z. B. Mykobakterien, Systemmykosen, Herpesviren (CMV, HSV, VZV, EBV), Hepatitisviren, Toxoplasmose.

Die Therapie richtet sich nach der Risikoeinschätzung bei Infektionsbeginn, nach Dauer und Ausmaß der Neutropenie und Risikofaktoren für die Prognose: So erfolgt eine Modifikation der Therapie entsprechend der Dauer der Neutropenie.

Bei Zweifel an der Risikoeinschätzung – auch aufgrund zusätzlicher individueller Faktoren – sollten die Patienten nach dem Hochrisikoprotokoll behandelt werden.

Für den Verlauf der Infektion gelten teilweise andere Risikofaktoren.

Ursachen der Neutropenie

1. Chemo- oder Strahlentherapie,
2. Immuntherapie,
3. Knochenmarkinfiltration durch maligne Zellen,
4. aplastische Anämie, Myelodysplasie, Agranulozytose, immunologische Ursachen,
5. HIV-Infektion, Aids,
6. Knochenmarkinsuffizienz bei Virusinfektionen (außer HIV),
7. Vitaminmangel, nutritiv toxisch,

Infektionen

Die Infektionen in der febrilen Neutropenie lassen sich nach den Empfehlungen der Konsensuskonferenz der International Immunocompromised Host Society und der Infectious Diseases Society of America und der Arbeitsgemeinschaft Infektionen in der Hämatologie und Onkologie der Deutschen Gesellschaft für Hämatologie und Onkologie [1, 19–23] wie folgt einteilen:

Unerklärtes Fieber

Als unerklärtes Fieber oder Fieber unbekannter Genese (»fever of unknown origin«, FUO) wird neu aufgetretenes Fieber ohne richtungweisende klinische oder mikrobiologische Infektionsbefunde gewertet: Fieber einmalig (oral), ohne erkennbare Ursache, von ≥38,3°C oder ≥38,0°C für mindestens 1 h anhaltend oder 2-mal innerhalb von 12 h.

Klinisch gesicherte Infektion

Als klinisch gesicherte Infektion gilt Fieber in Verbindung mit einem diagnostisch eindeutigen lokalisierten Befund, beispielsweise einer Pneumonie oder einer Haut-Bindegewebe-Infektion, dessen mikrobiologische Pathogenese jedoch nicht bewiesen werden kann oder der einer Untersuchung nicht zugänglich ist.

Mikrobiologisch gesicherte Infektion mit oder ohne Bakteriämie

Bakteriämie, Fungämie

Eine mikrobiologisch gesicherte Infektion liegt vor, wenn neben einem lokalisierbaren Infektionsbefund ein zeitlich und mikrobiologisch plausibler Erregernachweis gelingt oder wenn Infektionserreger in der Blutkultur auch ohne lokalisierten Infektionsherd nachweisbar sind. Für koagulasenegative Staphylokokken und Corynebakteriumspezies ist ein mindestens 2-maliger Nachweis aus separat entnommenen Blutkulturen erforderlich, während ein einmaliger Nachweis als Kontamination gewertet wird.

Lungeninfiltrate

Bei Lungeninfiltraten wird der Erregernachweis in der Blutkultur oder der bronchoalveolären Lavage als zuverlässig angesehen. Im Gegensatz dazu werden Befunde aus Rachenabstrichen, Sputum, Speichel oder Mundspülflüssigkeit nur im Fall des Nachweises obligat pathogener Erreger im unmittelbaren zeitlichen Zusammenhang mit dem Auftreten von Lungeninfiltraten als relevant gewertet.

Abdominelle Infektionen

Bei abdominellen Infektionssymptomen wird der Nachweis von Clostridium difficile mit gleichzeitigem Toxinnachweis aus der Stuhlprobe als Erregersicherung akzeptiert, während andere potenziell pathogene Erreger in mindestens 2 konsekutiven Stuhlproben nachweisbar sein müssen.

Katheterinfektionen

Bei katheterassoziierten Infektionen ist die *positive Blutkultur* in Verbindung mit dem Nachweis des gleichen Infektionserregers aus dem entfernten Kathetermaterial oder mit einem Abstrich von einer entzündeten Einstichstelle erforderlich. Der alleinige Nachweis einer Besiedlung des Katheters wird als Kontamination gewertet.

Lokale Infektion der Kathetereinstichstelle (»exit-site infection«)

Es finden sich Zeichen einer Entzündung (Rötung, Schwellung, Schmerz, purulentes Exsudat) in unmittelbarer Umgebung der Kathetereinstichstelle. Eine systemische Infektion muss nicht notwendigerweise vorliegen.

Katheterassoziierte Bakteriämie bzw. Fungämie

Hierbei muss eine signifikante Bakteriämie oder Fungämie vorliegen sowie derselbe Erreger aus einer Katheterkultur nachgewiesen sein. Zu unterscheiden sind asymptomatische Bakteriämien von solchen mit klinischer Symptomatik (»bloodstream infection«).

Septische Thrombophlebitis

Dies ist eine seltene, besonders schwere Form einer katheterassoziierten Infektion, bei der die Kombination einer katheterassoziierten (meist eitrigen) Phlebitis und einer Sepsis mit Bakteriämie vorhanden ist [27].

Tunnel- und Tascheninfektionen

Eine Tunnelinfektionen liegt dann vor, wenn es zur Entzündung des subkutanen Anteils von getunnelten zentralvenösen Kathetern kommt. Bei implantierten Portsystemen spricht man von einer Tascheninfektion, wenn sich die subkutane Tasche infiziert. Bei Beteiligung der Katheteraustrittstelle wird eine Ausdehnung der Infektion von mindestens 2 cm in den Tunnel als notwendige Bedingung angesehen [16, 21].

◘ Tabelle 36-4. Erregerspektrum bei Diagnosestellung; werden erst nach mehr als 5 Tagen Erreger nachgewiesen, dann sind Pilze in ca 30–40% der dokumentierten Infektionen nachzuweisen. (Nach [2])

Häufig	Weniger häufig
Grampositive Bakterien	
– Koagulasenegative Staphylokokken	
– Staphylococcus aureus	
– Streptococcus spp.	
– Enterococcus faecalis/faecium	
– Corynebakterien	
Gramnegative Bakterien	
– E. coli	– Enterobacter spp.
– Klebsiella	– Proteus spp.
– Pseudomonas aeruginosa	– Salmonella spp.
	– Haemophilus influenzae
	– Acinetobacter spp.
	– Stenotrophomonas maltophilia
	– Citrobacter spp.
Anaerobier	
– Clostridium difficile	– Bactroides spp.
	– Clostridium spp.
	– Fusobakterium spp.
	– Propionibakterium spp.
Pilze	
– Candida spp.	– Aspergillus spp.
	– Mucor spp.

◘ Tabelle 36-5. Infektionsmanifestationen bei Neutropenie; ein septischer Schock oder eine Infektion durch Clostridium septicum können ohne Fieber verlaufen. Der Begriff »Septikämie« für febrile Episoden bei positiven Blutkulturen ist zugunsten des Begriffs »Bakteriämie« verlassen worden, um Verwechslungen mit der definierten Sepsis oder dem »SIRS« zu vermeiden (vgl. Tabelle 36-6)

- Fieber einmalig (oral), ohne erkennbare Ursache: <38,3°C oder >38,0°C für mindestens 1 h oder 2-mal im Abstand von 12 h – *oder zusätzlich:*
- Bakteriämie, Fungämie
- Sepsis, septischer Schock (◘ s. Tabelle 36-6)
- Pneumonie; klinisch inapparente pulmonale Infiltrate
- Hautinfektionen: Punktionsstellen, venöse Zugänge
- Diffuse Enzündung des Subkutangewebes
- Orale Mukositis, nekrotisierende Stomatitis
- Parodontitis
- Pharyngitis
- Sinusitis
- Ösophagitis
- Enterokolitis, fieberhafte Diarrhöen
- Perianale, genitale Infektionen
- Osteomyelitis
- Harnwegsinfektion (selten)
- Enzephalitis (selten)

Harnwegsinfektionen, Wundinfektionen

Bei Harnwegsinfektionen wird ein pathologisches Isolat in signifikanter Keimzahl gefordert, bei Wundinfektionen der Keimnachweis aus Abstrich- oder Punktionsmaterial.

Erregerspektrum bei Diagnosestellung

Bei der Hälfte der Patienten gelingt der Erregernachweis. Die nachfolgend aufgeführten Erreger repräsentieren über 90% der nachgewiesenen Erreger, wobei initial Pilzinfektionen nur bei Lungeninfiltraten relevant sind (◘ s. Tabelle 36-4).

Dokumentierte Infektionen

Typische Infektionen in der febrilen Neutropenie sind in ◘ Tabelle 36-5 und 36-6 klassifiziert. Die diagnostischen Kriterien für die seltenen, aber sehr problematischen Infektionen durch invasiven Aspergillus sind in ◘ Tabelle 36-7 beschrieben.

36.1.2 Klinische Diagnostik

Infektionsbeginn

Bei Infektionsbeginn erfolgt eine gründliche klinische und mikrobiologische Infektionsdiagnostik.

Sorgfältige Befragung nach Beschwerden und klinische Untersuchung

- Haut- und Schleimhautveränderungen,
- Eintrittstellen zentraler oder peripherer Venenzugänge, Kathetertunnel,
- Punktionsstellen von Blutgefaßen und anderen Stellen,
- obere und tiefe Atemwege, Nasennebenhöhlen,
- Axillen und Leisten,
- Abdomen und Perianalregion,
- Urogenitalregion,
- Messung von Blutdruck, Puls- und Atemfrequenz,
- Augenhintergrund,
- Röntgenaufnahme der Thoraxorgane in 2 Ebenen,
- Vergleich mit dem Ausgangsbefund bei der stationären Aufnahme,
- bei entsprechender Symptomatik: weitere gezielte Aufnahmen, beispielsweise der Nasennebenhöhlen mit Computertomographie (CT) oder Kernspintomographie (MRT).

Tabelle 36-6. Definition der Sepsis. (Nach der ACCP/SCCM-Konsensuskonferenz [86]). Die Kriterien der Leukozytose, Leukozytopenie oder Linksverschiebung können bei Neutropenie nicht verwendet werden

Infektion	Entzündliche Reaktion auf die Präsenz von Mikroorganismen oder die Invasion von normalerweise sterilem Gewebe durch Mikroorganismen
Systemic Inflammatory Response Syndrome (SIRS)	Systemische Entzündung als Reaktion auf eine Vielzahl verschiedener Krankheitszustände. Die systemische Reaktion manifestiert sich durch *2 oder mehr* der folgenden Befunde: – Temperatur >38°C oder <36°C – Herzfrequenz >90/min – Atemfrequenz >20/min oder p_aCO_2 <32 mmHg – Leukozyten >12.000/µl oder 4000/µl oder Linksverschiebung >10%
Sepsis	Systemische Reaktion auf eine Infektion. Die systemische Reaktion manifestiert sich durch *2 oder mehr* der folgenden infektionsbedingten Befunde: – Temperatur >38°C oder <36°C – Herzfrequenz >90/min – Atemfrequenz >20/min oder p_aCO_2 <32 mmHg – Leukozyten >12.000/µl oder 4000/µl oder Linksverschiebung >10%
Schwere Sepsis	Sepsis mit neu aufgetretenen Zeichen gestörter Organfunktion oder gestörter Organperfusion (z. B. Laktatazidose: Laktat >Normwert; Oligurie: Urinproduktion <30 ml/h – *oder:* 0,5 ml kgKG/h, akute mentale Alteration) oder mit Hypotonie (RR_{syst} <90 mmHg *oder* Abfall RR_{syst} >40 mmHg)
Septischer Schock	Kriterien der schweren Sepsis sowie zusätzlich Hypotonie (s. oben) *trotz* adäquater Flüssigkeitssubstitution und nach Ausschluss anderer Gründe für einen Blutdruckabfall
Multiorgandysfunktionssyndrom (MODS)	Veränderte Organfunktion bei einem akut kranken Patienten, sodass die Homöostase ohne Intervention nicht aufrechterhalten werden kann

Tabelle 36-7. Diagnostische Kriterien für invasive Aspergillusinfektionen

Gesichert
- Kultureller Nachweis aus primär sterilem Material (Blut, Pleurerguss, BAL, Lungenbiopsat etc.)
- Histologischer und kultureller Nachweis (auch primär nichtsteriles Material)
- Neu aufgetretene Lungeninfiltrate (typische radiologische Veränderungen im HR-CT) mit histologischem Nachweis oder mehrfachem kulturellem Nachweis aus Respirationstraktsekreten und typischer Symptomatik

Wahrscheinlich
- Neu aufgetretene Lungeninfiltrate (typische radiologische Veränderungen im HR-CT)
- Frühstadium: kleine angiotrope Rundinfiltrate (<2 cm)
- Halozeichen (milchglasartiger Trübungssaum um dichte Infiltrate)
- Pleuranahe keilförmige Infiltrate (Infarkte)
- Spätstadium: »air-crescent-sign« (Spaltbildung zwischen gesundem und nekrotischem Gewebe)
- Einschmelzung mit zentralem Lufteinschluss

Möglich
- Neu aufgetretene Lungeninfiltrate bei Patienten mit Risikofaktoren ohne typische Veränderungen im Thorax-CT mit fehlendem sonstigem Erregernachweis und persistierendem Fieber (>7 Tage) bei adäquater Antibiotikatherapie oder weiteren Hinweisen (Thoraxschmerzen, trockener Husten, Heiserkeit, Hämoptysen, Epistaxis, auf eine Mykose hinweisende Hautinfiltrate)

Mikrobiologische Initialdiagnostik

- Mindestens 2 separate venöse Blutkulturen aus peripherem Blut für die kulturelle Untersuchung (aerob/anerob) innerhalb von 30–60 min, bei liegendem Venenkatheter 2 weitere Blutproben aus dem Katheter (bei mehrlumigen Kathetern reicht eine Kultur).
- Urinkultur.
- Weitere mikrobiologische Diagnostik bei entsprechender Infektionssymptomatik.
  - Stuhlkultur einschließlich Nachweis von Clostridium-difficile-Enterotoxin bei Durchfällen oder Verdacht auf Enteritis oder Colitis,
  - Wundabstrich (ggf. Nasopharynx, Analregion),
  - Liquorkultur (Bakterien, Pilze),
  - Punktionsmaterial.

Bei Nachweis von Mikroorganismen in der Blutkultur, Urin- oder Liquorkultur sollte auch bei klinischem Behandlungserfolg das gleiche Untersuchungsmaterial nochmals entnommen werden, um eine Kontrollkultur zur Sicherung der mikrobiologischen Wirksamkeit anzulegen.

Obligate Empfindlichkeitstestung gegen die eingesetzten Medikamente bei allen Kulturen.

Klinisch-chemische Diagnostik

Minimal erforderlich ist die Diagnostik vor und während der Therapie mindestens 2-mal wöchentlich.

- Leukozyten und Differenzialblutbild, Hämoglobinspiegel, Thrombozytenzahl, SGOT, SGPT, LDH, alkalische Phosphatase, γ-GT, Bilirubin, Harnsäure, Kreatinin, Natrium, Kalium, Quick-Wert, partielle Thromboplastinzeit, C-reaktives Protein (CRP);
- bei Hinweisen auf Sepsis regelmäßige Laktatbestimmung.

Bei Patienten, die mit Aminoglykosiden behandelt werden, wird mindestens 2-mal pro Woche die Bestimmung der Plasmatalspiegel unmittelbar vor erneuter Gabe des Aminoglykosids empfohlen (ggf. auch häufiger). Bei Patienten mit eingeschränkter Nierenfunktion, insbesondere unter gleichzeitiger Behandlung mit anderen potenziell nephrotoxischen Substanzen, sind die Intervalle zur Bestimmung der Plasmaspiegel entsprechend kürzer zu wählen oder Aminoglykoside zu vermeiden. Bei Therapiebeginn ist es wegen der Dosierungen und potenziellen Nephrotoxizität sinnvoll, die endogene Kreatininclearance zu bestimmen, falls dies noch nicht vorher geschehen ist.

Diagnostik bei fehlendem Ansprechen auf die Therapie nach 72–96 h

Folgende Gründe können persistierendes Fieber erklären: eine nichtbakterielle Infektion, eine bakterielle Infektion mit Resistenz gegenüber den verwendeten Antibiotika, eine neuaufgetretene Zweitinfektion, unzureichende Serum- und Gewebsspiegel der Antibiotika, Medikamentenfieber oder Infektionen an nicht vaskularisierten Stellen (Katheter, Abszesse).

- Wiederholung der diagnostischen Maßnahmen, die zu Therapiebeginn durchgeführt wurden (s. oben). Das Laktat kann zur Definition einer Verschlechterung bestimmt werden.
- Da ein septischer Schock entstehen kann, sind regelmäßige Blutdruckkontrollen erforderlich.
- Untersuchung des Augenhintergrundes;
- Sonographie der Abdominalorgane;
- Bei negativem Röntgenbefund der Lunge:
  - hochauflösende Computertomographie der Lungen zum Nachweis diskreter Pilzinfiltrate,
  - Sonographie der Abdominalorgane (alternativ CT des Oberbauchs mit Kontrastmittel).

Bei Nachweis neuer Lungeninfiltrate kann eine fiberoptische Bronchoskopie mit bronchoalveolärer Lavage durchgeführt werden. Außer der Routinediagnostik sollten Untersuchungen auf Pilze, Pneumocystis carinii, Legionella spp. und Zytomegalievirus erfolgen; Legionella-Antigen im Urin.

Es muss kritisch geprüft werden, ob die nachgewiesenen Erreger relevant oder nur kontaminierend sind.

36.1.3 Therapie

Bei Patienten mit Neutropenie muss von einer bakteriellen Infektion ausgegangen werden, wenn einmalig Fieber ≥38,0°C oder 2-mal ≥38,3°C in 24 h gemessen wird, das nicht durch plausible äußere Einflüsse bedingt ist. Diese vermutete Infektion muss so rasch wie möglich behandelt werden, da sich aufgrund der Abwehrschwäche eine Infektion innerhalb von wenigen Stunden lebensbedrohlich ausbreiten kann. Nur bei etwa 30% der Patienten gelingt der mikrobielle Erregernachweis, bei 20% der Patienten besteht eine klinisch nachgewiesene Infektion, und bei 50% kann nie ein Erreger nachgewiesen werden. Das wird als unerklärtes Fieber (»unexplained fever« oder »fever of unknown origin«; FUO) bezeichnet.

Febrile Patienten müssen sofort nach Auftreten des Fiebers mit Antibiotika behandelt werden, bei denen die in Tabelle 36-4 aufgeführten Erreger abgedeckt werden. Das bedeutet eine »empirische« antibiotische Therapie mit breitem Wirkspektrum [24], die nicht – wie beim konventionellen Konzept der antibakteriellen Therapie bei Patienten mit normalen Leukozyten – nach dem Erregernachweis eingeengt werden kann, sondern die auch bei später bekanntem Erreger in dieser Breite des Wirkspektrums aufrecht erhalten werden muss.

Tabelle 36-8. Allgemeine Richtlinien für die Behandlung von neutropenischen Patienten mit Fieber. (Mod. nach Pizzo [5] und der Paul-Ehrlich-Gesellschaft für Chemotherapie [87])

1. Patienteninformation über Notwendigkeit der medizinischen Versorgung bei Fieber und niedrigen oder fallenden Granulozyten
2. Tägliche Untersuchung und Beurteilung des Patienten
3. Fieber häufig einziges Infektionszeichen
4. Bei Fieber ≥38,0°C (oral gemessen) sofortige mikrobiologische Diagnostik, Kulturen aus Blut, Urin, verdächtigen Stellen, Katheterlumina
5. Sofortige empirische Therapie mit Breitspektrumantibiotika bei Neutropenie (<1000/μl) und Fieber ≥38,3°C (einmalig), oder ≥38,0°C für mindestens 1 h oder 2-mal ≥38°C innerhalb von 12 h
6. Resistenzlage der Klinikkeime beachten
7. Ergänzung der Therapie nach Kulturergebnis und Antibiogramm, keine Einengung des antibakteriellen Wirkspektrums
8. Ergänzung der Therapie bei fehlendem Ansprechen nach 72 h
9. Empirische antimykotische Therapie bei persistierendem Fieber nach 3–5 Tagen und bei erneutem Fieber nach initialem Ansprechen
10. Empirische antimykotische Therapie bei Lungeninfiltrat und Fieber
11. Zweit- und Mehrfachinfektionen ausschließen
12. Fortsetzung der empirischen antibiotischen und antimykotischen Therapie, bei persistierender Neutropenie (>1 Woche) insbesondere bei persistierendem Fieber
13. Absetzen der Therapie bei Hochrisikopatienten, wenn die Neutrophilen >500/μl ansteigen, bei Niedrigrisikopatienten bei Regeneration der Neutrophilen
14. Langzeittherapie bei persistierenden Infektionsherden (z. B. Candidiasis von Leber und Milz)

Bei Erregern, die auf die initiale Therapie resistent sind, muss das Spektrum der antibiotischen Therapie um diesen Erreger erweitert werden. Keinesfalls darf die Therapie nur auf diesen Erreger gezielt eingeengt werden, da anderenfalls eine der Doppelinfektion oder Zweitinfektion den Patienten gefährden kann, die der Erregerdiagnostik entgangen ist.

Wichtige Therapieregeln für neutropenische Patienten mit Fieber sind in Tabelle 36-8 dargestellt.

36.1.3.1 Kriterien für den Therapiebeginn

Indikation zur sofortigen antimikrobiellen Therapie

a) Fieber und neutrophile Granulozyten <500/μl oder <1000/μl mit zu erwartendem Abfall unter 500/μl.
Fieber: Einmalig (oral), ohne erkennbare Ursache, von ≥38,3°C oder ≥38,0°C für mindestens 1 h anhaltend oder 2-mal innerhalb von 12 h. Ausnahme: Fieber, das sicher durch andere nichtinfektiöse Ursachen bedingt ist.

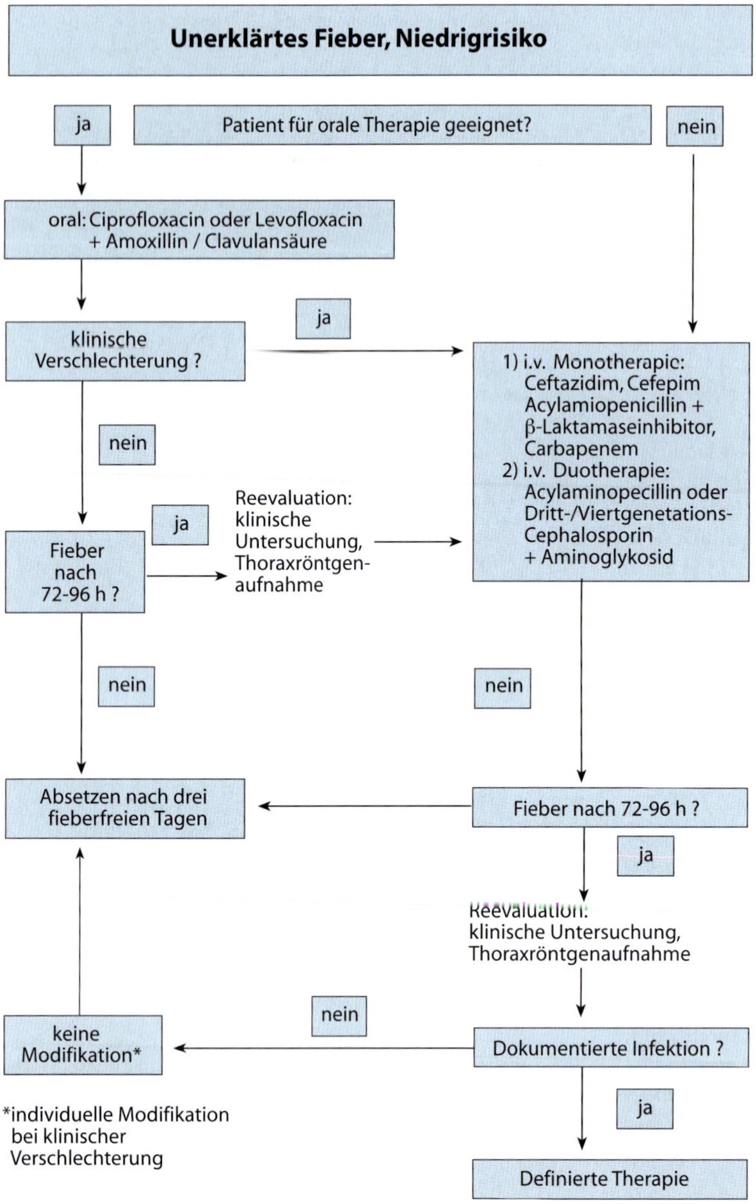

Abb. 36-1. Therapie bei Niedrigrisiko

> **Fieberreaktionen bei Bluttransfusionen können bei 5% der Patienten durch Infektionen verursacht worden.**

- Oder zusätzlich: mikrobiologisch dokumentierte Infektion.
- Oder zusätzlich: klinisch oder radiologisch dokumentierte Infektion.

b) Zeichen der Infektion (auch ohne Fieber) und neutrophile Granulozyten <500/µl oder <1000/µl mit zu erwartendem Abfall unter 500/µl.
Patienten mit Symptomen oder Befunden einer Infektion oder klinischer Diagnose der Sepsis.

Der Anstieg des C-reaktiven Proteins (CRP) ohne gleichzeitigen Fieberanstieg oder Organsymptomatik wird bisher nicht als Indikation zur antimikrobiellen Therapie herangezogen, kann aber als Frühindikator für eine beginnende Infektion gewertet werden.

Die Erwägung sonstiger Fieberursachen muss erfolgen: B-Symptomatik, Transfusion von Blutprodukten, Gabe von Immunglobulinen, Medikamentenfieber (z. B. Cytosin-Arabinosid bei Leukämietherapie), Allergie (z. B. Allopurinol, Cotrimoxazol), Therapie mit Zytokinen (Interferon-α, Interleukin-2, GM-CSF), Tumorlysesyndrom.

36.1.3.2 Therapieschemata

Therapiebeginn

Die wichtigsten Therapieschemata und Modifikationen sind in den Abb. 36-1 bis 36–3 sowie Tabelle 36-9 aufgeführt.

Die Therapie ist empirisch, d. h. ein klinischer oder mikrobiologischer Infektionsnachweis kann nicht abgewartet werden, da die Verzögerung der antibiotischen Therapie bei initial verkannter Infektionssymptomatik den Tod des Patienten bedeuten kann [25, 26]. Die Letalität einer zu spät behandelten

Abb. 36-2. Therapie bei Standardrisiko

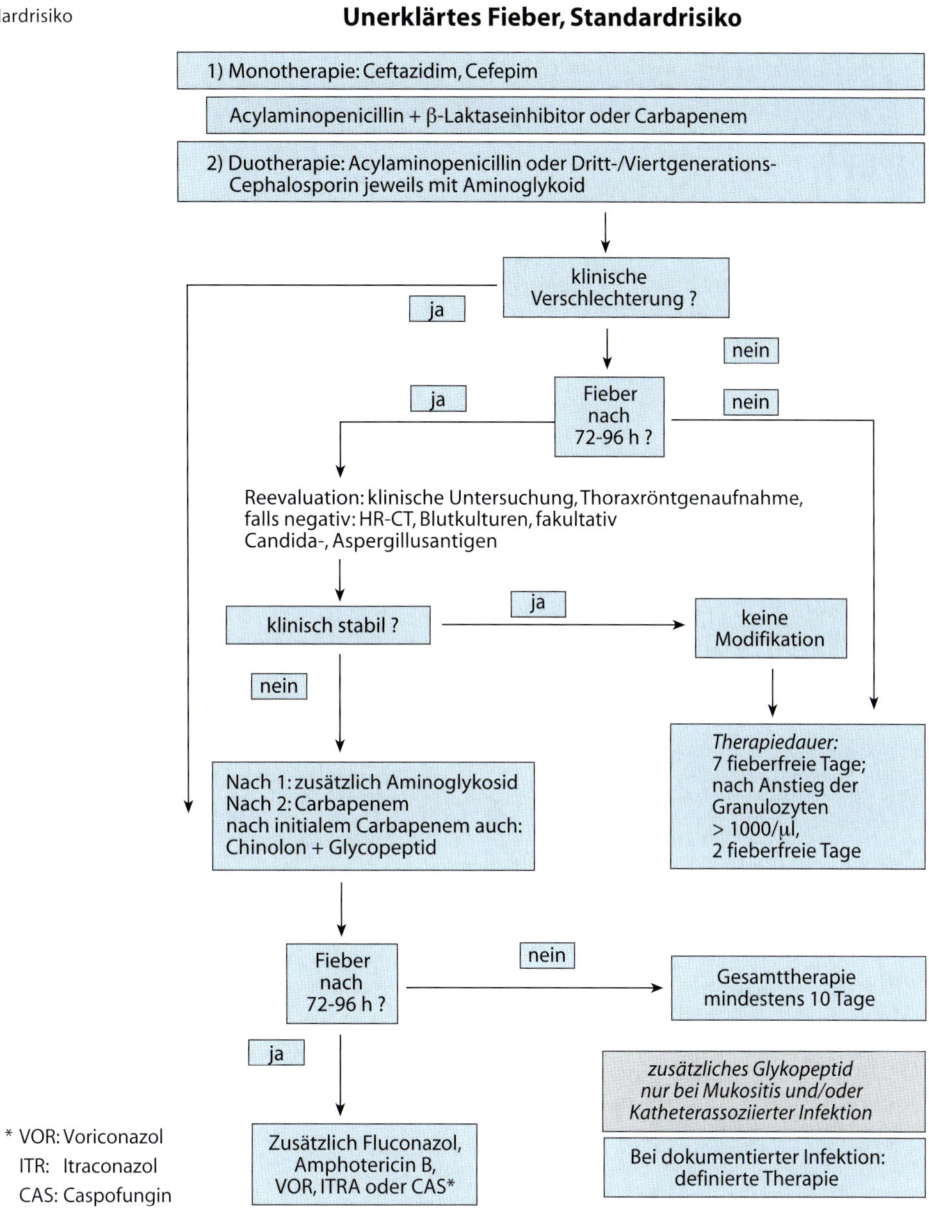

Infektion, die sich zur Sepsis weiterentwickelt, liegt bei 70–100%.

! Als »zu spät« müssen daher Therapieverzögerungen von wenigen Stunden nach Beginn der ersten Symptomatik gewertet werden!

Die Therapie muss sofort nach Abnahme der erforderlichen Blutkulturen begonnen werden, vor jeder weiteren Diagnostik!

Es empfiehlt sich, für Patienten mit Neutropenie eine Bedarfsanordnung für den Fall von Fieber festzulegen, um immer in der gebotenen maximalen Zeitspanne von 2 h eine adäquate Versorgung der Patienten gewährleisten zu können.

Prinzipiell können Kombinations- und Monotherapiekonzepte verwendet werden. Es sollen gut untersuchte Substanzen oder Kombinationen mit Wirksamkeit gegen Enterobacteriaceae, Pseudomonas aeruginosa und Staphylokokken eingesetzt werden. Voraussetzung für die Verwendung einer Monotherapie ist ein Team, das langjährige Erfahrung im Umgang mit neutropenischen Patienten hat. Bei jeder Therapievariante müssen die Patienten regelmäßig und engmaschig untersucht werden, um Therapieversagen, Zweitinfektionen, Nebenwirkungen und resistente Erreger diagnostizieren zu können.

Es muss beachtet werden, dass diese Substanzen koagulasenegative Staphylokokken, methicillinresistente S. aureus, bestimmte Stämme von penicillinresistenten S. pneumoniae und Viridansstreptokokken nicht abdecken.

Problematisch ist die großzügige Verwendung von Vancomycin, weil die Selektion vancomycinresistenter Enterokokken droht. Von einer initialen Vancomycin- oder Teicoplanintherapie wird daher abgeraten.

Die Erregerresistenzen im lokalen Krankenhaus, insbesondere bei vergleichbaren neutropenischen Patienten, muss

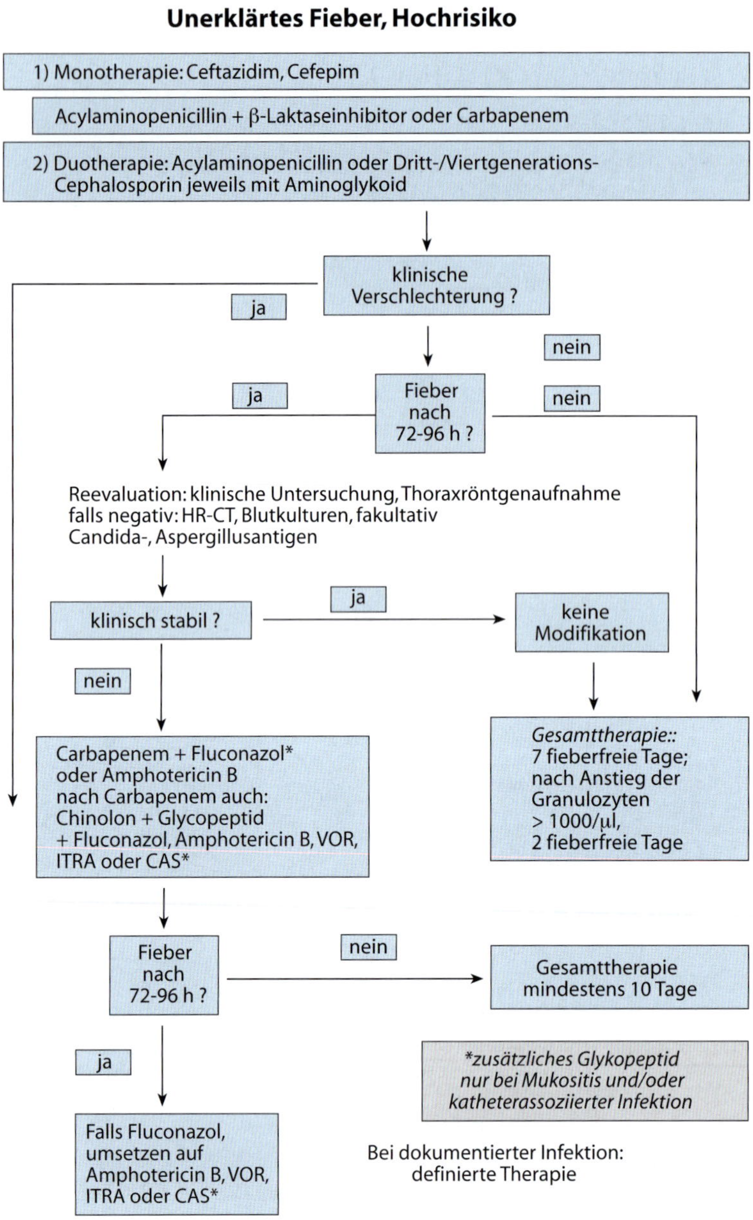

Abb. 36-3. Therapie bei Hochrisiko

* VOR: Voriconazol
ITR: Itraconazol
CAS: Caspofungin

bei der Antibiotikaauswahl berücksichtigt werden. Seit einigen Jahren werden 60–70% der dokumentierten Infektionen durch grampositive Erreger hervorgerufen. Meistens sind sie durch koagulasenegative Staphylokokken oder Corynebakterium jeikeium bedingt, deren klinischer Verlauf im Gegensatz zu Infektionen durch gramnegative Erreger günstig ist, auch wenn die initiale Therapie nicht optimal ist. Staphylokokken, Viridansstreptokokken und Pneumokokken hingegen können rasch progrediente Infektionen hervorrufen, die ohne adäquate Therapie deletär verlaufen können [27].

Bei gramnegativen Bakterien in der Blutkultur und tiefer Neutropenie (<100/μl), sind die Therapieergebnisse signifikant besser, wenn synergistisch wirkende Antibiotika verwendet werden [28, 29].

Entscheidung über die Risikozuordnung

Die Einteilung über die Risikozuordnung in
- Niedrigrisiko,
- Standardrisiko,
- Hochrisiko

ist gemäß Tabelle 36-1 und 36–2 zu treffen.

Therapie bei Niedrigrisiko

Bei Patienten mit Niedrigrisiko (s. Tabelle 36-1 bis 36–3) und Eignung für eine orale antibiotische Therapie wird die Kombination Ciprofloxacin plus Amoxicillin-Clavulansäure empfohlen (Abb. 36-1). Diese Kombination eignet sich auch für eine Sequenztherapie (evtl. auch erst nach initialer intravenöser Anbehandlung und Stabilisierung). Weniger gut untersucht ist

Tabelle 36-9. Therapieschema bei Neutropenie unter 500/µl und Fieber ≥38,3°C; Patienten mit Lungeninfiltrat. Sobald verfügbar können alternative aspergilluswirksame intravenöse Antimykotika verwendet werden. Nach Regeneration der Granulopoese und Entfieberung kann bei klinisch ausreichenden Hinweisen auf eine mykotische Genese die antimykotische Therapie allein fortgeführt werden und bei klinisch stabilen Patienten auf Itraconazol oder Voriconazol oral umgesetzt werden

Initialtherapie	**Acylamino-Penicillin und Aminoglykosid**	**oder**	**Cephalosporin der 3./4. Generation und Aminoglykosid**
	kombiniert mit Amphotericin B, Voriconazol, Itraconazol oder Caspofungin		
→ Primäre oder sekundäre[a] Therapieversager			
1. Modifikation: Carbapenem, Amphotericin B, Voriconazol, Itraconazol, Caspofungin			
→ Therapieversager			
2. Modifikation: Fluorchinolon, Aminoglykosid, Amphotericin B, Voriconazol, Itraconazol, Caspofungin			

[a] Erneutes Fieber nach initialem Ansprechen.

eine Monotherapie mit Ciprofloxacin oder Ofloxacin bzw. Levofloxacin. Bei Penicillinallergie kann Amoxicillin-Clavulansäure durch Clindamycin oder (wenig Erfahrung) durch Cefalexin oder Cefuroxim-Axetil ersetzt werden.

Bei Patienten mit ungenügender Compliance oder Kontraindikationen für eine orale Therapie sollen die für Standardrisikopatienten empfohlenen parenteralen Medikamente eingesetzt werden (Abb. 36-2).

Therapie bei Standardrisiko und Hochrisiko

Die Therapie bei Standardrisiko und Hochrisiko zeigen Die Abb. 36-2 und 36-3 (cave: Wirksamkeit gegen Pseudomonas aeruginoas und Streptokokken).

Monotherapie

Ceftazidim, Cefepim, Carbapeneme: Imipenem/Cilastatin oder Meropenem, Piperacillin mit β-Laktamaseinhibitor. Dosierungen s. Tabelle 36-10.

Duotherapie

Folgende Substanzen können mit einem Aminoglykosid kombiniert werden: Ceftazidim, Cefepim, Cefotaxim, Ceftriaxon, Piperacillin mit und ohne β-Laktamaseinhibitor oder Azlocillin. Die aufgeführten Cephalosporine können mit einem der Penicilline kombiniert werden (»Doppel-β-Laktamtherapie«), falls keine Aminoglykoside verwendet werden können. Dosierungen s. Tabelle 36-10.

Therapiemodifikationen

Patienten mit systemischer oder tiefer Pilzinfektion in der Anamnese

Initial zusätzlich das Antimykotikum Amphotericin B zur antibakteriellen Mono- oder Duotherapie (cave: Aminoglykoside). Dosierungen s. Tabelle 36-10.

Modifikation nach 72–96 h bei fehlendem Ansprechen

Folgende Gründe können persistierendes Fieber erklären:
- eine nichtbakterielle Infektion,
- eine bakterielle Infektion mit Resistenz gegenüber den verwendeten Antibiotika,
- eine neu aufgetretene Zweitinfektion,
- unzureichende Serum- und Gewebsspiegel der Antibiotika,
- Medikamentenfieber oder Infektion an nicht vaskularisierten Stellen (Katheter, »Abszesse«);
- Infektionen mit vergrünenden Streptokokken.

Die Modifikation erfolgt entsprechend der Primärtherapie.

Indikation

Die Therapie sollte modifiziert werden, wenn nach 72–96 h antibiotischer Therapie Fieber ≥38,3°C besteht und eine länger anhaltende Neutropeniedauer zu erwarten ist. Bei klinischer Verschlechterung kann die Therapie auch früher modifiziert werden. Die Art der Modifikation richtet sich nach der Gesamtdauer der Neutropenie und ggf. zusätzlichen Faktoren wie dem Ausmaß der Schleimhautschädigung und einer evtl. vorausgegangenen systemischen Pilzinfektion. Die Datenlage für die Modifikation ist wesentlich schmaler als für die Primärtherapie und überwiegend auf die Ergebnisse der Studien der Paul-Ehrlich-Gesellschaft für Chemotherapie gestützt (PEG-Studien I und II).

Modifikation bei Neutropeniedauer von 6–9 Tagen (Standardrisiko)

Mögliche Modifikationen sind:
- Nach Monotherapie: zusätzlich Aminoglykosid.
- Nach Duotherapie: z. B. Carbapeneme: Imipenem/Cilastatin oder Meropenem.
- Nach Carbapenem (Chinolon: Ciprofloxacin oder Ofloxacin oder Levofloxacin) plus Glykopeptid: Teicoplanin oder Vancomycin. *Hinweis:* Diese Modifikation ist nicht Standard, es gibt nur wenige Studienergebnisse dazu.

Nach Entfieberung und wenn keine dokumentierte Infektion vorliegt, ist die orale Weiterführung der Chinolontherapie möglich mit Ciprofloxacin per os oder Ofloxacin bzw. Levofloxacin. Auch eine orale Therapie mit Cefixim oder die Kombination von Clindamycin mit Ciprofloxacin ist möglich.

Zweite Modifikation

Wenn 72–96 h nach der ersten Modifikation Fieber ≥38,3°C persistiert und eine längere weitere Neutropeniedauer zu erwarten

Tabelle 36-10. Medikamente und normale Tagesdosierungen für Erwachsene

Antibiotika intravenös

- *β-Laktamantibiotika, Monobaktame*
  Ceftazidim 3-mal 2 g/Tag; Cefepim 2-mal 2 g/Tag; Ceftriaxon 1-mal 2 g/Tag; Piperacillin mit Tazobactam 3-mal 4,5 g/Tag; oder 3-mal 4 g/Tag plus 3-mal 1 g Sulbactam; Imipenem/Cilastatin 3-mal 1 g bzw. 4-mal 0,5 g/Tag; Meropenem 3-mal 1 g/Tag
- *Aminoglykoside*
  Folgende Aminoglykoside können als 1-mal tägliche oder 3-mal tägliche Gabe verwendet werden, als Kurzinfusion über 30–60 min (genannt sind Tagedosen):
  Netilmicin 4–7 mg/kgKG, Amikacin 15 mg/kgKG (maximal 1,5 g täglich)
  Gentamicin oder Tobramycin 3–5 mg/kgKG
  Es sind regelmäßig Kontrollen der Aminoglykosidspiegel im Serum erforderlich (Talspiegel, bei 3-mal täglicher Gabe auch Wirkspiegel). Aminoglykoside sollten bei Patienten mit nephrotoxischer Therapie (z. B. Cyclosporin A, Amphotericin B, Vancomycin) bzw. eingeschränkter Nierenfunktion gemieden werden
- *Chinolone intravenös*
  Ciprofloxacin 2-mal 400 mg; Ofloxacin 2-mal 400 mg; Levofloxacin 1-mal 500 mg/Tag
- *Glykopeptide*
  Nur bei ausgeprägter Mukositis (WHO-Grad 3 und 4), katheterassoziierter Infektion oder fulminanter Infektionen mit Streptococcus viridans; bei Staphylokokken nur auf Stationen mit hoher MRS-Prävalenz
  Teicoplanin 1-mal 400 mg (1. Tag 2-mal 400 mg i.v.)
  Vancomycin 2-mal 1000 mg (Spiegelkontrollen)
- *Sonstige*
  Cotrimoxazol bei Pneumcystis-carinii-Pneumonie (PcP): Trimethoprim 20 mg/kgKG; Sulfamethoxazol 100 mg/kgKG; aufgeteilt in 4 intravenöse Dosen, 2–3 Wochen, zusätzlich Prednisolon

Orale antibiotische Therapie im Anschluss an eine intravenöse Therapie
Ciprofloxacin, 2-mal 500 mg
Weniger gut untersucht: Ofloxacin 2-mal 400 mg oder Levofloxacin 1-mal 500 mg/Tag
Cefixim (bei Kindern untersucht) 1-mal 400 mg oder 2-mal 200 mg, Clindamycin 3-mal 600 mg

Antibiotikadosierungen bei Niedrigrisikopatienten
Ciprofloxacin 2-mal 750 mg plus Amoxicillin-Clavulansäure 2-mal 1000 mg
Bei Penicillinallergie anstelle von Amoxicillin:
Clindamycin (3-mal 600 mg) oder Cefalexin (2-mal 1000 mg) oder Cefuroxim-Axetil (2-mal 500 mg)

Antimykotika
Fluconazol 1-mal 400–800 mg i.v.
Amphotericin B, 0,6 bis 1,0 mg/kgKG
Laut Fachinformation 1 mg Testdosis, die von erfahrenen Klinikern als überflüssig erachtet wird. Die heute übliche Testdosis mit 5–10 mg Amphotericin B wird über 120 min i.v. verabreicht, bevor die Gesamtdosis gegeben wird. Schüttelfrost mit Pethidin und Clemastin behandeln. Falls Steroide wegen schwerer Akutreaktionen doch gegeben werden müssen, sollte nach 1–2 Tagen ein Auslassversuch erfolgen. Auf eine Substitution mit 1000 ml NaCl 0,9% pro Tag ist zu achten, um die Nephrotoxizität zu vermindern [88]

ist, sollte eine systemische antimykotische Therapie erwogen werden. Bei klinischer Verschlechterung kann die Therapie auch früher modifiziert werden. Es ist auch weiteres Warten gerechtfertigt, abhängig vom klinischen Zustand des Patienten, der noch zu erwartenden Panzytopenie und der Erfahrung des Behandlungsteams. Die Therapie kann bei Fehlen anderer klinischer Infektionszeichen aus Fluconazol bestehen [30, 31]; allerdings ist Amphotericin B intravenös mit breiterem Wirkspektrum die Standardtherapie [32].

Modifikation bei Neutropeniedauer ≥10 Tage (Hochrisiko)

Modifikation nach 72–96 h Therapie ohne Ansprechen, bei klinischer Verschlechterung kann die Therapie auch früher verändert werden. Die Sekundärtherapie sollte im gramnegativen Keimspektrum ggf. noch vorhandene Lücken schließen. Ein Glykopeptidantibiotikum (Teicoplanin oder Vancomycin) sollte empirisch nur dann zusätzlich verwendet werden, wenn eine schwere Mukositis oder der Verdacht auf eine katheterassoziierte Infektion besteht. Bei Patienten mit möglicherweise lang anhaltender restlicher Neutropenie sollte zusätzlich ein parenterales Antimykotikum eingesetzt werden.

Amphotericin B scheint dabei höhere Ansprechraten als Fluconazol zu erzielen, andererseits kann nach erneuter Umstellung von Fluconazol auf Amphotericin B durchaus die gleiche Gesamtansprechrate erreicht werden.

Mögliche Modifikationen

- Antibakterielle Therapie:
  1. Carbapenem: Imipenem/Cilastatin oder Meropenem:
  2. Bei einer initialen Monotherapie ist die optimale Sequenztherapie nicht ausreichend untersucht. Die Erfahrungen der Sequenztherapie stammen überwiegend aus der Studie der Paul-Ehrlich-Gesellschaft für Chemotherapie, bei der in 2 Therapiestudien (I und II) immer von einer initialen Duotherapie ausgegangen wurde.

Tabelle 36-11. Dosierungen neuerer Antimykotika (mit Aspergilluswirksamkeit)

Itraconazol
Itraconazol ist auch in intravenöser Form verfügbar [37, 38]. Die Indikation ist gegeben, wenn Amphotericin B nicht verwendet werden kann. Die Therapie erfolgt mit 2-mal 200 mg an Tag 1 und 2, gefolgt von 1-mal 200 mg bis mindestens Tag 5, danach kann auf orale Medikation umgestellt werden
Voriconazol
Dieses Derivat von Fluconazol ist ein Triazolantimykotikum mit erweitertem Wirkspektrum gegen eine Vielzahl von Hefen und filamentösen Pilzen. Es zeigt eine gute Wirksamkeit bei Candidosen und Aspergillosen. Voriconazol wirkt bei oralen Dosierungen von 2-mal 200 mg täglich bei oropharyngealer und ösophagealer Candidiasis. Zur intravenösen Gabe werden Dosen von 3–4 mg/kgKG alle 12 h verwendet. Am 1. Tag wird eine »loading dose« von oral 2-mal 400 mg oder i.v. 2-mal 6 mg/kgKG gegeben [98]
Pneumokandine, Echinokandine
Pneumokandine sind Analoga der Echinokandin-Lipopeptide. Diese zyklischen Hexapeptide inhibieren in der Zellwand die 1,3-b-D-Glucansynthese durch Blockierung der Glucansynthase und sind fungizid gegenüber Candida spp. (auch bei Azolresistenz) und fungistatisch gegenüber Aspergillus spp. (Caspofungin, FK463)
Caspofungin
Caspofungin wird verwendet zur Behandlung der invasiven Aspergillose bei Patienten, die sich gegenüber anderen Mitteln (Amphotericin B, Lipidformulierungen von Amphotericin B und/oder Itraconazol) als refraktär erwiesen haben bzw. diese Therapieformen nicht vertrugen. Nach einer einmaligen Initialdosis von 70 mg am 1. Tag wird mit 50 mg/Tag weiterbehandelt. Caspofungin wird langsam über 1 h intravenös infundiert [88]

Nach initialer Carbapenemtherapie kann die Sequenztherapie mit Chinolonen (Ciprofloxacin, Levofloxacin oder Ofloxacin) und Vancomycin oder Teicoplanin und Fluconazol oder Amphotericin B angewendet werden (Studie III der Paul-Ehrlich-Gesellschaft, PEG).

- Zusätzliche antimykotische Therapie

Fluconazol oder Amphotericin B (entsprechend den lokalen Risikobedingungen); falls auf Fluconazol nach 72 h kein Ansprechen erfolgt, dann sollte stattdessen Amphotericin B verwendet werden. Alternative neuere Antimykotika zeigt Tabelle 36-11.

36.1.3.3 Beurteilung des Therapieergebnisses und Dauer der Therapiefortführung

Das Behandlungsergebnis wird beurteilt:

- jeweils innerhalb von 72 h nach Beginn der antimikrobiellen Therapie (initiales Ansprechen),
- zum Zeitpunkt der Beendigung der antimikrobiellen Therapie (definitives Ansprechen) und
- nach Ablauf einer adäquaten Nachbeobachtungszeit (in der Regel 7 Tage).

Den Bewertungskriterien sollten die Empfehlungen der Konsensuskonferenz der International Immunocompromised Host Society und der Infectious Diseases Society of America zugrunde gelegt werden [1].

Therapiefortführung bei erfolgreicher Behandlung und Nachbeobachtung

Werden bei der Erfolgsbeurteilung nach 72 h der antimikrobiellen Therapie die aufgeführten Kriterien für eine erfolgreiche Behandlung erfüllt, wird das laufende Therapieregime bis zum Erreichen einer Fieberfreiheit von insgesamt 7 konsekutiven Tagen fortgeführt, sofern die Zahl der neutrophilen Granulozyten weiterhin <1000/µl bleibt. Steigen jedoch die neutrophilen Granulozyten >1000/µl an, genügen 2 weitere fieberfreie Tage nach Eintritt der Entfieberung. Eine Therapiedauer von 7 Tagen sollte nicht unterschritten werden.

Nach Beendigung der antimikrobiellen Therapie ist eine Nachbeobachtung von 7 Tagen erforderlich, um ein Infektionsrezidiv oder eine Sekundärinfektion erfassen zu können. Manche Infektionsmanifestationen werden erst nach oder bei Neutrophilenanstieg nachweisbar, daher sind diese Nachkontrollen auch bei Patienten mit ausreichender Neutrophilenzahl und klinischer Erholung erforderlich und können ggf. ambulant erfolgen.

Dokumentierte Infektionen

Bei dokumentierter Infektion, Verdacht auf Sepsis oder bei pulmonalen Infiltraten sind spezielle Modifikationen der Therapie erforderlich (Tabelle 36-9 und 36–12).

Besondere Aspekte

Bei der Auswahl des Therapieschemas müssen die nachfolgend aufgeführten Aspekte beachtet werden.

- Cephalosporine der 3. und 4. Generation

Nur Ceftazidim, Cefepim und Cefoperazon eignen sich bei Neutropenie, um auch P. aeruginosa abzudecken.

- Carbapeneme

Wenn P. aeruginosa als Infektionserreger vermutet oder kultiviert wurde, dann sollte ein Aminoglykosid hinzugefügt werden.

- Breitspektrumpenizilline

Wegen des Resistenzrisikos bei Piperazillin und Azlozillin sollte eine Kombination mit einem Aminoglykosid oder einem 3.-Generations-Cephalosporin erfolgen.

- Monobactame

Aztreonam ist wichtig bei β-Laktamallergie, das bei empirischer Therapie mit einem Glykopeptid ergänzt werden muss.

- Chinolone

Sie sind bei gramnegativen Infektionen wichtig und bei manchen Patienten mit geringem Risiko verwendbar. Zur Vermei-

Tabelle 36-12. Standardmodifikationen oder Ergänzungen der empirischen Primärtherapie nach klinischem oder mikrobiologischem Befund bei Patienten mit Neutropenie und Fieber. (Nach Pizzo [5]; Paul-Ehrlich-Gesellschaft für Chemotherapie [1, 2, 12, 87]; Arbeitsgemeinschaft Infektionen in der Hämatologie und Onkologie – AGIHO – der Deutschen Gesellschaft für Hämatologie und Onkologie – DGHO [23,90–96])

Befund oder Symptom	Modifikation der Therapiestrategie
Fieber >3–5 Tage	Zusätzlich empirische antimykotische Therapie mit Amphotericin B Hochauflösendes CT der Lunge zur Mykosediagnostik
Erneutes Fieber nach 7 Tagen oder später bei persistierender Neutropenie	Zusätzlich empirische antimykotische Therapie, hochauflösendes CT der Lunge
Persistierendes oder erneutes Fieber bei Regeneration der Neutrophilen; Anstieg der Cholestaseparameter	Verdacht auf hepatolienale Candidiasis: bei negativer Abdomensonografie, CT oder NMR; Indikation zur antimykotischen Therapie klären
Blut	
Kulturen vor Antibiotikatherapie	
Grampositive Erreger, multiresistente Staphylokokken	Zusätzlich Vancomycin oder Teicoplanin nach Antibiogramm
Gramnegative Erreger	Therapie beibehalten, wenn Patient stabil und Erreger sensibel; Duotherapie besser; bei Pseudomonas aeruginosa (Ceftazidim, Cefepim), bei Enterobacter oder Citrobacter, zusätzlich Aminoglykosid oder β-Laktamantibiotikum
Erreger isoliert während Antibiotikatherapie	
Grampositive Erreger	Zusätzlich Vancomycin oder Teicoplanin, nach Antibiogramm
Gramnegative Erreger	Änderung der Therapie: Carbapenem plus Gentamicin oder Amikacin
Sepsis, septischer Schock	Ceftazidim oder Carbapenem, Vancomycin oder Teicoplanin, Aminoglykosid, nach 48 h ohne Erfolg plus Amphotericin B; Volumensubstitution, Intensivmedizin, (Steroide sind wirkungslos)
Candidämie (außer C. krusei oder C. glabrata)	
Klinisch stabiler Zustand und fehlende Vortherapie mit Azolen	Fluconazol, ansonsten Amphotericin B, bei gutem Ansprechen und Regeneration der Neutrophilen Wechsel auf Fluconazol; bei Versagen oder Unverträglichkeit von Amphotericin B: Amphotericin B-Lipidformulierungen, Itraconazol, Voriconazol, oder Caspofungin
Kopf, Augen, Ohren, Nase, Rachen	
Nekrotisierende oder Randsaumgingivitis, Parodontitis, nekrotisierende Stomatitis	Zusätzlich spezifische anaerobierwirksame Substanzen (Clindamycin, Metronidazol, Carbapenem)
Bläschen oder Ulzera	Verdacht auf Herpes-simplex-Infektion; evtl. Kultur anlegen, zusätzlich empirische Acyclovirtherapie
Nasennebenhöhlenbefund oder nasale Ulzera	Verdacht auf Pilzinfektion mit Aspergillus oder Mucor, Therapie mit Amphotericin B
Gastrointestinaltrakt	
Retrosternale Schmerzen	Verdacht auf Candida, Herpes simplex oder beides; zusätzlich Antimykotikum, wenn erfolglos, dann Acyclovir; bakterielle Ösophagitis möglich; spätestens nach 48 h Endoskopie erwägen
Akute abdominelle Schmerzen	Verdacht auf Typhlitis, Appendizitis, zusätzlich anaerobierwirksame Substanzen (Metronidazol, Clindamycin, Carbapenem); engmaschige Überwachung wegen möglicher Operationsindikation (!)
Diarrhöen	Verdacht auf Kolitis durch Clostridium difficile: Toxinnachweis aus dem Stuhl; Metronidazol p.o.
Perianale Schmerzen	Zusätzlich anaerobierwirksame Substanzen (s. oben), häufige Überwachung wegen möglicher Operationsindikation, besonders bei Regeneration der Neutrophilen; Herpes simplex möglich
Respirationstrakt	
Frisches Lungeninfiltrat bei Neutrophilenanstieg	Strenge Überwachung, mögliche Entzündungsreaktion bei Neutrophilenanstieg (**Cave:** ARDS); bronchoalveoläre Lavage (gezielt)
Frisches Lungeninfiltrat bei Neutropenie	Pilzpneumonie größtes Risiko; insbesondere Aspergillus initial, bronchoalveoläre Lavage; zusätzlich Amphotericin B, evtl. hochdosiert (1,0 mg/kgKG); alternativ: Itraconazol, Voriconazol, Caspofungin

Tabelle 36-12. (Fortsetzung)

Befund oder Symptom	Modifikation der Therapiestrategie
Frische interstitielle Pneumonie	Diagnostik: induziertes Sputum oder bronchoalveoläre Lavage; falls nicht möglich: Trimethoprim-Sulfamethoxazol oder Pentamidin; Herpesvirusgruppe bedenken (HSV, CMV)
Pilzpneumonie nachgewiesen oder wahrscheinlich	Amphotericin B, evtl. hochdosiert (1,0 mg/kgKG); alternativ: Itraconazol, Voriconazol, Caspofungin
Invasive pulmonale Aspergillose	Amphotericin B einschließlich der Lipidformulierungen, Itraconazol, Voriconazol, Caspofungin
Zentraler Venenkatheter	
Positive Kultur für Erreger außer aeroben Sporenbildnern (Bacillus spp.) oder Candida	Therapieversuch; Rotation der i.v.-Gabe bei Mehrlumenkatheter; häufig grampositive Erreger
Staphylococcus aureus (Oxacillin empfindlich)	Isoxazolylpenicillin (penicillasefestes Penicillin), mindestens 2 Wochen, Katheter entfernen
Staphylococcus aureus (oxacillinresistent)	Glykopeptid, mindestens 2 Wochen intravenös, Katheter entfernen
Koagulasenegative Staphylokokken	Nach Antibiogramm; Glykopeptid nur bei Oxacillinresistenz; bis 5–7 Tage Dauer[a]
Enterokokken	Aminopenicillin plus Aminoglykosid; bei Ampicillinresistenz Glykopeptid plus Aminoglykosid; bis 5–7 Tage Dauer[a]
Corynebakterien	Nach Antibiogramm; Glykopeptid nur bei Resistenz gegen andere Antibiotika[a]
Positive Kultur mit Bacillus spp.	Katheter entfernen, gezielte Therapie[a]
Escherichia coli, Klebsiella spp. und andere Enterobakterien	Nach Antibiogramm mit wirksamem Antibiotikum, z. B. 3.-Generations-Cephalosporin, Acylaminopenicillin, Carbapenem, Chinolon)
Pseudomonas aeruginosa	Kombination mindestens 2 Wochen mindestens 2 Wochen von β-Laktamantibiotikum mit Pseudomonasaktivität plus Aminoglykosid
Acinetobacter baumannii	Nach Antibiogramm
Stenotrophomonas maltophilia	Nach Antibiogramm (Cotrimoxazol!)
Candida albicans und Candida lusitaniae	Katheter entfernen, Fluconazol, >2 Wochen
Infektion der Austrittstelle mit primär gegen Fluconazol resistenten Candida spp. (C. krusei, C. Glabrata) oder Aspergillus fumigatus	Katheter entfernen, gezielte Therapie, Amphotericin B bzw. neuere Antimykotika >2 Wochen
Infektion der Austrittstelle mit Mykobakterien	Katheter entfernen, gezielte Therapie
Klinische Infektion der Austrittstelle	Empirische Therapie mit Vancomycin oder Teicoplanin
Tunnelinfektion	Katheter entfernen, gezielte Therapie

[a] Bis 5–7 Tage nach Entfieberung (bei persistierender Neutropenie).

dung von Resistenzen sollte keine Prophylaxe mit Chinolonen erfolgen.

- Glykopeptide (Vancomycin, Teicoplanin)

Die empirische Therapie soll nur bei klarer Indikation und nicht in der Primärtherapie erfolgen, um die Entstehung vancomycinresistenter Enterokokkenstämme zu vermeiden [10].

- Amphotericin B

Standardtherapie ist das konventionelle Amphotericin B (AM-B). Bei Nephrotoxizität oder ausgeprägter Unverträglichkeit kann auf liposomales oder lipidformuliertes AM-B gewechselt werden [33, 34]. Es dürfen nur zugelassene AM-B-Lipidpräparate verwendet werden. Die Mischung von Lipidemulsionen für die parenterale Ernährung mit AM-B ist nicht sinnvoll, toxischer als die zugelassene Präparation und nicht vom Arzneimittelgesetz gedeckt [35].

- Neue Antimykotika

Itraconazol, neuere Azole wie Voriconazol, verschiedenene Echinocandine sowie andere Antimykotika werden aufgrund der besseren Vertäglichkeit bei gleicher Wirksamkeit, insbesondere auch gegenüber Aspergillus fumigatus, das bisher übliche Amphotericin B in der intravenösen Therapie verdrängen (s. Tabelle 36-11, [37–39]).

- Monotherapie
  - Die Medikamente der Monotherapie müssen auch gegen Pseudomonas aeruginosa wirksam sein [25, 40]:
  - Piperacillin mit β-Laktamaseinhibitor (Tazobactam oder Sulbactam),
  - Ceftazidim, Cefepim,
  - Carbapeneme: Imipenem/Cilastatin oder Meropenem.

- Kombinationstherapie zweier Antibiotika: Duotherapie
  - Mindestens eines der Medikamente muss pseudomonaswirksam sein.
  - Folgende Substanzen können mit einem Aminoglykosid kombiniert werden: Ceftazidim, Cefepim, Cefotaxim, Ceftriaxon, Piperacillin mit β-Laktamaseinhibitor (Tazobactam oder Sulbactam), Azlocillin, Piperacillin.
  - Die aufgeführten Cephalosporine können mit einem der Penicilline kombiniert werden (Doppel-β-Laktamtherapie), falls keine Aminoglykoside verwendet werden können [41].
  - Folgende Aminoglykoside können als einmal tägliche Gabe oder 3-mal tägliche Gabe verwendet werden:

    Bei Einmalgabe in der Neutropenie gut untersucht sind Netilmicin, Amikacin.

    Weniger Daten über Einmalgabe bei Neutropenie sind für Gentamicin und Tobramycin vorhanden.

    Es sind regelmäßig Kontrollen der Aminoglykosidspiegel im Serum erforderlich (Talspiegel, bei 3-mal täglicher Gabe auch Wirkspiegel).

    Aminoglykoside sollten bei Patienten mit nephrotoxischer Therapie (z. B. Cyclosporin A, Amphotericin B) bzw. eingeschränkter Nierenfunktion vermieden werden.
- Patienten mit systemischer oder tiefer Pilzinfektion in der Anamnese:
  - Initial zusätzlich das Antimykotikum Amphotericin B zur antibakteriellen Mono- oder Duotherapie (cave: Aminoglykoside).

Diagnostik bei fehlendem Ansprechen innerhalb von 72–96 h

Siehe oben im Kap. 36.1.2 (»Diagnostik«).

Modifikation entsprechend der Primärtherapie

Indikation

Die Therapie soll modifiziert werden, wenn nach 72–96 h Fieber ≥38,3°C besteht und mehr als 48 h Neutropeniedauer zu erwarten sind. Es kann durchaus 3–5 Tage bis zum Erfolg der Primärtherapie dauern, sodass täglich die Wirksamkeit der Therapie und der mögliche Verlauf der Infektion beurteilt werden müssen.

Kontraindikation

Glykopeptide sollten möglichst nur gezielt eingesetzt werden (s. oben). Bei klinisch stabilem Verlauf kann auf eine Modifikation und die Gabe von Glykopeptiden verzichtet werden. Glykopeptide sind bei ausgeprägter Mukositis, klinischem Therapieversagen der Modifikation oder bei nachgewiesenen resistenten Keimen indiziert.

Risikoeinschätzung

Eine Modifikation der Therapie hat entsprechend der Dauer der Neutropenie zu erfolgen. Bei Zweifel an der Risikoeinschätzung, auch aufgrund zusätzlicher individueller Faktoren, sollten die Patienten nach dem Hochrisikoprotokoll behandelt werden (■ s. Tabelle 36-1 und 36-2)

a) Niedrigrisiko:
Neutropeniedauer ≤5 Tage.

b) Standardrisiko:
Neutropenie insgesamt <10 Tage.

c) Hochrisiko:
Neutropenie insgesamt ≥10 Tage.

d) Zusätzliche individuelle Faktoren:
Noch zu erwartende Zeit der Neutropenie, Ursache der Neutropenie (akut, chronisch), Ausmaß der Schleimhautschädigung bei Strahlen oder Chemotherapie.

Standardrisiko – mögliche Modifikationen

Erste Modifikation

- Nach Monotherapie: zusätzlich Aminoglykosid.
- Nach Duotherapie z. B.: Carbapeneme: Imipenem/Cilastatin oder Meropenem.
- Nach Carbapenem: Chinolone (Ciprofloxacin oder Levofloxacin) plus Glykopeptid (Teicoplanin oder Vancomycin).

Nach Entfieberung und wenn keine dokumentierte Infektion vorliegt, ist die orale Weiterführung der Chinolontherapie möglich:

- Ciprofloxacin p.o. bzw. Levofloxacin p.o.

Auch eine orale Therapie mit Cefixim oder die Kombination von Clindamycin mit Chinolonen ist möglich.

Zweite Modifikation

Wenn 72 h nach der ersten Modifikation Fieber ≥38,3°C besteht und mehr als 48 h Neutropeniedauer zu erwarten sind, kann die antimykotische Therapie erwogen werden, jedoch ist auch weiteres Zuwarten gerechtfertigt.

Fluconazol kann verwendet werden, wenn Schimmelpilze und resistente Candida selten sind.

Hochrisiko

Erste Modifikation nach 72–96 h Therapie ohne Ansprechen

Bei klinisch stabilem Verlauf kann auf eine Modifikation und die Gabe von Glykopeptiden verzichtet werden. Glykopeptide sind bei ausgeprägter Mukositis, klinischem Therapieversagen der Modifikation oder bei nachgewiesenen resistenten Keimen indiziert.

- Glykopeptid (Vancomycin oder Teicoplanin).
- Antimykotika:

Fluconazol kann verwendet werden, wenn Schimmelpilze und resistente Candida selten sind. Fluconazol oder Amphotericin B entsprechend den lokalen Risikobedingungen; falls auf Fluconazol nach 72 h kein Ansprechen erfolgt, dann sollte stattdessen Amphotericin B verwendet werden,

- kombiniert mit Carbapenem:

Imipenem/Cilastatin oder Meropenem.

Bei einer initialen Monotherapie ist die optimale Sequenztherapie nicht ausreichend untersucht. Die Erfahrungen der Sequenztherapie stammen überwiegend aus den Studien der Paul-Ehrlich-Gesellschaft für Chemotherapie, bei der in 2 Therapiestudien (I und II) immer von einer initialen Duotherapie ausgegangen wurde. Es sollte nach der Monotherapie so modifiziert werden, dass die Lücken im Wirkspektrum der initial verwendeten Antibiotika geschlossen werden. Wenn initial Carbapeneme verwendet wurden, kann die Sequenztherapie mit Chinolonen (Ofloxacin oder Ciprofloxacin) und Vancomycin oder Teicoplanin und Fluconazol oder Amphotericin B erfolgen.

Bei Verschlechterung oder Progress der Infektion nach 48 h ist bereits dann eine Therapiemodifikation erforderlich, z. B.

bei Blutdruckabfall, neurologischer Symptomatik, Gerinnungsstörungen.

Zweite Modifikation

Eine zweite empirische Modifikation bei Fieber unklarer Ursache ist in der Regel nicht erforderlich, nach den Erfahrungen der PEG-Studie II wäre eine solche Modifikation bei <4% der Patienten nötig.

Therapiemodifikationen bei dokumentierten Infektionen

Klinisch oder mikrobiologisch dokumentierte Infektionen müssen häufig zusätzlich oder modifiziert behandelt werden, wie in ◘ Tabelle 36-12 aufgeführt ist.

Kontrolle des therapeutischen Ansprechens

- Zeitpunkt:

72–96 h nach Therapiebeginn und Modifikation.

- Erfolg der Behandlung:

Zum Zeitpunkt der Beurteilung beträgt die Körpertemperatur <38°C, ohne dass Anzeichen für eine Infektion bestehen. Ein Abfall von C-reaktivem Protein oder Procalcitonin korreliert signifikant mit dem klinischen Ansprechen auf die Therapie [42].

- Therapieversagen:
  - Keine Besserung: Temperatur ≥38,3°C oder Anzeichen einer Infektion zum Zeitpunkt der Beurteilung.
  - Verschlechterung: klinisch oder mikrobiologisch dokumentierte Infektion, z. B. septischer Verlauf, Lungeninfiltrate, nachweisbarer Infektionsfokus.

  Wenn eine Infektion innerhalb von 48 h nach Therapiebeginn klinisch oder mikrobiologisch gesichert werden kann, liegt kein Therapieversagen, sondern eine dokumentierte Infektion vor (s. entsprechende Therapiemodifikationen in ◘ Tabelle 36-9).
- Bakteriologische Wirksamkeit
  - Elimination: Bei nachgewiesenem Erreger ist das Material, das für diesen Nachweis entnommen wurde, während oder am Therapieende mindestens ein zweites Mal zu entnehmen. Diese Kontrolle ist notwendig, um zu prüfen, ob die Erreger durch die Behandlung eliminiert werden konnten. Bei klinischer Wirksamkeit und fehlender mikrobiologischer Kontrolle wird angenommen, dass der Erreger wahrscheinlich eliminiert werden konnte.
  - Persistenz: Der gleiche Erreger des Ausgangsbefundes wird in der Kontrolle im gleichen Untersuchungsmaterial erneut nachgewiesen.
  - Rückfall: Der Erreger des Ausgangsbefundes wurde in der1. Kontrolle im gleichen Material nicht mehr nachgewiesen, jedoch bei der 2. Kontrolle erneut isoliert.
  - Superinfektion: Auftreten eines oder mehrerer neuer Erreger, ungeachtet dessen, ob der oder die Ausgangserreger eliminiert werden konnten.

Therapiedauer nach Entfieberung

Bei Erfolg der Behandlung wird die Therapie in der Regel 5–7 Tage fortgesetzt und kann dann vor Regeneration der Granulopoese abgesetzt werden. Bei Granulozytenregeneration wird noch 2 Tage nach Anstieg der Granulozyten auf >500–1000/µl weiterbehandelt (◘ s. Abb. 36-4). Patienten mit nachgewiesener Infektion werden solange behandelt, bis keine mikrobiologischen oder klinischen Infektionszeichen mehr nachweisbar sind.

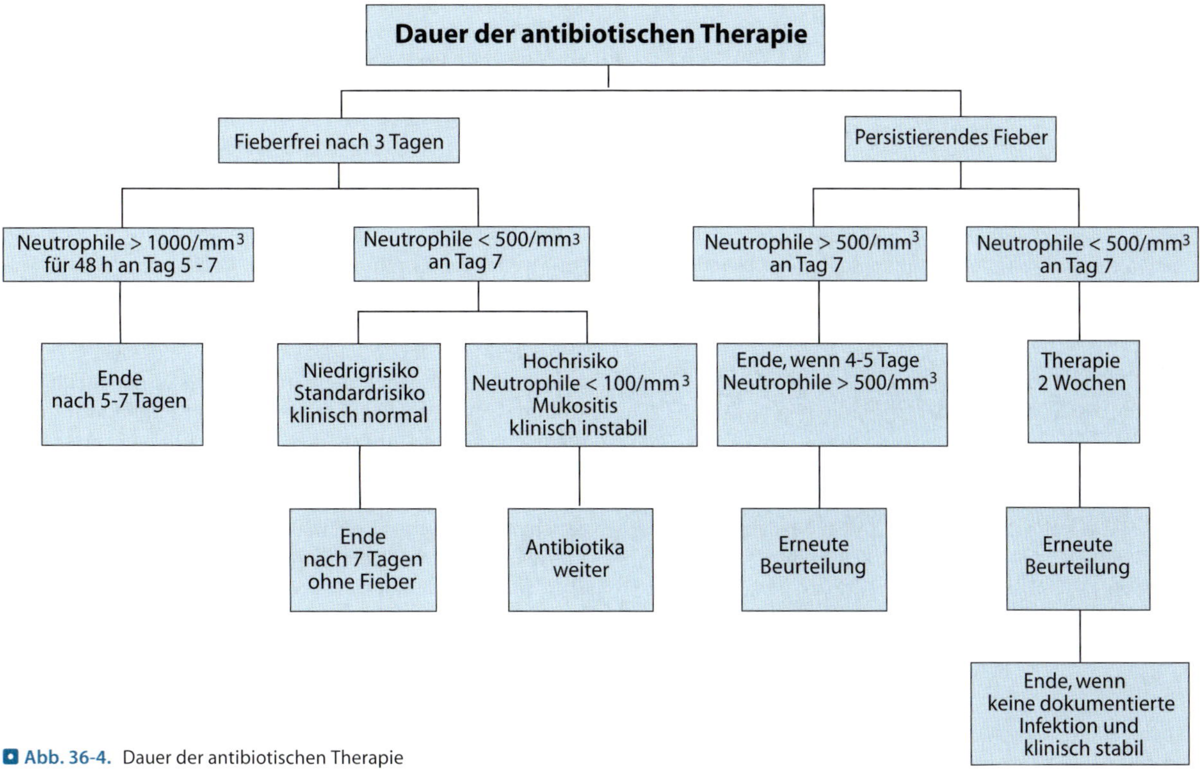

◘ Abb. 36-4. Dauer der antibiotischen Therapie

Wenn die antibiotische Therapie während der Neutropenie beendet wird, dann muss der Patient sorgfältig überwacht werden und bei erneutem Fieber oder anderen Zeichen einer bakteriellen Infektion sofort wieder mit intravenösen Antibiotika behandelt werden [43]. Die antibiotische Therapie kann bei Neutropenie die Infektion auch nur unterdrückt und nicht völlig eradiziert haben.

! Die Therapie sollte nicht abgesetzt werden bei Patienten mit ausgeprägter Neutropenie <100/µl, Schleimhautdefekten im Mund oder Gastrointestinaltrakt oder reduziertem Allgemeinzustand.

Persistierendes Fieber bei oder nach Regeneration der Granulopoese

1. Gründliche Anamnese und klinische Untersuchung
2. Diagnostik auf Abszesse und persistierende Pilzinfektion:
   - hochauflösende Computertomographie des Thorax, falls die Standardröntgenaufnahme einen negativen Befund ergibt;
   - Abdomensonographie, wenn Computertomographie des Abdomens negativ, insbesondere um Abszesse und Pilzherde in Leber und Milz zu erkennen;
   - Erneute Abnahme von Blutkulturen nach Absetzen sämtlicher antimikrobieller Therapie;
   - Kulturen aus Stuhl, Urin, Diagnostik der Nasennebenhöhlen, ggf. Entfernung eines zentralvenösen Katheters, gründliche Fokussuche, evtl. auch Echokardiographie;
   - direkter oder indirekter Nachweis opportunistischer Erreger und von Viren. Die wahrscheinlichsten Erreger sind Pilze, dementsprechend sollte sich eine empirische Therapie gegen diese Erreger richten.

36.1.4 Besondere Bedingungen

36.1.4.1 Spezielle Probleme beim myelodysplastischen Syndrom (MDS) – Risikofaktoren und Besonderheiten bei Infektionen

Für die charakteristische Disposition von MDS-Patienten zu Infektionen werden als Ursachen sowohl die Verringerung der Granulozytenzahl und die Einschränkung ihrer Funktion [44] als auch eine Reihe weiterer immunologischer Besonderheiten als Ursachen angesehen [45, 46].

Wesentliche immunologische Abweichungen beim MDS (modifiziert nach Hamblin [45])

1. Immunglobuline: Hypogammaglobulinämie (z. T.)
2. B-Zellen: funktionell unreif
3. T-Zellen: Verringerung der T-Zellzahl, Reduktion der CD4$^+$-Zellen, gestörte T-Zellfunktion
4. NK-Zellen: Reduzierte Zahl, funktionell unreif
5. Monozyten: Zahlenmäßiges Verhalten variabel, gestörte Monozytenfunktion

Nur die Hälfte aller MDS-Patienten ist bei Diagnosestellung asymptomatisch. $^1/_3$ leidet zu diesem Zeitpunkt bereits an rezidivierenden Infektionen [46]. Die Infektionen bei MDS-Patienten entstehen bei einer komplexen immunologischen Funktionsstörung, die nicht nur auf die Neutropenie und die Dysfunktion der Neutrophilen zu beziehen ist. Für die Risikoabschätzung ist deshalb bei MDS-Patienten mit floriden Infektionen zu beachten, dass die Neutrophilenzahl als alleiniger Parameter für die Bewertung des Riskos von unzureichender Dignität ist. Zusätzliche Faktoren (Leukozytenfunktion, Funktion des lymphozytären und monozytären Systems) gehen ein. Hinsichtlich ihrer Geschwindigkeit für die Schwere des Verlaufs einer Infektion sind diese klinisch jedoch nicht kalkulierbar. Deshalb ist die gegebene Bedingung für eine ablaufende Infektion bei MDS-Patienten mit einer Neutropenie oder Patienten mit fortgeschrittenen Stadien des MDS (RAEB, RAEBT) ein Hochrisikozustand.

Die Therapie von Infektionen bei derartigen MDS-Patienten erfolgt nach den Richtlinien des Stufenplanes für Hochrisikopatienten mit unerklärtem Fieber bzw. als auf die Erreger gezielt ausgerichtete Therapie. Außerdem können bei bestehender Neutropenie die Leukozytenzahlen durch G-CSF angehoben werden [46, 47].

36.1.4.2 Aplastische Anämie und Infektionen

Entsprechend der Definition der aplastischen Anämie (AA) als Panzytopenie oder Bizytopenie im peripheren Blutbild bedingt durch eine Hypoplasie oder Aplasie im Knochenmark ist in den meisten Fällen bei Patienten mit einer solchen Diagnose eine länger anhaltende Neutropenie zu erwarten. Die Einteilung der aplastischen Anämie kann nach verschiedenen Parametern erfolgen, wobei der Schweregrad der Neutropenie der prognostisch bedeutendste Faktor ist. Insbesondere ist die schwere Form der aplastischen Anämie (»severe aplastic anemia«, SAA) mit weniger als 5×10^9/l neutrophilen Granulozyten mit einem hohen Risiko und die sehr schwere Form der aplastischen Anämie (»very severe aplastic anemia«, VSAA) mit weniger als $0{,}2\times10^9$/l neutrophilen Granulozyten mit einem äußerst hohen Infektionsrisiko verbunden [48–50]. Als häufigste Todesursache werden invasive Pilzinfektionen beobachtet [51].

Konservative Therapieoptionen sind verschiedene immunsupressive Regimes, v. a. sequenzielle bzw. kombinierte Immunsuppression und Verabreichung von Wachstumsfaktoren [52], wobei die Kombination ALG, Cyclosporin A und Methylprednisolon als Standard etabliert ist [53].

Bis zum Eintritt des Therapieerfolges unter immunsuppressiven Maßnahmen vergehen zumeist 4–6 Wochen. In diesem Zeitraum sind die Patienten besonders durch Infektionen gefährdet. Diese infektassoziierte Letalität erhöht sich insbesondere signifikant für Patienten mit sehr schwerer aplastischer Anämie [49]. Die Gefährdung der Patienten im Intervall zwischen Diagnose und Einsetzen des Therapieeffektes sollte durch gezielten Einsatz einer breit wirksamen Antibiotikatherapie bei Auftreten von Fieber oder klinischen Infektionszeichen minimiert werden. Patienten mit SAA und VSAA sind als Hochrisikopatienten zu betrachten.

36.1.4.3 Zusätzlicher Antikörpermangel

Substitution mit Immunglobulinen

Bei niedrig-malignen (follikulären) Non-Hodgkin-Lymphomen (NHL) besteht v. a. bei fortgeschrittenen Erkrankungen ein zellulärer Immundefekt, der zu rezidivierenden Infektionen prädisponiert. Besonders deutlich zeigt sich dies bei der chronischen lymphatischen Leukämie (CLL), bei der im Laufe der Erkrankung eine Hypogammaglobulinämie entsteht, und beim Plasmozytom. Hier ist der Immundefekt trotz meist erhöhter Gesamtimmunglobuline durch einen Mangel an spezifischen polyklonalen Immunglobulinen bedingt. Die auftretenden Infektionen werden in erster Linie durch Bakterien verursacht und betreffen vorwiegend den Respirationstrakt [54].

Eine Infektionsprophylaxe ist bei Patienten mit langdauerndem Antikörpermangel durch eine regelmäßige Immunglobulinsubstitution grundsätzlich möglich. Eine randomisierte Studie, die einen Vorteil der Immunglobulinsubstitution im Vergleich mit Placebo zeigte, verwendete sehr große Mengen von Immunglobulinen (400 mg/kgKG alle 3 Wochen [55]). Spätere Studien belegten die gleiche Wirksamkeit auch niedrigerer Mengen von Immunglobulinen (250 mg/kgKG alle 4 Wochen [56] bzw. 10 g alle 3 Wochen [57]).

Diese Studien zeigen, dass durch eine regelmäßige Immunglobulinsubstitution nur bakterielle Infektionen und nicht Virus- oder Pilzinfektionen verhindert werden und diese Therapie keinen Einfluss auf die Lebenserwartung des Patienten hat [58]. Aufgrund der hohen Kosten der Präparate und da es keine signifikante Korrelation der Infektionsgefährdung mit dem absoluten Immunglobulinspiegel im Serum gibt, sollten daher die Indikationen für eine Substitution streng gestellt werden. Eine etablierte Indikation für eine langdauernde Immunglobulinsubstitution sind gehäufte bakterielle Infektionen des Patienten (z. B. 2 bakterielle Pneumonien innerhalb eines Jahres), wenn der Patient eine Hypogammaglobulinämie aufweist. Zusätzlich ist bei diesen Patienten eine einmalige Gabe von 10 g Immunglobulin bei Auftreten einer schweren bakteriellen Infektion (z. B. Pneumonie) sinnvoll.

36.1.4.4 Neutropenie HIV-infizierter Patienten

In allen Stadien der HIV-Infektion kann eine Depression einer oder mehrerer Blutzellreihen auftreten. Dabei steigt die Häufigkeit mit Fortschreiten des Immundefekts an und betrifft schließlich etwa 40% der Patienten [59]. Die Pathogenese der chronischen Neutropenie ist ungeklärt und möglicherweise multifaktoriell bedingt [60]. Nach Ausschluss spezifischer Ursachen kann ein Therapieversuch mit Wachstumsfaktoren unternommen werden. Die folgenden Medikamente sollten als Primärprophylaxen bei Vorliegen einer Neutropenie <1000/μl eingesetzt werden [61].

- Cotrimoxazol forte (800/160 mg) 1-mal/Tag zur Prophylaxe der Pneumocystis-carinii-Pneumonie. Eine Alternative stellt die Pentamidininhalation (300 mg 1-mal/Monat) dar. Wird auf diese Alternativen zurückgegriffen, darf bei Patienten mit positivem Toxoplasma-IgG eine wirksame Toxoplasmoseprophylaxe nicht vernachlässigt werden. Diese kann außer mit Cotrim forte mit Dapson 50 mg/Tag plus Pyrimethamin 50 mg/Woche plus Folinsäure (Leucovorin) 25 mg/Woche durchgeführt werden. Auch Atovaquon (1500 mg p.o./Tag) kann alternativ verwendet werden.
- Bei Nachweis von Mycobacterium-avium-Komplex in nichtsterilem Material sollte Clarithromycin 2-mal 500 mg/Tag verordnet werden. Hier kommen alternativ Azithromycin 1200 mg/Woche oder Rifabutin 300 mg/Tag in Frage.

36.1.5 Stimulation der Granulopoese mit G-CSF, Granulozytentransfusionen

Die Regeneration der neutrophilen Granulozyten kann mit der G-CSF-Prophylaxe beschleunigt werden [62]. Wenn G-CSF bei Infektionsbeginn therapeutisch verwendet wird, gibt es keinen wesentlichen Unterschied im klinischen Verlauf von Infektionen im Vergleich zu Patienten, die kein G-CSF erhielten. G-CSF wird daher bei unerklärtem Fieber außer in Einzelfällen nicht empfohlen [63–66]. Solche Indikationen können vorliegen, wenn eine klinische Verschlechterung erwartet wird und die Knochenmarkregeneration noch deutlich verzögert sein wird. Diese Voraussetzungen können außerdem bei Pneumonie, Hypotension, ausgeprägter Subkutaninfektion (Zellulitis), systemischer Pilzinfektion und Multiorganversagen bei Sepsis vorliegen.

Auch bei dokumentierten Infektionen, die nicht auf die Therapie ansprechen, kann bei ausgeprägter Neutropenie die G-CSF-Therapie erwogen werden. G-CSF kann abgesetzt werden, wenn die neutrophilen Granulozyten stabil über 500/μl liegen.

Mit der Möglichkeit, große Mengen an Granulozyten mit G-CSF von normalen Spendern zu gewinnen, erlebt die Granulozytentransfusion eine Renaissance [67–69]. Bisher gibt es keine überzeugenden neuen Daten über deren Wirksamkeit bei neutropenischen Infektionen.

36.1.6 Prophylaxe

Über 80% der Infektionserreger stammen von der körpereigenen endogenen mikrobiellen Flora ab. Von diesen Erregern wurde die Hälfte erst während des Krankenhausaufenthaltes erworben. Die wichtigsten bakteriellen und mykotischen Infektionserreger bei Neutropenie sind in ◘ Tabelle 36-4 aufgeführt.

Bei granulozytopenischen Patienten müssen die meisten aeroben und einige anaerobe Bakterien der normalen Körperflora als potenziell pathogen betrachtet werden. Die Methoden zur Infektionsprophylaxe konzentrieren sich deshalb darauf, die Besiedlung des Patienten mit neuen Keimen zu vermeiden und die körpereigenen Erreger zu reduzieren.

Mikrobielle Kolonisierung der Patienten

Der Patient wird aus verschiedenen Quellen mit Keimen besiedelt, wie durch direkte Übertragung der Keime von der Umgebung, körperlichen Kontrakt, Nahrungsmittel, Toilettenkontakt, Inhalation von Sporen und auf parenteralem Wege. Die direkte Patientenumgebung – Waschbecken, Toiletten etc. – stellt zwar ein Reservoir der Mikroorganismen dar, jedoch hat sich gezeigt, dass die meisten nosokomialen Infektionen von Mensch zu Mensch übertragen werden. Immunsupprimierte Patienten sind allerdings auch anfälliger für die Kolonisation aus den erwähnten Reservoiren direkt in der Patientenumgebung.

Infektionsprophylaxe

Expositionsprophylaxe

Mit einigen einfachen Maßnahmen kann diese Neubesiedlung vermindert werden. Dazu zählt in allererster Linie die Händedesinfektion. Durch Nahrungsmittel, die nicht gekocht, ultrahocherhitzt oder mindestens pasteurisiert sind, können während der Neutropeniephase Keime wie E. coli, Klebsiella spp., Pseudomonas aeruginosa, S. aureus und Listerien übertragen werden. Es ist daher empfehlenswert, bei neutropenischen Patienten auf ungekochtes Obst, rohes Gemüse und andere Keimträger zu verzichten. Auf das Risiko der aerogenen Übertragung von Aspergillussporen bei Bauarbeiten und in alten Gebäuden muss besonders geachtet werden.

Umkehrisolation

Es ist üblich, Patienten mit einer Neutropenie <500/ml in einem Einzelzimmer zu isolieren und Personal und Besuchern vorzuschreiben, die Hände zu desinfizieren, einen Mundschutz zu tragen und einen Einmalkittel anzuziehen. Diese Maßnahmen allein ohne eine zusätzliche antibiotische Prophylaxe reichen jedoch nicht aus, die Neubesiedlung durch Bakterien und die Häufigkeit einer Infektion zu vermindern. Mit strenger Umkehrisolation und totaler Dekontamination kann versucht werden, sämtliche körpereigenen Keime zu vernichten bzw. auf ein sehr niedriges Niveau zu reduzieren.

Die Besiedlung des Darms mit pathogenen Keimen kann mit nicht resorbierbaren Antibiotika und Antimykotika verhindert werden – wie z. B. Gentamicin, Vancomycin oder Neomycin, Polymyxin B oder Ciprofloxacin, Cotrimoxazol in Kombination mit Nystatin, Fluconazol oder Amphotericin B. Außerdem können die Haut und sämtliche Orifizien regelmäßig desinfiziert und dekontaminiert werden. Um diese Maßnahmen effektiv zu gestalten, müssen auch sämtliche Gegenstände, die Nahrung, der Raum und auch die Raumluft keimfrei gehalten werden. Diese Technik erfordert einen sehr großen Personal- und Medikamentenaufwand, sodass sie in der Regel nur bei Patienten im Rahmen der allogenen Stammzelltransplantation für einen kurzen Zeitraum durchgeführt wird.

Selektive orale antibiotische Prophylaxe

Es wurden viele Versuche unternommen, Infektionen durch oral aufgenommene Antibiotika zu vermindern, wodurch die Häufigkeit der Bakteriämie und auch in einigen Fällen die Anzahl der tödlichen Komplikationen vermindert wurden [70]. Mit der selektiven Darmdekontamination wurde versucht, nur die aerobe Darmflora zu unterdrücken, bei der die Anaerobier im Darm intakt bleiben sollen.

Nach tierexperimentellen Untersuchungen soll die anaerobe Flora in der Lage sein, die Neubesiedlung des Darmes durch aerobe gramnegative Stäbchen zu vermindern und dadurch vom Darm ausgehende Infektionen zu vermeiden. Dazu können Substanzen wie Cotrimoxazol, Polymyxin B und Colistin in Kombination mit Nystatin oder Amphotericin B verwendet werden. Es wurden auch die Chinolone, Ciprofloxacin, Norfloxacin und Ofloxacin mit ermutigenden Ergebnissen verwendet [71]. Wegen des Risikos der Resistenzentwicklung bei Enterokokken sollte auf Vancomycin in der Prophylaxe verzichtet werden.

Mit Cotrimoxazol oder Chinolonen können bakterielle Infektionen während der Neutropenie vermieden werden. Allerdings konnte die Mortalität nicht vermindert werden. Daher muss das Risiko der Entwicklung resistenter Bakterienstämme gegenüber der Verminderung der Morbidität abgewogen werden [1].

Die Möglichkeiten der medikamentösen Infektionsprophylaxe bei Neutropenie sind in ◘ Tabelle 36-13 zusammengefasst.

Prophylaxe gegen nichtbakterielle Infektionen

Pilzinfektionen

Die Verhütung von Pilzinfektionen wurde bisher nur mit begrenztem Erfolg durchgeführt. Meistens wurden Nystatin oder Amphotericin B und in den letzten Jahren auch Fluconazol verwendet [72]. Bei Fluconazol ist zu beachten, dass resistente Erreger wie C. krusei oder C. glabrata auftreten können. Die antimykotische Prophylaxe ist insbesondere bei länger dauernder Neutropenie sinnvoll, weil dann Pilze zunehmend für Infektionen verantwortlich sind.

Bei der allogenen Stammzelltransplantation, insbesondere mit nicht verwandten Spendern, ist eine Prophylaxe mit Fluconazol sehr effektiv [73]. Fluconazol konnte in einer oralen oder intravenösen Tagesdosis von 400 mg bei Leukämiepatienten das Auftreten einer Kolonisierung mit Candida spp. sowie die Inzidenz von oberflächlichen Candidainfektionen senken und den Beginn einer systemischen Therapie mit Amphotericin B verzögern [74]. Wenn das Risiko der systemischen Pilzinfektion größer als 15% ist, dann kann Fluconazol effektiv zu deren Prophylaxe verwendet werden [75]. Orales Itraconazol stellt eine wirksame Alternative dar [76].

Pneumocystis carinii

Durch die Prophylaxe der Pneumocystis-carinii-Infektion ist die Inzidenz dieser schweren interstitiellen Lungenentzündung bei Patienten mit akuter Leukämie zurückgegangen [77]. Patienten mit einer länger dauernden Immunsuppression sollten deshalb prophylaktisch mit Pentamidininhalationen oder mit Cotrimoxazol behandelt werden ([78]; ◘ s. Tabelle 36-13).

Virusinfektionen

Infektionen durch Herpes-simplex-, Variziella-zoster- und Zytomegalieviren (CMV) müssen durch eine adäquate Expositionsprophylaxe vermieden werden. Zur Prophylaxe von Herpes-simplex-Infektionen bei sehr stark immunsupprimierten Patienten ist jedoch auch die prophylaktische Gabe von Acyclovir wirkungsvoll, wie eine Studie bei Patienten mit Non-Hodgkin-Lymphom oder akuter lymphoblastischer Leukämie gezeigt hat [79]. Allerdings müssen auch die Kosten der Prophylaxe bedacht werden.

CMV-negative Blutkonserven sollten bei CMV-negativem Empfänger verwendet werden [80]. Das Risiko der CMV-Übertragung kann durch die Anwendung spezieller Leukozytenfilter bei der Transfusion von Erythrozyten und Thrombozyten reduziert werden [81]. Bei CMV-positiven Empfängern von allogenem Knochenmark konnte vor der Ganciclovier-Ära mit regelmäßiger Immunglobulinprophylaxe (200–500 mg/kgKG/Woche) das Risiko der CMV-Infektion und Graft-vs.-host-Krankheit vermindert werden [82]. Bei der allogenen Knochenmark- oder Stammzelltransplantation ist eine regelmäßige Kontrolle des CMV-Status mit dem Nachweis des CMVpp65-Proteins in Granulozyten [83] oder mit der Polymerasekettenreaktion für CMV-DNA angezeigt [84]. Bei positivem Befund

Tabelle 36-13. Infektionsprophylaxe bei Neutropenie. (Nach [1, 97])

Substanzen	Resorbierbarkeit im Darm	Hochrisikopatienten
Cotrimoxazol forte: Trimethoprim 160 mg, Sulfamethoxazol 800 mg	+	3-mal 1
Colistin (24-mg-Tbl.)	–	4-mal 6 Tbl. oder speziell zubereitete Lösungen mit der entsprechenden Tagesdosis
Polymyxin-B-Tbl. (25 mg)	–	4-mal 6 Tbl
Ciprofloxacin 500-mg-Tbl. oder Levofloxacin 500 mg	+	2-mal 1 Tbl. bzw. 1-mal 1 Tbl.
– *Antimykotische Substanzen:*		
Amphotericin B (100 mg/ml)		4-mal 6 ml p.o.
Nystatin (100.000 E/ml)	–	4-mal 6 ml
Fluconazol[a] (100 mg Tbl.)	–	2-mal 1 bis 2-mal 2 Tbl.
Mögliche Kombinationen:		
1. Cotrimoxazol, Colistin, Amphotericin B		
2. Cotrimoxazol, Ciprofloxacin, Fluconazol[a] oder Itraconazol		
Prophylaxe gegen Pneumocystis carinii:		
Cotrimoxazol forte an 1 Tag pro Woche	+	3 Tbl.
Inhalationen mit Pentamidin 300 mg	–	Aufsättigung 3 Tage à 300 mg, dann alle 4 Wochen 1-mal 300 mg

[a] C. krusei, C. glabrata, und Aspergillus spp. sind resistent.

muss unverzüglich eine Therapie mit Ganciclovir eingeleitet werden [85], die bei Resistenz auf Foscarnet umgestellt werden soll [36]. Auf eine Immunglobulinprophylaxe kann daher verzichtet werden (s. Kap. 36.4.2.3).

Allgemeine Maßnahmen

Bei abwehrgeschwächten Patienten besteht auch bei kleinen Haut- oder Schleimhautverletzungen ein erhöhtes Infektionsrisiko. Die Anzahl der Hautverletzungen durch Eingriffe sollte möglichst gering gehalten werden. Durch intravenöse Zugänge können sehr leicht Keime in die Blutbahn eindringen. Von keimbesiedelten zentralen Venenkathetern gehen häufig Infektionen mit koagulasenegativen Staphylokokken aus. Pflegepersonal und Ärzte müssen daher in der Katheterpflege trainiert werden. Die Körpertemperatur sollte nicht rektal, sondern oral gemessen werden, um Schleimhautverletzungen im Analbereich zu vermeiden. Zur Schonung der Mundschleimhaut und des Zahnfleischs ist es günstig, nur weiche Zahnbürsten zu verwenden. Es ist ratsam, Mundhöhle und Rachen mit Chlorhexetidinlösung regelmäßig zu desinfizieren.

Die Patienten müssen täglich und beim kleinsten Verdacht auf eine Infektion gründlich untersucht werden, damit eine sich möglicherweise rasch ausbreitende Infektion rechtzeitig und damit mit größerer Erfolgsaussicht behandelt werden kann.

Fazit für die Praxis

- Definition von unerklärtem Fieber bei Neutropenie: Fieber ≥38,3°C oder ≥38,0°C für mindestens 1 h oder 2-mal innerhalb von 12 h bei Neutrophilen <500/µl bzw. <1000/µl mit erwartetem Abfall unter 500/µl.
- Die Risikogruppen werden nach der Dauer der Neutropenie eingeteilt:
  - Niedrigrisiko ≤5 Tage,
  - Standardrisiko 6–9 Tage,
  - Hochrisiko ≥10 Tage.
- Unverzügliche Therapie: Empirische pseudomonaswirksame Mono- oder Duotherapie; Niedrigrisikopatienten auch orale Therapie mit Ciprofloxacin + Amoxicillin-Clavulansäure. Bei Standard- und Hochrisikogruppen in der Monotherapie Ceftazidim, Cefepim, Piperacillin mit β-Laktamaseinhibitor oder ein Carbapenem; in der Duotherapie einmaldosiertes Aminoglykosid mit einem Acylaminopenicillin oder einem Cephalosporin der 3. oder 4. Generation. Glykopeptide empirisch nur zusätzlich bei klinisch kritischer Situation, Resistenzproblemen oder fulminanter Infektion mit Streptococcus viridans.
- Nach >72 h Fieber trotz Therapie ist Modifikation erforderlich: Bei Standardrisiko nach Monotherapie Aminoglykosid ergänzen, nach der Monotherapie mit Carbapenem ist Chinolon mit Glykopeptid sinnvoll; nach Duotherapie kann ein Carbapenem gegeben werden. Bei Hochrisikopatienten Modifikationen wie bei Standardrisiko, zusätzlich systemische antimykotische Therapie bei anhaltendem Fieber unbekannter Herkunft zunächst mit Fluconazol, bei Therapieversagen Amphotericin B bzw. Itraconazol oder Voriconazol.
- Nach Entfieberung unter 38°C bei <1000 Neutrophilen/µl noch 5–7 Tage weiterbehandeln, bei >1000 Neutrophilen/µl noch für 2 Tage.

Literatur zu Kap. 36.1

1. Hughes WT, Armstrong D, Bodey G et al. (1997) Guidelines for the use of antimicrobial agents in neutropenic patients with unexplained fever. Clin Infect Dis 25: 551–573
2. Link H, Maschmeyer G, Meyer P et al. (1994) Interventional antimicrobial therapy in febrile neutropenic patients. Ann Hematol 69: 231–243
3. Link H, Hiddemann W, Maschmeyer G et al. (1997) Antimicrobial therapy in neutropenic patients with unexplained fever, PEG-Study II. Onkologie 20: S1–132
4. Cometta A, Zinner S, De Bock R et al. (1995) Piperacillin-tazobactam plus amikacin vs. ceftazidime plus amikacin as empiric therapy for fever in granulocytopenic patients with cancer. The International Antimicrobial Therapy Cooperative Group of the European Organization for Research and Treatment of Cancer. Antimicrob Agents Chemother 39/2: 445–452
5. Pizzo PA (1993) Management of fever in patients with cancer and treatment-induced neutropenia. N Engl J Med 328: 1323–1332
6. Klastersky J, Glauser MP, Schimpff SC et al. (1986) EORTC Prospective randomized comparison of three antibiotic regimens for empirical therapy of suspected bacteremic infection in febrile granulocytopenic patients. Antimicrob Agents Chemother 29: 263–270
7. de Pauw BE, Deresinski SC, Feld R et al. (1994) Ceftazidime compared with piperacillin and tobramycin for the empiric treatment of fever in neutropenic patients with cancer. A multicenter randomized trial. The Intercontinental Antimicrobial Study Group. Ann Intern Med 120: 834–844
8. Shenep JL, Hughes WT, Roberson PK et al. (1988) Vancomycin, ticarcillin, and amikacin compared with ticarcillin- clavulanate and amikacin in the empirical treatment of febrile, neutropenic children with cancer. N Engl J Med 319: 1053–1058
9. Elting LS, Bodey GP, Keefe BH (1992) Septicemia and shock syndrome due to viridans streptococci: A case-control study of predisposing factors. Clin Infect Dis 14: 1201–1207
10. Murray BE (2000) Vancomycin-resistant enterococcal infections. N Engl J Med 342/10: 710–721
11. Pizzo PA, Ladisch S, Robichaud K (1980) Treatment of grampositive septicemia in cancer patients. Cancer 45: 206–207
12. Maschmeyer G, Link H, Hiddemann W et al. (1994) Pulmonary infiltrations in febrile neutropenic patients. Risk factors and outcome under empirical antimicrobial therapy in a randomized multicenter study. Cancer 73: 2296–2304
13. Freifeld A, Marchigiani D, Walsh T et al. (1999) A double-blind comparison of empirical oral and intravenous antibiotic therapy for low-risk febrile patients with neutropenia during cancer chemotherapy [see comments]. N Engl J Med 341/5: 305–311
14. Kern WV, Cometta A, De Bock R et al. (1999) Oral vs. intravenous empirical antimicrobial therapy for fever in patients with granulocytopenia who are receiving cancer chemotherapy. International Antimicrobial Therapy Cooperative Group of the European Organization for Research and Treatment of Cancer [see comments]. N Engl J Med 341(5): 312–318
15. Gilbert DN, Dworkin RJ, Raber SR, Leggett JE (1997) Outpatient parenteral antimicrobial-drug therapy. N Engl J Med 337/12: 829–838
16. Hidalgo M, Hornedo J, Lumbreras C et al. (1999) Outpatient therapy with oral ofloxacin for patients with low risk neutropenia and fever: a prospective, randomized clinical trial. Cancer 85/1: 213–219
17. Uzun O, Anaissie EJ (1999) Outpatient therapy for febrile neutropenia: Who, when, and how? J Antimicrob Chemother 43/3: 317–320
18. Klastersky J, Paesmans M, Rubenstein EB et al. (2000) The Multinational Association for Supportive Care in Cancer risk index: A multinational scoring system for identifying low-risk febrile neutropenic cancer patients. J Clin Oncol 18/16: 3038–3051
19. Link H, Blumenstengel K, Bohme A et al. (1999) Antimicrobial therapy for fever of unknown origin in neutropenia. Standard recommendations of the Work Group of Infections in Hematology and Oncology of the German Association of Hematology and Oncology. Dtsch Med Wochenschr 124 (Suppl 1): S3-S8
20. Kern WV, Beyer J, Bohme A et al. (2000) Prophylaxis of infection in neutropenic patients. Guidelines of the Working Party on Infections in Hematology and Oncology. Dtsch Med Wochenschr 125/51–52: 1582–1588
21. Fatkenheuer G, Buchheidt D, Fuhr HG et al. (2001) Venous catheter-associated infections in patients with neutropenia. Dtsch Med Wochenschr 126/4: 89–95
22. Ostermann H, Derigs HG, Heussel G et al. (1999) Sepsis in neutropenia. Standard recommendations of the Work Group of Infections in Hematology and Oncology of the German Association for Hematology and Oncology. Dtsch Med Wochenschr 124 (Suppl 1): S14–S17
23. Bohme A, Karthaus M, Einsele H et al. (1999) Diagnosis of systemic fungal infection in hematology. Standard recommendations of the Work Group of Infections in Hematology and Oncology of the German Association for Hematology and Oncology. Dtsch Med Wochenschr 124 (Suppl 1): S24-S30
24. Hughes WT, Armstrong D, Bodey GP et al. (1990) Guidelines for the use of antimicrobial agents in neutropenic patients with unexplained fever. J Infect Dis 161: 381–396
25. Bodey GP, Jadeja L, Elting L (1985) Pseudomonas bacteremia. Retrospective analysis of 410 episodes. Arch Intern Med 145/9: 1621–1629
26. Bodey GP, Elting L, Kassamali H, Lim BP (1986) Escherichia coli bacteremia in cancer patients. Am J Med 81/1A: 85–95
27. Bochud P-Y, Calandra T, Francioli P (1994) Bacteremia due to viridans streptococci: a review. Am J Med 97: 256–264
28. Klastersky J, Zinner SH (1982) Synergistic combinations of antibiotics in gram-negative bacillary infections. Rev Infect Dis 4: 294–301
29. EORTC, International Antimicrobial Therapy Cooperative Group (1987) Ceftazidime combined with a short or long course of amikacin for empirical therapy of gram-negative bacteremia in cancer patients with granulocytopenia. N Engl J Med 317: 1692–1698
30. Anaissie EJ, Vartivarian SE, Abi-Said D et al. (1996) Fluconazole vs. amphotericin B in the treatment of hematogenous candidiasis: a matched cohort study. Am J Med 101/2: 170–176
31. Anaissie EJ, Darouiche RO, Abi-Said D et al. (1996) Management of invasive candidal infections: results of a prospective, randomized, multicenter study of fluconazole vs. amphotericin B and review of the literature. Clin Infect Dis 23/5: 964–972
32. Winston DJ, Hathorn JW, Schuster MG, Schiller GJ, Territo MC (2000) A multicenter, randomized trial of fluconazole vs. amphotericin B for empiric antifungal therapy of febrile neutropenic patients with cancer. Am J Med 108/4: 282–289
33. Walsh TJ, Finberg RW, Arndt C et al. (1999) Liposomal amphotericin B for empirical therapy in patients with persistent fever and neutropenia. National Institute of Allergy and Infectious Diseases Mycoses Study Group. N Engl J Med 340/10: 764–771
34. Wingard JR, White MH, Anaissie E et al. (2000) A randomized, double-blind comparative trial evaluating the safety of liposomal amphotericin B vs. amphotericin B lipid complex in the empirical treatment of febrile neutropenia. L Amph/ABLC Collaborative Study Group. Clin Infect Dis 31/5: 1155–1163
35. Schoffski P, Freund M, Wunder R et al. (1998) Safety and toxicity of amphotericin B in glucose 5% or intralipid 20% in neutropenic patients with pneumonia or fever of unknown origin: randomised study. BMJ 317/7155: 379–384
36. Boogaerts M, Winston DJ, Bow EJ et al. (2001) Intravenous and oral itraconazole vs. intravenous amphotericin B deoxycholate as empirical antifungal therapy for persistent fever in neutropenic patients with cancer who are receiving broad-spectrum antibacterial therapy. A randomized, controlled trial. Ann Intern Med 135/6: 412–422

37. Caillot D, Bassaris H, McGeer A et al. (2001) Intravenous Itraconazole Followed by Oral Itraconazole in the Treatment of Invasive Pulmonary Aspergillosis in Patients with Hematologic Malignancies, Chronic Granulomatous Disease, or AIDS. Clin Infect Dis 33/8
38. Boogaerts MA, Maertens J, Bosly A et al. (2001) Pharmacokinetics and safety of a 7-day administration of intravenous itraconazole followed by a 14-day administration of itraconazole oral solution in patients with hematologic malignancy. Antimicrob Agents Chemother 45/3: 981–985
39. Walsh TJ, Viviani MA, Arathoon E et al. (2000) New targets and delivery systems for antifungal therapy. Med Mycol 38 (Suppl 1): 335–347
40. Schimpff SC, Satterlee W, Young VM, Serpick A (1971) Empiric therapy with carbenicillin and gentamicin for febrile patients with cancer and granulocytopenia. N Engl J Med 284: 1061–1065
41. Link H, Maschmeyer G, Meyer P et al. (1996) Antimicrobial therapy in febrile neutropenic patients Results of the prospective studies of the Paul Ehrlich Society for Chemotherapy. Antiinfect Drugs Chemother 14/1: 34, A21
42. Giamarellos-Bourboulis EJ, Grecka P et al. (2001), Poulakou G, Anargyrou K, Katsilambros N, Giamarellou H. Assessment of procalcitonin as a diagnostic marker of underlying infection in patients with febrile neutropenia. Clin Infect Dis 32/12: 1718–1725
43. Joshi JH, Schimpff SC, Tenney JH, Newman KA, Dejongh CA (1984) Can antibacterial therapy be discontinued in persistently febrile granulocytopenic cancer patients? Am J Med 76: 450
44. Felzmann T, Gisslinger H, Ludwig H (1994) Immunological findings in patients with myelodysplastic syndrome. Leuk Lymphoma 15/3–4: 201–208
45. Hamblin TJ et al. (1996) Immunological abnormalities in myelodysplastic syndromes. Semin Hematol 33/2: 150–162
46. Hofmann WK, Ottmann OG, Ganser A, Hoelzer Deal (1996) Myelodysplastische Syndrome: Clinical features. Semin Hematol 33(3): 177–182
47. Cunningham I, MacCallum SJ, Nicholls MD et al. (1995) The myelodysplastic syndromes: an analysis of prognostic factors in 226 cases from a single institution. Br J Haematol 90/3: 602–606
48. Camitta BM, Storb R, Thomas ED (1982) Aplastic Anemia. Pathogenesis, diagnosis, treatment and prognosis. N Engl J Med 306: 645–652
49. Gluckman E, Esperou-Bourdeau H, Baruchel A et al. (1992) Multicenter randomized study comparing cyclosporine-A alone and antithymocyte globulin with prednisone for treatment of severe aplastic anemia. Blood 79: 2540–2546
50. (Anonymous) (1987) Incidence of aplastic anemia: the relevance of diagnostic criteria. By the International Agranulocytosis and Aplastic Anemia Study. Blood 70/6: 1718–1721
51. Weinberger M (1993) Approach to management of fever and infection in patients with primary bone marrow failure and hemoglobinopathies. Hematol Oncol Clin North Am 7/4: 865–885
52. Marsh JC, Socie G, Schrezenmeier H et al. (1994) Haemopoietic growth factors in aplastic anaemia: a cautionary note. European Bone Marrow Transplant Working Party for Severe Aplastic Anaemia. Lancet 344 (8916): 172–173
53. Frickhofen N, Kaltwasser JP, Schrezenmeier H et al. (1991) Treatment of aplastic anemia with antilymphocyte globulin and methylprednisolone with or without cyclosporine. The German Aplastic Anemia Study Group [see comments]. N Engl J Med 324: 1297–1304
54. Bunch C (1987) Management of infection in chronic lymphocytic leukemia. In: Gale RP, Rai KR (eds) Chronic lymphocytic leukemia: recent progress, future advances. A.R. Liss, New York, pp 373–381
55. Cooperative Group for the Study of Immunoglobulin in CLL (1988) Intravenous immunoglobulin for the prevention of infection in chronic lymphocytic leukemia. N Engl J Med 319: 902–907
56. Chapel H, Dicato M, Gamm H et al. (1994) Immunoglobulin replacement in patients with chronic lymphocytic leukaemia: a comparison of two dose regimes. Br J Haematol 88/1: 209–212
57. Jurlander J, Geisler CH, Hansen MM (1994) Treatment of hypogammaglobulinaemia in chronic lymphocytic leukaemia by low-dose intravenous gammaglobulin. Eur J Haematol 53/2: 114–118
58. Weeks JC, Tierney MR, Weinstein MC (1991) Cost effectiveness of prophylactic intravenous immune globulin in chronic lymphocytic leukemia [see comments]. N Engl J Med 325/2: 81–86
59. Calenda V, Chermann JC (1992) The effects of HIV on hematopoiesis. Eur J Haematol 48: 181–186
60. Furman A, Sepkowitz KA, Soave R (1996) Acquired immunodeficiency syndrome. A practical approach to infectios diseases. zz, Boston, pp 725–726
61. Centers for disease control and prevention (1995) Drug regimen for adults and adolescents. MMWR 44 (RR-8): 24–25
62. Welte K, Gabrilove J, Bronchud MH, Platzer E, Morstyn G (1996) Filgrastim (r-metHuG-CSF): The first 10 years. Blood 88/6: 1907–1929
63. American Society of Clinical Oncology (1994) American Society of Clinical Oncology recommendations for the use of hematopoietic colony-stimulating factors: evidence-based, clinical practice guidelines. J Clin Oncol 12/11: 2471–2508
64. Link H, Herrmann F, Welte K et al. (1994) Rationale Therapie mit G-CSF und GM-CSF. Med Klin 89: 429–441
65. (Anonymous) (1996) Update of recommendations for the use of hematopoietic colony stimulating factors: evidence-based clinical practice guidelines. J Clin Oncol 14: 1957–1960
66. Link H, Hess CF, Albers P et al. (2001) Rationale Therapie mit den hämatopoetischen Wachstumsfaktoren G-CSF und GM-CSF. Arbeitsgemeinschaft Supportivtherapie (AK-SUPPO) der Deutschen Krebsgesellschaft (DKG). Der Onkologe 7: 1329–1340
67. Grigg A, Vecchi L, Bardy P, Szer J (1996) G-CSF stimulated donor granulocyte collections for prophylaxis and therapy of neutropenic sepsis. Aust N Z J Med 26/6: 813–818
68. Bhatia S, McCullough J, Perry EH et al. (1994) Granulocyte transfusions: efficacy in treating fungal infections in neutropenic patients following bone marrow transplantation. Transfusion 34/3: 226–232
69. Clift RA et al. (1978) Granulocyte transfusions for the prevention of infection in patients receiving bone marrow transplantation. N Engl J Med 298: 1052–1057
70. Sleijfer DT, Mulder NH, de Vries-Hospers HG et al. (1980) Infection prevention in granulocytopenic patients by selective decontamination of the digestive tract. Eur J Cancer 16: 859–869
71. Donnelly JP, Maschmeyer G, Daenen S (1992) Selective oral antimicrobial prophylaxis for the prevention of infection in acute lukemia – ciprofloxacin vs. co-trimoxazole plus colistin. Eur J Cancer 28A: 873–878
72. Slavin MA, Osborne B, Adams R et al. (1995) Efficacy and safety of fluconazole prophylaxis for fungal infections after marrow transplantation–a prospective, randomized, double-blind study. J Infect Dis 171/6: 1545–1552
73. Hansen JA, Gooley TA, Martin PJ et al. (1998) Bone marrow transplants from unrelated donors for patients with chronic myeloid leukemia. N Engl J Med 338: 962–968
74. Winston DJ, Chandrasekar PH, Lazarus HM et al. (1993) Fluconazole prophylaxis of fungal infections in patients with acute leukemia. Results of a randomized placebo-controlled, double-blind, multicenter trial [see comments]. Ann Intern Med 118/7: 495–503
75. Kanda Y, Yamamoto R, Chizuka A et al. (2000) Prophylactic action of oral fluconazole against fungal infection in neutropenic patients. A meta-analysis of 16 randomized, controlled trials. Cancer 89/7: 1611–1625
76. Boogaerts M, Maertens J, van Hoof A et al. (2001) Itraconazole vs. amphotericin B plus nystatin in the prophylaxis of fungal infections in neutropenic cancer patients. J Antimicrob Chemother 48/1: 97–103
77. Hughes WT, Smith BL (1983) Intermittent chemoprophylaxis for pneumocystis carinii pneumonia. Antimicrob Agents Chemother 24: 300–103

78. Link H, Vöhringer HF, Wingen F et al. (1993) Pentamidine aerosol for prophylaxis of pneumocystis carinii pneumonia after bone marrow transplantation. Bone Marrow Transplant 11: 403–406
79. Anderson H, Scarffe JH, Sutton RN et al. (1984) Oral acyclovir prophylaxis against herpes simplex virus in non-Hodgkin lymphoma and acute lymphoblastic leukaemia patients receiving remission induction chemotherapy. A randomized double-blind, placebo controlled trial. Br J Cancer 50: 45–49
80. Bowden RA, Sayers M, Gleaves CA et al. (1987) Cytomegalovirus-seronegative blood components for the prevention of primary cytomegalovirus infection after marrow transplantation. Transfusion 27: 478–481
81. De Graan-Hentzen YCE, Gratama JW, Mudde GC et al. (1989) Prevention of primary cytomegalovirus infection in patients with hematologic malignancies by intensive white blood cell depletion of blood products. Transfusion 29: 757–760
82. Sullivan KM, Kopecky KJ, Jocom J et al. (1990) Immunomodulatory and antimicrobial efficacy of intravenous immunoglobulin in bone marrow transplantation. N Engl J Med 323: 705–712
83. Boeckh M, Bowden RA, Goodrich JM et al. (1992) Cytomegalovirus antigen detection in peripheral blood leukocytes after allogeneic marrow transplantation. Blood 80: 1358–1364
84. Einsele H, Ehninger G, Hebart H et al. (1995) Polymerase chain reaction monitoring reduces the incidence of cytomegalovirus disease and the duration and the side effects of antiviral therapy after bone marrow transplantation. Blood 86: 2815–2820
85. Goodrich JM, Mori M, Gleaves CA (1991) Early treatment with ganciclovir to prevent cytomegalovirus disease after allogeneic bone marrow transplantation. N Engl J Med 325: 1601–1607
86. American College of Chest Physicians/Society of Critical care Medicine Consensus Conference (1992) Definitions for sepsis and organ failure and guidelines for the use of innovative therapies in sepsis. Crit Care Med 20: 864
87. Meyer P, Adam D, Hiddemann W et al. (1992) Interventionstherapie von Infektionen und Fieber unklarer Genese bei neutropenischen Patienten mit malignen hämatologischen Grunderkrankungen. Z Antimikrob Chemother 10: 1–28
88. Merck & Co, INC Whitehouse station, NJ 0889 U (2001) CANCIDAS 7 (caspofungin acetate) for injection, 9344300
89. Chandrasekar PH, Manavathu E (2001) Voriconazole: a second generation triazole. Drugs Today 37: 135–148
90. Link H, Blumenstengel K, Bohme A et al. (1999) Antimikrobielle Therapie von unerklärtem Fieber bei Neutropenie. Standardempfehlungen der Arbeitsgemeinschaft Infektiologie in der Hämatologie und Onkologie der Deutschen Gesellschaft für Hämatologie und Onkologie. Dtsch Med Wochenschr 124 (Suppl 1): S3-S8
91. Link H, Blumenstengel K, Böhme A et al. (2001) Antimikrobielle Therapie von unerklärtem Fieber bei NeutropenieStandardempfehlungen der Arbeitsgemeinschaft Infektionen in der Hämatologie und Onkologie (AGIHO) der Deutschen Gesellschaft für Hämatologie und Onkologie (DGHO), Arbeitsgruppe Interventionstherapie bei unerklärtem FieberArbeitsgemeinschaft Supportivtherapie (AK-SUPPO) der Deutschen Krebsgesellschaft (DKG) 2. aktualisierte Fassung Januar 2001. http: //www.DGHO-Infektionen.de
92. Maschmeyer G, Hertenstein B, Glass B, Schiel X (1999) Interventional antimicrobial therapy for febrile complications after high-dose chemotherapy and autologous stem cell transplantation. Standard recommendations of the Work Group of Infections in Hematology and Oncology of the German Association of Hematology and Oncology. Dtsch Med Wochenschr 124 (Suppl 1): S9–13
93. Maschmeyer G, Beinert T, Buchheidt D et al. (1999) Diagnosis and therapy of lung infiltrates in febrile neutropenic patients. Standard recommendations of the Work Group of Infections in Hematology and Oncology of the German Association of Hematology and Oncology. Dtsch Med Wochenschr 124 (Suppl 1): S18-S23
94. Ostermann H, Derigs HG, Heussel G et al. (1999) Sepsis in Neutropenie Standardempfehlungen der Arbeitsgemeinschaft Infektiologie in der Hämatologie und Onkologieder Deutschen Gesellschaft für Hämatologie und Onkologie. Dtsch Med Wochenschr 124 (Suppl 1): S14-S17
95. Fätkenheuer G, Buchheidt D, Fuhr HG et al. (2001) Venenkatheter-assoziierte Infektionen bei Patienten mit Neutropenie. Dtsch Med Wochenschr 126/4: 89–95
96. Buchheidt D, Böhme A, Cornely O et al. (2001) Dokumentierte Infektionen bei Neutropenie – Empfehlungen zu Diagnostik und Therapie, Arbeitsgemeinschaft Infektionen in der Hämatologie und Onkologie – Fachgruppe der Deutschen Gesellschaft für Hämatologieund Onkologie. Dtsch Med Wochenschr 126: 1085–1090
97. Alangaden G, Chandrasekar PH, Bailey E, Khaliq Y (1994) Antifungal prophylaxis with low-dose fluconazole during bone marrow transplantation. The Bone Marrow Transplantation Team. Bone Marrow Transplant 14: 919–924
98. Herbrecht R, Denning DW, Patterson TF, Bennett JE, Greene RE, Oestmann JW, Kern WV, Marr KA, Ribaud P, Lortholary O, Sylvester R, Rubin RH, Wingard JR, Stark P, Durand C, Caillot D, Thiel E, Chandrasekar PH, Hodges MR, Schlamm HT, Troke PF, de Pauw B (2002) Voriconazole versus amphotericin B for primary therapy of invasive aspergillosis. N Engl J Med 347: 408–415

36.2 Infektionen bei Drogenabhängigen

M. Backmund, D. Eichenlaub

In Deutschland leben 200.000–300.000 intravenös Drogenabhängige (Peterson 1996). Intravenös appliziert werden überwiegend Opioide (an erster Stelle verunreinigtes Straßenheroin), aber auch Kokain. Prinzipiell können Drogenabhängige an den gleichen Infektionskrankheiten erkranken wie nicht Drogenabhängige. Aufgrund der meist unprofessionell ausgeübten intravenösen Drogenapplikation mit unsterilen Nadeln und Spritzen sind Drogenabhängige jedoch besonders gefährdet, an bestimmten Infektionen zu erkranken. Entweder werden Infektionen durch Nadel- und Spritzentausch weitergegeben oder Keime der Haut in die Blutbahn gebracht. $^{1}/_{3}$ aller stationären Behandlungen Drogenabhängiger sind durch Infektionskrankheiten bedingt (Scheidegger u. Zimmerli 1989).

Die Therapie der Infektionskrankheiten bei Drogenabhängigen unterscheidet sich primär nicht von der üblichen Therapie, die in den jeweiligen Kapiteln der entsprechenden Infektionskrankheiten beschrieben ist. Lediglich die Voraussetzung dafür, dass die Patienten zum Arzt kommen, stationär oder ambulant sich behandeln lassen und die verschriebenen Medikamente regelmäßig eingenommen werden, müssen im Management berücksichtigt werden. Die geeignetste Methode ist die Koppelung der Substitutionsbehandlung an die für die Infektionskrankheiten notwendigen spezifischen Therapien. Zusätzlich kann eine psycho- und/oder sozialtherapeutische Behandlung eingeleitet werden.

Die Behandlung einer Infektionskrankeit bei Drogenabhängigen muss immer auch eine Behandlung der Drogenabhängigkeit implizieren. Gelingt es nicht, eine Vertrauensbasis herzustellen, können sich viele Drogenabhängige trotz lebensbedrohlicher Erkrankung nicht zu einer stationären bzw. intensivmedizinischen Behandlung entschließen.

36.2.1 Erschwerte Diagnostik bei Drogenabhängigen

Als wichtige Besonderheit muss bei der Diagnostik beachtet werden, dass v. a. durch die Wirkung der Opioide die Leitsymptome der Infektionskrankheiten überhaupt nicht, stark vermindert oder verändert vorhanden sind. Opioide
- wirken analgetisch und
- antitussiv,
- führen dazu, dass Atemnot subjektiv nicht als solche wahrgenommen wird,
- verändern die Temperaturregulierung, sodass z. B. keine erhöhten Temperaturen zu messen sind.

Zusätzlich erschwert wird dem Arzt die Diagnose dadurch, dass der Drogenabhängige erst einmal jedes Unwohlsein als Symptom eines Entzugssyndroms deutet, da er davor am meisten Angst hat. Er meidet einen stationären Klinikaufenthalt aus Angst, keine geeigneten Substitutionsmittel wie D,L-Methadonhydrochloridlösungen, Levomethadon, Buprenorphin oder andere zur Überbrückungssubstitution geeignete Opioide zu erhalten. Um eine bedrohliche Erkrankung schnell zu erkennen, muss der Arzt diese Ängste direkt ansprechen und die Gewissheit vermitteln, dass eine Substitutionsbehandlung bei schwerer Infektionskrankheit ärztlicherseits gewünscht, ja sogar notwendig ist, um die Infektionskrankheit therapieren zu können. Dann kann die Frage, ob das Unwohlsein vielleicht noch etwas anderes als ein Entzugssymptom sein könnte, zu entscheidenden Hinweisen führen.

Aufgrund der durch die Drogenwirkung verschleierten Symptomatik sind nun frühzeitige laborchemische und technische Untersuchungen indiziert. Dies kann verhindern, dass Drogenabhängige nicht erst dann behandelt werden, wenn die Krankheit weit fortgeschritten und ein lebensbedrohlicher Zustand eingetreten ist.

Laborchemische und serologische Untersuchungen bei Drogenabhängigen

Auch ohne pathologische Befunde bei der körperlichen Untersuchung ist es indiziert, allein schon bei dem Verdacht einer zusätzlichen Erkrankung aufgrund eines vom Drogenabhängigen geäußerten »Unwohlseins« folgende Laborparameter im Serum zu erheben:
- Blutsenkungsgeschwindigkeit,
- CRP,
- Leukozyten und Differenzialblutbild, Thrombozyten, Erythrozyten,
- Hämoglobin,
- Elektrolyte: Kalium, Natrium, Kalzium, anorganisches Phosphat,
- Glukose,
- Kreatininkinase,
- GOT, GPT, γ-GT, GLDH, LDH,
- P-Amylase.

Zusätzlich sollten bei der Blutentnahme aerobe und anaerobe Blutkulturen angelegt werden, und zwar auch dann, wenn keine erhöhten Körpertemperaturen zu messen sind.

Weisen die erhobenen Laborwerte auf eine Infektionskrankheit hin, sind folgende serologische Untersuchungen – mit Einverständnis des Patienten – aufgrund ihrer Häufigkeit indiziert (Tabelle 36-14):
- Hepatitis-A-Serologie (s. Kap. 16: »Virushepatitis«),
- Hepatitis-B-Serologie einschließlich HBV-DNA (s. Kap. 16: »Virushepatitis«),
- Hepatitis-C-Serologie einschließlich HCV-PCR(s. Kap. 16: »Virushepatitis«),
- Luesserologie,
- HIV-Serologie [s. Kap. 17: »Erworbenes Immunschwächesyndrom (Aids)«],

Tabelle 36-14. Häufige Infektionskrankheiten Drogenabhängiger

Infektionskrankheit	Häufigkeit [%]	Literatur
Hepatitis A ausgeheilt		
Hepatitis B ausgeheilt	42,5–73,6	Backmund 1998; Tennant 1995
Chronische Hepatitis B	2,7–3,5	Backmund 1998; Tennant 1995
Anti-HCV-positiv	64–93,6	Backmund 1998; Tennant 1995
HIV-positiv	6–16	Backmund 1998; Püschel 1996
Tuberkulose	0,9–9[a]	Backmund 1998; O'Donnell 1995
Syphilis	1,2–6	Backmund 1998; Kiehl 1996
Bakterielle Pneumonie	0,5–2	Backmund 1998; Selwyn 1988
Bakterielle Endokarditis	2–6,4	Sande 1992; Levine 1986
Sepsis		
Weichteilinfektionen		
Infizierte Thrombosen		

[a] 60 der Drogenabhängigen waren auch HIV-positiv.

An technischen Untersuchungen sind je nach Hinweis notwendig:
- EKG,
- Röntgen: Thorax,
- Ultraschall: Abdomen,
- Ultraschall: Weichteile,
- Transthorakale und transösophageale Herzechokardiographie,
- Doppleruntersuchung der Gefäße,
- CCT, CT-Thorax, CT-Abdomen,
- Kernspintomographie.

36.2.2 Epidemiologische und therapeutische Besonderheiten

36.2.2.1 Therapiestandards

Prinzipiell gilt, dass eine Substitutionsbehandlung unabhängig von dem gewählten Substitutionsmittel u. a. eine Behandlung einer anderen somatischen oder psychischen Erkrankung über-

Tabelle 36-15. Substitutionsmittel – Äquivalenzdosierungen. (Nach Backmund 1999)

Lösung:	Lösung:	Sublingualtabletten:
D,L-Methadon 1%	Levomethadon 0,5%	Buprenorphin
20 mg (2 ml)	10 mg (2 ml)	2-mal 2 mg
30 mg (3 ml)	15 mg (3 ml)	3-mal 2 mg
40 mg (4 ml)	20 mg (4 ml)	1-mal 8 mg
50 mg (5 ml)	25 mg (5 ml)	1-mal 2 und 1-mal 8 mg
60 mg (6 ml)	30 mg (6 ml)	2-mal 2 und 1-mal 8 mg
70 mg (7 ml)	35 mg (7 ml)	3-mal 2 und 1-mal 8 mg
80 mg (8 ml)	40 mg (8 ml)	2-mal 8 mg
90 mg (9 ml)	45 mg (9 ml)	1-mal 2 und 2-mal 8 mg
100 mg (10 ml)	50 mg (10 ml)	2-mal 2 und 2-mal 8 mg
110 mg (11 ml)	55 mg (11 ml)	3-mal 2 und 2-mal 8 mg
120 mg (12 ml)[a]	60 mg (12 ml)[a]	3-mal 8 mg (Maximaldosis)

[a] Im Einzelfall sind höhere Dosierungen je nach Toleranz möglich.

haupt erst möglich machen kann. Drogenabhängige, die an einer der unten aufgeführten Diagnosen behandlungsbedürftig erkrankt sind, sollten möglichst täglich zur Substitutionsmittelvergabe in der Praxis erscheinen. So können sie vom Arzt gesehen werden, und es wird eine fast 100%ige Compliance erzielt, da die Patienten unmittelbar behandelt werden, z. B. die notwendigen Antibiotika unter Sichtkontrolle eingenommen werden.

Mögliche zugelassene Substitutionsmittel sind D,L-Methadon, Levomethadon, Dihydrocodeinlösungen und Buprenorphin. Die größten Erfahrungen in Deutschland wurden bisher mit D,L- Methadon, Levomethadon und punktuell Dihydrocodein gesammelt. Seit Herbst 1999 kann erfolgversprechend auch Buprenorphin verschrieben werden. (Tabelle 36-15).

36.2.2.2 Hepatitis A

Drogenabhängige infizieren sich häufiger mit dem Hepatitis-A-Virus als nicht Drogenabhängige. In Australien fand man bei 51% der Drogenabhängigen (Crofts et al. 1997), in den USA bei 41% (Tennant u. Moll 1995) eine positive Hepatitis-A-Serologie. In Deutschland sind bei einem Durchschnittsalter von 29 Jahren 20% Hepatitis-A-positiv (Backmund 1999). Ursächlich dafür sind einerseits die teilweise schlechteren hygienischen Bedingungen, in denen Drogenabhängige leben, andererseits der mögliche parenterale Übertragungsweg, wenn in der späten Inkubationsphase Hepatitis-A-Virus im Blut nachweisbar ist.

Drogenabhängige leiden häufig unter einer chronischen Hepatitis B oder C (s. unten).

! Da beschrieben worden ist, dass eine akute Hepatitis A sehr fatal verlaufen kann, wenn der Patient bereits unter einer chronischen Hepatitis B oder C leidet, sollte jeder Hepatitis-A-negative Drogenabhängige sofort gegen Hepatitis A und bei fehlender Immunität gegenüber Hepatitis B gleichzeitig gegen Hepatitis B geimpft werden (Vento et al. 1998; Tabelle 36-16).

36.2.2.3 Hepatitis B

Immer noch wird in manchen Lehrbüchern die Hepatitis B als »Fixerhepatitis« bezeichnet. Je nach Großstadt und Land erkranken Drogenabhängige unterschiedlich häufig an Hepatitis B. Bei einem Durchschnittsalter von 29 Jahren haben zwischen 42 und 51% der Drogenabhängigen Kontakt mit dem Hepatitis-B-Virus gehabt (Tennant u. Moll 1998, Backmund 1999). Zwischen 2,7 und 3,5% leiden unter einer chronischen Hepatitis B. Sowohl in den USA als auch in der Bundesrepublik Deutschland wurde ein Anstieg von Neuinfektionen unter Drogenabhängigen von 15% auf 27% (USA, Alter et al. 1994) und 4,4% auf 11% (Hamburg, Rieger-Nddakowera et al. 1994) beobachtet.

Nicht Infizierte sollten auf alle Fälle geimpft werden (Tabelle 36-13). Drogenabhängige Patienten mit chronischer Hepatitis B können, wenn sie gleichzeitig eng suchtmedizinisch betreut werden, z. B. durch tägliche Vergabe eines Substitutionsmittels (Tabelle 36-15), entsprechend den Empfehlungen mit täglich 5–10 Mio. Einheiten Interferon-α 2a oder 2b oder 100 mg Lamivudin jeweils bis zur Serokonversion behandelt werden (s. Kap. 16.1 bzw. jeweils die neuesten Empfehlungen).

Tabelle 36-16. Impfempfehlung für IVDA. (Nach Backmund u. Stephan 1999)

Anti-HAV IgG	Anti-HBs Anti-HBc IgM	HBs-AG	Anti-HCV HCV-RNA	Empfehlungen
Negativ	Negativ	Negativ	Negativ/positiv	Grundimmunisierung kombiniert gegen Hepatitis A und B: z. B. Twinrix oder Havrix 1440 + Engerix-B oder Vaqta + Gen-H-B-Vax
Positiv	Negativ	Negativ	Negativ/positiv	Grundimmunisierung gegen Hepatitis B: z. B. Engerix-B oder Gen-H-B-Vax
Positiv	<10 U/l	Negativ	Negativ/positiv	Boosterinjektion gegen Hepatitis B: Engerix-B oder Gen-H-B-Vax
Negativ	>10 U/l	Negativ	Negativ/positiv	Grundimmunisierung gegen Hepatitis A: Havrix 1440 oder Vaqta

36.2.2.4 Hepatitis C

Die häufigste und epidemiologisch bedrohlichste Infektionskrankheit für Drogenabhängige stellt derzeit in Deutschland die Hepatitis C dar. Je nach Gebiet sind zwischen 64 und 94% Anti-HCV-positiv (◘ Tabelle 36-14). 80% der Hepatitis-C-Infizierten entwickeln eine chronische Hepatitis. Eine Kombinationsbehandlung mit Interferon-α und Ribavirin sollte in Kooperation mit in der Suchtmedizin erfahrenen Ärzten versucht werden. Wie oben beschrieben kann die 1-mal wöchentliche subkutane Injektion von pegyliertem Interferon und die tägliche Ribaviringabe an die Substitutionsmittelausgabe (◘ Tabelle 36-15) gekoppelt werden, sodass eine hohe Compliance erzielt werden kann.

Eine einmalige Interferonspritze s.c./Woche kommt besonders den Drogenabhängigen zu Gute, die ein Take-home-Rezept für ihr Substitutionsmittel verschrieben bekommen, also nur einmal pro Woche zum Arzt müssen.

36.2.2.5 HIV-Infektion

In Deutschland ist im Gegensatz zu anderen Ländern wie Schweiz, Spanien oder Italien keine sehr große HIV-Epidemie unter den Drogenabhängigen ausgebrochen. 6%–16% sind in den verschiedenen Ballungszentren infiziert (◘ Tabelle 36-14). Entscheidend für eine erfolgreiche antiretrovirale Therapie bei Drogenabhängigen ist ein möglichst unkompliziertes Therapieschema, also Kombinationen, die auf einmal, maximal 2-mal am Tag eingenommen werden können.

Die Kombinationen sollten 2 nukleosidartige Reverse-Transkriptase-Inhibitoren (NRTI) und einen Proteaseinhibitor (PI) oder 2 nukleosidartige Reverse-Transkriptase-Inhibitoren und einen Non-nukleosidartigen Reverse-Transkriptase-Inhibitor (NNRTI) beinhalten. Die PI müssen zeitlich sehr konstant und exakt eingenommen werden und eignen sich daher nicht so gut für die Behandlung Drogenabhängiger. Eine Kombination aus 3 NRTI mit Zidovudin, Lamivudin und Abacavir konnte vergleichbar effektiv die Viruslast senken und stellt eine echte Alternative in der Behandlung Drogenabhängiger bei einer 2-mal täglichen Verabreichung dar.

Bewährt haben sich als tägliche Einmalgabe:

- 40 ml Didanosin, 300 mg Lamivudin (2 Tbl.) und 600 mg Efavirenz (3 Tbl.) 1-mal/Tag,
- 40 ml Didanosin, 300 mg Lamivudin (2 Tbl.) und 400 mg Nevirapin (2 Tbl.) 1-mal/Tag.

Für eine 2-mal tägliche Vergabe bei Patienten, die morgens und abends D,L-Methadon oder Levomethadon erhalten oder die bereits eine Take-home-Dosis für 7 Tage ihres Substitutionsmittels aufgrund großer Zuverlässigkeit erhalten, eignen sich:

- 2-mal 300 mg/150 mg Zidovudin/Lamivudin (als Kombinationspräparat 2-mal 1 Tbl.) und 2-mal 300 mg Abacavir (2-mal 1 Tbl),
- 2-mal 300 mg/150 mg Zidovudin/Lamivudin (als Kombinationspräparat 2-mal 1 Tbl.) und 1-mal 600 mg Efavirenz (3 Tbl.) abends,
- 2-mal 300 mg/150 mg Zidovudin/Lamivudin (als Kombinationspräparat 2-mal 1 Tbl.) und 1-mal 400 mg Nevirapin (2 Tbl.).

Zu beachten sind mögliche Wechselwirkungen mit den Opioiden. Bei Abacavir, Didanosin, Lamivudin, Efavirenz und Nevirapin sind keine erhöhten Risiken und Wechselwirkungen mit D,L-Methadon oder L-Polamidon bekannt. Retrovir und Methadon beeinflussen sich: Die suppressive Wirkung auf das Knochenmark von Retrovir kann durch Methadon verstärkt werden, sodass die Retrovird osis angepasst werden muss.

Hinsichtlich der Epidemiologie HIV- bzw. Aids-assoziierter Erkrankungen können fallen 2 Unterschiede zwischen drogenabhängigen HIV-Positiven und nicht drogenabhängigen HIV-Positiven auf:

- Drogenabhängige erkranken signifikant weniger bzw. fast überhaupt nicht an Kaposi-Sarkomen im Vergleich mit homosexuellen HIV-Infizierten.
- Drogenabhängige HIV-Infizierte erkranken häufiger an bakteriellen Pneumonien als nicht Drogenabhängige HIV-Infizierte.

36.2.2.6 Tuberkulose

Die Inzidenz der Tuberkulose unter HIV-negativen Drogenabhängigen beträgt das 6fache gegenüber der Allgemeinbevölkerung. HIV-positive Drogenabhängige haben noch einmal ein 13fach höheres Risiko, an einer Tuberkulose zu erkranken, als HIV-negative Drogenabhängige. Die antitussive Wirkung der Opioide lässt die Drogenabhängigen mit Lungentuberkulose sehr spät zum Arzt gehen.

Die Behandlung unterscheidet sich nicht von der sonst üblichen: In unserer Abteilung hat sich eine 2 Monate dauernde Viererkombination bestehend aus Isoniazid, Rifampicin, Pyrazinamid und Ethambutol mit anschließender 4 Monate dauernder Zweierkombination aus Isoniazid und Rifampicin bewährt (s. Kap. 22: »Tuberkulose«, Backmund 1999).

Drogenabhängige sollten möglichst langfristig stationär behandelt werden. Während dieser Zeit wird eine Substitutionsbehandlung überwiegend mit D,L-Methadon oder L-Polamdion begonnen. Die Dosis muss dabei anfangs überprüft und angepasst werden, da Rifampicin und Methadon sich über den Abbau über das Cytochrom P450 dahingehend beeinflussen, dass Methadon beschleunigt abgebaut wird. Es werden daher u. U. höhere Methadondosierungen benötigt, die nach Absetzen der Therapie nach 6 Monaten wieder nach unten korrigiert werden müssen.

Ambulant sollte dann die Vergabe der antituberkulösen Medikamente an eine tägliche Substituionsmittelvergabe geknüpft werden und die Einnahme vor Augen des Arztes überprüft werden (»directly observed therapy short-course«, DOTS). Bei den obligatorischen Drogenscreeningtests im Abstand von 1–4 Wochen kann die Einnahme indirekt durch die zu erwartende Orangefärbung des Urins – bedingt durch den Abbau von Rifampicin – kontrolliert werden.

36.2.2.7 Syphilis

1,2–6% der Drogenabhängigen erkranken im Laufe einer 10-jährigen Abhängigkeit an Lues. Die Behandlung unterscheidet sich nicht von der sonst üblichen. Je nach Stadium wird Art und Dauer des Penicillins bestimmt. Eine Neurolues sollte über 14 Tage stationär bei gleichzeitiger Substitutionsbehandlung therapiert werden.

Tabelle 36-17. Häufigkeit der betroffenen Herzklappen. (Nach Dressler u. Roberts 1989)

Herzklappe	Häufigkeit bei IVDA-Endokarditis (n = 80) [%]
Trikuspidalklappe	44
Pulmonalklappe	3
Mitralklappe	43
Aortenklappe	3

36.2.2.8 Endokarditis

Aufgrund der Einschleppung von Keimen in die venöse Blutbahn sind bei Drogenabhängigen häufig die rechten Herzklappen betroffen (Tabelle 36-17). 1,3 – 5% der Drogenabhängigen erkranken pro Jahr an einer Endokarditis (Tabelle 36-14). Kokainkonsum erhöht das Risiko, an einer Endokarditis zu erkranken. Als Erreger werden bei Drogenendokarditiden zwischen 60 und 90% Staphylokokken (Staphylococcus aureus) gefunden. Auch seltene Erreger, insbesondere Pilze, v. a. Candida, kommen vor.

Eigentlich kann eine Rechtsherzendokarditis gut behandelt werden. Da die Drogenabhängigen jedoch meist spät zum Arzt kommen und zusätzlich wegen fehlender Klappengeräusche und erkennbaren Emboliezeichen die Rechtsherzendokarditis häufig als Pneumonie fehlgedeutet wird, dauert die Behandlung unter zahlreichen Komplikationen meist sehr lange. Die Linksherzendokarditis durch Staphylokokken ist trotz intensivmedizinischer Behandlung mit einer hohen Letalität um 40% behaftet.

! Bei Drogenabhängigen, die sich krank fühlen, sollte immer die Verdachtsdiagnose einer infektiösen Endokarditis geäußert werden.

36.2.2.9 Sepsis

Ein septisches Syndrom kann durch die unterschiedlichsten Bakterien ausgelöst werden. Bei obdachlosen Alkoholkranken wurden z. B. vermehrt Bakteriämien mit Bartonella quintana gefunden. Bei Drogenabhängigen werden häufiger mehrere Keime gleichzeitig gefunden, speziell aber Stapyhlokokken, Streptokokken und Pseudomonaden. Besonders gefährdet sind Drogenabhängige, die sich in keiner Substitutionsbehandlung befinden und täglich mehrere intravenöse Injektionen (4–8/24 h) von auf der Szene gekauftem, verunreinigtem Heroin benötigen, um ein Entzugssyndrom zu verhindern. Wenn die peripheren Arm- und Beinvenen thrombosiert sind, wird in die Vv. jugularis externae und in die Vv. femorales injiziert. In der Folge entstehen Weichteilinfektionen, infizierte Thromben (s. unten) und konsekutiv eine Sepsis.

Nach der Abnahme von 5 Blutkulturpärchen reduziert eine sofortige breite primär intravenöse Antibiose die Letalität. Die oben genannten Keime sollten im Antibiotikaregime berücksichtigt sein. Mögliche Kombinationen sind:
- Piperacillin, Sulbactam und Vancomycin,
- Cefotaxim und Vancomycin,
- Ceftriaxon und Vancomycin,
- Meropenem (Imipenem /Cilastatin).

Während der intensivmedizinischen Behandlung muss der Fokus gesucht werden und ein Abszess rasch chirurgisch versorgt werden.

36.2.2.10 Pneumonien

Die Inzidenz der bakteriellen Pneumonie liegt bei Drogenabhängigen bei 2%. Die atemdepressive Wirkung der Opioide und häufig zusätzlich konsumierten Benzodiazepine und der hohe Anteil von Rauchern (98%) unter Drogenabhängigen begünstigen eine Infektion des Respirationstraktes, insbesondere auch einer bakteriellen Pneumonie. Husten und Atemnot werden

Tabelle 36-18. Initialtherapie der bakteriellen Pneumonie bei Drogenabhängigen. (Nach Backmund u. Stephan 1999; Brodt et al. 2000)

Überlegungen/Beschreibungen	Beginn mit	Bei Nichtansprechen zusätzlich	Bei 2. Nichtansprechen umstellen auf
HIV-negativ, akut, ambulant; lobäre oder segmentale Infiltrate	Ceftriaxon 1-mal 4 g/Tag oder Piperacillin und 3-mal 1 g Sulbactam	Clarythromycin 2-mal 500 mg oder Levofloxacin	Imipenem 3- bis 4-mal 0,5 g bzw. Meropenem 3- bis 4-mal 0,5 g plus Rifampicin 600 mg
HIV-negativ, akut, interstitiell, keine Leukozytose	Clarithromycin 2-mal 500 mg oder Levofloxacin		
HIV-negativ, schlechter Allgemeinzustand, Verdacht auf Aspirationspneumonie	Imipenem 3- bis 4-mal 0,5 g oder Meropenem 3- bis 4-mal 0,5 g – 1 g/Tag	Cefotiaxim 3-mal 2 g/Tag plus Clindamycin 4-mal 400 mg/Tag oder Metronidazol 3-mal 500 mg	
HIV-positiv, interstitiell	Co-trimoxacol 3- bis 4-mal 80+400 mg/Tag in je 500 ml NaCl 0,9%	Co-trimoxacol 3- bis 4-mal 80+400 mg/Tag in je 500 ml NaCl 0,9% + Rifampicin 600 mg	
HIV-positiv, segmentale Infiltrate	Wie bei HIV-negativ		
HIV-positiv, diffus	Imipenem oder Meropenem	Cefotiaxim + Amphotericin B + Rifampicin + Clarithromycin	

unterdrückt, sodass die Patienten erst in schwerkrankem Allgemeinzustand zum Arzt kommen.

Bei Suchtkranken werden Streptococcus pneumoniae, Chlamydia pneumoniae und Haemophilus influenzae als Erreger gefunden. Besonders häufig erkranken HIV-infzierte Dogenabhängie an einer bakteriellen Pneumonie (14,8%), wobei bei weiteren 10,8% eine Pneumocystis-carinii-Pneumonie diagnostiziert wird. Die häufigsten Erreger bei den HIV-infizierten Drogenabhängigen waren ebenfalls Streptococcus pneumoniae gefolgt von Stapyhlococcus aureus, Haemophilus influenzae und Pseudomonas aeruginosa.

Immer muss bei Drogenabhänigigen aufgrund der häufigen vorübergehenden von anderen Menschen unbemerkten Intoxikationen mit fehlenden Schutzreflexen an eine Aspirationspneumonie gedacht werden.

Bei schwerer Pneumonie muss eine antibiotische Therapie vor dem Erregernachweis begonnen werden. Die Wahl der Initialtherapie wird von einigen Überlegungen beinflusst:

- Ist der Drogenabhängige HIV positiv?
- Wurde die Pneumonie ambulant erworben?
- War der Beginn akut?
- Sind die Infiltrate lobär, segmental oder interstitiell?
- Wie ist der Allgemeinzustand?
- Könnte eine Intoxikation vorgelegen haben?

Je nach Verdachtsdiagnose werden unterschiedliche Therapieschemata ausgewählt (▪ Tabelle 36-18).

36.2.2.11 Weichteilinfektionen

Die häufigsten Gründe für eine stationäre Behandlung Drogenabhängiger sind Haut- und Weichteilinfektionen. Staphylococcus aureus wird am häufigsten isoliert. Bei etwa 50% der Patienten findet sich eine Mischflora von Aerobiern und Anaerobiern. Wenn nicht rechtzeitig antibiotisch therapiert und chirurgisch interveniert wird, vergrößert sich das Risiko einer Ausbreitung in die Tiefe und einer Osteomyelitis. Auch hier werden Leitsymptome durch die Opioidwirkung unterdrückt. So werden nur bei 42% der Patienten Temperaturen über 37,5°C gemessen.

Fazit für die Praxis

Infektionskrankheiten kommen bei Drogenabhängigen sehr häufig vor. Sie können dann gut behandelt werden, wenn der die Infektionskrankheit behandelnde Arzt eng mit einem in der Suchtmedizin erfahrenen Kollegen zusammenarbeitet oder, noch besser, ein in der Suchtmedizin erfahrener Arzt den Patienten sowohl hinsichtlich der Sucht als auch der Infektionskrankheit behandelt.

Literatur zu Kap. 36.2

Alter MJ, Mast EE (1994) The epidemiology of viral hepatitis in the United States. Gastroenterol Clin N Am 23: 437–55

Backmund M, Eichenlaub D (1999) Drogenendokarditis. In: Zerkowski H-R, Baumann G (Hrsg) HerzAkutmedizin. Steinkopff, Darmstadt, S 491–496

Backmund M, Eichenlaub D (1999) Drogennotfälle. In: Zerkowski H-R, Baumann G (Hrsg) HerzAkutmedizin. Steinkopff, Darmstadt, S 497–504

Backmund M, Stephan E (1999) Sepsis. In: Backmund M (Hrsg) Suchttherapie. Ecomed, Landsberg/Lech, S XIII–1.4.4

Backmund M, Stephan E (1999) Virushepatitiden. In: Backmund M (Hrsg) Suchttherapie. Ecomed, Landsberg/Lech, S XIII,-1.4.1

Backmund M, Stephan E (1999) Tuberkulose. In: Backmund M (Hrsg) Suchttherapie. Ecomed, Landsberg/Lech, S XIII,-1.4.6

Backmund M (2000) Pneumonie. In: Backmund M (Hrsg) Suchttherapie. EcomedLandsberg/Lech, S XIII,-1.4.3

Bocshini A, Smacchia C, Di Fine M et al. (1996) Community-aquired pneumonia in a cohort of former injection drug users with and without human immunodeficency virus infection: incidence, etiologies, and clinical aspects. Clin Infect Dis 23: 107–113

Brodt HR, Helm EB, Kamps B (2000) AIDS 2000. Steinhäuser, Wuppertal

Crofts N, Cooper G, Stewart T et al. (1997) Exposure to hepatitis A virus among blood donors, injecting drug users and prison entrants in Victoria. K J Viral Hepat 4: 333–338

Dressler FA, Roberts WC (1989) Infective endocarditis in opiate addicts: Analysis of 80 cases studied at necropsy. Am J Cardiol 63: 1240

Friedland HJ, Selwyn PA (1995) Infektionen bei Anwendung intravenöser Drogen. In: Schmailzl KJG (Hrsg) Harrison's Innere Medizin. Blackwell, Berlin Wien, S 670–676

Henriksen BM, Albrektsen SB, Simper LB, Gutschik G (1994) Soft tissue infections from drug abuse. A clinical and microbiological review of 145 cases. Acta Orthop Scand 65: 625–628

Huber-Schneider C, Gubler J, Knoblauch M (1994) Endokarditis durch Corynebacterium diphteriae bei Kontakt mit intravenösen Drogen: Bericht über 5 Fälle. Schweiz Med Wochenschr 124: 2173–2180

Karchmer AW (1997) Infective endocarditis. In: Braunwald E (Hrsg) Heart disease. A textbook of cardiovascular medcine, vol 2. Saunders, London, pp 1078–1104

Kaye D (1995) Infektiöse Endokarditis. In: Schmailzl KJG (Hrsg) Harrison's Innere Medizin. Blackwell Wiss., Berlin Wien, S 619–625

Levine DP, Sobel JD. Infections in intravenous drug abusers (1995) In: Mandell GL, Bennett JE, Dolin R (eds). Churchill Livingstone, New York Edinburgh London, pp 2696–2708

Peterson R (1996) Rauschgiftlage 1995. In: Deutsche Hauptstelle gegen die Suchtgefahren (Hrsg) Jahrbucht Sucht 1997. Neuland, Geesthacht, S 55–72

Rieger-Nddakowera G, Korte W, Nielsen A, Ruschmeyer J, Spors P, Fell G (1994) Infektionsepidemiologie – Analyse der Zunahme der infektiösen Hepatitis in Hamburg. Gesundheitswesen 56: 132–136

Sande MA, Lee BL, Mills J et al. (1992) Endocarditis in intravenous drug users. In: Kaye D (ed) Infective endocarditis. Raven, New York, p 345

Scheidegger C, Zimmerli W (1989) Infectious complications in drug addicts: seven-year review of 269 hospitalized narcotics abuser in Switzerland. Rev Infect Dis 11: 486–493

Summannen PH, Talan DA, Strong C et al. (1995) Bacteriology of skin and soft-tissue infections: Comparsion of infections in intravenous drug users and individuals with no history of intravenous drug use. Clin Infect Dis 20 (Suppl 2): 279–282

Tennant F, Moll D (1995) Seroprevalence of hepatitis A, B, C, and D markers and liver function abnormalities in intravenous heroin addicts. J Addict Dis 14: 35–49

Vento S, Garofano T, Renzini C et al. (1998) Fulminant hepatitis associated with hepatitis A virus superinfection in patients with chronic hepatitis C. N Engl J Med 338: 286–90

Wächtler M, Meyer K, Maier S, Höcherl EFJ, Eichenlaub D, Backmund M (2000) Polytoxikomane Patientin mit rezidivierender offener Gangrän und chronischer Osteomyelitis des rechten Unterarms. Suchtmedizin 1: 3–6

Wilson WR, Karchmer AW, Dajani AS et al. (1995) Antibiotic treatment of adults with infective endocarditis due to streptococci, enterococci, staphylococci, and HACEK microorganisms. JAMA 274: 1706–1713

36.3 Infektionen bei Organ- und Gewebetransplantationen

E.-R. Kuse, G. Caspari

Einleitung

Aus immunologischen Gründen unterscheidet man die Transplantation von

- Organen (»solid organ transplantation«): Niere, Herz, Leber, Lunge, Dünndarm und Pankreas,
- Geweben: Dura mater, Cornea, Mittelohrknöchelchen, Herzklappen, Knorpel, Knochen, Sehnen, Blutgefäßen, Haut, Faszien,
- Inselzellen, Nervenzellen, Samenzellen und Eizellen,
- Knochenmark und Blutstammzellen.

Alle Empfänger von Organtransplantaten erhalten zur Verhinderung der Organabstoßung eine immunsuppressive Prophylaxe. Die Basisimmunsuppression setzt sich heute aus der Kombination eines Calcineurioninhibitors (Cyclosporin A, Tacrolimus) mit Kortikosteroiden (Prednisolon) und einem IL-2-Rezeptor-Antikörper zusammen [1]. Ergänzungen durch Mykophenolatmofetil oder Rapamycin sind häufig.

Standardprotokolle zur Immunsuppression bestehen nicht, zur Anwendung kommen zentrumsspezifische Protokolle (»local best«). Die Behandlung von Abstoßungsreaktionen erfolgt fast immer mittels Kortikosteroiden (z. B. Methyprednisolon, 500 mg an 3 aufeinanderfolgenden Tagen). Bei unzureichendem Ansprechen der Abstoßungsbehandlung nach 3–5 Tagen (Rebiopsie) oder dem Nachweis einer vaskulären Abstoßung (lymphozytäre Infiltration des Endothels) erfolgt häufig eine Behandlung durch Präparationen antilymphozytärer Antikörper wie OKT3.

Das Risiko, im Rahmen einer Transplantation eine schwere Infektionskomplikation zu erleiden, ergibt sich durch die immunsuppressive Behandlung und die Grunderkrankung, die bereits häufig zu einer erheblichen Immunkompromittierung führt (Beispiel: spontane bakterielle Peritonitis des Zirrhotikers, chronische pulmonale Infekte bei CF-Patienten). Neben der Gefahr der Neuinfektion besteht immer die Möglichkeit der Reaktivierung von Infektionserkrankungen (Tuberkulose, Zytomegalie).

Die Infektionsgefährdung ist in der frühen Phase nach der Transplantation durch die erforderlichen invasiven intensivmedizinischen Behandlungsmaßnahmen wie die endotracheale Intubation, intravenöse Katheter, Urinkatheter und Drainagen und Schienungen besonders hoch. Dazu addiert sich das Spektrum der chirurgischen Komplikationen der Transplantation selbst: Nachblutung, Anastomoseninsuffizienz oder die Perforation von Hohlorganen durch Perfusionsstörungen. Die Infektion stellt bei der Transplantation solider Organe auch heute noch die häufigste Todesursache dar (Ausnahme: Nierentransplantation).

Da wegen der Immunsuppression klinische Zeichen (Entzündungszeichen) und/oder diagnostisch wichtige Antikörper fehlen können, ist eine eingehende Diagnostik oft auch bei unspezifischer klinischer Symptomatik gerechtfertigt. Wichtig ist die frühzeitige Differenzierung der beiden wichtigsten Komplikationen, der Abstoßung und der Infektion, da die Symptome in der Frühphase die gleichen sind: Krankheitsgefühl und Fieber.

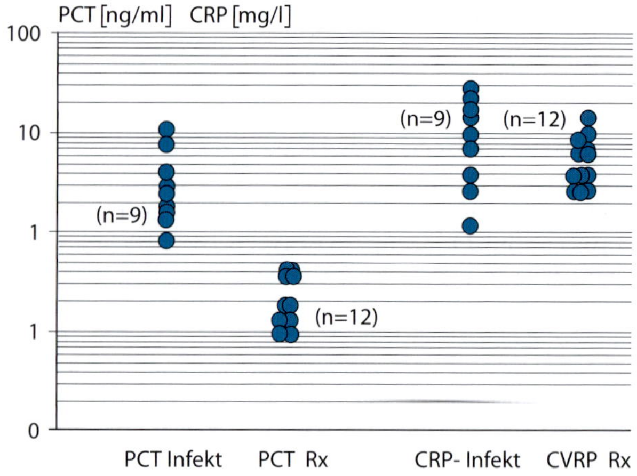

Abb. 36-5. Procalcitonin- und CRP-Spiegel bei Patienten nach Lebertransplantation mit nachgewiesener Infektionserkrankung oder bioptisch gesicherter Abstoßung (*Rx* Abstoßung)

Wichtig ist die frühzeitige Identifikation deshalb, weil die Konsequenzen für die Immunsuppression genau gegensätzlich sind: Verstärkung der Immunsuppression bei Abstoßung, Reduktion der Immunsuppression bei Infektion. Das Procalcitonin hat zzt. beim Fieber unklarer Genese (»fever of unknown origin«, FUO) im Rahmen der Organtransplantation den höchsten Stellenwert in der Diagnostik, da es bei Abstoßungen nicht zu einer vermehrten Ausschüttung kommt. Der Stellenwert des weltweit am häufigsten bestimmten Infektparameters, des CRP, wird in dieser Situation völlig überschätzt (Abb. 36-5) [2].

36.3.1 Allgemeines

36.3.1.1 Beim Transplantatempfänger vorbestehende Infektionen und Immunität

Bei jedem Transplantatempfänger sollte vor Transplantation durch Anamneseerhebung, klinische oder Laboruntersuchung festgestellt werden:

- frühere Infektionen (Anamnese, serologische Testung mindestens auf HIV, HBV, HCV und CMV, Tuberkulintest, bei bekannten rekurrierenden bakteriellen Infektionen frühere Antibiogramme, frühere Nachweise von Aspergillus),
- latente Infektionen, die durch eine Transplantation reaktiviert werden könnten (HBV, CMV, Tuberkulose, Toxoplasmose),
- behandlungsbedürftige Infektionen (Gebiss, HNO-Untersuchung, Urin- und Stuhlkultur),
- Infektionen, die eine Transplantation in der Regel ausschließen (HIV),
- prädisponierende Faktoren für Infektionen, z. B. chronische Lungenerkrankungen und Diabetes mellitus,
- Infektionsrisiken durch mögliche Exposition bei Reisen (Parasiten), gegenüber Haus- oder Nutztieren (z. B. Chlamydia psittaci, Brucella melitensis und abortus) und ggf. berufliche Exposition. Eine entsprechende Labordiagnostik, z. B. die Suche nach Würmern und deren Eiern im Stuhl, richtet sich nach der Wahrscheinlichkeit der Exposition und dem zu transplantierenden Organ.

36.3.1.2 Immunität gegen Infektionen

Bei Fehlen von Antikörpern sind alle einschlägigen Impfungen und Auffrischimpfungen mit Totimpfstoffen vor Beginn der immunosuppressiven Therapie empfohlen. Besondere Aufmerksamkeit verdienen die Impfungen gegen Influenza, Pneumokokken und Hepatitis-B-Virus. Impfungen mit Masern- und besonders Varizellenlebendimpfstoff sind bei nicht immunen Patienten zu erwägen. Sie sollten dann aber so früh wie möglich vor der Transplantation erfolgen (Mindestabstand 4 Wochen).

36.3.1.3 Infektionen durch das Organ- oder Gewebetransplantat

Bei der Transplantation solider Organe stehen zur Begrenzung des Ischämieschadens nur wenige Stunden zwischen Spenderoperation und Reperfusion zur Verfügung. Bei Geweben besteht die Möglichkeit der Quarantänelagerung und der Nachuntersuchung des lebenden Spenders, um zu prüfen, ob der Spender zum Zeitpunkt der Organspende möglicherweise erst kurzfristig infiziert war (diagnostische Lücke). Die Aussagekraft von Laboruntersuchungen bei toten Organspendern wird dadurch eingeschränkt, dass diese vor ihrem Tod häufig polytransfundiert wurden. Bei der Transplantation solider Organe werden regelmäßig Abstriche von den Transplantaten wie auch der Perfusionslösung genommen.

Das Transplantat als Ausgangspunkt für Infektionserkrankungen ist selten, Fälle von disseminierter Toxoplasmose und Herpes-simplex-Infektionen wurden beschrieben, wir haben bei mehr als 1600 Lebertransplantationen nicht mehr als 5 Fälle identifizieren können (gramnegative Infektionen), bei denen es zur Infektion durch das Transplantat gekommen war.

36.3.1.4 Zeitliches Auftreten verschiedener Infektionen nach Transplantation

Der überwiegende Teil der im ersten Monat nach der Transplantation auftretenden Infektionen sind die gleichen nosokomialen Infektionen (bakteriell, fungal), wie sie bei vergleichbaren chirurgischen Eingriffen ohne zusätzliche Immunsuppression auftreten. Bei diesen Infektionen handelt es sich um Pneumonien, Wundinfektionen oder Katheterinfektionen etc. Pneumocystis-carinii- oder Norcardieninfektionen werden während der frühen postoperativen Phase (bis 4 Wochen nach Tx) nur selten gesehen und sprechen, falls sie während dieser Zeit auftreten, für eine Erregerübertragung durch den Spender oder eine vorbestehende Infektion.

In der Zeit nach den ersten 4 postoperativen Wochen treten typischerweise die Virusinfektionen in den Vordergrund. Den Hauptanteil nimmt hier die CMV-Infektion ein, gefolgt von Herpesviren, EBV und HCV (Reinfektion). Unter der Viruserkrankung kommt es häufig zur sekundären Infektion durch Pneumocystis carinii, Listerien oder Aspergillus [3].

Infektionen der Spätphase (>6 Monate) sind insgesamt selten und machen kaum mehr als 10% aller Infektionen aus. Es handelt sich hauptsächlich um chronische Viruserkrankungen (CMV, HCV, EBV). Patienten, die während dieser Zeit mehrfach Abstoßungsbehandlungen unterzogen werden müssen und damit einer kummulativ höheren immunsuppressiven Dosis ausgesetzt sind, neigen zu opportunistischen Infektionen durch Pneumocystis carinii, Listeria monocytogenes, Kryptococcus neoformans und Aspergillus. Bei diesen Patienten hat sich die Trimetoprim-Sulfamethoxazol-Prophylaxe bewährt [4, 5].

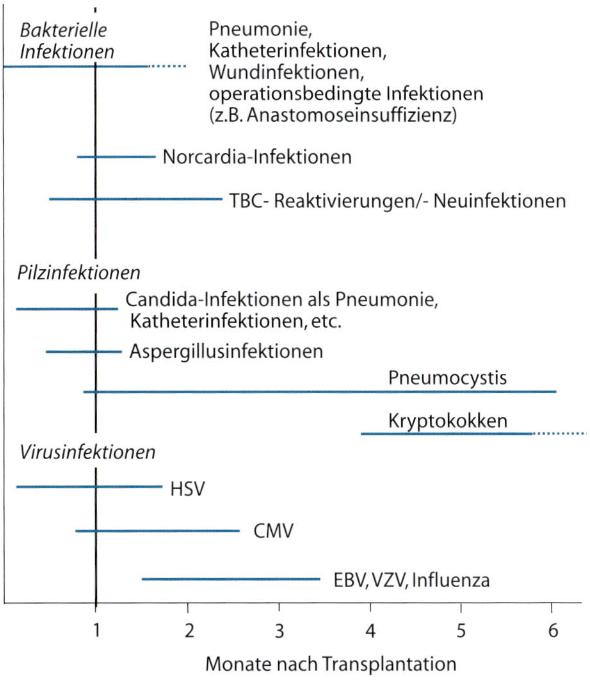

Abb. 36-6. Zeitliches Auftreten der häufigsten Infektionserkrankungen nach Organtransplantation

Das zeitliche Auftreten der häufigsten Infektionserkrankungen nach Organtransplantation zeigt Abb. 36-6.

36.3.1.5 Rahmenbedingungen

Die Voraussetzungen für die Spende und die Entnahme von menschlichen Organen und Geweben zum Zweck der Übertragung auf andere Menschen sind im Transplantationsgesetz festgelegt. Die Labortestung des Organspenders [6] wird in einem »State of the Art Report« des Europarates [7] beschrieben. Mindestparameter sind die Testung auf Antikörper gegen HIV-1 und -2, HCV und CMV sowie HBsAg.

Auch bei negativen Laborergebnissen sollten Organe von Spendern mit eindeutigen Hinweisen auf hohe parenterale Infektionsrisiken (z. B. Drogenabhängigkeit) nicht verwendet werden.

Für die Transplantation HbsAg-positiver Spender gilt, dass dies zentrumsspezifisch mit dem einzelnen Patienten (oder dessen Angehörigen) entschieden wird. In Notfallsituationen, die eine HU-Meldung (»high urgency«) rechtfertigen (z. B. initiale Nichtfunktion des Transplantates, totale Hepatektomie, akutes Leberversagen), ist die Transplantation eines HbsAg-positiven Organs auf einen HbsAg-positiven Empfänger statthaft. Gleiches gilt für die Organe von Spendern, bei denen anamnestisch und serologisch eine ausgeheilte Hepatitis bekannt ist. Zentrumsspezifisch und nach Absprache mit dem Patienten werden die Organe HCV-positiver Spender auf HCV-positive Empfänger übertragen.

Allogene (von einem anderen Menschen stammende) Gewebetransplantate sind im Grundsatz Arzneimittel im Sinne des Arzneimittelgesetzes. Das Arzneimittelgesetz findet keine Anwendung für die unter der fachlichen Verantwortung eines Arztes zum Zwecke der Übertragung auf andere Menschen entnommenen Transplantate, wenn diese Menschen unter der fachlichen Verantwortung dieses Arztes auch behandelt werden.

Werden die Gewebetransplantate im Voraus hergestellt und in einer zur Abgabe an den Verbraucher bestimmten Verpackung in den Verkehr gebracht, sind sie Fertigarzneimittel. Interpretiert wird der Begriff des Inverkehrbringens von Gewebetransplantaten in der Regel als Abgabe an andere, d. h. beispielsweise an eine andere Krankenhausabteilung. Damit sind die Personen, die Gewebetransplantate in Verkehr bringend, pharmazeutische Unternehmer mit allen sich daraus rechtlich ergebenden Konsequenzen, wie z. B. der Notwendigkeit des Erlangens einer Herstellungserlaubnis durch die zuständige Landesbehörde.

Fertigarzneimittel, also auch die im Voraus hergestellten Transplantate, bedürfen einer Zulassung durch das Bundesinstitut für Arzneimittel und Medizinprodukte (BfArM) in Bonn. Eine Ausnahme wurde für Augenhornhäute geschaffen, die nach Arzneimittel- und Transplantationsgesetz Organen gleichgestellt sind.

Detaillierte Vorstellungen zur Eignung und Labortestung von lebenden Gewebespendern sowie zu erforderlichen Maßnahmen bei der Verwendung der Gewebe von toten Spendern finden sich in den Richtlinien des wissenschaftlichen Beirats der Bundesärztekammer zum Führen einer Knochenbank sowie zum Führen einer Hornhautbank [8, 9].

36.3.2 Lebertransplantation

Die Vorbereitung des Patienten für eine elektive Transplantation dient in der Regel dem Ausschluss akut eingetretener Kontraindikationen. Zu diesen zählen manifeste Infektionserkrankungen. An die spontane bakterielle Peritonitis des Zirrhotikers, die bei diesen Patienten im Erkrankungsverlauf mit einer Inzidenz von rund 7–25% auftritt, muss immer gedacht werden. Die präoperative Procalcitoninbestimmung wäre aus diesem Grund wünschenswert, scheitert jedoch meist an der knappen Vorbereitungszeit. Alternativ ermöglicht die Bestimmung des C-reaktiven Proteins eine grobe Einschätzung, allerdings muss dabei die Grunderkrankung (z. B. primär sklerosierende Cholangitis, Caroli-Syndrom) mit berücksichtigt werden, um nicht aus der Indikation eine Kontraindikation werden zu lassen. Die weiteren präoperativen Vorbereitungen und Laboruntersuchungen entsprechen denen anderer großer abdominalchirurgischer Eingriffe.

36.3.2.1 Postoperative Infektionen

Je nach Zentrum und Selektion der Patienten entwickeln 40–50% der Patienten nach Lebertransplantation (OLTx) mindestens eine schwere bakterielle Infektepisode. Die Häufigkeit von Virusinfektionen wird mit rund 30% angegeben. Dabei entfällt auf die Zytomegalievirusinfektion mit über 90% der Hauptanteil. Die zweithäufigste Virusinfektion ist die frühe Erkrankung durch das Herpes-simplex-Virus.

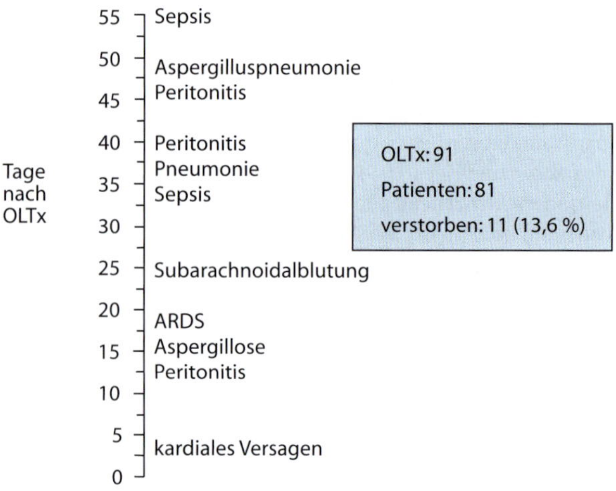

Abb. 36-7. Aufschlüsselung der Diagnosen nach Lebertransplantation *(OLTx)* gestorbener Patienten eines Jahres

Zu den Hauptrisikofaktoren für die Entwicklung einer schweren bakteriellen oder Pilzinfektion – immerhin 12–15% der Patienten entwickeln eine solche [10] – zählen:

- lange Operationsdauer,
- Anlage einer Roux-Y-Schlinge,
- hoher Konservenverbrauch,
- Abstoßungsbehandlungen,
- mehrfache operative Revisionen,
- Alter des Patienten.

Infektionen sind nach wie vor die häufigste Todesursache nach Lebertransplantation. In unserem eigenen Patientenkollektiv lag der Anteil der an Infektkomplikationen gestorbenen Patienten bei 72% der insgesamt gestorbenen Patienten (Abb. 36-7).

Dies kann auch Ausdruck einer individuellen Überimmunsuppression sein. Ein besonderes Keimspektrum, mit Ausnahme der Pilze, hat sich in diesem Bereich nicht entwickelt. Lediglich bei den mehrfach relaparotomierten Patienten ließen sich in über 40% der Fälle intraabdominelle Enterokokkeninfektionen nachweisen.

Für die perioperative Prophylaxe existiert kein allgemeingültiges Schema, wir bevorzugen Cefotaxim und Metronidazol (für 24 h) in Kombination mit selektiver Darmdekontamination durch Colistinsulfat, kombiniert mit Amphotericin B. Bei Patienten nach mehrfacher Abstoßungsbehandlung und OKT3-Behandlung sollte eine Pneumocystis-carinii-Prophylaxe mittels Pentamidin-Inhalation oder oraler Gabe von Cotrimoxazol durchgeführt werden.

Mit der Entwicklung einer Pilzinfektionen ist bei 12–15% der Patienten zu rechnen. Über 90% der Pilzinfektionen werden durch Candida verursacht, der Anteil der Aspergillosen liegt bei 3–5%. Mittel der Wahl ist Amphotericin B. Entgegen den gängigen Empfehlungen zur Antibiotikatherapie, nach denen die Amphotericin-B-Therapie »bei Anzeichen der Nierenschädigung« bis zur Normalisierung auszusetzen sein soll, führen wir diese fort oder setzen auf die allerdings kostspielige liposomale Präparation (AmBisome) um.

An der Nierenersatztherapie ist bisher kein Lebertransplantierter gestorben – wohl aber an der Pilzinfektion. Die liposomale Amphotericin-B-Präparation zeichnet sich durch eine signifikante Reduktion der Akuttoxizität sowie eine deutliche Reduktion der Nebenwirkungen unter langfristiger Anwendung aus. In einer Prophylaxestudie (Ambisome 1 mg/kgKG/Tag, doppelblind vs. Placebo, über 10 Tage) konnte eine statistisch belegbare Reduktion der Pilzinfektionen nach OLTx erreicht werden (16% Infektionen in der Placebogrupe vs. 0% Infektionen in der Verumgruppe) [11].

Zytomegalieviruserkrankungen sind die häufigsten Viruserkrankungen des OLTx-Patienten, die Inzidenz liegt zwischen 25 und 35%. Es kann sich dabei um eine Reaktivierung wie auch Neuinfektion handeln. Die Diagnose wird bei klinischem Verdacht durch die Bestimmung des Anteils CMV-pp65 (auch als Frühantigen bezeichnet) positiver Zellen (>4 von 400.000 Leukozyten) oder die typischen histopatologischen Veränderungen im Biopsiematerial gestellt. Das klinische Bild ist außerordentlich variabel und reicht von Krankheitsgefühl mit Fieber über grippeähnliche Symptome bis zur lebensbedrohlichen CMV-Pneumonie, CMV-Enzephalitis, CMV-Hepatitis oder CMV-Gastritis/-Gastroenteritis. Die Diagnose der so häufig beschriebenen CMV-Pneumonie ist oft nur durch die transbronchiale Lungenbiopsie zu stellen. Wir konnten die Diagnose bei den letzten 1000 OLTx-Patienten nur 5-mal verifizieren.

Die Behandlung besteht in der i.v.-Gabe von Ganciclovir, die der Nierenfunktion angepasst werden muss. Beim Ausbleiben des Therapieerfolges muss berücksichtigt werden, dass ganciclovirresistente Wildstämme existieren. Dies macht das Umsetzen der Therapie auf Foscarnet-Natrium erforderlich. Die kombinierte Ganciclovir-Foscarnet-Behandlung zur Primärtherapie wird zzt. untersucht. Die adjuvante, extrem teure und nicht weniger umstrittene CMV-Hyperimmunglobulingabe scheint keinen entscheidenden zusätzlichen Therapieerfolg zu erbringen.

Eine generelle CMV-Prophylaxe mittels Ganciclovir hat sich nicht durchgesetzt. Sie sollte der Riskokonstellation »IgG-CMV-positiver Spender« (auch von Blutprodukten) – »IgG-negativer Empfänger« vorbehalten bleiben. Die Ganciclovirprophylaxe ist der Acyclovirprophylaxe überlegen.

Erkrankungen durch das Herpes-simplex-Virus (HSV) sind seltener, aber nicht minder schwer. Es handelt sich meist um Infektionen der Frühphase nach Transplantation, die als Pneumonie oder Enzephalitis auftreten. Durch die i.v.-Therapie mit Acyclovir sind diese gut beherrschbar [12].

Bei Empfängern von Lebertransplantaten führt eine vorbestehende HBV-Infektion in der Regel zur Re-Infektion des Transplantats. Diese kann durch eine Immunprophylaxe mit Hepatitis-B-Immunglobulin während (anhepatische Phase) und nach der Operation (Anti-HBs-Ak-Titer >600 U/l) und einer Therapie mit Nukleosidanaloga (z. B. Lamivudin) weitgehend vermieden werden [13, 14].

Grundsätzlich muss beim Auftreten von Infektkomplikationen nach der Transplantation die Reduktion oder das Aussetzen der Immunsuppression in Erwägung gezogen werden. Als Überwachungsparameter hinsichtlich Infektionsverlauf und sich möglicherweise entwickelnder Abstoßungsreaktionen hat sich die Kombination aus täglicher Bestimmung der Procalcitoninserumspiegel und die 3-mal wöchentlich entnommene transkutane Aspirationszytologie (transkutane Aspiration von Lebergewebe mittles 25G-Spinalnadel und Bestimmung immunologisch aktivierter Zellen) bewährt (Abb. 36-8) [15].

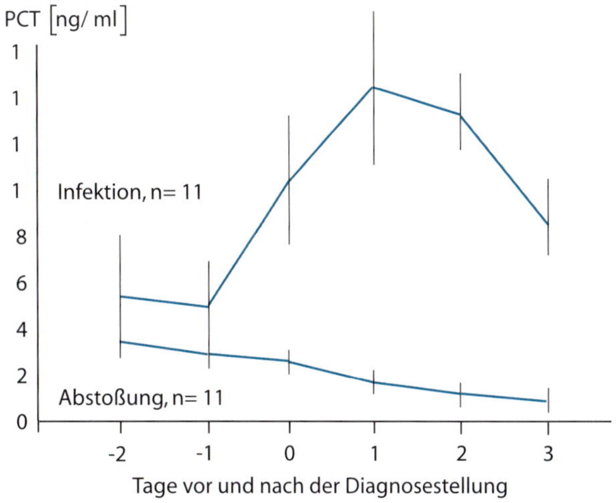

Abb. 36-8. PCT-Spiegel an den Tagen vor und nach der Diagnosestellung, Abstoßung oder Infektion, 0 entspricht dem Tag der Diagnosestellung

36.3.3 Nierentransplantation

Die Indikation zur Nierentransplantation ist die terminale Niereninsuffizienz. Die Transplantation der Niere ist die häufigste Transplantation solider Organe. Die 1-Jahres-Überlebensrate liegt heute zwischen 95 und 100% für die Patienten und beträgt 75–90% für die Transplantate. Im Eurotransplant-Bereich werden pro Jahr rund 3000 Nierentransplantationen durchgeführt, davon ca. 1900 in der Bundesrepublik Deutschland.

Die Transplantation erfolgt in die Fossa iliaca unter Anastomosierung der Transplantatgefäße mit den Iliakalgefäßen des Empfängers. Der Ureter des Spenderorgans wird in die Blasenwand implantiert.

Bakterielle Infektionen nach Nierentransplantation treten in weniger als 10% der Fälle auf und sind in der Regel leicht diagnostizier- und behandelbar. Den Hauptanteil stellen dabei die Harnwegsinfekte, zu denen durch die erforderlichen Dauerkatheter oder Ureterschienen eine Prädisposition besteht. Wundinfektionen stellen die Ausnahme dar und treten gehäuft bei Insuffizienz der Blasenanastomose oder distalen Ureternekrose (Häufigkeit <5%) auf. Die Infektbehandlung entspricht den Standards der Therapie von Harnwegs- oder Wundinfekten.

CMV-Infektionen stellen eine der häufigsten Infektdiagnosen bei Nierentransplantierten dar (bis zu 50%). Es handelt sich dabei um Reaktivierungen oder Neuinfektionen. Die Therapie wird mit Ganciclovir i.v./p.o. durchgeführt, die Prophylaxe erfolgt bei allen CMV-IgG-neativen Empfängern [16]. Bei ganciclovirresistenten Stämmen erfolgt die Umstellung auf Foscavir [17]. CMV-Infektionen stellen einen Prädispositionsfaktor für die Entwicklung chronischer Abstoßungen dar.

36.3.4 Herztransplantation

Infektionen der Frühphase sind bakterielle oder Pilzinfektionen, die als Pneumonie, Katheterinfektion oder Wundinfektion, entsprechend den Risiken einer längeren Beatmung, dem

Gebrauch zentralvenöser Katheter oder dem Einsatz von Antibiotika auftreten. Infektionserkrankungen sind nach wie vor eine der häufigsten Todesursachen nach Herztransplantation. Die Infektionsprophylaxe mittels Antibiotika und Antimykotika ist zentrumspezifisch. Für die Differenzialdiagnose zwischen Infektion und Abstoßung bei Fieber unklarer Genese (beides geht initial mit den gleichen klinischen Symptomen einher) hat sich das tägliche Monitoring mit Procalcitonin bewährt (PCT-Anstieg nur bei Infektion).

Infektionserkrankungen im späteren Verlauf (>30 Tage) sind häufig durch Erreger verursacht, die beim Patienten ohne Immunsuppression sehr selten gefunden werden bzw. Infektionserkrankungen verursachen. Typisch sind Zytomegalievirusinfektionen als Neuinfektion oder Reaktivierung. Die Routinediagnostik besteht in der CMV-pp65-Bestimmung. Bei der Antikörperbestimmung muss berücksichtigt werden, dass Titeranstiege auch durch Transfusionen verursacht sein können. Die Therapie besteht in der Behandlung mit Gancyclovir, bei ausbleibendem Therapieerfolg erfolgt die Umstellung auf Foscavir.

Andere Spätinfektionen werden häufig durch Pneumocystis, Listerien, Norcardien, Toxoplasmen oder Legionellen verursacht, ein Grund, der viele Zentren zu einer 6wöchigen Thrimethoprim-Sulfamethoxazol-Prophylaxe veranlasst hat [18].

36.3.5 Pankreastransplantation

Die Pankreastransplantation (PTx) erfolgt in der Regel als kombinierte Transplantation des Pankreas und der Niere beim Diabetiker mit terminaler Niereninsuffizienz oder auch als Einzeltransplantation beim bereits nierentransplantierten Patienten. Die Operation erfolgt heute so, dass das exokrine Pankreassekret über ein Dünndarmsegment des Spenders, das am Dünndarm des Empfängers anastomosiert wird, die enterale Drainage ermöglicht. Die venöse Drainage erfolgt systemisch oder über die Pfortader. Um die Aggressivität der nach intraabdominell freigesetzten Enzyme abzupuffern, spülen wir intraabdominell mittels Peritoneladialyse mit einem geschlossenem System über 24–48 h, mit insgesamt 25 l in 30-min-Zyklen, unter Zusatz von 5000 IE Heparin.

Die Infektionsprophylaxe (2 Tage) besteht aus Ceftriaxon 2 g/Tag und Metronidazol 3-mal 05,g/Tag. Diflucan (an die Nierenfunktion angepasst) geben wir für 5 Tage. Alle Patienten erhalten eine Zytomegalievirusprophylaxe (Gancyclovir i.v./p.o. entsprechend der Nierenfunktion in der Erhaltungsdosierung).

Bei intraabdominellen Infektionen findet sich das Keimspektrum operativer abdomineller Eingriffe wie bei nicht immunsupprimierten Patienten. Candida-Infektionen werden gehäuft beobachtet.

36.3.6 Lungentransplantation

Die Indikation zur Lungentransplantation stellen Lungenerkrankungen im Endstadium unter Ausschöpfung aller konservativen Therapieoptionen dar, die eine rasche Progression im Krankheitsverlauf zeigen. Die Lebenserwartung der Patienten beträgt bei Indikationsstellung maximal 12–18 Monate ohne Transplantation. Bei den zugrunde liegenden Erkrankungen wird nach parenchymalen und vaskulären Lungenerkrankungen unterschieden.

Die häufigste bakterielle Infektion der frühen postoperativen Phase ist die Pneumonie. Die antibiotische/antimykotische Prophylaxe hat in der Lungentransplantation einen höheren Stellenwert als bei anderen Organtransplantationen. Dabei richtet sich das Prophylaxeregime nach der Grunderkrankung und der pulmonalen Besiedlung des Transplantates. Bei Lungenerkrankungen, die nicht mit einer Infektion verbunden sind, besteht die Prophylaxe meist aus einem Cephalosporin der 3. Generation in Kombination mit Clindamycin. Das Regime wird nach 48 h, entsprechend des Keimnachweises aus dem Transplantat, angepasst.

Patienten mit zystischer Fibrose oder Bronchiektasien erhalten eine Antibiose, entsprechend der präoperativ nachgewiesenen Keime [19]. Eine Sinusinfektion muss bei diesen Patienten ausgeschlossen werden, da dies bei Patienten mit langer antibiotischer Vorbehandlung ein Reservoir für rezidivierende pulmonale Infektionen darstellen kann, die Sanierung ist unbedingt erforderlich. Bei Candidanachweis ist Fluconazol (400 mg/Tag) oder Amphotericin B (0,3–0,5 mg/kgKG/Tag) als Prophylaxe indiziert.

Anti-CMV-positive Empfänger erhalten eine 3- bis 4-wöchige Gancilovirprophylaxe, anti-CMV-negative Empfänger erhalten bei CMV-positivem Organ eine 3monatige Prophylaxe. Bei anti-CMV-negativem Empfänger und Transplantat ist keine Prophylaxe erforderlich, jedoch ist auf die Verwendung anti-CMV-negativer Blutprodukte zu achten. Der Einsatz von CMV-Hyperimmunglobulin ist ebenso weit verbreitet wie teuer und umstritten. Bei allen Lungentransplantierten wird eine Pneumozystisprophylaxe (Cotrimoxazol, 3-mal wöchentlich) empfohlen.

Eine Literaturübersicht zeigt ◘ Tabelle 36-19. Die in der Tabelle genannten Autoren sind – entsprechend den Ziffern in eckigen Klammern – im Gesamtverzeichnis mit vollständigen Angaben aufgelistet.

36.3.4 Infektionsproblematik bei der Xenotransplantation

[Stellungnahme des Wissenschaftlichen Beirats der Bundesärztekammer 1999]

Der Erfolg der Organtransplatation hat dazu geführt, dass der Bedarf an Spenderorganen immer weniger befriedigt werden kann. Einen Ausweg böte die Transplantation von Organen vom Tier (Xenotransplantation). Zunächst liegt die Transplantation von Organen unserer nächsten Verwandten, Menschenaffen und Primaten der alten Welt, nahe. Jedoch lassen sich Viren besonders gut zwischen nahe verwandten Spezies übertragen [70–74] und führen dann zu schweren Infektionen (z. B. Herpes B).

Ferner stehen der Verwendung dieser Spezies als Organ- und Gewebebank und den Modalitäten einer keimfreien Aufzucht ethische Bedenken im Weg.

Die einzige Spezies, die derzeit als Organspender für Xenotransplantate ernsthaft erwogen wird, sind Schweine. Zwar gibt es als immunologische Barriere Kohlenhydratantigene beim Schwein, die beim Menschen nicht vorkommen (Galactosyl-α(1–3)Galactosylreste von Glykoproteinen und Glykolipiden)

▣ Tabelle 36-19. Literaturübersicht nach Aspekten

Literaturübersicht			
1. Gesamtübersichten zu Infektionen bei Transplantationen			
			Tolkoff-Rubin u. Rubin 2000 [20], Padovan et al. 2000 [21]
2. Übersichten zu Infektionen bei Transplantationen – nach Typ der Transplantation			
Niere			Tanphaichtr u. Brennan 2000 [22]
Herz			Shirali et al. 2001 [23], Avery 2001 [43], Knisely et al. 1999 [25]
Leber			Savitsky et al. 2000 [26]
Lunge			DeMeo u. Ginns 2001 [27]
KMT			Williamson et al. 1999 [28]
3. Übersichten zu Infektionen bei Transplantationen – nach Infektionserregern			
–	Creutzfeldt-Jakob-Erkrankung		Morrice 1998 [29], Brown 1998 [30]
–	Viren		
	Herpesviren		
		CMV	Nichols u. Boeckh 2000 [31]
		EBV	Verschuuren et al. 2001 [32], Koh et al. 2001 [33]
		HSV	Liebau et al. 1996 [12]
		VZV	Fall et al. 2000 [34]
		HHV-6	Bosi et al. [56], Lau et al. 1998 [57], Yoshikawa et al. [58], Griffiths et al. 2000 [59]
		HHV-8	Luppi et al. 2000 [60]
	Hepatitisviren		
		HBV	Krüger 2000 [13], Tong et al. 2000 [35], Keefe 2000 [36], Freiman u. Caughan 2000 [37]
		HCV	Samuel u. Ferey 2000 [38]
		HDV	Tong et al. 2000 [35]
	Papovaviren		Daneshpouy et al. 2001 [39]
	HIV		Simonds et al. 1992 [61]
	Parvoviren		Lui et al. 2001 [40], Zolnourian et al. 2000 [41]
	RSV		Krinzman et al. 1998 [42]
	Adenoviren		Avery 2001 [43]
	Enteroviren		Avery 2006 [43]
	BK		Nickeleit et al. 2000 [62], Shah et al. 2000 [63]
–	Bakterien		Burket et al. 1999 [44], Freeman et al. 1999 [45]
	Listeria		Girmenia et al. 2000 [46]
	Legionella		Ernst u. Yu 1998 [47], Chow et al. 1998 [48], Mathys et al. 1999 [49]
	M. tuberculosis		Dowdy et al. 2001 [50]
	Atypische Mykobakterien		Gaviria et al. 2000 [51]
–	Pilze		Wilkin u. Feinberg 2000 [52]
	Candida		Hoffmann et al. 2000 [53]
	Aspergillus		Ho u. Yuen 2000 [54], Patterson et al. 2000 [55]
–	Protozoen		
	Toxoplasma gondii		Munir et al. 2000 [66]
	Plasmodien (Malaria)		Williams et al. 1999 [67], Fischer 1999 [68]
	Leishmania		Hernandez-Perez 1999 [69]
–	Helminthen		
	Strongyloides stercoralis		Palau u. Pankey 1997 [65]

und zur hyperakuten Abstoßung und zur akuten vaskulären Abstoßung führen, aber dieses Problem lässt sich durch transgene Schweine prinzipiell überwinden. Diese exprimieren entweder das Antigen nicht (bisher nicht möglich), oder sie exprimieren einen kompetitierenden Zucker, nämlich Fucose, oder sie exprimieren humane Gene für Zellmembranproteine, die die Komplementkaskade, die zur akuten Abstoßungsreaktion führt, inhibieren.

Das immunologische Problem ist geringer bei Zellen, die nicht auf eine intakte Gefäßversorgung angewiesen sind, wie Langerhans-Zellen [75] und fetale Hirnzellen zur Therapie von M. Parkinson und Chorea Huntington, die auch bereits transplantiert wurden.

Massenhafte Infektionsübertragungen vom Schwein auf den Menschen sind trotz zahlreicher Viren beim Schwein [76] und teilweise engen Zusammenlebens nicht bekannt. Durch eine Transplantation werden aber alle physikalischen Barrieren der Infektionsabwehr durchbrochen. Hinzu kommen Immunsuppression und die Übertragung humaner Gene auf die Spenderschweine, was zu einer Voradaptation von Viren führen kann. Schließlich können bei umhüllten Viren die Produkte von Genen, die das Transplantat schützen, auch die Viren schützen, die ihre Hülle ja aus der Zellmembran der Zellen des Transplantatempfängers beziehen.

Die meisten Infektionen werden sich durch eine »keimfreie« Aufzucht der Spenderschweine verhindern lassen, aber man kann nur auf Erreger testen, die man auch kennt. So wurde das bei Schweinen relativ weit verbreitete Hepatitis-E-Virus erst vor einigen Jahren entdeckt. Zudem gibt es bei Schweinen endogene Retroviren in jeder Körperzelle, die sich durch eine keimfreie Aufzucht nicht beseitigen lassen. Diese können humane Zellen in vitro infizieren. Ob solche Infektionen in vivo möglich sind und welche Bedeutung sie haben, ist derzeit Gegenstand intensiver Diskussion.

Gefürchtet wird dabei nicht nur die Infektion des individuellen Transplantatempfängers, sondern viel mehr dass dieser mit einem auf den Menschen adaptierten Virus zum Ausgangspunkt einer Epidemie ähnlich der Aids-Epidemie werden könnte.

Fazit für die Praxis

Mit Ausnahme der Nierentransplantation (häufigste Todesursache: kardiovaskuläre Erkrankungen) stellt die Infektkomplikation auch heute noch die häufigste Todesursache im perioperativen Verlauf bei der Transplantation solider Organe dar. Wegen der gleichen initialen Symptomatik von Abstoßung und Infektion ist es entscheidend, diese beiden Komplikationen voneinander abzugrenzen. Dabei hat sich das Procalcitonin als der zzt. am besten differenzierende Parameter erwiesen. In unklaren Situationen muss die Diagnose erzwungen werden (z. B. Lungenbiopsie bei unklarem Erreger).

Literatur zu Kap. 36.3

1. Nashan B, Schlitt HJ, Schwinzer R et al. (1996) Immunoprophylaxis with a monoclonal anti-IL-2 receptor antibody in liver transplant patients. Transplantation 61: 546–554
2. Kuse ER, Langefeld I, Jaeger K, Kulpmann WR (2000) Procalcitonin in fever of unknown origin after liver transplantation: a variable to differentiate acute rejection from infection. Crit Care Med 28/2: 555–559
3. Humphreys H, Willatts S, Vincent JL (2000) Infection in the immunnosuppressed patients. In: Humphreys H, Willatts S, Vincent JL (eds) Intensive care infection. Saunders, London Edinurgh-New York, pp 193–206
4. Petri WA (1994) Infection in heart transplant recipients. Clin Infect Dis 18: 141–148
5. Winston DJ, Emmanouilides C, Busuttil RW (1995) Infection in liver transplant recipients. Clin Infect Dis 21:1077–1091
6. Sarmento A, Freitas F, Tavares AP, Machado D (2000) Organ donor viral screening and its implications in transplantation; an overview. Transplant Proc 32: 2571–2576
7. Council of Europe (1997) State of the art report on serological screening methods for the most relevant microbiological diseases of organ and tissue donors. http://www.social.coe.int./en/qoflife/publi/microbio.htm
8. Wissenschaftlicher Beirat der Bundesärztekammer (1999) Stellungnahme des Wissenschaftlichen Beirats der Bundesärztekammer zur Xenotransplantation. Dtsch Ärztebl 96: B1541–B1547
9. Wissenschaftlicher Beirat der Bundesärztekammer (2001) Richtlinien zum Führen einer Knochenbank. Dtsch Ärztebl 98: C807–C812
10. Wade JJ, Rolando N, Hayllar K et al. (1995) Bacterial and fungal infections after liver transplantation: an analysis of 284 patients. Hepatology 21/5:1328–1336
11. Tollemar J, Hockerstedt K, Ericzon BG et al. (1995) Liposomal amphotericin B prevents invasive fungal infections in liver transplant recipients. A randomized, placebo-controlled study. Transplantation 59/1: 45–50
12. Liebau P, Kuse E, Winkler M et al. (1996) Management of herpes simplex virus type 1 pneumonia following liver transplantation. Infection; 24: 130–135
13. Krüger M (2000) European hepatitis B immunoglobulin trials: prevention of recurrent hepatitis B after liver transplantation. Clin Transplant 14 (Suppl 2): 14–19
14. Klempnauer J, Manns MP (2000) Hepatitis und Lebertransplantation. Chirurg 71/4: 404–491
15. Schlitt HJ, Nashan B, Ringe B et al. (1991) Differentiation of liver graft dysfunction by transplant aspiration cytology. Transplantation 51/4: 786–793
16. Couchoud C (2000) Cytomegalovirus prophylaxis with antiviral agents for solid organ transplantation. Cochrane Database Syst Rev: CD001320
17. Vogel JU, Scholz M, Cinatl J (1997) Treatment of cytomegalovirus diseases. Intervirology 40/5–6: 357–367
18. De Maria R (1996) Prognostic determinats of six-month morbidity and mortality in heart transplant recipients. The Italian Study Group on Infection in Heart Transplantation. J Heart Lung Transplant 15: 124–135
19. Trancassini M, Mosca G, Margiotta MC et al. (2001) Microbiologic investigation on patients with cystic fibrosis subjected to bilateral lung transplantation. Transplantation 72/9: 1575–1577
20. Tolkoff-Rubin NE, Rubin RH (2000) Recent advances in the diagnosis and management of infection in the organ transplant recipient. Semin Nephrol 20: 148–163
21. Padovan CS, Sostak P, Straube A (2000) Neurologische Komplikationen nach Organtransplantation. Nervenarzt 71: 249–258
22. Tanphaichitr NT, Brennan DC (2000) Infectious complications in renal transplant recipients. Adv Ren Replace Ther 7: 131–146
23. Shirali GS, Ni J, Chinnock RE, Johnston JK et al. (2001) Association of viral genome with graft loss in children after cardiac transplantation. N Engl J Med 344: 1498–1503
24. Avery RK (2001) Viral triggers of cardiac-allograft dysfunction. N Engl J Med 344: 1545–1547
25. Knisely BL, Mastey LA, Collins J, Kuhlman JE (1999) Imaging of cardiac transplantation complications. Radiographics 19: 321–339
26. Savitsky EA, Votey SR, Mebust DP et al. (2000) A descriptive analysis of 290 liver transplant patient visits to an emergency department. Acad Emerg Med 7: 898–905
27. DeMeo DL, Ginns LC (2001) Lung transplantation at the turn of the century. Annu Rev Med 52: 185–201
28. Williamson EC, Millar MR, Steward CG et al. (1999) Infections in adults undergoing unrelated donor bone marrow transplantation. Br J Haematol 104: 560–568
29. Morrice GD (1998) CJD was not diagnosed until eight months after organ donor's death. BMJ 316: 630
30. Brown P (1998) Transmission of spongiform encephalopathy through biological products. Dev Biol Stand 93: 73–78
31. Nichols WG, Boeckh M (2000) Recent advances in the therapy and prevention of CMV infections. J Clin Virol 16: 25–40
32. Verschuuren EA, Stevens S, Hanekamp BB et al. (2001) Patients at risk for post-transplant lymphoproliferative disease can be identified in the first months after lung transplantation by quantitative-competitive-EBV-PCR. J Heart Lung Transplant 20: 199
33. Koh BY, Rosenthal P, Medeiros LJ et al. (2001) Posttransplantation lymphoproliferative disorders in pediatric patients undergoing liver transplantation. Arch Pathol Lab Med 125: 337–343

34. Fall AJ, Aitchison JD, Krause A et al. (2000) Donor organ transmission of varicella zoster due to cardiac transplantation. Transplantation 70: 211–213
35. Tong MJ, Terrault NA, Klintmalm G (2000) Hepatitis B transplantation: special conditions. Semin Liver Dis 20 Suppl 1: 25–28
36. Keeffe EB (2000) End-stage liver disease and liver transplantation: role of lamivudine therapy in patients with chronic hepatitis B. J Med Virol 61: 403–408
37. Freiman JS, McCaughan GW (2000) Current limitations to nucleoside analogue therapy for chronic hepatitis B virus infection in the liver transplant and non-transplant settings. J Gastroenterol Hepatol 15: 227–229
38. Samuel D, Feray C (2000) Recurrent hepatitis C after liver transplantation: clinical and therapeutical issues. J Viral Hepat 7: 87–92
39. Daneshpouy M, Socie G, Clavel C et al. (2001) Human papillomavirus infection and anogenital condyloma in bone marrow transplant recipients. Transplantation 71: 167–169
40. Lui SL, Luk WK, Cheung CY et al. (2001) Nosocomial outbreak of parvovirus B19 infection in a renal transplant unit. Transplantation 71: 59–64
41. Zolnourian ZR, Curran MD, Rima BK et al. (2000) Parvovirus B19 in kidney transplant patients. Transplantation 69: 2198–2202
42. Krinzman S, Basgoz N, Kradin R et al. (1998) Respiratory syncytial virus-associated infections in adult recipients of solid organ transplants. J Heart Lung Transplant 17: 202–210
43. Avery RK (2001) Viral triggers of cardiac-allograft dysfunction. N Engl J Med 344: 1545–1547
44. Burket JS, Chenoweth CE, Meyer TL, Barg NL (1999) Donor-to-recipient transmission of bacteria as an unusual cause of mediastinitis in a heart transplant recipient. Infect Control Hosp Epidemiol 20: 132–133
45. Freeman RB, Giatras I, Falagas ME et al. (1999) Outcome of transplantation of organs procured from bacteremic donors. Transplantation 68: 1107–1111
46. Girmenia C, Iori AP, Bernasconi S et al. (2000) Listeriosis in recipients of allogeneic bone marrow transplants from unrelated donors. Eur J Clin Microbiol Infect Dis 19: 711–714
47. Ernst A, Gordon FD, Hayek J, Silvestri RC, Koziel H (1998) Lung abcess complicating Legionella micdadei pneumonia in an adult liver transplant recipient: case report and review. Transplantation 65: 130–134
48. Chow JW, Yu VL (1998) Legionella: a major opportunistic pathogen in transplant recipients. Semin Respir Infect 13: 132–139
49. Mathys W, Deng MC, Meyer J, Junge-Mathys E (1999) Fatal nosocomial Legionnaires' disease after heart transplantation: clinical course, epidemiology and prevention strategies for the highly immunocompromized host. J Hosp Infect 43: 242–246
50. Dowdy L, Ramgopal M, Hoffman T et al. (2001) Genitourinary tuberculosis after renal transplantation: report of 3 cases and review. Clin Infect Dis 32: 662–666
51. Gaviria JM, Garcia PJ, Garrido SM, Corey L, Boeckh M (2000) Nontuberculous mycobacterial infections in hematopoietic stem cell transplant recipients: characteristics of respiratory and catheter- related infections. Biol Blood Marrow Transplant 6: 361–369
52. Wilkin A, Feinberg J (2000) Prophylaxis against fungal infections and cytomegalovirus disease after bone marrow transplantation. Oncology (Huntingt) 14: 1701–1708
53. Hoffman HL, Ernst EJ, Klepser ME (2000) Novel triazole antifungal agents. Expert Opin Investig Drugs 9: 593–605
54. Ho PL, Yuen KY (2000) Aspergillosis in bone marrow transplant recipients. Crit Rev Oncol Hematol 34: 55–69
55. Patterson TF, Kirkpatrick WR, White M et al. (2000) Invasive aspergillosis. Disease spectrum, treatment practices, and outcomes. I3 Aspergillus Study Group. Medicine (Baltimore) 79: 250–260
56. Bosi A, Zazzi M, Amantini A, Cellerini M, Vannucchi AM, De Milito A, Guidi S, Saccardi R, Lombardini L, Laszlo D, Rossi FP (1998) Fatal herpesvirus 6 encephalitis after unrelated bone marrow transplant. Bone Marrow Transplant 22: 285–288
57. Lau YL, Peiris M, Chan GC, Chan AC, Chiu D, Ha SY (1998) Primary human herpes virus 6 infection transmitted from donor to recipient through bone marrow infusion. Bone Marrow Transplant 21: 1063–1066
58. Yoshikawa T, Suzuki K, Ihira M, Furukawa H, Suga S, Asano Y, Kojima S, Kato K, Matsuyama T (1998) Prediction of human herpesvirus 6 infection after allogeneic bone marrow transplantation. Blood 92: 2597–2599
59. Griffiths PD, Clark DA, Emery VC (2000) Betaherpesviruses in transplant recipients. J Antimicrob Chemother 45 Suppl T3: 29–34
60. Luppi M, Barozzi P, Santagostino G, Trovato R, Schulz TF, Marasca R, Bottalico D, Bignardi L, Torelli G (2000) Molecular evidence of organ-related transmission of Kaposi sarcoma-associated herpesvirus or human herpesvirus-8 in transplant patients. Blood 96: 3279–3281
61. Simonds RJ, Holmberg SD, Hurwitz RL, Coleman TR, Bottenfield S, Conley LJ, Kohlenberg SH, Castro KG, Dahan BA, Schable CA (1992) Transmission of human immunodeficiency virus type 1 from a seronegative organ and tissue donor. N Engl J Med 326: 726–732
62. Nickeleit V, Klimkait T, Binet IF, Dalquen P, Del Z, V, Thiel G, Mihatsch MJ, Hirsch HH (2000) Testing for polyomavirus type BK DNA in plasma to identify renal- allograft recipients with viral nephropathy. N Engl J Med 342: 1309–1315
63. Shah KV (2000) Human polyomavirus BKV and renal disease. Nephrol Dial Transplant 15: 754–755
64. Caspari G (Gerlich WH) (2003) Durch Blut übertragbare Infektionskrankheiten. In: Mueller-Eckhardt C (Hrsg) Transfusionsmedizin. Grundlagen – Therapie– Methodik, 3. Aufl. Springer, Berlin Heidelberg New York Tokio (im Druck)
65. Palau LA, Pankey GA (1997) Strongyloides hyperinfection in a renal transplant recipient receiving cyclosporine: possible Strongyloides stercoralis transmission by kidney transplant. Am J Trop Med Hyg 57: 413–415
66. Munir A, Zaman M, Eltorky M (2000) Toxoplasma gondii pneumonia in a pancreas transplant patient. South Med J 93: 614–617
67. Williams HA, Roberts J, Kachur SP, Barber AM, Barat LM, Bloland PB, Ruebush TK, Wolfe EB (1999) Malaria surveillance–United States, 1995. Mor Mortal Weekly Rep CDC Surveill Summ 48: 1–23
68. Fischer L, Sterneck M, Claus M, Costard-Jackle A, Fleischer B, Herbst H, Rogiers X, Broelsch CE (1999) Transmission of malaria tertiana by multi-organ donation. Clin Transplant 13: 491–495
69. Hernandez-Perez J, Yebra-Bango M, Jimenez-Martinez E, Sanz-Moreno C, Cuervas-Mons V, Alonso PL, Ramos-Martinez A, Fernandez-Fernandez J (1999) Visceral leishmaniasis (kala-azar) in solid organ transplantation: report of five cases and review. Clin Infect Dis 29: 918–921
70. Michaels MG, Jenkins FJ, St George K, Nalesnik MA, Starzl TE, Rinaldo CR, Jr (2001) Detection of infectious baboon cytomegalovirus after baboon-to-human liver xenotransplantation. J Virol 75: 2825–2828
71. Kedda MA, Kramvis A, Kew MC, Lecatsas G, Paterson AC, Aspinall S, Stark JH, De Klerk WA, Gridelli B (2000) Susceptibility of chacma baboons (Papio ursinus orientalis) to infection by hepatitis B virus. Transplantation 69: 1429–1434
72. Allan JS (1998) The risk of using baboons as transplant donors. Exogenous and endogenous viruses. Ann N Y Acad Sci 862: 87–99
73. Allan JS, Broussard SR, Michaels MG, Starzl TE, Leighton KL, Whitehead EM, Comuzzie AG, Lanford RE, Leland MM, Switzer WM, Heneine W (1998) Amplification of simian retroviral sequences from human recipients of baboon liver transplants. AIDS Res Hum Retroviruses 14: 821–824

74. Denner J (1998) Immunosuppression by retroviruses: implications for xenotransplantation. Ann N Y Acad Sci 862: 75–86
75. Groth CG, Tibell A, Wennberg L, Bennet W, Lundgren T, Rydgard KJ, Lundin S, Lindeborg E, Korsgren O (2000) Clinical aspects and perspectives in islet xenotransplantation. J Hepatobiliary Pancreat Surg 7: 364–369
76. Yoo D, Giulivi A (2000) Xenotransplantation and the potential risk of xenogeneic transmission of porcine viruses. Can J Vet Res 64: 193–203

36.4 Infektionen nach der Transplantation hämatopoetischer Stammzellen

H. Link

Einleitung

Die Übertragung von Knochenmark und Blutstammzellen hat sich zu einer Standardtherapie für viele maligne Erkrankungen entwickelt [1, 2]. Hämatopoetische Stammzellen können aus Blut, Knochenmark oder Nabelschnurblut gewonnen werden [3–7]. Autologe Stammzellen werden dem Patienten selbst, allogene Zellen einem HLA-identischen oder HLA-kompatiblen Familien- oder nichtverwandtem Spender entnommen. Seit Anfang der 1990er Jahre wurde die Entnahme von Knochenmarkzellen aus dem Beckenknochen zunehmend verlassen und durch die Separation (Leukapherese) von Stammzellen aus dem Blut des Patienten oder Spenders nach mehrtägiger Therapie (Mobilisation) mit dem hämatopoetischen Wachstumsfaktor G-CSF ersetzt.

Je nach Erkrankung und Krankheitsstadium kann mit hochdosierter und myeloablativer (markzerstörender) Chemo- oder Strahlentherapie und der anschließenden Transplantation hämatopoetischer Stammzellen eine langfristige Krankheitsfreiheit oder Heilung erreicht werden. Die nichtmyeloablative Transplantation nach voheriger Immunsuppression nutzt den Immuneffekt der transplantierten Zellen zur Unterdrückung oder Zerstörung maligner Zellen aus [8]. Durch spezifische monoklonale Antikörper, Zytostatikabehandlung in vitro, Kulturtechniken und Stammzellanreicherung können bösartige Zellen aus den autologen Stammzellpräparaten entfernt werden (»purging«).

36.4.1 Immunreaktion

Im Gegensatz zur autologen gibt es bei der allogenen Transplantation Immunreaktionen der transplantierten Zellen mit dem Empfängerorganismus. Unterschiede der »Minor«-Histokompatibilitätsantigene zwischen HLA-identischem Familienspender und Empfänger können T-Lymphozyten und andere Immunzellen aktivieren, die mit den allogenen Stammzellen übertragen wurden [9].

Diese Graft-vs.-host-(GvH-)Reaktion kann Haut, Leber, Darm und andere Organe betreffen und zur GvH-Disease (GvHD) führen, die klinisch diskret, aber auch sehr ausgeprägt auftreten kann. Die GvHD tritt bei Differenzen der Major-Histokompatibilitätsantigene zwischen Spender und Empfänger und bei nichtverwandten Spendern häufiger und stärker auf als bei Familienspendern. Die mit dem Schweregrad der GvHD korrelierte Immundefizienz kann zu lebensbedrohlichen Infektionen führen und den Transplantationserfolg gefährden. Wenn Stammzellen aus Nabelschnurblut gewonnen werden, dann ist auch bei nichtverwandten Spendern wegen der Unreife der Stammzellen und Lymphozyten das Risiko der GvHD gering [4].

Zur Prophylaxe der GvHD werden Immunsuppressiva wie Cyclosporin A, Methotrexat, Steroide, Antithymozytenglobulin u. a. verwendet. Die T-Zellen können zur GvHD-Prophylaxe auch mit spezifischen monoklonalen Antikörpern aus den Transplantaten entfernt werden (T-Zelldepletion). Dadurch entstehen Immundefizienzen, die das Risiko für opportunistische Infektionen erhöhen.

Die GvHD und entsprechende Behandlungen wirken zusätzlich immunsuppressiv. Es ist daher nicht verwunderlich, dass nach der Stammzelltransplantation (SZT) fast immer Infektionen auftreten, die erheblich zur Morbidität und Mortalität beitragen [10]. Insbesondere die GvHD ist häufig mit tödlichen Infektionen korreliert. Aber auch nach autologer SZT, bei der keine GvHD auftritt, gehören Infektionen nach dem Rezidiv der Grundkrankheit zu den häufigsten Todesursachen.

36.4.1.1 Zeitphasen des Infektionsrisikos nach Stammzelltransplantation (SZT)

Nach SZT können 3 Phasen (I, II, III) mit unterschiedlichem Infektionsrisiko, Erregerspektrum und Infektionstyp abgegrenzt werden, die parallel zur hämatologischen und immunologischen Rekonstitution verlaufen [10, 11].

Granulozytopeniephase bis zur Knochenmarkregeneration (I)

Die 1. unmittelbare Phase nach SZT ist charakterisiert durch eine ausgeprägte, in Folge der hochdosierten Chemo- und Radiotherapie herbeigeführte Neutropenie mit Werten zwischen 0 und 1000/µl, die in der Regel 20 (10–30) Tage dauert. Dementsprechend treten zunächst Infektionen durch Bakterien, Sprosspilze oder das Herpes-simplex-Virus (HSV) auf. Eine Bakteriämie ist die häufigste Infektion bei Neutropenie [12], die durch ein ähnliches Erregerspektrum hervorgerufen wird wie bei anderen Patientengruppen mit Neutropenie (■ s. Tabelle 36-4, Kap. 36.1).

Bei vielen Patienten gelingt der Erregernachweis nicht, entsprechend wird dann die Diagnsose unerklärtes Fieber gestellt, mit der entsprechenden empirischen Therapie für Hochrisikopatienten (s. Kap. 36.1). Das Infektionsrisiko ist bei allogener oder autologer SZT gleich. Opportunistische Infektionen können sich ebenfalls als unerklärtes Fieber manifestieren.

Es sind nicht alle Risikofaktoren für eine invasive Pilzinfektion bekannt. Jedoch bedingt eine persistierende Granulozytopenie, wie z. B. bei Patienten mit verzögerter Knochenmarkregeneration oder -abstoßung, ein wesentlich höheres Risiko hinsichtlich einer invasiven Infektion durch Spross- und Fadenpilze [12]. Eine Herpes-simplex-Virus-(HSV-)Reaktivierung ist durch die Immunsuppression bedingt und tritt bei 70–80% aller HSV-seropositiven Patienten auf [12].

Intermediäre Phase nach Granulozytenregeneration (II)

Diese Phase umfasst den Zeitraum von der Erholung der Neutrophilen ab Tag 25–30 bis Tag 100 nach SZT. Die Bakterien-

und Pilzinfektionen der Phase I klingen ab, auch wenn sie oft nicht vollständig ausheilen. Dies kann durch Defekte der Granulozytenfunktion bedingt sein, die lange nach SZT anhalten können. Außerdem besteht ein ausgeprägter humoraler und zellulärer Immundefekt. Nach dem Anwachsen (»engraftment«) des Transplantats bleibt ein deutlicher kombinierter quantitativer und funktioneller Defekt der T- und B-Lymphozyten fortbestehen. Auch bei fehlender GvH-Reaktion ist das Verhältnis der CD4+- gegenüber den CD8+-T-Lymphozyten mindestens ein halbes Jahr nach Transplantation deutlich erniedrigt.

Hinzu kommt bei der allogenen SZT die Möglichkeit einer existierenden oder neu auftretenden akuten GvHD, die immunsuppressiv behandelt werden muss. Bei der akuten GvHD ist das Risiko einer Zytomegalievirus-(CMV-)Infektion und CMV-Pneumonie signifikant erhöht [13, 14]. Die meisten schweren Infektionen treten in der Gruppe der Patienten mit GvHD auf. Sehr oft ist die Lunge von diesen Infektionen betroffen, möglicherweise bedingt durch bestimmte Elemente der Konditionierung, wie z. B. die Ganzkörperbestrahlung und eine generelle Schädigung der mukoziliaren Funktion [15].

Späte Phase nach Knochenmarktransplantation (III)

Die 3. Phase beginnt 100 Tage nach SZT, die in der Regel durch ein geringeres Risiko, an schweren Infektionen zu erkranken, charakterisiert ist. Jedoch sind alle Patienten noch in einem gewissen Ausmaß immundefizient. Dies gilt insbesondere für Patienten mit chronischer GvHD, bei denen die Antikörperproduktion, zelluläre Immunfunktionen und das retikulohistiozytäre System gestört sind [16]. Dies gilt auch für Empfänger von HLA-identischen (»matched«) nichtverwandten Stammzellen, bei »HLA-mismatched« Familienspendern und Nabelschnurstammzellen. Patienten mit >200 CD4-positiven Lymphozyten pro µl Blut, normalen Immunglobulinen und IgG-Subklassen, ohne GvHD und ohne immunsuppressive Therapie, sind immunkompetent und haben kein erhöhtes Risiko der opportunistischen Infektion.

Bei Immundefizienz bleibt auch in dieser Phase das Infektionsrisiko erhöht. Es treten dann vorwiegend bakterielle Infektionen mit bekapselten Erregern wie Streptococcus pneumoniae und Haemophilus influenzae auf. Aber auch Virusinfektionen treten häufig auf sowie tödliche interstitielle Pneumonien durch Zytomegalievirus (CMV), Varizella zoster, Epstein-Barr-Virus- (EBV-)assoziierte lymphoproliferative Erkrankungen, Pneumocystis carinii oder andere Erreger.

Patienten mit chronischer GvHD

Diese Patienten haben ein höheres Infektionsrisiko aufgrund der gestörten B- und T-Zellfunktion, einer möglichen funktionellen Asplenie (Nachweis: Milzverkleinerung, Jolly-Körperchen im Blutausstrich in den Erythrozyten) sowie eines Mangels an sekretorischem IgA. Ensprechend treten v. a. rezidivierende bakterielle Infektionen im Bereich des oberen und unteren Respirationstraktes auf, auch Sinusitis, Otitis media und Pharyngitis sind häufig bakteriell bedingt. Patienten mit mindestens einem dieser Risikofaktoren sollten bei Infektionszeichen antimikrobiell mit breitem Wirkspektrum behandelt werden. Bei mehreren Risikofaktoren wird eine antibiotische Prophylaxe mit Oral-Penicillin oder Makrolidantibiotika empfohlen.

Bei Fieber sind bakterielle Pneumonie, Bronchitis, Sinusitis, und Bakteriämien häufig, die lebensbedrohlich sein können. Auch opportunistische Infektionserreger wie Toxoplasmose und Pneumozytsis carinii trotz Cotrimoxazolprophylaxe treten auf.

36.4.1.2 Autologe Stammzelltransplantation

Nach autologer Transplantation regenerieren die Funktionen des Immunsystems meist rascher als nach allogener Transplantation, sodass weniger opportunistische Infektionen vorkommen. Risikofaktoren sind jedoch T- oder B-Zelldepletion und CD34-Stammzellselektion.

Risikofaktoren und Zeitablauf der Infektionen nach Knochenmarktransplantation

In ◘ Abb. 36-9 sind die Erregerfolge und und die entsprechenden prädisponierenden Faktoren für eine Infektion dargestellt. Diese Folge gilt nicht nur für die allogene SZT, sondern in abgeschwächter Form auch für die autologe SZT.

36.4.2 Erreger und Infektionen nach Stammzelltransplantation

Definition der Infektionen

Die Definition von Infektionen nach Stammzelltransplantation wurde von der Infectious Diseases Working Party der European Group for Blood and Bone Marrow Transplantation (EBMT) standardisiert [17]. Diese entsprechen im Wesentlichen den Definitionen der Arbeitsgemeinschaft Infektionen in der Hämatologie (AGIHO) der Deutschen Gesellschaft für Hämatologie und Onkologie (DGHO), die u. a. in Kap. 36.1 angegeben sind [18–25].

Die auftretenden Infektionen können nach Erreger oder Organmanifestation beschrieben werden. Besonderheiten gelten wegen der spezifischen Immundefizienz, der veränderten Immunreaktivität, GvHD und der therapeutischen Immunsuppression mit ihren Nebenwirkungen und der Interaktionen mit der Knochenmarkinsuffizienz. Zur Beurteilung und Behandlung von Infektionen ist es wichtig, den natürlichen Infektionsverlauf, den Verlauf nach SZT und dessen Abweichung vom Verlauf bei anderen Immunsupprimierten zu kennen. Häufig auftretende Infektionen nach SZT rechtfertigen die Prophylaxe oder empirische Therapie bei vermuteter Infektion.

Erweiterte Diagnostik

Die initiale Diagnostik erfolgt in der Neutropeniephase wie bei anderen neutropenischen Patienten mit unerklärtem Fieber ≥38,3 °C oder ≥38,0°C über 1 h (bzw. 2-mal innerhalb von 24 h); s. Kap. 36.1.2.

Entsprechend der Infektionssysmptomatik sollte die folgende mikrobiologische Diagnostik zusätzlich durchgführt werden [20]:

- Stuhlkultur einschließlich Nachweis von Clostridium-difficile-Enterotoxin;
- Diagnostik auf CMV, Rotaviren, Adenoviren bei ausgeprägter gastrointestinaler Symptomatik; Wundabstrich, Abstrich im Bereich der Analregion;

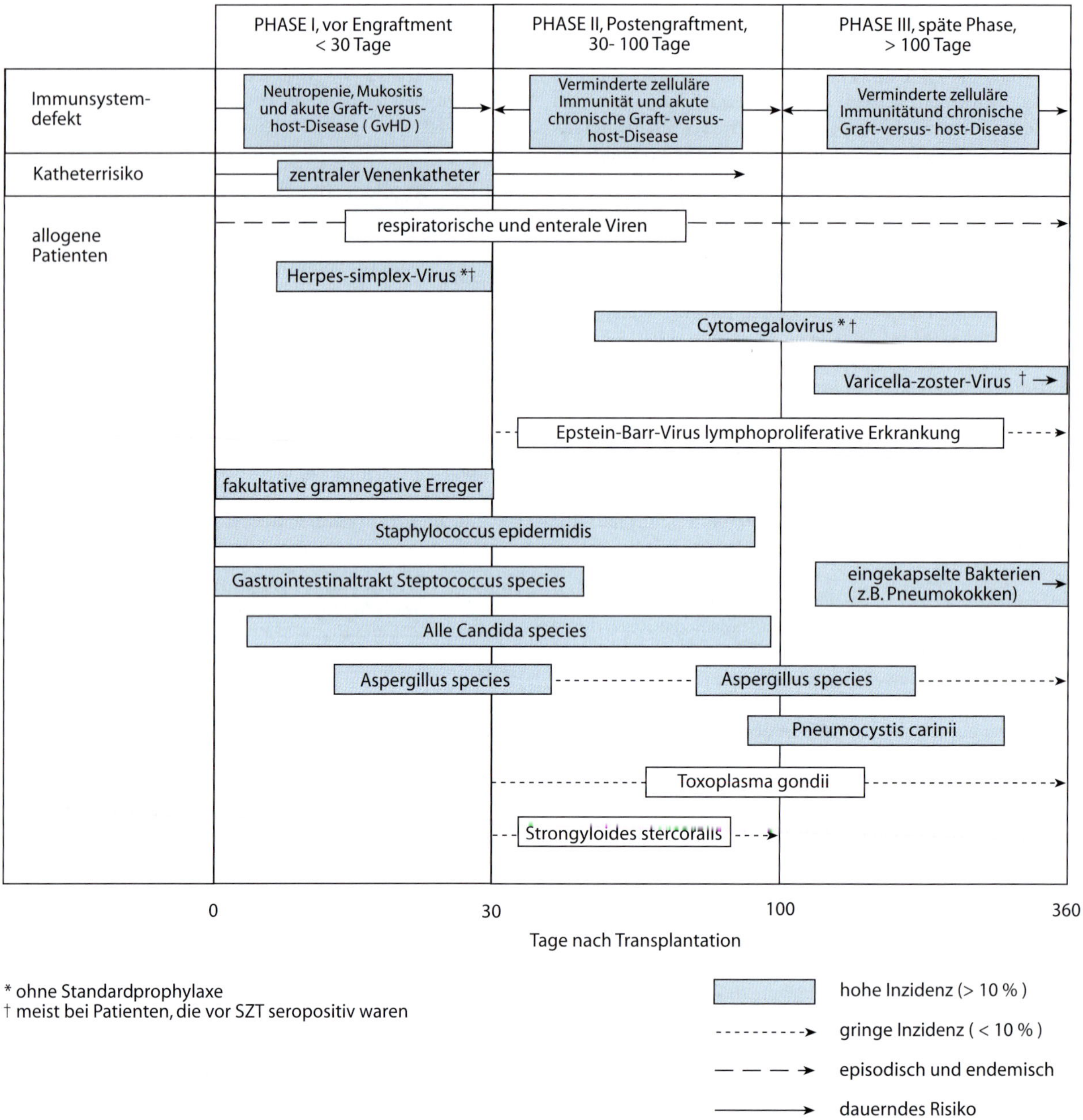

Abb. 36-9. Phasen der (opportunistischen) Infektionen bei allogenen Empfängern von Stammzelltransplantaten (Engraftment: Anwachsen der transplantierten Stammzellen). (Mod. nach [105])

- Liquorkultur (Bakterien, Pilze), PCR (CMV, HSV, VZV HHV-6, Toxoplasmose);
- bronchoalveoläre Lavage: Viren (CMV, HSV, HHV-6), respiratorische Viren (RSV, Influenza-, Parainfluenza, Adenovirus etc.);
- Anzüchtung, ggf. Antigen-ELISA, Bakterien, Pilze einschließlich Pneumocystis carinii, Mykobakterien, Toxoplasmose (Mikroskopie – inkl. Legionellen, Mykoplasmen –, Immunzytochemie, Kultur; die PCR ist noch kein Standard).

Bei Nachweis von Mikroorganismen in der Blut-, Urin- oder Liquorkultur sollte nach klinischem Behandlungserfolg eine Kontrollkultur zur Sicherung der mikrobiologischen Wirksamkeit durchgeführt werden.

Eine hochauflösende Computertomographie des Thorax sollte bei Versagen der Initialtherapie eingesetzt werden und der konventionellen Thoraxaufnahme wegen der besseren Aussagekraft vorgezogen werden.

36.4.2.1 Empirische antimikrobielle Therapie bei unerklärtem Fieber in der Neutropenie nach Stammzelltransplantation

Die Dosierungen gebräuchlicher Antibiotika und Antimykotika sind der Abb. 36-3 sowie den Tabellen 36–9 bis 36–11 in Kap. 36.1 zu entnehmen.

Autologe Stammzelltransplantation

Prinzipiell gelten dieselben Kriterien wie bei neutropenischen Patienten nach intensiver Chemotherapie entsprechend der Hochrisikogruppe (Kap. 36.1.1; [22, 23, 26]). Zu beachten ist das erhöhte Risiko viraler Infektionen, wenn CD34-selektionierte Stammzellen transplantiert werden, wenn Purinanaloga oder lymphozytotoxische Antikörper verwendet wurden.

Allogene Stammzelltransplantation

Besonderheiten im Vergleich zur Neutropenie nach Chemotherapie

Die Indikation zur antimikrobiellen Therapie besteht bei einmaligem Fieber ≥38,3°C oder ≥38,0°C über 1 h (bzw. 2-mal innerhalb von 24 h), s. Kap. 36.1.

Als Besonderheit gilt, dass nur evaluierte Kombinationstherapien mit einem Wirkungsspektrum gegen Enterobacteriaceae, Pseudomonas aeruginosa, Staphylokokken und Streptokokken verwendet werden sollen.

Alle Monotherapiestudien bei Patienten mit neutropenischem Fieber umfassten nur wenige Patinten nach allogener Stammzelltransplantation, sodass derzeit die Effizienz einer Monotherapie mit z. B. Cefepim, Ceftazidim, Imipenem-Cilastatin oder Meropenem in dieser Situation nicht ausreichend untersucht ist und nicht empfohlen werden kann.

Insbesondere Patienten mit schwerer Mukositis sollten wegen der Gefahr einer Bakteriämie mit Streptokokken der Viridansgruppe nicht mit einer Monotherapie, z. B. mit Ceftazidim, behandelt werden. Das Therapieregime muss in diesen Fällen ein Antibiotikum mit sicherer Wirkung gegen Streptokokken und Staphylokokken, z. B. ein Breitspektrumpenicillin oder Glykopeptid, enthalten.

Bei haut- oder venenkatheterassoziierten Infektionen sollte primär empirisch Vancomycin oder Teicoplanin verwendet werden. Diese Glykopeptidantibiotika sollten nach wenigen Tagen wieder abgesetzt werden, wenn keine multiresistenten grampositiven Bakterien nachgewiesen wurden.

Modifikation der antimikrobiellen Therapie bei neutropenischem Fieber nach allogener Stammzelltransplantation

Wenn bei unerklärtem Fieber der Erregernachweis gelungen ist, sollte die antibakterielle Therapie entsprechend dem Antibiogramm angepasst werden, ohne aber das Spektrum der ursprünglichen Therapie nur auf diesen Erreger einzuengen, weil auch weitere, nicht nachgewiesene Erreger eine Rolle spielen können.

Wie in den Richtlinien der AGIHO vorgeschlagen (Kap. 36.1), sollte eine Modifikation der antimikrobiellen Behandlung nach 72–96 h klinisch erfolgloser Therapie erfolgen. Bei längerer Steroidvorbehandlung oder Steroiddosis >2 mg/kgKG/Tag sollte immer in der Second-line-Therapie Amphotericin B oder ein neueres gegen Aspergillus wirksames Antimykotikum appliziert werden. Bei Lungeninfiltrat erfolgt wegen des Risikos der Pilzinfektion die aspergilluswirksame antimykotische Behandlung bereits initial [19, 20, 22–24, 139].

Dauer der antimikrobiellen Therapie bei allogener Stammzelltransplantation

Die Antibiotikatherapie sollte beendet werden, wenn alle der folgenden Bedingungen erfüllt sind (modifiziert nach [20]):

- Fieberfreiheit für mindestens 48 h,
- negative mikrobiologische Befunde,
- unauffällige bildgebende Diagnostik,
- klinische Kreislaufstabilität,
- Neutrophilenzahl >1000/µl.

Eine stufenweise Deeskalation der Therapie ist nach klinischem Ermessen möglich.

36.4.2.2 Pilzinfektionen nach allogener Stammzelltransplantation

Die Inzidenz lebensbedrohlicher invasiver Mykosen kann 15% oder mehr betragen. Risikofaktoren für frühe Aspergillusinfektionen (<40 Tage nach Transplantation) [27]:

- Pilzinfektion bei vorhergehender Chemotherapie,
- lange Neutropeniedauer,
- fortgeschrittene Grunderkrankung und Vortherapie,
- schwere Haut- und Schleimhautschädigungen durch die Konditionierungsbehandlung,
- Transplantation außerhalb einer Laminar-air-flow-(LAF)-Einheit,
- Alter >45 Jahre,
- starke medikamentöse Immunsuppression im Rahmen der Konditionierungsbehandlung und zur Prophylaxe einer GvHD.

Risikofaktoren für Pilzinfektionen nach 40 Tagen:

- Immunsuppression durch die GvHD selbst sowie durch deren Behandlung (Kortikosteroid oder andere intensivere immunsuppressive Behandlung),
- Transplantation von nicht verwandten Spendern oder nicht HLA-gematchten Familienspendern,
- Zytomegalievirusinfektion und antivirale Therapie,
- Alter >45 Jahre.

Diagnose

Persistierendes Fieber unter Antibiotika ist sehr verdächtig auf eine Pilzinfektion. Klinisch können bei der pulmonalen Aspergillusinfektionen pleuritische Thoraxschmerzen, Husten oder Hämoptysen auftreten. Die invasive Aspergillusinfektion der Nasennebenhöhlen manifestiert sich durch Rötung, Schwellung und Schmerzhaftigkeit der betroffen Region. Der Erregernachweis in der Blutkultur gelingt gelegentlich für Candidaspezies und selten für Aspergillusspezies. Der Kulturnachweis von Aspergillus spp. in klinischem Untersuchungsmaterial korreliert mit einer klinisch gesicherten Infektion, allerdings bei geringer Sensitivität [28].

Aufgrund der geringen Sensitivität ist die bronchoalveoläre Lavage zur Diagnose pulmonaler Pilzinfektionen umstritten. Der Nachweis von Pilzantigenen (Galactomannan) oder Pilzmetaboliten (Arabitiniol) oder molekularbiologische Nachweisverfahren sind noch nicht sicher etabliert.

Die hochauflösende Computertomographie der Lunge und Abdomensonographie sind daher besser geeignet, eine manifeste Pilzinfektion zu diagnostizieren.

Therapie

Man kann die therapeutische, empirische, frühzeitige und prophylaktische Behandlung unterscheiden, letztere wird unter Prophylaxe abgehandelt.

Therapie bei klinisch nachgewiesener Pilzinfektion

Standard ist intravenös verabreichtes Amphotericin B-Desoxycholat (AM-B) wegen dessen breiter antimykotischer Wirksamkeit. Die empfohlene Dosierung von Amphotericin B für die empirische Therapie beträgt 0,5–0,7 mg/kgKG/Tag. Diese Dosis wird auch bei dokumentierter invasiver Candida-Infektion eingesetzt. Bei nachgewiesenem pulmonalem Infiltrat oder dokumentierter invasiver pulmonaler Aspergillose sollte AM-B in einer Dosis von 1–1,5 mg/kgKG/Tag appliziert werden. Die antimykotische Therapie muss mindestens bis zur Regeneration der neutrophilen Granulozyten und bis zum Verschwinden der Zeichen der akuten Infektion fortgeführt werden.

Alternativ können liposomales AM-B, Voriconazol, oder, falls durch genügend Daten abgesichert, Itraconazol oder Echinokandine verwendet werden (s. unten: Abschn. »Empirische Therapie von Pilzinfektionen«).

Empirische Therapie von Pilzinfektionen

Die empirische Therapie bei vermuteter Pilzinfektion oder unzureichender Wirkung der antibakteriellen Therapie nach 72–96 h ist Standard (s. Kap. 36.1). Mit der emprischen AM-B-Therapie treten signifikant weniger Pilzinfektionen auf. Liposomales AM-B (3 mg/kgKG) ist signifikant weniger toxisch (Fieber, Schüttelfrost und Nephrotoxizität) als konventionelles AM-B (0,6 mg/kgKG) bei gleicher Wirksamkeit.

Interessant ist das neuere Antimykotikum Voriconazol, das im Vergleich zu liposomalem AM-B bei Standardneutropenie untersucht wurde und gleichwertige bzw. bessere Ergebnisse brachte (weniger Durchbruchinfektionen) [30, 139]. (Dosierungen s. Kap. 36.1, ◘ Tabelle 36-11). Itraconazol zeigte bei autologer Transplantation gleiche Erfolgsquoten wie AM-B bei geringerer Toxizität [31].

Bei der allogenen Transplantation liegen noch keine ausreichenden Erfahrungen vor.

Frühtherapie (präemptive Therapie)

Die Frühtherapie ist die Anwendung antimikrobieller Behandlungen bei Patienten, bei denen man ein hohes Risiko lebensbedrohlicher Infektion annimmt, bevor eine klinisch erkennbare Erkrankung vorliegt ([32]; s. auch CMV-Infektion).

- Kolonisierung:

Die Besiedlung des Respirationstraktes mit Aspergillus sp., nachgewiesen mit Kulturen aus Sputum oder Bronchiallavageflüssigkeit, zeigt ein über 50%iges Risiko der nachfolgenden invasiven Infektion [27]. Eine Frühtherapie ist daher indiziert. Bei Candida-Infektionen korreliert die Besiedlung nicht mit einer nachfolgenden invasiven Infektion und ist daher auch keine Indikation zur Therapie.

- Hochauflösende Computertomographie der Lunge:

Mit der CT können typische Pilzinfiltrate (z. B. auch mit Halo-Zeichen), meist durch Aspergillusinfektion verursacht, frühzeitig erkannt werden. Eine aspergilluswirksame Therapie in dann indiziert [33].

- Nachweis von Pilzantigenen, Metaboliten oder Nukleinsäuren:

Diese Verfahren werden klinisch geprüft. Sie könnten als frühestes Infektionszeichen dienen, zu einem Zeitpunkt der effektivsten Therapie. Besonders interessant sind PCR-basierte Nachweisverfahren [34, 35].

36.4.2.3 Virusinfektionen

Viren der Herpesvirusgruppe (HSV, VZV, CMV, EBV) spielen eine wichtige Rolle nach der allogenen Stammzelltransplantation, ebenso wie respiratorische Viren (RSV, Influenzavirus A und B, Parainfluenzavirus, Adeno- und Rhinovirus) [36]. Infektionen mit HSV und respiratorischen Viren treten eher in der frühen Posttransplantationsphase, Infektionen mit CMV, VZV und EBV vermehrt in der mittleren und späten Posttransplantationsphase auf (zur Diagnostik s. Kap. »Pulmonale Infektionen« in Kap. 36.4.2.4).

Herpes-simplex-Virus 1 und 2

Eine Infektion mit HSV-1 oder HSV-2 ist häufig: Sie tritt bei 60–80% der vor SZT seropositiven Patienten auf, prinzipiell innerhalb der ersten 5 Wochen (◘ s. Abb. 36-9) und nur bei 2% der seronegativen. Die HSV-Infektion ist selten sehr schwer, jedoch sehr häufig und kann mit Aciclovirprophylxe vermieden werden. Es treten die klassischen, aber auch atypischen Ulzerationen an der perioralen Haut, den Lippen, Mundschleimhäuten sowie genital und perianal auf. Sie sind meist ausgeprägter, schmerzhafter, heilen langsamer, behindern die orale Ernährung und können eine Eintrittspforte für Bakterien und Mykosen sein. Seltener treten Ösophagitis, Keratitis, Pneumonie, Hepatitis oder Enzephalitis auf.

Die Diagnose erfolgt je nach Manifestation über Virusanzüchtung aus Rachenspülwasser, Urin, Haut- oder Schleimhautabstrichen, den direkten Nachweis von Antigen (Bläscheninhalt) oder den Nachweis viraler DNA mittels PCR (z. B. im Liquor bei Enzephalitis).

Klinische Infektionen sollten intravenös mit Acyclovir 3-mal 5–10 mg/kgKG/Tag behandelt werden. Resistenzen können unter einer Acyclovirprophylaxe auftreten [37], bei der dann klinische Infektionen mit Foscarnet behandelt werden können [38, 39].

Varizella-zoster-Infektionen

Bei 40% der Patienten tritt eine Reaktivierung (95%) oder Neuinfektion (5%) innerhalb des 1. Jahres auf [40]. Bei GvHD erleiden Patienten oft eine VZV-Infektion mit Beteiligung der inneren Organe. Hautmanifestationen können schwach oder atypisch sein.

Auch nach autologer Stammzelltransplantation treten VZV-Infektionen auf [41, 42]. Hochdosiertes intravenöses Aciclovir 3-mal 10 mg/kgKG ist die Standardtherapie bei disseminierter VZV-Infektion. Bei bedrohlicher Infektion kann zusätzlich einmalig ein intravenöses Varizellenhyperimmunglobulin verwendet werden (0,5–1ml/kgKG). Bei stabiler, nicht disseminierter Erkrankung kann auch Valaciclovir 3-mal 1000 mg täglich verwendet werden.

Zytomegalievirus (CMV)

Nach Stammzelltransplantation zur Behandlung der akuten Leukämie liegt das Risiko einer CMV-Infektion zwischen 33 und 62% [43–45]. Bei 50% der Transplantierten tritt ohne adäquate Prophylaxe eine CMV-Infektion innerhalb der ersten 3 Monate nach SZT auf, die sich sowohl durch hohes Fieber, interstitielle Pneumonie, Hepatitis, fieberhafte Monozytose, Lymphozytose, Knochenmarkinsuffizienz, hämorrhagische Gastroenteritis oder Retinits äußern, aber auch asymptomatisch verlaufen kann [46]. Bei einer aktiven Infektion konnten

Zytomegalieviren eher in Granulozyten als in mononukleären Zellen nachgewiesen werden, evtl. nach Phagozytose infizierter Zellen oder weil CMV Granulozyten bevorzugt befallen [47].

In vitro können auch B- und T-Lymphozyten, natürliche Killerzellen und Monozyten durch CMV infiziert werden [48, 49]. Bei immunsupprimierten Patienten wurden in vivo CMV-infizierte mononukleäre Zellen und überwiegend segmentkernige Granulozyten nachgewiesen [50]. In anderen Untersuchungen wurde CMV-DNA hauptsächlich in Monozyten [51] oder Lymphozyten [52] entdeckt [53, 54].

Es bestehen enge Wechselwirkungen zwischen Hämatopoese, Graft-vs.-host-Krankheit (GvHD) und CMV-Infektion. Durch CMV kann die Hämatopoese unterdrückt oder die Regeneration nach SZT verzögert werden [55]. Bei GvHD treten signifikant häufiger CMV-Infektionen auf [56]. Anderseits kann bei GvHD die Hämatopoese ebenfalls supprimiert und die Immunregulation gestört sein [57].

Im Mausmodell konnte gezeigt werden, dass die Hämatopoese durch CMV auf einer sehr frühen Stufe der Stammzellreihe gehemmt wird [58]. Obwohl Stammzellen mit CMV infizierbar sind [59], scheint dies jedoch nicht der entscheidende Effekt zu sein, da die Hemmung der Hämatopoese durch den adoptiven Transfer von CD8-positiven Lymphozyten aufgehoben wird, die gegen die Virusinfektion wirken [58].

Bei Versagen der prophylaktischen Maßnahmen (s. unten) führt die CMV-Infektion nach SZT zur CMV-Erkrankung. Das Risiko, nach SZT an einer Komplikation zu sterben, liegt nach SZT bei Patienten mit einer CMV-Infektion 2,1fach höher als ohne CMV-Infektion [56]. Das bedeutet, dass Infektionen durch das Zytomegalievirus zu den wichtigsten Komplikationen nach allogener und autologer Stammzelltransplantation gehören.

Definitionen

Da den Zytomegalivirusinfektionen eine besondere Bedeutung zukommt, sind deren Definitionen im Detail aufgeführt, die von der European Group for Blood and Bone Marrow Transplantation (EBMT) standardisiert wurden [17].

Die CMV-Infektion ist durch den Nachweis viraler Proteine oder Nukleinsäuren von beliebigen Körperregionen definiert. Es soll die Herkunft des Materials wie z. B. Plasma, Serum, Vollblut, Leukozyten aus Blut, Liquor oder Urin angegeben werden.

- Primäre CMV-Infektion:

CMV-Nachweis oder CMV-spezifischer Antikörper bei einem zuvor CMV-negativen Patienten.

- Wiederkehrende (rekurrente) Infektion:

Nachweis von CMV Protein, DNA oder RNA bei einem zuvor CMV-seropositiven Patienten.

- Reinfektion:

Nachweis eines neuen CMV-Stamms, der durch CMV-Glykoprotein-(gB-)Typiserung oder molekulare Techniken wie Sequenzierung des Virusgenoms nachgewiesen wurde.

CMV-Nachweis aus dem Blut

Folgende spezifische Definitionen für den CMV-Nachweis aus dem Blut werden empfohlen:

- Virämie:

CMV-Nachweis durch Standardkultur oder der kurzdauernden Shell-Vial-Technik (Minikultur mit Antigennachweis)

- Antigenämie:

Nachweis des CMV-pp65-Proteins in Leukozyten

- DNA-ämie:

DNA-Nachweis aus Plasma, Vollblut, isolierten Blutleukozyten oder »buffy coat«. Es gibt verschiedene Techniken wie PCR, »hybrid capture« oder »branched DNA«. Die Tests können qualtitativ oder quantitativ sein, wobei die Art im letzten Fall angegeben werden sollte.

- RNA-ämie:

RNA-Nachweis aus Plasma, Vollblut, isolierten Blutleukozyten oder »buffy coat«.

CMV-Organerkrankung

- Pneumonie:

Kombination von Zeichen oder Symptomen einer Lungenerkrankung zusammen mit CMV-Nachweis in der bronchoalveolären Lavageflüssigkeit oder Lungengewebe. Der Nachweis sollte mit Virusisolation, Histopathologie, Immunhistochemie oder In-situ-Hybridisierung erfolgen. Der CMV-Nachweis mit PCR allein reicht zur Diagnose der CMV-Pneumonie nicht aus.

- Gastrointestinale Erkrankung:

Kombinatiom von klinischen Symptomen des oberen oder unteren Gastrointestinaltraktes, endoskopisch nachgewiesenen makroskopischen Schleimhautläsionen und CMV-Nachweis mit Virusisolation, Histopathologie, Immunhistochemie oder In-situ-Hybridisierung. Der CMV-Nachweis mit PCR allein reicht zur Diagnose der gastrointestinalen CMV-Erkrankung nicht aus.

- Hepatitis:

Erhöhte Transaminasen, keine andere nachgewiesene Hepatitisursache, CMV-Nachweis mit Leberbiopsie.

- Erkrankung des Zentralnervensystems (ZNS):

ZNS-Symptome zusammen mit CMV-Nachweis durch Kultur oder PCR.

- Retinitis:

Typische retinale Läsionen, durch Augenarzt bestätigt.

- CMV-Syndrom:

Dieser Begriff sollte vermieden werden. Es ist anerkannt, dass CMV die Symptomkombination aus Fieber und Knochenmarkinsuffizienz verursachen kann. Allerdings können nach Stammzelltransplantation einige andere Ursachen zu diesen Symptomen führen, wie Virusinfektionen durch das humane Herpesvirus 6 (HHV-6), möglicherweise durch das humane Herpesvirus 7 (HHV-7) oder Adenovirus. Antivirale Substanzen können unterschiedlich gegen diese Viren wirken, wodurch die Ursächlichkeit schwierig nachweisbar ist. Wenn der Begriff CMV-Syndrom verwendet wird, dann muss bei der Diagnostik auch HHV-6 eingeschlossen werden.

Prävention der Zytomegalievirusinfektion

Expositionsprophylaxe

- Testung des CMV-Serostatus von Spender und Empfänger,
- Verwendung von CMV-seronegativen oder leukozytenfreien Blutprodukten für seronegative Empfänger allogener Transplantate,
- Beratung von seronegativen Empfängern über die CMV-Transmissionswege,
- Verwendung von Latexkondomen bei Sexualkontakten seronegativer Empfänger, die nicht in lang anhaltender monogamer Beziehung leben,

- CMV-seronegative Empfänger sollen Windelwechsel und Sekrete von Säuglingen und Kleinkindern meiden.

Prophylaxe der Erkrankung und deren Wiederauftreten

- Gancicloivirprophylaxe oder Frühtherapie (präemptiv) gestützt auf CMV-pp65-Antigenämie oder DNA-Nachweis zwischen Anwachsen des Transplantats und Tag 100. bei T-Zelldepletion oder nichtmyeloablativer Therapie auch bis 12 Monate nach Transplantation;
- bevorzugt Frühtherapie bei seronegativem Empfänger und seropositivem Spender;
- nicht erforderlich sind Immunglobuline, da ineffektiv oder hochdosiertes Aciclovir zur CMV-Prophylaxe.
- Frühtherapie bei autologer Transplantation: CD34-Selektion der Stammzellen und seronegativem Empfänger.

Klinische Diagnostik bei Verdacht auf CMV-Infektion

Interstitielle Pneumonie durch CMV (CMV-IP)

- Thoraxröntgenaufnahme, ggf. Thorax-CT (höhere Sensitivität), und bronchoalveoläre Lavage (BAL);
- Diagnose:

Interstitielle Pneumonie (radiologisch dokumentiert), und zellkultureller Nachweis von CMV in BAL (Nachweis über PCR oder Antigen-Assay bisher nicht evaluiert); Hinweis: auch bei Verdacht auf CMV-Pneumonie sofortige kombinierte (!) *Therapie* mit Ganciclovir und 7S-Immunglobulin (s. unten).

CMV-Hepatitis [20]

- Transkutane oder transjuguläre Leberbiopsie;
- Diagnose:

Klinische, laborchemische und histologische Diagnose einer Hepatitis und CMV-Nachweis in der Leberbiopsie mittels In-situ-Hybridisierung oder Immunhistochemie.

CMV-Gastroenterokolitis [20]

- Endoskopie und Biopsie, Colon ascendens und terminales Ileum als Prädilektionsorte, dort höchste Wahrscheinlichkeit für den CMV-Nachweis.
- Diagnose:

Diarrhö und endoskopische Zeichen der Enteritis und Nachweis von CMV in Darmbiopsie (histologisch oder über Anzüchtung in Zellkultur).

Therapie der CMV-Infektion

Klinische CMV-Infektion

1. Manifeste CMV-Pneumonie [60–63]
   - Ganciclovir 2-mal 5 mg/kgKG/Tag, über 1 h i.v. Tag 1–14; Ganciclovir 1-mal 5 mg/kgKG/Tag, Tag 15–42; (jeweils Montag bis Freitag, Samstag/Sonntag Pause); Dosisreduktion bei Knochenmarktoxizität oder Niereninsuffizienz.
   Parallel unbedingt erforderlich 7-S-Immunglobulin 500 mg/kgKG, Tag 1, 2, 3, 5, 7, 11, 13; anschließend 2-mal pro Woche bis Tag 42. Ohne eine Immunglobulintherapie ist Ganciclovir ineffektiv!
   - Bei mangelndem Ansprechen: Ganciclovir absetzen und stattdessen Foscarnet 2-mal 60 mg/kgKG über 2 h Tag 1–14, 1-mal 60 mg/kgKG über 2 h, Tag 15–42 (jeweils Montag bis Freitag, Samstag/Sonntag Pause). Die Immunglobulintherapie ist weiterhin erforderlich.
   Anschließend, nach Tag 42 wird eine Erhaltungstherapie empfohlen.
   - Bei Versagen von Ganciclovir und Foscarnet [64]: Cidofovir 3 mg/kgKG 1-mal pro Woche für 2 Wochen, dann jede 2. Woche.
2. Schwere CMV-Gastroenterokolitis, CMV-Hepatitis
   - Wie CMV-Pneumonie, ohne Immunglobulingabe, deren Effektivität in dieser Situation nicht gesichert ist.
3. CMV-Retinitis:
   - Ganciclovir 2-mal 5 mg/kgKG oder Foscarnet 2-mal 60 mg/kgKG; Dauer: 6 Wochen; Erhaltungstherapie:nicht gesichert!
4. CMV-assoziiertes aplastisches Syndrom:
   - Foscarnet 2-mal 60 mg/kgKG und G-CSF, Dauer: 4 Wochen.

Prophylaktische oder frühzeitige (präemptive) Therapie

1. Frühtherapie [32, 65, 66]:
   - Sensitive Screeningverfahren 1-mal/Woche: PCR oder Antigenämietest positiv: Ganciclovir 2-mal 5 mg/kgKG, bei schlechtem »engraftment« Foscarnet 2-mal 60 mg/kgKG.
   - Negativer Test nach 14 Tagen antiviraler Therapie: Beendigung der Therapie.
   - Positiver Test nach 14 Tagen antiviraler Therapie: weitere Erhaltungstherapie mit Ganciclovir 6 mg/kgKG 5-mal pro Woche oder Foscarnet 90 mg/kgKG 5-mal/Woche.
   - Positiver Test nach insgesamt 28 Tagen:
   Umstellen der Therapie von Ganciclovir auf Foscarnet bzw.von Foscarnet auf Ganciclovir; wenn weiterhin positiver Test, dann experimentelle Therapie, Kombination von Ganciclovir mit Foscarnet oder Cidofovirtherapie [64]
2. Prophylaktische Behandlung [67, 68]:

Wegen der Knochenmarktoxizität von Ganciclovir erfolgt die Prophylaxe erst nach dem »engraftment« (Anwachsen des Transplantates) bis Tag 100: Ganciclovir 2-mal 5 mg/kgKG für 7 Tage, dann 6 mg/kgKG/Tag 5 Tage/Woche bis Tag 100.

Knochenmarksuppression unter Ganciclovirtherapie

Unter Behandlung mit Ganciclovir müssen die Neutrophilenwerte während der ersten 100 Tage 2-mal wöchentlich kontrolliert werden. Bei Granulozytenabfall unter 1000/μl muss Ganciclovir abgesetzt werden, G-CSF verwendet und bei persistierender Infektion Foscarnet gegeben werden.

Spät auftretende CMV-Infektionen bereiten zunehmend Probleme bei Patienten, die prophylaktisch oder frühzeitig behandelt wurden [69]. Risikofaktoren sind chronische Graft-vs.-host-Krankheit, Steroidtherapie (1–2 mg/kgKG), niedrige CD4-Lymphozyten (<50/μl) und CMV-Infektion bis 100 Tage nach Transplantation [70]. Diese Patienten sollten bis 12 Monate überwacht werden und bei positivem Befund behandelt werden. Patienten nach nichtmyeloablativer Konditionierung haben eine 12- bis 18-monatige Risikophase der CMV-Infektion.

Kritisch für die Entstehung einer CMV-Infektion ist der Mangel an CMV-spezifischen zytotoxischen T-Zellen. Dieses Defizit kann durch den adoptiven Transfer CMV-spezifischer CD8-Zellen korrigiert werden [71]. Für die In-vitro-Stimulation der T-Zellen werden CMV-spezifische Peptide verwendet, die HLA-restringiert sind [72–74].

Epstein-Barr-Virusinfektion

Nach T-Zelldepletion und insbesondere nicht verwandter SZT nimmt das Risiko der EBV-assoziierten lymphoproliferativen Erkrankung deutlich zu. Zur Therapie und Prophylaxe können EBV-spezifische Spenderlymphozyten erfolgreich eingesetzt werden [75]. EBV-seronegative Empfänger sollten eine EBV-Ansteckung durch Händewaschen, Hygienemaßnahmen und Vermeidung von infektösen Atemwegsekreten umgehen. Aciclovir ist weder therapeutisch noch prophylaktisch wirkungsvoll.

Frühtherapie

Die EBV-Infektion kann mit quantitativer PCR früh erkannt und frühinterventionell mit Rituximab, einem B-zellspezifischen monoklonalen Antikörper, behandelt werden [76].

Humanes Herpesvirus-6

HHV-6 wird bei 46% der Patienten nach Transplantation reaktiviert und ist mit PCR bei allen im Blut nachweisbar. HHV-6 kann interstitielle Pneumonien, Lymphozytopenie, Knochenmarksuppression und Meningoenzephalitis verursachen [77–79].

Parvovirus

Das Parvovirus B19 wird durch Tröpfcheninfektion und Blut übertragen und verursacht nach Transplantation Anämie, »pure red cell anemia« oder Versagen des »engraftment« [80, 81]. Die Infektion ist selten und kann nur durch Immunglobuline und Supportivmaßnahmen behandelt werden. Die Patienten sollten wegen der Infektiosität isoliert werden.

Pneumozystis carinii

Durch die Prophylaxe der Pneumocystis-carinii-Infektion ist die Inzidenz dieser schweren interstitiellen Lungenentzündung bei Patienten mit akuter Leukämie zurückgegangen [82, 83]. Vor Einführung der Prophylaxe betrug die Inzidenz der Pneumocystis-carnii-Pneumonie (PCP) bei allogen stammzelltransplantierten Patienten etwa 6,8%, mit adäquater Prophylaxe 1,3–3,2% [84–87].

Dyspnoe, trockener Husten und hohes Fieber charakterisieren die Pneumonie. Im Röntgenbild des Thorax treten bei 58% beidseitige Infiltrate auf, die typische Aussparungen der Lungenperipherie aufweisen. 15% der Patienten zeigen nur geringe oder keine pathologischen radiologischen Befunde. Die zytologische Diagnose gelingt mit dem Immunfluoreszenztest aus Flüssigkeit der Bronchiallavage (s. Kap. 31.4), allerdings bleiben 13% negativ und können mit einer Lungenbiopsie nachgewiesen werden [84]. Die Letalität ist hoch mit 89% in den ersten 6 Monaten nach Transplantation und 40% zu einem späteren Zeitpunkt [84].

Therapie der Pneumocystis-carinii-Pneumonie

- Hochdosiertes Trimethoprim/Sulfamethoxazol (TMP/SMX), 20/100 mg/kgKG/Tag p.o. oder i.v. in 3 oder 4 Dosen (Tagesdosis, 13–18 Amp.) verteilt auf 3–4 Einzeldosen für 3 Wochen und täglich 2 mg Prednisolon/kgKG i.v.
- Alternativen bei Unverträglichkeit von Cotrimoxazol:
  - Pentamidin-isethionat 4 mg/kgKG i.v. 1-mal täglich über 3 Wochen;
  - Trimethoprim 20 mg/kgKG/Tag in 4 Dosen kombiniert mit Dapson 1-mal 100 mg p.o. über 3 Wochen;
  - Atovaquon 2-mal 750 mg p.o.über 3 Wochen.

Toxoplasmose

Die Infektion ist mit einer Inzidenz von 2–8,5% der Seropositiven selten. Bei Seropositivität [88] und insbesondere bei T-Zell-depletion besteht ein signifikantes Risiko (8,5%) der disseminierten Toxoplasmose, die auch unter einer Trimethoprim-Sulfamethoxazol-Prophylaxe für Pneumocystis carinii auftreten kann [89]. Obwohl die Infektion durch Blutprodukte oder Knochenmark übertragen werden kann, ist sie meist die Folge einer reaktivierten früheren Infektion, insbesondere bei GvHD und gestörter T-Zellfunktion [88]. Klinisch imponiert die Erkrankung durch Fieber, Enzephalitis mit fokalen zerebralen Herden, Krampfanfällen, Pneumonie, Perimyokarditis mit Rhythmusstörungen, Blutdruckabfall sowie als Chorioretinitis.

Diagnostik

Direktnachweis aus Serum, Liquor und Bronchiallavage. Der PCR-Nachweis scheint die Diagnstik verbessern zu können. Bei Verdacht auf Toxoplasmose: Thoraxröntgenaufnahme, Thorax-CT, zerebrale CT und Magnetresonanztomographie (MRT).

Therapie

- Sulfadiazin und Pyrimethamin über 3–6 Wochen:
Dosierungen:
  - Sulfadiazin: 4–8 g/Tag in 4 Einzeldosen p.o. (ca. 100–150 mg/kgKG),
  - Pyrimethamin: 2-mal 100 mg p.o. als »loading dose« an Tag 1, dann 50–75 (100) mg/Tag (ca. 1 mg/kgKG);
- Folinsäure:
10 mg/Tag p.o. begleitend, zur Reduktion der hämatologischen Toxizität. Bei Chorioretinitis oder erhöhtem intrakraniellem Druck initial zusätzlich Steroide.
- Alternativen für Sulfadiazin bei Sulfonamidunverträglichkeit:
  - Clindamycin: 4-mal 600 mg/Tag p.o. oder i.v. in Kombination mit Pyrimethamin (s. oben);
  - zerebrale und okuläre Toxoplasmose: Clindamycin 4-mal 600 mg i.v pro Tag, plus Pyrimethamin 100 mg p.o. pro Tag plus Folinsäure 10 mg/Tag.

36.4.2.4 Klinische Infektionen

Da nicht alle möglichweise auftretenden Infektionen nach Stammzelltransplantation erwähnt werden können, sind wichtige Erkrankungen und deren Therapie beschrieben. Die Behandlung dokumentierter Infektionen bei Neutropenie wird auch in Kap. 36.1, ◻ Tabelle 36-12, dargestellt.

Pulmonale Infektionen

Lungenerkrankungen zählen zu den bedrohlichsten Komplikationen nach SZT [90–92]. Pulmonale Infektionen können lokalisiert auftreten und sind dann häufig durch Bakterien oder Pilze bedingt. Oft findet man jedoch ein diffuses interstitielles Muster auf dem Röntgenbild. Diese interstitiellen Pneumonien können durch Infektionen mit Zytomegalievirus (CMV), Pneumocystis carinii, Influenza- und Parainfluenzaviren, »respiratory syncytial virus« (RSV), Adenoviren, Herpes-simplex-Virus, Legionella pneumophila, Mycoplasma pneumoniae, aber auch durch Candida spp., Aspergillus und andere Erreger entstehen.

Das Zytomegalievirus verursacht fast die Hälfte der interstitiellen Pneumonien mit einer Letalität von 60–90% [56, 60–62].

Eine interstitielle idiopathische Pneumonie (IP) ohne sicheren Erregernachweis kommt besonders häufig bei höheren Bestrahlungsdosen (>8 Gy), Ganzkörperbestrahlung in einer Dosis (einzeitig) und höherer Dosisleistung vor [93–95]. Weitere Risikofaktoren sind die akute GvHD, ein langes Intervall zwischen Diagnose der Grundkrankheit und SZT, Leukämie als Grundkrankheit und GvHD-Prophylaxe ohne Cyclosporin A [96].

Diagnose

Diagnostik bei Verdacht auf respiratorische Viren [20]

- Klinische Symptome des oberen Respirationstraktes:
Antigen-Elisa für RSV, Adeno-, Influenza-, Parainfluenzavirus aus Rachenspülwasser, Sputum;
- Zellkultur:
Virusisolierung; zusätzlich: Urinuntersuchung auf Adenovirusantigen;
- Klinische Symptome des unteren Respirationstraktes:
Antigen-ELISA für RSV, Adeno-, Influenza-, Parainfluenzavirus aus Rachenspülwasser, Sputum und Flüssigkeit der bronchoalveolären Lavage.

Diagnostik bei Verdacht auf CMV-Infektion

Siehe oben

Therapie

- Influenza A oder B:
Die bei Immunkompetenten wirksamen Neuraminidase-Inhibitoren Zanamavir und Oseltamivir zur Influenzatherapie sind bei Patienten nach Stammzelltransplantation noch nicht geprüft.
- »Respiratory sincycial virus« (RSV):
Intravenöses Immunglobulin und Ribavirininhalationen wurden verwendet, mit einer höheren Überlebensrate, wenn die Behandlung vor Hypoxiebeginn begonnen wurde. Der monoklonale Antikörper Palivizumab wird bei SZT noch geprüft [97].
- Adenovirus:
Es ist keine effektive Standardtherapie verfügbar. Neue Hoffung ergibt sich durch Cidofovir und die adoptive Transfusion von unbestrahlten Lymphozyten des Spenders [98, 99].

Mukositis, Gastroenteritis, Kolitis und Diarrhö

Während der ersten 3 Wochen nach SZT tritt als Folge der Ganzkörperbestrahlung und zytostatischen Chemotherapie eine reversible Schleimhautnekrose im Mund und im gesamten Gastrointestinaltrakt auf. Sie äußert sich in Diarrhö, Bauchschmerzen, hämorrhagischer Enterokolitis und Darmatonie. Methotrexat zur Prophylaxe der GvHD verstärkt die Mukositis noch zusätzlich. Zu dieser Mundschleimhautentzündung kommt meistens eine Superinfektion durch lokale Erreger, die trotz antimikrobieller Prophylaxen persistieren, sowie grampositive und gramnegative Aerobier, Sprosspilze und außerdem Viren der Herpesgruppe.

Diese therapieinduzierten Entzündungen müssen von Infektionen und der Graft-vs.-host-Krankheit abgegrenzt werden. Gleichzeitig bedeutet die Schädigung der Schleimhäute, dass Erreger sehr leicht in die Blutbahn gelangen können. Die Mukositis heilt in der Regel nach 2–3 Wochen ab, und deutlich rascher, wenn die Regeneration der Granulozyten begonnen hat. Perianale Schmerzen in der Neutropenie müssen als Infektion aufgefasst und behandelt werden.

Weniger als 15% der Durchfälle sind auf Infektionen zurückzuführen, die dann durch Adenoviren, Clostridium difficile (s. auch unten: Kap. 36.4.2.5 »Prävention und Prophylaxe von Infektionen«), Rotavirus oder Coxsackie-Virus bedingt sind. Auch Enteroviren, Kryptosporidien, Lamblien und Strongyloides kommen vor.

Hepatitis

Das klinische Bild der Hepatitis reicht von Fieber mit Bauchschmerzen bis zur fulminanten Hepatitis. Differenzialdiagnsotisch kommen Lebervenenverschlusskrankheit, cholestatischer Leberschaden bei Sepsis, akute GvHD, chemische Hepatitis durch Medikamente oder Hyperalimentation in Frage. Virale Infektionen als Urheber sind außer Hepatitis-B- das Hepatits-C-Virus, HSV, Varizella-zoster-Virus, Adenovirus, CMV.

Mit Hepatitisviren infizierte Patienten haben zum Transplantationszeitpunkt mehrere Risiken. Eine Hepatitis erhöht das Risiko einer Lebervenenverschlusskrankheit 4,6fach [100–102]. Eine fulminante Virushepatits kann auftreten, wenn der Empfänger nach SZT-HbsAg-positiv ist [103]. Bei Hbc-Antikörpern wird Hepatitis B bei 35% der Patienen im Rahmen von Immunsuppression zur GvHD-Therapie reaktiviert. Durch natürliche Infektion immunisierte Spenderzellen können beim Empfänger die HBV-Infektion zum Verschwinden bringen, jedoch nicht Lymphozyten von Hepatitis-B-geimpften Spendern [104].

Bei HbsAG-positiven Empfängern kann prophylaktisch Lamivudin oder Famciclovir verwendet werden.

Hämorrhagische Zystitis

Diese Komplikation kommt häufig vor und hat sowohl toxische (Cyclophosphamid) als auch infektiöse Ursachen. Nach der Transplantation auftretende Zystitiden können durch GvHD, Polyomavirus JK oder BK, Adenovirus, HSV oder CMV hervorgerufen sein.

36.4.2.5 Prävention und Prophylaxe von Infektionen

Zur Prävention und Prophylaxe von Infektionen in der Neutropeniephase wurden verschiedene Wege beschritten [105, 106]. Dazu zählt die selektive Dekontamination des Gastrointestinaltraktes in normalen Isolationszimmern, die totale Dekontamination in strikt reverser Isolation mit laminar strömender, steril gefilterter Luft (Laminar-air-flow-Einheit) und die Gabe von steriler Kost. Je nach Art der Prophylaxe wurden orale nicht resorbierbare, orale resorbierbare oder intravenös applizierbare Antibiotika verwendet [107].

Diese Maßnahmen wurden seit Beginn der Stammzelltransplantation in den 1970er-Jahren zunächst intensiviert und wegen geringer Effizienz und hohen Kosten in der Mitte der 1990er Jahre auf sicher wirksame oder offenkundig sinnvolle Präventionsmethoden limitiert. Entscheidend sind auch Immunsuppression und Immundefizienz, deren Stärke von Transplantationsart (autolog, allogen Familie, allogen nicht verwandt, T-Zelldepletion u. a.), Konditionierung (myeloablativ, nichtmyeloablativ), immunsuppressiver Therapie und Knochenmarkfunktion abhängig ist. Dementsprechend müssen die Prophylaxen angepasst werden.

In den USA wurden Richtlinien zur Vermeidung opportunistischer Infektionen nach hämatopoetischer Stammzelltransplantation nach den Kriterien der »evidence based medicine« (EBM) entwickelt, an denen mit großem Aufwand die Centers for Disease Control and Prevention (CDC), die Infectious Diseases Society of America (IDSA) und die American Society for Blood an Marrow Transplantation (ASBMT) sowie viele weitere Fachgesellschaften und Institutionen mitgewirkt haben. In diesem Kapitel sind diese Empfehlungen soweit anwendbar berücksichtigt, Details müssen in der Originalarbeit nachgelesen werden [105, 106].

Infektionskontrolle im Krankenhaus

Bei allogener Transplantation muss die Luft im Patientenzimmer durch High-efficiency-particulate-air-Filtration (>99%; HEPA) gereinigt werden, die alle Partikel in einer Größe von >0,3 µm entfernt. Ein mindestens 12facher Luftwechsel ist erforderlich. Bei autologer Transplantation sollte eine HEPA-Filtration verfügbar sein, wenn eine langdauernde Neutropenie, der Hauptrisikofaktor für nosokomiale Aspergillusinfektionen, zu erwarten ist. Um einen permanenten Überdruck in den Patientenzimmern zu erreichen, sollte immer eine Druckdifferenz zum Vorraum von >2,5 Pa vorliegen. Die Lufteintrittsschächte dürfen Vögeln keinen Zugang ermöglichen, weil dadurch das Risiko der invasiven Lungeninfektionen durch Aspergillus zunimmt.

Bakterielle Infektionen

Inbesondere während der Neutropeniephase können schwere bakterielle Infektionen auftreten, aber auch während der anderen Phasen. Die Hauptinfektionsquelle sind zentralvenöse Katheter, Mund- und Rachenflora und Darmbakterien, die durch Translokation in das Gewebe oder die Blutbahn gelangen können. Zur Verhinderung der Resistenzentwicklung sollten prophylaktische Antibiotika zurückhaltend eingesetzt werden.

Neutropeniephase

Vor der SZT wird die Darmdekontamination wegen mangelnder Effizienz und dem Risiko der Resistenzentwicklung nicht empfohlen [108]. Obwohl die Rate der Bakteriämien mit prophylaktischen Antibiotika nach SZT zurückgeht, nimmt die Zahl der Todesfälle durch Infektionen nicht ab [109]. Wenn bei asymptomatischen, afebrilen Patienten Antibiotika prophylaktisch verwendet werden, dann müssen die Resistenzdaten der Klinik und der Abteilung für SZT regelmäßig berücksichtigt werden.

Keinesfalls sollte Vancomycin zur Routineprophylaxe verwendet werden, da vancomycinresistente Enterokokken (VRE) und methicillin- (oxacillin-)resistente S.-aureus- (MRSA-, ORSA-)Stämme mit zusätzlich verminderter Glykopeptidempfindlichkeit (»Vancomycin intermediate S. aureus«= VISA) zunehmen [110].

Zentrale Venenkatheter

Es sollten die generellen Richtlinien zur Katherpflege angewendet werden. Silber-Sulfadiazin oder antibiotikaimprägnierte Katheter können das Infektionsrisiko vermindern [21]. Blutinfektionen über Venenkatheter können reduziert werden, wenn Patienten beim Baden oder Duschen das Katheterende vor Leitungswasser schützen.

Chronische Graft-vs.-host-Krankheit (cGvHD)

Bei cGvHD besteht ein erhöhtes Risiko der Infektion durch eingekapselte Bakterien, insbesondere durch S. pneumoniae, aber auch Haemophilus influenzae und Neisseria meningitis. Die Antibiotikaprophylaxe richtet sich nach den lokalen Resistenzspektren. Eine Immunglobulinprophylaxe mit 7-S-Immunglobulinen ist nur bei Antikörpermangel (<400 mg/dl) effektiv [111, 112].

Spezielle Erreger

Streptococcus pneumoniae

Bei cGvHD wird eine antibiotische Prophylaxe für die Dauer der cGvHD-Therapie empfohlen. Standard ist Penicillin; wenn Trimethoprim-Sulfamethoxazol täglich zur Pneumocystis-carinii-Prophylaxe verwendet wird, dann reicht dies auch zur S.-pneumoniae-Prophylaxe aus.

Eine Pneumokokkenimpfung mit der 23-valenten Vakzine ist 12–24 Monate nach Transplantation sinnvoll, eine intravenöse Immungobulinsubstitution bei Antikörpermangel (<400 mg/dl).

Streptococcus viridans

Eine Mukositis erleichtert den Übertritt von S. viridans vom Mund in das Blut. Eine Zahn- und Fokussanierung ist vor SZT unerlässlich. Nur wenn gehäuft schwere Infektionen durch S. viridans in einer Abteilung auftreten, dann sind prophylaktische Antibiotika entsprechend dem Resistenzspektrum nötig.

Hämophilus influenzae Typ b (Hib)

Kinder im selben Haushalt wie pädiatrische Transplantatempfänger sollten Hib-geimpft sein. Die Hib-Impfung ist für alle Patienten 12, 14 und 24 Monate nach SZT erforderlich (■ s. Tabellen 36-20 und 36-21). Nach Kontakt mit ungeimpften Infizierten (<4 Jahre alt) sollten pädiatrische Patienten für 4 Tage eine orale Rifampicinprophylaxe erhalten; Dosis: bei Alter 0–1 Monate 10 mg/kgKG, bei Alter über1 Monat 20 mg/kgKG, maximale Dosis 600 mg/Tag [105].

Clostridium difficile

Patienten mit Clostridium-difficile-Erkrankung oder -Besiedlung sollten unter Kontaktkontrolle geführt werden. Medizinisches Personal muss Handschuhe vor dem Betreten des Zimmers tragen, wenn Kontakt mit dem Patienten oder seinen Gegenständen anzunehmen ist. Wenn die Zimmerdesinfektion mit Natriumhypochlorit 1:10 statt mit quarternären Ammoniumsalzen erfolgt, kann die Infektionsrate signifikant gesenkt werden [113].

Tuberkulose

Eine Tuberkulose kann unter Immunsuppression reaktiviert werden. Daher sollte ein Tuberkulintest mit 5 Tuberkulinein-

Tabelle 36-20. Empfohlene Impfungen für Empfänger von Stammzelltransplantaten, sowohl nach allogener und autologer Transplantation. (Nach [105, 138])

Vakzine oder Toxoid	Zeit nach Transplantation		
	12 Monate	14 Monate	24 Monate
Inaktivierte Vakzine oder Toxoid Diphtherie, Pertussis, Tetanus			
– Kinder <7 Jahre	Diphtherie, Tetanus, Pertussis (DTP)	DTP oder DT	DTP oder DT
– Kinder >7 Jahre	Tetanus-Diphtherie-Toxoid (Td)	Td	Td
Haemophilus-influenza-Typ-B- (Hib-)Konjugat	Hib-Konjugat	Hib-Konjugat	Hib-Konjugat
Hepatitis B (HepB)	HepB	HepB	HepB
23-valente Pneumokokken-Polysaccharidimpfstoffe (PPV23)	PPV23	–	PPV23
Influenza	Lebenslang jahreszeitliche Impfung, vor und ab 6 Monate nach SZT		
Inaktivierte Poliovakzine (IPV)	IPV	IPV	IPV
Attenuierte Lebendvirusimpfstoffe			
Masern, Mumps, Röteln (MMR)	–	–	MMR
Varizellen	Kontraindiziert für Patienten nach SZT		

Tabelle 36-21. Empfohlene Impfungen für Angehörige, enge Kontaktpersonen und medizinisches Personal von Empfängern hämatopoetischer Stammzellen. (Nach [105])

Impfung	Anwendungsempfehlung
Hepatitis A	Personen mit erhöhtem Hepatitis-A-Risiko oder seinen negativen Folgen (z. B. bei chronischer Lebererkrankung, Reisende in Hepatitis-A-Endemiegebiete)
Influenza	Haushaltskontakte: Impfung steng empfohlen während jeder Influenzasaison (Oktober bis Mai); Beginn in der Saison vor der Transplantation, bis 24 Monate danach; bei persistierender Immundefizienz bis zu deren Ende Medizinisches Personal: Jährliche Impfungen sind streng angeraten
Polio	Routineimpfungen laut Impfplan, es darf nur die inaktivierte Poliovakzine verwendet werden
Masern, Mumps, Röteln	Empfohlen für alle Persone älter als 12 Monate, sofern keine Immundefizienz oder Schwangerschaft vorliegt
Haemophilus influenzae	Haushaltskontakte: Impfung von Kindern empfohlen
Varizellen	Personen älter als 12 Monate ohne frühere VZV-Infektion sollten geimpft werden, sofern keine Immundefizienz oder Schwangerschaft vorliegt: Medizinisches Personal, Haushaltskontakte, bei Alter ≥13 Jahre sind 2 Impfungen im Abstand von 4–8 Wochen nötig

heiten durchgeführt werden. Er kann allerdings bei vorliegender Immundefizienz negativ ausfallen. Eine Hautreaktion von >5 mm bedeutet Positivität, eine entsprechende Diagnostik auf aktive Tuberkulose ist dann erforderlich. Eine BCG-Impfung ist bei SZT-Empfängern kontraindiziert, da eine tödlich verlaufende Infektion durch BCG-Erreger auftreten kann (BCG-itis).

Tuberkulinreaktive Patienten ohne vorherige Therapie und ohne aktive Erkrankung erhalten folgende Prophylaxe:

- Isoniazid (INH), 5 mg/kgKG/Tag oral für 9 Monate, Maximaldosis 300 mg/Tag, und
- Pyridoxin (Vitamin B_6), 25–50 mg täglich oral zur Reduktion der INH-Polyneuropathie.
- Auch eine 2-mal wöchentliche Therapie ist möglich mit 15 mg INH/kgKG (maximal 900 mg) und 50–100 mg Pyridoxin.

Eine 2-monatige Prophylaxe mit Pyrazinamid und Rifampicin ist bei Patienten vor SZT möglich, wenn keine Medikamenteninteraktion mit der Rifampicintherapie wahrscheinlich ist und mindestens 2 Wochen Intervall nach Absetzen der Therapie und SZT planbar sind [105].

Zytomegalievirusinfektion und Epstein-Barr-Virusinfektion

Siehe oben, Kap. »Zytomegalievirusinfektion« und »Epstein-Barr-Virus-Infektion«.

Herpes-simplex-Virus 1 und 2

HSV-seronegative Empfänger sollten auf die Ansteckungsmöglichkeit durch Speichel und Zervixflüssigkeit hingewiesen werden.

Alle HSV-seropositiven Empfänger sollten bei allogener Transplantation Acyclovir zur Prophylaxe erhalten [114, 115]. Die Behandlung mit Aciclovir ab der Konditionierung (Hochdosisvorbehandlung) ist sehr effektiv, sodass die HSV-Reaktivierung bei HSV-Positiven im 1. Monat nach Transplantation von 80% auf 5% gesenkt werden kann.

Die Behandlung kann intravenös oder oral erfolgen und sollte vom Beginn der Konditionierung bis bis zum »engraftment« (Tag 30) oder Abheilen der Mukositis dauern. Dosis: Acyclovir 4-mal 200 mg/Tag p.o.; 2-mal 250 mg/m^2/Tag i.v. (bei schwerer Mukositis).

Problematisch ist die schlechte Resorption, die durch orales Valaciclovir (500 mg täglich), der »prodrug« von Aciclovir, umgangen werden kann. Patienten, die zur CMV-Prophylaxe Ganciclivir, Foscarnet, oder Cidofovir erhalten, benötigen wegen deren HSV-Wirksamkeit kein Aciclovir. HSV-Seronegative benötigen auch bei seropositivem Spender keine Prophylaxe.

Varizella-zoster-Virusinfektionen

Wegen des hohen Ansteckungsrisikos sollten alle Familienangehörigen, Kontaktpersonen oder zukünftige Besucher gegen VZV geimpft werden, die seronegativ sind oder sicher keine Windpocken oder andere VZV-Infektionen hatten.

Die Impfung erfolgt am besten 4 Wochen vor Beginn der Konditionierung. Der Patient soll Infizierte meiden und Personen, die nach Impfung einen Hautauschlag entwickeln (5–35 Tage nach Impfung). Alle Patienten mit VZV-Erkrankung müssen strikt isoliert werden. VZV-exponierte Patienten können bereits 10 Tage vor und 21 Tage (28 Tage bei VZV-Immunglobulingabe) nach Exanthemausbruch infektiös sein und müssen dann so isloliert werden, dass der Luftübertragungsweg ausgeschlossen ist.

Immunglobuline gegen Varizella zoster sollten Patienten innerhalb von 96 h erhalten, die Kontakt zu Windpocken oder zu VZV-infizierten Personen hatten und <24 Monate nach Transplantation sind oder >24 Monate und immunsuppressiv behandelt werden.

Prävention

Mit einer Langzeitprophylaxe (2-mal 200 mg/Tag) bis zum Ende der Immunsuppression nach SZT kann die Inzidenz der VZV-Infektion auf 10% gesenkt werden [116]. Valaciclovir (2-mal 500 mg) wird wegen seiner guten Bioverfügbarkeit auch verwendet. Varizella-Immunglobulin (0,5–1 ml/kgKG) sollte allen seronegativen Empfängern während der ersten 24 Monate, bei Immunsuppression oder cGvHD auch länger, gegeben werden, die das Risiko der VZV-Infektion haben. Früher geimpfte Patienten mit VZV-Kontakt sollten prophylaktisch wie seronegative Patienten behandelt werden, da der Impfschutz gegenüber natürlichem VZV nicht 100% beträgt.

Infektionen mit respiratorischen Viren

Dazu zählen »respiratory syncycial virus« (RSV), Influenzaviren, Parainfluenzaviren und Adenovirus, die alle sehr ansteckend sind. Bereits vor Diagnosestellung sollten symptomatische Patienten isoliert weren. Eine Grippeimpfung wird dem Personal, allen Familienangehörigen, engen Kontaktpersonen vor SZT und mindestens 24 Monate nach SZT angeraten.

Wenn eine nosokomiale Influenza-A-Infektion durch einen Stamm ausbricht, der nicht durch die Impfung abgedeckt ist, dann sollte dem oben genannten Personenkreis prophylaktisch eine Behandlung mit Amantadin oder Rimantadin vorgeschlagen werden bzw. mit Neuraminidaseinhibitoren (Zanamavir, Oseltamivir) bei Unverträglichkeit, Resistenz des Virusstammes oder Influenza-B-Infektion.

Amantidin oder Rimatidin wird empfohlen, wenn während der ersten 6 Monate nach Transplantation eine Influenza-A-Grippewelle ausbricht. Nach 6 Monaten sollte die Grippeimpfung wiederaufgenommen werden.

Pilzinfektionen

Prävention

Transplantatempfänger müssen Aerosole mit hohem Gehalt an Schimmelpilzsporen meiden, wie z. B. Staubexposition durch Umbauarbeiten, Abrissarbeiten, Baustellen, Erd- und Gartenarbeiten, Marihuanarauchen, Tierställe, Höhlen, Umgang mit pilzhaltigen Lebensmitteln, Naturheilmittel, die durch Schimmelpilze kontaminiert sein können.

Obwohl invasive Candida-Infektionen meist endogenen Ursprungs sind, kann durch direkten Patientenkontakt Candida übertragen werden, die oft azolresistent sind.

Durch Pilzsporen kontaminierte Luft kann zu Aspergillusinfektionen der Lunge und Nasennebenhöhlen führen. Ein besonderes Augenmerk ist daher dem Schutz der Patienten vor exzessiv sporenbelasteter Luft zu widmen [117, 118].

Expositionskontrolle im Krankenhaus

Die Luftfiltration (mit HEPA-Filtern) ist bei allen Patienten mit allogener SZT und Hochrisikopatienten nach autologer SZT angeraten (s. oben).

Medikamentöse Prophylaxe [106, 119]

Die orale Medikation nichtresorbierbarer Antimykotika (Nystatin, Amphotericin B, Clotrimazol) reduziert die Menge kolonisierender Sprosspilze sowie den oropharyngealen und ösophagealen Schleimhautsoor. Die Inzidenz invasiver Pilzinfektionen, weder durch Spross- noch durch Fadenpilze, wird dadurch nicht vermindert.

Da die meisten invasiven Pilzinfektionen durch Candida albicans während der ersten Posttransplantationsphase entstehen, sollen alle Patienten ab dem Tag der Transplantation bis zum »engraftment« Fluconazol erhalten [120, 121]. Zu beachten ist, dass Fluconazol gegen C. krusei, C. glabrata und Schimmelpilze nicht wirkt. Da eine dosisabhängige Wirkung besteht, sollten 400 mg/Tag oral oder intravenös verwendet werden. Niedrigere Dosierungen sind nicht sicher wirksam.

Patienten mit einer Pilzinfektion in der Anamnese können behandelt werden, wenn die Infektion nicht aktiv ist. Sie sollen in Phase I nach SZT prophylaktisch eine therapeutische Dosierung eines wirksamen Antimykotikums erhalten.

Nach autologer SZT ist eine Fluconazolprophylaxe bei langandauernder Neutropenie, Schleimhautschäden, Fludarabin- oder 2-CDA-Vortherapie sinnvoll

Pneumozystis-carinii-Pneumonie

Patienten mit einer länger dauernden Immunsuppression müssen prophylaktisch mit Cotrimoxazol (Trimethoprim/Sulfamethoxazol: TMP/SMX) oder einer Pentamidininhalation (300 mg alle 4 Wochen) behandelt werden [84, 85, 122]. Wegen besserer Wirksamkeit ist Cotrimoxazol vorzuziehen [85]. Die Dauer der Prophylaxe sollte mindestens 6 Monate betragen, bei Risikopatienten mit Graft-vs.-host-Reaktion oder Immunsuppression auch länger, solange diese Risiken bestehen. Bei autologer SZT sollten Patienten nach intensiver Konditionierung wie mit Leukämie, malignem Lymphom, Transplantatbehandlung oder kurz zuvor erhaltener 2-CDA- bzw. Fludarabintherapie behandelt werden.

- Trimethoprim/Sulfamethoxazol (TMP/SMX),
- Cotrimoxazol forte 3 Tbl./pro Woche oder 1-mal täglich oder
- Cotrimoxazol 1-mal täglich, Tag –8 bis Tag –2 (täglich) und ab Tag +10 bis Tag +180; Pause zwischen Tag –2 und +10 wegen Knochenmark- und Nephrotoxizität.
- Alternativen bei Cotrimoxazolunverträglichkeit:
  - Dapsone 100 mg/Tag oder
  - Atovaquone 1500 mg täglich oder
  - Inhalationen mit Pentamidin-isothionat 300 mg an Tag –9, –8, –7, +28 und dann alle 4 Wochen bis Tag +180, zusätzlich ist bei Pentamidin-Inhalationen eine Prophylaxe gegen Toxoplasmose erforderlich.
- Hinweis: Wenn wegen Toxoplasmoserisiko Sulfadiazin-Pyrimethamin verwendet werden, dann besteht auch Schutz gegenüber Pneumocystis carinii, sodass keine zusätzliche Prophylaxe nötig ist.

Toxoplasma gondii

Alle Transplantatempfänger sollen auf das Risiko der Toxoplasmoseinfektion durch nicht ausreichend gegartes oder rohes Fleisch (Mett, Hack) und Katzenkot hingewiesen werden. Bei Seropositivität [88] und insbesondere bei T-Zelldepletion besteht ein signifikantes Risiko (8,5%) der disseminierten Toxoplasmose, die auch unter einer Trimethoprim-Sulfamethoxazol-Prophylaxe für Pneumocystis carinii auftreten kann [89].

Therapie

- Trimethoprim/Sulfamethoxazol (TMP/SMX), Cotrimoxazol forte 3 Tbl. pro Woche oder 1-mal täglich, oder Cotrimoxazol 1-mal täglich, Tag –8 bis Tag –2 (täglich) und ab Tag +10 bis Tag +180; Pause wegen Knochenmark- und Nephrotoxizität zwischen Tag –2 und +10.
- Bei Unverträglichkeit von Trimethoprim/Sulfamethoxazol: Clindamycin, 300–450 mg/Tag p.o alle 6–8 h, plus Pyrimethamin, 25–75 mg/Tag p.o.; plus Folinsäure, 5 mg p.o.

Strongyloides stercoalis, Zwergfadenwurm

Diese Wurminfektion kann bei Immundefizienz sehr problematisch sein [123]. Eine vollständige Reiseanamnese muss erhoben werden. Alle Patienten mit unerklärter Bluteosinophilie oder nach Reisen in Endemiegebiete müssen serologisch auf einen asymptomatischen Befall durch S. stercoalis untersucht werden. Bei fehlender Verfügbarkeit müssen 3 Stuhlproben auf Wurmeier untersucht werden.

Patienten mit positivem Titernachweis, Stuhlbefund oder unerklärter Eosinophilie und entsprechender Reiseanamnese oder Exposition sollten vor der SZT prophylaktisch behandelt werden und regelmäßig überwacht werden.

Therapie

- Albendazol 400 mg oral/Tag für 3 Tage oder
- Thiabendazol täglich 2-mal 25 mg/kgKG oral für 2 Tage, maximal 3 g/24 h; oder
- Ivermectin, täglich 200 µg/kgKG oral für 2 Tage.

Bei Immunsupprimierten muss die Therapie mehrfach im Abstand von 2–3 Wochen erfolgen. Eine Sanierung ist möglicherweise nicht zu erreichen.

Wachstumsfaktoren der Granulopoese

Die gentechnologisch hergestellten hämatopoetischen Wachstumsfaktoren »Granulozytenkolonien stimulierender Faktor« (G-CSF) und Granulozyten-Makrophagen-Kolonien stimulierender Faktor« (GM-CSF) können die Granulozytenregeneration nach SZT beschleunigen, die Morbidität vermindern, jedoch nur selten die Anzahl der Infektionen reduzieren [124–128].

Prophylaktische Granulozytentransfusionen konnten die Häufigkeit früher Infektionen signifikant vermindern [129], jedoch nahm das Risiko von CMV-Infektionen erheblich zu [43], sodass diese Maßnahme als Routine verlassen wurde. Neuerdings gibt es eine Reniassance der Methode bei Hochrisikopatienten für Pilzinfektionen, da mit G-CSF signifikant mehr Granulozyten gewonnen werden können als zuvor [130, 131].

Immunglobulinprophylaxe

Eine generelle intravenöse Immunglobulinprophylaxe (IVIG) nach Transplantation ist nur sinnvoll bei ausgeprägter Hypogammoglobulinämie (<400 mg/dl) bis 100 Tage nach SZT zur Prophylaxe von bakteriellen Infektionen. Die Halbwertszeit von IVIG ist nach SZT und bei Infektionen verkürzt. Es sollten Talspiegel von 400–500 mg/dl eingehalten werden. Die empfohlene Wochendosis beträgt 500 mg/kgKG. Eine CMV-Prophylaxe ist keine Indikation wegen fehlender Effizienz; VZV-Infektion s. oben.

Intramuskuläres Immunglobulin sollten Hepatitis-A-empfängliche Patienten erhalten, mit dem Risiko der Hepatitis-A-Exposition (Reisen) oder postexpositionell. Auch masernungeimpfte Patienten sollten nach Masernkontakt mit Masernimmunglobulin (0,2 ml/kgKG) behandelt werden.

Impfungen

Die myeloablative oder immunsuppressive Therapie vor der Transplantation vermindert die Immunfunktion, begünstigt opportunistische Infektionen und unterdrückt die immunogene Reaktion auf Impfungen. Obwohl sich die Immunreaktivität im Laufe der Zeit wieder einstellt, bestehen große zeitliche Unterschiede aufgrund verschiedener Einflüsse wie T-Zelldepletion, GvHD, höheres Alter, Antithymozytenglobulinbehandlung und andere Immunsuppressiva.

In der Kindheit erworbene Antikörpertiter (Tetanus, Polio, Masern, Mumps, Röteln und eingekapselte Erreger) nehmen 1–4 Jahre nach der allogenen und autologen Transplantation auf kaum protektive Werte ab, wenn der Empfänger nicht erneut geimpft wird [132–136]. Bei unkonjungierter Pneumokokkenpolysaccharidvakzine (PPV) und unkonjungierter Hämophilus-influenzae-Typ-b-Vakzine ist die Impfantwort schwächer. Booster-Impfungen führen zu einer anamnestischen Antikörperreaktion, die bei cGvHD wieder verloren gehen kann.

Aktive Impfungen

Die Impfempfehlungen nach allogener und autologer Transplantation sind in ◘ Tabelle 36-20 aufgeführt.

Anmerkungen zu einzelnen Impfungen

- Hepatitis B:
  Die Immunisierung mit dem rekombinanten Impfstoff ist bei allen Personen indiziert, die auch sonst geimpft würden. Bei fehlender Impfreaktion sollte mit einer erneuten Serie mit 3 Injektionen geimpft werden.
- Pneumokokken:
  Die Impfung mit PPV23 kann ineffektiv sein [133]. Der 7-valente Pneumokokkenkonjugatimpfstoff ist nach SZT noch nicht ausreichend erprobt. Er könnte eingesetzt werden, gefolgt von einem 23-valenten Impfstoff.
- Meningokokken:
  Eine Meningokokkenvakzine sollte in Endemiegebieten oder Gegenden mit gehäuften Meningokokkenausbrüchen erfolgen. Nach Stammzelltransplantation liegen keine Erfahrungen vor.
- Polio:
  Eine orale Poliovakzinierung ist kontraindiziert, auch bei Personen im selben Haushalt.
- Influenza:
  Erstimpflinge unter 9 Jahren benötigen initial 2 Impfungen.
- Masern, Mumps, Röteln:
  MMR ist als attenuierte Lebendvakzine nur bei Immunkompetenz und frühestens 24 Monate nach Transplantation indiziert, wenn keine immunsuppressive Therapie erfolgt und keine GvHD nachweisbar ist.
- Bacillus-Calmette-und-Guérin- (BCG-)Impfung:
  Nach Stammzelltransplantation absolut kontraindiziert, da lebensbedrohliche Infektionen durch BCG (BCG-itis) auftreten können.

Aktive Impfungen für Angehörige und medizinisches Personal

Für diesen Personenkreis mit engem Patientenkontakt werden ebenfalls Impfungen vorgeschlagen, die in ◘ Tabelle 36-21 angegeben sind.

36.4.3 Strategien zur Vermeidung von Infektionen im Alltag nach Transplantation

Es können hier nur einige Aspekte exemplarisch aufgeführt werden. Weitere Details können in der Literatur oder von Transplantationskliniken erfahren werden [105, 106].

Insbesondere vor und nach allogener Transplantation müssen Patienten und Angehörige von Kindern über die Möglichkeiten instruiert werden, wie die Exposition gegenüber opportunistischen Erregern aus dem Lebensumfeld vermieden werden kann. Händewaschen mit antimikrobieller Seife und Wasser gehört immer noch zu den effektivsten Maßnahmen z. B. vor dem Essen, der Nahrungszubereitung, nach Gartenarbeit, Tierkontakt und Toilettenbenutzung etc. [105]. Alternativ kann auch ein Desinfektionsmittel verwendet werden. Patienten in ländlicher Umgebung müssen sich vor der Übertragung von Kryptosporidien schützen.

Außerdem muss die Ansteckungsgefahr durch andere Personen und die Umgebung in jeder Hinsicht minimiert werden. Dazu sollten die detaillierten Empfehlungen der Transplantationskliniken beachtet werden [105].

Ernährung

Die Patienten sollen rohes oder nicht ausreichend gegartes Fleisch meiden, auch Geflügel, Wild und Wurst u. a. Außerdem sollen keine rohen oder halbgekochten Eier verzehrt werden, auch keine Speisen, die entsprechende Saucen enthalten, wie z. B. selbstgemachte Sauce hollandaise, Mayonnaise etc. wegen des Risikos der Salmonellenenteriditisinfektion. Auch rohe oder halbgekochte Fische, Meeresfrüchte sowie Austern und andere Muscheln dürfen zur Vermeidung von viralen Gastroenteritiden und der Exposition gegenüber Vibrionen spp. oder Kryptosporidium parvum nicht konsumiert werden.

Sichere sexuelle Kontakte

Sexuell aktive Empfänger von Stammzelltransplantaten sollten generell Praktiken unterlassen, bei denen eine orale Fäzesexposition möglich ist. Wenn keine langanhaltende monogame Partnerschaft besteht, sind Latexkondome angeraten, um die sexuelle Übertragung von CMV, HSV, HIV, Hepatitis B und C und anderer Errger zu vermeiden.

Tierkontakt, Haustiere,

Während der ersten 6 Monaten nach SZT oder bei Immunsuppression sollten Tierkontakte vermieden werden. Wenn möglich, gilt dies auch für Haustiere. Wer trotzdem seine Haustiere behalten möchte, sollte darauf achten, dass die Tiere gesund sind (tierärztliche Untersuchung) und keine infizierte, verdorbene oder unpasteurisierte Nahrung verfüttert wird. Außerdem muss die Exposition gegenüber Staub, Kot und anderen Ausscheidungen vermieden werden, um das Risiko der Toxoplasmose, Kryptosporidiose, Salmonellosis und Campylobakteriose zu reduzieren [137].

Fazit für die Paxis

Infektionen durch opportunistische Erreger nach Stammzelltransplantation stellen sehr häufige und wesentliche Probleme in Diagnostik und Therapie dar. Die klassischen klinischen Symptome und Verläufe können wegen der veränderten Immunreaktivität stark variieren. Nicht selten überlagern sich mehrere Infektionen und klinische Komplikationen.

Literatur zu Kap. 36.4

1. Link H, Kolb HJ, Ebell W et al. (1997) Die Transplantation hämatopoetischer Stammzellen Teil I: Definitionen, prinzipielle Anwendungsmöglichkeiten, Komplikationen. Med Klin 92/8: 480–491
2. Link H, Kolb HJ, Ebell W et al. (1997) Die Transplantation hämatopoetischer Stammzellen Teil II: Indikationen zur Transplantation von hämatopoetischen Stammzellen nach myeloablativer Therapie. Med Klin 92: 534–545
3. Thomas ED (1995) Bone marrow transplantation from bench to bedside. Ann N Y Acad Sci 770: 34–41
4. Kurtzberg J, Laughlin M, Graham ML et al. (1996) Placental blood as a source of hematopoietic stem cells for transplantation into unrelated recipients. N Engl J Med 335/3: 157–166
5. Silberstein LE, Jefferies LC (1996) Placental-blood banking – a new frontier in transfusion medicine. N Engl J Med 335/3: 199–201
6. Ferrant A, Doyen C, Delannoy A et al. (1995) Karyotype in acute myeloblastic leukemia: Prognostic significance in a prospective study assessing bone marrow transplantation in first remission. Bone Marrow Transplant 15/5: 685–690
7. Link H, Arseniev L, Bähre O et al. (1995) Combined transplantation of allogeneic bone marrow and CD34+ blood cells. Blood 86/7: 2500–2508
8. McSweeney PA, Niederwieser D, Shizuru JA et al. (2001) Hematopoietic cell transplantation in older patients with hematologic malignancies: replacing high-dose cytotoxic therapy with graft-vs.-tumor effects. Blood 97/11: 3390–3400
9. Kernan NA, Dupont B (1996) Minor histocompatibility antigens and marrow transplantation. N Engl J Med 334/5: 323–324
10. van der Meer JWM, Guiot HFL, van den Broek PJ, van Furth R (1984) Infections in bone marrow transplant recipients. Semin Hematol 21: 123–140
11. Phillips GL (1988) The management of infections. In: Deeg HJ, Klingemann HG, Phillips GL (eds) A guide to bone marrow transplantation. Springer, Berlin Heidelberg New York Tokyo, pp 107–113
12. Meyers JD (1986) Infection in bone marrow transplant recipients. Am J Med 81 (Suppl 1A): 27–38
13. Weiner RS, Bortin MM, Gale RP et al. (1986) Interstitial pneumonitis after bone marrow transplantation. Ann Intern Med 104: 168–175
14. Miller W, Flynn P, McCullough J et al. (1986) Cytomegalovirus infection after bone marrow transplantation: an association with acute graft-v-host disease. Blood 67: 1162–1167
15. Winston DJ, Ho WG, Champlin RE, Gale RP (1984) Infectious complications of bone marrow transplantation. Exp Hematol 12: 205–215
16. Witherspoon RP, Storb R, Ochs HD et al. (1981) Recovery of antibody production in human allogeneic marrow graft recipients: influence of time posttransplantation, the presence or absence of chronic graft-vs.-host disease, and antithymocyte globulin treatment. Blood 58: 360–368
17. Cordonnier C, Engelhard D, Ljungman P et al. (2001) Definitions of Infectious Diseases and Complications after Stem Cell Transplant A proposal from the Infectious Diseases Working Party 1 Nov 2001 Version 1. 1-11-2001. http://www.ebmt.org/EBMTNEW/5WorkingParties/IDWP/wparties-id6.htm
18. Böhme A, Karthaus M, Einsele H et al. (1999) Diagnostik systemischer Pilzinfektionen in der Hämatologie -Standardempfehlungen der Arbeitsgemeinschaft Infektiologie in der Hämatologie und Onkologie der Deutschen Gesellschaft für Hämatologie und Onkologie. Dtsch Med Wochenschr 124 (Suppl 1): S24–S30
19. Buchheidt D, Böhme A, Cornely O et al. (2001) Dokumentierte Infektionen bei Neutropenie – Empfehlungen zu Diagnostik und Therapie, Arbeitsgemeinschaft Infektionen in der Hämatologie und Onkologie – Fachgruppe der Deutschen Gesellschaft für Hämatologieund Onkologie. Dtsch Med Wochenschr 126: 1085–1090
20. Einsele H, Bertz H, Beyer J et al. (2001) Epidemiologie und interventionelle Therapiestrategien infektiöser Komplikationen nach allogener Stammzelltransplantation. Dtsch Med Wochenschr 126/45: 1278–1284
21. Fätkenheuer G, Buchheidt D, Fuhr HG et al. (2001) Venenkatheter-assoziierte Infektionen bei Patienten mit Neutropenie. Dtsch Med Wochenschr 126/4: 89–95
22. Link H, Blumenstengel K, Bohme A et al. (1999) Antimikrobielle Therapie von unerklärtem Fieber bei Neutropenie Standardempfehlungen der Arbeitsgemeinschaft Infektiologie in der Hämatologie und Onkologie der Deutschen Gesellschaft für Hämatologie und Onkologie. Dtsch Med Wochenschr 124 (Suppl 1): S3–S8
23. Maschmeyer G, Hertenstein B, Glass B, Schiel X (1999) Interventionelle antimikrobielle Therapie febriler Komplikationen nach Hochdosistherapie und autologer Stammzelltransplantation. Standardempfehlungen der Arbeitsgemeinschaft Infektiologie in der Hämatologie und Onkologie der Deutschen Gesellschaft für Hämatologie und Onkologie. Dtsch Med Wochenschr 124 (Suppl 1): S9–13
24. Maschmeyer G, Beinert T, Buchheidt D, Einsele H, Holler E (1999) Diagnostik und Therapie von Lungeninfiltraten bei febrilen neutropenischen Patienten – Standardempfehlungen der Arbeitsgemeinschaft Infektiologie in der Hämatologie und Onkologie der Deutschen Gesellschaft für Hämatologie und Onkologie. Dtsch Med Wochenschr 124 (Suppl 1): S18–S23
25. Ostermann H, Derigs HG, Heussel G et al. (1999) Sepsis in Neutropenie Standardempfehlungen der Arbeitsgemeinschaft Infektiologie in der Hämatologie und Onkologie der Deutschen Gesellschaft für Hämatologie und Onkologie. Dtsch Med Wochenschr 124 (Suppl 1): S14–S17
26. Link H, Blumenstengel K, Böhme A et al. (2001) Antimikrobielle Therapie von unerklärtem Fieber bei Neutropenie Standardempfehlungen der Arbeitsgemeinschaft Infektionen in der Hämatologie und Onkologie (AGIHO. der Deutschen Gesellschaft für Hämatologie und Onkologie (DGHO), Arbeitsgruppe Interventionstherapie bei unerklärtem Fieber Arbeitsgemeinschaft Supportivtherapie (AK-SUPPO der Deutschen Krebsgesellschaft (DKG, 2. aktualisierte Fassung Januar 2001. http://www.DGHO-Infektionen.de
27. Wald A, Leisenring W, van Burik JA, Bowden RA (1997) Epidemiology of aspergillus infections in a large cohort of patients undergoing bone marrow transplantation. J Infect Dis 175: 1459–1466
28. Yu VL, Muder RR, Poorsattar A (1986) Significance of isolation of aspergillus from the respiratory tract in diagnosis of invasive pulmonary aspergillosis. Results from a three-year prospective study. Am J Med 81: 249–254
29. Walsh TJ, Finberg RW, Arndt C et al. (1999) Liposomal amphotericin B for empirical therapy in patients with persistent fever and neutropenia. National Institute of Allergy and Infectious Diseases Mycoses Study Group. N Engl J Med 340/10: 764–771
30. Chandrasekar PH, Manavathu E (2001) Voriconazole: a second generation triazole. Drugs Today 37: 135–148
31. Boogaerts M, Winston DJ, Bow EJ et al. (2001) Intravenous and oral itraconazole vs. intravenous amphotericin B deoxycholate as empirical antifungal therapy for persistent fever in neutropenic patients with cancer who are receiving broad-spectrum antibacterial therapy. A randomized, controlled trial. Ann Intern Med 135/6: 412–422
32. Rubin RH (1991) Preemptive therapy in immunocompromised hosts. N Engl J Med 324/15: 1057–1059
33. Caillot D, Casasnovas O, Bernard A et al. (1997) Improved management of invasive pulmonary aspergillosis in neutropenic patients using early thoracic computed tomographic scan and surgery. J Clin Oncol 15/1: 139–147
34. Hebart H, Offler J, Meisner C et al. (2000) Early detection of aspergillus infection after allogeneic stem cell transplantation by polymerase chain reaction screening. J Infect Dis 181/5: 1713–1719

35. Buchheidt D, Baust C, Skladny H et al. (2001) Detection of aspergillus species in blood and bronchoalveolar lavage samples from immunocompromised patients by means of 2-step polymerase chain reaction: clinical results. Clin Infect Dis 33/4: 428–435
36. Ljungman P, Ward KN, Crooks BN et al. (2001) Respiratory virus infections after stem cell transplantation: a prospective study from the Infectious Diseases Working Party of the European Group for Blood and Marrow Transplantation. Bone Marrow Transplant 28: 479–484
37. Ljungman P, Ellis MN, Hackman RC, Shepp DH, Meyers JD (1990) Acyclovir-resistant herpes simplex virus causing pneumonia after marrow transplantation. J Infect Dis 162: 244–248
38. Darville JM, Ley BE, Roome AP, Foot AB (1998) Acyclovir-resistant herpes simplex virus infections in a bone marrow transplant population. Bone Marrow Transplant 22/6: 587–589
39. Reusser P, Cordonnier C, Einsele H et al. (1996) European survey of herpesvirus resistance to antiviral drugs in bone marrow transplant recipients. Bone Marrow Transplant 17: 813–817
40. Locksley RM, Flournoy N et al. (1985) Infection with varicella-zoster virus after marrow transplantation. J Infec Dis 152: 1172–1181
41. Bilgrami S, Chakraborty NG, Rodriguez-Pinero F et al. (1999) Varicella zoster virus infection associated with high-dose chemotherapy and autologous stem-cell rescue. Bone Marrow Transplant 23: 469–474
42. Wacker P, Hartmann O, Benhamou E, Salloum E, Lemerle J (1989) Varicella-zoster virus infections after autologous bone marrow transplantation in children. Bone Marrow Transplant 4: 191–194
43. Hersman J, Meyers JD, Thomas ED, Buckner CD, Clift RA (1982) The effect of granulocyte transfusion on the incidence of cytomegalovirus infection after allogeneic marrow transplantation. Ann Intern Med 96: 149–152
44. Grundy (Chalmer. JE, Mackenzie JS, Stanley NF (1981) Influence of H-2 and Non-H-2 genes on resistance to murine cytomegalovirus infection. Infect Immunity 32: 277–286
45. Collaborative DHPG Treatment Study Group (1986) Treatment of serious cytomegalovirus infection with 9-(1,3-dihydrox-2-propoxymethyl)guanine in patients with AIDS and other immunodeficiencies. N Engl J Med 314: 801–805
46. Neiman PE, Meyers J, Medeiros E, McDougall JK, Thomas ED (1980) Interstitial pneumonia following marrow transplantation for leukemia and aplastic anemia. UCLA Symposia 17: 75–81
47. Jordan MC (1983) Latent infection and the elusive cytomegalovirus. Rev Infect Dis 5: 205–215
48. Rice GPA, Schrier RD, Oldstone MBA (1984) Cytomegalovirus infects human lymphocytes: virus expression is restricted to immediate-early gene products. Proc Natl Acad Sci USA 81: 6134–6138
49. Braun RW, Reiser HC (1986) Replication of human cytomegalovirus in human peripheral blood T cells. J Virol 60: 29–36
50. Saltzman RL, Quirk MR, Jordan MC (1988) Disseminated cytomegalovirus infection. Molecular analysis of virus and leukocyte interactions in viremia. J Clin Invest 81: 75–81
51. Einhorn L, Öst A (1984) Cytomegalovirus infection of human blood cells. J Infec Dis 149: 207–214
52. Schrier RD, Nelson JA, Oldstone MBA (1985) Detection of human cytomegalovirus in peripheral blood lymphocytes in a natural infection. Science 230: 1048–1050
53. Link H, Battmer K, Stumme C (1993) Cytomegalovirus infection in leukocytes after bone marrow transplantation demonstrated by mRNA in situ hybridization. Br J Haematol 85: 573–577
54. Link H, Battmer K, Kleine HD (1992) Detection of cytomegalovirus-infected cells by flow cytometry and fluorescence in suspension hybridization (FLASH. using DNA probes biotin-labeled by polymerase chain reaction. J Med Virol 37: 143–148
55. Vilmer E, Mazeron MC, Rabian C et al. (1985) Clinical significance of cytomegalovirus viremia in bone marrow transplantation. Transplantation 40: 30–35
56. Meyers JD, Flournoy N, Thomas ED (1986) Risk factors for cytomegalovirus infection after human marrow transplantation. J Infect Dis 153: 478–488
57. Bale JF, O'Neil ME, Giller R, Perlman S, Koszinowski U (1987) Murine cytomegalovirus genomic material in marrow cells: relation to altered leukocyte counts during sublethal infection of mice. J Infec Dis 155: 207–212
58. Mutter W, Reddehase MJ, Busch FW, Bühring HJ, Koszinowski UH (1988) Failure in generating hemopoietic stem cells is the primary cause of death from cytomegalovirus disease in the immunocompromised host. J Exp Med 167: 1645–1658
59. Reiser H, Kühn J, Doerr HW et al. (1986) Human cytomegalovirus replicates in primary human bone marrow cells. J Gen Virol 67: 2595–2604
60. Ljungman P, Engelhard D, Link H et al. (1992) Treatment of interstital pneumonitis due to cytomegalovirus with ganciclovir and intravenous immune globulin: Experience of European bone marrow transplant group. Clin Inf Dis 14: 831–835
61. Ljungman P, Biron P, Bosi A et al. (1994) Cytomegalovirus interstitial pneumonia in autologous bone marrow transplant recipients. Bone Marrow Transplant 13: 209–212
62. Ljungman P, Cordonnier C, Einsele H et al. (1996) Current practices for management of CMV infections in allogeneic BMT recipients in EBMT centers. Bone Marrow Transplant. 17 (Suppl 1), S11–S11
63. Boeckh M (1999) Management of cytomegalovirus infections in blood and marrow transplant recipients. Adv Exp Med Biol 458: 89–109
64. Ljungman P, Deliliers GL, Platzbecker U et al. (2001) Cidofovir for cytomegalovirus infection and disease in allogeneic stem cell transplant recipients. The Infectious Diseases Working Party of the European Group for Blood and Marrow Transplantation. Blood 97/2: 388–392
65. Boeckh M (1999) Successful modification of a pp65 antigenemia-based early treatment strategy for prevention of cytomegalovirus disease in allogeneic marrow transplant recipients. Blood 93/5: 1781–1782
66. Reusser P, Einsele H, Lee J, Volin L, Rovira M, Engelhard D, Finke J, Cordonnier C, Link H, Ljungman P (2002) Randomized multicenter trial of foscarnet versus ganciclovir for preemptive therapy of cytomegalovirus infection after allogeneic stem cell transplantation. Blood 99: 1159–1164
67. Goodrich JM, Bowden RA, Fisher L et al. (1993) Ganciclovir prophylaxis to prevent cytomegalovirus disease after allogeneic marrow transplant. Ann Intern Med 118: 173–178
68. Boeckh M (1996) Cytomegalovirus pp65 antigenemia-guided early treatment with ganciclovir vs. ganciclovir at engraftment after allogeneic marrow transplantation: a randomized double-blind study. Blood 88/10: 4063–4071
69. Hebart H, Brugger W, Grigoleit U et al. (2001) Risk for cytomegalovirus disease in patients receiving polymerase chain reaction-based preemptive antiviral therapy after allogeneic stem cell transplantation depends on transplantation modality. Blood 97/7: 2183–2185
70. Nichols WG, Corey L, Gooley T et al. (2001) Rising pp65 antigenemia during preemptive anticytomegalovirus therapy after allogeneic hematopoietic stem cell transplantation: risk factors, correlation with DNA load, and outcomes. Blood 97/4: 867–874
71. Walter E, Greenberg PD, Gilbert MJ et al. (1995) Reconstitution of cellular immunity against cytomegalovirus in recipients of allogeneic bone marrow by transfer of T-cell clones from the donor. N Engl J Med 333/16: 1038–1044
72. Keenan RD, Ainsworth J, Khan N et al. (2001) Purification of cytomegalovirus-specific CD8 T cells from peripheral blood using HLA-peptide tetramers. Br J Haematol 115: 428–434
73. Szmania S, Galloway A, Bruorton M et al. (2001) Isolation and expansion of cytomegalovirus-specific cytotoxic T lymphocytes to

clinical scale from a single blood draw using dendritic cells and HLA-tetramers. Blood 98: 505–512
74. Khattab B, Lindenmaier W, Link H (1997) Mapping of HLA class II restricted T cell epitope domains within the matrix protein pp65 of the human cytomegalovirus using recombinant proteins. J Med Virol 52: 68–76
75. Rooney CM, Smith CA, Ng CY et al. (1998) Infusion of cytotoxic T cells for the prevention and treatment of Epstein-Barr virus-induced lymphoma in allogeneic transplant recipients. Blood 92: 1549–1555
76. Kuehnle I, Huls MH, Liu Z et al. (2000) CD20 monoclonal antibody (rituximab. for therapy of Epstein-Barr virus lymphoma after hemopoietic stem-cell transplantation. Blood 95/4: 1502–1505
77. Ljungman P, Wang FZ, Clark DA et al. (2000) High levels of human herpesvirus 6 DNA in peripheral blood leucocytes are correlated to platelet engraftment and disease in allogeneic stem cell transplant patients. Br J Haematol 111/3: 774–781
78. Wainwright MS, Martin PL, Morse RP et al. (2001) Human herpesvirus 6 limbic encephalitis after stem cell transplantation. Ann Neurol 50/5: 612–619
79. Wang FZ, Linde A, Dahl H, Ljungman P (1999) Human herpesvirus 6 infection inhibits specific lymphocyte proliferation responses and is related to lymphocytopenia after allogeneic stem cell transplantation. Bone Marrow Transplant 24/11: 1201–1206
80. Solano C, Juan O, Gimeno C, Garcia-Conde J (1996) Engraftment failure associated with peripheral blood stem cell transplantation after B19 parvovirus infection. Blood 88/4: 1515–1517
81. Itala M, Kotilainen P, Nikkari S, Remes K, Nikoskelainen J (1997) Pure red cell aplasia caused by B19 parvovirus infection after autologous blood stem cell transplantation in a patient with chronic lymphocytic leukemia. Leukemia 11/1: 171
82. Hughes WT (1984) Five-Year Absence of Pneumocystis carinii Pneumonitis in a Pediatric Oncology Center. J Infect Dis 150: 305–305
83. Link H, Vöhringer HF, Wingen F et al. (1992) Risikofaktoren und Prophylaxe der Pneumocystis-carinii-Pneumonie nach Knochenmarktransplantation. Med Klin 87 (Suppl 1): 39–42
84. Tuan IZ, Dennison D, Weisdorf DJ (1992) Pneumocystis carinii pneumonitis following bone marrow transplantation. Bone Marrow Transplant 10/3: 267–272
85. Vasconcelles MJ, Bernardo MV, King C, Weller EA, Antin JH (2000) Aerosolized pentamidine as pneumocystis prophylaxis after bone marrow transplantation is inferior to other regimens and is associated with decreased survival and an increased risk of other infections. Biol Blood Marrow Transplant 6/1: 35–43
86. Neiman P, Wasserman PB, Wentworth BB et al. (1973) Interstitial pneumonia and cytomegalovirus infection as complications of human marrow transplantation. Transplantation 15: 478–485
87. NN (1991) Pneumocystis-carinii Pneumonie bei Immunsuppression – Prophylaxe und Therapie in der Hämatologie, Onkologie und bei Organtransplantation. De Gruyter, Berlin New York
88. Slavin MA, Meyers JD, Remington JS, Hackman RC (1994) Toxoplasma gondii infection in marrow transplant recipients: a 20 year experience. Bone Marrow Transplant 13/5: 549–557
89. Small TN, Leung L, Stiles J et al. (2000) Disseminated toxoplasmosis following T cell-depleted related and unrelated bone marrow transplantation. Bone Marrow Transplant 25/9: 969–973
90. Link H, Reinhard U, Walter E, Wernet P, Schneider EM, Fischbach H, Blaurock M, Wilms K, Niethammer D, Ostendorf P (1986) Lung diseases after bone marrow transplantation. A study of clinic, radiology, histology, lung function and immunology. Klin Wochenschr 64: 595–614
91. Griese M, Rampf U, Hofmann D et al. (2000) Pulmonary complications after bone marrow transplantation in children: twenty-four years of experience in a single pediatric center. Pediatr Pulmonol 30/5: 393–401
92. Ho VT, Weller E, Lee SJ, Alyea EP, Antin JH, Soiffer RJ (2001) Prognostic factors for early severe pulmonary complications after hematopoietic stem cell transplantation. Biol Blood Marrow Transplant 7/4: 223–229
93. Barrett A (1982) Total body irradiation (TBI. before marrow transplantation in leukemia – a cooperative study from the European Group For Bone Marrow Transplantation. Brit J Radiol 55: 562–567
94. Bortin MM, Kay HEM, Gale RP, Rimm AA (1982) Factors associated with interstitial pneumonitis following bone marrow transplantation for acute leukaemia. Lancet I: 437–439
95. Vitale V, Bacigalupo A, Van Lint MT et al. (1983) Factionated total body irradiation in marrow transplantation for leukaemia. Br J Haematol 55: 547–554
96. Wingard JR, Mellits ED, Sostrin MB et al. (1988) Interstitial pneumonitis after allogeneic bone marrow transplantation. Nine-year experience at a single institution. Medicine (Baltimore) 67: 175–186
97. Boeckh M, Berrey MM, Bowden RA et al. (2001) Phase 1 evaluation of the respiratory syncytial virus-specific monoclonal antibody palivizumab in recipients of hematopoietic stem cell transplants. J Infect Dis 184: 350–354
98. Legrand F, Berrebi D, Houhou N et al. (2001) Early diagnosis of adenovirus infection and treatment with cidofovir after bone marrow transplantation in children. Bone Marrow Transplant 27: 621–626
99. Bordigoni P, Carret AS, Venard V, Witz F, Le Faou A (2001) Treatment of adenovirus infections in patients undergoing allogeneic hematopoietic stem cell transplantation. Clin Infect Dis 32: 1290–1297
100. McDonald GB, Hinds MS, Fisher LD et al. (1993) Veno-occlusive disease of the liver and multiorgan failure after bone marrow transplantation: a cohort study of 355 patients. Ann Intern Med 118: 255–267
101. Frickhofen N, Wiesneth M, Jainta C et al. (1998) Hepatitis C virus infection is a risk factor for liver failure from veno-occlusive disease after bone marrow transplantation. Blood 1994 83: -2004
102. Locasciulli A, Alberti A, De Bock R et al. (1994) Impact of liver disease and hepatitis infections on allogeneic bone marrow transplantation in Europe: a survey from the European Bone Marrow Transplantation (EBMT Group – Infectious Diseases Working Party) Bone Marrow Transplant 14/5: 833–837
103. Caselitz M, Link H, Hein R et al. (1997) Hepatitis B associated liver failure following bone marrow transplantation. J Hepatol 27: 572–577
104. Lau GK, Lok AS, Liang RH et al. (1997) Clearance of hepatitis B surface antigen after bone marrow transplantation: role of adoptive immunity transfer. Hepatology 25/6: 1497–1501
105. Guidelines (2000) for Preventing Opportunistic Infections Among Hematopoietic Stem Cell Transplant Recipients. Recommendations of CDC, the Infectious Disease Society of America, and the American Society of Blood and Marrow Transplantation. MMWR 49 (RR-10): 1–125. http://www.cdc.gov/mmwr/preview/mmwrhtml/rr4910a1.htm
106. Dykewicz CA (2001) Summary of the Guidelines for Preventing Opportunistic Infections among Hematopoietic Stem Cell Transplant Recipients. Clin Infect Dis 33: 139–144
107. Schmeiser T, Kurrle E, Arnold R, Krieger D, Heit W, Heimpel H (1988) Antimicrobial prophylaxis in neutropenic patients after bone marrow transplantation. Infection 16: 19–24
108. Cometta A, Calandra T, Bille J, Glauser MP (1994) Escherichia coli resistant to fluoroquinolones in patients with cancer and neutropenia. N Engl J Med 330(17): 1240–1241
109. Cruciani M, Rampazzo R, Malena M et al. (1996) Prophylaxis with fluoroquinolones for bacterial infections in neutropenic patients: a meta-analysis. Clin Infect Dis 23/4: 795–805
110. Kirkpatrick BD, Harrington SM, Smith D et al. (1999) An outbreak of vancomycin-dependent Enterococcus faecium in a bone marrow transplant unit. Clin Infect Dis 29/5: 1268–1273
111. Sullivan KM (1996) Secondary immunodeficiencies and stem cell transplantation: issues of administration and safety of intravenous immunoglobulin. Clin Ther 18 (Suppl B): 126–136

112. Wolff SN, Fay JW, Herzig RH et al. (1993) High-dose weekly intravenous immunoglobulin to prevent infections in patients undergoing autologous bone marrow transplantation or severe myelosuppressive therapy. A study of the American Bone Marrow Transplant Group. Ann Intern Med 118: 937–942
113. Mayfield JL, Leet T, Miller J, Mundy LM (2000) Environmental control to reduce transmission of Clostridium difficile. Clin Infect Dis 31/4: 995–1000
114. Gluckman E, Lotsberg J, Devergie A et al. (1983) Prophylaxis of herpes infection after bone marrow transplantation by oral acyclovir. Lancet II: 706–708
115. Wade JC, Newton B, Flournoy N, Meyers JD (1984) Oral acyclovir for prevention of herpes simplex virus reactivation after marrow transplantation. Ann Intern Med 100: 823–828
116. Kanda Y, Mineishi S, Saito T et al. (2001) Long-term low-dose acyclovir against varicella-zoster virus reactivation after allogeneic hematopoietic stem cell transplantation. Bone Marrow Transplant 28: 689–692
117. Weems JJ, Jr., Davis BJ, Tablan OC et al. (1987) Construction activity: an independent risk factor for invasive aspergillosis and zygomycosis in patients with hematologic malignancy. Infect Control 8: 71–75
118. Opal SM, Asp AA, Cannady PB Jr et al. (1986) Efficacy of infection control measures during a nosocomial outbreak of disseminated aspergillosis associated with hospital construction. J Infect Dis 153: 634–637
119. Sullivan KM, Dykewicz CA, Longworth DL et al. (2001) TI – Preventing opportunistic infections in after hematopoeitic stem cell transplantation – the centers of disease control an prevention, infectious diseases society of America, and American Society for Blood and Bone Marrow Transplantation Practice Guidelines and Beyond. Am Society of Hematology (Education Program Book, pp 392–413)
120. Slavin MA, Osborne B, Adams R et al. (1995) Efficacy and safety of fluconazole prophylaxis for fungal infections after marrow transplantation–a prospective, randomized, double-blind study. J Infect Dis 171/6: 1545–1552
121. Goodman JL, Winston DJ, Greenfield RA et al. (1992) A controlled trial of fluconazole to prevent fungal infections in patients undergoing bone marrow transplantation. N Engl J Med 326: 845–851
122. Link H, Vöhringer HF, Wingen F et al. (1993) Pentamidine aerosol for prophylaxis of pneumocystis carinii pneumonia after bone marrow transplantation. Bone Marrow Transplant 11: 403–406
123. Burgers JA, Sluiters JF, de Jong DW et al. (2001) Pseudoparasitic pneumonia after bone marrow transplantation. Neth J Med 59: 170–176
124. Schmitz N, Linch DC, Dreger P et al. (1996) Randomised trial of filgrastim-mobilised peripheral blood progenitor cell transplantation vs. autologous bone-marrow transplantation in lymphoma patients. Lancet 347: 353–357
125. Klumpp TR, Mangan KF, Goldberg SL et al. (1995) Granulocyte colony-stimulating factor accelerates neutrophil engraftment following peripheral-blood stem-cell transplantation: a prospective, randomized trial. J Clin Oncol 13/6: 1323–1327
126. Gisselbrecht C, Prentice HG, Bacigalupo A et al. (1994) Placebo-controlled phase III trial of lenograstim in bone-marrow transplantation. Lancet 343: 696–700
127. Link H, Boogaerts MA, Carella AM et al. (1992) A controlled trial of recombinant human granulocyte-macrophage colony stimulating factor after total body irradiation, high dose chemotherapy and autologous bone marrow transplantation for acute lymphoblastic leukemia or malignant lymphoma. Blood 80: 2188–2195
128. Nemunaitis J, Rabinowe SN, Singer JW et al. (1991) Recombinant granulocyte macrophage colony-stimulating factor after autologous bone marrow transplantation for lymphoid cancer. N Engl J Med 324: 1773–1778
129. Clift RA et al. (1978) Granulocyte transfusions for the prevention of infection in patients receiving bone marrow transplantation. N Engl J Med 298: 1052–1057
130. Bhatia S, McCullough J, Perry EH et al. (1994) Granulocyte transfusions: efficacy in treating fungal infections in neutropenic patients following bone marrow transplantation. Transfusion 34/3: 226–232
131. Grigg A, Vecchi L, Bardy P, Szer J (1996) G-CSF stimulated donor granulocyte collections for prophylaxis and therapy of neutropenic sepsis. Aust N Z J Med 26/6: 813–818
132. Ljungman P, Fridell E, Lonnqvist B et al. (1989) Efficacy and safety of vaccination of marrow transplant recipients with a live attenuated measles, mumps, and rubella vaccine. J Infect Dis 159/4: 610–615
133. Hammarstrom V, Pauksen K, Azinge J, Oberg G, Ljungman P (1993) Pneumococcal immunity and response to immunization with pneumococcal vaccine in bone marrow transplant patients: the influence of graft vs. host reaction. Support Care Cancer 1/4: 195–199
134. Ljungman P, Wiklund-Hammarsten M, Duraj V et al. (1990) Response to tetanus toxoid immunization after allogeneic bone marrow transplantation. J Infect Dis 162/2: 496–500
135. Ljungman P, Duraj V, Magnius L (1991) Response to immunization against polio after allogeneic marrow transplantation. Bone Marrow Transplant 7/2: 89–93
136. Ljungman P, Cordonnier C, De Bock R et al. (1994) Immunization practices after BMT in Europe. Bone Marrow Transplant EBMT, Harrogate: 135
137. Angulo FJ, Glaser CA, Juranek DD et al. (1994) Caring for pets of immunocompromised persons. J Am Vet Med Assoc 205/12: 1711–1718
138. Ljungman P, Cordonnier C, De Bock R et al. (1995) Immunisations after bone marrow transplantation: results of a European survey and recommendations from the infectious diseases working party of the European Group for Blood and Marrow Transplantation. Bone Marrow Transplant 15: 455–460
139. Herbrecht R, Denning DW, Patterson TF, Bennett JE, Greene RE, Oestmann JW, Kern WV, Marr KA, Ribaud P, Lortholary O, Sylvester R, Rubin RH, Wingard JR, Stark P, Durand C, Caillot D, Thiel E, Chandrasekar PH, Hodges MR, Schlamm HT, Troke PF, de Pauw B (2002) Voriconazole versus amphotericin B for primary therapy of invasive aspergillosis. N Engl J Med 347: 408–415

36.5 Infektionen bei Patienten mit Rückenmarkverletzungen

R. Abel

In der Behandlung und Rehabilitation von Patienten mit neurologischen Grunderkrankungen spielen die Infektionsprophylaxe und Behandlung eine besondere Rolle.

Durch die neurologischen Funktionsverluste sind die Patienten meist in ihrer Bewegungsfähigkeit limitiert. Sie sind weniger mobil, was sich z. B. in einer verminderten Frequenz der Lagewechsel ausdrückt und zu Hautschäden durch Drucküberlastung führen kann. Außerdem wird durch die verminderte körperliche Aktivität beispielsweise auch die Sekretmobilisation in der Lunge eingeschränkt. Wichtige Aspekte sind weiterhin Mängel in der eigenverantwortlichen Steuerung der Ernährungs- und Flüssigkeitszufuhr, die zur Dehydrierung mit weiterer Einschränkung führen kann (z. B. zähes Bronchialsekret). Durch den Kontrollverlust von Blase und Enddarm sind viele der Patienten inkontinent oder müssen Hilfsmaßnahmen zur Blasen- und Darmentleerung nutzen.

Ein weiterer infektiologischer Risikofaktor für diese Patienten sind die lang dauernden notwendigen, stationären

Krankenhausaufenthalte bzw. Zeiten in Betreuungseinrichtungen. Auf die besondere Gefährdung durch multiresistente Stämme von Bakterien in diesem Patientenkollektiv wird weiter unten noch eingegangen.

Im Folgenden sollen an typischen Beispielen die Problematik und grundsätzliche Behandlungsstrategien erläutert werden.

36.5.1 Druckgeschwüre (Dekubitalgeschwüre)

Patienten mit neurologischen Erkrankungen können entweder durch Bewegungsunfähigkeit oder den verminderten Antrieb zur Bewegung druckstellengefährdet sein. Der Ausfall der Oberflächen- und Schmerzsensibilität vervielfacht das Risiko.

Typischerweise entstehen Druckstellen, wenn ein Gewebeareal längere Zeit einem äußeren Druck ausgesetzt wird, der den Perfusionsdruck der Kapillaren überschreitet. Oft geschieht dies über Knochenprominenzen wie z. B. dem Sitzbein, dem Steißbein, den Schulterblättern oder dem Hinterhaupt (Lüscher 1988).

Abbildung 36-10 zeigt einen Patienten mit Querschnittlähmung unterhalb Th2, bei dem durch die unsachgemäße Anlage eines Rumpfgipses Druckgeschwüre über allen Prädilektionsstellen entstanden sind.

Die höchsten Druckspitzen werden dabei knochennah, nicht an der Hautoberfläche gemessen. Wird nicht durch eine Umlagerung innerhalb kurzer Zeit eine Druckentlastung vorgenommen, kommt es zum Absterben von Gewebeanteilen. Da die Druckspitzen knochennah liegen, ist es nicht ungewöhnlich, dass es zu inneren Druckgeschwüren kommt, bei denen zunächst in der Tiefe liegendes Gewebe nekrotisch wird und dann sekundär einschmilzt. Klinisch kommt es nach der Druckbelastung zu einer reaktiven Hyperämie, die zu in einem »nicht wegdrückbaren«, geröteten Hautareal führt.

Bei leichteren Druckschädigungen kann der Körper durch diese Mechanismen den Schaden in Grenzen halten, es kommt dann nicht zu einer Verletzung der Körperoberflächenintegrität. Bei Überschreiten der Kompensationsmechanismen kommt es dann im Verlauf weniger Tage zu einer Abgrenzung des untergegangenen Gewebes. Je nach Lage des Druckgeschwürs und bakterieller Beteiligung kommt es entweder zu einem trockenen Geschwür oder zu einer verjauchenden Kolliquationsnekrose. Bei den inneren Dekubitalgeschwüren, typischerweise über dem Sitzbein gelegen, kommt es oft zu einer zunächst sterilen Kolliquationsnekrose, die sich über hämatogen eingeschleppte Erreger sekundär infiziert. Hier ist das eigentliche Druckschädigungsereignis vom Patienten oft schon nicht mehr erinnerlich, wenn der so entstandene Abszess klinisch auffällig wird.

Tabelle 36-22. Erreger in Wundabstrichen (die dargestellten Daten wurden freundlicherweise von Frau Dr. H. v. Baum, Hygieneinstitut der Universitätsklinik Heidelberg, zur Verfügung gestellt)

	Anzahl der Abstriche insgesamt	Anteil am Patientenkollektiv bei dem der Keim gefunden wurde [%]
Staphylokokken	250	93,88
Enterokokken	87	44,90
Streptokokken spp.	42	30,61
E. coli	35	26,53
Pseudomonas spp.	61	24,49
Proteus spp.	30	19,39
Enterobacter	20	14,29
Corynebacterium	13	13,27
Acinetobacter	16	10,20
Klebsiella	10	10,20
Sonstige anaerobe Keime	14	12,24
Sonstige aerobe Keime	22	7,14
Hefen	14	13,27

In Tabelle 36-22 sind die häufigsten Keime aufgeführt, die in unserem Patientengut aus dem Jahr 1999 bei 650 Abstrichen von 98 Patienten mit Druckgeschwüren nachgewiesen werden konnten. Bei allen Patienten wurden mehrere Abstriche während des Behandlungsverlaufs ausgeführt. Im Schnitt wurden 3,4 Keimarten im Verlauf nachgewiesen. Bei einem Patienten, bei dem ausgedehnte Dekubitalgeschwüre über 11 Monate un-

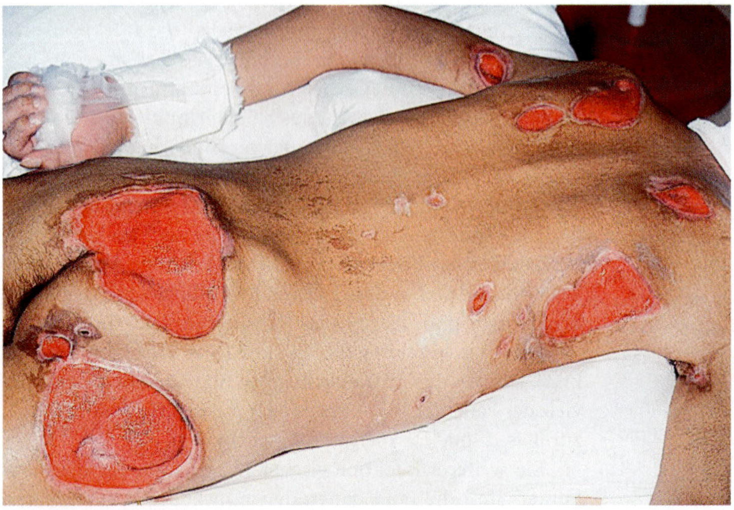

Abb. 36-10. 38-jähriger Patient mit kompletter Querschnittlähmung unterhalb Th2. Durch die unsachgemäße und kontraindizierte Anlage eines geschlossenen Rumpfgipses sind Druckgeschwüre über allen Prädilektionsstellen entstanden

unterbrochene stationäre Wundbehandlung erforderlich machten, sind nach und nach 12 verschiedene Keime identifiziert worden. Die große Anzahl von verschiedenen Keimen ist Ausdruck der trotz steriler Verbandstechnik immer wieder stattfindenden Keimverschleppung. Nur selten lassen sich mehr als 3 Keime gleichzeitig nachweisen. Die Befunde entsprechen den Ergebnissen anderer Autoren, die ähnliche Patientenkollektive untersucht haben (Sapico et al. 1986; Seiler et al. 1979; Wagner u. Xander 1991).

Behandelt werden Dekubitalulzerationen zu allererst durch konsequente Druckentlastung. Die Dekubitalgeschwüre müssen chirurgisch versorgt werden, d. h. die nekrotischen Gewebeareale müssen sparsam, aber konsequent abgetragen werden, um einen Verhalt von Eiter mit eingeschmolzenem Gewebe zu verhüten (Gerner 1992). Insbesondere bei Patienten, die sich initial mit Fieber und Allgemeinsymptomatik präsentieren, ist ein sorgfältiges Débridement notwendig, um jeglichen Eiterverhalt auszuschließen. Eine systemische Antibiotikabehandlung ist nur in den Fällen mit allgemein septischen Krankheitszeichen notwendig. Ansonsten genügt das beschriebene chirurgische Débridement. Die Wunden werden bis zur Reinigung von sämtlichen nekrotischen Gewebearealen entweder mit Hydrokolloidverbänden und entsprechend regelhafter Reinigung mit milder antiseptischer Spülflüssigkeit [z. B. Lavasept 0,2% (Polyhexanid und Makrogolum 4000)] behandelt.

Spülungen mit jodhaltigen Lösungsmitteln sollten vermieden werden, da hier auch die Granulation behindert wird. Je nach Größe des Dekubitalgeschwürs ist das Ziel der Behandlung, das Ulkus konservativ abheilen zu lassen oder für eine plastische Hautdeckung zu konditionieren. Abstriche werden von uns etwa 1 Woche vor einer geplanten Operation entnommen, um eine Pilzbesiedelung auszuschließen und perioperativ, zielgerichtet, eine antibiotische Prophylaxe durchführen zu können. Allerdings reichen dazu nach unserer Erfahrung gut knochen- und gewebegängige Cephalosporine der 2. Generation aus. Die Resistenzentwicklung für ausgewählte Erreger in Dekubitalgeschwüren zeigt ◘ Tabelle 36–23.

Erwähnt werden muss die recht häufige Besiedelung der Wunden mit Hefen. Nach unserer Erfahrung verzögert eine Hefebesiedelung den Heilungsprozess selbst bei kleinen und oberflächlichen Druckgeschwüren enorm. Wir nehmen deshalb bei auffällig langsamem Heilungsverlauf regelmäßig Abstriche auf Pilzbesiedelung und behandeln die Patienten mit Ciclopiroxolamin haltigen Spüllösungen (z. B. Batrafen).

Eine hämatogene Streuung von Keimen aus Druckgeschwüren, auf Implantate (z. B. Hüftendoprothese, Wirbelsäulenfixateur) ist selten, wenn Eiterverhalte rechtzeitig drainiert werden. Entgegen der landläufigen Ansicht, dass im Wundgrund freiliegende Implantate (insbesondere an der Wirbelsäule) verloren sind und in jedem Fall entfernt werden müssen, zeigt unsere eigene klinische Erfahrung, dass es durchaus gelingt, solche Wunden bei verbleibendem Implantat dauerhaft durch Übergranulation ausheilen zu lassen.

36.5.2 Neurogene Blasen- und Mastdarmentleerungsstörungen

Gerade bei spinalen neurologischen Läsionen (Querschnittlähmungen) kommt es zu Steuerungsschäden an Blase und Mastdarm. Sie führen zur Inkontinenz bzw. zum Harn- und Stuhlverhalt. Durch die Inkontinenz kommt es zu Schädigungen der Haut im Genitalbereich, außerdem sind viele der Patienten durch ihre Körperbehinderung in der Ausführung der notwendigen Behandlungen zur Aufrechterhaltung der Hygiene eingeschränkt.

Auch die inkomplette Blasenentleerung mit hohen Restharnmengen führt zu rezidivierenden Harnwegsinfekten. Bei Frauen kommt es bei Stuhlinkontinenz gehäuft zu Infektionen der Blase, seltener auch der Scheide, da es regelmäßig zu Stuhlverschmutzung dieser Organe kommt.

Von besonderer Bedeutung ist die Kenntnis der Pathophysiologie der Blasenentleerungsstörung (Gerner 1992). Je nach Lage der spinalen Schädigung ober- oder unterhalb des Conus medullaris kommt es entweder zu einer spastischen, hyperreflexiven oder einer schlaffen Blasenlähmung. Früher ging man bei der Blasenlähmung davon aus, dass das wesentliche Problem die Störung der Blasenentleerung sei. Deshalb wurde der spastisch gelähmten Blase eine über Bauchhautreflexe getriggerte Entleerung (»Klopfen«) antrainiert. Damit ist eine hohe intravesikale Druckbelastung, mit der Gefahr von Reflux in die Uretheren bzw. das Nierenbecken und dem progredienten Verlust der Speicherfunktion durch Blasenwandveränderungen verbunden.

In denn letzten 15 Jahren hat sich die Erkenntnis durchgesetzt, dass für den Körper die Einschränkung der Blasenspeicherfunktion im Hinblick auf die Langzeitfunktion von wesentlich größerer Bedeutung ist. Physiologischerweise kann eine Harnblase bis etwa 500 ml Urin aufnehmen, ohne dass es zu Druckerhöhungen in der Blase kommt. Dies ist bei einer spastischen Blasenlähmung nicht der Fall. Hier kommt es ab einem individuell unterschiedlichen Füllungsvolumen zu unwillkürlichen Kontraktionen des Detrusors gegen den noch verschlossenen Beckenboden. Druckanstiege innerhalb der Blase sind dadurch bedingt.

◘ **Tabelle 36-23.** Resistenzentwicklung für ausgewählte Erreger in Dekubitalgeschwüren (die dargestellten Daten wurden freundlicherweise von Frau Dr. H. v. Baum, Hygieneinstitut der Universitätsklinik Heidelberg, zur Verfügung gestellt)

Resistente Keime in [%]	Ampicillin	Sulfamethoxaazol, Trimethoprim	Ciprofloxacin	Imipenem	Flucloxazol	Methicillin
E. coli	62,8	54,8	11,4			
Enterokokken spp.	1,5	1,0	6,0			
Pseudomonas spp.		66,5	11,6	6,6		
Staphylokokken	54,3				5,4	15,2

Unbehandelt entleeren die Patienten einen Teil des Blaseninhaltes dann, wenn die unwillkürlichen Drucksteigerungen den Verschlussdruck des Beckenbodens überschreiten. Meist kommt es dabei jedoch nur zu einer unvollständigen Blasenentleerung mit mehr oder weniger viel Restharn. Klinisch sind diese Patienten entweder durch Inkontinenz oder durch häufige Blaseninfektionen auffällig. Bei Männern kommt es zusätzlich zu chronischen Infekten der Prostata, die durch den Reflux in die Prostata unterhalten werden. Zum Nachweis ist die Untersuchung des Prostataexprimats notwendig.

Die beste Form der Blasenentleerung, insbesondere für Paraplegiker, ist der intermittierende Selbst- oder Fremdkatheterismus (Prieto-Fingerhut et al. 1997; Shekelle et al. 1999). Die Blasenspastik muss entsprechend der Zystometriebefunde mit Oxybutinin-HCL (z. B. Dridase) unterdrückt werden.

In einigen Fällen können Neuroprothesen (Brindley-Stimulatoren) implantiert und so eine komfortable Urinspeicherung und Blasenentleerung ohne unphysiologische Druckspitzen erreicht werden.

Ungünstiger ist die Anlage einer Harndauerableitung. Sie ist problematisch, da sie in jedem Fall mit einem intravesikalen, dauerhaft verbleibenden Fremdkörper einhergeht. Transurethrale Verweilkatheter sollten wegen der Gefahr der Druckschädigung der Harnröhre nicht länger als 24–48 h verbleiben (Gerner 1992).

Bei der infektiologischen Urindiagnostik von Patienten, die die Blase durch intermittierenden Selbstkatheterismus entleeren, ist zu beachten, dass die Blase durch das mehrfach tägliche Eindringen dieses Fremdkörpers zu einer Art äußeren Körperoberfläche wird. Die Keimbesiedlung der Blase und damit auch der Nachweis von Keimen im Urin ist als normal und nicht behandlungsbedürftig anzusehen, wenn die Keimzahl 10^5 pro ml nicht überschreitet, nicht mehr als 100 Leukozyten pro ml Urin nachgewiesen werden und der Patient keinen klinischen Hinweis für eine Blaseninfektion bietet. Zum letzteren ist jedoch zu beachten, dass bei asensiblen Patienten häufig eine deutliche Spastikvermehrung der unteren Extremität anstelle einer Schmerzsensation auf den Blaseninfekt hinweist.

Wenn nicht schwerste Allgemeinsymptome eine sofortige i.v.-Antibiose mit einem Breitspektrumantibiotikum erzwingen, ist zu fordern, dass ein nach den obigen Kriterien diagnostizierter Blaseninfekt nur resistenzgerecht nach Antibiogramm behandelt werden darf. Da eine Keimeradikation nicht zu erwarten ist, züchtet man sonst innerhalb kürzester Zeit multiresistente Problemkeime für den Patienten.

Patienten, die die Blase durch den intermittierenden Katherderismus entleeren, führen dies in der Regel nicht steril, sondern lediglich als sauberen Katheterismus aus. Innerhalb von Krankenhäusern ist jedoch eine sterile Technik zu fordern.

Tabelle 36-24. Erreger in Urinproben (die dargestellten Daten wurden freundlicherweise von Frau Dr. H. v. Baum, Hygieneinstitut der Universitätsklinik Heidelberg, zur Verfügung gestellt)

	Anzahl der Abstriche insgesamt	Anteil am Patientenkollektiv bei dem der Keim gefunden wurde [%]
E. coli	462	55,06
Enterokokken spp.	262	35,51
Klebsiella spp.	194	28,31
Pseudomonas spp.	214	27,19
Staphylokokken spp.	160	24,27
Proteus mirabilis	186	23,60
Enterobacter spp.	78	13,03
Serratia spp.	43	6,52
Acinetobacter	23	4,27
Morganella morganii	21	3,60
Citrobacter spp.	17	3,37
Streptokokken spp.	14	2,92
Corynebacterium	7	1,57
Andere	66	11,23
Hefen	37	4,72

Bei Patienten, bei denen trotz ausreichender medikamentöser Unterdrückung der Blasenspastik und einer Überprüfung des Blasenentleerungsmodus gehäufte Harnwegsinfekte auftreten, ist eine Langzeitprophylaxe mit niedrig dosiertem Nitrofurantoin (50 mg/Tag) möglich. Regelmäßig werden zur zusätzlichen Prophylaxe Medikamente zur Ansäuerung des Urins (z. B. Methionin 500 mg 3-mal 1, z. B. Acimethin) verordnet.

In Tabelle 36-24 sind die bei unseren stationären Patienten aus dem Jahr 1999 nachgewiesenen Keime im Urin entsprechend ihrer Häufigkeit aufgeführt. Bei 445 Patienten wurden während des stationären Aufenthalts im Schnitt 2,45, in mehreren Fällen bis zu 7 verschiedene Keime nachgewiesen. Anzumerken ist, dass ein Antibiogramm nur angefertigt wurde, wenn im Urin mehr als 100 Leukozyten bzw. mehr als 10^5 Keime pro ml nachgewiesen worden sind.

Mehr als 3 Keime gleichzeitig wurden bei 48 Abstrichen (8,31%) gefunden. Tabelle 36-25 zeigt, ähnlich wie bei den Befunden aus Dekubitalgeschwüren, die problematische Resistenzentwicklung auf.

Tabelle 36-25. Resistenzentwicklung für ausgewählte Erreger in Urinproben

Resistente Keime in [%]	Ampicillin	Sulfamethoxaazol, Trimethoprim	Ciprofloxacin	Imipenem	Flucloxazol	Methicillin
E. coli	54,1	50,6	6,0			
Enterokokken spp.	0,3	7,0	6,0			
Proteus spp.	39,6	48,8	8,0			
Klebsiella spp.	99,3	21,1	2,4			
Pseudomonas spp.			26,9	15,7		
Staphylokokken	75,9	4,1			9,2	12,0

Auch hier stimmen die Befunde mit den vorliegenden Berichten aus anderen Abteilungen überein (Barnes et al. 1992; Cardenas u. Hooton 1995; Donovan et al. 1996).

36.5.3 Dauer- oder teilbeatmete Patienten

Durch Verbesserungen der Notfall- und Intensivbehandlung überleben heute Patienten, die durch ein Trauma oder eine Erkrankung eine spinale Atemlähmung erwerben. Dies sind Tetraplegiker mit Läsion oberhalb C3/4. Wenn sich die Notwendigkeit der Langzeitbeatmung abzeichnet, wird eine Tracheotomie vorgenommen.

Diese Patienten werden nach Stabilisierung der Vitalfunktion auf eine periphere Station übernommen, Rehabilitationsziel ist die Sicherung der Versorgung unter häuslichen Bedingungen (Gerner 1992). Aufgrund des fehlenden Hustenstoßes und der ausgefallenen Interkostalmuskulatur bieten diese Patienten besondere Probleme bei der Sekretmobilisation. Die Patienten sind in erheblich höherem Maß durch chronisch rezidivierende bronchiale Infekte gefährdet. Neben konservativen physikalischen und krankengymnastischen Manövern sowie einer sorgfältigen Lagerungsdrainage der Lunge durch regelmäßiges Umlagern (auch in die Bauchlage!) ist auf hygienisches Handhaben des Absaugens durch das Pflegepersonal zu achten. Die Entwicklung von Atelektasen, die auf dem Boden des Sekretverhalts entstehen, muss frühzeitig erkannt werden. Hier ist ggf. endotracheales bronchoskopisches Absaugen notwendig.

In unserem Patientengut hat sich ein multiresistenter Pseudomonas als besonderer Problemkeim erwiesen. Er ist bei vielen unserer langzeitteilbeatmeten Patienten auch noch lange nach der Entlassung im Trachealsekret nachweisbar. Bei insgesamt guter körperlicher Verfassung und ausgeglichener Beatmungssituation führt er nicht zu Erkrankungszeichen, allerdings kommt es zu Pneumonien, wenn sich die Resistenzlage des Patienten verschlechtert. Die Besiedelung des Bronchialbaums ist hier weder durch i.v.-Antibiose noch durch Antibiotikainhalationen zu beseitigen.

Wir behandeln klinisch relevante Pneumonien und Bronchitiden mit resistenzgerechter i.v.-Antibiose, in Einzelfällen führen wir Gentamycininstillationen in das Tracheallumen durch. Die Anwendung von vernebelten Antibiotika hat sich bei uns nicht bewährt.

36.5.4 Problemkeim multiresistenter Staphylokokkus (meticillinresistenter St. aureaus; MRSA)

Zu einem zunehmenden Problem entwickelt sich in den letzten Jahren das Vorkommen von multiresistenten Keimen. Für den Bereich der Betreuung von neurologisch kranken Patienten, wie sie oben beschrieben worden sind, ist das Problem besonders ausgeprägt. Viele dieser Patienten verbringen Monate, wenn nicht Jahre in stationärer Behandlung. Oft werden sie auch aus einer stationären Pflegeeinrichtung wieder in die Kliniken eingewiesen. Sie leiden wesentlich häufiger als die Normalbevölkerung unter Infektionserkrankungen, die einer antibiotischen Therapie bedürfen.

In unserem stationären Bereich (75 Betten) finden sich regelmäßig zwischen 1 und 5 Patienten mit MRSA-positiven Abstrichen. Die hygienisch einwandfreie Behandlung dieser Patienten ist außerordentlich kostenintensiv und bedarf strenger Disziplin des Personals. Sie erfolgt entsprechend den üblichen Hygienestandards.

Schwierig zu versorgen sind MRSA-besiedelte Dekubitalgeschwüre. Es ist so gut wie ausgeschlossen, den MRSA zu eleminieren, so lange ein offenes Dekubitalgeschwür vorhanden ist. In diesen Fällen gelingt es meistens erst nach Abschluss der chirurgischen Sanierung und Wundheilung, den Keim zu eradizieren.

Literatur zu Kap. 35.6

Barnes DG, Timoney AG, Moulas G, Shaw PJ, Sanderson PJ (1992) Correlation of bacteriological flora of the urethra, glans and perineum with organisms causing urinary tract infection in the spinal injured male patient. Paraplegia 30/12: 851–854

Cardenas DD, Hooton TM (1995) Urinary tract infection in persons with spinal cord injury. Arch Phys Med Rehabil 76/3: 272–280

Donovan WH, Hull R, Rossi CD (1996) Analysis of gram negative recolonization of the neuropathic bladder among patients with spinal cord injuries. Spinal Cord 34/10: 587–591

Gerner HJ (1992) Die Querschnittlähmung. Blackwell, Berlin

Lüscher N (1988) Dekubitalulzera der Beckenregion. Huber, Bern Stuttgart

Prieto-Fingerhut T, Banovac K, Lynne CM (1997) A study comparing sterile and nonsterile urethral catheterization in patients with spinal cord injury. Rehabil Nurs 22/6: 299–302

Sapico FL, Ginunas VJ, Thornhill-Joynes M et al. (1986) Quantitative microbiology of pressure sores in different stages of healing. Diagn Microbiol Infect Dis 5/1: 31–38

Seiler WO, Stahelin HB, Sonnabend W (1979) Einfluss aerober und anaerober Keime auf den Heilungsverlauf von Dekubitalulzera. Schweiz Med Wochenschr 109/42: 1594–1599

Shekelle PG, Morton SC, Clark KA, Pathak M, Vickrey BG (1999) Systematic review of risk factors for urinary tract infection in adults with spinal cord dysfunction. J Spinal Cord Med 22/4: 258–72

Wagner J, Xander LU (1991) Wichtige Erreger von Wundinfektionen. In: Häring R (Hrsg) Infektionsverhütung in der Chirurgie. Blackwell, Berlin, S 91-96

36.6 Besonderheiten von Infektionen bei älteren Patienten

K. Hager

Trotz des vielfältigen Kontaktes der Menschen mit humanpathogenen Keimen sinkt im Verlauf des Lebens die Infektionshäufigkeit nur in einzelnen Bereichen, z. B. bei viralen Erkrankungen (◘ Tabelle 36-26). Sind es in der Jugend die relativ typisch ablaufenden viralen Erkrankungen sowie bestimmte Arten von bakteriellen Infektionen (z. B. Tonsillitis, Otitis media), so sind es beim alten Menschen die bakteriellen Infektionen, v. a. in bestimmten Lokalisationen (z. B. Harnwege und Lunge), deren Auftreten zunehmend häufiger wird (Garibaldi et al. 1988).

Auch das Risiko, an einer schwerwiegenden Infektion zu sterben, steigt mit dem Alter, v. a. ab dem 75. Lebensjahr, steil

Tabelle 36-26. Anteil in Prozent der an einer banalen Erkältung bzw. an Influenza Erkrankten pro Jahr. (Nach Lan 1983)

Altersgruppe (Jahre)	<5	5–24	25–64	>65
Erkältung	76,5	36,4	23,3	14,3
Influenza	41,6	39,0	30,4	11,0

Tabelle 36-27. Relative Sterblichkeit einiger Infektionskrankheiten bei alten verglichen mit jungen Menschen. (Nach Yoshikawa 1997)

Infektion	Relative Sterblichkeit im Alter (x-fach höher)
Pneumonie	3
Harnwegsinfektion	5–10[a]
Infektiöse Endokarditis	2–3
Bakterielle Meningitis	3
Tuberkulose	10
Sepsis	3
Cholezystitis	2–8
Appendizitis	15–20

[a] Bei Nierenbeteiligung.

an. 79% der an einer Pneumonie gestorbenen Patienten waren 75 Jahre und älter (Statistisches Bundesamt 1997). Dieses höhere Mortalitätsrisiko im Alter gilt für viele Arten von Infektionen (Tabelle 36-27). Es ist z. B. für alte Patienten, die an einer Appendizitis erkranken, ca. 15- bis 20fach höher als bei jungen Erwachsenen.

«Harmlose« Infektionen wie eine Bronchitis können deshalb bei hinfälligen alten Menschen zu lebensbedrohenden Krisen werden (Vogel et al. 1998). So bilden einige wenige Krankheiten den überwiegenden Teil der Infektionen bei alten Menschen (s. Übersicht).

Die häufigsten Infektionskrankheiten im Alter

- Harnwegsinfektionen
- Infektionen der Haut und des Bindegewebes
- Infekte der oberen Luftwege
- Infekte der unteren Luftwege (Pneumonien)
- Intraabdominelle Infektionen
- Sepsis
- Eitrige Gelenkinfektionen, Spondylodiszitis
- Zoster
- Tuberkulose

In Altenpflegeheimen werden v. a. auch Infektionen der Haut und des Bindegewebes gesehen wie Dekubitalulzera, Ulcera cruris und eitrige Konjunktivitiden.

Infektionskrankheiten kommt eine hohe praktische Bedeutung für die Geriatrie und für alle diejenigen zu, die alte Menschen in Krankenhäusern und Pflegeheimen betreuen. Infektionskrankheiten im Alter weisen eine Reihe von Besonderheiten auf, die nachfolgend dargelegt werden sollen (Übersichten z. B. bei: Gsell 1986; Lode et al. 1996; Veyssier 1997; Yoshikawa 1997).

36.6.1 Ätiopathogenese

Ursachen für das höhere Erkrankungsrisiko im Alter sind:
- vermehrte Disposition,
- häufigere Exposition und
- rückläufige Leistung des Immunsystems.

Auftreten und Art der Infektion hängen entscheidend von den individuellen Risiken des Patienten ab (z. B. Demenz sowie Harn- und Stuhlinkontinenz → verstärkte bakterielle Besiedelung perineal → höheres Risiko der Aszension → vermehrt Harnblaseninfekte).

36.6.1.1 Disposition

Mit zunehmendem Alter treten Veränderungen im Organismus auf, die dessen Leistungsfähigkeit einschränken und eine Disposition für Infektionen darstellen (s. Übersicht).

Faktoren, die zu einer vermehrten Disposition im Alter beitragen

- Alternsabhängige Veränderungen der Organe
- Verminderte Reservekapazität der Organe
- Multimorbidität
- Medikamente
- Verminderte unspezifische Abwehrmechanismen
- Verminderte immunologische Abwehr
- Immobilität, psychosoziale Faktoren

Im Fall einer Infektion können die ohnehin nur noch geringen Reservekapazitäten der Organe schneller überschritten werden, sodass sich rascher Symptome bemerkbar machen. Einen wichtigen Stellenwert besitzt die Multimorbidität der alten Menschen, besonders Erkrankungen wie z. B. Demenz, M. Parkinson, Schlaganfall, Malignome sowie Diabetes mellitus.

Medikamente

Antihistaminika, Antidepressiva und NSAR mindern die Sekretionsleistung der Schleimhäute und damit der mukoziliären Dekontamination im Respirations- und Urogenitaltrakt (zit. nach Vogel et al. 1998). Antazida, H_2-Antagonisten sowie Protonenpumpenblocker vermindern eine durch Magensäure bedingte Dekontamination oral aufgenommener Keime; Sedativa und Psychopharmaka setzen die Atemtiefe herab und fördern Immobilität und Aspirationsneigung. Schließlich können Steroide und Zytostatika über eine Immunsuppression sowie Antibiotika über eine Störung der physiologischen Keimflora und eine Selektion resistenter Keime eine Infektion erleichtern.

36.6.1.2 Exposition

Etwa 80% der nosokomialen Infektionen gehen von der endogenen Keimflora aus. Die Kolonisierung der Schleimhäute des oberen Gastrointestinaltrakts ändert sich in Pflegeheimen und Krankenhäusern jedoch zugunsten pathogener Erreger (Valenti et al. 1978). So beträgt die Kolonisierung des Oropharynx mit coliformen Bakterien etwa 3% bei jungen und 6% bei alten Menschen und steigt bei Krankenhauspatienten über 65 Jahre auf 40% an. Dies wiederum hat zur Folge, dass bei alten Menschen gehäuft Pneumonien mit gramnegativen Keimen auftreten. Das Infektionsrisiko hängt somit auch vom Aufenthaltsort des Patienten ab. Alte Menschen in der eigenen Wohnung tragen ein geringes, in Pflegeheimen ein höheres und im Krankenhaus ein noch höheres Infektionsrisiko.

36.6.2 Immunsystem und Alter

Die Immunabwehr wird sichergestellt durch zellvermittelte (T-Zellen), humorale (B-Zellen) und unspezifische Abwehrfunktionen. Die zellvermittelte Abwehr weist im Verlauf des Alterns die größten Einschränkungen auf (s. Übersicht).

Veränderungen der zellvermittelten Immunität im Alter

- Involution des Thymus vom 30. bis zum 50. Lebensjahr
- Weitgehendes Verschwinden der Thymushormone bis zum 60. Lebensjahr
- Zunahme unreifer T-Zellen im peripheren Blut
- Weitgehende Konstanz der T-Zellen im peripheren Blut
- Abnahme der T-Lymphozyten mit CD8-Antigen (T-Suppressorzellen)
- Zunahme der T-Lymphozyten mit CD4-Antigen (T-Helferzellen)
- Verminderung der zellvermittelten Immunabwehr (z. B. schwächerer Hauttest)
- Verminderte Abstoßung von Fremdgewebe
- Verminderte Proliferationsfähigkeit von T-Lymphozyten alter Menschen

Die Veränderungen der humoralen Abwehr sind geringer als die der zellvermittelten (s. nachfolgende Übersicht). Alte Menschen sprechen z. B. etwas schlechter auf Impfungen (z. B. Influenzaimpfung) an (Phair et al. 1978).

Veränderungen der humoralen Immunität im Alter

- Die Serumkonzentrationen der Immunglobuline A, G, E und M ändern sich kaum.
- Die Reaktion auf Vakzine ist nur gering vermindert.
- Die Häufigkeit von Autoimmunerkrankungen nimmt zu.
- Die Häufigkeit von Paraproteinämien steigt (benigne monoklonale Gammopathie).

36.6.3 Unspezifische Abwehr im Alter

Zur nicht immunologisch vermittelten Abwehr zählen u. a. die Verstärkung der Durchblutung, eine Steigerung der vaskulären Permeabilität, der Einstrom von Makrophagen und polymorphkernigen Granulozyten, die Freisetzung von Entzündungsmediatoren (z. B. Serotonin, Histamin, Prostaglandine, chemotaktische Faktoren, Opsonine etc.) sowie die Aktivierung des Komplementsystems. Jedoch tragen auch weitere nicht immunologische Faktoren zur Infektanfälligkeit bei (s. Übersicht).

Weitere Faktoren der nicht immunologischen Abwehr

- Normale Bakterienflora der Schleimhaut
- Reinigung der Schleimhäute (z. B. Bronchialsekret)
- Mechanisches Entfernen
- Nichtwillentlich: z. B. Urin
- Willentlich: z. B. Waschen
- Natürliche Barrieren (z. B. Haut und Schleimhäute)
- Nichtimmunologisch vermittelte Entzündungsvorgänge

Zwar verändern sich einige nicht immunologisch vermittelten Vorgänge (z. B. Phagozytose durch Makrophagen) im Verlauf des Alterns nicht wesentlich, jedoch können andere Schutzmechanismen (z. B. die Barrierefunktion der Haut) spürbare Einbußen erfahren. Trotz der geschilderten Veränderungen stellt die Alterung des Immunsystems (Immunseneszenz) im Vergleich zu Erkrankungen und Lebensbedingungen nur einen untergeordneten Risikofaktor für das Auftreten von Infektionen im Alter dar.

Gerade beim alten Menschen ist es oft nicht eine, sondern eine Vielzahl von Ursachen (»multifaktoriell), die in der Summe für die Entstehung einer Infektionskrankheit verantwortlich sind. Das höchste Risiko liegt bei multimorbiden, bettlägrigen Patienten, die mangelernährt und inkontinent in Heimen oder Krankenhäusern verweilen sowie weiteren Risiken wie z. B. Dekubitalulzera, Harnblasenkatheter oder Venenverweilkanülen ausgesetzt sind. »Ärztliche« Faktoren, wie z. B. eine verzögerte Diagnosestellung und Behandlung aufgrund atypischer Symptome mögen zusätzlich eine Rolle spielen.

36.6.4 Nosokomiale Infektionen im Krankenhaus

Eine Übersicht findet sich bei Taylor u. Oppenheim (1998).

Aus der Studie »*N*osokomiale *I*nfektionen in *D*eutschland – *E*rfassung und *P*rävention« (NIDEP-Studie) geht hervor, dass in deutschen Krankenhäusern mit einer Prävalenz von mindestens 3,5% zu rechnen ist (Rüden 1995). Die Häufigkeit steigt aber auch mit dem Alter an (Abb. 36-11). Danach ist die Rate nosokomialer Infektionen (NI) bei über 75-Jährigen 3-mal höher als bei den unter 45-Jährigen.

Nach Aufteilung in verschiedene Infektlokalisationen wird deutlich, dass es v. a. die nosokomialen Harnwegsinfekte sind, die mit dem Alter ansteigen (Abb. 36-12).

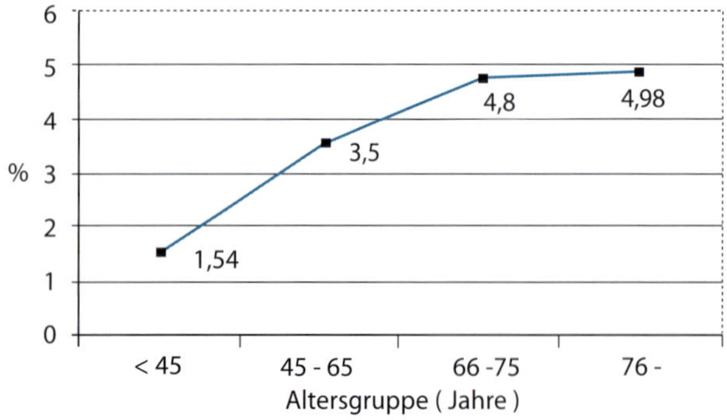

Abb. 36-11. Häufigkeit nosokomialer Infektionen und Alter der Patienten. (Nach Rüden 1995)

Tabelle 36-28. Einige epidemiologische Angaben zur Häufigkeit von Infektionen in Altenpflegeheimen

	Rate	Quelle
Prävalenz	5,4–32,7/100 Bewohner und Monat	Zitiert nach Yoshikawa u. Norman (1996)
	2–18% der Bewohner	Zitiert nach Falsey u. Bentley (1992)
	16,2% der Bewohner	Garibaldi et al. (1981)
Inzidenz	10,7–20,1/100 Bewohner und Monat	Zitiert nach Yoshikawa u. Norman (1996)

In geriatrischen Kliniken befindet sich in der Regel eine Selektion besonders schwer erkrankter alter Menschen. Aus diesem Grund ist es nicht verwunderlich, wenn dort der Anteil an NI höher liegt als in der bereits zitierten NIDEP-Studie. In einer Untersuchung aus Frankreich betrug die Rate NI in einer Akutgeriatrie 16,2% (Puisieux et al. 1997). Vorwiegend betroffen waren erneut die Harnwege und die unteren Atemwege. Patienten mit einer NI wiesen eine doppelt so lange Verweildauer (31,3 vs. 15,5 Tage) und eine 3fach höhere Mortalität (26,9 vs. 8,2%) auf.

Die hohen Raten von nosokomialen Infektionen bei alten Menschen im Krankenhaus und in Pflegeheimen sollten Anlass sein, durch geeignete Maßnahmen (regelmäßige Fortbildungen, Infektionserfassung und Maßnahmen zur Infektionsprophylaxe) dieses Risiko zu mindern.

36.6.5 Infektionen in Pflegeheimen

Eine Übersicht findet sich bei Yoshikawa u. Norman (1996).

In Anbetracht der geringen Mobilität der Bewohner in Pflegeheimen können die dort entstehenden Infektionen in der Regel ebenfalls als »nosokomial« eingestuft werden. Prävalenz und Inzidenz von Infektionen in Pflegeheimen sind hoch (Tabelle 36-28).

Angesichts der hohen Prävalenz ist es verständlich, dass relativ häufig Antibiotika eingesetzt werden. 7–10% der Bewohner in Pflegeheimen erhielten zum Zeitpunkt der Untersuchung Antibiotika (Zimmer et al. 1986). Hinsichtlich der Art dominierten die Infektionen der Haut, z. B. aufgrund von Ulcera cruris und Dekubitalgeschwüren (Abb. 36-13).

Diese hohe Infektionsrate in Pflegeheimen wird auf die meist vorhandene Multimorbidität, Hinfälligkeit und Immobilität der Bewohner dieser Einrichtungen zurückgeführt. Hinzu kommt die Tatsache, dass die Bewohner lange Zeit auf engem Raum zusammenleben und an vielen gemeinsamen Aktivitäten teilnehmen, was die Ausbreitung von Krankheitserregern begünstigt.

36.6.6 Symptomatik

36.6.6.1 Besonderheiten im Alter

Prinzipiell lassen sich die Symptome einer Infektionskrankheit im Alter nicht von denen in der Jugend unterscheiden, doch sind eine ganze Reihe von Besonderheiten zu beachten (z. B. Metlay et al. 1997).

- »Under-reporting«:

Das seltenere Berichten von Symptomen (»under-reporting«) wird v. a. dann ein Problem, wenn kognitive Veränderungen (Demenz, Verwirrtheit) oder eine Sprachstörung vorliegen.

- Abgeschwächte Symptome:

Weiterhin können die gewohnten Symptome der Infektionskrankheit gänzlich fehlen oder abgeschwächt sein. Beispiele

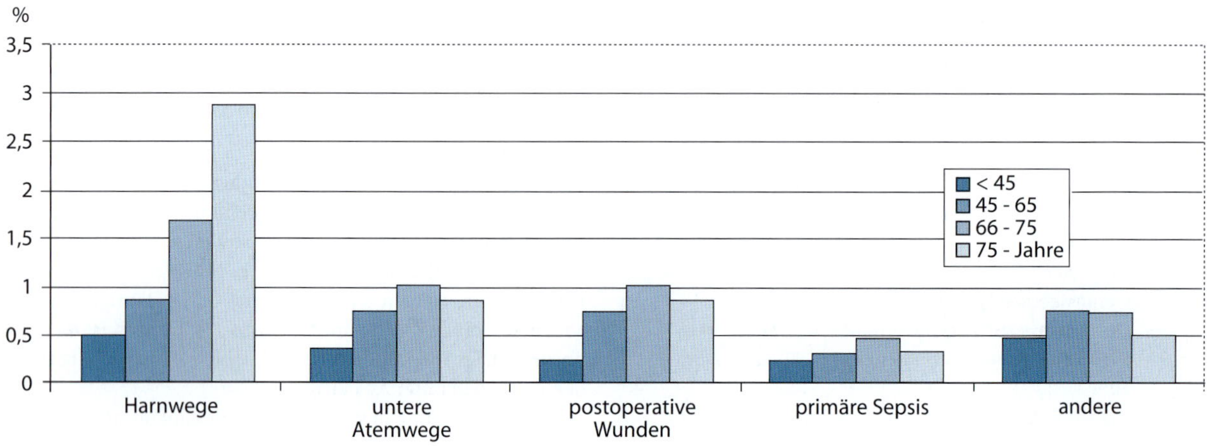

Abb. 36-12. Lokalisation nosokomialer Infektionen und Alter der Patienten. (Nach Rüden 1995)

IV. Spezieller Teil

Abb. 36-13. Prävalenz von Infektionskrankheiten im Pflegeheim. (Nach Garibaldi et al. 1981)

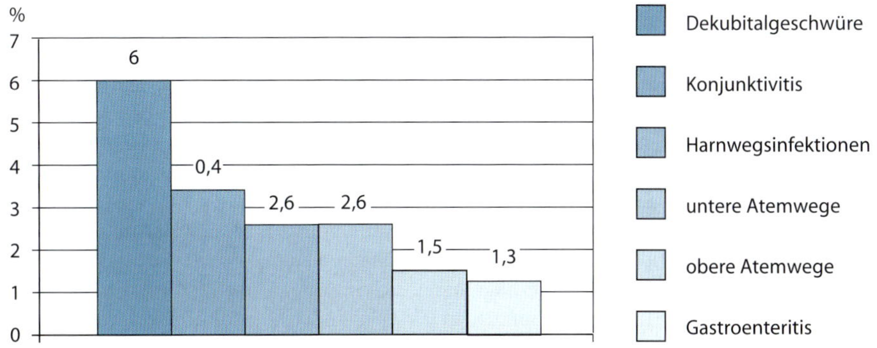

hierfür sind die bei alten Menschen geringere Nackensteifigkeit bei Meningitis oder die schwächere Abwehrspannung bei Peritonitis. Die Körpertemperatur kann geringer ansteigen, als dies beim jüngeren Menschen der Fall ist. Dies gilt ebenfalls für die Leukozytenkonzentration. Hier kann bereits eine Linksverschiebung auf einen Infekt hinweisen.

- Atypische Symptome:

Durch die infektbedingte Dekompensation anderer Organsysteme (z. B. Gehirn) können deren Symptome den klinischen Eindruck bestimmen, sodass scheinbar untypische bzw. »organferne« Symptome vorliegen. Charakteristisch hierfür ist das Delir (akute Verwirrtheit, akutes hirnorganisches Psychosyndrom), das gelegentlich einer Infektionskrankheit um 1–2 Tage vorauseilt. Bei hinfälligen alten Menschen manifestieren sich Erkrankungen typischerweise auch primär als funktionelle Störung (z. B. Appetitverlust, plötzliche Bettlägrigkeit, Inkontinenz, häufige Stürze).

Weiterhin kann die Abgrenzung zu bestehenden Erkrankungen schwierig sein. So ist die Diagnose einer eitrigen Arthritis sicherlich schwieriger, wenn der Patient bis dahin immer wieder an rezidivierenden arthrosebedingten Gelenkschmerzen gelitten hat. Zeichen der Infektionskrankheit können deshalb anfänglich fälschlicherweise als Zeichen vorbestehender Erkrankungen oder des »Alters« interpretiert werden. Bei einer Reihe von Symptomen sollte deshalb differenzialdiagnostisch auch an eine Infektion gedacht werden (s. Übersicht).

36.6.6.2 Fieber im Alter

Während Fieber in der Kindheit meist mit weniger gravierenden Kinderkrankheiten verbunden ist (virale Infekte, Pharyngitis), ist es im Alter immer ein ernstzunehmendes Krankheitszeichen, dem umgehend und gewissenhaft nachgegangen werden sollte (Keating et al. 1984). Im Alter wird ein geringerer Fieberanstieg im Rahmen von akuten Infektionskrankheiten beschrieben als in der Jugend (Norman et al. 1985). So haben 20–30% der hinfälligen alten Menschen im Rahmen einer Pneumonie kein Fieber, bei ca. 10% fehlt das Fieber gar im Rahmen einer Sepsis. Als *eine* mögliche Ursache wurde eine verminderte Stimulierbarkeit des Hypothalamus durch Pyrogene angesehen.

Die verminderte Fieberneigung birgt das Risiko in sich, dass Infektionen zu spät erkannt werden. Selbst wenn kein Fieber vorliegt, kann die Erhöhung der Körpertemperatur von 1°C oder mehr bereits ein Hinweis auf eine Infektion sein. Die Abwesenheit von Fieber spricht bei Anstieg *oder* Erhöhung von Akute-Phase-Parametern (z. B. Leukozyten, C-reaktives Protein) somit *nicht* gegen eine Infektion.

Ein weiteres Problem sind Fieber unbekannter Ursache (FUU). Ein FUU wird angenommen, wenn Fieber länger als 3 Wochen besteht und keine Diagnose nach einwöchiger Diagnostik im Krankenhaus ermittelt werden kann. In 40% der Fälle von FUU liegt eine Infektion vor (s. Übersicht).

Klinische Hinweise auf eine Infektion im hohen Alter sind (nach Yoshikawa u. Norman 1996)

- Fieber (>38°C) oder Temperaturanstieg (>1°C)
- Akute Verwirrtheit
- Unerklärliche Veränderung des Verhaltens
- Unerklärliche funktionelle Veränderung
- Unerklärliche Appetitlosigkeit bzw. Gewichtsabnahme
- Schwäche
- Lethargie
- (Urin)inkontinenz
- Plötzliche häufige Stürze
- Tachypnoe
- Orthostatische Hypotonie

Häufige Ursachen von Fieber unbekannter Ursache (FUU)

- Intraabdominelle Abszesse
- Hepatobiliäre Infektionen
- Tuberkulose
- Infektiöse Endokarditis
- «Stumme« Perforation intraabdomineller Hohlorgane
- Kollagenose (z. B. Riesenzellarteriitis, Polymyalgia rheumatica)
- «Drug fever«
- Lungenembolie
- Tumorerkrankungen
- Hämatologische Systemerkrankungen

36.6.7 Diagnostik bei Infektionskrankheiten im Alter

Etwa 80% der Infektionskrankheiten bei alten Menschen gehen von der Lunge bzw. den Bronchien, den Harnwegen oder der Haut aus. Aus diesem Grunde sollte sich die Diagnostik primär diesen Lokalisationen zuwenden. Dabei unterscheidet sich das Vorgehen bei alten Patienten nicht grundlegend von dem bei jüngeren Menschen. Die Diagnostik strebt, wie bei jüngeren Patienten, den Keimnachweis an. Allerdings lassen sich im Alter Untersuchungsmaterialien nicht immer in ausreichendem Maße gewinnen. So kann beispielsweise das Sputum oft nicht abgehustet werden, oder die Patienten sind so schwach, dass eine invasive Materialgewinnung (z. B. bronchoalveoläre Lavage) zu riskant erscheint. Eine Folge davon ist, dass bei alten Menschen häufiger als bei jungen Menschen mit einer empirischen Antibiotikatherapie begonnen werden muss.

36.6.8 Prävention

Wichtig ist die Prävention von Infektionen im Alter. Relativ einfache Mittel erweisen sich in der Praxis als sinnvoll (s. Übersicht).

Wichtige präventive Maßnahmen gegen Infektionen im Alter

- Erhaltung von Mobilität und Selbstständigkeit
- Gute persönliche Hygiene (z. B. Mund- und Perinealbereich)
- Ausreichende und ausgeglichene Ernährung
- Möglichst wenig sedierende Medikation
- Wenige bzw. kurze Krankenhaus- bzw. Heimaufenthalte
- Vermeidung weiterer Dispositionen (z. B. Dauerkatheter)
- Impfungen (Influenza, Tetanus, evtl. Pneumokokken)

Sollte ein Krankenhausaufenthalt nicht zu vermeiden sein, kann durch krankengymnastische Anwendungen im Sinne von (Früh)mobilisation, Atemtherapie und Atemschule prophylaktisch gearbeitet werden. Aktivierende Pflege (Panknin 1996), Aufsetzen im Bett und häufiges Setzen in den Stuhl bzw. Rollstuhl sind ebenfalls wichtig.

36.6.9 Therapie

Die Therapie der Infektionen im Alter unterscheidet sich nicht prinzipiell von der in der Jugend. Allerdings sollten einige Besonderheiten beachtet werden. Entsprechend der eingangs geschilderten Häufigkeit von Infektionskrankheiten gelten bei alten Frauen die meisten Antibiotikaanwendungen den Infekten der Harn- (60%) und Luftwege (21%) sowie der Haut (8%). Bei Männern dominieren die Infekte der Luftwege (45%) vor denen der Harnwege (18%) und der Haut (10%; Leistevuo et al. 1997).

Die Antibiotikatherapie im Alter weist einige besondere Aspekte auf (z. B. Gleckman u. Czachor 1989; Werner u. Krings 1993; Veyssier 1997; Borrego u. Gleckman 1997). Da der alte und hinfällige Patient keine langen Wartezeiten verträgt, müssen die Nachteile einer empirischen Antibiose gegen die Risiken langer Diagnosewege abgewogen werden. Im Fall einer empirischen Therapie sollten Breitbandantibiotika gewählt werden, die auch gramnegative Erreger erfassen.

Die wichtigste Veränderung der Pharmakokinetik betrifft die verzögerte renale Elimination. Dabei sollte man die Nierenfunktion keinesfalls überschätzen. Gerade hochbetagte alte Frauen wiegen oft unter 50 bzw. 40 kg. Bei diesen Patientinnen kann trotz einer normalen Kreatininkonzentration im Serum eine sehr stark erniedrigte Clearance vorliegen. Dies trifft z. B. auf Aminoglykoside zu (Morike et al. 1997). Ab einer Kreatininclearance von unter 50 ml/min muss entweder eine Reduktion der Dosierung oder der Dosierungsintervalle erfolgen. Im Zweifelsfall können die Serumspiegel kontrolliert werden.

Darüber hinaus muss allein schon aus Gründen des geringeren Körpergewichts bei manchen alten Menschen eine Dosisanpassung stattfinden. Wichtig ist auch die genaue Kenntnis der sozialen Situation (Compliance? Überwachung der Medikamenteneinnahme?). Bei alten Menschen genügt es weiterhin nicht, auf die Angabe von Nebenwirkungen zu warten, sondern es muss regelmäßig und gezielt danach gefragt werden (Nahrungsaufnahme, Stuhlgang). Bei sehr alten und moribunden Patienten muss in der Entscheidung für Antibiotika auch der mutmaßliche Wunsch des Kranken berücksichtigt werden.

Aufgrund der oft hohen Zahl von Medikamenten bei multimorbiden alten Patienten ist möglichen Arzneimittelinteraktionen besondere Aufmerksamkeit zu schenken. Bei den Chinolonen können zerebrale Nebenwirkungen (Schwindel, Kopfschmerzen, bei alten Menschen auch Verwirrtheit) auftreten. Ciprofloxazin wird auch hepatisch eliminiert und muss im Alter nicht dosisangepasst werden. Interaktionen können z. B. mit Theophyllin (Wirkungsverstärkung) auftreten.

Zusätzlich zur antibiotischen Therapie sind die unter 36.6.8 »Prävention« genannten Punkte wichtig (s. oben). So sollte der alte Patient ausreichend Flüssigkeit und Kalorien erhalten und nur so kurz wie unbedingt nötig Bettruhe einhalten, um eine Immobilisierung mit allen ihren Folgen zu vermeiden. Fiebersenkende Maßnahmen (z. B. Paracetamol) sind bei Fieber über 38,5°C sinnvoll, bei starker Beeinträchtigung des Allgemeinzustands schon eher.

36.6.10 Prognose

Die Sterblichkeit an einer Infektion kann im Alter um das 5- bis 20fache höher liegen als in der Jugend. Infektionen verursachen 30% der Todesfälle in einer geriatrischen Population. Sie sind damit nach den kardiovaskulären und den malignen Erkrankungen die dritthäufigste Todesursache betagter Menschen. Angesichts dessen muss die Indikation für eine Krankenhausaufnahme frühzeitig gestellt werden (s. Übersicht).

Indikationen für die Krankenhauseinweisung bei Infektionskrankheiten im Alter

- Zusätzliches Vorliegen von schwerwiegenden Grunderkrankungen
- Ungenügendes Ansprechen der ambulanten Antibiose
- Schlechte Compliance bzw. unsichere orale Zufuhr der Medikamente
- Unsichere soziale Situation und Versorgung (z. B. keine Bezugsperson)
- Komplikationen

Infektionskrankheiten im Alter sind konsumierenden Prozessen vergleichbar, die schnell behandelt werden müssen. Eine länger dauernde Infektion kann die Kräfte eines alten Menschen derart schwächen, dass die Schwelle zum selbstständigen Leben in der eigenen Wohnung unterschritten wird. In diesem Fall sollte nach Überwinden einer Infektion durchaus an Rehabilitationsmaßnahmen gedacht werden.

36.6.11 Häufige Infektionen im Alter

36.6.11.1 Harnwegsinfekte

Etwa 20% der alten Frauen und ca. 10% der alten Männer weisen eine Bakteriurie auf (Tabelle 36-29). Dieser Anteil steigt mit dem Alter an. Weiterhin steigt der Anteil bei Bewohnern von Pflegeheimen auf etwa 30–40% an und ist noch höher, wenn die Patienten zusätzlich stuhlinkontinent oder immobil sind (Übersichten: Barnett u. Stephens 1997; Grau et al. 1997). 30–50% aller Bakteriämien bzw. Septikämien bei alten Menschen nehmen ihren Ausgang von Harnwegsinfekten.

Harnwegsinfekte kommen dabei in strukturell und funktionell normalen (unkomplizierte Harnwegsinfekte) wie auch in Harnwegen mit gestörter Funktion und Struktur (komplizierte Harnwegsinfekte) vor. Eine Reihe von Faktoren steigert das Risiko eines Harnwegsinfektes erheblich (s. Übersicht).

Prädisponierende Faktoren für Harnwegsinfekte

- Geringe Trinkmengen (verminderter Spüleffekt)
- Erkrankungen der harnableitenden Wege (z. B. Prostatavergrößerung, Strikturen, Steine)
- Verminderte Hygiene
- Verminderte protektive Faktoren (z. B. Abnahme der bakteriziden Sekrete aus der Prostata beim Mann, Östrogenmangel bei der Frau)
- Angewiesensein auf Pflege
- Inkontinenz (Harn- und/oder Stuhlinkontinenz)
- Eingriffe im Urogenitaltrakt (Untersuchungen, Katheter)
- Systemische Erkrankungen (z. B. Diabetes mellitus)

Die Harnwegsinfekte gehen ganz überwiegend von der Perinealregion aus. Harn- und Stuhlinkontinenz steigern die Bakterienbesiedelung in diesem Bereich und erhöhen damit das Risiko einer aufsteigenden Infektion. Während in der Jugend und im Erwachsenenalter Männer aufgrund ihrer längeren Harnröhre ein geringeres Infektionsrisiko tragen, gleicht sich dieser Unterschied bis zum 80. Lebensjahr etwa aus. Der wichtigste Risikofaktor ist der transurethrale Blasenkatheter. Etwa 10% aller Krankenhauspatienten werden katheterisiert, ca. 10% aller Pflegeheimbewohner erhalten einen Blasenkatheter. Das Risiko eines Harnwegsinfektes steigt um 5% pro Kathetertag (zit. nach Brühl 1995).

E. coli sind die häufigsten Erreger des unkomplizierten Harnwegsinfektes (Barnett u. Stephens 1997). Antibiotikaresistente Keime oder Candida sind dagegen bei komplizierten Harnwegsinfekten oder solchen vermehrt anzutreffen, die in Heimen bzw. im Krankenhaus erworben wurden (Tabelle 36-30).

Tabelle 36-29. Anteil der Menschen mit Bakteriurie im Alter. (Nach Lane 1983)

Alter (Jahre)	Männer [%]	Frauen [%]
65–70	5	15–20
70–80	10–15	20–30
>80	20–25	25–40

Tabelle 36-30. Häufige Keime bei Harnwegsinfekten im Alter

Akquisitionsweg	Häufigster Keim
Zu Hause erworben	E. coli
Im Krankenhaus erworben	E. coli, Enterokokken, Pseudomonas aeruginosa
Harnwegsinfekte bei Katheterträgern	E. coli, Enterokokken, Pseudomonas aeruginosa, Proteus, Klebsiellen, S. aureus

36.6.11.2 Bakteriurien

Im Hinblick auf die Therapie ist die Unterscheidung von symptomatischen und asymptomatischen Bakteriurien wichtig (Tabelle 36-31).

Tabelle 36-31. Einteilung der Bakteriurien

Bezeichnung	Definition
Nichtsignifikante Bakteriurie	$<10^5$ Keime/ml Urin
Signifikante, asymptomatische Bakteriurie	10^5 Keime oder mehr im ml Urin, keine Beschwerden
Symptomatische Bakteriurien	10^5 Keime oder mehr im ml Urin, Beschwerden

Asymptomatische Bakteriurien

Übersicht bei Nicolle (1997); Wood u. Abrutyn (1996). In der Mehrzahl der Fälle sind die Bakteriurien im Alter asymptomatisch (Mims et al. 1990). Bei asymptomatischen Bakteriurien, jedoch systemischen Entzündungszeichen, muss an eine Infektion der Nieren (z. B. chronische Pyelonephritis) gedacht werden. Asymptomatische Bakteriurien bei alten Menschen sind mit einer verkürzten Lebenserwartung verknüpft. Eine Verlängerung der Lebenserwartung durch eine Antibiotikatherapie konnte in den meisten Studien aber nicht gefunden werden. Die Therapie mit Antibiotika sollte deshalb nur erfolgen, wenn Symptome vorliegen (Boscia et al. 1987).

Die Anzeichen solcher symptomatischen Bakteriurien sind im Alter prinzipiell vergleichbar mit denen in der Jugend. Das Kriterium »Symptome« darf sich allerdings nicht nur auf »Schmerzen beim Wasserlassen« beschränken, sondern muss Fragen nach Häufigkeit der Miktion und Nykturie und die Bewertung der systemischen Entzündungszeichen mit einschließen. Eine plötzliche Inkontinenz kann bei alten Menschen das einzige Symptom eines symptomatischen Harnwegsinfektes sein. Andererseits kann eine Pollakisurie aber auch ohne Harnwegsinfekt, allein durch Diuretikagabe, Diabetes mellitus, neurologische Störungen u. a. auftreten.

Bakteriurien bei Katheterträgern

Praktisch alle Träger eines transurethralen Katheters weisen nach kurzer Zeit eine Bakteriurie auf. Nicht selten können dabei zwei oder mehr Keime gefunden werden. Asymptomatische Infekte sollten auch bei Katheterträgern nicht behandelt werden, da die Keimeradikation nur vorübergehend gelingt und lediglich zur Selektion von multiresistenten Keimen führt. Symptomatische Infekte sollten behandelt und gleichzeitig die Frage geklärt werden, ob der Katheter nicht entfernt bzw. durch eine suprapubische Harnableitung ersetzt werden kann.

Eine Inkontinenz, versorgt mit körpernahen Vorlagensystemen, ist aus infektiologischer Sicht oft »hygienischer« als ein transurethraler Blasenkatheter.

36.6.11.3 Infekte der oberen Luftwege

Infekte der oberen Luftwege zählen zu den häufigsten Infektionen beim alten Menschen. In der Regel macht ein älterer, zu Hause lebender Mensch 1–2 Episoden pro Jahr durch (Nicholson et al. 1997). In über der Hälfte der Fälle werden Rhinoviren als Erreger diagnostiziert, in knapp 10% Influenza- und Parainfluenzaviren. 65% der Infekte der oberen Luftwege werden durch eine Beteiligung der unteren Luftwege kompliziert (Nicholson et al. 1997)!

36.6.11.4 Pneumonien

Es sei auch auf Kap. 8 verwiesen.

Die Inzidenz von Pneumonien bei älteren, zu Hause lebenden Menschen beträgt ca. 14/1000 Personen/Jahr, hingegen 33/1000 Personen/Jahr bei Bewohnern von Pflegeheimen (Marrie 1996). Pneumonien zählen zu den häufigsten Todesursachen im Alter (Übersicht bei: Marrie 1996; Niederman 1995). Ein besonders hohes Sterberisiko tragen alte Menschen mit malignen oder neurologischen Erkrankungen, unspezifischen Symptomen (z. B. Verwirrtheit) oder der Notwendigkeit wiederholter Antibiotikagaben (Houston et al. 1997).

Eine Reihe von Faktoren begünstigen das Entstehen von Pneumonien im Alter (s. Übersicht). So kommt es mit zunehmendem Alter zu einer Abnahme der Vitalkapazität, des Hustenstoßes sowie zu einer Reduktion der mukoziliären Clearance. Die Interkostalmuskulatur verliert durch die Verkalkung der Rippenknorpel und das Steiferwerden des Brustkorbs an Wirksamkeit. Dies sowie Erkrankungen, Operationen, Immobilität und Sedativa schränken die Ventilation weiter ein.

Prädisponierende Faktoren für eine Pneumonie im Alter

- Lungenveränderungen aufgrund des Alterns
- Kolonisation des Oropharynx mit potenziell pathogenen Erregern
- Schlechte Mundhygiene
- Verminderte Speichelproduktion
- Schluckstörungen, stumme oder nächtliche Aspiration (z. B. bei M. Parkinson, Sedativamedikation)
- Bettlägrigkeit, Immobilität
- Konsumierende oder schwere Grunderkrankungen
- Sedativa, Alkohol, Nikotin
- Vorbehandlung mit Antibiotika

Daraus leiten sich auch präventive Maßnahmen ab wie generelle Meidung von Sedativa, ausreichende Flüssigkeitszufuhr, gute Mundhygiene (Mundpflege!), Mobilisation, Atemgymnastik, Förderung der Zwerchfellatmung, Vorsicht bei Schluckversuchen, pflegerische Prophylaxen, prä- und postoperative Atemtherapie, postoperative Verbesserung der Atemtiefe (z. B. Triflow), Frühmobilisation.

Die typischen Symptome der Pneumonie wie Fieber, Husten und Auswurf werden mit zunehmendem Alter seltener (Metlay et al. 1997), dagegen können unspezifische Zeichen wie Tachypnoe oder eine plötzliche Verschlechterung des Allgemeinzustands erste Hinweise auf eine Pneumonie sein. Das typische röntgenologische Äquivalent im Alter ist nicht das Bild der Lobärpneumonie, sondern das der Bronchopneumonie mit streifigen, fleckigen Infiltrationen. Ein schwerer Verlauf ist zu erwarten bei ausgeprägter Multimorbidität, Infiltraten beidseits bzw. in mehreren Lungenlappen, hohem Fieber, Tachypnoe, Kreislaufreaktion oder Schock (Norman et al. 1997).

Die Behandlung der Pneumonie im Alter wird in vielen Fällen eine Krankenhauseinweisung notwendig machen. Zum einen wird die Schwere der Pneumonie aufgrund der atypischeren Manifestation gern unterschätzt, zum anderen gefährdet das Vorhandensein von Begleiterkrankungen den Patienten zusätzlich.

Für die Therapieplanung muss zwischen Pneumonien unterschieden werden, die nosokomial bzw. zu Hause erworben wurden (◘ Tabelle 36-32). Bei der Erregerdiagnostik sollten seltenere Erreger wie Chlamydien, Mykoplasmen oder Mykobakterien nicht vergessen werden.

Tabelle 36-32. Häufige Keime bei Pneumonien im Alter

Akquisitionsweg	Häufige Keime
Zu Hause erworben	Pneumokokken, Haemophilus influenzae, Staphylokokken, RS-Viren, Grippevirus, Tuberkulose
Im Krankenhaus erworben	Pseudomonas, Proteus, E. coli, Enterobacter, Pilze
Aspiration	Anaerobier, Staphylokokken

36.6.11.5 Intraabdominelle Infektionen

Häufige intraabdominelle Infektionen im Alter sind:
- gastrointestinale Infekte,
- Cholezystitis,
- Cholangitis,
- Appendizitis,
- Divertikulitis
- und seltener hepatische Abszesse.

Gastrointestinale Infekte

Bei akuten Diarrhöen können Bakterien (Salmonellen, Shigellen, Campylobacter jejuni/coli, Yersinia enterocolitica) oder Viren (Rotaviren, Enteroviren, Norwalk-Viren) auslösend sein. Bei hartnäckigen Diarrhöen nach Antibiotikatherapie muss auch an eine durch Clostridium-botulinum-Toxin induzierte Kolitis oder an eine Candidabesiedelung des Intestinaltrakts gedacht werden (Hager u. Ruwe 1997). Gastrointestinale Infekte im Alter können schnell zu Dehydratation bzw. zum Verlust von körperlichen Kräften mit allen ihren Folgen führen.

Cholezystitis

Etwa 50% der über 65-Jährigen weisen Gallensteine auf. Diese bilden eine Prädisposition für die Cholezystitis. Ein Risiko bei alten Patienten ist es, dass eine Perforation aufgrund der z. T. relativ geringen Symptomatik nicht rechtzeitig erkannt wird.

Appendizitis

Auch wenn nur 5% der Appendizitisfälle im Alter auftreten, so ist die Mortalität im Vergleich zu jüngeren Patienten doch um das 15- bis 20fache erhöht. Bei jeder unklaren abdominellen Symptomatik sollte die Appendizitis des alten Menschen in die differenzialdiagnostischen Überlegungen miteinbezogen werden.

Divertikulitis

Etwa 40% der über 65-Jährigen weisen Divertikel auf. Entsprechend steigt das Risiko einer Divertikulitis im Alter.

36.6.11.6 Infektionen der Haut und des Bindegewebes

Die Haut des alten Menschen ist weniger in der Lage, die Bakterien auf den Eintrittsort zu beschränken. So werden beispielsweise Haut und Unterhautfettgewebe dünner und die dortigen immunkompetenten Zellen seltener (Sunderkotter et al. 1997). Haut und Schleimhaut verlieren damit einen Teil ihrer Schutzfunktion. Dennoch nehmen Infektionen der Haut v. a. von Verletzungen (Dekubitalulzera, Ulcera cruris und postoperative Wunden) ihren Ausgang.

36.6.11.7 Andere Infektionen

Sepsis

Bei 10 von 100 alten Menschen im Krankenhaus tritt eine Sepsis auf. Mehr als die Hälfte der Fälle muss als nosokomial eingestuft werden (Veyssier 1997). Häufige Ausgangspunkte für eine Sepsis im Alter sind:
- Harnwegsinfekte,
- Venenkatheter (im Krankenhaus),
- biliäre Sepsis bei Cholezystitis/Cholangitis sowie
- eitrige Gelenkinfektionen
- und selten auch eine Spondylodiszitis.

Harnwegsinfekte stellen jedoch in 30–50% den Ausgangspunkt der Sepsis dar. Aus diesem Grund sind gramnegative Erreger (z. B. E. coli) als Sepsisverursacher besonders häufig. Die Sterblichkeit ist im Vergleich zu jungen Menschen um das 3fache erhöht und beträgt 20–35% (Yoshikawa u. Norman 1996).

Endokarditis

Die infektiöse Endokarditis ist zwar im Vergleich zu Harnwegsinfekten und Pneumonien vergleichsweise selten, doch trägt gerade der alte Mensch auch bei dieser Infektionskrankheit ein besonders hohes Mortalitätsrisiko (Übersicht bei: Farmer u. Torre 1997).

Tuberkulose

Die Tuberkulose ist ebenfalls im Vergleich zu Harnwegsinfekten und Pneumonien eher selten, jedoch sind v. a. ältere Menschen betroffen. Ausbrüche in Pflegeheimen sind besonders gefürchtet. Unerklärlicher Gewichtsverlust, gelegentliche Fieberschübe, Pleuraergüsse oder ein abnehmender Allgemeinzustand bei einem immunsupprimierten Patienten können unspezifische Anzeichen für eine Tbc sein. Beim Tine-Test sollte man sich daran erinnern, dass die Hautreaktion im Alter abgeschwächt sein kann und dass deshalb ein negativer Test keine Garantie für die Abwesenheit einer Tuberkulose ist.

Meningitis

Die Meningitis entsteht in erster Linie hämatogen, z. B. im Rahmen einer Pneumonie, jedoch auch per continuitatem, z. B. im Rahmen einer Fraktur des Schädeldachs oder der Schädelbasis. Die wichtigsten Erreger im Alter sind Pneumokokken, Meningokokken, Listerien und S. aureus.

Fazit für die Praxis

- Bei raschen Änderungen des Gesundheitszustandes eines alten Menschen sollten Infektionen immer mit in die Differenzialdiagnose einbezogen werden.
- Inzidenz und Prävalenz von Infektionen sind v. a. im Krankenhaus und Pflegeheim sehr hoch.
- Die wichtigsten Risiken für Infektionen im Alter stellen nicht das kalendarische Alter dar, sondern Multimorbidität und Immobilität des Patienten.

▼

- Eine altersabhängige Verminderung der Immunität trägt dagegen nur in geringem Umfang zur Risikoerhöhung bei.
- Die häufigsten Infektionen betreffen: Harnwege, Bronchien, Lunge, Haut und Schleimhäute sowie die Sepsis.
- Das klinische Bild bei Infektionen im Alter kann verändert und mit atypischen, abgeschwächten, organfernen oder funktionellen Symptomen verknüpft sein.
- Die beste Prävention ist ein möglichst langes Aufrechterhalten von Mobilität und Selbstständigkeit sowie die Bewahrung guter Lebensbedingungen (Ernährung, Hygiene).

Literatur zu Kap. 36.6

Barnett BJ, Stephens DS (1997) Urinary tract infection: an overview. Am J Med Sci 314/4: 245–249

Borrego F, Gleckman R (1997) Principles of antibiotic prescribing in the elderly. Drugs Aging 11/1: 7–18

Boscia JA, Abrutyn E, Kaye D (1987) Asymptomatic bacteriuria in elderly persons: Treat or not treat? Ann Intern Med 106: 764–766

Brühl P (1995) Nosokomiale Harnwegsinfektionen. Einschränkung durch Prävention. Krankenhausarzt 68: 430–436

Falsey AR, Bentley DW (1992) Control of infections. In: Evans JG, Williams TF (ed) Oxford textbook of geriatric medicine. Oxford Univ Press, Oxford, pp 70–77

Farmer JA, Torre G (1997) Endocarditis. Curr Opin Cardiol 12/2: 123–30

Garibaldi RA, Brdodine S, Matsumiya S (1981) Infections among patients in nursing homes: Policies, prevalence, and problems. N Engl J Med 305: 731–735

Garibaldi RA, Neuhaus EG, Nurse BA (1988) Infections in the elderly. In: Rowe JW, Besdine RW (eds) Geriatric medicine, 2nd edn. Little, Brown, Boston Toronto, pp 302–23

Gleckman RA, Czachor JS (1989) Reviewing the safe use of antibiotics in the elderly. Geriatrics 44: 33–39

Grau S, Monterde J, Drobnic L, Salvado M (1997) Management of urinary tract infections: a comprehensive review. Pharm World Sci 19/5: 236–245

Gsell O (1986) Infektionskrankheiten in der Geriatrie. In: Martin E, Junod J-P (Hrsg) Lehrbuch der Geriatrie. Huber, Bern, S 179–217

Hager K, Ruwe A (1998) Clostridium difficile Toxin-assoziierte Diarrhöen in der Geriatrie. Z Gerontol Geriatr 1: 16–21

Houston MS, Silverstein MD, Suman VJ (1997) Risk factors for 30-day mortality in elderly patients with lower respiratory tract infection. Community-based study. Arch Intern Med 157/19: 2190–2195

Keating HJ, Klimek JJ, Levine DS, Kiernan FJ (1984) Effect of aging on the clinical significance of fever in ambulatory adult patients. JAGS 32: 282–287

Lane TW (1983) Urinary tract infections in the elderly. In: McCue JD (ed) Medical care of the elderly. Collamore, Lexington, 287–295

Leistevuo T, Isoaho R, Klaukka T, Kivela SL, Huovinen P (1997) Prescription of antimicrobial agents to elderly people in relation to the type of infection. Age Ageing 26/5: 345–51

Lode H, Seiler W, Ullmann U (Hrsg) (1988) Infektionen beim alten Patienten. Zuckschwerdt, München

Marrie TJ (1996) Pneumonia in the elderly. Curr Opin Pulm Med 2/3: 192–197

Metlay JP, Schulz R, Li YH et al. (1997) Influence of age on symptoms at presentation in patients with community-acquired pneumonia. Arch Intern Med 157/13: 1453–1459

Mims AD, Norman DC, Yamamura RH, Yoshikawa TT (1990) Clinically inapparent (asymptomatic) bacteriuria in ambulatory elderly men: epidemiological, clinical and microbiological findings. JAGS 38: 1209–1214

Morike K, Schwab M, Klotz U (1997) Use of aminoglycosides in elderly patients. Pharmacokinetic and clinical considerations. Drugs Aging 10/4: 259–277

Nicholson KG, Kent J, Hammersley V, Cancio E (1997) Acute viral infections of upper respiratory tract in elderly people living in the community: comparative, prospective, population based study of disease burden. BMJ 315 (7115): 1060–1064

Nicolle LE (1997) Asymptomatic bacteriuria in the elderly. Infect Dis Clin N Am 11/3: 647–662

Niederman MS (1995) Respiratory infections in the 1990 s [editorial]. Curr Opin Pulm Med 1/3: 155–162

Norman DC, Bradley SF, Dorinsky PM, Verghese A (1997) Treating respiratory infections in the elderly: current strategies and considerations. Geriatrics 52 (Suppl 1): 1–28

Norman DC, Grahn D, Yoshikawa TT (1985) Fever and aging. JAGS 33: 859–863

Panknin HT (1996) Aktivierende Krankenpflege – eine Möglichkeit der Infektionsprophylaxe. Altenpflege 8: 521–526

Phair J, Kauffman Ca, Bjornson A, Adams L, Linnemann C (1978) Failure to respond to influenza vaccine in the aged; correlation with B-cell number and function. J Lab Clin Med 92: 822–628

Puisieux F, Defrennes R, Salomez Granier F, Dewailly P (1997) [Incidence and consequences of nosocomial infections in a geriatric short-stay department] Presse Méd 26/36: 1708–1713 (französisch)

Rüden H (1995) Nosokomiale Infektionen in Deutschland: Erfassung und Prävention (NIDEP-Studie); Teil 1: Prävalenz nosokomialer Infektionen; Qualitätssicherung in der Krankenhaushygiene. Nomos, Baden-Baden

Statistisches Bundesamt (1997) Statistisches Jahrbuch für die Bundesrepublik Deutschland. Metzer & Poeschel, Stuttgart, S 441–442

Sunderkotter C, Kalden H, Luger TA (1997) Aging and the skin immune system. Arch Dermatol 133/10: 1256–1262

Taylor ME, Oppenheim BA (1998) Hospital-acquired infection in elderly patients. J Hosp Infect 38: 245–260

Valenti WM, Trudell RG, Bentley DW (1978) Factors predisposing to oropharyngeal colonization with gram-negative bacilli in the aged. N Engl J Med 298: 1108–11

Veyssier P (1997) Infections chez le sujet agé. Presse Méd 26: 32–38 (französisch)

Vogel F, Panknin H-T, Reetz K-P (1998) Infektionen in Altenpflegeeinrichtungen. Med Dialog 2: 1–3

Werner H, Krings D (1993) Besonderheiten der Antibiotikatherapie im Alter. Fortschr Med 111: 134–138

Wood CA, Abrutyn E (1996) Optimal treatment of urinary tract infections in elderly patients. Drugs Ageing 9/5: 352–362

Yoshikawa TT (1997) Perspective: aging and infectious diseases: Past, present, and future. J Infect Dis 176: 1053–1057

Yoshikawa TT, Norman DC (1996) Approach to fever and infection in the nursing home. JAGS 44: 74–82

Zimmer JG, Bentley DW, Valenti WM, Watson NM (1986) Systemic antibiotic use in nursing homes: a quality assessment. JAGS 34: 704–710

36.7 Infektionen durch Bluttransfusionen

G. Caspari

36.7.1 Relevante Erreger

Alle Infektionserreger, die vorübergehend oder dauerhaft im Blut des Infizierten vorhanden sind, lassen sich durch eine Bluttransfusion übertragen. Ihre transfusionsmedizinische Bedeutung hängt ab von

- Prävalenz der Infektion im Spenderkollektiv bzw. bestimmten, charakterisierbaren Untergruppen, z. B. Tropenreisenden oder Personen aus Malariagebieten,
- Dauer des Auftretens im Blut (Blutphase),
- klinischer Symptomatik während der Blutphase, die zu einem Spenderausschluss führen würde, z. B. Exanthem oder Fieber,
- Verfügbarkeit und Qualität entsprechender Labortests,
- Art und Herstellungsverfahren des Blutproduktes,
- Inaktivierbarkeit des Erregers,
- möglichen klinischen Konsequenzen der Erkrankung beim infizierten Blutempfänger oder bei speziellen Empfängergruppen, z. B. schwangeren Frauen oder immunsupprimierten Patienten.

Transfusionsmedizinisch relevante Erreger

- Viren
  - Hepatitisviren: HBV, HCV, HAV, HEV
  - Retroviren: HIV, HTLV
  - Herpesviren: CMV
  - Parvovirus B19
- Bakterien
  - Yersinien, Pseudomonas, Proteus (Erythrozytenkonzentrate)
  - Salmonellen, Shigellen, Klebsiellen, Propionibakterien (Thrombozytenkonzentrate)
  - Treponema pallidum, Brucella, Rickettsien, und andere (sehr selten)
- Einzeller
  - Toxoplasma gondii
  - Plasmodien, Trypanosoma cruzi, Babesia microtii
  - Leishmania donovani, Trypanosoma rhodiense und gambiense
- Helminthen
  - Mikrofilarien (nur zeitlich begrenzte Infektionen)
  - Erreger der nvCJD?

36.7.2 Von Blut und Blutprodukten ausgehendes Infektionsrisiko

Das von einem Blutprodukt ausgehende Infektionsrisiko für einen einzelnen Erreger hängt von der Wahrscheinlichkeit ab, mit der der Erreger in das Präparat gelangen kann, sowie von der Wahrscheinlichkeit, in diesem Präparat infektiös zu bleiben oder sich möglicherweise noch zu vermehren. Es ist je nach Blutpräparat und Erreger verschieden.

Die Wahrscheinlichkeit, mit der ein Erreger in das Blutpräparat gelangen kann, hängt von der Auswahl der Blutspender, ihrer klinischen Untersuchung und den durchgeführten Infektionstests ab sowie von der Frage, von wie vielen Spendern Präparate für die Herstellung des fertigen Produkts zusammengefügt (»gepoolt«) werden. So sind Erythrozytenkonzentrate und Thrombapheresekonzentrate immer Einzelspenderpräparate, Frischplasmen teilweise. Thrombozytenkonzentrate aus »buffy-coat« werden von mehreren Spendern gepoolt (4–6), wodurch sich das Infektionsrisiko pro Präparat erhöht. Werden Plasmen nach dem Solvens/Detergenz-Verfahren virusinaktiviert, werden hierfür Pools von mehreren hundert Spendern verwendet, bei anderen Plasmaprodukten, z. B. Albumin und Immunglobulinen, können die Ausgangspools für die Produktion Material von bis zu 50.000 Spendern enthalten.

Die Erreger können während der Herstellung des Blutpräparats ganz oder teilweise entfernt oder durch physikalische und/oder chemische Verfahren inaktiviert werden (d. h. ihre Vermehrungsfähigkeit wird zerstört). Inaktivierungsverfahren sind inzwischen für alle Plasmaderivate vorgeschrieben. In zellulären Präparaten können die Erreger verbleiben (Viren), bei Lagerung infektionsunfähig werden (Treponema pallidum bei 4°C) oder sich ggf. im Präparat vermehren (s. unten).

Das von Blutpräparaten ausgehende Restrisiko lässt sich nicht direkt messen, sondern nur abschätzen (zu Methoden und Ergebnissen für zelluläre Blutprodukte s. die beiden Übersicht unten).

Das von Transfusionen ausgehende Infektionsrisiko steht zwar im Mittelpunkt öffentlichen Interesses, es ist aber heute sehr gering geworden. Nach den Ergebnissen anonymisierter Meldesysteme in Frankreich und England geht von Konservenverwechslungen und daraus folgenden hämolytischen Transfusionsreaktionen ein deutlich höheres Risiko aus (Lapierre u. Hervé 1999). Vielfach werden Infektionen (zunächst) auf Transfusionen zurückgeführt, die bei späterer Überprüfung definitiv als Infektionsursache ausgeschlossen werden konnten (Diekamp et al. 1996)

Methoden zur Abschätzung des Restrisikos von Infektionen bei zellulären Blutpräparaten

1. Prospektive Untersuchung der Empfänger vor Transfusion und 6–9 Monate nach Transfusion (Beispiel: Regan et al. 2000).
   - Vorteil: Die Inzidenz von Infektionen wird direkt beim Empfänger gemessen und nicht aus Markern in der Spende erschlossen.
   - Nachteil: Möglicherweise sind einige der erfassten Infektionen nicht durch Transfusionen, sondern nosokomial oder durch Risikoverhalten des Empfängers bedingt.

   Das zu erfassende Risiko ist so niedrig, dass die Studie kaum definitive Aussagen erlaubt, wenn nicht wirklich alle Spender nachuntersucht werden, was schwierig, wenn nicht unmöglich ist.

▼

2. Die Spenden werden mit empfindlicheren als den in der Routine verwendeten Tests, z. B. PCR, vor- bzw. nachuntersucht.
   - Vorteil: Die Studie wird nicht dadurch in ihrer Aussagekraft eingeschränkt, dass bestimmte Empfänger (Methode 1) oder Spender (Methode 3) für eine Nachuntersuchung nicht mehr zur Verfügung stehen.
   - Nachteil: Auch PCR-negative Transfusionen können infektiös sein. Da nicht bekannt ist, ob die Spender gleichmäßig während der serologischen Lücke des Antikörpertests erscheinen oder evtl. bevorzugt besonders früh (wenn auch die PCR noch negativ ist), lässt sich diese Dunkelziffer nicht zuverlässig abschätzen.

   Wird die PCR bereits routinemäßig durchgeführt (in Deutschland mindestens für HCV), ist eine Abschätzung des Restrisikos mit dieser Methode nicht möglich.
3. Aus Serokonversionen bei Mehrfachspendern wird der Anteil möglicherweise infektiöser Blutkonserven indirekt erschlossen.
   - Vorteil: Große Datenbasis, da die benötigten Daten ohnehin erhoben werden.
   - Nachteil: Nur ein Teil der jeweils vor der Serokonversion geleisteten Spenden ist infektiös. Dieser Anteil wird aufgrund von Annahmen berechnet, die letztlich nicht bewiesen (und wahrscheinlich nicht beweisbar) sind.

   Kommt ein Spender nach einer unerkannt infektiösen Spende nicht wieder zum Blutspendedienst zurück, erhält der Blutspendedienst von der Infektion des Spenders möglicherweise keine Kenntnis. Dadurch wird das Restrisiko systematisch in einem unbekannten Ausmaß unterschätzt.

   Aussagen über Erstspender sind nicht möglich. Sollten besonders häufig Personen auf der Suche nach einem Infektionstest nur einmal zur Spende erscheinen und dann nicht mehr, würde auch hierdurch das Restrisiko systematisch unterschätzt

   HBsAg kann zwischen 2 Spenden positiv und wieder negativ werden. Erfassung von HBV im Rahmen von Serokonversionsstudien verlangt nach zusätzlichen Annahmen über die Dauer der HBs-Antigenämie, für die Daten fehlen.

Von zellulären Blutpräparaten in Deutschland ausgehendes Restrisiko, Schätzungen (nach Glück et al. 1998)

HIV: <1: 1 Mio.
HBV: <1:100.000
HCV: <1:120.000 vor Einführung der RNA-Testung, jetzt deutlich geringer

36.7.3 Maßnahmen zur Reduktion des Risikos von Infektionen durch Blut- und Plasmapräparate

36.7.3.1 Inaktivierungsverfahren

Verfahren zur Reduktion der Infektiosität von Erregern sind in ihrer Wirksamkeit begrenzt. Prinzipiell gibt es bei Viren 3 Angriffspunkte für eine Inaktivierung:

Lipidhülle

Das Solvens/Detergenz Verfahren (S/D-Inaktivierung) inaktiviert sehr wirksam die derzeit als transfusionsmedizinisch besonders relevant angesehenen Viren HBV (Hepatitis-B-Virus), HCV (Hepatitis-C-Virus) und HIV (humanes Immundefizienzvirus). Viren ohne Lipidhülle, z. B. HAV (Hepatitis-A-Virus) oder Parvovirus B19, werden durch diesen Inaktivierungsschritt nicht beeinflusst. Zahlreiche Übertragungen von HAV und Parvovirus B19 durch S/D-behandelte Plasmaprodukte sind publiziert (Chudy et al. 1999; Azzi et al. 1999).

Protein

Beim Angriff auf das Virusprotein, z. B. durch Hitze, wird zugleich auch immer die biologische Aktivität der Plasmaproteine angegriffen. Substanzen, die die letztere schützen sollen, schützen möglicherweise auch die Infektiosität des Virus. Zumindest prinzipiell ist eine Renaturierung des Virusproteins vorstellbar, was den Beweis der vollständigen Sicherheit der Methode erschwert.

Nukleinsäure

Die Schädigung der Virusnukleinsäure stellt ein sehr wirksames Inaktivierungsverfahren dar, das sich prinzipiell auch für zelluläre Blutprodukte eignet. Eventuell im Präparat verbleibende Inaktivierungssubstanzen werden sich jedoch auch gegen die Nukleinsäuren des Transfusionsempfängers richten und müssen entfernt werden.

Bakterielle Erreger und Einzeller

Bakterielle Erreger und Einzeller werden in Plasma durch Einfrieren und den Herstellungsvorgang der Plasmaderivate (Fraktionierung mit Alkohol bei Kälte) inaktiviert. Treponema pallidum verliert durch die Kühlung der Erythrozytenkonzentrate auf 4°C seine Infektiosität. Gefährlich bleiben, besonders nach langer Lagerzeit des Konzentrats, Yersinien, Listerien und verschiedene Pseudomonas spp.

Von größerer Bedeutung sind bakterielle Erreger in Thrombozytenkonzentraten wegen der höheren Lagertemperatur von 22±2°C.

36.7.3.2 Labortestung von Spenderblut auf Infektionsmarker

Eine umfassende Testung auf alle möglicherweise durch Blut übertragbaren Infektionserreger ist nicht praktikabel – es sind zu viele, und zumindest für einige exotische Infektionserreger gibt es keine für die Routine geeigneten Tests. Die derzeit vorgeschriebenen Infektionstests für Spenderblut sind in der Übersicht aufgelistet.

Derzeit in Deutschland vorgeschriebene Infektionstests für Blut zur Transfusion

- Test auf Syphilisantikörper, z. B. TPHA
- HBsAg
- Anti-HIV
- Anti-HCV
- HCV-RNA
- GPT/ALT. Ausschlussgrenze Männer 68 IU/l (25°C), Frauen 45 IU/l (25°C)

Aber auch diese Tests erfassen nicht alle mit den entsprechenden Erregern infizierten Blutspender, besonders nicht in der frühen Phase der Infektion. Die Erkennung aller verschiedenen Varianten eines Erregers wird zwar bei der Zulassung der Tests intensiv geprüft, immer wieder tauchen aber einzelne Isolate auf, auf die ein Test verspätet oder gar nicht anspricht (Humpe et al. 1999). Durch Testung (zunächst) gar nicht erfassen lassen sich neu auftretende Erreger, für die HIV das wichtigste Beispiel aus den letzten Jahren darstellt.

Die in Deutschland vorgeschriebene Testung der Serumaktivität der Lebertransaminasen (GPT/ALT/ALAT) ist nach der Einführung spezifischer Tests auf Antikörper gegen HCV und HCV-RNA international umstritten. Die Spezifität des Tests wurde in Deutschland seit Mitte der 1990er Jahre durch höhere Grenzwerte für Männer deutlich verbessert.

Bei den ab Herbst 2001 als Standard verfügbaren, bereits während der Herstellung (in-line) gefilterten zellulären Blutpräparaten bringt die früher für bestimmte Patientengruppen übliche Anti-CMV-Testung keinen erkennbaren Vorteil mehr. Parvovirus-DNA-getestete und -negative Blutpräparate haben theoretische Vorteile bei Schwangeren, Patienten mit hämolytischer Anämie und stark immunsupprimierten Patienten. Ob diese Vorteile auch in der klinischen Praxis messbar sind, ist noch unklar.

36.7.3.3 Gezielte Auswahl von Spendern mit niedrigem Infektionsrisiko

Im Idealfall sollten alle Blutspender mit einem anamnestischen festlegbaren

- Risiko für Infektionen, auf die entweder gar nicht getestet wird, oder einem
- Risiko für frische Infektionen, für die die verwendeten Routinetests noch negativ sein könnten,

im Vorfeld von der Blutspende ausgeschlossen werden. Die tatsächliche Infektiosität ist in diesen Fällen aber schwer zu bestimmen. Deswegen erfolgt der Ausschluss aufgrund der theoretischen Möglichkeit der Infektion entsprechend der Anamnese. Die mindestens anzuwendenden Ausschlusskriterien werden von den jeweils gültigen Richtlinien der Bundesärztekammer vorgegeben (Wissenschaftlicher Beirat der Bundesärztekammer und Paul-Ehrlich-Institut 2000).

Beim Spenderausschluss allein aufgrund des erhöhten Risikos der Infektion wird in Kauf genommen, dass nur ein sehr kleiner Teil der ausgeschlossenen Spender wirklich infektiös ist. Der Ausschluss bestimmter Spendergruppen mit erhöhtem Infektionsrisiko (z. B. Personen aus Malariagebieten, Homosexuelle) erfolgt zum Schutz des Transfusionsempfängers, wird aber von einigen als Diskriminierung missverstanden.

36.7.3.4 Der vertrauliche Selbstausschluss

Es gibt verschiedene Gründe, warum Spender, die nach den Kriterien aus Kap. 36.7.3.3 eigentlich nicht Blut spenden sollten, doch zur Spende erscheinen. Einige können oder wollen aus intellektuellen oder psychologischen Gründen das Risiko *für sich* nicht wahrnehmen, andere wollen, z. B. bei einer Spende zusammen mit einer Gruppe, das Risiko nicht vor anderen eingestehen (James et al. 1999; Kleinman u. Williams 1998). Am bedenklichsten ist der Wunsch nach Kontrolle der Folgen eines kürzlichen Risikoverhaltens durch die bei der Spende regelmäßig durchgeführten Infektionstests, da der Test in der Frühphase der Infektion noch nicht positiv ist.

Diesen Spendern gibt der vertrauliche Selbstausschluss die Möglichkeit, die Verwendung der Spende auf einem zusätzlichen Bogen auf Laborzwecke zu beschränken. Diese Option wird in Deutschland von bis zu einem Prozent der Spender wahrgenommen. Bisherige Pilotstudien lassen jedoch Zweifel daran aufkommen, dass durch den vertraulichen Selbstausschluss zusätzliche Infektionssicherheit geschaffen wird (Caspari et al. 1999).

36.7.3.5 Verzicht auf gerichtete Blutspenden

Gerichtete Blutspenden werden gezielt für einen bestimmten Empfänger geleistet, gewöhnlich von Familienmitgliedern oder engen Freunden. In dieser Konstellation ist das Eingestehen eines Risikoverhaltens oder einer Risikogruppenzugehörigkeit und der damit eigentlich verbundene Rücktritt von der Spende für den Spender oft sehr problematisch. Ein weiteres Transfusionsrisiko bei der Spende durch nahe Verwandte ist die Graft-vs.-host-Reaktion. Entgegen der allgemeinen Einschätzung können daher gerichtete Spenden die Sicherheit nicht erhöhen und sollten begründeten Ausnahmefällen vorbehalten bleiben (Wissenschaftlicher Beirat der Bundesärztekammer und Paul-Ehrlich-Institut 2000), z. B. wenn Patienten mit Antikörpern gegen hochfrequente Antigene nicht anders versorgt werden können.

36.7.4 Labortestung, unspezifische Ergebnisse, Bestätigung

Nach den Richtlinien dürfen nur Spenden transfundiert werden, die in den verwendeten Suchtests auf Infektionsmarker (TPHA, HBsAg, Anti-HIV, Anti-HCV, HCV-RNA) eindeutig negativ sind und eine Serum-GPT-Aktivität unterhalb der Ausschlussgrenzen haben. Prävalenz und Inzidenz der Infektionen sind bei Blutspendern sehr gering. Im Verhältnis dazu schlägt die ebenfalls geringe (!) Unspezifität der Tests relativ viel stärker zu Buche als z. B. in einem diagnostischen Labor. Die meisten der reaktiven Suchtestergebnisse sind daher falsch-positiv. Daher bedürfen alle reaktiven Suchtestergebnisse der Bestätigung in weiteren Tests, für die der Blutspender um eine weitere Blutprobe gebeten wird.

Bei HIV und HCV wird vielfach direkt der Nachweis der viralen RNA versucht, wobei ein positiver RNA-Nachweis die

Infektion bestätigt und Western Blot bzw. Strip Immuno Assay (SIA) überflüssig macht. Der fehlende Nachweis schließt die Infektion aber nicht aus, sodass dann weitere Untersuchungen notwendig sind. Für HBsAg wird von den Testherstellern in der Regel der Neutralisationstest empfohlen, wichtiger ist aber die vollständige serologische Diagnostik mit Anti-HBc, evtl. HBeAg oder Anti-HBe und dem Nachweis von HBV-DNA. Häufiger als durch eine sehr frühe HBV-Infektion kommt der isolierte Nachweis von HBsAg (ohne Anti-HBc) durch eine Kontamination der Probe mit einer gleichzeitig vorhandenen hoch positiven Probe zustande.

36.7.5 In-line-Filtration

Siehe auch Arbeitskreis Blut des Bundesministeriums für Gesundheit (1999a).

Spätestens ab Herbst 2001 werden aus allen zellulären Blutpräparaten schon während der Herstellung die Leukozyten durch Filterung so weit wie möglich entfernt. Dadurch werden u. a. leukozytenassoziierte Erreger entfernt. Dies bringt für das Zytomegalievirus (CMV) wahrscheinlich eine ähnliche Sicherheit wie der Ausschluss von anti-CMV-positiven Spenden (Pamphilon et al. 1999).

Es ist nicht gesichert, ob die Filtration auch für weitere leukozytenassoziierte Erreger einen Sicherheitsgewinn bedeutet. Es gibt indirekte Hinweise auf die Assoziation der neuen Variante des Erregers der Creutzfeldt-Jakobs-Erkrankung zu Leukozyten. Die Wirkung der In-line-Filtration ist diesbezüglich hypothetisch.

36.7.6 Quarantänelagerung

Gefrorenes Frischplasma wird entweder einer Virusinaktivierung oder einer Quarantänelagerung unterzogen. Bei letzterer darf es erst dann transfundiert werden, wenn der Spender mindestens 6 Monate nach der Spende immer noch negativ ist für HBsAg, Anti-HCV und Anti-HIV. Dadurch soll die Erkennungslücke der Antikörpertests bei sehr frischen Infektionen weitgehend geschlossen werden.

Der Sicherheitsgewinn für HCV hat durch die obligat gewordene Nukleinsäureamplififikationstestung (NAT, z. B. PCR) stark abgenommen. Der Sicherheitsgewinn für HBV ist dadurch eingeschränkt, dass ein Spender, der sich bei der Spende in der Inkubationsphase befindet und dann HBsAg-positiv wird, bei der nächsten Untersuchung nach 6 Monaten oder mehr schon wieder HBsAg-negativ sein kann. Für Erreger, auf die nicht getestet wird, gibt es auch keinen Sicherheitsgewinn durch Quarantäne.

36.7.7 Spenderbezogenes Rückverfolgungsverfahren

Fällt ein Mehrfachspender mit einer frischen HBV-, HCV-, oder HIV-Infektion auf, könnte die Vorspende zu einem Zeitpunkt erfolgt sein, zu dem der Spender bereits infektiös war, ohne dass bei der Laboruntersuchung der Spende Infektionsmarker nachweisbar gewesen wären. Deswegen wird der Verbleib der Spende bis zum Transfusionsempfänger verfolgt und diesem eine Untersuchung angeboten (Arbeitskreis Blut des Bundesministeriums für Gesundheit 2001). Eine gewisse Beunruhigung der Empfänger ist hierbei unvermeidlich. Jedoch kann dem Empfänger bei HIV, HBV- und insbesondere HCV-Infektionen eine Therapie angeboten werden, die früh im Infektionsverlauf besonders gute Erfolgschancen hat. Außerdem können weitere Übertragungen verhindert werden.

36.7.8 Empfängerbezogenes Rückverfolgungsverfahren

Für einen Spender, der nach der unerkannten Infektion nicht wieder bei der Blutspende erscheint, kann auch kein spenderbezogenes Rückverfolgungsverfahren eingeleitet werden. Deswegen wird auch bei jeder Neuinfektion eines Blutempfängers ein Rückverfolgungsverfahren eingeleitet, bei dem alle Spender für diesen Transfusionsempfänger ausfindig gemacht und nachuntersucht werden. Nur selten werden auf diesem Weg zusätzliche infizierte Blutspender gefunden (Diekamp et al. 1996), meist dürfte es sich in diesen Fällen um vorbestehende, anlässlich der Transfusion diagnostizierte oder im Krankenhaus erworbene (nosokomiale) Infektionen handeln.

36.7.9 Plasmaprodukte

Die wichtigsten Plasmaderivate sind Albumin, Immunglobuline und Gerinnungsfaktorenkonzentrate. Aber auch andere Produkte wie z. B. Fibrinkleber werden aus Plasma hergestellt. Für die industrielle Herstellung von Plasmaderivaten ist die Poolung der Plasmen von Hunderten bis Zehntausenden von Spendern unerlässlich. Dadurch wird die Wahrscheinlichkeit, dass Infektionserreger in den Ausgangspool gelangen, entsprechend erhöht. Diese mögliche Infektiosität wird durch Reinigung der Präparate (Elimination des Erregers) und durch Virusinaktivierung sehr stark vermindert (abgereichert). Das Ausmaß der Abreicherung muss für eine Zulassung des Produkts in vitro evaluiert werden. Obwohl diese Evaluierungen sehr aufwändig sind, handelt es sich um Modelle, von denen man nie mit letzter Sicherheit sagen kann, wie nahe sie der Wirklichkeit kommen (Caspari et al. 1996).

Albumin gilt wegen seiner Produktionsmethode und der anschließenden Pasteurisierung als besonders sicher. Für Immunglobuline nahm man bis 1993 eine ähnliche Sicherheit an; es zeigte sich aber, dass HCV durch nicht inaktivierte i.v.-Immunglobuline übertragen werden kann (Yu et al. 1995). Bis Anfang der 1980er Jahre wurden Hepatitiden (besonders die damals sog. Non-A-non-B-Hepatitis) als unvermeidliche und im Vergleich zu den Komplikationen einer unbehandelten Hämophilie eher unbedeutende Folge der Therapie mit Gerinnungsfaktorenkonzentraten angesehen. Ende der 1970er-Jahre erschienen die ersten Arbeiten über die schweren *Spätfolgen* der Hepatitis bei Hämophilen, und Anfang der 1980er-Jahre trieb die Erkenntnis, dass der Erreger von Aids parenteral übertragen wurde, die Entwicklung von Virusinaktivierungsverfahren für Plasmaderivate und deren praktischen Einsatz voran.

In den letzten 20 Jahren haben sich die Inaktivierungsmethoden und deren Evaluierung in vitro stark verbessert. Es sind aber bis in die jüngste Zeit einzelne Zwischenfälle mit Gerinnungsprodukten vorgekommen, bei denen jeweils wenige Empfänger einer Charge infiziert wurden [Literaturübersicht bei: Caspari et al. (1996)]. Dies zeigt, dass die Methoden nicht grundsätzlich versagt haben, sondern dass im Einzelfall unter bestimmten Umständen die Leistungsfähigkeit der jeweiligen Methode überschritten wurde. Daher bleibt trotz der stark gestiegenen Sicherheit weiterhin ein zurückhaltender Umgang mit solchen Präparaten sinnvoll.

36.7.9.1 Virussicherheit gentechnisch hergestellter Präparate

Werden Plasmaderivate in Säugetierzellen exprimiert, lässt sich eine Kontamination durch humanpathogene Viren nicht vollständig ausschließen. Auch eine Kontamination über das zunächst zur Stabilisierung verwendete Humanalbumin wird diskutiert (Parvovirus B19, Erreger der neuen Variante der CJD). Nach heutigem Wissensstand gelten gentechnische Präparate dennoch als virussicher.

36.7.10 Transfusionsmedizinische relevante Erreger

36.7.10.1 Viren

Hepatitisviren

HBV

Siehe auch Arbeitskreis Blut des Bundesministeriums für Gesundheit (2000). Die transfusionsübertragene HBV-Infektion spielt seit der Einführung der HBsAg-Testung Anfang der 1970er Jahre und stetigen Verbesserungen der Suchtests fast keine Rolle mehr. Ein Restrisiko trotz HBsAg-Testung verbleibt
1.) in der frühen Phase der Infektion vor Nachweisbarkeit von HBsAg,
2.) möglicherweise in einer zweiten Fensterphase nach Verschwinden von HBsAg vor Nachweisbarkeit von Anti-HBs,
3.) bei sehr seltenen Low-level-Carriern mit einer HBsAg-Konzentration unterhalb der Empfindlichkeitsschwelle des Suchtests und
4.) bei Spendern mit stark verändertem HBsAg (Escape-Mutanten, evtl. Genotyp F).

Ob und in wieweit Blutspender mit isoliertem Anti-HBc oder gar nach ausgeheilter HBV-Infektion (Anti-HBc und Anti-HBs) klinisch relevante Infektionen beim Transfusionsempfänger hervorrufen können, wird derzeit intensiv diskutiert. Möglicherweise würden einige für HBV unerkannt infektiöse Spender durch einen zusätzlichen Anti-HBc-Test erkannt, dies allerdings nur um den Preis einer sehr hohen Ausschlussrate (nach bisherigem Kenntnisstand) nicht infektiöser Spender. Eine weitere Verbesserung der HBV-Sicherheit brächte wohl nur die HBV-PCR, die aber wegen der notwendigen sehr hohen Empfindlichkeit nicht einfach und in Bezug auf das Verhältnis von Kosten und Nutzen umstritten ist.

HDV

HDV ist für eine Übertragung auf das HBsAg des HBV angewiesen. Da Blutspender auf HBsAg getestet werden, spielt HDV in der Transfusionsmedizin praktisch keine Rolle.

HCV

Die HCV-Infektion war als Non-A-non-B-Hepatitis über Jahrzehnte hin die bedeutendste Komplikation der Bluttransfusion. Die Inzidenz wurde durch die Identifizierung des Erregers und die Einführung eines Antikörpertests in die Transfusionsmedizin im Verlauf des Jahres 1990 drastisch reduziert (Restrisiko 1:1.000 verringert zunächst auf 1:120.000 in Deutschland). Da dieser Test die Infektion im Mittel aber erst nach etwa 11 Wochen anzeigt, wird seit 1.4.1999 *zusätzlich* jede Spende in Deutschland auf HCV-RNA untersucht. Es bleibt ein Restrisiko (Schüttler et al. 2000), dessen Größe sich jedoch derzeit noch nicht abschätzen lässt.

HAV

HAV-Infektionen durch zelluläre Blutpräparate sind bisher nur in Einzelfällen beschrieben worden; allerdings wurde auch nur selten systematisch nach solchen Infektionen gesucht. Anders ist die Situation bei Plasmaprodukten: Als nicht lipidumhülltes Virus wird HAV nicht von einem der gängigsten Virusinaktivierungsverfahren für Plasmaprodukte, dem Solvens/Detergenz-Verfahren, inaktiviert. Zahlreiche Fälle von HAV-Übertragungen durch Gerinnungskonzentrate wurden in der Literatur beschrieben. Daher gibt es die Empfehlung, Patienten, die voraussichtlich häufiger mit solchen Produkten behandelt werden, gegen HAV zu impfen.

HEV

HEV ist der Erreger der fäkal-oral, hauptsächlich durch kontaminiertes Trinkwasser übertragenen Non-A-non-B-Hepatitis. Die Letalität der Infektion bei schwangeren Frauen ist mit etwa 20% hoch. Bisher wurden in Deutschland ausschließlich importierte Infektionen beobachtet. Nach zahlreichen serologischen Studien haben einige zehntel Prozent bis wenige Prozent europäischer und nordamerikanischer Blutspender Antikörper gegen HEV. Die HEV-Antikörpertests führen aber in Nichtendemiegebieten häufig zu falsch-positiven und nicht vergleichbaren Ergebnissen.

HIV

HIV-Infektionen werden bei Erstspendern mit einer Häufigkeit von 4–8 pro 100.000, bei Wiederholungsspendern mit einer Häufigkeit von <1 pro 100.000 Spenden gefunden. Das Restrisiko einer HIV-Infektion durch ein zelluläres Blutpräparat wird auf deutlich geringer als 1:1 Mio. geschätzt. HIV ist gut inaktivierbar, sodass Übertragungen durch Plasmaprodukte seit 1990 nicht mehr berichtet wurden.

HTLV

Siehe auch Arbeitskreis Blut des Bundesministeriums für Gesundheit (1998a). Der Erreger wird in einigen tropischen Regionen gefunden und ist in Deutschland extrem selten. HTLV ist immer zellgebunden.

Eine Testung auf HTLV-Antikörper ist in Deutschland nicht vorgeschrieben. Die Testung wird wahrscheinlich durch eine Leukozytendepletion von zellulären Blutprodukten entbehrlich.

Herpesviren

CMV

Bei 30–70% der deutschen Blutspender kann eine zurückliegende CMV-Infektion durch einen positiven Antikörpertest nachgewiesen werden. Nur ein kleiner Teil der antikörperpositiven Blutspender kann die Infektion übertragen, aber dieser lässt sich durch weitere Tests nicht genau bestimmen. Infektiös sind Blutprodukte in dem Maß, in dem sie Leukozyten enthalten, nicht aber Plasmaderivate. Es würde die Blutversorgung gefährden, wenn man grundsätzlich alle CMV-antikörperpositiven Spender von der Blutspende ausschlösse. Von klinischer Bedeutung sind aber nur Erstinfektionen mit CMV, und auch die nur bei Patienten mit unreifem oder geschwächtem Immunsystem:

- bei Erstinfektion während der Schwangerschaft für den Embryo,
- bei Infektion des Frühgeborenen seronegativer Mütter,
- bei Infektion von seronegativen Immunsupprimierten wie Patienten unter Hochdosischemotherapie, nach Stammzelltransplantation, nach Organtransplantation sowie Aids-Kranken.

Eine grundsätzliche Möglichkeit, die Übertragung von CMV durch zelluläre Blutprodukte zu vermeiden, zeichnet sich mit der Leukozytendepletion zellulärer Blutpräparate ab.

Andere Herpesviren

Die Übertragung von EBV spielt wegen der hohen Prävalenz von Antikörperträgern bei Spendern und Empfängern kaum eine Rolle. Infektionen mit HHV-6 und HHV-7 durch Transfusion wurden bisher nicht beobachtet. Die transfusionsmedizinische Bedeutung von HHV-8, dem Erreger des Kaposi-Sarkoms, ist noch unklar.

Parvovirus B19

Siehe auch Arbeitskreis Blut des Bundesministeriums für Gesundheit (1998b). Parvovirus B19 ist ein kleines, nicht lipidumhülltes Virus mit einer kurzen, einzelsträngigen DNA. Diese Struktur und eine Konzentration von bis zu 10^{11} infektiösen Viruspartikeln pro ml machen eine zuverlässige Inaktivierung von Plasmaprodukten in Bezug auf Parvoviren sehr schwierig. Bei 500 ml Plasma mit dieser Viruskonzentration würden 5×10^{13} infektiöse Partikel in den Plasmapool gelangen, von denen nach der vom Paul-Ehrlich-Institut vorgeschlagenen Inaktivierung um 6 log-Stufen (auf ein Millionstel) 50×10^{6} im Endprodukt verbleiben würden. Es ist daher nicht verwunderlich, dass die Übertragung von Parvovirus B19 in Studien nach den strengen Kriterien der International Society of Thrombosis and Hemostatsis (ISTH) bei 17–40% der Empfänger von inaktivierten Blutprodukten berichtet wurden (Azzi et al. 1999).

Interessanterweise gibt es auch zumindest Anhaltspunkte für die Möglichkeit der Übertragung von Parvovirus B19 durch rekombinante Faktor-VIII-Konzentrate, am ehesten durch das als Stabilisator bei einigen Produkten zugesetzte Albumin (Azzi et al. 1999). Parvovirus-B19-DNA wurde in unterschiedlicher Häufigkeit in Albuminchargen verschiedener Hersteller gefunden. Die Übertragung von Parvovirus B19 durch Albumin konnte jedoch bisher in keinem einzigen Fall zweifelsfrei nachgewiesen werden. Wegen der begrenzten Wirksamkeit der verschiedenen Inaktivierungsverfahren versuchen einige Hersteller von Plasmaprodukten, hochvirämische Spenden vor der Poolung zu erkennen, und haben ihre PCR-Testprogramme entsprechend erweitert. Wahrscheinlich würde ein Antigentest beim Einzelspender zum gleichen Ziel führen.

Im Rahmen des erweiterten PCR-Screenings wurde eine Parvovirus-B19-Virämie erheblich häufiger gefunden als bisher angenommen, überraschenderweise auch in antikörperpositiven Personen. Es ist nicht bekannt, ob eine solche Virämie nur zusammen mit nicht neutralisierenden Antikörpern auftritt. Ebenso ist unklar, ob Anti-B19 zusätzlich zu Parvovirus-DNA die Infektionswahrscheinlichkeit und die klinische Ausprägung der Erkrankung verringert. Hinweise darauf finden sich bei Jordan et al. (1998).

Die klinischen Konsequenzen von Parvovirus-B19-Infektionen sind in der Regel gering. Sie sind jedoch bei bestimmten Patienten von Bedeutung:

- bei Patienten mit einer verminderten Erythrozytenüberlebenszeit (schwere Anämie),
- bei schwangeren Frauen in den ersten beiden Trimestern (Hydrops fetalis)
- immunsupprimierten Patienten (chronische Infektionen).

Bei klinisch symptomatischen Patienten kann ein Therapieversuch mit i.v.-Immunglobulin (neutralisierende Antikörper) gerechtfertigt sein.

Borna

Es scheint jetzt wahrscheinlich, dass es sich bei den Fällen, in denen Borna-Virus-cDNA bei Patienten gefunden wurde, um PCR-Kontaminationen gehandelt hat.

36.7.10.2 Bakterien

Siehe auch Arbeitskreis Blut des Bundesministeriums für Gesundheit (1999b; Montag et al. (1999); Renom et al. (1999).

Bakterien gelangen in eine Blutkonserve

- bei einer Bakteriämie des Spenders,
- bei der Blutspende oder
- während der Verarbeitung der Spende.

Eine Bakteriämie des Spenders ist möglich während der Inkubationszeit, bei klinisch inapparenten oder nach bereits abgelaufenen Infektionen (z. B. nach Gastroenteritis durch Yersinia enterocolitica, bei chronischer Osteomyelitis durch Salmonella cholerae suis, bei chronischer Infektion durch Brucella melitensis, während der Inkubationszeit bei Syphilis) oder als transiente Bakteriämie nach zahnärztlichen oder ärztlichen lokalen Manipulationen (z. B. Sigmoidoskopie).

Eine Kontamination bei der Spende ist möglich bei unzureichender Desinfektion der Punktionsstelle, trotz regelrechter Desinfektion durch Einschwemmung einer bei der Punktion entstehenden Hautstanze, durch kontaminierte Entnahmeinstrumente und/oder Stabilisator- bzw. Apheresefüssigkeiten sowie selbst durch geringfügigste Beschädigung oder unzureichenden Verschluss des Beutelsystems.

Eine Kontamination während der Verarbeitung ist möglich durch Auftauen oder Anwärmen im Wasserbad oder durch Anflugkeime bei gewaschenen Konserven sowie vorschriftswidriges Öffnen der Konserve.

Die Keime werden z. T. durch die Bakterizidie des Blutes und die Lagerungsbedingungen in ihrer Vermehrung und Infektiosität beschränkt (z. B. Treponema pallidum). Auch bei sehr kleinen Anfangskeimzahlen können aber unter geeigneten Bedingungen (Blut – Nährboden!) nach einer Übergangsphase durch exponentielle Vermehrung sehr hohe Keimkonzentrationen erreicht werden. Durch die intravenöse Verabreichung des kontaminierten Blutprodukts werden die meisten Abwehrbarrieren des Patienten umgangen. Ferner spielen für die oft ungünstige klinische Entwicklung Bakterientoxine, Lipopolysaccharide, Zellwandbestandteile und Toxine auf Proteinbasis eine Rolle.

Durch die Lagerung bei 4 °C können sich in Erythrozytenkonzentraten nur bestimmte Bakterienspezies gut vermehren (z. B. Pseudomonas spp., Proteus spp., besonders Yersinia enterocolitica). Nach anfänglicher Adaptationsphase erfolgt exponentielle Vermehrung, deswegen nimmt das Risiko einer relevanten Keimkonzentration mit der Lagerzeit der Konserven stark zu. Eine Unterbrechung der Kühlkette beim Transport oder auf Station verbessert die Wachstumsbedingungen auch für andere Bakterienspezies und ist daher zu vermeiden. Wegen der häufig längeren Lagerzeit ist das bakterielle Risiko durch Eigenblutkonserven höher als bei Fremdblutkonserven.

Bei der Lagerungstemperatur der Thrombozyten (22±2°C) ist mit einer raschen Vermehrung und einem weiteren Erregerspektrum als bei Erythrozyten zu rechnen (zusätzlich Staphylococcus spp., Streptococcus spp., Propionibakterien).

Das genaue Risiko durch bakterielle Kontamination zellulärer Blutpräparate ist für Deutschland nicht bekannt, da viele Zwischenfälle nicht der Transfusion, sondern der Grunderkrankung des Patienten zugeordnet werden. Leichtere Zwischenfälle werden häufig als Unverträglichkeitsreaktion fehlinterpretiert. Nach relativ zuverlässigen französischen Studien sind Todesfälle durch bakteriell kontaminierte zelluläre Präparate deutlich häufiger als HIV-Infektionen.

36.7.10.3 Parasiten

Plasmodien, die Erreger der Malaria, und Trypanosoma cruzi, der Erreger der Chagas-Krankheit, sind weltweit die wichtigsten durch Blut übertragenen Protozoen. Sie können (bis auf exotische Ausnahmen) nicht in Deutschland erworben werden. Pro Jahr werden aber etwa 1000 akute Malariainfektionen nach Deutschland eingeschleppt. Der Anteil von Personen mit chronischen Infektionen, die in Endemiegebieten für diese Erreger geboren oder aufgewachsen sind, ist wenig erforscht.

Weitere durch Blut übertragbare Protozoen sind Toxoplasma gondii, Babesia microtii, Leishmania donovani und Trypanosoma rhodiense und gambiense, die Erreger der afrikanischen Schlafkrankheit (alle selten).

Mikrofilarien können zeitlich begrenzte, transfusionsübertragene Infektionen hervorrufen. Durch den Ausschluss von Tropenreisenden sowie Personen, die in Malariagebieten geboren oder aufgewachsen sind, sind transfusionsübertragene Infektionen in Deutschland nicht bekannt

36.7.10.4 Erreger der Creutzfeld-Jakob-Erkrankung und der neuen Variante der Creutzfeldt-Jakob-Erkrankung

Siehe auch Arbeitskreis Blut des Bundesministeriums für Gesundheit (1998c).

Aus

- epidemiologischen Daten,
- Übertragungsexperimenten bei Primaten,
- prospektiver Verfolgung von Empfängern von Blut und Blutprodukten von Spendern, die später an der Creutzfeldt-Jakobs-Erkrankung starben,
- gezielten Untersuchungen bei regelmäßigen Empfängern von Plasmaprodukten und
- gezielter Anamneseerhebung für an Creutzfeldt-Jakobs-Erkrankung gestorbener Patienten

darf gefolgert werden, dass die Bluttransfusion für die Übertragung der Erkrankung keine Rolle spielt. Einzelne Übertragungen durch Blut lassen sich auf diese Weise aber nicht sicher ausschließen.

Die 1996 in England erstbeschriebene neue Variante der Erkrankung geht von der dort sehr häufigen bovinen spongiformen Enzephalopathie (BSE) aus. Sie unterscheidet sich von der klassischen Form in epidemiologischer Hinsicht durch den Spezieswechsel und die vermutete orale Übertragbarkeit, also eine höhere Infektiosität. Bisher ist die Möglichkeit einer Übertragung der neuen Variante durch Transfusion hypothetisch. Eine ausreichende epidemiologische Zahlenbasis zum Ausschluss einer solchen Möglichkeit fehlt aber bisher. Tierversuche lassen eine Übertragbarkeit durch Transfusion möglich erscheinen. Ihre Relevanz für den Menschen ist bisher ungewiss.

Wegen der langen Inkubationszeit von vielen Jahren könnte eine Übertragung durch Transfusionen epidemische Ausmaße annehmen, ehe sie bemerkt würde. Daher sind in Großbritannien wegen der hypothetischen Möglichkeit der Übertragung teilweise sehr weit gehende Schutzmaßnahmen ergriffen worden, wie z. B. der völlige Verzicht auf Plasmafraktionierung sowie eine generelle Leukozytendepletion zellulärer Blutpräparate.

In Deutschland werden alle Spender, die sich zwischen 1980 und 1996 insgesamt länger als 6 Monate in Großbritannien aufgehalten haben, auf Dauer von der Blutspende ausgeschlossen.

Fazit für die Praxis

- Fachkundige Aufklärung über Infektionsrisiken durch Blutprodukte gehört zu den täglichen Aufgaben der meisten klinisch tätigen Ärzte.
- Trotz des großen öffentlichen Interesses an diesem Thema ist das tatsächliche Risiko gering – auch im Vergleich mit anderen Transfusionsrisiken. Da es sich jedoch nicht vollständig ausschließen lässt, sind weiterhin ein zurückhaltender Umgang mit Blutprodukten und eine strenge Indikationsstellung erforderlich.
- Die meisten nach Transfusion entdeckten HBV-, HCV- und HIV-Infektionen haben schon vorher bestanden; nur gelegentlich kann im Rahmen des dann immer notwendigen Rückverfolgungsverfahrens die Infektion auf die Transfusion zurückgeführt werden.
- Hepatitisvirusinfektionen können auch im Rahmen des Krankenhausaufenthalts und invasiver Maßnahmen nosokomial übertragen werden.
- Bei der Aufklärung der Patienten mit Infektionen nach Transfusion sollte eine voreilige Festlegung auf eine Infektionsursache unbedingt vermieden werden.

Literatur zu Kap. 36.7

Arbeitskreis Blut des Bundesministeriums für Gesundheit (1998a) Humane T-Zell lymphotrope Viren Typ 1 und 2 (HTLV-I/-II). Bundesgesundheitsblatt 41/12: 512–517

Arbeitskreis Blut des Bundesministeriums für Gesundheit (1998b) Parvovirus B19. Bundesgesundheitsblatt 41/2: 83–87

Arbeitskreis Blut des Bundesministeriums für Gesundheit (1998c) Creutzfeldt-Jakob-Erkrankung (CJK) bzw. humane übertragbare (transmissible) spongiforme Enzephalopathien (TSE). Bundesgesundheitsblatt 41/2: 78–83

Arbeitskreis Blut des Bundesministeriums für Gesundheit (1999a) Filtration von zellulären Blutpräparaten. Bundesgesundheitsbl Gesundheitsforsch Gesundheitsschutz 42: 89–92

Arbeitskreis Blut des Bundesministeriums für Gesundheit (1999b) Yersinia enterocolitica. Bundesgesundheitsbl Gesundheitsforsch Gesundheitsschutz 42: 613–621

Arbeitskreis Blut des Bundesministeriums für Gesundheit (2000) Hepatitis-B-Virus (HBV). Bundesgesundheitsbl Gesundheitsforsch Gesundheitsschutz 43: 240–248

Arbeitskreis Blut des Bundesministeriums für Gesundheit (2001) Verfahren zur Rückverfolgung (Look-back) (gemäß § 19 Transfusionsgesetz). Bundesgesundheitsbl Gesundheitsforsch Gesundheitsschutz 44: 305–316

Azzi A, Morfini M, Mannucci PM (1999) The transfusion-associated transmission of parvovirus B19. Transfus Med Rev 13:194–204

Caspari G, Gerlich WH, Kühnl P (1996) Durch Blut übertragbare Infektionskrankheiten. In: Mueller-Eckhardt C (Hrsg) Transfusionsmedizin. Grundlagen – Therapie– Methodik, 2. Aufl. Springer, Berlin Heidelberg New York Tokio, S 549–584

Caspari G, Fiedler H, Hornstein C, Muss P, Gerlich WH, Lefèvre H (1999) Effekt von Vorspendenergebnissen und vertraulichem Selbstausschluss auf Prävalenz und Inzidenz von HCV bei Blutspendern des DRK-Blutspendedienstes Nordrhein-Westfalen. Infusionsther Transfusionsmed 26: 293–299

Chudy M, Budek I, Keller-Stanislawski B, McCaustland K et al. (1999) A new cluster of hepatitis A infection in hemophiliacs traced to a contaminated plasma pool. J Med Virol 57: 91–99

Diekamp U, Wehrend W, Marklof E, Kamutzky K (1996) Spenderausschlüsse, -rückstellungen und nichttransfusionsgeeignete Konserven von 2,13 Mio. Spendewilligen der Jahre 1991 bis 1994. Beitr Infusionsther Transfusionsmed 33: 81–92

Glück D, Kubanek B, Maurer C, Petersen N (1998) Seroconversion of HIV, HCV and HBV in blood donors in 1996 – Risk of virus transmission by blood products in Germany. A multicenter study of the Berufsverband Deutscher Transfusionsmediziner. Infusionsther Transfusionsmed 25/2–3: 82–85

Humpe A, Heermann K-H, Köhler M (1999) Infektionen mit Hepatitis-C-Virus durch Quarantäneplasma. Dtsch Ärztebl 96: A-2749–2753

James V, Hewitt PE, Barbara JA (1999) How understanding donor behavior should shape donor selection. Transfus Med Rev 13: 49–64

Jordan J, Tiangco B, Kiss J, Koch W (1998) Human parvovirus B19: prevalence of viral RNA in volunteer blood and clinical outcomes of transfusion recipients. Vox Sang 75: 97–102

Kleinman S, Williams AE (1998) Donor selection procedures: is it possible to improve them? Transfus Med Rev 12: 288–302

Lapierre V, Hervé P (1999) Surveillance et effets secondaires d'une transfusion des produits sanguins labiles. Presse Méd 28/24: 1327–35

Montag T, Lange H, Schmidt U, Strobel J, Exner M (1999) Bakterielle Kontamination von Blutkomponenten. Bundesgesundheitsbl Gesundheitsforsch Gesundheitsschutz 42: 132–142

Pamphilon DH, Rider JR, Barbara JA, Williamson LM (1999) Prevention of transfusion-transmitted cytomegalovirus infection. Transfus Med 9/2: 115–123

Regan FAM, Hewitt P, Barbara JAJ, Contreras M (2000) Prospective investigation of transfusion transmitted infection in recipients of over 20,000 units of blood. BMJ 320: 403–406)

Renom P, Wibaut B, Savage C, Vannier V, Goudemand J (1999) Difficultés diagnostiques des incidents transfusionels par contamination bactérienne: à propos de deux observations. Transfus Clin Biol 6/2: 124–128

Schüttler CG, Caspari G, Jursch CA et al. (2000) Hepatitis C virus transmission by a blood donation negative in nucleic acid amplification tests for viral RNA. Lancet 355: 41–42

Wissenschaftlicher Beirat der Bundesärztekammer und Paul-Ehrlich-Institut (2000) Richtlinien zur Gewinnung von Blut und Blutbestandteilen und zur Anwendung von Blutprodukten (Hämotherapie). Deutscher Ärzteverlag, Köln

Yu MW, Mason BL, Guo ZP et al. (1995) Hepatitis C transmission associated with intravenous immunoglobulins [letter]. Lancet 345: 1173–1174

Postoperative und posttraumatische Infektionen

C. Eckmann, P. Kujath, J. Nolde

37.1 Postoperative Infektionen und antimikrobielle Prophylaxe

P. Kujath, C. Eckmann

37.1.1 Historie

Infektionen nach operativen Eingriffen begleiten die Chirurgie seit ihren Anfängen. Die frühen Chirurgen versuchten durch Schnelligkeit (schon wegen der fehlenden Narkose) und offene Wundbehandlung das Problem des »drohenden« Brandes zu lösen. Mit Beginn der Äthernarkose wurden größere operative Eingriffe mit Resektion und Rekonstruktion von Organen möglich. Seitdem verlaufen Fortschritte auf operativem Gebiet und die dadurch notwendig gewordene Prävention von Wundinfektionen nahezu parallel.

Zu Beginn der Prävention von Wundinfektionen stehen Namen wie Lister (Karboldesinfektion), Semmelweiß (Händedesinfektion) und Pasteur. Edward VII. wurde 1900 kurz vor seiner Krönung im Buckingham-Palast appendektomiert. Sauerbruch operierte im Hörsaal vor großem Auditorium, benutzte aber schon Kittel und Handschuhe. Damals lag die Infektionsrate zwischen 30 und 50%.

Die ersten hygienisch akzeptablen Operationssäle wurden zwischen 1920 und 1930 erstellt. Noch in den 1960er-Jahren betrug die Wundinfektionsrate in der kolorektalen Chirurgie bis zu 40% und war begleitet von hoher Mortalität. Die weitere Entwicklung der Technik in den Operationssälen erbrachte die Perfektionierung der Sterilisation, den Laminarairflow und die Verwendung von Einmalartikeln. Durch die präoperative Darmspülung konnte die Wundinfektionsrate weiter reduziert werden.

Eine weitere, signifikante Senkung konnte durch die Einführung der perioperativen antibiotischen Prophylaxe in der operativen Medizin erreicht werden. Die Prinzipien der antibiotischen Prophylaxe in der operativen Medizin basieren auf den experimentellen Untersuchungen von Burke (1961). Das Ergebnis dieser experimentellen Untersuchungen bestand in der Erkenntnis, dass die präoperative Gabe eines Antibiotikums vor der Kontamination der Wunde zu einer Verringerung der postoperativen Infektionsrate führte.

37.1.2 Definitionen

Perioperative antibiotische Prophylaxe

Die perioperative antibiotische Prophylaxe beschreibt die Applikation eines Antibiotikums mit Erreichen eines ausreichenden Gewebsspiegels in operativen Wunden vor der bakteriellen Kontamination.

Vorsorgliche antibiotische Applikation

Bei der vorsorglichen antibiotischen Applikation erfolgt die Gabe erst nach der bakteriellen Kontamination einer Wunde, ohne dass eine manifeste Infektion bisher eingetreten ist.

37.1.3 Indikation zur antibiotischen Prophylaxe

Voraussetzung für die Gabe eines Antibiotikums zur perioperativen antibiotischen Prophylaxe sollte eine nachvollziehbare Indikation sein. Die Indikationsstellung muss sich an den Risiken des Patienten für eine postoperative Wundinfektion orientieren. Grundlage für die Einschätzung des postoperativen Wundinfektionsrisikos war über viele Jahre die von Cruse vorgeschlagene Klassifikation in 4 Grade (Cruse u. Ford 1980).

- Cruse konnte an 62939 Patienten ermitteln, dass Patienten der Kategorie »sauber« (dies sind aseptische Eingriffe ohne Eröffnung des Gastrointestinal- oder Respirationstraktes) eine Inzidenz postoperativer Wundinfektionen von nur 1,5% aufwiesen.
- Bei denjenigen Patienten, bei denen Eingriffe der Gruppe »sauber kontaminiert« erfolgten, kam es in 7,7% zu Wundinfektionen. Als »sauber kontaminiert« gelten Eingriffe, bei denen der Gastrointestinal- oder Respirationstrakt eröffnet wird, ohne dass es zum Austritt von kontaminierter Flüssigkeit kommt.
- In der Gruppe »kontaminiert« kam es in 15,2% zu Wundinfektionen. Dies waren Eingriffe mit akuter Entzündung und/oder Entleerung von Eiter aus Hohlorganen (z. B. Gallenblasenempyem).
- Unter der Kategorie »verschmutzt« wurden Eingriffe zusammengefasst, bei denen Eiteransammlungen und perforierte Hohlorgane vorlagen sowie verschmutzte, veraltete Verletzungen. Bei diesen Erkrankungen lag die Wundinfektionsrate bei über 40%.

Kaiser hat 1986 in einer Übersichtsarbeit die Indikationen für die antibiotische Prophylaxe operativer Eingriffe festgelegt. Danach besteht zweifellos in den Gruppen »verschmutzt« und »kontaminiert« eine Indikation zur antibiotischen Prophylaxe. In der Gruppe »sauber kontaminiert« hat sich in den letzten Jahren aufgrund der eindeutig besseren Ergebnisse die antibiotische Prophylaxe durchgesetzt (Meijer et al. 1990).

In der Gruppe der sauberen Eingriffe, die ja nach wie vor den größten Anteil der Operationen einnimmt, sollten spezielle Risiken der Patienten berücksichtigt werden. Hier hat sich in den letzten Jahren die ASA-Klassifikation der American Society of Anesthesiologists bewährt. Ab einer Risikokonstellation von ASA 3 wird auch bei aseptischen Eingriffen eine Prophylaxe empfohlen. Ferner wird bei diesen Patienten zu einer Prophylaxe geraten, wenn Fremdmaterial eingebracht wird. Dies gilt ebenso für Eingriffe, bei denen Infektionen einen lebensbedrohlichen Zustand hervorrufen (s. Übersicht).

Risikofaktoren, bei denen die Applikation einer antibiotischen Prophylaxe bei aseptischen Eingriffen indiziert ist

- ASA 3 und höher
- Einbringen alloplastischen Materials
- Aids
- Iatrogene Immunsuppression (hochdosiert Kortikoide, Zytostatika

▼

- Aufenthalt auf einer Intensivstation über 5 Tage
- Alter >70 Jahre
- Dialysepflichtige terminale Niereninsuffizienz
- Drogenabusus
- MRSA-Träger
- Adipositas per magna (BMI >30)

37.1.4 Empfehlungen

Es gibt wenige Bereiche der Medizin, in denen so viele Empfehlungen erarbeitet wurden, wie für den Bereich der antibiotischen Prophylaxe (American Society of Hospital Pharmacists – ASHP – 1992; Peters et al. 1995; Bruch et al. 1997; Florek 1997; Hansis 1997). Es wurden deshalb schon Zusammenfassungen von Empfehlungen mit einem entsprechenden Ranking publiziert (Kujath u. Eckmann 1997, 1998). Leider differieren die Empfehlungen oft voneinander, sodass es für den Therapeuten nicht immer einfach ist, eine praktikable Strategie festzulegen. Es sei daher auf die Empfehlungen der Paul-Ehrlich-Gesellschaft hingewiesen, wo es nach der Meinung der Autoren gelungen ist, zwischen Theorie und Praxis eine akzeptable Kompromisslösung zu finden (Paul-Ehrlich-Gesellschaft 1999).

37.1.4.1 Zeitpunkt der Applikation

Die grundlegenden Untersuchungen von Burke zeigten, dass Wundinfektionen beim Meerschweinchen deutlich im verringerten Maß auftraten, wenn das Antibiotikum vor der Kontamination appliziert wurde. Diese Ergebnisse konnten auch in weiteren Experimenten bestätigt werden (Shapiro 1982). In einer großen prospektiven Studie an Patienten mit sauberen und sauber kontaminierten Wunden konnte an 2874 Patienten bewiesen werden, dass die postoperative Wundinfektionsrate nur bei 0,6% lag, wenn das Antibiotikum in einem 2-h-Intervall vor der Operation verabreicht wurde. In einem Zeitfenster von 3 h nach Operationsbeginn betrug die Wundinfektionsrate 1,4%, bei postoperativer Gabe lag sie bei 3,3% (Claassen et al. 1992).

Es ist daher unerheblich, ob das Antibiotikum direkt vor oder nach der Inzision des Chirurgen verabreicht wird. Entscheidend ist, dass während des Zeitpunkts der Kontamination durch freigesetzte Bakterien ein ausreichender Gewebsspiegel in der Operationswunde vorhanden ist. Der Operateur sollte deshalb beachten, dass bei lang andauernden Operationen eine zweite, sog. Repetitivdosis appliziert wird, um diesen notwendigen Gewebs- und Serumspiegel aufrecht zu erhalten (Kujath u. Eckmann 1997, 1998). Als Faustregel für die erneute Applikation eines Antibiotikums gilt, wenn sich die Operationszeit gegenüber der Halbwertszeit des eingesetzten Antibiotikums verdoppelt.

37.1.4.2 Zeitdauer der Prophylaxe

Die empfohlene Zeitdauer der Prophylaxe im Sinne eines »single shot«, einer Ultrakurzzeitprophylaxe oder Kurzzeitprophylaxe bis zu 2 Tagen wird nicht immer ganz einheitlich gesehen. Wesentlich ist jedoch, dass während der kritischen Zeit der Kontamination der offenen Wunde ein ausreichender Gewebs- und Serumspiegel des Antibiotikums vorhanden ist.

Weitere Antibiotikagaben nach erfolgtem Wundverschluss haben keinen Einfluss auf die Wundinfektionsrate. Sie erhöhen mit der Zeitdauer der Applikation die Rate an Nebenwirkungen wie Resistenzentwicklungen, antibiotikaassoziierte Kolitis und allergische Reaktionen. Die Beschränkung der perioperativen antibiotischen Prophylaxe für die Operation ist durch viele Studien untersucht und kann als gesichert angesehen werden.

Es gibt jedoch Indikationen, bei denen aufgrund einer operativ nicht beseitigten Infektion eine weitere antibiotische Therapie notwendig ist. Dies wären z. B. eine septische Cholangitis nach einer Cholezystektomie, eine eitrige Peritonitis nach perforierter Appendizitis, eine Endokarditis bei Einbringen von alloplastischem Material oder begleitende Infektionen wie eine eitrige Bronchitis oder Sinusitis.

37.1.4.3 Art der Applikation

Hohe Gewebsspiegel werden am sichersten erreicht, wenn das Antibiotikum intravenös appliziert wird. Damit ist es unabhängig von der intestinalen Resorption, die durch unterschiedliche Erkrankungen beeinflusst werden kann. Bei der guten Resorptionsquote der Chinolone ist es auch möglich, diese bei elektiven Eingriffen direkt präoperativ oral zu verabreichen. Dies wurde mehrfach in kontrollierten Studien bewiesen (McArdle et al. 1995; Kujath u. Eckmann 1997, 1998).

37.1.4.4 Auswahl des Antibiotikums

Eine antibiotische Prophylaxe kann nur dann sinnvoll sein, wenn sie das organspezifische Erregerspektrum erfasst. Dadurch wird auch die Auswahl des Antibiotikums bestimmt (▫ Tabelle 37-1). Die Auswahl des Antibiotikums im Rahmen der perioperativen Prophylaxe unterliegt folgenden Kriterien:
- Wirksamkeit,
- Pharmakokinetik,
- Halbwertszeit/Pharmakodynamik,
- Art und Dauer des Eingriffs,
- Toxizität und Nebenwirkungen,
- Kosten,
- Resistenzentwicklung.

Die Auswahl eines Antibiotikums ist im Grunde einfach, da für alle Antibiotika ein Wirkungsnachweis existiert. In den Empfehlungen zur Prophylaxe werden aber weitere Prinzipien genannt, die bei der Auswahl des Präparates beachtet werden sollten (Paul-Ehrlich-Gesellschaft 1999). Es ist weitgehend akzeptiert, nur solche Präparate in der Prophylaxe einzusetzen, die in der Therapie nicht verwendet werden. Substanzklassen wie Penicilline und Cephalosporine sollten in einem ausgewogenen Verhältnis zueinander stehen, um einen Selektionsdruck zu vermeiden. Ebenso wird ein genereller Wechsel des Präparates in einem definierten Zeitabstand empfohlen (sog. »cycling«).

Über den Kostenfaktor sollte jeder Therapeut selbst entscheiden. Es gilt zu bedenken, dass die vorgeschlagenen Präparate zwischen 2 und 5 EUR pro Tag kosten, die Gesamtkosten einer Operation am Kolon (z. B. tiefe anteriore Rektumresektion) sich zwischen 7000 und 10.000 EUR belaufen.

Tabelle 37-1. Organspezifisches Erregerspektrum und perioperative antibiotische Prophylaxe (*BLI:* β-Laktamaseinhibitor). (Nach Paul-Ehrlich-Gesellschaft 1999; Kujath u. Eckmann 1997, 1998)

Indikation	Häufige Erreger	Mittel der Wahl	Alternativen
Kolorektale Chirurgie	Enterobakterien	Aminopenicillin/BLI	Clindamycin + Aminoglykoside
Appendektomie	Anaerobier Enterokokken	Cephalosporin Gruppe 2 + Metronidazol	
Gallenwegschirurgie	Enterobakterien Enterokokken (Anaerobier)	Aminopenicillin/BLI Cephalosporin Gruppe 2 Acylaminopen./BLI	Cephalosporin Gruppe 3 + Metronidazol Clindamycin + Aminoglykosid
Magenchirurgie	Enterobakterien Orale Streptokokken	Cephalosporine Gruppe 2 Aminopenicillin/BLI	Acylaminopen./BLI Clindamycin + Aminoglykoside
Leber-, Pankreas-, Ösophagusresektionen	Enterokokken Anaerobier Enterobakterien	Cephalosporin Gruppe 2 + Metronidazol Acylaminopen./BLI	Clindamycin + Aminoglykoside
Herz- und Gefäßchirurgie	Staphylococcus aureus + epidermidis	Cephalosporin Gruppe 1 oder 2	Glykopeptide
Unfallchirurgie; postoperative Wundinfektionen	Staphylokokken	Cephalosporin Gruppe 1 oder 2	Aminopenicillin/BLI
Unfallchirurgie; offene Frakturen	Staphylokokken Anaerobier Enterobakterien	Cephalosporin Gruppe 1 oder 2 + Metronidazol	Aminopenicillin/BLI
TUR Prostata	Enterokokken Enterobakterien	Chinolone	Cephalosporine Gruppe 2 + Metronidazol
ESWL	Enterokokken Enterobakterien	Chinolone (nur bei Risikofaktoren)	Cephalosporine Gruppe 2 + Metronidazol
Gynäkologische Operationen	Anaerobier Enterobakterien, Staph. aureus	Cephalosporin Gruppe 2 + Metronidazol	Clindamycin + Metronidazol Doxycyclin
Plastische Chirurgie; Handchirurgie	Staphylokokken	Cephalosporine Gruppe 1 oder 2	Aminopenicillin/BLI

Ferner muss der Operateur bei der Auswahl eines Präparates beachten, ob der Patient zuvor eine längerfristige antibiotische Therapie erhielt. Dies führt oft zu einer Resistenzentwicklung der residenten und transienten Flora. Besonders bei chronischen Infektionen wie entzündlichen Darmerkrankungen, poststenotischen Pneumonien oder komplizierten Harnwegsinfektionen muss mit langandauernden Antibiotikagaben in der Vorgeschichte gerechnet werden. Das in der Prophylaxe eingesetzte Präparat sollte der veränderten Resistenzlage angepasst sein. Im Einzelfall muss der Operateur aufgrund individueller Gegebenheiten wie Allergien, einer antibiotischen Vorbehandlung und Erkenntnissen aus lokalen Kleinraumepidemien verantwortungsbewusst die Entscheidung über das adäquate Antibiotikum selbst fällen.

Fazit für die Praxis

Die perioperative antibiotische Prophylaxe ist mittlerweile zum Standard bei allen Eingriffen mit Kontamination oder Infektion des Wundgebietes geworden. Bei aseptischen Eingriffen ist sie dann indiziert, wenn zusätzliche Risikofaktoren (z.B. Immunsuppression des Patienten, Einbringen alloplastischen Materials) vorliegen. Als optimaler Applikationszeitpunkt der Einmalprophylaxe ist die direkt präoperative intravenöse Gabe anzusehen. Nur bei fortdauernder Infektion (z.B. Pneumonie, Peritonitis) muss eine antibiotische Therapie angeschlossen werden. Die Auswahl des Antibiotikums hängt vom operativen Eingriff und dem dabei zu erwartenden Keimspektrum ab.

Literatur zu Kap. 37.1

American Society of Hospital Pharmacists (ASHP) Commission on Therapeutics (1992) Therapeutic guidelines on antimicrobial prophylaxis in surgery. Clin Pharm 11: 483–513

Bruch HP, Schimmelpenning H, Eckmann C (1997) Antibiotikaprophylaxe in der Viszeralchirurgie. Chirurg 68: 951–955

Burke JF (1961) The effective period of preventive antibiotic action in experimental incisions and dermal lesions. Surgery 50: 161–168

Claassen DC, Evans RS, Pestotnik SL, Horn SD et al. (1992) The timing of prophylactic administration of antibiotics and the risk of surgical-wound infection. N Eng J Med 326: 281–284

Cruse PJE, Ford R (1980) The epidemiology of wound infection. A ten-years prospective study of 62939 wounds. Surg Clin North Am 326: 27–34

Deutsche Gesellschaft für Krankenhaushygiene (DGKH) (1994) Perioperative Antibiotika-prophylaxe – Empfehlungen der DGKH. Hyg Med 19: 213–222

Florek HJ (1997) Prinzipien der Antibiotikaprophylaxe in der Gefäßchirurgie. Chirurg 68: 955–957

Hansis M (1997) Antibiotikaprophylaxe in der Unfallchirurgie. Chirurg 68: 948–951

Kaiser AB (1986) Antimicrobial prophylaxis in surgery. N Eng J Med 315: 1129–1138

Kujath P, Eckmann C (1997) Oral prophylaxis with ciprofloxacin in colorectal and bile duct surgery. 37th ICAAC, Toronto. Abstract J 162: 318

Kujath P, Eckmann C (1998) Die perioperative Prophylaxe in der operativen Medizin. Hyg Mikrobiol 3: 31–35

McArdle CS, Morran CG, Pettit L, Gemmell CG et al. (1995) Value of oral antibiotic prophylaxis in colorectal surgery. Br J Surg 82: 1046–1049

Meijer WS, Schmitz PIM, Jeekel J (1990) Meta-analysis of randomized, controlled clinical trials of antibiotic prophylaxis in biliary tract surgery. Br J Surg 77: 283–290

Paul-Ehrlich-Gesellschaft (PEG) (1999) Perioperative Antibiotikaprophylaxe. Chemotherapie Journal 8: 38–45

Peters G, Fischer R, Herrmann M (1995) Perioperative Antibiotikaprophylaxe bei chirurgischen Eingriffen. Mitt Dtsch Ges Chirurgie, Heft 5

Shapiro M (1982) Perioperative prophylactic use of antibiotics in surgery: principles and practice. Infect Control 3: 38–42

37.2 Annäherung an Infektionen bei multitraumatisierten Patienten

P. Kujath, C. Eckmann

Die Definition des »Polytraumas« ist uneinheitlich. Im deutschen Sprachraum wird das Polytrauma folgendermaßen definiert:

- »Verletzungen einer Körperhöhle und zweier langer Röhrenknochen«
oder
- »Verletzungen von zwei Körperhöhlen«.

Die im angelsächsischen Sprachraum gebräuchliche Definition betont stärker die Gefährdung des Patienten: Ein Patient gilt als polytraumatisiert, wenn mehrere Verletzungen vorliegen, von denen mindestens eine vital bedrohlich ist [6].

Die Inzidenz des Polytraumas wird in den westlichen Ländern mit 0,5/1 Mio./Tag angeben. Für den Lebensabschnitt von 16–45 Jahren ist im europäischen Bereich das Polytrauma die häufigste Todesursache.

Polytraumata entstehen überwiegend durch Verkehrsunfälle. Autofahrer sind am häufigsten betroffen. Es folgen Fußgänger, Motorradfahrer und Radfahrer. Weitere Ursachen sind Sturz aus großer Höhe und Stich- und Schussverletzungen. Um die Schwere und auch die Prognose eines polytraumatisierten Patienten besser einschätzen zu können, wurden weltweit definierte Scores entwickelt, von denen der Injury Severity Score (ISS) weltweit am meisten akzeptiert wird [1]. Der Score wurde an 47.000 Patienten validiert.

Pathophysiologie

Auch bei unterschiedlichen Verletzungsmustern zeigen sich charakteristische Verläufe, deren pathophysiologischer Ablauf durch 4 wesentliche schädigende Faktoren ausgelöst wird [9]. Dies sind

1. die Gewebsischämie mit
2. konsekutivem Reperfusionsschaden,
3. die traumatische Gewebszerstörung und
4. das Versagen des gesamten Immunsystems.

Alle 4 Faktoren begünstigen eine Infektion bis zur Ausbildung eines septischen Schocks.

Die Ischämie ist einerseits Folge des Blutverlustes und wird zusätzlich durch den Abfall des Perfusionsdrucks verstärkt. Die daraus resultierende Hypoxie bewirkt durch Umstellung von der aeroben auf die anaerobe Glykolyse eine Laktatazidose. Später werden die energiereichen Phosphate abgebaut und abgespalten. Die Perpetuierung bewirkt einen anfangs lokalen und später systemischen Zelluntergang mit den klinischen Zeichen des »irreversiblen Schocks«.

Die notwendige Therapie der Ischämie führt zur Reperfusion mangelperfundierter Regionen und damit zur Freisetzung toxischer Zerfallprodukte der Ischämie wie Xanthin, Harnsäure und freie Sauerstoffradikale. Deren schädigenden Einfluss auf das Endothel fördert die Entwicklung des Multiorganversagens (Abb. 37-1).

Jede traumatische Gewebszerstörung bedingt die Freisetzung von Mediatoren wie Histamin, differenten Kininen, PMN-Elastase, Interleukinen und Arachnoidonsäurederivaten. Allen Mediatoren ist gemeinsam, dass sie durch Anschub mehrerer Entzündungskaskaden eine weitere Freisetzung von Mediatoren bedingen. Die initiale physiologische Wirkung der Mediatoren zielt auf Heilungsvorgänge des Gewebes bzw. Stimulation der Phagozytose ab.

Die sich fortentwickelnde, ungehemmte Reaktion führt zur Ausbildung eines »systemic inflammatory response syndrome« (SIRS). Dieses liegt dann vor, wenn 2 der folgenden Entzündungszeichen vorliegen [3]:

1. Fieber (>38°C) oder Untertemperatur (<36°C),
2. Tachykadie: >90/min,
3. Tachypnoe: >20/min,
4. Leukozytenzahl >2.000 oder <4000 mm^3.

Ischämie, Reperfusion und Gewebszerstörung führen zu einem Verbrauch der humoralen und zellulären Komponenten des Abwehrsystems.

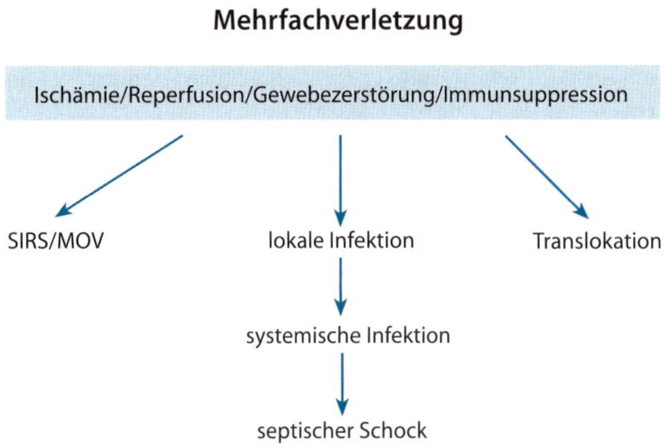

Abb. 37-1. Pathomechanismus der infektiologischen Komplikation des Mehrfachverletzten

Bezeichnend ist bei vielen Patienten eine deutliche Leukopenie, die dadurch erklärt wird, dass die polymorphkernigen Neutrophilen entsprechend der Schwere des Traumas am gesamten Endothel, besonders aber am Lungenendothel anheften. Durch die Reduktion der intestinalen Barrierefunktion kommt es zum Einschwemmen von Bakterien und bakteriellen Fragmenten in den Kreislauf. Eine mangelnde Funktion der hepatischen Clearance wirkt erschwerend auf diesen Zustand. 30% aller Polytraumatisierten haben schon in der Frühphase eine positive Blutkultur [7]. Jeder polytraumatisierte Patient leidet unter einer mehr oder minder ausgeprägten Immunsuppression und ist für eine spätere Infektion stark gefährdet. Diese Immunsuppression entwickelt sich etwa ab dem 5. Tag nach dem Unfall und kann entsprechend der Schwere des Traumas über 2–3 Wochen anhalten.

Die unterschiedlichen schädigenden Komponenten aus Ischämie, Reperfusion und Gewebszerstörung initiierren differente Kaskaden von Zytokinen bzw. Mediatoren, von denen derzeit etwa 200 chemisch definiert sind [11]. Die Summe der schädigenden Faktoren ergibt eine inflammatorische Reaktion des menschlichen Körpers (SIRS), die durch Wirkung auf das Endothel erklärt wird. Das Endothel ist eine einlagige Zellschicht der Gefäße, wobei 90% der Endothelzellen sich im Bereich der Mikrozirkulation befinden. Mit einer Gesamtoberfläche von etwa 900–1000 m^2 ist das Endothel eines der größten Organsysteme des menschlichen Körpers. Das Endothel wird als das wichtigste Organ des Sepsissyndroms angesehen, da die inflammatorischen Prozesse intrazellulär über das Nuklearfaktor-κB-System reguliert werden [8]. Da die zelluläre Antwort des Endothels auf das Polytrauma und auf eine bakterielle Einschwemmung konform ist, ist die Differenzierung zwischen einer generalisierten inflammatorisch induzierten Wirtsantwort und einer bakteriellen Sepsis schwierig.

Diagnostik

Von den für die Diagnose einer Infektion wesentlichen Messparametern sind folgende klinisch relevant: Leukozyten, CRP, Fieber, IL-6 und das Prokalzitonin (Pro CT). Da beim schwer Polytraumatisierten alle für eine Infektion relevanten Messparameter pathologische Werte aufweisen, können diese lediglich Hinweise geben. Das CRP hat eine valide Aussagekraft in der Verlaufs- und Therapiekontrolle von Entzündungsaktivitäten. Es wird aber auch durch nicht infektiöse Stimuli induziert. Beim Prokalzitonin kommt es zu einer Erhöhung bei nicht generalisierter Entzündungsreaktion. Da auch das Prokalzitonin unspezifisch ist, kann es nicht als ein beweisender Test für eine beginnende Infektion gelten.

Therapie

Für die Therapie des Polytraumas wird eine Frühphase von einer Spätphase abgegrenzt. Die Frühphase wird wiederum in die Reanimationsphase zum Erhalt des Lebens, die Stabilisierungsphase zur Erhaltung der Organfunktionen und die Operationsphase untergliedert. In der Frühphase sind am ehesten Infektionen zu erwägen, die im direkten Zusammenhang mit dem Trauma stehen. Dies sind in erster Linie Infektionen von Haut und Weichteilen, Knochen- und Gelenksinfektionen und Infektionen als Folge der Frakturen des Gesichtsschädels und die postoperative Peritonitis.

In der Spätphase der Behandlung Polytraumatisierter erfolgt eine Überwachung und die Unterstützung bzw. der Ersatz ausgefallener Organsysteme auf der Intensivstation. Ferner wird zur therapeutischen Spätphase die Verhinderung möglicher, insbesondere infektiöser Komplikationen gerechnet.

Mit der Länge des Aufenthaltes auf einer Intensivstation steigt das Risiko nosokomialer Infektionen. In einer Untersuchung am Maryland Institute for Emergency Medical Service Systems, Baltimore, USA, wurde bei 10.308 polytraumatisierten Patienten 2310 posttraumatische Infektionen (22%) diagnostiziert [13]. Die Zahl entspricht in der Größenordnung der von Vincent et al. [14] ermittelten 21% der EPIC-Studie. In 918 Fällen (9%) traten Bakteriämien auf. Am häufigsten nachgewiesen wurden Infektionen des Respirationstraktes (21%), der Harnwege (17%), arterieller und zentralvenöser Katheter (14%) sowie Wundinfektionen (12%) [13].

Bei der Abklärung von Infektionen polytraumatisierter Patienten hat die klinische Untersuchung nach wie vor einen hohen Stellenwert. Regelmäßige Verbandwechsel mit Freilegung aller Wunden sollten erfolgen, um rechtzeitig lokale Infektionen an den klassischen Entzündungskriterien zu erkennen.

37.2.1 Pneumonie

Bei der Abklärung pulmonaler Infektionen müssen die unfallspezifischen Folgeerkrankungen differenzialdiagnostisch mit abgeklärt werden. Dazu gehört der hohe Anteil an tiefen Beinvenenthrombosen und Lungenembolien beim Polytrauma [6]. Hochgradig gefährdet für eine nosokomiale Pneumonie sind Patienten mit einem Thoraxtrauma, einer Lungenkontusion und Einrissen pulmonaler Strukturen durch Rippenfrakturen bzw. Akzelerationstraumata. In einer Studie an polytraumatisierten Patienten mit nosokomialen Pneumonien zeigte sich ein hoher Anteil gramnegativer Bakterien (52%). Von den an einer Pneumonie gestorbenen Patienten war der Anteil, der durch gramnegative Erreger verursacht wurde, mit 87% gegenüber 17% (grampositiven Erregern) überproportional hoch [13].

Bei Verdacht auf eine Infektion muss die Indikation zur bronchoalveolären Lavage früh gestellt werden. Zur radiologischen Abklärung eignet sich am besten die Computertomographie. Ideal ist eine Multislice-CT, bei der sich auch kleine Lungeninfarkte von infektiösen Abschoppungen abgrenzen lassen. Ferner sollte immer an eine etwaige Fettembolie nach einer Marknagelung gedacht werden [2].

In der Beatmungstherapie von Polytraumatisierten haben besonders die frühe Mobilisation, Lagerungswechsel (z. B. im Drehbett) und spezielle Beatmungsregime ihre Berechtigung [10].

37.2.2 Wundinfektion

Mit der Schwere der Verletzungen und dem Grad der Kontamination steigt die Rate der Wundinfektionen. In 10–15% muss beim Polytraumatisierten mit einer Wundinfektion gerechnet werden. Zumeist liegen Mischinfektionen vor, bei denen auch seltenere, im Krankenhaus nicht so häufig nachgewiesene Erreger auftreten. Wirksamste Prophylaxe ist ein frühzeitiges operatives Débridement mit ausgiebiger Wundspülung und evtl. passagerem Offenlassen der Wunde. Dies ist auch der beste Schutz vor einer clostridialen Gasbrandinfektion.

Ebenso wie bei offenen Frakturen ist bei kontaminierten Wunden eine antibiotische Prophylaxe erforderlich, die evtl. bis auf 5 Tage ausgedehnt werden kann. Empfohlen wird ein Aminopenicillin (z. B. Mezlocillin) 3-mal 4 g in Kombination mit einem β-Laktamaseinhibiotor (3-mal 1 g) [4].

37.2.3 Intraabdominelle Infektion

Posttraumatische intraabdominelle Infektionen werden durch Verletzungen von Hohlorganen hervorgerufen. Die postraumatische Peritonitis weist besonders im Hinblick auf die erschwerte Diagnostik Besonderheiten auf. Es lassen sich 2 Zustandsbilder unterscheiden:

1. der intubierte, bewusstlose Patient,
2. der ansprechbare Patient.

Weiterhin muss das stumpfe vom penetrierenden Bauchtrauma differenziert werden. Beim intubierten Patienten sind Hinweise des Notarztes auf ein stumpfes Bauchtrauma ebenso wichtig wie charakteristische Prellmarken (Gurtverletzung, Lenkräder, Schuhsohlen oder Reifenprofile). Beim ansprechbaren Patienten haben die Anamnese und die körperliche Untersuchung den höchsten Stellenwert.

Verletzungsmechanismus, Art und Ausmaß der Gewaltanwendung auf das Abdomen lassen entsprechende Rückschlüsse zu, nach denen man weitere diagnostische Maßnahmen veranlassen kann. Die Sonographie ist zum Nachweis freier abdomineller Flüssigkeit eine probate Methode. Zur Diagnostik einer Darmverletzung (z. B. Dünndarmruptur nach Gurttrauma) eignet sich die Sonographie ebensowenig wie die Computertomographie. In Zweifelsfällen bietet die Laparoskopie die größte diagnostische Sicherheit. Dies gilt insbesondere für Stichverletzungen, die sich in ihrem Ausmaß primär nur schwer abschätzen lassen. Ein weiteres Problem besteht bei gleichzeitigen Frakturen des Skeletts, deren Schmerzsymptomatik peritonitische Symptome überlagern kann.

Für die Therapie der posttraumatischen Peritonitis gelten die gleichen Prinzipien wie für die sekundäre Peritonitis. Bei Quetschungen, Konvulsionen und Durchblutungsstörungen von Darmanteilen (Mesenterialeinrisse) ist die Indikation zur Resektion großzügig zu stellen. Antibiotisch sollte die posttraumatische Peritonitis im Sinne einer kalkulierten Chemotherapie mit einem Acylureidopenicillin (PiperacillIn/Mezlocillin) in Kombination mit einem β-Laktamaseinhibitor behandelt werden. Ebenso kann ein Cephalosporin der 3. Generation in Kombination mit Metronidazol eingesetzt werden.

37.2.4 Arterielle und zentralvenöse Katheterinfektionen

Bei der Abklärung von Infektionen polytraumatisierter Patienten muss eine Katheterinfektion abgeklärt werden. In 22% sind Katheterinfektionen für Bakteriämien verantwortlich. Die Letalität ist mit 0,5% relativ gering.

Auslösende Keime sind meist Staphylokokken (Staphylococcus epidermidis). Bei Verdacht auf eine Katheterinfektion muss dieser entfernt und ggf. ersetzt werden. Eine Kathetersepsis erfordert eine antibiotische Behandlung, die in erster Linie auf grampositive Erreger abzielt.

37.2.5 Harnwegsinfektionen

Mit jedem Tag einer Blasenkatheterbehandlung steigt das Risiko einer Bakteriurie um 5% [5]. Diese führt aber nur selten zur Urosepsis. Häufigster nachgewiesener Keim ist E. coli. Eine antibiotische Therapie ist nur beim manifesten Harnwegsinfekt indiziert.

37.2.6 Infektionen des ZNS

Nach schweren Verletzungen des Gesichtsschädels kann es zu aszendierenden Infektionen der vorderen Schädelgrube kommen. Auch nach Anlage zerebraler Drucksonden wurden Infektionen beobachtet. Bei traumatischem Liquorfluss nach außen ist eine Antibiotikaprophylaxe erforderlich. Empfohlen wird die Kombination Ampicillin/Sulbactam. Wenn Duralleckagen mehr als 4–6 Wochen persistieren, ist ein operativer Verschluss indiziert.

37.2.7 Impfschutz

Bei allen polytraumatisierten Patienten muss der Tetanusimpfschutz überprüft werden. Nach Splenektomie ist eine Impfung gegen Pneumokokken (Pneumovax 23) zur Prophylaxe eines Postsplenektomiesyndroms notwendig. Im Falle einer notfallmäßigen Splenektomie wird die Impfung 3 Wochen postoperativ empfohlen, eine Auffrischung ist alle 5 Jahre erforderlich [12].

Fazit für die Praxis

Die Pathophysiologie des mehrfach verletzten Patienten führt über die Mechanismen Ischämie, Reperfusion, Gewebezerstörung und Immunsuppression zu einem hohen Risiko für infektionsbedingte Komplikationen. Von Beginn der ärztlichen Versorgung an ist auf eine einwandfreie Hygiene zu achten. Die inflammatorische Antwort des menschlichen Körpers ist von einer beginnenden septischen Komplikation schwer zu differenzieren. Aufgrund der komplexen Situation Polytraumatisierter sind primär individuelle Verletzungsmuster und später nosokomiale Infektionen als Ursache einer Sepsis abzuklären und zu therapieren.

Literatur zu Kap. 37.2

1. Baker SP, O'Neill B (1976) The injury serverity score: An update. J Trauma 16: 882–885
2. Bäumer F, Hörl M, Imhof M (1989) Akute pulmonale Komplikationen nach Femurmarknagelung bei polytraumatisierten Patienten. Chirurg 60: 808–810
3. Bone RC (1991) Let's agree on terminology: Definitions of sepsis. Crit Care Med 19: 973–976

4. Bruch HP (2000) Traumabedingte Infektionen. in: Marre, Mertens, Trautmann, Vanek: Klinische Infektiologie. Urban & Fischer, München
5. Garibaldi RA, Burke JP, Dickmann ML, Smith CB (1974) Factors predisposing to bacteriuria during indwelling urethral catheterization. N Engl J Med 291: 215–219
6. Geerts WH, Code KI et al. (1994) A prospective study of venous thromboembolism after major trauma. N Engl J Med 331/24: 1601–1606
7. Kapral S, Mauritz W (2001) Definition und Pathophysiologie des Polytraumas. In: van Aken H, Reinhardt K, Zimpfer M (Hrsg) Intensivmedizin. AINS Bd 2. Thieme, Stuttgart New York, S 1195–1214
8. Kujath P, Bouchard R, Shekarriz H, Eckmann C (2002) Antikoagulation in der Sepsistherapie. Chirurg 73: 1093–1099
9. Lehmann U, Grotz M, Regel G, Rudolph S, Tscherne H (1995) Hat die Initialversorgung des polytraumatisierten Patienten Einfluss auf die Ausbildung eines multiplen Organversagens? Auswertung der präklinischen und klinischen Daten von 1112 polytraumatisierten Patienten. Unfallchirurg 98: 442–446
10. Mauritz W (1998) Der polytraumatisierte Patient. Teil I. Anästhesiol Intensivmed Notfallmed Schmerzther 33: 441–456
11. Reinhart K, Gramm HJ, Schade FU et al. (2001) Sepsis und septischer Schock. In: van Aken H, Reinhardt K, Zimpfer M (Hrsg) Intensivmedizin. AINS Bd 2. Thieme, Stuttgart New York, S 756–790
12. Sheldon GF, Croom RD, Meyer AA. (1991)The spleen. In: Sabiston DC, Duke JB (eds) Textbook of surgery. The Biological basis of modern surgical practice, 14th edn. Saunders, Philadelphia, pp 1108–1133
13. Stilwell M, Caplan ES (1988) The septic multiple-trauma patient. Crit Care Clin 4: 345–373
14. Vincent J et al. (1995) The prevalance of nosocomial infection in intensive care units in europe: results of the european prevalance of infektion in intensive cares (EPIC) study. JAMA 274: 639–644

37.3 Bissverletzungen

P. Kujath, J. Nolde

Bissverletzungen stellen eine Sonderform der Haut-Weichteil-Verletzungen mit hoher Infektionsgefährdung dar. Die besondere Problematik wird durch die Fehleinschätzung der Gewebezerstörung, die Vielzahl der Erreger und die nicht seltenen septischen Komplikationen hervorgerufen.

Epidemiologie

Da Bissverletzungen oft bagatellisiert und keiner ärztlichen Behandlung zugeführt werden, liegen exakte Zahlenangaben zur Häufigkeit nicht vor. Für Deutschland wird die Zahl der Bissverletzungen mit nur 40.000 pro Jahr angegeben (Gawenda 1996). In Frankreich liegt die Zahl unter Berücksichtigung der Bagatellverletzungen bei 500.000 pro Jahr (Fond et al. 1999). Aus den USA wurde eine Inzidenz von 740 auf 100.000 berichtet (Goldstein 1992). Im Jahr sterben in Deutschland 1–5 Menschen durch Bissverletzungen. In den USA liegt diese Zahl gar bei 10–20, wobei in der Mehrzahl Kinder betroffen sind.

90% aller Bissverletzungen gehen von Hunden aus; die meisten schweren Verletzungen werden durch Schäferhunde hervorgerufen. Seltener stammen die Verletzungen von Katzen, Pferden oder Menschen. Auch über Bissverletzungen durch exotische Zootiere wird berichtet. Etwa 8500 der in Deutschland auftretenden Bissverletzungen entfallen auf das Gesicht. Eine indirekte Bissverletzung liegt dann vor, wenn ein Faustschlag in die Zähne zu entsprechenden Verletzungen am Handrücken führt (»clenched fist injuries«). Bei Eröffnung der Metakarpophalangealgelenke kann dies erhebliche therapierefraktäre Entzündungen hervorrufen.

Pathogenese

Die Gefährlichkeit von Bissverletzungen ist durch die massive Krafteinwirkung, die zwischen Unter- und Oberkiefer auftritt, zu erklären. Dies kann eine Gewebequetschung mit Nekrosen von erheblichem Ausmaß hervorrufen. Der äußerliche Aspekt der Wunden gibt dabei oft nur wenig Aufschluss über die Schwere und das Ausmaß der Verletzungen. Die Reißzähne der meisten Tierrassen haben sich so entwickelt, dass sie beim Biss eine erhebliche Penetration in das Gewebe erreichen. Dies kann u. a. zu Gefäßverletzungen führen, bei denen es ohne äußerlichen Defekt am Gefäß zu Einrollungen der Intima kommt und das Gefäß konsekutiv thrombosiert.

Rueff hat 1967 eine Einteilung der Bissverletzung in 3 Schweregrade vorgeschlagen:

1. Oberflächliche Hautläsionen, Riss- oder Kratzwunden, evtl. Quetschung.
2. Hautwunde, die bis zur Faszie oder in die Muskulatur oder Knorpelstrukturen reicht.
3. Wunde mit Gewebenekrosen oder Substanzdefekt.

Das durch die Quetschung erheblich geschädigte Gewebe ist ein idealer Nährboden für die Vielzahl von Bakterienspezies, die beim Biss inokuliert werden. Talan fand in einer prospektiven Untersuchung an 100 Patienten mit infizierten Hunde- und Katzenbissverletzungen 125 differente Erreger. Im Mittel ließen sich 5 Erreger je Wunde kulturell nachweisen (Talan et al. 1999; s. auch folgende Übersicht).

Häufigste Erreger bei infizierten Hunde- und Katzenbissverletzungen

- Pasteurella multocida, ganis und stomatis
- Capnozytophaga canimorsus
- Wecksella zoohelium und
- Eikenella corrodens
- Bartonella haenselae (Katze)
- Francisella tularensis
- Spirallum minus (nach Rattenbissen)

Anaerobier wie Fusobacterium, Porphyromonas, Prevortella, Proprionibakterien und die Bakteroidesgruppe sind oft bei Mischinfektionen beteiligt. Staphylococcus aureus und Streptococcus pyogenes als häufigste Erreger von Hautinfektionen sind hingegen nicht so häufig vertreten.

Bissverletzungen von Menschen verlangen insofern eine besondere Aufmerksamkeit, da zusätzlich zu den genannten Erregern Hepatitis-B-, HIV-Viren und sogar Syphilis übertragen werden können.

Diagnose

Bei größeren Bissverletzungen kann das Ausmaß und die Schwere der Verletzung oft erst durch eine operative Revision bestimmt werden. Auch vermeintlich oberflächliche Wunden können Verletzungen von Gefäßen, Nerven und Sehnen beinhalten (■ s. Abb. 37-2). Röntgenaufnahmen (Weichteilaufnah-

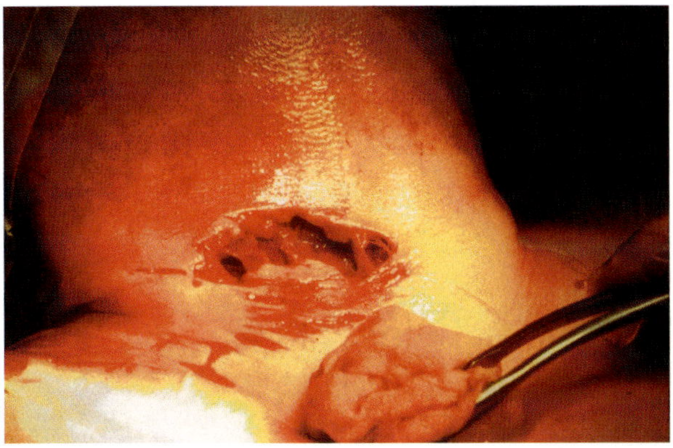

Abb. 37-2. Bissverletzung am Hals durch einen Kampfhund mit typischer Risswunde. Bei der operativen Revision fand sich eine beträchtliche Verletzung der Trachea. Später kam es bei dem Patienten zu einem apoplektischen Insult, bei der nochmaligen Revision zeigte sich eine Verletzung der A. carotis mit Abscherung der Intima

men) sind nur bei älteren Bissverletzungen (Gaseinschlüsse) oder an der Hand (Verletzungen von Knochen- und Gewebestrukturen) erforderlich. Ein Abstrich für die Mikrobiologie sollte immer vorgenommen werden. Am besten ist es, einen Gewebeanteil aus einem gequetschten Bereich zu entnehmen, der möglichst rasch mikrobiologisch aufgearbeitet wird.

Therapie

Die Therapie ist abhängig von Größe und Ausmaß des Defekts. Zu den Allgemeinmaßnahmen der Behandlung gehören eine ausgiebige Spülung und Säuberung der Wunde (z. B. mit basischen Seifen). Die Tetanusprophylaxe muss überprüft und die Tollwutexposition abgeschätzt werden. Nach den Vorschlägen von der Bundesärztekammer besteht die Indikation zur Tollwutimpfung immer dann, wenn die Bissverletzungen durch ein tollwutverdächtiges Tier erfolgt ist.

! »Tollwutverdächtig ist jedes Tier, das sich in einem amtlich als gefährdeten Bereich gekennzeichnetes Gebiet atypisch verhält« (Bundesärztekammer).

Bei allen Nekrosen ist ein ausreichendes chirurgisches Débridement unerlässlich. Nach der operativen Revision stellt sich immer wieder die Frage, inwieweit eine Bisswunde offen gelassen werden muss, oder ob ein primärer Wundverschluss vorgenommen werden kann. Kleine, oberflächliche Wunden ohne große Gewebedefekte, die früh zur Versorgung kommen (unter 6 h) und sich gut spülen lassen, können primär verschlossen werden (Fleisher 1999). Die Wundinfektionsrate liegt dann unter 10%.

Bei größeren Gewebedefekten und einer Verzögerung der Versorgung von mehr als 10 h ist ein Offenlassen der Wunde der sicherere Weg, um eine Wundinfektion zu vermeiden. Eine verzögerte sekundäre Wundnaht ergibt keine schlechteren kosmetischen Ergebnisse als eine Primärnaht. Nur im Gesichtsbereich wird ein primärer Wundverschluss befürwortet (Donkor 1997).

Bisswunden müssen immer als kontaminiert angesehen werden und entsprechen somit der Wundklassifikation nach Cruse 2–3. Damit ist der frühe Einsatz eines Antibiotikums immer indiziert. In 5 von 8 randomisierten Studien konnte durch perioperative Antibiotikaapplikation die Infektionsrate gesenkt werden. Beim Einsatz von Amoxicillin in der Kombination mit Clavulansäure fand sich eine statistisch signifikante Reduktion der Infektionsrate (Brakenbury u. Muwanga 1989). Es wurde deshalb von der PEG der Einsatz eines Aminopenicillins mit einem β-Laktamaseinhibitor empfohlen (Augmentan 3-mal 2,2 g; Cummings 1994). Alternativ können in schweren Fällen aber auch Carbapeneme, Chinolone oder Clindamycin eingesetzt werden (Vogel et al. 1999).

Fazit für die Praxis

Die Problematik von Bissverletzungen zeigt sich in 3 charakteristischen Eigenschaften:

1. Die Schwierigkeit, die Tiefe der Verletzung abzuschätzen.
2. Das Ausmaß der Gewebsnekrosen durch die druckbedingte Zellzerstörung.
3. Das durch die unterschiedliche Tierspezies bedingte atypische Keimspektrum.

Die therapeutischen Grundzüge bestehen in einem chirurgischen Wunddébridement, einer offenen Wundbehandlung (von lokalen Ausnahmen abgesehen) und einer begleitenden antibiotischen Therapie. Mit einem sekundären, evtl. plastisch-chirurgischen Wundverschluss lassen sich zufriedenstellende kosmetische Ergebnisse erzielen.

Literatur zu Kap. 37.3

Brakenbury PH, Muwanga C (1989) A comparative, double-blind study of amoxicillin/clavulanate vs placebo in the prevention of infection after animal bites. Arch Emerg Med 6: 251–256

Cummings P (1994) Antibiotics to prevent infection in patients with dog bite wounds; a meta-analysis of randomized trials. Ann Emerg Med 23: 535–540

Donkor P, D.O.B. (1997) A study of primary closure of human bite injuries to the face. J Oral Maxillofac Surg 55: 479–481

Fleisher GR (1999) Management of bite wounds N Eng J Med 340: 138–140

Fond L, Mitchel JL, Perrot JL et al. (1999) Morsures par animaux domestiques. Ann Dermatol Venerol 126: 531–535

Gawenda M (1996) Therapeutische Sofortmaßnahmen und Behandlungsstrategien bei Bissverletzungen. Dtsch Ärztebl 93/43: B-2177–B-2181

Goldstein EJ (1992) Bite wounds and infection. Clin Infect Dis 14/3: 633–638

Rueff F, Bedacht R, Schury G (1967) Die Bissverletzung, Sonderstellung in der Klinik, Behandlung und Heilverlauf. Med Welt 12: 663–668

Talan DA, Citron DM, Abrahamian FM, Moran GJ, Goldstein EJC (1999) Bacteriologic analysis of infected dog and cat bites. N Engl J Med 11/4: 511–523

Vogel F, Naber KG, Wacha H et al. (1999) Parenterale Antibiotika bei Erwachsenen. Chemother J 8: 2–49

Schutzimpfungen

U. Heininger

38.1 Einleitung

Kaum eine andere Präventivmaßnahme ist so effektiv und kostengünstig wie Schutzimpfungen. Am Rückgang von Morbidität und Mortalität von Infektionskrankheiten im letzten Jahrhundert haben sie neben allgemeinen hygienischen und alimentären Verbesserungen sowie der Verfügbarkeit von Antibiotika wesentlichen Anteil.

Deshalb ist es bedauerlich, dass die empfohlenen Impfungen in Deutschland und zahlreichen anderen europäischen Ländern nicht von der gesamten Bevölkerung angenommen werden. Einerseits sind Unkenntnis oder Vernachlässigung des Impfschutzes durch mangelhaft ausgebildete Ärztinnen und Ärzte für dieses Phänomen verantwortlich. Andererseits werden Impfungen von Patienten aus Furcht vor Nebenwirkungen oder aus weltanschaulichen Gründen abgelehnt.

Die vielzitierte »allgemeine Impfmüdigkeit« ist dagegen nicht real existent. Auch sind kategorische Impfverweigerer eine verschwindend kleine Minderheit der Bevölkerung und deshalb nicht an erster Stelle verantwortlich für Impfdefizite. Impflücken v. a. bei Erwachsenen sind in erster Linie auf die fehlende Aufmerksamkeit von Ärzten zurückzuführen, die ihre Patienten nicht explizit auf fehlende Impfungen ansprechen. Ziel des folgenden Beitrags ist es, durch Wissensvermittlung Impfhindernisse auf ärztlicher Seite abzubauen.

38.2 Immunologische Grundlagen

38.2.1 Immunität

Unter Immunität versteht man den angeborenen oder erworbenen Schutz vor Infektionskrankheiten.

38.2.1.1 Unspezifische, angeborene Immunität

Die unspezifische, angeborene Immunität richtet sich gegen Infektionserreger im Allgemeinen. Sie wird von der Barrierefunktion intakter Haut und Schleimhaut, von phagozytierenden Leukozyten, den Monozyten und neutrophilen Granulozyten, sowie von löslichen Substanzen wie z. B. dem Lysozym in Körpersekreten gewährleistet.

38.2.1.2 Spezifische, erworbene Immunität

Die erworbene und spezifische Immunität ist spezifisch gegen bestimmte Infektionserreger gerichtet. Sie wird durch symptomatische oder asymptomatische Infektionen hervorgerufen und weist in der Regel eine humorale und eine zelluläre Komponente auf.

Die humorale Immunantwort besteht bei Erstkontakt mit den Erregern meist aus einer passageren IgM-Antikörperreaktion, die im Laufe von Tagen bis Wochen durch Immunglobuline vom Typ G (IgG) ergänzt wird. Das ist die primäre Immunantwort. Die im Serum nachweisbaren IgG-Antikörper verleihen bzw. signalisieren oftmals die vorhandene Immunität.

Zur sekundären Immunantwort kommt es bei wiederholtem Kontakt mit den gleichen oder immunologisch ähnlichen Erregern. Jetzt steigt der IgG-Antikörpertiter vermittelt durch bereits vorhandene stimulierte B-Lymphozyten, den »memory cells«, rasch und ausgeprägt an. Meist geht der sekundäre Kontakt als Ausdruck der vorhandenen Immunität ohne Symptome einher.

Die spezifische humorale Immunität kann in den meisten Fällen auch quantitativ durch Antikörpernachweis in Laboratorien leicht bestimmt werden. Die meist parallel induzierte zellvermittelte Immunität mit ihren wichtigen Komponenten, den zytotoxischen T-Lymphozyten (CD8+) und den T-Helferzellen (CD4+), ist dagegen nur durch aufwendige Untersuchungen in dafür spezialisierten Einrichtungen messbar. Bekannte, semiquantitative Untersuchungsmöglichkeiten des zellulären Immunsystems sind die Tuberkulinprobe, vorzugsweise intradermal nach Mendel-Mantoux, sowie die transkutane Applikation verschiedener Antigene mittels Multitest Mérieux.

38.3 Formale Grundlagen

38.3.1 Impffähigkeit

Vor jeder Impfung muss der Impfling auf Impffähigkeit anamnestisch befragt und ggf. körperlich untersucht werden. Dabei ist die bisherige Impfanamnese zu berücksichtigen, und mögliche Kontraindikationen sind besonders zu beachten. Als Leitfaden dienen dabei die Angaben in den jeweiligen Fachinformationen.

Kriterien der Impffähigkeit

- Impfling darf nicht akut erkrankt sein.
- Liegen Krankheitssymptome vor, muss das Ergebnis der körperlichen Untersuchung unbedenklich sein.
- Es darf beim Impfling keine Kontraindikation für die vorgesehene Impfung bestehen.
- Bei Lebendimpfungen darf es keinen Hinweise auf eine Immundefizienz geben.

Im Interesse des Patienten und der Allgemeinheit sollte über *vermeintliche* Kontraindikationen für Impfungen aufgeklärt werden.

***Vermeintliche* Kontraindikationen für Impfungen**

- Zustand nach Frühgeburtlichkeit oder peri- bzw. postpartalen »Komplikationen«
- Chronische Erkrankungen
- Zustand nach zerebralem Gelegenheitskrampf (mit oder ohne Fieber)
- Medikamentös kontrollierte zerebrale Anfallsleiden

38.3.2 Aufklärung und Einverständnis

Im Mittelpunkt der meisten juristischen Auseinandersetzungen im Zusammenhang mit Impfungen steht der Vorwurf, die impfende Ärztin bzw. der impfende Arzt habe seine Aufklärungspflicht nicht erfüllt. Problematisch wird es in solchen Fällen, wenn der Arzt Impfung und Aufklärung nicht ausreichend dokumentiert hat.

Da jede Impfung juristisch zunächst eine Körperverletzung darstellt, muss der behandelnde Arzt eine mündliche oder schriftliche Einverständniserklärung vom Impfling oder von einem der Sorgeberechtigten einholen.

Ärztliche Aufklärungspflicht vor einer Impfung

- die durch die Impfung zu verhütende Krankheit
- den Nutzen der geplanten Impfung
- die Risiken, Nebenwirkungen und Komplikationen der geplanten Impfung und deren ungefähre Erwartungswahrscheinlichkeit
- die Notwendigkeit und den Zeitpunkt weiterer Impfungen einschließlich Auffrischungsimpfungen
- empfohlene Verhaltensmaßnahmen nach der Impfung
- mögliche Alternativen zum Impfschutz

Zur Erleichterung der Umsetzung dieser umfassenden Aufgabe empfiehlt sich die vorbereitende Abgabe eines Informations- und Aufklärungsformulares (z. B. vom Perimed COMpliance Verlag, Erlangen oder vom Deutschen Grünen Kreuz, Marburg). Anschließend muss dem Impfling bzw. seinen Sorgeberechtigten in einem persönlichen Gespräch ausreichend Gelegenheit für Verständnisfragen gegeben werden. Erst dann sollte sich der Arzt eine Einverständniserklärung für die geplante Impfung unterschreiben lassen.

Jugendliche gelten ab dem 16. Geburtstag als einwilligungsfähig für Impfungen.

Wenn keine schriftliche Einverständniserklärung eingeholt wird, sollten Art und Umfang der Aufklärung, das mündliche Einverständnis des Impflings und evtl. anwesende Zeugen (z. B. Praxishelfer) unbedingt in der Krankengeschichte dokumentiert werden.

38.3.3 Dokumentationspflicht

Die/der impfende Ärztin/Arzt ist verpflichtet, die durchgeführte Impfung in den eigenen Unterlagen sowie für den Patienten zu dokumentieren. Hat der Impfling einen Impfpass, wird die Impfung dort eingetragen. Ist kein Impfpass vorhanden, können ein neuer Pass oder alternativ eine Impfbescheinigung ausgestellt werden. Die Dokumentationspflicht umfasst den Handelsnamen des Impfstoffs, seine Chargennummer und Dosis, die Applikationsart sowie Datum, Name und Unterschrift des Arztes.

Nicht dokumentierte Impfungen gelten als nicht durchgeführt.

38.3.4 Unerwünschte Ereignisse und Nebenwirkungen

Jegliche Veränderung des Gesundheitszustands im zeitlichen Zusammenhang mit einer Impfung wird wertneutral als »unerwünschtes Ereignis« bezeichnet. Ärztliche Aufgabe ist es, zwischen zufälligem zeitlichem Zusammentreffen (Koinzidenz) und Ursache-Wirkungs-Prinzip (Kausalität) zu unterscheiden.

Von einer Nebenwirkung spricht man, wenn das Ereignis sicher oder sehr wahrscheinlich durch die Impfung verursacht wurde. Aus pragmatischen Gründen sollte man bei den Nebenwirkungen Impfreaktionen von Impfkomplikationen und Impfschäden unterscheiden.

- Impfreaktionen:

Impfreaktionen sind passagere, meist harmlose Ereignisse, die in der Regel keiner Behandlung bedürfen. Dazu zählen z. B. die bekannten lokalen Nebenwirkungen, Rötung, Schwellung und Schmerzen an der Impfstelle sowie das gelegentlich auftretende postvakzinale Fieber.

- Impfkomplikationen:

Bei Impfkomplikationen dagegen handelt es sich um Erkrankungen, die in ihrem Schweregrad über normale Impfreaktionen hinausgehen. Sie sind eine Ausschlussdiagnose und müssen daher in jedem Fall eingehend differenzialdiagnostisch abgeklärt werden. Auch sie sind meist vorübergehend. Impfkomplikationen wie z. B. eine hypoton-hyporesponsive Episode nach azellulärer Pertussisimpfung sind mit ca. 1 Fall auf 15.000 Impfungen selten.

- Impfschäden:

Führen Impfkomplikationen zu einer dauerhaften Beeinträchtigung des Gesundheitszustands, so spricht man von einem Impfschaden. Echte Impfschäden, z. B. Lähmung des N. ischiadicus nach traumatisiernder i.m.-Injektion im Glutealbereich, sind mit einem Auftreten von weniger als 1 Fall auf 1.000.000 Impfungen eine ausgesprochene Rarität. Im Falle eines Impfschadens sind der Impfling bzw. seine Sorgeberechtigten auf die Möglichkeit der finanziellen Entschädigung hinzuweisen (IfSG §60). Anträge sind an das zuständige Versorgungsamt zu stellen.

Unerwünschte Ereignisse im Zusammenhang mit Impfungen gelten als unerwünschte Arzneimittelreaktionen und sind meldepflichtig. Nach Impfungen werden Meldungen vom örtlichen Gesundheitsamt, dem Paul-Ehrlich-Institut (Bundesamt für Sera und Impfstoffe, Paul-Ehrlich-Strasse 51–59, 63225 Langen; www.pei.de) oder der Arzneimittelkommission der Deutschen Ärzteschaft (Meldeblätter regelmäßig im *Deutschen Ärzteblatt*) entgegengenommen. Alternativ kann auch der Hersteller des Impfstoffs informiert werden. Bei gleichzeitiger Applikation verschiedener Impfstoffe ist der Weg über eine Behörde vorzuziehen.

38.4 Passive Immunisierungen

Unter passiver Immunisierung versteht man die Gabe von Immunglobulinen (IgG). Diese Antikörper können homolog sein, also von menschlichen Spendern stammen, oder ausnahmsweise auch heterolog, z. B. aus Pferdeserum gewonnen sein. Sie werden gemäß den Empfehlungen des jeweiligen Herstellers i.m. oder i.v. appliziert und führen zu einem sofortigen Schutz vor der entsprechenden Erkrankung. Deshalb werden sie im Allgemeinen im Notfall eingesetzt, wenn der Exponierte keinen sicheren eigenen aktiven Schutz besitzt. Ihre Wirksamkeit ist allerdings nicht zuverlässig.

Man unterscheidet

- Hyperimmunglobuline, d. h. angereicherte, hochtitrige IgG-Präparate, die gegen einen spezifischen Erreger (z. B. Varicella-Zoster-Virus) oder Virulenzfaktor (z. B. gegen Tetanustoxin) gerichtet sind, von
- Standardimmunglobulinen, d. h. IgG-Präparaten ausgewählter Spender, die nicht angereichert sind und Antikörper gegen eine nicht einzeln bekannte Vielzahl von Erregern enthalten.

! Grundsätzlich können bei der Gabe von Immunglobulinen auch Infektionserreger übertragen werden. In der Vergangenheit sind Patienten auf diese Weise z. B. mit HIV und Hepatitis C infiziert worden. Ist dieses Risiko auch gering, so muss es bei der Indikationsstellung doch berücksichtigt werden.

38.5 Aktive Immunisierungen

Bei der aktiven Immunisierung erhält der Impfling Antigene, gegen die sein Immunsystem schützende Antikörper und/oder spezifische zelluläre Abwehrmechanismen entwickelt. Im Idealfall hinterlässt die Impfung einen Schutz, dessen Qualität der Immunität nach Infektion mit dem Wildtyperreger vergleichbar ist, ohne dass es zur Erkrankung kommt.

38.5.1 Lebendimpfstoffe

Sie bestehen aus vermehrungsfähigen Erregern, die attenuiert und damit in ihrer Virulenz stark herabgesetzt sind. Sie werden entweder oral (z. B. Typhusschluckimpfstoff) oder parenteral (z. B. Masern-Mumps-Röteln-Impfstoff) angewendet. Der Impfschutz tritt nach etwa 1–2 Wochen ein und ist durch Serokonversion (IgM, insbesondere aber IgG) messbar. Charakteristischerweise kann die Vermehrung der attenuierten Impferreger gelegentlich nach Ablauf der »Impfinkubationszeit«, also nach etwa 7–10 Tagen, mit Krankheitszeichen einhergehen, die einer mitigierten Infektion entsprechen (z. B. Impfmasern).

Impferreger in parenteral angewendeten Lebendimpfstoffen sind nicht von Mensch zu Mensch übertragbar. Vorsichtsmaßnahmen in der Umgebung sind daher nicht notwendig!

! Im Gegensatz dazu werden oral anwendbare attenuierte Impferreger oftmals passager im Stuhl ausgeschieden (z. B. Poliomyelitisviren nach der früher üblichen Schluckimpfung). In diesen Fällen wären besonders Immunsupprimierte gefährdet, sich mit dem Impferreger zu infizieren, wenn sie z. B. auf engem Raum mit dem Impfling leben. Die Präsenz eines Kranken mit Abwehrschwäche in der näheren Umgebung des Impflings ist deshalb eine Kontraindikation für die orale Impfung mit attenuierten Erregern.

Lebendimpfstoffe sind bei immunsupprimierten Patienten wegen der Gefahr der unkontrollierten Ausbreitung der Impferreger im Organismus des Impflings im Allgemeinen kontraindiziert.

Viele Lebendimpfstoffe enthalten aus herstellungstechnischen Gründen Spuren von Antibiotika, z. B. Neomycin, und anderen Begleitsubstanzen wie Hühnereiweiß, die in sehr seltenen Fällen zu allergischen Reaktionen führen können.

Immunglobulinpräparate, die Antikörper gegen die in einem Lebendimpfstoff enthaltenen Erreger beinhalten, können den Impferfolg beeinträchtigen oder behindern. Daher ist nach Gabe eines solchen Präparates die Verabreichung von Lebendimpfstoffen für mehrere Monate (dosisabhängig 3–12) wenig sinnvoll.

38.5.2 Totimpfstoffe

Totimpfstoffe enthalten komplette, abgetötete Infektionserreger (sog. Ganzzellvakzine) oder bestimmte protektive Antigene, meist Virulenzfaktoren. Die Abtötung der Erreger bzw. ihrer Virulenzfaktoren geschieht durch chemische oder physikalische Maßnahmen (Formaldehyd, Hitze u. a.) oder auch durch gezielte Mutationen im Genom des Erregers, ohne dass die Immunogenität signifikant darunter leidet. Totimpfstoffe enthalten Adjuvanzien, meist Aluminiumverbindungen, die für eine ausreichende Immunogenität der Vakzine unerlässlich sind. Sie können bei versehentlicher Applikation in das subkutane Fettgewebe zu Granulombildung, zu sog. sterilen Abszessen, führen oder andere heftige Lokalreaktionen hervorrufen.

Im Gegensatz zu Lebendimpfungen sind meist mehrere Impfdosen (Grundimmunisierung) notwendig, um tragfähigen Schutz zu erzielen. Ferner sind im Allgemeinen regelmäßige Auffrischungen, die Boosterimpfungen, zur Aufrechterhaltung des Schutzes indiziert. In besonderen Situationen, z. B. nach Verletzungen mit Tetanusgefahr bei unzureichendem vorbestehenden Impfschutz, ist die Kombination von aktiver und passiver Immunisierung angezeigt. Sie vereint den Vorteil der passiven Immunisierung mit dem der aktiven Impfung, d. h. der Patient genießt sofortigen Infektionsschutz, kann aber auch selbst einen eigenen, anhaltenden Schutz aufbauen.

Nach Gabe von Immunglobulinpräparaten ist erfahrungsgemäß kein zeitlicher Abstand zu Totimpfungen notwendig.

38.5.3 Kombinationsimpfstoffe

Die Fülle der heute empfohlenen Routineimpfungen (s. 38.5.6) hat in den vergangenen Jahren zur Weiterentwicklung von Kombinationsimpfstoffen geführt. So sind heute auf der Basis bereits länger verfügbarer Diphtherie- Tetanus-Pertussis-Impfstoffe erweiterte Kombinationen mit Konjugat von Haemophilus influenzae Typ b (HIB) und inaktivierter Poliomyelitisvakzine (IPV) erhältlich, außerdem Sechsfachkombinationen, die zusätzlich gegen Hepatitis B schützen. Die damit mögliche zeitgleiche Applikation von zahlreichen Impfantigenen mit maximal 1 oder 2 Injektionen pro Impftermin erleichtert die Umsetzung der Impfempfehlungen erheblich. Darüber hinaus lassen sich Kosten, Vorbereitungsaufwand und Begleitsubstanzen einsparen.

! Die vielfach, v. a. von Laien geäußerte Befürchtung, die vielen Antigene in Kombinationsimpfstoffen könnten zu einer »Überlastung« des Immunsystems führen, sind wissenschaftlich unbegründet. Im Gegenteil verstärken sich die Antigene oftmals gegenseitig in ihrer Immunogenität, sodass in Kombinationsimpfstoffen meist geringere Antigenmengen notwendig sind als bei Einzelimpfstoffen (z. B. Diphtherietoxoid).

38.5.4 Zeitabstände

Sind für eine Grundimmunisierung mehrere Impfdosen notwendig, so sind die vom Hersteller des Impfstoffes angegebenen zeitlichen Mindestabstände zwischen den Impfungen zu beachten. Kommt es jedoch, z. B. wegen interkurrenten Infektionen o. ä., zu Verzögerungen der Impffolge, so ist dies aus immunologischer Sicht unbedenklich.

! Es gibt keine Maximalabstände. Jede applizierte Impfung zählt. Dennoch sollte ein Impfschema im Interesse des Patienten so zeitgerecht wie möglich umgesetzt werden, um den gewünschten Impferfolg baldmöglichst zu erzielen.

An einem Tag können prinzipiell beliebig viele Impfungen appliziert werden.

Nach Gabe von Totimpfstoffen ist zu späteren weiteren Impfungen mit anderen Tot- oder Lebendimpfstoffen ebenfalls kein Mindestabstand notwendig. Lediglich zwischen der Gabe von 2 oder mehr Lebendimpfstoffen, die nicht gleichzeitig gegeben werden, ist ein Mindestabstand von 4 Wochen ratsam, um immunologische Interferenzen zu vermeiden.

38.5.5 Impfstoffapplikation

Entsprechend der Abgaben des Herstellers sind Impfstoffe zur oralen, intramuskulären und/oder subkutanen, bisweilen auch zur intradermalen Applikation zugelassen. Für Injektionsimpfstoffe ist der M. deltoideus (Oberarm) die bevorzugte Lokalisation, im Säuglingsalter wegen unzureichender Muskelmasse dagegen der anterolaterale Oberschenkel (Mitte zwischen Hüfte und Knie).

! Impfungen in das Gesäß sind nicht lege artis, da hier nicht immer sicher die Muskulatur erreicht wird und Verletzungsgefahr des N. ischiadicus besteht.

Es empfiehlt sich, bei Totimpfstoffen nach Aufziehen aus dem Fläschchen die Kanüle für die Injektion zu wechseln. Ein Teil des Impfstoffs, der äußerlich die Kanüle benetzt, kann sonst bei der Applikation im Subkutangewebe deponiert werden und übermäßige Lokalreaktionen hervorrufen (s. oben).

38.5.6 Allgemeine Impfempfehlungen und allgemein empfohlene Impfungen

Für die impfende Ärzteschaft bindend sind nicht die Empfehlungen der Ständigen Impfkommission am Robert-Koch-Institut (STIKO; ◘ Tabelle 38-1), sondern die der obersten Gesundheitsbehörde des zugehörigen Bundeslandes.

Sie sind beim örtlichen Gesundheitsamt in Erfahrung zu bringen. Im Allgemeinen orientieren sich jedoch die Länder an den Empfehlungen der STIKO.

! Es ist ratsam, sich an diese Empfehlungen zu halten, da nur dann der Gesetzgeber bei Impfschäden dem Impfling im Rahmen der sog. Aufopferungspflicht Schadensersatz leistet.

Für alle Routineimpfungen gilt: Blutentnahmen für Titerbestimmungen zur Kontrolle des Impferfolgs sind in der Regel nicht notwendig.

38.5.6.1 Hepatitis B

Die Impfung gegen Hepatitis B ist in Deutschland seit 1995 generell empfohlen, da die Indikationsimpfung von Risikogruppen, zu denen u. a. medizinisches Personal, Drogenabhängige und Prostituierte gehören, nur unzureichend angenommen wurde. Hepatitis-B-Impfstoffe bestehen aus rekombinantem Hepatitis-B-Oberflächenantigen (HBs). Die Impfstoffe für Kinder enthalten je nach Hersteller 5 µg bzw. 10 µg HBs, die für Jugendliche und Erwachsene die doppelte Antigenmenge. Für Dialysepatienten mit erfahrungsgemäß geringerer Ansprechrate steht ein Impfstoff mit 4fachem Antigengehalt zur Verfügung.

Geimpft werden sollen alle Säuglinge im Alter von 2, 4 und 11–14 Monaten sowie bislang nicht geimpfte Jugendliche (9–17 Jahre) mit 3 Dosen im Abstand von 1 Monat und 6 Monaten. Bei Verwendung eines Sechsfachkombinationsimpfstoffs werden die Säuglinge auch im Alter von 3 Monaten geimpft. Auffrischimpfungen sind nicht indiziert, da bei evtl. späterer Infektion mit Wildtypvirus aufgrund der langen Inkubationszeit und der raschen sekundären Immunantwort bislang keine Erkrankungen beobachtet wurden (vgl. aber »Hepatitis B« unter 38.5.7.1).

Der Impfschutz beträgt nach 2 Impfungen etwa 50–70%, nach 3 Impfungen >95%. Die Verträglichkeit der Hepatitis-B-Impfung ist ausgezeichnet. Die kürzlich diskutierte Assoziation mit demyelinisierenden Erkrankungen wie der Multiplen Sklerose steht in keinem kausalen Zusammenhang mit der Impfung (N Engl J Med 2001, 344: 327–332).

38.5.6.2 Haemophilus influenzae Typ b (HIB)

Die Impfung gegen HIB wird in Deutschland seit 1990 empfohlen. Die Impfstoffe enthalten das Kapselpolysaccharid (PRP) des Bakteriums, das an ein Trägerprotein, wie Diphtherie- oder Tetanustoxoid oder auch ein äußeres Membranprotein (OMP)von Meningokokken der Gruppe B, gebunden ist. Da Polysaccharidantigene in den ersten beiden Lebensjahren

Tabelle 38-1. Allgemein empfohlene Impfungen (Stand: Juli 2001)

Impfung	Geburt	2 Monate	3 Monate	4 Monate	11–14 Monate	4–5 Jahre	9–17 Jahre
Hepatitis B	1[a]	1	2	3	4	–	1–2–3[b]
DaPT	–	1	2	3	4	5[c]	Booster[c]
HIB	–	1	2	3	4	–	–
IPV[d]	–	1	2	3	4	–	–
MMR	–	–	–	–	1+2[e]	2	–

[a] Bei Neugeborenen von HBs-Ag-positiven Müttern 1. aktive Impfung in den ersten 12 h nach Geburt gemeinsam mit HB-Immunglobulin. Bei unbekanntem HBs-Status der Mutter ebenfalls 1. aktive Impfung in den ersten 12 h nach Geburt. 1 Monat und 6 Monate später folgen 2. und 3. aktive Impfung.
[b] Bei bislang nicht geimpften Jugendlichen 3 Impfungen im Abstand von 1 Monat und 6 Monaten.
[c] 5. Impfung ohne Pertussiskomponente, Auffrischung ab dem 10. Lebensjahr mit Pertussis, alle weiteren Auffrischungen wieder Td ohne Pertussis.
[d] 4 Impfungen nur bei Verwendung von DaPT-IPV-(Hib- und Hepatitis-B)-Kombinationsimpfstoffen. Bei Verwendung von IPV-Einzelimpfstoffen 2 oder 3 Impfungen (s. entsprechende Fachinformationen), bei Verwendung von Hepatitis-B-Einzelimpfstoffen 3 Impfungen.
[e] 2. MMR-Impfung im Alter von 15–23 Monaten, frühestens 4 Wochen nach der 1. Dosis.

wegen fehlender T-Zellstimulierung unzureichend immunogen sind, konnten erst durch Bindung von PRP an das Trägerprotein wirksame Impfstoffe für diese besonders gefährdete Altersgruppe entwickelt werden.

Die Impfserie besteht aus 2, bei Verwendung von Kombinationsimpfstoffen aus 3 Injektionen im 1. Lebensjahr. Eine weitere Injektion folgt im Alter von 11–14 Monaten (s. Tabelle 38-1). Weitere Auffrischimpfungen sind zurzeit nicht empfohlen, weil natürliche Kontakte mit dem Wilderreger diese Funktion übernehmen. Der Schutz vor invasiven HIB-Infektionen, die zu schwersten Krankheitsbildern wie Meningitis, Sepsis, Epiglottitis u. a. führen können, beträgt nach den Impfungen im 1. Lebensjahr etwa 90%, nach der abschließenden Impfung nahezu 100%. Die Verträglichkeit der HIB-Impfung ist ausgezeichnet.

Bei bislang nicht geimpften Kindern im Alter von 1–5 Jahren genügt eine einzige Impfung. Im späteren Lebensalter sind Impfungen nur noch in besonderen Situationen, z. B. bei Asplenie, indiziert.

38.5.6.3 Diphtherie

Diphtherieimpfstoffe bestehen aus inaktiviertem Diphtherietoxin, dem sog. Toxoid. Sie sind als Einzelimpfstoffe sowie in Kombination mit Tetanustoxoid und anderen Impfstoffen wie z. B. azellulären Pertussisantigenen, inaktivierten Poliomyelitisviren und HIB-Antigen verfügbar. Sie enthalten 30–50 IE Diphtherietoxoid (»D«). Für Impfungen ab dem 6. Lebensjahr sollten wegen der besseren Verträglichkeit Diphtherieimpfstoffe mit reduziertem Toxoidgehalt (4 IE) verwendet werden (»d«).

Das Impfschema besteht aus 3, bei Verwendung von DT-Impfstoffen aus 2 Dosen im 1. Lebensjahr, gefolgt von einer weiteren im Alter von 11–14 Monaten (s. Tabelle 38-1). Im Alter von 4–5 Jahren und danach lebenslang jeweils in Abständen von 10 Jahren sind weitere Auffrischungen in Kombination mit Tetanustoxoid (»Td«) notwendig. Der Impfschutz beträgt nach der Grundimmunisierung etwa 90–95%. Als geschützt gilt, wer einen Antidiphtherietoxingehalt von ≥0,01 I.U./ml, besser ≥0,1 I.U./ml im Serum besitzt.

! Seit vielen Jahren betreffen die wenigen jährlich auftretenden Erkrankungsfälle bei uns weitaus überwiegend ungeimpfte oder unzureichend geimpfte Erwachsene. Der Grund dafür ist, dass die Mehrheit der Erwachsenen die regelmäßig notwendigen Auffrischungsimpfungen nicht erhält. Geht ein Erwachsener zur Versorgung einer Verletzung zum Arzt, werden irrtümlich oft nur Tetanusboosterimpfungen appliziert, wenn eigentlich Td-Kombinationsimpfstoffe indiziert wären.

Die Verträglichkeit der Impfstoffe gegen Diphtherie ist sehr gut. Nachholimpfungen gegen Diphtherie, wie auch gegen Tetanus, sind jederzeit möglich. Eine Wiederholung der Grundimmunisierung ist dann nicht notwendig.

38.5.6.4 Tetanus

Impfstoffe gegen Tetanus bestehen aus inaktiviertem Toxin, dem Toxoid, des ubiquitär vorkommenden Bakteriums Clostridium tetani. Sie enthalten 40–60 IE des Tetanustoxoids und sind einzeln oder in Kombination, z.B. mit Diphtherieimpfstoff verfügbar. Das Impfschema entspricht dem gegen Diphtherie. Der Impfschutz beträgt nach den ersten 2 bzw. 3 Impfungen praktisch 100%. In den ersten Lebensmonaten besteht erfahrungsgemäß »Nestschutz«, also eine zuverlässige Leihimmunität durch transplazentar übertragene maternale IgG-Antikörper. Nach einer Verletzung mit Gefahr einer Tetanusinfektion sollte bei unvollständigem bzw. nicht aktuellem Impfschutz gemäß der Anleitung in Tabelle 38-2 vorgegangen werden.

Die Verträglichkeit der Tetanusimpfstoffe ist gut. Mit zunehmender Zahl der Impfungen allerdings werden bisweilen ausgeprägte Lokalreaktionen beobachtet, meist starke Rötung und Schwellung der betroffenen Extremität. Ihnen liegt eine Typ-III-Allergie (Arthusreaktion) zugrunde. Zu häufig immunisiert wird typischerweise bei Verletzungen, wenn der Patient keinen Impfpass hat oder ihn nicht bei sich trägt.

Tabelle 38-2. Vorgehensweise bei unzureichendem Tetanusimpfschutz nach Verletzung

Zahl der bisherigen aktiven Impfungen	Saubere, geringfügige Wunden[a]		Alle anderen Wunden	
	DT bzw. Td[b]	Tetanusimmunglobulin	DT bzw. Td[b]	Tetanusimmunglobulin
Unbekannt	Ja	Nein	Ja	Ja[d]
≤1	Ja	Nein	Ja	Ja[d]
2	Ja	Nein	Ja	Nein[f]
≥3	Nein[c]	Nein	Nein[e]	Nein

[a] Oberflächlich, nicht verschmutzt.
[b] Diphtherietoxoid-Tetanustoxoid Kombinationsimpfstoff.
[c] Vorausgesetzt, die letzte Immunisierung liegt <10 Jahre zurück.
[d] Simultan mit DT bzw. Td.
[e] Vorausgesetzt, die letzte Immunisierung liegt <5 Jahre zurück.
[f] Vorausgesetzt, die Verletzung liegt <24 h zurück.

38.5.6.5 Pertussis (Keuchhusten)

Seit einigen Jahren sind die früher üblichen Ganzkeimvakzine (P) durch besser verträgliche, sog. azelluläre Vakzine (aP) ersetzt worden. Die Ganzkeimimpfstoffe bestehen aus kompletten, abgetöteten Bordetella-pertussis-Bakterien. Azelluläre Vakzine enthalten einzelne Antigene des Erregers in unterschiedlichen Zusammensetzungen: Pertussistoxoid (PT) und filamentöses Hämagglutinin (FHA), manche darüber hinaus auch Pertaktin und evtl. Fimbrien. Die azellulären Vakzine sind als Einzelimpfstoffe für Nachholimpfungen oder in Kombination mit weiteren Komponenten zur Routineimpfung in den ersten Lebensjahren verfügbar. Die Routineimpfung erfolgt durch 3 Dosen im 1. Lebensjahr und eine 4. im Alter von 11–14 Monaten (s. Tabelle 38-1).

Nach 3 Immunisierungen besteht bei mehr als 85% der Impflinge Schutz vor der typischen Erkrankung. Die Schutzrate gegenüber weniger typischen Erkrankungen ist deutlich geringer (etwa 70%).

Die Verträglichkeit der azellulären Pertussimpfstoffe ist ausgezeichnet. Eine seltene, Eltern und unwissende Ärztinnen und Ärzte stark beunruhigende Nebenwirkung sind die fast ausschließlich im Säuglingsalter auftretenden hypoton-hyporesponsiven Episoden. Sie treten einige Minuten bis wenige Stunden postvakzinal in Erscheinung und sind auch nach anderen Impfungen im Säuglingsalter beobachtet worden. Der Impfling ist blass und apathisch in einem schockähnlichen Zustand, ohne dass objektive Kriterien dafür vorlägen. Nach wenigen Minuten kommt es zur vollständigen Erholung ohne Residuen. Die Ursache ist ungeklärt.

Die Existenz der früher intensiv diskutierten »Pertussisimpfenzephalopathie« gilt heute als widerlegt. Die Furcht davor ist in jedem Fall unbegründet und sollte nicht dazu führen, irgendeinem Patienten die Pertussisimpfung vorzuenthalten (Heininger 1996).

! Seit Anfang 2000 wird eine Pertussisauffrischimpfung für die Altersgruppe der 9- bis 17-Jährigen empfohlen, was wegen des im Laufe der Zeit nachlassenden Impfschutzes ausgesprochen sinnvoll ist. Bei im Säuglingsalter nicht geimpften Kindern und Jugendlichen kann die Pertussisimpfung jederzeit nachgeholt werden.

Es gibt keine Altersbegrenzung für die Pertussisimpfung. Auch Erwachsene sollen geimpft werden, z. B. bei erhöhtem Expositionsrisiko, wie es beispielsweise für medizinisches Personal besteht. Dabei genügt unabhängig von der Anzahl früherer Impfdosen eine einzige Impfung. Eine allgemeine Indikation für die Pertussisimpfung im Erwachsenenalter wurde bislang durch die STIKO aber nicht ausgesprochen.

38.5.6.6 Poliomyelitis (Kinderlähmung)

Die früher in Deutschland praktisch ausschließlich eingesetzte orale Impfung (OPV nach Sabin), bestehend aus attenuierten Poliomyelitisviren der Typen 1, 2 und 3, wird heute nicht mehr empfohlen. Sie ist durch die parenteral anzuwendende, aus inaktivierten Poliomyelitisviren (ebenfalls Typen 1–3) bestehende Vakzine (IPV nach Salk) ersetzt worden.

IPV kann als Einzelimpfstoff entsprechend den Angaben des jeweiligen Herstellers entweder in 2 Dosen im Abstand von 8 Wochen oder in 3 Dosen mit 4–8 Wochen und 12 Monaten Abstand angewendet werden. Im Alter von 9–17 Jahren ist eine Auffrischung indiziert. Wird IPV in Kombination mit anderen Impfstoffen verwendet, so sind 3 Dosen im 1. Lebensjahr und eine 4. im Alter von 11–14 Monaten angezeigt (Tabelle 38-1).

Die Impfserie führt zu einem zuverlässigen Schutz vor Poliomyelitis (nahezu 100%). Nach OPV-Impfung schieden die Impflinge für einige Tage Impfviren über den Stuhl aus und immunisierten dadurch auch unbemerkt Kontaktpersonen. Dies führte zu einer Herdimmunität in der Bevölkerung. Nach Gabe von OPV wurden gelegentlich enteritische Symptome beobachtet, nach Gabe von IPV kommt es lediglich zu seltenen Lokalreaktionen an der Injektionsstelle.

! Die attenuierten Impfviren der OPV können bei der Passage durch den Darm durch Rückmutationen wieder an Virulenz gewinnen. Dies ist die Ursache für die sog. »vakzineassoziierte paralytische Poliomyelitis« (VAPP) beim Impfling selbst (ca. 1:5.000.000 Impfungen) oder bei einer Kontaktperson (ca. 1:15.000.000 Impfungen).

Da nach Gabe von IPV keine VAPP beobachtet werden und Wildinfektionen in Deutschland in den letzten Jahren nicht mehr auftraten, wurde Anfang 1998 in allen Bundesländern mit

Ausnahme Sachsens ein genereller Wechsel von OPV zu IPV vollzogen.

38.5.6.7 Masern, Mumps und Röteln (MMR)

Masern-, Mumps- und Rötelnimpfstoffe enthalten vermehrungsfähige, attenuierte Viren. Sie sind als Einzelimpfstoffe erhältlich, obwohl für getrennte Immunisierungen keine gut begründbare Indikation besteht. Vielmehr sollte immer die Kombinationsimpfung (MMR) verwendet werden. Die 1. MMR-Impfung ist ab dem Alter von 11 Monaten indiziert. Zuvor verhindert die Leihimmunität des Säuglings oftmals den Impferfolg. Eine 2. MMR-Impfung wird im Alter von 15–23 Monaten, frühestens 4 Wochen nach der 1. Dosis empfohlen. Sie ist eine Wiederimpfung, die allen primären Impfversagern (etwa 5–10%) eine 2. Chance zur Serokonversion bietet. Die früher empfohlene Rötelneinzelimpfung bei Mädchen vor Eintritt der Pubertät ist dann nicht mehr notwendig.

! Es gibt grundsätzlich keine Altersbegrenzung für die MMR-Impfung. Die 1. und/oder 2. Impfdosis kann jederzeit appliziert werden. Anamnestische Angaben zu durchgemachten Masern, Mumps oder Röteln sind dabei außer Acht zu lassen, da sie sehr unzuverlässig sind.

Die MMR-Impfungen werden in der Regel gut vertragen. Lokalreaktionen sind selten. Etwa ab dem 7. postvakzinalen Tag kann es zu Fieber (15–20%), bei prädisponierten Kindern in der Folge auch zum Fieberkrampf (ca. 1:3000) kommen. Bei 5% der Impflinge können mitigierte, wenige Tage andauernde »Impfmasern«, »Impfmumps« oder »Impfröteln« auftreten. Diese sind nicht kontagiös. Seltenere Nebenwirkungen sind Thrombopenien und Arthralgien, die insbesondere bei älteren Mädchen und jungen Frauen vorkommen und in erster Linie durch die Rötelnkomponente ausgelöst werden.

! Die Masern-, Mumps- und Rötelnviren werden auf Hühnerfibroblasten gezüchtet. Die Impfung kann deshalb in seltenen Fällen bei Patienten, die auf Hühnereiweiss anaphylaktisch reagieren, zu einer postvakzinalen Anaphylaxie führen. Vor der Impfung ist bei dieser sehr kleinen Patientengruppe ein Prick-Test mit der Vakzine anzuraten. Ist dieser negativ, darf geimpft werden. Anderenfalls kann die Impfung fraktioniert in einem Zentrum stattfinden. Alternativ kann auch mit einem hühnereiweissfreien MMR-Impfstoff aus der Schweiz (Triviraten) geimpft werden.

38.5.7 Indikations- und Reiseimpfungen

Diese Impfungen sind nicht allgemein, sondern nur für bestimmte Risikopatienten und deren enge Kontaktpersonen oder vor Reisen in Regionen mit erhöhter Krankheitsgefährdung empfohlen. Indikationsimpfungen sind wie allgemein empfohlene Impfungen eine Kassenleistung, wohingegen Reiseimpfungen von den Impflingen in der Regel selbst bezahlt werden müssen.

38.5.7.1 Hepatitis B

Die Indikationsimpfung gegen Hepatitis B erfolgt baldmöglichst nach Bekanntwerden des Risikos. Die Grundimmunisierung besteht aus 3 Impfungen im Abstand von 1 Monat und von 6 Monaten. Aus Sicherheitsgründen erfolgen anschließend alle 10 Jahre regelmäßige Auffrischungen. Besteht neben der Hepatitis-B-Impfung gleichzeitig die Indikation zur Impfung gegen Hepatitis A, so kann ein Kombinationsimpfstoff verwendet werden, der nach demselben Schema injiziert wird wie der Impfstoff gegen Hepatitis B.

Die STIKO empfiehlt die Hepatitis-B-Indikationsimpfung für bestimmte Personengruppen.

Personengruppen, für die die STIKO die Hepatitis-B-Indikationsimpfung empfiehlt

- Beruflich durch Blutkontakte mit Infizierten gefährdete Personen, z. B. medizinisches Personal, Personal in Einrichtungen der Psychiatrie u. ä., Gefängnispersonal, Polizisten, andere Berufsgruppen mit Kontakten zu Drogenabhängigen u. a.
- Personen mit engem Kontakt zu HbsAg-Trägern in der Familie und anderen engen Gemeinschaften
- Dialysepflichtige und andere Patienten wie Hämophiliekranke mit häufiger Übertragung von Blut oder Blutprodukten
- HbsAg-negative Patienten mit chronischen Lebererkrankungen
- Patienten in psychiatrischen und anderen Fürsorgeeinrichtungen
- Besondere Risikogruppen wie Drogenabhängige, Strafgefangene, homosexuell aktive Männer, Prostituierte u. ä.
- Reisende in Länder mit hoher Hepatitis-B-Prävalenz, die sich dort längere Zeit aufhalten bzw. »enge Kontakte« zur einheimischen Bevölkerung beabsichtigen.

! Neugeborene von HBs-Ag-positiven Müttern bzw. Müttern mit unklarem HBs-Ag-Status erhalten die 1. Hepatitis-B-Impfung in den ersten 12 h nach Geburt simultan mit Hepatitis-B-Immunglobulin.

Postvakzinale Titerkontrollen sind für diese Impflinge empfohlen. Ist 4 Wochen nach der 3. Impfung der Anti-HBs-Wert im Serum <100 IE/l, so sollte eine weitere Impfdosis, gefolgt von erneuter Titerkontrolle und ggf. weiteren Dosen appliziert werden, bis der Wert mindestens 100 IE/l beträgt.

Kommt es bei einer früher immunisierten Person zur Exposition mit Hepatitis-B-Viren, so ist die in der folgenden Übersicht dargestellte Vorgehensweise anzuraten.

Zu beachtende Maßnahmen für früher immunisierte Personen bei Exposition mit Hepatitis-B-Viren

- Wenn der Anti-HBs-Wert nach der Grundimmunisierung bestimmt wurde und über 100 IE/l lag, außerdem die letzte Impfung weniger als 5 Jahre zurückliegt, sind keine Maßnahmen notwendig.
- Wenn der Anti-HBs-Wert nach der Grundimmunisierung mehr als 100 IE/l betrug und die letzte Impfung 5–10 Jahre zurückliegt, sollte sofort einmalig aktiv geimpft werden. Eine Titerbestimmung muss 4 Wochen später erfolgen.
- Wenn in den vergangenen 12 Monaten ein Anti-HBs-Wert bestimmt wurde und der über 100 IE/l lag, sind keine Maßnahmen notwendig.
- Eine sofortige Blutentnahme zur Titerbestimmung ist indiziert nach Exposition einer Person,
  - die noch nie oder nicht vollständig (mindestens 3 Dosen) geimpft wurde,
  - die noch nie einen dokumentierten postvakzinalen Anti-HBs-Wert von über 100 IE/l aufweisen konnte,
  - deren letzte Impfung länger als 10 Jahre zurückliegt und die keinen Anti-HBs-Wert von ≥100 IE/l aus den letzten 12 Monaten aufweisen kann.
- Liegt das Ergebnis nicht binnen 48 h vor oder beträgt der Wert <10 IE/l, so ist eine Simultanimpfung (aktiv sowie passiv mit HB-Immunglobulin) indiziert. Liegt der Antikörpertiter zwischen 10 und 100 IE/l, so ist eine aktive Immunisierung indiziert, der eine Titerkontrolle nach 4 Wochen folgen muss. Beträgt der Wert ≥100 IE/l, so ist keine Maßnahme notwendig.

38.5.7.2 Influenza (Virusgrippe)

! Alle Personen mit chronischen Erkrankungen oder anderweitig erhöhter Gefährdung (z. B. medizinisches Personal) sollten sich jährlich gegen Grippe impfen lassen. Diese Empfehlung wird leider nur sehr unzureichend umgesetzt.

Die in Deutschland zugelassenen Influenzaimpfstoffe enthalten 3 inaktivierte Influenzaviren (meist 2 vom Virustyp A und 1 vom Virustyp B), die wegen der hohen Rekombinationsfreudigkeit der zirkulierenden Wildtypviren jährlich aktualisiert werden. Die Impfung findet aus epidemiologischen Gründen in Deutschland im Herbst statt.

Bei erstmaliger Grippeimpfung werden 2 Dosen im Abstand von 4 Wochen empfohlen (je 0,25 ml für Kinder im Alter von 6 Monaten bis 3 Jahren, ab 3 Jahren je 0,5 ml i.m.). In den darauf folgenden Jahren genügt jeweils 1 Dosis. Die Wirksamkeit der Impfung beträgt 70–90%. Die Verträglichkeit ist sehr gut. Bei Patienten mit früherer anaphylaktischer Reaktion auf Hühnereiweiß ist vor der Impfung ein Prick-Test indiziert.

38.5.7.3 Pneumokokken und Meningokokken

Impfungen gegen Pneumokokken werden grundsätzlich für Personen mit chronischen Erkrankungen und Personen mit funktioneller oder anatomischer Asplenie und Patienten vor Organtransplantationen oder Beginn einer immunsuppressiven Therapie empfohlen.

! Alle Personen ab dem Alter von 60 Jahren sollen unabhängig von ihrem Gesundheitszustand eine Pneumokokkenimpfung erhalten.

Impfungen gegen Meningokokken werden für Personen empfohlen, die sich für längere Zeit in einem Endemiegebiet (des Auslands) aufhalten. Darüber hinaus sind bei lokalen Epidemien aktuelle Empfehlungen der Gesundheitsbehörden zu beachten.

Alle verfügbaren Pneumokokken- und Meningokokkenvakzine sind Totimpfstoffe, die Kapselpolysaccharide (PS) verschiedener Serotypen der jeweiligen Erreger enthalten. Die Pneumokokkenvakzine enthält PS der 23 häufigsten Serotypen, die für etwa 90% der invasiven Erkrankungen verantwortlich sind. Ein Konjugatimpfstoff, der schon im Säuglingsalter angewendet werden kann (analog zu HIB-Impfstoffen), ist kürzlich zugelassen worden.

Meningokokkenimpfstoffe enthalten PS der Serogruppen A und C (bei einem Produkt zusätzlich Y und W 135), nicht aber der Gruppe B, die in Deutschland für die meisten Erkrankungen verantwortlich ist. Meningokokken-Typ-C-Konjugatimpfstoffe sind ebenfalls seit kurzem zugelassen.

Das Impfschema der Pneumokokken- und Meningokokken-PS-Impfung besteht aus einer Dosis. Auffrischungen sind bei fortbestehender Indikation nach 3–5 (Pneumokokken) bzw. 2 Jahren (Meningokokken) indiziert. Die Schutzraten gegenüber invasiven Infektionen durch die in den Vakzinen enthaltenen Subtypen bzw. -gruppen sind gut (70–90%). Die Verträglichkeit ist ebenfalls gut. Zu frühe Auffrischungen können jedoch ausgeprägte Lokalreaktionen verursachen.

Die Impfschemata für den Pneumokokken- und den Meningokokkenkonjugatimpfstoff sind in den beiden Übersichten wiedergegeben.

Impfschemata für den Pneumokokkenkonjugatimpfstoff

- Für Säuglinge bis zum vollendeten 6. Lebensmonat: 3 Dosen im Abstand von jeweils 1 Monat (1. Dosis frühestens mit 2 Monaten), 4. Dosis im 2. Lebensjahr
- Für Säuglinge im Alter von 7–11 Monaten: 2 Dosen im Abstand von 1 Monat, 3. Impfdosis im 2. Lebensjahr
- Für Kinder im Alter von 12–23 Monaten: 2 Impfdosen im Abstand von 2 Monaten

Impfschema für den Meningokokkenkonjugatimpfstoff

- Bei Impfbeginn im 1. Lebensjahr: 3 Dosen im Abstand von jeweils 1 Monat (1. Dosis frühestens mit 2 Monaten)
- Bei Impfbeginn nach dem 1. Geburtstag: Einzeldosis

38.5.7.4 Varizellen (Windpocken)

Seit Juli 2001 empfiehlt die STIKO die Varizellenimpfung allen Jugendlichen im Alter von 12–15 Jahren, die bis dahin noch nicht an Windpocken erkrankt waren. Die Krankheitsanamnese der Varizellen ist erfahrungsgemäß zuverlässig und muss deshalb nicht serologisch überprüft werden.

Weiterhin gilt die frühere Impfempfehlung für alle ungeschützten (d. h. fehlender Nachweis von spezifischen IgG-Serumantikörpern) Kinder und Jugendliche

- mit Leukämien oder soliden malignen Tumoren,
- mit schwerer Neurodermitis,
- vor geplanter medikamentöser Immunsuppression
- sowie für alle ungeschützten Angehörige dieser Risikopatienten und für seronegative Frauen mit Kinderwunsch.

! Medizinisches Personal sollte im Rahmen der Einstellungsuntersuchung auf Immunität gegen Varizellen untersucht werden und bei fehlendem Nachweis spezifischer Antikörper zum eigenen Schutz, aber auch im Interesse der Patienten die Impfung erhalten.

Der Impfstoff enthält attenuierte Varicella-Zoster-Viren. Ab dem 12. Lebensmonat bis zum 13. Geburtstag genügt 1 Impfdosis (0,5 ml s.c.), danach sind 2 Dosen im Abstand von mindestens 6 Wochen empfohlen. Die Wirksamkeit beträgt >95% und hält vermutlich lebenslang. Die Verträglichkeit ist gut. Fieberreaktionen kommen gelegentlich vor, ebenso abgeschwächte »Impfvarizellen« etwa 1 Woche nach der Impfung. Sie sind potenziell kontagiös, was aber klinisch erfahrungsgemäß nicht bedeutsam ist, weil es sich ja um attenuierte Viren handelt. Monate bis Jahre nach Impfung sind Zostererkrankungen beschrieben, die meistens auf unerkannten Wildvirusinfektionen beruhen, selten aber durch Impfviren verursacht werden.

38.5.7.5 Hepatitis A

Die aktive Impfung gegen Hepatitis-A-Viren (HAV) ist für Personen mit erhöhter Gefährdung bzw. Expositionsgefahr ab dem Alter von 1 Jahr indiziert.

Personen, für die die Impfung gegen Hepatitis A indiziert ist

- Patienten in psychiatrischen und anderen Fürsorgeeinrichtungen
- Personal in solchen Einrichtungen sowie in Kliniken, insbesondere pädiatrischen und infektiologischen
- HAV-negative Patienten mit chronischer Lebererkrankung oder Hämophilie
- Kanalisations- und Klärwerksarbeiter
- Kontaktpersonen von HAV-erkrankten Personen (als sog. Riegelungsimpfung)
- Personen vor Reisen in Hepatitis-A-Endemiegebiete

Hepatitis-A-Impfstoffe enthalten inaktivierte Viren. Es werden 2 Impfungen im Abstand von 6–12 Monaten benötigt, wobei altersabhängig Impfstoffe mit unterschiedlicher Antigenkonzentration verfügbar sind (Kinder: 0,5 ml i.m., Jugendliche und Erwachsene: 1,0 ml i.m.). Die Wirksamkeit beträgt nahezu 100%. Der Schutz tritt bereits 1–2 Wochen nach der 1. Impfdosis ein und hält nach der 2. Dosis etwa 10–15 Jahre an. Ob dann eine Auffrischimpfung notwendig ist, wird zurzeit untersucht. Die Verträglichkeit der Impfstoffe ist sehr gut. Seit der Verfügbarkeit der aktiven Immunisierung besteht für die Gabe von Immunglobulinen zur Prophylaxe der HAV-Infektion praktisch keine Indikation mehr.

! Auch bei kurzfristiger Indikation, z. B. unmittelbar vor Abreise in ein Endemiegebiet, ist die aktive Impfung die bevorzugte Prophylaxemaßnahme. Sie verhindert selbst bei Viruskontakt in den ersten Urlaubstagen mit hoher Wahrscheinlichkeit eine Erkrankung.

38.5.7.6 Tollwut (Rabies)

Die Tollwutimpfung ist immer nach Kontakt mit bzw. nach Verletzung durch ein tollwutverdächtiges Tier indiziert (Postexpositionsprophylaxe). Darüber hinaus ist sie für Personen mit hoher Tollwutgefährdung, z. B. Tierärzte, Jäger u. a., Personal in entsprechenden Laboratorien und Reisende in Risikoländer wie z. B. Indien oder Thailand, präexpositionell empfehlenswert. Tollwutimpfstoffe enthalten abgetötete Lyssaviren, die auf Hühnerfibroblasten oder humanen diploiden Zellen gezüchtet wurden. Nach vorangegangenem Kontakt ist so bald als möglich die 1. aktive Impfung simultan mit spezifischem Immunglobulin (20 IE/kgKG) dringend notwendig.

! Das spezifische Immunglobulin sollte nach Biss durch ein tollwutverdächtiges Tier komplett um das Wundgebiet injiziert werden.

Weitere aktive Immunisierungen folgen an den Tagen 3, 7, 14. Wenn dann der Tollwutverdacht des Tieres weiterhin besteht, wird an den Tagen 30 und 90 noch einmal aktiv immunisiert. Die Wirksamkeit beträgt nahezu 100%, vorausgesetzt die Maßnahmen finden innerhalb von wenigen Tagen nach Exposition statt.

Präexpositionell sieht das Impfschema 3 Impfungen an den Tagen 0, 7 und 21 oder 28 vor. Bei kontinuierlich gefährdeten Personen sollte regelmäßig alle 6–12 Monate der Antikörpertiter bestimmt werden. Eine Auffrischimpfung ist vorzunehmen, wenn der Titer <0,5 IE/ml beträgt. Die Verträglichkeit der Impfung ist gut.

38.5.7.7 Frühsommer-Meningoenzephalitis (FSME)

Hochrisikogebiete für die FSME in Deutschland sind zurzeit in Baden-Württemberg der Ortenaukreis, die Landkreise Breisgau-Hochschwarzwald, Calw, Emmendingen, Rottweil, der Stadtkreis Freiburg i. Br. und der Landkreis Konstanz sowie in Bayern der Landkreis Passau. Alle Personen, die sich vorübergehend oder dauerhaft in einem dieser Gebiete aufhalten, sollten Impfschutz besitzen. Die aktive Immunisierung ab dem Alter von 3 Jahren ist der erst ab dem 14. Lebensjahr zugelassnen Immunglobulingabe vorzuziehen.

Die Impfstoffe bestehen aus inaktivierten FSME-Viren. Die Grundimmunisierung erfordert 3 Impfdosen im Abstand von 1 Monat bzw. von 6–9 Monaten. Die Wirksamkeit nach 2 Impfdosen beträgt >90%. Auffrischungen sind alle 3–5 Jahre indiziert. Für dringende Indikationen gibt es ein Schnellimmunisierungsschema (Tag 0, 7, 21), bei dem allerdings die 1. Auffrischung bereits nach 12 Monaten notwendig ist. Die Verträglichkeit ist in der Regel gut, jedoch werden häufig, insbesondere bei Kleinkindern nach der 1. FSME-Impfung, ausgeprägte Fieberreaktionen beobachtet. An der Entwicklung besser verträglicher Impfstoffe für Kinder wird derzeit gearbeitet. Neurologische Erkrankungen wie z. B. periphere Neuritiden, Guillain-Barré-Syndrom u. a., die vereinzelt nach FSME-Impfungen festgestellt wurden, betrafen hauptsächlich Erwachsene. Ein kausaler Zusammenhang mit der Impfung ist sehr unwahrscheinlich.

38.5.7.8 Typhus

Die Typhusimpfung ist vor Reisen in Typhusendemiegebiete wie Asien und zahlreiche Länder Afrikas und Südamerikas indiziert. Dabei ist das Infektionsrisiko von der Art der Reise, v. a. von der Nahrungsaufnahme abhängig und steigt mit der Dauer des Aufenthalts. Es gibt 2 Arten von Typhusimpfstoffen:

- Die orale Vakzine enthält attenuierte Typhussalmonellen in Kapselform. Sie ist ab dem Alter von 1 Jahr zugelassen und wird in 3 Dosen mit jeweils 48 h Abstand (»Montag-Mittwoch-Freitag«-Schema) unzerkaut eingenommen. Es darf zeitgleich kein gegen Salmonellen wirksames Antibiotikum eingenommen werden. Eine evtl. Malariaprophylaxe sollte frühestens 3 Tage nach der letzten Impfdosis erfolgen. Bei Immundefizienz ist diese Impfung kontraindiziert. Die Schutzrate der Lebendvakzine beträgt 50–90%, beginnt 10 Tage nach der 3. Dosis und hält etwa 1 Jahr an. Danach ist bei erneuter Expositionsgefahr die Impfserie zu wiederholen.
- Die Injektionsvakzine (Totimpfstoff) enthält das Kapselpolysaccharid »Vi« von Salmonella typhi. Sie wird ab dem Alter von 2 Jahren als Einzeldosis i.m. injiziert (0,5 ml). Zur Malariaprophylaxe ist kein Abstand notwendig. Die Schutzrate der Totvakzine beginnt ebenfalls nach etwa 10 (7–15) Tagen, beträgt 60–70% und hält 3 Jahre an.

Die Verträglichkeit beider Vakzine ist gut.

38.5.7.9 Gelbfieber

Die Impfung ist für Reisende in die Endemiegebiete Afrikas und Südamerikas (zwischen dem 20. südlichen und 15. nördlichen Breitengrad) empfohlen. Asien ist gelbfieberfrei. Der Impfstoff enthält attenuierte Gelbfieberviren, ist ab dem Alter von 6 Monaten zugelassen und darf nur von zugelassenen Impfstellen verabreicht werden. Auskunft über die entsprechenden Stellen erteilt das örtliche Gesundheitsamt. Eine Impfdosis (0,5 ml s.c.) führt in 90–95% der Impflinge zum Schutz, der 5–10 Tage postvakzinal beginnt und möglicherweise lebenslang anhält. Bei Patienten mit Immundefizienz oder Hühnereiweißallergie ist die Impfung kontraindiziert.

! Zur Einreise in ein Endemiegebiet muss die Impfung mindestens 10 Tage aber nicht länger als 10 Jahre zurückliegen. Sie muss in einem Impfpass mit dem Siegel der autorisierten Impfstelle dokumentiert sein.

Lokale Nebenwirkungen sind selten, gelegentlich tritt nach einigen Tagen kurz anhaltendes Fieber auf.

Fazit für die Praxis

- Schutzimpfungen sind eine der effektivsten und kostengünstigsten Präventivmaßnahmen in der Medizin. Die Grundlage für einen zuverlässigen Impfschutz wird durch öffentlich empfohlene Grundimmunisierungen in den ersten Lebensjahren geschaffen.
- Es ist eine wichtige ärztliche Aufgabe, dafür zu sorgen, dass auch im Schulalter, in der Adoleszenz und im Erwachsenenalter die erforderlichen Auffrischimpfungen erfolgen. Ferner bietet jeder Arztbesuch eine gute Gelegenheit, bislang versäumte Impfungen nachzuholen. Schließlich sind in besonderen Situationen (z. B. bei chronischen Erkrankungen, anstehenden Fernreisen u. a.) weitere, sog. Indikationsimpfungen sinnvoll.
- Trotz der zweifellos großen Impferfolge im vergangenen Jahrhundert, z. B. Zurückdrängung der Diphtherie, Poliomyelitis, und der invasiven Haemophilus-influenzae-Typ-b-Infektion, finden Schutzimpfungen keine uneingeschränkte Anerkennung. Von Laien, aber leider auch von Ärzten, werden sie oftmals sogar grundsätzlich in Frage gestellt. Schuld daran sind Ausbildungsmängel in der Ärzteschaft einerseits und mangelhaftes Wissen auf Seiten der Patienten bzw. Patieneltern andererseits.
- Wissensvermittlung und Aufklärung über den tatsächlichen Nutzen von Schutzimpfungen im Vergleich zu etwaigen Nebenwirkungen sind verantwortungsvolle und wichtige Aufgaben, damit Impfungen in der Bevölkerung besser akzeptiert werden. Jede Ärztin und jeder Arzt, die über gute Kenntnisse auf dem Gebiet der Impfungen verfügen, kann dazu beitragen.

Literatur zu Kap. 38

Heininger U (1996) Die Neubewertung von Pertussis und Parapertussis. Untersuchungen zur Diagnostik, Symptomatik, Epidemiologie und Impfprophylaxe der heutigen Pertussiserkrankungen. Thieme, Stuttgart

Heininger U (2001) Impfratgeber. UNI-MED, Bremen

Heininger U (2000) Inkubationsimpfungen. Monatsschr Kinderheilkd 148:274–283

Heininger U, Noack R, Stück B, Zepp F (2000) Schutzimpfungen. In: Scholz H, Belohradsky B, Heininger U, Kreth W, Roos R (Hrsg.). DGPI-Handbuch: Infektionen bei Kindern und Jugendlichen. Futuramed, München, S 1–17

Robert Koch-Institut (2000) Impfempfehlungen der Ständigen Impfkommission (STIKO) am Robert Koch-Institut/ Stand: Juli 2001. Epidem Bull 28:203–218

Spiess H (Hrsg) (1999) Impfkompendium. Thieme, Stuttgart

Zoonosen: Von Tieren auf den Menschen übertragene Infektionskrankheiten

W. Slenczka

39.1 Definition

Unter dem Namen *Zoonosen*, abgeleitet von den griechischen Worten für Tier (το ζοον) und für Krankheit (η νοση), wurden ursprünglich Krankheiten der Tiere verstanden. Erst als man im 19. Jahrhundert begann, die Ursachen von Infektionskrankheiten zu verstehen, wandelte sich auch die Bedeutung des Begriffs »Zoonosen«.

Bereits R. Virchow hatte 1855 im *Handbuch der speziellen Pathologie und Therapie* ein Kapitel mit dem Titel »Infectionen durch contagiöse Thiergifte« mit dem Untertitel »Zoonosen« versehen. Das Wort behielt zunächst seine Doppeldeutigkeit und bezeichnete einerseits Tierkrankheiten, daneben aber auch Erkrankungen des Menschen, die »vermittels eines Contagiums von Tieren auf den Menschen übertragen werden« (W. Probstmayer: 1863: *Ethymologisches Wörterbuch der Veterinämedizin und ihrer Hilfswissenschaften*). Bezeichnungen wie »*Zoo-Anthroponosen*« oder »*Anthropozoonosen*« wurden gewählt, um eine bevorzugte Übertragungsrichtung von Krankheitserregern anzugeben. Solche Bezeichnungen haben sich allerdings nicht durchsetzen können, zumal nicht immer eindeutig bestimmt werden kann, ob der Mensch oder eine Tierart das ursprüngliche Erregerreservoir darstellt. (Weiterführende Literatur s. Literaturverzeichnis [1–3].)

Da der Begriff Zoonose die Fauna als Reservoir für Erkrankungen des Menschen bezeichnet, ergibt sich die Notwendigkeit, andere Bereiche der Umwelt, die Quellen menschlicher Krankheitserreger sein können, abzugrenzen. Bezeichnungen wie *Sapronosen*, *Saprozoonosen* oder auch *Geonosen* sind dafür geprägt worden. Oft erreichen sapronotische Keime den Menschen auf dem Weg über die Nahrungskette [4–7]. Für diese durch Nahrungsmittel übertragbaren Krankheiten hat sich im englischen Sprachgebrauch der Begriff »*foodborne diseases*« durchgesetzt. Ein Sonderfall der »*foodborne infections*« wird durch Krankheitserreger wie das Hepatitis-A-Virus ausgelöst, die aus menschlichen Ausscheidungen in Wassertieren, z. B. Austern oder anderen Muscheln, passiv angereichert werden können.

Auch auf fäkal-oralem Weg können zoonotische Erreger den Menschen über die Nahrungskette erreichen. Für auf diese Weise alimentär übertragene Zoonosen, »*foodborne zoonoses*«, sind die enteropathogenen Stämme von Escherichia coli ein aktuelles Beispiel.

Im Unterschied zu den durch »foodborne viruses« hervorgerufenen Erkrankungen werden durch tierische Parasiten nach dem Verzehr von *Transportwirten* ausgelöste Krankheiten problemlos den Zoonosen zugeordnet. *Toxinbildende Bakterien* in Lebensmitteln tierischer Herkunft werden den zoonotischen Erregern nur dann zugeordnet, wenn eine Infektion des Menschen für die Pathogenese erforderlich ist. Erreger wie Clostridium perfringens oder C. botulinum, die lediglich über Toxinproduktion krank machen, lösen demnach keine Zoonose aus.

In diese Rubrik gehören auch die sog. Fischvergiftungen durch das *Tetrodotoxin* des Kugelfisches oder durch die *Ciguatoxine* aus Muscheln und tropischen Fischen. Tetrodotoxin wird durch Atheromonas spp. und Vibrio spp. erzeugt [8, 9], Ciguatoxine sind Produkte des marinen Dinoflagellaten Gambierdiscus toxicus [10].

Einige krankmachende Bakterien und Pilze schließlich erreichen den Menschen üblicherweise über den Kontakt mit Tieren oder Tierprodukten, obwohl sie ubiquitär vorkommen und prinzipiell auch außerhalb des Organismus überleben können. Zu dieser Gruppe gehören z. B. Kryptokokken, Listerien, Bazillusarten, die im Allgemeinen den zoonotischen Erregern zugerechnet werden.

Der Begriff Zoonose wird oft auf Krankheiten beschränkt, die von Wirbeltieren auf den Menschen übertragen werden. Entsprechend eines solchen Verständnisses wäre die Malaria keine Zoonose. Es gibt aber bei verschiedenen Affenspezies Malariaplasmodien, die gelegentlich Menschen infizieren können.

Bei Gelbfieber und einigen anderen Arboviruskrankheiten gibt es urbane neben silvatischen Transmissionszyklen. Ob der städtische Zyklus, Mücke–Mensch–Mücke–Mensch, unabhängig vom silvatischen Zyklus, Mücke–Affe–Mücke–Affe, dauerhaft existieren kann, ist nicht bewiesen. Man würde aber nicht postulieren, dass Gelbfieber im Urwaldzyklus eine Zoonose ist, im urbanen Zyklus dagegen nicht.

Eine ähnliche Situation liegt bei der Influenza vor. Während die pandemische Influenza A ein klassisches Beispiel für eine von Mensch-zu-Mensch-übertragene Virusinfektion ist, existieren Virusreservoire bei Schweinen und bei vielen Arten von Vögeln [11], aus denen Influenzaviren auf den Menschen übertragen werden können.

Im Jahre 1999 erkrankten in Hongkong 18 Menschen an einer Infektion mit dem aviären Influenzavirus H5N1 (Hämagglutinin 5 und Neuraminidase 1). Unter den 6 Patienten, die an dieser Infektion verstarben [12, 13], erlitt ein 6-jähriger Junge nach der Einnahme eines Antipyretikums ein Reye-Syndrom. Die anderen 5 starben an einem systemischen Krankheitsbild, obwohl eine Virusgeneralisierung nicht nachweisbar war. Pathologisch-anatomisch fanden sich Veränderungen, die in der angelsächsischen Literatur als »hemophagocytic syndrome«[1] bezeichnet werden. Eine pandemische Ausbreitung der durch das aviäre Influenzavirus hervorgerufenen Grippe blieb aus. Es erscheint nicht ausgeschlossen, dass diesen Erkrankungen ein immunpathologischer Mechanismus zugrunde gelegen hat [13, 14].

Zusammenfassend lässt sich feststellen, dass der Begriff Zoonose in erster Linie empirisch und nicht systematisch begründet ist. Abzugrenzen sind in jedem Fall Allergien gegen tierische Antigene und Intoxikationen, die nicht zu den Zoonosen gerechnet werden.

Es kann in Einzelfällen durchaus problematisch sein, zu definieren, welche Infektionen als Zoonosen zu bezeichnen sind und welche nicht. Die Frage, ob ein Erreger eine Zoonose verursachen kann oder nicht, kann auch von sekundären Faktoren abhängig sein. Beispielsweise sind humane Zellen durch das Staupevirus der Hunde, ein dem Masernvirus ähnliches Virus, durchaus infizierbar. Die Masernantikörper neutralisieren jedoch im Sinne einer Kreuzreaktion auch das Staupevirus und schützen den Menschen.

[1] Die hämophagozytäre Lymphohistiozytose (HLH) ist ein ungewöhnliches Syndrom, das durch Fieber, Splenomegalie und Ikterus gekennzeichnet ist. Im Blut und in einigen Organen werden Erythrozyten, Leukozyten, Thrombozyten sowie im Knochenmark auch die Vorstufen dieser Zellen durch Makrophagen phagozytiert [14].

IV. Spezieller Teil

39.2 Erreger von Zoonosen

Die Zoonosen, die mit den für den Menschen wichtigsten Tierarten in Verbindung stehen, sind in ◘ Tabelle 39-1 zusammengestellt.

Einen Überblick der zoonotischen Krankheitserreger, getrennt für Parasiten, Pilze, Viren und Bakterien, verschaffen die ◘ Tabellen 39-2 bis 39-5.

Die in Frage kommenden Erreger sind nahezu vollständig aufgezählt, unabhängig davon, ob sie in den speziellen Abschnitten dieses Buches besprochen werden oder nicht. Die Systematik lehnt sich an die gültigen Klassifikationskriterien für Parasiten, Pilze, Viren und Bakterien an.

Zoonosen unterliegen einer ausgesprochen großen Dynamik, sodass eine Erkrankung mit aktuell hoher Inzidenz möglicherweise bald schon kaum noch in Erscheinung tritt. Andere zoonotische Erkrankungen dagegen könnten plötzlich an Bedeutung gewinnen.

Insbesondere bei den Parasiten ist außerdem die Heterogenität innerhalb der einzelnen Gruppen so groß, dass eine verallgemeinernde Darstellung dieser interessantesten und vielfältigsten Gruppe der zoonotischen Erreger nicht gerecht würde.

39.2.1 Makromoleküle als Ursache von Zoonosen

Als Ursachen von Zoonosen spielen neben den bekannten Erregern von Infektionskrankheiten auch einzelne Makromoleküle eine Rolle. Es handelt sich einerseits um Prionen (»proteinaceous infectious particles«) und andererseits um isolierte Nukleinsäuren, die auf dem Weg des horizontalen Gentransfers übertragen werden und eine epidemische Ausbreitung erfahren können. Wenn es z. B. einzelne Genomsegmente von Influenza-A-Viren der Tiere gibt, die auch in der Natur durch Rekombination in das Genom menschenpathogener Influenzaviren gelangen können [11, 12], so sind diese Genomabschnitte mit den Plasmiden, Transposons und anderen Elementen des horizontalen Gentransfers der Enterobakteriazeen vergleichbar. Im Gegensatz zu den pathogenen Bakterien selbst können diese Bruchstücke leicht die Grenzen des Wirtsspektrums überschreiten. Mobilisierbare Gene für Exotoxine und andere Pathogenitätsfaktoren können damit als selbstständige Ursachen von Zoonosen aufgefasst werden [5, 15–17].

In diesem Zusammenhang sind auch die durch *Prionen* verursachten Krankheiten zu nennen. Es wird nicht mehr bestritten, dass die »bovine spongiforme encephalopathy« (BSE) auf Menschen übertragen werden kann und eine Enzephalopathie verursacht, die der Creutzfeldt-Jakob-Krankheit ähnelt. Folgerichtig sollte die BSE des Menschen, die sog. »new variant Creutzfeldt-Jakob disease«, den Zoonosen zugerechnet werden, auch wenn ein pathogenetischer Mechanismus zugrunde liegt, der nur bei sehr oberflächlicher Betrachtung mit einer Infektion vergleichbar ist [18–24].

39.2.2 Arthropoden als Überträger

Eine Sonderstellung nehmen unter den zoonotischen Erregern diejenigen Parasiten, Viren und Bakterien, v. a. die Rickettsien, ein, die durch Arthropoden als Vektoren verbreitet werden. Nicht selten werden dabei verschiedene Krankheitserreger von der gleichen Vektorspezies übertragen (◘ s. Tabelle 39-6).

Die Arthropoden kommen dabei entweder eher stationär (z. B. Läuse, Zecken, Flöhe) oder eher flüchtig (Moskitos) als *Ektoparasiten* mit dem menschlichen Organismus in Kontakt.

Welche epidemiologische Bedeutung Ektoparasiten haben können, lässt sich gut am Rückfallfieber (»recurrent fever«) zeigen. Beim endemischen Rückfallfieber sind Zecken die Vektoren, beim epidemischen Typ sind es Läuse.

Arthropoden, die wie etwa Krätzemilben und myiasiserzeugende Fliegen ihre Eier in den Wirt legen, und Parasiten, die über den Darm oder über die Haut aufgenommen werden, bilden den Übergang von Ekto- zu *Endoparasiten.*

Die engste Beziehung zwischen Erreger und Wirt besteht schließlich beim *intrazellulären Parasitismus*, der keineswegs nur bei Viren, sondern auch bei Bakterien und ein- und mehrzelligen Parasiten stattfindet [23].

39.3 Übertragungsmechanismen

Ein wichtiger Unterschied zwischen Anthroponosen und Zoonosen besteht darin, dass sich anthroponotische Erreger durch Mensch-zu-Mensch-Übertragungen verbreiten können. Zwar können durch zoonotische Erreger erkrankte Menschen auch andere infizieren. Die wichtigste und primäre Ansteckungsquelle und das Erregerreservoir ist aber immer das Tier.

Zoonotische Erreger können durch alle für die Verbreitung von Infektionskrankheiten bekannten Mechanismen auf den Menschen übertragen werden, durch Tierbisse, durch Stiche von Arthropoden, durch orale Aufnahme mit der Nahrung, auf fäkal-oralem Weg, durch Haut- oder Schleimhautkontakt mit tierischen Sekreten und Ausscheidungen, aerogen sowie auf dem Weg über Tierprodukte. Tierfelle, Eier sowie rohe Milch von Kühen, Schafen oder Ziegen und die daraus hergestellten Rohmilchkäse spielen für die Infektion mit zoonotischen Erregern eine besonders wichtige und häufig vermeidbare Rolle.

Hygienisch bedenkliche Änderungen im Umgang mit Lebensmitteln, wie etwa die neue Essmode, Fisch (Sushi und Sashimi) roh zu genießen, können bei ungenügender Sorgfalt einem neuen Erregerspektrum den Zugang zum Menschen als Wirtsorganismus eröffnen [6]. In der Lebensmittelproduktion und im Handel mit Lebensmitteln ist durch die Lockerung der früheren Vorschrift, Geflügel und Fleisch zu trennen, eine sinnvolle Barriere für die Ausbreitung von Salmonellen gefallen.

An der Übertragung von BSE auf den Menschen [19, 20], an der Verbreitung darmpathogener Stämme von E. coli (EPEC, EHEC, ETEC, EIEC, DAEC (diffus adhärente E. coli), EaggEC (enteroaggregative E. coli)[15, 17], an der dramatischen Zunahme der Salmonelleninfektionen in den 1980er Jahren in England, die auf Hühnereier zurückzuführen waren, und v. a. auch an der Zunahme von Antibiotikaresistenzgenen ist zu erkennen, dass keineswegs nur die menschliche Ernährung, sondern auch Änderungen in den Bedingungen der Tierhaltung einen

Tabelle 39-1. Die wichtigsten Spezies unter den Haustieren und einige Gruppen von Wildtieren sowie die epidemiologisch mit ihnen assoziierten Krankheiten oder Erreger

	Hunde	Katzen	Rinder	Schafe/ Ziegen	Pferde	Schweine	Affen	Hasen	Nagetiere	Vögel	Fische/ Muscheln	Meeressäuger	Schlangen	Fledermäuse	Füchse	Wildtiere	Zecken
Anthrax	×	×	×	×	×	×			×							×	
Bartonolla		×															
Borreliose																	×
Brucellose	×	×	×	×	×	×		×									
BSE			×														
Campylobacter	×	×	×	×		×	×			×							
Capnocytophaga	×	×															
Echinokokken	×														×		
Erysipeloid						×				×	×	×					
FSME-Virus			×	×													×
Giardiasis							×					×					
Hantavirus									×								
Hendravirus					×									×			
Herpes-B-Virus							×										
Histoplasmose										×						×	
Krim-Kongo-Virus			×	×						×							×
Kryptosporidien	×	×	×	×	×	×					×						
Larva migrans	×	×															
Lassa-Virus									×								
LCM-Virus									×							×	
Leptospirose	×	×	×	×	×	×			×							×	
Listeriose	×		×	×		×	×	×	×	×							
Mykobakterien			×				×			×							
Nipahvirus	×					×								×			
Orfvirus				×													
Ornithose		×		×						×							
Pasteurella	×	×				×	×			×							
Pest	×	×							×							×	
Q-Fieber	×	×	×	×				×									×
Rabies (Tollwut)	×	×	×	×	×	×		×	×					×	×	×	
Salmonellen	×	×	×	×	×	×	×	×	×	×			×			×	
Tierpocken		×	×	×			×		×								
Toxoplasmose		×							×								
Tularämie	×	×				×		×	×	×						×	
Yersiniose	×	×	×	×	×	×	×									×	
Zestoden			×			×					×						

Tabelle 39-2. Zoonotische Parasiten

Parasiten	Erkrankung beim Menschen
Pentastomidia oder Linguatulata	
Armillifer armillatus	Pentastomideninfektion
Armillifer grandis	Pentastomideninfektion
Armillifer moniliformis	Pentastomideninfektion
Linguatula serrata	Pentastomideninfektion
Nematoden	
Ankylostoma brasiliense	Kutane Larva migrans
Ankylostoma canum	Kutane Larva migrans
Ankylostoma cantonensis	Parasitische Meningoenzephalitis
Angiostrongylus costaricensis	Parasitische Meningoenzephalitis
Anisakis marina	Anisakiasis
Ascaris suum	Askariasis
Baylisascaris procyonis	Viszerale Larva migrans
Brugia malayi	Filariose
Bunostomum phlebotomum	Kutane Larva migrans
Capillaria aerophila	Capillariasis
Capillaria hepatica	Capillariasis
Capillaria philippinensis	Capillariasis
Dioctophyma renale	Riesennierenwurm
Dipetalonema perstans	Filariose
Dipetalonema streptocerca	Filariose
Dirofilaria immitis	Filariose
Dirofilaria repens	Filariose
Dirofilaria tenuis	Filariose
Dracunculus insignis	Drakunkulose
Dracunculus medinensis	Drakunkulose
Gnathostoma spinigerum	Kutane und viszerale Larva migrans
Haemonchus contortus	Trichostrongyliasis
Loa loa	Filariose/Loiasis
Onchocerca cervicalis	Filariose/Onchozerkose
Onchocerca volvulus	Filariose/Onchozerkose
Ostertagia spp.	Trichostrongyliasis
Strongyloides fuelleborni	Strongyloidiasis
Strongyloides fuelleborni myopotami	Strongyloidiasis
Strongyloides procyonis	Strongyloidiasis
Strongyloides ransomi	Strongyloidiasis
Strongyloides ratti	Strongyloidiasis
Strongyloides stercoralis	Strongyloidiasis
Strongyloides westeri	Strongyloidiasis
Thelazia californiensis	Thelaziasis
Thelazia callipaedia	Thelaziasis
Toxocara canis	Viszerale Larva migrans
Toxocara cati	Viszerale Larva migrans
Trichinella spiralis	Trichinose
Trichinella pseudospiralis	Trichinose
Trichinella britovi	Trichinose
Trichostrongylus spp.	Trichostrongyliasis
Uncinaria stenocephala	Kutane Larva migrans
Trematoden	
Amphimerus pseudofelineus	Opisthorchiasis
Clinostomum complenatum	Clinostomiasis
Clonorchis sinensis	Clonorchiasis
Dicrocoelium dendriticum	Dicrocoeliasis
Echinostoma ilocanum	Dicrocoeliasis
Echinostoma ilocanum lindoense	Echinostomiasis
Echinostoma malayanum	Echinostomiasis
Echinostoma revolutum	Echinostomiasis
Fasciola gigantica	Fasziolose
Fasciola hepatica	Fasziolose (Leberegelkrankheit)
Fasciolopsis buski	Fasziolopsiasis (Darmegelkrankheit)
Gastrodiscoides hominis	Amphistomiasis
Haplorchis pumilio	Heterophyiasis
Haplorchis taichui	Heterophyiasis
Haplorchis yokogawai	Heterophyiasis
Heterophyes continua	Heterophyiasis
Heterophyes heterophyes	Heterophyiasis
Metagonimus yokogawai	Metagonimiasis
Opisthorchis felineus	Opisthorchiasis
Opisthorchis viverrini	Opisthorchiasis
Paragonimus westermani	Paragonimiasis
Schistosoma japonicum	Schistosomiasis (Bilharziose)
Schistosoma mansoni	Schistosomiasis (Bilharziose)
Zestoden	
Diphyllobothrium latum	Diphyllobothriose (Fischbandwurminfektion)
Diphyllobothrium spp.	Sparganose
Dipylidium caninum	Dipylidiasis (Hundebandwurminfektion)
Echinococcus granulosus	Echinokokkose
Echinococcus multilocularis	Echinokokkose
Echinococcus oligarthrus	Echinokokkose
Echinococcus vogeli	Echinokokkose
Hymenolepis diminuta	Maus- oder Rattenbandwurminfektion
Hymenolepis nana	Hymenolepiasis (Zwergbandwurminfektion)
Mesocestoides lineatus	Mesozestoideninfektion
Mesocestoides variabilis	Mesozestoideninfektion
Raillietina spp.	Raillietiniasis
Spirometra erinacei europaei	Sparganose
Spirometra mansoni	Sparganose
Spirometra mansonoides	Sparganose
Spirometra proliferum	Sparganose
Spirometra theileri	Sparganose
Taenia hydatigena	Schaf- bzw. Ziegenbandwurminfektion
Taenia saginata	Rinderbandwurminfektion
Taenia solium	Schweinebandwurminfektion
Taenia taeniaeformis	Nagerbandwurminfektion
Protozoen	
Babesia bovis	Piroplasmose/Babesiose
Babesia divergens	Piroplasmose/Babesiose
Babesia microti	Piroplasmosis/Babesiose
Balantidium coli	Balantidiose
Cryptosporidium parvum	Kryptosporidiose
Entamoeba histolytica	Amöbenruhr
Entamoeba polecki	Amöbenruhr
Giardia lamblia (intestinalis)	Giardiasis
Leishmania aethiopica	Kutane Leishmaniose

Tabelle 39-2 (Fortsetzung)

Parasiten	Erkrankung beim Menschen
Leishmania brasiliensis	Amerikanische Leishmaniose
Leishmania donovani	Viszerale Leishmaniose
Leishmania major	Kutane Leishmaniose
Leishmania mexicana	Amerikanische Leishmaniose
Leishmania tropica	Kutane Leishmaniose (Orientbeule)
Plasmodium brasilianum	Affenmalaria
Plasmodium cynomolgi	Affenmalaria
Plasmodium eylesi	Affenmalaria
Plasmodium inui	Affenmalaria
Plasmodium knowlesi	Affenmalaria
Plasmodium simium	Affenmalaria
Plasmodium schwetzi	Affenmalaria
Pneumocystis carinii	Pneumozysteninfektion
Sarcocystis hominis (bovihominis)	Kokzidiose
Sarcocystis suihominis	Kokzidiose
Toxoplasma gondii	Toxoplasmose
Trypanosoma brucei	
– var. gambiense	Westafrikanische Schlafkrankheit
– var. rhodesiense	Ostafrikanische Schlafkrankheit
Trypanosoma cruzi	Amerikanische Trypanosomiasis (Chagas-Krankheit)

bedeutenden Einfluss auf die Verbreitung von Zoonosen haben können.

39.4 Wirtswechsel und Wirtsbeziehungen

Besonders kompliziert in ihrer Vielfalt sind die Lebenszyklen der Parasiten, und entsprechend komplex ist die Rolle des Menschen als Wirt. Parasiten werden je nachdem, ob sie einen oder mehrere Wirtsspezies befallen können, als *monoxen* oder *heteroxen* bezeichnet.

Als den *Endwirt* bezeichnet man den Wirt, in dem der Parasit seine Geschlechtsreife erreicht. *Zwischenwirte* sind die Lebewesen, in denen er sich ungeschlechtlich vermehrt oder in dem er bestimmte Reifestadien durchläuft. Ein Sonderfall des Zwischenwirts ist der *paratenische Wirt*, auch Stapelwirt genannt, in dem sich die Parasiten nur anreichern, nicht aber vermehren.

Die Bezeichnungen *Haupt-* und *Nebenwirt* bezieht sich auf die Bevorzugung bestimmter Wirte und auf die möglichen Alternativen. Üblicherweise haben Parasiten nur einen einzigen *Endwirt*. Es kann aber mehrere Zwischenwirte entweder alternativ oder gelegentlich sogar obligat konsekutiv geben. Häufig gehören die Zwischenwirte zu anderen Tierstämmen wie etwa zu Arthropoden, Mollusken, Krebsen oder Fischen.

Für die Epidemiologie von Parasiten sind noch einige andere Wirtstypen wichtig. Der *Reservoirwirt* ist der Wirt, der für den Menschen die Infektionsquelle darstellt. Bei urbanen Transmissionszyklen, etwa bei der Malaria, ist der Mensch selbst der Reservoirwirt, weil die Infektion mit anhaltender Parasitämie verläuft und sich die Vektoren immer wieder von Neuem an ihnen infizieren können.

Tabelle 39-3. Zoonotische Pilze

Pilz	Erkrankung
Cryptococcus neoformans	Kryptokokkose, opportunistische Erkrankungen
Microsporum canis	Mikrosporie, Alopecia areata
Sporothrix schenkii	Sporotrichose (Haut, Schleimhaut)
Trichophyton mentagrophytes	Trichophytie, Tinea, Sykose, Kerion Celsi
Trichophyton verrucosum	Trichophytie, Tinea, Sykose (Follikulitis), Kerion Celsi

Der Begriff Reservoirwirt wird bei Bakterien und Viren in gleicher Weise wie bei Parasiten verwendet.

Viren und Parasiten brauchen darüber hinaus oft noch einen *Amplifikationswirt* [24–26], wenn Wirtstiere in unmittelbarer Nähe des Menschen für die Unterhaltung der Epidemie nötig sind. In diesen Fällen infizieren sich die Vektoren am Amplifikationswirt und nicht am Menschen, weil beim Erkrankten der Titer der Virämie bzw. Parasitämie zu niedrig oder die Infektionsdauer zu kurz ist. Der Mensch als sog. *Fehlwirt* kann sich auf diese Weise von vielen Erregern befreien, ehe er sie weiter verbreiten könnte.

Die Tatsache, dass der Mensch das Ende der Nahrungskette bildet, hilft den Wirtswechsel vom Menschen zum Tier zu unterbinden. Demselben Zweck dienen viele Hygienevorschriften im Umgang mit Ausscheidungen und nicht zuletzt die Bestattungsriten. Bei rein urbanen Infektionszyklen ist der Mensch selbst der Amplifikationswirt.

39.4.1 Wirtswechsel und seine biologische Bedeutung

Über die Vor- und möglichen Nachteile, die der Wirtswechsel für zoonotische Erreger bedingt, gibt es bisher relativ wenig gesicherte Information. Vor allem bei den Parasiten ist erkennbar, dass der Wirtswechsel essenziell ist und jeweils für den Vollzug der sexuellen oder der asexuellen Vermehrung benötigt wird. Dem unbestreitbaren Risiko, das für den Parasiten in der Abhängigkeit vom Wirtswechsel bzw. in der Notwendigkeit, rechtzeitig einen Folgewirt zu finden, begründet ist, muss ein handfester Vorteil gegenüber stehen, sonst würde die Art aussterben.

Es gibt zahlreiche Beispiele dafür, dass zoonotische Erreger beim Wirtswechsel äußerst effiziente Mechanismen einsetzen, die ihnen den Übergang in einen neuen Wirt ermöglichen. Häufig werden für den Wirtswechsel elementare natürliche Lebensvorgänge, wie z. B. das Beuteverhalten der Wirtstiere, genutzt.

Endwirt vieler Parasiten ist ein Raub-, Zwischenwirt das zugehörige Beutetier. Die Garantie für den erfolgreichen Wirts-

Tabelle 39-4. Zoonotische Viren

Viren	Erkrankung
Arboviren	
Togaviridae Genus Alphavirus (Moskitovektoren)	
Eastern equine encephalitis virus	Östliche Pferdeenzephalitis
Western equine encephalitis virus	Westliche Pferdeenzephalitis
Venezuelean equine encephalitis virus	Venezolanische Pferdeenzephalitis
Semliki-Forest-Virus	Afrikanische Pferdeenzephalitis
Sindbis-Fieber-Virus	Sindbis-Fieber
Chikungunya-Virus	Chikungunya-Fieber
O'nyong-nyong-Virus	O'nyong-nyong-Fieber
Mayaro-Fieber-Virus	Mayaro-Fieber
Ross-River-Virus	Epidemische Polyarthritis
Barmah-forest-Virus	Epidemische Polyarthritis
Flaviviridae [Zeckenvektoren (»tick-borne«)]	
FSME-Virus	Frühsommer-Meningoenzephalitis
RSSE-Virus	Russische Frühling-Sommer-Enzephalitis
Louping-ill-Virus	Louping ill
Powassan-Virus	Powassan-Enzephalitis
Kyasanur-Forest-Virus	Kyasanur-forest-Krankheit
Omsk-hämorrhagisches Fieber-Virus	Omsk-hämorrhagisches Fieber
Flaviviridae (Moskitovektoren)	
Japanisches B-Enzephalitis-Virus	Japanische Enzephalitis
Murray-Valley-Virus	Murray-Valley-Enzephalitis
West-Nil-Fieber-Virus	West-Nil-Fieber
St.-Louis-Enzephalitis-Virus	St.-Louis-Enzephalitis
Rocio-Enzephalitis-Virus	Rocio-Enzephalitis
Dengue-Virus (Typ 1–4)	Dengue, Dengue-hämorrhagisches Fieber
Gelbfiebervirus	Gelbfieber
Wesselsbron-Virus	Wesselsbron-Fieber
Coltiviren [Zeckenvektoren (»tick-borne«)]	
Colorado-tick-Virus	Colorado-Zeckenbissfieber
Kemerovo-Virus	Kemerovo-Fieber
Bunyaviridae (Moskitovektoren)	
La-Crosse-Virus	Kalifornische Enzephalitis
Oropouche-Virus	Oropouche-Fieber
Rifttal-Fieber-Virus	Rift-Valley-Fieber
Sandfliegenvirus	Phlebotomusfieber (Pappataci)
Krim-Kongo-Virus	Krim-Kongo-hämorrhagisches Fieber
Bunyaviridae, Genus Hantavirus [Nagetierübertragene Viren (Roboviren)]	
Hantaanvirus	Koreanisches hämorrhagisches Fieber
Seoul-Virus	Hämorrhagisches Fieber mit nephrotischem Syndrom
Dobrava-Virus	Balkan-hämorrhagisches Fieber
Puumala-Virus	Nephropathia epidemica
Sin nombre Virus	Hantavirus Lungensyndrom
Filoviridae	
Marburg-Virus	Marburg-Viruskrankheit (hämorrhagisches Fieber)
Ebola-Virus	Ebola-Viruskrankheit (hämorrhagisches Fieber)
Arenaviridae [Nagetierübertragene Viren (Roboviren)]	
Junin-Virus	Argentinisches hämorrhagisches Fieber
Machupo-Virus	Bolivianisches hämorrhagisches Fieber
Guanarito-Virus	Venezolanisches hämorrhagisches Fieber
Sabia-Virus	Brasilianisches hämorrhagisches Fieber
Whitewater-arroyo-Virus	Nordamerikanisches hämorrhagisches Fieber
Lassa-Virus	Lassa-Fieber
LCM-Virus	Lymphozytäre Choriomeningitis
Paramyxoviridae	
Genus Rubulavirus	
Newcastle-disease-Virus	Newcastle-Konjunktivitis
Genus Henipavirus der Paramyxoviridae (Fledermausübertragene Viren)	
Hendravirus	Hendra-hämorrhagisches Fieber
Nipah-Virus	Nipah-Enzephalitis
Orthomyxoviridae	
Schweineinfluenzaviren	Influenza
Geflügelinfluenzaviren (H5N1 u. a.)	Influenza
Rhabdoviridae	
Rabiesvirus (8 Serotypen)	Tollwut
VSV (3 Serotypen)	Vesikularstomatitis
Picornaviridae	
EMC-Virus	Enzephalomyokarditis
SVD-Virus	Bläschenkrankheit des Schweins
MKS-Virus	Maul-und-Klauen-Seuche
Herpesviridae	
Herpes-B-Virus	Affenherpesvirus
Poxviridae	
Affenpockenvirus	Affenpocken
Büffelpockenvirus	Büffelpocken
Elefantenpockenvirus	Elefantenpocken
Kamelpockenvirus	Kamelpocken
Kuhpockenvirus	Kuhpocken
Vacciniavirus	Vakzinia
Parapoxviridae	
Orfvirus	Pustulardermatitis
Melkerknotenvirus	Melkerknoten
Stomatitis-papulosa-Virus	Stomatitis papulosa
Tanapockenvirus	Tanapocken

Tabelle 39-5. Zoonotische Bakterien

Bakterien	Erkrankung
Streptokokken der Gruppe C	
S. equi, subspecies zooepidemicus	Impetigo, respiratorische Infekte, Sepsis, Endokarditis
S. equi, subspecies equi	Arthritis, Meningitis
Streptococcus suis (30 Serovare)	Sepsis, meningitische Infektionen
Bacillus	
B. anthracis	Anthrax (Milzbrand)
Grampositive Bazillen	
Listeria monocytogenes	Listeriose
Erysipelothrix	Rotlauf
Enterobacteriaceae	
Enterohämorrhagische E. coli (EHEC)	Reiseenteritis, hämolytisches urämisches Syndrom
Salmonellen (2000 Serovare)	Gastroenteritis, gelegentlich Sepsis
Yersinia	
Y. enterocolitica	Enteritis, Enterokolitis
Y. pseudotuberculosis	Pseudoappendizitis, Ileitis, Arthritis
Y. pestis	Pest
Campylobacter	
C. jejuni	Fieberhafte Enteritis, Koliken
C. coli	Enteritis, Kolitis, Arthritis
C. lari	Enteritis
Pseudomonadaceae	
Burkholderia mallei	Rotz
Burkholderia pseudomallei	Pseudorotz
Brucella	
B. abortus	M. Bang
B. melitensis	Maltafieber
B. suis	Brucellose
Pasteurella	
P. multocida	Pasteurellose: Wundinfektion, Konjunktivitis, Pneumonie
P. haemolytica	Pasteurellose
P. pneumotropica	Pasteurellose
Francisella	
Francisella tularensis	Tularämie
Coxiella	
Coxiella burnetii	Q-Fieber
Mycobacteria	
M. bovis	Tuberkulose
M. avium-intracellulare Komplex	Opportunistische Infektionen
M. microti	Opportunistische Infektionen
Borrelia	
B. recurrentis	Rückfallfieber (epidemisch, Läuse)
B. duttonii	Rückfallfieber (endemisch, Zecken)
B. burgdorferi	Lyme-Borreliose
B. afzelii	Lyme-Borreliose
B. garinii	M. Garin-Bujadoux-Bannwarth
Leptospira (14 Serovare)	
L. icterohaemorrhagiae	M. Weil
Leptospira (andere Serovare)	Leptospirosen (sonstige)
Spirillum minus	Sodoku
Streptobacillus moniliformis	Erythema arthriticum epidemicum, (Haverhill-Fieber)
Rickettsia	
Fleckfiebergruppe	
R. prowazekii	Klassisches Fleckfieber (Läuse), M. Brill-Zinsser
R. mooseri	Murines Fleckfieber (Rattenfloh)
R. canada	Fleckfieber (Zecken)
Zeckenbissfiebergruppe	
R. akari	Rickettsienpocken (Milben)
R. australis	Queensland-Zeckenbissfieber
R. conorii	Mittelmeerfleckfieber (»fièvre boutonneuse«)
R. rickettsii	Rocky mountain spotted-fever
R. sibirica	Nordasiatisches Zeckenbissfieber
Tsutsugamushi-Fiebergruppe	
Orienta tsutsugamushi	Japanisches Fleckfieber (Milben)
Ehrlichiae	
E. canis, E. chaffeensis, E. muris, E. ewingii	Granulozytäre Ehrlichiose
E. phagocytophila, E. equis, E. platys	Monozytäre Ehrlichiose
E. sennetsu, E. risticii	Ehrlichiose
Bartonella (Rochalimaea) henselae	Katzenkratzkrankheit
Chlamydophila	
C. psittaci	Ornithose (Psittakose)
C. abortus	Ornithose (Psittakose)
C. felis	Ornithose (Psittakose)

Tabelle 39-6. Arthropoden als Vektoren

Vektor	Parasitose	Bakterielle Erkrankung	Viruskrankheit
Moskitos (Culicidae)			
Anopheles spp.	Malaria tropica Malaria quartana Malaria tertiana Lymphatische Filariasis		O'nyong-nyong-Fieber Venezolanische Pferdeenzephalitis Sindbis-Fieber
Culex spp.	Lymphatische Filariasis		Japanische Enzephalitis St.-Louis-Enzephalitis West-Nil-Fieber Venezolanische Pferdeenzephalitis Murray-Valley-Enzephalitis Rift-Valley-Fieber Östliche Pferdeenzephalitis Westliche Pferdeenzephalitis Mayaro-Fieber Sindbis-Fieber-Virus
Aedes spp.	Lymphatische Filariasis		Gelbfieber Dengue-Virus (Typ 1–4) Rocio-Enzephalitis Chikungunya-Virus Wesselsbron-Virus Japanische Enzephalitis Östliche Pferdeenzephalitis Venezolanische Pferdeenzephalitis Westliche Pferdeenzephalitis Sindbis-Fieber Rift-Valley-Fieber Vesikularstomatitis Kalifornische Enzephalitis
Mansonia	Lymphatische Filariose		Venezolanische Pferdeenzephalitis Sindbis-Fieber-Virus
Andere beißende Diptera			
Tsetsefliegen (Glossina)	Afrikanische Schlafkrankheit		
Simulium (Kriebelmücke)	Onchozerkose (Flussblindheit) Mansonellose		Rift-Valley-Fieber
Phlebotomus	Leishmaniose	Bartonellose	Phlebotomusfieber (Pappataci)
Pferdefliegen (Tabanidae)	Loiasis	Tularämie	Vesikularstomatitis
Culicoides			Rift-Valley-Fieber Oropouche-Fieber
Ceratopogonidae (beißende Milben)	Mansonellose	Tsutsugamushi-Fieber	
Läuse		Fleckfieber Epidemisches Rückfallfieber Tularämie	
Flöhe		Murines Fleckfieber Pest Tularämie	
Raubwanzen	Chagas-Krankheit		
Zecken	Babesiose	Rocky Mountain spotted-fever Nordasiatisches Zeckenbissfieber Mittelmeerfleckfieber Queensland-Zeckenfieber Q-Fieber Lyme-Borreliose Endemisches Rückfallfieber Neuroborreliose Ehrlichiose Tularämie	Russische Frühling-Sommer-Enzephalitis Krim-Kongo-hämorrhagisches Fieber Omsk-hämorrhagisches Fieber Powassan-Enzephalitis Kyasanur-Forest-Krankheit Looping ill Frühsommer-Meningoenzephalitis Colorado-Zeckenbissfieber

wechsel zum Endwirt liegt im Hunger des Raubtiers, während der Wechsel vom Endwirt zum Zwischenwirt üblicherweise einen weniger direkten Weg, oft über die Ausscheidungen des Endwirts, nehmen muss. Die Logik dieses Wirtswechsels bringt es mit sich, dass das als Endwirt fungierende Raubtier gelegentlich auch durch einen anderen Endwirt infiziert werden und damit selbst zum Zwischenwirt werden kann. So ist der Mensch für Taenia solium, den Schweinebandwurm, nicht nur Endwirt, sondern kann zum Zwischenwirt werden, wenn er sich beispielsweise über die Nahrung oder durch Selbstinfektion (fäkal-oral) mit T.-solium-Eiern infiziert. In diesem Fall erkrankt der Mensch an einer Zystizerkose.

Der Wirtswechsel verlangt von den Erregern ein hohes Maß an Anpassungsfähigkeit, insbesondere wenn ein Wechsel von Arthropoden oder anderen Poikilothermen zu Warmblütern und zu Säugetieren erforderlich ist. Es dürfte deswegen kein Zufall sein, dass z. B. unter den durch Arthropoden übertragenen Viren (Arboviren) keine DNS-Viren zu finden sind. Ein RNS-Genom mit der höheren Mutationsrate und einer breit angelegten *Quasispezies* [27] erlaubt eine flexible Anpassung an poikilotherme Arthropoden ebenso wie an homotherme höhere Organismen innerhalb weniger Replikationszyklen.

Unter den bakteriellen zoonotischen Erregern sind es die fakultativ und insbesondere die obligat intrazellulären Organismen, denen erhebliche Anpassungsleistungen beim Wirtswechsel abverlangt werden. Die Größe des Wirtsbereichs wird meist durch die Verfügbarkeit und die Lebensgewohnheiten der Vektoren bestimmt. Zecken beispielsweise sind für Rickettsien erheblich bessere Vektoren als Läuse und Flöhe es sein könnten, weil sie ein breiteres Wirtsspektrum befallen können.

39.4.2 Chemotropismen und Verhaltensänderungen

Während Viren und intrazelluläre Bakterien sehr häufig generalisierte Infektionen mit anhaltender Virämie bzw. Bakteriämie verursachen, sind manche Parasiten insbesondere bei der Infektion der Zwischenwirte auf bestimmte Körperregionen beschränkt.

Die Überlebensstrategie verlangt von den Parasiten im Zwischen- ebenso wie im Endwirt, zum richtigen Zeitpunkt an der richtigen Stelle zu sein, um z. B. wie die Eier von Schistosoma mansoni und S. japonicum über den Darm, wie die Eier von Schistosoma haematobium über die Blase [28, 29] oder wie Malariagametozyten über einen Insektenstich [30–32] den Wirt zu verlassen. Mit Malariagametozyten befallene rote Blutkörperchen verfügen über Liganden, mit deren Hilfe sie ihre Sequestrierung von den anderen Erythrozyten erreichen können.

An Trichinen ist gezeigt worden, wie Bestandteile des Magensaftes die Parasiten stimulieren, sich wie ein Dreschflegel zu bewegen, sodass sie sich aus den Zysten befreien. Der Ort, an dem sich der Parasit dann durch die Darmwand seines Zwischenwirts bohrt, wird vom Zustrom der Galle bestimmt, der ihn zu einer Peitschenschlagbewegung veranlasst [33]. In vielen Fällen sind die Gründe, warum ein Parasit zu einem bestimmten Zeitpunkt einen bestimmten Aufenthaltsort im Körper wählt, noch völlig ungeklärt. Chemotropismen und die Bindungsspezifität von Rezeptoren spielen dabei eine wichtige Rolle.

39.4.3 Immunevasion

Zoonotische Erreger benötigen für ihr Überleben Strategien gegen die Immunantwort des Wirts. Dazu zählt der intrazelluläre Parasitismus, oft in Verbindung mit der Fähigkeit, die Expression der Gene für die MHC-Proteine zu unterdrücken, sodass die T-Lymphozyten des Wirts den Eindringling nicht so leicht erkennen [34]. Auf diese Weise sichern Rickettsien, Chlamydien, Viren, Protozoen und sogar mehrzellige Parasiten wie Trichinella spiralis ihr Überleben [35, 36]. Der Aufenthalt in immunologisch sequestrierten Regionen des Körpers, insbesondere im ZNS, ist ein weiterer Schutzmechanismus. Darüber hinaus wird die Immunantwort des Wirts in vielfältiger Weise außer Gefecht gesetzt oder genutzt, um die Erregerpersistenz zu gewährleisten.

LCM-Virus, ein Arenavirus und Auslöser der Choriomeningitis lymphocytaria, kann bei perinataler Infektion in Mäusen eine virusspezifische Immuntoleranz erzeugen, die dem Virus bei fehlender Zytopathogenität einen langfristigen bzw. lebenslänglichen Aufenthalt im Wirtsorganismus garantiert [37]. Viren können mit Hilfe löslicher Proteine die Immunantwort des Wirts ebenso wie die eigene Pathogenität beeinflussen [38].

Einigen Erregern gelingt es, sich mit Wirtsproteinen zu maskieren, indem sie beispielsweise Immunglobuline binden. Weitere Evasionsmechanismen beruhen auf einem Wechsel in der Antigenität der Oberflächenproteine, der es dem Erreger, z. B. Trypanosomen, immer wieder erlaubt, die Immunantwort des Wirts zu unterlaufen [39, 40].

Darüber hinaus können sich Parasiten auch in Gewebszysten abkapseln, indem sie die Kollagenbildung in den Wirtszellen stimulieren. Die Einkapselung ist oft an eine funktionierende Immunantwort des Wirtsorganismus gebunden [36]. Sie ist in gewisser Weise für den Wirt ebenso wie für den Parasiten vorteilhaft, sofern die *Zystenbildung* nicht in kritischen Regionen des Wirtsorganismus erfolgt und aus topischen Gründen zum Ausfall wichtiger Funktionen führt. Ein wichtiger Nebeneffekt der Schonung des Wirts besteht darin, dass er als Beutetier für den Endwirt attraktiv bleibt. Ein solches Gleichgewicht wird erst dann gestört, wenn beim Wirt eine *Immundefizienz* auftritt und es zu einer eigentlich nicht vorgesehenen Generalisierung im Wirtsorganismus kommt.

Es ist bezeichnend, dass z. B. eine Toxoplasmose für einen HIV-Infizierten ein lebensbedrohliches Problem werden kann, während die Infektion mit Malariaplasmodien für ihn nicht anders verläuft als beim immunologisch Gesunden. Während adulte Schistosomen sich erfolgreich im menschlichen Wirt durch wirtseigene Antigene vor dessen Immunantwort zu schützen wissen, stimulieren ihre Eier die Immunantwort und nutzen sie, um durch eine entzündliche Gewebsreaktion über den Darm oder die Blase ausgeschieden zu werden [41]. Immundefiziente Menschen sind nicht vorteilhaft für den Wirtswechsel des Parasiten, weil sie wesentlich weniger Schistosomeneier ausscheiden als immunologisch Gesunde [41].

39.4.4 Wirtswechsel begünstigende Verhaltensänderungen

Auch regelrechte Verhaltensänderungen der Wirtstiere und der Vektoren können dazu beitragen, dass die Erreger weiter verbreitet werden. Bekannt ist die Tatsache, dass Flöhe und Läuse ihren Wirt verlassen, wenn die Körpertemperatur von der Normaltemperatur abweicht, d. h. im Fieber und erst recht nach dem Tod.

Schwangere Frauen werden von Moskitos des Anopheles-gambiense-Komplexes doppelt so häufig gestochen wie nicht schwangere Frauen [42].

Malariasporozoiten hemmen in der Speicheldrüse ein Enzym namens Apyrase, das für die Antikoagulation bei der Blutmahlzeit essenziell ist [43]. Sobald aufgrund der Enzymhemmung die einzelnen Blutmahlzeiten nun weniger ergiebig werden, müssen die Anopheles häufiger stechen. Da die Anopheles die Blutmahlzeiten aber auch für ihre Eiablage benötigt, ist erkennbar, dass auch hier wieder ein grundlegender biologischer Vorgang für den Wirtswechsel des Parasiten ausgenutzt wird.

Zerkarien des kleinen Leberegels (Dicrocoelium dendriticum) benutzen als zweiten Zwischenwirt eine Ameise, reifen in ihrem Darm zu Metazerkarien heran und befallen das Unterschlundganglion. Dieser Befall bewirkt eine Verhaltensänderung der Ameise, die ausschließlich dem Entwicklungszyklus des Leberegels dienlich ist. Die Ameise sucht abends nicht ihren Staat auf, sondern besteigt einen Grashalm, an dem sie sich festbeißt, um dann am nächsten Morgen von grasenden Weidetieren aufgenommen zu werden [44].

Aber nicht nur bei Arthropoden, sondern auch bei höher entwickelten Wirtstieren tragen Verhaltensänderungen wesentlich zur Verbreitung zoonotischer Erreger bei. Die Bradyzoiten von Toxoplasma gondii müssen für ihren sexuellen Vermehrungszyklus den Darm einer Katze erreichen, d. h. sie müssen von einer Katze gefressen werden. Bei Ratten, die mit Toxoplasmose infiziert sind und die Hirnzysten haben, hat man Verhaltensänderungen beobachtet, die zur Folge haben, dass die Tiere ihre Furcht vor Katzen verlieren [45–47]. Leider fehlt für diese Verhaltensänderung bisher die Definition des neuropathologischen Korrelats.

Die *Tollwut* ist ein lange bekanntes Beispiel nicht nur für die Wanderung des Virus im Organismus, sondern auch für Sequestrierung und für eine Verhaltensänderung des Wirts, die die Übertragung begünstigt. Vor Ausbruch der Krankheit ist das Virus während seiner Nervenwanderung vor dem Immunsystem des Wirts geschützt, sodass zu diesem Zeitpunkt praktisch keine Möglichkeit für einen Wirtswechsel besteht. Hund und Katze gelten vor dem Ausbruch von Krankheitssymptomen als nicht infektiös. Erst spät im Krankheitsverlauf erreicht das Virus die Stammganglien, dann Ziele außerhalb des ZNS. Während bei paralytischen Verläufen das Myelon betroffen ist, löst die Beteiligung der Stammganglien und des limbischen Systems die typische Verhaltensänderung aus, die dem Fuchs die Kontaktscheu gegenüber dem Menschen nimmt und Füchse, Hunde und sogar Herbivoren aggressiv und bissig werden lässt. Da das Virus gleichzeitig in die Speicheldrüsen eingewandert ist und dort repliziert wurde, ist jetzt der geeignete Zeitpunkt für die Weitergabe des Erregers.

Es gibt auf diesem Gebiet der erregerinduzierten Verhaltensänderungen und der Erregertropismen bereits wichtige Erkenntnisse, aber sowohl das Grundlagenwissen müsste noch erweitert als auch neue Interventionsmöglichkeiten erforscht werden.

Prinzipiell lässt sich die Abhängigkeit vom Wirtswechsel in eine Chance zur *Kontrolle des Parasiten* ummünzen, wenn es gelingt, diesen zu erschweren oder völlig zu unterbinden.

39.4.5 Überlebensstrategien von Arboviren

Die Frage, ob für *Arboviren* die Möglichkeit zum Wirtswechsel essenziell ist oder nicht, ist in den meisten Fällen nicht einwandfrei geklärt. Da Arthropoden nur saisonal aktiv sind, sind für die Viren Überlebensstrategien wichtig.

Vertikale und transstadiale Übertragungsmechanismen von Arboviren sind bei Insekten nachgewiesen und spielen besonders bei den Bunyaviren und den Flaviviren eine Rolle. Bei manchen Bunyaviren kommt auch horizontale, d. h. sexuelle, Virusübertragung zwischen den als Vektor fungierenden Arthropoden vor [48].

Die *transovarielle und transstadiale Übertragung* von Viren ist auch beim FSME- (Frühsommer-Meningoenzephalitis-)Virus, einem Flavivirus, nachgewiesen. Unklar ist allerdings, ob die Anwesenheit infizierter Zecken allein garantieren kann, dass ein FSME-Naturherd persistiert. Ortsständige Wirbeltiere, in denen eine inapparente persistierende Virusinfektion möglich ist, könnten zu der bemerkenswerten Stabilität der Naturherde beitragen.

Beim Dengue-Fieber hat man sehr lange geglaubt, dass es keinen zugehörigen Urwaldzyklus gäbe, sodass es bei strenger Definition des Begriffs nicht den Zoonosen zugerechnet wurde. Nachdem in wildlebenden Primaten der Urwaldzyklus jedenfalls für Südostasien definiert ist, wird die Zukunft lehren, ob Dengue bei Anwesenheit geeigneter Vektoren auch ohne den Urwaldzyklus in einer Region endemisch werden kann [49]. Im Süden der USA beispielsweise gibt es geeignete Vektoren, aber keine wildlebenden Primaten, die das Urwaldreservoir bilden könnten. Die in Zuchtanstalten und in zoologischen Gärten gehaltenen Primaten dürften nicht ausreichen, einen Dschungelzyklus zu etablieren.

39.5 Bedingungen für das Auftreten und die Verbreitung von Zoonosen

39.5.1 Individuelle Disposition

Das Lebensalter kann die Disposition, durch zoonotische Erreger zu erkranken, beeinflussen. Allzu oft wird übersehen, dass bei vielen Infektionskrankheiten Kinder häufiger schwerste Krankheitsverläufe durchmachen als Erwachsene. So betreffen 75% aller Malariatodesfälle das Kindesalter [50–52]. Nach Expertenschätzungen sterben an Malaria jährlich zwischen 0,5 und 2 Mio. Kinder.

Weniger bekannt ist, dass auch bei den Todesfällen an Tollwut, geschätzt 50.000 pro Jahr weltweit, das Kindesalter mit 75% aller Fälle am stärksten betroffen ist [53–55]. Der Grund hierfür ist in der höheren Exposition der Kinder gegenüber streunenden Hunden und Katzen in Ländern mit urbaner Tollwut zu sehen.

Kinder sind andererseits gegenüber manchen Erregern, wie z. B. den Flaviviren, weniger empfindlich als Ältere, sodass bei ihnen Infektionen oft klinisch inapparent verlaufen. Gründe dafür liegen in der mütterlichen Leihimmunität und in der optimalen Immunreaktivität jugendlicher Organismen.

Wird nun in einer endemischen Zone die Gefährlichkeit der Infektion in der üblichen Weise berechnet, indem man den Quotienten aus der Anzahl klinisch manifester Krankheitsfälle und der Anzahl seropositiver Personen ohne spezifische Krankheitsanamnese ermittelt, so erscheint die Infektion vielleicht eher als harmlos. Für Personen, die nicht in der endemischen Zone aufgewachsen sind, kann die Infektion dagegen äußerst dramatische Auswirkungen haben. An diesen Sachverhalt muss man vor allem immer dann denken, wenn Bevölkerungsbewegungen größeren Ausmaßes wie von Flüchtlingen, Touristen oder von Armeen stattfinden. Empfängliche Personen werden in großer Zahl in ein Gebiet verfrachtet, in dem sie Kontakt mit einem Erreger haben, dem sie sonst nie begegnet wären.

Beispiele dafür sind die Verbreitung des koreanischen hämorrhagischen Fiebers bei den amerikanischen Truppen im Koreakrieg oder der Feldnephritis bei den deutschen Truppen im 1. und im 2. Weltkrieg und des Pappatacifiebers bei den amerikanischen Truppen nach der Landung in Sizilien [56, 57]. Auch die verheerende Auswirkung von Gelbfieber und Malaria bei den Arbeitern, die am Panama-Kanal eingesetzt wurden, ist ein solches Beispiel für das massenhafte Auftreten von Zoonosen, wenn empfängliche Menschen in ein Endemiegebiet versetzt werden.

39.5.2 Erreger von Zoonosen als Opportunisten

Im Zusammenhang mit dem Auftauchen neuer Infektionskrankheiten und neuer Zoonosen muss auch die Änderung der Empfindlichkeit des Menschen für Krankheitserreger angesprochen werden. Sehr viele zoonotische Erreger sind in der Natur weit verbreitet. Sie besiedeln Mensch und Tier in gleicher Weise, ohne dass bei der Mehrzahl der Menschen Krankheiten auftreten. Seitdem sich die Immunschwäche AIDS weltweit stark verbreitet hat und seit der enormen Zunahme der *iatrogen induzierten Immunsuppression* aufgrund medizinischer Indikationen wird deutlich, in welchem Ausmaß opportunistische Keime plötzlich eine pathogenetische Bedeutung gewinnen können.

Unter diesen Opportunisten befinden sich keineswegs nur zoonotische Erreger. Aber im Gegensatz zu den Opportunisten mit einem auf den Menschen beschränkten Erregerreservoir produzieren die zoonotischen Opportunisten eine Reihe neuer Krankheitsbilder, deren Vorkommen bis dahin beim Menschen nicht beschrieben war bzw. die extrem selten vorkamen.

Wichtige Beispiele sind das Mycobacterium avium-intracellulare, Salmonellen und Legionellen, Kryptokokken, Toxoplasma gondii, Leishmanien, Kryptosporidien, Pneumocystis carinii und viele andere. Während es sich bei den als Opportunisten in Erscheinung tretenden Herpesviren meistens um primär humanpathogene, persistierende Arten handelt, gibt es die Befürchtung, dass insbesondere die Erreger von *Tierpocken* durch den Wegfall der Pockenimpfung einerseits und durch die Häufung von Personen mit Immunsuppression andererseits verbesserte Chancen für den Wirtswechsel erhalten könnten. Die zunehmende Länge der Übertragungsketten bei menschlichen Infektionen mit Büffel- und Affenpockenviren könnten Anzeichen einer solchen Gefahr sein [58–60].

Physiologische Beispiele für eine geänderte Disposition gegenüber zoonotischen Krankheiten stellen *Schwangerschaft und Säuglingsalter* dar. Gerade wenn in Haushalten mit Kleinkindern oder schwangeren Frauen einheimische oder exotische Haustiere gehalten werden, sollte die Aufmerksamkeit im Hinblick auf das Auftreten neuer zoonotischer Krankheiten geschärft sein [61–63].

Immunsupprimierte Menschen sind zudem ein bedeutendes Risikopotential für die Anwendung von *Lebendvakzinen* bei Menschen und Tieren. Rekombinante Vakzine auf der Basis von Adeno- oder Vacciniaviren stellen für immunologisch Gesunde ein geringes, für Immunsupprimierte möglicherweise ein hohes Risiko dar.

39.5.3 Zoonosen als Berufskrankheiten

Berufe, zu denen ein besonders intensiver Umgang mit Tieren gehört, sind in der Regel mit dem höchsten Risiko für zoonotische Erkrankungen verbunden. Die Hauptrisikogruppen sind in der Übersicht wiedergegeben.

Risikogruppen für Zoonosen

I	Landwirte, Hirten, Veterinäre, Zirkuspersonal, Zoopersonal
II	Metzger, Abdecker, Kürschner
III	Waldarbeiter, Förster, Jäger
IV	Urlauber, Spaziergänger, Tierhalter
V	Medizinisches Personal, Pfleger, Laboranten
VI	Katastrophenschutzpersonal
VII	Epidemiologen

An erster Stelle stehen die Arbeiter in Abdeckereien, weil hier Tierkadaver häufig mit ungeklärter Todesursache angeliefert werden. Neuerdings handelt es sich dabei wegen der Beliebtheit der Exotenhaltung immer öfter um Tiere, die es normalerweise nicht in Zentraleuropa gibt. Der zum großen Teil illegale Import von exotischen Tieren der verschiedensten Spezies ist neben dem Tourismus eine der wichtigsten Ursachen für die Einschleppung von Tropenkrankheiten, bei denen es sich in der Regel um Zoonosen handelt.

Tierärzte, Landwirte, Tierpfleger, das Personal von Zoohandlungen, zoologischen Gärten und Arbeiter in der Verarbeitung von Tierprodukten sind besonders stark gegenüber Zoonosen exponiert, ebenso Jäger, Waldarbeiter [64–66] und Rekruten, die im Manöver einen sehr engen Kontakt zur Natur haben können.

Viele zoonotische Krankheitserreger können unter den ungenügenden hygienischen Bedingungen von Krankenhäusern in Entwicklungsländern von Mensch zu Mensch übertragen werden und dabei regelrechte Hospitalepidemien verursachen, wie man sie früher allenfalls von Krankheiten wie Pocken, Pest,

Cholera oder Fleckfieber gekannt hat. So traten die Erkrankungen durch *Lassa-* und *Ebola-Virus* erstmalig in Tropenkrankenhäusern auf, in denen mit ungenügend sterilisierten Spritzen und Kanülen gearbeitet wurde.

39.5.4 Tierhaltung und Schlachthöfe als Quelle von Zoonosen

Dass ebenso wie durch Änderung menschlicher Lebensgewohnheiten auch durch Änderungen in der Tierhaltung neue Infektionskrankheiten entstehen können, hat das Beispiel der BSE gezeigt [19, 67]. Es ist deshalb heute wichtiger denn je, den Gesundheitszustand von Tieren zu kennen. Krankheiten, Todesfälle oder Geburten bei Tieren können Indikatoren für erhöhte zoonotische Risiken sein. Wenn neue Tiere aus anderen Beständen oder gar aus dem Ausland in den eigenen Bestand des Tierhalters aufgenommen wurden, kann das Risiko für zoonotische Erkrankungen erhöht sein. In Zweifelsfällen empfiehlt es sich, die Tiere veterinärmedizinisch untersuchen zu lassen.

In diesem Zusammenhang muss auch die Übertragung bakterieller Plasmide (s. oben) auf humanpathogene Bakterien gesehen werden. Der Import von Resistenzplasmiden und von Toxingenen aus den Enterobakteriazeen der Rinder und Schweine auf dem Weg über die Nahrungskette in den menschlichen Darm hat enge Beziehungen zum Thema »Zoonosen« [15–17]. Hier hat sich schon lange vor dem Auftreten der BSE gezeigt, dass die menschliche Gesundheit durch die Bedingungen der Tierhaltung beeinflusst wird.

Schlachthöfe können durch die Verbreitung von Trichinen, Coxiellen, Bazillen wie Bacillus anthracis, Salmonellen u. v. a. m. zur Entstehung von Zoonosen beitragen. Sie sind aber gerade deswegen auch geeignete Orte, an denen zoonotischen Erkrankungen wirksam vorgebeugt werden kann.

Ein altbekanntes Beispiel ist die Prophylaxe der Trichinose. Schon seit langem ist im Rahmen der gesetzlichen Fleischbeschau vorgeschrieben, dass ein Quetschpräparat auf Trichinen untersucht werden muss. Diese Methode hat trotz geringer Nachweisempfindlichkeit die Zahl der menschlichen Trichinosefälle erheblich vermindert. Nachweise im Gewebsschnitt sind zwar empfindlicher, für den modernen Schlachthofbetrieb aber zu zeitaufwendig. Schwarzschlachtungen sind im 2. Weltkrieg und in der Nachkriegszeit für Trichinosefälle verantwortlich gewesen. Heute wird die Trichinose v. a. durch Touristen direkt oder in mitgebrachten Nahrungsmitteln importiert. Auch Wild kann zur Ansteckungsquelle mit Trichinen werden.

Der Aufwand, den die Schlachthöfe derzeit betreiben müssen, um das Risiko der Prionenübertragung auf den Menschen zu minimieren, ist hier ebenfalls zu nennen [19].

39.5.5 Zoonosen als B-Waffen

Zoonotische Erreger sind immer wieder in Geschichte und Gegenwart als biologische Waffen in der Kriegsführung eingesetzt worden. Im Altertum und Mittelalter diente der Erreger der Pest, Yersinia pestis, diesem Zweck. In der Neuzeit gehört Bacillus anthracis zu den bevorzugten B-Waffen, weil die Sporen dauerhaft sind und der Lungenmilzbrand eine hohe Letalität garantiert [68]. Die »gezielte« Verbreitung von Sporen in Briefumschlägen ist das aktuellste Kapitel einer uralten »ars militaria«. Coxiella burnetii erscheint aus ähnlichen Gründen wie Milzbrand geeignet zu sein. Auch andere Erreger, wie Marburg- und Ebola-Virus, v. a. aber das Pockenvirus, sind u. a für B-Waffen als tauglich angesehen worden [69], weil sie Erkrankungen mit hoher Letalität auslösen.

Neben humanpathogenen Keimen können auch die Erreger von Tierseuchen, etwa das Virus der Maul- und Klauenseuche, als B-Waffen Interesse finden. Über die Schädigung der Ernährungsgrundlagen eines Volkes sind die Ziele der B-Waffenstrategen eventuell leichter und mit geringeren moralischen Bedenken erreichbar. Aus der Sicht von Kriegsstrategen liegen die Vorteile der B-Waffen darin, dass sie preiswert herstellbar und außerdem für einen verdeckten Angriff geeignet sind [69], sodass man nicht mit letzter Sicherheit ausschließen kann, dass es sich um ein natürliches Phänomen gehandelt hat.

39.5.6 Wanderung von Zoonosen unter dem Einfluss der Zivilisation

Die durch Arthropoden verbreiteten Zoonosen bieten eindrucksvolle Beispiele dafür, dass zoonotische Infektionen einerseits sehr ortsständig, andererseits unter nur selten bekannten Voraussetzungen aber auch zu Wanderungsbewegungen fähig sind. Als ein wichtiger ursächlicher Faktor für eine zunehmende Verbreitung oder Erregerwanderung wird immer wieder die globale Erwärmung genannt. Tatsächlich reichen in den meisten Fällen die verfügbaren epidemiologischen Daten nicht einmal aus, um zu beweisen, dass innerhalb von einigen Dekaden eine Krankheit häufiger aufgetreten oder gewandert ist.

Zu den wenigen überzeugenden Beispielen, wie der Mensch die Wanderung von Krankheitserregern beeinflussen kann, gehört die *Flughafenmalaria*. Fälle von Flughafenmalaria kommen vor, wenn Anophelesmücken aus Malariaendemiegebieten im Reisegepäck in Gebiete gelangen, in denen die klimatischen Bedingungen für das natürliche Vorkommen von Plasmodium falciparum nicht gegeben sind, in denen die Anophelesmücken aber durchaus die Plasmodien, die sie tragen, noch auf Menschen übertragen können [70–72].

Im Zusammenhang mit der autochthonen Übertragung von Plasmodium falciparum in 2 Fällen in einem Krankenhaus wurde kürzlich gezeigt, dass eine einheimische Anophelesart, Anopheles plumbeus, in der Lage ist, die Plasmodien zu übertragen. Die Möglichkeit, dass sich zumindest Plasmodium vivax auf diese Weise wieder alte Verbreitungsgebiete zurückerobern könnte, ist nicht ausgeschlossen. Nicht auszuschließen ist in Europa inzwischen auch die Gefahr, durch Bluttransfusionen oder durch Organtransplantationen mit Malaria infiziert zu werden.

Neuerdings erregen die *Wanderungszüge einiger Arboviren* großes Interesse der Epidemiologen. Das *Rift-Valley-Fieber* ist erstmals in Arabien und neuerdings im Irak aufgetreten. Importe von Schafen und Ziegen aus Afrika sollen dabei eine Rolle gespielt haben.

Das *West-Nil-Virus* ist 1999 erstmals an der amerikanischen Ostküste aufgetaucht und findet rasche Verbreitung auf dem neuen Kontinent [73]. Der Import exotischer Vögel könnte dabei eine Rolle gespielt haben. Es wird nicht ausgeschlossen, dass dies der missglückte Versuch eines Terroranschlags gewesen ist. Auch bei der *Frühsommer-Meningoenzephalitis (FSME)*, der wichtigsten in Europa vorkommenden Arbovirusinfektion, werden Wanderungsbewegungen festgestellt, die einerseits in Ost-West-Richtung, daneben aber auch in Süd-Nord-Richtung zu verlaufen scheinen [74].

Angesichts der Zunahme des Luftverkehrs kann man sich darüber wundern, dass manche durch Insekten verbreitete Erreger nicht in Regionen vordringen und dort bleiben, in denen sie eigentlich geeignete Lebensbedingungen antreffen müssten. Es ist z. B. nicht sicher geklärt, warum es in Südostasien noch kein *Gelbfieber* gibt. Das Virus fände in den dort lebenden Aedesmoskitos geeignete Vektoren und in wildlebenden Makaken Wirte für einen Urwaldzyklus [75, 76]. Tatsächlich hat Gelbfieber aber die Länder der afrikanischen Ostküste wieder erreicht, in denen es einige Jahrzehnte lang nicht mehr anzutreffen war [75], während Asien bisher verschont blieb.

Es gibt Vermutungen, aber keine Beweise, dass die Verbreitung des Gelbfiebers durch die Verbreitung von Dengue in Asien behindert wird. In Afrika und in Südamerika scheint diese Interferenz zwischen Gelbfieber und den Dengue-Viren allerdings keine Rolle zu spielen.

Ein weiteres Beispiel für die scheinbare Selbstrestriktion eines Arbovirus ist die *japanische Enzephalitis*, die in ganz Südostasien anzutreffen ist, in Australien aber nicht vorkommt. Als mögliche Begründung wird die Verbreitung zweier eng verwandter Virusarten, des Erregers der Murray-Valley-Enzephalitis und des Kunjin-Virus in Australien, genannt [76].

In Indien, Hinterindien und anderen südostasiatischen Regionen sind dagegen in den vergangenen Jahren deutlich mehr Fälle japanischer Enzephalitis beobachtet worden, was nicht nur durch eine gesteigerte Aufmerksamkeit erklärt werden kann. Im Erhaltungszyklus der japanischen Enzephalitis spielt als Hauptvektor Culex tritaeniorhynchus, eine in Reisfeldern brütende Stechmückenart, eine Rolle. Man hat festgestellt, dass in den Reisfeldern, die mit Kunstdünger behandelt werden, wesentlich mehr Moskitolarven vorkommen als in den übrigen [77]. Ein weiterer ursächlicher Faktor für die zunehmende Verbreitung der japanischen Enzephalitis ist die Schweinezucht. Schweine sind in der Nähe menschlicher Siedlungen die wichtigsten Amplifikationswirte für das Virus. Im islamischen Indonesien, wo keine Schweine gehalten werden, kommen nur selten Fälle der japanischen Enzephalitis vor [76].

39.5.7 Geoklimatische und geographische Bedingungen der Verbreitung von Zoonosen

Viele zoonotische Erreger besiedeln enge ökologische Nischen und sind deshalb ebenso wie ihre Wirtstiere nur in bestimmten Klimazonen oder geographischen Regionen anzutreffen. Erreger, die durch Arthropoden verbreitet werden, sind in ihrer Epidemiologie von den Brutbedingungen der übertragenden Insekten oder Zecken abhängig.

Dass Zecken in ihrer Populationsdynamik sogar von den aktuellen Bedingungen mehrerer aufeinander folgender Jahre abhängig sind, spielt v. a. auf der nördlichen Hemisphäre eine große Rolle. Die möglicherweise sehr wechselhaften klimatischen Bedingungen können leicht den mehrjährigen Entwicklungszyklus der Zecken stören. Das Infektionsrisiko der durch Zecken übertragenen Krankheiten, wie z. B. Borreliosen, Ehrlichiosen, Q-Fieber, FSME und Krim-Kongo-Fieber, kann deshalb jährlichen Schwankungen unterliegen.

Arboviren überleben auf der Nordhalbkugel die Winterzeit oft nicht. Und obwohl Alphaviren regelmäßig mit dem Vogelflug wieder auf die nördliche Halbkugel zurückkehren können, können nicht in jedem Fall identische Virusstämme auf der Nord- und Südhalbkugel nachgewiesen werden. Neuere molekulare Analysen konnten z. B. zeigen, dass in den USA die südamerikanischen Stämme der *östlichen Pferdeenzephalitis* (»eastern equine encephalitis«, EEE) nicht mit den nordamerikanischen Stämmen übereinstimmen [78].

Auch einige Erreger, wie z. B. die Roboviren, die durch *Nagetiere* verbreitet werden, sind in ihrer Verbreitungsfähigkeit stark von den Lebensbedingungen der Wirtstiere abhängig. Die Größe von Nagerpopulationen kann in Abhängigkeit vom Nahrungsangebot und von den Aufzuchtbedingungen sehr stark schwanken. Je dichter die Tiere mit den Lebensbereichen des Menschen in Berührung kommen, desto größer wird das Risiko einer Erregerübertragung.

Für die Kaninchenmyxomatose und andere Virusinfektionen wurde gezeigt, wie sehr sich die Populationsdichte der Tiere und die Verbreitung des Virus gegenseitig bedingen.

Das Auftreten des *Hantavirus-Lungensyndroms* (HPS) in den USA hat man mit der Populationsdichte des Wirtstieres, der gestreiften Hirschmaus (Perimyscus maniculatus), in Verbindung gebracht. Die Populationsdichte der Mäuse wiederum hängt u. a. von klimatischen Bedingungen ab. So hat man versucht, eine Beziehung zu dem Wetterphänomen *El Niño* herzustellen [79], das über die Steigerung des Nahrungsangebots der Nager zur Zunahme der HPS-Inzidenz beizutragen scheint.

El Niño ist auch für eine Zunahme *lateinamerikanischer Arenaviren*, wie Junin- und Machupo-Virus, verantwortlich gemacht worden. Sie sind ähnlich den Hantaviren an bestimmte Wirtstiere (Calomys spp.) gebunden, deren stärker wachsende Population auch eine Zunahme infizierter Wirtstiere zur Folge hatte. Die Mäuse infestieren Wohnhäuser und verursachen menschliche Infektionen mit Machupo-Virus, die dann von Mensch zu Mensch weiter übertragen werden können.

Ein erhöhtes Infektionsrisiko ergab sich auch durch die Einführung maschineller Erntetechniken, bei der die Mäuse zerstückelt wurden. Menschen infizierten sich an den dabei entstehenden infektiösen Aerosolen.

Ein weiteres Beispiel für ein durch Nagetiere auf den Menschen übertragenes Virus ist das zu den Arenaviren zählende *Lassa-Virus*, das 1969 als Erreger einer hospitalassoziierten Epidemie in Nigeria entdeckt wurde und in Westafrika weit verbreitet ist. Das Erregerreservoir ist die Mastomys natalensis, ein Kommensale in den Eingeborenenhütten, die durch Verunreinigung von Nahrungsmitteln das Virus auf den Menschen überträgt [80]. Daneben gibt es ein zweites Risiko für die Afrikaner, weil sie diese Ratten fangen und essen. Die Zubereitung der infizierten Tiere ist mit einem hohen Infektionsrisiko verbunden. Darüber hinaus wird das Virus innerhalb der Familie von Mensch zu Mensch weitergegeben [80].

39.5.8 »Emerging Infectious Diseases« und »Emerging Zoonoses«

Die 2. Hälfte des 20. Jahrhunderts hat uns einerseits gelehrt, dass die Liste der Infektionskrankheiten, die von Tieren auf den Menschen übertragen werden können, nicht abgeschlossen, sondern offen ist. Zahlreiche Infektionskrankheiten, die bis dahin vollkommen unbekannt waren, sind erstmals beim Menschen festgestellt worden. Andererseits sind in der Medizin seit langem bekannte Krankheiten wie die Lyme-Borreliose, die man geradezu als Musterbeispiel hierfür nennen kann, überhaupt erst als Infektionskrankheiten identifiziert worden.

Die relevanten Krankheitsbilder sind vor nahezu 100 Jahren in Europa erstmals beschrieben worden, und durch Zecken übertragene Borrelien sind als Erreger menschlicher Krankheiten wie der endemischen Form des Rückfallfiebers bereits seit 1905 (Borrelia duttonii) bekannt gewesen. Trotzdem wurde die Ätiologie der Lyme-Borreliose erst 1982 geklärt [81, 82]. Man kann an der Geschichte dieser Erkrankung auch sehr gut studieren, wie eine verstärkte Aufmerksamkeit und die Verfügbarkeit diagnostischer Hilfsmittel allein schon ausreichen, um eine Zunahme der Häufigkeit vorzutäuschen [81].

Um das zunächst immer rätselhaft erscheinende Auftauchen neuer Erreger von Infektionskrankheiten zu erklären, wurde von J. Lederberg der Begriff der »emerging infectious diseases« geprägt [83]. Meistens handelt es sich bei den Erregern dieser Krankheiten um Zoonosen [84]. Und meistens lassen sich gute Gründe dafür finden, warum ein bestimmter Erreger vorher unbekannt geblieben war und warum er gerade zu diesem Zeitpunkt und an diesem Ort erstmalig in Erscheinung getreten ist. Das bisher unbekannte Kyasanur-Forest-Virus in Indien und das Oropouche-Virus in Brasilien haben beispielsweise erst durch Rodungsaktionen und die Gründung neuer menschlicher Siedlungen in ehemaligen Urwaldregionen den Weg zu Nutztieren und zum Menschen gefunden.

Ein sehr viel länger bekanntes Beispiel für die Beeinflussung der Epidemiologie zoonotischer Krankheiten durch den Menschen und durch kulturelle Einflüsse sind die afrikanischen *Trypanosomiasen* [85]. Solange nur Wildtiere betroffen sind, die in ausreichender Entfernung von menschlichen Behausungen leben, bleibt das Risiko für den Menschen gering, weil der Aktionsradius der übertragenden Tsetsefliegen relativ klein ist. Wenn hingegen empfängliche Rinder, Schweine, Schafe oder Ziegen in den endemischen Zonen und in der Nähe menschlicher Behausungen gehalten werden, können sie die Rolle des Amplifikationswirts übernehmen, sodass dann das Infektionsrisiko für den Menschen beträchtlich ansteigt [85].

! Inzwischen sind auch in Europa Fälle von importierter Schlafkrankheit bei Urlaubsrückkehrern nach Ausflügen in die Serengeti oder nach Besuch von Tierparks in Tanzania bekannt geworden.

Eine wichtige Rolle haben Dammbauprojekte in tropischen und subtropischen Klimaten zur Verbreitung von Zoonosen beigetragen. In Ägypten, Mauretanien, im Senegal und auf Madagaskar sind im Anschluss an Dammbauten erstmals ausgedehnte Epidemien von Rift-Tal-Fieber aufgetreten. Da nicht nur die Menschen, sondern auch Schlachttiere betroffen waren, kam es in Ägypten zusätzlich zu Versorgungsproblemen [86].

Bei der Bilharziose ist es durch den Assuan-Damm zu einem Erregerwechsel gekommen. Bevor der Damm gebaut war, gab es in der Region in erster Linie Schistosoma haematobium, das v. a. bei Kindern Harnwegsinfekte hervorrief. Später traten Infektionen mit Schistosoma mansoni hinzu, das v. a. bei Jugendlichen für ein Krankheitsbild mit Beteiligung von Milz, Leber, Herz und ZNS verantwortlich ist [87]. Zur Eindämmung der Bilharziose wurde Kaliumantimontartrat parenteral als Massentherapie verabreicht. Da man dabei mit ungenügend sterilisierten Kanülen gearbeitet hatte, kam es im Anschluss in Ägypten u. a. zu einer enormen Verbreitung von Hepatitis C. Die Durchseuchungsrate der Bevölkerung liegt heute bei 15–20% und ist damit weltweit am höchsten [88].

Die Wiederverwendung gebrauchter Kanülen hat bekanntlich auch bei der Verbreitung von Lassa-, Ebola- und HI-Virus eine beklagenswerte Rolle gespielt. Ob man unter diesen Umständen noch von »emerging infections« reden will, ist eine Frage der intellektuellen Redlichkeit, besser wäre die Bezeichnung »man-made diseases«.

Viele zoonotische Erreger sind in ihrer Erhaltung und Verbreitung auf Frischwasser angewiesen [4]. Dazu zählen die Erreger folgender Erkrankungen: Amöbenruhr, Askariasis, Clonorchiasis, Diphyllobothriose, Drakunkulose, Fasziolopsiasis, Leptospirose, Paragonimiasis, Parathyphus und Schistosomiasis. Auch viele arthropodenabhängig übertragene Erreger, die Infektionen wie Dengue, Filariose, Gelbfieber, Malaria, Onchozerkose, Rift-Tal-Fieber und Trypanosomiasis auslösen, benötigen frisches Wasser zum Überleben.

Häufig liegt neuen Infektionen sog. *grenzüberschreitendes Verhalten* des Menschen zugrunde, das ihn mit Erregern in Verbindung gebracht hat, denen er sonst völlig fern stand.

Ein Beispiel für eine solche Grenzüberschreitung ist die Verwendung von Affen für *biomedizinische Zwecke*. Eine stattliche Reihe von Primatenviren, vom Herpes-B-Virus über das Simian-Virus 40 (SV40), über das »foamy agent« bis zu den Filoviren hat auf diese Weise zum ersten Mal die Bevölkerung auf der nördlichen Hemisphäre erreicht, während Menschen auf der Südhalbkugel, die schon immer engere Kontakte zu Affen hatten, oft schon früher mit diesen Erregern in Kontakt gekommen sind.

Die Erfahrungen mit der biomedizinischen Verwendung von Affen stellen eine ernste Warnung dar, wegen des Mangels an menschlichen Spenderorganen die Methoden der *Xenotransplantation* zu optimieren [89, 90]. Selbst Schweine- und andere Tierviren, die für den immunkompetenten Menschen kein Risiko darstellen, könnten für den immunsupprimierten Organempfänger gefährlich werden.

Der modische Begriff der »emerging infectious diseases« wird inzwischen auf eine sehr große Anzahl ganz unterschiedlicher Infektionskrankheiten angewandt [83, 84, 91]. Der inflationäre Gebrauch verschleiert oft, dass es durchaus nachprüfbare Gründe für das rätselhafte Auftauchen oder Verschwinden von Infektionskrankheiten geben kann. Wie sehr menschliche Eingriffe nicht nur beim Neuerscheinen, sondern auch beim Verschwinden solcher Krankheiten eine ursächliche Rolle spielen, lässt sich am Beispiel des Einsatzes von *DDT (Dichlorodiphenyltrichloroethan)* studieren [92].

Einige durch Arthropoden verbreitete Infektionskrankheiten, die in der Mitte des vorigen Jahrhunderts ihre Bedeutung stark eingebüßt zu haben schienen, bedrohen uns heute wieder zunehmend, weil die DDT-Resistenz von Moskitos sehr weit verbreitet ist und man darüber hinaus darauf verzichtet, DDT und ähnliche Pestizide herzustellen und einzusetzen [92, 93]. In Wirklichkeit ist die Situation wesentlich komplexer, weil einerseits die Urbanisation in den früheren endemischen Zonen erheblich zugenommen hat, sodass sich Infektionen mit urbanen Zyklen wie Dengue-, Chikungunya-Fieber und Gelbfieber sehr viel besser ausbreiten können. Andererseits wurden aber auch durch Rodung die Urwaldreservoire der Arboviren erheblich beschnitten.

Eine Komplikation des an sich gutartig verlaufenden Dengue-Fiebers ist das Dengue-hämorrhagische Fieber (DHF), das hauptsächlich bei Kindern auftritt, und zwar besonders dann, wenn sie gegen einen der Dengue-Virus-Typen immun sind und sich dann mit Dengue Typ 2 infizieren. Offenbar liegt hier ein Immunenhancement vor.

Das DHF ist vor dem 2. Weltkrieg unbekannt gewesen und wurde erstmals 1953 in Manila und 1958 in Bangkok beobachtet. In Mittel- und Südamerika war Dengue in den 1950er und 1960er-Jahren nicht mehr aufgetreten, bis es 1981 in Havanna zu einer großen Epidemie mit mehr als 300.000 Erkrankungen kam. Bei dieser Gelegenheit wurde auch DHF erstmals und seither immer häufiger in Amerika beobachtet. Man vermutet, dass Dengue 1981 durch in Vietnam eingesetzte kubanische Militärberater wieder nach Kuba eingeschleppt wurde.

Während die verschiedenen Dengue-Virus-Typen in Amerika und im pazifischen Raum noch vor dem 2. Weltkrieg eher auf bestimmte Verbreitungsgebiete beschränkt waren, scheinen sich die unterschiedlichen Typen in den vergangenen 50 Jahren mehr und mehr global zu verteilen [94, 95]. Für diesen Vorgang werden die enormen Bewegungen von Menschenmassen, sowohl Truppenbewegungen als auch Flüchtlingsströme, verantwortlich gemacht, die im Zusammenhang mit dem 2. Weltkrieg, dem Korea- und dem Vietnamkrieg stattgefunden haben. Durch Aufhebung einer ursprünglich vorhandenen geographischen Kompartimentalisierung der Dengue-Typen 1–4 wurde wahrscheinlich das Auftreten des DHF und des Dengue-Schocksyndroms begünstigt.

Unter den neu aufgetauchten Infektionserregern gehören das *Nipah-* und das *Hendra-Virus* (Genus Henipavirus der Paramyxoviridae) zu den jüngsten. Beide sind Paramyxoviren, die durch Fledermäuse übertragen werden. Das Hendra-Virus verursacht bei Pferden ein hämorrhagisches Fieber. Menschen stecken sich dann mit der gleichen Erkrankung bei den sterbenden Tieren an. Es gibt keinen Zweifel, dass das Virus an dem Ort in Australien, wo es neuerdings entdeckt wurde, noch nie vorgekommen ist. Eine solch dramatisch verlaufende Infektionskrankheit wäre mit Sicherheit in dem langen Zeitraum von 200 Jahren, in dem in Australien schon Pferde gehalten werden, nicht der Beobachtung entgangen [96].

Anders stellt sich der Sachverhalt für das Nipah-Virus dar, das im Jahre 1999 in Malaysia erstmals nachgewiesen wurde [97, 98]. Dieses Virus wird durch Fledermäuse auf Schweine und andere Tiere übertragen [98]. Adulte Schweine machen eine relativ harmlose Infektion durch, werden aber zur Ansteckungsquelle für Schweinezüchter und Schlachthofarbeiter. Die Menschen erkranken unter dem Bild einer Enzephalitis, die in 40% der Fälle letal endet. Klinisch ist diese Enzephalitis nur sehr schwer von der im gleichen Gebiet auftretenden japanischen Enzephalitis zu unterscheiden. Es ist deshalb nicht ganz ausgeschlossen, dass die Nipah-Virus-Krankheit schon früher vorgekommen ist und bei ausschließlich klinischer Beurteilung als japanische Enzephalitis oder Enterovirusenzephalitis fehldiagnostiziert wurde.

Fledermäuse haben als Reservoir höchst gefährlicher Virusinfektionen (Tollwut-, Hendra- und Nipah-Virus) eine so große Bedeutung, dass es durchaus gerechtfertigt erscheint, den ökologisch definierten Virusgruppen der »*arthropod-borne viruses*« (Arboviren) und der »*rodent-borne viruses*« (Roboviren) noch die Gruppe der »*bat-borne viruses*« an die Seite zu stellen [98, 99].

39.6 Meldesystem und Sicherheit

Viele Zoonosen unterliegen einer Meldepflicht nach dem Infektionsschutzgesetz oder müssen angezeigt werden, weil sie Berufkrankheiten sind. Sind Haustiere, Import- oder Wildtiere betroffen, müssen die Erkrankungen häufig auch nach dem *Tierseuchengesetz* gemeldet werden.

Für zahlreiche exotische Tiere bestehen Einfuhrbeschränkungen im Rahmen der Seuchenprophylaxe und häufiger noch aufgrund des Artenschutzabkommens.

Im Hinblick auf die Laboratoriumssicherheit werden Mikroorganismen in die Risikoklassen BSL 1–BSL 4 (BSL, biosafety level) eingeteilt. Da zoonotische Erreger der höchsten Risikoklassen (BSL 3 und BSL 4) in vielen Fällen gefährliche Laborinfektionen verursacht haben, ist die Arbeit mit ihnen an definierte technische Voraussetzungen gebunden.

In den USA sind Infektionskrankheiten meldepflichtig nach einem System der American Public Health Association, in dem die Kriterien der Meldepflicht in 6 Kategorien mit 3 Untergruppen festgelegt sind [2]. Vergleichbare Meldekriterien liegen jetzt auch dem *Infektionsschutzgesetz der Bundesrepublik Deutschland vom 20. Juli 2000* zugrunde. Vom International Office of Epizootics (OIE) gibt es ein 3-gliedriges Klassifikationsschema für die Einordnung von Tierkrankheiten entsprechend ihrer Bedeutung.

39.7 Methoden zur Kontrolle und Eradikation von Zoonosen

Wegen der Erregervielfalt und der Komplexität der epidemiologischen Zusammenhänge sind die Möglichkeiten zur Kontrolle von Zoonosen von den unterschiedlichen Gegebenheiten abhängig. In vielen Fällen kann die Übertragung zoonotischer Erreger auf den Menschen mit einfachen Maßnahmen der allgemeinen Hygiene verhindert werden. Kennt man die bevorzugten Reservoire und Übertragungswege, dann kann eine vernünftige Prävention von Zoonosen betrieben werden.

39.7.1 Allgemeinen Hygiene

Fäkal-oral übertragene Zoonosen

Fäkal-oral übertragene Zoonosen wären in sehr vielen Fällen schon durch eine verbesserte Abwasserhygiene ausreichend zu bekämpfen. In Entwicklungsländern ist dabei ein ausreichender Standard meist nur schwer zu erreichen. Der fäkal-orale

IV. Spezieller Teil

Übertragungsmodus kann ebenfalls blockiert werden, wenn man Wasser abkocht, Lebensmittel gründlich reinigt und auf die weitverbreitete Kopfdüngung verzichtet.

Über rohe Milch verbreitete Zoonosen

Eine große Zahl von Zoonosen, u. a. Rindertuberkulose, Brucellosen, Salmonellosen, Listeriosen, Infektionen mit enteropathogenen E. coli, Q-Fieber, FSME und Kyasanur-Forest-Krankheit werden durch den Genuss roher Milch verbreitet. Obwohl es für alle diese Infektionen auch andere, teilweise wichtigere Infektionswege gibt, könnten doch viele Erkrankungen durch das einfache Abkochen der Milch verhindert werden

Chagas-Krankheit

Bei der Chagas-Krankheit, der südamerikanischen Trypanosomiasis, sind Hunde in unmittelbarer Nachbarschaft des Menschen die wichtigsten Amplifikationswirte. An ihnen infizieren sich die Raubwanzen (Triatomen), die durch häusliche Hühnerhaltung eingeschleppt werden. Erst neuerdings konnte gezeigt worden, dass das menschliche Infektionsrisiko erheblich vermindert werden kann, wenn die Hunde aus den Schlafzimmern und die Hühner aus den Wohnhäusern verbannt werden. [24–26].

Q-Fieber

Dass für das Q-Fieber beim Menschen coxielleninfizierte Schafe und Rinder eine wichtige Rolle als Ansteckungsquelle spielen, wird allgemein angenommen [100]. Trotzdem ist es in der Praxis immer wieder schwierig, die Maßnahmen gegen die Verbreitung von Coxiella burnetii zwischen Schafhaltern, Veterinär- und Gesundheitsämtern zu koordinieren. Leider wird nämlich das Problem nicht nur von Schafhaltern und Tierärzten, sondern auch von den Gesundheitsbehörden allzu oft bagatellisiert. Vordringlich wäre es wichtig, Schafhaltern und Veterinären den mutmaßlichen finanziellen Schaden zu beziffern, für den Coxielleninfektionen in der Schafhaltung verantwortlich sind.

Darüber hinaus gibt es Hinweise, dass nicht nur Schafe, sondern auch Hunde, Katzen und Vögel, v. a. Tauben, als Ansteckungsquelle bei Q-Fieber-Erkrankungen eine Rolle spielen können [101]. Hier besteht dringend weiterer Klärungsbedarf.

Ornithose

Die Erreger der *Ornithose*, Genus Chlamydophila psittaci, einer wahrscheinlich zu selten diagnostizierten Zoonose, werden nicht nur von Papageien und anderen Vögeln (Chlamydophila psittaci), sondern auch von Katzen (Chlamydophila felis) und von Schafen und Ziegen (Chlamydophila abortus) auf den Menschen übertragen.

Leider gibt es für die Ornithose keine routinefähigen Nachweistechniken, wie man sie aus der Diagnostik nichtzoonotischer Chlamydieninfektionen kennt. Die Serodiagnostik der Chlamydien ist wegen der Kreuzreaktionen mit dem LPS anderer gramnegativer Bakterien sehr unsicher.

Zur Vorbeugung gegen menschliche Ornithoseerkrankungen werden Tetracyclinkuren für gefährdete Haustiere empfohlen, für Importvögel ist im Tierseuchengesetz eine solche Kur sogar vorgeschrieben.

Tollwut

Haustiere, v. a. Hunde und Katzen, die ein wichtiges Glied in der Übertragungskette der Tollwut und die häufigste Ansteckungsquelle für den Menschen darstellen, werden mit inaktivierten Tollwutimpfstoffen vor der Infektion geschützt. Die letzte Stufe in der Strategie gegen die Tollwut ist in Europa die Bekämpfung der Tollwut bei den Füchsen [102]. Während jahrzehntelang die wenig effektive und obendrein anstößige Begasung der Fuchsbauten betrieben wurde, ist man vor einiger Zeit mit großem Erfolg dazu übergegangen, die Füchse mit Hilfe von präparierten Ködern einer Lebendimpfung zu unterziehen.

Die modernen Präventivmaßnahmen gegen die Tollwut sind ein wichtiges und ermutigendes Lehrbeispiel, das zeigt, wie man mit Mitteln, die sowohl ökologisch als auch unter Tierschutzaspekten gleichermaßen akzeptabel sind, Zoonosen zurückdrängen kann.

Nachdem die Begasung der Fuchsbauten durch die mit erheblichem Aufwand verbundenen Impfaktionen abgelöst worden ist, nehmen die Fuchspopulationen erheblich zu und mit ihnen die Verbreitung des Fuchsbandwurms (Echinococcus multilocularis). Darin zeigt sich, dass es auch in der Zoonosenbekämpfung wegen der Netzwerksituation wahrscheinlich keine nebenwirkungsfreien Erfolge geben kann.

Im Jahr 1998 wurden in Deutschland 112 Tollwutfälle bei Tieren registriert, davon 8 Fälle bei Haus- und Nutztieren.

Rindertuberkulose und Brucellose

In ähnlicher Weise wie die Tollwutbekämpfung bei den Füchsen hat die Bekämpfung bakterieller Zoonosen bei Nutztieren erheblich dazu beigetragen, auch das menschliche Zoonoserisiko zu mindern. Dies gilt mit großem Erfolg v. a. für die Brucellose und die Rindertuberkulose.

39.7.2 Bekämpfung der Vektoren

Die meisten Verfahren zur Kontrolle von Zoonosen richten sich gegen Arthropoden als Vektoren der infektiösen Erreger. Die zahlreichen gegen Insekten einsetzbaren *Pestizide* sind entweder natürlich vorkommende oder synthetische Verbindungen. Da alle Mittel zur Schädlingsbekämpfung allenfalls gering spezifisch sind, können sie nicht nur mehrere oder alle Arthropoden schädigen, sondern auch auf höhere Tiere und Pflanzen toxisch wirken. Die meisten Pestizide sind Enzyminhibitoren, die im Laufe ihrer Anwendung oft genug *toxinresistente Arthropodenpopulationen* haben entstehen lassen, während die Empfindlichkeit von Menschen, Tieren und Pflanzen unverändert blieb.

Glanz und Elend der Vektorbekämpfung lässt sich am Beispiel der DDT-Anwendung studieren. DDT ist eine chlorierte Kohlenwasserstoffverbindung, die bei akuter Intoxikation mit der Synapsenwirkung interferiert und zusätzlich noch eine erhebliche chronische Toxizität besitzt. Durch den massiven Einsatz waren in der Mitte des vorigen Jahrhunderts einige durch Insekten übertragene Krankheiten zahlenmäßig sehr stark zurückgegangen. So gab es in Indien fast keine Malaria mehr, und in Afrika wurde um 1960 die Schlafkrankheit trotz Zunahme der Rinderhaltung eine Seltenheit.

Obwohl das Ziel, auch Gelbfieber durch DDT auszurotten, schließlich verfehlt wurde, konnte die Infektion in den Jahren zwischen 1947 und 1972 in 75% der ursprünglichen Verbreitungsgebiete zurückgedrängt werden. In 19 Ländern ist Gelbfieber vollständig eliminiert worden [75]. Auch das Dengue-Fieber, das von der gleichen Mücke, Aedes aegypti, verbreitet wird, ging durch DDT stark zurück [76].

Allerdings führte der breite Einsatz des DDT schon bald zur Selektion DDT-resistenter Anophelesmücken, sodass die Malaria allmählich zurückkehrte und sich nicht nur in Indien, sondern weltweit die alten Verbreitungsgebiete zurückeroberte. Gleichzeitig wurden berechtigte Bedenken gegen den massiven und unkontrollierten Einsatz des ökologisch und toxikologisch bedenklichen DDT laut [92, 103]. Deshalb stellte man die Produktion 1972 zuerst in den entwickelten Ländern, zuletzt auch in Indien und in China ein [93].

Vergleicht man die heute bekannten und geschätzten Zahlen für Häufigkeit und Schweregrad von *Malaria, Schlafkrankheit, Gelbfieber, Dengue* sowie *Dengue-hämorrhagischem Fieber* nur mit der *Akuttoxizität des DDT* für den Menschen, könnte man zu dem Schluss kommen, dass der DDT-Einsatz doch lohnenswert und das kleinere Übel sei. Unberücksichtigt darf aber nicht bleiben, dass die Hauptgefahr des DDT in seiner langen Verweildauer in der Umwelt liegt und es deshalb auch schon ubiquitär bis an die Polkappen nachgewiesen werden kann [85, 92, 103–107].

Mit DDT vergleichbare, ökologisch und toxikologisch ähnlich bedenkliche Substanzen sind Lindan, Aldrin, Dieldrin, Endrin, Heptachlor, Chlodane und Toxophen, die allerdings meist rascher abgebaut werden als DDT. Seit dem weltweiten DDT-Verbot werden vorwiegend *Organophosphorverbindungen* wie Parathion, Malathion, Paraxon, Demeton, Diazinon, Diisopropylfluorophosphat und Tetraethylpyrophosphat zur Arthropodenbekämpfung eingesetzt. Sie wirken als Inhibitoren der Cholinesterase.

Einerseits haben die Organophosphorverbindungen gegenüber den chlorierten Hydrocarbonen den Vorteil, dass sie rascher abgebaut werden und sich nicht im gleichen Maß in der Umwelt anreichern. Andererseits ist deshalb ihre Anwendbarkeit und Wirksamkeit eingeschränkt [108, 109].

Viele Insekten sind gegen die ansonsten äußerst toxischen Verbindungen resistent, weil sie über eine Aliesterase, eine Serinesterase, verfügen [110].

Für die Verstäubung dieser Insektizide verwendet man die sog. *»Ultra-low-volume-spraying«-Technik*, bei der eine so feine Vernebelung erfolgt, dass die Substanz sich längere Zeit in der Luft halten kann und so besser von fliegenden Insekten aufgenommen wird [111–115].

Durch *Repellenzien* und durch *Lockstoffe (Pheromone)* kann eine Verhaltenänderung der Arthropoden im Sinne einer Abschreckung oder einer Anlockung erzielt werden [116]. Die verfügbaren Stoffe verbinden hohe Wirksamkeit mit hoher Spezifität, Resistenzentwicklungen sind nicht beobachtet worden.

Lockstoffe, beispielsweise Pheromone, können eingesetzt werden, um Arthropoden abzulenken oder in Fallen zu locken. Die Anwendbarkeit ist allerdings beschränkt, weil diese Substanzen teuer und nicht sehr lange haltbar sind.

Ähnlich verhält es sich mit *Hormonen* (Ecdyson und Juvenilhormon) und Rezeptorblockern, die das Wachstum und die Metamorphose der Arthropoden deregulieren können [117]. Der hochspezifischen Wirksamkeit und ausbleibender Resistenzentwicklung stehen als Nachteil ein hohe Preis und eine nicht ausreichende Wirkungsdauer gegenüber.

Große Hoffnungen wurden zeitweilig darauf gesetzt, sterile, aber begattungsfähige männliche Arthropoden zu erzeugen und zu verbreiten. Dafür müssten die Arthropoden in großer Zahl gezüchtet und die männlichen Individuen selektiert werden können [118, 119]. Während die Kastration durch Röntgenstrahlen leicht gelingt, ist die Wirksamkeit noch an die Voraussetzung gebunden, dass die Weibchen sich monogam verhalten, sodass eine Befruchtung unterbleibt, wenn das Männchen infertil ist.

Der Vorteil der Methode liegt in ihrer hohen Selektivität. Der Aufwand ist groß und die Erfolgsaussichten sind gut, solange nur eine einzige Spezies als Vektor für einen Krankheitserreger in Frage kommt. Sobald verschiedene Spezies Vektoren sein können, wie es z. B. bei der Malaria der Fall ist, sind die Erfolgsaussichten dieser Methode im Verhältnis zum erforderlichen Aufwand gering. Dennoch ist die Technik der sterilen Männchen in Spezialfällen erfolgreich einsetzbar. Auf längere Sicht führt sie aber oft zur Selektion polygamer Varianten und damit zur Resistenz [120, 121].

Neben der Sterilisation der Männchen gibt es auch die Möglichkeit, *infertile Weibchen* auszusetzen [118]. Wenn chemische Stoffe, wie z. B. Mutagene und Zytostatika, zur Sterilisation verwendet werden, erübrigt sich die Züchtung der Männchen oder der Weibchen, die bei der Strahlensterilisation erforderlich ist.

Da man Zytostatika und Mutagene nicht unkontrolliert verwenden sollte, ist es geschickt, die Wirksubstanzen mit hochwirksamen und spezifischen Lockstoffen zu kombinieren (Pheromonfalle) und auszubringen [115–117].

Modernere Strategien zur Bekämpfung von Arthropoden beruhen häufig auf der Verwendung rekombinanter Mikroorganismen. Hier spielen der *Bacillus thuringicus* mit seinen Toxinen und die Familie der *Baculoviren* v. a. im Pflanzenschutz eine Rolle [122, 123]. Für die Bekämpfung der Anopheles und Aedes sowie anderer wichtiger Vektoren unter den Arthropoden haben allerdings auch auf diesem Gebiet die Hoffnungen mehr versprochen, als die Realität bisher gehalten hat.

39.7.3 Bekämpfung von Nagetieren als Infektionsprophylaxe

Um Zoonosen wirksam einzudämmen, sind neben den Mitteln zur Arthropodenbekämpfung Maßnahmen zur Bekämpfung von Nagetieren wichtig [124–126]. Als Wirkstoffe gibt es auch hier natürliche Verbindungen wie *Strychnin und Thalliumsalze*, beide mit hoher Toxizität, geringer Selektivität, aber ohne bekannte Resistenzmechanismen. Das Gleiche gilt für Verbindungen auf *Blausäurebasis*, die lange Zeit zur Ausräucherung von Fuchsbauten verwendet wurden. Weniger gefährlich sind *Cumarinverbindungen*, die als Vitamin-K-Antagonisten die Thrombinbildung behindern. Es ist seit langem bekannt, dass Ratten es lernen, solche Substanzen zu vermeiden [127, 128].

39.7.4 Individualprophylaxe

Der wichtigste Schritt in der Individualprophylaxe gegen zoonotische Erreger ist die Einhaltung von Grundsätzen der allgemeinen und persönlichen *Hygiene*. Das gilt für die Lebensmittelzubereitung wie für die Haltung von Nutztieren und Tieren als Hausgenossen. Beim Genuss von Wasser, Obst und Gemüse kann darüber hinaus das Risiko einer fäkal-oralen Übertragung von Krankheitserregern bestehen.

Wer ungegarte Lebensmittel tierischer Provenienz, wie z. B. rohes Fleisch, rohen Fisch oder ungekochte Eier, isst oder ungekochte Milch oder nicht abgekochtes Wasser trinkt, läuft Gefahr, auf diesem Weg eine zoonotische Krankheit zu erwerben. Rohmilchkäse und ähnliche Milchprodukte können ebenfalls belastet sein, besonders mit so umweltresistenten Organismen wie den Coxiellen, aber auch mit Listerien und Salmonellen.

Schon die Angewohnheit, sich die Hände zu waschen, nachdem man ein Tier berührt hat, kann viele Infektionen vermeiden.

Zur Individualprophylaxe gehört auch, sich im Sommer nach Aufenthalten im Freien auf Zecken am Körper zu untersuchen, weil eine frühzeitige Entfernung oft die Übertragung von Viren oder Bakterien verhindern kann.

39.7.5 Schutzimpfungen und vorbeugende Medikamente

Gegen die meisten Zoonosen, z, B. gegen Malaria und Dengue-Fieber, gegen Schlafkrankheit und Schistosomiasis, gibt es bis heute keine Schutzimpfung [129].

Impfung gegen FSME und die japanische Enzephalitis

Inaktivierte Impfstoffe gegen FSME und gegen japanische Enzephalitis sind verfügbar, jedoch nicht frei von Nebenwirkungen.

Gelbfieberimpfung

Seit mehr als 60 Jahren impft man gegen Gelbfieber mit einem als sehr zuverlässig beurteilten Lebendimpfstoff, der auf der Basis des 17D-Stammes hergestellt wird. Anwendungsrisiken dieser Impfung sind seit jeher bekannt gewesen.

Kürzlich wurde über eine Serie von schweren Nebenwirkungen berichtet, die in Australien, Brasilien und den USA im Anschluss an die Gelbfieberimpfung aufgetreten waren und in 6 von 7 bekannt gewordenen Fällen unter einem gelbfieberartigen Krankheitsbild zum Tod geführt hatten [130–133]. Die Inkubationszeit betrug ähnlich wie beim Gelbfieber nur wenige Tage. Das Impfvirus wurde in den Organen nachgewiesen.

Bei den Impflingen handelte es sich vorwiegend um Personen im Alter von >60 Jahren. Ein 5-jähriges Mädchen war kurz vor der Gelbfieberimpfung mit der Mumps-Masern-Röteln-Vakzine geimpft worden. Um die Ursachen für die schweren Zwischenfälle zu verstehen, sind die Informationen noch zu unvollständig. Denkbar ist ein Immunenhancement aufgrund einer vorbestehenden Immunisierung gegen ein Virus derselben Gruppe wie es bei den Flaviviren vorkommt. Es gibt aber bisher keinen Beweis, dass die beschriebenen Impfkomplikationen darauf zurückzuführen sind.

Bei Säuglingen und Schwangeren besteht eine Kontraindikation gegen die Gelbfieberimpfung.

HIV-infizierte Personen ohne manifeste Immundefizienz wurden in Einzelfällen ohne Komplikation gegen Gelbfieber geimpft. Eine allgemeine Empfehlung lässt sich daraus aber nicht ableiten. Die Kontraindikationen gegen die Gelbfieberimpfung müssen unbedingt neu überdacht werden.

Bedauerlicherweise gibt es heute noch kein humanes Hyperimmunglobulinpräparat, das zumindest Reisende schützen könnte, die wegen einer Kontraindikation gegen die Lebendvakzine nicht einer aktiven Impfung zugeführt werden können.

FSME-Impfung

Die Prävalenz des FSME-Virus in Zecken wird hierzulande in Endemiegebieten mit ca. 0,1–2%, in Osteuropa und Russland mit Werten bis zu 40% angegeben.

Da die Manifestationsrate bei jüngeren Menschen allenfalls 30% beträgt und da nur 10% dieser Krankheiten zum Vollbild der Meningoenzephalitis führen, liegt das Erkrankungsrisiko nach einem Zeckenbiss in der Größenordnung von 0,03–0,3% aller Stiche.

Da meist nur zu bestimmten Gelegenheiten, wie Urlaub, Sport, Freizeit, eine FSME-Exposition zu befürchten ist, ist es ausreichend, wenn man prophylaktisch Repellenzien verwendet und den Körper nach Exposition nach Zecken absucht.

FSME-Impfungen der Bevölkerung in Endemiegebieten sind erfolgreich eingesetzt worden. Die Abnahme der Erkrankungszahlen in Österreich und in Süddeutschland nach Einführung der Impfung ist ein gutes Beispiel dafür, dass der individuelle Schutz eine wirksame Methode ist, eine Zoonose zurückzudrängen, wenn der Transmissionszyklus nicht an einer anderen Stelle unterbrochen werden kann.

Wenig beachtet wird meist, dass Zecken mehrere Krankheitserreger gleichzeitig übertragen können, dass man sich durch Impfung aber nur gegen die FSME schützen kann [134].

In Deutschland haben 21% der Rekruten Antikörper gegen Borrelia burgdorferi, 15% gegen Erreger der granulozytären Ehrlichiose. In Marburg sind bis zu 50% der weiblichen Zecken mit B. burgdorferi infiziert, in 60% der Fälle wurde B. garinii nachgewiesen.

Die Inzidenz der Lyme-Borreliose wird regional unterschiedlich mit 30–150 Fällen pro 100.000 Einwohnern und Jahr angegeben. Die Durchseuchung liegt für 20-Jährige im Bereich zwischen 10 und 20%. Daraus errechnet sich eine Manifestationsrate, die eher unter 15% als darüber liegt.

Borrelioseimpfung

Gegen Borreliose wird in Europa zurzeit mit guten Aussichten auf Erfolg ein Impfstoff entwickelt, der gegen die mindestens 3 hierzulande vorkommenden pathogenen Subspezies von B. burgdorferi wirken soll. In den USA dagegen konzentriert man sich bei der Impfstoffentwicklung auf Borrelia burgdorferi sensu strictu.

Prophylaxe mit Medikamenten

Protektive Medikamente stehen v. a. für die Malaria zur Verfügung. Im Einzelnen werden sie im Kapitel über Malaria abgehandelt.

Die Aussichten, dass weiterhin neue Medikamente für Therapie und Prophylaxe von Infektionen durch Protozoen entwickelt werden, sind relativ günstig. Je mehr wichtige alternative Stoffwechselwege, z. B. der Isoprenoidsynthese oder der Dolicholsynthese, entdeckt werden, desto aussichtsreicher erscheint die Entwicklung von Inhibitoren mit größerer therapeutischer Breite bei geringeren Nebenwirkungen. Da Protozoen nicht nur in den Mitochondrien, sondern auch in anderen Endosymbionten, den Plasmiden, Genome mit essenziellen Genen besitzen, ist damit zu rechnen, dass hier weitere potenzielle Angriffspunkte für hochselektive Inhibitoren zu finden sind [135–138].

! Zur frühzeitigen Prophylaxe bzw. Therapie gegen Borreliose wird neuerdings empfohlen, nach einem Zeckenstich innerhalb der ersten 72 h eine einmalige Dosis von 200 mg Doxycyclin einzunehmen. Das Risiko, an einer Borrelieninfektion zu erkranken, kann auf diese Weise um 86% reduziert werden [139, 140].

39.7.6 Repellenzien

Der *individuelle Schutz* mit Repellenzien (Zanzarin, Autan, Zedan u. a.) gegen die vektorgebundenen Erreger ist besonders wichtig, wenn andere Möglichkeiten der Individualprophylaxe nicht existieren. In vielen Fällen kann er die immunologische und medikamentöse Prophylaxe ergänzen. In subtropischen und tropischen Ländern werden als Repellenzien oft Räucherkerzen oder -töpfe verwendet, die man abends in der Dämmerung anzündet. Diese nur unzureichend schützende Technik wird Reisenden nur selten empfohlen.

! Guten und für die Zeit der Anwendung sicheren Schutz bietet das mit *Permethrin imprägnierte Moskitonetz* [141].

Fazit für die Praxis

- Zoonosen gehören zu den eher seltener auftretenden Erkrankungen, deren rechtzeitige Diagnose eine berufliche Herausforderung für den klinisch tätigen Infektiologen ist [142, 143]. Ihre Symptome sind oft wenig bekannt und wenig charakteristisch.
- Unter allen in Deutschland auftretenden Zoonosen haben die Fälle von Enteritis infectiosa, verursacht durch Salmonellen, Campylobacter, Yersinia und E. coli, die höchste Inzidenz mit jährlich mehr als 250 Fällen pro 100.000 Einwohnern. Die große Mehrzahl dieser Fälle führt die Patienten nicht zum Arzt. Die Inzidenz der Lyme-Borreliose wurde mit 30–150/100.000 Einwohner angegeben. Die Inzidenz anderer Zoonosen liegt bei 0,2/100.000 und darunter. Mit erheblichen Dunkelziffern ist zu rechnen.
- Bei Verdacht auf eine zoonotische Erkrankung ist v. a. die Anamnese wichtig. Es sollte gezielt nach speziellen Risiken wie Kontakt zu Tieren in Beruf oder Freizeit und nach Auslandsaufenthalten gefragt werden.
- Immunsupprimierte Personen und Schwangere müssen darüber aufgeklärt werden, dass sie in besonderer Weise gefährdet sind, eine Zoonose zu erwerben [42, 47, 61, 62].

▼

- Nur gegen wenige Zoonosen stehen wirksame Impfungen zur Verfügung. Menschen, die aufgrund beruflicher Exposition ein hohes Risiko für Tollwut oder FSME haben, sollten geimpft werden. Gegen Tollwut kann das auch postexpositionell noch geschehen.
- Der Kliniker sollte wissen, welche Zoonosen eher sporadisch vorkommen und welche in epidemischer Form, weil sie z. B. durch Lebensmittel übertragen werden. Beim Auftreten einer zoonotischen Erkrankung kann die Zusammenarbeit mit Veterinärmedizinern nötig sein, weil sie über die Verbreitung einschlägiger Krankheiten in den Tierbeständen informiert sind.
- Von großer Bedeutung für die epidemiologische Aufklärung von Zoonosen ist die Einhaltung der Meldepflicht mit möglichst genauen Angaben zum Risiko.
- Die Verbreitungsgebiete und die Infektionsquellen der einheimischen zoonotischen Erreger sollten bekannt sein.

Literatur zu Kap. 39

1. Krauss H, Weber A, Enders B, Schiefer HG, Slenczka W, Zahner H (1997) Zoonosen. Von Tier zu Mensch übertragbare Infektionskrankheiten, 2. Aufl. Deutscher Ärzteverlag, Köln,. ISBN: 3-7691-03122-2
2. Hugh-Jones ME, Hubbert WT, Hagstad HV (2000) Zoonoses. recognition, control and prevention. Iowa State Univ Press, Ames/Iowa, ISBN: 0-8138-1821-4
3. Beran WB, Steele JH (eds) (1994) Handbook of zoonoses, sect A and B. 2nd edn. CRC-Press, Boca Raton
4. Karanis P (2000) Parasitic zoonotic disease agents in human and animal drinking water. Dtsch Tierärztl Wochenschr107/8: 311–315
5. Threlfall EJ, Ward LR, Frost JA, Willshaw GA (2000) Spread of resistance from food animals to man–the UK experience. Acta Vet Scand Suppl ; 93: 63–68, (discussion 68–74)
6. Wittner M, Turner JW, Jacquette G et al. (1989) Eustrongylidiasis – a parasitic infection acquired by eating sushi. N Engl J Med 320/17: 1124–1126
7. Jemmi T, Danuser J, Griot C (2000) Zoonose-Risiko im Zusammenhang mit Nutzvieh und Tierprodukten. Schweiz Arch Tierheilkd 142/12: 665–671
8. Ritchie KB, Nagelkerken I, James S, Smith GW (2000) A tetrodotoxin-producing marine pathogen. Nature 404 (6776): 354
9. Lee MJ, Jeong DY, Kim WS et al. (2000) A tetrodotoxin-producing vibrio strain, LM-1, from the puffer fish fugu vermicularis radiatus. Appl Environ Microbiol 66/4: 1698–1701
10. Micouin L, Chinain M, Asin P, Legrand AM (1992) Toxicity of French Polynesian strains of gambierdiscus toxicus in cultures. Bull Soc Pathol Exot 85 (5 Pt2): 474–477
11. Olsen CW, Carey S, Hinshaw L, Karasin AI (2000) Virologic and serologic surveillance for human, swine and avian influenza virus infections among pigs in the north-central United States. Arch Virol 145/7: 1399–1419
12. Horimoto T, Kawaoka Y (2001) Pandemic threat posed by avian influenza A viruses. Clin Microbiol Rev 14/1: 129–149
13. To KF, Chan PK, Chan KF et al. (2001) Pathology of fatal human infection associated with avian influenza A H5N1 virus. J Med Virol 63/3: 242–246
14. Fisman DN (2000) Hemophagocytic syndromes and infection. Emerg Infect Dis 6/6: 601–608

15. Chapman PA, Cornell J, Green C (2000) Infection with verocytotoxin-producing Escherichia coli O157 during a visit to an inner city open farm. Epidemiol Infect 125/3: 531–536
16. Singh M, Sanyal SC, Yadav JN (1992) Enterotoxigenic drug resistant plasmids in animal isolates of Escherichia coli and their zoonotic importance. J Trop Med Hyg 95/5: 316–321
17. Sunde M, Sorum H (2001) Self-transmissible multidrug resistance plasmids in Escherichia coli of the normal intestinal flora of healthy swine. Microb Drug Resist Summer 7/2: 191–196
18. Perler L, Heim D, Geiser F, Muller HK, Kihm U (2000) Zehn Jahre BSE in der Schweiz. Die Entwicklung einer außergewöhnlichen Krankheit. Schweiz Arch Tierheilkd 142/12: 657–664
19. Fraser H (2000) Phillips report and the origin of BSE. Vet Rec 147: 724
20. Scott MR, Will R, Ironside J et al. (1999) Compelling transgenetic evidence for transmission of bovine spongiform encephalopathy prions to humans. Proc Natl Acad Sci USA 96/26: 15137–1542
21. Sturzenegger M (1999) Prionenkrankheiten des Menschen [Human prion diseases]. Ther Umsch 56/11: 675–679
22. Will RG, Zeidler M, Stewart GE et al. (2000) Diagnosis of new variant Creutzfeldt-Jakob disease. Ann Neurol 47/5: 575–582
23. Capo VA, Despommier DD, Polvere IR (1998) Trichinella spiralis: Vascular endothelial growth factor is upregulated within the nurse cell during the early phase of its formation. J Parasitol 84/2: 209–214
24. Cohen JE, Gurtler RE (2001) Modeling household transmission of American trypanosomiasis. Science 293 (5530): 694–698
25. Lopez A, Crocco L, Morales G, Catala S (1999) Feeding frequency and nutritional status of peridomestic populations of triatoma infestans from Argentina. Acta Trop 73/3: 275–281
26. Gurtler RE, Cohen JE, Cecere MC et al. (1998) Influence of humans and domestic animals on the household prevalence of trypanosoma cruzi in triatoma infestans populations in northwest Argentina. Am J Trop Med Hyg 58/6: 748–758
27. Domingo E, Menendez-Arias L, Holland JJ (1997) RNA virus fitness. Rev Med Virol 7/2: 87–96
28. Chao LP, Jones JT, Kusel JR(1986) An in vivo model for the study of chemotaxis induced by schistosomula of Schistosoma mansoni. Parasitology 92 (Pt1): 117–132
29. Horii Y, Matsuoka H, Owhashi M (1986) Chemotactic activity of soluble extract of schistosoma japonicum eggs for human and monkey eosinophils. Z Parasitenkd 72/4: 557–559
30. Rogers NJ, Hall BS, Obiero J, Targett GA, Sutherland CJ (2000) A model for sequestration of the transmission stages of Plasmodium falciparum: adhesion of gametocyte-infected erythrocytes to human bone marrow cells. Infect Immun 68/6: 3455–3462
31. Foley L, Tilley M (1996) Home improvements. Malaria and the red blood cell. Parasitology Today 11/11: 436–439
32. Sinden RE (1985) A cell biologist's view of host cell recognition and invasion by malarial parasites. Trans Roy Soc Trop Med Hyg 79: 598–605
33. Sukhdeo MVK (1997) Earth's third environment: the worm's eye view. BioScience 47/3 141–152
34. Sher A (1995) Regulation of cell mediated immunity by parasites: The ups and downs of an important host adaptation. In: Boothroyd JC, Komuniecki R (eds) Molecular approaches to parasitology. Wiley-Liss, New York
35. Despommier DD (1990) Trichinella spiralis: The worm that would be virus. Prasitology Today 6/6 193–196
36. Borst P, McCulloch R, van Leeuwen F, Rudenko G (1995) Antigenic variation of malaria. Cell 82: 1–4
37. Lehmann-Grube F (1982) Lymphocytic choriomeningitis virus. In: Foster HL,Small JD, Fox JG (eds) The mouse in biomedical research. Academic Press, New York, pp 231–266
38. Volchkov VE, Volchkova VA, Slenczka W, Klenk HD, Feldmann H (1998) Release of viral glycoprotein during ebola virus infection. Virology 245: 110–119
39. Barry JD (1997) The biology of antigenic variation in African trypanosomes. In: Hide G, Mottram JC, Coombs GH, Homes P (eds) Trypanosomiasis and leishmaniasis: biological control. CAB International, New York
40. Borst P, Bitter W, Blundell M et al. (1997) The expression sites for variant surface glycoproteins of Trypanosoma brucei. In: Hide G, Mottram JC, Coombs GH, Holmes P (eds) Trypanosomiasis and leishmaniasis: biology and control. CAB International, New York
41. Karanja DMS, Colley DG, Nahlen BL, Ouma JH, Secor WE (1997) Studies of schistosomiasis in Western Kenya. I: Evidence for immune facilitated excretion of schistosome eggs from patients with schistosoma mansoni and human immune deficiency virus coinfection. Am J Trop Med Hyg 56/5: 515–521
42. Lindsay S, Ansell J, Selman C et al. (2000) Effect of pregnancy on exposure to malaria mosquitoes. Lancet 355 (9219): 1972
43. Koella JC, Sorensen FL, Anderson RA (1998) The malaria parasite, plasmodium falciparum, increases the frequnecy of multiple feeding of it's mosquito vector, anopheles gambiae. Proc Roy Soc Lond B 265: 763–768
44. Spindler EM, Zahler M, Loos-Frank B (1986) Behavioural aspects of ants as second intermediate hosts of dicrocoelium dendriticum. Z Parasitenkd 72: 689–692
45. Havlicek J, Gasova ZG, Smith AP, Zvara K, Flegr J (2001) Decrease of psychomotor performance in subjects with latent »asymptomatic« toxoplasmosis. Parasitology 122 (Pt5): 515–520
46. Berdoy M, Webster JP, Macdonald DW (2000) Fatal attraction in rats infected with toxoplasma gondii. Proc R Soc Lond B Biol Sci 267 (1452): 1591–1594
47. Webster JP, Brunton CF, MacDonald DW (1994) Effect of toxoplasma gondii upon neophobic behaviour in wild brown rats, rattus norvegicus. Parasitology 109 (Pt1): 37–43
48. Watts DM, Thompson WH, Yuill TM, DeFoliart GR, Hanson RP (1974) Overwintering of La Crosse virus in Aedes triseriatus. Am J Trop Med Hyg 23/1: 694 700
49. Innis BL, Nisolek A, Nimmannitya S et al. (1989) An enzyme-linked immunosorbent assay to characterize Dengue infections where Dengue and Japanese encephalitis co-circulate. Am J Trop Med Hyg 40: 418–427
50. Agbere AD, Bayilabou K, Gnamey DK, Kessie K, Assimadi K (1991) Infectious profile of the newborn in a pediatric unit in a regional hospital center in Togo. Bull Soc Pathol Exot 84(5 Pt5): 751–60
51. Roux J, Baudon D, Carnevale P, Guiguemde TR, Picq JJ (1983) Mass chemoprophylaxis of malaria, its objectives, its limits, its difficulties. Med Trop 43/4: 347–354
52. McGregor IA (1982) Malaria: nutritional implications. Rev Infect Dis 4/4: 798–804
53. Whalen B(2000) Preventing animal bites in children. WMJ 99/9: 39–42
54. Chokephaibulkit K, Kankirawatana P, Apintanapong S et al (2001) Viral etiologies of encephalitis in Thai children. Pediatr Infect Dis J 20/2: 216–218
55. Mitmoonpitak C, Tepsumethanon V, Raksaket S, Nayuthaya AB, Wilde H (2000) Dog-bite injuries at the Animal Bite Clinic of the Thai Red Cross Society in Bangkok. J Med Assoc Thai 83/12: 1458–1462
56. Lee HW, Lee PW, Johnson KM (1978) Isolation of the etiologic agent of Korean haemorrhagic fever. Infect Dis 137: 298–307
57. Sabin AB (1955) Recent advances in our knowledge of Dengue and sandfly fever. Am J Trop Med Hyg 4: 198–205
58. Hutin YJ, Williams RJ, Malfait P et al. (2001) Outbreak of human monkeypox, Democratic Republic of Congo, 1996 to 1997. Emerg Infect Dis 7/3: 434–438
59. Pattyn SR (2000) Monkeypoxvirus infections. Rev Sci Tech 19/1: 92–97
60. Fine PE, Jezek Z, Grab B, Dixon H (1988) The transmission potential of monkeypox virus in human populations. Int J Epidemiol 17/3: 643–650

61. Ackermann R (1977) Gefährdung des Menschen durch LCM-Virus verseuchte Goldhamster. Dtsch Med Wochenschr 102: 1367–1370
62. Stein A, Raoult D (1998) Q fever during pregnancy: a public health problem in southern France. Clin Infect Dis 27/3: 592–596
63. Raoult D, Tissot-Dupont H, Foucault C et al. (2000) Q fever 1985–1998. Clinical and epidemiologic features of 1,383 infections. Medicine (Baltimore) 79/2: 109–123
64. Leikin JB, Davis A, Klodd DA et al. (2000) Selected topics related to occupational exposures. Dis Mon 46/4: 240–322
65. Khan AS, Maupin GO, Rollin PE et al. (1997)An outbreak of Crimean-Congo hemorrhagic fever in the United Arab Emirates, 1994–1995. Am J Trop Med Hyg 57/5: 519–525
66. Ahmad K (2000) More deaths from Rift Valley fever in Saudi Arabia and Yemen. Lancet 356 (9239): 1422
67. Scott MR, Will R, Ironside J et al. (1999) Compelling transgenetic evidence for transmission of bovine spongiform encephalopathy prions to humans. Proc Natl Acad Sci USA 96/26: 15137–1542
68. Noah DL, Sobel AL, Ostroff SM, Kildew JA (1999) Biological warfare training. Infectious disease outbreak differentiation criteria. Ann N Y Acad Sci 894: 37–43
69. Alibek, K, Handelman S (2000) Biohazard. The chilling true story of the largest covert biological weapons program in the world. Arrow Books/GB, ISBN: 009–9414643
70. Praetorius F, Altrock G, Blees N, Schuh N, Faulde M (1999) Imported anopheles: in the luggage or from the airplane? A case of severe autochthonous malaria tropica near an airport. Dtsch Med Wochenschr 124/34–35: 998–1002
71. Marty P, Delaunay P, Ribiere C et al. (2001) Domestic malaria in Nice (France) probably transmitted via the airport. Presse Med 30/10: 488
72. Besansky NJ (1999) Complexities in the analysis of cryptic taxa within the genus Anopheles. Parassitologia 41/1–3: 97–100
73. Marfin AA, Gubler DJ (2001) West Nile encephalitis: An emerging Disease in the United States. Clin Infect Dis 33(10):1713–9 (Review)
74. Özdemir FA, Rosenow F, Slenczka W, Kleine TO, Oertel WH (1999) Frühsommermeningoenzephalitis – Ausweitung des Endemiegebietes nach Mittelhessen. Nervenarzt 70: 119–122
75. Robertson SE, Hull BP, Tomori O et al. (1996) Yellow fever: a decade of reemergence. JAMA 276/14: 1157–1162
76. Mackenzie JS, Chua KB, Daniels PW et al. (2001) Emerging viral diseases of southeast asia and the western pacific. Emerg Infect Dis 7 (3 Suppl): 497–504
77. Victor TJ, Reuben R (2000) Effects of organic and inorganic fertilisers on mosquito populations in rice fields of southern India. Med Vet Entomol 14/4: 361–368
78. Brault AC, Powers AM, Chavez CL et al. (1999) Genetic and antigenic diversity among eastern equine encephalitis viruses from North, Central, and South America. Am J Trop Med Hyg 61/4: 579–586
79. Hjelle B, Glass GE (2000) Outbreak of hantavirus infection in the Four Corners region of the United States in the wake of the 1997–1998 El Niño-southern oscillation. J Infect Dis 181/5: 1569–1573
80. Ter Meulen J, Lukashevich I, Sidibe K et al. (1996) Hunting of peridomestic rodents and consumption of their meat as possible risk factors for rodent-to-human transmission of Lassa virus in the Republic of Guinea. Am J Trop Med Hyg 55/6: 661–666
81. Steere AC (2001) Lyme disease. N Engl J Med 345/2: 115–125
82. Burgdorfer W, Barbour AG, Hayes SF, Grunwaldt E, Davis JP (1982) Lyme disease – a tickborne spirochaetosis? Science 216: 1317–1319
83. Lederberg J (1988) Medical science, infectious disease, and the unity of mankind. JAMA 260: 684–685
84. Morse SS (ed) (1993) Emerging viruses. Oxford Univ Press, New York, IISBN: 0–19–510484–6
85. Hide G (1999) History of sleeping sickness in East Africa. Clin Microbiol Rev 12/1: 112–125
86. Arthur RR, el-Sharkawy MS, Cope SE et al. (1993) Recurrence of Rift Valley fever in Egypt. Lancet 342 (8880): 1149–1150
87. El-Khoby T, Galal N, Fenwick Aet al. (2000) The epidemiology of schistosomiasis in Egypt: summary findings in nine governorates. Am J Trop Med Hyg 62/2(Suppl): 88–99
88. Frank C, Mohamed MK, Strickland GT et al. (2000) The role of parenteral antischistosomal therapy in the spread of hepatitis C virus in Egypt. Lancet 355 (9207): 887–891
89. Julvez J, Vannier P (2000) Risk and risk management connected with xenograf. Pathol Biol (Paris) 48/4: 399–403
90. Soin B, Vial CM, Friend PJ (2000) Xenotransplantation. Br J Surg 87/2: 138–148
91. Patz JA, Epstein PR, Burke TA, Balbus JM (1996) Global climate change and emerging infectious diseases. JAMA 275/3: 217–223
92. Rachel Carson (1962) Silent spring. Houghton Mifflin, Boston
93. Fan WF, Yu SR, Cosgriff TM (1989) The reemergence of dengue in China. Rev Infect Dis 11 (Suppl 4): 847–853
94. Sittisombut N, Sistayanarain A, Cardosa MJ et al. (1997) Possible occurrence of a genetic bottleneck in dengue serotype 2 viruses between the 1980 and 1987 epidemic seasons in Bangkok, Thailand. Am J Trop Med Hyg 57/1: 100–108
95. Lanciotti RS, Lewis JG, Gubler DJ, Trent DW (1994) Molecular evolution and epidemiology of dengue-3 viruses. J Gen Virol 75 (Pt1): 65–75
96. Wang LF, Yu M, Hansson E, Pritchard LI et al. (2000) The exceptionally large genome of hendra virus: support for creation of a new genus within the family paramyxoviridae. J Virol 74/21: 9972–9979
97. Wong KT (2000) Emerging and re-emerging epidemic encephalitis: a tale of two viruses. Neuropathol Appl Neurobiol 26/4: 313–318
98. Enserink M (2000) Emerging diseases. Malaysian researchers trace Nipah virus outbreak to bats. Science 289 (5479): 518–519
99. Field H, McCall B, Barrett J (1999) Australian bat lyssavirus infection in a captive juvenile black flying fox. Emerg Infect Dis 5/3: 438–440
100. Hutson B, Deaker RA, Newland J (2000) Vaccination of cattle workers at risk of Q fever on the north coast of New South Wales. Aust Fam Physician 29/7: 708–709
101. Stein A, Raoult D (1999) Pigeon pneumonia in provence: a bird-borne Q fever outbreak. Clin Infect Dis 29/3: 617–620
102. Steelman HG, Henke SE, Moore GM (2000) Bait delivery for oral rabies vaccine to gray foxes. J Wildl Dis 36/4: 744–751
103. Longnecker MP, Klebanoff MA, Zhou H, Brock JW (2001) Association between maternal serum concentration of the DDT metabolite DDE and preterm and small-for-gestational-age babies at birth. Lancet 358 (9276): 110–114
104. Russell PF, Epstein SS (1972) DDT toxicity. Science 177 (47): 387–8
105. Buhler DR, Rasmusson ME, Shanks WE (1969) Chronic oral DDT toxicity in juvenile coho and chinook salmon. Toxicol Appl Pharmacol 14/3: 535–555
106. Boyd EM, de Castro ES (1968) Protein-deficient diet and DDT toxicity. Bull World Health Organ 38/1: 141–150
107. Jaga K, Duvvi H (2001) Risk reduction for DDT toxicity and carcinogenesis through dietary modification. J R Soc Health 121/2: 107–113
108. Taylor MA (2001) Recent developments in ectoparasiticides. Vet J 161/3: 253–268
109. Perry B, McDermott J, Randolph T (2001) Can epidemiology and economics make a meaningful contribution to national animal-disease control? Prev Vet Med 48/4: 231–260
110. Jaga K, Brosius D (1999) Pesticide exposure: human cancers on the horizon. Rev Environ Health 14/1: 39–50
111. Perich MJ, Tidwell MA, Dobson SE et al. (1993) Barrier spraying to control the malaria vector Anopheles albimanus: laboratory and field evaluation in the Dominican Republic. Med Vet Entomol 7/4: 363–368

112. Chang MS, Chan KL, Ho BC (1993) Control of Mansonia mosquitos, vectors of brugian filariasis in Sarawak, Malaysia. Southeast Asian J Trop Med Public Health 24 (Suppl 2): 93–104
113. Perich MJ, Bunner BL, Tidwell MA et al. (1992) Penetration of ultra-low volume applied insecticide into dwellings for dengue vector control. J Am Mosq Control Assoc 8/2: 137–142
114. Shono Y, Jean-Francois V, Saint Jean Y, Itoh T (1991) Field evaluation of ultra-low volume applications with a mixture of d-allethrin and d-phenothrin for control of Anopheles albimanus in Haiti. J Am Mosq Control Assoc 7/3: 494–495
115. Reddy GV, Guerrero A (2001) Optimum timing of insecticide applications against diamondback moth Plutella xylostella in cole crops using threshold catches in sex pheromone traps. Pest Manage Sci 57/1: 90–94
116. Bhasin A, Mordue Luntz AJ, Mordue W (2001) Field studies on efficacy of host odour baits for the biting midge culicoides impunctatus in Scotland. Med Vet Entomol 15/2: 147–156
117. Trimble RM, Pree DJ, Carter NJ (2001) Integrated control of oriental fruit moth (lepidoptera: tortricidae) in peach orchards using insecticide and mating disruption. J Econ Entomol 94/2: 476–485
118. Borkovec AB (1975) Control of insects by sexual sterilization. Environ Lett 8/1: 61–69
119. Hallinan E, Rai KS (1973) Radiation sterilization of aedes aegypti in nitrogen and implications for sterile male technique. Nature 244 (5415): 368–369
120. Whitten MJ (1971) Selection for polygamy and the sterile-insect technique. J Econ Entomol 64/5: 1310–1311
121. Margolis B (1970) African trypanosomiasis and its control. 3. The sterile male technique. Cent Afr J Med 16/1: 17–19
122. Cory JS, Bishop DH (1997) Use of baculoviruses as biological insecticides. Mol Biotechnol 7/3: 303–313
123. Bonning BC, Hammock BD (1996) Development of recombinant baculoviruses for insect control. Annu Rev Entomol 41: 191–210
124. Childs JE, McLafferty SL, Sadek R et al. (1998) Epidemiology of rodent bites and prediction of rat infestation in New York City. Am J Epidemiol 148/1: 78–87
125. Quy RJ, Cowan DP, Haynes PJ et al. (1999) The Norway rat as a reservoir host of Cryptosporidium parvum. J Wildl Dis 35/4: 660–670
126. Omogbai EK, Ozolua RI, Idaewor PE, Isah AO (1999) Some studies on the rodenticidal action of indomethacin. Drug Chem Toxicol 22/4: 629–642
127. [No authors listed] (1999) Update: Hantavirus pulmonary syndrome – United States, 1999. Can Commun Dis Rep 25/16: 141
128. Casey NM, Smith J, Keck CW (1999) Mapping rodent complaints. Public Health Rep 114/4: 361
129. Wilson RA, Coulson PS (1998) Why don't we have a schistosomiasis vaccine? Parasitology Today 14/3: 97–99
130. WHO (2001) Adverse events following yellow fever vaccination. Wkly Epidemiol Rec 29/76: 217–218
131. Vasconcelos PFC, Luna EJ, Galler R et al. (2001) Serious adverse events associated with yellow fever 17D vaccine in Brazil: a report on two cases. Lancet 358: 91–97
132. Marin M, Tsai TF, Cropp B et al. (2001) Fever and multisystem organ failure associated with 17D yellow fever vaccination: a report of four cases. Lancet 358: 98–104
133. Chan RC, Penney DJ, Little D et al. (2001) Hepatitis and death following vaccination with 17D-204 yellow fever vaccine. Lancet 358: 121–122
134. De Martino SJ, Carlyon JA, Fikrig E (2001) Coinfection with borrelia burgdorferi and the agent of human granulocytic ehrlichiosis. N Engl J Med 345/2: 150–151
135. Joubert F, Neitz AW, Louw AI (2001) Structure-based inhibitor screening: A family of sulfonated dye inhibitors for malaria parasite triosephosphate isomerase. Proteins. 45/2: 136–143
136. Dorn A, Scovill JP, Ellis WY et al. (2001) Short report: floxacrine analog WR 243251 inhibits hematin polymerization. Am J Trop Med Hyg 65/1: 19–20
137. Brinkworth RI, Prociv P, Loukas A, Brindley PJ (2001) Hemoglobin-degrading, aspartic proteases of blood-feeding parasites: Substrate specificity revealed by homology models. J Biol Chem [pub ahead of print]
138. Richard SB, Bowman ME, Kwiatkowski W et al. (2001) Structure of 4-diphosphocytidyl-2-C-methylerythritol synthetase involved in mevalonate-independent isoprenoid biosynthesis. Nat Struct Biol 8/7: 641–648
139. Klempner MS, Hu LT, Evans J et al. (2001) Two controlled trials of antibiotic treatment in patients with persistent symptoms and a history of Lyme disease. N Engl J Med 345/2: 85–92
140. Nadelman RB, Nowakowski J, Fish D et al. (2001) Prophylaxis with single-dose doxycycline for the prevention of Lyme disease after an ixodes scapularis tick bite. N Engl J Med 345/2: 79–84
141. Philavong K, Phangmanixay S, Phommavong C et al. (2000) Malaria control through impregnated bednets – a pilot project in selected villages in Lao PDR. Southeast Asian J Trop Med Public Health 31 (Suppl 2): 22–31
142. Wichmann D, Slenczka W, Alter P et al. (2001) Hemorrhagic fever with renal syndrome: Diagnostic problems with a known disease. J Clin Microbiol 39/9: 3414–3416
143. Stein A, Berthet B, Raoult D (1999) A »query« pancreatitis in a young shepherdess: an uncommon manifestation of acute Q fever. Clin Infect Dis 29/2: 445–446

Vorbeugung für Reisende in tropische Länder

J. May, C. G. Meyer

Jedes Jahr reisen etwa 50 Mio. Menschen aus Industrieländern in tropische oder subtropische Regionen. Etwa die Hälfte der Reisenden bekommt Befindlichkeitsstörungen oder ernstere Gesundheitsprobleme, die mit der Reise in Zusammenhang stehen. Von 100.000 Reisenden benötigen 1000–5000 medizinische Hilfe, und 10–100 müssen notfallmäßig aus dem Reiseland ausgeflogen werden. Im Durchschnitt stirbt eine Person von 100.000 Reisenden aufgrund der Erkrankung.

Eine der häufigsten Todesursachen bei Reisenden sind Traumata, insbesondere durch Verkehrsunfälle. Zwar sind Infektionskrankheiten nur für einen weitaus geringeren Anteil der Todesfälle bei Reisenden verantwortlich (1–4%), führen aber zu einer erheblichen Morbidität. Durch prophylaktische Maßnahmen und umsichtiges Verhalten können viele der Infektionskrankheiten verhindert werden.

Die 3 Säulen der Vermeidung von Infektionen sind
- die Expositionsprophylaxe,
- die Immunisierung durch Impfungen und
- die prophylaktische Einnahme von Medikamenten.

40.1 Reiseberatung

Die Aufgabe des Arztes bei der Reisevorbereitung umfasst die individuelle Beratung des Reisenden und die Einschätzung der zu erwartenden gesundheitlichen Risiken. Besondere Bedeutung haben dabei die medizinische Verfassung und die Vorgeschichte des Reisenden sowie die Merkmale der Reise wie Zeitpunkt, Dauer, Art (Geschäftsreise oder Rucksacktour, Besuch von Städten oder ländlichen Gebieten), Qualität der Übernachtungsorte (Hotel, Herberge, private Unterkunft, Zelt) und geplante Aktivitäten (Abenteuerurlaub, Kontakt mit Tieren, Süßwasserkontakt etc.).

Bei Reisen in weniger entwickelte Länder sollten einige weitere Grundregeln beachtet werden. Das Leben im tropischen Klima ist für Ungewöhnte immer belastend. Man sollte daher übermäßige Anstrengung vermeiden, häufiger ausruhen, viel trinken, wenig Alkohol zu sich nehmen und angemessene helle Kleidung tragen, die vor Sonne schützt, aber nicht wärmt. Immer sollten Schuhe getragen werden, um Infektionen mit Nematodenlarven oder Sandflöhen zu vermeiden.

Kontakt mit Süßwasser kann in vielen tropischen Regionen zu bestimmten Infektionen führen. Der Verzehr von Süßwasser- und Meerestieren birgt regional unterschiedlich die Gefahr von intestinalen Infektionen oder Intoxikationen (Ciguatera). Kontakt mit Tieren, insbesondere mit Affen und Hunden, sollte möglichst vermieden werden.

Zur Verhinderung von Krankeiten, die über Blut übertragen werden, muss von allen die Haut verletzenden Maßnahmen wie Akupunktur, Piercing, Tätowieren oder Rasuren bei einem Barbier abgeraten werden. Bei erforderlichen invasivmedizinischen oder zahnärztlichen Behandlungen sollte eine frühzeitige Rückkehr in das Heimatland erwogen werden.

Zur medizinischen Grundausrüstung bei Reisen in schlecht versorgten Gegenden gehören ein Fieberthermometer, Verbandsmaterial, Pinzette, sterile Handschuhe, Sonnenschutz (mindestens Faktor 15), Insektenrepellenzien, antiseptische Wundsalbe und Augen- und Nasentropfen.

! In wenig entwickelten Ländern sollte man sich nicht auf die grundsätzliche Verfügbarkeit von Basismedikamenten verlassen.

Außerdem ist die Fälschung und »Streckung« von Medikamenten in einigen Ländern verbreitet. Eine Grundausstattung mit den wichtigsten Substanzen sollte daher enthalten: Analgetikum (z. B. Acetylsalicylsäure, Paracetamol), Spasmolytikum (z. B. N-Butylscopolamin), Antibiotikum (z. B. Ciprofloxacin), Motilitätshemmer (z. B. Loperamid), Hustenmedikament (z. B. Dicodid) und evtl. ein Standby-Medikament gegen Malaria. Bei Langzeitreisen und Reisen unter erschwerten Bedingungen ist auch an Wasserdesinfektionsmittel und Einmalspritzen und -nadeln sowie zusätzliche Antibiotika und antiparasitäre Mittel (Metronidazol, Mebendazol, Praziquantel) zu denken. Unter bestimmten Umständen, z. B. bei Extremreisen, ist einem Reisenden die Mitnahme steriler Bestecke für Wundversorgungen anzuraten.

Ein Allergiepass, ein Notfallpass und der Impfpass (oft erforderlich) können die medizinische Versorgung vor Ort erleichtern und beschleunigen. Bei Reisenden mit Vorerkrankungen sollte eine (mehrsprachige) Beschreibung der möglicherweise zu erwartenden medizinischen Problematik, eine Liste der einzunehmenden Medikamente mit den erforderlichen Dosierungen und evtl. ein neueres Elektrokardiogramm mitgeführt werden.

Die einfachste, wirkungsvollste, nebenwirkungsärmste und kostengünstigste Maßnahme zur Vermeidung von Infektionskrankheiten ist die *Expositionsprophylaxe*; es gilt die einfache Formel: »Keine Infektion – keine Krankheit«. Dennoch wird die Bedeutung der Expositionsprophylaxe von vielen Reisenden, aber auch von einigen Medizinern unterschätzt. Außerdem ist sie schwierig zu kontrollieren und durchzuführen, da Reisende häufig nicht bereit sind, sich ausreichend diszipliniert zu verhalten, und sich über die möglichen, schwerwiegenden Folgen einer Infektion oft nicht im klaren sind. Es ist daher bei der Reiseberatung besonders wichtig, auf die Notwendigkeit der Expositionsprophylaxe hinzuweisen und die möglichen Erkrankungen und Infektionswege ausreichend zu erklären.

40.2 Reisediarrhö

Diarrhö ist die häufigste erworbene Erkrankung bei Reisenden, wobei jeder 5. Erkrankte für einen Teil seiner Reise bettlägrig wird. Meist wird eine Diarrhö als Passage von mehr als 3 ungeformten Stühlen in 24 h definiert. Über 90% der Fälle treten in den ersten 2 Wochen des Aufenthaltes auf, und die meisten Patienten haben 4–5 Stühle pro Tag. Die Krankheitsdauer beträgt meist 3–5 Tage, bei kleinen Kindern länger, wobei 2% der Betroffenen eine persistierende (>14 Tage andauernd) oder eine chronische Diarrhö (>30 Tage andauernd) entwickeln.

Die häufigste Ursache sind bakterielle Infektionen mit enterotoxischen Escherichia coli (ETEC), gefolgt von Campylobacter spp., Shigellen und Salmonellen. Dagegen sind virale (Rotaviren, Hepatitis A und E) und parasitäre Infektionen (Helminthen, Amöben, Lamblien und weitere Darmprotozoen) seltener. Aufgrund der infektiösen Genese der Reisediarrhö kann man sich durch kontrolliertes Verhalten vor einer Erkrankung schützen. Studien haben allerdings gezeigt, dass auch fundierte Information über Risikofaktoren meist nicht zu Verhaltensänderungen und kulinarischem Hedonismus führen.

Eine Chemoprophylaxe der häufigsten Ursache der Reisediarrhö ist möglich, sollte aber nur in begründeten Ausnahmefällen durchgeführt werden.

Reisediarrhöen werden durch kontaminierte Speisen oder verunreinigtes Wasser verursacht. Trinkwasser aus originalverpackten Flaschen ist in der Regel unbedenklich. Auch Wasser zum Zähneputzen sollte nur aus versiegelten Trinkwasserflaschen entnommen werden. Ansonsten sollte Wasser für 5 min abgekocht werden. Mit Keramikfiltern kann man Wasser von Parasiten, Bakterien, Sporen und Schwebeteichen dekontaminieren. Silbersalze beseitigen Bakterien, aber nicht alle Parasiten.

Zum Schutz vor Reisediarrhö sollten alle Speisen vermieden werden, die nicht ausreichend erhitzt sind. Eine Ausnahme sind selbst geschälte Früchte oder Gemüse. Diese Vorsichtsregeln gelten unabhängig von der Qualität einer Unterkunft. Ein nachweisbar erhöhtes Risiko für eine Darminfektion besteht bei dem Verzehr von rohem Fleisch, rohen Austern, Pudding, Sandwiches mit gemischten Füllungen und Salaten. Die normale Händehygiene vor dem Essen sollte in den Tropen besonders beachtet werden.

40.2.1 Notfallmäßige Selbstbehandlung bei Reisediarrhö

Die wichtigste Maßnahme bei Reisediarrhö ist eine ausreichende Wasserzufuhr. Die Reisediarrhö führt bei Erwachsenen allerdings selten zur schweren Dehydratation; bei Kindern kommt es sehr viel häufiger zu erheblichem Wasser- und Elektrolytverlust. Der individuell empfundene Durst ist dabei kein Indikator für den tatsächlichen Wasserbedarf. Wichtig ist, dass neben Wasser auch Glukose (3 Esslöffel pro Liter) für den Kotransport von Aminosäuren, Natrium (1 Teelöffel Kochsalz pro Liter), Kalium sowie Bicarbonat oder Zitrat zugeführt werden. Ein Rehydrierungspäckchen entsprechend den Empfehlungen der Weltgesundheitsorganisation (WHO) enthält für 1 l Wasser 3,5 g NaCl, 2,9 g Zitrat, 1,5 g KCl und 20 g Glukose.

Bei leichteren Durchfallerkrankungen führt Loperamid (4 mg, dann 2 mg nach jedem diarrhoischen Stuhlgang, bis zu 16 mg pro Tag) über antiperistaltische und antisekretorische Wirkungen zu einer Verminderung der Stuhlfrequenz, mindert Krämpfe und verkürzt die Krankheitsdauer. Kindern darf Loperamid nicht verabreicht werden. Loperamid ist bei einer Dysenterie mit blutigem Durchfall und/oder Fieber kontraindiziert. In solchen Fällen muss nach ärztlicher Untersuchung evtl. antibiotisch behandelt werden.

Ist im Notfall bei starkem Verdacht auf eine bakterielle Dysenterie eine schnelle Behandlung ohne Erregernachweis notwendig, ist Ciprofloxacin das Mittel der Wahl (1-mal 500 mg oder, wenn eine Campylobacterinfektion angenommen wird, 1-mal 500 mg für 5 Tage). Meist sind auch Fluoroquinolone (z. B. Norfloxacin 2-mal 400 mg tgl. für 5 Tage) oder Makrolide wie Azitromyzin (500 mg 1-mal an Tag 1, dann 250 mg pro Tag für 4 weitere Tage) wirksam. Sollte sich nach diesen Maßnahmen die Diarrhö nicht gebessert haben, muss zur weiteren Diagnostik ein Arzt aufgesucht werden.

40.3 Insektenschutz

Von Mücken übertragene Infektionen sind in tropischen Ländern häufig. Etwa 2% der weltweiten Todesfälle werden durch Erreger verursacht, die durch Moskitos übertragen werden. Alles, was Mückenstiche verhindert, vermindert auch das Infektionsrisiko. Die Maßnahmen zur Vermeidung von Insektenstichen müssen v. a. in den Abendstunden durchgeführt werden. Kaum lässt sich, wie oft empfohlen, ein Aufenthalt im Freien in dieser Zeit verhindern, da die Dämmerung in tropischen Regionen früh eintritt. Das Risiko von Stichen der meisten Moskitos ist in ländlichen Gebieten größer als in urbanen Gegenden. Allerdings kommt es auch in großen Städten Afrikas und z. T. auch Indiens nicht selten zur Übertragung von mückenübertragenen Erregern.

Einen guten Schutz bietet das Tragen von heller, hautbedeckender Kleidung, insbesondere nach Imprägnierung mit Permethrin enthaltenden Produkten (Ansprühen mit 4%iger Permethrin-Lösung). Unbedeckte Körperstellen sollten mit moskitoabweisende Substanzen (Repellenzien mit 10–30% DEET oder Bayrepel) eingerieben werden. Repellenzien haben, abhängig von der Mückenart, eine Wirkdauer von 2–8 h; die Wirkung richtet sich jedoch kaum gegen Zecken. Schwangere und Stillende sollten keine Repellenzien anwenden.

Innerhalb von geschlossenen Räumen bieten intakte Fliegengitter und Klimaanlagen einen sehr guten Schutz gegen Moskitos. Wer diesen Komfort auf seiner Reise nicht erwartet, sollte ein mit Permethrin imprägniertes Moskitonetz (Netz vollständig in 200–500 mg/m² Pertmethrin eintauchen und trocknen lassen) mitnehmen. Eine frische Imprägnierung reicht für etwa 6 Monate bis zu 1 Jahr. Bei der Benutzung der Netze ist zu beachten, dass ein ausreichender Abstand zum Körper besteht und die Unterkante unter die Matratze gesteckt wird. Kastenförmige konfigurierte Netze sind effektiver als zeltförmige Netze. Besonders bei Säuglingen und Kleinkindern kann die Anwendung von Moskitonetzen die Infektionsrate effektiv vermindern.

Eine Reihe weiterer Methoden zur Beseitigung von Insekten wird kommerziell angeboten: In Aerosolen, Verdampfern,

Räucherspiralen und anderen Mitteln ist meist Permethrin die wirksame Substanz. Elektrische Geräte mit Ultraschallsendern bieten keinen nachweisbaren Schutz. Als Ultima Ratio kann man sich einer Klatsche bedienen, um Insekten zu beseitigen.

40.4 Immunisierung

! Empfehlungen zu Impfungen sind wichtiger Bestandteil der reisemedizinischen Beratung und gleichzeitig Gelegenheit zu einer generellen Überprüfung des individuellen Impfstatus.

Bei allen Personen sollte ein adäquater Immunisationsstatus gegen Masern, Mumps, Röteln, Tetanus, Diphtherie, Keuchhusten und eine Infektion mit Haemophilus influenzae Typ B vorhanden sein. Eine Poliomyelitisimpfung sollte bei Reisen nach Asien und Afrika unbedingt empfohlen werden und ist in Australien und Amerika i. allg. nicht erforderlich (Ausnahme zzt. Dominikanische Republik). In Deutschland empfiehlt die Ständige Impfkomission am Robert-Koch-Institut (STIKO) die Impfung mit inaktiviertem Injektionsimpfstoff (IPV). Eine Auffrischimpfung nach 10 oder mehr Jahren wird bei Erwachsenen nur noch bei Reisen in Endemiegebiete angeraten. Splenektomierte Patienten müssen gegen eine Pneumokokken- und H.-influenzae-Infektion geimpft sein.

Weitere Impfungen, die entsprechend den individuellen Reisebedingungen empfohlen werden, sind in Tabelle 40-1 und 40-2 aufgelistet.

Hepatitis A ist die häufigste Reiseerkrankung, die durch eine Vakzinierung zu verhindern ist. Nach einer Dosis besteht ein Schutz von 95% für 6–12 Monate, 2 Dosen sichern eine Langzeitimmunität. Bei Reisenden über 45 Jahren und bei anamnestisch ungeklärten Ikterus kann zur Vermeidung einer nicht notwendigen Impfung die Bestimmung von Hepatitis-A-Antikörpern sinnvoll sein. Die Impfung gegen Hepatitis B ist nur bei Langzeitaufenthalten (>3 Monate) oder bei Personen mit dem Risiko eines Blutkontaktes (z. B. medizinisches Personal, Beschäftigte von Hilfsorganisationen) sinnvoll. 4 Wochen nach der letzten Impfung sollte bei Risikopatienten für Hepatitis B eine Titerkontrolle der Anti-HBs-Antikörper durch geführt werden, da es bei 5% der Geimpften nicht zu einer Serokonversion kommt (Non-Responder).

Bei Reisenden wird eine Anti-HBs-Antikörpertiterkontrolle zur Überprüfung des Impferfolgs vor der Reise in der Regel aber nicht durchgeführt. Eine Kombinationsimpfung gegen Hepatitis A und Hepatitis B ist erhältlich.

Zwischen der Verabreichung von unterschiedlichen Totimpfstoffen muss kein Mindestabstand eingehalten werden. Lebendimpfstoffe sollten gleichzeitig oder in einem Abstand von mindestens 4 Wochen gegeben werden. Die Verabreichung von Lebendimpfstoffen wird nicht empfohlen bei Schwangeren und Immundefizienten. Eine Schwangerschaft sollte in den ersten 3 Monaten nach Gelbfieberimpfung verhindert werden. Die meisten Impfungen sind, abgesehen von vorübergehenden lokalen Reaktionen, gut verträglich und nebenwirkungsarm. Schwere Hypersensitivitätsreaktionen 2 Wochen nach einer Impfung gegen die Japanische Enzephalitis werden in bis zu 0,6% der Fälle beobachtet.

In einigen Ländern ist der Nachweis bestimmter Impfungen für die Einreise erforderlich. Diese Vorschriften sind Änderungen unterworfen und können bei der WHO aktuell abgerufen werden (Tabelle 40-2). In einigen Ländern ist eine Gelbfiebervakzinierung mindestens 10 Tage vor Einreise durch ein WHO-lizensiertes Gelbfieberimpfzentrum erforderlich. Eine Meningokokkenimpfung ist in Saudi-Arabien bei Mekka-Pilgern Pflicht, und in einigen Ländern wird bei der Einreise inoffiziell der Nachweis einer Choleraimpfung gefordert. Als Reiseimpfung wird die Choleravakzine wegen der relativ niedrigen Schutzwirkung und dem kurzen Impfschutz (wenige Monate) nicht generell empfohlen.

Die Typhusimpfung wird bei Reisen unter einfachen Bedingungen in endemische Gebiete empfohlen. Bei dem für die Verabreichung bei Kindern zugelassenen FSME-Impfstoff wurde eine Häufung von unerwünschten Wirkungen wie Fieber, Kopfschmerzen, Gliederschmerzen sowie Übelkeit und Erbrechen beobachtet. Kinder über 3 Jahre bis zum vollendeten 15. Lebensjahr dürfen bei der ersten Immunisierung nur noch die halbe Dosis des Impfstoffs erhalten.

Sollten frühere notwendige Impfungen im Impfausweis nicht dokumentiert sein, ist davon auszugehen, dass die Impfung nicht durchgeführt wurde. Eine zusätzliche Vakzinierung bei bestehender Immunität ist grundsätzlich unbedenklich.

40.5 Malaria

Jährlich werden in Deutschland etwa 900 Fälle von Malaria gemeldet. Der überwiegende Teil dieser Erkrankungen wird durch Reisende aus Zentralafrika (Erkrankungsrisiko etwa 2% pro Monat) und Ozeanien (Risiko >20% pro Monat in Papua-Neuguinea) importiert. Das Risiko ist geringer in Südasien (0,1–0,01% pro Monat) sowie Südostasien und Amerika (<0,01% pro Monat).

Meist wird die Infektion durch Plasmodium falciparum, den Erreger der Malaria tropica, verursacht. Diese Form der Malaria ist für Reisende aus Ländern, in denen die Erkrankung nicht endemisch ist, immer lebensbedrohlich. Im Vordergrund muss daher die Vorbeugung der Infektion oder die Verhinderung der Erregervermehrung im Körper stehen. Um das Erkrankungsrisiko ausreichend zu vermindern, ist – abhängig von Reiseziel und Reiseform – eine Kombination aus Expositions- und Chemoprophylaxe notwendig.

Malaria wird praktisch nur durch den Stich der Anophelesmücke übertragen. Die konsequente Expositionsprophylaxe vermindert daher auch die Wahrscheinlichkeit der Übertragung von Plasmodien und das Infektionsrisiko erheblich. Anophelesmücken sind dämmerungs- und nachtaktiv. Allerdings muss in der Reiseberatung betont werden, dass auch das konsequente Durchführung der Prophylaxe keinen absolut sicheren Schutz vor einer Malaria bietet und dass im Krankheitsfall sofort ein tropenmedizinisch erfahrener Arzt aufgesucht werden muss.

Neben den Reisezielen müssen bei der Beratung und bei den Empfehlungen zur prophylaktischen Medikation v. a. Zeitpunkt, Dauer, Durchführungmodus der Reise sowie Alter, Gesundheitsstatus und Compliance des Reisenden berücksichtigt werden.

An der Entwicklung einer Impfung gegen Malaria wird intensiv geforscht. Eine wirksame Vakzine ist allerdings zzt. weder verfügbar noch in Aussicht.

Tabelle 40-1. Impfungen gegen Reisekrankheiten

Krankheit	Vakzine	Impfschema	Mindestalter	Wirkungseintritt[a]	Booster	Schutz nach letzter Dosis	Kontraindikationen[b]
Gelbfieber	Parenteral, attenuierte Lebendvakzine (17D-Stamm)	1 Dosis s.c., Oberarm	≥6–12 Monate	7–10 Tage	10 Jahre	>99%	Gravidität
Hepatitis A	Parenteral, Totimpfstoff	2 Dosen i.m. (M. deltoideus) Monate 0, 6–12; spezielle Impfdosen für Kinder	≥1–2 Jahre	14 Tage (wahrscheinlich nach 1. Dosis)	≥10 Jahre	>99%	
Hepatitis B	Parenteral, rekombinantes Oberflächenantigen (HBsAg)	3 Dosen i.m. (M. deltoideus), Monat 0, 1, 6		Nach 2–4 Wochen	Nach Titerkontrolle[c]	>95%, nach 2. Dosis 70–80%	Gravidität (strenge Indikation)
Hepatitis A/ Hepatitis B	Parenteral, Totimpfstoff	3 Dosen i.m. (M. deltoideus), Monat 0, 1, 6–12; mindestens 2 vor Ausreise	1 Jahr	Nach 2. Dosis	10 Jahre		
Typhus	Parenteral, Vi-kapsuläres Polysaccharid von S. typhi	1 Dosis s.c. oder i.m. (M. deltoideus)	≥2 Jahre	14 Tage	3 Jahre	ca. 50–70%	Gravidität (strenge Indikation)
	Oral, attenuierte Lebendvakzine Salmonella-typhi-Stamm Typ 21a	3 Dosen (Tag 0, 2, 4) p.o. – 1 h vor Frühstück (im Kühlschrank aufbewahren)	≥2 Jahre	10 Tage	1 Jahr (bei dauernder Exposition 3–7 Jahre)	ca. 50–70%	Gravidität, Diarrhö, Darmkrankheiten, Antibiose während Einnahme
Cholera	Oral, attenuierter Vibrio-cholerae-Stamm CVD 103-HgR	1 Dosis	≥2 Jahre	8 Tage	≥6 Monate	62–100%[d]	Schwangerschaft (in Deutschland nicht zugelassen)
	Parenteral, Phenol-inaktivierter Totimpfstoff	2 Dosen s.c. im Abstand ≥1–4 Wochen	≥6 Monate		≥6 Monate	50%[d]	Schwangerschaft (in Deutschland zugelassen, aber nicht mehr empfohlen)
	Oral, inaktivierte Ganzzellvakzine, rekombiniertes B-Subunit (WC-rBS)	>6 Jahre: 2 Dosen im Abstand von 7–42 Tagen; 2–6 Jahre: 3 Dosen im Abstand von 7–42 Tagen; 1 h vor und 1 h nach Impfung keine Mahlzeit	≥2 Jahre	1 Woche nach 2. Dosis	>6 Jahre: 2 Jahre; 2–6 Jahre: 6 Monate	Für 6 Monate 85–90%; nach 3 Jahren 50%	In Deutschland nicht zugelassen
Tollwut	Parenteral, aus Zellkultur [»human diploid-cell vaccine« (HDCV), »rabies vaccine absorbed« (RVA), »purified chick-embryo cell culture vaccine« (PCEC)]	Prophylaktisch: 4 Dosen i.m. (M. deltoideus) Tag 0, 7, 21 (Boosten Tag 365) (alternativ 0, 30, 60, 365)		7–14 Tage nach 3. Dosis	≥2–5 Jahre[e]	>99%	Gravidität und Stillzeit (strenge Indikation), Rekonvaleszenz

Tabelle 40-1 (Fortsetzung)

Krankheit	Vakzine	Impfschema	Mindestalter	Wirkungseintritt[a]	Booster	Schutz nach letzter Dosis	Kontraindikationen[b]
Meningokokken-enzephalitis	Parenteral, quadrivalentes (A/C/Y/W135) Polysaccharid	1 Dosis s.c. Oberarm; bei Kindern ≥2 Jahre 2 Dosen in den Monaten 0, 3[f]	≥6 Monate	14 Tage	≥3–5 Jahre[f]	Abhängig von Serogruppe[g]	Gravidität (strenge Indikation)
Japanische Enzephalitis	Totimpfstoff, Ganzzellvirus, Nakayama-Stamm	>3 Jahre: 3 Dosen tief s.c. Oberarm Tag 0, 7, 30; ≥5 Jahre: 3 Dosen mit halber Doierung (0,5 ml)	≥1 Jahr	10 Tage nach 2. Injektion[h]	≥1–4 Jahre[i]	99%; 78% nach 2 Dosen	In Deutschland nicht zugelassen; Gravidität und Stillzeit (strenge Indikation), Atopie, chronische Nieren-, Herz- oder Leberkrankheiten, Malignome, Diabetes
FSME	Inaktiviertes FSME-Virus Stamm K 23 (vermehrt in gereinigten Hühnerfibroblastenzellkulturen)	3 Dosen i.m. (M. deltoideus) Monat 0, 1–3, 9–12 möglichst außerhalb Übertragungssaison; 3–15 Jahre: halbe Dosis bei Erstimmunisierung	≥12 Jahre	≥14 Tage nach 2. Dosis	3 Jahre	>99%; 95% nach 2 Dosen; 70% nach 1 Dosis	Gravidität und Stillzeit (strenge Indikation); Hirngeschädigte

[a] Nach Erstimpfung, Wirkungseintritt nach Booster meist sofort.

[b] Allergien auf Impfstoffbestandteile oder allergische Reaktionen bei vorangegangener Applikation; akute Infektionen und Immunsuppression sind immer Kontraindikationen. Bei schweren Gerinnungsstörungen darf eine i.m.-Applikation nicht durch geführt werden.

[c] Wirkungsdauser bei Anti-HBsAg-Titer >100 IE/l wahrscheinlich lebeslang; Titerkontrolle mindestens 4 Wochen nach letzter Dosis; Anti-HBsAg <10 IE/l: erneut 1 Dosis und Kontrolle; Anti-HBsAg <10–100 IE/l: regelmäßige Kontrolle alle 3–6 Monate; Anti-HBsAg >100 IE/l:1 Auffrischdosis nach 10 Jahren.

[d] Nicht wirksam gegen V. cholerae O139 Typ Bengal.

[e] Abhängig von Risikokategorie oder Antikörperstatus, ab Antikörpertiter <0,5 IE/ml.

[f] Bei Kindern unter 2–4 Jahre ist die Immunantwort vermindert (besonders Serogruppe C), daher 2. Dosis nach 3 Monaten für Kinder <2 Jahre.

[g] Gruppe A: 85–90%; Gruppe C: 75–90%; Gruppe B: unwirksam; Gruppen Y und W135: nicht gesichert; bei Kindern <2 Jahre Immunantwort vermindert.

[h] Bei ≥60 Jahren: erst nach 3. Dosis; Schutzwirkung mit dem Alter abnehmend.

[i] Nach 2. Dosis rasches Absinken des protektiven Titers; ungenügende Daten zur Wirkdauer.

Tabelle 40-2. Impfungen gegen Reisekrankheiten

Krankheit	Besondere Indikation	Hochrisikogebiete	Infektionsrisiko pro 100.000
Gelbfieber	Bei Impfobligatorium	Afrika südlich der Sahara, Südamerika	Sehr gering
Hepatitis A	Reisen in Risikogebiete	Afrika, Asien, Mittel- und Südamerika, Osteuropa, einige Mittelmeerländer	300
Hepatitis B	Medizinisches Personal, Personen und Personal in psychatrischen Einrichtungen, Dialysepatienten, substitutionspflichtige Hämophile und andere Patienten mit voraussehbaren Fremdblutkontakten, Polizei- und Gefängnispersonal, Multitransfusionspatienten, chronisch Leberkranke, Drogenanhängige, Prostituierte, männliche Homosexuelle, Heimbewohner, Langzeitaufenthalte in Risikogebieten (>3 Monate), Kinder HBsAg-positiver Mütter, Kontaktpersonen von HBsAg-Trägern	Ost- und Südostasien, Afrika südlich der Sahara	
Typhus	Langzeitreisende (≥3–4 Wochen), Rucksacktouristen, Immundefiziente, Patienten mit schweren Grunderkrankungen, bei Einnahme von Antazida, Cholelithiasis	Indischer Subkontinent, Nordafrika	3–30
Cholera	Bei Impfobligatorium, Langzeitreisen in aktuelle Epidemiegebiete, Katastropheneinsätze		0,2
Tollwut	Langzeitreisende (≥4 Wochen), voraussehbare Tierkontakte (Jäger, Tierärzte, Tierpfleger u. a.), Personal in Laboratorien mit Tollwutrisiko, Reiseländer ohne verfügbare postexpositionelle Prophylaxe oder Immunglobulin	Indien und viele weitere tropische Regionen	Risiko eines Tierbisses bei Reisenden: 0,2% pro Monat
Meningokokkenenzephalitis	Aktuelle Epidemiegebiete, Pflicht bei Mekka-Pilgern in Saudiarabien mindestens 10 Tage und höchstens 3 Jahre vor Reise; Personal medizinisch-sozialer Berufe bei Einsatz in Gebieten mit Meningitisrisiko	»Meningitisgürtel« zwischen Senegal und Ostafrika (besonders zwischen Dezember und Juni); Indien, Nepal, Pakistan, Saudi-Arabien (November bis Mai)	
Japanische Enzephalitis	Langzeitreisende (>4 Wochen)	Ländliche Gebiete in China, Vietnam, Laos, Thailand, Kambodscha, Myanmar (Burma), Bangladesh, Indien, Nepal, Philippinen (besonders Mai bis Oktober)	
FSME	Insgesamt strenge Indikationsstellung, Langzeitaufenthalt in Endemiegebiet, Risikopersonen mit häufigem Aufenthalt in Naturherden (Forstarbeiter u. a.)	In Deutschland: in Baden-Württemberg der Ortenaukreis, die Landkreise Breisgau-Hochschwarzwald, Calw, Emmendingen, Rottweil, der Stadtkreis Freiburg im Breisgau und der Landkreis Konstanz sowie in Bayern der Landkreis Passau; einige Regionen Österreichs, Schweden, Sibirien, Estland, Lettland	

40.5.1 Chemoprohylaxe

Zusätzlich zur Expositionsprophylaxe wird bei Reisen in Regionen, in denen Malaria verbreitet ist, eine Vorbeugung mit Medikamenten empfohlen (Tabelle 40-3). Der beratende Arzt muss individuell das Risiko potenzieller Nebenwirkungen einer Chemoprophylaxe gegen den Nutzen abwägen. Dabei spielen Ziel, Zeitpunkt und Dauer der Reise eine besonders wichtige Rolle. Reisestil und persönliche Bedingungen des Reisenden wie Grunderkrankungen und Medikamentenunverträglichkeiten müssen in die Beratung einbezogen werden.

Die Patienten sollten darüber informiert werden, dass eine Chemoprophylaxe, auch wenn sie korrekt durchgeführt wird, nicht sicher vor einer Malaria schützen kann. Meist muss eine medikamentöse Prophylaxe 1 Woche vor dem Aufenthalt im Übertragungsgebiet begonnen und bis 4 Wochen nach der Rückkehr weitergeführt werden (Ausnahme: Malarone). Für Mefloquin wird inzwischen ein Beginn der Prophylaxe 2–3 Wochen vor der Reise empfohlen; so kann auf eventuelle Unver-

▣ Tabelle 40-3. Medikamente zur Malariaprophylaxe

Substanz	Dosierung		Bemerkungen
	Erwachsene	Kinder	
Chloroquin	300 mg Base (ca. 480 mg Salz) 1-mal pro Woche, beginnend 1 Woche vor Reise, endend 4 Wochen nach Reise	5 mg/kgKG (ca. 8 mg Salz/kgKG) 1-mal pro Woche, bis zur Erwachsenendosis	Prophylaxe in Zone A (Chloroquinsensitivität oder kein P. falciparum); nach DTG-Empfehlungen nur zusammen mit Proguanil
Proguanil	200 mg 1-mal pro Tag, beginnend 1 Woche vor Reise, endend 4 Wochen nach Reise	Alter <1 Jahr: 25 mg; 1–4 Jahre: 50 mg; 5–8 Jahre: 100 mg; 9–14 Jahre: 150 mg/kgKG; >14 Jahre: 200 mg (jeweils 1-mal pro Tag)	Prophylaxe in Zone B und in Ausnahmefällen in Zone C zusammen mit Chloroquin
Mefloquin	250 mg Base (ca. 274 mg Salz) 1-mal pro Woche, beginnend 1–3 Wochen vor Reise, endend 4 Wochen nach Reise	KG <15 kg: 5 mg Salz/kgKG; 15–19 kgKG: 1/4 Tbl.; 20–30 kgKG: 1/2 Tbl.; 31–45 kgKG: 3/4 Tbl.; >45 kgKG: 1 Tbl. (jeweils 1-mal pro Woche)	Prophylaxe in Zone B und C; kontraindiziert bei Personen mit psychatrischen Erkrankungen, Anfallsleiden, Reizleitungs störungen des Herzens, Schwangerschaft
Doxycyclin	100 mg 1-mal pro Tag, beginnend 1 Tag vor Reise, endend 4 Wochen nach Reise	2 mg/kgKG 1-mal pro Tag, bis Erwachsenendosis; nicht bei Kindern unter 8 Jahre	Alternative zu Mefloquin oder Atovaquon/Proguanil in Zone B und C; kontraindiziert bei Schwangeren und Kindern <8 Jahre (in Deutschland nicht für Malariaprophylaxe zugelassen)
Atovaquon/ Proguanil	250 mg/100 mg 1-mal pro Tag, beginnend 1–2 Tage vor Reise, endend 1 Woche nach Reise	Bei Körpergewicht >40 kg wie Erwachsene	Alternative zu Mefloquin in Zone B und C; kontraindiziert bei Schwangeren und Kindern <8 Jahre (in Europa Zulassung für Aufenthalt im Malariagebiet von maximal 28 Tagen)

träglichkeiten noch vor der Reise reagiert werden. Wenn Medikamente im Ausland gekauft werden müssen, sollte darauf geachtet werden, dass nur in Deutschland zugelassene Präparate besorgt werden sollten.

Nach Abwägung kann bei Reisen in Malariaendemiegebiete auf eine Chemoprophylaxe verzichtet werden, wenn das Übertragungsrisiko sehr gering ist (Südamerika, Südostasien), wenn der Aufenthalt sehr kurz ist (Besatzungsmitglieder von Flugzeugen) oder der Aufenthalt außerhalb der Übertragungszeit stattfindet. Bei Langzeitaufenthalten kann eine Chemoprophylaxe über einige Monate durchgeführt werden und dann in ärztlicher Konsultation die Fortführung beurteilt werden.

Gegen alle zur Prophylaxe geeigneten Medikamente sind Erregerresistenzen beschrieben worden (▣ Tabelle 40-3). Am weitesten ist die Chloroquinresistenz von P. falciparum verbreitet. Resistenzen gegen Sulfonamid/Pyrimethamin – häufig als Multiresistenz – werden zunehmend berichtet. Gegen Mefloquin, Halofantrin, Malarone, Chinin und Artemisin sind Resistenzen noch selten. Entsprechend der Resistenzsituation werden die Malariagebiete von der WHO nach einem groben Schema in Zonen eingeteilt (Karten bei WHO, ▣ Tabelle 40-5):

Zone A (ohne Chloroquinresistenz oder ohne P. falciparum),
Zone B (mit Chloroquinesistenz) und
Zone C (hohes Malariarisiko und hochgradige Chloroquinresistenz oder Multiresistenz).

Das Malariarisiko kann in eng umgrenzten Regionen innerhalb dieser Zonen sehr unterschiedlich sein, da geographische Höhe, Jahreszeit, Epidemien, lokale Malariakontrollprogramme und andere Faktoren entscheidenden Einfluss auf die Endemizität haben. Zur aktuellen Information über die weltweite Malariasituation stehen einige Medien zur Verfügung. Wichtig ist dabei v. a., dass die Informationsquellen häufig aktualisiert und verfügbare Daten schnell veröffentlicht werden (▣ Tabelle 40-5).

In der *Zone A* ist die Einnahme von Chloroquin ausreichend (▣ Tabelle 40-3). Chloroquinresistenzen existieren zzt. in allen Malariaregionen mit Ausnahme von Mexiko, Zentralamerika, Haiti, der Dominikanischen Republik und einigen Gebieten des Mittleren Ostens. In der *Zone B* sollte zusätzlich zu Chloroquin Proguanil eingenommen werden. In der *Zone C* ist Mefloquin oder Malarone das Chemoprophylaktikum der ersten Wahl.

Schwere neuropsychatrische Nebenwirkungen durch Mefloquin in prophylaktischen Dosen treten bei etwa 1/10000 Personen auf. Leichte neuropsychatrische Nebenwirkungen durch Mefloquin in prophylaktischen Dosen werden bei ca. 0,4–0,8% angegeben. Einige randomisierte, doppelblinde Studien haben keine erhöhte Rate von neuropsychiatrischen Nebenwirkungen bei Mefloquin gefunden. Über Mefloquinresistenzen ist aus den westlichen Provinzen Kambodschas, in der Grenzregion zwischen Thailand und Myamar (Burma) und zwischen Thailand und Kambodscha berichtet worden.

Doxycyclin oder Malarone sind Alternativmedikamente für Personen, die Mefloquin nicht vertragen oder in Gegenden mit Mefloquinresistenz reisen; hier ist die Gefahr der Photosensibilisierung zu bedenken.

Ein dem Primaquin verwandtes Medikament ist das Tafenoquin, das zzt. in Phase-III-Studien erprobt wird. Bisher vorliegende Ergebnisse zeigen eine verbesserte Aktivität und bessere Toleranz gegenüber Primaquin. Die längere Halbwertszeit hat den Vorteil, dass die wöchentliche oder sogar die einmalige Einnahme des Medikaments ausreicht.

40.5.2 Standby-Behandlung

In besonderen Situationen muss der Reisende Antimalariamittel mitführen, die beim Auftreten von malariaverdächtigen Symptomen eingenommen werden sollen (◘ Tabelle 40-4). Diese notfallmäßige Selbstbehandlung (»Standby«) sollte nur durchgeführt werden, wenn keine ärztliche Hilfe innerhalb von 24 h verfügbar ist. Bei Entwicklung einer schweren Malaria muss in jedem Fall schnellstmöglich ein Arzt konsultiert werden.

Notwendig ist eine Standby-Behandlung bei einer beginnenden Malaria trotz Chemoprophylaxe in Gebieten mit verbreiteter Resistenz. Bei Reisen in Länder mit sehr niedriger Malariaverbreitung und Kurzreisen mit geringer Exposition kommt die ausschließliche Mitnahme von Standbymedikamenten ohne gleichzeitige Chemoprophylaxe in Frage. Dies gilt auch bei Personen mit einer bekannten Unverträglichkeit gegen die in der Prophylaxe verwendeten Substanzen.

Die Entscheidung, ob und wann eine Standby-Therapie begonnen werden soll, ist von den Betroffenen selbst oftmals schwer zu treffen. Da die Inkubationszeit der Malaria mindestens 7 Tage beträgt, kann eine Erkrankung in der 1. Woche nach der Einreise aus nichtendemischen Gebieten ausgeschlossen werden.

Das wegweisende – wenn auch nicht zwingende – Symptom ist Fieber, das aber, v. a. bei der Malaria tropica, nicht unbedingt zyklisch und mit Schüttelfrost verlaufen muss. Ein schweres Krankheitsgefühl mit Kopf- und Gliederschmerzen ist typisch, ein leichterer Verlauf aber ebenfalls möglich. Manchmal können bei einer beginnenden Malaria andere Krankheitszeichen im Vordergrund stehen. Hervorzuheben ist, dass besonders bei Kindern Durchfall oftmals einziges Symptom ist. Bei einem Malariaverdacht in einem hochendemischen Gebiet darf mit der Behandlung nicht zu lange gezögert werden, da der Zeitpunkt der Intervention entscheidend die Prognose beeinflusst. Eine begonnene Selbsttherapie sollte in jedem Fall vorschriftsmäßig zu Ende geführt werden.

Die Beurteilung, ob eine Infektion mit P. falciparum vorliegt, kann dem Reisenden durch die Mitnahme eines Diagnoseschnelltests erleichtert werden. Entsprechende Testkits können seit einiger Zeit in Apotheken bezogen werden. Sie können es grundsätzlich auch Laien ermöglichen, schnell und relativ zuverlässig (jedoch nicht 100%ig sicher) eine Malaria tropica nachzuweisen. Es handelt sich um Immunpräzipitationstests, die mit Antikörpern gegen HRPII (Histidin-reiches Protein II), einem Oberflächenprotein von P. falciparum, und gegen Aldolase, einem Enzym aller Plasmodienarten, beschichtet sind. Die Streifen werden zunächst mit einem Tropfen Patientenblut versetzt; danach wird in einer Färbereaktion nachgewiesen, ob Parasitenprotein an die Antikörper auf dem Teststreifen gebunden wurde. Zurzeit sind 2 kommerzielle Testkits erhältlich, die sich geringfügig unterscheiden.

Untersuchungen bei Reisenden in Kenia haben allerdings gezeigt, dass viele Reisende nicht in der Lage sind, die Tests korrekt anzuwenden. Bisherige Studien deuten auf eine Sensitivität und Spezifität von >90% hin. Falsch-positive Befunde können bei Patienten mit Rheumafaktoren vorkommen. Aufgrund der bisher vorliegenden Ergebnisse können diese immunchromatographischen Schnelltests Reisenden zur Selbstdiagnose einer Malaria nicht empfohlen werden. Dies entspricht den Empfehlungen der Deutschen Gesellschaft für Tropenmedizin und Internationale Gesundheit (DTG).

Die empfohlenen Medikamente zur notfallmäßigen Selbstbehandlung richten sich nach dem Reiseziel und der begleitend eingenommenen Prophylaxe. Die DTG empfielt Chloroquin in der Zone A und Mefloquin in den Zonen B und C (◘ Tabelle 40-4). Eine Alternative zu Mefloquin in den Zonen B und C ist die hocheffektive und nebenwirkungsarme Kombination aus Atovaquon und Proguanil, das Malarone. In Ausnahmefällen kann Chinin, evtl. mit Doxycyclin, als Notfallmedikation mitgenommen werden.

◘ **Tabelle 40-4.** Medikamente zur notfallmäßigen Selbstbehandlung (»Standby«)

Resistenzzone	Medikament	Dosierung (Erwachsene)	Bemerkungen
A	Chloroquinphosphat (155 mg Base)	4 Tbl. initial, je 2 Tbl. nach 6 h sowie am 2. und 3. Tag	Gesamtdosis insgesamt 10 Tbl., Kontraindikation: Retinopathien, ZNS-Erkrankungen, Epilepsie, Myasthenia gravis, Knochenmarkerkrankungen
B und C	Mefloquin (250 mg)	3 Tbl. initial, nach 6–8 h weitere 2 Tbl.; bei einem Körpergewicht von >60 kg nochmals 1 Tbl. nach weiteren 6–8 h	Gesamtdosis insgesamt 5 bzw. 6 Tbl.; Kontraindikation: gleichzeitige Gabe von Halofantrin, Chinin, Chinidin, Chloroquin, Psychosen, Depression, Epilepsie
B und C	Atovaquon/Proguanil-HCl (250 mg/100 mg)	Jeweils 4 Tbl. als Einmaldosis an 3 aufeinanderfolgenden Tagen bei Körpergewicht >40 kg	Gesamtdosis insgesamt ca. 12 Tbl. nur, wenn Mefloquingabe nicht möglich ist oder bei Mefloquinresistenz
B und C	Artemether/Lumefantrin	Je 4 Tbl. zum Zeitpunkt 0, 8, 24, 36, 48 h (= 6-mal 4 Tbl. in 60 h)	In Deutschland nicht zugelassen bei Kindern unter 12 Jahren und/oder Körpergewicht <35 kg

Die Fertigkombination Artemether (20 mg)/Lumefantrin (120 mg) zur Notfallmedikation ist in Deutschland nicht zugelassen. Bisherige Studien zeigen ein gutes Wirkprofil gegen Schizonten und Gametozyten von Erregern aus Gebieten mit Multiresistenzen. Bei Erwachsenen werden insgesamt 24 Tbl. innerhalb von 3 Tagen eingenommen.

40.6 Sonderfälle

40.6.1 Schwangere

Für Schwangere ist bei Reisen in unterversorgte Länder das Erkrankungsrisiko, insbesondere in Hinsicht auf Infektionskrankheiten, erhöht. Zudem ist das Risiko thromboembolischer Komplikationen bei langen Flügen erhöht. Aufgrund mangelnder Kenntnisse über unerwünschte Wirkungen sollten Impfungen bei Schwangeren, insbesondere im 1. Trimenon, nur unter strenger Indikation gegeben werden. Lebendimpfstoffe sind in der Schwangerschaft kontraindiziert, wobei eine versehentliche Gabe keine Indikation für einen Schwangerschaftsabbruch darstellt.

Grundsätzlich ist Schwangeren der Aufenthalt in Malariagebieten abzuraten, da das Risiko einer schwer verlaufenden Erkrankung höher ist, ein zusätzliches Risiko für den Embryo besteht und bei Ausbruch einer Malaria evtl. eine Therapie mit fruchtschädigenden Medikamenten durchgeführt werden muss.

Sollte die Reise in ein Malariagebiet nicht zu verhindern oder verschieben sein, ist auf jeden Fall eine Chemoprophylaxe anzuraten. Chloroquin ist unbedenklich in der Schwangerschaft, aber aufgrund der verbreiteten Resistenzen oft nicht ausreichend effektiv. Die zusätzliche Einnahme von Proguanil erhöht die Wirksamkeit und ist in allen Trimestern sicher. Die Sicherheit von Mefloquin in der Schwangerschaft ist ungenügend untersucht. Daher sollte das Medikament nur nach strenger Indikationsstellung appliziert werden. Eine Einnahme ab dem 2. Trimenon scheint aber unbedenklich zu sein.

40.6.2 Kinder

Grundsätzlich ist Kindern unter 5 Jahren von einer Reise in Regionen mit Malariarisiko abzuraten. Die Komplikationsrate der Malaria ist oft erhöht, und die Therapie einer Infektion kann erschwert sein. Dies gilt auch für andere Infektionen und besonders für Durchfallerkrankungen. Lässt sich, etwa aus beruflichen Gründen, ein Aufenthalt nicht vermeiden, sollten die Kinder mindestens 6 Monate, besser 1 Jahr alt sein.

Tabelle 40-5. Informationsquellen für Reisekrankheiten und deren Vorbeugung

Bezugsquelle	Publikationen	Charakteristika
Weltgesundheitsorganisation (WHO)	Weekly Epidemiological Report	Wöchentliches Erscheinen
	http://www.who.int	Indexseite der WHO
	http://www.who.int/wer/	»Weekly Epidemiological Report« online-Edition
	http://www.who.int/disease-outbreak-news/index.html	Aktuelle Epidemien
Center of Disease Control (CDC)	http://www.cdc.gov	Indexseite des CDC
	http://www.cdc.gov/travel/	
	http://www.cdc.gov/travel/outbreaks.htm	Reisemedizinische Informationen aktuelle Epidemien Deutsche Gesellschaft für Tropenmedizin und Internationale Gesundheit (DTG) e. V. Empfehlungen zur Malariavorbeugung Halbjährliches Erscheinen
	http://www.dtg.mwn.de	Indexseite der DTG
	http://www.dtg.mwn.de/impfen/impf.htm	Empfehlungen der DTG zu Reiseimpfungen
	http://www.dtg.mwn.de/malaria/malproph.htm	Empfehlungen der DTG zur Malariaprophylaxe
Robert-Koch-Institut (RKI)	Epdemiologisches Bulletin	Wöchentliches Erscheinen
	http://www.rki.de	Indexseite
	http://www.rki.de/INFEKT/EPIBULL/EPI.HTM	»Epdemiologisches Bulletin« online-Edition
	http://www.rki.de/GESUND/IMPFEN/STIKO/STIKO.HTM	STIKO-Empfehlungen
tropimed	Tropimed-Handbuch	Jährliches Erscheinen
	http://www.tropimed.de/	Indexseite
Centrum für Reisemedizin (CRM)	Reisemedizinischer Informations-Service	Wöchentliches Erscheinen, kostenpflichig
	http://www.crm.de	Indexseite
Fit-for-Travel	http://www.fit-for-travel.de	Indexseite
ProMED	http://sun00781.dn.net/promed/	Indexseite

40.6.3 Ehemals Semi-Immune

Erwachsene aus Malariaendemiegebieten verlieren ihre erworbene Semi-Immunität nach etwa 1–2 Jahren. Ihr Immunstatus entspricht dann demjenigen einer nichtimmunen Person aus Europa. Diese Personen müssen bei Reisen eine Malariaprophylaxe durchführen. Bei einer dauerhaften Rückkehr in das Heimatland kann eine Chemoprophylaxe für 3 Monate angezeigt sein. Nach Absetzen der Medikamente sollte ein Notfallmedikament oder eine ausreichende ärztliche Versorgung verfügbar sein.

40.6.4 Grunderkrankungen

Bei bestimmten Grunderkrankungen wie z. B. Diabetes, Herz-Kreislauf-Erkrankungen, Aids, Malignomen und hämatologischen Erkrankungen empfiehlt sich vor Antritt einer Tropenreise die Beratung durch ein tropenmedizinisches Zentrum oder einen niedergelassenen Tropenmediziner.

Weiterführende Literatur zu Kap. 40

Weiterführende Informationsquellen sind in ▪ Tabelle 40-5 gezeigt.

Physiologische Bakterienflora

W. Bär

41.1 Einleitung

Die äußere Haut, die Schleimhäute des Oropharynx, des oberen Respirationstrakts, des Dickdarms und des unteren Urogenitaltrakts sind von einer Bakterienflora besiedelt, die in ihrer Zusammensetzung von Individuum zu Individuum nur wenig schwankt. Sie wird als physiologische Flora oder als Normalflora bezeichnet.

Die physiologische Kolonisation des neugeborenen Kindes mit Bakterien beginnt unmittelbar nach der Geburt. Die Bakterien stammen von der Mutter und aus der Umwelt. Während der ersten Lebenswochen passt sich die Bakterienflora des Neugeborenen derjenigen des Erwachsenen an (◘ Tabelle 41-1).

41.2 Regulation der physiologischen Bakterienflora

41.2.1 Regulative von Seiten des Wirts

Menschen und Tiere stellen für Bakterien äußerst günstige Habitate dar, da sie aufgrund ihrer komplexen Regelvorgänge den Bakterien besonders konstante Umweltbedingungen, wie z. B. eine gleichbleibende Temperatur, bieten. Darüber hinaus haben sich Bakterien infolge langer evolutionärer Prozesse hervorragend an menschliche und tierische Organismen anpassen können [1]. Gleichzeitig verfügen Menschen und Tiere als Bakterienwirte über eine Reihe von Mechanismen, die dafür sorgen, dass sie durch die kolonisierenden Mikroorganismen keinen Schaden erleiden [2]. Dabei kann man fördernde und unterdrückende Regulative im Hinblick auf das bakterielle Wachstum unterscheiden.

41.2.1.1 Temperatur

Die Temperatur des Menschen liegt zwischen 32°C auf der Hautoberfläche und 37°C im Körperinnern (Körperkerntemperatur). Dementsprechend siedeln auf der Haut häufiger Mikroorganismen, deren Vermehrungsoptimum deutlich unter 37°C liegt. Auf Schleimhäuten, die besser durchblutet sind, und auf inneren Oberflächen wie Magen-Darm-Trakt und Vagina findet man durchweg Mikroorganismen, die sich am besten bei einer Temperatur von 37°C vermehren.

41.2.1.2 Feuchtigkeit

Die Vermehrung von Bakterien ist immer an ein bestimmtes Maß von Feuchtigkeit gebunden. Deshalb gedeihen Bakterien am besten auf den feuchten Oberflächen des Magen-Darm-Kanals und auf den bedeckten Oberflächen der äußeren Haut, z. B. in der Achselhöhle und in intertriginösen Falten. Der geringe Feuchtigkeitsgehalt der Haut ist für Mikroorganismen ein limitierender Faktor. Ein Abdecken der Haut mit luftdichten Materialien wie Gummihandschuhen birgt ein erhöhtes Infektrisiko in sich, da eine »feuchte Kammer« entsteht.

41.2.1.3 Nährstoffe

Die den Bakterien zur Verfügung stehenden Substrate können entweder direkt mit der Nahrung zugeführt sein, oder sie entstammen dem wirtseigenen Metabolismus oder dem Stoffwechsel anderer Bakterien. Lebens- und Essgewohnheiten beeinflussen die Besiedlung mit Mikroorganismen.

Im Mund finden sich z. B. in hoher Zahl Bakterien, die Kohlenhydrate verwerten. Bei hohem Zuckerkonsum fallen entsprechend große Mengen an Milchsäure an, die Plaquebildung fördern und die Kariogenese unterstützen. Proteolytische Bakterien im Mundbereich führen zur Alkalisierung und stellen so einen antagonistischen Effekt zur Wirkung der saccharolyti-

◘ Tabelle 41-1. Normale Bakterienflora bei gesunden Individuen

Anatomische Lokalisation	Flora
Gewebe, Liquor, Blase, Uterus, Tuben, Mittelohr, Nasen- und Kiefernebenhöhlen	Steril
Haut, distale Urethra, äußerer Gehörgang	Propionibacterium acnes, koagulasenegative Staphylokokken, Korynebakterien
Mund: Zunge und Backenwandschleimhaut	Vergrünende Streptokokken, Neisseria-Arten, Branhamella, Hefen
Zahnfleisch, Tonsillenkrypten	Bacteroides, Fusobakterien, Peptostreptokokken, Aktinomyzeten, Spirochäten
Nasopharynx	Mikroorganismen der Mundhöhle, gelegentlich Streptococcus pneumoniae, Neisseria meningitidis, Haemophilus, Anaerobier
Ösophagus	Mundflora (transient)
Magen	Schnelle Keimfreiheit nach Mahlzeiten
Dünndarm	Obere Abschnitte steril
Kolon	Bacteroidaceae, Eubakterien, anaerobe Kokken, Bifidobakterien, Clostridien, Laktobazillen, Enterokokken, Enterobacteriaceae
Kolon des Säuglings während der Stillperiode	Bifidobakterien, Laktobazillen, α-hämolysierende Streptokokken
Vagina: präpubertär und postmenopausal	Haut und Kolonflora
Vagina: während des fortpflanzungsfähigen Alters	Laktobazillen, α-hämolysierende Streptokokken, Hefen, Gardnerella vaginalis, Mobiluncus spp., Hefen

schen Bakterien her. Darüber hinaus bedingen sie Mundgeruch.

41.2.1.4 Metaboliten

Die sog. mikrobielle Sukzession, die Weiterverwertung von Metaboliten, die bei der primären bakteriellen Nutzung von Nährstoffen anfallen, stellt ebenfalls ein mikroökologisches Kontrollprinzip dar. So wird z. B. das von Milchsäurebakterien gebildete Laktat von Propionibakterien zu Propionat und Essigsäure vergoren. Diese Produkte können dann weiter von Enterobakterien oder Bacteroides-Arten zu CO_2 und H_2 verstoffwechselt werden. Daraus können schließlich Methanbakterien Methangas bilden.

Die aus der Proteolyse entstehenden Aminosäuren können von Clostridien oder Fusobakterien desaminiert und als kurzkettige Fettsäuren (Essigsäure, Buttersäure, Iso-Buttersäure etc.) ausgeschieden werden.

41.2.1.5 Sauerstoffpartialdruck (pO_2)

Für obligate Anaerobier stellen O_2-Folgeprodukte wie O_2^-, H_2O_2 u. a. potente Zellgifte dar. Obwohl die Haut und die Schleimhaut des Rachens ständig dem Luftsauerstoff ausgesetzt sind, findet sich hier eine reichhaltige anaerobe Flora, weil in den luftnahen Schichten die oxidative Tätigkeit aerober Bakterien ein tiefes Eindringen des Sauerstoffs verhindert.

Im Darm nimmt nach kaudal der O_2-Partialdruck kontinuierlich ab, und damit steigt der Anteil der Anaerobier stetig an.

41.2.1.6 Wasserstoffionenkonzentration (pH)

Die Wasserstoffionenkonzentration (pH) hat an einigen Standorten eine herausragende regulatorische Bedeutung. Im Magen werden durch die Sekretion von HCl Werte bis zu pH 1 erzielt. Unter diesen Bedingungen ist auf Dauer kein bakterielles Leben möglich.

Laktobazillen in der Vagina der geschlechtsreifen Frau gewährleisten durch Milchsäurebildung einen pH von 4–4,5 und behindern so die Ansiedlung von pathogenen Keimen. Auf der Haut werden pH-Werte um 5,5 gefunden. Auch hier g edeihen nur relativ säureresistente Keime. Eine Alkalisierung führt zur Entzündungen durch andere Bakterien und Hefen.

41.2.1.7 Eisen

Die Verfügbarkeit von Eisen spielt eine kritische Rolle in der Auseinandersetzung zwischen Parasiten und Wirt, weil Eisen bei vielen katalytischen Prozessen eine wichtige Funktion besitzt (Katalase, Hämoglobin).

! Der Wirt versucht bei schweren Infektionen durch Eisenverknappung im Blut das Wachstum von Bakterien zu behindern. In dieser Situation der sog. physiologischen Anämie ist eine Eisengabe kontraindiziert, weil dies die Vermehrung der Bakterien eher begünstigt würde.

Andererseits scheiden Bakterien Siderophore aus, Proteine mit extrem hoher Affinität zu Eisen. Zum Teil besitzen Bakterien (Yersinien) Rezeptoren für Siderophoren, die sie selber gar nicht gebildet haben [3].

41.2.2 Bakterielle Interaktionen

Bakterielle Interaktionen bestimmen wesentlich die Zusammensetzung der mikrobiellen Flora mit.

41.2.2.1 Substratkonkurrenz

Sie führt zu gegenseitiger Einschränkung von Bakterien im Wachstum.

41.2.2.2 Metabolithemmung

Einen ebenfalls antagonistischen Effekt für das Bakterienwachstum stellt die Metabolithemmung dar. Hierbei werden von einer Spezies Abfallprodukte, z. B. H_2O_2, H_2S und kurzkettige Fettsäuren, abgegeben, die für andere Spezies toxisch sein können [4, 5].

41.2.2.3 Bakteriozine

Von den wachstumshemmenden Metaboliten sind toxische Produkte zu unterscheiden, die als Bakteriozine bezeichnet werden [6]. Im Gegensatz zu den Metaboliten werden diese Substanzen aktiv gebildet und besitzen eine »antibiotische« Wirkung gegen verwandte Arten [5, 7]. Jeder E.-coli-Stamm, der ein Colicin produziert, bildet gleichzeitig ein dazu passendes »Immunitätsprotein« (I-Protein), das es bindet und unwirksam macht. Auf diese Weise schützt sich das Bakterium vor dem eigenen Geschoss [8].

Colicin E-1 wird von der Zelle abgegeben. Trifft es auf eine E.-coli-Zelle mit passendem Rezeptor, wird es gebunden und dringt durch die Bakterienwand hindurch bis zur inneren Membran. Dort induziert es kleine Kanäle (Poren), die die Membranfunktion aufheben.

Trifft E-1 auf eine E.-coli Zelle des Produzentenstammes, wird es in der Membran durch die Bindung des I-1-Immunitätsproteins neutralisiert.

Colicin E-2 ist ein DNA-spaltendes Enzym. Es wird stets im Komplex mit dem Immunitätsprotein I2 freigesetzt. E2-I2-Komplexe binden sich an Rezeptoren von anderen E.-coli-Zellen. In der Folge gelangt das E2-Protein auf noch nicht geklärte Weise in die Zelle, während I-2 in oder an der Zellwand zurückgelassen wird. E2 muss dabei die Zellwand und die innere Membran der Bakterien passieren.

41.2.2.4 Mikrobielle Sukzession

Synergistische Effekte zwischen verschiedenen Arten verschaffen den beteiligten Arten Vorteile. Nur durch mikrobielle Sukzession, d. h. den stufenweisen Abbau des Substrates durch verschiedene Arten, gelingt die Mineralisierung.

41.2.2.5 Kreuzweise Entgiftung

Ein weiteres Prinzip basiert auf der kreuzweisen Entgiftung des Milieus mittels respiratorischer Entfernung des Sauerstoffs durch einen aeroben Keim wie *E. coli* und die Bildung einer β-Laktamase durch einen Anaerobier. Weitere wichtige Synergismen sind zu vermuten beim Transfer von Wachstumsfaktoren, plasmidgebundenen Resistenzfaktoren und Ähnlichem.

41.2.3 Wirkungen der Normalflora

41.2.3.1 Entwicklung des Immunsystems

Die Entwicklung des Immunsystems wird durch die physiologische Bakterienflora stimuliert [9]. Dies lässt sich dadurch belegen, dass es bei keimfrei aufgezogenen Versuchstieren sowohl zu Immunmangelzuständen als auch zur unvollständigen Ausbildung der Peyer-Plaques kommt [10–12]. Bei voll entwickelten Tieren scheinen die Peyer-Plaques eine besondere Rolle beim Durchtritt von Bakterien zu spielen [13].

41.2.3.2 Kolonisationsresistenz

Das »ökologische Gleichgewicht« der Normalflora ist ständig natürlichen Einflüssen ausgesetzt. Es zeigt aber eine starke Tendenz, diesen Störfaktoren entgegenzuwirken und zum Optimum zurückzukehren. Daraus resultiert die sog. Kolonisationsresistenz [11]. Sie bewirkt, dass sich die aus der Umwelt eingedrungenen Keime nicht oder nur vorübergehend im Wirt ansiedeln können.

! Die Normalflora leistet also einen wichtigen Beitrag bei der Abwehr von pathogenen Erregern wie z. B. Bakterien und Pilzen. Dieses Prinzip sollte bei jeder antibiotischen Therapie bedacht werden.

Die Kolonisationsresistenz wird quantitativ ausgedrückt, indem bestimmt wird, wie viel vermehrungsfähige Keime gebraucht werden, um zu einer stabilen Besiedlung des Darmes zu führen. Zum Beispiel genügen bei total dekontaminierten Mäusen ca. 10 Zellen E. coli, um zu einer dauerhaften Darmbesiedlung zu führen; bei selektiv dekontaminierten Mäusen werden ca. 100 E.-coli-Bakterien benötigt. Die Kolonisationsresistenz ist also im letzten Fall um den Faktor 10 gesteigert. Bei starker oder chronischer Störung der Darmflora kann durch Zufuhr apathogener Normalbewohner (z. B. E. coli vom Nisselstamm oder Saccharomyces boulardii) die Flora normalisiert werden [12, 15]. Wenngleich ästhetisch wenig attraktiv, wurde schon vorgeschlagen, die Stuhlprobe einer gesunden Person, nach Waschen und in Kakao suspendiert, einem Patienten mit gestörter Darmflora anzubieten [14].

41.2.3.3 Infektionsquelle

Die Normalflora kann sich auch negativ auswirken. So stammt bei Immunsupprimierten und bei Patienten mit postoperativen Infektionen die Mehrzahl der Infektionserreger aus der eigenen Bakterienflora. Zudem können die Mitglieder der Normalflora nach vorausgegangener Schädigung durch Blasenkatheter, Verbrennungen oder virale Infektion eine Superinfektion bzw. nosokomiale Infektion hervorrufen.

41.2.3.4 Kanzerogenese

Die Kanzerogenese wird im Gastrointestinaltrakt mit der Normalflora in Zusammenhang gebracht. Unter der Wirkung von Mikroorganismen werden einerseits Proteine bis zur Stufe der Aminosäuren abgebaut und andererseits Nitrat, das häufig Fleisch als Konservierungsstoff zugesetzt wurde, zu Nitrit reduziert. Diese beiden Komponenten reagieren spontan im sauren Milieu des Magens zu Nitrosaminen, die als potente Kanzerogene bekannt sind.

Bei ballaststoffarmer Kost mit einem hohen Anteil an tierischen Eiweißen und Fetten fallen vermehrt Steroide und Gallensäurederivate an, die unter der Wirkung von Darmbakterien zu kanzerogenen Substanzen wie z. B. Cholanthrenderivaten metabolisiert werden. Unter dieser Diät nimmt die intraluminale Verweildauer der Fäzes zu. Entsprechend hoch ist die Inzidenz des Kolonkarzinoms.

41.2.4 Bakterielle Normalbesiedlung

41.2.4.1 Haut

Die Haut ist mit bis zu 1000 Keimen/cm^2 Oberfläche besiedelt (▪ Tabelle 41-1). Koagulasenegative Staphylokokken, die man regelmäßig auf der Haut findet, haben in der Vergangenheit verstärkt Beachtung als Erreger der Kathetersepsis gefunden.

Die Besiedlung des äußeren Gehörganges, der vorderen Nasenhöhle und der distalen Urethra entspricht derjenigen der Haut.

41.2.4.2 Konjunktiva

Die Konjunktiva Gesunder ist von wenigen koryneformen Bakterien und S. epidermidis permanent besiedelt, weil das Epithel durch den Lidschlag permanent gereinigt wird.

41.2.4.3 Oropharynx

Die Schleimhaut des Mundes und des Rachens ist von einer dichten Flora anaerober und aerober Bakterien besiedelt: Man schätzt, dass 1 ml Speichel ca. 10^8 Bakterien enthält. Vorherrschend sind α-hämolysierende Streptokokken und Neisserien.

Obligat anaerobe Bakterien finden sich in den Zahnfleischfalten um die Zähne herum und in den Tonsillenkrypten. Die obligaten Anaerobier der Mundflora sind an der Pathogenese der chronischen Parodontitis beteiligt. Die Besiedlung der Zahnoberfläche wird stark von Ernährungsgewohnheiten und Zahnhygiene bestimmt. Es finden sich auch am gesunden Zahn Beläge und Plaques, die bei Progredienz zur Karies führen.

Im Sulcus gingivalis finden sich bis zu 10^{12} Keime/ml Exsudat, überwiegend Anaerobier. Man isoliert verschiedene α-hämolysierende Streptokokken, Staphylokokken, Eikenella corrodens spp., verschiedene Vibrionen (Campylobacter sputorum, Selenomonas spp., Wolinella spp.) sowie weitere besonders O_2-empfindliche Keime (Capnocytophaga spp., Leptotrichia buccalis und Treponemen).

41.2.4.4 Magen

Der Magen Gesunder ist wegen der Magensalzsäure bis auf die transiente Flora durch Nahrung und Speichel steril. Erst wenn der pH-Wert des Magens ansteigt, kann sich dort eine Bakterienflora etablieren, was dann als pathologisch zu werten ist.

41.2.4.5 Dünndarm

Der untere Dünndarm kann aufgrund seiner großen inneren Oberfläche in mehrere »Mikrohabitate« untergliedert werden. Die Zusammensetzung der Mikroflora im Lumen, auf den Zotten und in den tiefen Krypten ist unterschiedlich. Sie wird kontrolliert durch die sezernierten Gallensäuren, Pankreasenzyme, Schleime, durch intramurale Abwehrmechanismen (»Gut-associated«-Immunsystem) und die Sauerstoffspannung, die kaudalwärts absinkt.

Beim Gesunden sind die oberen Anteile des Dünndarms bakterienarm. Weiter kaudal finden sich grampositive anaerobe Stäbchen und Fusobakterien. Nicht selten treten hier auch fakultativ anaerobe Stäbchen (Enterobacteriaceae und Enterokokken) auf. Im Lumen halten sich hauptsächlich schnell wachsende, nicht adhärierende Bakterien wie Laktobazillen und Clostridien auf.

Auf den Oberflächen von Zotten haften vermehrt gramnegative Stäbchen, und in der Tiefe der Krypten finden sich vornehmlich stark bewegliche, nicht adhärierende, meist auch nicht obligat anaerobe Keime.

Unter pathologischen Bedingungen nehmen die Erregerzahlen zu. Auch die bakterienarmen Dünndarmabschnitte können dann dichter besiedelt werden. Als Ursachen wirken sich häufig eine Stase bei Störungen der zuführenden Organsysteme (anazider Magen, Gallenwegserkrankungen) oder operative Eingriffe aus. Das »Blindsacksyndrom« wird in der Chirurgie als eigenständige Entität zu dieser Form der Dünndarmstörung gerechnet.

Bei Überwucherung treten die Bakterien in Konkurrenz zur Resorptionsleistung des Wirts. Es kommt zu verminderter Resorption von Proteinen und zur Anämie, wenn Vitamin B_{12} nicht mehr so gut aufgenommen werden kann. Außerdem werden vermehrt Gallensäuren dekonjugiert, sodass durch die verminderte Mizellenbildung die Fettresorption sinkt. Es resultiert eine Steatorrhö, begleitet von einer vermehrten Ausscheidung lipophiler Vitamine.

41.2.4.6 Dickdarm

Im Kolon findet sich die höchste Bakteriendichte (bis zu 10^{12}/g Fäzes). Offensichtlich herrschen hier optimale Bedingungen für bakterielles Wachstum. Die kontrollierenden Faktoren liegen hier überwiegend bei der mikrobiellen Flora selbst. Die Konkurrenz um ökologische Nischen limitiert weitgehend die bakterielle Proliferation. Die luminale Mikroflora der Fäzes besteht aus bis zu 500 Arten. Davon entfallen etwa 99% auf obligat anaerobe Bakterien. Den Rest bilden fakultativ anaerobe Bakterien und Hefen. Die obligat anaerobe Population setzt sich etwa zu 75% aus den 3 Gattungen Bacteroides, Bifidobakterien und Eubakterien zusammen (Tabelle 41-2).

Deutlich seltener finden sich Clostridien, anaerobe Kokken, Fusobakterien und Laktobazillen. An fakultativ anaeroben Vertretern finden sich regelmäßig Enterobakterien und Enterokokken.

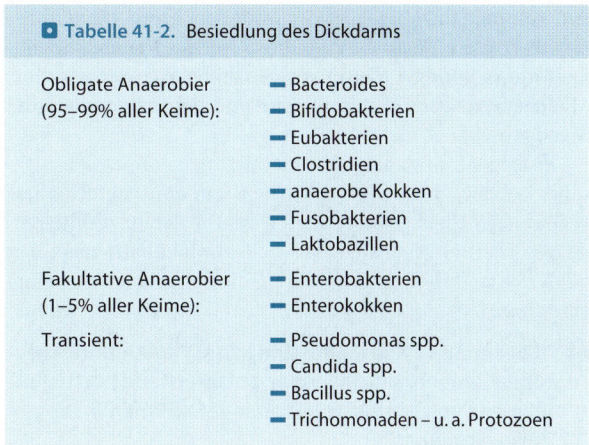

Tabelle 41-2. Besiedlung des Dickdarms

Obligate Anaerobier (95–99% aller Keime):	– Bacteroides – Bifidobakterien – Eubakterien – Clostridien – anaerobe Kokken – Fusobakterien – Laktobazillen
Fakultative Anaerobier (1–5% aller Keime):	– Enterobakterien – Enterokokken
Transient:	– Pseudomonas spp. – Candida spp. – Bacillus spp. – Trichomonaden – u. a. Protozoen

Bei der wandständigen Flora verschiebt sich das Verhältnis infolge besserer Sauerstoffversorgung zugunsten der fakultativ anaeroben Flora. Es finden sich häufiger Bakterien mit adhäsiven Fähigkeiten wie z. B. E. coli. An Anaerobiern werden regelmäßig Bacteroides spp., Clostridium spp. und Eubacterium spp. isoliert.

Bei fehlbesiedelten Dickdärmen findet sich eine Zunahme an Aerobiern, wogegen sich die Artenzahlen der obligaten Anaerobier vermindern. Dagegen werden Bacteroides fragilis und Clostridium perfringens häufiger isoliert. In Einklang dazu steht, dass an infektiösen Bauchraumprozessen regelmäßig B. fragilis beteiligt ist.

Mit Muttermilch gestillte Säuglinge besitzen eine Dickdarmflora, die bis zu 99% aus anaerob wachsenden grampositiven Stäbchen der Gattung Bifidobakterien besteht. Diese vergären die in der Muttermilch reichlich vorhandene Laktose zu Essigsäure. Der resultierende pH-Wert von 5–5,5 ist für diese Bakterien optimal. Mit Kuhmilch oder Babynahrung aufgezogene Säuglinge weisen eine Bakterienflora auf, die derjenigen des Erwachsenen gleicht, da Kuhmilch eine größere pH-Pufferkapazität als Muttermilch hat.

41.2.4.7 Vagina

Der pH-Wert spielt für die Stabilität der bakteriellen Vaginalflora eine ausschlaggebende Rolle. Das saure Milieu erlaubt nur wenigen Bakterienarten, sich hier anzusiedeln. Ein Anstieg des pH-Wertes führt zu einer Verschiebung des physiologischen Gleichgewichts zu Gunsten anderer obligat anaerober Bakterien, die ein alkalisches Milieu bevorzugen.

Frauen mit häufig wechselnden Sexualpartnern zeigen eine solche Keimverschiebung. Auch durch ärztliche Maßnahmen, so unter Antibiotikatherapie, bei chirurgischen Eingriffen und Instrumentation, bei Neoplasien, nach Bestrahlung und Östrogenbehandlung (s. unten) und unter immunsuppressiver Therapie wird die vaginale Bakterienflora beeinflusst. Die »Grundbesiedlung« der Vagina besteht hauptsächlich aus Laktobazillen (»Döderlein-Flora«). Ihr Wachstumsoptimum liegt im sauren Bereich unter pH 6. Der Hauptvertreter ist Lactobacillus acidophilus.

Laktobazillen metabolisieren das in den vaginalen Epithelzellen gespeicherte Glykogen zu Milchsäure, wodurch der pH-Wert bei 4,0–4,5 stabilisiert wird. Als Erreger von Infektionen kommen die Mitglieder der Döderlein-Flora kaum in Betracht. Weitere Anaerobier kommen auf der Vaginalschleimhaut nur in geringer Menge vor. Sie finden sich vermehrt bei Mädchen vor der Geschlechtsreife und bei Frauen nach der Menopause.

Östrogene, physiologisch sezerniert oder von außen zugeführt (»Pille«), behindern das Wachstum von Laktobazillen, weil weniger Glykogen sezerniert wird. Die daraus resultierende Alkalisierung begünstigt das Wachstum fakultativ anaerober Bakterien und Hefen, die wiederum die übrige anaerobe Flora verdrängen.

! In der ersten Zyklushälfte sind in der Vaginalflora Anaerobier vermehrt nachweisbar. Entsprechend hoch ist die Inzidenz von Posthysterektomie-Infektionen in diesem Zyklusabschnitt.

Infektionen, an denen obligate Anaerobier beteiligt sind, finden sich im Bauchraum und im Bereich des weiblichen Genitale. So kann Clostridium perfringens bei nicht sachgerecht durchgeführter Abruptio Gasbrand verursachen.

Neben den erwähnten Bakterien können in der Vaginalflora gesunder Frauen Bakterien vorkommen, die nicht zur physiologischen Standortflora gehören. Sie müssen als fakultativ pathogen angesehen werden, wenn man sie in entsprechend hoher Keimzahl aus einem Entzündungsherd isoliert. Bei der unspezifischen Vaginose findet eine quantitative Verschiebung der Keimflora statt, die mit klinischen Symptomen assoziiert ist.

Besonders bei therapieresistenten Fällen genitaler Infektionen ist zu prüfen, inwieweit Trägerinnen dieser Erreger als symptomlose Infektionsquellen für ihre Sexualpartner anzusehen sind. Im Einzelnen handelt es sich bei diesen Erregern um Enterokokken, S. aureus, Streptococcus agalactiae, Enterobakterien, Listeria monocytogenes, Sprosspilze, Gardnerella vaginalis und Lamblien.

41.2.5 Iatrogene Störungen der Mikroökologie

41.2.5.1 Operative Eingriffe

Der Einsatz chirurgischer Maßnahmen im Gastrointestinaltrakt kann zu bakteriologischer Fehlbesiedlung führen. Sie sind klar zu unterscheiden von chirurgischen Infektionen, die beim Durchtrennen von anatomischen Barrieren (z. B. Hautinzision) entstehen.

Bei Magenoperationen mit Billroth-II-Anastomose kommt es zum Syndrom der zuführenden Schlinge; d. h. der prägastrale Anteil des Duodenums dilatiert mit Anstau von Nahrung und Duodenalsaft. Dadurch kommt es hier zu verstärktem bakteriellen Wachstum. Bei Eingriffen am Dünndarm, z. B. bei Seit-zu-Seit-Anastomose oder Gastroenterostomie, kommt es zur Stagnation der Ingesta in ausgeschalteten und ausgesackten Darmanteilen. Es resultiert dort das Blindsacksyndrom mit starker lokaler Vermehrung der Bakterien.

Eine Resektion des Dünndarmes (»Short-bowel-Syndrome«) führt zu einer starken Veränderung von Laktobazillen mit übermäßiger Milchsäurebildung, die bis zur Laktazidose führen kann [16].

Fehlbesiedlungen sind auch nach Operationen an Galle und Pankreas beobachtet worden. Offensichtlich führt hier die an-

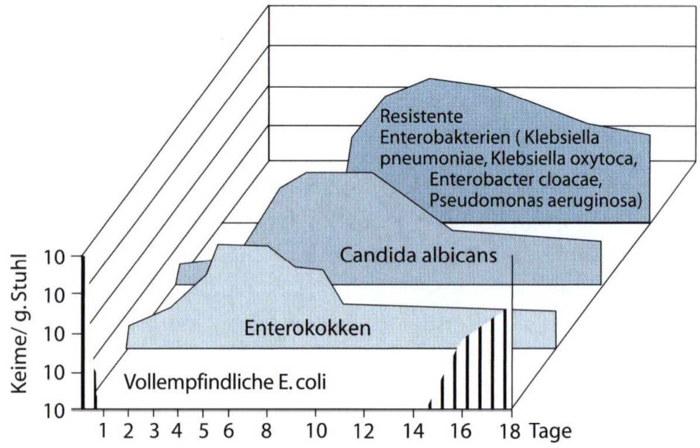

Abb. 41-1. Beeinflussung der Stuhlflora nach Gabe eines Cephalosporins der 3. Generation mit hoher biliärer Ausscheidung. (Aus [17])

dersartige Zusammensetzung des Chymus auch zur Veränderung der Mikroflora.

Die trunkuläre Vagotomie bei Duodenalulkus zieht eine Hypomobilität von Magen und Dünndarm nach sich. Durch die Stase des Nahrungsbreies wird eine brutkammerähnliche Situation erzeugt, die mit starker Bakterienvermehrung einhergeht.

41.2.5.2 Antibiotische Therapie

Bei jeder antibiotischen Therapie wird notwendigerweise auch die Normalflora in Mitleidenschaft gezogen. Einzelne besonders resistente Arten können sich sehr stark vermehren. Infolge der natürlicherweise dichten bakteriellen Besiedlung sind in diesem Zusammenhang die Störungen im Gastrointestinaltrakt von besonderer Bedeutung (Abb. 41-1) [17].

Eine Reihe von Antibiotika sind in der Lage, unter dem Bild einer pseudomembranösen Kolitis eine Diarrhö zu induzieren. Dabei vermehren sich übermäßig toxinbildende Stämme von Clostridium difficile, die unter physiologischen Bedingungen nur in geringen Mengen in der Normalflora gefunden werden.

Nach bauchchirurgischen Eingriffen kann es durch die begleitende antibiotische Therapie zur postoperativen Enterokolitis durch S. aureus kommen.

Unter Antibiotikatherapie wurden auch Überwucherungen des Darmes durch Pseudomonaden, Klebsiellen und Proteus beobachtet. Ein besonders häufig zu beobachtendes Phänomen ist der starke Pilzbefall nach antibiotischer Therapie. Es finden sich in Mund (Soor), Magen, Vagina und im Darmtrakt dicke Beläge von Candidaarten [18].

Die Behandlung mit antibakeriellen Substanzen führt auch auf der Haut zu einer Änderung der Flora: Die grampositiven Bakterien werden reduziert. Dafür stellt sich eine Vermehrung an gramnegativen Stäbchen und an Sprosspilzen ein.

Insbesondere Cephalosporine stellen einen Risikofaktor für die Ausbreitung von nosokomialen Infektionen dar ([19, 20]; Tabelle 41-3).

41.2.5.3 Antitumorchemotherapie

Bei der antitumorösen Chemotherapie werden die schnell proliferierenden Epithelzellen am stärksten in Mitleidenschaft ge-

Tabelle 41-3. Überblick über bakterielle Isolate aus den Jahren 1980–1986 und ihre Beziehung zum Verbrauch von Cephalosporinen der 3. Generation (1980: 1 kg; 1986: 14 kg p.a.). (Aus: [20])

	Durchschnittliche jährliche Isolationsrate	
	1980–1982	1984–1986
Acinetobacter calcoaceticus	113	250
Serratia marcescens	120	310
Pseudomonas aeruginosa	283	403
Gesamt	516 (100%)	963 (187%)

zogen. Es kommt daher häufig zu einer entzündlichen Reaktion der Schleimhäute im gesamten Verdauungstrakt. Dadurch fallen im Darmlumen vermehrt tote Epithelien an, die zu einem erhöhten Nahrungsangebot für Bakterien und damit zu einer Fehlbesiedlung führen. Gleichzeitig wird durch das vermehrte Abschilfern der Epithelzellen die mechanische Abwehrleistung der Darmmukosa unterbrochen, sodass eine Besiedlung des benachbarten Gewebes möglich wird.

Daneben zeigt die Chemotherapie eine stark immunsuppressive Wirkung. Es kommt zur Granulozytopenie mit der Gefahr schwerer Infektionen und septischer Generalisierungen. Man findet aus genannten Gründen bei Tumorpatienten häufig schwere Infektionen, die von der normalen endogenen Flora ihren Ausgang nehmen. Besonders gefürchtet sind Infektionen durch Enterobakterien, Pseudomonaden und Hefen.

41.2.6 Änderung der Mikroökologie aus therapeutischen Gründen

41.2.6.1 Totale und selektive Darmdekontamination

Patienten mit malignen hämatologischen Erkrankungen (z. B. akute Leukämie) neigen immer wieder zu schweren Infektionen, die durch Mitglieder der wirtseigenen Flora, meist gramnegative Stäbchen aus dem Darm, ausgelöst werden. Es erschien daher sinnvoll, bei diesen Patienten mittels oral applizierter Antibiotika eine Darmsterilisation vorzunehmen [22, 23]. Optimale Resultate zeigen sich, wenn eine anaerobe Restflora im Darm erhalten bleibt (»selektive Darmdekontamination«). Es kommt so zur Kolonisationsresistenz gegenüber potenziell pathogenen Keimen [24, 25].

Die totale Darmdekontamination wird bei der Knochenmarkstransplantation praktiziert, weil sich durch diese Therapie das Risiko einer späteren Graft-versus-Host-Reaktion senken lässt [26].

41.2.6.2 Darmdekontamination bei Leberzirrhose

Bei finaler Leberzirrhose reicht die Leberfunktion nicht mehr aus, um den infolge des bakteriellen Stoffwechsels im Darm anfallenden Ammoniak zu entgiften. Es entsteht die sog. hepatische Enzephalopathie. Prophylaktisch wird deshalb einerseits ein nicht resorbierbares Antibiotikum wie Paromomycin zur Elimination der (proteolytischen) Enterobakterien appliziert. Auf Anaerobier hat dieses Aminoglykosid keine Wirkung. Andererseits gibt man oral noch einen nicht resorbierbaren Zucker (Laktulose), der bakteriell abgebaut wird und dadurch zur Ansäuerung des Stuhles führt.

Der nun überwiegend als NH_4 vorliegende Ammoniak kann nicht mehr so leicht resorbiert werden [27].

41.2.6.3 Perioperative Prophylaxe

Bei chirurgischen Eingriffen mit erhöhtem Infektionsrisiko ist es üblich, vor Operationsbeginn eine Dosis eines Antibiotikums zu geben [28–30]. Bei bauchchirurgischen Operationen z. B. sollte immer eine antibiotische Prophylaxe gewählt werden, die E. coli, Enterokokken und Anaerobier erfasst.

! Die gelegentlich propagierte Kombination aus Cephalosporin und Metronidazol ist wenig sinnvoll, da Enterokokken Nitroimidazole inaktivieren. Dadurch entfällt die Wirksamkeit gegen B. fragilis, der seinerseits β-Laktamasen bildet, die das Cephalosporin spalten [31]. Ein β-laktamasegeschütztes Aminopenicillin hingegen würde den Anforderungen genügen.

41.2.6.4 Darmdekontamination bei intensivpflichtigen Patienten

Unter der Vorstellung, dass durch eine retrograde Wanderung aus dem Magen-Darm-Trakt bei beatmeten Patienten eine Pneumonie entsteht, wurde auch für diese Patienten eine Dekontamination des Darmes propagiert. Neuere Arbeiten zeigen aber, dass diese Maßnahmen kaum Einfluss auf Verlauf und Letalität nehmen [32, 33]. Eine abschließende Bewertung der Methode steht noch aus [34].

Fazit für die Praxis

- Einerseits stellt die natürliche bakterielle Flora einen Schutz vor Infektionen (z. B. Mykosen) durch pathogene Keime dar. Dies ist beim Einsatz von Antibiotika zu beachten. Andererseits kann bei medizinischen Maßnamen die natürliche Flora Ausgangspunkt für nosokomiale Infektionen (z. B. postoperative Infektionen) sein.
- Jede antibiotische Therapie richtet sich nicht nur gegen pathogene Keime, sondern schädigt auch die Normalflora, sodass als Nebenwirkungen von Antibiotika zu beobachten sind
  - bakterielle Fehlbesiedlung,
  - Selektion auf pathogene Keime (z. B. Clostridium difficile),
  - Selektion auf multiresistente Keime,
  - Selektion auf Candida spp.
- Daher sollte – sofern vertretbar – ein Antibiotikum mit schmalem Spektrum einem »Breitspektrumantibiotikum« vorgezogen werden. Beispielsweise sollten A-Streptokokken lieber mit Penicillin G als mit einem Ureidopenicillin zusammen mit β-Laktamaseinhibitor therapiert werden.

Literatur zu Kap. 41

1. Müller HE (1997) Alte und neue Theorien zur Evolution der Infektionserreger. Mikrobiologe 7: 204–208
2. Pabst R, Rothkötter HJ (1997) Die funktionelle Struktur der Mukosa: Grundlagen für Immunfunktionen am Beispiel des Darmtraktes. Aspekte 8: 9–17
3. Weinberg ED, Weinberg GA (1995) The role of iron in infection. Curr Opin Infect Dis 8: 164–169
4. Guiot HFL (1981) Volatile fatty acids and the selective growth inhibition of aerobic bacteria in the gut of rats. In: Sasaki S et al. (eds) Recent advances in germfree research. Tokai Univ. Press, Tokyo, pp 219–221
5. Grenier D (1996) Antagonistic effect of oral bacteria towards treponema denticola. J Clin Microbiol 5: 1249–1252
6. Daw MA Falkiner FR (1996) Bacteriocins: nature, function and structure. Micron 27: 467–479
7. Blanco JE, Blanco M, Mora A, Blanco J (1997) Production of toxins, enterotoxins, verotoxins, necrotoxins and colicins by escherichia coli strains isolated from septicemic and healthy chickens: relationship with in vivo pathogenicity. J Clin Microbiol 11: 2953–2957
8. James R, Kleanthous C, Moore GR (1996) The biology of E. colicins: paradigms and paradoxes. Microbiology 142: 1569–1580
9. Duchmann R, Neurath M, Marker-Hermann E, Meyer zum Büschenfelde (1997) Immune responses towards intestinal bacteria-current concepts and future perspectives. Z Gasteroenterol 35: 337–346
10. Du Pasquier L (1992) Origin and evolution of the vertebrate immune system. APMIS 100: 383–392
11. Labro MT (1994) Abwehrsystem und Infektion. Dekker, New York
12. Seifert J, Ottenjahn R, Zeitz M, Bockemühl J (Hrsg) (1991) Ökosystem Darm III. Springer, Berlin Heidelberg New York Tokio
13. Von Moll LK, Cantey JR (1997) Peyer's patch adherence of enteropathogenic Escherichia coli strains in rabbits. Infect Immun 65: 3788–3793
14. Van der Waaij D, Verhoef J (eds) (1979) New criteria for antimicrobial therapy: maintenance of digestive tract colonization resistance. Excerpta Medica, Amsterdam-Oxford
15. Sonnenborn U, Greinwald R (1991) Beziehung zwischen Wirtsorganismus und Darmflora, 2. Aufl. Schattauer, Stuttgart New York
16. Kaneko T, Bando Y, Kurihara H et al. (1997) Fecal microflora in a patient with short-bowel syndrome and identification of dominant Lactobacilli. J Clin Microbiol 12: 3181–3185
17. Guggenbichler JP, Allerberger F, Ausserer B, Fink FM (1990) Selektionierung der physiologischen Keimflora durch Chemotherapeutika. Fortschr Antimikrob Antineopl Chemother 9–3: 315–322
18. Samonis G, Gikas A, Toloudis P et al. (1994) Prospective study of the impact of broad- spectrum antibiotics on the yeast flora of the human gut. Eur J Clin Microbiol Infect Dis 13: 665–667
19. Pallares R, Pujol M, Peña C, Ariza J, Martin R, Gudiol F (1993) Cephalosporins as a riskfactor for nosokomial Enterococcus faecalis bacteriaemia. Arch Intern Med 153: 1581–1586
20. Welling GW, Meijer-Severs GJ, Helmus G et al.(1991) The effect of Ceftriaxone on the anaerobic bacterial flora and the bacterial enzymatic activity in the intestinal tract. Infection 19: 313–316
21. Courcol RJ, Pinkas M, Martin GR (1989) A seven year survey of antibiotic susceptibility and its relationship with usage. J Antimicrob Chemother 23: 441–451
22. Vollaard EJ, Clasener HAL (1994) Kolonization resistance. Antimicrob Agents Chemothe. 3: 409–414
23. Bär W, Welling GW, Kurrle E (1989) Effects of selective oral antimicrobial prophylaxis and systemic antibiotics on the fecal flora and fecal beta aspartylglycine concentration in patients with acute leukemia. APMIS 97: 705–714
24. Van der Waaij D (1992) Special feature selective gastrointestinal decontamination. Epid Infect 109: 315–326
25. Donnelly JP, Maschmeyer G, Daenen S (1992) Selective oral antimicrobial prophylaxis for the prevention of infection in acute leukaemia – Ciprofloxacin vs. Co-trimoxazole plus Colistin. Eur J Cancer 28 A: 873–878
26. Vossen JM, Heidt PJ, van den Berg H et al. (1990) Prevention of infection and graft-vs.-host disease by suppression of intestinal microflora in children treated with allogeneic bone marrow transplantation. Eur J Clin Microbiol Infect Dis 1: 14–23
27. Westphal JF, Jehl F, Vetter D (1994) Pharmacological, toxicologic, and microbiological considerations in the choice of initial antibiotic therapy for serious infections in patients with cirrhosis of the liver. Clin Infect Dis 18: 324–335
28. Wacha H, Engelhardt GH, Dahl HD (1995) Antibiotikaprophylaxe und Initialtherapie in der Chirurgie. Chemotherapie J 4: 200–206
29. Kernodle DS, Kaiser AB (1995) Antibiotic prophylaxis in surgery. Curr Opin Infect Dis 8: 275–279
30. Kaufhold HW, Daschner F, Kienzler-Schär G, Albrecht P (1994) Perioperative antibiotic Prophylaxis. Hyg Med 19: 213–222
31. Nagy E, Földes J (1991) Inactivation of metronidazole by enterococcus faecalis. J Antimicrob Chemother 27: 63–70
32. Wiener J, Itokazu G, Nathan C, Kabins SA, Weinstein RA (1995) A randomized, double-blind, placebo-controlled trial of selective digestive decontamination in a medical-surgical intensive care unit. Clin Infect Dis 20: 861–867
33. Hurley JC (1995) Prophylaxis with enteral antibiotics in ventilated patients: Selective decontamination or selective cross-infection? Antimicrob Agents Chemother 4: 941–947
34. Ramsay G, van Saene RH (1998) Selective gut decontamination in intensive care and surgical practice: Where are we? World J Surg 22: 164–170

Pharmakoökonomie bei Infektionskrankheiten

T. D. Szucs

42.1 Einleitung

Angesichts immer knapper werdender Ressourcen kommen der Prävention und der adäquaten Therapie von Infektionskrankheiten eine wachsende ökonomische Bedeutung zu. Ein Ziel ist es, die Aufenthaltsdauer im Krankenhaus zu senken und auf diese Weise Kosten zu reduzieren. Da die Behandlung mit Antibiotika meistens eine kurative Therapie ist, steht nicht die Reduktion der Arzneimittelkosten, sondern eine Optimierung der Gesamttherapiekosten im Vordergrund.

Neben den direkten Kosten sind bei der ökonomischen Beurteilung einer Therapie noch indirekte Kosten, z. B. für die Hinterbliebenen- und Invaliditätsrenten, für den Arbeitsausfall oder die Produktivitätsminderung, zu berücksichtigen.

Bei der kurativen Therapie kann man schon vorher im diagnostischen Bereich einsparen, z. B. indem man radiologische Untersuchungen und aufwendige Laboranalysen begrenzt und auf unsinnige mikrobiologische Diagnostik, wie die sog. Viruslatte, Untersuchungen der Stuhlflora und/oder des Sputums, ganz verzichtet.

Für die ökonomische Antibiotikatherapie in der Klinik bieten sich v. a. 3 Strategien an:

- Oralantibiotika (für 5–10 Tage),
- Sequenztherapie (parenterale Therapie für 1–3 Tage, orale Therapie 3–7 Tage),
- Intravenöse Therapie.

Werden hochwirksame Antibiotika frühzeitig bei den ersten Zeichen einer schweren Infektion eingesetzt, fallen zwar höhere Therapiekosten an; sie werden jedoch kompensiert, weil Komplikationen vermieden werden, der Patient schneller von der Intensiv- auf eine Normalstation verlegt werden kann und insgesamt die Verweildauer im Krankenhaus verkürzt ist.

42.2 Allgemeine Konzepte der medizinischen Ökonomie

42.2.1 Kosten

Die Komponenten einer ökonomischen Evaluation sind auf der einen Seite Ressourcenverbrauch eines bestimmten Gesundheitsprogramms und auf der anderen Seite als Output die Verbesserung des Gesundheitszustandes eines Individuums bzw. der Gesellschaft. Der Ressourcenverbrauch wird in der Regel durch die Kosten bestimmt.

Die Kosten werden in 3 verschiedene Gruppen eingeteilt: (1) direkte, (2) indirekte und (3) intangible Kosten. Die direkten Kosten umfassen die direkt zugeordneten medizinischen Kosten, wie ärztliche Behandlung, Medikamente, Herstellung und Anwendung von Therapien, diagnostische Tests (in vitro und in vivo), Patientenmonitoring, Behandlung von Nebenwirkungen der Therapie. Darüber hinaus zählen auch die direkten nicht medizinische Kosten, wie Krankentransporte, Haushaltshilfen, Fahrtkosten der Angehörigen, zu den direkten Kosten. Die Ermittlung der direkten Kosten gestaltet sich relativ einfach. Sie entsprechen den konkreten Aufwendungen und Ausgaben. Die indirekten, im allgemeinen Sprachgebrauch oft volkswirtschaftliche Kosten genannt, beinhalten v. a. die Bewertung des Produktivitätsverlustes, d. h. des Arbeitsausfalls aufgrund einer Erkrankung oder Behandlung. Diesem Block werden auch die durch eine höhere Lebenserwartung entstehenden künftigen Kosten zugerechnet. Man bewertet diese Kosten anhand des Humankapitalverfahrens [1, 2] sowie der Zahlungsbereitschaftsmethode.

Intangible Kosten sind Kosten, die entstehen, um einen intangiblen Nutzen zu erzielen (s. 42.2.1.4 »Nutzenbewertung«).

! Entscheidend bei der Bewertung von Kosten ist die Verwendung der Definition aus ökonomischer Sicht. Ökonomen definieren Kosten als den Wert eines Nutzens, der verloren geht, um etwas anderes zu erzielen.

Der Ökonom versucht also, den entgangenen Nutzen zu bewerten, der sich bei der nächstbesten Verwendung eines Gutes oder Produktionsfaktors ergeben würde. Dieser Definition entspricht der Opportunitätskostenbegriff und ist klar von der buchhalterischen Definition von Kosten zu unterscheiden.

! Der Buchhalter definiert Kosten als die monetäre Ausgabe, um etwas zu erzielen, d. h. die finanzielle Transaktion steht im Vordergrund.

42.2.1.1 Humankapitalverfahren

Bewertet man Kosten nach dieser Methode, wird der Wert des menschlichen Lebens vorwiegend nach dem ihm innewohnenden Wertschöpfungspotential bemessen. Es entspricht in der Regel einem zu erzielendem Erwerbseinkommen. Dieses Verfahren ist problematisch, weil viele Personen kein Erwerbseinkommen erzielen (z. B. Betagte, Kinder) und weil für bestimmte Arbeiten keine marktgerechten Bewertungen existieren (z. B. Haushaltsarbeit) [3].

Formel zur Abschätzung der indirekten Kosten auf der Basis des Humankapitalansatzes

$$\text{Produktivitätsverlust} = \text{Anzahl Tage Arbeitsunfähigkeit} \cdot \frac{\text{Bruttovolkseinkommen}}{\text{Anzahl Erwerbstätige} \cdot 365\ \text{Tage}}$$

42.2.1.2 Zahlungsbereitschaftsmethode

Dieses Verfahren beruht auf der Erfassung der Zahlungsbereitschaft für eine medizinische Leistung, die einen negativen Effekt abwenden bzw. einen positiven erreichen kann. Das Verfahren hat im Bereich der Pharmakoökonomie eine besondere Bedeutung und dient dazu, Patientenpräferenzen bei Nebenwirkungen besser beurteilen zu können. Auch sonst ist die Zahlungsbereitschaftsmethode ein wertvolles Instrument zur Entwicklung von gesundheitspolitischen Entscheidungen.

Da Patienten in der Regel bezüglich der Bedürfnisse für Gesundheitsleistungen unsicher sind, sollten Zahlungsbereitschaftsfragen sehr konkret gestellt werden. Die befragte Person sollte z. B. angeben können, welche Versicherungsprämie sie bereit wäre zu bezahlen, um eine bestimmte Gesundheitsleistung zu erhalten. Eine repräsentative Stichprobe muss gefordert werden, um eine valide Aussage zur Zahlungsbereitschaft einer relevanten Population zu ermitteln. Leider sind in den meisten

Zahlungsbereitschaftsanalysen bisher nur wenige dieser Kriterien berücksichtigt.

42.2.1.3 Das Konzept der Opportunitätskosten

Wenn Ressourcen benutzt werden, um eine Technologie herzustellen oder zu verwenden, können sie nicht für einen alternativen Zweck eingesetzt oder in anderen Bereiche investiert werden. Man spricht von einem entgangenen Nutzen. Die zugehörigen Kosten werden als Opportunitätskosten bezeichnet.

Im Bereich der medizinischen Ökonomie müssen stets Opportunitätskosten eingesetzt werden, weil wegen knapper Ressourcen immer zwischen vielfältigen alternativen Einsatzmöglichkeiten gewählt werden muss.

42.2.1.4 Nutzenbewertung

Auf der anderen Seite der Gleichung, den Kosten gegenüber, steht die Bewertung des Nutzens, bzw. der Vorteile einer Intervention. Wie bei den Kosten wird auch der Nutzenbegriff in 3 Kategorien eingeteilt. Man unterscheidet den direkten vom indirekten sowie vom intangiblen Nutzen.

Der ökonomische Nutzen ist dabei vorwiegend eine Saldogröße der entsprechenden Kostenkategorien. Ein direkter Nutzen beispielsweise wäre die Reduktion des Personal- und Sachaufwandes oder die Vermeidung künftiger Behandlungskosten.

Ein vermindertes Produktionsdefizit durch Vermeidung von körperlichen Behinderungen oder von Todesfällen gilt als indirekter Nutzen.

Ist eine Therapie in der Lage, Angst und Schmerzen zu verringern, oder ist zu erwarten, dass sie eine höhere Verträglichkeit, Sicherheit und Compliance aufweist, so ist dieser Nutzen als intangibel einzustufen.

42.2.1.5 Konzept der Diskontierung

Eine weitere wichtige Grundvoraussetzung einer sozioökonomischen Evaluation ist die Berücksichtigung von Kosten- und Nutzenströmen bezogen auf die Zeitachse. Aus ökonomischer Sicht sind Kosten und Nutzen, die erst in der Zukunft zum Tragen kommen, anders zu bewerten, als solche, die kurzfristig anfallen. Künftige Kosten und Nutzen sollten deshalb auf einen entsprechenden Gegenwartswert diskontiert, d. h. mittels eines entsprechenden Zinsfußes adaptiert werden [4, 5].

Die Höhe des zu verwendenden Zinsfußes ist oftmals Diskussionsthema und Gegenstand einiger Kritik. Als Faustregel gilt, Zinssätze derzeit gültiger langfristiger Staatsobligationen zu verwenden. Es empfiehlt sich, ökonomische Evaluationen mehrmals mit verschiedenen Zinssätzen zu berechnen, um deren Einfluss auf das Ergebnis abzuschätzen und zu relativieren.

Da nicht alle Kosten und Nutzen in der Praxis über den gesamten Zeitraum ermittelt werden können, sollte man versuchen, sie wenigstens für einen relevanten Zeitraum zu bestimmen.

42.2.1.6 Konzept der Grenzkosten

Da medizinische Therapien mit zunehmendem Einsatz einen abnehmenden Grenznutzen aufweisen, gehört eine Grenzkostenanalyse unbedingt in ökonomische Evaluationen hinein.

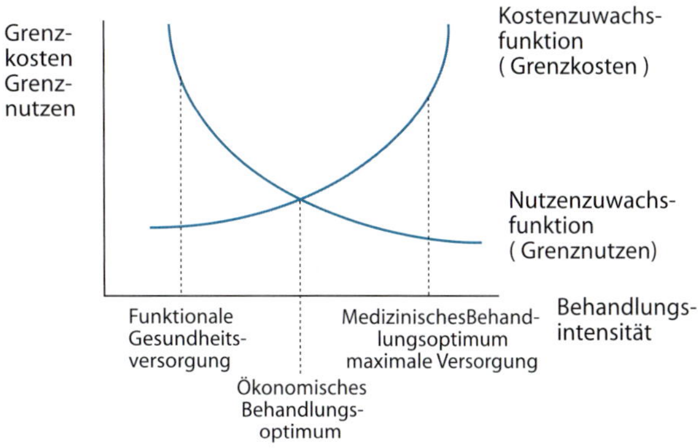

Abb. 42-1. Die Balance zwischen Grenzkosten und Grenznutzen

Hierbei wird der Zusammenhang zwischen inkrementalen Kosten und inkrementalem Nutzen erarbeitet, d. h. es wird nach den zusätzlichen Kosten zur Produktion einer zusätzlichen Einheit eines Gutes oder einer Dienstleistung und dem daraus resultierenden zusätzlichen Nutzen gefragt.

Beispiel:

	Produkt A	*Produkt B*	*Differenz A vs. B*
Kosten (K)	Euro 100	Euro 120	Euro 20
Effektivität (E)	80%	90%	10%
Kosteneffektivität (K/E)	Euro 125	Euro 133,33	–
Grenzkosteneffektivität	–	–	Euro 200

Die Beziehung zwischen den Grenzkosten und dem Grenznutzen einer Intervention lassen sich auch graphisch darstellen. Die effiziente Allokation einer Ressource wird am Schnittpunkt beider Kurven erreicht (Abb. 42-1).

42.2.1.7 Konzept der Externalitäten

Das Konzept der Externalitäten beschreibt den Sachverhalt, dass die Inanspruchnahme von bestimmten Leistungen die Nachfrage bzw. die Inanspruchnahme sekundärer Leistungen bewirkt. Als Beispiel sei die frühe Intervention mit Azathioprin (AZT) bei HIV-Infektionen erwähnt [6, 7]. Obschon diese Therapie für den einzelnen Patienten hilfreich ist, kann sich die Infektion weiter ausbreiten. Die Therapie zieht also höhere Kosten durch neu angesteckte Personen nach sich. In der Regel werden solche externen Effekte durch klassische pharmakoökonomische Ansätze nicht oder zu wenig berücksichtigt.

42.3 Wirtschaftlichkeitsanalysen

42.3.1 Allgemeines

Die ökonomischen Evaluationsverfahren versuchen, den Gegenwert einer medizinisch-technischen Leistung zu bewerten und stellen darüber hinaus einen wichtigen Informationsfundus für Entscheidungsträger im Gesundheitswesen dar. Die klassische ökonomische Evaluation lässt sich definieren als vergleichende Untersuchung einer oder mehrerer Alternativen hinsichtlich ihrer Kosten und Konsequenzen. Mehrere Ansätze für Wirtschaftlichkeitsanalysen wurden in den letzten Dekaden im Bereich des Gesundheitswesens entwickelt und angewandt [8–11].

Aus ihnen leiten sich 3 wichtige Maximen ab.

Wichtige Maximen für ökonomische Evaluationsverfahren

- Da die ökonomische Analyse ein Forschungsansatz ist, benötigt man eine zuvor festgelegte (Null-)Hypothese.
- Da die ökonomische Analyse vergleichend ist, lässt sich die Wirtschaftlichkeit einer einzelnen Maßnahme nicht bestimmen.
- Da die ökonomische Analyse sowohl die Kosten als auch die Konsequenzen von Maßnahmen umfasst, müssen eine Input- und eine Output-Seite bewertet werden.

Die empirischen Verfahren innerhalb der Wirtschaftswissenschaften basieren in der Regel auf nichtexperimentellen Studienansätzen und Beobachtungsdaten. Zum Beispiel verwendet man Zeitreihen oder Querschnittsanalysen. Im Gegensatz dazu wird in den klinischen Wissenschaften das randomisierte, kontrollierte Experiment als »golden standard« bevorzugt. Diesem Umstand ist in der Betrachtung von ökonomischen Analysen Rechnung zu tragen. So heißt es 1995 im Sondergutachten des Sachverständigenrates der Konzertierten Aktion: »Um die Effizienz und Effektivität medizinischer Behandlungen zu beurteilen, reicht eine Analyse der jeweiligen Ausgabenströme nicht aus; es bedarf zusätzlich einer medizinisch fundierten Ergebnisorientierung. Sofern eine Leistung die medizinische Zielsetzung nur geringfügig besser verwirklicht als ein kostengünstigeres Verfahren, bietet sich als Entscheidungsgrundlage eine Kosten-Nutzen-Betrachtung an« [12].

42.3.2 Formen der Evaluation

42.3.2.1 Kosten-Nutzen-Analyse

Die Kosten-Nutzen-Analyse ist eine sozioökonomische Untersuchung, in der alle Kosten und Konsequenzen in monetären Einheiten ausgedrückt werden. Die Nachteile von Kosten-Nutzen-Analysen ist, dass eine monetäre Bewertung des klinischen Ergebnisses stattfinden muss, das aber in der Regel nicht strikt ökonomisch und monetär gemessen werden kann (z. B. der monetäre Wert des menschlichen Lebens). Ebenfalls besteht die Gefahr, dass viele Konsequenzen, die nicht monetär bewertet werden können, von der Analyse a priori ausgeschlossen werden. Im Bereich der klinischen Infektiologie ließ sich kein Beispiel einer konkreten Kosten-Nutzen-Studie finden.

42.3.2.2 Kosten-Effektivitäts-Analyse

Die Kosten-Effektivitäts-Analyse ist eine ökonomische Untersuchung, in der die Kosten in monetären Einheiten und die Ergebnisse in nichtmonetären Einheiten ausgedrückt werden. Solche nichtmonetären Einheiten sind beispielsweise (1) gerettete Menschenleben oder (2) gerettete Lebensjahre, (3) erfolgreich behandelte oder verhinderte Krankheitsfälle, (4) reduzierte Krankheitshäufigkeit und -dauer, (5) gewonnene Arbeitstage, (6) Anzahl Patienten, die ohne fremde Hilfe leben können, sowie (7) andere klinische Parameter, z. B. Blutdrucksenkung in mmHg oder Cholesterinsenkung in mmol/l.

Ein wesentlicher Nachteil von Kosten-Effektivitäts-Analysen besteht darin, dass nur Interventionen mit identischen klinischen Endpunkten verglichen werden können. In Wirklichkeit sind die klinischen Endpunkte oftmals sehr unterschiedlich, z. B. gerettete Lebensjahre. Wenn eine 60-jährige postmenopausale Frau mit fortgeschrittenem Ovarialkarzinom nach Chemotherapie überlebt, ist das z. B. anders zu bewerten, als wenn eine gleichaltrige Frau nach einer Hüftgelenkarthroplastie wegen Schenkelhalsfraktur überlebt. Aus diesen Gründen kommen die sogenannten Nutzwertanalysen zum Einsatz.

Beispiel einer Kosten-Effektivitäts-Analyse

Das Forschungsprojekt wurde unter der Aufsicht des Drug-Surveillance Network der State University in Buffalo ausgeführt [13]. Krankenhausapotheker aus 50 verschieden Einrichtungen untersuchten den Einsatz von Ciprofloxacin als Follow-up einer parenteraler Therapie bei 766 Patienten.

Alle Patienten waren hospitalisiert und als Kandidaten für eine frühe Umstellung von parenteraler zu oraler Ciprofloxacintherapie eingestuft. Die Effekte der Ciprofloxacintherapie im Hinblick auf die Hospitalisation und anderer Arzneimitteltherapien wurden für jede einzelne klinische Situation untersucht. Die Patienten, die in diese Studie aufgenommen wurden, hatten Infektionen der oberen Luftwege, der Haut, der Knochen und/oder der Gelenke sowie der Harnwege. Die mediane Dauer der antibiotischen Therapie vor dem Wechsel auf orales Ciprofloxacin betrug zwischen 4 und 7,5 Tagen, vor der Entlassung noch zwischen 2 und 4 Tagen.

Das Medikament wurde bisher gut toleriert und wies keine unerwünschten Wirkungen auf. Lediglich bei 7% der Patienten trat ein unbefriedigendes Ergebnis der oralen Ciprofloxacintherapie auf, und es musste wieder auf parenterale Therapie gewechselt werden.

Da die Patienten jedoch nur bis zur Entlassung beobachtet wurden, war ein Versagen der Therapie nur während der ambulanten Phase möglich. Es wurde geschätzt, dass mehr als 70% der Patienten mit parenteralen Antibiotika hätten weiter therapiert werden müssen und 10% der Patienten ein orales Antibiotika hätten erhalten müssen, wenn Ciprofloxacin zum Zeitpunkt der Studie nicht zur Verfügung gestanden hätte. Es konnte ferner gezeigt werden, dass fast 17.000 parenterale Dosen eingespart wurden und dabei die Ausgaben netto um ungefähr US-$ 187.000 reduziert werden konnten. Ungefähr 2270 Krankenhaustage wurden bei 418 Patienten eingespart, was ebenfalls zu einer Nettoeinsparung von fast US-$ 800.000 geführt hat. Die Autoren zogen den Schluss, dass eine aggressivere Intervention sogar noch mehr Kosten hätte einsparen können.

42.3.2.3 Kosten-Nutzwert-Analyse

Die Kosten-Nutzwert-Analyse ist eine ökonomische Untersuchung, in der die Kosten monetär, die Konsequenzen jedoch als Nutzen, bzw. Nutzwert ausgedrückt werden. Der Nutzwert ist eine Größe, die die Präferenzen der betroffenen Zielgruppe wiedergibt und ihren Gesundheitszustand reflektiert. Zur Einschätzung werden Werte zwischen 0 (Tod) und 1 (vollkommene Gesundheit) definiert. Die Bestimmung von Nutzwerten kann auf verschiedene Art und Weise ermittelt werden: durch Schätzung oder Befragung von Betroffenen, durch Literaturrecherchen bereits durchgeführter Erhebungen oder durch empirische Messung [14].

Die wichtigsten Messverfahren sind (1) spezifische Skalen (rating scales), (2) das Verfahren der Standardlotterie sowie (3) die Methode der zeitlichen Abwägung. Während die letzten 2 Verfahren auf der elementaren Spieltheorie beruhen [15] und eher komplexer Natur sind, existieren mehrere validierte spezifische Bewertungsskalen, wie z. B die Rosser-Skala [16], der Quality of Well-Being Index [17] oder der Health Utility Index. Beispiele von Nutzwerten finden sich in ◻ Tabelle 42-1 [18].

Nachteil der Nutzwertanalysen ist, dass es nur für wenige Indikationen und klinische Zustände validierte Nutzwerte gibt. Sie müssen deshalb oftmals in aufwendiger Weise erhoben werden. Da die Methoden der Nutzwertanalyse relativ jung sind, gibt es erst wenig Konsens über das beste Verfahren der Ermittlung von Nutzwerten, zumal bisherige Methoden teilweise diskrepante Ergebnisse liefern.

Es empfiehlt sich, Nutzwertanalysen heranzuziehen, wenn entweder die Lebensqualität die wichtigste Ergebnisdimension darstellt (z. B. bei rheumatoider Arthritis) oder wenn die Therapie sowohl die Morbidität als auch die Mortalität beeinflusst und eine gemeinsame Bezugsgröße für den Vergleich gewünscht wird. Ein weiterer Vorteil der Nutzwertanalyse ist, dass ein Vergleich von neuen Daten mit früheren Untersuchungen möglich wird.

Spezifische Skalen

Spezifische Skalen wurden entwickelt, um Nutzwerte leichter bestimmen zu können. Im Weiteren können sie dann angewandt werden, wenn andere Verfahren aus bestimmten Gründen nicht eingesetzt werden können. Die Informationen für die Skalen werden über einen Fragebogen erhoben und anschließend mittels mathematischer Formeln berechnet.

Standardlotterie

Die Standardlotterie stellt eine empirische Methode dar und ist das am häufigsten angewandte Messverfahren. Die Ermittlung der Nutzwerte erfolgt auf der Basis einer Lotterie.

Formal versucht man, einen Nutzwert U* für verschiedene Gesundheitszustände Z zu bestimmen, indem man dem Patienten eine Therapie anbietet, die mit einer Wahrscheinlichkeit p zur totalen Genesung, jedoch mit der Wahrscheinlichkeit 1-p zum Tode führt. Es wird nun der Schwellenwert bestimmt, an dem der Patient indifferent ist, d. h. an dem er lieber in seinem gegenwärtigen Gesundheitszustand verharren würde, als die Therapie zu akzeptieren. Je größer die Wahrscheinlichkeit ist, dass der Patient die Therapie ablehnt, desto besser ist sein Gesundheitszustand. Oder: Je eher der Patient gewillt ist, die Therapie mit dem potenziell fatalen Ausgang zu akzeptieren, desto schlechter ist sein Gesundheitszustand.

◻ Tabelle 42-1. Beispiel von Nutzwerten

Gesundheitszustand	Nutzwerte
Gesund	1,00
Postmenopausales Syndrom	0,99
Milde Angina pectoris	0,99
Schweres postphlebitisches Syndrom	0,98
Herzinsuffizienz NYHA II	0,90
Status nach Nierentransplantation	0,84
Status nach Schlaganfall	0,79
Herzinsuffizienz NYHA III und IV	0,70
Schwere Angina pectoris	0,50
Blindheit	0,39
Herzinsuffizienz NYHA IV, hospitalisiert	0,30
Intrakranielle Blutung	0,29
Tod	0,00

Dieser etwas komplizierte Sachverhalt lässt sich am Beispiel der perioperativen Mortalität einfach illustrieren. Je höher die perioperative Mortalität für eine bestimmte Indikation, desto schlechter müsste der gegenwärtige Gesundheitszustand sein, um das Operationsrisiko einzugehen und umgekehrt. Die Risikobereitschaft ist also ein entscheidendes Kriterium, das bei diesem Verfahren berücksichtigt werden muss. Da nicht alle Menschen gleich risikobereit sind, wurde als Alternative das Verfahren der Zeitpräferenz entwickelt.

Zeitpräferenz

Dieses Verfahren basiert auf derselben Theorie wie die Standardlotterie. Der wesentlichste Unterschied liegt darin, dass dem Patienten eine Therapie angeboten wird, die mit einer Einbuße an Restlebenserwartung verbunden ist. Hierbei wird die Restüberlebensdauer so lange verändert, bis wiederum der Patient indifferent bezüglich der Therapie ist. Je größer der Anteil an Restlebenserwartung ist, die ein Patient aufgeben würde, desto schlechter ist der momentane Gesundheitszustand.

Sind die Nutzwerte einmal ermittelt, lassen sich die Anzahl der Jahre in einem bestimmten Gesundheitszustand mit der Anzahl an Jahren in einem anderen Gesundheitszustand vergleichen. Die Ergebnisse werden als qualitätsadjustierte Lebensjahre (quality adjusted life years, QALYs) ausgedrückt und ermöglichen klinische Endpunkte unterschiedlicher Qualität zu beurteilen und diese monetär zu bewerten [19]. Mittel Zeitpräferenzverfahren lassen sich Ranglisten (»league tables«) entwickeln, die von einigen Gesundheitsbehörden zur Erstellung von Erstattungsprioritäten verwendet werden, wie ansatzweise z. B. im US-Bundesstaat Oregon oder in Großbritannien [19, 20, 21] (◻ Tabelle 42-2).

Dem Verfahren der Zeitpräferenz liegt der Gedanke zugrunde, dass nicht alle geretteten Lebensjahre äquivalent sind. Beispielsweise ist ein zusätzliches Jahr Überleben eines Krebspatienten nicht gleichzusetzen mit einem zusätzlichen Lebensjahr bei einem Patienten mit asymptomatischer Hypertonie.

Beispiel einer Kosten-Nutzwert-Studie

Um die Kosten, Konsequenzen, Verträglichkeit und Lebensqualität von Ciprofloxacin im Vergleich zur Standardtherapie bei Patienten mit Exazerbationen einer chronischen Bronchitis zu untersuchen, wurde von Grossman et al. eine offene, rando-

Tabelle 42-2. Ranglisten für ausgewählte medizinische Interventionen

Intervention	Mittlere Kosten pro gerettetes Lebensjahr [US-$]
Kinderschutzimpfung	<0
Grippeschutzimpfung	600
Arzneimittel (Medianwert)	5.000
Pneumokokkenimpfung	12.000
Koronarer Bypass bei Dreigefäßerkrankung	15.000
Brustkrebsreihenuntersuchung	17.000
Nierentransplantation	22.000
Neonatale Intensivmedizin (Geburtsgewicht >1000 g)	22.000
Koronarer Bypass bei Eingefäßerkrankung	55.000
Hämodialyse	85.000

misierte Multizenterstudie durchgeführt [22]. Insgesamt wurden 240 Patienten mit akuten Exazerbationen vom Typ I und II aufgenommen. Folgende Instrumente wurden zur Messung der Lebensqualität und der Nutzwerte eingesetzt: St. George's Respiratory Questionnaire, Nottingham Health Profile sowie der Health Utilities Index.

Patienten mit Ciprofloxacin hatten im Durchschnitt 42,9±2,8 Tage pro Jahr Symptome im Vergleich zu 45,6±3 Tage in der Gruppe mit Standardtherapie (p=0,5). Die mittlere Dauer der Exazerbationen betrug 15,2±0,6 mit Ciprofloxacin und 16,3±0,6 Tage mit Standardtherapie.

Die Lebensqualität unterschied sich nur leicht zu Gunsten von Ciprofloxacin. Dieser Unterschied war jedoch nicht statistisch signifikant. Die Kosten betrugen Can-$ 3194±6575 in der Ciprofloxacingruppe im Vergleich zu 2617±3300 in der Gruppe mit Standardtherapie. Die Therapie unter Ciprofloxacin führte zu 0,791±0,016, unter Standardtherapie zu 0,76±0,0018 qualitätsbereinigten Lebensjahren (QALYs). Daraus resultiert ein inkrementales Kosten-Nutzwert-Verhältnis von Can-$ 18.588 pro qualitätsbereinigtem Lebensjahr.

42.3.2.4 Kostenminimierungsanalyse

Die Kostenminimierungsanalyse ist eine ökonomische Untersuchung, in der 2 oder mehr Alternativen mit gleicher Effektivität anhand der Nettokosten verglichen werden, um die kostengünstigste Alternative zu ermitteln. Diese Form der Analyse eignet sich v. a. für die pharmakoökonomische Evaluation im stationären Sektor. Wichtig ist, dass alle Ressourcen gemessen und bewertet werden (Tabelle 42-3).

Will man Arzneimittel mit dieser Methode vergleichen, stößt man auf die Schwierigkeit, dass es kaum 2 Mittel gibt, deren therapeutische Wirksamkeit identisch ist.

Tabelle 42-3. Kosten von Personal und Material für die Zubereitung und Verabreichung von Antibiotika

1. *Herstellungsprozess*
   - Personaleinsatz für die Zubereitung
   - Verbrauchsmaterial für die Zubereitung
   - Etiketten/Behälter
   - Komplikationen
2. *Abfall bei der Herstellung der Zubereitung*
   - Verschüttete Dosen
3. *Verabreichung*
   - Personalkosten
   - Sachkosten
   - Infusionsbesteck
   - NaCl 9,0%
   - Heparinspülung
   - Alkoholtupfer
   - Handschuhe
4. *Komplikationen bei der Verabreichung*
   - Ausgelassene Dosen
   - Patientenkomplikationen
   - Komplikationen mit der Infusionspumpe
   - Zusätzliche Sachkosten

Beispiel einer Kostenminimierungsanalyse

Mittels Kostenminimierungsanalysen untersuchten Foran et al. [23] die Kostenunterschiede zwischen verschiedenen Antibiotika, die allein durch ihre unterschiedliche Dosierungsfrequenz entstehen. Die Ergebnisse zeigten, dass die durchschnittlichen nicht antibiotikabezogenen Kosten für jede verabreichte Dosis etwa US-$ 3,35 betrugen. Diese Kosten waren vorwiegend dem Arbeits- und Materialeinsatz, der Zubereitung sowie der Administration zuzuordnen.

Ein durchschnittlicher Personaleinsatz von 4,6 min pro Dosis erspart Krankenschwestern bis zu 23 min pro Patient für die Verabreichung einer Antibiotikadosis anstelle der 6fachen Kosten für die Administration über einen Zeitraum von 24 h. Die Autoren zogen den Schluss, dass die Kosten für die Zubereitung und Verabreichung in Vergleichen zwischen Kombinations- und Monotherapie berücksichtigt werden sollten, v. a. dann, wenn es sich um 2 therapeutisch äquivalente Alternativen handelt.

42.4 Spezielle medizinisch-ökonomische Aspekte der antibakteriellen Therapie

42.4.1 Bestimmung der Kosten einer antibakteriellen Therapie

Im Allgemeinen lassen sich die Kosten einer antibakteriellen Therapie in 8 verschiedene Komponenten zerlegen (Tabelle 42-4).

Es ist außerordentlich wichtig, dass alle Komponenten im Rahmen einer Evaluation erfasst und bewertet werden. Nur so

Tabelle 42-4. Kostenkomponenten einer antibakteriellen Therapie

Kategorie	Beschreibung
Antibiotikum	Einstandspreis der Apotheke
Parenteraler Zugang	Anlegen der Infusion und Offenhalten des Zugangs
Verabreichung	Verabreichung des Arzneimittels an den Patienten
Monitoring	Messung der Plasmaspiegel zur Vermeidung der Unter- und Überdosierung
Anpassung	Anpassen der Dosierung auf der Grundlage der gemessenen Plasmaspiegel
Generelle Überwachung	Hämatologische und serumchemische Messungen im Zusammenhang mit der Therapie
Abfall	Entsorgung des Verbrauchsmaterials
Nebenwirkungen	Bewertung der Folgen einer unerwünschten Nebenwirkung der Therapie

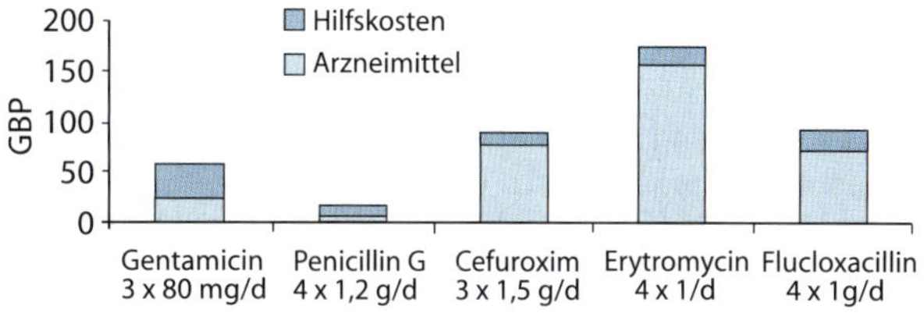

Abb. 42-2. Arzneimittelkosten im Vergleich zu den Hilfskosten (»hidden costs«) von 5 unterschiedlichen Antibiotika

lassen sich auch die sog. versteckten Kosten (»hidden costs«) der Pharmakotherapie ableiten und darstellen. Am Beispiel von 5 unterschiedlichen Antibiotika konnte dies eindrücklich gezeigt werden [24]. Der Anteil der Hilfskosten betrug zwischen 28% und 91,4% der Gesamtkosten (Abb. 42-2).

In einer anderen Studie wurden die Gesamttherapiekosten von 4 Cephalosporinen bewertet und nach Personal- und Verbrauchskosten einschl. Aufwendungen für die Abfall und Entsorgung aufgeschlüsselt. (Tabelle 42-5; [25]).

Wichtig ist bei der Interpretation dieser Art von Daten, dass das antibiotische Spektrum nicht explizit berücksichtigt wird. Dies wird insbesondere deutlich bei Cefuroxim, das zwar am kostengünstigsten ist, gegen das jedoch viele gramnegative Keime resistent sind [26].

42.4.1.1 Ökonomische Aspekte der Nebenwirkungen antibakterieller Therapien

Der ökonomische Einfluss unerwünschter Arzneimittelwirkungen wird immer wieder unterschätzt. Zunehmende Hospitalisationen aufgrund von unerwünschten Wirkungen verschlingen jedes Jahr gewaltige Ressourcen des Gesundheitssystems. Obwohl die meisten Klassen antibakterieller Medikamente gut toleriert werden, treten schwerwiegende Reaktionen immer wieder auf und beeinflussen die Gesamtkosten der Therapie beachtlich. Fast 25% der unerwünschten Arzneimittelnebenwirkungen hospitalisierter Patienten werden den antibakteriellen Therapien zugeschrieben.

Gegenwärtig liegen nur wenige pharmakoökonomische Daten zu direkten und indirekten Kosten der unerwünschten Nebenwirkungen von Antibiotika vor. Die 1. Studie zur Bewertung der Nephrotoxizität von Aminoglykosiden wurde auf der Basis der retrospektiven Analyse einer klinischen Studie von 258 Patienten mit Verdacht auf Sepsis durchgeführt [27]. Der Zweck dieser Studie war die Bestimmung der relativen Kosteneffektivität von Gentamicin und Tobramycin [28].

Insgesamt manifestierte sich die Nephrotoxizität der Medikamente bei 26% der Patienten, die Gentamicin erhielten, und bei 12% der Patienten, die mit Tobramycin behandelt wurden ($P<0{,}025$). Der Schweregrad der Nephrotoxizität war in beiden Gruppen vergleichbar. Die gesamten Kosten, die aufgewendet werden mussten, um die Folgen einer leichten Nephrotoxizität zu behandeln, beliefen sich auf US-$ 129. Bei einer mittelschweren waren es schon US-$ 288 und bei einer schweren Nephrotoxizität sogar US-$ 504.

Der Schweregrad der Nephrotoxizität wurde bestimmt anhand der zum Zeitpunkt der Studie entstandenen Kosten und umfasste Laboruntersuchungen, radiologische Abklärungen

Tabelle 42-5. Personal- und Verbrauchskosten der parenteralen Therapie mit 4 verschiedenen Cephalosporinen

Antibiotikum	Dosierung	Personalkostenanteil (% der Gesamtkosten)	Verbrauchsmaterial und Abfallkosten (% der Gesamttherapiekosten)
Ceftriaxone	4-mal 1 g i.v.-Bolus	10,9	4,4
	4-mal 2 g i.v.	4,7	8,4
Cefotaxim	3-mal 1 g i.v.-Bolus	17,8	7,6
	3-mal 2 g i.v.-Bolus	10,5	4,6
Ceftazidime	3-mal 1 g i.v.-Bolus	10,9	4,4
	3-mal 2 g i.v.-Bolus	6	2,4
Cefuroxime	3-mal 750 mg i.v.-Bolus	28,3	11,7
	3-mal 1,5 g i.v.-Bolus	18,2	8,8

sowie medizinische Konsultationen und Leistungen im Zentrum. Die durchschnittlichen Kosten betrugen US-$ 238 nach einer Gewichtung aufgrund des Patientenkollektivs. Diese Analyse kann als konservativ bezeichnet werden, da die Kosten einer Hämodialyse sowie einer verlängerten Hospitalisation im Anschluss an eine Nephrotoxizität nicht berücksichtigt wurden.

In einer jüngeren, größeren klinischen Studie wurde ebenfalls die ökonomische Bedeutung der Aminoglykosidnephrotoxizität bestimmt [29]. Daten von Patienten aus 6 Kliniken in den USA wurden retrospektiv analysiert. Insgesamt wurden 1756 Patienten, die Gentamicin, Tobramycin oder Amikacin erhielten, in die Studie aufgenommen. Die Nephrotoxizität wurde definiert als ein Anstieg des Serumkreatinin von 0,5 mg/dl oder mehr, falls der Ausgangswert weniger als 3 mg/dl betrug und als ein Anstieg von 1 mg/dl oder mehr, wenn der Ausgangswert bei 3 mg/dl oder höher lag. Alle anderen wurden nicht als Patienten eingestuft, die an Folgen der nephrotoxischen Wirkung der Antibiotika litten.

Die ökonomische Bewertung der Nephrotoxizität wurde auf der Basis der folgenden Kostenkomponenten kalkuliert: pharmakokinetische und nephrologische Abklärungen, Bestimmungen von Kreatinin und Aminoglykosid im Serum, weitere Laboruntersuchungen und ärztliche Leistungen sowie zusätzliche Krankenhaustage. Die insgesamt durch die Nephrotoxizität entstandenen zusätzlichen Kosten wurden mit US-$ 2501 veranschlagt. Da die Nephrotoxizität in dieser Studie bei 7,3% der Patienten auftrat, betrugen die durchschnittlichen inkrementalen Kosten pro Patient mit Aminoglykosidtherapie US-$ 183.

42.4.1.2 Adaptation der Dosierung als Mittel zur Kostensenkung bei äquivalenter Wirksamkeit

Bei vielen Antibiotika kann man bereits Kosten einsparen, indem man die Dosis senkt. Bei granulozytopenischen Patienten mit Fieber wurde z. B. von Eisenberg et al. [30] gezeigt, dass die klinische Heilungsrate vergleichbar war, ob die Patienten mit 4-mal täglich 1 g (72% Heilungsrate) Imipenem/Cilastatin behandelt wurden oder ob sie 4-mal täglich mit 0,5 g (Heilungsrate 84%) nur die Hälfte der Dosis bekamen. Gleichzeitig sank die Rate der Nebenwirkungen von 27,3 auf 8,9%.

42.4.1.3 Bedeutung der Risikoadaptation

Die Wirtschaftlichkeit medizinischer Interventionen hängt in entscheidendem Maß von der Interventionsstärke (z. B. Wirksamkeit) und vom Ausgangsrisiko ab. In der Infektiologie wurden hierzu mehrere unterschiedliche Klassifikationssysteme entwickelt, wie z. B. der APACHE-II-[31] und der Stoner-Score [32], der Acute Physiologic Score [33] der Mannheim-Peritonitis-Score [34], der Peritonitis-Index Altona [35] sowie ein kürzlich entwickelter Sepsis-Score [36]. Diese Scores ermöglichen, die Risikokonstellation des Patienten zu quantifizieren und mit den Kosten zu verbinden. Dadurch lassen sich wichtige prädiktive Erkenntnisse für die Gesundheitsplanung gewinnen.

42.5 Praktische Aspekte der medizinisch-ökonomischen Forschung

42.5.1 Retrospektive versus prospektive Studien

In der Vergangenheit wurden v. a. retrospektive Wirtschaftlichkeitsuntersuchungen auf der Grundlage vorhandener klinischer Daten durchgeführt. Der Vorteil von retrospektiven Untersuchungen besteht darin, dass sie relativ wenig Zeit und Kosten bedürfen und außerdem die Neutralität und Nachprüfbarkeit sekundär statistischer Daten nutzen können. Als Nachteil gilt, dass nicht-untersuchungsspezifische Datenquellen bereinigt und fehlende bzw. nicht-untersuchungsgerechte Angaben durch Annahmen und Schätzungen ergänzt werden müssen. Aus diesen Gründen empfiehlt es sich, wo immer möglich, einen prospektiven Studienansatz zu wählen, vorzugsweise in Verbindung mit einer klinischen Prüfung.

Der Vorteil des prospektiven Ansatzes ist, dass weitgehend auf Schätzungen, Annahmen und Hypothesen verzichtet werden kann, dass höchste Qualitätsstandards angewendet werden können und die Ergebnisse letztlich glaubwürdiger sind und besser akzeptiert werden. Als wesentlichster Nachteil gelten der relativ große Kostenaufwand und der hohe Zeitbedarf.

Manche Größen, z. B. die Lebensqualität, können nur prospektiv ermittelt werden.

42.5.2 Schritte zur Durchführung einer ökonomischen Evaluation

Im 1. Schritt wird das Problem definiert sowie die Zielsetzung der Untersuchung festgehalten. Wie bei der klinischen Prüfung muss die konkrete Fragestellung klar festgelegt und eine Hypothese formuliert werden. Anschließend wird das Indikationsgebiet untersucht, wobei es hier v. a. um Aspekte des Krankheitsmanagements und des Krankheitsbildes im engeren Sinne geht. Als Nächstes (2. Schritt) sollten folgende Fragen geklärt werden:

- Welches sind die Charakteristika der Indikation, für die die Therapie eingesetzt wird
- Wie, womit und mit welchen Ergebnissen ist bisher behandelt wordenIm 3. Schritt wird die Vergleichstherapie festgelegt. Hierbei ist entscheidend, dass ein adäquater Vergleich zugezogen wird, der nicht nur klinisch sinnvoll ist, sondern auch aus gesundheitsökonomischen bzw. gesundheitspolitischen Aspekten relevant ist.

Nachdem Studieninhalte und -design (retrospektiv vs. prospektiv, kontrolliert vs. offen) definiert sind, werden die Kosten und Nutzen im Rahmen der Untersuchung erhoben. Hierbei ist wichtig, dass die betreffenden Ressourcen in Mengeneinheiten (Anzahl, Zeit, Mengen) und nicht in monetären Einheiten erhoben werden. Erst der nächste Schritt beschäftigt sich mit der Bewertung dieser Mengeneinheiten, indem die betreffenden Mengen mit dem Preis pro Einheit multipliziert werden. Die Wahl der verwendeten Preise hängt im Wesentlichen von der Perspektive des Untersuchers ab. Aus der Sicht des Leistungsträgers sollten Erstattungspreise, aus der Sicht von Leistungserbringern Vollkosten eingesetzt werden. Hier wird in der angelsächsischen Literatur schon sprachlich zwischen »costs« auf der einen und »charges« auf der anderen Seite unterschieden.

Nachdem die Ergebnisse erhoben wurden, werden in einer Sensitivitätsanalyse die Schlüsselparameter verändert und deren Einfluss auf das Ergebnis untersucht. In der Regel sollten die unsichersten Schlüsselparameter variabilisiert werden oder solche Parameter, die nur indirekt erhoben werden konnten.

Werden die oben beschriebenen Schritte gründlich und systematisch durchgeführt, sollte man in der Regel eine klare Aussage zur Ökonomie einer bestimmten Therapie oder Intervention machen können.

Wie bei klinischen Prüfungen besteht auch bei ökonomischen Untersuchungen die Gefahr der Verzerrung (»bias«; [37]). Um sie so gering wie möglich zu halten, sollte man schon vor Beginn der Untersuchung mit dem allfälligen Sponsor eine klare Absprache bezüglich der beabsichtigten Publikationsstrategie treffen.

42.5.3 Ökonomische Analysen und klinische Prüfungen

Die Anzahl von klinischen Studien nimmt unaufhaltsam zu, und es stellt sich immer wieder die Frage, ob nicht ökonomische Analysen sinnvoll in diese Studien zu integrieren wären. Um zu beurteilen, ob eine Studie einer ökonomischen Begleitevaluation bedarf, sollten folgende Fragen beantwortet werden:

- Ist die Studie klar konzipiert und in der Lage, nicht verzerrte und eindeutige Antworten auf die klinische Frage zu geben
- Sind 2 oder mehrere Interventionen mit grundsätzlich verschiedenen Kosten evaluiert und breit angewandt
- Gibt es kritische Aspekte des ökonomischen Nutzens, die nicht im Rahmen der Studie ermittelt werden
- Ist eine der Alternativen die tägliche Praxis oder sogar »nichts zu tun«
- Wird die Studie in einer typischen Umgebung durchgeführt, und werden die Ergebnisse allgemein generalisierbar sein
- Wird die Mehrarbeit, die durch die ökonomische Datensammlung anfällt, ernsthaft die Prüfärzte oder die Patienten überlastenNeben diesen entscheidenden Kriterien bezüglich der Eignung einer bestimmten klinischen Prüfung sollten noch weitere Kriterien in Betracht gezogen werden, um zu entscheiden, ob eine ökonomische Analyse im Rahmen einer klinischen Studie durchgeführt werden soll. Diese zusätzlichen Kriterien beziehen sich auf die ökonomische Wichtigkeit der gestellten Fragen, die praktische Relevanz des Studiendesigns und die logistischen Implikationen im Rahmen der zusätzlichen ökonomischen Analyse.

42.5.4 Verwendung der Ergebnisse ökonomischer Evaluationen in Ligatabellen

Wenn man korrekt über Ressourcenallokation entscheiden will, sollten Ligatabellen verwendet werden, weil sie die relative Wirtschaftlichkeit unterschiedlichster Interventionen transparent darstellen können. Um Kosten-Effektivitäts-Ligatabellen zu konstruieren, sollte man auf stringente Einschlusskriterien für die Studien achten. Es sollten nur solche Studien aufgenommen werden, deren Qualität und Methoden adäquat beurteilt werden können. Studien, die sich über unterschiedliche Zeiträume erstrecken oder aus unterschiedlichen Gesundheitsbereichen (Perspektive) stammen, sollten nur dann in die Tabellen einbezogen werden, wenn Preisunterschiede vorhanden sind und es sicher keine Unterschiede bezüglich der klinischen Praxis gibt.

Die Ein- und Ausschlusskriterien von ökonomischen Studien, die für eine Ligatabelle geeignet sind, ähneln denjenigen Kriterien, die ebenfalls im Rahmen der Metaanalysen angesetzt sind. Weiterhin ist wichtig, dass darauf hingewiesen wird, wogegen eine bestimmte Intervention evaluiert wurde. Alte Ligatabellen sind insoweit irreführend, als der Leser annehmen muss, dass die alternative Intervention der Nihilismus ist, bzw. »Therapie versus keine Therapie« als Standard vorliegt. Im Weiteren sollte verlangt werden, dass die Kosten-Effektivitäts-Ergebnisse im Rahmen der Ligatabellen als Konfidenzintervalle oder Spannbreiten angegeben werden. Diese Form der Darstellung ist den Punktschätzungen überlegen.

Es kann auch sinnvoll sein, dass sich Ligatabellen auf Interventionen einer bestimmten Indikation beschränken, für die die Allokation von Ressourcen entschieden werden soll. Zum Beispiel könnte eine Ligatabelle nur für kardiovaskuläre Erkrankungen oder ausschließlich für bestimmte Patienten oder Patientengruppen erstellt werden, wie z. B. für die Betagten.

Unbedingt festzulegen ist der Punkt, ab dem eine Therapie als wirtschaftlich eingestuft werden kann. Nach einer Untersuchung von Laupacis dürften Technologien, die teurer und wirksamer sind als bestehende Interventionen und ein Kosten-Nutzwert-Verhältnis unter Can-$ 20.000 aufweisen, als kosteneffektiv zu bezeichnen und deshalb zu fördern sein [38].

42.6 Grenzen der medizinischen Ökonomie

Die bedeutendsten Grenzen der ökonomischen Evaluation liegen (nach [39]) in den Bereichen

1. Qualität der Evaluation,
2. Aussagefähigkeit auf Populationsebene sowie
3. in der Nichtumsetzung ökonomischer Daten.

42.6.1 Qualität der Evaluation

Die wichtigste Anforderung an Untersuchungen im Bereich der empirischen Sozialforschung sowie der Gesundheitsökonomie ist ein hoher Qualitätsstandard. Leider wurden bisher allzu viele Untersuchungen durchgeführt und publiziert, die einem hohen Qualitätsanspruch nicht genügten. Dass Studien mit niedriger Qualität immer wieder publiziert wurden, erstaunt keinesfalls, zumal in der Regel keine rigide »peer review« durchgeführt wird.

Medizinische Fachzeitschriften verfügen in der Regel nicht über eigene Fachredakteure mit fundierten Kenntnissen im Bereich der Gesundheitsökonomie. Eine Untersuchung von Udvarhelyi et al. [40] bestätigte, dass die Qualität publizierter Studien in medizinischen Fachzeitschriften unzureichend war. Die Autoren analysierten 77 Arbeiten zwischen den Jahren 1978 und

1980 bzw. zwischen 1985 und 1987 hinsichtlich 6 wichtiger Qualitätsmerkmale. Im Weiteren konnten die Autoren belegen, dass die Qualität der Arbeiten im zeitlichen Verlauf in einigen Bereichen zwar besser wurde, in anderen sich die Qualität jedoch verschlechtert hatte. Beispielsweise wurde der Standpunkt der Analyse im Zeitraum 1978–1980 in 26% der Arbeiten dargelegt, zwischen 1985 und 1987 geschah das lediglich in 13% der Fälle.

Um die Standards der Methoden zu verbessern, wurden in mehreren Ländern bereits Richtlinien erarbeitet und verabschiedet, in denen die Anforderungen an eine methodologisch einwandfreie ökonomische Evaluation explizit aufgelistet wurden. Diese verpflichtenden Richtlinien existieren in Australien [41] sowie Kanada (Provinz Ontario) [42] und sind in Vorbereitung in den nordischen Ländern, in Frankreich und in der Schweiz. In Großbritannien sprachen Industrieverbände und Gesundheitsministerium Mitte 1994 Empfehlungen für den Ablauf von pharmakoökonomischen Studien aus [43]. Sie umfassen die wichtigsten Ansätze für eine einwandfreie Analyse und verstehen sich als »good pharmacoeconomic practice«. Da sie aber an keine Erstattungsentscheidung geknüpft sind,gelten sie eher als unverbindlich.

Um die Qualität ökonomischer Studien zu erhöhen, sollten sich die Untersucher an publizierten Richtlinien orientieren. Auf diese Weise gelingt es am ehesten, die häufigsten Fehler der Pharmakoökonomie zu vermeiden.

Die häufigsten Fehler in pharmakoökonomischen Untersuchungen

1. Ungeeigneter Vergleich von Therapien
2. Unzulässige Annahmen
3. Mangelhafte klinische Grunddaten mit unklaren Endpunkten
4. Zu starre Kostenorientierung statt Nutzen- und/oder Effektivitätsorientierung
5. Unzulänglichkeiten der zugrunde liegenden klinischen Daten
6. Falsch gewählte Evaluationsform
7. Ungenügende Berücksichtigung des Standpunktes (Perspektive) der Evaluation
8. Unausgewogenheit bezüglich konservativen und optimistischen Annahmen
9. Gesundheitspolitisch schlechtes Timing
10. Unzulängliche Kostenerhebungen und Kostenschätzungen.

Die Qualität bisher veröffentlichter pharmakoökonomischer Studien ist sehr unterschiedlich. Für die Zukunft muss die Qualitätsoptimierung solcher Studien oberstes Ziel sein, weil sie die Grundlage für explizite Vorschläger der Ressourcenallokation sind. Denn es ist geradezu unethisch, Ressourcen auf der Grundlage einer unzureichenden Studienqualität zuzuteilen. Außerdem werden mit schlechten Untersuchungen Forschungsmittel verschwendet, die vielleicht auf einem anderen Gebiet besser hätten eingesetzt werden können. Nicht zuletzt verhindern unseriöse Studien, dass ökonomische Forschungsaktivitäten, die in der Zukunft dringend benötigt werden, überhaupt entwickelt und schließlich generalisiert werden können.

Um die Arbeit der Gutachter zu erleichtern, hat das British Medical Journal kürzlich Guidelines und Checklisten publiziert [44].

42.6.2 Aussagefähigkeit von ökonomischen Evaluationen auf der Populationsebene

Ein großes Anliegen der pharmakoökonomischen Evaluation ist es, eine Aussage zur Wirtschaftlichkeit in größeren Patientenkollektiven zu erhalten. In der Regel werden dazu Ergebnisse extrapoliert, die sich primär auf ein kleineres Patientenkollektiv bezogen. Solche Extrapolationen sind nicht immer ganz unbedenklich, weil die Aussagekraft auf Populationsebene nicht immer klar gegeben ist.

Die wichtigsten Schlüsselfaktoren zur Beurteilung der Aussagefähigkeit von ökonomischen Evaluationen auf Populationsebene sind: (a) Externalitäten, (b) der Lebenszyklus der Technologie, (c) die Behandlungseffektivität auf Populationsebene, (d) Aspekte von Kapazitäten sowie (e) die zeitlichen Komponenten.

42.6.3 Nichtumsetzung von ökonomisch relevanten Studienergebnissen

Damit ökonomische Daten besser genutzt werden, müssen eine Reihe von Voraussetzungen getroffen werden. Zum einen muss der Forschungsansatz den Entscheidungsträgern bekannt gemacht werden und auf ihre individuellen Bedürfnisse und ihre Situation zugeschnitten werden.

Zum anderen sollten Entscheidungsträger befähigt sein, die Studienergebnisse hinsichtlich der Effekte auf ihre Entscheidungen beurteilen zu können. Darauf wurde in der Vergangenheit oft zu wenig Rücksicht genommen. Entscheidungsträger wurden erst spät über die Forschungsansätze und -ergebnisse informiert und erkannten die Relevanz der Studienergebnisse nicht. Dadurch, dass viele Entscheidungsträger ökonomische Daten nicht interpretieren konnten, konnten auch wertvolle Daten das Entscheidungsverhalten nicht beeinflussen.

Fazit für die Praxis

Pharmakoökonomie ist ein zunehmend wichtiges Arbeitsgebiet der Medizin und Pharmazie. Es ist wichtig, dass Leistungserbringer die Konzepte der ökonomischen Evaluation von Therapeutika und Technologien verstehen, um eine bessere gesundheitspolitische Argumentation aufzubauen. Im Kontext der Antibiotikatherapie sind pharmakoökonomische Überlegungen wichtig für Klinikbetreiber, Arzneimittelkommissionen sowie Ärzte und Apotheker.

Literatur zu Kap. 42

1. Bergstrom TC (1982) When is a man's life worth more then his human capital? In: Jones-Lee MW (ed) The value of life and safety. North Holland, Amsterdam, pp 3–26
2. Linnerooth J (1979) The value of human life: A review of the models. Economic Inquiry 17: 52–74
3. Avorn J (1984) Benefit and cost-analysis in geriatric care: turning age discrimination into health policy. N Engl J Med 310: 1294–1300
4. Parsonage M (1992) Discounting and health benefits. Health Economics 1: 71–76
5. Krahn M (1993) Discounting in the economic evaluation of health care interventions. Med Care 31/5: 403–18
6. Leidl R (1994) A survey of the economic evaluation of early drug intervention in HIV infection. Working towards a population-based approach. In: Kaplan EH, Brandeau ML (eds) Modeling the AIDS epidemic: planning, policy and prediction. Raven Press, New York, pp 253–271
7. Paltiel AD, Kaplan EH (1991) Modeling Zidovudine therapy: A cost-effectiveness analysis. J Acquir Immune Defic Syndr 4: 795–804
8. Weinstein MC, Stason WB (1977) Foundations of cost-effectiveness analysis for health and medical practices. N Engl J Med 296: 716–21
9. Detsky AS, Naglie IG (1990) A clinician's guide to cost-effectiveness analysis. Ann Intern Med 113:147–158
10. Szucs TD (1997) Medizinische Ökonomie – Eine Einführung. Urban&Vogel, MünchenSchramm W (1994) Die sozioökonomische Evaluation. Einführung in die Methodologie. Hämostaseologie 14: 84–89
11. Szucs TD, Schramm W (1995) Wirtschaftlichkeitsuntersuchungen von medizinischen Therapien – Methodologische Grundlagen. Zentralbl Chir 120: 577–583
12. Sachverständigenrat der Konzertierten Aktion im Gesundheitswesen. Sondergutachten (1995) Krankenversicherung 2000. Nomos, Baden-Baden
13. Grasela TH, Paladino JA, Schentag JJ et al. (1991) Clinical and economic impact of oral ciprofloxacin as follow-up to parenteral antbiotics. Ann Pharmacother 25: 857–62
14. Torrance GW (1986) Measurement of health state utilities for economic appraisal. J Health Economics 5: 1–30
15. Von Neumann J, Morgenstern O (1953) Theory of games and economic behavior. Wiley, New York
16. Rosser R and Kind P (1978) A scale of valuations of states of illness: Is there a social consensus? Int J Epidemiol 7: 347–358
17. Kaplan R, Bush J (1982) Health-related quality of life measurement for evaluation research and policy analysis. Health Psychol 1: 61–80
18. Vermeer F et al. (1988) Cost-benefit analysis of early thrombolytic treatment with intracoronary streptokinase. Br Heart J 59: 527–34
19. Torrance G, Feeny D (1989) Utilities and quality-adjusted life years. Int J Technol Assoc Health Care 5: 559–575
20. Drummond M (1993) Cost-effectiveness league tables: more harm than good. Soc Sci Med 37/1: 33–40
21. Drummond MF, Stoddard GL, Torrance GW (1987) Methods for the economic evaluation of health care programmes. Oxford Medical Publications, Oxford
22. Grossman R, Mukherjee J, Vaughan D et al. (1998) A 1-year community-based health economic study of ciprofloxacin vs usual antibiotic treatment in acute exacerbations of chronic bronchitis. Chest 113: 131–141
23. Foran RM, Brett JL, Wulf PH (1991) Evaluating the cost impact of intravenous antibiotic dosing frequencies. Ann Pharmacoetharpy 25: 546–52
24. Kerr JR, Barr JG, Smyth ETM, O'Hare JO (1992) Techniques for calculation of the true costs of antibiotic therapy. Eur J Clin Microbiol Infect Dis 11: 823–827
25. Smyth ETM, Barr JB, O'Neill CA, Hogg GM (1995) An assessment of the hidden and total antibiotic costs of four parenteral cephalosporins. Pharmacoeconomics 8/6: 541–550
26. Emmerson AM, Lamport PA, Reeves DS (1985) The in-vitro antibacterial activity of ceftriaxone in comparison with nine other antibiotics. Curr Med Res Opin 9/7: 480–493
27. Smith CR, Lipsky JJ, Laskin OL et al. (1980) Double-blind comparison of the nephrotoxicity and auditory toxicity of gentamicin and tobramycin. N Engl J Med 302/20: 1106–9
28. Holloway JJ, Smith CR, Moore RD, Feroli ER Jr, Lietman PS (1984) Comparative cost effectiveness of gentamicin and tobramycin. Ann Intern Med 101: 764–769
29. Eisenberg JM, Koffer H, Glick HA et al. (1987) What is the cost of nephrotoxicity associated with aminoglycosides? Ann Intern Med 107/6: 900–909
30. Winston DJ, Ho WG, Bruckner DA, Champlin RE (1991) Beta-lactam antibiotic therapy in febrile granulocytopenic patients. A randomized trial comparing cefoperazone plus piperacillin, ceftazidime plus piperacillin, and imipenem alone. Ann Intern Med 115: 849–859
31. Knaus WWE, Draper EA, Wagner DP, Zimmermann JE (1985) APACHE II: a severity of disease classification system. Crit Care Med 13: 818–828
32. Eleburte EA, Stoner HB (1998) The grading of sepsis. Br J Surg 70: 29–31
33. Meakins JL, Solomkin JS, Allo MD et al. (1984) A proposed classification system of intra-abdominal infections. Arch Surg 119: 1372–1378
34. Wacha H, Linder MM, Feldmann U et al. (1987) Mannheim peritonitis index- Prediction of risk of death from peritonitis: construction of a statistical and validation of an empirically based index. Theoret Surg 1: 169–177
35. Teichmann W, Wittmann DH, Andreone PA (1986) Scheduled reoperations for diffuse peritonitis. Arch Surg 121: 147–152
36. Cooke J, Cairns CJ, Tillotsen GSet al. (1993) Comparative clinical, microbiologic, and economic audit of the use of oral ciprofloxacin and parenteral antimicrobials. Ann Pharmacother 27: 785–789
37. Hillman A JW, Eisenberg JM, Pauly MV (1991) Avoiding bias in the conduct and reporting of cost-effectiveness research sponsored by pharmaceutical companies. N Engl J Med 324: 1362–1365
38. Laupacis A, Feeny D, Detsky AS (1992) How attractive does a new technology have to be to warrant adoption and utilization? Can Med Assoc J 146: 473–481
39. Szucs T (1995) Die Grenzen der Pharmakoökonomie. In: Oberender P (eds) Kosten-Nutzen-Analysen in der Pharmakoökonomie. Gräfelfing
40. Udvarhelyi S, Colditz GA, Rai A, Epstein AM (1992) Cost-effectiveness and cost benefit analysis in the medical literature. Are the methods being used correctly? Ann Intern Med 116: 238–244
41. Henry D (1992) Economic analysis as an aid to subsidisation: the development of Australien Guidelines for pharmaceuticals. PharmacoEconomics 1: 54–67
42. Ontario guidelines (1994) for economic analysis of pharmaceutical products. Queens Printer for Ontario. Ontario, Canada
43. Guidance on Good Practice in the Conduct of Economic Evaluations of Medicines (1994) U. K. Department of Health and Association of the British Pharmaceutical Industry, May 20, '94
44. Drummond MF, Jefferson TO (1996) On behalf of the BMJ Economic Evaluation Working Party Guidelines for authors and peer reviewers of economic submissions to the BMJ. BMJ 313: 275–283

Teil V
Anhang

Infektionsschutzgesetz – kurze Einführung

G. Caspari

Das Gesetz zur Verhütung und Bekämpfung von Infektionskrankheiten beim Menschen, kurz Infektionsschutzgesetz oder IfSG, hat am 1.1.2001 das bis dahin gültige Bundesseuchengesetz abgelöst. Es enthält insbesondere Vorschriften zur

- Erfassung (3. Abschnitt, Meldewesen),
- Verhütung (4. Abschnitt) und
- Bekämpfung (5. Abschnitt) übertragbarer Krankheiten.

Spezielle Vorschriften gibt es für

- Schulen und sonstige Gemeinschaftseinrichtungen (6. Abschnitt) und
- gesundheitliche Anforderungen an das Personal beim Umgang mit Lebensmitteln (8. Abschnitt).

Eigene Abschnitte sind der Beschaffenheit von Wasser für den menschlichen Gebrauch sowie Schwimm- und Badebeckenwasser (7. Abschnitt) sowie dem Umgang mit Krankheitserregern (9. Abschnitt) gewidmet. Weiterhin finden sich allgemeine Vorschriften, Regelungen von Zuständigkeiten und Kosten sowie von Entschädigungen in besonderen Fällen.

Meldewesen

Im Gegensatz zum bisherigen Bundesseuchengesetz unterscheidet das neue Infektionsschutzgesetz die Meldung von

- Krankheiten (nach klinischem Bild) und
- Krankheitsheitserregern (Nachweis im Labor).

Alle Meldungen nach IfSG sind gesetzlich geregelte Durchbrechungen der Schweigepflicht (§ 203 StGB). Gerade deswegen ist darauf zu achten, dass die Meldung nur an die zuständigen Mitarbeiter des Gesundheitsamtes gelangt. Die Kosten für die Übermittlung der Meldung werden nach § 69 IfSG in der Regel aus öffentlichen Mitteln bestritten. Verstöße gegen die Meldepflicht werden nach § 73 mit einem Bußgeld geahndet.

Namentliche Meldepflicht

Die Liste der mit Patientennamen und Daten zu meldenden Krankheitsbilder findet sich in § 6 Abs. 1 und 2. Alle aufgeführten Krankheitsbilder sind bereits bei Verdacht zu melden. Zur Meldung verpflichtet ist nach § 8 Abs. 1 (1) immer der feststellende Arzt, weitere Verpflichtungen ergeben sich aus § 8 [1].

Die Liste der *Krankheitserreger*, deren Nachweis namentlich meldepflichtig ist, findet sich in § 7 Abs. 1 und 2. Die Nachweispflicht bezieht sich sowohl auf direkte als auch auf indirekte Erregernachweise, allerdings nur, soweit sie auf eine akute Infektion hinweisen. Einzelne Abweichungen von dieser grundsätzlichen Regel sind beim Erreger aufgeführt. So sind insbesondere für das Hepatitis-C-Virus alle Nachweise zu melden, soweit nicht bereits bekannt ist, dass eine chronische Infektion vorliegt.

Die Meldepflicht für den Nachweis von Krankheitserregern obliegt nach § 8 Abs. 1 (2) den Leitern von Medizinaluntersuchungsämtern und sonstigen privaten und öffentlichen Untersuchungsstellen einschließlich der Krankenhauslaboratorien. Weitere möglicherweise Meldeverpflichtete ergeben sich aus § 8 Abs. 1 (3) sowie Abs. 4.

Die namentliche Meldung muss unverzüglich, jedoch spätestens innerhalb von 24 h nach erlangter Kenntnis gegenüber dem für den Aufenthalt des Betroffenen zuständigen Gesundheitsamt bzw. beim Nachweis von Krankheitserregern gegenüber dem für den Einsender zuständigen Gesundheitsamt erfolgen (§ 9 Abs. 3). Der Umfang der Meldung ist in § 9 Abs. 1 und 2 geregelt.

Nichtnamentliche Meldepflicht

Eine nichtnamentliche Meldepflicht gibt es für nosokomiale Infektionen (§ 6 Abs. 3) sowie für die Nachweise von Treponema pallidum, HIV, Echinococcus, Plasmodium und, nur bei konnatalen Infektionen, die Nachweise von Rötelnvirus und Toxoplasma gondii (§ 7 Abs. 3). Die zur Meldung verpflichteten Personen ergeben sich wiederum aus § 8, die Meldung erfolgt aber nicht an das Gesundheitsamt, sondern nach § 10 innerhalb von 2 Wochen an das Robert Koch-Institut in Berlin.

Infektionsverhütung und -bekämpfung

Die §§ 16–32 regeln die Befugnisse der Behörden zur Abwehr der Gefahr durch Krankheitserreger von der Ermittlung der Gefahr über Angebote von Prophylaxe (Schutzimpfungen), Beratung und Untersuchung bis hin zur Durchsetzung geeigneter Maßnahmen (z. B. Badeverbote, Versammlungsverbote, Entseuchung und Entwesung, Anordnung von Beobachtung, Quarantäne, Tätigkeitsverbote) und die Duldungspflichten des Betroffenen.

Zusätzliche Vorschriften für Schulen und sonstige Gemeinschaftseinrichtungen

Der § 33 definiert Gemeinschaftseinrichtungen als Einrichtungen, in denen überwiegend Säuglinge, Kinder und Jugendliche betreut werden; dieser Abschnitt des IfSG gilt also nicht für Universitäten oder Abendschulen. Er gilt auch nicht für Kinderkrankenhäuser oder Kinderabteilungen in Krankenhäusern. Der Tuberkuloseschutz ür einen deutlich größeren Personenkreis ist in § 35 Abs. 4 geregelt.

Der § 34 regelt die gesundheitlichen Anforderungen an Betreuer und Betreute in Bezug auf eigene Erkrankungen, Befall mit Läusen, Ausscheidung von Krankheitserregern sowie Erkrankungen in der Wohngemeinschaft des Betroffenen [2].

Gesundheitliche Anforderungen an das Personal beim Umgang mit Lebensmitteln

Der § 42 IfSG regelt Tätigkeits- und Beschäftigungsverbote für Personen, die bestimmte, in § 42 Abs. 2 aufgeführte Lebensmittel herstellen, behandeln oder in Verkehr bringen, wenn sie dabei mit diesen in Berührung kommen, sowie in Küchen von Gaststätten und sonstigen Einrichtungen mit oder zur Gemeinschaftsverpflegung. Diese greifen bei fäkal-oral übertragbaren Infektionskrankheiten schon bei Verdacht (Abs. 1, 1), bei infizierten Wunden oder Hautkrankheiten unter bestimmten Voraussetzungen (Abs. 1, 2) sowie immer dann, wenn die Person Salmonellen, Shigellen, enterohämorrhagische E. coli oder Choleravibrionen ausscheidet (Abs. 1, 3) [3].

Literatur zu Anhang A

1. Bales S, Schnitzler N (2000) Neues Infektionsschutzgesetz: Melde- und Aufzeichnungspflicht für Krankheiten und Krankheitserreger, Konsequenzen für Ärzte und Diagnostische Institute. Dtsch Ärztebl 97: A 3501–3508
2. Bales S, Baumann HG, Schnitzler N (2001) Infektionsschutzgesetz, Kommentar und Vorschriftensammlung. Kohlhammer, Stuttgart, ISBN 3-17-015228-9 (477 Seiten)
3. Robert Koch-Institut, Bales S, Bußmann H, Siewerin C, Heyer I, Schnitzler N (2001) Hinweise zur Umsetzung des Infektionsschutzgesetzes (IfSG): Welche Personen werden von den Regelungen der §§ 42 und 43 erfasst und welche benötigen eine Belehrung gemäß § 43 Abs. 1? Epidemiol Bull 23: 166–169

Allgemein wichtige und nützliche Internetadressen

Nationale Referenzzentren und Konsiliarlaboratorien

Eine vollständige Liste ist auf der Internetseite des RKI einzusehen. Man findet dort alle nationalen Referenzzentren und Konsiliarlaboratorien und deren Leistungsübersicht. In der Referenzliste sind Ansprechpartner für Fragen zur Aufklärung von Infektionskrankheiten und von Symptomenkomplexen genannt. Alle klinisch tätigen und niedergelassenen Ärzte, Ärzte aus dem Bereich des Öffentlichen Gesundheitsdienstes, aber auch Laborärzte finden hier unmittelbaren Rat bei speziellen Problemen im Zusammenhang mit Infektionen.

- Robert-Koch-Institut
http://www.rki.de/INFEKT/NRZ/NRZ.htm: Liste der nationalen Referenzzentren und Konsiliarlabors

Infektionsschutzgesetz

Das IfSG, das seit dem 20.07.2000 das Bundesseuchengesetz abgelöst hat, und aktuelle allgemeine Rechtsvorschriften zum Infektionsschutz findet man auf den Internetseiten des Bundesministeriums für Gesundheit.

- Bundesministerium für Gesundheit
http://www.bmgesundheit.de/bmg-frames/index2.htm

Weitere Informationen zum IfSG und für manche Bundesländer die Meldebögen können abgerufen werden unter:

- Robert-Koch-Institut
http://www.rki.de/INFEKT/IFSG/IFSG.HTM

Nationale Institutionen und Gesellschaften

- Robert-Koch-Institut
http://www.rki.de: Informationen zur Epidemiologie in Deutschland, maßnahmeorientierte Analyse gesundheitsbezogener Daten
- Ständige Impfkommission (STIKO) am Robert Koch-Institut Berlin
http://www.rki.de/GESUND/IMPFEN/IMPFEN.HTM: Impfempfehlungen
- Bundesministerium für Gesundheit
http://www.bmgesundheit.de: Infektionsschutzgesetz
- Paul-Ehrlich-Institut
http://www.pei.de: Bundesamt für Sera und Impfstoffe
- Bundesinstitut für gesundheitlichen Verbraucherschutz und Veterinärmedizin
http://www.bgvv.de: Informationen über Zoonosen und mikrobielle Risiken von Lebensmitteln
- Deutsche Gesellschaft für Hygiene und Mikrobiologie e. V.
http://www.dghm.org: Förderung des wissenschaftlichen Austauschs auf den verschiedenen Teilgebieten der Mikrobiologie, Infektionsimmunologie sowie der Hygiene und des Gesundheitswesens
- Paul-Ehrlich-Gesellschaft für Chemotherapie e.V.
http://www.paul-ehrlich-gesellschaft.de: Unter anderem: *Chemotherapie Journal* online
- Deutsche Gesellschaft für Pädiatrische Infektiologie e. V.
http://www.dgpi.de: Aktuelle Informationen, Veranstaltungen, Publikationen u. a; Fachgruppen, Meetings, NRZ und Konsiliarlaboratorien
- Arbeitsgemeinschaft der Wissenschaftlichen Medizinischen Fachgesellschaften
http://www.awmf-online.de: Leitlinien für Diagnostik und Therapie
- Gesellschaft für Virologie e. V.
http://www.g-f-v.org: Ratgeber Virusinfektionen
- Deutsche Vereinigung zur Bekämpfung der Viruskrankheiten e. V.
http://www.med.uni-jena/dvv/start.html: Hinweise zur Epidemiologie, Prophylaxe und Therapie von Viruserkrankungen
- Infektiologisches Beratungszentrum Deutschland e.V. (IBZ) erteilt Auskunft zu allen infektiologischen Fragen über das Internet. E-mail: info@ibz.de; www.ibz.de

Internationale Institutionen und Gesellschaften

- WHO
http://www.who.int/wer: Informationen zur Epidemiologie
- Centers for Disease Control and Prevention, Atlanta, USA
http://www.cdc.gov: Hinweise und Empfehlungen zur Diagnostik und Kontrolle von Infektionskrankheiten in den USA
- Infectious Disease Society of America (IDSA)
http://www.idsociety.org: Informationen, Journal, Meetings
- American Society for Microbiology
http://www.asmusa.org: Unter anderem große Auswahl an Mikrobiologiezeitschriften mit Volltext
- Hospital Infection Society
http://www.his.org.uk: Informationen zu nosokomialen Infektionen
- National Center for Infectious Diseases
http://www.cdc.gov/ncidod/: Umfassende Informationen zu Infektionskrankheiten
- GIDEON, Global Infectious Disease Epidemiology Network
http://www.cyinfo.com/: Gebührenpflichtiges Computerprogramm zur Diagnosesimulation von Infektionskrankheiten, Infos zum Thema Geomedizin

Institutionen für Reise- und Tropenmedizin

- Deutschen Gesellschaft für Tropenmedizin und Internationale Gesundheit e. V.
http://www.dtg.mwn.de/: Informationen über die DTG, Tagungen & Kongresse, Fort- und Weiterbildung, Zusatzbezeichnung Arzt für Tropenmedizin, DTG-Zertfikat Reisemedizin, Kurse, Leitlinien, Empfehlungen zu Reiseimpfungen, Empfehlungen zur Malariaprophylaxe
Außerdem findet man auf der DTG-Internetseite Adressen von:
  - Tropenmedizinischen Institutionen in Deutschland,
  - Tropenmedizinischen Arbeitskreisen und Fachgesellschaften,
  - Gelbfieberimpfstellen in Deutschland,
  - Ärzten mit dem DTG-Zertifikat »Reisemedizin«,
  - reisemedizinisch fortgebildeten Ärzten (FoRuM),
- Zentrum für Reisemedizin
http://www.crm.de: Hinweise auf Reiseländer, Infektionskrankheiten, Beratungsstellen, aktuelle Meldungen, Fortbildungen, Impfungen
- Unabhängiger wissenschaftlicher Informationsdienst des Tropeninstituts München
http://www.fit-for-travel.de: Hinweise für Reisende

Internetadressen zu einzelnen Kapiteln

Internetadressen zu Kap. 2

http://www.copewithcytokines.de	Ludwig-Maximilians-Universität, München	Cytokines Online Pathfinder Encyclopaedia. Theoretische und praktische Informationen über Zytokine und deren Rezeptoren
http://www.cellsalive.com	James A. Sullivan, Charlottesville, Virginia, USA	Film- und computerunterstützte Bilder lebender Zellen und Organismen über die Funktion von Immunzellen
http://www.immunologylink.com	ImmunologyLink	Internetlinks zur Immunologie (Gesellschaften, Informationen Datenbanken etc.)
http://www.protocol-online.net/immuno	Longcheng Li, University of California, San Francisco, USA	Sammlung von Laborprotokollen zur Immunologie
http://journals.bmn.com/journals/list/topic?jcode=jimm	Elsevier Science	Über BioMedNet freizugängliches Onlinejournal; Reviews namhafter Autoren zu Infektion und Immunologie

Internetadressen zu Kap. 3

http://www.rki.de	Robert-Koch-Institut, Berlin	Aktuelle Meldedaten (»Epidemiologisches Bulletin«), aktuelle Informationen zur Infektionsepidemiologie, Falldefinitionen für die wichtigsten Infektionskrankheiten, Merkblätter, wichtige Empfehlungen zur Infektionsprophylaxe
http://www.cdc.gov	Centers for Disease Control and Prevention, Atlanta, USA	Aktuelle Informationen zur Infektions epidemiologie, aktuelle Meldedaten (MMWR) – vorwiegend USA

Internetadressen zu Kap. 4

http://www.auskunft-aids.de	Portal mit vielen Links auch für Infektionskrankheiten, aktuelle News, Artikel	Aids oder andere Infektionskrankheiten
http://www.hivinfo.de, http://www.hiv.net.de		
http://www.auskunft/reisemedizin.de http://www.meome.de/gesundheit	Portal (Prof. Mauch) Reisemedizin, Reiseländer – alphabetisch –	Infektionen, Impfungen, Malariaprophylaxe, nach Themen geordnet
http://www.rki.de	Robert Koch-Institut, Berlin	(z. B. Infektionsratgeber)
http://www.p-e-g.de	Paul-Ehrlich-Gesellschaft für Chemotherapie e.V.	(z. B. Resistenzdaten)
http://www.dghm.org	Deutsche Gesellschaft für Hygiene und Mikrobiologie	
http://www.asmusa.org	American Society for Microbiology	
http://www.cdc.gov/cdc.htm	Centers for Disease Control and Prevention, Atlanta/USA	
http://www.who.ch	WHO, Genf	

Internetadressen zu Kap. 5.1

http://www.cdc.gov/ncidod/hip/default.htm	Centers for Disease Control and Prevention, Atlanta/USA
http://www.zct-berlin.de	Zeitschrift für Chemotherapie, Berlin
http://www.nlm.nih.gov	
http://www.rki.de	Robert Koch-Institut, Berlin

Internetadressen zu Kap. 5.2

http://www.cdc.gov/drugresistance	Centers for Disease Control and Prevention, Atlanta, USA	Allgemeine und technische Information über antimikrobielle Resistenz des nationalen Zentrums für Infektionserkrankungen der USA
http://www.rki.de/INFEKT/EPIBULL/EPI.HTM	Robert Koch-Institut, Berlin	Das Epidemiologische Bulletin mit aktuellen Daten und Informationen zu Infektionskrankheiten
http://www.p-e-g.de	Paul-Ehrlich-Gesellschaft für Chemotherapie e.V.	Neben Tagungsankündigungen, Übersichtsartikel, Empfehlungen mit Dias (u. a. zu den regelmäßigen Resistenzerhebungen der PEG), Handouts, Videos, Animationen und Linksammlung
http://www.genars.de	Deutsches Netzwerk für Antibiotikaresistenz-Surveillance	Über ganz Deutschland verteiltes Netzwerk von medizinisch-mikrobiologischen Labors zur Überwachung der Antibiotikaresistenz in Deutschland
http://www.who.int/csr/drugresist/en	Weltgesundheitsorganisation, Genf	»Drug resistance«; Seite der WHO mit Strategien zur Eindämmung der Antibiotikaresistenzen
http://www.healthsci.tufts.edu/ap ua	Alliance for the Prudent Use of Antibiotics	Vereinigung, die sich den rationalen Einsatz von Antibiotika zum Ziel gesetzt hat. Zahlreiche Informationen für Verbraucher und Ärzte mit vielen Hintergrundinformationen

Internetadressen zu Kap. 5.3

http://www.zct-berlin.de	Zeitschrift für Chemotherapie, Berlin
http://idis.org	International Society for Infectious Diseases
http://www.fda.gov	Food and Drug Administration (FDA), USA
http://www.eudra.org/emea.html	European Agency for the Evaluation of Medicinal Products (EMEA)

Internetadressen zu Kap. 5.3.2, 5.3.3, 5.3.11

http://www.p-e-g.de	Paul-Ehrlich-Gesellschaft für Chemotherapie e. V.	Aktuelle Informationen über neue Antibiotika

Internetadressen zu Kap. 5.3.4, 5.3.5, 5.3.6, 5.3.8, 5.3.13

http://www.zct-berlin.de	Zeitschrift für Chemotherapie, Berlin
http://idis.org	International Society for Infectious Diseases
http://www.fda.gov	Food and Drug Administration (FDA), USA
http://www.eudra.org/emea.html	European Agency for the Evaluation of Medicinal Products (EMEA)

Internetaddressen zu Kap. 5.3.12

http://www.idsociety.org/	Infectious Disease Society of America
http://pharminfo.com/drugdb/db_mnu.html	
http://www.zct-berlin.de	Zeitschrift für Chemotherapie, Berlin

Internetadressen zu Kap. 5.3.16

http://www.urologenportal.de	Deutsche Gesellschaft für Urologie und Berufsverband der deutschen Urologen	Hinweise auf Veranstaltungen, Fortbildungen, Tagungen, Leitlinien für das Fachgebiet Urologie, u. a. auch Infektiologie
http://www.ica-ev.de	Interstitielle Cystitis Association Deutschland	Hinweise zu Inhalten, Veranstaltungen, Fortbildungen und Tagungen der deutschen Selbsthilfegruppe zur interstitiellen Zystitis, einer entzündlichen Harnblasenwanderkrankung unklarer Genese mit oft quälenden Schmerzen und Pollakisurie
http://www.ichelp.org	Interstitielle Cystitis Association USA	Hinweise zu Inhalten, Veranstaltungen, Fortbildungen und Tagungen der amerikanischen Selbsthilfegruppe zur interstitiellen Zystitis, einer entzündlichen Harnblasenwanderkrankung unklarer Genese mit oft quälenden Schmerzen und Pollakisurie

Internetadressen zu Kap. 5.3.18

http://www.rki.de/INFEKT/AIDS_STD/EXPO/HIV.HTM	Robert Koch-Institut, Berlin	Informationen zur HIV/AIDS Postexpositionsprophylaxe
http://www.rki.de/INFEKT/AIDS_STD/BR_LINIE/BR_LINIE.HTM	Deutsche Aids-Gesellschaft (DAIG) e.V. und Österreichische Aids-Gesellschaft (ÖAG)	Deutsche Aids-Gesellschaft (DAIG) e.V. und Österreichische Aids-Gesellschaft (ÖAG): Deutsch-Österreichische Richtlinien zur Antiretroviralen Therapie der HIV-Infektion (Stand: Juli 2002)
http://www.awmf.org/	Arbeitsgemeinschaft der Wissenschaftlichen Medizinischen Fachgesellschaften	Wissenschaftlich begründete Leitlinien für Diagnostik und Therapie: Leitlinien von Fachgesellschaften
http://www.ihmf.org/	International Herpes Management Forum (IHMF)	
http://www.mediscover.net/hivbycat.cfm, http://www.mediscover.net/Antiviral.cfm	Antiviral Agents FactFile	
http://www.bioinfo.com/antiviral.html	Antiviral Agents Bulletin	
http://www.virology.net/garryfavweb1.html		»All the virology on the http://www«
http://www.isar-icar.com/	International Society for Antiviral Research	
http://www.iasusa.org/	International Aids Society – USA	
http://www.iasusa.org/resistance_mutations/index.html	International Aids Society – USA	HIV Drug Resistance Mutation, laufend aktualisierte Zusammenstellung von Mutationen in HIV-Genen, welche eine Resistenz gegenüber Anti-HIV-Medikamenten bedingen:
http://hiv-web.lanl.gov/content/index	HIV Databases	
http://resdb.lanl.gov/Resist_DB/default.htm	HIV Drug Resistance Database	
http://hivdb.stanford.edu/	Stanford HIV RT and Protease Sequence Database	
http://www.viral-resistance.com	Schinazi website	
http://hiv-web.lanl.gov	Los Alamos website table	

Internetadressen zu Kap. 5.3.19

http://www.dgpi.med.uni-erlangen.de	Deutsche Gesellschaft für Pädiatrische Infektiologie (DGPI) e.V.	Informationen zu den Fachgruppen, Veranstaltungen, Fortbildungen, fachliche Hinweise, Publikationen etc. auf den Gebieten der Infektiologie und Immunologie
http://www.med.uni-duesseldorf.de/PaedImm/default.htm	Arbeitsgemeinschaft Pädiatrische Immunologie (API)	Leitlinien zu Diagnostik und Therapie bei Infektionen der Neutropenie
http://www.dgho-infektionen.de	Arbeitsgemeinschaft Infektionen der Deutschen Gesellschaft für Hämatologie und Onkologie (DGHO)	
http://www.biosci.ki.se/esid	European Society for Immunodeficiencies (ESID)	

Internetadressen zu Kap. 5.3.20

http://www.gelbe-liste.de/index.htm	Gelbe Liste	Internationales Arzneimittelverzeichnis
http://www.dtg.mwn.de	Deutsche Gesellschaft für Tropenmmedizin und Internationale Gesundheit e. V.	Hinweise auf tropenmedizinische Institutionen, Empfehlungen und Leitlinien

Internetadressen zu Kap. 6

http://www.fieber-portal.com	Allgemeine und spezielle Informationen zum Thema Fieber mit weiteren Links	
http://www.uni-duesseldorf.de/HTTP://WWW/AWMF/awmfleit.htm	Arbeitsgemeinschaft Wissenschaftliche medizinische Fachgesellschaften (AWMF)	Geeignet zur Stichwortsuche zum Thema Fieber, mit vielen Hinweisen und Erkrankungen mit Fieber

Internetadressen zu Kap. 7.1, 7.3, 7.5, 7.6

awmf@uni-düsseldorf.de	Richtlinien der Deutschen Gesellschaft für HNO-Heilkunde, Kopf- und Halschirurgie	
http://www.HNO-ärzte.de	Leitlinien des Berufsverbandes der HNO-Ärzte Deutschlands	

Internetadressen zu Kap. 7.2

http://www.info@ibz.de	Infektiologisches Beratungszentrum Deutschland e. V.	Informationen von Experten zu infektiologischen Fragen
http://www.medical-vipnet.de		Informationen von Experten zu infektiologischen Fragen

Internetadressen zu 8.1

http://www.atsjournals.org	Am J Respir Crit Care Med
http://www.chestnet.org	Chest
http://www.ersnet.org	Eur Respir J

Internetadressen zu 8.2 und 8.3

http://www.atsjournals.org	Am J Respir Crit Care Med
http://www.chestnet.org	Chest
http://www.ersnet.org	Eur Respir J

Internetadressen zu 8.4

http://www.idsociety.org	Infectious Diseases Society of America
http://www.ersnet.org	ERS
http://www.zct.berlin.de	Zeitschrift für Chemotherapie, Berlin

Internetadressen zu 8.5

http://www.atsjournals.org	Am J Respir Crit Care Med
http://www.chest.net.org	Chest
http://www.ersnet.org	Eur Respir J

Internetadressen zu 8.6

http://www.vh.org

http://www.mevis.uni-bremen.de/~jend/

Internetadressen zu 8.7

http://www.nrz-hygiene.de	Nationales Referenzzentrum	Aktuelle Referenzdaten für beatmungs-assoziierte Pneumonien auf Intensivstationen
http://www.cdc.gov	Centers for Disease Control and Prevention, Atlanta, USA	Guidelines des Healthcare Infection Control Practices Advisory Committee (HICPAC) für die Prävention der Pneumonie
http://www.rki.de	Robert Koch-Institut, Berlin	Empfehlungen der Kommission für Krankenhaushygiene und Infektionsprävention des Robert-Koch-Institutes für die Prävention der nosokomialen Pneumonie

Internetadressen zu Kap. 8.8

http://www.cff.org/	Amerikanische CF-Gesellschaft	Hinweise auf Studien, Veranstaltungen
http://www.cftrust.org.uk	Englische CF-Gesellschaft	
http://www.genet.sickkids.on.ca/cftr/fig3.html	Universitätsklinik Toronto, Canada	Mutationsmodelle
http://www.genet.sickkids.on.ca/cftr/mutations.html	Universitätsklinik Toronto, Canada	Auflistung der bekannten Mutationen im CFTR-Gen
http://www.cf-selbsthilfe-koeln.de	Selbsthilfeverband	Hinweise primär für Betroffene
http://www.mukoviszidose-ev.de	Deutsche CF-Gesellschaft e.V.	Hinweise für Betroffene

Internetadressen zu Kap. 8.9.1

http://www.who.int/csr/sars/en/	World Health Organization, Genf	Aktuelle Informationen der WHO zu SARS
http://www.sarsreference.com	Kamps-Hoffmann Flying Publisher	Monatlich aktualisiertes Internet-Lehrbuch zu SARS

Internetadressen zu Kap. 8.9.2

http://www.who.int	World Health Organization, Genf
http://www.cdc.gov	Centers for Disease Control and Prevention, Atlanta, USA
http://www.rki.de	Robert Koch-Institut, Berlin

Internetadressen zu Kap. 9

http://www.rki.de	Robert Koch-Institut, Berlin	Informationen zur Epidemiologie in Deutschland, Maßnahmeorientierte Analyse gesundheitsbezogener Daten
http://www.hyg.uni-heidelberg.de/dghm	Deutsche Gesellschaft für Hygiene und Mikrobiologie e.V.	
http://www.paul-ehrlich-gesellschaft.de	Paul-Ehrlich-Geselllschaft für Chemotherapie e.V.	Unter anderem Chemotherapie Journal online
http://www.his.org.uk	Hospital Infection Society	Informationen zu nosokomialen Infektionen
http://www.asmusa.org	American Society for Microbiology	Unter anderem große Auswahl an Mikrobiologiezeitschriften mit Volltext
http://www.cdc.gov	Centers of Disease Control and Prevention, Atlanta, USA	

http://www.idsociety.org	Infectious Diseases Society of America
http://www.who.int	World Health Organization, Genf

Internetadressen zu Kap. 10

http://www.criticalcare.medscape.com/home/topics/criticalcare/criticalcare.html	Medscape
http://www.dgho-infektionen.de	Arbeitsgemeinschaft Infektionen in der Deutschen Gesellschaft für Hämatologie und Onkologie, DGHO
http://www.guidelines.gov/index.asp	National Guideline Clearinghouse
http://www.sccm.org/	Society of Critical Care Medicine
http://www.cochrane.de/	Deutsches Cochrane-Zentrum
http://www.uni-duesseldorf.de/HTTP://WWW/AWMF	Arbeitsgemeinschaft der Wissenschaftlichen Medizinischen Fachgesellschaften
http://www.idssociety.org	Infectious Disease Society of America

Internetadressen zu Kap. 13.1

http://www.rki.de	Robert Koch-Institut, Berlin
http://www.who.org	Word Health Organization, Genf
http://www.cdc.gov	Centers for Disease Control and Prevention, Atlanta, USA

Internetadressen zu Kap. 13.3

http://www.vh.org/Providers/TeachingFiles/CNSInfDisR2/IDCNSHomePg.html	Allgemeiner Überblick von Infektionskrankheiten des Nervensystems mit guten Abbildungen
http://www.m-ww.de/krankheiten/infektionskrankheiten/fsme.html	Übersicht zur FSME

Internetadresse zu 13.8

http://www.mrx.de/mri-lib/scva07.html	MRT-Bild einer Sinusvenenthrombose

Internetadressen zu Kap. 14.1

http://www.cdc.gov/	Centers for Disease Control and Prevention, Atlanta, USA
http://www.rki.de	Robert Koch-Insitut, Berlin
http://www.universimed.com/content/infektiologie/	Universimed Infektiologie Netzwerk
http://www.dgfw.de	
http://www.uni-rostock.de/cuk/wunden.html	
http://www.medizin.uni-tuebingen.de/-webachir/ZMF/wundheilung.htm	
http://www.medizin.uni-tuebingen.de/-webachir/Chirurgische_Arbeitsgemeinschaft.htm	
http://www.uni-wuerzburg.de/chirurgie/html/wundheilung.html	

Internetadressen zu Kap. 14.2

http://www.cdc.gov/	Centers for Disease Control and Prevention, Atlanta, USA
http://www.rki.de	Robert Koch-Insitut, Berlin
http://www.universimed.com/content/infektiologie/	Universimed Infektiologie Netzwerk

Internetadressen zu Kap. 14.3

http://www.cdc.gov/	Centers for Disease Control and Prevention, Atlanta, USA
http://www.rki.de	Robert Koch-Insitut, Berlin
http://www.unversimed.com/content/infektiologie/	Universimed Infektiologie Netzwerk

Internetadressen zu Kap. 14.5

www.dstg.de	Deutsche STD-Gesellschaft Deutschsprachige Gesellschaft zur Prävention sexuell übertragbarer Krankheiten	Hinweise auf Veranstaltungen, Fortbildungen, Tagungen und Kurse zu sexuell übertragbaren Infektionen und Krankheiten Hinweise auf Leitlinien der DSTDG Leitlinien für Patienten mit STDs
www.awmf-leitlinien.de	Deutsche STD-Gesellschaft Deutschsprachige Gesellschaft zur Prävention sexuell übertragbarer Krankheiten	Leitlinie der DSTDG zu Condylomata acuminata und andere HPV-assoziierte Krankheitsbilder des Genitale und der Harnröhre
www.echpv.org	European Course on HPV-Associated Pathology (ECHPV)	Hinweise auf die Aufgaben des European Course on HPV-Associated Pathology (ECHPV) Mitglieder des ECHPV Veranstaltungen Publikationen
bsteinbe@LIJ.EDU	International Papillomavirus Society	Informationen über die International Papillomavirus Society, Veranstaltungen, International Papillomavirus Workshop

Internetadressen zu Kap. 15

http://www.fit-for-travel.de	Unabhängiger wissenschaftlicher Informationsdienst des Tropeninstituts München	Hinweise für Reisende
http://www.who.int./disease-outbreak-news	World Health Organization, Genf	Hinweise über aktuelle Epidemien
http://www.dgim.de	Deutsche Gesellschaft für Innere Medizin	Information zur Inneren Medizin

Internetadressen zu Kap. 16.1

http://www.kompetenznetz-hepatitis.de/	Das Kompetenznetz Hepatitis (Hep-Net) ist eines der 12 Kompetenznetze in der Medizin, die vom Bundesministerium für Bildung und Forschung gefördert werden	Hinweise auf die bundesweite Erforschung von Leberentzündungen durch Viren und Entwicklung von einheitlichen Diagnose- und Therapiestandards, Sammlung epidemilogischer Daten
http://www.mh-hannover.de/kliniken/gastro/gas_link.htm	Abteilung Gastroenterologie und Hepatologie der Medzinischen Hochschule Hannover	Hinweise auf lokale Veranstaltungen in der Gastroenterologie und Hepatologie der Medzinischen Hochschule Hannover, sowie Überblick über die Forschungsschwerpunkte der einzelnen Arbeitsgruppen
http://www.dgvs.de	Deutsche Gesellschaft für Verdauungs- und Stoffwechselerkrankungen	Fort- und Weiterbildung und die Entwicklung von Standards in der Behandlung von Verdauungs- und Stoffwechselerkrankungen

http://www.gasl.de	Deutsche Gesellschaft zum Studium der Leber	Fort- und Weiterbildung der nationalen Lebergesellschaft
http://www.easl.ch	Europäische Gesellschaft zum Studium der Leber	Fort- und Weiterbildung der europäischen Lebergesellschaft
http://www.aasld.org	Amerikanische Gesellschaft zum Studium der Leber	Fort- und Weiterbildung der amerikanischen Lebergesellschaft

Internetadressen zu Kap. 16.2

http://www.cdc.gov	Centers for Disease Control and Prevention, Atlanta, USA	Aktuelle Informationen und Therapieempfehlungen zu verschiedenen Infektionserkrankungen einschl. der viralen Hepatitiden
http://consensus.nih.gov	National Institutes of Health der USA	Consensus Statement zum Management der Hepatitis C, Stand Juni 2002
http://www.aasld.org	American Association for the Study of Liver Diseases	Practice Guidelines zu verschiedenen hepatologischen Erkrankungen
http://www.kompetenznetz-hepatitis.de	Kompetenznetz Hepatitis	Ansprechpartner, Empfehlungen zu Diagnostik und Therapie sowie Veranstaltungshinweise zum Themengebiet der viralen Hepatitiden

Internetadressen zu Kap. 17.1

http: //http://www.who.int	Weltgesundheitsorganisation (WHO), Genf
http: //http://www.unaids.org	Joint United Nations Programme on HIV/AIDS (UNAIDS), Genf, Schweiz
http://www.eurohiv.org	Centre Européen pour la Surveillance Epidémiologique du SIDA (CESES), Saint-Maurice, Frankreich
http://www.rki.de	AIDS-Zentrum des Robert Koch-Institutes (RKI), Abteilung Infektionsepidemiologie, Berlin
http://www.uct.ac.za/depts/mmi/index.html	Department of Medical Microbiology, University of Cape Town and Groote Schuur Hospital
http: //http://www.health.gov.za	Department of Health, Republic of South Africa, Pretoria, South Africa
http://www.tac.org.za/	Treatment Action Campaign (TAC), Nonkqubela
http://www.aerzte-ohne-grenzen.de	Ärzte ohne Grenzen, Berlin
http://www.msf.org	Médecins Sans Frontières (MSF) International
http://www.accessmed-msf.org	MSF Campaign for Access to Essential Medicines

Internetadressen zu Kap. 20

http://www.dog.org	Deutsche Ophthalmologische Gesellschaft	Links, Journals und Stichwortsuche
http://www.aao.org	American Academy of Ophthalmology	Links, Journals und Stichwortsuche

Internetadressen zu Kap. 21

http://www.emedicine.com/med/topic212.htm		Detallierte Beschreibung des Krankheitsbildes mit Verweisen auf Sekundärliteratur und weiteren Links
http://www.cdc.gov/ncidod/eid/	Emerging Infectious Diseases Journal	Wichtige Artikel zu Bartonellosen (freier Volltextzugang)
http://www.mediterranee.univ-mrs.fr/recherche/unites recherche/index/unite 50.asp	Französisches Referenzzentrum für Rickettsien	Homepage des französischen Referenzzentrums für Rickettsien und verwandte Bakterien
http://www.ukl.uni-freiburg.de/microbio/mic/konsiliarlaboratorien.html	Freiburger Konsiliarlabor für Bartonellen	

Internetadressen zu Kap. 22

http://www.pneumologie.de/dzk/	Deutsches Zentralkomitee zur Bekämpfung der Tuberkulose	Hinweise auf Termine, Publikationen, Patienteninformationen u. a.
http://www.dgpi.de	Deutsche Gesellschaft für Pädiatrische Infektiologie e.V.	Aktuelle Informationen, Veranstaltungen, Publikationen u. a.
http://www.awmf-online.de	Arbeitsgemeinschaft der Wissenschaftlichen Medizinischen Fachgesellschaften	Leitlinien für Diagnostik und Therapie
http://www.thoracic.org	American Thoracic Society, News, Updates, Publications	
http://www.ersnet.org	European Respiratory Society, Publications, News, Eduacation	
http://www.cdc.gov/nchstp/tb/faqs/qa.htm	Centers for Disease Control and Prevention: Division of tuberculosis elimination; news, epidemiology, recommendations, Atlanta, USA	
http://www.rki.de	Robert Koch-Institut, Berlin	Ausführliche und aktuelle Informationen zu Tuberkulose unter »Infektionskrankheiten«
http://www.eurotb.org/eurotb.htm	EuroTB	Epidemiologie der Tuberkulose in Europa
http://www.iuatld.org/html/iuatld.htm	International Union Against Tuberculosis and Lung Disease	
http://www.who.int/gtb/index.htm	World Health Organization, Genf	Prävention und Kontrolle der Tuberkulose
http://www.who.int/whosis/#TB	World Health Organization, Genf	Übersichten der Weltgesundheitsorganisation
http://www.cpmc.columbia.edu/tbcpp/		
http://www.umdni.edu/ntbcweb/flashdownload.html		
http://molepi.stanford.edu/		
http:http://www.osha-slc.gov/SLTC/tuberculosis/		
http://www.tuberculosis.net		
http://www.oeglut.at		

Internetadressen zu Kap. 23.1

http://www.dtg.mwn.de/	Deutsche Gesellschaft für Tropenmedizin und Internationale Medizin e. V.	
http://www.wehi.edu.au/MalDB-http://www/who.html	WHO Malaria Data Base, Genf	
http://www.mara.org.za/	Mapping malaria risk in Africa	

Internetadressen zu Kap. 23.3

http://www.dtg.mwn.de/	Deutsche Gesellschaft für Tropenmedizin und Internationale Gesundheit
http://www.cdc.gov/	Centers for Disease Control and Prevention, Atlanta, USA
http://www.who.int/m/topicgroups/infectious_diseases/en/index/html	WHO, Health Topics, Infectious Diseases, Genf
http://www.lib.uiowa.edu/hardin/md/tropical.html	Tropical Diseases and Parasitology
http://www.rki.de/ http://www.lib.uiowa.edu/hardin/md/tropical.html	

Internetadressen zu Kap. 24

http://www.rzuser.uni-heidelberg.de/~n90/poxhome3_9.html	Pockenvirus Arbeitsgruppe; PD Dr. Joachim J. Bugert, Universität Heidelberg	Aktuelle Hinweise zur Pockenvirusforschung; Links zu Pockenvirusforschergruppen, Kongressen und Meetings
http://www.poxvirus.org/	Pockenvirus Informationszentrum; The PBR Consortium: University of Alabama at Birmingham; Saint Louis University School of Medicine; University of Victoria; American Type Culture Collection; Medical College of Wisconsin	Informationen zur Pockenvirusforschung, Schnelldiagnostik und neue Behandlungsverfahren
http://www.hopkins-biodefense.org/pages/news/risk.html	Center for Civilian Biodefense Strategies. Johns Hopkins University, Baltimore MD, USA	Überlegungen zum Einsatz von Variola als biologische Waffe
http://www.cdc.gov/mmwr/preview/mmwrhtml/rr5010a1.htm	Centers for Disease Control and Prevention, Atlanta, USA	Empfehlungen zur Impfung mit Vacciniavirus
http://www.g-f-v.org	Gesellschaft für Virologie	Ratgeber Virusinfektionen, Links zu den Virol. Instituten
http://www.rki.de	Robert Koch-Institut, Berlin	Epidemiologisches Bulletin, Gesundheitsberichterstattung, Ratgeber Infektionskrankheiten, Nat. Referenzzentren und Konsiliarlabors der Virusinfektionen
http://www.med.uni-jena/dvv/start.html	Deutsche Vereinigung zur Bekämpfung der Viruskrankheiten e. V.	Hinweise zur Epidemiologie, Prophylaxe und Therapie von Viruserkrankungen
http://www.p-e-g.de	Paul-Ehrlich-Gesellschaft für Chemotherapie e. V.	Diskussionsforum, Hinweise zur antiviralen Chemotherapie, Konsensusempfehlungen
http://www.ihmf.org/		International Herpes Management Forum (IHMF)
http://www.virology.net/garryfavweb1.html		»All the Virology on the http://www«
http://www.who.int/vaccines/en/varicella.shtml	World Health Organization, Genf	Abteilung Vaccines, Immunization and Biologicals der Weltgesundheitsorganisation WHO
http://www.cdc.gov/nip/vaccine/varicella/default.htm	Centers for Disease Control and Prevention, Atlanta, USA	National Immunization Programme (USA)
http://hivatis.org/		HIV/AIDS Treatment Information Service (ATIS)
http://www.cdc.gov/ncidod/diseases/cmv.htm	National Center for Infectious Diseases	

http://www.cdc.gov	Centers for Disease Control and Prevention, Atlanta, USA	
http://www.tulane.edu/~dmsander/ HTTP://WWW/325/Adenoviruses.html	University of Leicester, Leicester, UK	Taxonomie, Morphologie, Genetik, Pathogenese der Adenoviren
http://www.vmri.hu/~harrach/ GeneFarm.html	Veterinary Medical Institute, Budapest, Hungary	Phylogenie der Adenoviren
http://www.kompetenznetz-hepatitis.de		Virushepatitis
http://www.hepnet.com/hepb.html		Hepatitis-Informationsnetzwerk

Internetadressen zu Kap. 25

http://www.b ni.hamburg.de	Universität Hamburg	Hinweise auf Tropen-Viruskrankheiten
http://www.rki.de	Robert Koch-Institut, Berlin	Epidemiologisches Bulletin, Gesundheitsberichterstattung, Ratgeber Infektionskrankheiten, Nat. Referenzzentren und Konsiliarlabors der Virusinfektionen
http://www.gesundes-reisen.de		
http://www.g-f-v.org	Gesellschaft für Virologie	Hinweise auf Veranstaltungen, workshops für das Fachgebiet Virologie, Virolog. Institute
http://hepatitis-c.de/-	Deutsches Hepatitis C Forum e. V.	Informationen zu aktuellen Behandlungsmöglichkeiten, Verzeichnis von Selbsthilfegruppen, Spezialisten und Fachkliniken, Termine von Veranstaltungen und Arzt-Patienten-Seminaren etc.
http://www.cdc.gov/ncidod/ diseases/	Centers for Disease Control and Prevention, Atlanta, USA	Epidemiologie und Prävention der Virusinfektionen
http://www.hepnet.com/hepc.html	The Hepatitis Information Network	
http://www-micro.msb.le.ac.uk/ 335/Paramyxoviruses.html		Hinweise zur Paramyxoviren
http://oms2.b3e.jussieu.fr/rabnet/	Rabnet, World Health Organization, Genf	Umfassende Informationen zu allen Aspekten der Rabiesinfektion, insbesondere zur aktuellen epidemiologischen Situation
http://www.unaids.org/	Vereinte Nationen	Weltweite Informationen zu HIV/Aids.
http://www.hiv-web.lanl.gov/content/ index	University of California und US Department of Energy	HIV-Datenbank. Enthält Informationen über HIV Gensequenzen, immunologische Epitope, resistenzassoziierte Mutationen und Vakzine in der klinischen Erprobung
http://www.eurohiv.org/sida.htm	European Centre for the Epidemiological Monitoring of AIDS	Epidemiologische Daten zu HIV und Aids in Europa

Internetadressen zu Kap. 26

http://www.rki.de/INFEKT/ RATGEBER/RAT.HTM	Robert Koch-Institut, Berlin	Ratgeber Chlamydien
http://chlamydia-http://www.berkeley.edu:4231		Vollständige Genomsequenz von C. trachomatis und C. pneumoniae
http://www.ncbi.nih.gov		Weitere chlamydienspezifische Sequenzen (Stichwort Chlamydia)

Internetadressen zu Kap. 27

http://www.dghm.org/	Deutsche Gesellschaft für Hygiene und Mikrobiologie	Fachgruppen, Meetings, Nationale Referenz- und Konsiliarlaboratorien
http://www.dgpi.med.uni-erlangen.de/frames.htm	Deutsche Gesellschaft für pädiatrische Infektiologie e.V.	Infos, Publikationen, Veranstaltungen

Internetadressen zu Kap. 28

http://www.cdc.gov/	Centers for Disease Control and Prevention, Atlanta, USA	
http://www.who.int/home-page/	World Health Organization, Genf	
http://www.rki.de	Robert Koch-Institut, Berlin	

Internetadressen zu Kap. 29.1

http://www.niaid.nih.gov/		
http://www.cdc.gov/	Centers for Disease Control and Prevention, Atlanta, USA	
http://www.asm.org/		

Internetadressen zu Kap. 29.2.1 bis 29.2.2

http://www.rki.de	Robert Koch-Institut, Berlin	
http://www.uni-muenster.de/institute/mikrobiologie	Nationales Referenzzentrum für Staphylokokken	

Internetadressen zu Kap. 29.2.3

http://www.streptococcus.de	Nationales Referenzzentrum für Streptokokken	

Internetadressen zu Kap. 29.2.5

http://www.streptococcus.de	Nationales Referenzzentrum für Streptokokken	Allgemeine Daten zu Streptokokken, Fortbildung, Tagungen und Leistungen des Nationalen Referenzzentrums für Streptokokken
http://www.pneumo.com	Industrieseite durch WYETH	Interessante klinische Daten zu Pneumokokken, interaktive Vorträge, Veranstaltungshinweise
http://www.ktl.fi/pnceuro	National Public Health Institute (KTL) in Finnland	Beschreibung eines europäischen Forschungsprojekts zu Pneumokokken mit Schwerpunkt von invasiven Infektionen
http://www.pneumococcus.de	Nationales Referenzzentrum für Streptokokken	Daten zu Pneumokokken, Resistenzlage, Impfindikationen, Hinweise auf Veranstaltungen, Fortbildung

Internetadressen zu Kap. 29.2.7 bis 29.2.10

http://www.rwth-aachen.de/zentral/dez3_pmalt_referenzzentrum.htm für Medizinische Mikrobiologie)	Nationales Referenzzentrum für Streptokokken	
http://www.med.uni-rostock.de	Universität Rostock	

Internetadressen zu Kap. 29.3.1

http://www.rki.de/	Robert Koch-Institut, Berlin	Artikel über Diphtherie im Rahmen »Ratgeber Infektionskrankheiten«; Suchfunktion; aktuelle Daten und Informationen zur Diphtherie
http://www.phls.org.uk/	Public Health Laboratory Service, Great Britain	Aktuelle Daten und Informationen zur Diphtherie; Suchfunktion
http://www.cdc.gov/	Centers for Disease Control and Prevention, Atlanta, USA	Aktuelle Daten und Informationen zur Diphtherie; Suchfunktion
http://www.bag.admin.ch/infreporting/	Bundesamt für Gesundheit, Schweiz	Meldesystem Infektionskrankheiten
http://www.bag.admin.ch/infekt/d/index.htm	Bundesamt für Gesundheit, Schweiz	Aktuelle Daten und Informationen zu Infektionskrankheiten; Suchfunktion

Internetadressen zu Kap. Internetadressen zu Kap. 29.3.3

http://www.ifst.org/hottop2.htm	Institute of Food Science and Technology (UK)	Hinweise über Listerien in Käse u. a. Milchprodukten
cdc.gov/ncidod/dbmd/diseaseinfo/Listeriosis_g.htm	Centers for Disease Control and Prevention, Atlanta, USA	Antworten zu Problemen mit Listeria
http://www.rki.de/INFEKT/INFEKT.HTM	Robert Koch-Institut, Berlin	Ratgeber für Infektionskrankheiten, Folge 14: Listeriose

Internetadressen zu Kap. 29.3.4

http://www.rki.de	Robert Koch-Institut, Berlin	Hinweise zur Diagnostik und Epidemiologie von Milzbrand
http://www.cdc.gov	Centers for Disease Control and Prevention, Atlanta, USA	Aktuelle Hinweise, auch bei akuter bioterroristischer Gefährdung

Internetadressen zu Kap. 29.4.1

http://www.meningococcus.de/	Nationales Referenzzentrum für Meningokokken, Institut für Hygiene und Mikrobiologie Würzburg	Informationen für Eltern und Ärzte
http://home.wtal.de/g-presentation/Meningitis/	Elterninitiative Meningitis	Allgemeine Meningitisinformationen für Laien, betreut von Unikinderklinik Düsseldorf
Ahttp://www.meningitis-trust.org.uk/frame.htm	Meningitis-Trust in Großbritannien	Informationen über Impfungen, Krankheitsbild, Forschungsaktivitäten; sehr umfangreiche Seite
http://www.rki.de/INFEKT/INFEKT.HTM	Robert Koch-Institut, Berlin	Liste mit Informationen zu den wichtigsten Infektionskrankheiten und weiteren Links

Internetadressen zu Kap. 29.4.2

http://www.iusti.org	International Union against SexuallyTransmitted Infections	Hinweise auf Veranstaltungen, Fortbildungen und Tagungen über sexuell übertragbare Infektionen
http://www.cdc.gov	Centers for Disease Control and Prevention, Atlanta, USA	Sexually Transmitted Diseases Treatment Guidelines
http://www.dstdg.de	Deutsche STD-Gesellschaft	Leitlinien zur Diagnostik und Therapie sexuell übertragbarer Krankheiten

Internetadressen zu Kap. 29.5.1

http://www.crm.de	Zentrum für Reisemedizin	Hinweise auf Reiseländer, Infektionskrankheiten, Beratungsstellen, aktuelle Meldungen, Fortbildungen, Impfungen
http://www.dtg.mwn.de/	Deutsche Gesellschaft für Tropenmedizin und Internationale Gesundheit e.V.	Informationen über die DTG, Tagungen & Kongresse, tropenmedizinische Institutionen in Deutschland, Fort- und Weiterbildung, Zusatzbezeichnung Arzt für Tropenmedizin, DTG-Zertfikat Reisemedizin, Kurse, Leitlinien, Empfehlungen zu Reiseimpfungen, Empfehlungen zur Malariaprophylaxe
http://www.fit_for_travel.de/start.asp	Unabhängiger wissenschaftlicher Informationsdienst des Tropeninstituts München	Über 300 Reiseziele, Informationen vor Reiseantritt, Malariavorbeugung, Impfschutz, Krankheiten von A–Z

Internetadressen zu Kap. 29.5.2

http://www.cdc.gov/ncidod/dbmd/diseaseinfo/campylobacter_a.htm	Centers for Disease Control and Prevention, Atlanta, USA	Literatur zu Campylobacter

Internetadressen zu Kap. 29.5.3

http://www.helico.com		Helicobacter Foundation
http://www.helicobacter.org		European Helicobacter Study Group (EHSG)

http://www.tigr.org/tdb/CMR/ghp/htmls/SplashPage.html		Komplette genomische Sequenz
http://www.hpylori.com.au/		H. pylori research laboratory barry marshall
http://www.simac-diagnostica.nl		Information zum ^{13}C-Atemtest
http://www.uni-duesseldorf.de/ttp://www/awmf/ll/iverdoo1.htm		AWMF-Leitlinie Gastroenterologie: H.-pylori-Infektion
http://www.gastro-kbs.ch/dt/medinfo/hpylori/index.html		H.-pylori-Erkrankungen/-Therapie

Internetadressen zu Kap. 29.5.13

http://www.klinikum-krefeld.de/Hygiene/		Konsiliarlabor für Bordetellen
http://www.pasteur.fr/recherche/unites/Bordetella/	Institut Pasteur, Paris	Bordetellen im Institut Pasteur
http://www.rki.de/gesund/impfen/impfen.htm	Ständige Impfkommission des Robert Koch-Instituts (STIKO)	Impfempfehlungen
http://www.cdc.gov/nip/publications/ACIP-list.htm	ACIP	US-Impfempfehlungen des ACIP
http://www.sanger.ac.uk/projects/ pertussis		Genom von B. pertussis

Internetadressen zu Kap. 29.5.15

http://www.rki.de	Robert Koch-Institut, Berlin	Hinweise auf nationale Referenzzentren, Statistiken gemäß Infektionsschutzgesetz, allgemeine Informationen, aktuelle Pressemitteilungen
http://www.cdc.gov	Centers for Disease Control and Prevention, Atlanta, USA	Aktuelle Ausbruchsinformationen, allgemeine Informationen zum Thema
http://www.promedmail.org	The International Society for Infectious Diseases, Boston, USA	Aktuelle Ausbruchsinformationen

Internetadresse zu Kap. 29.5.16–29.5.17

http://www.nfid.org/publications/clinicalupdates/pediatric/bites.html	National foundation for infectious diseases, Bethesda, Maryland, USA	Tierbisse, Management und Therapie

Internetadressen zu Kap. 29.5.18

http://www.rki.de	Robert Koch-Institut, Berlin	
http://www.dsmz.de	Deutsche Sammlung von Mikroorganismen und Zellkulturen GmbH	

Internetadressen zu Kap. 29.5.20.2–29.5.20.3

http://www.rki.de	Robert Koch-Institut, Berlin	Erregersteckbriefe, Informationen über Referenzlaboratorien, Berichte zur aktuellen epidemiologischen Situation, Linksammlung
http://www.cdc.gov	Centers for Disease Control and Prevention, Atlanta, USA	Erregersteckbriefe, Berichte zur aktuellen epidemiologischen Situation, Linksammlung

Internetadressen zu Kap. 29.5.20.4

http://www.pettenkofer-institut.de	Max von Pettenkofer-Institut, München	
http://www.hygiene-institut-hamburg.de	Hygieneinstitut, Hamburg	
http://www.pasteur.fr	Institut Pasteur, Paris	

Internetadressen zu Kap. 29.6.1

http://www.rki.de/infekt/nrz/nrz.htm	Robert Koch-Institut, Berlin	Liste der nationalen Referenzzentren und Konsiliarlaboratorien
http://www.cdc.gov/std/treatment/TOC2002TG.htm	Centers for Disease Control and Prevention, Atlanta, USA	Hinweise zur Therapie der Syphilis und anderer sexuell übertragbarer Infektionen
http://www.derma.de/ddg_arbeitskreis/ag_und_ak/ag23.html	Deutsche STD-Gesellschaft (DSTDG)	Kontaktadressen
http://www.iusti.org	International Union against sexually transmitted infections (IUSTI)	Kontaktadressen und Informationen zu sexuell übertragbaren Infektionen
http://www.rki.de/INFEKT/NRZ.HTM	Robert Koch-Istitut, Berlin	Liste der nationalen Referenzzentren und Konsiliarlaboratorien
http://www.cdc.gov/search.htm	Centers for Disease Control and Prevention, Atlanta, USA	Informationen zu nichtvenerischen Treponematosen und anderen Infektionskrankheiten

Internetadressen zu Kap. 29.6.3

http://www.bgvv.de	Bundesinstitut für gesundheitlichen Verbraucherschutz und Veterinärmedizin, Berlin	Leptospirosekonsiliarlabor
http://www.rki.de/infekt/IFSG_Falldef.htm	Robert Koch-Institut, Berlin (u. a. Leptospirose) für Meldung, Meldbögen, Meldestatistik	Infektionsschutzgesetz/Falldefinitionen
http://www.pasteur.fr	Institut Pasteur, Paris, WHO/FAO – Collaborating Center for Leptospirosis	(Kontaktmailadresse E-Mail: gbaran@pasteur.fr)
http://www.health.qld.gov.au/qpssb/scienserv/who/home.htm	Queensland Health Scientific Services, Australia, WHO/FAO – Collaborating Center for Leptospirosis, Western Pacific Region	Epidemiologische surveys, Angebot von Referenzpräparationen
http://www.kit.nl/biomed/html/leptospirosis reference.asp	Royal Tropical Institute, Amsterdam WHO/FAO – Collaborating Center for Leptospirosis	Informationen zur Erkrankung, Diagnose mittels PCR und Serologie, Angebot von Referenzpräparationen
http://www.cdc.gov.ncidod/dbmd/diseaseinfo/	Centers for Disease Control and Prevention – Division of Bacterial and Mycotic Diseases, Atlanta, USA	Informationen zu Klinik und Epidemiologie

Internetadressen zu Kap. 29.6.4

http://yellow-fever.rki.de/infekt/steckbrf/stbr_b/rueckff.htm	Robert Koch-Institut, Berlin	Erregersteckbrief Rückfallfieberborrelien
http://www.rki.de/infekt/epibull/epi/htm	Robert Koch-Institut, Berlin	Epidemiologisches Bulletin November 1999: Bericht über importierte Rückfallfieberfälle

Internetadressen zu Kap. 29.6.5

http://alhpa1.mpk.med.uni-muenchen.de/bak/nrz-borrelia/nrz-borrelia.html	Nationales Referenzzentrum (NRZ) für Borrelien	Leistungsangebot des NRZ (Referenzpräparationen, mikrobiologische Untersuchungen, Beratung von Ärzten und Laboratorien); Informationen zu Erreger, Epidemiologie, Diagnostik, Prävention und Therapie der Lyme-Borreliose
http://www.dghm.org/red/index.html?cname=MIQ	Deutsche Gesellschaft für Hygiene und Mikrobiologie (DGHM)	Kostenloser Zugang zur MiQ 12 Lyme-Borreliose (von der DGHM herausgegebene Richtlinien zur mikrobiologischen Diagnostik der Lyme-Borreliose, englische Version)

http://www.dis.strath.ac.uk/vie/LymeEU/	EUCALB Homepage	Informationen zu Erreger, Epidemiologie, Diagnostik, Prävention und Therapie der Lyme-Borreliose, Link zur MiQ Lyme-Borreliose
http://www2.hu-berlin.de/rheuma/borreliose/uebersicht.html	Medizinische Klinik und Poliklinik III der Charité	Informationen zur Klinik und Therapie der Lyme-Brorreliose

Internetadressen zu Kap. 29.7

http://www.medicine-worldwide.de/krankheiten/infektionskrankheiten/tetanus.htm	Medicine World	Tetanus – Übersicht
http://www.who.int./inf-fs/en/fact270.html	World Health Organization, Genf	Botulismus – Übersicht
http://www.medicine-worldwide.de/krankheiten/infektionskranheiten/gasbrand.htm	Medicine World	Gasbrand – Übersicht
http://www.cdc.gov/ncdod/eid/v017n02/nichols.htm	Centers for Disease Control and Prevention, Atlanta, USA	Preventing Surgical Site Infections
http://www.cdc.gov/ncidod/eid/v04n04/frost.htm	Centers for Disease Control and Prevention, Atlanta, USA	Hospitalisierung durch C. difficile

Internetadressen zu Kap. 29.8.1–29.8.2

http://www.usuhs.mil/pmb/TPH/bartonella.html	Uniformed services university in Bethesda, Maryland, USA	Überblick über Vektorforschung von Bartonella bazilliformis
http://www.vin.com/VINDBPub/SearchPB/Proceedings/PR05000/PR00142.htm	Veterinary Information Network	Beschreibung der Bartonellen als Problem in der Tiermedizin und als Zoonose
http://www.ispub.com/ostia/index.phb?xmlFilePath=journals/ijanp/volln2/catscratch.xml	Internet Scientific Publications LLC, Texas USA	Fallbeschreibung einer Katzenkratzkrankheit einschließlich diagnostischem Management und Therapie
http://www.agum.org.uk/ceg2002/donovanosis0901b.htm	Association for genito urinary medicine, Nottinghamshire, UK	Nationale Richtlinien für das Management der Donovanose

Internetadressen zu Kap. 29.9.1

http://www.who.int/gtb/publications/	World Health Organization, Genf	
http://www.thoracic.org/		
http://www.ceses.org/eurotb/		
http://www.cdc.gov/nchstp/tb/links.htm/	Centers for Disease Control and Prevention, Atlanta, USA	

Internetadressen zu Kap. 29.9.2

http://www.who.int/wer	World Health Organization, Genf	Informationen zur Epidemiologie
http://www.dagw.de	Deutsches Aussätzigen Hilfswerk	Allgemeine Übersicht in deutscher Sprache
http://www.foundation.novartis.com/german/lepra/		Allgemeine Übersicht in Deutscher Sprache
http://www.who.int/health_topics/leprosy/en/	World Health Organization, Genf	Allgemeine Übersicht (international)
http://www.lepra.org.uk		Allgemeine Übersicht (international)
http://www.lepra.ch		Allgemeine Übersicht (international)
http://www.lepraindia.org		Allgemeine Übersicht (international)

Internetadressen zu Kap. 29.9.3

http://www.cdc.gov/ncidod/dastlr/TB/ntmfinal.pdf	Centers for Disease Control and Prevention, Atlanta, USA	Epidemiologie: CDC: Nontuberculous Mycobacteria Reported to the Public Health Laboratory Information System by State Public Health Laboratories United States, 1993–1996

http://www.thoracic.org/adobe/statements/nontuberc1-27.pdf	ATS	ATS-Empfehlungen 1997
http://www.brit-thoracic.org.uk/pdf/OppMyco.pdf	BTS	BTS-Empfehlungen 2000
http://www.thedoctorsdoctor.com/diseases/ mycobacterium_atypical.htm		Übersicht und Zusammenfassung einiger wichtiger Veröffentlichungen
http://www.bact.wisc.edu:81/ScienceEd/stories/storyReader$79		Aktueller Beitrag zum Nischendasein opportunistischer Mykobakterien
http://www.medsafe.govt.nz/Profs/Datasheet/DSForm.asp		Aktuelle Produktinformationen zu Chemotherapeutika

Internetadresse zu Kap. 29.9.4

http://www.who.int/gtb-buruli/index.html	World Health Organization, Genf	Buruli ulcer – Übersicht

Internetadresse zu Kap. 29.10

http://mibi03.meb.uni-bonn.de/~groups/schaal/	Nationales Konsiliarlaboratorium für Aktinomyzeten am Universitätsklinikum Bonn

Internetadressen zu Kap. 31 (Einleitung) und 31.1

http://www.lshtm.ac.uk/mp/bcu/enta/homef.htm

http://www.dtg.mwn.de

http://www.dtg.mwn.de/preis/preis_97.htm

Internetadressen zu Kap. 31.2

http://www.uni-duesseldorf.de/AWMF/ll/trop004.htm

http://www.who.int/health-topics/leishmaniasis.htm

http://www.rki.de/INFEKT/STECKBRF/STBR_PA/KUTAN_L.HTM

Internet-Adressen zu Kap. 31.3

http://www.who.int/health-topics/chagas.htm

http://www.who.int/health-topics/afrtryps.htm

http://www.rki.de/INFEKT/STECKBRF/STBR_PA/P_SEL.HTM

Internetadressen zu Kap. 31.4–31.10

http://www.cdc.gov	Centers for Disease Control and Prevention, Atlanta, USA
http://www.who.int	Weltgesundheitsorganisation, Genf
http://www.dgparasitologie.de	Deutsche parasitologische Gesellschaft
http://www.dtg.mwn.de	Deutsche Gesellschaft für Tropenmedizin und Internationale Gesundheit e. V.

Internetadressen zu Kap. 32

http://www.dtg.mwn.de oder http://www.trpmed.dtg.org	Deutsche Gesellschaft für Tropenmedizin und Internationale Gesundheit e. V.
http://www.DGParasitologie.de	Deutsche Gesellschaft für Parasitologie

Internetadressen zu Kap. 33

http://www.iusti.org		European guidelines for the Management of Pediculosis Pubis (2001)
http://www.who.int	World Health Organization, Genf	Guidelines for the Management of Sexually Transmitted Infections (2001)
http://www.rki.de	Robert Koch-Institut, Berlin	Bundesgesundheitsblatt – Gesundheitsforschung – Gesundheitsschutz; März 1998, aktualisiert: Februar 2001. Kopflausbefall (Pediculosis capitis), Merkblatt für Ärzte
http://www.milbenforschung.de	Universität Paderborn, Fachbereich Biologie	
http://www.public-health: uiowa.edu.fuorte/63111/arthrop/ index.htm	University of Iowa, College of Public Health	Arthropods of Public Health Importance
http://www.dis.strath.ac.uk.vie/ lymeEU/disease-overview_1.html		European Union Concerted Action On Lyme Borreliosis (2001)
http://www.parasitology.org/essays/ webpage.htm	University of Missouri, College of Veterinary Medicine at the University of Missouri	

Internetadressen zu Kap. 35.5

http://www.rki.de	Robert Koch-Institut, Berlin
http://www.hyg.uni-heidelberg.de/ dghm	Deutsche Gesellschaft für Hygiene und Mikrobiologie
http://www.p.e.g.de	Paul-Ehrlich-Geselllschaft für Chemotherapie e.V.
http://www.his.org.uk	Hospital Infection Society
http://www.asmusa.org	American Society for Microbiology
http://www.cdc.gov	Centers for Disease Control and Prevention, Atlanta, USA
http://www.idsociety.org	Infectious Diseases Society of America
http://www.who.int	World Health Organization, Genf
http://www.vh.org.Providers/ ClinRef/FPHandbook/ FPEontents.html	Family Practice Handbook

Internetadressen zu Kap. 35.6

http://www.nrz-hygiene.de	NRZ (Nationales Referenzzentrum)	Aktuelle Referenzdaten für beatmungs-assoziierte Pneumonien auf Intensivstationen
http://www.cdc.gov	Healthcare Infection Control Practices Advisory Committee	Richtliniene (Guidelines) des »Healthcare Infection Control Practices Advisory Committee« (HICPAC) für die Prävention der Pneumonie
http://www.rki.de	Robert Koch-Institut, Berlin	Empfehlungen der Kommission für Krankenhaushygiene und Infektionsprävention des Robert-Koch-Instituts für die Prävention der nosokomialen Pneumonie

Internetadressen zu Kap. 36.1

http://www.dgho-infektionen.de	Arbeitsgemeinschaft Infektionen in der Hämatologie und Onkologie (AGIHO) der Deutschen Gesellschaft für Hämatologie und Onkologie (DGHO)	Leitlinien zur Prophylaxe und Behandlung von Patienten mit Fieber und Infektionen bei Neutropenie

http://www.med.upenn.edu/bugdrug/antibiotic_manual/neutro.htm	Onkolink, University of Pennsylvania Cancer Center	Therapierichtlinien bei Neutropenie
http://cancernet.nci.nih.gov/pdq/pdq_supportive_care.shtml	CancerNet, National Cancer Institute, USA	PDQ, Therapieempfehlungen
http://www.cdc.gov/mmwr/preview/mmwrhtml/rr4910a1.htm	Centers for Disease Control and Prevention, Atlanta, USA	Infektionsprophylaxe bei Stammzell-transplantation

Internetadressen zu Kap. 36.2

http://www.hiv.net

http://www.amedeo.com

Internetadressen zu Kap. 36.3

http://www.esot.org	European Society for Organ Transplantation
http://www.eurotransplant.nl	Eurotransplant
http://www.link.springer.de/link/service/journals/15010/tocs.htm	Infection – das offizielle Journal der Deutschen Gesellschaft für Infektionskrankheiten
http://www.medscape.com/transplantationhome	Medscape Health Network, New York
http://www.ishlt.org/	International Society for Heart and Lung Transplantation

Internetadressenzu Kap. 36.4

http://www.cdc.gov/mmwr/preview/mmwrhtml/rr4910a1.htm	Centers for Disease Control and Prevention, Atlanta, USA	Guidelines for Preventing Opportunistic Infections Among Hematopoietic Stem Cell Transplant Recipients; Recommendations of CDC, the Infectious Disease Society of America, and the American Society of Blood and Marrow Transplantation
http://www.DGHO-Infektionen.de	Deutsche Gesellschaft für Hämatologie und Onkologie	Leitlinien für Diagnostik und Therapie von Infektionen in der Hämatologie/Onkologie
http://www.ebmt.org/5WorkingParties/IDWP/wparties-id6.htm	European Group for Blood and Bone Marrow Transplantation – EBMT; Infectious Diseases Working Party	

Internetadressen zu Kap. 36.7

http://www.pei.de	Paul-Ehrlich-Institut (Zulassungs- und Überwachungsbehörde für Blutprodukte), Langen
http://www.rki.de/GESUND/HTM	Robert Koch-Institut (Voten und Stellungnahmen des Arbeitskreises Blut, Infektionserkrankungen), Berlin
Bundesministerium für Gesundheit: http://www.bmgesundheit.de	
http://www.dgti.de	Deutsche Gesellschaft für Transfusionsmedizin
http://www.bdtev.de	Berufsverband Deutscher Transfusionsmediziner
http://www.aabb.org	American Association of Blood Banks
http://www.fda.gov	Food and Drug Administration (Amerikanische Zulassungsbehörde)
http://www.who.int/pht/blood-safety/	Weltgesundheitsorganisation, Genf

Internetadressen zu Kap. 37.1

www.p-e-g.de/LPPEHMG.pdf	Paul-Ehrlich-Gesellschaft für Chemotherapie e.V.	
www.forum.foren-net.de/pegrichtlinien		
www.medizinimdialog.com/rill_98/infekt198.html		
www.uni-duesseldorf.de/WWW/AMWF/gblp_chirur.html	Universität Düsseldorf	
www.hospvd.ch/swiss-noso/d72a1.htm		

Internetadressen zu Kap. 37.2

http://www.polytrauma.org

http://www.dgu-online.de

http://www.trauma.org

Internetadressen zu Kap. 38

http://www.rki.de/GESUND/IMPFEN/STIKO/STIKO.HTM	Ständige Impfkommisssion am Robert Koch-Institut	STIKO-Empfehlungen und Kommentare
http://www.fit-for-travel.de/reisemedizin/impfungen/index.html	Empfehlungen zu Impfungen im Zusammenhang mit Reisen	
http://www.dgk.de	Deutsches Grünes Kreuz	
http://www.pei.de	Paul-Ehrlich-Institut, Bundesamt für Sera und Impfstoffe, Langen	
http://www.rotavirus.com	Information über Rotaviren	

Internetadressen zu Kap. 39

http://www.rki	Robert Koch-Institut, Berlin	
http://www.cnrs.fr/SDV/	Centre National de la Recherche Scientifique, Département des Sciences de la Vie	
http://medicine.bu.edu/dshapiro/zoo1.htm	Boston Medical Center, Boston, Massachusetts	Ausführliche Informationen über die einzelnen Zoonosen
http://www.cdc.gov/	Centers for Disease Control and Prevention, Atlanta, USA	Informationen zu Infektionskrankheiten aller Art
http://www.who/int.health-topics/zoonoses.htm	Weltgesundheitsorganisation, Genf	Unter anderem alle WHO-Publikationen über Zoonosen von 1980–1999
http://www.cyinfo.com/	GIDEON, Global Infectious Disease Epidemiology Network, gebührenpflichtig	Computerprogramm zur Diagnosesimulation von Infektionskrankheiten, Informationen zum Thema Geomedizin

Internetadressen zu Kap. 40

http://www.who.int	Weltgesundheitsorganisation, Genf	Indexseite der WHO
http://www.who.int/wer/		»Weekly Epidemiological Report« online-Edition
http://www.who.int/disease-outbreak-news/index.html		Aktuelle Epidemien
http://www.cdc.gov	Centers for Disease Control and Prevention (CDC), Atlanta, USA	Indexseite des CDC
http://www.cdc.gov/travel/		
http://www.cdc.gov/travel/outbreaks.htm		Reisemedizinische Informationen aktuelle Epidemien

http://www.dtg.mwn.de	Deutsche Gesellschaft für Tropenmedizin und Internationale Gesundheit (DTG) e. V.	Indexseite der DTG
http://www.dtg.mwn.de/impfen/impf.htm		Empfehlungen der DTG zu Reiseimpfungen
http://www.dtg.mwn.de/malaria/malproph.htm		Empfehlungen der DTG zur Malariaprohylaxe
http://www.rki.de	Robert Koch-Institut (RKI), Berlin	Indexseite
http://www.rki.de/INFEKT/EPIBULL/EPI.HTM		»Epdemiologisches Bulletin« online-Edition
http://www.rki.de/GESUND/IMPFEN/STIKO/STIKO.HTM		STIKO-Empfehlungen
http://www.tropimed.de/	tropimed	
http://www.crm.de	Centrum für Reisemedizin (CRM)	
http://www.fit-for-travel.de	Fit-for-Travel	
http://sun00781.dn.net/promed/	ProMED	

Internetadressen zu Kap. 41

http://www.bact.wisc.edu/Bact303/Bact303normalflora		Weiterführung zum Thema »Normalflora des Menschen«
http://www.cehs.siu.edu/fix/medmicro/normal.htm		Weiterführung zum Thema »Normalflora des Menschen«

Internetadressen zu Kap. 42

http://www.nice.org.uk	National Institute of Clinical Excellence	Übersicht über gesundheitsökonomische und pharmakoökonomische Studien
http://www.ispor.org	International Society of Pharmacoeconomics and Outcomes Research	Übersicht über Publikationen und Veranstaltungen sowie Kurse
http://www.istahc.org	International Society of Technology Assessment in Health Care	Übersicht über Aktivitäten der Gesellschaft und Links zu weltweiten Forschungsgruppen im Bereich Gesundheitsökonomie

Erregerverzeichnis

A

B

Mi 5.10.05 Mama
Mikrobiologie
Dermatologie
Rheumatologie: Delzner
Neurologie

C

Cholera s.S. 966

D

E

F

G

H

Sachverzeichnis

A

B

CIDP =
Mi. 23.2.11 B.B.; Benedikt Schoser; Friedr. Baur-Inst.
„Die GSJ verursacht CIDP."

C

D

CDAD = Clostridium-difficile-assoziierte Diarrhö

E

H

I

J

M

N

O

P

Q

R

S

T

U

V

W

X

Y

Z